PEDIATRIA BÁSICA

Tomo II

PEDIATRIA CLÍNICA GERAL

•

Doenças Infecciosas e Parasitárias
Patologia da Nutrição e do Metabolismo
Patologia da Água e dos Eletrólitos
A Criança Gravemente Enferma
Cirurgia Pediátrica
Patologia do Sistema Sangüíneo
Patologia do Sistema Conectivo
Patologia do Sistema Imunitário
Patologia do Sistema Nervoso
Oncologia

CB052100

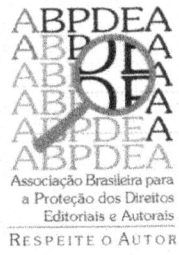

ABPDEA
ABPDEA
ABPDEA
ABPDEA
ABPDEA
ABPDEA
Associação Brasileira para
a Proteção dos Direitos
Editoriais e Autorais
RESPEITE O AUTOR

PEDIATRIA BÁSICA
Tomo II – Pediatria Clínica Geral
Eduardo Marcondes
Flávio Adolfo Costa Vaz
José Lauro Araujo Ramos
Yassuhiko Okay

Sarvier, 9ª edição, junho de 2003
Reimpressão 2009

Projeto Gráfico/Capa
CLR Balieiro Editores
Fotolito/Impressão/Acabamento
Gráfica Ave-Maria

Direitos Reservados
Nenhuma parte pode ser duplicada ou
reproduzida sem expressa autorização do Editor

sarvier
Sarvier Editora de Livros Médicos Ltda.
Rua Dr. Amâncio de Carvalho nº 459
CEP 04012-090   Telefax (11) 5571-3439
E-mail: sarvier@uol.com.br
São Paulo – Brasil

Dados Internacionais de Catalogação na Publicação (CIP)
(Câmara Brasileira do Livro, SP, Brasil)

Pediatria básica : pediatria clínica geral, tomo II /
    coordenadores gerais Eduardo Marcondes...
    [et al.]. – 9. ed. -- São Paulo : SARVIER, 2003.

    Outros coordenadores: Flávio Adolfo Costa Vaz,
José Lauro Araujo Ramos, Yassuhiko Okay.
    Vários colaboradores.
    Bibliografia.
    ISBN 85-7378-132-7

    1. Pediatria 2. Puericultura I. Marcondes, Eduardo.
II. Vaz, Flávio Adolfo Costa. III. Ramos, José Lauro
Araujo. IV. Okay, Yassuhiko.

	CDD-618.92
	-649.1
	NLM-WS-100
03-2445	-WA-320

Índices para catálogo sistemático:

1. Pediatria : Medicina   618.92
2. Puericultura   649.1

PEDIATRIA BÁSICA

Tomo II

PEDIATRIA CLÍNICA GERAL

Eduardo Marcondes
Flávio Adolfo Costa Vaz
José Lauro Araujo Ramos
Yassuhiko Okay

9ª Edição

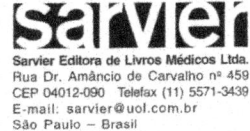

Sarvier Editora de Livros Médicos Ltda.
Rua Dr. Amâncio de Carvalho nº 459
CEP 04012-090   Telefax (11) 5571-3439
E-mail: sarvier@uol.com.br
São Paulo – Brasil

HOMENAGEM

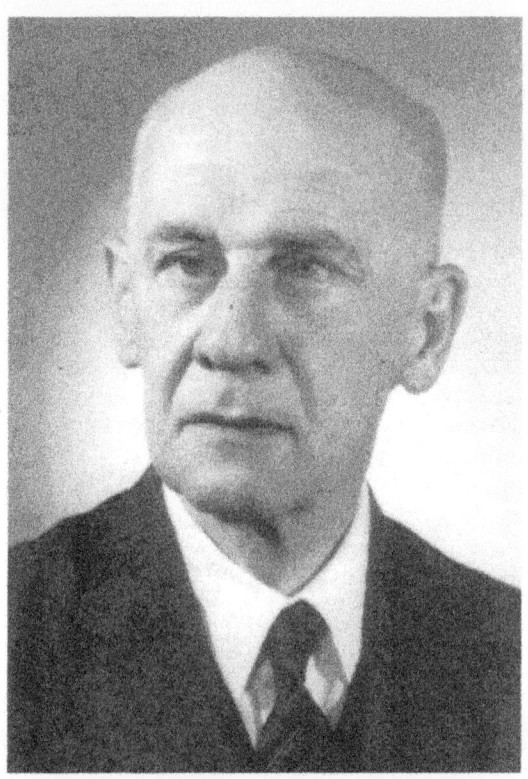

Prof. Pedro de Alcantara
* 01-05-1901
† 18-05-1979

Ele, mais do que qualquer outro, dignificou a criança cultuando-a à sua maneira, ao considerá-la e assisti-la como pessoa completa todos os dias. Como ele disse, muitas vezes, o botão de rosa não é menos flor do que a rosa desabrochada. E esse culto ele incutiu em todos que com ele conviveram, através do único procedimento eficaz, o seu exemplo como professor e como homem. Eis o pensamento pediátrico que ele criou, "o conhecimento da vulnerabilidade da criança e do caráter unitário de seus modos de reação, o reconhecimento da necessidade de investigar e de interpretar globalmente seus problemas e de globalmente assisti-la como pessoa, em função de si mesma e de seu ambiente, com os olhos no seu presente e no seu futuro".

COORDENADORES GERAIS

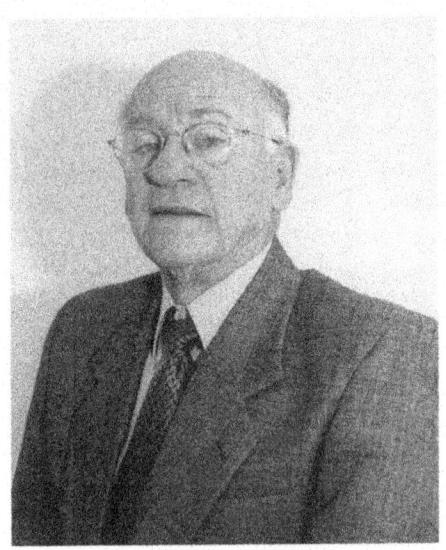

Prof. Eduardo Marcondes
Professor Titular de Pediatria – FMUSP

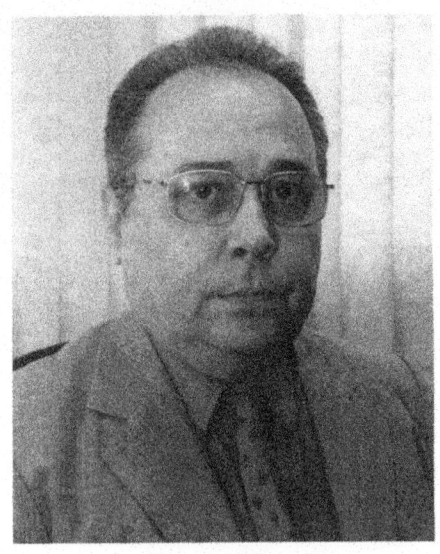

Prof. Flávio Adolfo Costa Vaz
Professor Titular de Pediatria – FMUSP

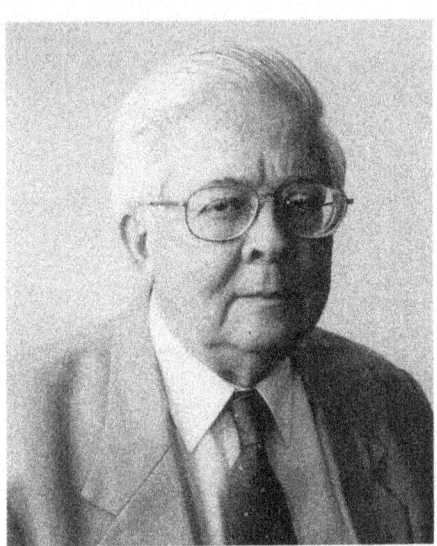

Prof. José Lauro Araujo Ramos
Professor Titular de Pediatria – FMUSP

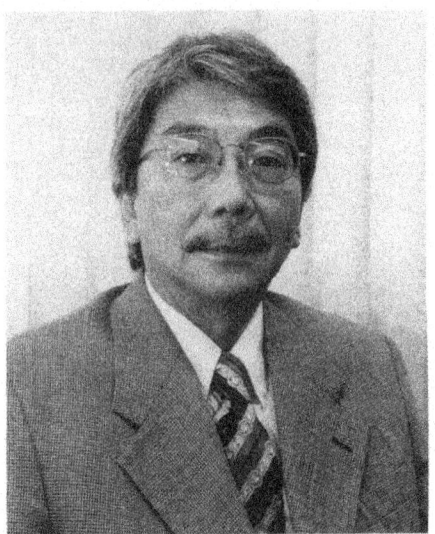

Prof. Yassuhiko Okay
Professor Titular de Pediatria – FMUSP

APOIO CULTURAL

achē
www.ache.com.br

APRESENTAÇÃO

Em suas mãos, o Tomo II da nona edição de Pediatria Básica, trinta e seis anos após a primeira edição.

Da oitava para a nona edição houve um acréscimo no conteúdo do livro que eu calculo ser da ordem de 50%. Por isso, achei melhor dividir a responsabilidade da coordenação com outras pessoas, os Professores Flávio Adolfo Costa Vaz, José Lauro Araujo Ramos e Yassuhiko Okay, Professores Titulares do Departamento de Pediatria da FMUSP.

Por outro lado, ficou decidido que Pediatria Básica é agora a união de três livros, os seus Tomos I, II e III; embora unidos pelo nome, os tomos são independentes podendo ser adquiridos segundo a necessidade dos leitores. Os três Tomos estarão lançados até o fim de 2003.

Do Tomo II, participaram 167 colaboradores distribuídos por dez partes. Embora cada segmento do saber possa ser transformado em especialidade, decidiu-se o seguinte em relação ao temário:

PEDIATRIA BÁSICA

Nona edição – 2002/2003

Marcondes • Vaz • Ramos • Okay

TOMO I PEDIATRIA GERAL E NEONATAL	TOMO II PEDIATRIA CLÍNICA GERAL	TOMO III PEDIATRIA CLÍNICA ESPECIALIZADA
Bases da Assistência à Criança e ao Adolescente • Puericultura • Saúde e Meio Ambiente • Propedêutica do Recém-Nascido, da Criança e do Adolescente Normais e Enfermos • Pediatria Neonatal • Aspectos Peculiares da Atenção ao Pré-Escolar e ao Escolar • Adolescência • Genética • Distúrbios do Crescimento • Distúrbios Psicológicos	Doenças Infecto-contagiosas e Parasitárias • Patologia da Nutrição e do Metabolismo • Equilíbrio Hidroeletrolítico e Acidobásico • A Criança Gravemente Enferma • Cirurgia Pediátrica • Patologia do Sistema Sangüíneo • Patologia do Sistema Conectivo • Patologia do Sistema Imunitário • Patologia do Sistema Nervoso • Tumores e Doenças Neoplásicas	Patologia do Coração • Patologia do Aparelho Urinário • Doenças do Aparelho Digestório • Patologia do Aparelho Respiratório • Patologia do Sistema Endócrino • Patologia Oftalmológica • Patologia Otorrinolaringológica • Patologia Ortopédica • Patologia Dermatológica • Patologia Ginecológica

Pediatria Básica tem sido o livro de estudo de Pediatria em todas as escolas médicas brasileiras. É o seu destino e sempre o será.

São Paulo, junho de 2003

Eduardo Marcondes

COLABORADORES

Adriana M.E. Sallum – Mestre em Pediatria pela FMUSP. *Doutora da Disciplina de Pediatria da FMUSP.*

Adriana Pasmanick Eisencraft – Médica Assistente do Serviço de Consulta, Urgência e Triagem do I.Cr.

Adriana Vada Ferreira – Médica Assistente do Serviço de Consulta, Urgência e Triagem do I.Cr.

Alberto José da Silva Duarte – Livre-Docente pela FMUSP. Professor Associado do Departamento de Dermatologia da FMUSP. Chefe do Laboratório de Investigação Médica em Alergia e Imunologia Clínica (LIM56) do Departamento de Dermatologia da FMUSP.

Alfio Rossi Jr. – Mestrado em Medicina, Departamento de Pediatria da FMUSP. Médico da Comissão de Controle de Infecção Hospitalar do I.Cr.

Alfredo Elias Gilio – Doutor em Pediatria pela FMUSP. Diretor de Divisão da Clínica Pediátrica do Hospital Universitário da USP.

Alfredo Mendrone Júnior – Professor Colaborador Médico da Disciplina de Hematologia e Hemoterapia da FMUSP.

Ali Abdul Rahman Ayoub – Médico Assistente do Serviço de Cirurgia Pediátrica do I.Cr.

Alois Bianchi – Médico Diretor do Departamento de Pediatria – *Centro de Tratamento e Pesquisa* – do Hospital do Câncer.

Amélia Gorete Reis – Doutora em Pediatria pela FMUSP. Médica Assistente do Serviço de Consulta, Urgência e Triagem do I.Cr.

Ana Maria Bara Bresolin – Mestre em Pediatria pela FMUSP (Aposentada).

Ana Maria Ulhôa Escobar – Doutora em Pediatria pela FMUSP. Médica Assistente do I.Cr.

Ana Paola M. Lotito – Mestre em Pediatria pela FMUSP. Doutoranda da Disciplina de Reumatologia da FMUSP.

Ana Paula B. Moschione Castro – Mestre em Pediatria. Médica Assistente da Unidade de Alergia e Imunologia do Departamento de Pediatria da FMUSP.

André Luís Albiero – Doutor em Medicina na Área de Hematologia e Hemoterapia e Professor Colaborador Médico da Disciplina de Pediatria Neonatal da FMUSP. Especialista em Hemoterapia pela Sociedade Brasileira de Hematologia e Hemoterapia.

André Ribeiro Morrone – Ex-Residente do Serviço de Cirurgia Pediátrica do I.Cr.

Anete Sevciovic Grumach – Doutora em Pediatria. Médica Pesquisadora do Laboratório de Investigação Médica em Alergia e Imunologia Clínica, Departamento de Dermatologia da FMUSP. Imunologista do Departamento de Clínica Médica da Faculdade de Medicina do ABC.

Angela Bueno Ferraz Fomin – Mestre em Pediatria. Médica Colaboradora da Unidade de Alergia e Imunologia do Departamento de Pediatria da FMUSP.

Antonio Carlos Pastorino – Mestre em Pediatria. Médico Assistente da Unidade de Alergia e Imunologia do Departamento de Pediatria da FMUSP.

Arthur L. Mathias – Médico Assistente do Serviço de Cirurgia Pediátrica do I.Cr.

Artur F. Delgado – Médico Responsável pela Equipe de Terapia Nutricional do I.Cr. Médico Assistente da Unidade de Terapia Intensiva do I.Cr.

Ary Lopes Cardoso – Médico Assistente Doutor em Medicina pelo Departamento de Pediatria da FMUSP. Chefe da Unidade de Nutrologia do I.Cr.

Beatriz Aparecida Fortes Perrenoud – Mestre em Saúde Pública pela Faculdade de Saúde Pública da USP. Médica Sanitarista do Centro de Vigilância Epidemiológica "Professor Alexandre Vranjac" da Secretaria de Estado da Saúde, Diretora da Divisão de Doenças de Transmissão Hídrica (1989-1997).

Benita G.S. Schvartsman – Doutora em Pediatria pela FMUSP. Médica Assistente da Unidade de Nefrologia do I.Cr.

Bernadete L. Liphaus – Mestre em Medicina pela FMUSP. Médica Assistente da Unidade de Reumatologia Pediátrica do I.Cr.

FMUSP – Faculdade de Medicina da Universidade de São Paulo.

    I.Cr. – Instituto da Criança "Prof. Pedro de Alcantara" do Hospital das Clínicas da Faculdade de Medicina da Universidade de São Paulo.

    USP – Universidade de São Paulo.

Bernardo Ejzenberg – Livre-Docente pela FMUSP. Médico Assistente da Divisão de Clínica do Hospital Universitário da USP.

Carlos da Silva Lacaz (falecido) – Professor Emérito da FMUSP. Diretor do Museu Histórico da Faculdade de Medicina "Prof. Carlos da Silva Lacaz".

Carlos Henrique M. Silva – Doutor em Pediatria pela FMUSP. Professor Adjunto do Departamento de Pediatria da Universidade Federal de Uberlândia. Responsável pela Unidade de Reumatologia Pediátrica da Universidade Federal de Uberlândia.

Ceres Concilio Romaldini – Médica Assistente da Unidade de Nutrologia do I.Cr. Doutora em Medicina pela FMUSP.

Ciro Bertoli – Doutor em Pediatria pela FMUSP. Médico Assistente da Universidade de Taubaté.

Cláudia de Brito Fonseca – Médica Assistente do Hospital Auxiliar de Cotoxó.

Cláudio Schvartsman – Doutor em Pediatria pela FMUSP. Chefe do Pronto-Socorro do I.Cr.

Cláudio Sérgio Pannuti – Professor Doutor do Departamento de Moléstias Infecciosas e Parasitárias da FMUSP. Chefe do Laboratório de Virologia do Instituto de Medicina Tropical de São Paulo.

Clécio Pereira Barbieri – Médico Assistente da Unidade de Terapia Intensiva do I.Cr.

Clovis Artur Almeida da Silva – Doutor em Pediatria pela FMUSP. Responsável pela Unidade de Reumatologia Pediátrica do I.Cr.

Cristiana Moretti Fioroni Simões – Pediatra com Complementação Especializada em Infectologia.

Cristina M. Abe Jacob – Doutora em Pediatria. Médica Chefe da Unidade de Alergia e Imunologia do Departamento de Pediatria da FMUSP.

Cynthia Rothschild – Mestre em Medicina na Área de Hematologia pela FMUSP.

Dalton de Alencar Fischer Chamone – Professor Titular da Disciplina de Hematologia e Hemoterapia da FMUSP.

Daniel M. Katayama – Médico Assistente do Centro de Terapia Intensiva Pediátrica do I.Cr.

Daniela Vinhas Bertolini – Pediatra com Complementação Especializada em Infectologia.

Dario Oliveira Fauza – Médico do Departamento de Cirurgia do Children's Hospital Boston. Professor Assistente de Cirurgia do Havard Medical School, Boston, Massachusetts, USA. Ex-Residente da Disciplina de Cirurgia Pediátrica da FMUSP.

Denise Ballester – Mestre em Medicina pela FMUSP. Médica Assistente do Ambulatório Geral do Hospital Universitário da USP.

Denise de Andrade Moreira Kanarek – Mestre em Pediatria. Médica Colaboradora da Unidade de Alergia e Imunologia do Departamento de Pediatria da FMUSP.

Denise Varella Katz – Mestre em Pediatria pela FMUSP. Médica Assistente da Unidade de Terapia Intensiva do I.Cr. Médica do CTI Pediátrico do Hospital Israelita "Albert Einstein".

Doris Emi Aoshima – Enfermeira do Serviço de Controle de Infecção Hospitalar do I.Cr.

Durval Damiani – Livre-Docente, Médico Assistente da Unidade de Endocrinologia Pediátrica do I.Cr.

Edison Luiz Durigon – Professor Titular do Departamento de Microbiologia do Instituto de Ciências Biomédicas da USP.

Edna Maria de Albuquerque Diniz – Livre-Docente em Neurologia, Departamento de Pediatria da FMUSP. Chefe da Unidade de Cuidados Intensivos (UCINE) do I.Cr. Professora Titular da Disciplina de Cirurgia Pediátrica do Departamento de Cirurgia da FMUSP. Chefe do Serviço de Cirurgia Pediátrica do I.Cr. Chefe do Laboratório Investigação Médica em Cirurgia Pediátrica (LIM30) da FMUSP.

Eduardo Juan Troster – Coordenador do CTI Pediátrico do I.Cr. e do Hospital Israelita "Albert Einstein". Doutor em Medicina pelo Departamento de Pediatria da FMUSP.

Eduardo Marcondes – Professor Titular de Pediatria da FMUSP. Membro do Centro de Desenvolvimento de Educação Médica da FMUSP.

Elbio Antonio D'Amico – Doutor em Medicina na Área de Hematologia pela FMUSP.

Eliseu Alves Waldman – Professor Doutor do Departamento de Epidemiologia da Faculdade de Saúde Pública da USP.

Erasmo Barbante Casella – Doutor em Medicina pelo Departamento de Neurologia da FMUSP. Médico Assistente, Neuropediatra, do I.Cr.

Erica Santos – Médica Assistente do Serviço de Consulta, Urgência e Triagem do I.Cr.

Evandro Roberto Baldacci – Livre-Docente em Pediatria pela FMUSP.

Evangelina da Motta Pacheco Alves de Araújo – Doutorado em Patologia pela FMUSP. Médica Afiliada ao Instituto de Ensino e Pesquisa do Hospital Israelita "Albert Einstein".

Fernando Antônio Ribeiro de Gusmão Filho – Mestre em Medicina pela USP, Área de Concentração, Pediatria. Médico do Instituto Materno-Infantil de Pernambuco, Recife, PE.

Fernando Kok – Doutor em Neurologia pela FMUSP. Médico do Serviço de Neurologia do Hospital das Clínicas da FMUSP.

Flávia Andrea Krepel Foronda – Médica Assistente da Unidade de Terapia Intensiva do I.Cr.

Flávia Panico – Médica Assistente da Unidade de Terapia Intensiva do I.Cr.

Flávio Adolfo Costa Vaz – Professor Titular do Departamento de Pediatria da FMUSP. Chefe da Disciplina de Pediatria Neonatal.

Francisco R. Carrazza (falecido) – Professor Associado do Departamento de Pediatria da FMUSP. Chefe da Unidade de Nutrição do I.Cr.

Gilda Porta – Professora Livre-Docente do Departamento de Pediatria da FMUSP. Médica Chefe da Unidade de Hepatologia do I.Cr.

Hany Simon Júnior – Médico Assistente do Serviço de Consulta, Urgência e Triagem do I.Cr.

Haydée Marina do Valle Pereira – Pós-Graduando do Instituto de Moléstias Infecciosas do Hospital das Clínicas da FMUSP.

Helena K. Sato – Mestre em Pediatria pela FMUSP. Médica do Centro de Vigilância Epidemiológica Alexandre Vranjac. Assistente da Unidade de Infectologia do I.Cr.

Helio Massaharo Kimura – Mestre em Pediatria pela FMUSP. Médico Assistente da Unidade de Terapia Intensiva do I.Cr.

Heloisa Helena Sousa Marques – Doutora em Medicina do Departamento de Pediatria da FMUSP. Chefe da Unidade de Infectologia do I.Cr.

Israel Bendit – Professor Colaborador da Disciplina de Hematologia e Hemoterapia. Chefe do Laboratório de Biologia Tumoral da Fundação Pró-Sangue Hemocentro de São Paulo, SP.

Jaques Sztajnbok – Médico Assistente do Serviço de Consulta, Urgência e Triagem do I.Cr.

João Gilberto Maksoud – Professor Titular da Disciplina de Cirurgia Pediátrica do Departamento de Cirurgia da FMUSP. Chefe do Serviço de Cirurgia Pediátrica do I.Cr. Chefe do Laboratório de Investigação Médica em Cirurgia Pediátrica (LIM30) da FMUSP.

João Gilberto Maksoud Filho – Doutor em Medicina pela USP. Professor Assistente da Disciplina de Cirurgia Pediátrica da FMUSP.

Joaquim Carlos Rodrigues – Doutor em Pediatria pela FMUSP. Médico Chefe da Unidade de Pneumologia Pediátrica do I.Cr.

Jorge David Aivazoglou Carneiro – Médico Assistente da Unidade de Hematologia do I.Cr.

José Albino da Paz – Doutor em Medicina pelo Departamento de Neurologia da FMUSP. Médico Assistente, Neuropediatra, do I.Cr.

José Lauro Araujo Ramos – Professor Titular (Aposentado) do Departamento de Pediatria da FMUSP.

José Luis Dias Gherpelli – Livre-Docente em Neurologia Infantil pelo Departamento de Neurologia da FMUSP. Médico Assistente, Neuropediatra, do I.Cr.

José Moura Magalhães Gomes Filho – Mestre em Hematologia e Hemoterapia pela FMUSP.

José Nélio Cavinato – Doutor em Pediatria pela FMUSP. Médico Assistente do Hospital Auxiliar de Cotoxó.

Lídia Aiko Hamamoto – Mestre em Pediatria. Médica Colaboradora da Unidade de Infectologia do I.Cr.

Lílian Maria Cristofani – Assistente Doutora da Unidade de Onco-Hematologia do I.Cr./ITACI do Hospital das Clínicas da FMUSP.

Lucia Ferro Bricks – Professora Doutora do Departamento de Pediatria da USP. Médica Assistente do I.Cr. Médica Colaboradora do Hospital Universitário da USP.

Lucia Maria M.A. Campos – Mestre em Pediatria pela FMUSP. Médica Assistente da Unidade de Reumatologia Pediátrica do I.Cr.

Lucila M. Araújo – Mestre em Pediatria pela FMUSP.

Lucilia Santana Faria – Mestre em Pediatria pela FMUSP. Médica Assistente da Unidade de Terapia do I.Cr. Médica Pediatra Diarista da Unidade de Terapia Intensiva do Hospital Sírio-Libânes, SP. Médica Plantonista da Unidade de Terapia Intensiva Pediátrica do Hospital Israelita "Albert Einstein".

Luísa T. Mádia de Souza – Diretora do Serviço de Virologia do Instituto Adolfo Lutz de São Paulo.

Luiz Fernando Lopes – Médico do Departamento de Pediatria – Centro de Tratamento e Pesquisa — do Hospital do Câncer. Doutor em Pediatria pela UNICAMP.

Luiz Jacintho da Silva – Médico Imunologista da UNICAMP.

Luiz Vicente Ribeiro Ferreira da Silva Filho – Doutor em Pediatria pela FMUSP. Médico Assistente da Unidade de Pneumologia Pediátrica do I.Cr.

Manoel Carlos Prieto Velhote – Doutor em Cirurgia pela FMUSP. Médico Assistente do Serviço de Cirurgia Pediátrica do I.Cr.

Manoel Ernesto P. Gonçalves – Endoscopista do Serviço de Cirurgia Pediátrica do I.Cr.

Marcelo G. Vallada – Mestre em Pediatria pela FMUSP. Médico Assistente da Unidade de Infectologia do I.Cr.

Marcelo Valente – Mestre em Medicina, Departamento de Radiologia da FMUSP. Neurorradiologista do Serviço de Diagnóstico por Imagem do I.Cr.

Marcia Cristina Zago Novaretti – Doutora em Medicina e Professora Colaboradora Médica da Disciplina de Hematologia e Hemoterapia da FMUSP.

Márcia Datz Abadi – Assistente da Unidade de Onco-Hematologia do I.Cr./ITACI. Pediatra Assistente do Grupo de Tumores Musculoesqueléticos e do Grupo de Ortopedia Pediátrica do Instituto de Ortopedia e Traumatologia do Hospital das Clínicas da FMUSP.

Márcia Torre Moreira – Mestre em Medicina, Departamento de Radiologia da FMUSP.

Márcio C. A. Moreira – Pediatra com Complementação Especializada em Infectologia.

Marcos Boulos – Professor Titular e Diretor da Divisão de Moléstias Infecciosas e Parasitárias do ICHC-FMUSP.

Marcos Marques da Silva – Médico Assistente do Serviço de Cirurgia Pediátrica do I.Cr.

Marcos Tobias Machado – Médico Assistente da Disciplina de Urologia da Faculdade de Medicina do ABC. Responsável pelo Setor de Uro-Oncologia.

Maria Aparecida Zanichelli – Doutora em Pediatria pela FMUSP. Responsável pelo Serviço de Hematologia e Transplante de Medula Óssea do Hospital Brigadeiro, São Paulo, SP.

Maria Beatriz de Moliterno Perondi – Médica Assistente do Serviço de Consulta, Urgência e Triagem do I.Cr.

Maria do Socorro Santana Carneiro – Médica Assistente do Instituto Emílio Ribas.

Maria Esther Jurfest Ceccon – Livre-Docente em Neonatologia pela FMUSP. Médica da Unidade de Cuidados Intensivos Neonatal Externa (UCINE).

Maria Helena B. Kiss – Livre-Docente em Pediatria pela FMUSP.

Maria Joaquina Marques-Dias – Livre-Docente em Neurologia Infantil. Professora Associada do Departamento de Neurologia da FMUSP. Médica Assistente, Neuropediatra, do I.Cr.

Maria José Roncada – Professora Associada do Departamento de Nutrição da Faculdade de Saúde Pública da USP.

Maria Lucia de Moraes Bourrou – Médica Assistente do Ambulatório de Pediatria Geral do Hospital Universitário da USP.

Maria Lúcia Rácz – Professora Doutora do Departamento de Microbiologia do Instituto de Ciências Biomédicas da USP.

Maria Mercês Santos – Doutora em Medicina pela USP. Médica Assistente do Serviço de Cirurgia Pediátrica do I.Cr.

Maria Tereza Assis de Almeida – Assistente Doutora da Unidade de Onco-Hematologia do I.Cr./ITACI do Hospital das Clínicas da FMUSP.

Maria Thereza de Cordes Cabêdo – Médica da Unidade de Terapia Intensiva do I.Cr. Médica da Unidade de Terapia Intensiva do Hospital Sírio-Libânes, SP. Médica da Unidade de Terapia Intensiva do Hospital Santa Catarina, SP.

Maria Zilda de Aquino – Doutora em Pediatria pela FMUSP. Médica Assistente da Unidade de Infectologia do I.Cr.

Marilisa Stenghel Fróes e Souza – Mestre em Pediatria pela FMUSP. Assistente da Unidade de Nutrologia do I.Cr. Membro da Sociedade de Gastroenterologia e Nutrição de São Paulo, SP.

Marina E. Ivamoto Petlik – Médica Doutora do I.Cr.

Mário Cícero Falcão – Doutor em Pediatria pela FMUSP. Médico Assistente do Berçário do Hospital das Clínicas da FMUSP.

Mário Flores Barba – Assistente Doutor do Serviço de Diagnóstico por Imagem do I.Cr. Ex-Fellow em Radiologia Pediátrica do Chidren's Institute Medical Center, Havard Medical School, Boston, MA, USA.

Marta Pessoa Cardoso – Médica da Unidade de Terapia Intensiva do I.Cr. Médica do Pronto-Atendimento do Hospital Israelita "Albert Einstein".

Milena de Paulis – Médica Assistente do Hospital Universitário da USP.

Mina Halsman – Médica Doutora em Pediatria. Chefe da Unidade de Hematologia do I.Cr.

Neide Yumie Takaoka – Diretora do Instituto Pasteur de São Paulo, SP.

Nelson E. Gibelli – Médico Assistente do Serviço de Cirurgia Pediátrica do I.Cr.

Nelson Nakazato (falecido) – Ex-Médico do Serviço de Consulta, Urgência e Triagem do I.Cr.

Nuvarte Setian – Professora Associada de Pediatria. Chefe da Unidade de Endocrinologia do I.Cr.

Paola Rossa Vallada – Pediatra com Complementação Especializada em Infectologia. Médica Colaboradora do Grupo de Dor e Cuidados Paliativos do I.Cr.

Paula Perez Domingues Perón – Médica Assistente da Unidade de Terapia Intensiva do I.Cr. Médica da Unidade de Terapia Intensiva Pediátrica do Hospital Santa Catarina, SP.

Paula Ribeiro Villaça – Doutora em Medicina na Área de Hematologia pela FMUSP.

Paulo Augusto Achucarro Silveira – Médico Doutor do Serviço de Hematologia do Hospital das Clínicas da FMUSP.

Paulo T. Maluf Júnior – Professor Livre-Docente do Departamento de Pediatria da FMUSP. Médico Assistente do I.Cr.

Pedro de Alcantara (falecido) – Professor Catedrático de Pediatria da FMUSP.

Pedro Takanori Sakane – Infectologista do I.Cr.

Regina Maria Rodrigues – Mestre em Pediatria pela FMUSP. Médica Assistente do I.Cr.

Ricardo Frank Coelho da Rocha – Ex-Residente do Serviço de Cirurgia Pediátrica do I.Cr.

Ricardo Iunis C. de Paula – Médico Assistente do Hospital Auxiliar de Cotoxó.

Roberto Tobaldini – Médico Assistente da Unidade de Terapia Intensiva do I.Cr.

Rodrigo Locatelli Pedro Paulo – Médico Assistente do Hospital Universitário.

Sandra Fátima Menosi Gualandro – Professora Doutora da Disciplina de Hematologia e Hemoterapia da FMUSP.

Sandra Grisi – Professora Associada do Departamento de Pediatria da FMUSP. Coordenadora do Centro Nacional de Referência de Saúde do I.Cr.

Sandra Maria Callioli Zuccolotto – Médica Assistente do I.Cr.

Sérgio Sztajnbok – Mestre em Pediatria pela FMUSP. Médico Assistente da Unidade de Terapia Intensiva do I.Cr.

Shieh Huei Hsin – Médico Assistente da Divisão de Clínica do Hospital Universitário da USP.

Sílvia Cardoso – Médica Endoscopista do Serviço de Cirurgia Pediátrica do I.Cr.

Silvia Maria de Macedo Barbosa – Médica Assistente do Grupo de Dor.

Sonia Regina T. Silva Ramos – Livre-Docente em Pediatria Neonatal pelo Departamento de Pediatria da FMUSP. Assistente Técnico de Saúde. Grupo de Epidemiologia Hospitalar do I.Cr.

Sylvia Costa Lima Farhat – Médica Assistente do Serviço de Consulta, Urgência e Triagem do I.Cr.

Tania Maria Russo Zamataro – Mestre em Pediatria pela FMUSP. Médica Assistente do Serviço de Consulta, Urgência e Triagem do I.Cr.

Tania Miyuki Shimoda Sakano – Mestre em Pediatria pela FMUSP. Médica Assistente do Pronto-Socorro do I.Cr.

Tânia Rúbia Flores da Rocha – Farmacêutica Chefe do Laboratório de Doenças Trombo-Hemorrágicas da Fundação Pró-Sangue Hemocentro de São Paulo.

Tania Sogabe – Mestre em Pediatria pela FMUSP.

Telma Murias Santos Machado – Assistente Doutora da Unidade de Oncologia do I.Cr./ITACI. Médica Assistente do Grupo de Tumores Musculoesqueléticos do Instituto de Ortopedia do Hospital das Clínicas da FMUSP.

Thais Della Manna – Mestre em Pediatria. Médica Assistente da Unidade de Endocrinologia Pediátrica do I.Cr.

Thelma Suely Okay – Professora Doutora do Departamento de Pediatria da FMUSP.

Uenis Tannuri – Professor Associado da Disciplina de Cirurgia Pediátrica do Departamento de Cirurgia da FMUSP. Médico Assistente do Serviço de Cirurgia Pediátrica do I.Cr. Médico do Laboratório de Investigação Médica em Cirurgia Pediátrica (LIM30) da FMUSP.

Umbertina Conti Reed – Livre-Docente Neurologia Infantil. Professora Associada, Chefe da Divisão de Neurologia Infantil, do Departamento de Neurologia da FMUSP.

Vaê Dichtchekenian – Doutor e Médico Assistente da Unidade de Endocrinologia Pediátrica do I.Cr.

Vanda Akico Veda Fick de Souza – Professora Doutora do Departamento de Moléstias Infecciosas e Parasitárias da FMUSP. Pesquisadora do Instituto de Virologia do Instituto de Medicina Tropical de São Paulo.

Vicente Odone Filho – Professor Associado do Departamento de Pediatria da FMUSP. Chefe da Unidade de Oncologia do I.Cr./ITACI.

Virginia M. Ferriani – Doutora em Pediatria pela FMUSP Ribeirão Preto. Professora Adjunta do Departamento de Pediatria da FMUSP Ribeirão Preto. Responsável pela Unidade de Alergia, Imunologia e Reumatologia do Hospital das Clínicas da FMUSP Ribeirão Preto.

W. Jorge Kalil Filho – Doutor em Ciências do Departamento de Pediatria da FMUSP. Médico Assistente do Centro de Terapia Intensiva Pediátrica do I.Cr.

Wagner Cordeiro Marujo – Ex-Médico Assistente do Serviço de Cirurgia do I.Cr.

Youko Nukui – Doutora em Medicina na Área de Hematologia e Hemoterapia pela FMUSP.

Zilda Najjar Prado de Oliveira – Doutora em Dermatologia. Médica Assistente da Divisão de Clínica Dermatológica e Responsável pelo Ambulatório de Dermatologia Pediátrica. Chefe do Laboratório de Imunopatologia Cutânea do Departamento de Dermatologia da FMUSP.

CONTEÚDO

Primeira Parte

Doenças Infecciosas e Parasitárias

coordenadores

Evandro R. Baldacci
Pedro Takanori Sakane
Heloisa Helena de Sousa Marques

colaboradores

Alfio Rossi Jr.
Alfredo Gilio
Ana Maria Bara Brezolin
Ana Paula Lerna Marques
Anete Sevciovic Grumach
Antonio Carlos Pastorino
Beatriz Aparecida Fortes Perrenoud
Bernardo Ejzenberg
Carlos da Silva Lacaz
Cláudio Sérgio Pannuti
Clovis Arthur Almeida da Silva
Cristiana Moretti Fioroni Simões
Cristina M. Abe Jacob
Daniel M. Katayama
Daniela Vinhas Bertolini
Doris Emi Aoshima
Edna Maria de Albuquerque Diniz
Edison Luiz Dúrigon
Eliseu Alves Waldman
Erasmo Barbante Casella
Evandro R. Baldacci
Evangelina da Motta Pacheco Alves de Araújo
Fernando Antônio Ribeiro de Gusmão Filho
Fernando Kok
Gilda Porta
Haydée Marina do Valle Pereira
Helena K. Sato
Heloisa Helena Sousa Marques

Joaquim Carlos Rodrigues
José Nélio Cavinato
Lídia Aiko Hamamoto
Luísa T. Mádia de Souza
Luiz Jacintho da Silva
Luiz Vicente Ribeiro Ferreira da Silva Filho
Marcelo G. Vallada
Marcelo Valente
Márcia Torre Moreira
Márcio C.A. Moreira
Marco Aurélio de Oliveira Góes
Marcos Boulos
Maria do Socorro Santana Carneiro
Maria Joaquina Marques-Dias
Maria Lúcia Rácz
Maria Zilda de Aquino
Neide Yumie Takaoka
Paola Rossi
Pedro Takanori Sakane
Pedro Paulo Schiff
Roberto Badaró
Sandra Maria Callioli Zuccolotto
Shieh Huei Hsin
Sonia Regina T. Silva Ramos
Thelma Suely Okay
Vanda Akico Ueda Fich de Souza
Vera K. Koch
Wagner C. Marujo

1	**Interação Hospedeiro-Parasita**
	Mecanismos de Resistência do Hospedeiro

HELOISA HELENA SOUSA MARQUES
PEDRO TAKANORI SAKANE

INTRODUÇÃO

O homem vive permanentemente em contato com diversos agentes que têm capacidade de agredi-lo, invadindo seu organismo onde se multiplicam e elaboram substâncias tóxicas ou estimulam respostas imunológicas que podem ser deletérias à sua saúde. Existe um conflito entre a capacidade de invasão do germe e os mecanismos de defesa do homem. O desequilíbrio dessa relação a favor do invasor permitirá sua instalação dentro do organismo, e, caso contrário, o primeiro será destruído ou eliminado.

A capacidade de penetração de um germe é conhecido como *infectividade* e tem papel importante na infecção, porém esta depende também do potencial de resistência por parte do eventual hospedeiro, ou seja, da *imunidade*. O antigo conceito de subdividir as bactérias em *patogênicas* e *não-patogênicas* levando-se em consideração a infectividade tem tido um significado cada vez menor, devido principalmente às mudanças de características do hospedeiro e também dos microrganismos. O *Staphylococcus epidermidis* que há apenas duas décadas era sempre considerado como simples contaminante, hoje é um dos principais agentes de infecção intra-hospitalar.

Independentemente da infectividade, para que se estabeleça uma doença é necessário que o agente infectante, seja ele um vírus, uma bactéria, um fungo ou protozoário, alcance o hospedeiro, que ocorra adesão na superfície da pele ou da mucosa, penetre no organismo e se multiplique produzindo efeitos ocasionados por sua própria presença ou pela elaboração de toxinas. Nem sempre, entretanto, os microrganismos precisam ultrapassar a superfície para causar infecção e doença. Alguns patógenos são capazes de provocar intenso processo inflamatório na superfície mucosa, como, por exemplo, os rinovírus, determinando a doença. Outros penetram, porém ficam confinados na camada epitelial, como a shiguela, que deste local exerce todo seu potencial patogênico. Aqueles que conseguem vencer as barreiras do hospedeiro podem causar lesões a partir de sua penetração em dado sítio ou no local (abscessos) ou a distância (meningite). Para cada etapa de agressão, o homem desenvolveu mecanismos de resistência, e o germe, armas para contorná-los, tornando a relação hospedeiro-parasita uma fenômeno dinâmico e bastante delicado.

MECANISMOS DE RESISTÊNCIA DO HOSPEDEIRO

O homem, para se defender dos invasores, desenvolveu uma série de mecanismos para preservar sua integridade.

Obviamente a melhor maneira de proteger o homem dos agentes infecciosos é impedir seu contato com os microrganismos potencialmente patogênicos. Tratamento adequado de água, saneamento do meio ambiente, moradia decente, sem lixo ou mato a seu redor, uso de alimentos não-contaminados e cuidados em seu manuseio, como a lavagem obrigatória das mãos, tomar cuidados pertinentes ao entrar em contato com material ou local potencialmente contaminados, como usar luvas ao mexer com terra etc., são atos que podem evitar grande parcela das infecções. A falta de cuidados ambientais pode levar ao aparecimento de surtos de diarréia, arboviroses etc.

Se o patógeno alcançar o hospedeiro, as primeiras barreiras a serem superadas são a pele e a mucosa. A pele intacta, constituída por um epitélio queratinizado, já é uma formidável barreira mecânica que poucos patógenos podem vencer. Na pele ainda se encontram uma flora bacteriana própria e um pH ácido que atuam como fatores de proteção. A quebra de sua integridade funciona então como porta de entrada, e a presença de eventual corpo estranho facilita ainda mais a penetração de germes, principalmente aqueles que costumam colonizá-la, como os estreptococos e os estafilococos.

A mucosa, apesar de não ser um obstáculo mecânico tão eficaz como a pele, possui vários mecanismos que impedem a passagem de patógenos para o interior do corpo, e que variam conforme o órgão. Assim, nas vias respiratórias, a presença do epitélio ciliar, que com seus movimentos eliminam os corpos estranhos, da mucosidade rica em lisozimas, proteínas de baixo peso molecular que promove lise dos mucopeptídeos presentes na cápsula de várias bactérias, das imunoglobulinas da classe A secretora e da própria flora endógena das vias aéreas superiores protege as vias inferiores de infecção, incluindo a tosse que elimina os corpos estranhos. No trato digestivo, o pH ácido do suco gástrico, a presença de lactoferrina, da alfa-1-antitripsina, as IgA secretoras, a flora endógena compõem os fatores de resistência natural, assim como a própria motilidade intestinal. A mucosa do trato urinário é defendida pela IgA secretora, pelo freqüente esvaziamento da bexiga e pelo pH ácido da urina.

Se o germe consegue transpor essas barreiras e penetrar no íntimo do organismo, ativará os mecanismos internos de defesa, os quais didaticamente são divididos em não-específicos e específicos.

No quadro 1.1 estão resumidos os principais mecanismos de resistência "interna" de um hospedeiro.

Quando um corpo estranho penetrar em um organismo desencadeará por parte deste uma resposta que em geral se caracterizará por um processo inflamatório.

A inflamação consiste em uma série de eventos cuja finalidade é a de responder a uma agressão por meio da liberação de substâncias químicas que afetam primordialmente vasos e determinadas células.

Quadro 1.1 – Sistemas de defesa interna do organismo. Adaptado de Salyers e Whitt.

Mecanismo de defesa	Local de ação	Função
Transferrina	Sangue/tecidos	Limitar a disponibilidade de ferro
Polimorfonucleares	Sangue/tecidos	Ingestão e morte da bactéria
Monócitos	Sangue	Fagocitose, liberação de citocinas
Macrófagos	Tecidos	Fagocitose, liberação de citocinas, apresenta antígenos à célula T por meio de MHC I ou MHC II
Complemento	Sangue/tecido	Auxilia a fagocitose e a morte de bactérias
Proteína ligadora de manose	Produzida pelo fígado	Adere às bactérias e ativa o complemento
Células T	Sangue	Células T auxiliadoras (CD4+) estimulam as células B para produzir anticorpos ou IFNγ para ativar macrófagos, células T citotóxicas (CD8+) matam as células do hospedeiro infectadas, produção de citocinas
Células B	Sangue	Produzem anticorpos
Anticorpos (IgG, IgM)	Sangue	Opsonização, ativação do complemento, neutralização de toxinas

As alterações hemodinâmicas decorrentes aumentam a permeabilidade vascular e, desse modo, facilitam a quimiotaxia e a migração dos fagócitos para o local afetado e são mediadas principalmente por citocinas.

Após a penetração do agente infeccioso, este será combatido pelos macrófagos teciduais que liberam substâncias histamino-símiles que causam vasodilatação, com conseqüente aumento do fluxo sangüíneo e da permeabilidade da microvasculatura. Como conseqüência, haverá passagem para o espaço extravascular de proteínas como complemento, properdina, interferon e anticorpos. A vasodilatação leva a uma redução da velocidade do fluxo sangüíneo, à marginalização e à aderência dos neutrófilos e macrófagos, os quais, transpondo a parede capilar, irão migrar para a área invadida.

A migração dos fagócitos para a área comprometida é chamada de quimiotaxia e ocorre pela ação de fatores quimiotáticos, liberados tanto pelas bactérias (endotoxina, componentes de parede celular e enzimas) como pelo organismo (complemento). A fagocitose compreende duas etapas: aderência e ingestão. As bactérias encapsuladas necessitam de opsoninas, proteínas (IgG e complemento C3b) que permitem a ligação entre o fagócito e a superfície da bactéria para que ocorra a aderência. Ocorrerá, em seguida, fagocitose do germe com a formação de um fagossomo, que atrairá os lisossomos intracelulares, compondo o fagolisossomo. Dentro do fagolisossomo, o organismo infectante será alvo de uma série de reações que culminarão com a sua morte.

O sistema complemento compreende uma série de proteínas plasmáticas que irão se ativando por vias conhecidas, como a clássica e a alternativa. A via clássica depende da presença de complexo antígeno-anticorpo. A via alternativa é inespecífica, ativada por componentes bacterianos e muito importante no início da resposta inflamatória. O complemento atua na lise de bactérias, ajuda a fagocitose, medeia a resposta inflamatória pela sua ação quimiotática e anafilática; sua deficiência predispõe a infecções, principalmente por germes capsulados (a deficiência de componentes C1, C4 e C2 predispõe a infecções por pneumococo e hemófilo, e a de C5 a C9, por meningococo).

O interferon é um outro componente de resposta inespecífica que age inibindo a replicação viral.

A resposta do hospedeiro ainda conta com o sistema imune específico que é altamente elaborado e dirigido contra um microrganismo ou a seus produtos por meio da produção de imunoglobulinas, da ação mediada por células T específicas e das citocinas que estimulam e regulam a imunidade.

As respostas humoral e celular a vários antígenos ocorrem em praticamente qualquer processo infeccioso. Apesar de não serem independentes, um estímulo maior de células T ou de imunoglobulinas dependerá de vários fatores, como a extensão da infecção, a porta de entrada, o tipo de antígeno e inclusive da fase da doença. Em geral, na fase aguda, a produção de anticorpos é a resposta principal para as bactérias extracelulares, enquanto a imunidade celular o é para as intracelulares, incluindo aqui os fungos. Os protozoários e os helmintos evocam resposta também da IgE. Os vírus demandam resposta tanto humoral quanto celular.

Entre as várias células envolvidas na resposta imune às infecções, destacam-se as *apresentadores de antígeno,* as *células T* e as *células B.*

As células apresentadoras de antígeno são macrófagos que têm a função de fagocitar, degradar os microrganismos ou seus produtos a elementos que tenham capacidade antigênica e, por meio do MHC II (complexo maior de histocompatibilidade), apresentá-los na superfície das células para que sejam reconhecidos pelas células T ou B. A função básica da célula B ativada é a de produzir anticorpos específicos para aqueles antígenos aos quais foi apresentada. As células T são compostas por vários subtipos, incluindo as indutoras, transdutoras e efetoras. As células indutoras, por sua vez, são subdivididas em *helper* e *supressor.* As indutoras são compostas pelas células que têm receptores CD4 e respondem aos sinais emitidos pelas células apresentadoras de antígeno, induzindo diversas manifestações do sistema imune, tais como:

1. Secreção de fatores estimuladores de colônia.
2. Secreção de fatores quimiotáticos.
3. Indução de função das células T citotóxicas.
4. Secreção de fatores de estimulação de células T, como IL-2 e IL-4.
5. Secreção de fatores de diferenciação de células linfóides.
6. Ativação de macrófagos.
7. Indução de células B para secreção de anticorpos.
8. Secreção de citocinas que regulam ou suprimem as respostas imunes.
9. Ativação das células "natural killer".
10. Ação citolítica direta das células-alvo.

Uma outra célula importante na resposta do hospedeiro é a que contém os receptores CD8 na sua superfície. São células efetoras que respondem a infecções causadas por vírus com envelope, como o da rubéola, sarampo e influenza. Essas células reconhecem os antígenos apresentados por células apresentadoras de antígenos que possuem o MHC I.

As citocinas fazem parte das respostas específica e não-específica. São proteínas liberadas por monócitos e linfócitos, por meio de estímulos primários, como infecção bacteriana ou processo inflamatório, ou pela ação de células T específicas contra um determinado agente. As interações entre as várias citocinas formam uma rede. De modo amplo, as ações das citocinas podem ser classificadas em:

1. Mediação da imunidade natural, que é solicitada por agentes infecciosos mediante ativação dos fagócitos mononucleares.
2. Regulação da ativação, multiplicação e diferenciação dos linfócitos, como resposta à ação de células T após o reconhecimento de determinado antígeno.
3. Ativação de células inflamatórias não-específicas, também como resposta às células T, a qual foi estimulada por um determinado antígeno.
4. Estimulação de crescimento e diferenciação de leucócitos imaturos.

As citocinas mais importantes em uma infecção são:

Interferon – é produzido por fagócitos mononucleares e fibroblastos. Inibe a replicação viral por meio da indução de enzimas pela célula infectada. As enzimas impedem que outras células sejam infectadas e assim bloqueiam a propagação viral. Outras ações do interferon seriam a de estimular a ação de células T "natural killer" e aumentar a expressão do MHC I (importante na infecção viral), inibindo a do MHC II (mais relacionado com infecções bacterianas).

Fator de necrose tumoral (TNF) – é produzido por fagócitos mononucleares e por algumas células T, e o principal mediador da resposta do hospedeiro contra infecções causadas por germes gram-negativos, cujo lipopolissacarídeo da cápsula é um potente indutor. Sua ação é muito ampla e inclui estimulação policlonal de células B, aderência dos leucócitos ao endotélio vascular, estimulação de outros macrófagos para secretar citocinas e co-estimulação, junto com um antígeno, das células T e B. O TNF é um fator importante na produção de inflamação, cujo objetivo é o de confinar e liquidar o parasita. Entretanto, quando em grandes quantidades, alcançará o sistema circulatório, sendo um dos responsáveis pelo desencadeamento da síndrome de resposta inflamatória sistêmica.

Interleucina-1 (IL-1) – age também em mecanismos de defesa específico e inespecífico. É produzida pelos linfócitos CD4 após contato com um antígeno, pela ação dos lipopolissacarídeos bacterianos e do TNF. Outras células também produzem essa citocina, cuja principal ação é a de estimular a replicação das células CD4, agir nas células endoteliais e nos macrófagos para sintetizar IL-6, IL-8 e IL-10, elementos importantes no processo da inflamação.

Interleucina-6 (IL-6) – é produzida pelos fagócitos mononucleares, age nas células B e T, estimulando-as, e no hepatócito, induzindo à formação de proteínas da fase aguda do soro.

Algumas citocinas agem estimulando mediadores de células efetoras. A mais estudada é o interferon γ, que é sintetizado pelo linfócito T que secreta IL-2. O interferon γ atua ampliando a ativação das células CD4, e a expressão do MHC I e II, promovendo a diferenciação das células T e B. Promove ainda a maturação das células CD8, a liberação das imunoglobulinas das células B, ativa os linfócitos T "killer" e os neutrófilos.

Outras citocinas regulam a ativação, a multiplicação e a diferenciação dos linfócitos, como a IL-2. Sua produção depende da ativação das células T CD4+ e sua concentração determina a magnitude e a duração da resposta imune.

Existem citocinas que influenciam a hematopoese, como a IL-3, que age no progenitor imaturo, promovendo o crescimento e a diferenciação de todas as células; os fatores estimuladores de colônias de granulócitos e de macrófagos (GCSF e GMCSF), que diferenciam as células progenitoras em granulócitos e/ou macrófagos; IL-7, que age na diferenciação de linfócitos etc.

Esses fatores agem e interagem para defender o organismo contra um invasor. Se a defesa for adequada, o microrganismo ou seu produto tóxico será neutralizado ou eliminado por meio de um processo inflamatório que poderá ser clinicamente detectável ou não. Se a resposta for inadequada, a infecção evoluirá para uma doença leve, moderada ou grave. Respostas muito exacerbadas, entretan-

to, poderão ser piores do que a própria ação do parasita, desencadeando uma resposta inflamatória sistêmica que, dependendo da sua intensidade, é capaz de evoluir para choque e morte.

CARACTERÍSTICAS GERAIS DE UM AGENTE INFECCIOSO

As doenças infecciosas são as causas mais comuns da morbimortalidade infantil em nosso meio. As grandes mudanças que têm ocorrido no meio ambiente, nos costumes e na epidemiologia de vários agentes infecciosos demandam por parte do pediatra uma constante atualização no conhecimento não só das causas infecciosas, mas também da diversidade da sua apresentação. Conhecer as características de um agente infeccioso e a maneira pela qual produz as doenças pode ajudar nesse processo.

Denomina-se *infecção* quando um microrganismo penetra e prolifera dentro de um outro ente chamado *hospedeiro*. Dependendo da capacidade de resposta deste e da patogenicidade do primeiro, pode ou não aparecer uma *doença*, manifestada ou não clinicamente.

Um microrganismo infectante difere na sua capacidade de causar doença. A essa capacidade se dá o nome de *patogenicidade*. Um agente infeccioso é tanto mais patogênico quanto maior o número de pessoas suscetíveis expostas desenvolverem a doença, como ocorre com o vírus da varicela.

A patogenicidade é diferente da *virulência*, que é a medida da intensidade da doença, incluindo a evolução e as seqüelas. Um agente pode ser pouco patogênico e altamente virulento, como o vírus da poliomielite, ou muito patogênico e pouco virulento, como o vírus do resfriado comum.

MECANISMOS DA PATOGENICIDADE

Para que um microrganismo exerça sua capacidade patogênica, é necessário que entre em contato com o hospedeiro, escape de seus mecanismos de resistência e se multiplique, utilizando-se para tal de mecanismos que podem ser subdivididos:

a) capacidade de aderência e multiplicação;
b) evitar a ação dos fagócitos;
c) evitar os mecanismos imunes;
d) causar agressão direta ao hospedeiro;
e) causar lesões por meio de processos imunológicos.

É também importante saber que muitos microrganismos não exercem a capacidade patogênica por meio de um único mecanismo e muito da expressão da doença depende mais da resposta do hospedeiro do que da ação do parasita.

MECANISMOS FACILITADORES DE ADERÊNCIA E MULTIPLICAÇÃO

O fenômeno da aderência é essencial para que determinado agente possa infectar uma célula hospedeira. Através dela, o microrganismo fixa-se e multiplica-se, podendo elaborar toxinas e enzimas, ou até mesmo iniciar sua invasão.

A aderência depende da presença de adesinas por parte do microrganismo e de receptores pelo hospedeiro. As adesinas são estruturas protéicas que se encontram na superfície das bactérias, freqüentemente sob a forma de fímbrias e fibrilas, e que, em contato com determinadas moléculas da superfície das células do hospedeiro, permitem que haja uma ligação, que com freqüência é muito específica, ou seja, um determinado patógeno só adere a um tipo de célula. Esse fenômeno é bastante estudado em vírus e bactérias, com progressos também para os fungos e helmintos. A *E. coli*, cujos pilos funcionam como adesinas, é um dos germes mais conhecidos.

O mecanismo de aderência é tido como um fator importante na gênese da infecção urinária causada por esse agente, pois as cepas que produzem pielonefrite têm capacidade de maior adesão à mucosa uroepitelial do que as outras. Provavelmente crianças que tenham receptores para essas adesinas sofram maior número de infecções urinárias do que outras. Os gram-positivos podem ter outras propriedades de aderência, como acontece com os estreptococos do grupo A, cuja cápsula possui ácido lipoteicóico que se liga às células da mucosa orofaringeana por meio da fibronectina, uma glicoproteína componente da membrana celular de várias células de diferentes órgãos.

Uma vez aderido, o germe iniciará sua proliferação no local. É certo que a maioria dos germes que habitam o organismo humano não produz doença, sendo considerados componentes de uma flora dita normal. Um outro germe para se instalar em determinada região precisará competir com essa flora. Um dos mecanismos propostos para isso é a produção de certas substâncias que têm ação antibiótica chamadas de *bacteriocinas*, que agiriam em bactérias sensíveis. Ainda, certas bactérias têm a capacidade de produzir IgA proteases, como a *N. meningitidis* e a *N. gonorrhoeae*. As *Neisserias* não-patogênicas não produzem essa enzima. Outros agentes conhecidos são *Haemophilus aegyptius*, *H. influenzae*, *S. pneumoniae*, alguns bacteróides, *Capnocytophaga* e estreptococos tidos como causadores de doença periodôntica.

Os nutrientes são essenciais para a multiplicação dos germes, e o parasita necessita competir com a flora normal para sua aquisição. O ferro é um elemento essencial e existe pouco em forma livre no meio, já que a maioria se encontra dentro das células ou ligada à transferrina e à lactoferrina. As bactérias produzem um quelante denominado *sideróforo*, que consegue extrair o ferro da transferrina ou da lactoferrina.

MECANISMOS INIBITÓRIOS DA FAGOCITOSE

Inibição da quimiotaxia
Certas bactérias produzem enzimas ou toxinas que têm a capacidade de inibir a quimiotaxia, como a toxina do *Vibrio cholerae*, a enterotoxina da *E. coli*, a exotoxina do *S. aureus*, a estreptolisina do *S. pyogenes* e a exotoxina do *Clostridium perfringens*.

Inibição da aderência dos fagócitos
A cápsula bacteriana é o fator mais importante como elemento para impedir a fagocitose. A aquisição da cápsula por germes como pneumococo, meningococo, hemófilo, *Klebsiella pneumoniae*, *E. coli*, *Cryptococcus neoformans* permite que eles se tornem virulentos. Para que ocorra a fagocitose, torna-se necessária a presença de anticorpos anticapsulares. Outros elementos antifagocíticos são a proteína A do *S. aureus*, a proteína M do *S. pyogenes*, o antígeno VI da *Salmonella typhi*.

Inibição da fusão do lisossomo
Após a fagocitose, deve ocorrer a fusão do fagossomo com o lisossomo para a formação do fagolisossomo, dentro do qual elementos como lactoferrina, lisozima e outros agem sobre o patógeno por mecanismos oxigênio-dependentes ou independentes. A inibição dessa fusão já foi demonstrada para *Legionella pneumophila*, *Chlamydia psittaci*, *Toxoplasma gondii*, *M. tuberculosis* e vírus da influenza. É interessante notar que o vírus da influenza inibe a fusão do lisossomo com o fagossomo que contenha estafilococo, o que pode explicar a grande incidência de doença causada por esse germe após epidemias de gripe.

Resistência à morte dentro do fagolisossomo
Os germes que são obrigatória ou facultativamente intracelulares devem evitar a morte dentro das células, o que pode ser feito ou pela inibição da fusão do fagossomo ao lisossomo, ou impedindo a ação antimicrobiana dentro do fagolisossomo. Exemplos de germes que têm essa capacidade são *S. typhimurium*, *Toxoplasma gondii*, *Coxiella burnetti*, *Nocardia asteroides*, *M. tuberculosis*, *L. pneumophila* e *Leishmania*.

Causa da morte do fagócito
Muitos organismos produzem toxinas que causam lesão na membrana celular do fagócito provocando sua lise. Exemplos são ação citolítica da estreptolisina O e S do *S. pyogenes*.

MECANISMOS QUE INIBEM A RESPOSTA IMUNE

Habitação dos locais protegidos da resposta imune
Existem locais no organismo onde os mecanismos de resposta imune, tanto humoral quanto celular, não conseguem atuar, como o cérebro, o epitélio dos tratos respiratório e urogenital. Os vírus que se multiplicam na camada epitelial de glândulas, por exemplo, não estimulam ação imune, a não ser que ocorra invasão ou lesão celular local. O herpesvírus, localizado no gânglio dorsal, também fica protegido da ação do sistema imune.

Variação de antígeno
Alguns parasitas têm a capacidade de variar os sítios antigênicos durante uma infecção, ou em infecções subseqüentes. O clássico exemplo é a influenza, que mostra variações pequenas anuais e de tempo em tempo, grandes alterações, as quais estão relacionadas com o surgimento de grandes epidemias.

Imunossupressão
Exemplo dessa capacidade pode ser visto em infecção pelo HIV e também por outros agentes, como bactérias, outros vírus, fungos e protozoários.

Destruição de anticorpos
A produção de certas proteases levam à quebra de anticorpos, impedindo sua ação. Exemplos são as proteases anti-IgA produzidas por *N. gonorrhoeae*, *N. meningitidis*, *Ureaplasma urealyticum*, *H. influenzae*, *S. pneumoniae*, *Streptococcus sanguis*. A capacidade de inibir a ação das IgA permite que esses organismos iniciem a doença a partir da mucosa, na qual a IgA exerce seu papel de defesa.

No quadro 1.2 estão listados os principais mecanismos que permitem a colonização e a sobrevida dos agentes infecciosos dentro de um hospedeiro.

MECANISMOS QUE PROVOCAM LESÃO DIRETA

As bactérias causam lesão direta às células do hospedeiro por meio da produção de toxinas e de enzimas.

As toxinas elaboradas por microrganismos podem ser classificadas em exotoxinas e endotoxinas. As exotoxinas são formadas pelo metabolismo bacteriano e secretadas no meio. As endotoxinas fazem parte da membrana celular das bactérias e são liberadas quando da sua morte. Esse é um conceito clássico, mas existem toxinas que são elaboradas pelas bactérias e não são excretadas, permanecendo no citoplasma ou no periplasma e somente liberadas pela lise bacteriana.

EXOTOXINAS
As exotoxinas são produzidas tanto por germes gram-positivos quanto por gram-negativos e classificadas de acordo com seu efeito biológico, como, por exemplo, as neurotoxinas (tetânica, botulínica), as enterotoxinas (produzidas por *E. coli*, *S. aureus*, *V. cholerae*), as citotoxinas e outras. No quadro 1.3 estão listadas algumas das exotoxinas mais conhecidas.

Quadro 1.2 – Mecanismos que permitem a colonização e a sobrevida dos patógenos.

Mecanismos	Função
Pili	Aderência às superfícies da mucosa
Adesinas	Aderência às células do hospedeiro
Reagrupamento das actinas das células do hospedeiro	Penetração em células não-fagocíticas; locomoção das bactérias de uma célula a outra
Adesão e penetração nas células com a proteína M em sua superfície	Utilização das células com proteína M como porta de entrada
Motilidade e quimiotaxia	Permite atingir a superfície da mucosa
IgA protease	Impede o aprisionamento da bactéria na mucina
Sideróforos	Captação de ferro
Cápsula	Impede a fagocitose; reduz a ativação de complemento
Alteração do antígeno LPS O	Não há formação da MAC
C5a peptidase	Interfere na função do complemento
Proteínas tóxicas	Morte dos fagócitos; reduz a ação oxidativa
Variação nos antígenos da superfície	Evasão dos anticorpos

LPS = lipopolissacarídeo.
MAC = complexo de agressão à membrana.

Quadro 1.3 – Exemplos de toxinas e de suas ações.

Bactéria	Toxina	Doença
Aspergillus flavus	Aflatoxina	Falência hepática
Bacillus cereus	Enterotoxina	Intoxicação alimentar
Bordetella pertussis	Toxina pertússica	Coqueluche
Clostridium botulinum	Neurotoxinas A, B, E e F	Botulismo
Clostridium difficile	Toxinas A e B	Colite pseudomembranosa
Clostridium perfringens	Enterotoxina	Intoxicação alimentar
	Exotoxina	Gangrena gasosa
Clostridium tetani	Tetanoespasmina	Tétano
Corynebacterium diphtheriae	Toxina diftérica	Difteria
E. coli	Enterotoxina	Diarréia
S. aureus	Toxina esfoliativa	Síndrome da pele escaldada
	Enterotoxina	Diarréia
	Toxina da síndrome de choque tóxico	Síndrome de choque tóxico
S. pyogenes	Exotoxina pirogênica A, B e C	Escarlatina
	Exotoxina A	Síndrome de choque tóxico
Vibrio cholerae	Enterotoxina	Cólera

As exotoxinas podem ser divididas em três tipos, de acordo com sua atividade.

Tipo A-B – assim conhecida porque a porção da toxina (B) que se liga ao receptor da célula do hospedeiro é separada da porção (A) que intermedeia a atividade enzimática responsável pela sua ação característica. A maioria das toxinas bacterianas conhecidas está incluída nesse grupo.

Toxinas destruidoras de membranas – agem ligando-se à membrana da célula do hospedeiro comprometendo sua integridade ou são enzimas que desestabilizam a membrana plasmática. São exemplos as hemolisinas e a fosfolipase

Superantígenos – proteínas especiais produzidas por certas bactérias e que funcionam como ponte entre a célula apresentadora de antígeno e os receptores de célula T, levando a um excesso de produção de citocinas.

Essas exotoxinas agem de várias formas, causando doenças. Por exemplo, uma toxina pode ser formada longe do corpo humano (enterotoxina estafilocócica), ser ingerida e causar vômitos e diarréia. Ou, então, a bactéria coloniza um ferimento ou uma mucosa, não invade o hospedeiro, mas produz a toxina que pode agir local ou sistemicamente. São exemplos a cólera, a difteria, o tétano e a síndrome de choque tóxico estafilocócico. Uma terceira maneira de a exotoxina agir seria nos casos em que a bactéria infecta uma ferida ou forma um abscesso e libera toxina que causa lesão tecidual local ou lesa os fagócitos, favorecendo a disseminação bacteriana.

Um outro mecanismo de agressão das bactérias é a produção de *enzimas* como a hialuronidase e a protease que degradam os componentes da matriz extracelular, com conseqüente rotura da integridade tecidual, ou a fosfolipase, que tem ação lítica sobre as células.

ENDOTOXINAS

A endotoxina é um lipopolissacarídeo integrante da membrana externa das bactérias gram-negativas. A porção lipídica (lípideo A) é o componente tóxico da molécula e somente exerce ação biológica após a morte bacteriana e sua liberação no meio. A toxicidade do lipídeo A reside primariamente na sua capacidade de ativar o sistema complemento e de liberar as citocinas. Obviamente, esses produtos têm como função principal a ampliação da resistência do hospedeiro, porém, quando ativados em excesso, poderão provocar reações mais graves no paciente, como o quadro denominado síndrome de resposta inflamatória sistêmica, o choque séptico, que, se não revertido, levará à disfunção de múltiplos órgãos e ao óbito.

Mais detalhes sobre as endotoxinas poderão ser vistos no capítulo Infecções por Germes Gram-Negativos.

Doenças causadas por mecanismos imunes são discutidas em outra seção.

BIBLIOGRAFIA

1. CAMUS, D. et al. – The art of parasite survival. *Braz. J. Med. Biol. Res.* **28**:399, 1995. 2. HOWARD, B.J. & REES, J. – Host-parasite interactions: mechanisms of pathogenecity. In Howard, B. *Clinical and Pathogenic Microbiology*. St. Louis, Mosby, 2nd ed., 1993, p. 9. 3. SAKANE, P.T.; MARQUES, H.H.S. & YAMAMOTO, M. – Atributos gerais de uma bactéria patogênica. Interação hospedeiro-parasita. In Marcondes, E. *Pediatria Básica*. 8ª ed., São Paulo, Sarvier, 1991, p. 924. 4. SOLYERS, A.A. & WHITT, D.D. – Host defenses against bacterial pathogens: defenses of tissues and blood. In *Bacterial Pathogenesis. A molecular Approach*. ASM Press, 1994, p. 16. 5. TOSI, M.F. & COTES, K.L. – Immunologic and phagocytic responses to infection. In *Textbook of Pediatric Infectious Diseases*. 4th ed., Philadelphia, Saunders, 1998, p. 14.

Resposta Inflamatória e Infecção

EVANDRO R. BALDACCI
ALFREDO GILIO

Habitualmente, uma potente e complexa cascata imunológica assegura uma rápida e protetora resposta à invasão por microrganismos no homem. Uma defesa imunologicamente deficiente permite que se instale uma infecção. De outra parte, uma inadequada regulação dessa resposta pode levar o organismo a uma resposta mal adaptada com geração de quantidades inadequadas de compostos inflamatórios e conseqüências mais deletérias do que protetoras, decorrentes da inflamação persistente, auto-alimentada e não mais dependentes da presença do microrganismo invasor. Os conhecimentos decorrentes dos estudos nesse campo, envolvendo fortemente a biologia molecular, esclareceram alguns aspectos das infecções e criaram novos desafios, inclusive de ordem terapêutica.

RESPOSTA INFLAMATÓRIA

Na patogênese de um processo infeccioso, o agente invade o meio interno do organismo com ou sem disseminação e produz complexos protéicos (toxinas) e/ou após sua lise liberam produtos da sua constituição, principalmente da parede celular.

A partir do estímulo representado pelas endotoxinas ou de produtos da lise da parede celular das bactérias invasoras, os macrófagos, as células T e as polimorfonucleares produzem peptídeos, denominados genericamente citocinas com propriedades pró e antiinflamatórias, iniciando e mantendo um estado inflamatório. Paralelamente, ocorre aumento na produção de esteróides, catecolaminas e um conjunto de proteínas, genericamente chamadas de proteínas da fase aguda do soro.

Esse complexo conjunto de respostas do organismo objetiva fundamentalmente controlar o agente microbiano invasor, evitando ou minimizando as ações deletérias no organismo pela atuação balanceada entre os indutores pró e antiinflamatórios. Uma característica dessa seqüência de eventos é que, a partir do estímulo inicial pelo agente infectante, ela continuará ocorrendo mesmo na ausência deste último, como conseqüência de estímulos de novas citocinas a partir das primeiras. Experimentalmente, é observado após estímulo com endotoxina bacteriana uma seqüência temporal de picos de citocinas no plasma, iniciando pelo fator de necrose tumoral (TNF) em concomitância da interleucina-1 (IL-1) e a da interleucina-6 (IL-6).

Essas três citocinas são centrais na determinação da resposta inflamatória (Fig. 1.1).

O TNF liberado a partir de células mononucleares, em baixa concentração, tem ação estimuladora na *adesão de moléculas na parede vascular, ativando neutrófilos* e estimulando monócitos a produzir TNFα, IL-1 e IL-6; em concentrações maiores, o TNF age a distância como *pirógeno*, estimula a produção de novas citocinas, *ativa o sistema de coagulação e inibe a maturação de células "stem" da medula óssea.* Em altas concentrações, ele tem vários efeitos, incluindo *depressão miocárdica, hipertensão e coagulação intravascular disseminada.* A IL-1 age de forma similar ao TNF, e a IL-6 produzida em respostas ao estímulo de IL-1 e TNFα age nos hepatócitos e nos linfócitos B, propagando a resposta inflamatória. Da sua ação no fígado existe o *estímulo para a produção das proteínas da fase aguda do soro.* A IL-6 age ainda como um fator de crescimento nas células B processando a *formação de anticorpos.*

As células T-helper (Th) estimuladas produzem citocinas pró-inflamatórias pelas Th1 e antiinflamatórias pelas Th2. As Th1 secretam interferon γ, também chamado de "fator ativador de macrófagos",

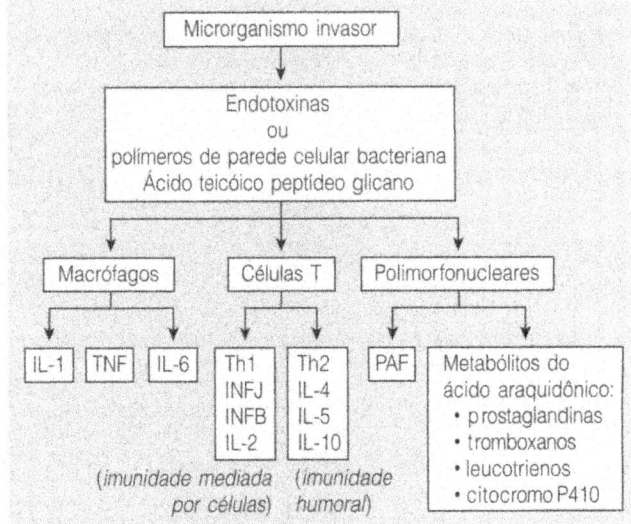

Figura 1.1 – Cascata básica da resposta inflamatória.

estimulando fortemente essas células na sua capacidade de morte bacteriana e produção de outras citocinas. As Th1 também secretam a TNFβ (linfotoxina) com atividades semelhantes às do TNFα, propagando a resposta inflamatória. As Th1, por seus mediadores, *respondem pela imunidade mediada por células,* enquanto as Th2, pelas citocinas por elas induzidas, atuam como contra-reguladores da atividade das Th1 e *respondem pela resposta humoral.*

Ativados os polimorfonucleares, ocorre a formação de metabólitos do ácido araquidônico. Esses metabólitos, em quantidades aumentadas, induzirão uma série de alterações, *principalmente produzindo vasodilatação, vasoconstrição, aumento na permeabilidade vascular, potente estímulo quimiotático para os polimorfonucleares, bronquioconstrição e estímulo à produção de AMP-cíclico,* a par de outras ações. Os metabólitos do ácido araquidônico podem ser divididos em três grupos: os produtos da cicloxigenase (prostaglandinas e tromboxanos), os produtos da lipoxigenases (leucotrienos) e os produtos via citocromo P450 (produzidos em grande quantidade no fígado e rins e com papel ainda indeterminado na resposta inflamatória nas infecções).

A partir ainda da ativação de polimorfonucleares, ocorre produção do fator ativador das plaquetas (PAF) que *aumenta a adesão celular, ativa as células endoteliais* e leva a uma ampliação autocatalítica da liberação dos mediadores inflamatórios.

Têm sido acumuladas consideráveis evidências, mostrando que a rede de citocinas e PAF se automantém, sendo responsável pelo início e pela amplificação da liberação dos mediadores inflamatórios.

A par das alterações vasculares, de coagulação, de estímulo da resposta celular e humoral, da ativação do sistema complemento, todo esse complexo mecanismo ativa as respostas de mobilização de macrófagos e polimorfonucleares (quimiotaxia), o reconhecimento e ingestão (fagocitose) e a digestão e morte dos agentes microbianos invasores. Seqüestrados no interior dos macrófagos e polimorfonucleares, os agentes microbianos estão expostos a uma variedade de toxinas antimicrobianas, baixo pH, deprivação de nutrientes e enzimas digestivas, e uma das principais formas de morte bacteriana decorre da ação oxidativa pelo superóxido produzido. Esse conjunto de ações compõe, ao lado das respostas imunes celulares e humorais, a resposta de defesa do organismo contra um agente infectante, no sentido de controlar sua multiplicação e os efeitos deletérios.

RESPOSTA DA FASE AGUDA DO SORO

Concorre ainda para a defesa contra as infecções a resposta da fase aguda do soro (RFA), que é conseqüência da atuação de citocinas, principalmente no fígado.

A RFA é, no sentido mais amplo, a resposta do organismo à inflamação ou lesão tecidual, caracterizada por uma bem coordenada reação fisiológica, envolvendo a maior parte dos sistemas orgânicos. No sentido mais estrito, a RFA refere-se a alterações na concentração de um grande número de proteínas plasmáticas, predominantemente em decorrência de mudanças na sua síntese nos hepatócitos.

Na vigência de uma agressão ao organismo, incluindo as de ordem infecciosa, as citocinas estimulam a expressão das proteínas da fase aguda (PFA) nos hepatócitos. Essas proteínas têm funções intimamente relacionadas com a manutenção ou restauração da homeostase sistêmica, durante e depois do evento agressor.

As proteínas importantes da RFA são: a C reativa, os inibidores de proteinases (α-1-antitripsina), as da coagulação, as do sistema complemento e as ligadoras de metais. A proteína C reativa tem um aumento drástico na RFA, de 10 a 1.000 vezes, com aparente papel no "clearance" de material nuclear derivado de necrose tecidual, como também na fixação do complemento, quimioatração e estímulo à fagocitose. Representa uma forma primária e não-imune de resposta do organismo.

Os inibidores de proteinases são capazes de neutralizar hidrolases lipossômicas liberadas na seqüência da atuação de macrófago e polimorfonucleares, na forma de um controle da atividade pró-inflamatória das enzimas.

O envolvimento das proteínas da coagulação, no controle do sangramento e fibrinólise, é particularmente importante na resposta do organismo submetido à lesão e é bem conhecido.

A participação das proteínas do sistema complemento é de fundamental importância na resposta inflamatória, respondendo pelo estímulo para acúmulo de neutrófilos, macrófagos e proteínas plasmáticas que participam da morte do agente infeccioso, do "clearance" de tecido necrótico ou material estranho e ainda do processo de reparação da lesão tecidual. Os fatores do complemento, induzidos no início, são essenciais para a ativação do sistema complemento por suas vias clássicas e alternativas.

As proteínas ligadoras de metais, como a haptoglobina, hemopexina, ceruloplasmina e outras, aumentam na RFA. Uma das funções importantes é a ligação com ferro, evitando sua utilização pelas bactérias na sua multiplicação.

AMPLIFICAÇÃO E MODULAÇÃO DA RESPOSTA INFLAMATÓRIA

Com a instalação da infecção e a liberação de substâncias a partir do agente infeccioso, acontece a transdução do sinal nas células do organismo e a biossíntese é ativada (Fig. 1.2).

Ocorre então a produção de agentes farmacológicos, citocinas antiinflamatórias e outros produtos do próprio organismo no sentido de modular essa resposta.

O efeito protetor final dessa resposta do organismo tem por objetivo a morte dos agentes infectantes. Para tanto, acontece a liberação de produtos enzimáticos proteolíticos e a produção de radicais de oxigênio livres que atuam pela sua capacidade oxidativa. Diante dessa atuação, uma série de alterações funcionais em um primeiro momento pode, na persistência da resposta inflamatória, traduzir-se por lesões orgânicas. Assim, as alterações cardiorrespiratórias com

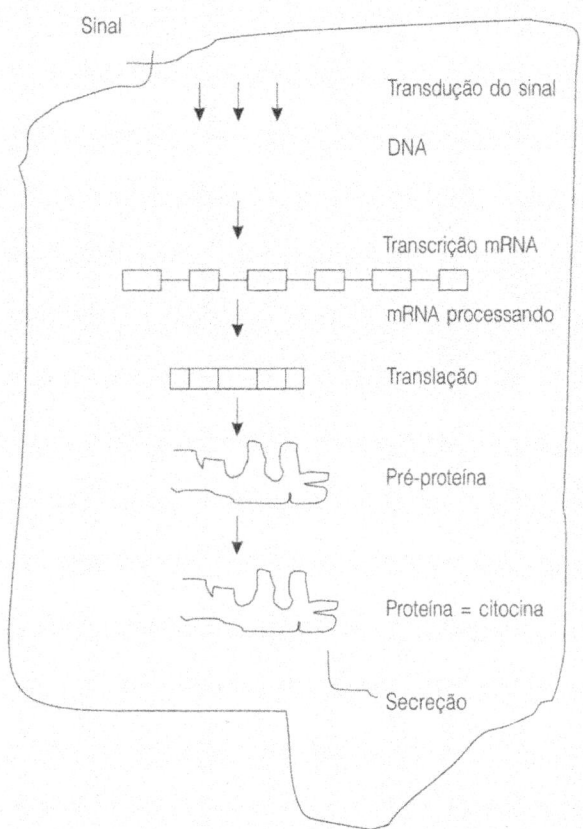

Figura 1.2 – Resposta celular aos sinais pró-inflamatórios.

disfunção cardíaca e bronquioconstrição e as vasculares com lesão da microvasculatura e vasodilatação, a par da atuação de enzimas proteolíticas e lesão tecidual induzida pela ação oxidativa do peróxido, podem, se não convenientemente moduladas, ser mais lesivas ao organismo do que a atuação direta do agente infectante. Percebe-se que a terapêutica antimicrobiana tem papel relativo no controle das infecções. Os conhecimentos moleculares da resposta inflamatória vêm acrescentando explicações na patogênese das doenças infecciosas, esclarecendo a persistência de taxas de morbimortalidade de diversas doenças infecciosas, a par do grande desenvolvimento tecnológico no atendimento ao paciente, incluindo drogas antimicrobianas potentes. Então, abre-se a perspectiva para a nova era da terapêutica antiinfecciosa, quando, no controle da infecção com antimicrobianos, estão sendo utilizadas drogas para bloquear ou modular a resposta inflamatória associada. Dessa forma, tem-se indicado a corticoterapia nas meningites bacterianas por *Haemophilus influenzae*, o que se mostrou eficaz em reduzir as seqüelas auditivas. De outra parte, uma série de produtos, em fase de estudo na sua maioria, tem sido utilizada objetivando bloquear, prevenir ou restaurar os efeitos e as conseqüências das respostas inflamatórias (Quadro 1.4).

Dessa forma, fatores pró e antiinflamatórios na forma de citocinas e hormônios são produzidos e é por meio do balanço entre eles que as alterações bioquímicas das células do organismo vão acontecer.

Os efeitos protetores finais (indução de morte dos agentes microbianos) decorrentes da resposta inflamatória podem ser resumidos na atuação de parte das citocinas na indução da liberação de produtos enzimáticos proteolíticos e na produção de radicais livres de O_2 com sua ação altamente oxidante. Da relação entre produtos pró e antiinflamatórios, bem como a regulação da atuação amplificadora e atenuadora, ocorrerá, além do efeito protetor, uma ação deletéria no organismo, independentemente da atuação do agente infeccioso agressor.

Quadro 1.4 – Terapêutica complementar na infecção grave (em investigação).

Composto	Princípio terapêutico
Anticorpos antiendotoxina	Neutralizar endotoxina
Antioxidantes	Neutralizar a lesão tecidual pelo superóxido
Anticorpos anti-TNF	Bloquear a ação do TNF nos tecidos
Antagonista receptor + IL-1 e TNF	Bloquear a ação do TNF e IL-1 nos tecidos
Antagonistas do receptor da bradicinina	Prevenir o efeito vasoativo da bradicinina
Inibidor das cicloxigenases	Bloquear a produção inadequada de psinogênio, tromboxano e prostaciclina
Antagonista do tromboxano	Inibir a vasoconstrição inadequada e evitar a agregação plaquetária
Antagonista do PAF	Bloquear a ativação de plaquetas e a liberação de lipídeos inflamatórios
Inibidores da adesão leucocitária	Prevenir a interação leucócito-endotélio
Antagonista do óxido nítrico	Restaurar a vasorregulação apropriada

The New England Journal of Medicine Jan 21,1999 vol. 340 nº 3.

Dessa forma, na última década, os conhecimentos moleculares da resposta inflamatória acrescentaram novas explicações na patogênese das doenças infecciosas, explicando a alta morbimortalidade persistente nas meningites bacterianas apesar de todo aparato tecnológico e desenvolvimento de antimicrobianos mais potentes.

O uso de anticitocinas, teoricamente, será útil para as infecções por gram-negativos e positivos, além de poder interferir diretamente em toda a cascata inflamatória. Os tratamentos envolvendo outros inibidores específicos do PAF da síntese de prostaglandinas poderão ser eficazes.

Estudos em humanos, entretanto, estão no início, mas o futuro da terapêutica antiinflamatória nas infecções combinando a terapêutica antimicrobiana com a intervenção na inibição ou síntese dos produtos desencadeantes ou resultantes da infecção é promissor.

BIBLIOGRAFIA

1. DALEY, M.D. & SIMINOVITCH, K.A. – Introduction to modern molecular biology: fundamental concepts and techniques. *N. Horizons.* 3:146, 1995. 2. QUAGLIARELLO, V. & SCHELD, W.M. – Bacterial meningitis: pathogenesis, pathophysiology and progress. *N. Engl. J. Med.* 327, 1992. 3. WILSON, M.; SEYMOUR, R. & HENDERSION, B. – Bacterial pertubation of cytokine networks *Infec. Immunol.* 66:2401, 1998.

SEÇÃO II **Imunologia das Doenças Infecciosas**

coordenadora ANETE SEVCIOVIC GRUMACH

1 Mecanismos de Defesa Contra Agentes Infecciosos

ANETE SEVCIOVIC GRUMACH

INTRODUÇÃO

O sistema imunológico atua como um sistema integrado de defesa do hospedeiro para eliminar o agente infeccioso e oferecer uma proteção duradoura. Por outro lado, os microrganismos apresentam ou desenvolvem mecanismos de evasão que podem levar à infecção ou à lesão tecidual.

Embora os indivíduos sadios estejam expostos a vários agentes infecciosos diariamente, esses somente em algumas ocasiões geram doença. A primeira barreira para eliminar o organismo invasor é a imunidade inata, de resposta rápida e não-específica aos antígenos. Quando essa linha de defesa é ultrapassada, a resposta imune adaptativa atua, gerando células efetoras antígeno-específicas e células de memória que impedem a infecção por esse agente (Quadro 1.5).

Quadro 1.5 – Mecanismos de defesa.

Imunidade inata
• Fatores solúveis: complemento, lisozima, proteínas de fase aguda
• Células: fagócitos, células "natural killer"
Imunidade adaptativa
• Anticorpos
• Linfócitos T

RESPOSTA IMUNE

Antes da ativação dos mecanismos imunológicos de defesa, fatores inespecíficos em superfícies epiteliais atuam impedindo a progressão do processo infeccioso (Quadro 1.6). O epitélio protege nosso organismo formando uma barreira física entre o meio interno e externo. Esse epitélio é composto por pele e mucosas, tais como os tratos gastrintestinal, respiratório e geniturinário. As infecções ocorrem somente quando o patógeno coloniza ou atravessa essas barreiras.

Quadro 1.6 – Barreiras epiteliais à infecção.

Mecânicas	União das células epiteliais
	Fluxo longitudinal do ar ou de fluido através do epitélio
Químicas	Ácidos graxos (pele)
	Enzimas: lisozima (saliva, suor, lágrimas), pepsina (intestino)
	pH baixo (estômago)
	Peptídeos antibacterianos (defensinas no intestino)
Microbiológicas	Flora normal compete por nutrientes e aderência ao epitélio

A importância dessa barreira é verificada, por exemplo, nos ferimentos ou nas queimaduras. Nossa superfície epitelial tem a capacidade de produzir substâncias químicas que são microbicidas ou que inibem o crescimento microbiano.

A resposta imune a uma infecção inicial ocorre em três fases:
- imunidade inata, que é ativada imediatamente (0-4 horas);
- resposta induzida precocemente, que não gera proteção duradoura (4-96 horas);
- resposta adaptativa ou específica (> 96 horas).

As duas primeiras fases podem manter a infecção sob controle, até que os outros mecanismos adaptativos sejam ativados. As citocinas produzidas durante as fases precoces atuam no desenvolvimento da resposta adaptativa e podem determinar se ela será predominantemente humoral (mediada por anticorpos) ou celular (mediada por células T). Em caso de reinfecção, esse processo é ativado muito mais rapidamente devido à memória imunológica (Quadro 1.7).

Quadro 1.7 – Fases do processo infeccioso e resposta imune.

Aderência ao epitélio	Flora normal, fatores químicos locais, fagócitos (especialmente no pulmão)
Infecção local e penetração do epitélio	Cura do ferimento, peptídeos antibacterianos (defensinas) e fagócitos
Infecção local dos tecidos	Complemento (via alternativa), fagócitos, citocinas, células "natural killer"
Disseminação linfática	Fagócitos, captação dos antígenos, células "natural killer"
Imunidade adaptativa	Anticorpo específico, ativação macrofágica dependente de célula T, células T citotóxicas

Adaptado de Janeway; Travers, 1996.

INTERAÇÃO DA RESPOSTA IMUNE E AGENTE INFECCIOSO

A evolução do processo infeccioso em um indivíduo envolve uma seqüência de interações entre o micróbio e o hospedeiro (Quadro 1.8). Inclui entrada do microrganismo, invasão e colonização dos tecidos do hospedeiro, evasão da imunidade do hospedeiro e lesão tecidual ou distúrbio funcional. Alguns microrganismos produzem doença liberando toxinas, mesmo sem colonização extensa dos tecidos do hospedeiro. Muitas características dos microrganismos determinam sua virulência, e mecanismos diversos contribuem para a patogênese das doenças infecciosas.

Quadro 1.8 – Portas de entrada de agentes infecciosos.

Via de entrada	Forma de entrada	Exemplos
Pele	Ferimentos, queimaduras	*Staphylococcus, Streptococcus*, tétano
	Picadas de insetos	Malária, tripanossomíase, tifo, febre amarela
	Penetração direta	Esquistossomíase
Orofaringe	Aderência às células	Adenovírus
	Aderência aos dentes	*Streptococcus mutans*
Trato respiratório	Receptor no epitélio	Influenza
	Muco/defeito ciliar	*Bordetella pertussis*
Trato intestinal	Aderência e penetração	*Salmonella*, poliomielite
	Aderência sem penetração	Cólera, giárdia
Trato geniturinário	Aderência ao epitélio	*Neisseria gonorrhoeae*

Há várias características importantes da imunidade aos microrganismos:
1. a defesa contra microrganismos é mediada pela imunidade inata e adquirida;
2. diferentes tipos de microrganismos estimulam resposta de linfócitos e mecanismos efetores distintos. Devido à variabilidade dos microrganismos, os vários padrões de invasão, colonização do hospedeiro e sua eliminação requerem diversos sistemas efetores;
3. a sobrevida e a patogenicidade dos microrganismos em um hospedeiro são influenciadas criticamente por sua habilidade de evadir-se ou resistir à imunidade protetora;
4. a lesão tecidual e a doença podem ser causadas pela resposta do hospedeiro ao microrganismo e seus produtos, e não pelo próprio agente infeccioso.

Uma característica preocupante dos microrganismos é sua grande capacidade de se multiplicar rapidamente.

A expansão do processo infeccioso ocorre de forma diferente para os patógenos extra e intracelulares. Para os agentes extracelulares, as infecções decorrem da replicação no sangue ou através da via linfática. Os microrganismos intracelulares expandem-se de célula em célula ou pela liberação no fluido extracelular e reinfecção de células adjacentes.

A cura envolve o "clearance" tanto das partículas extracelulares como dos resíduos intracelulares da infecção. Em muitas infecções, há pouca ou nenhuma lesão residual após a resposta primária efetiva, no entanto, em alguns casos, pode ocorrer lesão tecidual.

Considerando-se, então, a resposta imune, os microrganismos e os parasitas podem ser classificados de acordo com os compartimentos do corpo que ocupam (Fig. 1.3).

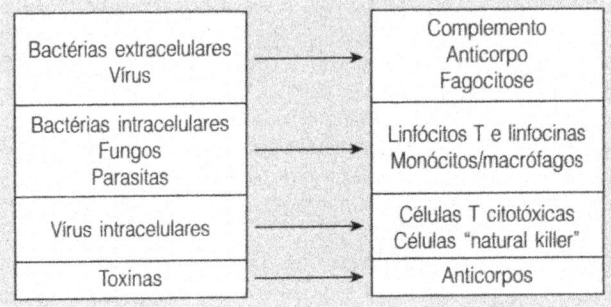

Figura 1.3 – Classificação dos microrganismos e dos parasitas de acordo com os compartimentos do corpo que ocupam.

Os agentes infecciosos podem causar uma série de lesões teciduais por mecanismos diretos (exotoxinas, endotoxinas e efeito citopático) e indiretos (formação de complexos imunes, anticorpos contra o hospedeiro e imunidade mediada por célula).

O agente agressor, por sua vez, também apresenta alguns mecanismos que mantêm sua sobrevida:
- *Tentativa de ocultar o parasita* – dentre os mecanismos para ocultar o parasita, destacam-se a resistência à morte bacteriana, a presença de cápsula bacteriana e o mimetismo antigênico. O mimetismo antigênico pode ser observado, por exemplo, na semelhança de antígenos estreptocócicos e do coração, nas estruturas antigênicas da *Klebsiella* e o HLA-B27, ou ainda na semelhança de antígenos do *T. cruzi* e coração e nervos.
- *Tentativa de confundir o sistema imune por variação antigênica* – vírus influenza, *Salmonella*, estreptococos e adenovírus.
- *Tentativa de imunossupressão* – a imunossupressão desencadeada pelo agente infeccioso é descrita para o vírus do sarampo ou

Epstein-Barr, por exemplo. A relação hospedeiro-parasita torna-se proeminente quando ocorre desbalanço de um dos lados. Por exemplo, o hospedeiro torna-se imunodeficiente por qualquer razão e falha no controle do crescimento do parasita, mesmo aqueles que normalmente não causam transtorno, os oportunistas.

RESPOSTA IMUNE E MECANISMOS DE EVASÃO DOS AGENTES INFECCIOSOS

Os agentes infecciosos que podem causar doença são divididos em cinco grupos: vírus, bactéria, fungo, protozoários e helmintos. Por outro lado, quatro grupos podem ser identificados considerando-se a imunidade:

a) bactéria extracelular;
b) bactéria intracelular;
c) vírus;
d) protozoários intracelulares e parasitas multicelulares.

Os fungos não serão considerados separadamente, pois produzem uma resposta imune similar a uma combinação da imunidade a bactérias extra e intracelulares.

IMUNIDADE A BACTÉRIAS EXTRACELULARES

As bactérias extracelulares são capazes de replicar-se fora das células do hospedeiro, isto é, na circulação, nos tecidos conjuntivos extracelulares e em vários espaços teciduais, tais como lúmen intersticial e vias aéreas. Essas bactérias incluem cocos gram-positivos piogênicos (*Staphylococcus, Streptococcus*), cocos gram-negativos (*Neisseria*), muitos bacilos gram-negativos (organismos entéricos como *E. coli*) e alguns bacilos gram-positivos (particularmente anaeróbios como *Clostridium*).

Podem causar doença por dois mecanismos principais: 1. induzem a inflamação e esta, por sua vez, provoca lesão tecidual no local da infecção; e 2. produzem toxinas. Tais toxinas podem ser endotoxinas, componentes de paredes bacterianas, ou exotoxinas, secretadas pela bactéria. Muitas exotoxinas são primariamente citotóxicas e podem destruir as células por mecanismos pouco definidos. A resposta imune contra bactérias extracelulares dirige-se para eliminação da bactéria e neutralização de suas toxinas.

Imunidade inata às bactérias extracelulares

A fagocitose por neutrófilos, monócitos e macrófagos teciduais são eficazes na destruição microbiana e a resistência da bactéria a estes mecanismos de defesa é um importante determinante de sua virulência. Nesse aspecto, a ativação do sistema complemento, mesmo na ausência de anticorpos, tem importância na eliminação dessas bactérias. Esse processo pode ocorrer pela ativação da via alternativa por meio de um peptideoglicano que compõe a parede de bactérias gram-positivas ou pela ligação da manose, presente em superfícies bacterianas, com uma lectina (homóloga ao C1q) que ativa o complemento por via clássica, sem a participação do anticorpo. Um dos resultados da ativação do complemento é a geração de C3b, que opsoniza a bactéria e estimula a fagocitose. Além disso, o complexo de ataque à membrana pode lisar a bactéria, e os produtos do complemento participam da resposta inflamatória recrutando e ativando os leucócitos.

As endotoxinas, tais como LPS (lipopolissacarídeos), estimulam a produção de citocinas pelos macrófagos e por outras células, como o endotélio vascular. Essas citocinas secretadas incluem o fator de necrose tumoral (TNF), as interleucinas (IL-1, IL-6) e as quimocinas. A principal função dessas citocinas, derivadas dos macrófagos, é a de estimular a inflamação. Induzem a adesão dos neutrófilos e monócitos ao endotélio vascular em sítios de infecção, que é seguida pela migração, acúmulo local e ativação das células inflamatórias. As células inflamatórias, além de destruir a bactéria, podem causar

lesão de tecidos normais adjacentes. As citocinas também induzem febre e estimulam a síntese de proteínas de fase aguda e os linfócitos T e B, resultando em amplificação dos mecanismos de imunidade específica. Choque séptico por bactérias gram-negativas pode ser resultado de liberação intensa de citocinas.

Imunidade específica às bactérias extracelulares

A imunidade humoral é a principal resposta imune específica protetora contra bactérias extracelulares. Microrganismos que apresentam polissacarídeos em suas paredes celulares ou cápsulas induzem uma produção de IgG, T independente. Os anticorpos IgM e IgG neutralizam as toxinas bacterianas, assim como a IgA secretória impede a colonização extraluminal nos tratos respiratório e gastrintestinal. Tanto a IgG como a IgM ativam o sistema complemento, e a função lítica do complexo de ataque à membrana (CAM) é importante somente para alguns microrganismos como *Neisseria*.

A resposta de célula T principal às bactérias extracelulares é dada pelas células T CD4+ em resposta a antígenos protéicos em associação com moléculas do complexo de histocompatibilidade principal (CHP) classe II. As células apresentadoras de antígenos, macrófagos, células B ou outras processam os antígenos protéicos bacterianos e apresentam estes antígenos à célula T.

Algumas toxinas bacterianas estimulam grande quantidade de células T CD4+. Tais toxinas podem ser denominadas de *superantígenos*. Sua importância está na habilidade em ativar muitas células T, resultando em grande quantidade de produção de citocinas e anormalidades clínico-patológicas similares ao choque séptico. São exemplos: enterotoxinas estafilocócicas, exotoxinas pirogênicas do estreptococo e micoplasma, além de produtos virais.

Mecanismos de evasão das bactérias extracelulares

A virulência de bactérias extracelulares inclui propriedades de *adesão das proteínas de superfície bacteriana, mecanismos antifagocitários e inibição do complemento ou inativação dos produtos do complemento*.

Para evadir-se da imunidade específica, as bactérias utilizam a variação genética de antígeno de superfície. Os antígenos de superfície de muitas bactérias, tais como o gonococo e a *E. coli*, são contidos no *pili*, que são estruturas envolvidas na adesão bacteriana às células do hospedeiro. A variação da estrutura do *pili* ajuda a bactéria a escapar do ataque do anticorpo e seleciona o *pili* mais aderente às células do hospedeiro e as torna mais virulentas.

As bactérias encapsuladas também resistem à fagocitose e são muito mais virulentas que cepas homólogas sem a cápsula.

A cápsula de muitas bactérias gram-positivas e gram-negativas contém um ou mais resíduos de ácido siálico que inibem a ativação do complemento pela via alternativa.

IMUNIDADE A BACTÉRIAS INTRACELULARES

Um certo número de bactérias e todos os vírus sobrevivem e replicam dentro das células, os mais perigosos são os resistentes à degradação em macrófagos e capazes de sobreviver nos fagócitos. Os exemplos mais conhecidos são as micobactérias e a *Listeria monocytogenes*. Esses microrganismos necessitam de mecanismos imunes diferentes das bactérias extracelulares para sobreviver. Muitos fungos são capazes de sobreviver nas células do hospedeiro, e os mecanismos de defesa são os mesmos das bactérias intracelulares.

Imunidade inata às bactérias intracelulares

As bactérias intracelulares patogênicas são relativamente resistentes à fagocitose, e a imunidade inata é quase ineficaz em controlar a colonização e a replicação desses microrganismos. Por essa razão, essas bactérias podem causar infecções crônicas que podem se manter por anos e recorrer ou *recrudescer*.

As bactérias intracelulares também ativam as células "natural killer" (NK) diretamente ou estimulando a produção de IL-12 pelos macrófagos. As células NK produzem gama-interferon, que ativa macrófagos e promove a morte bacteriana. Também, fornecem defesa precoce contra esses microrganismos, assim como contra os vírus.

Imunidade específica a bactérias intracelulares

A principal resposta imune contra bactérias intracelulares é a imunidade mediada por células e consiste de dois tipos de reações:
• morte de microrganismos fagocitados como resultado da ativação macrofágica por citocinas derivadas de células T, particularmente gama-interferon; e
• lise de células infectadas por linfócitos T citotóxicos CD8+.

A *Listeria monocytogenes* produz uma proteína denominada hemolisina, que permite à bactéria escapar dos fagolisossomos dos macrófagos para o citoplasma. As células CD8+ destroem qualquer macrófago com *bactéria* em seu citoplasma.

A ativação macrofágica em resposta aos micróbios intracelulares é também capaz de causar lesão tecidual. Quando a bactéria resiste aos fagócitos, freqüentemente persiste por longos períodos, levando a uma estimulação antigênica crônica e ativação de célula T e macrofágica. Isso resulta na formação de granulomas que podem impedir a disseminação da infecção ou também levar à necrose tecidual e à fibrose.

Diferenças entre os indivíduos nos padrões de resposta imune a micróbios intracelulares são determinantes importantes da progressão da doença e evolução clínica. Um exemplo disso é a lepra causada pela *M. leprae*, com duas formas polares da doença: a lepra lepromatosa (altos títulos de anticorpos e fraca resposta mediada por células) e a lepra tuberculóide (imunidade mediada por célula adequada e baixos níveis de anticorpos).

Mecanismos de evasão

Alguns exemplos de mecanismos de evasão das bactérias intracelulares estão descritos no quadro 1.9.

Quadro 1.9 – Exemplos de mecanismos de evasão de algumas bactérias intracelulares.

Mycobacteria	Interfere no movimento lisossômico
M. leprae	Atua nos produtos reativos do oxigênio por meio do glicolipídeo fenólico
L. monocytogenes	Produz hemolisina e bloqueia a morte bacteriana no macrófago
Legionella pneumophila	Inibe a fusão fagolisossômica

IMUNIDADE A VÍRUS

Os vírus são microrganismos intracelulares que se replicam nas células, freqüentemente usando os sistemas de síntese de ácidos nucléicos e proteínas do hospedeiro. Muitos vírus entram nas células do hospedeiro ligando-se fisiologicamente a moléculas de superfície celulares. Exemplos:
• HIV-1 liga-se ao CD4 em células T.
• Vírus Epstein-Barr liga-se ao receptor de complemento tipo 2 (CD21) nas células B.
• Rinovírus liga-se à molécula de adesão intercelular (ICAM-1 ou CD54) em vários epitélios, inclusive das vias aéreas.

Após entrar nas células, os vírus podem causar lesão tecidual e doença por vários mecanismos:
• A replicação viral prejudica a síntese e a função protéica tecidual, causando um efeito citopático.
• A replicação por vírus não-citopáticos induz à produção de proteínas estranhas ao hospedeiro que estimulam a resposta imune específica e a destruição por células citopáticas.

Imunidade inata

A resposta inata tem pouca eficácia na defesa contra as infecções virais.

Imunidade específica

A imunidade contra infecções virais é mediada por uma combinação de mecanismos humorais e celulares. Os anticorpos específicos são importantes na defesa contra vírus precocemente na infecção. Os anticorpos antivirais neutralizantes ligam-se ao envelope ou proteínas do cápside e impedem a aderência viral e a entrada nas células do hospedeiro.

Os anticorpos opsonizantes podem aumentar o "clearance" de partículas virais, no entanto, podem aumentar a invasão de células com receptor Fc pelos vírus.

A ativação do complemento pode também *participar* na imunidade viral mediada por anticorpo, promovendo a fagocitose, e por lise direta de vírus com envelope lipídico. Embora os anticorpos sejam importantes na imunidade ao vírus, podem não ser suficientes para eliminar muitas infecções virais.

O mecanismo principal de imunidade específica contra infecções virais estabelecidas é a célula T citotóxica (CD8+), que reconhece antígenos virais em associação com moléculas MHC classe I em qualquer célula. Pequena proporção de células T citotóxicas consiste de CD4+ e reconhece antígenos virais em associação com moléculas MHC classe II. A diferenciação total de células T citotóxicas CD8+ requer citocinas produzidas por células CD4+ auxiliares. Os efeitos antivirais das células T citotóxicas são devido à lise de células infectadas, estimulação de enzimas intracelulares que degradam genomas virais e secreção de citocinas com atividade de interferon.

Em algumas infecções por vírus não-citolíticos, as células T citotóxicas podem ser responsáveis pela lesão tecidual.

Mecanismos de evasão

Destacam-se como mecanismos de evasão dos vírus a variação antigênica (vírus influenza, *Rhinovírus* e HIV-1) e a supressão da resposta imune por genes cujos produtos inibem a resposta antiviral (HIV-1, vírus Epstein-Barr e vírus do sarampo).

IMUNIDADE A PARASITAS

Uma característica fundamental da maioria das infecções parasíticas é sua cronicidade. Há várias razões para que isso ocorra: a imunidade natural fraca e a habilidade de os parasitas evadirem-se ou resistirem à eliminação por respostas imunes específicas. A persistência dos parasitas em hospedeiros humanos também leva a reações imunológicas que são crônicas e podem resultar em lesão tecidual patológica, assim como anormalidades na imunorregulação. Assim, algumas das conseqüências clínico-patológicas das infestações parasitárias são devido à resposta do hospedeiro, e não à infecção por si só.

Imunidade inata

Os protozoários e os helmintos que penetram no sangue ou tecidos são freqüentemente capazes de sobreviver e replicar porque estão bem adaptados a resistir à defesa natural do hospedeiro. Os parasitas recuperados de humanos são comumente resistentes à lise por complemento. Isso ocorre por várias razões, incluindo perda de moléculas de superfície que ligam complemento ou aquisição de proteínas regulatórias do hospedeiro.

Os macrófagos podem fagocitar o protozoário, mas muitos organismos patogênicos são resistentes à morte fagocitária e podem replicar nos macrófagos. O tegumento de parasitas helmínticos o fazem resistentes aos mecanismos citocidas de neutrófilos e macrófagos.

Resposta específica

Os diferentes protozoários e helmintos variam muito em suas propriedades estruturais e bioquímicas, resultando, assim, em respostas imunes específicas distintas:

• Produção de anticorpos IgE específica e eosinofilia são freqüentemente observadas em infecções helmínticas.
• Alguns parasitas e seus produtos induzem resposta granulomatosa com fibrose concomitantemente.
• A seqüestração anatômica é comumente observada com protozoa. Alguns (malária e toxoplasma) sobrevivem e replicam dentro das células, e outros (*Entamoeba* e *Trichinella*) desenvolvem cistos que são resistentes aos efetores imunes.
• O mascaramento do antígeno faz com que o parasita adquira uma capa de proteínas do hospedeiro em sua superfície. Por exemplo, *S. mansoni*.
• Os parasitas tornam-se resistentes aos mecanismos efetores imunes durante sua permanência nos hospedeiros vertebrados. Por exemplo, estágio larvário do *Schistosoma*, formas infectantes do *T. cruzi*, promastigotas de *L. major*, *Toxoplasma gondii*.

• Os parasitas desenvolveram mecanismos efetivos para modificar os antígenos de superfície durante o ciclo de vida no hospedeiro.
• Os parasitas liberam sua capas antigênicas espontaneamente ou após ligar-se a anticorpos específicos. Por exemplo, *Entamoeba hystolitica*, *Schistosoma larvae*, *Triponasomas*.
• Os parasitas alteram a resposta imune por múltiplos mecanismos. Por exemplo, esquistossomíase, filaríase linfática.

BIBLIOGRAFIA

1. ABBAS, A.K.; LICHTMAN. A.H. & POBER, J.S. – *Cellular and Molecular Immunology*. 2nd ed., Philadelphia, Saunders, 1994, p.320. 2. BANCROFT, G. et al. – Host defense against infection. In Janeway Jr., C.A. et al. (eds.). *Immunobiology: The Immune System in Health and Disease*. Current Biology, 1997, p. 9.1. 3. KLEIN, J. – *Immunology: Defence Against Pathogens and Parasites*. Boston, Blackwell, 1989, p. 405. 4. PLAYFAIR, J.H.L. – Overview: parasitism and immunity. In Lachmann, P.J. et al. (eds.). *Clinical Aspects of Immunology*. vol. 3, 5th ed., Oxford, Blackwell Scientific, 1993, p. 1439. 5. ROOK, G. – Immunity to viruses, bacteria and fungi. In Roitt, I.M. et al. (eds.). *Immunology*. 2nd ed., Philadelphia, Lippincott, 1989, p. 16.1. 6. TAVERNE, J. – Immunity to protozoa and worms. In Roitt, I.M. et al. (eds.). *Immunology*. 2nd ed., Philadelphia, Lippincott, 1989, p. 17.1.

| 2 | Interação Nutrição/Infecção |

LÍDIA AIKO HAMAMOTO
JOSÉ NÉLIO CAVINATO

INTRODUÇÃO

A criança possui um organismo em desenvolvimento que depende de uma nutrição adequada para o crescimento e o desenvolvimento do sistema imunológico, assim como para a manutenção da homeostase.

A Organização das Nações Unidas estima que 184 milhões de crianças do mundo têm algum grau de atraso de crescimento decorrente da desnutrição.

Existe uma relação entre a desnutrição de mães e o peso de nascimento das crianças. O baixo peso ao nascimento está relacionado a um maior risco de mortalidade na infância.

Crianças são, particularmente, vulneráveis aos efeitos da desnutrição protéico-calórica e apresentam maior morbidade e mortalidade devido principalmente às doenças infecciosas.

A combinação de desnutrição e infecção é responsável por aproximadamente 40.000 óbitos de crianças por dia nos países subdesenvolvidos. A desnutrição pode tornar a criança suscetível a algumas doenças infecciosas e, por sua vez, a infecção pode comprometer seu estado nutricional.

Muito do que se sabe sobre o desenvolvimento da resposta imune, em geral, e sobre o impacto da desnutrição nesse processo, em particular, tem sido aprendido por meio da observação cuidadosa e direta da história natural do estado imunológico nas crianças desnutridas.

Desde a época das grandes guerras mundiais, médicos e cientistas descreveram o estado nutricional das crianças e verificaram que a desnutrição estava diretamente relacionada à menor sobrevida. Observaram ainda que ocorria atrofia do tecido linfóide e atraso nas reações de hipersensibilidade e inflamação aguda.

A dieta inadequada, com ingestão insuficiente de proteínas, micronutrientes e calorias, leva a perda de peso, atraso de crescimento e diminuição da imunidade. Esses fatores exacerbam a incidência, a gravidade e a duração das doenças infecciosas. Da mesma forma, o quadro infeccioso que se instala leva à perda do apetite, com ingestão alimentar inadequada, perda de micronutrientes, alteração do metabolismo e má absorção.

A nutrição é um determinante crítico de imunocompetência e de risco para adquirir doenças infecciosas. A intensidade da gravidade dessas infecções é fortemente influenciada pelo estado nutricional do paciente.

SISTEMA IMUNE E DESNUTRIÇÃO

Os efeitos da deficiência de nutrientes sobre a resposta imunológica dependem tanto do grau quanto da duração dessa deficiência nutricional.

As conseqüências da desnutrição sobre os mecanismos de defesa na criança diferem daquelas que ocorrem no adulto, devido às diferenças intrínsecas no sistema imune relacionadas à idade. Mas é durante a infância, período crítico para o desenvolvimento da defesa imunológica, que os efeitos da desnutrição se fazem mais pronunciados.

A criança está mais vulnerável às influências de uma deficiência nutricional durante a vida fetal e neonatal, quando se inicia a fase do desenvolvimento do sistema imune e durante o período de crescimento. Ao nascimento, o sistema imune é imaturo e seu desenvolvimento está diretamente relacionado aos nutrientes e, assim sendo, a resposta específica aos patógenos e às imunizações pode estar alterada pela desnutrição.

Inicialmente, o sistema imune é um conjunto de órgãos dispersos compreendido pelos sistemas hematopoético e retículo-endotelial. As células oriundas da medula óssea chegam, através da circulação sangüínea, a regiões de tecidos linfóides especializados como timo, fígado, baço, amígdalas, adenóides, placas de Peyer, no intestino, apêndice e linfonodos. Durante o período neonatal e infância, o timo e a medula óssea constituem os principais tecidos linfóides; contudo, *o timo vai gradualmente involuindo ao longo da vida.*

A desnutrição pode afetar o sistema imunológico basicamente em três níveis:
a) desenvolvimento e diferenciação de células imunes;
b) na resposta inicial aos patógenos; e
c) interferência nos processos de proteção imunológica.

Desenvolvimento e diferenciação de células imunes

Primariamente, a desnutrição está associada a uma atrofia de órgãos linfóides e a uma disfunção imune levando à suscetibilidade a patógenos, reativação de infecções virais e desenvolvimento de infecções oportunísticas.

A maioria dos estudos sobre desnutrição e função imune tem sugerido que a função de células T e células NK ("natural killer") está mais suscetível à deficiência nutricional do que à produção de anticorpos pelas células B. Entretanto, quando a deficiência nutricional já ocorre durante o desenvolvimento fetal ou precocemente na infância, a resposta humoral também pode ser profundamente afetada.

A imunidade celular parece ser o componente do sistema imunológico, que é mais significativamente afetado nos pacientes desnutridos. A baixa ingestão de proteínas tem maior efeito depressor sobre a imunidade celular do que sobre a imunidade humoral. Alguns estudos sugerem que a desnutrição tem um papel relevante na falha de maturação das células T. Na desnutrição protéico-calórica, a diminuição de atividade do fator tímico é causa importante para a diferenciação atrasada de células T.

Na desnutrição ocorrem alterações como diminuição de células CD4, da relação CD4/CD8, da proliferação de linfócitos, da síntese de DNA e dos níveis de IgG, IgA e C3.

Resposta inicial aos patógenos

A primeira barreira contra os patógenos potenciais é constituída pela integridade física da pele e mucosas. Além do bloqueio físico, existe a presença de IgA secretora no espaço intersticial dos tratos respiratórios e gastrintestinais. A IgA secretora, produzida por plasmócitos, liga-se à mucosa desses tratos e desempenha uma função protetora como resistência proteolítica de superfície.

Células mononucleares, linfócitos e monócitos têm importante papel juntamente com as IgA na barreira mucosa. Na desnutrição, há diminuição da produção de IgA secretora, podendo causar aumento da suscetibilidade às infecções por permitir a passagem de agentes infecciosos para a circulação.

Crianças desnutridas também apresentam diminuição de linfócitos e plasmócitos no espaço intersticial.

Defeitos na fagocitose têm sido descritos em indivíduos desnutridos. O soro dos desnutridos é deficiente em atividade opsônica; portanto, a cinética de ingestão microbiana pode ser adversamente afetada. Estudos de opsonização e fagocitose de células em animais e desnutridos humanos indicam que receptores de membrana de neutrófilos para a fração Fc de IgG e C3b estão intactos; entretanto, estudos cinéticos mostram um defeito na opsonização que provavelmente está relacionado com a deficiência de complemento em crianças desnutridas. Também a aderência e a atividade quimiotática dos neutrófilos estão alteradas no paciente desnutrido.

Comprometimento de imunidade mediada por células e redução na função fagocítica têm sido demonstrados em crianças nascidas com baixo peso e pequenas para a idade gestacional. Essas crianças podem mostrar evidências de diminuição do número de células T e redução da resposta linfoproliferativa por meses ou até anos após o nascimento. Fica claro, portanto, que a desnutrição, quando instalada precocemente na vida de um indivíduo, pode levar a alterações profundas e duradouras da imunocompetência até sua vida futura. Crianças que nascem com baixo peso, porém adequadas para a idade gestacional, parecem mostrar recuperação imunológica em 8 a 12 semanas após o nascimento, indicando que a nutrição, mais do que o peso somente, pode ser o fator crítico no desenvolvimento imunológico fetal.

Interferência nos processos de proteção imunológica

Na criança desnutrida, paradoxalmente, as imunoglobulinas podem estar normais ou até elevadas. A síntese das imunoglobulinas está aumentada principalmente à custa de diminuição da síntese de outras proteínas, como a albumina.

A fibronectina é uma glicoproteína secretada por hepatócitos e macrófagos. Os níveis de fibronectina imunorreativa são uma medida indireta de atividade opsônica. Nas crianças desnutridas, os níveis de fibronectina estão reduzidos e, com o restabelecimento do estado nutricional dessas crianças, retornam a valores normais.

A migração de linfoblastos da artéria mesentérica também está diminuída. No intestino, por exemplo, placas de Peyer contêm linfócitos que iniciam a diferenciação e proliferam após ativação. Esses linfócitos ativados interagem com células T de zonas perifoliculares e subseqüentemente entram na circulação para alcançar os órgãos centrais da imunidade (baço, medula óssea, timo), onde ocorrem expansão e clonagem. Eventualmente, essas células se tornam produtoras de IgA que reingressam na circulação e, por um processo seletivo, dirigem-se para a mucosa do intestino, glândulas salivares, lacrimais, mamárias e brônquios.

Outro exemplo de comprometimento dos efeitos sinérgicos da imunidade humoral e celular no hospedeiro desnutrido é o atraso do desenvolvimento de um granuloma em resposta aos patógenos, tais como o *Mycobacterium tuberculosis*, para o qual o granuloma é uma resposta de defesa do hospedeiro.

PAPEL DO LEITE MATERNO SOBRE A FUNÇÃO IMUNOLÓGICA

Os benefícios do aleitamento materno são universalmente reconhecidos. Além da importância psicológica e nutricional, o leite humano tem um papel imunológico protetor, principalmente contra infecções de vias aéreas superiores e do trato gastrintestinal.

No leite humano, estão presentes proteínas como lisozima, lactoperoxidase, lactoferrina, interferon, componentes do sistema complemento, imunoglobulinas, leucócitos, lipídeos e retinol, e todos esses fatores contribuem para a redução dos riscos de infecção.

No colostro, está presente em altas taxas a IgA secretora, conferindo maior proteção nas barreiras dos tratos respiratórios e gastrintestinais. Também, o colostro contém hormônios e fatores de crescimento, como prostaglandinas, insulina, hormônios tireoidianos que podem beneficiar crianças cuja integridade intestinal tenha sido comprometida pela desnutrição e doenças gastrintestinais.

O leite humano fornece certos oligossacarídeos que promovem o crescimento de *bifidobacterium* e *lactobacilli* no trato intestinal. Esses microrganismos produtores de ácido inibem a multiplicação de bactérias patogênicas, tais como *E. coli*, *Salmonella* e *Shigella*.

Devido a esses componentes, o leite materno pode reduzir a gravidade das doenças e a necessidade de hospitalização. O leite humano diminui, especificamente, a morbidade de certas infecções, tais como bronquiolite, pneumonia, roséola infantil e septicemia.

Em algumas situações, entretanto, o aleitamento materno está contra-indicado, como na infecção materna pela tuberculose, com presença do bacilo no escarro, e nas mães portadoras dos vírus da hepatite B e da imunodeficiência humana (HIV).

IMPORTÂNCIA DOS MICRONUTRIENTES NA FUNÇÃO IMUNOLÓGICA

A maior suscetibilidade para infecções também está associada a uma deficiência de micronutrientes, freqüentemente presente na desnutrição. Além das deficiências de proteínas, vitamina A, complexo B, ácido ascórbico, alguns elementos, como o zinco, estão associados às mudanças teciduais, que contribuem para a diminuição da resistência às infecções nos hospedeiros.

Os micronutrientes são essenciais para o desenvolvimento de órgãos linfóides e para a resposta imune adequada. Micronutrientes agem como co-fatores na resposta imunológica. Os efeitos negativos da deficiência desses microelementos sobre a imunidade podem estar associados às alterações da sua função imunomoduladora.

Zinco – é um elemento mitogênico, que também exerce importante atuação na produção de interleucina-2 (IL-2). O zinco é necessário para a atividade do timo, assim sendo, na sua falta, ocorre uma profunda perda da atividade imunológica celular, especificamente de células T e "natural killer" (células NK). A suplementação do zinco pode melhorar a imunidade celular.

Selênio – é um antioxidante que aumenta a produção de citocinas como as interleucinas-1 e 2 (IL-1 e IL-2), além de fator de necrose tumoral (TNF). A dieta desprovida de selênio está relacionada a uma maior mortalidade por doenças neoplásicas e também a uma menor resposta aos antígenos.

Ferro – é essencial para a proliferação linfocítica. Na falta de ferro, o organismo fica mais suscetível a infecções fúngicas, principalmente por *Candida*, por diminuição do número de células T. O excesso de ferro também pode ser deletério, pois ele pode ser utilizado por bactérias como substrato para multiplicação.

Magnésio – é um elemento importante para a produção de granulócitos e também para incrementar sua capacidade de adesão. Sua deficiência está presente nos casos de má absorção.

Cobre – a deficiência de cobre acarreta alterações na atividade de macrófagos e na função de linfócitos T, aumentando os riscos de infecção. Sua suplementação restaura a função imunológica, porém, em excesso, o cobre tem significativa toxicidade para o organismo.

Vitaminas do complexo B – são necessárias para a síntese de DNA. A deficiência de vitamina B_6 está associada a uma redução do tecido linfóide. E baixas taxas de vitamina B_{12} alteram a função de neutrófilos.

Vitamina A – a deficiência de vitamina A relaciona-se a diminuição de produção de anticorpos, redução da atividade citotóxica, suscetibilidade maior a infecções com aumento de mortalidade. Sua suplementação melhora a função imunológica,

Betacaroteno – é um antioxidante que aumenta a produção de células NK e células T. Sua falta acarreta diminuição da resposta celular e aumenta a incidência de neoplasias.

Vitamina C – a dieta deficiente em vitamina C provoca disfunção da quimiotaxia e da fagocitose celular, aumentando a suscetibilidade para agravos infecciosos. Além disso, sua falta interfere na absorção do ferro.

Vitamina E – é um antioxidante e agente mitogênico que interage com o selênio e, na sua falta, reduz a fagocitose e afeta a função de linfócitos T e B. A suplementação de vitamina E melhora a função linfocítica.

DEFICIÊNCIA DE NUTRIENTES E SUSCETIBILIDADE A INFECÇÕES

A maior suscetibilidade a infecções observada nos indivíduos desnutridos pode ser mediada por alterações imunológicas celulares e humorais. Na faixa etária pediátrica, as infecções mais comuns incidem sobre os tratos gastrintestinal e respiratório. Se desnutrida, a criança apresenta maiores riscos para infecções nesses locais.

DIARRÉIA

A diarréia, uma das principais causas de desnutrição nos países subdesenvolvidos, pode ter diferentes causas de lesão na mucosa intestinal, tais como nutricional, infecciosa e alérgica.

Historicamente, a diarréia tem sido uma causa primária de morbidade e mortalidade infantil nos países em desenvolvimento, onde condições precárias de saneamento básico podem agravar essa situação.

A desnutrição protéico-calórica predispõe à diarréia persistente devido a mudanças na mucosa intestinal. Essas alterações incluem: adelgaçamento das paredes intestinais, achatamento das vilosidades, aumento do infiltrado inflamatório na lâmina própria e alterações morfológicas de enterócitos com redução da capacidade absortiva. Também, a mucosa gástrica sofre alterações na desnutrição, com diminuição da secreção de ácido gástrico, alterando o pH local e facilitando, assim, a infecção bacteriana proveniente do intestino proximal.

A bacteriemia é a complicação mais temida na desnutrição grave, e os agentes mais comumente implicados são os bacilos gram-negativos, principalmente *Salmonella* e *E. coli*.

Rotavírus e outros enterovírus estão também implicados nos casos de diarréia aguda na infância, sendo tanto melhor a evolução quanto melhor o estado nutricional da criança.

Relacionadas às condições de higiene e saneamento, as infestações parasitárias fazem-se mais freqüentes na faixa etária dos 6 meses até os 5 anos de idade, quando a criança, já sem o aleitamento materno, está recebendo outros alimentos, havendo, portanto, um aumento da exposição às doenças no ambiente em que ela vive. Algumas infecções parasitárias causam diarréia, como a *Giardia lamblia*, que reduz a absorção intestinal de gordura e de lactose. A infecção por *Strongyloides stercoralis* está associada a uma enteropatia perdedora de proteínas, resultando em significante hipoalbuminemia. O *Schistosoma mansoni*, que é endêmico no Brasil e em outros países da América do Sul, África, Caribe e Oriente Médio, contribui como uma das causas de desnutrição protéico-calórica e induz também a quadros de anemia ferropriva, por perda fecal.

Independentemente dos agentes infecciosos virais, bacterianos ou parasitários causadores da diarréia, os mecanismos envolvidos na perda de nutrientes que levam à desnutrição incluem: má digestão resultante da lise insuficiente de substratos, má absorção caracterizada por menor aproveitamento e perda excessiva de nutrientes pelo organismo.

Dessa forma, a restituição nutricional é de vital importância e muitas vezes é decisiva para a sobrevivência, reduzindo os riscos de mortalidade pela diarréia.

INFECÇÕES RESPIRATÓRIAS

Nos países desenvolvidos, infecções respiratórias agudas, tais como bronquiolite e pneumonia, são mais freqüentes do que a doença diarréica aguda. Na criança desnutrida, o risco de adquirir pneumonia é de 10 a 20 vezes maior do que na criança nutricionalmente normal. Também as complicações, como empiema e bronquiectasia, estão diretamente relacionadas ao estado nutricional do paciente.

A promoção do aleitamento materno, vacinação infantil e medidas de redução da desnutrição podem diminuir a mortalidade por doenças respiratórias. O combate à desnutrição talvez seja o elemento preventivo mais importante porque a mortalidade está diretamente relacionada ao estado nutricional da criança.

SARAMPO

O sarampo é uma doença que na infância pode ser benigna ou fatal. Essa diferença de evolução pode ser atribuída a muitos fatores, como padrão de vacinação, estado nutricional, presença de doença concorrente e disponibilidade de recursos médicos. Dentre esses fatores, o mais importante para a definição do prognóstico é a condição nutricional da criança.

O sarampo é uma doença viral que influencia o estado nutricional e imunológico do paciente. Assim como outras doenças febris, o sarampo contribui para a redução da ingesta alimentar, vômitos e aumento do gasto energético. Também, pode induzir a uma enterite viral com conseqüente enteropatia perdedora de proteínas, agravando mais ainda o estado nutricional. O sarampo está relacionado a uma perda significativa de peso corpóreo (2 a 12%) em crianças com idade inferior a 5 anos.

É comum observar-se imunossupressão prolongada, caracterizada por diminuição do número e células T circulantes, que pode durar até seis meses após a infecção por sarampo. Um estudo realizado na Índia revelou associação estreita entre a desnutrição protéico-calórica e a infecção pelo sarampo. Quase 25% das crianças hospitalizadas por desnutrição grave haviam apresentado episódio de sarampo nos três a seis meses precedentes.

Na criança desnutrida, as superfícies epiteliais são gravemente afetadas, com o envolvimento dos olhos, boca, laringe, podendo levar à broncopneumonia e à gastroenterite. As crianças desnutridas carregam e transmitem o vírus do sarampo três vezes mais do que aquelas com condições nutricionais adequadas.

Complicações *respiratórias* ocorrem em mais de 90% dos óbitos. Algumas das manifestações mais graves do sarampo estão relacionadas à deficiência de vitaminas. A vitamina A contribui para a imunidade de mucosa por meio da manutenção da integridade da superfície epitelial. Embora alguns ensaios clínicos tenham demonstrado que a suplementação de vitamina A possa reduzir a mortalidade na infância por doenças infecciosas, os mecanismos biológicos não são conhecidos. O tratamento profilático com vitamina A nas crianças com sarampo grave tem mostrado que reduz os sintomas respiratórios e gastrintestinais, com conseqüente diminuição da mortalidade, especialmente em crianças com idade inferior a 2 anos.

DESNUTRIÇÃO NA INFÂNCIA E RESPOSTA À VACINAÇÃO

Vários estudos foram realizados para encontrar o efeito da desnutrição protéico-calórica sobre a resposta à imunização vacinal. Muitos pesquisadores chegaram à conclusão de que a resposta imune permanece preservada nas desnutrições de grau leve a moderado. Entretanto, verificaram que a desnutrição grave pode afetar negativamente a capacidade de soroconversão após imunização, principalmente quando esse estado se mantém por longos períodos. Esses resultados sugerem que a imunização das crianças com desnutrição leve a moderada pode ser comparável àquela das crianças bem nutridas. Contudo, a criança com desnutrição grave pode ter uma mínima ou até mesmo nenhuma resposta após imunização.

A criança gravemente desnutrida tem ingestão deficiente de proteínas, calorias, vitaminas e microelementos. Essas deficiências nutricionais devem estar, de algum modo, relacionadas a um defeito ou falha para responder adequadamente a uma vacinação. Essa falha pode ser atribuída a uma inabilidade para desenvolver, diante de um antígeno, respostas humoral e celular apropriadas, ou pode haver ainda uma incapacidade para a manutenção dessas respostas em ocasião de posteriores estímulos provocados pelos mesmos antígenos. A produção de anticorpos após a imunização com antígenos permanece como a melhor medida da função de imunidade humoral. Quanto à imunidade celular, testes cutâneos podem ser utilizados, pelos quais é demonstrado que crianças desnutridas têm uma diminuição na habilidade para responder ao PPD após a imunização pelo BCG.

DESNUTRIÇÃO E HIV

A desnutrição é uma ocorrência comum no paciente com AIDS e é considerada causa predominante de morbidade. A perda de peso é quase universal nessa infecção: o paciente pode perder de 30 a 50% de sua massa corpórea. Essa perda contribui para acelerar a deterioração do estado nutricional e também pode ser utilizada como um dos parâmetros prognósticos para o paciente infectado pelo HIV.

As causas da desnutrição são multifatoriais, incluindo redução da ingestão alimentar, distúrbios de absorção de nutrientes e aumento das necessidades nutricionais. Alterações na ingesta alimentar podem ocorrer devido à presença de ulcerações na cavidade oral, afecções periodônticas, lesões esofageanas, distúrbios gastrintestinais, anorexia, letargia, sensações dolorosas e alterações neurológicas. Distúrbios de absorção de nutrientes podem englobar má absorção de lactose, insuficiência pancreática e infecções oportunísticas. E o aumento das necessidades nutricionais pode ocorrer devido a elevação das citocinas circulantes, presença de febre e aumento do gasto energético.

Preconiza-se que, na impossibilidade de se manter uma oferta nutricional adequada por via oral, a suplementação enteral, através de sondas nasogástricas ou enterais, deva ser utilizada. E se a alimentação através de sondas se fizer necessária por mais de um mês, deve-se considerar a gastrostomia como meio de suplementar nutricionalmente o paciente com AIDS.

A intervenção nutricional no paciente com HIV deve ser iniciada precocemente para evitar a perda de peso, com melhora da qualidade de vida do paciente, diminuição dos agravos infecciosos e aumento de sua sobrevida.

TRATAMENTO

Uma prescrição médica adequada não deve prescindir da orientação dietética. A oferta calórico-protéica correta auxilia na recuperação do paciente infectado, assim como contribui para a manutenção da homeostase orgânica.

Para pacientes internados, com mais de 28 dias de vida, eutróficos, com infecções graves, recomenda-se a administração de aproximadamente 100 a 150kcal e 4 a 5 gramas de proteínas por 100kcal metabolizadas*, mantendo-se uma relação de 20 a 40kcal por grama de proteína.

Para pacientes desnutridos graves, da mesma faixa etária, inicia-se com aproximadamente 90 a 100kcal e 2,5 a 3,5 gramas de proteínas por 100kcal metabolizadas e aumenta-se 0,5 grama de proteína por 100kcal, a cada três a cinco dias, até se atingir os mesmos valores para pacientes eutróficos.

Para pacientes impossibilitados de, a curto prazo, receber alimentação oral, recomenda-se logo de início alimentação enteral ou parenteral.

Sempre que possível, deve-se priorizar o leite materno. Na impossibilidade, utiliza-se leite artificial. Na tabela 1.1 estão relacionados os tipos de leite e as quantidades relativas de proteínas e calorias oferecidas.

Tabela 1.1 – Tipos de leite e relativas quantidades de proteínas e calorias.

Leite	kcal/100ml	Gramas de proteínas/100ml
Humano	70	1,1
Vaca integral	62	3,3
Vaca integral com 4% de carboidrato	78	3,3
Vaca a 2/3 com 4% de carboidrato	60	2,2
Leite em pó – fórmula (Nan, Nestogeno, Similac)	60	1,5-1,8

---

* Regra para cálculo de calorias metabolizadas:

Crianças até 10kg de peso – 100kcal para cada kg.

Crianças entre 10 e 20kg de peso – 1.000kcal mais 50kcal para cada kg acima de 10kg.

Crianças acima de 20kg de peso – 1.500kcal mais 20kcal para cada kg acima de 20kg.

OBESIDADE

A obesidade, que vem se tornando um problema de saúde pública em alguns países, também pode comprometer a resposta imunológica do indivíduo obeso. Em 1981, Chandra examinou a imunocompetência de crianças, adolescentes e adultos obesos. Desses, aproximadamente um terço mostrou disfunção variável de resposta mediada por células, assim como menor capacidade bactericida intracelular de leucócitos polimorfonucleares.

Adolescentes e adultos obesos têm maior risco de septicemia e de complicações infecciosas em feridas pós-cirúrgicas do que indivíduos não-obesos. Indivíduos obesos têm discreto atraso nas respostas de hipersensibilidade cutânea, diminuição de resposta linfocítica a mitógenos e redução da capacidade bactericida de neutrófilos, além de menor número de população de células CD4+. Os mecanismos pelos quais a obesidade provoca essas alterações ainda não estão bem determinados.

Estudos em ratos obesos demonstrou que há diminuição de células mononucleares, principalmente de linfócitos T no timo e baço, com diminuição correspondente do tamanho desses órgãos. No organismo de animais obesos são encontrados hiperlipidemia, hipertrigliceridemia, hiperglicemia, alterações de insulina e glucagon, alterações de níveis de cortisol e hormônios adrenocorticotróficos. Essas peculiaridades presentes na obesidade podem ser·responsáveis pela resposta imune celular alterada.

CONCLUSÃO

Assim sendo, qualquer desvio do estado nutricional normal pode aumentar a suscetibilidade do indivíduo para os quadros infecciosos. Tanto a desnutrição quanto a obesidade podem acarretar maior risco de se adquirir uma doença infecciosa. Muitas pesquisas são ainda necessárias para se esclarecer todos os aspectos da interação nutrição/infecção. Com maior compreensão das implicações do estado nutricional sobre a imunocompetência do paciente, é possível tomar medidas preventivas contra a desnutrição e a obesidade.

A melhora do estado nutricional de uma população está vinculada à melhoria das condições de vida. Algumas medidas, como implantação de saneamento básico, projetos educativos visando ao esclarecimento sobre as noções de higiene na escolha e no preparo dos alimentos, incentivo para melhor aproveitamento dos recursos alimentícios disponíveis em cada região, programas de acompanhamento pré-natal e campanhas de aleitamento materno, contribuem para que, desde a vida intra-uterina, a criança possa estar imunologicamente mais preparada e, portanto, menos suscetível aos agravos infecciosos aos quais ela estará exposta ao longo da vida.

BIBLIOGRAFIA

1. BEISEL, W.R. – Vitamins and the immune system. *Ann. N.Y. Acad. Sci.* **585**:5, 1990. 2. CARDOSO, A.L. et al. – Balanço de energia durante a hospitalização de lactentes desnutridos com diarréia. *Rev. Paul. Pediatr.* **9**:142, 1991. 3. CHANDRA, R.K. – Immune response in overnutrition. *Cancer Res.* **41**:3795, 1981. 4. CHANDRA, R.K. – Nutrition, immunity and Infection: present knowledge and future directions. *Lancet* **26**:688, 1983. 5. CHANDRA, R.K. – Nutrition and immunity: Part I: Effects of nutrition on the immune system. *Nutrition* **10**:207, 1994. 6. COUTSOUDIS, A.; BOUGHTON, M. & COOVADIA, H.M. – Vitamin A supplementation reduces measles morbidity in young African children: a randomized, placebo-controlled, double blind trial. *Am. J. Clin. Nutr.* **54**:890, 1991. 7. CUNNINGHAM-RUNDLES, S. & CERVIA, J.S. – Malnutrition and host defense. In Walker, W.A. & Watkins, J.B. *Nutrition in Pediatrics: Basic Science and Clinical Application.* 2nd ed., Hamilton, B.C., Decker, 1997, p. 295. 8. DUGGAN, M.B. & MILNER, R.D.G. – Energy cost of measles infection. *Arch. Dis. Child.* **61**:436, 1986. 9. FEIGN, R.D. & PANESAR, K. – *Interaction of Infection and Nutrition.* 4th ed., Philadelphia, Saunders, 1998, p. 69. 10. GOLDMAN, A.S. & GOLDBLUM, R.M. – Human milk: immunological-nutritional relationships. *Ann. N.Y. Acad. Sci.* **587**:236, 1990. 11. GORBACH, S.L.; KNOX, T.A. & ROUBENOFF, R. – Interactions between nutrition and infection with human immunodeficiency virus. *Nutr. Rev.* **51**:226, 1993. 12. GRAHAM, G.G.; MACLEAN Jr., W.C. & BROWN, K.H. – Protein requirements of infant and children. *Pediatrics* **97**:499, 1996. 13. GRUNFELD, C. et al. – Resting energy expenditure, caloric intake, and short-term weight change in human immunodeficiency virus infection in the acquired immunodeficiency syndrome. *Am. J. Clin. Nutr.* **55**:455, 1992. 14. KOTLER, D.P. – Nutritional effects and support in the patient with acquired immunodeficiency syndrome. *J. Nutr.* **112**(Suppl. 3):723, 1992. 15. SETH, V. & CHANDRA, R.K. – Opsonic activity, phagocytosis, and bactericidal capacity of polymorphs in undernutrition. *Arch. Dis. Child.* **47**:282, 1972.

SEÇÃO III   Os Principais Recursos Diagnósticos nas Infecções

coordenadora HELOISA HELENA SOUSA MARQUES

---

1 Reações Sorológicas em Doenças Infecciosas

HELOISA HELENA SOUSA MARQUES
PEDRO TAKANORI SAKANE

INTRODUÇÃO

Os imensos avanços em pesquisas laboratoriais na área de doenças infecto-contagiosas nas *últimas duas* décadas possibilitaram não só a descoberta da etiologia de muitas moléstias, como também entender melhor sua fisiopatologia, como, por exemplo, a determinação das causas de hepatites agudas infecciosas (A, B, C, D, E, G), da do eritema infeccioso (parvovírus humano B19), da do exantema súbito (herpesvírus 6 e 7), da síndrome da imunodeficiência adquirida (HIV-1 e 2), da doença de aranhadura de gato (*Bartonella henselae*) etc.

Entre esses recursos podemos citar o aperfeiçoamento das reações sorológicas, cada vez mais específicas e sensíveis, o advento da PCR ("polymerase chain reaction"), da técnica de hibridização *in situ* etc. As reações sorológicas demonstram a presença de anticorpos específicos no soro dos pacientes ou de antígenos dos agentes infecciosos por meio da utilização de anti-soros conhecidos em tecidos ou fluidos corpóreos. Nesse pormenor, apesar de não ser uma reação sorológica, a PCR tem enormes vantagens, pois permite diagnóstico preciso e rápido por conseguir detectar quantidades muito pequenas de frações antigênicas de um agente infeccioso ou de seus produtos metabólicos.

A seleção da melhor técnica para o diagnóstico de determinada doença envolve conhecimentos da sensibilidade, da especificidade, do tempo necessário no curso da doença para a positivação de um determinado exame. Em geral, considera-se um teste positivo para um agente infeccioso quando existe aumento de quatro vezes no título de anticorpos da classe IgG, dosados na fase aguda de uma doença, em comparação ao seu teor na fase de convalescença, ou quando existe a demonstração de anticorpos da classe IgM ou a presença de um antígeno específico.

A sensibilidade de determinado exame é definida como a proporção dos indivíduos com a doença que tem teste positivo para ela. Portanto, um teste sensível raramente deixa de encontrar indivíduos com a doença. A especificidade é a proporção dos indivíduos sem a doença com teste negativo; assim, um teste específico raramente identificará indivíduos sadios como doentes. Um exame é tanto mais sensível quanto menor o número de resultados falso-negativos e tanto mais específico quanto menor o número de falso-positivos.

A probabilidade da doença diante do resultado de um teste é denominada de valor preditivo. O valor preditivo positivo é a probabilidade de doença em um paciente com o resultado de um teste positivo (anormal). O valor preditivo negativo é a probabilidade de não ter a doença quando o resultado do teste é negativo (normal). O valor preditivo é determinado pela sensibilidade, especificidade do teste e também pela prevalência da infecção/doença em uma dada população em determinado ponto no tempo. Desse modo, quando a prevalência da doença na população testada é relativamente alta, o teste funciona bem, mas, em situações de baixa prevalência, o valor preditivo positivo cai para próximo de zero e o teste é virtualmente inútil no diagnóstico da doença. Por-tanto, a interpretação dos resultados dos exames deve sempre ser feita à luz do conhecimento de todos os aspectos anteriormente descritos.

O tempo para a coleta de um exame envolve o conhecimento do tempo médio para a positivação de um determinado exame. Características peculiares de cada agente infeccioso e de cada hospedeiro podem determinar tempos diferentes para a positivação de uma pesquisa. Isso significa, por exemplo, que, se requisitar pesquisa de anticorpos contra *T. gondii* nos primeiros dias de febre e de adenomegalia, o resultado será muito provavelmente negativo. Esse dado negativo, entretanto, será de muito valor caso na repetição do exame o resultado vier positivo ("viragem" da sorologia).

Dependendo do local, os testes podem ser mais sofisticados ou não, mas o uso de reagentes confiáveis é de suma importância na realização dos exames, assim como obediência à técnica correta de coleta, armazenamento e transporte do material.

Os principais testes utilizados na prática para o diagnóstico de doenças infecciosas encontram-se no quadro 1.10.

A pesquisa de anticorpos em geral não fornece diagnóstico da doença aguda, pois mesmo a pesquisa de IgM específica costuma demorar alguns dias para a positivação, e nos pacientes imunodeprimidos e nos com hipogamaglobulemia podem nem se positivar. A pesquisa do antígeno consegue contornar essas situações.

No quadro 1.11 encontram-se resumidas algumas doenças e as técnicas mais usadas para seu diagnóstico. Mais detalhes devem ser vistos nos respectivos capítulos.

A interpretação dos exames deve ser feita com cuidado, levando-se em consideração o quadro clínico e a epidemiologia. Muitas vezes, é necessário repetir o exame por outros métodos antes de confirmar o diagnóstico de determinada doença.

Quadro 1.10 – Principais testes utilizados no diagnóstico de doenças infecciosas. Adaptado de Marques e cols.

Reação	Princípio
Aglutinação	Antígeno insolúvel agrega-se ao anticorpo; geralmente a interpretação é a olho nu. O título do anticorpo é aquele da última diluição na qual ainda acontece a aglutinação. Exemplos: bactérias, látex, hemaglutinação, inibição de hemaglutinação
Precipitação	O encontro do antígeno e do anticorpo determina uma linha de precipitação. Exemplos: precipitação em tubo, contra-imunoeletroforese, imunodifusão em gel
Imunofluorescência	DIRETA (IFD) – anticorpo marcado com fluoresceína é colocado diretamente no material a ser testado. A presença do antígeno é visualizada em microscopia ultravioleta INDIRETA (IFI) – utiliza antígeno conhecido. Adiciona-se material do paciente e, em seguida, anticorpo anti-Ig ligado à fluoresceína. A presença de anticorpo no soro do paciente é visualizada em microscopia ultravioleta
Enzimaimunoensaio (ELISA)	Princípio semelhante ao da IFI – o anticorpo anti-Ig ligado à enzima é adicionado a uma mistura de antígeno conhecido e soro a ser testado. Em seguida, adiciona-se um substrato à enzima. A ocorrência e a intensidade da reação enzimática determinam quantitativamente a presença de anticorpo fixado (do soro do paciente)
Radioimunoensaio (RIE)	Competição entre antígeno radioativo e várias diluições do antígeno testado não-radioativo por um número finito conhecido de sítios da ligação de anticorpo. Como a quantidade de antígeno radioativo é conhecida, pode-se calcular a presença de antígeno testado no material do paciente
Fixação de complemento (RFC)	Uma ou mais frações do complemento são consumidas em reações de antigeno x anticorpo e mistura deficiente em complemento pode ser incapaz de suportar uma segunda reação; isso se manifesta devido à falha da reação em produzir hemólise. Assim, a presença de anticorpo pode ser verificada
Neutralização	Habilidade dos anticorpos de inativarem antígenos ativos biologicamente. Apesar de ser altamente sensível e específico, esse método é usado preponderamente em laboratórios de pesquisa e não de rotina, pois existe a necessidade de manter os microrganismos em meios de cultura, o que se traduz em alto custo e risco de contaminação

Quadro 1.11 – Moléstias infecto-contagiosas e diagnóstico sorológico. Adaptado de Marques e cols.

Doença	Agente(s)	Exame(s) rotineiro(s)	Época de positivação	Interpretação
Adenovirose	Adenovírus	EIA IF		Aumento de quato vezes no título entre a fase aguda e a de convalescença confirma infecção
Amebíase	E. histolytica	IFI	Durante o período de estado até seis meses	A interpretação da positividade da reação relaciona-se com alto grau de suspeita
AIDS	HIV-1 e 2	ELISA	Três a doze semanas após a infecção	Quando positiva, a primeira amostra deve ser repetida; mantida a positividade, deve ser solicitado o teste confirmatório (Western-Blot) ou detecção de carga viral
Brucelose	B. abortus B. melitensis B. suis	Aglutinação (IgG e IgM)	IgG aparece tardiamente no curso da doença, declina rapidamente após o início da terapêutica; IgM pode persistir indefinidamente	IgM positiva confirma infecção. Em baixos títulos pode ser devido à infecção antiga IgG > 1:80 – suspeita IgG > 1:100 – indicativa de presença de doença. Aumento de quatro vezes nos títulos confirma a doença
Caxumba	Vírus da caxumba	RFC Imunoenzimático	Antígeno S = 1ª semana Antígeno V = 2ª semana IgG e IgM	Aumento de quatro vezes nos títulos confirma a doença Presença de IgM confirma doença aguda
Citomegalovirose	Citomegalovírus	RFC IF (IgM) Enzimaimunoensaio	IgM na infecção adquirida persiste até quatro meses	Elevação de quatro vezes nos títulos RFC ou presença de IgM indica infecção recente
Criptococose	C. neoformans	Aglutinação Látex	Pode estar negativo no início do quadro devido a excesso de antígenos Repetição de exame demonstrará positividade	Em pacientes com doença comprovada, a reação é positiva no LCR em 94% e no sangue em 70% dos casos
Dengue	Vírus da dengue	I H RFC "Immunoblot"	A partir do quarto dia	Demonstrações de aumento de quatro vezes no título
Doença de arranhadura de gato	Bartonella henselae	IFI ELISA	Durante o curso da doença	Títulos de IgG superiores a 1:100 ou IgM positiva são altamente sugestivos de doença
Eritema infeccioso	Parvovírus humano B19		IgM positiva-se em 10 a 12 dias, IgG em duas semanas	IgM permanece positiva por vários meses
Estreptococcia	S. pyogenes	ASLO Estreptozima	ASLO positiva-se entre 2 e 4 semanas após faringite; geralmente é negativa após piodermite (indicar então estreptozima)	Títulos em ascensão = infecção recente; títulos estáveis, exposição prévia
Estafilococcia	S. aureus	ELISA (anticorpo contra ácido teicóico)	A partir do 10º dia em infecção sistêmica	Títulos superiores a 1:3.200 são valorizáveis. Útil em pacientes que já estejam recebendo antibióticos
Febre amarela	Vírus da febre amarela	ELISA	Primeira semana da doença	ELISA e IgM positiva ou elevação de quatro vezes no título indicam infecção atual
Febre maculosa brasileira	Rickettsia rickettsii	IFI RFC HAI	7 a 10 dias	Aumento de quatro vezes no título é diagnóstico da doença. Enzima-imunoensaio por microtítulo detecta IgM
Febre tifóide	S. typhi	Reação de Widal	Aparecimento de aglutininas anti-O e anti-H a partir da segunda semana	Os títulos anti-O positivam-se antes do H e são mais específicos Aglutininas antivírus associam-se ao estado de portador
Gonorréia	N. gonorrhoeae	ELISA	Na infecção sintomática em homens e mulheres	No homem apresenta excelentes sensibilidade e especificidade, mas não é superior à coloração pelo método de Gram. Nas mulheres a reação é mais sensível

Quadro 1.11 – Moléstias infecto-contagiosas e diagnóstico sorológico. Adaptado de Marques e cols. *(Continuação.)*

Doença	Agente(s)	Exame(s) rotineiro(s)	Época de positivação	Interpretação
Hantavirose	Hantavírus	Enzimaimunoensaio	IgM e IgG positivam-se precocemente, em geral nas primeiras 48 horas, na febre hemorrágica com síndrome renal e na síndrome pulmonar	A ascensão dos títulos de IgG ou a presença de IgM faz o diagnóstico de doença aguda
Hepatite	Vírus A	IFI, imunoenzimático	IgM positiva-se precocemente IgG aumenta logo em seguida	Positividade de IgM significa doença atual. Presença isolada de IgG evidencia infecção pregressa
	Vírus B	ELISA (HBsAg, HBeAg, anti-Hbc, anti-HBs, anti-HBe)	HbsAg é detectado desde o período de incubação e em 75% dos casos negativa-se até quatro semanas de doença	Doença aguda ou portador HbsAg+; HBeAg+; anti-Hbc IgM+; doença pregressa: HBsAg–; anti-Hbs+; anti-Hbc+, anti-Hbe+; vacina: anti-HBs+, anti-Hbc–
	Vírus C	Enzimaimunoensaio (IgG)	Dentro de cinco-seis semanas de doença 80% terão anticorpos	Cerca de 50% dos indivíduos permanecerão com anticorpos positivos. Nesse caso, pesquisar vírus C por meio da PCR
	Vírus D	ELISA		Em co-infecção, os anticorpos contra HDV estão em nível baixo; na infecção crônica, os títulos estão altos. A IgM permanece positiva nos primeiros meses e depois é substituída por IgG
	Vírus E	Imunoensaio ELISA		IgM detecta infeção aguda e IgG, infecção pregressa
Histoplasmose	H. capsulatum	RIE		Pesquisa no soro ou na urina do antígeno é um teste sensível, específico e rápido
Leishmaniose visceral	L. donovani	RFC ELISA IFI	Positivam-se precocemente	RFC > 1:20 é significativo IFI > 1:128 é indicativo de doença; esses anticorpos declinam após tratamento e podem ser utilizados como critérios de cura
Leptospirose	Leptospira sp.	Aglutinação IFI (IgM e IgG)	Entre o 6º e o 12º dia com pico ao redor da 3ª e 4ª semanas IgM positiva-se precocemente	Títulos sugestivos > 1:80. Elevação de quatro vezes no título confirma o diagnóstico Títulos de IgM > 1:100 são confirmatórios. Na ausência de IgM, pesquisar aumento de IgG em duas amostras com intervalo de duas semanas
Lyme	Borrelia burgdorferi	ELISA + Western-Blot	IgM atinge o pico entre a 3ª e a 6ª semana	Os testes podem cruzar-se com outras espiroquetoses, necessitando de confirmação pelo Western-Blot Os casos crônicos têm IgG em altos títulos
Meningite bacteriana	H. influenzae tipo b	CIE Látex	Positiva-se precocemente	Alta sensibilidade e especificidade no LCR
	N. meningitidis (A, C, W135, Y, E29)	Idem	Idem	Idem
	S. pneumoniae (AC de 83 subtipos)	Idem	Idem	Idem
Micoplasmose	M. pneumoniae	Imunoenzimático		A presença de IgM ou a ascensão de títulos em amostras pareadas confirma o diagnóstico Títulos acima de 40UA indicam infecção recente A pesquisa de crioaglutininas serve como teste de triagem
Mononucleose infecciosa	Vírus Epstein-Barr	IF (EBV-VCA)	IgM e IgG – início dos sintomas	Positividade de IgM significa infecção aguda

Doença	Agente(s)	Exame(s) rotineiro(s)	Época de positivação	Interpretação
Paracoccidioi-domicose	*Paracoccidioides brasiliensis*	FC ELISA ID	No curso da doença	Positividade geralmente relacionada com a doença
Rubéola	Vírus da rubéola	IH IFI ELISA	IgM positiva a partir do 10º dia da doença	Quando a IgM é negativa, confirmar elevação de quatro vezes no título
Sarampo	Vírus do sarampo	RFC IH	Um a três dias após o início do quadro	Elevação de quatro vezes no título ou detecção de IgM
Sífilis	*T. pallidum*	VDRL FTA-abs	Positivam-se precocemente	VDRL é usado como triagem. Quando os títulos são > 1:8, o FTA-abs deve ser solicitado para confirmação diagnóstica
Toxocaríase	*Toxocara canis* e *T. cati*	Enzimaimunoensaio		Títulos acima de 500 são considerados positivos
Toxoplasmose	*T. gondii*	IF (IgM e IgG) ELISA (captura de IgM) Hemaglutinação passiva	IgM positiva-se em geral nas duas primeiras semanas, atinge o pico em um mês; IgG atinge o pico em um a dois meses após a infecção	Perfil 1 – indica infecção recente IgM+; IgG desde 0 a títulos ≥ 1:8.000; HA títulos inferiores, iguais ou superiores à IgG Perfil 2 – fase de transição. IgM–; IgG > 1:4.000; HA títulos iguais ou inferiores à IgG Perfil 3 – infecção pregressa –. IgM–; IgG e HA em títulos baixos e semelhantes
Varicela	Vírus da varicela zoster	IFI (IgM e IgG)		IgM+ atesta doença aguda

BIBLIOGRAFIA

1. MARQUES, H.H.S.; SAKANE, P.T. & YAMAMOTO, M. – Diagnóstico imunológico das doenças infecciosas. In Carrazza, F.R. *Laboratório em Pediatria. Interpretação Clínica.* São Paulo, Sarvier, 1989, p. 155. 2. MASON, E.O. – Use of serology laboratory. In Feigin, R.D. & Cherry, I.D. *Textbook of Pediatric Infectious Diseases.* 4th ed., Philadelphia, Saunders, 1998, p. 2892. 3. NICHOLSON, J.F. & PESCE, M.A. – Laboratory medicine and reference tables. In *Nelson, Textbook of Pediatrics.* 15th ed., Philadelphia, Saunders, 1996, p. 2031. 4. RED BOOK 1997 – Report of the Committee on Infectious Diseases.

2 Diagnóstico Bacteriológico
– Exame Direto e Culturas

ALFIO ROSSI JR.

EVANGELINA DA MOTTA PACHECO ALVES DE ARAÚJO

O sucesso no tratamento de uma infecção bacteriana depende de muitos fatores relacionados entre si e incluem as características do paciente, do agente infeccioso e dos medicamentos utilizados. Podemos dizer que o tratamento será tanto mais eficaz quanto mais precocemente realizado o diagnóstico e instituída a terapia adequada.

Um objetivo que deve ser alcançado quando estamos diante de uma infecção bacteriana é a identificação do agente etiológico, sendo portanto importante que o médico tenha conhecimento dos principais recursos laboratoriais disponíveis e de como utilizá-los adequadamente. Em pediatria, esse conhecimento é ainda mais relevante devido à dificuldade de coleta de amostras clínicas e ao desconforto gerado por exames desnecessários.

A partir da suspeita clínica, a definição da bactéria causadora de infecção pode ser obtida por métodos diretos e indiretos: a) a visualização direta da bactéria, de seus antígenos celulares ou de produtos de seu metabolismo; b) a detecção de componentes bacterianos por testes imunológicos ou técnicas de biologia molecular; c) a identificação e a dosagem de anticorpos produzidos pelo hospedeiro em amostras clínicas (soro ou tecidos); d) o isolamento e a identificação da bactéria em meios de cultura; e) as provas cutâneas de hipersensibilidade tardia.

Neste capítulo, será estudado o diagnóstico bacteriológico das infecções, que pode ser realizado:

a) pela demonstração direta da bactéria ou de seus antígenos e de outras substâncias bacterianas nas secreções e fluidos do organismo;

b) pelo isolamento e identificação da bactéria.

Os procedimentos para a demonstração direta de bactérias, de seus antígenos e de outras substâncias bacterianas, diretamente no material clínico, são geralmente conhecidos como métodos rápidos de diagnóstico. O isolamento da bactéria, seguido da sua identificação, constituem a cultura.

A detecção de anticorpos séricos (sorologias) e as técnicas de biologia molecular são abordadas nos capítulos respectivos nesta mesma seção.

A realização dos exames de diagnóstico bacteriológico compreende as etapas visualizadas na figura 1.4.

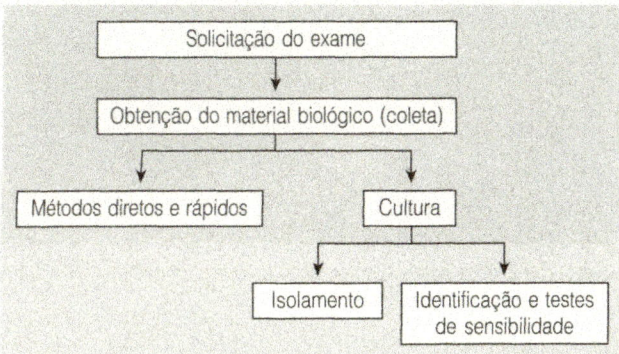

Figura 1.4 – Etapas da realização de exames microbiológicos.

A solicitação do exame microbiológico deve ser orientada pela indicação clínica que o justifique. A indicação inadequada do exame poderá prejudicar a interpretação dos seus resultados, acarretando muitas vezes o tratamento desnecessário ou incorreto. Portanto, nessa fase, deve-se ter conhecimento do porquê e quando solicitar um exame. A definição do tipo de exame a ser solicitado depende do conhecimento das possibilidades e dos recursos disponíveis no laboratório que irá realizá-lo. Definidos os exames a ser solicitados, a próxima etapa refere-se à coleta de materiais biológicos.

Os resultados dos exames bacteriológicos, particularmente os de cultura, são fortemente influenciados pelo tipo de espécime ou material clínico escolhido, uma vez que ele deve representar adequadamente o local onde se suspeita que esteja o agente infeccioso.

De modo geral, os seguintes cuidados devem ser observados com relação à coleta de qualquer material clínico. A não-observância desses cuidados pode inutilizar o exame bacteriológico.

• Coletar material antes de administrar o antimicrobiano, porque, se a bactéria infectante for sensível a ele, dificilmente crescerá nos meios de cultura. A bactéria poderá estar inviável no momento da coleta ou então ter seu crescimento inibido devido à presença do antimicrobiano no material clínico.

• De modo geral, a quantidade de microrganismos presentes no foco infeccioso é maior na fase aguda da doença ou durante a exacerbação dos sintomas. Por essa razão, o material deve ser coletado o mais cedo possível após o início da infecção, ou no momento em que os sintomas estão exacerbados. Uma exceção diz respeito às culturas de sangue (hemocultura), que não devem ser coletadas no pico febril, pois tem sido demonstrado que a quantidade de microrganismos é maior antes do início da febre, por exemplo, quando o paciente começa a sentir calafrios.

• Se a infecção se localiza em uma região do organismo que contém flora normal ou se o material a ser examinado passar por uma dessas regiões, como acontece com o escarro e a urina, todos os cuidados devem ser tomados para reduzir ao mínimo possível a quantidade de bactérias da flora normal no material. A presença dessas bactérias em grande quantidade poderá impedir o crescimento ou o isolamento da bactéria patogênica. Os cuidados que devem ser tomados variam de acordo com o tipo de material clínico.

• Nos casos de meningite, doenças articulares e abscessos, por exemplo, o material deve ser coletado por punção, fazendo-se antes antissepsia da pele com álcool a 70% e/ou compostos iodados. Essa antissepsia tem por objetivo eliminar a possibilidade de contaminação do material clínico pela flora cutânea.

• Transporte do material para o laboratório: como a bactéria patogênica pode tornar-se inviável, a semeadura do material clínico nos meios de cultura não pode ser retardada. Não sendo possível a semeadura imediata, ou dentro de 1 a 2 horas, o material deve ser colocado em meio de transporte. Entende-se por meio de transporte determinadas soluções tamponadas, líquidas ou solidificadas, nas quais as bactérias presentes no espécime clínico permanecem viáveis por mais tempo, sem, entretanto, proliferar. A permanência dos espécimes clínicos nesses meios é geralmente inferior a 24 horas.

EXAMES DIRETOS

Na maioria das situações de infecção bacteriana em pediatria, não é possível aguardar o resultado definitivo das culturas e provas de identificação antes de instituir o tratamento antimicrobiano. Os métodos rápidos de diagnóstico, aliados à suspeita clínica, podem fornecer os dados necessários para que se faça a escolha inicial da terapêutica com segurança, ou mesmo identificar de forma definitiva o agente causador da infecção.

A visualização direta das bactérias pode ser realizada em microscópios comuns, após coloração do esfregaço obtido de espécime clínico ou de cultura. Podem-se também utilizar microscópios de fluorescência, em que se utiliza coloração com substâncias fluorescentes ou anticorpos conjugados a substâncias fluorescentes.

O uso das colorações nos exames diretos tem como objetivos:

• demonstrar a presença de microrganismos ou células humanas em um espécime clínico;
• evidenciar estruturas como esporos ou flagelos;
• diferenciar microrganismos com base em sua morfologia (cocos e bacilos) e propriedades químicas de sua parede celular que conferem sua diferenciação tintorial (Fig. 1.5).

As mais utilizadas em microbiologia clínica são a coloração pelo método de Gram e para bactérias álcool-ácido resistentes (Ziehl-Neelsen).

A coloração pelo método de Gram foi desenvolvida por Christian Gram em 1884 e seu princípio se baseia na composição da parede celular da bactéria. Nesse sistema, podemos classificar as bactérias

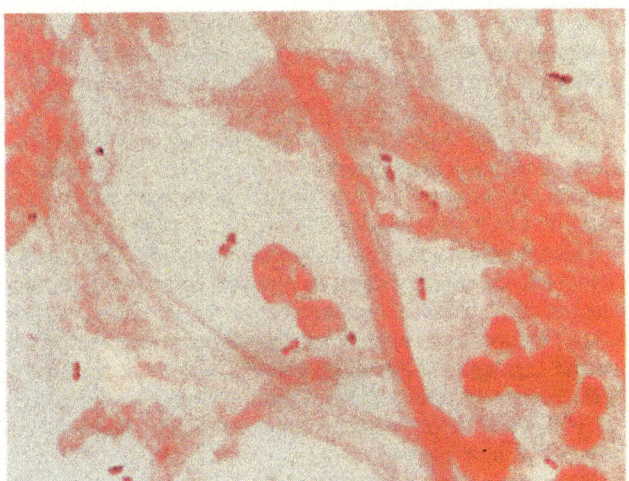

Figura 1.5 – Secreção respiratória corada pelo método de Gram, em que podem ser observados leucócitos polimorfonucleares e diplococos gram-positivos (pneumococos).

em gram-positivas, quando apresentarem coloração arroxeada, ou gram-negativas, quando apresentarem coloração rósea. O procedimento envolve a utilização de dois corantes em seqüência, o cristal violeta e a safranina. A primeira etapa do processo consiste na coloração da bactéria pelo cristal violeta. Em seguida, submete-se o material a uma descoloração com álcool-acetona. As bactérias gram-positivas, cuja parede celular contém grandes quantidades de ácido teicóico, não são descoloridas pelo álcool-acetona e, portanto, irão apresentar-se com coloração violeta à visualização. As bactérias gram-negativas, que possuem em sua parede celular uma camada de lipopolissacarídeos, são descoloridas pelo álcool-acetona e serão coradas em róseo na próxima etapa do processo, que utiliza uma solução de safranina. A classificação é realizada após o exame em microscópio óptico comum. Além da técnica básica, que pode ser utilizada para bactérias em geral, existem algumas modificações para que se possa diferenciar bactérias que não se coram adequadamente pelo contracorante clássico (safranina): a) uso da carbofucsina como contracorante para *Brucella* spp., *Legionella* spp. e anaeróbios; b) modificação de Kopeloff para anaeróbios (Fig. 1.6).

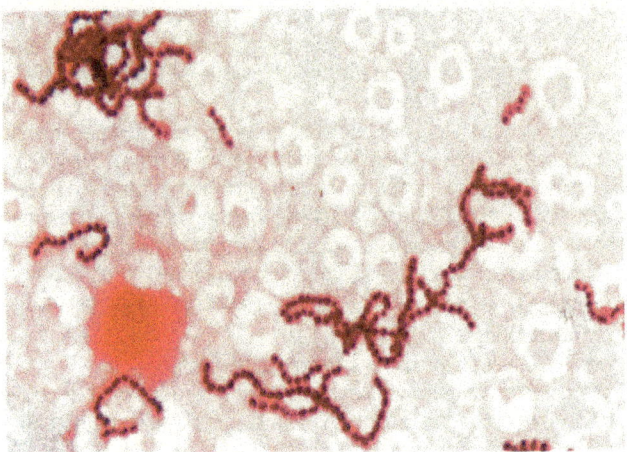

Figura 1.6 – Cocos gram-positivos em cadeia (*Streptococcus* spp.).

Certas bactérias, em especial as micobactérias e *Nocardia* spp., permanecem coradas mesmo após tentativas de remoção do corante com ácidos, álcool ou soluções de ácido-acetona. Essa propriedade é atribuída à presença de ácido micólico na parede celular dessas bactérias, que não permite a descoloração com ácidos ou álcoois, sendo denominadas bactérias álcool-ácido resistentes. Torna-se então necessária a utilização de solventes orgânicos, calor ou detergentes para facilitar o processo. As colorações habitualmente utilizadas para a identificação desses microrganismos em espécimes clínicos são *Ziehl-Neelsen* e *Kinyoun*.

A presença de flagelos é um fator de diferenciação entre gêneros e entre espécies. Essas organelas, formadas por monômeros de flagelina polimerizados, não são de fácil identificação, e as colorações disponíveis para essa identificação são: *Leifson*, *Prata*, *Ryu*.

A parede espessa dos esporos bacterianos constitui uma barreira tanto à entrada quanto à saída de corantes, dessa forma, são necessários artifícios como o aquecimento e o uso de maiores tempos para a penetração dos corantes para que se possa identificá-los. Os mesmos problemas de permeabilidade aos corantes podem ser observados em cistos de *Cryptosporidium* spp. encontrados em material fecal. As colorações utilizadas nesses casos são *verde malaquita* e *Ziehl-Neelsen modificada*.

Algumas espécies de corinebactérias apresentam acúmulos de polifosfatos, conhecidos como grânulos metacromáticos pelas suas características tintoriais. Essas estruturas podem ser coradas por meio de técnicas específicas, permitindo a rápida identificação de

Corynebacterium diphtheriae em amostras clínicas e a rápida introdução do tratamento específico. As colorações de *Albert* e *azul-de-metileno* são adequadas para essa identificação.

A cápsula da maior parte das bactérias e dos fungos é constituída por polissacarídeos, de forma que colorações específicas podem ser utilizadas para demonstrar essa estrutura, como as colorações de *Anthony/Hiss*, *mucicarmim* ou *tinta-da-china* (Fig. 1.7).

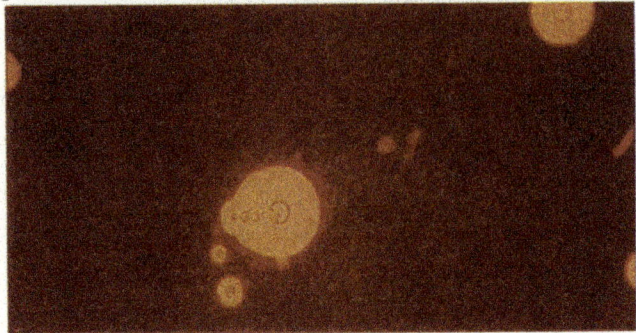

Figura 1.7 – *Cryptococcus neoformans* – levedura em brotamento corada pela tinta-da-china.

A fim de diferenciar as colônias de M*ycoplasma* spp. de artefatos presentes nos meios de cultura para esse microrganismo, deve-se utilizar uma coloração especial, como a de *Dienes*, que utiliza o azul-de-metileno como corante principal. Podemos ainda utilizar técnicas que requerem um microscópio de fluorescência e utilizam corantes chamados fluorocromos que apresentam afinidade por estruturas como ácidos nucléicos, sendo úteis para diferenciar os microrganismos de células humanas, "debris" e outras estruturas presentes em amostras clínicas. É o caso do *acridine orange*, utilizado para corar células de M*ycoplasma* e trofozoítos de *Pneumocystis carinii*.

Outras colorações utilizadas no laboratório de microbiologia clínica são dirigidas a agentes específicos, como *Dieterle silver* usada para identificar *Legionella* spp., *Warthin-Starry* usada para espiroquetas, os métodos de *Giemsa*, *hematoxilina férrica* e *Trichrome* usados para distinguir parasitas, e a de *ácido periódico de Schiff* usada para fungos e leveduras.

MÉTODOS IMUNOLÓGICOS

Outra possível abordagem para a identificação de antígenos bacterianos são os métodos imunológicos, que utilizam anticorpos como reagentes, chamados imunológicos. Além da identificação de antígenos, alguns desses métodos podem ser utilizados para identificar os anticorpos produzidos em resposta a um agente infeccioso.

Quando utilizamos um anticorpo como reagente com o objetivo de identificar um microrganismo, desejamos que ele seja específico para o microrganismo em questão. Atualmente, na preparação dos "kits" para exames imunológicos, linhagens de células secretoras de anticorpos dirigidas contra cada agente infeccioso a ser pesquisado são clonadas e mantidas em culturas de tecidos, estabelecendo assim a produção de anticorpos monoclonais, que elevam a especificidade do teste.

Os principais métodos imunológicos utilizados no laboratório de microbiologia clínica são o de aglutinação, os testes imunoenzimáticos e a imunofluorescência.

Aglutinação

Aglutinação pode ser definida como a agregação de microrganismos, células ou partículas na presença de um anticorpo específico.

A técnica de aglutinação mais conhecida, a "prova do látex", utiliza partículas de latex associadas a anticorpos. É utilizada para identificar antígenos bacterianos em amostras clínicas como LCR, soro, urina, líquido pleural. O teste chamado de co-aglutinação usa o mesmo princípio, porém utiliza *Staphylococcus aureus* como carreador no lugar do látex. Ambos são bastante úteis na identificação de antígenos bacterianos em casos de meningite. Apresentam a vantagem de poder identificar a presença de antígenos bacterianos mesmo que os microrganismos estejam mortos ou não-viáveis e de identificar antígenos bacterianos em outros materiais clínicos obtidos em locais que não são o sítio da infecção, como por exemplo a identificação do antígeno bacteriano na urina em casos de meningite.

Testes imunoenzimáticos

Esses testes são assim chamados por utilizar enzimas como marcadores de reações antígeno-anticorpo. O exemplo mais conhecido é o teste de ELISA ("enzyme-linked immunosorbent assay"), que utiliza um anticorpo (ou antígeno) conjugado a uma enzima. Uma vez ocorrendo a reação antígeno-anticorpo, essa enzima reage com um substrato para formar um produto corado, que absorve luz. A utilidade desses testes na detecção de anticorpos séricos será descrita em capítulo correspondente. Anticorpos fixados à placa de ELISA para detectar antígenos são úteis na identificação de *Chlamydia trachomatis, Neisseria gonorrhoeae*, vírus sincicial respiratório, herpes simples, toxinas de *Clostridium difficile* etc.

Imunofluorescência

As reações antígeno-anticorpo marcadas por corantes fluorescentes e visualizadas em um microscópio de fluorescência podem ser do tipo direto e indireto. A imunofluorescência direta, que detecta diretamente o microrganismo, é uma prova rápida, utilizada para a detecção de vírus (em especial dos vírus respiratórios) e algumas bactérias como *Bordetella pertussis, Legionella pneumophila*, e outros microrganismos, como *Pneumocystis carinii*.

A imunofluorescência indireta (IFA) utiliza um corante fluorescente conjugado a um anticorpo antiimunoglobulina. O antígeno presente em amostras clínicas ou lâminas é exposto a anticorpos específicos contra o microrganismo a ser pesquisado. Após a lavagem, a lâmina é exposta ao corante associado à antiglobulina que revelará a reação. É um método de alta sensibilidade e especificidade, de amplo uso clínico.

CULTURA: ISOLAMENTO E IDENTIFICAÇÃO DAS BACTÉRIAS

Isolamento

Todas as bactérias patogênicas podem ser cultivadas de alguma forma, mais comumente pelo uso de meios de cultura preparados no laboratório, e algumas são cultivadas somente quando inoculadas em animais, ovos embrionados ou cultura de tecidos.

As culturas são realizadas pela semeadura dos materiais clínicos em meios sólidos, distribuídos em placas de Petri, ou em meios líquidos, distribuídos em tubos de ensaio ou em outros tipos de frascos. Diversas substâncias, indispensáveis ao crescimento bacteriano, estão presentes em meios de cultura, alguns mais complexos e enriquecidos com proteínas, extratos de carne ou de levedura, sangue etc. Meios complexos, como por exemplo o ágar-sangue, são amplamente utilizados no laboratório para isolamento e cultivo de muitas das bactérias de interesse médico.

Os meios em placa são de fundamental importância porque permitem a obtenção de colônias isoladas, necessárias para a identificação da bactéria, fornecendo ainda uma idéia aproximada da quantidade de bactérias no foco de infecção. Os meios líquidos são utilizados como meios de enriquecimento ou quando é grande o volume de material clínico a ser semeado, como ocorre com o sangue.

Alguns meios de cultura permitem a distinção entre dois ou mais tipos de bactérias pela simples observação das características apresentadas pelas colônias que neles se desenvolvem e são chamados diferenciais.

O meio MacConkey é diferencial porque permite a distinção entre bactérias fermentadoras de lactose, que formam colônias vermelhas nesse meio, e bactérias não-fermentadoras de lactose, que formam colônias brancas. A alteração de cor deve-se à presença do indicador de pH ácido resultante da fermentação da lactose presente no meio.

O meio de ágar-sangue é também diferencial porque permite distinguir entre bactérias que produzem hemolisinas e formam um halo ao redor da colônia e bactérias que não produzem hemolisina e formam colônias que não alteram o aspecto do meio (Fig. 1.8).

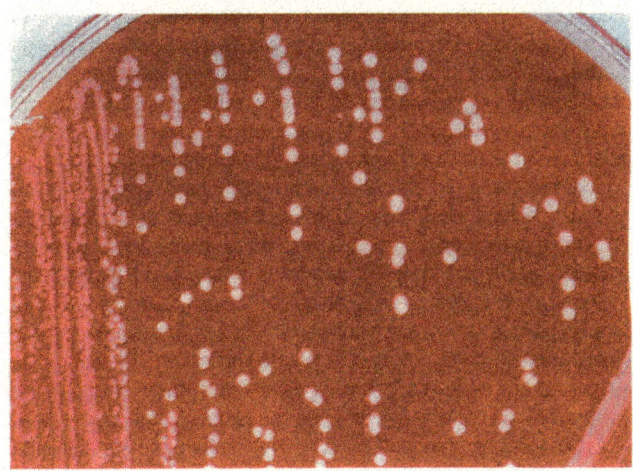

Figura 1.8 – Colônias de estafilococos coagulase negativos, em placa de ágar-sangue.

Outros meios contêm substâncias capazes de inibir o crescimento de determinados grupos de bactérias sem restringir o crescimento de outras, são denominados seletivos.

O meio de MacConkey é um meio seletivo porque contém cristal violeta e sais biliares em concentrações que inibem o crescimento de bactérias gram-positivas sem impedir o crescimento de bactérias gram-negativas.

De modo geral, utilizam-se no laboratório de bacteriologia diferentes meios de cultura porque estes variam de acordo com a espécie bacteriana que se pretende isolar, a flora não-patogênica presente no foco infeccioso e a natureza do material clínico.

Incubação

Uma vez semeados, os meios devem ser incubados em temperatura e atmosfera adequadas para o crescimento da bactéria responsável pela infecção. Com poucas exceções, a temperatura usada é próxima à temperatura do corpo humano, isto é, em torno de 36-37°C. Essa temperatura é satisfatória para o crescimento da grande maioria das bactérias patogênicas.

Quanto a atmosfera, quatro tipos são normalmente utilizados:

a) atmosfera comum, que é a do ar atmosférico, empregada para o cultivo de bactérias aeróbias em geral;

b) atmosfera contendo 5 a 10% de CO_2, utilizada para o cultivo de bactérias aeróbias que proliferam melhor em atmosfera contendo CO_2;

c) pobre em O_2, onde a concentração desse gás é menor que a do ar atmosférico, utilizada para o cultivo de bactérias microaerófilas;

d) atmosfera isenta de O_2, necessária para o cultivo de germes anaeróbios, que são incapazes de proliferar nas três primeiras atmosferas.

As bactérias podem ser cultivadas em aerobiose, isto é, na presença de oxigênio ou em sua ausência.

Bactérias estritas são aquelas que só crescem na presença de oxigênio por utilizar esse composto como receptor final de elétrons.

após uma agressão, raramente atinge valores maiores que duas a três vezes o normal, tem grande meia-vida e, portanto, varia lentamente durante a evolução de um processo inflamatório. Para a realização do exame, há necessidade de sangue total fresco, ocorrem com freqüência reações falso-negativas e falso-positivas, varia de acordo com o sexo e a idade (aumenta com a idade e é maior no sexo feminino), com o hematócrito e a forma das hemácias. Entretanto, é mais barata, fácil de ser realizada em qualquer lugar. Por outro lado, a PCR aumenta logo nas primeiras 6 a 8 horas após a instalação de uma infecção, atingindo valores que variam de 10 a 1.000 vezes o normal. Dependendo da intensidade do processo inflamatório, tem uma meia-vida curta, o que permite monitorizar mais rapidamente as alterações que estão acontecendo no soro, e comportamento regular nas diferentes formas de inflamação, não necessita de sangue fresco, sendo medida no soro ou no plasma, oferecendo a possibilidade de o espécime ser armazenado. Não é afetada pelo hematócrito ou formas de hemácias e varia muito pouco em relação ao sexo e à idade. O único óbice é ser exame mais oneroso que a VHS por ser de realização mais complexa.

A PCR se liga à fosfocolina, à galactose, ao polissacarídeo e ao peptidopolissacarídeo de bactérias, fungos e parasitas. Após a ligação, a PCR ativa a via clássica de complemento e atua como uma opsonina, agindo portanto diretamente na eliminação do agente infeccioso. Outras ações possíveis da PCR são: ativação dos neutrófilos, inibição da agregação plaquetária, aumento da atividade do linfócito "natural killer", intensificação da reação citotóxica contra células infectadas e estimulação da atividade tumoricida mediada por células. No quadro 1.13 resumem-se as aplicações clínicas de PCR em Pediatria.

A alfa-1-glicoproteína sérica tem substituído a mucoproteína. É uma proteína que corre na banda da betaglobulina e aumenta nos processos inflamatórios, como na artrite reumatóide, no lúpus erite-matoso disseminado, na ileíte de Crohn, em neoplasias, traumatismos e infecções. Apresenta-se diminuída em desnutrição grave, hepatopatias e na gravidez. É, sobretudo, útil no seguimento de uma terapêutica instituída. Entretanto, existem desvantagens como superposição de valores de indivíduos normais com doentes, tempo prolongado para responder às variações do processo inflamatório devido à meia-vida prolongada, falta de padronização do método e de se alterar inclusive com problemas inflamatórios corriqueiros como gripes.

A magnitude da resposta dessas reações depende principalmente da extensão do processo inflamatório e do tecido envolvido. Na tabela 1.2 apresenta-se uma síntese das alterações observadas.

As *alterações hematológicas* são analisadas pelo hemograma, que é provavelmente o exame mais solicitado diante do quadro febril de uma criança. Durante a fase aguda de infecção bacteriana, é comum o aparecimento de anemia e alteração da série branca.

Tabela 1.2 – Síntese das alterações das proteínas da fase aguda do soro. Adaptado de Saez-Llorens e Lagrutta, 1993.

Proteína plasmática	Valores normais (g/l)	Início de alteração (em horas)	Pico de concentração (em dias)	Magnitude da resposta
PCR	≤ 0,01	6-8	2-3	↑↑↑
Amilóide sérico A	± 0,01	6-8	Variável	↑↑↑
Alfa-1-glicoproteína ácida	≤ 1,0	24-48	4-5	↑↑
Fibrinogênio	2-4	24-48	4-5	↑↑
Albumina	3-5	2-4	3-5	↓
Pré-albumina	0,2-0,3	2-4	3-5	↓
Transferrina	2-3	2-4	?	↓

Quadro 1.13 – Aplicações da PCR em Pediatria. Modificado de Jaye e Waites, 1997.

Categoria de doença	Comentários
Sepse neonatal	Útil como instrumento de triagem e tratamento
Meningite	A dosagem de PCR no LCR não é mais útil do que no sangue; não diferencia acuradamente a etiologia viral da bacteriana; é útil no seguimento de tratamento
Pneumonia	Se a PCR está aumentada e existe infiltrado pulmonar, deve ser considerada etiologia bacteriana
Otite média	Não diferencia etiologia viral da bacteriana
Epiglotite	Está aumentada em 100% das crianças com bacteriemia e epiglotite
Amigdalite	Não é útil no diagnóstico diferencial
Gastroenterite	Poucos dados para tirar conclusões
Infecção de trato urinário	PCR repetidas podem ser úteis para a detecção de pielonefrite com tratamento ineficaz. Não diferencia infecção alta da baixa
Infecções ósseas/articulares	É útil quando feita seqüencialmente para controle de tratamento. Um aumento secundário permite supor que haja recrudescência da infecção
Artrite reumatóide	A PCR correlaciona-se melhor do que a VHS com a gravidade da atividade da doença. Útil para medir a inflamação, sua resolução e a resposta ao tratamento
Lúpus eritematoso sistêmico	É mais útil para diagnosticar infecções secundárias e monitorizar resposta inflamatória do que determinar a atividade da doença
Febre reumática	PCR normal em geral não indica doença
Doença inflamatória intestinal	Não é bom parâmetro para o diagnóstico
Pré e pós-operatório	PCR persistentemente elevada aponta para uma infecção. A elevação persistente acontece também quando existe necrose tecidual, sugerindo, portanto, ser um bom exame para seguimento e detectar complicações
Queimados	Pode ser útil para seguimento de cura
Oncologia	Uso limitado, pois seus valores entre pacientes neutropênicos com infecção bacteriana e viral podem superpor-se. Útil no seguimento de tratamento de infecção
Transplante	A PCR eleva-se tanto na infecção como na rejeição

A leucocitose, principalmente à custa de polimorfonucleares, está freqüentemente presente, mas sua interpretação requer certos cuidados, pois a especificidade é relativamente baixa, principalmente em crianças pequenas. Na prática, considera-se que a leucocitose, principalmente acima de 15.000 células, com neutrofilia acima de 10.000, seja mais indicativa de processo bacteriano. Entretanto, na presença de endotoxinas, não é incomum a ocorrência de leucopenia, ainda que com neutrofilia e desvio à esquerda, como classicamente acontece na febre tifóide. A presença de formas jovens fornece maior especificidade a essa interpretação, mormente no período neonatal, em que a relação células imaturas/número de neutrófilos totais é indicativa de infecção bacteriana (Manroe e cols. consideram como normal a relação inferior a 0,16 nas primeiras 24 horas de vida, diminuindo para 0,12 após o terceiro dia, mantendo-se nesse valor até o fim do primeiro mês, e quando for maior do que 0,2 seria indicativo de infecção). A liberação de neutrófilos na circulação é o resultado da ação de citocinas na medula óssea. As citocinas são também responsáveis pela ativação dos neutrófilos, que exibem maior avidez para fagocitose e para a liberação de enzimas proteolíticas, assim como de radicais tóxicos de oxigênio nos fagossomos. Essas ações objetivam inativar ou eliminar o agente infeccioso, mas, caso haja ativação excessiva, ocorrerá lesão ao tecido hospedeiro. As plaquetas costumam estar aumentadas e ativadas durante a fase aguda do soro. A plaquetopenia, em geral, denota agressões mais graves.

As alterações de *minerais* séricos, em geral, não são consideradas durante uma infecção. Os metais mais estudados são o ferro e o zinco. A ferropenia é devida à ação da transferrina que, quelando-se ao mineral, retira-o da circulação, depositando-o nos hepatócitos. A sideropenia seria interessante para o organismo, uma vez que, pelo menos *in vitro*, as bactérias crescem menos em meio com pouco ferro, mas isso pode levar à anemia que, em alguns casos, pode ser grave, pois pode piorar um quadro carencial preexistente comum em nosso meio. Observa-se também aumento na concentração de cobre como conseqüência da elevação da ceruloplasmina.

Durante um processo inflamatório, muitas alterações *metabólicas* ocorrem dentro do organismo, principalmente na utilização de carboidratos, proteínas e lipídeos. A reação de fase aguda do soro é acompanhada de um estado hipercatabólico, devido à ação de hormônios, como a insulina, o glucagon, os glicocorticóides, o de crescimento e o tireoidiano, muito provavelmente para fazer frente ao aumento do metabolismo das células defensoras e de produção de anticorpos. Esse estado pode ser tão intenso que as reservas de carboidratos podem não ser suficientes para a necessidade de demanda, e os lipídeos não são adequadamente utilizados durante um processo infeccioso, e isso faz com que ocorra neoglicogênese no fígado a partir de aminoácidos musculares. O aumento do glicocorticóide tem, entretanto, função primordial na inibição de produção de citocinas pelos macrófagos e células endoteliais de uma maneira excessiva e, assim, salvaguardando os tecidos. Clinicamente, essas alterações se caracterizam por hipoglicemia, flutuação na concentração sérica de ácidos graxos livres e de triglicerídeos, os quais dependem da atividade da lipase lipoprotéica e de um balanço negativo de nitrogênio devido ao aumento do catabolismo dos aminoácidos. Esse balanço negativo é ainda agravado pela anorexia que acompanha os processos infecciosos. O acompanhamento das alterações metabólicas na avaliação de um paciente infectado, principalmente nos quadros graves ou prolongados, é importante, inclusive para acompanhamento adequado do tratamento.

CONCLUSÃO

Os processos infecciosos desencadeiam uma série de alterações locais e sistêmicas, muitas das quais ainda não bem compreendidas, denominadas reações de fase aguda do soro. As citocinas ocupam lugar de destaque nesses acontecimentos, algumas ativando a resposta inflamatória e outras inibindo-a, funcionando como "freios" para que os tecidos do hospedeiro não sejam também afetados. Quando o processo inflamatório não se restringe ao local da infecção, ocorre uma resposta sistêmica, que, dependendo da magnitude, leva ao aparecimento da resposta inflamatória sistêmica. A medida dos fatores de resposta pode ajudar na interpretação do tipo de agente causal da inflamação, mas é útil principalmente na monitorização da terapêutica e deve ser utilizada com muito cuidado na prática médica.

BIBLIOGRAFIA

1. BAUMANN, H. & GAULDIE, J. – The acute phase response. *Immunol. Today* **15**:74, 1994. 2. HANSSON, LO. & LINDQUIST, L. – C-reactive proteins: its role in the diagnosis and follow-up of infectious diseases. *Curr. Opin. Infect. Dis.* **10**:196, 1997. 3. JAYE, D.L. & WAITES, K.B. – Clinical applications of C-reactive protein in pediatrics. *Pediatr. Infect. Dis. J.* **16**:735, 1997. 4. MANROE, BL. et al. – The neonatal blood count in health and disease. I. Reference values for neutrophilic cells. *J. Pediatr.* **94**:89, 1979. 5. SAEZ-LLORENS, X. & LAGRUTTA, S.F. – The acute phase host reaction during bacterial infection and its clinical impact in children. *Pediatr. Infect. Dis. J.* **12**:83, 1993. 6. VOLTARELLI, J.C. – Febre e inflamação. Ribeirão Preto, *Medicina* **27**:7, 1994. 7. YANG, K.D. & HILL, H.R. – Immune responses to infectious diseases: an evolutionary perspective. *Pediatr. Infect. Dis. J.* **15**:355, 1996.

4	Biologia Molecular

EVANDRO R. BALDACCI
THELMA SUELY OKAY

As primeiras experiências de clonagem foram realizadas em 1973 e, desde então, as aplicações da Biologia Molecular não param de crescer. Em 1976, foi obtida a síntese da primeira estrutura protéica humana: a somatostatina. A seguir, foi possível obter-se grandes quantidades de insulina humana, eliminando dessa forma as reações adversas ocasionadas pelo uso de insulina heteróloga. Em 1985, graças à genialidade do bioquímico americano Kary Mullis, foi desenvolvida a reação em cadeia da polimerase ("polymerase chain reaction" – PCR). Naquela época, já era possível sintetizar cópias de DNA ou RNA por meio das DNA e RNA polimerases. No entanto, sendo essas enzimas termossensíveis, um ciclo de polimerização produzia apenas uma cópia do DNA-alvo. Kary Mullis teve então a idéia de utilizar DNA polimerase extraída de bactérias que vivem em "geisers" e, portanto, são resistentes a altas temperaturas. Dessa forma, com a adição da enzima no início da reação, é possível criar-se ciclos de aquecimento e resfriamento em um termociclador. Após 30 ciclos de amplificação, são sintetizados milhões de cópias de um fragmento de DNA presente em cópia única no início da experiência.

Essa metodologia revolucionou a pesquisa médica e os testes diagnósticos. A PCR permite a detecção específica, pois amplifica porções de DNA que só existem em determinado gene, além de fazê-lo com sensibilidade infinitamente superior quando comparada às outras metodologias.

Este capítulo tenta, a seguir, fazer um resumo sobre o estado atual dos meios diagnósticos em algumas das doenças infecciosas mais importantes, quer pela sua prevalência, quer pela sua gravidade.

Vírus da imunodeficiência humana (HIV)

Tradicionalmente, o diagnóstico de infecção pelo HIV-1 é baseado em triagem inicial com ELISA e de teste confirmatório por Western-Blot. Muito embora o Western-Blot apresente resultados indeterminados com certa freqüência, estudos recentes revelam que a quase totalidade dos casos indeterminados corresponde a indivíduos não-infectados pelo HIV. A rotina diagnóstica para o HIV inclui ainda a pesquisa do antígeno viral p24. A quantificação dessa proteína viral no soro do paciente tem sido utilizada como marcador prognóstico da doença. No entanto, foi observado que indivíduos assintomáticos, e mesmo alguns sintomáticos, podem apresentar níveis indetectáveis de p24.

Considerando-se a existência de métodos diagnósticos alternativos eficazes e o custo relativamente elevado da PCR, sua indicação no diagnóstico de infecção em indivíduos adultos é ainda limitada. Todavia, esse é o método de escolha em recém-nascidos de mães soropositivas. Nesses casos, a persistência de anticorpos maternos anti-HIV até os 18 meses de vida da criança representa uma grande limitação para os testes sorológicos tradicionais, e a detecção do DNA viral constitui uma alternativa diagnóstica importantíssima.

Se por um lado a PCR qualitativa apresenta indicações restritas, a determinação da carga viral por PCR quantitativa revelou-se um excelente indicador prognóstico da doença. Essa técnica envolve a amplificação seguida de hibridização em placa (nessas reações, além da amplificação da seqüência-alvo oriunda do HIV, ocorre uma outra seqüência de mesmo peso molecular que é amplificada pelos mesmos "primers"). O competidor é construído com técnicas de mutagênese dirigida e, por apresentar o mesmo peso molecular da seqüência-alvo, possui cinética de amplificação semelhante. Como o número de cópias do competidor é um dado conhecido, por meio da medida da absorbância de diluições da seqüência do HIV amplificada e do competidor amplificado, pode-se calcular o número de cópias do HIV presentes em cada ml de plasma do paciente. Esse exame é chamado pelos clínicos de carga viral e tem sido de fundamental importância para o acompanhamento do tratamento dos pacientes HIV positivos.

Em estudo recente, Mellors e cols. observaram que indivíduos com carga viral abaixo de 10.000 cópias/ml de plasma nos primeiros cinco anos de infecção não progrediram para AIDS nos cinco anos seguintes. Em contrapartida, indivíduos com contagem viral acima de 100.000 cópias/ml nos primeiros seis meses de infecção apresentaram risco 10 vezes maior de evoluir para AIDS em cinco anos. O prognóstico a longo prazo (mais de 10 anos) mostrou igualmente estar correlacionado ao número de cópias virais. Existem atualmente no mercado três ensaios capazes de quantificar o RNA viral no plasma:

1. Método do DNA ramificado ("branched-DNA" ou bDNA) – trata-se de ensaio baseado em hibridização com várias sondas específicas e ramificadas, permitindo, dessa forma, a amplificação do sinal.
2. Método da PCR quantitativa (RT-PCR – "reverse transcriptase polymerase chain reaction") – trata-se de um método de amplificação específica de uma seqüência de cDNA copiada do RNA do HIV com amplificação concomitante de um RNA controle de seqüência e concentrações conhecidas. A comparação dos resultados obtidos (amostra *versus* controle) permite estimar-se o número de cópias do RNA viral por ml de plasma.

3. Método de amplificação baseado na seqüência do ácido nucléico (NASBA – "nucleic acid sequence based amplification") – promove a amplificação concomitante do RNA viral e de um RNA controle. Dessa vez, o método prevê a amplificação do RNA por meio de RNA polimerases. Trata-se de método quantitativo, assim como a PCR.

De acordo com os dados encontrados na literatura, os três métodos parecem apresentar resultados comparáveis.

Finalmente, pode-se concluir que a PCR qualitativa para a detecção do DNA viral (provírus) é de suma importância no diagnóstico precoce da infecção vertical pelo HIV, enquanto os métodos moleculares quantitativos estão indicados no acompanhamento dos pacientes, principalmente naqueles em tratamento com múltiplos anti-retrovirais. Sabe-se que o uso da terapia com a associação de três drogas, quando eficaz, faz com que a carga viral diminua de forma nítida, por vezes caindo a níveis abaixo do limiar de detecção do método (carga viral indetectável).

No âmbito da transmissão vertical do HIV, considera-se de maneira global que cerca de um terço das gestantes irá transmitir o HIV a seus conceptos. Alguns estudos mostram que as gestantes apresentando as maiores cargas virais serão aquelas que infectarão seus fetos, enquanto a transmissão vertical em gestantes com carga viral baixa é significativamente menor. A estimativa da carga viral é igualmente vital para os filhos de mães HIV positivas no período neonatal e durante os primeiros meses de vida, não só para fins de diagnóstico de certeza, mas também como fator prognóstico. Essas crianças podem ser divididas em três grupos, de acordo com os níveis de carga viral apresentados: em um primeiro grupo estão aquelas que apresentam replicação viral intensa após o nascimento e que manterão cargas virais extremamente elevadas nos primeiros meses de vida. Esse padrão de carga viral está relacionado à progressão rápida da doença. Em um segundo grupo estão as crianças que apresentam uma replicação viral grande logo após o nascimento, porém ela decresce expressivamente durante os primeiros meses de vida. Em um terceiro grupo estão as crianças que apresentam cargas virais baixas durante o período neonatal e nos primeiros meses de vida. As crianças que se enquadram nos padrões 2 e 3 apresentam evolução mais lenta da doença (como ocorre com adultos).

De Rossi e cols. apontam especificidade da PCR-HIV (DNA) > 95% tanto no período neonatal quanto nos primeiros meses de vida, enquanto a especificidade varia de 15% nas primeiras 48 horas de vida da criança até > 95% com idade superior a 1 mês. Nesse estudo foi comprovado que as cargas virais mais elevadas estão relacionadas a uma evolução rápida para AIDS.

Vírus da hepatite C (HCV)

Estima-se que mais de 300 milhões de pessoas estejam infectadas pelo vírus da hepatite C no mundo todo. A prevalência da infecção varia de 0,15% nos países Escandinavos, até 44% no Egito e Camarões. Na América do Sul, essa prevalência se situa entre 2 e 5%. A transmissão ocorre principalmente por via parenteral, no entanto, outras vias de contaminação menos freqüentes como a exposição no trabalho (cirurgiões-dentistas, cirurgiões, enfermeiras e médicos), transmissão vertical e sexual já foram descritas.

A infecção aguda caracteriza-se por um quadro geralmente benigno, assintomático em boa parte dos pacientes. Aproximadamente 90% dos casos evoluem com infecção crônica persistente ou crônica ativa que pode resultar em cirrose em até 20% dos casos, doença auto-imune, crioglobulinemia tipo II ou ainda carcinoma hepatocelular (após 20 a 35 anos de doença).

A grande variabilidade viral é a principal responsável pelas dificuldades encontradas no desenvolvimento de um teste diagnóstico sensível e específico. Ensaios incluindo quatro antígenos diferentes do HCV (compostos por proteínas recombinantes e peptídeos sintéticos) conseguiram melhorar drasticamente tanto a sensibilidade quanto a especificidade do teste.

A diferenciação dos pacientes com e sem viremia é possível graças à utilização da PCR. De 75 a 96% dos pacientes com sorologia positiva apresentam RNA-HCV detectável por PCR. A ausência de carga viral detectável em pacientes com sorologia positiva pode ser explicada pelos baixos níveis ou até mesmo ausência de vírus no sangue (ficando restritos ao tecido hepático). No entanto, tanto a coleta quanto o transporte inadequado da amostra de soro ou plasma podem ser responsáveis por resultados falso-negativos. Esse fato se deve à grande instabilidade do RNA (amostras que demoram a ser encaminhadas e ficam submetidas a temperaturas ambientes elevadas). Um outro fator que interfere na extração de RNA é a coleta realizada em tubos contendo enzimas que degradam o RNA (RNases), ou contendo substâncias que sabidamente inibem a amplificação (heparina). .

A PCR quantitativa para o HCV, à semelhança do que ocorre com o HIV, é muito útil no acompanhamento terapêutico dos pacientes que recebem medicação antiviral (interferon α e ribavirina). Além disso, os dados de literatura demonstram que o HCV apresenta grande variabilidade genética. Por esse motivo, sua subtipagem tem merecido especial atenção. Essa subtipagem é realizada por PCR (amplificação de uma região específica do HCV), seguida da identificação dos subtipos mais comuns com a utilização de sondas específicas. As técnicas de Biologia Molecular permitiram, até o momento, a identificação de 11 tipos diferentes de HCV que representam 77 a 80% de homologia (semelhança) em seus genomas, e ainda 70 subtipos com mais de 85% de homologia. Diversos estudos demonstram que infecções causadas pelo subtipo 1b apresentam pior prognóstico e evoluem rapidamente para as formas mais graves de hepatite crônica, cirrose e carcinoma hepatocelular. Por outro lado, os subtipos 1a e 2 foram freqüentemente associados ao estado de "portadores sãos" da infecção. Recentemente, Kleter e cols.' observaram que 43% dos casos infectados com o subtipo 2, mas apenas 24% dos indivíduos portadores de outros subtipos, evoluíram para cirrose. Outra diferença importante é a resposta terapêutica ao interferon α. Indivíduos infectados com os subtipos 1a, 2, 3 e 5 apresentam boa resposta, enquanto os com subtipos 1b e 4 foram refratários ao tratamento. Em um estudo realizado entre 1990 e 1994, pacientes infectados foram tratados com interferon α durante seis meses. A normalização da ALT e a negativação da PCR (carga viral) foram observadas em 15 a 25% dos casos. A negativação da PCR indica a ausência de viremia e, portanto, o controle da infecção. No entanto, a definição de subtipos mostrou uma resposta diferenciada ao tratamento conforme o subtipo de HCV envolvido: a porcentagem de sucesso terapêutico foi de 4-8% no subtipo 1b, 15-20% no subtipo 1a, 30-40% no subtipo 2a/2b e 35-50% no subtipo 3.

Apesar de constituir um fenômeno muito menos freqüente que na hepatite B, a transmissão vertical do HCV pode ocorrer. Nesses casos, a estimativa da carga viral é igualmente importante, pois a porcentagem de transmissão vertical parece estar relacionada à viremia materna.

Citomegalovírus (CMV)

O citomegalovírus pertence à família dos herpesvírus e constitui o mais freqüente agente etiológico das infecções congênitas. Cerca 1% das crianças no mundo todo são infectadas pelo CMV *in utero*. Em países desenvolvidos, 10 a 20% das crianças apresentam a infecção antes da puberdade. A prevalência pode variar de 40 a 50% em adultos pertencentes às classes socioeconômicas mais favorecidas em países desenvolvidos, até 90 a 100% dos adultos de países em desenvolvimento e pertencentes às classes menos favorecidas. A infecção primária pelo CMV tende a ser branda ou assintomática na maioria dos pacientes. No entanto, a incidência e a variabilidade da infecção congênita e aquela em pacientes imunodeprimidos tornam esse vírus extremamente importante em termos de doença humana.

Um aspecto importante da infecção pelo CMV é sua habilidade para permanecer latente no hospedeiro após a infecção primária e sofrer reativação muitos anos depois. Assim como outras infecções latentes causadas por herpesvírus, a proliferação viral é suprimida pelo sistema imunológico do paciente (mediado por células). Dessa forma, uma deficiência no sistema imunológico permite a ocorrência de nova replicação viral e aparecimento de sintomas. Portanto, o CMV é um importante causador de doença em pacientes imunocomprometidos, tais como portadores do HIV, receptores de transplantes de órgãos sólidos ou de medula óssea, além dos portadores de neoplasias. Curiosamente, as manifestações clínicas da infecção pelo CMV nessas populações é bastante diferente, sendo a coriorretinite a manifestação clínica mais comum nos pacientes HIV positivos, enquanto a pneumonite predomina nos transplantados (15 a 20% dos pacientes submetidos a transplante de medula óssea, dos quais 90% evoluem para óbito).

O diagnóstico laboratorial do CMV permanece um desafio devido aos seguintes fatores:

- O diagnóstico da infecção aguda por meio da soroconversão IgM/IgG não é banal, pois ocorre tardiamente (1 a 2 semanas após o início da doença). Além disso, a produção de anticorpos específicos em quantidades adequadas pode estar prejudicada pela gravidade da imunodepressão do paciente.
- O isolamento viral em cultura de células é muito laborioso e demorado (até três semanas para acusar a presença do CMV).
- A cultura pelo método do "shell-vial" que combina uma técnica de citocentrifugação da amostra e semeadura em monocamada de células, com posterior detecção por meio de um anticorpo monoclonal dirigido contra um epítopo dominante do CMV, no caso, um gene de expressão precoce, reduz o tempo de diagnóstico para 24 a 48 horas, muito embora continue sendo muito trabalhoso e pouco sensível.
- A antigenemia para o CMV detectada pelo uso do anticorpo monoclonal anti-pp65 constitui um teste rápido, muito sensível, porém subjetivo, uma vez que depende inteiramente da experiência do técnico que realiza e interpreta o exame. A antigenemia detectada dessa forma também padece de uma padronização ("ref"), tanto no que tange à metodologia em si quanto na interpretação dos resultados. Além disso, o teste para a antigenemia requer colheita e processamento da amostra em no máximo 6 horas, o que impossibilita que se criem rotinas semanais para a realização do exame.
- Diferentes métodos de Biologia Molecular foram desenvolvidos para auxiliar o diagnóstico dessa importante doença. Inicialmente, a hibridização DNA-DNA ou RNA-DNA revelou baixa sensibilidade (10^4-10^5 cópias do CMV), mas a introdução da hibridização *in situ* (em tecidos), e principalmente da reação em cadeia da polimerase (PCR), representou um aumento na sensibilidade de detecção desse agente (uma cópia do vírus em 40.000 células).

A comparação de alguns desses testes diagnósticos efetuados em pacientes com sorologia positiva revelou 83% de positividade pelo método da PCR realizada em amostras de sangue, 67% de positividade em culturas de urina e apenas 37% de positividade em hemoculturas.

No caso da infecção congênita causada pelo CMV, várias situações clínicas são possíveis: a gestante pode apresentar primoinfecção, reativação de infecção antiga, ou ainda reinfecção com outra cepa do vírus. A infecção congênita já foi descrita nas três formas, porém o feto costuma estar mais comprometido na primoinfecção materna (provavelmente devido a uma viremia materna mais expressiva). A PCR, para a detecção do DNA viral, pode ser realizada com técnica clássica ou ainda utilizando a variante "nested" (com dupla amplificação). A sensibilidade e a especificidade variam de um relato a outro. Em um estudo realizado em UTI neonatal, Borg e cols. analisaram 614 amostras de aspirado de nasofaringe, urina, leite materno, líquido amniótico e sangue materno, os quais foram testados por PCR e em cultura de células para o citomegalovírus. Os resultados desse estudo revelaram grande sensibilidade e especificidade da PCR, com baixo risco de contaminação. Em um segundo estudo realizado por Donner e cols., 36 amniocenteses de gestações entre 14 e 20 semanas foram analisadas com sensibilidade de 45% e especificidade de 100%. Revello e cols. estudaram retrospectivamente 35 amostras de líquido amniótico por PCR e isolamento viral. Das 13 amostras positivas, a PCR detectou 10 casos, e o isolamento viral, 9 casos (e um caso adicional em uma segunda colheita de material). A sensibilidade da PCR foi de 69,2%. O valor preditivo negativo da PCR foi de 81,2% contra 76,5% do isolamento viral. O valor preditivo positivo de ambos os testes é de 100%.

Embora os níveis de sensibilidade variem significativamente de acordo com o estudo, parece haver consenso na importância da PCR realizada em sangue periférico como fator preditivo para o aparecimento de sintomas da infecção pelo CMV em pacientes imunodeprimidos (HIV positivo, portadores de neoplasias ou transplantes). A PCR é igualmente importante para o acompanhamento da queda da "carga viral" após introdução da terapêutica específica com ganciclovir. Nesses aspectos, a PCR deverá ser quantitativa e apresenta vantagens em relação à antigenemia com detecção do antígeno precoce pp65.

Herpes simples (tipos 1 e 2)
O herpes simples é um vírus da família dos herpesvírus e, contrariamente ao que ocorre com o CMV, raramente causa infecção assintomática. Esse vírus é o principal agente etiológico das infecções não-epidêmicas do sistema nervoso central, sendo responsável por 10% das encefalites. Quando a infecção não é tratada, o óbito dos pacientes ocorre em 70% dos casos, sendo que essa porcentagem é reduzida para 20% com o uso do aciclovir.

O diagnóstico laboratorial das infecções causadas pelos herpesvírus é limitado pela falta de sensibilidade do isolamento viral em cultura de células, pela baixa especificidade do teste de detecção de antígenos e pela demora na produção intratecal de anticorpos específicos contra o herpesvírus.

A infecção pelo herpes simples também pode ocasionar infecção congênita. Algumas variantes da técnica da PCR têm sido empregadas com sucesso para a detecção do DNA desse vírus. Como tanto o herpes do tipo 1 como o do tipo 2 podem causar infecção no feto e no recém-nascido (mais comumente o tipo 2), pode-se empregar uma PCR multíplece com o emprego de vários pares de oligonucleotídeos iniciadores ("primers"), cada um deles com especificidade para um dos tipos de herpes. Esses "primers" são amplificados simultaneamente em um mesmo tubo. Existem outros relatos de PCR multíplece que amplificam simultaneamente vários tipos de herpesvírus, o *Haemophilus ducreyi* e o *Treponema pallidum*, com excelente sensibilidade e especificidade.

Mycobacterium tuberculosis
A amplificação de ácidos nucléicos tem sido de vital importância no diagnóstico e no seguimento da tuberculose, principalmente em pacientes imunodeprimidos que apresentam infecção por micobactérias atípicas e cepas multirresistentes a drogas. A Biologia Molecular permite a detecção de DNA de micobactérias em vários tipos de material biológico, tais como lavado broncoalveolar e escarro. Existem atualmente no mercado produtos comerciais para a análise de líquidos biológicos pulmonares. Métodos chamados "in-house" permitem o emprego de outros materiais, tais como o líquor, de importância crucial para o diagnóstico da neurotuberculose. Variantes da técnica da PCR permitem ainda a tipagem de cepas de micobactérias, procedimento útil tanto para a instalação do tratamento quanto para o acompanhamento e a análise dos fatores prognósticos.

Outros agentes patogênicos
Yamakawa e cols. (1995) estudaram quatro casos de gestantes com anti-B19 positivo, submetidas à amniocentese. O estudo concluiu que a PCR é mais sensível que os outros métodos (IgM fetal, hibridi-

zação com sondas de DNA). Nikkari e cols. (1995) descreveram um sistema PCR utilizado para a confirmação de infecção pelo parvovírus B19 em um caso de hidropisia fetal não-imune.

A PCR também foi utilizada para a análise retrospectiva de um caso no qual a gestante relatava quadro clínico compatível com varicela na 12ª semana de gestação (Lecuru e cols., 1994). O feto desenvolveu ascite transitória e a cordocentese realizada na 27ª semana não demonstrou infecção fetal. No entanto, o diagnóstico foi confirmado no oitavo mês devido ao aparecimento de herpes torácico no feto. A PCR realizada em líquido amniótico armazenado foi positiva. Outros autores têm estudado a varicela na gestação (Dufour e cols., 1996).

Outros vírus, tais como o do sarampo (Rota e cols., 1995), enterovírus (Arola e cols., 1996), e alguns parasitas, como o *Plasmodium* (Singh e cols., 1996; Barker e cols., 1992) e o *Trypanosoma cruzi* (Centurion e cols., 1994), têm sido amplificados com sucesso.

BIBLIOGRAFIA

1. AROLA, A. et al. – Identification of enteroviruses in clinical specimens by competitive PCR followed by genetic typing using sequence analysis. *J. Clin. Microbiol.* **34**:313, 1996. 2. BARKER Jr., R.H. et al. – A simple method to detect Plasmodium falciparum directly from blood samples using the polymerase chain reaction. *Am. J. Trop. Med. Hyg.* **46**:416, 1992. 3. BORG, K.L. et al. – Detection of citomegalovirus using bootes nested PCR. *Mol. Cell. Probes* **9**:251, 1995. 4. BOOTMAN, J.S. & KITCHIN, P.A. – An international collaborative study to assess a set of reference reagents for HIV-1 PCR. *J. Clin. Microbiol. Infect. Dis.* **15**:836, 1996. 5. BOSMA, T.J. et al. – PCR for detection of rubella virus RNA in clinical samples. *J. Clin. Microbiol.* **33**:1075, 1995. 6. CONE, R.W.; HOBSON, A.C. & HUANG M.L. – Coamplified positive control detects inhibition of polymerase chain reactions. *J. Clin. Microbiol.* **30**:2633, 1992. 7. GENEST, D.R. et al. – Diagnosis of congenital syphilis from placental examination: comparison of histopathology, Steiner stain and polymerase chain reaction. *Hum. Pathol.* **27**:366, 1996. 8. GRETCH, D.; COREY, L. & WILSON, J. – Assessment of hepatitis C virus RNA levels by quantitative competitive RNA polymerase chain reaction: high titer viremia correlate with advanced stage of disease. *J. Infect. Dis.* **169**:1219, 1994. 9. GUO, Z.G. & JOHNSON, A.M. – DNA polymorphisms associated with murine virulence of Toxoplasma gondii identified by RAPD-PCR. *Curr. Top. Microbiol-Immunol.* **219**:17, 1996. 10. HAYASHI, J. et al. – Hepatitis C virus RNA levels determined by branched DNA probe assay correlated with levels assessed using competitive PCR. *Am. J. Gastroenterol.* **91**:314, 1996. 11. HERRERA, J.E.A.; PEREZ, O. & SEGOVIA, M. – Differentiation between Mycobacterium tuberculosis and Mycobacterium bovis by a multiplex-polymerase chain reaction. *J. Appl. Bacteriol.* **80**:596, 1996. 12. JAMES, G.C. et al. – Comparison of cell culture, mouse inoculation and PCR for detection of Toxoplasma gondii: effects of storage conditions on sensitivity. *J. Clin. Microbiol.* **34**:1572, 1996. 13. KUSTERMANN, A. et al. – Prenatal diagnosis of congenital varicella infection. *Prenat. Diagn.* **16**:71, 1996. 14. LUNEL, F. et al. – Comparative study of conventional and novel strategies for the detection of hepatitis C virus RNA in serum: amplicor, branched-DNA, NASBA and in-house PCR. *J. Virol. Methods* **54**:159, 1995. 15. PLIKAYTIS, B.B. et al. – Multiplex PCR assay specific for the multidrug-resistant strain W of Mycobacterium tuberculosis. *J. Clin. Microbiol.* **32**:1542, 1994. 16. QUINT, W.G. et al. – Reliability of methods for hepatitis B virus DNA detection. *J. Clin. Microbiol.* **33**:225, 1995. 17. REVELLO, M.G. et al. – Polymerase chain reaction for prenatal diagnosis of congenital human cytomegalovirus infection. *J. Med. Virol.* **47**:462, 1995. 18. RICHELDI, L.; BARNINI, S. & SALTINI, C. – Molecular diagnosis of tuberculosis. *Eur. Resp. J.* **20**:689s, 1995. 19. ROBERTS, T.C. & STORCH, G.A. – Multiplex PCR for diagnosis of AIDS-related central nervous system lymphoma and toxoplasmosis. *J. Clin. Microbiol.* **35**:268, 1997. 20. ROTA, P.A. et al. – Detection of measles virus RNA in urine specimens from vaccine recipients. *J. Clin. Microbiol.* **33**:2485, 1995. 21. SAAG, M.S. et al. – HIV viral load markers in clinical practice. *Nature Medicine* **2**:625, 1996. 22. STEELE C.D. et al. – Prenatal diagnosis using fetal cells isolated from maternal peripheral blood: a review. *Clin. Obstet. Gynecol.* **39**:801, 1996. 23. TRABAUD, M.A. et al. – Stability of hepatitis C virus in serum from samples collected in a closed-tube system for serum separations and transport as measured by a quantitative competitive PCR-assay. *J. Viral Hepatol.* **3**:207, 1996. 24. WEINTRUB, P.S. et al. – Use of polymerase chain reaction for the early detection of HIV infection in infants of HIV-positive women. *AIDS* **5**:881, 1991. 25. WU, J.; SULLIVAN, D.E. & GERBER, M.A. – Quantitative polymerase chain reaction for hepatitis B virus DNA. *J. Virol. Methods* **49**:331, 1994.

5 Diagnóstico por Imagem em Doenças Infecciosas e Parasitárias

MÁRCIA TORRE MOREIRA
MARCELO VALENTE

INTRODUÇÃO: MÉTODOS DE IMAGEM EM PEDIATRIA

Os avanços na tecnologia de imagem para a saúde ocorrido nas duas últimas décadas trouxeram novos horizontes ao diagnóstico dos processos infecciosos. Cabe-se destacar que o diagnóstico definitivo dos processos infecciosos só é obtido com a identificação direta ou indireta do agente etiológico ou por meio da demonstração histopatológica das alterações.

Alguns processos infecciosos possuem quadro clínico bastante específico e seu diagnóstico não requer investigação por imagem extensa. Em outras situações, no entanto, a apresentação clínica e o processo diagnóstico são extremamente intrigantes e complexos, apresentando-se para o clínico como um grande quebra-cabeças. Nesses momentos, o radiologista e seu arsenal diagnóstico se fazem necessários.

Cabe-se destacar que praticamente todos os métodos de diagnóstico por imagem, como radiografia convencional ou contrastada, tomografia computadorizada (TC), ressonância magnética (RM), ultra-sonografia (US), métodos de medicina nuclear (MN), entre outros, podem ser utilizados para essa finalidade, tornando necessário o conhecimento individualizado de suas indicações e aplicações mais precisas, bem como de seus limites. O emprego das técnicas diagnósticas adequadas depende não somente de sua disponibilidade, como também da habilidade e experiência dos profissionais envolvidos nesse processo.

É fato bastante importante quando tal procedimento envolve o paciente pediátrico, não somente pelos cuidados especiais que esses demandam, como também pela repercussão dos procedimentos no desenvolvimento deste paciente. Destaca-se que em alguns momentos o processo diagnóstico envolvendo a criança inicia-se antes mesmo de essa nascer, no acompanhamento pré-natal.

Algumas técnicas como a radiografia e a TC utilizam radiações ionizantes, portanto devem ser empregadas com parcimônia e moderação, já que os efeitos da radiografia são cumulativos e, portanto, para a vida toda.

Os radiofármacos utilizados na MN possuem indicações precisas para que os efeitos esperados sejam obtidos. Outras técnicas como a TC e a RM, apesar de não causar nenhuma sensação de dor ou desconforto, requerem uma certa colaboração, ou pelo menos uma relativa imobilidade desses pacientes, o que, convenhamos, nem sempre é tão simples de se obter em um paciente pediátrico.

A colaboração é também necessária para uma boa avaliação ultra-sonográfica, mas não imperativa, aliando-se aos fatos de que esse procedimento não emite radiações ionizantes, não causa dor e pode ser deslocado ao local onde o paciente se encontra, faz do ultra-som uma arma fundamental no arsenal diagnóstico em pediatria.

Tendo em vista essas observações e a grande variedade dos instrumentos diagnósticos e situações clínicas, surge uma questão: será que existe um método diagnóstico ideal? Um método diagnóstico, para ser considerado ideal, deve fornecer os elementos necessários ao diagnóstico ou para a condução à terapêutica apropriada. Nem sempre isso pode ser obtido por meio de um único procedimento, porém, quanto mais precisa for sua indicação, menos exames serão necessários, e a conclusão de cada caso poderá ser mais precoce e com certeza mais satisfatória.

É fundamental termos em mente que cada *paciente é único*, assim como a manifestação clínica da condição em que ele se encontra. Apesar dessas considerações iniciais, é possível indicar situações em que determinado procedimento diagnóstico pode ser mais preciso, prático e elucidativo que os demais.

Avaliação pré-natal – a US é praticamente única no acompanhamento pré-natal, e técnicas utilizando radiofármacos e radiações ionizantes devem ser evitadas ao máximo. A RM está se apresentando como tecnologia promissora.

Avaliação do trato digestivo – a radiografia convencional e contrastada é fundamental, sendo que esta última é a mais empregada na avaliação das vísceras ocas. A US é extremamente versátil e possui indicação consagrada na avaliação da cavidade abdominal, especialmente em situações agudas e na avaliação dos órgãos compactos. A TC e a RM possuem algumas indicações específicas, podendo ser empregadas individualmente ou de maneira complementar à investigação ultra-sonográfica. Avaliações dinâmicas e funcionais são possíveis com as técnicas de MN.

Avaliação do sistema urogenital – a radiografia contrastada é o método mais difundido e acessível, sendo a US extremamente eficiente na avaliação das doenças urogenitais. Exames como a TC e a RM possuem indicações específicas de grande valia. A dinâmica e a função urinárias são adequadamente avaliadas com a utilização de radiofármacos.

Avaliação do trato respiratório – a radiografia convencional é insuperável na avaliação das doenças do trato respiratório por sua disponibilidade e por ser um método consagrado, sendo complementada de maneira muito importante pela TC. Os demais métodos como US, MN, RM possuem poucas porém precisas indicações.

Avaliação do sistema osteoarticular e musculoesquelético – a avaliação radiográfica osteoarticular inicial é imperativa, sendo os demais métodos complementares, porém eficazes quando corretamente indicados. A RM é, sem dúvida, um método que tem se demonstrado extremamente útil na propedêutica diagnóstica dessas alterações. Os demais métodos podem ser empregados esporadicamente.

Avaliação do sistema nervoso central – situações muito específicas podem ser acessadas por meio da radiografia convencional, da US (de extrema importância no período neonatal) e da MN, porém a avaliação das doenças do sistema nervoso central é beneficiada pelas técnicas tomográficas e de RM.

Nem sempre as situações clínicas são simples, pois envolvem fatores diversos e dinâmicos. É nesse contexto que a integração entre o médico da criança e os radiologistas pediátricos se faz necessária para que a indicação e a utilização do arsenal diagnóstico sejam cada vez mais precisas em benefício do paciente e sua saúde.

INFECÇÕES DO SISTEMA MUSCULOESQUELÉTICO

Osteomielite e artrite séptica

A infecção óssea pode ocorrer por contiguidade ou por via hematogênica. Em crianças, o que acontece mais comumente é uma bacteriemia com o depósito de microrganismos no osso, geralmente na metáfise de ossos longos. Essa predileção do agente infeccioso pela metáfise ocorre porque nesse local há grandes vasos capilares sinusoidais, nos quais o fluxo sanguíneo é lento e a atividade fagocítica é menor. A cartilagem de crescimento é avascular e é uma barreira para a disseminação da infecção para a epífise e para o espaço articular, porém, em crianças com idade inferior a 18 meses, vasos transfisários permitem essa disseminação, facilitando a ocorrência de artrites sépticas.

A investigação radiológica na suspeita de osteomielite deve iniciar-se com uma radiografia simples. A radiografia identifica edema de partes moles e borramento dos planos teciduais cerca de 48 horas após o início dos sintomas, contudo destruição óssea não é detectada antes de 7 a 10 dias. A radiografia simples é insensível à detecção de destruição óssea de menos de 30% da matriz óssea. Se há sinais de destruição óssea na radiografia, nenhum outro exame será necessário. Com a radiografia simples também se descarta a existência de outras doenças que possam mimetizar osteomielite, tais como fraturas e tumores.

Não havendo sinais de osteomielite à radiografia, indica-se a cintilografia do esqueleto em três fases com tecnécio-99. A cintilografia óssea na osteomielite mostra tipicamente um foco bem definido de aumento do traçador nas três fases adquiridas (angiográfica, tecidual e de todo o esqueleto). A cintilografia óssea geralmente é positiva com cerca de 24 horas do início dos sintomas.

A RM também tem sido utilizada no diagnóstico da osteomielite. Esta detecta anormalidades da medula óssea e partes moles com um a dois dias do início dos sintomas. Estudos apontam a RM como discretamente mais sensível e específica do que a cintilografia na detecção da osteomielite. Ainda prefere-se a cintilografia à RM devido a menor custo, não necessidade de sedação na maioria dos casos e possibilidade de se estudar todo o esqueleto, descartando outros focos de infecção. Sugere-se a RM quando existe osteomielite da coluna ou pelve para se obter um melhor estudo anatômico e em pacientes que não respondem favoravelmente ao tratamento para a identificação de possíveis abscessos.

Na avaliação da artrite séptica, seguem-se quase os mesmos passos da osteomielite. Inicia-se com uma radiografia simples da articulação envolvida, na qual podemos identificar um aumento do espaço articular quando há fluido no seu interior e descartar qualquer lesão óssea. O melhor exame para a identificação de fluido intra-articular é a US, porém seu achado não significa que seja infeccioso. Deve-se, portanto, indicar a aspiração do líquido para estudo.

A cintilografia óssea ou a RM podem ser utilizadas para a detecção de osteomielite associada à artrite séptica.

Acometimento ósseo da tuberculose

O acometimento ósseo e articular pela tuberculose ocorre em 1 a 6% das crianças. Os ossos mais comumente acometidos são os corpos vertebrais, especialmente a 12ª vértebra da coluna dorsal, seguida da articulação do joelho, quadril e cotovelo. A dactilite tuberculosa é a forma descrita como a mais comum de tuberculose óssea em crianças. São acometidas as falanges dos dedos da mão com edema indolor e lesões líticas ósseas identificadas na radiografia simples, contudo não tem sido muito diagnosticada em nosso meio. À tomografia de coluna, observa-se desde um discreto estreitamento do disco intervertebral até colapso do corpo vertebral com resultante angulação da coluna (Fig. 1.10). Geralmente, ocorre também o acometimento de partes moles paravertebrais com formação de abs-

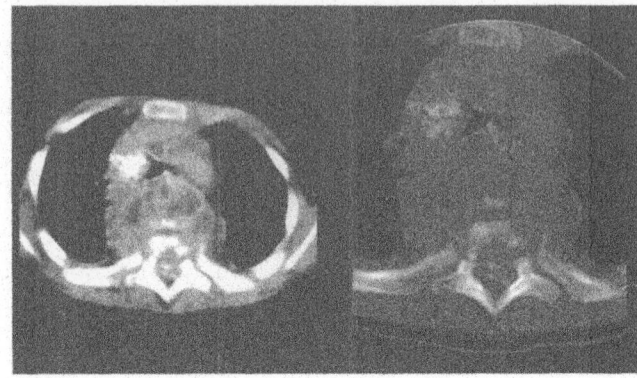

Figura 1.10 – Tomografia de coluna torácica em que há uma redução da altura do corpo vertebral com angulação da coluna (cifose). Aspecto típico no mal de Pott.

cessos caseosos. A radiografia da coluna é o exame inicial na investigação da doença de Pott, mas a RM pode ser realizada para o estudo do acometimento de partes moles e canal espinhal, sobretudo diante da necessidade de abordagem cirúrgica.

Espondilodiscite

Discite para o envolvimento exclusivo do disco intervertebral ou espondilodiscite para o envolvimento do disco e dos elementos do corpo vertebral. O acometimento do conjunto é mais comum que o envolvimento discal exclusivo (conforme observado na tuberculose – mal de Pott). A maioria é decorrente da disseminação hematogênica, por via ascendente (infecções e manipulações do trato geniturinário) ou por inoculação direta (traumatismo ou pós-cirurgia).

As manifestações clínicas são inespecíficas como dor e febre, assim como os achados laboratoriais, sendo o exame físico minucioso fator determinante para a indicação da investigação por imagem.

As alterações radiográficas geralmente só aparecem após 7 a 10 dias de evolução. Portanto, está indicada a avaliação por RM ou MN nos quadros iniciais em que haja forte suspeita clínica. A TC pode ser utilizada de maneira eficaz, especialmente na impossibilidade de realizarmos os outros métodos diagnósticos, nos controles evolutivos (Fig. 1.11).

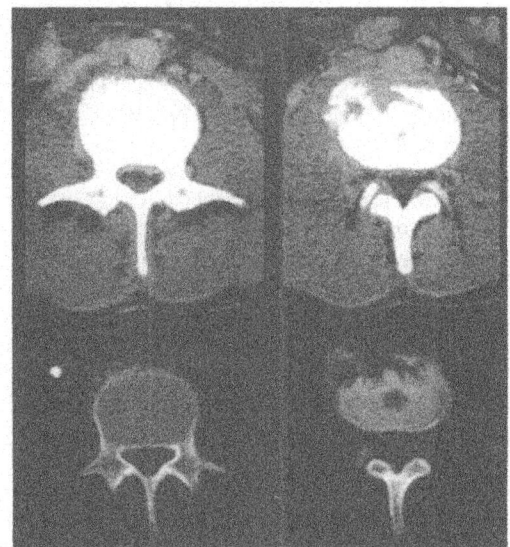

Figura 1.11 – Tomografia computadorizada de coluna lombar evidenciando o comprometimento do corpo e do disco/vertebral e o envolvimento das partes moles adjacentes (em cima = avaliação das partes moles e embaixo = avaliação óssea).

INFECÇÕES DO SISTEMA RESPIRATÓRIO E MASTÓIDE

Sinusites e envolvimento dos seios paranasais e mastóides

O diagnóstico da sinusite é clínico e não radiológico, sobretudo nos quadros agudos. O auxílio radiológico é válido nos casos não específicos ou de apresentação atípica, visando identificar a patência das vias aéreas e o acometimento das estruturas adjacentes. Em algumas situações, a radiografia convencional é limitada para a avaliação dessas condições, embora por meio dela se consiga identificar níveis líquidos e velamentos das cavidades paranasais (condições geralmente associadas à sinusite aguda), sendo dependente de uma boa técnica de exame, em que as condições do paciente pediátrico nem sempre são simples de ser obtidas.

A melhoria dos equipamentos de TC, diminuindo o tempo de exame, e, como conseqüência, a necessidade de sedação dos pacientes pediátricos tornam a TC helicoidal o método de escolha para a avaliação das condições supracitadas. Quanto à questão da dose efetiva de radiação, a diferença não é significativa, sobretudo se considerarmos as possíveis dificuldades técnicas das radiografias convencionais em pediatria que podem exigir mais de uma tentativa até obter uma imagem satisfatória.

As alterações inflamatórias e infecciosas mais comuns que envolvem os seios paranasais e suas características de imagem são:

Sinusite aguda – comentada anteriormente, destaca-se que níveis líquidos podem ser observados até duas semanas após a procedimento terapêutico, sua presença não caracteriza sinusite. Sempre é necessária a correlação clínico-radiológica.

Obstrução do complexo osteomeatal – ocorre geralmente pelo espessamento da mucosa adjacente e pode relacionar-se aos quadros recrudescentes, assim como outras alterações morfológicas, dificultando a circulação aérea.

Cistos mucosos de retenção – normalmente são seqüelares aos processos inflamatórios, alérgicos ou traumáticos. Ocorrem em cerca de 10% da população, sendo mais freqüentes no seio maxilar. São geralmente assintomáticos e incidentais. A diferenciação radiológica entre esses e as formações polipóides pode ser difícil (Fig. 1.12).

Pólipos nasais – também seqüelares, geralmente associados a quadros inflamatórios, vasomotores e fibrose cística. São mais comuns nos seios maxilares, podendo protruir e erodir as estruturas ósseas adjacentes. Ocasionalmente, podem ser infectados por fungos e outras alterações associadas aos micetomas necróticos.

Sinusites fúngicas – aspergilose e mucormicose são as mais comuns, acometendo com freqüência os seios maxilares e etimoidais, os quais são demonstrados pela TC e RM por meio do comportamento específico do seu conteúdo.

Otite média e envolvimento inflamatório das mastóides

A suspeita clínica de processos inflamatórios envolvendo o ouvido médio e as células aéreas das mastóides pode ser beneficiada pela avaliação por imagem. Ressaltamos que o diagnóstico de otomastoidite é clínico, e a abordagem por imagem visa à identificação da extensão dos processos, contribuindo também para a avaliação das principais complicações associadas a esses processos como meningites e tromboses venosas (Fig. 1.13).

Epiglotite, laringite e abscesso retrofaríngeo

O diagnóstico da epiglotite é clínico. A radiografia lateral do pescoço na sala de emergência pode demonstrar a epiglote edemaciada com a aparência de um polegar imediatamente posterior a valécula epiglótica (Fig. 1.14).

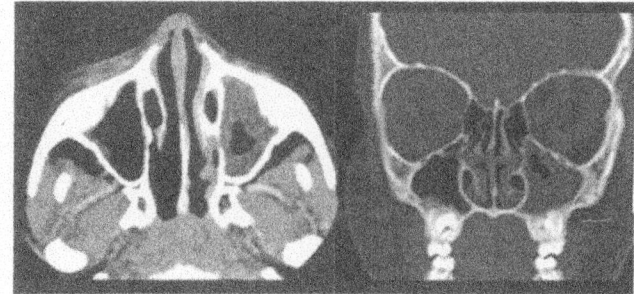

Figura 1.12 – Tomografia computadorizada dos seios paranasais. Avaliação no plano axial com documentação para partes moles (à esquerda) e coronal com ênfase para as partes ósseas (à direita). Nota-se velamento parcial do seio maxilar esquerdo, compatível com a suspeita clínica de sinusopatia.

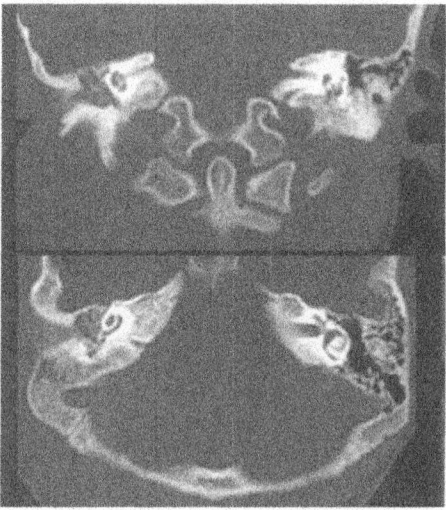

Figura 1.13 – Tomografia computadorizada da região mastóidea. Avaliação nos planos axial (à esquerda) e coronal (à direita) com documentação para a janela óssea. Nota-se obliteração parcial das células aéreas mastóideas à direita por um componente com densidade de partes moles (cinza), comparado com a região contralateral na qual a mastóide se encontra com sua pneumatização usual (preto), compatível com a suspeita clínica de mastoidite.

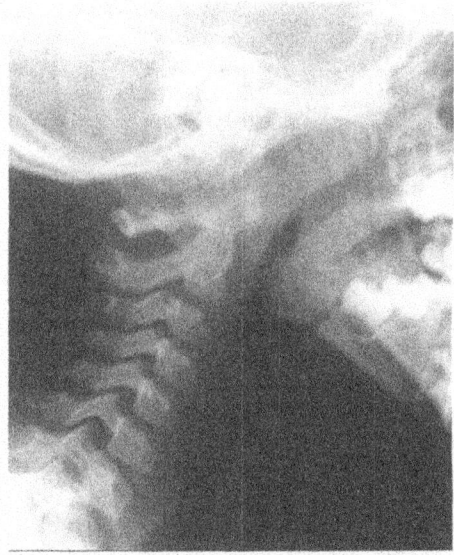

Figura 1.14 – Radiografia da região cervical em perfil com foco em vias aéreas mostrando o aspecto em dedo de luva da epiglotite.

Quando a suspeita clínica é de laringite, deve-se realizar radiografias do pescoço de frente e perfil com enfoque sobre as vias aéreas. Na radiografia de frente, observa-se estreitamento simétrico da traquéia subglótica. A ponta desse estreitamento está no nível da glote, assemelhando-se à letra V invertida (Fig. 1.15).

Na laringite de provável origem bacteriana, pode-se observar na radiografia a traquéia estreitada com exsudato no seu lúmen (Figs. 1.16 e 1.17).

Na suspeita de abscesso retrofaríngeo, deve-se realizar radiografia lateral do pescoço em extensão em inspiração. Observa-se, nesses casos, alargamento de partes moles pré-vertebrais que algumas vezes pode conter gás e/ou corpo estranho radiopaco. Nesses casos, a TC pode ser útil na avaliação do real tamanho do abscesso e na sua extensão para o mediastino.

Pneumonias

O estudo por imagem das infecções pulmonares na infância é realizado basicamente com a radiografia de tórax que confirma ou exclui a hipótese de pneumonia feita clinicamente, além de localizar anatomicamente, caracterizar e mostrar sua evolução ou suas complicações.

Podemos por meio da radiografia de tórax definir alguns padrões radiológicos que podem sugerir determinadas etiologias. Esses padrões radiológicos não são regras e podem ser concomitantes, mas a avaliação em conjunto com os dados clínicos propiciam uma abordagem mais adequada dos diferentes quadros.

Os principais padrões radiológicos identificados são: a) envolvimento do espaço aéreo periférico; b) envolvimento de vias aéreas; e c) acometimento de vias aéreas e espaço aéreo periférico.

A pneumonia causada por vírus respiratórios leva a um processo inflamatório que afeta vias aéreas e poupa o espaço aéreo. Radiologicamente, há áreas de espessamento da parede brônquica que aparecem como densidades lineares para-hilares bilaterais associadas à hiperaeração pulmonar.

As pneumonias bacterianas são freqüentemente caracterizadas como densidades alveolares lobares ou segmentares com broncogramas aéreos. Alguns padrões são sugestivos de um microrganismo em particular. Uma densidade arredondada é geralmente indicativa de pneumonia por pneumococo. Derrames pleurais ou empiemas podem estar associados a estafilococo, pneumococo ou hemófilo. Pneumatoceles sugerem infecção estafilocócica.

Alguns microrganismos podem acometer tanto as vias aéreas quanto o espaço aéreo periférico, como é o caso do *Mycoplasma pneumoniae*. A pneumonia por micoplasma tem aspectos radiográficos variáveis e pode ocorrer consolidação lobar ou infiltrados retículo-nodulares difusos à radiografia.

Na pneumonia bacteriana ocorre tipicamente a produção de um exsudato no espaço aéreo periférico, que é freqüentemente progressivo de um pequeno *nidus* para todo um segmento ou lobo pulmonar. À radiografia esse processo se traduz com uma opacidade homogênea segmentar ou lobar. Outros métodos diagnósticos, além da radiografia de tórax, podem auxiliar na investigação quando há complicações. O derrame pleural pode ser identificado à radiografia, mas a US é útil para quantificar o líquido e orientar a punção. As pneumatoceles e os abscessos são algumas vezes mais bem avaliados com a tomografia de tórax que possibilita a localização para drenagens.

Tuberculose

A infecção primária por tuberculose tem predileção para acometer o lobo superior ou o segmento apical do lobo inferior. O acometimento não é patognomônico e pode acontecer em infecções bacterianas ou virais. Pode ocorrer alargamento mediastinal por acometimento de linfonodos para-hilares e atelectasias por compressão desses linfonodos. O acometimento pulmonar miliar é característico, com múltiplas pequenas opacidades nodulares de tamanho uniforme, difusas até a periferia pulmonar e em ambos os pulmões (Fig. 1.18).

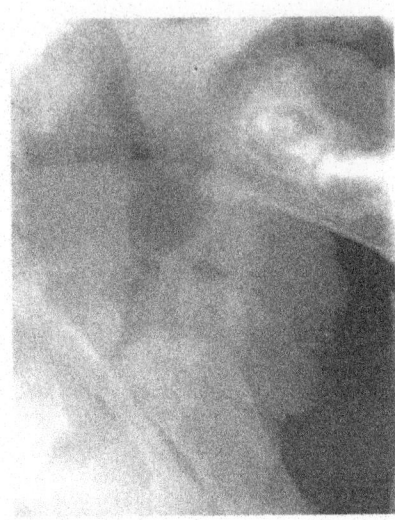

Figura 1.15 – Radiografia da região laríngea de frente, em que se observa estreitamento da coluna de ar com aspecto da letra V invertida.

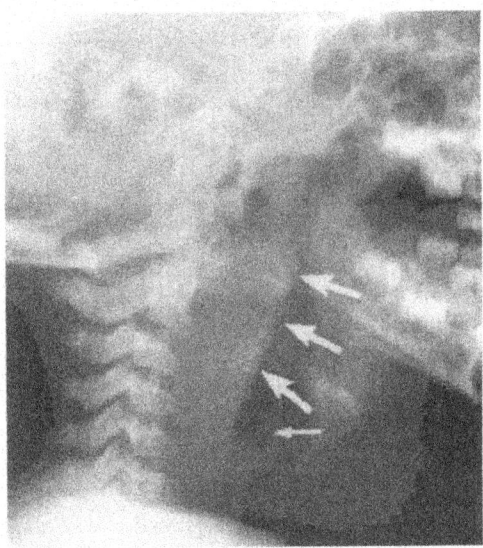

Figura 1.16 – Radiografia em perfil da coluna aérea notando-se membrana na parede da laringe. Esse aspecto pode estar presente quando a laringite ocorre devido a um agente bacteriano.

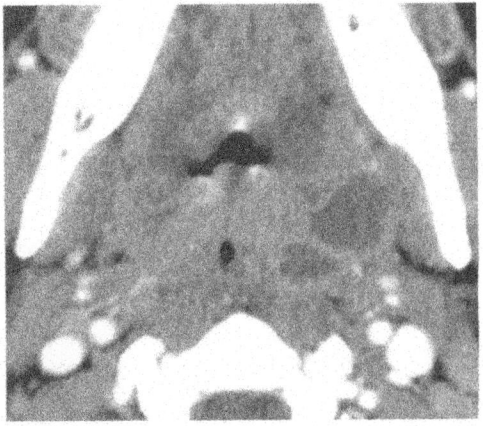

Figura 1.17 – Tomografia computadorizada de pescoço. Nota-se à esquerda formação hipodensa com margens captantes características de abscesso na região retrofaríngea.

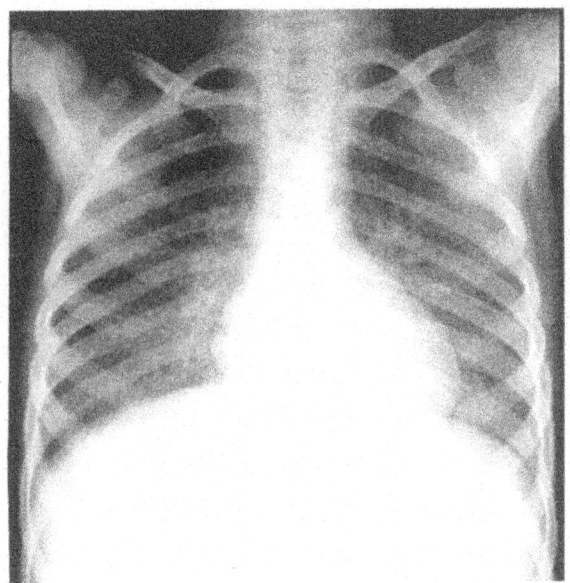

Figura 1.18 – TB miliar: radiografia de tórax, PA, em que se identifica um infiltrado micronodular difuso em todo o parênquima pulmonar.

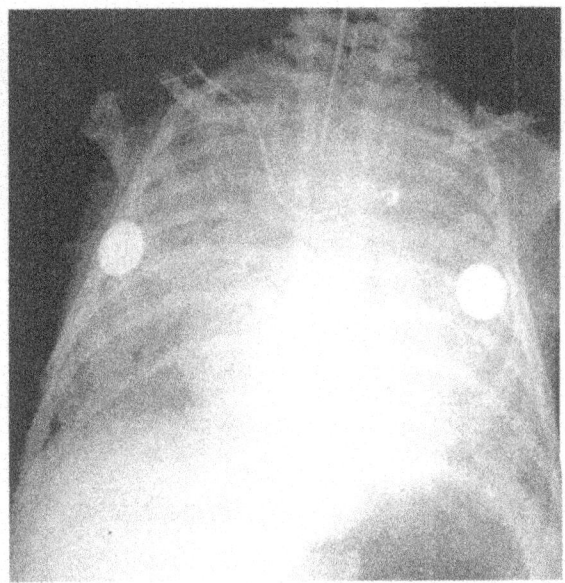

Figura 1.19 – Paciente com AIDS e desconforto respiratório grave. Radiografia de tórax em que se observa infiltrado intersticial difuso no parênquima pulmonar, aspecto que pode ocorrer na infecção por citomegalovírus.

Acometimento pulmonar na AIDS

O acometimento pulmonar na criança com AIDS ocorre freqüentemente e pode ser causado por bactérias, vírus, fungos e protozoários. A infecção pulmonar bacteriana ocorre pelos agentes comuns e aparecem à radiografia como consolidações lobares ou segmentares. Pneumonias virais são mais comumente causadas pelo citomegalovírus e aparecem à radiografia como um padrão miliar, reticular ou nodular (Fig. 1.19).

A tuberculose em crianças com AIDS pode manifestar-se com adenopatia e padrões de consolidação semelhantes à tuberculose primária. O *Mycobacterium avium-intracelullare* tem sido ocasionalmente observado em pacientes pediátricos, nenhum padrão radiológico é característico, mas opacidades alveolares e adenopatia hilar e mediastinal foram descritas.

Outro patógeno causador de pneumonia é o *P. carinii*. Os achados radiológicos incluem desde uma radiografia normal, hiperaeração com trama broncovascular aumentada até opacidades do espaço aéreo com broncogramas aéreos. O achado mais característico é o de infiltrado interstício-alveolar difuso. São descritos também cistos, presumivelmente pneumatoceles, associados a pneumomediastino e pneumotórax (Fig. 1.20).

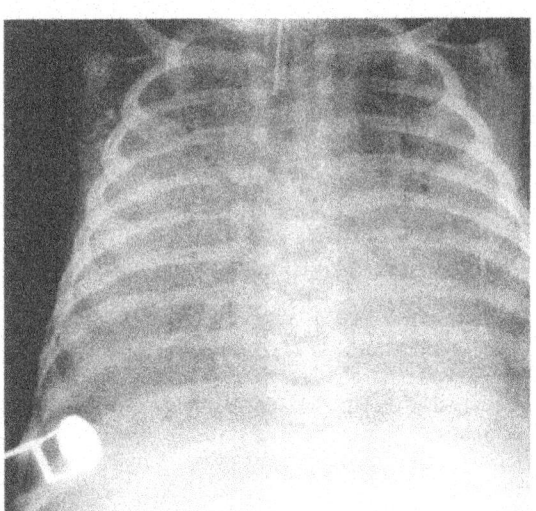

Figura 1.20 – Paciente com AIDS e insuficiência respiratória aguda. Radiografia de tórax com infiltrado interstício-alveolar com broncogramas aéreos. Neste caso foi identificado *P. carinii*.

INFECÇÕES DO TRATO GASTRINTESTINAL

A US de abdome é o exame de imagem utilizado para a avaliação de hepatoesplenomegalia e adenomegalias, sendo possível dimensionar órgãos e estruturas e identificar alterações texturais. Ainda é possível observar coleções e abscessos que têm características semelhantes em qualquer órgão acometido (fígado, baço, músculo psoas etc.). Os abscessos são identificados à US como massas hipoecogênicas que podem conter septações ou aumento da ecogenicidade devido à presença de "debris". A TC de abdome pode ser útil na avaliação da localização anatômica exata das coleções e abscessos e na morfologia da parede e densidade do conteúdo (Fig. 1.21).

Um tipo de imagem bastante característico que podemos observar à US são as imagens de múltiplas pequenas lesões, redondas e hipoecogênicas difusas no parênquima hepático ou esplênico, que estão associadas à infecção fúngica, mais especificamente candi-

díase. Calcificações também podem ser observadas no parênquima hepático e esplênico e estar associadas a seqüela de tuberculose, histoplasmose ou outras doenças granulomatosas crônicas.

INFECÇÕES DO TRATO URINÁRIO

Os exames radiológicos utilizados na avaliação das infecções do trato urinário são a uretrocistografia miccional convencional, por MN acoplada a medidas urodinâmicas, US, urografia excretora, cintilografia renal (DMSA) e TC. Estes são utilizados para detectar anormalidades estruturais ou funcionais como obstruções, refluxo vesicoureteral e disfunções miccionais. Os efeitos da infecção no trato urinário, tanto recentes como tardios, também podem ser avaliados, mas nem sempre são aparentes. Na pielonefrite aguda, o exame mais indicado é a US e o que mais comumente observamos é au-

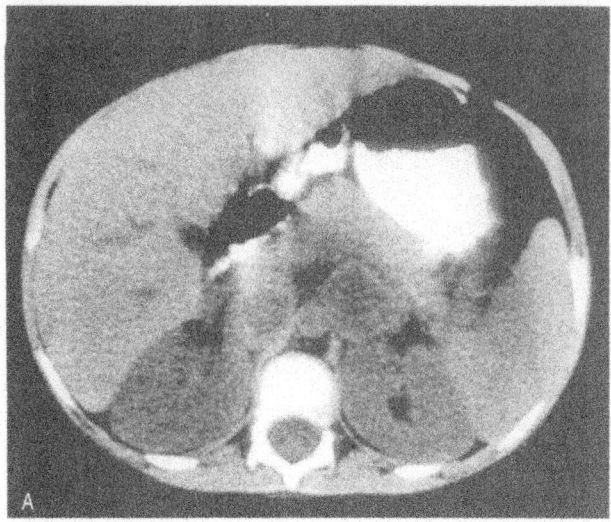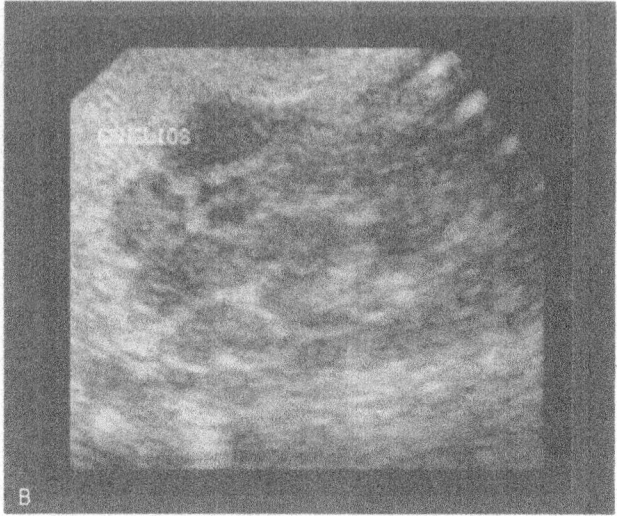

Figura 1.21 – A) Tomografia de abdome mostrando o aspecto do abscesso de íleo-psoas com aumento do músculo, aspecto heterogêneo com realce após contraste intravenoso. B) Adenomegalia peri-hilar esplênica, aspecto à ultra-sonografia. Notam-se imágens hipoecogênicas, ovaladas de tamanhos variados junto ao hilo.

mento das dimensões renais, sem outras alterações. Coleções e variações de ecotextura são alterações tardias e mais raras de ser observadas. Os exames radiológicos contrastados avaliam melhor as obstruções, e a TC tem a vantagem de avaliar os órgãos abdominais de forma global, detectando por exemplo malformações associadas às genitourinárias. Exames cintilográficos são importantes na pesquisa de refluxo e de seqüelas funcionais.

INFECÇÕES DO SISTEMA NERVOSO CENTRAL (SNC)

Meningites

O diagnóstico eminentemente clínico é correlacionado ao estudo líquórico. Meningites esporádicas são comuns na infância, sendo os diversos organismos etiopatológicos característicos de cada faixa etária. O papel do diagnóstico por imagem deve levar em consideração algumas condições específicas.

Nos quadros agudos e não complicados, a avaliação por imagem é geralmente ineficiente, especialmente nas meningites linfocíticas. Em raras oportunidades, observa-se uma alteração no padrão de captação (dural, leptomeníngea ou ependimária), sendo, nesses casos, a RM mais sensível que a TC para detectar tais alterações, que são normalmente únicas e inespecíficas. Os casos complicados, crônicos ou recorrentes merecem uma abordagem distinta, sendo a origem do quadro fator determinante da estratégia diagnóstica, cuja finalidade é identificar a origem e a extensão do processo.

Nos quadros de disseminação hematogênica, através do plexo coróide, pode haver associação com ventriculite, entre outras alterações. Nesses casos, a US pode ser útil desde que a criança tenha sua fontanela anterior ainda aberta. Nas crianças maiores, a TC ou a RM são indicadas para essas avaliações.

Nas meningites por contigüidade, a investigação deverá incluir um estudo pormenorizado das cavidades paranasais, mastóides, ouvido médio ou da região envolvida em traumatismo ou procedimento cirúrgico. Nessas situações, a necessidade de avaliar o comprometimento ósseo associado faz da TC o método mais eficiente.

As complicações mais freqüentes são as efusões subdurais e o empiema secundário, as quais devem ser suspeitadas em crianças com meningite associada a aumento do perímetro cefálico ou cujo tratamento específico seja ineficiente. O diagnóstico diferencial entre essas situações pode ser difícil.

Normalmente, as efusões subdurais estéreis são complicações comuns nos quadros de meningite por *H. influenzae* e tendem a ser grandes e simétricas bilateralmente na região frontoparietal. A maioria destas se resolve de maneira espontânea, porém em algumas situações pode haver necessidade de drenagem. Ambas as situações (a efusão e o empiema) exibem contrastação periférica. No empiema, a coleção extra-axial deve apresentar um comportamento de imagem diferente do líquido celaforraquidiano, representado por uma maior densidade à TC, ou por um aumento do sinal em T1 na RM.

Outra complicação normalmente associada é a trombose. Nesses casos, estudo da dinâmica vascular é imprescindível, podendo ser obtido parcialmente por meio da TC contrastada ou da RM para estudo vascular em tempo arterial ou venoso, não necessitando necessariamente de um estudo vascular mais invasivo.

Em relação à faixa etária, destaca-se que, enquanto a criança tiver a fontanela anterior ou bregmática aberta, a US deverá sempre ser considerada em primeiro plano, especialmente nas meningites neonatais.

Entre as alterações de imagem encontradas nas meningites neonatais, destacam-se, na fase inicial, edema, ventriculite e ventriculomegalia, rarefação ou cavitação periventricular. Nas imagens mais tardias, são observadas zonas de infarto que podem progredir para calcificação, atrofia ou encefalomalacia. Hidrocefalia também é comum, sendo as efusões subdurais raras, porém podem ocorrer após a primeira semana.

Abscesso cerebral

Os fatores normalmente associados ou desencadeantes mais comuns são sinusite, otite média, lesão penetrante, disseminação hematogênica a partir de uma fonte distante. O processo de investigação por imagem envolve as considerações apresentadas para as meningites. Os locais de acometimento mais comuns incluem as regiões frontais, temporais, parietais, fossa posterior e região occipital em ordem decrescente. Os aspectos de imagem relacionam-se aos estágios de evolução do processo, conforme apresentado na figura 1.22.

Encefalites, meningoencefalites, encefalomielites

Essas condições se referem ao envolvimento não-purulento do SNC. Ocorrem durante toda a infância a partir do período neonatal, ora esporádicas, ora associadas a surtos epidêmicos. Quadros inespecíficos de alteração do estado de *consciência*, convulsões ou défi-

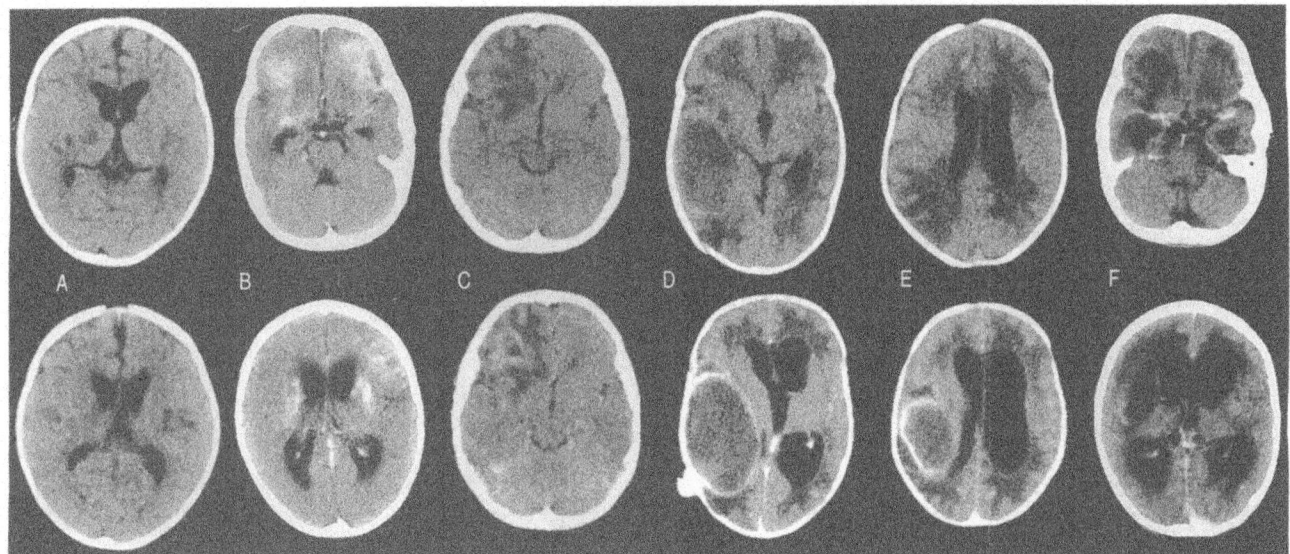

Figura 1.22 – Tomografias axiais computadorizadas do crânio evidenciando diversos estágios evolutivos desde o envolvimento inicial em um quadro de cerebrite sem contraste (A) e com contraste (B), notando-se captação do meio de contraste nos locais em que há quebra da barreira hematoencefálica. Em C evidenciamos o início da formação do abscesso, observando-se importante zona de edema perilesional (hipoatenuante) e início da organização do abscesso. D e F representam um mesmo paciente com abscesso maduro e organizado, verificando-se seu efeito de massa sobre o parênquima adjacente e a clara definição de uma margem anelar captante (parede do abscesso). Durante o curso evolutivo da terapêutica, há redução volumétrica significativa entre D e E. Após a resolução do processo, são observadas as alterações neuroclásticas que assumem características cronificadas e seqüelares com adaptação das estruturas adjacentes.

cits neurológicos focais geralmente estão associados a quadro viral inespecífico prévio. *Herpes simplex* é o agente mais freqüente das encefalites virais, sendo o tipo I mais comum em adultos (reativação ou infecção primária) e o tipo II associado aos quadros congênitos ou neonatais. Os achados são bastante inespecíficos e seu diagnóstico por imagem pode envolver estudo por TC ou RM, sendo importante a utilização de meios de contraste intravenoso, como por exemplo a encefalomielite aguda disseminada pós-infecciosa.

É um diagnóstico de exclusão cuja apresentação clínica inclui: convulsão, febre, mielopatia, neurite óptica e outros nervos cranianos, sintomas cerebelares e de tronco. As lesões observadas nos estudos de imagem são decorrentes das reações inflamatórias desencadeando processos desmielinizantes.

A RM está indicada para essas situações e, entre seus achados, notam-se zonas assimétricas bem definidas de envolvimento da substância branca, geralmente sem efeito de massa ou captação. O envolvimento da substância cinzenta, especialmente no tálamo, pode estar presente em até 60% dos casos.

O aspecto de imagem inespecífico deve incluir, entre os diagnósticos diferenciais, esclerose múltipla, outras encefalites virais e vasculites (Fig. 1.23).

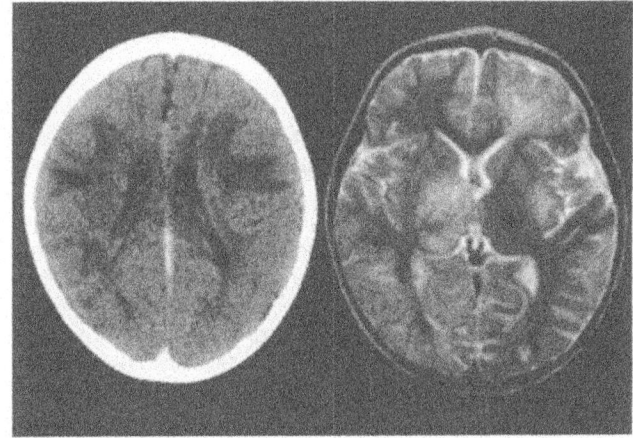

Figura 1.23 – Avaliação do encéfalo por tomografia computadorizada (à esquerda) e ressonância magnética ponderada em T2 (à direita). Nota-se alteração das características de imagem da substância branca subcortical e profunda, esparsas pelo parênquima supratentorial, em paciente com encefalomielite aguda disseminada.

Envolvimento do SNC em pacientes pediátricos com AIDS

No grupo etário pediátrico, a transmissão vertical representa a maioria dos casos, e são relatadas complicações graves que podem levar à morte ainda no primeiro ano de vida. O envolvimento do SNC nas crianças difere das alterações observadas nos adultos, e processos infecciosos e inflamatórios oportunistas não são tão freqüentes, nem as neoplasias associadas. As alterações mais freqüentes encontradas nesses pacientes incluem calcificações, diferentes graus de retração, redução volumétrica ponderal e microcefalia.

As calcificações ocorrem geralmente nos gânglios basais, especialmente nos núcleos lentiforme e às vezes na substância branca frontal. O substrato histopatológico relaciona-se a quadro de microangiopatia mineralizante (Fig. 1.24).

As alterações volumétricas e ponderais possuem características retráteis nítidas e costumam envolver de maneira simétrica e difusa todas as estruturas, sejam elas corticais, subcorticais ou profundas. Como sinal indireto, nota-se alargamento dos espaços liquóricos, tanto intra quanto extraventriculares, e tênues alterações de sinal da substância branca decorrente de sua rarefação.

A leucomalacia multifocal progressiva (LEMP), relacionada à reativação do papovavírus ou por ação direta do HIV sobre a oligodendroglia causando desmielinização, é extremamente rara na infância, e seus aspectos de imagem se assemelham aos das encefalomielites.

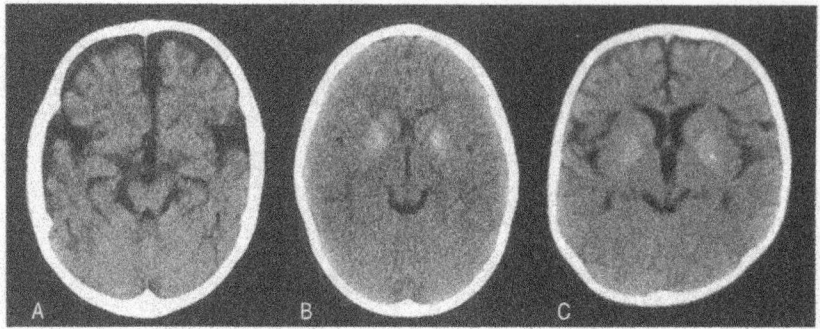

Figura 1.24 – Tomografias computadorizadas de crânio evidenciando em (A) atrofia, em (B) calcificações na topografia dos núcleos lentiformes e em (C) as duas alterações.

Neurotoxoplasmose

A toxoplasmose é a infecção oportunista mais freqüente nos paciente com AIDS, podendo produzir encefalite local ou disseminada. Suas alterações normalmente se localizam nos gânglios da base e nas zonas de transição córtico-subcortical, podendo ocorrer em praticamente todos os compartimentos.

A imagem dessas lesões geralmente exibe aspecto anelar com captação periférica e edema perilesional, podendo, às vezes, ocorrer áreas de sangramento. É comum observarmos aumentos das alterações radiológicas no início do processo terapêutico, devendo ser observada alguma melhora após duas a quatro semanas do início do tratamento específico (caso contrário, a possibilidade de linfoma deve ser considerada). As lesões cicatriciais podem ser demonstradas como áreas focais de gliose ou encefalomalacia ou como calcificações distróficas residuais.

Neurocriptococose

A criptococose é a maior responsável pelo acometimento fúngico do SNC, tanto na população em geral quanto nos pacientes imunocomprometidos.

Produz uma meningite com exsudato mucóide causando alargamento dos espaços subaracnóides e perivasculares, determinando um padrão de contrastação leptomeníngeo exuberante. Sua extensão pelos espaços perivasculares (Virchow-Robin) pode formar múltiplas e congruentes lesões de aspecto cístico na região dos gânglios da base e substância perfurada, os chamados pseudocistos gelatinosos que possuem uma morfologia característica em "cacho de uvas". Cerca de 50% dessas lesões podem captar contraste.

O envolvimento dos plexos coróides na região do átrio ventricular também é comum. Alterações associadas: hidrocefalia, nódulos miliares, captação nodular das leptomeninges e os chamados criptococoma, que possuem características de imagem indestinguíveis dos demais abscessos.

Neurotuberculose

As infecções tuberculosas do SNC são normalmente causadas pelo *M. tuberculosis* – cepas atípicas podem relacionar-se a graus de imunocomprometimento. A disseminação hematogênica determina suas características de imagem. As alterações localizam-se preferencialmente junto à transição córtico-subcortical e aos gânglios basais. No grupo etário pediátrico, há importante predileção pelo envolvimento da fossa posterior e cerebelo a partir das cisternas basais.

A manifestação mais comum é a meningite, seguindo as características de imagem desta. Quando há formação de abscesso, os tuberculomas, estes possuem evolução semelhante à descrita para os abscessos cerebrais. Na maioria das vezes, é uma lesão solitária, sendo múltipla em cerca de 30% dos casos. Calcificações das lesões crônicas e seqüelares são infreqüentes (Fig. 1. 25).

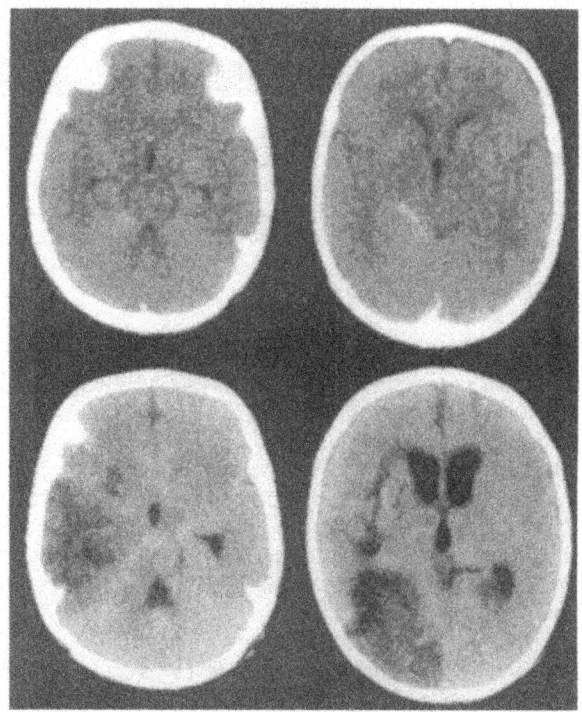

Figura 1.25 – Tomografia computadorizada de crânio com contraste em dois momentos distintos em paciente com quadro de neurotuberculose. Em cima, observa-se apenas uma área de hipercaptação do meio de contraste nas cisternas basais à direita e, embaixo, nota-se importante envolvimento neuroclástico envolvendo as regiões temporal e frontal.

Neurocisticercose

É a infecção parasitária mais comum em nosso meio, em praticamente todos os casos há envolvimento do SNC. Podem acometer tanto o cérebro quanto a medula.

A localização das lesões segue o padrão hematogênico, junto à transição entre a substância branca e cinzenta dos hemisférios cerebrais. Outros locais de envolvimento freqüente são o sistema ventricular (20%) e os espaços subaracnóides (10%). Os achados de imagem dependem do estadiamento evolutivo (Fig. 1.26).

Envolvimento infeccioso medular

O envolvimento infeccioso e inflamatório da coluna vertebral foi abordado anteriormente, porém suas repercussões para o canal medular e para a medula, bem como o envolvimento da medula propriamente dita, devem ser consideradas de maneira individualizada. Quando o objetivo for avaliar por imagem a integridade ou o grau de acometimento medular, *o método de estudo indicado é a*

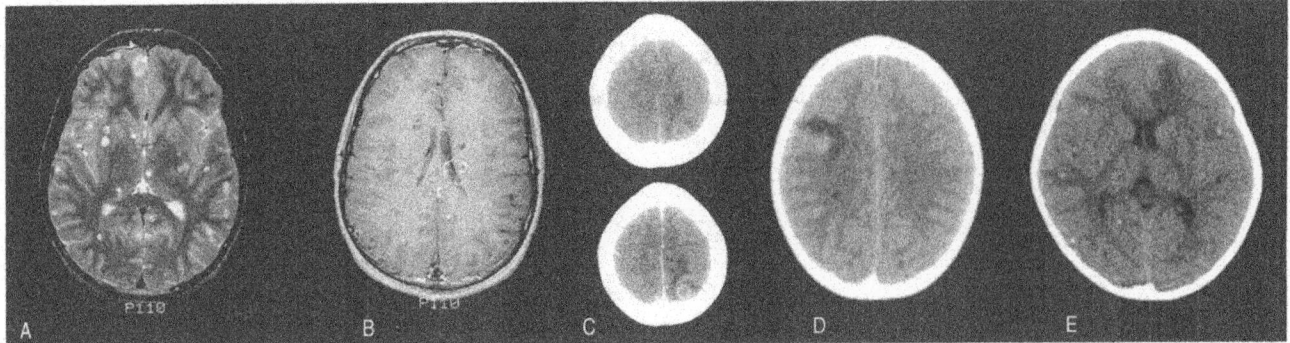

Figura 1.26 – Neurocisticercose em distintos aspectos de imagem. A) RM em T2 com múltiplas formações císticas esparsas pelo parênquima cerebral. B) RM em T1 pós-contraste evidenciando a captação anelar periférica de algumas dessas formações; às vezes é possível identificar uma pequena área de captação intravesicular (escólex). C) Tomografias computadorizadas sem (acima) e com contraste (abaixo) evidenciando zona de edema e formação anelar captante na transição córtico-subcortical parietal esquerda. D) Alteração semelhante à anteriormente descrita em topografia distinta. E) Tomografia computadorizada sem contraste evidenciando a presença de múltiplas calcificações puntiformes esparsas pela transição córtico e subcortical pelo parênquima encefálico.

RM. As principais indicações incluem abscessos epidurais e mielites. Abscessos e outros envolvimentos infecciosos intramedulares (neurocisticercose, esquistossomose etc.) têm diagnóstico diferencial difícil de ser estabelecido em relação a processos neoplásicos. É essencial a definição do nível aparente da sintomatologia pelo exame neurológico, que orienta qual região deverá ser estudada radiologicamente (Fig. 1.27).

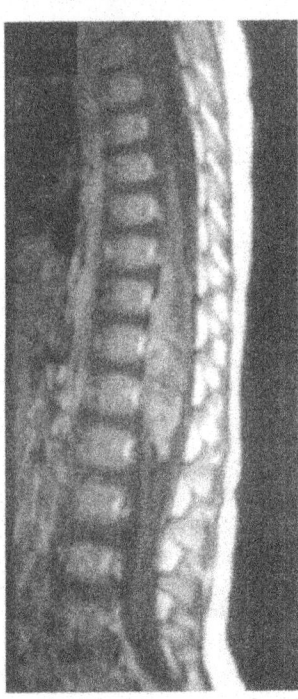

Figura 1.27 – Ressonância magnética da coluna lombar, plano sagital, ponderação T1 pós-contraste evidenciando formação expansiva heterogênea na região do cone medular. Neuroesquistossomose medular de aparência pseudotumoral.

BIBLIOGRAFIA

1. BALL, Jr., W.L. – Infections of the central nervous system. In *Pediatric Neuroradiology*. Philadelphia, Lippincott-Raven, 1997, p. 273. 2. BARKOVICH, A.J. – Destructive brain disorders of childhood. In *Pediatric Neuroimaging*. 2nd ed., New York, Raven Press, 1995, p. 107. 3. BETTENAY, F.L.; DE CAMPO, J.F. & MCCROSSIN, D.B. – Differentiating bacterial from viral pneumonias in children. *Pediatr. Radiol.* **18**:453, 1988. 4. CAPITANIO, M.A. & KIRKPATRICK, J.A. – Early Roentgen observations in acute osteomyelitis. *AJR* **108**:488, 1970. 5. EVLOGIAS, N.E. et al. – Severe cystic pulmonary disease associated with chronic P. carinii infection in a child with AIDS. *Pediatr. Radiol.* **24**:606, 1994. 6. GRISCOM, N.T. – Pneumonia in children and some of its variants. *Radiology* **167**:297, 1988. 7. GUPTA, N.C. & PREZIO, J.A. – Radionuclide imaging in osteomyelitis. *Semin. Nucl. Med.* **18**:287, 1988. 8. HANEY, P.J. et al. – Imaging of infants and children with AIDS. *AJR* **152**:1033, 1989. 9. HEDLUND, G.L. et al. – Respiratory system. In Kirks, D.R. *Practical Pediatric Imaging*. 3rd ed., Philadelphia, Lippincott-Raven,1998. 10. JARAMILLO, D. et al. – Osteomyelitis and septic arthritis in children: appropriate use of imaging to guide treatment. *AJR* **165**:399, 1995. 11. LAMONT, A.C. & CREMIN, B.J. – Radiological patterns of pulmonary tuberculosis in the paediatric age group. *Pediatr. Radiol.* **16**:2, 1986. 12. LEBOWITZ, R. – Urinary tract infection in children: putting radiology in its place. *Radiology* **165**:1, 1987. 13. LEDESMA-MEDINA, J. & NEWMAN, B. – Use of imaging techniques in the diagnosis of infectious diseases in children. *Adv. Pediatr. Infect. Dis.* **4**:1, 1989. 14. MARKS, M.J. et al. – Thoracic disease in children with AIDS. *Radiographics* **16**:1349, 1996. 15. STATES, L.J.; ZIMMERMAN, R.A. & RUSTSTEIN, R.M. – Imaging of pediatric central nervous system HIV infection. *Neuroimaging Clin. North Am.* **7**:321, 1997. 16. SWISCHUK, L.E. & HAYDEN Jr., C.K. – Viral vs. bacterial pulmonary infections in children. (Is roentgenographic differentiation possible?). *Pediatr. Radiol.* **16**:278, 1986. 17. ZAWINN, J.K. et al. – Joint effusion in children with an irritable hip: US diagnosis and aspiration. *Radiology* **187**:459, 1993. 18. ZEIFER, B. – Update on sinonasal imaging. *Neuroimaging Clin. North Am.* **8**:607, 1998. 19. ZIMMERMAN, B.L. et al. – Children with AIDS – is pathologic diagnosis possible based on chest radiographs? *Pediatr. Radiol.* **17**:303, 1987.

1 | Farmacocinética e Farmacodinâmica dos Antimicrobianos

PEDRO TAKANORI SAKANE
HELOISA HELENA SOUSA MARQUES

INTRODUÇÃO

Os médicos precisam ter conhecimento básico dos princípios farmacológicos das drogas antimicrobianas para que seu uso tenha o máximo da eficácia com o mínimo de efeitos adversos. É freqüente observar prescrições baseadas apenas na suscetibilidade ao antibiograma do agente causal, sem se levar em consideração o local da infecção, a função renal ou hepática do paciente, ou a possível interação com outras drogas que esteja recebendo.

A escolha do antimicrobiano pode ser resumidamente analisada dependente dos seguintes fatores:

a) O microrganismo – padrão de sensibilidade, habilidade de sobreviver dentro da célula do hospedeiro, co-infecção com outros agentes.
b) O hospedeiro – doenças subjacentes, principalmente aquelas que alteram a capacidade imunológica, idade, gravidez, intolerância, alergias, uso concomitante de outras drogas, como teofilina, fenitoína, barbitúricos.
c) O local da infecção – sistema nervoso central, endocárdio, coleções fechadas, humor vítreo, próstata, osso, presença de corpo estranho.
d) A gravidade do processo.

A *farmacocinética* estuda a dinâmica da absorção, da distribuição e da eliminação das drogas, enquanto a *farmacodinâmica* diz respeito ao estudo dos efeitos biofisiológicos, relação entre concentração, ação, efeitos tóxicos e interação entre os fármacos.

O estudo da farmacocinética e da farmacodinâmica dos antimicrobianos é essencial para a prescrição correta da droga. De fato, não basta saber o agente etiológico e sua sensibilidade. É necessário avaliar em conjunto o local da infecção, a gravidade do processo, as condições imunológicas do paciente, a situação hemodinâmica no momento da medicação, as condições psicológicas, os outros medicamentos em uso, função renal e hepática, e ainda ter conhecimento das condições do meio onde ocorre a infecção. De posse dessas e de outras informações, será possível decidir com maior segurança sobre: 1. o antimicrobiano a ser utilizado; 2. a via de administração; 3. a dose; 4. o intervalo entre as doses; e 5. como monitorizar sua ação e seus efeitos colaterais.

CONCEITOS

Para facilitar a compreensão do texto, será aqui relatado um resumo de alguns conceitos fundamentais.

Concentração inibitória mínima (MIC) – é determinada em estudo *in vitro* por meio de diluição seriada do antimicrobiano e é a concentração mínima da droga que impede o desenvolvimento visível do germe, após incubar por uma noite uma suspensão de 10^{5-6} bactérias/ml que esteja em fase rápida de crescimento. Esse exame é muito utilizado na clínica para adequar a dose do antimicrobiano, pois considera-se que o microrganismo seja sensível se a concentração que se consegue no soro, após administração de uma dose-padrão da droga (concentração conhecida como "breakpoint"), é superior à da MIC do germe. Entretanto, o resultado deve ser analisado com cuidado, pois, sendo um exame *in vitro*, não reproduz o que de fato se passa em um organismo vivo. De fato, a concentração sérica não prediz a quantidade da droga no local da infecção, a qual pode estar acima (como soe acontecer no tecido renal) ou abaixo (no fluido cerebral, próstata, secreção brônquica), não leva em consideração a fração ligada à proteína nem as condições do sítio infectado como a anaerobiose, o pH, a concentração dos germes etc.

Concentração bactericida mínima (MBC) – é a concentração mínima do antibiótico que reduz o número original de bactérias em, pelo menos, 99,9% após uma noite de incubação (isto é, de 10^{5-6} a $\leq 10^{2-3}$/ml). A MIC corresponde também à MBC, principalmente com os antibióticos que têm ação preponderantemente bactericida. Na maioria das infecções é suficiente apenas uma ação inibitória da droga para o seu tratamento, uma vez que os mecanismos de resistência do hospedeiro se encarregarão de eliminar o germe. Entretanto, em algumas situações, como na meningite, na endocardite e talvez também nos pacientes neutropênicos, seria interessante que houvesse uma ação bactericida do antimicrobiano, ou seja, talvez a medida da MIC não seja o suficiente para assegurar um bom tratamento.

Efeito pós-antibiótico (PAE ou EPA) – é um conceito importante que tem modificado bastante o manejo dos antimicrobianos. Trata-se de um fenômeno em que, mesmo sem a presença do antibiótico no meio de cultura, os germes não têm a capacidade de voltar a crescer por determinado período. Quase todas as drogas mostram um PAE, que varia de acordo com a relação germe-antimicrobiano. Os antibióticos que agem inibindo a síntese de proteínas e de ácidos nucléicos, como aminoglicosídeos, fluorquinolonas, tetraciclinas, clindamicina e rifampicina, induzem longos PAE, enquanto os que agem na parede ou na membrana das células, como os betalactâmicos e a vancomicina, costumam apresentar PAE mais curtos, em geral não superiores a 2 horas para germes gram-positivos e quase nenhum em se tratando de gram-negativos. Não se sabe exatamente ainda o mecanismo preciso desse fenômeno. Entretanto, a compreensão correta desse efeito muda o conceito clássico do uso dos antimicrobianos, em que o intervalo entre as doses era determinado pela presença da droga no soro do indivíduo. Os aminoglicosídeos, por exemplo, possuem grande PAE contra germes gram-negativos e permite uma única dose diária, mesmo que sua concentração sérica, após algumas horas, já não seja suficiente.

Nas tabelas 1.3 e 1.4 observam-se alguns exemplos de PAE.

Tabela 1.3 – PAE *in vitro* de *S. aureus* ATCC cepa 6538P exposto por 2 horas a concentrações 4 a 5 vezes o MIC.

Droga	Concentração (µg/ml)	PAE (horas)
Penicilina G	0,05	1,5
Meticilina	10,0	1,9
Vancomicina	2,0	2,2
Tetraciclina	0,5	2,4
Ciprofloxacina	0,5	2,0

Modificada de Craig e Gudmundsson, 1996.

Tabela 1.4 – PAE *in vitro* de *E. coli* ATCC cepa 25922 exposta por 1 hora a concentrações 4 a 5 vezes o MIC.

Droga	Concentração (µg/ml)	PAE (horas)
Ampicilina	16,0	0,1
Ceftriaxona	8,0	0,2
Imipenem	0,8	0,0
Amicacina	4,0	1,6
Tetraciclina	4,0	3,2
Cloranfenicol	16,0	1,8
Ciprofloxacina	0,03	2,1

Modificada de Craig e Gudmundsson, 1996.

Quadro 1.14 – Vias de administração e suas características.

Via	Padrão de absorção	Indicações	Limitações
Intravenosa	Absorção total Efeito imediato	Urgências Grandes volumes Drogas de alto peso molecular	Risco maior de efeitos colaterais Necessidade de internação e venóclise Substâncias oleosas e insolúveis
Intramuscular	Imediato para soluções aquosas Lento quando com coadjuvante	Volume moderado Veículo oleoso	Grandes volumes Diáteses hemorrágicas
Oral	Variável	Mais conveniente Menos onerosa	Cooperação do paciente Absorção errática

Efeito leucocitário pós-antibiótico – verificou-se que alguns microrganismos, durante o PAE, ficam mais suscetíveis à ação bactericida dos fagócitos, isto é, os germes que ficaram expostos a um determinado antimicrobiano, mesmo já sem a presença deste, são mais facilmente eliminados pelos leucócitos do indivíduo. A esse fenômeno deu-se o nome de efeito leucocitário pós-antibiótico (PALE).

Concentração antibacteriana mínima – algumas drogas, quando em concentrações abaixo da MIC, fazem com que as bactérias mudem sua morfologia, diminuam a velocidade de crescimento e prolonguem o PALE. A quantidade mínima necessária para que ocorra esse efeito é conhecida como concentração antibacteriana mínima (MAC).

Efeito inóculo – é um conceito importante, inclusive na escolha do antibiótico para determinadas infecções. O número de germes presentes em determinado local pode influenciar na eficácia da droga. Em geral, quando em pequeno número, os germes estão em fase ativa de crescimento e são mais suscetíveis a alguns antibióticos, que têm maior ação principalmente em microrganismos metabolicamente mais ativos, como os betalactâmicos, e, portanto, requerem menores concentrações para a sua erradicação. Por outro lado, quando em grande número, o que acontece, por exemplo, em abscessos, esses antimicrobianos são menos eficazes e outros, como a clindamicina, o aminoglicosídeo, as fluorquinolonas, que não sofrem o efeito inóculo, têm ação melhor. O exemplo extremo desse fenômeno é o que ocorre na síndrome de choque tóxico estreptocócico decorrente de fasciíte necrotizante. Mesmo sendo o estreptococo sensível à penicilina, o uso da clindamicina mostra sobrevida maior (ver capítulo Infecções estreptocócicas).

FARMACOCINÉTICA

Os antibióticos podem ser *administrados* pelas vias intravenosa, oral e intramuscular. As indicações e as limitações de cada via podem ser observadas no quadro 1.14 e devem nortear a escolha.

Independentemente da via, uma vez administrada, a droga será *absorvida* e seu nível sanguíneo aumenta, atinge um pico e depois irá declinar. A absorção e a velocidade com que atinge o pico dependerão da dose e da via de administração, como se observa no quadro 1.14. Quando administrada por via oral, que é a mais freqüentemente utilizada em Pediatria, a maioria dos antibióticos é absorvida por difusão passiva no intestino delgado. Vários fatores podem influenciar essa absorção, nem todos ainda bem estudados. Assim, sabe-se que a lipossolubilidade parece ser um fator importante para a absorção de penicilinas em meio ácido, e a presença de radicais como a arilglicina favorece a das cefalosporinas. Muitas drogas precisam ser administradas como pró-drogas, as quais, após absorvidas, são metabolizadas e liberam a substância ativa no sangue. A presença ou não de alimentos no intestino também altera bastante a absorção, e cada droga tem sua peculiaridade. A maioria das penicilinas, por exemplo, quando na presença de alimentos, tem sua absorção retardada, mas sem influência na quantidade final, enquanto muitas cefalosporinas atingem concentrações séricas menores nas mesmas circunstâncias. A claritromicina, por sua vez, tem maior absorção quando oferecida com alimentação. A co-administração de antiácidos pode diminuir a absorção de determinados antimicrobianos, pelo menos por dois mecanismos: redução de acidez gástrica e por quelação, como acontece, por exemplo, com o cetoconazol, a tetraciclina e com as fluorquinolonas. Em se tratando de crianças, principalmente recém-nascidas, é necessário levar em consideração a possibilidade de absorção de drogas por aplicação tópica.

No quadro 1.15 observa-se a influência de alimentos na absorção de algumas drogas.

Uma vez atingido o pico, o nível sérico declinará não só pela eliminação e metabolismo, mas também pela distribuição nos tecidos. O modo de declínio no soro pode ser constante (cinética de primeira ordem) ou variável e relacionado com a concentração da droga (cinética de ordem zero).

As drogas com cinética de primeira ordem em geral exibem duas fases diferentes de declínio: a fase alfa – porção inicial da diminuição sérica da concentração, mais rápida, e que é devida principalmente à sua distribuição nos tecidos; e a fase beta – mais tardia e lenta, atribuída principalmente à sua excreção e metabolização. As que apresentam eliminação pela cinética ordem zero têm velocidade mais lenta de declínio quanto maior a concentração sérica, portanto, quando for possível administrar maiores quantidades, o intervalo entre as aplicações poderá ser maior.

Quadro 1.15 – Influência de alimentos na absorção de antimicrobianos.

Droga	Formulação
Absorção em geral está reduzida	
Amoxicilina	Cápsulas, suspensão
Ampicilina	Cápsulas
Azitromicina	Cápsulas
Cefalexina	Cápsulas, suspensão
Dimetilclortetraciclina	Cápsulas
Doxiciclina	Cápsulas
Isoniazida	Comprimidos
Nafcilina	Comprimidos
Oxitetraciclina	Cápsulas
Penicilina G	Suspensão, cápsulas
Penicilina V	Cápsulas, suspensão, comprimidos
Rifampicina	Formulação não especificada
Tetraciclina	Cápsulas
Absorção pode ser retardada	
Cefaclor	Cápsulas, suspensão
Cefalexina	Cápsulas
Metronidazol	Comprimidos
Sulfixazol	Formulação não especificada
Sulfadiazina	Solução
Absorção pode estar aumentada	
Griseofulvina	Formulação não especificada
Nitrofurantoína	Cápsulas, comprimidos
Claritromicina	Cápsulas, suspensão

Modificado de Griffin e D'Arcy, 1997.

Uma vez que na maioria das vezes a infecção está localizada em tecidos, é mister que se conheça a *distribuição* das drogas utilizadas para a obtenção de efeitos terapêuticos desejados. Os fatores que influenciam na concentração das drogas nos tecidos dependem de: a) sua concentração sérica; b) ligação às proteínas séricas; c) permeabilidade da membrana; d) área de superfície da rede capilar; e) presença de poros nos capilares; f) fluxo sangüíneo capilar.

Os antibióticos difundem-se do sangue aos tecidos por difusão passiva e, portanto, dependem do gradiente de concentração entre os dois. Infusões rápidas de grandes volumes levam a altas concentrações no sangue e conseqüentemente também nos tecidos. Infusões lentas de volumes pequenos de drogas com rápida eliminação resultarão em menores concentrações. A ligação protéica é um outro fator que afeta a distribuição do antimicrobiano nos tecidos, pois somente as drogas livres conseguem passar pelos poros capilares e também ser eliminadas pelo rim. Antibióticos com alto teor de ligação protéica, como alguns betalactâmicos, quando estiverem em equilíbrio, terão sua concentração extracelular semelhante à do intravascular, mas apenas na fração não ligada à proteína. A rede capilar é de fundamental importância para o transporte dos antibióticos até o tecido. A relação do tamanho da rede em relação ao volume do tecido determina a quantidade de sangue que irriga o órgão e, conseqüentemente, a de qualquer outro elemento. Um abscesso, por exemplo, que tem uma rede comparativamente menor do que o volume, receberá menos quantidade de sangue do que um tecido neoformado ricamente vascularizado. A presença de poros nos capilares também é fundamental para que os antimicrobianos penetrem nos tecidos. Nos locais, como o sistema nervoso central, olho e próstata, onde os capilares são desprovidos de poros, a penetração das drogas dependerá fundamentalmente da solubilidade lipídica, da carga iônica em relação ao pH do fluido em questão e do pKa de cada droga.

A permeabilidade de membrana é importante em se tratando de agentes intracelulares. Drogas que têm facilidade em penetrar dentro das células, como as fluorquinolonas, a clindamicina e os macrolídeos, atingem grandes concentrações nessa área e são altamente eficazes contra patógenos intracelulares.

Um outro determinante na distribuição das drogas é o transporte ativo por meio de bombas. O plexo coróide do cérebro, a retina dos olhos e as células do túbulo proximal do rim são exemplos de locais onde a excreção de determinados antibióticos, como os betalactâmicos, ocorre fundamentalmente por meio desse mecanismo, o qual pode ser inibido pela probenecida.

O volume de distribuição das drogas dependerá então de vários fatores, sendo o mais importante sua capacidade de ligação com o lipídeo, pois esta permitirá que haja ampla distribuição nos tecidos e nos fluidos corpóreos. As drogas lipossolúveis são consideradas como tendo um grande volume de distribuição e, para uma mesma dose, sua concentração sérica poderá ser menor do que as que têm volume restrito de distribuição pelo baixo grau de afinidade aos lipídeos, mas a eficácia no local de infecção será maior, justamente porque atinge melhor o sítio.

Do explanado, chega-se à conclusão de que não basta apenas conhecer o agente infeccioso, o antimicrobiano correspondente, a dose por peso e sua eventual concentração sérica, mas também o acesso ao local infectado. Listas completas podem ser obtidas em compêndios especializados (Tabela 1.5).

Uma vez absorvido, distribuído, o antimicrobiano deverá ser *eliminado*. Existem basicamente três vias de eliminação: rim, fígado e vesícula biliar e metabolização.

Os *rins* são os principais órgãos envolvidos na eliminação da maioria dos antimicrobianos, como as penicilinas, as cefalosporinas, os aminoglicosídeos e a vancomicina. A eliminação renal pode ocorrer pela filtração glomerular ou pela secreção tubular. A filtração glomerular é um mecanismo de difusão passiva e somente a fração não ligada à proteína dos antibióticos é eliminada por essa via, e a taxa de excreção é, até certo ponto, proporcional ao "clearance" da creatinina. A secreção tubular, contudo, é um mecanismo de transporte ativo, não afetado pelo grau de ligação protéica, sendo mais eficaz do que a simples filtração e, portanto, as drogas eliminadas por esse modo têm meia-vida mais curta. Substâncias que inibem a secreção, como a probenecida, aumentam a meia-vida de várias penicilinas e de cefalosporinas.

O *fígado* e a *vesícula biliar* são vias de eliminação de alguns antimicrobianos, como a cefoperazona e a ceftriaxona (Tabela 1.5). As drogas que têm essa como a principal via de eliminação precisam de pequenos ajustes em vigência de insuficiência renal, mas também levam a maiores alterações na flora fecal, com possibilidade de causar mais diarréia.

A *metabolização* é um outro mecanismo pelo qual os antibióticos são eliminados do organismo, como acontece com muitas das penicilinas e das cefalosporinas, a clindamicina, o cloranfenicol, o metronidazol, a rifampicina, as sulfonamidas, a isoniazida e algumas tetraciclinas. Na maioria das vezes, a metabolização ocorre no fígado e resulta na perda da atividade antibacteriana da droga, mas em alguns casos, como ocorre com a claritromicina, seu metabólito, a 14-hidroxiclaritromicina, tem ação muito superior contra o hemófilo.

FARMACODINÂMICA

Os antimicrobianos, ao atingir o local de infecção, exercem sua ação biológica, produzem efeitos colaterais e tóxicos e interagem com outras drogas.

A principal ação biológica que se espera dos antimicrobianos é sua capacidade de eliminar as bactérias. Vários fatores estão implicados nessa função e serão analisados aqui apenas alguns deles.

Tabela 1.5 – Concentrações de alguns antimicrobianos de acordo com a dose administrada em alguns órgãos.

Antimicrobiano	Dose	Concentração sérica média (mcg/ml)	Concentração na pleura (mcg/ml)	Relação (%)	Tempo de coleta no local (horas)
Amicacina	7,5mg/kg	27,6 (± 2,0)	11,0 (± 3,1)	40	1,0
Cefazolina	1g	72,5 (36-112)	21,3 (5-83)	30	0,5-2
Cefotaxima	1g	28	7,2 (± 3,1)	26	3,0
Ceftriaxona	1g	39,4 (34-50)	7,9 (7,0-8,7)	20	4,0
Ceftadizima	2g	80 (± 10)	17 (± 3)	21	1,0
Ciprofloxacina	0,2g	3,8 (± 2,4)	1,0 (± 0,6)	26	3,25
Amoxicilina	0,75g, VO	4,5	1,6	36	5,3
Teicoplanina	0,4g	36,2 (± 5,0)	7,5 (± 1,5)	21	5,0
Vancomicina	0,5g	7,3 (2,9-10)	3,0 (0-8,1)	41	1,2-4,5
Concentração no catarro e na secreção brônquica					
Amicacina	7,5mg/kg	23,7 (± 2,9)	5,2	21	1,5-2,0
Ceftadizima	2g	32 (6,1)	5,6 (± 4,1)	18	2,0
Ceftriaxona	2g	43 (22-80)	1,9 (0-6,5)	2	3,0
Imipenem	1g	10,5 (± 6,9)	2,1	20	2,0
Amoxicilina	0,5g, VO	30 (± 5,0)	1,3 (± 0,2)	4	3,0
Ciprofloxacina	0,5g, VO	3,8 (2,0-7,5)	1,0	26	2,0
Azitromicina	0,5g, VO	0,13 (± 0,05)	2,2 (± 0,9)	1.692	48
Claritromicina	0,5g, VO	4,0 (± 1,2)	20,5 (± 6,7)	513	4,25
Roxitromicina	0,3g, VO	11,4 (3,8-20,1)	2,0	18	2,0
Concentração no leite materno					
Amicacina	0,10g	3,0 (2,9-3,2)	0	0	2,0
Cefadroxil	1g, VO	21,6 (14,6-30)	1,64 (0,12-2,4)	8	6,0
Ceftadizima	2g	71,8 (± 47,7)	5,2 (± 3,0)	7	1,0
Ceftriaxona	1g	30	0,5 (± 0,1)	2	4,0
Cefalexina	1g, VO	22,9 (16,9-32,1)	0,5 (0,24-0,85)	2	4,0
Amoxicilina	1g, VO	14,6 (8,7-18,0)	0,81 (0,39-1,3)	6	5,0
Ciprofloxacina	0,75g, VO	2,06 (± 0,68)	3,79 (± 1,26)	184	2,0
Cloranfenicol	0,5g, VO	5,33 (± 0,39)	3,24 (± 0,88)	61	2,0
Concentração na vesícula biliar					
Amicacina	0,5g	31,3 (± 8,4)	2,7 (± 2,0)	9	1-2
Cefoperazona	1g	45,1 (± 7,9)	21,7 (± 3,25)	49	2,9
Cefotaxima	1g	19,4 (9-48)	2,0 (0,6-5,0)	10	1,0
Ceftazidima	1g	24,9 (12,5-37,3)	21,3 (8,6-46,5)	86	1,75
Ceftriaxona	1g	59,5 (± 13)	25,1 (± 8,6)	42	2,9
Concentração na ascite					
Amicacina	7,5mg/kg	9,5 (4,5-2,0)	4,15 (0,56-6,8)	58	5
Cefotaxima	2g	22 ± 18	23 ± 17	120	6
Ceftazidima	1g	~21	9,4	45	2,0
Ceftriaxona	1g	~35	18,4	53	2,0
Imipenem-cilastatina	0,5g	4,7 ± 2,2	4,0 ± 1,7	85	3,0
Vancomicina	0,5g	6,9 (6,4-8,0)	3,6 (1,5-5,2)	52	1,5

Adaptado de Gerding, DN et al. As concentrações no sistema nervoso central estão no capítulo Meningites.

MECANISMOS DE AÇÃO DOS ANTIBIÓTICOS

De acordo com o mecanismo de ação, os antibióticos podem ser classificados como descrito no quadro 1.20.

Quadro 1.20 – Classificação dos antibióticos.

Antibióticos que agem na parede celular bacteriana
- Bacitracina
- Cefalosporinas
- Cefamicinas
- Carbapenens
- Fosfomicina
- Monobactâmicos
- Penicilinas
- Teicoplanina
- Vancomicina

Antibióticos que agem na membrana citoplasmática
- Anfotericina B
- Nistatina
- Polimixina

Antibióticos que interferem na síntese de ácidos nucléicos
- Quinolonas
- Rifampicina
- Rifamicina

Antibióticos que interferem na síntese de proteínas bacterianas
- Inibindo a síntese de proteínas
  - Clindamicina
  - Cloranfenicol
  - Lincomicina
  - Macrolídeos
  - Tetraciclinas
  - Oxazolidinonas
  - Estreptograminas
- Promovendo a síntese de proteínas anômalas
  - Aminoglicosídeos

Antibióticos que agem na parede celular bacteriana

A parede celular das bactérias são envoltórios semi-rígidos que servem para manter a forma do microrganismo e sua viabilidade, permitindo a passagem de nutrientes e metabólitos. Sua constituição é bastante complexa e difere muito entre os germes gram-positivos e gram-negativos, mas uma camada fundamental, constituída por peptidoglicano, está presente em ambos. O peptidoglicano é um polímero complexo e varia de acordo com a espécie bacteriana considerada. Os componentes do peptidoglicano são constituídos por aminoaçúcares e peptídeos, que são sintetizados no citoplasma. Após sua síntese, são transportados até a membrana citoplasmática, atravessam-na, atingindo o meio exterior e aí são agrupados por ação de várias enzimas, como a transcriptase, a carboxipeptidase e a endopeptidase, formando o peptidoglicano. Essas enzimas que participam da formação da parede são o alvo dos antibióticos beta-lactâmicos, como as penicilinas e as cefalosporinas, e são também conhecidas como *proteínas ligadoras de penicilina* (PLP ou PBP – "penicillin-binding proteins"). Qualquer etapa na formação dos componentes da parede celular pode ser alvo de antibióticos.

BACITRACINA – age impedindo a união dos precursores do peptidoglicano com o transportador que os levaria através da membrana citoplasmática até o meio exterior.

BETALACTÂMICOS (penicilinas, cefalosporinas, cefamicinas, carbapenens e monobactâmicos) – sua ação se dá no nível das enzimas que formam a camada de peptidoglicano (as PBP), inativando-as. A falta dessa camada é letal para as bactérias. São conhecidas

várias dessas proteínas ligadoras de penicilina, como a PBP1a, a PBP1b, a PBP2, a PBP3, a PBP4, a PBP5 e a PBP6, sendo que diferentes antibióticos têm ações sobre PBP diversas.

FOSFOMICINA – atua na formação dos precursores da parede celular, ainda no citoplasma das bactérias.

VANCOMICINA e TEICOPLANINA – agem impedindo a liberação para o exterior dos precursores do peptidoglicano.

Antibióticos que agem na membrana citoplasmática

A membrana citoplasmática envolve as células e é essencial para sua sobrevida, pois sua permeablidade é seletiva, permitindo a passagem apenas de determinados elementos.

ANFOTERICINA B e NISTATINA – agem conjugando-se ao ergosterol, esteróide essencial na composição de membrana citoplasmática dos fungos.

POLIMIXINAS – agem como um detergente catiônico da membrana citoplasmática de bactérias gram-negativas, promovendo alterações funcionais que aumentam sua permeabilidade.

Antibióticos que interferem na síntese de ácidos nucléicos

Os ácidos nucléicos – DNA e o RNA – são os elementos responsáveis pela codificação genética dos seres vivos e agem nos ribossomos, produzindo proteínas essenciais para a célula, tanto para sua sobrevida quanto para sua multiplicação. Os antibióticos podem agir tanto na síntese do DNA quanto na do RNA.

RIFAMICINA e RIFAMPICINA – agem interferindo na RNA polimerase, com formação de complexos estáveis e inibindo sua atividade.

QUINOLONAS – agem inibindo a ação da DNA girase, enzima necessária para a formação do espiral do DNA.

Antibióticos que interferem na síntese das proteínas bacterianas

1. *Inibindo a síntese de proteínas*

CLORANFENICOL – age ligando-se aos ribossomos e promovendo a inibição da produção de proteínas essenciais para o microrganismo. Sua ação é predominantemente bacteriostática.

LINCOMICINA e CLINDAMICINA – agem de forma semelhante ao cloranfenicol, ligando-se ao ribossomo e promovendo a inibição de síntese de proteínas. Sua ação também é basicamente bacteriostática.

MACROLÍDEOS – também agem nos ribossomos impedindo a formação de proteínas. São predominantemente bacteriostáticos.

TETRACICLINAS – agem nos ribossomos e impedem a síntese de proteínas, sendo também bacteriostáticos.

2. *Promovendo a síntese de proteínas anômalas*

AMINOGLICOSÍDEOS – fixam-se também nos ribossomos mas de uma maneira irreversível e promovem a formação de proteínas anômalas que são incompatíveis com a sobrevida do germe. Sua ação é, portanto, bactericida.

PRINCIPAIS ANTIBIÓTICOS DE USO EM PEDIATRIA

PENICILINA E SEUS DERIVADOS

A penicilina é um antibiótico betalactâmico, ou seja, na sua estrutura existe um anel betalactâmico e os diferentes derivados são obtidos por meio da alteração nas cadeias laterais.

O mecanismo de ação dessa classe de antibióticos contra os microrganismos ocorre primariamente pela ligação da droga à enzima transpeptidase, inativando-a e bloqueando assim a última etapa da formação do peptidoglicano da parede bacteriana. Pela não-formação desta, a bactéria fica exposta ao meio osmoticamente inadequado à sua sobrevida e assim acaba morrendo. Existe ainda uma outra ação antibacteriana, pela ativação de um sistema autolítico endógeno. As bactérias que têm deficiência nesse sistema, sob a ação desses antibióticos, ficariam com seu crescimento inibido, mas não morreriam, a esse fenômeno se dá o nome de tolerância. Os germes que apresentam esse tipo de fenômeno têm uma relação MBC/MIC (concentração bactericida mínima/concentração inibitória mínima) ≥ 32, ou seja, é necessária uma quantidade muito maior de antimicrobiano para matar determinada bactéria. Um exemplo clássico dessa situação é o que ocorre com o *S. aureus* e a oxacilina. Considera-se que a ação bactericida ótima para esse antibiótico contra esse agente ocorra quando sua concentração no sítio de infecção seja de 4 a 10 vezes a da MIC. Quando o germe é tolerante, são *necessárias concentrações* muito maiores do antibiótico no sítio de infecção para que haja efeito terapêutico. Para os estafilococos que não exibem o fenômeno de tolerância, como regra, quantidades maiores da droga não se traduzem por melhor eficácia, pois sua ação se dá pelo tempo em que fica em contato com o agente infectante e não pela concentração máxima atingida.

Os betalactâmicos têm ação tempo-dependente e não concentração (ver capítulo Farmacocinética e farmacodinâmica de antimicrobianos). Sua atividade também é maior quando são administrados na fase de crescimento rápido das bactérias, o que faz com que, em situações como na fasciíte necrosante, quando o número de estreptococos é muito grande e está em uma fase quase de latência, a penicilina, que seria o antibiótico de escolha, tenha um efeito terapêutico menor do que a clindamicina. Os germes tornam-se resistentes aos antibióticos betalactâmicos por: 1. produção de enzimas inativadoras (betalactamases); 2. alteração do sítio de ação da droga, ou seja, alterando as PBP; e 3. diminuição da permeabilidade da parede bacteriana para dificultar a penetração do antibiótico.

A penicilina natural deu origem a vários compostos semi-sintéticos com diferentes propriedades, e alguns exemplos podem ser vistos no quadro 1.21.

Quadro 1.21 – Compostos semi-sintéticos da penicilina.

Penicilinas naturais
  Penicilina G
  Penicilina G procaína
  Penicilina G benzatina
  Penicilina V

Penicilinas penicilinase-resistentes
  Oxacilina
  Dicloxacilina
  Meticilina

Aminopenicilinas
  Ampicilina
  Amoxicilina

Penicilinas de espectro expandido
  Carbenicilina
  Ticarcilina
  Piperacilina
  Imipenem-cilastatina
  Meropenem

Penicilinas associadas a inibidores de betalactamases
  Amoxicilina-ácido clavulânico
  Ampicilina-sulbactam
  Ticarcilina-ácido clavulânico
  Piperacilina-tazobactam

Penicilinas naturais

Continuam a ser drogas muito úteis em infecções adquiridas na comunidade. Algumas bactérias, como o *S. pyogenes* e o *S. agalactiae*, continuam muito sensíveis às doses habituais, mas outras, como o *S. pneumoniae*, estão tornando-se cada vez menos suscetíveis. O principal mecanismo de resistência dos germes a esses agentes é a produção de betalactamases, sendo menos comum a alteração das PBP.

Penicilina G – é usada essencialmente por via intravenosa, quando são necessárias grandes quantidades em infecções graves ou de sítios onde sua penetração é mais difícil, como no líquor ou no endocárdio.

Penicilina G procaína – é um preparado para aplicação intramuscular e não produz níveis séricos muito elevados, chegando apenas a 10-30% no pico da concentração se comparada com a mesma dose aplicada por via intravenosa, mas permite uma meia-vida mais longa. É indicada para infecções de média gravidade, aplicada a cada 12 horas.

Penicilina G benzatina – é também usada por via intramuscular, atinge apenas 1 a 2% da concentração sérica se comparada com a mesma dose aplicada por via intravenosa, mas essa concentração se mantém por três semanas ou mais, tornando-a útil para o tratamento de infecções causadas por germes muito sensíveis a esse agente (como *S. pyogenes*) e para esquemas de profilaxia (por exemplo, em pacientes portadores de febre reumática).

Penicilina V – é de apresentação oral, com boa absorção, e o seu nível sérico chega a ser de 40% da mesma dose quando aplicada por via intravenosa.

Com décadas de uso é natural que muitas bactérias ficassem resistentes à penicilina. Entretanto, para o tratamento de infecções por diversos agentes, as penicilinas continuam sendo as drogas de escolha, como: estreptococos dos grupos A, B, C, D, G e *viridans*; *S. pneumoniae*; *S. aureus* (os não-produtores de betalactamases), *Neisseria meningitidis* e *N. gonorrhoeae*, *T. pallidum*, *Leptospira* sp.; *Bacillus antracis*; *Clostridium* sp.; *Corynebacterium diphtheriae*; *Pasteurella multocida*; *Spirillum minus*; *Streptobacillus moniliformis*; *Actinomyces israelii*.

Penicilinas penicilinase-resistentes

Foram produzidas para combater principalmente os *S. aureus*, que rapidamente se tornaram resistentes ao antibiótico pela produção de betalactamase, e chegaram a se constituir em um dos principais agentes de infecção adquirida dentro de um hospital. Hoje, em São Paulo, poucas cepas causadoras de infecção ainda são sensíveis à penicilina G, mesmo quando adquiridas na comunidade.

No Brasil, a droga mais utilizada desse grupo é a *oxacilina*, quando ministrada por via parenteral, e a *dicloxacilina*, quando por via oral. É utilizada como referência de sensibilidade às cefalosporinas, de forma que, quando uma determinada cepa bacteriana for sensível à oxacilina, podemos supor que seja sensível também às cefalosporinas, não sendo necessário que se façam novos testes de sensibilidade específicos.

A oxacilina possui ainda ação contra os estreptococos, ainda que sua potência seja menor do que a da penicilina.

Em ambientes hospitalares, muitos estafilococos, principalmente os coagulase-negativos, hoje já não são sensíveis à oxacilina, devido à alteração da PBP.

Aminopenicilinas – ampicilina e amoxicilina

São antibióticos semi-sintéticos formados pela adição de um grupo amino à benzilpenicilina. São representantes mais conhecidos a ampicilina e a amoxicilina. Foram sintetizados para ampliar o espectro da penicilina, anteriormente com ação predominante contra cocos, incluindo, assim, bacilos gram-negativos, de especial interesse em pediatria, como *H. influenzae, E. coli, P. mirabilis, Salmonella* e

Shigella. Possuem ainda eficácia contra *Listeria monocytogenes*, *Actinomyces*, *Neisseria meningitidis*, enterococos, *Clostridium* sp., *Corynebacterium diphtheriae*.

O principal mecanismo de resistência contra esses agentes é a produção de betalactamases, em especial produzidas pelos bacilos gram-negativos, o que vem progressivamente reduzindo as possibilidades de uso dirigido contra esses agentes. Os germes resistentes à penicilina ou à oxacilina pela alteração do PBP também são resistentes às aminopenicilinas.

A *ampicilina* é comercializada tanto por via parenteral, quanto oral; entretanto, a *amoxicilina*, quando usada por via oral, oferece a vantagem de poder ser administrada em menor quantidade e em intervalos de 8 horas, enquanto a ampicilina necessita ser utilizada a cada 6 horas.

Penicilinas de espectro expandido

São derivados semi-sintéticos da ampicilina, com grande afinidade pelos PBP das bactérias, capacidade de penetrar mais facilmente pelos poros da parede celular dos germes gram-negativos e mais resistentes à ação das penicilinases.

Carbenicilina e ticarcilina – atualmente não comercializadas no Brasil; possuíam ação contra muitos germes gram-negativos para os quais a ampicilina não tinha ação e sua principal indicação era para *P. aeruginosa* (contra a qual a ticarcilina era mais potente que a carbenicilina), *Enterobacter* sp., *Serratia* sp., *E. coli*. A *Klebsiella* era em geral resistente. Os germes gram-positivos, como o pneumococo, o estreptococo do grupo A e o enterococo, eram mais sensíveis à ampicilina do que à carbenicilina.

Piperacilina – tem um espectro de ação semelhante ao da ticarcilina, porém mais eficaz contra a *P. aeruginosa* e a *Klebsiella*.

A resistência bacteriana contra esses antibióticos é muito significativa, o que dificulta sua indicação rotineira. Como o principal mecanismo de resistência contra esses agentes é a produção de enzimas inativadoras (betalactamases), uma estratégia utilizada para resgatar sua atividade é a associação com os chamados inibidores de betalactamases, como por exemplo ácido clavulânico, sulbactam etc.

Penicilinas associadas a inibidores de betalactamases

Os chamados inibidores de betalactamase são na verdade antibióticos betalactâmicos com fraca atividade antibacteriana, mas com grande avidez para as enzimas betalactamases, com as quais se ligam de uma maneira irreversível, tornando-as inativas. Sua associação com outros antibióticos betalactâmicos pode restaurar a atividade original contra as bactérias que se tornaram resistentes pela produção dessa classe de enzimas. Deve-se ressaltar ainda que essas drogas não inativam todas as betalactamases existentes, havendo diversas enzimas (as chamadas cromossômicas e algumas plasmídicas) que não perdem sua atividade na presença dessas drogas, mantendo, portanto, a bactéria resistente ao antimicrobiano.

Os inibidores utilizados atualmente são: ácido clavulânico, sulbactam e tazobactam, que estão disponíveis em nosso meio em associação com as penicilinas, como amoxicilina, ampicilina, ticarcilina e piperacilina.

Amoxicilina-ácido clavulânico – foi a primeira combinação a ser utilizada na clínica, na década de 1980. Restaura a ação da amoxicilina contra os estafilococos produtores de betalactamase, *H. influenzae*, *M. catarrhalis*, *N. gonorrhoeae*, *E. coli*, *Proteus* sp. e alguns anaeróbios. A incidência de vômitos e diarréia nos pacientes que recebem a combinação é maior do que naqueles tratados com a amoxicilina. As novas formulações dessa associação, nas quais fo-

ram alteradas as proporções de amoxicilina e de clavulanato, oferecem maior comodidade posológica, permitindo intervalo de 12 horas entre as doses, e parecem apresentar menor incidência de efeitos adversos gastrintestinais. Recentemente, têm sido identificadas cepas de *E. coli* resistentes a essa associação pela hiperprodução de betalactamases. Essa associação está disponível nas preparações de uso oral e também parenteral para tratamento de infecções graves em pacientes hospitalizados.

Ampicilina-sulbactam – o espectro de atividade dessa associação é semelhante ao da amoxicilina-ácido clavulânico, com boa ação contra agentes gram-negativos resistentes a outras penicilinas e cefalosporinas, em especial *Acinetobacter baumanii* multirresistente, constituindo uma opção terapêutica valiosa em casos de infecção hospitalar.

Ticarcilina-ácido clavulânico – aumenta o espectro da ticarcilina para os germes que se tornaram resistentes devido à produção de betalactamases, como *S. aureus*, *H. influenzae*, *E. coli*, *K. pneumoniae*, *B. fragilis*. Cepas de *P. aeruginosa* produtoras de betalactamase cromossômicas continuam a ser resistentes, já que essas enzimas não são inibidas pelo ácido clavulânico. Disponível apenas para uso parenteral, é uma opção terapêutica para infecções graves quando houver a possibilidade de ser causada por flora mista, em especial em infecções pós-cirúrgicas ou quando houver quebra de integridade das barreiras do trato gastrintestinal.

Piperacilina-tazobactam – a associação com esse inibidor também aumenta a atividade da piperacilina contra germes resistentes produtores de betalactamases, como o *S. aureus*, várias enterobactérias produtoras de betalactamases, *P. aeruginosa* e anaeróbios. É disponível exclusivamente em apresentações parenterais e seu uso é restrito ao ambiente hospitalar para o tratamento de infecções graves, de germes resistentes, com base no antibiograma, ou quando houver possibilidade de infecção por flora mista, sem que seja necessária a associação de outros antimicrobianos.

EFEITOS COLATERAIS DAS PENICILINAS

As penicilinas são drogas relativamente seguras, com poucos efeitos colaterais, como a convulsão, que ocorre quando são usadas doses muito elevadas ou em pacientes com alterações de função renal. Na verdade, durante um tratamento com penicilina, as preocupações são mais dirigidas para as reações de hipersensibilidade. As penicilinas funcionam como haptenos e podem provocar reações alérgicas. Todas as quatro formas de alergia são descritas com as penicilinas:

1. Reação do tipo 1 ou reação imediata de hipersensibilidade ou anafilática – ocorre dentro de 30 minutos após a aplicação e é mediada pelo anticorpo da classe IgE, sendo a reação mais grave, com risco de vida. Clinicamente, manifesta-se como hipotensão ou choque, urticária, edema de laringe e broncoespasmo.
2. Reação do tipo 2 ou citotóxica – ocorre após uso prolongado de penicilina, com o concurso de anticorpos das classes IgM e IgG. Aparecem anemia hemolítica, leucopenia, plaquetopenia e nefrite.
3. Reação do tipo 3 ou de Arthus – mediada por imunocomplexo, com clínica de doença de soro: febre, urticária, exantema, eritema multiforme, artralgia.
4. Reação do tipo 4 ou de hipersensibilidade tardia – com o concurso principalmente de imunidade celular.

Na prática, não existe um teste para determinar se uma pessoa é alérgica ou não à penicilina. Os testes cutâneos devem ser feitos com preparados especiais que contenham os determinantes maiores (peniciloil) e menores, preparados especialmente para esse fim. Antes de prescrever uma penicilina, principalmente de uso parenteral, é importante argüir antecendentes de alergia a remédios. Os principais efeitos colaterais estão listados no quadro 1.22.

Distúrbios eletrolíticos	Distúrbios hepáticos
Hipernatremia	Elevação de transaminases
Hipocalemia	**Distúrbios neurológicos**
Hipercalemia	Convulsões
Distúrbios gastrintestinais	**Distúrbios renais**
Diarréia	Nefrite intersticial
Enterocolite	Cistite hemorrágica
Distúrbios hematológicos	**Distúrbios alérgicos**
Anemia hemolítica	
Leucopenia	
Disfunção plaquetária	

CEFALOSPORINAS

São também antibióticos betalactâmicos, cujo anel é mais resistente à ação das betalactamases do que o das penicilinas e, portanto, apresentam um espectro de ação mais amplo, abrangendo cocos gram-positivos, bacilos gram-negativos entéricos e anaeróbios.

As cefalosporinas podem ser aplicadas tanto por via oral quanto parenteral e são classicamente divididas em gerações, de acordo com o espectro de ação e propriedades farmacológicas. As principais apresentações estão listadas no quadro 1.23.

Quadro 1.23 – Principais cefalosporinas de uso pediátrico.

Cefalosporinas	Via parenteral	Via oral
Primeira geração	Cefalotina Cefazolina	Cefalexina Cefadroxil
Segunda geração	Cefuroxima Cefoxitina	Cefaclor Axetil cefuroxima Cefprozil
Terceira geração	Cefotaxima Ceftriaxona Ceftazidima Cefodizima	Cefixima Proxetil cefopodoxima Pivoxil ceftamet
Quarta geração	Cefepima Cefpiroma	

Como característica geral do grupo podemos dizer que as cefalosporinas, principalmente as de geração mais recente, têm espectro de ação bastante amplo, com boa distribuição tecidual, várias com penetração adequada no líquido cefalorraquiano (LCR) e com relativa baixa toxicidade. Não têm boa ação contra os estafilococos oxacilinorresistentes, enterococos e *L. monocytogenes;* podem induzir à produção de betalactamases e à superinfecção por fungos.

Cefalosporinas de primeira geração

São efetivas contra cocos gram-positivos, incluindo estafilococos produtores de penicilinase, pneumococo, estreptococo, e contra alguns germes gram-negativos, como *E. coli, P. mirabilis, K. pneumoniae.* Não têm boa ação contra *H. influenzae.*

Entre os preparados parenterais, a *cefalotina* é indicada somente por via intravenosa, não tem boa penetração no LCR e deve ser aplicada a cada 6 horas. A *cefazolina* permite o uso intramuscular, além do intravenoso, podendo ser ministrada em doses menores por atingir concentrações séricas maiores e com intervalo de 8 a 12 horas. Sua estabilidade diante da betalactamase estafilocócica parece ser menor do que a da cefalotina. Atualmente é a cefalosporina de primeira geração de escolha para a profilaxia de infecção de ferida cirúrgica.

Por via oral, encontram-se também duas apresentações: a *cefalexina* e o *cefadroxil.* Este último permite um intervalo maior de administração, a cada 8 ou 12 horas.

Cefalosporinas de segunda geração

Comparadas com as de primeira geração, têm uma atividade menor contra os germes gram-positivos, porém maior atividade contra as bactérias gram-negativas, incluindo *H. influenzae, M. catarrhalis.*

Entre as cefalosporinas de segunda geração, em geral é citada uma cefamicina, a *cefoxitina.* Esse antimicrobiano tem um espectro melhor contra os germes gram-negativos do que as verdadeiras cefalosporinas de segunda geração, mas age menos contra os cocos gram-positivos. Tem ação contra o *Bacteroides fragilis,* é resistente à betalactamase produzida por cocos gram-positivos, mas é um potente indutor de betalactamase cromossômica do grupo 1 de Bush produzida por germes gram-negativos e, portanto, sua indicação deve ser restrita. Sua principal indicação é contra infecções abdominais, que podem ser causadas por flora mista, com bacilos gram-negativos e anaeróbios. Não tem nenhuma ação contra *Enterobacter* sp. e *P. aeruginosa.*

A *cefuroxima* possui ação ligeiramente inferior contra os estafilococos quando comparada às cefalosporinas de primeira geração, mas melhor contra os pneumococos e os estreptococos; também é ativa contra várias enterobactérias. Apesar de ser ativa contra *H. influenzae,* não se recomenda seu uso no tratamento de meningite causada por esse germe, pela possibilidade de falha, observada em algumas séries de pacientes. Em situações em que exista dúvida entre *H. influenzae* e *S. aureus* como causadores de determinada infecção (celulite periorbitária, pioartrite), pode ser usada como monoterapia.

A *axetil cefuroxima* é um preparado para administração por via oral e apresenta um espectro de ação semelhante ao da cefuroxima. A presença de alimento aumenta a absorção da droga, o que facilita o uso pediátrico. É indicada em situações de falha terapêutica com amoxicilina devido à presença de germe produtor de betalactamase, como em sinusopatia e otite média aguda. Seu uso também está indicado em infecção urinária, infecção de partes moles e de vias respiratórias, causadas por germes suscetíveis.

O *cefaclor* é uma outra cefalosporina de uso oral utilizada para tratamento de infecções causadas por *H. influenzae, E. coli, M. catarrhalis, P. mirabilis* e, também, por cocos gram-positivos suscetíveis à cefalexina. As indicações clínicas são semelhantes às da axetil cefuroxima, não devendo ser utilizado como droga de primeira linha no tratamento de infecções respiratórias não complicadas adquiridas na comunidade.

O *cefprozil* tem estrutura similar à do cefadroxil, mas possui também ação contra germes resistentes a este, como *H. influenzae, M. catarrhalis, N. meningitidis,* e eficácia maior contra *K. pneumoniae, P. mirabilis, E. coli, S. pneumoniae* e estreptococo do grupo A. Tem uma meia-vida longa, permitindo seu uso em duas tomadas diárias. É indicado para tratamento de infecções de vias respiratórias altas ou baixas e de partes moles, quando não for possível a utilização de um agente com espectro de ação menos amplo.

Cefalosporinas de terceira geração

As cefalosporinas de terceira geração têm papel importante na prescrição pediátrica, por apresentar um espectro de ação que inclui os principais patógenos causadores de infecções comunitárias e hospitalares na criança e por atingir concentrações terapêuticas adequadas em diversos tecidos, inclusive no LCR. Em hospitais de atenção terciária, como no Instituto da Criança, são armas de primeira escolha em muitas situações. Entretanto, seu uso excessivo tem contribuído para o surgimento rápido de germes resistentes, inclusive daqueles que têm a capacidade de produzir betalactamases de espectro expandido (ver capítulo Resistência antimicrobiana). Uma outra preocupação é a possibilidade de ocorrer superinfecção por fungos, já que essas drogas atingem grande parte das bactérias que formam a flora indígena intestinal, permitindo o supercrescimento das leveduras.

A *cefotaxima* é largamente utilizada em berçários, tem ação contra estreptococos do grupo A, pneumococo, *H. influenzae, N. meningitidis, N. gonorrhoeae* e enterobactérias. É inativada pelas betalactamases cromossômicas do grupo 1 de Bush e pelas betalactamases de espectro expandido. Não tem ação contra *P. aeruginosa* nem é segura contra estreptococo do grupo B. É metabolizada no fígado, mas excretada pelos rins. É indicada para tratamento de infecções graves de vias respiratórias, vias urinárias, corrente sangüínea ("sepse"), abdominais, sistema osteoarticular e SNC, causadas por germes sensíveis, e é de uso intravenoso.

A *ceftriaxona* tem espectro de ação similar à da cefotaxima, maior ligação protéica e meia-vida longa, o que permite um espaçamento maior entre as doses, podendo ser aplicada uma vez a cada 24 horas, tanto por via intravenosa quanto intramuscular. Essa propriedade permite o tratamento ambulatorial de muitas infecções causadas por germes resistentes a antimicrobianos por via oral, ou de locais de acesso mais difícil, como o SNC. A grande ligação protéica, entretanto, faz com que haja deslocamento da bilirrubina conjugada à proteína, com possível piora de icterícia no recém-nascido, fazendo com que o seu uso em berçários seja restrito. A ceftriaxona é excretada pelo fígado e concentra-se na vesícula biliar, podendo produzir um "barro biliar" que é notado ao exame ultra-sonográfico do abdome e que em raras ocasiões produz sintomas semelhantes ao de colecistite calculosa.

A *ceftazidima* é uma cefalosporina de uso parenteral com espectro de ação diferenciado das outras cefalosporinas de terceira geração, por ser ativa contra *P. aeruginosa*. Em relação aos demais germes gram-negativos, apresenta eficácia antibacteriana ligeiramente menor (o que não contra-indica seu uso), e contra os germes gram-positivos é nitidamente menos ativa que os demais representantes do grupo. Os bacilos gram-negativos desenvolvem resistência a esse antibiótico pela produção de betalactamases ou pela alteração dos poros da parede bacteriana.

A *cefixima* é uma cefalosporina de uso oral, com espectro amplo de ação, incluindo estreptococos do grupo A, *H. influenzae, M. catarrhalis, S. pneumoniae, Shigella* sp., *Salmonella* sp., *E. coli, K. pneumoniae, P. mirabilis*. Não é ativa contra *P. aeruginosa, S. aureus, Serratia, Enterobacter, Citrobacter*. Sua farmacocinética permite uma única dose diária.

A *proxetil cefpodoxima* é uma outra cefalosporina de uso oral com espectro de ação semelhante ao da cefixima, mas tem uma ação melhor contra o estafilococo, o pneumococo, o hemófilo e a morraxela, principais patógenos de vias aéreas da criança. A presença de alimento aumenta sua absorção intestinal. O intervalo de administração é de 12 em 12 horas.

O *pivoxil ceftamet* tem um espectro de ação semelhante ao da cefixima, e não tem atividade contra o *S. aureus*. Como as demais cefalosporinas de terceira geração para uso oral, deve ser indicado em situações específicas como na falha terapêutica com outros agentes e não como droga de primeira linha no tratamento de infecções ambulatoriais não complicadas.

Cefalosporinas de quarta geração

A cefepima e a *cefpiroma são consideradas* cefalosporinas de quarta geração. O principal diferencial desse grupo em relação à geração anterior é o resgate da atividade contra germes gram-positivos, incluindo *S. aureus* e estafilococo coagulase-negativos sensíveis à oxacilina, mantendo atividade contra as enterobactérias e *P. aeruginosa*. Adicionalmente, esse grupo de drogas apresenta maior estabilidade à ação das betalactamases e parece induzir menos a produção dessas enzimas. Essas drogas devem ser utilizadas por via parenteral e constituem armas importantes para tratamento de infecções hospitalares em hospitais com altas taxas de resistência

bacteriana. Outros usos potenciais desses agentes são a terapêutica empírica inicial em neutropênicos febris e o tratamento de agudizações pulmonares em pacientes com fibrose cística colonizados por *S. aureus* e *P. aeruginosa*. Por apresentar amplo espectro de ação, exercem pressão seletiva sobre a flora intestinal, podendo facilitar o aparecimento de infecções fúngicas.

EFEITOS COLATERAIS DAS CEFALOSPORINAS

Os antibióticos betalactâmicos são geralmente bem tolerados, com baixas taxas de ocorrência de efeitos adversos. As cefalosporinas obedecem a esse padrão, com reações de hipersensibilidade acontecendo em torno de 1 a 3% dos casos, sendo a anafilaxia uma ocorrência muito rara. Como pode existir reação cruzada com as penicilinas, na presença de reações muito graves com estas, a substituição por cefalosporinas deve ser feita com o máximo cuidado. Febre e diarréia associadas a antibiótico são eventos mais comuns. Outros efeitos colaterais descritos são neutropenia, anemia e nefrotoxicidade (principalmente com as cefalosporinas de primeira geração quando usadas em associação com um aminoglicosídeo).

MONOBACTÂMICOS

O aztreonam é o representante desse grupo de antibióticos, cuja peculiaridade é sua composição química, constituída por um único anel betalactâmico, acrescido de radicais químicos. O espectro de ação dessa droga é restrito aos germes aeróbios gram-negativos, incluindo enterobactérias, *P. aeruginosa, H. influenzae* e *Neisseria* spp., o que torna obrigatória a associação com agentes ativos contra gram-positivos quando houver a possibilidade de infecção por flora mista. A atividade bactericida do aztreonam é comparável à das cefalosporinas de terceira geração contra esses agentes. Por apresentar biodisponibilidade praticamente nula após administração oral, esta droga deve ser utilizada apenas por via parenteral, em especial para tratamento de infecções causadas por agentes intra-hospitalares, com base no antibiograma. Da mesma forma que os demais betalactâmicos, trata-se de droga pouco tóxica, podendo constituir uma alternativa aos aminoglicosídeos em pacientes com insuficiência renal.

CARBAPENENS

Os carbapenens são antibióticos betalactâmicos de amplo espectro, com ação contra grande número de germes, tanto gram-positivos quanto gram-negativos, incluindo anaeróbios, sendo que apenas três espécies bacterianas são consideradas naturalmente resistentes a essa classe de antimicrobianos: *Stenotrophomonas maltophilia, Enterococcus faecium* e *Burkolderia cepacia*.

O *imipenem* foi o primeiro representante desse grupo a ser utilizado na prática clínica. Apresenta a característica de ser rapidamente hidrolisado no túbulo renal pela enzima deidropeptidase 1 (DHP-1), de forma que necessita ser associado à cilastatina, um inibidor dessa enzima, para que possa ser utilizado na clínica. É em geral bem tolerado, exceto em doenças e situações clínicas em que o paciente tem baixos limiares para convulsões, quando a droga facilita seu desenvolvimento (por exemplo, no tratamento de meningites bacterianas nos recém-nascidos).

O *meropenem*, outro carbapenem utilizado na prática, tem praticamente o mesmo espectro de ação do imipenem, sendo mais potente contra os germes gram-negativos (em especial *P. aeruginosa*). O meropenem, por ser mais estável contra a DHP-1, não necessita da associação com a cilastatina. O risco do desenvolvimento de convulsões durante seu uso é menor quando comparado ao imipenem, possibilitando a substituição entre as drogas nas situações de risco ou de desenvolvimento de convulsões.

GLICOPEPTÍDEOS

A *vancomicina* e a *teicoplanina* são os representantes desse importante grupo de antibióticos.

A *vancomicina* tem uma história antiga, pois em 1956 fora liberada para uso clínico. Entretanto, sua alta toxicidade e o advento de outros antibióticos com ação contra o estafilococo penicilinorresistente fizeram que por muitas décadas não fosse utilizada, principalmente em pediatria. O advento, entretanto, de bactérias resistentes, como o estafilococo, o enterococo e o pneumococo, e de preparações mais puras e menos tóxicas tornaram seu uso cada vez mais freqüente, principalmente em infecções intra-hospitalares.

Sua atividade diz respeito apenas a germes gram-positivos, como o pneumococo, o estreptococo, o estafilococo, o enterococo, o *Corynebacterium* sp. e o *C. difficile*. A resistência a esse antibiótico pode ser classificada em três tipos: tolerância, resistência natural e resistência adquirida. Na maioria da vezes, a resistência ocorre por mecanismo adquirido, plasmídeo mediado.

Os efeitos colaterais não são infreqüentes e os mais comuns são: o "homem do pescoço vermelho", fenômeno que ocorre quando a infusão da droga é feita de forma muito rápida e manifesta-se como um eritema que compromete o pescoço, o rosto e a parte superior do tronco, podendo acompanhar-se de prurido; a nefrotoxicidade, hoje não muito freqüente e especialmente importante em pacientes que recebem também um aminoglicosídeo ou naqueles portadores de doença renal prévia; neutropenia; trombocitopenia; exantema e febre. De uso exclusivamente intravenoso e com farmacocinética instável, nas situações em que for necessário garantir altas concentrações séricas ou teciduais da droga, quando doses maiores ou intervalos menores que os habituais forem utilizados ou quando houver risco aumentado de toxicidade renal, é desejável que os níveis séricos sejam monitorizados. Níveis séricos entre 25 e 40mcg/ml, obtidos logo após a administração de uma dose da medicação por via parenteral (pico), e entre 5 e 15mcg/ml, obtidos no momento imediatamente anterior à próxima dose (vale), são considerados adequados.

A *teicoplanina* é outro glicopeptídeo, cuja ação é semelhante à da vancomicina. Apresenta menor toxicidade e farmacocinética mais estável e previsível, podendo ser aplicada tanto por via intramuscular quanto intravenosa. Por apresentar meia-vida excepcionalmente longa, pode ser administrada apenas uma vez ao dia. Para que seja atingido o ponto de equilíbrio, é preciso que sejam administradas doses de ataque mais elevadas e a intervalos menores durante dois a três dias antes que se possam utilizar as doses de manutenção. Pacientes neutropênicos devem receber doses maiores que as habituais tanto durante a fase de ataque quanto de manutenção.

PRINCIPAIS ANTIBIÓTICOS DE USO EM PEDIATRIA EM RELAÇÃO AOS SEUS MECANISMOS DE AÇÃO

Antibióticos que agem na membrana citoplasmática

As *polimixinas* são os representantes dessa classe de antibióticos. Os antifúngicos serão analisados em outra parte deste livro.

São antibióticos bactericidas cuja ação se dá pela alteração da estrutura da membrana citoplasmática, funcionando como detergentes da membrana celular e permitindo a passagem do conteúdo da célula para o exterior.

Existem dois preparados utilizados na prática humana: a polimixina B e a polimixina E (colistina ou colimicina). São potentes antibióticos, mas sua toxicidade, principalmente para o sistema renal e neurológico, fez com que por muitas décadas não fossem utilizadas rotineiramente. Entretanto, recentemente, com o aparecimento de germes gram-negativos multirresistentes aos antimicrobianos e com a diminuição dos seus efeitos colaterais, pela evolução da técnica de preparo, as polimixinas têm sido mais freqüentemente utilizadas.

Esses antibióticos não são absorvidos pelo tubo intestinal e pouco absorvidos pela pele e mucosas, o que os transforma em drogas adequadas para uso tópico, além do uso intramuscular e intravenoso. A via de excreção de ambos é a renal.

O espectro de ação das polimixinas compreende somente germes gram-negativos, incluindo *Pseudomonas* spp. As preparações para uso tópico, em pomadas e colírios, sempre em associação com outros antibióticos que forneçam cobertura contra germes gram-positivos são amplamente utilizadas, embora também possam trazer risco de toxicidade renal, especialmente quando utilizadas em extensas áreas cruentas ou mucosas. Já as preparações de uso parenteral são reservadas para o tratamento de infecções nosocomiais causadas por agentes resistentes a tratamentos convencionais, com cuidadosa monitorização da função renal e neurológica.

Antibióticos que interferem na síntese de ácidos nucléicos

São antibióticos que atuam nos ácidos nucléicos, DNA ou RNA, elementos indispensáveis para a codificação genética das bactérias. Várias drogas desse grupo são usadas também como antineoplásicos. Fazem parte desses antimicrobianos as rifamicinas, a griseofulvina e as quinolonas.

As rifamicinas são antibióticos que interferem na ação da DNA polimerase das bactérias, inibindo a ação da enzima. São disponíveis em nosso meio a *rifamicina* e a *rifampicina*. Existem duas formulações da rifamicina: a SV, que é utilizada por via intravenosa e topicamente, e a M, usada só por via intramuscular. Têm ação contra germes gram-positivos, como o estreptococo, o pneumococo e o *S. aureus*. A rifampicina possui aplicação maior por ter espectro mais amplo, agindo contra *M. tuberculosis*, *M. kansasii*, *M. ulcerans*, *M. marinum*, *M. leprae*, *S. aureus*, *S. epidermidis*, *S. pyogenes*, *S. pneumoniae*, *N. meningitidis*, *N. gonorrhoeae*, *H. influenzae*, *H. ducreyi*, *M. catarrhalis*, *Brucella* sp., *Legionella pneumophila*, *Chlamydia trachomatis*, *C. psittaci* e *Coxiella burnetii*. Apesar desse espectro amplo de ação, seu uso na prática médica tem sido restrito devido à rápida emergência de cepas resistentes. Suas indicações mais importantes são: tratamento da tuberculose, como coadjuvante da oxacilina ou da vancomicina na terapêutica de doença estafilocócica relacionada a cateter e na profilaxia de doença meningocócia e meningite por *H. influenzae*. Além de sua ação antimicrobiana, a rifampicina vem sendo utilizada para o tratamento de prurido em pacientes portadores de hepatopatias crônicas. Essa indicação deve ser restrita àqueles casos para os quais foram esgotadas todas as outras alternativas terapêuticas e nunca como primeira opção.

As *quinolonas* são antibióticos que agem interferindo na síntese de proteínas pela inibição da DNA girase, enzima que permite a formação do espiral do DNA. As mais antigas, principalmente o ácido nalidíxico, foram amplamente utilizadas em pediatria pela sua ação contra os germes gram-negativos quando estes causavam infecção urinária ou intestinal. Infelizmente, a concentração da droga nos tecidos e no sangue é baixa, o que impede seu uso em infecções sistêmicas mais graves. Em crianças pequenas, um dos efeitos colaterais possíveis do ácido nalidíxico é o aumento da quantidade de LCR, o que simula um quadro de pseudotumor do SNC (abaulamento da fontanela). Esses fatos, associados à rápida emergência de cepas resistentes, fizeram com que suas indicações fossem ficando cada vez mais raras. O aparecimento das fluoroquinolonas resgatou o uso clínico dessa classe de antibióticos, mas o possível efeito tóxico em cartilagens de crescimento, fenômeno constatado em animais de experimentação, tem inibido sua utilização em pediatria. As quinolonas, junto com as cefalosporinas, são os antibióticos que mais têm tido progressos no aperfeiçoamento da sua atividade e da farmacocinética, com novas drogas sendo introduzidas na prática clínica em curtos intervalos de tempo. Assim, muitos autores têm dividido as quinolonas em gerações, como se pode ver no quadro 1.24.

Quadro 1.24 – Principais quinolonas de uso clínico.

Geração	Ativo contra	Exemplos
Primeira	Enterobactérias	Ácido nalidíxico Ácido oxalínico Ácido pipemídico
Segunda	Enterobactérias e *P. aeruginosa*	Norfloxacina* Enofloxacina* Ciprofloxacina Ofloxacina Pefloxacina
Terceira	Enterobactéria, *P. aeruginosa* e estreptococos	Levofloxacina Sparfloxacina Grepafloxacina Gatifloxacina
Quarta	Enterobactéria, *P. aeruginosa*, estreptococos e *Bacteroides* sp.	Cinafloxacina

* Apenas para infecção urinária.

Esses antibióticos são bactericidas, e os mais recentes têm ação contra pseudomonas e estreptococos, como se vê no quadro 1.24. Infelizmente, sua atividade contra os estafilococos é errática e não pode ser considerada droga de escolha para as infecções causadas por esse germe. Têm a grande vantagem de poder ser administrados por via oral e de ter excelente distribuição nos tecidos, incluindo SNC.

A artropatia constatada em animais de experimentação não foi observada em crianças, mas o uso das quinolonas nessa faixa etária ainda requer cuidados. Em pediatria ainda são reservados para infecções por *Pseudomonas* spp. em pacientes com fibrose cística, infecções urinárias complicadas, infecções entéricas em países em desenvolvimento, infecções crônicas de ouvido e em situações especiais, como continuação de tratamento ambulatorial de infecções por germes resistentes a outros antibióticos de uso oral.

Antibióticos que interferem na síntese de proteínas

As proteínas são essenciais para a sobrevida dos germes e várias drogas podem interferir na sua síntese ou impedindo que se formem novas proteínas e portanto inibindo o crescimento das bactérias, ou induzindo à formação de proteínas anômalas, incompatíveis com a sobrevida do microrganismo.

Antibióticos que agem na síntese de proteínas

São antibióticos cujo mecanismo de ação é predominantemente bacteriostático. Fazem parte desse grupo o cloranfenicol, as lincosaminas, os macrolídeos, as tetraciclinas, as oxazolidinonas e as estreptograminas.

O *cloranfenicol* é um antibiótico com elevada capacidade de lipossolubilidade, o que lhe confere capacidade de penetrar em diversos sítios, inclusive no LCR, onde atinge altas concentrações, inclusive bactericidas, para pneumococo, hemófilo e meningococo. Tem um amplo espectro de ação, sendo um dos primeiros antibióticos que podem ser considerados de "largo espectro". É ativo contra *N. meningitidis, N. gonorrhoeae, H. influenzae, S. pneumoniae, S. pyogenes, S. viridans, Bordetella pertussis, S. typhi, Salmonella* sp., *Borrelia burgdorferi, Brucella* sp., *Calymmatobacterium granulomatis, Campylobacter fetus, Francisella tularensis, Treponema pallidum, Yersinia pestis, Chlamydia trachomatis, Corynebacterium diphtheriae, Mycoplasma* sp., *E. coli, K. pneumoniae, Listeria monocytogenes, M. catarrhalis, P. mirabilis, Burkolderia cepacia, Shigella* sp., *Vibrio cholerae, Stenotrophomonas maltophilia*, e com boa atividade contra os germes anaeróbios, incluindo o *Bacteroides fragilis*. Apesar de ter um espectro de ação que contempla a maioria das infecções que ocorrem em Pediatria, devido aos seus efeitos tóxicos e à

emergência de cepas resistentes, seu uso ao longo do tempo vem diminuindo. O mecanismo de resistência mais comum é a produção de uma enzima que inativa o antibiótico, plasmídeo mediada, denominada cloranfenicol acetiltransferase. Outra forma de resistência observada é a alteração na permeabilidade da parede celular bacteriana à droga.

Seu efeito tóxico mais importante é a aplasia medular, reação idiossincrásica, independentemente da dose, mas extremamente grave e freqüentemente fatal.

A inibição da síntese protéica não se restringe apenas a bactérias, as células humanas também sofrem seu efeito, sendo a medula óssea o órgão que mais expressa essa ação. Ocorrerá uma depressão, dose-dependente, reversível e relativamente comum, mas que obriga a um controle hematimétrico durante seu uso, quando esse for prolongado.

A *lincomicina* e a *clindamicina* são os antibióticos que compõem a classe das *lincosaminas*.

A lincomicina tem ação predominantemente bacteriostática contra *S. pneumoniae, S. aureus, S. epidermidis, S. pyogenes, Corynebacterium diphtheriae, Clostridium tetani, C. perfringens,* e germes anaeróbios não-esporulados. Não tem ação contra bactérias gram-negativas. Sua concentração no tecido ósseo é excelente, razão pela qual sua principal indicação é para osteomielite causada por estafilococo.

A clindamicina também é bacteriostática, sendo um derivado da lincomicina em relação à qual apresenta maior atividade antimicrobiana contra os mesmos agentes. Seu uso por via oral permite uma boa absorção e biodisponibilidade, porém a alta incidência de diarréia dificulta sua indicação em Pediatria. Uma indicação mais recente dessa droga é no tratamento ou na profilaxia de toxoplasmose cerebral em pacientes com AIDS como droga de segunda escolha. Em alguns casos de malária causada por *P. falciparum*, pode ser indicada como tratamento coadjuvante do quinino. Em infecções mistas de partes moles, em que se suspeita de co-infecção por cocos gram-positivos e anaeróbios, também pode ser utilizada em casos de fasciíte necrosante por estreptococo.

O mecanismo de resistência bacteriana contra a clindamicina mais freqüentemente observado é a alteração do sítio de ação no ribossomo. As enterobactérias são constitucionalmente resistentes, provavelmente por não permitirem passagem do antibiótico através da parede celular.

Os *macrolídeos* fazem parte importante do receituário pediátrico, principalmente com o desenvolvimento de preparados mais recentes, como a claritromicina e a azitromicina.

Os mecanismos de resistência possíveis são: produção de enzimas inativadoras de macrolídeos, efluxo ativo da droga e alteração do sítio de ação no ribossomo. Muitos germes são também constitucionalmente resistentes a esses agentes.

A *eritromicina* é um antibiótico que se concentra bem no interior dos fagócitos, e sua ação é predominantemente bacteriostática. Tem metabolismo hepático, sendo contra-indicada em pacientes hepatopatas. O espectro de ação da eritromicina inclui: *S. pyogenes, S. pneumoniae, S. aureus, Actinomyces israelii, Bacillus anthracis, B. pertussis, Borrelia burgdorferi, Campylobacter jejuni, C. diphtheriae, Coxiella burnetii, Chlamydia pneumoniae, C. trachomatis, C. tetani, Eiknella corrodens, Legionella* sp., *Listeria monocytogenes, Moraxella catarrhalis, Mycoplasma pneumoniae, N. gonorrhoeae, N. meningitidis, Haemophilus ducreyi, Propionibacterium acnes, T. pallidum, Ureaplasma urealyticum, Entamoeba histolytica.*

Existem duas preparações dessa droga disponíveis em nosso meio, o estolato e o estearato de eritromicina, podendo ser utilizadas por via oral. As preparações por via parenteral (dietilcarbamato, etilsuccinato e glutarato, por via intramuscular, e lactobionato e gluceptato, por via intravenosa) não são disponíveis em nosso meio.

Seu amplo uso tem como conseqüência o aparecimento de cepas resistentes, e hoje muitos estafilococos não são sensíveis à eritromicina. Os pneumococos resistentes à penicilina também costumam ser menos responsivos a essa droga e, na prática pediátrica, uma lacuna importante é sua pequena eficácia contra o *H. influenzae.*

Várias modificações foram feitas para melhorar a farmacocinética e a atividade dos macrolídeos, resultando em drogas com maior tolerância gastrintestinal, comodidade posológica e perfil de atividade.

A *roxitromicina* permite o uso em uma ou duas doses diárias, de acordo com a idade do paciente, com espectro de ação muito semelhante ao da eritromicina.

A *espiramicina* tem um espectro de ação semelhante ao da eritromicina e sua indicação principal é para o tratamento de *Toxoplasma gondii*, principalmente durante a gravidez, nas infecções congênitas e em alguns casos de diarréia causada por *Cryptosporidium* sp.

A *claritromicina* tem uma ação semelhante à da eritromicina, mas seu derivado metabólico, a *14-hidroxiclaritromicina*, é mais ativo contra o *H. influenzae* e a *M. catarrhalis*, o que significa uma evolução significativa do espectro de ação para os germes mais comuns da infância. Exibe ainda eficácia contra diversos germes intracelulares, como *T. gondii, M. leprae* e complexo *M. avium-intracellulare.* É indicada principalmente para o tratamento de bronquite bacteriana, faringite, sinusite aguda, otite média aguda, pneumonias causadas por pneumococo, micoplasma e clamídia e infecções de partes moles.

A *azitromicina* tem uma farmacocinética bastante peculiar. Tem eficácia menor contra os germes gram-positivos quando comparada com a claritromicina, mas é mais ativa contra *M. catarrhalis* e *H. influenzae.* Sua concentração dentro dos fagócitos é muito elevada, à semelhança da claritromicina e da eritromicina, mas diferentemente destas, as quais rapidamente se difundem para fora das células, permanece por mais tempo, sendo liberada no foco infeccioso, para onde os fagócitos são atraídos. Esse mecanismo permite que sua concentração no foco infeccioso seja muito alta, mesmo quando os níveis séricos são baixos. Em crianças, é indicada para tratamento de faringite aguda estreptocócica e otite média aguda, quando deve ser utilizada por cinco dias. Em adultos, é indicada também para bronquite purulenta, cervicite e uretrite causadas por *Chlamydia*, amigdalite, lesões de partes moles e pneumonia.

Os efeitos colaterais mais comuns desse grupo de antibióticos são a intolerância gastrintestinal, mais observada com os macrolídeos mais antigos, e a hepatite colestática, mais comum com o estolato de eritromicina.

Como a metabolização desses antibióticos se faz no citocromo P450 do microssomo hepático, muito cuidado deve ser tomado com a administração concomitante de outras drogas que sejam metabolizadas no mesmo sítio, como astemizol, carbamazepina, cisaprida, ciclosporina, digoxina, metilprednisolona, terfenadina, teofilina, triazolam, valproato e warfarina.

TETRACICLINAS

As tetraciclinas foram muito utilizadas em Pediatria no passado, porém, devido a seus efeitos colaterais, atualmente têm uso restrito nessa faixa etária.

São antibióticos predominantemente bacteriostáticos, agindo no ribossomo das bactérias como as lincosaminas e os macrolídeos.

Seu espectro de ação é bastante amplo, sendo ativas, entre outros, contra *Actinomyces israelii, Bacillus antracis, Borrelia burgdorfderi, Brucella* sp., *Calymmatobacterium granulomatis, Campylobacter jejuni, Citrobacter freundii, Clostridium tetani, Edwarsiella tarda, Eikenella corrodens, Ehrlichia* sp., *Franciselha tularensis, Helicobacter pylori, Leptospira* sp., *Listeria monocytogenes, Mycoplasma pneumoniae, Neisseria gonorrhoeae, Nocardia asteroides, Pasteurella multocida, Propionibacterium acnes, Pseudomonas mallei, P. pseudomallei, Shigella* sp., *Spirilum minor, S. pneumoniae, S. pyo-*

genes, Stenotrophomonas maltophilia,Treponema pallidum, Ureaplasma urealyticum, Vibrio cholerae, Yersinia enterocolitica, Yersinia pestis, Yersinia pseudotuberculosis, Chlamydia sp., *Entamoeba histolytica* e riquétsias.

As enterobactérias, de modo geral, *P. aeruginosa* e, hoje, muitos cocos gram-positivos, como os estafilococos já desenvolveram resistência a essas drogas. O mecanismo mais comum da resistência às tetraciclinas é o efluxo ativo do antibiótico do interior da bactéria.

A toxicidade para o tecido dentário contra-indica seu uso em crianças com idade inferior a 9 anos.

OXAZOLIDINONAS

A emergência de bactérias gram-positivas resistentes aos antimicrobianos habitualmente utilizados tem motivado a busca de novos antibióticos que possam servir como alternativa terapêutica. As oxazolidinonas são uma nova classe de antimicrobianos cujo primeiro representante disponível para uso clínico é a linezolida, a qual demonstrou eficácia *in vitro* e em modelos animais no tratamento de infecções causadas por microrganismos como *S. aureus* e *S. epidermidis* (sensíveis ou resistentes à meticilina), pneumococos (em particular os resistentes à penicilina e às cefalosporinas) e *Enterococcus faecium* e *E. faecalis* (sensíveis ou resistentes à vancomicina). O espectro de ação dessa droga se restringe às bactérias gram-positivas, podendo ser comparado à vancomicina. Apresenta farmacocinética favorável, com biodisponibilidade após administração oral próxima de 100%. Os estudos clínicos atualmente disponíveis demonstrando boa tolerabilidade, mecanismo de ação diferenciado e baixas taxas de resistência indicam essa classe de antibióticos como possível arma no combate aos microrganismos gram-positivos multirresistentes causadores de infecções pediátricas comunitárias e hospitalares, embora os dados disponíveis de uso em crianças sejam limitados.

ESTREPTOGRAMINAS

As estreptograminas representam outra alternativa promissora para o tratamento de infecções causadas por bactérias gram-positivas multirresistentes como *S. aureus,* estafilococo coagulase-negativo, enterococos e pneumococos. Essa classe de antibióticos, cujo primeiro representante disponível para uso clínico é a associação quinupristina/dalfopristina, age inibindo a síntese protéica bacteriana. Disponível apenas para uso injetável e ainda pouco usada em crianças, pode vir a ocupar papel de destaque no tratamento de infecções hospitalares em pediatria.

Promovendo a síntese de proteínas anômalas incompatíveis com a sobrevida dos germes

AMINOGLICOSÍDEOS

São antibióticos muito utilizados em crianças, tendo sido a *estreptomicina* o primeiro a ser isolado em 1944 a partir do fungo *Streptomyces griseus.* A partir de então, vários compostos têm sido obtidos a fim de melhorar o espectro de atividade e de diminuir os efeitos colaterais.

Os aminoglicosídeos apresentam efeito antibacteriano concentração-dependente, ou seja, tanto maior a atividade quanto maior a quantidade da droga presente no local e, contra os gram-negativos, um efeito pós-antibiótico muito prolongado, o que permite a aplicação de dose única diária. Quando usados em associação com antibióticos que têm ação na parede bacteriana, como os betalactâmicos ou os glicopeptídeos, têm sua eficácia aumentada. Não funcionam bem em ambientes com pH muito baixo ou na presença de pus.

Os principais mecanismos de resistência bacteriana aos aminoglicosídeos são: elaboração de enzimas inativadoras, alteração no sítio de ação, ou diminuição da permeabilidade da parede celular.

Os aminoglicosídeos são indicados principalmente para tratamento de infecções causadas por germes gram-negativos, embora alguns, como o *Stenotrophomonas malthophilia* ou o *Burkholderia cepacia*, sejam intrinsecamente resistentes, e alguns gram-positivos sejam sensíveis, como os estafilococos oxacilinossensíveis.

Os principais aminoglicosídeos usados entre nós são: estreptomicina, amicacina, gentamicina, netilmicina, tobramicina, neomicina e paromomicina.

A *estreptomicina*, hoje, praticamente só tem indicação para o tratamento da tuberculose, peste e tularemia, pois drogas menos tóxicas foram sintetizadas para a terapia de infecções bacterianas por outros germes sensíveis.

Já a *amicacina* tem uso amplo, pois, mesmo após anos de utilização, a emergência de cepas resistentes de microrganismos é ainda muito baixa. É um derivado semi-sintético da canamicina, indicada para tratamento de infecções causadas por germes gram-negativos, principalmente por *P. aeruginosa*, *K. pneumoniae*, entre outros.

A *gentamicina*, a *tobramicina* e a *netilmicina* têm espectro de ação e farmacocinética bastante semelhantes entre si. A *tobramicina* tem sido recomendada para uso inalatório em pacientes com fibrose cística colonizados por *P. aeruginosa*.

A *neomicina* só tem sido utilizada para aplicações tópicas ou por via oral para diminuir a população de bactérias intestinais em preparo pré-operatório de cólon, ou em pacientes com encefalopatia hepática, devido à sua alta toxicidade e biodisponibilidade quase nula após administração oral.

A *paromomicina* é um outro aminoglicosídeo que só é utilizado por via oral e hoje restrito a tratamento de infecções causadas por *Cryptosporidium* sp. em pacientes com AIDS.

TRIMETOPRIMA-SULFAMETOXAZOL

É um composto de dois quimioterápicos que atuam seqüencialmente no metabolismo da ácido fólico das bactérias. O sulfametoxazol inibe por competição a deidropteroato sintetase, enzima responsá-vel pela transformação do PABA (ácido paraminobenzóico) em ácido deidrofólico, e a trimetoprima age na enzima deidrofolato redutase, que transforma o ácido deidrofólico em ácido tetraidrofólico, resultando na diminuição da quantidade de ácido fólico.

O mecanismo de resistência da bactéria ao composto pode ser inerente ou adquirido. Pode acontecer por hiperprodução do PABA, pela produção da deidropteroato sintetase alterada ou pelo aumento da resistência à penetração do antibiótico através da parede celular. O mecanismo mais observado é a produção de deidrofolato redutase resistente à trimetoprima.

O antibiótico tem amplo espectro de ação, incluindo germes gram-positivos e gram-negativos, tais como *Brucella* sp., *E. coli*, *Haemophilus influenzae*, *Moraxella catarrhalis*, *Neisseria gonorrhoeae*, *Nocardia* sp., *Proteus* sp., *Salmonella* sp., *Shigella* sp., *Serratia marcescens*, estafilococos oxacilinossensíveis, *Stenotrophomonas malthofilia*, *S. pneumoniae*, *Yersinia enterocolitica*. Não tem boa atividade contra *S. pyogenes*. Atualmente, a grande indicação desse composto é no tratamento e na prevenção de infecções por *P. carinii*, uma vez que muitos germes ficaram resistentes à sua ação, como a *Salmonella typhi*, a *Shigella* sp. etc.

Os efeitos colaterais mais comuns são alterações gastrintestinais, reações de hipersensibilidade, inclusive síndrome de Stevens-Johnson, alterações hematológicas como anemia, leucopenia, trombocitopenia (estas são preveníveis ou reversíveis pela administração de ácido fólico).

DOSES E INTERVALOS DE ALGUNS ANTIMICROBIANOS EM PEDIATRIA

No quadro 1.25 estão descritos as doses e os intervalos recomendados de antimicrobianos para recém-nascidos, os quais estão subdivididos em dois grupos, conforme o peso de nascimento, e em quatro subgrupos, conforme a idade pós-natal em dias. No quadro 1.26 estão descritos as doses e os intervalos recomendados para crianças fora do período neonatal.

Quadro 1.25 – Doses e intervalos recomendados de antimicrobianos para recém-nascidos.

Droga	Peso de nascimento < 2.000g		Peso de nascimento > 2.000g	
	0-7 dias de vida	8-28 dias de vida	0-7 dias de vida	8-28 dias de vida
Amicacina	15 a cada 24h	15 a cada 24h	20 a cada 24h	20 a cada 24h
Gentamicina/tobramicina	6,0 a cada 24h	5 a cada 24h	5 a cada 24h	5 a cada 24h
Aztreonam	30 a cada 12h	30 a cada 8h	30 a cada 8h	30 a cada 6h
Cefazolina	20 a cada 12h	20 a cada 12h	20 a cada 12h	20 a cada 8h
Cefotaxima	50 a cada 12h	50 a cada 8h	50 a cada 12h	50 a cada 8h
Cefoxitina			20 a cada 12h	
Ceftadizima	50 a cada 12h	50 a cada 8h	33 a cada 8h	50 a cada 8h
Ceftriaxona	50 a cada 24h	50 a cada 12h	50 a cada 24h	75 a cada 24h
Cloranfenicol	2,5 a cada 6h	2,5 a cada 6h	5,0 a cada 6h	12,5 a cada 6h
Clindamicina	5-7,5 a cada 12h	5-7,5 a cada 8h	5-7,5 a cada 8h	5-7,5 a cada 6h
Eritromicina	10 a cada 12h	10 a cada 8h	10 a cada 12h	13 a cada 8h
Metronidazol	15 a cada 12h	7,5 a cada 12h	7,5 a cada 12h	15 a cada 12h
Ampicilina	50 a cada 12h	50 a cada 8h	50 a cada 8h	50 a cada 8h
Oxacilina	50 a cada 12h	50 a cada 8h	50 a cada 8h	50 a cada 6h
Ticarcilina	75 a cada 12h	75 a cada 8h	75 a cada 8h	75 a cada 6h
Penicilina G	50.000U a cada 12h	75.000U a cada 8h	50.000U a cada 8h	50.000U a cada 6h
Rifampicina			10 a cada 24h	20 a cada 24h
Vancomicina	10 a cada 12h	10 a cada 12h	10 a cada 8h	15 a cada 8h

As doses estão representadas em mg/kg/dose ou em unidades/dose e os intervalos em horas
(por exemplo, 7,5 a cada 18-24h = 7,5mg/kg a cada 18 a 24 horas).

Quadro 1.26 – Doses e intervalos de antimicrobianos recomendados para crianças fora do período neonatal.

Amicacina		15 a cada 24h	Imipenem	10-15 a cada 6h, máximo 2g
Gentamicina/tobramicina		15 a cada 24h	Eritromicina	10 a cada 6h
Aztreonam		30 a cada 6h	Azitromicina	10 no 1º dia; após: 5 a cada 24h
Cefaclor		20 a cada 8h	Claritromicina	7,5 a cada 12h
Cefadroxil		20 a cada 12h, máximo 2g	Meropenem	30-40 a cada 8h
Cefazolina		20-30 a cada 8h	Metronidazol	10-15 a cada 6-12h
Cefepima		50 a cada 8h	Ampicilina	50 a cada 6h
Cefixima		10 a cada 24h	Amoxacilina	10-40 a cada 12h
Cefotaxima		50 a cada 8h (75 a cada 6h em meningites)	Ampicilina-sulbactam	25-50 a cada 6h
Cefoxitina		20-40 a cada 6h	Oxacilina	50 a cada 6h
Cefpodoxima		5 a cada 12h, máximo 800mg	Piperacilina	25-50 a cada 4-6h
Cefprozil		15 a cada 12h, máximo 1g	Ticarcilina	75 a cada 6h
Ceftazidima		50 a cada 8h	Penicilina G	33.000U a cada 4h
Ceftriaxona		100 a cada 24h	Penicilina procaína	25-50.000U
Cefuroxima	VO	25-50 a cada 8h	Penicilina V	10-15 a cada 6-8h
	IV	10-30 a cada 6-8h	Rifampicina	20 a cada 24h
		(50-70 a cada 6-8h em meningites)	Trimetoprima-sulfametoxazol	20, em sulfa a cada 12h
Cefalexina		10-25 a cada 6h, máximo 4g		
Cloranfenicol	IV	12,5-25 a cada 6h	Doxiciclina	1-2 a cada 12h
Clindamicina	IV	10-15 a cada 6-8h	Vancomicina	10-15 a cada 6h
	VO	2,5-7,5 a cada 6-8h	Teicoplanina	10 a cada 24h
Ciprofloxacina	VO	10-15 a cada 12h, máximo 1,5g		

As doses estão representadas em mg/kg/dose ou em unidades/dose e os intervalos em horas
(por exemplo, 7,5 a cada 18-24h = 7,5mg/kg a cada 18 a 24 horas).
Adaptado de The Sanford Guide to Antimicrobial Therapy, 1998.

BIBLIOGRAFIA

1. BONAFEDE, M.E. & BLUMER, J.L. – Role of newer broad-spectrum β-lactam and fluorquinolone antibiotics in children. *Adv. Pediatr. Infect. Dis.* 12:71, 1997. 2. BRADLEY, J.S. – Meropenem: a new, extremely broad spectrum beta-lactam antibiotic for serious infections in pediatrics. *Pediatr. Infect. Dis. J.* 16:263, 1997. 3. BUSH, L.M.; CALMON, J. & JOHNSON, A. – CADA Newer penicillins and betalactamase inhibitors. *Infect. Dis. Clin. North Am.* 9:653, 1995. 4. ENNIS, D.M. & COBBS, C.G. – The newer cephalospor- ins. aztreonam and imipenem. *Infect. Dis. Clin. North Am.* 9:687, 1995. 5. GILBERT, D.N.; MOELLERING Jr., R.C. & SANDE, M.A. – *He Sanford Guide to Antimicrobial Therapy,* 1998. 6. RODRIGUEZ, W.J. & WIEDERMANN, B.L. – The role of newer oral cephalosporins, fluoroquinolones, and mac- rolides in the treatment of pediatric infections. *Adv. Pediatr. Infect. Dis.* 9:125, 1994. 7. SCHAAD, U.B. – Pediatric use of quinolones. *Pediatr. Infect. Dis. J.* 18:469, 1999.

4 Monitorização da Terapêutica Antimicrobiana

ALFIO ROSSI Jr.

A monitorização da terapêutica antimicrobiana compreende os métodos de avaliação da eficácia e segurança do uso desses medicamentos, visando à otimização do tratamento. Envolve conhecimentos clínicos, de farmacologia, farmacocinética e farmacodinâmica, além de exames laboratoriais. Neste capítulo serão abordados os principais recursos laboratoriais disponíveis para auxílio clínico. Em outros capítulos desta obra, são analisados os métodos indiretos de avaliação do tratamento de infecções, a farmacocinética e a farmacodinâmica dos antimicrobianos.

Em muitas situações clínicas, em especial no tratamento de infecções em ambulatório, a terapêutica empírica é adequada, não sendo necessários resultados de exames laboratoriais para orientar as decisões clínicas. Por outro lado, o auxílio laboratorial é bastante útil em casos de infecções mais graves, particularmente em doentes hospitalizados, no tratamento de pacientes imunocomprometidos ou quando para a evolução de um processo infeccioso durante o tratamento não é favorável.

TESTES DE SUSCETIBILIDADE

Os testes de suscetibilidade são os recursos laboratoriais mais utilizados na orientação da terapêutica com antimicrobianos, entretanto, podem ser dispensados quando o padrão de suscetibilidade de determinado agente é previsível. Por exemplo, nas faringotonsilites, uma vez confirmada a etiologia estreptocócica, o tratamento com penicilina pode ser instituído sem que a suscetibilidade a esse grupo seja testada, já que o *Streptococcus pyogenes* é, até este momento, uniformemente sensível a esse grupo de antibióticos.

A dosagem do nível sérico de antimicrobianos é classicamente realizada em dois momentos distintos, que correspondem ao pico e ao vale do referido nível da droga. O momento de pico do nível sérico é aquele em que são esperados os valores mais elevados, com a amostra sendo obtida cerca de 1 hora após a administração da dose, enquanto a amostra do momento chamado de vale deve ser colhida cerca de 20 minutos antes da administração da próxima dose do medicamento.

Quando os níveis séricos do antimicrobiano são utilizados para ajustes nas doses ou intervalos de administração, os valores desejáveis para os momentos de pico e vale são definidos a partir de estudos clínicos e variam conforme a localização da doença que está sendo tratada, o tipo de paciente e sua condição clínica e o agente infeccioso envolvido. Por exemplo, em um paciente que está recebendo gentamicina para o tratamento de pneumonia causada por *Klebsiella pneumoniae*, as doses do antibiótico devem ser ajustadas para que se obtenha uma concentração sérica após a administração de uma dose (pico) maior ou igual a 8mg/l, desde que o germe seja sensível a esse antibiótico.

A cromatografia é a técnica de dosagem mais utilizada em pesquisa, por fornecer resultados bastante precisos, sendo pouco aplicada no uso clínico rotineiro por sua alta exigência técnica e elevado custo de cada determinação. Os testes imunoenzimáticos e de fluorescência são mais facilmente aplicáveis na rotina hospitalar, devido à simplicidade e ao relativo baixo custo de cada exame.

BIBLIOGRAFIA

1. BAILEY, B.; KLEIN, J. & KOREN, G. – Noninvasive methods for drug measurement in pediatrics. *Pediatr. Clin. North Am.* **44**:15, 1997. 2. COLOR ATLAS OF DIAGNOSTIC MICROBIOLOGY – Jennifer Roche (ed.). Missouri, Mosby, 1997, 216p. 3. NATIONAL COMMITTEE FOR MEDICAL LABORATORY STANDARDS – Normativa para la Puesta em Práctica del Estudio de Suscetibilidad Antimicrobiana. *Octavo Suplemento Informativo* **17**, n.1, 1998. 4. SHANSON, D.C. – Laboratory control of antimicrobial therapy. In O'Grady, F. (eds.). *Antibiotic and Chemotherapy*. London, Churchill Livingstone, 1997, p. 136.

SEÇÃO V

Peculiaridades de Infecção em Crianças Imunocomprometidas

coordenadora MARIA ZILDA DE AQUINO

1 Infecções Pulmonares em Imunodeprimidos

LUIZ VICENTE RIBEIRO FERREIRA DA SILVA FILHO
JOAQUIM CARLOS RODRIGUES

INTRODUÇÃO

As infecções pulmonares representam uma causa importante de morbidade e mortalidade em crianças imunodeprimidas e constituem, freqüentemente, um dilema diagnóstico para o pediatra. Isso ocorre em razão do grande número de agentes potencialmente patogênicos, sendo alguns especialmente virulentos, determinando uma evolução rápida e fatal. Portanto, nessa situação, torna-se premente uma investigação etiológica abrangente e a introdução de uma terapêutica antimicrobiana empírica até que se obtenham os resultados dos exames.

Os infiltrados pulmonares difusos, visibilizados radiologicamente, são particularmente desafiadores, pois podem ter como agentes causais infecções, neoplasias, toxicidade induzida por drogas, edema pulmonar ou pneumonite inespecífica.

QUADRO CLÍNICO

Há poucos sinais e sintomas de infecção pulmonar nas crianças imunodeprimidas. Os sintomas, quando presentes, podem incluir febre, tosse e dispnéia. Nos processos intersticiais, os achados clínicos são pouco exuberantes, sendo a taquipnéia e a hipoxemia as manifestações mais freqüentes. Quando existe acometimento broncopneumônico, lobar ou segmentar, pode-se observar semiologia de condensação pulmonar. A presença de dor torácica, atrito pleural e sinais de derrame podem indicar acometimento pleural concomitante. Pode ocorrer hemoptise intensa e fulminante, particularmente nas infecções fúngicas, geralmente associada a comprometimento vascular.

DIAGNÓSTICO LABORATORIAL

Nas crianças imunodeprimidas, as infecções pulmonares podem ser causadas por agentes comuns ou oportunistas e, muitas vezes, têm apresentação inicial atípica, o que torna o diagnóstico etiológico mais difícil. Nessa situação, deve-se reconhecer o defeito imunológico envolvido na doença de base (Quadro 1.27) e procurar exaustivamente a recuperação do agente etiológico por meio das técnicas disponíveis.

Culturas – as hemoculturas e as culturas de outros sítios potencialmente infectados, suspeitados por anamnese ou exame físico, apesar da baixa sensibilidade, têm importância na investigação rotineira.

Radiografia de tórax – informa a respeito da localização, dimensão e tipo de infiltrado ou condensação. Em crianças com neutropenia

Quadro 1.27 – Etiologias prováveis de acordo com o tipo de imunodeficiência.

Imunodeficiência	Etiologias	
Células T	Bactérias	Mycobacterium sp. Legionella Nocardia Listeria
	Vírus	Citomegalovírus Varicela zoster Herpes simplex
	Outros	P. carinii Toxoplasma gondii
Neutrófilos Deficiências agudas	Bactérias gram-negativas	
Deficiências crônicas	Staphylococcus aureus Streptococcus pneumoniae Haemophilus influenzae Pseudomonas sp.	
Agamaglobulinemia/ hipogama- globulinemia	Bactérias	Streptococcus pneumoniae Haemophilus influenzae Pseudomonas sp.
	Fungos	Aspergillus sp.
	Outros	P. carinii
Complemento	Bactérias encapsuladas	Streptococcus pneumoniae Haemophilus influenzae
Transplante de medula óssea	Bactérias	Pseudomonas sp. Gram-negativos Staphylococcus aureus
	Vírus	Citomegalovírus Varicela zoster Herpes simplex
	Fungos	Candida sp. Aspergillus sp.
	Outros	P. carinii Toxoplasma gondii
Terapia imunossupressora (por exemplo, outros transplantes)	Bactérias	Staphylococcus aureus Gram-negativos Listeria Mycobacterium sp.
	Vírus	Citomegalovírus Varicela zoster Herpes simplex
	Fungos	Candida sp. Aspergillus sp. Cryptococcus sp. Mucor/Hystoplasma
	Outros	P. carinii Toxoplasma gondii

Quadro 1.28 – Etiologias prováveis de acordo com a imagem radiológica.

Padrão radiológico	Etiologias
Padrão intersticial ou alveolointersticial	Pneumocystis carinii Citomegalovírus Adenovírus/VSR Candida sp. Cryptococcus neoformans Aspergillus sp.

Padrão alveolar
Consolidação lobar/broncopneumonia
	Bactérias:
	  Staphylococcus
	  Streptococcus
	  Haemophilus
	  Klebsiella
	  Pseudomonas
	  E. coli
	  Legionella
	  Mycobacterium sp.
	Adenovírus
	P. carinii
	Aspergillus sp.

Derrames pleurais Abscessos	Staphylococcus Streptococcus Haemophilus Anaeróbios Aspergillus sp. Mycobacterium sp. Nocardia

VSR = vírus sincicial respiratório.

Lavado broncoalveolar (LBA) – é um procedimento relativamente seguro, com baixa incidência de complicações, que permite, nas infecções pulmonares em pacientes imunodeprimidos, sensibilidade diagnóstica de 60 a 80% dos casos e de cerca de 90% nas infecções por Pneumocystis carinii, com especificidade acima de 92%.

Biopsia pulmonar a céu aberto – é um procedimento altamente sensível que permite a elucidação diagnóstica nas pneumopatias difusas, quando as outras técnicas, incluindo o LBA, não foram esclarecedoras. A amostra do tecido pulmonar deve ser subdividida e enviada para análise histopatológica por microscopia óptica, eletrônica e imunofluorescência. A pesquisa microbiológica deve incluir: bacterioscopia, pesquisa de bacilos álcool-ácido resistentes, culturas para bactérias aeróbias e anaeróbias, vírus, fungos e pesquisa específica de agentes como Pneumocystis carinii, Legionella pneumophila e Chlamydia pneumoniae.

Outras técnicas invasivas para a obtenção de material pulmonar, como a punção pulmonar transtorácica e a biopsia transbrônquica, têm alta incidência de complicações em crianças, particularmente as imunodeprimidas, e estão contra-indicadas em pacientes na vigência de discrasias sangüíneas.

PRINCIPAIS AGENTES ETIOLÓGICOS

BACTÉRIAS

As bactérias representam uma das principais causas de infecção respiratória no indivíduo imunodeprimido, principalmente pelo fato de estarem presentes no organismo como saprófitas, em equilíbrio com o sistema imune do hospedeiro e com outros microrganismos. A alteração nos mecanismos de defesa do hospedeiro favorece a invasão e a infecção por bactérias que habitualmente não causam doença em indivíduos imunocompetentes. Além disso, o indivíduo imunodeprimido freqüentemente apresenta uma modificação nas características da flora bacteriana, pela própria doença de base, uso freqüente de antimicrobianos e procedimentos invasivos (cateteres, sondas etc.), de tal modo que essa flora modificada representa um risco adicional para o desenvolvimento de infecções.

grave, pode não existir infiltrado evidente na avaliação inicial. Nessa situação, é relativamente comum a presença de sintomas respiratórios e radiografia de tórax aparentemente normal. Nos processos localizados, visando à terapêutica antimicrobiana empírica inicial, deve-se pensar em agentes bacterianos comuns e em enterobactérias. Nos infiltrados intersticiais, os agentes mais freqüentemente implicados são: Pneumocystis carinii, Legionella pneumophila, Mycoplasma pneumoniae e vírus, particularmente o citomegalovírus nos pacientes transplantados de medula óssea ou que receberam múltiplas transfusões sangüíneas. Deve-se considerar a possibilidade de infecção por fungos ou micobactérias quando houver infiltrado persistente após antibioticoterapia de amplo espectro ou que surgem durante sua vigência (Quadro 1.28).

Staphylococcus – são bactérias que comumente fazem parte da flora microbiológica humana normal, mas representam causa freqüente de infecções tanto no hospedeiro normal quanto no imunocomprometido. Dentre as espécies de maior potencial patogênico, pode-se citar o *S. aureus* (extremamente freqüente) e o *S. epidermidis*, este último mais importante em pacientes com imunodeficiência e especialmente portadores de cateteres ou próteses. As manifestações clínicas das infecções por esses agentes no hospedeiro imunocomprometido não diferem muito daquelas exibidas pelo hospedeiro normal, porém costumam ser mais graves e com freqüente disseminação sistêmica. Os quadros de infecção pulmonar pelo *S. aureus* costumam ser graves e de evolução rápida, às vezes fulminante, com padrão radiológico de broncopneumonia e presença freqüente de complicações, como empiemas, pneumatoceles e abscessos pulmonares. As infecções por cateteres venosos representam um grande problema para os pacientes portadores de imunodeficiência congênita ou adquirida, que permanecem internados por longos períodos e recebem medicação intravenosa através de cateteres; a infecção nesses casos ocorre habitualmente por cepas de *Staphylococcus* sp. resistentes à oxacilina.

Enterobactérias – colonizam o trato intestinal baixo onde vivem em equilíbrio com outros microrganismos e com as defesas naturais do organismo. Representam uma das mais freqüentes causas de infecções hospitalares e estão habitualmente envolvidas em infecções secundárias a procedimentos cirúrgicos nos tratos gastrintestinal e geniturinário. São causa importante de infecções respiratórias em hospedeiros imunodeprimidos.

Pseudomonas aeruginosa – é um bacilo gram-negativo, móvel, aeróbio, não fermentador de açúcares e de distribuição universal, presente em grande parte dos ecossistemas aquáticos do planeta como um saprófita inofensivo. Representa um dos principais patógenos isolados de pacientes com infecções nosocomiais, causando freqüentemente surtos em enfermarias e unidades de terapia intensiva. É uma das principais causas de infecção pulmonar em pacientes sob ventilação mecânica, podendo ainda causar infecções de ferida cirúrgica, queimaduras e de trato urinário. A bactéria é um dos microrganismos mais importantes nas infecções de pacientes oncológicos em geral e de crianças neutropênicas com câncer. A predileção do patógeno por meios aquáticos e de maior umidade reflete-se no seu freqüente isolamento de nebulizadores, ralos e torneiras de hospitais. As infecções pulmonares pela *P. aeruginosa* são geralmente graves e com manifestações sistêmicas proeminentes, exceto em pacientes portadores de fibrose cística, que podem apresentar colonização pulmonar crônica pelo patógeno com mínimas manifestações clínicas.

Legionella pneumophila – é um bacilo gram-negativo de crescimento lento e de difícil isolamento, descoberto após surto epidêmico em uma conferência na Philadelphia, EUA, em 1976. Na ocasião, evidenciou-se transmissão do patógeno através do sistema de ar condicionado. A ocorrência de infecções por *Legionella pneumophila* pode ser caracterizada como infecção isolada ou surto epidêmico de origem comum (como no exemplo anterior). No caso das infecções isoladas, um dos fatores de risco é a presença de algum grau de imunodepressão, *como pacientes em quimioterapia*, imunodeficiências congênitas, transplantes de órgãos, terapia prolongada com corticosteróides. O quadro clínico caracteriza-se por grande comprometimento geral e febre alta, calafrios, vômitos e tosse ausente ou discreta, sem secreção. Diarréia aquosa pode estar presente em cerca de 50% dos pacientes. A ausculta pulmonar está alterada na maioria dos casos, com magnitude variável de acordo com a extensão do acometimento pulmonar. Radiologica-

mente, pode-se observar desde infiltrados broncopneumônicos discretos e difusos até consolidações lobares; derrames pleurais são infreqüentes.

Micobactérias – o *Mycobacterium tuberculosis* é um agente de alta prevalência em nosso meio, e sua importância vem crescendo com o advento da AIDS e o aparecimento das cepas multirresistentes. A maioria dos indivíduos são infectados não desenvolve a doença, mas o bacilo pode ficar quiescente por anos e reativar-se em situações de redução da imunidade, como aqueles infectados por vírus HIV, sarampo, varicela ou os submetidos à corticoterapia.

As micobactérias atípicas representam outra causa de infecções respiratórias no paciente imunodeprimido, causando, com freqüência, quadros disseminados, com envolvimento sistêmico e positividade em medula óssea. Infecções restritas ao sistema respiratório também podem ocorrer, com localização em lobos superiores e formação de cavernas ou infiltrados multinodulares difusos. Nas formas disseminadas, o envolvimento pulmonar pode manifestar-se como infiltrado intersticial, pneumonias lobares ou lesões nodulares.

VÍRUS

Os vírus são a causa mais comum de infecções pulmonares em crianças e têm grande importância como agentes etiológicos de infecções em crianças imunodeprimidas, já que vários deles permanecem latentes no organismo após uma infecção aguda e podem reativar-se quando ocorre queda nos mecanismos de defesa do organismo. Além disso, a alta prevalência dos vírus respiratórios na comunidade implica um grande risco infeccioso para esses indivíduos.

Citomegalovírus – é um dos principais agentes infecciosos envolvidos em infecções pulmonares nos indivíduos submetidos a transplantes, seja de órgãos sólidos, seja de medula óssea. Nesses indivíduos, a infecção pode ser primária por meio do órgão transplantado ou hemoderivados de indivíduos soropositivos, ou ainda uma reativação de uma infecção prévia nos indivíduos soropositivos. Nos pacientes aidéticos, é um agente freqüentemente isolado no trato respiratório, podendo causar infecções pulmonares graves. É ainda um importante agente de infecções pulmonares em pacientes neutropênicos com câncer e em recém-nascidos prematuros. O citomegalovírus habitualmente produz quadros de pneumonite, com infiltrados pulmonares intersticiais ou pequenos nódulos pulmonares disseminados, geralmente com manifestações respiratórias evidentes e graves, com febre, hipoxemia e insuficiência respiratória freqüentes. Podem ocorrer ainda infecções concomitantes por bactérias gram-negativas ou fungos em pacientes transplantados, ou pelo *Pneumocystis carinii* em pacientes aidéticos.

Vírus sincicial respiratório – pacientes imunodeprimidos têm risco aumentado para aquisição de infecções respiratórias pelo vírus sincicial respiratório, especialmente das formas mais graves de infecção. Pacientes com idade superior a 3 anos também podem ser acometidos, o que é incomum nos imunocompetentes. A sazonalidade observada na freqüência de infecções pelo agente na comunidade também pode ser observada nos indivíduos imunodeprimidos, mas é importante lembrar das infecções hospitalares pelo agente que ocorrem com freqüência nos meses de maior prevalência.

Adenovírus – costuma produzir infecções graves nos pacientes imunodeprimidos, podendo causar pneumonites, bronquites e bronquiolites necrosantes. O vírus pode causar ainda cistite hemorrágica, hepatite e quadros disseminados fulminantes. O quadro clínico habitualmente começa como uma doença febril aguda, com mal-estar, calafrios e febre. O quadro respiratório geralmente se manifesta com tosse seca, taquipnéia ou dispnéia e hipoxemia, podendo progredir rapidamente para insuficiência respiratória aguda e óbito ou apresentar resolução gradual. A radiografia de tórax pode evidenciar padrão intersticial difuso ou infiltrados alveolares, podendo ainda observar-se derrame pleural. Não existe terapêutica específica para as infecções pelo adenovírus.

Vírus Herpes simplex – as infecções do trato respiratório pelo vírus *Herpes simplex* ocorrem quase exclusivamente em indivíduos imunodeprimidos, geralmente por disseminação a partir de lesões da cavidade oral e esôfago ou ainda nos quadros de infecção sistêmica. O quadro clínico habitualmente é de traqueobronquite ou pneumonite, podendo observar-se hipoxemia e infiltrados pulmonares intersticiais.

Outros vírus como influenza, parainfluenza rinovírus, entre outros, podem causar infecções respiratórias de gravidade variável nos pacientes imunodeprimidos, mas freqüentemente causam quadros de vias aéreas superiores com tempo de evolução mais arrastado. Vírus como varicela zoster (VVZ), sarampo e Epstein-Barr podem causar alterações no sistema respiratório nos quadros de infecção disseminada, podendo levar a pneumonites graves em indivíduos imunodeprimidos.

FUNGOS

As infecções pulmonares por fungos são causas freqüentes de mortalidade entre os pacientes portadores de imunodeficiência. Além do risco inerente à própria imunodeficiência, terapêuticas prolongadas com corticosteróides e uso de antibioticoterapia de amplo espectro também representam importantes fatores de risco para aquisição de infecções pulmonares por fungos. A natureza da imunodeficiência é um dos fatores determinantes do tipo de infecção fúngica, de tal modo que crianças neutropênicas são mais suscetíveis a infecções por *Aspergillus*, *Candida* e *Mucor* spp., fungos designados oportunistas porque raramente causam infecções em imunocompetentes. Por outro lado, as crianças com deficiência na função de linfócitos T são mais suscetíveis a infecções por *Cryptococcus neoformans*, *Histoplasma capsulatum*, *Coccidioides immitis* e *Blastomyces dermatitidis*, espécies designadas como patogênicas porque podem acometer indivíduos imunocompetentes, ainda que raramente.

A aquisição das infecções pulmonares por fungos ocorre freqüentemente por via inalatória, exceto no caso das infecções por *Candida*, cuja via habitual é a hematogênica, com origem no trato intestinal. Os fungos de aquisição inalatória podem, entretanto, disseminar-se por via hematogênica para outros órgãos, inclusive o cérebro.

Candida sp. – é o fungo de maior prevalência nas infecções fúngicas em imunodeprimidos. As espécies mais comuns em infecções pulmonares são *C. albicans*, *C. tropicalis* e *C. parapsilosis*. Nos quadros disseminados, os sintomas pulmonares habitualmente são discretos, e raramente se verificam consolidações de lobos ou grandes segmentos pulmonares. O quadro pulmonar geralmente é caracterizado por múltiplas lesões disseminadas de pequeno tamanho, visibilizadas por meio de radiografia simples ou tomografia computadorizada do tórax.

Cryptococcus sp. – causa infecções pulmonares em pacientes HIV positivos e com menor freqüência em pacientes com câncer. Os sintomas pulmonares também não costumam ser proeminentes, e a doença é tipicamente caracterizada por febre e manifestações neurológicas. Entretanto, infiltrados pulmonares difusos e lesões pulmonares múltiplas podem ocorrer, como os observados em infecções por *Candida* sp.

Aspergillus sp. – as espécies *A. fumigatus* e *A. flavus* são as mais freqüentes. Esse fungo é um agente comum de colonização do trato respiratório em diversas doenças e pode ainda causar doenças como a aspergilose broncopulmonar alérgica (ABPA), quando desperta intensa reação inflamatória (alérgica) nas vias aéreas de portadores de asma ou fibrose cística. É uma das principais causas de infecção pulmonar em indivíduos submetidos a transplante de medula óssea. O isolamento de *Aspergillus* sp. nas vias aéreas de um paciente imunodeprimido pode representar contaminação da amostra ou infecção pulmonar, que usualmente tem manifestações clínicas mais evidentes. As infecções pulmonares por *Aspergillus* sp. podem ser disseminadas ou ainda localizadas, especialmente quando se instalam em indivíduos com lesão anatômica pulmonar prévia, produzindo os chamados "aspergilomas" ou "bolas fúngicas". Infecção concomitante dos seios da face é freqüente.

Pneumocystis carinii – anteriormente considerado um parasita por sua semelhança morfológica com protozoários, é atualmente classificado como fungo. É o principal agente oportunista causador de infecções pulmonares em pacientes com AIDS e um agente importante em portadores de outras imunodeficiências, congênitas ou adquiridas. O quadro clínico caracteriza-se por dispnéia, taquipnéia, febre e tosse. Hipoxemia precoce é um achado freqüente. O achado radiológico mais comum é de infiltrados intersticiais bilaterais e difusos, mas outros achados como broncopneumonias e condensações lobares também podem ocorrer. Como se trata de infecção de extrema importância para os pacientes com AIDS, é tratado com mais detalhe em outro capítulo deste livro.

Outros fungos – fungos dimórficos como *H. capsulatum*, *B. dermatitidis*, *C. immitis* e *Paracoccidioides brasiliensis* são endêmicos em determinadas regiões geográficas, onde podem causar infecções também na criança imunocompetente. Fungos conhecidos por zigomicetos (*Mucor* e *Rhizopus* spp.) são causas infreqüentes de infecção em crianças neutropênicas com câncer. Esses pacientes podem apresentar ainda infecções pulmonares por *Trichosporon beigelii* e *Fusarium* sp. caracterizadas por pneumonias de evolução rápida e sintomas respiratórios evidentes.

BIBLIOGRAFIA

1. SHENEP, J.L. & FLYNN, P.M. – Pulmonary fungal infections in immunocompromised children. *Curr. Opin. Pediatr.* **9**:213, 1997. 2. SINGH, N. – Infections in solid organ transplant recipients. *Curr. Opin. Infect. Dis.* **11**:411, 1998. 3. STARKE, J. – Mycobacteria/nocardia. In Patrick, C.C. (ed.). *Infections in Immunocompromised Infants and Children.* New York, Churchill Livingstone, 1992, p. 357. 4. STOKES, D.C. & BOZEMAN, P.M. – Sinopulmonary infections in immunocompromised infants and children. In Patrick, C.C. (ed.). *Infections in Immunocompromised Infants and Children.* New York, Churchill Livingstone, 1992, p. 357.

ERASMO BARBANTE CASELLA

Embora o paciente imunodeprimido (ID) apresente maior incidência de infecções sistêmicas, principalmente em crianças, as localizadas especificamente no sistema nervoso central (SNC) não são tão freqüentes. Todavia, essas infecções apresentam grande importância clínica em decorrência das altas taxas de mortalidade associadas.

O acometimento do SNC por um microrganismo nos pacientes ID pode ser de difícil reconhecimento porque os sinais clínicos sugestivos de infecções, como febre e meningismo, podem ser discretos ou até mesmo ausentes, já que esses pacientes não apresentam uma resposta imune adequada ao agente infeccioso. Desse modo, o clínico deve ter um alto grau de alerta para causas neurológicas de deterioração clínica de crianças ID, atuando prontamente no sentido de diagnosticar e tratar precocemente tais pacientes.

FATORES PREDISPONENTES

Os principais fatores responsáveis pela ocorrência de complicações infecciosas no paciente ID são os seguintes: granulocitopenia, alterações da imunidade celular, distúrbios da imunidade humoral, utilização prolongada de antibióticos, presença de cateteres e alterações de ordem nutricional.

A *granulocitopenia* é relativamente comum em pacientes com leucemias agudas, no período pós-radioterapia, que fazem uso de drogas mielossupressoras e na anemia aplástica. Está associada à maior predisposição para o aparecimento de infecções, a partir de valores menores que 500 neutrófilos/ml, com riscos ainda maiores para valores menores que 100/ml. Existe ainda maior possibilidade do aparecimento de quadros infecciosos de acordo com a rapidez no declínio do número de granulócitos e de sua duração.

A *deficiência da imunidade celular* está associada à presença do linfoma de Hodgkin, radioterapia, utilização de drogas imunossupressoras ou à síndrome da imunodeficiência adquirida. Esse tipo de distúrbio resulta em deficiência na ativação de macrófagos e monócitos, predispondo à maior incidência de infecções por microrganismos intracelulares.

O *distúrbio da imunidade humoral* determina alterações na resposta a antígenos capsulares, ocorrendo deficiência na produção de anticorpos opsonizantes para as bactérias encapsuladas. Está associado a quadros de agamaglobulinemia ou à esplenectomia. O baço, além de exercer papel na produção de anticorpos, apresenta função de fagocitar bactérias da corrente sangüínea, sendo fundamental principalmente em relação às não-opsonizadas (sem resposta imune prévia).

A utilização de *antibióticos* de amplo espectro, freqüentemente com finalidade profilática, pode suprimir a flora normal não-invasiva e que determina certo grau de proteção contra a colonização por microrganismos mais invasivos.

A presença de *cateteres* de longa permanência, venosos ou intraventriculares, além de determinar uma solução de continuidade, interrompendo a barreira protetora da pele, pode servir como local propício para o crescimento de alguns microrganismos.

Alterações nutricionais, como a desnutrição e a utilização de nutrição parenteral prolongada, facilitam a colonização por microrganismos, principalmente em relação aos fungos, diretamente relacionados à presença de lipídeos administrados por via intravenosa.

PRINCIPAIS AGENTES ENVOLVIDOS

Um paciente ID é comumente infectado por agentes diferentes dos que normalmente acometem um hospedeiro normal. Embora isso seja verdade na maioria das vezes, é importante lembrar que esses pacientes também podem ser acometidos pelos microrganismos que determinam infecções no SNC da população em geral.

O agente etiológico está relacionado, entre outros fatores, ao tipo de deficiência predominante. Os pacientes com deficiência da imunidade celular são especialmente suscetíveis às infecções por microrganismos intracelulares, como *Listeria monocytogenes*, *Cryptococcus neoformans* e *Toxoplasma gondii*. Distúrbios da imunidade humoral predispõem a infecções por bactérias encapsuladas, como *Streptococcus pneumoniae*, *Haemophilus influenzae* e *Salmonella*. A diminuição no número de neutrófilos está associada à presença de infecções por *Escherichia coli*, *Pseudomonas aeruginosa* e *Staphylococcus aureus*. O quadro 1.29 apresenta os principais agentes relacionados às imunodeficiências específicas.

Quadro 1.29 – Principais agentes infecciosos e tipo de imunodeficiência específica.

Neutropenia
Bactérias
Gram-negativas
E. coli
Pseudomonas aeruginosa
Klebsiella pneumoniae
Gram-positivas
Staphylococcus epidermides
Alfa-*Streptococcus* spp.
Staphylococcus aureus
Fungos
Candida albicans e *tropicalis*
Aspergilus flavus e *fumigatus*
Deficiência da imunidade celular
Bactérias
Listeria monocytogenes
Mycobacterium tuberculosis
Fungos
Cryptococcus neoformans
Histoplasma capsulatum
Vírus
Herpes simplex
Varicela zoster
Citomegalovírus
Epstein-Barr
Protozoários
Toxoplasma gondii
Deficiência da imunidade humoral
Bactérias
Streptococcus pneumoniae
Haemophilus influenzae
Vírus
Enterovírus
Cateteres
Staphylococcus epidermidis
Staphylococcus aureus

INFECÇÕES DO SNC – SÍNDROMES CLÍNICAS

As manifestações infecciosas do SNC em pacientes ID variam consideravelmente, mas quatro síndromes principais têm sido identificadas: *meningites agudas, meningites subagudas, encefalites e abscessos*. Embora, muitas vezes, o quadro clínico possa ser típico, com poucas dificuldades diagnósticas, freqüentemente os sinais e os sintomas são camuflados pelo grau de imunodepressão, conforme assinalado anteriormente, e o médico deve ter um alto grau de suspeita para infecções do SNC, como causas de deterioração clínica dos pacientes ID.

As *meningites agudas* no ID podem estar relacionadas aos agentes infecciosos que acometem os hospedeiros normais, como o *H. influenzae*, a *N. meningitidis* e o *S. pneumoniae*, porém, salienta-se o papel da *L. monocytogenes*, principalmente nos pacientes com deficiências da imunidade celular. As meningites agudas nas crianças com neutropenia estão freqüentemente associadas às bactérias gram-negativas, destacando-se principalmente a *E. coli* e a *P. aeruginosa*.

As *meningites subagudas*, com sintomas evoluindo em vários dias ou semanas, eventualmente com alteração da consciência, comumente são causadas pelo *C. neoformans*. Eventualmente, outras etiologias estão associadas com meningites subagudas, como o *M. tuberculosis*, a *H. capsulatum* ou a *Nocardia*, que podem causar sintomas semelhantes.

A meningite pelo *C. neoformans* caracteriza-se pela presença de uma aracnoidite granulomatosa que provoca comumente hidrocefalia, paralisia de nervos cranianos e vasculites de grandes vasos. O quadro clínico inicial consiste geralmente na presença de cefaléia, letargia, vômitos, febre baixa e alteração da consciência. Os sinais meníngeos comumente são pouco evidentes. Durante a evolução, pode ocorrer comprometimento de nervos cranianos. Lesões de pele ou alterações pulmonares freqüentemente estão associadas ou precedem o acometimento do SNC pelo *C. neoformans*.

A meningite pelo *M. tuberculosis* ocorre com maior freqüência em pacientes com ID, infectados pela tuberculose. Assim como no caso da meningite pelo *C. neoformans*, ocorre maior incidência de hidrocefalia, paralisia de nervos cranianos e vasculites de grandes vasos. Eventualmente, esse agente determina o aparecimento de lesões isoladas ou múltiplas (tuberculomas), que são facilmente evidenciadas por meio da tomografia computadorizada (TC) de crânio que mostra uma área hipodensa central, com captação de contraste ao redor.

A meningite pode ainda ser causada pela *Candida*. A *Candida albicans* é a espécie predominante, pela sua capacidade de produzir enzimas proteolíticas, endotoxinas e hemolisinas, mas outras espécies vêm adquirindo importância, como *C. tropicalis, C. krusei* e *C. parapsilosis*. Os fatores predisponentes, associados à ID, são: utilização de antibióticos, drogas imunossupressoras ou nutrição parenteral prolongada. O quadro clínico freqüentemente é inespecífico, porém, de modo geral, o paciente apresenta um curso subagudo, com depressão da consciência, associada à febre à queda do estado geral. (Eventualmente, a *Candida* determina outros tipos de lesões no SNC, como microabscessos, vasculites e aneurismas micóticos.)

O *S. epidermidis* é causa rara de meningite no paciente ID, apesar de freqüentemente estar associado a sepse nesse grupo. A presença de cateteres ventriculares em pacientes com hidrocefalia ou para administração de quimioterapia tem elevado a incidência de infecção do SNC pelo *S. epidermidis*. Essa bactéria é capaz de produzir uma substância polissacarídea ("slime") na presença de um corpo estranho, o qual interfere na função dos neutrófilos, facilitando a aderência da bactéria ao cateter. O paciente ID é obviamente de maior risco para esse tipo de acometimento, baseado no fato da presença de outras alterações que favoreçam a presença do *S. epidermidis*, como a neutropenia ou a deficiência na imunidade celular. As crianças com infecção ventricular são, na maioria, praticamente assintomáticas, porém, algumas apresentam febre, cefaléia, vômitos, alteração do apetite ou até mesmo meningismo.

As *encefalites* também são mais freqüentes no paciente ID que na população em geral. O quadro clínico é caracterizado pela presença de febre, alteração da consciência, crises epilépticas e sinais de localização. Em geral, ocorre associadamente um acometimento simultâneo das meninges (meningoencefalite), podendo surgir sinais de irritação meníngea.

Os pacientes com distúrbios da imunidade celular são mais suscetíveis aos vírus do grupo herpes (*Herpes simplex*, citomegalovírus e Epstein-Barr), sarampo e adenovírus, além da encefalite pelo *T. gondii*.

As crianças com deficiência humoral, como a hipogamaglobulinemia ligada ao X, podem desenvolver formas crônicas de encefalite pelos enterovírus, que normalmente apresentam evolução aguda e benigna no hospedeiro normal. Nesse grupo de pacientes, a evolução, além de crônica, geralmente conduz ao êxito letal.

Quadros encefalíticos agudos relacionados ao vírus do sarampo têm sido observados com maior freqüência no paciente ID. Essa doença costuma manifestar-se dois a seis meses após o sarampo e, diferentemente do que ocorre em relação a outras encefalites pós-infecciosas, encontra a presença do vírus no parênquima cerebral. Crises epilépticas são freqüentes, ocorrendo também paresias e depressão da consciência. O diagnóstico pode ser realizado por meio da detecção de anticorpos específicos, e a evolução geralmente é fatal.

Infecções cerebrais focais (*abscessos*) são incomuns em crianças. Manifestam-se geralmente com alteração da consciência, crises epilépticas ou sinais clínicos de localização (ataxia, hemiparesia etc.), podendo ser causadas por múltiplos microrganismos, incluindo anaeróbios, mas os agentes predominantes são *Aspergillus, Nocardia* ou toxoplasma. A presença de alterações pulmonares pelo *Aspergillus fumigatus, Nocardia asteroides* ou ainda pelo *Cryptococcus neoformans*, em pacientes ID, os quais comumente se disseminam para o SNC, implica a pesquisa de alterações cerebrais, mesmo na ausência de sintomas. A imagem de abscesso em exames de tomografia computadorizada (TC) ou de ressonância magnética (RM) de crânio caracteriza-se pela presença de áreas arredondadas, com um centro mais claro, circundado por um anel captante de contraste.

Quadros mais raros, podendo ocorrer em adolescentes, caracterizados por demência progressiva, com ou sem sinais de localização, como hemiparesias, sintomas visuais e ataxias, podem estar associados a *leucoencefalopatia multifocal progressiva*, pelo papovavírus (JC vírus e excepcionalmente o vírus SV40). *Síndromes linfoproliferativas* ocorrem após períodos prolongados de imunossupressão, variando desde quadros benignos, caracterizados pela hiperplasia linfóide policlonal benigna, até linfoma monoclonal. O sistema nervoso é atingido em cerca de 20% desses pacientes. Essas síndromes linfoproliferativas estão fortemente associadas ao vírus Epstein-Barr nos pacientes ID. Esses linfomas de células B ocorrem em áreas profundas do SNC e são diferenciados, ao exame de RM, da leucoencefalopatia multifocal progressiva pelo fato de produzirem efeitos de massa e apresentarem realce com gadolínio.

ABORDAGEM DIAGNÓSTICA

Diante da suspeita de um processo infeccioso do SNC, extensa investigação deve ser iniciada. Febre e cefaléia com ou sem meningismo, ou até mesmo cefaléia isoladamente, na ausência de sinais de localização ou papiledema implicam a realização do exame de LCR. O líquor deve ser estudado minuciosamente, incluindo o estudo quimiocitológico tradicional, associado à realização dos exames pelo método de Gram, tinta-da-china, BAAR, culturas para aeróbios, anaeróbios, fungos e para *M. tuberculosis*. Além disso, esse material pode ser submetido à determinação de antígenos para a pesquisa das bactérias tradicionais e também do *C. neoformans* e ainda às reações para pesquisa de outros agentes menos comuns, como o *H. capsulatum* e o *Aspergillus fumigatus*. A presença de hemiparesia, ataxia ou outros sinais sugestivos de processos lesionais focais contra-indica a realização de punção liquórica, a qual deve ser precedida de exames de imagem, como a TC ou a RM do crânio. Os pacientes sem alterações parenquimatosas nos exames de imagem devem ser submetidos ao exame do LCR.

2. crianças prematuras com idade gestacional inferior a 28 semanas, a profilaxia está recomendada até que completem 1 ano de idade; aquelas com idade gestacional entre 29 e 32 semanas, até o sexto mês;

3. não é recomendada para as crianças com cardiopatia congênita, exceto aquelas com cardiopatia acianótica (persistência do canal arterial e defeitos de septo ventricular) e que preencham esses critérios;

4. outras situações, como imunodeprimidos, devem ser analisadas caso a caso;

5. a profilaxia deve ser iniciada antes do início do inverno e suspensa no seu término.

A dose recomendada da RSV-IGIV é de 750mg/kg, por via intravenosa, a cada 30 dias.

No entanto, desde o licenciamento do palivizumab (junho de 1998), tem-se preferido o uso de anticorpos monoclonais, em comparação com o RSV-IGIV, devido às seguintes vantagens:

• maior potência (50 a 100 vezes mais ativo);
• maior segurança (não causa sobrecarga);
• fácil administração;
• custo 10% inferior.

O uso de anticorpos monoclonais deve ser considerado nas seguintes situações:

1. crianças com idade inferior a 24 meses com doença pulmonar crônica, que tenham necessitado de tratamento nos últimos seis meses;

2. crianças nascidas entre 28 e 32 semanas de gestação, sem doença pulmonar crônica e com idade inferior a 6 meses no início do inverno;

3. crianças nascidas com menos de 28 semanas de gestação, sem doença pulmonar crônica, que tenham menos de 1 ano no início da circulação do VSR;

4. crianças nascidas com idade gestacional entre 32 e 35 semanas sem doença pulmonar crônica, que tenham menos de 6 meses de idade no início da estação de maior circulação do VSR e com fatores de risco associados (doença neurológica, ambientes aglomerados, irmãos em idade escolar, exposição à fumaça de cigarro em domicílio, nascimentos múltiplos, previsão de cirurgia cardíaca);

5. a profilaxia com palivizumab não é recomendada para as crianças com doença cardíaca congênita, exceto se estiverem incluídas nos grupos acima e apresentarem ducto arterioso patente ou pequenos defeitos septais, compensados do ponto de vista hemodinâmico;

6. nem a imunoglobulina específica (RSV-IGIV) nem os anticorpos monoclonais (palivizumab) são indicados para o tratamento das infecções por VSR;

7. a dose de palivizumab é de 0,15mg/kg, por via intramuscular, a cada 30 dias.

BIBLIOGRAFIA

1. American Academy of Pediatrics Committee on Infectious Disease, Committee on Fetus and Newborn. Respiratory syncytial virus immune globulin intravenously: indication for use. *Pediatrics* 99:645, 1997. 2. American Academy of Pediatrics. In Larry, K.P. (ed.). *Red Book: Report of the Committee on Infectious Disease.* 25th ed., Elk Grove Village, 1997, p. 764. 3. Centers for Disease Control and Prevention. Prevention of hepatitis A through active or passive immunization: Recommendation of the Advisory Committee on Immunization Oractices (ACIP). *MMWR* 48(RR-12):1, 1999. 4. GRUMACH, A.S. – *Alergia e Imunologia na Infância e na Adolescência.* Atheneu, São Paulo, 2001. 5. Manual dos Centros de Referência de Imunobiológicos Especiais. Ministério da Saúde: Fundação Nacional de Saúde. Comitê Técnico Assessor de Imunizações do Ministério da Saúde. Brasília, 2001. 6. MEISSNER, H.C. et al. – Immunoprophylaxis with palivizumab, a humanized respiratory syncytial virus monoclonal antibody, for prevention of respiratory syncytial virus infection in high risk infants: a consensus opinion. *Pediatr. Infect. Dis. J.* 18:223, 1999. 7. Norma do Programa de Imunização. Centro de Vigilância Epidemiológica "Prof. Alexandre Vranjac". Comissão Permanente de Assessoramento em Imunizações. Secretaria de Estado da Saúde de São Paulo, São Paulo, 2001. 8. NOWAK, A.W. & LEDERMAN, H.M. – Supply, use, and abuse of intravenous immunoglobulin. *Curr. Opin. Pediatr.* 11:533, 1999. 9. SACHER, R.A. et al. – Advisory panel. Intravenous immunoglobulin consensus statement. *J. Allergy Clin. Immunol.* 108:S139, 2001. 10. STIEHM, E.R. – Passive immunization. In Feign, R.D. & Cherry, J.D. *Textbook of Infectious Diseases.* 3rd ed., Philadelphia, Saunders, 1998, p. 2769.

2 Antiinflamatórios Não-Hormonais em Pediatria

CLOVIS ARTUR ALMEIDA DA SILVA

Os antiinflamatórios não-hormonais (AINH) constituem um grupo de drogas com atuação no metabolismo do ácido araquidônico, inibindo a ação das cicloxigenases, bloqueando a síntese de prostaglandinas e tromboxano, sem inibir a via das lipoxigenases.

Recentemente foi descoberta a existência de duas enzimas cicloxigenases: a do tipo 1 (COX 1), que é principalmente distribuída no estômago e rins, e a do tipo 2 (COX 2), que é a verdadeira enzima associada aos processos inflamatórios. Infelizmente, a maioria dos AINH tem ação sobre *as duas enzimas*, existindo atualmente alguns grupos com inibição seletiva da COX 2, reduzindo os efeitos colaterais gástricos e renais.

Atualmente existem três AINH com inibição seletiva de COX 2 disponíveis para uso em adultos: meloxicam, celecoxib, viox, porém ainda não liberados pelo FDA (Food and Drug Administration) para uso em faixa etária pediátrica.

Os AINH, na maioria, são contituídos por ácidos orgânicos e classificados *nos* seguintes grupos: 1. derivados do ácido salicílico (aspirina, salsalato, salicilato de sódio, salicilato de magnésio); 2. derivados do ácido propiônico (naproxeno, ibuprofeno, flurbiprofeno, cetoprofeno); 3. derivados do ácido indolacético (indometacina, sulindac); 4. derivado do ácido fenilacético (tolmetina e diclofenaco); 5. derivado do ácido N-fenilantranílico (ácido mefanâmico); 6. derivado de ácido enólico (piroxicam); 7. derivado das alcalonas (nabumetona); e 8. derivados da fenilpirazolona (fenilbutazona e oxifenilbutazona).

Os AINH são rapidamente absorvidos após administração oral. No fígado, são convertidos em metabólitos inativos e excretados pela urina e fezes. Seu uso deve ser rigorosamente indicado em pediatria, com diagnósticos específicos e o objetivo de analgesia e supressão da inflamação. Devem ser sempre avaliados o risco e o benefício, custo e efeitos colaterais.

Os AINH são medicamentos bastante utilizados na faixa etária pediátrica. Nos Estados Unidos, são prescritos mais de um bilhão de doses de analgésicos de AINH por ano para o tratamento de cefaléia e febre, principalmente secundário às infecções de vias aéreas superiores (IVAS).

As IVAS contituem a principal causa de atendimento ambulatorial e em pronto-socorro em nosso meio, com nítido predomínio em crianças com idade inferior a 5 anos. Como essas infecções geralmente se acompanham de febre e, eventualmente, de cefaléia e amigdalite, a maioria das crianças é medicada com analgésicos e indevidamente com AINH, com potenciais efeitos colaterais.

O uso dos AINH está associado ao aumento na excreção de vírus respiratórios e à diminuição nos títulos de anticorpos contra os rinovírus.

A utilização dos diversos AINH, na faixa etária pediátrica, tem sido associada a vários efeitos colaterais. A toxicidade gastrintestinal é a mais freqüente, variando de dor abdominal epigástrica, náuseas, vômitos, gastrite, úlceras e sangramentos. No sistema nervoso, podem ocorrer vertigens, perda de atenção, depressão e euforia. No aparelho geniturinário, o uso de AINH pode desenvolver nefrite intersticial, papilite necrosante e retenção de água, sódio e potássio.

A síndrome de Reye é uma doença aguda não-inflamatória, caracterizada por sinais e sintomas neurológicos e degeneração gordurosa hepática, com vômitos, icterícia e graus variáveis de encefalopatia, desde irritabilidade até coma. Também está fortemente associada ao uso de aspirina com etiologias virais como *influenza A e B, varicela zoster, Herpes simplex, adenovírus, Coxsackie A e B, ecovírus, parainfluenza, rubéola e sarampo*, porém a maioria dos casos está associada a *influenza e varicela zoster*. Os médicos não devem prescrever aspirina a crianças, mesmo em doses analgésicas, com varicela ou doenças presumivelmente virais.

Os AINH diminuem a agregação plaquetária, interferindo na síntese de prostaglandinas das plaquetas e propiciando maior incidência de sangramentos. A inibição é reversível em todos os AINH, com exceção do AAS, cujo efeito dura habitualmente cinco a sete dias. Esses efeitos devem ser considerados em pacientes que realizarão procedimentos cirúrgicos.

Outros efeitos colaterais associados aos AINH incluem: erupções cutâneas como urticária, eritema polimorfo, vasculite, fasciíte necrosante; hepatite; rinite; broncoespasmo; agranulocitose com hipoplasia/aplasia de medula óssea; anafilaxia, choque anafilático e óbito.

O pediatra deve estar atento para situações que potencializam reações adversas aos AINH, como desidratação, hipertensão arterial, distúrbios de coagulação, doenças renais, hepáticas e cardíacas.

No Brasil, a maioria dos AINH é vendida livremente, em apresentação para uso pediátrico, e muito utilizada (com e sem receita médica) para tratamento de dor e febre que acompanham as IVAS de etiologia viral e bacteriana.

Bricks e cols. verificaram que 14% das reações adversas associadas ao uso de medicamentos estavam relacionadas aos AINH – em 40% destes associados a diclofenaco, benzidamina e piroxicam, drogas não aprovadas para uso infantil. As crianças com idades inferiores a 2 anos receberam três vezes mais AINH para IVAS do que as de 2 a 7 anos.

Os pediatras devem orientar os pacientes para evitar a automedicação, pois, mesmo os medicamentos de venda livre podem causar efeitos colaterais. As famílias devem ser esclarecidas da boa evolução natural das IVAS, sendo totalmente desnecessário o uso de AINH.

Nos EUA, apenas a aspirina, o acetaminofeno e o ibuprofeno estão aprovados pela FDA para tratamento de dor e febre em crianças com idade inferior a 12 anos, e os outros AINH são reservados para o tratamento de doenças reumatológicas crônicas, sempre com supervisão médica. As indicações de AINH em crianças e adolescentes restringem-se principalmente às doenças reumatológicas, como febre reumática, lúpus eritematoso sistêmico, vasculites (púrpura de Henoch-Schönlein e síndrome de Kawasaki) e artrite reumatóide juvenil. Na Unidade de Reumatologia Pediátrica do Instituto da Criança utilizamos os AINH conforme a doença em destaque.

Na febre reumática são indicados para controle da artrite e febre, utilizando-se de preferência a aspirina ou o naproxeno por duas a quatro semanas. O tempo de tratamento é calculado com base na duração do surto articular, e não na regressão dos sinais e sintomas, que habitualmente é bastante rápida (24 a 48 horas).

No lúpus eritematoso sistêmico é utilizado naproxeno ou indometacina para controle da febre, artrite, miosite e serosites. O ibuprofeno é contra-indicado em pacientes com lúpus eritematoso sistêmico pelo risco de meningite asséptica. O ácido acetilsalicílico é utilizado em pacientes com a síndrome do antifosfolipídeo, em dose antiagregante plaquetária (3 a 5mg/kg/dia).

A púrpura de Henoch-Schönlein com quadro articular (artralgia e artrite) e edema subcutâneo doloroso responde adequadamente ao uso dos AINH, como o naproxeno ou o ibuprofeno, utilizados em uma a duas semanas. O uso de salicilatos deve ser evitado pela possibilidade de agravar ou desencadear alterações gástricas e ainda por promover disfunção plaquetária.

Na síndrome de Kawasaki, é indicado o uso de AINH associado à gamaglobulina intravenosa. A aspirina é utilizada em doses de 100mg/kg/dia, até o controle da febre e início da plaquetose, com posterior redução da dose antiagregante plaquetária. A aspirina deve ser mantida em doses antiagregantes plaquetárias, até a velocidade de hemossedimentação (VHS) e a contagem de plaquetas se normalizarem ou apresentarem-se aneurismas. Nos pacientes com hepatite secundária, na síndrome de Kawasaki, pode-se utilizar o ibuprofeno.

Os AINH representam a opção terapêutica inicial em crianças com artrite reumatóide juvenil (ARJ). Existem vários grupos químicos diferentes, que têm em comum a ação antiinflamatória rápida, levando a diminuição da dor, rigidez matinal e redução do número das articulações com artrites, porém não modificam o curso da doença. A atividade articular é adequadamente controlada com AINH em 50% das crianças com ARJ, com tempo médio de resposta de um mês, variando até três meses. Estudos multicêntricos demonstraram que a eficácia da maioria dessas drogas é similar, diferenciando-se pela toxicidade.

Os AINH liberados pelo FDA para uso crônico em doenças reumatológicas pediátricas crônicas, particularmente a ARJ, são aspirina, indometacina, tolmetina, ibuprofeno e naproxeno.

Na Unidade de Reumatologia Pédiátrica do Instituto da Criança, os AINH de escolha inicial em ARJ são indicados conforme a forma de início. Na forma pauciarticular introduzimos naproxeno, na forma poliarticular utilizamos aspirina ou indometacina e na forma sistêmica indicamos indometacina ou ibuprofeno. Nas artrites das espondiloartropatias (espondilite anquilosante juvenil, síndrome de Reiter, artrite psoriásica ou artropatia da doença inflamatória intestinal) utilizamos preferencialmente a indometacina.

A aspirina é o AINH mais conhecido mundialmente e utilizado em doses médias de 80 a 100mg/kg/dia, quatro vezes ao dia. Os níveis de salicilato e enzimas hepáticas devem ser monitorizados cinco dias após o início da droga, sendo o nível terapêutico de 20-25mg/dl. Se após três a quatro semanas do uso de aspirina não houver resposta satisfatória, nas doenças reumáticas crônicas, ou se os efeitos colaterais assim o indicarem, optar por outro AINH. Essa conduta deverá ser adotada até que seja encontrada a melhor droga para cada criança, uma vez que a eficácia e a intensidade dos efeitos colaterais de um mesmo AINH podem variar de uma criança para outra. Apesar de eventualmente utilizada, não é recomendável a associação de dois ou mais AINH, pois aumenta significativamente os efeitos colaterais.

As crianças com ARJ toleram habitualmente bem os AINH. Os efeitos colaterais gastrintestinais são os mais freqüentes, porém geralmente mais leves, em relação aos adultos com artrite reumatóide. Dor abdominal difusa, vômitos, diarréia, obstipação, presença de sangue oculto nas fezes e raramente hematêmese e perfuração intentinal podem ser encontrados. Gastrites, erosões antrais e úlceras são evidenciadas em 75% das crianças em uso de AINH, por mais de dois meses. A realização de biopsia gástrica e/ou duodenal por via endoscópica, em crianças usando AINH, mostra 93% de gastrites e/ou duodenites, sendo que a associação de endoscopia e biopsia revela 100% de lesões gastrintestinais; o *Helicobacter pylori* está presente em 21% dos casos.

Distúrbios da função hepática e/ou renal na ARJ são infreqüentes, geralmente associados ao uso de ácido acetilsalicílico e/ou indometacina, e de caráter leve e transitório, manifestados por elevações de enzimas hepáticas e hematúria e/ou leucocitúria. A presença de microproteinúria glomerular indica lesões renais subclínicas em crianças tratadas com AINH. O naproxeno tem sido associado com pseudoporfiria e indometacina com cefaléia importante.

Na relação entre ácido acetilsalicílico e síndrome de Reye, na presença de varicela ou influenza, recomenda-se a suspensão do AAS em pacientes com ARJ que tiverem contato direto com essas doenças, pelo tempo equivalente ao período de incubação.

O naproxeno é freqüentemente utilizado, por vários reumatologistas, como droga de escolha em pacientes com ARJ, ressaltando-se a forma pauciarticular, com dose diária de 10 a 20mg/kg/dia dividida em 12 em 12 horas. O ibuprofeno é utilizado na dose de 30 a 50mg/kg/dia, dividida em quatro vezes ao dia, com excelente resposta na febre da forma sistêmica da ARJ. A indometacina é utilizada na dose de 1 a 3mg/kg/dia, dividida em quatro vezes, sendo indicada em ARJ com presença do HLA-B27 e também no controle da febre da ARJ forma sistêmica.

Outros AINH podem ser utilizados em pacientes com ARJ, como tolmetim sódico, utilizado na dose de 15-30mg/kg/dia e fracionado em quatro doses; piroxicam, utilizado em dose única diária de 0,3mg/kg/dia; e diclofenac, em doses de 2 a 3mg/kg/dia fracionado em duas a três vezes.

Novos AINH, como a nabumetona, apresentam menor toxicidade gastrintestinal em adultos com artrite reumatóide. Seu uso em crianças com ARJ, na dose de 10 a 30mg/kg/dia (máximo de 2g/dia), tem sido bem tolerado, mesmo naquelas com queixas prévias de dor abdominal recorrentes, sangramentos e úlceras pépticas.

BIBLIOGRAFIA

1. BREWER, E.J.; GIANNINI, E.H. & PERSON, D.A. – Manifestações clínicas na ARJ. In Brewer, E.J.; Giannini, E.H. & Person, D.A. (eds.). *Artrite Reumatóide Juvenil.* 3ª ed., São Paulo, Manole, 1984, p. 1. 2. BREWER, E.J.; GIANNINI, E.H. & PERSON, D.A. – Medicamentos dotados de ação rápida: antiinflamatórios não esteróides (AINE). In Brewer, E.J.; Giannini, E.H. & Person, D.A. (eds.). *Artrite Reumatóide Juvenil.* 3ª ed., São Paulo, Manole, 1984, p. 136. 3. BRICS, L.F. – Analgésicos, antitérmicos e antiinflamatórios não hormonais: controvérsias sobre sua utilização em crianças – Parte II. *Pediatr. (S. Paulo)* **20**:230, 1998. 4. BRICS, L.F. & SIH, T. – Medicamentos controversos em otorrinolaringologia. *J. Pediatr.* **75**:11, 1999. 5. CASSIDY, J.T. & PETTY, R.E. – Sistemic lupus erythematosus. In Cassidy, J.T. & Petty, R.E. (eds.). *Textbook of Rheumatology.* 3rd ed., New York, Churchill Livingstone, 1995, p. 260. 6. GIANNINI, E.H. & CAWKELL, G.D. – Drugs treatment in children with juvenile rheumatoid arthritis. *Pediatr. Clin. North Am.* **42**:1099, 1995. 7. HOLLINGWORTH, P. – The use of non-steroidal anti-inflamatory drugs in paediatric rheumatic diseases. *Br. J. Rheumatol.* **32**:73, 1993. 8. KISS, M.H.B. et al. – Aspectos clínicos, laboratoriais e terapêuticos de 46 crianças com púrpura de Henoch-Schönlein. *J. Pediatr.* **70**:234, 1994. 9. RENNEBOHM, R.M. et al. – Reye syndrome in children reciving salicylate therapy for connective tissue disease. *J. Pediatr.* **107**:877, 1985. 10. ROWLEY, A.H. & SHULMAN, S.T. – Kawasaki syndrome. *Clin. Microbiol. Rev.* **11**:405, 1998. 11. SILVA, C.A.A. – Caracterização da forma sistêmica da artrite reumatóide juvenil (ARJ) em 80 pacientes. São Paulo, 1997. Dissertação (Mestrado) Faculdade de Medicina, Universidade de São Paulo. 12. OSTROV, B.E. – Use of nabumetone (NAB) to treat juvenile rheumatoid arthritis (JRA) in children intolerant of others non-steroidal anti-inflammatory drugs (NSAIDs). *Arthritis Rheum.* **39**(Suppl.):58, 1996.

---

3 | # Fatores Estimulantes de Colônia e Outros Recursos

Não-Convencionais no Tratamento de Doenças Infecciosas

MARCELO G. VALLADA
PEDRO TAKANORI SAKANE

INTRODUÇÃO

O grande avanço na Medicina nas últimas décadas permitiu a sobrevida de muitas crianças, anteriormente consideradas como portadoras de doenças incuráveis, como leucemias, tumores sólidos, doenças imunoalérgicas etc. Várias dessas doenças, para seu controle, necessitam de imunossupressão, às vezes muito acentuada. Acresça-se a isso a sobrevida maior de crianças com deficiências imunológicas congênitas e adquiridas, e estaremos diante de um quadro em que é cada vez maior o número de pacientes com alterações de imunidade. Essas alterações, por sua vez, predispõem a infecções oportunistas, representadas por agentes cada vez mais resistentes aos antimicrobianos.

A recente emergência de cepas de enterococos e dos estafilococos resistentes à vancomicina, do pneumococo penicilinorresistente e de germes gram-negativos, como a *Klebsiella pneumoniae* produtora de betalactamase de espectro expandido, capaz de inibir todos os antibióticos betalactâmicos, com exceção de imipenem e meropenem, o *Acinetobacter baumanii*, resistente a quase todos os antimicrobianos conhecidos, e outros tantos exemplos, mostra as dificuldades que se tem encontrado para o controle desses agentes. A granulocitopenia prolongada, o uso de cateteres intravasculares e a nutrição parenteral predispõem a infecções fúngicas. Ainda temos poucas alternativas no tratamento das doenças virais, as quais são importantes agentes de infecção intra-hospitalar.

Nessa interação entre os agentes infecciosos e os antimicrobianos, o paciente imunocomprometido não dispõe, freqüentemente, de mecanismos de resistência próprios, necessários para eliminar os microrganismos, e torna-se dependente de drogas cada vez mais potentes e também mais tóxicas, para as quais os germes, em pouco tempo, tornam-se insensíveis.

Nesse contexto, a utilização de outros recursos para a terapêutica tem sido cada vez mais estudada, como a de imunoglobulinas específicas e inespecíficas, de anticorpos monoclonais, de fatores estimulantes de colônias etc.

Neste capítulo serão discutidos alguns tópicos referentes ao uso dos fatores estimulantes de colônia e dos anticorpos monoclonais, uma vez que o de imunoglobulinas será discutido separadamente.

FATORES ESTIMULANTES DE COLÔNIA

Os fatores estimulantes de colônia (CSF) são citocinas que têm a capacidade de estimular a atividade de células da medula óssea com importante papel na diferenciação e proliferação das células progenitoras de elementos sangüíneos. Foram identificadas quatro importantes proteínas que induzem a multiplicação das células que compõem a linhagem mielóide:

1. **M-CSF** (fator de estimulação dos macrófagos) – induz o desenvolvimento de clones de macrófagos.
2. **G-CSF** (fator de estimulação do granulócito) – estimula a produção e a função dos granulócitos.
3. **GM-CSF** (fator de estimulação de granulócito-macrófago) – age sobre o amadurecimento de granulócitos e de macrófagos.
4. **IL-3** – tem uma ampla ação, induzindo a maturação e a liberação de macrófago, granulócito, eosinófilo, mastócito, eritrócito e de plaquetas.

Essas proteínas induzem a viabilidade e a multiplicação celular e aumentam a atividade funcional das células já maduras.

A identificação dessas proteínas mielorreguladoras tem possibilitado seu emprego em várias doenças hematológicas malignas e não-malignas. A injeção dessas proteínas ou de substâncias que induzem a sua produção estimula a mielopoese sob circunstâncias normais ou após a supressão da mielopoese quando do uso de compostos como ciclosporina ou ciclofosfamida. A utilização do GM-CSF e do G-CSF tem sido cada vez mais freqüente para acelerar a função medular nas doenças em que ocorre depressão profunda das suas atividades, como pós-quimioterapia ou pós-transplante de órgãos, principalmente para aumentar a defesa contra infecções, uma vez que a granulocitopenia prolongada é o principal fator predisponente de complicações infecciosas e sua reversão precoce resulta em decréscimo na freqüência e na duração dos episódios febris e, conseqüentemente, do uso de antibióticos, evitando os efeitos colaterais destes e diminuindo o risco de emergência de cepas multirresistentes.

EFEITOS DO GM-CSF E DO G-CSF NOS LEUCÓCITOS MADUROS NORMAIS

G-CSF

O G-CSF exerce sua ação diretamente sobre os neutrófilos, aumentando a produção de ânions de superóxido e a atividade citotóxica anticorpo-dependente dos neutrófilos, aumentando, assim, sua ação antibacteriana.

GM-CSF

O GM-CSF tem um número maior de células-alvo e sua ação é mais abrangente do que o G-CSF. Ele interage com receptores de neutrófilos maduros, monócitos e eosinófilos, ativando essas células e prolongando sua sobrevida.

Aumenta a fagocitose, a desgranulação, a síntese de leucotrieno, a liberação de ácido araquidônico, a produção de ânions de superóxido e a atividade citotóxica anticorpo-dependente dos neutrófilos. Tem ação quimiotática sobre os neutrófilos, a qual é concentração-dependente: em baixas concentrações ativa a motilidade dessas células, mas a inibe quando em altas. Esse comportamento é altamente interessante no decorrer de um processo infeccioso, porquanto, no seu início, a quantidade do GM-CSF produzida localmente é baixa e no evoluir da doença sua concentração aumenta, o que, na prática, significa maior atração dos neutrófilos no local ao se iniciar uma infecção e posterior retenção desses fagócitos, permitindo melhor atuação.

O GM-CSF age ainda nos monócitos macrofágicos aumentando a capacidade de fagocitose e da atividade citotóxica anticorpo-dependente, tanto de bactérias quanto de fungos.

USO CLÍNICO EM DOENÇAS INFECCIOSAS

GM-CSF

Em infecção pelo HIV – a infecção pelo vírus da imunodeficiência humana adquirida cursa com neutropenias graves e alterações na função dos neutrófilos sobreviventes. O uso do GM-CSF ajuda na reversão da neutropenia e da restauração das suas funções, como a quimiotaxia e a ação bactericida contra *S. aureus*, e no aumento da produção de superóxido por parte dos monócitos em pacientes com infecção sistêmica por *M. avium*.

A possibilidade de aumento da replicação do HIV dentro dos monócitos, quando estes eram estimulados pelo GM-CSF, foi demonstrada *in vitro*, mas, como a ação de certos antivirais como a zidovudina parece ser incrementada pelo GM-CSF, não há, no momento, evidências clínicas de efeitos adversos pelo seu uso.

Infecções do trato respiratório – a infecção pelo vírus da influenza predispõe claramente a pneumonias bacterianas secundárias pela disfunção dos neutrófilos, a qual pode ser revertida pelo uso de GM-CSF. Observa-se ainda um aumento na produção de interferon α, TNFα, interleucina-1b e interleucina-6. Essas ações ainda não têm um estudo mostrando sua eficácia na prática clínica.

Sepse – a aplicação do GM-CSF parece estar associada a um número menor de óbitos em sepses secundárias à perfuração intestinal, quando os pacientes já apresentavam leucopenia moderada. Estudos *in vitro* dos neutrófilos de pacientes em estado de choque mostram que existe menor expressão dos CD64, a qual pode ser revertida pela ação do GM-CSF, assim como a melhoria da atividade de metabolismo oxidativo e da desgranulação dos grânulos citoplasmáticos.

Infecção por patógenos intracelulares – o GM-CSF aumenta a capacidade dos macrófagos humanos e restringe a multiplicação intracelular do *M. tuberculosis* e do MAC (complexo *avium-intracellurale*) *in vitro*. Em pacientes com AIDS e infecção pelo MAC, sua administração aumenta a produção do superóxido pelos monócitos e a capacidade de restringir o crescimento intracelular do germe.

Infecções fúngicas – a administração do GM-CSF em pacientes idosos que estão em tratamento de leucemia mielóide aguda reduziu a infecção fúngica invasora, principalmente nos pulmões. Esse efeito tem sido creditado à melhoria das funções dos macrófagos pulmonares.

Infecções por protozoários – o GM-CSF aumenta a capacidade dos macrófagos de lisarem *Leishmania donovani* intracelularmente e de inibirem o crescimento de *Trypanosoma cruzi*.

G-CSF *versus* GM-CSF

As duas citocinas possuem efeitos imunomoduladores, mas seus efeitos nos leucócitos maduros são diferentes. O GM-CSF tem ação sobre várias linhas de leucócitos, enquanto o G-CSF, apenas sobre os neutrófilos. A indicação de cada um deles na prática clínica ainda está em estudos e seu uso em pacientes não-neutropênicos é objeto de discussões, principalmente devido ao alto custo dessas drogas.

No momento, sua principal indicação ainda está no tratamento de pacientes granulocitopênicos (G-CSF) ou no caso de depressão global de medula óssea (GM-CSF) para mais rápida recuperação e assim impedir ou controlar uma infecção bacteriana ou fúngica.

USO DE ANTICORPOS MONOCLONAIS

O conhecimento de que o soro de pacientes convalescentes de uma doença tem ação terapêutica na fase aguda da mesma doença remonta ao século XIX e no início do século XX a soroterapia foi largamente utilizada para o tratamento de doenças causadas por *Corynebacterium diphtheriae, Streptococcus pneumoniae, Neisseria meningitidis, Haemophilus influenzae, Clostridium tetani,* estreptococos do grupo A.

A soroterapia foi abandonada nos meados do século XX, sendo substituída pelos antibióticos. As desvantagens da soroterapia eram: a) possibilidade do aparecimento de doença do soro, caracterizada por febre, exantema, proteinúria e artralgia; b) necessidade de se determinar corretamente o agente etiológico; c) diferença de concentração da fração dos anticorpos existentes em diferentes lotes de produto comercial, enquanto a antibioticoterapia oferecia resultados mais rápidos e mais baratos. Muitas dessas desvantagens foram sanadas pelo desenvolvimento da tecnologia, que permitiu a produção em larga escala dos anticorpos monoclonais. Esses anticorpos, produzidos pela biotecnologia, são imunoglobulinas homogêneas que, por definição, reconhecem apenas um epítopo e por isso têm alta atividade específica contra determinados antígenos, traduzida por melhor eficácia terapêutica. Como são produtos industrializados, sua concentração em diferentes lotes de produto comercial será sempre constante. O risco de transmissão de doenças é nulo e provavelmente os efeitos colaterais devam também ser menores.

Hoje, a imunoterapia tem suas indicações bastante restritas, como a reposição de imunoglobulinas em pacientes com deficiência de anticorpos, adquirida ou congênita; para a profilaxia pós-exposição de hepatites A e B, de sarampo, de acidente rábico, de varicela; e neutralização de toxinas como a da difteria, do tétano e do botulismo.

O desenvolvimento dos anticorpos monoclonais está aumentando o número de situações infecciosas em que sua utilização é benéfica. Em teoria, aliás, o tratamento baseado em anticorpos pode ser indicado para qualquer agente patogênico, mesmo em situações em que durante uma infecção os anticorpos produzidos naturalmente não tenham um papel protetor bem definido.

A função antimicrobiana mediada por anticorpos é devida a um conjunto de vários mecanismos, incluindo: inibição de adesão, aglutinação, neutralização de vírus, neutralização de toxinas, citotoxicidade, ativação de complemento e aumento de opsonização.

Os anticorpos da classe IgG humana apresentam uma farmacocinética bastante favorável para ser utilizados como droga antimicrobiana, pois têm boa penetração tecidual e meia-vida bastante prolongada (cerca de 20 dias), mas os monoclonais, produtos da engenharia genética, têm meia-vida bem mais curta.

Os anticorpos monoclonais também têm seus efeitos adversos, sendo conhecidos: alterações de função renal, meningite asséptica e fenômenos tromboembólicos, principalmente quando usados em altas concentrações.

O grande problema no uso desses produtos é a possibilidade de falhas na ocorrência de infecções mistas, uma vez que os anticorpos são específicos, como já foi descrito em casos de infecção por múltiplos sorotipos de *S. pneumoniae.*

A grande indicação desses anticorpos, entretanto, está mais na prevenção das doenças do que propriamente na sua terapêutica. Esta é mais eficiente quando administrada somente no início de determinada infecção, quando nem sempre se pode ter certeza do agente infeccioso. Zeitlin reviu o uso de anticorpos monoclonais na prevenção da transmissão pela mucosa de doenças infecciosas epidêmicas e chegou à conclusão de que a imunização passiva com os anticorpos demonstra a prevenção de uma grande variedade de doenças respiratórias, intestinais e sexualmente transmissíveis.

USO DE TRANSFUSÃO DE GRANULÓCITOS

Na década de 1970, observou-se que a transfusão de granulócitos poderia proporcionar um aumento transitório dessas células e, destarte, uma proteção maior contra infecções bacterianas ou fúngicas. Entretanto, dois motivos não permitiram um estudo mais apropriado dessa técnica: um deles foi a possibilidade de melhor controle dessas infecções pela síntese de antibióticos muito potentes e de largo espectro, obtenção de recursos laboratoriais para aprimorar o diagnóstico etiológico, tornando-o mais apurado e mais rápido, e principalmente a obtenção dos fatores estimuladores de colônia; o outro, o receio cada vez maior de aquisição de doenças relacionadas com a transfusão de sangue e de seus derivados, como a síndrome da imunodeficiência adquirida, do vírus HTL I e II, hepatites B e C e outras, assim como a possibilidade de ocorrerem agravos não-infecciosos, como a aloimunização contra elementos do sangue transfundido e a toxicidade no pulmão associada à transfusão de granulócitos.

Entretanto recentes estudos têm mostrado que, em determinadas situações, essa técnica ainda pode ser indicada. Strauss resumiu 32 pesquisas e obteve o os resultados constantes na tabela 1.6.

Tabela 1.6 – Resultados do tratamento por transfusão de granulócitos, segundo Strauss.

Tipo de infecção	Número de tratados	Número de avaliados	Taxa de sucesso
Sepse bacteriana	298	206	127/206 (62%)
Sepse (sem organismo)	132	39	18/39 (46%)
Pneumonia	117	11	7/11 (11%)
Infecção localizada	143	47	39/47 (83%)
Febre (sem diagnóstico)	184	85	64/85 (75%)
Infecções fúngicas	67	63	18/63 (29%)

Esses dados levam a considerar que, em determinadas situações, a transfusão de granulócitos deva ter sua indicação como terapia adjuvante, como no caso de sepse bacteriana documentada em pacientes oncológicos, especialmente naqueles com falha da antibioticoterapia. Todos os pacientes analisados estavam neutropênicos, e nenhum estava em uso de fatores estimulantes de colônia. Nas infecções fúngicas, aparentemente, o resultado não foi animador.

Entretanto, devido às dificuldades na técnica de obtenção de granulócitos e à presença de potenciais riscos, a transfusão de granulócitos deve ser indicada em circunstâncias muito especiais, quando, por exemplo, os resultados com o uso de estimuladores de colônia não forem satisfatórios e o paciente apresentar clínica de um processo infeccioso não controlável com a antibioticoterapia.

BIBLIOGRAFIA

1. BADARÓ, R. et al. – Cytokines in the management of leishmaniasis. In Van Furth, R. (ed.). Hemopoietic *Growth Factors and Mononuclear Phagocytes.* Karger, 1993, p. 111. 2. CASADEVALL. A. – Antibody-based therapies for emerging infectious diseases. *Emerg. Infect. Dis.* **2**:200, 1996. 3. DERESINSKI, S. & KEMPER, C.A. – The potential role of GM-CSF and G-CSF in infectious diseases. *Infect. Med.* **15**:856, 1998. 4. FRESNO, M.; KOPF, M. & RIVAS, L. – Cytokines and Infectious diseases. *Immunol. Today* **18**:56, 1997. 5. ZEITLIN, L.; CONE, R.A. & WHALEY, K.J. – Using monoclonal antibodies to prevent mucosal transmission of epidemic infectious diseases. *Emerg. Infect. Dis.* **5**:54, 1999.

1   Conceitos e Indicadores de Infecção Hospitalar

ALFIO ROSSI JR.
DORIS EMI AOSHIMA

As infecções hospitalares (IH) são responsáveis por grandes transtornos para pacientes e profissionais de saúde. Além da morbidade diretamente atribuível a essas infecções, temos uma série de outros inconvenientes relacionados, entre os quais o prolongamento no tempo de internação e os efeitos indesejáveis de medicamentos utilizados em seu tratamento, além da necessidade de recursos humanos e materiais com o conseqüente aumento no custo da internação. Todas as medidas de vigilância e controle de infecções hospitalares têm como objetivo final poupar os pacientes e os serviços de saúde do ônus acarretado por elas.

Infecção hospitalar ou nosocomial é qualquer infecção (resultado da reação adversa a um agente infeccioso ou à toxina produzida por ele) que tenha sido adquirida no ambiente hospitalar, ou seja, que não estivesse presente ou em período de incubação no momento da admissão, a menos que a infecção esteja relacionada a uma admissão prévia no mesmo hospital. Os sinais e os sintomas atribuíveis a ela podem surgir durante a internação ou até mesmo após a alta hospitalar.

Para o diagnóstico de IH, sempre que possível devem ser conjugados critérios clínicos e laboratoriais, obtidos por meio de observação direta ou de informações do prontuário. O diagnóstico feito pelo médico responsável pelo paciente é critério aceitável, desde que não haja evidências contrárias (por exemplo, informação escrita em prontuários de outro paciente ou diagnóstico presuntivo não sustentado pela investigação laboratorial e evolução).

As infecções ocorridas nas condições descritas a seguir não devem ser consideradas hospitalares:

• infecções associadas com complicações ou extensão de infecções já presentes na admissão, a não ser que haja troca de patógenos ou outros sintomas que sugiram fortemente a aquisição de uma nova infecção;
• infecções em lactentes adquiridas por via transplacentária (por exemplo, *Herpes simplex*, rubéola, citomegalovírus ou sífilis) e que se tornam evidentes $\leq$ 48 horas após o nascimento.

As seguintes condições não são infecções:

• colonização caracterizada pela presença de microrganismos na pele ou membranas mucosas, em ferida aberta ou em secreções e excreções que não causam sinais e sintomas;
• inflamação que resulta de agressão tecidual ou estimulação por agentes não-infecciosos, como agentes químicos.

COMISSÕES DE CONTROLE DE INFECÇÃO HOSPITALAR

A missão dos profissionais que atuam no controle de IH é promover um ambiente hospitalar seguro, impedindo a transmissão de agentes infecciosos para pacientes, visitantes/acompanhantes e profissionais de saúde. Para executá-la, é necessário que se realizem ações de vigilância, monitorização, avaliação e melhoria de qualidade dos serviços, consultoria às áreas e educação continuada. O conjunto dessas ações constitui o programa de controle de infecções hospitalares.

O grupo de profissionais envolvidos nas ações descritas constitui as chamadas Comissões de Controle de Infecções Hospitalares (CCIH), que são comissões permanentes, de natureza técnico-científica, cuja regulamentação pode ser encontrada na Lei nº 9.431, de 1997, e na Portaria 2.616, de 12 de maio de 1998 (*DOU*: 13 de maio de 1998). A CCIH está diretamente ligada à diretoria clínica da instituição e deverá:

1. Elaborar, implementar, manter e avaliar programa de controle de infecção hospitalar, adequado às características e às necessidades da instituição, contemplando, no mínimo, ações relativas a:
   a) implementação de um Sistema de Vigilância Epidemiológica das infecções hospitalares;
   b) adequação, implementação e supervisão das normas e rotinas técnico-operacionais, visando à prevenção e ao controle das infecções hospitalares;
   c) uso racional de antimicrobianos, germicidas e materiais médico-hospitalares;
   d) realizar investigações epidemiológicas de casos e surtos, sempre que indicado, e implantar medidas imediatas de controle;
   e) elaborar e divulgar, regularmente, relatórios e comunicar, periodicamente, à autoridade máxima de instituição e às chefias de todos os setores do hospital, a situação do controle das infecções hospitalares, promovendo seu amplo debate na comunidade hospitalar;
   f) elaborar, implementar e supervisionar a aplicação de normas e rotinas técnico-operacionais, visando limitar a disseminação de agentes presentes nas infecções em curso no hospital, por meio de medidas de precaução e de isolamento;
   g) adequar, implementar e supervisionar a aplicação de normas e rotinas técnico-operacionais, visando à prevenção e ao tratamento das infecções hospitalares;
   h) definir a política de utilização de antimicrobianos e germicidas para a instituição;
   i) cooperar com a ação do órgão de gestão do Sistema Unificado de Saúde, bem como fornecer, prontamente, as informações epidemiológicas solicitadas pelas autoridades competentes;
   j) notificar ao Serviço de Vigilância Epidemiológica e Sanitária do organismo de gestão do SUS os casos e os surtos diagnosticados ou suspeitos de infecções associados à utilização de insumos e/ou produtos industrializados;
   k) examinar e proceder à adaptação nos projetos de modificação de planta física, no tocante às infecções hospitalares.
2. Receber do serviço de saúde dos funcionários notificação sobre a ocorrência de moléstias infecto-contagiosas no corpo funcional da instituição.
3. Propor medidas necessárias ao controle e à prevenção de doenças infecciosas na instituição.
4. Elaborar o regimento interno da CCIH.

VIGILÂNCIA EPIDEMIOLÓGICA DE IH

A observação atenta das infecções que ocorrem no ambiente hospitalar e dos fatores a elas relacionados permite que sejam identificados o perfil microbiológico, as topografias mais freqüentes, os fatores de risco específicos, além da identificação de surtos e epidemias.

A vigilância epidemiológica das IH pode ser realizada de diversas formas, devendo cada instituição eleger a metodologia mais adequada de acordo com suas características e recursos disponíveis. Considera-se também adequada a adaptação de metodologias existentes às condições locais.

A monitorização das IH pode ser realizada de forma passiva, quando os profissionais de saúde notificam à CCIH a ocorrência de IH. Esta forma de monitorização é fortemente contra-indicada por subestimar a real ocorrência das infecções. A vigilância ativa é a maneira mais adequada de realizar essa monitorização. Nesse sistema, os profissionais da CCIH identificam a ocorrência de infecções em diferentes fontes, como anotações médicas e de enfermagem, prescrições, relatórios de cirurgia, dados microbiológicos e radiológicos.

A vigilância ativa pode ser dirigida a todos os pacientes internados, também chamada de vigilância total ou global. Oferece a vantagem de permitir traçar o perfil do comportamento das IH nas diferentes áreas do hospital e acompanhá-lo ao longo do tempo. Por outro lado, essa forma de vigilância é muito trabalhosa e dispendiosa, sendo pouco utilizada atualmente devido à relação custo-benefício inadequada. Uma alternativa de abordagem interessante seria a aplicação da vigilância global apenas durante o tempo necessário para que os principais problemas relativos às IH fossem identificados e, a partir de então, concentrar os esforços no seu controle. Adicionalmente, pode-se realizar a vigilância de forma rotativa e periódica nas diferentes áreas do hospital, a fim de identificar novos problemas e acompanhar a evolução dos índices de IH.

A identificação de surtos de IH faz parte das ações de vigilância, independentemente do sistema utilizado. A vigilância pós-alta, realizada por meio de contato telefônico ou durante retornos ambulatoriais, representa uma fonte importante de identificação de infecções, especialmente em pacientes cirúrgicos.

Uma metodologia que permite administrar de forma mais racional os recursos disponíveis é a chamada "vigilância por objetivos", na qual os profissionais da CCIH definem os tipos de infecção mais importantes ou mais freqüentes no hospital e ocupam-se preferencialmente de seu controle. Da mesma forma, a vigilância pode ser dirigida a áreas de maior risco do hospital, como as unidades neonatais de terapia intensiva.

Promover a padronização da forma de vigilância, visando à uniformização dos tipos de dados obtidos, de maneira que se pudesse comparar hospitais quanto às taxas de IH, foi o objetivo do CDC (Centers for Disease Control and Prevention) ao desenvolver o sistema de vigilância NNIS (National Nosocomial Infections Surveillance). Esse sistema, conhecido como vigilância por componentes, inclui a vigilância global, de unidades de risco (terapia intensiva, berçário, cirurgia) e de procedimentos de risco (cateteres venosos, ventilação mecânica, sondas vesicais). Apesar de desenvolvido originalmente para uso em hospitais americanos, o CDC estimula a utilização em outras localidades, desde que realizadas adaptações às condições locais. No Brasil, não é grande o número de hospitais que realizam a vigilância epidemiológica das IH por meio desse sistema, o que dificulta a comparação dos índices obtidos devido à heterogeneidade nas metodologias utilizadas.

Alguns conceitos e fórmulas empregadas para o cálculo de índices pelo sistema NNIS serão apresentados a seguir.

Nos cálculos dos índices de IH são considerados apenas os chamados "pacientes NNIS", ou seja, aqueles cuja admissão e alta ocorrem em dias diferentes no calendário.

Determinados grupos de pacientes, por apresentar características específicas que os diferenciam em relação à ocorrência de IH, não devem ser submetidos à vigilância de IH por meio do sistema NNIS. Nesses grupos, citados a seguir, a vigilância, por meio do sistema NNIS, mostra-se incompleta, dispendiosa e oferece poucos subsídios para o controle de infecções.

• Pacientes internados em enfermaria de psiquiatria ou enfermaria cuja assistência principal seja dirigida primariamente à condição psiquiátrica.
• Pacientes de enfermaria de reabilitação e/ou fisiatria ou enfermaria cuja razão principal de hospitalização seja para receber fisioterapia.
• Pacientes cuja condição primária não seja uma doença aguda, como, por exemplo, freqüentadores de creches, internados apenas para cuidados de enfermagem especializados ou em seção domiciliar de um hospital.
• Pacientes internados para cirurgia ambulatorial ou leito-dia.
• Pacientes ambulatóriais, seja para observação, seja para diagnóstico ou terapia (por exemplo, quimioterapia, diálise ou cateterismo cardíaco).

INDICADORES UTILIZADOS NO CONTROLE DE INFECÇÃO HOSPITALAR

Diferentes tipos de indicadores podem ser calculados a partir dos dados coletados pelo sistema de vigilância. Podem ser calculados taxas e índices relativos ao hospital como um todo, a uma clínica específica ou a um procedimento. Em unidades neonatais de cuidados intensivos, recomenda-se separar as crianças em grupos, conforme o peso de nascimento, em três ou quatro categorias (por exemplo, nascidos com menos de 1.000g, entre 1.000 e 1.500g, entre 1.500 e 2.500g e com mais de 2.500g). Essa separação se justifica por haver grandes diferenças entre os grupos, tanto em relação à imunidade (mais imatura nos prematuros) quanto aos procedimentos de risco a que são submetidos e ao tempo de internação.

O Ministério da Saúde do Brasil (Portaria nº 2.616; *DOU* de 13 de maio de 1998) considera obrigatório o cálculo dos seguintes indicadores: taxa de infecção hospitalar, taxa de pacientes com infecção hospitalar, distribuição percentual das infecções hospitalares por distribuição topográfica e taxa de letalidade associada às infecções hospitalares. Elas devem ser analisadas pelo menos nas unidades de maior risco – berçário de alto risco, unidades de tratamento intensivo para adultos, crianças e recém-nascidos e unidades para queimados e para pacientes submetidos a transplantes.

Apresentamos a seguir alguns dos indicadores mais utilizados atualmente e a forma de calculá-los.

Taxa de IH – é a probabilidade ou risco de se adquirir qualquer infecção hospitalar em um período determinado de tempo. A taxa de infecção hospitalar apresenta limitações no sentido de não refletir exatamente o comportamento das IH em determinado hospital ou área de um hospital. Isso ocorre porque a taxa de IH é calculada tendo como denominador o número de saídas do hospital ou da clínica na unidade de tempo e, assim, não leva em conta a duração da internação. As infecções que determinado paciente desenvolveu durante sua internação serão computadas apenas no momento de sua saída, o que pode ocorrer semanas ou meses após a ocorrência da IH. Apesar dessas limitações, a taxa de IH é bastante utilizada, por ser de fácil entendimento e cálculo.

$$\text{Taxa de IH (\%)} = \frac{\text{Número de IH em determinado período} \times 100}{\text{Total de saídas (altas, óbitos e transferências)}}$$

Taxa de doentes com IH – é o risco de um indivíduo adquirir uma infecção hospitalar em um período determinado de tempo. Apresenta basicamente as mesmas características da taxa de IH, com a diferença de considerar cada doente com infecção hospitalar uma única vez, independentemente *do número* de IH que desenvolveu.

$$\text{Taxa de doentes com IH (\%)} = \frac{\text{Número de doentes com IH} \times 100}{\text{Total de saídas}}$$
(altas, óbitos e transferências)

Densidade de incidência (DI) – mede a ocorrência de IH por unidade de tempo de exposição (por exemplo, no sistema NNIS e no CDC, a unidade de tempo utilizada é "dia de hospitalização"). Apresenta a vantagem de considerar o tempo de internação nos cálculos, além de permitir a obtenção de índices atualizados, já que não é necessário aguardar a saída do paciente com IH para que ele seja incluído. As taxas calculadas a partir da utilização do número de pacientes-dia como denominador são preferencialmente utilizadas para comparação entre os hospitais que utilizam o sistema NNIS.

$$\text{Densidade de incidência de IH} = \frac{\text{Número de IH} \times 1.000}{\text{Total de pacientes-dia}^*}$$

*Pacientes-dia = soma total de pacientes internados a cada dia.

Exemplo: no mês de janeiro, ocorreram 48 infecções hospitalares e foram contados 3.620 pacientes-dia internados na unidade durante o mês. Deve-se considerar pacientes-dia como a soma total de pacientes internados a cada dia.

Neste exemplo, a DI é a seguinte:

$$DI = \frac{48 \times 1.000}{3.620} = 13,30 \text{ infecções/1.000 pacientes-dia}$$

Taxa específica de IH associada a um fator de risco – mede a relação de determinada infecção com o fator de risco, ou seja, com o procedimento utilizado, em um determinado período de tempo. À semelhança da densidade de incidência de IH, o denominador utilizado é o número de procedimentos-dia. Para a obtenção do número total de pacientes que utilizaram determinado procedimento de risco durante o período considerado, devem ser realizadas visitas diárias à unidade, anotando-se os dados necessários em planilhas específicas cujos modelos podem ser obtidos no manual do NNIS.

$$\text{Taxa de pneumonias associadas à VM} = \frac{n \times 1.000}{\text{Número de respiradores-dia}}$$

VM = ventilação mecânica.
n = número de pneumonias em pacientes sob ventilação mecânica.
Número de respiradores-dia = soma total dos pacientes em ventilação mecânica.

$$\text{Taxa de bacteriemias associadas à CV} = \frac{n \times 1.000}{\text{Número de cateteres-dia}}$$

CV = cateter venoso.
n = número de bacteriemias em pacientes com cateter venoso.
Número de cateteres-dia = soma total dos pacientes com CV.

$$\text{Taxa de infecções urinárias associadas à SV} = \frac{n \times 1.000}{\text{Número de SV-dia}}$$

SV = sonda vesical.
n = número de infecções urinárias em pacientes sob sondagem vesical.
Número de SV-dia = soma total dos pacientes com SV.

Taxa de letalidade associada à infecção hospitalar – é o percentual de óbitos nos pacientes que desenvolveram infecções hospitalares. Tem como numerador o total de óbitos ocorridos em pacientes com infecção hospitalar ativa ou em tratamento multiplicado por 100, e como denominador o número total de pacientes que desenvolveram infecção hospitalar em determinado local e período.

Distribuição percentual de infecções hospitalares por distribuição topográfica – tem como numerador o número de episódios de infecção hospitalar em cada topografia multiplicado por 100, e como denominador o número total de episódios de infecção hospitalar em determinado local e período.

ANÁLISE DE RESULTADOS MICROBIOLÓGICOS

Os resultados de exames microbiológicos são uma das fontes de identificação de infecções hospitalares na busca ativa. Adicionalmente, a organização dos dados fornecidos pelo laboratório de microbiologia acerca da prevalência e da suscetibilidade dos microrganismos aos antimicrobianos é uma das funções dos profissionais envolvidos com o controle de IH.

A interação entre o laboratório e a CCIH é fundamental, no sentido de que o laboratório deve adequar as técnicas utilizadas à necessidade clínica, enquanto os médicos devem estar preparados para a interpretação dos resultados fornecidos. A partir dessa interação, deve ser definido, por exemplo, a quais antimicrobianos deve ser testada a suscetibilidade de determinado microrganismo.

Os profissionais da CCIH têm condições de analisar os dados laboratoriais à luz da clínica, podendo assim definir os microrganismos que mais freqüentemente causam colonizações, infecções ou contaminações nas diferentes situações da prática diária. Assim, é possível definir os principais agentes implicados em cada infecção no hospital, permitindo aos médicos, quando da introdução de terapêutica empírica inicial, a escolha dos antimicrobianos dirigidos contra os agentes específicos. Esses dados podem ser expressos em gráficos ou tabelas e devem ser periodicamente distribuídos e discutidos com as diversas áreas do hospital.

A compilação dos dados analisados fornece o perfil de suscetibilidade dos microrganismos isolados na instituição ou na clínica considerada, que deve ser divulgado e analisado em conjunto com os profissionais envolvidos no cuidado aos pacientes. O uso rotineiro desses relatórios ou tabelas pelos médicos das áreas quando da prescrição de antimicrobianos estimula o uso racional desses medicamentos adequados conforme as características da instituição. Por exemplo, quando for necessária a introdução empírica de antimicrobianos para determinada infecção, até que se disponha de resultados de culturas, o médico responsável, após consultar o relatório da CCIH, irá escolher um antimicrobiano ativo contra a maior parte das cepas isoladas na instituição que mais freqüentemente são responsáveis pela referida infecção.

A análise desse perfil de suscetibilidade permite ainda identificar os problemas mais importantes de resistência aos antimicrobianos no setor estudado e nortear a instituição de medidas de controle dirigidas a esses agentes ou ao mecanismo de resistência envolvido. Por exemplo, a identificação de um aumento no número de infecções causadas por germes gram-negativos produtores de betalactamases de espectro estendido pode levar a uma política institucional de restrição ao uso de cefalosporinas, cujo uso intensivo está relacionado ao desenvolvimento desse tipo de mecanismo de resistência.

Com o avanço das técnicas laboratoriais, o uso de métodos de biologia molecular, automação de culturas e informatização dos laboratórios, as informações que o laboratório de microbiologia pode fornecer aos médicos nem sempre são de fácil interpretação, exigindo muitas vezes conhecimentos atualizados na área. Nesse sentido, os profissionais da CCIH têm a missão de auxiliar os médicos, de forma que possam utilizar com a máxima eficácia os resultados obtidos. É desse trabalho conjunto que surgem os melhores resultados para os pacientes, hospital e comunidade.

BIBLIOGRAFIA

1. EMORI, T.G. et al. – National nosocomial infections surveillance system. *Am. J. Infect. Control.* **19**:19, 1991. 2. Ministério da Saúde, 1998. Portaria de 12 de maio de 1998. *Diário Oficial da União*, 13 de maio de 1998, seção I, p. 133. 3. MOORE, D.L. – Nosocomial infections in newborn nurseries and neonatal intensive care units. In Mayhall, C.G. (ed.). *Hospital Epidemiology and Infection Control*. Baltimore, Williams & Wilkins, 1996, p. 535. 4. RAMOS, S.R.T.S. & BALDACCI, E.R. (coord.) – *Manual de Pediatria – Terapêutica Antiinfecciosa e Infecção Hospitalar*. São Paulo, Sarvier, 1996.

xuais; comunicantes institucionalizados, de berçários e de *creches* que atendam crianças sem controle esfincteriano. Dose recomendada: 0,02ml/kg da solução a 16% por via intramuscular. Existem evidências de que a vacina contra o vírus da hepatite A, quando aplicada nos primeiros dias de contato, possa prevenir a doença.

Hepatite por vírus B

Agente etiológico – vírus da hepatite B.

Modo de transmissão – por inoculação percutânea de sangue humano ou de seus derivados contaminados pelo vírus; contaminação de pele com solução de continuidade ou de mucosas com material infectante; transmissão perinatal e contato sexual.

Período de incubação – 60 a 90 dias (variação: 50 a 180 dias).

Período de transmissibilidade – desde algumas semanas antes do aparecimento dos primeiros sintomas até, geralmente, a fase aguda da doença. Nos casos em que não há depuração do vírus, a transmissão ocorrerá pelo tempo em que este estiver presente (meses a anos).

Medidas de controle do paciente e dos comunicantes

1. Isolamento do paciente – precauções-padrão em relação ao sangue e aos fluidos corpóreos até a negativação do HBsAg (antígeno da superfície do vírus da hepatite B).
2. Quarentena do comunicante – nenhuma.
3. Medidas de proteção do comunicante – apresentadas no quadro 1.34.

Poliomielite

Agente etiológico – vírus da poliomielite (enterovírus).

Modo de transmissão – contato pessoa-a-pessoa, por via fecal-oral.

Período de incubação – de 7 a 14 dias para a forma paralítica e de três a seis dias para a forma abortiva (variação: 3 a 35 dias).

Período de transmissibilidade – incerto; provavelmente maior nos primeiros dias após o início dos sintomas. Após a infecção, o vírus pode ser demonstrado na garganta (a partir de 36 horas) e nas fezes (a partir de 72 horas).

O vírus persiste na garganta por uma semana e nas fezes durante 3 a 6 semanas ou mais.

Medidas de controle do paciente e dos comunicantes

1. Isolamento do paciente – pouco valor em condições domiciliares, tendo em vista que o risco de disseminação é maior no período prodrômico. Em hospitais, utilizar precaução de contato ao manipular secreção de orofaringe e fezes.
2. Quarentena dos comunicantes – sem valor.
3. Medidas de proteção do comunicante:
   a) imunoglobulina humana: sem valor;
   b) vacina trivalente oral de vírus vivos atenuados contra a poliomielite. Sua utilização deve ser orientada pela Secretaria de Saúde, municipal e/ou estadual.

Raiva

Agente etiológico – vírus da raiva.

Modo de transmissão – em geral por mordida de animais infectados com o vírus.

Período de incubação – em geral quatro a seis semanas (variação: de cinco dias a mais de um ano).

Período de transmissibilidade – alguns dias antes do início dos sintomas nos animais (para cães, três dias, e para gatos, dois dias) até a morte do animal.

Medidas de proteção do paciente e dos comunicantes

1. Isolamento do paciente – precauções de contato com a saliva.
2. Quarentena do comunicante – nenhuma.
3. Medidas de proteção do comunicante – apresentadas no quadro 1.35.

Quadro 1.34 – Recomendações para os comunicantes da hepatite por vírus B.

Exposição	IGHB [a]		Vacina [a]	
	Dose	Época	Nº de doses	Época
Perinatal	0,5ml	12 horas após o nascimento até 7 dias	3	Nos primeiros 7 dias (de preferência nas primeiras 12 horas); repetir após 1 e 6 meses [c]
Sexual [b]	0,06ml/kg (dose máxima: 5ml)	Até 14 dias após o contato sexual	3	Primeira dose simultaneamente com a IGHB, repetir após 1 e 6 meses [c]
Hepatite B aguda no pai, na mãe ou no responsável:				
• exposto < 12 meses de idade	0,5ml	Logo que possível	3	0, 1 e 6 meses
• exposto > 12 meses de idade	–		3	0, 1 e 6 meses
Percutânea ou mucosa				
Não vacinado previamente	0,06ml/kg (máximo, 5ml)	Dentro de 24 horas	3	Dentro de 7 dias; repetir após 1 e 6 meses
Vacinado previamente [d]				
• com resposta adequada	–			
• sem resposta adequada	0,06ml/kg	Dentro de 24 horas	1	
• resposta desconhecida	0,06ml/kg	–	1 [e]	–

Marques e Yamamoto, 1996.

[a] A IGHB (imunoglobulina humana específica anti-hepatite B) e a vacina são ministradas por via intramuscular. Se aplicadas simultaneamente, deve-se fazê-lo em locais diferentes e com seringas separadas.

[b] A vacina é recomendada para homossexuais masculinos, comunicantes regulares de portadores crônicos do vírus de hepatite B e indivíduos heterossexuais promíscuos.

[c] A vacinação é indicada se houver probabilidade de novas exposições.

[d] Colher material para sorologia e ministrar a IGHB e a vacina, a menos que se tenha demonstrado presença de níveis adequados de anticorpos anti-HBs nos últimos 24 meses.

[e] A vacina é indicada apenas se não houver níveis adequados de anticorpos anti-HBs.

Quadro 1.35 – Guia para profilaxia pós-exposição à raiva.

Animais	Seguimento dos animais	Recomendações para a profilaxia pós-exposição
Cães e gatos	Saudáveis e observáveis durante 10 dias	Profilaxia somente se o animal desenvolver sinais de raiva
	Raivosos ou suspeita de raivosos desconhecidos ou mortos	Vacinação imediata, mais IGAR
Gambá, quati, morcego e outros animais carnívoros	Considerar como raivosos, a menos que a região seja livre da doença ou apresentem exames laboratoriais negativos	Vacinação imediata mais IGAR
Roedores, animais domésticos	Considerar individualmente	

IGAR = imunoglobulina anti-rábica. *Red Book*, 1997.

Rubéola

Agente etiológico – vírus da rubéola.

Modo de transmissão – contato com as secreções nasofaríngeas de indivíduos infectados; via transplacentária; contato com objetos recém-contaminados. Crianças com a síndrome da rubéola congênita podem transmitir pela urina.

Período de incubação – 16 a 18 dias (variação: 14 a 21 dias).

Período de transmissibilidade – cerca de cinco dias antes até cinco a sete dias após o início da erupção cutânea. As crianças com a síndrome da rubéola congênita podem eliminar o vírus durante um ano ou mais após o nascimento e são consideradas contagiantes até os 3 meses de idade.

Medidas de controle do paciente e dos comunicantes

1. Isolamento do paciente – precauções respiratórias até sete dias após o início do exantema apenas quando existe a necessidade de se proteger mulheres suscetíveis durante a gestação. Afastamento da escola, creche ou local de trabalho até sete dias após o início do exantema. Crianças que apresentaram síndrome da rubéola congênita podem freqüentar creche ou berçário após os 4 meses de vida, desde que se obtenha negatividade na cultura de urina e da secreção nasofaríngea. Os pacientes com rubéola congênita, hospitalizados, devem ser colocados em precauções de contato até pelo menos 1 ano de idade ou até que as culturas de nasofaringe e urina (colhidas após os 3 meses de idade) sejam negativas.
2. Quarentena do comunicante – nenhuma.
3. Medidas de proteção do comunicante:
   a) imunoglobulina humana: sem eficácia comprovada;
   b) vacinação: sem eficácia comprovada.

Sarampo

Agente etiológico – vírus do sarampo.

Modo de transmissão – por gotículas de muco ou de saliva expelidas pelo doente ou pelo contato direto com as secreções do nariz e da garganta das pessoas infectadas; objetos recém-contaminados.

Período de incubação – geralmente 10 dias (variação: 8 a 13 dias) até o aparecimento da febre e cerca de 14 dias até o início do exantema.

Período de transmissibilidade – de um a dois dias antes do período prodrômico até quatro dias depois do aparecimento do exantema.

Medidas de controle do paciente e dos comunicantes

1. Isolamento do paciente – precauções para aerossóis até quatro dias após o início do exantema em crianças sadias e durante toda a doença nos imunocomprometidos. Afastamento da creche, escola ou local do trabalho.
2. Quarentena do comunicante – em instituições, manter observação durante 14 dias.
3. Medidas de proteção do comunicante:
   a) imunoglobulina humana: aplicar dentro de seis dias após a exposição, na dose de 0,25ml/kg e de 0,5ml/kg para os indivíduos com imunodeficiência (dose máxima de 15ml). Indicada para: (a) comunicantes suscetíveis, domiciliares e de instituições, com idade inferior a 9 meses, ou com contra-indicação para a utilização da vacina; (b) comunicantes suscetíveis, domiciliares e de instituições, com idade superior a 9 meses, nos quais a exposição tenha ocorrido há mais de três dias;
   b) vacina de vírus vivo e atenuado: boa eficácia desde que ministrada até 72 horas após o contágio. Indicada para os comunicantes após os 9 meses de idade, desde que não haja contra-indicações para o uso dessa vacina.

Varicela

Agente etiológico – vírus da varicela zoster (VZV).

Modo de transmissão – pessoa-a-pessoa, por contato direto com as secreções das vesículas; por intermédio de secreção como muco e de saliva aerossolizados no meio ambiente; objetos recém-contaminados.

Período de incubação – geralmente de 14 a 16 dias (variação: 11 a 20 dias). Após o uso de sangue, plasma ou de gamaglobulina, esse período se estende para 28 dias.

Período de transmissibilidade – de um a dois dias antes da erupção até seis dias após. Os pacientes imunodeprimidos persistem contagiantes por mais tempo e só são considerados como não mais contaminantes quando todas as lesões estiverem na fase de crostas.

Medidas de controle do paciente e dos comunicantes

1. Isolamento do paciente – afastar da creche, da escola ou do local do trabalho durante o período de transmissibilidade; em hospital, isolar em quarto sob precauções para aerossóis e de contato.
2. Quarentena do comunicante – o comunicante suscetível deverá ficar em isolamento total do 10º ao 21º dia após o contato quando em hospitais ou em instituições. Em ambiente domiciliar não há necessidade.
3. Medidas de proteção do comunicante:
   a) imunoglobulina específica (VZIG), dentro de três a quatro dias após a exposição, na dose de 125U/10kg (mínimo de 125 e máximo de 625U) ou de imunoglobulina humana normal, na dose de 1ml/kg (eficácia duvidosa). As indicações são limitadas a: (a) comunicantes suscetíveis com leucemia, linfoma, imunodeficiência adquirida ou congênita; (b) grávidas, particularmente no primeiro trimestre de gravidez; (c) recém-nascidos de mães suscetíveis, particularmente quando elas apresentarem varicela próximo ao trabalho de parto (cinco dias antes até dois dias após o parto); (d) recém-nascidos prematuros com 28 semanas ou mais de gestação, hospitalizados, cuja mãe não tenha tido varicela; (e) recém-nascidos com menos de 28 semanas de gestação (ou com peso ao nascer menor que 1.000g), hospitalizados, independentemente da história materna;
   b) vacina de vírus vivo e atenuado: aplicar antes de 72 horas após a exposição em crianças com idade superior a 12 meses;
   c) quimioprofilaxia: o uso de aciclovir, do 9º ao 14º dia após a exposição pode abortar ou diminuir a extensão da doença. A dose preconizada é de 40mg/kg/dia dividida em quatro tomadas, por via oral, durante cinco dias.

BACTERIANAS

Cólera

Agente etiológico – *Vibrio cholerae.*

Modo de transmissão – fecal-oral, por meio de transmissão indireta, por ingestão de água ou de alimentos contaminados, ou direta, por mãos contaminadas de um indivíduo infectado para um suscetível.

Período de incubação – geralmente dois a três dias (variação: desde algumas horas até cinco dias).

Período de transmissibilidade – enquanto os vibriões estiverem presentes nas fezes, em geral, de uma a duas semanas.

Medidas de controle do paciente e dos comunicantes

1. Isolamento do paciente – precauções de contato com as fezes. Até negativação da coprocultura, o paciente deve ser afastado da creche, escola ou ambiente de trabalho.
2. Quarentena do comunicante – nenhuma. Vigilância clínica dos comunicantes domiciliares por cinco dias, a partir da última exposição.
3. Medidas de proteção do comunicante:
   a) quimioprofilaxia: na vigência de epidemia não se indica a quimioprofilaxia em larga escala. Como regra, indicar em comunicantes de casos de comunidades fechadas. Não há indicação sistemática para a quimioprofilaxia em comunicantes domiciliares, pois estes rapidamente voltam às condições de suscetíveis após a suspensão do antimicrobiano. Opções: tetraciclina, 50mg/kg/dia, máximo de 2g/dia, divididos em quatro tomadas, por três dias; doxiciclina, 6mg/kg/dose, máximo de 300mg, em dose única; eritromicina, 50mg/kg/dia, em quatro tomadas, por três dias; ou furazolidona, 5mg/kg/dia, máximo de 400mg/dia divididos em quatro tomadas, por três dias; trimetoprima-sulfametoxazol, na dose de 5mg/kg/dia de trimetoprima, máximo de 160mg, divididos em duas tomadas, por três dias;
   b) vacina: não indicada de rotina.

Coqueluche

Agente etiológico – *Bordetella pertussis.*

Modo de transmissão – contato direto com as secreções respiratórias de pessoas infectadas.

Período de transmissibilidade – desde sete dias depois da exposição até três semanas após o aparecimento do acesso típico. Quando o paciente recebe antibiótico, esse tempo se reduz para cinco dias.

Medidas de controle do paciente e dos comunicantes

1. Isolamento do paciente – afastamento da creche, escola ou local do trabalho por cinco dias, contados a partir do início da terapia eficaz. Isolamento respiratório quando hospitalizado.
2. Quarentena do comunicante – só indicada nos casos em que o comunicante seja suscetível e não receba eritromicina. Nesse caso, o comunicante deverá ser afastado da escola e de reuniões públicas por 14 dias após a exposição.
3. Medidas de proteção do comunicante:
   a) imunoglobulina: sem eficácia;
   b) vacina contra coqueluche: indicada para todos os comunicantes com idade inferior a 7 anos, domiciliares ou de creches e escolas, com exceção das crianças adequadamente imunizadas, com um mínimo de quatro doses da vacina tríplice (DPT), sendo a última há pelo menos três anos;
   c) antibioticoprofilaxia: eritromicina, 40 a 50mg/kg/dia, máximo de 1g/dia, dividida em quatro tomadas durante 14 dias para todos os comunicantes, domiciliares ou de creches e escolas, independentemente do seu estado imunitário ou da sua faixa etária.

Difteria

Agente etiológico – *Corynebacterium diphteriae.*

Modo de transmissão – contato íntimo com secreções de nariz, garganta, pele e olho do doente ou portador. Raramente por meio de objetos contaminados.

Tempo de incubação – dois a cinco dias; ocasionalmente, maior.

Período de transmissibilidade – variável, até que os bacilos desapareçam das secreções e das lesões. No portador crônico, pode estender-se por seis meses ou mais. A antibioticoterapia eficaz diminui esse período para 24 a 48 horas.

Medidas de controle do paciente e dos comunicantes

1. Isolamento do paciente – precauções respiratórias e de contato (nos pacientes com difteria cutânea) até 48 horas após a introdução do antibiótico eficaz ou até que duas culturas de material de orofaringe e de nariz, ou da pele (no caso de difteria cutânea), obtidas com intervalo de 24 horas após a suspensão do antibiótico, sejam negativas.
2. Quarentena do comunicante – indicada para os comunicantes adultos cuja ocupação profissional exija o manuseio de alimentos ou o contato íntimo com crianças, ou para os indivíduos com diminuição da imunidade, até que se tenha o resultado dos exames bacteriológicos. No caso de esses serem positivos, o afastamento será de 48 horas após o início do antibiótico eficaz.
3. Medidas de proteção do comunicante:
   a) Vacina contra a difteria (toxóide diftérico): indicada para todos os comunicantes íntimos, domiciliares ou de creches e escolas, com exceção dos indivíduos adequadamente imunizados, com um mínimo de três doses da vacina tríplice, sendo a última há pelo menos cinco anos;
   b) antibioticoprofilaxia: indicada imediatamente após a exposição para os comunicantes íntimos assintomáticos, não adequadamente imunizados ou cujo estado de imunização seja incerto, com penicilina G benzatina (600.000U para os que pesam menos de 30kg e 1.200.000U para os demais) ou eritromicina (40mg/kg/dia, máximo de 2g/dia divididos em quatro tomadas, por sete dias);
   c) antitoxina diftérica: sem indicação rotineira.

Estreptococcias

Agente etiológico – *Streptococcus pyogenes* do grupo A.

Modo de transmissão – por contato direto das secreções respiratórias ou das lesões do doente ou portador. Raramente por contato indireto, por meio de objetos contaminados.

Período de incubação – geralmente dois a cinco dias na faringite estreptocócica. No impetigo, pode ser de até 10 dias.

Período de transmissibilidade – na faringite estreptocócica, a transmissão é máxima durante a infecção aguda, diminuindo gradativamente, em algumas semanas, nos casos não tratados. Com a antibioticoterapia eficaz, diminui-se esse tempo para 24 horas.

Medidas de controle do paciente e dos comunicantes

1. Isolamento do paciente – precauções respiratórias para crianças com faringite ou pneumonia até que tenham recebido tratamento eficaz por 24 horas. Precauções de contato para feridas ou queimaduras infectadas e que não possam ser contidas por curativos, pelo mesmo tempo. Afastamento da creche, da escola ou do local de trabalho durante 24 horas após o início do antibiótico.
2. Quarentena do comunicante – nenhuma.
3. Medidas de proteção do comunicante – antibioticoprofilaxia. Indica-se em: a) surtos na escola e em outros grupos institucionalizados; b) para os comunicantes domiciliares com história prévia de febre reumática; c) para os comunicantes íntimos de pacientes com GNDA pós-estreptocócica, com penicilina G benzatina

(50.000U/kg para lactentes, com dose máxima de 600.000U para os que pesam menos de 30kg e 1.200.000U para os demais), ou eritromicina (40mg/kg/dia divididos em quatro tomadas, por 10 dias).

Gonorréia

Agente etiológico – *Neisseria gonorrhoeae*.

Modo de transmissão – por contato direto, geralmente sexual, com exsudatos das membranas mucosas de pessoas infectadas.

Período de incubação – geralmente de dois a sete dias.

Período de transmissibilidade – nos casos não tratados, pode estender-se por meses, sobretudo nas mulheres. Com a antibioticoterapia específica, a transmissão é eliminada em menos de 24 horas.

Medidas de controle do paciente e dos comunicantes

1. Isolamento do paciente – nenhum.
2. Quarentena do comunicante – nenhuma.
3. Medidas de proteção do comunicante – no recém-nascido, colírio de nitrato de prata a 1% e antibioticoprofilaxia nos seguintes casos: a) recém-nascido de mãe com doença gonocócica ativa: ceftriaxona, na dose de 125mg (25 a 50mg/kg em recém-nascido de baixo peso) em uma única aplicação; b) crianças e adolescentes com exposição sexual à gonorréia: ceftriaxona na dose de 125mg para os menores de 9 anos e com peso inferior a 45kg, e de 250mg para os demais, em uma única aplicação, por via intramuscular. Não se dispondo da ceftriaxona e em locais onde o gonococo seja sensível à penicilina, utilizar amoxicilina, 50mg/kg, máximo de 3g, por via oral, dose única, ou penicilina G cristalina, 100.000U/kg, máximo de 4.800.000U, dose única, por via intramuscular, ambas em associação com probenecida (25mg/kg, máximo de 1g, por via oral, dose única).

Meningite e epiglotite por *Haemophilus influenzae* tipo b

Agente etiológico – *Haemophilus influenzae* tipo b.

Modo de transmissão – por contato direto, pessoa-a-pessoa com o doente ou o portador, ou pela inalação de gotículas respiratórias contendo o microrganismo.

Período de incubação – curto, menos de 10 dias.

Período de transmissibilidade – incerto, podendo perdurar enquanto o microrganismo estiver presente no trato respiratório superior. O uso de antibioticoterapia reduz a transmissibilidade para 24 horas.

Medidas de controle do paciente e dos comunicantes

1. Isolamento do paciente – precauções respiratórias até 24 horas após o início de antibioticoterapia eficaz.
2. Quarentena do comunicante – nenhuma.
3. Medidas de proteção do comunicante – antibioticoprofilaxia com rifampicina, na dose de 10mg/kg/dia para os menores de 1 mês e de 20mg/kg/dia após essa idade, no máximo de 600mg/dia, em uma única dose diária, por quatro dias (até o 30º dia pós-contato) em: a) todos os comunicantes domiciliares (adultos e crianças) de uma residência onde exista uma criança não vacinada, que não o caso-índice, com idade inferior a 4 anos; b) comunicantes que compartilham o mesmo alojamento em domicílios coletivos (orfanatos, internatos e outros); c) todos os comunicantes íntimos (crianças e adultos) de creche ou de pré-escola em que tenham ocorrido dois ou mais casos e nos quais existam comunicantes com idade inferior a 2 anos. A vacinação contra hemófilo confere proteção para as crianças. Em casos de contra-indicação ou intolerância à rifampicina, pode-se indicar ceftriaxona, por via intramuscular, em dose única.

Doença meningogócica

Agente etiológico – *Neisseria meningitidis*.

Modo de transmissão – contato direto com o doente ou portador e com secreções de nariz e garganta de indivíduos infectados.

Período de transmissibilidade – até 24 horas após o início de antibioticoterapia eficaz.

Medidas de controle do paciente e dos comunicantes

1. Isolamento do paciente – precauções respiratórias até 24 horas após o início da terapêutica eficaz.
2. Quarentena do comunicante – nenhuma.
3. Medidas de proteção do comunicante – antibioticoprofilaxia com rifampicina, na dose de 10mg/kg/dia para os menores de 1 mês de idade e de 20mg/kg/dia após essa idade, no máximo de 600mg/kg/dia após essa idade, no máximo de 600mg/dose para os demais, ministradas de 12 em 12 horas, durante dois dias, indicada até o 10º dia pós-contato, em: a) comunicantes íntimos, que moram no mesmo domicílio do caso-índice ou que compartilham o mesmo alojamento em domicílios coletivos (orfanatos, quartéis, internatos e outros); b) colegas comunicantes da mesma classe de berçários, creches ou pré-escolas (crianças em geral com idade inferior a 7 anos), bem como adultos dessas instituições que tenham tido contato íntimo com o caso-índice; c) outros comunicantes que tenham tido contato com as secreções orais do paciente, por meio do beijo ou do compartilhamento de alimentos e bebidas; d) profissionais de saúde que tenham tido exposição íntima (respiração boca a boca por exemplo, intubação orotraqueal, aspiração de secreções sem a devida proteção).

Tuberculose

Agente etiológico – *Mycobacterium tuberculosis*.

Modo de transmissão – em geral por inalação de aerossóis provenientes de indivíduos infectados, transmissão maternofetal, alimentos contaminados, mais raramente de objetos contaminados.

Período de incubação – para a positivação da prova de Mantoux, de 2 a 12 semanas, em média, 3 a 4 semanas. O risco de desenvolver a doença é maior nos primeiros seis meses após a primoinfecção e permanece alto por dois anos.

Período de transmissibilidade – variável, enquanto persistir a pesquisa positiva no escarro.

Medidas de proteção do paciente e dos comunicantes

1. Isolamento do paciente – isolamento para aerossóis, em quarto com pressão negativa desde que o paciente tenha tuberculose pulmonar bacilífera.
2. Quarentena do comunicante – nenhuma.
3. Medidas de proteção do comunicante – figura 1.30.

OUTROS AGENTES

Sífilis

Agente etiológico – *Treponema pallidum*.

Modo de transmissão – contato direto, geralmente sexual, com exsudatos de lesões recentes de pele ou de mucosas de indivíduos infectados; por via transplacentária; transfusão de sangue contaminado e, mais raramente, de objetos contaminados.

Período de incubação – geralmente três semanas (variação: 10 a 90 dias).

Período de transmissibilidade – variável, sendo o potencial de transmissão maior na presença de lesões úmidas e abertas dos estágios primário e secundário. As diversas apresentações cutâneas de sífilis secundária, quando secas e sem solução de continuidade, não são contagiantes. A antibioticoterapia adequada elimina a transmissão em 24 horas.

Medidas de controle do paciente e dos comunicantes

1. Isolamento do paciente – precauções de contato com as secreções e com o sangue, até que se completem 24 horas de tratamento.
2. Quarentena do comunicante – nenhuma.
3. Medidas de proteção do comunicante – para os comunicantes de maior risco (exposição sexual, por exemplo), oferecer tratamento.

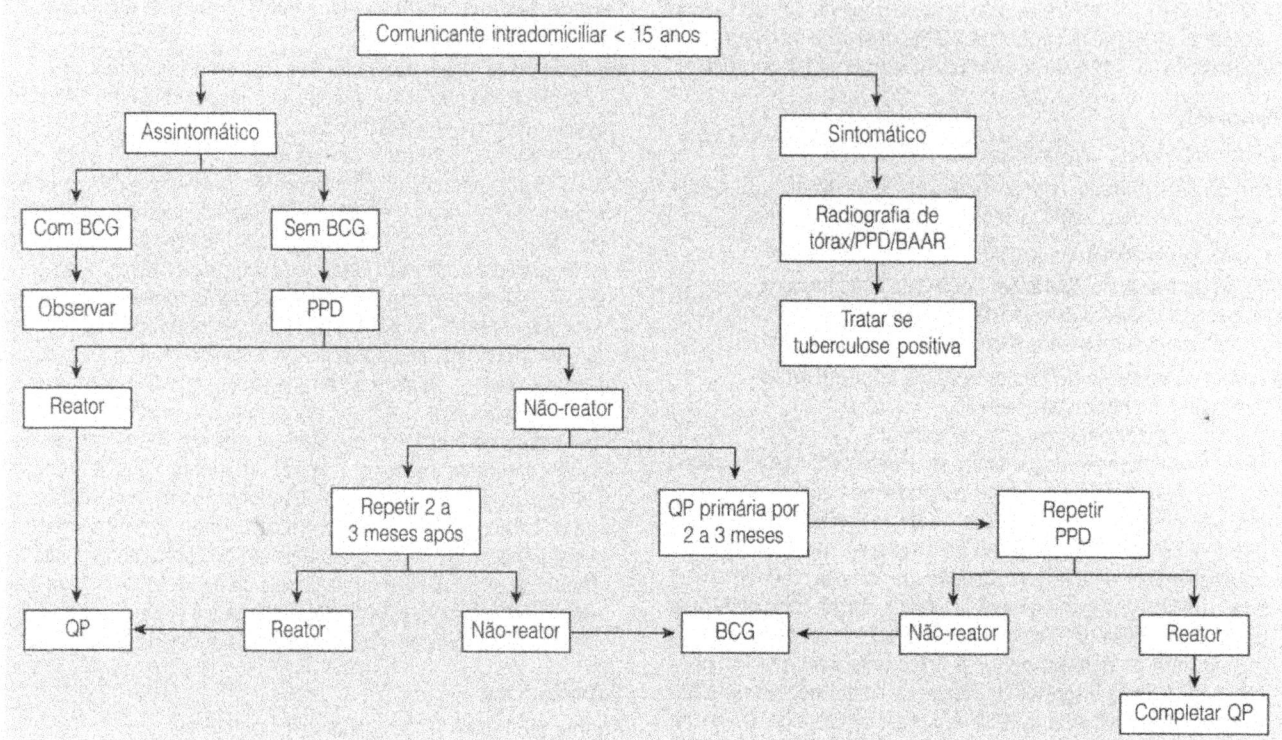

Figura 1.30 – Algoritmo para investigação de comunicantes intradomiciliares de tuberculose (adaptado de I Congresso Nacional de Tuberculose). QP = quimioprofilaxia; BAAR = bacilos álcool-ácido resistentes.

BIBLIOGRAFIA

1. American Academy of Pediatrics – Report of the Committee on Infectious Diseases (Red Book), 24th ed., 1997. 2. JACKSON, L.A. et al. – Evaluation of mass chemoprophylaxis during a school outbreak of enzyme type 5 serogroup B meningococcal disease. *Pediatr. Infect. Dis. J.* 15:992, 1996. 3. LARRY, L.I. – Postexposure prophylaxis. *Infect. Dis. Emerg.* 10:899, 1996. 4. LIN, T.Y. et al. – Oral acyclovir prophylaxis of varicella after intimate contact. *Pediatr. Infect. Dis. J.* 16:1162, 1997. 5. MARQUES, H.H.S. & YAMAMOTO, M. – Medidas de proteção para os comunicantes de doenças infecto-contagiosas. In Sucupira, A.C.S.L. *Pediatria em Consultório.* 3ª ed., São Paulo, Sarvier, 1996, p. 108. 6. Sociedade Brasileira de Pneumologia e Tisiologia. I Consenso Brasileiro de Tuberculose, 1997.

3 Controle da Transmissão de Infecções no Ambiente Hospitalar

ALFIO ROSSI JR.
DORIS EMI AOSHIMA

INTRODUÇÃO

O uso de medidas e técnicas específicas para impedir a transmissão de infecções entre os indivíduos não é recente, sendo encontrados relatos do século XVII descrevendo as estratégias utilizadas para conter a epidemia de peste bubônica na Europa. Até o final do século XIX, a evolução dessas técnicas passou por um momento em que os portadores de doenças supostamente contagiosas eram confinados a hospitais ou casas, independentemente do tipo de infecção que apresentavam, com o conseqüente advento das infecções cruzadas. No início do século XX, esse conceito evoluiu para o confinamento dos portadores de moléstias infecciosas em pequenos quartos individuais, dentro de grandes unidades hospitalares. Nesse sistema, os profissionais de saúde utilizavam aventais, soluções antissépticas para lavagem das mãos após o contato com pacientes e desinfecção de objetos que entraram em contato com pacientes. Essas medidas de proteção ficaram conhecidas como "cuidados de barreira" e permitiram que os portadores de moléstias transmissíveis ficassem internados em hospitais gerais e não em hospitais específicos, os quais puderam ser progressivamente desativados até meados da década de 1950.

A evolução desses conceitos nos traz aos dias atuais, em que pacientes com doenças transmissíveis são internados em hospitais gerais, submetidos a precauções específicas para impedir sua transmissão intra-hospitalar. Discute-se ainda a necessidade de reativação dos hospitais de isolamento, especialmente para portadores de tuberculose, o que se justifica em face do aumento significativo da doença a partir da década de 1980, associado ao desenvolvimento de resistência do *Mycobacterium tuberculosis* aos antimicrobianos habitualmente utilizados.

A pesquisa científica nessa área gera uma grande quantidade de informação que, a partir de 1970, vem sendo compilada e atualizada pelos Centers for Disease Control and Prevention (CDC) em manuais contendo as recomendações relativas às técnicas de isolamento, com o objetivo de reduzir a transmissão intra-hospitalar de infecções. Essas recomendações podem ser utilizadas em hospitais com diferente disponibilidade de recursos, adaptadas às condições locais, desde que respeitados os princípios da epidemiologia e da transmissão das doenças. Estas não se aplicam a pessoas internadas em creches, asilos, internatos e outras instituições coletivas de longa permanência.

Desde que para ocorrer a transmissão de infecções no ambiente hospitalar deva haver uma fonte do microrganismo responsável e um veículo para conduzi-lo, além de um hospedeiro suscetível, podem ser adotadas diferentes medidas a fim de bloquear essa passagem.

Os profissionais de saúde e os pacientes hospitalizados podem apresentar diferentes graus de suscetibilidade aos diversos agentes infecciosos. Os pacientes imunocomprometidos, devido a doenças de base ou terapêutica e procedimentos invasivos utilizados, têm morbidade aumentada diante dos mesmos agravos infecciosos quando comparados aos pacientes imunocompetentes; portanto, hospitais que atendem a esse tipo de clientela devem dedicar atenção especial à prevenção desses agravos.

Microrganismos infectantes podem ser provenientes de pacientes, profissionais de saúde ou visitantes, além de fômites como medicamentos e equipamentos que podem estar contaminados. As técnicas de limpeza e desinfecção de equipamentos hospitalares devem ser seguidas para evitar que eles funcionem como vetores inanimados de infecções nosocomiais.

Lavagem de mãos e uso de luvas

Lavar as mãos adequadamente é a medida mais eficaz para evitar a transmissão de microrganismos de um indivíduo para outro ou de um local para outro no mesmo paciente. É parte importante em qualquer programa de controle de infecções hospitalares e deve ser realizada antes e após o contato com pacientes e após o contato com sangue, fluidos corpóreos, secreções e equipamentos contaminados por estes. Deve ser realizada também antes e após atos de higiene pessoal e alimentação.

O uso de luvas justifica-se por promover uma barreira adicional de proteção para o profissional de saúde, impedindo o contato com sangue e secreções do paciente quando se puder antecipar o risco de exposição. As luvas também impedem que microrganismos presentes na pele do profissional de saúde ou de pacientes atinjam mucosas ou a pele não-íntegra de outros, desde que sejam trocadas entre prestar cuidados a cada um deles.

Usar luvas não deve substituir a lavagem das mãos, já que elas podem conter microperfurações, defeitos ou ser danificadas durante o uso.

O uso de luvas para troca rotineira de fraldas não é necessário, ficando reservado para as situações em que há risco de transmissão de microrganismos presentes em excreções (por exemplo, quando forem indicadas precauções de contato).

Isolamento de pacientes

Quando a transmissão de agentes infecciosos não puder ser contida por medidas habituais de higiene ou pelas precauções rotineiramente utilizadas para impedir as infecções cruzadas (precauções-padrão), pode ser necessária a utilização de quartos privativos. A rigor, todo paciente que fosse colocado sob precauções especiais (precauções respiratórias, de contato ou com aerossóis) deveria ser colocado em quarto privativo; entretanto, pode ser operacionalmente inviável adotar essa conduta de forma universal, devendo-se então eleger as situações de maior risco, quando o risco de infecções cruzadas justifica o investimento em medidas especiais de isolamento.

Em Pediatria, devido à ausência de controle de esfíncteres nas crianças pequenas e à dificuldade em conter as próprias excreções, não são raras as situações em que o uso de quartos privativos facilitam a execução das precauções dirigidas ao controle na transmissão de infecções. Deve-se levar em conta que portadores de infecções transmitidas por contato ou por gotículas respiratórias podem ser colocados junto aos demais, especialmente quando estiverem restritos ao leito ou incubadora. Alternativamente, por exemplo, durante surtos e epidemias, portadores do mesmo microrganismo podem ser colocados no mesmo quarto, com o objetivo de separá-los dos demais.

O tipo de recurso que deve estar disponível em quartos destinados a portadores de doenças transmissíveis é determinado pelo modo de transmissão da doença em questão. Assim, por exemplo, portadores de tuberculose pulmonar em sua forma bacilífera, cuja transmissão se faz por meio de aerossóis, devem ser mantidos em quartos com pressão negativa, cujo ar seja renovado e filtrado por meio de filtros de alta eficiência (HEPA).

Quando pacientes nessas condições forem transportados para fora do quarto onde estão submetidos às precauções especiais, devem ser tomadas medidas que impeçam a contaminação do ambiente ou de indivíduos que estejam no ambiente hospitalar. Nesse sentido, pode ser indicada a utilização de máscaras, aventais e outras medidas. A comissão de controle de infecções hospitalares deve ser consultada e fornecer as orientações pertinentes a cada situação clínica.

Uso de máscaras, gorros, óculos, aventais

O uso do equipamento de proteção individual tem o objetivo de impedir que profissionais de saúde ou pacientes sejam infectados por microrganismos provenientes do ambiente ou de outros pacientes. Esses equipamentos podem também ser indicados para servir como barreiras à disseminação de microrganismos a partir do portador.

Consideradas as características de cada agente infeccioso, diferentes modelos de equipamentos podem ser indicados. Por exemplo, indivíduo que adentrar quartos onde houver portador de tuberculose pulmonar bacilífera devem utilizar máscaras de proteção capazes de filtrar aerossóis, também conhecidas como respiradores N95 (categoria N, com eficiência de 95%).

FORMAS DE TRANSMISSÃO DE INFECÇÕES

Transmissão por contato

Pode ocorrer de maneira direta ou indireta. Chamada de transmissão direta quando há contato entre a superfície corpórea da fonte e o hospedeiro, ocorrendo por exemplo quando um profissional de saúde infectado presta cuidados a um paciente ou por contato entre pacientes. A transmissão indireta ocorre quando um fômite, como instrumentos, roupas, luvas e outros, entra em contato com a fonte e com o hospedeiro suscetível. Entretanto, a forma mais comum de transmissão indireta é por meio das mãos dos funcionários da saúde.

Transmissão por meio de gotículas

As gotículas geradas durante a fala, tosse, espirros, aspiração de secreções respiratórias ou broncoscopia podem servir como veículo de transporte de microrganismos. Nessa situação, a pessoa infectada gera gotículas portando o agente infeccioso, que atingem as membranas mucosas de outro indivíduo. É importante observar que, devido a seu tamanho e peso, as gotículas não ficam em suspensão no ar, sendo lançadas a pequena distância da pessoa que as gera. Assim, para que se impeça a transmissão de infecções dessa forma, não há necessidade de utilização de medidas especiais de circulação, troca e filtragem do ar ambiente.

Transmissão por meio de aerossóis

Aerossóis são pequenas partículas (até 5μm) originadas da dessecação de gotículas respiratórias ou de poeiras contendo agentes infecciosos. Devido a seu pequeno tamanho e peso, ficam em suspensão durante longos períodos, podendo ser carreadas a grande distância da fonte geradora. Indivíduos suscetíveis, ao inalarem essas partículas, podem adquirir a infecção. Para que se impeça a transmissão de infecções por meio de aerossóis são necessários cuidados especiais com o ar ambiente, como filtragem e exaustão forçada.

Transmissão por meio de veículo comum

Essa forma de transmissão se aplica a situações em que equipamentos, alimentos, água ou medicamentos contaminados levam o agente infeccioso até o hospedeiro suscetível. Freqüentemente, é a forma de transmissão responsável por surtos de infecção hospitalar.

Transmissão por meio de vetores animais

O carreamento de microrganismos por insetos e roedores a partir de fontes ambientais, até o hospedeiro suscetível, está diretamente relacionado às condições locais de higiene hospitalar. Assume especial importância em unidades pediátricas onde a disponibilidade de alimento atrai esses animais, bem como em regiões menos desenvolvidas.

As medidas utilizadas para que se possa impedir a transmissão de infecções no ambiente hospitalar devem ser dimensionadas de forma a não haver uso desnecessário de equipamentos e não dificultar o trabalho da equipe de saúde. Adicionalmente, deve-se levar em conta o transtorno emocional gerado ao paciente e familiares colocados "sob isolamento", em especial no contexto pediátrico. Dessa forma, com base nas diferentes maneiras de transmissão de infecções no ambiente hospitalar, medidas específicas são indicadas.

TIPOS DE PRECAUÇÕES INDICADAS PARA O CONTROLE DE INFECÇÕES CRUZADAS

Em substituição à antiga e confusa terminologia de tipos de isolamento indicados para as diferentes situações, os Centers for Disease Control elaboraram e publicaram em 1996 as atuais normas que prevêem os seguintes tipos de precauções a serem adotados:

- Precauções-padrão.
- Precauções respiratórias.
- Precauções de contato.
- Precauções com aerossóis.

Precauções-padrão

Devem ser utilizadas no cuidado a todo e qualquer paciente.

1. Lavar as mãos após o contato com qualquer fluido corpóreo e secreções, incluindo sangue, entre a manipulação de um paciente e outro (logo após o exame de um paciente), entre um procedimento e outro no mesmo paciente e após a retirada das luvas.
2. Usar luvas sempre que o contato com fluidos corpóreos, mucosas ou pele não-íntegra for esperado. As luvas devem ser trocadas

durante a manipulação do paciente após contato com local altamente contaminado, antes de continuar o procedimento em outro local não contaminado.
3. Usar máscaras, óculos e protetor facial quando houver risco de exposição de membranas mucosas a fluidos corpóreos, especialmente quando realizar procedimentos que possam causar borrifamento ou respingos, como, por exemplo, aspiração de cânulas oro/nasotraqueais, intubação orotraqueal.
4. Usar aventais limpos (não necessariamente estéreis) quando houver risco de exposição da roupa ou pele a fluidos corpóreos. Quando esses forem contaminados, devem ser retirados imediatamente, com posterior lavagem das mãos.
5. Manipular com cuidado os equipamentos que entraram em contato direto com o paciente e que possam estar contaminados, desinfetando-os ou esterilizando-os antes de usá-los em outro paciente.
6. Manipular com cuidado agulhas, bisturis, "scalps" e qualquer outro material perfurocortante, descartando-os em recipiente próprio. Não reencapar agulhas ou desconectá-las das seringas antes do descarte. Materiais de ressuscitação, tais como AMBU, devem estar disponíveis, de forma que não seja necessária a utilização de respiração boca a boca.
7. O quarto privativo deve ser mantido para pacientes que possam contaminar o ambiente.
8. Lençóis, roupas e outros tecidos contaminados por sangue ou secreções devem ser manipulados de forma que não haja contato destes com os profissionais de saúde ou com o ambiente. O empacotamento duplo não é necessário, a não ser que a embalagem externa (por exemplo, "hamper") esteja contaminada ou úmida.

Precauções respiratórias

São indicadas para pacientes que possam ser ou sejam portadores de doenças transmitidas por gotículas produzidas por tosse, espirro, fala ou procedimentos envolvendo vias aéreas.

1. Quarto privativo ou coorte de portadores do mesmo microrganismo. Quando nenhuma dessas alternativas for aplicável, manter entre os leitos uma distância mínima de 1 metro.
2. Máscaras devem ser utilizadas por todos que entrarem no quarto onde houver um paciente sob essas precauções.
3. O paciente deve sair do quarto o mínimo necessário, e quando isso ocorrer deve estar utilizando máscara para impedir a dispersão de gotículas.

Precauções de contato

São indicadas para pacientes que possam ser ou sejam portadores de microrganismos epidemiologicamente importantes que possam ser transmitidos pelo contato direto ou indireto.

1. Quarto privativo ou coorte de portadores do mesmo microrganismo. Quando nenhuma dessas alternativas for aplicável, a Comissão de Controle de Infecções Hospitalares (CCIH) deve ser consultada.
2. Usar luvas sempre que entrar em contato com o paciente, mobiliário, equipamentos e superfícies do quarto. As luvas devem ser trocadas a cada contato com grande quantidade de microrganismo infectante (fezes ou secreção purulenta). As luvas devem ser removidas antes de sair do quarto do paciente e as mãos devem ser lavadas com produtos antissépticos (após a lavagem das mãos, o contato com superfícies potencialmente contaminadas deve ser evitado).
3. Usar avental limpo (não necessariamente estéril) ao entrar no quarto quando for previsto o contato com paciente incontinente ou

com feridas com secreção purulenta não contida ou o contato com equipamentos contaminados. O avental deve ser retirado antes de sair do quarto e as mãos lavadas após sua retirada.

4. O transporte do paciente para fora do quarto deve ser reduzido ao mínimo e as precauções mantidas durante o transporte.

5. Os equipamentos que entram em contato com o paciente devem ser de uso exclusivo deste (por exemplo, estetoscópio, esfigmomanômetro, termômetro).

Se isso não for possível, deve ser feita a desinfecção do material entre um paciente e outro.

Precauções com aerossóis

São indicadas para pacientes que possam ser ou sejam portadores de doenças que são transmitidas por aerossóis.

1. Quarto privativo ou coorte de pacientes com a mesma infecção. O *quarto deve* apresentar pressão de ar negativa em relação ao exterior, possuindo sistema de ventilação que efetue um mínimo de seis trocas totais do ar ambiente por hora com exaustão direta para o exterior ou, quando utilizada a recirculação do ar ambiente, este deve passar por um filtro de alta eficiência, também conhecido como filtro HEPA ("high efficiency particulate air filtration"). As portas devem ser mantidas fechadas.

2. O paciente deve sair do quarto só em casos de extrema necessidade, utilizando máscara cirúrgica comum.

3. As pessoas que entrarem no quarto do paciente devem utilizar máscara especial, do tipo N95, com capacidade de filtrar partículas menores que 0,5 micra de diâmetro, com boa vedação lateral. Indivíduos suscetíveis a sarampo ou varicela não devem prestar cuidados a esses pacientes e, se for imprescindível que entrem no quarto, devem usar máscaras do tipo N95.

No quadro 1.36 estão relacionados exemplos de infecções que requerem precauções.

BIBLIOGRAFIA

1. COMMITTEE ON INFECTIOUS DISEASES, AMERICAN ACADEMY OF PEDIATRICS. In Peter, G. (ed.). *Report of the Committee on Infectious Diseases* (Red BooK), 24nd ed., Elk Grove Village, IL: American Academy of Pediatrics, 1997, p. 100. 2. EICKHOFF, T.C. – Airborne nosocomial infection: a contemporary perspective. *Infect. Control Hosp. Epidemiol.* **15**:663, 1994. 3. GARNER, J.S. – Hospital Infection Control Practices Advisory Committee: Guideline for isolation precautions in hospitals. *Infect. Control. Hosp. Epidemiol.* **17**:53, 1996. 4. HOSPITAL INFECTION CONTROL PRACTICES ADVISORY COMMITTEE – Recommendations for preventing the spread of vancomycin resistance. *Infect. Control. Hosp. Epidemiol.* **16**:105, 1995. 5. PATTERSON, J.E. – Isolation of patients with communicable diseases. **In** Mayhall, C.G. (ed.). *Hospital Epidemiology and Infection Control*. Baltimore, Williams & Wilkins, 1996, p. 1032.

Quadro 1.36 – Exemplos de pacientes que requerem precauções.

Tipo de precaução	Exemplos de indicações
Precauções-padrão com aerossóis	Sarampo
	Varicela (incluindo herpes zoster disseminado)
	Tuberculose
Precauções respiratórias	*Haemophilus influenzae* tipo b
	Neisseria meningitidis
	Streptococcus pneumoniae multirresistente
	Difteria faríngea
	Pneumonia por micoplasma
	Coqueluche
	Infecções estreptocócicas (faringite, pneumonia, escarlatina em crianças)
	Infecções virais (adenovírus, influenza, caxumba, parvovírus B19, rubéola)
Precauções de contato	Infecções gastrintestinais, respiratórias, de pele, ferida cirúrgica ou colonização por agentes multirresistentes ou de significância epidemiológica (a critério da CCIH)
	Infecções entéricas (*Clostridium difficile*, *E. coli* enteropatogênica, *Shigella*, hepatite A ou rotavírus)
	Vírus sincicial respiratório, vírus parainfluenza ou infecções virais entéricas em crianças
	Infecções mucocutâneas (difteria cutânea, *Herpes simplex* neonatal ou mucocutâneo, impetigo)
	Grandes abscessos, celulites ou úlceras de decúbito não contidos
	Escabiose, furunculose estafilocócica em crianças, síndrome da pele escaldada, herpes zoster disseminado ou em paciente imunocomprometido
	Conjuntivite viral hemorrágica
	Febres hemorrágicas (febre de Lassa, Marburg ou Ebola)

Epidemiologia das Infecções Hospitalares em Pediatria

SONIA REGINA T. SILVA RAMOS

INTRODUÇÃO

As infecções hospitalares (IH) são definidas como aquelas que ocorrem em pacientes hospitalizados e que não estavam presentes ou no período de incubação no momento da internação no hospital. Do ponto de vista prático, para as doenças sem período de incubação bem definido, considera-se hospitalar as infecções que se manifestam 48 a 72 horas após a admissão hospitalar.

Deve-se considerar também como IH as que se manifestam após a alta do paciente, desde que associadas aos cuidados intra-hospitalares.

A história das IH em crianças é limitada. Os primeiros dados concretos são descritos nos estudos sobre a febre puerperal, realizados por Semmelweis, em Viena, em meados do século XIX. Ele observou que não somente as puérperas eram acometidas pelo processo infeccioso, mas também seus recém-nascidos.

Em 1934, na Suécia, dados apresentados em um Congresso Pediátrico mostravam que 50% dos pacientes hospitalizados adquiriam infecções, e os pacientes de maior risco foram os lactentes e os adultos com tuberculose ou diabetes.

Nos Estados Unidos, entre 1935 e 1936, nos hospitais pediátricos de Boston, em estudo sistematizado verificou-se que 12,6% das 1.455 crianças hospitalizadas haviam adquirido doenças febris enquanto internadas. Ao contrário do que se acreditava, as doenças infecciosas comuns da infância foram as responsáveis por somente uma pequena parte dessas ocorrências.

Na Inglaterra, em 1949, um estudo amplo em 26 enfermarias pediátricas mostrou incidência de 7,1 infecções hospitalares para cada 100 pacientes admitidos, e as infecções mais comuns foram as respiratórias (38%) e as gastrintestinais (21%).

A partir da década de 1960, inúmeros hospitais, em todo o mundo, estabeleceram um esquema sistematizado para diagnosticar e realizar a vigilância epidemiológica das IH.

Pode-se dizer resumidamente que as taxas de IH variam conforme o hospital, sendo maiores naqueles exclusivamente pediátricos do que nas enfermarias pediátricas de hospitais gerais. Isso se deve, principalmente, às características dos pacientes e a outros fatores de risco, como procedimentos diagnósticos e terapêuticos, praticados com maior freqüência nos hospitais especializados. O mesmo raciocínio pode ser feito para o encontro de taxas de IH mais elevadas em hospitais universitários e de grande porte, quando comparados a hospitais menores e comunitários.

Os microrganismos envolvidos, bem como a localização das IH em crianças e adolescentes, também variam conforme a época e o local analisado.

Neste capítulo, será discutida a epidemiologia das IH no paciente pediátrico, com ênfase nas peculiaridades encontradas nessa faixa etária e nos fatores de risco associados a sua aquisição.

IMPORTÂNCIA DAS IH

As IH são responsáveis por morbidade e mortalidades elevadas em todas as faixas etárias.

Ao adquirir uma IH, o paciente, já debilitado pela doença que motivou a internação, muitas vezes corre risco de vida. Isso é particularmente verdadeiro para as infecções que comprometem a homeostasia corpórea, como as pneumonias, as infecções da corrente sangüínea, as infecções gastrintestinais e a meningite.

Dados do projeto americano de controle de IH (National Nosocomial Infection Surveillance System – NNIS, 1980-1982) mostraram que elas causaram cerca de 19.000 óbitos e contribuíram para mais 58.000 óbitos por ano nesse período.

A Organização Mundial de Saúde estima que somente nos países em desenvolvimento cerca de 1,5 milhão de recém-nascidos morram anualmente em decorrência de infecções no período neonatal, grande parte delas de origem hospitalar.

No Brasil, os dados são escassos. Um estudo coordenado pelo Ministério da Saúde em 1995, em 99 hospitais distribuídos em todas as regiões do território nacional, mostrou prevalência média de 13 infecções para 100 pacientes hospitalizados. Se forem considerados os dados populacionais de 1996, cerca de 150 milhões de habitantes, e a média de internações de 7,6 para cada 100 habitantes por ano, teríamos cerca de 11 milhões de internações e 1,5 milhão de internações na faixa etária pediátrica (dados do DATA-SUS mostram que cerca de 13% das internações são pediátricas). Por esses dados, teríamos pelo menos 200.000 IH em crianças anualmente.

Os estudos americanos do projeto NNIS revelaram que, em média, as IH resultaram em quatro dias a mais de internação, sendo as internações mais prolongadas as resultantes das infecções da corrente sangüínea (em média 14 dias adicionais), trato respiratório inferior (9 dias) e infecções do local cirúrgico (7 a 14 dias).

Essa hospitalização prolongada acarreta não apenas um aumento dos custos, mas principalmente transtornos psicológicos e sofrimento. Nas crianças, os custos indiretos resultantes da ausência dos pais ao trabalho, enquanto as acompanham ao hospital, também não podem ser esquecidos.

Os custos do tratamento das IH variam conforme a idade do paciente, sua doença de base, a topografia da infecção e o microrganismo envolvido. Eles são mais elevados para as pneumonias, pois muitas vezes levam à necessidade de procedimentos para a manutenção da vida. Um programa eficiente de controle das IH consegue reduzir cerca de 30% dessas infecções.

DADOS DE FREQÜÊNCIA DE IH

Dentro da faixa etária pediátrica, as taxas de IH são mais elevadas nas UTI neonatais. Os recém-nascidos de termo, internados no berçário ou em alojamento conjunto, exibem taxas de IH ao redor de 0,5 a 1 por 100 saídas. Nas UTI neonatais, os maiores estudos foram feitos pelo NNIS (em 99 hospitais) e mostram taxas entre 6 e 30 infecções por 100 saídas (Tabela 1.7). Nessa população, as taxas nos recém-nascidos de muito baixo peso (< 1.000g ao nascimento) são significativamente maiores que naqueles com peso normal ao nascimento. As unidades destinadas a recém-nascidos com problemas cirúrgicos apresentam taxas mais elevadas do que as clínicas.

Na UTI Neonatal do Instituto da Criança – HC-FMUSP, destinada a recém-nascidos externos e com cinco dentre os 20 leitos destinados a pacientes com cirurgia de grande porte, em 1993 e 1994, a taxa de doentes com IH foi de 29/100 saídas. Os recém-nascidos com peso inferior a 1.500g ao nascimento tiveram taxas de IH três vezes maiores que aqueles com peso de nascimento superior a 2.500g.

As taxas de IH em crianças variam conforme o tipo de serviço. São maiores na UTI pediátrica, nas unidades destinadas a pacientes oncológicos e nas unidades de transplante. Nas enfermarias gerais, são bem maiores nos lactentes quando comparados aos escolares e adolescentes.

Tabela 1.7 – Taxas de infecções hospitalares em unidades de tratamento intensivo neonatais.

Local do estudo	Ano	Idade	Tipos de infecção	Nº de infecções/ 100 saídas
Salt Lake City, EUA	1976	> 48 horas até a alta	Todas as infecções Não as de origem materna	24,6
Toronto, Ontário, Canadá	1989	Internação até a alta	Todas as infecções Revisão de prontuários	14,0
Vários locais, EUA	1994	Internação até a alta	Somente infecções da corrente sangüínea para bactérias e fungos	10,1
Itália	1996	Internação até a alta	Todas as infecções UTI e cuidados intermediários	14,4
Instituto da Criança – HC-FMUSP, São Paulo	1998	> 48 horas até a alta	Prospectivo, bactérias e fungos, incluindo recém-nascidos com cirurgias de grande porte	33,9

Modificado de Baltimore, 1998.

LOCALIZAÇÃO DAS INFECÇÕES E MICRORGANISMOS ENVOLVIDOS

A localização preferencial das IH difere muito nos recém-nascidos e crianças quando comparada à dos adultos. Nas UTI pediátricas e neonatais predominam as infecções da corrente sangüínea, enquanto nos adultos, as pneumonias e as infecções do trato urinário. Parte dessa diferença pode ser explicada pelo uso pouco freqüente de cateteres urinários nas crianças. Entretanto, as taxas de utilização de cateteres vasculares também é bem menor nas crianças, mostrando que a maior taxa de infecções da corrente sangüínea não está associada somente ao procedimento (Tabela 1.8).

Tabela 1.8 – Densidade de incidência de infecção hospitalar, por localização, UTI pediátrica e neonatal. Instituto da Criança – HC-FMUSP, 1998.

Localização da infecção	UTI neonatal		UTI pediátrica	
	DI*	%**	DI	%
Infecção da corrente sangüínea	6,3	33,9	7,9	25,6
Infecção do trato urinário	3,3	17,9	5,9	19,2
Pneumonia	1,7	8,9	4,3	14,1

* DI = densidade de incidência por 1.000 pacientes/dia.
** % em relação ao total de infecções hospitalares.

Nas enfermarias pediátricas, os processos infecciosos gastrintestinais e do trato respiratório predominam. Muitas vezes, os microrganismos são introduzidos nas unidades a partir da comunidade, por meio de um paciente colonizado ou infectado.

As infecções gastrintestinais, mesmo nas regiões desenvolvidas, ainda são causas importantes de IH nas crianças de pouca idade. Nesses países, o pico sazonal de incidência ocorre no inverno, e o rotavírus é um dos principais agentes responsáveis. Estudos mostram que, durante o inverno, entre 10 e 20% das crianças de pouca idade e internadas excretam o rotavírus.

Nas regiões mais desenvolvidas dos países não-industrializados, a situação é semelhante, enquanto nas regiões mais pobres predominam as bactérias enteropatogênicas. A ocorrência de diarréia de origem hospitalar é bem maior no primeiro ano de vida e nas crianças sem controle esfincteriano.

As infecções do trato respiratório inferior não são muito freqüentes nas UTI pediátricas (Tabela 1.8), quando comparadas às prevalências observadas em estudos em UTI para adultos. Por outro lado, nas enfermarias de pediatria geral, os quadros respiratórios, principalmente os de etiologia viral, predominam entre as IH. Os vírus mais implicados são o vírus sincicial respiratório, o influenza e o parainfluenza.

Na enfermaria de Moléstias Infecciosas do Instituto da Criança, entre 1993 e 1994, em 164 crianças com idade mediana de 33 meses, houve predomínio do vírus da influenza, seguido pelo da parainfluenza e adenovírus. Os vírus contribuíram de modo significante para as infecções hospitalares do trato respiratório.

Outro aspecto relevante são as epidemias intra-hospitalares causadas pelo vírus sincicial respiratório, em unidades que atendem crianças com idade inferior a 3 anos e também nos berçários. A fonte dessas infecções, habitualmente, são os pacientes admitidos para o tratamento de bronquiolite e pneumonia de etiologia viral. O vírus sincicial respiratório, durante essas epidemias, é transmitido com facilidade aos membros das equipes médica e de enfermagem, que na maioria das vezes têm doença sintomática. A transmissão para os outros pacientes se faz por contato direto ou indiretamente pelas mãos dos funcionários ou contato com superfícies contaminadas com secreções respiratórias. A interrupção dessas epidemias é muito difícil.

As infecções de pele mais comuns são o impetigo e as infecções no local de inserção de cateteres.

As doenças exantemáticas comuns da infância, como o sarampo e a rubéola, hoje são muito raras em localidades com boa cobertura vacinal. Sua ocorrência como infecção hospitalar é excepcional. O mesmo pode ser dito em relação à parotidite epidêmica e à coqueluche.

A varicela ainda é um problema significante, em particular nas unidades oncológicas e naquelas destinadas a outros tipos de pacientes imunocomprometidos. Atualmente, há disponibilidade de uma vacina eficaz, que pode alterar esse cenário.

A transmissão da tuberculose entre as crianças é incomum, pois elas, habitualmente, são pauci ou não-bacilíferas.

Nas unidades neonatais para recém-nascidos normais e no alojamento conjunto, as infecções de pele e mucosas são as mais freqüentes, e os agentes predominantes são as bactérias gram-positivas, como o *Staphylococcus aureus* e o estreptococo do grupo A, causando pústulas, abscessos, impetigo e onfalite. A moniliíase oral causada pela *Candida albicans* também é observada com freqüência.

As bactérias e os fungos associados à IH variam muito conforme o tipo de infecção, a época e o local analisados. Alguns exemplos são mostrados na tabela 1.9 e na figura 1.31. O conhecimento dos agentes etiológicos em cada Serviço não é de importância apenas epidemiológica, mas também indispensável para o tratamento adequado dessas infecções.

FATORES DE RISCO ASSOCIADOS À AQUISIÇÃO DAS INFECÇÕES HOSPITALARES

De modo geral, dentro da faixa etária pediátrica, as IH são mais comuns no período neonatal e mais raras na adolescência. Os recém-nascidos, em especial os prematuros, apresentam muitas peculiari-

Resistência Antimicrobiana

Pedro Takanori Sakane
Evandro R. Baldacci
Heloisa Helena Sousa Marques

INTRODUÇÃO

A descoberta dos antibióticos foi, sem dúvida, um dos grandes avanços da medicina no século XX, permitindo a cura de um grande número de doenças infecto-contagiosas e seu uso em veterinária, controle de epidemias em rebanhos, aumentando a produtividade pecuária. Houve época em que se acreditava que, graças ao advento de drogas novas e mais potentes com ação antibacteriana, um dia o homem estaria livre das doenças causadas pelas bactérias. Entretanto, os microrganismos em pouco tempo descobriram uma forma de se defender da ação dessas drogas, por meio do desenvolvimento de mecanismos de resistência. A resistência antimicrobiana é hoje um problema mundial, afetando países desenvolvidos e em desenvolvimento, e os problemas oriundos do fenômeno são objetos de estudos e discussões.

As causas da emergência de cepas resistentes são facilmente detectáveis: o antibiótico hoje é uma das drogas mais receitadas e usadas no mundo inteiro. O paciente acha-se no direito de receber um antibiótico logo nos primeiros sinais de um processo infeccioso, e o médico, muitas vezes, por comodidade acaba receitando-o para evitar um exame clínico mais cuidadoso, revisões posteriores, requisições de exames laboratoriais e também, por que não dizer, pelo medo de estar subdiagnosticando uma doença bacteriana antes que esta se manifeste de uma maneira mais explícita e grave. Tal problema não se restringe apenas à medicina ambulatorial, mas principalmente dentro de hospitais, onde o uso de antibióticos sobrepuja o de qualquer outra medicação.

O uso de antibióticos restringe-se principalmente a duas áreas: na medicina humana e na veterinária, como mostra o quadro 1.38.

Pelo quadro 1.38, nota-se que cerca de 75% da antibioticoterapia tem seu uso altamente questionável. Essa grande utilização de drogas antimicrobianas obriga a bactéria, por sua vez, para manter sua sobrevivência, a buscar mecanismos de resistência a elas.

Quadro 1.38 – Uso de antibióticos em diferentes áreas.

Áreas onde é usado	Tipo de uso	Indicação
Uso em humanos (50%)	20% em hospital 80% em comunidade	20-50% uso desnecessário
Uso em agropecuária (50%)	20% terapêutico 80% profilático/ "promoção de crescimento"	40-80% altamente questionável

Wise et al., 1998.

DEFINIÇÃO DE RESISTÊNCIA

Diz-se que há resistência quando a bactéria consegue crescer na presença de concentrações normalmente ativas da droga.

Fleming já observara que a penicilina inibia o crescimento dos estafilococos e dos estreptococos, mas não da E. coli. Esse tipo de resistência é intrínseco ou inerente da bactéria, é um fenômeno qualitativo e define o espectro de um antibiótico. Assim, ele pode ser estrito, como com a benzilpenicilina ou a vancomicina (ativas quase que somente contra germes gram-positivos), ou amplo, como a tetraciclina, o cloranfenicol e as cefalosporinas mais recentes (têm ação contra germes gram-positivos e negativos). Além disso, a me-

dida da resistência pode ser quantitativa (por meio da MIC – concentração inibitória mínima, por exemplo), quando se observa que determinada cepa de germe é mais sensível do que outra.

Algumas cepas que são intrinsecamente sensíveis a um antibiótico podem tornar-se resistentes a ele no decorrer do tempo, e o tipo de resistência, nesse caso, é adquirida.

Um tipo especial de resistência é a tolerância. Nesse caso, o antibiótico é ainda eficaz, mas não possui mais ação bactericida, apenas funcionando como bacteriostático nas doses habituais.

A determinação da resistência é relativamente fácil por meio de métodos laboratoriais; contudo, o mesmo não acontece na prática clínica. Quando se administra um antibiótico para determinado germe, escolhe-se uma droga que seja eficaz contra o microrganismo e espera-se que resulte em melhora clínica. Quando isso não ocorre, freqüentemente se acredita que o germe seja resistente e a terapêutica é modificada, escolhendo-se drogas mais potentes. A resistência clínica, entretanto, vai além da simples mensuração da eficácia ou não do antibiótico, pois vários fatores biológicos entram em jogo, como local da infecção (que pode ser inacessível ao antimicrobiano), presença de corpos estranhos, imunidade alterada do hospedeiro etc. A tentativa de correlacionar a dose administrada com a dose terapêutica tem originado várias fórmulas: a medida do pico sérico (a mais tradicional), a concentração média entre as doses, a análise da área sob a curva concentração-tempo, e a análise do "breakpoint" (concentração inibitória que separa as cepas sensíveis das resistentes).

O clínico que trata um processo infeccioso, portanto, defronta-se não só com o problema simples germe versus antibiótico, mas também com um complexo biológico bastante difícil. Infelizmente, isso tem levado a uma conduta bastante simplificada de se usar cada vez mais antibióticos mais potentes que selecionam e ajudam a desenvolver a resistência entre os germes.

MECANISMOS DE RESISTÊNCIA

Para que um antibiótico seja eficaz contra determinado microrganismo, é necessário que:

1. exista um sítio vital no germe onde a droga possa exercer sua ação;
2. a droga penetre dentro do germe e atinja o sítio;
3. a droga não seja inativada ou eliminada antes que exerça sua ação.

Existem basicamente quatro mecanismos que um agente infeccioso pode utilizar para se defender contra a ação deletéria dos antimicrobianos:

1. a produção de enzimas que possam inativar ou modificar a droga antes que ela penetre dentro do seu organismo;
2. a mudança nas características da parede para que a penetração seja dificultada ou impossibilitada;
3. a eliminação ativa da droga do interior da célula antes que ela exerça sua atividade; e
4. a alteração no sítio de ação da droga.

Resistência pela produção de enzimas

Diferentes enzimas são produzidas pelas bactérias e alteram a resposta aos antimicrobianos. Os germes gram-positivos possuem parede mais simples e os antibióticos têm maior facilidade para penetrar no seu interior. As betalactamases são liberadas no meio ambiente e aí exercem sua função. No caso do *S. aureus,* cada molécula de enzima liberada destrói 100.000 moléculas de benzilpenicilina por minuto. No caso, a resistência à penicilina de uma população de germes é proporcional ao número de germes: quanto maior a colônia, maior será a produção de enzimas liberadas naquele meio. Destaque-se também que a penicilinase estafilocócica é uma enzima induzível: na presença de penicilina, a produção da penicilinase é de até 300 vezes maior do que na ausência desse antibiótico. As bactérias gram-negativas possuem mecanismo diferente. Sua parede externa é mais complexa do que a dos gram-positivos, dificultando a penetração dos antibióticos, mas também confina no seu interior a betalactamase que, em geral, permanece no espaço periplasmático, entre a membrana citoplasmática e a parede celular. Nessas circunstâncias, a enzima irá então inativar apenas a droga que conseguir penetrar a parede celular. A proteção é individual e esse mecanismo é mais eficiente que o dos gram-positivos. Não existe o fenômeno populacional, ou seja, como não há liberação de betalactamases no meio, pequenos inóculos são tão resistentes quanto os grandes.

Existe um mecanismo semelhante com as enzimas que inativam os aminoglicosídeos: essas enzimas ficam alojadas na superfície da membrana citoplasmática e não são liberadas para o meio.

Dentre as várias enzimas produzidas pelas bactérias, têm destaque as apresentadas a seguir.

Produção de betalactamases – é o mais importante mecanismo de resistência dos microrganismos, uma vez que os antibióticos betalactâmicos são a classe mais numerosa e a mais utilizada na prática clínica. São enzimas que se ligam ao anel betalactâmico da droga, hidrolisam-no e promovem sua abertura, tornando-o inativo.

Existem várias classificações para as betalactamases, todas complexas.

Entre os cocos gram-positivos, a betalactamase mais importante é a produzida pelos estafilococos que inativa a benzilpenicilina, a ampicilina, a carbenicilina e derivados, e pelos enterococos. Em ambos os casos, existe mediação de plasmídios.

Já entre os bacilos gram-negativos, a situação é bastante diferente, pois cada germe produz vários tipos de betalactamases com ações diferentes, e a capacidade de produção de determinada enzima é facilmente transferida para um outro microrganismo, mesmo não sendo da mesma espécie. Existem mais de 50 já descritas, e o número vem crescendo. Mendonça as classifica em: cromossomo e plasmídio-mediadas. As primeiras têm conexão com um gene conhecido como *AmpiC*; as plasmidiais, mais numerosas, são classificadas em: a) clássicas, como a TEM-1 e SHV-1; b) de espectro expandido, originárias das clássicas e já alcançando TEM-26 e SHV-5; e c) também de espectro expandido, mas estruturalmente correlacionadas com o gene cromossômico *AmpiC*.

Produção de enzimas que modificam aminoglicosídeos – os aminoglicosídeos são inativados por enzimas que modificam os grupos amino ou hidroxila da molécula. Tanto os germes gram-positivos quanto os gram-negativos são capazes de produzir essas enzimas, as quais podem ser acetiltransferases, fosfotransferases e nucleotídeo-transferases. Essas enzimas variam muito na atividade e no espectro de ação, podendo ser transferidas de um germe para outro.

Cloranfenicol acetiltransferase – é uma enzima produzida tanto por germes gram-positivos quanto pelos negativos e converte a droga para monoacetato ou diacetato, que são inativos. Existem vários tipos de acetiltransferases produzidas por vários germes, e sua produção é indutível. O gene é incorporado em um plasmídio e, assim, pode ser disseminado para outras bactérias.

Resistência devido a alterações da permeabilidade da parede celular bacteriana

A bactéria é envolta por uma estrutura complexa que permite a passagem dos nutrientes e dos metabólitos, mantém a homeostase e a forma do germe, servindo ainda para sua defesa e virulência. A estrutura mais externa é uma cápsula constituída principalmente por carboidratos, que não interfere na ação dos antimicrobianos, servindo mais para a defesa e a virulência do germe.

A parede celular, estrutura que vem em seguida, é diferente no germe gram-positivo e no gram-negativo. No primeiro, é relativamente grossa, mas de composição simples, composta por peptideoglicano e ácidos teicóico e teicurônico. Essa parede é permeável à passagem dos antibióticos. Nos gram-negativos, apesar de ser menos espessa, a estrutura é mais complexa, compreendendo uma membrana externa de lipopolissacarídeo, proteínas e fosfolipídeos, ligados a uma camada fina de peptideoglicano. O fosfolipídeo e o lipopolissacarídeo da membrana externa formam uma camada dupla de lipídeo que atua como barreira para as drogas hidrofílicas e hidrofóbicas. Existe uma variação na permeabilidade natural entre os vários germes gram-negativos, explicando as diferenças na sensibilidade aos antibióticos.

Os antibióticos hidrofóbicos podem penetrar na célula bacteriana através da camada lipídica externa, mas os lipopolissacarídeos funcionam como uma barreira física à sua entrada, e algumas mutações tornam essa camada ainda mais impermeável.

A maioria dos antibióticos é hidrofílica e só consegue atravessar a parede através de canais formados por proteínas, chamadas porinas. A capacidade de determinada droga atravessar esses canais depende do seu tamanho e da sua estrutura físico-química. Algumas bactérias gram-negativas desenvolvem resistência, diminuindo o número de porinas específicas. Quando acontece esse fenômeno, a resistência costuma ser a vários antibióticos simultaneamente.

A membrana citoplasmática é permeável aos agentes lipofílicos, como minociclinas, cloranfenicol, trimetoprima, fluoroquinolonas e rifampicina, mas serve como barreira aos não-lipofílicos, como a maioria das tetraciclinas, aminoglicosídeos, eritromicina, clindamicina e as sulfonamidas. Essas drogas devem ser transportadas ativamente através da membrana por proteínas transportadoras. Alterações nas proteínas da membrana conferem resistência ao germe.

Resistência devido ao efluxo da droga

Um mecanismo interessante de resistência ocorre com a tetraciclina, pois esse antibiótico, quando consegue penetrar na bactéria, vencendo as outras barreiras, é rapidamente excluído por meio de um mecanismo ativo, impedindo assim que se ligue ao ribossomo, sítio de sua ação. Apesar de não ser freqüente nem muito importante, esse mecanismo acontece também com as quinolonas em germes gram-negativos e *S. aureus*.

Resistência devido a alterações de moléculas do sítio de ação

Alteração na proteína ligadora de penicilina (PBP) – as PBP são proteínas associadas com a cápsula da bactéria e os sítios de ação dos antibióticos betalactâmicos. Cada célula bacteriana alberga várias PBP, que variam de acordo com as espécies. São enzimas que formam os componentes da cápsula, como as transpeptidases, as carboxipeptidases e as endopeptidases. Essas proteínas, quando se ligam a betalactâmicos, formam um complexo estável e inativam-se, não mais produzindo os componentes necessários para a formação da cápsula, necessária para o crescimento e a multiplicação do germe. Alterações nas PBP, com conseqüente diminuição da capacidade de ligação ao betalactâmico, protegem o germe da ação dessa classe de antibióticos. Os exemplos mais preocupantes no momento são: o *S. pneumoniae*, cuja alteração na PBP diminui sua sensibilidade à penicilina, e a resistência do *S. aureus* à oxacilina, causada pela aquisição de um gene cromossômico que resultou na síntese de uma PBP com menor afinidade à droga. Apesar de não ter a expressão clínica desses dois germes, outros microrganismos vêm apresentando maior resistência aos antibióticos betalactâmicos por esse mecanismo, como *N. gonorrhoeae, N. meningitidis, H. influenzae, Enterococcus faecium.*

Resistência aos aminoglicosídeos – alteração na proteína do ribossomo, o sítio de ligação do aminoglicosídeo diminui a ação desse antimicrobiano, como acontece no caso do *Mycobacterium tuberculosis* à estreptomicina, com alguns enterococos à estreptomicina e à gentamicina.

Resistência às quinolonas – o alvo das quinolonas é a DNA girase das bactérias. Mutações no gene que codifica essa subunidade produzem resistência de amplo espectro para os antibióticos desse grupo. É o que acontece com cepas resistentes de *Campylobacter jejuni, Pseudomonas aeruginosa* e *S. aureus.*

Resistência à rifampicina – a resistência a essa droga em geral ocorre pela mutação que altera a beta-subunidade da RNA polimerase, reduzindo sua afinidade. Ocorre com o meningococo e com o *M. tuberculosis.*

Resistência aos glicopeptídeos – a emergência de enterococos resistentes e de estafilococos com afinidade diminuída à vancomicina e à teicoplanina tem sido objeto de muita preocupação, pois essas duas drogas são, atualmente, as únicas que têm ação contra esses germes quando resistentes a outros antibióticos. No momento, três fenótipos diferentes de resistência são descritos:

1. VanA – resistência de alto nível, transferível, tanto à vancomicina quanto à teicoplanina, associada com a produção de determinada proteína de membrana (38-40kD). É vista no *E. faecium, E. faecalis* e *E. avium.*
2. VanB – resistência de baixo nível, em geral somente à vancomicina, associada à proteína de membrana (39,5kD). Transferível em geral.
3. VanC – resistência de baixo nível, constitucional à vancomicina, observada em algumas cepas de *E. gallinarum* e *E. casseliflavus.*

O fenótipo VanA é codificado em um transposon, em geral localizado em plasmídio transferível. Apesar de ser descrita em enterococos, foi conseguida *in vitro* sua transferência para outros germes gram-positivos, incluindo o *S. aureus.*

Um resumo dos vários tipos de resistência pode ser visto no quadro 1.39.

Quadro 1.39 – Tipos de resistência aos antimicrobianos.

Sítio/função alterada	Mecanismos

Incorporação diminuída	Permeabilidade diminuída
	  Betalactâmicos, quinolonas,
	  cloranfenicol, tetraciclinas, trimetoprima
	Efluxo ativo
	  Eritromicina, tetraciclinas

Produção de enzima inativadora	Aminoglicosídeos, betalactâmicos, cloranfenicol

Alteração do alvo	Modificação do alvo
	  Quinolonas, rifampicinas, macrolídeos,
	  betalactâmicos, aminoglicosídeos,
	  tetraciclinas, glicopeptídeos

TIPOS DE RESISTÊNCIA

Existem dois tipos de resistência: a *inerente* e a *adquirida.*

Resistência inerente – resistência natural que muitas bactérias já possuem contra diversos antimicrobianos e é determinada por fatores genéticos.

Resistência adquirida – ocorre quando uma bactéria não é originalmente resistente, mas no decorrer do tempo acaba ficando menos sensível a uma droga. As causas podem ser: mutações espontâneas no seu próprio material genético ou pela aquisição de genes de uma outra bactéria.

As mutações envolvem em geral deleções, substituições ou adições de um ou mais pares de bases, causando trocas de um ou mais aminoácidos de proteínas do sítio de ação do antibiótico, resultando em um gene que reduz ou abole a possibilidade da sua ação. Um exemplo é a resistência mostrada à estreptomicina por *M. tuberculosis* e *E. faecalis*, causada por uma mutação que alterou a proteína ligadora de estreptomicina da subunidade 30S do ribossomo; outro é a resistência da *P. aeruginosa* aos aminoglicosídeos pela alteração da permeabilidade celular.

A resistência adquirida é a mais comum na prática clínica. Os genes responsáveis pelo código que determina o tipo de resistência podem ser transferidos de uma bactéria a outra por meio de *plasmídios* e de *transposons.*

Os plasmídios são moléculas de DNA que se situam fora do cromossomo bacteriano, replicam-se independentemente da bactéria, carregam um ou mais genes, os quais são dominantes, e determinam a resistência, mais freqüentemente, por meio da produção de enzimas inativadoras ou modificadoras de droga. Podem ser transmitidos pela conjugação, transudação via bacteriófagos, ou transformação. A transferência de gene capaz de produzir a penicilinase pelo *S. aureus* é um exemplo de transudação. Na maioria das vezes, a transferência da resistência é feita por meio do fenômeno de conjugação. Dois tipos de plasmídios são encontrados nessa operação: os plasmídios chamados *conjugativos*, que são capazes de se transferirem de uma bactéria a outra independentemente e são mais encontrados em bactérias gram-negativas entéricas; e os plasmídios *não-conjugativos*, mais comuns em cocos gram-positivos, *H. influenzae, N. gonorrhoeae* e *B. fragilis*, que podem transferir-se para uma outra bactéria apenas se forem transportados por um plasmídio conjugativo presente na mesma célula, por transudação ou por transformação.

Os transposons são frações de DNA capazes de se translocar de um plasmídio ou de um cromossomo para outro. Podem albergar genes de resistência para vários antibióticos. São segmentos circulares de DNA de dupla hélice e têm como característica conseguir se inserir no cromossomo ou no plasmídio de uma outra bactéria através de cadeias curtas e exercer sua ação. Os transposons são os responsáveis por parte das diferenças observadas nos plasmídios e exercem um papel importante na evolução e na disseminação de resistência entre as bactérias, principalmente no ambiente hospitalar.

O PROBLEMA DA RESISTÊNCIA NA PRÁTICA CLÍNICA

A emergência de cepas de bactérias resistentes aos antibióticos é um problema mundial. Nos anos 1940, no início da era da antibioticoterapia, os pacientes graves atendidos em hospitais eram acometidos por pneumococos, estreptococos beta-hemolíticos e cepas penicilino-sensíveis de *S. aureus*. Esses germes eram suscetíveis à penicilina que estava entrando em uso e não apresentavam problema terapêutico; entretanto, muito rapidamente, pela explosão do uso desse antibiótico, os germes começaram a ficar mais resistentes, como, por exemplo, o *S. aureus*, que rapidamente deixou de responder à droga pela produção de uma penicilinase. Novos antibióticos foram sendo descobertos, e alterações moleculares dos antigos são feitas para conseguir fazer frente aos germes, sendo que estes, por sua vez, desenvolvem mecanismo que os tornam cada vez mais resistentes. *O uso de antibióticos é, de fato, o principal fator de emergência de cepas resistentes, as quais, por sua vez, são disseminadas no meio ambiente.* Os hospitais são uma fonte de seleção de bactérias resistentes pelo uso intensivo e, muitas vezes, abusivo de drogas antimicrobianas. Os pacientes que adquirem essas cepas e depois saem do hospital portam esses germes por determinado tempo e os disseminam no meio em que vivem, fazendo com que muitas bactérias da comunidade também fiquem resistentes. Outro fator que aumenta esse problema é também o uso ambulatorial de antibióticos, muitas vezes em doses inadequadas, por um período insuficiente, o que ajuda a aumentar a resistência.

Fato não muito comentado é também o uso de antibióticos em veterinária. As infecções bacterianas são um dos principais problemas que afetam a produtividade dos animais, e o uso dos antibióticos como agente terapêutico e profilático tem sido cada vez mais difundido, mas a emergência de cepas resistentes é um fato, e sua transferência para o ser humano, possível. Essa transferência pode ocorrer pela ingestão de bactérias de animais que não são nocivas ao homem, mas podem estar carreando genes de resistência que possam ser transferidos para algum germe patogênico para o ser humano, ou o próprio germe do animal causa doença humana e é resistente aos antibióticos.

No presente século, um dos grandes problemas que os médicos enfrentarão é a emergência de cepas bacterianas multirresistentes (MDR). Na prática clínica de um pediatra, os problemas oriundos do aparecimento de cepas resistentes são descritos a seguir.

Staphylococcus aureus

A maioria da cepas de *S. aureus* hoje em dia já é resistente à penicilina e à ampicilina pela produção de betalactamases, mediadas por plasmídios. Essas cepas, em 1950 e 1960, foram importantes como agentes de infecção hospitalar, o que motivou os estudos para a produção de drogas penicilinase-resistentes, como a meticilina e a oxacilina. Entretanto, já nos finais dos anos 1970, começaram a aparecer as cepas meticilino-resistentes (MRSA), que hoje são uma das principais causas de infecção hospitalar. Essa resistência é conferida pela alteração da PBP.

A resistência a aminoglicosídeos é mediada por acetiltransferase e fosfotransferase. A emergência de *S. aureus* com sensibilidade diminuída a glicopeptídeos e a possibilidade de esse germe adquirir os genes dos enterococos (os Van A, B e C) têm sido motivo de grande preocupação, pois essa classe de antibióticos representa, no momento, os últimos recursos para os MRSA.

No quadro 1.40, apresentamos a suscetibilidade do *S. aureus* verificada no Instituto da Criança do HC-FMUSP em 1998.

Estafilococos coagulase negativos

Os estafilococos coagulase negativos eram, até há pouco tempo, considerados apenas contaminantes de culturas, mas hoje são um dos principais agentes de infecção intra-hospitalar, principalmente os relacionados a cateter ou próteses. São germes, como regra, resistentes a vários antibióticos, incluindo a oxacilina, o que freqüentemente requer o uso de glicopeptídeos. A interpretação de uma cultura positiva para estafilococos coagulase negativos é difícil, pois eles comumente colonizam a pele e contaminam as culturas, o que pode levar a um uso abusivo da vancomicina, induzindo resistência a ela.

No quadro 1.41 estão apresentados os dados da Subcomissão de Controle de Infecção Hospitalar do Instituto da Criança em 1998.

S. pneumoniae

A emergência de pneumococos resistentes à penicilina foi detectada já em 1967 e desde então vem aumentando. É considerado sensível quando o MIC é inferior a 0,01mg/l; parcialmente sensível ou relativamente resistente quando o MIC se situa entre 0,01 e 1mg/l e considera-se resistente quando maior que 2mg/l. Os problemas que advêm desse fato são mais bem analisados no capítulo Doenças Causadas por Pneumococo.

Enterococos

Os enterococos são originalmente sensíveis à ampicilina, mas são intrinsecamente resistentes à penicilina e a outros antibióticos betalactâmicos. Entretanto, cepas resistentes a ampicilina, cloranfenicol, eritromicina, tetraciclina, aminoglicosídeos e clindamicina têm sido encontradas. Mais recentemente, cepas resistentes a glicopeptídeos têm sido cada vez mais descritas, podendo ser consideradas resistentes a múltiplas drogas (MDR).

H. influenzae

A resistência à ampicilina, antes antibiótico de escolha no tratamento das infecções causadas por esse germe, data de 1972. Recentemente, o número de hemófilos produtores de betalactamases é tão alto no município de São Paulo que impede sua utilização em terapia empírica inicial, em situações graves como meningite ou epiglotite. O cloranfenicol é uma alternativa para essas cepas, mas também o número de cepas resistentes parece estar aumentando. A ceftriaxona tem ainda mostrado boa sensibilidade, mas já há descrição de resistência a ela. Mais detalhes podem ser conferidos no capítulo Infecções por *Haemophilus*.

Quadro 1.40 – Dados de sensibilidade do *S. aureus* aos antimicrobianos apresentados em contagem percentual. Subcomissão de Controle de Infecção Hospitalar do Instituto da Criança, 1998.

Cefalotina		Clindamicina		Ciprofloxacina		Imipenem		Oxacilina		Teicoplanina		Vancomicina	
A	H	A	H	A	H	A	H	A	H	A	H	A	H
83	52	90	60	88	64	89	53	90	53	100	100	100	100

A = admissional; H = intra-hospitalar.

Quadro 1.41 – Dados de sensibilidade dos estafilococos coagulase negativos aos antimicrobianos apresentados em contagem percentual. Subcomissão de Controle de Infecção Hospitalar do Instituto da Criança, 1998.

Cefalotina		Clindamicina		Ciprofloxacina		Imipenem		Oxacilina		Teicoplanina		Vancomicina	
A	H	A	H	A	H	A	H	A	H	A	H	A	H
60	39	61	44	78	58	58	34	59	32	100	100	100	100

A = admissional; H = intra-hospitalar.

Enterobactérias

As enterobactérias hoje constituem a principal causa de infecções nosocomiais em muitos hospitais, e a sensibilidade aos antibióticos tem diminuído continuamente: muitas cepas só são sensíveis a betalactâmicos e cefalosporinas, mais recentes, e aos aminoglicosídeos. O grande problema é que essa resistência é mediada por plasmídios e transposons, carreando genes de múltipla resistência, que se disseminam entre as várias enterobactérias.

E. coli – quando a ampicilina foi lançada, virtualmente todas as cepas de *E. coli* eram sensíveis a esse antimicrobiano. Entretanto, a aquisição de um plasmídio que induz à produção de uma lactamase fez com que, desde o fim da década de 1960, surgissem cepas resistentes. Hoje, esse germe é sensível a aminoglicosídeos e betalactâmicos mais estáveis; porém a emergência de cepas produtoras de betalactamases de espectro expandido, ou seja, enzimas que têm a capacidade de inativar praticamente todos os antibióticos betalactâmicos, com exceção dos carbapenens, está trazendo dificuldades crescentes para seu tratamento.

Klebsiella spp. – a *K. pneumoniae* é, na atualidade, o principal agente de infecção intra-hospitalar e tem uma capacidade muito grande para desenvolver e disseminar resistência. No Instituto da Criança do HC-FMUSP, é o germe gram-negativo mais freqüentemente isolado e tem um perfil de antibiograma bastante preocupante, pois mesmo as cefalosporinas mais recentes não são eficazes, devido à produção de betalactamase de espectro expandido. Essa capacidade pode ser transferida para outras enterobactérias.

Enterobacter spp. e Serratia spp. – juntamente com a *Klebsiella*, formam o grupo *KES*, enterobactérias que causam infecções nosocomiais e em imunodeprimidos e, devido à aquisição de resistência mediada por plasmídios, têm sido cada vez mais difícil tratá-las, respondendo somente a carbapenens ou polimixinas.

Shigella spp. – é um germe que muito cedo adquiriu fatores de resistência por transferência. Antigamente sensível a muitas drogas, inclusive à ampicilina, hoje cerca de 80% das cepas são resistentes a algum antibiótico classicamente eficaz, como ampicilina, cloranfenicol, tetraciclina ou co-trimoxazol. No momento, a maioria ainda é sensível às fluoroquinolonas e às cefalosporinas mais recentes. Apesar de *in vitro* ser suscetível a cefalosporinas de primeira geração, deve-se tomar cuidado, pois, freqüentemente, *in vivo*, a resposta não é boa.

Salmonella spp. – as salmonelas, principalmente a *S. typhimurium*, foram um dos grandes responsáveis por infecção nosocomial em hospitais infantis e têm mostrado padrão de resistência cada vez mais amplo, inclusive com descrição de cepas produtoras de betalactamases de espectro expandido. É um dos germes que, por ter origem animal, poderia apresentar resistência a múltiplos antibióticos devido a uso amplo dessas drogas em veterinária. A *S. typhi*, causadora da febre tifóide, é ainda sensível aos antibióticos tradicionais, mas já tem mostrado em certas áreas resistência à ampicilina e ao cloranfenicol.

Pseudomonas aeruginosa

É um germe que tradicionalmente agride indivíduos com alterações de imunidade, como recém-nascidos, portadoras de deficiências imunológicas, em terapêutica imunodepressora e idosos. É resistente naturalmente à maioria dos betalactâmicos, tetraciclinas, cloranfenicol, sulfonamidas e ácido nalidíxico. Os antibióticos antes eficazes, como a carbenicilina, foram perdendo a atividade devido à aquisição de resistência no decorrer do tempo, e hoje a *P. aeruginosa* apresenta-se resistente a muitos dos fármacos, inclusive aos mais recentes. A resistência aos aminoglicosídeos pode ser mediada por enzimas ou pela modificação da permeabilidade da parede celular. Essas resistências podem aparecer no decurso de um tratamento. Em muitos hospitais, a emergência de cepas de *P. aeruginosa* resistentes a múltiplas drogas tem obrigado o fechamento de enfermarias inteiras.

Acinetobacter spp.

Os *Acinetobacter* são germes não-fermentativos que vivem no meio ambiente e podem colonizar a pele do homem, causando infecções graves em pacientes com imunodepressão, principalmente os hospitalizados. No Hospital das Clínicas da FMUSP, o *A. baumanii* tem sido recentemente causador de graves problemas devido a sua múltipla resistência. No início, esses germes eram sensíveis a vários antimicrobianos, como os aminoglicosídeos, as cefalosporinas e as penicilinas de largo espectro. Os mecanismos de resistência são complexos, mas envolvem betalactamases plasmídio-mediadas, enzimas modificadoras de aminoglicosídeos e alterações nas PBP. A Subcomissão de Controle de Infecção Hospitalar do I.Cr. faz anualmente divulgação dos dados referentes à suscetibilidade dos germes aos principais antibióticos, e tal estudo deve ser encorajado em todos os serviços, uma vez que os dados variam de local para local. Os dados de 1998 encontram-se no quadro 1.42.

Mycobacterium tuberculosis

Não bastasse o aumento da incidência de tuberculose-doença, cepas de *M. tuberculosis* resistentes a vários tuberculostáticos têm aumentado recentemente e tornado o tratamento dessa doença um desafio para os médicos. Detalhes são analisados no capítulo Tuberculose.

PREVENÇÃO DO DESENVOLVIMENTO DE RESISTÊNCIA

O desenvolvimento da resistência é um fenômeno natural e ocorre independemente da ação do homem. Os fungos que sintetizam a penicilina induzem o aparecimento de bactérias produtoras de pe-

Quadro 1.42 – Dados de sensibilidade dos principais bacilos gram-negativos causadores de infecções hospitalares aos antimicrobianos, apresentados em contagem percentual. Subcomissão de Controle de Infecção Hospitalar do I.Cr., 1998.

	Amicacina		Aztreonam		Cefalotina		Cefotaxima		Cefoxitina		Ceftadizima		Ceftriaxona		Ciprofloxac.		Gentamicina		Imipenem	
	A	H	A	H	A	H	A	H	A	H	A	H	A	H	A	H	A	H	A	H
E. coli	97	88	97	78	50	44	97	70	100	100	97	81	94	70	100	100	97	78	100	100
K. spp.	65	72	60	41	50	25	58	42	84	92	74	50	59	42	94	95	65	61	100	100
E. spp.	90	80	90	69	0	2	90	56	0	4	90	60	90	58	100	100	100	74	100	96
P. aer.	91	86	88	69	0	0	31	13	0	*	88	75	30	16	96	90	86	77	94	80
A. spp.	100	76	67	67	0	0	0	33	0	50	64	67	33	35	100	94	50	85	100	90

Obs.: este quadro mostra apenas o padrão de sensibilidade (em percentual) de cepas admissionais (A) e hospitalares (H) do I.Cr., não refletindo necessariamente o que acontece em outras localidades. *E. coli* = *Escherichia coli*; *K. spp.* = *Klebsiella* spp.; *E. spp.* = *Enterobacter* spp.; *P. aer.* = *Pseudomonas aeruginosa*; *A. spp.* = *Acinetobacter* spp.

nicilinase, e as mutações ocorrem diariamente nas bactérias, modificando suas características, inclusive a sensibilidade aos antibióticos. Entretanto, a resistência bacteriana aos antibióticos começou a ser um problema clínico nos últimos 40 anos, com o uso cada vez maior de antibióticos em medicina, tanto na humana quanto na veterinária.

O fenômeno, sem dúvida, é mais perceptível nos hospitais, onde são internados os pacientes mais graves e utilizam-se antibióticos cada vez mais potentes e de largo espectro, e a constatação do aumento da resistência é mensurada pela análise das culturas realizadas. Na prática ambulatorial, é mais difícil, pela falta de estudos estatísticos. De qualquer forma, muito provavelmente o hospital é uma fonte importante na seleção de bactérias resistentes e de sua disseminação não só no meio hospitalar, como também na comunidade. O hospital permite que haja infecção cruzada, ou seja, a passagem de um germe de um paciente para um outro e vice-versa, ocasionando, portanto, a transferência de fatores de resistência. O paciente assim contaminado, quando voltar à comunidade, estará albergando um germe altamente resistente. Não existem dados, mas os trabalhadores da saúde podem também ser portadores de germes hospitalares, assim como aqueles que trabalham com animais, nos quais se utilizam muitos antibióticos.

A utilização de antibióticos tópicos favorece a emergência de resistência. Cepas de *P. aeruginosa* resistentes à gentamicina e de *S. aureus* resistem à mupirocina e ao ácido fusídico, foram documentadas após o uso em enfermarias de queimados. A prevenção da emergência de bactérias resistentes é mais importante do que tentar encontrar drogas mais ativas, pois isso resultará, sem dúvida, no aparecimento de cepas mais resistentes. Evitar internações, estimulando o uso de hospital-dia, não utilizar antibióticos de maneira incorreta e abusiva, principalmente para "profilaxia" de infecções, não usar as drogas mais recentes e potentes quando as tradicionais são eficazes são algumas das recomendações para evitar o aparecimento de resistência. A observação correta das precauções universais, como a lavagem das mãos antes e depois de contato com um paciente, é essencial para evitar a disseminação dessa resistência.

BIBLIOGRAFIA

1. BODEY, G.P. – Resistence to antimicrobial agents revisited. *Curr. Opin. Infect. Dis.* **10**:419, 1997. 2. FRENCH, G.L. & PHILLIPS. I. – Resistence. In O'Grady, F. (ed.). *Antibiotic and Chemotherapy.* 7th ed., New York, Churchill Linvigstone, 1977, p. 23. 3. MENDONÇA, J.S. – Mecanismos de resistência bacteriana e suas implicações. In Rodrigues, E.A.C. et al. *Infecções Hospitalares. Prevenção e Controle.* São Paulo, Sarvier, 1997, p. 561. 4. WISE, R. et al. – Antimicrobial resistence. *BJM* **317**:609, 1998.

SEÇÃO VIII # Doenças Causadas Por Vírus

coordenador MARCELO G. VALLADA

1 Viroses e Seus Vírus – Generalidades

CLÁUDIO SÉRGIO PANNUTI
MARCELO G. VALLADA

O processo dos conhecimentos sobre o vírus tornou claro que as viroses humanas, com poucas exceções, não são doenças produzidas por um agente específico, mas sim quadros clínicos sindromáticos que podem ser causados por vários vírus, às vezes pertencentes a grupos completamente diferentes. Por outro lado, o mesmo tipo sorológico de determinado vírus pode causar vários quadros clínicos totalmente diferentes. Esses fatos levaram à conclusão de que não era mais possível o agrupamento dos vírus de acordo com seu tropismo por determinado aparelho ou tecido, isto é, pela doença ocasionada. Assim, também, as características dos vírus, como a gama das espécies animais sensíveis e vias de inoculação, o crescimento nos vários anexos de ovos embrionados, a multiplicação nos diversos tipos de cultura de células, a produção de inclusões celulares etc., auxiliares muito importantes para a identificação deles, também não permitem a ordenação compreensível dos vírus.

Nos últimos anos, o intenso desenvolvimento dos conhecimentos sobre as características físicas e químicas dos vírus, as quais são muito estáveis, permitiu o arranjo destes em grupos compreensivelmente ordenados, permitindo sua classificação.

ALGUNS CARACTERES DOS VÍRUS

Os vírus são os menores agentes infecciosos conhecidos. Eles não têm estrutura celular. Agem sobre bactérias (bacteriófagos), fungos, plantas, insetos e outros animais, incluindo o homem.

O tamanho dos vírus varia de 17 a 300 nanômetros (nm). Aqueles que medem mais de 200nm podem ser vistos ao microscópio de luz comum, quando corados, aparecendo como grânulos no limite da visibilidade. O desenvolvimento da microscopia eletrônica (maior poder de aumento e melhor capacidade de demonstrar minúcias pelo uso de contrastes apropriados) permitiu o estudo da forma e da estrutura dos vírus. Um vírus, o equivalente a uma célula bacteriana, recebe o nome de *vírion*, e é composto de uma porção central, denominada *genoma*, envolta por camada protéica chamada *cápside*. Este é formado pela reunião de unidades estruturais chamadas *capsômeros*. A reunião daqueles dois componentes forma o *núcleo-cápside*, que em alguns vírus dispõe-se com simetria helicoidal, como um parafuso e, em outros, com simetria cúbica, nos quais os capsômeros formam um sólido de 20 faces triangulares, isto é, um icosaedro, envolvendo o genoma. Em determinados vírus, o núcleo-cápside é recoberto por outro componente, mais externo, formado por uma camada de constituição lipídico-protéica (são éter-sensíveis) envolvida por membrana que possui projeções externas, de constituição protéica. Essas projeções ou espículas são em geral hemaglutininas (aglutinam hemácias) ou neuraminidases (desnaturam mucoproteínas). O genoma é constituído por um único tipo de ácido nucléico, RNA ou DNA, e nunca pelos dois, e representa o patrimônio genético do vírus, sendo responsável pela transmissão dos caracteres hereditários por meio de sua replicação no interior da célula.

1. Citomegalovírus – contém o citomegalovírus próprio do homem (espécie designada como herpesvírus humano 5).

2. Muromegalovírus – inclui o citomegalovírus do camundongo.

3. Roseolovírus – contém o herpesvírus humano tipo 6, responsável pelo exantema súbito, e o herpesvírus humano tipo 7, responsável por doenças respiratórias agudas de vias aéreas superiores.

Gama-herpesvirinae

Para os vírus dessa subfamília, os hospedeiros experimentais estão limitados à mesma família ou ordem do hospedeiro natural. Multiplica-se *in vitro* em células linfoblásticas e, só alguns, em certos tipos de células epitelióides ou fibroblastóides. São específicos para linfócitos B ou T. Nos linfócitos, causam infecções persistentes, com expressão mínima do genoma viral integrado ou, em um número pequeno de células, evoluem levando a uma infecção lítica sem que haja, necessariamente, produção de vírions completos. O ciclo de multiplicação é muito lento. Causam facilmente infecções latentes nos tecidos linfáticos.

1. Linfocriptovírus – o vírus de Epstein-Barr (herpesvírus humano 4) é o principal agente da síndrome da mononucleose infecciosa, que pode ser ocasionada, com bem menor freqüência, pelo *Toxoplasma gondii*, pelo citomegalovírus humano ou outros agentes.

Inclui vírus semelhantes de várias espécies de macacos.

2. Rhadinovirus – inclui herpesvírus de várias espécies de macacos.

Iridoviridae

Os vírus dessa família não infectam o homem. São próprios de insetos, rãs, peixes e suínos.

Poxviridae

Os membros da família Poxviridae infectam muitas espécies animais, produzindo lesões pustulosas na pele. São grandes e de estrutura muito complexa. Alguns desses vírus produzem lesões de tipo tumoral nos animais (vírus do mixoma das lebres e do fibroma dos coelhos) e no homem. Neste, é representado pelo vírus do *Molluscum contagiosum* que pertence ao gênero *Molluscipoxvirus*. Essa família inclui duas subfamílias:

1. Cordopoxvirinae – subfamília dos poxvírus dos vertebrados com oito gêneros que englobam vírus de bovinos, caprinos, ovinos, suínos e outras espécies. O gênero ortopoxvírus, que engloba o vírus da varíola humana, e o vírus da vaccínia pertencem a essa subfamília.

2. Entomopoxvirinae – contém os poxvírus de insetos.

Hepadnavirinae

É uma nova família, constituída em 1986. Tem dois gêneros: o *Orthohepadnavirus*, que engloba o vírus da hepatite B (VHB) do homem e de todos os vírus da hepatite B "símile" de animais (VHB das marmotas, dos esquilos e do pato de Pequim) e *Avihepadnavirus*, que engloba os vírus de aves.

Birnaviridae

A família contém três gêneros: aquabirnavírus, avibirnavírus e entomobirnavírus. Esse vírus não infecta o homem.

VÍRUS NÃO CLASSIFICADOS

O agente da hepatite delta, o deltavírus, é um vírus defectivo, satélite do vírus da hepatite B, já que requer a presença deste para sua replicação. O vírion tem 35 a 37nm de diâmetro e consiste de um envelope feito de HBsAg envolvendo uma estrutura contendo o antígeno delta e um genoma de RNA de fita simples. Esse vírus ainda não foi classificado.

Os vírus Norwalk e correlatos são agentes comprovados de diarréia no homem, mas ainda não foram classificados, embora evidências acumuladas nos últimos anos sugiram que se trate de calicivírus ou parvovírus. Isso ocorre devido ao fato de esses vírus não se propagarem em culturas celulares, o que impede a obtenção de quantidade suficiente de material para estudo de seu ácido nucléico e de suas proteínas estruturais.

O nome astrovírus tem sido usado, de forma não-oficial, para agrupar vírus visualizados por meio do microscópio eletrônico em fezes do homem, bezerros e ovelhas. Os vírions são esféricos, com 40 a 60nm de diâmetro, e têm uma configuração característica, em forma de estrela. O genoma é composto por uma molécula única de RNA de fita simples do mesmo tamanho que os picornavírus, mas o vírion só contém duas proteínas.

DIAGNÓSTICO LABORATORIAL DAS VIROSES

Em virtude de a maior parte das viroses manifestar-se como quadros clínicos sindromáticos que podem ser produzidos por vírus muito diferentes e também, como já assinalamos, porque um mesmo vírus pode ocasionar síndromes diversas, só com a ajuda das provas de laboratório é possível determinar o diagnóstico etiológico das doenças por vírus.

O diagnóstico de laboratório das viroses é usualmente trabalhoso, demorado e pouco difundido.

As recentes técnicas de demonstração de antígeno viral específico no material do paciente, principalmente pela imunofluorescência, pelas técnicas imunoenzimáticas e por radioimunoensaio, mas também pela fixação do complemento e precipitação, permitem o diagnóstico rápido e são de valor para o médico clínico. A rápida difusão das técnicas de biologia molecular, em especial a reação de polimerase em cadeia, se por um lado trouxe um valioso instrumento no diagnóstico das infecções virais, pela sua grande sensibilidade e alta especificidade, por outro lado, em algumas situações, a associação do agente encontrado (infecção) com o quadro clínico (doença) não pode ser feita com o alto grau de certeza que se esperaria desses métodos.

O diagnóstico laboratorial completo das viroses é feito pelo isolamento do vírus, aliado à demonstração do aparecimento ou aumento significativo (título quatro vezes maior) dos anticorpos específicos para ele, durante a vigência da infecção. Deve colher-se o material para isolamento do vírus no início das manifestações e, ao mesmo tempo (o mais cedo possível), a primeira amostra de soro, e mais tarde, na convalescença, a segunda (no mínimo com 14 dias de diferença), para haver tempo para o aumento do nível de anticorpos. Isolamento do vírus separadamente só tem certo valor diagnóstico em condições especiais como:

1. Isolamento do líquor, nas meningites; do encéfalo, nas encefalites; do coração, nas miocardites ou pericardites etc.
2. Isolamento de casos típicos em epidemias.

A verificação da presença de anticorpos específicos em uma só amostra de soro em geral não tem valor diagnóstico em virtude da grande freqüência de casos assintomáticos. No entanto, como o título de anticorpos fixadores do complemento cai rapidamente, um título elevado tem valor diagnóstico. A presença de anticorpos IgM específicos na amostra pode permitir o diagnóstico rápido da doença.

2 Infecção por Vírus da Imunodeficiência Adquirida

HELOISA HELENA SOUSA MARQUES
PEDRO TAKANORI SAKANE

INTRODUÇÃO

A síndrome da imunodeficiência adquirida (AIDS) causada por um retrovírus é uma doença de reconhecimento relativamente recente, uma vez que foi aceita como uma entidade nosológica apenas em 1981. Os primeiros casos foram diagnosticados em jovens homossexuais que apresentavam pneumonia causada por *Pneumocystis carinii* e sarcoma de Kaposi, entidades que caracteristicamente ocorrem em pacientes oncológicos gravemente imunodeprimidos pela quimioterapia (no caso de infecção por *P. carinii*) ou em idosos (sarcoma de Kaposi). Mais tarde observou-se que casos semelhantes ocorriam em pessoas viciadas em drogas intravenosas, em hemofílicos ou pacientes que recebiam transfusões de sangue, e em crianças que nasciam de mães doentes. A etiologia infecciosa foi logo aventada e, em tempo relativamente curto, reconheceu-se o agente causador.

Hoje, a etiologia, a evolução clínica e o controle das complicações secundárias são bastante conhecidos e existem normas bem estabelecidas, mas os esforços para a obtenção de uma vacina preventiva ainda são frustrantes.

A doença, quando já estabelecida, é relativamente simples de ser detectada no adulto. Entretanto, em crianças, devido aos aspectos multifacetados da apresentação, muitas vezes apenas um senso agudo de suspeição orienta o diagnóstico.

AGENTE INFECCIOSO

A AIDS é uma doença causada por um vírus que pertence à família dos retrovírus. Os retrovírus são RNA vírus que têm como característica fundamental a capacidade de, na multiplicação, apresentar uma fase intermediária em que o genoma se torna um DNA de dupla hélice, por meio de uma enzima conhecida como transcriptase reversa. Existem vários retrovírus na natureza, sendo que muitos parasitam apenas animais. Para a medicina humana, interessam duas subfamílias: *Oncovirinae* (HTLV-I e HTLV-II) e *Lentivirinae* (HIV-1 e HIV-2).

São vírus de 80 a 120nm de diâmetro, com um envelope externo e um core interno, o qual pode ser esférico (HTLV-I e HTLV-II) ou cilíndrico (HIV-1 e HIV-2). Na sua superfície, projetam-se formações constituídas de glicoproteínas próprias do envelope contendo no seu interior material lipídico. O core é constituído pelo RNA e pelas enzimas transcriptase e integrase. Esses vírus possuem genes que codificam a produção das principais proteínas estruturais. Os genes comuns a todos os retrovírus são a *gag* (codifica a síntese de proteínas que formam não só o core do vírus, mas também as que compõem o nucleocápside, a cápside e o *matrix*, sendo grupo específico), *pol* (codifica as enzimas transcriptase reversa, uma protease, endonuclease e integrase) e *env* (codifica as proteínas dos principais componentes do envoltório do vírus, como as glicoproteínas das membranas e as do envelope). Os lentivírus apresentam genomas mais complexos, contendo, pelo menos, mais oito genes codificadores, como o *tat, rev, nef, vif, vpr, vpu* (somente o HIV-1) e o *vpx* (somente o HIV-2).

Os vírus implicados na síndrome da imunodeficiência adquirida são os lentivírus HIV-1 e HIV-2. Esses vírus têm tropismo pelas células que apresentam receptores CD4 na sua superfície (CD4+) como os linfócitos T auxiliadores, os monócitos, os macrófagos e as células neurogliais. O principal mecanismo de fixação do vírus na célula hospedeira é por meio da interação do seu componente gp120 do envelope com os receptores CD4, mas existem outras formas de fixação menos importantes que se ligam a outros receptores, que não o CD4, explicando a infecção de células não-CD4+.

PATOGENIA

Após a infecção, o vírus liga-se à célula humana, penetra na célula por fusão do envelope viral com a membrana celular do hospedeiro, com a liberação do conteúdo da partícula viral no citoplasma. Inicia-se a transcriptação do RNA para um DNA por meio das enzimas transcriptase reversa e ribonuclease. Esse DNA é translocado até o núcleo, onde a enzima viral integrase "enxerta" o material no DNA do hospedeiro. Uma vez ocorrendo a integração, o genoma da célula hospedeira passa a sintetizar as proteínas que interessam ao vírus em detrimento do funcionamento das células parasitadas, levando-as à morte. O vírus pode permanecer latente por tempo muito variável, com produção muito pequena de proteínas virais, exercendo atividade patogênica discreta.

Como regra, quando o vírus penetra no hospedeiro, ocorrerá um estágio inicial, de duas a seis semanas, em que se verifica estado de disseminação, com altos títulos de carga viral e queda nos níveis de linfócitos CD4+. Em alguns pacientes, reconhece-se esse estágio como um quadro que se assemelha ao de uma síndrome de mononucleose infecciosa, ou seja, presença de febre, adenomegalia, hepatoesplenomegalia, eventualmente exantema. Na evolução, ocorrerá uma resposta imune do hospedeiro, a viremia diminui, as células CD4+ aumentam, voltando a níveis normais, e o paciente entra em um estado de latência clínica. O vírus, entretanto, está replicando-se, principalmente nos tecidos linfóides. Durante esse período, existe um equilíbrio entre a produção de partículas virais (algo como 10^9 vírions diariamente) e sua eliminação. Como a replicação viral significa destruição das células CD4+, com o tempo essas células irão diminuindo na circulação. São várias as maneiras pelas quais os linfócitos CD4+ são destruídos: a lise celular pela própria infecção e multiplicação do HIV dentro dela; a "morte programada" (apoptose) induzida pelo HIV; a resposta imune do hospedeiro; a formação do sincício pela fusão das células etc.

O estado de latência do HIV pode ser quebrado por meio de alguns estímulos, como co-infecção com outros vírus, tais como citomegalovírus, vírus do herpes simples, e por meio de citocinas como TNFα.

A infecção dos tecidos linfóides levará a uma degeneração da função destes e permitirá a liberação do vírus livre na circulação, o que levará à infecção de outras células e assim sucessivamente, com deterioração progressiva do sistema imune do hospedeiro, principalmente o celular, aumentando a suscetibilidade deste a infecções oportunistas.

Nas crianças com infecção pelo HIV, ao lado das alterações do sistema imune celular, observa-se também, muito precocemente, anormalidades na função da imunidade humoral. São observados defeitos funcionais das células B, como ativação policlonal intensa, exteriorizada por hipergamaglobulinemia de uma ou mais classes de imunoglobulinas, porém provavelmente não-funcionais. Clinicamente, as crianças, diferente dos adultos, apresentam infecções que dependem da falha do sistema humoral, como processos bacterianos de repetição, ao lado das que classicamente se manifestam em falhas do sistema imune celular, como tuberculose, micoses etc.

EPIDEMIOLOGIA

MODO DE TRANSMISSÃO

A transmissão do HIV ocorre: 1. por meio de contato sexual; 2. verticalmente, via mãe-filho; 3. por meio da exposição a materiais contaminados com o vírus.

Transmissão sexual

No início da história do HIV, era a via mais conhecida, principalmente entre os homossexuais masculinos. Ainda hoje, continua a ser uma das vias mais importantes. Os fatores de risco associados são: coito anal, múltiplos parceiros, presença de lesões ulceradas, estágio da doença. A transmissão é maior do homem para a mulher do que o contrário. A presença de outras doenças sexualmente transmissíveis pode aumentar o risco de infecção.

A capacidade de transmissão não é homogênea para todas as cepas virais, porquanto algumas são mais infectantes. Os fatores virais relacionados com a transmissão sexual são: a não-indução de formação de sincício; fenótipo macrofagotrópico e o subtipo viral (o subtipo E, por exemplo, aparentemente é mais transmissível do que o B).

Essa forma, para o pediatra, é importante no atendimento aos adolescentes e nos casos de abuso sexual.

Transmissão maternoinfantil

É a forma predominante na aquisição do HIV pelas crianças. A taxa de transmissão deve estar situada entre 14 e 33%, sendo mais alta em países em desenvolvimento, quando nenhuma intervenção profilática for adotada.

A transmissão pode dar-se antes do parto, intraparto e pós-parto e por meio da amamentação. O risco maior se dá no momento do parto, pela exposição da pele e/ou mucosa do recém-nascido ao sangue e secreções do trato genital da mãe.

Transmissão por meio da exposição a materiais contaminados

Uso de drogas injetáveis – é alto o índice de portadores do HIV entre os usuários de drogas injetáveis, principalmente entre aqueles que compartilham da mesma seringa.

Transfusão de sangue e seus derivados – os cuidados nos bancos de sangue são fundamentais para diminuir esse risco, que foi muito grande antes da década de 1980, quando não se faziam testes de triagem antes do uso de sangue ou de derivados. O risco, mesmo com a triagem, não é zero, sendo, nos Estado Unidos, estimado em 1 para cada 450.000 a 660.000 doações. Os hemofílicos são as maiores vítimas, pois utilizam concentrados de fatores obtidos de um "pool" de grande número de doadores.

Transmissão nosocomial – é um dos grandes pesadelos entre os profissionais de saúde, principalmente daqueles que atuam em situações de emergência, ou daqueles que lidam com processos invasivos. Apesar de o risco ser muito pequeno, na ordem de 0,3% em acidente percutâneo com agulha com sangue contaminado, e de 0,1% em acidentes de mucosa, cuidados adequados devem ser tomados por todos aqueles que atendem pacientes, sabidamente soropositivos ou não.

EPIDEMIOLOGIA

A dimensão da epidemia pode ser retratada por meio dos dados publicados pela OMS (Organização Mundial de Saúde). De acordo com essas publicações, há cerca de 30 milhões de pessoas infectadas no mundo, sendo que a cada dia surgem mais 16 mil casos novos, ou seja, 11 a cada minuto, e apenas um a cada 10 indivíduos

sabe ser portador do vírus. Estima-se que 3,8 milhões de crianças com idade inferior a 15 anos já foram infectadas pelo vírus desde o início da epidemia e, destas, 2,7 milhões já faleceram.

No Brasil, há notificação de mais de 170.000 casos de AIDS desde 1980 até maio de 1998, sendo que 3,4% (5.778 casos) são de crianças de até 13 anos de idade. A forma de transmissão mais comum (> 80%) foi por contaminação perinatal. Esses dados são preocupantes, pois foi verificado aumento de 202% de número de casos entre mulheres com AIDS em idade fértil (entre 15 e 40 anos) no Brasil entre março de 1994 a março de 1997, com respectivo aumento de crianças menores de 1 ano de idade nesse período.

CLASSIFICAÇÃO

As crianças infectadas pelo HIV são classificadas de acordo com o estado imunológico e clínico. Essa classificação é importante não só para instituições e mudanças na conduta terapêutica anti-retroviral, mas também para a monitorização adequada das infecções oportunistas. A classificação seguida no Instituto da Criança e adotada pelo Ministério da Saúde foi publicada no MMWR 1994, volume 43, páginas 1-10, cujo resumo é o que se segue.

I – Categoria imunológica

As células CD4+ em crianças têm uma ampla variabilidade, principalmente em faixas etárias mais precoces. De acordo com o número dos linfócitos CD4+, o estado imune pode ser dividido em:

1. ausência de imunodepressão;
2. evidência de imunodepressão moderada; e
3. evidência de imunodepressão grave.

Na tabela 1.10 pode-se observar a categorização imunológica.

Tabela 1.10 – Categorias imunológicas baseadas em contagem absoluta ou percentual de linfócitos T, CD4+ e de acordo com diferentes faixas etárias.

Categoria imunológica	Idade		
	< 12 meses	1-5 anos	6-12 anos
Ausência de imunodepressão	≥ 1.500 (25%)	≥ 1.000 (25%)	≥ 500 (25%)
Imunodepressão moderada	750-1.499 (15-24%)	500-999 (15-24%)	200-499 (15-24%)
Imunodepressão grave	< 750 (< 15%)	< 500 (< 15%)	< 500 (< 15%)

MMWR 1994, vol. 43 (RR-12):1-10.

II – Categorias clínicas

Crianças infectadas pelo HIV, ou expostas perinatalmente ao HIV, podem ser classificadas em quatro categorias clínicas e mutuamente exclusivas, com base em sinais, sintomas ou diagnósticos relacionados com infecção pelo HIV.

Categoria N-assintomáticas – inclui crianças sem sinais ou sintomas, ou apenas uma das condições listadas na categoria A (sintomatologia leve).

As crianças menores de 18 meses de idade, sem definição diagnóstica quanto à infecção pelo HIV e classificadas nas categorias N ou A, devem ser identificadas com o prefixo E (exposição ao HIV).

Categoria B – sintomatologia moderada: inclui todas as crianças com sinais e sintomas relacionados com a infecção pelo HIV que não estejam listadas nas categorias A ou C.

Categoria C – sintomatologia grave: inclui todas as condições que definem AIDS em crianças, exceto pneumonia intersticial linfocítica (LIP).

No quadro 1.43 estão resumidos os sinais e os sintomas clínicos relacionados com a classificação.

Quadro 1.43 – Sinais e sintomas para a classificação clínica de crianças com HIV.

Categoria N – assintomáticas	Categoria C – sintomatologia grave
Ausência de sinais ou sintomas ou apenas uma das condições da categoria A	Crianças com quaisquer condições listadas para a definição de AIDS em crianças, com exceção de LIP: • infecções bacterianas graves, múltiplas ou recorrentes (com confirmação por cultura de dois episódios em dois anos), sepse, pneumonia, meningite, infecções osteoarticulares e abscessos de órgãos internos • candidíase esofágica ou pulmonar • coccidioidomicose disseminada • criptococose extrapulmonar • criptosporidíase ou isosporíase com diarréia > 1 mês • CMV com início depois de 1 mês de idade (em locais além do fígado, baço ou linfonodos) • encefalopatia pelo HIV (achados que persistem por mais de dois meses) a) déficit de desenvolvimento neuropsicomotor b) evidência do déficit de crescimento cerebral ou microcefalia adquirida evidenciada por médias de perímetro específico ou atrofia cortical mantida em tomografia ou ressonância sucessivas de crânio c) déficit motor simétrico – dois ou mais dos seguintes achados: paresias, reflexos patológicos, ataxia etc. • infecção pelo HSV (úlceras mucocutâneas por > 1 mês ou pneumonite ou esofagite em crianças com mais de 1 mês de idade) • histoplasmose disseminada • M. tuberculosis disseminada ou extrapulmonar • outras micobacterioses disseminadas • M. avium ou M. kansasii I disseminados • pneumonite por Pneumocystis carinii (PPC) • sepse por salmonela recorrente • toxoplasmose cerebral • "wasting syndrome": a) perda de peso > 10% de peso anterior persistente ou b) queda de dois ou mais percentuais nas tabelas de peso para a idade ou c) peso abaixo do percentual 5, em duas medidas sucessivas; e 1. diarréia crônica (> 30 dias) ou 2. febre documentada (30 dias) • leucoencefalopatia multifocal progressiva • sarcoma de Kaposi • linfoma primário do cérebro • outros linfomas
Categoria A – sintomatologia leve	
Presença de duas ou mais das condições abaixo, mas nenhuma das condições das categorias B e C: • linfadenopatia (diâmetro > 0,5cm e mais do que duas cadeias) • hepato e/ou esplenomegalia • dermatite • parotidite crônica • infecções persistentes ou recorrentes de vias aéreas superiores (sinusite ou otite média)	
Categoria B – sintomatologia moderada	
• anemia (8g/dl), neutropenia (< 1.000/mm^3) ou trombocitopenia (< 100.000/mm^3), persistindo > 30 dias • meningite bacteriana, pneumonia ou sepse (único episódio) • candidíase oral (> 2 meses) • cardiomiopatia • citomegalovirose (início < 1 mês) • diarréia recorrente ou crônica • hepatite • estomatite por herpesvírus simples (HSV) > 2 episódios/ano • pneumonite ou esofagite por HSV (início < 1 mês) • herpes zoster (dois episódios ou mais do que um dermátomo) • leiomiossarcoma • LIP • nefropatia • nocardiose • febre persistente (> 1 mês) • toxoplasmose (início < 1 mês) • varicela disseminada ou complicada • tuberculose pulmonar	

DIAGNÓSTICO

Vários são os recursos laboratoriais para o diagnóstico de infecção pelo HIV. O pediatra precisa estar atento para realizar a interpretação correta dos resultados, já que a doença, mesmo nos dias de hoje, ainda carrega um estigma muito forte. Uma vez feita a suspeita, é necessário ter uma conversa bastante esclarecedora com os responsáveis antes de se pedir os exames.

É importante também o pediatra ter conhecimento das dificuldades para a definição da presença do vírus na criança em virtude da grande variação da sintomatologia apresentada, muitas vezes inespecífica, e principalmente pela possibilidade de os exames se apresentarem positivos pela presença de anticorpos maternos, durante muitos meses. A interpretação de métodos sorológicos tradicionais que medem os anticorpos, como ELISA e Western Blot, torna-se complicada, pois não há como discernir se os anticorpos da classe IgG presentes no soro da criança são produzidos por ela ou se são de aquisição transplacentária. Nesses casos, apenas a persistência da positividade por mais de 18 meses define a infecção pelo HIV.

A sororreversão/soronegativação requer duas sorologias negativas na criança com idade superior a 12 meses. No seguimento, no primeiro ano, a sorologia deve ser repetida a cada três meses, e depois, aos 24 meses, mesmo quando já houver dois resultados negativos prévios. Hoje, já se dispõe de métodos mais específicos e que podem definir o quadro mais precocemente; entretanto, não são disponíveis em todos os centros de atendimento. A antigenemia p24, apesar de apresentar elevada especificidade, possui baixa sensibilidade, e, portanto, o exame negativo não afasta a possibilidade da infecção pelo HIV. O cultivo viral, considerado como "padrão-ouro" para o diagnóstico, requer laboratório muito especializado, demorado e caro, sendo disponível apenas em poucos centros. A biologia molecular tem trazido maiores facilidades para o diagnóstico precoce da infecção em crianças. A técnica da PCR (reação de cadeia de polimerase) tem possibilitado o diagnóstico muito precocemente, com sensibilidade e especificidade semelhantes às da cultura.

Se a PCR-DNA ou a PCR-RNA forem negativas ao nascimento e com 1 a 2 meses de idade, repetir aos 4 meses. Se persistirem negativas aos 4 meses, pode-se estimar que o risco de a criança não estar infectada é superior a 95%. Porém, a exclusão definitiva da infecção pelo HIV só poderá ser feita se, além dos testes de PCR ou culturas negativas, houver também soronegativação (ELISA e Western Blot ou imunofluorescência) persistente na criança com idade superior a 12 meses.

Infecção perinatal

Essa forma de transmissão estaria associada, segundo se acredita, à contaminação do recém-nascido com secreções uterinas infectadas durante sua passagem pelo canal do parto, ou pela contaminação com leite materno contendo o CMV. Sua incidência, em determinado ambiente, estaria ligada à prevalência, nessa população, de mães excretoras do CMV na cérvix uterina e no leite materno. Assim, já foi observado que, quando o CMV é isolado de secreções da cérvix uterina no terceiro trimestre de gestação e no pós-parto imediato, cerca de 50% dos recém-nascidos serão infectados. As taxas de prevalência de mulheres excretoras do CMV em secreções da cérvix uterina têm variado, nos diversos estudos, de 4 a 28% sob influência, segundo se admite, da idade e das características socioeconômicas e raciais das populações estudadas. Analogamente, Stagno e cols. observaram, em mães que excretavam o CMV exclusivamente no leite materno, a ocorrência de infecção em cerca de 50% dos recém-nascidos que recebiam aleitamento natural.

Infecção aguda

Nesse tipo de infecção, o CMV penetra no organismo através das vias aéreas superiores, seguindo-se viremia, quando então o vírus pode alcançar qualquer órgão do organismo. O CMV já foi demonstrado no SNC, pulmões, fígado, trato gastrintestinal, rins, medula, leucócitos etc. Além de poder levar, nesses locais, à infecção produtiva, com replicação viral e sintomatologia clínica, pode também propiciar aparecimento de infecção latente, não-produtiva, que poderá ou não se reativar futuramente, dependendo das condições imunitárias do hospedeiro.

Infecção iatrogênica

Ao lado das várias formas de infecção natural, o CMV pode ser transmitido iatrogenicamente por meio de transfusões de sangue ou de transplantes de órgão. Acredita-se que essa forma de transmissão esteja ligada à capacidade do CMV em permanecer em estado latente no interior de leucócitos e outras células, reativando-se posteriormente. A transmissão por meio de transfusões de sangue já foi demonstrada em cirurgias extracorpóreas, cirurgias sem circulação extracorpóreas, em exsanguíneotransfusões de recém-nascidos e mesmo em transfusões intra-uterinas. O fator comum é o doador soropositivo, admitindo-se que uma parcela variável destes seja de portadores crônicos do CMV em seu sangue periférico. Existem fortes evidências de que o CMV esteja associado principalmente aos leucócitos, levando alguns pesquisadores a recomendar o uso de sangue destituído de leucócitos para a prevenção das infecções pós-transfusionais por esse vírus.

O risco de infecção pós-transfusional em pacientes soronegativos tem variado, em diversos estudos, de 2,7 a 10,5% por unidade de sangue e apresenta nítido aumento com a quantidade de unidades transfundidas, atingindo, em pacientes que receberam transfusões múltiplas, taxas de infecção variando de 20 até 60%.

A transmissão iatrogênica por meio de transplante de órgãos, principalmente rim e outros órgãos sólidos (coração, fígado), também está associada à presença de uma infecção latente nos órgãos transplantados. Isso explica o encontro, em receptores de transplante renal soronegativos para CMV, de taxas de infecção significativamente mais altas nos que receberam rim de doadores soropositivos quando comparados a doadores soronegativos. Evidentemente, nos receptores soronegativos, a transfusão de sangue e hemoderivados de doadores soropositivos também contribui para a ocorrência de parte de casos de infecção pós-transplante.

Infecção em imunodeprimidos

Infecções pelo CMV têm sido documentadas com freqüência progressivamente maior em indivíduos sob imunodepressão, como por exemplo em pacientes com neoplasias malignas, receptores de órgãos transplantados (rim, medula, fígado e coração) e, mais recentemente, em portadores da síndrome da imunodeficiência adquirida (AIDS).

Um dos fatores que mais têm contribuído para o aumento de infecções pelo CMV é, sem dúvida, o emprego cada vez mais comum de medicamentos imunodepressores. Em transplantes renais, por exemplo, essa relação foi bem documentada, e hoje se sabe que 70 a 90% dos receptores irão apresentar, em alguma fase do pós-operatório, evidências de infecção pelo CMV. A maioria dessas infecções decorre de reativação de infecções latentes, sendo observadas em pacientes que já apresentavam anticorpos detectáveis antes de serem submetidos à imunodepressão.

QUADRO CLÍNICO

Infecção congênita

A infecção congênita por CMV é, na absoluta maioria dos casos, totalmente assintomática. Estima-se, com base nos dados disponíveis atualmente, que somente 10% dos recém-nascidos infectados pelo CMV apresentam sintomas ao nascer. Contudo, essa minoria que nasce com sintomas tem prognóstico sombrio: até 12% evoluem para o óbito e 80 a 90% dos sobreviventes desenvolverão seqüelas. A forma mais grave, denominada originalmente de "doença da inclusão citomegálica", caracteriza-se clinicamente por icterícia, hepatoesplenomegalia, petéquias, microcefalia, coriorretinite e calcificações cerebrais (geralmente periventriculares). Pneumonia intersticial e anemia hemolítica também podem ser observadas ocasionalmente. Em geral, essas crianças desenvolvem as seqüelas mais importantes, incluindo-se surdez uni ou bilateral, cegueira, retardo mental e paralisia espástica ou flácida. A hepatoesplenomegalia é um dos achados mais constantes, podendo persistir durante vários meses. Contudo, a persistência de hepatomegalia após o primeiro ano de vida é excepcional e fala contra o diagnóstico de infecção congênita por CMV. A lesão hepática não apresenta quadro anatomopatológico característico, observando-se desde tecido hepático normal até colangite, fibrose portal, hepatite etc. Laboratorialmente, as concentrações de transaminases glutâmico-oxalacética e glutâmico-pirúvica encontram-se aumentadas no sangue, em associação com hiperbilirrubinemia (predomínio de bilirrubina direta), podendo as enzimas hepáticas permanecer inalteradas nos primeiros meses de vida, evoluindo posteriormente, de forma lenta, para a normalização completa.

O acometimento do sistema nervoso central é, sem dúvida, a mais importante manifestação da doença, por determinar seqüelas irreversíveis. Caracteriza-se por calcificações cerebrais (periventriculares ou generalizadas), hipotonia e dificuldade de alimentação, além de outras alterações comuns, como coriorretinite bilateral, microftalmia, encefalomalacia etc. Decorridos alguns meses de vida, pode-se observar microcefalia e retardo mental que, juntamente com quadriparesia espástica ou hipotonia generalizada, surdez, crises convulsivas e outros sintomas, compõem o cortejo de seqüelas tardias decorrentes da encefalite necrosante intra-uterina. Entre os extremos representados por recém-nascidos completamente assintomáticos e recém-nascidos com a forma clássica da doença de inclusão citomegálica, encontra-se amplo espectro de manifestações clínicas. Uma combinação de petéquias, hepatoesplenomegalia e icterícia constitui-se na forma mais comum de apresentação, mas muitas vezes a criança apresenta apenas um desses sinais isoladamente. De modo geral, as crianças com pequenas alterações ao nascimento são as que apresentam melhor prognóstico, embora 10 a 15% dos recém-nascidos assintomáticos possam desenvolver seqüelas neurológicas no futuro. Dessas, as mais freqüentes são deficiências intelectuais mínimas e defeitos auditivos, que podem variar desde deficiência unilateral leve até surdez profunda (bilateral).

Infecção perinatal

Essa forma de infecção é, na absoluta maioria dos casos, totalmente assintomática, embora tenham sido relatados casos associados a pneumonites de certa gravidade. A exemplo do que ocorre com a infecção congênita, a excreção viral é prolongada, podendo a virúria persistir por muitos anos.

Infecções adquiridas

Admite-se que a maioria das infecções adquiridas pelo CMV seja totalmente assintomática ou incaracterística. Contudo, quando se expressam clinicamente, o fazem como um quadro mononucleose-símile, conforme foi descrito por Klemola e Kaariainen em 1965. Isso ocorreria principalmente em adultos, apresentando-se o paciente com quadro febril prolongado, geralmente com mais de 10 dias de duração, astenia, sudorese e hepato e/ou esplenomegalia (em cerca de 50% dos casos). Linfonodomegalia e exsudato de amígdalas são encontrados só excepcionalmente no adulto, ao contrário do que se verifica na mononucleose infecciosa provocada pelo vírus de Epstein-Barr. Icterícia e exantema maculopapular (em geral associado à administração de ampicilina ou similares) podem eventualmente ser observados.

Polirradiculoneurite, encefalite, pneumonia intersticial, anemia hemolítica, púrpura trombocitopênica, miocardite e outras alterações clínicas podem ocorrer mais raramente.

Laboratorialmente, chama a atenção o leucograma, que apresenta, em geral a partir da segunda semana da doença, linfocitose relativa e absoluta e grande número de linfócitos atípicos (geralmente mais de 1.000/cm^3). As enzimas hepáticas (TGO e TGP) estão moderadamente elevadas em cerca de 80% dos casos.

Estudos recentes mostraram que na infância o quadro clínico da citomegalomononucleose é algo diferente do no adulto, distinguindo-se pela alta freqüência de linfonodomegalia cervical (cerca de 90% dos casos) e pela ocorrência eventual de exsudato membranoso de amígdalas semelhante ao observado na mononucleose infecciosa. Além disso, nessa faixa etária, hepatomegalia e/ou esplenomegalia ocorrem muito mais freqüentemente, sendo observadas em 80 a 90% dos casos.

Infecção no imunodeprimido

Nos pacientes imunodeprimidos, principalmente nos receptores de transplantes de órgãos sólidos, a infecção sintomática pelo CMV apresenta-se normalmente como quadro febril prolongado. Em geral, a essa febre se associam leucopenia, linfocitose atípica, alterações de enzimas hepáticas, hepatoesplenomegalia, mialgias e artralgias. Pneumonia intersticial também pode ser observada, e algumas vezes tem contribuído para o óbito desses pacientes. Nos casos mais graves, a associação freqüente da infecção pelo CMV com outras infecções causadas por germes oportunistas (bactérias gram-negativas, *Toxoplasma gondii*, *Pneumocystis carinii*, *Candida albicans* etc.) dificulta a caracterização do papel patogênico do CMV. Por outro lado, existem evidências de que a infecção primária pelo CMV agiria como fator desencadeante para o aparecimento dessas infecções oportunistas, já que essas associações são significativamente mais comuns nos receptores soronegativos antes de transplantes de órgãos do que nos receptores previamente soropositivos.

Retinite, com aspecto característico de "chama de maçarico" ao exame de fundo de olho, tem sido relatada com certa freqüência em indivíduos imunodeprimidos, principalmente nos pacientes com AIDS, e muitas vezes está associada a quadros disseminados da doença.

O encontro de CMV associado a lesões ulceradas gástricas e intestinais e a melhora clínica com tratamento antiviral específico configuraram o papel patogênico desse vírus no trato gastrintestinal de pacientes imunodeprimidos.

DIAGNÓSTICO DIFERENCIAL

Doenças congênitas

O conjunto de sintomas e sinais que são eventualmente observados na infecção congênita pelo CMV (hepatoesplenomegalia, petéquias, icterícia, alterações de enzimas hepáticas, microcefalia, alterações neurológicas e oculares) pode também ocorrer em várias outras infecções congênitas. Dentre essas, destacam-se toxoplasmose, síndrome da rubéola congênita, sífilis e infecção neonatal pelo vírus do herpes simples. O diagnóstico diferencial também inclui sepse bacteriana e doenças não-infecciosas, como anemia hemolítica, doenças metabólicas, reticuloendotelioses, leucemia congênita e outras. Nas formas oligossintomáticas, a lista de diagnósticos diferenciais é ainda maior.

A determinação da etiologia nesses casos dependerá, em grande parte, de exames laboratoriais, como hemograma, determinação de enzimas hepáticas, e exames específicos para cada uma dessas entidades. Esse conceito também se aplica às raras formas de infecção perinatal sintomática.

Doenças adquiridas

Juntamente com o vírus Epstein-Barr, responsável pela mononucleose infecciosa clássica, e o *Toxoplasma gondii*, o CMV está entre os principais agentes etiológicos da síndrome mononucleose-símile, cujas principais características são o quadro febril e a ocorrência de linfocitose com grande porcentagem de linfócitos atípicos.

As pequenas diferenças clínicas e o auxílio dos exames laboratoriais poderão levar-nos ao diagnóstico preciso, embora nem sempre esse objetivo possa ser atingido. Diversas doenças, tais como adenoviroses, reações medicamentosas (sulfas, hidantoinatos etc.), formas clínicas atípicas de rubéola, doença de Chagas na fase aguda e entidades desconhecidas podem também determinar essa síndrome.

Como o vírus Epstein-Barr responde por quase dois terços dos casos de síndrome da mononucleose infecciosa, geralmente se inicia a investigação solicitando o teste de Paul-Bunnell-Davidsohn ou a pesquisa de anticorpos IgM específicos para o vírus Epstein-Barr. No caso de negatividade desses exames, prossegue-se a investigação para os outros agentes.

DIAGNÓSTICO LABORATORIAL

O diagnóstico laboratorial da infecção pelo CMV pode ser feito por diferentes métodos, tais como a demonstração de células com corpúsculos de inclusão característicos, demonstração de antígenos ou DNA viral em tecidos, visualização direta do vírus por microscopia eletrônica, isolamento em culturas celulares e testes sorológicos.

Para cada apresentação clínica, há necessidade de utilizar adequadamente um ou outro recurso laboratorial.

Rotineiramente, os testes mais empregados são descritos a seguir.

Demonstração indireta do vírus por meio do seu corpúsculo de inclusão

O citomegalovírus leva *in vivo* à formação de células caracteristicamente grandes com inclusões intracelulares, vistas facilmente quando coradas por hematoxilina-eosina, Papanicolaou ou Giemsa. As células de inclusão citomegálica podem ser demonstradas em fragmentos de tecidos (fígado, rim, pulmão etc.), no sedimento urinário ou no lavado gástrico e, quando presentes, têm valor diagnóstico. A técnica de sua pesquisa é simples, podendo ser efetuada em qualquer laboratório clínico; seu emprego, porém, é limitado pela alta incidência de resultados falso-negativos, quando comparada ao isolamento viral em culturas de células ou a técnicas imuno-histoquímicas ou moleculares.

Isolamento do CMV em culturas de células

O CMV pode ser isolado a partir de diferentes materiais provenientes do paciente, tais como secreções de orofaringe, urina, sangue, leite materno, secreções da cérvix uterina, sêmen etc. Além disso, pode ser isolado a partir de fragmentos de órgãos (pulmões, intestinos etc.). Após a coleta, o material deve ser encaminhado o mais rapidamente possível ao laboratório para inoculação em culturas celulares de fibroblastos humanos, que são as únicas células sensíveis *in vitro*. O CMV, se presente nas amostras inoculadas, multiplica-se nos fibroblastos, ocasionando o aparecimento do efeito citopático característico, que permite sua identificação. Contudo, seu crescimento é lento, podendo demorar até quatro semanas para obter-se o resultado final.

Sorologia

As técnicas mais utilizadas para a detecção de anticorpos específicos para CMV são a hemaglutinação indireta, a fixação do complemento, a imunofluorescência indireta e os testes imunoenzimáticos (ELISA).

A hemaglutinação indireta de hemácias sensibilizadas com antígeno viral e a reação de fixação do complemento, por apresentarem boa sensibilidade e especificidade e baixo custo, podem ser empregadas para a detecção de anticorpos IgG específicos para o CMV em estudos soroepidemiológicos ou em testes de triagem para receptores de órgãos ou de transfusões. Embora tenham sido muito utilizadas nos primeiros estudos sorológicos, não estão mais sendo empregadas rotineiramente. Por outro lado, sua aplicação para o diagnóstico de infecção congênita é dificultada pelo fato de que em boa parte dos recém-nascidos normais a pesquisa dos anticorpos IgG é positiva, pois ocorre transferência maternofetal. Contudo, sua persistência durante período superior a seis meses sugere o diagnóstico de infecção congênita.

A imunofluorescência indireta, por outro lado, tem como grande vantagem a possibilidade de permitir a detecção de anticorpos IgM específicos para o CMV. Como esses anticorpos não ultrapassam a barreira placentária, sua detecção no recém-nascido possibilita o diagnóstico de infecção congênita. Entretanto, seu valor fica limitado pela sua sensibilidade, pois os anticorpos IgM são detectados por essa técnica em apenas 50 a 70% dos casos comprovadamente infectados. Contudo, nas infecções adquiridas, sua sensibilidade é muito alta, principalmente a partir do 10º dia da doença, permitindo o diagnóstico na absoluta maioria dos casos.

A técnica imunoenzimática ELISA também possibilita a detecção de anticorpos IgM e IgG, tendo sensibilidade e especificidade comparáveis à imunofluorescência indireta. Em decorrência de sua fácil execução, possibilidade de testar grande número de amostras e pela sua disponibilidade comercial, a técnica imunoenzimática ELISA é hoje o método mais usado na rotina diagnóstica das infecções adquiridas causadas pelo CMV.

O importante papel do CMV na morbidade e na mortalidade dos pacientes imunodeprimidos e o advento de drogas antivirais com ação efetiva sobre o CMV estimularam o desenvolvimento de técnicas mais rápidas para demonstrar a presença de CMV nos tecidos ou secreções dos pacientes infectados. Dentre essas, destacam-se:

Demonstração do vírus em urina ou em outras secreções por microscopia eletrônica utilizando o método da pseudo-réplica – esse método permitiria detectar partículas de herpesvírus em 15 a 30 minutos, principalmente quando presente em grande quantidade.

Detecção de antígenos do CMV por meio de anticorpos monoclonais – a possibilidade de obtenção de anticorpos monoclonais com alta especificidade para o CMV permitiu a detecção de antígenos do CMV em fragmentos de tecidos obtidos por biopsias (técnica imuno-histoquímica), em suspensões celulares: neutrófilos, células de lavado broncoalveolar, células do líquido cefalorraquidiano etc.

(técnica imunocitoquímica) e em culturas celulares (técnica de "shell-vial"). Neste último caso, o emprego dos anticorpos monoclonais permite a detecção de antígenos virais em 48 a 72 horas, muito antes, portanto, do desenvolvimento do efeito citopático que pode, em alguns casos, demorar até 30 dias.

Amplificação do DNA viral pela reação em cadeia por polimerase (PCR) – a recente introdução da PCR para amplificação de um segmento pequeno e específico do DNA viral tem propiciado numerosos estudos sobre a aplicação dessa técnica no diagnóstico rápido das infecções virais. Essa reação ganhou grande impulso nos últimos anos, por ser extremamente sensível, permitindo detectar quantidades muito pequenas de DNA viral em amostras clínicas. Tem sido utilizada em amostras de urina, leucócitos periféricos, fragmentos de tecidos e amostras de lavado broncoalveolar. Contudo, ainda não pode ser considerado um exame de rotina, pois sua execução é complexa e sua aplicação clínica ainda não está totalmente definida. Isso ocorre principalmente em pacientes imunocomprometidos, que freqüentemente apresentam replicação do CMV, que pode ou não se acompanhar de doença invasiva. Como existe uma relação entre carga viral e presença de doença clinicamente manifesta, e a PCR pode detectar quantidades mínimas de vírus, muitas vezes esse exame dá resultado positivo em indivíduos que não têm doença pelo CMV, fazendo com que seu valor preditivo positivo para doença invasiva seja relativamente baixo. A utilização da PCR em combinação com outras técnicas e o desenvolvimento de técnicas capazes de quantificar o DNA viral presente nas amostras testadas apresentam-se como alternativas de grande potencial para o diagnóstico rápido, sensível e específico da citomegalovirose em pacientes imunocomprometidos. Além da PCR, outras técnicas moleculares, como por exemplo o teste de captura do híbrido, e a detecção de RNA pp67 do CMV vêm sendo empregadas para a detecção do CMV em leucócitos periféricos.

TRATAMENTO

A par das medidas de caráter geral, tem-se sugerido o uso de vários medicamentos com atividade antiviral no tratamento das infecções pelo CMV. A terapêutica antiviral específica estaria particularmente indicada em duas situações clínicas. A primeira diz respeito a recém-nascidos (RN) infectados congenitamente que, potencialmente, poderiam apresentar na evolução agravamento de suas lesões neurológicas, retinianas ou hepáticas. Nessas circunstâncias, pelo menos teoricamente, a interrupção da infecção poderia impedir ou atenuar as manifestações tardias da doença.

Contudo, ainda que se tenha demonstrado que os antivirais podem inibir a excreção viral em RN infectados congenitamente, observou-se que essa ação é transitória. Isso implicaria, portanto, utilizar esses medicamentos por tempo prolongado. A toxicidade dos antivirais disponíveis atualmente representa, no momento, outro sério empecilho para essa conduta terapêutica. Estudo recente, fase II, empregando o ganciclovir para o tratamento de infecções congênitas sintomáticas mostrou redução significativa na excreção do CMV na urina em todos os pacientes, mas, após a interrupção da terapêutica, a virúria retornou aos níveis pré-tratamento em todos os casos. Melhora ou estabilização de deficiência auditiva foi observada em 5/30 (16%) dos RN avaliados seis ou mais meses depois, sugerindo alguma eficácia do tratamento. A execução de estudos controlados, randomizados, com placebo, serão fundamentais para avaliar se há benefício concreto em tratar as infecções congênitas sintomáticas com os antivirais disponíveis atualmente.

Quanto ao paciente imunocomprometido, não restam dúvidas de que a introdução do ganciclovir modificou totalmente o panorama do tratamento das infecções pelo CMV nesse grupo de pacientes. Respostas clínicas favoráveis têm sido relatadas em aproximadamente 80% dos pacientes imunocomprometidos com doença sistêmica, retinite ou lesões gastrintestinais. Tem sido utilizado por via parenteral, na dose total de 10mg/kg/dia, dividida em duas aplicações de

5mg/kg, com intervalo de 12 horas. A terapêutica deve ser mantida por 14 a 21 dias, dependendo da gravidade e da resposta clínica. Seu principal efeito adverso é a neutropenia, acompanhada ou não de trombocitopenia, ocorrendo em cerca de 10 a 20% do pacientes. Nos pacientes com AIDS, recomenda-se terapêutica de manutenção com doses menores do GCV (5mg/kg/dia, cinco a sete vezes por semana) enquanto o paciente apresentar contagem de células CD4+ abaixo de 50 células/mm^3. O uso prolongado do GCV (> 3 meses) tem propiciado o aparecimento de cepas de CMV resistentes, estimando-se contudo que sua freqüência é baixa (< 10%). O Foscarnet (ácido fosfonofórmico) é um análogo do pirofosfato que inibe a síntese de DNA polimerases virais, sendo também um inibidor não-competitivo, reversível, da transcriptase reversa do HIV. Por ter mecanismo de ação diferente do ganciclovir, representa uma alternativa para cepas de CMV resistentes ao GCV. O foscarnet tem sido utilizado também em outras formas de doenças e outras subpopulações de imunodeprimidos, mostrando eficácia clínica semelhante ao GCV. É usado sempre por via intravenosa, e sua dose, na indução, é de 60mg/kg/peso, de 8/8 horas (ou 90 a 100mg/kg/peso, 12/12 horas) por 14 a 21 dias. No tratamento de manutenção, a dose recomendada é de 120mg/kg/peso, 1 vez ao dia, cinco a sete dias por semana. Sua toxicidade é principalmente renal, levando a aumento dos níveis de creatinina sérica de 2 a 3 vezes em 20 a 30% dos pacientes recebendo doses plenas da droga. Outras reações colaterais, observadas menos freqüentemente, são hipercalcemia/hipocalcemia, hipofosfatemia, convulsões e úlceras penianas ou vulvares.

O ganciclovir administrado por via oral na dose de 1g de 8/8 horas, recentemente licenciado para uso em tratamento de manutenção de pacientes com retinite por CMV, parece representar alternativa mais confortável e menos tóxica do que a forma intravenosa para esses pacientes.

Adicionalmente, o cidofovir é um nucleotídeo análogo da citosina com atividade potente e prolongada in vitro e in vivo contra o CMV, incluindo muitas cepas que são resistentes ao ganciclovir e ao foscarnet. Além de sua eficácia em muitas cepas de CMV resistentes a GCV e FOS, sua meia-vida prolongada permite seu uso a cada sete dias no tratamento de indução e a cada 14 dias no tratamento de manutenção. Para uso parenteral, sua dosagem é de 5mg/kg/peso. Neutropenia e proteinúria, com ou sem aumento de creatinina, são os principais efeitos adversos relacionados com o cidofovir. Novas drogas com ação anti-CMV, como lobucavir e 1263W94, ainda em fase de avaliação, bem como o uso associado ou alternado de drogas, como por exemplo o ganciclovir com foscarnet, poderão ampliar as perspectivas terapêuticas nas doenças provocadas pelo CMV em pacientes imunocomprometidos.

PREVENÇÃO

O importante papel desempenhado pelo CMV na etiologia de doenças congênitas e em pacientes imunodeprimidos torna altamente desejável a prevenção dessa virose no homem. Com essa finalidade, tem-se proposto nos últimos anos o emprego de vacinas, imunoglobulinas e drogas antivirais.

As primeiras preparações vacinais consistindo de vírus ativos, atenuados, foram desenvolvidas há quase duas décadas, e desde o início mostraram-se capazes de levar a uma boa resposta em anticorpos. O emprego de preparações vacinais com a cepa Towne-125 do CMV em pacientes imunodeprimidos mostrou que a cepa Towne induz resposta imune humoral e celular altamente satisfatória nos receptores, sem excreção do vírus vacinal. Não foi demonstrada até o momento latência e posterior reativação do vírus vacinal, mesmo após imunodepressão. Quando administrada a receptores soronegativos de transplante renal, diminuiu significativamente a incidência de doenças graves pelo CMV. Em indivíduos normais, a vacina também se mostrou protetora em estudos preliminares. Os indivíduos vacinados, quando inoculados com vírus selvagem, apresentaram resposta semelhante aos indivíduos com imunidade natural.

Ainda resta, como principal obstáculo ao uso rotineiro da vacina de vírus vivo, atenuado, a preocupação quanto a seu eventual potencial oncogênico. O desenvolvimento de uma vacina subunitária, por técnicas de engenharia genética, já em andamento, talvez represente a solução para esse problema.

Em pacientes submetidos a transplante de órgãos, com destaque para os transplantes de medula óssea, a alta incidência e a gravidade das infecções pelo CMV têm levado à avaliação de uso profilático de antivirais, como o ganciclovir e o foscarnet. De modo geral, ambas as drogas têm se mostrado eficazes em diminuir o adoecimento e a mortalidade pelo CMV no período pós-transplante, por meio de uso sistemático, indiscriminado, em todos os pacientes soropositivos (profilaxia), ou quando administradas, a título de tratamento présintomático preventivo, somente para pacientes de altíssimo risco de adoecimento, discriminados por meio de documentação de infecção ativa por vigilância viral.

O uso seletivo de sangue e hemoderivados de doadores soronegativos, bem como a seleção, sempre que possível, de doadores de órgãos soronegativos em receptores soronegativos, constitui outro importante recurso para a prevenção das infecções por CMV em imunodeprimidos. O uso de luvas e avental na manipulação de urina e secreções de orofaringe de indivíduos potencialmente excretores de CMV também deve ser considerado obrigatório, principalmente se houver, na mesma unidade, indivíduos imunodeprimidos sem anticorpos para o CMV.

| 6 | **Sarampo** |

HELENA K. SATO
VANDA AKICO VEDA FICK DE SOUZA

ETIOLOGIA

O vírus do sarampo, isolado pela primeira vez por Enders e Peebles, em 1956, é um membro da família Paramyxoviridae, gênero *Morbillivirus*. O vírion é pleomórfico, medindo entre 120 e 250nm. A nucleocápside helicoidal é composta de RNA de fita simples não-segmentada, com polaridade negativa e proteínas (nucleoproteína N de 60kD, fosfoproteína P de 72kD e polimerase L de 210kD). Apresenta envelope lipídico, derivado da membrana da célula infectada, onde estão localizadas as espículas constituídas de glicoproteínas transmembrânicas H e F. A proteína H (hemaglutinina) é responsável pela interação do vírus com receptores de membrana e parece ainda agir em conjunto com a proteína F, para permitir a fusão do envelope viral com a membrana celular no processo de penetração do vírus na célula. Na parte interna do envelope encontra-se a proteína M, que parece ter função de estabilizar e organizar a membrana citoplasmática para o brotamento do vírus.

Embora exista apenas um tipo antigênico e tenha sido considerado um vírus antigenicamente estável, estudos recentes de análise da seqüência dos genes que codificam as proteínas H, F e M mostraram diferenças entre as amostras selvagens. Entretanto, o papel dessas variações na epidemiologia do sarampo ainda não está bem esclarecido.

EPIDEMIOLOGIA

A Organização Mundial de Saúde (OMS) estima que por ano ocorrem cerca de 36,5 milhões de casos e 1,5 milhão de óbitos por sarampo no mundo. Esses óbitos acometem principalmente crianças com idade inferior a 5 anos, e aproximadamente metade ocorre na África.

No Chile, Cuba e Caribe de língua inglesa, há mais de quatro anos não há relato de casos de sarampo.

A disponibilidade de vacinas seguras e eficazes, a existência de apenas um tipo antigênico e sua estabilidade, a restrição da doença à população humana e a facilidade de identificação clínica da maioria dos casos permitiram considerar o sarampo como a doença ideal para ser erradicada.

No entanto, alguns obstáculos devem ser considerados: o crescente aumento de crianças e adolescentes suscetíveis ao sarampo devido a baixas coberturas vacinais, circulação do vírus em várias partes do mundo, importação de casos de sarampo e conseqüente propagação viral. No Brasil, o sarampo passou a ser doença de notificação compulsória em 1968, e a vacina foi introduzida na década de 1960. Durante muitos anos, foi uma das principais causas de morbidade e mortalidade na infância, principalmente nas crianças com idade inferior a 1 ano.

A doença, até o início da década de 1990, comportava-se de forma endêmica, com picos a cada dois ou três anos. Nesse período, a maior epidemia registrada foi em 1986, quando foram notificados 129.942 casos, com incidência de 97,7 casos/100.000 habitantes.

Com a meta de controlar o sarampo, em 1992 foi implantando o Plano Nacional de Eliminação do Sarampo. O marco inicial foi a realização da Campanha Nacional de Vacinação no primeiro semestre de 1992, quando foram vacinadas 48.023.657 crianças e adolescentes, atingindo uma cobertura vacinal de 96%. Houve importante redução no número de casos confirmados, a taxa de incidência em 1991 e 1996 foi de 28,95/100.000 habitantes e de 0,41/100.000 habitantes, respectivamente, verificando-se uma redução de 98,6%.

No entanto, a vacinação de rotina não atingiu a meta desejada. Apenas 32% dos municípios brasileiros, em média, atingiram coberturas vacinais satisfatórias, ou seja, iguais ou superiores a 95%. Essa situação contribuiu para o drástico acúmulo de cerca de 4 milhões de crianças suscetíveis com idade inferior a 5 anos.

Em 1997, o sarampo recrudesceu no País, inicialmente com a ocorrência de surtos em Santa Catarina e São Paulo, e posteriormente para o restante do País (Fig. 1.33). Foram notificados 53.664 casos, sendo 31.937 confirmados por laboratório. Cerca de 55% dos casos ocorreram em adultos jovens na faixa etária de 20 a 29 anos, e a segunda faixa de idade foi a de menores de 1 ano (15%). A taxa de ataque foi de 32,6/100.000 habitantes para os menores de um ano e de 13,86/100.000 habitantes para os de 20 a 29 anos de idade.

A análise genômica dos vírus isolados contra o sarampo demonstraram que, em 1996 e 1997, pelo menos três tipos de vírus circularam no País. Esses mesmos tipos também foram identificados no continente europeu e países asiáticos. O mapeamento genotípico é fundamental para a investigação de surtos e o mapeamento da distribuição geográfica.

PATOGENIA

A entrada do vírus do sarampo ocorre pela mucosa da nasofaringe e possivelmente também pela conjuntiva. Posteriormente a uma rápida multiplicação local, entre o segundo e o terceiro dia, ocorre a viremia primária (curta duração), disseminando o vírus a todos os tecidos linfóides do organismo, onde se multiplica ativamente (terceiro e quinto dia). Entre o quinto e o sétimo dia inicia-se a viremia secundária, essa mais prolongada, disseminando o vírus a outros tecidos, além da pele, conjuntiva e trato respiratório (7º e 11º dias). Entre o 11º e o 14º dias, a viremia atinge seu pico e posteriormente diminui rapidamente (15º e 17º dias).

Nos pacientes imunodeprimidos, a viremia secundária não é limitada, pelo contrário, é progressiva e muitas vezes pode ser fatal.

Durante a infecção, o vírus do sarampo replica-se nas células endoteliais e epiteliais, nos monócitos e macrófagos.

PATOLOGIA

Como o sarampo é uma infecção generalizada, as lesões patológicas são difusas. Além da hiperplasia do tecido linfóide nas amígdalas, adenóides, linfonodos, baço e apêndice, observamos a presença de células gigantes multinucleadas, decorrente da fusão de células.

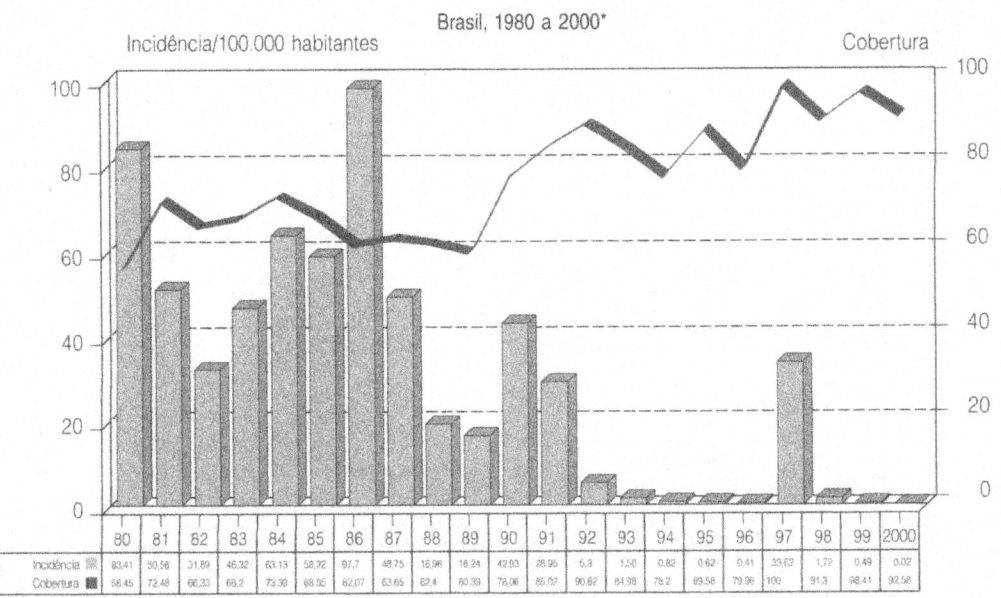

Brasil, 1980 a 2000*

	80	81	82	83	84	85	86	87	88	89	90	91	92	93	94	95	96	97	98	99	2000
Incidência	83,41	50,56	31,89	46,32	63,13	58,22	97,7	48,75	18,96	16,24	42,93	26,95	5,3	1,58	0,82	0,62	0,41	33,02	1,72	0,49	0,02
Cobertura	66,45	72,48	66,23	68,2	73,39	68,96	62,07	63,65	82,4	60,39	78,06	85,02	90,82	84,98	78,2	89,58	79,96	100	91,3	98,41	92,58

Figura 1.33 – Sarampo: distribuição da taxa de incidência geral e cobertura vacinal contra o sarampo em menores de 1 ano, Brasil, 1980 a 2000. (Fonte: COVEPI/PNI/CENEPI/FNS/MS.) * Dados preliminares.

As células gigantes que ocorrem no sarampo podem ser de dois tipos:

1. células de Warthin-Finkeldey, que apresentam inclusões citoplasmáticas e nucleares, são encontradas nos órgãos do sistema reticuloendotelial (adenóide, amígdalas, placas de Peyer, linfonodos, apêndice, baço e timo);
2. células gigantes epiteliais, presentes principalmente no epitélio da árvore respiratória.

As manchas de Koplik e as lesões cutâneas apresentam focos de células gigantes, edemas inter e intracelulares.

Nos pulmões, observa-se reação inflamatória peribronquiolar com infiltrado de células mononucleares e, raramente nos casos mais graves, presença de células gigantes. Posteriormente, ocorre descamação, surgindo na luz restos celulares, macrófagos e muco, e segue-se uma metaplasia escamosa da mucosa bronquial e infiltrado mononuclear acometendo os tecidos intersticiais.

Nos casos de encefalomielite, verificamos, à macroscopia, a presença de edema, congestão e hemorragias petequiais esparsas. À microscopia, inicialmente há presença de hemorragias perivasculares e infiltração de células linfocíticas e posteriormente sinais de desmielinização em todo o sistema nervoso central.

RESERVATÓRIO, MODO DE TRANSMISSÃO E PERÍODO DE TRANSMISSIBILIDADE

Apenas o homem é o reservatório do vírus do sarampo. É transmitido diretamente de pessoa a pessoa por meio das secreções nasofaríngeas expelidas pelo doente ao tossir, espirrar, falar ou respirar. É rara, mas pode ocorrer a transmissão indireta por meio de objetos recentemente contaminados pelas secreções do doente.

A transmissão do vírus do sarampo inicia quatro a seis dias antes do início do exantema, durando quatro a cinco dias após seu surgimento.

MANIFESTAÇÕES CLÍNICAS

Período de incubação
Embora seja um período de intensa replicação viral, o paciente raramente apresenta manifestações clínicas. Esse período dura cerca de 10 a 12 dias, variando de 7 a 18 dias.

Período prodrômico
Essa fase dura cerca de dois a quatro dias, variando de um a sete dias. O paciente poderá apresentar febre, mal-estar, tosse, coriza, conjuntivite e manchas de Koplik (Fig. 1.34). Mais raramente, algumas crianças poderão apresentar logo no início dessa fase um "rush" transitório do tipo macular ou urticariforme, que desaparece antes do início do exantema típico.

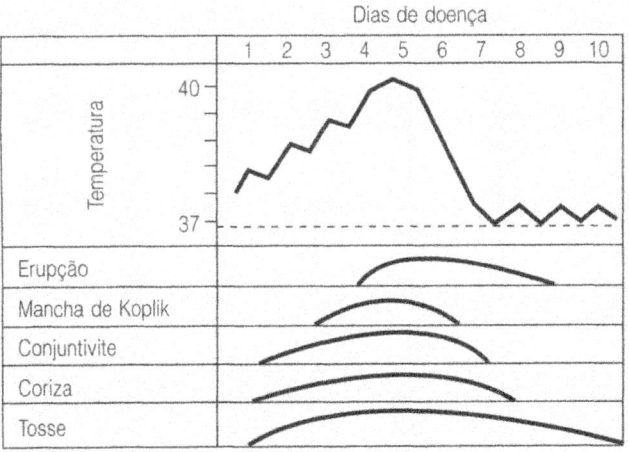

Figura 1.34 – Sinais e sintomas do sarampo. (Fonte: extraído de Krugman, Saul Infectious Diseases of Childrem. St. Louis, Mosby, USA.)

A febre geralmente dura cerca de quatro a cinco dias, aumenta gradativamente, podendo chegar a 39,5°C e 40°C, e depois cai rapidamente em lise, geralmente no segundo ou terceiro dia do exantema.

O paciente com sarampo apresenta congestão nasal e coriza abundante, a princípio mucosa e posteriormente amarelada, que melhora depois que ele se torna afebril, irritando a periferia do nariz e o lábio superior. A tosse, em geral seca, aumenta gradualmente de intensidade atingindo seu pico durante o aparecimento do exantema, e cede gradualmente ao longo de cerca de duas semanas.

Nesse período, o paciente apresenta intensa hiperemia conjuntival, acompanhada de secreção amarelada, lacrimejamento e algumas vezes associada a fotofobia. A presença de ceratite e ulcerações de córnea pode levar à cegueira, principalmente nas crianças desnutridas e com deficiência de vitamina A.

Nesse fase, cerca de dois dias antes do aparecimento do exantema, podemos observar a presença das manchas de Koplik, presentes em 50 a 80% dos indivíduos com sarampo. São caracterizadas por pequenas manchas irregulares, cerca de 2 a 3mm de diâmetro, esbranquiçadas e brilhantes (grãos de sal), discretamente elevadas, com base eritematosa. Localizam-se inicialmente na mucosa em região oposta aos dentes pré-molares. O número de lesões é variável, podendo ser de duas a cinco, ou acometer toda a mucosa bucal e labial. Duram de um a três dias, desaparecendo no final do segundo dia de exantema. As manchas de Koplik também podem aparecer em outras viroses, como as causadas pelo Coxsackie A9 e A16 e pelo echovírus 9.

Período exantemático
O exantema aparece cerca de três a quatro dias após o início dos sintomas prodrômicos. Caracteriza-se por uma erupção eritematosa maculopapular, aparece inicialmente na região retroauricular e frente, em 24 horas se espalha pela face e se estende pelo tronco e membros superiores, chegando aos membros inferiores em dois ou três dias. As lesões cutâneas são isoladas uma das outras e circundadas por pele não comprometida, e desaparecem à compressão. As lesões da face, pescoço e tronco tendem a ser mais intensas e confluentes. O exantema dura de quatro a sete dias, começa a esvaecer respeitando a ordem de aparecimento, assume uma coloração acastanhada, que não desaparece à pressão e provavelmente é decorrente de hemorragias capilares, podendo ser seguido de descamação furfurácea. Algumas crianças desnutridas ou com deficiência de vitamina A também podem apresentar esfoliações graves. Em contraste com a escarlatina, a pele das mãos e pés não descama.

A febre que já teve início no período prodrômico permanece, em geral, até o terceiro dia de exantema, e sua persistência por mais de quatro ou cinco dias geralmente indica complicações da doença.

OUTRAS FORMAS DE SARAMPO

Sarampo modificado
É o sarampo que podemos observar em alguns indivíduos parcialmente protegidos, como aqueles que receberam imunoglobulina pós-exposição à doença, ou em lactentes, geralmente menores de 9 meses ainda com a presença de anticorpos maternos. É uma forma mais branda da doença.

O período de incubação pode ser mais longo, podendo chegar a 20 dias, e o período prodrômico é mais reduzido e, às vezes, pode nem ocorrer. A febre é mais baixa, e tosse, coriza, conjuntivite são mais brandas e podem não estar presentes. As manchas de Koplik são menos numerosas e podem não aparecer. O exantema é leve e esparso e às vezes pode passar despercebido.

Sarampo atípico
É o sarampo que foi observado em alguns indivíduos previamente imunizados com a vacina de vírus inativado. Caracteriza-se por febre, pneumonite ou pneumonite nodular com derrame pleural e

exantema incomum, podendo ser urticariforme, petequial e/ou purpúrico e às vezes com vesículas, edema de mãos e pés, mialgia e hiperestesia intensa da pele, hepatoesplenomegalia, muitas vezes confundindo com meningococcemia ou reação a drogas.

Provavelmente, tal quadro ocorreu devido à incapacidade de essa vacina inativada induzir níveis satisfatórios de anticorpos contra a proteína F, acarretando uma resposta celular exagerada contra o vírus do sarampo. Esse produto foi utilizado entre 1963 e 1967, quando foi retirado do mercado.

Esse quadro, apesar de raríssimo, também já foi descrito em indivíduos imunizados previamente com vacinas atenuadas.

Sarampo no paciente imunocomprometido
Nesses pacientes, especialmente os portadores de leucemia e linfoma, o sarampo em geral é mais grave, com freqüência fatal, principalmente devido à pneumonia de células gigantes. Alguns pacientes podem cursar sem apresentar exantema típico, com período de incubação prolongado e eliminando vírus por várias semanas.

Os pacientes imunocomprometidos também poderão apresentar manifestações neurológicas, com quadro intermediário entre a encefalite e a panencefalite esclerosante subaguda. O período de incubação varia entre cinco semanas e seis meses, há a ocorrência de convulsões e alguns casos podem evoluir com hemiplegia, hipertonia e coma. Muitos casos podem ser fatais, e a duração do quadro varia entre uma semana e dois meses.

No paciente infectado pelo vírus HIV, o sarampo também pode ser grave, principalmente naqueles imunocomprometidos, os quais podem apresentar exantema atípico e pneumonia de células gigantes.

Sarampo na gestação
A ocorrência do sarampo na gravidez pode acarretar no aumento de parto prematuro, abortamento espontâneo e baixo peso ao nascer. Há relato de nascimento de crianças com malformação congênita, sem padrão definido, de mães infectadas durante a gestação, sem, no entanto, ser confirmada a infecção pelo vírus do sarampo como causa da malformação.

Na presença de exantema nos primeiros 10 dias de vida, consideramos que a infecção pelo vírus do sarampo ocorreu pela via transplacentária. O período de incubação, definido como o intervalo entre o início do exantema na mãe e no recém-nascido, varia de 2 a 10 dias, em média seis dias. O espectro da doença é variável, podendo ser leve ou grave, principalmente nos prematuros.

DIAGNÓSTICO LABORATORIAL
O diagnóstico do sarampo pode ser realizado pelas manifestações clínicas características ou por métodos laboratoriais.

Confirmação laboratorial de caso suspeito
Na era pré-vacinal, o sarampo era uma doença facilmente reconhecida clinicamente, não havendo necessidade de se recorrer a exames laboratoriais para sua confirmação. Entretanto, com a introdução de vacinas, observou-se que indivíduos vacinados e que perderam a imunidade poderiam apresentar um quadro clínico menos específico.

Atualmente, as notificações devem ser baseadas em suspeita clínica, sendo considerado caso suspeito, de acordo com os critérios do Ministério da Saúde, todo paciente que apresentar febre, exantema maculopapular generalizado e tosse e/ou coriza e/ou conjuntivite.

Tornou-se imprescindível para a vigilância epidemiológica do sarampo a confirmação dos casos suspeitos, pois outras doenças virais exantemáticas e reações adversas a drogas podem ser confundidas com o sarampo. Além disso, a utilização de testes rápidos é da maior importância para permitir ao sistema de vigilância a rápida tomada de medidas de controle.

Para o diagnóstico de caso suspeito, os testes para a detecção de anticorpos da classe IgM têm sido os mais indicados, em virtude da necessidade de apenas uma amostra de soro. Essa classe de imunoglobulina é em geral detectada utilizando-se técnicas imunoenzimáticas (ELISA), disponíveis comercialmente. O ELISA indireto, no qual o antígeno viral é adsorvido à fase sólida, apresenta o inconveniente de estar sujeito a reações inespecíficas, quando o fator reumatóide está presente.

A técnica de captura de IgM, introduzida posteriormente, minimizou a interferência do fator reumatóide, assim como a competição da IgG. Como os anticorpos da classe IgM não são persistentes após a infecção, a época de coleta da amostra a ser examinada é muito importante, sendo o período ideal entre 4 e 11 dias após o início do exantema, no qual praticamente 100% dos pacientes apresentam positividade. Nos primeiros três dias do início do exantema, a positividade atinge 77%. Assim, diante de um teste negativo em amostra colhida nesse período, deve-se considerar a coleta de nova amostra. Após 11 dias, a positividade decresce, atingindo cerca de 60% em cinco semanas. O declínio da positividade para IgM é mais rápido em indivíduos que foram previamente vacinados.

A soropositividade é definida pela presença de anticorpos em títulos iguais ou superiores a 100mUI/ml, determinados por comparação com soro-padrão titulado em unidades internacionais fornecidas pela OMS.

Em crianças, pela maior dificuldade na obtenção de amostra de soro, uma alternativa é a detecção de anticorpos da classe IgM em saliva. Não se tendo disponível um teste para a detecção de anticorpos IgM, o diagnóstico pode ser feito por meio de soroconversão, isto é, um aumento de pelo menos quatro vezes no título de anticorpos IgG ou anticorpos totais, porém tem-se a desvantagem de necessitar de duas amostras de soro, uma na fase aguda da doença e outra na fase de convalescência (duas a três semanas após a primeira amostra). Nesse caso, como as amostras devem ser testadas ao mesmo tempo, há demora no diagnóstico.

Para a determinação de soroconversão, podem ser usadas, além do ELISA, a reação de inibição da hemaglutinação (RIHA), a neutralização (NT), a fixação do complemento (RFC), a imunofluorescência indireta (IF) que, embora menos sensíveis, prestam-se bem para essa finalidade. A reação em cadeia da polimerase (PCR) pode ser uma alternativa para o diagnóstico rápido, porém ainda necessita de melhor avaliação, principalmente em relação ao custo/benefício de sua utilização.

Isolamento do vírus
O vírus pode ser isolado de células mononucleares de sangue periférico, de secreções respiratórias, da conjuntiva e urina. A sensibilidade do isolamento viral depende da época de coleta do material e também da célula utilizada para o cultivo. Embora possa ser isolado em linhagens celulares, nas células primárias de rim humano ou de macaco, a célula recomendada atualmente é a B95a, uma linhagem linfóide de sagüi, transformado pelo vírus Epstein-Barr.

O isolamento do vírus não apresenta grande aplicação para o diagnóstico de caso suspeito, porque, além de demorado, é de baixa sensibilidade. Entretanto, para o sistema de vigilância, recomenda-se que pelo menos uma amostra seja isolada de uma cadeia de transmissão, para se proceder à caracterização genotípica do vírus.

Embora o vírus do sarampo seja considerado antigenicamente estável e monotípico, o seqüenciamento dos genes da hemaglutinina e da nucleoproteína, de amostras isoladas, permitiu classificar o vírus do sarampo selvagem em pelo menos oito grupos. A genotipagem possibilita maior compreensão da epidemiologia da doença, pois permite identificar a cadeia de transmissão, avaliar a extensão da circulação do vírus, identificar as fontes de importação, avaliar a interrupção da circulação de vírus autóctone, bem como mapear a distribuição geográfica.

COMPLICAÇÕES

O sarampo pode ser acompanhado de uma variedade de complicações, que podem ser classificadas de acordo com Katz (Quadro 1.50) em: a) devidas ao processo viral primário; b) devidas à infecção bacteriana secundária; c) de causa desconhecida.

Quadro 1.50 – Complicações do sarampo.

Virais	Bacterianas	Desconhecida
Laringotraqueobronquite	Otite média	Púrpura trombocitopênica
Bronquiolite	Sinusite	Encefalomielite
Pneumonite	Mastoidite	Efeito sobre outras doenças (tuberculose, desnutrição, síndrome nefrótica)
Pneumonia intersticial	Pneumonia	
Ceratoconjuntivite	Furunculose	
Miocardite	Abscessos de pele	
Adenite mesentérica	Úlcera de córnea	
Apendicite		
Diarréia		
Panencefalite esclerosante subaguda		

No Brasil, mais de 90% dos óbitos ocorrem na faixa etária de até 4 anos, sendo a mortalidade maior nos menores de 1 ano. Estima-se que cerca de 7% dos casos de sarampo apresentam complicações. A mais comum é a otite média aguda, e a principal causa de óbito é devido à pneumonia bacteriana.

Laringotraqueobronquite, bronquiolite, pneumonite

Em conseqüência do processo inflamatório e das lesões da mucosa do aparelho respiratório, podemos observar quadros obstrutivos que, em crianças menores devido ao pequeno calibre das vias respiratórias, podem levar a situações graves.

Na laringite, freqüentemente acompanhada de traqueobronquite, observam-se alterações no timbre da voz e da tosse, que se torna rouca. Pode aparecer também cornagem, tiragem e dispnéia. Tais sintomas costumam ceder quando o exantema começa a esvaecer.

Nos casos graves, podemos observar a obstrução completa da via aérea, sendo necessária a indicação de traqueostomia.

Nos lactentes jovens, em decorrência do aumento das secreções e edema dos bronquíolos, pode ocorrer dispnéia, com quadro clínico muitas vezes indistinguível do determinado pelo vírus sincicial respiratório.

Embora cerca de 20 a 60% dos pacientes com sarampo apresentem à radiografia de tórax evidências de pneumonia intersticial, apenas um pequeno número de pacientes tem manifestações clínicas. E algumas vezes é difícil distinguir entre uma pneumonia determinada apenas pelo próprio vírus e uma com infecção bacteriana.

Dentre alguns adultos e principalmente em indivíduos imunocomprometidos, pode ocorrer pneumonia de células gigantes, também conhecida como pneumonia de Hecht, particularmente grave e quase sempre fatal. Esse quadro pode ocorrer em pacientes sem o aparecimento de nenhum exantema ou manifestações cutâneas do sarampo e apenas com quadro respiratório grave. O vírus do sarampo é isolado das secreções respiratórias por longo período de tempo e células gigantes podem ser visualizadas nas secreções respiratórias. É importante lembrar que esse quadro também pode ser observado em pacientes desnutridos.

Ceratoconjuntivite e úlcera de córnea

Devido ao comprometimento viral, verificamos ceratite puntiforme que pode persistir por até quatro meses após a doença, mas é assintomática e não deixa seqüela. No entanto, quando ocorre infecção bacteriana e se não tratada adequadamente, pode levar à ulcera de córnea e à supuração ocular global, podendo provocar cegueira. Essa complicação ocorre particularmente nas crianças desnutridas e com deficiência de vitamina A.

Miocardite

Nos casos mais graves, pode ocorrer miocardite em decorrência do próprio vírus, sendo muitas vezes difícil diferenciar de uma insuficiência cardíaca desencadeada por pneumonia grave.

Adenite mesentérica e apendicite

Algumas vezes, em decorrência da adenopatia mesenterial, podem ocorrer dores abdominais intensas, por vezes com intensidade suficiente para determinar até laparotomia exploradora para afastar uma apendicite aguda. Às vezes, encontra-se obstrução parcial da luz do apêndice por hiperplasia linfóide e presença de células gigantes.

Diarréia

Muitos pacientes, principalmente crianças com idade inferior a 2 anos, podem apresentar, durante a fase prodômica do sarampo, discreta diarréia, reflexo do acometimento da mucosa digestiva pelo vírus. Algumas crianças apresentam desnutrição depois do sarampo, e a diarréia é um dos fatores que contribui para o comprometimento de estado nutricional.

Panencefalite esclerosante subaguda

É uma doença progressiva que afeta principalmente crianças e adultos jovens, inicia-se com gradual deterioração intelectual e comportamental, seguida por comprometimento motor caracterizado por abalos mioclônicos, incoordenação e convulsões. Evolui para rigidez decorticada, coma e óbito dentro de um período de seis a nove meses.

Acredita-se que esse quadro seja devido à reativação do vírus que permanece latente no cérebro por vários anos. A panencefalite esclerosante subaguda pode ocorrer 4 a 17 anos após as manifestações clínicas do sarampo, os pacientes apresentam elevados títulos contra o sarampo tanto no soro como no líquor, e até já foi isolado o vírus do sarampo em pacientes acometidos por essa complicação.

A freqüência dessa complicação é cerca de 1/100.000 casos de sarampo, com idade média de início de 7 anos, havendo nítida predominância do sexo masculino (3:1). Verifica-se também que os indivíduos que apresentam essa doença nos primeiros dois anos de vida têm maior risco de desencadear esse quadro.

Otite média, sinusite e mastoidite

A otite é uma das mais freqüentes complicações do sarampo. Os agentes causadores são os mesmos que geralmente desencadeiam as otites nas crianças sem sarampo: o pneumococo e o *H. influenzae*. É fundamental um exame minucioso, tendo em vista a freqüência dessa complicação.

Atualmente, a sinusite e a mastoidite, que eram complicações da otite, com o tratamento adequado com antimicrobianos são praticamente inexistentes.

Pneumonia bacteriana

É a principal causa de óbito por sarampo. Muitas vezes, sua distinção da pneumonite causada apenas pelo vírus do sarampo é difícil. No entanto, a persistência da febre por mais de quatro dias e o quadro pulmonar são sinais indicativos da necessidade da realização de radiografia de tórax, na qual podemos observar uma broncopneumonia lobar ou segmentar. De modo geral, a infecção bacteriana é devida a patógenos comuns como pneumococo, *Haemophilus influenzae* e *Staphylocococus aureus*.

Furunculose e abscessos de pele

São complicações restritas basicamente a crianças desnutridas e surgem principalmente durante a fase de descamação do exantema.

Púrpura trombocitopência

No período prodrômico e fase inicial do exantema, pode ocorrer queda discreta no número de plaquetas, quase sempre assintomática, em decorrência da ação do próprio vírus do sarampo. No entanto, em alguns raros casos pode ocorrer epistaxe, sangramentos digestivos, urinários e, algumas vezes, até no sistema nervoso central. Geralmente, os sintomas ocorrem a partir do sexto dia do exantema, podendo surgir do 1º ao 14º dia, persistindo por uma ou duas semanas, regredindo espontaneamente. Acredita-se que tal quadro ocorra em virtude da destruição periférica das plaquetas devido à ação do próprio vírus ou por mecanismos imunológicos.

Encefalomielite

O quadro clínico é extremamente variável. Os primeiros sinais e sintomas surgem geralmente por volta do quinto dia após o aparecimento do exantema, mas já foram descritos casos até antes do período prodrômico e até 24 dias após o exantema. O quadro começa com torpor e irritabilidade, que pode progredir com convulsões e coma, mais raramente, em poucas horas. O coma, quando surge, em geral se superficializa em um a três dias, mas pode durar até um mês.

Observamos também manifestações como hemiplegias, monoplegias, paraplegias, retenção urinária, hipotonia ou espasticidade, irritabilidade, letargia, cefaléia, vômitos, ataxia.

No líquor desses pacientes, observa-se pleocitose discreta, com predomínio de células mononucleares, discreta elevação de proteínas e glicose normal. Acredita-se que a encefalomielite ocorra ou devido à ação direta do vírus do sarampo ou por mecanismos imunológicos.

Efeito sobre outras doenças

Acredita-se que o sarampo possa levar a uma queda transitória da imunidade celular, e por isso verificamos a reativação ou exacerbação da tuberculose durante ou logo após o episódio de sarampo e até mesmo a negativação do teste de Mantoux e outras provas intradérmicas, por duas a seis semanas.

TRATAMENTO

Até o momento, não existe tratamento específico para o sarampo. Durante o período febril, administrar antitérmico e oferecer hidratação adequada. O uso de antibiótico profilático é destituído de qualquer valor e está indicado apenas na presença de complicações bacterianas.

A deficiência de vitamina A, por dietas inadequadas ou induzidas por infecções, está associada a um aumento de morbidade e mortalidade, especialmente as devidas às infecções respiratórias ou doenças diarréicas. O sarampo acentua ou desencadeia a diminuição das concentrações séricas da vitamina A, com conseqüente aumento dos índices de mortalidade. A suplementação de vitamina A tem efeito sobre a função imune, caracterizada pela recuperação mais rápida do número total de linfócitos e por melhora na resposta de anticorpos IgG na fase aguda da doença. A Academia Americana de Pediatria recomenda a suplementação de vitamina A para os pacientes com sarampo nas seguintes situações: crianças entre 6 e 12 meses de idade que necessitam de hospitalização e todas as crianças com idade superior a 6 meses com possibilidade ou deficiência de vitamina A.

A dose preconizada para as crianças entre 6 e 12 meses é de 100.000UI, e para aquelas com mais de 12 meses, de 200.000UI. Nos pacientes com alteração oftalmológica relacionada à deficiência de vitamina A, a dose deve ser repetida 24 horas e quatro semanas após.

A Organização Mundial de Saúde recomenda que as crianças residentes em locais onde existe deficiência de vitamina A devem receber a vitamina quando forem imunizadas.

MEDIDAS DE PREVENÇÃO E CONTROLE

O sarampo é uma doença de notificação compulsória. É considerado caso suspeito de sarampo o paciente que apresentar quadro de febre, exantema maculopapular generalizado e tosse e/ou coriza e/ou conjuntivite, independentemente do estado vacinal e da idade.

Perante a notificação de um caso suspeito de sarampo, são realizadas pelo pessoal responsável pela vigilância epidemiológica as seguintes atividades:

• investigação do caso e dos contatos;
• busca ativa de outros casos suspeitos, por meio de visitas a residência, creches, colégios, hospitais, local de trabalho etc.;
• vacinação de bloqueio, com o objetivo de interromper a cadeia de transmissão dessa doença e proteger os suscetíveis. A vacinação é seletiva, isto é, apenas para os não-vacinados. A vacina contra o sarampo pode evitar o aparecimento da doença se administrada dentro de 72 horas após o contato com o doente, por isso essa medida deve ser realizada o mais precocemente possível;
• aplicação de imunoglobulina humana comum para os suscetíveis com idade inferior a 6 meses, como, por exemplo, filhos de mães que são casos-índices de sarampo, e para os imunodeprimidos e infectados pelo HIV. A dose recomendada é de 0,25ml/kg de peso em dose única, e para os imunodeprimidos de 0,5ml/kg de peso (dose máxima 15ml), por via intramuscular. É dispensável a aplicação para os pacientes que fazem uso rotineiro de imunoglobulina intravenosa (100 a 400mg/kg de peso) se a última dose foi aplicada dentro de três semanas antes da exposição.

Observação: os pacientes que fizeram uso de imunoglobulina devem ser vacinados pelo menos cinco meses após se a dose utilizada foi de 0,25ml/kg de peso e de seis meses se utilizado 0,5ml/kg de peso.

BIBLIOGRAFIA

1. Advisory Committee on Immunization Practices (ACIP) – Measles, mumps and rubella. Vaccine use and strategies for elimination of measles, rubella and congenital rbella syndrome and control of mumps. *MMWR* **47**(RR-8):1, 1998. 2. American Academy of Pediatrics. Report of the Committee on Infectious Diseases, 24th, Elk Grove Village, 1997. 3. Centro de Vigilância Epidemiológica "Prof. Alexandre Vranjac". Sarampo e Rubéola. Normas e Instruções. SES/SP, 1992. 4. CHERRY, J.D. – Measles virus. In Feigin, R.D. & Cherry, J.D. (eds.). *Textbook of Pediatric Infectious Diseases*. 4th ed., Philadelphia, Saunders, 1998, p. 2054. 5. COUTSOUDIS, A. et al. – Vitamin A supplementation enhances specific IgG antibody levels and total lymphocyte numbers while improving morbidity in measles. *Pediatr. Infect. Dis. J.* **11**:203, 1992. 6. DOMINGUES, C.M.A.S. et al. – A evolução do sarampo no Brasil e a situação atual. Informe epidemiológico do SUS, nº 1, p. 7, jan/mar/1997. 7. KATZ, S.L.; GERSHON, A.A. & HOTEZ, P.J. – Measles. In Katz, S.L.; Gershon, A.A. & Hotez, P.J. (eds.). *Infectious Diseases of Children*. 10th ed., St. Louis, Mosby, 1998, p. 247. 8. GERSHON, A.A. – Chickenpox, measles and mumps. In Remington, J.S. & Klein, J.O. (eds.). *Infectious Diseases of the Fetus Newborn Infant*. 4th ed., Philadelphia, Saunders, 1995, p. 565. 9. NORRBY, E. & OXMAN, M.N. – Measles virus. In Fields, B.N. & Knipe, D.M. (eds.). *Virology*. 2nd ed., New York, Raven Press, 1990, p. 1013. 10. World Health Organization. Progress toward global measles control and regional elimination, 1990-1997. *MMWR* **48**:049, 1998. 11. Health Organization, the Pan American and CDC. *MMWR* **46**:1, 1997. 12. BELLINI, W.J. & ROTA, P.A. – Genetic diversity of wild-type measles viruses: implications for global measles elimination programs. *Emerg. Infect. Dis.* **4**:29, 1998. 13. SOUZA, V.A.U.F. et al. – Enzyme-linked immunosorbent assay-IgG antibody avidity test for single sample serologic evaluation of measles vaccines. *J. Med. Virol.* **52**:275, 1997.

7 Infecção pelo Vírus Varicela Zoster

EVANDRO R. BALDACCI
PEDRO TAKANORI SAKANE

INTRODUÇÃO

A varicela é uma doença infecto-contagiosa causada pelo vírus da varicela zoster (VZV), responsável também por uma outra entidade nosológica conhecida como herpes zoster, ou simplesmente zoster.

O VZV foi visto pela primeira vez em 1943 em material de vesícula de catapora. Cerca de 10 anos depois, foi notado que o material de fluido das lesões de herpes zoster induzia o mesmo efeito citopático em células de cultura, sugerindo, portanto, que o mesmo agente causava duas doenças distintas.

Apesar de ser considerada uma "doença da infância", portanto, de conotação benigna, não é propriamente isenta de complicações, as quais são particularmente graves quando o vírus acomete crianças com doenças imunodepressivas. Mesmo sendo pessoas hígidas, os adultos que adoecem em geral têm sintomas mais pronunciados do que as crianças. Os recém-nascidos cujas mães têm varicela no período do parto também costumam ter evolução tormentosa, dependendo do momento em que se estabelece a doença materna. Quando surge um caso de varicela em uma enfermaria de pediatria, principalmente em hospitais de terceira linha, onde são internadas crianças com doenças de base, além dos riscos potenciais envolvidos, a necessidade de se isolar o caso-índice e os comunicantes durante o período de contagiosidade leva muitas vezes a grandes problemas administrativos. A infecção pelo VZV, portanto, está longe de poder ser considerada uma "doença benigna da infância que todo mundo tem".

O VÍRUS

O VZV é um herpesvírus, com 150 a 200nm de diâmetro, com um envelope lipídico, que sustenta espículas de glicoproteínas. Até o momento já foram descritas seis famílias de glicoproteínas que têm importância não só no potencial de infectividade viral, pois estão envolvidas na adesão e na penetração dentro da célula hospedeira, mas também na imunidade, na medida em que são responsáveis pela antigenicidade por parte do hospedeiro. A região central do vírus contém uma nucleocápside icosaédrica composta por capsômeros, em cujo interior se situa o genoma, constituído por DNA de dupla hélice, com cerca de 125.000 pares de bases, capazes de codificar ao redor de 75 proteínas virais.

O vírus replica-se dentro do núcleo da célula infectada, em que são codificados o DNA e a cápside. A cápside é envolta depois pelo envelope, e o vírus assim completo migra para a superfície da célula, sendo então liberado para contaminar outras células.

O VZV infecta poucas espécies de animais, somente de alguns primatas, sendo o homem considerado o seu hospedeiro mais importante.

EPIDEMIOLOGIA E TRANSMISSÃO

A infecção primária pelo VZV quase sempre resulta em varicela, uma doença caracterizada pelo aparecimento de uma erupção vesicular generalizada, febre e alguns outros sintomas constitucionais. A grande maioria, cerca de 90% dos casos, ocorre em crianças entre 1 e 14 anos de idade. A contagiosidade é muito alta, e cerca de 90% dos contatos domiciliares suscetíveis apresentam doença secundária.

O tempo de incubação médio em hospedeiros normais é de 14 dias, variando de 9 a 21 dias, mas se o paciente tiver recebido imunoglobulina, esse período pode prolongar-se por até 28 dias. Nos pacientes imunocomprometidos, o período de incubação tende a ser menor. A viremia assintomática pode ser detectada desde 1 a 11 dias antes do aparecimento do exantema, tanto em hospedeiros normais como naqueles com imunodepressão.

A doença é adquirida por contato direto com as lesões de varicela ou de zoster ou pela inalação de secreções respiratórias contaminadas. Os fômites não são considerados fontes de infecção. Os pacientes são infectantes desde dois dias antes do início do exantema, até que todas as lesões estejam na fase de crostas.

HISTÓRIA NATURAL

A primeira manifestação da varicela é em geral um exantema vesicular pruriginoso que aparece na face, no tronco ou no couro cabeludo. Os sintomas sistêmicos como febre, mal-estar, mialgias são pouco proeminentes e aparecem após o início das lesões da pele, principalmente em crianças.

A lesão clássica começa com um eritema que logo evolui para pápula, vesícula, pústula e crosta em questão de 24 a 48 horas. As lesões têm 2 a 3mm de diâmetro, são bastante delicadas, rompendo-se facilmente, e têm ao seu redor um halo eritematoso como se fosse uma "gota de orvalho em uma pétala de rosa". No paciente normal, novas lesões aparecem até o quarto dia e, ao final do sexto dia, a maioria delas já estará em forma de crostas. As lesões aparecem em surtos, e diferentes estágios são vistos em uma mesma área, o que é denominado polimorfismo regional. Nos pacientes imunodeprimidos, as lesões continuam a aparecer por tempo mais prolongado. Após a queda da crosta, a pele permanece com áreas despigmentadas, retornando ao normal após semanas ou meses. Caso haja infecção bacteriana secundária, as cicatrizes (áreas hipocrômicas) serão permanentes.

Um episódio de varicela em geral confere imunidade duradoura, mas são descritas reinfecções em hospedeiros normais.

COMPLICAÇÕES

A varicela, como regra, tem curso benigno em crianças imunologicamente normais; entretanto, naquelas que apresentam doenças que cursam com depressão da imunidade celular, recém-nascidos e com menor extensão em adultos, várias complicações podem ocorrer, algumas delas até fatais.

A complicação mais freqüente em crianças com idade inferior a 5 anos, sem doenças de base, é a infecção bacteriana da pele, raramente com disseminação sistêmica. Os agentes mais envolvidos são o S. aureus e o estreptococo beta-hemolítico do grupo A. Nos imunodeprimidos, apesar de a infecção bacteriana cutânea continuar sendo a mais importante, as lesões tendem a ser mais graves e profundas, com maior potencial de disseminação. Outras complicações nesses pacientes são as decorrentes da própria infecção viral: pneumonite, encefalite, púrpura fulminante e varicela hemorrágica.

As complicações do sistema nervoso central podem desenvolver-se antes ou depois da doença e incluem a encefalite e a síndrome de Reye. Outras alterações neurológicas são a meningite linfomonocitária, mielite transversa, síndrome de Guillain-Barré, ataxia cerebelar. A fisiopatologia da agressão ao tecido nervoso pode ter como causa ou a ação direta do vírus, devido a sua multiplicação nas células nervosas, como acontece nos casos de encefalite, ou então por fenômenos imunomediados, nos casos de mielite ou na síndrome de Guillain-Barré. A patogenia da síndrome de *Reye*, que acomete em geral crianças de 5 a 14 anos de idade, ainda não é bem clara e aparentemente existe uma correlação entre o uso de ácido acetilsalicílico e a incidência dessa encefalopatia aguda associada à falência hepática. Esse é o motivo pelo qual essa droga está contra-indicada no tratamento da febre durante a evolução de catapora.

A encefalite é a responsável pela maioria dos casos de hospitalização. É mais comum entre os adultos e manifesta-se por alterações de sensório, convulsões e sinais de localização neurológica, com evolução grave e mortalidade em até 36% dos casos. A cerebelite, pelo contrário, ocorre mais em crianças, e observa-se nistagmo, vômitos, cefaléia, rigidez de nuca e ataxia, e geralmente tem evolução mais branda e autolimitada.

A varicela é muito grave em pacientes com alteração de imunidade, como aqueles com tumores, síndrome da imunodeficiência adquirida, ou submetidos a uso prolongado de corticóides. Esses pacientes podem apresentar doença prolongada com o surgimento contínuo de novas lesões e manutenção de febre por semanas. As lesões de pele são maiores, podendo ter conteúdo hemorrágico. A visceralização da doença é mais freqüente, sendo a pneumonite a complicação mais comum. Na era pré-tratamento com droga antiviral eficaz, nos pacientes leucêmicos, 7% deles evoluíram para óbito.

A pneumonite é a complicação mais relacionada com o óbito e aparece entre o primeiro e o sexto dia após o início do exantema. Clinicamente, a criança apresenta tosse, dispnéia, febre, ocasionalmente dor pleural e hemoptise. Como o processo é intersticial, o exame clínico torácico é pobre em relação ao quadro radiológico, no qual se nota infiltrado nodular bilateral difuso, com reforço da trama peribrônquica e peri-hilar. Não é freqüente na criança imunologicamente hígida, mas nos adultos, mesmo sendo imunocompetentes, é complicação comum, pois pode acometer até 16% dos jovens, embora a maioria não apresente repercussão clínica.

A varicela na gravidez é uma situação em que pode haver complicações tanto para a mãe quanto para o feto ou recém-nascido. Em um estudo analisando 43 grávidas com a virose, observou-se que quatro desenvolveram pneumonite sintomática, duas necessitaram de ventilação mecânica e uma faleceu. A infecção materna contamina cerca de 10% dos fetos, podendo evoluir para a síndrome de varicela congênita, varicela neonatal ou zoster na infância. Quando a infecção ocorre entre o primeiro e o segundo trimestre da gestação, cerca de 2% podem nascer com a síndrome da varicela congênita, caracterizada por hipoplasia de membros, escaras cutâneas, atrofia cortical, coriorretinite e outras alterações. A varicela neonatal é associada a muitas complicações viscerais, particularmente a pneumonite, com uma taxa de letalidade que chega a 31%. O risco é maior quando a varicela da mãe se inicia cinco dias antes e até dois dias após o parto. Quando a infecção materna aparece cinco dias antes do nascimento, há tempo para a produção de anticorpos maternos e sua transferência para o feto através da placenta, protegendo-o, pelo menos parcialmente, da doença. A infecção materna que se desenvolve dois dias após o parto é associada à doença do recém-nascido, que se manifestará quando este tiver aproximadamente 2 semanas de vida, quando a resposta imunitária já é um pouco mais desenvolvida, com melhor capacidade de resposta, e o quadro nessas crianças não costuma ser grave.

Outras complicações da varicela são o comprometimento hepático que, nas crianças imunocompetentes, é em geral de pequena monta, mas no imunodeprimido, além de ser mais freqüente, é mais grave, assim como os quadros que evoluem com trombocitopenia, artrite, uveite, conjuntivite, cardite, nefrite e orquite.

Às vezes o tratamento das complicações exige internação hospitalar. Na tabela 1.12 constam os diagnósticos mais encontrados em crianças normais que necessitaram de hospitalização.

Tabela 1.12 – Diagnósticos de 103 crianças hospitalizadas com complicações de varicela (Jackson e cols.).

Diagnóstico	%
Infecção de partes moles	31
Infecção de pele	21
Alterações do SNC	15
Pneumonia	10
Desidratação	10
Conjuntivite	6
Otite média	6
Síndrome de Reye	6
Sepse	5
Outros diagnósticos	22

Zoster

Durante a infecção, o VZV estabelece-se no gânglio nervoso sensorial do hospedeiro de maneira permanente e pode exteriorizar-se mais tarde como zoster, entidade esta que ocorre em 10 a 20% da população. Embora possa incidir em qualquer faixa etária, existe uma correlação direta entre o aumento da idade e a incidência de zoster. As razões exatas para essa relação não são bem conhecidas, mas credita-se à senescência gradual do sistema imune que vinha confinando o vírus no seu santuário. O sistema imune celular é o principal responsável pelo controle do vírus, e existe uma queda significante na sua capacidade com o avançar da idade. Assim, situações em que haja prejuízo nesse setor, como o uso de drogas imunosupressoras e as doenças malignas, predispõem ao aparecimento de zoster. O zoster é em geral resultado de uma reativação do vírus latente no gânglio, e por isso compromete o dermátomo correspondente à distribuição dos terminais nervosos.

QUADRO CLÍNICO

Um a quatro dias antes do aparecimento das lesões, o paciente pode apresentar pródromos, como febre, mal-estar, cefaléia e disestesias no dermátomo, em que aparecerão as lesões que se apresentam, caracteristicamente, como agrupamentos de vesículas em uma base eritematosa. Na evolução, as vesículas tornam-se pústulas ao redor do terceiro para o quarto dia e em crostas ao cabo de 7 a 10 dias. Quando o zoster acomete pacientes com imunodepressão, as lesões tendem a ser mais graves e persistem por tempo mais prolongado, havendo tendência à disseminação do quadro viral. A disseminação reflete uma *viremia* e é assim considerada quando ocorrem mais de 20 lesões fora dos dermátomos primário e adjacentes. A disseminação cutânea não aumenta de modo significativo a morbidade da doença, o que, entretanto, ocorre quando existe visceralização, inclusive com aumento de mortalidade. Em 6 a 26% dos pacientes imunodeprimidos, a disseminação ocorre 4 a 11 dias após uma apresentação aparentemente típica. Existe envolvimento ocular, neurológico ou visceral em cerca de metade dos casos. A pneumonite é a complicação visceral mais comum.

Nos pacientes idosos, a dor pós-herpética é a complicação neurológica mais comum, e sua incidência aumenta nitidamente com o avançar da idade, sendo rara na infância.

O zoster oftálmico afeta os olhos em 20 a 72% dos pacientes. São complicações decorrentes de vários mecanismos, como invasão direta do vírus, neuropatias sensoriais e motoras, alterações imunológicos e vasculares.

DIAGNÓSTICO DA INFECÇÃO PELO VZV

O diagnóstico clínico da varicela não oferece, em geral, muita dificuldade, principalmente quando se obtém história epidemiológica positiva. O diagnóstico diferencial deve ser feito com zoster disseminado, herpes simples disseminado, eczema *vaccinatum*, doença mãos-pés-boca, sarampo atípico e estrófulo.

O diagnóstico laboratorial oferece várias opções. O método definitivo é a cultura do material da vesícula em meios de cultura de células e a observação do efeito citopático característico, mas o resultado final demanda cerca de 10 dias. A visualização do vírus em material do conteúdo vesicular sob microscopia eletrônica oferece diagnóstico rápido nos primeiros três a quatro dias de doença, mas o exame apenas define a presença do vírus do grupo herpes e, portanto, não distingue a diferença com o vírus de herpes simples, necessitando, para isso, realizar-se o teste de imunofluorescência do material usando anticorpos monoclonais específicos. Os testes sorológicos, dosando-se os títulos na fase aguda e na convalescença, também oferecem diagnóstico definitivo. A técnica de imunofluorescência indireta permite identificar anticorpos da classe IgG e IgM. A detecção deste último confirma infecção aguda.

O diagnóstico clínico é mais difícil de se fazer em recém-nascidos e crianças com doenças de base, principalmente as imunodeprimidas e aquelas com dermatopatias, quando freqüentemente as lesões nem sempre são típicas e apenas a história epidemiológica sugere a infecção, necessitando do uso de recursos laboratoriais para o esclarecimento do diagnóstico.

TRATAMENTO

Como regra, os casos de varicela e de zoster em crianças normais não requerem tratamento específico. Orienta-se apenas boa higiene de pele, uso de anti-histamínicos orais para o prurido. Quando necessário, a febre deve ser tratada com acetoaminofeno, evitando-se o uso de ácido acetilsalicílico, devido a sua eventual correlação com a síndrome de Reye.

Nos meados da década de 1980 surgiu uma droga antiviral eficaz, o aciclovir, que modificou significantemente a evolução da doença em crianças imunodeprimidas e nos outros grupos de risco.

O aciclovir é indicado nos casos em que há perigo de disseminação visceral do VZV e empregado na dose de 30mg/kg/dia, dividida em três aplicações, a cada 8 horas, por via intravenosa, por 7 a 10 dias. O uso oral dessa droga é mais problemático, uma vez que sua absorção intestinal é de apenas 20%, e não deve ser, portanto, indicada na fase inicial de tratamento em casos potencialmente graves. Em crianças normais, seu uso é altamente discutível, uma vez que, na maioria dos casos, a evolução é benigna. Entretanto, quando indicada essa via, a dose deve ser alta, sendo utilizados 80mg/kg/dia em quatro tomadas diárias por cinco dias, mas seu início deve ser muito precoce, dentro das primeiras 24 a 48 horas após o início do exantema. Com seu uso, a duração da febre diminui em apenas um dia, mas o número de lesões é significativamente menor; entretanto, o impacto mais desejado, que é o de diminuir o risco de visceralização, ainda não está bem estabelecido.

Novas drogas para uso por via oral, ainda não liberadas para as crianças, já são disponíveis: o penciclovir, uma prodroga, que é administrado como fanciclovir, tem ação semelhante ao aciclovir, mas a farmacocinética é melhor, pois pode ser administrada em três tomadas diárias, e o valaciclovir (prodroga do aciclovir), com uma absorção três a quatro vezes superior à do aciclovir, e a dose de 3g/dia (adultos) é dividida em três tomadas ao dia.

PREVENÇÃO

Em ambiente hospitalar

A varicela é uma doença grave quando acomete pacientes com doenças de base e, portanto, em hospitais pediátricos o aparecimento de um caso é sempre motivo de preocupação. A prevenção de casos secundários faz-se:

1. Pelo afastamento imediato do caso-índice, ou pela transferência para uma enfermaria de isolamento, com cuidados respiratórios e de contato (ou isolamento total) ou pela alta para o domicílio.

2. Pela manutenção dos comunicantes suscetíveis sob cuidados respiratórios, em quarto de isolamento do 8º até o 21º dia (ou até o 28º, caso tenham recebido imunoglobulina) após o início do exantema do caso-índice.

3. Pelo início de procedimentos de prevenção, que podem ser:

a) Uso de VZIG – a Academia Americana de Pediatria recomenda para as situações descritas no quadro 1.51.

Quadro 1.51 – Indicações de VZIG, segundo Red Book, 2000.

> Indivíduos imunodeprimidos sem história anterior de varicela
> Grávidas suscetíveis
> Recém-nascidos cuja mãe teve varicela entre o 5º dia antes do parto e 48 horas após seu nascimento
> Prematuros hospitalizados (≥ 28 semanas de gestação), cuja mãe não tem história pregressa de varicela
> Prematuros hospitalizados (< 28 semanas ou ≤ 1.000g), independentemente da história materna

São considerados comunicantes os:

• Residentes no mesmo domicílio que tiveram contato face a face por pelo menos 5 minutos ou mais.
• Que ficaram expostos no hospital a:
varicela: em um quarto de dois a quatro leitos ou, se em uma enfermaria, leitos adjacentes; contato face a face;
zoster: contato íntimo com uma pessoa com lesões expostas.
• Recém-nascidos: início da varicela na mãe cinco dias ou menos antes do parto até 48 horas após. Se a mãe apresentar apenas zoster, não é considerada contagiante.

A VZIG deve ser aplicada dentro de 96 horas após a exposição, por via IM, na dose de 125U para cada 10kg de peso, no máximo 625U.

b) Imunização pós-exposição – a vacina antivaricela aplicada nos primeiros dias após o contato pode prevenir a doença, apesar de a eficácia ainda não ser bem determinada. Os grupos de risco devem ter sua condição imunológica cuidadosamente estudada antes da aplicação do imunobiológico.

c) Quimioprofilaxia (com aciclovir) – em crianças com doença de base, a eficácia ainda não está comprovada.

Em pessoas sadias

Imunização ativa – a vacina contra a varicela foi desenvolvida no Japão há mais de 25 anos e somente na década de 1990 foi licenciada para o uso nos Estados Unidos. É uma vacina de vírus vivo e atenuado, da cepa Oka. A dose recomendada é de 0,5ml por via intramuscular ou, preferencialmente, subcutânea. Pode ser administrada a partir de 12 meses de idade, até os 12 anos, com soroconversão em 97%. A partir de 13 anos, a eficácia de uma única dose diminui para 78 a 82%, necessitando de uma segunda aplicação, com intervalo de quatro a oito semanas, para alcançar eficácia de 99%. Os títulos de anticorpos obtidos oferecem proteção contra doença em casos de contatos domiciliares de cerca de 70% e de mais de 95% para doenças graves. Os vacinados costumam ter manifestações mais brandas da doença. Portanto, o fato mais marcante com o uso da vacina é a diminuição de formas graves da doença.

É uma vacina bem tolerada, com poucos efeitos adversos. Os receptores queixam-se de dor local em cerca de 20% (crianças) a 30% (adolescentes); em 7% (crianças) a 8% (adolescentes), podem aparecer algumas (duas a cinco) lesões vesiculares até um mês depois da aplicação. A incidência de efeitos adversos é maior após os 13 anos de idade. A transmissão do vírus vacinal para uma pessoa suscetível é possível, mas rara (menos de 1%), e somente ocorre quando o indivíduo vacinado apresenta o exantema.

Não se recomenda ácido acetilsalicílico para os receptores da vacina até por seis semanas após a aplicação, pelo risco teórico de desenvolver a síndrome de Reye.

Quimioprofilaxia – o uso de aciclovir no início da segunda viremia, ou seja, no nono dia após a exposição, pode prevenir ou atenuar a evolução da varicela. Lin e cols. demonstraram que o uso de 40mg/kg/dia de aciclovir em quatro doses diárias por cinco dias reduziu a zero o número de doentes e em 76% deles, apesar de não se ter clínica manifesta, houve soroconversão. Em um grupo adicional, a droga foi usada do 9º ao 11º dia após a exposição, com incidência de 20% de doença e soroconversão em 40%, como demonstrado na tabela 1.13.

Tabela 1.13 – Resultados clínicos e sorológicos nos grupos controle e tratamento (Lin e cols.).

Grupo	Casos	Varicela clínica	Soroconversão sem doença clínica	Sem doença clínica ou soroconversão
Tratamento				
A	17	0	13 (76%)	4 (24%)
B	10	2 (20%)	4 (40%)	4 (40%)
Controle	13	10 (77%)		

A = aciclovir prescrito do 9º ao 14º dia pós-exposição.
B = aciclovir prescrito do 9º ao 11º dia pós exposição.

Resultados semelhantes foram registrados em adolescentes e em residentes de medicina, suscetíveis, que entraram em contato com varicela.

Entretanto, o uso rotineiro de aciclovir em crianças contactantes de varicela deve ser questionado, uma vez que na grande maioria dos casos a doença tem evolução benigna, com raras complicações, o remédio é oneroso, pode ter efeitos colaterais e sempre há risco do desenvolvimento de cepas resistentes.

BIBLIOGRAFIA

1. American Academy of Pediatrics – Red Book, 2000. 2. DUNKLE, LM. et al. – A controlled trial of acyclovir for chickenpox in normal children. *N. Engl. J. Med.* **325**:1539, 1991. 3. GERSHON, A.A. – Varicella vaccine: its past, present and future. *Pediatr. Infect. Dis. J.* **14**:742, 1995. 4. GERSHON, A.A. – Varicella-zoster vírus. In Feigin, R.D. & Cherry, J.D. *Textbook of Pediatric Infectious Diseases.* 4th ed., Philadelphia, Saunders, 1998, p.1769. 5. JACKSON, M.A.; BURRY, V.F. & OLSON, L.C. – Complications of varicella requiring hospitalization in previously health children. *Pediatr. Infect. Dis. J.* **11**:441, 1992. 6. Junker, A.K.; Angus, E. & Thomas, E.E. – Recurrent varicella-zoster infections in apparently immunocompetent children. *Pediatr. Infect. Dis. J.* **10**:569, 1991. 7. Lin, T.Y. et al. – Oral acyclovir prophylaxis of varicella after intimate contact. *Pediatr. Infect. Dis. J.* **16**:1162, 1997.

8	Parvovírus

EDISON LUIZ DURIGON
MARCELO G. VALLADA

HISTÓRICO

O parvovírus humano B19 foi descoberto acidentalmente por Cossart e cols. em 1975, quando examinavam amostras de soro de indivíduos assintomáticos doadores de sangue, para detectar o antígeno de superfície da hepatite B. Durante a análise, quando aplicando a técnica de contra-imunoeletroforese, eles observaram um número de reações falso-positivas. Essas amostras foram observadas ao microscópio eletrônico mostrando partículas típicas, com aparência de parvovírus. O nome foi incidentemente derivado do código do banco de sangue de um doador em fase de viremia, o soro foi número 19 da fileira B do painel. Até recentemente, os parvovírus estavam associados às doenças em animais; entretanto, um novo parvovírus tem sido associado à doença em seres humanos (Anderson e Young, 1997).

A primeira associação entre parvovírus B19 e doença humana ocorreu em 1980 (Shneerson e cols., 1980), quando foi demonstrado, por microscopia eletrônica, a presença de partículas de parvovírus no soro de dois pacientes com doença febril. A seguir, vários relatos surgiram relacionando esse vírus com a ocorrência de crise aplástica em pacientes com anemia. Foi descrito mais recentemente o parvovírus autônomo, que infecta o homem, denominado RA-1, isolado de tecido sinovial de casos de artrite reumatóide. Atualmente, ainda pouco se conhece da biologia, epidemiologia e patogenicidade desse agente para o homem. Entretanto, o parvovírus B19 tem sido também evidenciado em materiais provenientes de casos de artrite reumatóide, causando os mesmos sintomas do RA-1.

Muitas vezes, a infecção pelo B19 pode ser assintomática. A maioria dos doadores de sangue em viremia é sadia, e esse achado foi o indício para se estudar a infecção assintomática pelo parvovírus B19.

Apesar da possibilidade de ser assintomática, a manifestação clínica mais comum desse vírus é o eritema infeccioso, também conhecido como "quinta doença". O nome "quinta doença" é baseado na classificação das seis doenças exantemáticas da infância, atualmente abandonada. Hoje, o B19 é também reconhecido como o primeiro agente etiológico de crise aplástica transitória (TAC) em pacientes com anemia hemolítica crônica, sendo também importante causa da pós-infecção artropática em adultos, da anemia crônica em pacientes imunocomprometidos e da hidrocefalia-hidropisia fetal em gestantes não-imunes.

CLASSIFICAÇÃO

A família Parvoviridae, segundo o Comitê Internacional de Taxonomia dos Vírus (Pringle, 1993), está dividida em duas subfamílias:

Parvovirinae – vírus que infectam vertebrados.
Densovirinae – parvovírus de insetos.

A subfamília Parvovirinae é dividida em três gêneros:

Parvovirus – que inclui os vírus autônomos, não requer a presença de um vírus auxiliar para sua replicação, todos são patogênicos em animais.

Dependovirus ou vírus adenoassociados – parvovírus que requer outro vírus para produzir infecção, um vírus auxiliar (adenovírus ou herpesvírus), e estão amplamente distribuídos na natureza, mas não são associados a doenças em seus hospedeiros naturais (homem e animais).

Erytrovirus – representado pelo parvovírus humano B19. Essa classificação está fundamentada em características especiais desse vírus, relativos ao seu tropismo pelas células precursoras dos eritrócitos e a seus aspectos moleculares, biológicos e estruturais.

MORFOLOGIA E ESTRUTURA

O parvovírus B19 apresenta partículas esféricas, destituídas de envelope, com diâmetro que varia de 18 a 26nm, sem envoltório lipídico; é um capsídeo de simetria icosaédrica constituída de 32 capsômeros de 3 a 4nm de diâmetro cada.

O peso molecular da partícula completa é de 5,5 a 6,2 x 10^6 dáltons, aproximadamente 80% da massa viral é de proteína, o restante é DNA. Partículas vazias são consideradas não-infecciosas. A partícula viral é bastante resistente à inativação em temperatura de 56°C por 60 minutos, quando submetidas a radiações gama, tratamento com oxidantes, formalina, propionolactona, sendo estável no pH entre 3,0 e 9,0. O genoma do parvovírus é de DNA de fita simples, linear, com peso molecular 1,5 a 2,0 x 10^6 dáltons, com aproximadamente 5.040 pares de bases, e o filamento de DNA tem seqüência das extremidades 3' a 5' palindrômicas idênticas. Esses segmentos de DNA podem dobrar-se sobre si, para formar estrutura semelhante a um grampo "hair pin", estabilizada por pontes de hidrogênio entre as seqüências complementares. O capsídeo do parvovírus B19 possui duas proteínas estruturais VP1 (83kD) e VP2 (58kD). A VP2 constitui cerca de 95% do capsídeo viral, são derivadas de "over reading frames", dobras, e reparte um aminoácido idêntico maior, sendo que a única região da VP1 está no capsídeo externo, no qual se encontra a banda para o anticorpo.

REPLICAÇÃO

No estudo da replicação do parvovírus B19, a presença da eritropoetina em linhagens de células de megacariócitos (UT.7) favoreceu o cultivo do B19. A replicação in vitro depende do conteúdo de células eritróides no momento da inoculação viral e da presença da eritropoetina. Por meio desses cultivos, foi possível observar que a transcrição do ácido nucléico ocorre no núcleo da célula.

O vírus é adsorvido pela célula através da proteína do capsídeo VP2 e pelo globosídeo conhecido como antígeno P (globo-tetraosilceramida) que está presente na superfície da célula receptora, de eritrócitos maduros e seus progenitores, megacariócitos, células endoteliais, placenta, células miocárdicas fetais e hepáticas. A presença do receptor facilita o tropismo do vírus, células nas quais falta geneticamente o antígeno P (fenótipo P) e não são suscetíveis a infecções.

A replicação do DNA ocorre no núcleo da célula infectada, parecendo ser mais dependente das funções geradas durante a fase tardia S ou inicial G do ciclo celular.

A síntese das proteínas estruturais ocorre no citoplasma da célula, e a montagem de novas partículas virais acontece no núcleo, sendo liberadas pela lise celular, fato observado através da microscopia eletrônica, bem como as alterações associadas à toxicidade do vírus, vacuolização do citoplasma, marginação da cromatina nuclear e presença de corpúsculos de inclusão, que são efeitos causados pela infecção por B19.

ASPECTOS IMUNOLÓGICOS

A resposta imune humoral da infecção pelo B19 tem sido bem caracterizada em população voluntária. Nos sete dias seguintes à inoculação intranasal, o vírus pode ser detectado no sangue. A viremia ocorre aproximadamente em quatro dias, durante a qual o título do vírus alcança 10 cópias do genoma por milímetro cúbico de soro. Coincidindo com o fim da viremia, aparecem anticorpos IgM poucos dias depois, com aumento gradual de IgG. Ocorre queda rápida de níveis de IgM durante o segundo mês depois da doença, mas pode persistir em algumas pessoas por três a quatro meses. Os anticorpos IgG persistem por toda a vida. Por meio de estudos ainda não tem sido identificada a infecção da resposta imune celular.

EPIDEMIOLOGIA

A distribuição do parvovírus B19 é comum em todo o mundo, sendo o eritema infeccioso a manifestação mais comum em crianças. A infecção é transmitida principalmente por via respiratória; há casos de transmissão transplacentária e por via sangüínea. A transmissão por meio de um indivíduo infectado pode levar à disseminação para seus familiares, escolares, profissionais da saúde e para a população em casos de surtos e epidemias. O período de incubação é de 7 a 10 dias, a fase virêmica é de uma a duas semanas, seguida do aparecimento do exantema. A probabilidade de transmissão do vírus é maior quando é detectado na secreção respiratória, uma semana depois da exposição, e persistindo no máximo por até cinco dias. A eliminação do vírus ocorre concomitantemente ao aparecimento de sintomas, como aplasia das células vermelhas, mas geralmente precede o exantema e a artralgia. Foi observada infecção durante todo o ano, com aumento no final do inverno e primavera, apresentando variações a cada ano. Em países mais frios, a prevalência de anticorpos é em torno de 50%, e em países tropicais, de 90%. A prevalência de anticorpos em adultos em amostragem em Belém foi de 42%, e no Rio de Janeiro, de 90%. A incidência anual da infecção pelo parvovírus B19 em mulheres em idade fertil está entre 1 e 2%, com alta taxa de infecção em mulheres que trabalham em atividades com alto risco ocupacional, como escolas e creches. Entretanto, o mecanismo exato da transmissão do B19 para o feto não é claro; o vírus atravessa a placenta infectando o cordão eritróide do sangue das células do progenitor. Essas células, então, servem para disseminar o vírus para outros tecidos fetais suscetíveis.

Foi encontrada incidência de 0,03% de doadores assintomáticos, infectados pelo parvovírus B19, após estudo realizado em banco de sangue na Escócia. Em trabalho realizado no Japão por Yoto e cols., em 1995, foi verificada incidência de 0,6% em doadores de sangue infectados pelo B19, sendo que esse alto índice se deve a um surto de eritema infeccioso ocorrido naquela região.

Langnas e cols. observaram, em 1995, que mais de um terço das crianças internadas em um serviço de pediatria submetidas a transplante de fígado e que não apresentavam hepatite não A-não B, com falência hepática fulminante (FHF), também apresentava anemia aplástica, antes ou depois do transplante, sendo o parvovírus um candidato a esse agente. Esses mesmos autores, estudando 34 crianças, demonstraram a evidência do B19 no tecido do fígado de cinco crianças.

Epidemiologia no Brasil

Nos últimos anos, estudos realizados nas cidades de Belém, Rio de Janeiro e São Paulo vêm documentando diferentes doenças causadas pelo B19, como exantema infeccioso e hidropisia fetal. No Brasil, a infecção foi inicialmente diagnosticada em duas crianças com sintomas clínicos de eritema infeccioso, na região de Belém e Rio de Janeiro, por Cruz e cols. em 1988.

Lisboa, em 1997, estudou uma população de 46.587 indivíduos doadores de sangue e observou ocorrência de 1 para 4.235 doadores assintomáticos que, no momento da doação, estavam infectados pelo B19, tendo sido encontrado em maior número de doadores desse vírus durante a primavera.

Em estudo realizado de 1994 a 1995, por Oliveira e cols., foram registrados 24 casos de infecção causada pelo parvovírus B19 em um hospital do Rio de Janeiro. Esses casos tiveram diagnóstico clínico difícil, por não apresentarem a evolução clássica da doença. Cubel e cols. estudaram 86 casos de hidropisia fetal, no Rio de Janeiro, de 1974 a 1989, verificando a incidência de 1 a 2 casos por ano diagnosticados como parvovírus B19.

Estudos de soroprevalência realizados no Rio de Janeiro e em Belém têm demonstrado que cerca de 40 a 70% da população adul-

EPIDEMIOLOGIA

Os vírus do grupo Norwalk são os principais agentes etiológicos identificados em surtos de diarréia aguda não-bacteriana, particularmente em escolas, acampamentos, instituições e creches. Os surtos apresentam em geral uma única fonte, como por exemplo água contaminada ou frutos do mar. Têm altas taxas de ataque secundário e atingem tanto adultos quanto crianças. Além dos surtos em alguns países, têm sido detectados em aproximadamente 5% dos casos esporádicos de diarréia aguda em crianças internadas. A prevalência de anticorpos séricos para o vírus Norwalk é diferente em países desenvolvidos e subdesenvolvidos. Nos Estados Unidos, os anticorpos são adquiridos de forma gradual e lenta, enquanto nos países subdesenvolvidos são adquiridos precocemente.

Os calicivírus humanos têm sido detectados em aproximadamente 5% dos casos esporádicos de diarréia em crianças internadas. Também já foram descritos surtos de infecção pelos calicivírus em creches, com maior taxa de infecção em crianças com idade inferior a 1 ano. Os anticorpos séricos são desenvolvidos precocemente e 80% das crianças têm anticorpos aos 5 anos de idade.

PATOGÊNESE

As informações sobre a patogênese são baseadas em estudos com voluntários adultos. As alterações histopatológicas ocorrem no jejuno. Há encurtamento das vilosidades intestinais com infiltrado polimorfonuclear na lâmina própria. A microscopia eletrônica mostra lesão das microvilosidades.

A absorção de D-xilose e gordura fica prejudicada, mas o mecanismo exato pelo qual o vírus induz à diarréia ainda é desconhecido.

QUADRO CLÍNICO

O período de incubação é curto: 24 a 48 horas. De início, surge dor abdominal, náuseas e vômitos. A diarréia é aquosa, sem sangue ou muco, e não costuma ser muito intensa. Concomitantemente, pode surgir febre baixa, mialgia e cefaléia. A doença em geral é leve e resolve-se espontaneamente em dois a três dias.

DIAGNÓSTICO LABORATORIAL

Nos surtos, um diagnóstico presuntivo de vírus Norwalk pode ser conseguido se os seguintes critérios estiverem presentes: ausência de agentes bacterianos e parasitários, período de incubação de 24 a 48 horas, vômitos ocorrendo em pelo menos 50% dos casos e duração média da doença de 12 a 60 horas. O diagnóstico específico, entretanto, requer confirmação laboratorial, que geralmente é realizada apenas nos laboratórios de pesquisa. A microscopia eletrônica tem valor limitado porque as partículas virais estão presentes em baixas concentrações nas fezes. Assim, esses vírus devem ser identificados por imunomicroscopia eletrônica (IME), que aumenta de 10 a 100 vezes a sensibilidade do exame, mas os reagentes para IME são disponíveis apenas em alguns laboratórios de pesquisa. Outro método para o diagnóstico é a sorologia. Para o vírus Norwalk, a população em geral tem anticorpos prévios. Dessa forma, uma única amostra não é suficiente para diagnosticar infecção recente. A soroconversão deve sempre ser determinada, utilizando-se uma amostra de soro na fase aguda e outra três a quatro semanas após.

TRATAMENTO E PREVENÇÃO

A doença geralmente é leve e autolimitada. O princípio fundamental do tratamento é a hidratação. Na grande maioria dos casos, a hidratação oral é suficiente. Excepcionalmente, é necessária a hidratação por via intravenosa. Não há vacinas disponíveis no momento.

ASTROVÍRUS

DESCRIÇÃO DO VÍRUS

Os astrovírus são vírus de 20 a 30nm de diâmetro com estrutura de superfície semelhante à estrela de cinco ou seis pontas à microscopia eletrônica. Possuem um genoma de RNA de fita simples, que codifica quatro polipeptídeos estruturais. Foram descritos sete sorotipos de astrovírus (HAst-1 a HAst-7).

EPIDEMIOLOGIA

Foram encontrados em vários países, inclusive no Brasil. Nos países de clima temperado, têm pico de incidência no inverno e primavera. A doença afeta basicamente crianças, idosos e adultos imunodeprimidos e também já foi associada com alguns surtos em creches, enfermarias de pediatria e asilos. Dos adultos, 80% tem anticorpos. Alguns estudos mostraram taxas de 2 a 8% de positividade para astrovírus em crianças internadas com diarréia aguda.

QUADRO CLÍNICO

O período de incubação é de três a quatro dias. A doença é leve e caracteriza-se por febre, mal-estar e diarréia aquosa. Vômitos são raros. A duração do quadro é de dois a três dias em média.

PATOGÊNESE

Como os quadros são leves, não há informações consistentes sobre a patogênese da diarréia aguda por astrovírus.

DIAGNÓSTICO LABORATORIAL

Da mesma forma como foi observado para os outros vírus causadores de diarréia, não é possível o diagnóstico etiológico apenas com os achados clínicos. A confirmação laboratorial pode ser feita por microscopia eletrônica ou imunomicroscopia eletrônica. Outro recurso é a sorologia, utilizando-se amostra na fase aguda e na convalescença três a quatro semanas após. Tanto a microscopia eletrônica quanto a sorologia são realizadas apenas em poucos laboratórios de pesquisa.

TRATAMENTO E PREVENÇÃO

O objetivo básico do tratamento é a hidratação. Na maioria dos casos, a hidratação oral é eficaz. Não há vacinas disponíveis no momento.

Nas creches e nas enfermarias, a principal medida de prevenção é a lavagem de mãos.

BIBLIOGRAFIA

1. American Academy of Pediatrics. Committee on Infectious Diseases. Prevention of rotavirus disease: guidelines for use of rotavirus vaccine. *Pediatrics* **102**:1483, 1998. 2. BAUM, S. – Adenovirus. In Mandell, G.L.; Bennett, J.E. & Dolin, R. *Principles and Practice of Infectious Diseases.* 4th ed., 1995, p. 1382. 3. BERNSTEIN, D.I. & WARD, R.L. – Rotaviruses. In Feigin, R.D. & Chrerry, J.D. (eds.). *Textbook of Pediatric Infectious Diseases.* 4th ed., Philadelphia, Saunders, 1998, p. 1901. 4. CHERRY, J.D. – Adenoviruses. In Feigin, R.D. & Chrerry, J.D. (eds.). *Textbook of Pediatric Infectious Diseases.* 4th ed., Philadelphia, Saunders, 1998, p. 1666. 5. MATSON, D.O. – Calicivirus, including hepatites E virus. In Feigin, R.D. & Chrerry, J.D. (eds.). *Textobook of Pediatric Infectious Diseases.* 4th ed., Philadelphia, Saunders, 1998, p. 1882. 6. OFFIT, P.A. & CLARK, H.F. – Rotavirus. In Mandell, G.L.; Bennett, J.E. & Dolin, R. *Principles and Practice of Infectious Diseases.* 4th ed., 1995, p. 1448. 7. TREANOR, J. & DOLIN, R. – Norwalk virus and other caliciviruses. In Mandell, G.L.; Bennett, J.E. & Dolin, R. *Principles and Practice of Infectious Diseases.* 4th ed., 1995, p. 1666.

FERNANDO KOK
ELISEU ALVES WALDMAN

A palavra "poliomielite" significa processo inflamatório de neurônios da medula espinhal. Como é uma afecção que afeta sobretudo crianças, é também conhecida como paralisia infantil.

A poliomielite é uma síndrome clínica e patológica causada por enterovírus. Do ponto de vista clínico, caracteriza-se por ser uma afecção aguda febril, acompanhada ou seguida por deficiência motora de intensidade variável e em geral assimétrica, flácida e eventualmente com distúrbios circulatórios e respiratórios. Do ponto de vista anatomopatológico, a lesão mais intensa é observada em neurônios da medula espinhal e do bulbo.

ETIOLOGIA

Síndromes poliomielíticas podem surgir em decorrência de infecção por enterovírus, especialmente do grupo poliovírus e mais raramente por vírus do grupo Coxsackie e echo e pelos enterovírus 70 e 71. Somente a poliomielite causada pelos poliovírus pode ser evitada por meio de imunização ativa. Os três sorotipos conhecidos dos poliovírus (1, 2 e 3) estão relacionados à poliomielite, mas o sorotipo 1 é o mais implicado com epidemias de grandes proporções.

EPIDEMIOLOGIA

A poliomielite é conhecida desde a era da civilização egípcia, tendo sido endêmica até recentemente na maior parte do globo. Seu comportamento apresentou como característica, na maioria dos países, três fases diferentes: a primeira caracterizou-se pela ampla disseminação do poliovírus com a ocorrência precoce da infecção, atingindo predominantemente crianças com idade inferior a 4 anos; a segunda iniciou-se em alguns países desenvolvidos no final do século XIX, mas atingiu seu pico nas décadas de 1940 e 1950, caracterizando-se por extensas epidemias. Nesses países, as epidemias foram acompanhadas pelo deslocamento da faixa etária de menores de 4 anos como grupo mais atingido para o grupo de escolares e adultos jovens, enquanto em regiões menos desenvolvidas não foi verificado esse desvio para faixas mais elevadas, mantendo-se o mesmo padrão de distribuição etária da fase endêmica; a última fase é a pós-vacinal, período em que a doença passa a ser controlada pela ampla utilização da imunização. A figura 1.35 mostra as três fases de ocorrência da poliomielite no município de São Paulo.

As infecções causadas pelos poliovírus apresentam na comunidade uma variação sazonal bem marcada nos países de clima frio, onde a incidência aumenta no final do verão e início do outono, enquanto nas regiões tropicais essa variação não é tão evidente.

Sua forma de transmissão é a direta, de pessoa a pessoa, por via oral-fecal, podendo ocorrer também por via respiratória. Em determinadas ocasiões, ainda que pouco freqüentes, temos a transmissão indireta, por água ou alimentos. Infecções detectadas nos primeiros dias de vida geralmente são adquiridas durante o nascimento, na passagem pelo canal de parto ou por transmissão transplacentária.

As crianças constituem a coorte mais vulnerável aos poliovírus, uma vez que são imunologicamente mais suscetíveis e seus hábitos higiênicos facilitam a disseminação desses agentes por meio da transmissão direta, especialmente em grupos familiares. De modo geral, aceita-se que uma fonte de infecção no domicílio pode transmitir os poliovírus para 92% dos suscetíveis e 50% dos imunes.

Os seres humanos são os únicos reservatórios naturais dos poliovírus. No entanto, existem relatos de isolamento desses vírus em primatas, gado bovino, suínos, cães e gatos, entre outros mamíferos.

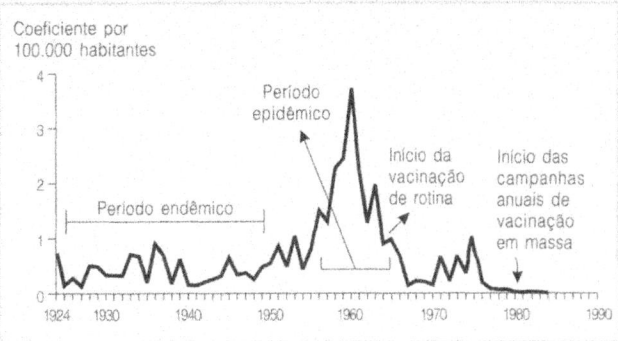

Figura 1.35 – Mortalidade por poliomielite. Município de São Paulo, 1924-1995. Fonte: Fund. SEADE.

É provável que a infecção desses animais ocorra a partir do contato com fezes humanas, pois não se comprovou a circulação desses vírus, exclusivamente, nessas populações animais, sem a participação do homem.

Esses agentes podem ser recuperados no ambiente, em esgotos, em água do mar e em frutos do mar. A contaminação ambiental pelos poliovírus em áreas de circulação endêmicas desses vírus é um fenômeno comum; condições favoráveis, como pH neutro, baixas temperaturas e, especialmente, presença de material orgânico, permitem a sobrevivência dos poliovírus durante meses no meio ambiente. O isolamento de poliovírus em esgotos é freqüentemente utilizado como indicador da circulação desses agentes na comunidade.

As infecções causadas pelos enterovírus são preponderantemente assintomáticas, fato que permite que sua circulação na comunidade se faça, muitas vezes, de forma pouco perceptível. Indivíduos suscetíveis, quando infectados, eliminam os poliovírus pelas vias aéreas superiores, por períodos que variam de 10 a 15 dias, e pelas fezes, por várias semanas.

FISIOPATOLOGIA

Após serem ingeridos, os enterovírus proliferam no tecido linfático da orofaringe e mucosa intestinal e são excretados em grande quantidade nas fezes. Podem atingir a corrente sangüínea e, a seguir, alcançar o sistema nervoso central, onde têm especial predileção por determinado tipo de neurônio situado na medula espinhal, chamado motoneurônio (Tabela 1.14). O motoneurônio é o responsável final pela contração muscular e, quando um grande número deles é afetado, surgem deficiências motoras. O neurotro-

Tabela 1.14 – Patogenia da infecção por poliovírus.

Local da replicação viral	Tempo (em dias)	Manifestações clínicas
Faringe e intestinos	0-1	Assintomática
Linfonodos regionais	1-3	Assintomático
Sangue (viremia menor), músculos, gorduras, fígado, baço e medula óssea	3-7	Manifestações menores
Sangue (viremia maior), sistema nervoso central	7-21	Manifestações maiores

pismo dos enterovírus, determinando afecções paralíticas, é especialmente marcado em infecções por poliovírus "selvagens", menos freqüente nas infecções causadas pelos outros enterovírus e absolutamente excepcional em infecções causadas por poliovírus atenuados, empregados em vacinas.

As alterações anatomopatológicas da poliomielite variam de extensão, mas, mesmo nos casos com sintomas circunscritos, as anormalidades patalógicas com freqüência se estendem além da região onde é clinicamente manifestada. Na fase aguda, observam-se infiltrado inflamatório e sinais de comprometimento neuronal, interessando especialmente motoneurônios da medula espinhal e também alguns núcleos de nervos cranianos. Com menor intensidade, são encontradas alterações no tálamo e no córtex motor. Pode-se dizer que, do ponto de vista anatomopatológico, a poliomielite constitui-se em uma encefalite com maior impacto sobre neurônios da medula espinhal.

IMUNIDADE

A infecção pelos poliovírus induzem à produção de anticorpos neutralizantes uma semana após seu início protegendo o indivíduo contra a viremia e, portanto, contra as formas paralíticas.

A imunidade contra os poliovírus é duradoura e do tipo específica, não existindo imunidade cruzada entre os três poliovírus. A imunidade local (IgA) surge de uma a três semanas após a infecção e limita a replicação viral na mucosa. A remoção das amígdalas e das adenóides diminui a resistência aos poliovírus pela redução da imunidade local.

A imunidade prévia não impede a reinfecção; no entanto, ela diminui o período e a quantidade de vírus eliminados, protegendo contra a viremia. Portadores de imunodeficiência constituem grupo de risco para a poliomielite, seja a causada pelo poliovírus selvagem ou vacinal.

MANIFESTAÇÕES CLÍNICAS

Mesmo nos períodos de grandes epidemias, a apresentação paralítica das infecções pelo poliovírus constituía-se exceção, estimando-se que no máximo 1 em cada 200 infecções evoluía com deficiência motora. Em cerca de 90% dos casos, a infecção é totalmente inaparente e, em quase todos os demais, caracterizada por sintomas vagos, como febre, fadiga, cefaléia, dor de garganta, dor abdominal e vômitos (forma *minor*) ou quadro de meningite asséptica (forma *major*).

A fase aguda da forma paralítica ocorre cerca de 10 dias após o contágio e pode ser precedida pela forma *minor* e geralmente o é pela forma *major*. Caracteriza-se pela instalação súbita de deficiência motora, geralmente assimétrica, acompanhada por hipotonia e arreflexia. Nessa fase, com freqüência, ocorrem sinais de irritação meníngea e febre. Pode continuar a ocorrer piora da deficiência motora até no máximo três dias após o início da paralisia.

A forma paralítica pode cursar com evidências clínicas de comprometimento isolado da medula espinhal, do bulbo ou de ambos. A primeira forma é a mais freqüente e corresponde a aproximadamente 80% dos casos paralíticos de poliomielite. Os membros inferiores costumavam ser mais afetados do que os superiores e, nas formas mais graves, paralisia do diafragma e da musculatura intercostal podem levar à falência respiratória. A forma bulbar pura é bastante rara, sendo mais freqüente a associação de comprometimento espinhal e bulbar (forma bulboespinhal); caracteriza-se por comprometimento da musculatura inervada por nervos cranianos, levando à disfonia e à disfagia, acompanhado de sinais de comprometimento de centros respiratórios.

A evolução e o prognóstico dependem da extensão da agressão viral, sendo a mortalidade elevada nas formas em que há comprometimento bulbar. A instalação de atrofias manifesta-se no primeiro mês de doença e, quando a poliomielite ocorre em crianças pequenas, deformidades esqueléticas (escoliose e encurtamento dos membros) podem progressivamente se instalar. Em formas nas quais o comprometimento clínico inicial é leve, é possível completa recuperação clínica.

EXAMES SUBSIDIÁRIOS

O exame do líquido cefalorraquidiano (LCR), realizado na fase aguda da doença, mostra pleocitose à custa de linfomononucleares, proteinorraquia normal ou ligeiramente elevada e glicorraquia normal; esse padrão é semelhante ao encontrado nas meningites assépticas.

O diagnóstico etiológico da poliomielite é confirmado por meio de estudo sorológico, empregando técnicas de neutralização, realizados com intervalo de 21 dias, com a primeira amostra colhida na fase aguda da doença. A conversão sorológica, ou seja, elevação dos títulos de anticorpos igual ou superior a quatro vezes, indica infecção recente.

Como os enterovírus permanecem sendo excretados nas fezes até dois meses após o contágio, é possível seu isolamento em amostras fecais. A tipagem e, no caso de poliovírus, a caracterização intratípica (selvagem *versus* vacinal) contribuem para o estabelecimento do diagnóstico etiológico. O isolamento do vírus no LCR é excepcional.

O exame eletroneuromiográfico, realizado na fase de seqüela, permite afirmar se a deficiência motora é compatível do ponto de vista neurofisiológico com poliomielite.

DIAGNÓSTICO DIFERENCIAL

O principal diagnóstico diferencial da poliomielite é a polirradiculoneurite ou síndrome de Guillain-Barré. Nessa situação, o déficit motor costuma ser simétrico, de caráter ascendente, e não vem acompanhado de febre. Costuma ocorrer progressão da doença até três semanas após seu início, e o prognóstico de recuperação é favorável. O exame do LCR mostra hiperproteinorraquia com número de leucócitos normal.

PROFILAXIA

A poliomielite causada pelo poliovírus selvagem pode ser eficazmente prevenida pela imunização, seja com o emprego de vacinas que utilizem vírus inativados (Salk), seja por meio de vacinas com vírus vivos atenuados (Sabin). A vacina Sabin oferece vantagens quanto a custo, forma de administração e pela possibilidade, por meio da disseminação da cepa vacinal na população, de acabar protegendo pessoas que não a receberam diretamente. A desvantagem da Sabin deve-se ao risco, estimado em um caso em cada milhão de doses aplicadas, de determinar poliomielite associada à vacinação. Ela não deve ser empregada em pessoas imunodeprimidas ou agamaglobulinêmicas.

No Brasil, o Programa Nacional de Imunizações prevê a administração oral de uma dose de Sabin aos 2, 4 e 6 meses de idade, com reforço aos 18 meses. Além disso, a partir de 1980 têm sido realizados, a cada semestre, Dias Nacionais de Vacinação, quando se pretende imunizar todas as crianças com idade igual ou inferior a 5 anos, independentemente de seu estado vacinal prévio. Com isso, pretende-se dificultar a circulação do poliovírus selvagem e dar uma cobertura vacinal ótima à população de maior risco.

A poliomielite é doença de notificação obrigatória e, para que se consiga realmente eliminar a poliomielite causada pelo poliovírus selvagem, é necessário que se notifique e investigue todo paciente que apresentar paralisia súbita e flácida, sem etiologia definida, com o intuito de confirmar ou descartar sua associação com a infecção pelo poliovírus selvagem.

SITUAÇÃO ATUAL DA POLIOMIELITE NO MUNDO

Desde 1988 houve uma substancial mudança dos níveis endêmicos da poliomielite em boa parte do mundo em conseqüência do Plano de Erradicação da Poliomielite Causada pelo Poliovírus Selvagem. Entre os resultados positivos desse plano, de 1988 a 1997 houve um decréscimo de mais de 90% na incidência da poliomielite no mundo, a cobertura vacinal média em menores de 1 ano durante 1996 e 1997 foi de 81%, bem como desde 1991 não temos tido casos de poliomielite causado por poliovírus selvagem nas Américas.

Porém, a eliminação do poliovírus "selvagem" não afasta a possibilidade de ocorrência, ainda que rara, de casos paralíticos, semelhantes à poliomielite, associados à vacina de vírus vivos atenuados, ou a infecções causadas por outros enterovírus. Paralisias associadas a infecções causadas por outros enterovírus, que não o poliovírus, podem apresentar-se na comunidade tanto na forma de casos esporádicos como de epidemias. Um exemplo são as epidemias de síndrome poliomielítica que ocorreram no Leste europeu, no final dos anos 1970, causadas pelo enterovírus-71 (EV-71).

Nesse ponto, é interessante entendermos o significado dos termos erradicação, eliminação e controle. De modo sucinto, pode-se dizer que a erradicação de doença transmissível implica a extinção por métodos artificiais como a vacinação, do agente etiológico de determinado agravo, sendo por conseqüência impossível sua reintrodução e totalmente desnecessária a manutenção de quaisquer medidas preventivas. Uma alternativa próxima à erradicação, porém mais viável, é a eliminação (ou erradicação regional) de uma doença, que se obtém pela cessação da sua transmissão em extensa área geográfica, persistindo, no entanto, o risco de sua reintrodução, por falha nas atividades de vigilância e controle. Por sua vez, no controle, aceita-se a convivência com determinadas doenças, porém em níveis muito baixos de circulação do agente.

A partir de 1980, com o início das Campanhas Nacionais de Imunização em massa, a queda na incidência da poliomielite no Brasil foi rápida e significativa. Desde 1990 não são detectados no País casos clínicos de poliomielite determinados por poliovírus selvagem ou mesmo a presença desse vírus em portadores assintomáticos (Fig. 1.36).

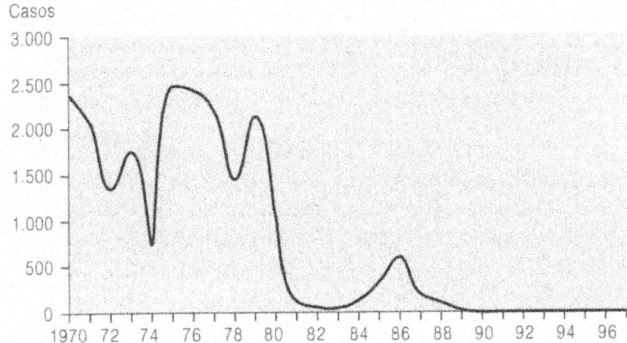

Figura 1.36 – Poliomielite no Brasil, 1970-1996. Fonte: CENEPI/Ministério da Saúde.

BIBLIOGRAFIA

1. CHERRY, J.D. – Enteroviruses. In Remington, J.S. & Klein, J. (eds.). *Infectious Diseases of the Fetus and Newborn Infant*. 4th ed., Philadelphia, Saunders, 1995, p. 404. 2. CHRISTIE, A.B. – Enterovirus infection. In Christie, A.B. (ed.). *Infectious Diseases: Epidemiology and Clinical Practice*. 4th ed., Edinburgh, Churchill Livingstone, 1987, p. 529. 3. DRUYTS-VOETS, E.; VAN-RENTERGHEM, L. & GERNIERS, S. – Coxsakie B virus epidemiolgy and neonatal infection in Belgium. *J. Infect.* 27:311, 1993. 4. MACINTOSH, K. – Diagnostic virology. In Fields, B.N. & Knipe, D.M. (eds.). *Virology*. New York, Raven Press, 1990, p. 411. 5. MELNICK, J.L. & AGREN, K. – Poliomyelitis and coxsackie viruses isolated from normal infants in Egypt. *Proc. Soc. Exp. Biol. Med.* 81:621, 1952. 6. MELNICK, J.L. – Portraits of viruses: the picornaviruses. *Intervirology* 20:61, 1983. 7. MELNICK, J.L. – Enteroviruses. In Evans, A. (ed.). *Viral Infections of Humans, Epidemiology and Control*. 3rd ed., New York, Plenum, 1989, p. 191. 8. MELNICK, J.L. – Enteroviruses: polioviruses, coxsackieviruses, echoviruses, and newer enteroviruses. In Fields, B.N. et al. (eds.). *Virology*. 2nd ed., New York, Raven Press, 1990, p. 549. 9. MELNICK, J.L. – Enteroviruses: polioviruses, coxsackieviruses, echoviruses, and newer enteroviruses. In Fields. B.N. et al. (eds.). *Virology*. 2nd ed., New York, Raven Press, 1996, p. 655. 10. MORENS, D.M.; PALLANSCH, M.A. & MOORE, M. – Polioviruses and other enteroviruses. In Belshe, R.B. *Textbook of Human Virology*. 2nd ed., St. Louis, Mosby, 1991, p. 427. 11. RAMOS-ALVAREZ, M. & SABIN, A.B. – Caracteristics of poliomyelitis and other enteric viruses recovered in tissue culture from health American children. *Proc. Soc. Exp. Biol. Med.* 87:655, 1954. 12. SABIN, A.B. et al. – Live orally given poliovirus vaccine. Effects of rapid mass immunization on population under conditions of massive enteric infection with other viruses. *JAMA* 173:1521, 1960.

14	Vírus Respiratórios

MARCELO G. VALLADA
CRISTIANA MORETTI FIORONI SIMÕES
BERNARDO EJZENBERG

As infecções de trato respiratório são as responsáveis por grande parte dos atendimentos realizados pelo pediatra, quer na clínica privada ou em ambulatório, quer nos serviços de emergência. As infecções que têm como etiologia um vírus são as mais prevalentes na faixa etária pediátrica. Diversos vírus podem acometer o trato respiratório, causando um quadro clínico muitas vezes indistinguível dos demais, porém o termo vírus respiratório em geral refere-se a vírus influenza, parainfluenza, adenovírus, vírus sincicial respiratório e rinovírus.

RINOVÍRUS

AGENTE ETIOLÓGICO

Os rinovírus são picornavírus que possuem uma fita única de RNA em seu genoma, a qual é envolvida por uma cápside protéica em arranjo icosaédrico, formada por quatro proteínas estruturais (VP1 a VP4). O vírus tem um diâmetro de cerca de 30nm e mantêm-se infectante por horas a 37°C e indefinidamente a menos 70°C. O vírus pode ser inativado pela luz ultravioleta, mas não por solventes orgânicos, como o clorofórmio.

159

O vírus penetra na célula após ligar-se a um receptor específico da membrana plasmática. A multiplicação do vírus ocorre inteiramente no citoplasma. O vírus infecta basicamente o homem e alguns outros primatas, sendo descritos mais de 100 sorotipos diferentes.

EPIDEMIOLOGIA

Os rinovírus são de distribuição ubíqua. A incidência de infecções é maior em crianças, e a maioria é acompanhada de sintomatologia clínica. O índice de infecções com sintomas em relação às assintomáticas é de 3:1. Um risco aumentado de infecção em adultos está associado ao contato íntimo com crianças.

Em regiões de clima temperado, os dois picos de incidência de infecção pelo rinovírus ocorrem no início do outono e no fim da primavera. Geralmente os surtos de rinovírus são caracterizados por uma sucessão de epidemias causadas por diferentes sorotipos, que podem estar circulando ao mesmo tempo.

A inoculação do rinovírus na mucosa conjuntival ou nasal é altamente efetiva para iniciar-se a infecção. O vírus suspenso no ar ou transmitido por espirros é pouco eficaz na contaminação, devido ao baixo título de vírus nessas situações. Habitualmente, durante um resfriado, secreções nasais contendo o agente contaminam a pele e o meio ambiente da pessoa doente. Pessoas sãs, que entram em contato com essas secreções, podem auto-inocular o vírus (via conjuntiva ou mucosa nasal), sendo aparentemente esse o mecanismo mais importante de transmissão.

FISIOPATOLOGIA

Inicialmente, há o depósito do vírus no nariz (via canal lacrimal quando a inoculação se dá pela conjuntiva). A partícula viral é transportada para a região posterior na nasofaringe pelos movimentos mucociliares. Ocorre então a adesão aos receptores ICAM-1 (molécula de adesão intercelular) na nasofaringe e passagens nasais. Há início da infecção em células individuais ou pequenos grupos de células, que levam à ativação dos mediadores inflamatórios (histamina, prostaglandinas, interleucinas 1, 6 e 8) e dos reflexos neurológicos. Alterações fisiopatológicas induzidas por esses mediadores levam ao aparecimento da sintomatologia cerca de 12 horas após a inoculação. O fator mais marcante na patogênese da infecção pelos rinovírus é a ausência de suscetibilidade desses vírus aos mecanismos nasais de defesa.

MANIFESTAÇÕES CLÍNICAS

A manifestação mais usual é o resfriado comum. Habitualmente, não há pródromos, e os sintomas mais proeminentes, em suas diversas combinações, são espirros, coriza hialina, obstrução nasal, dor de garganta, tosse, cefaléia, mal-estar, calafrios e febre. Os sintomas são mais acentuados no segundo e terceiro dias de doença e, em média, podem persistir por 7 a 11 dias.

O vírus pode alterar a drenagem das secreções dos seios da face e favorecer o aparecimento de sinusite bacteriana aguda. O diagnóstico diferencial entre a sinusite viral primária e a sinusite bacteriana secundária não é fácil. Otite média aguda bacteriana é uma complicação presente em cerca de 2% dos resfriados. Os rinovírus podem precipitar episódios de asma em pacientes com a doença.

TRATAMENTO

O tratamento consiste basicamente na utilização de medicações sintomáticas na tentativa de melhorar o desconforto induzido pela infecção. Recentemente, alguns compostos antivirais têm sido relatados como benéficos na redução dos sintomas, mas seu uso ainda não faz parte da rotina do atendimento pediátrico. As complicações bacterianas secundárias exigem tratamento específico com antibióticos.

PREVENÇÃO

Crianças hospitalizadas e que desenvolverem sintomas compatíveis com infecção pelo rinovírus devem ser colocadas em isolamento de contato enquanto durar a doença. A lavagem freqüente das mãos e outras medidas de higiene em escolas, no domicílio e em outras situações nas quais a transmissão do vírus é comum podem ajudar a controlar a doença.

ADENOVÍRUS

AGENTE ETIOLÓGICO

Os adenovírus estão largamente distribuídos na natureza, sendo isolados em ampla variedade de espécies, desde sapos até homens.

O adenovírus humano é constituído por 49 sorotipos diferentes, agrupados em seis subgrupos, de acordo com as características físicas e imunológicas. A partícula viral tem simetria icosaédrica, e o vírus não possui envelope, sendo seu diâmetro entre 65 e 80nm. O genoma viral é constituído por uma fita dupla de DNA. O ciclo de replicação do vírus leva cerca de 30 horas e resulta em aproximadamente 100.000 partículas por cada célula infectada.

EPIDEMIOLOGIA

As infecções por adenovírus podem acontecer como epidemias, endemias ou infecções esporádicas. Os vírus isolados com maior freqüência em material clínico são os adenovírus subgrupos C1, 2 e 5 e os adenovírus subgrupos B3 e 7.

Em cerca da metade das vezes, a infecção é assintomática. A infecção pode ocorrer em qualquer idade, mas é mais freqüente entre os 6 meses e os 5 anos. Indivíduos com alterações de imunidade estão mais propensos a apresentar sintomatologia mais grave. A infecção induz ao aparecimento de anticorpos neutralizantes tipo-específicos, que são duradouros. Os surtos são mais freqüentes no inverno e na primavera.

O vírus pode ser transmitido pelo contato direto, por gotículas, por via fecal-oral e, eventualmente, pela água. A auto-inoculação pelas mãos contaminadas com secreções parece ser a via mais importante nas infecções respiratórias. O contato íntimo em instituições superlotadas e as baixas condições socioeconômicas favorecem a infecção. Foram descritos surtos em creches, escolas, hospitais, quartéis e embarcações. A infecção hospitalar pode levar ao óbito de pacientes imunologicamente comprometidos, por exemplo, prematuros.

Os adenovírus respiratórios são excretados na secreção de nasofaringe por 5 a 10 dias e podem permanecer viáveis por várias semanas no meio ambiente, sob condições favoráveis. É descrita a excreção intermitente do vírus.

FISIOPATOLOGIA

O período de incubação do vírus é de 2 a 15 dias, em média 10. O vírus geralmente se replica em células do trato respiratório, mas pode ocorrer infecção persistente ou latente nos linfócitos.

Os achados histopatológicos em pulmão na infecção pelos adenovírus respiratórios são caracterizados por pneumonite intersticial difusa, necrose da célula epitelial brônquica, necrose focal e formação de membrana hialina. A lesão e a morte celular são induzidas pela inibição da síntese de macromoléculas pela célula.

A resposta imune do hospedeiro contra vírus tem papel importante na patogênese da infecção. A indução de TNF, IL-6 e IL-8 parece estar implicada na gravidade da infecção. Por outro lado, a resposta imune humoral também tem importante função na contenção da doença.

MANIFESTAÇÕES CLÍNICAS

O adenovírus manifesta-se como infecção respiratória alta febril, na maioria das vezes autolimitada, cujas manifestações clínicas são indistinguíveis daquelas causadas por outros vírus respiratórios.

A amigdalite é uma manifestação freqüente. O exsudato habitualmente é fino e folicular. Há febre e dor, e acomete com maior freqüência crianças com idade inferior a 3 anos. Esta é uma causa importante de amigdalite que não responde a antibióticos.

A pneumonia também é comum, sendo 10 a 20% das pneumonias na infância associadas ao adenovírus. Os achados radiológicos variam de infiltrados intersticiais difusos a localizados, tendo sido descritos atelectasias, condensações e derrame pleural. A pneumonia pelo adenovírus está associada a risco aumentado de doença disseminada ou lesão pulmonar.

A febre faringoconjuntival também está relacionada ao adenovírus. Ela é caracterizada por conjuntivite unilateral ou assimétrica, que pode durar duas semanas. Gânglios retroauriculares podem estar presentes.

Os adenovírus são ainda associados com febre de origem indeterminada, convulsão febril, gastroenterocolite e cistite hemorrágica. Recém-nascidos são suscetíveis à forma disseminada da infecção pelo vírus, na maioria das vezes levando ao óbito. A infecção pelo adenovírus em pacientes imunodeficientes é mais grave e tem duração mais prolongada. Pacientes assintomáticos podem excretar o *vírus por longos* períodos. Cerca de 50% das crianças com adenovirose apresentam leucocitose ao hemograma e elevação de proteína C reativa (> 40mg/l).

TRATAMENTO
Não existe tratamento efetivo para o vírus. Apesar de ser capaz de controlar a infecção *in vitro*, as vantagens do uso clínico da ribavirina ainda não são definidas. O uso de sintomáticos pode aliviar o quadro clínico.

PREVENÇÃO E CONTROLE
Crianças internadas com sintomas respiratórios causados pelo adenovírus devem ser colocadas sob precauções com gotículas e contato. Crianças em creches estão sob especial risco de infecção, e a lavagem frequente das mãos deve ser estimulada.

Profissionais de saúde que estejam com infecção pelo adenovírus devem ser afastados do contato direto com as crianças. Se não for possível, lavagem rigorosa das mãos e utilização de máscara devem ser exigidas.

VÍRUS SINCICIAL RESPIRATÓRIO

AGENTE ETIOLÓGICO
O vírus sincicial respiratório (VSR) faz parte da família Paramyxoviridae, gênero Pneumovírus. Ele recebeu essa denominação por sua característica de induzir a fusão de células em culturas, levando à formação de sincício. Existem dois subtipos de VSR, denominados A e B, cuja maior diferença reside nas características antigênicas da proteína G de superfície.

O vírus é pleomórfico, e seu diâmetro varia de 150 a 300nm. O vírus tem um envelope formado por uma camada lipídica derivado da célula hospedeira e espículas de glicoproteínas em sua superfície. Seu genoma é constituído por uma fita única de RNA. O vírus pode infectar o homem e outros primatas.

EPIDEMIOLOGIA
O VSR é um vírus de distribuição universal, sendo importante agente etiológico de infecção respiratória. A infecção é mais frequente em crianças com pouca idade, sendo que 70% dos lactentes são infectados no primeiro ano de vida e quase 100% já se infectaram no fim do segundo ano.

A imunidade induzida pela infecção primária não protege das reinfecções, porém o quadro clínico tende a ser mais leve a partir da terceira reinfecção. Cerca de 30% das crianças com infecção pelo VSR no primeiro ano de vida têm o diagnóstico de bronquiolite ou pneumonia.

O VSR apresenta-se em epidemias anuais, caracterizadas pela bronquiolite em lactentes. Aparentemente, os vírus do subgrupo A causam doença mais grave que os do subgrupo B. Essas epidemias frequentemente ocorrem no fim do inverno e início da primavera em países do hemisfério norte. Em algumas regiões do Brasil, a circulação do vírus é mais comum no fim do outono e início do inverno.

A principal forma de transmissão é por contato direto com secreções, por meio de gotículas ou superfícies contaminadas. Mucosa nasal e conjuntiva são as principais vias de contaminação. O período de incubação varia de 2 a 8 dias.

FISIOPATOLOGIA
A inoculação ocorre via trato respiratório; e a disseminação, via célula a célula. Há infiltração peribronquiolar por células monocitárias, necrose do epitélio de vias de pequeno calibre, obstrução dessas vias, com hiperinsuflação e atelectasia. Na pneumonia pelo VSR, o achado característico é a infiltração intersticial de células mononucleares.

Acredita-se que mecanismos imunes tenham um papel fundamental na gravidade da doença pelo vírus. Corroboram com essa hipótese as descrições de quadros mais graves no período em que os lactentes ainda possuem anticorpos maternos circulantes, e também a observação de que crianças vacinadas com o vírus atenuado, quando expostas ao vírus selvagem, apresentavam clínica mais exuberante que os controles não-vacinados. Várias teorias foram propostas para explicar essas observações, como a formação de imunocomplexos no pulmão, uma reação celular imunomediada, uma reação mediada por IgE ou fatores inerentes ao próprio vírus, mas ainda não se tem resposta definitiva.

MANIFESTAÇÕES CLÍNICAS
Os sintomas podem variar desde infecções assintomáticas até quadro de bronquiolite grave ou pneumonia. A pneumonia é a manifestação mais frequente. Os sintomas mais encontrados na criança com infecção pelo VSR são febre, tosse, coriza, faringite com queixa de dor de garganta, dispnéia, sibilos e sinais de insuficiência respiratória. Geralmente, os sintomas de infecção de trato respiratório alto precedem de vários dias àqueles relacionados ao comprometimento baixo. A duração da doença varia de 7 a 12 dias. A avaliação clínica da gravidade em crianças de pouca idade é bastante difícil. Letargia, irritabilidade e má aceitação da dieta, às vezes acompanhadas de episódios de apnéia, sem outras manifestações respiratórias, podem ser os principais achados em recém-nascidos e lactentes jovens.

Crianças com cardiopatia congênita, hipertensão pulmonar ou outras alterações, incluindo broncodisplasia, prematuros e aquelas recebendo drogas imunossupressoras ou com imunodeficiências congênitas estão sob risco elevado de desenvolver um quadro clínico mais grave. Alguns estudos sugerem que alguns pacientes podem desenvolver alterações pulmonares permanentes, passando a evoluir como chiadores.

TRATAMENTO
A ribavirina tem ação contra o VSR, tendo sido extensivamente utilizada em crianças com quadro clínico grave, em especial recémnascidos. A droga deve ser administrada por via inalatória, com a utilização de um inalador específico, por 12 a 20 horas por dia, ao longo de cinco a sete dias.

O uso da droga é controverso. Apesar de indicações de diminuição do tempo de ventilação mecânica, melhora de parâmetros ventilatórios e hipoxemia, e alta hospitalar mais precoce, estudos randomizados e controlados mais recentes não conseguiram comprovar essas vantagens. Aliada à dificuldade de administração, alto custo e riscos à equipe de saúde exposta ao aerossol, a indicação da droga está bem mais restrita. Cada caso deve ser avaliado de maneira particular, porém são situações que merecem ser avaliadas quanto ao benefício do uso da droga: (a) lactentes com cardiopatias graves, com hipertensão pulmonar, broncodisplasia, fibrose cística e outras doenças pulmonares crônicas; (b) crianças em uso de drogas imunossupressoras ou com doenças que levam a

MARCELO G. VALLADA
PEDRO TAKANORI SAKANE

O vírus Epstein-Barr (EBV) é um dos oito herpesvírus humano patogênicos ao homem, com as características próprias desse grupo de vírus, ou seja, apresenta latência, recorrência e/ou cronicidade. Quando infecta adultos e adolescentes, costuma apresentar um quadro clínico bastante característico, conhecido como mononucleose infecciosa. Em crianças pequenas, a doença nem sempre é característica, podendo evoluir subclinicamente. Em pessoas com imunodepressão, a evolução pode ser tormentosa, e alguns tipos de tumores são relacionados a esse vírus.

Esse agente infeccioso começou sua história já no final do século XIX, quando Pfeiffer descreveu um quadro clínico que apresentava febre e adenomegalia, o qual ficou conhecido como febre glandular de Pfeiffer. No início do século XX, mais precisamente em 1921, Sprunt e Evans descreveram com maior minúcia os principais marcadores clínicos da doença, como febre, mal-estar, adinamia, exantema, adenomegalia, espleno ou hepatomegalia, mais tarde corroborados com os estudos de Mckinlay. Já nessas descrições, chamava-se a atenção para a presença de linfocitose com a presença de formas atípicas.

O estudo da doença deu um grande impulso após a descoberta, por Paul e Bunnell, da presença de anticorpos heterófilos no soro dos pacientes com essa moléstia. São anticorpos que têm a capacidade de aglutinar hemácias de carneiro. Mais tarde, Davidsohn aprimorou a técnica, absorvendo esse soro com células de rim de cobaio e hemácias de boi, demonstrando a avidez dos anticorpos estimulados pelo EBV. A etiologia, entretanto, permanecia desconhecida.

O diagnóstico etiológico aconteceu de forma acidental, quando Epstein, Barr e cols. encontraram, em 1964, partículas semelhantes a um herpesvírus em células de tecido de um tipo de linfoma de criança endêmico na África, descrito nos anos 1950 por Burkitt. Essas partículas foram depois identificadas como um herpesvírus humano e que hoje é conhecido como vírus Epstein-Barr. Henle, estudando em 1968 um assistente de seu laboratório que apresentou um quadro de mononucleose infecciosa, correlacionou o EBV com a doença, e estudo esse confirmado por outros investigadores.

Após o diagnóstico etiológico, houve grande evolução no conhecimento do verdadeiro papel patogênico desse vírus no repertório das doenças humanas. Na verdade, esse agente tem uma enorme abrangência em seu espectro clínico, o qual varia desde infecção totalmente assintomática até casos fatais, além de poder ser oncogênico e ter capacidade de evoluir cronicamente.

O VÍRUS E SUA BIOLOGIA

O EBV pertence à família dos herpesvírus da qual ainda fazem parte os vírus herpes simples 1 e 2, citomegalovírus, vírus da varicela zoster, herpesvírus 6, 7 e 8 (relacionado ao sarcoma de Kaposi). Trata-se de um vírus com uma nucleocápside de simetria icosaédrica, composto de 162 capsômeros, tendo em seu interior o genoma constituído por uma dupla fita de DNA. Possui um envelope lipídico e mede de 150 a 220nm de diâmetro. Estudos de biologia molecular mostram que pelo menos dois tipos de EBV podem infectar o homem, denominados tipos 1 e 2, os quais apresentam pequenas diferenças em sua patogenia.

Qualquer que seja o tipo de vírus, a infecção inicial ocorre nas células epiteliais da orofaringe e, subseqüentemente, os microrganismos atingem os lifócitos B que circulam pela região. Esses linfó-

citos apresentam receptores para os vírus em sua superfície. Uma vez dentro da célula, o genoma viral sofre uma transcrição para um RNA e uma parte vai se localizar no DNA do hospedeiro, enquanto uma outra toma a forma circular e fica no citoplasma, constituindo um episoma. A partir da integração, o vírus induzirá a produção de antígenos nucleares (EBNA), dos quais atualmente são conhecidos seis. O EBNA-1 é o responsável pela manutenção da forma episomal do vírus, quando este fica em estado latente. O EBNA-2 é o responsável pela imortalização das células, pois, seguindo-se a expressão dos EBNA, as células infectadas tornam-se linfoblásticas e proliferam continuamente. Essas células tornam-se altamente imunogênicas e expressam vários elementos, como proteína de membrana latente (LMP-1, 2A e 2B), antígeno de ativação das células B, moléculas de adesão intercelular (ICAM-1) e outros antígenos linfocitários. A replicação do EBV dentro de algumas células resulta em expressões dos antígenos precoces (EA), antígenos da cápside (VCA) e antígenos de membrana.

O aparecimento de linfócitos T citotóxicos específicos para o EBV parece ser o mais importante mecanismo de defesa do hospedeiro contra a infecção. Todos os EBNA e LMP, com exceção do EBNA-1, são alvos para esse linfócito. Outros fatores importantes para a defesa são os anticorpos neutralizantes, citocinas, linfócitos "natural killer" e citotoxicidade mediada por célula dependente de anticorpos. O fato de o EBNA-1 não ser alvo dos linfócitos específicos faz supor que células infectadas que expressem somente esse antígeno não sejam destruídas facilmente. De fato, Rowe encontrou em pacientes com linfoma de Burkitt células infectadas pelo EBV que expressavam somente EBNA-1.

A infecção das células B pelo vírus produz alterações imunológicas bastante proteoformes, e esse fato é o responsável pelas diversas manifestações clínicas encontradas nessa doença.

Após um período de incubação de duas a sete semanas pós-exposição, cerca de 1% dos linfócitos B de adolescentes e de adultos jovens que desenvolvem mononucleose estão infectados pelo EBV, mas essa cifra pode chegar a 20%. Nos casos leves, essas células infectadas são rapidamente depuradas do sangue nas primeiras duas semanas da doença. Existe uma ativação dos linfócitos "natural killer", das células T supressoras e da citotoxicidade celular dependente de anticorpos. O aumento dos CD8 pode diminuir e até inverter a relação CD4/CD8. A expansão dos CD8 é menos proeminente nas crianças que nos adultos. Os linfócitos atípicos observados no esfregaço de sangue periférico de pacientes com mononucleose infecciosa são linfócitos T, respondendo à infecção das células B, as quais serão eliminadas pelas células imunologicamente ativadas, citadas anteriormente. Na evolução, ocorrerá, portanto, diminuição dos linfócitos B da circulação.

Nos pacientes com alteração imunológica, seja congênita, seja adquirida, a resposta à infecção primária ou crônica por EBV poderá ser inadequada, trazendo como conseqüência a proliferação desordenada das células B infectadas, levando a doenças linfoproliferativas ou a linfomas.

EPIDEMIOLOGIA

Estudos epidemiológicos indicam que cerca de 80 a 90% da população adulta foi infectada pelo EBV; no entanto, a idade de aquisição varia principalmente de acordo com as condições socioeconômicas nas diferentes regiões do mundo. Em áreas subdesenvolvidas, com precárias condições de saneamento, cerca de 80 a 100% das crianças entre 3 e 6 anos de idade já apresentam sorologia positiva para o EBV. Nas regiões mais privilegiadas, a infecção ocorre predominantemente na adolescência e no início da idade adulta.

O principal mecanismo de transmissão do EBV é pela saliva de pessoas com mononucleose infecciosa ou que alberguem o vírus de maneira assintomática. Habitualmente, é necessário que haja contato pessoal próximo para a transmissão do vírus (o que justifica o nome popular da moléstia – "doença do beijo"). A excreção do vírus pode ocorrer por até meses após a infecção. Não se descreve nenhum padrão sazonal no aparecimento da doença. Uma via de tansmissão muito menos freqüente é pela transfusão de derivados sangüíneos contaminados. Recomenda-se que pessoas com história recente de mononucleose infecciosa não doem sangue. Não existe nenhuma recomendação de isolamento hospitalar para os pacientes com mononucleose.

MANIFESTAÇÕES CLÍNICAS

As manifestações clínicas associadas à infecção pelo EBV podem ser relacionadas à infecção primária aguda ou à infecção crônica reativada (Quadro 1.54).

Quadro 1.54 – Doenças associadas à infecção pelo EBV (modificado de Okano).

Doenças relacionadas com infecção pelo EBV
Mononucleose infecciosa
Linfoma de Burkitt
Carcinoma de nasofaringe
Doença de Hodgkin EBV positiva
Doença linfoproliferativa em pacientes imunocomprometidos
Infecção crônica ativa
Síndrome hemofagocítica associada a vírus
Linfoma de células T associado a EBV
Carcinoma gástrico associado a EBV
Síndrome pós-transfusional
Tumores mais raros
Carcinoma de tonsilas
Carcinoma de laringe (supraglótico)
Carcinoma de timo
Carcinoma de glândulas salivares
Leucemia de linfócitos granulares gigantes
Lesões associadas à EBV na síndrome de imunodeficiência adquirida
Leucoplaquia pilosa da boca
Linfadenopatia
Linfoma maligno de células B
Pneumonite linfóide intersticial
Hiperplasia linfóide colônica

É interessante notar que as infecções primárias, em especial aquelas em crianças de pouca idade, podem ser assintomáticas ou apresentar manifestações inespecíficas, como febre, sinais de infecção das vias aéreas superiores ou apenas dor de garganta. Podem ocorrer infecções congênitas.

Em algumas dessas doenças, a participação da infecção viral como um fator desencadeante tem fundamentos bastante sólidos; em outras, essa associação ainda não é tão clara.

Mononucleose infecciosa

É a manifestação clínica mais conhecida da infecção pelo EBV. Após um período de incubação muito variável, de duas a sete semanas, o paciente pode apresentar um período prodrômico, constituído basicamente por mal-estar geral e astenia, que dura em torno de dois a cinco dias, seguindo-se o quadro clínico característico da doença.

A febre é um sintoma muito comum, durando cerca de 7 a 14 dias, podendo prolongar-se por até quatro semanas. A dor de garganta é um dos sintomas mais freqüentes e precoces. Ao exame físico,

nota-se faringite difusa, as amígdalas apresentam-se hipertrofiadas e hiperemiadas e, em metade dos casos, nota-se exsudato cinza-claro que permanece por 7 a 10 dias. Petéquias no palato ocorrem em cerca de 30% dos pacientes.

A adenomegalia é o achado mais característico da doença, ocorrendo em mais de 90% dos casos, acometendo principalmente as cadeias cervicais, mas podendo ser generalizada. O aumento é rápido, atingindo de 1 a 4cm de diâmetro, e é mais pronunciado entre a segunda e a terceira semana de doença. Não é habitual o paciente se queixar de dor local.

Entre 50 e 80% dos pacientes apresentam esplenomegalia, em especial crianças com idade inferior a 4 anos, atingindo o máximo entre a segunda e a terceira semana de evolução. A hepatomegalia é menos freqüente, sendo encontrada em cerca de um terço dos pacientes. No entanto, as alterações de transaminases são muito comuns, com 80% dos doentes apresentando algum aumento do nível sérico das enzimas, o qual pode demorar semanas até a normalização. A icterícia é rara, sendo notada em menos de 5% dos doentes. Cerca de 20% dos acometidos pelo EBV se queixam de dor abdominal.

Apenas 10% dos pacientes apresentam logo no início da doença erupção maculopapular predominante no tronco e nas raízes de membros. O exantema é muito variável, podendo ser muito tênue ou até escarlatiniforme. Crianças pequenas apresentam exantema com maior freqüência. Quando se usa ampicilina, a ocorrência de erupção de pele é muito mais freqüente, chegando a ocorrer em mais de 80% dos casos, e muito mais intensamente.

Edema bipalpebral, conhecido como sinal de Hoagland, é um sinal muito característico de mononucleose infecciosa, e deve ser sempre argüida, pois nem sempre as mães notam essa alteração.

Outras manifestações que podem acompanhar a doença podem ser vistas no quadro 1.55.

Quadro 1.55 – Principais complicações da mononucleose infecciosa (segundo Okano).

Hepatite	Artrite
Anemia aplástica	Retinite
Anemia hemolítica	Uveíte
Eritroblastopenia	Miocardite
Neutropenia	Nefrite
Trombocitopenia	Pneumonite
Agamaglobulinemia ou hipogamaglobulinemia	Parotidite
	Linfadenite necrosante
Meningoencefalite	Rotura esplênica

Devido à apresentação polimórfica da doença, a mononucleose infecciosa comporta uma série de diagnósticos diferenciais. Em particular, algumas moléstias têm um quadro clínico e laboratorial bastante semelhantes a ela e são agrupadas como "síndrome da mononucleose". Fazem parte dessas doenças a própria infecção pelo EBV, os casos de infecção pelo citomegalovírus (citomegalomononucleose), pela toxoplasma, pelo vírus da hepatite, da rubéola, adenovírus, HIV e reação a drogas. Essas entidades apresentam, além da febre, adenomegalia, eventual hepatoesplemegalia, linfocitose e atipia ao hemograma. Outras situações que devem ser cogitadas pela apresentação clínica, mas sem as alterações sugestivas ao hemograma, são angina estreptocócica, doença de Kawasaki, doença de Hodgkin, leucemia aguda, lues secundária.

Apresentações atípicas da infecção pelo EBV

As manifestações da infecção pelo EBV podem ser graves em alguns pacientes, afetando órgãos ou sistemas de maneira generalizada, ou muito incaracterísticas, simulando uma infecção de vias aéreas superiores, principalmente em crianças pequenas. Entretanto, existem apresentações atípicas, mostradas em seguida, quando apenas um grande grau de suspeição clínica pode orientar a pesquisa laboratorial, única maneira de confirmar o diagnóstico.

Doença linfoproliferativa – recentemente têm sido publicados vários casos de pacientes que apresentam doença linfoproliferativa com a presença do genoma do EBV em suas células, principalmente naqueles que apresentam alguma alteração imunológica, como ataxia-telangiectasia ou síndrome de Wiskott-Aldrich, receptores de transplante de órgãos, síndrome de Chediak-Higashi, imunodeficiência comum variável, síndrome da imunodeficiência grave combinada e inclusive em crianças com síndrome da imunodeficiência adquirida (AIDS). São pacientes que se apresentam com febre, hepatoesplenomegalia, adenomegalia, anemia, plaquetopenia, leucopenia e que morrem por infecção ou sangramento, ou ainda evoluem para doenças neoplásicas malignas. Pacientes com a síndrome linfoproliferativa ligada ao X (XLP) são altamente vulneráveis à infecção pelo EBV, desenvolvendo mononucleose infecciosa grave ou fatal, hipogamaglobulenemia, doença linfoproliferativa, linfoma ou anemia aplástica. Nesses pacientes, haveria uma redução da capacidade de controlar a proliferação do linfócito B infectado pelo EBV.

Em particular, as crianças com AIDS, quando infectadas pelo EBV, estão sujeitas a apresentar complicações como linfomas primários do sistema nervoso central, doença de Hodgkin, leiomiomas, leiomiossarcomas, leucoplaquia pilosa da língua. Acredita-se que exista relação causal entre a infecção primária pelo EBV e o desenvolvimento de pneumonite intersticial linfocítica em crianças com infecção pelo HIV.

Linfoma de Burkitt – em 1958, Burkitt descreveu um tumor de mandíbula que acometia crianças na África equatorial em caráter endêmico e que posteriormente se percebeu que quase todos os casos tinham genoma de EBV em suas células (células B na sua origem). Distingue-se esse tipo de tumor de um outro, não-endêmico, observado em outras partes do mundo, onde a pesquisa do vírus, por enquanto, é negativa, pelo menos, como genoma intacto, porquanto em alguns casos se observaram fragmentos do DNA viral dentro das células neoplásicas. Os pacientes com linfoma de Burkitt endêmico apresentam no soro altos títulos de anticorpos anti-EBV, principalmente para o tipo 2.

Carcinoma de nasofaringe – em 1966, Old e cols. observaram títulos altos de anticorpos contra o EBV em pacientes do sudoeste asiático e do sul da China com carcinoma de nasofaringe, principalmente anticorpos da classe IgA contra VCA e EA ("early antigen"), os quais são inclusive utilizados para o diagnóstico. O mecanismo exato da patogênese ainda não está claro, mas, como em lesões pré-invasivas relacionadas com o carcinoma as células infectadas pelo EBV proliferam clonalmente, sugere-se que a infecção por esse vírus seja essencial para o desenvolvimento do tumor.

Doença de Hodgkin – muitos pacientes com a doença de Hodgkin apresentam altos títulos de anticorpos contra o EBV e, em fins de 1980, o genoma de EBV foi encontrado em cerca de 80% das células de Reed-Stermberg (células tumorais, contendo dois núcleos, cada qual com um nucléolo proeminente, características desse linfoma), principalmente de doentes com o tipo misto de celularidade.

Síndrome pós-transfusional – essa síndrome, classicamente, está mais relacionada com o citomegalovírus e é descrita em casos de transfusões de grandes quantidades de sangue, como pode acontecer nas cirurgias cardíacas. Entretanto, o EBV pode estar eventualmente envolvido nesse quadro que se inicia três a quatro semanas após a cirurgia e que apresenta febre, esplenomegalia e atipia linfocitária ao hemograma.

Síndrome hemofagocítica – é uma situação em que existe invasão da medula óssea por histiócitos que fagocitam os elementos sangüíneos e que pode ser causada por uma série grande de agentes infecciosos, incluindo o EBV. Os pacientes apresentam anemia, leucopenia e plaquetopenia.

Mononucleose infecciosa crônica – é uma doença em que os sintomas de mononucleose infecciosa são persistentes e, ao exame de laboratório, observa-se a manutenção de altos títulos de anticorpos contra o EBV. Os pacientes apresentam febre prolongada, linfadenopatia, hepatoesplenomegalia e tendência a pancitopenia e hipergamaglobulinemia. Freqüentemente, a evolução é para doença linfoproliferativa.

Linfomas de células T – pacientes com doença crônica por EBV eventualmente podem evoluir para linfomas que predominam da região do nariz, pele e trato gastrintestinal. Os tecidos desse tumor contêm DNA do EBV, mas a fisiopatogenia dessa relação ainda não é clara.

DIAGNÓSTICO

Exames inespecíficos

Hemograma – é um exame que auxilia muito no diagnóstico. Nota-se leucocitose, com aumento dos linfócitos, e presença de atipia linfocitária (mais de 10% ou, em números absolutos, mais de 1.000 linfócitos atípicos), alteração que alcança o máximo entre duas e três semanas de doença. Granulocitopenia, com desvio à esquerda, é freqüente. Anemia, quando ocorre, em geral é devido à hemólise. Trombocitopenia, às vezes grave, pode ser encontrada em até 50% dos casos.

Transaminases – apesar de a hepatomegalia não ser muito freqüente, as alterações de transaminases podem ocorrer em até 80% dos pacientes, entre a segunda e a terceira semana de doença. Icterícia clínica é de ocorrência muito rara.

Sorologia

Pesquisa de anticorpos heterófilos – são anticorpos da classe IgM, descobertos por Paul e Bunnell e que ajudaram muito no diagnóstico da doença no passado. Originalmente, os anticorpos heterófilos foram testados contra hemácias de carneiro, mas outras variantes, utilizando-se hemácias de cavalo, são disponíveis comercialmente. Como esses anticorpos aparecem em outras situações, como lúpus eritematoso, doença de soro, em pacientes normais etc., completa-se o exame com a reação de Davidsohn, absorvendo os anticorpos contra o EBV com eritrócitos de boi antes de reagir com as hemácias de carneiro. Considera-se positivo o exame quando os títulos de anticorpos contra as hemácias de carneiro são superiores a 1:56 (primeira fase ou de Paul Bunnell) e, após a absorção com as hemácias de boi, os títulos diminuírem quatro diluições ou se negativarem. Devido à possibilidade de resultados falso-positivos e de falso-negativos, estes particularmente freqüentes em crianças com idade inferior a 4 anos, quando a maioria das infectadas não produz anticorpos à detecção, esse exame está sendo paulatinamente substituído pelas sorologias específicas.

Anticorpos anti-EBV – anticorpos contra diferentes antígenos virais podem ser utilizados no diagnóstico da infecção pelo EBV. No momento do aparecimento dos primeiros sinais e sintomas, os títulos de anticorpos, tanto os da classe IgM quanto os da IgG, dirigidos ao antígeno da cápside viral (anti-VCA), são altos. Os anticorpos anti-VCA da classe IgM diminuem progressivamente de título e costumam desaparecer por volta do terceiro mês, sendo que em crianças de pouca idade desaparecem no primeiro mês de doença. Os anticorpos da classe IgG em geral permanecem detectáveis o resto da vida do paciente. Se existe uma reativação da infecção, o anti-

VCA IgG habitualmente é encontrado em títulos altos. Também são detectados anticorpos da classe IgG contra o antígeno precoce (EA), que permanecem positivos por 6 a 12 meses. No início da doença, anticorpos dirigidos contra o antígeno nuclear do EBV (anti-EBNA) não são detectáveis, ou o são em muito baixo título. Há aumento progressivo dos títulos ao longo do tempo e permanecem detectáveis ao longo de toda a vida.

Pacientes com imunossupressão podem sofrer uma reativação do EBV com eliminação viral acelerada em orofaringe e aumento da resposta sorológica. Para diferenciar os anticorpos antigos dos recentes, lança-se mão à pesquisa de avidez dos anticorpos. Os anticorpos de baixa avidez estão relacionados com aumento recente de IgG ou de IgA contra o EBV, enquanto os de alta avidez são mais com os anticorpos antigos.

Imunofluorescência

Pesquisam-se as partículas virais no interior das células em pacientes nos quais a sorologia para o EBV não é esclarecedora.

Biologia molecular

Em casos de dúvidas, ou em pacientes com imunodepressão, nos quais a pesquisa de anticorpos não é confiável, pode-se estudar o genoma do vírus tanto em tecidos quanto em fluidos corpóreos, utilizando-se a técnica de hibridização *in situ* (em tecidos) ou de PCR (reação em cadeia da polimerase).

TRATAMENTO

Não existe ainda nenhuma droga para o tratamento específico para a infecção pelo EBV, sendo apenas de suporte, acompanhado de repouso. A febre e o mal-estar podem ser amenizados com o uso de antitérmicos. Pacientes com muita dor de garganta ou com aumento exagerado das amígdalas e de adenóides, levando a desconforto respiratório alto, podem beneficiar-se do uso de corticosteróides, como prednisona, por um período curto de tempo.

Os pacientes com esplenomegalia devem ser orientados para evitar esportes de contato ou outras atividades que o coloquem em risco de rotura de baço.

Algumas drogas antivirais, como o aciclovir e o ganciclovir, apresentam discreto efeito *in vitro*, e só são utilizadas em caso de infecções agudas atípicas graves, ou infecção crônica com manifestações clínicas de disfunção de múltiplos órgãos, mas os resultados são muito pouco favoráveis na maioria dos casos.

BIBLIOGRAFIA

1. BEAULIEU, B.L. & SULLIVAN, J.L. – Epstein-Barr virus. In Richman, D.D. (ed.). *Clinical Virology*. Edinburgh, Churchill Livingstone, 1997, p. 485. 2. CARVALHO, L.H.F.R. – Mononucleose infecciosa. *Jornal de Pediatria* **75**:115, 1999. 3. CARVALHO, R.P.S. et al. – EBV infections in Brazil III. Infectious mononucleosis. *Rev. Inst. Med. Trop. S. Paulo.* **23**:167, 1981. 4. KIEFF, E. – Epstein-Barr virus and its replication. In Fields, B.N. (ed.). *Virology*. 3rd ed., Philadelphia, Lippincott Raven, 1996, p. 2343. 5. OKANO, M. – Epstein-Barr virus infection and its role in the expanding spectrum of human diseases. *Acta Paediatr.* **87**:11, 1998. 6. RICKINSON, A.B. & KIEFF, E. – Epstein-Barr virus. In Fields, B.N. (ed.). *Virology*. 3rd ed., Philadelphia, Lippincott Raven, 1996, p. 2343. 7. ROWE, M. et al. – Three pathways of Epstein-Barr virus gene activation from EBNA-1 positive latency in B lymphocytes. *Virology* **66**:122, 1992. 8. SAKANE, P.T. & MARQUES, H.H.S. – Síndromes infecciosas. In Sucupira, A.C.S.L. (ed.). *Pediatria em Consultório*. 3ª ed., São Paulo, Sarvier, 1996, p. 480. 9. SUMAYA, C.V. – Epstein-Barr virus. In Feigin, R.D. & Cherry, J.D. (eds.). *Textbook of Pediatric Infectious Diseases*. 4th ed., Philadelphia, Saunders, 1998, p. 1751.

16	Raiva

NEIDE YUMIE TAKAOKA

DEFINIÇÃO

A raiva é uma doença infecciosa aguda, causada por um vírus, que compromete o sistema nervoso central (SNC), caracterizada por um quadro de encefalite. Pode acometer todas as espécies de mamíferos, incluindo o homem, sendo seu prognóstico fatal em praticamente todos os casos. É uma zoonose por ter como hospedeiro, reservatórios e transmissores, os animais, que, dependendo da situação, transmitem a doença aos seres humanos.

HISTÓRICO

É conhecida, desde épocas remotas da Antigüidade, como uma doença que tornava cães e homens "loucos". Tanto que a palavra raiva tem origem em *rabies*, do latim, que significa "fúria" ou "delírio", e *rabhas*, do sânscrito, que é "tornar-se violento". Na Grécia, foi dado o nome de "Lyssa" ou "Lytta", que quer dizer "loucura ou demência" (*Lyssavirus* – atualmente, gênero do vírus da raiva e outros a ele relacionados). Sempre foi muito temida devido à transmissão, ao quadro clínico e à evolução. Civilizações antigas acreditavam que era causada por modificações sobrenaturais, pois os cães ficavam como possuídos por demônios. Os egípcios acreditavam que a estrela Sírius, da constelação Cão Maior, exercia influência maligna, alterando o comportamento dos cães. Pensava-se, também, que era causada por veneno da saliva dos animais. Vírus em latim significa veneno.

Em 1880, o cientista Louis Pasteur iniciou estudos em raiva, contando com vários colaboradores, entre os quais se destacaram Roux, Chamberland e Thuillier. Esses cientistas realizaram sucessivas passagens do vírus da raiva pelo SNC de coelhos e submeteram a medula espinhal desses animais ao dessecamento e à ação da potassa, conseguindo obter um vírus mais "estável", o chamado "vírus fixo", que apresenta virulência constante e pode ser reproduzido em laboratório, utilizado para a produção das vacinas contra a raiva. É o denominado vírus PV ("Pasteur Virus" – vírus-padrão).

Em 1884, utilizaram experimentalmente essa "vacina" em animais e, finalmente, em 1885, em um menino de 9 anos, Joseph Meister, gravemente mordido por cão raivoso. Como seu destino era fatalmente a morte, optaram por aplicar a vacina, salvando-o. Ainda nesse ano, também foi utilizada no jovem Jean Baptiste Berger Jupille, imortalizado lutando com um animal raivoso, pelo escultor Truffot, como "Símbolo da Defesa Contra a Raiva".

O sucesso obtido com a vacina contra a raiva foi determinante para que Pasteur alertasse sobre a necessidade de uma instituição que produzisse e aplicasse essa vacina, conseguindo recursos para a criação do "Institut Pasteur" de Paris (1888). Na época, em diversos países foram criados vários institutos com o nome desse cientista.

AGENTE INFECCIOSO

Classificação do vírus rábico

O vírus da raiva é um vírus RNA de polaridade negativa e de fita única, não apresenta segmentação e pertence à família Rhabdoviridae. Já foram descritas mais de 100 espécies dessa família, que infectam plantas, invertebrados, répteis, peixes, crustáceos e mamíferos. No entanto, dois gêneros são os mais encontrados em mamíferos: a) *Vesiculovirus* – da estomatite vesicular, sorotipos e relacionados (Piry, Chandipura, Isfaham etc.) e b) *Lyssavirus* – que tem como principal representante o vírus da raiva e os vírus aparentados ou relacionados.

Atualmente, o gênero *Lyssavirus* tem 6 genótipos ou sorotipos estabelecidos, sendo o genótipo/sorotipo 1 o vírus clássico da raiva, e os demais (2 a 6) denominados vírus "aparentados" ou "relacionados" ao da raiva, em face da semelhança entre as nucleoproteínas. Os genótipos 2 ("Lagos Bat"), 3 (Mokola) e 4 (Duvenhage) foram isolados na África, e os genótipos 5 e 6 são os denominados EBL-1 e EBL-2 (European Bat Lyssavirus). Em 1995 e anos seguintes, foi encontrado em morcegos e em ser humano da Austrália o "Australian Bat Lyssavirus", que está sendo considerado por vários pesquisadores o genótipo 7.

Portanto, esses isolamentos permitem concluir que a distribuição dos vírus aparentados provavelmente seja mais ampla do que se conhece na atualidade. Chama a atenção o fato de vários dos *Lyssavirus* terem sido isolados de morcegos, exceto o Mokola, encontrado em um animal africano, de hábitos noturnos, denominado mussaranho.

Variantes do vírus da raiva clássico (genótipo/sorotipo 1)

Também o vírus da raiva clássico (genótipo/sorotipo 1) era considerado uma unidade (teoria da unicidade), porém, a partir do final da década de 1980, tem sido possível a identificação de cepas variantes. Isso se torna cada dia mais importante, pois seu estudo fornece informações sobre sua origem (espécie animal e região ou país proveniente).

Com os avanços das técnicas laboratoriais, foi possível estabelecer perfis prevalentes para diferentes regiões do mundo. Para as Américas, foi determinado, conforme a técnica de anticorpos monoclonais (Mabs), um painel com oito anticorpos, os quais, combinados, representam 11 variantes encontradas e uma de vírus "fixo". O estabelecimento desse painel foi realizado pelo CDC/Atlanta – EUA, a partir de amostras recolhidas no continente americano, podendo-se tipificar a origem do vírus rábico se de cão, de morcego hematófago, frugívoro, insetívoro etc.

Esse painel não esgota o estudo de tipificação de variantes antigênicas, necessitando-se para melhor entendimento um maior número de amostras estudadas, de seqüenciamento genético e da interpretação adequada dos resultados. Vários centros de pesquisa no mundo estudam essa questão.

Até o momento, todas as amostras encontradas em nosso continente, mesmo aquelas que não se enquadraram no painel definido para tipificação de variantes na América, pertencem ao genótipo 1, vírus da raiva clássico.

Características morfológicas

Com o advento da microscopia eletrônica, os vírus passaram a ser visualizados e mais bem estudados quanto a formato, tamanho e outras características.

Os vírus pertencentes à família Rhabdoviridae têm a forma de um cilindro, com uma das extremidades achatada e a outra arredondada, semelhante a uma bala de revólver.

O vírus da raiva tem cerca de 180nm de comprimento e 70nm de diâmetro, sendo composto estruturalmente por duas unidade: a ribonucleoproteína (RNP) e o envelope viral.

O genoma do vírus rábico codifica cinco proteínas, identificadas como N, M_1 ou NS, M_2 ou M, G e L. A estrutura e a localização dessas proteínas se encontram na figura 1.37 e as características de cada uma das proteínas encontram-se no quadro 1.56. Entre essas proteínas, a mais importante na resposta imune é a G (glicoproteína), mas, por ser a mais externa, pode ser rompida na lavagem com água e sabão do ferimento, daí a importância desse procedimento como tratamento local na profilaxia da raiva humana.

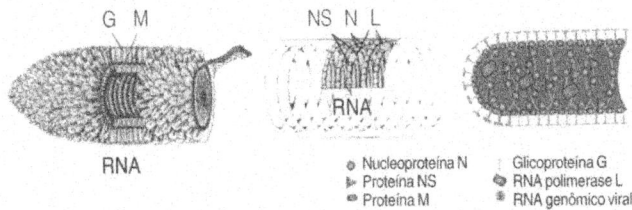

Figura 1.37 – Estrutura e localização das proteínas no genoma do vírus rábico.

Quadro 1.56 – Proteínas do vírus da raiva e suas características.

Estrutura	Proteína	Tipo	Aminoácido	Peso molecular (kD)	Número de moléculas	Características
Ribonucleoproteína (RNP)	N	Polipeptídeo	450	50.500	1.750	Anticorpos demonstráveis Ajuda conferir proteção
	M_1 ou NS	Polipeptídeo fosforilado	297	33.000	950	Replicação viral
	L (maior)	RNA polimerase	2.114	244.200	20-150	Atividades enzimáticas
Envelope viral	M_2 ou M	Matriz protéica	202	23.000	1.650	Replicação viral e mantém ligação entre envelope e complexo RNP
	G (mais importante)	Glicoproteína	524	58.500	1.800	Indução da formação de anticorpos neutralizantes (imunidade humoral) Estimulação das células T (imunidade celular) Mediação e adsorção vírus-célula

MODO DE TRANSMISSÃO E CADEIA EPIDEMIOLÓGICA

A forma de transmissão mais comum é pelo depósito de saliva, contendo vírus rábico, em pele ou mucosa. O animal raivoso pode introduzir o vírus por mordedura, arranhadura, lambedura de pele que apresente solução de continuidade ou de mucosa mesmo que íntegra.

Existem relatos pela inalação de aerossóis contendo vírus rábico em indivíduos que entraram em cavernas densamente povoadas por morcegos infectados e em profissionais de laboratório; acredita-se que o vírus tenha penetrado pela mucosa das vias respiratórias.

Na zoofilia (bestialismo), a transmissão também ocorre pela penetração do vírus, provavelmente pela pele e/ou mucosas.

Casos cientificamente comprovados de transmissão inter-humana ocorreram por transplantes de córnea, nos quais não se suspeitou de que os doadores tivessem morrido pela infecção rábica. A transmissão por contato íntimo com o paciente e principalmente com sua saliva é viável, por isso, diante de um caso, são prescritos tratamentos profiláticos nos que tiveram contato direto com o paciente, com suas secreções ou seu organismo após a morte.

A transmissão pelas vias transplacentária e transmamária, teoricamente, são possíveis, tendo sido descritas em diferentes espécies animais.

A ingestão de alimento *in natura*, proveniente de animal com raiva, poderá, em tese, ocasionar a doença, apesar de a possibilidade ser muito remota. Somente poderá haver penetração do vírus da raiva através da mucosa digestiva na porção alta, devido à pouca acidez e quando existir uma elevada carga viral. Recomenda-se que não sejam consumidos leite, carne, órgãos e vísceras de animais raivosos, sem preparo, apesar de não existir nenhum relato dessa forma de transmissão.

Considerava-se, até a década de 1980, que a raiva possuía três ciclos: urbano, rural e silvestre. Atualmente, vem sendo adotado um enfoque, incluindo o ciclo aéreo, em que a infecção rábica é mantida entre os morcegos (hematófagos e não-hematófagos), conforme pode ser verificado na figura 1.38. Apesar de se levar em conta o entrelaçamento desses ciclos, somente com as modernas técnicas de laboratório que aprofundam a análise dos vírus, como a tipificação e o seqüenciamento genético, é que se comprovou a inter-relação entre os ciclos.

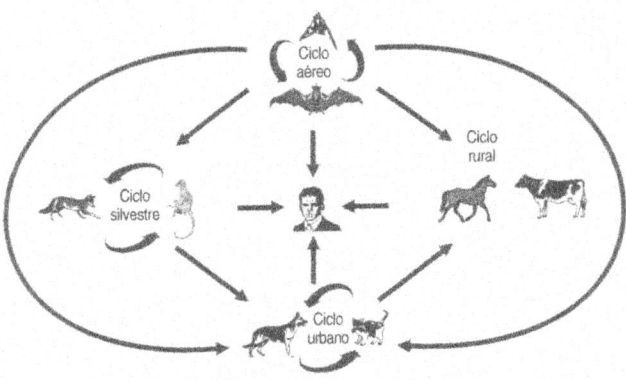

Figura 1.38 – Ciclos na infecção rábica.

Todos os morcegos são suscetíveis à raiva, podem transmitir a doença e apresentam sintomatologia, evoluindo para a morte, não se constituindo em "portadores sãos", hipótese aventada no passado, talvez pelo longo período de incubação.

O morcego hematófago é o principal transmissor da doença aos herbívoros, constituindo o ciclo rural. Já a contaminação de um herbívoro a outro não ocorre, pois não agridem uns aos outros.

No ciclo silvestre, pode ocorrer a transmissão da raiva entre diferentes espécies mamíferas comuns em cada local; em nosso meio são a raposa, o lobo, o macaco, o quati etc. Esses animais também podem ser fontes alimentares do morcego hematófago, portanto, contaminados por ele. Os silvestres carnívoros podem ser contaminados pelo vírus da raiva ao caçar morcegos de qualquer espécie que estejam com a doença.

A raiva urbana é mantida pela doença entre cães e gatos, geralmente ocasionada por cepas de vírus rábico de variante classificada como própria de cão. No entanto, já foram encontradas, em áreas geográficas em que não ocorria raiva entre cães e gatos há vários anos, cepas de vírus rábico de morcegos nesses animais domésticos de estimação. A hipótese aventada é que, pelo fato de cães e principalmente gatos serem animais predadores, ao encontrarem um morcego caído ou voando à luz do dia (sinais indicativos da doença), infectaram-se pelo ato de caçar, brincar ou comer esse animal. Não há ainda evidências científicas do comportamento de cada uma das variantes do vírus rábico, originárias de animais silvestres, e da sua disseminação na população de cães e gatos.

SITUAÇÃO EPIDEMIOLÓGICA E RESERVATÓRIOS

A distribuição da raiva é universal, existindo em quase todas as regiões do mundo. Conforme dados da Organização Mundial de Saúde (OMS), estimava-se que de 30.000 a 50.000 indivíduos ainda morrem de raiva por ano, sendo a maioria em países em desenvolvimento. A maior parcela dos casos ocorre na Ásia e na África, onde as informações muitas vezes não estão disponíveis. Algumas questões influem para que a doença ainda permaneça com índices elevados, como o acesso e a disponibilidade de serviços de saúde, o tratamento ser pago, a religião não permitir medidas de controle de animais etc.

Apenas em algumas regiões insulares, como Japão, Inglaterra e Havaí, não existe a circulação do vírus, não havendo reservatórios, mesmo entre as espécies silvestres. O único continente considerado com a raiva erradicada é a Oceania, por ser composto de ilhas, mas já foi encontrado *Lyssavirus* aparentando com o da raiva (genótipo 7).

A inexistência da raiva em algumas regiões do mundo pode ser pelo o fato de o vírus nunca ter sido introduzido ou estar livre em virtude de medidas efetivas de controle.

Nas regiões onde a raiva não está controlada entre os animais domésticos de estimação, são os cães e os gatos sem dono os principais reservatórios do vírus rábico, responsáveis pelas epizootias de raiva, assim como pela transmissão da doença ao homem.

É o que ainda ocorre em vários países da América Latina, onde a grande maioria dos óbitos de raiva humana foi causada pela transmissão por cão.

Já nos países em que a raiva está controlada nessas espécies, os animais silvestres são os reservatórios do vírus, variando conforme a fauna local, considerando-se importantes os lobos, as raposas, os chacais, os cangambás, os gambás, as jaritatacas, os quatis e principalmente os morcegos das diferentes espécies que, por serem os únicos mamíferos que voam (quiróptero – *quiro* = mão e *ptero* = asa), transpõem barreiras geográficas.

Nos Estados Unidos da América e no Canadá, os casos de raiva humana dos últimos anos foram transmitidos por animais silvestres.

Em 2000 (dados provisórios) foram notificados em toda América menos de 60 casos de raiva humana, e infelizmente o Brasil é responsável por grande parcela deles. Desde 1992, o País vem apresentando cerca de 25 casos ao ano, sendo as Regiões Nordeste, Norte e Centro-Oeste as que mais têm contribuído com os óbitos pela doença.

Pela existência de morcego hematófago, que pode ser encontrado desde México até metade da Argentina, exceto Andes, muitos países da América Latina encontram-se com a raiva no meio rural nos herbívoros aumentando. Esse quiróptero é o reservatório do vírus da raiva no Estado de São Paulo, onde praticamente não há mais ocorrência de casos de raiva em animais de estimação (cães e gatos) pela variante própria de cão.

O último caso de raiva humana no Estado de São Paulo foi em 1997; de 1983 a 2000, ocorreram 19 óbitos por raiva em humanos, sendo 15 transmitidos por cão, dois por morcego não-hematófago, um não se sabe se o transmissor foi cão ou morcego (não-hematófago) e um em que a espécie transmissora é ignorada.

Essa situação em que o cão se constitui no principal transmissor da raiva humana, sendo seguido pelo morcego e não mais pelo gato, vem ocorrendo desde o início da década de 1990 no continente americano e no País.

FISIOPATOGENIA

O trajeto do vírus rábico é sempre através dos nervos, não havendo demonstração de viremia. Na figura 1.39 encontra-se representado esquema do percurso do vírus.

O vírus inicialmente se multiplica nas células musculares das imediações do local onde foi introduzido, durante um tempo variável. Após essa replicação, atinge as terminações nervosas, propagando-se pelos nervos periféricos, em movimento centrípeto rumo ao SNC, sendo referido em várias publicações como axonal retrógrado.

Ao atingir o SNC, rapidamente se espalha, primeiramente pelo tegumento, atingindo medula espinhal, bulbo, cerebelo e córtex cerebral. Os locais preferenciais para sua replicação são os neurônios piramidais do hipocampo (corno de Amon) e giro denteado. No entanto, em cada espécie, o local de eleição parece variar, como, por exemplo, nos eqüinos, a proliferação é maior na medula, e nos bovinos, no cerebelo (células de Purkinje).

Enquanto essa replicação viral vai ocorrendo no SNC, inicia-se o segundo movimento, que é centrífugo em relação ao SNC: o vírus espalha-se para várias partes do organismo, principalmente glândulas salivares, córnea, glândulas sudoríparas etc. Dessa forma, encontra-se o vírus rábico em grande quantidade principalmente na saliva, fator importante para a transmissão da doença. Essa presença do vírus ocorre muitas vezes sem que o animal apresente sinais e sintomas da raiva, pressupondo-se que tais movimentos (centrípeto e centrífugo ao SNC), apesar de seqüenciais, sobrepõem-se, sendo, portanto, concomitantes durante um período.

Já foram detectados sinais da existência de vírus rábico em vários órgãos e vísceras, como no músculo cardíaco, com comprovação científica em seres humanos. Em animais, essa detecção é ainda maior: conforme a espécie, ocorre em gorduras localizadas e em musculatura estriada e lisa.

Sendo o vírus rábico neurotrópico, permanece protegido pela bainha dos nervos, não estimulando a resposta imune. Somente quando está em uma concentração suficiente para estimular as células de defesa, após atingir o SNC, há produção de anticorpos.

Uma vez o quadro clínico instalado, os anticorpos parecem insuficientes para a proteção, além de não haver tempo para que se detenha o curso das manifestações e complicações da doença, sendo, então, a evolução fatal.

PERÍODO DE INCUBAÇÃO E PERÍODO DE TRANSMISSIBILIDADE

No homem, o período de incubação da raiva é bastante variável. Existem relatos desde 4 dias até mais de 10 anos, mas em geral varia de 3 a 8 semanas. Esse período depende da extensão e profundidade do(s) ferimento(s), da sua localização, pois esta tem estreita relação com a inervação e a distância a ser percorrida pelo vírus rábico até o SNC, assim como da quantidade de inóculo (carga viral) que foi introduzida e da cepa viral. Também depende da permeabilidade ao vírus, como é o caso das mucosas, mesmo que intactas.

O período de transmissibilidade varia de espécie para espécie, mas em todos os animais, inclusive nos seres humanos, precede ao aparecimento da sintomatologia, perdura durante o quadro clínico até a morte. Esse período foi bastante estudado em cão e gato, sendo, em geral, de dois a quatro dias antes de apresentar sinais e sintomas até a morte, que ocorre, na maioria dos casos, no máximo, em cinco dias, daí a importância da observação desses animais por 10 dias a partir do acidente com uma pessoa.

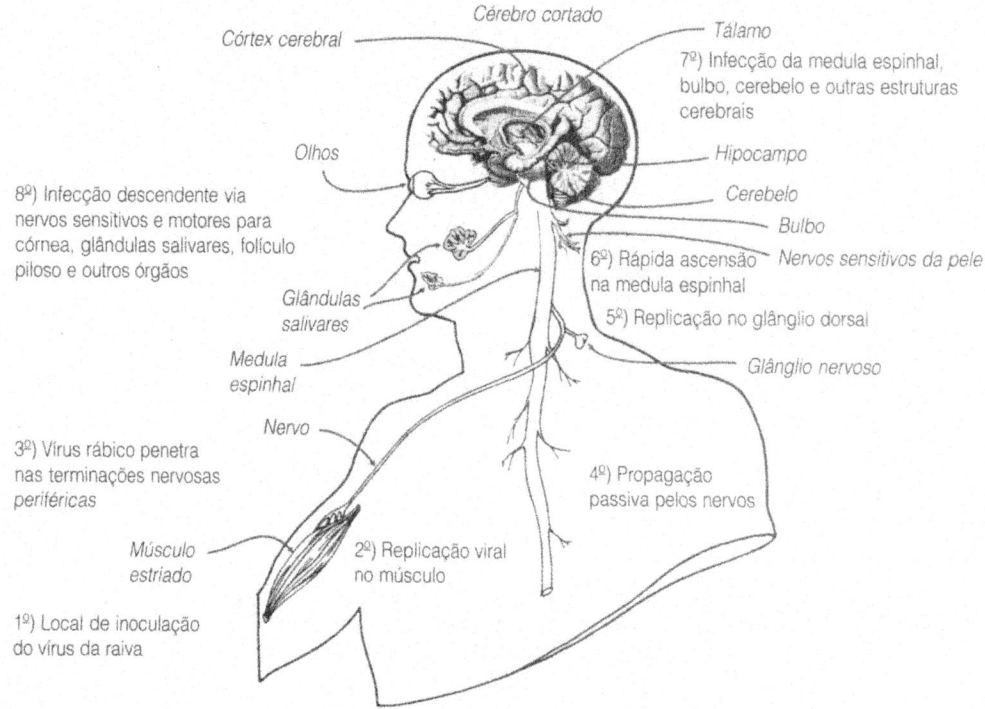

Figura 1.39 – Raiva: esquema do percurso do vírus.

QUADRO CLÍNICO

O quadro clínico ou período de estado da doença pode ser dividido em: a) pródromos; b) fase neurológica aguda; c) coma; e d) morte.

A raiva ocorre em 32 a 61% dos indivíduos expostos ao vírus que não receberam o tratamento profilático, pois depende de fatores já referidos, como a espécie agressora, a gravidade da exposição, o local da lesão, a carga viral, além de outros como a presença de roupa, espessura do tecido, lavagem com água e sabão dos ferimentos etc.

A sintomatologia prodrômica pode ocorrer com alterações de sensibilidade, prurido, dor ou sensação parestésica de formigamento no local da agressão. Além desses, podem surgir sinais e sintomas vagos como cefaléia, náuseas e tontura, sendo comum febre moderada.

Em seguida, aparecem as manifestações de comprometimento do SNC, fase neurológica aguda, com insônia e agitação, seguidas de alterações do comportamento, geralmente com exacerbação das características próprias da personalidade. Indivíduos agressivos e violentos tornam-se ainda mais irritadiços, com atitudes de agressividade e violência; e pessoas tímidas e deprimidas ficam com essas características mais acirradas.

O quadro vai agravando-se com maior sensibilidade aos cheiros (hiperosmia) e aos sons (hiperacusia), presença de hiperatividade e espasmos, que são desencadeados por estímulos. Há manifestação de "fobias", como hidrofobia (à água), aerofobia (ao vento) e fotofobia (à luz), característica dos seres humanos. Os estímulos, após provocarem "convulsões", fazem com que o paciente tenha aversão diante da simples visão (copo com água) ou ao ruído (torneira aberta). Pelos espasmos e pela dificuldade de deglutir, o indivíduo torna-se mais ansioso e com sede, iniciando-se o quadro de desidratação. No entanto, recusa-se a ingerir líquidos, não consegue engolir sua própria saliva, que fica "sobrando" na boca, "babando" bastante e, assim, desidratando-se ainda mais.

A doença evolui com período de intensa agitação psicomotora, crises convulsivas alternadas, períodos de torpor, podendo ocorrer paralisia ascendente. Esse torpor vai aumentando, o paciente entra em coma, sobrevindo a insuficiência respiratória.

É possível ocorrer, também, desde o início, quadro de raiva paralítica, em que os demais sinais e sintomas são menos evidentes. Esses casos apresentam geralmente período de incubação mais longo. Existe descrição, na literatura científica, de casos da denominada raiva muda, em que a sintomatologia é bastante tênue.

Ocorre óbito geralmente em 3 a 10 dias após a instalação do quadro clínico. A literatura cita três casos de recuperação de indivíduos afetados pela raiva, ocorridos em décadas passadas, sem comprovação científica adequada. Maior sobrevida ocorre com terapia intensiva. O paciente deve permanecer sedado, em isolamento escuro e silencioso, para que não sejam provocados estímulos. Caso necessite de remoção, deve ser em condições adequadas, em que a luz e o vento não se façam presentes.

Todo caso suspeito de raiva é de notificação compulsória imediata pela forma mais rápida, devendo posteriormente ser notificado em impresso específico.

DIAGNÓSTICO DE RAIVA

A confirmação diagnóstica da raiva deve ser, preferencialmente, laboratorial. Os exames de rotina realizados para o diagnóstico podem ser diretamente do material suspeito, pela demonstração dos "corpúsculos de Negri" ou antígeno viral, e a passagem desse material para crescimento em sistemas biológicos (prova biológica).

A detecção de anticorpos específicos em pacientes sem antecedentes de vacinação contra raiva também pode ser considerada prova confirmatória.

As técnicas recomendadas pela OMS são: como exame direto, a imunofluorescência direta e, como prova biológica, fazer o vírus rábico proliferar em uma cultura de células (neuroblastoma murino),

podendo, onde não se dispõe desse exame, ser realizada essa proliferação pela inoculação do material suspeito em cérebro de camundongos.

No entanto, outras provas podem ser utilizadas, sendo algumas de menor especificidade e/ou sensibilidade, as quais apresentam vantagens devido a facilidade, rapidez e custo, como a técnica de Sellers, que faz o diferencial com cinomose, doença de sintomatologia nervosa que acomete a espécie canina.

Além das provas de rotina para o diagnóstico da raiva, outras técnicas podem ser utilizadas como adicionais, como o PCR (reação de polimerase em cadeia), e ainda algumas para estudos mais aprofundados das características das cepas virais, como a que utiliza anticorpos monoclonais (Mabs) e, se os resultados não forem conclusivos e também complementarmente, o seqüenciamento genético.

IMUNOBIOLÓGICOS UTILIZADOS NA PROFILAXIA DA RAIVA

Para o tratamento preventivo ou profilático anti-rábico, devem ser levados em consideração aspectos relativos aos imunobiológicos, aos esquemas (pré-exposição ou pós-exposição), assim como a espécie animal agressora.

Na profilaxia da raiva, são utilizados dois tipos de imunobiológicos: 1. vacina contra a raiva-antígeno, que estimula a produção de anticorpos específicos (imunização ativa); e 2. imunoglobulina anti-rábica (homóloga ou heteróloga), anticorpos prontos (imunização passiva).

Vacinas contra a raiva

As primeiras vacinas contra a raiva eram elaboradas em tecido nervoso de animais e depois vieram as produzidas em cultura de células e outros substratos que não o SNC de animais, aplicadas de rotina nos países desenvolvidos. Atualmente estão sendo pesquisadas as obtidas pela engenharia genética.

As vacinas produzidas em tecido nervoso provocaram elevada incidência de reações adversas neurológicas, pela presença de grande quantidade de mielina. No caso da vacina tipo Semple, a incidência era de 1 caso para 1.600 tratamentos, e a eficácia era reduzida, constatando-se elevada proporção de falha vacinal (Índia – 84%). As vacinas produzidas nesse tipo de substrato foram sendo aprimoradas, e a do tipo Fuenzalida & Palácios modificada, produzida em cérebro de camundongos recém-nascidos, é ainda utilizada em vários países.

Segundo recomendações internacionais, as vacinas elaboradas em tecido de SNC de animais devem ser substituídas pelas produzidas em cultura de células, mas, se estas últimas não estiverem disponíveis, devem ser utilizadas vacinas de tecido nervoso (preferencialmente de camundongos recém-nascidos) de potência apropriada.

Vacina contra a raiva tipo Fuenzalida & Palácios modificada – é elaborada a partir do SNC de camundongos recém-nascidos, previamente infectados com vírus fixo (PV ou CVS), inativada por irradiação ultravioleta ou por β-propiolactona. Contém cerca de 2% de tecido nervoso, 1:10.000 de Timerosal e 0,1% de Fenol. Sua potência é verificada pelo teste de NIH, devendo estar igual ou superior a 1UI/ml para ser liberada para utilização em seres humanos. Possui menor concentração de mielina quando comparada com as anteriores, produzidas em tecido cerebral animal. Sua principal desvantagem é ainda a ocorrência de reações adversas neurológicas desmielinizantes (hipersensibilidade à mielina), em uma reação a cada 8.000 tratamentos realizados, segundo literatura científica. A notificação de reações adversas neurológicas no Brasil tem variado de uma reação a cada 8.000 a 300.000 tratamentos realizados, dependendo do ano e da região.

Para ser caracterizada a reação adversa neurológica à vacina, além da associação temporal com sua aplicação, o paciente deve apresentar quadro clínico neurológico (desmielinização), e os exames subsidiários (ressonância magnética, eletroneuromiografia, tomografia computadorizada etc.) serem compatíveis com o evento. É importante referir que, das vacinas cujo substrato é o tecido nervoso animal, a do tipo Fuenzalida & Palácios modificada é a de melhor qualidade.

Vacinas de cultura de células ou outro substrato (não-SNC de animais) – a OMS, em seu oitavo informe sobre a raiva de 1992, preconiza a utilização de vacinas produzidas em cultura de células, mais potentes (mais imunogênicas) e que causam menos reações adversas (menos reatogênicas) que as de tecido cerebral de animais. As vacinas contra a raiva preparadas a partir de cultivo celular são liberadas com potência superior a 2,5UI/ml. A partir da década de 1960, iniciaram-se as vacinas de vírus cultivado em cultura de células, como a de células diplóides humanas (fibroblastos), a de células VERO (rim de macaco verde africano), a de rim de hâmster (células primárias), a de embrião de galinha (fibroblastos), a de células diplóides de macaco *Rhesus* (células de feto) e outras.

Todas as vacinas de vírus cultivado em células em meio artificial apresentam eficácia semelhante à vacina considerada padrão, cultivada em células diplóides humanas (HDCV), sendo raras as reações adversas. A OMS recomenda a HDCV, que, por ser produzida em células de origem humana, é a mais cara, a PCVC (células VERO) e a PCECV (fibroblastos de embrião de galinha). Tem sido aceita com eficácia comparável às de cultivo celular a vacina preparada em ovo embrionado de pato (embrião de pato), que foi aprimorada, estando atualmente purificada e mais potente (PDEV), contendo apenas 1% de proteína de pato.

As vacinas de cultivo celular são superiores às de tecido nervoso, em segurança e em eficácia, sendo que as falhas descritas se devem à imunossupressão em esquema de pré-exposição ou ao não-emprego de imunização passiva (soro heterólogo ou homólogo).

Há relatos que indicam uma reação a cada 60.000 tratamentos, de 1/150.000, e de 5 casos de reação adversa em 1.000.000 de doses aplicadas de vacina de células diplóides. No entanto, tais eventos não ocorrem com a gravidade dos decorrentes da aplicação das vacinas produzidas em tecido de SNC de animais.

Local de aplicação e via de administração – outro ponto a ser considerado na utilização de vacinas contra a raiva (todos tipos) é o local de aplicação. Em adultos, deve ser sempre administrada na região do **deltóide**. Para crianças pequenas, a região ântero-lateral da coxa (vasto lateral) também é aceitável. Há estudos que comprovam que a região glútea (tecido adiposo) não deve ser utilizada, pois a resposta imune não é adequada, resultando em menores títulos de anticorpos neutralizantes e, portanto, não-proteção à doença de forma adequada.

Além disso, a via de administração é importante, devendo ser a **intramuscular**. Em decorrência dos altos custos das vacinas contra a raiva elaboradas em cultura de células, foi testado e é preconizado pela OMS o uso por via intradérmica (ID) em dosagem menor (0,1ml),

também na região do deltóide. Existe comprovação científica da eficácia dessa via em tratamentos pós-exposição com vários esquemas de vacinação.

Soro anti-rábico ou imunoglobulina anti-rábica

Os anticorpos anti-rábicos produzidos em outro organismo devem ser administrados sempre com vacina contra a raiva, quando o risco de o vírus rábico atingir o SNC de maneira mais rápida for grande, impedindo ou dificultando a progressão do agente etiológico, prolongando o período de incubação da doença, enquanto se inicia a produção de anticorpos próprios diante do estímulo da vacina. O soro anti-rábico pode ser heterólogo (origem animal), geralmente denominado apenas de SAR (soro anti-rábico), ou homólogo, que é a imunoglobulina anti-rábica humana – HRIG ("human rabies immuno globulin").

Soro anti-rábico heterólogo – o produto disponível de forma rotineira é o SAR, que é uma solução de imunoglobulina purificada, produzida a partir de soro de eqüideos previamente hiperimunizados pela inoculação de antígeno rábico. Deve ser conservado na temperatura de + 2° a 8°C, observando-se o prazo de validade apresentado pelo fabricante.

Por ser de origem animal, contém proteínas estranhas ao homem e pode provocar reações alérgicas, apesar de casuística e gravidade serem baixas. Portanto, a utilização deve ser em serviços de saúde com condições de atender os casos de reações anafiláticas imediatas tipo edema de glote. Antes da administração do SAR ou da realização do teste, preferencialmente assegurar um acesso venoso e certificar-se de que existem condições para um pronto atendimento: a) assistência ventilatória; e b) medicamento – epinefrina (adrenalina: 1:1.000 aquosa, por via SC ou IM): adultos 0,2 a 0,5ml e crianças até 40kg 1:10.000 – 0,1ml/kg.

No quadro 1.57 encontram-se as diversas reações ao SAR.

Devido a tais reações, deve ser realizado interrogatório rigoroso do paciente quanto aos seguintes aspectos: a) hipersensibilidade; b) utilização de imunoglobulinas de origem animal (exemplo: soros antipeçonhentos); e c) contato com animais, especialmente eqüideos. Na resposta afirmativa a algum dos quesitos, efetuar a substituição pela imunoglobulina hiperimune anti-rábica humana (HRIG), se disponível.

Apesar de o valor preditivo do teste ser baixo, o resultado oferece uma falsa segurança e até mesmo o próprio teste pode provocar reação anafilática imediata, e alguns organismos internacionais o recomendam, quando por via intradérmica.

Mesmo com todos os testes negativos, o paciente deve ser mantido em observação médica por cerca de duas horas após a administração do SAR.

Diante da positividade do teste, a opção pode ser a de se utilizar HRIG, que é o soro anti-rábico homólogo. A dessensibilização não tem sido mais preconizada, pois os procedimentos podem durar várias horas (8 horas e 30 minutos), sendo sua prática inviável.

Quadro 1.57 – Reações alérgicas ao uso do soro anti-rábico heterólogo.

Tipo de reação	Tempo para aparecimento	Manifestações clínicas	Tratamento
Anafilática (imediata)	Imediatamente ou em até 2h	Dispnéia, cianose, edema de glote, urticária etc.	Assistência ventilatória Adrenalina por via SC ou IM Anti-histamínico
Outras manifestações alérgicas	1-7 dias	Urticária generalizada em local diferente da administração do soro	Anti-histamínico Corticosteróide*
Doença do soro	Após 7 dias	Freqüente linfadenopatia Dor, edema e hiperemia articular Alterações renais com proteinúria	Antiinflamatório não-hormonal – AINH Anti-histamínico Corticosteróide*

* O uso de corticosteróide deve ser reservado para os casos de reações intensas que não respondem às medidas habituais, uma vez que o uso prolongado causa imunodepressão, comprometendo a resposta à vacina.

Quando não se dispõe de HRIG, recomenda-se:

1. Manter uma veia com soro fisiológico lento.
2. Administrar 10 a 15 minutos antes de iniciar a aplicação do soro anti-rábico: a) drogas anti-histamínicas (bloqueadores H1) por via parenteral, como o maleato de dextroclorfeniramina (por via IM ou IV na dose usual e no máximo de 5mg), prometazina (por via IM na dose usual e no máximo de 25mg); b) hidrocortisona (por via IV na dose usual e no máximo de 1.000mg); e c) cimetidina (bloqueadores H2) por via IM ou IV, na dose usual e no máximo de 250mg, quando houver risco elevado de reação.
3. Na medida do possível, deixar preparado equipamentos e medicamentos como: a) laringoscópio com lâminas e tubos traqueais adequados (peso e idade); b) frasco de solução fisiológica, coloidosmótica e/ou albumina humana; e c) frasco de adrenalina (1:1.000) e de aminofilina (10ml = 240mg).

Outros bloqueadores H1, de segunda geração, como a loratadina (dose: crianças de 2 a 6 anos, 5mg, e crianças maiores de 6 anos e adultos, 10mg), podem ser utilizados. A via de administração é oral, são mais potentes e com sua utilização há menor incidência de reações adversas, principalmente do SNC. Além das reações imediatas, como edema de glote e choque anafilático, podem ocorrer reações tardias à proteína estranha do animal, como é a doença do soro com depósito de complexos protéicos em articulações e rins (proteinúria). O paciente deve ser alertado sobre reações e orientado a procurar atendimento médico no caso de aparecimento de febre, urticárias, edemas, dores articulares, adenopatias etc.

Imunoglobulina humana anti-rábica – o soro homólogo é a HRIG, que provoca menos eventos adversos, devendo, portanto, ser indicado em situações em que o soro heterólogo provocou ou pode provocar reação alérgica de hipersensibilidade. Por ser um produto de origem humana, é caro e pouco disponível, mesmo em países desenvolvidos, devendo ser utilizado criteriosamente como alternativo nos casos de manifestações clínicas graves de hipersensibilidade ao soro de origem animal.

Quantidade e local de aplicação – a quantidade de SAR a ser administrada é de 40UI/kg de peso, e para a HRIG, de 20UI/kg. A aplicação do soro anti-rábico (homólogo ou heterólogo) deve ser feita, inicialmente, no(s) local(is) do(s) ferimento(s), infiltrando o máximo que a região anatômica permita. A aplicação de anticorpos no local em que o vírus da raiva foi inoculado retarda seu progresso pelas terminações nervosas. O restante deve ser aplicado por via IM, em local diferente da vacina, para que não haja interferência na resposta imune, podendo ser na região glútea.

Não existe limite máximo em número de UI nem de volume a ser administrado em um indivíduo, como se pressupunha. No entanto, em pacientes muito obesos, diante do volume a ser aplicado, pode ser fracionado, injetando-se em várias regiões do corpo, porém em um mesmo momento, não devendo ser deixada parcela do soro para uma aplicação posterior. Por outro lado, caso o volume seja insuficiente para infiltração nos locais de agressão, o soro anti-rábico deve ser diluído em solução salina estéril, para que o volume aumentado seja suficiente para a aplicação em todos os ferimentos.

O soro anti-rábico deve ser aplicado tão logo seja prescrito. No entanto, caso não esteja disponível, deve-se iniciar a vacinação e administrar o soro assim que for possível. Existem estudos que demonstram que a utilização do soro anti-rábico 24 a 48 horas após a vacina, tipo Fuenzalida & Palácios modificada, confere menor interferência na resposta imune.

Caso tenham decorrido mais de sete dias do início da vacinação (sétima dose da vacina tipo Fuenzalida & Palácios modificada ou terceira dose de vacina de cultivo celular ou embrião de pato purificada), o emprego do soro anti-rábico não é mais necessário, pois o organismo já estará produzindo seus próprios anticorpos.

ESQUEMAS DE IMUNIZAÇÃO

A raiva só pode ser prevenida pela imunização, não dispondo de tratamento quando o vírus atinge o SNC. Essa imunização pode ser dividida em dois tipos de situações: pré-exposição e pós-exposição. A pré-exposição é por vezes denominada como prevenção e a pós-exposição, pela sigla PET – "post-exposure treatment".

Pré-exposição

Esquemas de pré-exposição, com a aplicação de vacina contra a raiva, antes de história de agressão por animal, devem ser preconizados em indivíduos cuja atividade profissional e/ou de lazer os exponha ao risco (contato com mamíferos ou vírus). Esse grupo tem aumentado, pelo melhor desempenho das atividades voltadas ao controle de populações animais, por técnicos e profissionais. Tem-se como principais categorias os médicos veterinários, os zootecnistas, os estudantes dessas áreas, os indivíduos que trabalham no controle de zoonoses (laçadores, vacinadores etc.), os de laboratório (diagnóstico, produção de vacina etc.), os que desenvolvem atividades com animais silvestres ou selvagens (em zoológicos, estudiosos da fauna etc.), os espeleólogos (especialistas em cavernas), os ecoturistas, os tratadores de animais e os adestradores.

Os esquemas de pré-exposição recomendados classicamente são: a) vacina tipo Fuenzalida & Palácios modificada – três doses aplicadas em dias alternados (dias 0, 2 e 4) e uma dose de reforço no dia 28 (total de quatro doses); e b) vacina de cultivo celular ou de embrião de pato purificada – uma dose nos dias 0, 7 e 28 (total de três doses).

A aplicação por via intradérmica (dose menor) com as vacinas de cultura de células, na pré-exposição, é uma forma de se economizar o produto, pois: a) é possível se agendar a aplicação em vários indivíduos em um mesmo dia; b) não existe o risco de infecção pelo vírus da raiva; e c) há tempo para avaliação sorológica do título de anticorpos neutralizantes.

Independentemente da dose (frasco-ampola) para uso por via IM, a dose por via intradérmica é de 0,1ml, o que faz com que a rentabilidade tenha variação conforme a quantidade utilizada no frasco pelo laboratório produtor, pois na de células diplóides humanas (HDCV) o frasco tem 1ml, e na de células VERO 0,5ml, e na prática obtém-se pouco mais da metade de doses por via intradérmica do que seria esperado, 6-7 e 2-3 aplicações, respectivamente. Há documentos que referem que a dose a ser aplicada por via intradérmica é de 1/10 para a HDCV e 1/5 para as demais vacinas, principalmente a de embrião de pato purificada, que dispõe de menos trabalhos na literatura científica.

Pós-exposição

O tratamento profilático é a conduta a ser adotada em indivíduo que teve acidente com mamíferos, caso haja risco da infecção pelo vírus da raiva. Não se pode deixar de efetuar o tratamento profilático, sempre que se fizer necessário, pois a raiva é fatal, mas não devem ser indicados tratamentos desnecessários, que podem ocasionar reações adversas.

Os esquemas clássicos recomendados são:

a) Vacina tipo Fuenzalida & Palácios modificada – uma dose por dia, durante sete dias consecutivos (sete doses – esquema básico – dias 0, 1, 2, 3, 4, 5 e 6), e duas doses de reforço com intervalo de 10 dias (2 doses – reforços – dias 16 e 26), total de nove doses.
b) Vacina de cultura de células ou embrião de pato purificada – uma dose de vacina nos dias 0, 3, 7, 14 e 28 (total de cinco doses).

Quando é utilizado soro anti-rábico, pode haver interferência na resposta imune à vacina tipo Fuenzalida & Palácios modificada, por isso o número de doses fica aumentado de 9 (sete em dias consecutivos e dois reforços com intervalo de 10 dias) para 13 (10 em dias

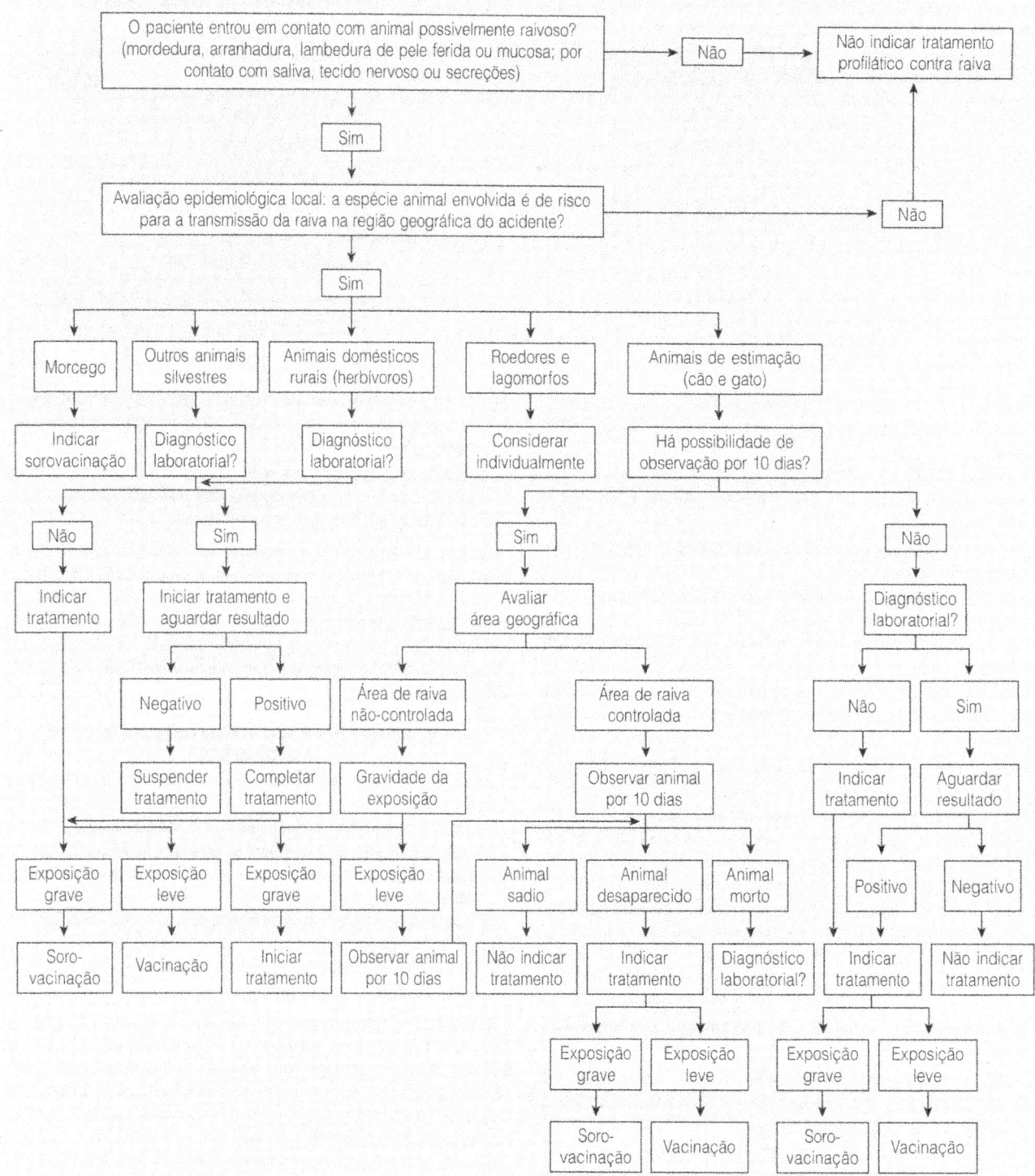

Figura 1.40 – Algoritmo para avaliação e conduta pós-exposição com mamíferos.

Os acidentes com animais silvestres devem ser devidamente avaliados, pois apesar de crime inafiançável, muitos indivíduos criam algumas espécies, como o macaco e a raposa, em cativeiro, mas em locais que podem estar em contato com morcegos.

Sobre a avaliação epidemiológica, é importante que se saiba que as áreas são classificadas como com raiva controlada ou não-controlada, conforme a situação da doença nas espécies de estimação. São consideradas com raiva não-controlada quando existe caso positivo em cão ou gato (área produtiva) ou a circulação do vírus é desconhecida (área silenciosa); e com raiva controlada

quando, de forma rotineira, em quantidade adequada, durante alguns anos, são encaminhados materiais para diagnóstico laboratorial das espécies canina e felina, não ocorrendo casos positivos clínicos ou laboratoriais da doença.

Gravidade da exposição

Além da espécie agressora, outro aspecto que deve ser destacado é a natureza da exposição, se leve ou grave, importante para fins de profilaxia da raiva. São consideradas leves as exposições em tronco e membros superiores e inferiores, excetuando-se as mãos e os pés, por mordeduras ou arranhaduras superficiais, assim como as lambeduras na pele de ferimentos superficiais. Por outro lado, são graves as lesões provocadas por:

a) mordeduras, arranhaduras ou lambeduras de ferimentos na cabeça ou no pescoço, em virtude da proximidade com o SNC;

b) mordeduras, arranhaduras, ou lambeduras de ferimentos nas mãos ou nos pés, pela maior quantidade de terminações nervosas;

c) mordeduras ou arranhaduras múltiplas e/ou extensas, assim como as puntiformes e as profundas em qualquer parte do corpo, diante da maior possibilidade de atingir terminações dos nervos;

d) lambeduras de mucosas mesmo íntegras, pela permeabilidade do tecido e por abrangerem áreas extensas.

Não existem estudos demonstrando um período de incubação menor nos casos de raiva humana em que a lesão foi no pé, no entanto experimentos em animais, com inoculação de vírus rábico no masseter e em patas (dianteiras e traseiras), demonstraram que esse período é menor nessas três situações.

Optou-se por levar em consideração a natureza da lesão (leve ou grave) em acidentes com quase todas as espécies (exceto morcegos), pois esse aspecto é determinante no risco da raiva, sendo recomendação do Ministério da Saúde e das Organizações Panamericana de Saúde e Mundial de Saúde. No entanto, a avaliação para a conduta diante de cada caso é responsabilidade do médico, podendo ser indicada a sorovacinação, na dependência da análise realizada pelo profissional.

Os profissionais devem procurar de todas as formas garantir o envio de material (encéfalo ou fragmentos do SNC) de mamíferos, para diagnóstico laboratorial da raiva, importante não somente para os pacientes agredidos, como também para a avaliação da situação epidemiológica e da circulação do vírus da raiva nas diferentes espécies animais.

BIBLIOGRAFIA

1. ACHA, P.N. & SZYFRES, B. – Zoonosis y enfermidades transmisibles comunes al hombre y a los animales. 2 ed. Washington, D.C., Organización Panamericana de la Salud/Organización Mundial de la Salud, 1986, p. 502. 2. AMERICAN ACADEMY OF PEDIATRICS – Committee on infectious diseases. 1997 Red Book: Report of the Committee on Infectious Diseases. 24th ed., Elk Grove Village, 1997, p. 435. 3. BAER, G.M., ed. – The Natural History of Rabies . 2nd ed., Boston, CRC, 1991. 4. BENENSON, A.S. – Manual para el Control de las Enfermedades Transmisibles. 16th ed., Whashington, D.C., OPS, 1997, p. 383 (OPS. Publicación Científica, 564). 5. BERNARD, K.W. & FISHBEIN, D.S. – Rabies virus. In Mandell, G.L. (ed.). Principles and Practice of Infectious Diseases. New York, Churchill Livingstone, 1990, p. 1291. 6. BOLZAN, V.L. – Efeito de soro anti-rábico heterólogo na resposta humoral à vacina Fuenzalida e Palácios no homem. São Paulo, 1997. 107 p. (Mestrado – EPM/UNIFESP). 7. CARRIERI, M.L. – Raiva humana: estudo documental a partir de dados do Instituto Pasteur de São Paulo 1970-1997. São Paulo, 1998. 72p. (Mestrado – FSP/USP). 8. CHAMELET, E.L.B. et al. – Esquema reduzido de vacinação anti-rábica: pré-exposição e avaliação de doses anuais de reforço. Rev. Saúde Púb., 16:144, 1982. 9. CHUTIVONGE, S. et al. – One year study of 2-1-1 intramuscular postexposure rabies vaccine regimen in 100 severely exposed that patients using rabies immune globulin and vero cell rabies vaccine. Vaccine, 9:573, 1991. 10. COSTA, W.A. et al. – Profilaxia da Raiva Humana. São Paulo, Instituto Pasteur, 1999. (Manual Técnico do Instituto Pasteur, 4). 11. DIETZSCHOLD, B. et al. – Rabdoviruses. In Fields, B.N. et al. (eds.) Fields Virology. Philadelphia, Lipincott-Raven, 1996, p. 1137. 12. FAVORETTO, S.R. et al. – Simplified fluorescent microtest for the titration of rabies neutralizing antibodies. Rev. Inst. Med. Trop. São Paulo 35:171, 1993. 13. INFORME de la OMS sobre la aplicación intradérmica de vacunas antirrábicas. Rev. Panam. Salud Pública, 1:73, 1997. 14. JACKSON, A.C. – Rabies. In Nathanson, N. (ed.). Viral Pathogenesis. Philadelphia, Lippincott-Raven, 1997, p. 575. 15. KOTAIT, I. – Infecção de morcegos pelo vírus da raiva. B. Inst. Pasteur, São Paulo 1:51, 1996. 16. MESLIN, F.-X. et al. eds. – In Laboratory Techniques in Rabies. 4th ed., Geneve, World Health Organization, 1996. 17. MINISTÉRIO DA SAÚDE – Fundação Nacional de Saúde. Norma Técnica de Tratamento Profilático Anti-Rábico Humano. Brasília, 1994. 18. MINISTÉRIO DA SAÚDE – Fundação Nacional de Saúde. Centro Nacional de Epidemiologia. Guia de Vigilância Epidemiológica. Brasília, 1994, p. 275. 19. ORGANIZAÇÃO PANAMERICANA DE SAÚDE/Centro Panamericano de Febre Aftosa e Zoonoses. Dados de raiva, 2000. 20. ORGANIZACIÓN MUNDIAL DE LA SALUD. Comite de expertos de la OMS sobre rabia: octavo informe. Trad. Organización Panamericana de la Salud. Ginebra, 1992 (OMS, Serie de Informes Tecnicos, 824). 21. PEREIRA, O.A. de C. – Raiva. In Farhat, C.K. Fundamentos e Prática das Imunizações em Clínica Médica e Pediátrica. 2ª ed., Rio de Janeiro, Atheneu, 1995, p. 191. 22. PLOTKIN, S.A.; RUPPRECHT, C.E. & KOPROWSKI, H. – Rabies vaccine. In Plotkin, S.A. & Orenstein, W.A. (ed.). Vaccines. 3rd ed., Philadelphia, Saunders, 1999. 23. REICHMANN, M.L. et al. – Vacinação Contra a Raiva de Cães e Gatos. São

---

17	Drogas Antivirais

MARCELO G. VALLADA
PEDRO TAKANORI SAKANE

INTRODUÇÃO

Após o advento da síndrome da imunodeficiência adquirida (AIDS), houve um grande interesse e avanço no estudo das drogas antivirais. Algumas drogas já são utilizadas há muito tempo e outras estão em fase de estudo. No momento, existem drogas bastante efetivas contra alguns herpesvírus (herpes simples 1 e 2, citomegalovírus, vírus da varicela zoster), HIV, influenza, hepatites B e C, papilomavírus, vírus sincicial respiratório (VSR), enterovírus. Os vírus latentes (herpesvírus) ou persistentes (HIV e hepatites B e C) não são depurados por essas drogas e sua ação se faz somente pela inibição da replicação.

A indicação de drogas antivirais deve seguir um critério bastante rígido, uma vez que, em pediatria, a absoluta maioria das doenças virais tem evolução autolimitada, não necessitando de tratamento, a não ser, eventualmente, o uso de remédios sintomáticos.

Os vírus são parasitas intracelulares obrigatórios e dependentes do metabolismo do hospedeiro para sobreviverem e se multiplicarem, e as drogas antivirais costumam ter uma interferência maior ou menor na função metabólica da célula, o que justifica a freqüente toxicidade dos medicamentos antivirais.

A indicação de uma droga antiviral objetiva: a) reduzir a gravidade da doença; b) reduzir ou prevenir as complicações da virose, principalmente acometimentos viscerais; c) tratar essas complicações quando aparecerem; d) reduzir o tempo de contágio; e e) uso profilático.

PRINCIPAIS DROGAS ANTIVIRAIS DE USO CLÍNICO

Nem todas as drogas aqui descritas ainda estão liberadas para uso pediátrico, mas provavelmente serão em um futuro muito próximo. Desse modo, antes da utilização dessas drogas é conveniente que se procurem junto às fontes pertinentes dados sobre sua liberação para uso em crianças. Foram excluídas as drogas anti-retrovirais, as quais são discutidas em capítulo específico.

Aciclovir

É um análogo de 2'-deoxiguanosina que exerce sua ação antiviral após metabolização para o aciclovir trifosfato, reação catalisada por uma timidina cinase, que é induzida nas células infectadas pelos vírus herpes simples e varicela zoster ou por uma fosfotransferase produzida pelo citomegalovírus. O aciclovir trifosfato inibe a síntese do DNA viral por competição da 2'-deoxiguanosina trifosfato como um substrato para a polimerase do vírus, impedindo sua replicação. A pequena produção do aciclovir trifosfato em células não-infectadas pelos herpesvírus explica a menor incidência de efeitos tóxicos.

A concentração inibitória média (50%) do aciclovir para o vírus do herpes simples tipo 1 é de 0,1μM; para o tipo 2, de 0,4μM; para o varicela zoster, de 2,6μM; e para o citomegalovírus, de 47,1μM. Tem biodisponibilidade por via oral reduzida, em torno de 15 a 25%, mas a grande suscetibilidade dos vírus herpes simples e varicela permite seu uso em algumas situações particulares. A meia-vida plasmática é relativamente curta, sendo necessária sua administração a cada 4 a 6 horas por via oral e a cada 8 horas por via intravenosa para manter o nível sérico adequado. Essa droga é efetiva para o tratamento e a prevenção de infecções pelos herpesvírus 1 e 2 e da varicela zoster, e prevenção de algumas formas de doença por citomegalovírus (por exemplo, transplante hepático).

As doses pediátricas são descritas no quadro 1.62.

Os efeitos colaterais do aciclovir são bastante raros em pediatria. As principais alterações descritas são nefropatia reversível pela cristalização da droga no túbulo renal, a qual pode ser prevenida pela generosa oferta de líquidos; alterações gastrintestinais, por uma ação direta da droga, devendo, se o quadro for exuberante, ser diminuída a dose ou mesmo interrompida sua administração; cefaléia, também por ação direta. O paciente pode, ainda, apresentar reações exantemáticas idiossincráticas, e a droga deve ser descontinuada em casos moderados ou graves.

Valaciclovir

É um derivado L-valil éster do aciclovir. Após a ingestão, é rapidamente convertido a aciclovir pela enzima valaciclovir hidrolase no trato gastrintestinal e no fígado. Sua biodisponibilidade oral é três a quatro vezes maior que a do aciclovir. É eficaz no tratamento de infecções causadas pelo vírus herpes simples e varicela zoster, assim como para a profilaxia contra infecção por citomegalovírus.

A dose pediátrica ainda não está estabelecida, mas para adolescentes e adultos indica-se, para herpes genital, primeiro episódio, 1g por via oral, duas vezes ao dia, por 10 dias, e para episódios recorrentes 500mg por via oral, duas vezes ao dia, por cinco dias; para herpes zoster em paciente imunocompetente, 1g por via oral, três vezes ao dia, por sete dias.

Ganciclovir

É um derivado do aciclovir, pela adição de um grupo hidroximetil em sua fórmula. Seu metabolismo e o mecanismo de ação são semelhantes aos do aciclovir. O ganciclovir é convertido para o ganciclovir monofosfato por uma fosfotransferase produzida por células infectadas por citomegalovírus. Sua indicação se faz para a prevenção e tratamento de infecções causadas por esse vírus, sendo em geral usada parenteralmente, mas já existe preparação por via oral, porém com biodisponibilidade muito reduzida, de 8 a 9%.

A dose média de ganciclovir em crianças imunodeprimidas com retinite por citomegalovírus adquirido é de 10mg/kg/dia em duas tomadas diárias, por via intravenosa por 14 a 21 dias; para supressão prolongada, 5mg/kg/dia, cinco a sete dias por semana. Em profilaxia para citomegalovírus em hospedeiro de alto risco, 10mg/kg/dia em duas vezes, por uma semana, e depois 5mg/kg/dia em uma dose diária.

Ao contrário do aciclovir, os efeitos colaterais do ganciclovir são mais freqüentes e graves. Assim, é muito comum a supressão da função medular, com aparecimento de anemia, plaquetopenia e leucopenia. Pode-se diminuir a dose, ou tentar-se o uso de estimuladores de crescimento de colônias (GM-CSF ou G-CSF). Outras drogas mielodepressivas devem ser evitadas. De maneira menos comum, podem-se observar insuficiência renal, febre, cefaléia, flebite. Exantema ou encefalopatia são eventos colaterais raros.

Penciclovir

É estruturalmente similar ao ganciclovir. Seu metabolismo e o mecanismo de ação são muito semelhantes ao do aciclovir, assim como o efeito in vitro sobre os herpesvírus 1 e 2 e o vírus da varicela zoster, mas a biodisponibilidade por via oral é muito pobre e até o momento somente estão liberados produtos de uso tópico para o tratamento de herpes labial.

Famciclovir

É um diacetil-6-deoxi análogo do penciclovir. Após a administração por via oral, é transformado rapidamente em penciclovir pela deacetilação no trato gástrico, sangue e fígado. A biodisponibilidade por via oral chega a 77%. É eficaz nas infecções causadas pelo vírus herpes simples e da varicela zoster. Os efeitos colaterais mais freqüentes são cefaléia, náuseas e diarréia. Não existe ainda uma dose

Quadro 1.62 – Doses pediátricas de aciclovir.

Indicações	Via	Dose habitual
HSV neonatal	IV	30mg/kg/dia em 3 vezes por 14 a 21 dias
Varicela ou zoster em paciente imunocomprometido	IV	< 1 ano: 30mg/kg/dia em 3 vezes por 7-10 dias
		> 1 ano: 1.500mg/m²/dia em 3 vezes por 7 a 10 dias
Varicela em paciente imunocompetente	Oral	80mg/kg/dia em 4 vezes por 5 dias
Profilaxia para infecção por CMV em paciente imunocomprometido	Oral	80mg/kg/dia em 1 a 4 vezes durante o período de risco
	IV	1.500mg/m²/dia em 3 vezes durante o período de risco
Profilaxia em comunicantes imunocompetentes de varicela	Oral	40mg/kg/dia em 4 vezes do 9º ao 14º dias (5 dias)

Adaptado de Redbook, 1997.
HSV = vírus de herpes simples; CMV = citomegalovírus.

pediátrica bem-definida, mas é usada em adolescentes e adultos para herpes genital, primeiro episódio, 250mg por via oral, duas vezes ao dia, por 5 a 10 dias, e nos casos recorrentes, 125mg, duas vezes ao dia, por cinco dias. Usa-se também nos casos de herpes zoster em pacientes imunocompetentes, quando indicado, na dose de 500mg por via oral a cada 8 horas, por sete dias.

Foscarnet

É um análogo orgânico do pirofosfato inorgânico. Forma, com a DNA polimerase viral, um complexo que impede a replicação do vírus. Existe somente a preparação intravenosa. Sofre muito pouca metabolização e é eliminado pela filtração glomerular e pela secreção tubular. Sua indicação principal é para as doenças causadas por citomegalovírus e apresenta um potencial semelhante ao do ganciclovir. É também usado em infecções por cepas de vírus do herpes simples resistentes a aciclovir.

Apresenta vários efeitos colaterais, entre os quais a insuficiência renal é o mais comum. O uso de soro fisiológico antes da sua infusão pode prevenir, até certo ponto, esse efeito adverso. Outro efeito comum é o desequilíbrio eletrolítico, principalmente hipocalcemia e eventualmente hipomagnesemia, o que justifica monitorizar os eletrólitos sangüíneos, pelo menos duas vezes por semana. Também são freqüentes queixas gastrintestinais, como náuseas e vômitos. Podem, aparecer, mais raramente, anemia e convulsões.

Seu uso é sempre como droga alternativa, devido aos efeitos colaterais, como no caso de infecções causadas por vírus de herpes simples em pacientes imunocomprometidos causado por cepas resistentes ao aciclovir, quando se usa na dose de 40mg/kg, por via intravenosa, três vezes ao dia, por 7 a 21 dias, e na retinite por citomegalovírus em pacientes com AIDS, na dose de 180mg/kg/dia, por via intravenosa, em duas a três vezes, por 14 a 21 dias, com dose de manutenção de 90-120mg/kg uma vez ao dia.

Ribavirina

É um análogo de guanosina que tem um anel de purina incompleto. Após sofrer fosforilação intracelular, transforma-se em trifosfato de ribavirina que interfere no início da transcriptação viral. In vitro, é uma droga antiviral de largo espectro contra os vírus RNA.

Nas infecções por vírus respiratório sincicial, deve ser utilizada por via inalatória, e por via oral ou intravenosa para algumas febres hemorrágicas virais (febre de Lassa, hantavirose na forma renal hemorrágica) e na hepatite C. A anemia é o efeito colateral mais comum e é causada por hemólise e possível depressão medular.

No tratamento de pneumonite grave por vírus respiratório sincicial, é utilizada em forma de aerossol em solução de 6g em 300ml de água estéril (20mg/ml) por 12 a 20 horas/dia, por um a sete dias. Na hepatite crônica pelo vírus C, a dose é de 15mg/kg/dia divididos em duas tomadas (dose máxima 1g/dia) durante 12 meses, com interferon alfa.

Lamivudina

A lamivudina é uma droga primariamente anti-retroviral e é um análogo de pirimidina, mas também tem eficácia contra o vírus da hepatite B, pela inibição da DNA polimerase. É uma droga bem tolerada, mas pode levar ao aparecimento de acidose láctica e esteatose hepática grave por provável interferência na função mitocondrial.

Interferon alfa

O interferon natural é uma glicoproteína que apresenta atividade antiviral por provável interferência nas enzimas celulares, que são essenciais para a síntese de proteínas virais. O interferon comercial é atualmente sintetizado pela técnica de DNA recombinante em bactérias e é utilizado por via intramuscular ou subcutânea. Essa droga foi aprovada para uso em doenças causadas por papilomavírus, herpesvírus humano 8 (herpesvírus relacionado a sarcoma de Ka-

posi), vírus da hepatite B e da hepatite C. Apresenta várias reações colaterais, algumas bastante comuns, como sintomas gripais inespecíficos, alterações gastrintestinais, disfunção do sistema nervoso central, principalmente depressão e supressão da função medular. Pode induzir também fenômenos auto-imunes.

Cidofovir

É um análogo de nucleotídeo acíclico e apresenta uma potente ação in vitro contra os vírus de herpes simples, incluindo as cepas resistentes ao aciclovir, varicela zoster, citomegalovírus, papovavírus, papilomavírus e adenovírus. Apresenta meia-vida muito prolongada, podendo ser administrado apenas uma vez por semana. A droga tem toxicidade renal dose-dependente e pode ser irreversível. Tem sido utilizado probenecid e hidratação na tentativa de diminuir essa toxicidade. Ainda não se dispõe de dados sobre seu uso em pediatria, mas em pacientes com AIDS tem mostrado eficácia no tratamento de retinite e encefalite por citomegalovírus.

Pleconaril

Ainda está em fase de estudos, mas é uma das poucas drogas que têm ação contra os enterovírus, os quais são causadores freqüentes de várias infecções em pediatria, como a meningite viral e a meningoencefalite (os enterovírus são a etiologia mais freqüente).

O pleconaril exerce sua atividade antiviral ligando-se a sítios específicos na cápside viral e impedindo que o ácido nucléico viral se libere do vírion. Em estudo multicêntrico internacional, usando-se o pleconaril em crianças de 4 a 14 anos de idade, com meningite por enterovírus confirmada por PCR, na dose de 2,5mg/kg três vezes ao dia, observou-se que a duração e a gravidade dos sintomas foram reduzidas, assim como o tempo de eliminação do vírus. Também demonstrou-se eficaz no tratamento de meningite crônica por enterovírus em crianças com agamaglobulenemia. Parece, portanto, que se trata de uma droga promissora.

DROGAS COM AÇÃO CONTRA VÍRUS DA INFLUENZA

Atualmente existem apenas duas drogas liberadas para uso em crianças nas infecções causadas pelo vírus da influenza. Duas novas drogas, recentemente lançadas, oseltamivir e zanamivir (1999), ainda estão sendo avaliadas em relação à sua utilização em pediatria.

Amantadina

A amantadina foi aprovada em 1976 para tratamento e profilaxia de infecções pelo vírus influenza A em crianças. A droga age inibindo a liberação do ácido nucléico viral no citoplasma da célula pelo bloqueio da atividade de canal de íons da proteína viral M2. A droga foi aprovada para uso em pacientes com idade superior a 1 ano, mas existem relatos de sua utilização em recém-nascidos durante surtos em unidade de terapia intensiva neonatal. A droga, quando administrada nas primeiras 48 horas de início dos sintomas, é eficaz na diminuição da intensidade e gravidade do quadro clínico. Se utilizada de maneira adequada, sua eficácia na profilaxia da infecção pelo vírus influenza A é de 70 a 90%.

A droga é administrada por via oral, e a dose de amantadina varia de acordo com a faixa etária (Quadro 1.63).

Quadro 1.63 – Doses de amantadina.

	Tratamento	Profilaxia
1-9 anos	5mg/kg/dia em duas doses (máximo, 150mg)	5mg/kg/dia em duas doses (máximo, 150mg)
10-64 anos	100mg duas vezes ao dia	100mg duas vezes ao dia
Maiores de 64 anos	Menos de 100mg/dia	Menos de 100mg/dia

Cerca de 90% da amantadina é excretada inalterada por via renal, através da filtração glomerular e secreção tubular, havendo necessidade de a dose ser ajustada para pacientes com insuficiência renal. Em idosos, devido ao risco de função renal alterada, a dose da medicação não deve exceder 100mg.

Os principais efeitos colaterais da droga estão relacionados ao sistema nervoso central (ansiedade, nervosismo, dificuldade de concentração). Os efeitos colaterais são leves e costumam desaparecer após a suspensão da medicação. Em alguns pacientes, cuja concentração sérica de amantadina era muito elevada, observaram-se efeitos colaterais graves, como alteração de comportamento, alucinações, agitação e convulsões. É recomendável observação clínica rigorosa e orientação do paciente quando a amantadina for administrada concomitantemente a outras drogas com ação no sistema nervoso central.

Rimantadina

A rimantadina, um análogo da amantadina, está liberada para o tratamento da infecção pelo vírus da influenza A em crianças com idade superior a 14 anos, e para profilaxia a partir do primeiro ano de vida. Alguns especialistas sugerem que a droga seria também eficaz no tratamento de infecções em crianças de pouca idade.

O mecanismo de ação da droga é muito semelhante ao da amantadina. Cerca de 75% da droga é metabolizada no fígado, devendo ser utilizada com muita cautela em pacientes com doença hepática. A droga e seus metabólitos são excretados por via renal. Os efeitos colaterais associados ao uso de rimantadina são muito menos intensos e freqüentes que os associados com o uso da amantadina, e também estão relacionados às alterações do sistema nervoso central.

A dose de rimantadina para tratamento é de 100mg, duas vezes ao dia, para pacientes com idade entre 14 e 64 anos, e de 100 ou 200mg/dia em idosos. A dose para profilaxia é de 5mg/kg/dia em crianças entre 1 e 9 anos, divididos em duas tomadas; 100mg duas vezes ao dia para pacientes entre 10 e 64 anos; 100 ou 200mg/dia em idosos.

Zanamivir

Aprovada em 1999 para utilização em pacientes com idade superior a 12 anos, o zanamivir é eficaz no tratamento das infecções tanto pelos vírus da influenza A como B. A droga inibe a ação da neuraminidase, bloqueando a quebra dos resíduos terminais do ácido siálico, inibindo a liberação dos vírus da célula hospedeira.

Quando utilizada nas primeiras 48 horas do início dos sintomas, a droga diminui sua intensidade e duração. Até o momento, não existem dados suficientes para a avaliação do seu impacto em infecções graves pelo influenza (por exemplo, pneumonia primária pelo influenza). A medicação é administrada por via inalatória, em duas inalações, a cada 12 horas, por cinco dias (10mg/inalação). Em pacientes com asma grave foi relatado início abrupto dos sintomas após a inalação da droga. Os demais efeitos colaterais são pouco freqüentes e importantes. A droga não está aprovada para profilaxia da infecção pelo influenza.

Oseltamivir

O oseltamivir pertence à mesma classe de inibidores de neuraminidase que o zanamivir, com mecanismo de ação semelhante. Aprovada para uso em pacientes com idade superior a 18 anos, é administrada por via oral, na dose de 75mg, duas vezes ao dia. Os principais efeitos colaterais estão relacionados a manifestações gastrintestinais, como náuseas e diarréia. A droga também não está liberada para a profilaxia de infecções pelo influenza.

PRINCIPAIS INDICAÇÕES DAS DROGAS ANTIVIRAIS

Os pormenores do tratamento das doenças virais podem ser vistos nos respectivos capítulos. No quadro 1.64 encontra-se, resumidamente, o estado atual das indicações das principais drogas antivirais. É aconselhável que as doses e as recomendações sejam revistas em publicações especializadas periodicamente, devido à rápida e à constante evolução dessas recomendações, pela velocidade que novos conhecimentos são obtidos e novas drogas desenvolvidas.

O PROBLEMA DE RESISTÊNCIA DOS VÍRUS ÀS DROGAS

Assim como as bactérias, os vírus também desenvolvem resistência às drogas e, portanto, seu uso deve ser muito criterioso, pois, como se referiu no início, nas crianças imunocompetentes a absoluta maioria das doenças virais é autolimitada.

Para os vírus, a resistência é definida como uma suscetibilidade reduzida para uma droga em culturas de laboratório e é expressada como alterações na IC_{50} ou IC_{90} (concentração da droga necessária para inibir o crescimento viral em 50% e 90%, respectivamente). Em geral, é causada pela mutação no genoma dos vírus. Os vírus caracterizam-se pela sua alta taxa de replicação, o que predispõe a mutações freqüentemente encontradas, mesmo na ausência de qualquer droga antiviral. A ação destas seria apenas a de selecionar as cepas resistentes naturalmente emergentes.

A determinação da resistência em testes laboratoriais é bastante difícil e compreende estudos fenotípicos e genotípicos. Os estudos fenotípicos são considerados padrões, mas são demorados e dependem da capacidade de manter o vírus replicando. O estudo do genótipo é mais fácil, pois depende de biologia molecular, mas não é capaz de detectar mutações associadas à resistência que ocorre em pequenas proporções em uma população viral.

O vírus que mais rapidamente desenvolve resistência é o HIV, mas virtualmente todos os outros, como o herpesvírus, o citomegalovírus e os vírus da influenza, começam a apresentar problemas de tratamento.

CONCLUSÃO

O tratamento das doenças causadas por vírus sofreram, na última década, um enorme avanço no conhecimento da biologia desses patógenos, ao se determinar as etapas fundamentais em sua replicação e liberação. A terapia, fundamentalmente, baseia-se no uso de inibidores de enzimas que intermedeiam essas reações e de análogos de nucleosídeos que, ao ocupar sítios destinados a outros nucleosídeos, formam cadeias de RNA ou de DNA inviáveis. Outro meio de evitar uma doença viral é impedir que o vírus penetre na célula hospedeira, inibindo seus locais de adesão.

Entretanto, pelo fato de as drogas antivirais terem, na sua maioria, ação intracelular, interferindo no metabolismo do hospedeiro, ainda, seus efeitos colaterais são freqüentes.

O surgimento de resistência às drogas já começa também a ser assunto de preocupações. O alto custo da maioria dos antivirais também é um óbice para seu uso. A indicação dessas drogas deve seguir critérios bem determinados, uma vez que, repetimos, em Pediatria, a maioria das viroses é autolimitada em crianças normais.

BIBLIOGRAFIA

1. AMERICAN ACADEMY OF PEDIATRICS. Red Book, 1997. 2. BALFOUR Jr., H.H. – Antiviral drugs. *N. Engl. J. Med.* **340**:1255, 1999. 3. CRUMPACKER, C.S. – Ganciclovir. *N. Engl. J. Med.* **335**:721, 1996. 4. PAVIA, A.T. – Advances in antimicrobial therapy. *Semin. Pediatr. Neurol.* 6:288, 1996. 5. PILLARY, D. & ZAMBON, M. – Antiviral drug resistence. *BMJ* **317**:660, 1998.

Quadro 1.64 – Estado atual das indicações das principais drogas antivirais.

Doença	Tratamento de escolha	Tratamento alternativo	Tratamento supressivo ou profilático
Herpes genital, primeiro episódio	Aciclovir por VO por 10 dias Valaciclovir por 10 dias Famciclovir por 5-10 dias	Aciclovir por via IV por 5 dias em casos graves	
Herpes genital, episódios recorrentes	Aciclovir por VO por 5 dias Valaciclovir por 5 dias Famciclovir por 5 dias		Aciclovir, por 1 ano ou mais (2-3 vezes/dia) Valaciclovir (1 vez/dia) Famciclovir (2 vezes/dia)
Herpes labial	Creme de penciclovir por 4 dias	Aciclovir por VO por 5 dias	Aciclovir antes e durante a exposição ao sol
Herpes mucocutâneo em paciente imunocomprometido	Aciclovir por via IV por 7 dias	Aciclovir por VO por 10 dias Valaciclovir por 7 dias Famciclovir por 7 dias	Aciclovir por VO 3 vezes/dia por 2-3 meses Valaciclovir por VO 3 vezes/dia, Famciclovir 2 vezes/dia
Herpes mucocutâneo causado por cepas resistentes ao aciclovir	Foscarnet por 7-21 dias		
Encefalite herpética	Aciclovir por via IV por 14-21 dias		
Herpes neonatal	Aciclovir por via IV por 14 dias		
Varicela em paciente imunocompetente	Aciclovir por VO por 5 dias		
Varicela em paciente imunodeprimido	Aciclovir por via IV por 10-14 dias		
Herpes zoster em paciente imunocompetente	Valaciclovir por VO por 7 dias Famciclovir por VO por 7 dias	Aciclovir por VO	
Herpes zoster em paciente imunodeprimido	Aciclovir por via IV por 7 dias	Foscarnet por via IV por 7-14 dias (cepas resistentes)	Aciclovir por VO 4 vezes/dia por 3 meses após transplante
Doença por citomegalovírus em paciente com transplante	Ganciclovir por via IV por 14-21 dias	Foscarnet por via IV por 14-21 dias	Aciclovir por VO 4 vezes/dia por 3 meses Ganciclovir por VO 3 vezes/dia por 2-3 meses Aciclovir por via IV 3 vezes/dia por 1 mês, e depois 3 vezes/dia mês por via IV, por 1 mês Ganciclovir por via IV 1 vez/dia por 5-7 dias por meses (para transplante de fígado)
Influenza A	Rimantadina por VO 1 vez/dia por 5-7 dias	Amantadina por VO 2 vezes/dia por 5 dias Zanamivir por 5 dias Oseltamivir por 5 dias	Rimantadina, amantadina, zanamivir, oseltamivir por 10 dias a 6 semanas após exposição em fase de surto
Influenza A e B	Zanamivir Oseltavir		
Vírus sincicial respiratório	Ribavirina em aerossol 18h/dia por 3-7 dias		Imunoglobulina específica (Palivizumab®) 15mg/kg por via IM 1 vez/mês
Hepatite crônica B	Interferon alfa 3 vezes por semana por via SC ou IM por 16-24 semanas Lamivudina por VO 1 vez/dia por 1 ano ou mais		
Hepatite crônica C	Interferon alfa 3 vezes/semana por via SC ou IM mais ribavirina por VO 2 vezes/dia por 24 semanas		
Enterovírus	Pleconaril *		

Adaptado de Balfour.

* Em estudo.

1	Coqueluche

ANA PAULA LERNA MARQUES
BERNARDO EJZENBERG

A coqueluche (tosse comprida) é uma doença infecciosa aguda do trato respiratório causada pela *Bordetella pertussis* e, menos freqüentemente, pela *B. parapertussis*. A doença ocorre no mundo todo e afeta todas as faixas etárias, podendo adquirir caráter grave nas crianças pequenas e não-imunizadas. Apesar de a vacina contra coqueluche existir desde a década de 1940, epidemias localizadas e ocasionais ainda ocorrem. A infecção pela *B. pertussis* é uma das principais causas de tosse paroxística.

ETIOLOGIA

As bactérias do gênero *Bordetella* são bacilos aeróbios, pleomórficos e gram-negativos, os quais são agrupados de acordo com suas características genotípicas e diferenciados em espécies pelas suas características fenotípicas. *B. pertussis* e *B. parapertussis* são os agentes etiológicos da coqueluche no homem, sendo que 95% dos casos são devido à *B. pertussis*. As espécies são geneticamente semelhantes, mas diferenciam-se pela menor produção da toxina pertussis (TP) pela *B. parapertussis*. Em raros casos foi isolada outra espécie de *Bordetella* (*B. bronchiseptica*) de indivíduos com tosse coqueluchóide.

A *B. pertussis* contém componentes que funcionam como antígenos e são biologicamente ativos: fímbrias, hemaglutinina filamentosa (FHA), toxina pertussis (TP), toxina adenilatociclase, toxina termolábil, lipoligossacarídeos, citotoxina traqueal e pertactina.

EPIDEMIOLOGIA

A coqueluche ocorre em todo o mundo, sendo mais freqüente no outono e no verão. O predomínio no sexo feminino ocorre apenas nos menores de 15 anos. É uma das doenças mais contagiosas entre as moléstias infecciosas da criança. A maior taxa de transmissão está entre os lactentes. Para contactantes suscetíveis moradores do mesmo domicílio, ela é de 70 a 100%. A infecção, porém, pode, eventualmente, ser assintomática. A transmissão é maior nas fases iniciais da doença, catarral e paroxística precoce.

A transmissão aérea é feita por gotículas, expelidas por pacientes tossidores, que alcançam o trato respiratório superior de indivíduos suscetíveis. A contaminação indireta pelas mãos contaminadas dos doentes pode ocorrer. Nessa circunstância, secreções respiratórias do indivíduo doente podem atingir a árvore respiratória de outra criança por contato físico.

A incidência e a mortalidade *relacionadas* à coqueluche foram drasticamente afetadas pelo uso da vacina contra coqueluche. Na era pré-vacinal, a taxa de incidência nos EUA era de 157 para cada 100.000 habitantes. Após a introdução e o uso generalizado da vacina, essa taxa caiu cerca de 150 vezes. Mesmo assim, pequenas epidemias de coqueluche continuam ocorrendo a cada 2 a 5 anos.

Atualmente, a coqueluche acomete lactentes em 41% dos casos e adolescentes em 28%. A infecção em adolescentes e adultos pode ocorrer, principalmente se forem não-imunizados ou parcialmente imunizados.

PATOGENIA E ASPECTOS ANATOMOPATOLÓGICOS

Após a exposição à *B. pertussis*, a ocorrência de infecção depende de quatro variáveis: adesão da bactéria, mecanismos de defesa do hospedeiro, extensão do acometimento no trato respiratório e ocorrência de quadro não-respiratório (sistêmico). A adesão ocorre nas células do epitélio ciliado, facilitada pelas adesinas (FHA, TP e pertactina). As toxinas adenilatociclase e pertussis inibem a resposta imune celular, permitindo a ampliação da infecção. Outros componentes agem diretamente, contribuindo para a lesão local: citotoxina traqueal, toxinas termolábil e adenilatociclase.

A *B. pertussis* multiplica-se no epitélio ciliado da via aérea originando congestão e infiltração mucosa de linfócitos e leucócitos polimorfonucleares e hiperplasia linfóide peribronquial. Ocorre precocemente processo necrosante que afeta as camadas média e basal do epitélio brônquico. Segue-se o desprendimento epitelial e acúmulo de tampões mucocelulares no lúmen dos brônquios. Por sua vez, a obstrução de brônquios pode originar atelectasias, assim como multiplicação bacteriana secundária, que possibilitam a ocorrência de broncopneumonia.

Algumas alterações foram descritas no cérebro de crianças com pertussis que faleceram. Hemorragias cerebrais microscópicas ou extensas, intraventriculares e subaracnóides, podem ocorrer, assim como meningoencefalite, com manguitos perivasculares de linfócitos na substância cinzenta, e pleocitose liquórica. Isso se deve, possivelmente, à hipóxia determinada por intensos paroxismos de tosse dos casos mais graves, elevação da pressão intracraniana, além da ação da toxina pertussis. Nos pequenos lactentes, a hipóxia resulta preferencialmente de hipoventilação por apnéia intermitente. A atrofia cortical pode ser o resultado tardio do processo. Outra infiltração gordurosa no fígado foi notada em pacientes graves que faleceram.

IMUNIDADE

Todas as crianças são suscetíveis à infecção, embora em variado grau. Após o contato com a *B. pertussis*, o organismo do hospedeiro desenvolve vários anticorpos: aglutininas, inibidores da hemaglutinação e bactericidas. Esses anticorpos das classes IgA, IgE, IgM e IgG são dirigidos para os diversos antígenos da bactéria, TP, FHA e pertactina. Ocorre também um incremento da imunidade celular, de menor importância. A imunidade adquirida pela infecção natural é definitiva.

A imunidade desenvolvida após infecção por *B. pertussis* não protege contra a doença causada pela *B. parapertussis*, e vice-versa.

MANIFESTAÇÕES CLÍNICAS

O quadro clínico decorrente da infecção pela *B. pertussis* tem variações de acordo com a idade da criança, imunização prévia, transferência passiva de anticorpos, grau de exposição, fatores genéticos e adquiridos do hospedeiro e genótipo do microrganismo. O período de incubação varia de 6 a 20 dias, sendo que a maioria dos casos inicia-se após 7 a 10 dias do contato.

DOENÇA CLÁSSICA

Ocorre em crianças não-imunizadas de 1 a 10 anos de idade. A duração é de 6 a 8 semanas, evidenciando-se três fases: catarral, paroxística e de convalescença. A fase catarral apresenta rinorréia, lacrimejamento e tosse leve, sugerindo um resfriado. Febre não é comum. A gravidade da tosse tem um aumento gradual em uma ou duas semanas, até adquirir caráter paroxístico. A fase paroxística caracteriza-se por quadro de tosse grave, intensa e freqüente, quando a criança chega a tossir 5 a 10 vezes durante cada expiração. A crise de tosse é seguida de esforço inspiratório importante, que produz um ruído semelhante a um guincho. Durante as crises de tosse a criança pode apresentar cianose, protrusão da língua, salivação intensa e dilatação das veias do pescoço. O vômito pós-tosse é comum. As crises paroxísticas de tosse podem levar a criança à exaustão. Ocorre perda de peso ocasionada pelos vômitos e também pela diminuição da ingestão alimentar (tanto alimentos sólidos quanto os líquidos podem desencadear crises). Outros estímulos são constituídos por variações climáticas, exercícios e emoções. No período intercrítico, o aspecto da criança é normal.

As complicações mais importantes são pneumonia, convulsões e encefalopatia. Entre 1992 e 1994 foram analisados 13.615 casos de coqueluche nos EUA. Destes, 33,6% foram hospitalizados, 9% tiveram pneumonia, 1,4% convulsões, 0,1% encefalopatia e 0,2% faleceu. As complicações preponderaram entre os lactentes, principalmente nos menores de 6 meses. Nesse grupo, 71,1% dos casos foram hospitalizados, 14,8% tiveram pneumonia e 1,9% convulsões, 0,2% apresentou encefalopatia e 0,6% foi a óbito. A pneumonia pode ser causada tanto pela B. pertussis como por outras bactérias que causam infecção secundária. Outras complicações pulmonares são as atelectasias, decorrentes de rolhas de secreção, e o pneumotórax, por tosse paroxística. O enfisema intersticial e de tecido subcutâneo também resultam do mesmo agravo.

Os quadros de convulsão e coma e a apnéia ocorrem principalmente nos pequenos lactentes, originando a maior parte dos óbitos. A alcalose grave resulta da perda de conteúdo gástrico (devido aos vômitos persistentes) e pode originar tetania.

Outras complicações incluem otite média, úlcera do freio da língua, epistaxe, melena, hemorragia subconjuntival, hematoma subdural e epidural, ruptura de diafragma, hérnia umbilical e inguinal, prolapso retal, desidratação, meningoencefalite, síndrome da secreção inadequada do hormônio antidiurético, distúrbios nutricionais (inclusive desidratação) e reativação de tuberculose latente.

Na fase de convalescença (últimas duas semanas), ocorre diminuição da freqüência e da gravidade das crises de tosse. Em muitos casos, durante um longo período (meses), pode ocorrer reativação da tosse na vigência de quadros gripais.

A infecção pela B. parapertussis é similar, geralmente menos grave e de duração menor.

DOENÇA LEVE

Acomete principalmente crianças vacinadas, mas pode ocorrer como infecção primária em indivíduos não-imunizados ou em adolescentes imunizados, nos quais houve diminuição na taxa de anticorpos. Trata-se de um quadro menos grave, mais curto (três a quatro semanas no total), e a tosse não adquire o caráter típico de crise paroxística.

DOENÇA EM LACTENTES

Nos recém-nascidos, a infecção é particularmente grave e a mortalidade é de 1,3%. Os achados clínicos mais comuns são apnéia e cianose súbitas, sendo que a crise paroxística de tosse é rara nessa faixa etária. Convulsões estão associadas à apnéia e à hipoxemia. Nesses casos, tanto a leucocitose como a linfocitose, peculiares à doença, podem estar ausentes. O guincho inspiratório também é incomum nos lactentes.

DIAGNÓSTICO E DIAGNÓSTICO DIFERENCIAL

O diagnóstico é clínico e não apresenta dificuldade nos casos de doença clássica. Também a constatação de apnéia em lactente é fortemente sugestiva de infecção por B. pertussis. Nos casos de doença leve ou na fase inicial do quadro o reconhecimento pode ser mais difícil. A história de contato com outro caso de coqueluche pode ser útil nessas circunstâncias. O achado de leucocitose, que pode atingir 60.000 células/mm^3, com predomínio linfocitário é bastante indicativo diante do quadro suspeito. Porém, a sensibilidade desse exame é limitada entre os lactentes. A radiografia do tórax tem alterações discretas, como infiltrado peri-hilar, edema (infiltrado difuso com aspecto de borboleta) e atelectasias. A condensação do parênquima sugere infecção bacteriana secundária. Podem ocorrer pneumotórax, pneumomediastino e enfisema de subcutâneo.

O diagnóstico definitivo pode ser realizado por meio de cultura de secreção de nasofaringe (em ágar Regan-Lowe ou em meio de cultura Stainer-Scholte). O isolamento da bactéria em cultura é o padrão-ouro, sendo mais sensível e específico que a imunofluorescência direta (IFD). A cultura é positiva nas fases catarral e paroxística, com diminuição da positividade nos indivíduos previamente imunizados ou que fizeram uso de antibióticos (eritromicina ou amoxicilina). A sorologia tem importância restrita pela necessidade de a dupla determinação de anticorpos (IgG) dever ser feita em dois momentos: na fase aguda e na convalescença. A elevação dos títulos em quatro vezes evidencia o diagnóstico.

O diagnóstico diferencial deve ser feito com infecções por Mycoplasma pneumoniae, C. trachomatis (tosse com caráter repetitivo e não-paroxístico), Chlamydia pneumoniae, C. psitacci, Legionella sp., adenovírus, isoladamente, ou em co-infecção com a B. pertussis. Em crianças pequenas, a co-infecção pode adquirir caráter bem mais grave. Ataques espasmódicos de tosse podem ocorrer em casos de bronquiolite, pneumonia bacteriana, fibrose cística, tuberculose ou outras doenças, nas quais ocorra linfadenopatia com compressão extrínseca da traquéia e dos brônquios. Outras causas de tosse a serem afastadas são: sinusite e aspiração de corpo estranho. Crianças portadoras de displasia brônquica e refluxo gastroesofágico também podem apresentar tosse persistente.

TRATAMENTO

A primeira escolha é a eritromicina por via oral, que tem a propriedade de aliviar os sintomas da criança se usada precocemente e eliminar o agente da nasofaringe em poucos dias, diminuindo o período de contágio. A dosagem é 50mg/kg/dia de 6/6 horas por 14 dias. A dosagem para adultos e adolescentes é 2g/dia de 6/6 horas por 14 dias. No caso de intolerância à eritromicina, a opção é sulfametoxazol-trimetoprima. As medidas de suporte devem abranger os fatores desencadeantes das crises paroxísticas de tosse, sendo recomendado repouso domiciliar, com atenção à hidratação e à alimentação fracionada. Os sedativos da tosse podem ser úteis para crianças maiores (ver capítulo Tosse). A hospitalização está indicada para crianças com idade inferior a 1 ano (principalmente recém-nascidos), quando houver insuficiência respiratória por tosse incoercível, e na presença de complicações. Em crianças hospitalizadas, deve-se proceder à aspiração das vias aéreas, administração de oxigênio e monitorização em unidade de terapia intensiva.

PROGNÓSTICO

Está diretamente relacionado à idade do paciente e à vacinação prévia. Em crianças maiores e adultos, o prognóstico é bom. Em lactentes, os riscos de encefalopatia, apnéia e morte são maiores. A maioria dos casos fatais relacionados à coqueluche ocorre em lactentes com idade inferior a 6 meses não-imunizados. De 23 óbitos por coqueluche relatados nos EUA, 18 eram menores de 6 meses, e 2 menores de 2 meses. Com a modernização crescente que vem ocorrendo nas unidades de terapia intensiva pediátrica e nas técnicas de ventilação mecânica, houve redução na taxa de mortalidade relacionada à coqueluche.

PREVALÊNCIA

A vacinação promove imunidade transitória contra a coqueluche, começando o declínio da proteção três a cinco anos após a vacinação, sendo não-mensurável após 12 anos. O esquema de vacinação recomendado toma por base esse aspecto, que recomenda a realização de doses de reforço. A imunização é feita em combinação com os toxóides tetânico e diftérico (DPT). A imunização primária inicia-se aos 2 meses de idade. As doses adicionais de DPT são recomendadas aos 4, 6, 15 meses e a última dose dos 4 aos 7 anos de idade. Se a coqueluche for uma infecção prevalente na comunidade, a imunização pode ser iniciada com 2 semanas de vida, com as doses subseqüentes aplicadas a cada quatro semanas. A vacinação está indicada para todos os lactentes e crianças. A imunidade obtida é transitória, com níveis de anticorpos decrescentes em três a cinco anos, razão da necessidade de reforços. Após a primeira década de vida, a taxa de anticorpos é bastante reduzida, possibilitando infecções nos adolescentes.

Reações locais e sistêmicas leves são freqüentes com a vacina. Podem ocorrer: hiperemia no local da injeção, febre, irritabilidade, anorexia, vômitos, choro persistente e, menos freqüentemente, convulsões e colapso (episódio hipotônico e hiporresponsivo). Os eventos adversos podem aparecer até 48 horas após a administração da vacina.

A vacina contra pertussis também pode estar associada ao aparecimento do primeiro episódio de convulsão febril. Como prevenção, pode-se utilizar acetaminofen na dose de 15mg/kg de 4/4 horas nas primeiras 24 horas. Casos de doença neurológica grave, como encefalopatia, são descritos por alguns autores, com incidência de 1 em cada 230.000 doses. Nos EUA, a principal doença neurológica relatada é a associação temporal da vacina com o aparecimento do primeiro episódio convulsivo de epilepsia grave. Porém, esse efeito colateral não está aceito por todos os pesquisadores.

VACINA ACELULAR

Desenvolvida na década de 1970 no Japão, essa vacina tem quantidades mínimas de endotoxinas, sem reduzir a capacidade imunogênica. A vacina acelular produz menos efeitos colaterais e com menor gravidade. Febre alta, choro persistente, episódios hipotônico-co-hiporresponsivos e convulsões ainda podem ocorrer, mas são muito mais raros que com o uso da vacina convencional. O único impedimento para sua utilização é o preço elevado em relação à DPT convencional.

ISOLAMENTO E MEDIDAS PROFILÁTICAS

Deve-se evitar o contato do indivíduo doente com suscetíveis. Nos casos de moradores do mesmo domicílio e contactantes de creches ou instituições, a proteção deve ser realizada por meio da administração profilática de eritromicina por 14 dias. Adicionalmente, deve ser completada ou reforçada a imunização das crianças com idade inferior a 7 anos para pertussis.

| 2 | Difteria |

PEDRO TAKANORI SAKANE
EVANDRO R. BALDACCI

A difteria é uma doença aguda causada pelo bacilo diftérico *Corynebacterium diphtheriae*, sendo que os sintomas locais e generalizados se devem a uma exotoxina elaborada pelo agente infeccioso que, quando absorvida pelo organismo de um hospedeiro suscetível, produz alterações locais e a distância, principalmente no coração e no sistema nervoso. A presença de uma pseudomembrana na região laríngea, também fruto da exotoxina, produzindo complicações obstrutivas, é uma das complicações mais temidas da doença.

A etiologia bacteriana da difteria foi aventada por Pierre Brettoneau, em 1821, e, em 1883, o germe causador foi identificado por Klebs em esfregaço corado do material da membrana diftérica, sendo isolado por Loeffler em meios de cultura. A toxina foi purificada anos mais tarde, em 1889, por Roux e Yersin, que também demonstraram sua ação patogênica. *O grande progresso no tratamento da doença foi conseguido por Behring e Kitasato, que descobriram a antitoxina, e por Theobald Smith, que no início do século XX iniciou estudos para a obtenção de uma vacina preventiva.

ETIOLOGIA

O *Corynebacterium diphteriae* é um bacilo gram-positivo pleomórfico, aeróbio, imóvel, não-esporulado, medindo de 2 a 6µm de comprimento por 0,5 a 1µm de largura. Em esfregaços corados, tendem a se agrupar uns em relação aos outros, paralelamente ou formando ângulos agudos, resultando figuras características semelhantes a paliçadas ou a letras chinesas.

Quando cultivados em meios de culturas contendo sangue coagulado, os bacilos apresentam grânulos de polifosfato, chamados corpúsculos de Balees-Ernst, que se coram metacromaticamente com corantes de anilinas, como o azul-de-metileno ou azul-de-toluidina e que se distribuem irregularmente dentro do bacilo, geralmente nas extremidades, o que lhes dá a forma de clavas.

A pesquisa da capacidade de determinado bacilo isolado ser ou não produtor da exotoxina pode ser verificada *in vitro* pela difusão de gel em ágar ou pela verificação de uma necrose de tecidos em cobaias.

A toxina diftérica é letal para o homem na quantidade aproximada de 130µg/kg de peso corpóreo.

CULTIVO

Para isolamento do bacilo diftérico, o meio de Loeffler, contendo sangue coagulado, é bastante satisfatório, visto que as corinebactérias crescem mais rapidamente que outros patógenos respiratórios, como os estreptococos e os pneumococos, e a morfologia do bacilo é típica em esfregaços corados.

As colônias, crescendo em meio de Loeffler, apresentam-se pequenas, granulosas e de coloração branco-acinzentada. Na atualidade, dá-se preferência, como meio de cultura, para o isolamento do *C. diphteriae*, aquele contendo sangue ou ágar-chocolate com telurito de potássio (meio de Clauberg) que inibe o crescimento de outros microrganismos e permite o crescimento rápido do bacilo diftérico, o qual tem a capacidade de reduzir o telurito. O metal é depositado dentro das colônias que se tornam pretas, podendo ser, assim, facilmente reconhecidas.

Nesse meio, são descritos três tipos morfologicamente diferentes de *C. diphteriae*: 1. tipo *gravis* – colônias grandes, acinzentadas ou pretas, rugosas, irregulares e não-hemolíticas; 2. tipo *mitis* – colônias pequenas, pretas, lisas e hemolíticas; e 3. tipo *intermedius* – colônias pequenas, lisas ou rugosas.

Não há correlação entre a morfologia das colônias e a virulência, uma vez que a capacidade de produzir a exotoxina está relacionada com a presença de bacteriófagos portadores do gene *tox* nos bacilos e não com o tipo de colônias.

Algumas corinebactérias não-patogênicas (em especial *C. pseudodiphtecum* e *C. xerosis*), denominadas "difteróides", são habitantes normais da flora do aparelho respiratório e das conjuntivas e podem também formar colônias pretas em meios de culturas. Tais "difteróides" podem ser distinguidos do *C. diphteriae* por reações bioquímicas de fermentação.

TOXIGENICIDADE

Somente são toxigênicas aquelas cepas de *C. diphteriae* que possuem determinado bacteriófago, denominado B-fago, cujo genoma possui um gene codificado para a produção de exotoxina (gene *tox*). A perda desse bacteriófago faz com que o germe deixe de ser produtor da exotoxina.

A exotoxina diftérica é uma proteína termolábil que pode ser isolada de filtrados de culturas de *C. diphteriae*. É uma cadeia polipéptica simples, que, pela ação da tripsina, é dissociada em duas frações: uma designada A, com cerca de 24.000 dáltons de peso, responsável pela inibição de síntese de proteínas, e uma fração B, com peso molecular de 38.000 dáltons, relacionada com a adesão ao receptor das células do hospedeiro. A atividade enzimática está associada à ação do fragmento A sobre o citoplasma da célula sensível, porém este somente tem acesso ao citoplasma quando associado à fração B, que permite sua penetração no interior da célula. Algumas células humanas são particularmente ricas em receptores da fração B, como as do miocárdio e as do sistema nervoso. A ação patogênica da exotoxina diftérica faz-se pela inibição da síntese de proteínas das células do hospedeiro.

EPIDEMIOLOGIA

A difteria ocorre praticamente em todos os países do mundo. No Brasil, incide em todo o território, mas a ocorrência está cada vez mais rara devido às campanhas de vacinação, e em grandes centros está quase erradicada.

É fundamentalmente uma doença da infância, com máxima incidência no grupo etário de 1 a 6 anos de idade. A doença manifesta-se, com maior freqüência, entre as camadas socioeconômicas menos favorecidas da população, sendo fruto da falta de vacinação adequada e das más condições habitacionais e sanitárias, que favorecem a transmissão de doenças respiratórias em geral.

Doentes e portadores assintomáticos constituem a fonte de infecção. O período de transmissibilidade é variável, em média duas semanas, mas alguns indivíduos podem permanecer portadores por vários meses. O uso de antibiótico apropriado reduz esse período para 24 a 48 horas. A transmissão, na grande maioria das vezes, ocorre por contato direto de pessoa para pessoa, através de gotículas de Pflügge.

A contaminação indireta por meio de fômites ou alimentos e leite contaminados, embora possível, parece ser pouco usual. Pode, também, haver contaminação da orofaringe de suscetíveis a partir das lesões diftéricas cutâneas. A difteria pode ocorrer em qualquer época do ano. Entre nós, mostra uma incidência sazonal típica, com maior prevalência nos meses frios.

IMUNIDADE

A proteção à doença depende da existência de anticorpos, no sangue circulante, isto é, de antitoxinas diftéricas. Esses anticorpos são formados quer pela imunização artificial ativa, quer por infecção clínica ou subclínica. Os recém-nascidos de mães resistentes à difteria são temporariamente protegidos graças a anticorpos transplacentários. Essa imunidade passiva dura apenas alguns meses. Assim, por volta de 4 meses de idade, 50% deles já perderam os anticorpos maternos e, aos 12 meses de idade, todos são suscetíveis à doença.

PATOGENIA

Em geral, a infecção diftérica inicia-se no trato respiratório superior, quando o bacilo diftérico virulento (toxigênico) se aloja na mucosa da orofaringe de um indivíduo suscetível. Ocorre, então, multiplicação nas camadas superficiais da mucosa com produção de exotoxina, que causa uma reação inflamatória aguda, resultando na formação de uma pseudomembrana, constituída por fibrina, restos celulares, leucócitos e bacilos diftéricos, firmemente aderida aos tecidos profundos. Essa pseudomembrana pode estender-se superiormente em direção à cavidade nasal e inferiormente comprometendo laringe, traquéia e brônquios. Embora usualmente haja infartamento dos linfonodos do pescoço, bacteriemia e infecção de outros tecidos do organismo não ocorrem, uma vez que os bacilos têm pequeno poder de invasão. As complicações mais graves da difteria são devidas à ação da exotoxina sobre diferentes tecidos, sendo mais agredidos os que são mais ricos em receptores para a fração B.

O miocárdio é um dos tecidos mais atingidos, no qual ocorre degeneração gordurosa com infiltrado inflamatório de células mononucleares e edema, com comprometimento da função das fibras musculares e do tecido de condução.

O tecido nervoso periférico é outro que também é bastante atingido pela exotoxina, e as alterações caracterizam-se por uma degeneração gordurosa da bainha de mielina com conseqüente degeneração, mormente nas fibras motoras das raízes espinhais.

Outros órgãos atingidos são o fígado, os rins e as supra-renais.

QUADRO CLÍNICO

O período de incubação é em média de dois a cinco dias, podendo variar de um a dez. As manifestações clínicas dependem da localização anatômica das lesões e da intensidade das alterações produzidas pela absorção da exotoxina diftérica. Os principais tipos clínicos da doença são descritos a seguir.

Angina diftérica

É o tipo mais freqüente. O início é insidioso, a febre não é muito elevada, excepcionalmente ultrapassa 38ºC, com mal-estar, dor de garganta pouco acentuada, fato esse que pode contribuir para a demora do diagnóstico e, conseqüentemente, maior extensão da infecção. Na forma tonsilar, a lesão inicia-se na tonsila sob a forma de exsudato esbranquiçado, que posteriormente se torna mais espesso, constituindo uma pseudomembrana de coloração branco-amarelada ou branco-acinzentada, de consistência endurecida e fortemente aderida aos planos profundos, dos quais se destaca com dificuldade e que, quando retirada, deixa à mostra uma superfície cruenta e sangrenta. Ao redor das bordas da pseudomembrana há uma estreita zona hiperêmica, sendo o restante da tonsila de aspecto normal. A toxemia que acompanha o quadro é muito mais intensa que aquela observada na tonsilite estreptocócica.

Habitualmente, ao ser visto pelo médico, o paciente exibe pseudomembranas cobrindo ambas as tonsilas. Há aumento dos linfonodos submandibulares, que em geral são pouco dolorosos.

Na modalidade faríngea da enfermidade, a pseudomembrana espalha-se para os pilares anteriores e posteriores, para a úvula, palato mole e faringe, podendo, a partir desta, alcançar a mucosa da cavidade nasal. Essa pseudomembrana invasiva é espessa e fortemente aderente aos tecidos subjacentes, de coloração acinzentada, com a parte central necrótica.

O hálito é fétido e há intensa congestão dos tecidos da orofaringe. Há infartamento dos linfonodos e edema dos tecidos da porção anterior do pescoço, que fica aumentado de volume, conferindo ao paciente a aparência de "pescoço taurino". Esta é a chamada difteria maligna. A toxemia é intensa e há grave comprometimento do estado geral, com palidez acentuada, astenia, prostração e às vezes obnubilação e torpor. O pulso é rápido e fraco; as bulhas cardíacas, hipofonéticas; e a respiração, dificultosa. Às vezes, surgem sufusões hemorrágicas em mucosa e pele sob a forma de petéquias e equimoses devidas à capilarite e à plaquetopenia, constituindo a modalidade hemorrágica da doença. Em alguns casos, pode haver associação de infecção por estreptococos hemolíticos, e a febre ser mais elevada que o habitual.

Rinite diftérica
É um dos tipos menos comuns, ocorrendo principalmente em lactentes, quer sob forma primária, quer sob forma secundária à angina diftérica. Causa pouca sintomatologia inicial. Caracteriza-se pela presença de rinorréia de natureza serosa ou serossangüínea, que leva à erosão e à formação de crostas nas bordas das narinas e no lábio superior. Pequenas ulcerações, recobertas por exsudato esbranquiçado, podem ser visualizadas na parte anterior da cavidade nasal. Do ponto de vista epidemiológico, essa variedade da doença pode servir como uma importante fonte de disseminação da infecção, principalmente a modalidade primária, em que há poucas manifestações clínicas pela menor absorção da toxina e, por isso, tem o diagnóstico retardado.

Laringite diftérica
Também pode ser primária ou secundária à angina diftérica. Apesar do nome deste tipo clínico, usualmente a pseudomembrana se dissemina para baixo da laringe, comprometendo traquéia, brônquios e bronquíolos. É mais comumente observada em crianças de 2 a 5 anos de idade. A sintomatologia resulta da obstrução. Gradualmente, o indivíduo passa a apresentar tosse seca, a voz é rouca e evolui em um a três dias para afonia. Usualmente, dentro de 24 horas do início da doença, instala-se dispnéia inspiratória, com tiragem intercostal e cornagem. Com o evoluir da enfermidade, o paciente mostra-se irritado, ansioso, cianótico e com sudorese. Seguem-se o torpor e a morte por asfixia. Há pouca absorção de exotoxina, e as complicações tóxicas são raras. O maior perigo é a asfixia que, quando secundária ao desprendimento da pseudomembrana, pode ser súbita, sendo uma indicação de traqueostomia de urgência. A melhora do quadro clínico após a cirurgia é drástica, a menos que seja tardiamente indicada ou haja disseminação da pseudomembrana na árvore brônquica.

Outros tipos
A difteria pode ocorrer em outras partes do corpo, primária ou secundariamente à angina diftérica.

Difteria cutânea – em geral, é secundária à angina, resultando da contaminação de ferimentos cutâneos, especialmente pelos dedos do paciente. Apresenta-se sob a forma de uma ulceração crônica, às vezes recoberta por exsudato acinzentado, tendendo a situar-se nos membros. Geralmente, não causa complicações pela menor absorção da toxina.

Difteria ocular – manifesta-se como uma conjuntivite catarral aguda; às vezes há exsudato localizado na conjuntiva interna da pálpebra inferior, podendo daí propagar-se à córnea, levando à formação de úlceras.

Outras localizações – têm sido observadas localizações mais raras, como no genital externo masculino e feminino e no ouvido (causando otite média aguda).

COMPLICAÇÕES
As complicações mais graves da difteria são devidas à absorção da exotoxina das lesões e dependem da quantidade absorvida e da localização da pseudomembrana, Os efeitos tóxicos, embora possam ocorrer com qualquer tipo clínico da doença, são mais comuns na angina diftérica.

Complicações cardiovasculares
A mais grave das complicações tóxicas é a miocardite que ocorre clinicamente em cerca de 30% dos casos, mas as alterações eletrocardiográficas, em torno de 80%. A taxa de mortalidade varia de 10 a 30%, podendo aparecer em casos moderados ou graves da doença. Seu aparecimento pode ser precoce ou tardio. A modalidade precoce, mais rara, ocorre na primeira semana da doença, resultando geralmente em óbito. O pulso de início é cheio e rápido; as bulhas cardíacas, normofonéticas; e o ritmo cardíaco, taquicárdico. A morte do paciente pode ocorrer subitamente. A forma tardia de miocardite surge no fim da primeira ou na segunda semana de doença, mas pode ocorrer, eventualmente, até a sexta semana e caracteriza-se por comprometimento gradual do sistema cardíaco. As bulhas cardíacas são hipofonéticas, há alteração do ritmo cardíaco com extra-sistolia, bradicardia e ritmo de galope. O ECG mostra alterações que incluem: prolongamento do intervalo ST, depressão ou inversão da onda T, alterações do segmento ST, diminuição de voltagem do complexo QRS, bloqueio de ramo e, às vezes, bloqueio atrioventricular total.

Nos casos graves, o paciente mostra-se pálido e às vezes cianótico. O pulso é filiforme e geralmente lento. Há hipotensão arterial e o paciente apresenta vômitos e queixa-se de dores abdominais intensas. Às vezes, instala-se insuficiência cardíaca congestiva com edema pulmonar e hepatomegalia.

Complicações neurológicas
São traduzidas pelo desenvolvimento de paralisias motoras e sensitivas que ocorrem do 10º dia à sexta semana de doença. Apresentam duas características importantes: a primeira é a ordem cronológica de aparecimento (palato, olhos, face, faringe, laringe, músculos respiratórios e extremidades) e a segunda é que, caso o paciente sobreviva, há recuperação completa do quadro neurológico.

Paralisia do palato – ocorre do 10º dia à terceira semana. É a neurite diftérica mais freqüente. Caracteriza-se pela voz anasalada e regurgitação nasal. Ao exame da orofaringe, nota-se imobilidade de um ou ambos os pilares e, eventualmente, da úvula, quando o paciente tentar emitir sons. Em geral, regride espontaneamente em uma a duas semanas.

Paralisia ocular – ocorre durante ou após a terceira semana. É traduzida por paralisia ciliar, com midríase e borramento da visão e paralisia do oculomotor, levando ao estrabismo. Usualmente, desaparece em uma semana, podendo persistir por quatro a cinco semanas.

Paralisia facial – surge a partir da terceira semana, podendo ser uni ou bilateral.

Paralisia da faringe, da laringe, dos músculos respiratórios e dos membros – ocorrem da quinta à sexta semana, geralmente após a angina diftérica. A paralisia da faringe leva a dificuldade de deglutição, acúmulo de secreções e saliva na cavidade bucal, podendo haver aspiração para o interior da árvore brônquica. Paralisia laríngea causa afonia e asfixia. Paralisia dos músculos da respiração, comprometendo diafragma e músculos intercostais, é a última das complicações a surgir na convalescença, exigindo respiração artificial, sendo a broncopneumonia um agravante relativamente freqüente.

Outras complicações

Outras complicações, mais raras, têm sido descritas na evolução da difteria, como falência da supra-renal, nefrite, gastrite, hepatite, síndrome hemolítico-urêmica.

DIAGNÓSTICO

O diagnóstico inicial da difteria é essencialmente clínico, pois a demora na obtenção dos resultados laboratoriais pode ser fatal para o paciente. Chama a atenção o início insidioso, a febre baixa, a dor de garganta pouco intensa, o comprometimento do estado geral e, *principalmente*, o aspecto da pseudomembrana com seus características de cor, consistência e tendência invasiva. O exame bacterioscópico deve ser interpretado com muito cuidado por ser de pouco valor diagnóstico, visto que poderá levar à confusão com outros microrganismos da flora oral. A cultura é o meio mais seguro para a confirmação diagnóstica (ver item Cultivo de bacilo diftérico). O bacilo diftérico isolado ainda deve ser submetido à pesquisa de produção da exotoxina, em geral por imunodifusão.

Outros exames são pouco úteis para o diagnóstico: o hemograma apresenta moderada leucocitose, com neutrofilia, desvio à esquerda, anaeosinofilia, presença de vacuolização e de granulações tóxicas nos neutrófilos. O ECG é mais útil no acompanhamento, sendo um exame obrigatório, podendo ser complementado com ecocardiografia; a dosagem das enzimas miocárdicas, como a CPK-MB, deve ser solicitada, pois sua elevação parece estar relacionada com o diagnóstico e o prognóstico da miocardiopatia.

O diagnóstico diferencial deverá ser feito com angina estreptocócica, angina de Plaut-Vincent, angina da mononucleose infecciosa. A laringite deverá ser distinguida da laringite estridulosa e da obstrução mecânica das vias respiratórias, em especial por aspiração de corpos estranhos.

PREVENÇÃO

O caso-índice de uma difteria nasofaríngea deve ser prontamente separado do meio e recolhido a um quarto privativo ou com pacientes com a mesma doença; e devem ser adotadas medidas de precaução respiratória; no caso de difteria cutânea, a precaução pode ser de contato (ver capítulo Controle da Transmissão de Infecções no Ambiente Hospitalar).

Os comunicantes domiciliares ou aqueles que tenham tido um contato íntimo e prolongado, independentemente da história vacinal, devem: 1. permanecer sob observação durante sete dias para evidenciar qualquer manifestação suspeita da doença; 2. cultivar material da nasofaringe para *C. diphteriae*; 3. antibioticoprofilaxia com eritromicina (40 a 50mg/kg/dia por sete dias, máximo de 2g/dia) ou penicilina benzatina (600.000U para as crianças que pesem menos que 30kg e 1,2 milhão de unidades para as maiores e adultos); os comunicantes assintomáticos com idade superior a 7 anos, previamente vacinados, devem receber uma dose de reforço de dupla tipo adulto (vacina antidiftérica-antitetânica), e os menores, um reforço da tríplice se não tiverem tomado reforço nos últimos cinco anos. Nos não-vacinados ou sem história vacinal confiável (3 doses de toxóide diftérico), deve-se iniciar a vacinação imediata, com a tríplice ou a dupla adulta (conforme a idade), e indicar antibioticoterapia profilática com a penicilina benzatina nos casos em que a observação não seja possível. Nos comunicantes, não há indicação do soro antidiftérico, por não haver evidência de benefício em comparação com aqueles que tomaram somente antibioticoprofilaxia.

Quando possível, pode-se realizar o teste de Schick antes da aplicação da vacina, o qual consiste em se aplicar 0,1ml da toxina diftérica por via intradérmica. Caso o paciente já tenha anticorpos, a toxina será prontamente neutralizada e não ocorrerá reação. Portanto, indivíduos Schick negativos são imunes.

A imunização contra a difteria faz parte do calendário vacinal obrigatório e é o melhor método de prevenção da doença. É em geral aplicada com a vacina contra a coqueluche e o tétano (DPT) em crianças com idade inferior a 7 anos e nas maiores e adultos, conjugada com o toxóide tetânico (dT), e é aplicada em cinco doses, aos 2, 4, 6 meses, um reforço aos 18 meses, e outro, entre 5 e 6 anos, com doses adicionais a cada 10 anos. Recentemente, o desenvolvimento da vacina contra a pertussis acelular tornou a tríplice mais segura (ver capítulo Imunizações).

TRATAMENTO

O tratamento da difteria deve ser analisado sob dois aspectos: 1. medidas para neutralizar a toxina circulante para evitar sua penetração nas células do hospedeiro; e 2. providências visando ao tratamento das complicações.

NEUTRALIZAÇÃO DA TOXINA CIRCULANTE

Uso de antitoxina

O objetivo inicial do tratamento da difteria é neutralizar a exotoxina circulante, que está sendo elaborada nos locais de infecção, partindo-se do princípio de que os efeitos mais sérios da infecção são causados pela exotoxina diftérica. Uma vez no interior das células, a neutralização é inviável, daí a necessidade de se neutralizar a exotoxina o mais rapidamente possível. Uma demora de 24 a 48 horas poderá levar a efeitos desastrosos na evolução da doença. A quantidade de antitoxina, sob a forma de soro heterólogo, varia de acordo com a gravidade da infecção:

- Difteria faríngea e laríngea, com duração de até 48 horas; 20.000 a 40.000 unidades.
- Difteria nasofaríngea, 40.000 a 60.000 unidades.
- Casos mais graves, extensos, com duração de três ou mais dias de doença, com edema de pescoço, de 80.000 a 120.000 unidades.

Para uma eficácia mais rápida, a aplicação deve ser por via intravenosa preferencialmente. Antes de seu uso, entretanto, deve ser feito um teste de sensibilidade, aplicando-se 0,1ml da antitoxina diluída a 1:1.000 em soro fisiológico por via intracutânea ou na conjuntiva. O teste é considerado positivo se a reação for maior que 10mm de eritema no local da injeção em um intervalo de 20 minutos ou desenvolver conjuntivite. Nesse caso, é necessário fazer-se dessensibilização, aplicando-se a cada 20 minutos (Stechenberg):

- 0,05ml da solução a 1:20 por via subcutânea;
- 0,1ml da solução a 1:20 por via subcutânea;
- 0,1ml da solução a 1:10 por via subcutânea;
- 0,1ml da solução sem diluição por via subcutânea;
- 0,3ml da solução sem diluição por via intramuscular;
- 0,5ml da solução sem diluição por via intramuscular;
- 0,1ml da solução sem diluição por via intravenosa.

Caso não haja reação, o restante deve ser aplicado por via intravenosa, lentamente.

Antibióticos

O uso de antibióticos no tratamento da difteria deve ser sempre encarado como uma medida terapêutica auxiliar e nunca como substituto da terapia específica com antitoxina.

O uso de antibiótico, entretanto, diminui o período de contagiosidade e eventualmente elimina os estreptococos do grupo A, que em cerca de 30% contaminam as lesões diftéricas. As drogas mais utilizadas são a penicilina, na dose de 100.000U/kg/dia em quatro tomadas, e a eritromicina, 40mg/kg/dia em quatro tomadas, por 10 dias. Deve ser ressaltado que a cefalexina, a oxacilina e a colistina não são eficazes, não sendo, portanto, indicadas, e a tetraciclina e a lincomicina têm menor eficiência. O critério definitivo da erradicação do germe é ter três culturas, com intervalo de 24 horas, negativas.

TRATAMENTO DAS COMPLICAÇÕES

Miocardite – repouso absoluto no leito é recomendável, por cerca de quatro semanas, tanto na forma inicial quanto na tardia da miocardite diftérica. O uso de digitálicos deve ser muito criterioso devido ao risco de intoxicação, e sua indicação se restringe aos casos de ICC, com diuréticos, não devendo ser indicados na presença de arritmias. Os corticosteróides têm seu valor questionado, mas são às vezes utilizados em casos laríngeos, na tentativa de evitar traqueostomia. O marca-passo é indicado para os casos de bloqueio de ramo, mas, pelo comprometimento difuso do miocárdio, sua eficácia costuma ser muito pequena.

Difteria laríngea – visa fundamentalmente combater a obstrução das vias aéreas por meio da umidificação do ambiente e, quando necessário, pela traqueostomia.

Complicações neurológicas – somente as mais graves exigem tratamento especial, tal como respiração assistida na paralisia respiratória, alimentação parenteral ou por sonda nasogástrica na paralisia faríngea. De modo geral, as demais complicações paralíticas apenas causam certo desconforto ao paciente, sem maiores implicações do ponto de vista terapêutico.

BIBLIOGRAFIA

1. AMERICAN ACADEMY OF PEDIATRICS – Red Book, 1997. 2. FEIGIN, R.F.; STECHENBERG, B.W. & AGUILAR, L.K. – Diphtheria. In Feigin, R.F. & Cherry (eds.). *Textbook of Pediatric Infectious Diseases*. 4th ed., Philadelphia, Saunders, 1998, p. 1169. 3. REGIS Fº, J.M. et al. – Difteria. In Farhat, C.K. (ed.). *Infectologia Pediátrica*. 2ª ed., São Paulo, Atheneu, 1999, p. 210.

| 3 | Estafilococcias |

PEDRO TAKANORI SAKANE
HELOISA HELENA SOUSA MARQUES
EVANDRO R. BALDACCI

As estafilococcias são conhecidas desde os tempos bíblicos, uma vez que no Livro de Jó já há referências que lembram essa doença, como no capítulo em que Satanás visita Deus (capítulo 2; versículo 7), no qual se lê: "então o Satanás saiu da frente do Senhor e cobriu Jó com bolhas desde a sola dos pés até o topo da cabeça, das quais saía pus", uma descrição que lembra uma furunculose disseminada.

Esses germes foram reconhecidos pela primeira vez como agentes causadores de infecções a partir dos relatos do cirurgião escocês Alexander Ogdson que, em 1880, descreveu a existência de elementos que se apresentavam em forma de aglomerados de "grãos" no material de drenagem de abscesso de pele, quando examinados sob microscopia óptica.

Passados mais de 100 anos, esses elementos, hoje conhecidos como *Staphylococcus aureus*, continuam sendo um dos agentes mais importantes na medicina humana. A freqüência das estafilococcias nas infecções comunitárias e hospitalares tem aumentado continuamente, e seu tratamento tem ficado cada vez mais difícil pelo aumento progressivo de cepas resistentes a antimicrobianos comuns.

Os estafilococos devem esse aumento a uma série de fatores, como a mudança das características do hospedeiro, uma vez que existe um contingente cada vez maior de indivíduos com doenças imonocomprometedoras que sobrevivem mais tempo, o uso mais freqüente de cateteres e de aparelhos protéticos e de antibióticos que não atuam sobre esses germes etc. Aliadas a esses fatores, essas bactérias são um dos *agentes mais versáteis* dentro da patologia humana, pois apresentam grande capacidade de se adaptar em diversos meios, tanto animados quanto inanimados, sobrevivendo em condições bastante adversas; são anaeróbios facultativos; agridem os hospedeiros e defendem-se dos mecanismos de resistência destes por meio da produção de enzimas e de toxinas, produzindo doenças não só infecciosas, mas também causadas por intoxicação.

Apesar de hoje existir uma classificação dos estafilococos baseada em biologia molecular, na prática a presença de uma enzima, a coagulase, separa o *S. aureus*, que a produz e que é o representante mais patogênico e virulento do grupo, dos *coagulase negativos*, que vivem, naturalmente, como saprófitas colonizando a pele de um indivíduo, fazendo parte da flora normal. A colonização pelo *S. aureus* ocorre em 10 a 40% das crianças de maneira intermitente, sendo o local mais comum a mucosa das narinas, vindo, a seguir, a pele, os pêlos, as unhas, as axilas, o períneo ou a vagina.

Até há poucas décadas, somente o *S. aureus* era considerado causador de infecção no ser humano, mas, hoje, os estafilococos coagulase negativos estão cada vez mais freqüentes como agentes infectantes, principalmente em ambiente hospitalar, como nos berçários ou enfermarias de cuidados terciários.

MICROBIOLOGIA

Os estafilococos são organismos gram-positivos que se apresentam em forma de cocos e crescem tridimensionalmente como um cacho de uva em meios de cultura. São aeróbios, podendo ser facultativamente anaeróbios, e sobrevivem em condições bastante adversas, como locais de pH ácido, de baixas tensões de oxigênio (anaerobiose), ou de altas concentrações de sódio. São conhecidas 32 espécies de estafilococos pelo estudo do DNA. O *S. aureus* é o representante mais importante da família, produz coagulase, fermenta manitol, positiva o teste de deoxirribonuclease e contém a proteína A, de suma importância na patogênese da infecção. Os estafilococos coagulase negativos são numerosos e existem espécies que, mais freqüentemente, colonizam humanos e outros que são mais isolados de animais, sendo o *S. epidermidis* o representante mais importante desse grupo.

No quadro 1.65 estão os estafilococos descritos até agora.

No quadro 1.66 estão referidos os estafilococos comumente isolados de animais.

O estafilococo é constituído por um genoma, uma parede celular e uma microcápsula. O genoma consiste em um cromossomo circular com profagos, plasmídeos e transposons. Existem genes cromossômicos e extracromossômicos que comandam a virulência

Quadro 1.65 – Estafilococos comumente isolados de humanos.

Espécies	Doenças
S. aureus	Várias, desde piodermites banais até bacteriemias fatais
S. epidermidis	Bacteriemia, endocardite, infecção de aparelhos protéticos, infecção de cateteres, endoftalmite
S. saprophyticus	Infecção do trato urinário
S. haemolyticus	Bacteriemia, endocardite
S. auricularis, S. capitis, S. cohnii, S. hominis, S. lugdunensis, S. saccharolyticus, S. schleiferi, S. simulans, S. warneri, S. xylosus	Patógenos mais raros de infecção de aparelhos protéticos

Quadro 1.66 – Estafilococos comumente isolados de animais.

Espécies	Doença
S. arlettae, S. caprae, S. carnosus, S. caseolyticus, S. chromogenes, S. delphini, S. equorum, S. felis, S. gallinarum, S. hyicus, S. intermedius, S. kloosii, S. lentus, S. muscae, S. pasteurii, S. piscifermentans, S. sciuri, S. vitulus	Podem, em raras ocasiões, causar doença humana

Modificado de Rupp.

e a resistência aos antibióticos. Os genes extracromossômicos podem ser transferidos de um estafilococo a outro ou mesmo a outros germes gram-positivos.

A parede celular é constituída, em sua maior parte, por peptidoglicano, que, quando liberado, tem ação semelhante à da endotoxina, por ácido ribitolteicóico, ácido lipoteicóico e proteína A. A proteína A tem a particularidade de se ligar à fração c (Fc) da imunoglobulina G (IgG), deixando a fração ab (Fab) livre. Como essa fração não se liga ao complemento sérico, existe maior dificuldade na fagocitose e na lise intracelular dos estafilococos.

A cápsula dos estafilococos é muito delgada, sendo conhecida como microcápsula. É constituída de polissacarídeos e tem ação antifagocítica. Os produtos extracelulares liberados pelo S. aureus contribuem para sua patogêne e são constituídos por enzimas e toxinas. Entre as enzimas, as mais conhecidas são: coagulase, catalase, beta-lactamase, hialuronidase, lipase, protease, deoxirribonuclease, enzima modificadora de gordura. As toxinas são: hemolisinas (alfa, beta, gama e delta), leucocidina, toxina esfoliativa, toxina associada à síndrome de choque tóxico e enterotoxina.

Muitos desses produtos ainda não têm ação biológica bem conhecida. A coagulase é um ativador da protrombina, que transforma a protrombina em trombina, promovendo a formação de coágulo, o qual eventualmente pode dificultar a circulação sangüínea local. Apesar de o papel da coagulase na patogênese da estafilococcia ainda não estar bem determinado, é possível que essa coagulação intravascular localizada, ao mesmo tempo que impede a disseminação do germe, protege-o da ação dos fatores de proteção do hospedeiro, como os anticorpos e fagócitos, que teriam maior dificuldade em chegar ao local.

Entre as hemolisinas, a mais estudada é a alfa-hemolisina, que lisa os eritrócitos, causa necrose da pele e libera citocinas e eicosanóides que induzem processo inflamatório, podendo levar a um estado de choque, semelhante àquele causado por endotoxina dos germes gram-negativos.

As proteases, as lipases e a hialuronidase lisam os elementos circunjacentes e podem ajudar a disseminação do estafilococo.

PATOGÊNESE

Os estafilococos colonizam o ser humano, e, em geral, a barreira anatômica, constituída pela pele e pelas mucosas, impede sua invasão. Quando existe uma rotura nessa barreira, os estafilococos invadem o organismo, podendo atingir os tecidos ou mesmo a corrente sangüínea. A gravidade do processo dependerá fundamentalmente da virulência do germe e da integridade dos mecanismos de resistência interna do hospedeiro. O risco de infecção é muito aumentado na presença de corpo estranho.

No local da invasão ocorrerá intenso processo inflamatório mediado pelas citocinas liberadas pelos fagócitos regionais. Se a resposta do hospedeiro não for eficaz, o estafilococo se multiplicará e produzirá enzimas e toxinas. Estas causarão necrose local e, pela ação da coagulase, obstruindo os vasos, redução da oferta de oxigênio e de nutrientes, o que agravará o sofrimento das células do hospedeiro. Essa região será limitada pela reação inflamatória, com formação de uma camada de fibrina. A presença de material de necrose dos tecidos e dos leucócitos, mais os germes delimitados em uma região por um envoltório de fibrina e reação inflamatória, caracteriza o abscesso, lesão característica de infecção estafilocócica. Dessa região poderá haver disseminação local com a formação de tratos sinusoidais ou, caso atinja a corrente sangüínea, formação de focos metastáticos em ossos, válvulas cardíacas ou em outros órgãos.

Os estafilococos, principalmente os coagulase negativos, têm tropismo por corpos estranhos, conseguindo aderir-se firmemente pela ação do ácido teicóico e das proteínas de superfície. A produção de um material conhecido como "slime" tem também um papel importante na patogênese, pois ele recobre corpos estranhos, inclusive os germes, o que dificulta, até certo ponto, sua disseminação; por outro lado, impede a ação dos mecanismos de resistência do hospedeiro, inclusive dos antibióticos. Provavelmente, o S. epidermidis é o patógeno mais freqüente entre os coagulase negativos por produzir mais "slime".

MECANISMOS DE DEFESA DO HOSPEDEIRO

A principal barreira para evitar a invasão dos estafilococos é a pele e as mucosas, não só por sua integridade física, mas também pela presença da flora normal, o movimento ciliar e de outros mecanismos imunes.

Se o germe vencer essa barreira e penetrar no tecido, enfrentará a resistência interna, na qual o neutrófilo é o principal elemento de defesa. Outros fatores que ajudam na resistência são a resposta inflamatória aguda, o sistema complemento, macrófagos, eosinófilos e basófilos. Os linfócitos T e B provavelmente têm papel menor na defesa. Portanto, os pacientes mais propensos a terem infecção estafilocócica são os que apresentam neutrófilos deficientes, seja em número, seja na função, como acontece na hipoplasia ou na aplasia medular de qualquer origem, doença granulomatosa crônica, diabetes melito, síndrome de hiperimunoglobulinemia E, síndrome de Chediak-Higashi. Os pacientes com alterações no sistema complemento também são propensos a ter doença estafilocócica.

PRINCIPAIS DOENÇAS ESTAFILOCÓCICAS

O S. aureus é o agente mais importante do grupo e produz doenças tanto em indivíduos normais como naqueles que apresentam alguma imunodeficiência ou que tenham doenças de base, como diabetes melito ou fibrose cística. Entretanto, o papel patogênico dos estafilococos coagulase negativos tem aumentado nos últimos anos e tem sido um problema muito importante em hospitais de cuidados terciários, nos quais um grande contingente de pacientes apresenta doença imunodepressora. Nem sempre é possível distinguir se uma cultura positiva significa infecção ou colonização por esse germe. Nos berçários de prematuros, os estafilococos coagulase negativos freqüentemente contaminam cateteres, e os neonatologistas também enfrentam igual problema, principalmente por se tratar, em geral, de germes com resistência aos antimicrobianos bastante elevada, e sua terapêutica demanda uso de drogas mais potentes e com maiores efeitos colaterais. Para tentar contornar esse problema, sugere-se sempre que as hemoculturas sejam colhidas em, pelo menos, três pares. As verdadeiras bacteriemias por estafilococos, como regra, costumam positivar dois ou os três desses exames.

INFECÇÃO DE PELE E ANEXOS

Impetigo

É a infecção estafilocócica mais superficial e causada pelo *S. aureus*. Inicia-se como uma pápula eritematosa, quase sempre em local de rotura traumática da pele, que evolui para uma vesícula que se rompe e forma uma crosta melicérica, com secreção serosa. Principalmente quando localizada no couro cabeludo, pode acompanhar-se de adenomegalia regional, mas não há sintomas sistêmicos associados. O diagnóstico diferencial é com o impetigo estreptocócico, que é o principal causador desse tipo de lesão. A presença de bolha (impetigo bolhoso) aponta mais para infecção estafilocócica.

O tratamento é feito com limpeza local, mais aplicação de antimicrobianos tópicos, como a bacitracina, a mupirocina e o ácido fusídico. O uso de antibióticos sistêmicos é raramente indicado.

Abscesso

O *S. aureus* causa também abscessos superficiais na pele, conhecidos como furúnculos, foliculites e hidradenites. No início de um furúnculo, observa-se no local a pele tensa, brilhante e, ao toque, um nódulo mole com uma base endurada e dor. Na evolução, o nódulo rompe-se e elimina material purulento. Quando existem várias lesões coalescentes, a infecção é conhecida como carbúnculo. A foliculite é um processo infeccioso dos folículos pilosos, e a hidranite, uma supuração de um gânglio infectado.

O tratamento é em geral local, com limpeza e drenagem. O uso de antibióticos sistêmicos faz-se necessário apenas em lesões extensas, ou em paciente com imunodepressão, principalmente da série granulocítica, e em recém-nascidos.

Ao contrário do impetigo, a cura de um abscesso deixa cicatriz.

Nos recém-nascidos, o *S. aureus* é agente causal de abscesso mamário, quando se observa em uma das mamas um local com eritema e enduração, poucas vezes acompanhado de febre ou de sintomas gerais. Nesse caso, é necessário usar-se antimicrobianos sistemicamente, e a drenagem cirúrgica deve ser indicada quando não há resposta adequada.

Celulite

É uma infecção do tecido subcutâneo, apresentando-se como lesão eritematosa, quente, edemaciada, com rubor e dor à palpação. Os estafilococos e os estreptococos são as principais causas, mas em crianças pequenas, principalmente nos casos de localização facial, não se deve esquecer da possível participação do *H. influenzae*. O estreptococo produz, com mais freqüência, erisipela, infecção mais superficial, e que se caracteriza por ter os limites mais nítidos, pelo aparecimento de alteração em pele descrita como "casca de laranja" e de linfangite.

O tratamento é sempre sistêmico, podendo ser por via oral em casos sem complicação. Devem ser colhidas hemoculturas e realizar cultura em material de punção e, enquanto se aguarda o resultado, a antibioticoterapia deve compreender os germes anteriormente citados, por exemplo, oxacilina ou cefadroxil (ou cefalexina) em crianças maiores. Nas menores, principalmente quando está localizada na face e no pescoço, um antibiótico de espectro mais amplo, como as cefalosporinas de segunda ou de terceira geração, seria mais seguro.

Infecção de feridas

O *S. aureus* é ainda o principal agente causador de infecção de feridas, tanto traumáticas como cirúrgicas, tanto que, quando se indica antibioticoprofilaxia em cirurgias consideradas *limpas*, o objetivo é atingir esse germe. Quando existe corpo estranho, o risco de infecção é muito aumentado. A clínica inicia-se em geral dois a três dias após o evento, com sinais locais de inflamação, como hiperemia, edema, calor e dor, com exsudato às vezes hemorrágico e inodoro.

O tratamento envolve exploração cirúrgica, remoção de corpos estranhos e limpeza da área. O antibiótico pode ser local ou sistêmico, dependendo da gravidade da situação.

INFECÇÃO OFTALMOLÓGICA

Conjuntivite e hordéolo

O *S. aureus* causa conjuntivite purulenta, cuja etiologia pode ser confirmada pela bacterioscopia da secreção. O tratamento é local, com limpeza e uso de antibióticos tópicos. O hordéolo é uma afecção das glândulas sebáceas ou do folículo piloso das pálpebras. O tratamento é também local.

Celulite

As afecções da cavidade orbitária podem ser divididas em duas: a pré-septal e a pós-septal ou orbitária. A celulite pré-septal é causada principalmente por *S. aureus*, mas outros germes, como o pneumococo, o estreptococo e o hemófilo, podem estar implicados. Os doentes apresentam-se com febre alta, edema da região periocular, com as pálpebras hiperemiadas ou com cor violácea. Não há comprometimento da visão ou dos movimentos do globo ocular.

Já na celulite da órbita, ou pós-septal, o processo é muito mais grave, e o paciente apresenta-se também com edema e hiperemia periocular, mas com restrição dos movimentos oculares e alterações da visão. A drenagem venosa favorece a complicação mais grave da infecção, que é sua disseminação para a região intracraniana, inclusive com a formação de trombose do seio cavernoso. Outras complicações são a proptose do globo ocular, a infecção do periósteo da órbita (abscesso subperiostal orbitário). O *S. aureus* é o agente infeccioso mais freqüentemente envolvido, mas os pneumococos, os estreptococos e o hemófilo podem também estar envolvidos.

Na celulite da região orbitária é necessário consulta urgente com o oftamologista, para determinar a localização exata da lesão (pré ou pós-septal), solicitar exames complementares como a tomografia ou a ultra-sonografia. Devem ser colhidas também hemoculturas e cultura de material de punção antes do início da antibioticoterapia.

O tratamento da celulite pré-septal pode ser feito em ambulatório com o uso de ceftriaxona intramuscular, substituindo-a com uma cefalosporina de segunda ou de terceira geração por via oral, ou de outro antimicrobiano caso o agente infeccioso possa ser identificado.

A celulite orbitária, sendo uma infecção muito mais grave, necessita obrigatoriamente de tratamento em regime de internação, antibióticos por via sistêmica e eventual intervenção cirúrgica para drenagem.

INFECÇÕES VASCULARES

Bacteriemia

É um processo grave, com alta mortalidade (11 a 43%), principalmente nos pacientes que apresentam doenças de base, como cardiopatias, neutropenia, corpos estranhos não-removíveis. Por vezes, pode-se determinar o foco inicial da infecção, como lesão de pele, presença de corpos estranhos, infecção viral pregressa (varicela, influenza) etc., e em outras não. A taxa de complicações decorrentes da bacteriemia por *S. aureus* é elevada, variando de 11 a 53%, sendo que 31% desses pacientes, mesmo sem endocardite, podem evoluir com a formação de focos metastáticos. As estafilococcias relacionadas ao cateter têm taxa de complicações menor (24%), assim como de mortalidade (15%).

Uma das complicações mais freqüentes na bacteriemia por *S. aureus* é a endocardite bacteriana. Espersen e Frimodt-Mæller relataram o encontro de endocardite não suspeitada clinicamente em 55% dos pacientes de necropsia. Fowler e cols., usando ecocardiografia transesofágica, encontraram afecção na válvula cardíaca em 25% dos seus casos de bacteriemia por *S. aureus.*

O tratamento da bacteriemia por estafilococo deve ser instituído de maneira rápida e agressiva, devido à sua alta mortalidade e morbidade. Drenagem do foco inicial, remoção do cateter, monitorização dos sinais vitais são essenciais para o êxito da terapêutica.

A antibioticoterapia deve ser sistêmica, com o uso de penicilina ou oxacilina em casos suscetíveis a essas drogas, ou de vancomicina ou teicoplamina nos resistentes. Deve ser registrado que a vancomicina não é mais potente que a oxacilina no tratamento nem os estafilococos meticilino-resistentes mais virulentos que os sensíveis.

Endocardite

A incidência de endocardite por estafilococos tem aumentado nos últimos anos, devido à maior sobrevida dos indivíduos imunodeprimidos, aumento no número de usuários de drogas intravenosas, uso cada vez maior de dispositivos intravasculares etc.

Os estafilococos coagulase negativos freqüentemente causam endocardite em pacientes com doença cardíaca prévia, principalmente quando esta for congênita, e nos casos de portadores de válvula protética.

Os *S. aureus* causam infecção mesmo em válvula normal, sobretudo nos adolescentes usuários de drogas intravenosas, quando o lado direito do coração é mais acometido.

A apresentação clínica é muito variável, de acordo com as circunstâncias: a endocardite causada pelo *S. aureus* acompanha-se de febre alta ou intermitente, enquanto nas causadas pelos coagulase negativos o aumento da temperatura pode ser pequeno ou mesmo ausente; a ausculta cardíaca também é variável, pois nem sempre está presente. A presença de esplenomegalia denota infecção já com certa cronicidade, a de hepatomegalia, um início de insuficiência cardíaca congestiva. O laboratório é muito variável, mas, em geral, encontra-se leucocitose, com neutrofilia e desvio à esquerda, anemia, provas de fase aguda aumentadas, plaquetose. Os casos graves mostram leucopenia e trombocitopenia.

Nos casos agudos, a evolução é rápida, com instalação de ICC, muitas vezes refratária a tratamento, principalmente quando existe acometimento da válvula aórtica. Quando a infecção está localizada no coração direito, trombos pulmonares mimetizam pneumonias, efusões pleurais e abscessos.

O diagnóstico é suspeitado quando se nota alteração ou aparecimento de sopro cardíaco e confirmado pela positivação da hemocultura e detecção de vegetação pela ecocardiografia transtorácica ou transesofágica.

O tratamento é feito com oxacilina, por via intravenosa, ou vancomicina em casos de germes meticilino-resistentes. A associação, na primeira semana de tratamento, de amicacina tende a diminuir o período de bacteriemia. A monitorização do tratamento é feita com a pesquisa do poder bactericida do soro, que deve estar igual ou maior que 1:8, com a medida da velocidade de hemossedimentação ou da proteína C reativa. O concurso da cirurgia é necessário nos casos de endocardite da válvula aórtica e insuficiência cardíaca refratária ao tratamento clínico ou quando existe dificuldade para negativar a cultura e presença de fenômenos embólicos.

Pericardite

Em geral, aparece como uma complicação de bacteriemia ou de pneumonia. Clinicamente, suspeita-se de pericardite na presença de um paciente febril, com dores precordiais, insuficiência respiratória, tosse, taquicardia, pulso fino e rápido, às vezes paradoxal, ingurgitamento da veia cava superior, hepatomegalia, atrito pericárdico,

abafamento das bulhas cardíacas, ECG apresentando complexos mais baixos, com elevação do segmento ST, depressão do PR, com a onda T mais ampla ou mesmo invertida. A radiografia de tórax mostrará área cardíaca aumentada e a ecocardiografia confirmará o diagnóstico. A punção do pericárdio, e o exame bacteriológico do líquido fornecerão o agente infeccioso.

O tratamento, nos casos de tamponamento, é de urgência e necessita de drenagem. A antibioticoterapia inicial será dirigida para o *S. aureus,* a não ser que tenha evidência de participação de um outro germe.

INFECÇÕES DE CATETERES

O crescente uso de cateteres tem aumentado, sem dúvida, as infecções por estafilococos. O tipo do dispositivo determina também a incidência de infecção; assim, a cateterização periférica apresenta taxa baixa, em torno de 0,2 a 0,5%, e a central, de 1 a 10%, dependendo, principalmente, dos cuidados que se toma em sua manipulação, do local de inserção, do tipo de infusão e do material usado para sua confecção. Os cateteres de demora, como o de Hickman, apresentam risco de 0,2/100 dias-cateter.

Os estafilococos, tanto o *aureus* como os coagulase negativos, são os agentes que mais contaminam os cateteres, mas os germes gram-negativos também são agentes infectantes importantes.

O diagnóstico de uma infecção relacionada a cateter não é fácil de se fazer. Em geral, ocorre febre e, se forem notados sinais inflamatórios no local da inserção do cateter, a suspeita dessa complicação sempre deve ser feita. A cultura da pele desse sítio necessita ser analisada com cuidado, pois é quase impossível distinguir entre colonização e infecção, a não ser que haja hemocultura concomitante positiva. A hemocultura obtida do cateter também requer a positividade de pareamento com uma outra colhida da veia periférica, principalmente quando o germe é o estafilococo coagulase negativo. A cultura semiquantitativa da ponta de cateter, quando possível, é também usada para estabelecer o diagnóstico diferencial.

O tratamento também é difícil de ser conduzido, devido à dificuldade em se esterilizar um cateter infectado. O ideal é sempre retirar o material contaminado. Muitas vezes, só a sua retirada já resolve o processo, mas, freqüentemente, é necessário o uso de antibioticoterapia sistêmica. O tempo de tratamento é também muito controverso. Jain sugere o procedimento referido no quadro 1.67 para as infecções relacionadas com cateter.

Quadro 1.67 – Guia para a duração de tratamento de antibioticoterapia para infecção estafilocócica relacionada a cateter, segundo Jain, 1999.

Germe	Tipo de cateter	Possível remover?	Mantém bacteriemia após retirada?	Sugestão de duração da terapia
S. aureus	Periférico	Sim	Não Sim	10-14 dias 4-6 semanas
	Central	Sim	Não Sim	10-14 dias 4-6 semanas
		Não	NA	14-21 dias
Estafilococos coagulase negativos	Periférica ou central	Sim	Não Sim	5 dias 2-6 semanas
		Não	NA	14 dias

NA = não se aplica.

Os estafilococos também constituem causas usuais de infecção de aparelhos protéticos, de cateteres, de fístulas arteriovenosas e de diálise peritoneal. O diagnóstico é sempre suspeitado diante de hemoculturas positivas em um paciente febril e, eventualmente, com sinais de infecção no local de inserção dos cateteres. O tratamento também é feito com a remoção do material infectado e antibioticoterapia.

As infecções por estafilococos coagulase negativos são mais fáceis de ser tratadas, uma vez que, algumas vezes, apenas o tratamento antimicrobiano esteriliza o cateter.

INFECÇÕES DE OSSO E ARTICULAÇÕES

Osteomielite

Quando o osso é acometido secundariamente por um processo hematogênico, as metáfises de ossos longos são as mais comumente atingidas. Traumatismos, mesmo fechados, em geral são relatados precedendo a infecção, muito provavelmente porque provocam pequenas lesões vasculares, com osteíte local, que funcionariam como um foco inicial de assentamento das bactérias. A história clássica de osteomielite é a de uma criança que sofre um traumatismo, muitas vezes sem lesão aparente e que se queixa de dor local, quando é levada a um ortopedista, o qual imobiliza a região. A dor persiste e em seguida aparece febre e, quando o gesso é retirado, observam-se sinais inflamatórios no local do traumatismo. Principalmente em crianças hígidas, o processo infeccioso pode ter um curso fulminante, levando o paciente ao choque e ao óbito em poucas horas.

O diagnóstico de osteomielite depende da suspeita clínica e da confirmação por métodos de imagem. A hemocultura é positiva em cerca de 50% dos casos. Os exames da fase aguda do soro, como a velocidade de hemossedimentação (VHS) e a proteína C reativa, positivam-se, mas, em recém-nascidos, pacientes com anemia falciforme, os muito desnutridos e aqueles com processos crônicos podem estar normais ou pouco alterados. As lesões radiológicas, como levantamento do periósteo e edema de partes moles, ou a presença no osso de radiolucência só aparecem 10 a 16 dias após a infecção. O diagnóstico precoce pode ser feito com o uso de mapeamento ósseo com tecnécio radioativo. A ressonância magnética é, atualmente, o exame de escolha para se fazer o diagnóstico de osteomielite.

A etiologia deve ser perseguida usando-se todos os métodos possíveis, incluindo a punção óssea, uma vez que o tratamento é prolongado e é importante se ter a bactéria com o respectivo antibiograma, não só para a escolha da droga correta, mas também pela possibilidade de se tentar terapêutica por via oral.

O antibiótico empregado deve, primariamente, ser dirigido para o *S. aureus,* agente mais comum nas osteomielites de crianças previamente hígidas. Pacientes com doenças de base podem ser infectadas por outros germes, como no caso de portadores de anemia falciforme, quando um dos germes a ser considerado é a *Salmonella* sp., ou nos recém-nascidos e imunodeprimidos hospitalizados nos quais o concurso de germes gram-negativos é significativo. A limpeza cirúrgica do osso é necessária quando existe seqüestro ou falha da resposta terapêutica. A duração do tratamento é ainda motivo de controvérsias, mas recomenda-se que seja de quatro a seis semanas; a monitorização é feita pela dosagem de VHS ou de proteína C reativa. Consideramos em nosso grupo que, quando o poder bactericida do soro for $\geq$ 1:8, o antibiótico é eficaz. Esses parâmetros são também utilizados quando existe mudança na via de administração do antimicrobiano, ou seja, ao se passar um antibiótico parenteral para um de uso oral, espera-se que os exames da fase aguda continuem *abaixando* e o poder bactericida permaneça acima daquele valor.

Quando a lesão óssea for secundária a uma mordida de gato, não se deve esquecer da possibilidade de a *Pasteurella multocida* ser um dos agentes causadores.

Os antibióticos mais utilizados são a oxacilina e a clindamicina, quando parenterais, e as cefalosporinas de primeira geração, como o cefadroxil, quando por via oral, e, se o germe for suscetível, outras alternativas são o co-trimexazol e, em adolescentes, as quinolonas.

Pioartrite

O *S. aureus* é o agente mais importante como causador de pioartrite em crianças, mas, em recém-nascidos, os germes gram-negativos e o estreptococo de grupo B devem ser considerados, assim como o hemófilo em crianças com idade inferior a 5 anos. Nos adolescentes com vida sexual ativa, o gonococo é uma possibilidade a ser lembrada.

O diagnóstico de pioartrite é mais fácil de se fazer do que o de osteomielite, uma vez que, excetuando-se a articulação coxofemoral, o acesso para uma punção é mais factível. O concurso da ultrasonografia tem facilitado muito o diagnóstico e inclusive possibilitado a punção (dirigida) da articulação coxofemoral.

O líquido sinovial obtido da punção deve ser estudado minuciosamente, não só no aspecto quimiocitológico, mas também bacteriológico, abrangendo todas as etiologias possíveis, incluindo, em nosso meio, a tuberculose, e nos imunodeprimidos, os fungos.

O tratamento da pioartrite consiste em drenagem, que pode ser aspirativa ou a céu aberto, e em antibioticoterapia, cujo objetivo principal é a cobertura do estafilococo. A droga de escolha é a oxacilina, eventualmente a clindamicina ou uma cefalosporina de primeira geração (cefazolina ou cefalotina) por via parenteral, pelo menos na fase inicial, mudando-se para a oral posteriormente. Na suspeita de participação do hemófilo, o antibiótico deve contemplar esse germe e, então, a ceftriaxona, como droga única, pode ser indicada.

INFECÇÕES DO APARELHO RESPIRATÓRIO

Otite média

Os estafilococos não são agentes causais freqüentes de otite média aguda, sendo, entretanto, um dos mais importantes nos casos crônicos, assim como em sinusopatia e mastoidite. Clinicamente não há diferenças das doenças causadas por germes clássicos, como o pneumococo, o hemófilo e a *Moraxella*. O diagnóstico etiológico só é feito pela punção e não pela cultura de secreção do ouvido.

O tratamento é feito com drogas sistêmicas, seja por via oral, seja parenteral.

Pneumonia

Os estafilococos não são causa comum em pneumonias de crianças hígidas, mas sua participação deve ser sempre cogitada em pacientes que apresentem doenças de base, como doença crônica pulmonar (principalmente fibrose cística), imunodepressão (especialmente de neutrófilos), alterações dermatológicas. Viroses prévias, como a influenza e a varicela, também predispõem a infecções estafilocócicas. No período neonatal, os estafilococos têm participação mais importante.

Clinicamente, a apresentação de uma pneumonia estafilocócica não difere das causadas por outros germes e pode ser secundária à inalação de partículas infectantes ou de bacteriemia. A evolução clínica pode ser muito rápida, levando à insuficiência respiratória em poucas horas.

Radiologicamente, a apresentação mais comum é a de uma broncopneumonia, podendo ter várias áreas acometidas; cavitação e formação de pneumatoceles é muito comum, assim como o comprometimento pleural.

O diagnóstico etiológico é feito pela hemocultura e cultura do aspirado de lesão pleural.

O tratamento é feito com drogas antiestafilocócicas, como a oxacilina. Nas crianças suficientemente graves e que tenham história de internação anterior, havendo a possibilidade de estafilococo meticilino-resistente, a vancomicina seria uma indicação até a obtenção do resultado das culturas. Quando ocorre empiema, este deverá ser drenado, seja pelo método de múltiplas punções, seja por inserção de um dreno tubular.

INFECÇÃO DO SISTEMA NERVOSO CENTRAL

Meningite

Os estafilococos não são agentes comuns das meningites agudas decorrentes de bacteriemias em crianças normais; entretanto, nos casos pós-cirúrgicos e, principalmente, quando há inserção de cateteres, passam a ser os mais importantes. Outras vias de contaminação do sistema nervoso central são: a) contiguidade de um foco para meníngeo, como sinusite, osteomielite de ossos do crânio, empiema subdural; b) punção liquórica; c) fístula liquórica. Os estafilococos coagulase negativos são os mais freqüentes na presença de derivação ventriculoperitoneal ou ventriculoatrial e, em sua maioria, os sintomas iniciam-se dentro dos primeiros dois meses após a cirurgia.

O diagnóstico é feito pela punção liquórica e cultura do material, e o tratamento, com antibióticos como a oxacilina, mas nem sempre é fácil, pela dificuldade em se esterilizar o cateter, quando este for a causa. Por vezes, a adição da rifampicina ao tratamento melhora o prognóstico.

Abscesso cerebral

Os germes alcançam o cérebro, em geral, por meio de uma bacteriemia, pela extensão de um processo infeccioso contíguo ou por inoculação direta secundária a uma cirurgia ou traumatismo. As crianças com cardiopatia congênita cianótica têm maior probabilidade de apresentar essa complicação.

Na maioria das vezes, o abscesso cerebral tem flora polimicrobiana, incluindo de maneira importante os germes anaeróbios.

Clinicamente, as crianças apresentam cefaléia (quando conseguem se expressar), vômitos, irritabilidade, sinais focais neurológicos ou convulsões. O exame físico mostrará alterações correspondentes à localização do abscesso.

O diagnóstico é confirmado pela ressonância magnética com contraste, que se mostra superior à tomografia computadorizada.

O tratamento deve ser feito com antibióticos parenterais e é necessário o concurso de um neurocirurgião para drenagem do abscesso.

Empiema subdural

É uma coleção de material purulento entre a dura-máter e a aracnóide no espaço subdural e, em geral, uma complicação de meningite bacteriana ou de uma extensão de um foco parameníngeo, como os seios paranasais.

O *S. aureus* responde por 17%, e os estafilococos coagulase negativos, por 2% dos casos. As complicações são o acometimento do espaço subdural, trombose venosa e abscesso cerebral.

Deve ser suspeitado quando, no decorrer do tratamento de uma meningite, a febre não desaparece, volta após alguns dias de defervescência, ou aparecem sinais de hipertensão intracraniana. Na ausência de meningite, deve-se suspeitar dessa complicação quando uma criança apresenta cefaléia, alterações de consciência, febre, mal-estar, sinais de irritação meníngea e sinais focais neurológicos.

A confirmação diagnóstica dá-se pelo achado das alterações da tomografia de crânio. O tratamento é realizado com o uso de antimicrobianos e drenagem da coleção. Deve-se fazer o diagnóstico diferencial com a coleção subdural, que é estéril.

Abscesso epidural

O abscesso epidural é uma coleção de material purulento na parte externa à dura-máter, dentro do canal espinhal. O *S. aureus* e as enterobactérias são os agentes mais comuns. Os germes alcançam essa região durante uma bacteriemia, ou pela inoculação direta a partir de um foco adjacente.

As crianças apresentam-se febris, com vômitos, letargia e irritabilidade. Dores localizadas, tipo radiculares, paresias ou paralisias de membros são indicativas dessa doença.

O exame de escolha para o diagnóstico é a ressonância magnética. O tratamento é de urgência e consiste em uma cirurgia de descompressão do espaço epidural e antibioticoterapia visando ao *S. aureus.*

DOENÇAS CAUSADAS POR TOXINAS

Síndrome de choque tóxico estafilocócico

A síndrome de choque tóxico estafilocócico foi descrita pela primeira vez por Todd em crianças, mas alcançou notoriedade no início da década de 1980, quando acometeu várias mulheres jovens que usavam tampão vaginal.

Trata-se de uma doença extremamente grave, de alta letalidade e produzida por uma toxina liberada pelo *S. aureus*, conhecida como *toxina da síndrome de choque tóxico estafilocócico-1* (TSST-1), relacionada à enterotoxina. Outras toxinas eventualmente podem causar quadro clínico semelhante, embora a TSST-1 seja responsável por 90% dos casos.

Clinicamente, os pacientes apresentam febre de início súbito, com calafrios, cefaléia, vômitos, diarréia, dor de garganta, mialgias. Eles se apresentam apáticos e desorientados. Evoluem rapidamente para hipotensão, alterações respiratórias e eritrodermia generalizada. Os pulsos apresentam-se finos e rápidos, com prejuízo do retorno venoso, cianose de extremidades e mucosite, caracterizada por hiperemia conjuntival, mucosa oral hiperemiada com presença de ulcerações. Caso não haja reversão do quadro, o paciente evolui para choque, coma e óbito.

Nos sobreviventes, nota-se descamação em torno do quinto ao sétimo dia de evolução. Inicia-se no tronco e evolui para as extremidades.

Os critérios clínicos para o diagnóstico da síndrome de choque tóxico são apresentados no quadro 1.68.

Quadro 1.68 – Definição clínica da síndrome de choque tóxico.

1. Febre – temperatura $\geq$ 38,9°C
2. Exantema – eritrodermia difusa macular
3. Descamação – uma a duas semanas após o início, particularmente palmoplantar
4. Hipotensão – pressão sistólica $\leq$ 90mmHg para adultos ou < 5º percentil para a idade em crianças – queda de pressão diastólica $\geq$ 15mmHg entre posição ortostática e deitada, tontura ou síncope na posição ortostática
5. Envolvimento multissistêmico (três ou mais dos seguintes): – gastrintestinal: vômitos ou diarréia – muscular: mialgia intensa ou CPK duas vezes acima do limite superior considerado normal – membrana mucosa: hiperemia vaginal, orofaríngea ou conjuntival – renal: uréia ou creatinina acima de duas vezes o limite superior considerado normal, piúria ($\geq$ 5 leucócitos/campo) asséptica – hepática: bilirrubinas totais e transaminases acima de duas vezes o limite superior considerado normal – hematológico: plaquetas < 100.000/mm^3 – SNC: desorientação ou alteração de consciência sem sinais de localização, quando não estão presentes febre e hipotensão

6. Laboratório
– resultados negativos para cultura de sangue, garganta ou LCR (eventualmente hemocultura positiva para *S. aureus*)
– sorologia para febre maculosa brasileira, leptospirose ou sarampo
– classificação de casos:
  • provável – quando cinco dos seis critérios acima estão presentes
  • confirmado – todos os seis critérios estão presentes, incluindo descamação

MMR, 1997.

Pela gravidade do processo, a síndrome deve ser considerada em todos os casos que apresentem febre, exantema, hipotensão e disfunção dos múltiplos órgãos.

O tratamento consiste em cuidar dos distúrbios hemodinâmicos, com infusão de líquidos, cuidados ventilatórios e uso de drogas vasoativas quando necessário. O foco de infecção deve ser removido. A antibioticoterapia deve ser feita com o uso de clindamicina por sua provável ação antitoxina.

Síndrome de pele escaldada

Acomete indivíduos de qualquer idade, mas é mais comum em crianças com idade inferior a 5 anos, quando é conhecida como doença de Ritter. Nos adultos e nos adolescentes, é uma das causas de doença de Lyell, ou necrose epidérmica tóxica, que pode ser também de origem idiopática, ou como reação à droga.

A doença é causada por uma toxina, chamada esfoliativa, que age na camada granulomatosa na epiderme, ao contrário das outras causas, que atuam separando a derme da epiderme. As bolhas que assim se formam têm a parede muito delgada e rompem-se com facilidade, expondo uma área cruenta, úmida e vermelha. O sinal de Nikolski é positivo. As lesões podem ser limitadas, quando temos o impetigo bolhoso, ou disseminadas, nos casos de síndrome de pele escaldada.

A toxina esfoliativa é também responsável pela escarlatina estafilocócica, doença em tudo semelhante àquela produzida pelo estreptococo, com exceção da faringite.

O tratamento da síndrome de pele escaldada é apenas de suporte, devendo ser cuidada como um caso de grande queimado. Em geral, administram-se drogas antiestafilocócicas com o objetivo de diminuir a população de germes produtores da toxina.

Intoxicação alimentar

É um problema relativamente comum causado pela enterotoxina produzida por *S. aureus*. Alimentos ricos em proteínas, enlatados, salada de maionese e outros são implicados em surtos de enterocolites. A enterotoxina estimula o vômito por meio de sua ação direta no cérebro e no nervo vago e aumenta o movimento peristáltico. A diarréia é secundária também à inibição da reabsorção de água e de eletrólitos no intestino delgado.

Em geral, a doença inicia-se em 4 a 8 horas após a ingestão do alimento contaminado. A febre ocorre em 25% dos casos.

O diagnóstico é feito pela recuperação do estafilococo do material do vômito ou das fezes e pesquisa da produção da toxina.

O tratamento é apenas de sustentação, uma vez que os antibióticos não são eficazes.

TRATAMENTO DA INFECÇÃO ESTAFILOCÓCICA

Quando a cepa é sensível, a droga de escolha é a penicilina (hoje, em São Paulo, menos de 5% dos *S. aureus* isolados são sensíveis). As penicilinas semi-sintéticas penicilinase-resistentes, como a oxacilina, são as drogas mais utilizadas em nosso meio. Os pacientes alérgicos podem receber cefalosporinas de primeira geração com cuidado, pois há risco de hipersensibilidade cruzada, ou clindamicina. A vancomicina, apesar de quase não se ter resistência descrita (alguns casos de sensibilidade diminuída), aparentemente tem me-

nor eficácia que os betalactâmicos e, portanto, não deve ser escolhida como droga de primeira escolha, a não ser na presença de germes meticilino-resistentes.

Outras drogas potencialmente úteis são as quinolonas, os macrolídeos, o co-trimexazol, os betalactâmicos associados a inibidores de betalactamases, os aminoglicosídeos e a rifampicina. Entretanto, o uso dessas drogas nem sempre é factível, pelo aparecimento de cepas resistentes, sua ação predominantemente bacteriostática, falha na penetração no liquor, ou mesmo falta de experiência clínica. Apesar de a rifampicina ser uma das drogas mais potentes contra os estafilococos, estes desenvolvem resistência contra ela com muita facilidade, sendo sempre indicada como droga associada a uma outra para potencializar sua ação.

Os estafilococos que possuem sensibilidade diminuída a glicopeptídeos (vancomicina e teicoplanina) constituem problema clínico importante, apesar dos poucos casos descritos. Entretanto, a emergência de enterococos resistentes a esses antimicrobianos e a possível transferência do gene da resistência ao estafilococo é um risco real e motivo de grande preocupação, pois esses germes nos permitem poucas opções. Relatos mostram eficácia de tratamento com a associação de rifampicina e de um aminoglicosídeo, a arbecamicina (Hiramatsu). Drogas mais recentes, como a quinupristin-dalfopristin, que são estreptograminas, e o linezolid, uma oxozolidinona, parecem mostrar boa eficácia contra esses germes.

Uma outra questão bastante polêmica é a conduta diante dos pacientes que apresentam estafilococcias de repetição, como a furunculose, ou a tentativa de diminuir o estado de portador em grupos de alto risco, como aqueles que utilizam cateteres permanentes. O uso de agentes tópicos nas narinas, como a mupirocina, em preparado próprio para uso em mucosas, aparentemente, diminui esse risco, apesar da preocupação quanto ao desenvolvimento de cepas resistentes. Vacinas que apresentem eficácia comprovada ainda estão em estudo.

BIBLIOGRAFIA

1. ESPERSON, F. & FRIMODT-MØLLER, N. – Staphylococcus aureus endocarditis: a review of 119 cases. *Arch. Inter. Med.* **146**:1118, 1986. 2. FOWLER Jr., V.G. et al. – Role of echocardiography in evaluation of patients with Staphylococcus aureus bacteriemia: experience in 103 patients. *J. Am. Coll. Cardiol.* **30**:1072, 1997. 3. HIRAMATSU, K. et al. – Methicillin-resistant Staphyococcus aureus clinical strain with reduced vancomycin suscetibility. *J. Antimicrob. Chemother* **40**:135, 1997. 4. HOWARD, B.J. & KLOOS, W.E. – Staphylococci. In Howard, B. *Clinical and Pathogenic Microbiology.* 2nd ed., St. Louis, Mosby, 1994, p. 243. 5. JAIN, A. & DAUM, R.S. – Staphylococcal infections in children: Part 1. *Pediatr. Rev.* **20**:183, 1999. 6. JAIN, A. & DAUM, R.S. – Staphylococcal infections in children: Part 2. *Pediatr. Rev.* **20**:219, 1999. 7. JAIN, A. & DAUM, R.S. – Staphylococcal infections in chidren. Part 3. *Pediatr. Rev.* **20**:261, 1999. 8. LOWY, F.D. – Staphylococcus aureus infections. *N. Engl. J. Med.* **339**:520, 1998. 9. NERMIN, G. et al. – Community-acquired severe staphylococcal septicemia in children: the relationship with blunt trauma. *Acta Paediatr. Jap.* **40**:441, 1998. 10. NOSKIN, G.A. et al. – In vitro activities of linezolid against important gram-positive bacterial pathogens including vancomycin-resistent enterococci. *Antimicrob. Agents Chemother* **43**:2059, 1999. 11. Recommendations for Preventig the Spread of Vancomycin Resistence. Hospital Infection Control Practices Advisory Committee (HICPAC). *Infection Control Hospital Epidemiology* **16**:105, 1995. 12. RUPP, M.E. – Coagulase-negative staphylococcal infections: an update regarding recognition and management. *Curr. Clin. Topics Infect. Dis.* **17**:51.

HELOISA HELENA SOUSA MARQUES
PEDRO TAKANORI SAKANE

Os estreptococos foram descritos por Billroth e Ehrich em 1877 e participam de várias doenças no homem, tanto pela ação direta, como por meio de toxinas e enzimas. Os do grupo A, além desses mecanismos, ainda podem provocar doenças não-supurativas, como a febre reumática, a glomerulonefrite difusa aguda e a coréia.

O gênero *Streptococcus* pertence à família Streptococacceae, composta de germes que crescem em forma de cocos em cadeia nas culturas e coram-se pelo método de Gram (cocos gram-positivos). Das diversas espécies que compõem esse gênero, as mais implicadas na doença humana são o *Streptococcus pyogenes* (grupo A), o *Streptococcus pneumoniae*, o *Streptococcus agalactiae* (grupo B), o *Streptococcus (Enterococcus) faecalis* (grupo D) e o *Streptococcus viridans* (grupo heterogêneo composto por várias espécies).

A parede celular dos estreptococos é composta de três camadas, e na mais externa encontram-se as proteínas antigênicas, sendo a mais importante a *proteína M*. Esse elemento oferece resistência à fagocitose e é o fator primordial da virulência do germe. O outro componente que também contribui para a virulência é o ácido lipoteicóico, que facilita a colonização, aderindo-se à fibronectina da superfície das células epiteliais.

Os estreptococos são classificados em grupos e em tipos graças à presença de substâncias imunologicamente ativas como polissacarídeos, proteínas e ácido teicóico na parede celular. Essa classificação é baseada no trabalho de Rebecca Lancefield, descrito em 1933, tendo sido complementada por estudos mais recentes. Atualmente, estão descritos estreptococos de A a H e de K a V. Os antígenos dos grupos específicos A, B, C, E, F, G, L, O e R são polissacarídeos (denominados carboidratos C), e os do grupo D e N, ácido teicóico. Os antígenos dos grupos restantes não estão ainda completamente definidos.

Uma segunda propriedade importante para a diferenciação dos estreptococos é a capacidade de provocar hemólise nos meios de cultura. A síntese das hemolisinas que atuam nas hemácias é uma característica das cepas do grupo A, pois 98 a 99% dos germes desse grupo produzem a chamada beta-hemólise, enquanto somente alguns dos grupos B, C, D, F e G promovem esse tipo de hemólise. Para se verificar o tipo de hemólise, utiliza-se ágar com 5% de sangue de carneiro. A hemólise tipo beta traduz-se pela descoloração total do ágar sangue ao redor de colônias de estreptococos que produzem hemolisina e é o resultado da lise das hemácias da superfície do ágar pela estreptolisina S e da camada inferior pela estreptolisina O. A alfa-hemólise é caracterizada por hemólise parcial, provocando uma coloração esverdeada ao redor das colônias.

No quadro 1.70 observam-se os principais estreptococos patogênicos para o homem de acordo com essas classificações.

Um terceiro fator utilizado para a diferenciação é a sensibilidade dos estreptococos à bacitracina. Esse antimicrobiano, que é um derivado de um peptídeo cíclico, inibe o crescimento de alguns estreptococos, pois impede a síntese de peptidoglicano e, desse modo, altera a permeabilidade da membrana da bactéria. Aproximadamente 95% das cepas do grupo A são sensíveis à bacitracina e, portanto, não ocorre crescimento do microrganismo no meio da cultura ao redor do disco de bacitracina. Entretanto, apenas 10% das cepas que não pertencem ao grupo A são sensíveis a esse antibiótico e nota-se crescimento bacteriano ao redor do disco.

INFECÇÕES CAUSADAS POR ESTREPTOCOCO DO GRUPO A

Os estreptococos do grupo A estão entre os germes que mais freqüentemente são isolados em crianças e causam várias moléstias, desde infecções superficiais até processos extremamente graves com alta mortalidade, ou complicações não-supurativas que podem afetar a qualidade de vida do indivíduo a longo prazo.

MICRORGANISMO

A incidência de doenças causadas pelo *Streptococcus pyogenes* (estreptococo do grupo A) tem aumentado desde o fim da década de 1980 e durante os anos 90, por motivos ainda não bem definidos, mas suspeita-se que seja devido ao aumento da prevalência das cepas produtoras de fatores de virulência, como a proteína M.

Quadro 1.70 – Classificação de acordo com o tipo de hemólise dos estreptococos.

Grupo	Espécie	Hemólise	Doenças mais freqüentes
A	*S. pyogenes*	Beta	Faringoamigdalite, piodermite, endocardite, sepse puerperal, febre reumática, glomerulonefrite difusa aguda
B	*S. agalactiae*	Beta	Sepse neonatal, meningite, endocardite
C	*S. equi* e outros	Beta	Sepse puerperal, endocardite
D	Enterococos (*S. faecalis, S. faecium* e *S. durans*) e não-enterococos (*S. bovis* e *S. equinis*)	Alfa, beta e não-hemolíticos	Endocardite, infecção urinária
F	*S. minutis*	Beta	Infecções de canais dentários, meningite, sinusite
G	*S. anginosus*	Beta	Endocardite, sepse puerperal
H	*S. sanguis*	Alfa	Endocardite, doença periodontal
K	*S. salivarius*	Alfa	Endocardite, meningite, sinusite
Espécies anaeróbias (peptoestreptococos)		Não-hemolíticas	Abscesso de pulmão e de cérebro, sepse puerperal, endocardite, empiema

São conhecidos mais de 80 diferentes sorotipos de estreptococos do grupo A, distinguíveis pela análise da proteína M da superfície.

A estrutura desse microrganismo é bastante complexa. Nas cepas que crescem rapidamente, como as que causam epidemias, a célula é recoberta por uma cápsula de ácido hialurônico, que dá à colônia um aspecto mucóide. Saindo da superfície, notam-se as fímbrias, cujo componente básico é o ácido lipoteicóico, que são as responsáveis pela sua aderência às células epiteliais. Outras proteínas de superfície são conhecidas, como, R, T, SOR ("serum opacity reaction") e aquelas que se ligam à fração Fc da imunoglobulina. Em geral, essas proteínas são utilizadas em inquéritos epidemiológicos, uma vez que a exata função delas ainda não é conhecida. Um outro componente da parede celular é o carboidrato, responsável pela grupo-especificidade dos estreptococos do grupo A. O peptidoglicano é um polímero responsável pela rigidez de sua estrutura.

Abaixo da parede, encontra-se a membrana celular composta basicamente por lipoproteínas ou complexos lipoprotéicos. Nos germes em forma de L (estreptococos sem parede, osmoticamente frágeis, porém resistentes aos betalactâmicos), a membrana celular corresponde à externa. Dentro da célula, os constituintes são o DNA, o RNA e uma variedade de enzimas e de hemolisinas, plasmídeos (que determinam resistência aos antibióticos), bacteriófagos (que controlam a transferência não só da resistência aos antibióticos, mas também a produção de toxina eritrogênica de um germe a outro).

Os estreptococos produzem e liberam várias substâncias extracelulares biologicamente ativas correlacionadas com sua patogenicidade: a) *estreptolisina O* e *estreptolisina S* que causam lesão às membranas celulares, não somente às hemácias, como também às células miocárdicas. A estreptolisina O é também antigênica; b) *toxinas eritrogênicas A, B e C* que se assemelham às endotoxinas por apresentarem toxicidade primária e secundária, ou seja, podem, *per si*, ter ação tóxica, ou então esta se deve a uma reação de hipersensibilidade do hospedeiro. Mais recentemente foram notificados casos de síndrome de choque tóxico estreptocócico relacionados à exotoxina pirogênica A; c) *bacteriocinas*, cuja capacidade de exterminar outras espécies de bactérias gram-positivas parece ser determinante do estabelecimento da infecção ou da persistência da colonização.

Outros produtos extracelulares do estreptococo do grupo A podem não apresentar toxicidade direta para as células humanas e bacterianas, mas desempenham papel na digestão ou no início da rotura de substratos biológicos: *desoxirribonucleases* (DNAases A, B, C e D) – apresentam atividade ribonuclease; *estreptoquinases* – ativam o sistema fibrinolítico; *hialuronidase; proteinases; esterases; e NADase*. Várias dessas enzimas são antigênicas, e a determinação de anticorpos específicos por meio do teste denominado estreptozima (antiestreptolisina O, anti-DNAase, antiestreptoquinase, anti-hialuronidae e anti-DNAase) proporciona auxílio ao diagnóstico clínico.

MODO DE TRANSMISSÃO

A aquisição do estreptococo está, em geral, associada a contatos nas escolas, domicílio e se dá por contágio direto por meio das secreções respiratórias ou de lesões na pele do doente. Raramente ocorre a transmissão por contato indireto por meio de objetos ou de mãos contaminados, leite e outros alimentos. É muito discutível o papel de portador como fonte, embora isso seja possível para os casos de infecção ativa, mas subclínica. Ao contrário do estafilococo, é raro ter colonização crônica das fossas nasais, apesar de poder ser recuperado em até 15-20% de crianças normais, fazendo parte da flora endógena. Portadores, na região anal, podem funcionar como fonte de surtos em enfermarias.

Ao contrário do que ocorre na mucosa das vias aéreas superiores, nas quais o germe adere facilmente e inicia o processo infeccioso mesmo em epitélio íntegro, na pele há necessidade de haver uma solução de continuidade para que a penetração ocorra.

Período de incubação – geralmente de dois a cinco dias na faringite estreptocócica. Pode ser de até 10 dias no quadro de impetigo.

Período de transmissibilidade – na faringite estreptocócica, a transmissão é máxima durante a fase aguda da infecção (três a cinco dias), diminuindo gradativamente em algumas semanas. Com a antibioticoterapia eficaz (especialmente penicilina), esse período diminui, e dentro de 24 a 48 horas o doente não será mais contaminante. A ocorrência de transmissão durante o período de incubação é incerta. Os portadores do estreptococo do grupo A no trato respiratório raramente são responsáveis pela disseminação do microrganismo. A maioria dos casos secundários ocorre nas primeiras duas semanas após a aquisição.

EPIDEMIOLOGIA

A incidência de infecções por estreptococos e as seqüelas não-supurativas têm aumentado desde os anos 90.

Em crianças pequenas, a incidência é menor, provavelmente pela proteção da imunidade passiva obtida por meio de anticorpos maternos transplacentários. Em menores de 3 anos, em vez de apresentarem infecções localizadas, é mais freqüente a apresentação como rinofaringite purulenta ou otite média aguda.

O impetigo estreptocócico ocorre com maior freqüência em crianças pré-escolares, ao passo que a faringite predomina naquelas acima desse grupo etário, até os 15 anos. O impetigo também pode apresentar-se como doença recorrente em crianças pequenas. Durante a infância, a criança apresenta em média um quadro de faringoamigdalite estreptocócica a cada três a cinco anos. A ocorrência sazonal e a distribuição geográfica são diferentes para as infecções de pele e da orofaringe. Os quadros de faringe são comuns em regiões com climas temperados ou frios, ao passo que o impetigo aparece com maior freqüência naqueles quentes ou tropicais. A faringite é mais freqüente no inverno e na primavera nos países com clima temperado, sendo que nas regiões tropicais parece ser mais comum nos meses chuvosos. O impetigo é geralmente doença de verão em clima temperado, mas ocorre durante o ano todo em países tropicais.

PATOGÊNESE

A aquisição do estreptococo faz-se por meio da inalação ou da ingestão, ou eventualmente por contato direto. O germe adere às células do epitélio da mucosa por meio de fímbrias e pelo ácido lipoteicóico da sua parede celular. Para que haja colonização, o estreptococo do grupo A necessita competir com os germes residentes locais, como o estreptococo *viridans* ou alfa-hemolítico. A importância da competição com os outros germes para a instalação de uma infecção é controversa, mas, no caso da pele, a remoção da flora normal aumenta o tempo de sobrevida do estreptococo.

A invasão dos tecidos pelo estreptococo pode ser facilitada por diversos fatores ligados ao hospedeiro e à bactéria. Diversas toxinas, como as estreptolisinas, produzem lesão aos leucócitos e ao tecido adjacente, e as enzimas, como a hialuronidase, a estreptoquinase e a deoxirribonuclease, facilitam sua disseminação. A proteína M tem propriedades antifagocíticas e ação citotóxica. A presença do ácido hialurônico na cápsula serve como um fator de defesa, uma vez que é muito semelhante e mimetiza o ácido hialurônico presente no homem. O estreptococo ainda produz substâncias (exotoxina pirogênica e peptidoglicano) que, absorvidas, têm ação sistêmica, como indutores da síndrome da resposta inflamatória sistêmica. A toxina pirogênica ainda pode funcionar como superantígeno e desencadear a síndrome de choque tóxico estreptocócico. A produção da toxina eritrogênica desencadeia o quadro de escarlatina.

O hospedeiro, por sua vez, se defenderá do agressor, sendo os monócitos e, posteriormente, os neutrófilos os responsáveis pela resposta primária. Os anticorpos específicos, como os contra a proteína M, só surgem após seis a oito semanas após a infecção.

Uma vez instalado no tecido, o estreptococo dissemina-se para o linfonodo regional ou pode evoluir para uma infecção sistêmica.

Infecção de pele parece necessitar de solução de continuidade, determinada por traumatismos, presença de corpo estranho ou algum processo inflamatório preexistente, como fatores facilitadores para sua instalação.

O estreptococo do grupo A ainda pode provocar diversas complicações não-supurativas, como febre reumática e glomerulonefrite difusa aguda (GNDA), as quais envolvem mecanismos imunológicos e serão discutidas em capítulos específicos.

MANIFESTAÇÕES CLÍNICAS

As principais doenças causadas por estreptococo do grupo A são as infecções de vias aéreas, do sangue e de partes moles.

Faringoamigdalite

Powers e Boisvert, em 1944, descreveram as manifestações dessas infecções e, julgando que o fator mais importante da determinação do quadro clínico era a idade do paciente, as subdividiram de acordo com três grupos pediátricos:

Na criança com idade inferior a 6 meses – o quadro geralmente é caracterizado por nasofaringite associada com secreção nasal mucopurulenta e elevação irregular da temperatura. É comum a presença de escoriações ao redor das narinas. A sintomatologia perdura por cerca de uma semana; entretanto, secreção nasal e irritabilidade podem persistir por até seis semanas. A doença é clinicamente indistinguível do resfriado comum e a única forma de identificá-la é por meio da cultura de secreção nasal.

Na criança entre 6 meses e 3 anos de idade – a doença tem início insidioso com febre baixa, sintomas gerais leves e nasofaringite discreta. A secreção nasal é purulenta e os gânglios cervicais anteriores tornam-se dolorosos e com aumento de volume. Complicações freqüentes são sinusite e otite média. Essa sintomatologia pode persistir por quatro a seis semanas. Esse quadro clínico é também indistinguível de outros processos infecciosos no trato respiratório superior, e o diagnóstico deve ser estabelecido por cultura da orofaringe.

Na criança entre 3 e 12 anos de idade – manifesta-se como faringoamigdalite aguda ou escarlatina. O quadro clínico, as complicações, o prognóstico e o tratamento dessas duas entidades nosológicas são muito semelhantes, sendo que a única diferença entre ambas é que a escarlatina evolui com exantema.

O período de incubação é de dois a quatro dias, com variação entre *um e sete* dias. O início é abrupto, com febre alta, vômitos, dor de garganta e sintomas gerais, como cefaléia, anorexia, calafrios e mal-estar. O exantema, no caso da escarlatina, aparece entre 12 e 48 horas após o início. A dor abdominal é um achado precoce e pode ser de tamanha intensidade que quando associada a febre alta e vômitos pode até sugerir a possibilidade de se tratar de abdome cirúrgico.

O exame da orofaringe mostra um enantema que inclui lesões nas amígdalas, faringe, língua e palato. As amígdalas estão hipertrofiadas, hiperemiadas e cobertas por exsudato (50 a 90% dos casos). A faringe apresenta-se edematosa e com intensa hiperemia. A língua inicialmente é saburrosa (coloração esbranquiçada) com papilas hipertrofiadas e avermelhadas ("língua com aspecto de framboesa branca") e por volta do terceiro ao quarto dia ocorre descamação dessa película branca, a língua torna-se toda avermelhada e com as papilas ainda hipertrofiadas ("língua com aspecto de framboesa vermelha"). O palato geralmente está recoberto por pequenas lesões puntiformes eritematosas, chegando, algumas vezes, à erupção petequial disseminada. A úvula e a margem do palato mole também apresentam-se edemaciadas e hiperemiadas.

A adenomegalia cervical anterior dolorosa é encontrada em 30 a 60% dos pacientes.

O exantema da escarlatina é eritematoso, puntiforme, clareia à vitropressão e, ao tato, apresenta textura áspera. Aparece geralmente 12 horas após o início da doença, generaliza-se rapidamente (24 horas), não é intenso na face. O rubor nas regiões malares contrasta com a palidez perioral, caracterizando, assim, um dos sinais clássicos da escarlatina (sinal de Filatov). O exantema é mais intenso nas regiões de dobras cutâneas e em locais que sofrem pressão (como as nádegas). Em algumas áreas existe intensificação das linhas transversais, particularmente na região antecubital (sinal de Pastia).

As manifestações clínicas, como exantema, febre e angina resolvem-se ao final da primeira semana.

A descamação é um dos achados mais característicos da escarlatina e é proporcional à intensidade do exantema. Geralmente, a descamação inicia-se na face no fim da primeira semana e progride para tronco e extremidades, generalizando-se por volta da terceira semana. No rosto, a descamação é fina, nas extremidades é mais grosseira, lamelar e caracteristicamente apresenta aspecto de "descamação em dedo de luvas". Nos casos de escarlatina mais leve, a descamação completa-se em três semanas e nos mais graves pode persistir por até oito semanas. Algumas vezes, o diagnóstico de escarlatina é feito retrospectivamente, baseado no aspecto da descamação e na história prévia de dor de garganta.

A porta de entrada da escarlatina clássica é a nasofaringe. Ocasionalmente, o estreptococo do grupo A pode infectar uma incisão cirúrgica, queimadura ou outro tipo de lesão de pele. Nessas ocasiões, não há faringoamigdalite, mas a clínica é semelhante à descrita. Quando o quadro é resultado de complicação após cirurgia, ocorre a assim denominada escarlatina pós-cirúrgica.

O tratamento nestes casos é feito com:

a) Penicilina G benzatina, na dose de 600.000U para crianças com peso menor ou igual a 25kg e de 1.200.000U para crianças maiores e adultos, administrada por via intramuscular em dose única.

b) Penicilina V oral, na dose de 50mg/kg/dia, dividida em quatro tomadas. É importante destacar que o tempo de tratamento deve ser de 10 dias, a despeito da pronta recuperação clínica.

c) Amoxicilina, na dose de 50mg/kg/dia, em três tomadas, é uma opção freqüente, apesar de a única vantagem ser a de menor número de doses diárias e de ter a desvantagem de ser um antimicrobiano de maior espectro de ação (ecologicamente incorreto) e pode resultar em maior toxicidade, como distúrbios gastrintestinais, especialmente diarréia. O tempo de duração também é de 10 dias.

d) Macrolídeos, que têm indicação principalmente em crianças alérgicas à penicilina.

e) Cefalosporinas de primeira geração são usadas em pacientes alérgicos à penicilina, mas cerca de 15% deles podem ter reação cruzada. Uma eventual indicação seria quando coexistir estafilococo produtor de penicilinase.

Pneumonia

Em geral, o estreptococo do grupo A causa doença localizada nas vias aéreas superiores, mas ocasionalmente pode disseminar-se e atingir os pulmões. A infecção por esse germe traduz-se por traqueíte, bronquite e pneumonite intersticial, não sendo muito comum a pneumonia lobar. O acometimento pleural é relativamente freqüente, com efusão serosa, por vezes serossanguinolenta. Os sinais e os sintomas de uma pneumonia estreptocócica são semelhantes aos de um processo causado pelo pneumococo. O diagnóstico pode ser firmado com a recuperação do germe da pleura, sangue, ou aspirado pulmonar. A ascensão do título da ASLO na evolução é indicativa do agente. O exame radiológico de tórax mostra broncopneumonia difusa, podendo cursar com envolvimento pleural e presença de pneumatoceles. Nos casos mais leves, é indistinguível do processo pulmonar causado por *M. pneumoniae*. A resolução completa radiológica é muito demorada, podendo persistir por mais de 10 semanas.

O tratamento de escolha é a penicilina, na dose de 100.000U/kg/dia, por via intravenosa, dividida em seis tomadas, podendo, depois da melhora da toxemia, ser completada com drogas por via intramuscular ou oral.

Bacteriemia

A bacteriemia é mais freqüente nas crianças pequenas e nos idosos. Entre as crianças, os fatores predisponentes são queimaduras, varicela, neoplasias, imunossupressão. Em adultos, pode-se observar maior incidência de bacteriemia em pacientes HIV positivo até 39% superior à da população em geral, nos usuários de drogas intravenosas, nos pacientes com diabetes, portadores de deficiência circulatória periférica, neoplasias e naqueles em uso prolongado de corticóides.

Em crianças, a infecção pode ocorrer sem foco inicial reconhecível. A progressão é, em geral, rápida, levando a um quadro similar ao choque endotóxico, com hipotensão, febre, leucocitose. Focos metastáticos em meninge, ossos e pulmões são freqüentes.

O tratamento é feito com penicilina G cristalina, administrada por via intravenosa, na dose de 100.000 a 400.000U/kg/dia.

Impetigo

A infecção de pele por estreptococo do grupo A ocorre quando existir colonização prévia e surgir lesão da superfície cutânea, que pode ser mínima, como uma picada de inseto. Inicia-se como uma lesão vesicular puntiforme (1 a 2mm de diâmetro), com discreta hiperemia ao redor que rapidamente evolui para pústulas seguidas por formação de crostas melicéricas. As crostas podem perdurar por dias a semanas. O quadro de impetigo raramente é acompanhado por concomitantes clínicos, como febre e adenomegalia. As lesões distribuem-se, com maior freqüência, nos membros inferiores, mas podem ocorrer em outras áreas expostas do corpo.

O quadro de impetigo pode sobrepor-se a uma série de afecções na pele, como escabiose, eczema, outras dermatoses, queimaduras e ferimentos que propiciam um meio de acesso para o germe. Cepas nefritogênicas são potencialmente capazes de causar GNDA.

O tratamento em casos com lesões restritas pode ser feito apenas com cuidados locais e preparados com antibióticos tópicos, como bacitracina ou mupirocina. Deve ser lembrado que o tratamento tópico não previne a glomerulonefrite aguda. Em casos com múltiplas lesões ou quando acomete vários membros da família ou da comunidade onde a criança convive, indica-se o uso de antibióticos sistêmicos. Até recentemente, a escolha recaía sobre a penicilina; entretanto, relatos mostrando a incidência cada vez maior de *Staphylococcus aureus* como agente único ou em associação com o estreptococo explicam as eventuais falhas com esse antimicrobiano. Nesses casos, devem ser indicados penicilinas penicilinase resistentes, cefalosporinas de primeira geração ou macrolídeos.

Erisipela

É um tipo peculiar de infecção estreptocócica envolvendo a pele e, algumas vezes, os tecidos adjacentes. Trata-se de lesão eritematosa, endurada, com bordas nítidas, firmes e elevadas, sendo que o centro tem coloração esmaecida em relação às bordas. Ao exame detalhado, nota-se um aspecto que lembra "pele de laranja" e uma linfangite local. A localização pode ser na face (especialmente na criança e, com grande freqüência, com faringoamigdalite concomitante), nas extremidades (mais freqüente nos membros inferiores e com problemas circulatórios) e no corpo. Pode haver aparecimento de vesículas com líquido claro que evoluem para crostas. Essa lesão cutânea é geralmente associada com febre e sintomas gerais que persistem até que a erupção pare de progredir. O tratamento é feito com penicilina oral ou parenteral (de preferência).

Fasciíte necrosante

A fasciíte necrosante é uma infecção profunda do tecido subcutâneo que resulta em destruição progressiva da fáscia e da gordura.

Os fatores predisponentes para o desenvolvimento dessa doença muito grave, freqüentemente associada com choque e disfunção de múltiplos órgãos, incluem varicela, feridas perfurocortantes, queimaduras, cirurgias e traumatismos. Apesar de não haver um consenso, o uso de antiinflamatórios não-hormonais parece estar relacionado com gravidade por mascarar os primeiros sintomas e retardar o diagnóstico.

O primeiro sinal da infecção é o edema difuso de um braço ou de uma perna, seguido do aparecimento de uma bolha cheia de líquido claro que rapidamente se torna violáceo. A evolução é rápida para uma gangrena cutânea, às vezes com mionecrose, e uma extensão do processo para a fáscia. Acompanha-se de sintomas sistêmicos, incluindo choque.

O diagnóstico diferencial, nas fases iniciais, é difícil de se fazer com celulite, e deve-se tomar muito cuidado, pois esta é passível de cura com antibioticoterapia, enquanto fasciíte necessita de intervenção rápida cirúrgica para debridamento. Na suspeita, o uso de tomografia ou de ressonância pode ser útil para localizar a profundidade da lesão.

Quando o local está muito dolorido e edemaciado, sugerindo um aumento de pressão compartimental, fasciotomia de urgência é indicada para evitar maior mionecrose. O antibiótico de escolha ainda não está bem definido, mas a clindamicina parece ter melhores resultados do que a penicilina. Os motivos para a escolha da clindamicina seriam:

a) são relatados vários casos de falha da penicilinoterapia em infecções graves por estreptococo (até 85% em casos de miosite);

b) em animais de experimentação, a sobrevida foi de 100% e de 80%, respectivamente, quando a clindamicina foi usada 2 e 6 horas após a inoculação de estreptococo, enquanto com a penicilina o tratamento foi ineficaz quando instituído após 2 horas. Isso ocorreu provavelmente porque com a clindamicina não ocorre o *efeito inóculo*;

c) a clindamicina ainda apresenta efeito supressor na síntese de toxinas bacterianas; facilita a fagocitose inibindo a síntese da proteína M; apresenta um efeito pós-antibiótico prolongado; suprime a síntese de TNF induzida pelos lipopolissacarídeos.

Síndrome de choque tóxico estreptocócico

É um quadro dramático, de alta taxa de mortalidade, quando não suspeito e tratado adequadamente. Na maioria das vezes, inicia-se com um pequeno traumatismo que freqüentemente nem chega a causar lesão aparente de pele, e 24 a 72 horas após aparece dor, que é o sintoma inicial mais freqüente, de maneira abrupta e intensa, acompanhada de febre e edema local.

Em cerca de 20% dos pacientes, os sintomas iniciais são do tipo gripal, com febre, calafrios, mialgia, náuseas, vômitos e diarréia. Confusão mental ocorre em 55%, 80% apresentam algum comprometimento de tecidos moles e em 70% destes ocorre fasciíte necrosante, quando há progressão do edema para a formação de vesícula e depois para bolha que apresenta cor violácea. Em cerca de 10%, pode-se notar um eritema escarlatina-símile.

Cerca de metade dos casos, à admissão, ainda apresenta pressão arterial normal, mas evolui para choque dentro de 4 a 8 horas. O comprometimento renal é freqüente e precoce.

O Grupo de Trabalho para Infecções Estreptocócicas Graves dos EUA definiu, em 1993, os critérios diagnósticos apresentados no quadro 1.71.

A evolução clínica é grave, sendo que, quando os pacientes não apresentam hipotensão logo no início do quadro, dentro de 4 a 8 horas quase todos (95%) estarão em estado de choque. Somente 10% desses pacientes retornam ao nível pressórico normal após infusão de líquido intravenoso (colóide ou cristalóide), uso de antibióticos e de drogas vasoativas. A insuficiência renal persiste ou piora, havendo necessidade freqüente de indicação de diálise, e só retorna

Quadro 1.71 – Critérios diagnósticos para infecções estreptocócicas graves.

A) Isolamento do estreptococo do grupo A
   1. De um local estéril
   2. De um local não-estéril

B) Sinais clínicos de doença grave
   1. Hipotensão
   2. Alterações clínico-laboratoriais. Dois ou mais entre:
      a) comprometimento renal
      b) coagulopatia
      c) comprometimento hepático
      d) síndrome da angústia respiratória do adulto
      e) necrose extensa de tecido
      f) exantema eritematoso

Caso definido: A1 + B (1 + 2)

Caso provável: A2 + B (1 + 2)

Fonte: The Working Group on Severe Streptococcal Infections, 1993.

ao normal, nos sobreviventes, após quatro a seis semanas. A insuficiência respiratória ocorre em 55% dos pacientes, necessitando de ventilação mecânica em 90% destes. A mortalidade varia de 30 a 70%.

O tratamento deve ser imediatamente instituído, e, como existe associação de infecção grave de tecidos, o antibiótico sugerido é a clindamicina. Debridamento agressivo, reposição de volemia e cuidados com a falência renal e respiratória são medidas obrigatórias.

INFECÇÕES CAUSADAS POR ESTREPTOCOCOS DO GRUPO B

Os estreptococos do grupo B são agentes causais importantes de doença em crianças desde o nascimento até os 4 meses de idade. A predileção para os recém-nascidos deve-se a fatores que dizem respeito à mãe, à criança e ao germe.

O germe, colonizando a mãe, contaminará o recém-nascido, tanto no útero quanto durante o trabalho de parto, mas apenas 1 a 2% das crianças ficará doente.

Existem duas formas clínicas de apresentação: a de início precoce e a de início tardio.

a) A doença de início precoce está relacionada com complicações maternas como parto prematuro (menor que 37 semanas), rotura prematura de membranas por mais de 8 horas, corioamnionite e febre puerperal. As formas de apresentação mais freqüentes são: bacteriemia sem foco inicial aparente, pneumonia e meningite. O início da sintomatologia pode ser de horas até sete dias, e as manifestações clínicas são caracterizadas por apnéia, síndrome da angústia respiratória e choque.

b) A doença de início tardio afeta recém-nascidos de termo sem fatores de risco materno. As formas de apresentação mais freqüentes são a meningite e a bacteriemia sem foco aparente, além de infecções osteoarticulares e celulite. O início é após o sétimo dia, podendo ser de 90 ou mais dias, em geral em torno de 36 dias. Apresenta-se com febre, irritabilidade e sintomas inespecíficos.

INFECÇÕES CAUSADAS POR OUTROS ESTREPTOCOCOS

Os estreptococos de outros grupos (que não os dos grupos A e B) podem determinar doenças invasivas, tanto em recém-nascidos como em crianças maiores e adultos.

Estreptococo do grupo C

Esses microrganismos colonizam a cavidade oral e a vagina. As espécies virulentas geralmente são beta-hemolíticas devido à síntese de estreptolisina O. Cepas não-hemolíticas têm sido isoladas em raízes dos canais dentários. Quando se tornam patogênicas, determinam quadros de faringoamigdalite adquiridos por ingestão de alimentos contaminados, sepse puerperal, endocardite e infecções osteoarticulares. O S. equisimilis é o exemplo mais comum desse grupo.

Estreptococo do grupo D

Os estreptococos do grupo D são divididos em enterococos e não-enterococos.

Os enterococos atualmente são classificados como gênero Enterococcus, não pertencendo mais aos Streptococcus. Entretanto, serão aqui discutidos por afinidade histórica. Habitam normalmente o trato gastrintestinal e recentemente teve seu valor patogênico valorizado devido ao aumento de incidência nas infecções não só domiciliares, mas principalmente nas de aquisição intra-hospitalar. Além de serem intrinsicamente resistentes a vários antibióticos (incluindo cefalosporinas, oxacilina, clindamicina e aminoglicosídeos), nos últimos anos observou-se aumento de resistência a betalactâmicos e também aos glicopeptídeos, como a vancomicina (VRE) e a teicoplanina, principalmente nas cepas hospitalares, o que tem tornado seu controle extremamente complicado.

Apesar de o gênero Enterococcus possuir 14 espécies "típicas" e 3 "atípicas", a maioria das infecções nos homens é causada pelo Enterococcus faecalis (74 a 90%) e Enterococcus faecium (5 a 16%). Outros eventuais patógenos do grupo são: E. avium, E. durans, E. raffinosus, E. casseliflavus, entre outros.

As principais doenças causadas pelos enterococos são:

Infecções do trato urinário – são causa de infecção do trato urinário tanto em crianças como no adulto, principalmente quando for de aquisição intra-hospitalar. Os fatores predisponentes são a cateterização vesical, a manipulação cirúrgica do trato urinário, as malformações congênitas e o uso prévio de antimicrobianos.

Endocardite – os enterococos podem causar endocardite, tanto em válvulas naturais quanto nas protéticas. Apesar de ser um dos principais agentes em adultos, particularmente nos usuários de drogas intravenosas e nos idosos, sua incidência não é muito alta em crianças, respondendo por cerca de 5% dos casos nessa faixa etária. O quadro clínico é semelhante ao causado por estreptococos.

O tratamento, quando o agente for suscetível, deve ser feito com penicilina ou ampicilina associada à gentamicina ou à estreptomicina no mínimo por quatro a seis semanas. Nos resistentes, ou quando o paciente for alérgico à penicilina, indica-se a vancomicina associada a um aminoglicosídeo. Cepas resistentes aos aminoglicosídeos e as mais recentemente descritas, resistentes à vancomicina, constituem problema terapêutico e devem ser analisadas isoladamente, segundo padrão de antibiograma.

Bacteriemia – é um agente importante de infecção sistêmica em pacientes hospitalizados com alguma doença de base que freqüentemente apresentam infecção polimicrobiana. Em geral, nas crianças não se encontra uma porta de entrada, mas pode ter origem no rim, peritônio, cateter intravascular. As bacteriemias não costumam acompanhar-se de endocardite.

Infecção intra-abdominal – em geral, ocorre em crianças que apresentam doença prévia do trato digestivo, constituem parte de uma infecção polimicrobiana.

Infecção neonatal – os enterococos são causa importante de infecção perinatal, causando bacteriemia, tanto de início precoce (< 7dias) quanto tardio (> 7 dias). Os fatores predisponentes são o uso de cateter vascular, enterocolite necrosante, cirurgia intra-abdominal.

Os estreptococos de grupo D não-enterococos são menos patogênicos e são agentes incomuns de endocardite. Exemplos: S. bovis e S. equinus.

Estreptococos do grupo F

Colonizam a boca, a faringe e as raízes dos canais dentários. Podem ou não determinar hemólise. A principal espécie desse grupo é o *S. minutis*, que pode correlacionar-se com as seguintes doenças: infecções de canais dentários, sinusite e meningite. Todos os estreptococos do grupo F são sensíveis à penicilina, ao cloranfenicol e à tetraciclina.

Estreptococos do grupo G

São bactérias beta-hemolíticas devido à síntese de estreptolisina O. Colonizam, preferencialmente, faringe e vagina. Podem determinar infecções puerperais graves, endocardite, infecções osteoarticulares e sepse em recém-nascidos semelhante ao do grupo B.

Estreptococos anaeróbios

Não possuem até o momento classificação sistematizada. São denominados *Peptostreptococcus* os estreptococos anaeróbios que se apresentam em cadeias longas, curtas ou aos pares. Estão presentes na cavidade oral, no trato respiratório e intestinal e na vagina. Têm sido isolados de abscessos pulmonares e cerebrais, infecção puerperal, endocardite e empiema. Os *Peptococcus* são estreptococos anaeróbios que se apresentam isoladamente, em pares, tétrades ou blocos e, apenas raramente, em cadeias. São encontrados nos mesmos locais que os *Peptostreptococcus*. Sua patogenicidade não está completamente esclarecida, mas têm sido encontrados em infecções mistas de lesões necróticas.

INFECÇÕES CAUSADAS POR *STREPTOCOCCUS VIRIDANS*

Os *Streptococcus viridans* são um grupo de estreptococos que habitam normalmente a cavidade oral e podem causar várias doenças, desde cáries até endocardite, ou mesmo bacteriemia em crianças imunocomprometidas. É um grupo heterogêneo de cocos gram-positivos que, em geral mas nem sempre, são alfa-hemolíticos, sua classificação ainda é objeto de controvérsias e, na prática, são usados os testes bioquímicos para identificá-los. Os principais representantes desse grupo são: *S. milleri, S. mutans, S. salivarius, S. sanguis* e *S. mitis*.

São patógenos de baixa virulência, causando doença apenas na presença de fatores predisponentes, principalmente quando ocorre lesão da mucosa de cavidade bucal.

Sepse em pacientes imunocomprometidos

Nas últimas décadas, a incidência de *S. viridans* em bacteriemia nos pacientes imunocomprometidos, principalmente com tumores ou submetidos a transplantes, tem aumentado devido à mucosite e ao eventual uso de antiácidos e co-trimexazol.

Nessas crianças, o quadro clínico é semelhante ao da bacteriemia por outros germes: presença de febre alta em paciente neutropênico, com mucosite, podendo ou não evoluir para choque séptico e pulmão de choque. Na evolução, exantema e descamação palmar podem ser notados.

Endocardite

É a doença mais importante causada pelo *S. viridans* e também o agente etiológico mais comum. Isso se deve à capacidade de adesão do germe à valvula cardíaca e às vegetações. Classicamente, as endocardites ocorrem após manipulação da cavidade oral em criança portadora de valvulopatia e as causadas pelo *S. viridans* têm um curso subagudo.

Outras infecções

O *S. viridans* pode causar, embora de maneira mais rara, várias outras infecções, como sepse neonatal, osteomielite, pneumonia, abscessos.

DIAGNÓSTICO

O diagnóstico de infecção pelo *S. viridans* é feito pela cultura de sangue, tecido ou de secreções. Deve-se tomar muito cuidado na interpretação de um resultado positivo, pois, como o germe compõe a flora normal da pele, pode ocorrer, com facilidade, contaminação.

TRATAMENTO

Em nosso meio, a penicilina continua sendo o antibiótico de escolha para o tratamento de infecções por *S. viridans*. Entretanto, cepas resistentes já tem sido descritas, tornando seu controle mais difícil. No caso de endocardite, a combinação com um aminoglicosídeo tem sido advogada.

BIBLIOGRAFIA

1. AMERICAN ACADEMY OF PEDIATRICS. Committee on Infectious Diseases. Severe Invasive Group A Streptococcal Infections: A Subject Review. *Pediatrics* **101**:136, 1998. 2. BISNO, A.L. & STEVENS, D.L. – Streptococcal infections of skin and soft tissues. *N. Engl. J. Med.* **334**:240, 1996. 3. CURTIS, N. – Invasive group A streptococcal infection. *Curr. Opin. Infect. Dis.* **9**:191, 1996. 4. ENGLISH, B.K. & SHENEP, J.L. – Enterococcal and viridans streptococcal infections. In Feigin & Cherry. *Textbook of Pediatric Infectious Diseases.* 4th ed., Philadelphia, Saunders, 1998, p. 1106. 5. KAPLAN, E. & GERBER, M.A. – Group A, group C, and group G beta-hemolytic streptococcal infections. In Feigin & Cherry. *Textbook of Pediatric Infectious Diseases.* 4th ed., Philadelphia, Saunders, 1998, p. 1076. 6. MARQUES, H.H.S.; SAKANE, P.T. & YAMAMOTO, M. – Estreptococcias. In Marcondes, E. *Pediatria Básica.* 8ª ed., São Paulo, Sarvier, 1991, p. 1004. 7. STEVENS, D.L. – Streptococcal toxic-shock syndrome: spectrum of disease, pathogenesis, and new concepts in treatment. *Emerg. Infect. Dis.* **1**:69, 1995. 8. The Working Group on Severe Streptococcal Infections – A streptococcal toxic shock syndrome: rationale and consensus definition. *JAMA* **269**:390, 1993.

---

5   Infecções Invasivas por *Haemophilus influenzae*

PEDRO TAKANORI SAKANE
HELOISA HELENA SOUSA MARQUES

O gênero *Haemophilus* é constituído por pequenas bactérias gram-negativas que se apresentam como cocobacilos e que crescem com muita dificuldade em meios de cultura, requerendo suplementação de elementos não-usuais na rotina. As espécies patogênicas ao homem são as cepas capsuladas e não-capsuladas de *H. influenzae, H. ducreyi, H. parainfluenzae, H. parahemolyticus, H. aphrophilus,* e de importância no Brasil, o *H. influenzae* biótipo *aegyptius*. Entre eles, o mais importante na patogenia humana é o *H. influenzae*.

O *H. influenzae* foi reconhecido como agente causal de doença há muito tempo, em 1892, quando Pfeiffer o isolou de um caso de pneumonia e fez a associação com a epidemia de influenza que então grassava na região (justificando assim o nome influenza), e recebeu a denominação de bacilo de Pfeiffer. Em 1920, o germe foi dissociado da influenza, doença causada por um vírus, e recebeu seu nome definitivo (hemófilo vem do grego *haemophilus* = amigo do sangue, devido à necessidade para seu crescimento em meios de cultura – o fator X). Em 1930, Margaret Pittman descreveu as formas capsuladas e não-capsuladas, classificou os sorotipos de acordo com a cápsula (desde a letra **a** até **f**) e ainda observou que a forma capsulada, sorotipo b (Hib), era primariamente recuperada em culturas de liquor cefalorraquidiano (LCR) e de sangue em crianças pequenas com quadro de meningite, e as formas não-capsuladas e outros sorotipos causavam infecções principalmente de vias respiratórias.

Verificou-se, ainda, a relação da idade dos pacientes com as infecções invasivas pelo Hib, sendo que estas eram mais freqüentes em crianças com idade inferior a 5 anos e esse fato foi atribuído à ausência de resposta de anticorpos dirigidos para a cápsula do germe nessa faixa etária.

Em 1970, identificou-se a fração da cápsula que possuía poder antigênico, o polissacarídeo polirribosil-ribitol-fosfato (PRP), o que abriu caminho para a possibilidade da produção de vacinas contra o Hib.

EPIDEMIOLOGIA

O *H. influenzae* coloniza cerca de 60 a 90% das vias respiratórias de *crianças normais*, sendo a maioria constituída por cepas não-tipáveis, ao passo que é muito raro encontrar-se Hib fazendo parte da flora normal (2 a 5% em escolares).

O Hib é responsável por mais de 95% dos casos de doença invasiva causada por *H. influenzae*, mais de 90% dos casos ocorrem em crianças com idade inferior a 5 anos, e 80% destes, em menores de 2 anos.

A transmissão se dá por contato direto ou inalação de perdigotos contendo o bacilo. O tempo de incubação é muito variável. O risco de adoecimento de um suscetível nos primeiros 30 dias após contato é de cerca de 0,26%. Em casos domiciliares, nos menores de 24 meses, entretanto, pode chegar a 3,2%. Os portadores assintomáticos do Hib são freqüentes em contactantes domiciliares de um caso índice de infecção invasiva, justificando assim a quimioprofilaxia nos familiares.

PATOGENIA

O *H. influenzae* faz parte da flora normal das vias respiratórias de um hospedeiro imunocompetente e não se sabe exatamente quais os mecanismos pelos quais ocorre a doença. Aparentemente, há dois fatores desencadeantes: a quantidade do inóculo e a concomitância de uma infecção viral. É provável que o hemófilo atinja a superfície da mucosa, ocorra a adesão por meio dos *pili* e de outras adesinas, em seguida penetre no organismo, provocando uma resposta inflamatória do hospedeiro, a qual tem a finalidade de eliminar o agressor. Quando este possui uma cápsula, como acontece com o sorotipo b, sua destruição fica dificultada, permitindo, assim, o desenvolvimento de doenças sistêmicas. Os lipopolissacarídeos, constituintes importantes da parede celular, funcionam como endotoxinas e, com outras toxinas também liberadas pela bactéria, causam lesão no epitélio respiratório. A IgA protease, enzima que degrada a IgA da mucosa, é um outro componente que também facilita a colonização e conseqüentemente a infecção, uma vez que essa imunoglobulina é um fator de resistência do hospedeiro.

As infecções superficiais da mucosa são as manifestações mais freqüentes da infecção pelo hemófilo. São em geral causadas por cepas não tipáveis e ocorrem pela disseminação da infecção da mucosa nasal para a cavidade sinusoidal, causando sinusite; para o ouvido médio, promovendo a otite média aguda; para os brônquios, quando se manifesta como traqueobronquite e, eventualmente, pneumonia.

Nas infecções invasivas, o germe, após a penetração através da mucosa, dissemina-se pelo sistema circulatório. A magnitude da bacteriemia é determinada pelo balanço entre o tamanho do inóculo e a intensidade da presença de complemento, dos anticorpos e dos fagócitos. A presença da cápsula é um determinante na instalação de uma doença invasiva, pois funciona como um elemento antifagocí-

tico, deixando o hospedeiro a mercê do germe, a não ser que existam anticorpos específicos que agem permitindo a fagocitose e a lise da bactéria. Segundo Dajani, as manifestações clínicas da doença invasiva causada por *H. influenzae* são: meningite (51%), epiglotite (17,4%), pneumonia (14,6%), artrite (7,6%), celulite (6%), bacteriemia (1,9%) e osteomielite (1,6%), sendo que a absoluta maioria dessas complicações foi causada pelo Hib.

MICROBIOLOGIA

O *H. influenzae* é uma bactéria gram-negativa que se apresenta como cocobacilo, não móvel, não formadora de esporos, facultativamente anaeróbia.

Algumas cepas possuem uma cápsula de polissacarídeo que, por apresentar propriedades antigênicas, permitem tipá-las em seis sorotipos (a, b, c, d, e, f). As não-capsuladas são não-tipáveis.

A cápsula do *H. influenzae* tipo b consiste em um polímero repetitivo de ribosil e de ribitol-fosfato (PRP). Quando ocorre uma doença invasiva, sua presença nos fluidos orgânicos pode ser detectada por métodos imunológicos rápidos, como a reação de aglutinação pelo látex e a contra-imunoeletroforese, permitindo, desse modo, o diagnóstico rápido da infecção.

A parede celular é composta por uma membrana citoplasmática (constituída por peptidoglicano) e de uma membrana externa (constituída por proteínas, lipopolissacarídeos e fosfolipídeos). Essa parede é similar tanto nas cepas capsuladas quanto nas não-capsuladas. Algumas proteínas da membrana têm funções definidas, como as porinas, que servem de canais de transporte, e as fímbrias (pili), que funcionam como adesinas. Os lipopolissacarídeos do *H. influenzae*, apesar de serem diferentes dos das enterobactérias, possuem ações biológicas semelhantes, porquanto funcionam como endotoxinas.

O *H. influenzae* produz várias enzimas que têm importância clínica, como a IgA protease, que cliva a IgA secretória. Mas a enzima mais importante é a betalactamase, que confere resistência aos antibióticos betalactâmicos.

PRINCIPAIS DOENÇAS CAUSADAS POR HEMÓFILO

Bacteriemia

Ao lado do pneumococo e do meningococo, o *H. influenzae* é uma das principais causas de bacteriemia em crianças, principalmente nas menores de 5 anos, e o Hib responde pela quase-totalidade das doenças, enquanto as outras cepas são, às vezes, causadoras de processos sistêmicos apenas em recém-nascidos e crianças com imunodepressão.

Diante de um quadro bacteriêmico, não há características clínicas que possam sugerir a etiologia por Hib, uma vez que sua apresentação é similar a quadros sistêmicos causados por outras bactérias, mas a idade (crianças com idade inferior a 5 anos), a história pregressa de uma infecção viral e a função esplênica prejudicada são fatores que indicam sua eventual participação.

O tratamento de escolha para as cepas sensíveis é a ampicilina. Entretanto, o achado crescente de resistência a esse antimicrobiano tem, em determinadas regiões, como na cidade de São Paulo, impossibilitado seu uso na terapia empírica inicial. O cloranfenicol tem sido, por muito tempo, a droga mais utilizada para o tratamento. Entretanto, a possibilidade da aplasia medular tem coibido seu uso. Recentemente, Bellizia mostrou cerca de 10% de resistência de Hib a esse antimicrobiano, o que também parece restringir sua indicação. As opções terapêuticas ficam, então, por conta de cefalosporinas de segunda ou de terceira geração.

Cerca de 30 a 50% das crianças com bacteriemia primária por Hib evoluem para focos metastáticos, como meningite, pneumonia ou celulite.

Meningite

Após a introdução da vacina específica contra Hib, a meningite causada pelo Hib praticamente desapareceu nos países onde a cobertura vacinal é eficiente. Em nosso meio ainda é um agente importante, sobretudo em crianças com idade inferior a 2 anos. O quadro clínico é indistinguível das causadas por outros agentes, e inclusive pode cursar com sufusões hemorrágicas, tal como acontece quando a etiologia é o meningococo.

O diagnóstico é feito pelo LCR, com a citoquímica sugerindo meningite bacteriana, presença de cocobacilos gram-negativos na bacterioscopia, com posterior confirmação pela cultura. As provas imunológicas, como a contra-imunoeletroforese e o látex, são muito úteis para um diagnóstico rápido e devem ser sempre solicitadas.

O esquema inicial de antibioticoterapia dependerá da região. Caso a resistência à ampicilina não seja um problema local, essa é a droga indicada. Entretanto, a ocorrência cada vez maior de resistência tem dificultado sua indicação em nosso meio. O cloranfenicol tem sido a droga opcional, mas já existem indícios de resistência crescente. A cefotriaxona ou cefotaxima têm sido os antimicrobianos mais usados recentemente. Nos casos de múltipla resistência, a associação imipenem-cilastatina pode ser indicada, mas com cuidado, pois essa associação resulta em maior potencial de convulsões, o que justifica a escolha, por alguns autores, do meropenem. O uso de dexametasona diminui a incidência de hipoacusia nos casos de meningite por Hib (ver capítulo Meningites).

Epiglotite

Conhecida também como supraglotite, é uma infecção grave causada pelo Hib, e é uma emergência médica. Trata-se de obstrução respiratória alta devido a edema infeccioso da epiglote e de toda a área adjacente pela invasão da bactéria. O quadro clínico é em geral dramático, estando a criança toxemiada, febril, rouca, com sialorréia, estridor inspiratório, bradidispnéia, uso de musculatura acessória para respirar, posição preferencial sentada e inclinada para a frente, retração da fúrcula esternal, ansiosa, agitada ou torporosa (hipoxemia), às vezes já cianótica. É um quadro evolutivo que em horas pode levar a óbito por insuficiência respiratória alta. Diante da suspeita, deve-se evitar o exame da orofaringe, indicando-se exame radiológico de laringe, que, quando tecnicamente bem feito, fornece inclusive o diagnóstico diferencial para as outras duas doenças que mimetizam o quadro – aspiração de corpo estranho e abscesso retrofaríngeo. A radiografia de tórax deve ser solicitada, pois em até 25% dos casos pode haver pneumonia associada. A vigilância clínica estrita é imperiosa para se realizar intubação precoce diante do quadro de obstrução de vias aéreas. A hemocultura é positiva em até 97%, apesar de a meningite como foco secundário ser muito rara.

Por ser também uma situação de risco, a antibioticoterapia deve ser feita empiricamente, na suspeita, respeitando-se as mesmas regras das de meningite.

O uso de vacina reduz a incidência de epiglotite.

Pneumonia

A pneumonia causada pelo hemófilo clinicamente é indistinguível daquela provocada por outros agentes, a não ser pela idade, pois é mais freqüente em crianças com idade inferior a 4 anos. Pelo fato de esses quadros serem causados tanto por Hib como por outras cepas, a prevenção vacinal pode não ser tão eficaz quanto na bacteriemia, meningite e epiglotite, na medida em que a vacina é especificamente dirigida contra o Hib.

O quadro radiológico é incaracterístico, podendo apresentar-se como consolidação lobar, segmentar, intersticial ou broncopneumonia. Cavitação também é notada, assim como sufusões pleurais e pericárdicas. Bellizia, em recente trabalho, mostrou que o Hib é a segunda causa de empiemas em crianças, sendo o pneumococo a

primeira, e que, na maioria das vezes, o tratamento conservador, com punções esvaziadoras com agulha, evita a necessidade de uso de drenagem externa contínua.

O tratamento pode ser feito com antibióticos convencionais para o hemófilo e, nas crianças com estado geral conservado com idade superior a 12 meses, iniciado com uso oral de amoxicilina, cloranfenicol, cefalosporinas de segunda e terceira gerações e, eventualmente, de novos macrolídeos. Como a pneumonia por *H. influenzae* é acompanhada de alta mortalidade, é conveniente que a criança fique em observação sob regime hospitalar até que haja estabilização do quadro clínico.

Infecções osteoarticulares

O hemófilo não é um agente freqüentemente envolvido nas infecções no sistema osteoarticular em nosso meio. Como etiologia de artrite, em alguns relatos, pode chegar a até 19,5% das culturas positivas, sendo o *S. aureus* o principal responsável. As grandes articulações são as mais acometidas, como a do joelho, cotovelo e coxofemoral e pode eventualmente se acompanhar de osteomielite em 10 a 20% dos casos.

Essa doença deve ser suspeitada em crianças com idade inferior a 2 anos que apresentem manifestações como febre e deficiência de movimento e sinais flogísticos na articulação comprometida. É freqüente o relato de história de IVAS precedente (79%). A concomitância de infecções em outras localizações, como meninges e pulmões, é freqüente.

O diagnóstico é feito pela punção da articulação e cultura. A pesquisa de antígeno no líquido sinovial fornece diagnóstico precoce e deve ser feita de rotina para a escolha correta de antibiótico.

O tratamento, na primeira semana, deve ser feito por via parenteral e depois, caso seja possível, continuado por via oral.

Quando existe comprometimento da articulação coxofemoral, a intervenção cirúrgica deve ser precoce para evitar seqüelas.

A osteomielite é bem mais rara, acometendo crianças de 2 anos ou menos.

Celulite

A maioria das celulites causadas pelo Hib ocorre em crianças com idade inferior a 2 anos e, em geral, localiza-se na região do segmento cefálico. A celulite da face é a forma mais comum da apresentação dessa doença e segue-se quase sempre de IVAS ou de trauma local. A criança apresenta-se febril, com uma área edematosa, endurada, hiperemiada, dolorosa, unilateral, quase sempre localizada na bochecha ou em outra região. A hiperemia pode evoluir para uma cor violácea. O diagnóstico pode ser feito com aspiração da área adjacente. A hemocultura costuma ser positiva. O acometimento meníngeo é a complicação mais temida e ocorre em 10 a 15% dos casos.

A apresentação mais preocupante é quando existe comprometimento da região orbital. As infecções dessa região podem ser de dois tipos: a *periorbitária*, ou pré-septal, quando a infecção é superficial, não ultrapassando as camadas anteriores ao septo orbital. Esse septo se inicia na margem da cavidade orbitária e se estende até às pálpebras e serve como uma barreira entre a porção superficial e os tecidos orbitários mais profundos contra sufusões, hemorragias e infecções. Quando existe acometimento de tecidos mais profundos, envolvendo o globo ocular, é denominada *celulite orbitária* (ou pós-septal), com freqüência é secundária à sinusopatia. A primeira apresentação é mais freqüente e a clínica começa com febre, edema, calor e hiperemia das pálpebras e da região peripalpebral. Não há acometimento do globo ocular, o qual mantém, inclusive, seus movimentos inalterados, e o prognóstico é mais favorável. O *H. influenzae* é o agente mais comumente encontrado, seguido por *S. pneumoniae*. As crianças acometidas têm, em geral, idade inferior a 3 anos. Já na celulite orbitária, mais rara, a evolução é mais grave, e a criança apresenta edema de pálpebras, com coloração variando entre o vermelho e o vinho, presença de sufusões hemor-rágicas, proptose do globo ocular, com seus movimentos compro-metidos, dor à tentativa de movimentação e visão alterada. As crian-ças doentes têm mais idade, com 7 anos em média, e os germes mais implicados são o *S. aureus* e o estreptococo beta-hemolítico do grupo A. Como a veia orbitária está em comunicação direta com o seio cavernoso, e as veias da face, com os seios paranasais, isso explica a possibilidade de ocorrência de trombose do seio caver-noso. Outras complicações são a formação de abscessos de órbita e a perda de visão.

O diagnóstico diferencial entre a celulite pré-septal e a orbitária é difícil nas fases iniciais, e a ultra-sonografia da região orbitária pode ser um exame auxiliar importante. O tratamento deve ser instituído rapidamente, após a colheita de hemoculturas, e o antibiótico usado parenteralmente. Nos casos de celulite orbitária, a drenagem cirúr-gica deve ser sempre cogitada.

Pericardite

A pericardite por Hib é rara em crianças e, como regra, uma compli-cação de infecção respiratória, em geral, pneumonia ou empiema, às vezes podendo ser associada a meningite ou outra infecção. Aco-mete crianças entre 2 e 4 anos de idade. Deve-se desconfiar dessa entidade quando a criança se apresenta taquidispnéica e com uma freqüência cardíaca maior que a esperada pelo comprometimento pulmonar. A ausculta cuidadosa pode revelar abafamento das bu-lhas ou atrito pericárdico e o diagnóstico é feito pela ecocardiografia bidimensional. A punção do pericárdio e a pesquisa do agente, pelo método de Gram, cultura ou provas imunológicas fornece o diagnós-tico etiológico.

Otite média aguda e sinusite

As infecções de mucosa são, em geral, causadas por cepas de he-mófilos não-capsulados ou que não sejam do sorotipo b.

O hemófilo não-Hib é o segundo agente etiológico das otites e das sinusites agudas, tanto em crianças como em adultos, sendo o pri-meiro o pneumococo. Nas crianças, essas duas entidades freqüen-temente complicam as IVAS virais, e a otite média aguda hoje é a principal causa de procura de ambulatórios pediátricos. O tratamento é feito com amoxicilina ou outro antimicrobiano que tenha ação con-tra o pneumococo e que seja betalactamase estável, como as cefa-losporinas de segunda ou terceira geração e os novos macrolídeos, como a claritromicina e a azitromicina.

Endocardite

As bactérias do grupo *Haemophilus* são causa de endocardite, sen-do que o *H. parainfluenzae* e o *H. aphrophilus* fazem parte do grupo HACEK (*Haemophilus parainfluenzae, H. aphrophilus, Actinobacillus actinomycetemcomitans, Cardiobacterium hominis, Eikenella corro-dens, Kingella kingae*), responsáveis por 5 a 10% de endocardites em válvulas naturais em pacientes adultos, não usuários de drogas injetáveis. Como são germes de cultura difícil e crescimento fasti-dioso, seu diagnóstico nem sempre é feito e o laboratório deve ser avisado para manter as culturas por duas semanas ou mais em ca-sos suspeitos de endocardite, mesmo que as hemoculturas sejam aparentemente negativas.

O tratamento, nesses casos, é mais complicado, pois se até há algum tempo a ampicilina era a droga de escolha, hoje, com o au-mento de cepas de HACEK produtoras de betalactamase, outros antimicrobianos, como as cefalosporinas de terceira geração, devem ser cogitados.

Febre purpúrica brasileira

É causada por *H. influenzae* do biogrupo *aegyptius*. Acomete princi-palmente crianças de 3 meses a 10 anos de idade e inicia-se com um quadro de conjuntivite. Cerca de 7 a 16 dias após, surgem febre alta, vômitos, dores abdominais, exantema petequial ou purpúrico dentro de 72 horas após o início da febre, e em 70% dos casos pode evoluir para choque e óbito.

A doença foi inicialmente registrada na cidade de Londrina em 1984 e depois em Promissão, no interior de São Paulo, com relatos também em outras localidades. Um dos possíveis vetores é um mos-quito, conhecido como lambe-lambe (gênero *Hippelates*), transmis-sor de conjuntivites.

A suspeita diagnóstica deve ser feita diante de uma criança com quadro sistêmico, apresentando febre, hipotensão, taquicardia, erupção cutânea e, principalmente, antecedente de conjuntivite há três semanas ou ocorrência de caso clínico na mesma comunidade há um mês. Outros sinais e sintomas que acompanham o quadro são: náuseas, vômitos, dor abdominal, enterorragia, diarréia, mial-gia, oligúria ou anúria, cefaléia, sonolência, agitação, convulsões, tosse, cianose, leucopenia ou leucocitose com linfopenia e plaque-topenia. O exame liquórico não apresenta, como regra, alterações relevantes, pois a contagem dos leucócitos é quase sempre menor que $100/ml^3$, a proteinorraquia é pouco elevada, e a glicorraquia, normal ou discretamente reduzida.

O tratamento é feito com correção dos distúrbios hemodinâmicos e hidroeletrolíticos e antibioticoterapia com ampicilina ou cloranfe-nicol. O uso de colírios de antibióticos para o tratamento da conjun-tivite parece não prevenir de forma adequada a evolução do quadro, e alguns relatos sugerem rifampicina por via oral para a erradicação do hemófilo da conjuntiva.

PROFILAXIA DAS DOENÇAS CAUSADAS POR *HAEMOPHILUS INFLUENZAE*

As crianças com idade inferior a 4 anos que tiveram contato com pacientes com doença invasiva causada por *H. influenzae* fazem parte de grupo de risco, principalmente se não forem vacinadas.

A Academia Americana de Pediatria, no Red Book de 1997, reco-menda para:

Contato domiciliar – nos domicílios que tenham pelo menos um comunicante (considera-se contato domicilar quando o indivíduo mora na mesma casa com o caso-índice ou fica por 4 horas ou mais no mesmo ambiente por pelo menos cinco dos sete dias antes da internação) com idade inferior a 48 meses e cuja situação vacinal contra Hib seja incompleta, a profilaxia com rifampicina deve ser in-dicada para **todos** os membros da família. Devido à alta eficácia da vacina, a profilaxia não é indicada quando todos os contactantes com idade inferior a 48 meses tiverem sido adequadamente imuni-zados. Considera-se vacinação completa quando a criança tiver re-cebido pelo menos uma dose da vacina conjugada aos 15 meses ou mais de idade; ou duas doses se a idade for entre 12 e 14 meses; ou duas a três doses quando menores de 12 meses com um reforço aos 12 meses ou mais de idade. Apesar do risco de ocorrer um caso secundário em uma criança que tenha tomado a primeira série de duas a três doses ser baixo, todos os membros da família que te-nham uma criança menor de 12 meses (e que, portanto, ainda não receberam a dose de reforço) devem receber a quimioprofilaxia.

Excepcionalmente, se tiver no domicílio uma criança imunocom-prometida, independentemente do seu estado vacinal, todos os membros da família devem receber a rifampicina.

Quando indicada, a profilaxia deve ser iniciada o mais cedo possí-vel, uma vez que a maioria dos casos secundários ocorre na primeira semana após a hospitalização do caso-índice e, se já tiverem decor-rido sete ou mais dias, a eficácia possivelmente será menor.

Berçários e creches – só existe indicação de profilaxia quando ocorrerem dois ou mais casos dentro de 60 dias em locais onde são atendidas crianças não-vacinadas ou com o esquema incompleto, quando todas as pessoas, incluindo os profissionais adultos, devem tomar a rifampicina.

O uso da profilaxia, quando ocorre apenas um caso, e o grupo de crianças expostas é composto de pessoas vacinadas incompletamente ou não-vacinadas, é ainda controverso. Nas instituições freqüentadas por crianças com idade inferior a 2 anos não-vacinadas ou com o esquema incompleto, e se o contato for de 25 horas ou mais por semana, a quimioprofilaxia pode ser indicada; entretanto, se todas as crianças tiverem idade superior a 24 meses, a rifampicina não é necessária.

Caso-índice – se o paciente vai retornar à família ou às instituições onde os componentes estão recebendo ou receberam a profilaxia, deve também tomar a rifampicina caso o tratamento do seu quadro infeccioso tenha sido feito com ampicilina ou cloranfenicol. Se o antimicrobiano utilizado tiver sido a cefotaxima ou a ceftriaxona, esse cuidado não será necessário, pois esses dois últimos antibióticos erradicam o germe da nasofaringe.

A rifampicina deve ser administrada por via oral uma vez ao dia por quatro dias, na dose de 20mg/kg (dose máxima de 600mg ao dia).

No caso de gestantes ou na impossibilidade de se usar a rifampicina (intolerância, por exemplo), pode-se indicar a ceftriaxona, em dose única, por via intramuscular.

Imunoprofilaxia – o uso de vacinas trouxe um grande impacto na epidemiologia da doença invasiva causada por Hib, uma vez que, em locais onde a imunização foi realizada em grande escala, praticamente houve sua quase completa erradicação. Várias são as vacinas disponíveis.

BIBLIOGRAFIA

1. AMERICAN ACADEMY OF PEDIATRICS. 1997 Red Book. Haemophilus influenzae infections. 2. BELLIZIA, L. – Estudo comparativo da pneumonia com efusão pleural causada por S, pneumoniae e por H. influenzae em crianças. Tese de doutoramento apresentada à Faculdade de Medicina da USP, 1998. 3. DAJANI, A.S.; ASMAR, B.I. & THIRUMOORTHI, M.C. – Systemic Haemophilus influenzae disease: an overview. J. Pediatric. **94**:355, 1979. 4. FEREZ, M.C.C. & ROCHA, G.M. – Febre purpúrica brasileira. In Farhat, C.K. (ed.). Infectologia Pediátrica. São Paulo, Atheneu, 1993, p. 276. 5. GELLADY, A.M.; SHULMAN, S.T. & AYOUB, E.M. – Periorbital and orbital cellulitis in children. Pediatrics **61**:272, 1978. 6. IMMERGLUCK, L.C. & DAUN, R. – Haemophilus influenzae. In Nelson. Textbook of Pediatrics. 15th ed., Philadelphia, Saunders, 1996, p. 762. 7. WARD, J.L. & ZANGWILL, K.M. – Haemophilus influenzae. In Feigin & Cherry. Textbook of Pediatric Infectious Diseases. 4th ed., Philadelphia, Saunders, 1998, p. 1464. 8. WILSON, W.R. et al. – Antibiotic treatment of adults with infective endocarditis due to streptococci, enterococci, staphylococci, and HACEK microorganisms. JAMA **274**:1706, 1995.

---

6 Infecções Invasivas por *Streptococcus pneumoniae*

EVANDRO R. BALDACCI
ALFREDO ELIAS GILIO

O *Streptococcus pneumoniae* – pneumococo – foi identificado inicialmente por Pasteur em 1881 a partir da saliva de pacientes com raiva. A primeira descrição associando-o com pneumonia aconteceu em 1883, por Fredlander e Talamon. No ano seguinte, Gram, utilizando coloração especial de material obtido pós-morte de pacientes com pneumonia, identificou cocos aos pares corados em púrpura, denominados "cocos da pneumonia esponjosa".

O pneumococo é hoje uma das principais causas de pneumonia, otite média aguda, sinusite, meningite, artrite, peritonite, bacteriemia e sepse. Nos países em desenvolvimento, as infecções invasivas por *Streptococcus pneumoniae* causam mais de 1 milhão de mortes por ano em menores de 5 anos de idade.

MICROBIOLOGIA

Os pneumococos são cocos gram-positivos que geralmente se agrupam aos pares. Quando cultivados em meio líquido, formam cadeias e, em meios de cultura sólidos, produzem colônias arredondadas, com aproximadamente 1mm de diâmetro. São anaérobios facultativos, e quando crescem em meio contendo sangue produzem hemólise parcial; portanto, são estreptococos alfa-hemolíticos. Apresentam negatividade na prova da catalase. As principais diferenças com os outros estreptococos alfa-hemolíticos é que os pneumococos são sensíveis à optoquina e à adição de sais biliares, enquanto os outros estreptococos não são.

A parede celular dos pneumococos é composta basicamente de peptidoglicano e ácido teicóico. Além disso, quase todos os isolados clínicos contêm uma cápsula externa composta por polissacarídeo e, baseados em diferenças antigênicas nos antígenos capsulares, já foram identificados mais de 80 sorotipos de pneumococos. Há duas nomenclaturas que identificam os sorotipos: a norte-americana, em que são numerados de 1 em diante na ordem em que foram identificados, e a dinamarquesa, em que os sorotipos são agrupados por similaridades antigênicas, por exemplo, 19A, 19B, 19C, 19F.

Na prática clínica diária, geralmente os pneumococos não são sorotipados; entretanto, o conhecimento dos sorotipos mais prevalentes em determinada região é fundamental, especialmente para os estudos que envolvem o desenvolvimento de vacinas. No Brasil, os sorotipos mais prevalentes nas doenças invasivas são: 1, 5, 6A, 6B, 9V, 14, 19F, 19A e 23F.

EPIDEMIOLOGIA

O *Streptococcus pneumoniae* coloniza a nasofaringe de indivíduos saudáveis. As taxas de colonização variam de acordo com a população estudada, mas em média 20 a 40% das crianças saudáveis são colonizadas. Geralmente, a primeira colonização ocorre por volta do sexto mês de vida. Tanto a colonização quanto a doença, especialmente otite média aguda e pneumonia, apresentam forte correlação com a época do ano – são mais comuns nos meses de primavera e inverno.

O pneumococo dissemina-se de um indivíduo para outro como resultado de contato íntimo e extenso. A transmissão se dá por via respiratória. Nesse sentido, qualquer condição que leve à aglomeração facilita a disseminação. Em adultos, a transmissão é comum em quartéis ou prisões. Em crianças, as creches desempenham um papel importante na cadeia de transmissão.

O principal fator de risco para o desenvolvimento de doença pneumocócica é a idade. Nos primeiros meses de vida, a imunidade depende basicamente da passagem transplacentária de anticorpos; entretanto, até 2 anos de idade a resposta imunológica aos polissacárideos capsulares pneumocócicos é inadequada, o que explica a alta incidência de bacteriemia nessa faixa etária. Um estudo na Carolina do Sul encontrou taxas de bacteriemia de 160/100.000 em crianças de até 2 anos de idade e 5/100.000 em adultos jovens. Calcula-se que aproximadamente 30 a 40% das crianças têm pelo menos um episódio de otite média aguda até os 3 anos de idade e algumas apresentam episódios repetidos.

PATOGÊNESE

Geralmente, a colonização precede as infecções. O *Streptococcus pneumoniae* adere às células faríngeas por meio de adesinas que inativam a IgA local e facilitam a aderência da bactéria à mucosa. A infecção ocorre quando os microrganismos atingem os tecidos nos quais não são clareados efetivamente. Podem atingir o local da infecção por disseminação hematogênica ou por extensão direta das superfícies mucosas colonizadas. Em condições normais, os mecanismos de defesa do hospedeiro conseguem eliminar o agente rapidamente, mas, se houver infecção viral prévia ou alergia que altere os mecanismos de defesa a infecção, pode desenvolver-se.

O *Streptococcus pneumoniae* pode ser considerado um exemplo-padrão de patógeno bacteriano extracelular. Por isso, os principais mecanismos de defesa são: produção adequada de anticorpos e complemento; atividade de células fagocíticas tanto em número quanto em função, principalmente os polimorfonucleares; pleno funcionamento do sistema reticuloendotelial, especialmente do tecido esplênico. Portanto, qualquer alteração nesses mecanismos dificultará a resposta ao pneumococo. Dessa forma, a produção inadequada de anticorpos é a principal explicação para a grande suscetibilidade das crianças com idade inferior a 2 anos à doença invasiva por pneumococo, uma vez que, geralmente, o *Streptococcus pneumoniae* resiste à fagocitose na ausência de anticorpo e complemento. As crianças com anemia falciforme apresentam função inadequada do baço e por isso apresentam incidência de bacteriemia ou meningite pneumocócica aproximadamente 100 vezes maior que outras crianças de mesma idade. Da mesma forma, as crianças com neutropenia de qualquer natureza, esplenectomizadas, desnutridas e aquelas com deficiência na produção de anticorpos por agamaglobulinemia ou infecção pelo HIV são pacientes considerados de risco aumentado.

Dois componentes da parede celular do pneumococo – peptidoglicano e ácido teicóico – são os principais indutores da resposta inflamatória. A presença desses componentes nos tecidos do organismo humano induz à produção de proteínas por macrófagos, polimorfonucleares e linfócitos, denominadas citocinas ou mediadores inflamatórios. Os principais são: fator de necrose tumoral (TNF), interleucinas-1 e 6 (IL-1 e IL-6), metabólitos do ácido araquidônico (prostaglandinas, tromboxanos e leucotrienos). Esses mediadores interagem com vasos e tecidos e são responsáveis por toda a reação inflamatória observada.

O pneumococo não produz substâncias tóxicas ou que causem lesão tecidual. Por isso, a formação de abscessos é rara, e a recuperação da função pulmonar após pneumonia geralmente é completa.

DIAGNÓSTICO

Quando o *Streptococcus pneumoniae* é isolado de locais estéreis, como sangue, liquor, líquido pleural, ouvido médio ou derrame articular, o diagnóstico etiológico fica facilmente estabelecido. A grande dificuldade reside na confirmação do pneumococo como agente etiológico da pneumonia. Em adultos, o exame do escarro utilizando-se técnica adequada é muito útil e considerado por muitos autores o padrão-ouro para o diagnóstico. Entretanto, em crianças, o exame do escarro sofre duas importantes limitações: em primeiro lugar, a criança pequena geralmente não elimina escarro e, em segundo, existem altas taxas de colonização na faixa etária pediátrica.

A técnica de punção pulmonar, embora possa revelar o pneumococo em muitos casos, é invasiva e não é utilizada rotineiramente. Na prática clínica, a confirmação etiológica pneumocócica em pneumonia baseia-se na hemocultura e na cultura do líquido pleural quando presente. A hemocultura sempre deve ser solicitada diante de suspeita de pneumonia pneumocócica, especialmente nos casos mais graves com consolidação lobar, febre alta e leucocitose acima de 15.000/mm^3, que apresentam positividade mais elevada. A cultura do líquido pleural deve ser realizada sempre que houver derrame pleural que seja considerado puncionável. As culturas ficam prejudicadas naquelas crianças que receberam antimicrobianos previamente. Nesses casos, as técnicas de pesquisa de antígeno por prova do látex, contra-imunoeletroforese, ou radioimunoensaio realizadas em sangue, urina ou líquido pleural podem ser úteis.

SÍNDROMES CLÍNICAS

Streptococcus pneumoniae causa otite média aguda, sinusite, traqueíte, bronquite ou pneumonia, geralmente por disseminação direta dos microrganismos do sítio de colonização da nasofaringe. Por outro lado, causa meningite, pioartrite, peritonite ou osteomielite, geralmente por via hematogênica. A infecção da pleura pode resultar de extensão direta da pneumonia ou por via hematogênica. A infecção do sistema nervoso central pode ocorrer por defeito na dura-máter.

Bacteriemia

Geralmente, ocorre em crianças de 6 a 24 meses de idade. O quadro clínico inicial é de febre sem sinais localizatórios. Freqüentemente, associa-se com febre elevada (acima de 39°C de temperatura axilar) e leucocitose maior que 15.000/mm^3. Se o diagnóstico não é estabelecido, uma parcela desses casos pode evoluir espontaneamente para a cura, mas alguns evoluem para infecções localizadas, especialmente no pulmão ou no sistema nervoso central.

Otite média aguda

O *Streptococcus pneumoniae* é o principal agente etiológico das otites médias agudas. É responsável por aproximadamente 40 a 50% dos casos em que um agente etiológico é encontrado. Como a identificação do agente ocorre em 75% dos casos em que uma pesquisa adequada é realizada, acredita-se que o pneumococo seja responsável por 30 a 40% de todos os casos de otite média aguda.

Geralmente, a colonização da nasofaringe por um novo sorotipo precede a infecção. As infecções virais prévias por vírus respiratórios têm um papel importante porque causam congestão da abertura da trompa de Eustáquio.

Os sorotipos encontrados com mais freqüência são: 6, 14, 18, 19 e 23.

Sinusite

A sinusite é causada pelos mesmos microrganismos da otite média aguda. Dessa forma, o *Streptococcus pneumoniae* também é o principal agente etiológico da sinusite. Na patogênese dessa infecção, é de fundamental importância a congestão alérgica ou por doença viral da mucosa respiratória, com obstrução dos óstios de drenagem dos seios da face.

Meningite

É um dos principais agentes etiológicos da meningite bacteriana. Em crianças com idade superior a 1 mês, com *Haemophilus influenzae* e *Neisseria meningitidis*, é responsável por aproximadamente 95% das meningites bacterianas. O quadro clínico é bastante similar ao dos outros agentes, exceto pelas manifestações cutâneas purpúricas, que são mais freqüentes no meningococo. Geralmente, atinge o sistema nervoso central por via hematogênica, mas pode chegar às meninges por extensão direta a partir dos seios da face, ouvido médio ou por lesão na dura-máter por fratura de crânio ou fístula liquórica. É a causa mais comum de meningite de repetição no paciente com fístula liquórica.

O diagnóstico pode ser estabelecido por bacterioscopia e cultura do liquor. Em crianças que receberam antibioticoterapia prévia, as provas para pesquisa de antígeno, como prova do látex ou contra-imunoeletroforese, podem ser úteis.

Pneumonia

Há dois padrões clínicos de apresentação: o mais comum é aquele que segue um episódio de infecção viral de vias aéreas superiores com coriza, tosse e febre baixa por alguns dias seguido de febre alta, prostração e queda do estado geral; outro padrão é o de aparecimento súbito de calafrios, tremores, febre alta, tosse e prostração, que é mais comum em crianças maiores previamente saudáveis. O exame clínico geralmente revela uma criança com febre alta, prostrada, taquipnéica e com palidez cutânea. A propedêutica pulmonar revela quadro compatível com consolidação, às vezes acompanhado de sinais de derrame pleural. O hemograma geralmente revela leucocitose (> 12.000/mm^3) com neutrofilia e desvio à esquerda. A radiografia de tórax típica mostra imagem de condensação unilateral homogênea segmentar ou lobar. Derrame pleural é freqüente, mas na maioria das vezes como derrame parapneumônico. Empiema pleural é raro, mas como o pneumococo é um agente muito freqüente nas pneumonias, diante de uma criança com pneumonia e empiema pleural, a possibilidade de etiologia pneumocócica é grande, principalmente nos casos de pneumonia unilateral, sem imagens de pneumatocele e em crianças com idade superior a 2 anos.

TRATAMENTO

O tratamento das doenças pneumocócicas tradicionalmente é feito com penicilina ou outros antibióticos betalactâmicos como as cefalosporinas. Entretanto, nos últimos anos têm surgido, com freqüência cada vez maior, relatos de resistência e sensibilidade intermediária do pneumococo à penicilina e outros antibióticos. As cepas moderadamente resistentes apresentam concentração inibitória mínima (MIC) para a penicilina G de 0,1 a 1mcg/ml e as cepas resistentes MIC maior ou igual a 2mcg/ml. Há importantes diferenças regionais em relação à sensibilidade dos pneumococos à penicilina e outros antibióticos. Alguns países apresentam altas taxas de resistência, como Espanha, Hungria e África do Sul, e outros valores mais baixos, como os EUA. Por causa disso, a Organização Panamericana de Saúde patrocinou um estudo multicêntrico envolvendo seis países da América Latina de 1993 a 1996, com o objetivo de determinar a prevalência relativa dos tipos capsulares de pneumococo que causam doença invasiva em crianças com idade inferior a 5 anos e avaliar o perfil de sensibilidade desses pneumococos. Os países incluídos foram: Argentina, Brasil, Chile, Colômbia, México e Uruguai. No Brasil, foram estudados casos de Belém, Recife, Belo Horizonte e São Paulo. Foram consideradas apenas culturas de materiais normalmente estéreis, como sangue, liquor, líquido pleural, líquido sinovial, e analisada apenas uma amostra por paciente. Os diagnósticos mais comuns foram pneumonia e meningite.

Os resultados quanto à sensibilidade à penicilina são apresentados na tabela 1.15. Verifica-se que foram analisados 1.452 casos, sendo aproximadamente 60% em crianças com idade inferior

a 2 anos. Há importantes diferenças regionais na América Latina. Dessa forma, o México apresentou as taxas de resistência mais elevadas, aproximando-se dos países com as taxas de resistência mais altas. Por outro lado, no Brasil, a porcentagem de cepas resistentes foi a mais baixa (1,4%), mas preocupa os 20% com sensibilidade intermediária à penicilina. Além disso, 5,2% dessas cepas (com sensibilidade intermediária ou resistentes) também apresentaram resistência cruzada à cefotaxima, sulfametoxazol-trimetoprima e eritromicina.

Levando-se em conta esses resultados, pode-se concluir que em toda doença invasiva por pneumococo em criança devam ser realizados testes laboratoriais para a determinação da sensibilidade à penicilina e outros antimicrobianos, inclusive com determinação da MIC. Caso não seja possível a determinação da MIC para penicilina, um teste simples e muito sensível é o de antibiograma de disco para oxacilina. Quando a zona de inibição for menor que 20mm, deve-se considerar o pneumococo com sensibilidade intermediária ou resistente à penicilina.

O tratamento das doenças invasivas por pneumococo é motivo de controvérsia. Para os pneumococos sensíveis à penicilina, essa é a droga de escolha. Para os casos com sensibilidade intermediária também pode ser usada, especialmente em doses altas, desde que não haja acometimento do sistema nervoso central. Quando houver resistência à penicilina ou sensibilidade intermediária e doença do sistema nervoso central, deve-se optar por esquemas alternativos. A American Society for Microbiology recomenda o seguinte esquema terapêutico para o tratamento das meningites pneumocócicas de acordo com a sensibilidade do pneumococo (Tabela 1.16).

PREVENÇÃO

Algumas crianças de risco têm indicação para receber profilaxia antimicrobiana com penicilina oral ou intramuscular, como, por exemplo, aquelas com anemia falciforme. Outro recurso importante são as vacinas. As vacinas disponíveis atualmente são polissacarídicas, constituídas por polissacarídeos de 23 sorotipos contendo 25mcg de cada um deles suspensos em solução salina isotônica. Esses 23 sorotipos cobrem 90% dos sorotipos mais freqüentes em diversos países. Por se tratar de vacina de polissacarídeo, a resposta imunogênica não é adequada em crianças com idade inferior a 2 anos. A vacina não está indicada para uso rotineiro em crianças saudáveis de qualquer idade. É utilizada basicamente para crianças de risco. As principais indicações para essa vacina são: crianças com idade superior a 2 anos com doença de base que traga risco aumentado para doença pneumocócica invasiva, como doença pulmonar ou cardíaca crônica, insuficiência renal crônica, síndrome nefrótica, diabetes melito, cirrose hepática, fístula liquórica, encefalopatias e afecções neuromusculares; crianças com idade superior a 2 anos com doença que leve à imunodepressão como

Tabela 1.15 – Sensibilidade de *Streptococcus pneumoniae* isolados de doença invasiva em crianças com idade inferior a 5 anos na América Latina no período de 1993-1996.

País	N° de casos	% < 2 anos	Sensibilidade à penicilina			Referência
			Sensível	Intermediário	Resistente	
Argentina	443	65,0	75,6	13,1	11,3	2
Brasil	283	81,0	78,6	20,0	1,4	3
Colômbia	324	73,5	88,0	8,9	3,1	4
México	220	54,1	51,9	25,9	22,2	5
Uruguai	182	70,0	69,7	21,4	8,9	6

Obs.: os resultados do Chile não foram apresentados.
Sensível à penicilina: MIC ≤ 0,06mcg/ml. Sensibilidade intermediária: MIC 0,1-1mcg/ml. Resistência: MIC ≥ 2mcg/ml.

MIC para penicilina	MIC para cefotaxima ou ceftriaxona	Terapêutica	Dose (kg/dia)	Intervalo
< 0,1mcg/ml	≤ 0,5mcg/ml	Penicilina	400.000U	4/4 ou 6/6h
≥ 0,1mcg/ml	≤ 0,5mcg/ml	Ceftriaxona ou cefotaxima	100mg 200mg	12/12 ou 24h 6/6 ou 8/8h
≥ 0,1mcg/ml	≥ 1,0mcg/ml	Ceftriaxona ou cefotaxima + Vancomicina	100mg 300mg + 60mg	12/12 ou 24h 6/6 ou 8/8h + 6/6h
≥ 0,1mcg/ml	≥ 2mcg/ml	Ceftriaxona ou cefotaxima + Vancomicina + Rifampicina	100mg 300mg + 60mg + 20mg	12/12 ou 24h 6/6 ou 8/8h + 6/6h + 12/12h

MIC = Concentração inibitória mínima.

HIV, imunodeficiências, asplenia funcional ou anatômicas, anemia falciforme, neoplasias sólidas ou hematológicas e pós-transplantes. Na orientação para administração, deve-se ter precauções com pacientes submetidos à terapia imunossupressora, quando a vacina deverá ser administrada duas a três semanas antes do início ou três a quatro meses após o término da terapia. A vacina também está contra-indicada durante a gestação. De modo geral, a vacina é bem tolerada. As reações mais comuns são dor local e discreto eritema. Em aproximadamente 1% dos casos, podem surgir reações, como febre, cefaléia, exantemas, mialgias, artralgias, citopenias e adenites.

BIBLIOGRAFIA

1. BRANDILEONE, M.C.C. et al. – Prevalence of serotypes and antimicrobial resistance of Streptococcus pneumoniae strains isolated from brazilian children with invasive infections. *Microbial Drug Resistance* 3:141, 1997. 2. CASTAÑEDA, E. et al. – Distribuition of capsular types and antimicrobial susceptibility of invasive isolates of Streptococcus pneumoniae in Colombian children. *Microbial Drug Resistance* 3:147, 1997. 3. Di FABIO, J.L.; HOMMA, A. & De QUADROS, C. – Pan American Health Organization epidemiological surveillance network for Streptococcus pneumoniae. *Microbial Drug Resistance* 3:131, 1997. 4. ECHÁNIZ-AVILES, G. et al. – Antimicrobial susceptibilities and capsular types of invasive Streptococcus pneumoniae isolated in children in Mexico city. *Microbial Drug Resistance* 3:153, 1997. 5. HORTAL, M. et al. – Capsular type distribution and susceptibility to antibiotics of Streptococcus pneumoniae clinical strains isolated from uruguayan children with systemic infections. *Microbial Drug Resistance* 3:159, 1997. 6. MUSHER, D.M. – Streptococcus pneumoniae. In Mandell, G.L.; Bennett, J.E. & Dolin, R. Principles and Practice of Infectious Diseases. 4th ed., 1995, p. 1811. 7. PALLARES, R. et al. – Resistance to penicillin and cephalosporins and mortality from severe pneumococcal pneumonia in Barcelona, Spain. *N. Engl. J. Med.* 333:474, 1995. 8. ROSSI, A. et al. – Distribuition of capsular types and penicillin-resistance of strains of Streptococcus pneumoniae causing systemic infections in argentiniam children under 5 years of age. *Microbial Drug Resistance* 3:135, 1997. 9. TEELE, D.W. – Pneumococcal infections. In Feigin, R.D. & Cherry, J.D. *Textobook of Pediatric Infectious Diseases.* 3th ed., 1992, p. 1223.

---

7 | Infecções por Clamídias, Micoplasmas e Ureaplasmas

SHIEH HUEI HSIN
BERNARDO EJZENBERG

INFECÇÕES POR CLAMÍDIAS

Chlamydiacaeae é uma família de bactérias obrigatoriamente intracelulares à qual pertence unicamente o gênero *Chlamydia*. Um ciclo de desenvolvimento idêntico caracteriza as bactérias desse gênero. Os microrganismos aderem e penetram nas células dos hospedeiros através de locais específicos da parede celular. As *Chlamydias* sp. induzem à atividade fagocítica da célula a que estão ligadas e permanecem viáveis por impedirem a união fagolisossomo, que as destruiriam. Uma vez estabelecidas no citoplasma das células-hospedeiras, completam o ciclo vital e multiplicam-se. O ciclo vital bifásico, com uma forma extracelular livre, estável, infectante e metabolicamente inativa, é chamado corpo elementar. A outra fase é intracelular, reprodutiva e metabolicamente ativa, chamada de partícula reticulada e corpo reticulado inicial.

Todos os membros do gênero possuem um envelope gram-negativo sem peptidoglicano, compartilham um lipopolissacarídeo gênero-específico e usam adenosina trifosfato do hospedeiro para a síntese de proteínas.

O gênero contém quatro espécies: *C. psittaci, C. trachomatis, C. pneumonie* (TWAR) e *C. pecorum*. As primeiras três espécies são capazes de causar doença no homem, incluindo a pneumonia. O quadro 1.72 compara as principais diferenças entre as três espécies e o quadro 1.73 mostra alguns acometimentos clínicos característicos.

CHLAMYDIA TRACHOMATIS
Biovariedade murina

Na biovariedade murina (ver Quadro 1.73) origina a infecção sexualmente transmissível mais incidente em todo o mundo. Nos Estados

Quadro 1.72 – Características das três espécies de *Chlamydia*.

	C. trachomatis	*C. psitacci*	*C. pneumoniae*
Nº sorotipos	15	Pelo menos 4 sorotipos	1
Homologia de DNA para *C. pneumoniae* (%)	< 5	< 10	94-100
Plasmídeo	Sim	Freqüente	Não
Contéudo glicogênico	Sim	Não	Não
Resistência à sulfa	Não	Sim	Sim
Hospedeiro natural	Homens	Aves, mamíferos	Homens
Modo de transmissão	Vertical (maternofetal)	Aerossol – animais a pessoas	Aerossol – pessoa a pessoa
Doentes	Crianças	Veterinários, criadores	Todas as idades

Quadro 1.73 – Gênero, espécie, biovariedades, sorotipos e doenças causadas ao homem.

Espécie	Biovariedade	Sorotipo	Doença
Chlamydia psitacci	—	Muitos	Psitacose
Chlamydia pneumoniae (TWAR)	—	—	Infecção respiratória
Chlamydia trachomatis	Tracoma	A, B, Ba, C	Tracoma endêmico
	Linfogranuloma venéreo	L1, L2, L3	Linfogranuloma venéreo
	Murina	D, E, F, G	Conjuntivite de inclusão
		H, I, J, K	Uretrite Cervicite Salpingite Vaginite Proctite Peri-hepatite Colite Infecção respiratória do lactente

Unidos, as infecções excedem 4 milhões de casos por ano. A bactéria é altamente prevalente na população adolescente sexualmente ativa, com taxas de 10-20%, e em mulheres jovens com múltiplos parceiros pode ser ainda mais alta. O fato de a infecção por *C. trachomatis* costumar ser geralmente assintomática e de longa duração, favorece a larga disseminação da bactéria. A prevalência em gestantes é de 6 a 12% na maioria das populações, mas pode apresentar taxas de 2 a 37%. O período de incubação é variável e depende do local da infecção, mas costuma ser de pelo menos uma semana.

Dessa forma, a transmissão vertical é a mais freqüente. A parturiente portadora da bactéria ou com cervicite pode transmitir para a criança na passagem pelo canal de parto. Cerca de metade das crianças expostas contamina-se, preferencialmente na conjuntiva e rinofaringe, eventualmente no reto e na vagina. O período de incubação da infecção na criança é de uma semana (5-14 dias). Pacientes não tratados podem albergar a bactéria por um ano ou mais.

Conjuntivite de inclusão – é a apresentação mais freqüente da infecção por *C. trachomatis* na infância, associada em 50% das vezes à rinofaringite, sendo a causa mais freqüente de conjuntivite em países desenvolvidos (Rees e cols., 1977; Sandstron e cols., 1984).

Cerca de 30 a 50% das crianças nascidas de mães infectadas desenvolvem conjuntivite. O quadro aparece nas duas primeiras semanas de vida, podendo ocorrer precocemente se houver rotura prematura de membranas no parto e até com 3 meses de idade. Caracteriza-se por quadros de variada intensidade, desde uma leve injeção conjuntival até conjuntivite grave com descarga purulenta abundante e quemose. O acometimento da *C. trachomatis* costuma ser unilateral, evoluindo em poucos dias para o olho contralateral. A secreção local é geralmente moderada, com presença de crostas e edema. O exame anatomopatológico da conjuntiva revela um infiltrado subepitelial, com aumento da conjuntiva palpebral e proeminência dos vasos sangüíneos. O exame do material secretado revela polimorfonucleares, mas não inclusões celulares, que são obtidas somente com raspado de células epiteliais.

O exame microscópico da conjuntiva revela um infiltrado subepitelial composto inicialmente por polimorfonucleares e, na evolução, por linfócitos e plasmócitos.

Nessa circunstância, deve ser descartada infecção gonocócica concomitantemente, que tem importância acentuada nos países subdesenvolvidos. Outros diferenciais incluem infecções virais (herpética), conjuntivites purulentas (estafilocócica, pneumocócica e gram-negativos) e conjuntivite química.

A duração do processo patológico, em evolução natural, pode chegar de 3 a 12 meses e, excepcionalmente, até os 2 anos de idade. A apresentação da infecção pode ficar mascarada pela instalação ocular do nitrato de prata no recém-nascido.

Pneumonia – a pneumonia em lactente jovem causada por *C. trachomatis* geralmente é uma doença afebril que se apresenta entre 3 e 19 semanas após o nascimento. Apenas 10% dos lactentes expostos à bactéria e 20% dos colonizados na orofaringe desenvolverão a pneumonia. Uma tosse repetitiva e entrecortada ("staccato") e taquipnéia são características, mas nem sempre presentes. Roncos podem ser auscultados, mas o chiado é raro. Hiperinsuflação à radiografia é achado freqüente. A doença não tratada pode regredir espontaneamente ou apresentar recorrência. Quadros graves, inclusive fatais, podem ocorrer em lactentes eutróficos e imunocomprometidos.

O diagnóstico diferencial deverá incluir vírus respiratórios (sincicial respiratório, adenovírus, parainfluenza, influenza e enterovírus), bactérias (pertussis e outras) e quadros ditos afebris (citomegalovírus, *Pneumocistis carinii* e *Ureaplasma urealyticum*).

Biovariedade tracoma
Esta biovariedade da *C. trachomatis* abrange os sorogrupos A, B, Ba e C, que é responsável pela principal causa de cegueira adquirida em todo o mundo.

Tracoma é uma ceratoconjuntivite crônica com neovascularização da córnea que resultou de uma infecção não-tratada prolongada e/ou repetitiva. Cegueira secundária à lesão local e à inflamação ocorre em 1 a 15% dos pacientes com tracoma.

Infecções genitais – *Chlamydia trachomatis* é um agente sexualmente transmissível que pode causar infecção assintomática, uretrite em ambos os sexos, vaginite em meninas pré-púberes, cervicites em meninas pós-púberes e epidimite em meninos. As infecções genitais são causadas pelos sorogrupos B e D-K (ver Quadro 1.73). A infecção pode persistir por meses ou anos. Reinfecção é infreqüente. Em meninas, a infecção por clamídia pode progredir para doença pélvica inflamatória aguda ou crônica e resultar, posteriormente, em gravidez ectópica ou infertilidade.

Biovariedade linfogranuloma venéreo
A biovariedade linfogranuloma venéreo origina doença sexualmente transmissível conhecido como bubo climático, bubo tropical, linfogranuloma venéreo ou *esthiomene*.

Os dados existentes são quase exclusivamente de casos adultos, predominando mais em população negra e em pacientes do sexo masculino. Menos de 1.000 casos são notificados anualmente nos Estados Unidos, e os casos em crianças são mais raros ainda, com freqüência desconhecida, acometendo adolescentes e crianças menores com suspeita de abuso sexual.

O linfogranuloma venéreo é uma infecção linfática com uma lesão local na genitália acompanhada de linfadenite regional. A doença tem um curso lento, crônico. O quadro clínico parece similar ao dos adultos com lesão primária ulcerada única ou múltipla em genitália, pouco dolorosa, com período de incubação de uma semana, com início de sintomas mais tardiamente, chegando a meses. Adenopatia inguinal pode estar presente, evoluindo com dor, calor local, supuração e, posteriormente, drenagem. A doença retal, quando presente, aparece com proctite e fissuras retais e correlaciona-se com piores prognósticos, sendo comum tenesmo, sangramento retal, descarga purulenta retal e dor abdominal. Achados clínico-laboratoriais caracterizam-se por eosinofilia, eritema nodoso, artrite, leucocitose e aumento de velocidade de hemossedimentação, mas podem aparecer achados menos comuns, como adenopatia cervical, meningoencefalite, hepatite, várias formas de erupção cutânea e outras lesões orais e cervicais.

A terapia da doença retal não tem sido satisfatória pela doença fibrosante recorrente que pode instalar-se.

O diagnóstico diferencial deve ser feito do granuloma inguinal causado por *Calymmatobacterium granulomatis*.

Diagnóstico – o padrão radiológico da pneumonia por *C. trachomatis* não é diagnóstico. A maioria mostra infiltrado pulmonar intersticial simétrico e bilateral, podendo apresentar hiperinsuflações, mas pode variar desde um simples infiltrado subsegmentar até casos extensos ou unilaterais. Crianças com pneumonia geralmente apresentam hipoxemia leve a moderada. Embora a pO_2 possa ser baixa, os níveis de pCO_2 geralmente são normais. O leucograma é pouco alterado, podendo apresentar eosinofilia absoluta (> 400/mm) em aproximadamente metade dos pacientes. A dosagem de imunoglobulinas mostra a IgG e a IgM com mais de 2 desvios-padrão para cima em 93% e 100%, respectivamente. Tanto a eosinofilia como a elevação de imunoglobulinas são sugestivas, mas não confirmatórias.

A presença de *C. trachomatis* pode ser evidenciada por cultura celular nas diferentes secreções. A secreção conjuntival deve conter células conjuntivais e não somente exsudato. Na maioria das pneumonias, a cultura de rinofaringe é positiva. O isolamento, entretanto, não está disponível na maioria dos locais pela necessidade de técnicas especiais de cultura em tecido.

A detecção de antígenos por PCR (reação da cadeia polimerase) ou ELISA provou ser tão eficaz e prática quanto à por cultura, sendo, portanto, utilizada no diagnóstico. Vários investigadores relataram o isolamento de outros agentes patogênicos associado com clamídias em 25 a 50% dos pacientes.

Os testes sorológicos são eficazes para diagnosticar infecções invasivas, como a pneumonia por *C. trachomatis*.

O teste de microfluorescência que detecta tanto IgG quanto IgM mostrou ser sensível e específico. A transmissão de IgG materna anticlamídia pode persistir por seis a nove meses, dificultando o diagnóstico, sendo, portanto, necessária para firmar o diagnóstico a elevação dos títulos em quatro vezes ou mais (soroconversão) ou a presença de IgM. O aumento da IgM não costuma ocorrer nas conjuntivites por clamídia e aparece ocasionalmente na rinofaringe.

Prevenção e controle – reconhecimento e tratamento da gestante com cervicite por *Chlamydia trachomatis* pode prevenir a infecção neonatal. O tratamento é indicado, nessa situação, com eritromicina oral, sendo contra-indicado o uso de tetraciclinas. As mães cujos lactentes desenvolvem conjuntivite por clamídia devem ser tratadas, bem como seus parceiros sexuais. Empiricamente, é recomendado o tratamento com eritromicina por via oral por 14 dias de recém-nascidos cujas mães tenham infecção clamidial não tratada.

Tratamento – a biovariedade tracoma causadora de conjuntivite deve ser tratada com eritromicina por via oral, 40-50mg/kg/dia (máximo de 2g/dia), por 14 dias e por 14 a 21 dias para a pneumonia. Segundo a Academia Americana de Pediatria – Comitê de Doenças Infecciosas –, o tratamento tópico da conjuntivite é ineficaz e desnecessário. Cerca de 20% das crianças podem necessitar de um novo curso de tratamento.

As crianças maiores podem ser tratadas com tetraciclina (25-50mg/kg/dia divididos em 4 vezes, por 7 dias).

O tratamento do tracoma é mais difícil e prolongado usando eritromicina por via oral ou doxiciclina por 40 dias. O tratamento tópico deve ser feito com eritromicina duas vezes ao dia por dois meses.

O tratamento do lingogranuloma venéreo é mais prolongado que o causado por outras clamídias, com seis semanas ou mais de eritromicina ou sulfonamida. Em adultos, pode-se usar doxiciclina 200mg por dia ministrados em duas doses.

A biovariedade murina causadora de infecções do trato genital (salpingite, vaginite, cervicite e uretrite) pode ser tratada com eritromicina por via oral, 40-50mg/kg/dia, divididos a cada 6 horas, por 7-14 dias, ou em crianças com idade superior a 9 anos, doxiciclina 200mg/dia divididos em duas doses por 7-14 dias. Um segundo curso de tratamento poderá ser necessário.

CHLAMYDIA PNEUMONIAE

Chlamydia pneumoniae foi inicialmente isolada, durante estudos de tracoma, em 1960. Também conhecida como TWAR, foi descrita como patógeno de trato respiratório por Grayston e cols. em 1986. A expressão TWAR surgiu das primeiras cepas isoladas, **TW**-183 (suspeita de tracoma em TAIWAN) e **AR**-39. Posteriormente, muitos trabalhos começaram a ser feitos para caracterizar as doenças associadas a esse agente.

Epidemiologia

Chlamydia pneumoniae parece ser um patógeno primariamente humano. O modo de transmissão continua incerto, mas é provavelmente por via de secreções respiratórias infectadas. O período de incubação médio é de 30 dias, mas pode ser de apenas cinco dias. Infecções recorrentes podem ocorrer.

Em estudos *in vitro*, a *C. pneumoniae* pode sobreviver em pequenas partículas de aerossol e continua viável por até 30 horas. Surtos de pneumonia por *C. pneumoniae* ocorrem mais em populações fechadas, como grupos militares. A transmissão da infecção ocorre também no meio familiar. Estudos sorológicos demonstram uma prevalência crescente com o aumento da idade: em 10% das crianças com 5 a 10 anos, chegando a 30-45% em adolescentes. Recentes estudos sorológicos da Europa, Estados Unidos e Japão têm encontrado cerca de 50% dos adultos com anticorpo IgG para *C. pneumoniae* determinada pela microimunofluorescência, portanto, sugerindo que a infecção é comum e freqüentemente subclínica. A importância da bactéria como patógeno tem crescido. Alguns dados da Suécia e da Noruega sugerem que casos suspeitos de psitacose diagnosticados pelo teste de fixação de complemento foram em verdade causados por *C. pneumoniae*.

C. pneumoniae aparece como responsável por 19% dos episódios de síndrome torácica aguda em pacientes portadores de anemia falciforme. Um dos mais recentes avanços sugere uma associação entre a infecção por *C. pneumoniae* e doença reativa de vias aéreas. Foi constatado que muitos pacientes com infecção por *C. pneumoniae* documentada por cultura tinham broncoespasmo significativo com tratamento com corticosteróides sistêmicos, alguns só melhorando após tratamento de infecção por clamídia.

A proporção de pneumonias comunitárias associada com *C. pneumoniae* varia de 6 a 19%, dependendo da localização geográfica e da faixa etária estudada. Infecção em crianças com idade inferior a 5 anos é rara em Seattle e Escandinávia, enquanto em um estudo das Filipinas, abrangendo doentes de mesma faixa etária foi detectado 10% de anticorpo para *C. pneumoniae*. A maioria dos estudos baseia-se apenas na sorologia. Dados de isolamento de *C. pneumoniae* em cultura também demonstram infecções de via respiratória inferior associada em 9% em crianças com idade inferior a 5 anos e em 19% na faixa de 6 a 16 anos. Os estudos realizados com secreções coletadas das vias aéreas superiores, portanto, podem não ser definitivos.

Manifestações clínicas

Pacientes podem variar de assintomáticos, leve, moderadamente acometidos ou com quadro pulmonar grave. Faringite grave, rouquidão, febre, tosse produtiva e adenopatia cervical são sintomas comuns. A doença é prolongada e pode ter um curso bifásico. Em alguns pacientes, a dor local (odinofagia) precede o início da tosse em uma semana ou mais. A faringite sem exsudatos e a tosse sem roncos costumam ser observadas ao exame físico. Infecção brônquica com broncoespasmo é comum. Um infiltrado em qualquer parte do pulmão pode estar presente.

O espectro de doenças associadas com *C. pneumoniae* está expandindo, sendo a maioria das infecções leves/moderadas ou assintomáticas. Estudos sorológicos longituginais obtidos de recrutas militares da Finlândia sugerem que apenas 10% das infecções resultam em pneumonia clínica. Entretanto, já foram descritos casos de doença grave, inclusive com óbito, em pneumonias associadas com *C. pneumoniae*, embora o papel de condições crônicas preexistentes seja difícil de ser avaliado. O papel dos fatores do hospedeiro ainda está para ser determinado.

Diagnóstico

O diagnóstico de infecção por *C. pneumoniae* tem sido baseado no isolamento do organismo e na sorologia. Microimunofluorescência de anticorpos é o indicador mais sensível da infecção. Um aumento de títulos de quatro vezes ou mais, um título específico de IgM maior que 1:16 ou um IgG maior de 1:512 é evidência de infecção corrente.

O melhor local para a coleta de amostra para cultura é a rinofaringe, que é superior à garganta, na proporção de aproximadamente duas vezes. As culturas celulares são, porém, lentas, não atendendo à necessidade clínica. Embora a *C. pneumoniae* tenha sido detectada em lavado broncoalveolar em 10% dos pacientes com AIDS com pneumonia, seu papel clínico é incerto por causa de co-infecções por patógenos bem reconhecidos, como *P. carinii* e *M. tuberculosis*.

Geralmente, o leucograma é normal, com aumento na velocidade de hemossedimentação (VHS).

A detecção de antígenos da clamídia é promissora. Os antígenos podem ser detectados em alguns espécimes clínicos por radioimunoensaio (ELISA), mas com positividade menor que a cultura.

Estudos iniciais com PCR (reação da cadeia polimerase) pelo método da amplificação do DNA parecem promissores, com sensibilidade de 84% e especificidade de 99% comparado à cultura. Alguns resultados falso-negativos podem ser causados pela presença de substâncias que inibem a polimerase nos espécimes clínicos.

Tratamento

Há poucas publicações descrevendo a resposta da infecção por *C. pneumoniae* à antibioticoterapia. *In vitro*, os testes de sensibilidade mostram adequações da eritromicina, assim como dos novos macrolídeos (azitromicina e claritomicina). As quinolonas (ofloxacina) e as tetraciclinas são ativas, porém têm restrições de uso na faixa pediátrica. De forma semelhante à *C. psittaci*, a *C. pneumoniae* é altamente resistente a sulfonamidas.

A dosagem e o período de tratamento ainda não estão bem estabelecidos. Dados isolados sugerem que a terapêutica deva ser prolongada (pelo menos duas semanas) em face da recrudescência de alguns casos tratados por períodos curtos. Resultados de um *estudo multicêntrico* de tratamento de pneumonia verificou que a eritromicina, 40mg/kg/dia, ministrada em duas doses por 10 dias erradica a *C. pneumoniae* em 86%, contra 70% no grupo que utilizava claritomicina, 15mg/kg/dia. A recomendação da maioria dos autores sugere o uso de: doxiciclina, 200mg/dia, divididos em 2 doses, 21 dias (adolescentes) ou eritromicina, 500mg/dia, divididos em 4 doses, 21 dias e eritromicina suspensão, 40-50mg/kg/dia, divididos em 4 doses, 21 dias (crianças).

CHLAMYDIA PSITTACI

As primeiras descrições dessa zoonose datam de 1874 (Juergensen) e 1876 (Ritter). Depois, surgiram várias surtos após a exposição a aves em toda a Europa.

O número de casos relatados é de aproximadamente uma centena ao ano nos EUA, porém o número de doentes não diagnosticados deve ser maior. De acordo com o CDC (Centers for Disease Control), 1.136 casos e 8 mortes por psitacose ou ornitose foram relatados nos Estados Unidos de 1975 a 1984. Em 70% dos casos, a infecção resulta de exposição a aves confinadas. A população de risco é constituída de proprietários de aves, funcionários de loja de animais e contactantes. Trabalhadores expostos a vísceras de peru têm risco aumentado de infecção. A inalação de aerossóis de fezes de animais infectados por *C. psittaci* parece ser a fonte primária de infecção.

A psitacose é infreqüente em crianças, mas pode ocorrer com período de incubação de 15 dias (5 a 21 dias). O início é normalmente abrupto com febre, tosse e cefaléia. A febre é alta e freqüente. A cefaléia é intensa e conduz à suspeita de meningite com punção lombar em um terço dos casos na Austrália. A tosse é pouco produtiva, roncos podem ser auscultados. Os achados à radiografia de tórax podem ser anormais com infiltrados alveolointerticiais variados. Derrame pleural pode estar presente ocasionalmente. Endocardite, tromboflebites superficiais, hepatite e encefalopatia são complicações raras.

A contagem leucocitária usualmente não é elevada, embora possa ter discreta leucocitose. Cerca de 50% dos casos podem apresentar alterações na função hepática, incluindo aumento de fosfatase alcalina, transaminases e bilirrubinas.

Diagnóstico e tratamento

O diagnóstico pode ser difícil, considerando a variedade de achados clínicos, quanto à intensidade dos casos com comprometimento de órgãos multissistêmico, incluindo pneumonia. Uma história de exposição a aves é muito importante, mas está ausente em 20% dos casos. Como não existe cultura para *C. psittaci* fora dos laboratórios de pesquisa, o diagnóstico é feito com base nos achados clínicos, epidemiologia e sorologia, sendo que o CDC diferencia três classes:

1. Caso confirmado: espécime clínica provável de *C. psittaci* ou doença clínica compatível com aumento de quatro vezes nos títulos de fixação do complemento.
2. Caso presuntivo: doença clínica compatível e uma única sorologia com título maior ou igual a 1:32.
3. Caso suspeito: um caso que não preenche os critérios 1 e 2, mas associado com outro caso de clamidiose por aves.

Em decorrência de pneumonia, febre alta, mialgia e cefaléia forte, o diagnóstico diferencial deve ser feito com infecção por *M. pneumoniae*, tularemia, tuberculose, infecção fúngica, doença do legionário e infecção bacteriana inespecífica de vias aéreas.

Tratamento – eritromicina, 40-50mg/kg/dia, de 6/6 horas, por 7 a 10 dias (crianças); ou tetraciclina, 500mg, de 6/6 horas, por via oral, por 7 a 10 dias (adolescentes); ou eritromicina, 2g/dia, de 6/6 horas, por via oral, por 7 a 10 dias (adolescentes).

A imunidade adquirida pós-infecção não é de longo termo e pode haver reinfecção dentro de dois meses após o tratamento.

INFECÇÕES POR MICOPLASMAS E UREAPLASMAS

Mycoplasma e *ureaplasma* são os dois gêneros da família Mycoplasmataceae, da ordem *Mycoplasmatales*, que pertence à classe *Mollicutes*. Micoplasmas e ureaplasmas são agentes patogênicos de mínimas dimensões (0,250µm) reconhecidos como causadores de doenças em seres humanos, animais e plantas. Cerca de mais de 100 espécies são reconhecidas, quinze têm sido associadas como patógenos usuais de adultos e crianças. Há, portanto, atualmente treze *Mycoplasma* sp., um *Ureaplasma* sp. e uma espécie de *Acholeplasma* sp. reconhecidos em humanos. Os microrganismos são isolados do trato respiratório, urogenital, sistema nervoso central e líquido sinovial. Quanto ao espectro patogênico, o *Mycoplasma pneumoniae* está asssociado a doenças respiratórias; o *Mycoplasma hominis* causa a febre pós-parto e doença inflamatória pélvica; o *Ureaplasma urealyticum* determina a uretrite não-gonocócica, infertilidade, corioamnionite e aborto espontâneo. Os estudos sugerem que há também uma significativa associação entre colonização por *U. urealyticum* e desenvolvimento de doença pulmonar crônica na infância de crianças de muito baixo peso ao nascimento.

O *Mycoplasma pneumoniae* também é um dos agentes identificados em crianças portadoras de anemia falciforme com síndrome torácica aguda. Sua importância aumentou, pois muitas dessas crianças recebem profilaxia com antibiótico penicilínico que não trata as infecções causadas por esse patógeno.

O *Mycoplasma pneumoniae* e a *Chlamydia pneumoniae* podem ser responsáveis por mais de 40% das pneumonias atípicas nas crianças e compartilham algumas peculiaridades. De modo geral, a suspeita diagnóstica dessas etiologias e a conduta terapêutica são adotadas concomitantemente, pois:

a) o diagnóstico clínico não as diferencia;
b) não são suscetíveis aos antibióticos betalactâmicos;
c) o diagnóstico é considerado somente depois da falha ao tratamento com penicilina ou cefalosporina;
d) um macrolídeo obtém a resposta terapêutica;
e) as culturas bacterianas são negativas.

MYCOPLASMA PNEUMONIAE

As síndromes não-pneumônicas de traqueobronquites e as infecções assintomáticas são pelo menos três vezes mais comuns, mas de menor relevância clínica.

Etiologia

O *Mycoplasma pneumoniae* não tem parede celular, é pleomórfico, constituindo o menor organismo de vida livre capaz de sobreviver fora das células. Foi inicialmente chamado PPLO ("pleuropneumonia-like organisms") e, depois, conhecido como agente de Eaton causador de pneumonia atípica (1944). *Mycoplasma pneumoniae* é a denominação vigente que indica o principal local encontrado no homem em sua via aérea.

Epidemiologia

Os seres humanos são o único reservatório do *Mycoplasma pneumoniae*. A transmissão mais significativa provém de pacientes sintomáticos e por gotículas de secreção da via aérea. Fernals e cols. encontraram uma taxa de infecção anual de 12%. Os indivíduos de qualquer idade podem ser infectados. Nas crianças com idade inferior a 5 anos, a taxa de pneumonia por *M. pneumoniae* é de 2/1.000casos/ano, sendo duas vezes maior nas crianças escolares e adolescentes. Epidemias não são raras em militares, populações escolares e instituições fechadas. Foy e cols., do Group Heath HMO de Seatle, encontraram taxas de infecção em escolares e adultos jovens que sobem 20 vezes durante os períodos epidêmicos.

Um recente estudo dinamarquês sugere que os ciclos epidêmicos regulares de 4/4 anos, observados por mais de 30 anos, cessaram com o ingresso precoce de crianças em creches e instituições naquele país. As infecções ocorrem no mundo todo, sem claro predomínio sazonal. A transmissão familiar ocorre freqüentemente, resultando em taxa de ataque de 90-100%.

Patogênese e anatomia patológica

A infecção é adquirida pela via respiratória, ocorrendo a aderência e a penetração do microrganismo no epitélio do trato respiratório. A lesão celular, evidente no epitélio bronquial e bronquiolar, é acompanhada de ciliostase, que pode ser a causa da tosse prolongada. Observa-se infiltrado inflamatório na luz bronquial/bronquiolar, assim como em alvéolos; no interstício, são observados edema e o mesmo infiltrado, podendo haver áreas hemorrágicas e congestas; na pleura, pode-se observar exsudato fibrinoso.

A incidência ou a gravidade da doença é maior em indivíduos já sensibilizados, talvez como conseqüência de uma reação inflamatória.

Infecção

A pneumonia é a manifestação clínica mais importante. O *M. pneumoniae*, segundo algumas publicações recentes, responsável por 10 a 20% de todas as pneumonias, tem absoluta predominância de infecções inaparentes ou assintomáticas. A doença clínica, dentro de um grupo fechado, particularmente a família, pode variar desde uma traqueobronquite até uma pneumonia. O transmissor assintomático, depois da infecção, pode ocorrer por intervalos prolongados, geralmente meses.

O período de incubação é de três semanas, tratando-se de transmissão familiar e comunitária, podendo ser mais curta, uma a duas semanas, em grupos fechados.

Reinfecção e imunidade

A reinfecção pelo *M. pneumoniae* é bastante freqüente, pois a imunidade após a infecção não é duradoura. A imunidade por células aumenta com a idade e depende de infecções repetidas, com elevação dos títulos sorológicos.

Manifestações clínicas

As manifestações clínicas são predominantemente respiratórias, mas podem acometer praticamente qualquer local do organismo (Quadro 1.74).

A síndrome clínica mais comum é de infecções de vias aéreas superiores. Os sintomas iniciais do paciente são fraqueza, mal-estar, dor de garganta, tosse, febre (90%) e, em alguns casos, cefaléia (65%). Ocasionalmente, pode ocorrer dor auricular por otite media ou miringite, que pode ser bolhosa. A coriza (isto é, gripe) é infreqüente. Tosse não-produtiva aparece dentro de alguns dias, podendo tornar-se produtiva (em crianças mais velhas, adolescentes e adultos) e persistir por três a quatro semanas. O quadro difere um pouco dos originados por outros agentes pelo desenvolvimento gradual com piora progressiva pela adesão e ciliostase. A traqueobronquite é intensa e pode originar tosse coqueluchóide. Como quadro clínico isolado, é três vezes mais freqüente que as pneumonias. A pneumonia ocorre em 3 a 10% dos infectados. A efusão pleural parapneumônica é encontrada em até 20% dos casos quando são feitas radiografias em decúbito.

Quadro 1.74 – Manifestações clínicas da infecção por *Mycoplasma pneumoniae*.

Respiratórias	Não-respiratórias
Trato respiratório superior	Dermatológico
Faringite	Eritema macopapular
Bronquite	Exantema vesicular
Miringite	Eritema multiforme
Otite média	Síndrome de Stevens-Johnson
Otite externa	Musculoesquelético
Pulmonar	Mialgia
Pneumonia	Artralgia
Efusão pleural	Poliartrite
Abscesso pulmonar	Síndrome da febre reumática "like"
Pneumatoceles	Cardiovascular
Síndrome de Swyer-James	Miopericardite
Bronquiolite obliterante	Hemopericárdio
Bronquiectasia	Insuficiência cardíaca congestiva
	Bloqueio atrioventricular
	Gastrintestinal
	Gastroenterite
	Aumento de enzimas hepáticas
	Hepatite
	Esplenomegalia
	Pancreatite
	Neurológico
	Convulsão
	Meningite
	Encefalite
	Infarto cerebral
	Ataxia cerebral
	Síndrome de Guillain-Barré
	Mielite transversa
	Hematológico
	Anemia hemolítica
	Trombocitopenia
	Coagulação intravascular disseminada

Manifestações clínicas menos freqüentes atribuídas ao *M. pneumoniae* incluem alterações de SNC (meningite, encefalite, ataxia cerebelar e neuropatia periférica), miocardite e pericardite (4-8%), erupções cutâneas polimorfas (11-25%), anemia hemolítica e artrite. O desenvolvimento de eritema multiforme pós-pneumônico é muito sugestivo de infecção por *M. pneumoniae*. Pacientes com anemia falciforme, imunodeficiências e portadores de doença cardiorrespiratória crônica costumam desenvolver pneumonias de apresentação mais grave. Em raros episódios, as infecções de vias aéreas podem disseminar-se e causar doença sistêmica.

Aspectos radiológicos – as alterações na radiografia torácica são muito variáveis, mas há quatro padrões que podem ser sugestivos do diagnóstico: broncopneumonia, atelectasias laminares, infiltrado nodular e adenopatia hilar. Os dois últimos são relativamente incomuns e podem ser confundidos com tuberculose. Podem raramente apresentar consolidações segmentares ou lobares. Os campos pulmonares superiores são os mais afetados, seguidos pelos campos médio e inferior.

O derrame pleural tende a ser pequeno e transitório.

Não há correlação absoluta entre a gravidade das manifestações clínicas e dos sinais radiológicos. É freqüente o aparecimento de alterações radiográficas pulmonares significativas, com sintomas leves ou, eventualmente, ausentes.

Diagnósticos

Cultura – o exame de maior precisão é o isolamento do agente em cultura. Entretanto, a recuperação do *M. pneumoniae* de secreções de vias aéreas em culturas requer meio especial, poucas vezes facilmente disponível, tem crescimento lento (levando 7 a 21 dias) e é, portanto, pouco utilizada. Isso dificulta o diagnóstico de infecções respiratórias em crianças. O isolamento do *M. pneumoniae* nas secreções de vias aéreas em uma situação clínica compatível sugere infecção aguda. Porém, pelo fato de esse microrganismo poder ser excretado do trato respiratório por semanas, mesmo após a remissão clínica, o isolamento do organismo apenas pode não indicar infecção recente.

Detecção de antígenos do micoplasma – a PCR oferece sensibilidade de 73% e especificidade de 94% se comparada à cultura em crianças sintomáticas. A vantagem é a de abreviar o período de diagnóstico em uma ou duas semanas.

O teste de hibridização direta (Gen Probe) tem sensibilidade limitada nas secreções de vias aéreas. Em aspirados nasofaríngeos, a sensibilidade foi de 54%, com elevada especificidade de 97%.

A contra-imunoeletroforese é pouco sensível.

Sorologia – é o método mais freqüentemente utilizado para diagnosticar infecções por *M. pneumoniae*. A verificação de crioaglutininas séricas (anticorpos IgM que aglutinam eritrócitos humanos a 4°C) é exame de fácil realização. Os títulos de crioaglutininas de 1:64 ou maiores estão presentes em 50% dos pacientes infectados, sendo mais freqüente nos pacientes graves, incluindo-se entre estes aqueles com pneumonia, nos quais a positividade é de 80%. Porém, esse exame não é específico, e as crioaglutininas podem estar presentes em pacientes com mononucleose infecciosa, rubéola, influenza, adenovírus, malária, psitacose, sífilis, disproteinemias, doenças auto-imunes e outras. Ainda assim, a maioria das pneumonias com crioaglutininas positivas deve-se ao *M. pneumoniae*, principalmente quando os títulos estão muito aumentados.

Aparecem no final da primeira semana e permanecem por até três meses. Um teste negativo para crioaglutininas não exclui o diagnóstico de infecção por micoplasma.

Dos testes sorológicos específicos para *M. pneumoniae*, a fixação do complemento é o mais utilizado. O aumento dos títulos de anticorpos em quatro vezes em amostras coletadas com duas semanas de intervalo é diagnóstico. Uma única avaliação com resultado superior a 1:64 associado à clínica característica é sugestiva do diagnóstico. Como o anticorpo envolvido nesse teste tem reação cruzada com outros antígenos, particularmente aqueles de micoplasmas e da *Legionella pneumophila*, os resultados têm de ser interpretados cautelosamente. Resultados falso-negativos podem ocorrer, sendo a sensibilidade nos testes sorológicos de aproximadamente 70%.

Os testes de ELISA utilizados em vários "kits" comerciais têm sido introduzidos por apresentar vantagens, como simplicidade, rapidez e baixo custo. A sensibilidade e a especificidade ainda não estão plenamente avaliadas, porém parecem adequadas.

Outros testes de diagnóstico rápido são comercialmente disponíveis, mas também estão em avaliação quanto à sensibilidade e à especificidade. Um é a sonda (probe) de DNA marcada por radioisótopo que detecta o RNA ribossômico do *M. pneumoniae* nas secreções respiratórias e o outro teste consiste em reação de aglutinação do látex para avaliar os anticorpos IgM de *M. pneumoniae* em 10 minutos.

Exames laboratoriais não-específicos – a contagem leucocitária no sangue é usualmente normal, com exceção dos pacientes com anemia falciforme, nos quais ocorre leucocitose com predomínio neutrofílico. É comum haver elevação da velocidade de hemossedimentação.

Diagnóstico diferencial

Nos quadros respiratórios, o diagnóstico diferencial é feito com doenças virais, bacterianas, por clamídias e *P. carinii*. A idade do paciente é importante, pois, entre escolares e adolescentes, o *M. pneumoniae* é agente comum de pneumonias. A ocorrência de manifestação extrapulmonar, como as descritas anteriormente, quando associada, favorece o diagnóstico. Em muitos quadros não-respiratórios deve ser lembrada a possível etiologia por *M. pneumoniae* pela sua ampla variedade de apresentação clínica.

Tratamento

O *Mycoplasma pneumoniae* não é responsivo a penicilina, cefalosporinas e outros antibióticos que agem nas paredes celulares pela ausência dessa estrutura. O antimicrobiano de escolha em crianças com idade inferior a 9 anos é a eritromicina (40-50mg/kg/dia, ministrados de 6/6 horas durante 10 dias).

Tetraciclina é igualmente eficiente e pode ser usada em crianças a partir dos 9 anos de idade; entretanto, estudos *in vitro* mostram que a eritromicina é comparativamente mais ativa. A concentração inibitória mínima é 300 vezes menor.

O tratamento reduz significativamente a morbidade das pneumonias causadas por *M. pneumoniae*, mesmo se o tratamento é iniciado tardiamente. Rasch e Mogabgab (1966) demonstraram que tanto o tratamento com eritromicina como tetraciclina reduzem a duração de febre, dias de hospitalização e melhora radiológica quando comparados com placebo ou tratamento com a ineficaz penicilina.

Outros novos macrolídeos, como a claritromicina e a azitromicina, foram aprovados pelo FDA (Food and Drug Administration) para uso em crianças com pneumonia causada por *Mycoplasma pneumoniae*. A vantagem potencial poderia residir na maior concentração intracelular, meia-vida longa, necessidade de menor número de doses (uma a duas doses diárias) e diminuição de efeitos colaterais. Porém, o custo mais elevado, a menor concentração sérica e intersticial, além da pequena experiência clínica fazem recomendar controle nas indicações.

A terapêutica de suporte recomendada inclui repouso, atenção à alimentação/hidratação e, eventualmente, broncodilatadores e administração de oxigênio. Nesta última circunstância, o paciente estará hospitalizado em isolamento respiratório.

Medidas de controle

O diagnóstico de um paciente infectado deve chamar a atenção para infecções secundárias em familiares e contatos íntimos. A pesquisa de casos deve ser instituída se ocorrerem manifestações clínicas. A profilaxia dos contactantes não está indicada; entretanto, o isolamento respiratório é recomendado em pacientes hospitalizados.

UREAPLASMA UREALYTICUM

Ureaplasmas são membros da ordem *Mycoplasmatales* que se distinguem dos micoplasmas pela produção de urease. O gênero *Ureaplasma* contém uma única espécie – *U. urealyticum* com 14 sorogrupos. As características morfológicas em meio de cultura líquido são similares às dos micoplasmas. Há elementos arredondados com aproximadamente 3.300nm de diâmetro com variação de 100 a 850nm, mas formas filamentosas também podem ocorrer com comprimento de 2μm e largura de 50-300nm. Em materiais clínicos, pode ser observada a forma bacilar com extremidades em monoponto. O maior reservatório de cepas humanas de *U. urealyticum* é o trato genital de adultos.

O isolamento de *U. urealyticum* de materiais clínicos é facilitado pela demonstração da atividade da urease.

Os recém-nascidos (RN) são colonizados com *U. urealyticum* durante a passagem através do canal do parto de parturientes. Com a rotura precoce das membranas, o RN pode ser infectado intra-útero, podendo ser cultivado o *U. urealyticum* na garganta, nariz, trato genital urinário feminino, canal auditivo externo, umbigo e períneo.

Apenas uma parcela dos RN de mães colonizadas é infectada. Essa colonização neonatal tende a se reduzir com o tempo, da taxa de 38% dos RN femininos e 6% dos masculinos ao nascimento, com diminuição da colonização até o final de 2 anos, quando não se encontram mais crianças infectadas.

Durante o período pré-puberal, o *U. urealyticum* raramente é recuperado da via urinária e do trato genital. Depois da puberdade, a colonização é comum por transmissão sexual. Em adultos, é descrita como agente causador de uretrite não-gonocócica, prostatite, síndrome uretral. Cerca de 40% de uretrite não-gonocócica é causada por *Chlamydia trachomatis* e 20-30% por *U. urealyticum*. Também origina epididimite, infertilidade involuntária, aborto espontâneo repetido, prematuridade, corioamnionite e baixo peso ao nascer.

Patologia pediátrica

Baixo peso ao nascer – em vários estudos, uma correlação entre colonização vaginal e/ou cervical por *U. urealyticum* e prematuridade foi observada. Klein encontrou associação de colonização de *U. urealyticum* com menor peso ao nascimento. Embora não haja unanimidade dos resultados de pesquisa, atualmente, com mais de 13 trabalhos arrolados com mais de 7.000 gestantes, está para se estabelecer o papel da infecção do ureaplasma cervical na prematuridade.

Doença pulmonar – vários estudos indicam que o *U. urealyticum* é uma causa da síndrome do desconforto respiratório agudo e pneumonia em RN. Outros mostram significante associação entre a colonização por *U. urealyticum* do trato respiratório em RN de muito baixo peso e o desenvolvimento posterior de broncodisplasia pulmonar. Possivelmente, o organismo poderia causar infecção broncopulmonar cronificada que demanda grande necessidade de oxigênio, em níveis tóxicos.

Infecção do sistema nervoso central – o *U. urealyticum* começou a ser descrito depois de 1986 em isolamento de liquor de crianças com meningite. A maioria desses casos de meningite por micoplasma envolvia RN com pleocitose no líquido cefalorraquidiano sem isolamento bacteriano com falha terapêutica à antibioticoterapia habitual. Somente com estudos prospectivos poderemos avaliar a prevalência, os fatores de risco, as manifestações clínicas típicas e a evolução do quadro de meningite por micoplasmas.

Sepse – os principais fatores associados com disseminação hematogênica de microrganismos em RN são: baixo peso ao nascimento, rotura prematura e prolongada de membranas, parto traumático, infecção materna, corioamnionite e hipóxia fetal, sendo o baixo peso o fator mais importante. O *U. urealyticum* tem sido isolado de hemoculturas, principalmente de prematuros de baixo peso, encontrando-se uma correlação de 26% de hemocultura positiva por ureaplasmas com positividade em aspirado traqueal para esse mesmo agente, o que sugere que o prematuro seja mais predisposto a sepse pelo ureaplasma. Entretanto, alguns autores não conseguiram recuperar tal agente em casos de suspeita de sepse neonatal, o que nos faz aguardar trabalhos mais conclusivos a respeito da sepse causada por ureaplasmas.

Diagnóstico e tratamento

A demonstração da infecção pelo *U. urealyticum* pode ser estabelecida pelas técnicas de cultura existentes. Entretanto, assegurar a causa da infecção pela doença é mais difícil pela ubiquitosidade do agente, presente em RN como agentes colonizadores. Em adolescentes com uretrite, o exame microscópico do material de secreção uretral geralmente é essencial. A reação de PCR pode ser utilizada.

O tratamento deve ser feito com eritromicina na dose de 40-50mg/kg/dia, ministrada de 6/6 horas por 14 dias.

MYCOPLASMA HOMINIS

Seu reservatório, semelhante ao *U. urealyticum*, é o trato genital de mulheres e homens adultos. Os RN são colonizados (1 a 11%) durante a passagem através do canal do parto, porém, de modo geral, o microrganismo não tende a persistir. Colonização do trato genital pós-puberal resulta de contato sexual. O *M. hominis* pode também ser recuperado da cavidade oral de adultos normais em 1 a 5%, mas não parece haver contaminação de via aérea.

Diagnóstico e tratamento

M. hominis é raro causador de doenças em crianças e deve ser considerado uma possibilidade etiológica em RN com meningite e com abscessos com culturas negativas. Já recuperado de abscesso, linfonodos, líquido cefalorraquidiano, líquido amniotico, osso, vagina e garganta, causando algumas descrições anedóticas na literatura. Deve ser considerada sua possibilidade em doença inflamatória pélvica de adolescentes, pielonefrite, febre pós-aborto, febre pós-parto, vaginite, cervicite e abscesso da glândula de Bartholin. É reconhecidamente resistente à eritromicina, diferentemente de outros micoplasmas e, em geral, é sensível às tetraciclinas, exceto se houver contra-indicação, quando poderia ser usado clindamicina, rifampicina e cloranfenicol.

MYCOPLASMA PENETRANS

Recentemente isolado de espécies do trato urogenital de pacientes aidéticos. A sorologia sugere presença de anticorpos de 18,2 e 35,4% em pacientes com AIDS, predominantemente na população com práticas homossexuais, contra 0,4 e 1,3% em pacientes HIV negativos.

MYCOPLASMA PYRUM

Recuperado originalmente de culturas de células eucarióticas, mais recentemente de células linfocíticas primárias de pacientes com AIDS.

Nas infecções de adolescentes pelos *M. penetrans* e *M. pyrum* podem ser utilizada tetraciclina, 500mg de 6/6 horas por 10 dias (ou 40mg/kg/dia divididos em 4 doses), ou eritromicina, 50mg/kg/dia ministrados de 6/6 horas por 10 dias.

BIBLIOGRAFIA

1. AMERICAN ACADEMY OF PEDIATRICS – Report of the Committee on Infectious Diseases – Red Book – 23rd ed., 1994, p. 154-157, 333-334. 2. CHERNICK, V. & KENDIG, E.L. – Infections of the respiratory tract due to mycoplasma pneumoniae. In *Disorders of the Respiratory Tract in Children.* 5rd ed., 1990, p. 403. 3. EJZENBERG, B. – Infecções por Chlamydia trachomatis – aspectos clínicos, biológicos e epidemiológicos. *Pediatria Moderna,* 1991, p. 12. 4. FEIGIN, R.D. & CHERRY, J.D. – Sexually transmitted diseases – Chlamydia infections/Chlamydia pneumonia/Mycoplasma and Ureaplasma infections. In *Textbook of Pediatric Infectious Diseases.* 1998, p. 548-561, 2227-2238, 2259-2276. 5. HAMMERSCHLAG, M.R. – Atypical Pneumonias in children. *Adv. Pediatr. Infect. Dis.* 10:1-39, 1995. 6. KLEIN, J.O. – History of macrolide use in pediatrics. *Pediatric. Infect. Dis. J.* 16:427, 1997. 7. TARLOW, J.M. et al. – Future indications for macrolides. *Pediatric. Infect. Dis. J.* 16:457, 1997.

---

8 Infecções por Germes Gram-Negativos

MÁRCIO C. A. MOREIRA
PEDRO TAKANORI SAKANE
HELOISA HELENA SOUSA MARQUES

Os germes gram-negativos são um problema significativo, principalmente em hospitais pediátricos de cuidados terciários, uma vez que representam, como no caso do Instituto da Criança (I.Cr.) do Hospital das Clínicas da FMUSP, a principal causa de infecção adquirida dentro do ambiente hospitalar. Os fatores envolvidos para esse aumento são vários e estão relacionados com o hospedeiro, o próprio germe e as alterações nos meios de transmissão.

As condições de saúde do paciente têm mudado muito nos últimos anos, pelo uso maior de drogas imunodepressoras, como quimioterápicos e corticóides, pela maior longevidade de idosos e maior sobrevida de doentes crônicos, inclusive aqueles cuja doença já compromete a integridade imunológica, como os diabéticos e portadores do HIV ou neoplasias.

Os germes gram-negativos possuem características que lhes conferem maior virulência e patogenicidade: sua parede celular, muito mais complexa que a dos gram-positivos, é uma barreira natural para os mecanismos de resistência do hospedeiro, como a ação de fagócitos; possuem capacidade de produzir enzimas neutralizantes de antibióticos; conseguem alterar as características dos poros e das proteínas ligadoras de penicilinas, tornando-se cada vez mais resistentes a essas drogas. Essa maior resistência aos antimicrobianos torna o tratamento das infecções causadas pelos germes gram-negativos cada vez mais difícil.

O uso indiscriminado de antimicrobianos tende a promover a emergência de germes gram-negativos que têm resistência natural ou adquirida a esses agentes. As alterações no manejo do paciente, como a hospitalização, o uso de cateteres e de meios mais invasivos para o diagnóstico e terapêutica, e a pequena aderência por parte dos profissionais de saúde às normas de prevenção de infecção intra-hospitalar são também causas do aumento de infecções.

Sua nomenclatura foi estabelecida no final do século XIX, quando o patologista dinamarquês Christian Gram desenvolveu um método de coloração em que algumas bactérias não tinham capacidade de manter o corante violeta fixado com lugol após a lavagem com solução de acetona e álcool. As bactérias capazes de se manterem coradas mesmo após essa lavagem foram denominadas gram-positivas, enquanto as que ficaram sem coloração e necessitavam de coloração pela safranina, responsável pelo aspecto róseo à microscopia óptica, foram denominadas gram-negativas. Descobriu-se depois que essa característica se devia à grande concentração de lipídeos na parede celular das bactérias gram-negativas, em comparação com as gram-positivas.

ENDOTOXINA

Entre os fatores que tornam as infecções por germes gram-negativos mais graves está, sem dúvida, a ação da endotoxina.

A endotoxina é um lipopolissacarídeo integrante da membrana externa da parede celular das bactérias, sendo liberada na circulação quando estas morrem. A porção lipídica da endotoxina é conhecida como lipídeo A e reconhecida como a fração que promove a maior parte das ações biológicas nocivas ao homem. Sua liberação ocorre a partir da lise da parede e destruição bacteriana, seja pela ação do complemento ativado, seja dos fagócitos ou de antibióticos. A toxicidade do lipídeo A reside principalmente em sua capacidade de ativar o complemento e o sistema das citocinas com o conseqüente desenvolvimento da síndrome da resposta inflamatória sistêmica. O lipídeo A está ligado ao antígeno O pelo core, porções polissacarídeas responsáveis pelo desenvolvimento da imunidade (Fig. 1.41).

A ação biológica mais importante da endotoxina é a ativação de mediadores que têm a capacidade de exercer ações biológicas, algumas das quais se encontram descritas no quadro 1.75.

O conjunto dessas ações biológicas da endotoxina, quando exercidas ao máximo, leva o paciente ao choque endotóxico, que é a complicação mais temida nas infecções por germes gram-negativos (Fig. 1.42).

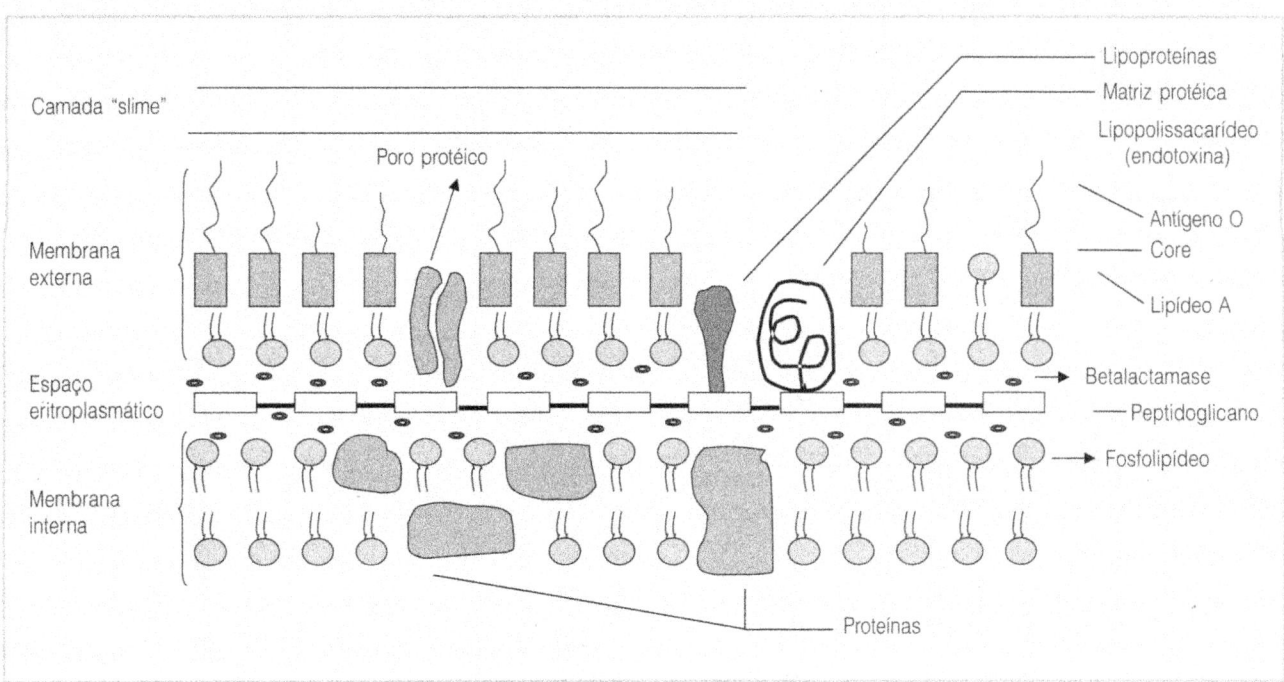

Figura 1.41 – Lipídeo A e antígeno O nos germes gram-negativos.

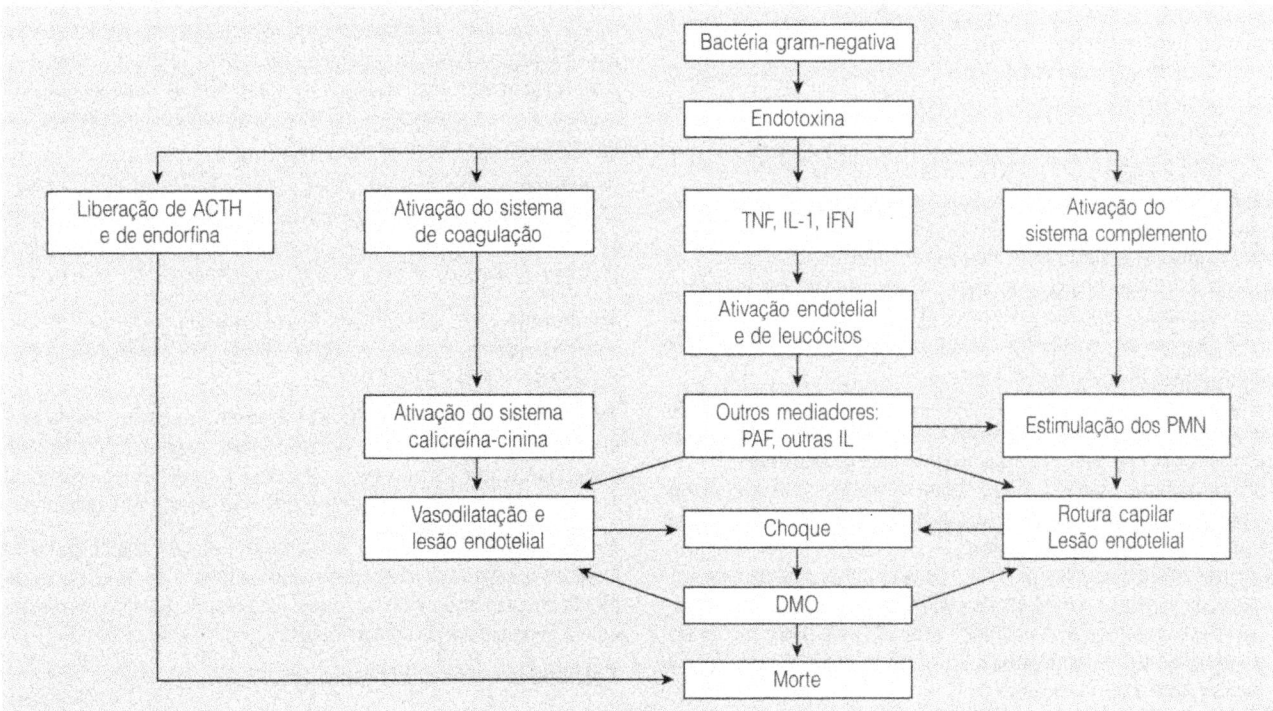

Figura 1.42 – Fisiopatologia de choque (modificado de Sáez-Llorens). ACTH = hormônio adrenocorticotrófico; IFN = interferon; DMO = disfunção de múltiplos órgãos; PAF = fator ativador de plaquetas; IL = interleucina; TNF = fator de necrose tumoral; PMN = polimorfonucleares.

Quadro 1.75 – Ações biológicas das endotoxinas.

Mediador ativado	Expressão clínica
Complemento	Ativação de neutrófilos e liberação de radicais tóxicos de oxigênio
Fator Hageman (fator XII)	Sangramento (via fibrinólise) Trombose (via cascata da coagulação)
Bradicinina, histamina	Vasodilatação, hipotensão, aumento da permeabilidade capilar
Prostaglandinas	Vasodilatação, vasoconstrição
Catecolaminas	Alteração do fluxo sanguíneo local
Endorfinas	Hipotensão
Fator depressor do miocárdio	Diminuição do débito cardíaco
Interleucina-11	Febre, catabolismo protéico
Fator de necrose tecidual	Diversos efeitos deletérios

BACTÉRIAS GRAM-NEGATIVAS MAIS IMPORTANTES EM PEDIATRIA

Os germes gram-negativos produzem doença tanto em crianças com imunidade normal quanto naquelas que apresentam doenças de base, mesmo que estas não sejam propriamente imunodepressoras.

Entre os patógenos encontrados com maior freqüência em Pediatria podemos citar: *Haemophilus influenzae, Neisseria meningitidis, Bordetella pertussis, Chlamydia pneumoniae, Moraxella catarrhalis, Pseudomonas aeruginosa, Klebsiella* spp., *Escherichia* spp., *Enterobacter* spp., *Proteus* spp., *Morganella* spp., *Salmonella* spp., *Shigella* spp., *Yersinia enterocolitica, Campilobacter jejuni, Helicobacter pylori* e *Vibrio cholerae*, entre outros.

ENTEROBACTÉRIAS

Muitos desses agentes são agrupados dentro da família Enterobacteriaceae, germes que têm características comuns como: são oxidase-negativos, não-formadores de esporos, catalase-positivos (com raras exceções), fermentam glicose com a formação de ácidos e gases, reduzem nitrato a nitrito, possuem flagelos. Atualmente, são considerados 29 gêneros e mais de 100 espécies. A nomenclatura tem sido freqüentemente modificada, pois a classificação tem-se baseado cada vez mais em biologia molecular para a identificação dos grupos, em vez das características bioquímicas ou morfológicas das bactérias.

As enterobactérias mais importantes na prática pediátrica são:

Escherichia – entre os germes gram-negativos, é o patógeno mais importante em Pediatria, tanto em ambientes hospitalares quanto na comunidade. A espécie mais freqüente é a *E. coli*, causadora de doença diarréica, infecção do trato urinário, sepse, meningite em recém-nascidos, pneumonia, endocardite e várias outras doenças.

A *E. coli* é a responsável por cerca de 90% das infecções urinárias agudas adquiridas na comunidade.

As infecções gastrintestinais causadas por esse agente ocorrem por vários mecanismos de agressão, cada qual caracterizando um subtipo específico, sendo os quatro principais os seguintes:

1. *E. coli* enteroinvasiva (EIEC) – causa diarréia por mecanismo semelhante ao da *Shigella* spp., ou seja, por invasão, proliferação e destruição das células epiteliais.
2. *E. coli* enterotoxigênica (ETEC) – causadora da maioria das diarréias de viajantes e também das diarréias em crianças de países em desenvolvimento. A diarréia é causada pela produção de enterotoxinas (LT = termo lábil e ST = termo estável) cuja ação é semelhante à da *V. cholerae*.
3. *E. coli* êntero-hemorrágica (EHEC) – além de causar disenteria, é capaz de elaborar toxinas semelhantes às produzidas por *S. dysenteriae*, que podem desencadear a síndrome hemolítico-urêmica.

4. *E. coli* enteropatogênica (EPEC) – responsável por surtos de diarréia em crianças internadas.

Klebsiella – atualmente, é um dos agentes mais importantes como causador de infecção intra-hospitalar. Seus representantes mais freqüentes são a *K. pneumoniae* e a *K. oxytoca*. São os principais responsáveis pelos casos de pneumonia, abscesso pulmonar, sepse, meningite, infecções dos tratos gastrintestinal e urinário e infecções das partes moles adquiridas no ambiente hospitalar.

A colonização do trato intestinal por esse germe acontece poucos dias após a admissão em um hospital e constituirá o primeiro reservatório a partir do qual derivam outras infecções. As mãos dos profissionais de saúde constituem a principal causa de disseminação do microrganismo.

A *Klebsiella* tem capacidade de adquirir resistência aos antimicrobianos rapidamente. Em 1998, no I.Cr., a *K. pneumoniae* foi o germe gram-negativo causador de infecção intra-hospitalar mais freqüentemente isolado, correspondendo a 18% de todos os casos. Seu padrão de sensibilidade é também preocupante, como se pode ver na tabela 1.17.

Tabela 1.17 – Sensibilidade das *K. pneumoniae* isoladas no I.Cr., causadoras de infecção intra-hospitalar. Elaborada pela subcomissão de controle de infecção hospitalar do I.Cr. Os dados em percentual correspondem a cepas sensíveis; o número entre parênteses é o total de cepas testadas. Dados válidos somente para o I.Cr.

Amicacina	Cefotaxima	Ceftazidima	Ceftriaxona	Imipenem
72% (128)	42% (131)	50% (129)	42% (118)	100% (128)

Recentemente, várias klebsielas têm produzido um tipo especial de betalactamase, conhecido como betalactamase de espectro expandido, capaz de destruir todos os betalactâmicos em uso, com exceção de imipenem e de meropenem, o que, sem dúvida, dificultará ainda mais seu tratamento.

Enterobacter – são patógenos importantes em Pediatria, especialmente como causadores de infecções oportunistas. Os principais representantes são o *E. cloacae* e o *E. aerogenes*. O primeiro é o mais comum em nosso meio e costuma infectar líquidos intravenosos e equipamentos hospitalares, causando, portanto, infecções intra-hospitalares. São capazes de sobreviver em meios contendo glicose. São causa de bacteriemias, endocardites, meningites, infecções do trato urinário e respiratório.

Citrobacter – em geral, são oportunistas e responsáveis por infecções tanto de comunidade como intra-hospitalares. A maioria das infecções é do trato urinário ou das vias respiratórias. Alguns exemplos são: *C. freundii, C. diversus, C. amalonaticus*.

Morganella – a *M. morganii* produz infecção principalmente em pacientes hospitalizados e é uma das causas de infecção pós-cirúrgica, do trato urinário e de sepse.

Proteus – o *P. mirabilis* é o representante mais comum, sendo causador de infecção do trato urinário, mais raramente de feridas, podendo ainda comprometer pulmões e a corrente sanguínea. O *P. vulgaris* causa as mesmas infecções, mas menos freqüentemente.

Providentia – a *P. stuartii* e a *P. rettgeri* são as mais comumente isoladas e causam infecções do trato urinário e de pele, principalmente em pacientes hospitalizados. A cateterização das vias urinárias é a principal via de contaminação.

Salmonella – ver capítulo específico.

Serratia – os germes desse grupo têm sido isolados com freqüência crescente, sendo a *S. marcescens* a mais importante. Causam infecções do trato urinário, pulmão, sepse, endocardite e meningite em recém-nascidos e imunodeprimidos. É um importante agente de infecção intra-hospitalar, principalmente naqueles pacientes que estão sondados, intubados ou traqueostomizados. As mãos dos profissionais de saúde constituem a principal via de disseminação, sendo também responsáveis os equipamentos e os líquidos contaminados.

Shigella – é importante causador de disenteria bacilar. Três espécies são importantes para o homem: a *S. flexneri*, a *S. dysenteriae* e a *S. sonnei*. O quadro clínico desenvolvido por cada uma delas é muito semelhante e consiste em, após um período de incubação de um a sete dias, início de febre, dores abdominais em cólicas e diarréia aquosa que, após um a três dias, acompanha-se de sangue e muco, ou seja, quadro disentérico. Nessa fase, aparecem puxo, tenesmo, muita cólica abdominal e urgência evacuatória.

A *S. dysenteriae* produz uma toxina, conhecida como toxina de Shiga, que tem ação enterotóxica, citotóxica e neurotóxica, provavelmente por causar vasculite no intestino, nos rins e no sistema nervoso central. A neurotoxina pode causar convulsões. A *S. flexneri*, organismo mais freqüentemente isolado em São Paulo, elabora, em pequena quantidade, uma toxina com ação semelhante.

Apesar de ser um patógeno predominatemente intestinal, são descritos casos de bacteriemia, sobretudo em crianças com imunidade alterada.

Yersinia – várias espécies de *Yersinia* podem ser patogênicas para o homem. A *Y. enterocolitica* causa quadros clínicos diferentes, de acordo com a idade e o estado imunológico do paciente. Nas crianças pequenas, a enterocolite é o quadro mais comum e caracteriza-se por diarréia prolongada, com duração superior a duas semanas, acompanhada de dor abdominal. Já nos adultos jovens, é comum o quadro de linfadenite mesentérica e ileíte terminal. Nos idosos e nos imunodeprimidos, pode haver disseminação e evolução para sepse. Fato interessante é a ocorrência não rara de artrite reacional pós-infecção. O reservatório do agente pode ser um animal doméstico, além da possibilidade de aquisição do germe por alimentos contaminados. A *Y. pseudotuberculosis* pode provocar quadros semelhantes à apendicite, com febre e dor abdominal, e inclusive com localização na fossa ilíaca direita, eventualmente sendo acompanhada de exantema. A *Y. pestis* é o agente causador da peste.

Outras enterobactérias – muitas outras bactérias causam, eventualmente, doença humana. Entre elas são citadas: *Edwardsiella*, causadora de infecções intestinais; *Ewingella*, responsável por sepse; *Hafnia*, agente de infecções intestinais; *Kluyvera*, isolada de escarro, da urina, de fezes e de cateteres infectados.

BACTÉRIAS NÃO-FERMENTADORAS
Um outro grupo muito importante na prática pediátrica é o representado por bactérias gram-negativas não-fermentadoras. São germes amplamente disseminados no meio ambiente e são encontrados em locais úmidos, dentro de hospitais. Em geral, são patógenos oportunistas e recuperados de pacientes com doenças de base ou naqueles hospitalizados.

O uso de técnicas moleculares tem possibilitado uma classificação mais correta dessas bactérias e muitas estão mudando de nome, como por exemplo a *Pseudomonas maltophilia*, hoje conhecida como *Xanthomonas maltophilia*, e a *Pseudomonas cepacia* que passou a se chamar *Burkholderia cepacia*.

Desse grupo, muito grande, os mais importantes em Pediatria são:

Acinetobacter – vários tipos de *Acinetobacter* têm sido recuperados de pacientes. Os mais comuns são o *A. baumannii*, o *A. calcoaceticus*, o *A. haemolyticus* e o *A. jejunii*. São freqüentes causadores de infecção em pacientes hospitalizados e imunocomprometidos, causando pneumonia, sepse, infecção do trato urinário, infecção de pele e de ferida cirúrgica. O *A. baumannii* tem se mostrado recentemente mutirresistente aos antimicrobianos utilizados habitualmente.

Alcaligenes – o *A. faecalis* é o organismo mais importante desse grupo, sendo causador de pneumonias, infecção do trato urinário e de sepses em pacientes hospitalizados. Digno de nota com relação a esses germes é a sua capacidade de contaminar a solução de clorexedina usada para a lavagem de mãos, podendo causar infecção pós-cirúrgica.

Bukholderia cepacia – anteriormente era conhecida como *Pseudomonas cepacia*. Causa surtos de infecção intra-hospitalar de pneumonias, sepse, infecção do trato urinário e de ferida cirúrgica. Esses surtos são relacionados freqüentemente a desinfetantes contaminados usados para antissepsia de pele ou de material contaminado.

Eikenella – a *E. corredens* faz parte da flora normal de pele e das mucosas e, na presença de lesões nessas regiões, pode invadir e disseminar-se, causando endocardite, meningite e abscessos.

Flavobacterium – o *F. meningosepticum* causa meningite neonatal, com incidência muito grande de hidrocefalia nos sobreviventes. É uma meningite de início insidioso, grave, pouco responsiva aos antimicrobianos comuns. Outros representantes são o *F. indologenes*, o *F. odoratum* e o *F. thalpohilum*.

Kingella – a *K. kingae* tem sido isolada de sangue e do sistema osteoarticular, causando endocardite bacteriana, osteomielite e artrite séptica.

Moraxella – os membros desse grupo habitam normalmente a mucosa humana, causando infecções de vias aéreas superiores como otites, sinusites e traqueobronquites, mas em pacientes com imunodeficiência, principalmente naqueles hospitalizados, podem causar doença grave.

Pseudomonas – a *P. aeruginosa* tem sido uma das principais causas de infecção intra-hospitalar por décadas e, apenas nos anos 1990, tem sido suplantada por outros germes gram-negativos em muitos hospitais, incluindo o I.Cr. O aumento da sua incidência é atribuído ao uso amplo de antibióticos e na resistência natural desse microrganismo à maioria deles. A descoberta de drogas que têm ação antipseudomonas fez com que sua incidência declinasse. No I.Cr., em 1998, a *P. aeruginosa* correspondeu a 12% das infecções intra-hospitalares, vindo atrás da *K. pneumoniae*, com 18%, e da *E. coli*, com 14%. É um germe que acomete raramente indivíduos com imunidade normal, mas é um agente importante naqueles com doença de base, principalmente granulocitopênicos. Outras situações que predispõem a infecções por esse germe são: grandes queimaduras, imunodepressão, uso de cateteres (principalmente urinário) e especialmente fibrose cística.

A *P. aeruginosa* produz uma série de enzimas e outras substâncias que aumentam seu potencial de virulência, como se pode ver no quadro 1.76.

Várias outras espécies de *Pseudomonas* podem causar doença humana (Quadro 1.77).

Xantomonas – a *X. maltophilia*, anteriormente conhecida como *Pseudomonas maltophilia*, causa, como infecção oportunista, colangite, endocardite, meningite, pneumonia e infecção do trato urinário.

Esses germes têm-se tornado problema cada vez maior nos hospitais pediátricos, uma vez que, como regra, infectam pacientes já comprometidos por outras doenças ou em condições desfavoráveis, como o uso de próteses.

Os fatores de risco mais comuns, segundo Levy e cols., são as doenças de base como leucemia aguda e linfoma, prematuridade, traumatismo múltiplo, pós-operatório, queimadura, sendo fatores predisponentes antibioticoterapia ou corticoterapia prévia, quimioterapia e neutropenia.

Quadro 1.76 – Fatores de virulência da *P. aeruginosa* e efeitos biológicos.

Fatores de virulência da *P. aeruginosa*	Efeitos biológicos
Produtos extracelulares	
Proteases	Degradação de proteínas do hospedeiro, como o complemento, envolvidas na proteção contra as infecções
Exotoxina A	Lesão celular, toxicidade para os macrófagos
Fosfolipase	Destruição do surfactante pulmonar, mediador de inflamação
Outros fatores	Interferência com os mecanismos de resistência do hospedeiro
Componentes da parede celular	
Pili	Aderência
Polissacarídeo mucóide	Inibição de quimiotaxia, de fagocitose e da ativação do complemento
Lipopolissacarídeo	Endotoxina, inibição de fagocitose

Quadro 1.77 – Espécies de *Pseudomonas* e doenças provocadas.

Germe	Doença
P. alcaligenes	Empiema, endocardite, sepse neonatal
P. pickettii	Bacteriemia, meningite
P. pseudoalcaligenes	Pneumonite, sepse, meningite, infecção pós-cirúrgica
P. pseudomallei	Melioidose
P. stutzeri	Bacteriemia, otite média, artrite séptica, infecção urinária

BIBLIOGRAFIA

1. HOLMES, B. & HOWARD, B.J. – Nonfermentative gram-negative bacteria. **In** Howard, B. *Clinical and Pathogenic Microbiology*. 2nd ed., St. Louis, Mosby, 1994, p. 337. 2. LEVY, I. et al. – A prospective study of gram-negative bacteriemia in children. *Pediatr. Infect. Dis. J.* **15**:117, 1996. 3. MEDEIROS, A.A. – Evolution and dissemination os β-lactamases accelerated by generations of β-lactam antibiotics. *Clin. Infect. Dis.* **24**(Suppl.):S19, 1997. 4. SALYERS, A.A. & WHITT, D.D. – *Bacterial Pathogenesis. A Molecular Approach*. ASM Press, 1994. 5. WEISSFELD, A.S. et al. – Enterobacteriaceae. **In** Howard, B. *Clinical and Pathogenic Microbiology*. 2nd ed., St. Louis, Mosby, 1994, p. 299.

9 Leptospirose

MARIA DO SOCORRO SANTANA CARNEIRO
MARCO AURÉLIO DE OLIVEIRA GÓES
HAYDÉE MARINA DO VALLE PEREIRA

A leptospirose é uma antropozoonose aguda, caracterizada por extensa vasculite, causada por uma espiroqueta patogênica do gênero *Leptospira*. Foi descrita pela primeira vez por Adolf Weil, em 1886. No Brasil, o relato do primeiro caso humano foi em 1917, por Mac Dowell, em Belém (Pará), e por Toledo e Pizza, em 1929, em São Paulo.

ETIOLOGIA

O agente etiológico é uma bactéria da ordem *Spirochetalis* do gênero *Leptospira*, com duas espécies: a *L. interrogans* e a *L. biflexa*. A primeira, patogênica para o homem, possui cerca de 250 sorotipos, que são agrupados em mais de vinte sorogrupos, de acordo com suas características antigênicas, sendo os mais freqüentes *icterohaemorrhagiae, copenhageni, grippothyphosa, panama, canicola, pomona, andamana, wolffi*. E a segunda, biflexa, é saprófita, de vida livre.

As leptospiras são bactérias aeróbias estritas, móveis, flexíveis, helicoidais, medindo cerca de 6 a 20 nanômetros de comprimento por 0,1 nanômetro de diâmetro; são destruídas pelo calor, cloração, pH inferior a 5,0 e superior a 8,5 e pela luz ultravioleta.

EPIDEMIOLOGIA

É uma doença de distribuição universal. No Brasil, a doença é endêmica em grandes centros urbanos, com período epidêmico coincidindo com as inundações provocadas pelas chuvas.

A ocorrência dos casos é maior nos meses de janeiro a abril. Há predomínio do sexo masculino em relação ao feminino, na proporção de 10:1. A faixa etária mais acometida é dos 20 aos 40 anos, sendo menos comum na infância.

É considerada uma doença ocupacional (acomete rizicultores, trabalhadores de rede de esgoto, lixeiros e magarefes). Nas crianças, o modo de transmissão mais freqüente é a recreação (natação, pescaria e caçadas) pelo contato com água contaminada com urina de roedores e de outros animais (bovinos, suínos, eqüinos, caninos e caprinos). Tem sido descrita também a transmissão por via transplacentária.

As leptospiras são mantidas no meio ambiente albergadas no aparelho urinário de muitas espécies de animais, sendo eliminadas pela urina, que é fonte de infecção para animais suscetíveis, inclusive o homem.

O rato é o principal reservatório urbano envolvido na transmissão humana. Uma vez infectado, mantém leptospiúria durante toda sua vida, já que seu pH urinário favorece a sobrevida da leptospira. A mordedura do rato também pode transmitir a doença, pois esses animais mantêm a boca contaminada com leptospira devido ao hábito de lamber seus genitais. Outra maneira de ocorrer a transmissão é por meio do contato direto com o sangue, tecidos e órgãos de animais infectados.

É uma doença de notificação compulsória. Todos os casos suspeitos devem ser notificados.

No período de 1992 a 1996, ocorreram 2.938 casos de leptospiroses no Estado de São Paulo, destes apenas 10,2% ocorreram em menores de 14 anos, segundo dados do Centro de Vigilância Epidemiológica "Alexandre Vranjac", da Secretaria da Saúde do Estado de São Paulo.

FISIOPATOLOGIA

A leptospira penetra na corrente sangüínea através da pele lesada ou mucosas íntegras, disseminando-se por todo o organismo, inclusive liquor e humor aquoso. O mecanismo pelo qual a doença é causada não está bem esclarecido. A lesão tecidual pode ser devido à ação direta da leptospira ou fenômenos imunológicos e/ou ação de uma toxina, ainda não demonstrada laboratorialmente.

A doença é caracterizada por uma capilarite difusa, acarretando lesão a barreira endotelial, com aumento da permeabilidade capilar.

A *L. interrogans* tem predileção pelo fígado, rins, coração, pulmão, sistema nervoso central e músculos esqueléticos.

A icterícia é devido à disfunção hepatocelular, geralmente sem necrose. É um marcador importante na gravidade da doença, embora a falência hepática não constitua causa de morte.

A falência renal é uma importante complicação da doença, devendo-se principalmente à disfunção tubular, causada tanto pela ação direta da leptospira quanto pela hipoxemia. Tem sido demonstrado em estudos experimentais predomínio da disfunção do túbulo proximal, resultando em diminuição da absorção proximal de sódio e levando a aumento da excreção de potássio pelo túbulo *distal*.

A hipovolemia e a hipotensão causadas pela perda do volume *intravascular* secundário à lesão endotelial pode contribuir para a falência renal aguda.

No pulmão ocorre aumento da permeabilidade capilar, havendo transudação de plasma e passagem de hemácias para o interior dos alvéolos, podendo resultar em hemorragias pulmonares.

Em necropsias, são visualizadas miocardites em 50% dos pacientes, assim como edema intersticial, infiltrado linfoplasmocitário e também alterações nas artérias.

As leptomeninges são geralmente acometidas no período septicêmico, quando são encontradas as leptospiras, mas não há resposta inflamatória. Mais tardiamente, com o aparecimento de anticorpos, pode ocorrer meningite à custa de células linfoplasmocitárias.

O comprometimento muscular é caracterizado por necrose hialina e proliferação histiocitária.

QUADRO CLÍNICO

A doença caracteriza-se por um grande polimorfismo, apresentando a forma oligossintomática, anictérica, ictérica (incluindo a síndrome de Weil).

Após período de incubação de 3 a 13 dias, a doença pode seguir um curso bifásico. Inicialmente ocorre a fase de leptospirosemia (ou septicêmica), com duração de três a sete dias.

A maioria das infecções em crianças é oligossintomática, tendo apresentação clínica comum a outras síndromes febris agudas, incluindo influenza, hepatite e várias outras doença de origem viral, com sintomas como: cefaléia, dores musculares e febre, algumas vezes mais graves, com presença de nauseas, "rash" cutaneomucoso transitório, fotofobia e sinais meníngeos. Esses sintomas coincidem com a fase de leptospirosemia, podendo apresentar cura espontânea ou evoluir para formas moderadas e graves.

Forma anictérica

As manifestações clínicas são semelhantes a um quadro gripal, podendo estar presentes sintomas como tosse, febre, cefaléia, vômitos, prostração, dor abdominal e mialgias. Nessa fase, a leptospira pode ser encontrada no sangue e no liquor, e o doente, após esse período, pode ficar afebril por um a dois dias. Segue-se a fase imune ou de leptospiúria, na qual já se detectam anticorpos. Esta pode cursar com recrudescência da febre, mialgias (mais em panturrilhas), "rash" cutâneo, cefaléia, congestão conjuntival, hepatoesplenomegalia e localização em diversos órgãos.

O comprometimento do sistema nervoso central (SNC) é caracterizado por cefaléia intensa, vômitos e sinais de irritação meníngea, apresentando-se como meningite linfomonocitária, de evolução benigna.

Outra manifestação clínica é a uveíte, que pode aparecer precocemente ou meses após o quadro.

Forma ictérica

Na infância, essa forma é incomum, podendo ser encontrada desde quadro de icterícia leve, até a síndrome de Weil. Caracteriza-se por icterícia, fenômenos hemorrágicos e insuficiência renal, e corresponde de 5 a 10% dos casos. A icterícia é rubínica (pela impregnação das conjuntivas pelas bilirrubinas associada à vasodilatação), acompanhada de colúria, geralmente sem acolia. Os fenômenos hemorrágicos podem manifestar-se como petéquias, equimoses, hemoptise, hematêmese e melena. Atualmente, a principal causa de óbito são as hemorragias pulmonares.

A insuficiência renal pode apresentar-se de forma anúrica, oligúrica e não-oligúrica, sendo esta última de melhor prognóstico. Associadas a essas manifestações, os pacientes podem apresentar mialgias, cefaléia, febre e prostração.

DIAGNÓSTICO

O diagnóstico inicial é feito com base em dados clínicos e epidemiológicos, sendo importante a confirmação laboratorial.

Diagnóstico específico

Na primeira semana da doença (entre 7 e 10 dias), a leptospira pode ser encontrada no sangue e liquor, por meio de microscopia de campo escuro, inoculação em animais de laboratório, hemoculturas (no meio de Fletcher) e cultura de liquor. É fundamental que o material para o cultivo seja colhido antes da administração do antibiótico.

O diagnóstico é feito, geralmente, por meio de métodos sorológicos e cultura. No sangue, os anticorpos aparecem, no final da primeira semana, alcançando um pico na terceira semana e caindo gradualmente a níveis mais baixos, podendo persistir por períodos indefinidos.

O teste de aglutinação microscópica (MAT ou SAM) é o preconizado pela OMS. São considerados reagentes os soros que apresentam, inicialmente, títulos de anticorpos iguais ou maiores de 1/100. Para a confirmação do diagnóstico, é necessário que sejam colhidas duas amostras com intervalo de 14 dias e que haja aumento de 4 ou mais vezes no título de anticorpos entre uma amostra e outra.

Outros métodos sorológicos são: prova de aglutinação macroscópica, fixação de complemento, hemaglutinação, contra-imunoeletroforese, imunofluorescência, PCR ("polymerase chain reaction") e ELISA, por meio dos quais podemos detectar no sangue e saliva anticorpos da classe IgM, IgG e IgA.

Diagnóstico inespecífico

O hemograma pode mostrar anemia, leucocitose com neutrofilia e desvio à esquerda e trombocitopenia. As enzimas hepáticas (AST/ALT) geralmente se apresentam pouco aumentadas. É notada hiperbilirrubinemia com predomínio de bilirrubina direta. Os níveis de uréia e creatinina variam de acordo com a gravidade da insuficiência renal, que se caracteriza por apresentar potássio normal ou baixo. A creatininofosfocinase (CPK) geralmente é elevada. A radiografia de tórax revela infiltrado intersticial. A gasometria pode mostrar acidose metabólica e hipoxemia. Ao liquor, verifica-se pleocitose linfomonocitária, com níveis de glicose e proteína normais.

Diagnóstico diferencial

Nas formas anictéricas com predomínio dos sintomas respiratórios, o diagnóstico diferencial é feito com quadros gripais por vírus (tipo influenza) e pneumopatias por micoplasma, clamídia e hantavírus. Nos casos com comprometimento do SNC, o diagnóstico pode ser feito com meningites ou meningoencefalites por vírus ou bactérias.

Se houver acometimento hepático, o diagnóstico é feito com hepatites virais, colestases hepáticas e febre tifóide. Na síndrome de Weil, podemos fazer diagnóstico diferencial com malária por *Plasmodium falciparum*, dengue hemorrágica, febre amarela e hantavírus.

TRATAMENTO

A hidratação constitui a medida de suporte mais importante. Nos pacientes com choque, é necessário uso de drogas vasoativas. Nos casos de insuficiência renal, além da hidratação, são necessários diuréticos de alça com a finalidade de converter a forma oligúrica em poliúrica, de melhor prognóstico; se não houver melhora, indica-se diálise peritoneal. Se ocorrer comprometimento pulmonar, deve-se fazer radiografia de tórax, gasometria arterial; caso haja alteração da oxigenação, indica-se máscara ou ventilação mecânica. Devem-se corrigir os distúrbios hidroeletrolíticos e metabólicos.

As leptospiras são sensíveis a vários antibióticos. Foi demonstrado que o uso da doxiciclina na doença precoce encurta o período da doença e que o uso da penicilina intravenosa reduz a duração da febre e melhora a disfunção renal na doença grave e tardia.

O tratamento específico é feito com antibióticos, sendo a droga de escolha a penicilina G cristalina, na dose de 100.000U/kg/dia, durante 7-10 dias, independentemente da fase da doença. São drogas alternativas: ampicilina, tetraciclina (nos maiores de 8 anos de idade), cefalosporinas de terceira geração (ceftriaxona).

PROFILAXIA

As medidas de controle da doença são especificamente enfocadas na melhoria do saneamento básico e controle dos roedores.

Recomenda-se o uso de penicilina procaína ou doxiciclina para os indivíduos expostos a águas contaminadas.

SEQÜELAS

Apesar da gravidade da síndrome de Weil, as seqüelas são raras, pois com a cura ocorre a normalização das funções dos diversos órgãos acometidos.

A uveíte é uma complicação que raramente pode ocasionar seqüelas, podendo ser diagnosticada meses após o início da doença e evoluir para cronicidade ou recorrência. As formas neurológicas também não deixam seqüelas.

BIBLIOGRAFIA

1. BRUCE, T. et al. – Doxycycline therapy for leptospirosis. *Ann. Intern. Med.* **100**:696, 1984. 2. CHU, K.M. et al. – Identification of leptospira species in pathogenesis of uvetis and determination of clinical ocular characteristics in South India. *Clin. Infect. Dis.* **177**:1314, 1998. 3. FAINE, S. – *Leptospira and Leptospirosis.* Boca Raton, CRC Press, 1994, p. 161. 4. HERNANDEZ, M.S. et al. – Brote de leptospirosis en niños con predominio meningoencefálico, en el municipio Morón. *Rev. Cubana Med. Trop.* **43**:136, 1991. 5. MANDELL, D. et al. – *Enfermedades Infecciosas: Principios y Práctica.* 4ª ed., 1997, p. 2396. 6. MAROTTO, P.C.F. et al. – Outcome of leptospirosis in children. *Am. J. Trop. Med. Hyg.* **56**:307, 1997. 7. SEGURO, A.C.; LOMAR, A.V. & ROCHA, A.S. – Acute renal failure of leptospirosis: nomoliguric and hypokalemic forms. *Nefron* **55**:146, 1990. 8. SHADEK, Y. et al. – Leptospirose in pregnancy and its effect on fetus: case report and review. *Clin. Infect. Dis.* **17**:241, 1993. 9. SILVA, M.V. et al. – Immunodiagnosis of human leptospirosis by Dot-ELISA for the detection of IgM, IgG and IgA antibodies. *Am. J. Trop. Med. Hyg.* **56**:650, 1997. 10. WATT, G. et al. – Placebo-controlled trial of intravenous penicillin for severe and late leptospirosis. *Lancet* **1**:433, 1988.

10	Meningite Bacteriana

EVANDRO R. BALDACCI

Meningite bacteriana (MB) indica inflamação das meninges como resultado de infecção por bactéria. Antes da era dos antimicrobianos, a MB era fatal. Decorridos 50 anos do uso clínico dos antibióticos, continua sendo uma importante causa de morbidade e mortalidade, em função de que os mecanismos fisiopatológicos envolvidos na progressão dessa doença ocorrem apesar da cura bacteriológica dessa infecção. Mais claramente, a mortalidade por meningite pneumocócica e a freqüência de seqüelas neurológicas permanecem elevadas apesar do surgimento de novas drogas bacterianas. Na última década, conhecimentos elucidando mecanismos moleculares introduziram explicações para o fato, além de novas abordagens terapêuticas.

EPIDEMIOLOGIA E PATOGENESE

A MB acontece quando os fatores de virulência se sobrepõem aos mecanismos de defesa do organismo.

O potencial neurotrópico das bactérias mais comuns como causa de meningite (*S. pneumoniae, Haemophilus influenzae, Neisseria meningitidis* e *Escherichia coli*) está relacionado com a capacidade de evasão dos diferentes mecanismos de defesa do organismo. A bactéria para ser patogênica para o sistema nervoso central (SNC) necessita colonizar aderindo à mucosa, invadir e sobreviver no espaço intravascular, cruzar a barreira hemoliquórica e sobreviver no líquor (Fig. 1.43). Para aderir e invadir o epitélio mucoso, a bactéria necessita contornar a IgA secretora local, resistir ao mecanismo de limpeza pelo batimento ciliar, ligar-se à membrana apical e então cruzar a mucosa pelo lado basolateral da célula epitelial. Normalmente, *S. pneumoniae, Haemophilus influenzae* e *Neisseria menin-*

gitidis secretam uma IgA do hospedeiro protease que cliva a IgA, tornando-a não-funcional. De outra parte, a multiplicação bacteriana lesa as células epiteliais ciliares, com perda da atividade ciliar.

Ultrapassadas as barreiras iniciais, a bactéria patogênica passa para o espaço intravascular. Nesse espaço, a bactéria terá como oposição pelo organismo o sistema complemento, principalmente pela via alternativa, que não requer ativação específica. A habilidade da bactéria em evadir-se desse mecanismo é atribuída a sua cápsula polissacarídica. A *N. meningitidis*, como os eritrócitos, com sua cápsula de ácido siálico, previne a ligação do fator B com o C3b, evitando a ativação subseqüente da via alternativa do complemento.

O *S. pneumoniae*, pela sua cápsula polissacarídica, liga-se ineficientemente com C3b, enquanto a cápsula de polirribosilfosfato do *H. influenzae* é incapaz de ligar-se ao C3. Na circulação, o próximo passo para a bactéria patogênica é atingir o SNC, cruzando a barreira hemoliquórica. Os *pilli* de adesividade parecem ser o fator de virulência bacteriana envolvido nessa fase. Esse aspecto é bem evidente na meningite bacteriana no período neonatal por *E. coli*.

Desde que atinge o espaço liquórico, sua sobrevivência é facilitada pela, praticamente ausente, presença no líquor de imunoglobulinas ou atividade do sistema complemento. De outra parte, a atividade opsônica é indetectável e, dessa forma, a replicação bacteriana fica facilitada no líquor.

VIAS DE INFECÇÃO

A infecção bacteriana do espaço leptomeníngeo pode ocorrer via hematogênica com ou sem foco a distância ou ainda por invasão direta em um foco contíguo. A forma mais freqüente é o resultado da

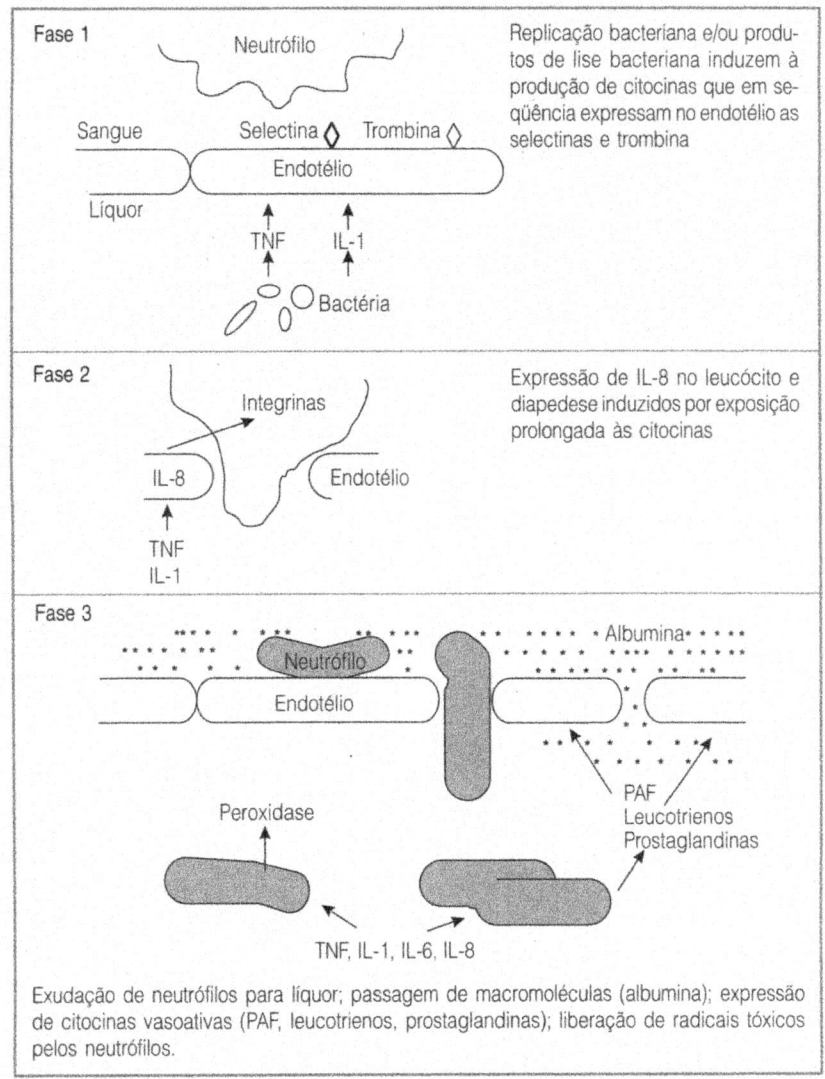

Figura 1.43 – Modelo esquemático da exudação de neutrófilos para o líquor e quebra da barreira hemoliquórica (modificado de Quagliarelo, 1992).

via hematogênica a partir da colonização e invasão do trato respiratório superior. De outra forma, disseminação por contigüidade pode ocorrer por otite, mastoidite e sinusites, sendo o *H. influenzae* e *S. pneumoniae* os agentes mais comuns nessas circunstâncias. Invasão direta do SNC pode ocorrer também, em conseqüência de fístulas por traumatismo ou cirurgia neurológica pela comunicação direta da via aérea superior com o espaço meníngeo. Nas crianças com menos de um ano de idade e com infecção de corrente sangüínea, a punção para coleta de líquor pode favorecer a instalação do agente bacteriano no sistema nervoso.

FISIOPATOLOGIA

A clínica da meningite decorre fortemente da resposta do organismo hospedeiro a partir do estímulo pela presença da bactéria invasora no líquor. Em trabalhos experimentais, os componentes da superfície subcapsular das bactérias patogênicas (parede celular, lipopolissacarídeo) são os mais importantes determinantes da inflamação da meninge. Assim, a inoculação no líquor do peptidoglicano e ácido teicóico, purificados a partir da membrana celular de *S. pneumoniae*, induz à inflamação e à exsudação de proteínas na mesma forma que a inoculação da bactéria viva. Da mesma forma, a inoculação de lipopolissacarídeo do *H. influenzae* desencadeia a resposta inflamatória no SNC e o rompimento da barreira hemoliquórica.

O estudo experimental da inflamação, da exsudação protéica e do rompimento da barreira hemoliquórica sugere dois conceitos importantes na compreensão do mecanismo fisiopatológico das meningites: primeiro, que diversos inóculos (bactérias vivas, componentes da membrana celular e lipopolissacarídeos) induzem uma resposta inflamatória com rompimento da barreira hemoliquórica, e segundo, que esses mecanismos, independente do tipo do desencadeante, demoram de 2 a 3 horas para se iniciar após a inoculação.

Esses achados suportam a hipótese de que os mediadores inflamatórios produzidos pelo organismo do hospedeiro são liberados endogenamente de uma forma comum a todos os agentes bacterianos e seus produtos, sendo eles os mecanismos básicos no desenvolvimento da doença. Os polipeptídeos inflamatórios (citocinas) interleucinas-1 (IL-1) e o fator de necrose tumoral (TNF) estimulam a aderência dos neutrófilos ao endotélio da microvasculatura cerebral e a produção local (pelos macrófagos, astroglia e próprio endotélio) de outras citocinas.

Estudos experimentais demonstram que as citocinas facilitam a passagem de leucócitos, particularmente neutrófilos, pela barreira hemoliquórica. Dessa forma, a presença da bactéria ou produtos da sua lise induzem a produção da IL-1 e TNF que estimulam a produção de selectinas que irão favorecer a ligação do neutrófilo ao endotélio que, sob a ação das integrinas leucocitárias, abrem os espaços intercelulares endoteliais permeando a barreira hemoliquórica. Os leucócitos, agora no líquor, ativam uma resposta local com a liberação de citocinas vasoativas (PAF – fator ativador de plaquetas), leucotrienos e prostaglandinas e radicais peróxidos.

Além da passagem dos neutrófilos, a albumina circulante permeia a barreira hemoliquórica e passa para o espaço liquórico (Fig. 1.43).

As alterações vasculares decorrentes da atuação das citocinas causam edema cerebral de diferentes naturezas. O edema vasogênico, conseqüência do aumento da permeabilidade vascular, associa-se ao edema citotóxico decorrente das toxinas liberadas pelos neutrófilos e bactérias e ainda ao edema intersticial secundário ao aumento de resistência à circulação e ao da concentração de proteínas. Essas mudanças na circulação sangüínea cerebral estão intimamente relacionadas com a perda da auto-regulação na vasculatura cerebral. A implicação clínica desse fato é que a elevação da pressão sangüínea sistêmica aumentará o fluxo sangüíneo cerebral e, conseqüentemente, a pressão intracraniana. De outra parte a hipotensão arterial sistêmica reduz o fluxo sangüíneo cerebral, reduzindo a oferta de nutrientes e oxigênio, agravando as lesões do SNC. O esquema fisiopatológico hipotético dos principais eventos do processo inflamatório do espaço subaracnóideo é apresentado na figura 1.44.

MANIFESTAÇÕES CLÍNICAS

A inflamação das meninges apresenta-se clinicamente com manifestações inespecíficas para acometimento do SNC como náuseas, vômitos, irritabilidade e cefaléia, ao lado de confusão mental, dor no pescoço e rigidez de nuca, dados mais objetivos de uma afecção do sistema nervoso. Os sinais de Kernig (limitação na elevação das pernas em relação ao tronco, em decúbito dorsal) e de Brudzinski (flexão dos membros inferiores ao se fazer a flexão forçada, ventral de cabeça) geralmente estão presentes e traduzem a inflamação dos nervos sensoriais, que por seu turno produz uma contração reflexa de certos músculos para minimizar a dor. Esses sinais podem estar acompanhados de hiperestesia e fotofobia. A presença de lesões de pele na forma de petéquias ou púrpuras é freqüente na meningite por meningococos, podendo também ser observada na meningite por hemófilo.

Os sinais de inflamação da meninge podem ser pouco evidentes no lactente que, mais freqüentemente, apresentam irritabilidade, prostração e anorexia. Os sinais de rigidez de nuca, Kernig e Brudzinski em geral são tardios nessa faixa etária.

Febre é sinal presente em praticamente todos os casos de meningite, mas pode estar ausente, principalmente em crianças de pouca idade. O aumento da pressão intracraniana é o fato central na meningite bacteriana. Em decorrência do edema vasogênico, intersticial e citotóxico, instala-se a hipertensão intracraniana, traduzida clinicamente por cefaléia nas crianças maiores e abaulamento da fontanela nas crianças pequenas.

Em grande número de casos de meningite bacteriana instala-se uma secreção inadequada de hormônio antidiurético que promove a retenção de água e perda de sódio pelo rim. Nessas circunstâncias, a administração excessiva de água durante o tratamento da meningite agrava a hipertensão intracraniana.

No exame de fundo de olho, raramente é detectado papiledema, que, quando presente, pode estar indicando a presença de complicações como abscesso cerebral, empiema subdural ou trombose de seio venoso.

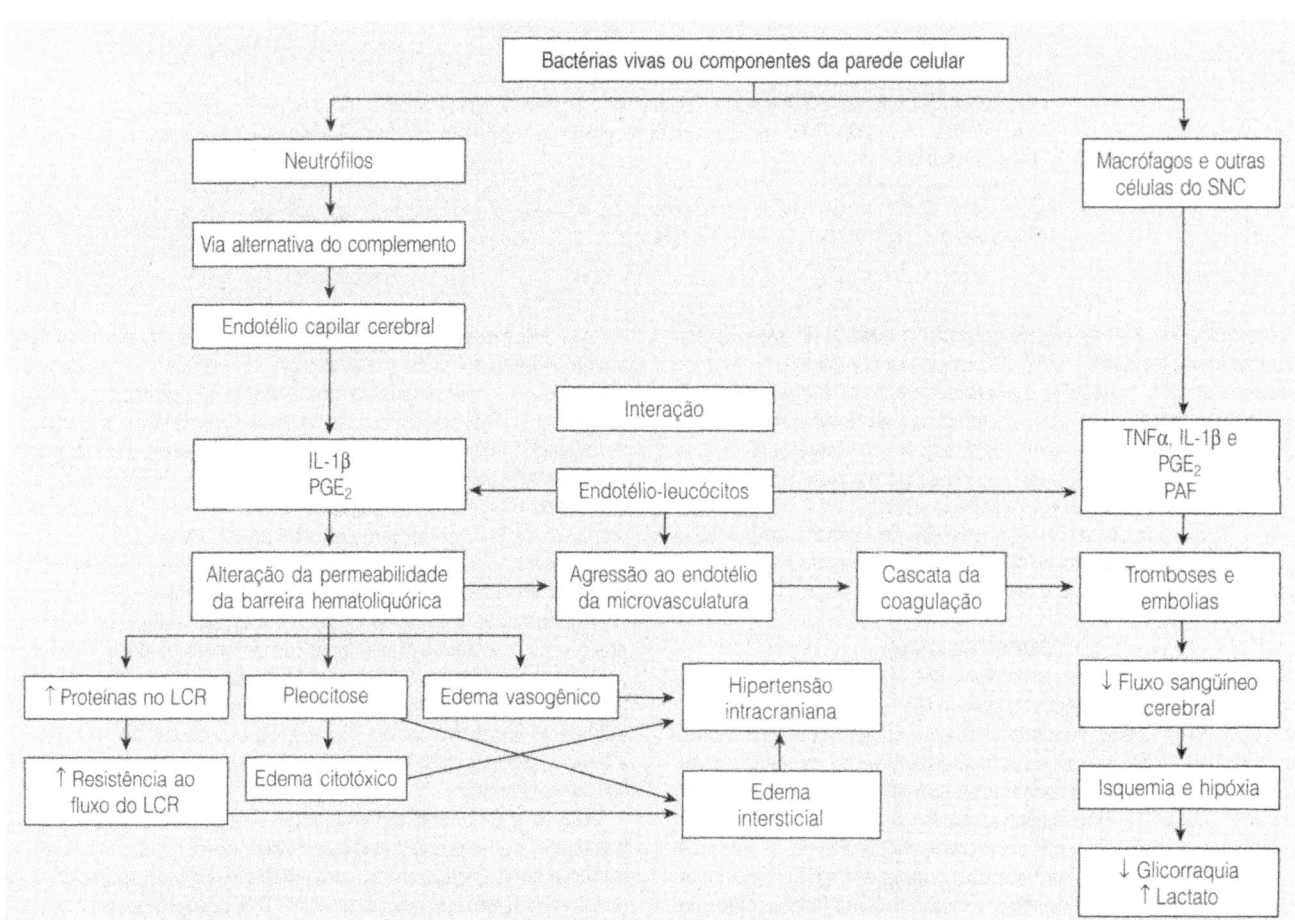

Figura 1.44 – Esquema fisiopatológico hipotético dos principais eventos do processo inflamatório do espaço subaracnoideo (modificado de Tunkel et al., 1990).

A presença de tontura e distúrbios da marcha pode também ser observada nas crianças maiores, traduzindo acometimento do oitavo par, decorrente de afecção ao nível da cóclea e região vestibular, sugerindo a concomitância de infecção do ouvido médio à meningite.

Obnubilação, estupor e coma podem estar presentes no momento da admissão, sendo mais freqüentemente encontrados nas meningites por pneumococo e meningococo. Manifestações de localização já na admissão do paciente é um sinal de pior prognóstico, estando relacionado com maior freqüência a exame neurológico persistentemente alterado. Trombose de vasos meníngeos e necrose cortical podem estar relacionados com hemiparesias ou quadriparesias, bem como com convulsões focais. Convulsões generalizadas podem ser observadas em um número significativo dos casos de meningite bacteriana antes da internação e até o segundo dia, sem significar um pior prognóstico.

De outra parte, essas convulsões generalizadas ou as faciais, após o terceiro dia de terapêutica, e principalmente as que se prolongam, estão relacionadas com distúrbios vasculares graves ou mesmo infartos cerebrais, ocorrendo, nessa situação, uma freqüência elevada de seqüelas.

A presença de coleção subdural pode ser encontrada em praticamente metade dos casos na fase aguda da doença, sendo mais freqüente nas meningites por *Haemophilus influenzae* e habitualmente não tem significado maior, desde que não acompanhado de outros dados neurológicos, evoluindo de forma semelhante às que não a apresentam.

Os sinais e os sintomas descritos não são patognomônicos de infecção aguda bacteriana. Devem ser considerados no diagnóstico diferencial as meningites tuberculosa, fúngica e viral, bem como os abscessos cerebrais e subdural com ou sem tromboflebite. A diferenciação será feita a partir do estudo detalhado do líquor e de dados imunológicos, radiográficos e isotópicos.

DIAGNÓSTICO CLÍNICO E LABORATORIAL

A redução da mortalidade e da morbidade na meningite bacteriana tem uma relação discreta com a precocidade no diagnóstico e início do tratamento. Deve-se proceder à coleta de líquor em qualquer criança em que se suspeite do diagnóstico, desde que não exista contra-indicação para o procedimento.

Essa orientação requer uma observação em relação às crianças com idade inferior a 1 ano, quando é demonstrado que a coleta de líquor, na vigência de bacteriemia, pode favorecer o desenvolvimento de meningite bacteriana pós-punção.

A confirmação diagnóstica de meningite bacteriana é feita da análise citológica, bioquímica, imunológica e microbiológica do líquor, bem como das características de aspecto e pressão no momento da coleta.

A medida da pressão é freqüentemente negligenciada na criança, mas deve ser observada, e, quando elevada, a quantidade de líquor retirada deve ser apenas o suficiente para a execução das análises laboratoriais.

A observação direta do líquor colhido pode revelar um aspecto turvo (água de coco) sugestivo de aumento de celularidade. Por outro lado, a observação da xantocromia (coloração amarelada) está relacionada com hemorragia intracraniana, presença de icterícia ou concentrações elevadas de proteínas.

A contagem de leucócitos pode variar muito, de em torno de 100 até alguns milhares. As contagens com níveis menores freqüentemente estão relacionadas com a etiologia meningocócica ou são relativas a uma fase bem inicial da doença. É interessante observar que, ocasional e fundamentalmente, na etiologia meningocócica, apesar da existência da clínica da meningite, o exame citológico pode não mostrar aumento da celularidade, apesar de ser possível observar a presença, ao método Gram, de agentes bacterianos.

Pouco tempo depois (horas), um novo líquor já apresentará celularidade significativa. No estudo diferencial da celularidade, habitualmente será observada a predominância de polimorfonucleares em relação aos linfócitos.

Deve-se notar que, no lactente a partir dos 3 meses, no líquor normal serão contadas em torno de 6 células/ml em 95% das vezes, com ausência de polimorfonucleares. Nas situações em que ocorra um acidente na punção, podem ser observadas eritrócitos no líquor, e, para se considerar uma pleiocitose (aumento do números de leucócitos no líquor), deve-se verificar se o número de leucócitos é proporcionalmente maior em relação aos eritrócitos do que a relação no sangue periférico.

Por outro lado, não é descartada a possibilidade de, em um primeiro líquor, ocorrer equilíbrio no diferencial entre polimorfonucleares e linfócitos, ou mesmo predomínio destes últimos na meningite bacteriana.

Na análise dos dados bioquímicos, a glicorraquia é importante, sendo considerado que quantificações inferiores a 2/3 da concentração sérica (é importante colher glicemia do paciente no momento da coleta do líquor) são indicativas de meningite bacteriana. A proteinorraquia, geralmente aumentada, entre 100 e 500mg/dl, acompanha uma correlação com a celularidade e quando dissociada é sugestiva de outros comprometimentos do SNC (abscesso cerebral, empiema ventricular, empiema subdural).

No esfregaço corado pelo método Gram, a probabilidade de demonstração da bactéria depende do número de microrganismos presentes. A presença da bactéria demonstrada pelo método Gram é indicativa da doença. Quando se observa cocos gram-negativos, a etiologia é pelo meningococo. A presença de bacilos ou cocobacilos gram-negativos é indicativa de etiologia pelo *Haemophilus influenzae*, bem como de cocos gram-positivos de meningite pneumocócica.

A cultura do líquor deve ser feita nos meios ágar-sangue e ágar-chocolate e é obrigatória mesmo nos casos de líquor acelular.

O uso de antimicrobiano pré-coleta do líquor pode tornar estéril o líquor, principalmente nas etiologias por pneumococo e meningococo. Nessas circunstâncias, é extremamente útil as provas imunológicas na forma de contra-imunoeletroforese e aglutinação pelo látex. Essas provas devem fazer parte da rotina de estudo do líquor e detectam a presença do antígeno bacteriano mesmo quando as bactérias estão inviáveis pelo uso prévio de antimicrobianos; são técnicas rápidas de identificação etiológica e disponíveis habitualmente para *Haemophilus influenzae*, *S. pneumoniae*, *Neisseria meningitidis*. Resultados negativos dessas provas citadas não excluem o diagnóstico de meningite bacteriana. Exames adicionais, independentes do estudo liquórico, devem ser feitos. Devem ser colhidas hemoculturas, que, habitualmente, têm elevada positividade para os casos de etiologia por *Haemophilus influenzae* e pneumococo, sendo mais baixas para a *Neisseria meningitidis*.

A par das pesquisas microbiológicas, são importantes os seguintes exames: hemograma, eletrólitos séricos e osmolaridade sérica e urinária.

No hemograma, o encontro de uma leucopenia é sinal de mau propósito, enquanto anemia, com freqüência, está relacionada com meningite por *H. influenzae*. A queda da hemoglobina pode ser abrupta e é conseqüência de uma imuno-hemólise decorrente da ligação de antígenos bacterianos com eritrócitos.

A dosagem de eletrólitos e osmolaridade urinária e sérica é mandatória em função de se estar avaliando a presença de secreção inadequada de hormônios antidiuréticos. Além da coleta desses exames citados, a avaliação do peso da criança e o controle do volume urinário devem estar sendo feitos na admissão, a cada 6 a 12 horas nas primeiras 36-48 horas de internação e diariamente nos dias subseqüentes. O encontro de hipocalemia, com hiposmolaridade na urina, ao lado de ganho de peso, sugere a secreção inadequada de hormônio antidiurético, que, em graus variados de intensidade, pode ser observada em aproximadamente 85% dos casos. A restrição de líquidos e a infusão de soro limitada a 1.000ml/m²/dia de solução com 40mEq/l de sódio, 3mEq/l de potássio e 20mEq/l de lactato são as medidas indicadas para controle. Monitorizando o sódio sérico, podem-se suspender essas restrições quando o sódio sérico atingir 140mEq/l. O não-controle da secreção inadequada do hormônio antidiurético pode ser crítica na evolução da meningite, pois agravaria a hipertensão intracraniana.

TRATAMENTO

Terapêutica antimicrobiana

A terapêutica com antimicrobiano apropriado e imediata é essencial no tratamento da meningite bacteriana. A seleção inicial do antimicrobiano a ser usado, antes do esclarecimento etiológico, deve ser feita com base na incidência e suscetibilidade dos agentes na comunidade.

Por muitos anos, a associação ampicilina e cloranfenicol foi o esquema empírico inicial de escolha. Mas recentemente, diante da emergência de cepas de *S. pneumoniae* resistentes à penicilina e da alta resistência do *H. influenzae* às ampicilinas e da demonstração de resistência ao cloranfenicol, essa associação foi abandonada. O surgimento de novas cefalosporinas, com excelente atividade bactericida contra o *S. pneumoniae*, *H. influenzae* e *N. meningitidis*, trouxe alternativas para a terapêutica empírica inicial. Cefotaxima tem um espectro de atividade contra bactérias gram-positivas e negativas e um alto nível de resistência à hidrólise pela betalactamase e penetra muito bem a barreira hemoliquórica. É uma excelente escolha para terapêutica inicial em crianças com idade superior a 3 meses e deve ser associada com ampicilina na faixa etária de 0 a 3 meses, pela incidência nesse grupo da *Listeria monocytogenes* e enterococos. A dose deve ser de 200-300mg/kg/dia, dividida em 4 doses por via intravenosa, com preferência pela dose máxima, em decorrência dos níveis liquóricos atingidos mais altos necessários nos casos de etiologia pelo *S. pneumoniae* de sensibilidade intermediária às cefalosporinas.

Ceftriaxona é outra cefalosporina de espectro compatível com as principais etiologias das meningites bacterianas, com ótima penetração no SNC, mas com alta ligação com proteínas, o que exige cuidados na sua utilização em recém-nascidos. A dose a ser usada é de 100mg/kg/dia dividida em duas vezes, por via intravenosa.

Identificado o agente bacteriano da meningite, a terapêutica deve ser reavaliada. Nos casos por *N. meningitidis*, a droga de escolha é a penicilina G, usando-se a dose de 300 a 400.000U/kg/dia dividida em seis aplicações, ou cloranfenicol, 100mg/kg/dia, em quatro aplicações diárias. As meningites por *S. pneumoniae*, em função da emergência progressiva de cepas resistentes às penicilinas e aos outros antimicrobianos, devem ser tratadas baseadas na sensibilidade à oxacilina ou, melhor ainda, na concentração inibitória mínima (MIC) à penicilina. Com base no MIC, deve-se seguir a orientação conforme a tabela 1.18. Quando não se tem a possibilidade de ter o resultado do MIC, havendo resistência a oxacilina pela técnica de Kirb-Bauer, supõe-se que a cepa de pneumococo testada é relativamente resistente ou insistente à penicilina (halo de inibição menor do que 20mm).

Terapêutica geral

Atenção especial deve ser dada às condições de hidratação e aos níveis da pressão arterial sistêmica, em função do desenvolvimento da secreção inadequada de hormônio antidiurético e da perda na fase aguda da meningite da auto-regulação da circulação cerebral.

A indicação de hidratação na fase aguda é a de restrição hídrica por boca e infusão de soro limitada a 1.000ml/m²/dia de solução contendo 40mEq/l de sódio, 35mEq/l de potássio e 20mEq/l de lactato. Deve-se monitorizar pressão arterial, volume urinário e peso da criança a cada 6 horas nas primeiras 48 horas de internação. Dosagens de sódio sérico seriados servem de base para a liberação dessa conduta. Com sódio sérico mantido em 140mEq/l, pode-se inferir que houve controle da secreção inadequada de hormônio antidiurético. Habitualmente, esses cuidados são mais importantes nas primeiras 24 horas de internação e obrigatórios para as crianças com meningite que tiverem hipocalemia no momento da admissão.

O controle da pressão arterial é imprescindível na fase inicial da terapêutica da meningite e deve-se procurar manter a pressão sistólica entre 80 e 90mmHg e diurese igual ou maior do que 500ml/m²/24h. O uso de albumina na solução intravenosa e de drogas vasopressoras pode ser útil na correção da hipovolemia, reduzindo as necessidades da administração de grandes volumes. Na situação de clínica sugestiva de grande aumento da pressão intracraniana (letargia, aumento no tono muscular, deterioração do estado mental e sinais de herniação cerebral), está indicado o uso de solução de manitol por via intravenosa (0,5g/kg infundida em 30 minutos) ou da dexametasona (dose de 10mg/m²/dia dividida em quatro vezes por no máximo cinco dias).

A medida sistemática do perímetro cefálico deve ser feita nas crianças com fontanela aberta, e avaliação ultra-sonográfica indicada nos aumentos.

Nas crianças com convulsão, é mandatório o controle com o uso de anticonvulsivantes (fenobarbital, diazepínicos e fenitoína), e depois do surto agudo, manutenção em torno de cinco dias.

Nos casos com sinais de localização, persistência do quadro de hipertensão intracraniana ou convulsões rebeldes, está indicada a realização de tomografia e, quando demonstrada a presença de efusão, deve-se estudar a indicação de paracentese.

Tabela 1.18 – Esquema terapêutico para o tratamento da meningite pneumocócica.

MIC para penicilina	MIC para cefotaxime ou ceftriaxone	Terapêutica	Dose (kg/dia)	Intervalo
< 0,1mcg/ml	< ou + 0,5mcg/ml	Penicilina	400.000U	4/4 ou 6/6h
> ou + 0,1mcg/ml	< ou + 0,5mcg/ml	Cefriaxona ou cefotaxima	100mg 200mg	12/12 ou 24h 6/6 ou 8/8h
> ou + 0,1mcg/ml	> ou + 1,0mcg/ml	Cefriaxona ou cefotaxima + Vancomicina	100mg 300mg 60mg	12/12 ou 24h 6/6 ou 8/8h 6/6/h
> ou + 0,1mcg/ml	> ou + 1,0mcg/ml	Cefriaxona cefotaxima + Vancomicina + Rifampicina	100mg 300mg 60mg 20mg	12/12 ou 24h ou 6/6 ou 8/8h 6/6h 12/12h

A febre na meningite bacteriana pode persistir sem significar mau prognóstico, desde que o quadro clínico mostre evolução favorável. Não há, com freqüência, necessidade de troca de antimicrobianos, repetição da coleta de líquor ou indicação de estudo de imagem nessas circunstâncias.

PROFILAXIA

A quimioprofilaxia dos contactantes com o paciente portador de meningite deve ser feita quando a etiologia é por meningococo e hemófilo. A indicação deve ser feita para os contatos domiciliares, creches, escolas, para as crianças que permaneceram em mesmo ambiente e adultos com contato íntimo com o caso-índice.

No caso de etiologia por *H. influenzae*, a profilaxia indicada é com rifampicina na dose de 10g/kg uma vez ao dia, por quatro dias (dose máxima 600mg/dia). É importante lembrar que, se a criança portadora de meningite por *H. influenzae* não foi tratada com ceftriaxona

ou cefotaxima, deverá na alta fazer esquema profilático, como citado anteriormente.

Nas meningites por *N. meningitidis*, o mesmo esquema já citado pode ser utilizado ou então a dose de 20mg/kg/dose duas vezes por dois dias (máximo de 600mg/kg/dia).

A quimioprofilaxia não está indicada rotineiramente para os profissionais da saúde, a não ser os que tiveram contato íntimo com caso-índice (participando de manobras de reanimação).

BIBLIOGRAFIA

1. FEIGIN, R.D. et al. – Diagnosis and management of meningitis. *Pediat. Infect. Dis. J.* **9**:785, 1992. 2. QUAGLIARELLO, V. & SCHELD, W.M. – Bacterial meningitis: pathogenesis, pathophysiology and progress. *N. Engl. J. Med.* **17**:864, 1992. 3. TUNKEL, A.R.; WISPELWEY, B. & SCHELD, W.M. – Bacterial meningitis: recent advances in pathophysiology and treatment. *Ann. Intern. Med.* **112**:610, 1990.

---

11 Infecções por Salmonelas e Febre Tifóide

Beatriz Aparecida Fortes Perrenoud
Heloisa Helena Sousa Marques
Alfredo Elias Gilio

Salmonella é um gênero da família Enterobacteriaceae. São bacilos gram-negativos, não-esporulados, anaeróbios facultativos e móveis. O gênero *Salmonella* está subdividido em duas espécies: *Salmonella enterica* (com seis subespécies: *enterica, salamae, arizonae, diarizonae, hontenae e indica*) e *Salmonella bongori* (com apenas uma subespécie). Atualmente, já foram identificados 2.435 sorotipos de *Salmonella*. Algumas são próprias do homem, como a *Salmonella typhi*, que é responsável pela febre tifóide. Outras apresentam como hospedeiros também os animais e são responsáveis pelas salmoneloses.

FEBRE TIFÓIDE

A febre tifóide é causada pela *Salmonella typhi*. Na taxonomia das bactérias, está classificada na família Enterobacteriaceae, gênero *Salmonella*, espécie *enterica*, subespécie *enterica*, sorotipo *typhi*. Apresenta os antígenos O e H que são utilizados para diagnóstico clínico-laboratorial e para estudos de eficácia vacinal. O antígeno O, que é encontrado em todos os bacilos desse sorogrupo (grupo específico), é essencial para a virulência. É somático e localiza-se na camada mais externa da bactéria, que é o LPS (lipopolissacarídeo). Tem natureza lipopolissacarídica e é termoestável. O antígeno H é apenas encontrado nos bacilos de mesmo sorotipo (tipo específico). É flagelar, de natureza protéica e termolábil. Existe ainda mais um antígeno, o antígeno K ("Vi", de virulência), que nem sempre está presente na *Salmonella typhi*. É capsular, de natureza glicido-protéica e termolábil. Contra esses antígenos, o homem infectado pela *Salmonella typhi* desenvolve os anticorpos aglutinadores **anti-O**, **anti-H** e **anti-Vi**, respectivamente.

Fora do organismo humano, a *Salmonella typhi* resiste ao frio e ao gelo durante meses e ao calor de 56 a 60°C durante 1 hora. Conserva sua vitalidade em locais úmidos e sombrios, sendo pouco resistente à luz solar, à terra seca e ao cloro. Já foram documentados os seguintes tempos de viabilidade da *Salmonella typhi* em alimentos: pão, 3 a 4 semanas; torradas, 100 a 140 dias; carne crua, 59 dias; sorvete, 39 dias; queijo doméstico, 4 dias; manteiga, 4 meses; mar-

garina, 4 a 5 meses. Em ostras, mariscos e outros moluscos sobrevive por até 4 semanas. Sua sobrevivência na água varia com a temperatura (maior em temperaturas mais baixas), com a quantidade de oxigênio disponível (maior onde há mais oxigênio) e com o material orgânico disponível. Assim, nas águas poluídas, mas ainda bem oxigenadas, sobrevivem por até 4 semanas. O homem constitui-se em seu único reservatório e hospedeiro natural.

TRANSMISSÃO

A fonte primária de infecção é o homem, sintomático ou não, que elimina as *Salmonella typhi* através das fezes e/ou da urina, sendo as fezes de maior importância epidemiológica. Na fase aguda da doença, 50 a 80% dos pacientes eliminam *Salmonella typhi*. Dez por cento dos casos mantêm a excreção por 3 meses e 1% tornam-se portadores crônicos por período de um ano ou mais. Geralmente, estão associados com infecção crônica de vesícula biliar. Em áreas desenvolvidas, com saneamento básico adequado, os portadores crônicos com hábitos de higiene pessoal inadequados, através da contaminação de alimentos, desempenham importante papel na cadeia do processo infeccioso.

A transmissão geralmente ocorre por ingestão de água ou alimentos contaminados, mas também pode acontecer de pessoa a pessoa, por transmissão direta pelo mecanismo mão-boca. A transmissão congênita, por infecção transplacentária da mãe com bacteriemia para seu feto, pode ocorrer. A transmissão intraparto também é possível, ocorrendo pela via fecal-oral, a partir de mãe portadora. O novo hospedeiro é constituído por pessoa de qualquer idade ou sexo que seja suscetível à infecção pela *Salmonella typhi*. A porta de entrada é, sempre, a boca.

O período de incubação varia entre 3 e 60 dias, mas geralmente se situa entre 1 e 3 semanas. São mais suscetíveis a desenvolver a doença os gastrectomizados, os com acloridria gástrica e os imunocomprometidos, nos quais são incluídos aqueles infectados pelo HIV. Indivíduos residentes em áreas onde a febre tifóide é rara, quando viajam para locais com alta endemicidade dessa doença, também estarão sob maior risco de se infectarem.

EPIDEMIOLOGIA

A febre tifóide não apresenta variações cíclicas ou sazonalidade de importância para a saúde pública, sendo que sua ocorrência está diretamente relacionada ao saneamento básico e aos hábitos individuais. Constitui-se em um problema mundial de saúde pública e certamente os dados disponíveis subestimam sua incidência real, posto que o quadro clínico pode ser confundido com o de outras doenças infecciosas febris, bem como pela limitada capacidade de diagnóstico bacteriológico em regiões em desenvolvimento. Mesmo com essas limitações, a Organização Mundial de Saúde (OMS) estimou sua incidência no mundo (Tabela 1.19).

Nas áreas endêmicas da América do Sul, a incidência específica por idade mostra maior incidência de febre tifóide na idade escolar (5 a 19 anos), sendo relativamente baixa a incidência nos adultos com mais de 35 anos e nas crianças com idade inferior a 3 anos. No Brasil, os dados de morbimortalidade devem ser vistos com cautela, pois, além de 20% dos óbitos terem a causa básica ignorada e da baixa sensibilidade desse subsistema de informações, existem dificuldades quanto ao diagnóstico etiológico. Mesmo assim, é possível afirmar que o coeficiente de incidência da febre tifóide tendeu ao declínio nas últimas duas décadas. O número anual de casos, que em 1977 era de 5.147, passou a 1.480 casos em 1993. Os coeficientes de mortalidade e de letalidade também estão em declínio. Esses indicadores apresentam importantes variações, de acordo com as regiões e seus estados. Pela precariedade das condições sanitárias, as Regiões Norte e Nordeste apresentam maior coeficiente de incidência da febre tifóide. No Estado de São Paulo, entre 1960 e 1997, houve importante redução do coeficiente de incidência da febre tifóide, embora tinham sido observadas elevações em 1981 e 1990, períodos em que ocorreram epidemias. A queda nesses coeficientes de incidência, a partir de 1960, decorreu da extensão da rede pública de água, de seu tratamento e da extensão da rede pública de esgoto, nessa ordem.

FISIOPATOLOGIA

As barreiras iniciais para a *Salmonella typhi* são: a acidez gástrica e a competição com a flora normal no intestino delgado. Os bacilos que ultrapassam essas barreiras naturais do corpo humano penetram na mucosa intestinal até alcançar a lâmina própria, onde são incorporados por macrófagos, permanecendo viáveis. Alguns bacilos permanecem em macrófagos no tecido linfático do intestino delgado (placas de Peyer). Outros são drenados aos gânglios linfáticos mesentéricos, com posterior multiplicação e ingestão por macrófagos, onde causam linfadenite. Essa etapa corresponde ao período de incubação da doença, quando já é possível haver eliminação de bacilos pelas fezes. Parte das salmonelas ficam retidas nos gânglios mesentéricos, mas outra parte prolifera e chega ao canal torácico, caindo no coração direito e atingindo a grande circulação (bacteriemia primária assintomática que ocorre no início do período de incubação). A seguir, há disseminação dos bacilos para todo o corpo, mas é nos órgãos ricos em sistema fagocítico mononuclear, tais como a medula óssea, o baço e o fígado, que a *Salmonella typhi* tende a localizar-se e residir durante todo o período de incubação. A doença clinicamente manifesta corresponde à bacteriemia secundária, quando os bacilos são eliminados por via biliar (de onde voltam ao intestino e são eliminados em grande quantidade com as fezes) e renal (eliminados com a urina). Os bacilos intracelulares são destruídos à medida que as manifestações da doença cedem e inicia-se a recuperação do doente.

QUADRO CLÍNICO

O quadro clínico completo da febre tifóide clássica é composto por cinco períodos que, nem sempre, são facilmente identificados em crianças.

• Período de incubação (duração de duas semanas em média) – nesse período, os pacientes apresentam-se assintomáticos.

• Período inicial (duração aproximada de uma semana) – a principal característica é a febre ascendente, que pode acompanhar-se por astenia (pode ser grave), anorexia, cefaléia, tosse, dor e/ou desconforto abdominal e aumento do baço. Pode ocorrer epistaxe.

• Período de estado (corresponde à segunda e terceira semanas de doença) – o paciente apresenta-se prostrado, podendo evoluir com alterações da consciência. Se o tratamento antimicrobiano não for iniciado, há intensificação dos sinais e sintomas apresentados desde o período inicial, sendo que a febre mantém-se em torno de 39 a 40°C. Pode surgir diarréia (mais freqüente em crianças pequenas) ou obstipação intestinal (mais freqüente em adultos, adolescentes e escolares), bem como hepatoesplenomegalia, distensão abdominal e dissociação entre a freqüência do pulso e a temperatura. Em 10 a 20% dos casos, surgem pequenas máculas ou maculopápulas no tronco, não-pruriginosas, de tonalidade róseo-pálida, pouco numerosas, que desaparecem à pressão e duram de dois a cinco dias; são as roséolas tifóidicas. Estas nem sempre estão presentes, mas sua observação reforça a hipótese de febre tifóide, o mesmo ocorrendo com a dissociação pulso-temperatura.

• Período de declínio (corresponde à quarta semana de doença) – início da melhora dos sintomas, mas freqüentemente ainda persistem fraqueza, fadiga e perda de peso.

• Período de convalescença (a partir da quinta semana do início da doença) – observa-se redução progressiva da febre, os sintomas desaparecem e o paciente entra em fase de recuperação.

Nem sempre se observa a febre tifóide clássica, com o quadro clínico completo. Alteração da clínica da febre tifóide pode estar relacionada à idade dos pacientes, à cepa de *Salmonella typhi* responsável pela infecção, ao fato de essa cepa ser sensível ou resistente a múltiplas drogas (MDR) ou, mesmo, ao freqüente e precoce uso de antibióticos. Com a utilização de antimicrobianos adequados, a febre cede em três a cinco dias. No recém-nascido infectado intra-útero ou no parto, os sintomas, que poderão aparecer já no terceiro dia de vida, são indistinguíveis de uma sepse com anorexia, icterícia, vômitos, convulsões e febre de intensidade variável, podendo chegar a 40°C. As manifestações clínicas em escolares e

Tabela 1.19 – Febre tifóide: estimativas de casos e óbitos no mundo.

Regiões [pop (x 10^6)]	Casos		Coeficiente de incidência (x 10^5/ano)	Óbitos		Letalidade (%)
	Nº	(%)		Nº	(%)	
África (531)	2.655.000	16	500	130.000	22	5
Ásia (2.662)	13.310.000	80	500	440.000	76	3
América Latina (397)	595.500	4	150	10.000	2	2
Oceania (5)	7.500	0*	150	124	0*	2
Regiões desenvolvidas (1.131)	22.620	0*	2	74	0*	0*
Total (4.726)	16.590.620	100	–	580.198	100	3

Fonte: Ivanhoff, 1994 (modificado).

* Valores entre zero e um.

adolescentes reservam menos particularidades. Na convalescença, podem permanecer a indisposição e a letargia. Uma das características da febre tifóide é a possibilidade de recidiva após a cura clínica. Ocorre entre 4 e 15% dos casos e, do ponto de vista clínico, lembra a fase aguda da doença, mas de forma atenuada.

As complicações mais comuns estão relacionadas ao trato gastrintestinal. A hemorragia intestinal é a complicação mais freqüente. É causada por ulceração dos vasos sangüíneos das placas de Peyer hiperplásticas e necróticas ou em outros acúmulos de células mononucleares localizados na parede intestinal. Disso pode resultar desde sangramento microscópico até hemorragia maciça. Geralmente, ocorre ao final da segunda ou terceira semana da doença. Infreqüentemente, leva à perfuração intestinal, que decorre de o processo patológico ter alcançado as camadas muscular e serosa do intestino. O local mais acometido é o íleo distal. O início da perfuração pode ser abrupto e ocorrer em paciente convalescente. A suspeita deve ser diante da queixa de dor no quadrante inferior direito do abdome, à qual, em pouco tempo, somam-se os sinais de peritonite localizada ou generalizada. Outras complicações são mais raras: pericardite, abscessos hepático ou esplênico, pneumonia, meningite, pielonefrite, colecistite e orquite.

Na era pré-antibiótica, a mortalidade da febre tifóide situava-se entre 10 e 20%. Após a introdução do cloranfenicol, essa taxa foi reduzida para menos de 2%. Os principais fatores prognósticos são: época do início da antibioticoterapia, faixa etária, estado nutricional, condição prévia de saúde, cepa da Salmonella typhi e imunodeficiência. As crianças com idade inferior a 1 ano têm pior prognóstico. Outro grupo de risco são as crianças com hemoglobinopatia ou esquistossomose.

A febre tifóide pode ser confundida principalmente com as febres paratifóides (A, B e C) e com a enterite febril pela Yersinia enterocolitica. Outras doenças que evoluem com febre prolongada, como tuberculose, endocardite bacteriana, leptospirose, riquetsioses e brucelose também devem ser consideradas.

DIAGNÓSTICO LABORATORIAL

Hemocultura – recomenda-se a coleta de três amostras de sangue, preferencialmente durante os picos febris, sendo a coleta da primeira amostra, se possível, realizada antes da primeira dose do antibiótico. Se o paciente já tomou antibiótico mas permanece sintomático, mantém-se a indicação de coleta das três amostras de sangue para hemocultura. A detecção de Salmonella typhi em hemocultura é a principal informação para a confirmação de um caso como sendo febre tifóide e, por isso, esse exame deve ser realizado sempre. A possibilidade de encontrar-se a Salmonella typhi no sangue de uma pessoa com febre tifóide varia com o período de doença em que a coleta for realizada. Nas duas semanas iniciais, a positividade da hemocultura varia de 75 a 90%, caindo para 35% no final da terceira semana de doença. Nas recidivas, a hemocultura volta a ser positiva.

Coprocultura – para a confirmação de caso suspeito, orienta-se a coleta de três amostras de fezes, com intervalo semanal, na segunda, terceira e quarta semanas de doença. Essa conduta aumenta a possibilidade de se flagrar a eliminação de Salmonella typhi pelas fezes, pois esta, além de intermitente, difere conforme o período de doença em que se faz a coleta, sendo maior entre a segunda e a quarta semanas de doença. Para avaliar se um doente com febre tifóide, após a cura clínica, manteve-se portador de Salmonella typhi, novas amostras de fezes devem ser coletadas após 30 dias do início do tratamento e pelo menos 7 dias após ter cessado o uso de antibióticos, com intervalo não inferior a 24 horas entre as amostras.

Urocultura – quando as amostras de urina são obtidas na terceira e na quarta semanas de doença, aproximadamente 25% das culturas são positivas para Salmonella typhi. Em pessoas assintomáticas, tal resultado pode indicar o estado de portador.

Mielocultura – encontra-se positividade em aproximadamente 90% dos casos, mesmo quando o paciente já se submeteu à antibioticoterapia. Trata-se de procedimento invasivo e por isso não é utilizado na investigação rotineira de caso suspeito de febre tifóide. Segue os mesmos procedimentos de semeadura e transporte da hemocultura.

Cultura da bile – recentemente, vem existindo interesse na cultura do líquido duodenal para exame bacteriológico da bile. Associando esse exame a duas hemoculturas, obtém-se sensibilidade semelhante à da mielocultura.

Prova sorológica: reação de Widal – a reação de Widal consiste na pesquisa qualitativa e quantitativa de anticorpos específicos (as aglutininas anti-O e anti-H) no soro de casos suspeitos de febre tifóide, por meio da aglutinação de suspensões antigênicas preparadas com Salmonella typhi. O teste é realizado por meio da adição às diluições seriadas do soro (1/25 a 1/800) de suspensões antigênicas (O e H) em títulos previamente padronizados. Os resultados são expressos pela diluição máxima do soro capaz de promover aglutinação. Deve-se garantir no mínimo duas coletas de sangue para a reação de Widal, as quais deverão ser obtidas preferencialmente na segunda e quarta semanas de doença, com intervalo de 15 dias para que seja possível avaliar a ascensão no título dos anticorpos O e H. As aglutininas anti-O elevam-se primeiro, em torno do oitavo dia da doença, e não são mais detectadas no soro em dois a três meses. As aglutininas anti-H passam a ser detectadas entre o 10º e o 15º dia. Seus títulos diminuem após algumas semanas, mas mantêm-se por meses ou mesmo anos após a cura, com valores entre 1/100 e 1/200. Quando as amostras distarem 15 dias e tiverem sido obtidas nas semanas recomendadas, títulos da segunda amostra apresentando elevação maior ou igual a duas vezes, tanto para anti-O, quanto para anti-H, comparativamente aos títulos da primeira amostra, sugerem febre tifóide. Se a interpretação dos resultados de duas amostras de sangue já exige cuidados, a análise do resultado de amostra única apresenta dificuldades adicionais. A primeira diz respeito à inexistência de um título que separe, com segurança, os resultados sugestivos de febre tifóide daqueles não-sugestivos. Esse limite variará de região para região, com o nível de endemicidade da doença. Títulos menores que 1/100 habitualmente não são considerados expressivos. Podem estar sugerindo febre tifóide, resultados relativos a sangue coletado entre o final da segunda e a quarta semana, com título anti-O de 1/100 ou 1/200 e título de anti-H 1/200, 1/400 ou 1/800. A vacinação prévia eleva o título de anti-H. Outras infecções também podem determinar alterações nos títulos da reação de Widal. O paciente com salmonelose pode apresentar altos títulos de anti-H. A utilização prévia de antimicrobianos, corticóides e outras medicações podem alterar essa reação.

Hemograma – na maioria dos casos, o que chama a atenção é a leucopenia, que pode ser intensa. Acompanha-se de neutropenia com alterações toxicodegenerativas, desvio à esquerda, linfocitose relativa, ausência ou grande redução dos eosinófilos e plaquetopenia. Essas alterações nem sempre são observadas e, particularmente nas crianças, os glóbulos brancos podem estar normais ou elevados, o que pode dificultar o diagnóstico. Independentemente da idade, quando o paciente evolui com complicações, seu hemograma pode apresentar leucocitose. Nas crianças com febre tifóide, a anemia é relativamente freqüente, pode desenvolver-se rapidamente e ser grave.

Aminotransferases – embora possam estar aumentadas, não é comum que ultrapassem cinco vezes o valor normal. Excepcionalmente, raros pacientes podem apresentar predominância clínica de hepatite por Salmonella typhi, clinicamente indistinguível das hepatites virais. Nessa ocasião, as aminotransferases poderão alcançar valores maiores (entre 200 e 600U/litro).

TRATAMENTO

A manutenção das condições gerais, especialmente do estado de hidratação nas crianças pequenas, é fundamental. Oferta nutricional adequada, de preferência por via oral ou enteral, deve ser garantida, principalmente na fase aguda da doença.

Para o tratamento específico, a droga de escolha é o cloranfenicol, na dose de 100mg/kg/dia (máximo 2g/dia) em quatro doses diárias. O ideal é sua utilização por via oral, porque tem bioavaliabilidade maior, mas na fase inicial dos casos graves freqüentemente é necessária a utilização da via intravenosa. O tempo de tratamento é de 14 dias. As opções são ampicilina na dose de 200mg/kg/dia (máximo 8g/dia) em quatro doses diárias ou sulfametoxazol-trimetoprina na dose de 50mg/kg/dia (máximo 800mg/dose) de sulfa em duas doses diárias por via oral ou intravenosa. Para as salmonelas multirresistentes, que são raras no Brasil, as opções em crianças são: cefotaxima (150mg/kg/dia em três doses diárias por via intravenosa – máximo 12g/dia) ou ceftriaxona (100mg/kg/dia – máximo 4g/dia) em uma a duas doses diárias por via intravenosa ou intramuscular. Os aminoglicosídeos, embora possam apresentar ação in vitro, não são eficazes porque não têm atividade intracelular contra a Salmonella typhi. Outros antibióticos também são ineficazes, como as cefalosporinas de primeira ou segunda geração.

Raramente a criança se torna portadora crônica, mas nessa situação, a droga de escolha é a ampicilina, 100mg/kg/dia, administrada de 6 em 6 horas, por via oral ou parenteral, durante seis semanas. Também, pode-se usar a amoxacilina na dose de 40mg/kg/dia por via oral. Deve-se associar probenecida na dose de 40mg/kg/dia em quatro doses diárias. Sete dias após o término do tratamento, deve-se iniciar nova série de sete coletas de fezes para cultura. Caso uma delas dê positiva, recomenda-se iniciar novo tratamento e investigar colecistopatia. Esse esquema elimina o estado de portador em 80% dos casos, se não houver doença do trato biliar. Na colecistite aguda ou na colelitíase, o antibiótico sozinho poderá não ter sucesso, sendo, às vezes, necessário associar conduta cirúrgica realizada na vigência de antibioticoterapia, que deve ser mantida por mais 30 dias após a colecistectomia.

PREVENÇÃO E CONTROLE

Quanto aos doentes e portadores, há necessidade de precauções entéricas e não de isolamento. Além do tratamento, apenas se recomendam orientações higiênicas (afastar-se da manipulação de alimentos e lavar rigorosamente as mãos após utilizar o sanitário) e destino adequado dos dejetos. A desinfecção dos objetos que entraram em contato com fezes e urina (exemplos: vaso sanitário, urinol, trocador de fraldas) deve ser precedida de limpeza com água e sabão, pois a presença de matéria orgânica altera a atividade do desinfetante. Para a desinfecção, deve-se utilizar hipoclorito de sódio a 10%. Embora existam vacinas tanto por via oral quanto parenteral, a vacinação contra a febre tifóide não faz parte do calendário de vacinação da infância, nem é recomendada para os adultos. Também não é indicada na vigência de catástrofes como enchentes, porque o tempo necessário para o desenvolvimento de anticorpos protetores é maior que o período de incubação da doença. No Estado de São Paulo, é utilizada para os trabalhadores das companhias de saneamento que entram em contato com esgotos.

SALMONELOSES

As salmoneloses podem ser causadas por diversos sorotipos de salmonela. As salmonelas responsáveis pelas salmoneloses são usualmente encontradas no intestino de animais domésticos e silvestres, mais freqüentemente entre as aves e os répteis. Nos animais, o estado de portador é comum, mas no homem é raro. Nos últimos anos, a Salmonella typhimurium, a S. agona e a Salmonella enteritidis vêm sendo as mais freqüentemente relatadas. Pela taxonomia atualizada, a S. enteritidis é da família Enterobacteriaceae, gênero Salmonella, espécie enterica, subespécie enterica, sorotipo enteritidis.

TRANSMISSÃO

Diversos animais constituem-se em reservatórios das salmonelas, portando-as em seu trato intestinal. Nas aves, as salmonelas também podem infectar os ovários e os ovidutos, de onde passam aos ovos que estão sendo gerados.

A transmissão pode ocorrer por ingestão de alimentos ou água contaminados, pessoa a pessoa pela via fecal-oral, por contato com animais infectados ou equipamentos médicos contaminados. Os principais alimentos implicados na transmissão são carnes, leite, aves e ovos. As salmonelas resistem à refrigeração e ao aquecimento a 65°C por 12 minutos, o que facilita a transmissão por alimentos. A transmissão pessoa a pessoa pela via fecal-oral é muito importante em nosso meio, especialmente em ambiente hospitalar para os lactentes. Nesse caso, o veículo para a via fecal-oral são as mãos dos profissionais de saúde que não as lavam adequadamente após a manipulação de casos de salmonelose.

O inóculo necessário para causar doença em adultos é de 10^5 a 10^6, mas o número de microrganismos que causa doença em crianças é menor.

EPIDEMIOLOGIA

Nas duas últimas décadas, diversos países têm relatado aumento no número de surtos epidêmicos ocasionados por Salmonella enteritidis, constituindo-se na maior causa de surtos de enfermidades transmitidas por alimentos nos Estados Unidos da América do Norte, Reino Unido e Europa central, aceitando-se que está em curso uma pandemia. No Estado de São Paulo, de 1993 a 1996 ocorreu aumento do número de surtos de diarréia aguda causados por salmonela. São mais freqüentes nos meses de primavera e verão. A salmonela mais freqüentemente encontrada é a Enteritidis. Analisando-se hemoculturas e culturas de líquor, também há predomínio atual da Salmonella enteritidis sobre as outras salmonelas. Geralmente, essas cepas são multirresistentes aos antimicrobianos.

FISIOPATOLOGIA

Os principais mecanismos de defesa do hospedeiro são o pH gástrico, a microflora entérica normal, a motilidade intestinal e os mecanismos imunológicos, especialmente a atividade bactericida dos macrófagos. Se a salmonela ultrapassa o pH gástrico, será combatida pela motilidade intestinal, e a flora normal, que compete por nutrientes, produz ácidos graxos de cadeia curta, alterando o pH, e substâncias antibacterianas. Quando escapa desses mecanismos de defesa, a salmonela atua invadindo a mucosa intestinal. Algumas cepas também produzem uma enterotoxina. As salmonelas atravessam a célula epitelial e atingem a lâmina própria, onde causam processo inflamatório difuso. São fagocitadas pelos macrófagos e polimorfonucleares. Ocorre liberação local de prostaglandinas que estimulam a produção de adenosina monofosfato cíclico (AMP cíclico), assim como a secreção de água e eletrólitos para a luz intestinal. Além disso, alguns sorotipos também produzem uma enterotoxina que estimula diretamente a secreção pelos enterócitos.

Geralmente, a invasão das salmonelas restringe-se à lâmina própria; entretanto, em alguns pacientes de risco, a bactéria pode atingir a corrente sangüínea, causando bacteriemia, sepse ou focos a distância. Um dos principais grupos de risco são os recém-nascidos, por causa de sua imaturidade do sistema imunológico, hipocloridria e esvaziamento gástrico rápido. Freqüentemente, desenvolvem sepse e meningite. A mortalidade nesses casos chega a 50%. Crianças com anemia hemolítica, especialmente anemia falciforme, têm risco aumentado. Muitas vezes, desenvolvem osteomielite porque os microrganismos se alojam no osso que foi lesado por infarto. Outras doenças como malária, imunodepressão por doença maligna ou pós-transplante também são de risco. Crianças com esquistossomose, além de risco aumentado para infecção, podem desenvolver bacteriemia prolongada porque, nesses pacientes, há funcionamento inadequado do sistema reticuloendotelial. A salmonela também pode penetrar no schistosoma e multiplicar-se. Os pacientes HIV positivos têm risco aumentado de sepse por salmonela, que muitas vezes precede o surgimento de outros sintomas da doença.

QUADRO CLÍNICO

Após o período de incubação de 3 a 72 horas, os sintomas surgem abruptamente. Caracterizam-se por náuseas, vômitos, dor abdominal, diarréia e febre. A diarréia geralmente é aquosa, mas pode conter muco e/ou sangue. A dor abdominal pode ser em cólica ou não. A *febre geralmente* fica entre 38 e 39°C. Outros sintomas freqüentes são: cefaléia, mal-estar, mialgia e anorexia.

A doença é autolimitada e geralmente se resolve em sete dias. Entretanto, nas crianças com idade inferior a 1 ano, nos imunodeprimidos ou nos pacientes de risco pode-se prolongar por semanas. Nas crianças com idade inferior a 3 meses, o risco de bacteriemia é grande. Nessa situação, é comum febre alta e toxemia. Nas crianças de risco, podem-se desenvolver infecções localizadas e supurativas. As principais são: pneumonia, meningite, osteomielite, endocardite e pielonefrite. Após a cura da doença, o estado de portador é raro.

DIAGNÓSTICO LABORATORIAL

Na diarréia aguda, a suspeita diagnóstica de infecção pela salmonela é confirmada por meio da coprocultura. Em doença invasiva, a hemocultura e outras culturas também podem apresentar-se positivas. A bacteriemia costuma ser intermitente, por isso se recomenda a coleta de várias hemoculturas.

O hemograma geralmente revela leucocitose e neutrofilia com desvio à esquerda. As crianças pequenas com desidratação podem desenvolver distúrbios eletrolíticos, principalmente hiponatremia e acidose metabólica.

TRATAMENTO

A abordagem inicial da criança com diarréia aguda por salmonela visa à prevenção ou à correção da desidratação e dos distúrbios eletrolíticos, como em qualquer diarréia aguda. Outro aspecto fundamental é a oferta nutricional adequada, evitando-se qualquer tipo de restrição alimentar.

A antibioticoterapia não deve ser usada rotineiramente no tratamento da diarréia aguda por salmonela porque não reduz o tempo de doença e, além disso, aumenta o período de excreção da salmonela pelas fezes. Entretanto, quando há suspeita de disseminação ou foco a distância, hemoculturas e coprocultura devem ser colhidas e a antibioticoterapia instituída. Nas crianças de risco, a avaliação da indicação de antibioticoterapia deve ser muito cuidadosa, especialmente naquelas com idade inferior a 3 meses, nos imunodeprimidos ou nos pacientes com hemoglobinopatias. Nesses casos, se a criança persiste febril, recomenda-se a coleta das culturas e a introdução de antibioticoterapia e seguimento clínico. Caso as hemoculturas sejam negativas e a criança esteja bem, o antibiótico pode ser suspenso. O antibiótico a ser empregado deve, sempre que possível, ser baseado no antibiograma. A *Salmonella enteritidis* atualmente é multirresistente, não respondendo aos antibióticos utilizados em outros países: ampicilina, sulfametoxazol-

trimetoprima ou cloranfenicol. Temos utilizado as cefalosporinas de terceira geração: cefotaxima ou ceftriaxona nas doses descritas anteriormente (febre tifóide). O tempo de tratamento é individualizado, mas geralmente se situa entre 14 e 21 dias. Vale ressaltar que os aminoglicosídeos e as cefalosporinas de primeira ou segunda geração não têm boa ação *in vivo*, mesmo quando mostram boa atividade *in vitro*. Para o raro estado de portador, a antibioticoterapia não está indicada.

PREVENÇÃO E CONTROLE

Sabendo-se que está em curso uma pandemia por *Salmonella enteritidis* e que as aves e seus ovos estão apresentando importante papel na cadeia do processo infeccioso, há necessidade de cuidados adicionais no preparo desses alimentos. Destaca-se a importância desses cuidados quando tais alimentos forem servidos a lactentes e outros grupos de risco. Hospitais, berçários, creches e outras instituições que agrupam suscetíveis também devem estar atentos quando do preparo dos alimentos. É variável a quantidade de bactérias que um ovo contém por ocasião da postura e, por isso, recomenda-se cozinhá-lo, assá-lo ou fritá-lo muito bem, até que a gema e a clara estejam duras. Os cuidados recomendados, quanto à carne de frango, é sempre cozinhá-la bem. Lembrar que, não raramente, na fritura não se alcança, no interior da peça, a temperatura necessária à eliminação das bactérias.

A partir do diagnóstico de casos de salmonelose, deve realizar-se inquérito alimentar relativo ao período máximo de incubação, buscando identificar os alimentos suspeitos. Amostras desses alimentos que ainda estiverem disponíveis deverão ser enviadas aos laboratórios de microbiologia alimentar da região para os primeiros exames. O serviço de vigilância epidemiológica fará a investigação epidemiológica completa, buscando identificar a fonte de infecção e o modo de transmissão, bem como identificar as melhores formas de controle e prevenção de novos casos.

Para a redução da transmissão intra-hospitalar, é fundamental que as Comissões de Controle de Infecção Hospitalar exerçam vigilância epidemiológica contínua para todas as crianças internadas com diarréia aguda. Para as crianças hospitalizadas, recomenda-se precauções entéricas. Além disso, o cumprimento de regras básicas de lavagem de mãos deve ser exigido para todos os profissionais de saúde que manipulem essas crianças.

Até o momento, não se dispõe de vacinas eficazes para as salmoneloses de humanos.

BIBLIOGRAFIA

1. AMERICAN ACADEMY OF PEDIATRICS – Salmonella infections. In Peter, G. (ed.). *1997 Red Book: Report of the Committee on Infections Diseases*. 24th ed., Elk Grove Village, IL, American Academy of Pediatrics, 1997, p. 463. 2. HAYANI, K.C. & PICKERING, L.K. – Salmonella infections. In Feigin, R.D. & Cherry, J.D. *Textbook of Pediatric Infectious Diseases*. 3rd ed., Philadelphia, Saunders, 1992, p. 620. 3. LEVINE, M.M. – Typhoid fever vaccines. In Plotkin & Mortimer (eds.). *Vaccines*. 2rd ed., Philadelphia, Saunders, 1994, p. 597. 4. MILLER, S.I.; HOHMANN, E.L.Ç. & PEGUES, D.A. – Salmonella (including Salmonella typhi). In Mandell, G.L.; Bennet, J.E. & Dolin, R. *Principles and Practice of Infectious Diseases*. 4th ed., New York, Churchill Linvingstone, 1995, p. 2013. 5. PERRENOUD, B.A.F. et al. – *Manual de Vigilância Epidemiológica da Febre Tifóide: Normas e Instruções*. Centro de Vigilância Epidemiológica "Professor Alexandre Vranjac". Secretaria de Estado da Saúde – SP. São Paulo, 1994. 6. PERRENOUD et al. – Febre tifóide – relatório definitivo de 1995. Centro de Vigilância Epidemiológica "Professor Alexandre Vranjac" da Secretaria de Estado da Saúde – SP. São Paulo, maio de 1997.

DANIEL M. KATAYAMA
PEDRO TAKANORI SAKANE

Tétano é uma doença do sistema nervoso causada pela ação de uma exotoxina (tetanospasmina) elaborada por um bacilo anaeróbio, o *Clostridium tetani*, e que se caracteriza pela presença de hipertonia da musculatura estriada, que se intensifica, em espasmos, por estímulos diferentes como luz, ruídos, dores, podendo levar à insuficiência respiratória do tipo restritiva e inclusive ao óbito.

ETIOLOGIA

O *Clostridium tetani* é um bacilo gram-positivo anaeróbio, móvel, que é encontrado no solo, água, espinhos vegetais, fezes de animais e de seres humanos. Em condições adversas, esporula-se e, nessa forma de resistência, pode viver por anos. Quando encontra ambiente favorável, toma a forma vegetativa e elabora duas toxinas, tétanolisina e tetanospasmina. A primeira ocasiona hemólise e eventualmente alterações cardiovasculares, e a segunda, hipertonia e espasmos da musculatura estriada.

PATOGÊNESE

Os esporos do *C. tetani* são introduzidos no hospedeiro através do ferimento. Por vezes, o material cirúrgico empregado é contaminado e pode dar origem ao tétano pós-cirúrgico de evolução grave. No recém-nascido, a porta de entrada é geralmente o coto umbilical, quando este é cortado com material não-esterilizado ou é tratado com terra, teia de aranha, pó de café etc. Caso haja condições de anaerobiose, os esporos germinam e começam a produzir a tetanospasmina. Esta, se o paciente for imune, será neutralizada. Quando não, é transportada até o sistema nervoso central. A via de transporte mais importante parece ser a nervosa, através da sua bainha. A toxina elaborada pelos bacilos impregna as terminações nervosas regionais, caminha pela bainha dos nervos motores periféricos até atingir a medula, na qual se fixa nos neurônios do corno anterior. Aí aumenta a liberação da acetilcolina, promovendo então a hiperexcitabilidade.

Uma vez impregnada no tecido nervoso central, a toxina não é mais neutralizada pelas antitoxinas; enquanto apenas os nervos periféricos estiverem atingidos as antitoxinas ainda terão valor.

EPIDEMIOLOGIA

A distribuição geográfica da doença, seu mecanismo de transmissão e os fatores epidemiológicos mostram que ela está indelevelmente ligada ao subdesenvolvimento.

Com o progresso médico-social e a vacinação antitetânica sistemática, reduziu-se acentuadamente a incidência de tétano em nosso meio e principalmente no Estado de São Paulo (Tabela 1.20).

A porta de entrada se dá por meio de solução de continuidade da pele e, na grande *maioria dos casos*, é *provocada por acidentes* de várias naturezas, de diversos graus de gravidade e situada em qualquer segmento do corpo, preponderando nos membros inferiores (Tabela 1.21). Em conseqüência da deficiente assistência materno-infantil, o tétano neonatal apresenta um grave problema de saúde pública nos países subdesenvolvidos, apresentando como porta de entrada o coto umbilical, com alta taxa de mortalidade (Tabela 1.22). Contudo, o prognóstico melhora sensivelmente quando os pacientes são submetidos a cuidados altamente especializados (Tabela 1.23).

Tabela 1.20 – Casos, incidência*, óbitos e letalidade de tétano acidental no Estado de São Paulo – 1986-1997.

Ano	Número de casos	Coeficiente de incidência	Número de óbitos	Letalidade (%)
1986	132	0,47	46	34,85
1987	160	0,55	71	44,38
1988	154	0,52	67	43,51
1989	133	0,44	59	44,36
1990	133	0,43	48	36,09
1991	114	0,36	32	28,07
1992	111	0,35	48	43,24
1993	109	0,34	40	36,70
1994	117	0,35	39	33,33
1995	105	0,31	31	29,52
1996	88	0,26	32	36,36
1997**	71	0,21	31	43,66

* Por 100.000 habitantes.   ** Dados provisórios.
Fonte: Divisão de Zoonoses/CVE.

Tabela 1.21 – Tétano – coeficiente de letalidade, de acordo com a região afetada – 1979-1981.

Região afetada	Número de casos	Coeficiente de letalidade
Pé	212	30,66
Coxa e perna	77	36,36
Mão	64	26,15
Cordão umbilical	59	66,10
Cabeça e pescoço	51	37,25
Braço e antebraço	30	63,31
Tronco	12	58,33

Fonte: Sistema de Vigilância Epidemiológica – CIS.

Tabela 1.22 – Casos, incidência*, óbitos e letalidade de tétano neonatal no Estado de São Paulo – 1979-1997.

Ano	Número de casos	Coeficiente de incidência	Número de óbitos	Letalidade (%)
1979	17	0,026	12	70,59
1980	24	0,033	15	62,50
1981	21	0,028	12	57,14
1982	18	0,023	13	72,22
1983	21	0,029	14	66,67
1984	11	0,016	6	54,55
1985	0	0,000	0	0,00
1986	6	0,009	3	50,00
1987	3	0,004	1	33,33
1988	5	0,007	5	100,00
1989	1	0,001	1	100,00
1990	2	0,003	0	0,00
1991	1	0,002	0	0,00
1992	1	0,002	1	100,00
1993	2	0,003	2	100,00
1994	0	0,000	0	0,00
1995	1	0,001	1	100,00
1996	1	0,001	0	0,00
1997	1	0,001	0	0,00

* Por 100.000 nascidos vivos.
Fonte: Divisão de Zoonoses/CVE.

Tabela 1.23 – Tétano neonatal – evolução e letalidade dos casos tratados em unidade de terapia intensiva.

Ano	Total	Cura	Óbito	Letalidade (%)
1976	8	1	7	87,5
1977	10	5	5	50,0
1978	8	4	4	50,0
1979	3	1	2	66,3
1980	4	4	0	0,0
1981	5	5	0	0,0

Fonte: Instituto da Criança "Prof. Pedro de Alcantara" – HC-FMUSP. Unidade de Terapia Intensiva.

QUADRO CLÍNICO

O tempo de incubação é bastante variável, de 1 a 50 dias, a média situa-se entre 5 e 12 dias.

Inicia-se com sintomas não-específicos como irritabilidade, inapetência, crises freqüentes de choro e, nas crianças maiores, queixas de sensação de formigamento, dores nas costas e nos membros, cefaléia, astenia e, por vezes, rigidez dos músculos da região do ferimento (tétano localizado).

Entre os sintomas iniciais e o primeiro espasmo decorre certo período, chamado tempo de progressão, que pode ser de horas a dias. Quanto menores os tempos de incubação e de progressão, pior é o prognóstico.

As primeiras contraturas acometem grupos musculares específicos (tétano localizado); raramente a doença se inicia de forma sistêmica.

Os grupos musculares acometidos conferem as características da doença. Assim, o comprometimento dos masseteres impede a abertura da boca, caracterizando o trismo. Nos recém-nascidos, é uma das queixas precoces mais comuns e manifesta-se pela dificuldade de sugar e de deglutir o leite. Acometimento de outros músculos faciais promove o aparecimento do riso sardônico. A contratura de outros grupos musculares leva ao aparecimento de rigidez de nuca, opistótono, rigidez da parede abdominal, hiperextensão dos membros inferiores e "atitude de pugilista" dos membros superiores (mãos fortemente cerradas, braços fletidos e aduzidos ao tórax). Em crianças maiores, é notado fácies apreensivo, uma vez que o tétano não traz alterações da consciência.

A partir dessas contraturas, podem ocorrer espasmos, que são exacerbações da rigidez muscular. No início, são de curta duração e vão tornando-se mais freqüentes e mais prolongados, causando verdadeira tortura no paciente, uma vez que são violentos, dolorosos e angustiantes.

Quando são graves, esses espasmos interferem na mecânica respiratória, levando à cianose e à apnéia e, por fim, ao óbito se não forem controlados a tempo. Esses espasmos podem ser desencadeados por estímulos diversos, como luz, ruído, manipulações do paciente e até por atos fisiológicos como micção, eliminação de fezes ou alimentação.

A violência dos espasmos pode provocar hemorragias intramusculares e fraturas de costelas e vértebras, deformando definitivamente o paciente.

Retenção urinária é freqüente por espasmos dos esfíncteres da bexiga. A hipertonia dos músculos do pescoço impede a deglutição de saliva, o que produz seu acúmulo na boca, podendo, em recém-nascidos, ser uma causa de asfixia. A contratura da caixa torácica interfere no mecanismo da tosse, levando ao acúmulo de secreções na árvore traqueobrônquica.

Podem-se notar, ainda, nas fases iniciais, alterações no sistema circulatório, caracterizadas por taquicardia e discreto aumento da pressão arterial.

DIAGNÓSTICO

O diagnóstico do tétano é essencialmente clínico, uma vez que não existem provas laboratoriais rápidas para tal. A confirmação laboratorial seria feita cultivando-se o material suspeito (coto umbilical, tecido necrótico da ferida) em meios adequados. Nos casos típicos, principalmente em crianças maiores, o diagnóstico não é difícil.

Cabe diferenciar das situações referidas a seguir.

1. Processos inflamatórios da região mandibular que dificultem a abertura da boca – um exame clínico detalhado regional fará a diferenciação.
2. Meningites e encefalites – geralmente cursam com febre, alterações da consciência, e o líquido cefalorraquidiano (LCR) estará alterado.
3. Hemorragia intracraniana – existe alteração da consciência e o LCR estará alterado. No recém-nascido, existe, em geral, história de parto traumático. Em nossa casuística, tivemos um caso de coleção subdural que apresentava crises de hipertonia, mimetizando perfeitamente o tétano.
4. Alterações metabólicas – são diagnósticos diferenciais importantes, principalmente no recém-nascido. Hipocalcemia, hipoglicemia, hiperpotassemia e acidose são situações que podem evoluir com espasmos. O diagnóstico diferencial será estabelecido pelos exames laboratoriais pertinentes.
5. Raiva – a história refere acidente com animal, alterações de consciência, disfagia, convulsões. Há também alterações no LCR.
6. Intoxicação por estricnina – rara em criança, a história costuma revelar ingestão do tóxico. Não há trisma, existem contrações espasmódicas generalizadas de início abrupto.

QUADRO LABORATORIAL

Não existe um exame laboratorial que faça o diagnóstico do tétano.

O isolamento do bacilo pode ser feito cultivando-se o material do foco suspeito em meio de anaerobiose. É positivo em um terço dos casos. Esse material pode ser também inoculado em cobaia ou camundongo. O resultado demora cerca de oito dias. Na ausência de quadro clínico sugestivo, o achado do *Clostridium tetani* não tem valor, uma vez que ele está amplamente disseminado na natureza.

O hemograma pode mostrar leucocitose moderada com desvio à esquerda.

O exame de urina pode mostrar proteinúria e, nos recém-nascidos, nas primeiras semanas da doença, hemoglobinúria. O LCR é normal. Os exames bioquímicos são normais. Alterações no equilíbrio acidobásico são decorrentes do comprometimento respiratório pelas contraturas musculares. Na fase do espasmo, existe queda da PaO_2, que, aliada ao grande consumo de oxigênio pela musculatura, pode levar ao aparecimento de acidose metabólica.

TRATAMENTO

O tratamento do tétano dependerá da gravidade do caso. A tabela 1.24 apresenta um critério para o reconhecimento da gravidade do tétano em especial; para o tétano fora do período neonatal, valoriza-se o período de incubação e o período de progressão.

1. Alimentação – o objetivo é atingir rapidamente 100 ou mais calorias por kg por dia, evitando-se o predomínio do catabolismo. Se o paciente está intubado e curarizado, tem sido realizada, se possível, a alimentação por sonda nasojejunal ou então a alimentação parenteral. Quando o paciente não está intubado, permanece em jejum nas primeiras 24 horas, sendo então realimentado com leite de vaca não-modificado, ao meio, com óleo de milho a 2%. Por meio da aspiração da sonda nasogástrica, antes de ministrar o volume prescrito, verifica-se se há resíduo e, se houver, subtrai-se deste o volume prescrito, sendo ministrado o volume correspondente à diferença (volume prescrito – volume encontrado à aspiração).

Tabela 1.24 – Tétano do recém-nascido: gravidade (modificada de Pinheiro).

Fatores	Gravidade		
	Leve	Moderada	Máxima
Idade/dias	Maior de 12	8-11	1-7
Período de incubação (dias)	Maior de 12	8-11	1-7
Tempo de progressão (do primeiro sintoma ao primeiro espasmo)	Maior de 5	3-4	1-2
Queda do coto umbilical (dias)	Após 8º	6º-7º	Após 5º
Primeiro sintoma	Trismo ou outros	Trismo	Espasmo muscular
Intervalo entre queda do coto umbilical/primeiro sintoma (dias)	Maior de 5	3-4	1-2

2. Manutenção da temperatura – entre 36 e 37ºC: para tanto, coloca-se o paciente em incubadora a mais ou menos 32ºC.

3. Manutenção da oferta hidroeletrolítica normal – atenção para as necessidades de água, sódio e potássio. A necessidade de água está reduzida, enquanto o paciente estiver em ventilação mecânica, para cerca de 60ml/kg/dia. No controle de peso, duas vezes ao dia atentar para o fato de que se a criança estiver em jejum, por qualquer razão, deverá perder 0,5 a 1% de seu peso em 24 horas.

4. Neutralização das toxinas circulantes – pela administração de imunoglobulina humana hiperimune específica, por via intramuscular, na dose de 500UI.

5. Antibioticoterapia faz-se com metronidazole – 30mg/kg/dia divididos em quatro doses são efetivos para reduzir o número de formas vegetativas de *Clostridium tetani*. Penicilina G na dose de 50.000 a 100.000U/kg por dia dividida em quatro a seis doses é tratamento alternativo. Terapia de 10 a 14 dias é recomendada.

6. Manutenção de via intravenosa por cateter intravascular percutâneo – quando em alimentação parenteral, manter um cateter exclusivamente para esse fim.

7. Coto umbilical – procede-se à colheita de material para bacterioscopia e cultura, seguindo-se de limpeza com água oxigenada e solução de álcool iodado duas vezes ao dia. Não há necessidade de se proceder à umbilectomia.

8. Tratamento do foco suspeito – inicialmente, deve proceder-se a amplo desbridamento com o intuito de retirar o agente etiológico e acabar com as condições de anaerobiose, a fim de impedir a multiplicação do agente infeccioso. A limpeza do local deverá ser feita com água oxigenada e solução de álcool iodado.

9. Fisioterapia – deverá ser do trato respiratório e do sistema musculoarticular, de acordo com as normas do serviço. Se o paciente estiver curarizado ou apresentar hipotonia intensa devido às drogas, devem evitar-se posições viciosas, como abdução e rotação interna de membros inferiores, mantendo-os aproximados por enfaixamento. Passado o período de espasmos e curarização, após aproximadamente duas semanas de tratamento, começa a aparecer hipertonia muscular. Nessa fase, é importante o relaxamento muscular e a manutenção de amplitudes articulares. Inicia-se a balneoterapia (banhos de imersão com movimentação passiva de tronco e membros) até três vezes ao dia. Não sendo possível, faz-se movimentação passiva no leito. Mudanças de decúbito são fundamentais para evitar zonas de pressão.

10. Utilização de drogas sedativas e miorrelaxantes – basicamente são quatro os tipos de drogas a serem utilizados:
    a) depressores do sistema nervoso central – fenobarbital e hidrato de cloral;
    b) miorrelaxantes centrais – clorpromazina e diazepam;
    c) miorrelaxantes periféricos – bloqueadores neuromusculares (pancurônio e alcurônio);
    d) depressores gerais do sistema nervoso central – anestésicos gerais.

    Os casos classificados como leves e moderados devem receber inicialmente hidrato de cloral e diazepam. Os casos graves, que constituem a maioria, devem receber desde o início a associação de diazepam, clorpromazina e fenobarbital. Se não for suficiente essa associação, utiliza-se, concomitantemente, alcurônio ou pancurônio.

    Durante o uso de drogas, é importante ter em mente os seguintes objetivos fundamentais:
    a) evitar intubação e ventilação mecânica prolongada e suas complicações;
    b) utilizar drogas relaxantes e sedativas em doses suficientes somente para inibir os espasmos mais intensos (superior a 20 segundos) que possam levar a apnéia, cianose e/ou bradicardia;
    c) utilizar bloqueadores neuromusculares somente quando as outras drogas não forem eficazes; e
    d) nos pacientes em ventilação mecânica evitar, sempre que possível, a paralisia prolongada da musculatura respiratória decorrente do uso de bloqueadores neuromusculares.

11. Controles laboratoriais durante o tratamento – à admissão, proceder à radiografia de tórax, hemograma, dosagem de eletrólitos, proteínas totais e frações, uréia, glicemia. Durante a internação, proceder à cultura de sangue, urina, coleções se necessário. Hemograma uma vez por semana, eletrólitos duas vezes por semana; urina uma vez por semana; radiografia uma vez por semana; uréia, creatinina, proteínas totais e frações uma vez por semana.

Drogas e doses utilizadas

Hidrato de cloral – usar somente em casos leves e moderados, na dose de 30 a 50mg por via oral ou retal, de 6 em 6 horas. Suspender quando forem introduzidos clorpromazina e fenobarbital.

Diazepam – a dose total diária permitida é 20mg/kg/dia, utilizada da seguinte maneira:
a) 10mg/kg/dia por via intravenosa, no soro de manutenção;
b) até 10mg/kg/dia por via intravenosa, em doses intermitentes de 2,5 ou 5mg, em caso de espasmos intensos.

Nos casos leves ou moderados, já recebendo 10mg/kg/dia no soro de manutenção e havendo espasmo intenso que não cesse com 5mg de diazepínico ministrado rapidamente por via intravenosa, inicia-se o esquema terapêutico para tétano grave (introdução de clorpromazina e fenobarbital e suspensão do hidrato de cloral).

Nos casos graves, em que já foi iniciado o esquema terapêutico com diazepam, clorpromazina e fenobarbital e havendo espasmo importante, prescreve-se diazepam na dose de 5mg por via intravenosa, rapidamente. Se não cessar o espasmo, introduz-se o bloqueador neuromuscular (dose de ataque) e instala-se a ventilação mecânica.

Fenobarbital – prescrever 5mg/kg/dia por via intravenosa.

Clorpromazina – utilizar dose inicial de 10mg por via intravenosa, de 6 em 6 horas, independentemente do peso. Se persistirem os espasmos prolongados, eleva-se a dose para 12,5mg de 6 em 6 horas.

Quando desaparecerem totalmente os espasmos, reduzir a dose de 1mg diariamente, isto é, 10mg de 6 em 6 horas no primeiro dia; 9mg de 6 em 6 horas no segundo dia, e assim por diante, até que o paciente comece a apresentar espasmos esporádicos, pouco intensos e de curta duração, bem como ausência de bradicardia e/ou cianose. Quando se atingir essa situação, mantém-se essa dose de clorpromazina. Com o desaparecimento dos espasmos, tenta-se novamente diminuir a dose, até que se consiga sua suspensão total. Por outro lado, se na tentativa de diminuição da dose houver recrudescimento dos espasmos, torna-se a elevar a dose. Essa elevação será de 1mg por via intravenosa a cada 6 horas (por exemplo, 2mg às 6 horas, 3mg às 12 horas, 4mg às 18 horas etc.), até a obtenção de condições ideais de relaxamento muscular.

Em caso de melhora clínica, volta-se a diminuir gradativamente a dose.

Em geral, depois de se atingir a dose que determine o bom relaxamento muscular, há necessidade, nos casos graves, de mantê-la até por 10 a 15 dias, antes de iniciar o processo de retirada gradativa.

Essas doses (10 a 15mg por via intravenosa a cada 6 horas), normalmente utilizadas, com freqüência levam a criança ao coma, reagindo pouco ou nada aos estímulos. Esse fato não contra-indica sua utilização, a não ser quando houver apnéia por hipotonia generalizada ou por depressão respiratória (não confundir com apnéia causada pelos espasmos) ou quando surgirem outros efeitos colaterais não atribuíveis a outros medicamentos em uso.

Bloqueadores neuromusculares – seu uso se reserva somente a casos graves.

Pancurônio (Pavulon®) – uso intravenoso, dose inicial de 0,025mg/kg, no primeiro mês de vida. Após 1 mês de idade, a dose de ataque é de 0,1mg/kg e a de manutenção de 0,2mg/kg a cada 20 a 40 minutos.

Alcurônio (Alloferine®) – uso intravenoso, dose inicial de 0,5mg/kg, manutenção com dose de 0,25mg/kg, conforme a necessidade.

O curare é utilizado intermitentemente, de acordo com a premência do momento e nunca a intervalos definidos. Cada dose deve ser administrada sempre após a tentativa (frustrada) de relaxamento com 2,5 ou 5mg de diazepam por via intravenosa, rapidamente, até o máximo de 10mg/kg/dia.

Deve ter-se em mente que a necessidade maior de bloqueador neuromuscular pode significar a presença de processo infeccioso associado, exigindo, portanto, investigação laboratorial.

A utilização permanente de curare dificulta intensamente a utilização de sonda gástrica por perda parcial da motilidade intestinal, total da prensa abdominal e relaxamento da cárdia, que propicia o refluxo esofágico de alimento, aumentando o risco de aspiração pulmonar de conteúdo gástrico.

A suspensão das drogas utilizadas será feita na seguinte ordem: curare, clorpromazina, fenobarbital e diazepam. A suspensão do bloqueador neuromuscular será abrupta; a clorpromazina deverá ser retirada lentamente, conforme já explicado anteriormente, e o fenobarbital terá sua retirada de uma só vez, sem diminuição gradativa da dose. O diazepínico será diminuído do soro de manutenção para dose de 5mg/kg/dia e, então, retirado, podendo, eventualmente, ser aplicado com seringa, diretamente na veia, na dose de 2,5 ou 5mg, até dose máxima diária de 10mg/kg, se necessário.

PROFILAXIA

O quadro 1.78 apresenta as recomendações para o uso do toxóide tetânico e imunoglobulina humana hiperimune contra o tétano, por ocasião de ferimentos.

Após imunização primária com toxóide tetânico, a antitoxina persiste como protetor na maioria dos indivíduos por pelo menos 10 anos e tempo prolongado após a imunização de reforço.

Imunização de um recém-nascido não previne tétano neonatal; também não é certeza se a imunização em uma criança resultará em nível suficiente de anticorpos em uma mãe de 16 anos ou mais para prevenir seu filho de desenvolver tétano neonatal. Por isso, ultimamente aumentou a ênfase em imunizar meninas adolescentes e mulheres para diminuir a incidência de tétano neonatal, porque anticorpos antitoxina são transmitidos para o feto pela via transplacentária e assim conferida a imunidade.

BIBLIOGRAFIA

1. American Academy of Pediatrics – Report of the Committee of Infectious Diseases, 1997. 2. PINHEIRO, D – Tétano do recém-nascido. **In** Marcondes, E. & Manissadjian, A. (eds.). *Terapêutica Pediátrica – 77*. São Paulo, Sarvier, 1977. 3. TYANAPARAN, B. & NICOLL, A. – Prevention and control of tetanus in childhood. *Curre. Opin. Pediatr.* **10**:4, 1998.

Quadro 1.78 – Recomendação para o uso de toxóide tetânico e imunoglobulina humana hiperimune contra o tétano por ocasião de ferimento.

Estado de imunização	Tipo de ferimento	Conduta
Incerto, não-vacinado ou incompleto (1 ou 2 doses)	Ferimento de baixo risco	dT* ou DPT** seguida de série de imunização completa
	Ferimento com condições de desenvolvimento anaeróbio ou com mais de 24 horas sem tratamento	dT* ou DPT** mais IGT*** (250 a 500U) seguida de série de imunização completa
Imunização básica completa com último reforço há menos de 10 anos	Ferimento de baixo risco	Nada
	Ferimento propício para doença	Nada se última dose foi há cinco anos ou dT se última dose foi há mais de cinco anos
	Sem tratamento há mais de 24 horas	dT + IGT (250 a 500U)
Imunização básica sem reforço ou com reforço há mais de 10 anos	Ferimento de baixo risco	dT
	Ferimento propício para doença	dT
	Sem tratamento há mais de 24 horas	dT + IGT (250 a 500U)

* dT = vacina difteria-tétano tipo adulto – uso em indivíduos com mais de 6 anos de idade.

** DPT = vacina difteria-pertussis-tétano tipo infantil – uso em indivíduos com menos de 6 anos de idade.

*** IGT = imunoglobulina hiperimune para tétano.

Fonte: Red Book, 1997 (modificado).

HELOISA HELENA SOUSA MARQUES
PEDRO TAKANORI SAKANE
FERNANDO ANTÔNIO RIBEIRO DE GUSMÃO FILHO

A tuberculose continua a ser uma das doenças mais freqüentes no mundo e uma das principais causas de mortalidade.

No Brasil, após anos mostrando tendência a uma queda progressiva no aparecimento de casos novos por ano, houve uma estagnação. Dentre as causas são citadas: 1. o aumento de população mais carente morando em grandes aglomerados sem condições básicas de saneamento; 2. o advento da síndrome da imunodeficiência adquirida; e 3. o menor preparo e o descuido dos médicos diante da doença.

As crianças são mais propensas a desenvolver doenças mais graves e disseminadas quando em contato com o bacilo, como a tuberculose miliar e a neurotuberculose. O adolescente e o adulto, em geral, apresentam reagudizações de focos antigos e quiescentes.

ETIOLOGIA

O gênero *Mycobacterium* está classificado na ordem dos *Actinomycetales*, família Mycobacteriaceae. São bacilos fracamente gram-positivos, não móveis e não formadores de esporos. A parede celular das micobactérias é constituída por lipídeos ligados a proteínas e carboidratos, os quais conferem grande resistência à ação da luz, dos álcalis, dos ácidos e maior proteção à ação de anticorpos.

A principal característica desses bacilos é sua resistência à exposição ao álcool e ao ácido durante o processo de coloração. Os corantes arilmetanos (fucsina, violeta cristal, auramina e rodamina), em contato com o *M. tuberculosis*, formam complexos micolatos estáveis, que não são facilmente removíveis, mesmo sob lavagem com etanol e ácido clorídrico. Após a coloração, os bacilos são vistos, à microscopia óptica, como elementos de coloração vermelha na lâmina.

Outra característica é seu lento crescimento em meios de cultura, demorando cerca de três a seis semanas para sua identificação.

A doença humana é causada fundamentalmente pelos *Mycobacterium tuberculosis (M. tuberculosis)* e *Mycobacterium bovis (M. bovis)*. Outras micobactérias são, eventualmente, envolvidas na patogenia humana e conhecidas como "atípicas".

As micobactérias podem ser classificadas, por sua velocidade de crescimento em meios de cultura, em lentas ou rápidas. As de crescimento lento são: grupo tuberculose *(M. tuberculosis, M. bovis e M. africanum)*; fotocromógenos (*M. kansasii, M. marinum*); escotocromógenos (*M. scrofulaceum, M. szulgai, M. gordonae)*, e não-cromógenos (*M. avium, M. intracellulare, M. ulcerans e M. xenopi*). As de crescimento rápido são o *M. fortuitum*, o *M. abscessus* e o *M. chelonae*.

O *M. avium* e o *M. intracellulare* formam o conhecido complexo MAC, responsável por várias infecções em pacientes com a síndrome da imunodeficiência adquirida.

PATOGÊNESE

A tuberculose é uma doença transmitida pela inalação de partículas suspensas no ar, eliminadas principalmente através da tosse dos doentes. Essas partículas, chamadas de aerossóis, são muito pequenas, de 1 a 5 micra de diâmetro, e ficam suspensas no ar por muitas horas.

Quando uma pessoa inala o ar contaminado com o material expelido por um indivíduo doente, a maioria das partículas maiores fica alojada nas vias aéreas superiores e é eliminada pelos mecanismos de resistência próprios do local. Entretanto, as partículas menores conseguem alcançar os alvéolos, onde, então, a infecção pode ser iniciada (Fig. 1.45).

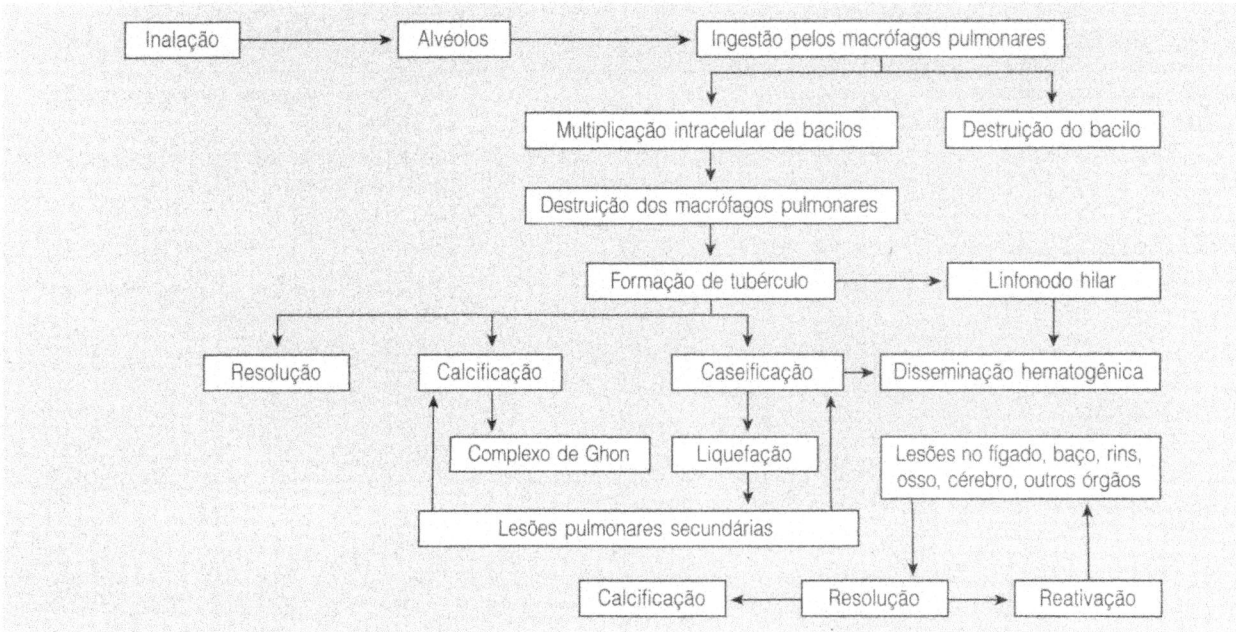

Figura 1.45 – Patogênese da tuberculose. Modificada de Inselman.

Os macrófagos do alvéolo pulmonar ingerem e matam a maioria dos bacilos que chegam até o local. Entretanto, dependendo da virulência da *M. tuberculosis* e da competência do macrófago, pode ocorrer ou não a morte. A multiplicação do bacilo dentro do fagócito com posterior destruição deste resulta em liberação de fatores quimiotáticos que atraem os monócitos e os macrófagos da circulação sangüínea para o local. Essas células conseguem fagocitar, mas não matam os bacilos. Forma-se então um tubérculo constituído por macrófagos e bacilos vivos. Outros elementos que compõem o tubérculo são células epitelióides, as células de Langerhans e os linfócitos T. O tubérculo transforma-se em um granuloma, com necrose central que fibrosa e eventualmente calcifica.

O bacilo propaga-se então para o linfonodo hilar através dos vasos linfáticos. Esse conjunto, o foco inicial, a linfangite e a adenopatia, é conhecido como *complexo primário*. Os bacilos do linfonodo infectado podem disseminar-se pela circulação linfática e sangüínea para outros órgãos, em geral para os que apresentam alto teor de oxigênio, como o ápice do pulmão, os rins e a cartilagem de crescimento dos ossos longos. Nesses locais, os bacilos podem multiplicar-se e causar doença ou então permanecer dormentes por décadas.

O tubérculo original pode involuir e desaparecer, calcificar-se, formando o *complexo de Ghon*, ou tornar-se necrótico com material caseoso produzido pelos macrófagos. O *caseum* liquefaz-se e permite que o bacilo replique extracelularmente, promovendo lesões por extensão direta, como focos pulmonares secundários, doença endobrônquica, ou pleural. Caso atinja a corrente sangüínea, pode haver disseminação por todo o organismo, levando à *tuberculose miliar*.

A caseificação da lesão é provocada pelas enzimas hidrolíticas, como a nuclease, a protease, as estearases e as lipases liberadas pelos macrófagos e células polimorfonucleares. A eliminação do material caseoso para as vias aéreas resulta em uma cavidade, delimitada por tecido de granulação e cápsula. Dentro da cavidade, local com alta tensão de oxigênio, os bacilos multiplam-se rapidamente chegando a mais de 10^7 a 10^9 *M. tuberculosis*. Nas lesões sólidas, os bacilos não conseguem se multiplicar facilmente e a população em geral não ultrapassa 10^2 a 10^5 germes. Entretanto, nas lesões caseosas sólidas, os bacilos podem permanecer vivos por anos e fora do alcance dos quimioterápicos.

A lesão primária pulmonar é caracterizada por uma reação inflamatória com infiltração de leucócitos, polimorfonucleares, linfócitos e monócitos, com edema e áreas de hemorragia. Caso evolua para uma pneumonia, haverá envolvimento de diferentes áreas do pulmão. O aumento do linfonodo hilar, paratraqueal ou mediastinal pode causar obstrução das vias aéreas e resultar em atelectasias ou então em áreas hiperinsufladas devido a mecanismo valvular. A lesão da parede brônquica leva ao aparecimento de bronquiectasia. Quando há invasão do bacilo no espaço pleural, ocorre tuberculose pleural, com a formação de efusão serofibrinosa com conseqüente fibrose.

IMUNOPATOGÊNESE

A imunidade celular e a hipersensibilidade do tipo tardia são as respostas imunológicas do hospedeiro à infecção. Caso esses mecanismos falhem ou não sejam eficientes, a infecção evolui para doença. A imunidade mediada por células desencadeia a proliferação de linfócitos T CD4+ que sintetizam e excretam as citocinas na região infectada como resposta aos antígenos liberados pelo *M. tuberculosis*. Duas das citocinas, o fator de necrose tumoral alfa (TNF-α) e o gama-interferon (IFN-γ), atraem para o local monócitos da circulação e os ativam. Os monócitos assim ativados e os linfócitos T CD4+ produzem enzimas lisossômicas, radicais de oxigênio e interleucina-2 (IL-2), que são fatores determinantes para a morte do bacilo. A habilidade de eliminar a micobactéria está relacionada, portanto, com o grau de ativação dos macrófagos.

A hipersensibilidade do tipo tardia é parte da resposta imune celular, estando envolvidas as células T CD4+, as T CD8+ e células T "killer" que destroem os macrófagos locais, o tecido circunjacente e causa a necrose caseosa. As duas reações são importantes na tentativa de combater o bacilo da tuberculose. Assim, a imunidade celular inibe o crescimento bacteriano pela ativação dos macrófagos, os quais se tornam microbicidas; a hipersensibilidade inibe a multiplicação bacteriana pela destruição dos macrófagos não ativados e impedindo sua disseminação, confinando os bacilos em um local e tendendo a mantê-los em estado de latência, mas a ação lesiva aos tecidos é maléfica ao homem. Os bacilos que conseguem escapar dessa reação são fagocitados pelos macrófagos locais, que se não estiverem ativados não os matarão, permitindo sua sobrevida e a multiplicação intracelular, promovendo novo processo inflamatório, o que irá aumentar a área de lesão e assim sucessivamente. Caso não haja resposta imune celular eficiente, novas lesões vão aparecendo, até a formação de uma área necrótica, cujo tamanho dependerá do número de bacilos, da sua virulência e das reações do hospedeiro. Em pacientes imunocompetentes, o granuloma torna-se inativo e é enclausurado em uma cápsula fibrosa, que pode calcificar-se, e a infecção fica sob controle. Os bacilos que se encontram dentro dessas lesões, apesar de poderem ser recuperados durante muitos anos, estão em estado de latência, crescem muito lentamente, e os poucos que escapam do controle são rapidamente destruídos.

Nos indivíduos com imunodepressão, devido à falha na resposta imune, o processo caseoso é circundado por uma camada de macrófagos pouco ativados, o que permite o crescimento da população bacteriana intracelular. A reação de hipersensibilidade tardia destrói esses macrófagos, liberando os bacilos, com expansão e disseminação da doença.

Mesmo nos imunocompetentes, a doença pode progredir quando ocorre liquefação e formação de cavidade. Nesses locais, os bacilos crescem rapidamente e mesmo os macrófagos ativados não conseguem controlá-los. Nessas circunstâncias, grandes quantidades de antígenos bacilares são produzidas, e sua ação tóxica nos tecidos adjacentes provocará lesões necróticas, que formarão novas cavidades, as quais serão habitadas por numerosos bacilos, e a doença progredirá.

O recém-nascido e a criança pequena têm maior probabilidade de desenvolver doença disseminada devido à imaturidade dos sistemas imune celular, humoral e local pulmonar.

MANIFESTAÇÕES CLÍNICAS

Nem todas as crianças que adquirem o bacilo da tuberculose adoecem. As manifestações clínicas só aparecem em cerca de 10% dos indivíduos. O risco de desenvolver a doença é de 5% ao ano durante os primeiros dois anos e declina subseqüencialmente. As manifestações clínicas da tuberculose dependem da quantidade dos bacilos, da virulência da cepa e da idade, da imunocompetência e da suscetibilidade do hospedeiro.

Os sintomas e os sinais clínicos de tuberculose pulmonar em criança costumam ser surpreendentemente pobres. Muitas crianças e adolescentes, inclusive, podem não apresentar nenhuma manifestação clínica; e, quando apresentam, as mais comuns são tosse, febre baixa, perda de peso e, ocasionalmente, sudorese noturna. As crianças menores têm sintomas mais exuberantes, incluindo tosse mais intensa, febre mais elevada, chiado no peito, anorexia e emagrecimento.

As formas disseminadas são mais freqüentes em crianças com idade inferior a 4 anos e naquelas com alteração do estado imunitário.

As formas clínicas da tuberculose na criança podem ser vistas no quadro 1.79.

Quadro 1.79 – Formas clínicas de tuberculose na criança.

Infecção
Teste de Mantoux positivo, sem evidência clínica, radiológica ou de outros exames laboratoriais de doença ativa

Doenças

Pulmonar

Tuberculose pulmonar primária (adenopatia hilar, com ou sem doença pulmonar parenquimatosa primária)

Tuberculose pulmonar primária progressiva (pneumonia, doença endobrônquica)

Tuberculose pulmonar crônica (cavidade, fibrose, tuberculoma)

Tuberculose miliar

Extrapulmonar

Linfonodal	Olhos
SNC	Ouvido
Óssea	Coração
Sistema digestivo	Membrana serosa
Sistema urinário	Adrenal
Pele	Outros
Pleuris tuberculosa	

Doença pulmonar

A primeira lesão pulmonar causada pelo bacilo da tuberculose é o complexo primário, constituído pelo foco parenquimatoso primário, pela linfangite e pela adenite hilar. Esse complexo pode aparecer em qualquer local do pulmão e, em 25% dos casos, pode-se notar mais do que um foco. Mesmo que o comprometimento do parênquima não seja detectável ao exame radiológico de tórax, o aumento do linfonodo hilar é significante, sendo o principal sinal dessa fase de infecção. Quase sempre, essa lesão primária se resolve e acaba desaparecendo, com poucos sintomas clínicos. Quando os linfonodos hilar, subcarineal e paratraqueal aumentam muito, pode ocorrer obstrução das vias aéreas por compressão extrínseca, determinando o aparecimento de atelectasias. Caso esse aumento leve à formação de um mecanismo valvular, haverá seqüestro de ar dentro dos alvéolos com conseqüente área de hiperinsuflação.

Os sintomas clínicos são relativamente pobres, existindo um contraste com os achados radiológicos que, às vezes, são bastante pronunciados. Cerca de metade das crianças com alterações radiológicas consideráveis é assintomática ou então oligossintomática. Quando existem queixas, as mais comuns são tosse seca, febre baixa, sudorese vespertina, falta de apetite, perda ou redução do ganho pondo-estatural. O exame torácico é, quase sempre, inocente; na presença de atelectasia, pode-se notar diminuição de murmúrio vesicular e submacicez, às vezes chiado localizado. Essa lesão primária é sede freqüente de infecções bacterianas secundárias, quando a criança apresenta sintomas e sinais típicos de uma pneumonia aguda e observa-se melhora clínica com o uso de antimicrobianos; no entanto, a imagem radiológica persistirá.

Analisando as crianças infectadas, levando-se em consideração a positivação da prova de tuberculina, nota-se que cerca de 20% delas apresentam lesão segmentar e, quanto menor for a criança, maior é sua incidência, pois, em menores de 1 ano, chega a ser de 43%. Essa lesão ocorre, em geral, entre o terceiro e o sexto mês após a infecção.

As possibilidades evolutivas da obstrução brônquica pelo aumento do linfonodo são: 1. reexpansão completa do pulmão e desaparecimento das alterações radiológicas; 2. desaparecimento da lesão segmentar com calcificação residual do foco parenquimatoso inicial ou do linfonodo; 3. cicatrização e progressiva contração do lobo ou segmento pulmonar, em geral associado a bronquiectasia. Em 60% dos casos, subsiste alguma seqüela, como pequenas bronquiecta-

sias, ou estenoses de brônquios, embora sem repercussão clínica ou radiológica. Entretanto, esses se tornam locais propícios para a aquisição de infecções bacterianas de repetição. Caso a lesão se situe no lobo médio, será uma das causas da "síndrome do lobo médio".

O complexo primário, após a caseificação, quando evolui para a resolução, costuma calcificar. O fenômeno da calcificação é muito mais freqüente em crianças do que em adultos. O foco calcificado em geral permanece inalterado, mas às vezes pode regredir e desaparecer.

Doença pleural

A tuberculose pode afetar a pleura através da invasão direta ou pela rotura de uma lesão subpleural ou pela disseminação proveniente de um linfonodo infectado ou como expressão de hipersensibilidade do tipo tardia a uma proteína tuberculínica. O acometimento da pleura manifesta-se por febre de início súbito, com duração de duas a três semanas, dor tipo pleurítica localizada, dispnéia, ausculta pulmonar revelando diminuição de murmúrio vesicular e submacicez à percussão. A efusão freqüentemente ocorre três a seis meses após a infecção, pode ser localizada ou generalizada, uni ou bilateral, com pouca ou grande quantidade de líquido. O diagnóstico é feito pela toracocentese e exame do líquido, que em geral se apresenta como amarelo-citrino, ocasionalmente com sangue, altas concentrações de proteína, glicose baixa, contendo leucócitos em número não muito elevado (casa de centenas), predomínio polimorfonuclear ou linfomononuclear, dependendo do tempo de estabelecimento da efusão. Os linfócitos T são as células predominantes. A baciloscopia é em geral negativa devido à pequena quantidade de bacilos presentes nesses quadros, e a cultura é positiva em apenas cerca de 30% dos casos.

O comprometimento pleural não é muito comum em crianças com idade inferior a 5 anos e, mesmo que ocorra, o prognóstico costuma ser bom.

Doença pulmonar primária progressiva

Quando o complexo primário não evolui para resolução, haverá progressão da infecção, resultando em necrose caseosa de maiores proporções. Com a liquefação da sua área central e drenagem para um brônquio adjacente, há formação de cavitação "primária". Nessa fase, há intensa multiplicação do bacilo, sendo, desse modo, uma lesão rica em germes, os quais podem disseminar-se para outras áreas do pulmão, para a pleura (eventualmente evoluindo para pneumotórax) ou para o pericárdio. A criança torna-se bastante sintomática, com febre, tosse com produção de escarro, mal-estar, perda de peso.

Tuberculose "tipo adulto" ou reativação

É a doença que se desenvolve em um organismo previamente infectado e, portanto, em um hospedeiro já sensibilizado e imunizado. Como regra, é uma reativação de foco preexistente, mas evidências mais recentes mostram que, em alguns casos, pode ser decorrência de reinfecção por cepa diferente de *M. tuberculosis*.

As crianças que tiveram seu complexo primário resolvido antes dos 2 anos de idade raramente desenvolvem reativação da doença pulmonar, a qual é mais comum quando a aquisição da primoinfecção ocorre após os 7 anos de idade. As regiões mais freqüentemente acometidas são o local da infecção primária, o linfonodo ou o segmento apical. Nesses casos, em geral, o foco reativado não tem tendência à disseminação devido à imunidade já estabelecida. Radiologicamente, observa-se infiltrado pulmonar no local afetado ou mesmo cavitação.

Os sintomas que acompanham a reativação são mais sugestivos de uma tuberculose "clássica", tais como: febre, hiporexia, mal-estar, perda de peso, sudorese noturna, tosse produtiva, às vezes hemoptóica.

Tuberculose miliar

A disseminação hematogênica do bacilo tuberculoso, a partir do linfonodo contaminado durante a primoinfecção, ocorre em quase todos os casos, atingindo outros órgãos. Dependendo do número e da virulência do bacilo e da suscetibilidade do hospedeiro, essa disseminação pode trazer conseqüências diferentes:

a) a disseminação é silenciosa, os órgãos contaminados não apresentam alterações significativas e evoluem para resolução, e, eventualmente, no futuro, pode haver reativação;

b) a disseminação é sintomática, em geral com origem em um linfonodo com necrose caseosa cujo conteúdo atingiu um vaso sangüíneo. Ocorre com mais freqüência entre o segundo e o sexto mês após infecção em crianças. O quadro clínico é variável, podendo ser oligossintomático e detectado na avaliação de contato de casos de tuberculose; ou então altamente sintomático, com febre alta, queda do estado geral, anorexia, perda de peso, taquidispnéia, com hepatoesplenomegalia. As lesões da tuberculose miliar são pequenas, 2 a 3mm de diâmetro, e, quando são visíveis ao exame radiológico, apresentam-se como micronódulos disseminados em ambos os hemitórax. Nessa forma de disseminação, o acometimento do sistema nervoso central ocorre em 20 a 40% dos casos, justificando a necessidade do exame liquórico de rotina.

Doença pericárdica e miocárdica

A pericardite é a forma mais comum da agressão do bacilo ao coração. Sua incidência é baixa, ficando em torno de 0,5 a 4%. A origem, em geral, é a disseminação linfática dos bacilos contidos no linfonodo subcarinal. O comprometimento miocárdico é mais raro, em geral, fazendo parte de uma tuberculose miliar. Os sintomas não costumam ser específicos, como febre, hiporexia, falta de ganho de peso, dor torácica. Os sinais clínicos são os de uma pericardite: atrito pericárdico ou, na presença de grande quantidade de líquido, abafamento de bulhas, pulso paradoxal, estase jugular. Os exames de imagem, como radiografia de tórax, ecocardiograma, eletrocardiograma, são sugestivos, e a punção com a análise do líquido fornece o diagnóstico. O quadro pode evoluir para pericardite constritiva.

Doença osteoarticular

O sistema osteoarticular apresenta-se comprometido em cerca de 1 a 5% das crianças infectadas. Como regra, o bacilo atinge o tecido ósseo durante a fase de disseminação primária, o paciente permanece assintomático por um a três ou mais anos, dependendo do osso comprometido e das condições imunológicas do hospedeiro. As crianças mais jovens são mais suscetíveis do que as de mais idade, pois 60% dos casos de tuberculose óssea ocorrem em menores de 10 anos.

Não se sabe exatamente quais os fatores que causam a reativação de um foco quiescente. Muito provavelmente, as alterações das condições imunológicas locais e gerais têm papel determinante.

Quando a infecção começa a se desenvolver, a lesão inicial é observada na região metafisária dos ossos longos, nos quais existe uma oferta maior de oxigênio. Essas lesões se apresentam sob duas formas, granulosa e caseosa, sendo que na primeira existe formação de um tuberculoma típico, com proliferação de tecido conjuntivo, necrose do tecido ósseo e fusão de trabéculas. Na forma caseosa existe o predomínio de reação exsudativa com necrose caseosa do tecido, sem fusão trabecular e formação de seqüestros, que, na evolução, formam cavidades, e a evolução é mais rápida e mais grave do que a forma granulosa. A progressão da lesão pode levar a acometimento da articulação adjacente.

Os ossos mais freqüentemente atingidos em ordem decrescente são vértebra, quadril, joelho, ombro, pé e cotovelo.

A tuberculose da vértebra é também conhecida como espondilite tuberculosa ou mal de Pott e decorre de uma infecção do corpo anterior da vértebra, por disseminação hematogênica ou pela drenagem dos linfonodos paravertebrais. Após a invasão do tecido ósseo, o bacilo propaga-se para o disco intervertebral, no qual se multiplica, provocando uma discite, com estreitamento do espaço. Com a extensão do processo, o corpo vertebral volta a ser acometido, levando à formação de abscessos ou mesmo à destruição do osso, com desabamento e conseqüente pinçamento das raízes nervosas. O local mais freqüentemente atingido é a coluna dorsal, principalmente a 12ª vértebra. As complicações neurológicas são mais freqüentes nas lesões de coluna cervical e lombar, com sintomas de radiculite e neuroplegia como dores irradiadas, para e tetraplegias. O foco ósseo leva em 10 a 30% dos casos à formação de abscessos frios paravertebrais. Os sintomas e os sinais do mal de Pott incluem alterações do estado geral, perda de apetite, do peso e febre baixa, quando presente. A dor na coluna vertebral, cujo início é insidoso, costuma levar a criança a ter "choro noturno" e sono intranqüilo. Com o progresso da doença, aparecem as alterações de postura, como o apoio das mãos no leito ao se levantar e claudicações ao andar. A sifose intensa, com a formação de gibosidade, é complicação tardia do mal de Pott.

Outras localizações da tuberculose óssea incluem a do quadril, quando a criança se recusa a andar ou apresenta claudicação e queixa-se de dor, em geral pela manhã, ao se levantar, e após os exercícios. A dor pode ser referida no início como sendo no joelho ou nas coxas. A contratura muscular leva a uma flexoadução do membro acometido. A infecção inicia-se em geral no acetábulo ou na cabeça do fêmur, podendo, na evolução, acometer a sinóvia articular. O comprometimento articular primário não é freqüente.

A tuberculose do joelho manifesta-se com aumento do volume local, dor e hipotrofia dos músculos adjacentes, conferindo um aspecto fusiforme à articulação. Existe tendência à contratura muscular e manutenção do joelho em flexão.

O diagnóstico da tuberculose óssea, em geral, necessita de propedêutica armada. O exame radiológico, no início, pode mostrar áreas de osteoporose, mas que, na evolução, progridem para lesões líticas. Na coluna, o exame mostra pinçamento do espaço intervertebral com ou sem lesões do corpo vertebral. O mapeamento ósseo mostra áreas de hipercaptação do contraste já nas fases iniciais do processo. Hoje, a tomografia computadorizada e, principalmente, a ressonância magnética fornecem dados mais precoces e precisos. A confirmação diagnóstica só é feita pela biópsia óssea ou da cartilagem articular, ou do líquido sinovial, quando presente. Esse material deve ser utilizado para anatomopatológico e também para a cultura, em meios especiais. A prova de Mantoux costuma ser fortemente positiva.

Doença renal

O acometimento renal pelo bacilo da tuberculose não costuma ser uma ocorrência da fase aguda da infecção, aparecendo, em geral, três a cinco anos após a primoinfecção, apesar de o rim poder ser comprometido durante a fase da disseminação hematogênica ou na tuberculose miliar. É um evento raro em crianças.

Os sintomas clínicos da tuberculose renal não são muito exuberantes e quase sempre se restringem à disúria. O exame laboratorial revela hematúria e piúria "asséptica". Os exames de imagem, como a urografia excretora, a tomografia computatorizada, são úteis para detectar pequenas lesões, mas somente a pesquisa de BAAR (bacterioscopia e cultura) na urina matinal pode fornecer o diagnóstico definitivo.

Doença abdominal

A doença do trato digestivo alto em crianças é muito rara e aparece como uma úlcera indolor na mucosa oral, amígdalas ou palato, acompanhada de aumento de linfonodos regionais.

O *M. tuberculosis*, uma vez ingerido, penetra na parede intestinal, produz uma úlcera local com a respectiva linfonodopatia mesentérica que eventualmente pode evoluir para peritonite. Os sintomas podem variar de queixas vagas de dores difusas abdominais a cólicas, sangramentos, e até intussuscepção. O bacilo ingerido pode ter origem na cavitação pulmonar, fazer parte de um processo sistêmico e também a doença ser causada pelo *M. bovis* quando se usa leite não-pasteurizado.

Durante a tuberculose miliar, o fígado é freqüentemente atingido, assim como o baço, sendo clinicamente percebido como hepatoesplenomegalia. As alterações da função hepática podem, às vezes, dificultar o tratamento, uma vez que a maioria das drogas antituberculosas tem toxicidade hepática.

A peritonite tuberculosa pode ter origem na disseminação de um foco intestinal ou de um linfonodo mesentérico. O exame ultra-sonográfico é importante para o diagnóstico, inclusive para a pesquisa de gânglios aumentados e guiar a paracentese, a qual deve ser feita com muito cuidado, pelo perigo de aderência das alças intestinais. A laparoscopia pode evidenciar um aspecto sugestivo, e a biópsia confirmar o diagnóstico. Ao se examinar o líquido peritoneal, além da bacterioscopia e da cultura, é interessante pedir também a dosagem de glicose para se comparar com a glicemia e a dosagem de adenosina deaminase (ADA).

Doença linfonodal

A infecção de linfonodos superficiais (escrófulo) é a forma mais comum de tuberculose extrapulmonar em crianças sem doença de base. Inicia-se em geral seis a nove meses após a infecção, acometendo principalmente os linfonodos tonsilares, cervicais anteriores, submandibular e supraclaviculares, como uma extensão do gânglio paratraqueal ou da lesão primária do ápice pulmonar.

Os linfonodos crescem caracteristicamente de maneira lenta, são firmes, não pétreos, aderidos aos planos profundos e indolores.

Mesmo sem uma terapêutica eficaz, a linfadenite tuberculosa pode resolver-se espontaneamente pela caseificação e posterior calcificação, mas pode evoluir, comprometendo outros linfonodos e tecidos adjacentes, e drenar, levando a uma supuração crônica.

A prova de Mantoux, em geral, é fortemente positiva, mas o diagnóstico definitivo só é feito pelo isolamento do bacilo da secreção ou material de biópsia.

Doença do SNC

Será vista à parte devido à sua importância em nosso meio.

DIAGNÓSTICO

O estabelecimento definitivo do diagnóstico de tuberculose em criança é um dos mais difíceis, principalmente pela heterogeneidade dos sintomas e sinais clínicos e pela falta de um exame laboratorial rápido e seguro. Mesmo nos dias de hoje, ainda a obtenção de uma história epidemiológica bem-feita, aliada a alguns exames como a radiografia do tórax e a prova de Mantoux, são fundamentais para se levantar a hipótese diagnóstica. A pesquisa de BAAR em diferentes locais e o posterior resultado da cultura para o *M. tuberculosis* confirmam o diagnóstico, mas como a doença na criança é, em geral, paucibacilar, a recuperação da micobactéria é mais difícil do que no adulto e, desse modo, o conjunto das observações é a chave para a investigação diagnóstica.

Para que haja ênfase na obtenção dos dados epidemiológicos, é necessário que o pediatra, ao coletar os dados da história de uma doença atual da criança, tenha sempre em mente a possibilidade de se estar diante da tuberculose. Além da presença de febre sem origem determinada, a presença de hiporexia, emagrecimento, tosse prolongada devem servir de alerta, e a pesquisa enfática sobre a presença de adultos tossidores crônicos na família ou na vizinhança, inclusive de visitantes que tenham entrado em contato, ou viagens prolongadas em aviões, perto de pessoas que estivessem tossindo são dados que devem ser minuciosamente obtidos.

No exame radiológico, as alterações que devem ser analisadas em uma doença torácica são: aumento de linfonodos hilares, paratraqueais e mediastinais; presença do complexo primário, áreas de consolidação, atelectasias, tuberculoma, cavitação; regiões localizadas de hiperinsuflação, traqueobronquite; efusão pleural, empiema, pneumotórax, hemotórax; tuberculose miliar. A alteração mais marcante é a presença de adenomegalia e, na maioria dos casos, observam-se combinações de alterações resultantes de distúrbios mecânicos (obstrução de brônquios por adenomegallia) e/ou do parênquima pulmonar. O achado mais freqüente é o de uma adenomegalia hilar e lesão segmentar pulmonar causada por atelectasia.

O teste ou a prova de Mantoux, feita com o PPD ("purified protein derivative") injetada por via intradérmica é usado amplamente para se diagnosticar a infecção ou a doença causada pelo *M. tuberculosis*. Sua interpretação correta é muito difícil em nosso meio, onde a maioria das crianças recebe BCG no primeiro ano de vida, além da possibilidade dos resultados falso-positivos e falso-negativos e eventuais erros de técnica em sua aplicação.

A positividade do teste indica infecção pelo *M. tuberculosis* ou pelo *M. bovis* (BCG) e aparece 2 a 12 semanas após o contágio. A Academia Americana de Pediatria fornece os seguintes parâmetros para interpretar o resultado como positivo:

Categoria de risco	Tamanho da enduração
Nenhuma	≥ 15mm
Média	≥ 10mm
Alta	≥ 5mm
Crianças que receberam BCG	≥ 15mm

O diâmetro da enduração deve ser medido após 48 a 72 horas da aplicação de 0,1ml de PPD 2 U Rt 23.

A categoria considerada de alto risco compreende as crianças com alterações clínicas e/ou radiológicas indicativas de tuberculose, aquelas que tiveram contato recente com pessoa portadora de tuberculose bacilífera, ou aquelas que apresentam imunodeficiência celular como AIDS, uso de corticóides ou outras drogas imunossupressoras. A categoria de risco médio compreende crianças com idade inferior a 4 anos que nasceram em regiões de alta prevalência de tuberculose ou de pais oriundos dessas regiões, aquelas que vivem em asilos, instituições, prisões, as sem-teto, migrantes, usuárias de drogas injetáveis, aquelas com má nutrição, ou com diabetes melito, com doença renal crônica, leucemia ou linfoma.

A interpretação correta do teste de Mantoux deve sempre levar em consideração a clínica do paciente e a história epidemiológica. Um teste negativo jamais exclui a hipótese de tuberculose. As principais causas de um resultado falso-negativo são: leitura incorreta, teste feito durante o período de incubação, doença disseminada e/ou grave, coexistência de doença viral (sarampo, rubéola, varicela, influenza, HIV), outras imunodeficiências celulares, desnutrição.

A pesquisa do BAAR é feita no lavado gástrico, secreção respiratória, escarro, urina, espécimes obtidos pela broncoscopia, líquido pleural e punção liquórica, sangue, medula óssea, material de biópsia. O lavado gástrico, método mais utilizado para a pesquisa em criança, diante de um caso suspeito de tuberculose pulmonar, deve ser feito com a criança internada, com a passagem de uma sonda à meia-noite, e a secreção deve ser aspirada pela manhã, antes de ela acordar, movimentar-se ou deambular. Essa coleta deve ser feita por três manhãs consecutivas. A pesquisa do lavado broncoalveolar em crianças não parece oferecer melhores resultados do que a do suco gástrico. A urina deve também ser coletada pela manhã, e em nosso serviço indica-se, pelo menos, 10 pesquisas. Os materiais devem ser também sempre encaminhados para a cultura em meio específico.

A cultura é feita tradicionalmente no meio de Lowenstein-Jensen, o qual requer seis a oito semanas de incubação. Mais recentemente, têm sido desenvolvidas *técnicas* para acelerar o resultado da cultura por meio de métodos radiométricos, como o Bactec®, que utiliza substrato empregado pelo *M. tuberculosis* marcado com C14, sendo que o crescimento do bacilo e sua atividade metabólica determinam alterações precoces no meio de cultura. Essa técnica fornece resultado após uma a três semanas de incubação, encurtando significantemente o tempo de leitura.

Uma outra técnica em desenvolvimento é a pesquisa do DNA da micobactéria por meio da PCR (reação de cadeia de polimerase), porém os resultados não são superiores aos dos métodos tradicionais. Sua positividade em pesquisa no suco gástrico é de apenas 25% em casos confirmados de tuberculose pulmonar.

A dosagem de ADA, que é sintetizada pelos linfócitos T e monócitos ativados e encontra-se elevada em tuberculose de pleura, pericárdica, peritoneal e de SNC, pode ser útil na análise de um caso suspeito, apesar de não ser método específico.

Os métodos mais recentes que estão em estudo podem ser vistos *no quadro 1.80.*

Quadro 1.80 – Novas técnicas laboratoriais para o diagnóstico da tuberculose.

Cultura rápida pelo Bactec®
PCR
Exames imunológicos: ELISA, aglutinação de látex, radioimunoensaio, imunoblot
ADA
Níveis de linfócitos CD4+, imunoglobulinas e fibrinonectina no material de lavado alveolar

Os exames de imagem também têm evoluído e, além do exame radiológico, a ultra-sonografia para detectar linfonodos abdominais, alterações hepáticas e abscessos profundos; o exame tomográfico de tórax, de abdome e do cérebro; a ressonância magnética com boa resolução para os quadros de doença osteoarticular hoje são recursos muito utilizados para auxiliar o diagnóstico.

TRATAMENTO

A Sociedade Brasileira de Pneumologia e Tisiologia lançou, em 1997, um manual contendo o I Consenso Brasileiro de Tuberculose, revendo o Manual de Normas para o Controle da Tuberculose, do Ministério da Saúde, de 1995, com o objetivo de padronizar condutas quanto à classificação dos casos de tuberculose, definição de conceitos e normatização do tratamento. O Ministério da Saúde propõe os esquemas de tratamento apresentados no quadro 1.81.

Quadro 1.81 – Esquema de tratamento de tuberculose proposto pelo Ministério da Saúde.

Situação do paciente	Esquema indicado
Sem tratamento anterior	I
Com tratamento anterior: • recidivante do esquema I ou • retorno após abandono do esquema I IR	IR
Meningite tuberculosa	II
Falência dos esquemas I ou IR	III

Considera-se *sem tratamento* os pacientes que nunca se submeteram à quimioterapia antituberculosa ou o fizeram por menos de 30 dias.

Define-se como *retratamento* o tratamento prescrito para o doente já tratado por 30 dias ou mais, que venha necessitar de novo tratamento por falência, recidiva ou retorno após abandono.

Entende-se por *falência* a persistência da positividade do escarro ao final do tratamento. Os doentes que no início do tratamento são fortemente positivos (++ ou +++) e mantêm essa situação até o quar-

to mês, ou com positividade inicial seguida de negativação e nova positividade por dois meses, a partir do quarto mês de tratamento, são também classificados como caso de falência.

As tabelas 1.25 a 1.27 apresentam os esquemas I, IR, II e III, com suas indicações, dosagens e observações específicas, segundo o Ministério da Saúde. As drogas administradas por via oral devem preferencialmente ser tomadas pela manhã, em jejum. O esquema II (Tabela 1.30, pág. 243) refere-se a neurotuberculose.

O esquema para o tratamento da neurotuberculose (Esquema II) será visto com detalhes no texto respectivo.

Reações indesejáveis

Alguns doentes podem eventualmente apresentar reações indesejáveis, o que raramente determina a suspensão definitiva das drogas (Quadro 1.82).

Quadro 1.82 – Reações indesejáveis referentes às drogas antituberculosas.

Drogas	Reações indesejáveis
Isoniazida	Sintomas de neuropatia periférica, náuseas, vômitos e icterícia
Rifampicina	Náuseas, vômitos, icterícia, asma, urticária e manifestações hemorrágicas
Pirazinamida	Artralgias, náuseas, vômitos e icterícia
Estreptomicina	Perda de equilíbrio e diminuição de audição
Etambutol	Náuseas, vômitos e alterações visuais (perda de visão periférica, perturbação de visão das cores, perda de acuidade visual e até cegueira)
Etionamida	Náuseas, vômitos, diarréia e icterícia

Conduta diante dos casos de intolerância

Ocorrendo intolerância medicamentosa na primeira fase do tratamento (até o fim do segundo mês), agir da seguinte forma:

• Quando ocorrerem manifestações digestivas, suspender as drogas por 48 horas e fazer medicação sintomática; retomar o tratamento indicando sua ingestão na seguinte ordem: rifampicina e isoniazida após o café; pirazinamida após o almoço.

• Reaparecendo os problemas de intolerância, suspender todas as drogas por 48 horas, reintroduzindo-as na seguinte ordem: pirazinamida durante dois dias; não ocorrendo anormalidades, acrescentar isoniazida durante mais dois dias; continuando sem problemas, acrescentar rifampicina.

• Diante dessa conduta, se o doente não apresentar melhora, suspender a droga causadora dos sinais e sintomas e refazer o esquema parcial ou totalmente, conforme se segue:

Intolerância à pirazinamida – a pirazinamida será substituída pelo etambutol até que se completem os dois meses previstos para seu uso. O tempo de duração do tratamento será mantido por seis meses, nas doses recomendadas anteriormente com o seguinte esquema:

Primeira fase (2 meses): rifampicina + isoniazida + etambutol.
Segunda fase (4 meses): rifampicina + isoniazida.

Intolerância à rifampicina – a rifampicina será substituída pelo etambutol e pela estreptomicina, estendendo-se o tempo de tratamento para 12 meses, com o seguinte esquema:

Primeira fase (2 meses): estreptomicina + etambutol + isoniazida + pirazinamida.
Segunda fase (10 meses): etambutol + isoniazida.

Intolerância à isoniazida – a isoniazida será substituída pelo etambutol e pela estreptomicina, mantendo-se por seis meses o tempo de duração do tratamento, com o seguinte esquema:

Primeira fase (2 meses): rifampicina + etambutol + estreptomicina + pirazinamida.
Segunda fase (4 meses): etambutol + rifampicina.

Tabela 1.25 – Esquema I: 2RHZ/4RH* – indicado nos casos novos de todas as formas de tuberculose pulmonar e extrapulmonar, exceto meningite.

Fases do tratamento	Drogas	Peso do doente			
		Até 20kg (mg/kg/dia)	Mais de 20kg e até 35kg (mg/dia)	Mais de 35kg e até 45kg (mg/dia)	Mais de 45kg (mg/dia)
Primeira fase (2 meses)	R	10	300	450	600
	H	10	200	300	400
	Z	35	1.000	1.500	2.000
Segunda fase (4 meses)	R	10	300	450	600
	H	10	200	300	400

Observações: a) No tratamento da tuberculose oftálmica e cutânea, a isoniazida poderá ser mantida por mais seis meses, a critério médico (2RHZ/4RH/6H).
b) No tratamento da associação tuberculose e portador de HIV ou pacientes com AIDS, a segunda fase terá a duração de sete meses (2RHZ/7RH).
* R = rifampicina; H = isoniazida; Z = pirazinamida.

Tabela 1.26 – Esquema IR: 2RHZE/4RHE** – indicado nos casos de retratamento em quadros recidivantes e retorno após abandono do Esquema I.

Fases do tratamento	Drogas	Peso do doente			
		Até 20kg (mg/kg/dia)	Mais de 20kg e até 35kg (mg/dia)	Mais de 35kg e até 45kg (mg/dia)	Mais de 45kg (mg/dia)
Primeira fase (2 meses)	R	10	300	450	600
	H	10	200	300	400
	Z	35	1.000	1.500	2.000
	E	25	600	800	1.200
Segunda fase	R	10	300	450	600
	H	10	200	300	400
	E	25	600	800	1.200

Observações: a) Os recidivantes de esquema alternativo por toxicidade ao Esquema I devem ser avaliados para prescrição de esquema individualizado.
b) Havendo alteração visual durante o tratamento, o paciente deverá ser encaminhado para um serviço de referência, com o objetivo de avaliar o uso do etambutol.
* E = etambutol.

Tabela 1.27 – Esquema II: 3SEtEZ/9EtE* – indicado nos casos de falência de tratamento com os Esquemas I, IR e II.

Fases do tratamento	Drogas	Peso do doente			
		Até 20kg (mg/kg/dia)	Mais de 20kg e até 35kg (mg/dia)	Mais de 35kg e até 45kg (mg/dia)	Mais de 45kg (mg/dia)
Primeira fase (3 meses)	S	20	500	1.000	1.000
	Et	12	250	500	750
	E	25	600	800	1.200
	Z	35	1.000	1.500	2.000
Segunda fase (9 meses)	Et	12	250	500	750
	E	25	600	800	1.200

Observações: a) Em indivíduos com idade superior a 60 anos, a estreptomicina deve ser administrada na dose de 500mg/dia.
b) Havendo alteração visual durante o tratamento, o paciente deverá ser encaminhado para um serviço de referência, com o objetivo de avaliar o uso de etambutol.
* S = estreptomicina; Et = etionamida; E = etambutol; Z = pirazinamida.

Conduta diante dos casos de toxicidade hepática com os Esquemas I, IR e II

Para todos os casos que apresentam toxicidade grave, como pacientes com icterícia no decorrer do tratamento, com hepatite crônica em evolução, com cirrose hepática e/ou insuficiência hepática, proceder do seguinte modo: a) suspender o tratamento, e b) encaminhar o doente a um serviço de referência.

Conduta diante da toxicidade ao Esquema III

Esses casos também devem ser encaminhados às unidades de referência.

Controle dos comunicantes

Todos os comunicantes dos doentes de tuberculose devem comparecer à unidade de saúde para exame. Quando sintomático respiratório, aplica-se a rotina prevista para o diagnóstico de tuberculose.

Deverá ser feita radiografia de tórax em todos os comunicantes sem sintomatologia respiratória.

Em crianças com idade inferior a 5 anos, não-vacinadas com BCG, utiliza-se a prova tuberculínica. Quando reatora, sem sintomatologia e exame radiológico normal, submetê-las à quimioprofilaxia e, quando não-reatora, vaciná-las com BCG. Os comunicantes de 5 anos e mais, após serem examinados e não for constatada tuberculose-doença, serão orientados a procurar a unidade de saúde, em caso de aparecimento de sintomatologia respiratória.

PROTEÇÃO DOS SADIOS

Vacinação BCG

BCG, sigla decorrente da expressão Bacilo de Calmette-Guérin, é o nome da vacina antituberculosa preparada com uma subcepa derivada de uma cepa de Mycobacterium bovis, atenuada por repicagens sucessivas. Estudos evidenciam que, em crianças, a aplicação do BCG diminui a incidência de formas graves de tuberculose, como a meníngea e a miliar.

Evolução da lesão vacinal e conduta – a vacina BCG não provoca reações gerais, tais como febre e mal-estar. Normalmente, nas crianças com idade inferior a 1 ano, grupo prioritário para a vacinação, a reação local da vacina é de evolução lenta e benigna. A lesão vacinal evolui da seguinte forma:

• Em torno da segunda semana, palpa-se uma zona endurecida, cujas dimensões variam entre 3 e 9mm; caso a reação ocorra entre 48 e 72 horas após, pode ser considerado como "BCG teste", o que significa que provavelmente o paciente esteve previamente exposto ao bacilo.
• Da quinta à oitava semana, o centro dessa lesão amolece, formando uma crosta mais evidente; quando essa crosta cai, deixa em seu local uma úlcera de cerca de 2 a 6mm de diâmetro, que se cura lentamente, entre a 8ª e 13ª semanas, deixando, como resultado, uma cicatriz plana. Em alguns casos, essa cicatrização é mais demorada, podendo prolongar-se até o quarto mês e, raramente, além do sexto mês.

O infarto ganglionar axilar, não supurado, pode ocorrer durante a evolução normal da lesão vacinal, desaparecendo espontaneamente, sem necessidade de tratamento.

As complicações são pouco freqüentes. As mais comuns são abscessos no local da aplicação, úlcera de tamanho exagerado e gânglios flutuantes e fistulizados.

O tratamento dessas complicações é feito com isoniazida, na dose de 10mg/kg de peso (até no máximo 400mg), diariamente, até a regressão da lesão.

Quimioprofilaxia

A quimioprofilaxia da tuberculose consiste na administração de isoniazida em indivíduos infectados pelo bacilo (quimioprofilaxia secundária) ou expostos mas não infectados (quimioprofilaxia primária), na dose de 10mg/kg de peso até 400mg, diariamente, durante seis meses.

A quimioprofilaxia é indicada em:

• Comunicantes de bacilíferos, menores de 5 anos, não vacinados com BCG, reatores à prova tuberculínica, com exame radiológico normal e sem sintomatologia clínica compatível com tuberculose.
• Recém-nascidos coabitantes de foco bacilífero. Nesses casos, a isoniazida é administrada por três meses e, após esse período, aplica-se o PPD. Se a criança for reatora, a quimioprofilaxia deve ser mantida até o sexto mês; se não, interrompe-se o uso da isoniazida e vacina-se com BCG.
• Indivíduos soropositivos para HIV, nos seguintes casos:
  – comunicantes intradomiciliares ou institucionais de pacientes bacilíferos, independentemente de prova tuberculínica;
  – reatores ao PPD (induração 5mm ou mais) e assintomáticos;
  – não-reatores ao PPD (induração menor que 5mm) com CD4 menor que 350 células/mm^3 ou linfócitos totais inferiores a 1.000/mm^3; e
  – portadores de lesões radiológicas cicatriciais ou com registro documental de terem sido reatores ao PPD.
• Imunodeprimidos por uso de drogas ou por doenças imunossupressoras e comunicantes intradomiciliares de bacilíferos, sob criteriosa decisão médica.

NEUROTUBERCULOSE

A neurotuberculose, infecção do sistema nervoso central (SNC) pelo *Mycobacterium tuberculosis*, é uma das formas extrapulmonares mais temidas, pelo alto índice de morbidade e mortalidade. Nas crianças, quase sempre, é resultado da disseminação linfo-hematogênica que se segue à infecção primária.

Calcula-se que, no Brasil, em crianças de zero a 14 anos, cerca de 5% do total de casos de tuberculose tenham acometimento do SNC. Segundo a Fundação Nacional de Saúde, sua incidência nessa faixa etária chegou a 0,3/100.000 habitantes em 1996.

A neurotuberculose na infância manifesta-se predominantemente como uma meningoencefalite subaguda. Pode manifestar-se também como encefalopatia sem meningite, mielite, com ou sem radiculite ou bloqueio, e tuberculoma.

FISIOPATOGENIA E PATOLOGIA

Após a disseminação hematogênica, há formação de granulomas tuberculosos também nos tecidos do sistema nervoso central, que costumam se localizar em áreas submeníngeas, tanto do encéfalo quanto da medula. Pode haver aumento de volume desses granulomas, originando os tuberculomas, ou, o que é mais comum, descarga do seu conteúdo para as meninges, causando meningite. O exsudato formado no espaço subaracnóideo é espesso e gelatinoso, especialmente na base do encéfalo, onde há maior extravasamento de material caseoso. Essa aracnoidite de base de encéfalo é responsável por três alterações patológicas básicas: 1. obstrução da passagem do líquor pelas cisternas basais, gerando hidrocefalia, por vezes hipertensiva; 2. comprometimento do trajeto dos terceiro, sexto e sétimo nervos cranianos, além do quiasma óptico, causando paresias, paralisias e amaurose; e 3. isquemia e infarto de tecido nervoso secundários à obstrução por vasculite por hipersensibilidade a antígenos micobacterianos, trombose ou pelos próprios granulomas tuberculosos; as artérias cerebrais médias e anteriores são as mais afetadas, comprometendo a irrigação do córtex cerebral e de vias extrapiramidais.

QUADRO CLÍNICO

A neurotuberculose na infância costuma apresentar-se como uma meningoencefalite de evolução subaguda, levando de horas a semanas para se instalar.

Acomete as crianças de pouca idade. Em estudo retrospectivo de 52 casos de neurotuberculose admitidos no Instituto da Criança (I.Cr.) entre 1980 e 1997, metade tinha menos de 1 ano, e dois terços, menos de 2 anos de idade.

Afora os sinais e os sintomas usuais que compõem o quadro clínico geral de comprometimento meningoencefálico, como febre, vômitos, cefaléia e sinais meníngeos, é comum também a ocorrência de déficits motores (paresias), inclusive de pares cranianos (ver Fisiopatogenia). A tabela 1.28 lista as principais queixas relatadas à admissão dos pacientes com neurotuberculose no I.Cr. A tabela 1.29 mostra as principais alterações neurológicas ao exame físico inicial dos pacientes.

A instalação clínica costuma ser dividida em fases ou estágios, descritos por Lincoln e cols. em 1960, a saber:

• no primeiro estágio, ocorrem sinais e sintomas inespecíficos, tais como febre, anorexia, perda de peso, vômitos, cefaléia, apatia;
• no segundo estágio, surgem distúrbios neurológicos, como convulsões, déficits motores e sinais meníngeos;
• o terceiro estágio é caracterizado pela diminuição do nível de consciência.

Cada fase pode durar de horas a dias. A classificação em estágios exprime o grau de comprometimento do paciente, que repercute diretamente no seu prognóstico.

EXAME DO LÍQUOR

O exame quimiocitológico do líquor típico da meningoencefalite tuberculosa é aquele que apresenta pleocitose discreta a moderada (até 200 células/ml), com predomínio linfomonocitário, hiperproteinorraquia moderada (de 100 a 200mg/dl) e hipoglicorraquia. Formas não-meningíticas, como os tuberculomas, podem apresentar-se com exame liquórico normal.

Tabela 1.28 – Freqüência e duração de queixas relatadas por familiares em pacientes com neurotuberculose – I.Cr., FMUSP, São Paulo, 1980-1997.

Variáveis	Nº total*	%	Duração (dias) Mediana e limites
Febre**	44/47	93,6	14,5 (1 e 241)
Convulsões**	29/49	59,2	2,0 (1 e 50)
Vômitos	26/49	53,1	7,0 (1 e 30)
Alteração do nível de consciência	17/48	35,4	1,0 (1 e 15)
Apatia	17/49	34,7	8,0 (2 e 135)
Anorexia	15/47	31,9	15,0 (1 e 30)
Tosse	15/48	31,3	18,0 (1 e 241)
Alteração motora	14/48	29,2	7,5 (2 e 30)
Perda de peso	13/48	27,1	22,0 (2 e 135)
Irritabilidade	8/47	17,0	5,5 (1 e 50)
Dispnéia	5/48	10,4	—
Alteração de comportamento	3/48	6,3	—
Cefaléia	3/48	6,3	—

* Nº total: número de pacientes com informação.
** Excluído o caso 22 – outra infecção do sistema nervoso central concorrente.

Tabela 1.29 – Freqüência de sinais neurológicos ao exame inicial de pacientes com neurotuberculose – I.Cr., FMUSP, São Paulo, 1980-1997.

Variável	Nº*	%**	Nº*	%**
Alteração do nível de consciência			28	56,0
Síndrome piramidal			28	56,0
Hemiparesia	19	35,5		
Dupla hemiparesia	5	9,6		
Monoparesia	1	1,9		
Apenas liberação	3	5,8		
Síndrome meníngea			27	51,9
Síndrome de nervos cranianos			19	36,5
Terceiro	10	19,2		
Sétimo	7	13,5		
Outros	4	7,7		
Síndrome de hipertensão intracraniana			16	30,8
Síndrome extrapiramidal			5	9,6
Coréia	3	5,8		
Distonia	2	3,8		
Alteração de fundo de olho			2	3,8

* Houve mais de um sinal por paciente.
** Em relação ao total de pacientes.

DIAGNÓSTICO

O diagnóstico precoce da neurotuberculose é de importância fundamental, uma vez que, quanto mais tardio for o início do tratamento, pior será o prognóstico da criança.

Em geral, o diagnóstico é presuntivo, pois, como qualquer forma de tuberculose na infância, o agente etiológico dificilmente é identificado pelos métodos microbiológicos usuais. A pesquisa de bacilo álcool-ácido resistente no líquor pela coloração de Ziehl-Neelsen é pouco sensível: na casuística do I.Cr., apenas em 3 entre 52 pacientes (6,4%) esse exame foi positivo. A sensibilidade da cultura de micobactérias em líquor é um pouco melhor: dos 52 pacientes, em oito (17,0%) houve crescimento do *M. tuberculosis*. A lentidão desse método, que leva quatro e seis semanas para fornecer o resultado, é mais um empecilho ao diagnóstico.

Como a neurotuberculose em crianças é conseqüência da disseminação sistêmica do bacilo, deve-se pesquisá-lo também em outros tecidos e líquidos corpóreos, como escarro, lavados traqueal ou bronco-alveolar, urina, medula óssea, gânglios e lavado gástrico. Este último é o que fornece a melhor sensibilidade, tanto para pesquisa como para cultura.

Como a recuperação do agente é mais a exceção do que a regra, para se firmar o diagnóstico é necessária a análise conjunta de dados epidemiológicos, clínicos e laboratoriais, a saber:

História de contato – a identificação de um comunicante intradomiciliar ou íntimo reforça a suspeita diagnóstica de tuberculose; na casuística do I.Cr., em metade dos casos, foi identificada uma fonte bacilífera próxima.

Vacinação com BCG – a vacina BCG diminui o risco de disseminação do bacilo da tuberculose, portanto, o não vacinado é mais propenso a desenvolver neurotuberculose; contudo, a vacinação com BCG **não** exclui a possibilidade.

Presença de sinais neurológicos de déficit motor – hemiparesias e comprometimento de pares cranianos são mais freqüentes na neurotuberculose do que em outras infecções do sistema nervoso central.

Radiografia de tórax – é comum a concomitância do envolvimento pulmonar e do sistema nervoso central; podem-se encontrar alterações específicas de tuberculose, como o complexo primário, ou sugestivas, como o padrão miliar, adenomegalia mediastinal ou condensações parenquimatosas; na casuística do I.Cr., cerca de 55% dos pacientes mostravam algum tipo de alteração radiológica.

Tomografia computadorizada, ultra-sonografia e ressonância magnética de crânio – a ocorrência de dilatação ventricular (hidrocefalia) é bastante comum, chegando a quase 70% dos casos do I.Cr.; alterações do parênquima cerebral correspondentes a áreas irrigadas pelas artérias cerebrais médias ou anteriores (principalmente gânglios da base e cápsula interna) e evidência de realce das meninges de base são igualmente sugestivas.

Teste tuberculínico – o teste de Mantoux pode ser útil, sobretudo naqueles não vacinados com BCG; deve-se lembrar que condições debilitantes, como a própria neurotuberculose e a desnutrição protéico-calórica, podem tornar o paciente anérgico ao PPD.

BCG-teste – útil naqueles não vacinados com BCG, cujo teste de Mantoux foi negativo; é mais sensível que os testes tuberculínicos.

Dosagem de adenosina deaminase (ADA) no líquor – essa enzima é secretada por linfócitos T em diferenciação e proliferação, o que ocorre de modo intenso na infecção tuberculosa; a dosagem de ADA no líquor apresenta boas sensibilidade e especificidade, sobretudo na diferenciação entre as meningoencefalites tuberculosa e as virais.

Devido à apresentação clínico-laboratorial variada e inespecífica, associada à dificuldade de identificação do agente, é comum o atraso no diagnóstico e na instituição do tratamento específico, o que seguramente contribui para o mau prognóstico que a neurotuberculose costuma apresentar. Em mais da metade dos casos admitidos no I.Cr., o diagnóstico foi firmado tardiamente, estando os pacientes no estágio III de evolução, sendo que cerca de 70% já haviam passado por serviço médico anteriormente à admissão hospitalar.

Muito esforço tem sido canalizado para a pesquisa de métodos laboratoriais mais eficazes de determinação do bacilo de Koch. Os testes imunoenzimáticos para a detecção de antígenos micobacterianos e/ou seus anticorpos, mais especificamente o ELISA ("enzyme-linked immunosorbent assay"), tiveram seu auge na década de 1980. Diversos estudos utilizando tanto antígenos bacilares quanto o PPD foram realizados, sem que mostrassem sensibilidade ou especificidade suficientes que permitissem o emprego clínico dos testes.

As técnicas de biologia molecular parecem ser promissoras. O método de PCR tem apresentado excelentes resultados *in vitro*, com altos índices de sensibilidade e especificidade. É também ágil, pois fornece resultado em algumas horas apenas, o que o torna bastante útil. Contudo, os bons resultados *in vitro* não vêm repetindo-se *in vivo*. A PCR produz resultados conflitantes quando testada em estudos colaborativos, sobretudo uma sensibilidade menor que a esperada e resultados falso-positivos por contaminação cruzada. Esses problemas, associados ao alto custo do exame, limitam seu uso na prática médica do dia-a-dia.

DIAGNÓSTICO DIFERENCIAL

O diagnóstico diferencial deve considerar as meningoencefalites virais, meningites bacterianas parcialmente tratadas, abscessos cerebrais, neurocriptococose, neurocisticercose, neurossífilis, neurotoxoplasmose, neurobrucelose e outras afecções inflamatórias não infecciosas do sistema nervoso central, como intoxicações exógenas, neoplasias e colagenoses.

TRATAMENTO

O tratamento é baseado na quimioterapia antituberculosa associada a corticosteróides e na abordagem adequada das complicações.

Não há ainda esquema quimioterápico ideal. Ao contrário da forma pulmonar, são poucos os estudos clínicos a respeito da eficácia comparada entre as diversas associações de drogas dirigidas ao tratamento da neurotuberculose. O Ministério da Saúde recomenda o uso do Esquema II (Tabela 1.30). A isoniazida e a rifampicina são usadas em doses mais elevadas (para garantir melhor penetração liquórica) e por tempo mais prolongado.

Tabela 1.30 – Esquema II: tratamento da neurotuberculose.

Fases do tratamento (duração)	Drogas	Doses (mg/kg/dia)	Dose máxima (mg)
Primeira fase (2 meses)	Isoniazida	20	600
	Rifampicina	20	400
	Pirazinamida	35	2.000
Segunda fase (7 meses)	Isoniazida	10-20	600
	Rifampicina	10-20	400

Observação: recomenda-se o uso de corticosteróides por dois a quatro meses, no início do tratamento – prednisona (1-2mg/kg/dia), ou outro em dose equivalente.

Fonte: Manual de normas para o controle da tuberculose – Ministério da Saúde, Brasília, 1995.

O uso de corticosteróides é aconselhado, mas não deixa de ser controverso. Em teoria, atuariam prevenindo as complicações pelo bloqueio da reação inflamatória, evitando o desenvolvimento de seqüelas. Apesar de não haver estudos suficientes que assegurem seus efeitos benéficos, os corticosteróides são habitualmente empregados como terapia adjuvante (Tabela 1.30).

Algumas complicações podem ocorrer durante o tratamento, tais como hepatotoxicidade secundária ao esquema tríplice, distúrbios metabólicos (notadamente a hiponatremia) e hipertensão intracraniana. Essas complicações devem ser prontamente diagnosticadas e corrigidas, a fim de não interferirem no tratamento.

A hepatotoxicidade secundária à isoniazida e à rifampicina acontece com maior freqüência no tratamento da neurotuberculose do que no de outras formas, devido às doses mais elevadas empre-

gadas. Ocorrem em graus variados, quase sempre durante o primeiro mês de tratamento. Esse efeito adverso pode ser abordado pela redução das doses ou até suspensão temporária dos medicamentos. É raro o caso de mudança do esquema por esse motivo, porém recomenda-se a monitorização da lesão hepática pela dosagem de enzimas hepáticas durante as primeiras semanas de tratamento.

Hiponatremia costuma ocorrer em decorrência de distúrbios hormonais, como secreção inadequada de hormônio antidiurético ou de peptídeo atrial natriurético, ou mais raramente por vômitos.

As cirurgias de derivação ventricular são costumeiramente empregadas para a correção da hipertensão intracraniana, freqüentemente associada à hidrocefalia, quando não-comunicante.

PROGNÓSTICO

A neurotuberculose está associada à morbidade e à mortalidade elevadas, o que a torna uma das formas mais temidas, ao lado da tuberculose miliar. Quanto maior a demora para o início do tratamento, maior a probabilidade de lesão neurológica irreversível. Pode-se afirmar que 60% das crianças que morrem de tuberculose apresentam meningoencefalite.

As seqüelas neurológicas costumam manifestar-se por déficits cognitivos, sensitivos (audição e visão) e motores (piramidal e extrapiramidal), por síndromes convulsivas e pela obstrução definitiva da comunicação do líquor pelas cisternas basais.

Na casuística do I.Cr., dos 46 pacientes que chegaram ao fim do tratamento, oito (17,4%) faleceram devido à doença, 24 casos (52,2%) apresentaram seqüelas, sendo nove (19,6%) leves, seis (13%) moderados e nove (19,6%) graves. Quatorze casos (30,4%) não apresentaram seqüelas.

BIBLIOGRAFIA

1. ALBINO, J.A. & REICHMAN, L.B. – Multidrug-resistant tuberculosis. *Curr. Opin. Infect. Dis.* **10**:116, 1997. 2. Brasil – Ministério da Saúde. Manual de Normas para o Controle da Tuberculose, 4ª ed., 1995, 50p. 3. Committee on Infectous Diseases – Update on tuberculosis skin testing of children. *Pediatrics* 97:282, 1996. 4. DIAS, M.H.P. – Aspectos epidemiológicos da tuberculose em menores de 15 anos no Município de São Paulo, Brasil, 1984. *Rev. Saúde Públ. (São Paulo)* **25**:426, 1991. 5. DIAS, M.H.P. & ROZOV, T. – Tuberculose. **In** *Peditria Básica*. Marcondes, E. 8ª ed., São Paulo, Sarvier, 1992, p. 1027. 6. GUSMÃO FILHO, F.A.R. – Neurotuberculose em crianças: aspectos clínicos, laboratoriais e epidemiológicos. Dissertação de Mestrado. Faculdade de Medicina da Universidade de São Paulo, São Paulo, 1999. 7. INSELMAN, L.S. – Tuberculosis in children: an update. *Pediatr. Pulmonol.* 21:101, 1996. 8. KAMPMANN, B. & YOUNG, D. – Childhood tuberculosis: advances in immunopathogenesis, treatment and prevention. *Curr. Opin. Infect. Dis.* **11**:331, 1998. 9. LINCOLN, E.M.; SORDILLO, S.V.R. & DAVIES, P.A. – Tuberculous meningitis in children. *J. Pediatr.* **57**:807, 1960. 10. NEU, N. et al. – Diagnosis of pediatric tuberculosis in the modern era. *Pediatr. Infect. Dis. J.* **18**:122, 1999. 11. NEWTON, R.W. – Tuberculous meningitis. *Arch. Dis. Child.* **70**:364, 1994. 12. Sociedade Brasileira de Pneumologia e Tisiologia – I Consenso Brasileiro de Tuberculose – 1997. *Jornal de Pneumologia* 23:294, 1997. 13. STARKE, J.R. & SMITH, M.H. – Tuberculosis. **In** Feigin, R.D. *Textbook of Pediatric Infectious Diseases*. 4th ed., Philadelphia, Saunders, 1998, p. 1196. 14. UDUMAN, S.A.; BENER, A. & OTHMAN, S.A.B. – Neonatal BCG vaccination and tuberculin skin sensitity among schoolchildren of the United Arab Emirates. *Ann. Trop. Paediatr.* 16:353, 1996. 15. WÜNSCH FILHO, V. et al. – Effectiveness of BCG vaccination against tuberculous meningitis: a case-control study in São Paulo, Brazil. *WHO Bulletin OMS.* **68**:69, 1990.

Doenças Causadas por Protozoários e Helmintos

coordenadora HELOISA HELENA SOUSA MARQUES

| 1 | **Doença de Chagas** |

EDNA MARIA DE ALBUQUERQUE DINIZ

A doença de Chagas (DC), ou tripanossomíase americana, é uma doença grave e de evolução crônica, constituindo ainda um problema de saúde pública importante na América Latina. É uma antropozoonose cujo agente etiológico é o *Trypanosoma cruzi* (*T. cruzi*). Afeta cerca de 20 milhões de pessoas desde o Sul dos Estados Unidos até a Argentina.

No Brasil, de acordo com dados do Ministério da Saúde, há cerca de 5 milhões de pessoas infectadas e, apesar das campanhas de combate ao inseto transmissor, a doença permanece sendo adquirida por outras vias alternativas, como transfusão de sangue, transplantes e formas congênitas.

A DC foi descrita em 1909 por Carlos Chagas. O grande pesquisador brasileiro descreveu a doença em todas as suas formas: no intestino de hemípteros, onde encontrou numerosos flagelados com características morfológicas de um tripanossomatídeo, e no sangue de uma criança portadora de anemia, febre, hepatoesplenomegalia e linfadenopatia. Demonstrou, desse modo, que o *T. cruzi* era causa importante de uma doença endêmica muito freqüente no interior do Brasil. Nesse mesmo ano, Carlos Chagas publicou em nota prévia essa nova entidade mórbida do homem.

Durante os últimos 90 anos, os conhecimentos sobre a DC aumentaram bastante, embora muitos pontos ainda permaneçam pouco claros, e vários fatores têm influenciado na maior ou menor variabilidade epidemiológica da doença, particularmente sobre os mecanismos e os marcadores de variabilidade do *T. cruzi*, mecanismos que permitem o organismo sobreviver no hospedeiro e a suscetibilidade de indivíduos infectados a complicações tardias e/ou fatais.

ETIOPATOGENIA

Agente etiológico

O *Trypanosoma cruzi* (Chagas, 1909) é um protozoário flagelado pertencente à classe *Mastigophora*, ordem *Kinetoplatida* e à família Trypanosomatidae. São protozoários cujos membros apresentam um flagelo e uma organela auto-replicável que contém DNA (cinetoplasto), que é uma estrutura que apresenta continuidade com o sistema mitocondrial da célula parasitária. No sangue circulante do hospedeiro vertebrado, esses protozoários se apresentam sob a forma de tripomatigotas, com cinetoplasto terminal ou subterminal, um núcleo central e um flagelo, que emerge da porção posterior. Seu tamanho é de 15 a 20µ. Morfologicamente, há dois tipos de parasitas no sangue periférico dos hospedeiros vertebrados: as formas largas que apresentam núcleo ovalado, flagelo longo na sua porção livre e cinetoplasto subterminal, e as formas delgadas com núcleo alongado, cinetoplasto subterminal e flagelo livre longo.

As formas de tripomastigotas circulam no sangue dos vertebrados e podem infectar diversos tipos celulares: macrófagos, fibras musculares esqueléticas, células da musculatura cardíaca e células da glia. Os tripomastigotas, ao penetrar na célula, transformam-se em amastigotas ovalados, que se multiplicam a cada 12 horas, por divisão binária, tornando-se tripomastigotas novamente e após ruptura da célula penetram na circulação sangüínea. O tempo de-

corrido desde a penetração na célula até sua rotura é cerca de três a seis dias, variando de acordo com o tamanho da célula e a cepa do parasita.

Os tripomastigotas circulantes são infectantes para os triatomíneos vetores da doença e, quando esses insetos sugam o sangue do vertebrado, aspiram os parasitas para o interior do seu tubo digestivo. No estômago do artrópode, o *Trypanosoma cruzi* evoluiu, inicialmente, para uma forma arredondada, com flagelo circundando o corpo, denominada esferomastigota; esta, posteriormente, se transformaria em epimastigota, forma flagelada que mede cerca de 20µ de comprimento, dotados de grande mobilidade, multiplicam-se no intestino médio do inseto, por divisão binária, migrando posteriormente para o intestino posterior, onde se desenvolvem em tripomastigotas metacíclicos, que são as formas infectantes para o hospedeiro vertebrado.

O homem pode ser infectado pela contaminação da pele ou mucosa, pelas fezes e urina dos insetos, que são eliminados durante ou logo após a picada do inseto. Os tripomastigotas metacíclicos, contidos nas excreções dos vetores, penetram por pequenas soluções de continuidade da pele ou das mucosas íntegras, infectando posteriormente os macrófagos teciduais locais. Os triatomíneos permanecem infectantes para o homem por toda a vida, e todos os estágios de desenvolvimento desses insetos podem estar colonizados pelo *Trypanosoma cruzi*.

Os vetores da doença de Chagas são insetos hemípteros, da família Reduviidae e da subfamília Triatominae. São insetos grandes, hematófagos estritos, eventualmente realizando canibalismo e coprofagia, podendo o *Trypanosoma cruzi* transmitir-se vetor a vetor.

PATOGÊNESE E PATOLOGIA

A DC pode ser transmitida pela transfusão de sangue, por via intra-uterina (congênita) e pelo próprio vetor. Apresenta um período de incubação entre 7 a 10 dias após a contaminação pelo vetor, podendo ser mais longo na transmissão transfusional. Segue-se uma fase aguda (aparente ou inaparente), com duração média entre três a oito semanas, em que o tratamento pode propiciar cura e, na sua ausência, ocorre entre 5 e 10% de morte em crianças menores. Instala-se então a fase crônica de longa duração, caracterizada por baixa parasitemia e teor elevado de anticorpos da classe IgG, praticamente não se detectando anticorpos tipo IgM. Geralmente, a fase crônica instala-se por meio da forma indeterminada, sempre assintomática, cuja duração é indefinida, podendo ser muito longa (ou mesmo permanente), evoluindo para uma forma clínica definida após 10 ou 20 anos de curso da infecção. Cura espontânea tem sido registrada em casos raros da forma indeterminada, podendo também ocorrer cura parasitológica após terapêutica específica em uma proporção variável de casos. As formas crônicas determinadas (cardiopatia, digestiva, neurológica ou mista) evoluem na maioria dos casos de forma insidiosa a partir da forma indeterminada. Cerca de 5 a 10% dos pacientes podem evoluir para as formas graves e progressivas da cardiopatia crônica chagásica, podendo falecer precocemente. De acordo com aqueles autores, a forma subaguda, muito rara, instala-se subitamente em indivíduos jovens e assintomáticos, por meio de uma miocardite intensa que leva à insuficiência cardíaca refratária em poucos dias e à morte.

A transmissão congênita do *T. cruzi* para o feto pode ocorrer em qualquer fase da doença materna. Porém, na fase aguda, na qual a parasitemia é mais intensa e persistente, o risco de contaminação fetal é maior.

Na fase crônica da doença materna e mesmo em mães assintomáticas (indeterminada), o feto pode também se infectar, uma vez que surtos de parasitemia podem ocorrer e assim haver contaminação placentária e fetal. Porém a transmissão durante a parasitemia materna não é 100%, não se sabendo até o momento que fatores facilitariam a maior ou menor passagem transplacentária do *T. cruzi*.

A doença é causa importante de abortamento e prematuridade. Contaminação fetal em gestações subseqüentes tem sido observada. Uma vez que o *T. cruzi* ganha acesso à circulação fetal, dissemina-se em todos os órgãos, e de forma semelhante à da fase aguda no adulto acomete vários órgãos e tecidos, podendo causar lesões em vísceras e no SNC.

Nisida e cols., 1999, estudaram a transmissão congênita em 57 gestantes com DC e seus 58 RN. As formas clínicas maternas presentes foram: forma indeterminada (47,4%), cardíaca (43,8%) e digestiva (8,8%). A transmissão da DC para o feto foi confirmada em 3 (5,17%) entre os 58 casos estudados, sendo um caso provavelmente de DC congênita.

Do ponto de vista patológico, a infecção pelo *T. cruzi* provoca uma resposta inflamatória, com lesões celulares que evoluem para fibrose. Esses processos, que são seqüenciais, podendo ser simultâneos e inter-relacionados, podem localizar-se em qualquer tecido e órgão, sendo o coração, o trato digestivo e o sistema nervoso os locais mais freqüentemente atingidos.

O *T. cruzi* parasita macrófagos, fibroblastos, células de Schwann e miócitos estriados e lisos. Enquanto as células parasitadas permanecem íntegras, não ocorre inflamação em torno delas. Durante o ciclo evolutivo do parasita o ninho de parasitas rompe a célula, liberando no interstício as formas epimastigotas, tripomastigotas e amastigotas (íntegras ou degeneradas) e restos da célula hospedeira, induzindo à resposta inflamatória.

De acordo com vários estudos, a resposta inflamatória, demonstrada na DC, parece dever-se a vários fatores relacionados ao próprio parasita e a resposta imunitária celular parecendo ser a maior responsável pelas lesões básicas da DC.

A forma aguda da DC começa com a penetração do *T. cruzi* no homem. Após um período de incubação de cinco a sete dias, os parasitas invadem a corrente sangüínea e linfática, indo localizar-se em praticamente todos os órgãos e tecidos do corpo, podendo originar algumas das lesões básicas anteriormente referidas.

Os sinais de porta de entrada surgem se a contaminação se faz pelo barbeiro. Quando o *T. cruzi* penetra pela conjuntiva, origina-se o sinal de Romaña; quando a penetração se dá na pele, formam-se os chagomas de inoculação. Geralmente, são comprometidos, também, os linfonodos satélites que, juntamente com as lesões conjuntivas ou cutâneas, formam os denominados complexos oftalmolinfonodal ou cutaneolinfonodal.

O sinal de Romaña ou complexo oftalmolinfonodal, que é de instalação súbita, caracteriza-se por edema bipalpebral unilateral, elástico e indolor, coloração róseo-violácea das pálpebras, congestão e edema conjuntival e das regiões vizinhas; linfadenite satélite (pré-auriculares, submandibulares e outros), os linfonodos tornam-se aumentados de volume e palpáveis, mas não aderentes aos planos superficiais ou profundos; celulite periorbitária e palpebral, formando os chagomas metastáticos, por vezes com necrose do tecido graduroso, grande número de parasitas, especialmente nos macrófagos e nos linfonodos.

O complexo cutaneolinfonodal é caracterizado pelo aparecimento, em qualquer parte do tegumento, especialmente no rosto e membros, dos chagomas de inoculação. Estes consistem em lesões endurecidas, rósea-violáceas, de aparência furunculóide e com edema central discreto. Microscopicamente, há inflamação aguda focal, rica em parasitas, na derme e na hipoderme. Em conseqüência da propagação do parasita por via linfática, resulta a reação linfonodal satélite com infartamento ganglionar. Nessa forma da doença, o comprometimento cardíaco é freqüente, podendo ocorrer epicardite, miocardite e endocardite parietal, associada a lesões do sistema nervoso autônomo intracardíaco. No sistema digestivo, os processos patológicos principais são encontrados predominantemente nas camadas musculares e nos plexos nervosos intramurais das vísceras ocas. Há miosite focal com lesões das células musculares e dos componentes do interstício. Nos plexos intramurais, há lesões inflamatórias que são de distribuição irregular, encontrando-se gânglios aparentemente normais ao lado de outros alterados. Além das lesões no sistema nervoso autônomo, nos pacientes com manifestações neurológicas graves há meningoencefalite multifocal, caracterizada por um exsudato inflamatório, constituído por células mononucleadas. Amastigotas do *T. cruzi* são encontradas, com freqüência, nos focos inflamatórios ou em células gliais, do tecido adjacente. A meningoencefalite chagásica está sempre junto com a miocardite chagásica aguda, geralmente intensa, sendo essa associação a responsável pela gravidade do quadro e pela mortalidade desses pacientes. Lesões morfológicas podem ocorrer também nos músculos esqueléticos, fígado baço etc., porém são discretas.

Na forma indeterminada, do ponto de vista morfológico, as lesões cardíacas são menos acentuadas que na forma cardíaca da DC. Há cardite focal, discreta em 80% dos casos, e de grau moderado ou intenso em 20%. O comportamento morfológico do sistema de condução revela discretas lesões inflamatórias e/ou fibróticas ou ausência de alterações. De acordo com Ferreira e cols., não há estudos morfológicos sistematizados abordando o sistema nervoso autônomo intracardíaco na forma indeterminada.

A cardiopatia chagásica crônica é caracterizada por uma miocardite crônica progressiva e fibrosante. Pode ser assintomática ou clinicamente sintomática, manifestando-se como uma síndrome congestiva e/ou com alterações do ritmo cardíaco e da condução do estímulo elétrico. A morte súbita pode ocorrer como sua primeira manifestação.

QUADRO CLÍNICO

O sinal de Romaña constitui um dos principais sinais clínicos sugestivo de DC que ocorre após a picada do inseto. Os tripanossomos penetram pela mucosa ocular, produzindo um quadro de conjuntivite aguda com congestão e edema bipalpebral, unilateral, indolor e de coloração rósea, acompanhado de lifadenopatia satélite pré-auricular e submandibular e quadro de celulite periorbitária com sinais de necrose do tecido subcutâneo. A biopsia, nesse local, sempre demonstra um grande número de parasitas. O chagoma de inoculação cutâneo pode aparecer em qualquer parte do tegumento e consiste em uma lesão nodular pequena, de cerca de 1 a 3cm de tamanho, eritematosa, levemente dolorosa, com a base endurecida, e acompanhada freqüentemente de adenopatia satélite. Ambas as portas de entrada apresentam lenta involução, que pode durar de um a dois meses.

Vários outros sinais e sintomas estão presentes nessa fase da doença. A febre é diária, por vezes elevada (> 39°C) e freqüentemente mostra ascensões vespertinas; sua duração é longa e pode variar de um a dois meses, embora temperaturas subfebris possam persistir por várias semanas. Mal-estar, mialgias, astenia, anorexia e cefaléia são outros sintomas que freqüentemente estão presentes em concomitância ao estado febril.

O exame físico comumente mostra linfadenopatia generalizada, com linfonodos palpáveis em regiões cervicais, axilares e inguinais, podendo estar acometidas cadeias ganglionares profundas no abdome e no tórax. Em geral, os linfonodos são móveis, indolores, e raramente apresentam sinais inflamatórios. A hepatoesplenomegalia é também freqüentemente reconhecida ao exame clínico; o aumento desses órgãos é apenas moderado, apresentando as bordas e as superfícies lisas, consistência ligeiramente aumentada e pouco doloroso à palpação.

Manifestações exantemáticas, embora raras, podem ocorrer durante a evolução da doença; os exantemas podem ser morbiliformes, urticariformes ou simular o eritema polimorfo. Edema subcutâneo, generalizado ou localizado, que se instala desde o início do quadro clínico pode ser visto na tripanossomíase americana. Não há relação desse sinal com a insuficiência cardíaca; sua consistência é elástica, e à palpação não se observa hipertermia ou dor. As formas localizadas, em geral, ocorrem na face e nos membros inferiores.

O envolvimento cardíaco é muito freqüente e acomete em especial os pacientes mais jovens. O quadro é de uma miocardite aguda, que pode evoluir raramente para insuficiência cardíaca congestiva. A ausculta do precórdio mostra taquicardia, independente da elevação térmica, e, menos freqüentemente, hipofonese de bulhas, sopro sistólico funcional e arritmias cardíacas. O eletrocardiograma pode demonstrar taquicardia sinusal, baixa voltagem do QRS, alterações primárias da repolarização ventricular e bloqueio atrioventricular de primeiro grau; as arritmias graves, vistas na fase crônica da doença, não são registradas nesse período.

Radiologicamente, observa-se aumento da área cardíaca, e a ecocardiografia comumente mostra a presença de derrame pericárdico. A presença de insuficiência cardíaca congestiva constitui sempre um sinal de mau prognóstico, sendo a principal causa de morte nessa fase da infecção.

Acometimento do sistema nervoso central pode ocorrer como uma meningoencefalite difusa, mais freqüentemente constatada em lactentes, podendo estar associada à miocardite aguda. A sintomatologia é semelhante àquela de outras encefalites, podendo ocorrer torpor, cefaléia, convulsões e sinais neurológicos de localização. O encontro do *T. cruzi* no líquor de pacientes chagásicos agudos tem sido descrito em cerca de 72% dos casos investigados.

De forma semelhante às outras infecções congênitas, a grande maioria dos RN com DC congênita é de baixo peso ou prematuros, podendo a doença manifestar-se ao nascimento ou após alguns meses. A hepatoesplenomegalia e a icterícia constituem os sintomas principais dessa enfermidade nesse período. Sintomas neurológicos têm sido observado em cerca de 50% dos casos, caracterizados por meningoencefalite, convulsões e hidrocefalia. O acometimento cardíaco, caracterizado por miocardiopatia chagásica, não é freqüente, e as complicações cardíacas comuns nos casos de DC adquirida são raras na forma congênita. Do ponto de vista hematológico, observam-se anemia, petéquias, púrpura. Lesões necróticas em pele e mucosas são observadas correspondendo à disseminação hematogênica de chagomas. Para o sistema gastrintestinal, têm sido observados disfagia, distúrbios do peristaltismo e megaesôfago. Queratite parenquimatosa é descrita dentre os sinais oculares.

DIAGNÓSTICO LABORATORIAL

O diagnóstico laboratorial da DC é diferente para as duas fases em que a doença se apresenta: durante a fase aguda, o diagnóstico deve ser parasitológico, enquanto na fase crônica o diagnóstico laboratorial é fundamentalmente sorológico.

Diagnóstico laboratorial de fase aguda

Tendo em vista a elevada parasitemia da fase aguda da DC, o primeiro exame que deve ser realizado é a pesquisa direta no sangue periférico de *T. cruzi* a fresco, entre lâmina e lamínula, de preferên-

cia em pacientes não-febris. Esse exame é com freqüência positivo, principalmente se a transmissão for por mecanismo transfusional. A pesquisa em gota espessa ou mesmo em lâmina corada apresenta sensibilidade menor, sendo importante haver parasitemia elevada para que seja positiva. Em caso de exames negativos, e à suspeita clínica persistir, deve-se repetir o exame ou utilizar os métodos de concentração do parasita: o método de Strout ou do micro-hematócrito.

Na eventualidade de exame negativo, pode ser solicitada a pesquisa de anticorpos anti-*T. cruzi* de classe IgM, por imunofluorescência indireta. Esse exame é indicado quando o parasita não é encontrado, pelo menos em duas tentativas diferentes. Títulos de 1:10 ou maiores sugerem fase aguda da doença e, nesses casos, o xenodiagnóstico pode ser realizado para confirmação parasitológica.

O xenodiagnóstico é um exame que não tem indicação formal como diagnóstico na fase aguda, a não ser na presença de anticorpos IgM. Atualmente, utiliza-se o xenodiagnóstico artificial.

Outro exame que pode ser utilizado é o hemocultivo, cujo resultado se obtém entre 60 e 90 dias após a colheita, não sendo utilizado na prática, bem como a inoculação em camundongo.

Na DC congênita, em vista da parasitemia elevada, o melhor método para o diagnóstico laboratorial é a demonstração direta do parasita, que poderá ser feita no sangue e no líquor a fresco, em esfregaço corado, em gota espessa, isto é, em creme leucocitário. Pelo fato de nos primeiros dias de vida a parasiremia não ser tão elevada, pode-se enriquecer o material com centrifugação prévia. Na experiência de alguns autores, o micro-hematócrito é muito útil para o diagnóstico, detectando infecção congênita em 97,4% das crianças com menos de 6 meses de idade.

A pesquisa de anticorpos anti-*Tripanosoma cruzi* deverá ser feita não só no RN, mas também em sua mãe. Os testes sorológicos mais freqüentemente utilizados são: imunofluorescência para anticorpos IgG; imunofluorescência para anticorpos IgM; reação de hemaglutinação; fixação do complemento (Machado-Guerreiro); floculação. Estes dois últimos não têm sido mais utilizados. A presença de anticorpos maternos de transferência passiva no sangue do RN pode alterar a sua resposta imunológica na presença do parasita. Reações com títulos baixos ou negativas não afastam o diagnóstico, necessitando de acompanhamento sorológico a longo prazo. Lorca e cols., 1995, estudaram comparativamente a pesquisa de antígenos recombinantes com o teste de imunofluorescência para anticorpos totais (IFAT) e o teste ELISA ("enzyme-linked immunosorbent assay") para o diagnóstico precoce da DC congênita. Utilizaram sangue de cordão e soro de 12 RN infectados (grupo I) e 12 RN não-infectados nascidos de mães com DC (grupo II). Os testes IFAT e ELISA mostraram resultados positivos com títulos elevados de IgG nas mães e nas crianças de ambos os grupos. A pesquisa de anticorpos IgA por meio do teste ELISA foi positivo em quatro das crianças infectadas, e a IgM foi detectada em duas crianças. Todos os soros dos RN não-infectados foram negativos para IgA e IgM no teste ELISA. A aplicação de DOT usando oito ensaios de antígenos de *T. cruzi* recombinante permitiu demonstrar anticorpo específico IgA no sangue de cordão de seis dos RN infectados e IgM em oito deles. A repetição desses testes sorológicos em amostras mensais obtidas durante o acompanhamento clínico mostrou resultados positivos para IgA em duas crianças que foram inicialmente negativas no grupo I e para IgM em quatro delas. Os autores concluíram que o diagnóstico da infecção congênita pelo *T. cruzi* foi confirmado por meio da demonstração de IgM específico em todas as crianças infectadas e de IgA em oito delas. Chamam a atenção para a importância da demonstração de IgM ou IgA no diagnóstico da transmissão congênita tardia do parasita na gestação. Outros autores também têm comentado a importância da detecção da IgA específica anti-*T. cruzi* como um dos critérios para o diagnóstico da infecção congênita na ausência de parasitemia detectável.

Além do diagnóstico específico para DC, outros exames devem também ser realizados, particularmente no RN e em crianças maiores, como o hemograma, no qual se pode constatar anemia, eosinofilia e plaquetopenia; nos casos de acometimento visceral grave, pode ocorrer icterícia à custa do aumento de bilirrubina direta, além de aumento das TGO e TGP, as quais podem também estar elevadas.

- Radiografias de tórax e de crânio: devem ser realizadas, podendo ser detectadas calcificações intracranianas.
- Ultra-sonografia do crânio (possibilidade de hidrocefalia).
- Estudo liquórico (meningoencefalite pode ser assintomática): eosinofilia pode estar presente, bem como a presença de *T. cruzi*.
- Eletrocardiograma: é importante para afastar DC congênita ou complicações cardíacas.

Diagnóstico laboratorial da fase crônica

Tendo em vista a baixa parasitemia que caracteristicamente ocorre na DC na sua fase crônica, apenas 5 a 10% dos infectados apresentam parasitas detectáveis por um exame único de xenodiagnóstico com 40 triatomíneos. À medida que aumentamos o número de xenodiagnósticos realizados, a porcentagem de positividade aumenta até aproximadamente 50% dos pacientes. Devido à baixa parasitemia, não se utilizam exames parasitológicos para o diagnóstico de etiologia chagásica nessa fase. Dessa forma, utilizam-se as técnicas sorológicas de uso corrente: hemaglutinação indireta (HAI), imunofluorescência indireta (IFI), técnica imunoenzimática (ELISA), aglutinação direta com 2ME (AD2ME) e fixação do complemento ou reação de Machado Guerreiro. Esta última praticamente não é mais utilizada na atualidade, devido a dificuldades técnicas na sua execução, assim como à estabilidade dos reagentes. Todas as técnicas mencionadas têm elevada sensibilidade e especificidade.

Outras técnicas

Ultimamente, novos métodos diagnósticos têm sido utilizados para auxiliar no diagnóstico da DC, sem, no entanto, substituir os métodos tradicionais como o xenodiagnóstico. A utilização de técnicas de biologia molecular e engenharia genética e sua aplicação em diferentes situações clínicas têm sido aplicadas para o diagnóstico laboratorial da DC. A PCR ("polymerase chain reaction") pode ser usada para o diagnóstico parasitológico da fase crônica, que, a partir de amostra de sangue, permite ampliar parte do parasita milhares de vezes.

Alguns autores têm utilizado a PCR com a finalidade de seguimento de RN com infecção congênita, demonstrando vantagens sobre as técnicas convencionais, não só para a detecção precoce do *T. cruzi*, como também para o seguimento e a monitorização de crianças tratadas. A técnica denominada TESA blot ("immunoblotting with trypomastigote excreted-secreted antigens") tem sido recentemente utilizada no diagnóstico sorológico da DC congênita, na infecção aguda e crônica por vários autores. Umezawa e cols. estudaram 512 pacientes, sendo 401 chagásicos (dos quais 361 eram casos crônicos, 36 casos agudos e 4 casos congênitos em RN e crianças). Os autores demonstraram que em todos os casos agudos e congênitos os testes para anticorpos IgM e IgG TESA blot foram positivos, enquanto nos casos crônicos 100% dos pacientes eram positivos para anticorpos IgG. Os autores sugeriram que o teste TESA blot parece ser útil como teste diagnóstico sensível e específico nos casos de infecção aguda ou congênita pelo *T. cruzi*, servindo também como teste confirmatório em relação à sorologia convencional para DC.

Pesquisa de antígeno na urina também pode ser realizada no diagnóstico parasitológico da fase crônica da DC. Alguns autores têm utilizado anticorpos monoclonais contra antígenos purificados de *T. cruzi* na urina por meio do teste ELISA, demonstrando antigenúria em pacientes com infecções aguda e congênita, demonstrando assim a presença de antígenos urinários do parasita. A determinação da antigenúria parece ser de grande valor para o diagnóstico precoce da DC, como também para o diagnóstico dos casos crônicos com sorologia conflitante e nos pacientes com infecção congênita.

Nisida e cols., 1999, demonstraram em placentas de RN com DC, filhos de mães HIV positivas, a presença de *T. cruzi* confirmada por imuno-histoquímica.

A técnica de lise de tripomastigotas mediada por complemento A tem sido utilizada, em casos de seguimento de pacientes tratados por meio da presença no soro dos pacientes de anticorpos líticos, porém não é empregada rotineiramente.

Outra técnica que tem sido utilizada no diagnóstico sorológico de fase crônica, em casos de sorologia duvidosa, é a técnica Western Blot, eletroforese bidimensional com transferência em membranas de nitrocelulose, que permite evidenciar a existência de anticorpos no soro dos pacientes, reconhecendo bandas protéicas do parasita.

O emprego de antígenos recombinantes, produzidos por engenharia genética utilizando a técnica de ELISA, tem tido sucesso principalmente quando dois ou mais antígenos são empregados concomitantemente.

DIAGNÓSTICO DIFERENCIAL

Durante a fase aguda febril da doença de Chagas, é importante o diagnóstico diferencial com outras doenças infecciosas, como febre tifóide, miocardites virais, malária, leishmaniose visceral, mononucleose infecciosa, citomegalia aguda e toxoplasmose aguda linfoglandular. Quando os sinais de porta de entrada do parasita estão presentes, o diagnóstico diferencial com essas enfermidades é mais fácil.

O quadro clínico, os dados epidemiológicos e a avaliação laboratorial podem, com certeza, ajudar a distinguir diversas doenças infecciosas. A avaliação laboratorial pode evidenciar, com relação ao hemograma, anemia discreta, leucocitose leve a moderada, neutropenia, linfocitose com presença de numerosos linfócitos atípicos e, ocasionalmente, plasmocitose e eosinofilia, que podem estar presentes, embora ocorram tardiamente, na evolução da doença. De acordo com Ferreira e cols., 1997, esse quadro hematológico permite colocar a fase aguda da tripanossomíase americana na "síndrome da mononucleose infecciosa" (quadro febril e linfocitose atípica), na qual também se incluem as infecções causadas pelo vírus Epstein-Barr, citomegalovírus, *Toxoplasma gondii*, vírus da hepatite A etc. A velocidade de hemossedimentação acha-se aumentada na maioria dos casos.

Na grande maioria dos pacientes acometidos pelo *T. cruzi* (mais de 90% dos casos), as manifestações clínicas da fase aguda desaparecem espontaneamente em um período de dois a quatro meses.

O diagnóstico diferencial na DC congênita deverá ser feito com as doenças do grupo TORCHS, ou seja, toxoplasmose, sífilis, citomegalia, rubéola, herpes simples, e também com outras doenças, como sepse e doença hemolítica neonatal.

TRATAMENTO

A evolução do tratamento específico da DC, incluindo várias drogas testadas, têm sido descrita por Coura (1996). Desde 1969, segundo o autor, estudos clínicos e laboratoriais têm demonstrado persistentemente que o nifurtimox e o benzonidazol são os melhores agentes para tratar a infecção humana pelo *Trypanosoma cruzi*, embora não sejam consideradas drogas ideais. As principais indicações para a utilização desses medicamentos são: fase aguda da infecção chagásica, forma congênita, reativação da infecção associada com imunodepressão, infecção recentemente adquirida, principalmente em crianças e adultos jovens, em transfusões de sangue e em transplante de órgãos. Ambas as drogas são também indicadas para o tratamento de alguns pacientes com a forma assintomática indeterminada da infecção crônica com comprometimento cardíaco moderado.

O nifurtimox é um derivado nitrofurânico (Lampit®), e o benzonidazol, um derivado nitroimidazólico (Rochagan®).

O nifurtimox, um pouco mais antigo, é um nitrofurânico que se apresenta sob a forma de comprimidos de 120mg, devendo ser administrado na dose básica de 8 a 10mg/kg/dia para adultos e 10 a 15 mg/kg/dia para crianças em duas tomadas diárias (12/12h). É mais bem tolerado pelas crianças, sendo seus principais efeitos colaterais anorexia, perda de peso, náuseas, vômitos, dores abdominais, insônia e alguns distúrbios do comportamento, dermatite alérgica e polineuropatia.

O benzonidazol (Rochagan®, comprimidos de 100mg) pode ser utilizado na dose de 5mg/kg/dia para adultos e de 7 a 10mg/kg/dia para crianças, sempre em tomadas de 12/12h. No RN é usado mais freqüentemente na dose de 10mg/kg/dia uma a duas vezes ao dia, com boa resposta clínica e laboratorial, além de ótima tolerabilidade, e o acompanhamento laboratorial com essa droga tem mostrado negativação da pesquisa direta do *T. cruzi* em torno de 8 a 10 dias do início do tratamento.

De modo geral, os principais efeitos colaterais são: dermatopatia urticariforme (em 30% dos casos, geralmente na segunda semana de tratamento), depressão medular com leucopenia (rara e grave) e polineuropatia periférica (rara, surgindo a partir da sexta semana).

No caso da leucopenia, Ferreira e cols., 1997, recomendam a monitorização clínica e laboratorial, podendo algumas vezes ser necessária a suspensão da droga e a cobertura com antibióticos. A polineuropatia pode regredir após a suspensão do tratamento, não sendo prevenível com a administração de complexo B. No caso da dermatopatia, de acordo com aqueles autores, os pacientes a toleram até o final do tratamento; no entanto, por vezes, os pacientes necessitam suspender a droga devido às reações de pele muito fortes, até que se abrandem os sintomas, podendo-se voltar ao tratamento ou, caso retornem as lesões, o tratamento deverá ser suspenso, podendo-se tentar o uso do nifurtimox.

Outro medicamento que tem sido testado recentemente é o halopurinol, que apresenta alguma ação contra o *T. cruzi in vitro*, não se mostrando eficaz em vários experimentos na DC aguda ou crônica. O uso de corticoterapia tem sido recomendado também nos casos de miocardite muito grave, associado com o tratamento específico, diminuindo assim o processo inflamatório da doença.

Diversas novas drogas para o tratamento da DC humana estão sendo testadas. De acordo com Coura, devido à falta relativa de interesse da indústria farmacêutica na pesquisa de drogas para o tratamento dessa parasitose, que afeta 16 a 18 milhões de pessoas na América Latina, as instituições universitárias e de pesquisa governamental devem estimular a investigação para o desenvolvimento de novas drogas e a avaliação de drogas conhecidas experimentalmente e ainda não testadas.

PROGNÓSTICO

Na ausência de acometimento grave no SNC, a evolução é boa e a recuperação ocorre já nos primeiros meses de vida no caso de infecção congênita.

O acompanhamento, a longo prazo, de alguma dessas crianças tem sido muito bom e não se têm constatado alterações neurológicas e cardíacas durante os primeiros anos de vida.

Todo RN de mãe chagásica, ainda que aparentemente sadio, deverá ter seguimento clínico e laboratorial pelo menos durante o primeiro ano de vida, a fim de detectar manifestações tardias da doença.

Acompanhamento da evolução neurológica, no sentido de diagnosticar seqüelas, é importante, principalmente no primeiro ano de vida. Sorologias seriadas nos primeiros meses de vida são importantes, principalmente nos casos duvidosos, a fim de se detectar elevação ou não dos títulos. Controles ultra-sonográficos devem ser freqüentemente realizados, principalmente na suspeita de hidrocefalia.

Visitas domiciliares devem ser realizadas, além de pesquisa do *T. cruzi* nos outros membros da família.

PREVENÇÃO

Melhoria das condições higiênicas nas habitações, desinsetização e educação sanitária. A amamentação por mulheres com DC não é aconselhável devido à possibilidade do encontro do *T. cruzi* no leite materno, particularmente na fase aguda, porém pode-se tentar relactação ao término do tratamento. A mãe chagásica crônica não deve ser doadora de leite, e a amamentação do seu filho deve ser considerada individualmente, principalmente levando em conta as condições socioeconômicas. Pays, 1998, referiu que o controle do vetor tem sido cada vez mais difícil, tendo em vista as espécies domésticas serem exterminadas e substituídas por outras espécies não domésticas ou selvagens, além da migração cada vez maior da população da área rural para a urbana.

BIBLIOGRAFIA

1. ALBARRACIN-VEIZAGA, H. et al. – Chagas disease in an area of recent occupation in Cochabamba – Bolívia. *Rev. Saúde Pública*, 33:230, 1999. 2. ARTEAGA-FERNANDEZ, E. et al. – Incidence of congenital transmission of Chagas' disease. *Arq. Bras. Cardiol.* 49:47, 1987. 3. ATIAS, A. – A case of congenital chagasic megaesophagus: evolution until death caused by esophageal neoplasm, at 27 years of age. *Rev. Med. Child.* 122:319, 1994. 4. ATIAS, A.; MORALES, M.; MUNOZ, P. & BARRIA, M. – Ocular involvement in congenital Chagas' disease. *Rev. Child. Pediatr.* 56:137, 1985. 5. AZOGUE, E. & DARRAS, C. – Congenital Chagas in Bolivia: comparative study of the effectiveness and cost of diagnostic methods. *Rev. Soc. Bras. Med. Trop.* 28:39, 1995. 6. AZOGUE, E. – Women and congenital Chagas' disease in Santa Cruz, Bolivia epidemiological and sociocultural aspects. *Soc. Sci. Med.* 37:503, 1993. 7. AZOGUE, E.; LA FUENTE, C. & DARRAS, C. – Congenital Chagas' disease in Bolivia: epidemiological aspects and pathological findings. *Trans. R. Soc. Trop. Med. Hyg.* 79:176, 1985. 8. BITTENCOURT, A.L. – Possible risk factors for vertical transmission of Chagas' disease. *Rev. Inst. Med. Trop. São Paulo* 35:403, 1992. 9. BITTENCOURT, A.L. et al. – Incidence of congenital Chagas' disease in Bahia, *Brazil. J. Trop. Pediatr.* 31:242, 1985. 10. BITTENCOURT, A.L. et al. – Esophageal involvement in congenital Chagas' disease. Report a case with megaesophagus. *Am. J. Trop. Med. Hyg.* 33:30, 1984. 11. BITTENCOURT, A.L. – Congenital Chagas disease as a public health problem. *Ann. Soc. Belg. Med. Trop.* 65 (Suppl. 1):103, 1985. 12. BLANCO, S.B.; SEGURA, E.L. & GURTLER, R.E. – Control of congenital transmission of *Trypanosoma cruzi* in Argentina. *Medicina (B. Aires)* 59(Suppl. 2):138, 1999. 13. CAMARGO, M.E. – Diagnóstico sorológico e métodos de detecção dos agentes etiológicos das infecções congênitas hematogênicas. In Bittencourt, A.L. (ed.). *Infecções Congênitas Transplacentárias.* Rio de Janeiro, Revinter, 1995, p. 125. 14. CHIMELLI, L. & SCARAVILLI F. – Trypanosomiasis. *Brain Pathol.* 7:559, 1997. 15. COURA, J.R. – Current prospects of specific treatment of Chagas' disease. *Bol. Chil. Parasitol.* 51:69, 1996. 16. DE ANDRADE, A.L. et al. – Randomised trial of efficacy of benznidazole in treatment of *Trypanosoma cruzi* infection. *Lancet* 348:1407, 1996. 17. DIAS, J.C. – The clinical, social and occupacional aspects of Chagas disease na endemic area under the control of the state of Minas Gerais Brazil. *Rev. Soc. Bras. Med. Trop.* 26:93, 1993. 18. DINIZ, E.M.A. – Doença de Chagas congênita. In Marcondes, E. (ed.). *Pediatria Básica.* 8ª ed., São Paulo, Sarvier, 1991, p. 446. 19. DINIZ, E.M.A. – Quadro clínico, laboratorial e radiológico das infecções hematogênicas no recém-nascido e suas manifestações tardias. In Bittencourt, A.L. (ed.). *Infecções Congênitas Transplacentárias.* Rio de Janeiro, Revinter, 1995, p. 151. 20. DINIZ, E.M.A. – Infecções congênitas. Parte 2: Aspectos neonatais. In Isfer, E.V.; Sanchez, R.C. & Saito, M. (eds.). *Medicina Fetal: Diagnóstico Pré-Natal e Conduta.* Rio de Janeiro, Revinter, 1996, p. 545. 21. DI PENTIMA, M.C. et al. Prevalence of antibody to *Trypanosoma cruzi* in pregnant Hispanic women in Houston. *Clin. Infect. Dis.* 28:1281, 1999. 22. FERREIRA, M.S. et al. – Doença de Chagas. In Veronesi, R. & Focaccia, R. *Tratado de Infectologia.* São Paulo, Atheneu, 1997, p. 1175. 23. FREILIJ, H.L. et al. – Antigenuria in infants with acute and congenital Chagas' disease. *J Clin. Microbiol.* 25:133, 1987. 24. FREILIJ, H. & ALTCHEH, J. – Congenital Chagas' disease: diagnostic and clinical aspects. *Clin. Infect. Dis.* 21:551, 1995. 25. HOWARD, J. & RUBIO, M. – Congenital Chagas disease. I. Clinical and epidemiological study of thirty cases. *Bol. Chil. Parasit.* 23:107, 1968. 26. LORCA, M. et al. – Diagnostic value of detecting specific IgA and IgM with recombinant *Trypanosoma cruzi* antigens in congenital Chagas' disease. *Am. J. Trop. Med. Hyg.* 52:512, 1995. 27. LORCA, M. & THIERMANN, E. – Serological diagnosis of congenital infection

with *Trypanosoma cruzi. Rev. Child. Pediatr.* **62**:337, 1991. 28. MOYA, P. et al. – Neonatal Chagas disease: laboratory diagnosis during first year of life. *Medicina (B Aires)* **49**:595, 1989. 29. MOYA, P.R. et al. Treatment of Chagas' disease with nifurtimox during the first months of life. *Medicine (B Aires)* **45**:553, 1985. 30. NISIDA, I.V. et al. – A survey of congenital Chagas' disease, carried out at three health institutions in São Paulo city, Brazil. *Rev. Inst. Med. Trop. São Paulo* **41**:305, 1999. 31. PAYS, J.F. – American human trypanosomiasis 90 years after its discover by Carlos Chagas. I Epidemiology and Control. *Med. Trop.* **58**:391, 1998. 32. PAYS, J.F. – Human American trypanosomiasis 90 years after its discover by Carlos Chagas. II. Clinical aspects, physiopathology, diagnosis and treatment. *Med. Trop.* **59**:79, 1998.

33. PEHRSON, P.O.; WAHLGREN, M. & BENGTSSON, E. – Intracranial calcifications probably due to congenital Chagas' disease. *Am. J. Trop. Med. Hyg.* **31**:449, 1982. 34. RUSSOMANDO, G. et al. – Treatment of congenital Chagas' disease diagnosed and follow up by the polymerase chain reaction. *Am. J. Trop. Med. Hyg.* **59**:487, 1998. 35. RIGOU, D.G. & CARNEVALLI, L. – Chagas disease in blood donors. *Medicina (B. Aires)* **57**:693, 1997. 36. THIERMANN, E. et al. – Congenital toxoplasma gondii and *Trypanosoma cruzi* infections. *Rev. Child. Pediatr.* **56**:143, 1985. 37. UMEZAWA, E.S. et al. – Immunoblot assay using excreted-secreted antigens of *Trypanosoma cruzi* in serodiagnosis of congenital, acute, and chronic Chagas'disease. *J. Clin. Microbiol.* **34**:2143, 1996.

2 Esquistossomose Mansônica

LUIZ JACINTHO DA SILVA

A esquistossomose é a mais problemática das doenças causadas por helmintos. Segundo a Organização Mundial de Saúde (OMS), a esquistossomose é endêmica em 76 países; o número estimado de casos existentes é de 200 milhões, sendo 80% na África ao Sul do Saara, havendo ainda cerca de 600 milhões de pessoas expostas ao risco. Estima-se em 20.000 o número anual de mortes por esquistossomose em todo o mundo, a maioria por câncer de bexiga (conseqüente à infecção pelo *S. haematobium*) ou fibrose hepática e hipertensão portal (conseqüente à infecção pelo *S. mansoni*). Os países com o maior número de casos são os da África Central, Brasil, China, Egito, Camboja e Filipinas.

A esquistossomose é considerada a principal doença de veiculação hídrica da atualidade. Das doenças parasitárias, somente a malária apresenta prevalência mais elevada. Mais que a pobreza e o subdesenvolvimento, a degradação do ambiente é o determinante mais importante da sua ocorrência e distribuição.

Tipicamente uma doença do meio rural, a intensa urbanização verificada nos países do Terceiro Mundo nas últimas décadas tem levado a esquistossomose para as cidades e centros metropolitanos. Não só no Brasil, onde a ocorrência de casos em São Paulo, Belo Horizonte e Rio de Janeiro é conhecida há muitos anos, mas também na África, como em Kinshasa, Dar Es-Salaam e Harare.

Doença de países em desenvolvimento, a ausência de saneamento básico é o fator isolado mais importante para sua ocorrência, afora a presença de hospedeiro intermediário adequado. Não obstante, a epidemiologia da esquistossomose não é uniformemente homogênea, a intensidade da endemia pode variar ao longo do tempo, e os determinantes da sua ocorrência e distribuição, ainda que comuns, podem ter importância relativa variável de um país para outro e de uma região para outra.

Possivelmente, o primeiro registro da ocorrência de esquistossomose em ocidentais foi feito pelo Barão Larrey, médico do exército de Napoleão, que observou alta incidência de hematúria entre os soldados franceses durante o período em que ficaram no Egito, de 1799 a 1801. A esquistossomose foi descrita em 1851, por Theodor Bilharz, no Cairo. No Brasil, a esquistossomose foi descrita por Pirajá da Silva, em 1908, em necropsias realizadas na Bahia.

ETIOLOGIA

A esquistossomose é causada por helmintos do *Phylum platelminthes*, ordem *Trematoda*, família *Schistosomatidae*.

As espécies que acometem humanos são o *S. mansoni*, o *S. haematobium*, o *S. japonicum*, o *S. intercalatum* e o *S. mekongi*. Além desses, o *S. matthei*, um parasita de animais, pode acometer humanos. A única espécie com transmissão no Brasil é o *S. mansoni*.

O *S. mansoni* é um verme dióico, dimórfico, os machos medindo 10 a 15mm por 1mm e as fêmeas 20mm por 0,25mm. Os adultos são encontrados nas veias do sistema porta.

Outros trematódeos de interesse humano são: *Clonorchis sinensis, Opistorchis felineus, Fasciolopsis buski, Paragonimus wetermani* e *Fasciola hepatica*. Desses, apenas o último é encontrado no Brasil.

Ciclo de vida do *S. mansoni*

Humanos são os hospedeiros definitivos. Os vermes adultos (1 a 2cm de comprimento) vivem nas veias do sistema porta, onde ocorre o acasalamento. Os ovos (cerca de 145μm por 55μm) são eliminados através da mucosa retal, chegando ao meio externo por meio das fezes. Ao atingir o meio hídrico (água doce) eclodem, liberando as formas de vida livre, os miracídios, que vão penetrar no hospedeiro intermediário, moluscos do gênero *Biomphalaria* spp. – no Brasil são hospedeiros intermediários a *B. glabrata*, a *B. tenagophila* e a *B. straminea* –, onde se dará uma multiplicação assexuada, resultando, em quatro a seis semanas, em centenas de cercárias, que serão eliminadas. As cercárias são as formas infectantes, apresentam termo e heliotropismo positivos, com uma sobrevida de pouco mais de 48 horas. As cercárias penetram através da pele íntegra; ao penetrar o hospedeiro definitivo, transformam-se em formas jovens, os esquistossômulos, que se transformarão em formas adultas em quatro a seis semanas. No hospedeiro definitivo, o *S. mansoni* migra pelo sistema venoso para o pulmão e fígado, passando depois para o sistema porta, fechando o ciclo. O percurso entre os pulmões e o fígado ainda é objeto de discussão, havendo os que defendem que os vermes permanecem o tempo todo no interior dos vasos e os que entendem que esses atingem o fígado através da cápsula hepática.

O ciclo completo, da penetração das cercárias ao encontro dos ovos nas fezes, leva em torno de quatro a oito semanas. Como na maioria das infecções por helmintos, não existe multiplicação no hospedeiro definitivo.

EPIDEMIOLOGIA E TRANSMISSÃO

A transmissão da esquistossomose se dá no meio hídrico. Não há outras maneiras de adquirir a infecção. O risco de transmissão está na relação direta da exposição ao meio hídrico e na relação inversa da disponibilidade de saneamento básico.

O hospedeiro intermediário, moluscos do gênero *Biomphalaria*, habita coleções hídricas de pouca correnteza (lagoas, remansos de rios, valas de drenagem ou irrigação).

Nas áreas endêmicas, a esquistossomose tem uma curva de prevalência em relação à idade muito característica. A prevalência, assim como a intensidade da infecção, aumenta com a idade, até a faixa etária escolar, atingindo seu número máximo por volta do 12 a 14 anos, decaindo depois. Essa curva parece ter dois determinantes: a aquisição de imunidade e o padrão de exposição às coleções hídricas. A maioria dos autores entende, no entanto, que nas áreas de elevada transmissão o padrão de exposição às coleções hídricas seja fator de menor importância.

Nas áreas urbanas, particularmente do Sudeste brasileiro, a esquistossomose é predominantemente uma infecção de crianças maiores e de adolescentes, estando claramente associada às atividades de lazer.

Distribuição da esquistossomose mansônica no Brasil

Em 1998, a esquistossomose era encontrada, em maior ou menor prevalência, em 19 estados e no Distrito Federal, estendendo-se do Rio Grande do Sul ao Pará. Áreas endêmicas de transmissão são reconhecidas pela Fundação Nacional da Saúde (FUNASA) em 11 estados, ainda que haja evidências de significativa redução, senão da prevalência, da intensidade da infecção.

Não é possível estimar o número de casos, uma vez que a esquistossomose não é doença de notificação compulsória. Estimativas antigas, baseadas no inquérito de Pellon e Teixeira, estabeleciam uma faixa de 6 a 10 milhões de infectados em todo o país. A quimioterapia em larga escala, realizada desde o início do Programa Especial de Controle da Esquistossomose (PECE), deve ter alterado este número, ainda que o impacto da quimioterapia se faça sentir muito mais sobre a intensidade da infecção do que sobre a prevalência. Estimativas mais recentes, de 1997, colocam o número de pacientes infectados em torno de 6,3 milhões em todo o país. Entre 1979 e 1998, o número absoluto de óbitos atribuídos à esquistossomose, assim como o coeficiente de mortalidade, diminui de 818 (0,68/100.000) para 478 óbitos (0,31/100.000); desses, 4,4% eram em menores de 14 anos em 1979; mas, em 1998, apenas 0,83% eram em menores de 14 anos.

A extrema focalidade da transmissão da esquistossomose não permite analisar dados de prevalência em âmbito estadual. Algumas localidades do Nordeste ainda apresentam prevalências maiores que 20%, ainda que evidências se acumulem para mostrar que a intensidade da infecção tem diminuído significativamente. Estatísticas de mortalidade e dados hospitalares sugerem que os casos graves de esquistossomose estejam diminuindo.

Ainda se observa maior intensidade de transmissão no Nordeste ocidental, compreendendo a faixa litorânea e formando um contínuo com o agreste, onde a transmissão da esquistossomose, ainda que presente, se dá com menor intensidade.

Essa faixa de maior prevalência da infecção vai desde o Rio Grande do Norte até a Bahia. É uma região úmida e quente, onde o hospedeiro intermediário é a B. glabrata. Essa é classicamente considerada a área original de transmissão. Em torno dela existe uma área mais extensa, abrangendo todo o Nordeste, desde o Maranhão, e continuando para o Sul, em Minas Gerais e Espírito Santo, onde se verificam áreas isoladas de intensa transmissão, particularmente em Minas Gerais. Nessas áreas, o hospedeiro intermediário é a B. straminea, com algumas áreas tendo a B. glabrata como hospedeiro intermediário.

Afora essas áreas, a transmissão da esquistossomose é eminentemente focal e de baixa intensidade, com algumas áreas reduzidas de transmissão mais intensa. Na Região Sudeste, o hospedeiro intermediário é, predominantemente, a B. tenagophila.

FISIOPATOGENIA, PATOLOGIA E IMUNIDADE

A esquistossomose mansônica é uma helmintíase sistêmica, com localização preferencial dos vermes adultos em veias do sistema porta. Podemos encontrar três síndromes clínicas na esquistossomose mansônica, de acordo com as diferentes fases de vida do S.

mansoni no organismo: a dermatite cercariforme, a forma aguda (também denominada na literatura internacional, mas não na brasileira, de síndrome de Katayama) e a seqüela fibrobstrutiva. Essa última forma é usualmente dividida em quatro formas diferentes, conforme a intensidade e a gravidade das manifestações clínicas.

A dermatite cercariforme é uma reação de hipersensibilidade às cercárias ao penetrar através da pele. Ocorre mais freqüentemente com cercárias de Schistosoma de espécies não-humanas, mas de pássaros, e pode ocorrer com qualquer das espécies humanas, inclusive o S. mansoni. A manifestação usual é um exantema papular, pruriginoso, também conhecido como dermatite cercariforme ou "swimmer's itch" na literatura de língua inglesa. Essa dermatite parece ser um fenômeno de sensibilização, pois as pápulas são de surgimento tardio e podem ocorrer em pessoas previamente expostas, ainda que, nas áreas endêmicas de esquistossomose, sua ocorrência seja pouco comum, possivelmente ocorrendo dessensibilização por exposição continuada.

Quando os vermes atingem a maturidade sexual e inicia-se a produção de ovos, pode ocorrer esquistossomose aguda, um quadro semelhante à doença do soro, determinado pela formação de imunocomplexos em resposta aos antígenos dos ovos. A forma aguda da esquistossomose é mais comum e mais grave na doença causada pelo S. japonicum, não é usual nas áreas endêmicas de S. mansoni, mas é freqüentemente encontrada em indivíduos que visitam as áreas de transmissão ou em áreas de transmissão recente.

A forma crônica da esquistossomose se dá pela formação de granulomas em resposta à presença de ovos no fígado. Os vermes adultos vivem nas veias do sistema porta, onde acasalam. Os ovos são eliminados através da mucosa retal, mas apenas cerca de 50% deles conseguem atingir o meio externo, os demais permanecem no sistema porta, podendo embolizar para o fígado, onde se alojam nos espaços pré-sinusoidais, com conseqüente formação de granulomas.

A infecção esquistossomótica, por meio dos ovos, induz uma forte resposta imune do tipo Th2, evidenciada pela eosinofilia sangüínea e tecidual, assim como pelos títulos elevados de IgE. A intensa resposta imune do tipo Th2 é responsável pela formação e pela manutenção dos granulomas, enquanto a resposta do tipo Th1, também presente, é responsável pela reabsorção dos granulomas e pela proteção contra a infecção. O equilíbrio entre os dois tipos de respostas é o determinante da gravidade do quadro, juntamente com a intensidade da infecção. Não só o número de ovos, mas também a resposta imune à presença desses nos tecidos, é responsável pela intensidade das manifestações clínicas. Essa resposta é geneticamente determinada, já tendo sido identificado o locus cromossômico responsável.

Além da determinação genética, parece haver uma diferença de resposta à infecção dependente da idade, sendo que a maior intensidade da infecção na faixa etária de 14 anos, característica das áreas endêmicas, dever-se-ia a uma resposta Th2 mais intensa nessa faixa etária, levando à menor proteção e ao desenvolvimento mais intenso de granulomas, ao contrário das faixas etárias maiores, em que a resposta Th1 predominaria, levando a granulomas menores e infecções menos intensas.

Estudos da microcirculação hepática em animais experimentalmente infectados mostram que a obstrução da circulação venosa portal é determinada pelos ovos e os granulomas formados à sua volta. Os granulomas são formados e reabsorvidos, mas a produção de ovos pode ser suficientemente grande para vencer a capacidade de reabsorção dos granulomas. A obstrução da circulação venosa portal leva, gradativamente, à hipertensão portal com conseqüente esplenomegalia, formação de circulação colateral, particularmente varizes esofágicas. A intensidade desse processo é diretamente proporcional à quantidade de ovos e, portanto, à intensidade da infecção.

Apesar da obstrução da circulação portal, o fluxo sangüíneo no fígado mantém-se dentro dos parâmetros normais, pois há intensa neovascularização nas áreas de inflamação e fibrose.

A lesão anatomopatológica típica da esquistossomose hepática é a fibrose de Symmers, também conhecida na literatura de língua inglesa como "pipe-stem fibrosis" ou "clay-pipe fibrosis" (fibrose em cachimbo de barro), que consiste na fibrose periportal. Cabe lembrar que se trata de fibrose, não de cirrose. As células parenquimatosas são pouco acometidas, não obstante intensa fibrose, com aumento do tamanho e consistência do fígado. A função hepática mantém-se mesmo nos casos mais avançados.

A infecção pelo *S. mansoni*, assim como por outras espécies, induz imunidade protetora, ainda que incompleta. Essa imunidade protetora seria a principal, porém não a única, explicação pela curva de prevalência e intensidade de infecção em relação à idade, característica da esquistossomose em áreas endêmicas. A imunidade da esquistossomose, à semelhança a de outras doenças parasitárias, é, em parte, dependente da exposição cumulativa à infecção. A imunidade seria um determinante da taxa de reinfecção menor do que o esperado, após tratamento e subseqüente reexposição. Os antígenos mais importantes na indução de imunidade ainda não estão devidamente identificados, e esse é um dos grandes problemas a ser resolvido para o desenvolvimento de uma vacina eficaz.

QUADRO CLÍNICO E DIAGNÓSTICO DIFERENCIAL

A esquistossomose apresenta duas categorias distintas de manifestações clínicas, com mecanismos patogênicos diferentes: a forma aguda e a forma crônica.

A forma crônica pode ser subdividida conforme a intensidade e a gravidade de suas manifestações. Várias classificações foram propostas. A mais utilizada reconhece quatro subdivisões: as formas intestinal, hepatointestinal, hepatoesplênica compensada e hepatoesplênica descompensada.

A forma intestinal é definida pela ausência de hepatoesplenomegalia. Essa forma é essencialmente assintomática, ainda que diversos trabalhos tenham mostrado uma freqüência aumentada de sintomas gerais como fadiga, dor abdominal ou diarréia esporádica, às vezes disenteria. Granulomas na parede intestinal, particularmente no delgado, podem ser demonstrados, seja por métodos de imagem, seja por visualização direta; pólipos são descritos em trabalhos egípcios. Pode haver, nessa forma clínica, discreta perda sangüínea, com anemia resultante, mas, na maioria das vezes, é difícil atribuir essa anemia à esquistossomose. Na forma hepatointestinal encontra-se, pelo exame clínico ou pela ultra-sonografia, aumento do volume hepático, predominantemente à custa do lobo direito, mas sem esplenomegalia e hipertensão portal.

Na forma hepatoesplênica encontra-se hepatomegalia e esplenomegalia, indicativa da presença de hipertensão portal, que pode ser demonstrada pela presença de varizes esofágicas ou de medida da pressão do sistema porta. Essa forma é dividida em compensada, quando a hipertensão portal não traz conseqüências, ou descompensada, quando o paciente apresenta complicações devido ao aumento da pressão do sistema porta e dos "shunts" portossistêmicos, como sangramento das varizes esofágicas e encefalopatia portossistêmica.

A classificação nessas formas é essencialmente clínica e tem pouco significado prognóstico ou na escolha do tratamento. Essas formas são diferentes etapas de um mesmo processo patogênico, daí que os limites entre elas são imprecisos. Apesar do reduzido valor no manuseio do paciente, são úteis para avaliar a intensidade de infecção em determinada comunidade.

Além dessas formas, há outros quadros clínicos que devem ser considerados como complicações da forma hepatoesplênica descompensada, ainda que, muitas vezes, o critério básico para considerar o paciente descompensado, a hipertensão portal, não seja importante ou não tenha repercussões clínicas.

Essas formas são a pulmonar, a neurológica e o atraso do desenvolvimento. Relativamente comuns no passado, hoje são raras, dada a disponibilidade de tratamento medicamentoso, pois são resultados de infecções por grande número de vermes e, conseqüentemente, de ovos.

A forma pulmonar dá-se pela embolização de ovos para a circulação pulmonar, que ocorre quando da presença de "shunts" entre a circulação venosa portal e a sistêmica, com a passagem de ovos da primeira para a segunda. Os ovos ficam presos nos capilares pulmonares, onde determinam a formação de granulomas. A exemplo do que ocorre no fígado, a circulação sangüínea vai sendo prejudicada, com aumento decorrente da pressão arterial pulmonar e suas conseqüências hemodinâmicas e clínicas. Com a evolução do processo e a reabsorção dos granulomas, vão-se formando "shunts" arteriovenosos pulmonares, com redução da pressão, mas com diminuição da oxigenação sangüínea.

A forma neurológica da esquistossomose também se deve à embolização de ovos da circulação portal para o tecido nervoso e à formação de granulomas em seu redor. Essa ocorrência não é freqüente. A medula espinhal é a região mais freqüentemente acometida, manifestando-se como mielite transversa. A presença de ovos na medula espinhal, ao contrário do que ocorre no pulmão, não se dá apenas quando da presença de "shunts" entre a circulação venosa portal e a sistêmica, pois se vale da ligação entre o plexo venoso hemorroidário e o plexo espinhal, lembrando que neste as veias não possuem válvulas. O diagnóstico faz-se pela demonstração do ovo no tecido nervoso, idealmente pela ressonância magnética; no entanto, mielite transversa em paciente com esquistossomose, mesmo tratada, deve sempre lembrar o diagnóstico de esquistossomose. A presença de ovos no cérebro pode levar a sinais focais, a quadro tumoral ou mesmo de hipertensão, conforme a localização e a quantidade de ovos.

O atraso do desenvolvimento somático não tem mecanismo bem esclarecido, podendo ser mesmo resultado da interação entre a esquistossomose e outro fator mórbido. Aparentemente, com a ampla disponibilidade de tratamento medicamentoso, essa forma parece ter tido sua ocorrência muito reduzida.

Manifestações cutâneas e de sistema genital feminino vêm sendo descritas com freqüência, graças, em parte, à utilização de métodos de imagem – ultra-sonografia, tomografia computadorizada e ressonância magnética – no manuseio de pacientes com esquistossomose. Além dessas, é descrita uma nefropatia por depósito de imunocomplexos, levando a uma glomerulopatia com síndrome nefrótica nas formas mais extremas, ainda que raras.

Infecções associadas

Estudos iniciais sugeriam que a prevalência da infecção crônica pelo vírus da hepatite B fosse mais freqüente em pacientes com esquistossomose hepatoesplênica do que em controles. A maioria desses estudos era em população hospitalar. Estudos de campo, no entanto, parecem não comprovar essa hipótese, assim como parece não haver evidência de que a evolução da hepatite crônica pelo vírus da hepatite B seja diferente em pacientes com esquistossomose. No Egito, a elevada prevalência da infecção pelo vírus da hepatite C é resultado de campanhas de tratamento em massa da esquistossomose, no passado, com medicamentos injetáveis, com reutilização de seringas e agulhas.

A associação da esquistossomose hepatoesplênica com infecções sistêmicas por *Salmonella* spp., incluindo-se a *S. typhi*, constitui um quadro clínico clássico, mas de ocorrência cada vez menos freqüente. Essa associação é a salmonelose septicêmica prolongada. Essa designação tornou-se clássica, ainda que imprópria, pois freqüentemente o paciente, conquanto bacteriêmico, não apresenta as manifestações clínicas de sepse. Essa associação se manifesta por evolução crônica ou subaguda, resultando em aumento da hepatoesplenomegalia, anemia, astenia e emagrecimento. O tratamento da salmonelose, sem o tratamento concomitante da esquistosso-mose, resulta em recaídas, uma vez que a bactéria se aloja na membrana do esquistossomo, protegendo-se do sistema imune do hospedeiro. O diagnóstico diferencial faz-se com outras doenças de evolução crônica ou subaguda que cursem com febre e hepato e esplenomegalia, como: leishmaniose visceral, brucelose, histoplasmose, paracoccidioidomicose, malária crônica, linfomas, leucemias, endocardite infecciosa.

O diagnóstico diferencial varia conforme a forma clínica da esquistossomose. A forma aguda deve ser lembrada sempre quando o paciente se apresentar com um quadro febril, agudo, muitas vezes grave, associado à presença de exantema, hepatoesplenomegalia e diarréia. Esse pode ser confundido com sepse bacteriana, febre tifóide, leucemia, linfomas, malária, disenteria amebiana ou bacteriana.

A forma crônica da esquistossomose, caracteristicamente afebril, tem nas hepatopatias crônicas, por álcool ou de etiologia viral (vírus B ou C), seu principal diagnóstico diferencial. Muitas vezes existe associação dessas hepatopatias com a esquistossomose. A diferenciação pode ser feita lembrando que, na esquistossomose, não existe acometimento do hepatócito, não havendo inflamação ou prejuízo da função hepática.

DIAGNÓSTICO LABORATORIAL

O diagnóstico da esquistossomose mansônica faz-se pelo encontro de ovos nas fezes. Qualquer técnica que permita encontrar ovos pesados é suficiente para o diagnóstico, mas a preferência se dá pelo método de Kato-Katz, que, além de boa sensibilidade, permite a contagem dos ovos.

A impossibilidade do encontro de ovos nas fezes não afasta, necessariamente, a esquistossomose como causa das manifestações clínicas investigadas. As lesões determinadas pela esquistossomose se devem à presença dos ovos e dos granulomas formados à sua volta. Muitas vezes, o paciente já foi tratado, interrompendo a eliminação de ovos nas fezes, mas, como as drogas atualmente disponíveis agem somente sobre os vermes adultos, as lesões podem permanecer, ainda que exista tendência de reabsorção dos granulomas. Outros motivos seriam a morte dos vermes, uma vez que a vida média desses é variável – há relatos de sobrevida de décadas, mas, na maioria dos casos, é de menos de uma década –, ou a fibrose da submucosa retal, impedindo a passagem dos ovos. Esta última possibilidade, rara em crianças, somente é encontrada em pacientes com intensidade de infecção muito elevada e antiga.

O diagnóstico da esquistossomose por outros meios que não a pesquisa de ovos nas fezes pode ser feito, mas não encontra aplicação na prática clínica. A técnica da eclosão de miracídios, em que amostras de fezes são incubadas para verificar a eclosão de miracídios, apresenta maior sensibilidade do que a pesquisa de ovos, mas é tecnicamente mais complicada, não sendo viável na rotina.

A intradermorreação com antígenos de verme adulto foi muito utilizada no passado para estudos de prevalência, mas foi substituída pelas reações sorológicas, como a imunofluorescência indireta ou pela técnica ELISA, mais práticas e de interpretação mais simples. A sorologia encontra aplicação no diagnóstico da forma aguda, quando ainda não se deu a eliminação de ovos.

A pesquisa de ovos por meio da biópsia de mucosa retal foi muito utilizada para estudos de terapêutica medicamentosa, mas não encontra aplicação na clínica. A pesquisa de granulomas com ovos em tecidos não deve ser considerada um meio diagnóstico de uso rotineiro na clínica. A biópsia de tecidos para diagnóstico da esquistossomose somente se justifica quando houver necessidade de afastar outros diagnósticos. Outros exames, não específicos, são de pouco valor diagnóstico. A característica mais freqüente é a eosinofilia, mais intensa quanto mais recente a infecção. Nas formas com grande esplenomegalia, pode haver seqüestro e destruição de células sangüíneas no baço, com conseqüente anemia, leucopenia e plaquetopenia.

TRATAMENTO

Durante muito tempo se entendeu que o tratamento da esquistossomose, ainda que interrompesse o processo de doença, pela interrupção da oviposição, não levaria à reversão do quadro instalado.

Observações clínicas e modelos experimentais, particularmente em camundongos, mostraram, no entanto, que as alterações hepáticas sofrem reversão, com absorção dos granulomas e diminuição da hipertensão portal, desde que a fibrose não seja muito extensa.

O tratamento da esquistossomose mansônica apresenta hoje alternativas eficazes, de baixa toxicidade e grande facilidade operacional, ainda que de custo relativamente elevado. A facilidade do tratamento da esquistossomose é tal que novas drogas, eventualmente introduzidas, devem competir basicamente em termos de custo.

A história do tratamento da esquistossomose não é simplesmente a do desenvolvimento de novas drogas. Ela passa pela evolução da compreensão da fisiopatologia da doença. Dois conceitos foram fundamentais para a adoção da quimioterapia como medida de controle da esquistossomose. O primeiro foi a demonstração de que a gravidade da esquistossomose é, em grande parte, diretamente proporcional ao número de vermes. Esse conceito permitiu que o tratamento e o controle da esquistossomose não mais buscassem a cura parasitológica e a erradicação do *Schistosoma*, mas apenas sua diminuição, ao ponto de não causar doença.

A história do tratamento da esquistossomose se inicia em 1918, com o uso do tártaro emético. Posteriormente, outras formulações de antimoniais foram empregadas, como a fuadiana, um antimonial trivalente, utilizado no Brasil até o final da década de 60. Essas drogas apresentavam inúmeros inconvenientes: toxicidade, baixa eficácia e necessidade de múltiplas doses, além da administração intramuscular. Em 1935, foi introduzido a lucantona (Miracil D®). Desenvolvida na Alemanha, sua aplicação se deu apenas após a Segunda Guerra Mundial. Uma tioxantona, de uso oral, a lucantona apresentava baixa eficácia e importantes efeitos colaterais que limitavam seriamente seu uso, além da necessidade de doses múltiplas. Não obstante, essa droga foi amplamente utilizada na África, mas apenas de forma restrita no Brasil.

Um derivado da lucantona, a hicantona (Etrenol®), utilizado em dose única, ainda que por via intramuscular, foi amplamente utilizado no Brasil, a partir da década de 60, inclusive em programas de quimioterapia de massa. A constatação de efeitos tóxicos graves limitou seriamente seu uso, até que a droga foi proscrita pela OMS.

Antes da introdução da hicantona, um nitroimidazólico de uso oral, o niridazol (Ambilhar®) foi utilizado, ainda que não amplamente. A necessidade de doses múltiplas e a ocorrência de manifestações neuropsiquiátricas sérias, além de uma eficácia reduzida no tratamento do *S. mansoni*, limitaram seu uso.

O metrifonato, um inseticida organofosforado, foi amplamente utilizado para o tratamento de infecções pelo *S. haematobium* e de maneira limitada para o tratamento de infecções pelo *S. japonicum*. Seu uso combinado com o niridazol se mostrou promissor, obtendo-se, em dose única, resultados semelhantes aos obtidos com três doses de metrifonato isoladamente. O advento do praziquantel, com sua maior eficácia e menor toxicidade, relegou essas drogas a um segundo plano para o tratamento das esquistossomoses hematóbica e japônica.

Outras duas drogas de introdução mais recente têm sido utilizadas, mas apenas em ensaios clínicos: o oltipraz e o amoscanato.

Atualmente, existem duas drogas em uso, sendo a escolha entre uma e outra é mais uma questão de conveniência e custo: a oxamniquina (Mansil®) e o praziquantel. Uma revisão recente da literatura mostrou que não existe diferença de taxa de cura entre as duas drogas em indivíduos com idade superior a 14 anos. Naqueles com idade inferior a 14 anos, o número de trabalhos é reduzido, mas não há motivos para entender que exista diferença.

Essas drogas são usualmente utilizadas em uma única dose. A dosagem da oxamniquina é de 20 a 25mg/kg para crianças e adolescentes e de 15 a 20mg/kg para adultos, em uma única vez, por via oral. O tratamento da esquistossomose mansônica adquirido na África exige doses mais elevadas de oxamniquina, até 60mg/kg, dividido em dois a três dias. A dosagem do praziquantel é de 40mg/kg, havendo autores que recomendem a divisão dessa dose em duas tomadas, em um único dia, por via oral.

No Brasil, o Sistema Único de Saúde fornece a oxamniquina como droga-padrão para o tratamento da esquistossomose, em cápsulas de 250mg ou em forma líquida, com 50mg/5ml.

A resistência à oxamniquina tem sido descrita, assim como, menos freqüente, a resistência ao praziquantel. Até a data, a prevalência da resistência não é motivo para a substituição dessas drogas do uso rotineiro. O controle do tratamento pode ser feito pela pesquisa de ovos nas fezes, não antes de seis semanas após o tratamento. A utilização de um método quantitativo, como o de Kato-Katz, é recomendável, pois a redução significativa do número de ovos, indicativa da diminuição do número de vermes adultos, é uma meta desejável e, muitas vezes, suficiente. As formas com hipertensão portal descompensada são tratadas da mesma maneira que as devidas a outras etiologias.

PROFILAXIA E CONTROLE

Como a esquistossomose é uma doença de transmissão hídrica, a ausência de saneamento é o principal determinante da sua ocorrência e, conseqüentemente, a forma definitiva do seu controle.

A disponibilidade de água diminui, ou elimina, a freqüência às coleções hídricas para obter água, para banho ou para lavar roupas; um sistema de esgotos impede que os ovos de *S. mansoni* atinjam as coleções hídricas.

Em algumas cidades brasileiras com transmissão de esquistossomose, a implantação de redes de saneamento, tanto água como esgotos, não eliminou totalmente a transmissão da doença, uma vez que a freqüência às coleções hídricas persiste, seja para lazer, seja para atividades econômicas, como extração de areia. A simples implantação de uma rede coletora de esgotos, sem sistema de tratamento, muitas vezes aumenta o risco de transmissão da doença.

O impacto do saneamento faz-se sentir, não tanto na prevalência, mas na intensidade da infecção, reduzindo sensivelmente o número de ovos excretados. O impacto do saneamento na esquistossomose já foi demonstrado em estudos de intervenção. Faz-se essencialmente por meio da oferta de água de qualidade, em quantidade, sendo possível demonstrar inclusive diferença quando se trata de água disponível no domicílio e água disponível na comunidade.

Em 1985, o relatório de um comitê de peritos da OMS formalizou as metas do controle da esquistossomose, estabelecendo que o objetivo principal do controle da esquistossomose era o de reduzir ou eliminar a morbidade, ou pelo menos doença grave.

No passado, o alvo principal das ações de controle da esquistossomose mansônica era o hospedeiro intermediário. Vários fatores fizeram com que o centro dessas ações mudasse para o hospedeiro definitivo. Entre eles estão a dificuldade em se conseguir o controle da transmissão por meio da eliminação da *Biomphalaria* spp., o impacto negativo sobre o ecossistema das ações de controle, com o uso intensivo e extensivo de agentes moluscicidas, além da disponibilidade de drogas eficazes para o tratamento da infecção humana. Os moluscicidas – atualmente se usa a niclosamida (Bayluscide®) – têm indicação restrita em situações muito específicas.

A meta hoje é a redução da morbidade, não mais a interrupção da transmissão. Contribuiu para isso a disponibilidade de drogas eficazes e de baixa toxicidade. O controle da esquistossomose visa eliminar a agregação de vermes, diminuindo a intensidade das infecções, mantendo-as em nível baixo. Consegue-se assim uma diminuição da morbidade, a eliminação da mortalidade e, a longo prazo, a diminuição da transmissão.

A quimioterapia não se mostrou capaz, a médio prazo, de manter os níveis de infecção suficientemente baixos a ponto de interromper a transmissão, mesmo quando associada ao saneamento e ao uso de moluscicidas. Apesar disso, a quimioterapia em larga escala é a estratégia de controle mais amplamente utilizada na atualidade e seu uso periódico tem apresentado bons resultados no controle da esquistossomose mansônica. A reinfecção após o tratamento, em freqüência e intensidade, mesmo mantida a exposição à infecção, é muito menor do que se esperava.

A maioria dos autores prevê que a associação da vacinação à quimioterapia, reforçando assim a imunidade natural, diminuindo a reinfecção e mantendo os níveis de infecção muito baixos ou mesmo a nível zero, será a estratégia ideal de controle. A demonstração de que a intensidade da infecção é mediada por mecanismo genético, além da intensidade da exposição, veio reforçar o modelo do uso da vacina. Não se dispõe de vacina contra a esquistossomose, ainda que pesquisas para seu desenvolvimento venham sendo realizadas há muito tempo. A perspectiva da obtenção de uma vacina é uma realidade, porém ainda distante.

Para pessoas que deverão visitar áreas de transmissão, profissionalmente ou por turismo, a recomendação é de evitar contato com coleções hídricas ou, se necessário, usar indumentária protetora, como botas e roupas impermeáveis.

Não se recomenda a quimioprofilaxia em nenhuma situação nem o tratamento empírico de pessoas expostas ao risco de aquisição da doença.

BIBLIOGRAFIA

1. ABEL, L. & DESSEIN, A.J. – The impact of host genetics on susceptibility to human infectious diseases. *Curr. Opin. Immunol.* 9:509, 1997. 2. ANDRADE, Z.A. – Evolution and involution of hepatosplenic schistosomiasis. *Mem. Inst. Oswaldo Cruz* 84(Suppl. 1):58, 1989. 3. ANDRADE, Z.A. – The situation of hepatosplenic schistosomiasis in Brazil today. *Mem. Inst. Oswaldo Cruz* 93(Suppl. 1):313, 1998. 4. BERGQUIST, N.R. – Schistosomiasis vaccine development: progress and prospects. *Mem. Inst. Oswaldo Cruz* 93(Suppl. I):95, 1998. 5. BETHLEM, E.P.; SCHETTINO, G.P. & CARVALHO, C.R. – Pulmonary schistosomiasis. *Curr. Opin. Pulm. Med.* 3:361, 1997. 6. BUTTERWORTH, A.E. – Immunological aspects of human schistosomiasis. *Br. Med. Bull.* 54:357, 1998. 7. GRYSEELS, B. – Uncertainties in the epidemiology and control of schistosomiasis. *Am. J. Trop. Med. Hyg.* 55(Suppl 5):103, 1999. 8. KATZ, N. – Dificuldades no desenvolvimento de uma vacina para a esquistossomose mansoni. *Ver. Soc. Bras. Med. Trop.* 32:705, 1999. 9. KATZ, N. & PEIXOTO, S.V. – Análise crítica do número de portadores de esquistossomose mansoni no Brasil. *Rev. Soc. Bras. Med. Trop.* 33:303, 2000. 10. PASSOS, A.D.C. & AMARAL, R.S. – Esquistossomose mansônica: aspectos epidemiológicos e de controle. *Ver. Soc. Bras. Med. Trop.* 31(Supl. II):61, 1998. 11. PITELLA, J.E. – Neuroschistosomiasis. *Brain. Pathol.* 7:649, 1997. 12. RABELLO, A. – Diagnosing schistosomiasis. *Mem. Inst. Oswaldo Cruz* 92:669, 1997. 13. SACONATO, H. & ATALLAH, A. – Interventions for treating schistosomiasis mansoni. *Cochrane Database Syst. Ver.* 2:CD000528, 2000. 14. SERUFO, J.C. & LAMBERTUCCI, J.R. – Esquistossomose e hepatites virais: uma revisão. *Rev. Soc. Bras. Med. Trop.* 30:313, 1997.

CRISTINA M. ABE JACOB

Em 1969, Beaver definiu a síndrome da *larva migrans* visceral (SLMV) como a migração e a persistência de larvas vivas, por períodos prolongados, em tecidos de hospedeiros não-habituais. Segundo esse conceito, ficam excluídos da SLMV agentes como: *Dirofilaria* e outros filarídeos, *Angiostrongylus*, *Capillaria*, *Lagochilascaris*, além de outros nematódeos, em que o homem se caracteriza mais como hospedeiro final do que hospedeiro intermediário ou paratênico.

Vários agentes têm sido propostos como causadores da SLMV em humanos, sendo os mais citados: espécies do gênero *Toxocara*, *Gnathostoma spiningerum* e *Ancylostoma caninum*. Mais recentemente, também o *Toxocara pteropodis*, um parasita de morcegos frugívoros, tem sido apontado como agente da SLMV em humanos.

Entre as espécies do gênero *Toxocara*, o *Toxocara canis (T. canis)* é, sem dúvida, o agente que mais comumente se relaciona à SLMV, tendo sido detectado, em várias ocasiões, em tecidos de pacientes com manifestações clínicas compatíveis com SLMV.

Em nosso meio, alguns relatos clínicos têm contribuído para a divulgação e o reconhecimento dessa síndrome, embora ainda permaneça pouco diagnosticada. A existência das condições epidemiológicas favoráveis à sua ocorrência deve ser um fator de alerta para o diagnóstico e o tratamento adequados.

GÊNERO *TOXOCARA*

O gênero *Toxocara* pertence ao filo *Nemathelmintes*, classe *Nematoda*, ordem *Ascaroidea*, família Ascaridae e subfamília Ascarinae. Esse gênero compõe-se de 21 espécies, sendo as mais relacionadas à SLMV o *Toxocara canis*, o *T. cati* e o *Toxascaris leonina*. Entre essas espécies, o *T. canis* destaca-se pelas peculiaridades do ciclo biológico e padrão de migração larvária, características essas que conferem ao parasita a capacidade de ser o agente mais freqüentemente implicado na etiologia da SLMV.

O principal reservatório do *T. canis* é o cão, porém outros animais já foram descritos albergando esse parasita, entre eles: gato, raposa, guepardo, tigre e roedores. O homem também já foi descrito como portador do verme adulto no intestino.

Os ovos do *T. canis* são resistentes a fatores hostis, proteção essa decorrente de um invólucro composto por três camadas: a mais externa (camada mamilonada), a central, composta de queratina e quitina, e a mais interna (predominantemente lipídica), que funciona como principal barreira à permeabilidade do ovo. Ocorrem duas mudas no interior do ovo, demonstrando que a larva infectante é aquela de terceiro estágio (L3).

Nas fezes dos animais infectados, os ovos não são embrionados, necessitando, para isso, de temperatura e umidade adequadas. Sob condições ideais, 85% dos ovos tornam-se infectantes após duas a seis semanas.

O reservatório típico do *T. canis* é o caõzinho com menos de 10 semanas de idade, pois praticamente todos os filhotes são infectados por transmissão larvária transplacentária.

A forma de aquisição de infecção pelo cão pode ocorrer de várias maneiras:

* ingestão do ovo infectante;
* ingestão da larva em tecidos de hospedeiros paratênicos;
* migração transplacentária;
* passagem da larva pelo colostro;
* ingestão de L5 (larva de quinto estágio) pela cadela, quando da higienização dos filhotes.

A idade dos cães parece interferir na via de migração preferencial das larvas, sendo que nos cães com menos de 5 semanas de idade se desenvolve a via traqueal, e em animais mais velhos, a somática.

A mobilização de larvas dos tecidos pode ocorrer, por ocasião da prenhez da cadela, por provável ação hormonal. A transmissão transplacentária é de extrema importância epidemiológica, já que a maioria dos filhotes nasce infectada, com alta capacidade de contaminação ambiental e disseminação da infecção.

A aquisição de infecção pelo homem pode ocorrer de várias formas: ingestão do ovo infectante, ingestão da larva em tecidos de hospedeiros paratênicos e pela ingestão de L5.

O contato do homem, principalmente crianças, com solo contaminado é um dado relevante. Um fator de risco claramente associado à aquisição da infecção por *T. canis* é a geofagia, que possibilita a ingestão de material contaminado com ovos infectantes.

Beaver, em 1956, já sugeria outra forma de aquisição da infecção pela possível transferência da larva do *T. canis* entre hospedeiros paratênicos. Esse fato foi confirmado posteriormente, pelos relatos de manifestações clínicas da SLMV em pacientes que ingeriram fígado cru para tratamento de anemia perniciosa e também pela identificação de larva do *T. canis* em tecidos de vários animais ingeridos pelo homem. A descrição de achados de vermes adultos em humanos pode ser explicada pela ingestão da larva L5, que completaria sua maturação no homem.

Após a ingestão do ovo embrionado, esse libera a larva no estômago e intestino delgado, que penetra a mucosa intestinal, invade as correntes linfática e sangüínea, alcançando todos os tecidos. Essa larva pode permanecer quiescente por períodos prolongados ou produzir manifestações clínicas variadas, dependendo de sua localização.

T. CANIS NO HOMEM

ASPECTOS IMUNOLÓGICOS

A resposta do hospedeiro à infecção pelo *T. canis* compreende tanto imunidade humoral quanto imunidade celular, com reação tecidual inespecífica quando do primeiro contato com o parasita, e reação específica (granuloma), quando da reexposição. Essa resposta granulomatosa não elimina a larva, permitindo que esse parasita permaneça metabolicamente ativo por tempo prolongado, principalmente no fígado. Durante esse período, a larva de *T. canis* produz substâncias antigênicas, sendo o produto de excreção e secreção larvária (Ag ES) o mais importante. Esse complexo antigênico é composto por glicoproteínas, formado por cinco principais macromoléculas, reconhecidas por seus pesos moleculares: TES 32, TES 55, TES70, TES 120, TES 400.

Esse complexo antigênico produzido pela larva desencadeia, no hospedeiro, uma resposta imunológica que compreende elevação dos níveis de IgE e eosinofilia. Após identificação dos clones de células T "helper" em camundongos (Th1 e Th2), identificou-se resposta de Th2 em humanos portadores de toxocaríase, com perfil de citocinas composto predominantemente por IL-4 e IL-5. A ação da IL-4 desencadeia o estímulo para a elevação dos níveis de IgE, e a IL-5 promove a proliferação, a diferenciação e a ativação de eosinófilos, com liberação de proteínas com atividade lesiva sobre os tecidos. Entre essas proteínas, destacam-se: proteína básica (PB), proteína catiônica (PC) e neurotoxina de eosinófilos (NE).

A eosinofilia associada à infecção pelo *T. canis* surge mesmo em infecções com baixo número de ovos infectantes, sendo máxima no 14º dia de infecção.

Como resultado da resposta imune desencadeada pela larva do *T. canis*, ocorre o enclausuramento da larva em granulomas que, apesar de representar uma tentativa de eliminação do parasita, permite a manutenção deste em estado metabolicamente ativo, secretando produtos imunogênicos e estimulando resposta humoral e celular no hospedeiro.

EPIDEMIOLOGIA

O tamanho da população canina de uma região e a contaminação do solo por ovos infectantes são fatores preponderantes para a aquisição da infecção por *T. canis*.

A prevalência de cães infectados por esse parasita varia de 0 a 93%, com média de 15,8%, sendo que em cães com menos de 1 ano é encontrado alto grau de parasitismo. Estudos realizados em várias cidades do Brasil têm encontrado taxas elevadas de parasitismo canino, com prevalência de até 44,3% no município de Londrina.

Ovos de *T. canis* são facilmente recuperados do solo de jardins *domésticos*, praças públicas, parques infantis, com altas concentrações em locais freqüentados por cães. A prevalência de contaminação do solo varia de 10 a 60%.

Os ovos do *T. canis* são muito resistentes a fatores hostis, podendo permanecer por tempo prolongado no solo. Após embrionamento, estes se tornam infectantes, podendo ser ingeridos por humanos, principalmente crianças. Um fator de risco claramente associado à infecção pelo parasita é a geofagia. Grande parte dos pacientes, principalmente adultos, nega contato com cães, geofagia ou onicofagia. A capacidade de permanência por longos períodos no solo e a dispersão aérea dos ovos podem ser fatores que influenciam esses dados epidemiológicos.

Alguns grupos apresentam maior incidência de positividade à sorologia por ELISA para *Toxocara*, entre eles: crianças com idade inferior a 5 anos, cor negra, portadores de retardo mental e/ou epilepsia e pacientes institucionalizados.

A presença de cães, principalmente filhotes, no domicílio e o contato profissional com cães foram considerados como fator de risco para toxocaríase por vários autores. Após o aperfeiçoamento de técnicas sorológicas para o diagnóstico de infecção por *Toxocara*, em especial pela metodologia de ELISA, foi possível a comparação entre inquéritos epidemiológicos para melhor conhecimento da toxocaríase.

O índice de positividade da sorologia para *Toxocara* (ELISA), segundo vários autores, varia de 2,6 a 13,65%, conforme quadro 1.83.

Quadro 1.83 – Positividade da sorologia para *toxocara* (ELISA) em vários países.

Autor	Local	Faixa etária	%
Lynch e cols. (1988)	Venezuela tropical	Adultos	1,8
De Savigny e cols. (1987)	Inglaterra	Adultos jovens	2,6
Glickman; Schantz (1981)	Estados Unidos	Adultos e crianças	2,8
Chieffi e cols. (1994)	Brasil	Adultos e crianças	3,6
Matsumura; Endo (1983)	Japão	Mulheres adultas Crianças de 1-5 anos	3,7
Avdiukhina; Lysenko (1994)	Rússia	Adultos e crianças	6,8
Ljungstron; Van Knapen (1989)	Suécia	Adultos jovens	7,0
Van Knapen e cols. (1983)	Holanda	Escolares	7,1
Herskovic; Astorga (1985)	Chile	Adultos	8,8
Genchi e cols. (1990)	Itália	Adultos	3,98
Havasiova e cols. (1993)	Eslováquia	Adultos	13,65

MANIFESTAÇÕES CLÍNICAS

As manifestações clínicas da toxocaríase são extremamente variadas, desde quadros assintomáticos até casos com evolução fatal. Vários fatores interferem na intensidade das manifestações clínicas, tais como quantidade da carga parasitária, distribuição das larvas, padrão de migração larvária e resposta imune do hospedeiro. A ocorrência de reinfecções, com estímulos constantes na imunidade do hospedeiro, também pode ser um fator modulador da sintomatologia clínica. Provavelmente, grande número de casos permanece não diagnosticado, já que infecções com número reduzido de larvas podem ser assintomáticas. As manifestações clínicas são conseqüentes à presença do parasita nos tecidos, produzindo reações inflamatórias e também decorrentes da própria resposta imune do hospedeiro. A identificação de larvas do *T. canis* em humanos foi inicialmente relatada no fígado de uma criança portadora de eosinofilia, sendo posteriormente encontrada no fígado e cérebro de pacientes com poliomielite.

Em 1952, Beaver identificou a larva de *T. canis* no tecido hepático de uma criança que apresentava anemia, hepatomegalia e eosinofilia, propondo o termo *larva migrans* visceral. Atualmente, são descritas várias formas de apresentação clínica da doença, como:

- Toxocaríase visceral.
- Toxocaríase ocular.
- Toxocaríase oculta ("covert toxocariasis").
- Outras formas atípicas.

Toxocaríase visceral (TV)

Essa forma de apresentação da toxocaríase acomete principalmente crianças entre 1 e 5 anos de idade, embora haja descrição da doença acometendo adultos. A predominância do sexo masculino, nessa forma clínica, tem sido ressaltada na literatura, porém, em nosso meio, a freqüência tem sido semelhante em ambos os sexos.

Dados epidemiológicos freqüentemente associados são a geofagia e o contato domiciliar com filhotes de cães, já que estes apresentam grande carga larvária. A ausência desses dados não exclui o diagnóstico, pois várias outras formas de aquisição da infecção têm sido descritas, como a ingestão de carne crua ou mal cozida.

As manifestações clínicas mais freqüentes são: anemia, febre, hepatomegalia e manifestações pulmonares, porém são também relatados outros dados clínicos, como: manifestações neurológicas, edema, artrite, eritemas fugazes e nódulos subcutâneos. Os achados de exame físico mais comuns estão citados no quadro 1.84.

Quadro 1.84 – Achados de exame físico em pacientes com toxocaríase visceral.

Achado de exame físico	Snyder (n = 20)	Huntley (n = 51)	Ehrhard (n = 350)	Jacob (n = 40)
Febre	5%	80%	69,3%	15%
Hepatomegalia	85%	65%	74,6%	50%
Palidez	40%	NR	26,2%	70%
Ausculta pulmonar anormal	20%	43%	66,7%	60%
Esplenomegalia	45%	NR	32,9%	20%
Adenomegalia	NR	8%	21,2%	15%

NR = não referido.

Casos fatais geralmente são decorrentes de extenso envolvimento miocárdico e do sistema nervoso central e/ou resposta exacerbada do hospedeiro.

O acometimento hepático é um achado bastante comum na síndrome da *larva migrans* visceral por *Toxocara*, sendo a hepatomegalia encontrada em 15 a 85% dos pacientes.

No ciclo do *T. canis* no homem, há invasão do fígado pela larva, que pode permanecer quiescente em granulomas por longos períodos.

A avaliação ultra-sonográfica do fígado revela múltiplas áreas hipoecóicas com ecos lineares no seu interior ("bead sign"). O aspecto tomográfico do tecido hepático na infecção pelo *Toxocara* revela áreas hipodensas que persistem após administração de contraste.

A biopsia hepática pode auxiliar no diagnóstico da toxocaríase pela detecção da larva no tecido hepático, porém esse achado não é freqüente.

O envolvimento pulmonar é um dado clínico clássico da toxocaríase visceral, desde a descrição orginal realizada por Beaver. Vários tipos de manifestações pulmonares são relatados, tais como tosse crônica, broncoespasmo recidivante e, mais raramente, insuficiência respiratória.

Em nosso meio, Jacob e cols., avaliando 40 crianças portadoras de toxocaríase visceral, relatam que o acometimento pulmonar foi um dos principais motivos do encaminhamento dos pacientes, sendo que as manifestações clínicas referidas foram: broncoespasmo recidivante, pneumonias de repetição e insuficiência respiratória grave. Nessa casuística, 60% dos pacientes apresentavam ausculta pulmonar anormal, sendo esse dado, associado à hepatomegalia e à palidez, os achados clínicos mais freqüentes.

Alterações radiológicas são detectadas em 30 a 50% dos casos com manifestações respiratórias, encontrando-se vários padrões radiológicos.

Além da descrição clássica do síndrome de Loeffler, outras manifestações respiratórias têm sido descritas associadas à toxocaríase visceral. Relatos recentes de literatura atribuem a essa doença quadros de sibilância recorrente, pneumonia eosinofílica aguda, pneumopatia crônica e síndrome do bebê chiador.

A anemia é um achado clássico da SLMV pelo *T. canis,* tendo sido relatada por Beaver nos primeiros casos descritos. Múltiplos fatores podem estar envolvidos no seu desenvolvimento, sendo o mais importante a deficiência de ferro, que tem em comum com a toxocaríase condições socioeconômicas precárias.

Manifestações neurológicas ocorrem em 5 a 35,6% dos casos, sendo descritos quadros clínicos de convulsões, meningoencefalite, síndrome de Guillain-Barré e distúrbios de comportamento. A larva do *Toxocara* já foi identificada tanto no cérebro de animais submetidos à infecção experimental como em humanos.

Várias outras manifestações clínicas são descritas na SLMV por *T. canis*, entre elas: adenomegalia, esplenomegalia, lesões cutâneas e manifestações reumatológicas.

Recentemente, vários relatos de toxocaríase visceral em imunodeprimidos têm sido publicados, alertando para a ocorrência dessa infecção nesse grupo de pacientes. Pacientes imunodeprimidos portadores de toxocaríase disseminada têm sido descritos, sendo que em nosso meio Almeida e cols. relataram o caso de uma criança sob imunodepressão por quimioterapia para tumor de Wilms, que apresentou múltiplos granulomas hepáticos associados à toxocaríase.

Dados laboratoriais – as alterações laboratoriais características da toxocaríase visceral são: leucocitose, eosinofilia maior ou igual a 20% hipergamaglobulinemia e elevação dos títulos de iso-hemaglutininas. Jacob e cols. ressaltam que a utilização de um índice percentual pode ser menos sensível que o valor absoluto de 2.000 eosinófilos/mm^3 para o critério diagnóstico da toxocaríase visceral e que formas atípicas podem *cursar* sem aumento do número de eosinófilos.

O fator reumatóide (teste do látex) pode ser detectado em até 44% dos pacientes, assim como elevação dos níveis de imunoglobulinas (IgG, IgM e IgE). Esses achados podem decorrer da estimulação policlonal causada pela presença da larva infectante ou liberação de exoantígenos do parasita.

O protoparasitológico é caracteristicamente negativo, já que o parasita não completa seu ciclo no homem. Apenas em raras ocasiões se detectou a presença de verme adulto em humanos.

O nível de hemoglobina nos pacientes com toxocaríase visceral é baixo, com valores menores que 11g/dl em 65% dos pacientes referidos por Jacob e cols., porém a causa desse achado é provavelmente multifatorial.

As enzimas hepáticas estão raramente alteradas na toxocaríase, com elevações discretas das transaminases e em algumas apresentações atípicas são descritos níveis elevados de γ-GT.

Toxocaríase ocular (TO)

A forma ocular da toxocaríase foi inicialmente descrita por Wilder em 1950, em olhos enucleados por suspeita de retinoblastoma, nos quais posteriormente foram detectadas larvas de *Toxocara* sp.

A síndrome da toxocaríase ocular acomete principalmente crianças com idade superior a 6 anos. Pacientes com TO geralmente negam antecedentes epidemiológicos característicos (geofagia e contato domiciliar com cães) e provavelmente apresentam menor carga larvária que aqueles com a forma visceral.

As manifestações clínicas apresentadas pelos pacientes com TO são: dor e hiperemia oculares, diminuição da acuidade visual, leucocoria e estrabismo. As lesões oculares mais comumente descritas são: granuloma retiniano localizado em pólo superior ou periférico, endoftalmite, ceratite, uveíte, abscesso vítreo, neurite óptica e larva móvel na cavidade vítrea.

O quadro laboratorial da TO é pobre, sendo que o diagnóstico se baseia nas manifestações clínicas e na sorologia para *Toxocara* pela técnica ELISA. A sorologia apresenta, em geral, títulos inferiores àqueles da toxocaríase visceral, podendo ser negativa em alguns casos.

O diagnóstico diferencial deve ser realizado com outras doenças oculares, tais como retinoblastoma, toxoplasmose, doença de Coats e hiperplasia vítrea.

Mais recentemente, o Western Blot tem sido utilizado para se detectar anticorpos anti-*Toxocara* em vários fluidos corpóreos, podendo ser de auxílio diagnóstico.

Toxocaríase oculta ("covert toxocariasis")

Em 1983, Bass e cols. sugeriram que uma terceira categoria de toxocaríase fosse reconhecida, pois, nessa nova forma de apresentação, as manifestações clínicas eram diferentes daquelas da toxocaríase ocular e da visceral.

Posteriormente, foi sugerida a denominação de "covert toxocariasis" para um grupo de pacientes que apresentavam dor abdominal, cefaléia, hepatomegalia, dor em membros inferiores e outros achados inespecíficos. Outra característica peculiar desses pacientes é que nem todos apresentavam eosinofilia, apesar de altos títulos sorológicos para *Toxocara* (ELISA).

Como conseqüência desses achados, a toxocaríase deve ser pesquisada em toda criança com dor abdominal recorrente, principalmente se associada a cefaléia e tosse, independente da presença de eosinofilia.

Outras formas atípicas

Além da toxocaríase oculta, outras formas atípicas de apresentação têm sido descritas. Magnaval e cols. relataram pacientes adultos jovens, com predominância do sexo feminino, que apresentavam astenia crônica, sintomas cutâneos e dor no hipocôndrio direito.

Laboratorialmente, a eosinofilia era moderada, porém anticorpos anti-*Toxocara* eram encontrados em títulos elevados. Outra característica peculiar desse grupo de pacientes é a elevação dos níveis de gamaglutamiltranspeptidase.

DIAGNÓSTICO

O diagnóstico definitivo da toxocaríase é realizado pelo encontro da larva em tecidos do hospedeiro, porém mesmo em biopsia hepática esse achado é raro, necessitando, assim, de outros meios laboratoriais para o diagnóstico da doença.

Testes cutâneos e uma variabilidade de métodos sorológicos foram anteriormente utilizados, porém apenas após a padronização da sorologia pelo teste imunoenzimático (ELISA) utilizando antígeno ES de larva de *T. canis,* foi possível a realização de inquéritos soro-epidemiológicos comparativos. Esse método tem se mostrado de fácil reprodução, sendo amplamente aceito. O desenvolvimento da técnica de De Savigny, em 1975, para obtenção de antígeno ES de larvas de *T. canis,* tornou este antígeno bastante adequado para utilização.

Glickman e cols. encontraram sensibilidade de 78,3% e especificidade de 92,3% para o teste de ELISA com antígeno ES, evidenciando a importância dessa técnica para o diagnóstico de toxocaríase.

Bach-Rizzatti, avaliando a metodologia de ELISA em nosso meio, encontrou resultados semelhantes utilizando antígenos somáticos e antígeno ES. Esse estudo sugere que se absorva previamente o soro com antígenos de *Ascaris suum* para diminuir a possibilidade de reações cruzadas.

A sorologia pelo método de ELISA com antígeno ES evidencia principalmente anticorpos da classe IgG. A pesquisa de anticorpos da classe IgE também tem sido relatada por vários autores e pode ser de auxílio no diagnóstico de toxocaríase.

O desenvolvimento de técnicas para pesquisa de antígenos de *Toxocara* em tecido hepático, utilizando imunofluorescência para antígeno ES e imuno-histoquímica com soro policlonal para antígeno ES, permite o diagnóstico da toxocaríase mesmo na ausência da larva, o que pode ser de grande auxílio na pesquisa da doença.

Anticorpos monoclonais para o diagnóstico da toxocaríase foram utilizados por vários pesquisadores e representam um avanço no diagnóstico, permitindo a detecção da espécie de *Toxocara* envolvida.

Magnaval e cols., avaliando a técnica de Western blotting com antígeno ES, encontraram padrão de reatividade característico, sugerindo que esse teste seja utilizado para a confirmação da positividade da sorologia por ELISA-ES.

Outros testes têm sido avaliados: dot-ELISA e teste de ELISA por método de captura, sendo que este último apresenta muitas reações falso-positivas, não sendo indicado para uso rotineiro.

TRATAMENTO

Os casos assintomáticos não devem ser tratados, independente dos níveis sorológicos, já que esses casos não têm importância do ponto de vista epidemiológico. Os pacientes com manifestações clínicas da doença e/ou eosinofilia persistente têm indicação de tratamento, já que o número elevado de eosinófilos pode causar efeitos deletérios ao paciente.

Quando indicado, o tratamento pode ser dividido em sintomático e anti-helmíntico. O tratamento sintomático visa atenuar os sintomas decorrentes da resposta inflamatória à presença da larva ou seus metabólitos. Corticosteróides, anti-histamínicos e broncodilatadores têm sido utilizados e podem ser extremamente úteis na fase aguda da toxocaríase visceral.

Nos quadros oculares, utilizam-se corticoterapias tópica e sistêmica, cicloplégicos e cirurgias em casos selecionados.

O tratamento anti-helmíntico utiliza várias drogas, com o objetivo de reduzir a carga parasitária tecidual, mas sua eficácia é duvidosa e o real benefício do seu emprego ainda permanece em discussão. Entre as drogas mais utilizadas estão: tiabendazol, dietilcarbamazina, mebendazol, albendazol, fenbendazol, flubendazol, oxfendazol e ivermectim.

Vários trabalhos relatam melhora clínica após o uso de tiabendazol na dose de 25mg/kg/dia, por cinco dias, assim como com o uso de outros anti-helmínticos. Essa droga é detectada nos fluidos oculares, justificando seu emprego nos casos de toxocaríase ocular. Os benzimidazóis apresentam atividade larvicida restrita, reduzindo 30 a 40% da população de larvas. Além disso, também ini-

bem a polimerização da tubulina presente nas larvas, diminuindo assim sua migração pelos tecidos, com retenção dessas no fígado. Essa imobilização do parasita provavelmente é acompanhada de menor atividade metabólica, com redução da produção de antígeno ES. Esse modo de ação pode justificar sua eficácia em alguns casos de toxocaríase, diminuindo o estímulo para a resposta inflamatória do hospedeiro.

A dietilcarbamazina, na presença de anticorpos específicos, parece aumentar a aderência e a citotoxicidade de neutrófilos e eosinófilos para microfilárias, após alterar sua camada superficial, porém sua ação sobre a larva de *Toxocara* ainda permanece não elucidada.

MEDIDAS PREVENTIVAS

Além do tratamento medicamentoso, enfoque especial deve ser dado às medidas preventivas, cujo principal objetivo é o de evitar a infecção humana.

As medidas recomendadas são:

• Eliminar a infecção do *T. canis* no cão pelo tratamento precoce dos filhotes na segunda, quarta, sexta e oitava semanas de vida, além do tratamento de toda a população canina.

• Reduzir a exposição de humanos, especialmente crianças, às fezes de cães em locais públicos.

• Reduzir a população canina desprovida de cuidados básicos.

• Educar a população quanto ao potencial zoonótico da infecção pelo *T. canis,* em especial os profissionais das áreas relacionadas.

Como perspectivas futuras, poderemos utilizar drogas anti-helmínticas de depósito nas cadelas, durante sua gestação e lactação, além do controle imunobiológico por meio de vacinas.

BIBLIOGRAFIA

1. ALMEIDA, M.T. et al. – Toxocariasis simulating hepatic recurrence in a patient with Wilm's tumor. *Med. Pediatr. Oncol.* **22**:211, 1994. 2. AUR, R.J.; PRATT, C.B. & JOHNSON, W.W. – Thiabendazole in visceral larva migrans. *Am. J. Dis. Child.* **129**:226, 1971. 3. BACH-RIZZATTI, B.C. – Desenvolvimento de teste imunoenzimático, ELISA para o diagnóstico da toxocaríase humana. São Paulo, 1984. Dissertação de Mestrado, Faculdade de Ciências Farmacêuticas da Universidade de São Paulo. 4. BASS, J.L. et al. – Clinically innapparent Toxocara infection in children. *N. Engl. J. Med.* **308**:723, 1983. 5. BEAVER, P.C. et al. – Chronic eosinophilia due to visceral larva migrans: report of three cases. *Pediatrics* **9**:7, 1952. 6. BEAVER, P.C. – Parasitological review – larva migrans. *Exp. Parasitol.* **5**:587, 1956. 7. DE SAVIGNY, D.H. – In vitro maintenance of Toxocara canis larvae and a simple method for the production of Toxocara ES antigen for use in serodiagnostic tests for visceral larva migrans. *J. Parasitol.* **61**:781, 1975. 8. EHRHARD, T. & KERBAUM, S. – *Toxocara canis* et toxocarose humaine. *Bull. Inst. Pasteur* **77**:225, 1979. 9. GLICKMAN, L.T.; SCHANTZ, P.M. & CYPESS, R.H. – Epidemiological characteristiçs and clinical findings in patients with serologically proven toxocariasis. *Trans. R. Soc. Trop. Med. Hyg.* **73**:254, 1979. 10. GLICKMAN, L.T. & SCHANTZ, P.M. – Epidemiology and pathogenesis of zoonotic toxocariasis. *Epidemiol. Rev.* **3**:230, 1981. 11. GLICKMAN, L.T. & SHOFER, F.S. – Zoonotic visceral and ocular larva migrans. *Vet. Clin. North Am.* **17**:39, 1987. 12. HUNTLEY, C.C. et al. – Visceral larva migrans syndrome: clinical characteristics and immunologic studies in 51 patients. *Pediatrics* **36**:523, 1965. 13. JACOB, C.M.A. et al. – Clinical and laboratorial features of visceral toxocariasis in infancy. *Rev. Inst. Med. Trop. São Paulo* **36**:19, 1994. 14. JACOB, C.M.A. – Análise evolutiva dos parâmetros clínicos laboratoriais da toxocaríase visceral na infância. Tese de doutorado apresentada à Faculdade de Medicina da USP – Departamento de Pediatria, 1995. 15. JACOB, C.M.A. et al. – Síndrome da larva migrans visceral por *Toxocara canis. Pediatr. (São Paulo)* **9**:9, 1987. 16. MAGNAVAL, J.F. et al. – Application of the western-blotting procedure for the immunodiagnosis of human toxocariasis. *Parasitol. Res.* **77**:697, 1991. 17. MAGNAVAL, J.F. – Eléments nouveaux dans la sémëiologie des "larva migrans visceráles". *Presse Med.* **16**:151, 1987. 18. SCHANTZ, P.M.; MEYER, D. & GLICKMAN, L.T. – Clinical, serologic and epidemiologic characteristics of ocular toxocariasis. *Am. J. Trop. Med. Hyg.* **28**:24, 1979. 19. WILDER, H.C. – Nematode endophtalmitis. *Trans. Am. Acad. Ophthalmol. Otolaryngol.* **55**:99, 1950.

Malária, doença endêmica veiculada por vetor artrópode, caracterizando-se clinicamente em sua forma típica pelo "paroxismo palúdico" (calafrios, febre e sudorese) a intervalos regulares, e que pode apresentar evolução variável na dependência do tipo de parasita (plasmódio) invasor e estado imune específico do hospedeiro.

A malária encontra-se restrita a regiões de matas e de parcas condições de saneamento, como o continente africano (ao sul do Saara), Sudeste Asiático, Índia, América Latina e alguns focos isolados em outros locais (ver mapa de distribuição).

Estima-se que ocorram 270 milhões de casos anuais no mundo com aproximadamente 2 milhões de mortes no mesmo período. Mais de 1 milhão de mortes ocorrem entre crianças no continente africano. Na África, 25% das mortes entre crianças são causadas pela malária.

No Brasil, a malária encontra-se, em sua grande maioria, na Amazônia, onde ocorrem mais de 99% dos casos. A despeito de a malária incidir preferencialmente na Amazônia, essa ocorrência não se faz de maneira uniforme, havendo "ilhas" de transmissão, geralmente relacionadas a pólos de desenvolvimento ou extração mineral.

ETIOLOGIA

Os parasitas da malária pertencem à ordem *Haemosporidiida*, família Plasmodiidae, e ao gênero *Plasmodium*. As espécies que habitualmente parasitam o homem são quatro: *Plasmodium falciparum*, o mais freqüente em áreas de alta endemicidade, sendo também conhecido como causador da febre terçã maligna; *Plasmodium vivax*, agente da febre tipo terção benigno, com paroxismos a cada 48 horas; *Plasmodium ovale*, com ciclo também a cada 48 horas, inexistente nas Américas; e *Plasmodium malariae*, agente da febre tipo quartã com acessos a cada 72 horas.

CICLO VITAL (Fig. 1.46)

Os plasmódios da malária humana desenvolvem seu ciclo vital em dois hospedeiros: no homem e no anofelino.

Ciclo assexuado, endógeno ou esquizogônico (no homem)

No momento da picada, esporozoítos (formas infectantes) alojados nas glândulas salivares do anofelino são inoculados nos capilares subcutâneos e caem na circulação sangüínea do homem, através da qual, 30 a 60 minutos depois, chegam até o fígado. No interior dos hepatócitos, os esporozoítos vão multiplicar-se por meio de um processo de reprodução assexuada, denominado esquizogonia. No fim da 5,5 a 16 dias, dependendo da espécie do parasita, o esquizonte torna-se maduro; a rotura da membrana que envolve cada esquizonte maduro (merócito ou rosácea) presente em um hepatócito dá origem a milhares de merozoítas, liberados nos sinusóides hepáticos. Alguns esquizontes, no caso de malária por *P. vivax* ou *P. ovale*, podem permanecer latentes no hepatócito (hipnozoítos), que só se romperão meses depois, constituindo as "recaídas". A maioria dos merozoítas – que não são fagocitados nos sinusóides hepáticos – invade as hemácias, iniciando a fase eritrocítica do ciclo assexuado – a esquizonia eritrocítica, secundária ou pigmentada. Cada merozoíta que penetra em um glóbulo vermelho diferencia-se na forma em anel do protozoário denominada trofozoíta. Do crescimento do trofozoíta e da divisão do seu núcleo resulta a formação do esquizonte eritrocítico, constituído de 6 a 24 merozoítas, de acordo com a espécie de *Plasmodium*; ao romper-se a hemácia, esses merozoítas vão ficar livres na circulação e penetrar em novos eritrócitos. Alguns poucos merozoítas que penetraram nas hemácias se transformam em gametócitos masculinos (microgametócitos) ou em gametócitos femininos (macrogametócitos) que constituem as formas sexuadas do parasita.

Ciclo sexuado, exógeno ou esporogônico (no anofelino)

A fêmea do anofelino que suga o sangue do homem infectado contamina-se com hemácias contendo formas do parasita (trofozoítas, esquizontes e gametócitos); apenas os gametócitos, porém, conti-

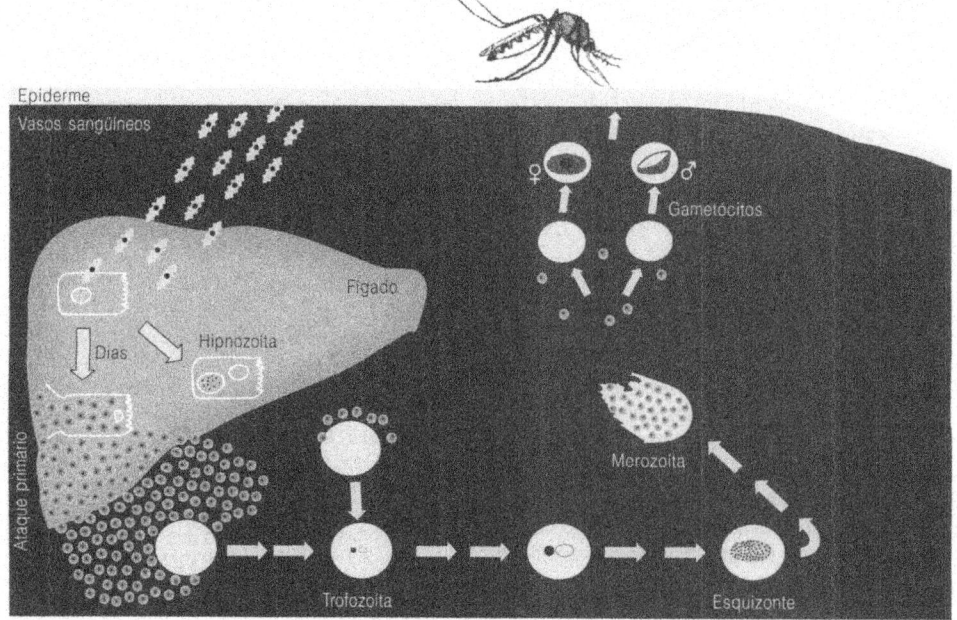

Figura 1.46 – Ciclo de vida do *Plasmodium* no ser humano.

nuam vivos, dando continuidade ao ciclo vital do *Plasmodium*. Os macro e microgametócitos diferenciam-se em macro e microgametas, respectivamente. Cada microgametócito, por ex-flagelação, dá origem a quatro a oito microgametas. Da fecundação de um macrogameta por um microgameta resulta a formação do zigoto (célula-ovo) que, dotado de movimentos amebóides (oocineto), desloca-se e fixa-se no epitélio e na *membrana basal* do estômago do anofelino, passando a receber o nome de oocisto. Nessa célula, ocorre multiplicação por esporogonia; cada oocisto maduro, ao romper-se, libera na hemocele ou cavidade geral do anofelino milhares de esporozoítas, que vão alojar-se, em sua maioria, nas glândulas salivares do mosquito. Ao picar novo hospedeiro humano, antes de sugar o sangue, esse anofelino vai inocular os esporozoítas, dando início ao ciclo assexuado do parasita.

FISIOPATOLOGIA

As alterações fisiológicas da malária iniciam-se com a invasão da hemácia, ou seja, com o início do ciclo eritrocítico. Com intuito didático, consideraremos as alterações devidas ao aspecto puramente mecânico de invasão e rotura da hemácia, da obstrução do fluxo sangüíneo, e as alterações indiretas devido à presença de citocinas.

Alterações devido a processo mecânico

Após a rotura do hepatócito, são liberados merozoítos que invadirão hemácias, causando as alterações clínicas. A primeira diferença entre os plasmódios, que interferirá na evolução clínica, diz respeito à quantidade de merozoítos liberados. Quando a infecção é causada por *P. malariae*, cerca de 2.000 merozoítos são liberados na circulação; quando por *P. vivax*, cerca de 10.000 hemácias são invadidas; e quando por *P. falciparum*, cerca de 40.000 hemácias são infectadas. Um outro fator de importância é a idade das hemácias infectadas. Na infecção pelo *P. malariae*, apenas hemácias velhas são invadidas, na infecção pelo *P. vivax* apenas hemácias jovens são infectadas, enquanto na infecção pelo *P. falciparum* podem ser invadidas hemácias de todas as idades. Daí podemos deduzir a pouca agressividade da infecção pelo *P. malariae*, que tem maior importância como causadora de doença auto-imune, cronicamente, e a grande agressividade da malária por *P. falciparum*, que pode produzir parasitemia universal, levando à anemia aguda e ao comprometimento de múltiplos órgãos, principalmente no indivíduo não-imune.

As alterações fisiopatológicas da malária, direta e indiretamente ligadas à esquizogonia eritrocítica, são conseqüentes a: a) ação direta do parasita sobre as hemácias (hemólise); b) desencadeamento de reações de hipersensibilidade (hemólise imune e doença por imunocomplexos); e c) hiperfagocitose de hemácias parasitadas e não-parasitadas.

O grau de hemólise está relacionado com o número de hemácias parasitadas, com as alterações da membrana citoplasmática eritrocitária e com a resposta imune. Nas infecções por *Plasmodium falciparum*, o número de hemácias parasitadas é sempre maior e a esquizogonia eritrocítica desenvolve-se predominantemente em capilares viscerais.

Após a invasão da hemácia, existe diminuição da sua deformidade, levando a bloqueio de vasos, principalmente em nível esplênico, além de poder causar a "desparasitação" da hemácia, contribuindo para a anemia. A capacidade de o parasita se ligar às células endoteliais envolve a presença de estruturas na superfície das hemácias parasitadas. A citoaderência está associada à presença de protuberâncias, que são deformações da superfície da membrana induzidas pelo *P. falciparum* durante seu desenvolvimento intra-eritrocitário ("knobs"). Entretanto, foi mostrado que hemácias parasitadas sem protuberâncias também podem aderir à superfície de outra célula. A adesão parece ser facilitada pela produção de substâncias chamadas adesinas, as mais importantes são

ELAM-1, ICAM-1, VCAM-1 e CD36. Como conseqüência, temos diminuição da velocidade da circulação sangüínea, com marginalização e agregação dos glóbulos vermelhos, propiciando a instalação de trombose, isquemia, anoxia e necrose tecidual. Advindo do exposto, ocorrem lesões no endotélio vascular; com o aumento da permeabilidade capilar verifica-se a passagem do plasma para o espaço intersticial; quando o comprometimento da parede capilar é muito intenso, podem manifestar-se hemorragias. Acompanhando as alterações da microcirculação pode ocorrer plaquetopenia, aumento no tempo de atividade da protrombina e diminuição da concentração sérica de outros fatores de coagulação. Alterações da circulação sangüínea, principalmente em rins, pulmões e sistema nervoso central, assim como fenômenos de coagulação intravascular são mais comumente observados na malária por *Plasmodium falciparum*. Hemólise intensa (hiper-hemólise), geralmente determinada por *Plasmodium falciparum*, pode desencadear hemoglobinúria maciça, responsável por necrose tubular aguda e insuficiência renal. Icterícia intensa costuma associar-se com essa espécie de plasmódio.

Em decorrência da hemólise, com a liberação na circulação dos parasitas e dos produtos contidos no interior das hemácias, verifica-se estímulo da ação fagocitária dos macrógafos, de que resulta hiperplasia e hipertrofia do sistema linforreticular (esplenomegalia e hepatomegalia); essa hiperplasia é particularmente acentuada nos processos crônicos, dos quais pode resultar a instalação de hiperesplenismo, que, a par da leucopenia e da plaquetopenia, pode contribuir para acentuar a anemia já existente.

Contribui para a hipovolemia a perda de líquidos, resultante da febre alta (vasodilatação e sudorese), dos vômitos e da falta de ingestão de líquidos; com a passagem de plasma para o espaço intersticial, em fases mais avançadas da evolução da doença, o volume de sangue circulante torna-se ainda menor. São esses fatores responsáveis pela queda da pressão arterial.

A anemia é conseqüente à hemólise, que se segue à esquizogonia eritrocítica, ao seqüestro de hemácias no baço e à destruição adicional dos glóbulos vermelhos por mecanismo imune. Acrescente-se ao fato de que a vida média das hemácias parasitadas se torna menor. A ocorrência de reticulocitose é comum, estando sua intensidade relacionada com o grau de hemólise. A formação e depósito tecidual de complexos imunes podem participar da instalação de complicações renais e pulmonares. A hipóxia tecidual, resultante da anemia e das alterações da microcirculação, constitui o fator básico para o desencadeamento da insuficiência renal, edema pulmonar e das alterações do sistema nervoso central e de outros órgãos.

Alterações devidas às citocinas

Recentemente tem sido detectado aumento da concentração plasmática do fator de necrose tumoral alfa (FNT-α) em pacientes com malária por *P. falciparum*. Outras citocinas também estão envolvidas na evolução da malária grave, como a IL-6, IL-8, IL-1, receptor solúvel de IL-2 e GM-GSF. O FNT-α atua de forma direta, por meio de ação citotóxica sobre as células endoteliais e de forma indireta por indução das moléculas de aderência. O aumento dessas moléculas facilita o fenômeno da citoaderência, que, por sua vez, aumenta a disfunção endotelial pela obstrução vascular e pela anoxia tecidual. Por outro lado, alterações hemodinâmicas, hemostásicas e metabólicas podem ampliar os efeitos do FNT-α e a disfunção do endotélio. Esses fatores associados determinam o desenvolvimento da disfunção de múltiplos órgãos do paciente com malária grave.

QUADRO CLÍNICO

Malária no indivíduo semi-imune

Indivíduo semi-imune é aquele que já teve surtos de malária anteriormente. Alguns pacientes apresentam sintomas prodrômicos dias antes do início da "crise palúdica". O paciente sente-se incomodado, com cefaléia, dores musculares, astenia, anorexia, febre de pequena intensidade e ocasionalmente náuseas e vômitos. Tais sintomas são inespecíficos e surgem em inúmeras outras doenças infecciosas.

O ataque agudo da malária caracteriza-se por um conjunto de paroxismos febris que apresentam três períodos: frio, calor e suor. Na maioria dos pacientes com malária, os sintomas começam repentinamente, com período de frio, que na maioria das vezes dura de 15 a 60 minutos. Os sintomas estão relacionados ao brusco aumento de temperatura do corpo e caracterizam-se pela sensação de frio intenso, calafrios marcados por tremores generalizados. Podem aparecer cefaléia, náuseas e vômitos. O pulso fica fino e acelerado, a pele seca e os lábios cianóticos.

O período de calor dura de 2 a 6 horas e inicia-se quando termina os calafrios. O paciente começa a sentir calor, que pode tornar-se "insuportável", a face fica hiperemiada, o pulso cheio e a pele seca e quente. Existe intensificação da cefaléia e persistência das náuseas e vômitos. Nesse período, o paciente pode delirar e surgem convulsões, principalmente em crianças.

O período de suor dura de 2 a 4 horas. A febre cede em "crise" (rapidamente), cessando o desconforto. Após cessar o suor, que é intenso, o paciente pode permanecer com discreta cefaléia, exausto, porém relativamente bem.

A duração total do paroxismo é de 6 a 12 horas.

Uma das características do paroxismo palúdico é que ocorre em períodos regulares, na dependência do tipo de plasmódio infectante. Assim, o paroxismo por *P. falciparum* e *P. vivax* repete-se a cada 48 horas (febre terçã) e o por *P. malariae* a cada 72 horas (febre quartã). A regularidade só é válida no caso de a infecção originar-se de uma só camada de parasitas que terminam sincronicamente sua esquizogonia.

Malária no indivíduo não-imune

Os primeiros "ataques" no indivíduo não-imune não apresentam típico paroxismo palúdico, pois a esquizogonia não é síncrona até que o sistema imune do hospedeiro comece a "reconhecer" as diferentes formas parasitárias. O indivíduo apresenta, geralmente como sintoma único, febre, que pode ser contínua, subcontínua, remitente ou intermitente com remissões. É importante ter em mente que nesses indivíduos a malária tem possibilidades maiores de evolução com complicações e que, quando os paroxismos ocorrerem em sua forma típica, ou seja, quando haver sincronismo na esquizogonia, o paciente já pode estar em situação clínica com complicações.

Malária grave

As formas graves e de urgência, com raras exceções, observam-se nas infecções produzidas por *P. falciparum*. As formas graves apresentam-se no indivíduo não-imune, gestantes e crianças. O paroxismo febril não é comum. O paciente apresenta febre persistente, podendo não ser muito elevada, e não tem calafrios nem sudorese. A cefaléia é intensa, o vômito freqüente e ocorre delírio. Geralmente, mais de 2% das hemácias encontram-se parasitadas, ocorrendo intensa anemia.

Se o paciente não for conduzido adequadamente, pode evoluir para a forma de urgência, na qual se acentuam os sinais e os sintomas, surgindo as complicações. As complicações mais freqüentes relacionam-se a comprometimento dos rins, pulmões, cérebro, fígado e sangue.

Lesão renal – a maioria dos pacientes torna-se oligúrica, simultaneamente à anemia, e muitos apresentam hemólise. Poucos apresentam redução da taxa de potássio sérico, porém a maioria tem azotemia. Os achados são devidos à necrose tubular aguda. Quase todos os pacientes apresentam outras complicações simultâneas, geralmente mais graves que a insuficiência renal.

Malária pulmonar – sinais e sintomas respiratórios ocorrem em 3 a 10% dos pacientes com malária por *P. falciparum*. As manifestações clínicas variam desde as originadas por alteração nas vias aéreas superiores até o edema agudo de pulmão. Os sintomas podem começar em forma gradual ou repentina, com tosse, febre, cefaléia, expectoração e dores difusas. Raramente se encontram alterações à semiologia pulmonar. O paciente apresenta-se taquipnéico, com freqüência respiratória que pode chegar a 40 respirações por minuto, há redução da taxa de oxigênio arterial e sinais de disfunção do sistema nervoso central. Como acontecimento final pode surgir o edema agudo de pulmão.

Malária cerebral – estima-se que entre 0,8 e 2% dos pacientes com malária por *P. falciparum* apresentam alterações cerebrais. A patogenia desse comprometimento ainda não está clara, mas parece haver uma endotelite com adesão de hemácias parasitadas produzindo obstrução de capilares cerebrais. Os sintomas podem começar paulatinamente, porém, em geral, são abruptos. Surge cefaléia de forte intensidade, hipertermia, vômitos e sonolência. As crianças podem apresentar convulsões (50% dos casos). O paciente torna-se taquipnéico e entra em coma, com pupilas contraídas e abolição ou exacerbação dos reflexos profundos. A respiração é rápida, sendo que em fase final se torna arrítmica. Os sintomas podem ser similares a diversos outros comprometimentos neurológicos que fazem parte do diagnóstico diferencial. É necessário descartar hipoglicemia quando do coma, pela concomitância desse envolvimento na malária grave. A taxa de letalidade nesse tipo de comprometimento oscila de 4 a 50%.

Alteração hepática – a despeito da grande freqüência do envolvimento do fígado na malária grave, esse é de pequena repercussão orgânica em termos de gravidade. A hepatomegalia e a icterícia são freqüentes, e também se observa aumento discreto das enzimas hepáticas (aminotransferases).

Alterações sangüíneas – a anemia é uma das complicações mais freqüentes na malária e é devida à hemólise das hemácias parasitadas em virtude da rotura de esquizontes, diminuição da produção de eritrócitos por causa da depressão da eritropoese, aumento da fagocitose das hemácias devido às alterações do metabolismo do sódio e hemólise de hemácias parasitadas e não-parasitadas por meio de mecanismos imunológicos. A coagulopatia de consumo e a coagulação intravascular disseminada são outras alterações que podem contribuir para o agravamento do processo.

A seguir, listamos itens clínicos que, se observados, devem ser valorizados como de risco para o paciente.

- Alta parasitemia (maior que 2% nos primoinfectados).
- Hipertermia continuada.
- Diminuição da diurese.
- Dispnéia.
- Icterícia.
- Confusão mental (obnubilação).
- Sinais de sangramento.
- Especial atenção com gestantes.

Especificidades da malária na criança

Em crianças com idade superior a 5 anos, a malária tem a mesma evolução que em adultos. Entretanto em crianças em idade pré-escolar não se observam os sinais característicos do paroxismo palúdico, levando freqüentemente a erro diagnóstico. Em regiões endêmicas, a malária causada pelo *P. falciparum* é responsável por alta taxa de mortalidade e morbidade quando ocorre em crianças em idade pré-escolar.

Em regiões hiperendêmicas, as crianças comumente não adquirem malária nos dois primeiros meses de vida por possuir anticorpos maternos, porém após o primeiro ano de vida podem adquiri-la em repetidas oportunidades e geralmente tem evolução mais grave quando for causada pelo *P. falciparum*.

Os lactentes geralmente não apresentam paroxismos típicos. Eles se tornam flácidos e sonolentos, perdem o apetite, têm frio e podem apresentar vômitos e convulsões; a temperatura varia entre 38,5 e 40°C e a febre pode ser contínua, remitente, intermitente ou irregular; posteriormente podem surgir dores abdominais e diarréia. Apesar de não ser achado comum, podem surgir hepato e esplenomegalia. Nas evoluções mais graves, surgem icterícia e anemia.

A despeito de a malária grave ser quase sempre causada por *P. falciparum*, a infecção por *P. vivax* pode também ter evolução grave em crianças (alta taxa de reticulócitos).

A malária por *P. malariae* é observada produzindo síndrome nefrótica quando incide em crianças em regiões endêmicas, com prognóstico geralmente desfavorável.

Malária congênita

Não é conhecido o mecanismo causal da malária congênita. Supõe-se que na gestante infectada não-imune poderia haver lesão placentária com passagem do protozoário. Existe a possibilidade da contaminação do sangue fetal no momento do parto, sendo que, nesse caso, a malária é considerada como induzida.

As características clínicas da malária congênita são as mesmas das causadas por outras infecções adquiridas pela placenta. O recém-nascido pode apresentar febre discreta, irritabilidade e anorexia.

Malária induzida

A malária pode ser transmitida por inoculação de sangue fresco por meio de agulhas contaminadas utilizadas por toxicômanos ou por acidentes profissionais com pessoal da área de saúde. Pode ser induzida também por transfusão de sangue e seus derivados.

Qualquer dos quatro tipos de malária humana pode ser induzido por meio de transfusão. O período de incubação pode variar de 10 horas a 60 dias, dependendo da espécie de plasmódio, número de parasitas injetados e resposta do hospedeiro.

Febre remitente, náuseas, vômitos, mialgia, icterícia discreta, diarréia e dor abdominal são os sintomas mais encontrados. Raramente se observa paroxismo. Em pacientes imunossuprimidos, a doença é de difícil diagnóstico.

Síndrome da esplenomegalia tropical (baço hiper-reativo da malária)

Essa síndrome, encontrada em regiões endêmicas, caracteriza-se por marcada esplenomegalia, ausência de parasitas no sangue periférico, níveis de IgM sérica elevados, níveis de anticorpos antimaláricos (IgG) elevados e boa resposta à quimioprofilaxia antimalárica prolongada.

Como mecanismo patogenético, tem-se sugerido a existência de defeito nas células supressoras, originando a ativação policlonal de linfócitos B, que por sua vez também poderiam ser induzidas por mitógeno associado ao parasita.

DIAGNÓSTICO LABORATORIAL

Feita a presunção epidemiológica e clínica, necessitamos agora confirmar o diagnóstico por meio de exames laboratoriais.

Diagnóstico inespecífico

Poucas são as alterações observadas aos exames complementares na malária não-complicada. O hemograma não traz alterações que possam contribuir para o diagnóstico. Sendo a anemia uma constante com o evoluir da doença (queda de hematócrito e hemoglobina), não existem alterações uniformes no leucograma. A velocidade de hemossedimentação e os outros exames de atividade inflamatória podem estar alterados.

Nos casos graves, de comprometimento sistêmico múltiplo, as alterações laboratoriais estão na dependência do órgão (sistema) mais envolvido. Por exemplo, quando se observa insuficiência renal, observa-se elevação dos níveis de uréia e creatinina séricas, e alterações eletrolíticas com hipercalemia; as alterações desses exames devem ser monitorizadas para condução adequada do caso. Na insuficiência respiratória, podemos encontrar infiltrado difuso à radiografia de tórax e mesmo sinais de edema. A gasometria arterial mostra diminuição da pressão parcial de oxigênio e de bicarbonato. A concentração sérica das enzimas hepáticas (aminotransferases) apresenta-se normal ou discretamente elevada, enquanto as bilirrubinas se elevam na dependência da intensidade de hemólise e do comprometimento hepático. A concentração plasmática de albumina tende a decrescer pelo hipercatabolismo encontrado nos casos mais graves.

Diagnóstico específico

Consiste na identificação do parasita ou de anticorpos no sangue periférico.

Direto – é a observação do parasita por hemoscopia. Os métodos tradicionalmente empregados para tal fim são a gota espessa e o esfregaço. São métodos de realização simples que necessitam apenas de lâmina, na qual se coloca uma gota de sangue, geralmente por punção digital, corando-se por Giemsa (Leishman) e a seguir observa-se com objetiva de imersão. Os parasitas corados, nas suas diferentes formas, podem ser observados no interior das hemácias. Três questões devem ser respondidas ao se observar "formas suspeitas" no interior de uma hemácia: É um plasmódio? Quantos plasmódios existem na amostra analisada? As formas observadas estão dentro do padrão de variação esperada para a espécie em questão? A resposta a essas questões só é conseguida por indivíduo bem treinado, sendo essa a maior limitação desse teste (depende do observador).

Tentativas para melhorar o diagnóstico direto têm sido feitas, sendo que a técnica do QBC ("quantitative buffy coat"), que emprega capilar e coloração com acridina orange, tem se mostrado muito promissora pela maior sensibilidade obtida.

Técnicas de detecção de antígeno tem sido empregadas, com intuito de pesquisa, tendo também mostrado resultados promissores, porém ainda de emprego limitado, tanto pelo custo mais elevado com também pela necessidade de estudos mais abrangentes em campo. Dentre eles destacamos o imunoensaio cromatográfico para detecção de proteína rica em histidina.

Indireto – consiste na demonstração da presença de anticorpos específicos contra plasmódio no soro de indivíduos, ou para diagnóstico de infecção ou, mais freqüentemente, para inquéritos sorológicos ou ainda com o intuito de triagem de doadores de sangue. A presença de anticorpos específicos não se correlaciona com infecção em atividade, já que esses podem permanecer no soro do paciente até vários anos após a infecção palúdica, principalmente se ele tiver tido mais de uma infecção. A tentativa de demonstrar infecção aguda por meio de anticorpos IgM não tem tido a mesma correlação que em outras infecções, porém ainda que o diagnóstico sorológico de infecção aguda fosse bastante sensível e específico, seria de pequeno valor prático, devido ao tempo necessário para a realização do teste e ao custo mais elevado.

Dentre as provas mais empregadas em avaliações sorológicas, destacamos a de imunofluorescência indireta (IFI), a imunoenzimática, a de aglutinação e a de precipitação.

DIAGNÓSTICO DIFERENCIAL

As doenças que mais comumente podem ser confundidas com o paroxismo da malária em sua forma típica são aquelas acompanhadas de bacteriemia, como sepses, pielonefrite aguda, febre tifóide, entre outras. Nas formas de complicações, o diagnóstico diferencial está na dependência do órgão acometido, podendo ser confundido com hepatite por vírus, febre amarela, leptospirose, encefalites, entre outros. O diagnóstico diferencial mais difícil e também o que merece maior cuidado é o de febre alta contínua, que é freqüente no paciente não-imune com malária, sendo aqui destacadas todas as infecções, principalmente as bacterianas, como pneumonias, sepses etc.

TRATAMENTO

O objetivo imediato do tratamento da malária é abolir o ciclo de reprodução sangüínea do parasita responsável pelas manifestações clínicas agudas da doença e pelas eventuais complicações. Além desse objetivo, o tratamento visa impedir as recidivas da infecção e eliminar os gametócitos, afetando, desse modo, a cadeia de transmissão da parasitase.

Idealmente, devemos utilizar medicamentos que atuem nas diferentes fases do ciclo ou associações de medicamentos.

Dentre os medicamentos com atuação na malária, temos os esquizonticidas teciduais, que atuam na forma pré-eritrocítica (exoeritrocíticas), impedindo a invasão das hemácias, sendo fundamentais para a obtenção da cura radical. São empregados fundamentalmente para infecções por Plasmodium vivax e Plasmodium ovale.

Os esquizonticidas sangüíneos agem nas formas eritrocíticas do parasita, objetivando a cura clínica.

Os gametocitocidas propõem-se a eliminar os gametócitos, forma sexuada do parasita, com o objetivo de evitar a transmissão.

MALÁRIA POR PLASMODIUM VIVAX E PLASMODIUM OVALE

Para esses tipos de infecção necessitamos de medicamentos que atuem tanto na fase eritrocítica como na pré-eritrocítica.

As 4-aminoquinoleínas (cloroquina e amodiaquina) são as drogas de escolha para tratar a fase eritrocítica da infecção por P. vivax e P. ovale, sendo que só recentemente foram descritas infecções pelo P. vivax que não foram curadas por esses medicamentos. A cloroquina, quando usada por via oral, é de baixa toxicidade.

A dose de 4-aminoquinoleínas empregada é de 25mg/kg de peso dividida em quatro tomadas: 10mg/kg no início, 5mg/kg 6, 24 e 48 horas após. Operacionalmente, tem sido empregados 10mg/kg de início e 7,5mg/kg 24 e 48 horas após, sem grande prejuízo. A drágea das apresentações comerciais de cloroquina ou amodiaquina contém 150mg de substância base.

O paciente com infecção por P. vivax que estiver vomitando e não responder adequadamente ao emprego de antieméticos deve ser hospitalizado para receber cloroquina injetável. A cloroquina injetável (de uso hospitalar) deve ser administrada na dose de 10mg/kg para crianças, diluída em soro fisiológico, em 4 horas, dividida em três tomadas. Quando o paciente não mais estiver vomitando, reintroduzimos medicação por via oral. Não devemos administrar cloroquina por via intravenosa rapidamente, pois pode ocorrer assistolia.

As 4-aminoquinoleínias também atuam nos gametócitos do P. vivax.

Os medicamentos que atuam na fase exoeritrocítica pertencem aos grupos dos 8-aminoquinoleínicos, cujo representante único disponível é a primaquina, a qual é tóxica para a medula óssea, não devendo ser administrada em crianças pequenas (menores de 6 meses) e gestantes.

A dose recomendada de primaquina é de 0,25mg/kg/dia, durante 14 dias seguidos. É necessário destacar a possibilidade de falha terapêutica, a despeito do esquema completo de primaquina (8 a 24% em nosso meio), ocasionando recaídas.

Se após o uso completo de primaquina e cloroquina para malária por P. vivax ocorrerem recaídas, repete-se o esquema aumentando-se a dose de primaquina em 50%. Se ainda ocorrer nova recaída, aumenta-se a dose de primaquina para 0,5mg/kg/dia durante os mesmos 14 dias. Lembrar ao paciente que estiver recebendo doses maiores de primaquina a possibilidade da ocorrência de efeitos colaterais com maior freqüência que com os esquemas anteriores.

No caso de malária por P. vivax induzida, não é necessário utilizar primaquina, pela inexistência do ciclo exoeritrocítico.

MALÁRIA POR PLASMODIUM FALCIPARUM

Quando nos deparamos com um caso de malária por P. falciparum, devemos ficar atentos para a possibilidade maior de complicações, principalmente entre primoinfectados.

Pelo fato de o P. falciparum não apresentar ciclo exoeritrocítico secundário, torna-se desnecessário o emprego de medicamentos que atuem nessa fase.

Com o intuito didático e para melhor uniformizar este item, o subdividiremos em dois subitens: malária não-grave e malária grave.

Malária não-grave

Duas são as alternativas utilizadas para tratar malária por P. falciparum ambulatorialmente:

Sulfato de quinino – na dose de 30mg/kg/dia durante 7 a 10 dias, em três tomadas diárias. Esse esquema é eficaz, porém tem como maior inconveniente a baixa operacionalidade (tratamento prolongado), dificultando sua utilização, principalmente em regiões endêmicas.

Mefloquina – na dose de 15 a 20mg/kg em uma ou duas tomadas, é, indiscutivelmente, o medicamento de melhor atuação, tanto pode ser empregado em dose única (em uma ou duas tomadas) como pelo fato de levar a rápido desaparecimento da parasitemia assexuada. Um dos inconvenientes do emprego da mefloquina é o fato de ter vida média bastante prolongada (superior a 20 dias), dificultando seu emprego em região de transmissão pela possibilidade de induzir a resistência. Um efeito colateral por vezes limitante do seu emprego é a freqüência com que provoca vômitos logo após sua ingestão, podendo haver necessidade de se repetir o tratamento.

Como já vimos, é desnecessária a utilização de esquizonticida tecidual nesse tipo de malária, porém a primaquina é empregada em dose única, de 45mg para adultos como gametocitocida.

Malária grave

Ao lado da necessidade de rápida negativação da parasitemia, na malária por P. falciparum é fundamental controlar as complicações, pois não raramente o paciente pode evoluir desfavoravelmente, a despeito da ausência de parasitas circulantes.

Tratamento etiológico – os esquemas que produzem negativação mais rápida da parasitemia são aqueles com os derivados da artemisinina. O artesunato, por via intravenosa, na dose de 1mg/kg nos momentos 0, 4, 12 e 24 horas, ou o artemeter, por via intramuscular, na dose de 1,6mg a cada 12 horas no primeiro dia e a cada 24 horas a partir daí até o quinto dia, podem levar à rápida diminuição da parasitemia. Um fato observado e que merece destaque é a alta taxa de recrudescência observada com os esquemas citados, sendo prática fazer tratamento seqüencial com outra droga por via oral (exemplo, mefloquina).

Esquema alternativo, na indisponibilidade dos derivados da artemisinina, é o emprego de cloridrato de quinino, por via intravenosa, na dose de 30mg/kg/dia.

Quando não dispomos de esquizonticidas sangüíneos rápidos, na ausência de boas drogas para tratar malária grave, podemos utilizar como método de exceção a exsangüineotransfusão (hemoferese).

Conduta de manutenção – simultaneamente à condução do tratamento etiológico, necessitamos monitorizar as complicações existentes e cuidar delas, se possível, em unidades de tratamento intensivo, até que se extinga o processo de hipercatabolismo da malária com o paciente retornando a seu estado de normalidade.

Inicialmente, o paciente deve ser monitorizado quanto a seu equilíbrio hidroeletrolítico, se possível por meio de cateteres centrais (Swan-Gans ou PVC), procurando evitar a sobrecarga hídrica, tão comum no paciente hemodinamicamente instável e freqüentemente responsável por evoluções desfavoráveis. Temos que estar atentos para não administrar excesso de líquido.

A abordagem para as mais correntes complicações são:

Hipoglicemia – sempre pensar em hipoglicemia quando o paciente apresentar alteração cerebral e coma, pela grande freqüência de sua ocorrência; na presença de hipoglicemia detectável ou quando não pudermos medir a glicemia porém o paciente se encontra em coma, administra-se glicose a 50% em bolo, seguido de soro glicosado a 5 ou 10% continuamente. A hipoglicemia é mais acentuada e grave em pacientes medicados com quinino.

Anemia grave – lembrar que só devemos indicar sangue quando houver risco para oxigenação cerebral, devido à possibilidade de *haver* aumento da parasitemia após a transfusão; indica-se concentrado de hemácias ou sangue quando o hematócrito for menor que 20% e/ou a hemoglobina menor que 5g/dl.

Insuficiência renal – o primeiro passo é determinar se a oligúria (anúria) é devida a desidratação (insuficiência pré-renal), cuja correção se faz apenas com hidratação, ou devida a lesão renal; devemos fazer rigoroso balanço hidroeletrolítico e monitorizar a uréia e a creatinina séricas. Quando o paciente está em fase de instalação da insuficiência renal com diminuição progressiva da diurese, a despeito de estar convenientemente hidratado, administra-se furosemida, em quantidades crescentes, a cada 30 minutos. Se não se instalar a diurese, deve-se pensar em diálise precoce que, além de objetivar a diminuição da uremia, pode evitar sobrecarga hídrica com conseqüente lesão no pulmão.

Insuficiência respiratória (edema agudo de pulmão) – esta é, sem dúvida, a complicação mais grave, pela rapidez de instalação e dificuldades de abordagem; nunca manter o paciente hiper-hidratado, para evitar extravasamento de líquido para os alvéolos; na vigência de insuficiência renal concomitante (observação comum), iniciar o procedimento dialítico precocemente; sem atraso, submeter o paciente à intubação orotraqueal e, se necessário, à ventilação mecânica, para melhor assistência ventilatória, quando a pressão parcial de oxigênio cair para 50mmHg e/ou quando a freqüência respiratória se elevar consideravelmente (35 a 40/minuto). Se houver instalação de edema agudo, manter o paciente em decúbito elevado, administrar furosemida e, se necessário, realizar "sangria".

Malária cerebral – o tratamento do coma malárico é semelhante ao de outras etiologias; o paciente deve ser mantido em decúbito lateral para evitar a aspiração de vômitos, seu posicionamento deve ser mudado freqüentemente para evitar escaras, o nível de consciência deve ser avaliado com freqüência; quando houver convulsões, administra-se fenobarbital ou benzodiazepínicos; não se deve administrar corticosteróides no coma palúdico.

Choque – pode ser decorrente de hipovolemia, edema pulmonar ou sepse; a hipovolemia deve ser corrigida com expansor plasmático (hemacel, plasma etc.), com atenção para evitar a hiper-hidratação; se houver suspeita de sepse, investigar e iniciar a terapêutica com amplo esquema de antimicrobianos (uma boa associação é betalactâmicos e aminoglicosídeos).

MALÁRIA POR *PLASMODIUM MALARIAE*

O tratamento da malária por *P. malariae*, a exemplo da malária por *P. falciparum*, reduz-se ao emprego de medicamentos que atuem nas formas eritrocíticas, já que não existe forma exoeritrocítica secundária na malária por essa espécie. O medicamento por excelência para tratar malária por *P. malariae* é a cloroquina, nas mesmas doses preconizadas para malária por *P. vivax*.

Nas formas crônicas de malária por *P. malariae*, em que há predominância de processo auto-imune, o tratamento é o mesmo que para outras doenças auto-imunes, com emprego de imunossupressores.

SEQÜELAS

Excepcionais, sendo, quando presentes, conseqüência de coma prolongado. Descrevem-se hemiparesias, hemiplegias e convulsões. Mais tardiamente, têm sido descritas naquelas crianças que tiveram comprometimento cerebral, diminuição do rendimento escolar e nervosismo.

PROFILAXIA

Como em todas as outras doenças infecciosas, a profilaxia é a maneira mais simples, segura, barata e que poupa perda de dias (semanas) do convívio social e evita a morte. Dividiremos essa abordagem em: profilaxia individual e coletiva.

Profilaxia individual

Várias são as abordagens propostas ao indivíduo que manterá contato com região de transmissão de malária.

Quimioprofilaxia – consiste na administração de medicamentos para evitar a infecção (doença). Em locais onde só existe malária por *P. vivax*, pode-se propor a profilaxia com cloroquina, 5mg/kg/semana, iniciando uma semana antes da viagem e mantendo até oito semanas após o retorno da área. Como a malária por *P. vivax* é de baixa gravidade, nessas condições pode-se não usar medicamentos e lembrar ao viajante que ele pode ter malária, devendo procurar o médico se apresentar febre. Devido à elevada taxa de resistência do *P. falciparum* aos diferentes medicamentos e à toxicidade da maioria desses, não é habitual preconizar quimioprofiláticos a indivíduos que viajem para regiões onde existe malária por *P. falciparum* resistente. A única droga que pode ter eficácia nessa situação é a mefloquina, que pode contudo falhar, além de facilitar a disseminação de resistência a esse medicamento.

Profilaxia de contato – consiste em evitar que o mosquito tenha contato com a pele do homem, evitando a infecção. Devido à pouca segurança de quimioprofiláticos no Brasil, esse método tem sido de eleição para proteger o indivíduo que se desloca para regiões endêmicas de malária. Lembrar que o *Anopheles darlingi* tem hábitos noturnos, saindo para o repasto ao entardecer, e não se alimenta durante o dia. Devido a isso, uma das maneiras de evitar contato com o anofelino é, após o entardecer, evitar proximidades de "criadouros" (águas limpas e com pequena correnteza), ou utilizar, nesse período, repelentes nas áreas expostas do corpo, ou ainda cobrir a maior parte do corpo com roupas. É bom princípio telar as portas e janelas em regiões endêmicas e dormir com mosqueteiros. Algumas táticas adicionais consiste em ingestão de tiamina e de alimentos que "fedem" na pele, como o alho.

Imunização – não existe, até o momento, nenhum produto vacinal eficaz contra a malária.

Profilaxia coletiva

É a tentativa de proteger a sociedade da endemia que a assola. Podemos ter as seguintes abordagens:

Combate ao vetor adulto – é realizado por meio da borrifação da parede dos domicílios da região endêmica com inseticida de depósito. Tal ação procura agir sobre o mosquito adulto e baseia-se no fato de o mosquito pousar na parede após o repasto sangüíneo. O inseticida empregado em nosso meio é o DDT. Esse foi o tipo de abordagem fundamental para a tentativa do controle da malária, e é onde se baseou a euforia da erradicação, que permeou entre nós até recentemente, quando a Organização Mundial de Saúde mudou sua abordagem e nomenclatura do programa, que passou de erradicação para controle.

Combate às larvas – por meio de larvicidas. Pouco utilizado em regiões endêmicas, devido às dimensões continentais de nossos rios, onde prolifera o mosquito. Algumas abordagens diferenciadas têm sido propostas, como o controle biológico por meio de bacilos (*Bacillus turigiensis* e *Bacillus sphericus*) que agem matando as larvas, sendo porém de vida curta, necessitando ser reposto com freqüência, tornando o custo proibitivo. Uso de peixes larvófogos, como a tilápia, tem-se mostrado de baixa praticidade.

Saneamento básico – medidas de saneamento básico são fundamentais para evitar a formação de regiões alagadas, principalmente após chuvas. A drenagem dessas coleções e dos pequenos rios talvez seja a mais eficaz abordagem para evitar a proliferação de mosquitos.

BIBLIOGRAFIA

1. BOULOS, M. – Clínica de la infección malarica. In *Diagnóstico de malaria*. Publicación científica nº 512. OPS. Washington, 1988. 2. BOULOS, M. – Malaria. In Amato Neto, V. & Baldy, J.L.S. (eds.). *Doenças Transmissíveis*. 3ª ed., São Paulo, Sarvier, 1989. 3. BOULOS, M. et al. – Análise da freqüência de recaídas de malária por *P. vivax* em região não endêmica (São Paulo, Brasil). *Rev. Inst. Med. Trop. S. Paulo* **33**:143, 1991. 4. BOULOS, M. – Clinical picture of severe malaria. *Rev. Inst. Med. Trop. S. Paulo* **34**(Suppl. 9):S41, 1992. 5. BOULOS, M. et al. – Malária congênita: descrição de um caso e considerações sobre o assunto. *Rev. Hosp. Clin. Fac. Med. S. Paulo* **48**:127, 1993. 6. BOULOS, M.; COSTA, J.N. & TOSTA, C.E. – Comprometimento pulmonar na malária. *Rev. Inst. Med. Trop. S. Paulo* **35**:93, 1993. 7. BOULOS, M. et al. – Avaliação clínica do quinino para o tratamento de malária por *Plasmodium falciparum*. *Revista da Sociedade Brasileira de Medicina Tropical* **30**:211, 1997. 8. BRUCE-CHWATT, L.J. – *Essential Malariology*. London, William Heinemann, 1980. 9. CRANE, G.G. – Hyperreactive malarious splenomegaly (tropical splenomegaly syndrome). *Parasital. Today* **2**:4, 1986. 10. COVELL, G. – Congenital malaria. *Trop. Dis. Bull.* **47**:1147, 1950. 11. GRAU, G.E.; PIGUET, P.F. & LAMBERT, P.H. – Immunopathology of malaria: role of cytokine production and adhesion molecules. *Mem. Inst. Oswaldo Cruz*, Rio de Janeiro **87**(Suppl. V):95, 1992. 12. HAMER, D.H. & WYLER, D.J. – Cerebral malaria. *Seminars Neurol.* **13**:180, 1993. 13. MARQUES, H.H. et al. – Malária congênita. Descrição de casos e breve revisão da literatura. *Jornal de Pediatria* **72**:103, 1996. 14. ORGANIZACION PANAMERICANA DE LA SALUD – Epidemiologia y control de la malaria causada por P. falciparum en las Américas. Publicación Científica nº 471. Washington, 1984. 15. PASVOL, G. et al. – Quinine treatment of severe falciparum malaria in African children: a randomized comparison of three regimens. *Am. J. Trop. Med. Hyg.* **45**:702, 1991. 16. REY, L. – *Parasitalogia*. Rio de Janeiro, Guanabara Koogan, 1973. 17. WARRELL, D.A. – Treatment of severe malaria. – *J. R. Soc. Med.* **82**(Suppl. 17):44, 1989. 18. WHITE, N.J. – The clinical evaluation of antimalarial treatment response. *Acta Leidensia* **60**:141, 1991. 19. WORLD HEALTH ORGANIZATION – The role of artemisinin and its derivatives in the current treatment of malaria. Report of an informal consultation. WHO, Geneva, 1994-1995. 20. WYLER, D.J. – Malaria – resurgence, resistance, and research (two parts). *N. Engl. J. Med.* **308**:875, 934, 1983. 21. WYLER, D.J. – Malaria chemoprophylaxis for the traveler. *N. Engl. J. Med.* **329**:31, 1993.

---

5 Parasitoses Intestinais

ANA MARIA BARA BRESOLIN
SANDRA MARIA CALLIOLI ZUCCOLOTTO

As parasitoses intestinais constituem um grave problema médico e de saúde pública em nosso meio, pela sua alta prevalência, especialmente na área rural. Em determinadas regiões do Brasil, o poliparasitismo é a regra, e sua influência sobre as condições de saúde, particularmente da população infantil, assim como sobre a capacidade de trabalho dos adultos e os custos sociais da assistência médica, cria um círculo vicioso que só poderá ser rompido quando houver um desenvolvimento socioeconômico mais harmônico e melhores condições de vida no País.

Embora o problema seja sério, existe dificuldade em quantificá-lo, pela falta de dados disponíveis sobre morbidade e mortalidade devidas às parasitoses intestinais, geralmente não notificadas ou subnotificadas pelos serviços de saúde, por serem consideradas "problemas menores", pelos quais os profissionais mostram pouco interesse, além de uma atitude tolerante.

No Brasil, embora não se disponha de dados confiáveis, estima-se que milhões de indivíduos estejam infectados por enteroparasitas. Estudo feito em 1984-1985 por Monteiro e cols., por meio de exames coprológicos realizados em amostra probabilística da população em crianças com idade inferior a 5 anos, no município de São Paulo, mostrou que 30,9% das crianças apresentavam uma ou mais espécies de parasitas intestinais, sendo mais freqüentes ascaridíase, giardíase e tricocefalíase, todas com prevalência acima de 10%. O poliparasitismo intestinal, ou seja, a ocorrência simultânea de duas ou mais espécies de parasitas, atingiu 13,1% da amostra, sendo mais elevado nas crianças de nível socioeconômico mais baixo. O predomínio da ascaridíase, giardíase e tricocefalíase tem sido referido na maioria dos países do Terceiro Mundo.

A incidência, a prevalência e o grau de acometimento clínico, determinados pelas parasitoses, dependem da interação de diferentes fatores relacionados ao agente, ao hospedeiro suscetível e ao meio ambiente. A criança desnutrida, que vive em condições precárias de habitação e saneamento, cuja família tem baixo nível socioeconômico, apresenta quadro clínico mais grave, por vezes letal. São freqüentes os distúrbios gastrintestinais agudos, como diarréia, vômitos, cólicas abdominais e distensão abdominal, ou crônicos, como a diarréia crônica persistente ou intermitente, com ou sem comprometimento do estado geral. Esses distúrbios podem levar à anemia, à perda de peso e, conseqüentemente, à piora do estado nutricional. O poliparasitismo é comum nessa situação. Na criança eutrófica, as parasitoses intestinais são menos freqüentes, geralmente oligossintomáticas ou mesmo assintomáticas.

As enteroparasitoses devem ser pesquisadas sempre que a criança apresentar distúrbios gastrintestinais crônicos. A identificação de alguns sintomas e sinais, embora inespecíficos, pode sugerir a presença de determinada parasitose e orientar o profissional quanto à etiologia e à conduta. Assim, os vômitos são mais freqüentes nas infecções do intestino delgado, especialmente na giardíase e na estrongiloidíase; a eliminação de vermes cilíndricos pelos vômitos ou nas fezes ocorre na ascaridíase, e proglotes são eliminados nas fezes, na teníase. A diarréia crônica e a distensão abdominal são comuns na giardíase, na amebíase e na tricocefalíase maciça; o prurido anal e vulvar, acompanhado de irritabilidade e sono intranqüilo, na enterobíase. O prolapso retal é referido na tricocefalíase. A presença de sangue nas fezes está relacionada com a ancilostomíase, tricocefalíase maciça, estrongiloidíase, amebíase, dientamebíase e balantidíase. Anemia ferropriva pode ser encontrada nas infecções maciças por ancilostomídeos e tricocéfalos. No hemograma, a eosinofilia pode estar presente na esquistossomose, estrongiloidíase, ancilostomíase, ascaridíase, tricocefalíase e isosporíase.

Neste capítulo, descrevem-se os aspectos gerais do diagnóstico laboratorial das parasitoses intestinais e as características das helmintíases e dos protozooses intestinais discriminadas no quadro 1.85, com ênfase no quadro clínico, diagnóstico e tratamento e, por fim, a profilaxia das enteroparasitoses.

Quadro 1.85 – Parasitoses intestinais.

Helmintíases Intestinais	
1. Devidas aos nematóides	
Ancilostomíase	Ancylostoma duodenale
	Necator americanus
Ascaridíase	Ascaris lumbricoides
Enterobíase ou Oxiuríase	Enterobius vermicularis ou Oxiurus vermicularis
Estrongiloidíase	Strongyloides stercoralis
Tricocefalíase	Tricocephalus trichiurus
2. Devidas aos cestóides	
Teníase	Taenia solium
	Taenia saginata
Himenolepíase	Hymenolepis nana
3. Devidas aos trematóides	
Esquistossomose*	Schistosoma mansoni

Protozooses Intestinais	
Amebíase	Entamoeba histolytica
Giardíase	Giardia lamblia
Dientamebíase	Dientamoeba fragilis
Balantidíase	Balantidium coli
Criptosporidiose	Cryptosporidium
Isosporíase	Isospora belli
Ciclosporíase	Cyclospora cayetanensis
Microsporidiose	Enterocytozoon bieneusi
	Encephalitozoon intestinalis
	Encephalitozoon hellen
Blastocistíase	Blastocystis hominis
Infecção por E. coli	Entamoeba coli

* Ver capítulo Esquistossomose mansônica.

DIAGNÓSTICO LABORATORIAL

O diagnóstico das parasitoses intestinais pode ser feito por diferentes métodos, como tubagem duodenal, provas sorológicas e intradérmicas, pesquisa dos vermes em material coletado ao exame proctológico e avaliação radiológica. No entanto, o exame parasitológico das fezes é o método mais simples, específico e de menor custo. Objetiva demonstrar a presença, na matéria fecal, de ovos ou larvas de helmintos e de formas trofozoíticas ou císticas de protozoários. Não há consenso sobre o número de amostras que devem ser examinadas. Como a eliminação de determinados tipos de ovos e larvas é cíclica e um único método de análise não é suficiente para definir a etiologia das parasitoses, recomenda-se o exame de pelo menos duas amostras. Para o diagnóstico de ovos de helmintos e cistos de protozoários, utilizam-se as técnicas de enriquecimento, tanto por método de sedimentação (Hoffman, Pons & Janer) quanto de flutuação (Faust, Willis). Entre os métodos de enriquecimento descrevem-se o de Baermann e o de Rugai, específicos para a pesquisa de larvas de estrongilóides e de eficácia equivalente. Portanto, na prática, recomenda-se associar técnicas e, diante da suspeita clínica, repetir os exames.

Devem ser ainda lembradas as técnicas de avaliação quantitativa, para contagem de ovos nas fezes, como a de Kato-Katz e Stoll-Hausheer, empregadas na esquistossomose, ascaridíase, ancilostomíase e tricocefalíase, quando existe interesse em avaliar a intensidade da infecção e a eficácia da terapêutica específica.

Para o diagnóstico das protozooses, embora os métodos habituais sejam eficazes na sua identificação, a conduta mais adequada depende da consistência das fezes no momento da coleta. Se diarréicas ou disentéricas, deve-se fazer o exame direto do material, misturado com solução fisiológica, logo após a evacuação ou decorridos até 30 minutos, fixando-o em seguida para posterior coloração. Se as fezes são bem formadas, realiza-se inicialmente o exame pelo método de flutuação de Faust e cols.; quando negativo, administra-se ao paciente purgativo salino, e a amostra liqüefeita assim obtida deve ser examinada a fresco, misturada com solução fisiológica e posteriormente fixada e corada, porque o exame direto, a fresco, sem coloração, não permite um diagnóstico seguro. O exame de amostras póspurgativo, feito com fezes recém-eliminadas, aumenta a porcentagem de resultados positivos. Contra-indicam-se purgativos do tipo óleos minerais, que dificultam o exame da amostra, recomendando-se os salinos ou "fleet" fosfossódico. Outras substâncias que também interferem no exame de fezes são os antibióticos, o bário, compostos que contêm caolim, bismuto, leite de magnésia e antiácidos, devendo o exame ser postergado por 7 a 10 dias após o uso desses produtos.

Na solicitação do exame, deve-se especificar a suspeita clínica, juntamente com a idade e a procedência, informações que servirão de orientação básica para o direcionamento dos métodos de diagnóstico mais apropriados a ser utilizados pelo laboratório.

HELMINTÍASES INTESTINAIS

No quadro 1.86 encontram-se os esquemas de tratamento das helmintíases, os efeitos colaterais e as contra-indicações das principais drogas anti-helmínticas. Nos casos de poliparasitismo, quando não houver possibilidade de se utilizar uma única droga com ação sobre todos os parasitas, deve-se inicialmente tratar os vermes que apresentam a possibilidade de migração no trato gastrintestinal, como o Ascaris lumbricoides e o Strongyloides stercoralis.

ANCILOSTOMÍASE

Parasitose muito freqüente, especialmente em regiões quentes e úmidas, causada pelo Ancilostoma duodenale e o Necator americanus da família Ancylostomidae. O primeiro é mais prevalente na Europa e na Ásia, e o segundo, na África e nas Américas. Os vermes adultos são cilíndricos, pequenos, com 1cm de comprimento, afilados nas extremidades e vivem na parte superior do intestino delgado, principalmente no jejuno, onde aderem às vilosidades, succionando-as através de suas cavidades bucais. Secretam uma substância anticoagulante que é responsável pelo sangramento contínuo nesse local, determinando anemia e sintomas intestinais.

A infecção pelo Necator americanus, espécie mais prevalente em nosso meio, só se adquire por via percutânea, mas a do Ancylostoma duodenale adquire-se também pela via oral, por meio da ingestão de ovos ou de larvas presentes na água ou nos alimentos contaminados.

O homem infectado elimina ovos com as fezes que, em solo quente e úmido, rapidamente se desenvolvem em larvas, as quais atravessam a pele do indivíduo exposto, alcançam o sistema venoso, ventrículo direito, chegam até os pulmões, ascendem à árvore respiratória, são deglutidas e completam a evolução até vermes adultos no duodeno e jejuno, onde chegam três a cinco dias após terem penetrado através da pele. Quatro a seis semanas após o início da infecção inicia-se a postura. As larvas sobrevivem no solo por seis semanas. São destruídas pelo calor, pelo ressecamento e pelo frio. O destino inadequado das fezes ou o uso de excremento humano como adubo são as principais fontes de infec-

Quadro 1.86 – Esquema de tratamento das principais helmintíases.

Parasitose	Substância básica	Esquema terapêutico	Efeitos colaterais/contra-indicações
Ancilostomíase	Mebendazol[1]	100mg/dose, 2 vezes por dia, durante 3 dias, VO, distante das refeições	Discretos: dor abdominal, diarréia, náuseas, prurido "rash" cutâneo Contra-indicação: criança < 1 ano, gestação e lactação
	Pamoato de pirantel	20mg/kg/dia, durante 3 dias, VO, dose única Dose máxima: 1g	Pouco freqüentes: sonolência, anorexia, náuseas, vômitos, diarréia, dor abdominal, cefaléia, tonturas, erupção cutânea Contra-indicação: gestação e criança < 2 anos
	Albendazol[2]	Criança > 2 anos e adultos: 400mg/dia, VO, dose única	Dor abdominal, diarréia, cefaléia, náuseas e vômitos Contra-indicação: gestação Poucos estudos em < de 2 anos
Ascaridíase	Tetramisol (Levamisol)	< 2 anos: 40mg 2-8 anos: 80mg > 8 anos e adulto: 150mg, VO, dose única à noite, antes de deitar	Raros Contra-indicação: obstrução intestinal pelo áscaris
	Pamoato de pirantel	10mg/kg/dia, VO, dose única, qualquer horário Dose máxima: 1g	Os mesmos da ancilostomíase Contra-indicação: obstrução intestinal pelo áscaris
	Mebendazol	100mg/dose, 2 vezes por dia, durante 3 dias, VO, distante das refeições	Os mesmos da ancilostomíase Contra-indicação: obstrução intestinal pelo áscaris
	Albendazol	Criança > 2 anos e adultos: 400mg/dia, VO, dose única	Os mesmos da ancilostomíase
Enterobíase	Pamoato de pirvínio	10mg/kg/dia, VO, dose única, pela manhã Dose máxima: 700mg Repetir após 2 semanas Tratar familiares	Freqüentes, leves: náuseas, vômitos, cólicas abdominais, diarréias, cefaléia, fotossensibilidade Cora as fezes e urina em vermelho
	Mebendazol	100mg/dose, VO, 2 vezes por dia, durante 3 dias, após período de jejum Repetir após 2 semanas	Discretos
	Pamoato de pirantel	10mg/kg/dia, VO, dose única, em qualquer horário Dose máxima: 1g Repetir após 2 semanas	Os mesmos da ancilostomíase
	Albendazol	Criança > 2 anos e adultos: 400mg/dia, VO, dose única Repetir após 2 semanas	Os mesmos da ancilostomíase
Estrongiloidíase	Tiabendazol	25-50mg/kg/dia, VO, após as refeições, 2 vezes ao dia, durante 2 dias Dose máxima: 3g Na hiperinfecção o tratamento é mais prolongado[3]	Freqüentes (30%): tonturas, anorexia, náuseas, vômitos, sonolência e cefaléia Mais raros: febre, irritabilidade, distúrbios visuais, diarréia, erupção cutânea, cefaléia, hipotensão, disfunção hepática, síncope, síndrome de Stevens-Johnson Contra-indicação: úlcera gástrica, insuficiência hepática ou renal Gestação e lactação
	Cambendazol	5mg/kg/dia, VO, dose única Dose máxima: 360mg/dia	Pouco comuns: astenia, cefaléia, sonolência, mialgia, irritação gastrintestinal Contra-indicação: gestação
	Albendazol	Criança > 2 anos e adulto: 400mg/dia, por 3 dias	Dor abdominal, diarréia, náuseas, vômitos Contra-indicação: gestação Poucos estudos em < 2 anos
Himenolepíase	Praziquantel	20-25mg/kg/dia, VO, dose única	Epigastralgia, náuseas, vômitos, cefaléia, vertigem, sonolência, erupção cutânea Contra-indicação: criança < 2 anos e pacientes com hepatopatia, nefropatia, cardiopatia grave e gestação
	Niclosamida	Adulto e criança > de 8 anos: 1g/dia < 8 anos: 0,5g/dia, durante 6 dias, VO, após refeição; mastigar bem os comprimidos	Raros: náuseas, dor abdominal, mal-estar

1 e 2 = Drogas utilizadas no poliparasitismo por áscaris, enteróbios, tricocéfalos e ancilóstomas.
3 = Para tratar a hiperinfecção por estrongilóides, utiliza-se o tiabendazol nas mesma posologia, por 7 a 10 dias ou até a negativação do exame de fezes.

Quadro 1.86 – Esquema de tratamento das principais helmintíases (continuação).

Parasitose	Substância básica	Esquema terapêutico	Efeitos colaterais/contra-indicações
Teníase	Praziquantel	10mg/kg/dia, VO, dose única* Dose máxima: 600mg	Os mesmos da himenolepíase
	Mebendazol	200mg/dose, VO, 2 vezes ao dia, durante 4 dias	Os mesmos da ancilostomíase
	Albendazol	Criança > 2 anos e adultos: 400mg/dia, VO, durante 3 dias	Os mesmos da ancilostomíase
	Niclosamida	Adulto e criança > de 8 anos: 2g/dia 2-8 anos: 1g/dia e < 2 anos: 0,5g/dia, VO, após refeição; mastigar bem os comprimidos	Raros Os mesmos da himenolepíase
Tricocefalíase	Pamoato de oxipirantel	Criança: 6 a 8mg/kg/dia Adulto: 440mg, VO, dose única, após a refeição	Raros
	Mebendazol	100mg/dose, 2 vezes por dia, durante 3 dias VO, após período de jejum	Os mesmos da ancilostomíase
	Albendazol	Criança > 2 anos e adulto: 400mg/dia, VO	Os mesmos da ancilostomíase

VO = via oral.

ção humana que acomete, principalmente, lavradores, mineiros e oleiros, que, pelas condições habituais de vida e de trabalho, são os mais expostos à contaminação.

Alguns estudos realizados no Nordeste brasileiro mostram que a prevalência da ancilostomíase é alta, alcançando porcentagem de 20 a 30% de infectados na população de escolares, adolescentes e adultos jovens que vivem em áreas urbanas periféricas e em condições socioeconômicas desfavoráveis.

As manifestações clínicas dependem do estado de nutrição do indivíduo infectado e da carga parasitária. Assim, infecções leves em indivíduos bem-nutridos são pouco sintomáticas. Indivíduos desnutridos, cronicamente infectados, apresentam quadros graves devido à anemia e à hipoalbuminemia, com prejuízo no balanço de nitrogênio, que pode decorrer, em determinado grau, da má absorção de nutrientes ou da enteropatia com perda de proteínas. O papel da ancilostomíase, no agravamento do processo de desnutrição e na anemia por deficiência de ferro, está bem estabelecido em populações infectadas que vivem nos países tropicais e subtropicais.

A penetração de larvas na pele – fase invasiva – causa reação local, conhecida como "coceira da terra", com prurido intenso, edema, eritema e, mais tardiamente, erupção papulovesicular que dura até duas semanas. Esses sintomas são raros ou passam despercebidos em zonas endêmicas. A patogenicidade da fase migratória pulmonar das larvas é leve na ancilostomíase em comparação com a ascaridíase, podendo ser assintomática ou apresentar-se como quadro de pneumonia intersticial, constituindo a síndrome de Loeffler. Os parasitas adultos, na fase de fixação à mucosa do intestino delgado, determinam ulcerações traumáticas com hemorragias e perda de sangue e linfa. Clinicamente, ocorrem dor abdominal, diarréia profusa, enterorragia ou melena se a infecção é maciça e queixas relacionadas à anemia, como cansaço fácil, sonolência, anorexia, perda de cor da pele e falta de disposição para o trabalho. Alguns pacientes apresentam angina pectoris e dor nas panturrilhas ao caminhar. Polifagia, cacofagia e geofagia podem ocorrer e relacionam-se, possivelmente, à carência de ferro.

A anemia microcítica hipocrômica, clássica da ancilostomíase não-complicada, depende do conteúdo de ferro da alimentação humana, do estado das reservas de ferro, da intensidade e da duração da infecção. Estudos com radioisótopos estimam a espoliação sangüínea média diária, por verme, da ordem de 0,03 a 0,05ml para o N. americanus e de 0,16 a 0,34ml para o A. duodenale. Nas infecções graves, pode ocorrer carência de ácido fólico por problema na absorção, carência na alimentação ou aumento da demanda. Além da

anemia, a perda protéica é importante na ancilostomíase e deve-se à enteropatia perdedora de proteínas.

O diagnóstico laboratorial é feito pelo exame de fezes, e os ovos, devido à sua pequena densidade, devem ser pesquisados por método de flutuação, recomendando-se o de Willis, que apresenta resultados excelentes, embora o de Faust também seja eficaz. O método quantitativo de Kato-Katz indica o número de ovos, sendo útil para definir a gravidade da infecção em inquéritos epidemiológicos.

Ao hemograma avalia-se a presença de anemia, geralmente do tipo microcítica hipocrômica, e o leucograma costuma ser normal, mas pode ocorrer leucocitose com eosinofilia na fase aguda.

Tratamento

Os principais medicamentos usados para tratar a ancilostomíase são o mebendazol, o albendazol e o pamoato de pirantel.

O mebendazol, derivado benzimidazólico, é muito utilizado em nosso meio por sua eficácia terapêutica contra várias parasitoses, custo baixo e facilidade de administração. É pouco absorvido no intestino e inibe a captação de glicose pelo parasita. Recomenda-se que a droga seja administrada distante das refeições, em doses diárias fracionadas para aumentar a eficácia até 80 a 90%.

O albendazol é outro anti-helmíntico de amplo espectro que tem a vantagem de ser utilizado em dose única no tratamento da ancilostomíase e também da ascaridíase, tricocefalíase e enterobíase. Para tratar a estrongiloidíase e a teníase, o albendazol deve ser administrado por um período de três dias. Apresenta taxa de cura da ordem de 70 a 80%, tanto para o Ancylostoma duodenale quanto para o Necator americanus. Como o uso dessa droga para crianças com idade inferior a 2 anos praticamente não foi avaliado, deve-se evitar sua prescrição nesse grupo etário.

Outra droga útil no tratamento dessa parasitose é o pamoato de pirantel, recomendado em dose maior do que na ascaridíase e por tempo mais prolongado, dois a três dias consecutivos. Alguns autores fazem restrições ao seu uso considerando-o de segunda linha, pela eficácia de aproximadamente 50%, necessidade de doses mais elevadas e repetidas, alto custo e aparecimento de reações colaterais. Outros referem eficácia em torno de 80%. Pode ser empregado na associação da ancilostomíase com a ascaridíase e enterobíase.

Além do tratamento específico da parasitose, a anemia deve ser tratada por meio de medidas dietéticas e da suplementação oral com sais de ferro.

O controle da cura deve ser feito uma semana após o término do tratamento, com repetição após prazo igual, pelos métodos indicados.

ASCARIDÍASE

O *Ascaris lumbricoides* é um parasita específico do homem. Os vermes adultos habitam o intestino delgado, jejuno e íleo, onde liberam ovos que se depositam com as fezes no solo, tornando-se infectantes após duas a três semanas.

A contaminação do ambiente, por defecação promíscua, concentra-se no interior e ao redor das casas, e as crianças são os principais disseminadores da infecção, ao brincar em solo contaminado, que é considerado reservatório da infecção para as famílias. A alta prevalência da infecção resulta também da utilização de fezes humanas como fertilizantes. Os ovos resistem em condições ambientais desfavoráveis e podem viver por período de dois anos em temperatura de 5 a 10°C; resistem por duas a três semanas a 22°C, mas são destruídos pela exposição direta à luz solar por 12 horas. A exposição ao frio não afeta os ovos.

O homem adquire a ascaridíase pela ingestão de ovos que contêm larvas na fase infectante e que são levados à boca com os alimentos contaminados, legumes e verduras cruas, água ou poeira. Os ovos deglutidos abrem-se no intestino delgado e libertam as larvas que atravessam as vilosidades intestinais, entram na circulação portal, atravessam o fígado e através da veia cava superior vão ao coração direito e capilares pulmonares. Como as larvas são grandes, rompem esses capilares, caem na luz alveolar e ascendem pela árvore brônquica até a traquéia e faringe, onde são eliminadas pela tosse ou deglutidas, alcançando o intestino delgado. O período de migração das larvas é de aproximadamente duas semanas; as que atingem o intestino delgado evoluem para adultos jovens, atingem a maturidade sexual e, dois a três meses após a ingestão dos ovos infectantes, iniciam a postura.

As manifestações clínicas na ascaridíase são muito variadas, desde uma reação intensa de hipersensibilidade à infecção pelas larvas e ao alérgeno dos áscaris adultos, até uma grande tolerância à presença do verme adulto, típica dos parasitas da luz intestinal. O alérgeno do áscaris é o mais ativo de todos os alérgenos de origem parasitária, encontrando-se em todas as fases do ciclo vital do parasita. Pode determinar reações de hipersensibilidade nos pulmões, pele, conjuntiva e tubo digestivo.

Na resposta do hospedeiro à fase larvária, as reações de imunidade celular são importantes, além das reações inflamatórias não-específicas. Nessa fase, desencadeia-se também uma resposta imunológica do tipo humoral, e anticorpos específicos da classe IgG podem ser detectados. É freqüente o aumento das globulinas IgE circulantes; não se conhecem os mecanismos que causam a sensibilização ou a dessensibilização e a suscetibilidade ou resistência do hospedeiro às reinfecções.

Nas infecções leves, a fase larvária é assintomática. Nas graves, dependendo da hipersensibilidade do hospedeiro e do número de larvas desintegradas, as manifestações podem ser intensas. A fase larvária pulmonar pode manifestar-se como asma brônquica ou pneumonia intersticial, com sinais de insuficiência respiratória e sintomas gerais (febre, cefaléia, mal-estar, prostração), que definem a síndrome de Loeffler. O hemograma mostra leucocitose com eosinofilia de até 50% e o exame radiológico evidencia um processo de infiltração difusa. O encontro de larvas no escarro ou no lavado gástrico confirma o diagnóstico. Essas manifestações regridem espontaneamente, em média, após uma a duas semanas. Em sua migração normal, as larvas passam continuamente pelo fígado e nas infecções intensas e repetidas podem ocorrer hepatomegalia e dor no hipocôndrio direito.

Geralmente há boa tolerância do hospedeiro bem-nutrido à infecção leve por *A. lumbricoides*. O parasita permanece a maior parte do tempo estacionário na luz intestinal e não é afetado pelo peristaltismo. Apresenta um movimento de propulsão em espiral e tendência a migrar e a introduzir-se nos pequenos orifícios naturais. Nas infecções mais intensas, observadas especialmente em crianças desnutridas, as manifestações clínicas são variadas, sendo comuns o desconforto e a dor abdominal vaga ou em cólicas, localizada na região epigástrica ou periumbilical, acompanhada de náuseas e, às vezes, diarréia. Outras manifestações são flatulência, meteorismo, anorexia, digestão difícil, irritabilidade, cefaléia, *emagrecimento*, manifestações alérgicas (asma, urticária) e agravamento da desnutrição. A ascaridíase pode comprometer ainda mais o estado nutricional da criança pela ocorrência de má absorção de gorduras, proteínas e carboidratos.

As complicações devidas à migração do verme adulto ou à obstrução intestinal por bolo de vermes adultos são pouco comuns, mas são causa importante de mortalidade. Febre, alimentos picantes, anestesia geral e outras drogas podem provocar a migração de vermes adultos, ocasionando obstrução dos ductos biliar e pancreático, do apêndice cecal e do trato intestinal, determinando quadro clínico de colecistite, pancreatite, apendicite, oclusão e até perfuração intestinal. Nos casos de vômitos com áscaris, estes podem penetrar nas vias respiratórias altas e na trompa de Eustáquio. A obstrução intestinal é mais freqüente na porção terminal do íleo, sendo produzida não só pelos vermes enovelados, mas também por espasmo intestinal provocado por irritação de alguns receptores da mucosa.

O diagnóstico é feito com facilidade pela identificação de parasitas ou de seus ovos no exame de fezes, por meio de métodos de enriquecimento. Às vezes, não há eliminação de ovos, explicada pelo parasitismo por vermes machos ou por fêmeas imaturas. A eosinofilia é comum no hemograma. As reações sorológicas não são satisfatórias, porque existem reações cruzadas com outras infecções por nematóides. A radiografia simples do abdome pode mostrar a presença de bolo de áscaris, determinando suboclusão ou oclusão intestinal, distensão de alças, com ou sem nível líquido entre elas. Se houver comprometimento respiratório, a radiografia de tórax mostra infiltrado pulmonar uni ou bilateral.

Tratamento

O tratamento da infecção isolada é feito preferencialmente com o levamisol (forma levógira do tetramisol), empregado em dose única, com índices de cura superiores a 90%, excelente tolerância e custo reduzido. Não age sobre as outras parasitoses intestinais. Nos casos de associação da ascaridíase à enterobíase, o pamoato de pirantel é a droga de escolha em dose única, levando a resultados semelhantes aos obtidos com o tetramisol, embora seu custo seja mais elevado. Nas parasitoses múltiplas, quando existe associação entre ascaridíase, enterobíase, ancilostomíase e/ou tricocefalíase, o mebendazol passa a ser a melhor alternativa terapêutica, embora deva ser empregado por três dias consecutivos.

Alguns autores têm recomendado dose única de 500mg de mebendazol, mais elevada do que a utilizada no esquema habitual, para tratamento dessas infecções em populações altamente parasitadas, com índices de cura superiores a 90% para a ascaridíase e ancilostomíase e de aproximadamente 75% para a tricocefalíase.

O albendazol, droga com ação ovicida, larvicida e vermicida, administrado em dose única, apresenta eficácia da ordem de 90 a 100% no tratamento da ascaridíase.

Atualmente, a indicação da piperazina tem-se restringido ao tratamento da suboclusão intestinal, porque atua paralisando o verme, facilitando sua eliminação pelo peristaltismo intestinal. Recomendam-se 75 a 100mg/kg (máximo de 3g), por tubo nasogástrico, com o paciente em jejum. A seguir, administra-se óleo mineral (Nujol®), por sonda, 40 a 60ml inicialmente e, se necessário, 15 a 30ml a cada 2 horas. Quando a dose inicial é ineficaz, pode-se administrar mais 65mg/kg, após 6 horas e, se necessário, repetir novamente após outras 6 horas.

O controle de cura é feito por meio da pesquisa de ovos nas fezes pelo método de Hoffman, Pons & Janer e um dos seguintes: Faust e cols. e Kato. Considera-se curado o paciente que tiver três exames de fezes negativos para pesquisa de ovos, feitos no 7º, 14º e 21º dias após o último dia da medicação.

ENTEROBÍASE OU OXIURÍASE

É o parasitismo do intestino humano pelo *Enterobius vermicularis* ou *Oxiurus vermicularis* que se localiza no ceco, colo ascendente, apêndice e reto. É a única parasitose encontrada nos países desenvolvidos de clima temperado, e sua incidência não depende do nível socioeconômico.

A prevalência é maior em pré-escolares e escolares, especialmente em instituições coletivas, porque os agrupamentos, a promiscuidade e os hábitos higiênicos inadequados são fatores importantes na disseminação dessa parasitose. O adulto infecta-se por meio do contato com a criança.

Esse helminto não necessita de hospedeiro intermediário, nem os ovos necessitam do solo para tornar-se infectantes. A transmissão resulta da presença de ovos na região perianal, pois as fêmeas, após fecundação, migram do intestino grosso para o reto e ânus, onde depositam os ovos já embrionados. Essa migração ocorre principalmente à noite e o doente reinfecta-se facilmente através das mãos, ao coçar a região anal, veiculando os ovos nas unhas e dedos e levando-os à boca. Mais raramente, a transmissão acontece pela inalação de ovos que contaminam objetos, roupas íntimas, roupas de cama e poeira doméstica. Outros mecanismos descritos de infecção são a retroinfecção, determinada pela eclosão das larvas na mucosa anal, e sua penetração e migração para o intestino grosso e a auto-infecção interna, processo raro e não aceito por todos os autores, no qual ocorre a metamorfose das larvas na luz do intestino e sua penetração na mucosa do íleo e do colo, o que explicaria a duração da infecção por período superior a dois meses. Após a ingestão do ovo, há liberação da larva no duodeno, que alcança o íleo e origina o verme adulto. O ciclo completo dura dois meses, e as fêmeas adultas vivem dois meses no intestino humano. As reinfecções são freqüentes pela facilidade de transmissão.

Na maioria dos casos, a parasitose é assintomática. As manifestações digestivas, resultantes da fixação dos vermes na mucosa intestinal, consistem em dor abdominal, diarréia, náuseas e raramente vômitos. O comprometimento do reto determina evacuações mucossanguinolentas, puxo e tenesmo. A manifestação clínica principal é o prurido anal ou vulvar determinado pela migração dos vermes, exacerbado à noite, porque o calor do corpo ativa essa movimentação. O prurido intenso acompanha-se de irritabilidade e insônia. A migração ectópica dos vermes pode produzir apendicite, vaginite, endometrite, salpingite e formações granulomatosas na cavidade peritoneal.

A enterobíase não se associa com eosinofilia ou elevação dos níveis séricos de IgE. O diagnóstico é suspeitado pelos dados epidemiológicos e clínicos, principalmente pela queixa de prurido anal. Como os ovos ficam aderidos às regiões anal, perianal e perineal, seu encontro no exame de fezes é eventual. Sua presença é habitualmente demonstrada pelo "swab" anal, utilizando-se o método de Graham ou sua modificação, com fita adesiva de celofane. Freqüentemente, o verme adulto pode ser visto como um "curto fio de linha branca", movimentando-se na região perianal ou nas fezes de emissão recente.

Tratamento

O tratamento da enterobíase deve ser dado a todas as pessoas infectadas da família ou agrupamento institucional. Na infecção isolada, indica-se o pamoato de pirvínio, corante derivado das cianinas, não-absorvido, que age no trato intestinal. Sua eficácia, no esquema recomendado, em dose única de 10mg/kg de peso, situa-se em torno de 90%. Outro medicamento indicado, em dose única de 10mg/kg de peso, repetida após duas semanas, é o pamoato de pirantel, de eficácia semelhante ao pirvínio, efeitos colaterais menos freqüentes, mas custo mais elevado. O pirantel é útil na associação da enterobíase com a ascaridíase. O mebendazol é utilizado nos casos de associação com ancilostomíase, tricocefalíase e ascaridíase, no es-

quema de três dias consecutivos. Alguns estudos mostram que o mebendazol é altamente eficaz, com taxa de cura de 90 a 100%, quando administrado em dose única de 100 ou 200mg na enterobíase, repetida após duas semanas, porém não atua, nessa posologia, contra a ancilostomíase e a tricocefalíase. O albendazol também pode ser empregado nos casos de poliparasitismo em dose única de 400mg, sendo sua eficácia da ordem de 100% para a enterobíase.

Recomenda-se que o controle de tratamento seja feito uma semana após o término da medicação, repetindo-se outro exame dentro de mais uma semana. A coleta do raspado anal deve ser feita logo após o paciente ter acordado, antes da higiene anal ou perineal e antes da evacuação, utilizando-se duas fitas de celofane em cada exame. Na véspera não devem ser aplicadas pomadas na região. Como o ciclo vital do parasita dura dois meses, a positivação dos exames após esse período ocorre por reinfecção.

Para prevenir as reinfecções, indica-se a repetição do tratamento após período de duas semanas e o tratamento simultâneo das pessoas infectadas que convivem com o doente.

ESTRONGILOIDÍASE

Parasitose intestinal muito comum nas regiões tropicais e subtropicais, em áreas com condições de saneamento inadequadas. Causada pelo *Strongyloides stercoralis*, nematóide potencialmente letal pela sua capacidade de determinar auto-infecção, principalmente no hospedeiro imunodeprimido. No Brasil, a taxa média de prevalência de estrongiloidíase é de aproximadamente 20%, sendo maior em instituições fechadas, como prisões, hospitais para doentes mentais ou para crianças com retardo mental.

A infecção ocorre pela penetração ativa de larvas filarióides através da pele que, via circulação sistêmica, atingem o coração direito e os pulmões, onde rompem os capilares, ascendem pela árvore brônquica e são deglutidas na faringe, alcançando o intestino delgado, onde as fêmeas adultas se desenvolvem e vivem no epitélio da mucosa duodenal e jejunal. Após 17 a 25 dias de infecção, as fêmeas começam a liberar ovos já embrionados, dos quais saem larvas rabditóides, ainda dentro do intestino. As larvas alcançam o meio externo com as fezes, ciclicamente; algumas se tornam infectantes, transformando-se em larvas filarióides que penetram através da pele, enquanto outras iniciam um ciclo de vida livre, originando vermes adultos masculinos e femininos no solo, sem necessidade de hospedeiro. Mais raramente, a infecção é adquirida pela ingestão de água ou alimentos contaminados com fezes contendo larvas.

Em determinadas situações, as larvas tornam-se infectantes antes de alcançar o meio externo, levando à auto-infecção do hospedeiro, nos segmentos inferiores do colo (auto-infecção interna) ou na região perianal e anal (auto-infecção externa), o que explica os casos de parasitismo pelo estrongilóides de longa duração, até 20 a 30 anos, nas áreas endêmicas.

A estrongiloidíase pode ocorrer de várias formas, desde os casos assintomáticos até a infecção aguda sintomática, as formas crônicas, com sintomas de hipersensibilidade, como urticária, tosse e eosinofilia variável de 10 a 50% em relação ao número de leucócitos, provavelmente em resposta à produção e à migração de larvas, e as formas graves e fatais, resultantes da disseminação das larvas, principalmente em indivíduos imunodeprimidos. Geralmente, a penetração das larvas na pele passa despercebida; nas reinfecções, podem ocorrer manifestações dermatológicas alérgicas, tipo "rash" eritematopapular pruriginoso ou lesões urticariformes. As manifestações respiratórias também são discretas, com tosse, expectoração, dispnéia, crise asmatiforme, assumindo, às vezes, o aspecto da síndrome de Loeffler. As manifestações gastrintestinais são as mais freqüentes e importantes, predominando a diarréia ou disenteria crônica, acompanhadas de dor abdominal epigástrica, tipo queimação, que simula síndrome ulcerosa. Nas formas graves, ocorre alteração da mucosa intestinal, diarréia volumosa e esteatorréia, conseqüentes à síndrome de má absorção secundária ou à enteropatia perdedora de proteínas, levando ao comprometimento intenso do estado geral, irritabilidade e depressão.

A síndrome hiperinfecciosa, complicação da estrongiloidíase que se caracteriza pela disseminação de larvas por todo o organismo, pode ocorrer em pacientes deprimidos imunologicamente, como os portadores de linfomas, leucemia, carcinomatose, AIDS, hanseníase, desnutrição, sarampo, doença renal avançada e naqueles que recebem corticóides ou outros imunossupressores. Nos pacientes com AIDS e hiperinfecção pelo estrongilóides, a letalidade é alta, apesar do tratamento. A falência da resposta imunocelular explica a infecção incontrolável. Clinicamente, o paciente apresenta febre, dor abdominal difusa, náuseas, vômitos, diarréia ou disenteria, distensão abdominal, manifestações de íleo paralítico e síndrome de choque, associada à hipoproteinemia e à hipopotassemia, e pode evoluir para o óbito. A mortalidade é elevada, em torno de 85%, e decorre da associação das lesões parasitárias com infecção bacteriana secundária em indivíduos imunodeprimidos.

O diagnóstico laboratorial da estrongiloidíase é feito pelo encontro de larvas nas fezes, predominando as rabditóides nas amostras recentes e as filarióides ou mesmo vermes adultos em material deixado à temperatura ambiente por mais de 24 horas. Os métodos da extração de larvas mais usados para diagnóstico e controle de tratamento dessa parasitose são o de Baermann e o de Rugai e cols., ambos de eficácia equivalente. A negatividade de um exame de fezes não afasta o diagnóstico, sendo necessários pelo menos três exames consecutivos pelas técnicas citadas, diante de uma suspeita clínica.

O exame de fezes para excluir a estrongiloidíase é obrigatório em todo indivíduo imunodeprimido, inclusive nos que recebem corticóides.

Outros exames que demonstram a existência do parasita, embora de uso não rotineiro, são a aspiração duodenal e a biopsia do intestino delgado.

O diagnóstico sorológico pelo método de ELISA, que detecta IgG específica, apresenta alta sensibilidade e especificidade, em torno de 90%, mas existem resultados falso-positivos com outras helmintíases, principalmente a filariose e a esquistossomose aguda. O teste não é útil para o diagnóstico de infecções agudas, porque o anticorpo permanece em níveis elevados por longo período de tempo, mas serve para inquéritos epidemiológicos em áreas endêmicas. O hemograma, embora inespecífico, mostra eosinofilia acima de 5% em 80% dos indivíduos infectados. A eosinofilia é menos intensa quando a doença se agrava, como nos casos de hiperinfecção.

Tratamento

Todos os indivíduos com estrongiloidíase devem ser tratados para se erradicar a infecção, especialmente antes de iniciar tratamento imunossupressor. No tratamento dessa parasitose, recomendam-se o tiabendazol, o cambendazol e o albendazol. O tiabendazol é a droga de escolha, com eficácia de 90 a 100%; seu mecanismo de ação não é claro e atua somente sobre os vermes adultos. O cambendazol é eficaz tanto sobre os vermes adultos quanto sobre as larvas, com índice de cura variando de 90 a 95%. O albendazol, de amplo espectro, pode ser indicado nos casos de poliparasitismo e, em relação à estrongiloidíase, é recomendado na dose de 400mg/dia, durante três dias, com eficácia variável de 30 a 85%, conforme os estudos.

O ivermectin é outra droga, ainda não disponível em nosso meio, que vem sendo utilizada em vários estudos para tratamento da estrongiloidíase. É bem tolerada, apresentando efeitos colaterais leves – diarréia, anorexia e prurido – e eficácia entre 90 e 100%, em dose única de 200mcg/kg/dia, por via oral. É eficaz ainda para tratar indivíduos que não respondem ao tiabendazol e nos pacientes com AIDS e sinais de hiperinfecção. Nessa última situação, recomenda-

se tratamento mais prolongado, na mesma dose diária, por dois a quatro dias.

Como a eliminação das larvas é cíclica, o controle de cura deve ser feito por meio de pelo menos três exames negativos, 7, 14 e 21 dias após o término do tratamento.

TRICOCEFALÍASE

Parasitose muito freqüente em nosso meio, de maior prevalência em regiões quentes e úmidas, causada pelo *Tricocephalus trichiurus*, que se localiza no intestino grosso, no ceco, colo ascendente, apêndice e última porção do íleo. Acomete, preferencialmente, crianças em idade escolar. A infecção ocorre pela ingestão de ovos embrionados que se desenvolvem no solo e contaminam alimentos, água, mãos e objetos. Não existe migração, e as larvas libertadas dos ovos sofrem toda a evolução no intestino humano, originando os vermes adultos. Cerca de 90 dias após a ingestão dos ovos, inicia-se a postura. Cada fêmea produz cerca de 2.000 a 14.000 ovos por dia, que são eliminados através das fezes para o meio ambiente, onde as larvas infectantes se desenvolvem dentro dos ovos, após aproximadamente três semanas. Os ovos morrem no solo após exposição ao calor (temperaturas superiores a 40°C) por 1 hora ou em temperaturas inferiores a –8°C.

As manifestações clínicas são muito variáveis e dependem da intensidade da infecção, variando desde a completa ausência de sintomas, sendo o diagnóstico feito ao exame rotineiro das fezes, ou manifestações digestivas vagas e pouco características, até os casos graves com diarréia crônica, disenteria, enterorragia, anemia microcítica hipocrômica e prolapso retal. Descrevem-se também manifestações gerais, como anorexia, insônia, apatia, irritabilidade e sintomas alérgicos caracterizados por surtos de placas urticariformes, acompanhados de eosinofilia de 10 a 15%. A diarréia crônica é o quadro clínico mais freqüente e deve-se à deficiência na reabsorção de água no colo, conseqüente à lesão inflamatória da mucosa intestinal. Pode evoluir com comprometimento do estado geral e nutricional da criança, com prejuízo do ganho pondo-estatural.

A disenteria aguda assemelha-se à colite amebiana disentérica, com evacuações mucopiossangüinolentas e tenesmo anorretal. A tricocefalíase é causa importante de enterorragia na criança, levando à anemia, tanto por espoliação quanto pelo prejuízo da absorção de ferro, em função da diarréia. O prolapso retal é comumente referido nessa parasitose, e a mucosa prolabada apresenta-se edemaciada, ulcerada e repleta de vermes a ela fixados.

O diagnóstico clínico é presuntivo, exceto nos casos de infecção maciça, com prolapso retal e presença de tricocéfalos aderidos à mucosa, como fios de linha. O diagnóstico específico é feito pela demonstração de ovos nas fezes, recomendando-se os métodos habituais de enriquecimento, tanto os de sedimentação (Hoffman, Pons e Janer) como os de flutuação (Faust, Willis). Para avaliar a intensidade da infecção e o efeito terapêutico das drogas na redução da quantidade de ovos, podem-se utilizar os métodos quantitativos de contagem de ovos, como os de Kato-Katz e Stoll-Hausheer.

Tratamento

O tratamento da tricocefalíase pode ser feito com o pamoato de oxipirantel, que é utilizado em dose única, com eficácia de 70 a 90% e efeitos colaterais mínimos. O mebendazol também é recomendado, e seu índice de cura é da ordem de 75 a 80%. Dispõe-se ainda do albendazol, droga ovicida de amplo espectro, boa tolerância e de eficácia variável, de acordo com o esquema de tratamento. Dose única de 400mg apresenta eficácia de 65 a 85%, conforme os trabalhos da literatura. O esquema de 400mg durante três a cinco dias cura 92% das infecções.

O controle de cura é simples. Deve ser feito uma semana após o término do tratamento e repetido dentro de mais uma semana, sendo adequados os métodos de Faust e de Willis.

TENÍASE

Parasitismo humano causado por cestóides do gênero *Taenia*, espécies *T. solium* e *T. saginata*, adquirido pela ingestão de carne crua ou malcozida de porco ou de boi, respectivamente, contendo cisticercos que representam as formas larvárias dos parasitas. Em geral, a infecção ocorre por um único parasita, daí ser conhecida vulgarmente como solitária. As larvas *Cysticercus cellulosae* e *Cysticercus bovis* parasitam o gado suíno e bovino e, ocasionalmente, causam a cisticercose no homem.

As tênias são parasitas longos, achatados e segmentados, constituídos por três partes: a cabeça ou escólex, o colo e o corpo ou estróbilo formado por vários segmentos denominados anéis ou proglotes.

No homem, hospedeiro definitivo de ambas as espécies de tênia, os cisticercos ingeridos chegam ao intestino delgado, onde ocorre a desinvaginação do escólex que se fixa à parede através de ventosas, seguida pela formação dos anéis. Nas tênias, não existe oviposição. As proglotes grávidas desprendem-se do estróbilo e são eliminadas durante ou após a evacuação no caso da *T. solium* e ativamente, independente da evacuação, no caso da *T. saginata*. O início da eliminação dos anéis grávidos, repletos de ovos, para o meio ambiente, ocorre aproximadamente três meses após a infecção. Esporadicamente, pode haver rotura de uma proglote grávida no interior do intestino, liberando os ovos que poderão ser detectados no exame de fezes. Além disso, durante o processo de transposição do esfíncter anal, as proglotes podem romper-se, ficando os ovos aderidos ao redor do ânus. O homem contamina o solo com seus dejetos, e os bovinos e suínos, hospedeiros intermediários, infectam-se ao ingerir os ovos.

No parasitismo humano pela *T. solium*, existe a possibilidade de o homem tornar-se hospedeiro intermediário, desenvolvendo a cisticercose. Isto pode ocorrer de duas maneiras. A primeira pela ingestão de água ou alimentos contaminados com ovos férteis. A segunda, nos portadores da forma adulta da *T. solium*, pela auto-infecção interna decorrente do refluxo de proglotes grávidas para o estômago com liberação dos ovos ou pela auto-infecção externa, quando o indivíduo transporta os ovos da região perianal para a boca, por meio das mãos contaminadas. No estômago, o ovo libera o embrião que penetra na mucosa gástrica, alcança a circulação sistêmica, podendo, dessa forma, atingir várias regiões do organismo. A sintomatologia vai depender da localização do embrião e da reação tecidual por ele desencadeada, sendo que a maior gravidade da doença se encontra nos casos em que as larvas se instalam no sistema nervoso central, determinando a neurocisticercose.

A sintomatologia da teníase, na maioria dos casos, é escassa ou inexistente. A queixa mais freqüente é o desconforto causado pela migração das proglotes pelo ânus, no caso da *T. saginata*, ou o encontro de vermes descritos como pequenos e chatos, nas fezes. Sintomas relacionados ao aparelho gastrintestinal, como náuseas, vômitos e diarréia de intensidade variável, de curta duração, podem ocorrer. Outros sintomas que podem estar relacionados com a teníase são os seguintes: alteração do apetite (fome exagerada ou inapetência), perda de peso, astenia ou irritabilidade. Obstrução intestinal ou sintomas relacionados com localização ectópica das proglotes são extremamente raros.

O diagnóstico laboratorial depende do encontro de ovos ou proglotes nas fezes. É importante confirmar a espécie da tênia, pelo risco de o portador da *T. solium* poder desenvolver a cisticercose, por auto-infecção. Para tanto, é necessário analisar as proglotes, uma vez que os ovos das duas espécies de tênias são indistinguíveis à microscopia óptica. Para a pesquisa das proglotes, orientam-se os pais para a coleta das proglotes em meio salino e o transporte imediato ao laboratório, ou solicita-se a tamização do material fecal, método que consiste na peneiragem das fezes obtidas em 24 horas. Os ovos podem ser encontrados no exame de fezes rotineiro, mas isso só ocorre eventualmente, quando há rotura de anéis grávidos. O melhor método para a pesquisa de ovos é o "swab" anal com fita adesiva, mas os ovos não permitem a identificação da espécie.

Tratamento

O praziquantel é a droga de primeira escolha no tratamento da teníase, apresentando índices de cura de 95 a 100%. A dose preconizada para o tratamento da teníase é de 10mg/kg, em dose única. Com o uso da clorossalicilamida ou niclosamina, obtêm-se índices de cura em torno de 80%. O mebendazol é outra opção terapêutica e atua inibindo as reações metabólicas essenciais para a sobrevida e a reprodução do parasita. Deve ser utilizado em doses maiores, quando comparado ao tratamento de outras helmintíases. A administração de 200mg, duas vezes ao dia, distante das refeições, durante um período de quatro dias, apresenta taxa de cura de 70 a 90%. O albendazol tem mostrado um índice de cura da teníase ao redor de 83%, quando utilizado na posologia de 400mg por dia, durante três dias.

As drogas tenicidas promovem a desintegração dos vermes eliminados e quase sempre é difícil encontrar o escólex nas fezes. Portanto, após a instituição da terapêutica, o paciente deve ser orientado para observar se há eliminação de proglotes, por cinco semanas, nos casos de infecção pela *T. solium* e, três meses, nos casos da *T. saginata*.

HIMENOLEPÍASE

Parasitose causada por cestóides do gênero *Hymenolepis*, espécie *H. nana*, encontrada mais freqüentemente em crianças do que em adultos. A infecção pela *H. nana* é mais comum, e sua transmissão acontece freqüentemente pelo contato direto, pessoa a pessoa, pois os ovos resistem poucos dias no solo ou na água. No entanto, também pode ocorrer por meio da ingestão de material contaminado com fezes humanas ou de ratos contendo ovos do parasita. Animais como pulgas e coleópteros podem ser hospedeiros intermediários do *H. nana* e pode ocorrer a infecção acidental do homem pela ingestão de cereais ou farinhas contaminados com esses insetos, albergando as formas larvárias do verme.

No ciclo evolutivo da *H. nana*, o homem e o rato são hospedeiros intermediários e definitivos. Após a ingestão dos ovos, os embriões liberados na luz intestinal penetram nas vilosidades da mucosa intestinal e evoluem para larvas cisticercóides. Após alguns dias, essas larvas rompem as vilosidades, atingem a luz intestinal e fixam-se na mucosa pelo escólex. Após 30 dias, o verme adulto inicia a oviposição. Os ovos podem ser eliminados junto com as fezes ou liberar os embriões na luz intestinal que vão penetrar nas vilosidades, reiniciando o ciclo evolutivo e perpetuando a infecção. Isso explica o grande número de vermes por vezes encontrado.

A infecção pela *H. nana* geralmente é assintomática. A presença de manifestações clínicas depende da carga parasitária e o quadro clínico é semelhante ao encontrado na teníase intestinal.

Estudos demonstram que o curso da infecção por *H. nana* em ratos é influenciado pela imunodepressão, determinando a multiplicação anormal dos cisticercose nas vísceras. Portanto, a himenolepíase é uma parasitose que deve ser eliminada antes de se iniciar uma terapêutica imunossupressiva.

O diagnóstico de himenolepíase é realizado pelo encontro de ovos do parasita no exame de fezes. Recomenda-se o uso de métodos de enriquecimento; as técnicas de flutuação e de sedimentação são adequadas para a detecção de ovos de *H. nana*.

Tratamento

O praziquantel é a droga de escolha para o tratamento da himenolepíase. Deve ser utilizado em doses maiores do que aquelas preconizadas para o tratamento da teníase. A administração de uma dose única de 20-25mg/kg apresenta taxa de cura ao redor de 80%. Como opção terapêutica, tem-se a clorossalicilamida ou niclosamida, que apresenta índices de cura de 60 a 80%.

Para a constatação da eficácia do tratamento, devem ser preenchidos os seguintes critérios: três exames de fezes negativos, realizados pelos métodos de Faust e cols. e de Willis, isoladamente ou em conjunto, de amostras colhidas no máximo de duas semanas após o tratamento. A positividade do exame de fezes coletadas após esse período pode representar reinfecção.

O esquema de tratamento das principais helmintíases é apresentado no quadro 1.86 (pág. 266).

PROTOZOOSES INTESTINAIS

AMEBÍASE

O termo amebíase é reservado para designar o parasitismo humano pela *Entamoeba histolytica*. Outras amebas como *Entamoeba hartmani*, *Endolimax nana* e *Iodamoeba butschlii* podem ser encontradas no intestino, mas não são patogênicas.

Recentemente, estudos moleculares e imunológicos demonstraram a existência de duas espécies diferentes do gênero *Entamoeba*, que são morfologicamente idênticas. *E. histolytica* é a espécie patogênica que, apesar de ser assintomática na maioria dos indivíduos infectados, tem a capacidade de invadir tecidos e causar doença, enquanto a *E. dispar* se encontra sempre associada aos portadores sadios.

A amebíase intestinal é uma doença endêmica e sua disseminação depende mais de fatores higiênicos do que geográficos. A transmissão ocorre pela ingestão de água ou de alimentos crus contaminados com cistos da *E. histolytica* ou pelo contato direto, pessoa a pessoa, através das mãos poluídas com fezes contaminadas. Os alimentos podem ser contaminados por manipuladores de alimentos, uso de adubo constituído por fezes humanas, água poluída com fezes humanas e insetos que podem atuar como veiculadores de cistos.

Os cistos ingeridos pelo homem chegam intactos até a porção inferior do intestino delgado, onde liberam as amebas tetranucleadas que, por sua vez, vão originar as formas vegetativas que recebem a denominação de trofozoítas. Os trofozoítas movimentam-se por pseudópodes e habitam a luz das últimas porções do íleo e do intestino grosso. Alimentam-se por fagocitose do material fecal, inclusive das bactérias, e multiplicam-se por divisão binária. Na luz intestinal, os trofozoítas não produzem sintomas para o hospedeiro, correspondendo à amebíase do portador sadio. Os trofozoítas costumam evoluir para o encistamento, sendo os cistos eliminados junto com as fezes para o meio exterior, perpetuando o ciclo natural dessa protozoose. Entretanto, os trofozoítas na luz intestinal podem invadir a parede do intestino grosso, onde, alimentando-se de hemácias e células, multiplicam-se por divisão binária, perdem a capacidade de encistamento e destroem os tecidos, provocando ulcerações intestinais ou, mais raramente, necroses e abscessos em outros órgãos, constituindo o ciclo patogênico da *E. histolytica*.

A infecção amebiana pode comportar-se de diversas maneiras. A forma mais comum de amebíase é a do portador assintomático que elimina cistos nas fezes. Todas as infecções por *E. dispar* e cerca de 90% das infecções por *E. histolytica* são assintomáticas.

A colite amebiana não-disentérica é caracterizada por surtos de diarréia alternados com períodos de melhora, quando as fezes se tornam normais ou ressecadas, semelhante ao quadro clínico que ocorre na giardíase e no colo irritável. Recentemente, alguns autores têm questionado a existência da colite amebiana não-disentérica, apontando a falta de estudos longitudinais que comprovem esse tipo de sintomatologia associada ao diagnóstico de amebíase.

A colite amebiana disentérica apresenta geralmente início insidioso, mas pode ter início agudo e caracteriza-se pela tríade constituída por evacuações freqüentes com muco e sangue, cólicas abdominais e tenesmo. O número de evacuações habitualmente não excede 10 por dia. As manifestações gerais são pouco intensas e a temperatura costuma ser normal ou inferior a 38°C. Febre acima desse grau deve sempre trazer a suspeita de infecção bacteriana associada. Comprometimento progressivo pode determinar colite fulminante, com ulceração do colo e da área perianal e, mais raramente, perfuração intestinal. Em crianças pequenas, invaginação intestinal, perfuração e peritonite ou colite necrosante podem surgir rapidamente. O diagnóstico diferencial de colite disentérica deve ser feito com disenteria bacilar, retocolite ulcerativa, doença de Chron e colite por tuberculose.

A segunda forma mais freqüente de amebíase invasiva é o abscesso hepático, que ocorre em 1 a 7% das crianças e em 10 a 50% dos adultos com amebíase intestinal invasiva. Entretanto, menos de 30% dos pacientes com abscesso amebiano hepático referem história de diarréia prévia. Em crianças, o quadro mais comum é de febre alta, distensão abdominal, irritabilidade e, às vezes, taquipnéia. Hepatomegalia é um achado freqüente. Várias dessas crianças são hospitalizadas com febre de origem indeterminada. Quando o tratamento não é instituído, a morte geralmente é decorrente de perfuração do abscesso hepático no peritônio, pleura ou pericárdio. Pode apresentar também outras localizações extra-intestinais, como pericárdica, cerebral, esplênica, cutânea, pulmonar e pleural, sendo extremamente rara na infância.

Ameboma é uma apresentação intestinal rara de amebíase, representado por um granuloma com parede fibrosa, podendo atingir tamanho suficiente para causar suboclusão ou oclusão intestinal. Pode apresentar-se como massa anular na luz do colo, sendo assim confundido com carcinoma intestinal ou como uma massa de consistência amolecida extra-hepática, mimetizando abscesso piogênico.

O diagnóstico de amebíase deve ser considerado em toda criança com diarréia com muco e sangue, em crianças com abscesso hepático e naquelas com quadro clínico constituído por febre alta, dor abdominal no quadrante superior direito e distensão abdominal ou taquipnéia. O diagnóstico clínico da amebíase é presuntivo e deve ser firmado pelo encontro de *E. histolytica* no exame de fezes ou de fragmentos obtidos por biopsia. Nas fezes formadas, a pesquisa de cistos pode ser feita por meio de exame direto ou de técnicas de concentração como a de Faust e cols. Como os cistos são resistentes às condições normais, as fezes podem permanecer em temperatura ambiente por 24 horas ou no refrigerador por 72 a 96 horas, sem comprometer o resultado do exame. Nas fezes líquidas disentéricas, diarréicas ou de purgativo, a pesquisa de formas trofozoítas deve ser feita imediatamente após a evacuação.

Testes sorológicos podem auxiliar na elaboração diagnóstica das formas invasivas da amebíase. Os métodos sorológicos mais utilizados são hemaglutinação e imunofluorescência. Embora apenas 10% dos portadores assintomáticos e menos de 50% dos pacientes com diarréia amebiana apresentem títulos iguais ou superiores a 1:256, 85% dos casos com disenteria amebiana e 95% daqueles com abscesso hepático apresentam títulos sorológicos dessa magnitude. Devido ao risco de perfuração, estudos com bário estão relativamente contra-indicados na colite disentérica. Ultra-sonografia e tomografia computadorizada são exames efetivos para a detecção de abscessos hepáticos e em outros locais extra-intestinais. A pesquisa de trofozoítas no material aspirado do abscesso é freqüentemente negativa.

Tratamento

Tratamento adequado deve ser instituído em todo caso comprovado de amebíase. Sendo grande o arsenal terapêutico existente para o controle da amebíase, o médico deve basear sua escolha nas particularidades do caso clínico, na tolerância do indivíduo à droga e nas condições de vida do paciente, especialmente por referência à possibilidade de aquisição do medicamento prescrito.

As drogas amebicidas podem ser classificadas em relação à sua ação sobre a ameba e ao local de efeito máximo terapêutico. Os derivados da dicloracetamida, ou seja, a etofamida e o teclosam, são amebicidas de ação direta sobre o protozoário, não-absorvíveis e eficazes na luz intestinal. Os antibióticos de amplo espectro, como a tetraciclina e a eritromicina sob a forma de estearato, são amebicidas de ação indireta, pois atuam modificando a flora intestinal necessária à viabilidade da ameba, sendo eficazes na luz e na parede do intestino. A emetina, a desidroemetina e a cloroquina apresentam ação tecidual, sendo eficazes não só na luz e na parede do intestino, como também no fígado. Os derivados do nitroimidazol, representados pelo metronidazol, tinidazol e secnidazol são amebicidas com eficácia em todas as localizações.

As doses dos derivados do nitroimidazol recomendadas para o tratamento da amebíase, assim como a relação de efeitos colaterais, cuidados e contra-indicações encontram-se resumidas no quadro 1.87.

No quadro 1.88, estão descritos os esquemas de tratamento propostos para as diversas formas clínicas da amebíase intestinal.

Todos os portadores assintomáticos devem ser tratados, pois, além de atuarem como fonte de propagação da doença, existe o risco de desenvolver a forma invasiva da amebíase. Como primeira escolha, recomendam-se os amebicidas de ação luminal exclusiva, isto é, a etofamida ou o teclosam. O uso isolado de metronidazol apresenta falha terapêutica em cerca de um terço desses casos. Na doença intestinal com sintomatologia leve ou moderada, seja na colite disentérica, seja na colite não-disentérica, a opção deve ser feita por um derivado do nitroimidazol, seguida pela administração de uma droga de ação luminal exclusiva, ou seja, o teclosam ou a etofamida. Na doença intestinal grave, a droga de escolha é o metronidazol ou o tinidazol. Naqueles casos em que não houver boa resposta terapêutica ao metronidazol ou tinidazol, as drogas alternativas são a emetina e a desidroemetina, que, por ser muito tóxicas,

Quadro 1.87 – Tratamento da amebíase com os derivados do nitroimidazol.

Substância básica	Dose	Duração do tratamento	Efeitos colaterais, contra-indicações e cuidados
Metronidazol	35-50mg/kg/dia, divididos em 3 vezes, VO Adulto: 750mg/dose, 3 vezes por dia, VO	10 dias	Administrar após as refeições Evitar uso de bebidas alcoólicas
Tinidazol	50mg/kg/dia, dose única, VO Adulto: 2g/dia, dose única, VO	3 dias	Efeitos colaterais mais freqüentes: náuseas, cefaléia, gosto metálico Ocasionalmente: vômitos, diarréia e erupção cutânea
Secnidazol	30mg/kg/dia, dose única, VO Adulto: 2g/dia, dose única, VO	1 dia	Raramente: convulsões, ataxia e leucopenia Contra-indicações: gestação, doença neurológica ativa e discrasias sangüíneas Administrar com cuidados na insuficiência renal

VO = via oral.

Quadro 1.88 – Esquemas de tratamento da amebíase intestinal.

Quadro clínico	Substância básica	Esquema terapêutico
Assintomático	Teclosam ou etofamida	Crianças de até 7 anos: 50mg/dose, 3 vezes por dia, VO, por 5 dias Crianças > 7 anos e adultos: 100mg/dose, 3 vezes por dia, VO, por 5 dias Crianças até 40kg: 100mg/dose, 3 vezes por dia, VO, por 5 dias Acima de 40kg: 200mg/dose, 3 vezes por dia, VO, por 5 dias
Doença intestinal leve ou moderada	Derivado do nitroimidazol seguido por	Esquemas referidos no quadro 1.87
	teclosam ou etofamida	Idem assintomático
Doença intestinal grave Drogas de escolha	Metronidazol ou	50mg/kg/dia, divididos em 3 vezes, VO, por 10 dias (dose máxima: 2,25g/dia)
	tinidazol seguido por	50mg/kg/dia, dose única, VO, por 3 dias (dose máxima: 2g/dia)
	teclosam ou etofamida	Idem assintomático
Drogas alternativas	Desidroemetina seguida por	1-1,5mg/kg/dia (máximo de 90mg/dia), divididos em 2 vezes, IM, por um período máximo de 5 dias
	teclosam ou etofamida	Idem assintomático
	ou emetina seguida por	1mg/kg/dia (máximo de 60mg/dia), divididos em 2 vezes, IM, por período máximo de 5 dias
	teclosam ou etofamida	Idem assintomático

VO = via oral; IM = via intramuscular.

requerem sempre internação hospitalar para a monitorização clínica. Após qualquer dos esquemas terapêuticos propostos, a fim de extinguir a amebíase primitiva, completa-se o tratamento com o uso de um amebicida de ação exclusivamente luminal, ou seja, com o teclosam ou a etofamida.

Os antibióticos de amplo espectro, como as tetraciclinas (clortetraciclina, oxitetraciclina e tetraciclina) e a eritromicina sob a forma de estearato, utilizados nas suas posologias habituais, por 7 a 10 dias, constituem uma opção terapêutica para adolescentes e adultos com doença intestinal leve, que deve ser completada pelo uso de um amebicida de ação luminal exclusiva.

No tratamento da amebíase hepática, a droga de escolha é o metronidazol, na dose de 35 a 50mg/kg/dia durante 10 dias. A maioria dos pacientes responde à terapia com metronidazol em 72 horas. O tinidazol tem mostrado efetividade semelhante ao metronidazol no tratamento da amebíase invasiva, na dose única de 50mg/kg/dia (máximo de 2g/dia), por três dias. Se por algum motivo o metronidazol e o tinidazol não puderem ser usados, o esquema alternativo é feito com a associação de cloroquina com emetina ou desidroemetina. Para completar o tratamento, acrescenta-se, por fim, um amebicida de ação luminal exclusiva, teclosam ou etofamida. Para evitar a rotura do abscesso, deve-se considerar a possibilidade de drenagem nas seguintes situações: abscesso maior que 12cm, falha na resposta à terapia medicamentosa e abscesso no lobo esquerdo do fígado que predispõe à rotura no pericárdio.

A cura da amebíase não pode ser considerada apenas pela melhora ou desaparecimento das manifestações clínicas, mas deve ter confirmação laboratorial. Para tanto, recomenda-se que sejam realizados quatro exames de fezes, sendo o último purgativo, no período compreendido entre o 7º e o 15º dias após o término do tratamento.

GIARDÍASE

Parasitose causada pela *Giardia lamblia*, protozoário flagelado que se apresenta sob as formas de trofozoíta e de cisto, habitando preferencialmente as porções mais altas do intestino delgado.

Os cistos, responsáveis pela disseminação da doença, podem permanecer viáveis em ambientes úmidos por um período de três meses e resistem à cloração habitual das águas. A transmissão pode dar-se de forma direta, pessoa a pessoa, sendo freqüente esse tipo de transmissão em creches e outras instituições similares, ou de forma indireta, por meio da ingestão de água ou de alimentos crus contaminados.

Os cistos ingeridos liberam os trofozoítas que, por sua vez, vão fixar-se à mucosa do intestino delgado, por meio do disco de sucção. O poder de adesão das ventosas é suficiente para impedir que sejam arrastados pelos movimentos peristálticos normais, fato esse que explica o motivo de a forma trofozoíta ser encontrada, praticamente, apenas nas fezes liqüefeitas. Os cistos são encontrados nas fezes formadas, mas sua eliminação não é constante, podendo desaparecer das fezes por um período de 7 a 10 dias.

A suscetibilidade à infecção com manifestações clínicas parece decrescer com a idade e aumentar com a carga de parasitas ingerida. Em um grupo de adultos para o qual foram administrados 10 a 25 cistos de *G. lamblia* houve aparecimento de sintomas gastrintestinais em um terço; quando se aumentou a carga parasitária para 100 cistos, constatou-se o surgimento de diarréia em todos os indivíduos.

Em nosso meio, embora a prevalência de giardíase seja maior nos grupos sociais com condições precárias de vida, essa parasitose é encontrada em indivíduos pertencentes a todas as classes sociais. No entanto, na criança com desnutrição primária, fatores como alterações decorrentes da má nutrição e maior exposição às infecções determinam que a giardíase assuma papel importante como agente etiológico da diarréia crônica.

A sintomatologia pode variar desde quadros de diarréia aguda autolimitada, até diarréia crônica com curso persistente ou intermitente, acompanhada ou não de má absorção.

Nos quadros agudos, a diarréia tem início abrupto, com fezes líquidas, explosivas e fétidas, geralmente acompanhada por distensão abdominal, náuseas, anorexia, vômitos e cólicas abdominais. A evolução pode ser autolimitada, com duração de três a sete dias e, freqüentemente, não se reconhece a giardíase como causa. No curso crônico, o episódio agudo raramente é identificado, e os pacientes, em geral, apresentam persistência ou recorrência de diarréia leve ou moderada. Além disso, no curso crônico, pode haver alternância de períodos com diarréia e períodos com eliminação de fezes normais ou ressecadas. Algumas crianças podem apresentar quadro clínico compatível com má absorção, semelhante ao que ocorre na doença celíaca, com perda de peso, distensão abdominal e esteatorréia. Em nosso meio, deve-se levantar a suspeita de giardíase em toda criança com diarréia crônica.

O diagnóstico é feito pela identificação de trofozoítas ou cistos no exame microscópico direto das fezes ou do fluido duodenal ou a detecção de antígenos de *G. lamblia* nas fezes por meio de exames imunoenzimáticos. No exame microscópico das fezes liqüefeitas, identificam-se as formas trofozoítas que, por ser lábeis, necessitam de exame imediato ou de fixação em meios adequados para exame posterior. Nas fezes moldadas, a pesquisa de formas císticas deve ser feita pelos métodos de concentração de Faust e cols. ou de Ritchie. As fezes formadas podem ser conservadas em lugar fresco, durante 72 horas antes de ser examinadas. O exame das amostras de fezes colhidas em dias alternados parece proporcionar aumento da positividade em relação àquelas colhidas em dias consecutivos; isso provavelmente está relacionado com a eliminação intermitente de cistos pelo parasita. No exame microscópico de fezes, a positividade encontrada para uma amostra de fezes é cerca de 50 a 75%, enquanto para três amostras essa positividade aumenta para aproximadamente 95%. As técnicas imunoenzimáticas para a detecção de antígenos de *G. lamblia* nas fezes apresentam sensibilidade muito maior do que o exame microscópico.

Nos casos com forte suspeita clínica e epidemiológica, nos quais não se consegue detectar o parasita nos exames de fezes, pode-se optar por fazer um teste terapêutico ou prosseguir na investigação laboratorial. Após o teste terapêutico, a ausência de melhora clínica não afasta a possibilidade de a giardíase estar presente, uma vez que a eficácia terapêutica não é de 100%. Assim, nas crianças com diarréia crônica e comprometimento do estado geral, apesar da ingestão calórica adequada e na ausência de outros sinais que indiquem uma doença específica, pode-se pensar na realização da pesquisa de *G. lamblia* no líquido duodenal, obtido por meio do *Entero-Test* – cápsula gelatinosa fixada em um fio delgado que é deglutida pelo paciente e permite a obtenção de amostras no suco duodenal. Esse teste é seguro e uma alternativa econômica em relação à esofagogastroduodenoscopia, sendo contra-indicado apenas em pacientes com varizes de esôfago ou coagulopatias. Outro método mais sensível é a biopsia duodenojejunal, habitualmente obtida por meio da esofagogastroduodenoscopia, que permite confirmar o diagnóstico em 95% dos casos, além de fornecer dados relativos ao grau de agressão à parede intestinal. Por ser um procedimento invasivo e de alto custo, deve ser reservado para os casos nos quais os sintomas persistentes e graves requerem esclarecimento diagnóstico. Assim, a biopsia intestinal geralmente é realizada com o intuito de pesquisar outras doenças, além da giardíase, tais como doença celíaca, criptosporidiose e outras enteropatias específicas e inespecíficas.

Tratamento

Tratamento de portadores assintomáticos, definidos como adultos ou crianças sadios com exame de fezes positivo para *G. lamblia*, não é recomendado, exceto nos casos de contatos domiciliares com grávidas e nos pacientes com hipogamaglobulinemia e fibrose cística. O tratamento de portadores assintomáticos não tem demonstrado eficácia no controle de epidemias em creches.

No tratamento da giardíase, os derivados do nitroimidazol, representados pelo metronidazol, tinidazol, secnidazol e nimorazol, são atualmente considerados drogas de primeira escolha, pela sua alta eficácia. O tratamento com tinidazol tem como vantagem ser feito em dose única e como desvantagem a baixa aceitação da preparação na forma de suspensão, determinando náuseas e vômitos imediatamente após sua administração. Atualmente, dispõe-se do secnidazol, que também é administrado em dose única e apresenta melhor aceitação na forma de suspensão do que o tinidazol. Quando não se obtém sucesso com uma série de tratamento, outra série deve ser instituída.

A furazolidona, quimioterápico do grupo dos nitrofurânicos, apesar de apresentar índices de cura mais baixos do que os derivados do nitroimidazol, ao redor de 80%, apresenta como vantagem seu custo reduzido e mais acessível à população. Recentemente, estudos randomizados têm demonstrado que a administração de albendazol na dose de 400mg/dia, durante cinco dias, em crianças com idade superior a 2 anos apresenta eficácia semelhante ao uso de metronidazol por cinco dias, ao redor de 95%. A posologia de cada droga e respectivos efeitos colaterais e cuidados encontram-se resumidos no quadro 1.89. A cura é confirmada por meio do preenchimento dos seguintes critérios: normalização clínica e três exames de fezes negativos, colhidos nos 7º, 14º e 21º dias após o término do tratamento. Após esse prazo, resultado de exame positivo pode representar reinfecção.

DIENTAMEBÍASE

Dientamoeba fragilis é um parasita intestinal do homem, considerado durante vários anos como não-patogênico. Entretanto, vários relatos de casos vêm mostrando evidências da correlação entre sintomas abdominais agudos e crônicos e a infecção intestinal pelo *D. fragilis*. Diferentemente de outros protozoários intestinais, o *D. fragilis* não apresenta forma cística conhecida, sendo encontrados apenas trofozoítas.

Embora o modo de transmissão seja ainda desconhecido, dois mecanismos têm sido postulados para explicá-lo. Devido à freqüente associação entre enterobíase e infecção por *D. fragilis*, alguns autores propõem a hipótese de os ovos do *Enterobius vermicularis* veicularem o *D. fragilis*. Outros autores sugerem a via fecal-oral, uma vez que freqüentemente esse protozoário é encontrado junto com outros parasitas que, reconhecidamente, apresentam essa forma de transmissão. O *D. fragilis* habita as criptas da mucosa intestinal do ceco até o reto, reproduz-se por divisão binária e parece não ter capacidade para formar cistos.

O quadro clínico pode ser de caráter agudo, mas freqüentemente está associado à sintomatologia de curso crônico. Pacientes com diarréia aguda geralmente apresentam dor abdominal, náuseas, vômitos, anorexia e, ocasionalmente, febre, perda de peso, fadiga, irritabilidade e astenia. Por vezes, há presença de muco e sangue nas fezes diarréicas. Quando o curso é crônico, há períodos com eliminação de fezes amolecidas, flatulência e dor abdominal, intercalados com períodos de fezes normais ou mesmo de constipação.

O diagnóstico da infecção intestinal pelo *D. fragilis* é feito pela demonstração de trofozoítas nas fezes. Três amostras de fezes colhidas em dias alternados, utilizando técnicas especiais de preservação e de coloração, permitem a identificação do parasita em 70 a 93% dos indivíduos infectados.

Tratamento

Várias drogas têm sido utilizadas no tratamento dessa protozoose intestinal. No entanto, não existem estudos controlados que possam definir a terapêutica mais eficaz. Para crianças com idade superior a 9 anos, a tetraciclina é a droga de escolha, na dose de 40mg/kg/dia, até o máximo de 2g/dia, dividida em quatro vezes, por 10 dias. O metronidazol é a opção terapêutica para crianças com idade inferior a 9 anos e para pacientes com contra-indicações ao uso de tetraciclina. Recomenda-se a dose de 50mg/kg/dia de metronidazol, até o máximo de 2,25g/dia, dividida em três vezes, por cinco dias.

BALANTIDÍASE

Parasitose causada por um protozoário ciliado denominado *Balantidium coli*, cuja incidência é baixa no homem. O porco é o principal reservatório desse protozoário e excreta os cistos junto com as fezes para o meio ambiente. O homem adquire a infecção geralmente pela ingestão dos cistos existentes em bebidas ou alimentos contaminados com fezes de suínos. Acredita-se que o homem seja muito resistente a essa infecção, que ocorre mais em escolares e adultos que lidam com suínos.

Quadro 1.89 – Esquemas de tratamento da giardíase.

Substância básica	Dose	Duração	Efeitos colaterais, cuidados, contra-indicações
Metronidazol	15-20mg/kg/dia, VO, 3 vezes ao dia Adulto: 750mg/dia, VO, 3 vezes ao dia	5 dias	Administrar após as refeições Evitar uso de bebidas alcoólicas Efeitos colaterais mais freqüentes: náuseas, cefaléia, gosto metálico
Tinidazol	50mg/kg/dose única, VO Adulto: 2g/dose única	1 dia	Ocasionalmente: vômitos, diarréia e erupção cutânea Raramente convulsões, ataxia e leucopenia
Secnidazol	30mg/kg/dose única, VO Adulto: 2g/dose única, VO	1 dia	Contra-indicações: gestação, doença neurológica ativa e discrasias sangüíneas. Administrar com cuidados na insuficiência renal
Nimorazol	15-20mg/kg/dia, VO, 2 vezes ao dia Adulto: 1g/dia, VO, 2 vezes ao dia	5 dias	
Furazolidona	6mg/kg/dia, VO, 4 vezes ao dia Adulto: 400mg/dia, VO, 4 vezes ao dia	7-10 dias	Ocasionalmente: vômitos, diarréia, náuseas e febre. Raramente: reações e hipersensibilidade como hemólise, hipotensão e urticária A urina adquire cor acastanhada Contra-indicações: história de hipersensibilidade a nitrofurânicos, portadores da deficiência de G-6-PD e gestação
Albendazol	Criança > 2 anos e adultos: 400mg/dose única, VO	5 dias	Dor abdominal, diarréia, cefaléia Contra-indicação: gestação Poucos estudos em < 2 anos

VO = via oral.

O quadro clínico é muito semelhante ao encontrado na amebíase. A maioria das infecções é assintomática ou causa eliminação ocasional de fezes amolecidas. Infecção assintomática é mais comum na criança do que no adulto.

Em alguns casos, pode manifestar-se com quadro constituído por diarréia intermitente, dor abdominal e perda de peso. Mais raramente, observa-se a forma invasiva, na qual o paciente apresenta diarréia com muco e sangue, febre e leucocitose. As lesões do colo direito podem progredir para apendicite. Disenteria fulminante, perfuração intestinal, hemorragias e choque, ainda que raras, são complicações graves da balantidíase humana. Comprometimento de linfonodos mesentéricos, fígado e pulmões são complicações raras da balantidíase, que podem ocorrer em pacientes debilitados, desnutridos e imunodeprimidos.

O diagnóstico faz-se laboratorialmente pelo encontro do protozoário no exame de fezes ou por análise de material de biopsia intestinal. O exame de fezes é menos sensível do que a biopsia das lesões intestinais para diagnosticar a balantidíase. Várias amostras de fezes são necessárias para demonstrar a presença do *B. coli*, uma vez que sua eliminação acontece de modo intermitente.

Tratamento

Para o tratamento da balantidíase intestinal, várias drogas têm sido estudadas, geralmente mostrando melhora da sintomatologia. No entanto, em muitos casos, o parasita não consegue ser erradicado. Para crianças com idade superior a 9 anos, a tetraciclina é a droga de escolha, na dose de 40mg/kg/dia, até o máximo de 2g/dia, dividida em quatro vezes, por 10 dias. O metronidazol, na dose de 35 a 50mg/kg/dia, dividida em três vezes, por cinco dias, é considerado uma boa opção terapêutica para o tratamento da balantidíase, sendo recomendado para crianças com idade inferior a 9 anos.

CRIPTOSPORIDIOSE

O *Cryptosporidium* é um protozoário coccídio intracelular que infecta o epitélio gástrico e respiratório de vertebrados. A contaminação da criptosporidiose acontece por meio dos oocistos eliminados nas fezes do homem ou de animais infectados. A forma mais comum de transmissão da criptosporidiose é pessoa a pessoa, através da via fecal-oral. A infecção através da inalação dos oocistos tem sido sugerida, mas não foi confirmada. Durante a doença diarréica aguda, grande quantidade de oocistos é eliminada pelas fezes, sendo assim altamente infectante. Até cinco semanas após o episódio agudo de diarréia, existe a eliminação assintomática de oocistos nas fezes. Fômites podem transmitir o *Cryptosporidium*, especialmente em creches, onde a contaminação fecal é comum. Como o *Cryptosporidium* resiste ao tratamento padrão de cloração e filtragem habitual das águas de abastecimento público, foram descritos surtos de criptosporidiose através de água considerada potável nos EUA. Além disso, esse parasita é resistente aos desinfetantes comumente usados, inclusive hipoclorito a 3%. Como apresenta diferentes hospedeiros biológicos – mamíferos, aves, répteis e peixes –, fazendeiros e pessoas que tratam de animais apresentam maior risco de adquirir a criptosporidiose. Entretanto, a transmissão zoonótica não é tão comum como a forma pessoa a pessoa e o consumo de água contaminada.

Apesar de a maioria dos estudos sobre *Cryptosporidium* mostrar a presença desse protozoário sempre associada a casos de diarréia, recentemente, vários trabalhos têm identificado número considerável de indivíduos com infecção assintomática, principalmente quando submetidos a exposições freqüentes ao protozoário, o que tem sido observado em creches e instituições. A freqüência da exposição ambiental ao parasita pode afetar a resposta clínica à infecção.

O período de incubação estimado é de 2 a 14 dias. A diarréia em indivíduos imunocompetentes costuma ser de evolução autolimitada e benigna. Entretanto, em alguns casos, a diarréia pode estar associada a febre, vômitos, dor abdominal e desidratação. O quadro clínico tende a ser mais grave em crianças pequenas, nos desnutridos e nos imunodeprimidos. A duração do quadro diarréico geralmente é de 10 a 14 dias, embora tenham sido relatados casos com evolução prolongada, por três a cinco semanas. Em pacientes com síndrome de imunodeficiência adquirida, a infecção pelo *Cryptosporidium* é considerada uma complicação séria, pois pode provocar diarréia aquosa com perda de grande volume líquido, semelhante àquela produzida pelo vibrião colérico, ou ser recorrente ou persistente, levando a um quadro de má absorção e emagrecimento, podendo ser letal. É indistinguível também da diarréia causada por outros coccídeos intestinais. Especialmente em pacientes imunodeprimidos, a criptosporidiose pode determinar comprometimento das vias respiratórias, sem diarréia associada, manifestando-se com quadro de tosse, taquipnéia, sibilância, laringite e rouquidão. Os oocistos são encontrados no escarro, no lavado brônquico e na biopsia pulmonar. A infecção pelo *Cryptosporidium* também pode comprometer o trato biliar com quadro clínico de colecistite e, mais raramente, como colangite esclerosante. Já foram descritos casos de pancreatite e hepatite.

O diagnóstico é feito pela identificação dos oocistos no exame de fezes, lavado brônquico, escarro e biopsia de tecidos. O exame de fezes requer a utilização de técnicas especiais de concentração e de coloração. Como a pesquisa de protozoários intracelulares – *Cryptosporidium*, *Cyclospora*, *Isospora belli* e *Microsporidium* – não é feita de rotina, exames específicos devem ser solicitados para a identificação desses parasitas, quando houver suspeita clínica dessas infecções.

Tratamento e prevenção

O tratamento da criptosporidiose em pacientes imunocompetentes, por ser geralmente autolimitada, não requer medicação específica, apenas fluidoterapia adequada. Entretanto, nos pacientes imunodeprimidos, especialmente nos pacientes com AIDS, o tratamento ainda é problemático. Devido à perda excessiva de água, a reidratação por via oral e intravenosa é essencial. Muitas drogas têm sido investigadas para o tratamento da criptosporidiose com resultados variáveis de sucesso. Atualmente, a droga de escolha é a paromomicina, aminoglicosídeo com baixa absorção intestinal utilizado no tratamento de amebíase intestinal, porém não disponível comercialmente em nosso meio. Em um estudo duplo-cego, controlado com placebo, a paromomicina mostrou melhora dos parâmetros clínicos e parasitológicos em pacientes com AIDS, cuja contagem de CD4 era menor de 100. No entanto, a paromomicina não erradica os oocistos das fezes e também não determina a resolução dos sintomas em vários casos. A resposta à paromomicina depende da dose utilizada e do estado imunitário do paciente. Em adultos, recomenda-se 1 a 2g/dia, divididos em quatro doses. Doses maiores de 50 a 100mg/kg/dia são necessárias em alguns indivíduos. A duração do tratamento é variável – geralmente de duas a quatro semanas – e a manutenção da terapia é recomendada para prevenir recorrência.

Resultados preliminares de um estudo controlado com o uso de azitromicina em adultos com AIDS revelaram diminuição da eliminação de oocistos nas fezes e tendência a diminuir a freqüência de evacuações e a perda de peso. Alguns investigadores têm encontrado melhora clínica e parasitológica com azitromicina na dose inicial de 1.250mg/dia por duas semanas e, em seguida, de 500mg/dia.

A espiramicina, que foi inicialmente descrita como eficaz para o tratamento de criptosporidiose em pacientes com AIDS, não resistiu ao estudo controlado, que demonstrou não serem os resultados encontrados com o uso de espiramicina melhores do que com o placebo.

Algumas pesquisas com o uso de octreotida – derivado sintético da somatostatina – apresentaram poucos resultados na redução dos sintomas em pacientes com AIDS e criptosporidiose. O mecanismo de ação dessa droga é a inibição da secreção de hormônios gastrintestinais, aumentando a absorção de água e eletrólitos e diminuindo o tempo do trânsito jejunal. A octreotida tem sido utilizada com sucesso em diarréias secretoras por outras causas. Como efeitos colaterais, ocorre a inibição do esvaziamento da vesícula biliar e da secreção pancreática, podendo resultar em colelitíase e pancreatite.

Como ainda não se dispõe de terapia adequada, a prevenção dessa infecção é fundamental, principalmente em pacientes imunodeprimidos. Nas creches e em hospitais, lavar as mãos é a medida mais importante para evitar a disseminação dos organismos de eliminação entérica. No hospital, endoscópios e broncoscópios devem ser esterilizados em autoclave. Em situações de surto de criptosporidiose por contaminação da água, devem ser recomendadas a ingestão de água que tenha sido fervida por 1 minuto e a utilização de filtros capazes de remover partículas com diâmetro $\leq$ 1μm. É prudente adotar essas medidas preventivas para todo pacientes imunodeprimidos, independente da presença de surto.

ISOSPORÍASE

Parasitose causada pelo *Isospora belli*, protozoário coccídeo para o qual o homem é o hospedeiro definitivo. A transmissão é fecaloral e pode ocorrer diretamente pessoa a pessoa ou indiretamente, pela ingestão de água ou alimentos contaminados com oocistos maduros. A apresentação clínica mais freqüente é constituída por diarréia aguda de caráter autolimitado, geralmente acompanhada por febre, anorexia, náuseas e vômitos. Pode apresentar eosinofilia leve ou moderada no hemograma, com contagem de eosinófilos representando em média 25 a 45% do número de leucócitos. Entretanto, pode manifestar-se com quadro semelhante ao da criptosporidiose, particularmente em pacientes imunodeprimidos ou com AIDS, caracterizado por diarréia grave e de curso crônico, com dor abdominal, anorexia e perda de peso.

Tratamento

Na maioria dos casos, particularmente em indivíduos imunocompetentes, nos quais o quadro clínico é autolimitado, o tratamento é apenas sintomático, sem necessidade de medicação específica.

Nos pacientes imunodeprimidos ou com AIDS, observa-se que é mais fácil tratar a isosporíase do que a criptosporidiose, pois responde bem à terapêutica com sulfametoxazol-trimetoprima, atualmente considerado o tratamento de escolha. Para adultos, o esquema recomendado é de 800mg de sulfametoxazol e 160mg de trimetoprima/dose, quatro vezes/dia por 10 dias; em seguida, para profilaxia de recidivas da infecção, a mesma dose, duas vezes/dia, é mantida por três semanas. Uma opção para a profilaxia de recidivas da isosporíase é o esquema com 25mg de pirimetamina e 500mg de sulfadoxina, uma vez por semana, durante três semanas. Em adultos alérgicos às sulfonamidas, tem sido preconizado tratamento com 50 a 75mg/dia de pirimetamina, seguido pela dose profilática de 25mg/dia. Não está estabelecida a dose para o tratamento de crianças.

CICLOSPORÍASE

Cyclospora cayetanensis é um protozoário coccídeo que infecta o trato gastrintestinal de indivíduos imunocompetentes e imunodeprimidos. Em 1986, foram pela primeira vez documentados casos de doença diarréica atribuídos à infecção por *Cyclospora*, em quatro indivíduos imunocompetentes que haviam viajado dos EUA para o México e o Haiti. A prevalência da ciclosporíase é desconhecida. Parece ser endêmica no Nepal, Peru e Haiti. Também pouco se conhece a respeito da transmissão dessa doença. Já foram encontrados portadores assintomáticos que podem atuar como reservatórios da infecção por *Cyclospora*. O gênero *Cyclospora* pode infectar vários tipos de animais. No entanto, somente o homem é reconhecido como hospedeiro da espécie *C. cayetanensis*.

A ciclosporíase caracteriza-se por aparecimento abrupto de diarréia aquosa. Sintomas de gripe como mal-estar, mialgia e anorexia podem estar presentes. Febre foi relatada em 25% dos casos. Perda de peso ocorre em indivíduos imunodeprimidos e imunocompetentes. Nos pacientes com AIDS, a ciclosporíase causa sintomas indistinguíveis daqueles decorrentes de infecções por *Cryptosporidium* e *Isospora*. Recentemente, foram relatados dois casos de doença biliar em pacientes com AIDS infectados por *Cyclospora*. O diagnóstico é feito pelo encontro de oocistos de *Cyclospora cayetanensis* nas fezes, por meio de técnicas parasitológicas utilizadas no diagnóstico da criptosporidiose.

Tratamento

A ciclosporíase parece ser autolimitada em pacientes imunocompetentes. A terapia com sulfametoxazol-trimetoprima parece ser benéfica na resolução dos sintomas e na redução do tempo de eliminação de oocistos nas fezes. Um estudo controlado em indivíduos infectados por *Cyclospora* que haviam retornado do Nepal mostrou que o tratamento com sulfametoxazol-trimetoprima por sete dias determinou o desaparecimento de oocistos nas fezes em 96% dos casos, enquanto em 88% dos indivíduos do grupo placebo ainda eram detectados oocistos nas fezes no sétimo dia após o diagnóstico. A dose varia com o estado imunológico do paciente. Para adultos imunocompetentes, recomenda-se tratamento com 800mg de sulfametoxazol e 160mg de trimetoprima, duas vezes ao dia, durante sete dias. Para pacientes imunodeprimidos, a dose preconizada é de 800mg de sulfametoxazol e 160mg de trimetoprima, quatro vezes ao dia, durante 10 dias. Profilaxia com 800mg de sulfametoxazol e 160mg de trimetoprima três vezes por semana parece prevenir a recorrência de ciclosporíase em pacientes com AIDS. Não está estabelecida a dose para o tratamento de crianças.

MICROSPORIDIOSE

Parasitose causada por protozoários intracelulares da ordem *Microsporida* e do *phylum Microspora*. Existem mais de 100 gêneros e 1.000 espécies de microsporídios que infectam os animais. Desconhece-se o papel na transmissão dos reservatórios animais. Apenas quatro gêneros foram descritos em humanos até o momento: *Encephalitozoon, Enterocytozoon, Pleistophora* e *Nosema*. Os microsporídios não classificados são agrupados sob o termo *Microsporidium*. Três espécies de microsporídios, *Enterocytozoon bieneusi, Encephalitozoon (Septata) intestinalis* e *Encephalitozoon hellen*, são importantes agentes nos quadros de diarréia crônica em pacientes com AIDS. Recentemente, a partir de estudos genéticos, o gênero *Septata* foi reclassificado como pertencente ao gênero *EncephalitozooN*. O modo de transmissão é pouco conhecido; até o momento, há indícios de que pode ser fecal-oral, por via inalatória e por contato direto, especialmente nas conjuntivites.

A apresentação mais freqüente em pacientes com AIDS é afebril, com diarréia aquosa sem muco ou sangue, com 3 a 20 evacuações por dia, que piora com a ingestão alimentar, associada à perda progressiva de peso, má absorção e anorexia. Em indivíduos imunocompetentes, existem alguns casos na literatura de diarréia autolimitada associada à dor abdominal e náuseas causada pelos *E. bieneusi* e *E. intestinalis*. Além da diarréia, foram descritos casos de ceratoconjuntivite por microsporídeos em indivíduos imunocompetentes, geralmente precedida por traumatismo ocular.

Pacientes com AIDS podem apresentar disseminação da infecção, tendo sido associada a nefrite intersticial, ureterite, cistite, conjuntivite, infecção pulmonar e infecção do sistema nervoso central.

O diagnóstico é feito por meio da identificação dos organismos nas fezes, nos fluidos corpóreos (aspirado duodenal, bile, lavado broncoalveolar, urina, secreção conjuntival) ou na biopsia de tecidos. É possível a identificação desse parasita à microscopia óptica, embora o tamanho reduzido e a necessidade de coloração específica façam com que o reconhecimento de microsporídios seja difícil. Portanto, na suspeita de microsporidiose, deve ser solicitado exame específico para esse parasita do material coletado.

Tratamento

Não foi demonstrada até o momento nenhuma terapia efetiva. Em alguns pacientes, o albendazol e o metronidazol determinam diminuição da diarréia, mas não a eliminação do protozoário. O albendazol parece ser mais efetivo em casos de infecção pelo *E. intestinalis* e por outras espécies de *EncephalitozooN*. Não está claro se o *E. bieneusi* responde ao tratamento com albendazol. A dose recomendada de albendazol é de 400mg/dia, durante 5 a 10 dias. Recorrência da diarréia é comum após a suspensão da medicação.

BLASTOCISTÍASE

O *Blastocystis hominis* é um protozoário anteriormente considerado comensal, que tem sido associado a sintomas de flatulência, diarréia leve ou moderada, dor abdominal, náuseas e vômitos. Entretanto, a importância do *B. hominis* como causa de doença gastrintestinal é controversa. Assim, quando o *B. hominis* for identificado nas fezes de pacientes sintomáticos, outras etiologias para esse quadro clínico devem ser investigadas, especialmente *G. lamblia* e *Cryptosporidium*, antes de assumir que o *B. hominis* é a causa dos sintomas. O estado de portador assintomático está bem documentado. *B. hominis* pode ser encontrado em 1 a 20% das amostras de fezes examinadas para pesquisa de ovos de parasitas. Acredita-se que a transmissão é fecal-oral. É identificado nas fezes pelas técnicas habitualmente utilizadas de Faust, Hoffman, Pons e Janer.

Tratamento

Devido à controvérsia quanto à patogenicidade do *B. hominis*, a indicação do tratamento também não está estabelecida. Alguns autores recomendam que o tratamento deva ser reservado para pacientes imunodeficientes sintomáticos e para aqueles nos quais não se encontre nenhuma outra doença ou agente infeccioso que justifique a presença dos sintomas gastrintestinais. Nesses casos, alguns estudos mostram que o uso de 35-50mg/kg/dia para crianças ou de 2,25g/dia para adultos de metronidazol, em três doses, durante 10 dias, resulta na melhora dos sintomas. Entretanto, vale ressaltar que mais estudos controlados são necessários para estabelecer a melhor forma de tratar essa parasitose.

INFECÇÃO POR *ENTAMOEBA COLI*

Até recentemente, a *Entamoeba coli* era considerada sempre não-patogênica. Entretanto, em 1991, Wahlgren descreveu, na Suécia, oito pacientes com diarréia persistente de longa duração, com fezes amolecidas, mas não liqüefeitas, sem muco ou sangue, acompanhada por cólica e flatulência, colonizados por *E. coli*. Antes de instituir tratamento antiamebiano, foram feitas várias investigações para excluir a presença de outros agentes patogênicos como vírus, bactérias aeróbias e anaeróbias, helmintos e outros protozoários. A pesquisa etiológica foi negativa e todos os pacientes responderam ao tratamento antiamebiano, ficando assintomáticos.

Tratamento

A maioria dos pesquisadores considera a *E. coli* como um agente comensal. Entretanto, em pacientes com diarréia persistente, cujos exames de fezes sejam positivos apenas para a *E. coli*, é razoável a instituição de tratamento antiamebiano. Nos casos anteriormente citados, o esquema terapêutico foi com furoato de diloxanida – droga de ação luminal que não se encontra disponível comercialmente em nosso país. Pode-se utilizar o esquema com metronidazol, semelhante àquele utilizado para o tratamento da infecção intestinal por *E. histolytica*.

PROFILAXIA

A profilaxia das parasitoses intestinais, em ampla escala, depende da melhoria das condições socioeconômicas das populações suscetíveis e do investimento em obras de saneamento básico.

No atendimento individual, algumas orientações podem auxiliar na prevenção da infecção intestinal por helmintos e protozoários, a partir do conhecimento dos principais mecanismos de transmissão desses parasitas. Quando o parasita tem um só hospedeiro em seu ciclo vital, a transmissão pode ocorrer das seguintes maneiras:

1. Fecal-oral, direta, por meio de mãos sujas e da contaminação de alimentos ou de água, como na amebíase, balantidíase, giardíase, criptosporidiose, isosporíase, ascaridíase, tricocefalíase e himenolepíase. Está sendo postulada essa forma de transmissão também na dientamebíase, ciclosporíase e microsporidiose.

2. Indiretamente, por etapas infectantes passivas através de ovos e cistos que amadurecem no solo e determinam a contaminação de água e alimentos, como na ascaridíase e na tricocefalíase. Para prevenir o risco de ocorrência dessas parasitoses, recomenda-se consumo de água filtrada ou fervida, lavagem rigorosa de verduras, legumes e frutas e prática de lavar as mãos com água e sabão após as evacuações, antes das refeições e antes de manusear alimentos.

3. Por meio de larvas infectantes existentes no solo, que penetram a pele ativamente, como na ancilostomíase e na estrongiloidíase. Para a prevenção dessas infecções, torna-se importante o uso constante de calçados, lembrando que, na criança, não são apenas os pés descalços os locais de invasão larvária. Deve-se evitar a permanência em solo suspeito, ou seja, locais onde os habitantes costumam defecar, sem que exista destino adequado para os dejetos.

4. Ingestão ou inalação de ovos que já são infectantes quando eliminados, não necessitando de nenhuma transformação como na enterobíase. O indivíduo reinfecta-se freqüentemente, por meio das mãos que levam os ovos infectantes da região anal para a boca. A transmissão também pode ocorrer por objetos ou alimentos contaminados levados à boca ou pela aspiração de poeira doméstica contendo ovos. Para evitar essa infecção, deve-se ter cuidados higiênicos adequados, principalmente em relação às mãos, além do tratamento adequado de todos os indivíduos parasitados.

5. Os parasitas que têm hospedeiro intermediário e definitivo, como a *Taenia solium* e a *Taenia saginata*, produzem infecções transmitidas por alimentos contaminados, ou seja, pela ingestão de cisticercos contidos nas carnes suína ou bovina, malcozidas. A profilaxia está baseada no cozimento da carne, mas a vigilância sanitária nos matadouros é fundamental.

Em resumo, as recomendações profiláticas mais importantes são:

– Consumo de água fervida ou filtrada: para eliminar o *Cryptosporidium* da água, é necessário consumir água fervida ou utilizar filtros especiais capazes de remover partículas com diâmetro $\leq$ 1µm.

– Higiene dietética adequada: lavagem de verduras, legumes e frutas; inspeção e cocção de carnes bovinas e suínas.

– Orientações de higiene pessoal: lavar as mãos antes das refeições, antes do manuseio de alimentos e após as evacuações. Cortar freqüentemente as unhas.

– Uso de calçados de forma constante em solo possivelmente contaminado com dejetos.

– Destino adequado dos dejetos pelo uso de privadas ou fossas desinfetadas periodicamente.

– Tratamento dos indivíduos doentes e, em determinadas situações, também dos supostamente infectados.

Vale ressaltar que, embora todas essas medidas possam colaborar na prevenção das parasitoses intestinais, esse é um grave problema de saúde em nosso meio que só poderá ser resolvido por meio da melhoria das condições gerais de vida da população, base concreta para o direito à saúde.

BIBLIOGRAFIA

1. AMATO NETO, V. & CORREA, L.L. – Exame parasitológico das fezes. 5ª ed., São Paulo, Sarvier, 1991. 2. AMERICAN ACADEMY OF PEDIATRICS – 1997 Red Book: Report of the Committee on Infections Diseases. 24th ed., American Academy of Pediatrics, Elk Grove Village, IL, 1997. 3. BRESOLIN, A.M.B.; ZUCCOLOTTO, S.M.C. & SEGURADO, A.C.C. – Parasitoses intestinais. In Sucupira, A.C.S.L. et al. – Pediatria em Consultório. 3ª ed., São Paulo, Sarvier, 1996, p. 459. 4. BRESOLIN, A.M.B. & ZUCCOLOTTO, S.M.C. – Parasitoses intestinais. In Marcondes, E. & Manissadjian, A. Terapêutica Pediátrica/93. 4ª ed., São Paulo, Sarvier, 1993, p. 146. 5. CHIEFFI, P.P.; GRYSCHEK, R.C.B. & AMATO NETO, V. – Parasitoses intestinais. Rev. Bras. Med. 54:161, 1997. 6. DUTTA, A.K. et al. – A randomised multicentre study to compare safety and efficacy of albendazole and metronidazole in treatment of giardiases in children. Indian. J. Pediatr. 61:689, 1994. 7. FEIGIN, R.D. & CHERRY, J.D. – Textbook of Pediatric Infections Diseases. 3rd ed., Philadelphia, Saunders, 1998. 8. MAHMOUD, A.A.F. – Diseases due to helminths. In Mandell, G.L.; Benett, J.E. & Dolin, R. Principles and Practice of Infections Diseases. 4th ed., New York, Churchill Livingstone Inc. 1995, p. 2525. 9. ORGANIZAÇÃO MUNDIAL DE SAÚDE – Infecciones Intestinales por Protozoos y Helmintos. Série de Informes Técnicos nº 660. Genebra, OMS, 1981. 10. ORGANIZAÇÃO MUNDIAL DE SAUDE – Prevention and Control of Intestinal Parasitic Infections. Série de Informes Técnicos nº 749. Genebra, OMS, 1987. 11. ROMERO-CABELLO, R et al. – Randomised study comparing the safety and efficacy of albendazole and metronidazole in treatment of giardiasis in children. Rev. Latinoam. Microbiol. 37:315, 1995. 12. VERONESI, R. & FOCACCIA, R. – Tratado de Infectologia. São Paulo, Atheneu, 1997. 13. WAHLGREN, M. – Entamoeba coli as cause of diarrhoea? Lancet 337:675, 1991.

6   Toxoplasmose

THELMA SUELY OKAY
PEDRO TAKANORI SAKANE

A toxoplasmose é uma doença infecciosa causada por um protozoário (Toxoplasma gondii) e que até há algum tempo tinha sua importância como causador de doenças congênitas graves e ocasionalmente como agente etiológico de linfonodomegalias em crianças e adultos sadios e, raramente, de moléstias graves nesse grupo etário. Entretanto, o interesse no seu estudo tem aumentado muito devido à sua participação nos pacientes imunocomprometidos.

Os estudos sobre esse patógeno datam do início do século XX, quando em 1908 Splendore, no Brasil, encontrou-o em um coelho e, no mesmo ano, Nicolle e Manceaux, em um roedor africano (gondi). Inicialmente referido como Leishmania gondii ou Toxoplasma cuniculi (Toxon = arco em grego), foi, em 1909, batizado como Toxoplasma gondii. Rapidamente, verificou-se que sua distribuição era muito ampla, pois era recuperado de vários animais, inclusive do homem. Em 1948, Sabin e Feldman desenvolveram um teste sorológico que possibilitou estudos mais amplos dessa doença.

ETIOLOGIA

O Toxoplasma gondii (T. gondii) é um protozoário da família dos coccídios e parasita primariamente os felinos e apresenta-se sob três formas ou estágios com morfologias diferentes:

Taquizoíta – é a forma que se prolifera rapidamente no interior de qualquer célula de um hospedeiro e é a encontrada na fase aguda de uma infecção. Apresenta-se com aspecto de meia-lua, ovóide ou piriforme, medindo cerca de $3 \times 7\mu m$, cora-se pela técnica de Wright ou de Giemsa. Os taquizoítas possuem uma enzima que altera a estrutura da membrana da célula animal e permite sua penetração. Uma vez no interior, o taquizoíta reproduz-se por endodiogenia e produz a rotura da célula. É uma forma bastante delicada e não resiste à congelação, à dissecação e ao suco gástrico ou duodenal.

Cisto – é a forma de resistência e persiste em qualquer célula parasitada, resultando em infecção latente. Mede de 5 a 100μm, pode já aparecer uma semana após a infecção e consiste em uma estrutura envolta por uma membrana espessa contendo no seu interior centenas ou milhares de parasitas. Não há em geral reação inflamatória ao seu redor. Essa forma persiste por muitos anos nos tecidos e sua presença em si não indica obrigatoriamente infecção recente. O suco péptico rapidamente destrói a membrana e libera os parasitas que podem invadir as células da mucosa. Destarte, carnes não bem cozidas podem transmitir a doença. Os cistos são destruídos pelo cozimento a 66°C ou congelação (a –20°C) e dissecção. Pode persistir viável por meses em refrigeração (a 4°C).

Oocisto – é a forma encontrada nas fezes de felinos. Mede em torno de 10 x 12μm, resultado da gametogonia e da esporogonia que ocorrem no epitélio intestinal do animal. Os gatos podem eliminar até 10 milhões de oocistos por dia, por mais de três semanas após uma infecção aguda. Depois da eliminação, ocorre esporulação dentro do oocisto e esse se torna infectante. Cada oocisto, nessa ocasião, contém dois esporocistos, cada um deles com quatro esporozoítas. Essa forma é altamente resistente e pode sobreviver por meses dentro de água ou anos em solo úmido.

Amato Neto ainda descreve mais quatro formas:

Pseudocisto – ocorre quando os taquizoítas crescem em grande número dentro de uma célula e empurram seu núcleo para a periferia. Não há formação da forte membrana externa que caracteriza o verdadeiro cisto.

Bradizoíta – é a forma que cresce lentamente dentro de um cisto, podendo chegar a milhares de elementos.

Formas assexuadas desenvolvidas no epitélio intestinal do hospedeiro definitivo (felinos) – quando o gato ingere um alimento com os cistos, esses se rompem no tubo digestivo e os bradizoítas liberados penetram nas células do epitélio intestinal e começam a formar várias gerações do T. gondii.

Formas sexuadas desenvolvidas no epitélio intestinal do hospedeiro definitivo – são os gametas, que podem ser: gameta feminino – subesférico, com um único núcleo central; gameta masculino – elipsoidal ou ovóide, com 10 a 21 núcleos. A fusão dos dois forma o oocisto, que é eliminado nas fezes do felino.

A toxoplasmose é uma infecção muito comum no homem, mas a doença é uma eventualidade menos encontrada, uma vez que o agente possui alta infecciosidade mas baixa patogenicidade. Inquéritos sorológicos mostram que a soropositividade aumenta com a idade, não havendo diferenças entre os sexos. A soroprevalência varia muito de acordo com a região, por razões ainda não bem conhecidas.

Na forma congênita da toxoplasmose, considera-se que haja passagem do *T. gondii* para o feto apenas quando a mãe tiver uma primoinfecção, apesar de poder existir raras exceções, como, por exemplo, na presença de eventual doença imunodepressora materna devido à reagudização de uma toxoplasmose latente.

Existem diversas formas de aquisição pós-natal de toxoplasmose. A ingestão dos oocistos deve ser o principal mecanismo de transmissão da toxoplasmose. Ao ingerir alimento contaminado, o gato promoverá o início do ciclo evolutivo do parasita, que no fim levará à liberação dos oocistos no solo que irá contaminar outros animais, incluindo o homem, aves, alguns répteis, peixes. Moscas e insetos coprofágicos podem contaminar alimentos. A ingestão de carne crua ou malcozida é uma outra forma importante. Outras maneiras menos comuns de aquisição são: transfusão de sangue, acidentes em laboratórios ou no cuidado com pacientes, transplantes de órgãos.

PATOLOGIA

Após a ingestão do oocisto (fezes de gato), do cisto (alimentos crus ou malcozidos) ou eventualmente dos taquizoítas (transfusão de sangue), ocorre a disseminação do parasita e a invasão de células de órgãos e de tecidos. A gravidade da infecção depende da virulência do protozoário e da suscetibilidade do hospedeiro. As células infectadas morrem e aparecem pequenos focos necróticos, que são circundados por uma reação inflamatória celular. A resposta imune celular tem papel preponderante e, à medida que essa se desenvolve, o parasita acaba por ficar confinado no local e formando os cistos. Após a formação dos cistos, cessa o processo inflamatório, o qual entra em uma fase de latência. Esses cistos podem ser observados principalmente em cérebro, músculos, medula óssea, linfonodos, fígado, rim, baço, pulmão etc. Os cistos podem permanecer quiescentes por toda a vida, ou, na presença de imunodepressão grave, voltar à atividade.

QUADRO CLÍNICO

A toxoplasmose é conhecida como a doença de mil faces, pela grande variedade de sua apresentação clínica. A infecção adquirida é, na maioria das vezes, assintomática, pois em apenas 10% determina alguma manifestação clínica. A apresentação mais freqüente é a linfonodal, em geral afebril. Os gânglios mais acometidos são os localizados na região cervical, suboccipital, supraclavicular, axilar e inguinal. Em outras ocasiões, a adenomegalia acompanha-se de febre, sintomas gerais e hepatoesplenomegalia, freqüentemente associada a linfocitose e presença de formas atípicas, configurando o quadro de síndrome da mononucleose. Em poucas ocasiões, observam-se lesões de pele, tais como exantema maculopapular, vesículas, petéquias etc. A coriorretinite é uma complicação rara, mas preocupante na toxoplasmose adquirida. Outras formas como a "gripe-símile", a miosítica, a encefalítica, a septicêmica etc. podem ser encontradas. Existem duas modalidades da toxoplasmose na espécie humana que merecem destaque: a infecção de fetos e de recém-nascidos adquirida por transmissão vertical e a toxoplasmose que incide em indivíduos imunodeprimidos (com neoplasias recebendo quimioterapia, os transplantados de medula óssea, coração, rins, e ainda os indivíduos portadores do HIV).

TOXOPLASMOSE CONGÊNITA

Em nosso meio, os poucos dados disponíveis sugerem incidência de soroconversão na gravidez da ordem de 0,5 a 1%. A infecção primária materna, quando não é tratada, resulta em acometimento fetal em 40% dos casos. Essa porcentagem varia de acordo com o período de gestação em que ocorre: é menor no primeiro trimestre devido às características de baixa permeabilidade da placenta, provocando, em contrapartida, seqüelas graves no recém-nascido; é maior no terceiro trimestre, podendo ultrapassar 70%, porém em um período no qual o comprometimento fetal será menor.

O quadro clínico da toxoplasmose congênita não é característico: febre, exantema, petéquias, linfadenopatia, hepatoesplenomegalia, icterícia, hidrocefalia ou microcefalia, microftalmia, convulsões, calcificações cerebrais e coriorretinite. O diagnóstico diferencial deve ser feito com as outras infecções congênitas, em especial a rubéola, citomegalovírus, HSV, sífilis, hepatite e varicela. Em 75% dos casos, os recém-nascidos são assintomáticos ao nascimento, podendo apresentar seqüelas futuras (principalmente a coriorretinite).

TOXOPLASMOSE EM PACIENTES IMUNODEPRIMIDOS

Nos últimos anos, a toxoplasmose vem ganhando notoriedade devido às formas gravíssimas que ocorrem em pacientes imunodeprimidos. Nos pacientes com AIDS, a toxoplasmose é, na grande maioria dos casos, resultante de uma reativação de infecção pregressa latente. A toxoplasmose em pacientes HIV positivos acomete principalmente o SNC (encefalite) e menos freqüentemente os pulmões (pneumonite) e os olhos (coriorretinite).

A toxoplasmose constitui a causa mais freqüente de lesão do SNC em pacientes com AIDS. A sintomatologia clínica inclui confusão mental, geralmente confundida com distúrbios psiquiátricos, alterações sensoriais e motoras, convulsões, acometimento de nervos cranianos, sinais de cerebelite e meningismo. O quadro clínico tem início freqüentemente com alterações de fala e hemiparesia. Em até 40% dos casos, pode haver disseminação hematogênica concomitante à encefalite. A incidência de encefalite grave causada pelo toxoplasma nos pacientes HIV positivos varia de acordo com a prevalência de anticorpos antitoxoplasma na população e com o estágio de imunodeficiência do paciente. A soroprevalência para o toxoplasma varia de 15 a 20% nos Estados Unidos, até 60 a 80% na França, podendo ultrapassar 90% em algumas regiões da África. No Brasil, a prevalência é muito variável (30 a 60%). Essas diferenças são devidas a hábitos alimentares (consumo de carne crua ou malcozida contendo cistos do parasita), ou ainda exposição aos oocistos excretados nas fezes de felinos que contaminam o solo, os legumes e as verduras. Estima-se que 40% dos pacientes HIV positivos com anticorpos antitoxoplasma desenvolverão a encefalite específica. O risco aumenta consideravelmente quando a contagem de linfócitos CD4+ se encontra abaixo de 100/mm^3.

Nos pacientes receptores de transplantes de órgãos, a toxoplasmose ocorre por contágio de paciente soronegativo para a toxoplasmose e imunossuprimido pela quimioterapia. Esses indivíduos recebem órgãos provenientes de pacientes soropositivos contendo cistos do parasita. A rotura intermitente dos cistos, aliada à imunodepressão, favorece a reativação da doença. No caso de pacientes transplantados, a forma de toxoplasmose mais comum é a disseminada. No entanto, todas as outras formas clínicas já foram descritas. A encefalite parece ser muito menos freqüente que nos portadores do HIV.

RESPOSTA IMUNE ESPECÍFICA

O parasita provoca a estimulação do sistema T-dependente e T-independente. As citocinas desempenham papel fundamental na defesa contra o parasita, com destaque para o interferon gama, o qual aumenta a sobrevida de camundongos infectados experimentalmente com o toxoplasma e diminui acentuadamente a gravidade das encefalites nesses animais. Além disso, a utilização de um anticorpo monoclonal antiinterferon gama produz encefalite em animais cronicamente infectados com o parasita e que se encontravam assintomáticos. Outros experimentos demonstraram que linfócitos provenientes de pacientes com AIDS produzem menos interferon gama e interleucina-2 quando são estimulados com antígenos do parasita. Porém, quando macrófagos e monócitos desses indivíduos são tratados com interferon gama, ocorre aumento da atividade dessas células contra o toxoplasma. Outra citocina, a IL-6, é capaz de diminuir a atividade antiparasitária *in vitro*, aumentando a taxa de multiplicação de taquizoítos e anulando a ação estimuladora antitoxoplasmacida do interferon gama sobre macrófagos e monócitos. A administração de anticorpos anti-IL-6 aumenta a sobrevida de camundongos imunocompetentes e imunodeprimidos. O TNF alfa funciona como fator permissivo do interferon gama, aumentando a capacidade antitoxoplasmacida de macrófagos (aumentando a produção de óxido nítrico e promovendo, dessa forma, uma inibição da multiplicação parasitária). A IL-10 também atua na desativação de macrófagos, reduzindo, conseqüentemente, a ação antitoxoplasmacida in vitro. A IL-12, em contrapartida, aumenta a sobrevida de linfócitos T de camundongos imunodeficientes, possivelmente por intermédio do aumento de produção de interferon gama pelas células NK.

Quanto à resposta imune T-independente (humoral), existe produção de anticorpos da classe IgG que declinam em aproximadamente dois anos. As subclasses IgG_1 e IgG_3 aumentam a eficácia da fagocitose dos parasitas, promovendo a ligação entre estes e as células mononucleares, ativando o sistema complemento. Os anticorpos da classe IgM são produzidos em menor quantidade e desaparecem mais precocemente, persistindo por até dois anos em alguns casos. Uma curta resposta do tipo IgA também ocorre, precedida por pequena produção de IgE. Os anticorpos das classes IgG e IgM reagem com antígenos de membrana do *T. gondii* e também com antígenos excretados e secretados tanto pela célula infectada quanto pelo parasita, os quais são reconhecidos pelos anticorpos da classe IgA. Resumidamente, todos os pacientes em fase aguda da infecção têm anticorpos do tipo IgM e IgA anti-P30, proteína majoritária da membrana externa do taquizoíto. Os anticorpos da classe IgE persistem no máximo por quatro meses, sendo detectados em casos de reativação e, ao nascimento, em recém-nascidos infectados. Os anticorpos IgG são produzidos tanto na fase aguda como na crônica, reagindo contra diversas estruturas protéicas do parasita.

DIAGNÓSTICO LABORATORIAL ESPECÍFICO

Para o diagnóstico da doença, enquanto os testes sorológicos são de grande valor no imunocompetente, nos imunocomprometidos por imaturidade (fetos e recém-nascidos), ou imunossupressão (portadores de neoplasias, transplantes ou do HIV), assume importância primordial a pesquisa do parasita, uma vez que há comprometimento da produção de anticorpos específicos (em 11% dos pacientes HIV positivos com toxoplasmose cerebral confirmada, a pesquisa de anticorpos antitoxoplasma é negativa).

Para a pesquisa do toxoplasma, o teste de referência ("gold-standard") é o isolamento do parasita pela inoculação em camundongo branco com material biológico do paciente (sangue fetal, líquido amniótico, lavado broncoalveolar, líquido cefalorraquidiano (LCR), ou macerado de órgãos provenientes de biopsias). Esse método requer um tempo mínimo de quatro a seis semanas para a obtenção de resultados. Mais rápido, levando de 4 a 10 dias, embora menos sensível, é o cultivo de material biológico em culturas de células, sendo o parasita identificado à *posteriori* por meio da imunofluorescência direta.

Em relação aos métodos sorológicos, nos casos de investigação de infecção congênita deve-se sempre realizar a pesquisa de anticorpos específicos em sangue materno e do feto ou recém-nascido. Além disso, recomenda-se que sejam feitas duas avaliações com um intervalo de 10 a 14 dias entre as colheitas, o que propiciaria o estudo da evolução do perfil sorológico do binômio mãe-filho.

O teste de imunofluorescência indireta para a pesquisa de anticorpos do tipo IgG é considerado o teste confirmatório da doença, pois detecta esses anticorpos com alta sensibilidade. A padronização é feita com soros fornecidos pela OMS. O teste de imunofluorescência IgM também apresenta sensibilidade satisfatória, porém está sujeito a resultados falso-positivos e negativos. A precisão do teste requer a remoção prévia de anticorpos IgG inespecíficos presentes nos soros testados.

Nos testes imunoenzimáticos (ELISA ou EIA), disponíveis comercialmente e já devidamente padronizados, os resultados são expressos em unidades internacionais (UI), havendo correlação entre os resultados expressos em UI e aqueles expressos em diluições dos soros. O teste imunoenzimático de captura de anticorpos IgM, quando comparado à imunofluorescência IgM, apresenta a vantagem de eliminar a maior parte dos resultados falso-positivos e negativos. Entretanto, devido a maior sensibilidade, esse teste é capaz de detectar anticorpos residuais que podem permanecer durante muito tempo após a fase aguda da doença. O teste pode ainda detectar a presença de anticorpos IgM naturais (não relacionados à toxoplasmose).

O teste de hemaglutinação, em sua forma atual, tem grande sensibilidade para a detecção de anticorpos IgG e IgM, observando-se aglutinação com soros positivos diluídos em solução salina. Quando são diluídos em solução contendo o 2-mercaptoetanol (que inativa os anticorpos IgM), uma queda significativa dos títulos traduz a presença de anticorpos desse isotipo. De execução simples e baixo custo, o teste de aglutinação é adequado para a triagem de pacientes em pesquisas de campo.

Durante a fase aguda da toxoplasmose, há parasitemia e sinais clínicos de infecção. Além dos títulos de IgG rapidamente crescentes, encontram-se anticorpos de outros isotipos, tais como IgM, IgA e IgE (aparecem de maneira concomitante na fase aguda da infecção). Ademais, os anticorpos IgG apresentam baixa avidez, o que pode ser constatado no teste imunoenzimático, ou por um grande diferencial entre altos títulos nos testes de imunofluorescência ou ELISA para anticorpos IgG, e baixos títulos do teste de hemaglutinação. Esse é o denominado perfil I de infecção.

Ao longo de algumas semanas ou de poucos meses, os anticorpos de outros isotipos desaparecem, permanecendo apenas os IgG em altos títulos e de alta avidez. Nesse caso, observam-se também títulos muito altos nos testes de hemaglutinação. Esse quadro sorológico constitui o perfil II (de transição). Podem, eventualmente, ser detectados anticorpos IgM em baixas concentrações com testes de maior sensibilidade (por exemplo, os imunofluorimétricos), porém não tendo valor como marcadores de infecção aguda. Após essa fase de transição, observa-se queda gradual dos anticorpos do tipo IgG que, em seguida, manter-se-ão presentes em níveis baixos pelo resto da vida do indivíduo, constituindo o perfil III (toxoplasmose latente, crônica ou pregressa).

Em pacientes imunodeprimidos por quimioterapia, transplantes de órgãos ou pelo HIV, há diminuição no número absoluto e na reatividade das células T auxiliadoras, o que compromete a produção de anticorpos específicos. Dessa forma, a reativação da toxoplasmose ocorre freqüentemente, sem que haja modificação da produção de anticorpos específicos (IgG e IgM).

O exame do LCR acrescenta poucas informações. Embora possa apresentar-se normal, em muitos pacientes há moderada elevação do nível de proteínas, glicose normal e moderada pleocitose, com predomínio de mononucleares. A produção intratecal de anticorpos antitoxoplasma existe, porém os testes necessitam de inúmeros controles, além de uma estimativa do grau de comprometimento da barreira hematoliquórica.

Os métodos de biologia molecular, em especial a PCR ("polymerase chain reaction"), apareceram para preencher uma lacuna existente no diagnóstico da doença. Para a detecção do toxoplasma, a PCR apresenta inúmeras vantagens em relação aos outros métodos diagnósticos:

– é extremamente sensível, sendo capaz de detectar ínfimas quantidades de DNA (correspondendo a um único parasita ou até mesmo às suas frações);
– apresenta especificidade de 100% por amplificar um gene só encontrado no toxoplasma;
– é executada com muita rapidez, o que permite a instituição do tratamento específico mais precocemente;

– é extremamente versátil, podendo empregar qualquer tipo de material biológico (sangue fetal, líquido amniótico, LCR, biopsias etc.), bastando, para tanto, que o protocolo de extração de DNA seja adequado ao tipo de amostra;
– não requer a presença de parasitas viáveis na amostra, como ocorre com a inoculação em camundongos, e igualmente com o isolamento em cultura de células;
– independe do grau de competência imunológica do paciente, pois não mede a produção de anticorpos, e sim a presença de DNA do toxoplasma nas amostras.

A PCR tem sido muito utilizada para complementar os estudos sorológicos dos pacientes HIV positivos que apresentam quadro clínico sugestivo de toxoplasmose cerebral. Em um estudo francês, a PCR foi utilizada para a avaliação de 253 pacientes imunodeficientes, sendo 179 HIV positivos e 74 HIV negativos, porém apresentando outras imunodeficiências. A incidência encontrada foi de 12,3% (22/179) no grupo de HIV positivos e 2,7% (2/74) no outro grupo. A sensibilidade da PCR em pacientes não tratados foi de 86,6% em sangue periférico e 60% em líquor, porém de apenas 25 e 16,7% naqueles que receberam profilaxia para o *Pneumocistis carinii*. No grupo de pacientes com outras imunodeficiências, a PCR foi positiva em seis casos (portadores de tumores em quimioterapia), quando amostras de lavado broncoalveolar foram analisadas. Em um segundo estudo foram analisadas 89 amostras de sangue de 59 pacientes HIV positivos. As amostras foram obtidas antes e após o início do tratamento específico. A PCR foi positiva em 5/20 amostras de pacientes com toxoplasmose cerebral confirmada. Após sete dias de tratamento, a PCR foi negativa em todos os cinco pacientes. Nos 54 casos restantes, a PCR foi negativa. A sensibilidade do teste foi, portanto, de 25%, com especificidade de 100%. Em um terceiro estudo a PCR foi utilizada para a avaliação de 88 amostras de líquor de pacientes HIV positivos (56 com lesão focal e 32 com lesões múltiplas). Seis de 18 pacientes com toxoplasmose cerebral confirmada foram positivos por PCR (33,3%). Nenhum dos outros 70 pacientes com outras lesões foi positivo por PCR (especificidade de 100%). Quando foram consideradas apenas as amostras de líquor colhidas antes ou durante a primeira semana de tratamento, a sensibilidade da PCR aumentou para 50%. Esse estudo demonstra não somente a importância da PCR aplicada ao diagnóstico da toxoplasmose cerebral, mas também que o tratamento específico diminui a sensibilidade do teste de maneira significativa. Roberts e cols. utilizaram PCR do tipo multiplex para testar amostras de pacientes HIV positivos e tentar, em uma única reação, fazer o diagnóstico diferencial entre a toxoplasmose e o linfoma cerebral causado pelo vírus Epstein-Barr. Houve detecção de DNA do toxoplasma em oito das oito amostras de líquor de pacientes com toxoplasmose cerebral confirmada, e em nenhuma das seis amostras de pacientes sem toxoplasmose. Com relação à detecção de DNA específico do vírus Epstein-Barr, a PCR foi positiva em 9 de 14 pacientes com linfoma cerebral confirmado, e em 2 de 38 pacientes sem tumoração cerebral.

DIAGNÓSTICO POR MÉTODOS DE IMAGEM

Os estudos radiológicos são considerados indispensáveis para o diagnóstico e a abordagem dos pacientes com suspeita clínico-laboratorial de encefalite pelo toxoplasma. Os exames já consagrados na literatura são a tomografia computadorizada e ressonância magnética. A tomografia computadorizada de crânio é extremamente útil na maioria dos casos, pois demonstra a presença de lesões arredondadas com contornos bem definidos, moderado efeito de massa, iso ou hipodensas, múltiplas ou isoladas, uni ou bilaterais. As lesões ocorrem mais freqüentemente nos gânglios da base e na junção corticomedular, muito embora possam ser encontradas em qualquer área do SNC.

Tomografias de crânio aparentemente normais ou que resultem em lesões únicas ou pouco definidas tornam imperativa a realização do exame de ressonância magnética. Esse tem demonstrado maior sensibilidade, principalmente nos casos com sinais neurológicos não-focais. A ressonância é primordial para que se possa fazer o diagnóstico diferencial entre linfoma de SNC e leucoencefalopatia multifocal progressiva.

Em pacientes com AIDS, caso a IgG antitoxoplasma esteja presente e a tomografia e/ou a ressonância apresente lesões múltiplas e anulares, esses dados têm um valor preditivo positivo de 80%. Se a lesão for única, a probabilidade de tratar-se de um linfoma é tão grande quando de tratar-se de toxoplasmose cerebral. Os estudos radiológicos devem ser repetidos se houver piora clínica durante a primeira semana de tratamento ou, se não houver melhora, após duas semanas. Nestes casos, a biopsia cerebral estaria indicada.

Em 137 tomografias de crânio e 54 ressonâncias realizadas, os achados foram os seguintes: lesões múltiplas em 71% e 21%, respectivamente. À tomografia, 60% das lesões múltiplas correspondiam a encefalites pelo toxoplasma, 27% a linfomas e 13% a leucoencefalopatias multifocais progressivas. Em contrapartida, 43% das lesões múltiplas eram linfomas, 35% toxoplasmoses cerebrais e 23% leucoencefalopatias. À ressonância, 71% das lesões únicas eram linfomas, 18% toxoplasmoses e 12% leucoencefalopatias, enquanto 40% das lesões múltiplas eram leucoencefalopatias, 34% linfomas e 26% toxoplasmoses cerebrais.

Outros métodos diagnósticos, tais como o mapeamento com emissão de prótons (PET) e a espectroscopia por ressonância magnética, têm sido propostos. Heald e cols. estudaram a tomografia com emissão de pósitrons (PET) em 18 pacientes HIV positivos, na tentativa de fazer a diferenciação entre tumores e infecções. A PET demonstrou capacidade de diferenciação entre os dois tipos de lesão, principalmente entre linfomas e infecções do SNC. Esse estudo está sendo continuado e, caso os resultados preliminares se confirmem, a PET permitirá um diagnóstico mais rápido e a introdução mais precoce do tratamento específico, evitando em muitos casos a realização de biopsia cerebral.

TRATAMENTO

Nos casos de doença aguda em pacientes imunodeprimidos, o tratamento está sempre indicado e será mantido até quatro a seis semanas após o desaparecimento dos sinais e sintomas (geralmente por períodos de seis meses ou mais). O tratamento de escolha para a toxoplasmose cerebral continua sendo a associação da sulfadiazina à pirimetamina com suplementações semanais de ácido folínico. Os esquemas terapêuticos incluem rotineiramente uma associação de medicamentos em uma fase de indução, seguida de outra de manutenção. Há relatos de recaídas em 80% dos casos após a descontinuidade do tratamento, e em 20 a 30% dos pacientes ainda em fase de manutenção. O tratamento da fase aguda apresenta resposta favorável em 70 a 95% dos pacientes. Porém, os efeitos colaterais aparecem em até 40% dos casos, requerendo a interrupção do tratamento. Em casos de intolerância, ou mesmo na dependência da experiência da equipe médica que assiste ao paciente, pode-se utilizar a associação clindamicina e pirimetamina. Essa associação parece ter eficácia comparável àquela do esquema clássico, porém com maior custo e efeitos colaterais igualmente freqüentes. Os corticosteróides são usados com muita freqüência na tentativa de redução do edema cerebral e da pressão intracraniana, muito embora a mortalidade seja comparável entre grupos que receberam ou não os corticosteróides.

O esquema de manutenção utiliza a sulfadiazina e a pirimetamina em doses diárias ou administradas duas vezes por semana. O uso da clindamicina e da pirimetamina parece estar associado a uma maior probabilidade de recaídas, além de possuir maior toxicidade para o trato gastrintestinal. Um outro esquema possível seria o uso do fansidar ou da dapsona e pirimetamina, duas a três vezes por semana. Pode-se ainda utilizar o co-trimoxazol, aparentemente com bons resultados. Essa última associação está indicada para a profilaxia da toxoplasmose. Outros esquemas que empregam a associação pirimetamina/dapsona ou ainda a roxitromicina e fansidar está indicada quando a quantidade de linfócitos CD4+ cai abaixo de 200/mm³. O esquema para a profilaxia primária continua sendo o uso do co-trimoxazol, que já demonstrou eficácia. Em um estudo recente, que acompanhou 20 pacientes HIV positivos e 72 controles (imunodeprimidos por outras causas), Weigel e cols. demonstraram, de maneira inequívoca, que no grupo de pacientes com toxoplasmose cerebral nenhum havia recebido o co-trimoxazol para a profilaxia das infecções causadas pelo *Pneumocystis carinii*. Contrariamente, no grupo de pacientes recebendo a medicação de maneira adequada, não houve nenhum caso de toxoplasmose cerebral após um ano *de seguimento*, enquanto a incidência foi de 41% no grupo de pacientes com esquema terapêutico descontínuo. Esse estudo permitiu aos autores concluírem que o co-trimoxazol é eficaz, mesmo quando utilizado na dose de 480mg diários. Com relação ao uso de esquemas terapêuticos alternativos para o tratamento da toxoplasmose cerebral, alguns estudos estão sendo realizados para avaliar a eficácia da pirimetamina e da atovaquona como drogas únicas. Os testes de fármacos com ação, inclusive contra cistos tais como o 2'-3'-dideoxiinosina, têm sido promissores em modelos experimentais (camundongos).

O uso profilático de anticonvulsivantes para o tratamento das convulsões que ocorrem em até 35% dos pacientes está contra-indicado devido à associação do uso desses medicamentos a um pior prognóstico, provavelmente devido a interações medicamentosas. Devemos ainda lembrar que a toxicidade hematológica da zidovudina para o tratamento da AIDS e da pirimetamina para o tratamento da toxoplasmose é aditiva. Ambas provocam depressão medular. Além disso, a zidovudina diminui a ação antitoxoplasma da pirimetamina. Sempre que possível, o AZT deve ser suspenso durante o tratamento da toxoplasmose cerebral.

BIBLIOGRAFIA

1. AMATO NETO, V. & BARONE, A.A. – Toxoplasmose. **In** Marcondes, E. (ed.). *Pediatria Básica*. 8ª ed., São Paulo, Sarvier, 1991, p. 1085. 2. CAMARGO, M.E. et al. – Avidez de anticorpos IgG específicos como marcadores de infecção primária recente pelo *Toxoplasma gondii*. *Rev. Inst. Med. Trop. São Paulo* **33**:213, 1991. 3. CINGOLANI, A. et al. – PCR detection of Toxoplasma gondii DNA in CSF for the differential diagnosis of AIDS-related focal brain lesions. *J. Med. Microbiol.* **45**:472, 1996. 4. FOUDRINIER, F. et al. – Detection of Toxoplasma gondii in immunodeficient subjects by gene amplification: influence of therapeutics. *Scand. J. Infect. Dis.* **28**:383, 1996. 5. HENNEQUIN, C. – Prevention of toxoplasmosis in immunocompromised patients. *Ann. Med. Interne Paris* **148**:240, 1997. 6. MORLAT, P. & LEPORT, C. – Prevention of toxoplasmosis in immunocompromised patients. *Ann. Med. Interne Paris* **148**:235, 1997. 7. PARMLEY, S.F.; GOEBEL, F.D. & REMINGTON, J.S. – Detection of Toxoplasma gondii in cerebrospinal fluid from AIDS patients by Polymerase Chain Reaction. *J. Clin. Microbiol.* **30**:3000, 1992. 8. WONG, S.Y. & REMINGTON, J.S. – Toxoplasmosis in pregnancy. State of the Art. Clinical Article. *Clin. Infect. Dis.* **18**:853, 1994.

7	Leishmaniose Visceral

ANTONIO CARLOS PASTORINO

INTRODUÇÃO E EPIDEMIOLOGIA

As leishmanioses são um grupo de doenças parasitárias encontradas em 88 países e responsáveis por um grande variedade de manifestações clínicas, desde formas cutâneas, cutaneomucosas e viscerais.

As formas cutâneas e viscerais das leishmanioses têm sido reconhecidas no homem desde a Antiguidade. Na Índia, a leishmaniose visceral (LV) já era conhecida como uma doença altamente letal e recebia o nome de *Kala-azar* (febre negra ou febre fatal) pelo achado freqüente de pigmentação escurecida na pele. Na região do Mediterrâneo uma doença semelhante também era conhecida e denominada de anemia esplênica infecciosa ou infantil.

A Organização Mundial de Saúde (OMS) calcula que a população exposta às leishmânias atinja cerca de 350 milhões de indivíduos, com aproximadamente 12 milhões de doentes. São estimados 2 milhões de novos casos de leishmanioses por ano em todo o mundo (1,5 milhão de casos de leishmaniose cutânea e 500.000 casos de leishmaniose visceral), mas somente 600.000 são oficialmente declarados, já que sua notificação é obrigatória em apenas 32 países.

A partir de 1993, houve um crescimento nas regiões consideradas endêmicas pela OMS, com várias causas implicadas, entre elas: maior migração do campo para as cidades, projetos agroindustriais expondo indivíduos a zonas endêmicas e modificações nos ecossistemas, desencadeados pelo homem, como barragens e projetos de irrigação.

Mais recentemente, um outro aspecto que se tem mostrado importante é a descrição da co-infecção lesihmaniose visceral com a AIDS, com implicações epidemiológicas, econômicas e até diagnósticas nos países onde a leishmniose visceral já não era considerada endêmica.

Nas Américas, o Brasil representa o país de maior endemicidade para a leishmaniose visceral (LV), sendo responsável por cerca de 97% de todos os casos descritos neste continente, o que mostra a necessidade de atenção dos órgãos de saúde pública para o controle dessa doença que é fatal quando não tratada. Os últimos dados do Ministério da Saúde sobre a LV no Brasil demonstram um crescimento dos casos notificados de 1990 (1.944 novos casos) para 1995 (3.885 novos casos) e 1996 (3.255 novos casos), sendo a Região Nordeste responsável por 90% dos casos. O estado brasileiro de maior incidência continua sendo a Bahia, responsável por 50% de todos os casos notificados em 1996, seguido pelos Estados do Piauí (7,3%), Ceará (6,7%), Sergipe (6,4%), Pernambuco (6,3%) e Minas Gerais (5%).

ETIOLOGIA E PATOGÊNESE

A LV é causada por um protozoário da família Trypanosomatidae e do gênero *Leishmania*. A classificação taxonômica do gênero *Leishmania* foi baseada por muitos anos apenas em critérios clínicos e epidemiológicos, o que se mostrou inadequado, ao longo do tempo, já que uma mesma espécie foi capaz de causar mais de uma síndrome clínica no homem. A mais recente classificação separou as leishmânias em dois subgêneros, sendo que o subgênero *Leishmania* inclui a *L.(l.) infantum* responsável pela LV na Europa, a *L.(l.) donovani* na Ásia e África e a *L.(l.) chagasi* na América Central e do Sul. O gênero *Leishmania* compartilha algumas características da família Trypanosomatidae, apresentando ciclo de vida em dois estágios:

Formas promastigotas – alongadas e flageladas, presentes no intestino médio e anterior do vetor, sendo essa a forma de penetração na pele do hospedeiro vertebrado.

Formas amastigotas – arredondadas e desprovidas de flagelo, que sobrevivem e dividem-se somente dentro dos macrófagos dos hospedeiros vertebrados.

A multiplicação das duas formas de leishmânias ocorre de maneira assexuada, por divisão binária, e sua transmissão entre os mamíferos se faz principalmente pela picada do inseto vetor infectado. O ciclo de vida das leishmânias tem características próprias em cada hospedeiro, conforme descrito a seguir.

Hospedeiro invertebrado – vários gêneros, espécies e subespécies de insetos da subfamília Phlebotominae são considerados vetores. Desde os primeiros relatos de Chagas em 1936, o gênero *Lutzomia* (espécie *Lu. longipalpis*) foi encontrado em vários focos da LV e implicado como vetor mais provável em nosso meio. Sua distribuição geográfica se mostra superponível à distribuição da LV em toda a América Latina. No Brasil esse inseto recebe várias denominações regionais tais como "birigui", "mosquito-palha", "asa-dura", "orelha-de-veado", "cangalha" ou "cangalhinha", adaptando-se bem às temperaturas elevadas e com baixo grau de umidade encontradas nas regiões áridas e semi-áridas do Nordeste. As dificuldades para a proliferação de vetores nas áreas mais úmidas e quentes da região Norte e frias do Sul e Sudeste são as responsáveis pela ausência de casos autóctones de LV nessas regiões.

A *Lutzomia* alimenta-se do sangue de várias espécies de aves e mamíferos, incluindo o homem, sendo que apenas a fêmea é hematófaga. Um número pequeno de formas amastigotas são ingeridas pelo vetor ao picar a pele do hospedeiro. Nessa picada, o flebotomídeo acaba lesando a pele e formando um pequeno acúmulo de sangue, que facilita sua sucção e a de restos de tecido.

As amastigotas ingeridas, já no intestino médio do vetor, rapidamente se transformam em formas promastigotas, inserindo seus flagelos entre os microvilos das células epiteliais intestinais. Dividindo-se ativamente, atingem o intestino anterior (faringe), atraídas pelo açúcar presente na alimentação dos insetos, provavelmente por quimiotaxia. As promastigotas mais ativas atingem a parte anterior do intestino do vetor (proboscide), multiplicam-se e promovem a obstrução desse segmento intestinal, facilitando a penetração na pele dos hospedeiros vertebrados em uma nova picada, iniciando assim um novo ciclo.

Hospedeiro vertebrado – grande número de mamíferos são considerados reservatórios do gênero *Leishmania*, em especial roedores e canídeos. O homem insere-se no ciclo epidemiológico como hospedeiro eventual, mas em áreas epidêmicas pode ser considerado reservatório da doença, podendo ocorrer a transmissão homem-vetor-homem, sem necessidade de canídeos. Com exceção da Índia e algumas regiões da África, a LV pode ser considerada uma zoonose, sendo o cão doméstico seu reservatório mais comum. Na Região Nordeste brasileira, são encontrados em raposas (*Lycalopex vetulus* e *Cerdocyon thous*), mas não está bem estabelecido se essas representam reservatórios primários ou secundários da *L.(l.) chagasi*.

A LV brasileira comporta-se como uma antropozoonose periurbana e rural, e o cão é o reservatório doméstico mais importante. A raposa parece ser a responsável pela disseminação dessa protozoose, tanto pelo parasitismo cutâneo mais intenso que o verificado no cão, quanto pelo seu hábito migratório. O cão exibe todo o espectro clínico da doença, desde uma fase assintomática até a morte em caquexia progressiva. Nesse animal, os parasitas podem ser encontrados em vísceras, na pele lesada ou mesmo em pele sã, o que dificulta o diagnóstico e eliminação dos animais aparentemente saudáveis.

No hospedeiro vertebrado, o ciclo da leishmânia inicia-se com a inoculação de formas promastigotas na pele, onde são fagocitadas pelos macrófagos e rapidamente se transformam em amastigotas. No fagolisossomo, essas formas se dividem binariamente até romper o macrófago, quando serão fagocitadas por novas células do sistema reticuloendotelial, especialmente do baço, fígado e medula óssea, desencadeando os sinais e os sintomas dessa doença. O ciclo novamente completa-se quando esse hospedeiro é picado pelo inseto que contaminará outro indivíduo suscetível.

RESPOSTA IMUNE NA LEISHMANIOSE VISCERAL

O protozoário causador da LV é um parasita intracelular obrigatório, especialmente de macrófagos, e para atingir sua "célula-alvo" a leishmânia deve ultrapassar dois diferentes e complexos sistemas de proteção do hospedeiro (meios extracelular e intracelular), tendo desenvolvido diferentes mecanismos de evasão para cada um deles.

Mecanismos de evasão extracelular – a forma promastigota sobrevive bem aos efeitos letais do soro humano normal, e complemento parece ser responsável por mais de 95% da lise dessas formas extracelulares. Entre os mecanismos de evasão sugeridos estão: rápida interiorização das promastigotas pelos macrófagos; inativação do sistema complemento pela saliva do vetor e diferenciação, no vetor, de formas promastigotas mais infectantes e capazes de resistir à ação do complemento. Uma vez ultrapassados os mecanismos de defesa extracelular, e muitas vezes facilitada pela opsonização do complemento, as promastigotas atingem os fagolisossomos e transformam-se em amastigotas.

Mecanismos de evasão intracelular – envolvem várias etapas, entre elas: inibição do metabolismo oxidativo e inativação das enzimas lisossômicas e radicais livres dos macrófagos e, principalmente, um desbalanço na imunorregulação dos linfócitos T. Muitos estudos experimentais demonstraram que o nível do parasitismo na LV estava relacionado inversamente com a capacidade de produção de linfocinas pelo hospedeiro e pela sua suscetibilidade natural geneticamente determinada. A resistência natural a essa parasitose já foi relacionada a um único gene (Lsh) em camundongos, acreditando-se que algum gene semelhante deva existir em humanos. Isso explicaria por que indivíduos com o mesmo grau de exposição nem sempre são infectados e/ou desenvolvem a doença. Em 1986, descobriu-se, em cobaias, dois tipos diferentes de resposta secretora entre os linfócitos T CD4 ("helper"), que foram denominados Th1 e Th2. A partir dessa descoberta, a resposta imune, desencadeada pelos linfócitos T, vem sendo estudada na LV e em diversas doenças, de maneira experimental e em humanos, em função da ativação particular de uma ou outra dessas subpopulações de linfócitos T e do padrão de linfocinas secretado.

Os linfócitos do tipo Th1 produzem, predominantemente, gama-interferon (potente ativador de macrófagos) e interleucina-2 (IL-2), com quantidades mínimas ou ausentes de interleucina-4 (IL-4). Por outro lado, os linfócitos do tipo Th2 produzem, preferencialmente, IL-4, interleucina-5 (IL-5), interleucina-6 (IL-6), interleucina-10 (IL-10) e interleucina-13 (IL-13), sem produção de gama-interferon e IL-2. A regulação entre as duas subpopulações de linfócitos T "helper" é realizada pelas próprias interleucinas secretadas, sendo que o gama-interferon (gama-INF) inibe o desenvolvimento dos linfócitos Th2 e as IL-4, 10 e 13 inibem os linfócitos Th1.

Os linfócitos Th1 e Th2 também se diferenciam quanto ao tipo de estimulação dos linfócitos B na produção de anticorpos, sendo que os linfócitos Th2 parecem ser mais eficientes na produção de IgG (em especial IgG_1), IgM, IgA e IgE, enquanto os Th1 induzem à produção de IgG (em especial IgG_{2a}), IgM, IgA sem a produção de IgE.

Uma resposta imune final, com predomínio de Th1, levaria a uma maior resistência a patógenos intracelulares, entre eles as leishmânias, já que teríamos uma maior ativação de macrófagos pela atuação do gama-INF. Por outro lado, o predomínio na estimulação de Th2, com baixa ativação dos macrófagos e maior produção de anticorpos, facilitaria a manutenção das leishmânias presentes no interior dos macrófagos.

Estudos realizados em pacientes com LV demonstraram, indiretamente, a ativação preferencial de clones de linfócitos Th2, pelos achados de altos níveis de IL-4, baixa produção de gama-INF e pela presença de hipergamaglobulinemia policlonal, com melhora após o tratamento. A importância da imunidade mediada por células T na LV também é demonstrada pela ausência de resposta aos testes intradérmicos de leitura tardia, tanto inespecíficos (PPD, tricofitina, levedurina, varidase) como específicos (teste de Montenegro), que se recuperam após o tratamento.

A desnutrição primária, que muitos pacientes apresentam antes de adquirir a LV, também pode colaborar na aquisição dessa enfermidade, já que poderia acarretar algum grau de imunodepressão.

QUADRO CLÍNICO

O quadro clínico da LV americana causada pela *L.(l.) chagasi* tem muitas semelhanças com a LV da Europa causada pela *L.(l.) infantum*, a começar com o predomínio da faixa etária pediátrica acometida.

Nas regiões endêmicas de LV, a faixa etária mais acometida está compreendida entre o primeiro e o quarto ano de vida. Por outro lado, em áreas epidêmicas ou durante epidemias, todas as idades podem ser acometidas igualmente. Quanto ao sexo, há predomínio do sexo masculino nas áreas onde a LV foi detectada recentemente, enquanto nas áreas endêmicas há apenas um discreto predomínio do sexo masculino ou igual distribuição entre os sexos. No Instituto da Criança, onde recebemos pacientes com LV provenientes de zonas endêmicas, especialmente da Bahia, a média de idade foi de 5 anos ao diagnóstico, com 56% dos casos do sexo masculino (total de casos = 80).

O período de incubação da LV é variável, com descrições de 20 dias até 4 anos, podendo-se instalar de maneira abrupta ou mais gradual. No período de instalação, predominam sintomas mais inespecíficos, tais como febre, palidez, perda de peso e anorexia, associados a sintomas respiratórios (tosse) ou entéricos (diarréia). A LV é considerada uma doença espectral, com apresentações clínicas variando desde formas totalmente assintomáticas até as formas clássicas da doença, com febre, anemia e hepatoesplenomegalia. O período de estado da LV é caracterizado por sinais e sintomas comumente descritos em várias regiões do mundo e que incluem:

Febre – intermitente e com dois a três picos diários.

Esplenomegalia – com baço de consistência firme, superfície lisa e com dor discreta.

Hepatomegalia – fígado levemente endurecido e sem nodulações, com tamanho geralmente menor do que o baço.

Manifestações hemorrágicas – gengivorragias, epistaxes, petéquias, equimoses e hemorragias retinianas.

Outros – linfadenomegalia, perda de peso, anemia e taquicardia e menos freqüentemente tosse seca e diarréia.

Os sinais e os sintomas de desnutrição desenvolvem-se com a progressão da doença, incluindo edema periférico, queda de cabelos e alterações de pele e unhas. Nos casos em que o período de estado se prolonga, podemos encontrar grande esplenomegalia, anemia intensa, caquexia com hipotrofia muscular acentuada, anasarca, manifestações hemorrágicas graves e complicações infecciosas que muitas vezes condicionam o óbito nesses pacientes.

A maioria dos casos diagnosticados no Instituto da Criança apresentava-se com os sinais e os sintomas clássicos, sendo que os percentis de peso e estatura se encontravam abaixo do percentil 10 em 67% e 78% dos casos, respectivamente. A esplenomegalia foi detectada em todos os casos (tamanho médio de 10,5cm medido abaixo do rebordo costal esquerdo), hepatomegalia (tamanho médio de 5,8cm medido abaixo do rebordo costal direito) e palidez em 99%, febre em 86%, edema em 17%, manifestações hemorrágicas em 10% e icterícia em 7,5% dos casos. Mesmo apresentando período médio de sintomatologia longo (cinco a seis meses), 14% dos casos não apresentaram febre durante todo o período de internação e um caso não apresentou anemia ou hepatomegalia. Isso demonstra, mais uma vez, a grande variabilidade de apresentações clínicas dessa doença.

Indivíduos provenientes de regiões não-endêmicas, quando em contato com vetores contaminados, podem desenvolver manifestações agudas e graves, tais como anemias hemolíticas graves, lesões renais e hemorragias mucosas.

A coloração escurecida da pele da face, mãos, pés e abdome, característica da LV na Índia e algumas regiões da África, é um achado infreqüente em nosso meio. Também são raras as descrições da leishmaniose dérmica pós *Kala-azar* (Post-Kala azar Dermal Leishmâniasis – PKDL), uma apresentação tardia da LV, na qual são encontradas múltiplas infiltrações nodulares na pele, não-ulceradas, hipopigmentadas ou eritematosas, que podem conter elevado número de parasitas.

O envolvimento pulmonar é bastante freqüente na LV, sendo a pneumonite intersticial o achado mais relatado e confirmada por achados histopatológicos.

O rim também parece estar envolvido na grande maioria dos casos de LV, apesar da pobreza de manifestações clínicas ou de achados laboratoriais. Estes incluem proteinúria e micro-hematúria discretas e transitórias, que resolvem após o tratamento adequado da LV.

Nos casos acompanhados no Instituto da Criança (n = 80), não foram encontradas alterações cutâneas, renais ou pulmonares decorrentes da LV.

O fígado apresenta-se acometido em todos os casos de LV e os achados mais freqüentes são de hiperplasia e hipertrofia do sistema reticuloendotelial com intenso parasitismo das células de Kupffer e com pequenas alterações na função hepatocelular.

A presença de icterícia é pouco descrita e sua incidência varia entre 2 e 10% dos casos, sendo detectada em 7,5% dos casos tratados no Instituto da Criança.

A existência de formas assintomáticas da LV já era conhecida desde 1906 por Leishman, sendo posteriormente descrita por vários autores em diferentes países. Em nosso meio, resultados de estudo epidemiológico em Jacobina demonstraram que 7,5% das crianças com idade inferior a 15 anos apresentavam soroconversão anualmente, e em estudo evolutivo demonstrou-se que os pacientes subclínicos representavam um grupo de difícil diagnóstico e de indicação terapêutica duvidosa, não havendo nenhum sinal clínico ou achado laboratorial que distinguisse os casos que evoluiriam ou não para a cura. Esses estudos puderam demonstrar que o número de casos assintomáticos era bem superior ao esperado, com um número de 18 casos assintomáticos para cada caso doente.

Vários autores têm relatado a ocorrência de LV em portadores de estados de imunodepressão secundária a várias doenças: auto-imunes, mieloproliferativas ou decorrentes de medicamentos como corticóides ou imunossupressores em transplantados renais.

A co-infecção entre a leishmânia e o vírus da imunodeficiência humana (HIV) tem sido descrita entre os autores da região do Mediterrâneo, mas em nosso meio também já foram relatados vários casos dessa associação. Entre os 700 casos notificados à OMS até 1995, cerca de 95% deles eram provenientes do Sul da Europa, 90% eram adultos jovens do sexo masculino, sendo 70% usuários de drogas intravenosas.

A LV tem sido considerada uma infecção oportunista na evolução da infecção pelo HIV, que só se manifestaria nas fases avançadas de imunodepressão desta última.

A associação entre a LV e as infecções secundárias, principalmente bacterianas, foi relatada especialmente nos casos letais da LV.

As infecções encontradas nos casos do Instituto da Criança localizavam-se no pulmão, pele, vias urinárias e ouvido médio, sendo isolados vários agentes etiológicos desde germes causadores de infecções hospitalares até bactérias comuns que responderam bem a antibióticos usuais, não ocorrendo nenhum óbito relacionado a processos infecciosos. Com o mais rápido diagnóstico e tratamento da LV e dos processos infecciosos associados, houve redução significativa nas referências a sepses e óbitos, evidenciando a necessidade da procura ativa e sistematizada dos agentes infecciosos nos portadores de LV.

DADOS LABORATORIAIS E DIAGNÓSTICOS

A suspeita diagnóstica da LV é baseada nos dados epidemiológicos e nos achados clínicos e laboratoriais, mas o diagnóstico de certeza só pode ser firmado com o encontro do parasita em algum tecido infectado. Muitas doenças tropicais coexistem nas mesmas regiões endêmicas de LV e muitos sinais e sintomas dessa doença podem ser semelhantes a outras causas de hepatoesplenomegalias febris, fazendo com que o diagnóstico deva ser confirmado antes do início da terapêutica.

A fase de estado da LV é freqüentemente complicada por alterações hematológicas que incluem desde citopenias isoladas até graves pancitopenias. Os mecanismos responsáveis por essas alterações são múltiplos e pouco entendidos.

Em geral a anemia que acompanha a LV é do tipo hipocrômica e microcítica, mas já foram descritos casos com anemia macrocítica causados por fatores dietéticos precedentes à instalação da LV.

Até a década de 70 os autores acreditavam que a anemia encontrada na LV seria decorrente da falta de produção medular de linhagens eritrocitárias ou por desvio da "stem-cell" para a produção de histiócitos ou por ação tóxica do parasita. Estudos com hemácias marcadas com C^{51} mostraram diminuição da meia-vida das hemácias em casos não tratados, com maior acúmulo desse marcador no baço. A presença de imunocomplexos na superfície dos eritrócitos e a demonstração de anticorpos antieritrócitos sugerem que a hemólise possa ser auto-imune. A eritropoese ineficiente também pode ser um mecanismo fisiopatológico da anemia e trombocitopenia na LV.

Poucas alterações na hemostasia foram descritas na LV, encontrando alterações, isoladas ou combinadas, no tempo de protrombina (TP), no tempo de tromboplastina parcial ativado (TTPA) e dos níveis do fator V, com alterações mais freqüentes no teste de trombina (TT). As hipóteses para explicar essas alterações foram várias, incluindo disfunção hepática, síntese protéica alterada, hipovitaminose K e a própria desnutrição.

Em relação à eletroforese de proteínas, durante a fase de estado da LV e especialmente nos estágios mais avançados da doença, são encontrados hipoalbuminemia e hipergamaglobulinemia com aumento das proteínas totais.

Vários autores correlacionam diretamente o nível de gamaglobulinas séricas com o tempo de evolução da LV, mantendo níveis elevados por meses depois do tratamento adequado.

O diagnóstico sorológico pode ser útil nos casos em que o diagnóstico parasitológico não é possível, seja pela pobreza das formas amastigotas, seja pela impossibilidade da realização de procedimentos mais invasivos. A sorologia positiva para leishmânia, apesar de não distinguir a fase aguda da LV, pode ter algum valor diagnóstico, principalmente quando utilizam antígenos sensíveis e específicos para a leishmânia envolvida.

Outros métodos sorológicos mais sensíveis e específicos vêm sendo utilizados em nosso meio, tais como hemaglutinação direta (HD), imunofluorescência indireta (IFI), contra-imunoeletroforese (CIEF), teste de ELISA ("enzyme-linked immunosorbent assay") e DOT-ELISA. Esses testes empregam antígenos de amastigotas ou promastigotas de L(l.) chagasi.

A reação de IFI pode utilizar antígenos preparados a partir de amastigotas ou promastigotas e tem sido a técnica mais utilizada na detecção da leishmaniose cutânea, mucocutânea e visceral, sendo esse o método empregado em nossos casos e considerados positivos os títulos iguais ou superiores a 32.

O teste de ELISA tem-se mostrado tão sensível quanto a IFI no diagnóstico das leishmanioses, demonstrando sensibilidade de 98% e especificidade de 96% para ambos as técnicas sorológicas.

Mais recentemente, tem sido utilizada a reação de cadeia de polimerase (PCR) de maneira experimental, mas sua aplicabilidade clínica ainda deve ser estabelecida.

Os parasitas podem ser demonstrados em aspirados de baço (no qual a positividade atinge 98%), medula óssea (54 a 86% de positividade) ou linfonodos (64% de positividade). O material obtido desses locais pode ser corado pelas técnicas de Leishman ou Giemsa e/ou cultivados em meios de cultura especiais.

A biopsia de fígado também pode revelar a presença de parasitas em grande número de amostras, mas, algumas vezes, só a utilização da coloração pela hematoxilina-eosina não é suficiente para a demonstração das formas amastigotas. Nesse caso, pode ser necessário utilizar técnica de imunoperoxidase específica, que pode revelar restos do parasita.

A punção esplênica vem sendo utilizada na pesquisa de leishmânias usando-se agulha fina, com tempo de permanência no baço de frações de segundo, com os cuidados de avaliar previamente o tempo de protrombina (não deve ser maior que 5 segundos do controle) e realizar a contagem de plaquetas (que deve ser igual ou maior a $40.000/mm^3$). Mesmo com os cuidados anteriores descritos, a punção esplênica deve ser utilizada somente em casos especiais, pois as descrições de complicações e óbitos são freqüentes.

Nos 80 casos seguidos no Instituto da Criança, foi realizada a pesquisa do parasita pelo mielograma e em apenas 62 pacientes esse exame foi suficiente para o diagnóstico parasitológico, mesmo sendo analisado por pessoal tecnicamente treinado e alertado sobre o diagnóstico suspeito de LV.

Foram realizadas 65 mieloculturas para a pesquisa de LV, e com a utilização de dois métodos, mielograma e/ou mielocultura, o encontro do parasita ocorreu em 86% dos casos, sendo necessários outros métodos mais invasivos de pesquisa, tais como biopsia hepática ou punção aspirativa do baço para a confirmação diagnóstica da LV nos demais casos.

A biopsia hepática foi utilizada em nove casos, tanto para a pesquisa da LV como para o diagnóstico diferencial dos pacientes seguidos no Instituto da Criança, não ocorrendo nenhuma complicação com esse procedimento diagnóstico. Nos casos em que a técnica de coloração pela hematoxilina-eosina não demonstrou a presença de leishmânias, foi utilizada a pesquisa de antígenos de leishmânia por meio da imunoperoxidase, técnica essa mais sensível nos casos em que a carga parasitária é reduzida. Cabe salientar que esse procedimento foi a única forma de detecção de parasitas em três dos nossos casos.

DIAGNÓSTICO DIFERENCIAL

Várias doenças, infecciosas ou não, podem apresentar quadro clínico semelhante à LV, na qual elas se destacam: salmonelose septicêmica prolongada, malária, toxoplasmose disseminada, histoplasmose disseminada, doenças mieloproliferativas e doenças de depósito lisossômico.

Os dados epidemiológicos podem auxiliar no diagnóstico diferencial, mas não podemos esquecer que muitas doenças infecciosas coexistem nas mesmas áreas endêmicas. O quadro clínico e principalmente o encontro do parasita darão o diagnóstico correto de LV.

TRATAMENTO

Os compostos antimoniais, descobertos no início do século passado, permanecem como tratamento de escolha para várias leishmanioses, desde que o tártaro emético (composto antimonial trivalente) foi utilizado pela primeira vez no tratamento de oito crianças portadoras de LV, em 1915. Os efeitos colaterais desses antimoniais trivalentes, com descrições até de morte súbita após sua aplicação, favoreceram a pesquisa de novos agentes menos tóxicos. Em 1920, foram produzidos os primeiros antimoniais pentavalentes, que até hoje são considerados como primeira linha no tratamento das leishmaníases.

Dois antimoniais pentavalentes são mais utilizados em todo o mundo: estibogluconato sódico (Pentostan®) e antimoniato de N-metil glucamina (Glucantime®), com diferentes concentrações da substância ativa (stibogluconato pentavalente – Sb^V), sendo o Glucantime® o único composto pentavalente utilizado em nosso meio desde a década de 50.

O mecanismo de ação dos antimoniais pentavalentes não está totalmente esclarecido até o momento, apesar de vários estudos na sua atividade direta sobre o parasita ou exercendo ação imunomoduladora nas células do hospedeiro.

Os efeitos tóxicos dos antimoniais pentavalentes podem incluir: anorexia, vômitos, cefaléia, artralgia, cardiotoxicidade, hepatotoxicidade, nefrotoxicidade e trombose venosa superficial quando utilizada por via intravenosa.

A Organização Mundial de Saúde (OMS) recomenda a dose de 20mg/kg/dia por via IM ou IV, com doses máximas de 850mg de Sb^V, por pelo menos 20 dias seguidos. O tratamento pode ser prolongado em até duas semanas após a provável cura parasitológica. Esse esquema posológico tem sido utilizado como guia para o tratamento da LV em várias regiões do mundo, mas nas regiões onde as leishmânias permanecem sensíveis aos antimoniais pentavalentes essas doses podem ser reduzidas.

Vários agentes quimioterápicos vêm sendo empregados no tratamento das leishmanioses, especialmente nos casos resistentes e naqueles em que há contra-indicação do uso de antimoniais, entre eles: os derivados de diamidina, a anfotericina B e os análogos da purina (alopurinol).

O mecanismo de ação primário da anfotericina B está relacionado à sua ligação com o ergosterol presente nas membranas de fungos e protozoários. Essa ligação alteraria a permeabilidade das membranas, causando escape de cátions (sódio, potássio e hidrogênio) com posterior morte celular. Outro mecanismo proposto pode ser sua ação sobre os macrófagos, que aumentariam seu metabolismo oxidativo, com lise intracelular de fungos e também das amastigotas.

As doses de anfotericina B empregadas na LV são variáveis, sendo que nossos pacientes utilizaram doses iniciais de 0,5mg/kg/dia, até doses totais de 15 a 20mg/kg, sempre diluída e em infusão de 4 a 6 horas.

O efeito colateral mais conhecido da anfotericina B é sua nefrotoxicidade, que pode incluir azotemia, presença de cilindros na urina, hipopotassemia, hipomagnesemia, acidose tubular renal e nefrocalcinose, sendo a insuficiência renal raramente descrita.

Outros efeitos colaterais incluem: anemia, tromboflebites, náuseas, vômitos, cefaléia, mialgias, febre, calafrios e tremores. Estes três últimos efeitos parecem ser conseqüentes à liberação de citocinas (TNF e IL-1) por monócitos periféricos em resposta à droga.

Na tentativa de reduzir esses efeitos colaterais e aumentar sua eficácia, a anfotericina B foi incorporada a partículas lipídicas artificiais (lipossomos), que são fagocitados predominantemente pelos macrófagos do sistema reticuloendotelial. As altas concentrações intracelulares, especialmente fígado, baço, pulmão e medula óssea, com redução nas concentrações sistêmicas, favorecem os menores efeitos colaterais renais dessas apresentações. O inconveniente maior dessa preparação lipossômica da anfotericina é seu elevado custo, mesmo levando em conta a redução no número de dias de internação necessários para o tratamento completo, que pode ser reduzido até a 2mg/kg/dia em 5 a 20 doses, com grandes perspectivas de redução no tempo de internação e suas complicações.

Mais recentemente, com a melhor compreensão dos mecanismos fisiopatológicos envolvidos na LV, especialmente as disfunções das células T, vários autores vêm tentando utilizar terapêuticas imunomoduladoras capazes de ativar a resposta celular.

A primeira substância utilizada com essa finalidade foi o gama-interferon recombinante, já que na LV sua produção se encontra deprimida.

Badaró e cols., em 1990, relatam a utilização de gama-interferon recombinante associado a antimoniato pentavalente em 17 pacientes com LV, com ou sem tratamento antimonial prévio, mas com falhas terapêuticas em 17% dos casos.

Outro fator que se mostrou útil na ativação de macrófagos foi o fator estimulador de colônias de granulócitos e macrófagos (GM-CSF), que além de promover a expansão clonal dessas células, ativa monócitos maduros do sangue periférico e aumenta sua função de célula apresentadora de antígenos.

A utilização do GM-CSF na LV humana ainda merece estudos, sendo útil nos casos em que o número de neutrófilos é menor que 1.500/mm^3. Seus efeitos colaterais descritos são: lipotimia, polisserosites com derrame pleural, febre, cefaléia e vômitos.

A indicação inicial de nosso serviço continua sendo o uso de Glucantime® intravenoso diário, nas doses preconizadas pela WHO, e como droga de segunda escolha a anfotericina B, utilizada nos casos de resistência a dois esquemas de Glucantime® ou na impossibilidade do uso de antimoniais.

CRITÉRIOS DE CURA

Os critérios que são utilizados para saber se o paciente com LV está sendo adequadamente tratado incluem: melhora clínica, interrupção da febre após 7 a 10 do início do tratamento, melhora do apetite, regressão da hepatoesplenomegalia, ganho de peso e melhora dos parâmetros hematológicos, com reversão da pancitopenia. Não se observa redução da hipergamaglobulinemia ao final do tratamento, mas ocorre elevação dos níveis de albumina sérica.

Quanto aos achados do mielograma, ocorre rápida melhora e, ao final do tratamento, negativação do achado de amastigotas, tanto na pesquisa direta como na mielocultura.

Mesmo com a melhora clínica e a negativação inicial do mielograma e/ou mielocultura, logo após o término do tratamento, alguns pacientes podem apresentar retorno dos sintomas em dois a três meses, necessitando de novo tratamento. Esse fato nos levou a preconizar, como critério de cura da LV, a realização de dois ou três mielogramas com mielocultura nos meses subseqüentes ao término do tratamento, sempre associado ao controle clínico e laboratorial. Outro dado muito significativo da cura da LV seria a positivação dos testes cutâneos de hipersensibilidade tardia, em especial o teste de Montenegro, mas que só ocorreria cerca de quatro a seis meses após o tratamento.

Na impossibilidade da realização de qualquer exame de controle, ainda resta o acompanhamento clínico mensal por pelo menos seis meses, que ajudaria a reconhecer os casos com recaídas e que necessitariam de novo tratamento.

BIBLIOGRAFIA

1. BADARÓ, R. et al. – A prospective study of visceral leishmaniasis in na endemic area of Brazil. *J. Infect. Dis.* **154**:639, 1986a. 2. BADARÓ, R. et al. – Treatment of visceral leishmaniasis with pentavalent antimony and interferon gamma. *N. Engl. J. Med.* **322**:16, 1990. 3. MINISTÉRIO DA SAÚDE. Fundação Nacional de Saúde. Casos notificados de Leishmaniose visceral (Calazar) por Unidade Federada – Brasil, 1984 a 1997. Brasília, Grupo de Trabalho – Endemias Focais, 1998. 4. PASTORINO, A.C. – Contribuição para o estudo da leishmaniose visceral na infância: aspectos clínico-laboratoriais de 78 casos. São Paulo, 1993, 120p. Dissertação (Mestrado) Faculdade de Medicina, Universidade de São Paulo. 5. WORLD HEALTH ORGANIZATION – *The leishmaniasis.* Geneva, 1984. (OMS. Tech. Rep. Ser., n. 701). 6. WORLD HEALTH ORGANIZATION – Les leishmaniasis et les co-infections *Leishmania*/VIH. Geneve, 1996. (http://www.who.ch/). Aide-Mémoire n.116. 7. WORLD HEALTH ORGANIZATION – Leishmaniasis Control. Division of Control of Tropical Diseases. Geneve, 1995. (http://www.who.ch/).

Doenças Causadas por Fungos

coordenador CARLOS DA SILVA LACAZ

---

1 Características Gerais de Um Fungo e Sua Classificação

CARLOS DA SILVA LACAZ

Micoses são infecções causadas por microfungos parasitas. Esses agentes patogênicos têm aumentado muito a sua participação dentro da patologia médica devido a um aumento na sua incidência, acometendo principalmente os pacientes imunocomprometidos e aqueles com doenças que necessitam de antibioticoterapia de largo espectro por tempo prolongado, cateteres intravasculares etc.

A expressão micologia ou micetologia parece ter sido utilizada pela primeira vez pelo reverendo Miles Joseph Berkeley (1803-1889), em 1836. Todavia, em 1860 o mesmo autor empregou o vocabulário híbrido latino e grego, fungologia, para o título do seu livro *Outlines of British Fungology.* Atualmente, a micologia médica abrange o estudo dos fungos (macro e microscópicos), actinomicetos (*Ray Fungi*) aeróbios e anaeróbios enquadrados no Reino Monera, das algas dos gêneros *Prototheca* e *Chlorella,* bem como do *Pneumocystis carinii* (Delanoë et Delanoë, 1912).

Os fungos e seus metabólitos interessam à medicina sob vários aspectos, a saber:

a) Como agentes de hipersensibilidade imediata ou tardia.

b) Como agentes bem definidos de micoses, com quadros clínicos variando de benignos ou assintomáticos a graves e evolutivos.

c) Como agentes de micetismo, provocando intoxicações com quadros clínicos os mais variados.

d) Como agentes de micotoxicoses pela ingestão contínua ou prolongada de alimentos embolorados produtores de micotoxinas, dentre as quais se destacam as aflotoxinas. Hemorragias e hepatomas em animais podem ser provocados por diversas micotoxinas. Ergotismo é uma forma de micotoxicose provocada pelo ascomiceto *Claviceps purpura.*

Existem cerca de 50.000 a 100.000 espécies de fungo e, destes, aproximadamente 200 interessam para a medicina humana.

Os fungos são seres eucarióticos, pois seu núcleo possui uma membrana própria e existe um retículo endoplasmático e mitocôndrias no citoplasma. Necessitam obter, para a sua nutrição, substâncias orgânicas pré-formadas que absorvem do meio ambiente. Os fungos excretam enzimas hidrolíticas, as quais degradam as macromoléculas orgânicas da área adjacente até a um tamanho que possa ser absorvido. Os fungos patogênicos humanos possuem enzimas como amilase, protease e lipase necessárias para obter os nutrientes diretamente de um hospedeiro vivo.

A parede do fungo é uma estrutura complexa que tem várias finalidades: mantém a sua forma, atua como uma barreira osmótica, medeia o contato do microrganismo com o meio ambiente. A parede é responsável por 90% do peso seco de um fungo e é constituído em 80 a 90% por polissacarídeo, e o restante, por proteínas e glicoproteínas. Os polissacarídeos são específicos para determinado grupo de fungo. Os polissacarídeos e a glicoproteína compõem o glico-

cálix que permite a adesão do agente às células do hospedeiro ou nas superfícies inanimadas e é antigênico, ou seja, induz à formação de anticorpos. A presença de cápsula não é comum, sendo o *Cryptococcus neoformans* um dos raros exemplos. Assim como nas bactérias, a cápsula é composta por polissacarídeos e tem ação antigênica e antifagocítica.

A maioria dos fungos é aeróbia, mas alguns, como os *Mucor,* são facultativos.

PATOGENIA

As micoses podem ser divididas em dois grupos: as superficiais, que acometem as camadas superficiais da pele, e as profundas, que produzem processos inflamatórios crônicos, em geral com formação de granulomas, ricas em células gigantes.

Os mecanismos que facilitam ou permitem a implantação de um fungo em um organismo são vários. Assim, alterações locais de pele e anexos permitem a instalação de micoses superficiais, e alterações metabólicas, diabetes, uremia e lesões preexistentes em órgãos internos facilitam a instalação sistêmica de determinados microrganismos. Sem dúvida, as causas mais importantes são a alteração da imunidade, seja primária ou secundária, o uso de antibióticos de largo espectro, a presença de cateteres e a alimentação parenteral.

Nas micoses profundas, o agente alcança o organismo humano por meio de soluções de continuidade da pele ou das mucosas, ou pela inalação. Uma vez penetrado no organismo, o fungo se implantará em determinado órgão ou órgãos e se replicará. O desenvolvimento de uma doença a partir dessa implantação (infecção) dependerá de uma série de fatores, em função da virulência e da quantidade do agente agressor e da qualidade dos mecanismos de resistência do hospedeiro. Como regra geral, os fungos, quando acometem uma pessoa, somente conseguem determinar doença em organismos com alguma alteração nos seus mecanismos de resistência, local ou sistêmica, podendo ficar latentes em indivíduos sadios, até que apareçam condições de se proliferar (queda de imunidade, como em AIDS).

CLASSIFICAÇÃO DOS FUNGOS DE INTERESSE MÉDICO

É difícil classificar os fungos de acordo com sua patogenicidade quanto ao ser humano, pois, dependendo da situação, determinado fungo, muito pouco patogênico, poderá promover doenças graves (agentes oportunistas, como a *Malassezia furfur* em pacientes oncológicos). Entretanto, alguns fungos são mais patogênicos e podem determinar doença mesmo em indivíduos sadios (como, por exemplo, histoplasmose em incursores de cavernas).

Os fungos mais freqüentes na doença humana são:

Zygomycota (Zygomicetes)
 gêneros: Absidia
       Mucor
       Rhizopus

Ascomycota (Ascomycetes)
 gêneros: Saccharomyces
       Piedra

Fungi imperfecti
 gêneros: Candida
       Cryptococcus
       Malassezia
       Rhodotorula
       Torulopsis
       Trichosporon

Hyphomycetes
 gêneros: Acremonium
       Aspergillus
       Beauveria
       Blastomyces
       Cladosporium
       Coccidioides
       Curvularia
       Epidermophyton
       Fonsecaea
       Fusarium
       Histoplasma
       Madurella
       Microsporum
       Paracoccidioides
       Penicillium
       Philophora
       Sporotrix

PRINCIPAIS MICOSES

MICOSES SUPERFICIAIS

Da pele e das mucosas

1. Dermatofitose ou dermatofitia – é toda infecção fúngica que se localiza nas zonas planas e intertriginosas da pele, particularmente nos pés e nas mãos, bem como as manifestações alérgicas provocadas pelos fungos (dermatofitides). Os fungos mais freqüentemente envolvidos são o Trichophyton mentagrophytes e T. rubrum, a Candida albicans, Epidermophyton floccosum e, mais raramente, o Microsporum lanosum.
2. Tinea glabrosa corporis (Tinea corporis, Tinea circinata) – produzida por várias espécies de Microsporum (particularmente M. lanosum) e de Trichophyton (principalmente o T. mentagrophytes).
3. Tinea cruris – produzida por Epidermophyton floccosum e Trichophyton.
4. Tinea versicolor – produzida por Malassezia furfur.
5. Tinea imbricata – causada por Trichophyton concentricum.
6. Tinea nigra – causada por Cladosporium mansonii e C. werneckii.
7. Monilíases – causadas por várias espécies de Candida.

Dos pêlos

Piedra – infecção fúngica dos cabelos promovendo o aparecimento de nódulos, brancos ou pretos, em seu torno. No caso da piedra negra, o agente é a Piedraia hortai, e no caso da piedra branca, o Trichosporum cutaneum.

Da pele e dos pêlos

Tinea capitis – tinea favosa causada por Trichophyton schoenleinii e que se localiza no couro cabeludo, e tinea tonsurans, causada por várias espécies de Trichophyton e de Microsporum.

Tinea barbae – infecção fúngica localizada nas regiões de face e do pescoço, causada por várias espécies de Trichophyton e de Microsporum.

Das unhas e dobras periungueais

Onicomicoses – provocado por diversas espécies de Trichophyton e de Candida.

Do conduto auditivo externo

Otomicoses – várias espécies de Penicillium, Aspergillus, Candida, Mucor, Rhizopus etc.

MICOSES PROFUNDAS

1. Micoses ulcerogomosas – a mais freqüente é a esporotricose, determinada pelo Sporohrix schenckii. Outros fungos: Hemispora, Hormodendrum, Acremonium e Acremoniella.
2. Micetomas – podem ser divididos em actinomicóticos (provocados por actinomicetos) e maduromicóticos (causados por fungos dos gêneros Madurella, Acremonium, Petriellidium e outros.
3. Torulose – causada por Cryptococcus neoformans.
4. Blastomicose norte-americana – causada pelo Blastomyces dermatitidis.
5. Paracoccidioidomicose – provocada pelo Paracoccidioides brasiliensis.
6. Doença de Jorge Lobo – causada pelo Paracoccidioides loboi.
7. Histoplasmose – provocada pelo Histoplasma capsulatum.
8. Cromomicose – causada pelos fungos dos gêneros Phialophora e Fonsecaea.
9. Rinosporidiose – provocada pelo Rhinosporidium seeberi.
10. Coccidioidomicose – causada pelo Coccidioides immitis.
11. Zigomicose – causada pelos fungos dos gêneros Mucor, Rhizopus e Absidia.

Hoje, na prática médica, assume grande importância o estudo dos fungos oportunistas, principalmente em pacientes com AIDS, transplantados de modo geral, bem como em pacientes com doenças de base bem definidas e que cursam com alteração de imunidade. Os fungos chamados emergentes são principalmente o Saccharomyces cerevisae, diversas espécies de Rhodotorula, Malassezia furfur e o Trichosporon beigelii, entre outros. Nunca é demais lembrar que, nesses pacientes, fungos comuns como a Candida sp., podem causar doenças devastadoras. Um outro campo em que os fungos estão desempenhando papel cada vez mais preponderante é nas infecções adquiridas intra-hospitalar. No Instituto da Criança, os fungos ocuparam o quarto lugar como agentes de infecção intra-hospitalar, em 1998, com 11% de incidência, perdendo apenas para Klebsiella pneumoniae (18%), E. coli (14%), P. aeruginosa (12%), empatando com o S. aureus (11%).

O diagnóstico de infecção fúngica ainda é muito difícil de ser feito, pois depende essencialmente de culturas, e estas muitas vezes demoram para se positivar; as reações sorológicas ainda carecem de boa padronização, com exceção de algumas situações; o encontro de estruturas fúngicas numa bacterioscopia de secreção ou de excreção pode ser apenas contaminação ou colonização. Nesse momento, o diagnóstico rápido de uma infecção fúngica depende muito da perspicácia do médico que está atendendo a um paciente grave, pois muitas vezes é apenas o raciocínio clínico, a única pista para essa situação. Uma vez feita a hipótese de doença fúngica, todos os esforços devem ser feitos para seu diagnóstico e identificação. Isso inclui exame micológico direto do material, culturas, sorologias quando disponíveis, realização de exames de imagem e de biopsias. O advento da biologia molecular, em breve, poderá facilitar um diagnóstico preciso e rápido de infecções fúngicas

Uma outra dificuldade no tratamento das micoses é a análise dos testes de sensibilidade, devido à falta de sua padronização. Fatores como temperatura e tempo de incubação, concentração do inóculo, composição e pH do meio têm significado na interpretação da concentração mínima inibitória de determinada droga antifúngica.

ACTINOMICETOS

Os actinomicetos patogênicos (Ray Fungi, dos autores antigos) são, por tradição, estudados nos textos de Micologia Médica. Bactérias da antiga classe dos Schizomycetes são divididas em dois grandes grupos: aeróbios, quase sempre isolados do solo, de restos orgânicos e de vegetais, incluindo diversas espécies de Streptomyces, produtores de antibióticos (a exemplo do cloranfenicol, da anfotericina B e da nistatina), mantidos à temperatura ambiente, inclusive no meio de agar-Sabouraud, e anaeróbios, microaerófilos ou facultativos, fazendo parte da microbiota endógena, crescendo a 37°C em meios contendo substâncias redutoras, criando condições de anaerobiose para o desenvolvimento do microrganismo e os actinomicetos termofílicos.

Consideramos os seguintes actinomicetos de interesse médico:

A) Actinomicetos aeróbios
 – Actinomadura madurae; Actinomadura pelletieri.
 – Dermatophilus congolensis.
 – Nocardia asteroides; Nocardia brasiliensis; Nocardia otitidiscaviarum (= N. caviae).
 – Nocardiopsis dassonvillei.
 – Rhodococcus sp.
 – Streptomyces griseus, Streptomyces paraguayensis; Streptomyces somaliensis.

B) Actinomicetos anaeróbios, microaerófilos ou anaeróbios facultativos
 – Actinomyces bovis; Actinimyces israelii; Actinomyces naeslundii; Actinomyces adontolyticus; Actinomyces viscosus.
 – Arachnia propionica.
 – Rothia dentocariosa.

C) Actinomicetos termofílicos
 Thermoactinomyces vulgaris (espécie-tipo).

A actinomicose apresenta-se mais freqüentemente sob três formas:

a) cervicofacial, com o aparecimento de uma lesão nodular dolorosa e endurada que vai aumentando de maneira progressiva e eventualmente com formação de sinus e drenagem crônica;
b) torácica, que é secundária à aspiração, apresenta-se como uma pneumonia, que se complica com a formação de abscesso, empiema etc.;
c) abdominal, com o acometimento de apêndice e do ceco, com a clínica de uma apendicite aguda;

O diagnóstico é feito pela demonstração do agente em espécimes e pela sua identificação em cultura.

O tratamento é feito com penicilina, eritromicina, clindamicina ou tetraciclina.

ALGAS PATOGÊNICAS

Além dos fungos bem definidos, algumas algas podem ser patogênicas ao homem e crescem no meio de ágar-Sabouraud. São as algas do gênero Prototheca.

As algas aclorofiladas pertencentes ao gênero Prototheca, Kruger, 1894, resultam de mutação de algas clorofiladas do gênero Chlorella. Alguns pesquisadores as incluem na Ficologia ou Algologia médica. Cultivam-se facilmente em ágar-Sabouraud, à temperatura ambiente, sendo isoladas de látex de plantas, de água, do solo, de caldas de destilaria, de escamas epidérmicas, fezes e escarro.

Espécie-tipo: Prototheca zopfii, Kruger, 1894.

Posição sistemática: Chandler e cols. (1980) incluem as protetecas na classe de Hyphomycetes (Deuteromycotina), assinalando, porém, que sua posição sistemática é ainda discutida.

IDENTIFICAÇÃO

Prototheca stagnora
Colônias em meios à base de ágar são mucóides pela presença de material dessa natureza, derivada da cápsula que envolve as células, geralmente elipsóides. Crescimento reduzido a 37°C. Em vida parasitária, esporângios com esporangiosporos, corados em púrpura pelo método de Gridley.

Prototheca wickerhamii, Tubaki et Soneda, 1969
Colônias leveduriformes a 25°C. Temperatura ótima entre 30 e 32°C. Ausência de crescimento a 38°C. Necessita de tiamina, não crescendo em meios contendo ciclo-heximida. Esporângios podem conter até 50 endosporos. Em vida parasitária, esporângios com esporongiosporos.

Prototheca zopfii, Kruger, 1984
Esporângios formados por clivagem da massa nucleocitoplasmática com 2 a 20 endosporos. Colônias leveduriformes em ágar-Sabouraud, brancas. Necessita de tiamina para seu crescimento. Temperatura ótima de crescimento entre 25 e 28°C a 37°C. Crescimento inibido pela cicloheximida. Células esféricas a ovóides, medindo 9 a 11μm de diâmetro. Em vida parasitária, esporângios com esporangiosporos.

ATIVIDADE PATOGÊNICA

As prototecas provocam a prototecose no homem e em outros animais, com lesões cutâneas verrucosas, tenossinovite, infecções sistêmicas e meningite. Lesões osteolíticas podem ser observadas em pacientes imunocomprometidos. A forma clínica mais comumente observada é o acometimento do gânglio olecraniano.

O diagnóstico é feito pela identificação do agente em material de biopsia.

O tratamento, em lesões localizadas, é cirúrgico. Não existe um consenso no tratamento, uma vez que as infecções são raras. Dados têm mostrado que a anfotericina B tem curado certos casos.

BIBLIOGRAFIA

1. LACAZ, C.S. – Micologia Médica. 6ª ed., São Paulo, Sarvier, 1977. 2. LACAZ, C.S. et al. – Guia para Identificação de Fungos, Actinomicetos, e Algas de Interesse Médico. São Paulo, Sarvier, 1998. 3. MACGINNIS, M.R. & TILTON, R.C. – Fundamentals of mycology. In Howard, B.J. Clinical and Pathogenic Microbiology. St. Louis, Mosby, 1994, p. 543.

MARIA ZILDA DE AQUINO

Os fungos constituem microrganismos eucarióticos que vivem na natureza como saprófitos ou parasitas, utilizando matéria orgânica viva ou morta como nutriente. Sua classificação e identificação baseiam-se muito mais nas formas que assumem e nas suas características reprodutivas do que em diferenças bioquímicas ou nutricionais tão importantes na classificação das bactérias.

Dentre as mais de 250.000 espécies de fungos que já foram descritas até hoje, cerca de 300 tem sido associadas à produção de doenças no homem. Em geral, esses microrganismos têm vida livre *na natureza e não* dependem de seres humanos ou de animais para sua sobrevivência. De maneira geral, as infecções fúngicas em humanos originam-se de fontes exógenas ambientais e são adquiridas por meio de inalação, ingestão ou implantação após traumatismo em mucosas ou pele.

Vários fungos podem causar doenças em indivíduos normais a eles expostos em situações ambientais e epidemiológicas específicas. Muitos outros, no entanto, são patológicos apenas sob circunstâncias que envolvem algum grau de imunodepressão do hospedeiro, sendo considerados microrganismos oportunistas.

As infecções fúngicas vêm ganhando relevância crescente em todas as especialidades médicas, tendo em vista o aumento sem precedentes de sua incidência em todo o mundo. As dificuldades ainda hoje existentes para estabelecer diagnósticos rápidos e precisos aliadas àquelas referentes ao tratamento, pelas poucas drogas disponíveis e sua toxicidade, constituem alguns dos maiores e mais desafiadores problemas a ser enfrentados na prática clínica, especialmente em âmbito hospitalar.

Os avanços tecnológicos da medicina moderna propiciaram, nos últimos 40 anos, um aumento bem-vindo da sobrevida pelo desenvolvimento progressivo de novas drogas, como os quimioterápicos, os imunossupressores e os antimicrobianos de amplo espectro, além das novas técnicas cirúrgicas, permitindo os transplantes de órgãos e tecidos, bem como da criação e utilização em larga escala de instrumental e materiais sintéticos destinados a próteses e procedimentos para infusão de medicamentos e nutrição.

A utilização desse conjunto de técnicas e o aumento da sobrevida, por outro lado, acarretaram um aumento sem precedentes na população de pacientes com algum grau de imunodepressão ou com fatores predisponentes, que possuem risco aumentado de adquirir infecções fúngicas. Da mesma forma, a eclosão e o desenvolvimento da AIDS, atingindo um grande número de adultos e crianças em todo o mundo, vem ocasionando um aumento dramático no número de infecções por fungos oportunistas.

Grande parte desses microrganismos, outrora inócuos, vem ganhando importância crescente como agentes etiológicos de doenças, principalmente dentro do ambiente hospitalar. A incidência de infecções hospitalares por fungos vem aumentando rapidamente e, nos últimos anos, tem ultrapassado as infecções bacterianas em algumas instituições. Nos EUA, no período de 1980 a 1990, seu número dobrou, passando de 2,0 a 3,8/1.000 pacientes internados. Curiosamente, o maior aumento não ocorreu em unidades de transplante ou em centros oncológicos, como seria de esperar, mas sim em unidades cirúrgicas, clínicas e pediátricas. Embora grande parte delas tenha ocorrido em unidades de terapia intensiva, cerca de 43% incidiu em crianças e adultos internados em enfermarias clínicas e cirúrgicas.

Esses dados parecem demonstrar que o conceito de risco para infecções fúngicas deve ser ampliado, não se limitando aos pacientes gravemente doentes ou com imunodepressão grave. De fato, muitos pacientes hospitalizados apresentam vários fatores de risco, cada um deles multiplicando os riscos de infecções fúngicas. O uso disseminado de antibióticos de amplo espectro reduzindo a flora endógena protetora permite a colonização e a infecção por fungos oriundos do trato gastrintestinal. A quebra das barreiras cutaneomucosas através de sondas, cateteres ou procedimentos cirúrgicos facilita o acesso de fungos ao paciente vulnerável. A permanência prolongada em hospitais aumenta o risco de colonização e infecção por fungos.

Além dessas condições gerais, outras situações específicas são reconhecidamente responsáveis pela disseminação dessas infecções, a saber: cirurgias de grande porte e duração prolongada, transplantes de medula e de órgãos sólidos, administração de doses altas de corticosteróide e outros imunossupressores, uso de quimioterápicos, desnutrição, intubação e ventilação mecânica, procedimentos dialíticos e presença de doenças de base, especialmente as neoplasias e a infecção pelo HIV.

Pela sua relevância, com alta prevalência e letalidade na faixa etária pediátrica, neste capítulo abordaremos as infecções fúngicas sistêmicas ou profundas, isto é, aquelas com algum grau de comprometimento visceral e/ou ocorrência de sepse. O termo *micoses sistêmicas* é derivado da classificação das doenças fúngicas em grandes grupos, de acordo com o local inicial da infecção.

As *micoses superficiais* limitam-se às camadas superficiais da pele, unhas e cabelo. As principais infecções nesse grupo compreendem as dermatofitoses e as formas superficiais de candidíase.

As *micoses subcutâneas* caracterizam-se pelo envolvimento da derme, tecido subcutâneo e ossos. Essas infecções usualmente são adquiridas pela inoculação traumática de fungos existentes no solo ou em vegetais em decomposição. Geralmente, ocorrem em indivíduos expostos a traumatismos por meio do seu trabalho ou hábitos, na maioria das vezes em regiões rurais. A doença permanece localizada no local da inoculação e nos tecidos adjacentes. A disseminação é rara, mas pode ocorrer, por via hematogênica ou linfática, apenas em indivíduos imunodeprimidos.

As *micoses sistêmicas* podem ter início em qualquer órgão ou tecido com posterior disseminação por via linfo-hematogênica. Na maioria das vezes, decorrem da inalação de esporos de microrganismos que crescem no solo ou em matéria orgânica em decomposição, ou ainda como patógenos em plantas.

Podemos classificar as *micoses sistêmicas* em dois grupos, de acordo com o tipo de microrganismo implicado.

No primeiro grupo, encontram-se as doenças causadas por fungos considerados *patógenos verdadeiros*, capazes de invadir e desenvolver-se no organismo de hospedeiros normais, sem nenhuma alteração imunológica ou predisposição. Grande parte dessas infecções é geograficamente delimitada, ocorrendo em regiões endêmicas para fungos específicos, após a inalação ou inoculação traumática de esporos existentes no ambiente. Os indivíduos acometidos podem desenvolver diferentes quadros, desde os assintomáticos, leves e de curta duração, até os quadros crônicos, com resposta granulomatosa tecidual, de difícil controle. Os diferentes tipos de doença parecem depender do grau de imunidade do hospedeiro que permite ou não o desenvolvimento de resistência.

Dentro do segundo grupo encontram-se os fungos menos virulentos e de adaptação mais difícil, denominados *oportunistas*, que somente conseguem invadir os tecidos de hospedeiros debilitados, com fatores de risco predisponentes, e imunodeprimidos em decorrência de uma doença de base ou de seu tratamento. A maioria dos organismos envolvida é saprófita, podendo ser encontrada no solo, em matéria em decomposição ou no ar. Essas infecções geralmente são graves, de difícil tratamento, ocorrendo recaídas sempre que a imunidade do hospedeiro diminui. Cada vez mais, novas espécies de fungos, anteriormente não-patogênicos para o homem, vêm sendo identificadas como causa de infecções nesses indivíduos. Os fungos assim chamados *patógenos verdadeiros* podem também causar doenças em imunodeprimidos. Em geral, determinam infecções graves, muitas vezes fatais e resistentes aos antifúngicos existentes.

No quadro 1.89, apresentamos as principais etiologias das micoses sistêmicas, superficiais e subcutâneas.

Neste capítulo, iremos nos ater às infecções fúngicas sistêmicas que ocorrem em nosso meio, em crianças normais e nas imunodeprimidas, realçadas no quadro 1.89.

Quadro 1.89 – Classificação e etiologia das principais infecções fúngicas.

Micoses superficiais e subcutâneas	Micoses sistêmicas por patógenos verdadeiros	Micoses sistêmicas por fungos oportunistas
Dermatófitos	*Histoplasma capsulatum*	*Candida* sp.
Agentes do Micetoma	*Paracoccidioides brasiliensis*	*Aspergillus* sp.
Sporothrix sp.	*Coccidioides immitis* *Blastomyces* sp.	*Cryptococcus neoformans* Agentes da zigomicose Novos fungos patogênicos

PRINCIPAIS MICOSES SISTÊMICAS

HISTOPLASMOSE

A histoplasmose é a micose sistêmica mais comum em seres humanos. Ocorre em todo o mundo com maior prevalência nas Américas. Outras regiões endêmicas incluem a África, a Austrália, a Índia e a Malásia. Seu agente etiológico é um fungo dimórfico e saprofítico da classe dos *Ascomicetos*, denominado *Histoplasma capsulatum*. Seu hábitat natural é o solo, onde existe em forma de esporos e micélios. Tem predileção por locais infestados por fezes de pássaros e morcegos, tais como cavernas e viveiros, onde permanece viável por muitos anos.

O contágio se dá por meio da inalação dos esporos ou fragmentos de micélios dispersos no ar nos locais contaminados. Em grande parte dos indivíduos, essa inalação dá lugar a uma infecção de curta duração, muitas vezes inaparente e que desaparece sem tratamento. Outros, entretanto, desenvolvem infecções pulmonares ou disseminadas, muitas vezes fatais. O período de incubação e a capacidade de proliferação do microrganismo dependem do estado imunológico prévio do hospedeiro e da quantidade do inóculo inalado. Nos indivíduos normais, após inalação de grandes quantidades de esporos, o período de incubação varia de uma a três semanas.

Cerca de dois a três dias após a inalação, os esporos germinam dentro dos bronquíolos, acarretando uma resposta neutrofílica, sendo depois fagocitados pelos macrófagos. Os fungos permanecem nos fagossomos e pode ocorrer disseminação por via linfática até o sistema reticuloendotelial. Quando há grandes lesões pulmonares, pode ocorrer necrose e, eventualmente, disseminação. Os mecanismos de imunidade celular desenvolvem-se 14 a 21 dias após a exposição e, na maioria dos casos, contêm a doença, levando a posterior calcificação pulmonar.

Aproximadamente 95% das infecções são assintomáticas. Nos 5% restantes, vários quadros clínicos são possíveis. A gravidade da doença é maior em crianças e idosos.

Histoplasmose pulmonar

Os sintomas mais comuns são febre, calafrios, cefaléia, mialgia, tosse e dor pleurítica ou retroesternal. Esses sintomas variam de acordo com a gravidade da doença e podem persistir desde dias até algumas semanas ou meses em alguns casos. Como discutido anteriormente, a gravidade do quadro depende basicamente das condições do hospedeiro, o que inclui a faixa etária, sendo mais grave em lactentes, e também do grau de contaminação. O exame radiológico revela pequenos infiltrados nodulares e alargamento do mediastino com adenomegalia peri-hilar, sendo raro o derrame pleural em crianças. Pode ocorrer hepatoesplenomegalia, poliartrite migratória e eritema nodoso, consideradas manifestações imunomediadas da doença.

As complicações são raras em crianças. As mais freqüentes derivam do envolvimento dos linfonodos torácicos, como a obstrução brônquica, traqueal ou esofágica, decorrentes da adenomegalia mediastinal, e as pericardites causadas pela erosão de linfonodos no pericárdio adjacente. Outra complicação mais tardia é a fibrose mediastinal, que pode causar estenose ou obstrução das estruturas envolvidas, tais como veia cava superior, árvore traqueobrônquica, artéria pulmonar e esôfago. A histoplasmose pulmonar crônica, caracterizada pelo desenvolvimento de cavernas e abscessos pulmonares, é extremamente rara em crianças.

Histoplasmose disseminada

Essa forma da doença se define pela presença de doença extrapulmonar derivada de disseminação linfo-hematogênica a partir do pulmão, atingindo basicamente crianças imunodeprimidas ou com fatores de risco predisponentes para infecções fúngicas. Os órgãos mais freqüentemente acometidos são baço, fígado, linfonodos, supra-renal, trato gastrintestinal e medula óssea. Secundariamente, podem ser atingidos o sistema nervoso central, os rins e o coração. Os pacientes imunodeprimidos, particularmente aqueles com doenças neoplásicas, os submetidos à quimioterapia ou diálise, recém-nascidos, crianças HIV positivas, diabéticos, lúpicos e asplênicos apresentam grande risco de disseminação. Entretanto, cerca de 20% dos casos de doença generalizada ocorrem em crianças previamente hígidas.

A doença apresenta evolução aguda ou, algumas vezes, subaguda e caracteriza-se por febre alta, prostração, calafrios, perda de peso e sintomas gastrintestinais, seguidos de tosse e taquipnéia. São freqüentes a hepatoesplenomegalia, a adenomegalia generalizada, a anemia, a granulocitopenia e a plaquetopenia. O quadro persiste por duas a quatro semanas e pode ser fatal quando não tratado. A forma disseminada de evolução crônica não acontece na faixa etária pediátrica.

Em pacientes infectados pelo HIV, a doença ocorre mesmo fora de regiões endêmicas e constitui uma das patologias definidoras de AIDS. Apresenta várias formas clínicas, sendo relativamente freqüentes quadros disseminados e fulminantes, semelhantes a sepse por gram-negativos, muitas vezes fatais. São poucos os relatos de histoplasmose em crianças HIV positivas, porém os casos descritos apontam para formas graves, cursando com comprometimento medular e do SNC.

Diagnóstico e tratamento

O diagnóstico definitivo da histoplasmose é feito por meio do isolamento do fungo em culturas de sangue, lavado broncoalveolar, medula óssea, líquido cefalorraquidiano (LCR), tecidos, lesões de pele ou sinóvias. Nos quadros assintomáticos e nas formas pulmonares, a positividade das culturas é muito baixa. Nas formas disseminadas, a positividade é maior que 75% em qualquer das fontes coletadas, com exceção do LCR, que apresenta positividade em 25 a 50% dos casos. O teste cutâneo com histoplasmina não é recomendado para diagnóstico, pois resultados positivos não distinguem infecções recentes das pregressas. Resultados negativos também não afastam o diagnóstico. Os testes sorológicos são úteis. A imunodifusão e a fixação do complemento são positivas em 80% dos pacientes. Nos pacientes HIV positivos ou naqueles gravemente imunodeprimidos, a positividade dos testes sorológicos é errática e imprecisa. Nestes, a pesquisa de antígeno é um método mais sensível. Sua positividade é de cerca de 80% no sangue e na urina dos pacientes com doença disseminada.

A maioria dos pacientes com histoplasmose pulmonar não necessita de tratamento, ocorrendo regressão espontânea do quadro. As crianças com grande alargamento mediastinal devem ser tratadas para prevenir as complicações. O tratamento de escolha é a anfotericina B durante duas a quatro semanas, alcançando-se 20 a 30mg/kg de dose total acumulada.

A histoplasmose disseminada sempre exige terapêutica, mesmo nos casos de formas leves e com comprometimento restrito. Nesses casos e apenas em pacientes sem alterações imunológicas, o tratamento pode ser feito com itraconazol ou cetoconazol na dose de 5 a 10mg/kg/dia. O tempo de administração dependerá da regressão dos quadros clínico, radiológico e laboratorial.

Nos pacientes imunodeprimidos, a droga de escolha para o tratamento inicial é sempre a anfotericina B. A dose total necessária ou o tempo de tratamento dependerá da regressão da doença e do estado imunológico do paciente, mas certamente a administração da droga deve prolongar-se por pelo menos seis a oito semanas. Pacientes HIV positivos ou crianças em quimioterapia, mesmo quando adequadamente tratados, podem sofrer recaídas em vigência de neutropenia ou queda da imunidade celular. Torna-se necessário então utilizar esquemas de manutenção ou profilaxia secundária. Esses podem ser feitos com anfotericina B em aplicações semanais ou com itraconazol/cetoconazol com dose reduzida de 2,5mg/kg/dia diariamente.

PARACOCCIDIOIDOMICOSE

A paracoccidioidomicose (Pbmicose) é causada por um fungo dimórfico encontrado apenas na América Central e do Sul, denominado *Paracoccidioides brasiliensis*. Esse fungo tem sido isolado ocasionalmente em amostras de solo, mas a compreensão de seu habitat natural permanece limitada. O fungo requer umidade e cresce bem, próximo a reservatórios de água. A doença desencadeia-se a partir da inalação de esporos e pode permanecer restrita ao pulmão ou disseminar-se para mucosas, pele ou outros órgãos.

Mais de 70% dos casos ocorrem em indivíduos com 30 anos ou mais e apenas 2,1% na primeira década da vida. Isto se deve, provavelmente, ao longo período de incubação da micose ou ao desenvolvimento lento da infecção que se torna clinicamente aparente apenas muitos anos após o contágio. A doença afeta mais homens que mulheres, embora nas crianças a distribuição seja proporcional entre meninos e meninas. Entre os adolescentes, há predominância da doença no sexo masculino. Parece haver evidências de que os hormônios sexuais e fatores imunológicos hormônio-dependentes atuam determinando o resultado da interação fungo-hospedeiro.

Os indivíduos mais atingidos possuem ocupações que necessitam de prolongado e constante contato com o solo, e os residentes de áreas endêmicas desenvolvem doenças menos graves do que aquelas que acometem imigrantes. Os testes cutâneos são positivos em cerca de 50% dos indivíduos sadios moradores de zonas endêmicas, indicando contato prévio ou infecção subclínica anterior.

A patogenia exata da Pbmicose ainda não é clara. Em muitos casos, as lesões pulmonares iniciais permanecem assintomáticas e a infecção fica latente por longos anos, até o desenvolvimento dos sintomas. Em crianças e indivíduos jovens, a infecção pulmonar pode disseminar-se, ocasionando o envolvimento do sistema reticuloendotelial característico da forma aguda ou juvenil dessa doença. Em outros casos, depois de um período de latência de vários anos, os fungos que infectam os pulmões podem tornar-se invasivos e produzir doenças disseminadas e progressivas.

Embora qualquer órgão ou sistema possa ser comprometido, o *Paracoccidioides* atinge preferencialmente pulmões, sistema reticuloendotelial, pele e adrenais.

Formas clínicas

A forma crônica, progressiva da Pbmicose, ocorre apenas em adultos e sua descrição escapa ao tema deste capítulo. Nas crianças, observa-se a forma aguda ou subaguda, que pode ser subdividida em diferentes grupos, de acordo com o envolvimento de órgãos e tecidos. De maneira geral, os pacientes apresentam sinais e sintomas de uma doença consumptiva, cuja gravidade depende do grau de acometimento dos vários órgãos e que incluem febre, prostração intensa, perda de peso acentuada, anemia, adenomegalia generalizada e hepatoesplenomegalia.

Em muitos casos, observa-se comprometimento ósseo e, nos adolescentes e crianças de mais idade, podem estar presentes lesões de pele e mucosas. O acometimento ganglionar é uma constante, atingindo várias cadeias e evoluindo para necrose com caseificação e fistulização. Baço e fígado têm envolvimento freqüente com lesões nodulares ou miliares. Manifestações pulmonares são raras, embora o fungo esteja presente nos pulmões e possa ser isolado em amostras de tecido ou lavado broncoalveolar. Algumas crianças apresentam quadros de evolução aguda com presença de fungemia e posterior envolvimento de pele e subcutâneo, ossos, rins e sistema nervoso central. Os achados laboratoriais incluem anemia, hipoalbuminemia e hipergamaglobulinemia, com altos títulos de IgG. A imunidade celular altera-se e ocorre queda dos níveis de linfócitos CD4 e da relação CD4/CD8. Vários relatos de Pbmicose em pacientes HIV positivos vêm sendo publicados, nenhum deles, entretanto, relacionado a crianças.

Diagnóstico e tratamento

Em crianças, o diagnóstico diferencial deve estabelecer-se com as adenomegalias febris associadas a quadros consumptivos, tais como leucoses, leishmaniose visceral (caso haja hepatoesplenomegalia e pela proximidade das áreas endêmicas), tuberculose e graves infecções sistêmicas associadas à osteomielite.

O diagnóstico deve ser feito pelo estudo histopatológico do material obtido de biopsias ou punções. Em cerca de 90% dos casos o diagnóstico se dá por meio da observação direta. As culturas também são um bom método, embora sua positividade seja alterada pela contaminação com outros microrganismos e pelo crescimento lento desse fungo que necessita de cerca de quatro semanas para ser identificado.

Os métodos sorológicos são extremamente úteis no diagnóstico e especialmente no seguimento dos pacientes. A imunodifusão e a fixação do complemento são os mais usados e têm valor prognóstico. Se ambos permanecerem negativos ou com baixos títulos em pelo menos duas medidas sucessivas com intervalo de três meses, o tratamento pode ser interrompido. Os testes cutâneos com paracoccidioidina são negativos em 30 a 50% dos casos novos. Nesses casos, se o teste se tornar positivo após o tratamento, o prognóstico é bom e o paciente deve permanecer livre de recidivas.

O tratamento das formas disseminadas, com acometimento de vários órgãos e sistemas e em crianças com queda importante do estado geral, deve ser feito com anfotericina B. Nos casos que apresentam menor comprometimento e em pacientes pouco debilitados, é possível utilizar as sulfas e, mais recentemente, o itraconazol. Na maioria das vezes, recomenda-se o tratamento combinado utilizando-se inicialmente a anfotericina B e, uma vez que haja remissão dos sintomas e evolução sorológica favorável com queda substancial dos níveis dos marcadores, continuar a terapêutica com itraconazol. O tratamento deve incluir medidas de suporte como suplementação nutricional e correção da anemia e de eventuais infecções concomitantes.

A duração do tratamento é prolongada e depende da resposta clínica e dos parâmetros sorológicos. Em geral, as drogas devem ser administradas por períodos não inferiores a três ou cinco anos. A continuidade do tratamento deve ser enfatizada, uma vez que as recaídas podem ocorrer se a medicação não for tomada adequadamente. As recidivas necessitam de internação e tratamento com anfotericina B.

O prognóstico da doença depende, em grande parte, do estado do paciente e da gravidade do quadro quanto ao diagnóstico. Crianças com fungemia e acometimento de vários órgãos costumam responder mal ao tratamento. A mortalidade nas formas disseminadas é de 25%. A remissão completa sem recidivas é possível em apenas 20 a 25% dos casos. Apesar dos avanços terapêuticos, a paracoccidioidomicose em crianças ainda apresenta um prognóstico sombrio, especialmente nos casos mais graves e em crianças menores. A melhoria dessa situação repousa na melhor compreensão da fisiopatologia da doença e dos intrincados mecanismos imunológicos que regem sua evolução.

CRIPTOCOCOSE

Esse termo se refere às infecções causadas pelo *Cryptococcus neoformans*, uma levedura encapsulada, de distribuição universal. O *Cryptococcus* pode causar doenças em indivíduos normais, porém o maior número delas ocorre em imunodeprimidos. A freqüência de criptococose tem aumentado depois do advento da AIDS e à medida que cresce a população de imunodeprimidos. O nicho ecológico desse fungo é amplo e, embora os pombos e seus dejetos tenham sido apontados como fontes ambientais comuns, ele pode ser encontrado em diversos tipos de solo e em animais.

A infecção inicial ocorre a partir da inalação de leveduras parcialmente encapsuladas, sendo que a maioria das infecções primárias pode ser subclínica, havendo mesmo indivíduos que apresentam colonização assintomática de vias aéreas.

A proteção do hospedeiro parece depender basicamente da imunidade celular mediada pelos linfócitos T. Alterações nas funções desses linfócitos que comandam a resposta imunológica predispõem indivíduos a formas mais graves da doença, com rápida progressão e disseminação. Pacientes infectados pelo HIV, aqueles submetidos à terapia com corticosteróides, os portadores de neoplasias de linhagem hematológica e os pacientes que sofreram transplantes são os mais vulneráveis às formas graves e disseminadas da doença.

Formas clínicas

Além da infecção pulmonar subclínica ou assintomática, a manifestação mais comum da criptococose é a meningite e a meningoencefalite. A infecção do SNC e das meninges é a forma clínica mais comum e a principal causa de morte em virtude dessa micose, ocorrendo a partir da disseminação do foco primário pulmonar.

A meningite tem início insidioso, com sinais e sintomas pouco evidentes. A principal queixa é a cefaléia, acompanhada de náuseas e febre baixa ou ausente. À medida que a doença progride, podem surgir confusão mental, alterações visuais e convulsões. Os achados liquóricos incluem hipertensão, pleocitose linfocítica, elevação dos níveis de proteínas e queda das taxas de glicose. Lesões parenquimatosas de SNC ocorrem em cerca de 5% dos casos e têm aparência sugestiva nos exames tomográficos e na ressonância magnética. As manifestações clínicas nos indivíduos imunodeprimidos são semelhantes, embora possa haver casos de início abrupto e rápida progressão.

A disseminação hematogênica do *Cryptococcus* pode determinar infecção em outros locais. Lesões cutâneas com nódulos, úlceras e abscessos ocorrem em 10 a 15% dos pacientes com doença sistêmica. A osteomielite é mais rara (5 a 10% dos casos), incidindo particularmente sobre a coluna vertebral. Manifestações oculares incluem papiledema, paralisia ocular e coriorretinite.

Embora menos freqüente do que nos adultos, a criptococose é comum nas crianças infectadas pelo HIV. A manifestação clínica cardinal é a meningoencefalite, que acontece em 80% dos casos. Sua apresentação insidiosa muitas vezes atrasa o diagnóstico, o que pode implicar disseminação e dificuldades terapêuticas. A resposta ao tratamento nem sempre é boa e as recaídas são freqüentes.

Diagnóstico e tratamento

O diagnóstico laboratorial da criptococose requer o isolamento dos fungos de líquidos corpóreos estéreis, histopatologia, mostrando organismos encapsulados ou a detecção do antígeno polissacarídeo criptocócico no soro ou no LCR. Ainda no LCR, no exame quimiocitológico, a utilização do teste com tinta-da-china pode evidenciar os fungos.

O teste de aglutinação do látex para a detecção do antígeno polissacarídeo é o mais útil do ponto de vista do acompanhamento clínico, sendo mais de 90% sensível e específico para infecções criptocócicas. O teste pode ser realizado no soro, urina e LCR. Títulos altos do antígeno são encontrados especialmente no LCR nas fases iniciais da infecção e tendem a cair à medida que se inicia o tratamento, porém pode permanecer positivo durante várias semanas, especialmente em pacientes com altos níveis iniciais. A manutenção de títulos altos durante o tratamento pode significar falência terapêutica apenas quando se acompanha de piora clínica ou de culturas persistentemente positivas.

Todos os pacientes com formas clínicas isoladas (pulmonares, cutâneas, ósseas, neurológicas) devem ser investigados exaustivamente em busca de sinais de comprometimento sistêmico e tratados para impedir a disseminação.

O tratamento de escolha inicial é a anfotericina B isoladamente ou em associação com a fluorcitosina. Na maioria dos trabalhos publicados, parece não haver diferença de resposta entre os dois esquemas de tratamento, devendo a escolha basear-se muito mais na toxicidade das drogas e na facilidade de administração em casos específicos do que propriamente na eficácia. Outra droga que vem sendo utilizada no tratamento da meningite criptocócica é o fluconazol, que apresenta baixa toxicidade e possui excelente penetração em SNC. Não existem ainda, no entanto, massa crítica de trabalhos que autorizem o uso de fluconazol no tratamento inicial dos casos graves em pacientes imunodeprimidos. Essa droga deve ser usada nos casos de leve ou moderada gravidade em pacientes normais e, nos imunodeprimidos, como manutenção do tratamento.

A duração do esquema terapêutico não está estabelecida e depende da evolução clínica e da resposta nos testes sorológicos. Alguns pacientes necessitam de doses totais elevadas de anfotericina B, chegando a cerca de 1,0 a 1,5g/kg. Pacientes imunodeprimidos em geral apresentam recidivas, mesmo quando tratados adequadamente. Naqueles infectados pelo HIV, a recidiva acontece em 50% dos casos nos primeiros 12 meses após o tratamento inicial. Por esse motivo, é imprescindível a profilaxia secundária enquanto durar a imunodepressão. O fluconazol e o itraconazol vêm sendo usados nesses pacientes com bons resultados.

CANDIDÍASE SISTÊMICA

O termo candidíase é usado para definir as infecções causadas pelas leveduras do gênero *Candida*. Além das infecções de pele e mucosas extremamente comuns, nos paciente imunodeprimidos esse fungo oportunista pode ganhar a corrente sangüínea (candidemia) e produzir infecções generalizadas, com acometimento de vários órgãos e tecidos, as candidíases sistêmicas. Várias espécies de *Candida* podem estar implicadas nesse quadro.

Durante as duas últimas décadas, vem ocorrendo mudança substancial na epidemiologia das infecções causadas pelas várias espécies de *Candida*. Nas décadas de 60 e 70, a *Candida albicans* respondia por 85% dos casos de candidemia. Entretanto, nas décadas de 80 e 90, a incidência das espécies não-*albicans* ultrapassa a de *C. albicans* em vários centros. As espécies mais prevalentes são *C. tropicalis, C. parapsilosis, C. glabrata* e *C. krusei*. Essa mudança vem ocorrendo nos centros de tratamento oncológico, nas unidades de terapia intensiva, nos centros de transplantes de órgãos, nos berçários e UTI neonatais.

Esses dados têm imensa importância clínica, uma vez que as espécies não-*albicans* diferem entre si em relação à suscetibilidade aos antifúngicos, especialmente aos azóis, e em relação à invasibilidade e ao prognóstico. A *C. tropicalis* é extremamente invasiva, causando doença disseminada de difícil controle. A *C. parapsilosis* é bem menos virulenta. A *C. krusei* apresenta resistência aos azóis e parece ter sensibilidade reduzida aos outros antifúngicos. A *C. glabrata* e a *C. lusitaniae* parecem desenvolver resistência aos azóis.

Populações de risco e manifestações clínicas

As candidíases sistêmicas são infecções graves, muitas vezes fatais, e tendem a ocorrer em quatro diferentes grupos de pacientes.

O primeiro consiste nos pacientes neutropênicos em decorrência de doenças de base, como as leucoses, ou de seu tratamento. Nesse grupo, a principal fonte de infecção é o trato gastrintestinal, e os órgãos mais envolvidos são o fígado, o baço e os pulmões.

O segundo grupo é formado pelos pacientes não-neutropênicos, mas com fatores de risco derivados de procedimentos cirúrgicos (transplantes, cirurgias cardíacas, queimaduras extensas com desbridamentos, cirurgias abdominais de grande porte). Nesse grupo, a rotura das barreiras anatômicas naturais permite que os fungos ganhem a corrente sangüínea.

No terceiro grupo, situam-se os pacientes infectados pelo HIV quando intensamente imunodeprimidos. Nesse grupo, a infecção do trato gastrintestinal, a partir da mucosa oral, é uma constante, favorecendo o desenvolvimento de formas disseminadas com envolvimento pulmonar, ocular, geniturinário e do SNC.

O quarto grupo de pacientes é formado pelos recém-nascidos, especialmente os prematuros e os de baixo peso ou muito baixo peso, internados por longos períodos em UTI e dependentes de nutrição parenteral. Nessas crianças, a incidência de candidíase sistêmica é muito alta, sendo freqüentes o acometimento do SNC, do sistema osteoarticular e dos rins.

Em todos esses grupos, fatores de risco adicionais podem estar presentes. Dentre eles se destacam a mucosite do trato gastrintestinal derivada de drogas, a administração de antibioticoterapia de amplo espectro com destruição da flora endógena protetora e a inserção de cateteres centrais para infusão de drogas ou nutrição parenteral, rompendo a barreira anatômica contra infecções e servindo como um canal direto de disseminação.

Uma vez que a infecção por *Candida* pode virtualmente atingir todos os órgãos e tecidos, as manifestações clínicas são muito variadas, dependendo da origem da infecção e da capacidade do hospedeiro de contê-la.

Esofagite – esse quadro ocorre em crianças com AIDS e naquelas submetidas a quimioterapias agressivas. Caracteriza-se por dor retroesternal, queimação e vômitos. O diagnóstico é presuntivo ou endoscópico. Uma complicação temível é a perfuração esofágica com conseqüente mediastinite.

Candidíase pulmonar – esse quadro se deriva da disseminação hematogênica ou como resultado de inoculação endobronqueal ou aspiração de conteúdo oral. São quadros graves com infiltrado nodular difuso bilateral. O diagnóstico é feito por meio de biopsia ou lavado broncoalveolar.

Meningite – é freqüente nos recém-nascidos de baixo peso e nos pacientes com derivações ventriculoperitoneais, sendo rara nos demais pacientes. O quadro clínico é pobre, com febre e discretas manifestações de hipertensão intracraniana, tornando difícil a suspeita diagnóstica. O LCR apresenta pleocitose discreta com aumento dos níveis de proteína e queda dos níveis de glicose. Outras manifestações no SNC incluem abscessos e encefalite metastática decorrentes da disseminação hematogênica e diagnosticadas por meio de exames tomográficos.

Endocardite – a infecção por *Candida* é a mais freqüente forma de endocardite fúngica. Os pacientes de maior risco são aqueles com valvulopatias, os que possuem próteses valvares e os usuários de drogas intravenosas. As válvulas mitral e aórtica são as mais acometidas. Os sintomas e os sinais clínicos são os mesmos das endocardites bacterianas, com febre, sopros cardíacos e esplenomegalia. O diagnóstico é feito por meio do ecocardiograma. O prognóstico é pobre, com mortalidade acima de 80% se o tratamento é feito apenas com antifúngicos. A intervenção cirúrgica precoce aumenta em muito a sobrevida.

Candidíase renal – cerca de 80% dos pacientes com doença disseminada apresentam comprometimento renal. É freqüente a formação de abscessos, de obstrução da pelve ou ureteres levando a hidronefrose e à anúria. Os principais sintomas incluem febre, tremores, dor lombar e abdominal. O diagnóstico pode ser difícil e o tratamento bastante prolongado, com resultados pouco promissores, em decorrência da toxicidade renal da anfotericina B, especialmente quando a doença é bilateral.

Candidíase hepatoesplênica – essa forma clínica incide especialmente em pacientes leucêmicos decorrente de disseminação hematogênica em períodos de profunda neutropenia. As culturas costumam ser negativas e a suspeita pode ser corroborada pela tomografia, que mostra numerosas lesões radiopacas características. O diagnóstico deve ser confirmado pela biopsia. O tratamento é muito longo e tormentoso, com o acompanhamento feito apenas por meio de imagens.

Osteomielite – o comprometimento ósseo é mais freqüente em usuários de heroína, em recém-nascidos de baixo peso e em neutropênicos. Os locais mais acometidos são as vértebras e as cartilagens costocondral e esternoclavicular. Os sinais radiológicos osteolíticos são característicos. Como na maioria dos sintomas aqui relatados, o tratamento é prolongado.

Endoftalmite – esse quadro decorre da disseminação hematogênica e é mais freqüente em pacientes neutropênicos e em usuários de heroína. Os sintomas incluem borramento de visão e dor. O exame de fundo de olho é característico e faz o diagnóstico. As lesões podem ser bilaterais e levam à cegueira quando não tratadas.

Sepse – esse é um quadro dramático, de evolução fulminante e na maioria das vezes fatal, que acomete especialmente os neutropênicos, recém-nascidos de baixo peso, grandes queimados e pacientes em pós-operatório imediato de transplantes de órgãos. Os sinais e os sintomas são idênticos aos de uma sepse por gram-negativos, podendo levar a alterações hemodinâmicas e choque. O tratamento imediato com altas doses de anfotericina B pode ser bem-sucedido.

Diagnóstico e tratamento

O diagnóstico da candidíase deve, necessariamente, ser feito por meio do isolamento do fungo em culturas. Os testes sorológicos disponíveis pouco acrescentam ao diagnóstico por serem pouco específicos e pouco sensíveis. Além disso, nos pacientes imunodeprimidos são de pouca utilidade, pois podem apresentar respostas alteradas e pouco confiáveis.

Em todos os casos aqui descritos, o tratamento de escolha inicial é a anfotericina B em altas doses (mais de 30mg/kg de dose total) e por tempo prolongado, que pode estender-se de semanas a meses. Os azóis e especialmente o fluconazol devem ser usados após a melhora inicial e contenção do processo, na continuidade do tratamento. Muitas vezes, nos casos em que a resposta à anfotericina B não é adequada, é necessário o uso das preparações lipossômicas (Ambisome, Anfocil), que permite doses mais elevadas.

ASPERGILOSE

Esse termo designa as infecções causadas pelos fungos do gênero *Aspergillus*. Ocorrem apenas em indivíduos imunodeprimidos, e as formas mais graves apresentam comprometimento pulmonar a partir de onde pode ocorrer disseminação.

O *Aspergillus* tem distribuição universal e é facilmente encontrado no solo e na poeira, em matéria orgânica em decomposição e em demolições. Vários surtos hospitalares têm sido descritos em decorrência de reformas ou construções dentro ou próximo de enfermarias onde existem pacientes neutropênicos. A contaminação se dá através do ar adjacente às construções carreado até a enfermaria próxima ou dos sistemas de ventilação que drenam ar contaminado das áreas de construção. As espécies implicadas na aspergilose são: *A. fumigatus, A. flavus, A. nidulans, A. niger* e *A. terreus.*

Formas clínicas

A inalação dos esporos desse fungo condiciona o aparecimento de diferentes formas clínicas de aspergilose, dependendo do estado imunológico do hospedeiro. Nos indivíduos hígidos, o *Aspergillus* age como um potente alérgeno, causando quadros de tosse e broncoespasmo. Em alguns casos, pode haver infecção transitória e autolimitada dos pulmões e seios da face.

Aspergiloma ("fungus ball") – a formação do aspergiloma pode ocorrer em pacientes com doenças pulmonares pregressas, nos quais tenha havido cavitação (tuberculose, sarcoidose, bronquiectasias) ou simplesmente a partir de maciço acometimento pulmonar. Os pacientes são geralmente assintomáticos ou apresentam tosse crônica, fraqueza e perda de peso. O aspecto radiológico é característico, com massas arredondadas que apresentam um halo claro na parte superior. A única e fatal complicação é a hemoptise. Massas fúngicas podem romper as paredes brônquicas no seu crescimento. Quando estão situadas próximas a grandes vasos, a rotura induz um sangramento incontrolável e letal. O tratamento preventivo dessa situação é a retirada cirúrgica da parte do pulmão comprometida imediatamente após o diagnóstico.

Aspergilose pulmonar invasiva – o comprometimento pulmonar pode levar a uma disseminação de fungos em todo o parênquima pulmonar, resultando em múltiplos infartos hemorrágicos e rápida disseminação para outros órgãos. Esse é um quadro muito grave e mesmo quando diagnosticado e tratado pode conduzir à morte. O quadro clínico geralmente consiste em febre alta e tosse não-produtiva. Os achados radiológicos são inespecíficos, mas a tomografia revela lesões nodulares disseminadas. A simples suspeita de envolvimento pulmonar nos pacientes de risco (neutropênicos, transplantados e crianças com doença granulomatosa crônica) é suficiente para justificar o tratamento.

Sinusopatias – a sinusite aguda com comprometimento rinoencefálico é extremamente grave, ocorrendo apenas em imunodeprimidos, especialmente em neutropênicos portadores de leucoses. Os sintomas incluem febre, rinorréia, cefaléia e dor facial. Lesões necróticas desenvolvem-se no palato duro e septo nasal com ampla destruição de tecidos e desfiguração. A infecção estende-se para a órbita e SNC, causando tromboses e infartos. O tratamento, quando instituído precocemente, pode conter o processo. Muitas vezes, são necessárias a ressecção cirúrgica e a reconstrução facial. Outras formas menos graves de sinusopatias fúngicas podem ocorrer, com evolução subaguda e boa resposta terapêutica.

Aspergilose do SNC – o envolvimento do SNC ocorre em cerca de 10% dos casos de aspergilose disseminada e deriva-se da contaminação por via hematogênica. Os sintomas são graduais no início e evoluem para confusão mental, alterações de comportamento e perda de consciência. Ocorre também principalmente nos pacientes neutropênicos. O quadro caracteriza-se por múltiplas lesões encefálicas com infartos decorrentes de tromboses de pequenas artérias. O LCR pode ser normal em 50% dos casos. Nos demais, observa-se uma pleocitose discreta com proteinoraquia elevada e glicoraquia normal. O tratamento deve ser iniciado precocemente e devem ser usadas altas doses de anfotericina B, associada ou não à flucitosina.

Endoftalmite – essa é ocorrência muito rara descrita em usuários de drogas, pacientes transplantados e nos portadores de endocardite fúngica. Os sintomas incluem dor ocular e alterações visuais.

Endocardite – os pacientes de risco para essa forma de aspergilose são os usuários de drogas e os submetidos à nutrição parenteral por tempo prolongado. As válvulas mais atingidas são a mitral e a aórtica. Os sintomas são idênticos aos da endocardite bacteriana. Os êmbolos de *Aspergillus* são grandes e friáveis, podendo obstruir grandes vasos. A incidência de embolias é de 80%. O tratamento é necessariamente cirúrgico.

Osteomielite – embora seja raro, o comprometimento ósseo ocorre especialmente em crianças com doença granulomatosa crônica, por contigüidade a partir das lesões pulmonares. Dessa maneira, os locais mais acometidos são as costelas e as vértebras torácicas. O tratamento apresenta bons resultados.

Além do que foi descrito, a aspergilose pode atingir outros órgãos. São descritos o acometimento de pele e subcutâneo, do parênquima renal, do baço e do fígado.

Diagnóstico e tratamento

Assim como na candidíase, o diagnóstico de aspergilose deve ser feito por meio do isolamento em culturas obtidas a partir dos locais onde a infecção é presumível. Os testes sorológicos não são confiáveis para o diagnóstico em pacientes imunodeprimidos.

O tratamento de escolha na aspergilose em todas as suas formas é a anfotericina B. Em muitas formas, o tratamento clínico deve estar associado à ressecção cirúrgica. Nos casos de aspergilose invasiva e no comprometimento de SNC, há necessidade premente de obter níveis séricos elevados o mais rapidamente possível. A anfotericina B lipossômica atende a essa demanda e deve ser usada nesses casos e sempre que o tratamento com a droga clássica não seja satisfatório. A duração do tratamento depende da evolução de cada quadro clínico. A profilaxia secundária é sempre necessária enquanto os pacientes permanecerem imunodeprimidos. O *Aspergillus* é resistente ao fluconazol que, portanto, não pode ser usado. O itraconazol vem sendo usado na profilaxia secundária com bons resultados.

OUTRAS MICOSES SISTÊMICAS

Alguns outros fungos determinam quadros sistêmicos em crianças imunodeprimidas. Sua prevalência é menor do que a dos citados anteriormente, mas as infecções causadas por esses microrganismos costumam ser graves e necessitam de atenção. Além disso, nos últimos anos, vários fungos emergiram como patógenos de seres humanos, ocasionando quadros clínicos variados e pouco conhecidos. Faremos então um apanhado geral dessas doenças.

Zigomicose

Antigamente chamada de mucormicose, essa infecção é causada por vários fungos, a saber: *Rhizopus, Mucor, Rhizomucor* e *Absidia*. A infecção se dá por meio da inalação dos esporos com posterior disseminação em indivíduos imunodeprimidos. As manifestações clínicas podem ser rinoencefálicas, pulmonares, cutâneas, gastrintestinais ou neurológicas. A infecção sistêmica é freqüentemente fatal, ocorrendo invasão vascular e necrose tecidual. O tratamento deve ser feito com anfotericina B ou anfotericina B lipossômica.

Fusarium

Essa infecção é causada por fungos do gênero *Fusarium*, microrganismo responsável pelas micoses em vegetais e existente no solo. Vem sendo isolado em neutropênicos com freqüência cada vez maior. Seu quadro clínico inclui febre e grandes lesões cutâneas ulceradas que evoluem para necrose, sendo, às vezes, indistinguíveis das causadas por *Aspergillus*. Em indivíduos com forma disseminada, as culturas são positivas em mais de 50% dos casos. Essa infecção pode envolver múltiplos órgãos, incluindo seios da face, pulmões, pele, SNC e ossos. Esses fungos são altamente invasivos e a infecção disseminada tem prognóstico muito pobre. A droga de escolha para o tratamento é a anfotericina B.

Paecilomicose

Esse fungo ganhou notoriedade há alguns anos por causar ceratite fúngica em usuários de lentes de contato gelatinosas. Atualmente, vem sendo identificado como agente etiológico de infecções sistêmicas em imunodeprimidos. As principais manifestações clínicas são as lesões cutâneas. Seu aspecto histopatológico é indistinguível do *Aspergillus* e do *Fusarium*. É sensível à anfotericina B.

Feo-hifomicoses

A infecção determinada por esse fungo é crônica e apresenta grande destruição tecidual. Ocorre geralmente após traumatismos, e os locais mais freqüentemente acometidos são os pés. Pode ser causada por uma grande variedade de fungos, todos eles com aspecto idêntico nas preparações histológicas. O tratamento inclui ressecção cirúrgica e terapêutica antifúngica.

Tricosporonose

O *Trichosporon beigelli* é o fungo causador de uma micose superficial denominada *Piedra branca*. A prevalência de infecções hematogênicas por esse fungo em pacientes neutropênicos vem aumentando. A infecção sistêmica manifesta-se com múltiplas lesões cutâneas papuloeritematosas ou purpúricas. Essa doença é sempre fatal.

Outras micoses

Vários outros fungos vêm ganhando atenção como patógenos humanos. Dentre eles, a *Malassezia furfur*, que pode causar infecção disseminada em imunodeprimidos. O *Penicillium marneffei*, o *Pythiosis insidiosi* e a *Pseudallescheria boydii*, todos fungos comuns que vivem no solo e no ar ambiente, têm sido identificados como agentes de infecções graves e disseminadas em imunodeprimidos.

Nos últimos anos, a epidemiologia da infecção fúngica vem modificando-se. O aumento da população de pacientes com alterações imunológicas trouxe consigo um aumento preocupante das infecções fúngicas. Hoje, os fungos representam a maior parte dos germes oportunistas e um problema crescente de infecção hospitalar.

Diante dessa realidade, é preciso considerar as infecções fúngicas sempre que estivermos diante de uma criança imunodeprimida, hospitalizada e com febre, instituindo o tratamento o mais precocemente possível. A intenção deste capítulo, além de descrever as principais micoses sistêmicas, é chamar a atenção para a gravidade desse problema, alertando para os riscos crescentes de um manejo inadequado dessas doenças.

BIBLIOGRAFIA

1. ABBASI, S. et al. – Aspergillosis in children with cancer. A 34-year experience. *Clin. Infect. Dis.* **29**:1210, 1999. 2. ABI-SAID, D. et al. – The epidemiology of hematogenous candidiasis caused by different *Candida* species. *Clin. Infect. Dis.* **24**:1122, 1997. 3. FEIGIN, R.D. & CHERRY, J.D. – Fungal diseases. In *Textbook of Pediatric Infectious Diseases*. 3rd ed., Philadelphia, Saunders, 1993, p. 1891. 4. GRAYBILL, J.R. – Deep fungal infections: diagnostics and therapeutics I. *Inf. Dis. Clin. North Am.* **4**:867, 1988. 5. GRAYBILL, J.R. – Deep fungal infections: diagnostics and therapeutics II. *Inf. Dis. Clin. North Am.* **1**:1, 1989. 6. GROLL A. – Current approaches to antifungal therapy and future prospects. 37th Annual Meeting of the Infectious Diseases of North America. Philadelphia, 1999. 7. LEHRNEBECHER, T.; GROLL, A.H. & CHANOCK, S.J. – Treatment of fungal infections in neutropenic children. *Curr. Opin. Pediatr.* **11**:47, 1999. 8. RICHARDSON, M.D. & WARNOCK, D.W. – *Fungal Infection. Diagnosis and Management.* Oxford, Blackwell Scientific Publications, 1993.

---

3   Drogas Antifúngicas

MARIA ZILDA DE AQUINO

Embora as micoses superficiais e sistêmicas constituam doenças bem conhecidas desde o século XIX, o advento das drogas antifúngicas remonta apenas às quatro últimas décadas. A pioneira dentre essas drogas foi a anfotericina B, disponível desde 1960. Durante os 20 anos que se seguiram apenas mais um antifúngico foi introduzida, a 5-fluorcitosina, um antimetabólico desenvolvido inicialmente como quimioterápico nos tratamentos de alguns tipos de câncer.

Comparativamente ao grande número e diversidade dos antibióticos disponíveis, os antifúngicos constituem ainda um pequeno grupo de drogas, a despeito dos avanços recentes e do desenvolvimento de vários compostos nos últimos anos.

As causas para essa demora no desenvolvimento de novas opções terapêuticas antifúngicas se prendem a vários fatores, dentre os quais se destacam a relativa raridade dessas infecções, as dificuldades inerentes ao seu diagnóstico e aos diferentes critérios de eficácia terapêutica e de cura. Grande parte dessas doenças possuía um caráter regional, ocorrendo apenas em locais com características epidemiológicas específicas, o que não tornava atraente o investimento considerável exigido para o desenvolvimento de novas drogas.

Esse panorama, entretanto, sofre uma profunda mudança a partir da década de 80, com o advento da AIDS e com o desenvolvimento da tecnologia médica e do arsenal terapêutico que permitiu imensos avanços no tratamento do câncer, possibilitando, ambos, a existência de um número cada vez maior de indivíduos imunodeprimidos, particularmente suscetíveis às infecções fúngicas.

Os antifúngicos hoje disponíveis pertencem, na sua maioria, a três categorias de fármacos: os polienos, os azóis e as alilaminas. Além disso, há alguns compostos recentemente desenvolvidos ou bastante antigos, como a griseofulvina, por exemplo, que não pertencem a essa classificação.

Neste capítulo apresentaremos uma revisão dos principais antifúngicos atualmente utilizados no tratamento das micoses superficiais e sistêmicas que ocorrem na faixa etária pediátrica.

POLIENOS: ANFOTERICINA B

A anfotericina B é um polieno macrocíclico derivado do *Streptomyces nodosus*, desenvolvido na década de 50 no bojo da investigação das drogas com múltiplas pontes diênicas. Dentre elas, apenas a nistatina e a anfotericina B alcançaram uso clínico generalizado, sendo a primeira limitada a aplicações tópicas. Em que pese sua toxicidade, a anfotericina B continua sendo a droga de escolha para a grande maioria das infecções fúngicas sistêmicas, especialmente em imunodeprimidos.

Mecanismo de ação

A anfotericina B liga-se ao ergosterol, principal esteróide da membrana da célula fúngica, causando a destruição de sua integridade osmótica com a subseqüente perda do conteúdo celular, disfunção metabólica e morte celular. Além disso, a droga provoca também lesões oxidativas nas células fúngicas derivadas de sua auto-oxidação. A toxicidade da anfotericina B parece dever-se em grande parte à sua ligação ao colesterol existente na membrana celular dos mamíferos.

Espectro de ação

Dentre todos os antifúngicos, a anfotericina B é quem possui o mais amplo espectro de ação. É eficaz contra todas as espécies de *Candida* e *Aspergillus*, *Cryptococcus neoformans*, *Histoplasma capsulatum*, *Fusarium* sp., *Blastomyces dermatidis*, *Coccidioides immitis* e *Paracoccidioides brasiliensis*. Age também contra a maioria dos fungos causadores de dermatomicoses, mucormicoses e feo-hifomicoses. É ineficaz contra a *Pseudallescheria boydii* e o *Trichosporon beigelli*.

Farmacocinética

A anfotericina B não é absorvida pelo tubo gastrintestinal, pele e mucosas. Quando utilizada na forma oral ou tópica, tem ação apenas local, em micoses superficiais. Para a utilização parenteral, a apresentação clássica é a dispersão coloidal liofilizada com deoxicolato sódico e um tampão de fosfato sódico.

A metabolização da droga se dá no fígado. Sua meia-vida sérica é de 24-48 horas e seu tempo médio de eliminação é de duas semanas, sendo que, após a interrupção do tratamento, pode ser detectada na urina por até seis semanas.

A administração de 1mg/kg/dose de anfotericina B produz uma concentração sérica de 1 a 2mg/litro. Menos de 10% da dose administrada permanece no sangue, na sua maior parte ligada a proteínas plasmáticas. O restante liga-se ao colesterol das células do organismo. Suas maiores concentrações são no fígado, baço, rins e nos pulmões. A concentração da droga nos líquidos pleural, sinovial e peritoneal é cerca de metade da concentração sérica. No líquido cefalorraquidiano (LCR), no entanto, sua concentração atinge apenas 5% ou menos dos níveis sangüíneos.

Uso terapêutico e modo de administração

O uso tópico da anfotericina B destina-se apenas ao tratamento das infecções de pele e mucosas por *Candida* sp. A anfotericina B por via intravenosa é o tratamento de escolha nas micoses sistêmicas causadas por microrganismos sensíveis, isto é, na aspergilose, candidíase, criptococose, histoplasmose, paracoccidiodomicose, mucormicose e fusariose.

A dose e a duração do tratamento vai diferir de um paciente para outro, dependendo, fundamentalmente, da natureza, da extensão e do tipo e grau de acometimento dos órgãos envolvidos. Comentaremos apenas alguns critérios gerais de tratamento.

A administração de anfotericina B deve ser feita na dose diária inicial de 0,25mg/kg (apenas em recém-nascidos) a 0,5mg/kg, diluída em solução glicosada (5 ou 10%) em infusão intravenosa por no mínimo 2 horas. O paciente deve ser observado atentamente e monitorizado quanto a pulso, temperatura e pressão arterial, devido à possibilidade de reações adversas, especialmente hipotensão grave ou anafilaxia. Nos dias subseqüentes, a dose deve ser elevada para 1mg/kg (nível diário considerado eficaz), diluída em soro glico-

sado para infusão em 2 a 4 horas. Essa dose deve ser atingida o mais rapidamente possível, isto é, já no segundo dia de tratamento. A administração de uma "dose-teste" recomendada anteriormente não encontra consenso na literatura mais recente, uma vez que a ocorrência de anafilaxia possivelmente independe da dose infundida. A principal recomendação é quanto à observação e monitorização rigorosas durante a primeira infusão da droga. Caso se opte por realizar uma "dose-teste", é importante completar a dose diária inicial até 0,25 ou 0,5mg/kg logo após o teste.

A duração do tratamento, discutida em outro capítulo, variará dependendo do tipo de infecção fúngica e da localização e extensão das lesões existentes. Como recomendação geral, pode-se utilizar os seguintes parâmetros:

Infecções fúngicas de mucosa esofágica e/ou intestinal – anfotericina B por via intravenosa, com dose total acumulada de 10mg/kg.

Infecções fúngicas de corrente sangüínea (apenas hemocultura positiva) – anfotericina B por via intravenosa, com dose total acumulada de 10mg/kg e obtenção de duas culturas negativas.

Infecções fúngicas invasivas com visceralização e comprometimento de órgãos e tecidos – mínimo de 30mg/kg de dose total acumulada. O tratamento deve necessariamente prolongar-se até que exista clareamento das imagens (radiológicas, tomográficas) sugestivas de infecção, desde que haja negativação das culturas eventualmente positivas e/ou retorno dos níveis sorológicos à normalidade. A dose total acumulada pode chegar a algumas gramas e o tempo de tratamento pode prolongar-se por semanas ou meses.

Infecções fúngicas de sistema nervoso central – a recomendação é a mesma do item anterior. Em raros casos, além da administração intravenosa, preconiza-se a utilização de anfotericina B intratecal. A dose deve ser crescente, iniciando-se com 0,025mg, chegando até 0,25 a 1mg, dependendo da tolerância do paciente e da evolução da doença.

Reações adversas

Muitos pacientes apresentam vários tipos de reações indesejáveis durante a administração da droga e isso constitui a principal dificuldade no uso da anfotericina B em crianças. São freqüentes febre, calafrios, náuseas, vômitos, taquicardia e hipotensão. Esses efeitos podem ser relativamente controlados com a administração concomitante de antitérmicos, anti-histamínicos e corticosteróides, que não interferem com o metabolismo e a absorção da anfotericina B.

Outra medida comumente utilizada na tentativa de reduzir esses efeitos colaterais é aumentar o tempo de administração da droga, que pode estender-se até 6 ou mesmo 8 horas. Há na literatura controvérsias em relação a esse ponto, sendo que muitos autores advogam a redução desse tempo, o que reduziria o tempo de reação. Nesse caso, é necessário respeitar o mínimo de 1 hora de infusão, tendo em vista a possibilidade de liberação de potássio intracelular com hipercalemia que a droga pode induzir nos indivíduos com insuficiência renal, ou de hipocalemia pela depleção tubular de potássio. O tempo ótimo de administração varia, portanto, de acordo com a reação de cada paciente, porém o que se tem admitido como mais adequado situa-se entre 2 e 4 horas. Muitas vezes, entretanto, nenhuma dessas medidas se mostra efetiva, o que pode tornar proibitivo o uso do medicamento.

Além dessas dificuldades na administração, a principal toxicidade da anfotericina B é a lesão tubular renal, que conduz a uma deterioração progressiva da função renal, com níveis séricos de uréia e creatinina bem acima dos normais, na medida em que aumenta a dose total acumulada. Apesar de a nefrotoxicidade ser menos freqüente em crianças que em adultos, nestas se observa hipocalemia acentuada, que também é dose dependente e pode ser considerada precursora de alterações renais, apesar dos níveis séricos normais de uréia e creatinina. Esse efeito pode ser minorado com a oferta intravenosa de soluções ricas em sódio antes da administração da droga. A monitorização da função renal e do nível de eletrólitos deve ser realizada freqüentemente durante todo o tratamento. A toxicidade renal é reversível à medida que a droga é suspensa, podendo, entretanto, levar semanas ou meses para que a função renal se normalize.

Pacientes tratados por mais de duas semanas e, portanto, com dose total acumulada maior do que 10mg/kg podem desenvolver um quadro de anemia discreta, normocrômica e normocítica, também reversível com a suspensão do tratamento.

AZÓIS

São compostos sintéticos imidazólicos ou triazólicos desenvolvidos recentemente, de grande importância no combate às infecções fúngicas pela sua relativa ausência de toxicidade, amplo espectro e facilidade de administração.

Modo de ação

Os azóis agem por meio da inibição das enzimas do citocromo P450, responsáveis pela desmetilação C-14 do lanesterol, fase essencial para a síntese do ergosterol constitutivo da membrana da célula fúngica. Essa ação conduz a adulterações de permeabilidade e fluidez da membrana que determinam a falência e a modificação de várias funções da célula fúngica.

Embora os fungos possam ser mortos in vitro após exposição prolongada aos azóis, in vivo essas drogas são apenas fungostáticas. Esse fato deve ser levado em conta, especialmente em pacientes imunodeprimidos, pela possibilidade de recaídas e, em contrapartida, pela ação fungicida da anfotericina B.

Apesar de o mecanismo de ação ser semelhante, há diferenças relevantes entre os azóis antifúngicos. Dentre eles faremos referência ao cetoconazol, ao itraconazol e ao fluconazol. O miconazol é somente disponível entre nós em formulações tópicas, tendo seu uso bastante limitado.

Cetoconazol

O cetoconazol, um imidazólico sintético, foi o primeiro azol desenvolvido para uso oral. Seu espectro de ação inclui espécies de Candida, Histoplasma capsulatum, Blastomyces dermatitidis, Coccidioides immitis e Paracoccidioides brasiliensis. É ativo nas dermatofitoses e na pitiríase versicolor, mas é muito pouco eficaz contra o Cryptococcos neoformans. É ineficaz na aspergilose e nas várias formas de mucormicose.

Apesar de rara, é possível o desenvolvimento de resistência ao cetoconazol, especialmente em pacientes imunodeprimidos.

O cetoconazol é metabolizado no fígado e excretado pela bile. A droga é bem absorvida por via oral e seu pico sérico ocorre 2 a 4 horas após a administração. A variação individual de absorção é muito grande e a meia-vida é de 1 a 4 horas, com tempo médio de eliminação de 6 a 10 horas. Embora haja registro de concentrações efetivas com altas doses, a penetração no sistema nervoso central (SNC) é ruim e o nível liquórico é muito baixo ou virtual.

Sua administração requer um pH ácido para melhor absorção. Nos casos em que há uso concomitante de antiácidos, anticolinérgicos ou H_2 antagonistas, a administração dessas drogas deve ser feita pelo menos 2 horas depois do cetoconazol. A rifampicina reduz o nível sérico desse medicamento. Seu uso prolonga a meia-vida da ciclosporina e aumenta o efeito anticoagulante da warfarina.

Os efeitos colaterais mais freqüentes são náuseas e vômitos, em geral pouco intensos. Pode ocorrer elevação das enzimas hepáticas em 5 a 10% dos casos. O tratamento deve ser interrompido caso a alteração seja persistente ou os níveis séricos muito elevados. A monitorização das enzimas hepáticas deve ser feita cuidadosamente, especialmente nas terapias de longa duração.

O mais importante dos efeitos adversos do cetoconazol é a hepatite tóxica, que pode ser fulminante, e ocorre em aproximadamente 1:15.000 pacientes tratados. Em alguns casos, as lesões hepáticas são reversíveis após a suspensão do medicamento. Tratamentos prolongados e doses elevadas podem bloquear a síntese de esteróides, com conseqüente ginecomastia e perda de cabelo.

O cetoconazol continua sendo uma droga útil no tratamento da candidíase oral não-responsiva à nistatina e na candidíase esofágica. Pode ser usado também como manutenção no caso de infecções fúngicas sistêmicas causadas por microrganismos sensíveis, após o tratamento inicial com anfotericina B. É o caso de algumas formas de histoplasmose, candidíase sistêmica e paracoccidioidomicose. O cetoconazol é disponível para utilização tópica e oral. Não há absorção pela pele. A dose oral preconizada para crianças é de 5mg/kg em dose única diária. A duração do tratamento depende da natureza da infecção, mas, em geral, deve ser usado por três a seis semanas nos quadros sistêmicos. Tendo em vista sua toxicidade hepática e as alterações no metabolismo dos esteróides, esta não é a droga de escolha para o tratamento oral das dermatofitoses. Da mesma maneira, não deve ser usado como profilaxia de infecções fúngicas em imunodeprimidos. A disponibilidade de outros azóis menos tóxicos tem levado a uso reduzido. Por outro lado, seu custo reduzido torna-o uma opção terapêutica a ser levada em conta.

Itraconazol

O itraconazol é um composto triazólico sintético disponível apenas para administração oral cujo amplo espectro inclui espécies de Aspergillus e Candida, Cryptococcos neoformans, Histoplasma capsulatum, Blastomices dermatitidis, Coccidioides immitis e Paracoccidioides brasiliensis.

Sua absorção no trato gastrintestinal é incompleta e melhora quando a droga é administrada com alimentos. Cerca de 99% do medicamento ingerido circula ligado a proteínas plasmáticas. Conseqüentemente, a concentração nos fluidos corpóreos como o LCR é muito baixa, enquanto nos tecidos e órgãos a concentração da droga é maior que o nível sérico. O itraconazol é metabolizado no fígado e excretado através da bile e da urina. Sua meia-vida é de 20 a 30 horas. Essa droga vem se mostrando muito valiosa no tratamento de infecções fúngicas superficiais, como as dermatofitoses e a pitiríase versicolor. Assim como o cetoconazol, pode ser usado com sucesso na candidíase esofágica e na candidíase oral recidivante. Constitui uma escolha alternativa para o tratamento oral da histoplasmose, esporotricose e, em alguns casos, da paracoccidioidomicose. O itraconazol é uma droga excelente no tratamento de manutenção da aspergilose, da criptococose e da candidíase invasiva. Nunca, porém, pode ser usado como tratamento inicial ou preferencial para essas doenças em indivíduos imunodeprimidos. Nesses, a droga de escolha continua sendo a anfotericina B. A dose recomendada para uso em crianças é de 5 a 10mg/kg em administração única diária. O tempo de tratamento depende, mais uma vez, da natureza e da extensão da infecção, porém em infecções sistêmicas a duração deve ser de pelo menos três semanas.

Contrariamente ao cetoconazol, o itraconazol é praticamente isento de efeitos colaterais, sendo as náuseas e as dores abdominais as mais freqüentes e sempre de pequena intensidade. Apresenta interação com várias drogas e seu nível sérico é reduzido na presença de fenitoína, rifampicina, antiácidos e antagonistas da classe H_2. Sua administração eleva a concentração plasmática da ciclosporina e da digoxina, bem como aumenta o efeito anticoagulante da warfarina.

Fluconazol

O fluconazol é um antifúngico sintético triazólico recentemente desenvolvido que constitui uma escolha terapêutica eficaz para um grande número de infecções fúngicas superficiais e sistêmicas. Sua baixa toxicidade, excelente penetração tecidual, boa biodisponibilidade e a possibilidade de uso por via oral e intravenosa fazem do fluconazol uma alternativa sedutora no tratamento antifúngico, inclusive em imunodeprimidos.

Possui amplo espectro de ação que inclui dermatofitoses, *Blastomyces dermatitidis, Coccidioides immitis, Cryptococcos neoformans, Histoplasma capsulatum* e *Paracoccidioides brasiliensis*. É eficaz contra a *Candida albicans, C. tropicalis* e *C. parapsilosis*, sendo reconhecidamente resistentes às cepas de *C. krusei* e *C. glabrata*. O fluconazol é também inativo contra a aspergilose e a mucormicose. Apesar desse espectro amplo e de todas as vantagens dessa droga, é crescente o número de trabalhos que relata resistência adquirida ao fluconazol, especialmente em imunodeprimidos submetidos ao uso prolongado terapêutico ou profilático.

A administração oral ou parenteral conduz a uma absorção completa e distribuição rápida da droga. Contrariamente aos outros azóis, sua ligação às proteínas plasmáticas é muito pequena, o que permite altos níveis séricos e altas concentrações teciduais e em fluidos corpóreos, especialmente no LCR. Possui uma meia-vida longa, de 25 a 30 horas, e não é metabolizado em seres humanos, sendo excretado na urina sem modificações. Outra de suas grandes vantagens é o fato de ser disponível na forma oral e intravenosa. Em ambas, a dose preconizada para crianças é de 5 a 10mg/kg em administração única diária. Sua baixa toxicidade tem levado alguns a aumentar as doses aqui referidas, na tentativa de fazer frente a infecções generalizadas de difícil tratamento ou mesmo causadas por fungos resistentes. Até o momento não há comprovação na literatura para essas tentativas.

O fluconazol pode ser usado como tratamento de escolha na candidíase cutânea e de mucosas. Possui eficácia semelhante à anfotericina B e à 5-fluorcitosina no tratamento da neurocriptococose. Pode ser usado como tratamento de manutenção e profilaxia secundária nos casos de candidíase invasiva, criptococose e paracoccidioidomicose em crianças normais e nas imunodeprimidas. Não pode, entretanto, ser considerado droga de escolha para o tratamento inicial dessas doenças em crianças com AIDS ou submetidas a tratamentos quimioterápicos, especialmente nas neutropênicas. Em que pese a possibilidade de desenvolvimento de resistência e de possível interferência na eficácia da anfotericina B administrada posteriormente, o fluconazol vem sendo cada vez mais usado como profilaxia da infecção fúngica em indivíduos e em situações consideradas de risco, como é o caso dos transplantes de medula óssea. Não há ainda consenso na literatura sobre fatores de risco para infecções fúngicas, o que torna o uso profilático do fluconazol uma conduta a ser analisada individualmente.

SEÇÃO XII   **Outras Doenças Infecciosas e Parasitárias**

coordenador   PEDRO TAKANORI SAKANE

| 1 | **Doença de Kawasaki** |

PEDRO TAKANORI SAKANE
HELOISA HELENA SOUSA MARQUES

A doença de Kawasaki (DK) é uma afecção multissistêmica de etiologia ainda não esclarecida que afeta predominantemente crianças com idade inferior a 5 anos. Foi descrita por Tomisaku Kawasaki em 1967 com o nome de síndrome mucocutânea linfonodal e considerada primariamente uma doença exantemática da infância, benigna. Mais tarde, observou-se que cerca de 2% das crianças afetadas morriam de infarto de miocárdio e que 20 a 30% apresentavam alterações cardíacas, algumas de tal gravidade que interferiam com a atividade cotidiana.

A doença é de ocorrência mundial e o interesse no seu conhecimento se baseia na possibilidade de diminuir a incidência de coronariopatia, quando diagnosticada nas fases iniciais e tratada adequadamente, ou, quando isso não tiver sido possível, programar um controle cuidadoso das *cardiopatias* para permitir uma sobrevida maior com qualidade de vida a melhor possível.

QUADRO CLÍNICO

O quadro clínico reflete o intenso processo inflamatório que acontece na doença, comprometendo principalmente os vasos sangüíneos de médio e pequeno calibres.

Fase aguda

Os achados clínicos são divididos em dois grupos: sintomas principais e associados. Os chamados sintomas principais são os mais freqüentes, ocorrendo em mais de 80% dos casos, e utilizados como critérios diagnósticos. São eles:

1. Febre, com duração igual ou maior que cinco dias.
2. Exantema polimorfo, predominante no tronco.
3. Hiperemia conjuntival bilateral.
4. Adenomegalia cervical não-supurativa, com mais de 1,5cm de diâmetro.
5. Alterações de extremidades.
6. Alterações de mucosa oral.

A febre é uma das queixas mais freqüentes, ocorrendo em mais de 90% dos casos e praticamente em todos, caso não se considere os clássicos cinco dias. Costuma ser de início abrupto, em geral alta, não responsiva a antibióticos, sem padrão definido, às vezes bastante refratária à ação dos antitérmicos nos primeiros dias. Nos pacientes não tratados, pode perdurar por mais de 30 dias, e é um dos preditores de coronariopatia, sendo que, quando superior a 14 dias, o risco é maior.

O exantema inicia-se precocemente, tem predomínio no tronco, de aspecto muito variável, inclusive em uma mesma criança, quando se nota ser do tipo maculopapular morbiliforme em uma área, urticariforme em outra e escarlatiniforme no restante. A duração também é variável, de poucos dias a semanas.

A alteração da conjuntiva ocular ocorre por conta de vasculite e conseqüente vasodilatação. Aparece também precocemente, é um dos sintomas mais freqüentes, nunca acompanhada de secreções, e a criança não refere nenhum sintoma a ela associada, como dores ou prurido.

A adenomegalia cervical é predominante, contudo, a pesquisa cuidadosa freqüentemente demonstra gânglios de outras cadeias aumentados. No início, às vezes, a criança queixa-se de dor à manipulação, eventualmente se nota certa hiperemia, mas não supura. Quando isso acontece, é devido à infecção bacteriana concomitante.

As alterações de extremidades são bastante características e quando presentes facilitam muito o diagnóstico. Na fase aguda, isto é, na primeira semana, nota-se edema de mãos e dos pés, endurado, que dificulta a criança fechar as mãos. Os dedos ficam com aspecto sagitiforme, pois há edema articular das falanges. A hiperemia palmoplantar acompanha em geral o exantema do corpo. Na segunda semana da doença, nota-se endurecimento da ponta dos dedos, fissura na transição da unha-pele e em seguida descamação lamelar, que em muitos casos compromete o dedo inteiro, a mão e até os punhos.

A mucosa oral é outra região bastante acometida e de maneira precoce. Nota-se edema e hiperemia de lábios que ficam ressecados, mostrando fissuras e crostas por vezes sanguinolentas e que dificultam a abertura da boca, impedindo a alimentação. A língua apresenta-se hiperemiada e com as papilas salientes, semelhante à da escarlatina (língua em framboesa). O enantema difuso do restante da mucosa oral, com acentuação na faringe, completa o exame da cavidade bucal.

Outros achados menos freqüentes acompanham, com incidência variável, o quadro de DK, e são denominados sintomas associados. Por vezes, esses sintomas são muito proeminentes e podem levar a diagnósticos errôneos. Algumas dessas alterações são as seguintes:

Sistema nervoso – convulsão, paralisias, meningite asséptica, intensa irritabilidade. Cerca de 25% dos pacientes apresentam alterações no LCR.

Olhos – uveíte anterior.

Sistema respiratório – coriza, tosse, pneumonite intersticial.

Sistema cardiovascular – na fase aguda: miocardite, pericardite, endocardite, valvulite; na fase subaguda: coronarite, formação de aneurismas em artérias periféricas; na fase crônica: obstrução dos aneurismas e infarto de miocárdio.

Sistema digestivo – anorexia, vômitos, diarréia, íleo paralítico, hepatite, hidropisia da vesícula biliar, necrose de alça.

Sistema urinário – hipertensão, piúria asséptica.

Pele e anexos – reação inflamatória peri-BCG, queda de cabelos, sulcos transversais nas unhas, hiperemia e descamação do períneo (sinal precoce).

Sistema osteoarticular – artrite, artralgia, torcicolo. A artropatia pode ocorrer na primeira semana da doença, quando então é mais florida, com sinais inflamatórios, e, no exame da punção do líquido sinovial, o número de leucócitos varia de 100.000 a 300.000/mm3, com predomínio de polimorfonucleares, ou aparece na segunda ou terceira semanas de evolução, quando é menos exuberante, com contagem de células mais baixa, cerca de 50.000/mm^3.

Alterações laboratoriais – anemia, leucocitose, com neutrofilia e desvio à esquerda, plaquetose, aumento da velocidade da hemossedimentação, da proteína C reativa e das imunoglobulinas séricas, presença de imunocomplexos circulantes, ASLO negativa, alterações eletrocardiográficas, piúria asséptica

EVOLUÇÃO CLÍNICA

A evolução clínica da DK é, didaticamente, dividida em quatro fases, as quais estão resumidas no quadro 1.90.

PATOLOGIA

Na DK, verifica-se quadro de extensa vasculite que compromete principalmente artérias de médio e pequeno calibres. Anatomopatologicamente, as alterações são indistinguíveis daquelas encontradas em periarterite nodosa da infância. Na fase aguda, essas alterações inflamatórias são encontradas em vários órgãos, justificando a pancardite, a meningoencefalite, a hepatite, a pneumonite, a linfoadenite etc. Os vasos sangüíneos mostram edema de endotélio e alterações inflamatórias na camada adventícia (no início, o infiltrado é constituído predominantemente por polimorfonucleares, os quais são substituídos rapidamente por mononucleares). Nos locais mais acometidos, a camada média dos vasos apresenta edema e necrose da musculatura e lesões na lâmina elástica extrínseca e intrínseca. Essas lesões, se intensas o suficiente, levarão ao enfraquecimento da parede vascular e conseqüente formação de aneurismas. Um a dois meses mais tarde, à medida que o processo inflamatório se reduz, ocorre processo de regeneração, com participação de tecido conjuntivo fibroso. A camada íntima prolifera e torna-se espessa. Se essa regeneração for muito intensa, ocorrerá estenose e tortuosidade da artéria, o que facilitará a ocorrência de trombos locais. Se esse evento ocorrer lentamente, observa-se a formação de uma rede de colaterais e o trombo poderá organizar-se e calcificar ou recanalizar-se. As artérias coronarianas são as mais suscetíveis à agressão diante do processo inflamatório.

DIAGNÓSTICO

Ainda não existe um exame laboratorial que seja definitivo para essa doença, e seu diagnóstico se baseia no encontro dos sintomas principais e na exclusão de outras doenças que evoluem com febre e exantema. Assim, caso se encontrem cinco dos seis sintomas principais ou quatro aliados à alteração coronariana, faz-se o diagnóstico presuntivo de DK, indicando-se exames laboratoriais que possam corroborar a hipótese ou então descartá-la. Recentemente, tem-se discutido muito o problema de casos incompletos ou atípicos dessa doença. De fato, muitas crianças não preenchem os critérios

Quadro 1.90 – Fases evolutivas da doença de Kawasaki.

Fase	Características	Duração média
Aguda	Febre, hiperemia conjuntival, adenomegalia, alterações de mucosa oral e de extremidades, exantema, artrite, miocardite, pericardite, irritabilidade	1-2 semanas
Subaguda	Resolução da febre, possível persistência de hiperemia conjuntival e da irritabilidade, descamação dos dedos, trombocitose, arterite coronariana, risco de morte súbita	Até o 30º dia da doença
Convalescência	Melhora dos sintomas clínicos, persistência da coronarite	6-8 semanas desde o início da doença
Crônica	Assintomática, ou com sintomas cardíacos, persistência do aneurisma coronariano, trombose	Anos

acima, e algumas podem apresentar coronariopatias que, às vezes, levam ao óbito. Esses casos são mais freqüentes em crianças menores, nas quais ocorre justamente mais agressão às coronárias. Rowley preconiza, devido à dificuldade diagnóstica, que a DK deva ser considerada como hipótese diagnóstica para todas as crianças que apresentem febre prolongada, indicando-se ecocardiografia, objetivando a análise das artérias coronarianas.

Uma vez feita a suspeita, devem-se afastar algumas doenças que a mimetizam. Entre estas, devem ser lembradas:

Escarlatina – ao exame clínico mostra o foco estreptocócico, amigdalite ou piodermite, a ASLO positiva-se e a febre responde rapidamente à antibioticoterapia.

Síndrome de choque tóxico – tanto estafilocócico como estreptocócico, quando se nota hipotensão – na DK a PA é normal ou elevada –, toxemia, elevação de uréia e da creatinina – rara na DK –, elevação de CPK.

Reação a drogas – história prévia de ingestão de remédios, ocorrência de angioedema, lesões ulcerativas na mucosa oral, ausência de língua em framboesa, velocidade de hemossedimentação pouco elevada.

Artrite reumatóide juvenil – na sua forma sistêmica, é um diagnóstico diferencial, às vezes difícil de ser feito, dependendo muito mais da evolução clínica do que dos exames laboratoriais, uma vez que nesta os sintomas são persistentes, não ocorre descamação da ponta dos dedos e a formação de aneurisma coronariano é mais rara.

Sarampo – apesar de ser uma doença exantemática febril, o sarampo apresenta pródromos catarrais exuberantes, conjuntivite exsudativa, sinal de Koplik. São importantes também a vacinação prévia e a história de contato.

Enteroviroses – os enterovírus são a principal causa de febre e exantema na infância, mas o quadro não cursa com edema e hiperemia palmoplantar, língua em framboesa, descamação da ponta dos dedos ou alteração de lábios.

ALTERAÇÕES LABORATORIAIS

Sendo uma doença sistêmica, baseada em um processo inflamatório, os exames laboratoriais que medem este tipo de resposta estarão alterados; por outro lado, aqueles que demonstram agressão específica a determinado órgão só estarão anormais caso esse esteja comprometido. Assim, os exames inespecíficos mais solicitados e os achados mais freqüentes são:

Hemograma – anemia normocrômica normocítica progressiva; leucocitose com desvio à esquerda, podendo apresentar cifras superiores a 30.000 leucócitos; em geral, na fase aguda as *plaquetas* estarão normais, ou até mesmo diminuídas, mas na fase subaguda nota-se plaquetose que pode chegar a mais de um milhão.

Exames da fase aguda do soro – a velocidade de hemossedimentação eleva-se e a proteína C reativa positiva-se fortemente.

Urina – piúria asséptica, discreta proteinúria.

Função hepática – elevação de transaminases e de bilirrubinas.

Função renal – raramente ocorre elevação de uréia e de creatinina.

Radiografia de tórax – pneumonite intersticial, aumento de área cardíaca.

Ultra-sonografia de abdome – aumento de vesícula biliar, sem cálculo, distensão de alças.

Líquor cefalorraquidiano – aumento de células, em geral predomínio de linfomononucleares, proteinorraquia levemente elevada, glicorraquia normal.

Alterações imunológicas – na fase aguda, pode ser detectada diminuição da fração IgG, mas na subaguda, todas, IgG, IgA, IgM e IgE, estão elevadas, com a presença de imunocomplexos circulantes; o estudo da subpopulação linfocitária apresenta resultados não-homogêneos, já que alguns estudos mostram CD4, CD8, CD19 e CD3 em níveis normais, e outros, queda de CD4 e de CD8; as citocinas inflamatórias, como gama-interferon, TNF-α, interleucina (IL)-6, IL-4, IL10 e IL-8, estão aumentadas.

EPIDEMIOLOGIA

A doença é mundialmente distribuída, mas tem nítida predileção pela raça amarela, mesmo no Ocidente, e agride principalmente crianças com idade inferior a 5 anos, com discreta predominância no sexo masculino. É rara em menores de 3 meses, comprometendo principalmente crianças com idade superior a 6 meses.

São descritos mais casos nos meses frios.

No Japão, ocorrem picos epidêmicos e, nessas ocasiões, foi notada propagação em "onda", ou seja, a partir de um foco inicial, vão surgindo outros casos que se espalham concentricamente, enquanto na região inicial a incidência vai diminuindo.

A ocorrência entre irmãos é rara, mas o risco é maior do que na população em geral e, quando isso ocorre, cerca de 50% dos casos secundários acontecem nos primeiros 10 dias após o primeiro.

As recaídas não são freqüentes, ocorrendo em 3 a 4%.

Na casuística dos autores, analisando-se 200 casos, observou-se que 80% dos pacientes tinham idade inferior a 5 anos, a proporção entre masculinos e femininos é de 2,2/1, e 45% possuíam ascendência oriental, pelo menos por parte de um dos progenitores, e a taxa de recaída foi de 3%.

ETIOLOGIA

Apesar de se ter passado 30 anos desde seu reconhecimento, ainda hoje não se descobriu o agente etiológico da DK. As alterações laboratoriais mostram uma clara e intensa estimulação do sistema imune.

O estudo epidemiológico aponta nitidamente a participação de alguma etiologia infecciosa. Assim, o aumento da incidência em crianças com idade superior a 6 meses sugere passagem de anticorpos passivos maternos que as protegeriam nessa faixa etária, e a diminuição dos casos após os 5 anos provavelmente seja devida aos anticorpos ativamente adquiridos; a ocorrência de epidemias, a distribuição sazonal e a propagação em "onda" são indicativas de algum agente bastante contagioso, que confere imunidade e leva ao adoecimento uma pequena parcela de indivíduos predispostos, talvez geneticamente. A própria evolução da doença, autolimitada, sugere processo infeccioso.

Muitos foram os agentes considerados, como o vírus Epstein-Barr, o retrovírus, alguns estreptococos, o estafilococo, o *Propioniobacterium acnes*, as riquétsias, o toxoplasma, o micoplasma, entre outros. Situações como morar perto de fontes de água, lavagem de carpete com determinado xampu, história de IVAS pregressa também fazem parte das especulações que envolvem a etiologia da DK.

As semelhanças clínicas e laboratoriais observadas entre a DK e as síndromes de choque tóxico estrepto ou estafilocócico levaram recentemente a uma sugestão de que essa doença também seja mediada por superantígenos. Os superantígenos são proteínas que têm a capacidade de estimular as células T de uma maneira não específica. O resultado dessa ativação leva a uma estimulação desenfreada do sistema imune, que é a base fisiopatológica da doença. Como vários agentes infecciosos (incluindo vírus) têm a capacidade de atuar como superantígenos, poderia ser a explicação do encontro de várias etiologias como indutores do processo inflamatório. De fato, algumas investigações mostraram expansão das células T que expressam a família dos receptores da região variável da cadeia beta, principal característica das doenças mediadas por superantígenos. Esses estudos ainda são controversos, pois outros autores não chegaram à mesma conclusão.

COMPROMETIMENTO DO SISTEMA CARDIOVASCULAR

A cardite por DK, hoje, nos países desenvolvidos é a principal causa de cardiopatia adquirida na infância, sendo também sua principal causa de óbito. A miocardite é o agravo mais freqüente, ocorrendo em mais de 50% dos casos na fase aguda, e manifesta-se clinicamente por taquicardia, muitas vezes difícil de interpretar devido à febre e à extrema inconsolabilidade da criança. As alterações eletrocardiográficas, quando presentes, mostram aumento do intervalo PR, segmento T alterado, achatamento das ondas R. Em geral subclínicas, as miocardites podem ser tão graves a ponto de ser a principal causa de óbito na fase febril da doença, devido à insuficiência cardíaca congestiva ou ao bloqueio de ramo. As pericardites ocorrem em torno de 30%, e as valvulites, mais raras, agridem principalmente a válvula mitral.

A coronarite é a complicação mais importante na DK. Sem tratamento, as alterações coronarianas são encontradas em cerca de 20 a 25% dos casos, incluindo desde simples dilatação até a formação de aneurismas. Hirose observou que as alterações são, em geral, detectadas a partir do 10º dia da doença e, na maioria dos casos, aparecem dentro de um mês desde o início. Os aneurismas são detectados entre os dias 18º e 25º do início. Nessa fase, a causa de óbitos se deve à rotura dos aneurismas, ou a infarto devido a sua obstrução.

A evolução dessas alterações na DK é bastante peculiar, desde que em muitos casos existe uma regressão espontânea. Kato, acompanhando com estudo angiográfico seriado as crianças com aneurisma, notou que, entre 5 e 18 meses, 50% dos aneurismas tinham desaparecido; dos restantes, metade mostrava lesões menores do que inicialmente, com ou sem estenose; um terço evoluiu para estenose e obstrução, com formação de uma rede de colaterais; e o restante, com pequenas alterações, como tortuosidades, mas sem obstrução.

Estudos a longo prazo, 10 a 21 anos após, mostram que os pacientes com aneurisma persistente têm possibilidades de desenvolver estenose, sendo essa a causa de infarto de miocárdio em 39% dos casos; e em 1,2%, de indicação de intervenção cirúrgica para revascularização da coronária.

Os pacientes que mais preocupam são aqueles que desenvolvem aneurisma gigante, ou seja, com diâmetro superior a 8mm, pois a tendência para a resolução é menor, sendo maior a propensão para evoluir para trombose ou a ter rotura.

Os sintomas de infarto de miocárdio em crianças é diferente dos de adulto, uma vez que os principais sintomas são: inquietude, vômitos e dor abdominal, choque cardiogênico, sendo que em 37% o ataque foi assintomático.

A vasculite da DK ocorre também em outros vasos, mas em proporção e importância menores, acometendo cerca de 2% dos pacientes, sendo que todos eles também apresentam alteração nas coronárias. As artérias mais freqüentemente implicadas são a renal, paraovariana ou paratesticular, mesentérica, pancreática, ilíaca, hepática, esplênica e axilar.

O prognóstico cardíaco a longo prazo ainda é uma incógnita. Os pacientes que apresentarem aneurisma gigante devem ser acompanhados mais amiúde, pois são os de maior risco. Aqueles que tiveram aneurisma mas que regrediram têm menor elasticidade vascular, as paredes internas dos vasos não são normais, mas seu significado ainda não é bem conhecido. Recentemente, mesmo em crianças que não tiveram coronarite, estudos mais sofisticados (tomografia com emissão de positron) mostraram que a reserva de fluxo micárdico é mais baixa do que nas normais, mas seu significado clínico ainda não está definido.

Uma vez que o comprometimento cardíaco na DK é bastante preocupante, têm-se desenvolvido métodos para monitorizar sua função de uma maneira cada vez menos agressiva e mais precisa. Assim, no início, o estudo do coração só era feito com o uso de cateterismo e cineangiografia. O advento da ecocardiografia bidimensional foi um salto enorme, pois detecta mais de 90% dos aneurismas coronarianos, mas somente em sua porção proximal. O mapeamento, incluindo o de esforço, é um recurso que temos utilizado para analisar a irrigação do miocárdio. Outros exames em uso são a ressonância magnética; ecocardiografia com teste de estresse com dobutamina; tomografia com emissão de positrons; ultra-sonografia intravascular.

TRATAMENTO

Por não se conhecer a verdadeira etiologia da DK, não existe ainda tratamento específico, e até o momento o objetivo das intervenções terapêuticas se restringe a tentar diminuir o processo inflamatório que origina a coronarite, e, nos pacientes que a apresentam, evitar que evolua para infarto de miocárdio.

Fase aguda

Após o diagnóstico, alguns exames devem ser solicitados de rotina: hemograma completo, com contagem de plaquetas, provas de fase aguda do soro, como velocidade de hemossedimentação, exame de urina, ecocardiograma, eletrocardiograma e outros, de acordo com as manifestações clínicas.

Nos primeiros 10 dias de doença, o tratamento mais eficaz é a combinação de aspirina e gamaglobulina intravenosa, que possibilita a redução da ocorrência de aneurisma de mais de 20% para 4 a 5%.

A dose apropriada de aspirina para essa fase ainda não está bem definida. Preconizamos usar de 80 a 100mg/kg/dia, divididos em quatro tomadas, até 14 dias após o início da doença, e depois diminuir para 3-5mg/kg/dia, dose antiplaquetária, em uma única tomada, até a resolução clínica da doença e retorno dos exames laboratoriais ao normal, o que ocorre em geral até os dois meses de evolução. Nos pacientes que tomam a gamaglobulina por via intravenosa, muitos autores recomendam iniciar com doses menores de aspirina, entre 30 e 50mg/kg/dia, já que seu uso não diminui a incidência de lesão coronariana, e em doses menores podem-se evitar os riscos de intoxicação salicílica. Entretanto, a absorção da aspirina nesses pacientes está prejudicada, diminuindo os riscos da intoxicação, e, como a utilização de altas doses de aspirina resolvem mais rapidamente os sintomas inflamatórios (como a febre e os exames da fase aguda do soro) da DK, essa é uma tendência mais seguida entre os pesquisadores.

A gamaglobulina intravenosa é indicada na dose de 2g/kg em uma única aplicação, devendo correr em 8 a 10 horas, gota a gota. A dose correta para o controle da DK ainda não está bem definida, e alguns autores, principalmente no Japão, indicam doses menores, ao redor de 1g/kg; mas nota-se uma relação inversa entre a dose de gama e a incidência de alterações coronarianas; por isso, sugere-se a dose plena até que haja um consenso firmado. O mecanismo de ação da gamaglobulina ainda não é conhecido. Especula-se que exerça uma ação bloqueadora nos receptores Fc dos anticorpos contra um agente específico, ou a capacidade de inibir a proliferação das células T e a conseqüente liberação das citocinas, que são os efeitos clássicos mediados por superantígenos. A eficácia do tratamento é melhor quando a aplicação se faz dentro dos primeiros 7 a 10 dias; no entanto, há poucos estudos comparativos com seu uso após essa data, mas, caso o paciente ainda se apresente com os sintomas de fase aguda, deve-se considerar sua indicação. Alguns pacientes permanecem febris mesmo após a infusão, e para esses se recomenda uma segunda dose, apesar de não se ter ainda estudos convincentes do seu valor.

Os corticóides estão no momento contra-indicados, pois aparentemente pioram o prognóstico das coronarites, mas, nos casos mais graves, principalmente naqueles que não respondem à infusão de duas doses de gamaglobulina e de aspirina, seu uso, em forma de pulsoterapia, deve ser cogitado (Wright, 1996).

Tratamento subseqüente

Após o tratamento da fase aguda, os pacientes devem ser seguidos objetivando principalmente prevenir lesões para o coração. É esperado que, após a infusão da gamaglobulina e do uso de aspirina, a febre defervesça em dois a três dias, com melhora rápida das condições clínicas. Febre prolongada, acima de 14 dias, é o dado que mais se relaciona com alterações coronarianas, merecendo, por isso, observação cuidadosa.

O ecocardiograma deve ser repetido entre a segunda e a terceira semanas de evolução e, depois, com seis a oito semanas contadas a partir do início da febre, desde que o primeiro resulte normal; caso contrário, dependendo das alterações detectadas, outras investigações necessitam ser feitas com intervalos ditados por sua gravidade.

Os exames de sangue devem ser feitos também nesses mesmos tempos, atentando-se para a velocidade de hemossedimentação e para a contagem de plaquetas.

A aspirina pode ser suspensa após dois meses se o ecocardiograma e a velocidade de hemossedimentação estiverem normais.

Na presença de aneurisma de coronárias, a terapia antiplaquetária deve ser mantida até sua normalização. Dependendo da gravidade da alteração, esses pacientes necessitam ter um seguimento cardiológico adequado no tocante aos esforços físicos. Assim, aqueles com aneurismas pequenos e solitários devem ser mantidos com aspirinoterapia, sem restrições de esforço físico, a não ser esportes competitivos, e acompanhamento por cardiologista pediátrico é essencial. Os pacientes que apresentam múltiplos aneurismas ou aneurismas gigantes (diâmetro interno $\geq$ 8mm) devem ser anticoagulados com mais cuidado, indicando-se heparina ou dicumarínicos, e as atividades físicas devem ser monitorizadas por cardiologista, dependendo de resultados obtidos em testes de esforço, mapeamento e de outros exames que permitam avaliar a irrigação e a função miocárdica. Nos casos mais graves, indica-se revascularização, utilizando-se, de preferência, a artéria mamária interna.

BIBLIOGRAFIA

1. CURTIS, N. & LEVIN, M. – Kawasaki disease thirty years on. *Curr. Opin. Pediatr.* **10**:24, 1998. 2. FORONDA, A. & SAKANE, P.T. – Alterações cardíacas na doença de Kawasaki. *Rev. Soc. Cardiol. Estado São Paulo* **6**:484, 1996. 3. LEUNG, D.Y.M.; MEISSNER, C. & SCHLIEVERT, P.M. – The etiology and pathogenesis of Kawasaki disease – how close are we to an answer? *Curr. Opin. Infect. Dis.* **10**:226, 1997. 4. PARK, A.H. et al. – Patterns of Kawasaki syndrome presentation. *Intern. J. Pediatr. Otorhinolaringol.* **40**:41, 1997. 5. ROWLEY, A.H. – Controversies in Kawasaki syndrome. *Adv. Pediatr. Infect. Dis.* **13**:127, 1998. 6. ROWLEY, A.H. & SHULMAN, S.T. – Kawasaki syndrome. *Clin. Microbiol. Rev.* **11**:405, 1998. 7. TAKAHASHI, M. – Kawasaki disease. *Curr. Opin. Pediatr.* **9**:523, 1997. 8. TERAI, M. & SHULMAN, S.T. – Prevalence of coronary artery abnormalities in Kawasaki disease is highly dependent on gamma globulin dose but independent of salicylate dose. *J. Pediatr.* **131**:888, 1997. 9. WRIGHT, D.A. et al. – Treatment of immune globulin-resistent Kawasaki disease with pulsed doses of corticosteroids. *J. Pediatr.* **128**:146, 1996.

2 Doenças Veiculadas por Alimentos

SONIA REGINA T. SILVA RAMOS

As doenças veiculadas por alimentos assumem uma importância cada vez maior na atualidade, sendo apontadas como a segunda causa de morbidade nos países desenvolvidos e superadas apenas pelas infecções respiratórias.

Nos Estados Unidos, o Centers for Disease Control and Prevention calcula que anualmente até 80 milhões de pessoas são acometidas por doenças veiculadas por alimentos e cerca de 9.000 evoluem para o óbito. Acredita-se que todos os anos cerca de 1% da população americana seja infectada por sorotipos de *Salmonella enteritidis*.

A febre tifóide e outras doenças comuns no século XIX, nos países desenvolvidos, foram controladas com o tratamento de água, dos esgotos e de determinados alimentos, como a pasteurização do leite. Nos países em desenvolvimento, os dados são escassos. A febre tifóide ainda é endêmica em muitas localidades. Em São Paulo, surtos de *Salmonella enteritidis* veiculada por ovos têm sido caracterizados por doença gastrintestinal, muitas vezes grave, podendo levar à hospitalização.

A epidemiologia das doenças veiculadas por alimentos alterou-se muito na últimas décadas, e vários microrganismos descritos a partir dos anos 70 chegam até o homem por meio de alimentos contaminados. Merecem destaque *Campylobacter jejuni*, *Escherichia coli* O157:H7, *Cyclospora cayetanensis* e *Vibrio cholerae* O139.

Por outro lado, patógenos clássicos como *Salmonella enteritidis*, *Shigella* spp., *Giardia lamblia*, *Listeria monocytogenes* e *Yersinia enterocolitica* tornaram-se associados a novos modos de transmissão, e muitos deles, adquiriram uma importância significativa nas doenças veiculadas por alimentos.

Uma epidemia de doença veiculada por alimentos ou pela água é definida como um incidente no qual duas ou mais pessoas apresentam doença semelhante, habitualmente, comprometendo o trato gastrintestinal, após a ingestão de água ou alimentos comuns. Os critérios do Centers for Disease Control and Prevention estabelecem que um único caso de botulismo constitui uma epidemia, desde que os estudos laboratoriais indiquem que o alimento suspeito está contaminado pelo *Clostridium botulinum*.

Neste capítulo, serão discutidas as principais doenças infecciosas relacionadas aos alimentos com manifestações clínicas predominantes no trato gastrintestinal. Outras doenças serão mencionadas somente a título de diagnóstico diferencial.

ETIOPATOGENIA

Os microrganismos envolvidos são inúmeros, compreendendo bactérias, vírus e protozoários (Quadro 1.91).

No período de 1988 a 1992, entre as epidemias de doenças veiculadas por alimentos com etiologia esclarecida, notificadas nos Estados Unidos, as bactérias causaram a maior parte delas (79%) e os agentes mais isolados foram a *Salmonella* spp., o *S. aureus* e o *C. botulinum*. Entretanto, em 59% das epidemias não foi identificado nenhum agente etiológico.

Os principais alimentos implicados na transmissão são aqueles derivados de animais, frutos do mar e aves, ou aqueles que propiciam condições de anaerobiose, no caso do *Clostridium botulinum*.

Muitas vezes, a água também é fonte importante de contaminação humana, como no caso do *Vibrio cholerae*, do *Cryptosporidium* spp. e da *Escherichia coli* enterotoxigênica.

Quadro 1.91 – Principais microrganismos associados a doenças veiculadas por alimentos.

Microrganismo	Veículos mais comuns
Bactérias	
Bacillus cereus	
Toxina emética	Arroz frito, carne de porco
Enterotoxina	Carne de vaca, de porco, frangos, molho de baunilha
Campylobacter jejuni	Aves, leite cru
Clostridium botulinum	Vegetais, frutas, peixes enlatados e pimenta em conserva
Clostridium perfringens (enterotoxina)	Carne de vaca, de porco, molhos de ervas e pimenta
Cryptosporidium	
Escherichia coli	
Êntero-hemorrágica	Bife (hambúrguer), leite cru, rosbife, salame e molhos para salada
Enterotoxigênica	Frutas e vegetais crus
Invasora	Vegetais e derivados de leite
Salmonella enteritidis (> 1.800 sorotipos)	Aves, carne de porco, ovos, laticínios, vegetais e frutas
Shigella spp.	Salada de ovos, vegetais e gelo
Staphylococcus aureus (toxinas pré-formadas A, B, C, D e E)	Presunto, aves, folhados recheados com creme, salada de ovos e batata, maionese, cogumelos
Vibrio cholerae O1 e O139	Frutos do mar e peixes
Vibrio parahaemolyticus	Peixes e frutos do mar
Yersinia enterocolitica	Tripas de porco, tofu e leite cru
Parasitas	
Cryptosporidium spp.	Água, frutas e sucos
Cyclospora cayetanensis	Frutas frescas
Giardia lamblia	Água
Vírus	
Agente Norwalk	Água
Calicivírus	Frutos do mar, saladas e gelo

Quadro 1.92 – Principais mecanismos de virulência dos microrganismos veiculados por alimentos.

Microrganismo	Mecanismos de virulência
Bactérias	
Bacillus cereus	Toxina emética e enterotoxina
Campylobacter jejuni	Invasão, citotoxina
Clostridium botulinum	Neurotoxina
Clostridium perfringens	Citotoxina
Escherichia coli	
Êntero-hemorrágica	Citotoxinas – "shiga-like" I e II
Enterotoxigênica	Enterotoxinas termolábil e termoestáveis
Invasiva	Invasão
Salmonella enteritidis	Invasão, fatores de permeabilidade
Shigella dysenteriae 1	Invasão, toxina "shiga"
Outras espécies de *Shigella*	Invasão, enterotoxina (*S. flexneri*)
Staphylococcus aureus	Enterotoxinas A a E, toxina delta
Vibrio cholerae	Toxina da cólera, fatores de aderência
Vibrio parahaemolyticus	Hemolisina termoestável
Yersinia enterocolitica	Invasão, toxina termoestável
Parasitas	
Cryptosporidium spp.	Invasão das células epiteliais
Cyclospora cayetanensis	Invasão das células epiteliais
Giardia lamblia	Aderência à mucosa
Vírus	
Calicivírus	Destruição das células absortivas da mucosa intestinal

Veículos pouco usuais podem estar implicados na transmissão. Em 1994, nos Estados Unidos, ocorreu uma epidemia de *Salmonella enteritidis*, envolvendo cerca de 250.000 pessoas, associada à ingestão de sorvete que havia sido transportado em caminhões tanques não desinfetados após o transporte de ovos crus em forma líquida. Suco de laranja não-pasteurizado foi implicado na transmissão de *Salmonella hartford*. A *Escherichia coli* êntero-hemorrágica do sorotipo O157:H7, habitualmente veiculada por carne malcozida, foi associada ao consumo de cidra de maçã.

Há quatro mecanismos principais envolvidos na fisiopatogenia das doenças veiculadas por alimentos: 1. ingestão de toxinas pré-formadas, já presentes no alimento: *S. aureus*, *B. cereus*, *C. botulinum*; 2. colonização, infecção intestinal; 3. produção de toxinas: *C. botulinum* (botulismo infantil), *C. perfringens*, *E. coli* enterotoxigênica e êntero-hemorrágica; 4. invasão ou lesão do epitélio intestinal: *E.coli* invasora, *Shigella* spp., *Salmonella enteritidis*, *Campylobacter jejuni*, vírus (Quadro 1.92). Alguns enteropatógenos causam doença por mais de um mecanismo, mas, em geral, um deles é o predominante.

EPIDEMIOLOGIA

A incidência das doenças veiculadas por alimentos aumentou progressivamente após a segunda metade do século XX. Vários fatores estão implicados:

Aumento da suscetibilidade da população – um segmento crescente está infectado pelo vírus da imunodeficiência humana ou é portador de doenças crônicas; além disso, o aumento da expectati-va de vida, levando a um maior contingente de idosos, proporciona maior número de pessoas em risco. Patógenos como a *Salmonella* e talvez o *Campylobacter* causam infecções mais graves nesses indivíduos, com tendência à cronificação e à recorrência.

Alterações nos hábitos alimentares da população – ocorreu um aumento do consumo de frutas e vegetais frescos, que podem estar contaminados por fezes humanas ou de animais ou por outras fontes. Foram descritos vários surtos de toxiinfecções alimentares veiculados por frutas e verduras, como melão, cebolinha, suco de frutas não-pasteurizado, tomates e alface. Neste item, ainda deve ser mencionado o hábito atual de se fazer as refeições fora de casa ou comprar comida pronta em restaurantes e consumi-las em casa. Essas práticas podem resultar na contaminação de inúmeras pessoas ao mesmo tempo, ao contrário do que se observa quando os alimentos são preparados dentro do ambiente domiciliar. Nesse caso, se houver contaminação, em geral, ela está limitada a uma família.

Alterações nas técnicas de cultivo de plantas, criação de animais e distribuição dos alimentos – as granjas e as fazendas estão preparadas para a produção em larga escala, e não somente para o consumo regional. Um exemplo típico é a contaminação de ovos por *Salmonella enteritidis*, que tem causado epidemias com grande número de pessoas acometidas em vários países. Hoje, as granjas têm um grande número de aves, recebem ração animal de produtores e podem compartilhar equipamentos dentro do sistema de cooperativa, tornando mais difícil o controle das doenças infecciosas. Com a globalização e o aumento do comércio internacional, os alimentos são distribuídos amplamente. Isso propicia a ocorrência de infecções pouco usuais em determinadas localidades, dificultando seu diagnóstico e tratamento. Foram verificados surtos de cólera e triquinose nos Estados Unidos e na Europa atribuídos a alimentos importados de regiões onde essas doenças são endêmicas.

Dificuldades no controle e prevenção – a maioria dos países não dispõe de sistemas organizados e de recursos para a orientação e a fiscalização da cadeia de produção e distribuição de alimentos. Isso envolve desde a inspeção da água até o cultivo de vegetais e frutas, a criação de animais e o transporte dos gêneros até os locais de preparo e armazenamento e dos alimentos já preparados até sua chegada ao consumidor final. A vigilância epidemiológica das doenças veiculadas por alimentos também é complicada pelo número elevado de pessoas acometidas e a multiplicidade dos agentes envolvidos.

Outro problema a ser mencionado é a falta de orientação formal na escola e no ambiente doméstico sobre a segurança dos alimentos e os cuidados que se deve ter na sua compra, preparo e conservação.

A epidemiologia das doenças veiculadas por alimentos depende do agente envolvido e de suas características patogênicas e de sobrevivência e multiplicação em meios inanimados. Alguns microrganismos se ajustam melhor e são transmitidos preferencialmente por determinados alimentos (ver Quadro 1.91).

O período de incubação é, em geral, mais curto nas intoxicações alimentares, quando a toxina já está presente e pronta para atuar na mucosa do trato gastrintestinal ou sistemicamente (Quadro 1.93).

DIAGNÓSTICO

Diagnóstico clínico

Na maioria das vezes, as manifestações gastrintestinais são as predominantes. Algumas síndromes clínicas podem ser diferenciadas e são úteis para levantar uma hipótese sobre a etiologia, em conjunto com os dados epidemiológicos (Quadro 1.93).

Náuseas e vômitos de intensidade variável, que aparecem algumas horas após a ingestão do alimento, em geral sem febre associada, são vistos nas intoxicações alimentares causadas pelo *Staphylococcus aureus* e *Bacillus cereus* (toxina emética). O quadro clínico, na maioria das vezes, é leve, a dor abdominal e a diarréia aquosa aparecem em cerca de um terço à metade dos casos, e a duração da doença raramente ultrapassa 24 horas.

O período de incubação é mais prolongado, oito a 24 horas, na intoxicação alimentar associada às enterotoxinas do *Bacillus cereus* e *Clostridium perfringens* (Quadro 1.93). A dor abdominal é moderada ou intensa, a diarréia é aquosa, em geral não há febre ou é baixa.

Há também resolução da sintomatologia em 24 horas na maioria dos pacientes.

As manifestações clínicas das infecções intestinais associadas a bactérias e vírus enteropatogênicos habitualmente demoram mais para aparecer. É o período necessário para que elas colonizem e atuem na mucosa gastrintestinal.

Os casos típicos de cólera são caracterizados por vômitos e diarréia aquosa e volumosa, com aspecto de "água de arroz". Habitualmente, não há febre, ou é baixa. Se as perdas hidroeletrolíticas não forem repostas prontamente, o paciente evolui para desidratação grave e a seguir choque hipovolêmico, acidose metabólica e coma. Entretanto, a maioria das pessoas infectadas é assintomática ou apresenta sintomatologia leve, indistinguível da doença diarréica causada por outros microrganismos. A duração do quadro é mais prolongada, de três a cinco dias.

Diarréia associada a febre, cólicas abdominais, vômitos e fezes com muco e sangue está presente em grande parte dos pacientes com doença causada por microrganismos invasores, como a *Shigella* spp., a *Salmonella enteritidis* e a *Escherichia coli* invasora. No caso da *Salmonella enteritidis*, o período de incubação e a gravidade do quadro clínico estão relacionados ao inóculo presente no alimento. Quanto maior for o inóculo, mais curto será o período de incubação e mais grave a doença. Em um surto de salmonelose veiculada por alimentos em funcionários do Instituto da Criança, que fizeram sua refeição em um restaurante nas proximidades, os quatro hospitalizados tiveram o início da sintomatologia até 6 horas após a ingestão de maionese ou salpicão de galinha preparado com maionese. A coprocultura de três deles revelou *Salmonella enteritidis*.

A doença associada à *Escherichia coli* êntero-hemorrágica (sorotipo O157:H7) inicia-se com diarréia aquosa e dores abdominais intensas. Após dois a três dias aparece a enterorragia. A febre está presente em cerca de um terço dos casos. Pode complicar-se com a síndrome hemolítico-urêmica e a púrpura trombocitopênica trombótica, em particular, nas crianças e nos idosos.

O botulismo veiculado por alimentos pode iniciar-se abruptamente ou a instalação da sintomatologia ser gradual, em alguns dias. Após manifestações gastrintestinais leves, instala-se a paralisia flácida, descendente e simétrica, com início na musculatura bulbar e depois na somática. As crianças de mais idade e os adultos queixam-se de diplopia, visão borrada, boca seca, disfagia e exibem disfonia e disartria. Nos lactentes, o botulismo infantil manifesta-se por obstipação intestinal, acompanhada por letargia, recusa alimentar, choro fraco, paralisias oculares, fraqueza e hipotonia generalizada. Nessa forma de botulismo, ocorre infecção intestinal

Quadro 1.93 – Principais síndromes clínicas associadas a doenças veiculadas por alimentos e os agentes etiológicos mais comumente associados a cada uma delas.

Síndrome clínica	Período de incubação (horas)*	Agentes etiológicos
Náuseas e vômitos	< 1-6	*S. aureus*, *B. cereus* (toxina emética)
Cólicas abdominais moderadas e intensas e diarréia aquosa	8-24	*B. cereus* (enterotoxina) *C. perfringens*
	24-48	Calicivírus *E. coli* enterotoxigênica *V. cholerae* O1 e O139
Diarréia, febre, cólicas abdominais e fezes com sangue e muco	24-72	*Salmonella enteritidis*, *Shigella* spp., *C. jejuni*, *E. coli* invasora, *Y. enterocolitica*, *V. parahaemolyticus*
Diarréia, cólicas abdominais intensas e enterorragia	72-120	*E. coli* êntero-hemorrágica
Gastrintestinal e depois visão borrada, boca seca, disartria, diplopia, paralisia descendente e simétrica	18-36	*C. botulinum* (toxina pré-formada no alimento)

* Período de incubação mais freqüente.

Fonte: American Academy of Pediatrics. Red Book, 1997.

pelo *Clostridium botulinum* e aí há produção da neurotoxina, ao contrário do veiculado por alimentos, quando o paciente ingere a toxina pré-formada.

Diagnóstico laboratorial

O diagnóstico definitivo da etiologia da doença gastrintestinal depende do isolamento e da identificação dos microrganismos em culturas de fezes, da visualização de trofozoítas, cistos ou oocistos no exame microscópico das fezes e, algumas vezes, da demonstração de fatores de virulência dos patógenos envolvidos. Alguns exames, devido a sua complexidade, só são realizados em laboratórios de referência ou de investigação. A comprovação da etiologia é importante não somente para o tratamento dos indivíduos doentes, mas também para que medidas preventivas sejam tomadas, em particular durante as epidemias. O quadro 1.94 mostra os principais testes laboratoriais que devem ser realizados para a elucidação diagnóstica. Devido à variedade de microrganismos envolvidos, os dados clínicos e epidemiológicos são imprescindíveis para a seleção dos exames.

Diagnóstico diferencial

Inclui as intoxicações alimentares decorrentes da ingestão de toxinas de plantas e animais, além dos metais pesados presentes em bebidas ácidas (Quadro 1.95). Habitualmente, o período de incubação é curto, menor do que 6 horas, e as manifestações gastrintestinais estão associadas a quadros neurológicos e sistêmicos que orientam o diagnóstico. Deve-se procurar na história a ingestão de cogumelos selvagens, peixes e frutos do mar.

Quadro 1.94 – Principais exames laboratoriais para o diagnóstico das doenças veiculadas por alimentos.

Agente	Exames laboratoriais
Bacillus cereus	Cultura do alimento – se houver > 10^5 colônias/g de alimento é feito o diagnóstico
Calicivírus	Microscopia eletrônica das fezes; RT-PCR para a detecção do RNA viral nas fezes e alimentos (mais sensível do que a microscopia). Testes imunoenzimáticos para a detecção de antígenos virais nas fezes ou anticorpos séricos
Campylobacter jejuni	Diagnóstico presuntivo: exame microscópico das fezes Diagnóstico: cultura de fezes em meios seletivos (avisar o laboratório da suspeita)
Clostridium botulinum	Ensaio biológico em camundongo – neutralização da toxina – no soro e fezes de doentes e em alimentos Cultura de fezes e alimentos em meios seletivos
Clostridium perfringens	Cultura de fezes: > 10^6 colônias/g de fezes dentro de 48 horas após o início da doença Cultura de alimentos: > 10^5 colônias/g de alimento Detecção da enterotoxina nas fezes
Cryptosporidium spp.	Microscopia das fezes – oocistos PCR para a detecção em alimentos
Escherichia coli Enterotoxigênica Invasora Êntero-hemorrágica	Toxina termolábil ensaio em células Y1. DNA sonda Toxina termoestável, ensaio biológico em camundongos recém-nascidos ou DNA sonda Cultura, sorotipagem e testes de invasão em conjuntiva de cobaia Cultura, sorotipagem e testes para a detecção de citotoxina nas culturas e diretamente nas fezes (DNA sonda, PCR e ensaio imunoenzimático)
Giardia lamblia	Identificação de trofozoítas ou cistos na microscopia direta de fezes ou fluido duodenal ou pesquisa de antígenos por testes imunoenzimáticos
Salmonella spp.	Cultura de fezes e do alimento e sorotipagem (a classificação da espécie é feita em laboratórios de referência)
Shigella spp., *V. cholerae,* *V. parahaemolyticus* e *Yersinia enterocolitica*	Cultura de fezes e dos alimentos A pesquisa das toxinas do *V. cholerae* e a tipagem são feitos em laboratórios de referência
S. aureus	Diagnóstico de surto: isolamento do mesmo fagotipo ou tipo eletroforético nas fezes ou vômitos dos pacientes e no alimento implicado

PCR = "polymerase chain reaction". RT = "reverse transcriptase".

Quadro 1.95 – Diagnóstico diferencial de doenças infecciosas veiculadas por alimentos.

Síndrome clínica	Período de incubação (horas)*	Causas
Resposta histamínica e sintomatologia gastrintestinal	< 1	Histamina (escombróide) presente em peixes: peixe azul, bonito, atum
Náuseas e vômitos	< 1-6	Metais pesados (cobre, zinco, cádmio) em bebidas ácidas
Neurológica, incluindo parestesias e manifestações gastrintestinais	0-6	Tetradotoxina (ciguatera) presente em peixes como barracuda e garoupa Compostos paralisantes ou neurotóxicos de moluscos e ostras Glutamato monossódico (comida chinesa)
Neurológica e manifestações gastrintestinais	0-2	Toxinas de cogumelo (início precoce)
Intoxicação com metemoglobinemia	6-12	Cogumelos (início tardio)
Síndrome hepatorrenal	6-12	Cogumelos (início tardio)

* Período de incubação mais freqüente.

Fonte: American Academy of Pediatrics. Red Book, 1997.

A ingestão de peixes das famílias Scombresocidae ou Scrombidae (peixe azul, atum, bonito) resulta em intoxicação se tiverem mais que 20mg de toxina por 100g de carne. As manifestações clínicas são de instalação rápida (10 minutos a 2 horas) após a ingestão, e a sintomatologia associada à diarréia e aos vômitos, decorrentes da histamina (vermelhidão, urticária, tonturas, sudorese facial, taquicardia), auxilia o diagnóstico diferencial com os quadros de origem infecciosa.

As intoxicações por ciguatoxina têm início entre 2 a 6 horas após a ingestão do alimento, e o quadro clínico é bifásico – inicialmente, há diarréia, dores abdominais e vômitos. Depois de algumas horas, aparecem mialgias, disestesias (reversão das sensações de quente e frio) e, nos casos graves, hipotensão e bradicardia.

Os moluscos, que se alimentam por filtração, podem concentrar dinoflagelados responsáveis pela maré vermelha, que contêm várias neurotoxinas potentes, e a saxitoxina é a mais importante. Parestesias ao redor da boca ou nas extremidades, vertigem, ataxia e sensação de flutuação ocorrem seguindo-se ao quadro intestinal.

Os cogumelos selvagens produzem inúmeras toxinas, algumas delas são ciclopeptídeos responsáveis por quadros letais de síndrome hepatorrenal. Em geral, 24 a 48 horas após a ingestão aparecem icterícia, insuficiência renal e coma. O início do quadro é indistinguível das outras intoxicações, mas a diarréia é profusa.

A monometil-hidrazida, presente em espécies de Gyromitra, cogumelo selvagem, inibe a produção de ácido gama-aminobutírico no sistema nervoso central, causando convulsões ou depressão, e oxida o ferro da hemoglobina, resultando em metemoglobinemia.

COMPLICAÇÕES CRÔNICAS

Além da sintomatologia aguda, habitualmente, comprometendo o trato gastrintestinal, várias manifestações crônicas podem ser associadas a patógenos veiculados por alimentos.

Esses processos crônicos podem não estar relacionados à doença aguda e ocorrer mesmo após a resolução bem-sucedida da infecção primária. A resposta do hospedeiro parece ter um papel preponderante no desencadeamento das manifestações crônicas. Por exemplo, pessoas que possuem o antígeno B27 da classe principal dos antígenos de histocompatibilidade têm um risco mais elevado de apresentar espondiloartropatias soronegativas após as infecções gastrintestinais por enterobactérias gram-negativas.

As principais doenças crônicas associadas a microrganismos veiculados por alimentos são reumatológicas, tireoidite auto-imune, doença inflamatória intestinal, doenças renais, neurológicas, neuromusculares, cardiovasculares e problemas gastrintestinais e nutricionais crônicos.

A Yersinia enterocolitica, Y. pseudotuberculosis, Shigella flexneri, S. dysenteriae, Salmonella spp., o Campylobacter jejuni e a Escherichia coli podem causar artrite asséptica ou reativa após a infecção intestinal. Em populações predispostas geneticamente, a Y. enterocolitica desencadeia sintomatologia articular debilitante que pode durar anos.

A tireoidite auto-imune foi associada à Y. enterocolitica sorotipo O3 de início, mas cepas avirulentas de Yersinia também podem compartilhar os mesmos epitopos que causam reação cruzada com o receptor da tireotrofina. Hipotireoidismo grave foi observado em pacientes com giardíase intestinal crônica.

O Mycobacterium paratuberculosis, agente da doença em ruminantes, foi associado à doença de Crohn. O veículo parece ser o leite, de onde o microrganismo foi isolado e identificado, mesmo após a pasteurização.

A síndrome hemolítico-urêmica, caracterizada por insuficiência renal aguda, trombocitopenia e anemia hemolítica, é vista em crianças com diarréia por E. coli O157:H7 e outras cepas produtoras de citotoxinas "shiga-like".

A síndrome de Guillain-Barré, uma polirradiculoneuropatia subaguda, inflamatória e desmielinizante, pode estar associada à infecção pelo Campylobacter jejuni.

Encefalopatia crônica causada pelo Toxoplasma gondii é verificada em recém-nascidos de mães que tiveram a infecção aguda na gravidez e também em pessoas imunocomprometidas, em particular nos pacientes com AIDS.

Vários microrganismos enteropatogênicos veiculados pela água e alimentos estão relacionados a síndromes de má absorção intestinal, diarréia crônica e desnutrição. Merecem destaque as enterobactérias, o rotavírus, a Giardia lamblia e o Cryptosporidium spp.

TRATAMENTO

A terapêutica de suporte é a única necessária na maioria dos pacientes com doenças veiculadas por alimentos com manifestações gastrintestinais.

Três aspectos são importantes:

1. reposição das perdas hidroeletrolíticas por via oral, com soro de reidratação, ou por via parenteral se houver desidratação grave;
2. não utilizar agentes obstipantes ou inibidores da motilidade intestinal que retardam o trânsito e aumentam o tempo de contato dos fatores de virulência dos microrganismos envolvidos com a mucosa, podendo resultar em agravamento ou prolongar a duração da doença;
3. os antimicrobianos só devem ser usados em situações especiais (Quadro 1.96).

Os antimicrobianos não encurtam a duração da doença e prolongam o tempo de excreção das salmonelas. São recomendados somente na febre tifóide, em pacientes imunocomprometidos ou quando houver doença invasiva (sepse, meningite, osteomielite etc.).

O uso de antimicrobianos para o tratamento da colite hemorrágica associada às E. coli êntero-hemorrágicas é controverso.

Nas infecções agudas associadas a espécies de Shigella e Vibrio cholerae (casos graves), os antimicrobianos encurtam a duração da doença e a excreção fecal do microrganismo.

Alguns protozoários, como a Giardia lamblia e a Ciclospora cayetanensis, merecem tratamento. Os agentes terapêuticos disponíveis têm pouca ação sobre o Cryptosporidium spp. e não se mostraram eficazes na terapêutica em crianças imunocompetentes. A paramomicina e a azitromicina mostraram-se benéficas em um número limitado de pacientes imunocomprometidos.

A terapêutica do botulismo veiculado por alimentos é de suporte nutricional e respiratório. O paciente deve ser posicionado no leito, de modo a facilitar a drenagem de secreções e a mecânica respiratória. A intubação traqueal está indicada se houver sinais clínicos e laboratoriais de fadiga respiratória ou perigo de aspiração. A alimentação por sonda nasogástrica ou nasojejunal, além de evitar as complicações infecciosas da nutrição parenteral, aumenta a peristalse e auxilia a eliminação da toxina botulínica ainda não absorvida.

Os antimicrobianos só devem ser empregados quando houver complicações infecciosas. Lembrar que os aminoglicosídeos potencializam o bloqueio neuromuscular desencadeado pela toxina botulínica.

A antitoxina de origem bovina deve ser administrada logo que se tenha o diagnóstico clínico de botulismo, após teste de sensibilidade. Cerca de 20% das pessoas tratadas desenvolvem hipersensibilidade ao soro de cavalo.

PREVENÇÃO

Recomenda-se a cloração da água e medidas educativas para que a contaminação do solo e dos alimentos seja evitada desde a produção, distribuição e o transporte final ao consumidor.

Quadro 1.96 – Principais antimicrobianos utilizados para o tratamento de infecções intestinais.

Microrganismo	Opções terapêuticas

Shigella spp.
  Cepas sensíveis ao SMZ-TMP
  Cepas resistentes ao SMZ-TMP ou de
  sensibilidade desconhecida
	40mg/kg/dia (SMZ), por via oral, divididos em duas doses diárias, durante cinco dias
	Ácido nalidíxico: 50mg/kg/dia, por via oral, divididos em quatro doses diárias, durante cinco dias
	Ceftriaxona: 50mg/kg/dia, por via intramuscular, dose única diária, durante cinco dias
	Cefixima: 8mg/kg/dia, por via oral, divididos em duas doses diárias, durante cinco dias

V. cholerae O1	Doxiciclina: 6mg/kg, por via oral, em dose única Tetraciclina: 50mg/kg/dia, por via oral, divididos em quatro doses diárias, durante três dias Furazolidona: 5mg/kg/dia, por via oral, divididos em quatro doses diárias, durante três dias (preferível para gestantes) SMZ-TMP: 40mg/kg/dia (SMZ), por via oral, divididos em duas doses diárias, durante três dias (o *V. cholerae* O139 habitualmente é resistente)
Giardia lamblia	Metronidazol: 15mg/kg/dia, por via oral, divididos em três doses diárias, durante sete dias (dose máxima 750mg/dia) Furazolidona: 5mg/kg/dia, por via oral, divididos em quatro doses diárias, durante 10 dias (dose máxima 400mg/dia)

SMZ -TMP = sulfametoxazol-trimetoprima.

A higiene pessoal dos manipuladores de alimentos e os cuidados com a conservação em restaurantes e nos domicílios exigem medidas educativas e, muitas vezes, de controle.

Alguns outros aspectos merecem consideração especial, como a refrigeração dos alimentos, a pasteurização do leite, o controle dos frutos do mar e dos abatedores de animais e aves.

Infelizmente, os pontos de contaminação são inúmeros, desde a produção até chegar à mesa do consumidor. Estes podem diminuir o seu risco evitando determinados alimentos como ovos e frutos do mar crus e carne malcozida, em especial os hambúrgueres.

BIBLIOGRAFIA

1. COMMITTEE ON INFECTIOUS DISEASES – American Academy of Pediatrics. 1997 Red Book: Report of the Committee on Infectious Diseases. 24th ed., 1997. 2. LINDSAY, J.A. – Chronic sequelae of foodborne diseases. *Emerging. Infect. Dis.* **3**:443, 1997. 3. PICKERING, L.K. & CLEARY, T.G. – Approach to patients with gastrointestinal tract infections and food poisoning. **In** Feigin, R.D. & Cherry, J.D. *Textbook of Pediatric Infectious Diseases*. Philadelphia, Saunders, 1998. p. 567. 4. TAUXE, R.V. – Emerging foodborne diseases: an evolving public health challenge. *Emerging, Infect. Dis.* **3**:425, 1997.

---

3   Doenças Exantemáticas

HELOISA HELENA SOUSA MARQUES
PEDRO TAKANORI SAKANE

Muitas doenças infecciosas apresentam na sua evolução lesões de pele, conhecidas como exantemas. Em algumas delas, a erupção cutânea é uma característica dominante no quadro e conhecida como *doenças exantemáticas*. A análise do tipo da lesão, dos sinais e sintomas concomitantes e a epidemiologia podem levar, algumas vezes, ao diagnóstico etiológico sem necessidade de exames laboratoriais complementares, como acontece no sarampo, na varicela, na doença mãos-pés-boca. Em outras, apenas os exames laboratoriais permitem o diagnóstico etiológico seguro, como acontece com os enterovírus, os adenovírus, a rubéola etc. e finalmente existem aquelas em que o diagnóstico é feito pelo preenchimento de certos critérios e exclusão de outras doenças, como na doença de Kawasaki, por não haver metodologia disponível para a determinação do agente etiológico.

As doenças exantemáticas denominadas *clássicas* eram em número de seis, quais sejam: 1. sarampo; 2. escarlatina; 3. rubéola; 4. doença de Filatow-Dukes (hoje não mais considerada como entidade nosológica separada); 5. eritema infeccioso; e 6. exantema súbito. Essas doenças tinham como característica comum o tipo de erupção maculopapular. Outras que são tidas como clássicas são a varicela e a extinta varíola. Afora essas mais conhecidas, hoje, com a

evolução dos recursos laboratoriais, tem-se reconhecido a etiologia de muitas outras doenças, infecciosas ou não, que na sua evolução podem apresentar erupções cutâneas.

Este capítulo resumirá as principais doenças infecciosas que evoluem com exantema.

TIPOS DE EXANTEMA

Os microrganismos podem causar erupção cutânea por: 1. invasão e multiplicação direta na própria pele, como, por exemplo, na infecção pelo vírus da varicela zoster, do herpes simples; 2. ação de toxinas, como na escarlatina, estafilococcias; 3. ação imunoalérgica com expressão na pele, mecanismo mais freqüente nas viroses exantemáticas; 4. lesão vascular, como na meningococcemia, febre purpúrica brasileira. Em geral, esses mecanismos coexistem e manifestam-se como:

– *máculas*, que são lesões planas, não-palpáveis;
– *pápulas*, lesões pequenas, perceptíveis ao tato;
– *nódulos*, lesões maiores;
– *vesículas*, lesões pequenas com conteúdo líquido;
– *bolhas*, que são vesículas maiores;

- *pústulas*, quando o líquido é purulento;
- *placas* são lesões planas, elevadas e grandes e que quando são pruriginosas têm o nome de *urticariformes*;
- *eritematosa*, quando a lesão tem cor avermelhada;
- *purpúrica*, quando existe extravasamento de sangue, podendo ser *petequiais*, sangue em pequena quantidade, e *equimóticas*, em quantidade maior;
- *morbiliforme*, quando existem áreas de pele sã entre as lesões, e *escarlatiniforme*, quando o acometimento é difuso.

PRINCIPAIS CAUSAS DAS DOENÇAS EXANTEMÁTICAS DA INFÂNCIA

No quadro 1.97 estão resumidos os tipos de exantema e suas causas.

Quadro 1.97 – Tipos de exantema e suas causas.

Virais	Não-virais
Maculopapular	
Sarampo	Escarlatina
Sarampo atípico	Síndrome de choque tóxico
Rubéola	Doença de Kawasaki
Eritema infeccioso	Febre maculosa brasileira
Exantema súbito	Reação medicamentosa
Mononucleose infecciosa	Toxoplasmose
Vírus Coxsackie	Miliária rubra
Vírus ECHO	
Citomegalovirose	
Petequiais	
Sarampo atípico	Febre maculosa brasileira
Vírus Coxsackie	Meningococcemia
Vírus ECHO	Coagulopatias
Febres hemorrágicas	Escorbuto
Doença citomegálica	Reação medicamentosa
Rubéola congênita	Endocardite subaguda
	Toxoplasmose congênita
	Febre purpúrica brasileira
Papulares	
Síndrome de Gianotti-Crosti	
Verruga	
Moluscum contagiosum	
Vesiculares	
Varicela	Urticária papular
Herpes zoster	Impetigo
Herpes simples	Picada de inseto
Eczema herpeticum	Reação medicamentosa
Vírus Coxsackie	Dermatite herpetiforme
Vírus ECHO	
Sarampo atípico	

Modificado de Bligard e Millikan.

A síndrome de Gianotti-Crosti é também conhecida como acrodermatite papular da infância; é uma erupção inespecífica primariamente associada à infecção pelo vírus da hepatite B. Ocorre em geral nas crianças entre 2 e 6 anos de idade, com aparecimento súbito de uma erupção monomórfica, eritematopapular, não-pruriginosa, com pápulas de 1 a 5mm de diâmetro, com o topo achatado e que ocupa simetricamente face, nádegas e extremidades. As lesões permanecem por 15 a 20 dias e depois desaparecem, deixando uma descamação. Linfonodomegalia axilar e inguinal pode ser notada por dois a três meses durante o curso da doença, juntamente com uma hepatomegalia moderada. Nos casos relacionados com o vírus da hepatite B, as alterações de transaminases começam a aparecer uma a duas semanas após o surgimento da dermatopatia. Outros agentes envolvidos nessa síndrome são os enterovírus, particular-

mente o coxsackie A-16, vírus Epstein-Barr, o citomegalovírus, vírus da hepatite A, o vírus da parainfluenza e estreptococo beta-hemolítico do grupo A. Quando a síndrome é causada por esses outros agentes, eventualmente as lesões podem ser pruriginosas e papulovesiculares e acompanhadas de sintomas gerais, como febre e mal-estar.

No Brasil, a ocorrência de doenças causadas por riquétsias não é muito alta. A única riquetsiose autóctone é a febre maculosa brasileira, causada pela *Rickettsia rickettsii*, o mesmo causador da febre maculosa das Montanhas Rochosas dos Estados Unidos. A doença é transmitida por mordida de carrapatos e inicia-se entre dois e oito dias após o contato. O início da doença pode ser gradual ou abrupto, com febre e cefaléia intensa. Os sinais cutâneos aparecem no segundo ou terceiro dias de evolução, começando como máculas esbranquiçadas nos punhos e nos tornozelos. As lesões disseminam-se rapidamente, tornando-se máculas ou pápulas petequiais ou purpúricas, atingindo as partes proximais dos membros e em seguida o tronco. Nota-se ainda hiperemia conjuntival.

O diagnóstico rápido é feito pela biopsia da lesão da pele para pesquisa de microrganismos pela técnica de imunofluorescência direta. Os testes sorológicos demoram pelo menos uma semana para se positivar.

O tratamento é feito com a tetraciclina, em crianças maiores e com o cloranfenicol para as menores de 9 anos.

Os enterovírus são causa freqüente de exantemas na infância, sendo que essas manifestações de pele podem ser de qualquer tipo, como maculopapular, vesicular, petequial, urticariforme. A apresentação característica dessa virose é a doença mãos-pés-boca, causada pelos Coxsackie A16, A5, A7, A9, A10, B2, B3, B5 e o enterovírus 71. O exantema de Boston, causado pelo ECHO 16, é outra doença bem característica do enterovírus e apresenta-se acompanhado por lesões ulceradas nas amígdalas e no palato mole, semelhante àquelas encontradas na herpangina.

As outras doenças infecciosas anteriormente listadas são discutidas nos capítulos correspondentes.

No quadro 1.98 há um resumo das principais doenças que acometem as crianças e que podem apresentar exantema durante sua evolução.

AVALIAÇÃO DE UMA CRIANÇA COM DOENÇA EXANTEMÁTICA

Como em qualquer outra doença, ao avaliar uma criança com doença exantemática, é necessário seguir o roteiro de anamnese própria para a infância. Muitas vezes, uma história bem detalhada pode fornecer um diagnóstico, evitando exames desnecessários.

Na identificação, a idade e a raça podem fornecer pistas, pois a doença de Kawasaki, por exemplo, é mais comum em crianças de origem oriental de até 5 anos; o exantema súbito ocorre até os 6 anos de idade; na obtenção dos dados sobre a febre, devem ser anotados seu início, se súbito ou insidioso, características (alta, baixa, intermitente, remitente, contínua ou errática), duração entre seu início e o aparecimento da erupção cutânea; sintomas e sinais que a acompanham (calafrios, sudorese, mal-estar, mialgias, artralgias, alterações de sensório); adenomegalias (anotar características, relação com o início do exantema). O exantema deve ser minuciosamente explorado: tipo, local de início, sua disseminação, comportamento da curva térmica, presença de outros sintomas e sinais associados, como, por exemplo, desaparecimento da febre coincidindo com a erupção (roséola), acentuação dos sintomas catarrais e da temperatura com início do exantema (sarampo), meningite linfomonocitária (enterovírus) etc.

Também é muito importante pesquisar os dados epidemiológicos, principalmente contato com pessoas doentes (tuberculose, sarampo), uso de medicamentos (erupção por drogas) e inclusive viagens.

Quadro 1.98 – Principais doenças exantemáticas da infância e suas características.

Doença (etiologia)	Idade mais comum	Pródromo	Morfologia	Distribuição	Sinais associados	Diagnóstico
Virais						
Sarampo (vírus do sarampo)	Lactentes até adultos	Febre, tosse, coriza, conjuntivite	EMP morbiliforme; as lesões tornam-se confluentes e descamam	Início atrás da orelha, evoluem para o tronco e extremidades	Manchas de Koplik, toxemia, fotofobia, tosse, febre	Clínico, sorologia: imunofluorescência para IgM específica
Rubéola (vírus da rubéola)	Crianças até adultos	Mal-estar, febre baixa	EMP, morbiliforme, não confluente	Início na face, evolui para o tronco	Adenopatia retroauricular e occipital, artralgia	Pesquisa de IgM, elevação de IgG
Eritema infeccioso (parvovírus B19)	5-15 anos	Geralmente ausente	Eritema de bochechas, eritema rendilhado ou EMP	Áreas expostas: rosto, face, região extensora dos membros	Fotossensibilidade, artrite, cefaléia, mal-estar	Clínico, sorologia
Roséola (*herpesvírus 6 e 7*)	6 meses a 3 anos	Febre alta por 3 a 4 dias	EMP, o início coincide com a queda da febre	Rosto, tronco, persiste por horas até 3 dias	Irritabilidade, convulsão, adenopatia cervical	Clínico, sorologia
Varicela (vírus da varicela zoster)	1 a 14 anos	Geralmente ausente nas crianças; sintomas gerais em adultos	Máculo vesicular que evolui para crosta	Face, tronco, menor número nas extremidades; couro cabeludo e mucosas	Febre, prurido, adenomegalia	Clínico, microscopia eletrônica, sorologia para pesquisa de IgM e IgG
Enterovírus	Crianças pequenas	Febre, sintomas gerais	Variável: EMP, petequial, vesicular	Generalizada	Febre, miocardite, encefalite, pleurodínea, dmpb, herpangina	Cultura de vírus nas fezes, orofaringe, LCR mais sorologia na fase aguda/convalescente
Adenovírus	5 meses a 5 anos	Febre, sintomas de IVAS	Rubeoliforme ou morbiliforme, roseoliforme	Generalizada	Febre, tosse, faringite, conjuntivite, pneumonia	Pesquisa de vírus na secreção de nasofaringe, sorologia
Mononucleose (vírus Epstein-Barr)	Qualquer idade	Febre, dor de garganta, adenome-galia cervical	EMP	Tronco, extremidades, acentuação com uso de amoxicilina	Febre, adenomegalia cervical, HEM, dor de garganta	Sorologia, IgM para EBVCA
Dengue (vírus da dengue)	Qualquer idade	Febre, mialgia	Na primeira exposição, EMP; na segunda, petequial, purpúrico	Tronco, generalizado	Febre, mialgia, artralgia ("febre quebra-ossos")	Sorologia
Bacterianas						
Síndrome da pele escaldada (*S. aureus*)	Recém-nascidos e lactentes	Nenhum	Eritematobolhosa	Generalizada, descamação perioral	Febre, rinite, conjuntivite	Clínico, cultura de *S. aureus*
Síndrome de choque tóxico estafilocócico (*S. aureus*)	Adolescentes, adultos jovens	Nenhum	Eritematoso	Generalizada	Febre, hipotensão, mucosite, mialgia, diarréia, vômitos, queda do estado geral, alterações de função renal e hepática	Preenchimento de critérios (ver capítulo Estafilococcias)
Síndrome de choque tóxico estreptocócico (*S. pyogenes*)	Adultos jovens	Lesões de partes moles	Eritematoso	Generalizada	Febre, hipotensão, alterações de função renal e hepática, coagulopatia, SARA	Clínico, isolamento de *S. pyogenes*, preenchimento de critério (ver capítulo Estreptococcias)

Quadro 1.98 – Principais doenças exantemáticas da infância e suas características (continuação).

Doença (etiologia)	Idade mais comum	Pródromo	Morfologia	Distribuição	Sinais associados	Diagnóstico
Bacterianas						
Escarlatina (S. pyogenes)	Idade escolar	Febre e dor de garganta ou lesões de pele ou cirurgia	EMP, escarlatiniforme	Generalizada, poupando região perioral, acentuação das pregas cutâneas, descamação lamelar	Amigdalofaringite; febre, petéquias no palato, língua em framboesa	Clínico, hemograma com leucocitose, neutrofilia, eosinofilia, isolamento de S. pyogenes
Meningococcemia (Neisseria meningitidis)	Qualquer idade, principalmente < 5 anos	Febre, irritabilidade, vômitos, cefaléia	Petéquias, púrpuras	Tronco, extremidades, mucosa	Sinais de irritação meníngea, hipotensão, choque, CIVD	Hemocultura, exame de LCR
Síndrome de Gianotti-Crosti (vírus da hepatite B, EBV, enterovírus)	1 a 6 anos	Geralmente ausente	Pápulovesicular	Face, braços, pernas, nádegas, poupa e dorso	Linfadenite cervical, hepato-esplenomegalia	Clínico, sorologia para cada etiologia
Arcanobacteriose (Arcanobacterium haemolyticum)	Escolares	Febre, dor de garganta	EMP escalatiniforme	Face extensora dos membros	Febre, prostração, faringoamigdalite exsudativa	Cultura de orofaringe
Lues secundária (Treponema pallidum)	Adolescentes e adultos	Febre, mal-estar, adenomegalia	EMP ou pustular	Generalizada, comprometendo palma das mãos e planta dos pés	Febre, adenomegalia, hepatoesplenomegalia	Sorologia: laboratório de pesquisa em doenças venéreas, FTABS
Micoplasmose (Mycoplasma pneumoniae)	Qualquer idade	Febre, tosse	EMP	Generalizada	Febre, dor de garganta, tosse, pneumonite	Radiografia de tórax, sorologia
Febre purpúrica brasileira (Haemophilus aegyptius)	3 meses a 10 anos	Conjuntivite, febre, vômitos, dor abdominal	Petéquias, púrpuras, EMP	Generalizada	Hipotensão, estado geral grave, CIVD, choque	Isolamento do germe
Febre tifóide (Salmonella typhi)	Qualquer idade	Febre, cefaléia, distúrbio intestinal	EMP tênue (roséola tífica)	Tronco	HEM, febre, alteração do sensório	Isolamento do germe, reação de Vidal
Outros						
Febre maculosa brasileira (Rickettsia rickettsii)	Qualquer idade	Febre, mal-estar, cefaléia	EMP, petequial, purpúrico	Punhos, cotovelo, região palmoplantar, tronco	Alterações do SNC, pneumonite, miocardite, conjuntivite	Clínico-epidemiológico, biópsia de lesão, sorologia
Doença de Kawasaki	6 meses a 5 anos	Febre, irritabilidade, hiperemia conjuntival	Polimorfonuclear	Generalizado, hiperemia e edema palmoplantar, acentuação perineal	Queilite, glossite, adenomegalia cervical, descamação na ponta dos dedos	Clínico, preenchimento de critérios (ver capítulo Doença de Kawasaki)

EMP = exantema maculopapular.
HEM = hepatoesplenomegalia.
CIVD = coagulação intravascular disseminada.
SARA = síndrome da angústia respiratória do adulto.

LCR = líquido cefalorraquidiano.
dmpb = doença mãos-pés-boca.
EBV = vírus Epstein-Barr.

O médico deve ter uma noção das principais doenças infecciosas que possam estar ocorrendo na região visitada, argüir também o programa que realizou, como visitas a cavernas, banho em "lagoas de coceira", que sugerem doenças como esquistossomíase aguda e histoplasmose. Contato com animais, domésticos ou não, com insetos, enchentes, pode fornecer pistas importantes, como riquetsioses, doença de Lyme, malária, dengue, febre amarela, leptospirose etc. A exposição ao sol é um dado importante em pediatria, porque as crianças, com a pele mais sensível, "queimam-se mais facilmente (eritema solar) ou podem apresentar alergia a protetor solar (eritema tóxico, por drogas) e ainda, miliária rubra, ou a reacerbação do exantema no caso do eritema infeccioso.

A história vacinal deve ser obtida e, quando possível, confirmada por carteira de imunizações.

O exame físico deve ser cuidadoso e evolutivo, pois muitos sinais podem aparecer na evolução da doença, como a adenopatia em toxoplasmose, a erupção cutânea na febre tifóide. Durante a realização do exame físico, é muito importante observar o estado geral do paciente, pois algumas doenças exantemáticas têm evolução extremamente rápida, como a meningococcemia, a febre purpúrica brasileira, o choque infeccioso. Anotar o tipo de exantema, presença de outros sinais, como adenomegalia, hepatoesplenomegalia, sinais flogísticos em articulações e em partes moles etc.

Quando a história, o exame físico e a epidemiologia não fornecerem o diagnóstico, devem ser solicitados os exames laboratoriais, cuja finalidade pode ser a de confirmar o diagnóstico ou detectar alguma complicação.

Dentre os exames mais solicitados na análise de uma criança com exantema está o hemograma, com contagem de linfócitos atípicos e de plaquetas. Nem sempre o hemograma oferece pistas, mas algumas vezes a alteração é considerada bastante "típica", como na síndrome da mononucleose, quando se observa leucocitose, linfocitose com presença de linfócitos atípicos; na febre tifóide, com leucopenia, neutrofilia, desvio à esquerda e anaeosinofilia; na doença de Kawasaki, com anemia, leucocitose, neutrofilia, desvio à esquerda, eosinófilos presentes, plaquetose na segunda semana.

A pesquisa do agente etiológico deve ser feita apenas após um raciocínio clínico, com base na história, exame físico, histórico epidemiológico e, pelo menos, com hemograma, e não solicitar outros exames a esmo. Deve ser lembrado que na maioria dos casos a sorologia na fase aguda apenas serve para comparar com a obtida na convalescência, pois poucas doenças apresentam anticorpos da classe IgG em títulos detectáveis no início da doença.

BIBLIOGRAFIA

1. BLIGARD, C.A. & MILLIKAN, L.E. – Acute exantems in children. *Postgrad. Med.* **79**:150, 1986. 2. FRIEDEN, I.J. & RESWICK, S.D. – Exantems in childhood. *Clin. Pediatr. North Am.* **4**:909, 1991. 3. MARQUES, H.H.S. & SAKANE, P.T. – Doenças exantemáticas na infância. In Sucupira et al. *Pediatria em Consultório*. 3ª ed., São Paulo, Sarvier, 1996, p. 487. 4. SCHLOSSBERG, D. & SCHULMAN, J.A. – Rash. In *Differencial Diagnosis of Infectious Diseases*. Baltimore, Willians & Wilkins, 1996, p. 133. 5. SUCCI, R.C.M. & MARQUES, S.R. – Diagnóstico diferencial das doenças exantemáticas. In Farhat, C.K. et al. *Infectologia Pediátrica*. São Paulo, Atheneu, 1993, p. 605.

Segunda Parte

Patologia da Nutrição e do Metabolismo

coordenador

Francisco R. Carrazza

colaboradores

Artur F. Delgado
Arý Lopes Cardoso
Ceres Concilio Romaldini
Ciro Bertoli
Durval Damiani
Eduardo Marcondes
Fernando Kok
Francisco R. Carrazza
José Lauro Araujo Ramos
Lucia Ferro Brick
Maria José Roncada
Maria Lucia de Moraes Bourroul
Marilisa Stenghel Fróes e Souza
Mário Cícero Falcão
Nuvarte Setian
Pedro de Alcantara
Sophia C. Szarfarc
Thais Della Manna
Vaê Dichtchekenian

1	Introdução ao Estudo dos
	Agravos Nutricionais

FRANCISCO R. CARRAZZA
EDUARDO MARCONDES
PEDRO DE ALCANTARA

O conceito da nutrição é muito amplo, tendo abrangência multidisciplinar. Como ciência, estuda os alimentos e os nutrientes, suas necessidades e o processo que os transforma e os incorpora no organismo vivo. Portanto, a nutrição tem como matéria-prima os alimentos, e como sede dos processos metabólicos, o organismo.

Alterações nutricionais podem afetar o organismo em parte ou como um todo. Exercendo-se a nutrição em todas as células do organismo, sobre todas influindo e de todas recebendo influência, não há setor do organismo em que, havendo comprometimento nutricional, não promova distúrbios orgânicos. Sua averiguação (avaliação do estado nutricional) é, para o pediatra, recurso valioso para conhecer a criança que assiste, inclusive sua resistência constitucional e sua vitalidade, bem como pelo modo por que se realiza sua alimentação, suas condições de psiquismo e de ambiente econômico e social.

CONCEITO DE DISTROFIA

Distrofia significa qualquer alteração do estado nutricional normal (*dys* = distúrbio e *trophe* = alimento, nutrição). As distrofias compreendem distúrbios da nutrição por carência (raquitismo, anemia, deficiência protéica etc.) e distúrbios por excesso (obesidade, hipervitaminoses etc.). Há tantas formas de distrofias quanto nutrientes no organismo. O termo distrofia, conceitualmente, exclui os distúrbios nutricionais agudos, como os referentes a água, eletrólitos e outros. O termo eutrofia caracteriza o estado nutricional normal. Dois grandes grupos de distrofias podem ser classificados quanto à origem da deficiência: distrofias primárias e secundárias. As formas primárias ocorrem por um distúrbio da ingestão, não havendo fator orgânico ou psíquico responsável por qualquer alteração do metabolismo. As formas secundárias ocorrem como conseqüência a qualquer tipo de doença, orgânica ou psíquica. Condições clínicas que afetam a ingestão, a absorção intestinal, o aumento da excreção, o aumento do metabolismo são suficientes para produzir distrofias secundárias. Distrofias mistas podem ocorrer quando há concomitância dos fatores primários e secundários. O quadro 2.1 apresenta uma classificação geral das principais distrofias.

Estado nutricional

Estado nutricional ou estado de nutrição representa as condições somáticas e funcionais do organismo, resultantes da integridade da função de nutrição. A avaliação do estado nutricinoal será tanto mais completa quanto mais detalhado for o estudo dos diferentes aspectos da função de nutrição de determinado indivíduo. Ao se atender uma criança, obtém-se apenas uma parcela dos conhecimentos do estado nutricional clínico, no qual se distinguem seus dois componentes, o somático e o funcional.

Quadro 2.1 – Classificação geral das principais distrofias.

Tipo	Nutriente	Distrofias
Por carência	Predominantemente energia e/ou proteína	Desnutrição
	Ferro	Anemia
	Vitamina A	Hipovitaminose A
	Vitamina C	Escorbuto
	Vitamina D	Raquitismo
	Outros	
Por excesso	Energia	Obesidade
	Vitaminas	Hipervitaminoses
	Outros	

Na avaliação clínica do estado nutricional, levam-se em conta a história das doenças (atual e pregressa), a história alimentar (atual e passada) e o exame clínico. Este, obrigatoriamente, deve acompanhar-se das medidas antropométricas e da descrição detalhada de manifestações físicas das deficiências ou dos excessos nutricionais específicos. As manifestações clínicas dos distúrbios nutricionais, sempre que possível, devem ser confirmadas por exames de laboratório. O quadro 2.2 apresenta os principais tópicos a ser investigados na avaliação do estado nutricional da criança.

Quadro 2.2 – Principais tópicos da avaliação do estado nutricional.

História clínica
Doenças atuais e pregressas
História alimentar atual e pregressa
Avaliação socioeconômica
Exame físico
Antropometria
Sinais de deficiências específicas
Avaliação laboratorial
Bioquímica, radiológica, tomográfica etc.
Estudo de parâmetros funcionais

Para uma orientação geral da escolha dos parâmetros a ser avaliados, a figura 2.1 mostra as relações entre os estágios de deficiência dos nutrientes e as repercussões no organismo. Assim, é lógico que, em um caso em que a deficiência nutricional é apenas incipiente, de nada adiantará avaliar-se anormalidades bioquímicas ou depleção de reservas do organismo, porque estarão normais. O estado nutricional clínico possui dois componentes: o somático e o funcional.

tação, hipotonia muscular – em suma, alteração de natureza tóxica das condições nutricionais e rapidamente instaladas. A esse quadro chamamos "dispepsia"; em virtude da multiplicidade de suas causas e de suas formas clínicas, chamamo-lo síndrome dispéptica. No caso, figurou-se a ingestão de alimento deteriorado, mas muitas outras causas podem deflagrar esse quadro toxêmico, as quais serão discriminadas no capítulo Síndrome Dispéptica, na terceira parte deste livro.

3. Desnutrição e síndrome dispéptica são as duas formas primordiais das perturbações nutricionais de maior freqüência na criança.

Tão diversas em sua exteriorização clínica, elas mantêm entre si estreitas relações de interdependência, e isso era de esperar do caráter unitário do organismo da criança.

Tais relações podem ser assim discriminadas:

a) A desnutrição é um quadro genérico de lesão do estado de nutrição da criança, causado por carência de ingestão ou de utilização de alimento, que se instala no decurso de uma ou mais semanas e caracterizado por manifestação de déficit de componentes somáticos e diminuição da vitalidade.

b) Essa diminuição da vitalidade é o componente mais importante da desnutrição e deve-se precisamente às más condições orgânicas e conseqüente deficiência de capacidades funcionais.

c) Síndrome dispéptica é um quadro clínico-toxêmico instalado em breve prazo.

d) Além do quadro toxêmico, a síndrome tem um componente de desnutrição: há anorexia, que restringe a ingestão; há vômitos, que devolvem alimento ingerido; há diarréia, que dificulta a digestão e a absorção; há desidratação, com a qual se perdem sais de valor plástico. A síndrome dispéptica é, pois, *também* um quadro de desnutrição, relativamente pouco acentuado em virtude da breve duração de seus fatores, mas nem por isso desprezível. Pode-se, pois, considerar a síndrome dispéptica um mecanismo rápido de desnutrição.

e) O componente tóxico da síndrome é mais grave que o de desnutrição e, inadequadamente tratado, determina importante mortalidade. Isso talvez seja a razão de os autores fazerem escassa ou nenhuma referência ao componente de desnutrição na síndrome dispéptica.

f) Cessados os fenômenos tóxicos, a criança não "se torna" desnutrida, e sim "continua" desnutrida. O componente de desnutrição surgido com a toxemia é menos grave que esta, mas é mais duradouro. A cessação dos fenômenos toxêmicos não significa a cura da criança, pois ainda há que recuperar as boas condições somáticas e a vitalidade e, conforme a intensidade do caso, a recuperação desta pode ser mais demorada que a daquelas.

g) A baixa de vitalidade na desnutrição é importante fator predisponente à síndrome, que raramente se instala com gravidade na criança com bom estado de nutrição.

h) Desnutrição e síndrome dispéptica são, pois, intimamente interdependentes, esta produzindo aquela e aquela predispondo a esta.

i) Em virtude da baixa de vitalidade que em ambas ocorre, o tratamento dietético e grande parte do tratamento auxiliar muito se assemelham nas duas formas de perturbação nutricional.

4. Por essa mútua dependência, desnutrição e síndrome dispéptica podem ocorrer em sucessão e/ou concomitância; por vezes, não é difícil, em criança repetidamente afetada em sua nutrição, identificar retrospectivamente ou acompanhar a sucessão. Esta pode ser figurada em esquema.

Representemos por E uma criança em boas condições de nutrição (*eutrófica* – boas condições somáticas, e *euérgica* – boas condições de vitalidade). Ela pode sofrer um agravo crônico (AC) que lhe afete de modo não-toxêmico o estado de nutrição, tornando-a desnutrida e disérgica, isto é, com baixa vitalidade (D). Ou ela pode sofrer um agravo agudo (AA) que determine uma síndrome dispéptica (SD), com seus componentes toxêmico e de desnutrição. Se a toxemia for funesta, teremos a morte (M); se não, cessará a toxemia, permanecendo o componente de desnutrição (D). Curadas a desnutrição e a disergia, restabelece-se E.

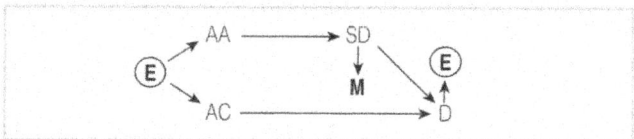

Enquanto desnutrida e por isso disérgica, a criança está mais sujeita a quaisquer agravos e o pentágono pode repetir-se:

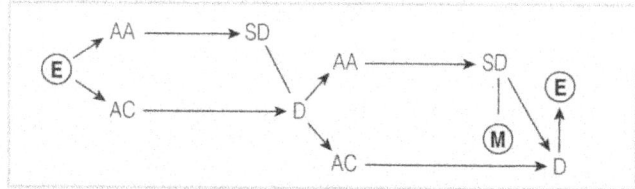

O pentágono pode repetir-se várias vezes, até que se restabeleça a normalidade (E), para eventualmente iniciar novo pentágono, ou mais de um em sucessão.

Cada novo E é melhor que o E inicial, pois cada um sobrevém a período de adestramento dos mecanismos de defesa e de adaptação, enquanto o E inicial era uma incógnita, pois não se sabia se exprimia elevada resistência constitucional ou se era devido à ausência de agravos, fortuita ou por desvelo assistencial. Agora que os agravos já sobrevieram e foram vencidos, pode-se melhor confiar no valor de E, com a ressalva da eventualidade (não configurada nos esquemas) de os agravos terem sido pouco intensos e de o tratamento ter precisado ser muito rigoroso, o que exprime resistência constitucional pouco intensa.

BIBLIOGRAFIA

1. ALCANTARA, P. – *Perturbações Nutritivas do Lactente.* São Paulo, Atheneu, 1946.

Francisco R. Carrazza
Artur F. Delgado

A avaliação do estado nutricional é um procedimento que mede as condições nutricionais do organismo e são determinadas pelos processos de ingestão, absorção, utilização e excreção dos nutrientes. Assim, o estado nutricional pode ser visto como o balanço resultante entre a ingestão e as perdas de nutrientes.

Os distúrbios nutricionais (tanto por excesso como por deficiência) são comumente encontrados na prática clínica, sejam causados por doenças ou por terapias agressivas, sejam devido às condições socioeconômicas ou psicológicas desfavoráveis.

A avaliação pode ser individual (hospitalar ou ambulatorial) e populacional (em comunidades). Utilizam-se avaliações individuais em duas situações especiais: como monitorização do crescimento e como avaliação amostral de certas situações (de emergência ou não). Em âmbito populacional, podem-se avaliar programas de intervenções e estudo de prevalências de distúrbios nutricionais.

Uma avaliação nutricional mais detalhada deverá ser recomendada para todos os pacientes que possuam um ou mais dos seguintes parâmetros presentes, utilizados como uma forma de triagem:

  a) peso para a idade (P/I) < 90% ou peso para a estatura (P/E) < 85% ou estatura para a idade (E/I) < 95% do padrão;

  b) perímetro braquial ou prega cutânea tricipital < 85%;

  c) albumina < 3,5g/dl ou transferrina < 150g/dl;

  d) linfócitos totais < 3.000/mm^3;

  e) história de vômitos e/ou diarréia, alterações do trato gastrintestinal que interferem com a ingestão e a absorção de nutrientes; doenças catabólicas; hipermetabólicas, traumatismos etc.

AVALIAÇÃO INICIAL E SEQÜENCIAL

Os objetivos da avaliação nutricional completa são:

  1. identificar pacientes com desnutrição marginal;

  2. quantificar e classificar o tipo de distúrbios nutricionais identificando a etiologia;

  3. monitorizar o suporte nutricional;

  4. analisar prognóstico de risco.

A técnica de avaliação do estado nutricional inclui rotineiramente a anamnese (história clínica), detalhando-se a história alimentar (avaliação da dieta), o exame físico (pesquisa de sinais de sintomas e carências nutricionais específicas), com antropometria básica e perfil bioquímico mais indicado. O quadro 2.3 apresenta esquematicamente os itens de avaliação nutricional completa, na ordem em que são analisados.

ANAMNESE

Na história clínica, há interesse em se conhecer quais as doenças pregressas e atuais, duração e evolução das moléstias mais sofridas pelo paciente.

Antecedentes – neste item, deverão ser avaliados os dados pré-natais, neonatais e pós-natais. Os antecedentes pessoais mais importantes compreendem os antecedentes mórbidos e pregressos (diarréias), a alimentação adequada de acordo com a idade e o desenvolvimento da criança. Além disso, as condições habituais de vida, situação socioeconômica da família, condições psíquicas, adequação de relações entre os familiares, renda familiar, escolaridade, desemprego, estrutura familiar, situação conjugal das mães, alcoolismo dos pais, trabalho da mãe fora do lar são fatores de desnutrição.

Quadro 2.3 – Avaliação rotineira do estado nutricional.

História clínica
História da doença atual
Antecedentes
História alimentar pregressa e atual
Avaliação socioeconômica
Manifestações clínicas
Antropometria – peso, estatura, circunferência de braço, pregas cutâneas
Deficiências específicas
Avaliação laboratorial*
Bioquímica**, radiológica, tomográfica, ultra-sonográfica etc.

* O número de dosagens é função da indicação clínica.

** Painel completo: hemoglobina, hematócrito, sódio, potássio, cálcio, magnésio, fosfato, proteínas totais, albumina, glicose.
Painel renal: uréia, creatinina.
Painel hepático: bilirrubina, transaminases, fosfatase alcalina, gama-glutamiltransferase.

História alimentar – para se analisar a ingestão, deve-se efetuar o inquérito alimentar, detalhando-se a introdução de cada alimento, dificuldades de aceitação e reações indesejáveis. O inquérito alimentar compreende esquematicamente duas técnicas: 1. o levantamento do dia alimentar (ou recordatório), registrando-se todas as refeições que o paciente ingere; 2. analisam-se os hábitos alimentares, a freqüência da compra e o consumo de alimentos. Um inquérito alimentar mais completo e detalhado geralmente é efetuado por profissionais especializados (nutricionistas).

Situações socioeconômica e cultural – o médico poderá avaliar tal condição de maneira razoável por meio da renda familiar, nível de educação dos pais, condições de habitação.

EXAME CLÍNICO

Inicia-se pelo estado geral da criança, observando-se sua vitalidade, estado de hidratação e aspecto nutricional (obesidade ou emagrecimento: hiper ou hipotrofia do tecido celular subcutâneo e musculatura). Em seguida, por meio da inspeção, devem-se observar as condições hipotróficas da pele e anexos, cabelos, alterações esqueléticas, distúrbios visuais, sinais de carências nutricionais específicas. O quadro 2.4 apresenta as principais manifestações clínicas a ser pesquisadas e as correspondentes carências nutricionais e o melhor procedimento para o diagnóstico.

Antropometria – as medidas antropométricas são parâmetros objetivos de avaliação nutricional e servem como instrumento importante de seguimento do estado nutricional. As medidas devem ser efetuadas de maneira uniforme ou padronizada, de preferência sempre pela mesma pessoa devidamente treinada. As medidas recomendadas são: peso (sem roupa) em relação à idade, estatura deitada (até 2 anos) ou comprimento em pé (acima de 2 anos) em relação à idade. Em certas situações, há interesse em se obter outras medidas, como as pregas cutâneas (preferivelmente a prega tricipital – PT), a circunferência do braço (CB), ambas no ponto médio do braço, e o perímetro craniano. Com as medidas citadas, é possível calcular uma série de medidas derivadas bastante impor-

Quadro 2.4 – Avaliação clínica do estado nutricional.

Local examinado	Sinal	Deficiência a ser considerada	Diagnóstico
Aspecto geral	Emagrecido, obeso, edemaciado	Marasmo, obesidade, kwashiorkor	Clínico
Pele – face e pescoço	Seborréia nasolabial	Riboflavina, niacina	Clínico
Mucosas	Palidez	Anemia	Hemoglobina, hematócrito
Pele geral	Petéquia, púrpura	Ácido ascórbico	Clínico, vitamina C
	Dermatite escrotal e vulvar	Riboflavina	Clínico, vitamina B_2
	Dermatite simétrica das áreas expostas	Pelagra	Clínico, niacina
	Hiperqueratose folicular	Vitamina A	Retinol
	Dermatite hipercrômica	Vitamina A, proteína	Albumina, retinol
	Edema postural	Proteína, tiamina	Albumina, tiamina
	Dermatite descamativa	Zinco, ácido graxo	Zinco, ácido graxo, clínico
Tecido subcutâneo	Diminuído, aumentado	Energia	Ingestão diária
Cabelo	Alteração de cor e textura, destaca-se com facilidade	Má nutrição protéica	Albumina
Olhos	Xeroftalmina, queratomalacia	Vitamina A	Retinol
	Manchas de Bitot	Vitamina A	Vitamina B_2
	Palidez das conjuntivas	Anemia	Hemoglobina, hematócrito, ferro
Lábios	Quelite angular ou escara	Niacina, riboflavina	Clínico
	Queilose	Niacina, riboflavina	Clínico
Gengivas e dentes	Gengivite	Ácido ascórbico, vitamina A	Clínico, vitaminas A e C
	Cáries dentárias	Flúor	Clínico
Língua	Lisa, pálida, atrófica	Anemia	Hemoglobina, ferro
	Vermelha, dolorida, descoberta, edemaciada	Niacina, riboflavina, folatos	Clínico, folatos, niacina, vitamina B_2
Glândulas endócrinas e outras	Bócio, hipertireoidismo	Iodo, T_4	Clínico, T_4
	Aumento da parótida	Proteína	Albumina
	Intolerância à glicose	Cromo	GTT
	Disgeusia	Zinco	Zinco
	Cicatrização retardada	Vitamina C, zinco	Clínico, zinco
Esqueleto	Rosário costocondral	Vitaminas C e D	Clínico, fosfatase alcalina
	Bossa craniana, craniotabes	Vitamina D	Clínico, fosfatase alcalina
	Alargamento epifisário (especialmente dos punhos)	Vitamina D	Clínico, fosfatase alcalina
Neurológico	Perda da sensação vibratória e dos reflexos profundos, dor nas panturrilhas	Vitaminas E e B_{12}	Clínico, vitaminas E e B_{12}
Extremidades	Dor ao movimento Posição de rã	Vitamina C	Clínico, vitamina C

tantes no acompanhamento da recuperação nutricional. Assim, é possível estimar a área do braço em $mm^2 = CB/4\pi$; a área muscular do braço ($AMB = CB - Pt\pi/4\pi$) e a área de gordura ($AGB = AB - AMB$), sendo $\pi = 3,1416$. As medidas antropométricas devem ser referidas a um padrão de referência internacional. Recomenda-se que o padrão do National Center for Health Statistics (NCHS) dos Estados Unidos seja o referencial das medidas de crescimento. Além disso, recomenda-se que medidas efetuadas em estudo populacional deveriam ser referenciadas aos escores de desvio-padrão da população de referência (Z-escores). Essa medida está, progressivamente, substituindo a utilização da mediana, como era adotada no passado. Para a avaliação nutricional de crianças maiores e adolescentes, indica-se a utilização do índice de massa corpórea (ou índice de Quetelet), calculado pela relação: peso corpóreo dividido pela altura ao quadrado ($IMC = Peso/(Altura)^2$). Aceitam-se como valores anormais de sobrepeso quando forem maiores que o percentual 85% ($IMC = 27,8$ e $27,3 kg/m^2$ para homens e mulheres). Abaixo do percentual 15%, têm-se os valores de IMC de risco de subnutrição.

No acompanhamento do crescimento serão consideradas as seguintes situações de risco nutricional: a falta de ganho de peso (segmento de curva horizontal) e a perda (curva descendente). Nesses casos, classifica-se a criança, de acordo com Gomez, 1956, em: desnutrida leve, moderada ou grave, quando as porcentagens do peso/idade em relação ao padrão são, respectivamente, 76-90%, 61-75% e inferior a 60%. Outros índices de nutrição podem ser baseados na estatura para a idade, aceitando-se como desnutrição moderada as porcentagens de 85 a 90% e grave < 85% do padrão; o peso para a estatura é normal quando as porcentagens atingem valores > 80%; a desnutrição é moderada entre 70 e 80% e grave < 70% do padrão.

AVALIAÇÃO LABORATORIAL

De maneira geral, os exames laboratoriais devem ser solicitados de acordo com as indicações e suspeitas clínicas. Efetua-se, também, a investigação dos estados carenciais associados (por exemplo, desnutrição energético-protéica com anemia, com deficiência de vitaminas etc.).

Pacientes de maior risco em tratamento hospitalar são, geralmente, submetidos a um maior número de exames. Nesses casos, faz-se rotineiramente a investigação de função de órgãos e sistemas do organismo (por exemplo, a avaliação de função renal, hepática, gastrintestinal etc.).

Os testes laboratoriais disponíveis podem ser classificados em: estáticos, funcionais e dinâmicos. Os testes estáticos são representados por aquelas dosagens bioquímicas rotineiras e apresentam mecanismos homeostáticos, raramente refletindo os estoques teciduais dos nutrientes (por exemplo, cálcio, albumina etc.). Os índices funcionais traduzem uma alteração de determinada função fisiológica que, para seu ótimo desempenho, há necessidade da presença do nutriente implicado. São testes inespecíficos e ainda em fase de estudo e de normatização. Os melhores exemplos desses testes são relacionados ao sistema imunológico do organismo. Outros exemplos: adaptação visual ao escuro, condução nervosa, velocidade de crescimento. Os testes dinâmicos são mais sofisticados e fornecem informações a respeito da ingestão, excreção, síntese e catabolismo. Não são executados na prática rotineira devido à sua complexidade de execução. São, por exemplo, representados pelos balanços metabólicos (de nutrientes, nitrogênio etc.), calorimetria *direta e indireta, cálculo* do índice creatinina-altura, utilização de isótopos estáveis para estudar o metabolismo de nutrientes etc.

Avaliação protéica e energética – albumina sérica menor que 3g/dl define má nutrição protéica; proteínas séricas viscerais de vida média curta, como pré-albumina (PA), transferrina (TRSF) e proteína transportadora do retinol (PTR) e fibronectina (FN) fornecem evidências mais precoces de estados de deficiência protéica e mesmo energética. No entanto, suas concentrações são influenciadas por processos inflamatórios (processos de fase aguda). A PA é sintetizada no fígado e transporta a PTR e a tiroxina; não tem seu valor ainda definido em recém-nascidos pré-termo. A TRSF altera-se nos estados de deficiência de ferro. A PRT é estabilizada em sua ligação com a PA e está diminuída na deficiência de zinco e de vitamina A. A FN tem ação na adesão celular e cicatrização. Sua perspectiva de utilização em crianças está aguardando mais estudos correlacionados a dados clínicos (Quadro 2.5).

Quadro 2.5 – Meia-vida das principais proteínas viscerais.

Proteínas	Meia-vida
Albumina	20 dias
Transferrina	8 dias
Pré-albumina	2 dias
Fibronectina	24 horas
Proteína ligada ao retinol	12 a 24 horas

A relação entre a imunidade celular e o grau de nutrição já é conhecida há muitos anos. A utilidade dos testes de reatividade cutânea para a avaliação nutricional parece ser bastante limitada e de baixa sensibilidade e especificidade em pacientes gravemente doentes. Na prática, o parâmetro mais simples e utilizado é a contagem de linfócitos. Os valores inferiores a 1.500mm^3 poderiam estar relacionados a maior grau de desnutrição e conseqüentemente maior taxa de mortalidade. Contudo, a doença de base e a imaturidade do sistema imune no lactente jovem podem influenciar acentuadamente tal quantificação, diminuindo a sensibilidade e a especificidade do método.

A avaliação do metabolismo protéico pode ser complementada por vários outros métodos mais acurados, entre os quais pode-se citar: índice creatinina/altura, excreção urinária de 3-metil-histidina, dosagem de nitrogênio uréico urinário e amônia urinária, balanço nitrogenado e aminograma sérico. O índice creatinina/altura (ICA) consiste na relação:

$$ICA = \frac{\text{Creatinina urinária de 24 horas do paciente}}{\text{Creatinina urinária de 24 horas de criança normal de mesma estatura}}$$

Esse método é utilizado para estimar a massa muscular e indiretamente o balanço nitrogenado. Em crianças normais, seu valor é próximo de 1 e é menor quanto mais grave a desnutrição. Há muitas

desvantagens na utilização isolada desse índice como indicador do estado nutricional, principalmente no paciente gravemente doente, como: a) utilidade apenas na criança com função renal normal; b) variabilidade com a oferta protéica; c) variação diária de excreção, necessitando de coleta de urina de 24 horas; d) aumento da excreção de creatinina em infecção grave, febre elevada, traumatismo e estresse.

A dosagem da excreção urinária de 3-metil-histidina tem sido valorizada por refletir com maior especificidade o catabolismo muscular protéico. Contudo, novos estudos têm revelado resultados falso-positivos em pacientes com sepse ou politraumatismo.

O balanço nitrogenado pode ser mais útil e fidedigno para a avaliação do estado protéico. Este se baseia na verificação de todas as perdas de nitrogênio ocorridas no período de 24 horas e em sua comparação com o total de nitrogênio ingerido durante o mesmo período. O paciente gravemente doente na grande maioria das vezes apresenta balanço nitrogenado negativo.

Nitrogênio retido =
nitrogênio ingerido – (nitrogênio fecal + nitrogênio urinário)

A despeito das vantagens, há importantes limitações e erros inerentes à técnica de balanço. Os erros tendem a superestimar a ingestão e subestimar as perdas ocasionando balanços erroneamente positivos. A técnica é onerosa e demorada, dificultando a utilização na prática diária. A verificação da boa correlação entre o somatório do nitrogênio uréico urinário e a amônia urinária como reflexo do nitrogênio uréico total tem facilitado as estimativas.

A avaliação do aminograma sérico tem demonstrado valor, quer no diagnóstico nutricional com relação ao estado protéico, quer quanto à monitorização seqüencial do suporte metabólico/nutricional. Os pacientes gravemente doentes freqüentemente apresentam maior consumo muscular dos aminoácidos de cadeia ramificada (leucina, isoleucina e valina).

A avaliação metabólica quanto a eletrólitos, vitaminas, oligoelementos e hemoglobina faz parte de uma monitorização metabólica/nutricional mais adequada e completa.

A medida do gasto energético tem sido de grande utilidade para melhor adequação da oferta de calorias, evitando-se a possibilidade de "overfeeding". A quantidade de energia gerada pelo organismo, ou taxa metabólica, pode ser mensurada por métodos diretos ou indiretos. Na calorimetria direta, pretende-se determinar a energia real dispendida em determinado período, colocando-se a criança em uma câmara construída para esse fim. O princípio é o mesmo da bomba calorimétrica, onde o calor desprendido pela criança é absorvido pela água nas serpentinas que circundam a câmara. Trata-se de metodologia trabalhosa e de alto custo. Na calorimetria indireta, a taxa metabólica pode ser mensurada por meio da determinação do consumo de O_2 e da produção de CO_2 em determinado período de tempo. O quociente respiratório (QR) é a relação entre os moles de CO_2 expirado/moles de O_2 consumido. Existe uma relação direta entre esses parâmetros e o gasto de energia em calorias/m^2/hora. Tal método tem a vantagem de utilizar equipamento mais simples e barato. Pode ser aplicado nas condições de repouso ou em condições de atividade física variada. A taxa de metabolismo basal (TMB) é definida como a quantidade mínima de energia que o corpo necessita na situação de repouso e em jejum. Este é medido por meio de calorimetria indireta, com o indivíduo em situação de repouso absoluto, pelo menos 12 horas após a última refeição e muitas horas após qualquer exercício ou atividade extenuante. Dependendo de uma série de fatores (superfície corpórea, idade, composição corpórea, estado nutricional, febre, tono muscular) varia de 0,8 a 1,43kcal/min. O balanço de energia pode ser descrito pela fórmula:

$$BE = EI – (Eexc + GE + Eest)$$

onde: EI = total de energia ingerida; Eexc = total de energia excretada; GE = total de energia gasta; Eest = energia estocada.

Uma vez que as necessidades energéticas estejam calculadas, é importante que se volte a atenção para o tipo de alimentação que será fornecida. Ao se efetuar os cálculos energéticos dos diversos nutrientes a ser fornecidos, é importante lembrar que as crianças apresentam perdas energéticas maiores que os adultos.

Certos minerais com concentrações normais no soro não afastam estados carenciais, como, por exemplo, magnésio, zinco, potássio, ferro, cálcio, cobre, selênio etc. Esses nutrientes são considerados essenciais para o crescimento e o desenvolvimento.

Os testes cutâneos de hipersensibilidade tardia são úteis para avaliar estados de desnutrição protéica; no entanto, em crianças com idade inferior a 7 anos, seu valor é muito relativo.

A utilização de exames que definem imagens ou composição como radiografia, ultra-sonografia, tomografia computadorizada, ressonância magnética, bioimpedância, condutividade bioelétrica etc. estão sendo utilizados cada vez mais na prática clínica para avaliação nutricional, visto que é possível se avaliar a composição corpórea das regiões estudadas.

Em resumo, para uma avaliação nutricional racional, os testes bioquímicos devem ser selecionados com muito critério e analisados com os dados clínicos (alimentação, antropometria e exame físico), para uma conclusão mais abrangente. As avaliações, após a intervenção nutricional, devem continuar sendo feitas a cada uma ou duas semanas de maneira seqüencial.

Importância da avaliação metabólica/nutricional seqüencial – é de pleno conhecimento que qualquer tipo de avaliação metabólica/nutricional é melhor que a ausência de monitorização. Vários estudos têm demonstrado alterações nas taxas de morbimortalidade com a padronização da monitorização metabólica/nutricional e conseqüente intervenção terapêutica.

A monitorização metabólica/nutricional ideal dependerá das condições de atendimento do serviço e poderá ser mais ou menos sofisticada. De preferência, o método de avaliação deve possuir aplicabilidade clínica rotineira. Para a escolha do método ideal, as seguintes características seriam desejadas: 1. ser consistentemente anormal nos pacientes com desnutrição calórico-protéica (alta sensibilidade); 2. ser normal nos pacientes sem desnutrição calórico-protéica (alta especificidade); 3. não ser afetado por fatores não-nutricionais; 4. ser sensível à repleção nutricional; 5. fácil execução; 6. baixo custo.

BIBLIOGRAFIA

1. APELGREN, K.N.; ROMBEAU, J.L.; TWOMEY, P.L. & MILLER, R.A. – Comparison of nutritional indices and outcome in critically ill patients. *Crit. Care Med.* **10**:305, 1982. 2. BENJAMIN, D.R. – Laboratory tests and nutrition assessment: protein-energy status. *Pediatr. Clin. North Am.* **36**:139, 1989. 3. CARDOSO, A.L. – Metabolismo energético. **In** Telles Júnior, M. & Tannuri, U. *Suporte Nutricional em Pediatria.* São Paulo, Atheneu, 1994, p. 117. 4. CARRAZZA, F.R. & KIMURA, M.H. – Avaliação nutricional. **In** Telles Júnior, M. & Tannuri, U. *Suporte Nutricional em Pediatria.* São Paulo, Atheneu, 1994, p. 39. 5. CERRA, F.B. – Metabolic manifestations of multiple systems organ failure. *Crit. Care Clin.* **5**:119, 1989. 6. CHWALS, W.J. – Overfeeding the critically ill child: fact or fantasy? *New Horizons* **2**:147, 1994. 7. CUTHBERSON, D. & TILSTONE, W. – Metabolism during the post-injury period. *Adv. Clin. Chem.* **12**:1, 1977. 8. DeBIASSE, M.A. & WILMORE, D.W. – What is optimal nutritional support? *New Horizons* **2**:122, 1994. 9. DEUTSCHMAN, C.S. – Nutrition and metabolism in the critically ill child. **In** Rogers, M.C. *Textbook of Pediatric Intensive Care.* Baltimore, Williams & Wilkins, 1992, p. 1109. 10. HEIRD, W.C. – Amino acid and energy needs of pediatric patients receiving parenteral nutrition. *Pediatr. Clin. North Am.* **42**:765, 1995. 11. KINNEY, J.M. – Metabolic responses of the critically ill patient. *Crit. Care Clin.* **11**:569, 1995. 12. LODER, P.; KEE, A.; HORSBURGH, et al. – Validity of urinary urea nitrogen as a measure of total urinary nitrogen in adult patients requiring parenteral nutrition. *Crit. Care Med.* **17**:309, 1989. 13. MANNING, E.M.C. & SHENKIN, A. – Nutritional assessment in the critically ill. *Crit. Care Clin.* **11**:603, 1995. 14. McCLAVE, S.A. & SNIDER, H.L. – Understanding the metabolic response to critical illness: factors that cause patients to deviate from the expected pattern of hypermetabolism. *New Horizons* **2**:139, 1994. 15. SCHLICHTIG, R. & AYRES, S.M. – *Nutritional Support of the Critically Ill.* Chicago, Year Book Medical Publishers, 1988. 16. SHULMAN, R.J. – Nutrição parenteral em lactentes e crianças. **In** Carrazza, F.R. & Marcondes, E. *Nutrição Clínica em Pediatria.* São Paulo, Sarvier, 1991, p. 288.

SEÇÃO II Distúrbios Nutricionais Crônicos

coordenadores FRANCISCO R. CARRAZZA
ARY LOPES CARDOSO

1 Desnutrição Energético-Protéica

FRANCISCO R. CARRAZZA

A desnutrição constitui um problema universal de Saúde Pública em países subdesenvolvidos. Sua forma primária resulta da pobreza, das más condições ambientais e da marginalização social em que vivem certas populações de áreas urbanas perféricas e/ou rurais, afetando principalmente as crianças com idade inferior a 5 anos. A figura 2.4 apresenta as inter-relações dos principais fatores etiológicos da desnutrição.

Na América Latina, sua incidência é bastante elevada: existe desnutrição de alguma intensidade em cerca de 50% das crianças com idade inferior a 5 anos. Essa alta prevalência decorre dos níveis de pobreza extrema em que vivem 40% das famílias da América Latina, acometendo aproximadamente 60 milhões de crianças. No mundo, atualmente, estima-se a existência de 200 milhões de crianças desnutridas menores de 5 anos.

No Brasil, a incidência varia de acordo com o desenvolvimento socioeconômico regional, havendo altas taxas no Norte e no Nordeste e em bolsões de pobreza na periferia das grandes cidades do Sudeste e do Sul.

O número de crianças no Brasil em 1995, segundo o IBGE, era da ordem de 65 milhões; estima-se que 6 milhões de crianças com idade inferior a 5 anos apresentam algum grau de desnutrição, sendo que 300.000 apresentam desnutrição grave.

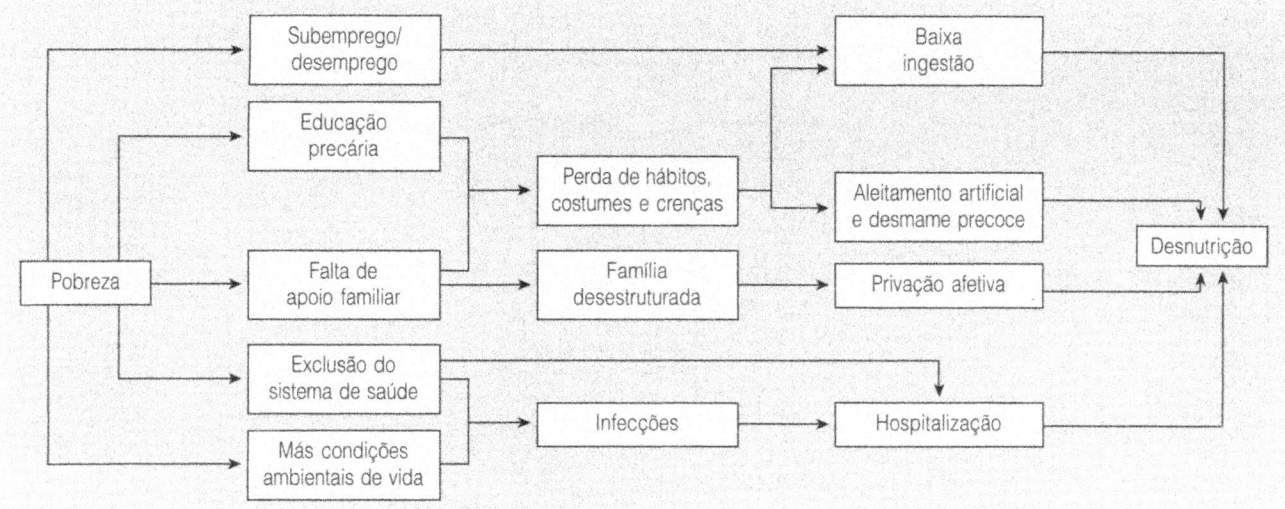

Figura 2.4 – Fatores etiológicos da desnutrição e suas inter-relações.

No município de São Paulo, Monteiro e cols. (1995) estimaram uma prevalência de desnutrição de 13,7% em crianças com idade inferior a 5 anos. Em 1985, essa prevalência era de 30,6%.

DEFINIÇÃO

Má nutrição ou desnutrição energético-protéica (DEP) é o termo adotado pela OMS/FAO (1973), definindo-a como "uma gama de condições patológicas com deficiência simultânea de proteínas e calorias, em variadas proporções, que acomete preferencialmente crianças de pouca idade e comumente associada com infecções". Antigamente, o termo adotado era de desnutrição calórico-protéica. Como caloria é apenas uma unidade de energia que está sendo substituída por joule, o nome DEP foi o adotado.

ETIOPATOGENIA E FISIOPATOLOGIA DA DESNUTRIÇÃO

Os fatores etiológicos mais importantes são o baixo nível socioeconômico (pobreza – privação nutricional) e seus acompanhantes intrínsecos: as más condições ambientais (infecções/hospitalização), o baixo nível educacional e cultural (criança negligenciada – falta de amamentação – privação afetiva).

Na gênese da desnutrição grave, os fatores etiológicos que complementam os anteriores são: família desagregada ou desestruturada (pais separados, alcoolismo paterno ou materno), baixo nível mental da mãe, mãe que trabalha fora, criança cuidada por menores ou idosos etc.

A baixa ingestão energética condiciona uma correspondente diminuição da atividade física. Embora seja difícil de se comprovar essa relação, achados clínicos mostram que crianças em restrição dietética apresentam atividade diminuída quando comparadas às alimentadas adequadamente. A diminuição da atividade é a primeira adaptação que ocorre na desnutrição. A segunda adaptação à restrição dietética é a parada de crescimento (falta de ganho de peso e altura).

A diferença com outras doenças é que a DEP gera uma série de respostas clínicas adaptativas. Somente mais tarde, pela persistência das condições adversas em seus mais variados graus, a adaptação se transforma em má adaptação, pondo em evidência as manifestações clínicas decorrentes. Isso nada mais é do que a capacidade do organismo de se adaptar às más condições para poder sobreviver. Portanto, a diminuição da atividade física, do peso, da estatura etc. são os resultados desses mecanismos de adaptação que ocor-

rem durante o processo da desnutrição. Concomitantemente, vários mecanismos fisiopatológicos são instalados, determinando adaptações metabólicas de variadas intensidades, desencadeados e mantidos por controles hormonais.

Quando a restrição energética se prolonga, o organismo lança mão de vários mecanismos para sobreviver: glicogenólise, gliconeogênese e lipólise. A musculatura esquelética, o maior reservatório corpóreo de proteínas, e a gordura corpórea, a principal reserva energética, são consumidas gradativamente às expensas da manutenção da homeostase. Nesse processo, os hormônios desempenham um papel importante. Em resposta às baixas concentrações de glicose e aminoácidos, os níveis de insulina diminuem. Em contrapartida, devido a estresse infeccioso e de restrição energético-protéica, a adrenal cortical passa a secretar quantidades aumentadas de cortisol. Como conseqüência, haveria liberação de aminoácidos a partir do consumo muscular com a finalidade de serem utilizados por órgãos mais nobres, como o fígado, o pâncreas e o intestino. A integridade visceral, mantida à custa do consumo muscular, é a característica do marasmo. Insuficiência adrenal e insuficiência da utilização do músculo levariam à quebra do mecanismo de adaptação, condicionando o kwashiorkor. A secreção aumentada do hormônio de crescimento e da epinefrina condicionariam a lipólise, fornecendo ácidos graxos e corpos cetônicos como combustíveis para o metabolismo cerebral. É importante ressaltar que os perfis hormonais no marasmo e kwashiorkor são diferentes e dependem de várias condições clínicas. Restrição de nutrientes específicos e infecções repetidas são fatores que explicariam os diferentes perfis hormonais e as adaptações ou não do organismo.

O cortisol plasmático está mais elevado no marasmo. A resposta adrenal à corticotropina apresenta-se exagerada no marasmo. Níveis de hormônio de crescimento estão mais elevados no kwashiorkor. Níveis de somatomedinas estão baixos no kwashiorkor, mas são normais no marasmo.

Continuando o processo adaptativo, as anormalidades bioquímicas e as manifestações clínicas começam a se intensificar e predominar no quadro clínico-laboratorial da desnutrição. Somente a partir desse estágio é que surgem as formas graves da desnutrição: marasmo, kwashiorkor e suas manifestações intermediárias. A figura 2.5 apresenta, de forma esquemática, as alterações hormonais e adaptativas na desnutrição.

Outras adaptações – outros mecanismos adaptativos ocorrem proporcionalmente às deficiências, como, por exemplo, a relação que existe entre a massa eritrocitária total circulante e as reduzidas ne-

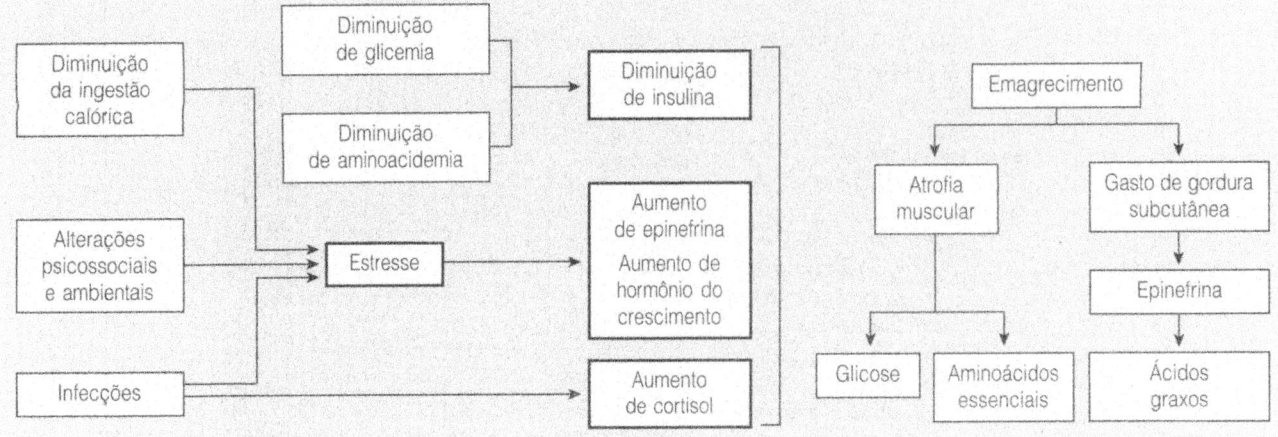

Figura 2.5 – Esquema das alterações hormonais e adaptações na desnutrição.

cessidades de oxigênio tecidual. Uma anemia hipocrômica moderada (hemoglobina ao redor de 10mg/100ml de sangue) existe nos pacientes desnutridos leves e moderados. Contribuem com essa anemia a deficiência de proteína, ferro e vitamina C (mais raramente). Sabe-se que o desnutrido tem volume sangüíneo normal para seu peso e massa globular diminuída em proporção ao consumo basal de oxigênio. Os níveis de ferritina sérica são compatíveis com reservas aumentadas de ferro. Esses fatos têm importância terapêutica, ainda mais porque deficiências de fatores eritropoiéticos podem ocorrer durante a recuperação da desnutrição se as necessidades aumentadas não forem supridas.

As funções cardiovasculares, embora algo deficientes, estão adequadas para a massa corpórea diminuída. O reduzido débito cardíaco condiciona baixas taxas de filtração glomerular e fluxo plasmático renal reduzido. A capacidade de acidificação renal está normal e a produção de amônia pode ser até aumentada por ocasião da neoglicogênese renal.

A contaminação ambiental e as deficiências específicas de proteínas levam a uma importante alteração da mucosa intestinal do desnutrido (redução do índice mitótico e da borda em escova). A presença de ácidos biliares desconjugados na luz intestinal, por ação bacteriana, determina redução na formação de micelas. Conseqüentemente, nos casos de desnutrição que estão associados às diarréias protraídas, pode haver má absorção de xilose, vitamina B_{12} e, em alguns casos, de glicose.

A imunidade do desnutrido pode estar alterada. Foi demonstrado que as respostas de produção de anticorpos aos antígenos de várias bactérias estão normais. No entanto, a fagocitose e a resposta de imunidade celular na desnutrição moderada e grave estão alteradas. O mesmo foi verificado para a produção de imunoglobulinas.

Antes da sintomatologia física, principalmente antes do aparecimento do atraso de crescimento, observa-se aumento da relação sérica dos aminoácidos não-essenciais para os essenciais, nos casos de desnutrição protéica. A deficiência energética associada modifica essa alteração.

ORIGEM DAS FORMAS DA DESNUTRIÇÃO GRAVE

Ambas as formas de desnutrição energético-protéica, o marasmo e o kwashiorkor, devem ser consideradas doenças nutricionais completamente diferentes. Entre essas duas formas há inúmeras categorias intermediárias chamadas marasmo-kwashiorkor.

O marasmo origina-se das categorias moderadas de desnutrição (subnutrição) que continuaram sofrendo deficiência global de energia, por meio da deficiência de carboidratos, gordura ou proteína.

Essa forma clínica acomete crianças geralmente com idade inferior a 12 meses. O kwashiorkor origina-se de formas leves e moderadas que sofreram deficiência de proteína com adequada ingestão de energia. Essa ocorrência pode verificar-se em qualquer idade.

As categorias intermediárias de marasmo-kwashiorkor originam-se de formas graves de desnutrição seca ou com edema, que sofreram deficiências importantes, respectivamente, de proteína e de energia. É observação rotineira que a forma seca pode transformar-se na edematosa e vice-versa, em certas condições (aumento de perdas protéicas fecais, ocorrência de doenças infecciosas etc.).

Deve-se observar que o crescimento utiliza tanto energia quanto proteínas. Mas, se houver deficiência protéica, em caso de parada de crescimento, as necessidades energéticas são mínimas. Do mesmo modo, a necessidade energética do kwashiorkor pode estar relacionada à ingestão protéica, em razão do potencial de crescimento da criança.

QUADRO CLÍNICO

A ocorrência da desnutrição leve, moderada e grave depende da deficiência alimentar e da atuação de certos fatores predisponentes. Na vigência de ingestões calóricas subnormais ou marginais, os primeiros sinais de alerta são as diminuições da atividade e do ganho de peso. Uma vigilância nutricional efetiva em todas as crianças a cada dois ou três meses detectaria, nas fases iniciais, essa insuficiência de crescimento. Uma ingestão mais inadequada leva à parada do crescimento e do ganho de peso. Em fases mais avançadas, observa-se perda acentuada do peso, culminando com as formas graves da desnutrição. Nesses casos, é comum a ocorrência de diarréia protraída e intratável.

A desnutrição energético-protéica possui manifestações clínicas das deficiências de energia e proteína, predominantemente. No entanto, é importante ressaltar que, na maioria das vezes, há manifestações clínicas mais complexas devido às deficiências múltiplas de nutrientes: vitaminas, oligoelementos etc. O quadro 2.6 resume os principais achados no marasmo e no kwashiorkor. Após instalada, a desnutrição grave pode-se apresentar com os seguintes tipos clínicos: marasmo, kwashiorkor e marasmo-kwashiorkor.

MARASMO

O quadro clínico é bastante característico. Ocorre em lactentes que receberam dieta inadequada e globalmente deficiente. Geralmente, essas crianças são internadas não pela desnutrição, mas por uma doença infecciosa aguda (diarréia, pneumonia, meningites) que desencadeia uma emergência clínica (desidratação, insuficiência respiratória, convulsões etc.).

Achados clínicos e laboratoriais	Marasmo	Kwashiorkor
Alterações de crescimento (peso, altura)	+ + +	+
Atrofia muscular	+ + +	+ + +
Gordura subcutânea	Ausente	Presente
Edema	Ausente	Presente
Dermatoses	Raras	Comuns
Alterações de cabelos	+	+ + +
Hepatomegalia	Rara	Freqüente
Atraso no desenvolvimento neuropsicomotor	+ +	+ +
Atividade física	Diminuída	Muito diminuída
Diarréia	+ + +	+ + +
Albumina sérica	Normal	Baixa
Água corpórea	Aumentada	Muito aumentada
Potássio corpóreo	Baixo	Muito baixo
Anemia	Comum	Muito comum

O aspecto físico da criança marasmática é daquela que consumiu todas ou quase todas as suas reservas de gordura e muscular. É uma criança com baixa atividade, pequena para a idade, com membros delgados devido à atrofia muscular e subcutânea, com desaparecimento da bola de Bichat (dando um aspecto de indivíduos envelhecidos), as costelas proeminentes, a pele mostra-se solta e enrugada na região das nádegas, que está plana, vazia. Está comumente irritada e o apetite é variável. As proteínas séricas, as enzimas hepáticas e os minerais são normais. Devido à gravidade das condições corpóreas desse tipo de desnutrição, os antigos a chamavam de "emaciation", "atrophy", "marasmus", "decomposition".

KWASHIORKOR

Por muito tempo a forma clínica hoje chamada de kwashiorkor não foi reconhecida como um tipo de desnutrição. Foi graças à descrição clássica de Cicely Williams (1933) que se passou a reconhecer essa doença como uma forma de má nutrição. O termo kwashiorkor na língua Ga de Ghana significa "doença do primeiro filho quando nasce o segundo".

O aspecto clínico caracteriza-se por alterações de pele (lesões hipocrômicas alternadas com lesões hipercrômicas) dos membros inferiores, alterações dos cabelos (textura, coloração e facilidade de se soltar do couro cabeludo), hepatomegalia (fígado gorduroso), face de lua (edema de face), edema generalizado (anasarca) e baixas concentrações séricas de proteínas e albumina. A área perineal apresenta-se sempre com dermatite e escoriações, devido à diarréia.

A criança com kwashiorkor tem uma deficiência importante de estatura e sua massa muscular está seriamente consumida, mas o tecido gorduroso do subcutâneo está praticamente conservado.

O aspecto físico do kwashiorkor é sempre de miséria extrema e de penúria. Possui uma apatia exagerada e raramente responde a estímulos, sejam dolorosos ou prazerosos. Por isso que se diz que a criança com kwashiorkor que sorri está salva. Ao contrário do marasmo, o kwashiorkor não demonstra apetite. A idade de prevalência do kwashiorkor é no segundo e no terceiro anos de vida.

MARASMO-KWASHIORKOR

Há uma variada gama dessa forma intermediária, considerando-se o marasmo e o kwashiorkor os pólos extremos. Os sinais clínicos predominam ora de uma forma, ora de outra. A origem tanto pode

ser de um marasmo que entrou em deficiência de proteínas, como um kwashiorkor que passou a sofrer de deficiência energética importante. Caracteristicamente, associados à desnutrição grave, existe, em variadas proporções, atraso da estatura e do desenvolvimento neuropsicomotor e resistência imunológica diminuída. Esses aspectos serão discutidos posteriormente, na ocasião do tratamento. Por ora, saliente-se que o meio ambiente inadequado em que vivem essas crianças desempenha um papel importante na gênese dessas alterações, embora causadas pela desnutrição.

CLASSIFICAÇÃO

As desnutrições leve e moderada podem ser classificadas quanto às suas intensidades, utilizando-se as medidas antropométricas mais comuns e disponíveis, como o peso e a altura do indivíduo. Essas medidas podem ter a capacidade de discriminar indivíduos portadores de desnutrição. Mas, para isso, é necessário que se selecionem padrões normais de crescimento que sejam parâmetros de referência para a população a ser avaliada. O Departamento de Pediatria da Faculdade de Medicina da Universidade de São Paulo adotava a curva de crescimento de crianças brasileiras de 0 a 20 anos de idade, originada do estudo de Santo André (1971 e 1982). Atualmente, o Ministério da Saúde uniformizou o uso das tabelas de referência de crescimento, adotando o padrão norte-americano, o NCHS.

Inúmeros métodos foram idealizados para se classificar a desnutrição quanto a intensidade, duração e tipo. A intensidade define a gravidade da desnutrição; a duração determina se ela é aguda ou crônica; e os tipos identificam a origem da deficiência, se energética ou protéica. A primeira classificação é de grande utilidade para estudos de campo, determinando a prevalência da gravidade da desnutrição em regiões específicas. A segunda indica se a desnutrição tem curso de curta ou longa duração, condicionando indivíduos emagrecidos ("wasted") e/ou com parada de crescimento ("stunted"). A terceira baseia-se em critérios clínicos e/ou laboratoriais para se diferenciar entre os tipos marasmo, kwashiorkor e marasmo-kwashiorkor. Neste capítulo, vamos apresentar apenas as principais classificações.

CLASSIFICAÇÃO DE GOMEZ (1956)

Essa classificação se originou a partir de um estudo efetuado em 1956 sobre o prognóstico de mortalidade de crianças desnutridas internadas. Depois disso, passou a ser utilizada como índice de gravidade de desnutrição em qualquer situação. Inicialmente, essa classificação baseou-se nos déficits percentuais, em relação ao percentil 50 (considerado 100% do peso para a idade) da curva de Boston. Posteriormente, cada região passou a adotar o padrão de referência que fosse mais adequado à sua condição. A criança é considerada normal quando seu peso para a idade for superior a 91% do padrão adotado. Classifica-se como desnutrido leve ou de primeiro grau, moderado ou de segundo grau e grave ou de terceiro grau, segundo os valores da tabela 2.1.

Tabela 2.1 – Classificação da desnutrição de Gomez, 1956.

Peso/Idade (%)	Graus de desnutrição
91-100	Normal
76-90	Leve ou primeiro grau
61-75	Moderada ou segundo grau
Inferior a 60	Grave ou terceiro grau

Essa classificação teve o mérito de homogeneizar universalmente os diferentes graus de desnutrição em várias regiões. No entanto, apresenta algumas desvantagens: a) crianças que são classificadas como tendo desnutrição de primeiro grau de Gomez, quando os pesos caem entre os percentis 3 e 20%, podem ser perfeitamente normais; b) essa classificação não permite a distinção entre desnutrição aguda e crônica; e c) não permite o diagnóstico de crianças cujas deficiências de peso são devidas a problemas de crescimento e não nutricionais.

CLASSIFICAÇÃO DE WATERLOW (1976)

Essa classificação leva em conta dois parâmetros: o peso para a altura e a altura para a idade; foi adotada pela Organização Mundial de Saúde e sua forma mais simplificada está esquematizada na figura 2.6. Resumidamente, consiste de um quadro, em cuja ordenada se colocam as alturas para as idades e, na abscissa, os pesos para as alturas. Esse quadro é dividido em quatro partes iguais e adotam-se como "pontos de corte" (arbitrários) 80% da mediana (que corresponde a dois desvios-padrão) do peso/altura e 90% da mediana da altura/idade da curva internacional de referência do National Center for Health Statistics (NCHS). Valores do peso/altura acima de 80% são considerados normais. Abaixo de 80% consideram-se aquelas crianças com desnutrição grave, instalada de modo agudo, ou, como prefere Waterlow, crianças com reservas corpóreas (gordura subcutânea e músculos) consumidas agudamente ("wasted"). Valores acima de 90% da altura/idade são considerados normais. Abaixo de 90% estão as crianças desnutridas cronicamente, cuja característica clínica marcante é a falta de crescimento ("stunted"). As deficiências de peso e altura representam dois diferentes processos de desnutrição, cujas evoluções e origens são provavelmente diferentes. O emagrecimento é causado pela deficiência global de alimentos, particularmente de energia. As causas da falta de crescimento não são conhecidas inteiramente, mas podem ser explicadas por vários fatores. Atualmente, aceita-se que deficiências específicas, como de proteínas, de zinco, de cálcio, infecções repetidas, privações prolongadas etc., possuem um papel na gênese dos desnutridos com deficiência importante do crescimento. Na verdade, a falta de crescimento nessas crianças nada mais é do que uma adaptação a uma desnutrição crônica. Finalmente, há quem associe a falta de crescimento ao atraso do desenvolvimento e ambos explicados ou conseqüentes às privações ambientais crônicas da pobreza.

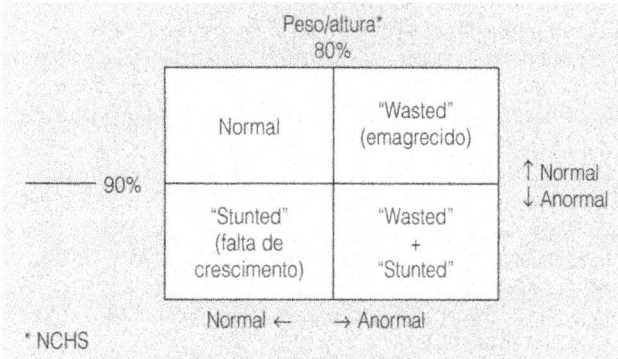

Figura 2.6 – Classificação resumida da desnutrição (segundo Waterlow, 1976).

CLASSIFICAÇÃO WELLCOME (1970)

Essa classificação da desnutrição infantil grave, conhecida como Classificação Wellcome, foi elaborada por um grupo de especialistas em nutrição (Wellcome Trust Working Party) em 1970. Seu objetivo foi o de proporcionar critérios fixos e mensuráveis para o diagnóstico das diferentes formas clínicas de desnutrição. Estas podem ser diagnosticadas por apenas critérios clínicos, mas, nesses casos, o diagnóstico diferencial entre as formas edematosas é muito impreciso e complicado. A classificação Wellcome baseia-se em apenas dois critérios: a deficiência de peso para a idade e a presença ou ausência do edema (Quadro 2.7).

Quadro 2.7 – Classificação Wellcome*, 1970.

Deficiência de peso/idade % do padrão	Edema	
	Presente	Ausente
60-80	Kwashiorkor	Subnutrição
Inferior a 60	Marasmo-kwashiorkor	Marasmo

* Wellcome Trust Working Party, 1970.

CLASSIFICAÇÃO DE McLAREN (1967)

A classificação dos diferentes tipos de desnutrição é baseada em uma tabela de pontuação para achados clínicos e dosagem da concentração da albumina sérica. A tabela 2.1 mostra o número de pontos e os critérios para se classificar os diferentes tipos de desnutrição.

Tabela 2.2 – Classificação de McLaren, 1967.

Achados físico-laboratoriais	Pontos	Classificação	
Edema	3	Marasmo	0-3 pontos
Alterações da pele	2		
Edema + alteração da pele	6	Marasmo	
Alterações do cabelo	1	Kwashiorkor	4-8 pontos
Hepatomegalia	1	Kwashiorkor	9-15 pontos
Concentrações de albumina (g/l)			
superior a 3,5	0		
3-3,4	1		
2,5-2,9	2		
2,0-2,4	3		
1,5-1,9	4		
1,0-1,4	5		
0,5-0,9	6		

ANATOMIA PATOLÓGICA

Acompanhando o processo geral de desaceleração do crescimento e do desenvolvimento do organismo como um todo, praticamente todas as vísceras se apresentam com deficiência de peso quando comparadas com o peso dos mesmos órgãos em crianças não-desnutridas da mesma idade.

Lesões do pâncreas

As lesões nesse órgão fazem-se em duas fases: primeiramente, há atrofia das células acinares com diminuição dos grânulos de zimógeno; a seguir, as células apresentam degeneração hialina, os canalículos intralobulares dilatam-se e inicia-se esclerose periacinosa intra e perilobular. O citoplasma da célula apresenta-se atrófico, enquanto o núcleo ainda está bem conservado. As ilhotas de Langerhans apresentam-se normais e, segundo alguns autores, de volume aumentado, porém conservadas em número.

Lesões do fígado

O fígado é uma das vísceras que mais sofrem com a desnutrição, e as lesões que nele têm lugar já estão largamente estudadas, compreendendo:

Esteatose – consiste na infiltração gordurosa do fígado, tanto mais intensa quanto maior a intensidade da desnutrição; o fígado esteatósico apresenta-se de cor amarelada, de consistência friável. Nos casos de menor gravidade, a esteatose apresenta-se sob forma de grãos sudanófilos, dispersos pelo citoplasma, os quais vão sucessivamente se reunindo até formar um globo único de gordura, o qual distende a célula hepática e desloca seu núcleo para a parede celular. A infiltração inicia-se nas células periféricas do lóbulo hepático e invade-o em direção à veia centrolobular. A esteatose é mais freqüente e mais intensa no kwashiorkor que no marasmo. Quando a desnutrição se corrige, a esteatose desaparece e o faz na ordem inversa àquela em que se instalou, isto é, do centro para a periferia do lóbulo. As células que perdem a esteatose apresentam aspecto chamado de "depleção protéica", que é considerada depósito de glicogênio no protoplasma celular; esse quadro histológico é encontrado no desnutrido em fase de recuperação.

Infiltrado celular linfocitário – aparece primeiro nos espaços porta adjacentes a vaso sangüíneo ou a ducto biliar. Admite-se que haja certa relação entre a localização do infiltrado de linfócitos e a entrada e a saída de gordura da célula hepática.

Fibrose – inicia-se nos espaços porta e estende-se às zonas perilobulares, configurando uma fibrose estelar e alterando a estrutura normal do fígado, podendo chegar a uma cirrose de tipo monolobular ou anular.

Lesões das glândulas salivares

Estas apresentam lesões de atrofia, mais intensas e freqüentes nas parótidas e menos freqüentes nas submaxilares. São lesões que atingem mais as células secretoras do zimógeno e, nos estágios mais avançados, apresentam infiltrado celular, aumento de depósito de gordura e mesmo fibrose em torno dos ácinos atrofiados e freqüentemente dilatados. Na fase de recuperação da desnutrição, pode haver hipertrofia dessas glândulas.

Lesões do aparelho digestivo

A mucosa do esôfago pode apresentar lesões de disqueratose e de paraqueratose; a do estômago, lesões de atrofia do tecido glandular. Todas as camadas do intestino delgado são atingidas por progressivo processo de atrofia e conseqüente redução das respectivas espessuras, sendo a atrofia de intensidade crescente no sentido duodenoileal. Os plexos de Auerbach sofrem fenômenos degenerativos com desnutrição parcial ou total de seus neurônios e substituição por tecido fibroso e glial. O relevo da mucosa intestinal (Fig. 2.7), que se modifica devido ao comprometimento focal ou difuso das vilosidades que se reduzem em número e altura, desaparece por completo em algumas áreas. A lâmina própria apresenta quase sempre infiltrado inflamatório intenso, representado por linfócitos, plasmócitos e eosinófilos, sendo freqüente a ocorrência de edema. As áreas desprovidas de vilosidades podem apresentar aspecto semelhante ao padrão celíaco ou, ao contrário, ter uma espessura muito diminuída com pequeno número de criptas dispersas em uma lâmina pouco infiltrada. A alteração mais constante e uniforme é observada no epitélio intestinal, que se torna irregular e pseudopluriestratificado. Há desaparecimento da borda estriada, da nitidez dos limites celulares e redução de altura; o núcleo torna-se arredondado ou irregular, picnótico, ocupando uma posição média ou apical; o citoplasma apresenta-se nitidamente de tamanho reduzido, grosseiramente granuloso e vacuolizado.

Lesões da pele

As lesões da pele constituem, no desnutrido, sinais importantes e são as seguintes: na *epiderme* todas as camadas estão comprometidas; a camada córnea sofre hiperqueratose em zonas, permanecendo trechos da pele com aspecto normal; a hiperqueratose leva à posterior descamação. A camada granulosa apresenta-se mais basófila e com maior número de fileiras celulares. A camada germinativa apresenta hiperpigmentação zonal ou difusa. No *corium* aparecem esclerose e edema; as papilas apresentam-se alongadas ou achatadas; os capilares mostram-se ingurgitados e cheios de leucócitos, podendo sofrer rotura e pequenas hemorragias. Na *hipoderme*, o tecido gorduroso em geral está ausente.

Alterações da função gastrintestinal

Como visto anteriormente, há uma grande variação de graus de atrofia da mucosa intestinal de desnutridos. As atividades das dissacaridases estão geralmente diminuídas, especialmente a lactase.

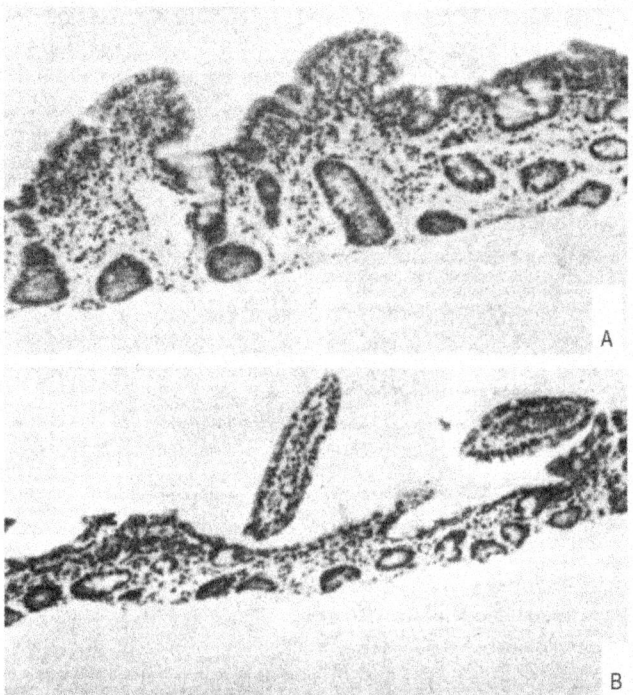

Figura 2.7 – Epitélio intestinal na desnutrição. A) Vilosidades curtas e alargadas; aumento da zona críptica; área sem vilosidades semelhantes ao padrão celíaco; infiltrado linfoplasmocitário condensado na periferia; edema do cório; epitélio pseudopluriestratificado. B) Intensa diminuição da altura total da mucosa, à custa das vilosidades, estas praticamente ausentes; zona críptica de altura normal; infiltrado discreto, periférico; epitélio pseudopluriestratificado.

Outras enzimas digestivas, como as proteases pancreáticas, as liases, amilase e ácidos biliares, também estão diminuídas. O resultado final dessas alterações intestinais é uma má absorção intestinal generalizada que perpetua as perdas, mantendo ou aumentando a desnutrição. A digestão e a absorção de gorduras e hidratos de carbono esão mais comprometidas que as das proteínas. Supercrescimento bacteriano no intestino proximal e desconjugação de sais biliares provocam diarréia protraída com perdas consideráveis que pioram o grau de desnutrição. Nesses lactentes, até o transporte epitelial de glicose se apresenta comprometido.

Alterações da função imune

Na desnutrição, o componente imunológico mais comprometido é o celular. No entanto, os níveis de imunoglobulinas estão anormais ou aumentados, à custa de infecções repetidas. A atividade fagocítica dos granulócitos está normal, mas os fatores humorais (tipo opsoninas) responsáveis pela fagocitose apresentam-se diminuídos. A produção de IgA em lágrimas, secreção nasofaríngea e intestinal está reduzida na desnutrição.

Em crianças marasmáticas foram descritas atrofias do timo e outros órgãos linfáticos, diminuição das células formadoras de rosetas, reação cutânea de hipersensibilidade atrasada, redução na proliferação de linfócitos (face a PHA) e de linfocinas.

SEQÜELAS DA DESNUTRIÇÃO GRAVE

Efeito sobre a estatura final

Estabeleceu-se durante as últimas décadas o conceito de que a desnutrição influencia negativamente a estatura para o resto da vida (a deficiência de crescimento ocorrida durante o período crítico da desnutrição seria irreversível). No entanto, sabe-se que, em condições adequadas de recuperação nutricional, há reversibilidade da deficiência estatural. Indivíduos livres de infecção e recebendo dietas adequadas apresentam ótimas recuperações estaturais. Inúmeros fatores ambientais podem produzir crescimento deficiente. Exemplos: a síndrome da deficiência de zinco que afeta o crescimento de adolescentes do Egito e do Irã; a diferença de estatura observada em japoneses que vivem no Japão *versus* os que vivem na América do Norte etc. Em estudo efetuado por Graham e cols., no Peru, foram acompanhadas crianças desnutridas, desde a idade de lactentes até 7 e 15 anos mais tarde. As meninas apresentaram igual crescimento comparadas com os controles no período da adolescência. Além disso, quando tais crianças foram transferidas para ambientes mais adequados com idade ao redor de 4 anos, a recuperação da estatura foi completa dentro dos 5 anos de vida. Portanto, conclui-se que as más condições ambientais em que vivem os desnutridos primários, após a alta hospitalar, é que seria o fator mais importante do atraso de crescimento, diminuindo a estatura final desses indivíduos.

Efeito sobre o desenvolvimento mental

Quando ocorre desnutrição intra-útero, há grande possibilidade de haver lesão grave e permanente do sistema nervoso central. Mas desnutrição grave que ocorre no período pós-natal pode ocasionar lesões cerebrais permanentes, diretamente proporcional ao grau da desnutrição. Essas lesões são responsáveis pelo atraso do desenvolvimento neuropsicomotor de crianças desnutridas. No entanto, o atraso do desenvolvimento é reversível se a recuperação da desnutrição se faz em condições socioculturais favoráveis, com estimulação psicomotora da criança. Portanto, esse fato sugere que o atraso do desenvolvimento neuropsicomotor não é só causado pela desnutrição *per se*, mas sim é conseqüente às más condições de vida a que essas crianças estão submetidas, tanto pela privação nuticional como pelo ambiente sociocultural inadequado. Monckeberg, no Chile, 1967, relatou sua experência no seguimento de 14 desnutridos durante 14 anos; na alta hospitalar, todos apresentavam evidente atraso do DNPM e foram encaminhados para suas respectivas casas. Esse atraso se manteve mesmo 14 anos depois. O rendimento escolar foi baixo em todas as crianças e quase todas abandonaram prematuramente a escola. Esse estudo sugere que, após a recuperação da desnutrição, essas crianças, voltando ao mesmo ambiente anterior, de pobreza e falta de estimulação, permanecem com atraso importante do desenvolvimento, semelhante ao anterior, por ocasião da admissão hospitalar. Esses fatos sugerem que seria possível reduzir o efeito nocivo da desnutrição sobre o desenvolvimento mental, quando, durante a recuperação, além das medidas nutricionais, efetua-se com a criança um programa de estimulação psicomotora e afetiva e um programa de estimulação psicossocial, junto à família, para se influir sobre o ambiente negativo em que a criança vive após a volta.

EVOLUÇÃO

A evolução da desnutrição está na dependência dos seguintes fatores: *etiopatogenia* (se primária, a correção da dieta bastará para que se obtenha a cura, se secundária, sua evolução estará na dependência da doença que a ocasionou, nem sempre de fácil controle); *manifestações agregadas* (a presença de distúrbio hidroeletrolítico agrava sobremaneira o prognóstico); e *tratamento*, que deve permitir ao organismo reparar os danos já causados durante os diversos estágios patogênicos, bem como deve ser devidamente prolongado para a recuperação, a qual não é de esperar em curto prazo para um organismo cronicamente carenciado, especialmente por se encontrar em período de crescimento e desenvolvimento. A mortalidade global de desnutrição grave é cerca de 28%, sem predominância de sexo. Os seguintes fatores são indicativos de mau prognóstico: baixa idade, intensidade da desnutrição, hipoalbuminemia, leucopenia, hipotermia, púrpura e presença do distúrbio hidroeletrolítico e infecção agregados.

SÍNDROME DE RECUPERAÇÃO NUTRICIONAL

No decorrer do tratamento bem-sucedido do organismo desnutrido, desenvolvem-se modificações clínicas, bioquímicas e histológicas que foram estudadas por Gomez e cols. e agrupadas na "síndrome de recuperação nutricional" (SRN), que se inicia mais ou menos entre o 20º e 40º dia após o início do tratamento e regride entre a 10ª e a 12ª semana depois de iniciado o tratamento. Tem sido observada mais freqüentemente quando os pacientes são realimentados *ad libitum*.

As *manifestações clínicas* que acompanham a SRN (Fig. 2.8) são de intensidade variada e desenvolvem-se tanto na criança portadora de kwashiorkor quanto nos casos de marasmo; nesta última, tarda mais a aparecer e o faz de maneira mais discreta. São sinais clínicos importantes: *hepatomegalia* – principalmente devido ao lobo esquerdo, a palpação revela um fígado mole, de bordas lisas e geralmente indolor à palpação: inicia-se em torno da terceria semana e atinge o máximo por volta da quinta semana; *distensão abdominal com rede venosa colateral* – o abdome torna-se globoso, com paredes flácidas, não-timpânico, assemelhando-se ao abdome de batráquio, quando a criança está em decúbito dorsal: concomitantemente, desenha-se uma rede venosa colateral superficial na direção ascendente; *ascite* – causada provavelmente por dificuldade circulatória portal, disproteinemia e fator antidiurético formado pelo fígado em sofrimento; *fácies de lua cheia* – nos casos mais intensos; *alterações de pele e fâneros* – há sudorese abundante, principalmente no segmento cefálico e que aumenta durante o sono; hipertricose, principalmente na fronte, região parotídea, dorso e membros inferiores e atingindo a maior intensidade em torno da oitava semana de tratamento; recuperação da coloração dos cabelos, dando ao conjunto dos cabelos um aspecto de "pêlo de rato", isto é, pontas mais claras que a parte proximal; as unhas apresentam um desnível transversal com declive anterior, em função da unha nova, que é mais espessa que a unha do período de desnutrição; telangiectasia de intensidade variada, localizando-se principalmente nas faces. Alguns dos sinais referidos lembram a possibilidade de que possa haver hipertensão portal intra-hepática durante a SRN.

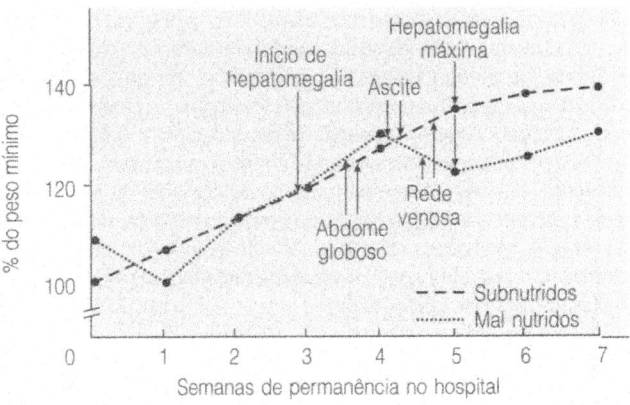

Figura 2.8 – Curva de peso e manifestações clínicas principais da síndrome de recuperação nutricional (segundo Ramos Galvan e cols.).

As principais *alterações bioquímicas* são as seguintes: hipergamaglobulinemia, positividade da prova do Timol, eosinofilia e aumento da volemia. Quanto às *alterações histológicas*, o fígado é que tem sido estudado durante a SRN. Verificou-se que a esteatose, própria do período de desnutrição, desaparece gradualmente dando lugar a um quadro histológico chamado de "depleção protéica", caracterizado pelo aumento de volume de célula e reduzido número de grânulos intraprotoplasmáticos, dando a impressão de células insufladas. Não é reconhecida a exata significação da hepatomegalia e do aspecto particular da célula hepática. Ambos os fenômenos, porém, foram observados em pacientes que receberam hormônio adrenocorticotrófico.

TRATAMENTO
TRATAMENTO INTEGRAL DA DESNUTRIÇÃO

Nos últimos anos tivemos oportunidade de efetuar o tratamento integral de muitos desnutridos graves internados no Instituto da Criança do Hospital das Clínicas da FMUSP. De acordo com estudos anteriores, efetuados no México, na Jamaica, na Guatemala e no Chile, demos ênfase especial à importância de se estimular o desnutrido em recuperação, precocemente. Além do tratamento nutricional, adiciona-se um programa de estimulação afetiva e psicomotora da criança e um programa de estimulação psicoafetiva da família. O programa de estimulação é realizado em conjunto por uma equipe multiprofissional, junto à criança e à mãe (família). Verifica-se que, se se consegue uma maior adesão da mãe ao tratamento, a recuperação da desnutrição é obtida em menor tempo e com maior intensidade.

TRATAMENTO HOSPITALAR DA DESNUTRIÇÃO GRAVE

O tratamento da desnutrição grave no hospital divide-se didaticamente em três fases. A primeira é a fase de urgência e seu objetivo é corrigir os distúrbios hidroeletrolíticos, acidobásicos e metabólicos (hipoglicemias), além de tratar das infecções associadas. Sua duração é ao redor de três a cinco dias. A segunda fase (fase dietoterápica) constitui-se em um procedimento exclusivamente dietético. Seu objetivo é o de diminuir as perdas diarréicas, adaptando-se uma dieta que seja tolerante às alterações intestinais presentes. Sua duração é ao redor de uma a duas semanas. A terceira é a fase de manutenção e seu objetivo é fornecer dietas hipercalóricas para a recuperação do peso da criança. Dura aproximadamente duas a quatro semanas. Evidentemente, a divisão do tratamento em fases é apenas didática e, muitas vezes, há concomitância de duas etapas do tratamento ao mesmo tempo.

Fase de urgência

Correção do distúrbio hidroeletrolítico – no tratamento de emergência da desidratação do desnutrido, a primeira preocupação é a reparação de água e eletrólitos. Esse procedimento é, em essência, igual ao descrito para crianças eutróficas no capítulo Desidratação Aguda. No entanto, cabe lembrar que um dos aspectos importantes no manejo do desnutrido desidratado é o da avaliação clínica da intensidade da desidratação. Os sinais clínicos da desnutrição mascaram os sinais cutâneos da desidratação: falta de gordura subcutânea para se avaliar o turgor da pele, atividade diminuída, diurese presente etc. Com isso, os únicos índices seguros e confiáveis para a estimativa da intensidade da desidratação e para o acompanhamento do desnutrido na fase de reparação são a tensão da fontanela e a pressão arterial. O esquema resumido a seguir é recomendado somente para desnutridos graves, com deficiência superior a 40% do peso/idade ou casos de má nutrição protéica (kwashiorkor).

a) *Reidratação* – combate ao choque (quando houver) pela correção da hipovolemia. Soluções a infundir: soro glicosado a 5% e soro fisiológico em partes iguais; solução de Ringer-lactato 2/3.

Volume: até 50ml/kg — desidratação leve
50-100ml/kg — segundo grau
> 100ml/kg — terceiro grau

Velocidade: 20ml/kg/hora.
Caso persistam os sinais de choque; sangue total; 20ml/kg.
Duração: 6 a 8 horas.

b) *Hidratação*
1. Manutenção no marasmo (quando indicação intravenosa):
100-120ml/kg/24 horas de volume
2,5-3mEq/kg/24 horas de sódio
3-5mEq/kg/24 horas de potássio
2. Manutenção do kwashiorkor (quando indicação intravenosa):
80ml/kg/24 horas de volume
1,5mEq/kg/24 horas de sódio
3-5mEq/kg/24 horas de potássio
0,5-1mEq/kg/24 horas de magnésio

c) *Fase de reposição* – repor volume a volume das perdas, estimadas por qualquer método: solução de partes iguais de soro glicosado a 5% e fisiológico. Em caso de diarréia grave (> 70ml/kg/dia), administrar solução fisiológica pura. Correção da acidose; mesmos parâmetros dos eutróficos (ver capítulo Desidratação Aguda). Correção da natremia: somente nos casos de hiponatremia grave (< 120mEq/l).

Fase dietoterápica

A maioria das crianças desnutridas graves apresenta intolerância à lactose, por isso uma fórmula sem lactose e contendo outros hidratos de carbono está indicada. Uma fórmula barata e de fácil preparo em qualquer cozinha hospitalar é o leite de Moll (leite de vaca precipitado com lactato). Nesse caso, adicionar minerais, vitaminas, óleo vegetal (TCM). Nos casos de intolerâncias mais complexas, por exemplo, intolerância às proteínas do leite de vaca e/ou soja, prescrever uma fórmula semi-elementar cuja proteína é um hidrolisado de caseína ou lactoalbumina. Em regiões onde houver dificuldade de se obter os hidrolisados, usar a fórmula de carne de frango, adicionada de minerais, vitaminas, gordura (TCM) e hidratos de carbono. Em situações extremas de diarréia protraída, má absorção de glicose pode ocorrer. Nesse caso, uma fórmula livre de hidratos de carbono está indicada. Para cobrir as necessidades calóricas, concomitantemente, deverá ser instalada uma nutrição parenteral periférica. Posteriormente, a avaliação das perdas e da administração energética nos dará condições de decidir pela indicação de nutrição parenteral central.

Observações: 1. o volume hídrico diário administrado na primeira semana não deverá exceder 150ml/kg; na segunda, 200ml/kg; na terceira, 250ml/kg; 2. como a ingestão voluntária dessas crianças é muito baixa, no início do tratamento avaliar a necessidade de se utilizar uma sonda nasogástrica (silastic ou poliuretano); 3. recomendamos aumentar progressivamente a ingestão calórica (a cada dois a três dias): 25-50-75-100-125kcal/kg/dia.

Fase de manutenção

O objetivo dessa fase é o de promover crescimento adequado (ganho de peso ou "catch-up growth"). Por isso, grande quantidade de calorias deverá ser administrada nessa fase do tratamento. Como a capacidade gástrica do desnutrido é limitada, a dieta deverá ser de alta densidade energética. Nessa fase, a criança já deve estar tolerando a dieta habitual para sua idade, isto é, já deverá estar comendo carnes, legumes, ovos, frutas etc. Ingestões acima de 840kJ/kg/dia (200kcal/kg/dia) são recomendadas, contendo 3 a 5g/kg de proteínas de alto valor biológico. Nessa fase, recomenda-se a administração de vitamina A (2.500U/dia), vitamina D (800U/dia), ferro (4mg/kg/dia), zinco (1mg/kg/dia) e cobre (0,3mg/kg/dia). Essas quantidades recomendadas condicionam um rápido e adequado crescimento da criança. A síntese de músculo e de gordura é bastante equilibrada com tais ingestões. Algumas crianças, durante a recuperação de desnutrição grave, desenvolvem apetite muito voraz. Quando a criança atinge o peso esperado para a altura, há queda do apetite e ela passa a ingerir menos. Do mesmo modo, o "catch-up growth" mostra uma desaceleração acentuada (menor ganho de peso) quando se atinge o peso esperado para a altura.

Sugerimos aguardar a recuperação do peso/altura de 80% (no mínimo) para a alta hospitalar. Com isso, obtém-se um tempo médio de internação de quatro a cinco semanas, tempo suficiente para a equipe multiprofissional atuar junto à mãe (estimulação psicossocial) e junto à criança (estimulação psicomotora). A mãe deverá ter participação ativa no tratamento do filho e permanecer o máximo possível ao lado dele. Dessa maneira, cria-se um vínculo importante entre a família do paciente e o hospital (equipe responsável pela recuperação nutricional). Esse fato é fundamental para garantir o seguimento da criança em ambulatório e evitar a recorrência da desnutrição, o que é muito comum nos moldes clássicos de atendimento ambulatorial.

LUCIA FERRO BRICKS
MARIA LUCIA DE MORAES BOURROU
SOPHIA C. SZARFARC

A Organização Mundial de Saúde (OMS) define anemia nutricional como "um estado em que a concentração de hemoglobina do sangue é anormalmente baixa em conseqüência da carência de um ou mais nutrientes essenciais, qualquer que seja a origem dessa carência". A OMS estima que a prevalência mundial de anemia (exceto a China) atinge mais de 30% da população mundial (Tabela 2.3), o que corresponde a aproximadamente 1,3 bilhão de indivíduos. Apesar de existirem diversas causas de anemia, não há dúvidas de que entre lactentes, pré-escolares, adolescentes e mulheres em idade fértil a carência de ferro é a deficiência nutricional mais comum e a principal causa de anemia em todo o mundo. A deficiência de ferro é responsável por mais de 90% das anemias carenciais e é seguida em importância pela carência de ácido fólico. As deficiências de vitamina B_{12}, de proteínas, de cobre e de outras vitaminas (A, C, E, riboflavina) acometem grupos restritos de indivíduos, como os vegetarianos, prematuros, desnutridos graves, portadores de síndrome de má absorção e indivíduos que recebem nutrição parenteral, não constituindo um problema de saúde pública.

Embora as populações de baixo nível socioeconômico sejam as mais afetadas pela carência de ferro, esta é uma das poucas deficiências nutricionais que estão presentes em todas as categorias sociais e, por esse motivo, neste capítulo a anemia ferropriva será discutida de forma mais detalhada.

ANEMIA POR CARÊNCIA DE FERRO

Prevalência

Conforme pode ser visto na tabela 2.3, a prevalência da anemia ferropriva depende da idade, do sexo, do nível socioeconômico e da condição de gestação. A OMS propõe que sejam considerados anêmicas as crianças com idade entre 6 meses e 6 anos e as gestantes cuja taxa de hemoglobina esteja abaixo de 11g/dl (ou hematócrito inferior a 33%). Para escolares e mulheres em idade reprodutiva, o valor crítico para a taxa de hemoglobina é de 12g/dl, e para adolescentes e adultos do sexo masculino, o limite inferior da normalidade é de 13 g/dl. Os critérios da OMS para o diagnóstico de anemia têm alta especificidade, mas sua sensibilidade é baixa e, por esse motivo, foram elaboradas curvas de distribuição de percentil de hemoglobina de acordo com a idade. A adoção das curvas de percentil tem a vantagem da alta sensibilidade e especificidade constantes para diagnosticar anemia em indivíduos com idade entre 1 e 18 anos; entretanto, não se sabe se o uso dessas curvas é válido em regiões diferentes daquelas em que as crianças foram estudadas, por esse

Tabela 2.3 – Estimativa da prevalência de anemia no mundo, de acordo com o desenvolvimento socioeconômico, idade, sexo e estado de gestação (%).

| Região | Idade (anos) | | | | | |
	0-4	5-12	> 12 Homem	15-49 Mulher	Gestantes	Total
Desenvolvida	12	7	3	11	14	8
Em desenvolvimento	51	46	26	47	59	36
Total	43	37	18	35	51	34

Fonte: De Mayer (1989).

motivo preferem-se utilizar os valores propostos pela OMS, que têm a vantagem da universalidade, pois permitem a comparação entre estudos realizados em diferentes regiões.

Nos EUA, existem dois critérios, além do proposto pela OMS, para diagnosticar anemia. Um dos critérios é baseado no Segundo Estudo Nacional sobre Saúde e Nutrição (NHANES II) e o outro é adotado pelo Comitê de Nutrição da Academia Americana de Pediatria (Tabela 2.4).

Tabela 2.4 – Testes laboratoriais e valores críticos para o diagnóstico de deficiência de ferro na criança.

Testes bioquímicos	Idade (anos)	Valor crítico
Ferro sérico	1-5	< 30mcg/dl
Capacidade de ligação de ferro	1-3	> 480mcg/dl
	3-5	> 470mcg/dl
Saturação de transferrina	1-2	< 8%
	3-5	< 9%
Ferritina sérica	1-5	8-12mcg/litro

Testes hematológicos		NHANES II*	AAP**
Hemoglobina	1-2	< 10,7g/dl	< 11,0g/dl
	3-5	< 10,9g/dl	< 11,0g/dl
Hematócrito	1-2	< 32%	< 33%
	3-5	< 32%	< 34%
Volume corpuscular médio	1-2	< 67μm^3	< 70μm^3
	3-5	< 73μm^3	< 73μm^3
Hemoglobina corpuscular média	1-2	< 22pg	—
	3-5	< 25pg	—
Concentração de hemoglobina corpuscular média	1-5	< 32pg	—
Distribuição do volume de eritrócitos (RDW#)	1-5	> 14,5%	> 14,5%

Adaptada de Walters e Abelson, 1996.

* NHANES II – Second National Health and Nutrition Examination Survey.
** APP – Academia Americana de Pediatria.
# Não incluído no estudo do NHANES e da Academia Americana de Pediatria.

Diversos estudos têm demonstrado que as crianças, nos primeiros anos de vida, e as gestantes constituem os grupos mais vulneráveis à anemia e que nos países em desenvolvimento a prevalência é mais elevada que nos países desenvolvidos (Tabela 2.3). Apesar da melhor oferta alimentar e dos menores índices de perda de ferro por infestação parasitária, indiscutivelmente, a utilização de alimentos enriquecidos com ferro foi a principal responsável pela queda dramática nas taxas de anemia ferropriva nos países desenvolvidos. Segundo Oski (1993), no início da década de 1980, 30% das crianças americanas atendidas na rede pública tinham anemia (Hb < 11g/dl) e 25% tinham deficiência de ferro, enquanto entre as crianças atendidas em consultórios particulares, 8% tinham anemia e 11%, carência de ferro. Nos últimos 15 anos, a utilização de alimentos enriquecidos com ferro levou a uma queda importante nas taxas de anemia ferropriva entre as crianças americanas. O mesmo tem sido observado em outros países, como Canadá e Inglaterra. No início da década de 1990, a prevalência de anemia em crianças inglesas de grupos mais privilegiados economicamente era de 2 a 3%, enquanto entre as crianças de famílias pobres atingia 30%.

No Brasil, a maioria dos estudos sobre a prevalência de anemia refere-se a grupos populacionais restritos; entretanto, em todas as publicações tem-se verificado que a prevalência de anemia ferropriva é muito elevada, especialmente em crianças com idade entre 6 e 24 meses. Vanucci e cols. (1992), em ampla revisão sobre a prevalência de anemias nutricionais no Brasil, refere que a prevalência de anemia em crianças com idade inferior a 2 anos, em seis diferentes estudos, variou entre 35 e 72%; em pré-escolares/escolares e gestantes, esses índices apresentaram maiores taxas de variação – 2,4% a 64,3% e 13,7% a 65,1%, respectivamente. Nos vários estudos realizados em diferentes estados da federação, ficou evidente que as maiores prevalências de anemia ferropriva foram encontradas em crianças de famílias de baixa renda. Torres e cols. (1994) verificaram, no Estado de São Paulo, entre as crianças de 0 a 24 meses atendidas em serviços da rede pública de saúde prevalências sempre superiores a 50%. Estudos populacionais realizados no município de São Paulo revelaram que, durante intervalo de 10 anos (1977 a 1987), a anemia ferropriva aumentou de 22% para 35% em crianças com idade entre 6 meses e 5 anos. As prevalências mais elevadas de anemia foram encontradas na faixa etária de 6 a 24 meses e, nessa faixa etária, os índices de anemia subiram de 35%, na década de 1970, para 57%, em 1984 e 1985.

Metabolismo do ferro e fisiopatologia da anemia
A anemia ferropriva é o resultado final de um desequilíbrio no balanço entre a quantidade de ferro biologicamente disponível e a necessidade orgânica desse mineral, que depende da idade, do sexo e do estado fisiológico.

Os principais fatores envolvidos na anemia ferropriva são: a) ingestão e/ou absorção insuficiente de ferro; b) alta velocidade de crescimento; c) baixas reservas ao nascimento; d) perdas hemorrágicas no período perinatal; e) perdas de ferro pelo trato gastrintestinal, geniturinário ou pele.

O ferro é um nutriente essencial para o organismo humano, que está presente em todas as células. Em condições fisiológicas, ele está sempre ligado a proteínas, formando compostos que podem ser classificados em:

Essenciais – desempenham as atividades metabólicas ou enzimáticas relacionadas ao transporte e à utilização do oxigênio para a produção de energia celular, como hemoglobina, mioglobina, citocromos e proteínas contendo ferro, presentes no organismo humano na forma de proteínas do grupo heme, isto é, proteínas que contêm ferro ligado à protoporfirina. Todas as proteínas do grupo heme estão ligadas ao metabolismo oxidativo, e a hemoglobina é a proteína do grupo heme mais abundante no organismo humano.

A hemoglobina constitui mais de 95% das proteínas dos glóbulos vermelhos e é composta por quatro cadeias de globina, cada uma delas ligada a um grupo heme, contendo um átomo de ferro. No indivíduo adulto do sexo masculino, aproximadamente 65% do ferro do organismo está presente na forma de hemoglobina. A mioglobina é o pigmento vermelho do músculo e encontra-se presente na proporção de 5mg de mioglogina para cada grama de tecido muscular. A mioglobina contém apenas uma cadeia heme ligada a um átomo de ferro e, no adulto, aproximadamente 10% do teor total de ferro está na forma de mioglobina. Outras proteínas do grupo heme consideradas essenciais no transporte de elétrons são: citocromos, catalases e peroxidases. O ferro também está presente no organismo ligado às proteínas do grupo não-heme, como proteínas contendo ferro e enxofre e metaloproteínas e, além disso, é um co-fator essencial para a ação de diversas enzimas. Apenas uma pequena fração do ferro total pode ser encontrada no plasma (0,1%), no qual se encontra ligada a proteínas (transferrina e lactoferrina) que têm grande afinidade por esse mineral. No homem adulto, menos de 3% do ferro do organismo encontra-se presente na forma de enzimas dos grupos heme e não-heme.

Estoque – aproximadamente 22% do ferro do indivíduo adulto encontra-se presente no organismo nas formas de estoque: ferritina e hemossiderina.

O ferro de estoque pode sofrer grandes variações em seu teor total antes que a criança apresente qualquer sintoma de carência ou sobrecarga. Esse fato fica evidente quando se estudam as variações fisiológicas que ocorrem na distribuição de ferro no organismo da criança com idade inferior a 1 ano.

Durante a vida intra-uterina, o ferro é transportado de forma bastante eficiente para o feto. Apesar de a carência de ferro ser relativamente comum na gestante, mesmo quando a mãe apresenta anemia ferropriva leve ou moderada, o recém-nascido de termo e com peso adequado para a idade gestacional nasce com taxas de hemoglobina e reservas de ferro dentro dos parâmetros da normalidade; seu conteúdo corpóreo de ferro é de 75mg/kg (25% nas formas de estoque). Logo após o nascimento, o recém-nascido de termo saudável possui taxas elevadas de hemoglobina (média = 16,5g/dl), provavelmente resultantes de mecanismos eficientes de adaptação do feto ao ambiente de hipóxia relativa em que se encontra durante a gestação. Com o início da respiração pulmonar, existe aumento da oferta de oxigênio e diminuição da eritropoetina que leva à redução das taxas de hemoglobina (queda de 1g/dl por semana) até quatro a seis semanas, quando são atingidos os menores valores de hemoglobina (10g/dl). A eritropoetina é, então, estimulada e a hemoglobina volta a subir. O ferro da hemoglobina fetal é captado pelas células do sistema reticuloendotelial, estocado e, posteriormente, reutilizado para a síntese de hemoglobina do tipo adulto e de outros compostos essenciais contendo ferro (mioglobina e enzimas), de tal forma que, entre o nascimento e os 4 meses de idade, praticamente não existem mudanças no teor de ferro corpóreo total (Tabela 2.5).

Tabela 2.5 – Distribuição de ferro no organismo, de acordo com a idade.

	Hemoglobina (mg Fe)	Mioglobina + enzimas (mg Fe)	Estoque (mg Fe)	Ferro total (mg Fe)
Nascimento	175	15	60	250
4 meses	190	30	30	250
12 meses	320	50	50	420

Fonte: Dallman, 1986.

A anemia ferropriva é rara nos dois primeiros meses de vida, pois os estoques de ferro do recém-nascido são suficientes para a síntese da hemoglobina, mioglobina e enzimas contendo ferro, mesmo sendo este o período de maior velocidade relativa de crescimento; já aos 4 meses de idade, os estoques de ferro estão bastante reduzidos e, entre 4 e 12 meses de idade, existe um aumento substancial do volume sangüíneo e, conseqüentemente, do ferro contido na hemoglobina. Com o crescimento, também aumenta a quantidade de ferro na forma de mioglobina e de enzimas e a criança torna-se mais dependente do ferro exógeno para suprir suas necessidades. É a partir do quarto mês de vida, quando os estoques de ferro estão baixos, que a criança apresenta maior vulnerabilidade para o desenvolvimento de anemia ferropriva.

Durante a vida intra-uterina, o feto acumula ferro em quantidade proporcional ao seu peso e, quanto menor o peso do recém-nascido, menor seu estoque de ferro, e mais precoce será o esgotamento das reservas. Os prematuros, os recém-nascidos de baixo peso e os gemelares apresentam maior vulnerabilidade à carência de ferro e podem desenvolver anemia ferropriva antes do quarto mês de vida.

Crianças com perdas sangüíneas anormais durante o período neonatal (transfusão fetomaterna, clampeamento precoce do cordão, placenta prévia e descolamento prematuro de placenta) também apresentam menos reservas de ferro.

DIAGNÓSTICO DE ANEMIA FERROPRIVA

MANIFESTAÇÕES CLÍNICAS

A depleção de ferro pode causar diversas manifestações clínicas. Entretanto, como, na maioria das vezes, a anemia por carência de ferro se desenvolve lentamente, mesmo nos casos em que a criança apresenta anemia moderada ou grave, muitas vezes, a família procura avaliação médica queixando-se apenas de palidez cutânea, não notando outras manifestações comumente associadas à carência de ferro: diminuição da atividade, fraqueza muscular, intolerância ao exercício e irritabilidade.

A pica, ou perversão do apetite, que se manifesta pelo desejo de ingerir gelo, terra ou sal, é um sintoma comum em crianças com carência de ferro e costuma desaparecer após o tratamento. O mesmo ocorre com as alterações de pele e de mucosas (glossite, estomatite angular e disfagia) que freqüentemente são encontradas em crianças com anemia ferropriva. No trato gastrintestinal, a carência de ferro pode produzir lesões mucosas que comprometem a absorção de diversos nutrientes.

Diversos estudos têm demonstrado que lactentes com anemia ferropriva apresentam pior desempenho em testes que avaliam as funções básicas do desenvolvimento motor e cognitivo. As crianças com carência de ferro apresentam déficit de atenção, baixa resposta a estímulos sensoriais e atraso no desenvolvimento, mesmo antes de apresentarem anemia. Acredita-se que as alterações neurológicas relacionadas à carência de ferro devam-se à redução na atividade da monoaminoxidase (MAO), uma enzima envolvida no metabolismo de neurotransmissores (dopamina, norepinefrina e serotonina), visto que indivíduos com deficiência de ferro apresentam aumento da excreção de norepinefrina na urina. As alterações comportamentais e a queda de desempenho nos testes que avaliam o desenvolvimento motor e mental geralmente são observadas quando a taxa de hemoglobina é inferior a 10,4g/dl e a anemia está presente por mais de três meses. Ainda não está claro se as alterações cognitivas relacionadas à anemia ferropriva são totalmente reversíveis após o tratamento.

A associação entre anemia ferropriva e infecções é controversa; alguns autores relatam um aumento da suscetibilidade às infecções quando existe carência de ferro, enquanto outros negam essa associação e até sugerem que a carência de ferro teria um "papel prote-tor" contra as infecções bacterianas. Entretanto, há fortes evidências de que a carência de ferro está associada a uma diminuição da atividade bactericida dos leucócitos polimorfonucleares e a uma deficiência na resposta imune celular, especialmente contra *S. aureus* e *C. albicans*.

Quanto ao exame físico, o sinal mais precoce da carência de ferro em lactentes é o desvio na curva de crescimento; crianças com carência de ferro podem apresentar peso e/ou altura baixos para a idade na época do diagnóstico e, após a correção da anemia, apresentam ganho pondo-estatural significativo. Entretanto, quando a criança ingere quantidades excessivas de leite, seu peso pode estar normal ou até acima da média para a idade, mesmo na vigência de anemia moderada ou grave. A palidez é o sinal mais comum de anemia; entretanto, esse é um sinal de baixa sensibilidade (< 20%), passando despercebida pela família e pelos clínicos. O baço pode estar palpável em 10 a 15% das crianças com anemia ferropriva e a esplenomegalia é mais comum em lactentes que apresentam anemia ferropriva e infecções do trato respiratório e/ou vias urinárias. Os outros sinais de carência de ferro, como glossite, estomatite e queilite angular, são observados com menor freqüência. As alterações cardíacas (taquicardia e sopro) só costumam ser evidentes quando a hemoglobina cai a níveis de 5g/dl.

ALTERAÇÕES LABORATORIAIS

Anemia é definida como a redução do hematócrito ou da concentração de hemoglobina abaixo de valores considerados normais para indivíduos saudáveis. Para crianças com idade entre 6 meses e 6 anos, a Organização Mundial de Saúde propõe que sejam consideradas anêmicas as crianças com taxa de hemoglobina abaixo de 11g/100ml ou hematócrito inferior a 33%. Os valores normais e os limites inferiores da normalidade para hemoglobina e hematócrito variam de acordo com a idade e o sexo (Quadro 2.8).

Além do sexo e da idade, é importante ressaltar que os indivíduos da raça negra apresentam, em média, taxas de hemoglobina 0,5g/dl abaixo das encontradas nos de raça branca ou amarela, porém não está claro se essas diferenças se devem a problemas de ordem socioeconômica ou a fatores genéticos. Outro aspecto a ser considerado é que as taxas de hemoglobina aumentam em locais de baixa concentração de oxigênio e que os critérios anteriormente discutidos perdem sua validade em regiões de altitudes elevadas.

O diagnóstico de anemia ferropriva moderada ou grave é relativamente fácil, encontrando-se, além da queda de hemoglobina e hematócrito e da diminuição no número de reticulócitos, hipocromia, microcitose, queda do ferro sérico, aumento da capacidade total de ligação do ferro e queda da saturação de transferrina; entretanto, nas fases precoces da anemia existe grande superposição dos va-

Quadro 2.8 – Classificação das anemias baseada no VCM e RDW.

VCM baixo		VCM normal		VCM alto	
RDW normal	RDW alto	RDW normal	RDW alto	RDW normal	RDW alto
Traço talassêmico	Anemia ferropriva	Normal	Deficiência mista de ferro e vitaminas	Anemia aplástica	Deficiência de folatos
Doenças crônicas	S-β-talassemia	Doenças crônicas	Fase precoce Deficiência de ferro/folato	Pré-leucemia	Deficiência de vitamina B_{12}
Chumbo	Hemoglobina H	Hemoglobina SC	Hemoglobinopatias		Hemólise
	Fragmentação	Esferocitose	Mielofibrose		Aglutininas ao frio
	Deficiência de vitamina A	Transfusão Quimioterapia Leucemia linfocítica crônica Leucemia mielóide crônica	Anemia sideroblástica		Leucemia linfocítica crônica

Fonte: Adaptada de Walters e Abelson, 1996.
Na intoxicação por chumbo, o VCM geralmente está normal. Entretanto, quando o nível sérico está acima de 100mcg/dl existe hipocromia.

lores considerados normais e, além disso, alguns exames laboratoriais sofrem a influência de variações fisiológicas ou patológicas, como será discutido a seguir.

Hemograma – o hemograma completo é um exame simples e de baixo custo, que permite avaliar taxa de hemoglobina, hematócrito, hemoglobina corpuscular média (HbCM), volume corpuscular médio (VCM), contagem de eritrócitos, reticulócitos, leucócitos e plaquetas (Quadro 2.8).

Hemoglobina – os valores normais de hemoglobina dependem da idade (Quadro 2.8).

RDW (variação do volume das hemácias) – é o sinal mais precoce da deficiência de ferro e, tipicamente, é acompanhada de ovalocitose. A medida da distribuição do volume de eritrócitos, que é feita por métodos eletrônicos e se expressa em porcentagem de variação no volume de eritrócitos, permite discriminar entre a anemia por deficiência *de ferro e outras* anemias microcíticas. Na anemia ferropriva, o RDW está elevado (> 14,5%), em função da heterogeneidade no volume das hemácias, enquanto nas anemias hemolíticas (talassemia e hemoglobinopatias) e na anemia associada às doenças crônicas, geralmente, o RDW está normal (11,5 a 14,5%); entretanto, em alguns pacientes com talassemia o RDW pode estar elevado (Quadro 2.8).

VCM (volume corpuscular médio) – em graus mais avançados de deficiência de ferro, observa-se que as hemácias se tornam microcíticas, devido à diminuição no volume corpuscular médio, e hipocrômicas; além disso, surgem células-alvo e eliptócitos.

Por meio do VCM, podem-se classificar as anemias em:
– normocíticas, quando o VCM está entre 75 e 100mcg^3;
– microcíticas, quando o VCM está abaixo de 75mcg^3, em crianças com idade inferior a 1 ano, ou menor que 80mcg^3, em adolescentes com idade superior a 11 anos;
– macrocíticas, quando o VCM estiver acima de 100mcg^3.

Esses valores não são válidos no período neonatal, pois no recém-nascido o valor normal do VCM é de 106mcg^3 $\pm$ 6mcg^3.

A carência de ferro é a causa mais comum de anemia microcítica, entretanto, a microcitose também é observada na anemia associada a doenças crônicas, talassemia e intoxicação por chumbo e anemia por deficiência de vitamina A (Quadro 2.8). Quando o hemograma é feito por meio de métodos eletrônicos, a taxa de hemoglobina é medida pelos processos bioquímicos e é bastante precisa; o número de eritrócitos e o volume corpuscular médio (VCM) são obtidos diretamente, sendo mais fidedignos que as dosagens de hematócrito, hemoglobina corpuscular média (HCM) e concentração de hemoglobina corpuscular média (CHCM), que são calculados indiretamente.

Reticulócitos – a contagem de reticulócitos (hemácias jovens) relaciona-se com a síntese de hemácias na medula e está diminuída na anemia ferropriva. Normalmente, o número absoluto de reticulócitos varia entre 25.000 e 75.000/mm^3 (0,5-1,5%). O número de reticulócitos apresenta-se diminuído nas anemias carenciais, na vigência de processos infiltrativos na medula óssea, anemia aplástica, doenças inflamatórias ou infecções crônicas, e aumentado nos processos hemolíticos. Indivíduos com anemia ferropriva geralmente não apresentam alterações na série branca, entretanto, até 14% podem apresentar leucopenia, independentemente da gravidade da anemia. Com relação à série plaquetária, pode ocorrer tanto trombocitopenia como trombocitose, e a trombocitopenia é mais freqüente nas formas mais graves de anemia ferropriva.

Outros exames utilizados para avaliar a carência de ferro – raramente existe necessidade de se realizar outros exames para diagnosticar a anemia ferropriva; entretanto, em algumas situações, especialmente quando a anemia é leve ou não existe resposta à terapêutica com ferro, pode haver necessidade de outros exames para diferenciar a anemia por carência de ferro de outras etiologias (Quadro 2.8).

Ferritina sérica – a dosagem de ferritina sérica é um exame que apresenta boa especificidade na identificação da diminuição das reservas de ferro, pois, ao contrário da hemoglobina, do hematócrito e do ferro sérico, não se altera durante os processos infecciosos e carências de outros elementos necessários à eritropoese.

A concentração de ferritina sérica correlaciona-se com os estoques corpóreos de ferro e concentrações abaixo de 10mcg/litro (8 a 12mcg/litro) são características da anemia por deficiência de ferro; entretanto, algumas crianças que apresentam dosagem de ferritina sérica de até 30mcg/litro apresentam elevação nas taxas de hemoglobina após tratamento com ferro, sugerindo a presença de anemia. Nas anemias associadas a doenças crônicas (artrite reumatóide, hepatites, doença de Gaucher, doenças renais e neoplásicas), ao contrário da anemia ferropriva, observa-se aumento da ferritina sérica. Quando existe associação entre doença crônica e carência de ferro, a ferritina pode estar normal.

Apesar de sua excelente especificidade para o diagnóstico da carência de ferro, esse exame é pouco utilizado no diagnóstico da anemia ferropriva, em vista de seu alto custo e dificuldades técnicas para sua realização.

Concentração de ferro sérico – na anemia ferropriva, normalmente, o ferro sérico está diminuído e, em crianças com idade inferior a 5 anos, geralmente se consideram sugestivos de anemia ferropriva os valores de ferro sérico inferiores a 30mcg/dl (5,4μmol/litro). Deve-se ressaltar, entretanto, que a concentração de ferro sérico depende de diversos fatores, incluindo o método de análise, e que o ferro sérico pode estar alterado em várias situações fisiológicas e patológicas, como horário do dia, ciclo menstrual, processos inflamatórios agudos e crônicos, uso de medicamentos e contaminação do frasco por reagentes, entre outros, sendo considerado um exame pouco específico para o diagnóstico de anemia ferropriva.

Capacidade de ligação do ferro – é uma medida da quantidade de transferrina circulante no sangue. Normalmente, a quantidade de transferrina em 100ml de soro é suficiente para ligar 250 a 450mcg (4,4 a 8,0μmol) de ferro e, na anemia ferropriva, a capacidade total de ligação do ferro está elevada (> 480mcg/dl ou superior a 8,6μmol/dl).

Saturação de transferrina – normalmente, varia entre 20 e 50%. Porém, na anemia ferropriva, freqüentemente a saturação de transferrina é inferior a 15%. Em crianças com idade inferior a 2 anos, aceitam-se como valores sugestivos de deficiência de ferro a saturação de transferrina abaixo de 8% e, entre 3 e 5 anos, abaixo de 9%.

Tanto o ferro sérico como a saturação de transferrina apresentam-se diminuídos na anemia ferropriva, ao passo que na anemia associada a doenças crônicas, geralmente, apesar de o ferro sérico estar baixo, a saturação de transferrina está normal.

Protoporfirina eritrocitária livre (PEL) – a dosagem de protoporfirina eritrocitária livre é elevada nas doenças que interferem com a síntese do heme, incluindo anemia ferropriva, intoxicação por chumbo e anemias sideroblásticas. Os limites inferiores da normalidade para crianças com idade entre 1 e 5 anos são: $\geq$ 35mcg/dl de sangue total; $\geq$ 90mcg/dl de células vermelhas; $\geq$ 3mcg/dl de hemoglobina ou $\geq$ 90μmol de heme (ver Tabela 2.4). Embora esse exame seja bastante sensível para o diagnóstico de anemia ferropriva, sua realização não permite diferenciar a anemia por carência de ferro da anemia associada à intoxicação por chumbo. Na intoxicação por chumbo, ocorre elevação da PEL, porém o ferro sérico e a saturação de transferrina estão normais. Doenças infecciosas crônicas (de etiologia infecciosa ou não) também podem causar elevação dos níveis de PEL. Portanto, para diferenciar a anemia ferropriva de outras anemias, o ideal é utilizar vários índices hematimétricos, como taxa de hemoglobina, hematócrito, VCM, CHCM, contagem de reticulócitos e RDW. Quando houver necessidade, devem ser solicitados exames especiais, como dosagem de ferritina, eletroforese de hemoglobina e curva de resistência globular, para o diagnóstico diferencial com anemias hemolíticas. Raramente existe necessidade de solicitar outros exames, como biopsia óssea ou hepática, para verificar os estoques de ferro.

TRATAMENTO

O tratamento da anemia ferropriva objetiva a normalização dos valores da hemoglobina e demais índices hematimétricos e a reposição dos estoques de ferro. Para tanto, preconiza-se a reposição de ferro na forma medicamentosa, de preferência por via oral, além da adequação do consumo alimentar específica para cada faixa etária. A dose de ferro preconizada no tratamento é de 4 a 6mg de ferro elementar/kg/dia (dose máxima: 200mg/dia). Existem diversos compostos de sais de ferro que contêm diferentes concentrações de ferro elementar. O sulfato ferroso é o mais indicado para a terapia medicamentosa da ferropenia, pelos seguintes motivos: é o mais bem absorvido por via oral, tem preço mais acessível e é distribuído gratuitamente na rede básica de saúde.

A absorção dos sais de ferro pode ser potencializada quando estes são oferecidos em jejum, em associação com açúcar e sucos cítricos. Costuma-se dividir a dose diária em duas tomadas por via oral. O tratamento deve ser acompanhado de reavaliações clínicas e laboratoriais. A reticulose máxima pode ser detectada entre o quinto e o oitavo dias; entretanto, a correção da anemia depende de sua intensidade e da concomitância com outras atividades de intervenção, como mudanças no comportamento alimentar.

Recomenda-se tratar a anemia ferropriva, no mínimo, por três a quatro meses, considerando-se a reposição dos estoques; sabe-se, no entanto, que esse tempo é tão maior quão maior a complexidade tanto clínica como social do caso. É fundamental lembrar que em todos os casos a alimentação deverá ser adequada para cada faixa etária, procurando-se respeitar hábitos e preferências da família, que deve ser orientada sobre a importância da dieta no balanço do ferro e na etiologia da anemia, assim como sobre as combinações de alimentos que potencializam ou dificultam a absorção de ferro.

Os efeitos colaterais mais freqüentemente observados após o início do tratamento medicamentoso com sais de ferro são náuseas, vômitos e alterações do hábito intestinal (diarréia e obstipação), sendo passíveis de melhora quando as doses são diminuídas ou oferecidas junto às refeições. A família deve ser orientada sobre o escurecimento das fezes, que não tem nenhuma importância clínica. O escurecimento da coloração dos dentes também pode ocorrer com o uso de sais de ferro; costuma ser transitório e pode ser bastante amenizado por meio da higienização bucal imediatamente após a oferta do medicamento. A substituição do sal de ferro deve ser orientada nos casos em que se constatem intolerância e efeitos colaterais que dificultam ou inviabilizam a adesão às orientações ou ainda falha terapêutica. Recomenda-se a utilização de outro produto comercial, sendo, entretanto, importante lembrar que a associação de sais de ferro a outros elementos que possam facilitar a absorção ou agilizar a eritropoese em uma mesma apresentação comercial fere os princípios básicos da farmacologia, dificultando ajustes das doses desses elementos, expondo ao risco de superdosagens e de intoxicações e, em geral, encarece os produtos.

O uso de ferro parenteral (ferro dextrano) deve ser muito bem ponderado, uma vez que essa via está associada à maior incidência de efeitos colaterais. As reações adversas relacionadas ao uso do ferro parenteral podem ser locais, como dor e hiperpigmentação no local da aplicação, ou sistêmicas, como febre, artralgia, mialgia, adenopatia, e até a reações de caráter anafilático, como urticária, edema de glote, sibilos e choque.

A falha terapêutica pode ser atribuída a uma série de fatores, como:

Falta de adesão às orientações terapêuticas – freqüentemente, a falta de adesão ao tratamento se deve à inadequação dos medicamentos disponíveis no mercado, que provocam efeitos colaterais indesejáveis, e ao fato de a anemia ferropriva ser uma doença insidiosa, muitas vezes oligossintomática e clinicamente pouco específica.

Manutenção de oferta alimentar inadequada – a adequação alimentar pode ser dificultada pela própria anorexia ou por questões mais complexas, como mudanças de hábitos e dificuldades financeiras da família.

Perdas sangüíneas – perdas sangüíneas ocultas podem estar associadas a problemas gastrintestinais (esofagite, gastrite, úlcera, pólipo, processos alérgicos e inflamatórios, parasitoses) ou dermatites intensas.

Erro no diagnóstico – a microcitose não é manifestação clínica específica da ferropenia, podendo ocorrer em outras situações clínicas, como doenças crônicas, talassemia minor, intoxicação por chumbo ou anemias sideroblásticas congênitas.

Assim, torna-se imprescindível que o atendimento leve em consideração a criança como um todo, inserida em um contexto específico e que, nos casos de insucesso com o tratamento, seja aferida a presença ou não de ferropenia.

A complementação do tratamento com outros elementos envolvidos na eritropoese pode ser tentada nos casos em que a resposta terapêutica à complementação com ferro está insuficiente, devendo ser feita por meio de compostos medicamentosos individualizados.

PREVENÇÃO

A anemia ferropriva é uma doença sistêmica de alta prevalência que pode ter sérias conseqüências a longo prazo. Por sua reconhecida importância em termos de saúde pública, a anemia ferropriva tem despertado o interesse de formuladores de políticas de saúde e executores de programas de intervenção para seu controle. Os três principais tipos de intervenção são: a) programas de educação alimentar; b) suplementação de ferro por via medicamentosa; c) fornecimento de alimentos enriquecidos com ferro.

Os programas de educação alimentar são fundamentais para a prevenção da anemia; entretanto, em termos populacionais, sua ação só será observada a longo prazo.

No primeiro ano de vida, a incidência de anemia está intimamente relacionada ao desmame precoce e ao consumo de alimentos pobres em ferro. Por esse motivo, uma das principais estratégias para a prevenção da anemia ferropriva é a orientação para o aleitamento materno exclusivo nos primeiros 4 a 6 meses de vida. Embora o leite materno contenha pouco ferro, ele é de alta biodisponibilidade (50%) e, em crianças nascidas de termo, o aleitamento materno mais o ferro de estoque são suficientes para prevenir a carência de ferro no primeiro semestre de vida. O uso do leite de vaca, além de ter baixa biodisponibilidade (10%), pode contribuir para a carência de ferro, produzindo perdas micro-hemorrágicas no trato gastrintestinal, especialmente quando sua ingestão é superior a 1 litro por dia.

Após o desmame, a forma mais eficiente de elevar o teor de ferro da dieta é por meio do aumento do consumo de carnes que fornecem ferro na forma heme. Cerca de 25% do ferro heme contido nas carnes vermelhas, brancas e vísceras é absorvido, independentemente dos outros componentes da dieta; entretanto, estima-se que aproximadamente 90% do ferro da dieta está presente na forma não-heme, a qual, além de ser de baixa biodisponibilidade (absorção inferior a 5%), pode ter sua absorção comprometida pela presença de alimentos ricos em fitatos e fibras (verduras e cereais), proteínas (leite), tanino (chás), cafeína (café).

A absorção de ferro também pode ser prejudicada pela formação de complexos insolúveis com fosfatos e oxalatos. É importante salientar que alguns alimentos tradicionalmente conhecidos como ricos em ferro contêm esse mineral na forma de complexos insolúveis e de baixa absorção, como é o caso da gema de ovo (ferro ligado a fosfoproteínas) e do espinafre (ferro ligado a oxalatos).

Tanto o conteúdo como a biodisponibilidade do ferro de alimentos como leite de vaca, ovo, leguminosas, hortaliças e cereais são muito inferiores ao encontrado nas carnes. Entretanto, sabe-se que pequenas quantidades de carnes na dieta aumentam em até quatro vezes a absorção do ferro não-heme e que a adição de alimentos ricos em vitamina C (como frutas cítricas) pode dobrá-la. A vitamina C aumenta a absorção do ferro por meio de dois mecanismos: redução do Fe^{3+} para Fe^{2+}, que tem menor probabilidade de formar complexos insolúveis que o Fe^{3+} e formando complexos estáveis com o ferro da dieta, impedindo que esse mineral se ligue aos componentes que diminuem sua absorção.

O principal fator etiológico da anemia ferropriva na criança é a carência alimentar. Portanto, é fundamental orientar a dieta considerando os vários fatores que interferem na biodisponibilidade do ferro. Dessa forma, são fundamentais:

– promover o aleitamento materno;
– evitar a introdução precoce e o uso excessivo de leite de vaca;
– aumentar a oferta de ferro heme e de alimentos que aumentam a absorção de ferro (carnes e alimentos ricos em vitamina C);
– diminuir o consumo de inibidores da absorção de ferro (leite de vaca, ovo, chá, café, produtos ricos em fibras).

Se de um lado parece simples diminuir a incidência de anemia por meio de práticas alimentares adequadas, por outro lado, esbarra-se em problemas culturais e econômicos. Na prática alimentar do brasileiro, os alimentos mais ricos em ferro são as carnes e o feijão. Entretanto, as carnes têm alto custo e são pouco consumidas por famílias carentes, e o feijão, por ser um alimento rico em fitatos e fibras, tem ferro de baixa absorção. O hábito de ingerir leite, chá ou café próximo às refeições de sal também prejudica a absorção do ferro da dieta. Por esse motivo, o Comitê de Nutrição da Academia Americana de Pediatria recomenda que as crianças normais, nascidas de termo, recebam suplementação de ferro na dose de 1mg/kg/dia (máximo de 15mg), a partir dos 4 meses de idade, até os 3 anos. A suplementação só é iniciada a partir do quarto mês de vida porque as crianças saudáveis nascidas de termo e amamentadas ao seio têm reservas suficientes de ferro para evitar a anemia no primeiro semestre de vida.

Recém-nascidos prematuros e crianças de baixo peso, gemelares, crianças que sofreram perdas hemorrágicas no período neonatal são mais vulneráveis à anemia ferropriva, pois apresentam baixas reservas de ferro. Para esses grupos, recomenda-se a administração profilática de ferro na dose 2mg/kg/dia, a partir de 2 a 8 semanas de vida. A dose de suplementação de ferro para crianças com baixo peso de nascimento é maior e deve ser iniciada mais precocemente, aos 2 meses de idade (Tabela 2.6).

Tabela 2.6 – Recomendações para suplementação de ferro em crianças de baixo peso ao nascer.

Peso de nascimento (g)	Dose ferro (mg/kg/dia)
1.500-2.000	2*
1.000-1.500	3*
< 1.000	4*

Fonte: Dalman, 1986.

* Máximo de 15mg/dia.

A fortificação dos alimentos é, indiscutivelmente, uma das mais efetivas estratégias de intervenção na prevenção da deficiência de ferro, sendo responsável pelo controle da anemia nos países desenvolvidos. A oferta de ferro por meio de alimentos enriquecidos não só facilita como também viabiliza a aceitação individual e deve ser considerada uma medida de abrangência coletiva potencial, o que a torna muito interessante como estratégia para os locais onde a anemia ferropriva tem alta prevalência, manifestando-se como um problema de saúde pública.

Deve-se salientar que a nutrificação de produtos alimentícios com ferro, em geral, encarece o produto, nem sempre apresenta o ferro da forma mais absorvível e seu consumo frequente e indiscriminado expõe a população ao risco de uma sobrecarga desse mineral. Até o momento, não há dados suficientes para maiores conclusões quanto ao risco de sobrecarga de ferro. No entanto, não deve ser esquecido que as únicas vias de eliminação de ferro no organismo humano são a descamação celular e os sangramentos e que a hemocromatose cursa com morbimortalidade alta.

Além de melhorar as práticas alimentares e fornecer ferro por meio da suplementação medicamentosa ou fortificação dos alimentos, é fundamental prevenir as perdas hemorrágicas associadas às parasitoses. As infestações por *Ancilostoma duodenale, Necator americanus, Trichuris trichiura, Strongyloides stercoralis, S. haematobium* e *S. mansoni* contribuem para a anemia ferropriva, especialmente quando são maciças, o que, infelizmente, não é raro em crianças carentes.

Portanto, as medidas profiláticas para o controle da anemia ferropriva devem ser abrangentes, incluindo a garantia de condições adequadas de vida: água tratada, rede de esgoto, coleta de lixo, moradia, salários dignos, alimentação adequada, vínculos afetivos preservados, acesso à educação e assistência à saúde.

ANEMIA POR DEFICIÊNCIA DE OUTROS NUTRIENTES

DEFICIÊNCIA DE FOLATOS

Na anemia por deficiência de folatos, existe um bloqueio na síntese de DNA e as células sanguíneas apresentam aumento de volume, visto que a síntese de RNA não é afetada. As principais causas de anemia por deficiência de folatos são:

Deficiência na ingestão – dietas muito restritas, cocção excessiva, leite de cabra.

Aumento das necessidades metabólicas – gestação/lactação e situações em que existe aumento do "turnover" celular (anemias hemolíticas, leucemias e metástases tumorais, dermatites esfoliativas).

Deficiência na absorção – má absorção congênita de folatos, doenças do intestino delgado (espru tropical, enteropatia glúten-induzida), ressecção de intestino, infiltração leucêmica ou linfomatosa no intestino, esclerodema, diabetes melito, doença de Whipple e outras alterações que podem acometer o intestino delgado.

Outras – uso de medicamentos que inibem a enzima diidrofolato redutase, antimetabólitos e outros medicamentos como anticonvulsivantes e anticoncepcionais orais, hepatopatias, erros do metabolismo de folatos (má absorção congênita, deficiência da diidrofolato redutase e outras enzimas envolvidas no metabolismo de folatos).

As inadequações da dieta constituem a principal causa da deficiência de folatos. As necessidades diárias de folatos variam de acordo com a faixa etária. O ácido fólico é encontrado em diversos tipos de alimento, pois é sintetizado por vegetais e microrganismos, e a dieta habitual de adultos geralmente fornece entre 600 e 800mcg dessa vitamina, quantidade superior às recomendações diárias. O leite de vaca pasteurizado e o leite materno contém 35 a 55mcg por litro dessa vitamina enquanto o leite de cabra contém apenas 6mcg/litro (2 a 11mcg/litro). Essa vitamina é termoinstável, sendo destruída pela cocção prolongada. A fervura do leite pode reduzir o teor de folatos em 50%.

Durante a vida intra-uterina, existe transporte ativo de ácido fólico da mãe para o feto. Entretanto, após a segunda semana de vida, os estoques estão praticamente esgotados e, se a dieta for inadequada, a anemia por carência de folatos surgirá após quatro a cinco meses. Esse problema é mais comum em prematuros (menor estoque) quando se utiliza exclusivamente o leite de cabra e quando existe aumento das necessidades da vitamina associada à dieta para tetraidrofólico (diidrofolato redutase).

Quadro clínico

É muito semelhante ao da anemia ferropriva e, muitas vezes, mesmo com anemia grave, existem poucos sinais e sintomas (palidez, irritabilidade, taquicardia, sonolência, intolerância ao exercício, glossite). Quando houver icterícia, deve-se suspeitar de hemólise ou eritropoese ineficaz.

Diagnóstico laboratorial

O diagnóstico de anemia por carência de folatos deve ser suspeitado quando a criança apresentar algum dos fatores de risco anteriormente citados, associado à anemia macrocítica. Ao hemograma, observam-se anemia, diminuição de reticulócitos e VCM elevado (ver Quadro 2.6). A série branca e as plaquetas também são afetadas, verificando-se diminuição no número e aumento do tamanho das células. Os neutrófitos apresentam núcleos hipersegmentados (5% dos granulócitos apresentam cinco ou mais lobos e 1% ou mais dos granulócitos apresentam seis ou mais lobos). O diagnóstico deve ser confirmado por meio da dosagem sérica de ácido fólico.

Dosagem sérica de ácido fólico – os valores normais de folato sérico variam entre 5 e 20mcg/litro. Na deficiência de folatos, o nível sérico é inferior a 3mcg/litro. Entretanto, 10% dos indivíduos com deficiência de vitamina B_{12} apresentam diminuição nos níveis séricos de folato (resultado falso-positivo). Além disso, é fundamental lembrar que os níveis séricos de folato se alteram muito rapidamente com mudanças da dieta; assim, indivíduos normais podem ter o nível sérico de folatos diminuído após curtos períodos de jejum ou dieta carente (resultado falso-positivo) e aqueles com deficiência de folatos podem apresentar níveis séricos normais após curtos períodos de dieta normal (resultado falso-negativo).

Dosagem de folatos nas hemácias – o folato incorporado às hemácias só é liberado após a morte celular. Portanto, não se altera com modificações na dieta e reflete o "turnover" de folato nos últimos dois ou três meses. Essa dosagem, além de mais trabalhosa que a dosagem do nível sérico de folatos, apresenta altos índices de resultados falso-positivos nos casos de deficiência de vitamina B_{12}.

Diagnóstico diferencial e tratamento

Os diagnósticos diferenciais da anemia por carência de folatos são os mesmos da anemia macrocítica por deficiência de vitamina B_{12} (ver Quadro 2.8). Nas doenças hepáticas, doenças hemolíticas, hipotireoidismo, anemia aplástica, algumas formas de mielodisplasia, gravidez, alcoolismo, o VCM geralmente é inferior a 110fl. O tratamento da anemia por deficiência de ácido fólico é conseguido com a administração de doses de 1 a 5mg de ácido fólico por dia, durante três a quatro semanas. Embora doses menores (200μ/dia) possam ser suficientes, o ácido fólico é um medicamento barato e praticamente atóxico. Em situações de aumento das necessidades (anemias hemolíticas, má absorção etc.), a dose de manutenção é de 0,25 a 1mg/dia. Nos casos de tratamento com medicamentos que interferem no metabolismo do ácido fólico, preconiza-se o uso de ácido folínico na dose de 3 a 6mg/dia, por via intramuscular. É fundamental que antes de se instituir o tratamento com ácido fólico se avalie se o indivíduo não apresenta também deficiência de vitamina B_{12}, visto que o uso de doses terapêuticas de ácido fólico (5mg/dia) pode corrigir parcialmente a anemia associada à deficiência de vitamina B_{12}, porém acarretará piora do quadro neurológico associado à carência de B_{12}.

DEFICIÊNCIA DE VITAMINA B_{12}

A vitamina B_{12} (cobalamina) atua como coenzima em diversas reações, é necessária à síntese de DNA e da mielina. Na deficiência de vitamina B_{12}, assim como na deficiência de folatos, existe comprometimento da síntese de DNA e o resultado final é uma anemia macrocítica.

A vitamina B_{12} é sintetizada por diversas bactérias e microrganismos, porém o homem depende exclusivamente da sua ingestão exógena, cujas necessidades variam com a idade e as necessidades metabólicas, que estão aumentadas nas doenças hemolíticas, hipertireoidismo e doenças mieloproliferativas. Os produtos de origem animal (carne, fígado, moluscos, laticínios) contêm grande quantidade de vitamina B_{12}, mas os vegetais constituem uma fonte pobre dessa vitamina. A carência nutricional de vitamina B_{12} é muito rara, sendo encontrada quase exclusivamente em vegetarianos estritos, que não ingerem leite nem ovos (*vegans*). A deficiência de cobalamina também é comum em lactentes filhos de mães vegetarianas que recebem, exclusivamente, o leite materno e pode ser observada, ainda, nos casos graves de desnutrição (marasmo e kwashiorkor). Na maioria das vezes, entretanto, a anemia por deficiência de vitamina B_{12} está asssociada a problemas de absorção. Para ser absorvida, ela precisa estar ligada ao fator intrínseco, uma glicoproteína produzida pelas células parietais do fundo e corpo gástrico. O complexo vitamina B_{12} + fator intrínseco é absorvido pela mucosa ileal. No sangue, a vitamina B_{12} liga-se às transcobalaminas, especialmente à transcobalamina II, que a libera lentamente para os tecidos. O principal local de estoque é o fígado, que contém de 500 a 4.500mcg desse nutriente. Como a perda diária de vitamina B_{12} é muito baixa, a anemia carencial só ocorrerá após alguns meses, ou mesmo anos, da ingestão de dieta deficiente ou da instalação de doenças que comprometam a absorção, como problemas gástricos, problemas intestinais que impedem a absorção da vitamina B_{12}, insuficiência pancreática ou uso de substâncias ou medicamentos que comprometem a absorção de vitamina B_{12}, como PAS, neocimina, colchicina, etanol e KCl. Raramente, a deficiência de vitamina B_{12} pode estar associada a erros inatos, como anemia perniciosa congênita, doença de Imerslund Gräsbeck ou deficiência congênita da proteína que transporta a vitamina B_{12} (transcobalamina II).

Quadro clínico

As manifestações da deficiência de vitamina B_{12} costumam ser escassas e o quadro clínico é semelhante ao das outras anemias, com exceção das manifestações neurológicas. Além de comprometer a síntese de DNA, a deficiência de B_{12} está associada a deficiências na mielinização, e as alterações neurológicas podem preceder as alterações laboratoriais características da deficiência dessa vitamina. No início, a síndrome neurológica associada à carência de vitamina B_{12} manifesta-se por um quadro de parestesia nos dedos das mãos e dos pés, diminuição da propriocepção e da percepção para movimentos vibratórios. As manifestações neurológicas podem preceder o surgimento da anemia e costumam ser progressivas; quando muito avançadas, tornam-se irreversíveis, podendo evoluir para uma ataxia espástica, resultante da desmielinização dos nervos periféricos e medulares. O cérebro também é afetado, surgindo sonolência e alterações no paladar, olfato e visão e, ocasionalmente, observa-se atrofia do nervo óptico. Nos casos mais graves, podem ocorrer distúrbios de memória, alterações psíquicas (depressão e esquizofrenia) e um quadro de demência que mimetiza a doença de Alzheimer.

Diagnóstico laboratorial

O hemograma é muito semelhante ao encontrado na anemia por deficiência de folatos, com anemia macrocítica (ver Quadro 2.8), leucopenia com maior comprometimento da série granulocítica e neutrófilos com núcleos hipersegmentados (5% dos neutrófilos com mais de cinco lobos ou 1% dos neutrófilos com mais de seis lobos).

Dosagem de vitamina B_{12} – diferente do que ocorre com os folatos, o nível sérico da vitamina B_{12} não se altera quando a dieta se modifica por curtos períodos. Consideram-se níveis compatíveis com deficiência de vitamina B_{12} os valores inferiores a 100pg/ml.

Resultados falso-positivos são comuns nas seguintes situações:

– gestantes normais (25%);
– portadores de deficiência de ácido fólico (30%);
– uso de anticoncepcionais orais;
– ingestão de altas doses de vitamina C.

Resultados normais (falso-negativos) são encontrados na deficiência de transcobalamina e outros defeitos congênitos.

Excreção urinária de ácido metilmalônico – a vitamina B_{12} é uma coenzima de uma reação metabólica que transforma o metilmalonil CoA em succinil CoA e, na sua deficiência, observa-se aumento da excreção urinária do ácido metilmalônico. Os valores normais da excreção de ácido metilmalônico variam entre 0 e 9mg/dia, enquanto na deficiência de vitamina B_{12} são superiores a 300mg/dia. A excreção desse ácido não se altera na deficiência de ácido fólico, sendo considerada mais específica para o diagnóstico de deficiência de vitamina B_{12} do que a própria dosagem sérica dessa vitamina. Resultados falso-negativos ocorrem quando existe restrição calórica importante antes da realização do teste.

Teste de Schilling – é indicado para avaliar, indiretamente, a absorção de vitamina B_{12}. O teste é realizado da seguinte forma:

1. o paciente deve estar em jejum e deve esvaziar a bexiga;
2. administra-se 0,5 a 2mcg de vitamina B_{12} marcada (cianocobalamina radioativa) por via oral;
3. após 2 horas, administra-se 1mg de cianocobalamina não-marcada, por via intramuscular, para saturar as proteínas circulantes que se ligam à cianocobalamina e os estoques, e o indivíduo já pode alimentar-se.
4. coleta-se a urina durante 24 horas para medir a quantidade de cianocobalamina radioativa.

A quantidade de cianocobalamina radioativa excretada na urina deve ser $\geq$ 7%, na urina de 24 horas. Se a excreção for normal, comprova-se a deficiência na dieta; se for diminuída (< 7% da dose de vitamina B_{12} marcada ingerida), recomenda-se realizar a segunda parte do teste. O teste é repetido após cinco dias, seguindo as mesmas orientações. Porém, em vez de administrar apenas a vitamina B_{12} marcada, o indivíduo a ingere associada ao fator intrínseco. Se a excreção for normal, o resultado é compatível com deficiência de fator intrínseco (anemia perniciosa, fator intrínseco anômalo) e, se for baixo, provavelmente a anemia deve-se a outras causas, como alterações intestinais ou deficiência de transcobalamina.

Atualmente, o teste de Schilling pode ser realizado de uma forma mais simples e mais rápida. Em uma única etapa, são oferecidos, por via oral, os dois compostos: a cobalamina e a cobalamina ligada ao fator intrínseco, cada qual marcado com um radioisótopo específico. Da mesma forma, adminstra-se a seguir a cobalamina não-marcada, por via intramuscular, visando-se saturar as proteínas transportadoras e os receptores teciduais. O resultado é obtido comparando-se na urina de 24 horas a excreção de cada um. Se a excreção de cobalamina ligada ao fator intrínseco for maior que a da cobalamina livre, deduz-se que há falta de fator intrínseco; se a excreção de ambas for diminuída, presume-se um acometimento intestinal.

Diagnóstico diferencial

O principal diagnóstico diferencial da deficiência de vitamina B_{12} é a deficiência de ácido fólico. Outras causas de anemia macrocítica são: anemias hemolíticas, hepatopatias crônicas, hipotireoidismo (ver Quadro 2.6) e uso de drogas (Quadro 2.9).

Tratamento

Sempre que a criança apresentar anemia macrocítica, deve-se confirmar o diagnóstico com a dosagem sérica da vitamina B_{12} e o teste de Schilling antes de iniciar o tratamento. O teste terapêutico com vitamina B_{12} por via oral, na dose de 1 a 2mcg/dia, pode ser feito nos

Quadro 2.9 – Medicamentos e outros agentes associados à anemia megaloblástica.

Antifolatos   Metotrexato, aminopterina, pirimetamina, trimetoprima, sulfassalazina, triantereno
Análogos das purinas   Aciclovir, 6-mercaptopurina, 6-tioguanina, azatioprina
Análogos das pirimidinas   Zidovudina (AZT), 5-fluorouracil, fluxuridina
Inibidores da ribonucleotídeo redutase   Hidroxiuréia, arabinosídeo citosina
Anticonvulsivantes   Difenil-hidantoína, fenobarbital, primidona
Outros medicamentos e substâncias químicas   Anticoncepcionais orais, ciclosserina, ácido paraminossalicílico, neomicina, colchicina, N_2O, arsênico

casos de o indivíduo estar recebendo dieta vegetariana estrita (*vegans*). Entretanto, sempre que houver alterações neurológicas ou suspeita de doenças mais graves, recomenda-se a confirmação laboratorial, e o tratamento deve ser feito por via parenteral, de acordo com o seguinte esquema: 100mcg/dia, durante uma semana; 100mcg a cada dois dias, por duas semanas e, a seguir, 100mcg duas vezes por semana, durante duas semanas e, após, 1.000mcg a cada cinco semanas. Os sintomas neurológicos melhoram rapidamente. Porém, seu desaparecimento completo ocorrerá após seis meses ou mais e, dependendo da cronicidade do quadro, podem ser permanentes.

Prevenção

A principal forma de prevenção da deficiência de vitamina B_{12} consiste na orientação alimentar e, se necessário, suplementação medicamentosa. A prevenção e o tratamento da anemia por deficiência de vitamina B_{12} só podem ser indicados por via oral nos casos em que não há deficiência de absorção (dieta vegetariana). Para indivíduos gastrectomizados e pacientes submetidos à ressecção ileal, recomenda-se o uso parenteral da vitamina B_{12}, na dose profilática de 1.000mcg de cianocobalamina, uma vez por mês, ou a cada dois ou três meses de hidroxicobalamina (forma ativa e de maior retenção).

DEFICIÊNCIA DE VITAMINA A

A deficiência de vitamina A não é rara nos países em desenvolvimento, especialmente em crianças que recebem leite muito diluído ou que apresentam má absorção ou colestase. A anemia associada à carência de vitamina A é muito semelhante à anemia ferropriva, observando-se, além da queda da hemoglobina e do hematócrito, anisocitose, microcitose (VCM baixo) e hipocromia (CHCM diminuído); entretanto, a administração de ferro não corrige a anemia por deficiência de vitamina A e os estoques de ferro (ferritina e hemossiderina) apresentam-se normais ou aumentados. Indivíduos com deficiência de vitamina A, além de anemia, apresentam sintomas oculares (xeroftalmia/cegueira) e alterações cutâneas (pele seca e descamativa).

DEFICIÊNCIA DE VITAMINA E

A vitamina E é uma vitamina lipossolúvel encontrada em diversos nutrientes, que exerce importante ação antioxidante. A anemia por deficiênica de vitamina E, virtualmente, só é encontrada no período neonatal e em algumas situações patológicas em que ocorre esteatorréia acentuada, como, por exemplo, na fibrose cística. Os recém-nascidos de baixo peso (especialmente quando o peso de nascimento é inferior a 1.500g) nascem com estoque reduzido de vitamina E e podem desenvolver anemia hemolítica quando são alimentados com dieta rica em ferro e carente em vitamina E.

DEFICIÊNCIA DE VITAMINA C

Embora 80% dos pacientes com escorbuto sejam anêmicos, ainda não está claro se a vitamina C tem algum papel na hematopoese ou se a anemia observada em indivíduos com deficiência de ácido ascórbico resulta de interações entre essa vitamina e o ferro ou o ácido fólico ou às suas propriedades antioxidantes. O ácido ascórbico é necessário para manter a enzima que transforma o ácido fólico em tetraidrofólico (ácido fólico redutase) em sua forma reduzida ou ativa. Portanto, na deficiência de vitamina C, alguns indivíduos desenvolvem anemia megaloblástica (macrocítica). A maioria dos indivíduos que apresentam deficiência de vitamina C também tem deficiência de ferro (anemia microcítica) e, além disso, outros indivíduos com escorbuto apresentam anemia hemolítica (anemia normocítica, normocrômica e com reticulocitose).

DEFICIÊNCIA DE COBRE

A carência de cobre por falta de ingestão é muito rara, sendo observada mais freqüentemente em indivíduos com desnutrição secundária, como na doença celíaca, naqueles que recebem nutrição parenteral ou em pessoas que apresentam perda aumentada de cobre na urina (síndrome nefrótica). O cobre parece ser essencial para a absorção e a utilização adequadas de ferro e a anemia por carência desse mineral é muito semelhante à anemia ferropriva, sendo comum a neutropenia. Deve-se suspeitar de anemia por carência de cobre quando a anemia microcítica de crianças desnutridas não é corrigida com o uso de sais de ferro. Para confirmar o diagnóstico, deve-se realizar a dosagem de cobre sérico e de ceruloplasmina. Em crianças, considera-se que são indicativos de carência de cobre os níveis de cobre sérico inferiores a 40mcg/dl ou de ceruloplasmina inferiores a 15mg/dl. O tratamento da anemia por carência de cobre é feito com a administração de sulfato de cobre a 10%, na dose de 0,2mg/kg/dia.

DEFICIÊNCIA DE PROTEÍNAS

Nas crianças com desnutrição protéico-calórica, geralmente, a anemia deve-se a carências de diversos nutrientes; quando predomina a carência de proteínas, observa-se anemia do tipo normocrômica e normocítica, baixo número de reticulócitos e variação acentuada no tamanho das hemácias. Algumas crianças com kwashiorkor apresentam níveis normais de hemoglobina em função da redução do volume plasmático e, quando se inicia o tratamento, observa-se aumento de reticulócitos. Porém, pode haver redução do hematócrito pelo aumento do volume plasmático. Logo após o início do tratamento, muitas vezes, ficam mais evidentes outras carências nutricionais, como a deficiência de ferro, de zinco e/ou de vitaminas.

DEFICIÊNCIA DE PIRIDOXINA
(VITAMINA B₆)

A piridoxina é um co-fator essencial à biossíntese do grupo heme. Entretanto, sua carência alimentar é extremamente rara. A anemia microcítica por deficiência de vitamina B_6 pode ser encontrada em indivíduos submetidos à hemodiálise ou em pacientes tratados com isoniazida.

BIBLIOGRAFIA

1. BABIOR, B.M. – The megaloblastic anemias. In Beutler, E.B.; Lichtman, M.A.; Coller, B.S. & Kipps, T.J. Williams Hematology. 5th ed., New York, McGraw-Hill, 1993, p. 471. 2. BRICKS, L.F. – Ferro e infecções. Atualização. Pediatr. (São Paulo) 16:34, 1994. 3. CANADIAN PEDIATRIC SOCIETY/NUTRITION COMMITTEE – Meeting the iron needs of infants and young children: na update. 144:1451, 1991. 4. COMMITTEE OF NUTRITION – The use of whole cow's milk in infancy. Pediatrics 89:1105, 1992. 5. DALLMAN, P.R. – Iron deficiency in the wealing: a nutritional problem on the way to resolution. Acta Pediatr. Scan. Suppl. 323:59, 1986. 6. DALLMAN, P.R.; YIP, R. & OSKI, F.A. – Iron deficiency and related nutritional anemias. In Nathan, D.G.; Oski, F.A. – Hematology of Infancy and Childhood. 4th ed., Saunders, Philadelphia, 1993, p. 413. 7. DE MAYER, E.M. – Preventing and Controlling Iron Deficiency Anaemia Through Primary Care. Geneve, OMS, 1989. 8. DE OLIVEIRA, J.E. et al. – Iron fortification of domestic drinking water to prevent anemia among low socioeconomic families in Brazil. Int. J. Food Sci. Nutr. 47:213, 1996. 9. EMOND, A.M. et al. – Haemoglobin and ferritin concentrations in infants at 8 months of age. Arch. Dis. Child. 74:36, 1996. 10. FAIRBANKS, V.F. & BEUTLER, E. – Iron deficiency. In Beutler, E.B. et al. Williams Hematology. 5th ed., New York, McGraw-Hill, 1993, p. 490. 11. FIZBERG, M. et al. – Anemia and protein energy malnutrition among preschool children in São Paulo, Brazil. Annals of International Congress of Pediatrics, Cairo, september, 1995. 12. GILL, D.G.; VINCENT, S. & SEGAL, D.S. – Follow-on formula in the prevention of iron deficiency: a multicentre study. Acta Paediatr. 86:683, 1997. 13. LAYRISSE, M.; MARTINEZ-TORRES, C. – Anemias nutricionales. In Carrazza, F.R. & Marcondes, E. – Nutrição Clínica em Pediatria. São Paulo, Sarvier, 1991, p. 223. 14. LYNCH, S.R. & BAYNES, R.D. – Deliberations and evaluations of the apporaches, endpoints and paradigms for iron dietary recommendations. J. Nutri. 126(9 Suppl.):2404S, 1996. 15. LOZOFF, B.; WOLF, A.W. & JIMEEZ, E. – Iron deficiency anemia and infant development: effects of extended oral iron therapy. J. Pediatr. 129:382, 1996. 16. LUBIN, B.H. – Nutritional anemias. In Walker, W.A. & Watkins, J.B. Nutrition in Pediatrics. 2nd ed., Hamilton, B.C. Decker Inc. Publisher, 1997, p. 660. 17. MONTEIRO, C.A. & SZARFARC, S.C. – Estudo das condições de saúde das crianças do Município de São Paulo, SP (Brasil), 1984/85 – V. anemia. Rev. Saúde Públ. 21:255, 1987. 18. NATIONAL RESEARCH COUNCIL – Food and Nutrition Board, National Research Council. Recommended dietary allowances, 10th ed., Washington DC, National Academy Press, 1989. 19. OSKY, F.A. – Anemia due to other nutritional deficiencies. In Beutler, E.B. et al. Williams Hematology. 5th ed., New York, McGraw-Hill, 1993, p. 511. 20. PINEDA, O. et al. – Effectiveness of iron amino acid chelate on the treatment of iron deficiency anemia in adolescents. J. Appl. Nutr. 46:2, 1992. 21. PIZARRO, F. et al. – Iron status with different infant feeding regimens: relevance to screening and prevention of iron deficiency. J. Pediatr. 118:687, 1991. 22. REEVES, J.D. et al. – Iron deficiency in health and disease. Adv. Pediatr. 30:281, 1984. 23. RIVERA, F. & WALKER, T. – Efecto de la anemia ferropriva en el lactante sobre el desarrollo psicológico del escolar. J. Pediatr. (Rio J.) 73(Suppl. 1):S49, 1997. 24. SINISTERRA, R.O.T.; SZARFARC, S.C. & BENICIO, M.H. d'A. – Anemia e desnutrição maternas e sua relação com o peso ao nascer. Rev. Saúde Públ. São Paulo 25:193, 1991. 25. SOUZA, S.B.; SZARFARC, S.C. & SOUZA, J.M.P. – Anemia no primeiro ano de vida em relação ao aleitamento materno. Rev. Saúde Pública 31:15, 1997. 26. STEFANINI, M.L.R. et al. – Anemia: estudo da prevalência no município de Osasco, SP, Brasil. Cad. de Saúde Públ., ENSP 11:439, 1995. 27. STEVENS, D. – Epidemiology of hypocromic anaemia in young children. Arch. Dis. Child. 66:886, 1991. 28. STEVENS, D. & NELSON, A. – The effect of iron in formula mild after 6 months. Arch. Dis. Child. 73:216, 1995. 29. TORRES, M.A.; SATO, K. & QUEIROZ, S.S. – Anemia em crianças menores de 2 anos atendidas nas unidades básicas de saúde no Estado de São Paulo, Brasil. Rev. Saúde Públ. 28:290, 1994. 30. VANNUCCI, H.; FREITAS, M.S.L. & SZARFARC, S.C. – Prevalência de anemias nutricionais no Brasil. Cadernos de Nutrição (SBAN) 4:7, 1992. 31. WALTERS, M.C. & ABELSON, H.T. – Interpretation of the complete blood count. Pediatr. Clin. North Am. 43:599, 1996. 32. WURAPA, F.K.; BULSARA, M.K. & BOATIN, B.A. – Evaluation of conjuntival pallor in the diagnosis of anaemia. J. Trop. Med. Hyg. 89:33, 1986.

3 | Carências Vitamínicas*

MARIA JOSÉ RONCADA
CERES CONCILIO ROMALDINI

Vitaminas são compostos orgânicos essenciais para a saúde, necessários em pequenas quantidades para as funções metabólicas normais. Devem ser fornecidas na dieta, já que não podem ser sintetizadas totalmente ou em quantidade suficiente no organismo.

Essa definição não exclui as vitaminas sintetizadas pelos microrganismos da flora intestinal, nem a vitamina D, produzida fotoquimicamente pela ação da luz solar sobre os precursores presentes na pele.

A classificação mais antiga e ainda em uso divide as vitaminas, quanto à solubilidade em água ou em gorduras, em dois grupos: hidrossolúveis e lipossolúveis. Essa divisão, embora considerando apenas uma propriedade física, é útil porque auxilia na compreensão da distribuição das vitaminas entre os diferentes alimentos e na diferença entre os elementos fundamentais que as compõem: enquanto as lipossolúveis contêm somente carbono, hidrogênio e oxigênio, as lipossúveis, ao lado destes, contêm ainda nitrogênio.

Em relação à nomenclatura das vitaminas, seguem-se atualmente as recomendações da Comissão de Nomenclatura da União Internacional de Ciências da Nutrição (IUNS), que é compatível com as Recomendações da Comissão sobre Nomenclatura Bioquímica da União Internacional de Química Pura e Aplicada (IUPAC).

As vitaminas hidrossolúveis incluem: vitamina C (ácido ascórbico), tiamina (vitamina B_1), riboflavina (vitamina B_2), niacina, piridoxina (vitamina B_6), cianocobalamina (vitamina B_{12}), biotina, ácido fólico e ácido pantotênico. Entre as lipossolúveis estão as vitaminas A, D, E e K.

A absorção pelo trato intestinal e o transporte das vitaminas lipossolúveis estão associados tanto com a absorção como com o transporte de lipídeos da dieta. Para uma absorção adequada, é necessária a presença de sais biliares e enzimas pancreáticas. As vitaminas lipossolúveis são armazenadas em quantidades apreciáveis, principalmente nas vísceras e, em especial, no fígado. Isso cria um potencial para toxicidade quando essas vitaminas são ingeridas em grande quantidade por um período prolongado.

As vitaminas hidrossolúveis são absorvidas com a água da luz intestinal. Devem ser fornecidas diariamente porque seu armazenamento é limitado, exceto para a vitamina B_{12}, e, uma vez atingida saturação tecidual, as quantidades excedentes, não usadas nos processos metabólicos, são excretadas pela urina. Desse modo, a ingestão de grandes quantidades geralmente não causa efeitos tóxicos.

Embora as vitaminas dos dois grupos sejam excretadas nas fezes, as hidrossolúveis só o são em quantidades limitadas, aparecendo primariamente na urina.

Quanto à função fisiológica, enquanto as vitaminas lipossolúveis parecem desempenhar papéis específicos junto ao metabolismo de unidades estruturais, as hidrossolúveis agem como co-fatores para uma grande variedade de reações bioquímicas essenciais, incluindo aquelas envolvidas com a síntese de DNA, RNA e energia.

As vitaminas lipossolúveis não se dissolvem na água de cocção dos alimentos. Desse modo, sua perda é menos acentuada que aquela das hidrossolúveis, além de uma parte destas se destruir ainda pelo calor. Por isso, recomenda-se cozer as hortaliças em sua própria água de composição e, aos demais alimentos, juntar somente a água necessária para cozê-los e não a desprezar após a cocção.

A melhor maneira de assegurar um bom fornecimento vitamínico é por meio de uma dieta bem balanceada, com todos os grupos de nutrientes.

As necessidades fisiológicas diárias de vitaminas para os indivíduos saudáveis constituem as chamadas ingestões dietéticas recomendadas expostas nas tabelas 2.7 e 2.8.

A suplementação terapêutica de vitaminas está indicada quando ocorre baixa ingestão de alimentos, nas necessidades fisiológicas aumentadas, na vigência de má absorção intestinal e naquelas doenças que necessitam de medicamentos que exercem efeito negativo sobre os micronutrientes.

Na prática clínica, o pediatra deve estar atento para aqueles pacientes de risco e reconhecer as diversas manifestações clínicas decorrentes do comprometimento de diversos órgãos e sistemas do organismo. Por outro lado, o uso de altas doses de vitaminas, especialmente as lipossolúveis A e D, podem ter efeitos colaterais nocivos. Pensava-se que as vitaminas hidrossolúveis fossem muito mais seguras e praticamente sem toxicidade. Porém, com a popularização das megadoses e da automedicação, têm-se verificado efeitos tóxicos também para essas vitaminas, como a formação de cálculos renais causada por grandes doses diárias de vitamina C, além de ataxia e neuropatia sensorial resultantes da ingestão de doses elevadas de vitamina B_6.

VITAMINA A

É a mais estudada das vitaminas, pelo fato de sua deficiência ocasionar, ainda hoje, uma doença carencial bastante prevalente em muitas partes do globo: a hipovitaminose A, da qual a xeroftalmia é a manifestação mais tardia e grave, gerando problemas de Saúde Pública.

A deficiência de vitamina A tem alta prevalência na Índia, sul e leste da Ásia, África e América Latina. No Brasil, tem sido encontrada em algumas regiões, principalmente em alguns Estados do Nordeste.

A vitamina A é necessária para a manutenção da integridade da estrutura do tecido epitelial e no mecanismo visual, já que faz parte dos pigmentos visuais e, como tal, é essencial para a fotorrecepção nos cones e bastonetes da retina. Promove o crescimento ósseo e também participa do processo reprodutivo, do desenvolvimento fetal e da resposta imunológica.

O termo vitamina A abrange todos os retinóides que mostram qualitativamente a atividade biológica de retinol e inclui: a vitamina A pré-formada, encontrada nos alimentos de origem animal, e os precursores da vitamina A ou carotenóides, presentes nos alimentos de origem vegetal. No reino vegetal, existem mais de 600 pigmentos carotenóides conhecidos, mas somente cerca de 10% destes apresentam atividade de vitamina A.

Para um composto apresentar atividade biológica de vitamina A, é necessário possuir, pelo menos, um anel de beta-ionona em sua estrutura. Por esse motivo é que o betacaroteno, o único carotenóide com dois desses anéis, ocupa posição ímpar entre os demais. Sua atividade biológica, porém, é apenas a sexta parte daquela apresentada pelo retinol. Isso porque, nas dietas, a disponibilidade de betacaroteno é de um terço, e alguns estudos indicam que somente a metade do betacaroteno absorvido se transforma em retinol. Desse modo, 1mcg de betacaroteno da dieta equivale a 0,167mcg de retinol. Os demais carotenóides com atividade biológica de vitamina A possuem apenas a metade da atividade do betacaroteno.

* Vitamina B_{12}, ácido fólico e vitamina D: ver capítulos específicos nesta mesma seção.

prazo inclui a educação alimentar, visando à maior ingestão de alimentos ricos em vitamina A. Aquele, a médio prazo, na fortificação de vitamina A de alimentos largamente consumidos pela população vulnerável, como produtos lácteos, açúcar e derivados de cereais. As medidas a curto prazo são a distribuição periódica de altas doses de vitamina A. A administração em dose única de cápsulas de 200.000UI (100.000UI para crianças com idade inferior a 12 meses) de palmitato de retinila em solução oleosa a cada seis meses tem sido tentada em vários países para proteger o indivíduo da deficiência de vitamina A e de suas conseqüências por um certo período.

Hipervitaminose A

A combinação da absorção relativamente rápida da vitamina A e da liberação lenta pode produzir toxicidade aguda, após a administração de altas doses, ou crônica, depois de um período prolongado de ingestão de importantes doses menores da vitamina.

Os sinais e os sintomas mais observados na hipervitaminose aguda são: anorexia, irritabilidade, vômitos, sonolência e abaulamento da fontanela.

A hipervitaminose A crônica geralmente reflete o uso de vitamina A em quantidades pelo menos 10 vezes a ingestão dietética diária recomendada. As manifestações clínicas incluem: anorexia, limitação dos movimentos e dores ósseas, craniotabes, eritema e descamação da pele, queilose, alopecia, hepatomegalia e função hepática anormal.

Por outro lado, a hipercarotenemia, secundária à ingestão de grandes quantidades de alimentos contendo carotenóides, não produz efeitos tóxicos. Os carotenóides são absorvidos no tecido gorduroso subcutâneo e podem colorir de amarelo a pele, principalmente a palma das mãos e a planta dos pés. Esse quadro regride, em pouco tempo, com a descontinuidade do consumo daqueles alimentos.

VITAMINA E

Na natureza foram isoladas duas séries de diferentes compostos com atividade de vitamina E. A primeira, derivada do tocol, compreendendo os tocoferóis: alfa, beta, gama e delta-tocoferol. A segunda, derivada do tocotrienol: alfa, beta, gama e delta-tocotrienol. Dos componentes citados, o alfa-tocoferol é aquele que apresenta maior atividade biológica.

Segundo a Comissão de Nomenclatura IUNS e IUPAC-IUB, o termo vitamina E deve ser usado para todos os derivados de tocol e do tocotrienol que possuam qualitativamente a atividade biológica do alfa-tocoferol. Atualmente, o alfa-tocoferol natural, antes chamado de d-alfa-tocoferol, é o RRR-alfa-tocoferol, enquanto o sintetizado, anteriormente dl-alfa-tocoferol, é o all-rac-alfa-tocoferol.

A atividade biológica relativa desses compostos é de cerca de 135%, 40%, 50%, 10% a 30% e 1% no alfa, beta, gama e delta-tocoferol, respectivamente. Pouco se sabe sobre a atividade biológica dos outros compostos, mas reconhece-se ser baixa. Pelo fato de as atividades dos tocoferóis e tocotrienóis serem diferentes é que o teor de vitamina E dos alimentos é calculado em equivalentes de alfa-tocoferol, somando-se ao seu teor o percentual dos outros compostos:

alfa ET = mg alfa + (0,4)mg beta + (0,1)mg gama + (0,01)mg delta

No organismo humano, a vitamina E parece desempenhar papel importante na manutenção da integridade e estabilidade das membranas biológicas, exercendo ação antioxidante eficaz. Atua prevenindo que os radicais livres catalisem a peroxidação de ácidos graxos poliinsaturados (PUFA) da membrana celular. Além disso, intensifica a absorção e a utilização da vitamina A e é necessária para a função neuromuscular.

Como as outras vitaminas lipossolúveis, a absorção intestinal da vitamina E depende da digestão e da absorção dos lipídeos. Os sais biliares e as enzimas pancreáticas desempenham papel importante nesse processo absortivo. A vitamina deixa o enterócito dentro dos quilomícrons e é transportada no plasma principalmente pelas lipoproteínas de baixa densidade e distribui-se pela maioria dos tecidos, incluindo fígado, pulmões, coração, músculo esquelético e tecido adiposo.

Ocorrência e perda no processamento de alimentos

As melhores fontes de vitamina E são os óleos vegetais com altas proporções de ácidos graxos poliinsaturados, como os óleos de girassol, milho e soja, assim como as margarinas, com eles fabricados. A vitamina está também amplamente disponível no leite, ovos, germe de trigo e é encontrada em vegetais e frutas, por exemplo, brócolis, alface e abacate. Os cereais integrais são boas fontes, porém, na fase de beneficiamento, o germe solta-se com o farelo, tornando o produto beneficiado pobre em vitamina E. Durante o armazenamento e o processamento, os alimentos passam por vários fatores que servem como agentes de destruição da vitamina. Assim, ela é lábil à ação de raios ultravioleta, de álcalis, íons metálicos, gorduras rancificadas e calor, sofrendo perda apreciável durante a cocção dos alimentos.

Deficiência

O quadro clínico da carência de vitamina E é caracterizado por alterações neurológicas progressivas e anemia hemolítica.

Os recém-nascidos de muito baixo peso e os prematuros são particularmente suscetíveis à deficiência da vitamina E em virtude de apresentarem depósitos teciduais inadequados de tocoferol. As manifestações clínicas incluem: edema de membros, agitação, taquipnéia e coriza aquosa. Ocorre anemia hemolítica normocítica normocrômica com aumento de reticulócitos. A deficiência da vitamina E, nessas crianças, parece ser autolimitada. A quantidade da vitamina presente no leite materno, assim como a relação apropriada vitamina E/ácidos graxos das fórmulas lácteas, parecem ser suficientes para suprir as necessidades infantis.

A deficiência da vitamina E também ocorre naquelas crianças que apresentam má absorção de lipídeos (por exemplo, pacientes com fibrose cística, atresia das vias biliares, colestase crônica e anormalidades no transporte de lipídeo). A deficiência mais grave está associada à abetalipoproteinemia, doença causada por um defeito congênito, na qual há falência tanto da absorção intestinal como do transporte sérico da vitamina E.

A terapêutica com vitamina E está indicada somente naqueles casos com risco de desenvolverem carência. Nos pacientes com fibrose cística, a administração do acetato de alfa-tocoferila mostrou aumentar a vida média das hemácias. Os melhores benefícios do acetato de alfa-tocoferila mostrou aumentar a vida média das hemácias. Os melhores benefícios do uso de altas doses de vitamina E têm sido encontrados em crianças portadoras de colestase crônica e abetalipoproteinemia, nas quais a administração da vitamina parece diminuir as complicações neurológicas.

Testes de laboratório

O estado nutricional em relação à vitamina E pode ser analisado pela medida das concentrações plasmáticas ou séricas de tocoferol por meio de vários métodos: colorimétrico, fluorométrico e cromatografia líquida de alta eficiência ("high-pressure liquid chromatography" – HPLC). A concentração da vitamina E sérica, para todas as idades, é considerada aceitável quando superior a 0,6mg/100ml. Os critérios podem variar com os diferentes métodos. Muitos consideram que o índice mais seguro para a avaliação da vitamina E é a relação vitamina E sérica/total de lipídeos séricos.

Toxicidade

Os efeitos tóxicos do uso de altas doses de vitamina E não estão estabelecidos.

VITAMINA K

O nome desta vitamina não provém da ordenação alfabética das vitaminas, mas sim da palavra dinamarquesa "koagulation".

Existem várias formas de vitamina K, todas pertencentes ao grupo químico de compostos naturais com efeitos anti-hemorrágicos chamados quinonas. A filoquinona, vitamina K_1, é encontrada principalmente em vegetais; a menaquinona, conhecida como vitamina K_2, é sintetizada pelas bactérias intestinais; e a menadiona ou vitamina K_3 é o produto sintético utilizado para fins terapêuticos.

O termo vitamina K deve ser usado para os compostos com atividade biológica qualitativa da filoquinona. A menadiona pode ser empregada como padrão de atividade; 1 unidade é definida como a atividade anti-hemorrágica de 1mcg desse composto.

A vitamina K é essencial para várias funções enzimáticas no fígado e no osso. É fundamental para a formação da protrombina e dos fatores VII, IX e X da coagulação sangüínea, além de ser importante, também, na mineralização óssea.

A absorção da filoquinona, principal forma dietética da vitamina, ocorre no intestino delgado e requer a presença de bile e suco pancreático. A vitamina é rapidamente concentrada no fígado, mas em contraste com outras vitaminas lipossolúveis apresenta um "turnover" rápido nesse órgão. O intestino grosso contém grande quantidade de bactérias que produzem a vitamina K. Entretanto, a extensão da absorção das menaquinonas do intestino e seu papel na nutrição não estão bem estabelecidos.

Ocorrência

As principais fontes da vitamina são os vegetais de folha verde-escura como couve, espinafre ou brócolis, e em frutas, batata, soja, fígado e cereais. A gema de ovo contém quantidades moderadas.

A vitamina K é bastante termoestável, pouco sensível ao oxigênio e sensível a radiações ultravioleta.

Deficiência

As manifestações clínicas predominantes da carência da vitamina K são as hemorragias, decorrentes da não-ativação das proteínas de coagulação dependentes da vitamina. Apesar de ocorrer em qualquer faixa etária, os recém-nascidos são particularmente suscetíveis à doença hemorrágica, por apresentarem níveis mais baixos de protrombina, menores reservas de vitamina K, como resultado da limitada transferência placentária da vitamina, e do pequeno número de bactérias presentes no intestino grosso. Os lactentes com aleitamento materno exclusivo também apresentam risco maior de desenvolver hemorragia. O leite materno contém baixas concentrações de vitamina K, principalmente se comparado ao leite de vaca integral e às fórmulas lácteas. Além disso, a flora intestinal do recém-nascido com aleitamento materno exclusivo não contém uma população de cepas de *Escherichia coli* e de outros microrganismos capazes de sintetizar adequadamente a vitamina K.

A doença hemorrágica do recém-nascido manifesta-se por meio de hemorragias cutâneas, da cicatriz umbilical e do trato gastrintestinal. Entretanto, o sangramento pode ocorrer em qualquer lugar, incluindo o sistema nervoso central. A hemorragia intracraniana é a complicação mais grave da doença e responsável pelas importantes seqüelas neurológicas e alta mortalidade. Para a profilaxia da doença, recomenda-se a dose de 0,5 a 1mg de vitamina K, por via intramuscular, ao nascimento.

A deficiência da vitamina K também ocorre naquelas situações clínicas em que está presente a má absorção de gorduras (fibrose cística, atresia das vias biliares, doença hepática colestática e doenças com disfunção do intestino delgado) e, nesses casos, preconiza-se a suplementação parenteral periódica da vitamina. Outra causa adicional de problemas hemorrágicos por carência da vitamina K é a administração excessiva de anticoagulantes cumarínicos.

Testes de laboratório

A medida do tempo de protrombina pode servir como uma indicação prática indireta do estado referente à vitamina K. Embora se possa medir diretamente a vitamina K plasmática, os métodos disponíveis não são práticos para a avaliação rotineira da vitamina em questão.

Toxicidade

A intoxicação pela vitamina K é rara em decorrência da meia-vida curta da vitamina, exceto quando usada sob a forma sintética (menadiona), cuja superdosagem pode acarretar anemia hemolítica, hiperbilirrubinemia e *kernicterus* em recém-nascidos.

TIAMINA

Conhecida também como vitamina B_1, vitamina F, vitamina antiberibéri ou antineurítica. A tiamina participa da utilização de carboidratos na forma de pirofosfato de tiamina atuando como coenzima da carboxilase, na descarboxilação de alfa-cetoácidos paraldeídos. Essas reações são largamente distribuídas no metabolismo intermediário e importantes fontes de produção de energia. O pirofosfato de tiamina também serve como coenzima para a transcetolase, que resulta na formação de ribose, necessária para a formação de RNA. Além disso, sugere-se que a tiamina possa ter um papel específico na condução dos impulsos nervosos, ao lado da sua função como coenzima no metabolismo intermediário.

A tiamina, quando presente em baixas concentrações (no caso dos alimentos), é absorvida do intestino delgado por um mecanismo de transporte ativo dependente de sódio e, em altas concentrações (como no caso de suplementação), a absorção é principalmente por difusão passiva. A vitamina é fosforilada nas células da mucosa jejunal e, nessa forma, carregada para o fígado pela circulação portal. Na deficiência de folato, a absorção da tiamina está diminuída. Sua principal via de excreção é a urina, tendo já sido identificados mais de 20 metabólitos urinários.

Ocorrência e perda no processamento de alimentos

Como a capacidade de armazenamento da tiamina no organismo é limitada, ela deve ser fornecida, em quantidades suficientes, por meio dos alimentos. As melhores fontes alimentares de tiamina são: carnes em geral (especialmente a de porco), gema, leguminosas, cereais integrais, nozes e germe de trigo. Quantidades apreciáveis são encontradas ainda em vísceras, peixes e leite. As perdas que ocorrem durante a cocção de alimentos podem ser, em parte, atribuídas a compostos antitiamina termoestáveis presentes em alimentos de origem vegetal, como os flavonóides e as quinonas.

A estabilidade da tiamina depende de vários fatores, entre eles, força iônica, temperatura e pH. Assim, em meio ácido, a vitamina é destruída em temperaturas elevadas; quando o pH é superior a 7,0, ela perde sua atividade biológica. Desse modo, não é recomendável a prática de adicionar bicarbonato de sódio à água de cocção de hortaliças para preservar a cor verde, porque há rápida destruição da tiamina. A vitamina B_1 é a mais sensível das vitaminas à ação do calor, porém é bastante estável aos efeitos do oxigênio e raios ultravioleta.

Cabe lembrar que o arroz malequizado ou o parbolizado devem ser preferidos ao polido, pois igualam-se em seu conteúdo de tiamina, riboflavina e niacina ao arroz integral, graças ao seu processamento inicial, que permite a difusão dessas vitaminas do complexo B da camada mais externa para o endosperma do grão, diminuindo sua perda após o beneficiamento ou polimento dos grãos.

Deficiência

A deficiência de vitamina B_1 resulta na doença beribéri, caracterizada por alterações do sistema nervoso e cardiovascular. Embora rara, a doença acomete ainda hoje crianças de regiões do Extremo Oriente e Sudeste Asiático, onde o arroz polido é o alimento básico, bem como lactentes amamentados por mães com história de alcoolismo ou de carência dietética. E, também, estão expostas aquelas crianças que recebem nutrição parenteral prolongada com baixos teores da vitamina.

A forma aguda da doença, mais comum em lactentes jovens, pode ter um curso rápido e fulminante. É caracterizada por insuficiência cardíaca que se desenvolve abruptamente, com dispnéia, cianose, taquicardia e até colapso circulatório se não for instituído um tratamento vigoroso. Um sinal característico encontrado nos casos graves é a rouquidão ou afonia por disfunção de nervo laríngeo.

Os sintomas da carência moderada de tiamina incluem fadiga, apatia, inapetência, náuseas, irritabilidade, depressão, atraso de crescimento. Com a cronicidade da deficiência, há desenvolvimento de polineuropatia, distúrbios sensoriais, fraqueza muscular e hiperreflexia. No beribéri úmido, essas alterações neuromusculares são acompanhadas de edema de membros ou generalizado devido aos distúrbios da função cardíaca.

A deficiência de tiamina é também um fator etiológico da polineuropatia, cardiomiopatia e encefalopatia encontradas nos alcoólatras.

A doença beribéri responde muito bem ao tratamento com tiamina, principalmente se o sistema nervoso não foi seriamente afetado. Para os casos moderados, recomenda-se a administração por via oral diária de 5 a 10mg de tiamina e, para aqueles mais graves, doses diárias de 10 a 25mg por via parenteral. Quando a mãe é lactante e a criança apresenta beribéri, ela e o filho devem ser tratados. A doença pode ser fatal para a criança sem tratamento, com pico de mortalidade entre 2 e 5 meses de idade.

Testes de laboratório

A concentração de tiamina pode ser avaliada por ensaios enzimáticos, métodos microbiológicos e químicos. Estes últimos são os mais utilizados, especialmente o método do tiocromo, que avalia a excreção urinária de tiamina por fluorimetria, e a medida de atividade da transcetolase eritrocitária, um teste funcional. Enquanto o primeiro informa sobre a ingestão recente de tiamina, o último indica sua deficiência inicial, antes do aparecimento de sintomas clínicos, tendo a vantagem de ser conveniente, específico e sensível. Atualmente, a HPLC permite medidas de tiamina altamente sensíveis.

Toxicidade

No homem não há indicação de efeitos tóxicos pela administração oral de grandes doses de tiamina. Casos ocasionais de anafilaxia foram relatados após a administração intravenosa.

RIBOFLAVINA

Conhecida como vitamina B_2, já foi conhecida como vitamina G, lactoflavina, ovoflavina, hepatoflavina e uroflavina, indicando a origem de sua extração. A riboflavina, como fosfato de riboflavina, é constituinte das coenzimas flavina mononucleotídeo (FMN) e flavina adenina dinucleotídeo (FAD). As flavoproteínas requerem as coenzimas FMN e FAD para exercer a função de enzimas em um grande número de reações de oxirredução celular. A riboflavina ingerida com os alimentos é hidrolisada no processo digestivo, que a libera das proteínas às quais se liga, e absorvida ativamente pela mucosa intestinal, onde é fosforilada. Uma vez absorvida, é levada para o fígado, onde uma parte se liga a uma proteína e é distribuída pelo organismo, e a outra é excretada pela bile, sendo parte dessa reabsorvida. Quanto à excreção, a parte eliminada pela urina é variável, relacionando-se com a concentração sangüínea, enquanto a parte excretada pelas fezes é constante.

Ocorrência e perda no processamento de alimentos

As vísceras (fígado, rins, coração) são as melhores fontes alimentares da riboflavina, ao lado de outros alimentos de origem animal, como carnes, leite, ovos e queijos. Os pescados e as hortaliças ver-des também trazem boa contribuição. Porém, apesar de não serem considerados alimentos-fontes dessa vitamina, não podemos esquecer que as leguminosas verdes e os cereais contribuem com teores de riboflavina na dieta média comum, pelas grandes quantidades em que são consumidos. Por esse motivo, o arroz malequizado seria indicado, uma vez que o beneficiamento do cereal acarreta perda de 50% da vitamina, comparado ao produto integral. Com relação ao leite, a destruição pela pasteurização é mínima (5% do total da riboflavina); entretanto, quando exposto posteriormente à luz solar direta por 4 horas, há perda superior a dois terços da riboflavina. Desse modo, recomenda-se o uso de embalagens opacas para o leite e derivados fluidos. Além de a riboflavina ser sensível à luz, ela também é instável em meio alcalino. No estado puro, é inodora, tem sabor amargo, cor amarelo-ouro e é das menos hidrossolúveis das vitaminas do complexo B.

Deficiência

Os sintomas e os sinais clínicos da carência de riboflavina não obedecem a uma ordem de aparecimento. A falta da vitamina acarreta uma constelação de achados que inclui: estomatite angular (rachaduras na pele nos cantos da boca), queilose (fissura dos lábios), língua endematosa e arroxeada e hipertrofia ou atrofia das papilas linguais. Para o lado ocular, a deficiência da vitamina acarreta fotofobia, blefarite, ceratoconjuntivite e hipervascularização da córnea. Podem ocorrer dermatite seborréica, que acomete o sulco nasolabial, região retroauricular ou temporal, vestíbulo nasal e região perineal, e anemia normocítica normocrômica.

Não são descritos quadros agudos de carência de riboflavina, pelo fato de os microrganismos da flora intestinal normal sintetizarem pequenas quantidades da vitamina, síntese que não foi quantificada e que pode alterar-se em casos de infecção, quando administrados antibióticos que interferem na microflora.

A deficiência de riboflavina na criança está freqüentemente associada às deficiências de outras vitaminas do complexo B.

Para o tratamento da arriboflavinose, administram-se de 3 a 10mg de riboflavina diariamente por via oral, até a regressão do quadro clínico.

Testes de laboratório

Os métodos utilizados para a medida da riboflavina urinária são os fluorométricos ou microbiológicos. A riboflavina urinária pode ser expressa em microgramas por grama de creatinina urinária, permitindo, assim, usar coleções de urina de 2 ou 6 horas. As crianças excretam mais riboflavina por grama de creatinina que os adultos.

Um teste funcional útil da adequação nutricional da riboflavina é a medida espectrofotométrica do coeficiente de atividade da eritrócito glutation redutase, uma enzima que requer a coenzima FAD.

A introdução da HPLC trouxe excelentes perspectivas aos estudos laboratoriais da riboflavina.

Toxicidade

Não são conhecidos os efeitos tóxicos da riboflavina. Em altas doses, ela pode causar forte coloração amarela à urina.

NIACINA

O composto piridina 3-ácido carboxílico, também conhecido como niacina ou vitamina PP (preventiva da pelagra), deve ser designado ácido nicotínico e nicotinamida quando a carboxila for substituída por um radical $CONH_2$.

A niacina é parte das coenzimas nicotinamida adenina dinucleotídeo (NAD) e nicotinamida adenina dinucleotídeo fosfato (NADP) para um grande número de reações de oxirredução no organismo. A NDA age como carregadora de elétrons no mecanismo respiratório celular, e a NADP, como doadora de hidrogênio na biossíntese redutiva, como na síntese de ácidos graxos e esteróides.

A niacina pode ser obtida diretamente da dieta ou biossintetizada a partir de um aminoácido essencial, o triptofano na presença de tiamina, piridoxina e riboflavina. Cerca de 60mg de triptofano se convertem a 1mg de niacina. Portanto, um equivalente de niacina é igual a 1mg de niacina ou 60mg de triptofano.

As duas formas da vitamina, ácido nicotínico e nicotinamida, são absorvidas pelo intestino proximal por difusão facilitada, quando em baixas concentrações, e por difusão passiva, quando presentes em altas concentrações, e logo distribuídas aos tecidos. Como as demais vitaminas hidrossolúveis, seu armazenamento é pequeno e o excesso é prontamente eliminado pela urina como derivado metílico.

Ocorrência

São fontes de niacina: fígado, carnes, peixes, aves, amendoim e cereais integrais. Embora o leite não seja uma boa fonte da vitamina, como alimento de alto teor biológico, tem elevado teor em triptofano, podendo ser considerado boa fonte de equivalentes de niacina, da mesma maneira que os demais alimentos de origem animal.

O teor de niacina dos alimentos é expresso em equivalentes de niacina (EM) devido à síntese da vitamina a partir do triptofano.

Deficiência

A deficiência de niacina ou pelagra é rara no mundo moderno; contudo, pode ser encontrada em regiões onde o milho é o alimento básico. Isso porque o triptofano é um aminoácido secundariamente limitante no milho, e seu baixo teor nesse cereal contribui para seu efeito pelagrogênico. Também porque a niacina no milho se apresenta em sua forma ligada, a niacitina, que só se libera conforme o tipo de preparação culinária a que se submete o milho. Por exemplo, quando o milho é tratado com água de cal, no preparo de "tortillas", comida típica da América Central e México, a niacina passa à forma livre absorvível.

As características da deficiência da vitamina são complexas e envolvem a pele, o trato gastrintestinal e o sistema nervoso central, e é freqüentemente descrita como a doença da dermatite, diarréia e demência. Inicialmente, as queixas são falta de apetite, fraqueza e desconforto abdominal. Em seguida, surgem as lesões de pele caracterizadas por eritema que pode progredir para ceratose, descamação e hiperpigmentação das áreas que ficam expostas à luz solar. Essas lesões, principalmente em mãos, pés e pescoço, são simétricas em ambos os lados do corpo e bem demarcadas. As lesões da região do pescoço assemelham-se a um colar e é descrita como colar de Casal. Podem surgir estomatite, glossite e manifestações gastrintestinais, como diarréia e vômitos. As alterações neuropsíquicas são raras nas crianças e caracterizam-se por depressão, desorientação, perda de memória, convulsões e franca psicose.

A deficiência de niacina pode ser também desencadeada com o uso de certas drogas que interferem no seu metabolismo, como é o caso da isoniazida. Além disso, os pacientes portadores da doença de Hartnup desenvolvem a pelagra por um defeito do transporte intestinal e tubular renal do triptofano e de vários outros aminoácidos.

Para o tratamento da pelagra, a dose terapêutica preconizada, tanto para as crianças como para os adultos, é de 50 a 300mg de nicotinamida diários, por via oral, ou, nos casos de má absorção intestinal, 100mg por via intravenosa diariamente. Deve-se evitar o uso de ácido nicotínico, por seus efeitos colaterais indesejáveis, como rubor, sensação de queimação e taquicardia. A resposta terapêutica é excelente, e os pacientes apresentam grande melhora dentro de alguns dias após o início do tratamento.

Testes de laboratório

Pode-se medir a concentração urinária dos dois metabólitos principais da niacina, a 2-piridona e a N_1-metilnicotinamida por HPLC. Concentrações baixas na urina são interpretadas como indicativas de deficiência de niacina. A relação entre os dois valores dos metabólitos urinários é usada como um índice mais acurado do estado nutricional de niacina.

Toxicidade

As doses de nicotinamida proconizadas para o tratamento da deficiência de niacina não apresentam efeitos tóxicos. Entretanto, a administração de grandes doses diárias (acima de 3 gramas) de ácido nicotínico, usado principalmente para o tratamento das dislipidemias, pode causar calor e rubor da face por dilatação vascular.

VITAMINA B$_6$

A vitamina B$_6$ é o termo genérico para um grupo de compostos que apresentam a atividade da piridoxina, e inclui: a piridoxina (conhecida como vitamina B$_6$, adenina ou piridoxol), o piridoxal (aldeído) e a piridoxamina (amina), além de suas formas fosforiladas. Esses compostos são interconvertíveis metabolicamente, tendo igual atividade biológica. A função mais conhecida da vitamina B$_6$ é sobre o metabolismo dos aminoácidos. A piridoxina como fosfato de piridoxal atua como coenzima para um grande número de reações enzimáticas envolvidas no metabolismo dos aminoácidos, carboidratos, lipídeos, e também na conversão do triptofano em niacina. Outra função da vitamina B$_6$ inclui a síntese de neurotransmissores e, desse modo, desempenha um papel importante no funcionamento normal do sistema nervoso central.

As formas fosforiladas da vitamina B$_6$ dos alimentos são hidrolisadas no intestino delgado e absorvidas como piridoxina, piridoxal e piridoxamina por um processo de difusão passiva. Após a absorção, a maioria da vitamina B$_6$ é transportada para o fígado, onde é convertida para a principal forma ativa, o fosfato de piridoxal. Outros tecidos, além do fígado, absorvem a vitamina do plasma por desfosforilação extracelular do fosfato de piridoxal, seguida por difusão e fosforilação intracelular, resultando em tecidos com concentrações mais altas de fosfato de piridoxal que aquelas encontradas no plasma.

Ocorrência e perdas no processamento de alimentos

A vitamina B$_6$ é muito difundida nos alimentos. Não há fontes alimentares particularmente ricas, embora fígado, carnes, aves, peixes, cereais integrais, feijões e ervilhas tenham grandes quantidades da vitamina. O processamento de alimentos traz perdas consideráveis da vitamina B$_6$, a qual é pouco sensível ao calor e ao oxigênio e mais aos raios ultravioleta.

Deficiência

A deficiência isolada de vitamina B$_6$ raramente ocorre isolada, mas em associação com as deficiências de outras vitaminas do complexo B.

Entre as principais manifestações clínicas da deficiência de piridoxina figuram a dermatite seborréica nasolabial, glossite, queilose, desconforto abdominal, anemia (usualmente hipocrômica microcítica), hiperirritabilidade e convulsões. Além disso, vários estudos sugerem que a deficiênca da vitamina B$_6$ afeta as respostas tanto da imunidade celular como humoral. Há alterações na diferenciação e maturação dos linfócitos e redução da formação de anticorpos.

A deficiência de piridoxina pode ocorrer secundariamente ao antagonismo de certas drogas específicas, como a penicilamina, L-dopa, anticonvulsivantes e isoniazida. Nas crianças, esta última situação é rara, e a piridoxina só deve ser administrada se o paciente que recebe isoniazida por longos períodos apresentar manifestações clínicas dessa hipovitaminose.

Em recém-nascidos, tem sido descrita a síndrome convulsiva dependente de piridoxina. Nessa síndrome, as convulsões iniciam-se entre o primeiro e o décimo dia de vida, e são precedidas de excitabilidade e hiperacusia. Os pacientes apresentam melhora clínica com o uso de 10 a 100mg de piridoxina por via intravenosa e, após o controle das crises convulsivas, deve-se manter a administração de 2 a 100mg da vitamina por via oral.

Para o tratamento da deficiência dietética da vitamina B$_6$ preconizam-se doses diárias de 5 a 25mg da vitamina por três semanas e a manutenção com polivitamínicos.

Testes de laboratório

Pode-se avaliar a excreção urinária da piridoxina total ou do metabólico final, o ácido 4-piridóxico. A excreção urinária desses produtos está estreitamente relacionada com a ingestão recente da vitamina, e sua baixa excreção urinária demonstra baixa ingestão de vitamina B_6. Outros indicadores do estado nutricional com relação à vitamina B_6 são: a medida dos valores de fosfato de piridoxal plasmático que caem rapidamente na vigência de ingestão deficiente dessa vitamina; a avaliação da atividade da aminotransferase eritrocitária, que é um teste funcional relacionado diretamente com as reservas de piridoxina; e os testes de sobrecarga de triptofano e de metionina.

Toxicidade

O uso de doses excessivas de vitamina B_6, por um período de dois a seis meses, pode causar sintomas de ataxia e neuropatia sensorial.

ÁCIDO PANTOTÊNICO

Por ser encontrado em todas as plantas e animais, por isso teve seu nome derivado do grego *pantos*, que significa "em todo lugar". O ácido pantotênico é parte da molécula da coenzima A e, desse modo, participa na liberação de energia dos carboidratos, lipídeos e proteínas, além de ser necessário para a síntese de lipídeos, alguns esteróides e estar envolvido no metabolismo da acetilcolina. O ácido pantotênico dos alimentos é hidrolisado na luz intestinal e, atualmente, existem amplas evidências de que sua absorção em jejum se faz por um sistema de transporte ativo dependente de sódio. É armazenado nas vísceras.

Ocorrência

As melhores fontes alimentares são: fígado, ovos, salmão e cereais integrais. Quantidades apreciáveis estão presentes nos cogumelos, na couve-flor e no amendoim.

Deficiência

A carência isolada de ácido pantotênico não é relatada no homem, embora vários sintomas de deficiência possam ser provocados em modelos animais e no homem, incluindo, entre outros, fraqueza, dores abdominais, dermatite e degeneração da medula espinhal. Entretanto, a síndrome da queimação dos pés, descrita em prisioneiros de guerra desnutridos, poderia ser uma forma de deficiência de ácido pantotênico.

Testes de laboratório

A excreção do ácido pantotênico na urina pode ser medida por métodos microbiológicos e os valores normais para crianças ainda não estão estabelecidos.

Toxicidade

Não tem sido descrito nenhum efeito tóxico do ácido pantotênico.

BIOTINA

Conhecida anteriormente como vitamina H ou coenzima R, a biotina funciona como coenzima em várias reações bioquímicas no metabolismo dos carboidratos, gorduras e de alguns aminoácidos. A maior parte da biotina nos alimentos parece estar presente como biocetina. A biotinidase, enzima presente tanto no suco pancreático como na secreção intestinal, libera a biotina durante a digestão, e a absorção da vitamina ocorre principalmente no intestino delgado via transporte ativo dependente de sódio. A biotina é também sintetizada pela flora intestinal e pode ser absorvida em quantidades não bem estabelecidas.

Ocorrência

Embora muitos alimentos não tenham sido analisados em seu teor de biotina, sabe-se que o fígado, a gema, o leite, a soja e alguns vegetais como a couve-flor e o espinafre contêm a vitamina.

Deficiência

A deficiência de biotina raramente é escrita em crianças. Entretanto, erros inatos do metabolismo, como por exemplo deficiência genética de biotinidase, têm sido relacionados com a má absorção da vitamina. A carência de biotina também é relatada nas seguintes condições clínicas: nutrição parenteral prolongada sem suplementação e ingestão de dietas que incluam grande quantidade de claras de ovos crus. A clara do ovo contém uma glicoproteína, a avidina, que apresenta grande afinidade pela biotina. As manifestações clínicas incluem anorexia, náuseas, dermatite esfoliativa, alopecia, dores musculares, parestesias localizadas, letargia e hipotonia. A melhora clínica ocorre após tratamento com doses farmacológicas de biotina.

Testes de laboratório

A biotina pode ser medida por ensaio microbiológico no sangue e na urina. Além disso, podem ser utilizados, para se avaliar o estado nutricional referente a essa vitamina, os bioensaios e a HPLC.

Toxicidade

Não há relatos de toxicidade com a ingestão de altas doses de biotina.

VITAMINA C

A vitamina C é uma molécula ácida derivada da hexose. Está presente nos alimentos e tecidos e inclui dois produtos biologicamente ativos: o ácido ascórbico (forma reduzida) e o ácido deidroascórbico (forma oxidada). O termo vitamina C é usado para designar as duas formas e freqüentemente C e ácido ascórbico são usados como sinônimos.

É um agente redutor poderoso e acelera as reações de hidroxilação em vários processos biossintéticos. A vitamina C age fundamentalmente como co-fator das enzimas prolina-hidroxilase e lisina-hidroxilase, essenciais para a síntese do colágeno. Atua no metabolismo da tirosina, dos hormônios adrenais, das aminas vasoativas, na síntese da carnitina e na função dos leucócitos. Também age na redução do Fe^{+++}, presente na dieta, para que esse elemento possa ser absorvido pelo trato digestivo.

O ácido ascórbico é transportado para as células do intestino delgado distal por um sistema de transporte ativo sódio-dependente. Depois de se acumular dentro da célula, passa para a corrente sangüínea através da membrana basolateral. A absorção parece ser influenciada pelos níveis de ingestão. Conforme aumenta a concentração luminal de vitamina, progressivamente uma menor quantidade é absorvida; assim, 90% de 100mg, 75% de 1g e somente 25% de absorção quando a ingestão é de 5g. O ácido ascórbico passa rapidamente para os tecidos das adrenais, fígado, rim e baço, e quantidades excessivas no plasma são eliminadas na urina na forma de ácido ascórbico, deidroascórbico ou metabólitos, incluindo o ácido oxálico.

Ocorrência

As frutas cítricas, principalmente o caju e a acerola, são excelentes fontes de vitamina C, assim como melão cantaloupe, manga, goiaba, pimentão verde, brócolis, couve e tomate. O leite materno tem de 4 a 7mg/100ml de ácido ascórbico, enquanto o leite de vaca apenas 2mg/100ml, parte do qual se destrói por aquecimento. Pequenas quantidades da vitamina são também encontradas na carne e nos cereais. A vitamina C é uma das vitaminas mais lábeis, apresenta alta solubilidade em água e é facilmente destruída pelo calor, oxigênio, luz, armazenamento prolongado, exposição a utensílios de cobre e ferro e uso do bicarbonato para preservar a cor das hortaliças cozidas. Como o ácido ascórbico é facilmente destruído pela cocção, dá-se preferência a frutas e hortaliças frescas ou cozidas por breve tempo, de preferência em sua própria água de composição.

Deficiência

O escorbuto, a apresentação clínica da deficiência dietética do ácido ascórbico, representa uma degeneração generalizada do tecido conjuntivo. A carência da vitamina impede a síntese de colágeno pelos fibroblastos, de modo que as fibras não podem ser substituí-das, havendo maior degeneração do conjuntivo nos locais onde a renovação do colágeno é mais acentuada.

O escorbuto é raro antes dos 6 meses de idade. Na grande maioria dos casos, os sintomas aparecem por volta de 1 ano de idade. As manifestações clínicas aparecem gradualmente, após um período prolongado de depleção da vitamina.

Na fase inicial da doença, surgem anorexia, perda de peso, apatia e irritabilidade. Em seguida, edema duro e tenso de membros, causado pela hemorragia subperiostal, e lesões ósseas. O hematoma não-calcificado constitui um dos sinais mais precoces do escorbuto. A criança apresenta dor ao manuseio, principalmente dos membros inferiores, e assume a posição de rã, com semiflexão das articulações coxofemorais e joelhos e com os pés em rotação externa. Como resultado do sangramento nas junções condrocostais das costelas, surge o rosário escorbútico exagerado pelo afundamento do esterno. As lesões gengivais também são características do escorbuto e mostram-se mais graves quando já existem dentes, ocorrendo hemorragias nas extremidades das papilas interdentárias, edema e inflamação. Os outros tipos de manifestações hemorrágicas incluem epistaxes, sangramento intestinal, petéquias e equimoses de intensidade variável, especialmente em membros inferiores e parte inferior do tronco, hiperceratose e hemorragia perifolicular, em particular em pernas e região glútea, que é um dos sinais característicos do escorbuto. Podem ocorrer hematúria, hemorragias cerebral e retrorbitrária e hermatrose.

Entre as manifestações não-hemorrágicas do escorbuto, estão o atraso da cicatrização de feridas, a anemia e as alterações dentárias. O ligamento que prende os dentes em seus alvéolos apresenta um "turnover" alto de colágeno; conseqüentemente, esse ligamento é afetado no escorbuto, causando amolecimento e até perda dos dentes. Pode também ocorrer febre e aumento da freqüência do pulso e da respiração.

O diagnóstico do escorbuto é baseado na história de uma dieta pobre em vitamina C, no quadro clínico e no aspecto radiológico dos ossos longos.

As alterações radiológicas são de grande importância no diagnóstico, sendo a tríade clássica constituída de osteoporose, fraturas e hematomas subperiostais. Outros sinais podem estar presentes: adelgaçamento das corticais ósseas, visíveis praticamente em todos os ossos tubulares; zona de calcificação delgada e densa em metáfise (linha branca escorbútica ou de Fraenkel); e núcleo epifisário com centro rarefeito e periferia densa (sinal do halo ou anel de Wimberger).

Tratamento

O escorbuto responde bem ao uso de doses diárias de 100 a 300mg de ácido ascórbico, por via oral, geralmente por um mês ou até a completa cura clínica ou radiológica. Doses farmacológicas de vitamina C são usadas para aumentar a absorção de ferro. Embora se alegue que grandes doses de vitamina C possam prevenir o resfriado comum, estudos duplo-cego mostraram que esse tratamento não apresenta um efeito significativo sobre os sintomas do resfriado. Por outro lado, é reconhecido que o estresse emocional e/ou ambiental parece aumentar o requerimento da vitamina C necessário para a manutenção dos níveis plasmáticos normais.

Prevenção

Deve ser feita por meio de dieta contendo suco fresco de frutas cítricas, que possam fornecer as doses necessárias recomendadas de vitamina C.

Testes de laboratório

O ácido ascórbico pode ser avaliado no plasma, no soro e na urina por vários métodos, como os colorimétricos, fluorométricos e, atualmente, pela HPLC.

Toxicidade

A toxicidade da vitamina C não tem sido descrita em crianças, embora grandes doses possam causar náuseas e vômitos, além da formação de cálculos renais de oxalato e urato.

BIBLIOGRAFIA

1. BASU, T.K. & DICKERSON, J.W. – *Vitamins in Human Health and Disease*. Guilford, Cab International, 1996. 2. GREGORY III, J.F. – Bioavailability of thiamin. *Eur. J. Clin. Nutr.* **51**(Suppl. 1):34, 1997. 3. NATIONAL RESEARCH COUNCIL – *Food Nutrition Boad. Recommended Dietary Aloowances.* 10th ed. National Academy of Sciences. Washington, DC., National Academy Press, 1989. 4. OMS/UNICEF/IVACG Task Force – *Vitamin A supplements: a guide to their use in the treatment and prevention of vitamin A deficiency and xerophtalmia.* Geneva. WHO, 1988. 5. RONCADA, M.J. – Vitaminas lipossolúveis. In Dutra de Oliveira, J.E. & Marchini, J.S., ed. *Ciências Nutricionais.* São Paulo, Sarvier, 1998. 6. SCHWARZ, K. – Vitamins. In Walder, W.A. & Watkins, J.B., ed. *Nutrition in Pediatrics.* 2nd ed., Hamilton, BC Decker, 1997, p. 115. 7. VAN DEN BERG, H. – Bioavailability of biotin. *Eur. J. Clin. Nutr.* **51**(Suppl. 1):60, 1997.

4	Raquitismos

FRANCISCO R. CARRAZZA

O raquitismo, como doença, é conhecido desde a época do Império Romano. Foi descrito pela primeira vez como entidade clínica na metado do século XVII por um médico inglês, Daniel Whistler, de Oxford, ao apresentar sua tese de graduação. Esse estudo chamou a atenção de Francis Glisson, que descreveu o raquitismo com mais detalhes em 1650. No início da Revolução Industrial na Inglaterra, no século XIX, já se conhecia a importância da luz solar na prevenção e cura dessa doença, relacionada com a poluição do ar causada pela fumaça das fábricas, assim como sua incidência maior no inverno. No século XIX havia relatos da eficácia do óleo de bacalhau na cura do raquitismo. Mas somente na segunda metade do século XIX é que a vitamina D foi identificada. McCollum, em 1922, chamou o fator anti-raquítico de óleo de bacalhau de vitamina D. Em 1927, descobriu-se que o ergocalciferol, vitamina D_2 de origem vegetal, tinha propriedades anti-raquíticas. A partir daí, nos países desenvolvidos, passou a ser adicionado em alguns alimentos, principalmente de uso infantil, resultando no desaparecimento do raquitismo, devido à deficiência de vitamina D.

No início do século XX, foi verificado que um pequeno número de pacientes com raquitismo não respondia a doses usuais de vitamina D. Esses pacientes passaram a ser rotulados como portadores de "raquitismo resistente ou refratário à vitamina D". Como veremos, ao longo deste capítulo, descreveremos várias entidades clínicas raquitismo-símile, de diferentes etiopatologias, excluída a causa nutricional.

DEFINIÇÃO

Raquitismo é uma doença óssea de manifestação epifisária que ocorre no ser em crescimento, na qual falta a mineralização da matriz cartilaginosa osteóide, acumulando-se uma quantidade anormal de tecido osteóide não-mineralizado. Quando ocorre no adulto, produz-se a osteomalacia, que não apresenta distúrbios da placa epifisária.

A falta de mineralização do tecido osteóide resulta na concentração inadequada extracelular de cálcio e fósforo, e os metabólitos da vitamina D também exercem um importante papel, além de atuarem na manutenção das concentrações normais desses íons.

A diminuição de cálcio e/ou fósforo pode ser devida às seguintes condições: exposição solar insuficiente, ingestão diminuída por dietas deficientes, má absorção intestinal de cálcio, fósforo e/ou vitamina D, fosfatúria por defeito tubular renal, distúrbios do metabolismo da vitamina D. Assim, as seguintes etiopatogenias de raquitismos infantis podem ocorrer:

1. raquitismo nutricional ou carencial causado por deficiência de vitamina D, cálcio e fósforo;
2. raquitismo hipofosfatêmico, secundário a defeitos de reabsorção tubular de fosfato;
3. raquitismo devido a distúrbios do metabolismo da vitamina D;
4. raquitismo por resistência periférica da vitamina D; e
5. raquitismo por má absorção intestinal.

METABOLISMO DA VITAMINA D

Para a compreensão dos vários tipos de raquitismos, é necessário conhecer-se a fisiologia normal da vitamina D.

A necessidade de vitamina D para lactentes é de 10mcg/dia (400UI/dia), e 90% dessas taxas são obtidas pelo organismo, através da pele, por ação dos raios solares. A produção diária endógena de vitamina D na pele pode variar até 10mcg/dia, cobrindo as necessidades parcial ou totalmente. Quantidades variáveis podem ser obtidas pela dieta, utilizando-se alimentos *in natura* ou enriquecidos com a vitamina D. Na natureza, ocorrem dois tipos de vitamina D. A vitamina D_2, derivada do ergocalciferol de natureza vegetal, e a vitamina D_3, derivada do colesterol de origem animal. O colesterol ingerido é transformado em 7-deidrocolesterol (7DHC) na mucosa do intestino delgado. Após absorção, é transportado à pele, na qual se localiza na camada de Malpighi. Por ação dos raios ultravioleta com comprimento de onda de 290 a 320nm, quebra-se a ligação C9–C10 do 7DHC, formando-se a pró-vitamina D_3. Esta, por fotoisomerização, é convertida em lumisterol ou taquisterol, no caso de o organismo não necessitar da vitamina D. Caso contrário, por um processo de isomerização, forma-se o colecalciferol (CC) ou vitamina D_3. O CC formado liga-se a uma proteína carregadora, sendo transportado ao fígado (Fig. 2.9). No fígado, o CC é hidroxilado na posição 25 pela 25-hidroxilase CC, transformando-o no 25-hidroxivitamina D_3-25(OH)D. Esse metabólito, caindo na circulação, é transportado aos rins, nos quais é hidroxilado na sua posição 1-alfa, formando o composto mais ativo da vitamina D, o 1,25-diidroxivitamina D_3-1,25$(OH)_2D_3$. Essa reação dá-se à custa da enzima 1-alfa-hidroxilase 25-hidroxivitamina D, nas mitocôndrias das células do túbulo proximal renal, estimulada pelo hormônio da paratireóide e/ou pela hipofosfatemia. Sua produção é estreitamente regulada, de acordo com as necessidades do organismo, ao contrário do 25(OH)D, que não apresenta mecanismos de regulação. Sua potência de ação, nos órgãos-alvo, é de duas a três vezes menor em relação ao 1,25$(OH)_2$D. É interessante notar que a concentração sérica do 25(OH)D pode aumentar proporcionalmente ao tempo de exposição solar e em doses farmacológicas de vitamina D. No caso de exposição excessiva ao sol, a produção de vitamina D_3 na pele pode ser regulada. Uma vez formada, ela é biologicamente inerte. De acordo com as necessidades do organismo, existem enzimas específicas que transformaram o 25(OH)D e o 1,25$(OH)_2$D em compostos di, tri e tetraidroxilados (ocorrendo OH nos carbonos 23, 24 e 26), que passam a atuar preferencialmente em um ou outro órgão, de acordo com as necessidades.

Durante a gravidez, a placenta regula a concentração do 1,25$(OH)_2$D, metabolizando o 25(OH)D a 1,25$(OH)_2$D. A meia-vida do 1,25$(OH)_2$D é de 6 horas, enquanto a do 25(OH)D é de 15 a 30 dias.

O 1,25$(OH)_2$D possui alta afinidade por uma proteína receptora no núcleo. Uma vez ligado a ela, ativa esse receptor, promovendo aberturas de locais no DNA do núcleo. Essa ligação hormônio-receptor regula a transcrição do RNAm que, por sua vez, sintetiza a translação de proteínas, uma das quais é a proteína ligadora do cálcio.

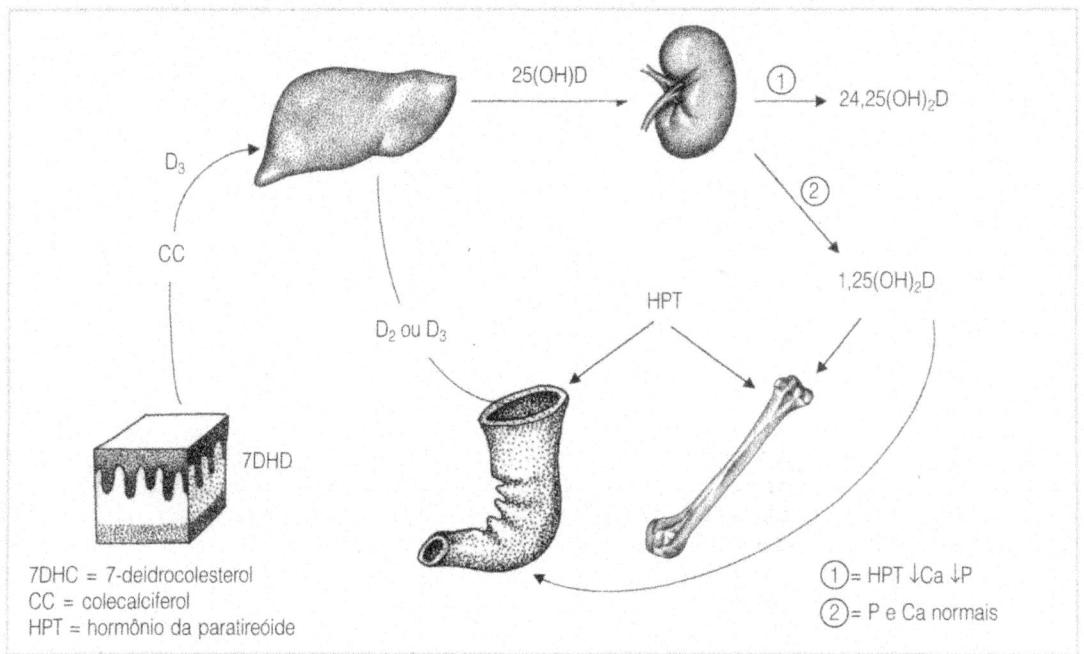

Figura 2.9 – Metabolismo da vitamina D.

As principais funções do 1,25(OH)$_2$D são exercidas no osso, no intestino e no rim. No osso, o 1,25 aumenta a calcificação na deficiência da vitamina D. Associado ao 24,25, sua ação é mais efetiva. Como a cura do osso raquítico em ratos D deficientes se dá com a administração do 25(OH)D e não com o 1,25, cuja concentração pode estar baixa, normal ou alta, é de se supor que a mineralização óssea dependa da interação desses fatores. No intestino, o 1,25 aumenta a absorção de cálcio e fósforo. No rim, pode elevar a reabsorção de cálcio em altas doses e exercer um efeito fosfatúrico ou reabsortivo, dependendo do estado do suprimento de cálcio no organismo.

Outras ações biológicas do 1,25 incluem um efeito antiproliferativo, capaz de induzir diferenciação, além de um efeito imunomodulador, condicionando a secreção de vários hormônios e linfocinas. No entanto, pacientes que não respondem ao 1,25 por um distúrbio de receptor (raquitismo dependente da vitamina D) exibem alterações raquíticas e não apresentam distúrbios imunológicos, hormonais e hiperproliferativos (como leucemias e psoríase).

MINERALIZAÇÃO DO OSSO EM CRESCIMENTO

Não há consenso se a mineralização óssea é regulada simplesmente pelo produto dos íons minerais (cálcio, fósforo, magnésio etc.), ou se os metabólitos da vitamina D e o paratormônio desempenham os principais papéis. Mas, de qualquer maneira, as etapas de mineralização de um osso em crescimento podem ser assim resumidas.

Ossificação endocondral é o processo que ocorre na maioria dos ossos do esqueleto. Nos locais onde se formarão os ossos, o mesênquima inicia a diferenciação em cartilagem. Como resultado, aparecem os diferentes modelos cartilaginosos que darão origem aos ossos. O mesênquima subjacente na parte externa do pericôndrio diferencia-se em fibroblastos produtores de colágeno. O modelo cartilaginoso, aumentando em comprimento e largura, faz com que haja divisão e hipertrofia dos condrócitos no meio cartilaginoso. O aumento longitudinal verifica-se mais nas extremidades que na parte média. Assim, à medida que ocorre o crescimento, os condrócitos que se localizam na parte central do modelo tornam-se maduros e passam a produzir fosfatase, originando o processo de calcificação. A cartilagem calcificada condiciona morte das células e dissolução de boa parte da substância, formando cavidades no seu interior. Na camada interna do pericôndrio, ocorrerá proliferação e diferenciação em condroblastos e células cartilaginosas (condrócitos), que passam a produzir novas camadas de cartilagem ao longo do modelo. Enquanto isso, as cavidades passam a ser invadidas por capilares, osteoblastos e osteócitos. Assim, em vez de continuar a diferenciação em condroblastos e condrócitos, as células diferenciam-se em osteoblastos e osteócitos, condicionando o depósito de uma fina camada de osso ao redor do modelo. O pericôndrio que reveste o tecido ósseo passa a chamar-se periósteo.

É importante notar que as células da camada interna do pericôndrio conservam sua capacidade de se diferenciar em condroblastos e produzir cartilagem, mesmo na vida adulta. É o que ocorre por ocasião de reparação de fraturas ósseas. No entanto, nos locais onde há invasão de capilares e morte das células, ocorre crescimento ósseo, mantendo-se a formação de osso.

Um centro de ossificação na parte média do modelo cartilaginoso corresponde ao centro diafisário de ossificação, dando origem à diáfise do osso correspondente. Nos ossos longos, esses centros de ossificação também se localizam nas extremidades cartilaginosas e recebem o nome de centros epifisários, onde se formarão as epífises ou extremidades dos ossos em crescimento. Nos ossos longos, forma-se uma placa ou disco epifisário (cartilagem de crescimento) entre o osso derivado do centro epifisário de ossificação e o derivado do centro diafisário. Essa placa persiste até que se complete o crescimento longitudinal dos ossos, calcificando-se integralmente e estagnando-se o crescimento do indivíduo.

Em um corte longitudinal da cabeça de um osso longo, evidenciam-se as seguintes zonas histológicas da epífise para a metáfise:

1. zona medular da epífise;
2. zona de osso epifisário;
3. zona de cartilagem de repouso;
4. zona de cartilagem em proliferação;
5. zona de cartilagem em amadurecimento;
6. zona de cartilagem em calcificação;
7. zona trabecular da metáfise.

É importante o conhecimento dos eventos da mineralização para a interpretação correta das alterações histológicas ósseas características provocadas pelo raquitismo.

FISIOPATOLOGIA

Conhecidas as alterações ósseas, características do raquitismo, deduz-se os dados clínicos mais freqüentes em crianças. Como a reabsorção óssea continua e o depósito mineral na matriz cartilaginosa neoformada está reduzida ou ausente, o resultado é uma intensa proliferação de tecido osteóide, invadido por uma rede vascular tortuosa e grosseira. Devido à falta de mineralização, o osso raquítico é mole, enfraquecido e curva-se pelo peso do corpo e pela tração dos músculos. O resultado é a formação de fraturas ("em galho verde") e uma série de deformidades ortopédicas, como *genu varum, genu valgum*, coxa vara, alterações pélvicas, deformidades torácicas, cifoses, escolioses, craniotabes, alargamento epifisário, rosário raquítico, esterno em "peito de pomba", depressão torácica (sulco de Harrison), bossas cranianas etc.

CLASSIFICAÇÃO DO RAQUITISMO

Com base no metabolismo da vitamina D e da fisiopatologia do raquitismo, podemos adotar sua classificação apresentada no quadro 2.10.

Quadro 2.10 – Classificação do raquitismo.

```
I – Raquitismo nutricional ou carencial
   1. Deficiência de vitamina D
      • Ingestão reduzida
      • Pouca exposição solar
   2. Deficiência de cálcio
      • Ingestão reduzida (RNBP, prematuridade)
      • Má absorção (fibras, fitatos)
      • Hipercalciúria (acidose tubular renal)
   3. Deficiência de fósforo
      • Ingestão reduzida (prematuridade)
      • Fosfatúrias
II – Raquitismo secundário a defeitos tubulares (raquitismos renais)
   Perda aumentada de fosfato
      • Raquitismos hipofosfatêmicos
      • Raquitismo oncogênico (dominante, ligado ao cromossomo X)
III – Raquitismo por má absorção intestinal
      • Má absorção de cálcio (doença celíaca, fibrose cística, diarréia)
IV – Raquitismo por alteração do metabolismo da vitamina D e ósseo
   1. Deficiência da 25-hidroxilase
      • Insuficiência hepática
      • Hepatites
   2. Deficiência da 1,25(OH)$_2$D
      • Dependente da vitamina D tipo I
      • Dependente da vitamina D tipo II ou pseudodeficiente à
        vitamina D (resistência à ação do 1,25 por defeito dos
        receptores)
      • Aumento do metabolismo da vitamina D
        (terapia com anticonvulsivantes)
      • Deficiência de fosfatase alcalina
        (autossômico recessivo no lactente e dominante no adulto)
```

RAQUITISMO NUTRICIONAL OU CARENCIAL

RAQUITISMO POR DEFICIÊNCIA DA VITAMINA D

O aparecimento do raquitismo carencial tem ocorrido nos diferentes países, principalmente por falta de exposição à luz solar em horários recomendados pela manhã, cuja incidência de raios ultravioleta é ideal. Isso significa que as crianças que moram em áreas urbanas, com grande poluição, são as que apresentam maior risco de raquitismo. Nesses casos, para profilaxia dessa doença, recomenda-se a suplementação da vitamina D (400UI/dia). Há relatos de crianças que vivem em regiões de alta incidência solar, podendo apresentar raquitismo devido à ingestão de dietas com alto teor de fibras (vegetarianas estritas) ou com alto conteúdo de cereais e grãos integrais (fitatos e oxalatos). Lactentes de pouca idade que recebem leite materno insuficiente, sem outra suplementação, também estão sujeitos ao raquitismo.

Diagnóstico clínico-laboratorial

O raquitismo evolui por três estágios clínico-laboratoriais. O primeiro estágio (raquitismo leve) caracteriza-se por ausência de sinais e sintomas, hipocalcemia incipiente e fosfatemia normal. Em resposta à hipocalcemia, há aumento da secreção do hormônio da paratireóide, definindo o segundo estágio. A seguir, a concentração sérica de cálcio normaliza-se, diminuindo o fosfato sérico, devido à hiperfosfatúria associada à aminoacidúria (fase 3). Nessa fase, as manifestações clínicas e radiológicas começam a aparecer. Devido à persistência da retirada de cálcio ósseo e à conseqüente perda corpórea, maior que a absorção, passa a ocorrer, novamente, hipocalcemia, caracterizando o terceiro estágio. Nessa fase, há elevação da fosfatase alcalina pela grande atividade osteoblástica, revelando intensas alterações ósseas do raquitismo. Laboratorialmente, aumenta a hipofosfatemia, a hiperfosfatúria e a aminoacidúria.

Manifestações clínicas

O quadro clínico do raquitismo depende da intensidade da doença e da idade. Em crianças com idade inferior a 1 ano, o primeiro sinal de alarme pode ser tetania hipocalcêmica ou convulsões generalizadas. Nos primeiros seis meses, craniotabes, bossas frontais e parietais e alargamento da fontanela anterior são as manifestações mais comuns. Na segunda metade do primeiro ano de vida, ocorrem o alargamento epifisário dos punhos e joelhos, o rosário raquítico nas junções condrocostais das costelas, formam-se o sulco de Harrison na altura da inserção do diafragma às costelas e o "peito de pomba" e a dentição apresenta-se atrasada. Acima dos 12 meses, aparecem as deformidades esqueléticas. As pernas encurvam-se pelo peso do corpo; na coluna, acentuam-se as cifoses e as lordoses; os braços deformam-se. Os músculos são hipotônicos, com fraqueza muscular generalizada.

As deficiências físicas estão associadas ao intenso atraso neuropsicomotor e do crescimento. É comum o maior número de acometimento de quadros infecciosos do aparelho respiratório, denotando diminuição da imunidade.

Alterações radiológicas

A radiografia do *esqueleto* (*principalmente do punho*, joelho, crânio) é o exame mais útil para confirmar o diagnóstico de raquitismo e permite avaliar a evolução terapêutica até a cura completa. A figura 2.10 mostra as alterações mais comuns da porção distal do fêmur e proximal da tíbia.

Os principais achados podem ser assim resumidos: geralmente, há alargamento do espaço interarticular dos ossos longos; dilatação epifisária com escavamento, originando a formação das imagens em taça; duplo contorno periostal das diáfises, intensa desmineralização e fratura (a maioria em "galho verde").

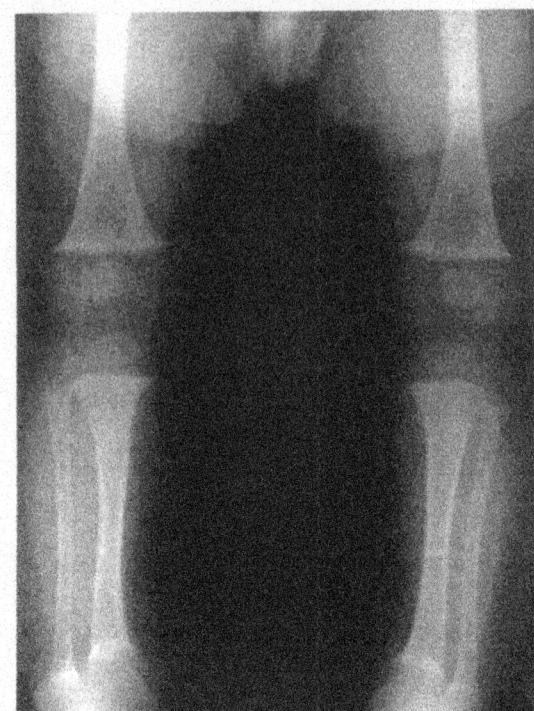

Figura 2.10 – Alterações radiológicas no raquitismo; notar extremidade distal do fêmur e proximal da tíbia.

Alterações bioquímicas

Os achados bioquímicos mais comuns do raquitismo incluem a diminuição da concentração sérica do cálcio e/ou do fósforo e a elevação da atividade da fosfatase alcalina. Crianças desnutridas com raquitismo podem apresentar baixa atividade da fosfatase alcalina.

Nas hipocalcemias acentuadas, desenvolve-se hiperparatireoidismo secundário que pode ser confirmado pela dosagem elevada do hormônio da paratireóide imunorreativo (HPTi). Conseqüentemente, aumenta a excreção urinária de aminoácidos e do AMP cíclico.

Rotineiramente, nos pacientes com raquitismo nutricional, não há necessidade de se dosar os metabólitos da vitamina D. Porém, em alguns casos de raquitismos com distúrbios do metabolismo da vitamina D e certos raquitismos resistentes à vitamina D, a dosagem de um ou outro metabólito é bastante útil para elucidar sua etiologia. Os níveis da 25(OH)D são influenciados pela exposição solar e pela ingestão da vitamina D. Nas doenças hepáticas, sua concentração se apresenta baixa. Enquanto as concentrações séricas de crianças e adultos normais são semelhantes, as do $1,25(OH)_2D$ são mais elevadas no lactente e em crianças jovens. Adultos normais mostram os seguintes valores: o 25(OH)D varia de 10 a 80ng/ml; o $1,25(OH)_2D$ de 15 a 70pg/ml e o $24,25(OH)_2D$, de 1 a 4ng/ml.

RAQUITISMO POR DEFICIÊNCIA DE CÁLCIO E FÓSFORO (Figs. 2.11 e 2.12)

Embora menos freqüentes que o raquitismo D deficiente, os causados por deficiência de cálcio e fósforo podem ocorrer em recém-nascidos, lactentes, crianças maiores e adolescentes. Ocorrem naqueles recém-nascidos pré-termo e nos lactentes amamentados no peito, cuja ingestão láctea é insuficiente, e, muitas vezes, suplementados com alimentos pobres em minerais. Assim, entre o primeiro e o segundo mês de vida, o raquitismo foi descrito em prematuros que recebiam 150 a 200ml/dia de leite materno, contendo 25mg/dl de cálcio e 15mg/dl de fósforo (cobrindo apenas 25% das necessidades diárias). Como a mineralização óssea ocorre no terceiro trimestre da gestação, o pré-termo apresenta um esqueleto intensamente

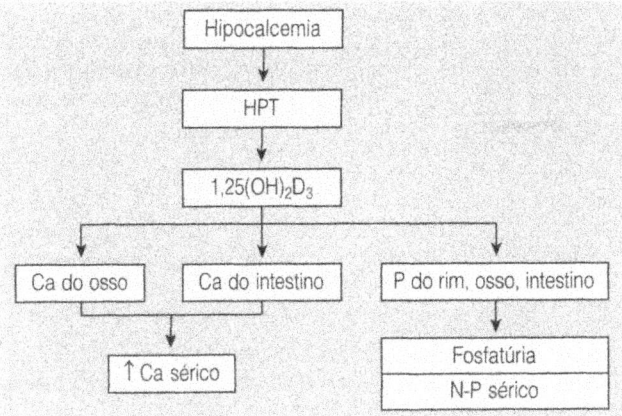

Figura 2.11 – Hipocalcemia, na presença de paratormônio (HPT), estimula a produção e a liberação do 1,25(OH)₂D₃ que mobiliza o cálcio ósseo e *aumenta sua absorção intestinal*. Também mobiliza o fosfato ósseo e sua absorção intestinal e tubular, equilibrando sua concentração sangüínea. O resultado final é o aumento da concentração sérica de cálcio, sem alterar os níveis de fosfato.

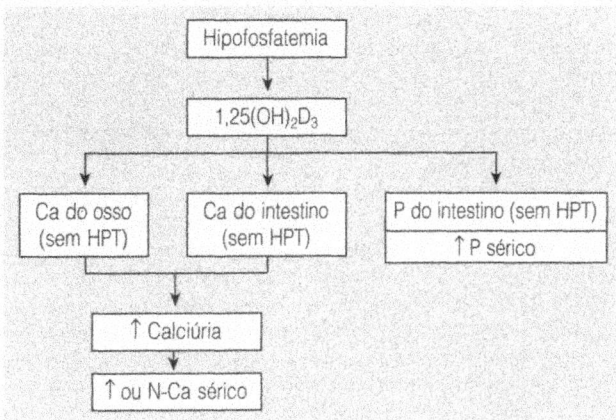

Figura 2.12 – Hipofosfatemia estimula a produção e a liberação do 1,25(OH)₂D₃ que, na ausência do HPT, mobiliza cálcio do osso e aumenta a absorção intestinal. Também mobiliza o fosfato ósseo e sua absorção intestinal e tubular, equilibrando sua concentração sangüínea. O resultado final é o aumento da concentração sérica do cálcio, sem alterar os níveis de fosfato.

depletado em cálcio e fósforo que vai se agravar pelas baixas ingestões de minerais. Atualmente, recomenda-se adicionar os fortificantes minerais ao leite da própria mãe, suplementando-se 25mg/kg/dia de fósforo e 50mg/kg/dia de cálcio.

Na depleção de fosfatos, a hipofosfatemia estimula a produção do 1,25 que, por sua vez, aumenta a reabsorção óssea, tubular e a absorção intestinal de cálcio. Como resultado, pode ocorrer hipercalcemia e hipercalciúria, que são características de raquitismo por deficiência de fósforo. Foram descritos raquitismo e osteomalacia em crianças tratadas de insuficiência renal e que faziam hemodiálise a longo tempo.

Crianças de certas regiões de países subdesenvolvidos, que têm ingestões baixas de cálcio e naquelas vegetarianas estritas, a depleção de cálcio ocorre com freqüência, condicionando raquitismo.

Os achados clínicos da depleção de cálcio que origina o raquitismo em lactentes são representados, principalmente, pelo rosário raquítico, alargamento epifisário de ossos longos, fontanela ampla e atraso de crescimento e desenvolvimento. Crianças maiores apresentam encurvamentos de braços e pernas. O aspecto radiológico é semelhante ao raquitismo D deficiente. Laboratorialmente, observam-se hipocalcemia, hipofosfatemia e fosfatase alcalina elevada. O 25(OH)D é normal e o 1,25, o HPTi e o AMPc estão elevados, além de aminoacidúria. O aumento do 1,25 e o do HPT podem corrigir o cálcio sérico.

Tratamento dos raquitismos carenciais (deficiência de vitamina D)

A dose terapêutica recomendada é de 1.000 a 10.000UI de vitamina D₂, por via oral, diariamente, por seis a oito semanas. Quando há suspeita de não-adesão ao tratamento, recomenda-se uma dose única de 600.000UI de vitamina D₂, por via intramuscular ou oral (desde que a absorção intestinal seja normal). Outro esquema terapêutico sugere doses de 400 a 4.000UI/dia por 6 a 12 semanas. A administração de vitamina D₂ em pequenas doses apresenta a vantagem de evitar efeitos tóxicos da hipercalcemia e de não mascarar os raquitismos resistentes. Com essas doses, o 25(OH)D normaliza-se após uma semana de tratamento. O cálcio e o fósforo aumentam em seguida e a fosfatase alcalina diminui após quatro semanas com 2.000UI por dia. O 1,25 começa a aumentar com 24 horas de tratamento e mantém níveis elevados por várias semanas, paralelamente à queda da fosfatase e à melhora da mineralização. Nas fases iniciais do tratamento, em baixas doses, podem ocorrer hipocalce-

mia e tetania devido ao depósito rápido do cálcio no tecido osteóide. É importante assinalar a necessidade de se manter uma boa ingestão de cálcio. Nos raquitismos por deprivação de cálcio e fósforo, recomenda-se a suplementação de cálcio, 50mg/kg/dia, e fósforo, 30mg/kg/dia.

RAQUITISMOS POR DEFEITOS TUBULARES RENAIS (RESISTENTES À VITAMINA D)

Os principais fenótipos descritos até o momento são:
a) raquitismo hipofosfatêmico ligado ao cromossomo X;
b) raquitismo hipofosfatêmico primário adquirido;
c) raquitismo hipofosfatêmico secundário à síndrome de Fanconi.

RAQUITISMO HIPOFOSFATÊMICO LIGADO AO CROMOSSOMO X
(ou raquitismo resistente à vitamina D ou raquitismo hipofosfatêmico familiar)

É uma doença genética de herança dominante ligada ao cromossomo X, com diminuição da reabsorção tubular de fosfato, sendo uma forma de raquitismo bastante comum na infância. Pode haver um indivíduo afetado do sexo feminino (XX) ou do sexo masculino (XY). No primeiro caso, os indivíduos têm menos deformidades esqueléticas, às vezes, sem atraso de crescimento. Portanto, parece que a hipofosfatemia é um importante fator, mas não o único determinante das lesões ósseas.

Suas principais características clínicas se resumem no aparecimento aos 2 anos de idade, mas pode aparecer com poucos meses de vida. Evolui com baixa estatura, *genu varum* ou *valgum*, sem craniotabes, rosário raquítico e deformidades dos membros superiores. O segmento corpóreo superior é sempre maior que o inferior. Abscessos dentários e estenose do canal da medula espinhal têm sido relatados. Quando a estenose é intensa, fraqueza muscular das pernas e dor lombodorsal ocorrem. Ao contrário, nunca ocorrem tetania, convulsões e flacidez muscular, como no raquitismo D deficiente e D dependente.

Laboratorialmente, há acentuada hipofosfatemia, devido a um defeito na reabsorção tubular de fosfato, sem glicosúria ou aminoacidúria. A concentração sérica de cálcio geralmente está dentro da faixa de normalidade e aumento da fosfatase alcalina. O 1,25 pode estar normal ou diminuído, enquanto o paratormônio está normal ou aumentado.

O aspecto radiológico das extremidades dos ossos longos é semelhante ao raquitismo carencial com imagem "em taça", alargamento epifisário, franjeamento etc. As metáfises aparecem espessas e mineralizadas. Depósitos de calcificações podem ser observados bilateralmente nas mãos, na articulação sacroilíaca, em vários ligamentos e tendões.

Fisiopatologicamente, explica-se o surgimento da doença pela hipofosfatemia, conseqüente à baixa reabsorção tubular de fosfato e grande excreção urinária, mesmo durante a privação de fosfato. Aceita-se que o defeito no transporte tubular de fósforo seja modulado pelo cálcio e pelo paratormônio. Parece que nesses pacientes falta receptores específicos do HPT para sua ação. Quando se injeta o HPT, diminui o Tm/filtração glomerular de fósforo, como nos indivíduos normais. Em indivíduos homozigotos, com resposta fosfatúrica aumentada ao HPT em níveis normais, a indução de níveis mais elevados não aumenta a fosfatúria. Nesses pacientes, a absorção intestinal de cálcio é diminuída, mas o balanço é levemente positivo. A absorção intestinal de fosfato também é diminuída, mas a administração de 1,25 a aumenta, sem alterar sua reabsorção tubular. Níveis diminuídos de 1,25 são observados na presença de hipofosfatemia, indicando que há distúrbio no metabolismo da vitamina D. O HPT aumenta muito pouco os níveis de 1,25. Seino e cols. sugerem um catabolismo aumentado do 1,25.

RAQUITISMO HIPOFOSFATÊMICO ADQUIRIDO (RAQUITISMO ONCOGÊNICO)

Clinicamente, é muito semelhante ao raquitismo hipofosfatêmico de origem renal. Vários casos foram descritos, associados a tumores mesenquimais e nevos epidérmicos. Surgem tardiamente, são esporádicos e nunca há história familiar. Há um distúrbio na reabsorção tubular de fosfato, levando a uma acentuada hipofosfatemia. O cálcio sérico é normal, a fosfatase alcalina é elevada e o 1,25 é muito reduzido, conseqüente a um defeito da 1-alfa-hidroxilase. Etiopatologicamente, atribui-se a origem desse raquitismo à ação inibitória da reabsorção tubular por uma substância fosfatúrica produzida pelas células tumorais e que quando injetada experimentalmente produz fosfatúria.

RAQUITISMO SECUNDÁRIO À SÍNDROME DE FANCONI

Nessa modalidade ocorrem, fundamentalmente, defeitos tubulares renais múltiplos, como aminoacidúria, glicosúria, bicarbonatúria (produzindo acidose metabólica) e fosfatúria (resultando em hipofosfatemia). Outros defeitos podem ocorrer, como, por exemplo, alterando a reabsorção de sódio, potássio, ácido úrico etc. Esses defeitos são secundários às doenças metabólicas congênitas, como galactosemia, cistinose, tirosinemia, intolerância hereditária à frutose etc. Também pode ser causada por agentes farmacológicos, como chumbo, mercúrio, tetraciclina etc. Na etiopatogenia, admite-se que o raquitismo da síndrome de Fanconi seja causado pela associação da hipofosfatemia com a acidose metabólica. O excesso dos íons hidrogênio é tamponado pelo carbonato de cálcio do osso, descalcificando-o de maneira progressiva e condicionando hipercalciúria. É possível que a acidose interfira na síntese do 1,25(OH)$_2$D. Os níveis dos metabólitos da vitamina D estão alterados, de maneira semelhante aos do raquitismo hipofosfatêmico ligado ao sexo. Clinicamente, as alterações esqueléticas são semelhantes a quaisquer outros tipos de raquitismos resistentes, associados ao atraso de crescimento.

Tratamento dos raquitismos renais

Basicamente, todos os raquitismos renais (por defeitos tubulares) respondem a altas doses de vitamina D e administração de solução de fosfato. Para lactentes, a dose de vitamina D varia de 25.000 a 50.000UI/dia e, para crianças maiores, pode chegar até 300.000UI/dia. Com altas doses de vitamina D, isoladamente, não há cura com-

pleta das lesões raquíticas, permanecendo as deformidades esqueléticas e pouca recuperação do atraso do crescimento. A intoxicação vitamínica pode ocorrer nesses casos, com hipercalciúria e conseqüentes lesões renais. Posteriormente, com melhor conhecimento da etiopatogenia do raquitismo renal, passou-se a administrar a solução de fosfato por via oral. Com essa terapia, conseguia-se aumentar a concentração sérica de fosfato, em nível inferior ao da normalidade. Essa terapia isolada tem um efeito indesejável de produzir hiperparatireoidismo secundário, ou seja, lesões ósseas, diminuição da reabsorção tubular de fosfato e aminoacidúria. O quadro de hiperparatireoidismo pode ser contornado com a administração de altas doses de vitamina D. Com essa associação conseguem-se curar as lesões ósseas, induzindo a mineralização da placa de crescimento. O objetivo é aumentar a concentração sérica de fosfato acima de 3mg/100ml, normalizando-se a calcemia.

Atualmente, utiliza-se o 1-alfa-hidroxivitamina D, combinado com o fosfato oral. Com isso, previnem-se episódios de hipercalcemia, devido a sua curta vida média. Recomenda-se administrar de 5.000 a 50.000UI/dia de vitamina D e 1 a 5g/dia de fósforo, como um sal de fosfato neutro, divididos em cinco tomadas ao dia. As doses devem ser dadas em intervalos de 4 a 5 horas para aproveitar o pico sérico ao redor de 2 horas, retornando ao seu nível basal após 4 horas. Iniciar com a administração de fosfato em doses menores, ao redor de 1 a 2g/dia. A dose usual de 1-alfa-OH varia de 0,5 a 2mcg/dia. Os resultados indicam, até o momento, que a melhor associação medicamentosa é a administração de 1,25(OH)D (ou seu análogo 1-alfa-hidroxivitamina D) com a solução de fosfato neutro nas doses preconizadas.

Foi relatada uma experiência terapêutica utilizando-se um diurético tiazídico, o qual aumenta a reabsorção tubular de fosfato. Com doses de 1,2 a 3,6g/dia de fosfato, mais 25.000 a 50.000UI/dia de vitamina D (ou 1g/dia de 1,25), consegue-se uma razoável taxa de crescimento. Na síndrome de Fanconi, recomenda-se administrar 1 a 3g/dia de fósforo, 5.000 a 25.000UI/dia de vitamina D e solução alcalinizante de citrato para corrigir a acidose metabólica.

RAQUITISMO SECUNDÁRIO A DISTÚRBIOS DO METABOLISMO DA VITAMINA D

RAQUITISMO DEPENDENTE DA VITAMINA D TIPO I (Scriver 1970)

Essa doença é também chamada de raquitismo pseudodeficiente da vitamina D (Prader e cols., 1961). Transmite-se por uma herança autossômica recessiva, que transfere um defeito da enzima 1-alfa-hidroxilase 25-hidroxivitamina D, que converte o 25(OH)D em 1,25(OH)$_2$D. Inicia-se no primeiro ano de vida, e as manifestações clínicas são mais acentuadas que no raquitismo carencial, e a maioria dos casos apresenta tetania e convulsões na sua evolução inicial. Os achados laboratoriais são semelhantes aos dos raquitismos carenciais, com hipocalcemia grave, fosfatase alcalina e paratormônio elevados e intensa aminoacidúria. A hipocalcemia grave decorre do transporte anormal do cálcio nesses pacientes. O fosfato pode ser normal ou diminuído. Esses casos ocorrem devido à redução significativa da absorção intestinal e à retenção renal. A aminoacidúria é conseqüente aos grandes níveis de paratormônio circulante. A concentração do 25(OH) é normal, enquanto a de 1,25(OH)$_2$D é baixa, mesmo nos pacientes que recebem vitamina D em altas doses, de acordo com o defeito genético. Não se observa resposta calcêmica ao hormônio da paratireóide, consistente com a falta de efeito resposta pela 25(OH)D 1-alfa-hidroxilase.

RAQUITISMO D DEPENDENTE TIPO II

Para a ação do 1,25(OH)$_2$D, requer-se sua entrada em células-alvo e sua ligação com um receptor do citosol. Esse complexo penetra no núcleo e interage com receptores específicos, promovendo a transcrição genética e a correspondente produção do RNA mensageiro, processando várias respostas biológicas, entre as quais a síntese da proteína transportadora de cálcio (PTCa), reponsável pela ação fisiológica. Vários distúrbios de ligação e de receptores condicionam, em última análise, a refratariedade dos órgãos periféricos.

As manifestações clínicas radiológicas e bioquímicas são muito semelhantes ao raquitismo tipo I e ao carencial grave. Também se descrevem tetania e convulsões no início da doença, antes do primeiro ano de vida. Em raros casos é possível que a doença se manifeste ao nascimento. Em muitos pacientes, a doença só se manifesta tardiamente. Nesses casos, o raquitismo é leve e cura-se com pequenas doses de vitamina D (menos de 10.000UI/dia). Caracteristicamente, os pacientes apresentam alopecia e ausência de pêlos em todo o corpo. Admite-se que a alopecia seja conseqüente a um defeito de receptores dos núcleos dos fibroblastos da pele ao $1,25(OH)_2D$, enquanto as ligações do 1,25 com os receptores citosólicos são normais.

Laboratorialmente, há hipocalcemia, hipofosfatemia e aumento da *fosfatase alcalina* e do HPTi. A principal característica do raquitismo tipo II é o aumento acentuado do nível circulante do $1,25(OH)_2D$, consistente com sua resistência periférica dos órgãos-alvo. Foram descritos aumentos da ordem de 100 vezes o nível normal. Parece que o defeito fundamental para explicar a etiopatogenia dessa doença é a falta de síntese do metabólito $24,25(OH)_2D$. Sabe-se que, nos raquitismos D deficiente e D dependente tipo I, a concentração do 24,25 aumenta acentuadamente com doses fisiológicas de $1,25(OH)_2D$, enquanto no tipo II, com altas doses de 1,25, a concentração do 24,25 raramente alcança níveis normais.

Tratamento dos raquitismos D dependentes

O tipo I responde a doses farmacológicas de vitamina D e do metabólito 25(OH)D. Recomenda-se administrar de 50.000 a 100.000UI/dia. Quando houver possibilidade de se utilizar o 1-alfa-hidroxivitamina D_3 (análogo do $1,25(OH)_2D$), pequenas doses de 1 a 3mcg/dia são eficazes para curar esse raquitismo. Deve-se iniciar o tratamento com doses de 0,5 a 1mcg/dia de 1-alfa-(OH)D e a dose de manutenção varia de 0,25 a 2mcg/dia. Naqueles casos leves, cujo raquitismo só aparece tardiamente, doses de 10.000UI/dia são suficientes.

O tipo II, geralmente, é tratado com megadoses de vitamina D: até cerca de 7 milhões UI/dia de vitamina D_2 e 35mcg/dia de $1,25(OH)_2D$ têm sido utilizados. Com essas altas doses, verificou-se que os níveis circulantes de $1,25(OH)_2D$ podiam subir até 100 vezes do normal. É interessante notar que, mesmo com essas altas doses, alguns pacientes ainda não respondem. A alopecia é definitiva e quanto maior sua intensidade, menor a resposta ao tratamento. Há relato de cura espontânea do raquitismo tipo II quando duas crianças estavam com idades próximas da puberdade, recebendo 50.000UI/dia. Mas a alopecia permaneceu inalterada. Recentemente, foi observado que a infusão parenteral de cálcio por longo tempo corrigiu as anormalidades esqueléticas e bioquímicas.

RAQUITISMO SECUNDÁRIO A DISTÚRBIOS HEPÁTICOS

As principais alterações hepáticas que causam raquitismo com baixas concentrações de 25(OH)D são os distúrbios colestáticos (atresia e hipoplasia biliar) com esteatorréia. A conseqüente má absorção de gordura condiciona uma parcial absorção de vitamina D, e a lesão hepática induz uma pobre conversão da vitamina D no 25(OH)D. Os lactentes com hepatite neonatal e aqueles com disfunção hepática (nutrição parenteral total de longa duração) podem desenvolver esse tipo de raquitismo. Casualmente, suas manifestações são mascaradas pela doença de base. O tratamento é feito com a utilização de vitamina D em doses moderadas (2.000 a 5.000UI/dia) ou doses fisiológicas de 1-alfa-(OH)$_2$D.

RAQUITISMO INDUZIDO POR DROGAS ANTICONVULSIVANTES

Algumas crianças epilépticas que tomam fenitoína, fenobarbital etc. podem adquirir raquitismo. Esses pacientes que tomam anticonvulsivantes por longos períodos passam a apresentar uma anormalidade bioquímica do metabolismo da vitamina D, representada por queda do 25(OH)D circulante, má absorção intestinal de cálcio, hipocalcemia, hiperparatireoidismo secundário e alterações osteopatênicas, produzindo o raquitismo. Os referidos medicamentos anticonvulsivantes induzem ao aumento do catabolismo do colecalciferol e do calcidiol no fígado, mas, por si só, não são responsáveis pela lesão óssea. Além da alteração do metabolismo hepático da vitamina D, há inibição da reabsorção tubular renal. No fígado, essas drogas aumentam a hidroxilação do 25(OH)D e subseqüentemente a glicuronidação, aumentando a excreção desses metabólitos. As concentrações do 25-OH estão diminuídas, enquanto o nível do 1,25 está normal ou elevado. As alterações hipocalcêmicas são explicadas pelo estado induzido de resistência aos órgãos-alvo pelo $1,25(OH)_2D$. Nesses pacientes, as necessidades de vitamina D estão aumentadas para 800UI/dia nas crianças e um pouco mais em adultos.

RAQUITISMO SEDUNDÁRIO À MÁ ABSORÇÃO INTESTINAL

Raquitismo pode ocorrer secundário às doenças gastrintestinais crônicas que causam má absorção e esteatorréia. Essas doenças são representadas pela doença de Crohn, doença celíaca, espru, fibrose cística do pâncreas e outras insuficiências pancreáticas.

Admite-se que a etiopatogenia desse tipo de raquitismo seja devida à má absorção de gorduras que, por sua vez, induz a uma perda fecal exagerada de sais de cálcio insolúveis, fazendo parte de sabões de ácidos graxos de cadeia longa. Além disso, ocorre pobre absorção intestinal de vitamina D. Com isso, nas crianças pouco expostas ao sol, intala-se uma deficiência de vitamina D, com pouca formação do 25(OH)D e dos subseqüentes metabólitos.

O quadro clínico de raquitismo é em tudo semelhante ao da deficiência da vitamina D. Para o tratamento, recomenda-se a administração de 5.000 a 10.000UI/dia de vitamina D, até a normalização bioquímica e/ou correção das lesões raquíticas. Casos graves são tratados com 25.000 a 50.000UI/dia. Se houver possibilidade, pode-se administrar o 1-alfa-diidroxivitamina D na dose de 0,25mcg/dia. Recomenda-se tratamento dietético da doença de base e suplementação de cálcio.

BIBLIOGRAFIA

1. ANAST, C.S.; CARPENTER, T.O. & KEY Jr., L.L. – Metabolic bone disorders in children. In Aviioly, L.V. & Krane, S.M. eds. *Metabolic Bone Disease*. Philadelphia, Saunders, 1990, p. 850. 2. BAINBRIDGE, R.; ITANI, O. & TSANG, R.C. – Raquitismo. In Carrazza, F.R. & Marcondes, E. eds. *Nutrição Clínica em Pediatria*. São Paulo, Sarvier, 1991, p. 252. 3. DELUCA, H.F. – Hormones derived from vitamin D: their regulation and function. In Bickel, H. & Stern, J. eds. *Inborn Errors Of Calcium And Bone Metabolism*. Baltimore, University Park Press, 1976, p. 1. 4. DENT, C.E. – Metabolic forms of rickets. In Bickel, H. & Stern, J. eds. *Inborn Errors of Calcium and Bone Metabolism*. Baltimore, University Park Press, 1976, p. 124. 5. GLIMCHER, M.J. – The nature of the mineral component of bone and the mechanism of calcification. In Aviioly, L.V. e Krane, S.M. eds. *Metabolic Bone Disease*. Philadelphia, Saunders, 1990, p. 42. 6. GLORIEUX, F.H.; CHABOT, G. & TAU, C. – Familial hypophosphatemic rickets: pathophysiology and medical management. In Glorieux, F.H. ed. *Rickets*. New York, Raven Press, 1991, p. 185. 7. HOLICK, M.F. – Photosynthesis, metabolism, and biologic actions of vitamin D. In Glorieux, F.H. ed. *Rickets*. New York, Raven Press, 1991, p. 1. 8. ROWE, J.C. et al. – Nutritional hypophosphatemic rickets in a premature infant fed breast milk. *N. Engl. J. Med.* **300**:273, 1974. 9. PETTIFOR, J.M. – Dietary calcium deficiency. In Glorieux, F.H. ed. *Rickets*. New York, Raven Press, 1991, p. 123. 10. SCRIVER, C. – Rickets and the pathogenesis of impaired tubular transport of phosphate and other solutes. *Am. J. Med.* **43**:57, 1974.

CIRO BERTOLI
ARTUR F. DELGADO

Cerca de 11 elementos químicos constituem 99,7% do peso corpóreo: carbono, hidrogênio, nitrogênio, oxigênio, sódio, potássio, fósforo, enxofre, cloro, cálcio e magnésio. O restante apresenta-se em quantidades muito reduzidas, em proporção menor que 0,01% da massa corpórea, e são denominados oligoelementos, microelementos ou elementos-traços. Alguns desses oligoelementos são considerados essenciais, como zinco, cobre, flúor, iodo, selênio, cromo, manganês, molibdênio e cobalto. Outros apresentam evidências de provável importância no metabolismo: bromo, cádmio, chumbo e estanho. Mais recentemente, novos oligoelementos têm sido descritos, como arsênico, lítio, níquel, silício e vanádio. Os oligoelementos de maior importância na prática clínica pediátrica são: zinco, cobre, selênio, manganês, cromo e molibdênio, os quais, nas situações de deficiência ou excesso, apresentam quadro clínico definido.

A deficiência de oligoelementos pode resultar de certas modalidades terapêuticas ou ser antecipada em várias situações clínicas, como mostra o quadro 2.11.

Quadro 2.11 – Situações clínicas nas quais a deficiência de oligoelementos ou vitaminas devem ser suspeitas.

Causas iatrogênicas	Estados de doença
Nutrição parenteral	Prematuridade
Fórmulas especiais	Desnutrição
Fórmulas à base de soja	Gastrite
Fórmulas de administração pós-pilórica	Má absorção intestinal
	Doença celíaca
Dietas especiais para quadros alérgicos	Doença inflamatória intestinal
	Síndrome do intestino curto
Diálise	Supercrescimento bacteriano intestinal
Agentes quimioterápicos	Diarréia crônica
Anticonvulsivantes	Fibrose cística
Medicações antituberculose	Doença hepática colestática
	Câncer
	Doença renal

Muitos sistemas enzimáticos podem ser dependentes de um ou mais oligoelementos. Muitos oligoelementos são de fundamental importância na estrutura ou atividade metabólica de outros compostos, incluindo hemoglobina (ferro), ácidos nucléicos (múltiplos oligoelementos), transcrição de proteínas (zinco) e vitamina B$_{12}$ (cobalto). Salienta-se o papel do iodo na composição dos hormônios tireoidianos, do zinco nos receptores dos hormônios esteróides e do cromo em facilitar a ação da insulina. A dependência de vias metabólicas vitais por certos oligoelementos confere importância fisiológica a esses micronutrientes, semelhantes às vitaminas. Embora considerável progresso tenha sido atingido na determinação das funções de alguns oligoelementos, pouco é ainda conhecido sobre as reais ações de muitos outros.

A espectrofotometria de absorção atômica é o método de escolha para a mensuração quantitativa dos oligoelementos. O plasma, o soro e certos tecidos têm sido utilizados para a detecção de deficiências ou excessos. O valor da análise química do cabelo na prática clínica é extremamente limitada, e sua interpretação pode ser enganosa.

No presente capítulo, vamos discutir de maneira sucinta o zinco, o cobre, o selênio, o manganês, o molibdênio e o cromo. Ferro, iodo e flúor merecerão atenção especial em outros capítulos específicos.

ZINCO

É componente de mais de 200 enzimas, incluindo fosfatase alcalina, anidrase carbônica, desidrogenase alcoólica e DNA polimerase. O zinco é necessário para a proliferação celular, para a manutenção da imunidade celular e para a resposta de hipersensibilidade tardia; ainda é constituinte básico da insulina pancreática e do tecido muscular.

Muitos dos achados relacionados à deficiência de zinco podem ser atribuíveis, ao menos em parte, a distúrbios no metabolismo dos ácidos nucléicos e síntese protéica, incluindo atraso do crescimento, má cicatrização e anormalidades do desenvolvimento fetal e no sistema imune (especialmente na função das células T). Distúrbios do metabolismo dos ácidos graxos essenciais e na síntese de prostaglandinas podem resultar da deficiência de zinco. Os hormônios (gonadotrofinas, sexuais, prolactina, tireoidianos, corticosteróides e insulina) podem ter sua síntese, liberação ou ação prejudicadas nos estados de deficiência de zinco.

O zinco está presente em todos os tecidos, fluidos e secreções corpóreas. É, primariamente, um íon intracelular. Está associado a todas as organelas celulares, e cerca de 60 a 80% é encontrado no citosol. A concentração de zinco varia nos diferentes tecidos, com predominância no músculo esquelético e nos ossos.

Estima-se que 20 a 40% do zinco da dieta (incluindo fórmulas lácteas) é absorvido. O zinco ligado a proteínas do leite materno é prontamente absorvido. Alguns aminoácidos, como a histidina e a cistina, podem facilitar a absorção, enquanto fitatos e oxalatos parecem inibi-la. Zinco, fitatos e cálcio em pH alcalino formam complexos, tornando-se indisponíveis à absorção. A absorção de zinco ocorre por mecanismo saturável, que é consistente com processo carreador mediado ou enzima dependente. O zinco é transportado do intestino principalmente ligado à albumina, depositando-se rapidamente no fígado, pâncreas, rins e baço. Alguns fatores humorais podem aumentar a entrada de zinco no fígado (citocinas, corticosteróides e glucagon). As maiores concentrações de zinco são encontradas em produtos de origem animal, principalmente em carnes. O conteúdo de zinco no leite humano diminui várias vezes do colostro para o leite oferecido ao recém-nascido após o terceiro dia de vida. Várias fórmulas lácteas artificiais são suplementadas com zinco.

A deficiência de zinco pode ser leve, moderada ou grave e os respectivos sinais e sintomas estão resumidos no quadro 2.12.

Quadro 2.12 – Sinais e sintomas relacionados à deficiência de zinco na criança.

Leve	Moderada	Grave
Atraso da velocidade de crescimento	Atraso da velocidade de crescimento	Lesões periorificiais e de extremidades
Anorexia	Atraso da maturação sexual	Hipodesenvolvimento
Hipodesenvolvimento	Pele áspera, hepatoesplenomegalia	Diarréia, alterações do humor, alopecia e fotofobia

A característica distribuição das lesões cutâneas facilita o diagnóstico clínico dos estados nos quais há grave deficiência de zinco. A acrodermatite enteropática, doença de caráter autossômico recessivo, é reconhecida como a manifestação fenotípica da deficiência de zinco. Caracteristicamente, apresenta lesões cutâneas, principalmente nas extremidades e ao redor de orifícios naturais, diarréia crônica, alopecia e alterações do humor. Está relacionada a uma má absorção específica do metal no intestino. A acrodermatite adquirida, com lesões eritematosas cutâneas e superinfecção por *Candida albicans*, ocorre, freqüentemente, em recém-nascidos pré-termo, recebendo suporte nutricional parenteral com suplementação insuficiente de zinco. Essa doença é mais provável em pacientes que recebem dietas artificiais não-suplementadas com zinco, nas crianças com síndrome de má absorção e outras doenças crônicas.

O encontro de baixos níveis plasmáticos pode confirmar o diagnóstico, embora outros fatores, inclusive infecção aguda ou crônica e hipoalbuminemia, possam provocar queda acentuada nos níveis de zinco. A constatação de baixo teor de zinco no cabelo pode ser útil na confirmação de um estado de deficiência crônica. Outros marcadores poderiam ser os níveis de metal na urina e na saliva parotidiana, assim como a atividade das zincoenzimas como a fosfatase alcalina.

A toxicidade aguda é rara, mas ocorre, por exemplo, na ingestão de grandes quantidades de preparações farmacológicas e contendo zinco. Os sintomas mais comuns são diarréia e vômitos, mas pode haver letargia significante. A administração de zinco em quantidades de 50mg/dia para adultos pode causar anemia devido à deficiência de cobre (grandes ofertas de zinco podem interferir com a biodisponibilidade do cobre) e diminuir os níveis de lipoproteínas de alta densidade.

A acrodermatite enteropática pode ser tratada efetivamente com 40 a 50mg/dia de zinco elementar administrado como sulfato, gluconato ou outro sal. A maioria dos casos de deficiência de zinco pode ser tratada efetivamente com zinco na dose de 1mg/kg/dia, até um máximo de 20 a 30mg/dia. As doses de manutenção em adultos são de aproximadamente 2mg e em lactentes 10mcg/kg/dia. Em recém-nascidos pré-termo, 300mcg/kg/dia têm sido recomendados. Para pacientes recebendo suporte nutricional parenteral, recomenda-se, em geral, a dose de 100mcg/kg/dia.

COBRE

O cobre é componente essencial de várias enzimas oxidases, incluindo a citocromo-oxidase, que é a enzima final na cadeia de transporte de elétrons. Outras enzimas de significativa importância e que têm o cobre em sua estrutura são: dopamina-beta-hidroxilase (síntese de catecolaminas), lisil-oxidase (síntese de colágeno), superóxido dismutase (ação antioxidante), tirosinase (pigmentação da pele e cabelos). Mais de 90% do cobre circulante está ligado à ceruloplasmina (proteína plasmática carreadora de cobre e importante no metabolismo do ferro).

O cobre é absorvido principalmente no intestino delgado, variando amplamente entre 15 e 97%. A excreção biliar é a mais importante. O cobre interfere no metabolismo do ferro e na eritropoese. No sistema nervoso, é requerido para a formação de mielina. As fontes mais ricas em cobre são crustáceos, nozes, fígado, rins, margarinas e legumes. O leite materno é mais rico em cobre que o leite de vaca. Muitas fórmulas lácteas são enriquecidas com cobre atualmente.

A deficiência de cobre, embora relativamente rara, pode ocorrer em lactentes em recuperação nutricional, recém-nascidos pré-termo alimentados com dieta láctea e em pacientes recebendo suporte nutricional parenteral total. As manifestações mais comuns secundárias à deficiência de cobre são: anemia (em geral hipocrômica, que não é responsiva à terapêutica com ferro), neutropenia e osteoporose. Outros sinais têm sido observados em associação com a deficiência de cobre, especialmente em recém-nascidos pré-termo, como palidez, diminuição da pigmentação cutânea e do cabelo, lesões cutâneas semelhantes à dermatite seborréica, deficiência de ganho pondo-estatural, diarréia e hepatoesplenomegalia. Achados sugestivos de acometimento do sistema nervoso central são hipotonia, mau contato com o ambiente, atraso psicomotor, alterações visuais e episódios de apnéia. A doença de Wilson é uma anomalia

genética autossômica recessiva que acomete os estoques de cobre, com acúmulo no fígado, cérebro e córnea. O diagnóstico precoce e o tratamento previnem as conseqüências mais graves e da doença, como lesões neurológicas, cirrose, hepatite, crises de hemólise e disfunção hepática. Outra doença descrita como relacionada ao metabolismo do cobre é a síndrome de Menke. A transmissão é de caráter recessivo ligada ao cromossomo X. A doença é geralmente reconhecida no período neonatal e costuma ser letal durante os dois primeiros anos de vida. O quadro clínico consta de grave atraso psicomotor, convulsões, hipertonia, alterações no controle da temperatura corpórea, vasodilatação cutânea, alterações esqueléticas e do cabelo.

A toxicidade pelo cobre tem resultado da sua ingestão (acidental ou deliberada) excessiva, de hemodiálise com soluções contaminadas por cobre e da absorção de sais de cobre utilizados topicamente. A intoxicação aguda por cobre administrado por via oral causa paladar metálico, náuseas, dor epigástrica, vômitos e diarréia. Icterícia e hepatomegalia podem ocorrer dois a três dias após. Pode haver concomitantemente comprometimento cardíaco e neurológico. A intoxicação crônica por cobre é uma entidade rara e associada com o consumo de água contaminada com o cobre do recipiente.

A dosagem de ceruloplasmina tem sido considerada o melhor índice para avaliar a deficiência de cobre, mas alguns estudos têm revelado sensibilidade semelhante ou maior para a dosagem da oxidodesmutase eritrocitária. Níveis de cobre inferiores a 3mg/dl e de ceruloplasmina abaixo de 3,5mg/dl são considerados reduzidos.

A deficiência nutricional de cobre pode ser tratada com 2 a 3mg/dia de sulfato de cobre em solução a 1%, que oferece 400 a 600mcg de cobre. A dose de manutenção de cobre para os pacientes recebendo suporte parenteral é de 0,5 a 1,0mg/dia para adultos e 20mcg/kg/dia para lactentes.

As recomendações basais para lactentes são de 50mcg/kg/dia. Contudo, as necessidades de recém-nascidos pré-termo podem ser de 100mcg/kg/dia. Para melhor margem de segurança, tem sido recomendada a dose diária de cobre de 1,5 a 3mg para adultos e 0,4 a 0,6mg/dia para lactentes.

SELÊNIO

É um componente essencial da enzima glutation-peroxidase quelante do peróxido de hidrogênio e outros peróxidos orgânicos. Essa enzima, com a catalase, a superóxido dismutase e a vitamina E, protege a célula de lesões devidas à oxidação. Outra enzima relacionada ao selênio é a 5'-deiodinase tipo I, que catalisa a conversão de tiroxina (T_4) para 3,5,5-triiodo-L-tironina (T_3) no fígado e outros tecidos. O conteúdo de selênio no leite humano é dependente da ingestão materna. O conteúdo de selênio no leite de vaca é geralmente inferior ao do leite materno. Os peixes, crustáceos, rim, fígado e outros tipos de carnes são as melhores fontes de selênio. Os vegetais e as frutas, com exceção do alho, são fontes pobres de selênio.

A absorção de selênio depende, em parte, de sua forma química. A selenometionina é mais bem absorvida que as formas inorgânicas de selênio. A absorção intestinal do selênio proveniente da dieta chega a 80%. A principal via de excreção é a urina. O selênio encontra-se intimamente associado com proteínas específicas, principalmente a selenocisteína.

A deficiência de selênio tem sido demonstrada em pacientes sem suplementação adequada que recebem nutrição parenteral total e em lactentes alimentados com fórmulas lácteas e à base de soja.

A doença de Keshan é uma cardiomiopatia endêmica que afeta crianças e mulheres adultas jovens. É mais comum em algumas áreas da China, onde os alimentos disponíveis apresentam conteúdo de selênio extremamente baixo, decorrente de seu solo pobre em selênio. Caracteristicamente, ocorrem múltiplas áreas de necrose miocárdica. A apresentação clínica pode ser aguda (insuficiência cardíaca congestiva, disritmias e choque cardiogênico) ou crônica (cardiomegalia com ou sem insuficiência cardíaca congestiva). Raros casos de grave deficiência de selênio podem manifestar-se com acometimento muscular esquelético em vez de cardíaco. A doença de Kaschin-Beck é de distribuição geográfica semelhante à de Keshan, e também parece estar relacionada à deficiência de selênio. É uma osteoartropatia acometendo indivíduos entre 5 e 13 anos de idade. A doença é caracterizada por degeneração e necrose de múltiplas cartilagens articulares e placas de crescimento, causando grande aumento de dedos das mãos e pés, dos joelhos e encurtamento das extremidades. As deformidades são irreversíveis. Alterações relacionando o metabolismo do hormônio da tireóide e a deficiência de selênio não foram absolutamente estabelecidas, mas alguns estudos em crianças têm demonstrado a dificuldade de conversão de T_4 para T_3.

A depleção de selênio é associada com baixos níveis séricos no cabelo e reduzida atividade de glutation-peroxidase no eritrócito.

Potenciais efeitos tóxicos crônicos da oferta excessiva de selênio não parecem ser significativos. Alguns estudos descrevem, infreqüentemente, sintomas e sinais como alopecia, maior incidência de cáries dentárias, cansaço e irritabilidade. A intoxicação aguda por selênio é rara, mas tem sido descrita com a maior utilização de complexos dietéticos enriquecidos com selênio (selenito de sódio). Mais comumente, podem ocorrer diarréia, disfunção hepática e cardíaca transitórias.

As necessidades diárias de selênio em crianças têm sido extrapoladas das de adulto. Tem sido recomendado 10mcg/dia para lactentes entre 1 e 6 meses, 15mcg/dia para aqueles entre 6 e 12 meses de idade e 20mcg/dia para crianças maiores.

O tratamento ideal para a deficiência de selênio não foi determinado. Para a prevenção da doença de Keshan, nas zonas endêmicas, a suplementação de 500 a 1.000mcg parece ser suficiente.

A suplementação de selênio deveria ser mantida rotineiramente nos pacientes que recebem nutrição parenteral por mais de duas semanas. A dose recomendada é de 2mcg/kg/dia.

MANGANÊS

O manganês é um oligoelemento essencial, pois é um co-fator para numerosas enzimas. É necessário para a síntese de mucopolissacarídeos por meio de polimerase e galactotransferase dependentes de manganês. A depleção pré-natal resulta em condrogênese defeituosa com anormalidades ósseas e tendíneas. O manganês é um potente estimulador da fosforilação oxidativa.

Os adultos absorvem somente 3% de uma dose ingerida de $MnCl_2$. Somente metade dessa quantidade é retida cerca de 10 dias depois. É excretado quase totalmente pela bile, e as perdas urinárias são mínimas. O leite humano contém somente de 3 a 4mcg/l de manganês. As nozes e outros grãos não refinados são fontes ricas em manganês.

A deficiência de manganês com manifestação clínica não tem sido descrita de forma sistematizada na faixa etária pediátrica. Casos esporádicos foram descritos em adultos. Os principais sintomas são perda de peso, dermatite, alterações da pigmentação do cabelo, náuseas e vômitos, alterações da coagulação, hipercolesterolemia, perda de peso e lentificação do crescimento de pêlos e unhas.

A toxicidade crônica do manganês é devida, principalmente, à inalação por mineradores, causando quadro neurológico semelhante à doença de Parkinson. As concentrações de manganês são altas no plasma e no fígado de crianças com doença hepática colestática. O manganês, assim como o cobre, deveria ser retirado ou reduzido nas formulações de suporte parenteral de crianças com doença hepática colestática. Os adultos apresentam balanço positivo de manganês com ingestão de 2,5mg/dia, mas ingestões de 0,7mg/dia resultam em balanço negativo.

MOLIBDÊNIO

O molibdênio é um componente da molibdopterina, um co-fator necessário para o fucionamento normal das molibdoenzimas. Vários erros inatos das molibdoenzimas têm sido descritos: deficiência de sulfitoxidase que leva a retardo mental grave, deficiência de xantinoxidase que pode apresentar-se com sintomas de calculose renal e miopatias. As deficiências combinadas dessas duas enzimas podem levar a convulsões e retardo mental grave. Tais doenças são devidas, primariamente, à síntese defeituosa do co-fator dependente de molibdênio.

O molibdênio é bem absorvido (cerca de 80% independente da fonte), sendo eliminado principalmente pelos rins. O ingestão média de um adulto tem sido calculada em 180mcg. Fontes ricas em molibdênio são legumes crus, cereais e carnes. A necessidade mínima em um adulto jovem parece ser de 25mcg/dia. Em estudos experimentais, a ingestão excessiva de molibdênio pode precipitar a deficiência de cobre por mecanismo não bem conhecido.

A deficiência de molibdênio não tem sido descrita em crianças. Casos esporádicos têm sido descritos em adultos que recebem suporte parenteral prolongado e apresentam cefaléia, cegueira noturna e progressão para letargia e coma. Os achados bioquímicos sugerem mau funcionamento da xantinoxidase e da sulfitoxidase. Os exames laboratoriais revelam hipouricemia, hipouricosúria, aumento de metionina sérica e da excreção urinária de tiossulfato e sulfito.

O excesso de molibdênio é excretado pelos rins e conseqüentemente a toxicidade é muito rara. A ingestão crônica de altas quantidades, eventualmente, pode produzir hiperuricemia.

CROMO

Estudos têm revelado que o cromo age como um co-fator da insulina. Seu real papel nos estados de intolerância à glicose ainda não foi estabelecido. A absorção no adulto é aproximadamente 1% do total ingerido. O leite materno (assim como as fórmulas) é a principal fonte no primeiro ano de vida. Depois desse período, constituem as principais fontes: as carnes, as frutas e os sucos. O levedo de cerveja também é rico nesse oligoelemento.

Casos de deficiência de cromo na faixa etária pediátrica ainda não foram confirmados. Adultos submetidos a suporte parenteral prolongado foram analisados com real suspeita de deficiência de cromo. Tais pacientes desenvolveram hiperglicemia com altas necessidades de insulina, perda de peso e neuropatia periférica. Estima-se que para uma ingestão segura e adequada de cromo a criança deva ingerir diariamente 10 a 40mcg até o sexto mês e 20 a 60mcg até o 12º mês de vida.

BIBLIOGRAFIA

1. ALLEN, L.H. – Zinc and micronutrient supplements for children. *Am. J. Clin. Nutr.* **68**(Suppl.):495S, 1998. 2. JAMES, B.E.; HENDRY, P.G. & MACMAHON, R.A. – Total parenteral nutrition of premature infants: 2. Requirement for micronutrient elements. *Aust. Paediatr. J.* **15**:67, 1979. 3. KREBS, N.F.; REIDINGER, C.J.; ROBERTSON, D. & HAMBIDGE, K. M. – Growth and intakes of energy and zinc in infants fed human milk. *J. Pediatr.* **124**:32, 1994. 4. LIRA, P.; ASHWORTH, A. & MORRIS, S.S. – Effect of zinc supplementation on the morbidity, immune function and growth off low-birth-weight, full term infants in northeast Brazil. *Am. J. Clin. Nutr.* **68**(Suppl.):418S, 1998. 5. LITOV, R.E. & COMBS, G.F. – Selenium in pediatric nutrition. *Pediatrics* 87:339, 1991. 6. LOCKITCH, G. & HALSTEAD, A.C. – Pediatric nutrition. In Soldin, S.J.; Rifai, N. & Hicis, J. eds. *Biochemical Bassi of Pediatric Disease*. AACC Press, 1992, p. 1. 7. TURNLUND, J.R.; KEYES, W.R.; PEIFFER, G.L. & SCOTT, K.C. – Copper absorption, excretion and retention by young men consuming low dietary copper determined by using the stable isotope ^{65}Cu. *Am. J. Clin. Nutr.* **67**:1219, 1998. 8. WODDOWSON, E.M.; DAUNCEY, J. & SHAW, J.C.L. – Trace elements in fetal postnatal development. *Proc. Nutr. Soc.* **33**:275, 1974. 9. YANG, G.; GE, K.; CHEN, J. & CHEN, X. – Selenium-related endemic diseases and the daily selenium requirement of humans. *World Rev. Nutr. Diet.* **55**:98, 1988.

MARILISA STENGHEL FRÓES E SOUZA
ARY LOPES CARDOSO

A obesidade é uma condição clínica caracterizada pelo acúmulo excessivo de gordura no organismo, causando prejuízos à saúde. É considerada uma doença genética, multicausal, na qual interagem fatores ambientais, psicossociais, culturais, hereditários, alimentares, hormonais e metabólicos, resultando em balanço energético no qual a retenção crônica é maior que a perda diária.

A prevalência da obesidade vem aumentando nas últimas décadas em nosso meio. Os inquéritos nacionais realizados em 1974 e *1989 revelaram* um aumento na prevalência de adultos obesos em todas as classes sociais (de 5,7% para 9,6%). Nas crianças de famílias de renda intermediária, houve inversão da relação desnutrição/obesidade (de 2,5:1 para 1:1,3), enquanto nas de melhor renda o excesso relativo de crianças obesas triplicou (de 1:2,3 para 1:7,6). Há sinais de aumento da prevalência da obesidade nos adolescentes dos grandes centros urbanos, acompanhando uma tendência mundial, principalmente nos países industrializados. O respectivo diagnóstico na infância é fundamental para a prevenção do distúrbio e de suas complicações no adolescente e no adulto. Uma preocupação crescente em saúde pública relativa à obesidade desponta atualmente, à medida que o sobrepeso encurta o tempo de aparecimento das doenças decorrentes no adulto, causando limitações ao trabalho e à vida diária, além de elevar o dispêndio dos recursos em saúde.

CAUSAS

Primária ou exógena – multifatorial, decorrente da alimentação, dos hábitos sedentários de vida e da herança genética. Na prática, cerca de 95% dos obesos estão enquadrados nessa categoria.

Secundária – responsável por cerca de 5% das causas, devido a alterações genéticas específicas, disfunções neurológicas, ou ingestão medicamentosa. Geralmente, essas crianças têm comprometimento da estatura, retardo mental e malformações. O quadro 2.13 destaca as doenças que levam à obesidade secundária. No presente capítulo, vamos nos referir fundamentalmente à obesidade primária.

FISIOPATOLOGIA

Na criança normal, existe uma hiperplasia (aumento do número de células) do tecido gorduroso desde as 15 semanas de vida intrauterina até os 2 anos de vida pós-natal. Em seguida, a velocidade desse fenômeno diminui, voltando a aumentar após os 14 anos de idade, no período da puberdade. Isso acontece de maneira mais acentuada na mulher. Quanto à hipertrofia (aumento do tamanho celular), existe aumento importante no primeiro ano de vida, caindo em seguida a velocidade de multiplicação dos adipócitos até os 10 anos. A figura 2.13 ilustra as variações do número e do tamanho dos adipócitos com a idade.

Na obesidade infantil e juvenil, há aumento constante do número e do tamanho celular, enquanto na obesidade do adulto há aumento preponderante do tamanho celular. Esse é um dos maiores motivos por que a obesidade infantil é de pior prognóstico em termos de resposta ao tratamento, uma vez que o máximo que se consegue é diminuir o tamanho da célula gordurosa, mas não seu número. Por outro lado, as células indiferenciadas do endotélio capilar são estimuladas, à diferenciação terminal, em adipócitos cada vez que sua

Quadro 2.13 – Causas da obesidade secundária.

Etiologia	Exemplos
Endócrinas	Hipotireoidismo Síndrome de Cushing Deficiência do hormônio de crescimento Hipogonadismo Craniofaringeoma
Hipotalâmicas	Síndrome de Pader-Willi Pseudo-hipoparatireoidismo Síndrome de Laurence-Moon-Biedl
Cromossômicas	Síndrome de Down Síndrome de Klinefelter
Inatividade	Distrofia muscular de Duchenne Espinha bífida com hidrocefalia
Causas esqueléticas	Inespecíficas, com atraso grave do crescimento
Neurológicas	Retardo mental inespecífico Traumatismo ou tumores com lesões hipotalâmicas
Medicamentosas	Corticosteróides, valproato de sódio

hipertrofia chega ao limite médio de 1g. Esses estímulos parecem acontecer também de acordo com as fases do crescimento, segundo orientação genética, e por estímulo dos ácidos graxos livres na dieta, sendo possível diminuir a velocidade de diferenciação dos pré-adipócitos, mas não revertê-la. Pesquisas recentes descrevem a existência de "fatores de transcrição", ou proteínas, que potencializam ou induzem a adipogênese, podendo alterar a atividade de enzimas envolvidas no metabolismo dos ácidos graxos (lipoproteína lipase) e favorecendo o acúmulo de gordura.

Fatores metabólicos

O balanço energético que favorece o acúmulo de energia é o resultado de uma ingestão maior que o gasto energético diário. Embora pareça que essa equação simples possa explicar o acúmulo de energia, fatores individuais interferem significativamente nessa situação, facilitando ou dificultando a retenção ou a eliminação dos estoques de energia no organismo do obeso. Características genéticas e familiares estudadas permitem reconhecer variações no metabolismo de repouso (alto em geral, caindo junto à perda de peso, dificultando sua manutenção), na capacidade de metabolizar e acumular nutrientes (diferentes atividades da lipase lipoprotéica) e na integração dos estímulos hormonais e nervosos (diferente resposta à saciedade, à sensibilidade hipotalâmica no reconhecimento dos próprios depósitos, e em relação ao gasto diário energético). Juntas, poderão direcionar ou intensificar um possível acúmulo diário, constante de tecido gorduroso no organismo, o qual, mantido por longos períodos, leva à obesidade. A descoberta da leptina, um hormônio produzido pelos adipócitos, assim como de neuropeptídeos, enzimas e receptores específicos, parece abrir um novo caminho na compreensão dos mecanismos envolvidos nesse processo, tornando questionável a visão do obeso como um simples incompetente comilão.

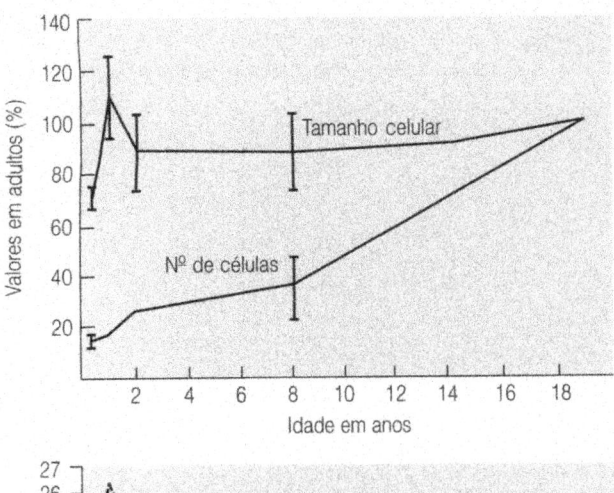

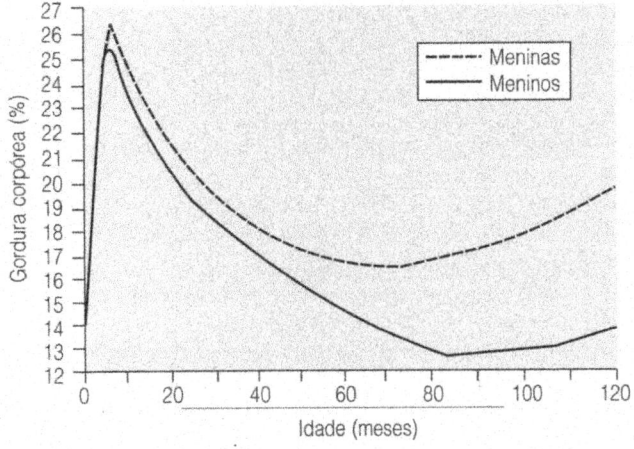

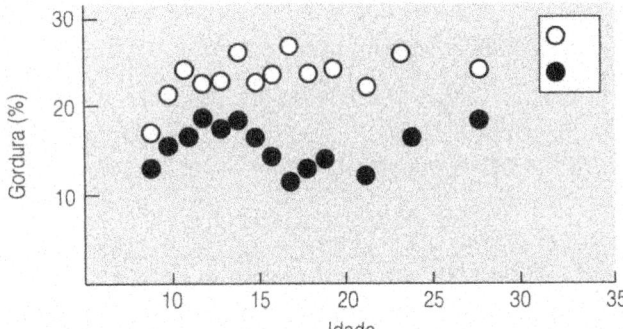

Figura 2.13 – Mudanças na composição corpórea em crianças, de acordo com a idade.

Fatores genéticos

A influência hereditária torna-se efetiva quando existe um ambiente favorável. Assim é que, quando os dois cônjuges são obesos, o filho(a) tem probabilidade de 80% para a obesidade. Quando apenas um dos dois é obeso, a probabilidade cai para 50% e, quando nenhum deles é obeso, é de apenas 9%. Estudos mostram que crianças adotadas guardam relação com a composição corpórea da família de origem, assim como os gêmeos monozigóticos entre si, independentemente de crescerem juntos. A criança normal tem uma velocidade de ganho de peso que é variável no decorrer da sua vida. No primeiro ano, uma criança ganha em média 6kg; no segundo, de 2,5 a 3,5kg e, a partir do terceiro ano, em geral essa média estaciona em torno dos 2kg/ano. Isso significa que as necessidades de ganho de peso tornam-se menores a cada ano, apesar da atividade física da criança, até aumentar no início da vida. Na criança em crescimento, há fases de repleção, nas quais o ganho ponderal acentua-se em relação à estatura: na fase pré-escolar e antes do estirão da adolescência. Períodos de repleção precoce sugerem tendência individual à obesidade. A figura 2.14 resume a interação dos diversos mecanismos fisiológicos e genéticos envolvidos na regulação do peso corpóreo. Trata-se de um modelo de interação entre diferentes mecanismos que afetam a energia e a regulação do peso nos indivíduos. O cérebro (SNC) integra uma série de sinais aferentes, que, junto da dieta ingerida, responde induzindo mudanças na ingestão alimentar, na ativação do sistema nervoso autônomo, nas respostas hormonais e na atividade física espontânea. Os diferentes componentes integrados determinarão a distribuição dos nutrientes metabolizados.

Hábitos

Alimentares – no obeso, é comum a indisciplina alimentar, de horários e de hábitos de consumo, além do hábito de assistir à televisão por longos períodos, freqüentemente mastigando guloseimas. É comum que o próprio indivíduo não tenha noção da quantidade ingerida diária. O cardápio difundido atualmente tem como ponto principal a dieta hipergordurosa, hipercalórica e pobre em fibras, principalmente entre crianças e adolescentes. Outro fator importante hoje é a facilidade de acesso a alimentos prontos ou de preparo rápido, o que, somado à falta de limites e de ritmo de vida diário, abre caminho fácil e farto para um consumo inadequado. Portanto, a interação desses determinantes citados deve ser considerada na avaliação de cada criança.

Relativos à atividade física – as crianças obesas geralmente são aquelas que desde tenra idade apresentam características de sedentarismo: podem demorar um pouco mais para andar, e mais tar-

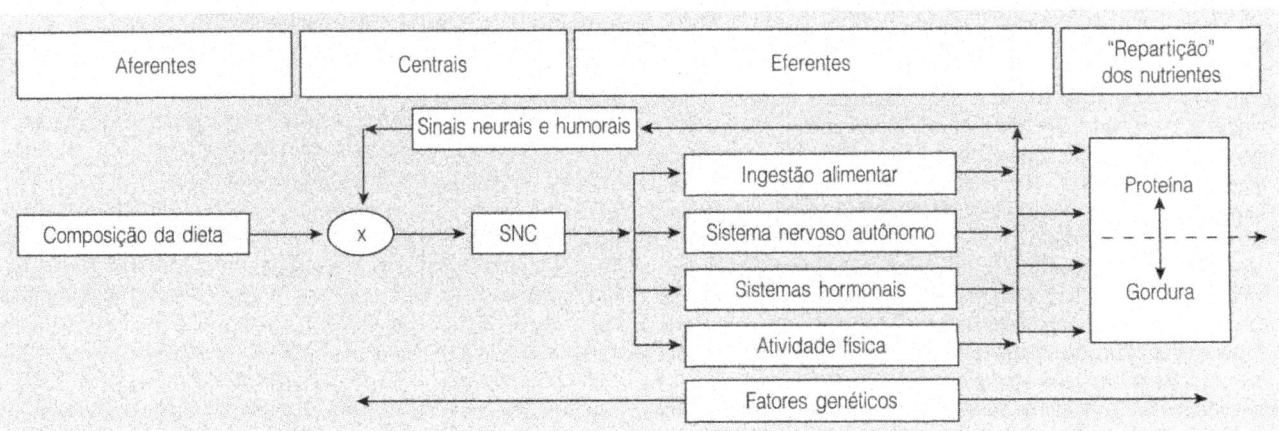

Figura 2.14 – Mecanismos envolvidos na regulação do peso corpóreo.

de interessam-se mais por TV, computadores e atividades confinadas, o que, às vezes, soma-se ao confinamento exigido pelas condições de vida e trabalho dos pais nos grandes centros urbanos.

DIAGNÓSTICO

O diagnóstico da obesidade na criança esbarra na dificuldade de se estabelecer parâmetros bem delimitados quanto à composição corpórea no organismo em crescimento.

Uma classificação ideal seria aquela que levasse em conta a adiposidade e a morbimortalidade decorrentes. Na infância, é difícil estabelecer ambos os fatores, devido ao crescimento e suas transformações orgânicas constantes. Assim, os critérios baseados em medidas antropométricas simples, como peso e estatura, tornam-se fundamentais, sendo de fácil obtenção, permitindo comparações em avaliações tanto populacionais como individuais.

PARÂMETROS ANTROPOMÉTRICOS

Índice de massa corpórea ou de Quetelet

Calculado pela fórmula:

$$MC = \frac{peso\ (kg)}{[estatura\ (m)]^2}$$

Esse índice é de fácil obtenção, depende pouco da estatura, mas varia muito com a idade, aumentando rapidamente na infância, caindo no período pré-escolar, e aumentando novamente na adolescência. Por isso, é necessário que seja relacionado às curvas de referência para a idade. Vários países fizeram suas curvas, e estudos estão sendo desenvolvidos para estabelecer uma curva-padrão internacional. Considerando as pesquisas nacionais nos EUA, Must montou tabelas baseadas em percentis para sexo, idade e raça, permitindo uma classificação em percentis para crianças. A tabela 2.9 mostra os valores agrupados. Valores maiores ou iguais ao p95 são considerados obesidade. Embora indireto, esse índice pode ter boa correlação com as avaliações diretas da composição corpórea, como a hidrodensitometria e, se usado dentro dos critérios estabelecidos por Must para idade, evita a inclusão dos indivíduos com massa muscular muito desenvolvida. O indivíduo com índice de massa corpórea (IMC) > 40 é considerado com obesidade mórbida ou grave, acarretando pior prognóstico na evolução e na resposta ao tratamento. O IMC é o índice mais simples e o mais usado internacionalmente, nas diferentes idades. É suficiente para o acompanhamento clínico individual básico e para a pesquisa clínica, embora não especifique os compartimentos corpóreos, nem estabeleça pequenas variações no acompanhamento. É limitado para as crianças com idade superior a 6 anos, devido à referência utilizada dos percentis.

Tabela 2.9 – IMC no percentil 95 para idade e sexo.

Idade (anos)	Masculino	Feminino
6	18,0	17,5
7	19,2	18,9
8	20,3	20,4
9	21,5	21,8
10	22,6	23,2
11	23,7	24,6
12	24,9	25,9
13	25,9	27,1
14	26,9	27,9
15	27,7	28,5
16	28,5	29,1
17	29,3	29,7
18	30,1	30,2

P/E (relação peso/estatura – Wellcome)

$$P/E = \frac{Peso\ atual\ (kg)}{Peso\ no\ p50\ (kg)\ para\ a\ estatura\ atual} \times 100$$

O índice da relação P/E é calculado por meio desta fórmula, segundo o peso real da criança e o peso ideal para sua estatura no p50, multiplicado por 100. Optamos pela curva do National Center Health Statistic, que permite comparações internacionais. A tabela 2.10 define os limites para a classificação.

Tabela 2.10 – Classificação da obesidade pelo P/E.

P/E (%)	Estado nutricional
< 90	Desnutrido
90-109	Eutrófico
110-119	Sobrepeso
120-140	Obeso
> 140	Obeso mórbido

As crianças que estiverem com esses valores entre 110 e 119% necessitarão de vigilância e orientação, enquanto aquelas com valores maiores serão consideradas obesas. Pode ser usado para crianças com idade inferior a 6 anos, sendo também rápido e falhando menos que o "Z-escore" nas crianças que estão proporcionadas no p95 (ou nos extremos da curva).

Z-escore

Índice expresso no número de desvios-padrão em relação à média. É calculado para determinado padrão de referência (NCHS) pela fórmula:

Z = (valor observado) – (valor no p50)/valor de referência do desvio-padrão

Considera-se limite para obesidade Z do P/I ≥ 2. As limitações do método não serão discutidas aqui.

COMPOSIÇÃO CORPÓREA

A avaliação da composição corpórea também é fundamental para distinguir os diferentes compartimentos corpóreos e quantificar massas gorda e magra (livre de gordura). É útil para separar o obeso do atleta e acompanhar a perda de massa gorda no tratamento. A antropometria fornece medidas indiretas mas de boa confiabilidade quando feitas sempre pela mesma pessoa. Na avaliação das proporções, devem-se considerar as variações do conteúdo de água do organismo em crescimento: 81% no RN, caindo progressivamente até cerca de 73% no adulto, o que pode mascarar as variações do peso. Também, as variações normais da puberdade, quando as meninas aumentam o tecido adiposo periférico e os meninos adquirem massa gordurosa central (característica "masculina"), têm de ser consideradas. Para medidas da composição corpórea, usam-se:

Pregas cutâneas – medem a espessura da gordura subcutânea, sendo usado como instrumento o plicômetro de Lange. As pregas cutâneas mais habitualmente medidas são aquelas localizadas em regiões padronizadas: PCT (tricipital), PCB (braquial), PCSE (subescapular) e PCSI (supra-ilíaca). Curvas-padrão poderão ser usadas para comparação, assim como poderá ser calculada a porcentagem de gordura corpórea. Esse dado é obtido pela equação descrita por Siri em 1956 e modificada por Brook em 1971, como pode ser observado na tabela 2.11. Os valores acima de 30% de gordura corpórea são considerados excessivos. Esse método é considerado de boa especificidade, embora pouco sensível.

Em recente pesquisa realizada em ambulatório de nutrição, pudemos demonstrar que as medidas de massas magra e gorda pelas pregas cutâneas foram aquelas que mais se aproximaram das medidas pelo DEXA, método-padrão a ser considerado adiante.

Tabela 2.11 – Cálculo da porcentagem de gordura corpórea pela medida das pregas cutâneas.

%gc* =	(4,95/dc** – 4,5) × 100	
	Masculino	Feminino
dc =	1,169 – 0,079 × log Σ 4 pc***	1,206 – 0,099 × log Σ 4 pc
Σ 4 pc =	PCT + PCB + PCSE + PCSI (mm)	PCT + PCB + PCSE + PCSI (mm)

* %gc = porcentagem de gordura corpórea.

** dc = densidade corpórea.

*** Σ 4 pc = somatório das 4 pregas cutâneas.

Curvas e tabelas-padrão de referência são utilizadas para se avaliar os percentis de diferentes pregas e de associações entre elas. A PCT é a mais utilizada para a avaliação das variações recentes do conteúdo de gordura no corpo. Dificuldades técnicas existem quando o panículo adiposo é muito volumoso. Recomenda-se que as medidas sejam feitas por pessoa treinada e sempre pela mesma pessoa. Na tabela 2.12 mostramos os valores de PCT no percentil 95 em indivíduos de 6 a 18 anos de idade.

Tabela 2.12 – Valores no p95 das pregas cutâneas em indivíduos de 6-18 anos.

Idade (anos)	PCT (mm)	
	Masculino	Feminino
6	14,1	15,6
7	15,6	17,9
8	17,2	20,2
9	18,8	22,5
10	20,7	24,4
11	22,2	26,1
12	23,2	27,9
13	23,7	29,5
14	23,5	30,8
15	22,4	32,2
16	21,5	33,2
17	21,5	33,8
18	21,8	34,2

Impedância bioelétrica ou bioimpedância – método de avaliação indireto, que mede a resistência elétrica a uma corrente de baixa voltagem em tecidos de diferente condutibilidade. Com base na estatura, no sexo e na idade é possível estimar-se indiretamente os compartimentos livres de gordura e aqueles com gordura. Como a variabilidade biológica das crianças em crescimento é muito grande na composição de água, esse método se torna limitado, sendo mais utilizado em pesquisas.

DEXA ("dual energy x-ray absorptiometry") – método que consiste na avaliação computadorizada da quantidade de massa gorda e magra distribuída em tronco e membros. Baseia-se na emissão de dois níveis de raios X, que se atenuam de acordo com o tipo de tecido a ser penetrado. A dose de radiação é baixa, permitindo o uso em crianças. Detecta pequenas variações na quantidade de gordura (2%), sendo considerado atualmente o melhor método para se medir a massa gorda corpórea. Em relação aos métodos citados anteriormente, diversos estudos mostram uma boa correlação do DEXA com o IMC.

RISCOS E CONSEQÜÊNCIAS DA OBESIDADE NA CRIANÇA E NO ADOLESCENTE

O indivíduo obeso tem um risco acentuado para distúrbios relacionados à sobrecarga no esqueleto e no sistema circulatório, além daqueles relacionados ao metabolismo dos carboidratos e à integridade de seu desempenho individual e social. Os mais importantes são descritos no quadro 2.14.

Quadro 2.14 – Conseqüências à saúde da criança obesa em prevalência decrescente.

Persistência na adultícia
Distúrbios psicossociais
Dislipidemias
Hipertensão e doenças cardiovasculares
Intolerância à glicose (DMNID)
Esteatose hepática e colelitíase
Alterações esqueléticas
Distúrbios respiratórios e de sono
Lesões de pele
Aumento da morbimortalidade

Segundo análises recentes, o aumento do IMC individual acarreta um risco duas a quatro vezes maior dessas doenças em relação a indivíduos normais. A criança obesa antes dos 6 anos de idade tem cerca de 25% de probabilidade de tornar-se um adulto obeso, enquanto na adolescência o risco aumenta para 75%. Crianças obesas são mais altas, têm idade óssea mais avançada e maturidade mais precoce que seus pares. As meninas costumam entrar na menarca mais cedo. Distúrbios menstruais são freqüentes. Quando o início da obesidade se instala no fim da infância ou na adolescência, e quanto mais grave estiver, maior a probabilidade de a criança tornar-se um adulto obeso. A existência das complicações citadas entre os familiares, além da própria obesidade, aumenta o risco de complicações precoces. Atualmente, estão sendo diagnosticados com mais freqüência problemas como hipertensão, dislipidemias e diabetes tipo II na adolescência, acompanhando a prevalência aumentada da obesidade nessa faixa etária. Na suspeita de cada um desses distúrbios, há avaliações que poderão ser utilizadas.

Distúrbios psicossociais – as crianças obesas sofrem difíceis experiências psicossociais e em relação ao próprio corpo. As conseqüências mais imediatas são a discriminação, o isolamento e a auto-imagem negativa no adolescente. A maturação física precoce ainda vai levar a expectativas e frustrações. Graus variáveis de depressão, alterações do apetite, compulsividade, dificuldades na escola e, posteriormente, no trabalho são descritos. A hiperfagia leva o adolescente a ingerir grandes volumes em curtos períodos, sem conseguir parar, piorando qualquer tentativa de controle. Os distúrbios familiares costumam estar ao lado, desorganização, permissividade, problemas no vínculo mãe/filho, nos quais a infantilização e a dependência mútua estão bem marcadas, aliadas a uma figura paterna pouco expressiva e participativa. Cerca de 25% dos obesos apresentam problemas psicológicos. Muitos psiquiatras afirmam que por trás de cada obeso existe um conflito importante para que a ingestão dos alimentos se constitua em um mecanismo de escape ou de compensação.

Hiperlipidemia – nas crianças obesas, o padrão sorológico geralmente observado é de fração LDL-colesterol e triglicerídeos (TGL) elevados, com fração HDL-colesterol baixa, principalmente nas meninas com distribuição central da gordura corpórea. A hiperinsulinemia e a lipólise aumentadas nos adipócitos viscerais produzem elevação dos ácidos graxos circulantes, podendo promover a síntese hepática de TGL e LDL. O controle do peso nessas crianças reduz claramente essa situação. Muitas das conseqüências cardiovasculares que caracterizam a obesidade no adulto são precedidas por anormalidades que se iniciam na criança. Placas de ateroma têm suas lesões iniciais na infância.

Hipertensão – a sobrecarga no sistema cardiovascular por hipervolemia, aumento do débito e do trabalho cardíacos, além do maior consumo de O_2, acabam por acarretar a hipertensão sistêmica, que é reversível com a queda do peso nos obesos. Embora seja pouco freqüente na criança, entre os casos diagnosticados de hipertensão arterial sistêmica em crianças, 60% o foram naquelas com um P/E > 120%. O IMC e a pressão arterial na criança são os maiores preditores da pressão arterial no adulto em ambos os sexos e em todas as idades. A incidência de coronariopatias e hipertensão arterial sistêmica em adultos jovens guarda relação direta com a maior incidência de obesidade. Dieta e exercício físico, controlando o ganho ponderal, são suficientes para normalizar essas alterações.

Intolerância à glicose – embora a obesidade no adulto esteja claramente associada ao diabetes melito não-insulino-dependente (DMNID), na criança isso ainda não é comum. Sabe-se que a incidência de DMNID tem sido crescente entre os novos casos de diabetes melito nos adolescentes obesos. São pacientes que apresentam a gordura corpórea mais acentuada, acompanhada de altos níveis de insulina, e de resistência a ela. *Acantose nigricans*, uma lesão de pele escura no pescoço, nas axilas e nos glúteos, também está associada ao hiperinsulinismo nos pacientes gravemente acometidos.

Esteatose hepática, colelitíase e complicações gástricas – alta concentração de enzimas hepáticas é freqüente nos jovens obesos, podendo ocorrer fígado com depósito de gordura, hepatite e cirrose. Embora a colelitíase não seja comum nas crianças obesas, sabe-se que 50% dos casos dessa doença diagnosticada nos adolescentes estão associados à obesidade. A colecistite nos adolescentes obesos também pode estar associada à redução do peso. Refluxo gastroesofágico e alterações no esvaziamento gástrico, dependentes da pressão intra-abdominal, pelo excesso de gordura, podem ocorrer esporadicamente no obeso.

Distúrbios respiratórios e do sono – a gordura abdominal e torácica são obstáculos mecânicos à respiração. A queda do volume de reserva expiratória, do pico máximo de ventilação voluntária, a redução dos volumes e da complacência da caixa torácica acabam por desencadear hipercapnia e hipoxemia, levando à apnéia e aos distúrbios do sono: roncos, babação, sono entrecortado e sonolência diurna naqueles obesos mórbidos. A sonolência toma conta do indivíduo, levando-o a correr riscos de acidentes e abandono escolar. Essa dificuldade nas trocas gasosas pulmonares diminui a sensibilidade do sistema nervoso central ao CO_2, e o indivíduo acaba evoluindo com uma insuficiência respiratória crônica, cansaço e broncoespasmo induzido aos esforços. É a síndrome de Pickwick, ou da hipoventilação no obeso, já descrita em crianças.

Alterações esqueléticas – a sobrecarga de peso sobre articulações e ossos leva o indivíduo a freqüentes traumatismos e graves alterações de postura devido à lordose lombar, cifose dorsal e lordose cervical. O mesmo acontece em relação à marcha, quando as alterações acontecem devido ao alargamento da base dos pés, ao valgismo dos joelhos, às alterações patelares e aos pés planos. Processos inflamatórios podem surgir em virtude do excesso de peso, como as osteocondrites. Em grandes obesos, o deslizamento da cabeça do fêmur é um dos mais graves e freqüentes problemas observados, principalmente na adolescência. Na doença de Blount, o encurvamento de tíbia, embora genético, é maior de acordo com o grau de obesidade; 80% dos acometidos são obesos.

Lesões de pele – a pele do obeso está exposta a distensões e atritos constantes, levando ao aparecimento de numerosas estrias e lesões de ferimentos por abrasão. Manchas escuras em áreas de dobras, principalmente axilares, caracterizam a chamada *acantose nigricans*, que é comum nos grandes obesos. Guardam relação com o hiperinsulinismo, conforme citado anteriormente. Entre as alterações de pele, destacamos ainda o aumento da acne e o hirsutismo.

Aumento da morbimortalidade – Harlan acompanhou por longo período crianças obesas e notou relação direta com aumento da mortalidade no adulto. No Terceiro Estudo do Crescimento de Har-

vard, após 50 anos de acompanhamento, evidenciou-se correlação direta entre obesidade e as seguintes doenças: cardiovasculares, câncer de cólon nos adultos, fraturas de quadril e artrite nas mulheres. Embora haja controvérsias, o risco relativo de mortalidade é maior no homem obeso adulto que teve sua obesidade iniciada durante a infância ou adolescência. Os menores índices de mortalidade estão associados à IMC entre 18 e 25, independentemente da curva estudada.

TRATAMENTO

A prevenção de obesidade futura é o procedimento fundamental que deve nortear o acompanhamento médico precoce da criança, detectando aquelas de maior risco familiar e individual, educando e alertando a família. O objetivo é reduzir o grau de obesidade, minimizando os riscos e as complicações à saúde e melhorando a qualidade de vida. Como a criança cresce, e seu IMC aumenta, uma estabilização da massa gordurosa será então o objetivo. O tratamento da obesidade visa, em última análise, ensinar hábitos adequados de alimentação e de atividade física para a idade, mantendo o crescimento e o desenvolvimento com menor peso. A primeira medida preventiva de tratamento é a educação alimentar. Além disso, é prioritária a informação clara dos riscos que acompanham a obesidade em termos das doenças já citadas. O estímulo às atividades físicas deve ser enfatizado insistentemente, diante da tendência fisiológica da recuperação do peso perdido na dieta. Os melhores resultados são conseguidos quando se faz um contrato e um registro diário das calorias ingeridas, da atividade física programada e do lazer. Antes dos 10 a 12 anos de vida, a família é a referência, e a **participação ativa dos pais é fundamental**, como modelo, como apoio e na colocação de limites em geral. Os hábitos e as preferências estão sendo desenvolvidos, e o **estilo de vida** pode ser modificado, transmitido e perpetuado. No adolescente, há possibilidade de uma participação mais individual na mudança do estilo de vida.

Existem alguns tópicos de que o pediatra deve lembrar quando está diante de um paciente obeso:

– a enfermidade é de longa evolução e deve exigir uma postura adequada por toda a vida;

– perdas de peso rápidas e muito intensas são acompanhadas de recuperação do peso na mesma intensidade. Dietas de calorias muito baixas não são indicadas;

– simplesmente a manutenção do peso, na criança que cresce, é suficiente para evitar complicações, como, por exemplo, a hipertensão arterial sistólica.

O quadro 2.15 resume as orientações básicas para o tratamento, que se beneficiará com a disponibilidade de uma equipe multidisciplinar, dirigida para o detalhamento de cada setor.

A multiplicidade de variáveis envolvidas no tratamento da obesidade exige a atuação de uma equipe multiprofissional integrada que possa intervir em cada aspecto do problema, na família e na criança. Os diferentes aspectos envolvidos no tratamento da obesidade apresentam algumas características próprias que devem ser ressaltadas, como veremos a seguir.

Dieta

Considerando que a criança e o adolescente estão em crescimento, devem-se evitar dietas muito restritas que possam acarretar balanço nitrogenado negativo com conseqüente parada do crescimento. O ideal é conseguir uma perda do excesso de massa gorda sem modificar o tecido muscular. O recomendado é a ingestão calórica mínima de acordo com o sexo e a idade (1.200-1.500cal/dia).

Um recordatório alimentar de 24 horas é utilizado pela nutricionista para avaliar a ingestão de alimentos. A partir daí, ela orientará a mãe ou o jovem envolvido no tocante às substituições alimentares que podem ser efetuadas. A dieta deve conter 55 a 60% de hidratos de carbono, 30% de gordura e 10 a 15% de proteínas, distribuídas

Quadro 2.15 – Pontos fundamentais no tratamento da obesidade.

1. Modificação dos hábitos	Automonitorização	Anotações em diário: refeições/atividades físicas
	Controle dos estímulos alimentares	Não comer na frente da TV, não comprar e deixar à mostra excesso de guloseimas/"snacks"
	Controle dos hábitos de ingestão e planejamento	Controlar o número de refeições
		Ensinar mastigação adequada
		Limitar ingestão líquida às refeições
	Estímulos diante da colaboração	Reforços de maneira lúdica
	Planejamento em situações especiais	Viagens, festas, escola
2. Orientação nutricional	Diminuir a oferta de gorduras	
	Orientar proporções de nutrientes e valor dos alimentos	Grupos de alimentos: carboidratos, proteínas, gordura, vitaminas e fibras
	Preparo das refeições	Diminuir óleos e gorduras
3. Atividade física	Exercícios diários	Programados e lazer/anotações diárias
	Limitar tempo de TV e atividades sedentárias	Até 3 horas/dia
4. Controles médicos freqüentes e ritmados	Semanais/mensais	
5. Manutenção	Reforçar estilo de vida adquirido	
6. Participação dos pais	Dieta/atividade física	Anotar

em até cinco refeições/dia. Nas crianças com hipercolesterolemia (acima de 180 a 200mg/dl) recomenda-se maior rigor no percentual de gordura da dieta. A gordura total não deve ultrapassar 30% das calorias da dieta, e a quantidade de colesterol total não deve ser maior que 300mg/dia. Além disso, passam-se a recomendar menores quantidades de ácidos graxos saturados (gorduras animais) – não mais que 10% da gordura total.

Quando a obesidade é mórbida, ou grave, é aceitável uma restrição calórica. Nesses casos, é importante que se faça suplementação de minerais e vitaminas. O uso de alimentos dietéticos não é básico, pois não modifica os hábitos já adquiridos. Além disso, tem alto custo e sofre grande variabilidade na composição. O conhecimento do valor dos alimentos é fundamental para a compreensão e a colaboração da mãe ou dos responsáveis pela obtenção e pelo preparo das refeições. Agrupar os alimentos de forma a facilitar as variações é uma medida útil.

Atividade física

A grande maioria dos obesos são menos ativos que a média da população em geral. O profissional envolvido na equipe de tratamento do obeso (professor de educação física, fisioterapeuta) avalia as condições físicas de cada paciente e determina sua composição corpórea. Elas serão úteis no acompanhamento das variações das massas magra e gorda decorrentes do tratamento. A orientação começa com exercícios adequados para a idade, geralmente com início em curtos períodos: caminhadas, a partir de 15 minutos, aumentando progressivamente em tempo e intensidade, pelo menos três vezes por semana. Apoio às brincadeiras com bola, bicicleta e quando possível a natação e o futebol devem ser incentivados. Podem ser feitas provas de esforço em intervalos regulares, ao ar livre, acompanhadas de orientações quanto a exercícios sob supervisão do profissional. Os melhores resultados de perda de peso são conseguidos quando se combinam os exercícios regulares com a restrição alimentar moderada.

Apoio multiprofissional

Freqüentemente, observa-se, no atendimento do obeso, que a demanda de emagrecimento ao médico não garante a adesão ao tratamento. As intervenções da psicóloga são efetuadas após o paciente ser selecionado. Quando necessário, é feito um acompanhamento psicoterápico à criança e/ou à família. A participação da assistente social é sempre importante para a avaliação das condições de vida, de habitação, de espaço disponível, do número de pessoas envolvidas no convívio familiar e da ocupação dos pais, entre outros fatores que podem influir no tratamento e no seguimento dessas crianças.

Tratamento farmacológico

Os agentes farmacológicos utilizados para corrigir a obesidade carecem de comprovação nas crianças quanto ao tempo de uso, eficácia, segurança e relação custo-benefício. Recente trabalho em crianças, para aceleração da perda de peso após 12 meses de uso de d-fenfluoramina, não mostrou diferença nos grupos estudados. A suspensão do medicamento costuma levar à recuperação do peso, limitando as expectativas. A ocorrência de cardiopatias após uso continuado foi descrita nos adultos.

A sibutramina, um agente serotoninérgico e catecolaminérgico, assim como o orlistrat, um agente inibidor da lipase pancreática e gastrintestinal, podem ter algum interesse em raros casos de evolução grave, com complicações como apnéia do sono, ou comprometimento esquelético que impeça a locomoção. Estudos em relação a novas drogas e manipulações genéticas apontam para avanços mais efetivos em relação à obesidade no futuro. Apesar das sérias dificuldades nos pacientes considerados mórbidos (com mais de 100% de excesso de peso, ou IMC maior que 40), o uso de medicamentos para a perda de peso em adolescentes é considerado experimental.

Procedimentos cirúrgicos

Em adultos obesos graves, ou mórbidos, rebeldes ao tratamento médico, e nos obesos com risco de vida, tenta-se diminuir o grau de obesidade por meio de "bypass" gástrico, ou de gastroplastia, diminuindo-se a área de absorção intestinal ou da capacidade gástrica. Dado o alto grau de risco, esse método é considerado experimental em possíveis situações excepcionais nos adolescentes.

BIBLIOGRAFIA

1. ABRAHAAM, E. et al. – Relationship of childhood weight status to morbidity in adults. *HSMHA Health Report* **86**:73, 1971. 2. CENTRES FOR DISEASE CONTROL AND PREVENTION-UPDATE. Prevalence of overweight among children, adolescents, and adults – United States, 1988-94, *MMWR* **46**:199, 1997 3. CONSIDINE, R.V. – Leptin: genes, concepts and clinical perspective. *Horm. Res.* **46**:249, 1996. 4. DIBLEY, M.J. et al. – Interpretation of Z-score anthropometric indicators derived from the international growth reference. *Am. J. Clin. Nutr.* **46**:749, 1987. 5. DIETZ, W.H. – Health consequences of obesity in youth: childhood predictors of adult disease. *Pediatrics* **101**:518, 1998. 6. EPSTEIN, H.L. et al. – Treatment of pediatric obesity. *Pediatrics* **101**(Suppl. 2):554, 1998. 7. EPSTEIN, H.L. – Ten-year outcomes of behavioral family-based treatment for childhood obesity. *Health Psychology* **13**:371, 1994. 8. GORAN, M.I. – Measurement issues related to studies of childhood obesity: assessment of body composition, body faty distribution, physical activity, and food intake. *Pediatrics* **101**(Suppl. 2):505, 1998. 9. GRUGNI, G. et al. – Study of the effects of D-fenfluoramine on juvenile obesity. *Int. J. Obes. Relat. Metab. Disord.* **17**(Suppl. 2):71, 1993. 10. HIMES, J.H. & DIETZ, W.H. – Guidelines for overweight in adolescent preventive services: recomendations from an expert committee. The Expert Committee on Clinical Guidelines for Overweight in Adolescent Preventive Services. *Am. J. Clin. Nutr.* **59**:307, 1994. 11. LAUER, R.M. & CLARKE, W.R. – Childhood risk fators for high adult blood pressure: the muscatine study. *Pediatrics* **84**:633, 1989. 12. MONTEIRO, C.A. et al. – The nutrition transition in Brasil. *Eur. J. Clin. Nutr.* **49**:105, 1995. 13. MUST, A. et al. – Reference data for obesity: 85th and 95th percentiles of bodymass index (w/h2) and triceps skinfold thickness. *Ann. J. Clin. Nutr.* **53**:839, 1991. 14. NOGUCHI, H. et al. – The relationship between serum transaminase activities and fatty liver in children with simple obesity. *Acta Paediatr. Jap.* **37**:621, 1995. 15. Physical Status: the use and interpretation of anthropometry. Report of a WHO expert Committee. Geneva, World Health Organization (WHO Technical Report Series, N. 854), 1995. 16. PINHAS-HAMIEL, O. – Increased incidence of non-insulin-dependent diabetes mellitus among adolescents. *J. Pediatr.* **128**:608, 1996. 17. POWER, C.; LAKE, J.K. & COLE, T.J. – Measurament and long term health risks of child and adolescent fatness. *Int. J. Obes.* **21**:507, 1997. 18. ROSENBAUM, M. & LEIBEL, R.L. – The physiology of body weight regulation: relevance to the etiology of obesity in children. *Pediatrics* **101**(Suppl. 2):525, 1998. 19. SOUSA, M.S.F. et al. – Síndrome da hipoventilação na obesidade grave em criança. *Rev. Paul. Pediatr.* **15**:163, 1997. 20. TROIANO, R.P. et al. – Overweight prevalence and trends for children and adolescents: The National Health and Nutrition Examination Surveys, 1963-1991. *Arch. Pediatr. Adolesc. Med.* **149**:1085, 1998. 21. WABITSCH, M. et al. – Body fat distribution and changes in the atherogenic risk-factor profile in obese adolescent girls during weight reduction. *Am. J. Clin. Nutr.* **60**:54, 1994.

7 Alimentação Alternativa Para a Criança

FRANCISCO R. CARRAZZA

Alimentos convencionais, tradicionais ou habituais são aqueles produzidos, processados e utilizados em determinada região geográfica e que, consagrados por questões econômicas, ecológicas, sociais e culturais, promovem a saúde da população.

Alimentação não-convencional ou alternativa é aquela composta por alimentos (e/ou partes) não-habituais, utilizados por razões filosóficas, religiosas (ou por crendices populares), sociais e econômicas, capaz de manter a saúde de quem a utiliza.

DIETAS ALTERNATIVAS

As dietas alternativas ou não-convencionais são classificadas de acordo com os diferentes tipos de alimentos ingeridos. Assim temos:

Vegetarianismo tradicional – classificado de acordo com a ingestão de alimentos de origem animal. Exemplos:

- **Lactovovegetarianos** – os indivíduos não comem carne, mas aceitam leite, queijo e ovos. São os chamados "vegetaristas".
- **Lactovegetarianos** – além da carne, os seguidores desta dieta não comem ovos.
- **Puros vegetarianos** – só admitem a ingestão de alimentos de origem vegetal. Nesse grupo, há os seguidores de uma corrente filosófica que rejeitam o uso de qualquer produto animal, como lã, seda, couro etc. São os "veganistas".

Vegetarianismo parcial – alguns indivíduos comem peixes (pescovegetarianos) ou aves (polovegetarianos).

Vegetarianismo atípico – a esse grupo pertencem os indivíduos que abraçam as dietas das seitas filosóficas como o Zen macrobiótica, logas, Fructarianos etc.

Outras dietas alternativas – nesse grupo poderíamos classificar os "health foods", que compreendem os alimentos naturais e os orgânicos. Além desses, podem-se citar os lanches rápidos ("fast foods") e os alimentos ("junk foods") ou partes de alimentos não-usuais que compreendem os subprodutos de alimentos (Alimentação Alternativa – Multimistura do Ministério da Saúde).

VEGETARIANISMO NA CRIANÇA

Ingestão de macro e micronutrientes

A alimentação vegetariana é compatível com a boa saúde, mas na criança podem ocorrer riscos de deficiências nutricionais. Como os alimentos vegetais possuem baixa densidade energética (alto conteúdo de fibras e baixo teor de gorduras) e são inadequados em vitaminas D e B_{12}, pequenas ingestões (características de crianças) podem acarretar problemas. Quanto mais jovem a criança, maiores suas necessidades de nutrientes para cobrir suas funções fisiológicas e manter o crescimento. Além disso, visto que os alimentos vegetais são pouco calóricos e de menor digestibilidade, associado à menor capacidade gástrica da criança, cria-se uma dificuldade para fornecer quantidades de energia adequadas, por meio da ingestão oral diária por si só.

Pais vegetarianos costumam colocar seus filhos nesse tipo de dieta desde cedo e, quanto mais restritos forem, maior a possibilidade de aparecer problemas nutricionais. Essas crianças costumam ser amamentadas ao seio. Após o desmame, a introdução de alimentos de baixa densidade energética, não facilmente digeríveis e de baixa biodisponibilidade, pode acarretar problemas nutricionais.

Em relação à ingestão protéica, não é difícil de se conseguir ingestões quantitativas adequadas, utilizando-se alimentação vegetariana. No entanto, a ingestão de proteínas de alta qualidade, contendo todos os aminoácidos essenciais, para cobrir as necessidades para o crescimento, pode ser um problema. É o caso da deficiência relativa de pelo menos um aminoácido. Por exemplo, cereais são deficientes em lisina, porém são boas fontes de metionina. Os legumes contêm, quantitativamente, bom teor de proteínas, mas são deficientes de metionina. Assim, cereais e legumes quando digeridos em quantidades proporcionais e adequadas se completam, equilibrando o balanço de aminoácidos.

Frutas, legumes, cereais integrais são boas fontes de vitaminas, com exceção das vitaminas B_{12} e D. Fermento de cerveja é fonte de B_{12}. Sua deficiência é rara, mas deve ser pensada quando a criança

365

tem estoques prévios reduzidos e está em dieta vegetariana por anos. Mãe vegetariana pura, de longa data, pode acarretar riscos para o filho lactente. Deficiência de vitamina D pode ocorrer em crianças de zona temperada e naquelas de pele escura, principalmente se moram em centros urbanos. Evidências bioquímicas de raquitismo foram detectadas em 15% de crianças não-vegetarianas quando examinadas na primavera e no inverno. Por isso, é prudente suplementar os lactentes de pais vegetarianos.

Nas dietas vegetarianas, existem preocupações quanto à ingestão dos minerais cálcio e ferro. As fontes vegetais mais importantes de cálcio são: couve, espinafre, nabo, algas e sementes de girassol, gergelim, soja, amêndoas etc. A baixa disponibilidade e absorção de cálcio deve-se às formas complexadas e insolúveis com fibras, fitatos e oxalatos vegetais. O teor de ferro é mais ou menos homogêneo e proporcional à ingestão energética.

VEGETARIANISMO ATÍPICO

Dieta Zen macrobiótica

As dietas Zen macrobióticas estão baseadas nos princípios dos regimes dietéticos seguidos pelos monges budistas. Existem 10 tipos de dietas, classificadas de menos 3 a mais 7. Quanto menor o número, mais diversificada com a inclusão de produtos animais, frutas, saladas, sobremesas etc. A dieta número 7 compreende 100% de cereais, enquanto a de número 5 consta de 80% de cereais e de 20% de outros vegetais, e assim por diante. Procura-se atingir um balanço ideal entre os produtos "yin" (potássio) e "yang" (sódio), que é 5:1. A escolha dos alimentos é feita baseando-se em tabelas disponíveis para esse fim.

O aleitamento materno nas mães que adotam a dieta Zen macrobiótica não é prolongado. Lactentes com idade inferior a 6 meses são desmamados precocemente com "leite de soja e outros grãos" preparados em casa. Os grãos são moídos e colocados de molho com água por muitas horas. A seguir, utiliza-se o sobrenadante leitoso (parecido com leite), mas que tem um valor nutritivo muito pobre. São relatados casos de grave deficiência nutricional, como marasmo, kwashiorkor, hipoproteinemias, hiponatremias, anemias megaloblásticas e raquitismo, nas crianças que recebem esses sobrenadantes aquosos.

OUTRAS DIETAS ALTERNATIVAS

Alimentação orgânica ou natural ("Health foods")

Alimentos orgânicos e/ou naturais são aqueles cultivados em solos ricos em humo, sem adição de pesticidas, herbicidas ou fertilizantes sintéticos. Carne e produtos lácteos também são considerados naturais quando os animais são criados com alimentos naturais, sem hormônios ou outros medicamentos. O termo também abrange alimentos que tiveram pouco ou nenhum processamento industrial (farinhas de grão integral) e alimentos não-usuais, como sementes de abóbora, germe de trigo, chás de ervas etc.

Seguidores desse tipo de alimentação sustentam que os alimentos naturais são mais saudáveis, mais baratos, nutritivos e menos indutores de doenças crônicas por não sofrerem adições de ingredientes artificiais. Essa afirmação não se baseia em evidências científicas.

Lanches rápidos ("Fast foods")

O valor nutritivo dos lanches, sanduíches e guloseimas depende da seleção, da variedade e da quantidade dos alimentos ingeridos. Sua popularidade vem aumentando, pela rapidez do preparo, sua facilidade e custo menor.

"JUNK FOODS"

Não deve ser considerada uma dieta como tal. Constitui-se de alimentos que normalmente são utilizados como "aperitivos". Por exemplo, salgadinhos, batatas fritas, biscoitos salgados e doces, amendoim, tira-gostos etc. É quase impossível manter o indivíduo em boas condições de saúde, comendo exclusivamente essas guloseimas. Somente ingerindo uma grande quantidade desses alimentos é que o indivíduo consegue, por curtos períodos, manter-se bem nutrido.

ALIMENTAÇÃO ALTERNATIVA OU MULTIMISTURA

O Ministério da Saúde brasileiro propôs, em 1993, e a Pastoral da Criança está divulgando uma "Alimentação Alternativa ou Multimistura" com o objetivo de se contornar o problema da fome, complementando-se a dieta da criança brasileira com um concentrado de minerais e vitaminas, obtido a partir de pós de farelos (de arroz ou de trigo), folhas secas de vegetais não-usuais (mandioca, batata-doce, abóbora, chuchu etc.), sementes (de gergelim, girassol, abóbora etc.) e de cascas de ovos. Deve-se esclarecer que a multimistura não é uma dieta alternativa, mas tão-somente uma mistura de subprodutos de alimentos não-convencionais e regionais, que deverá ser acrescida à alimentação usual. Argumenta-se que a multimistura conferiria qualidade alimentar pela variedade de partes de alimentos utilizados, carreando bons teores de fibra, proteína, gordura, minerais e vitaminas, porém com baixa concentração de energia. Para se melhorar a quantidade de energia, recomenda-se adicionar farinhas (fubá) e torrar a referida mistura para inativar certos tóxicos. Cálculos preliminares apontam para uma possível ingestão diária de 100g da multimistura, fornecendo até 300kcal de energia a 5g de fibra.

MANEJO DA CRIANÇA EM DIETAS ALTERNATIVAS

Essas crianças devem ser acompanhadas pelo sistema de saúde tradicional: consultas clássicas, esquema de imunização, prescrição de medicamentos etc. Se houver distúrbios de crescimento, intervir.

O pediatra deve aceitar a decisão dos pais em adotar a alimentação não-convencional para os filhos. No entanto, precisa conhecer com detalhes a ingestão qualitativa e quantitativa dos alimentos, assim como a duração dessa alimentação alternativa. Quando a dieta é restritiva e praticada por longo período, a probabilidade de ocorrência de distúrbios nutricionais é grande.

Nessas crianças, o aleitamento materno prolongado deve ser considerado. O desmame pode ser começado a partir de no mínimo 6 e no máximo 12 meses de idade. Nos vegetarianos puros, tentar converter a dieta em lactovegetariana. Leite de soja poderá ser fornecido; porém, desencorajar as mães a fazer o leite de soja ou de outros grãos em casa. Se houver necessidade de complementação protéica, os produtos integrais (cereais, grãos e sementes) podem ser recomendados, embora se saiba que os produtos refinados são mais bem absorvidos. Para a complementação energética, margarinas, azeites, pães, bolachas, doces em geral são indicados. Nas crianças com dietas vegetarianas podem ocorrer distúrbios nutricionais, como raquitismo, anemia, deficiência de vitamina B_{12} etc., daí a recomendação de se suplementar com medicamentos vitamínicos de vitamina D, B_{12} e sais de ferro. Nos escolares e adolescentes que comem, exclusivamente, lanches rápidos, aconselhar uma seleção mais adequada e variada de alimentos.

1 Patologia dos Eletrólitos e dos Minerais*

FRANCISCO R. CARRAZZA
ARTUR F. DELGADO

O corpo pode ser considerado uma solução de eletrólitos distribuída nos compartimentos extra e intracelular. A composição típica de cada compartimento é mantida constante, graças a mecanismos homeostáticos que regulam a passagem de água e eletrólitos através das membranas celulares. Essa regulação depende dos gradientes osmótico e hidrostático e da atividade da membrana celular (bomba de sódio ativada pela Na-K-ATPase) que mantém a eletroneutralidade entre os dois compartimentos.

Caracteristicamente, a água extra e intracelular varia com o crescimento, mas suas concentrações eletrolíticas são mais ou menos constantes. Água e eletrólitos difundem-se por meio do epitélio nos cátions do lado vascular e maior concentração de ânions do lado intersticial, de acordo com o equilíbrio de Gibbs-Donnan.

As alterações normais da composição corpórea durante o crescimento são: diminuição de água total e extracelular, diminuição do sódio e cloro, aumento dos eletrólitos celulares (potássio, magnésio, fosfato, zinco etc.) e aumento por meio dos teores de cálcio, proteína e gordura.

Vários mecanismos integrados regulam o volume e a tonicidade do extracelular, conforme demonstrado na figura 2.15. A regulação do volume é efetuada por meio da conservação renal de sódio (pelo aumento de sua reabsorção tubular ativa), condicionada pela ação do sistema renina-angiotensina-aldosterona. A regulação da osmolaridade inicia-se pela captação de variações da pressão osmótica por receptores osmóticos na região da carótida interna. A seguir,

centros integrativos do hipotálamo são acionados e estimula-se a secreção do hormônio antidiurético (HAD) pela hipófise posterior. O HAD age nas porções distais do néfron, aumentando a permeabilidade à água e, conseqüentemente, maior retenção de água pelo rim. A osmolaridade do extracelular influencia a expansão e o volume do intracelular por meio do equilíbrio osmótico entre os dois compartimentos.

PATOLOGIA DO SÓDIO

O sódio é o principal cátion do compartimento extracelular, cuja concentração determina seu volume e osmolaridade. No plasma, admite-se como variação normal a concentração de 135 a 145mEq/l. O conteúdo corpóreo de sódio é cerca de 50mEq por quilo de peso corpóreo. Desse total, 70% é livremente permutável e ao redor de 40% está depositado no osso. Há pouco sódio dentro das células, menos de 3% do total, cuja concentração não excede 10mEq/l. Em situações de acidose, o sódio é rapidamente mobilizado das células e do osso.

A regulação do balanço de sódio é efetuada principalmente pelo rim, por meio da ação da aldosterona. Para a regulação do sódio total, receptores de volume extracelular desencadeiam ações diretas e integram-se com fatores indiretos com finalidade de homeostasia renal (fator natriurético, renina-angiotensina-aldosterona, prostaglandinas).

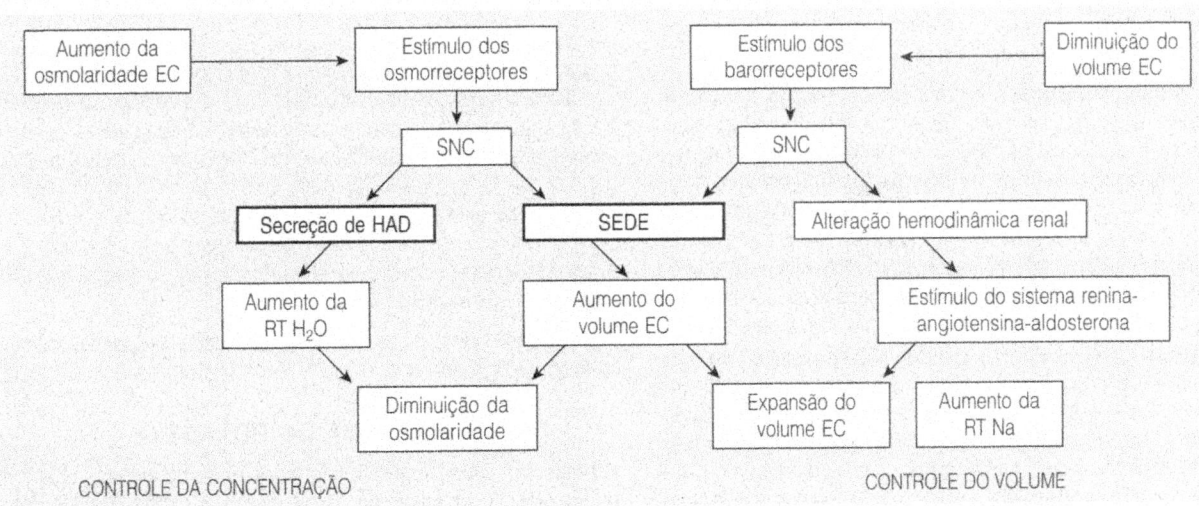

Figura 2.15 – Controle da concentração e do volume do compartimento extracelular (EC) do organismo.
RT = reabsorção tubular; SNC = sistema nervoso central; HAD = hormônio antidiurético.

* Ver também Parte seguinte.

O sódio é excretado na urina em quantidades diárias de 1 a 150mEq, dependendo da ingestão e do sódio corpóreo total. Nas fezes normais, excretam-se quantidades diárias de menos de 1mEq a mais de 10mEq. Uma outra via importante de excreção de sódio é por meio da sudorese e da descamação da pele, variando de 15 a 70mEq/l de suor.

Funções – o sódio é responsável pela regulação do volume e tonicidade do compartimento extracelular. Seu bombeamento contínuo para fora da célula cria uma distribuição iônica ao longo da membrana celular e condiciona propriedades elétricas na célula, responsáveis pela excitabilidade neuromuscular e pela condução de impulsos nervosos.

Necessidades e fontes dietéticas – as necessidades basais de sódio são ao redor de 2 a 3mEq/100kcal metabolizadas (1 a 2mEq/kg/dia). Essa quantidade é facilmente ultrapassada pelas dietas habituais ou fórmulas. O leite humano fornece ingestões médias de 1mEq/kg/dia, enquanto o leite de vaca, mais de 3mEq/kg/dia. Carnes e peixes são fontes adequadas de sódio, enquanto vegetais e grãos são pobres. O cloreto de sódio é utilizado como condimento e preservativo de alimentos. Baixas ingestões de sódio levam a situações de hiperaldosteronismo, o que pode condicionar deficiências devido à provável relação entre alta ingestão de sal e hipertensão arterial na idade adulta.

Distúrbios – deficiência primária (causas dietéticas) de sódio não existe na prática. A maioria dos distúrbios de sódio é ocasionada por perdas e/ou por ganhos agudos. Têm sido descritas perdas agudas renais (diabetes, hiperaldosteronismo, diuréticos, alcoolismo), intestinais (diarréia, vômitos, fístulas etc.) e sudorese profusa, envolvendo risco de vida.

Determinação laboratorial do sódio – uma amostra adequada de sangue deve ser obtida para a dosagem laboratorial do sódio. Sangue capilar, venoso ou arterial pode ser utilizado; no último caso, aproveita-se para a determinação de gases arteriais. Soro ou plasma fornece as mesmas condições, quer se utilize fotometria de chama ou eletrodos seletivos (2% mais elevado). Possíveis causas de erros de dosagens incluem: pseudo-hiponatremia (artificial), que ocorre nas hiperlipidemias e hiperproteinemias, apesar do sódio corpóreo total normal. Na fotometria de chama, o sódio é medido sempre em relação a um volume constante, e a fração lipídica desloca o sódio e a água na amostra, acarretando uma medida baixa de sódio. Eletrodos seletivos não sofrem influência desses artefatos. O mesmo raciocínio presta-se para explicar a baixa concentração de sódio nos casos de hiperproteinemia. Uma evidência da concentração diminuída de sódio artificialmente é a osmolaridade normal.

Síndromes hiponatrêmicas – hiponatremia é definida como uma concentração plasmática de sódio menor que 130mEq/l. Para adultos e crianças maiores, o limite inferior de 135mEq/l pode ser adotado. Além da hiponatremia artificial ou da pseudo-hiponatremia, existem hiponatremia dilucional (sódio corpóreo total aumentado com hipervolemia e com hipervolemia/edema), hiponatremia por deficiência de sódio (sódio corpóreo total diminuído e hipovolemia) e hiponatremia de depósito (seqüestração de sódio). As causas da hiponatremia dilucional estão listadas no quadro 2.16. A hiponatremia dilucional pode ser diferenciada da deficiência de sódio pela presença do edema. O excesso de água nunca é encontrado como resultado da ingestão aumentada de água, mesmo na ingestão compulsiva de água. Nas situações hipertônicas, o HAD é secretado para uma maior reabsorção de água. Às vezes, o HAD é inibido devido à diluição plasmática. Se o HAD é secretado inadequadamente (osmolaridade plasmática inferior a 280mOsm/kg), a síndrome de secreção inadequada do HAD (SIHAD) pode estar presente. Os seguintes sintomas são importantes: hiposmolaridade sérica, excreção urinária elevada de sódio, hiperosmolaridade da urina, melhora da diluição após restrição hídrica. O quadro 2.17 mostra as principais causas de SIHAD.

Quadro 2.16 – Causas de hiponatremia dilucional.

> Insuficiência cardíaca congestiva
> Cirrose hepática com ascite
> Síndrome nefrótica
> Desnutrição protéica
> Síndromes de má absorção
> Ingestão compulsiva de água
> Administração de fluidos hipotônicos
> Síndrome inadequada de secreção de HAD

Quadro 2.17 – Causas de secreção inadequada do hormônio antidiurético (SIHAD).

> **Conseqüente à "hipovolemia regional"**
>   Asma
>   Pneumotórax
>   Pressão de ventilação positiva
>   Insuficiência cardíaca direita
>   Pneumonias bacterianas, virais
>   Poliomielite
> **Ausência de estímulos osmolar e de volume**
>   Distúrbios do SNC
>   Hipotireoidismo
>   Estresse cirúrgico ou anestésico
>   Dor intensa, medo etc.
>   Uso de drogas (barbitúrico, morfina)
> **Secreção ectópica de HAD**
>   Carcinomas, linfossarcoma, adenossarcoma
>   Tuberculose
>   Abscesso pulmonar

A hiponatremia por deficiência de sódio pode ocorrer por perdas renais e extra-renais. O sódio pode ser perdido através do trato gastrintestinal (secreção nasogástrica de longa duração, vômitos, diarréia secretora, ileostomia, fístulas, adenoma) ou através da pele (exposição prolongada ao calor, sudorese intensa). As maiores causas de perda de sódio pela urina são: utilização de diuréticos, glicosúrias, hipercalciúrias, doenças renais crônicas, acidose tubular renal, rim policístico etc. A tabela 2.13 apresenta as possibilidades diagnósticas das hiponatremias, levando-se em conta as combinações de alguns exames laboratoriais com certos achados clínicos.

Síndromes hipernatrêmicas – hipernatremia é definida por uma concentração de sódio plasmático superior a 150mEq/l. Pode ser devida a uma deficiência de água ou a um excesso de sódio, sem capacidade de excreção. A última eventualidade é rara, ocorrendo sempre devido a ingestões altas (intoxicações) de sódio. A deficiência de água resulta de perdas aumentadas de água ou de ingestão inadequada. A hipernatremia da desidratação por diarréia é explicada pela "perda resultante" de mais de 5% de um fluido diluído em sódio (ou de ganho com alto conteúdo de sódio). O quadro 2.18 mostra as etiologias mais comuns da hipernatremia e a tabela 2.14 mostra as condições clínicas e laboratoriais para o diagnóstico diferencial das hipernatremias.

Tratamento – ver capítulo Desidratação Aguda na seção Distúrbios Nutricionais Agudos.

PATOLOGIA DO POTÁSSIO

O potássio é o principal cátion intracelular do organismo. Seu conteúdo total em um adulto de 70kg é cerca de 3.500mEq ou 50mEq/kg. Noventa e oito por cento encontra-se dentro das células e 2% no espaço extracelular. Aproximadamente dois terços do conteúdo total estão nos músculos, cuja concentração é de 150mEq/l de água. A concentração plasmática normal de potássio varia de 3,5 a 5mEq/l. Esse enorme gradiente entre os dois compartimentos é de funda-

Tabela 2.13 – Diagnóstico diferencial de hiponatremia.

Sódio corpóreo total	Nitrogênio uréico	Hematócrito	Sódio urinário (mEq/l)	Osmolaridade urinária (mOsm/l)
Diminuído (hipovolemia)				
Extra-renal	↑↑	↑↑	< 10	Hipertônica
Renal	↑	N ou ↑	> 20	Variável
Normal				
Secreção inadequada de hormônio antidiurético	< 10	N ou ↓	> 20	Hipertônica
Intoxicação aquosa	N ou ↓	N ou ↓	Variável	< 100
Elevado (edema)				
Cirrose, insuficiência cardíaca congestiva, nefrose	↑N↓	N	< 10	Hipertônica
Insuficiência renal	↑↑	N ou ↓	> 20	Isostenúria

Tabela 2.14 – Diagnóstico diferencial das hipernatremias.

Sódio corpóreo total	Nitrogênio uréico	Sódio urinário (mEq/l)	Ormolaridade urinária	Hematócrito
Baixo (hipovolemia)				
Extra-renal	↑	< 10	Hipertônica	≥↑
Renal	↑	> 20	Iso/hipotônica	↑
Normal				
Diabetes insípido	↑	> 20	Variável, hipotônica	↑
Elevado (hipervolemia)				
Iatrogênico	N ou ↑	≥ 20	Variável	N ou ↓

Quadro 2.18 – Causas de hipernatremia.

> **Sódio corpóreo total baixo**
> Perda de fluidos hipotônicos
> Intestinal
> Sudorese profusa
> Respiração insensível
> Renal (diurese osmótica)
> **Sódio corpóreo total normal**
> Perda de fluidos diluídos
> Renal
> Deficiência de HAD
> Diabetes nefrogênico
> **Sódio corpóreo total elevado**
> Ingestão de bicarbonato de Na e NaCl
> Insuficiência adrenal

mental importância para a função neuromuscular. Além disso, regula o volume e a tonicidade intracelular, onde sua concentração intracelular é mantida à custa de um mecanismo bastante complexo (bomba de Na-K ativada pela enzima Na-K-ATPase). Regula o pH intracelular, é essencial à síntese protéica e do DNA, além de modular o crescimento celular. A regulação do potássio corpóreo é feita, inicialmente, por meio da redistribuição do potássio entre os espaços extra e intracelulares, para depois a regulação final ser efetuada por mecanismos renais, mediada por hormônios.

Fontes e necessidades diárias – todos os alimentos de origem vegetal ou animal são boas fontes de potássio. Por isso, deficiência dietética de potássio é rara. Sua depleção tem sido relatada associada à desnutrição primária. De modo geral, ocorre deficiência de potássio, na prática, agudamente, conseqüente às perdas renais (diabetes, hiperaldosteronismo), gastrintestinais (diarréia, vômitos) e por perdas cutâneas. Nos primeiros anos de vida, as necessidades diárias de potássio são ao redor de 2mEq/100kcal metabolizadas (1mEq/kg/dia). Levando-se em conta as perdas obrigatórias de potássio e a absorção intestinal, recomenda-se uma ingestão de 6 a 8mEq/kg.

Distúrbios do potássio – concentrações menores que 3,5mEq/l de potássio no plasma são indicativas de depleção de potássio. Se menores que 2,5mEq/l, uma deficiência grave de potássio deve estar presente. Tendo-se diagnosticado a hipocalemia, há necessidade de se medir a excreção desse íon na urina. Quando a excreção for maior que 10mEq/l, as causas são extra-renais. A avaliação do distúrbio acidobásico associado é de grande utilidade. As principais causas de hipocalemia estão listadas no quadro 2.19.

Quadro 2.19 – Causas de hipocalemia.

> Oferta inadequada   Anorexia, pobreza
> Alcoolismo
> Solução parenteral sem K
> Perdas gastrintestinais   Vômitos, diarréia
> Má absorção
> Fístulas, drenagens gastrintestinais
> Perdas renais   Hiperaldosteronismo
> Primário, hiperplasia adrenal
> Síndrome de Bartter
> Alterações renais
> ATR, síndrome de Fanconi
> Uso de diuréticos
> Síndrome adrenogenital
> Alcalose

Concentrações elevadas de potássio plasmático (superior a 5,5mEq/l) são sugestivas de hipercalemia. Inicialmente, é importante afastar-se falsas hipercalemias, devidas à hemólise e à liberação de potássio muscular no momento da colheita da amostra. O quadro 2.20 apresenta as causas mais comuns de hipercalemias. Em crianças, a causa mais freqüente é a insuficiência renal aguda e o hipoaldosteronismo. Lembrar-se de que sangue estocado possui alta concentração de potássio. Outra causa que deve ser sempre lembrada nas associações com acidoses é o mecanismo de fluxo de potássio para fora da célula.

Tratamento – ver capítulo Desidratação Aguda na seção Distúrbios Nutricionais Agudos.

Quadro 2.20 – Causas de hipercalemia.

Oferta excessiva
  Oral
  IV
  Sangue hemolisado
Excreção diminuída
  Insuficiência renal aguda e crônica
  Transplante renal
  Hipoaldosteronismo
  Doença de Addison
  Lúpus
  Anemia falciforme
  Uropatia obstrutiva
  Amiloidose
Alteração de fluxo transcelular
  Acidose
  Destruição celular
  Sangramento gastrintestinal
  Paralisia periódica familiar
  Drogas (digitálico)
Pseudo-hipercalemia
  Hemólise
  Erro laboratorial
  Venopuntura
  Leucocitose
  Trombocitose
  Alterações dos eritrócitos

PATOLOGIA DO CLORO

O cloro é o ânion de maior concentração no compartimento extracelular. Seu intervalo de referência normal no plasma é de 98 a 106mEq/l. Sua principal função é ser o componente do cloreto de sódio, regulando o volume e a tonicidade extracelular. O conteúdo total de cloro em lactentes é ao redor de 52mEq/kg. O cloro é um importante componente do suco gástrico, no qual sua concentração é superior a 120mEq/l. O mecanismo de regulação do cloro no organismo é o mesmo que controla o sódio. A reabsorção tubular de cloro é quase completa (cerca de 1% é excretado na urina), dependendo das condições do organismo. Suas necessidades basais diárias são de 2 a 3mEq/100kcal metabolizadas (1 a 2mEq/kg/dia).

Distúrbios do cloro – hipocloremia isolada é sempre conseqüente à alcalose metabólica. Esta pode ser devida a ganhos de base ou perdas de ácido. Freqüentemente, está associada à conservação renal de sódio e potássio, obrigando à secreção de H^+ e K^+. As causas de hipocloremias associadas à alcalose metabólica estão listadas no quadro 2.21. Quando a excreção urinária de cloro é menor que 10mEq/l, afasta-se uma causa renal e aventa-se a possibilidade de deficiência de cloro ou perdas intestinais ou cutâneas. Caso a excreção seja superior a 10mEq/l, a hipocloremia é devida a problemas renais influenciados por um defeito tubular ou a um distúrbio endócrino/metabólico. Hipercloremias são confirmadas com concentrações plasmáticas maiores que 110mEq/l. Podem ocorrer de forma isolada em caso de acidose tubular renal, cuja elevação é conseqüente à diminuição do bicarbonato plasmático (Quadro 2.22).

PATOLOGIA DO CÁLCIO*

O cálcio é o cátion mais abundante do organismo, constituindo cerca de 2% do peso de um adulto. Essa quantidade equivale a 1.300g de cálcio, dos quais 99% se localiza no esqueleto e o 1% restante se distribui no compartimento extracelular e dentro das células dos tecidos moles, em que participa de inúmeros processos metabólicos (Tabela 2.15). No osso, o cálcio está depositado

_____
* Tetania; ver final deste mesmo capítulo.

Quadro 2.21 – Causas de hipocloremia associada à alcalose metabólica.

Sensível ao NaCl (Cl urinário inferior a 80mEq/l)
  Perdas gastrintestinais
  Vômitos
  Diuréticos
  Mucoviscidose
  Diarréia perdedora de cloro
Resistente ao NaCl (Cl urinário superior a 20mEq/l)
  Hiperaldosteronismo
  Síndrome de Cushing
  Síndrome de Bartter
  Depleção de potássio
  Alta atividade mineralocorticóide
Não-classificáveis
  Transfusão sangüínea
  Administração alcalinizante
  Síndrome leite-álcali
  Hipercalcemia não devida ao paratormônio

Quadro 2.22 – Causas da hipercloremia.

Condições cujo AG é baixo
  Hipoalbuminemia
  Intoxicação por brometos
Acidose metabólica com AG normal
  Perda renal de bicarbonato
    Acidose tubular renal
    Hipoaldosteronismo
    Hiperparatireoidismo
    Inibidores de anidrase carbônica
  Perda gastrintestinal de bicarbonato
    Diarréia
    Secreção pancreática e biliar
    Ingestão de colestiramina
    Ingestão de $MgCl_2$
Miscelânea
  Acidose dilucional
  Ingestão de enxofre e cloro
  Acidose associada à nutrição parenteral
  Compensação da alcalose respiratória

AG = ânion gap.

Tabela 2.15 – Distribuição do cálcio em um adulto.

Local	Conteúdo (g)	%
Esqueleto	1.300	98,9
Tecidos moles	7	0,5
Dentes	7	0,5
Extracelular	1,05	0,1

sob a forma de cristais de hidroxiapatita na matriz protéica. Elevada vascularização dessa matriz facilita o depósito e a reabsorção de cálcio do osso, de acordo com as necessidades do organismo. Na circulação, 40 a 45% do cálcio está ligado a proteínas plasmáticas (albumina), 5 a 10% está complexado a fosfatos e citratos e o restante 40 a 50% está sob a forma livre ionizada. Esta é a fração fisiologicamente ativa e está envolvida na regulação corpórea, osteogênese e osteólise.

A concentração sérica ou plasmática normal de cálcio em crianças varia de 8 a 11mg/dl. Para cada alteração de 1g/dl das proteínas séricas, há necessidade de se corrigir a concentração de cálcio de 0,8mg/dl. O cálcio ionizado varia de 4 a 5mg/dl. Alterações do equilíbrio acidobásico influenciam a relação do cálcio ionizável com o cálcio ligado às proteínas. A acidemia tende a aumentar a fração ionizada do cálcio.

A ingestão de cálcio em lactente com idade inferior a 1 ano é ao redor de 60mg/kg/dia. Para as demais idades, o Comitê da FAO/OMS recomenda uma ingestão diária de 400 a 500mg. A absorção de 30 a 40% do cálcio da dieta faz-se por um processo ativo no intestino delgado, principalmente no duodeno, com participação da vitamina D. A excreção urinária de cálcio depende das necessidades corpóreas. A reabsorção tubular proximal é ao redor de 60% e é predominantemente passiva no contornado e ativa no reto proximal. Na alça ascendente de Henle, reabsorve-se 20%, cuja reabsorção na sua parte cortical e no túbulo distal é dependente do paratormônio (PTH) e da vitamina D.

A regulação do metabolismo do cálcio está apresentada na figura 2.16, na qual se resume o controle hormonal. Quando há diminuição do Ca^{++} plasmático, a secreção do PTH é estimulada. Sua ação sobre a 1-alfa-hidroxilase estimula a formação de 1,25-DHCC (diidroxicolecalciferol), que é o metabólito ativo da vitamina D. Agindo sinergicamente no osso com o PTH, no intestino e no rim aumentará a reabsorção de cálcio, fazendo com que haja elevação do nível extracelular de cálcio. A vitamina D é fornecida por meio da dieta de alimentos fortificados ou produzida na pele por ação de raio ultravioleta sobre o 7-diidrocolesterol.

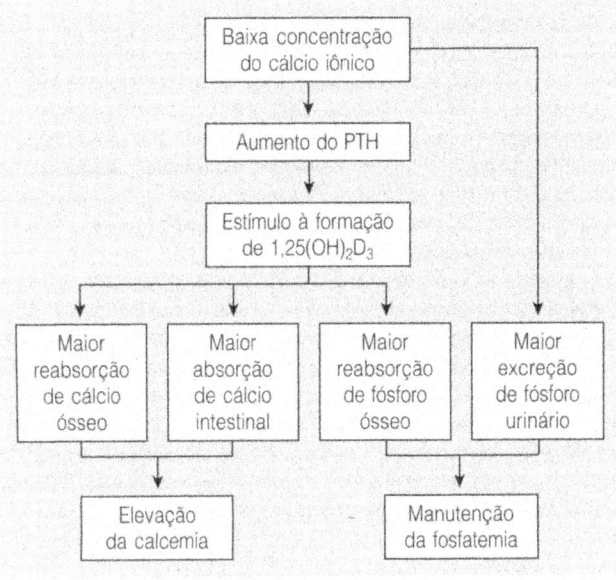

Figura 2.16 – Homeostasia da calcemia.

A homeostasia do cálcio (Fig. 2.16) resulta da ação integrada entre o PTH, os metabólitos da vitamina D e a calcitonina. A calcitonina é produzida na tireóide e influenciada pela elevação dos níveis de cálcio, epinefrina, glucagon e gastrina. Sua ação é inibir a atividade osteoclástica do osso, diminuindo a liberação de cálcio do osso.

Funções – a maior parte do cálcio (99%) tem a função de sustentação do corpo, além de manter os ossos e os dentes mineralizados. O restante 1% regula a condução dos impulsos neuromusculares; por meio da liberação de neurotransmissores das junções sinápticas, modula os batimentos cardíacos, é essencial para a atividade de certas enzimas como ATP e AMP cíclico, atua na coagulação sangüínea e no transporte das membranas celulares.

Fontes alimentares – são excelentes fontes alimentares de cálcio o leite e derivados. Outros alimentos com quantidades adequadas de cálcio são os ovos, o feijão, o marisco, a sardinha, o amendoim, as castanhas e os vegetais de folhas verde-escuras, como o espinafre. Mesmo com baixas ingestões de cálcio, sua deficiência é infreqüente devido à grande absorção intestinal de cálcio em até 75%.

A absorção aumenta na presença de lactose, em meio ácido, e de certos aminoácidos; a absorção diminui na presença de gorduras, de ácidos graxos, de fitatos, oxalatos e em meio alcalino.

Métodos de determinação do cálcio – a dosagem do cálcio total é efetuada em soro ou em plasma, colhidos em jejum. A espectroscopia de massa é o método de referência. A espectrofotometria de absorção atômica é um método com precisão mais do que adequada (2%). Métodos colorimétricos sempre foram utilizados com bastante freqüência: receberam contínuas modificações e adaptações a novos sistemas, analisadores e procedimentos diretos para abreviar os métodos utilizados. Técnicas gasométrica, nefelométrica, EDTA, fotometria de chama, polarografia, espectroscopia por emissão de raios X são atualmente empregadas.

A técnica de medida do cálcio ionizado é particular e fisiologicamente importante. O método atualmente aceitável para essa determinação baseia-se na utilização de eletrodos seletivos de cálcio. A precisão é ao redor de 2%.

Distúrbios do cálcio – considera-se hipocalcemia quando a concentração de cálcio plasmático ou sérico for inferior a 8mg/dl. O quadro 2.23 lista as principais causas de hipocalcemia. Hipoparatireoidismo é causa rara de deficiência de cálcio; ocorre secundariamente à cirurgia das tireóides, após irradiação local ou por mecanismo auto-imune. O pseudo-hipoparatireoidismo caracteriza-se por falta de resposta dos órgãos-alvos ao PTH. Além da hipocalcemia, existem hiperfosfatemia e altos níveis de PTH. Nesses pacientes que possuem baixa estatura, face arredondada, braquicefalia, segmento cervical curto, hipoplasia do quarto e quinto metacárpicos, apresentam caracteristicamente baixa excreção do AMP cíclico. A deficiência de vitamina D é uma condição bastante comum de hipocalcemia em crianças, principalmente naquelas com exposição deficiente ao sol. O raquitismo na criança e a osteomalacia no adulto ocorrem mais comumente em indivíduos do sexo masculino e durante os meses frios. O raquitismo caracteriza-se por alterações ósseas e por manifestações de hiperexcitabilidade neuromuscular. *Craniotabes* ocorre no lactente de pouca idade; bossa frontal ou fronte olímpica, rosário raquítico e sulco de Harrison (cintura diafragmática) ocorrem entre o quarto e o décimo meses de vida; deformidade de membros inferiores, após o primeiro ano. Fraturas, fraqueza muscular e sinais de tetania podem ocorrer em diferentes idades, dependendo da intensidade do raquitismo. As alterações radiográficas incluem imagem em taça e alargamento das metáfises dos ossos longos, desmineralização, espessamento do periósteo e aspecto de alargamento articular. Hipofosfatemia e aumento da atividade da fos-

Quadro 2.23 – Causas da hipocalcemia.

Hipoparatireoidismo	Distúrbios gastrintestinais
Primário	Má absorção
Pós-cirúrgico	Pancreatite
Auto-imune	Deficiência de vitamina D
Familiar	Doenças renais
Metástases	Insuficiência aguda e crônica
Doenças congênitas	Acidose tubular renal
Síndrome de Di George	Neonatais
Hipoparatireoidismo materno	Precoce
Pseudo-hipoparatireoidismo	Tardia
Hiperfosfatemia	Miscelânea
Drogas	Deficiência de magnésio
Fosfato	Nutrição parenteral prolongada
Magnésio	Alcalose respiratória
Anticonvulsivantes	
EDTA	
Furosemida	

fatase alcalina e excreção baixa de cálcio e elevada do fósforo também fazem parte do quadro laboratorial. Na insuficiência renal também pode haver hipocalcemia por deficiência de produção do 1,25-DHCC. Na necrose tubular aguda, a hipocalcemia pode resultar de excreção urinária aumentada de cálcio. Hipocalcemia neonatal costuma ser precoce ou tardia. A precoce, que aparece nos primeiros dois ou três dias de vida, é comum no pré-termo de baixo peso, no recém-nascido (RN) de mãe diabética e em RN asfixiados ao nascer. A tardia ocorre após a primeira semana e até os 21 dias de vida, secundária à ingestão excessiva de fosfatos e hiperfostatemia (alta concentração de fosfato no leite e fórmulas). Hipomagnesemia condiciona hipocalcemia devido à baixa secreção de PTH.

A hipercalcemia pode ser definida quando a concentração sérica ou plasmática de cálcio é maior que 11mg/dl. O quadro 2.24 mostra as principais etiologias de hipercalcemia.

Quadro 2.24 – Causas de hipercalcemia.

Causas endócrinas	Causas renais
Hiperparatireoidismo primário, familiar, secundário	Insuficiência aguda e crônica
Hipertireoidismo	Pós-transplante
Insuficiência adrenal	**Condições neonatais**
Acromegalia	Fisiológicas
Doenças granulomatosas	Idiopáticas
Sarcoidose	Síndrome de William
Tuberculose	Necrose subcutânea
Histoplasmose	**Miscelânea**
Coccidioidomicose	Imobilização
Drogas	Nutrição parenteral prolongada
Hipervitaminoses A e D	
Diuréticos	
Ingestão de cálcio	
Síndrome do leite-álcali	

A causa mais freqüente é o hiperparatireoidismo primário causado por adenoma em 80% dos casos e hiperplasia e carcinoma das paratireóides. Hiperparatireoidismo causa hiperfosfatúria, hipofosfatemia, hipercalcemia e aumento do cálcio ionizado, qualquer que seja a causa. Em certas doenças malignas há produção ectópica do PTH, secreção de prostaglandinas e liberação de fatores ativadores da função osteoclástica causando hipercalcemia. Doenças granulomatosas podem causar hipercalcemia por hipersensibilidade do intestino à vitamina D ou formação extra-renal de 1,25-DHCC. Diuréticos podem condicionar hipercalcemia por indução de reabsorção tubular aumentada de cálcio.

PATOLOGIA DO FÓSFORO

O fósforo é o segundo mineral mais abundante no organismo. Representa pouco mais que 1% do peso de um adulto e 30% dos minerais totais do corpo. Dessa quantidade, 80 a 85% do fósforo total constitui parte da estrutura óssea, depositado sob a forma de cristais de fosfato de cálcio insolúvel (apatita). Os restantes 15 a 20% do total representam a fração metabolicamente ativa, distribuídos nas células dos tecidos moles e espaço extracelular. O fosfato dessa fração encontra-se complexado como fosfolipídeos, fosfoproteínas e fosfocarboidratos. A concentração normal de fósforo no plasma varia com a idade. Em adultos, vai de 3 a 4,5mg/dl e em crianças varia de 4 a 7mg/dl. RN e lactentes apresentam concentrações plasmáticas mais elevadas. Fatores dietéticos e trocas entre os diferentes compartimentos promovem variações cíclicas diárias. Certos hormônios como glucagon, insulina, epinefrina e condições de alcalose alteram a concentração do extracelular porque condicionam a entrada do fosfato na célula.

Funções – o fósforo participa nos processos fisiológicos e metabólicos do organismo como moléculas de fosfato, e não como fósforo. Por isso, as duas palavras serão usadas como sinônimos. No plasma, 50% do fosfato está sob a forma iônica, 35% complexada e 15% ligado às proteínas.

Além do papel estrutural de sustentação do organismo, o fósforo participa de numerosos processos metabólicos. É um componente essencial dos ácidos nucléicos, dos fosfolipídeos que formam as membranas celulares, além de participar de várias enzimas. Atua nos processos de fosforilação e está relacionado com o armazenamento e o transporte de energia (ATP). É o principal tampão urinário de excreção ácida. Faz parte do composto 2,3-difosfoglicerato (2,3-DPG) que regula a afinidade do oxigênio na hemoglobina.

Fontes alimentares e necessidades diárias – de modo geral, as boas fontes de proteínas são excelentes fontes de fósforo. Os principais alimentos com alto conteúdo de fósforo são carnes, aves, ovos e peixes, cujo conteúdo de fosfato orgânico é de 15 a 20 vezes maior que o do cálcio. Ovos, grãos e feijão apresentam Ca/P = 0,5. Leite e derivados, legumes e sementes apresentam bom conteúdo de fósforo, assim como cereais e grãos. Estes últimos, conforme o conteúdo de fitatos, podem prejudicar a absorção de cálcio, ferro, zinco e cobre.

As dietas habituais fornecem quantidades adequadas. Para o lactente, recomenda-se a ingestão de 350mg/dia e para a criança maior 800mg/dia. A relação Ca/P para lactentes deve ser superior a 1.

Quase todo o fosfato da dieta é absorvido no intestino (acima de 70%). Facilitam a absorção de PO_4 a vitamina D, as baixas concentrações luminais de PO_4 e suas formas inorgânicas. Interferem na absorção de fosfato as formas orgânicas (éster que reage com o cálcio da dieta formando sais insolúveis), os ácido graxos, o ferro, o magnésio e o alumínio.

O metabolismo do fósforo é regulado pela integração das vias metabólicas da vitamina D com o PTH. A excreção urinária de fósforo inorgânico depende da absorção intestinal. No filtrado glomerular, o fosfato existe nas formas HPO_4/H_2PO_4 na relação de 4:1. A reabsorção tubular de fosfato (RTP) é muito eficiente, acima de 85%, e depende de certos fatores; aumentam a RTP o hormônio de crescimento e os corticóides; o hormônio tireoidiano, estrógenos e PTH diminuem a reabsorção tubular. A reabsorção tubular de PO_4 em termos percentuais pode ser calculada pela fórmula:

$$RTP\% = \left(1 - \frac{PO_4 \times creat.pl}{Creat.u \times PO_4pl}\right)100$$

onde u = concentração urinária e pl = concentração plasmática, que fornece importantes informações. Por exemplo, RTP inferior a 80% significa defeito de reabsorção tubular, seja isolado (hipofosfatemias familiares), seja associado (síndrome de Fanconi), ou ação direta do PTH (ação fosfatúrica).

Distúrbios do fosfato – como o fósforo está presente em quase todos os alimentos, na prática é muito rara sua deficiência dietética. Depleção de fosfato e hipofosfatemia são sempre conseqüentes à falta de ingestão ou perdas aumentadas pelo rim ou pelo trato gastrintestinal. Suas principais causas são: uso excessivo de antiácidos, baixa administração de fósforo em pacientes recebendo nutrição parenteral total, hiperparatireoidismo, raquitismo carencial e hipofosfatêmico familiar, síndromes de Fanconi e de Albright, desnutrição protéica e síndromes de má absorção.

Hipofosfatemia leve não causa alterações clínicas e bioquímicas importantes. Os sintomas são semelhantes aos que ocorrem nas encefalopatias metabólicas com confusão mental, delírio e convulsões. Em deficiências mais graves, há fraqueza muscular, rarefações ósseas (raquitismo), fraturas, alterações hematológicas (desvio da curva de dissociação da oxiemoglobina para a esquerda), hemólise, diminuição da atividade fagocitária dos granulócitos.

As principais causas de hipo e hiperfosfatemias estão listadas nos quadros 2.25 e 2.26.

Quadro 2.25 – Causas de hipofosfatemia.

> **Diminuição da oferta**
> Dietas com baixo conteúdo de fósforo
> Nutrição parenteral prolongada, administração de solução sem PO_4
> Uso de antiácidos
>
> **Distribuição anormal**
> Administração de glicose, frutose, insulina
> Alcalose respiratória e metabólica
>
> **Aumento da excreção renal**
> Acidose
> Hiperparatireoidismo
> Defeitos tubulares (hipofosfatemia familiar, síndrome de Fanconi)
>
> **Distúrbios do metabolismo da vitamina D**
> Deficiência (raquitismo carencial)
> Dependência (raquitismo pseudodeficiente)
> Resistência (raquitismos renais)

Quadro 2.26 – Causas de hiperfosfatemia.

> **Diminuição do ritmo de filtração glomerular**
> Insuficiência renal aguda e crônica
>
> **Sobrecarga de fosfatos**
> Enteral: ingestão, intoxicação pela vitamina D, enemas
> Parenteral: sangue estocado, solução NPP, alta concentração
> Distribuição anormal: acidoses respiratória, láctica e diabética, isquemia tecidual
> Destruição celular: terapia de neoplasias, hiperpirexia maligna, hemólise etc.
>
> **Aumento de T_m de fosfato/RFG**
> Hipoparatireoidismo
> Pseudo-hipoparatireoidismo
> Hipertireoidismo
> Acromegalia
> Pós-menopausa
>
> **Miscelânea**
> Deficiência de Mg
> Calcinose tumoral
> Contração de volume
> Hiperfosfatemia familiar
> Hiperostose cortical

PATOLOGIA DO MAGNÉSIO

O magnésio é um cátion predominantemente intracelular e participa de várias funções enzimáticas. No adulto, seu conteúdo total corpóreo médio é de 2.000mEq (ou 24g). Ao redor de 60% está contido no esqueleto e o restante, 40%, nos tecidos moles e extracelular (Tabela 2.16). A concentração normal do magnésio plasmático em crianças varia de 1,5 a 2mEq/l. Setenta por cento do magnésio sangüíneo circula na forma livre ionizada e 30% encontra-se ligado às proteínas.

Tabela 2.16 – Distribuição do magnésio em adulto.

Local	Quantidade (g)	%
Esqueleto	17	61
Músculo	8	28
Outros tecidos	2,7	10
Compartimento extracelular	0,3	1

O comportamento do magnésio no organismo assemelha-se ao cálcio pela função de sustentação, absorção intestinal baixa e pela pequena proporção existente no extracelular; ao fosfato e potássio devido à sua localização intracelular e importantes funções celulares; e ao sódio devido à sua eficiente conservação renal. O magnésio sempre apresentou dificuldades técnicas de dosagem, mas atualmente a espectrofotometria de absorção atômica tem-se revelado bastante precisa. A hipomagnesemia tem sido aceita como um índice de deficiência de magnésio, mas depleção de magnésio pode coexistir com níveis normais ou elevados de magnésio no sangue. A deficiência de magnésio tem sido relatada como um possível fator de arteriosclerose, hipertensão, arritmias, miocardiopatias e nefrocalcinose.

Em recente levantamento nos Estados Unidos, foi verificado que grande parte da população não recebe as quantidades diárias recomendadas de magnésio. Por várias décadas, a grande quantidade de alimentos refinados e preparados (resultando em dietas inadequadas) tem sido apresentada como fator dessa baixa ingestão.

Funções – além da participação na estrutura cristalina do osso, no qual o íon magnésio funciona como reserva de rápida e lenta mobilização, ele participa em mais de 300 reações enzimáticas do metabolismo intermediário. Atua na hidrólise e na transferência de grupos fosfato (fosfoquinases), estimula a atividade da fosfatase alcalina, auxilia na degradação de ácidos graxos, regula a síntese de proteínas, influencia a síntese e a degradação do DNA, regula a contratilidade muscular cardíaca e esquelética (em harmonia com o íon Ca^{++}), modula o sistema adenilciclase etc.

Fontes alimentares e necessidades – os alimentos tanto de origem animal como vegetal são boas fontes de magnésio. Desse modo, carnes, leite, ovos, verduras, legumes e cereais fornecem quantidades adequadas para cobrir as necessidades diárias. Por estudos de balanços, as necessidades diárias de magnésio foram determinadas em diferentes condições. Em indivíduos normais, essa quantidade é ao redor de 6mg/kg de peso. As dietas ocidentais habituais de adultos fornecem, em média, 350mg/dia. Para lactentes, com base no conteúdo de magnésio do leite humano, deduz-se que as necessidades diárias são cerca de 30mg. Para lactentes no final do primeiro ano de vida, essas quantidades variam de 40 a 70mg/dia. Crianças maiores devem receber 120 a 150mg/dia.

Regulação do metabolismo do magnésio – a homeostasia do magnésio é o resultado do balanço adequado entre sua ingestão e excreção. Esse balanço depende de vários parâmetros: da ingestão que, em última análise, depende da quantidade absorvida no intestino, da excreção fecal, que é mais ou menos constante, e da excreção renal, que tem a função reguladora final dos estoques e do "pool" de magnésio. A figura 2.17 mostra essa regulação no organismo de um lactente com 12 meses de vida. A absorção intestinal do magnésio é, em condições normais, aproximadamente 30% da ingestão. No intestino proximal, existem dois mecanismos de absorção: o transporte ativo, que é saturado por concentrações acima de 4mEq/l, e o passivo, por simples difusão que passa a operar com concentrações superiores a 20mEq/l. Favorecem a absorção intestinal de magnésio, a lactose, certos aminoácidos na luz intestinal e a vitamina D; diminuem a absorção a presença de cálcio, fosfato e potássio, assim como fitatos e gordura no lúmen intestinal. A regulação renal do magnésio é muito eficiente. O local de maior reabsorção tubular é na porção ascendente da alça de Henle, na qual mais de 60% do magnésio filtrado é reabsorvido. São excretadas, normalmente, quantidades iguais às absorvidas. Em casos de hipomagnesemia, a conservação renal é tão eficaz que apenas quantidades virtuais de magnésio são detectadas na urina. Nas hipermagnesemias, a reabsorção na alça de Henle é abolida, devido às altas concentrações peritubulares de magnésio e, conseqüentemente, pode ser excretada a urina com sua concentração elevada.

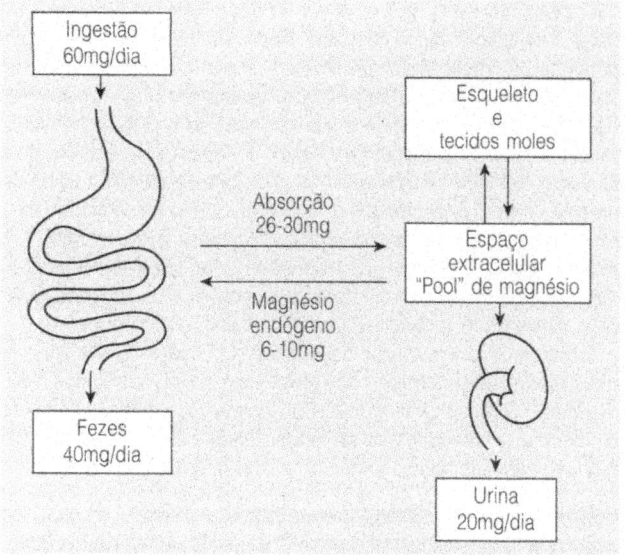

Figura 2.17 – Regulação do metabolismo do magnésio no organismo de um lactente com cerca de 1 ano de idade.

Devido à eficiente regulação renal do magnésio, em face das suas diferentes condições corpóreas, utiliza-se um teste de sobrecarga de magnésio para avaliar seu estado no organismo. Administra-se 0,5mEq de magnésio por quilo de peso e determina-se sua porcentagem excretada nas 24 horas seguintes. Se, nas primeiras 8 horas, houver excreção urinária maior que 40% da dose administrada, uma deficiência de magnésio é pouco provável.

Inter-relações do magnésio com cálcio, fósforo e paratormônio – o magnésio extracelular apresenta inter-relações estreitas e importantes com o cálcio e o fósforo, cujas concentrações são reguladas pelo PTH e vitamina D.

O Mg^{++} em altas taxas suprime a secreção do PTH, *in vivo* e *in vitro*, apesar de o estímulo da concentração do cálcio ionizado ser duas a três vezes mais potente. Há necessidade da presença do magnésio para a secreção do PTH.

Todas as evidências atestam contra a regulação do magnésio pelos metabólitos da vitamina D. No entanto, a vitamina concorre para a elevação dos níveis plasmáticos de magnésio em algumas condições.

Como os dois cátions possuem vias de absorção comuns, a maior concentração de um deles pode facilitar sua absorção e dificultar a do outro, condicionando deficiência a longo prazo.

A figura 2.18 ilustra as inter-relações do cálcio, fósforo e magnésio, apresentando os respectivos níveis plasmáticos e excreções urinárias, em um estudo que mostra a evolução de dois grupos de lactentes desnutridos durante seis dias consecutivos de recuperação de diarréia, nos quais um dos grupos recebeu suplementação parenteral de magnésio.

Distúrbios do magnésio – deficiência de magnésio significa diminuição corpórea de magnésio no organismo. Se houver hipomagnesemia associada, o diagnóstico da deficiência corpórea é muito provável. Mas normomagnesemia como hipermagnesemia (insuficiência renal) podem ocorrer na vigência de depleção celular de magnésio. Por isso, como os níveis sangüíneos de magnésio podem não refletir o estado do magnésio corpóreo, sua determinação na urina ou em outros tecidos do corpo assume uma grande importância diagnóstica. Por exemplo, a dosagem de magnésio nos eritrócitos, nos músculos, nas vísceras assim como estudos de balanço devem ser utilizados quando houver necessidade diagnóstica. O teste de sobrecarga de magnésio já referido também é extremamente útil para a confirmação diagnóstica. Depleção de magnésio ocorre sempre devido a uma oferta deficiente, seja por baixa ingestão, seja por defeitos de absorção intestinal. Perdas urinárias e fecais de magnésio (diarréia, fístulas) são as causas clínicas mais importantes.

O quadro 2.27 lista as causas ou os mecanismos mais comuns de hipomagnesemia.

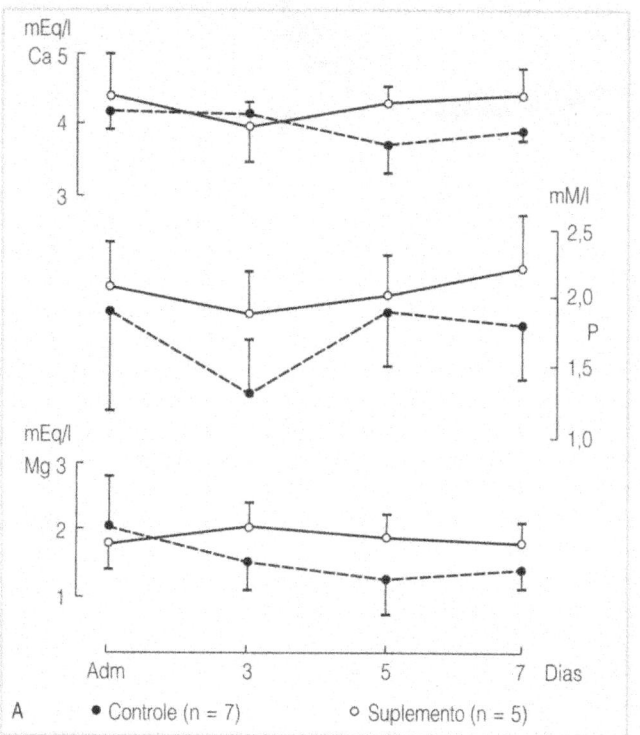

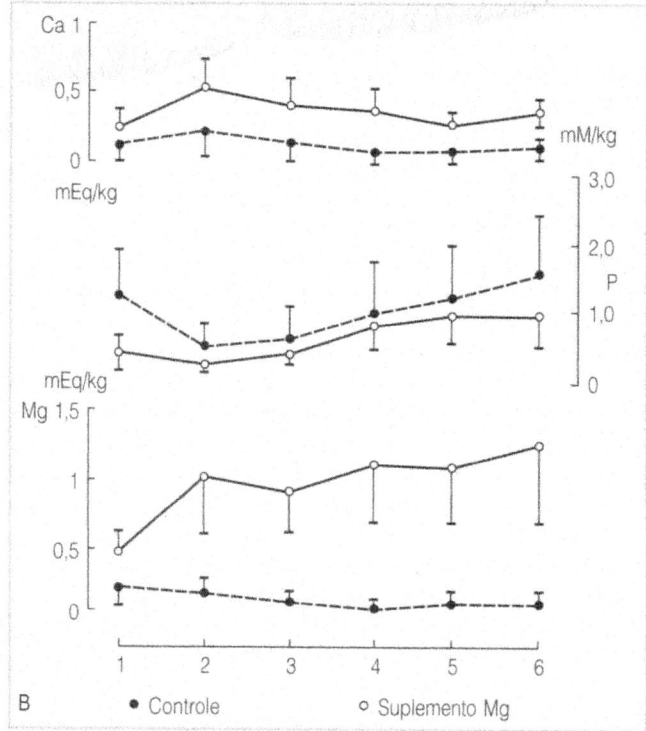

Figura 2.18 – Inter-relações entre as concentrações plasmáticas (**A**) e urinárias (**B**) de cálcio, fósforo e magnésio, comparando-se dois grupos de lactentes desnutridos, dos quais um dos grupos recebeu magnésio parenteral.

Quadro 2.27 – Causas de hipomagnesemia.

Oferta deficiente	Perdas urinárias
Desnutrição, jejum	Diuréticos
Fluidoterapia prolongada	Insuficiência renal aguda
sem magnésio	Acidose tubular renal
	Alcoolismo
Má absorção ou perdas intestinais	Diabetes
Desnutrição	Hipercalcemia
Hipomagnesemia primária	Hipertireoidismo
Diarréia	Defeito tubular primário
Fistulas	**Miscelânea**
Ressecções	Transfusão de sangue citratado
	Pancreatite
	Forma idiopática

Níveis plasmáticos elevados de magnésio são observados em pacientes com insuficiência renal aguda ou crônica, ou em indivíduos que receberam doses farmacológicas de magnésio. Há relatos de altas concentrações de magnésio em eritrócitos, pele e ossos de pacientes urêmicos, mas suas concentrações musculares são significativamente baixas.

O quadro 2.28 apresenta as principais causas de hipermagnesemia.

Quadro 2.28 – Causas de hipermagnesemia.

Aumento da oferta
  Intoxicação por medicamentos que contêm magnésio
    (antiácidos, purgativos, enemas)
  Excesso de administração parenteral nos estados de depleção
  Tetania neonatal
  Eclâmpsia (mães e filhas RN)

Diminuição da excreção
  Insuficiência renal aguda e crônica
  Insuficiência adrenal

Má distribuição entre os compartimentos
  Acidose
  Hemodiálise
  Alteração da permeabilidade celular

TETANIA*

A semelhança fisiológica que existe entre o metabolismo normal de cálcio e magnésio também se repete em condições de anormalidade; os baixos níveis plasmáticos de Ca^{++} e Mg^{++} determinam quadros clínicos bastante parecidos, manifestados pela síndrome tetânica.

Tetania é caracterizada por um estado de hiperexcitabilidade do sistema nervoso central e periférico, dependente de anormalidades de concentrações iônicas do fluido intersticial. A anormalidade mais importante é a diminuição da concentração plasmática do cálcio ionizado (tetania hipocalcêmica), mas concentrações diminuídas do H^+ (alcalose) e do Mg^{++} (hipomagnesemia) também podem determinar o aparecimento de fenômenos tetânicos (tetania alcalótica e hipomagnesêmica).

A alcalose pode precipitar o aparecimento de tetania, desde que as concentrações de Ca^{++} e Mg^{++} estejam diminuídas, porém acima do limiar para tetania manifesta. Do mesmo modo, aumento da potassemia pode desencadear tetania em paciente com hipocalcemia. Ao contrário, a acidose e a diminuição plasmática de potássio podem prevenir tetania com baixas concentrações de Ca^{++}. Devido a essas inter-relações iônicas, a tetania pode ser latente e manifesta, conforme as manifestações clínicas sejam evidentes ou não.

_____
* Ver também o capítulo Raquitismo nesta mesma parte.

TETANIA LATENTE

Não há manifestações espontâneas de hiperexcitabilidade neuromuscular. Espasmo carpopodal pode ser obtido por isquemia do nervo motor, comprimindo-se com o manguito de medida de pressão arterial inflado acima da pressão sistólica, durante 3 minutos (sinal de Trousseau). O sinal de Chvostek pode ser obtido, percutindo-se o nervo facial, anteriormente ao meato auditivo. A resposta positiva consta de contração do músculo orbicular com desvio lateral da boca ou do lábio superior e do olho para o mesmo lado.

O sinal do _perônio_ é a flexão dorsal e abdução do pé pela percussão do nervo perônio, abaixo da cabeça do osso perônio. Os nervos motores também podem ser estimulados eletricamente. O _sinal de Erb_ consiste em uma resposta positiva à estimulação elétrica com corrente galvânica de intensidade menor que a necessária em condições normais. Outro sinal importante da hipocalcemia é o prolongamento do intervalo Q-T ao ECG.

TETANIA MANIFESTA

Os sinais clássicos de hiperexcitabilidade neuromuscular estão presentes espontaneamente, a saber: _espasmo carpopodal_ (flexão dos punhos e dedos no nível das articulações metacarpofalângicas e extensão dos dedos no nível das articulações interfalângicas, na chamada posição obstétrica ou mão de parteiro e, nos pés, há flexão dos artelhos); _espasmo da laringe_ (ruído inspiratório, eventualmente acompanhado de cianose, dispnéia e asfixia); _dores musculares_ causadas pelos espasmos bruscos e prolongados; as manifestações sensoriais compreendem as _parestesias_ dos membros (pés e mãos); as manifestações da excitabilidade do sistema nervoso central são representadas pelas _convulsões, tremores e repuxamentos_. As convulsões são tonicoclônicas focais ou generalizadas, de curta duração e recorrentes. Entre as crises, o paciente permanece consciente, tornando-se inconsciente após uma série prolongada de convulsões.

CAUSAS DE TETANIA HIPOCALCÊMICA

A hipocalcemia neonatal é um distúrbio transitório, bastante comum em RN, que resulta de uma falta de resposta da glândula paratireóide às baixas concentrações de Ca^{++} ou à refratariedade dos órgãos-alvos. O hipoparatireoidismo transitório ocorre entre 12 e 72 horas de vida em RN de alto risco, especialmente os de baixo peso, prematuros, pequenos para a idade gestacional (PIG), filhos de mãe diabética, nascidos de partos traumáticos e filhos de mãe hiperparatireoidiana. O hipoparatireoidismo tardio ocorre após o terceiro dia e durante a primeira semana de vida, causado pelo tipo de alimentação (leite de vaca com alta concentração de fosfatos). Ambas as formas decorrem, provavelmente, de uma falta de resposta às baixas concentrações de Ca^{++} (paratireóides não-funcionantes). Do ponto de vista clínico, deve ser lembrado que o RN pode apresentar alguns sinais de hiperexcitabilidade neuromuscular. As manifestações da hipocalcemia nessa idade são representadas exclusivamente por convulsões tonicoclônicas generalizadas. Laringoespasmo com cianose e crises de apnéia podem ocorrer. A comprovação diagnóstica é efetuada pelos baixos níveis plasmáticos de cálcio (< 7mg/dl) e/ou altos níveis de fósforo (> 8mg/dl). A determinação do cálcio sérico deve ser procedimento de rotina em todo RN com quadro neurológico convulsivo.

A ausência congênita das paratireóides pode ocorrer isoladamente ou com aplasia do timo (síndrome de Di George). A sintomatologia desses pacientes é idêntica àquela apresentada pelos RN com hipoparatireoidismo funcional, mas o tratamento, nesses casos, é definitivo. Na ausência do PTH, doses farmacológicas de vitamina D, $1,25(OH)_2D$, 1-alfa-OH-D ou substâncias análogas (deidrotaquisterol) são necessárias.

O hipoparatireoidismo familiar é um defeito congênito que afeta RN do sexo masculino, transmitido por um gene recessivo ligado ao sexo. O hipoparatireoidismo idiopático pode ocorrer em qualquer idade. A causa é desconhecida, mas aceita-se que um mecanismo auto-imune possa ocorrer, pois, em mais de um terço dos casos, foi demonstrada a presença de anticorpos antiparatireoidianos. Freqüentemente, associa-se a outras doenças de mesma origem, como doença de Addison, tireoidite linfocítica e anemia perniciosa. Os pacientes que não demonstram distúrbios auto-imunes podem apresentar insuficiência durante períodos mais tardios da lactância. O achado de hipoplasia ou disgenesia das paratireóides explica o quadro de insuficiência paratireoidiana.

Ressecção cirúrgica ou lesão das glândulas paratireoidianas podem ocorrer como complicação da tireoidectomia. O quadro clínico manifesta-se abruptamente durante o pós-operatório (transitório ou permanente). Ocasionalmente, a primeira evidência do hipoparatireoidismo cirúrgico pode ser a instalação de catarata.

As causas mais freqüentes de hipocalcemia após o período neonatal são o raquitismo clássico por deficiência dietética da vitamina D ou o raquitismo celíaco por absorção deficiente de cálcio e vitamina D (observado nas síndromes de má absorção). As doenças com anormalidades do metabolismo de vitamina D e com sua inativação química são mais raras. Recentemente, raquitismo foi observado em crianças portadoras de síndromes convulsivas e que, durante o tratamento, recebiam anticonvulsivantes como difenil-hidantoína e fenobarbital. Os níveis circulantes de 25(OH)D acham-se diminuídos em algumas dessas crianças, possivelmente pela meia-vida mais curta e por indução enzimática acelerada dos microssomos hepáticos. Hipocalcemia e tetania também podem ocorrer nas doenças que produzem distúrbios do metabolismo normal da vitamina D. Síntese diminuída dos metabólitos ativos da vitamina D é encontrada em: 1º) crianças com doenças hepáticas, como hepatite neonatal, citomegalia, atresia de vias biliares etc., interferindo com a produção de 25(OH)D; 2º) crianças com defeito congênito da produção de 1,25(OH)$_2$D, portadoras de raquitismo pseudodeficiente ou dependente da vitamina D; 3º) crianças com insuficiência renal produzem deficientemente 1,25(OH)$_2$D, mas, raramente, essas crianças apresentam tetania.

O pseudo-hipoparatireoidismo é transmitido geneticamente sob a forma dominante ligada ao cromossomo X, sendo o sexo feminino mais afetado que o masculino. Os pacientes são de pequena estatura, face arredondada, com cataratas, retardo mental e braquidactilia. O mecanismo aceito para explicar essa anormalidade é atribuído à incapacidade de os órgãos-alvos (rim e ossos) responderem ao PTH. Essa falta de resposta é devida à incapacidade celular de aumentar a produção de AMP cíclico, como resposta normal à estimulação celular pelo PTH.

Tratamento – nos quadros de tetania hipocalcêmica, o tratamento da fase aguda consta de administração de cálcio, sob a forma de cloreto ou gluconato a 10% por via intravenosa. A injeção deve ser lenta (não ultrapassar 2ml/min) com monitorização cardíaca. O aparecimento de bradicardia ou arritmia cardíaca e/ou a supressão da sintomatologia deve indicar a suspensão do procedimento. Posteriormente, como tratamento de manutenção, o gluconato de cálcio pode ser administrado por via intravenosa, na dose de 2ml/kg a cada 6 ou 8 horas, ou diluído em solução glicosada a 5%, gota a gota. É importante que a solução de cálcio não extravase fora da veia, porque ocasiona necrose e calcificação dos tecidos subjacentes. Após esse tratamento específico, cálcio deverá ser dado por via oral, 1 a 2g/dia, associando-se ou não à vitamina D. Obviamente, os processos mórbidos deflagrantes serão reconhecidos por dados clínico-laboratoriais e tratados especificamente (raquitismo, síndromes de má absorção, hipoparatireoidismo, hipocalcemia neonatal, depleção de magnésio).

CAUSAS DE TETANIA HIPOMAGNESÊMICA

A hipomagnesemia, como causa de tetania, ocorre associada a concentrações de cálcio normais ou baixas. Em crianças, observam-se, principalmente, palidez, prostração, tetania e convulsões generalizadas ou focais. Em lactentes com idade superior a 6 meses, a tetania é o sintoma mais característico da hipomagnesemia, sem outras anormalidades bioquímicas associadas. A ocorrência de hipomagnesemia, com calcemia e pH sangüíneo normais, levou Vallee e cols. a descreverem essa síndrome tetânica como uma entidade clínica específica, contestada por Hanna e cols. Lactentes no primeiro semestre de vida apresentam, comumente, síndrome convulsiva associada à hipomagnesemia.

Depleção de magnésio pode levar a hipomagnesemias intensas, propiciando o aparecimento de sintomatologia (geralmente com concentrações plasmáticas menores que 1mEq/l). No entanto, as manifestações não ocorrem em todos os pacientes depletados. Os fatores que deflagram a sintomatologia são complexos, não parecendo depender diretamente das baixas concentrações de Mg^{++} e Ca^{++}. Há importância em se considerar a quantidade de magnésio ligado à proteína e à sua concentração intracelular, entre esses fatores desencadeantes. Além disso, nem todos os pacientes depletados apresentam hipomagnesemia. Nesses casos, a concentração normal de magnésio pode ser devida a acidose, insuficiência renal ou distribuição anormal do magnésio entre os compartimentos. A correção dessas anormalidades pode desencadear hipomagnesemia e, conseqüentemente, tetania.

Se o quadro clínico for sugestivo e a concentração sérica normal, a confirmação da depleção pode ser efetuada pela dosagem globular de magnésio, pela excreção urinária, pelo teste de Thóren, prova terapêutica e, em algumas situações, pelas anormalidades eletrocardiográficas (inversão de onda T e depressão do segmento ST).

O quadro 2.28 apresenta as principais causas de hipomagnesemia no período neonatal.

Quadro 2.28 – Causas de hipomagnesemia neonatal.

Maternas
Hipomagnesemia materna
Hiperparatireoidismo materno
Diabetes materno
Atraso de crescimento intra-uterino
Diminuição da oferta
Má absorção seletiva de magnésio
(hipomagnesemia primária crônica)
Ressecções intestinais
Aumento da excreção
Exsangüineotransfusão
Doenças hepáticas
Diuréticos
Perdas intestinais intensas
Distúrbios da homeostasia
Hipoparatireoidismo
familiar
agenesia glandular
Hiperfosfatemia

A hipomagnesemia materna, como causa de hipomagnesemia neonatal, já foi confirmada experimentalmente em ratas prenhes, alimentadas com dietas magnésio-deficientes. Ratos recém-nascidos que sobreviveram tinham hipomagnesemia, magnésio corpóreo total diminuído e anemia microcítica. Em seres humanos, foram descritos casos de mães depletadas de magnésio (síndrome de má absorção) que deram à luz RN hipomagnesêmicos, cuja sintomatologia começou no fim da primeira semana. Terapêutica parenteral de magnésio aliviou a convulsão imediatamente.

O hiperparatireoidismo materno causa supressão da função paratireoidiana no RN, provavelmente pela hipercalcemia. A seguir, hipomagnesemia, hipocalcemia e hiperfosfatemia instalam-se no RN, por hipoparatireoidismo secundário, e a sintomatologia aparece entre a primeira e a segunda semanas de vida.

O quadro clínico da hipomagnesemia em filhos de mães diabéticas é característico.

As hipomagnesemias de filhos de mães diabéticas apresentam evoluções semelhantes entre si. Ocorrem em RN prematuros, cesariados, que tiveram síndrome de desconforto respiratório, e o quadro convulsivo instala-se entre os primeiros dois dias de vida e o primeiro mês. Bioquimicamente, apresentam hipocalcemia e hiperfosfatemia. A terapia com cálcio não é eficaz e, após tempos variáveis, detecta-se hipomagnesemia, cuja correção com $MgSO_4$ é obtida facilmente. A hipomagnesemia poderia estar relacionada à terapêutica inicial com cálcio e/ou vitamina D e ingestão de leite de vaca. Porém, há dados sugerindo que nas mães diabéticas há um estado de hiperparatireoidismo. Assim, a hipomagnesemia seria devida ao hipoparatireoidismo transitório no recém-nascido, por supressão das paratireóides fetais.

Durante a gravidez, após o quinto mês de gestação, quantidades crescentes de magnésio são transportadas ativamente, da mãe para o feto, através da placenta. Anormalidades placentárias podem causar desnutrição intra-útero, com depleção corpórea de magnésio ao nascimento e, conseqüentemente, hipomagnesemia.

Hipomagnesemia neonatal devida à má absorção específica de magnésio é uma entidade rara, descrita há cerca de 20 anos com o nome de hipomagnesemia primária crônica. São crianças nascidas de mães e gestações aparentemente normais, todas do sexo masculino. Convulsões ocorrem entre a primeira e a segunda semanas de vida, precedidas por manifestações neuromusculares. Bioquimicamente, há hipomagnesemia e hipocalcemia graves (valores de 0,2mEq/l de magnésio plasmático foram descritos), sem outras anormalidades. EEG, ECG e radiografia óssea apresentam-se normais. A má absorção específica de magnésio foi documentada por estudos de balanço e ^{28}Mg. A absorção intestinal de magnésio cai a 9, 12% do ingerido, enquanto as absorções de cálcio e fósforo são normais. A histologia do epitélio jejunal também é normal. A conservação renal é evidente, afastando a perda urinária de magnésio como fator etiológico. Essas crianças não apresentam melhora com terapia de sais de cálcio. A administração de magnésio parenteral corrige todas as anormalidades, inclusive normalizando a concentração plasmática de cálcio, sem suplementação. Posteriormente, suplementação oral de magnésio é necessária para o resto da vida. A retirada da suplementação oral de magnésio acarreta hipomagnesemia entre cinco e sete dias. Chama a atenção nessas crianças o bom estado nutricional, e o seguimento a longo prazo mostra que o desenvolvimento é normal. A absorção de todos os nutrientes é normal, exceto o magnésio.

Crianças que por qualquer motivo foram submetidas à cirurgia, ressecando-se porções intestinais extensas, apresentam, subseqüentemente, hipomagnesemias graves, por falta de locais para a absorção do magnésio, além de perdas aumentadas por fístulas, íleo, jejunostomia, diarréia (hiperperistaltismo) e alterações da flora. Desnutrição é complicação comum nessas crianças.

A hipomagnesemia devido à exsangüineotransfusão resulta, provavelmente, da diluição sangüínea com a solução ACD. A formação de complexos de citrato de magnésio também tem importância. Hepatite neonatal e atresia de vias biliares provocam hipomagnesemia. Os mecanismos fisiopatológicos invocados são o hiperaldosteronismo secundário ou diminuição da albumina ligada ao magnésio. Aumento da excreção urinária por diuréticos tem pouca importância no período neonatal. Correções de malformações congênitas do trato gastrintestinal com conseqüente formação de fístulas, ileostomias, drenagens de sucos intestinais e diarréia aguda levam a perdas fecais intensas e depleção de magnésio. Sabe-se que o leite de vaca possui concentração alta de fosfato. Por um mecanismo obscuro e semelhante ao efeito dos níveis altos de fósforo plasmático sobre a concentração de Ca^{++}, a carga alta de fosfato pode levar o RN à hipomagnesemia. A correção da relação cálcio/fósforo no leite normaliza esse distúrbio.

Tratamento – a hipomagnesemia é revertida com o emprego de sais de magnésio parenteral ou oral. A infusão de cálcio ou a administração de vitamina D não são eficazes e, às vezes, agravam a hipomagnesemia. O PTH não possui efeito constante sobre a elevação do magnésio sérico.

A dose de urgência recomendada é de 1 a 2mEq/kg/dia por via intravenosa (a velocidade de infusão não deve exceder 1,5ml de uma solução de magnésio a 10% ou 2mEq por minuto) ou em doses fracionadas no músculo. A solução mais comumente empregada é de $MgSO_4$ a 10, 20 e 50% (cada ml fornece 8mEq de Mg)*. A injeção intravenosa de magnésio obriga a algumas precauções, como a monitorização cardíaca para detectar distúrbios agudos: 1°) prolongamento do tempo de condução atrioventricular e bloqueios sinoauricular e atrioventricular; 2°) hipotensão sistêmica; 3°) depressão do SNC. Nos primeiros dias, efetuar a magnesemia diariamente.

Doses de manutenção podem ser dadas por via oral na forma de sulfato, lactato, cloreto, citrato ou glicerofosfato. A dosagem de manutenção é empírica e pode ser calculada para suprir duas a três vezes as necessidades médias diárias em condições normais. A seguir, de acordo com a absorção intestinal, medida pela manutenção dos níveis plasmáticos de magnésio, a dosagem é ajustada dentro do limite inferior das necessidades, na presente situação. Grandes quantidades de sais de magnésio, por via oral, provocam diarréia osmótica. Nesses casos, a dose total deve ser dividida em várias tomadas ao dia.

TETANIA ALCALÓTICA

É rara em lactentes e em crianças pré-escolares. A tetania pode ser induzida por hiperventilação espontânea, produzindo alcalose respiratória. Hiperventilações psicogênica e central podem provocar alcalose respiratória.

Tetania pode ser desencadeada em pacientes com baixa concentração de Ca^{++}, pela administração de bicarbonato, levando à alcalose metabólica, ou por hiperventilação, causando alcalose respiratória. Essa anormalidade ocorre na insuficiência renal, quando os baixos níveis de Ca^{++} são protegidos pela acidose metabólica sistêmica.

Tratamento – nos estados alcalóticos, o tratamento visa à correção da causa desencadeante: controle da ventilação e sedativo nas formas psicogênicas. Inalação de CO_2 (respiração em saco de celofane) está indicada, por exemplo, nas hiperventilações centrais e intoxicação por aspirina.

OUTRAS ALTERAÇÕES DO METABOLISMO DO CÁLCIO

Hipercalcemia idiopática

A doença é conhecida também como síndrome hipercalcêmica infantil. Clinicamente, inclui crescimento e desenvolvimento deficientes, fácies característico (dita de duende, com orelhas grandes, lábio superior proeminente, bochechas grandes), malformações cardíacas (sobretudo estenose aórtica supraventricular), anorexia, poliúria e polidipsia. A calcemia pode atingir até 20mg/dl, associando-se em geral com aumento da calciúria. Fósforo inorgânico e

---

* $MgSO_4$ anidro.

atividade da fosfatase alcalina costumam estar normais. Nas formas mais graves, pode haver hipertensão arterial, albuminúria, osteosclerose e insuficiência renal. O prognóstico depende das lesões renais, tanto mais graves quanto mais elevados os níveis calcêmicos. A patogenia é obscura: autores sugerem que os pacientes têm hipersensibilidade à vitamina D; outros, atraso na degradação da vitamina D, possivelmente por um defeito enzimático hepático. Recentemente, estudos com cargas intravenosas de cálcio mostraram que os níveis da calcemia pré-carga eram observados em um tempo maior que o verificado em crianças normais: verificou-se que a excreção de cálcio e o depósito ósseo eram normais e que o defeito possivelmente estaria na reabsorção óssea. Em condições normais à hipercalcemia induzida por uma carga, segue-se a inibição das paratireóides e a liberação da calcitonina, com diminuição na hipercalcemia idiopática, não foi possível detectar nenhum distúrbio das paratireóides, mas sim na produção e/ou liberação de calcitonina, com prejuízo dos mecanismos que controlam a reabsorção óssea e, conseqüentemente, uma oferta permanente de cálcio à circulação. O tratamento dessa síndrome inclui a eliminação da vitamina D da dieta.

Hipercalciúria idiopática

Hipercalciúria é observada em muitas doenças: hipercalcemia idiopática, doença renal crônica tubular com acidose, doenças ósseas e das paratireóides. Na forma idiopática, a calciúria pode chegar a 10mg/kg/dia, sem alterações de calcemia. Não há alterações dos mecanismos tubulares de regulação acidobásica, mas pode haver comprometimento do crescimento, litíase renal e um tipo especial de raquitismo resistente à vitamina D. Nas formas mais avançadas, prejuízo da concentração urinária com poliúria e polidipsia pitressino-resistente. A patogenia é possivelmente um defeito na reabsorção tubular de cálcio. Algumas crianças podem apresentar um tipo benigno de hipercalciúria idiopática, do tipo adulto, que não se acompanha de distúrbio do crescimento e de disfunção tubular e óssea. Nesses casos, alguns autores sugerem que a excreção urinária aumentada de cálcio se deve a um aumento total do "pool" corpóreo de cálcio, devido a uma hiperabsorção intestinal. Na forma anterior, recomendam-se, eventualmente, altas doses de vitamina D, com o propósito de controlar o raquitismo presente: na hipercalciúria idiopática do tipo adulto, o tratamento é o mesmo recomendado para a hipercalcemia idiopática (exclusão da vitamina D da dieta do paciente).

2	Hipoglicemia

JOSÉ LAURO ARAÚJO RAMOS
MÁRIO CÍCERO FALCÃO

A concentração sangüínea de glicose é uma das constantes mais bem estabelecidas pelo organismo, sendo vital para a sobrevivência. A glicose é indispensável para todos os órgãos e tecidos e, particularmente, para o sistema nervoso central, que necessita de uma oferta constante e suficiente deste nutriente.

A manutenção da glicemia depende de vários fatores: a) presença de substratos glicogênicos em quantidade suficiente; b) sistemas enzimáticos hepáticos (glicogenolíticos e gliconeogênicos) funcionalmente intactos; e c) sistema endócrino íntegro, capaz de secretar os hormônios glicorreguladores.

A Hipoglicemia, exceto no período neonatal, não é uma situação clínica freqüente, porém, como pode acarretar lesão irreversível no sistema nervoso central, é grande a importância do diagnóstico preciso e da terapêutica adequada, para se minimizar as seqüelas.

Considera-se 50mg/dl o nível mínimo normal de glicemia de jejum em crianças, valores inferiores obrigam a se considerar a presença de hipoglicemia e deve ser iniciada a investigação etiológica.

A hipoglicemia neonatal, por apresentar características próprias no que se refere ao rastreamento, diagnóstico e prognóstico, é abordada com detalhes em seção específica deste livro. Da mesma forma, os dados clínicos de várias doenças que cursam com hipoglicemia, como, por exemplo, hipotireoidismo, mucoviscidose, hepatites infecciosas, glicogenoses, galactosemia, frutosemia etc., estão expostos em outros capítulos. Algumas provas específicas, fundamentais para o diagnóstico de certas doenças hipoglicêmicas, também devem ser procuradas nas várias seções correspondentes.

METABOLISMO DA GLICOSE E MECANISMOS REGULADORES DA GLICEMIA

A glicose é praticamente a única forma de transporte e utilização dos carboidratos. Sua digestão fornece três dissacarídeos fundamentais, sacarose, maltose e lactose, cuja hidrólise origina, por sua vez, os monossacarídeos glicose, frutose e galactose (cada molécula de sacarose fornece uma molécula de glicose e uma de frutose; cada molécula de maltose fornece duas de glicose; cada molécula de lactose fornece uma molécula de glicose e uma de galactose). A absorção dos monossacarídeos faz-se de dois modos: absorção ativa de substâncias isoladas e absorção passiva de todos eles por difusão através de membrana mucosa em virtude de gradientes osmóticos. O primeiro modo faz-se contra o gradiente de osmolaridade (ativo), garantindo a absorção mais rápida dos três monossacarídeos.

A glicemia é mantida dentro de limites normais graças a um conjunto de forças hipo e hiperglicemiantes. As hipoglicemiantes são representadas fundamentalmente por: a) oxidação ou metabolização, estimulada pela insulina e tireóide, aumentando pela atividade muscular e febre; b)armazenamento hepático sob a forma de glicogênio, estimulado pela insulina, oxigênio e níveis hiperglicêmicos; e c) excreção renal, estimulada pela hiperglicemia.

As grandes forças hiperglicêmicas fisiológicas são representadas pela passagem de glicose do fígado para o sangue, estimuladas pelo glucagon, adrenalina, hormônio de crescimento, níveis hipoglicêmicos e pela absorção intestinal de glicose.

Em crianças, a capacidade de depósito de glicogênio em fígado e músculo é menor que a do adulto, conseqüentemente, as reservas de glicogênio sustentam as necessidades por um tempo menor. A capacidade de armazenamento de lipídeos, porém, é incomparavelmente maior.

A representação esquemática e simplificada do metabolismo da glicose e os dados fundamentais relativos à glicemia são apresentados na figura 2.19.

HOMEOSTASE DA GLICOSE

Após a ingestão de alimentos, ocorre suprimento de glicose para as necessidades de vários órgãos e tecidos, sendo a oxidação da glicose regida pela insulina, que é o hormônio dominante da fase "alimentar" da homeostase. A alimentação fornece carboidrato, gordura e proteína, que são *digeridos* e *absorvidos* na presença de uma fun-

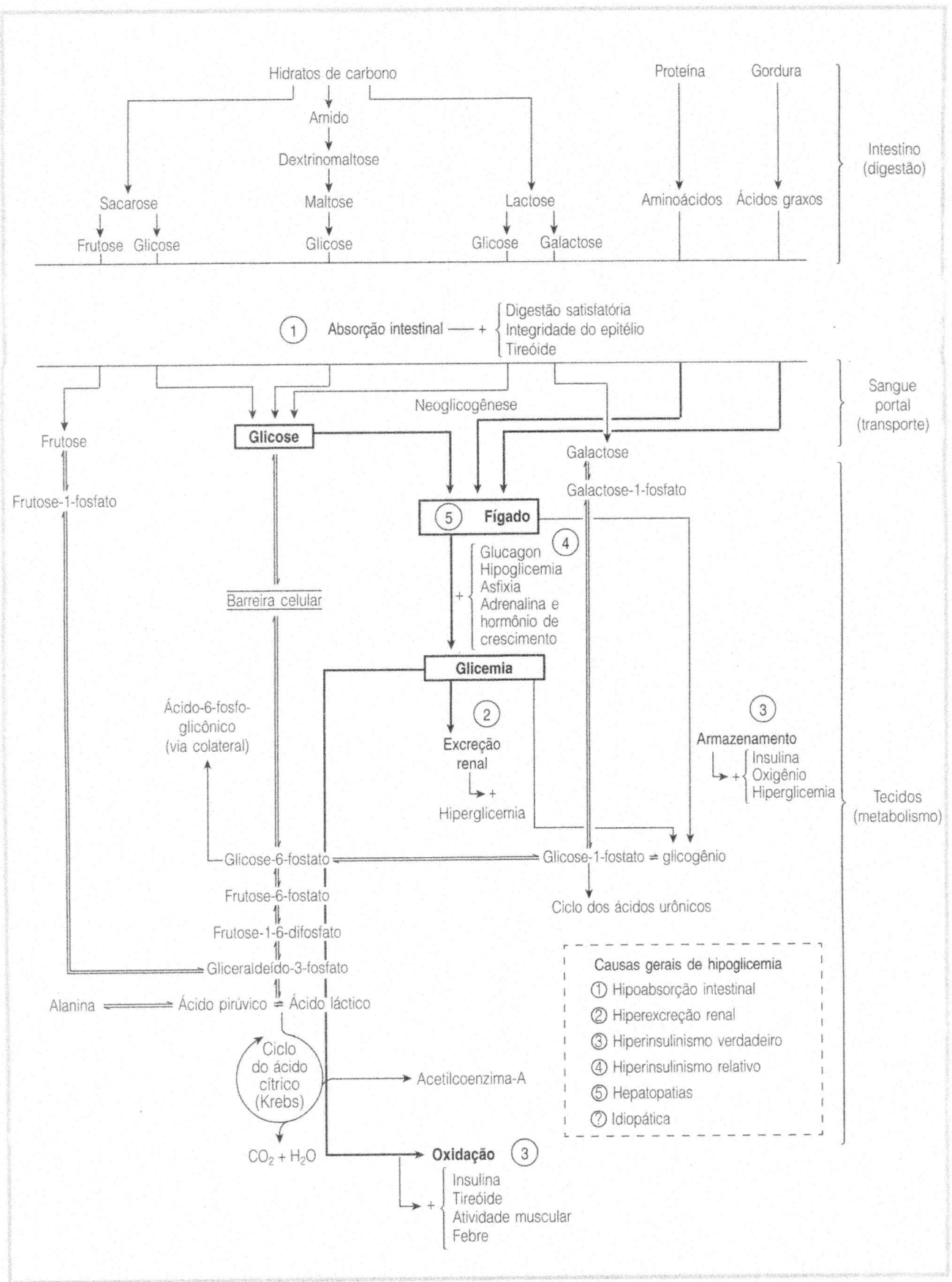

Figura 2.19 – Representação esquemática e simplificada do metabolismo da glicose e dados básicos relativos à glicemia. O sinal + indica ação favorável.

ção competente do trato gastrintestinal, pâncreas e fígado. A glicose é então armazenada, sob a forma de glicogênio, em fígado e músculo; os aminoácidos, incorporados às proteínas, e os lipídeos, captados pelo fígado e transportados, sob a forma de lipoproteína, ao tecido adiposo. A neoglicogênese, a glicogenólise e a lipólise estão inibidas nessa fase, sob a ação da insulina, enquanto o transporte de aminoácidos para a célula está aumentado, a fim de promover a síntese protéica.

Durante o desjejum, inicia-se a cisão do glicogênio. O mecanismo da glicogenólise começa pela enzima fosforilase, estimulado pela epinefrina e glucagon, por meio da ativação da adenilciclase. Após a depleção das reservas de glicogênio, inicia-se a neoglicogênese, a partir de vários precursores, aminoácidos de proteínas de músculos esqueléticos, lactato e glicerol. A neoglicogênese é estimulada pelo hormônio de crescimento e pelo cortisol. Nessa fase, diminui a captação periférica da glicose, sendo a produção hepática dirigida preferencialmente para os tecidos consumidores obrigatórios de glicose, como o sistema nervoso central.

Após algumas horas da última refeição, a lipólise fornece ácidos graxos livres e glicerol. Os primeiros podem ser utilizados diretamente por tecidos como coração, músculo e rins e oxidados no fígado para fornecer energia com a formação de corpos cetônicos, acetoacetato e beta-hidroxibutirato.

CLASSIFICAÇÃO DAS HIPOGLICEMIAS

I. Neonatal (persistente) e do lactente jovem
A) Diminuição da produção ou da liberação de glicose hepática
  1. Defeitos da neoglicogênese
    a) Intolerância hereditária à frutose (deficiência de frutose-1-fosfato-aldolase)
    b) Deficiência de fosfoenolpiruvato carboxilase
  2. Defeitos da glicogenólise
    a) Doença de Von Gierke (deficiência de glicose-6-fosfatase ou glicogenose tipo I)
    b) Deficiência de amilo-1-6-glicosidase, enzima desramificadora (glicogenose tipo III)
    c) Deficiência de fosforilase e fosforilase-cinase
  3. Falta de síntese de glicogênio
    a) Deficiência de glicogênio-sintetase
  4. Galactosemia
B) Diminuição da produção de fontes energéticas alternativas
  1. Defeitos na oxidação de ácidos graxos
  2. Defeitos na cetogênese
C) Produção diminuída e/ou limitação de substrato
  1. Deficiências hormonais
    a) Hipopituitarismo
    b) Deficiência do hormônio de crescimento
    c) Insuficiência primária da supra-renal
    d) Hipotireoidismo
    e) Deficiência de glucagon
    f) "Medular da supra-renal não-responsiva"
D) Aumento da utilização
  1. Hiperinsulinismo endógeno
    a) Nesidioblastose
    b) Hiperplasia ou adenoma pancreático
    c) Síndrome de Beckwith-Wiedemann
    d) Neoplasia extrapancreática
    e) Hipoglicemia leucino-sensível
  2. Hiperinsulinismo exógeno
    Uso indevido de insulina ou hipoglicimiante oral

II. Na criança maior (geralmente após 1 ano de idade)
A) Diminuição da produção de glicose
  1. Doença hepática grave (hepatite fulminante, síndrome de Reye)
  2. Drogas e toxinas (salicílatos, sulfoniluréia, álcool, propranolol)
  3. Deficiências enzimáticas
B) Produção diminuída ou limitação de substrato
  1. Hipoglicemia cetótica (incluindo problemas hormonais, enzimáticos e hipoalaninemia)
  2. Hipoglicemia tipo epinefrina-deficiente
  3. Deficiência de hormônio de crescimento
  4. Deficiência de cortisol ou ACTH
  5. Deficiência de glucagon
C) Aumento da utilização
  1. Hiperinsulinismo
    a) Tumores pancreáticos
    b) Uso de insulina ou hipoglicemiante oral
  2. Neoplasias extrapancreáticas
D) Hipoglicemia reativa
E) Outras condições clínicas
  1. Desnutrição grave
  2. Diarréia e intolerância a monossacarídeo
  3. Sepse
  4. Cardiopatia congênita
  5. Tratamento de fenilcetonúria com dieta pobre em fenilalanina
  6. Distrofia muscular progressiva
  7. Exercício físico prolongado

QUADRO CLÍNICO

As manifestações gerais da hipoglicemia são quase sempre inespecíficas e apresentam grande variabilidade em função do grau, da duração e da velocidade de instalação, mas cada criança, geralmente, tem suas manifestações clínicas estereotipadas. Os sinais e os sintomas são classicamente divididos em dois grandes grupos: os devidos à resposta adrenalínica pela instalação rápida da hipoglicemia (inquietude, fraqueza e tremores das extremidades, instabilidade emocional, fome, palidez, taquicardia, sudorese e dilatação das pupilas) e os devidos à hipoglicemia propriamente dita, de natureza psíquica (inquietude, confusão mental, instabilidade emocional, alterações da personalidade, terrores noturnos, dificuldade de concentração), muscular (fraqueza e cansaço fácil) ou neurológica (distúrbios visuais e de linguagem, cefaléia, convulsões tonicoclônicas, hiper-reflexia osteotendínea, monoplegia, hemiplegia, paraplegia e coma). De modo geral, a resposta adrenalínica, as manifestações psíquicas e neurológicas representam, respectivamente, estados hipoglicêmicos leves, moderados e intensos. A longo prazo, dependendo da freqüência das crises, poderão ocorrer atraso de crescimento e deficiência mental permanente.

DIAGNÓSTICO CLÍNICO E LABORATORIAL

Os dois aspectos mais importantes são o reconhecimento da condição de hipoglicemia e sua investigação etiológica. Hipoglicemia como doença deve ser investigada em crianças que apresentam atraso do crescimento e/ou debilidade mental e/ou síndrome convulsiva de causa não esclarecida. Os dados mais preeminentes em Pediatria, que obrigam a pensar em hipoglicemia como hipótese diagnóstica, são os seguintes: perturbações sensoriais acompanhadas de fraqueza e tremores, principalmente pela manhã, antes da primeira refeição; crises paroxísticas de taquicardia e sudorese;

fome excessiva; convulsões; palidez; cianose; hipotermia e estados comatosos. Estabelecida a hipótese de hipoglicemia, a confirmação poderá ser obtida pela determinação da glicemia de jejum. Entretanto, não basta esta glicemia para confirmar a hipótese, pois, em alguns tipos clínicos, aquela pode ser normal. Nessas eventualidades, a prova de tolerância à glicose pode revelar a existência efetiva de hipoglicemia, bem como propiciar dados para o diagnóstico etiológico.

Hiperinsulinismo verdadeiro funcional ou por hiperplasia, hipertrofia ou tumor das células beta do pâncreas são causas muito raras de hipoglicemia infantil. Existe também um tipo de hipoglicemia considerada familiar, conseqüente a um defeito metabólico congênito, desencadeado por certos aminoácidos (1-leucina e 1-isoleucina), que estimulam, em certos indivíduos, as células beta, aumentando a secreção de insulina. A sintomatologia tem início antes do primeiro ano de vida e desencadeia-se após refeições de alto teor protéico; a criança torna-se *pálida, sonolenta* e com sudorese, logo a seguir surge discreta cianose e eventualmente convulsão generalizada, controlável pela administração de glicose intravenosa. Em se tratando de um estado de hiperinsulinismo, os pacientes têm alta sensibilidade ao teste de tolerância à insulina, bem como à tolbutamida. O diagnóstico pode ser estabelecido pelo teste de tolerância à 1-leucina. Essa prova é normal em todas as outras hipoglicemias que não a leucina-induzida, na qual se verifica diminuição de mais de 50% do valor de jejum.

A leucino-sensibilidade já foi considerada freqüente e, inclusive, cogitada como tendo base genética. Parece provável, porém, que a sensibilidade à leucina seja uma característica comum a estados em que existe uma alteração patológica das células beta, como hiperplasia persistente, nesidioblastose ou adenoma insular, não se podendo considerá-la como uma entidade isolada.

Hiperinsulinismo relativo ocorre nos estados e que há hipofunção das células alfa do pâncreas, com produção de glucagon diminuída, uma das substâncias antagônicas da insulina. A hipoglicemia adrenalino-deficiente deve-se a uma insuficiência da medular da supra-renal, no sentido de secretar adrenalina nos estados hipoglicêmicos. Tal secreção é necessária para ativar a glicogenólise, aumentando, assim, a glicemia.

A hipoglicemia cetótica é, atualmente, a forma mais freqüente das hipoglicemias espontâneas da infância. Clinicamente, apresenta-se em surtos de cetonúria, acompanhados de hipoglicemia clínica e laboratorial. Incide sobre 1 e 6 anos de idade, com predomínio no sexo masculino. A denominação dessa hipoglicemia sugere que o metabolismo das cetonas seja um fator patogênico, mas isso parece não ocorrer. A presença de corpos cetônicos em sangue e urina apenas documenta a rápida e eficiente utilização das gorduras como fonte de energia, pela incapacidade na utilização da glicose. Esta pode ocorrer por deficiência de hormônio de crescimento, de ACTH, insuficiência supra-renal e deficiências enzimáticas, como de frutose-1-6-difosfatase e outras. Hipoglicemia cetótica é, portanto, uma síndrome em que essas deficiências têm de ser pesquisadas. Em algumas crianças, em que os defeitos hormonais ou enzimáticos não puderam ser identificados, é possível encontrar baixos níveis séricos de alanina, em condições de jejum. Isso sugere um prejuízo da neoglicogênese protéica, admitindo-se a possibilidade de uma deficiência de substrato protéico ou um defeito enzimático não identificado na proteólise ou em outra etapa da neoglicogênese.

QUADRO LABORATORIAL

Níveis patológicos de glicemia de jejum são mais freqüentes nos grupos de hipoabsorção e nos distúrbios dos mecanismos reguladores que dizem respeito ao fígado, à hipófise e à supra-renal. A determinação da glicemia a cada 1 ou 2 horas, durante 24 horas, é fundamental para se distinguir os estados hipoglicêmicos permanentes (próprios do hiperinsulinismo verdadeiro) dos quadros ocasionais recorrentes (próprios do hiperinsulinismo relativo). Esse procedimento também permite verificar se há períodos do dia em que a hipoglicemia é mais intensa, como se esperaria nas hipoglicemias por hiperatividade pancreática ou leucino-sensíveis.

Na tabela 2.17 apresentamos os testes importantes em sangue e urina para o diagnóstico etiológico da hipoglicemia.

Tabela 2.17 – Testes em sangue e urina para o diagnóstico etiológico da hipoglicemia.

Sangue	Valores normais
Glicose	40mg/dl
Insulina	5µU/ml
Cortisol	12mcg/dl
Hormônio de crescimento	7ng/ml
Beta-hidroxibutirato	1,5mM
Lactato	1-2mM
Piruvato	0,1-0,2mM
Glicerol	0,1-0,3mM
Alanina	0,2-0,4mM
Ácidos graxos livres	0,5-3mM
Urina	Valores normais
Corpos cetônicos	Negativo
Substâncias redutoras	Negativo
Epinefrina	0,5-8mcg/24h

A maioria das crianças hipoglicêmicas tem sintomas clínicos durante o jejum, espontâneo ou provocado. Este último não está indicado se o jejum normal de uma noite, por exemplo, provoca glicemia inferior a 40mg/dl. Se isso não ocorre, uma prova de jejum pode ser realizada, com obtenção de sangue para glicemia, insulina, ácidos graxos, corpos cetônicos, a cada 2 a 3 horas, durante um jejum de 16 a 24 horas, conforme a idade do paciente. Qualquer sintoma ou nível de glicose inferior a 40mg/dl levará à cessação da prova. Quando há hiperinsulinismo orgânico, a hipoglicemia de jejum decorre com baixas concentrações de ácidos graxos livres e cetonas (pela ação da insulina inibidora da lipólise). Quando a hipoglicemia é devida a uma redução da produção hepática de glicose, seja por defeito da glicogenólise, seja da neoglicogênese, a hipoglicemia transcorrerá quase sempre com níveis elevados de cetonas e ácidos graxos livres. Caso seja possível colher sangue para dosagem de cortisol, hormônio de crescimento e substratos de neoglicogênese (lactato, piruvato, glicerol e alanina), uma visão global dos defeitos envolvidos geralmente é possível. Baixos níveis de alanina juntamente com corpos cetônicos (urinários ou plasmáticos) elevados configuram hipoglicemia cetótica. Baixos níveis de cortisol ou hormônio de crescimento sugerem hipopituitarismo ou insuficiência primária da supra-renal. Uma relação insulina/glicose maior que 0,5 é diagnóstica de hiperinsulinismo. Insulina mensurável, na vigência de glicemia menor que 40mg/dl, também tem o mesmo significado.

O teste oral de tolerância à glicose permite verificar quais os casos que têm problema de absorção (elevação pouco acentuada), de hiperatividade funcional (queda importante em algum período da prova) ou hiperinsulinismo verdadeiro (níveis iniciais muito baixos, com tendência a assim permanecerem durante toda a prova). A determinação da insulina imunologicamente ativa é fundamental, ao lado das dosagens da glicemia.

TRATAMENTO

O tratamento da hipoglicemia comporta duas fases distintas: retirar o paciente da crise hipoglicêmica e, estabelecido o diagnóstico etiológico, realizar o tratamento para evitar a repetição de crises.

Toda criança com sintomatologia de hipoglicemia deve receber glicose intravenosa, 2,5ml/kg de solução glicosada a 10%, o que eleva a glicemia em cerca de 35mg/dl. A seguir, ministrar o equivalente a 150% da produção hepática de glicose (5-8mg/kg/min para recém-nascidos e 3-5mg/kg/min para crianças maiores). Caso haja suspeita de hipopituitarismo ou insuficiência de supra-renal, adicionar hidrocortisona. Se existir hiperinsulinismo, o uso de diazóxido (10-25mg/dia) pode ser útil.

O tratamento específico depende do tipo de hipoglicemia. A hipoglicemia cetótica é tratada com dieta rica em carboidratos e proteínas, a curtos intervalos, e essa condição regride espontaneamente aos 8 a 10 anos de idade. Os hiperinsulinismos orgânicos podem ser abordados inicialmente com diazóxido. Os adenomas ou a nesiodioblastose necessitam de pancreatectomia (subtotal ou, eventualmente, total). A hipoglicemia tipo epinefrina-deficiente é tratada com sulfato de epinefrina. O tratamento das deficiências hormonais é realizado pela reposição de hormônios, e o das deficiências enzimáticas geralmente depende de procedimentos dietéticos.

BIBLIOGRAFIA

1. ANTUNES, J.D. et al. – Childhood hypoglycemia: differentiating hyper-insulinemic from nonhyperinsulinemic causes. *J. Pediatr.* **116**:105, 1990. 2. CORNBLATH, M. & SCHWARTZ, R. – *Disorders of Carbohydrate Metabolism in Infancy.* 3rd ed. Boston, Blackwell, 1991. 3. CRYER, P.E. – Glucose homeostasis and hypoglycemia. In Wilson, J.D. & Foster, D.W., eds. *Textbook of Endocrinology.* 8th ed. Philadelphia, Saunders, 1992, p. 1223. 4. DEVASKAR, S.U. & MUCCKLER, M.M. – The mammalian glucose transporters. *Pediatr. Res.* **31**:1, 1992. 5. DRASH, A.L. – Causes of hypoglycemia. In Lifshitz, F., ed. *Pediatric Endocrinology. A Clinical Guide.* New York, Marcel Dekker, 1985, p. 479. 6. HOWANITZ, P.; HOWANITZ, J.A. & HENRY, J.B. – Carbohydrates. In Henry, J.B., ed. *Clinical Diagnosis and Management by Laboratory Methods.* Philadelphia, Saunders, 1991, p. 172. 7. LA FRANCHI, S. – Hypoglycemia of infancy and childhood. *Pediatr. Clin. North Am.* **34**:961, 1987. 8. OWEN, O.E. et al. – Brain metabolism during fasting. *J. Clin. Invest.* **46**:1589, 1986. 9. RAMOS, J.L.A. – Hipoglicemia. In Marcondes, E., ed. *Pediatria Básica.* 8ª ed., São Paulo, Sarvier, 1991, p. 688. 10. RAMOS, J.L.A. – Metabolismo dos hidratos de carbono. In Carrazza, F.R. & Marcondes, E. eds. *Nutrição Clínica em Pediatria.* São Paulo, Sarvier, 1991, p.45. 11. SIEBER, F.E. & TRAYTSMAN, R.J. – Special issues: glucose and the brain. *Crit. Care Med.* **20**:104, 1992. 12. SIZONENKO, P.C. – Hipoglucemias. In Bertrand, J.; Rappaport, R. & Sizonenko, P.C., eds., *Endocrinologia Pediatrica.* Barcelona, Salvat, 1987, p. 601. 13. SPERLING, M.A. – Hypoglycemia. In Nelson, E.W. et al., eds. *Textbook of Pediatrics.* 15th ed., Philadelphia, Saunders, 1995, p. 420. 14. VOLPE, J.J. – Hypoglycemia and brain injury. In Volpe, J.J., ed. *Neurology of the Newborn.* Philadelphia, Saunders, 1987, p. 364. 15. WOO, J. & CANNON, D.C. – Metabolic and inorganic ions. In Henry, J.B. ed. *Clinical Diagnosis and Management by Laboratory Methods.* Philadelphia, Saunders, 1991, p. 140.

| 3 | Diabetes Melito |

NUVARTE SETIAN
DURVAL DAMIANI
VAÊ DICHTCHEKENIAN
THAIS DELLA MANNA

O diabetes melito (DM) é uma situação clínica que reflete um desequilíbrio entre a produção, a ação e as necessidades de insulina. Por envolver o hormônio insulina, que é o mais anabolizante de todos os hormônios, traduz-se em graves desequilíbrios metabólicos, não só implicando os açúcares, como o nome da doença pode sugerir, mas também as proteínas e os lipídeos. Os dois tipos principais de DM são as situações de deficiência absoluta de insulina (DM tipo 1) em que ocorre falta de produção de insulina pelas ilhotas pancreáticas diante das necessidades desse hormônio e das resistências periféricas à ação da insulina, que podem estar associadas a algum grau de deficiência de produção (DM tipo 2). A partir de 1997, a nova classificação do DM passou a excluir termos como DM insulino-dependente ou insulino-independente, anteriormente usados como sinônimos do DM tipos 1 e 2, respectivamente.

Métodos de Biologia Molecular têm trazido grandes contribuições à compreensão da fisiopatologia do DM e têm permitido a compreensão da amplitude de manifestações que essa verdadeira "síndrome diabética" pode apresentar. Se, por um lado, as descompensações agudas de cetoacidose diabética, que se constituem na forma de apresentação em 25% dos *pacientes* diabéticos, colocam em risco agudamente a vida do paciente, são as complicações a longo prazo as "cicatrizes" mais temíveis dessa doença. Uma maior conscientização tanto por parte dos profissionais de saúde quanto dos próprios pacientes diabéticos de que as complicações a longo prazo estão diretamente ligadas ao tipo de controle tem promovido uma drástica mudança nos parâmetros de seguimento desses pacientes, deixando-se de lado a noção fatalista de que, uma vez diabético, o paciente estará inexoravelmente condenado às complicações micro e macrovasculares, renais, neurológicas, visuais, tornando-o inválido em curto espaço de tempo. Graças ao trabalho desenvolvido pelo DCCT (Diabetes Control and Complications Trial), ficou claro que o controle mais rigoroso do paciente diabético resulta em menor taxa de complicações e em reversão de algumas complicações já instaladas (DCCT). O papel do pediatra e do endocrinologista pediátrico na manutenção de um equilíbrio metabólico adequado é absolutamente fundamental, e temos a grande responsabilidade de preservar o paciente diabético para que, no momento em que tratamentos definitivos de cura da doença se fizerem disponíveis, não sejamos responsabilizados por um estado tão deteriorado que tal paciente não terá condições de se beneficiar dessa cura, o que seria simplesmente trágico.

CLASSIFICAÇÃO

A classificação e os critérios diagnósticos mais empregados no DM datam de 1979 e foram definidos por um grupo de especialistas sob o patrocínio do NIH (National Institutes of Health – EUA), referendados em 1980 pela Organização Mundial de Saúde.

Recentemente, formou-se um novo comitê patrocinado pela Associação Americana de Diabetes (ADA) em conjunto com o NIH, com o objetivo de atualizar a classificação à luz de novos achados fisiopatológicos. Tal classificação foi apresentada na 57ª Reunião Anual da American Diabetes Association em Boston e publicada na revista *Diabetes Care* em 1997. As principais modificações introduzidas nessa nova classificação são:

1. Eliminar os termos "diabetes melito insulino-dependente (IDDM)" e "diabetes melito insulino-independente (NIDDM)".

2. Manter os termos "tipo1" e "tipo 2", utilizando-se algarismos arábicos no lugar dos romanos.

3. O diabetes melito tipo 1 caracteriza-se pela destruição das células pancreáticas, o que acarreta uma deficiência absoluta de insulina. Pode ser mediada por processos imunes ou ser idiopática.

4. O diabetes melito tipo 2 caracteriza-se por resistência periférica à ação da insulina e usualmente apresenta uma deficiência parcial na produção de insulina. Pode predominar a resistência à insulina ou a produção deficiente de insulina.

5. Introduziu-se a terminologia "glicemia de jejum alterada" – IFG ("impaired fasting glucose") para referir-se a indivíduos em que o nível glicêmico de jejum é superior a 110mg/dl mas inferior a 126mg/dl (o nível superior de normalidade da glicemia passa a ser 110mg/dl). Pemanece a situação de "tolerância alterada à glicose" – IGT ("impaired glucose tolerance"), definida como um valor glicêmico superior ou igual a 140mg/dl e inferior a 200mg/dl no teste de *tolerância à glicose*. Tanto IFG como IGT representam estágios metabólicos da alteração da homeostase glicêmica, sendo fatores de risco para o desenvolvimento futuro de DM.

O quadro 2.29 mostra a classificação do DM segundo a ADA/NIH, 1997.

Quadro 2.29 – Classificação do DM segundo os critérios da American Diabetes Association e National Institutes of Health, 1997.

I – Diabetes melito tipo 1

II – Diabetes melito tipo 2

III – Outros tipos específicos

    A) Defeitos genéticos da célula β (MODY1, MODY2, MODY3)

    B) Defeitos genéticos da ação da insulina (leprechaunismo, resistência à insulina tipo A etc.)

    C) Doenças do pâncreas exócrino (pancreatites, traumatismo, mucoviscidose, hemocromatose etc.)

    D) Endocrinopatias (acromegalia, gigantismo, síndrome de Cushing, feocromocitoma, glucagonoma etc.)

    E) Induzido por drogas ou substâncias químicas (diazóxido, vacor, pentamidina, ácido nicotínico)

    F) Infecções (rubéola congênita, citomegalovírus etc.)

    G) Formas incomuns de diabetes imunomediados ("stiff-man syndrome", anticorpos anti-receptor de insulina)

    H) Outras síndromes genéticas associadas ao diabetes (síndromes de Down, Klinefelter, Turner, Wolfram etc.)

IV – Diabetes gestacional

MODY = "maturity-onset diabetes of the young".

O DM tipo 1 é a doença endocrinometabólica mais comum da infância, com incidência anual de 15 casos novos por 100.000 habitantes por ano, nos Estados Unidos. Ocorre grave insulinopenia, que torna tais pacientes absolutamente dependentes de insulina exógena, sob pena de desenvolver as temíveis complicações associadas à cetoacidose diabética. Embora freqüente na faixa etária pediátrica (o que lhe valeu por muito tempo a designação de diabetes juvenil), pode também ocorrer no adulto. Sua associação com alguns antígenos de histocompatibilidade leucocitária (HLA), bem como o desenvolvimento de anticorpos antiilhota, anti-GAD (descarboxilase do ácido glutâmico) e antiinsulina colocam-na claramente como uma doença de auto-imunidade e chamam a atenção para a possível associação com outras doenças de auto-agressão, particularmente agredindo a glândula tireóide (em 20% dos casos), as adrenais, entre outras.

O DM tipo 2 surge, em geral, no adulto e caracteriza-se por resistência aumentada à ação da insulina, podendo coexistir com graus de deficiência pancreática de produção de insulina. São quadros que usualmente não cursam com cetoacidose, o que os diferencia do DM tipo 1, mas, em situações de estresse, particularmente infecções, a cetoacidose pode desenvolver-se. O DM tipo 2 não é uma entidade única, podendo ser causado por mutação no gene da gli-

cocinase, o que eleva o limiar glicêmico necessário para a liberação de insulina. Esse defeito é usualmente associado ao MODY ("maturity-onset diabetes of the young", ou seja, uma forma de diabetes tipo 2 no jovem). Defeito no gene que codifica o transportador de glicose na célula β (GLUT-2 – "glucose transporter"), defeito na enzima glicogênio-sintetase, defeitos no receptor de insulina, defeitos em genes mitocondriais, todos podem levar a uma forma de DM tipo 2. Na classificação atual, o MODY está separado no grupo de "defeito genético da célula β", enquanto os defeitos de receptor ficam no grupo de "defeitos genéticos da ação da insulina".

INCIDÊNCIA

A incidência do DM tipo 1 é bastante variável nas várias partes do mundo, indo de 0,7/100.000 no Paquistão até 34,9/100.000 na Finlândia, ou seja, uma variação de 50 vezes de um extremo ao outro. Na América do Sul, os dados disponíveis de incidência mostram uma variação de 0,8/100.000 no Paraguai a 8,2/100.000 em Montevideo (Uruguai), sendo a incidência em São Paulo (dados coletados de três centros) de 3,6/100.000. Nos EUA, ocorre uma incidência de 15 novos casos por 100.000 habitantes de menos de 18 anos por ano, o que representa 10.000 casos novos todos os anos. A prevalência é de 1:400 jovens com idade inferior a 18 anos de idade, o que significa um custo de bilhões de dólares anuais, além da mortalidade associada principalmente a graves descompensações da cetoacidose diabética e da morbidade representada por alterações micro e macrovasculares, representadas por retinopatia, nefropatia, neuropatia, doença coronariana, doença vascular periférica, gangrena.

FISIOPATOLOGIA

Várias são as evidências de auto-imunidade na gênese do DM tipo 1:

1. Processo inflamatório nas ilhotas pancreáticas (insulite).

2. Anticorpos antiilhota ocorrem em 80-90% dos casos, e anticorpos antiinsulina, sem exposição prévia à insulina exógena, em 30-40% no momento do diagnóstico clínico.

3. Em 80-90% dos casos, um anticorpo dirigido a um componente celular da célula da ilhota pancreática, com peso molecular de 64.000, tem sido encontrado tanto em seres humanos como em modelos animais, como o rato BB e NOD ("non-obese diabetic"). Tal anticorpo tem sido caracterizado como antidescarboxilase do ácido glutâmico (anti-GAD). Tal anticorpo também tem sido encontrado em distúrbio neurológico raro, conhecido como "stiff-man syndrome", no qual o DM tipo 1 freqüentemente ocorre.

4. Aumento em linfócitos K ("killer") e na relação linfócitos "helper"/linfócitos "suppressors" tem evidenciado distúrbios nos linfócitos T.

5. A presença de HLA DR3/DR4 (Fig. 2.20) confere um risco aumentado 8 a 10 vezes de desenvolver DM tipo 1. A ausência de ácido aspártico (Asp/neg) na posição 57 da cadeia β do DQ confere um risco ainda maior. Ausência homozigótica de ácido aspártico em ambos os alelos confere um risco relativo de 100 vezes para DM tipo 1. A variação na incidência mundial de DM tipo 1 é perfeitamente correlacionada à distribuição dos alelos Asp/neg na população. Além disso, arginina na posição 52 da cadeia α do DQ confere marcada suscetibilidade ao diabetes. Tais aminoácidos estão em posição crítica na molécula de HLA para a apresentação do antígeno e conseqüente desencadeamento do processo de auto-imunidade.

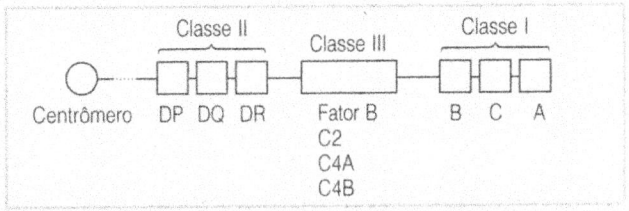

Figura 2.20 – Região do HLA sobre o braço curto do cromossomo 6.

Uma vez que se tenha essa predisposição genética, os fatores desencadeantes podem iniciar o processo de destruição das células das ilhotas. Tais fatores podem incluir infecções virais (epidemias de caxumba, rubéola, Coxsackie vírus B4 têm sido relatadas). É possível que tais vírus induzam a uma lesão inicial da célula β e, a partir daí, o sistema imune se ativa ou, alternativamente, os vírus podem compartilhar algum antígeno comum às células das ilhotas e, no momento em que o sistema imune os agride, estará afetando, por semelhança imunológica, as células das ilhotas. Muitos pacientes com DM tipo 1 apresentam anticorpos da classe IgG contra a albumina sérica bovina (BSA), um peptídeo de 17 aminoácidos que existe na membrana das células das ilhotas. Alguns autores tentaram relacionar o uso precoce de leite de vaca à ocorrência de DM, mas a ausência de imunidade celular ao BSA tem desafiado esse conceito. De forma análoga, a presença de nitrosaminas em carnes em conserva tem sido responsabilizada por DM.

No momento em que começa a agressão à célula β pancreática, um longo período decorre, em que a perda da capacidade de produção de insulina não se acompanha de nenhuma evidência clínica do DM. Quando os sintomas se fazem presentes, já houve destruição de 80 a 90% da massa de células β: nesse ponto, qualquer estresse, infeccioso ou emocional, fará iniciar-se o quadro clínico do DM.

A insulina atua em receptores glicoprotéicos que apresentam duas subunidades α extracelulares e duas subunidades β, intracelulares. A ligação ao receptor é saturável, ocorre com alta afinidade e depende do pH e da temperatura. A subunidade β apresenta atividade tirosina cinase, que lhe confere a capacidade de fosforilar proteínas e responde por muitas das ações da insulina. Os receptores de insulina exibem duas características importantes que merecem ser lembradas e são importantes nas abordagens terapêuticas, especialmente nas cetoacidoses diabéticas: 1. "downregulation" – uma alta concentração de insulina circulante diminui o número de receptores disponíveis (daí as infusões de doses baixas de insulina no tratamento da cetoacidose diabética permitem melhor controle do que doses altas dadas intermitentemente); 2. cooperativismo negativo – a ocupação de um receptor diminui a afinidade dos receptores vizinhos. Uma vez que a insulina se liga ao seu receptor, o complexo receptor-insulina é internalizado na célula, o que pode permitir a ação da insulina no núcleo, e o receptor é reciclado voltando à superfície da membrana celular (Fig. 2.21).

A insulina, por ser um hormônio anabolizante, propicia a síntese protéica, o depósito de glicogênio hepático inibe a glicogenólise, a lipólise tem um papel fundamental na entrada de glicose na célula, exceção feita aos eritrócitos e à célula nervosa, que não necessitam de insulina para receber glicose. Ora, como a grande massa de glicose intravascular entra no tecido muscular para ser queimada e propiciar energia metabólica à célula, na ausência de insulina essa glicose permanece no espaço intravascular, e a célula literalmente "passa fome", não dispondo de substrato para a produção energética. Lembramos ainda que a produção de energia a partir da queima aeróbia da glicose deixa como produtos finais água e gás carbônico, este último eliminado na expiração. A elevação da taxa glicêmica que decorre da não-entrada de glicose nas células passa a exercer efeito osmótico, ultrapassando o limiar renal de reabsorção tubular (que está em torno de 180mg/dl), e isso promove intensa diurese osmótica, levando a graus variados e freqüentemente graves de desidratação. A sede intensa que decorre dessa diurese aumentada visa repor o volume circulante. Com a perda de açúcar na urina, a perda de potássio também é intensa. A perda de açúcar leva à fome intensa, pelo menos em uma fase inicial, mas o não-aproveitamento da glicose leva à perda de peso. O organismo lança mão, então, de substratos lipídicos para buscar neles a fonte energética de que necessita. Ocorre, no entanto, que, da queima de ácidos graxos, os produtos finais são ácidos β-hidroxibutírico e acetoacético, que contribuem para a acidose metabólica que tais pacientes apresentam. A baixa de perfusão tecidual acrescenta um componente de acidose láctica a esse processo, de modo que caminhamos rapidamente para o grave quadro de cetoacidose diabética, definida como glicemia superior a 300mg/dl, acidose metabólica, com pH < 7,1 ou bicarbonato sérico inferior a 15mEq/l e presença de cetonemia. Esse qua-

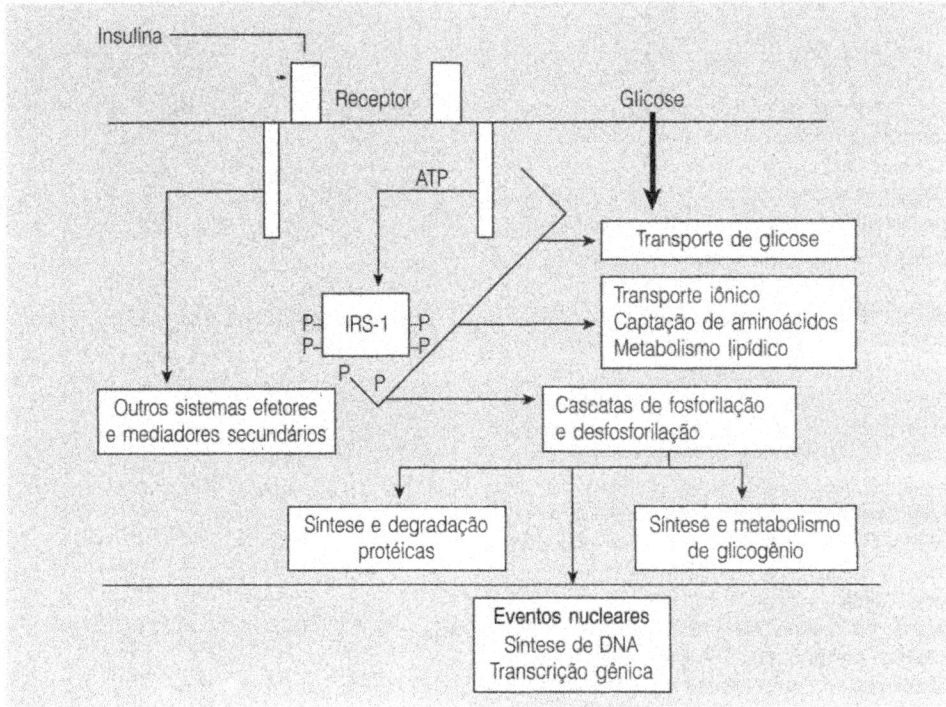

Figura 2.21 – Representação esquemática das ações desencadeadas pelo acoplamento da insulina ao seu receptor glicoprotéico (Cheatham e Kahn, 1995). IRS-1 = "insulin receptor substrate 1"; P = fosfato.

dro fisiopatológico deve estar claro na mente de quem inicia o tratamento de uma criança com cetoacidose diabética, pois o caminho de volta à normalidade pressupõe a correção de todos esses desequilíbrios e deve respeitar uma cronologia adequada, já que correções intempestivas provocam mais malefícios do que benefícios. Devemos lembrar sempre que o quadro de cetoacidose diabética decorreu após algum tempo de produção insuficiente de insulina, e o paciente veio lançando mão de mecanismos de defesa que levam algum tempo para ser desativados. Uma correção rápida da hipertonicidade sérica que tais pacientes apresentam propiciaria a entrada de grandes volumes de água para o sistema nervoso central, com edema cerebral e morte. Como será visto adiante neste capítulo (Tratamento da cetoacidose diabética), as correções devem ser cautelosas e não intempestivas, propiciando ao metabolismo atingir novos pontos de equilíbrio e voltar gradualmente à normalidade.

QUADRO CLÍNICO

O quadro clínico do DM tipo 1 depende da idade em que a doença incide: a apresentação mais típica, com poliúria, polidipsia, polifagia e perda de peso é mais comum em crianças maiores. Em crianças com idade inferior a 3 anos, muitas vezes os sintomas não são tão claros ou são difíceis de ser avaliados. Uma criança que ainda usa fralda pode ter poliúria, mas é difícil avaliá-la ou detectá-la. Em crianças no primeiro ano de vida, irritabilidade, desconforto, agitação, podendo progredir a torpor e coma, podem ser detectados e o diagnóstico de DM pode não ficar evidente em um primeiro momento. Sempre que uma criança já tenha controle esfincteriano mas volta a apresentar enurese, a suspeita de DM deve ser levantada. Muitas vezes, tal sintoma é atribuído a distúrbios emocionais, e o quadro segue sem diagnóstico até a instalação de cetoacidose diabética. Infecções de pele (piodermites) repetidas, moniliíase vaginal e/ou vulvar também devem chamar a atenção para o diagnóstico. Em um quadro de cetoacidose diabética, a acidose metabólica evidencia-se pela respiração acidótica (Kussmaul) e por um hálito cetônico, comparado ao odor de maçã verde. A desidratação é, em geral, equivalente a uma perda de 10% do peso, e, por ser hipertônica, clinicamente menos evidente, ou seja, quando se calcula a reidratação, muitas vezes, o cálculo é subestimado, estando a criança mais depletada em volume do que parecia clinicamente. Nunca se deve deixar de procurar um foco infeccioso como causa da descompensação, e a alteração mental (obnubilação, torpor e coma) pode decorrer de um quadro meníngeo e não do desequilíbrio metabólico: sempre que o quadro mental não melhora com a volta gradual da criança ao seu estado metabólico normal, suspeite de meningite associada.

DM antes dos 6 meses de idade é incomum. Em crianças pequenas para a idade gestacional, pode desenvolver-se um DM transitório, em geral sem cetose, que tende a regredir em semanas ou meses, mas que necessita, na sua fase de descompensação glicêmica, do uso de insulina. Parece que, nesses casos, há atraso na maturação das ilhotas pancreáticas e, usualmente, não se desenvolve DM permanente. Raramente, a agenesia pancreática pode ser responsável por um DM bastante precoce. Síndromes de resistência a insulina (leprechaunismo por exemplo, caracterizado por restrição de crescimento intra-uterino, hipoglicemia de jejum e hiperglicemia pós-prandial, associadas a uma enorme resistência a insulina) podem manifestar-se precocemente como DM.

DIAGNÓSTICO DIFERENCIAL

Síndrome de Fanconi ou outros distúrbios tubulares podem cursar com glicosúria e confundir o diagnóstico com DM. Os quadros de gastroenterocolite podem cursar com acidose e desidratação, mas a ausência de hiperglicemia nessas situações descarta o DM como etiologia. Pacientes que tenham tolerância alterada à glicose, em situações de estresse, emocional ou infeccioso, podem apresentar hiperglicemia e confundir o diagnóstico com um DM instalado. São, em geral, quadros passageiros que desaparecem com a regressão do processo de base, mas tais pacientes devem ser monitorizados a longo prazo, já que podem, a qualquer momento, desenvolver DM.

O diabetes insípido caracteriza-se por falta de hormônio antidiurético, com profusa diurese com baixa osmolaridade e ausência de glicosúria ou de hiperglicemia. São quadros que se seguem a manipulações de sistema nervoso central (neurocirurgias) ou a doenças infiltrativas, como as histiocitoses de células de Langerhans.

Intoxicação salicílica pode apresentar-se com substâncias redutoras na urina, com resultados falso-positivos para glicose, mas a história esclarece a etiologia, e o quadro não é persistente, desde que a diurese vai eliminando o salicilato ingerido.

Traumatismos de crânio podem cursar com algum grau de hiperglicemia e glicosúria, geralmente leves. A alteração respiratória decorrente de lesão cerebral pode, em um primeiro momento, colocar dúvidas se se trata de respiração acidótica.

DIABETES MELITO TIPO 2 NA ADOLESCÊNCIA

A criança portadora de DM tem sua doença controlada principalmente pelos cuidados dos pais e ingressa na puberdade preparada por esse esquema limitado de cuidados, o que torna difícil sua readaptação diante das alterações hormonais e metabólicas que estão ocorrendo. O controle nessa fase é crítico, uma vez que podem surgir manifestações precoces de complicações crônicas.

Embora a forma mais freqüente da doença no adolescente ainda seja o DM tipo 1, menos freqüentemente o adolescente pode assumir a forma do DM tipo 2. Considera-se DM tipo 2 qualquer forma de DM em que a insulinoterapia não é necessária para a sobrevida do adolescente, embora ela seja, muitas vezes, utilizada para um controle glicêmico adequado. No DM tipo 2, a cetoacidose ocorre raramente. Seus portadores não apresentam marcadores auto-imunes de destruição das células β como anticorpos antiilhotas ou auto-anticorpos antiinsulina. Contudo, a presença, embora rara, desses marcadores ou o acometimento da cetoacidose não excluem o DM tipo 2.

O diagnóstico de DM tipo 2 deve basear-se na presença mantida de secreção insulínica pancreática. O DCCT (The Diabetes Control and Complications Trial) estabeleceu os seguintes critérios para o diagnóstico: avaliação do peptídeo C antes e após 90 minutos de estimulação com refeição-padrão de Sustacal (produto comercial contendo carboidrato, proteína e gordura). Se os valores basais forem superiores a 0,6ng/ml (0,2nmol/l) e superiores a 1,5ng/ml (0,5nmol/l) aos 90 minutos, após os dois primeiros anos da doença, deve-se suspeitar de DM tipo 2, pois o peptídeo C pode persistir no DM tipo 1 por no máximo dois anos após a doença.

Epidemiologia

Cerca de 2 a 3% das crianças portadoras de DM têm DM tipo 2, e aproximadamente 33% dos adolescentes diabéticos têm DM tipo 2.

Fatores de risco que aumentam a probabilidade de aparecimento de DM tipo 2 incluem: obesidade, história familiar e presença de *acantose nigricans* ao exame físico. A presença de *acantose nigricans* pode ser uma manifestação de hiperinsulinismo que, por sua vez, é também um fator de risco para o aparecimento do DM tipo 2. Essa doença dermatológica consiste de hiperpigmentação com espessamento da pele e pregas irregulares em áreas de flexão.

Outro fator de risco é hiperinsulinismo fetal provocado pelo diabetes gestacional materno. Essas crianças, na adolescência, apresentam teste de tolerância à glicose alterados em cerca de 20%.

Fisiopatologia do DM tipo 2

Tem como ponto central a secreção inadequada da insulina que se torna incapaz de manter níveis normais de glicemia. A manutenção de níveis glicêmicos normais é garantida pelas células β do pâncreas, síntese e liberação da insulina, ligação da insulina aos receptores celulares, ativação das funções pós-receptores, garantindo captação, metabolismo e armazenamento da glicose e diminuição da produção da glicose hepática. O DM tipo 2 poderá surgir se houver falhas em qualquer uma das passagens relacionadas.

A hiperglicemia pode surgir devido a uma resistência periférica (músculo, tecido adiposo) à insulina, ou por uma produção excessiva de glicose hepática, ou ainda por secreção diminuída de insulina.

Classificação

A forma clássica de acometimento precoce do DM tipo 2 é a mais freqüente. Ocasionalmente, o DM surge no adolescente compondo uma situação genética rara, como pode ocorrer na fibrose cística, na doença de Cushing e outras (Quadro 2.30).

Quadro 2.30 – Classificação do DM tipo 2.

Alterações da insulina	Exemplos	Características
Secreção deficiente	MODY	Secreção inadequada? Resistência periférica? Obesidade freqüente
Resistência	Síndrome HAIR-AN	Hiperandrogenismo, HAIR-AN
	Leprechaunismo e lipodistrofias	Obesidade ausente
Estrutura anômala	Hiperproinsulinemia	Hiperinsulinemia Obesidade infreqüente
Resistência + secreção deficiente	Início precoce do DM tipo 2 clássico	Resistência periférica Obesidade Acantose nigricans DM tipo 2 na família

MODY = "maturity-onset diabetes of youth".
HAIR-AN = hiperandrogenismo, insulina-resistência, acantose nigricans.

Terapia

Por se tratar de um grupo heterogêneo de situações, é difícil estabelecer-se um protocolo terapêutico padrão. Embora a perda de peso, a cetoacidose, a glicosúria grave ou a diminuição de secreção da insulina sejam aspectos menos freqüentes no DM tipo 2, se surgirem, recomenda-se iniciar imediatamente a insulina exógena. Recomenda-se: controle de peso com orientação alimentar e exercícios físicos; hipoglicemiantes orais e insulina.

Dos hipoglicemiantes orais, as sulfoniluréias estão em uso há mais de 30 anos. Elas se ligam aos receptores das células β que estão conectados aos canais de potássio ATP-dependentes, resultando em despolimerização, influxo de cálcio e estímulo para a liberação da insulina. As de primeira geração são a clorpropamida e a tolbutamida, e as de segunda geração, a gliburida e a glipizida.

Associações terapêuticas de sulfoniluréias com insulinas podem melhorar o controle da glicemia.

DIABETES MELITO TRANSITÓRIO DO RECÉM-NASCIDO

Os recém-nascidos (RN) pequenos para a idade gestacional podem apresentar um quadro raro de DM transitório. Embora transitório, deve merecer por parte do neonatologista uma atenção especial para garantir a sobrevida dessas crianças. O RN apresenta um quadro de hiperglicemia e ausência de cetonemia logo nos primeiros dias de vida. Essa hiperglicemia pode persistir por semanas ou meses, sendo necessária a introdução de insulinoterapia, que também será transitória.

Uma das hipóteses aventadas para explicar essa situação é a de produção inadequada de insulina pelas células β do feto. Como a glicose cruza a placenta, porém a insulina não atravessa a barreira placentária, outra explicação para o fato poderia ser mais bem interpretada. Assim, a causa mais provável é a de hipoglicemia materna persistente durante a gravidez, com conseqüente diminuição da glicemia fetal que, por sua vez, levaria a uma estimulação diminuída das células β e, conseqüentemente, menor crescimento das ilhotas. Essa hipoplasia das células β determinaria uma impossibilidade de atendimento à demanda do RN. Admite-se que a probabilidade de que um RN nessa situação venha desenvolver um diabetes permanente seja bastante pequena.

O quadro clínico desses RN geralmente é diferente do DM clássico. Podem apresentar febre, vômitos, diarréia e até desidratação. Quadros convulsivos podem desviar a atenção para um diagnóstico neurológico e não-metabólico. Eles necessitam de quantidades muito pequenas de insulina, sendo necessária a diluição das preparações existentes.

CETOACIDOSE DIABÉTICA

A definição de cetoacidose diabética (CAD), em termos práticos, refere-se a uma situação descompensada com a presença de hiperglicemia (glicemia > 300mg/dl), acidose metabólica (pH < 7,1 e/ou bicarbonato sérico < 15mEq/l) e cetonemia ou cetonúria. É importante saber que a CAD é conseqüência a uma deficiência de insulina, que pode ser absoluta ou relativa.

A insulina tem uma ação anabolizante, permitindo a captação de glicose no fígado e músculo e posterior produção de glicogênio e proteínas; facilita a captação de glicose e lipoproteínas nos adipócitos para a síntese de lipídeos.

Nos estados de deficiência insulínica, há tendência à glicogenólise e à neoglicogênese, levando a um estado de hiperglicemia, proteólise e lipólise. Nessas situações, há aumento na presença de ácidos graxos livres e de aminoácidos no sangue, permitindo a produção de corpos cetônicos e provocando acidose metabólica.

Não bastasse esse desequilíbrio metabólico, quatro hormônios contra-reguladores também entram em ação, piorando a hiperglicemia e a acidose metabólica. O glucagon estimula a glicogenólise e a lipólise. A acidose estimula a liberação de catecolaminas que, por sua vez, aumentam a produção de glicose hepática e a mobilização de ácidos graxos. O cortisol e o hormônio de crescimento também entram nesse processo, elevando a glicemia, por promoverem uma resistência periférica à ação insulínica.

Esse conjunto de anormalidades leva a uma diurese osmótica com perda intensa de glicose, água livre, sódio, cloro, potássio, magnésio e fósforo. A diurese osmótica causa hipovolemia e hipoperfusão tecidual, levando a um aumento da produção de ácido láctico, piorando a acidose metabólica.

A cetoacidose está presente em cerca de 30% dos casos em primodescompensação e pode ter como fatores desencadeantes o estresse, quer emocional, quer infeccioso, e em crianças já diagnosticadas há falta de insulina. Desencadeantes como consumo de álcool, descontrole alimentar e subdosagem de insulina são mais freqüentes em adolescentes. Os principais sintomas caracterizam-se por poliúria, sede, polidipsia, perda de peso, vômitos, dificuldade respiratória e confusão mental. O quadro clínico é caracterizado por letargia, desidratação, respiração acidótica, dor abdominal, hálito cetônico e alterações do nível de consciência. A temperatura corpórea geralmente é normal, a não ser que haja infecção associada. O diagnóstico diferencial deve ser feito com doenças que apresentam distúrbios metabólicos e do nível de consciência, como hipercortisolismo, gigantismo por aumento da produção do hormônio de crescimento, hipoglicemia, uremia, gastroenterite com acidose metabólica, acidose láctica, intoxicação salisílica, envenenamentos com etilenoglicol ou álcool metílico e encefalites. Não é rara a presença de dor abdominal, que, por vezes, pode simular um abdome cirúrgico. Se o nível de consciência estiver alterado, a escala de Glasgow deve ser avaliada.

Tratamento

O primeiro cuidado deve ser tomado com as vias respiratórias, deixando-as permeáveis e, se necessário, proceder à intubação traqueal e à ventilação adequada. Em caso de alteração do nível de consciência, deve-se passar uma sonda nasogástrica aspirando o conteúdo gástrico e deixando-a aberta.

Após os primeiros cuidados, a reposição das perdas hidroeletrolíticas devem ser iniciadas de forma lenta e gradativa. As reposições intempestivas podem causar edema cerebral e são responsáveis pela maioria das seqüelas neurológicas e mortes na CAD. A perda de volume estimada é de 10% na CAD e a reposição deve ser:

Solução fisiológica – 2% do peso na 1ª hora
1% do peso/hora subseqüentes

A partir da 2ª hora, iniciamos a administração de potássio sob a forma de cloreto de potássio na concentração de 20 a 40mEq/l. Essa conduta é importante mesmo que a calemia esteja normal, pois existe a perda de potássio corpóreo total devido à acidose metabólica e à diurese osmótica.

Considerar o uso de bicarbonato somente nos casos em que o pH < 7,1 e/ou bicarbonato sérico < 5mEq/l. A dose não deve ultrapassar 1mEq/kg e avaliações clínicas devem ser realizadas constantemente e, assim que pH > 7,2, interromper a infusão. O cuidado maior está relacionado ao sistema nervoso central, que pode receber um afluxo maior de CO_2, devido a uma correção intempestiva com bicarbonato de sódio, piorando abruptamente o estado neurológico.

O estado de hidratação deve ser avaliado continuamente e após a 1ª hora deve-se obter nova glicemia, que geralmente cai em relação à primeira, e isso não significa que não devemos iniciar a insulinoterapia. A partir da 2ª hora a insulina regular (R) deve ser prescrita na dose de 0,1U/kg/h, em venóclise separada, se possível em bomba de infusão, preparada da seguinte forma:

Soro fisiológico – 500ml
Insulina R – 50U

Cada ml dessa solução terá 0,1U de insulina e antes de iniciar a infusão desprezar 50ml para "saturar o equipo" e evitar adsorção de insulina nas paredes do frasco. É importante iniciar em bureta calculada para cada hora, evitando, dessa forma, infusão inadvertida. Esse esquema provoca uma queda da glicemia de 60 a 80mg/dl por hora, porém se ultrapassar 90mg/dl a velocidade de infusão deve cair para 0,05U/kg/h.

Assim que a glicemia estiver abaixo de 250mg/dl, inicia-se o soro de manutenção com soro glicosado a 5%, 3mEq/100kcal/24 horas de sódio e 5mEq/100kcal/24 horas de potássio. Diminui-se a infusão de insulina para 0,05U/kg/h e, com a queda da cetonemia, o apetite da criança reaparece e oferecemos um suco de fruta rico em potássio e uma dieta leve.

Esquemas alternativos para administração de insulina:

1. Insulina regular – dose inicial 0,2U/kg, sendo 0,1U/kg por via intravenosa e 0,1U/kg por via subcutânea ou intramuscular (se a perfusão periférica estiver muito comprometida).
   Doses subseqüentes – 0,1U/kg/h por via subcutânea.
   Nesse esquema, a taxa desejável de queda da glicemia é de 100 a 150mg/dl/h, até atingir 250mg/dl. Se o ritmo for inferior, a dose pode ser aumentada para 0,2U/kg/h. Se o ritmo ultrapassar 150mg/dl, deve ser diminuída para 0,05U/kg/h, até a glicemia atingir 250mg/dl, quando iniciaremos o soro de manutenção.

2. a) Se glicemia > 600mg/dl
   Dose inicial de insulina R – 0,5U/kg por via intravenosa.
   Doses subseqüentes de insulina R – 0,5U/kg por via subcutânea a cada 2 a 4 horas.
   b) Se glicemia entre 300 e 600mg/dl
   Dose inicial de insulina R – 0,25U/kg por via intravenosa.
   Doses subseqüentes de insulina R – 0,25U/kg por via subcutânea a cada 2 a 4 horas.

Quando a glicemia atingir 250mg/dl, iniciar o soro de manutenção, aplicar 0,2 a 0,4U/kg a cada 6 horas, monitorizar a glicemia antes de cada aplicação e, caso haja incremento da glicemia, aumentar a dose de insulina no máximo em 50% e em caso de queda muito abrupta diminuir 50% da dose anteriormente utilizada.

Glico e cetonúria – devemos tomar cuidado com a interpretação desses resultados, pois a glicosúria indica a concentração de glicose (e não a quantidade absoluta) na urina e expressa essa concentração em determinado tempo (o tempo que a urina ficou na bexiga). Portanto, pode ser encontrada uma glicosúria de ++++ com glicemia concomitante de 30mg/dl, e por essa razão deve-se ter muito cuidado nas administrações de insulina baseadas somente em glicosúrias. Quanto à cetonúria, as fitas reagentes detectam ácido acetoacético e não o ácido hidroxibutírico, que na CAD é o corpo cetônico prevalente na proporção de 10:1. Com a insulinoterapia vai havendo a conversão do ácido hidroxibutírico em ácido acetoacético, evidenciando maior cetonúria, porém sem significar piora do quadro.

Exames de laboratório

Admissão – glicemia (laboratório), glicemia capilar (ponta de dedo), Na, K, Cl, gasometria (bicarbonato), uréia, creatinina, amilase se a dor abdominal for persistente. Investigação de processo infeccioso: hemograma, radiografia de tórax e líquido cefalorraquidiano se houver indicação, hemocultura e urocultura com antibiograma. A cada hora: glicemia capilar. A cada micção: glicosúria e cetonúria.

Complicações da CAD – as principais complicações são a hipoglicemia decorrente do excesso de insulina e o edema cerebral por excesso de oferta hídrica. Doses insuficientes de insulina ainda podem perpetuar um quadro de acidose ou cetoacidose recorrente. Em caso de edema cerebral, deve-se administrar manitol (0,5-1,0g/kg da solução a 20%). Se houver condições, iniciar monitorização da pressão intracraniana e hiperventilação.

Início da administração de insulina subcutânea, quando a opção inicial foi por insulina intravenosa: uma vez estabilizado o quadro, calcula-se uma dose de 0,2 a 0,4U/kg de insulina R e administra-se a cada 4 a 6 horas, por via subcutânea. Assim que o paciente estiver alimentando-se adequadamente, iniciaremos a insulina de ação intermediária, sempre na manhã seguinte, em uma dose que gira em torno de 0,6 a 0,8U/kg/dia, para em seguida cair para 0,4-0,6U/kg/dia. Após um a dois anos de evolução, as necessidades estarão em torno de 1U/kg/dia. Porém, é a monitorização diária das glicemias de ponta de dedo que dirão a dose mais adequada para cada paciente.

HIPOGLICEMIA – COMPLICAÇÃO AGUDA GRAVE

A hipoglicemia é uma das complicações agudas mais graves durante o tratamento do DM. Os sinais e os sintomas são decorrentes da descarga adrenérgica do sistema nervoso autônomo e da neuroglicopenia, isto é, queda da concentração de açúcar no sistema nervoso central (SNC). A incidência de hipoglicemia em pacientes tratados adequadamente com insulina é de cerca de 25%. Se incluirmos os casos subclínicos, nos quais os sinais e os sintomas não são muito evidentes, essa porcentagem deve aumentar. Raramente essa situação é fatal; entretanto, se ocorrer com muita freqüência e por tempo prolongado, danos irreversíveis do SNC poderão ocorrer.

Por definição, consideramos 50mg/dl ou menos como um marco bioquímico, tanto realizado no laboratório quanto capilar (ponta de dedo). Por vezes, os sintomas podem anteceder o dado laboratorial, provavelmente devido à neuroglicopenia. O cérebro humano necessita de uma quantidade fixa de glicose para exercer suas funções adequadamente. Quando ocorre queda repentina da glicemia, imediatamente quatro hormônios, chamados de contra-reguladores, serão mobilizados para reverter essa situação, são eles:

Cortisol – produzido pelo córtex da glândula supra-renal.

Adrenalina – fabricada pela medular da glândula supra-renal e pelo sistema nervoso autônomo.

Glucagon – tem sua origem nas células α do pâncreas.

Hormônio de crescimento – produzido pela hipófise anterior.

Esses hormônios contra-reguladores têm a função de elevar a glicemia, por meio da mobilização no fígado e nos músculos de glicogênio e da neoglicogênese, que é um processo de utilização das proteínas como fonte de produção de glicose. Promovem também a produção de corpos cetônicos pelo fígado, para ser aproveitados, principalmente pelo SNC, como fonte alternativa de energia. Dificultam a ação periférica da insulina, provocando resistência à sua atuação hipoglicemiante.

Porém, em algumas situações, como na fase inicial do DM, nos casos de mau controle e de longa duração ou excesso de insulina na dose aplicada, o sistema contra-regulador não será capaz de evitar a hipoglicemia.

Entre as causas mais comuns de hipoglicemia em pacientes com DM, destaca-se a relacionada com o regime insulínico, se for de aplicação única ou múltipla. Se única, a dose diária total aplicada pela manhã poderá ter uma distribuição insuficiente e irregular no período de 24 horas, e a tendência é aumentar a dose diária. Nesse caso, poderá ocorrer um excesso relativo ou absoluto de insulina e crises de hipoglicemia poderão ocorrer. Se múltipla, isto é, duas ou mais aplicações diárias, observe o tipo de insulina utilizada, se leve e/ou regular, os horários de aplicação e os picos de ação máxima. Existe uma variabilidade entre 50 e 100% na absorção de insulina no tecido celular subcutâneo, eventualmente essa discrepância poderá provocar crises de hipoglicemia. É importante identificar os locais de aplicação, quanto à presença de lipodistrofia ou mesmo de hipertrofia causadas pela falta de rodízio, pois poderão ser causas de absorções irregulares de insulina que muitas vezes ocorrem em excesso, levando à hipoglicemia.

Em alguns casos, pode ocorrer a produção de anticorpos anti-insulina e com mais freqüência nos pacientes que recebem insulina bovina. Esses anticorpos podem funcionar como reservatórios de insulina e repentinamente liberarem, em bolo, grande quantidade de insulina.

Nos casos de insuficiência renal associada ao DM, a vida da insulina está aumentada, e as doses devem ser reavaliadas.

Em relação aos horários das refeições, atraso, esquecimento ou até impossibilidade de ingestão por vômitos ou agravos da saúde podem causar hipoglicemia, principalmente naqueles que já receberam a dose de insulina.

Outro fator desencadeante é a atividade física, em que há um consumo maior e mais rápido de glicose, por isso nos dias de atividade física mais intensa a dose de insulina deve ser diminuída de 10 a 20%. É importante observar o local de aplicação e o esporte praticado. Essa relação poderá provocar um aumento da absorção da insulina na parte do corpo envolvido no exercício e, inclusive, um quadro de hipoglicemia seguida de acidente grave.

Doenças hepáticas, uso de bebidas alcoólicas ou outras doenças endócrinas, principalmente aquelas envolvendo os hormônios contra-reguladores, poderão causar quadros de hipoglicemia grave e por vezes de difícil controle, até que se consiga o combate adequado da causa desencadeante.

Crianças ou adolescentes diabéticos há muito tempo, em geral mais do que 5 ou 10 anos de evolução e com mau controle, poderão perder a capacidade de resposta aos hormônios contra-reguladores; nesse caso, a hipoglicemia será sempre mais grave e aguda, inclusive sem os sinais e os sintomas iniciais.

O quadro clínico caracteriza-se por sinais e sintomas relacionados à descarga adrenérgica, como palidez, taquicardia, sudorese fria e palpitação, ou com a neuroglicopenia, como irritabilidade, fome, cefaléia, perda do poder de concentração, sonolência, confusão mental, perda de memória, distúrbios visuais, anormalidades motoras e sensitivas, convulsão e coma. Atenção deve ser dada para os casos imperceptíveis, por vezes a única anormalidade está, por exemplo, na perda do poder de concentração e nas alterações do humor. Durante a noite, podem ocorrer reações como pesadelo, transpiração excessiva ou, pela manhã, cefaléia que geralmente melhora com o desjejum.

O *tratamento da hipoglicemia* sempre tem um caráter de urgência, que se inicia com a orientação da família e do paciente, que deve usar um cartão de identificação, para que o socorro seja facilitado em caso de necessidade e conhecerem corretamente os sinais e os sintomas. Muitas vezes, a simples ingestão de glicose em forma de tabletes ou um copo de suco de frutas ou de leite são suficientes para a normalização da glicemia e dos sintomas. Algumas vezes, esse procedimento necessita da presença de alguém, principalmente se o paciente for um lactente ou quando os sintomas já se apresentarem de forma mais grave.

Se o paciente estiver inconsciente ou impossibilitado de aceitar por via oral, deve-se administrar em bolo, por via intravenosa, uma solução de glicose em concentração a 25%, na dose de 2ml/kg. Se não houver uma boa resposta em 3 a 5 minutos, repita o procedimento.

Se a causa da hipoglicemia foi por excesso de insulina, logo após o bolo de glicose, ligue um soro com glicose a 10% por um período de 24 horas e monitorize a glicemia a cada 2 horas, até a possibilidade de ingestão por via oral.

É obrigatório a cada paciente diabético ter em sua casa, na escola ou no trabalho um frasco de glucagon e uma seringa. Deve ser usado em todo caso de hipoglicemia grave, na dose de 0,03mg/kg, até no máximo de 1g, por via intramuscular ou subcutânea. Em geral, após 10 a 15 minutos, ocorre a elevação da glicemia. Lembre-se de que o glucagon é um dos hormônios contra-reguladores, age principalmente na reserva hepática de glicogênio, promovendo a glicogenólise, liberando a glicose rapidamente. Após a recuperação clínica, é necessária a oferta de glicose por via oral, para recompor os depósitos e evitar um rebote hipoglicêmico. Observe a presença de vômitos, pois podem ocorrer após a utilização do glucagon. Se sua paciente for uma adolescente e estiver grávida, não há contra-indicação ao uso do glucagon, pois não atravessa a barreira placentária. Lembrar que o glucagon não age nos casos de hipoglicemia por ingestão alcoólica.

DIABETES MELITO TIPO I

Tratamento

O diagnóstico de diabetes em uma criança é sempre motivo de surgimento de grande ansiedade no núcleo familiar, por tratar-se de doença de caráter crônico, de etiologia incerta e com possíveis complicações futuras. Seu tratamento interfere drasticamente no estilo de vida normal, é complicado, doloroso, depende de autodisciplina, sendo, porém, essencial à sobrevida. A abordagem terapêutica envolve vários níveis de atuação, como a insulinoterapia, a orientação alimentar, a aquisição de conhecimentos sobre sua doença, de habilidades como auto-aplicação da insulina e autocontrole de suas glicemias capilares, manutenção de atividade física regular e apoio psicossocial. Os profissionais responsáveis pelo cuidado do paciente diabético devem ter um comportamento de equipe, com objetivos comuns, métodos e linguagem concordantes com as necessidades do paciente, que é o elemento principal desse grupo. A equipe multiprofissional necessária para o tratamento do DM tipo I normalmente inclui o pediatra com interesse específico em diabetes, a enfermeira educadora em diabetes, a nutricionista e um profissional para apoio psicossocial (psicóloga ou assistente social).

Os objetivos do tratamento devem estar claros a todos os membros da equipe e para os familiares, tornando-se mais complexos com o passar do tempo. Assim, de *imediato*, interessa o alívio dos sintomas de descompensação diabética por meio da ação de um sistema de saúde apto a reconhecer, diagnosticar e iniciar o tratamento de emergência. A médio prazo, interessa a aquisição da normoglicemia, com vida social aceitável por meio de educação adquirida com a equipe multiprofissional especializada. A longo prazo, objetiva-se a ausência das complicações crônicas (retinopatia, neuropatia, nefropatia, aterosclerose) obtida pela normoglicemia durante a vida toda, que depende principalmente do grau de autocuidado do próprio paciente.

Insulinoterapia

A manutenção da glicemia nos níveis da normalidade, entre 70 e 110mg/dl, é obtida à custa de uma secreção coordenada entre a *insulina*, produzida pelas células β das ilhotas de Langerhans, e o *glucagon*, produzido pelas células α. Dentro da ilhota, o sangue arterial flui da célula β em direção à célula α, mantendo a secreção do glucagon normalmente inibida pela insulina. Essa secreção coordenada entre insulina e glucagon regula a relação entre a produção de glicose pelo fígado, por meio dos mecanismos glicogenólise e gliconeogênese e a utilização periférica da glicose pelos tecidos insulinosensíveis, músculo e tecido adiposo, a fim de manter um fornecimento constante de glicose ao cérebro. A insulina é primeiramente secretada no espaço porta, sendo o fígado seu primeiro órgão-alvo, controlando portanto a disponibilidade de uma sobrecarga de glicose. O fígado extrai, aproximadamente, 50% da insulina da circulação portal.

A concentração plasmática de insulina diurna de um indivíduo normal é caracterizada por um nível insulínico basal sobre o qual são secretados novos picos a cada refeição.

No tratamento de repetição com insulina exógena, a via de administração é a subcutânea, após algum tempo atingirá a circulação sistêmica e só então chegará à veia porta. Portanto, mesmo os esquemas mais intensivos de aplicação de insulina de ação rápida antes de todas as refeições não atingem a precisão da secreção endógena por determinar maior concentração sistêmica e menor concentração em local hepático.

O esquema de insulinoterapia ideal para uma criança é aquele que lhe garanta um crescimento e desenvolvimento normais, sem comprometer seu ajuste psicossocial, com um bom controle metabólico, evitando crises freqüentes de hipoglicemia ou um estado crônico de hiperglicemia.

Fora do estado de descompensação aguda, da cetoacidose diabética, toda criança recém-diagnosticada como portadora de DM tipo 1 deverá receber esquema de injeções subcutâneas de insulina.

O estado de catabolismo intenso característico da fase pré-tratamento (cetose e hiperglicemia) é responsável por uma fase inicial de insulino-resistência, sendo necessária uma dose de insulina de aproximadamente 1 a 3U/kg/dia para reverter esse processo.

Após aproximadamente quatro a seis semanas, inicia-se o período de recuperação metabólica, quando o catabolismo diminui, inicia-se a atividade anabólica com sensação de melhora, bem-estar, aumento de apetite e ganho de peso, recuperação do peso inicial e da força muscular. A necessidade de insulina costuma cair a 0,2 a 0,5U/kg/dia nessa fase.

Cerca de 50 a 60% das crianças diabéticas experimentam uma fase de remissão parcial ou de lua-de-mel, ocorrendo redução acentuada da necessidade de insulina exógena de 0,1 a 0,4U/kg/dia. Acontece de dois a seis meses após o início do tratamento e raramente dura um ano. Nessa fase, o paciente é muito sensível à sua pequena concentração de insulina endógena e as células β parecem responder adequadamente aos picos hiperglicêmicos pós-prandiais com aumento da produção de insulina. O controle metabólico é muito bom, porém é nessa fase que costumam acontecer episódios de hipoglicemia mais sérios.

Por volta do segundo ano de doença, segue-se, então, o estado diabético pleno, quando a secreção de insulina endógena já não mais participa do controle homeostático da glicose. O organismo já não mais dispõe de um monitor contínuo da glicemia (célula β), estando totalmente dependente das curvas de ação das insulinas comerciais. A necessidade de insulina estabiliza-se entre 0,8 e 1U/kg/dia. Flutuações ainda ocorrerão em situação como estirão do crescimento, atividade física, estresse físico ou emocional e dependendo do tipo e da quantidade de alimento consumido.

Para o tratamento da criança diabética, deve-se optar pelas preparações de insulina mais isentas de contaminantes (outros hormônios pancreáticos como proinsulina, glucagon, polipeptídeo pancreático, somatostatina) e antigenicamente mais semelhantes à humana, a fim de se evitarem problemas no local de aplicação, como as lipodistrofias que alteram a absorção da insulina, reações alérgicas sistêmicas e resistência à insulina por formação de anticorpos.

As insulinas disponíveis no mercado podem ser classificadas quanto à *origem dos cristais* em:

a) Mista (bovina + suína).
b) Suína.
c) Humana.

Quanto ao *grau de purificação*:

a) Purificadas (inferior a 50ppm).
b) Altamente purificadas (inferior a 10ppm).
c) Monocomponentes (inferior a 1ppm).

Quanto às *curvas de ação*:

Tipo de insulina	Sigla	Início	Pico	Duração
Rápida	R	½h	2-4h	4-6h
Intermediária	NPH ou lenta	1½h	8-12h	16-24h
Lenta	Ultralenta	4-8h	12-16h	24-36h
Ultra-rápida	Lispro	5-15min	1-2h	3½-4h

Após a injeção sucubtânea, os cristais de insulina regular formam hexâmeros que precisam dissociar-se a dímeros e monômeros para ganhar a circulação sistêmica e tornarem-se bioativos. Por causa do tempo necessário para tal dissociação, o início da atividade da insulina regular ou rápida leva de 20 a 60 minutos, sua máxima ação ocorre 4 a 6 horas depois e pode continuar até 8 horas após a aplicação. Seu aspecto é límpido.

Para se obter uma ação insulínica mais prolongada, acrescenta-se à insulina regular um peptídeo simples, a protamina, formando a insulina isófana, NPH (Neutral Protamina Hagedorn), ou procede-se à cristalização da insulina com excesso de zinco formando a insulina lenta (quanto maior a partícula formada, maior a meia-vida). A insulina isófana, sendo combinada à protamina na proporção de 1:1, pode ser misturada a várias quantidades de insulina regular, gerando as preparações pré-misturadas existentes no mercado. O excesso de zinco existente na insulina lenta pode combinar-se à insulina regular e retardar sua ação.

Técnica de injeção

As agulhas modernas de calibre 29, 30 ou mais finas permitem que as injeções subcutâneas sejam bem pouco dolorosas, porém a técnica de aplicação deve ser correta para não haver variações na resposta à insulina e complicações no local da injeção.

O tecido celular subcutâneo é geralmente escasso em crianças, principalmente naquelas em idade escolar, recomendando-se que sejam escolhidas as áreas de maior espessura, evitando o trajeto de nervos e vasos sangüíneos. Deve-se fazer uma prega do tecido para se obter maior espessura de gordura, proceder-se a uma higienização básica e fazer a injeção a 90 graus em relação à pele; nos membros, é recomendada injeção a 45 graus para evitar o músculo. As injeções intramusculares são mais dolorosas, causam equimoses e variações na absorção da insulina. Injeções repetidas na mesma área causam anestesia do local e tendem a ser preferidas pelo paciente, porém, sendo freqüentemente hipertróficas e pouco vascularizadas, são responsáveis pelo atraso na absorção da insulina. Portanto, deve-se ampliar a área da aplicação o mais possível e fazer rodízio semanal do local da injeção, da esquerda para a direita, do braço para a perna, do abdome para os glúteos etc. (Fig. 2.22). A absorção da insulina parece ser mais rápida quando aplicada na parede abdominal, em seguida no braço e mais lentamente nos glúteos. A velocidade da absorção é ainda influenciada pela temperatura, pela vascularização da área, pelo exercício físico.

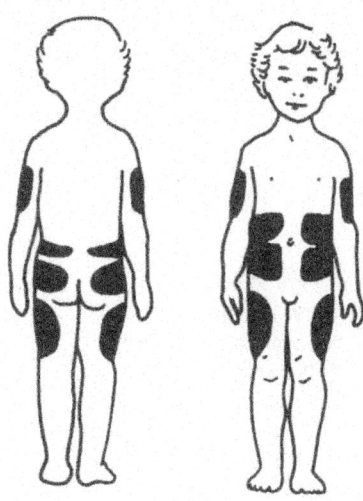

Figura 2.22 – Desenho dos locais de aplicação de insulina.

Crianças a partir de 7 anos de idade já podem ser treinadas para a auto-aplicação, o que lhes garantirá maior autonomia dos pais e liberdade para acompanhar os passeios e as atividades sociais próprios da idade. Existem no mercado dispositivos como as "canetas" que facilitam a técnica de injeção, permitindo boa acurácia para pequenas doses.

O frasco de insulina em uso pode ser armazenado em temperatura ambiente, fora de exposição solar, assim como o "refil" da caneta em uso pode ser guardado dentro dela em temperatura ambiente. Os fracos de reserva deverão ser guardados em geladeira (2 a 8 graus). Durante viagens, a insulina deverá ser protegida de temperaturas extremas e de exposição solar direta. A atividade da insulina pode ser antagonizada por muitos hormônios produzidos em abundância na puberdade. A grande pulsatilidade de hormônio de crescimento (GH) ocorre principalmente à noite e está aumentada na puberdade. Essas altas concentrações plasmáticas de GH são responsáveis pelo *fenômeno do alvorecer*, estado de hiperglicemia visto antes do desjejum, responsável por uma perda de bom controle metabólico nessa idade. Além do GH, a ação dos andrógenos e estrógenos, aumentando a massa muscular, diminuindo o tecido gorduroso e modificando o comportamento, aumenta a necessidade de insulina para a manutenção de um bom controle metabólico (até 2U/kg/dia) na puberdade. Meninas, às vezes, necessitam aumentar sua dose de insulina basal três a quatro dias antes da menstruação.

O *efeito Somogyi*, cuja existência tem sido questionada recentemente, seria uma situação de hiperglicemia rebote pela manhã após hipoglicemia noturna. Tal hiperglicemia *seria* conseqüência da liberação de hormônios de estresse (hormônio de crescimento, cortisol, catecolaminas, glucagon) que causariam situação de insulino-resistência muitas horas depois. O efeito Somogyi parece ter pouco significado clínico em portadores de DM tipo 1. Outras causas mais prováveis de hiperglicemia de jejum seriam o consumo exagerado de carboidratos no tratamento de hipoglicemia noturna ou queda dos níveis insulinêmicos matinais quando do uso de preparações de ação intermediária no início da noite.

À época do diagnóstico, muitas crianças ainda possuem uma reserva funcional de células β de 20% que lhes garante secreção endógena de insulina, principalmente após as refeições, sendo, portanto, recomendável iniciar-se com um esquema de duas aplicações diárias de insulina de ação intermediária. A dose de início seria de 0,5U/kg/dia com dois terços da dose antes do desjejum e um terço antes do jantar ou antes de dormir. Segue-se, então, a um período de observação, a fim de adequar a dose ideal que permita um bom controle metabólico sem hipoglicemias freqüentes. Conforme se esgota o período de lua-de-mel, ocorre a deterioração do controle glicêmico, principalmente pós-prandial, tornando necessário o acréscimo de insulina de ação rápida à insulinoterapia basal. A dose típica nesse período, na criança pré-púbere, seria de 0,75-1U/kg/dia, distribuída em dois terços de intermediária e um terço de rápida fracionada nas duas aplicações diárias.

Crianças com idade inferior a 5 anos podem obter bom controle metabólico por longo período apenas com uma injeção diária de insulina de ação intermediária.

Em alguns casos, não se consegue bom controle metabólico somente com duas injeções diárias de insulina, sendo necessária a aplicação de bolos de insulina regular 20 minutos antes das refeições conjuntamente com uma aplicação de insulina de ação intermediária (metade a dois terços da necessidade insulínica do dia) antes do jantar ou antes de dormir. Tal esquema permite maior flexibilidade tanto no horário quanto na quantidade de alimento ingerido, facilitando o convívio social.

O esquema de infusão subcutânea contínua de insulina, no qual se ajusta a dose diária conforme a necessidade, é reservado para situações especiais, em que um controle metabólico rigoroso se faz necessário, como na gravidez, na neuropatia dolorosa, no início das complicações crônicas.

Modificações na estrutura molecular da insulina humana têm permitido reduzir ou evitar a hexamerização, permitindo uma ação mais rápida e mais curta (insulina Lispro) ou mais retardada e sem pico, mesmo sem a combinação com o zinco ou a protamina (insulina HOE 901, em fase de liberação). O uso da insulina Lispro está liberado para crianças com idade superior a 12 anos.

Ajuste de doses

Durante episódios de doenças agudas, o paciente deve aumentar a freqüência de medições da glicemia capilar e testar a cetonúria. Se o estado geral estiver conservado e a glicemia capilar estiver entre 180 e 360mg/dl e cetonúria menor que duas cruzes, deve-se acrescentar dose extra de 2U de insulina regular para criança com idade inferior a 5 anos e 4U para aquelas maiores. Se houver agravamento do estado geral, com glicemia superior a 360mg/dl e aumento da cetonúria, a criança deverá ser levada a um serviço de emergência.

Pode-se compensar o exercício físico habitual com o aumento do consumo de carboidratos de ação rápida. Porém, se tal atividade física é regular e planejada, o mais conveniente seria ajustar a dose de insulina para esse dia. Exercícios extenuantes apresentam um efeito de curta duração, para o qual deve-se levar suprimento de açúcar de emergência, e um efeito que dura até 18 horas mediado pela depleção do glicogênio muscular. Assim, imediatamente antes do exercício, deve-se reduzir ou mesmo omitir a dose de insulina regular, o que reduzirá o risco de hipoglicemia durante a atividade. A dose de insulina de ação intermediária após o exercício deverá ser reduzida em cerca de 25%.

Dieta

Por interferir na intimidade do número familiar, na liberdade de escolha dos alimentos para os filhos como motivo de prêmio ou punição, em seus padrões culturais, a dieta é freqüentemente motivo de dificuldades e falta de adesão.

É prioritário que reconheçamos os hábitos culturais e étnicos da família antes de sugerirmos as transformações, que deverão ser realistas e razoáveis, pois se não houver apoio de toda família o insucesso será mais provável. O hábito alimentar de crianças maiores e adolescentes é ainda bastante influenciado pela moda, pela propaganda na mídia e pelos colegas.

Atualmente, recomenda-se que a dieta contenha 50 a 55% do seu conteúdo energético em carboidratos com menos de 10% na forma de açúcar refinado, 15% como proteínas e 30% como gorduras, em um número de cinco a seis refeições por dia, sendo três refeições maiores e dois a três lanches, conforme a faixa etária.

O consumo de fibras deve ser encorajado desde a primeira infância, associado ao de alimentos como frutas, leguminosas, legumes e carboidratos não-refinados, como arroz, pão, macarrão, batata e cereais. A quantidade de fibras necessária para melhorar o controle glicêmico de crianças é de 2g de fibra/100kcal, o que tende a diminuir o consumo calórico total devido à sensação de saciedade.

A anamnese alimentar inicial identificará o consumo de carboidratos refinados, que pode ser reduzido como doces, guloseimas, refrigerantes, açúcar de mesa etc. A sacarose dentro de uma dieta mista, representando menos de 10% do conteúdo calórico, parece não causar efeito deletério ao controle glicêmico, não devendo, porém, ser liberada em situações de descompensação diabética ou de hipertrigliceridemia. O consumo de alimentos dietéticos, como doces, chocolates, bolos "diets" não deve ser encorajado por causa de seu alto conteúdo calórico, custo elevado e efeito laxante.

A criança portadora de DM tipo 1 precisa aprender a consumir gorduras com moderação, sendo recomendado que consuma alimentos grelhados, assados ou cozidos em vez de fritos; batatas fritas até duas vezes por semana; coma batata cozida ou assada, macarrão e arroz com mais freqüência; feijão com carnes, reduzindo assim a quantidade de carne; corte a parte visível das gorduras das carnes; use menos manteiga ou margarina; escolha lanches menos gordurosos e evite comer salgadinhos; crianças com idade superior a 5 anos devem usar leite semidesnatado ou desnatado; evite comer carne, ovos e queijos entre as refeições, se tiver fome, divida os lanches em porções menores e espalhe-os durante a tarde. Em dia de maior atividade, o consumo extra de 10g de carboidratos não afetará o controle glicêmico. O objetivo principal é diminuir o consumo energético na forma de gorduras, principalmente das gorduras saturadas.

As proteínas devem ser consumidas em porções normais durante as principais refeições do dia.

O leite é o principal componente da dieta para crianças com idade superior a 5 anos e, por causa do medo da hipoglicemia noturna, a criança e a família tendem a ficar dependentes da mamadeira por tempo prolongado em detrimento do consumo de alimentos sólidos.

Para lactentes com idade inferior a 6 meses, recomenda-se aleitamento materno e, se não for possível, mamadeira, a cada 3 a 4 horas, para manter a glicemia normal. O período de 8 a 10 horas de jejum noturno representa risco de hipoglicemia, sugerindo-se acréscimo de farinha de maisena na última mamada, pois esta parece ter efeito sobre a glicemia por período de 6 horas. A quantidade recomendada de farinha de maisena para um lactente é de 2g/kg de peso, podendo ser acrescentada à fruta, ao suco, além do leite.

O desmame precoce aos 3 meses de idade, com a introdução de arroz e purês de frutas, pode ser necessário para a melhora do controle glicêmico. O consumo de carboidratos não-refinados, como o arroz, os cereais ou a batata, deve ser encorajado em cada refeição, e após os 6 meses de idade pode-se introduzir macarrão e derivados do trigo.

O consumo ideal de carboidratos para um lactente é de 100 a 150g por dia, fracionados em pequenas porções. A comida e especialmente doces são usados também por questões emocionais, e os familiares, especialmente avós, sentem-se frustrados por não poder dar guloseimas às suas crianças. Pequenas porções de doces ou chocolates podem ser oferecidas após as refeições que contenham carboidratos não-refinados, sem alterar muito o controle glicêmico. Devemos orientar os familiares a não usar doces como recompensa ou castigo e tratar hipoglicemias com gel ou pastilhas de glicose, para evitar manipulação alimentar mais tarde.

Durante períodos de recusa alimentar, podem-se oferecer alimentos líquidos, como leite, iogurtes, sucos acrescentados de uma solução de 5 a 10% de polímeros de glicose.

Em relação à participação em festas, existe uma série de medidas que podem ser tomadas: a) alimentar a criança antes da festa; b) solicitar ao anfitrião que disponha de alimentos dietéticos; e c) aplicar dose extra de insulina, dependendo do horário da festa, da atividade física e do consumo alimentar.

Lembrar-se de que as crianças raramente comem excessivamente durante as festas devido à excitação das brincadeiras e muitas vezes omitem uma refeição habitual em virtude do horário da festa. Portanto, deve-se avaliar a glicemia capilar após a festa e aplicar dose de insulina rápida extra se necessário.

A criança em idade escolar vai lentamente se liberando da dependência familiar e sofrendo maior influência do meio ambiente, de seus colegas e da propaganda veiculada pela mídia, dificultando a adesão ao tratamento até então obtida pela educação da família.

Agora, o sujeito a ser educado passa a ser a própria criança, que ainda deverá ser supervisionada pelo familiar e pela equipe multiprofissional. A criança deverá ser auxiliada a adaptar seu estilo de vida quando estiver fora de casa, a fim de se sentir socialmente aceita. Devemos evitar uma postura extremamente crítica e inflexível, pois cria sentimentos negativos e baixa auto-estima na criança. Tendo como objetivos o bom controle metabólico e a prevenção da obesidade, poderemos negociar a ingestão de guloseimas de forma (quantidade e horários) que tenha menor efeito sobre seu controle glicêmico. Doses extras de insulina também podem ser negociadas, porém, freqüentemente, levam à obesidade.

Devemos encorajar a honestidade e sugerir medidas de correção da glicemia quando quantidades de comida forem consumidas.

O exercício físico auxilia no controle do diabetes e muitas crianças, após exagerar na alimentação, aumentam a carga de exercícios.

É também conveniente a visita à escola por algum membro da equipe multiprofissional, a fim de esclarecer questões como horários e quantidade de lanches. A ocorrência de hipoglicemias na escola é fator de grande ansiedade para a criança.

Meninas são mais propensas à obesidade após a puberdade e, portanto, a dose de insulina, o tipo e a quantidade de alimento devem ser cuidadosamente planejados.

Sensibilizar um adolescente quanto à necessidade de controle metabólico rigoroso, da importância da qualidade e dos horários certos para refeições é tarefa quase impossível. Eles preferem comer da maneira que seus amigos comem. Devemos, portanto, escutá-los e, em conjunto, estabelecermos objetivos realistas e opções. Podemos, ainda, ensiná-los a ajustar as doses de insulina conforme o plano alimentar, em um esquema mais intensivo, estimulando sua independência. Nessa idade, devemos discutir conscientemente o uso do álcool, ensinando a comer mais quando for consumir bebidas alcoólicas e nunca fazê-lo de estômago vazio, não misturar bebidas, optar por aquelas de menor teor alcoólico e nunca passar de três copos de cerveja. Lembrar sempre que hipoglicemia sob influência de álcool pode ser extremamente grave.

Exercício físico

O treinamento físico pode elevar a sensibilidade à insulina pelo aumento do número de seus receptores, podendo reduzir-se assim a dose diária de insulina. O exercício aumenta a capacidade do músculo de captar e oxidar ácidos graxos livres durante o esforço e induz ao aumento da atividade da lipase lipoprotéica muscular. O treinamento causa uma queda nos níveis de colesterol e aumenta a fração protetora de lipoproteínas de alta densidade (HDL) e, portanto, diminui o risco de doença cardíaca coronariana, sem contar com a diminuição do risco de obesidade e o aumento da sensação de bem-estar. Sugere-se que a atividade física também esteja associada a um menor risco de retinopatia diabética.

No planejamento do treinamento físico para a criança diabética, devem-se considerar a intensidade do exercício, a dose de insulina recebida, o horário do exercício em relação à biodisponibilidade da insulina recebida, o consumo alimentar, a necessidade de aumentar a ingestão de carboidratos de ação rápida antes, durante e após o exercício, e isso só será possível por meio da realização sistemática de glicemias capilares antes, durante e após a atividade. Deve-se ter facilmente disponível uma fonte rápida de açúcar e glucagon quando da realização de exercícios mais vigorosos.

BIBLIOGRAFIA

1. ALBERTI, K.M.M. – Diabetic emergencies. In Galloway, J.A. et al. Diabetes Mellitus. Indianapolis, 1988. 2. CHEATHAM, B. & KAHN, C.R. – Insulin action and the insulin signaling network. Endocr. Rev. 16:117, 1995. 3. COURT, S. & LAMB, B. (eds.) – Childhood and Adolescent Diabetes. Wiley Practical Diabetes series, 1997. 4. DAMIANI, D.; DICHTCHEKENIAN, V. & SETIAN, N. – Hipoglicemia – uma abordagem prática. Pediatr. (S. Paulo), 10:167, 1988. 5. DAMIANI, D. – Qual a melhor maneira de tratar o diabetes mellitus? In Setian, N. et al., eds. Diabetes Mellitus na Criança e no Adolescente: Encarando o Desafio. São Paulo, Sarvier, 1995, p. 57. 6. DCCT Research Group – Effect of intensive diabetes treatment on the development and progression of lont-term complications in adolescents with insulin-dependent diabetes mellitus: Diabetes Control and Complications Trial. J. Pediatr.

125:177, 1994. 7. DICHTCHEKENIAN, V. – Cetoacidose diabética. In Stape, A. et al. Terapia Intensiva Pediátrica. São Paulo, Sarvier, 1998, p. 179. 8. EDGE, J.A. – Management of diabetic ketoacidosis in childhood. Br. J. Hosp. Med. 55:508, 1996. 9. FANELLI, C.G. et al. – Meticulous prevention of hypoglycemia normalizes the glycemic thresholds and magnitude of most of neuroendocrine responses to, symptomsof, and cognitive function durin hypoglycemia in intensively treated patients with short term IDDM. Diabetes 42:1683, 1993. 10. FINBERG, L. – Why do patients with diabetic ketoacidosis have cerebral swelling, and why does treatment sometimes make it worse? Arch. Pediatr. Adolesc. Med. 150:785, 1996. 11. FISHER, K.F.; LEES, J.A. & NEWMAN, J.H. – Hypoglycemia in hospitalized patients: Causes and outcomes. N. Engl. J. Med. 315:1245, 1986. 12. GOWRISHANKAR, M.; CHEEMA-DHADLI, S. & HALPERIN, M.L. – Advances in diabetic ketoacidosis and hyperosmolar syndrome pathogenesis and management. Br. J. Hosp. Med. 54:95, 1995. 13. KALIMO, H. & OLSSON, Y. – Effects of severe hypoglycemia on the human brain: neuropathological case reports. Acta. Neurol. Scand. 62:345, 1980. 14. KLEKAMP, J. & CHURCHWELL, K.B. – Diabetic ketoacidosis in children: initial clinical assessment and treatment. Pediatr. Ann. 25:388, 1996. 15. LERÁRIO, A.C. – Nova classificação e critérios para o diagnóstico do diabetes mellitus. Diabetes & Metabolism (São Paulo), 1:68, 1997. 16. MARTINI, J. – Complications métaboliques aigues du diabète. La Revue du Praticien (París) 46:2243, 1996. 17. OKUDA, Y. et al. – Counterproductive effects of sodium bicarbonate in diabetic ketoacidosis. J. Clin. Endocrinol. Metab. 81:314, 1996. 18. REIS, L.C.F. & REIS, A.F. – Como escolher a insulina ideal? In Setian, N., ed. Diabetes Mellitus na Criança e no Adolescente: Encarando o Desafio. São Paulo, Sarvier, 1955, p. 77. 19. SETIAN, N.; DAMIANI, D. & DICHTCHEKENIAN, V. – Diabetes Mellitus na Criança e no Adolescente – Encarando o Desafio. São Paulo, Sarvier, 1995. 20. SPERLING, M.A. – Diabetes mellitus. In Sperling, M.A. Diabetes Mellitus. In Pediatric Endocrinology. Philadelphia, Saunders, 1996, p. 229. 21. STENO DIABETES CENTER – Practical Diabetology. Gentofte, Denmark, April 1-3, 1998. 22. TRAVIS, L.B. – The clinical desease. In Travis, L.B., ed. Diabetes Mellitus in Children and Adolescents. Philadelphia, Saunders, 1987, p. 18.

| 4 | **Erros Inatos do Metabolismo** |

FERNANDO KOK

HISTÓRICO E DEFINIÇÃO

Em 1908, Archibald Garrod empregou o termo erro inato do metabolismo para se referir a diversas situações clínicas que ele acreditou serem conseqüentes a defeitos em vias metabólicas. Uma das primeiras doenças por ele estudada foi a alcaptonúria, que leva à artrite e caracteriza-se, bioquimicamente, pelo aumento da excreção de ácido homogentísico. Esse ácido faz com que a urina fique escura após algumas horas de contato com o ar. Garrod sugeriu também que o albinismo, a cistinúria e a pentosúria benigna também deveriam ser erros inatos metabólicos. Em uma época em que a doença era vista como decorrente de fatores externos ao indivíduo, a idéia de que cada pessoa teria sua singularidade metabólica foi sem dúvida revolucionária.

O termo erro inato do metabolismo (EIM) aplica-se a um grupo de doenças geneticamente determinadas, decorrente de alteração na informação contida no DNA recebido dos progenitores e que determinará alteração do metabolismo. O DNA está presente na mitocôndria e nos cromossomos localizados no núcleo e é capaz de codificar informações que serão essenciais para o funcionamento adequado do organismo. Os EIM podem ter herança recessiva ou dominante, autossômica ou ligada ao cromossomo X, ou ainda ser transmitidos por mutação presente no DNA mitocondrial, sempre de origem materna. Nem toda doença genética é um EIM: o desarranjo de um gene pode causar sintomas ao comprometer, por exemplo, a estrutura da célula, sua capacidade de multiplicação ou seu processo de comunicação, sem alterar alguma via metabólica.

Na origem de um EIM, pode haver falta ou redução da atividade de determinada enzima ou co-fator como uma vitamina, por exemplo. Isso faz com que certas reações químicas não se processem com a velocidade e a eficiência necessárias, ocorrendo um "bloqueio" de determinada via metabólica. Outras vezes, há deficiência na proteína que está envolvida no transporte de determinadas substâncias por meio dos diversos compartimentos celulares ou da membrana citoplasmática, acarretando distúrbio na função metabólica da célula. O diagnóstico desse grupo de doenças constitui-se em um dos maiores desafios da medicina moderna. Graças à evolução dos conhecimentos clínicos e à incorporação de novas técnicas laboratoriais, o número de EIM conhecidos é hoje superior a 400. Se não bastasse o número de doenças, uma outra dificuldade é a nomenclatura utilizada para os EIM. Doenças que foram bem definidas clinicamente antes de se caracterizar a bioquímica ficaram universalmente conhecidas pelo nome dos primeiros autores a descrevê-las. É o caso de muitas mucopolissacaridoses (doenças de Hurler, Hunter, Sanfilippo etc.), esfingolipidoses (doenças de Tay-Sachs, Niemann-Pick, Gaucher etc.) e de outras, como a síndrome de Zellweger. Nas doenças em que as definições clínica e bioquímica ocorreram simultaneamente, em geral prevaleceu na designação da doença a característica bioquímica: é o que ocorre na fenilcetonúria, na homocistinúria e na hiperglicinemia não-cetótica.

A responsabilidade de se fazer um diagnóstico preciso e precoce é grande, não apenas por suas implicações genéticas, como também pelas possibilidades terapêuticas para algumas dessas doenças.

APRESENTAÇÃO CLÍNICA

Os EIM podem manifestar-se antes do nascimento, no período pósnatal, na infância, no período escolar e, mais raramente, na adolescência e na vida adulta. A idade de início e a forma de apresentação clínica são importantes na orientação do diagnóstico clínico.

O maior desafio para o pediatra é orientar a investigação de pacientes que se encontrem em fase sintomática da doença. É sabido que esses sintomas são extremamente variados e incluem: a) manifestações neurológicas de caráter crônico: deficiência mental, crises epilépticas, involução do desenvolvimento neuropsicomotor, movimentos anormais, perda visual, auditiva e neuropatia periférica; b) manifestações neurológicas de instalação aguda, do tipo distúrbio da consciência e coma; c) dismorfismos faciais e deformidades ósseas; d) alterações do funcionamento do fígado e rins; e) manifestações psiquiátricas, como hiperatividade e autismo; f) miopatias e miocardiopatias; e g) hipoglicemia, acidose, cetoacidose.

Dessa forma, os EIM devem ser considerados no diagnóstico diferencial de inúmeras enfermidades, e a sistematização de sua investigação é extremamente importante, sendo o laboratório clínico criticamente importante para o diagnóstico correto.

Existem muitas formas de se classificar os EIM e nenhuma delas é inteiramente satisfatória. A classificação pode levar em conta: 1. a via metabólica que se encontra comprometida: beta-oxidação de lipídeos, biotransformação de aminoácidos, ciclo da uréia etc.; 2. as manifestações clínicas dominantes: ataxia, sintomas extrapiramidais, coma, encefalopatia progressiva, convulsões, hepatopatia, miopatia etc.; e 3. o tipo de apresentação clínica: progressiva *versus* nãoprogressiva, aguda *versus* crônica, sintomas mantidos *versus* sintomas intermitentes.

Uma outra abordagem que se mostra clinicamente útil é procurar determinar se a doença é conseqüente a comprometimento do metabolismo de compostos hidrossolúveis, como aminoácidos, ácidos orgânicos e outros compostos de baixo peso molecular, ou mais provavelmente decorrente de um defeito no metabolismo de uma organela como o lisossomo, o peroxissomo ou a mitocôndria. O quadro 2.31 mostra, de forma esquemática, o diagnóstico diferencial entre esses dois grupos de doenças.

Quadro 2.31 – Diagnóstico diferencial entre doenças que afetam organelas e "doenças de moléculas pequenas".

Característica	Alteração de organela	Doença de "moléculas pequenas"
Início	Gradual	Abrupto
Curso	Lentamente progressivo	Períodos de remissão e recidiva
Exame físico	Alterações características	Alterações não-específicas
Histopatologia	Freqüentemente tem alterações características	Em geral não tem alterações específicas
Resposta ao tratamento	Geralmente pobre	Algumas vezes muito rápida

No quadro 2.32 apresentamos os grupos de EIM que serão tratados neste capítulo.

Defeitos do metabolismo dos aminoácidos
São conhecidos diversos EIM envolvendo o metabolismo de aminoácidos, sendo os principais os que se seguem.

Hiperfenilalaninemias – decorrem de defeito na transformação da fenilalanina em tirosina. Essa reação é catalisada pela enzima fenilalanina hidroxilase, que se encontra deficiente na maioria dos casos de hiperfenilalaninemia. Mais raramente, ocorre defeito na síntese ou na regeneração do co-fator dessa reação, a tetraidrobi-

Quadro 2.32 – Grupos de erros inatos do metabolismo.

- Defeitos do metabolismo de aminoácidos
  Defeitos do ciclo da uréia
  Defeitos no metabolismo dos ácidos orgânicos
  Defeitos da beta-oxidação de ácidos graxos
  Defeitos do metabolismo de hidratos de carbono simples
  Defeitos do metabolismo de glicogênio
  Defeitos no transporte de metais
  Defeitos da metabolização de porfirinas

- Doenças lisossômicas
  Doenças mitocondriais
  Doenças peroxissômicas

- Leucodistrofias

opterina. Qualquer que seja o defeito enzimático, existem formas leves e graves de hiperfenilalaninemia. As formas mais graves são também chamadas de *fenilcetonúria*. Níveis anormalmente elevados de fenilalanina nos primeiros anos de vida são lesivos ao sistema nervoso, causando deficiência mental, convulsões e distúrbio de comportamento. Com freqüência, essas crianças apresentam eczema e têm pigmentação mais clara que seus pais. A hiperfenilalaninemia é uma doença geneticamente determinada, de herança autossômica recessiva, com freqüência na população brasileira de 1 caso em cada 15 mil nascimentos. Embora seja conhecida há mais de 70 anos, o interesse pela fenilcetonúria multiplicou-se com o advento, no início da década de 1960, dos programas de triagem neonatal utilizando-se sangue do recém-nascido coletado em papel de filtro (ver adiante). Esse programa tornou possível a avaliação de um grande número de recém-nascidos e a detecção de crianças que apresentavam níveis anormalmente elevados de fenilalanina no sangue. Essas crianças, após confirmação do diagnóstico pela coleta de nova amostra, eram tratadas por meio de dietético com teor reduzido de fenilalanina. Os raros casos de fenilcetonúria por deficiência de biopterina têm também de receber biopterina e L-DOPA.

Doença da urina com odor de xarope de bordo (MSUD) – é um defeito da metabolização dos aminoácidos de cadeia ramificada (leucina, isoleucina e valina). Esses aminoácidos são deaminados por aminotransferases e transformam-se em alfa-cetoácidos. A enzima seguinte na cadeia metabólica, a desidrogenase dos alfa-cetoácidos de cadeia ramificada, é que se encontra deficiente na MSUD. Existe grande elevação do teor plasmático de aminoácidos de cadeia ramificada, especialmente da leucina, e aumento da excreção de alfa-cetoácidos, que conferem à urina um odor característico, adocicado, semelhante ao do caldo-de-cana ou do xarope de bordo ("maple syrup"). A forma clínica mais freqüente é a de apresentação neonatal, com irritabilidade, convulsões, recusa alimentar, letargia e deterioração neurológica progressiva. O tratamento é feito com restrição protéica e dieta pobre em aminoácidos de cadeia ramificada. Recomenda-se, ainda, o uso de tiamina.

Hiperglicinemia não-cetótica (HNC) – é um distúrbio da degradação da glicina devido a defeito no sistema enzimático presente na mitocôndria responsável pela quebra da glicina. A HNC pode apresentar-se no período neonatal ou ter início mais tardio; a primeira forma é mais freqüente. Os indivíduos afetados pela forma neonatal desenvolvem hipotonia muscular, convulsões, crises de apnéia, letargia e coma. Caso não seja tratada, a letalidade é alta. A forma de início tardio manifesta-se por convulsões e atraso do desenvolvimento. A suspeita diagnóstica é feita pelo quadro clínico associado à elevação de glicina no sangue e, de forma mais específica, no líquido cefalorraquidiano. É importante frisar que a hiperglicinemia não acompanhada de hiperglicinorraquia pode ser encontrada em outros EIM, como as acidemias metilmalônica e propiônica, ou estar relacionada ao uso de certos medicamentos, especialmente as drogas antiepilépticas, como a carbamazepina e o ácido valpróico. O tratamento da HNC é feito com drogas que aumentam a excreção de glicina, como o benzoato de sódio.

Homocistinúrias – são heterogêneas e causadas por diversos defeitos enzimáticos que levam a prejuízo na metabolização do aminoácido sulfurado, a homocisteína. Esta é formada a partir de perda do grupo metil do aminoácido metionina. Ela pode ser novamente convertida em metionina, em reação de metilação que depende de ácido fólico e vitamina B_{12}, ou combinar-se à serina e transformar-se em cistationina, em reação dependente de vitamina B_6. Duas moléculas de homocisteína podem ainda se unir, formando uma molécula de homocistina. A forma mais freqüente de homocistinúria é decorrente de defeito na enzima cistationina beta-sintetase (CBS), que catalisa a combinação da homocisteína com a serina, formando a cistationina. Do ponto de vista clínico, os sintomas são de aparecimento lento e observa-se atraso mental, luxação de cristalino, risco aumentado de trombose arterial e venosa, aceleração do processo de arteriosclerose e osteoporose. O perfil tende ao longilíneo com dedos e artelhos alongados. O tratamento consiste na restrição protéica, especialmente de metionina, e no uso de vitamina B_6 e ácido fólico. O diagnóstico é feito pela dosagem de homocisteína plasmática e confirmado pela determinação da atividade da CBS. Cerca de metade dos pacientes com homocistinúria por deficiência de CBS apresenta excelente resposta com o uso de 300mg/dia de vitamina B_6 (piridoxina).

Três EIM podem causar elevação do teor plasmático de tirosina; e o de maior importância clínica é a *tirosinemia* tipo I, ou hepatorrenal. Além disso, pode-se encontrar um defeito temporário na metabolização da tirosina, denominado *tirosinemia neonatal transitória*, especialmente em recém-nascidos prematuros que recebem carga protéica excessiva. Esse achado se tornou mais freqüente com o advento dos programas de triagem neonatal. A tirosina está presente na dieta e também é formada a partir da hidroxilação da fenilalanina. A metabolização da tirosina envolve diversas enzimas e somente o fígado e os rins são capazes de degradar a tirosina em metabólitos que poderão ser ulteriormente oxidados no ciclo de Krebs. Essa doença é causada por defeito na enzima fumarilacetoacetase e caracteriza-se, do ponto de vista bioquímico, pelo aumento da excreção urinária de succinilacetona e succinilacetoacetato. A tirosinemia tipo I pode ter apresentação aguda ou crônica. Na apresentação aguda, ocorre grave hepatopatia e tubulopatia do tipo Fanconi nos primeiros meses de vida, com vômitos, icterícia, hipoglicemia, ascite e tendência à hemorragia. A forma crônica inicia-se mais tardiamente, freqüentemente após 1 ano de idade, com hepatomegalia discreta e atraso do crescimento. O risco de carcinoma hepático é elevado, assim como o de aparecimento de sintomas neurológicos semelhantes aos observados na porfiria aguda intermitente (dor abdominal e parestesias). O tratamento, recentemente desenvolvido, consiste no uso do medicamento NTBC, que inibe a síntese de um precursor da succinilacetona, e tem mudado de forma radical o prognóstico da tirosinemia tipo I.

Defeitos do ciclo da uréia

A uréia é a principal forma de excreção de nitrogênio e produzida principalmente no fígado por meio de um conjunto de reações (Fig. 2.23). A uréia possui dois átomos de nitrogênio e um de carbono. Os átomos de nitrogênio são originários da amônia (NH_4) e do ácido aspártico; parte das reações do ciclo da uréia se dá na mitocôndria e parte no citoplasma.

Do ponto de vista clínico, a manifestação clínica mais freqüente do ciclo da uréia é a encefalopatia aguda, com distúrbio da consciência e coma. Para cada uma das etapas desse ciclo, há um defeito metabólico conhecido, sendo o mais freqüente a *deficiência da ornitina transcarbamilase* (OTC), que é a enzima que está envolvida com a síntese de citrulina a partir de ornitina e carbamilfosfato

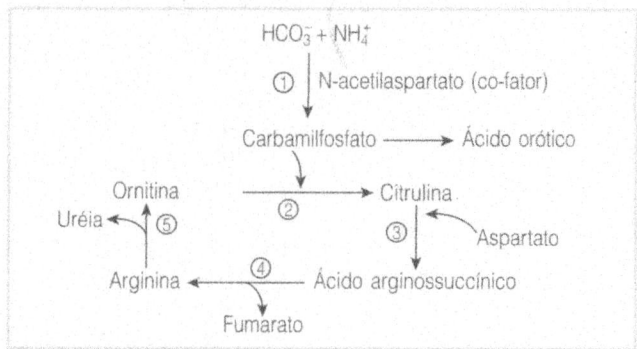

Figura 2.23 – Metabolização da amônia (NH_4) no ciclo da uréia.

(reação 2, na Fig. 2.23). A OTC é de herança recessiva ligada ao cromossomo X, levando a quadro clínico bastante variável: em meninos, observa-se encefalopatia grave descompensada já no período neonatal; e em meninas, distúrbios de consciência intermitente, associados muitas vezes a aumento da ingestão protéica. Em ambos os casos, existe hiperamonemia e aumento da excreção urinária de ácido orótico.

A dosagem da amônia é essencial para o diagnóstico da maioria das doenças desse grupo, porém outros exames, como a determinação de aminoácidos urinários e plasmáticos, ácidos orgânicos e ácido orótico, contribuirão para a definição diagnóstica e orientação terapêutica. É importante frisar que hiperamonemia pode ser decorrente de hepatopatia aguda ou crônica, do uso de medicamentos como o ácido valpróico, ou estar associada a outros EIM, como a leucinose (doença da urina com odor de xarope de bordo) e acidemias orgânicas (como a acidemia propiônica e metilmalônica).

O tratamento dependenderá do defeito metabólico e consistirá em restrição protéica associado a uso de benzoato de sódio, fenilacetato, arginina ou citrulina.

Defeitos do metabolismo de ácidos orgânicos

Os ácidos orgânicos são substâncias não-nitrogenadas que têm pelo menos um radical carboxílico. Eles podem ter origem exógena (dieta ou gerado por bactérias intestinais) ou formar-se a partir de quase todas as vias do metabolismo intermediário, conforme mostra a figura 2.24. Os ácidos orgânicos são hidrossolúveis, sendo rapidamente depurados do plasma e concentrados na urina. Dessa forma, sua dosagem no plasma pouco contribui para o diagnóstico clínico. O desenvolvimento de novas técnicas de análise, como a cromatografia gasosa acoplada à espectrometria de massa (GC/MS), tornou possível a rápida determinação de um grande número de ácidos orgânicos. A análise é feita empregando-se volume de urina reduzido, originária de amostra isolada. A determinação de ácidos orgânicos urinários está indicada na avaliação de pacientes que apresentem doenças neurológicas crônicas ou de instalação aguda, com ou sem acidose metabólica, de causa obscura. Algumas vezes, as acidemias orgânicas apresentam manifestações intermitentes, e a excreção aumentada de ácidos orgânicos é também intermitente, obrigando o clínico a tentar sua determinação nos momentos de crise.

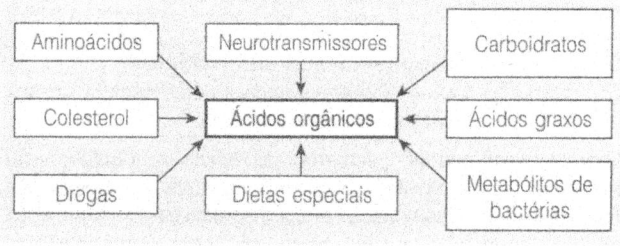

Figura 2.24 – Origem dos ácidos orgânicos.

Entre as acidemias orgânicas de importância clínica, temos as acidemias metilmalônica, propiônica, isovalérica, glutárica do tipo I e a deficiência de biotinidase. Todas são de herança autossômica recessiva.

Acidemias metilmalônicas – são decorrentes de um defeito na habilidade em transformar o ácido metilmalônico em ácido succínico, em uma reação dependente de vitamina B_{12} (cobalamina), e catalisadas pela enzima metilmalonil-CoA mutase (Fig. 2.25). Defeitos nessa enzima ou decorrentes de EIM da vitamina B_{12} podem ocasionar acidemia metilmalônica. As manifestações clínicas podem iniciar-se no período neonatal ou nos primeiros anos de vida; as formas mais tardias tendem a ser mais atenuadas. Observa-se acidose metabólica, encefalopatia aguda, hiperamonemia, neutropenia e trombocitopenia. Em algumas formas de acidemia metilmalônica dependente de EIM da vitamina B_{12}, além desses sinais, pode ser encontrada hiper-homocisteinemia. O diagnóstico é sugerido pela *elevação* do ácido metilmalônico plasmático e pelo aumento de sua excreção urinária. O diagnóstico definitivo e a determinação do tipo de acidemia metilmalônica dependem de estudos realizados em cultura de fibroblastos. O tratamento consiste na administração de altas doses de vitamina B_{12}.

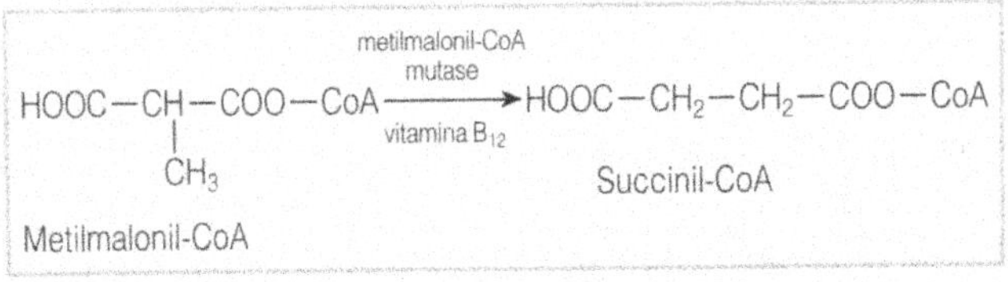

$$HOOC-CH-COO-CoA \xrightarrow[\text{vitamina } B_{12}]{\substack{\text{metilmalonil-CoA} \\ \text{mutase}}} HOOC-CH_2-CH_2-COO-CoA$$

Metilmalonil-CoA

CH₃ ... Succinil-CoA

Figura 2.25 – Transformação do ácido metilmalônico em succínico.

Acidemias propiônica e isovalérica – têm quadro clínico muito semelhante ao da acidemia metilmalônica: acidose metabólica grave, encefalopatia, hiperamonemia, neutropenia e trombocitopenia. A acidemia propiônica é decorrente de defeito na enzima propionil-CoA carboxilase e a acidemia isovalérica é causada por deficiência da isolaleril-CoA desidrogenase. O tratamento consiste em restrição protéica e emprego de dieta especial.

Acidemia glutárica do tipo I – decorre de deficiência da enzima mitocondrial glutaril-CoA desidrogenase. O ácido glutárico possui cinco carbonos e é dicarboxílico, constituindo-se em um produto intermediário da metabolização de triptofano, hidroxilisina e lisina. Existe uma grande diversidade na apresentação clínica da acidemia glutárica do tipo I. Em sua forma mais típica, após semanas ou meses de desenvolvimento aparentemente normal, ocorre deterioração neurológica aguda, muitas vezes associada a quadro infeccioso, com distonia, opistótono e movimentos involuntários em face e língua. Os exames de imagem de crânio, como ressonância magnética, podem mostrar a presença de lesão bilateral no putâmen e no núcleo caudado, além de alargamento do espaço subaracnóideo, especialmente na região temporal. O diagnóstico baseia-se na presença de aumento na excreção dos ácidos orgânicos glutárico e, especialmente, 3-OH-glutárico. A confirmação pode ser feita pela determinação da atividade da enzima glutaril-CoA desidrogenase em fibroblastos.

Deficiência de biotinidase – cursa com acidemia orgânica e por isso está incluída nesse grupo. A biotina é uma vitamina abundante na dieta, que é essencial para as reações de carboxilação, fazendo parte do núcleo ativo das enzimas piruvato carboxilase, propionil-CoA carboxilase e metilcrotonil-CoA carboxilase. Essas enzimas somente estão ativas se a biotina for unida por ligação co-valente a uma determinada lisina, situada em seu núcleo ativo. Quando as carboxilases são degradadas, a lisina permanece ligada à biotina, sendo necessária a presença da enzima biotinidase para liberá-la.

Somente livre é que a biotina se acha disponível para ser novamente incorporada às carboxilases. Caso exista deficiência da biotinidase, ocorre grande perda na urina de biotina ligada à lisina e instala-se um quadro de deficiência de biotina. O quadro clínico pode ser muito grave e caracteriza-se por acidose metabólica, deficiência imunológica, convulsões, queda de cabelo e eczema. O diagnóstico é feito pela determinação da atividade da enzima biotinidase no sangue, e o tratamento, bastante eficiente, consiste na suplementação da dieta com 10mg de biotina ao dia. A deficiência da biotinidase é uma das doenças que pode ser investigada em programa populacional de triagem neonatal.

Defeitos da beta-oxidação de ácidos graxos

Nos últimos 15 anos, foi possível definir clinicamente um grupo composto por mais de 10 doenças em que existe um defeito na metabolização mitocondrial dos ácidos graxos. Nesse processo, os ácidos graxos são ligados à coenzima A (CoA), transportados para a mitocôndria com a ajuda da carnitina e catabolizados por meio de uma seqüência de reações denominadas beta-oxidação. O ácido graxo passa por diversos ciclos de oxidação, e cada um deles envolve pelo menos três enzimas; ao término de cada ciclo, o ácido graxo tem sua cadeia encurtada em dois carbonos, gerando uma molécula de acetil-CoA. Algumas dessas enzimas são ativas para ácidos graxos de cadeia longa (com 16 a 22 carbonos), média (de 10 a 14 carbonos) ou curta (de 4 a 8 carbonos). O produto final da metabolização completa de ácidos graxos é a acetil-CoA, que é o substrato do ciclo de Krebs. Em situações em que há excesso de acetil-CoA, o fígado pode transformá-la em acetoacetato e beta-hidroxibutirato (conjuntamente chamados de corpos cetônicos), que são metabolizados principalmente pelos rins e músculos esquelético e cardíaco.

Os sintomas decorrentes de defeitos de beta-oxidação têm duas apresentações clínicas principais:

Miocardiopatia dilatada e miopatia – é vista em defeitos do transporte da carnitina e nas deficiências envolvendo a degradação de ácidos graxos de cadeia longa. Ela decorre do fato de os músculos cardíaco e esquelético dependerem dos corpos cetônicos para a produção de energia. Para o diagnóstico, recomendam-se a dosagem plasmática de carnitina e a determinação do perfil de acilcarnitinas no sangue. A dosagem de ácidos orgânicos na urina também pode contribuir para o diagnóstico. A suplementação de carnitina é recomendada nesses pacientes.

Encefalopatia aguda – associada à hipoglicemia e à esteatose hepática e muitas vezes precipitada por jejum ou infecção. Quando a beta-oxidação é menos eficiente, o organismo é incapaz de gerar energia suficiente para manter-se funcionando, e o SNC é particularmente vulnerável a essa deficiência. A reserva hepática e muscular de glicogênio é suficiente para cerca de 24 horas de jejum. Após isso, para gerar energia, o organismo necessita metabolizar proteína e principalmente lipídeos. A deficiência da desidrogenase dos ácidos graxos de cadeia média, conhecida também pela sigla inglesa MCAD, com freqüência de 1/7.000 nascimentos nos países anglo-saxões, é a causa mais freqüente desse tipo de apresentação e deve ser considerada no diagnóstico diferencial de lactentes que apresentem encefalopatia aguda semelhante à síndrome de Reye e na síndrome de morte súbita de lactentes.

O diagnóstico fora da fase aguda é feito pela determinação de acilcarnitinas no sangue e pela excreção de acilglicinas. Na fase aguda, a determinação de ácidos orgânicos urinários pode mostrar uma excreção aumentada de ácidos dicarboxílicos.

O tratamento consiste em prevenção do jejum e suplementação vigorosa de carboidratos em situações nais quais existe aumento de consumo energético ou redução da oferta calórica, como ocorre em infecções.

Defeitos do metabolismo de carboidratos simples

Os carboidratos simples para os quais se conhece os EIM que cursam com manifestações clínicas são a galactose, a frutose e a glicose.

Três enzimas estão envolvidas no metabolismo da galactose e podem causar **galactosemia**: a *galactocinase*, a *galatose-1-fosfato uridiltransferase* (GALT) e a *uridina difosfato galactose-4-epimerase* (GALE). Destas, a deficiência de GALT é a causa mais importante de galactosemia, e os sintomas encontrados são anorexia, icterícia, vômitos, hepatomegalia e catarata, iniciados já no período neonatal, após a introdução de alimentos que contenham lactose. As outras deficiências enzimáticas costumam levar a quadros clínicos mais brandos e de aparecimento mais tardio, sendo a catarata o mais constante.

A suspeita de galactosemia deve ser feita em paciente que apresente quadro clínico compatível associado a grande aumento da excreção urinária de galactose. Para se comprovar esse diagnóstico, deve-se dosar a galactose e a galactose-1-fosfato no plasma, assim como a atividade da enzima galactose-1-fosfato uridiltransferase em eritrócitos. Na ausência de quadro clínico compatível, é pouco provável que a simples presença de galactose na urina tenha importância clínica, uma vez que lactentes que têm no leite sua base dietética excretam esse açúcar na urina.

Conhecem-se dois EIM do metabolismo da frutose, ambos tratáveis com a supressão de frutose e sacarose da dieta:

1. Intolerância hereditária à frutose – caracteriza-se por intolerância à frutose e a sacarose, que desencadeiam vômitos incoercíveis. Associadamente, ocorre hipoglicemia, hepatomegalia, distensão abdominal e icterícia. O diagnóstico pode ser confirmado apenas pela demonstração de deficiência de atividade da aldolase B em biopsia de fígado.

2. Deficiência de frutose 1,6-difosfatase – leva a um quadro clínico mais grave, que se assemelha ao encontrado na doença por depósito de glicogênio tipo 1 (GSD1). Clinicamente, observam-se hepatomegalia, acidose láctica, cetose, hiperuricemia e hipoglicemia. A confirmação diagnóstica pode ser feita apenas pela dosagem da enzima no fígado.

Recentemente foi descrito um EIM do transporte cerebral de glicose (deficiência do transportador 1 de glicose, GLUT1). O quadro clínico é o de crises convulsivas de difícil controle, iniciadas nos primeiros meses de vida, associadas a níveis baixos de glicose e lactato no líquido cefalorraquidiano, com glicemia normal. Existe melhora acentuada dos sintomas com a introdução de dieta rica em gorduras e pobre em carboidratos (dieta cetogênica).

Defeitos do metabolismo do glicogênio

As doenças de depósito de glicogênio, ou glicogenoses, caracterizam-se pelo acúmulo anormal de glicogênio em tecidos em que ele normalmente está presente. O glicogênio é formado a partir da polimerização da glicose e encontrado no fígado e nos músculos, servindo como reserva de hidrato de carbono. O glicogênio hepático é utilizado para manter a glicemia estável e esgota-se após cerca de um dia de jejum. O glicogênio muscular é recrutado durante o exercício anaeróbico, quando tem de se produzir ATP por meio da oxidação anaeróbia da glicose. Uma vez esgotado o glicogênio, o organismo necessita metabolizar gorduras e proteínas para produzir energia. As doenças de depósito de glicogênio são 11 e reconhecidas pela sigla GSD (de "glicogen storage disorder"), seguida de um número (GSD1, GSD2 etc.). Elas podem afetar os músculos, o fígado ou ambos. O quadro 2.33 apresenta as manifestações clínicas e os defeitos enzimáticos das glicogenoses. Todas as glicogenoses são de herança autossômica recessiva, com exceção da GSD9, que é recessiva ligada ao cromossomo X.

Quadro 2.33 – Defeito enzimático e manifestações clínicas das glicogenoses.

Glicogenose	Defeito enzimático	Manifestações clínicas
GSD1a (von Gierke)	Glicose-6-fosfatase	Hepáticas
GSD1b	Glicose-6-fosfato translocase	Hepáticas
GSD1c	Pirofosfato translocase	Hepáticas
GSD2 (Pompe)	Alfa-glicosidase ácida	Musculares e hepáticas
GSD3 (Forbe, Cori)	Amilo 1,6-glicosidase	Musculares e hepáticas
GSD4 (Anderson)	Enzima ramificadora	Musculares e hepáticas
GSD5 (McArdle)	Miofosforilase	Musculares
GSD6 (Hers)	Fosforilase hepática	Hepáticas
GSD7 (Tauri)	Fosfofrutocinase muscular	Musculares
GSD9	Fosforilase cinase hepática	Hepáticas
GSD0	Sintetase do glicogênio	Hepáticas

As manifestações hepáticas das glicogenoses caracterizam-se por atraso do crescimento, hepatomegalia, hipoglicemia e acidose. Do ponto de vista laboratorial, observa-se elevação de ácido láctico, triglicerídeos, ácido úrico e corpos cetônicos. A biopsia hepática mostra acúmulo de glicogênio, e a confirmação do tipo de glicogenose depende da determinação da atividade das enzimas responsáveis, e os exames são realizados em tecido hepático. O tratamento consiste em administração de dieta rica em carboidratos, fracionada a cada 3 a 4 horas, inclusive durante o período noturno.

As manifestações musculares da glicogenose têm intensidade variável, podendo ser muito graves, como na forma infantil da deficiência de alfa-glicosidase ácida (doença de Pompe), em que há intensa fraqueza muscular e miocardiopatia, ou caracterizar-se por quadro de câimbras e rabdomiólise após exercício, como se observa na doença de McArdle (GSD5). Foi recentemente desenvolvido tratamento da doença de Pompe, especialmente de início tardio, a partir da reposição intravenosa da enzima que se encontra deficiente.

Defeitos no transporte de metais

Entre os EIM decorrentes de defeitos no transporte de metais, como o cobre e o ferro, temos:

Doença de Wilson – de herança autossômica recessiva, decorre de comprometimento na excreção hepática do cobre. Com isso, existe redução dos níveis plasmáticos de cobre e de sua proteína carreadora, ceruloplasmina, além do aumento do teor tecidual desse metal, inicialmente no fígado e depois em outros órgãos. As manifestações da doença de Wilson na faixa etária pediátrica são principalmente cirrose hepática; após os 8 anos de idade, podem ser encontrados distúrbios neurológicos do tipo parkinsonismo, coreoatetose e distonia, decorrentes de lesão de núcleos da base. O encontro de anel de Kayser-Fleisher no exame oftalmológico é altamente sugestivo da doença. O diagnóstico é estabelecido pela dosagem sérica de cobre e ceruloplasmina, e o tratamento é feito com medicamentos como a penicilamina, que se liga ao cobre aumentando sua excreção urinária.

Doença de Menkes – de herança recessiva ligada ao cromossomo X, decorre do comprometimento do transporte celular de cobre, afetando sua absorção intestinal. Com isso, observam-se níveis sangüíneos muito baixos de cobre e de ceruloplasmina. A deficiência de cobre interfere com a atividade de diversas enzimas que utilizam esse metal em seu núcleo ativo, comprometendo, entre outras, a respiração celular e a maturação do colágeno. As manifestações clínicas surgem nos primeiros meses de vida e caracterizam-se por alteração de cabelos, que são esparsos e quebradiços, palidez cutânea e graves alterações neurológicas, com hipotonia muscular, atraso mental e crises convulsivas.

Hemocromatose – é um dos mais freqüentes EIM entre caucasianos; estima-se que um 1 em cada 400 indivíduos seja portador dessa doença. Os sintomas são mais comuns na vida adulta, em indivíduos do sexo masculino, e decorrem de acúmulo de ferro no fígado, pâncreas e coração. Observam-se diabetes, cirrose hepática e miocardiopatia. O tratamento em fase inicial da doença é bastante simples e consiste na realização de sangrias periódicas.

Defeitos do metabolismo das porfirinas

Os defeitos do metabolismo das porfirinas ou porfirias são um grupo de doenças geneticamente determinadas, que podem ter herança autossômica dominante ou recessiva, caracterizadas do ponto de vista bioquímico por comprometimento da síntese do anel porfirínico. Esse anel, ligado ao ferro, constituirá o grupo heme, que é parte integrante do núcleo ativo de diversas enzimas (como os citocromos) ou proteínas com capacidade de se ligarem ao oxigênio (como a hemoglobina e a mioglobina). A síntese do grupo heme envolve diversas enzimas que, quando têm sua atividade reduzida, levam ao aparecimento das porfirias.

As manifestações clínicas das porfirias são bastante variadas e costumam ser divididas em neuropsiquiátricas e cutâneas. A forma mais freqüente de porfiria é a aguda intermitente, decorrente de deficiência da enzima porfobilinogênio deaminase. Essa doença, de herança dominante, apresenta grande variabilidade na expressão clínica, e cerca de 90% dos portadores jamais apresentam manifestação. Os sintomas têm caráter intermitente e a alteração clínica mais freqüente é a dor abdominal, acompanhada de distúrbios autonômicos (taquicardia, sudorese, retenção ou incontinência urinária), confusão mental e polineuropatia motora. Medicamentos como sulfas e barbitúricos podem precipitar uma crise de porfiria. As formas cutâneas de porfiria são bastante raras e caracterizam-se por erupções em regiões expostas ao sol.

A possibilidade de porfiria deve ser considerada em diversas condições clínicas, e o diagnóstico pode ser estabelecido com o emprego de exames quantitativos, como a dosagem urinária de ácido delta-aminolevulínico, de coproporfirias, urobilinogênio e porfobilinogênio, ou pela determinação da atividade de algumas enzimas em eritrócitos, como ácido alfa-aminolevulínico deidratase (ALA-D) e porfobilinogênio deaminase (PBG-D). O principal diagnóstico diferencial da porfiria aguda intermitente é a tirosinemia tipo I e a intoxicação por chumbo.

O tratamento da porfiria aguda intermitente consiste em prevenir as crises, evitando o uso de medicamentos que possam desencadeá-la, e tratar de forma intensiva as crises, com emprego de dieta hipercalórica e uso de hematina.

Doenças lisossômicas

O lisossomo está envolvido na degradação de macromoléculas pouco solúveis em água, como polímeros de açúcar e lipídeos complexos. Ele se origina do complexo de Golgi e possui em sua membrana proteínas que transportam prótons (H⁺), levando a um pH ácido em seu interior. O lisossomo possui sistema para reconhecer e captar enzimas (hidrolases ácidas) produzidas no citoplasma e destinadas a atuar em seu interior. Quando uma dessas enzimas não funciona adequadamente, ocorre acúmulo de seu substrato dentro do lisossomo, o que poderá comprometer o funcionamento da célula. Alternativamente, esse substrato acumulado poderá ser transformado, por meio de via metabólica alternativa, em produto tóxico para a célula. O termo *doença de depósito* é utilizado para se designar as doenças lisossômicas em que há acúmulo de substâncias dentro da organela. Essa substância pode ser um polímero de carboidratos, como o glicogênio e os glicosaminoglicanos (que é o mesmo que mucopolissacarídeos), ou um glicolipídeo, composto de natureza li-

pídica associado a carboidratos, recebendo denominações como esfingolipídeo e gangliosídeo. Os órgãos que mais freqüentemente são afetados pelas doenças de depósito são o cérebro, o fígado, o baço e o sistema esquelético. A herança das doenças lisossômicas é autossômica recessiva, com duas exceções: as doenças de Hunter e a de Fabry, que são ligadas ao cromossomo X. O gene para todas essas doenças já foi identificado, tornando possível, na maioria das vezes apenas em âmbito de pesquisa, a busca das mutações responsáveis pelos sintomas clínicos.

Entre as doenças lisossômicas de importância pediátrica temos: 1. doenças com manifestação exclusivamente neurológica; 2. doenças com alterações neurológicas associadas a alterações sistêmicas (dismorfismo, aumento de vísceras, manifestações musculoesqueléticas); 3. doenças com alterações sistêmicas, sem evidências de comprometimento neurológico.

As doenças lisossômicas com manifestação *exclusivamente neurológica* podem comprometer o encéfalo de forma difusa, ou afetar de maneira preferencial a substância branca.

Como exemplo de *encefalopatias difusas* temos as doenças de Tay-Sachs e Sandhof, cuja forma mais característica apresenta sintomas no primeiro trimestre de vida, com deterioração neurológica progressiva, convulsões e sobressaltos à estimulação sonora, acompanhada da perda visual em decorrência de degeneração da retina, levando ao aparecimento de mancha vermelho-cereja ao exame de fundo de olho. Com o progredir da doença, ocorre espasticidade intensa e o quadro evolui para estado vegetativo persistente, ao redor do segundo ano de vida. Nessa fase, é freqüente a ocorrência de macrocrania. Pela alta freqüência da doença de Tay-Sachs entre os judeus com ancestrais originários da Europa Oriental (asquenazim), em diversos países realizou-se esforço no sentido de se detectar indivíduos heterozigotos para a doença de Tay-Sachs por meio de dosagem da atividade da enzima lisossômica hexosaminidase A. Os portadores de mutação em um dos alelos que codifica essa enzima têm cerca da metade da atividade observada em indivíduos normais. Para casais heterozigotos para a doença de Tay-Sachs, passou-se a oferecer diagnóstico pré-natal e, com isso, reduziu-se muito o nascimento de crianças com essa grave doença.

A doenças lisossômicas que se manifestam com comprometimento da *substância branca* (leucodistrofias) são a leucodistrofia metacromática e a de Krabbe, e elas são tratadas mais detalhadamente com as outras leucodistrofias (ver adiante).

Entre as doenças lisossômicas que associam comprometimento neurológico a alterações sistêmicas temos:

• As várias formas da **doença de Sanfilippo**, a qual é uma mucopolissacaridose em que há associação de atraso mental, involução psicomotora e dismorfismo facial, com presença de traços fisionômicos grosseiros.

• A **doença de Niemann-Pick tipo C (NPC)** é caracterizada por lenta e progressiva involução neuropsíquica, distonia, disfagia e crises convulsivas, associada à hepatomegalia e às vezes à história de icterícia prolongada nos primeiros meses de vida. O sinal clínico mais característico dessa doença é a paralisia da movimentação ocular no sentido vertical. Sabe-se atualmente que a NPC é decorrente de um defeito na metabolização e transporte intralisossômico do colesterol.

• As doenças de **Hurler**, **Hunter** e **Sly** são mucopolissacaridoses que cursam com atraso mental, hepatoesplenomegalia, dismorfismo facial, alterações esqueléticas e articulares. A opacificação da córnea é característica da doença de Hurler.

• Na **gangliosidose GM1 generalizada**, os sintomas podem iniciar-se já na vida fetal, e ao nascimento existe dismorfismo e hepatoesplenomegalia. O desenvolvimento é extremamente comprometido, ocorrem alterações esqueléticas e o exame de fundo de olho pode revelar presença de degeneração da mácula e mancha vermelho-cereja. A **doença de Niemann-Pick tipo A** assemelha-se em muitos aspectos à gangliosidose GM1 generalizada, porém não se observam alterações esqueléticas ou dismorfismo facial. O mielograma em ambas mostra a presença de histiócitos vacuolizados, espumosos.

• Algumas doenças lisossômicas não cursam com manifestações neurológicas. Esse é o caso da **doença de Morquio**, que é uma mucopolissacaridose e que existem deformidades esqueléticas, e a forma visceral da **doença de Gaucher (tipo I)**, freqüente entre os judeus com ancestrais originários da Europa Oriental, que se caracteriza por esplenomegalia com sinais de hiperesplenismo associada ou não à hepatomegalia. Com o progredir da doença, é freqüente a ocorrência de destruição dolorosa dos ossos. O mielograma mostra presença de histiócitos vacuolizados (células de Gaucher), sugestivos da doença. A doença de **Maroteaux-Lamy**, uma mucopolissacaridose, apresenta as manifestações viscerais semelhantes às observadas na doença de Hurler, mas não cursa com comprometimento neurológico.

O diagnóstico das doenças lisossômicas depende da combinação de informações clínicas com o resultado dos exames complementares. Para as mucopolissacaridoses, o aumento da excreção urinária de glicosaminoglicanos, seguida da caracterização da fração que se encontra aumentada, sugere o diagnóstico. O mielograma é útil sempre que existir hepatoesplenomegalia, pois pode evidenciar a presença de histiócitos vacuolizados. Estudo radiológico de esqueleto permite diagnosticar alterações ósseas, que orientarão o diagnóstico em diversas doenças lisossômicas. A confirmação diagnóstica é estabelecida por meio da determinação da atividade da enzima lisossômica responsável (Quadro 2.34). Para tanto, a maioria das técnicas mede a atividade da enzima contra um substrato sintético que gera uma substância fluorescente ao ser cindido. Algumas enzimas podem ter sua atividade determinada em leucócitos ou no soro, enquanto para outras isso só é possível com o estudo de cultura de fibroblastos. O líquido amniótico e os fragmentos do vilo coriônico mantidos em cultura também podem ser utilizados para a determinação da atividade de enzimas lisossômicas.

O tratamento das doenças lisossômicas é na maioria das vezes apenas de suporte. Para a forma visceral da doença de Gaucher, no entanto, existe tratamento muito efetivo, realizado por meio de reposição intravenosa da enzima deficiente, que é fagocitada pelas células do sistema reticuloendotelial e incorporada aos lisossomos. O transplante de medula óssea é uma alternativa para algumas doenças lisossômicas, especialmente as mucopolissacaridoses, ainda que a experiência mundial nessa área seja pequena.

Quadro 2.34 – Diagnóstico confirmatório de doenças lisossômicas.

Doença	Ensaio enzimático
Esfingolipidoses	
Doença de Niemann-Pick tipos A e B	Atividade de esfingomielinase em fibroblastos
Doença de Niemann-Pick tipo C	Capacidade de esterificação do colesterol em fibroblastos
	Coloração por filipina de fibroblastos
Doença de Gaucher tipo 1, 2 e 3	Beta-glicosidase em leucócitos ou fibroblastos
Doença de Krabbe	Galactosil ceramida beta-galactosidase (galactocerebrosidase) em leucócitos ou fibroblastos
Leucodistrofia metacromática	Arilsulfatase A em leucócitos ou fibroblastos
	Pesquisa de sulfatídeos na urina
Doença de Fabry	Alfa-galactosidase em leucócitos ou fibroblastos
Doença de Tay-Sachs e de Sandhoff (gangliosidose GM2)	Hexosaminidase A e B em soro, leucócitos ou fibroblastos
Gangliosidose GM1 generalizada	Beta-galactosidase em leucócitos ou fibroblastos
Mucopolissacaridoses	
Doença de Hurler (MPS I)	Alfa-L-iduronidase em leucócitos ou fibroblastos
Doença de Scheie (MPS Ia)	Alfa-L-iduronidase em leucócitos ou fibroblastos
Doença de Hunter (MPS II)	Iduronato sulfatases em fibroblastos
Doença de Sanfilippo (MPS IIIa)	Heparam-N-sulfatase no soro
(MPS IIIb)	Alfa-N-acetilglicosaminidase em fibroblastos
(MPS IIIc)	Alfa-glicosaminida-N-acetiltransferase em fibroblastos
(MPS IIId)	N-acetilglicosamina-6-sulfato sulfatase em fibroblastos
Doença de Morquio (MPS IVa)	Galactosamina-6-sulfato sulfatase em leucócitos ou fibroblastos
(MPS IVb)	Beta-galactosidase em leucócitos ou fibroblastos
Doença de Maroteaux-Lamy (MPS VI)	Arilsulfatase B em fibroblastos
Doença de Sly (MPS VII)	Beta-glicuronidase em fibroblastos
Oligossacaridoses	
Fucosidose	Fucosidase em leucócitos ou fibroblastos
Manosidose	Alfa-manosidase em leucócitos ou fibroblastos
Mucolipidoses	
Mucolipidose I (ML I) (sialidose)	Neuraminidase (sialidase) em fibroblastos
Mucolipidose II (ML II) "I-cell disease"	Elevação de enzimas lisossômicas séricas (hexosaminidase, arilsulfatase etc.)
Glicogenose	
Doença de Pompe (GSD2)	Alfa-glicosidase em fibroblastos

Obs.: 1. O estudo enzimático em fibroblastos é feito em cultura iniciada a partir de pequeno fragmento de pele.
  2. Algumas dessas dosagens enzimáticas podem também ser realizadas em células de vilo coriônico ou líquido amniótico.

Doenças mitocondriais

A mitocôndria é uma organela intracelular citoplasmática presente em grande número em praticamente todas as células e que possui características bastante peculiares. Todas as mitocôndrias são herdadas da mãe, uma vez que o citoplasma do espermatozóide não é incorporado ao zigoto. Ela possui uma forma alongada, com duas membranas: uma externa, que possui poros que permitem a passagem de proteínas de baixo peso molecular e de pequenas moléculas, e outra interna, praticamente impermeável. Cada mitocôndria possui de duas a três moléculas de DNA mitocondrial circular, e em uma mesma célula podem estar presentes DNA normal ao lado de DNA "mutado". A porcentagem de DNA "mutado" pode variar significativamente de tecido para tecido, o que contribui ainda mais para a diversidade de fenótipo. O DNA mitocondrial codifica 13 peptídeos que vão fazer parte de quatro dos cinco complexos protéicos envolvidos com a respiração celular (complexos de transferência de elétrons – ETC). Dessa forma, uma pequena parte das proteínas existentes nas mitocôndrias é codificada e produzida em seu próprio interior e, as demais, de codificação nuclear, são importadas do citoplasma. Na mitocôndria estão as enzimas envolvidas com o ciclo de Krebs (que produzirá NADH e FADH, necessários para a geração de ATP), com o complexo da desidrogenase pirúvica (que faz a junção entre a glicólise e o ciclo de Krebs), com parte do ciclo da uréia (envolvida na eliminação de amônia), com a oxidação fosforilativa (responsável pela produção de ATP) e com a beta-oxidação de lipídeos (redução progressiva do tamanho da cadeia de carbono dos ácidos graxos, com produção de acetilcoenzima A, que vai ser metabolizada no ciclo de Krebs).

O termo doença mitocondrial é empregado para se referir a um grupo de moléstias em que há alteração do funcionamento da mitocôndria, em especial da oxidação fosforilativa, responsável pela produção de ATP. As doenças mitocondriais podem ser conseqüentes a uma mutação afetando o DNA mitocondrial ou o DNA nuclear, que codificam proteínas que contribuem para a respiração celular. O quadro clínico é bastante polimorfo, incluindo sinais de comprometimento muscular (miopatia mitocondrial, com presença de "ragged-red fibers"), cardíaco, auditivo, visual e dos sistemas endócrino e nervoso. Um dos indicadores laboratoriais de doença mitocondrial é a elevação do lactato plasmático e no líquido cefalorraquidiano.

Entre as doenças em que há comprometimento da oxidação fosforilativa mitocondrial, temos:

Síndrome de Leigh – é uma doença geneticamente heterogênea, decorrente de comprometimento da respiração celular. A idade de início é variável, podendo os sintomas iniciar-se logo nas primeiras semanas de vida ou mais tardiamente, até o início da vida adulta. A maioria dos casos apresenta sintomas iniciais antes do primeiro ano de vida. Os sintomas clínicos são muito variáveis e podem ser flutuantes e incluem irregularidade respiratória e crises de apnéia, distúrbios da motricidade ocular, coreatetose e hipotonia. A associação de acidemia láctica e ressonância magnética de crânio, mostrando alteração de sinal de putâmen, núcleo caudado e substância cinzenta periaquedutal, sugere fortemente esse diagnóstico

Síndrome MERRF (epilepsia mioclônica e "ragged-red fibers") – de início em geral antes dos 20 anos de idade, caracteriza-se por mioclonias de ação, crises convulsivas e ataxia. A biopsia de músculo mostra a presença de fibras granulares, com proliferação mitocondrial ("ragged red fibers"). Acredita-se que mutações do DNA mitocondrial possam causar essa síndrome.

Síndrome MELAS (encefalomiopatia mitocondrial, acidose láctica e episódios semelhantes a "stroke") – ocorre após os 5 anos de idade, com atraso no desenvolvimento neuromotor, atraso do crescimento, cefaléia, vômitos e convulsões. É freqüente história de hemiparesia transitória ou defeitos do campo visual. O ácido láctico costuma mostrar-se elevado no líquido cefalorraquidiano e no sangue, e a tomografia computadorizada e a ressonância magnética mostram alterações

características (calcificações de núcleos da base e áreas isquêmicas focais). Mutações do DNA mitocondrial, particularmente envolvendo o RNA transportador de lisina, podem causar a síndrome MELAS.

O tratamento das doenças mitocondriais é em parte empírico e consiste na suplementação de altas doses de tiamina (300mg/dia), coenzima Q10 (4 a 10mg/kg/dia), carnitina (50 a 100mg/kg/dia), vitamina C (500 a 1.000mg/dia), riboflavina (200mg/dia), na tentativa de aumentar a eficiência da geração de ATP por parte da célula.

Doenças peroxissômicas

O peroxissomo é uma organela que está presente em praticamente todas as células e possui funções anabólicas e catabólicas. Foi nomeado a partir da presença, em sua matriz, da enzima catalase, responsável pela eliminação de radicais peróxido. Entre as suas funções, destacam-se:

- Metabolização de sais biliares.
- Metabolização de ácidos graxos, especialmente os de cadeia muito longa (com 24 ou mais carbonos).
- Metabolização de oxalato.
- Eliminação de radicais peróxido (H_2O_2).

As doenças peroxissômicas podem comprometer a função de uma única ou de diversas proteínas presentes na organela. As mais conhecidas são:

Síndrome de Zellweger, doença de Refsum infantil e adrenoleucodistrofia neonatal – decorrem do comprometimento de múltiplas proteínas peroxissômicas. Caracterizam-se por dismorfismo facial, sinais de comprometimento hepático e renal, hipotonia muscular e convulsões. O exame ultra-estrutural do fígado, em geral, mostra uma formação deficiente de peroxissomos. Do ponto de vista bioquímico, observa-se acúmulo de ácidos graxos de cadeia muito longa, ácido fitânico e plasminogênio.

Adrenoleucodistrofia (ALD) – de herança ligada ao cromossomo X (ver Leucodistrofias), afeta indivíduos do sexo masculino, ocasionando graus variados de comprometimento neurológico e de insuficiência adrenal (doença de Addison).

Doença de Refsum – cursa com ataxia, ictiose, neuropatia periférica e retinite pigmentar. Do ponto de vista bioquímico, existe um acúmulo de ácido fitânico, que é um ácido graxo de cadeia ramificada presente em proteínas de origem animal, especialmente no leite e carne vermelha. Inicia-se a partir da segunda década de vida.

Leucodistrofias

As leucodistrofias caracterizam-se por comprometimento principalmente da substância branca do sistema nervoso e trata-se de grupo heterogêneo de doenças que podem ser geneticamente determinadas ou ter outra etiologia. Algumas afecções, como as infecções congênitas por rubéola ou citomegalovírus e as lesões isquêmicas perinatais da substância branca, podem levar a alterações da substância branca encefálica; essas afecções são facilmente confirmadas pela história clínica, exames laboratoriais e de imagem (tomografia ou ressonância magnética) e não apresentam caráter progressivo. Essas formas mais apropriadamente devem ser chamadas de leucoencefalopatias. Na maioria das vezes, no entanto, as leucodistrofias são geneticamente determinadas e caracterizam-se por progressiva alteração focal ou difusa da substância branca, que costuma surgir após período livre de qualquer sintoma; em certas leucodistrofias, a mielina periférica também pode achar-se alterada. Os sintomas das leucodistrofias dependerão da etiologia e da região que se encontra mais comprometida, existindo grande variabilidade com relação à idade de início dos sintomas. Os exames de imagem, como a ressonância magnética e a tomografia de crânio, contribuem para demonstrar a alteração da substância branca, e o diagnóstico específico estará na dependência da realização de análises bioquímicas especiais, orientadas a partir do quadro clínico e dos exames de imagem. Não há tratamento específico para as leucodistrofias.

As principais leucodistrofias são:

Leucodistrofia metacromática (MLD) – de herança autossômica recessiva, decorrente de deficiência da enzima lisossômica *arilsulfatase A*. A forma mais freqüente é a infantil tardia, que se inicia entre 18 e 24 meses de idade e caracteriza-se por comprometimento motor progressivo, iniciado em geral pelos membros inferiores. A evolução é rápida, e de 12 a 24 meses após o início da doença a criança encontra-se em estado vegetativo persistente. Algumas vezes, os sinais clínicos iniciais podem ser compatíveis com neuropatia periférica. A forma juvenil ocorre em cerca de um terço dos casos de MLD e caracteriza-se também por comprometimento motor progressivo, em geral mais lento que na forma infantil tardia. Os exames de imagem (tomografia computadorizada e ressonância magnética) mostram desmielinização da substância branca, o líquido cefalorraquidiano evidencia aumento do teor de proteínas e a eletroneuromiografia mostra comprometimento das velocidades de condução nervosa. O diagnóstico é feito pela associação da redução da atividade da arilsulfatase A em leucócitos ou fibroblastos a um quadro clínico compatível.

Leucodistrofia de células globóides (doença de Krabbe) – também possui herança autossômica recessiva e é conseqüente à deficiência da enzima lisossômica *galactosil ceramida beta-galactosidase* (ou galactocerebrosidase). A forma mais comum, responsável por mais de 90% dos casos, tem início na infância, em geral antes do primeiro ano de vida. Caracteriza-se por irritabilidade e sinais de estagnação e involução do desenvolvimento neuromotor, associado a perda visual e espasticidade. Os exames de imagem (tomografia computadorizada e ressonância magnética) são anormais, mostrando desmielinização e, às vezes, calcificação dos núcleos da base. Ao exame de líquido cefalorraquidiano, observa-se hiperproteinorraquia, e a eletroneuromiografia evidencia neuropatia periférica. A confirmação diagnóstica é feita pela determinação da atividade da galactocerebrosidase em leucócitos ou fibroblastos.

Adrenoleucodistrofia (ALD) – de herança ligada ao cromossomo X, afeta indivíduos do sexo masculino, ocasionando graus variados de comprometimento neurológico e de insuficiência adrenal (doença de Addison). Podem ocorrer diferenças fenotípicas dentro de uma mesma família. Do ponto de vista bioquímico, caracteriza-se por elevação no teor de ácidos graxos de cadeia muito longa, conseqüente à anormalidade em *proteína transportadora da membrana peroxissômica*. Clinicamente, costumam-se reconhecer duas formas de ALD:

1. forma cerebral, que cursa com desmielinização difusa, ocasionando rápida deterioração intelectual, sensorial e motora. Inicia-se em geral na primeira década de vida, após período assintomático de pelo menos três anos;

2. forma mieloneural, que leva ao comprometimento dos nervos periféricos e da medula espinhal, resultando em paraparesia espástica. Inicia-se, em geral, após os 15 anos de idade e tem curso lentamente progressivo.

Para os pacientes que apresentam insuficiência adrenal, está indicada a suplementação com esteróides. Embora se tenha demonstrado que o uso de dieta especial associado à ingestão de óleo de Lorenzo, que bloqueia a síntese endógena de ácidos graxos de cadeia muito longa, tenha um efeito na normalização bioquímica de indivíduos com adrenoleucodistrofia, não se demonstrou que isso contribua para deter a instalação ou a progressão dos sintomas neurológicos.

DIAGNÓSTICO

O diagnóstico de EIM pode ser feito antes do nascimento (diagnóstico pré-natal), em fase pré-sintomática no período neonatal (triagem neonatal) ou em qualquer idade, em decorrência dos sintomas. Algumas vezes, é possível ainda a confirmação do diagnóstico bioquímico pelo estudo do DNA (diagnóstico molecular).

Diagnóstico pré-natal
O diagnóstico pré-natal, por estudos bioquímicos ou utilizando técnicas de DNA, pode ser oferecido para famílias com reconhecido risco de certas doenças metabólicas.

Diagnóstico pré-sintomático no período neonatal
Os programas de triagem ("screening") neonatal foram idealizados com o intuito de avaliar um grande número de recém-nascidos, a fim de diagnosticar doenças que se encontram em fase pré-sintomática e que são tratáveis quando reconhecidas precocemente. Esses programas têm de ser de baixo custo e alcançar o maior número possível de recém-nascidos. No Brasil, o "screening" neonatal foi introduzido há mais de 20 anos e é popularmente conhecido como "teste do pezinho". No momento, esse programa atinge cerca de 60% dos recém-nascidos e procura detectar a fenilcetonúria (que ocorre em 1:15.000 nascimentos) e o hipotireoidismo congênito (freqüência aproximada de 1:3.500 nascimentos).

Para a realização desse teste, feito preferencialmente entre o terceiro e o sétimo dia de vida, coletam-se algumas gotas de sangue do pé do recém-nascido, que são utilizadas para impregnar um papel de filtro que é remetido ao laboratório para análise. Para o diagnóstico de fenilcetonúria, dosa-se fenilanina (que se deve encontrar abaixo de 4mg/dl) e o hipotireoidismo congênito é reconhecido pela determinação de T_4 ou, preferencialmente, de hormônio estimulante da tireóide (TSH). A ocorrência de resultados falso-negativos é muito rara, mas a de falso-positivos não é incomum, o que obriga a repetição do exame em nova amostra.

Além da fenilcetonúria, outros EIM, como a galactosemia, a deficiência de biotinidase e a doença do xarope de bordo (leucinose), podem ser diagnosticados por programas de triagem neonatal. Uma nova tecnologia analítica, denominada espectrometria de massa em tandem, tem sido utilizada em alguns países com o intuito de diagnosticar diversos EIM de aminoácidos e ácidos orgânicos em um único procedimento. Essa técnica deverá tornar-se mais difundida nos próximos anos.

Diagnóstico de pacientes com sintomas
Uma vez que os sintomas dos EIM são extremamente variados e incluem, por exemplo, manifestações neurológicas de caráter crônico ou agudo, dismorfismos e deformidades ósseas, hepatopatias e nefropatias, distúrbios psiquiátricos, miopatias, miocardiopatias e desarranjos metabólicos do tipo hipoglicemia e cetoacidose, a possibilidade de um EIM deve ser considerada no diagnóstico diferencial de inúmeras enfermidades, e a sistematização de sua investigação é extremamente importante.

A utilização do laboratório na investigação de pacientes com suspeita de EIM tem de ser criteriosamente associada a informações clínicas e de outros exames complementares, como os estudos neurofisiológicos (EEG etc.) e de imagem (radiografia simples, tomografia computadorizada, ressonância magnética). A extensão da investigação vai depender muito do nível clínico de suspeita de um EIM.

EXAMES LABORATORIAIS

A) Triagem ("screening") para EIM – a triagem consiste em um conjunto de exames que procura detectar acúmulo anormal de determinadas substâncias no plasma ou o aumento de sua excreção na urina. Os testes realizados variam muito de um laboratório para outro e o significado de um resultado "normal" dependerá do que foi realizado, bem como da técnica empregada. É um teste bastante amplo, que está indicado para se investigar pacientes que apresentem anormalidades pouco específicas, como atraso no desenvolvimento neuropsicomotor e convulsões.

Algumas vezes, os testes de triagem para EIM incluem apenas provas qualitativas bastante simples que permitem evidenciar a presença de substâncias anormais na urina; a freqüência de resultados falso-positivos e falso-negativos fez, no entanto, com que em muitos centros essas provas fossem substituídas por técnicas mais sensíveis e elaboradas. Essa triagem sumária segue sendo realizada em centros não-especializados, podendo ajudar o clínico no direcionamento básico de alguns diagnósticos. Entre essas provas, temos:

- Prova do **cloreto férrico**, para a detecção de oxoácidos, é útil para o diagnóstico de fenilcetonúria e algumas outras aminoacidopatias.
- Teste do **nitroprussiato**, para a detecção de aminoácidos sulfurados, é útil na detecção da cistina e homocistina e contribui para o diagnóstico de cistinose e homocistinúria, respectivamente.
- Teste da **dinitrofenil-hidrazina (DNPH)**, que pode sugerir a possibilidade de leucinose.
- Teste do **nitrosonaftol**, pode ser positivo quando há aumento de excreção de tirosina e de seus derivados.

Outras vezes, a triagem para EIM inclui investigação mais aprofundada e utilizando maior número de exames, alguns dos quais serão discutidos com mais detalhes adiante. Nessa condição, a triagem pode incluir:

- Determinação da atividade da biotinidase no plasma.
- Dosagem de aminoácidos, preferencialmente por cromatografia líquida de alta pressão (HPLC) no plasma e urina.
- Pesquisa de substâncias redutoras, proteínas, corpos cetônicos, cromatografia em camada delgada para hidratos de carbono e oligossacarídeos e prova qualitativa para a detecção de glicosaminoglicanos (mucopolissacarídeos) na urina.

Um resultado normal na triagem de EIM não exclui a possibilidade de EIM.

B) Exames realizados em laboratório de rotina podem ser úteis na caracterização de certos EIM. Esse é o caso da **neutropenia** e da **plaquetopenia** observadas na acidemia metilmalônica, nas alterações do **mielograma** vistas em doenças de depósito, na ampliação do ânion "gap", observada nas acidemias orgânicas.

C) A **amônia** (NH_3) é um produto da degradação e transaminação de aminoácidos e é eliminada na urina sob a forma de uréia. Ela pode ser dosada no plasma e achar-se elevada em decorrência do uso de determinados medicamentos, de hepatopatias, por proliferação bacteriana intestinal, nos defeitos do ciclo da uréia e em algumas acidemias orgânicas.

D) A dosagem de **lactato e piruvato** (ácidos láctico e pirúvico) é feita no plasma e útil na investigação de algumas glicogenoses e na investigação de doenças que interferem na produção de ATP, realizado na mitocôndria.

E) A pesquisa de **açúcares** na urina é feita com a intenção de detectar quantidades anormais de frutose e galactose, o que pode sugerir um EIM, como frutosemia ou galactosemia. Açúcares, como sacarose e lactose, podem normalmente ser encontrados e em geral são um reflexo da dieta. A positividade da pesquisa de substâncias redutoras sugere a presença de açúcares na urina, que pode ser identificada por cromatografia em camada delgada.

F) A pesquisa de **oligossacarídeos** na urina é utilizada para detectar, por exemplo, níveis anormais de manose e fucose. A cromatografia em camada delgada é o método laboratorial habitualmente empregado.

G) A análise dos **aminoácidos** pode ser feita no plasma, na urina e no líquido cefalorraquidiano. Já foram empregadas diversas metodologias para análise dos aminoácidos, desde a cromatografia em camada delgada, que permite estimar de forma relativamente grosseira a concentração de determinados aminoácidos, até técnicas analíticas mais elaboradas, empregando cromatografia líquida de alta pressão (HPLC), permitindo a quantificação de aminoácidos. A análise do teor de aminoácidos é útil no diagnóstico de diversos EIM. Embora também seja um aminoácido, a homocisteína exige técnica de análise diferente dos demais aminoácidos, e é analisada isoladamente.

H) A pesquisa de **glicosaminoglicanos (mucopolissacarídeos)** é realizada na urina utilizando técnicas relativamente simples, como a do dimetilmetileno, que permite detectar aumento da excreção de mucopolissacarídeos. Em caso de resultado positivo, a investigação deve prosseguir com o intuito de definir qual dos mucopolissacarídeos tem excreção aumentada. O padrão de excreção de glicosaminoglicanos, em conjunto com os achados clínicos, vai sugerir qual entre as 10 mucopolissacaridoses é a responsável pelo quadro.

I) A pesquisa de **corpos cetônicos** na urina é um teste bastante simples, que permite suspeitar de cetose, uma alteração característica de alguns EIM. O **beta-hidroxibutirato**, que é um dos corpos cetônicos, pode ser quantificado no plasma e traz informações a respeito da capacidade do organismo em gerar corpos cetônicos.

J) Os **ácidos orgânicos** são intermediários do metabolismo de gorduras e aminoácidos e podem acumular-se devido ao comprometimento dessas vias metabólicas. Eles são habitualmente dosados em amostra isolada de urina, preferencialmente por cromatografia gasosa/espectrometria de massa (GC/MS). A dosagem dos ácidos orgânicos no plasma tem pouca importância clínica.

K) Dosagem de **cobre** (no soro e urina) e **ceruloplasmina** no soro permitem o diagnóstico da doença de Wilson e de Menkes. A determinação da saturação da transferrina auxilia no diagnóstico de hemocromatose.

L) Os **ácidos graxos de cadeia longa** (ou seja, gorduras que possuem 24 ou mais átomos de carbono) podem ser dosados no plasma por cromatografia gasosa. Esse teste, associado a dados clínicos, auxilia no diagnóstico de doenças peroxissômicas.

M) Determinação da atividade de enzimas, como a **galactose-1-fosfato uridiltransferase**, que se acha deficiente na galactosemia, e de diversas **enzimas lisossômicas** (hidrolases ácidas) permitem confirmar o diagnóstico de mais de 20 doenças decorrentes de redução da atividade de enzimas presentes nos lisossomos (ver Quadro 2.34).

Diagnóstico molecular

Para muitos EIM, os genes envolvidos e as mutações mais freqüentes já estão definidas. Entretanto, na maioria dessas doenças, o número de mutações conhecidas é grande, o que torna a análise molecular (ou seja, a detecção da mutação existente) muito trabalhosa. Em algumas doenças, no entanto, uma única mutação é responsável pela maioria dos casos conhecidos, o que viabiliza a realização de testes visando detectar essa mutação. É o que ocorre na forma visceral da doença de Gaucher, na doença de Tay-Sachs entre judeus asquenazim e em algumas outras poucas doenças.

BIBLIOGRAFIA

1. CLARKE, J.T.R. – *A Clinical Guide to Inherited Metabolic Diseases*. Cambridge, Melbourne, 1996. 2. BLAU, N.; DURAN, M. & BLASKOVICS, M.E. – *Clinical Guide to the Laboratory Diagnosis of Metabolic Diseases*. London, Chapman & Hall, 1996. 3. LYON, G.; ADAMS, R.A. & KOLODNY, E.H. – *Neurology of Hereditary Metabolic Diseases in Children*. New York, McGraw-Hill, 1996. 4. HOMMES, F.A. (ed.) – *Techniques in Diagnostic Human Biochemical Genetics. A Laboratory Manual*. New York, Wiley-Lyss, 1991. 5. SCRIVER, C.R.; BEAUDET, A.L.; SLY, W.S. & VALLE, D. (eds.) – *The Metabolic and Molecular Bases of Inherited Disease*. New York, McGraw-Hill, 1995.

Terceira Parte

Equilíbrio Hidroeletrolítico e Acidobásico

coordenadores

Francisco R. Carrazza
Sandra Grisi

colaboradores

Ana Maria de Ulhôa Escobar
Artur F. Delgado
Francisco R. Carrazza
José Nélio Cavinatto
Rodrigo Locatelli Pedro Paulo
Sandra Grisi
Tania Miyuki Shimoda Sakano

SANDRA GRISI
FRANCISCO R. CARRAZZA
ANA MARIA DE ULHÔA ESCOBAR
ARTUR F. DELGADO

ÁGUA

Durante o crescimento, ocorrem alterações significativas na composição corpórea. Em quantidades relativas, as proteínas aumentam e a água diminui. Ao nascer, o recém-nascido de baixo peso apresenta menor quantidade de tecido adiposo, aumentando de maneira acentuada durante os primeiros meses de vida. A partir dessa idade, *aumenta a quantidade* de gordura absoluta e relativa e, em contrapartida, diminui a proporção de água.

O conhecimento das alterações na composição corpórea normal durante o crescimento é fundamental para o estudo da avaliação e das necessidades nutricionais. O acúmulo de dados nessa área embasa e amplifica, por exemplo, os programas de reabilitação nutricional de desnutridos, o manejo dietético adequado de crianças obesas, e contribui para a profilaxia de deficiências nutricionais, entre outros aspectos. A figura 3.1 apresenta, esquematicamente, as alterações na composição corpórea durante o crescimento.

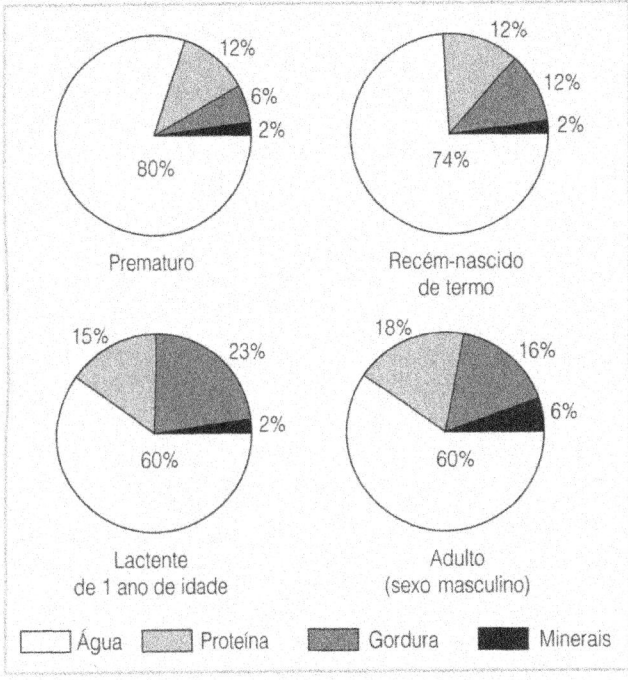

Figura 3.1 – Alterações da composição corpórea durante o crescimento.

Características fisiológicas do metabolismo da água

A água é o principal componente do corpo humano, constituindo 60 a 80% do peso corpóreo. O homem é essencialmente uma solução aquosa na qual um grande complexo de soluto é distribuído em compartimentos que variam de tamanho. As necessidades hídricas estão aumentadas na criança, comparativamente ao adulto, em decorrência do maior metabolismo hídrico, da distribuição dos compartimentos aquosos e da imaturidade renal.

---

* Distúrbios do sódio e do potássio serão discutidos no capítulo seguinte.

O metabolismo da água é mais intenso na criança devido a:

1. maior superfície corpórea;
2. perda diária obrigatória de água relativamente maior;
3. velocidade de trocas hídricas muito maior.

A tabela 3.1 apresenta, percentualmente, a água total, extra e intracelular da criança em diferentes idades.

Tabela 3.1 – Comparação entre os compartimentos aquosos na criança durante o crescimento (porcentagem do peso corpóreo).

Compartimento	Idades			
	15 dias	3 anos	10 anos	20 anos
Água total	75%	65%	62%	60%
Água extracelular	40%	27%	23%	20%
Água intracelular	35%	38%	39%	40%

A criança ao nascer é constituída de aproximadamente 79% de água; atinge 70 a 75% nas primeiras semanas de vida e ao redor de 60 a 65% aos 12 meses. Aumenta até os 3 anos de idade, decaindo progressivamente, até atingir valores de idade adulta.

A figura 3.2 apresenta as alterações de água total extra e intracelular durante o crescimento. A água extracelular diminui progressivamente desde o nascimento, de 44% até 19% nos adultos jovens. A água intracelular mantém-se relativamente constante até o segundo ano de vida, quando passa a apresentar um aumento gradual até a idade adulta. A distribuição da água nos vários compartimentos corpóreos é dependente da permeabilidade da barreira entre os compartimentos e da quantidade de soluto em cada compartimento. Quase todas as membranas compartimentais nos humanos são altamente permeáveis à água, excetuando-se o túbulo distal renal e os ductos das glândulas sudoríparas. Assim sendo, com raras exceções, a distribuição da água para os vários compartimentos é determi-

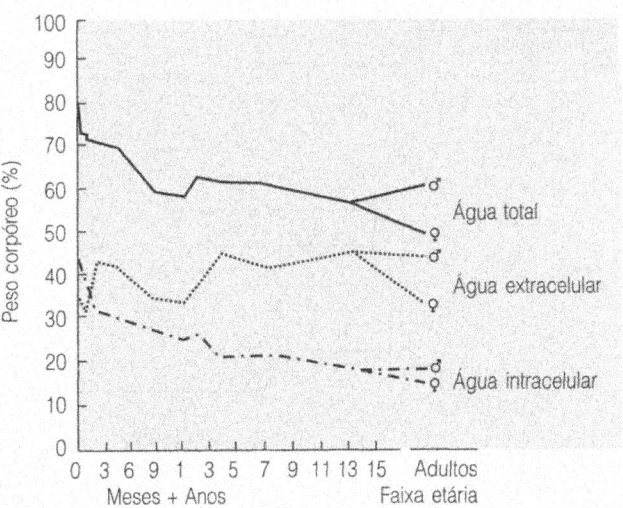

Figura 3.2 – Representação dos compartimentos aquosos em relação ao peso corpóreo durante o crescimento.

nada pela concentração de soluto nesses locais. O equilíbrio de Gibbs-Donnan determina a distribuição final de íons e água entre os compartimentos corpóreos.

A pressão osmótica gerada pelo equilíbrio de Gibbs-Donnan favorece o movimento de água de fluido intersticial (que tem baixa concentração protéica) para o plasma e espaço intracelular (ricos em proteínas). Embora a pressão coloidosmótica favoreça o movimento de água para o plasma, a pressão hidrostática dos capilares opõe-se a esse mecanismo. As forças de Starling que determinam o movimento de água através das paredes capilares são: a) pressão hidrostática do capilar (PHC); b) pressão hidrostática do espaço intersticial (PHI); c) pressão coloidosmótica do capilar (PCC); d) pressão coloidosmótica intersticial (PCI). PHC e PCI agem movendo água do capilar para o interstício; PHI e PCC movem água do interstício para o capilar. Quando (PHC + PCI) > (PHI + PCC), como no fim do capilar arterial, o movimento de água filtrada retorna no fim do lado venoso do capilar quando há elevação no PCC e queda no PHC. A água remanescente no interstício no fim do lado arterial do capilar retorna à circulação central via linfática.

A força coloidosmótica gerada pela alta concentração protéica e de outros ânions nas células força a entrada de água para o intracelular. A rotura celular é impedida pela ação da bomba Na-K-ATPase que retira 3 Na^+ da célula em troca de 2 K^+.

Vários mecanismos integrados regulam o volume e a tonicidade do extracelular, conforme demonstrado na figura 3.3. A regulação do volume é efetuada por meio da conservação renal de sódio (pelo aumento da sua reabsorção tubular ativa), condicionada pela ação do sistema renina-angiotensina-aldosterona. A regulação da osmolaridade inicia-se pela captação de variação da pressão osmótica por receptores osmóticos na região carotídea interna. O HAD age nas porções distais do néfron, aumentando a permeabilidade à água e, conseqüentemente, maior retenção de água pelo rim.

A osmolaridade do extracelular influencia a expansão e o volume do intracelular por meio do equilíbrio osmótico entre os dois compartimentos. Concomitantemente às alterações dos compartimentos, a composição eletrolítica corpórea também se modifica, diminuindo o conteúdo de sódio que representa o principal soluto do extracelular e aumentando o de potássio, principal cátion do intracelular. A tabela 3.2 compara os valores de água e eletrólitos de um lactente e de um adulto.

Composição eletrolítica dos fluidos corpóreos

A composição iônica dos fluidos corpóreos é discutida racionalmente somente em termos de equivalência química. Quando a concentração de todos os constituintes iônicos é assim expressa, a soma

Tabela 3.2 – Comparação do conteúdo de água e eletrólitos dos lactentes e dos adultos (segundo Bergstrom, 1964).

Constituintes		Lactentes	Adultos
		(por kg de peso)	
Água total	ml	780	540
Água extracelular	ml	360	230
Água intracelular	ml	420	310
Sódio	mEq	75	50
Cloro	mEq	52	29
Potássio	mEq	43	48
Magnésio	mEq	15	27
Cálcio	mM	210	500
Fósforo	mM	170	320
Zinco	mM	0,3	0,43
Proteína	%	15	20
Gordura	%	25	30

da concentração dos cátions (sódio, potássio, cálcio, magnésio) é exatamente igual à soma da concentração dos ânions (cloro, bicarbonato, fosfato, sulfato, proteína e ânions orgânicos). Tal equilíbrio é obrigatório porque as soluções devem ser eletricamente neutras; o número de cargas positivas deve ser igual ao de cargas negativas.

Fluido extracelular

Plasma – o cátion predominante é o sódio e os ânions são o cloro, o bicarbonato e as proteínas. As proteínas ocupam um volume desproporcional em relação aos poucos miliequivalentes de ânions que representam. Um litro de plasma contém 940ml de água; o restante é ocupado por 60g de proteína. Em sua maior parte, os íons estão dissolvidos na fase aquosa do plasma, sendo que o cálcio e o magnésio estão em parte ligados a proteínas plasmáticas.

Fluido intersticial – é um ultrafiltrado do plasma, com concentração desprezível de proteína em relação ao fluido intravascular. A concentração dos cátions é menor e a dos ânions é maior no fluido intersticial do que na água plasmática.

Fluido intracelular

Não existe uma composição homogênea do fluido intracelular aplicável a todas as células. As hemácias, as células musculares e os hepatócitos possuem proteínas diferentes e suas composições iônicas são diferentes. No entanto, certas características de todos os

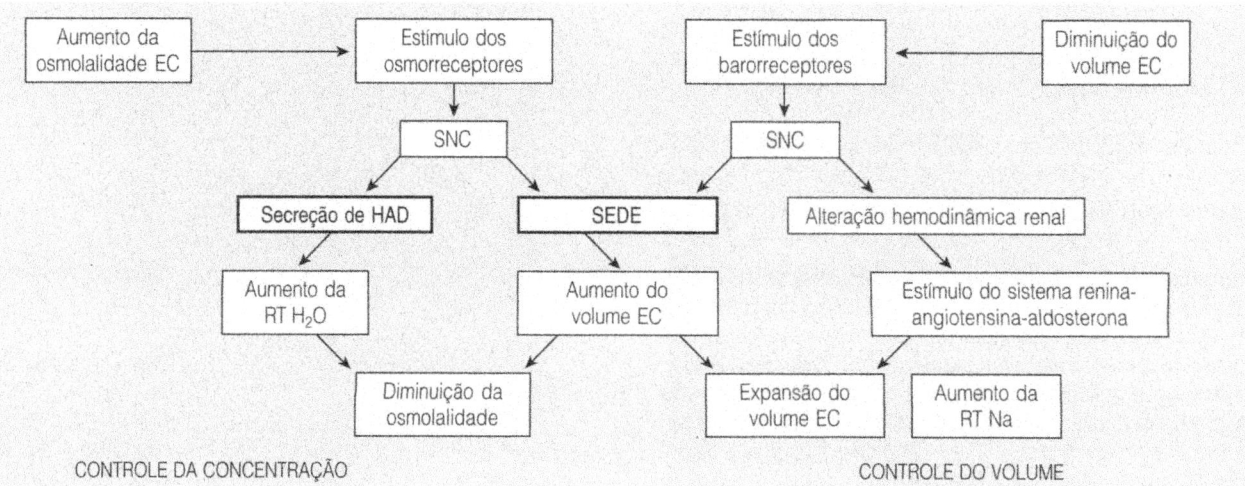

Figura 3.3 – Controle da concentração e do volume do compartimento extracelular (EC) do organismo. RT = reabsorção tubular; SNC = sistema nervoso central; HAD = hormônio antidiurético.

fluidos celulares são quantitativamente semelhantes e distintas daquelas do fluido extracelular. Assim, os cátions em maior quantidade no fluido intracelular são o potássio e o magnésio, e os ânions em maior quantidade são as proteínas e os fosfatos orgânicos. Geralmente, considera-se a concentração osmolar total do fluido intracelular igual àquela do fluido extracelular.

A figura 3.4 apresenta, esquematicamente, as concentrações dos seguintes fluidos corporais: plasma, fluido intersticial.

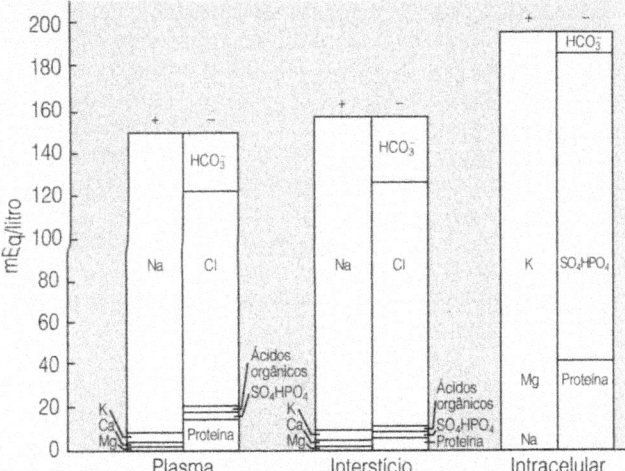

Figura 3.4 – Concentração de eletrólitos do plasma e fluido intersticial comparada com uma aproximação dos eletrólitos do espaço intracelular (modificado de Gamble).

Medida dos compartimentos de água corpórea

As técnicas existentes permitem a medida da água corpórea total, água do espaço extracelular e volume plasmático. Água do intracelular pode ser calculada como a diferença entre água corpórea total e água extracelular.

Vários marcadores têm sido pesquisados e utilizados para avaliar a distribuição da água corpórea.

Vários investigadores têm demonstrado que desnutridos apresentam redução no conteúdo de água intracelular e um aumento na água extracelular. Assim, as alterações na relação intracelular e extracelular são um índice sensível do estado nutricional.

Balanço hídrico

Ao se analisar os ganhos de líquidos de um determinado paciente, é importante definir as quantidades ingeridas (ou administrada por qualquer via) e sua composição. A seguir, definem-se quantidades, tipos e vias de perdas de fluidos do organismo. Basicamente, os líquidos corpóreos são perdidos através de três vias: perdas insensíveis, perdas gastrintestinais e perdas urinárias.

Perdas insensíveis são aquelas que se fazem através de evaporação pela pele e pulmões. São perdas obrigatórias de água pura que são proporcionalmente maiores na criança que no adulto. O volume diário é ao redor de 50ml/100cal/24h (40ml pela pele e 10ml pelos pulmões). O organismo pode aumentar a perda de água através da sudorese que ocorre em condições de grande atividade física, ou hipermetabolismo (febre) ou em temperaturas ambientes acima da zona de neutralidade técnica. A hiperventilação pode aumentar a perda de água de até 50ml/100cal/24h.

O rim elimina os produtos do catabolismo de proteínas (uréia, creatinina, sulfato) em uma solução eletrolítica mais ou menos variável, dependendo das condições do organismo. A carga osmolar eliminada é em função de qualidade e quantidade do alimento ingerido. Um lactente normal recebendo leite humano deve eliminar uma carga renal de solutos de 20 a 40mOsm/100cal/24h. O fornecimento

de volume de água de 60ml/100cal/24h é suficiente para a excreção de urina, com uma osmolaridade de 330mOsm/kg, não criando nenhum estresse especial para o rim desse lactente. A mesma quantidade de água fornecida a um lactente recebendo leite de vaca elevaria a osmolaridade da urina para 660mOsm/kg.

A quantidade de água excretada com as fezes normais de lactentes varia até 20g/kg/dia. As concentrações de sódio e de potássio são, respectivamente, 10 e 40mEq por quilo de fezes. Com a diarréia, a quantidade fecal aumenta, atingindo valores de 30 a 50g/kg nas diarréias leves e moderadas e, nas diarréias graves, mais de 60g/kg/dia. Na diarréia, a composição também se altera. O sódio eleva-se proporcionalmente ao aumento de volume fecal, de tal maneira que sua concentração passa a apresentar valores de 40 a 60mEq/l, podendo, em caso de diarréia intensa (por exemplo, cólera), atingir valores de até 120mEq/l. O cloro também aumenta proporcionalmente, porém menos que o sódio. O potássio altera-se pouco, ao redor de 60mEq/l. No entanto, à medida que o volume de fezes aumenta, sua excreção diária alcança altos valores. Com o vômito, perde-se suco gástrico, no qual a concentração de sódio é baixa (10mEq/l) e a concentração de H^+ é alta (80-100mEq/l). Todos os líquidos gastrintestinais perdidos para o exterior são hipotônicos em relação ao meio interno.

Fatores que afetam a distribuição da água corpórea e seus compartimentos

Idade – durante o terceiro trimestre e os primeiros anos de vida, a proporção de água corpórea cai, enquanto a massa protéica aumenta. O fator primário responsável por essa grande variação é a relação inversa entre água corpórea e conteúdo de gordura. A figura 3.5 mostra a relação entre gordura e água corpórea.

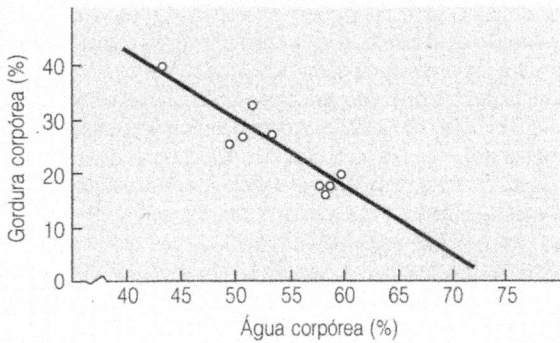

Figura 3.5 – Relação entre água corpórea (determinada com antipirina) e gordura (calculada por meio da medida da gravidade específica) no homem (modificado de Soberman e cols.).

Obesidade – ocorre principalmente uma diminuição no conteúdo de água extracelular.

Exercício – o exercício agudo está relacionado à diminuição do volume plasmático, provavelmente devido ao fluxo de água do leito vascular para o espaço extracelular. Em atletas, ocorre um processo adaptativo ao exercício com retenção de sódio e água e expansão do extracelular.

Alta atividade – hipóxia resulta em aumento do hematócrito. Essa resposta aguda resulta de uma redução do volume plasmático. Se isso representa uma desidratação, redistribuição da água corpórea, ou ambos, não é conhecido.

Gravidez – ocorre aumento acentuado da água corpórea.

Desidratação – a análise da perda de água corpórea total por desidratação é facilmente avaliada pela modificação no peso corpóreo (Tabela 3.3).

Tabela 3.3 – Avaliação da intensidade da desidratação.

Intensidade	Perda de peso corpóreo	
	ml/kg	%
Leve	Até 50	Até 5
Moderada	50-100	5-10
Grave	100-150	10-15
Toxicose	Superior a 150	Superior a 15

O tipo de desidratação é definido pela alteração da natremia e pela osmolaridade extracelular (Tabela 3.4). Os tipos de desidratação são conseqüentes às perdas resultantes que, por sua vez, resultam do balanço entre líquidos ingeridos (quantidade e composição) e líquidos perdidos pelo organismo (quantidade e composição, que dependem da via de perda).

Tabela 3.4 – Tipos de desidratação.

Tipo	Perdas resultantes	Sódio (plasma) mEq/l
Isotônica ou isonatrêmica	Isotônica	130-150
Hipotônica ou hiponatrêmica	Hipertônica	Inferior a 130
Hipertônica ou hipernatrêmica	Hipotônica	Superior a 150

DISTÚRBIOS RELACIONADOS À ÁGUA CORPÓREA

Durante o crescimento, ocorrem alterações significativas na composição corpórea. Em quantidades relativas, as proteínas aumentam e a água diminui. As necessidades hídricas estão aumentadas na criança, comparativamente ao adulto, em decorrência do maior metabolismo hídrico, da distribuição dos compartimentos aquosos e da imaturidade renal. A distribuição da água nos vários compartimentos corpóreos é dependente da permeabilidade da barreira entre eles e da quantidade de soluto. Quase todas as membranas compartimentais no ser humano são altamente permeáveis à água, excetuando-se o túbulo distal renal e os ductos das glândulas sudoríparas. Assim sendo, com raras exceções, a distribuição da água para os vários compartimentos é determinada pela concentração de soluto nesses locais. Vários mecanismos integrados regulam o volume e a tonicidade do extracelular. A regulação do volume é efetuada por meio da conservação renal de sódio (pelo aumento de sua reabsorção tubular ativa), condicionada pela ação do sistema renina-angiotensina-aldosterona. A regulação da osmolaridade inicia-se pela captação de variações da pressão por receptores na região carotídea interna. A seguir, centros integrativos do hipotálamo são acionados, e a secreção de hormônio antidiurético (HAD) é estimulada pela hipófise posterior. O HAD age nas porções distais do néfron, aumentando a permeabilidade à água e, conseqüentemente, maior retenção pelo rim. A osmolaridade do extracelular influencia a expansão e o volume do intracelular por meio do equilíbrio osmótico entre os dois compartimentos. As doenças mais constantemente relacionadas ao HAD são o diabetes insípido e a síndrome de secreção inadequada de hormônio antidiurético (SSIHAD).

ELETRÓLITOS E MINERAIS

CLORO

O cloro é o ânion de maior concentração no compartimento extracelular. Seu intervalo de referência normal no plasma é de 98 a 106mEq/l. Sua principal função é a de ser o componente do cloreto de sódio, regulando o volume e a tonicidade extracelulares. O conteúdo total de cloro em lactentes é ao redor de 52mEq/kg. O cloreto é um importante componente de suco gástrico, no qual sua concentração é superior a 120mEq/l.

O mecanismo de regulação do cloro no organismo é o mesmo que controla o sódio. A reabsorção tubular de cloro é quase completa (cerca de 1% é excretado na urina), dependendo das condições do organismo.

As necessidades basais diárias de cloro são de 2 a 3mEq/100kcal metabolizadas (1 a 2mEq/dia).

Distúrbios do cloro

Hipocloremia isolada é sempre conseqüente à alcalose metabólica. Esta pode ser devida a ganhos de base ou perda de ácido. Freqüentemente, está associada à conservação renal de sódio e potássio, obrigando a secreção de H^+ e K^+. Quando a excreção urinária de cloro é menor que 10mEq/l, afasta-se uma causa renal e aventa-se a possibilidade de deficiência de cloro ou perdas intestinais ou cutâneas. Caso a excreção seja superior a 10mEq/l, a hipocloremia é devida a problemas renais influenciados por um defeito tubular ou a um distúrbio endócrino/metabólico.

A hipercloremia é confirmada quando ocorre concentração plasmática maior que 110mEq/l. Pode ocorrer de forma isolada em caso de acidose tubular renal, cuja elevação é conseqüente à diminuição do bicarbonato plasmático.

CÁLCIO

O cálcio é o cátion mais abundante do organismo, constituindo cerca de 2% do peso de um adulto. Essa quantidade equivale a 1.300g de cálcio, dos quais 99% se localizam no esqueleto e o 1% restante no compartimento extracelular e dentro das células dos tecidos moles, em que participa de inúmeros processos metabólicos (Tabela 3.5).

Tabela 3.5 – Distribuição do cálcio no adulto.

Local	Conteúdo (g)	Porcentagem
Esqueleto	1.300	98,9
Tecidos moles	7	0,5
Dentes	7	0,5
Compartimento extracelular	1,05	0,1

No osso, o cálcio está depositado sob a forma de cristais de hidroxiapatita na matriz protéica. A vascularização elevada dessa matriz facilita o depósito e a reabsorção de cálcio do osso, de acordo com as necessidades do organismo.

Na circulação, 40 a 45% do cálcio está ligado à proteína plasmática (albumina), 5 a 10% estão unidos a fosfatos e citratos e 40 a 50% encontram-se na forma ionizada, envolvidos na regulação corpórea, na osteogênese e na osteólise.

A concentração sérica ou plasmática normal de cálcio em crianças varia de 8 a 11mg/dl. Para cada alteração de 1g/dl das proteínas séricas, há necessidade de corrigir a concentração de cálcio de 0,8mg/dl. O cálcio ionizado varia de 4 a 5mg/dl. Alterações do equilíbrio acidobásico influenciam a relação do cálcio ionizado com o cálcio ligado às proteínas. A acidemia tende a aumentar a fração ionizada do cálcio.

A ingestão do cálcio em lactente com idade inferior a 1 ano é aproximadamente de 60mg/kg/dia. Para as demais idades, o Comitê da FAO/OMS recomenda uma ingestão diária de 400 a 500mg. A absorção de 30 a 40% do cálcio da dieta faz-se por um processo ativo no intestino delgado, principalmente no duodeno, com participação da vitamina D. A excreção urinária de cálcio depende das necessidades corpóreas. A reabsorção tubular proximal é ao redor de 60% e predominantemente passiva no contornado e ativa no reto proximal. Na alça ascendente de Henle, reabsorve-se 20%, sendo dependente do paratormônio (PTH) e da vitamina D na sua parte cortical e no túbulo distal. A regulação do metabolismo do cálcio está apresentada na figura 3.6, em que se resume o seu controle hormonal. Quando há diminuição do cálcio plasmático, a secreção do PTH

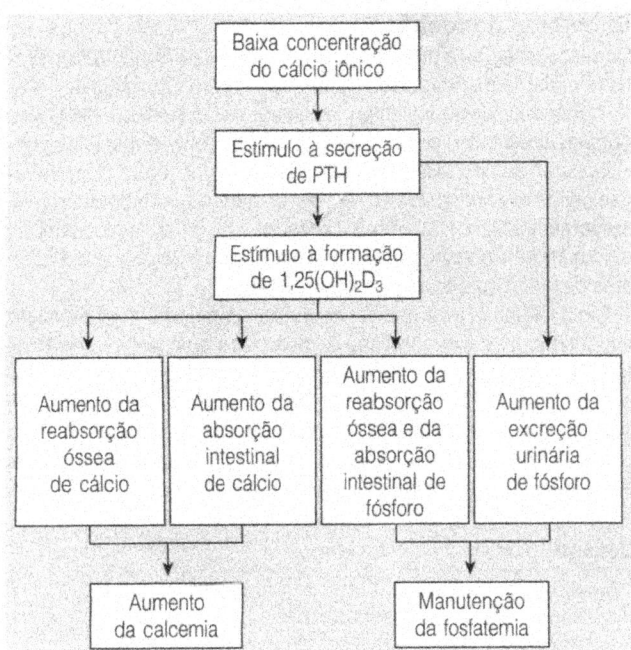

Figura 3.6 – Homeostasia da calcemia.

Hipoparatireoidismo	Distúrbios gastrintestinais
Primário	Má absorção
Pós-cirúrgico	Pancreatite
Auto-imune	**Deficiência de vitamina D**
Familiar	**Doenças renais**
Metástases	Insuficiências aguda e crônica
Doenças congênitas	Ácidose tubular renal
Síndrome de Di George	**Miscelânea**
Hipoparatireoidismo materno	Deficiência de magnésio
Pseudo-hipoparatireoidismo	Nutrição parenteral prolongada
Hiperfosfatemia	Alcalose respiratória
Drogas	
Fosfato	
Magnésio	
Anticonvulsivantes	
EDTA	
Furosemida	

é estimulada. Sua ação sobre a 1-alfa-hidroxilase estimula a formação de 1,25-DHCC (diidroxicolecalciferol), que é o metabólico ativo da vitamina D. Age sinergicamente no osso com o PTH; no intestino e nos rins aumenta a reabsorção de cálcio, fazendo com que haja elevação do nível de cálcio plasmático. A vitamina D é fornecida por meio da dieta de alimentos fortificados ou produzida na pele por ação de raio ultravioleta sobre o 7-deidrocolesterol.

A homeostasia do cálcio resulta da ação integrada entre o PTH, os metabólitos da vitamina D e a calcitonina. A calcitonina é produzida na tireóide e influenciada pela elevação dos níveis de cálcio, epinefrina, glucagon e gastrina. Sua ação é inibir a atividade oesteoclástica do osso, diminuindo a liberação de cálcio do osso.

Funções

A maior parte do cálcio (99%) tem função estrutural no corpo, além de manter os ossos e os dentes mineralizados. O restante 1% regula a condução dos impulsos neuromusculares por meio da liberação de neurotransmissores pela liberação de neurotransmissores das junções sinápticas, modula os batimentos cardíacos, é essencial para a atividade de certas enzimas como ATP e AMP cíclico, atua na coagulação sangüínea e no transporte das membranas celulares.

Fontes alimentares

São excelentes fontes de cálcio o leite e seus derivados. Outros alimentos com adequada quantidade de cálcio são os ovos, o feijão, o marisco, a sardinha, o amendoim, as castanhas e os vegetais de folhas verde-escuras como o espinafre.

Mesmo com baixas ingestões de cálcio, a deficiência de cálcio é infreqüente devido à grande capacidade de adaptação do intestino, aumentando a absorção intestinal de cálcio em até 75%. A absorção aumenta na presença de lactose, em meio ácido, na presença de certos aminoácidos; a absorção diminui na presença de gorduras, de ácidos graxos, de fitatos, oxalatos e em meio alcalino.

Distúrbios do cálcio

Considera-se hipocalcemia quando a concentração de cálcio plasmático ou sérico for inferior a 8mg/dl. O quadro 3.1 lista as principais causas de hipocalcemia. Hipoparatireoidismo é uma causa rara de deficiência de cálcio. Ocorre secundariamente à cirurgia das tireóides, após irradiação local ou idiopático (auto-imune). Pseudo-hipo-

paratireoidismo caracteriza-se por uma falta de resposta dos órgãos-alvo ao PTH. Além da hipocalcemia, existem hiperfosfatemia e altos níveis de PTH. Esses pacientes (que possuem baixa estatura, face arredondada, braquicefalia, segmento cervical curto, hipoplasia do quarto e quinto metacárpicos) apresentam, caracteristicamente, baixa excreção do AMP cíclico. A deficiência de vitamina D é uma condição bastante comum de hipocalcemia em crianças, principalmente naquelas com exposição deficiente ao sol. O raquitismo na criança e a osteomalacia no adulto ocorrem mais comumente em indivíduos do sexo masculino e durante os meses frios. O raquitismo caracteriza-se por alterações ósseas e por manifestações de hiperexcitabilidade neuromuscular. Craniotabes ocorre no lactente de pouca idade; bossa frontal ou fronte olímpica, rosário raquítico e sulco de Harrison ocorrem entre o quarto e o décimo mês de vida; e deformidade de membros inferiores, após o primeiro ano. Fraturas, fraqueza muscular e sinais de tetania podem ocorrer em diferentes idades, dependendo da intensidade do raquitismo. As alterações radiográficas incluem imagem em taça e alargamento das metáfises dos ossos longos, desmineralização, espessamento do periósteo e aspecto de alargamento articular. Hipofosfatemia e aumento da atividade da fosfatase alcalina e excreção baixa de cálcio e elevada de fósforo também fazem parte do quadro laboratorial. Na insuficiência renal, também pode haver hipocalcemia por deficiência de produção do 1,25-DHCC. Na necrose tubular aguda, a hipocalcemia pode resultar de excreção urinária de cálcio. Hipocalcemia neonatal costuma ser precoce ou tardia. A precoce, que aparece nos primeiros dois ou três dias de vida, é comum no pré-termo de baixo peso e nos recém-nascidos asfixiados ao nascer. A tardia ocorre após a primeira semana e até os 21 dias de vida, secundária à ingestão de fosfatos e hipocalfosfatemia (alta concentração de fosfato no leite e fórmulas). Hipomagnesemia condiciona hipocalcemia devido à baixa secreção de PTH.

A hipercalcemia pode ser definida quando a concentração sérica ou plasmática de cálcio é maior que 11mg/dl. A causa mais freqüente é o hiperparatireoidismo primário causado por adenoma em 80% dos casos e hiperplasia e carcinoma das paratireóides. Hiperparatireoidismo causa hiperfosfatúria, hipofosfatemia, hipercalcemia e aumento do cálcio ionizado, qualquer que seja a causa. Em certas doenças malignas, há produção ectópica do PTH, secreção de prostaglandinas e liberação de fatores ativadores da função osteoclástica causando hipercalcemia. Doenças granulomatosas podem causar hipercalcemia por hipersensibilidade do intestino à vitamina D ou formação extra-renal de 1,25-DHCC. Diuréticos podem condicionar hipercalcemia por indução de reabsorção tubular aumentada de cálcio.

FÓSFORO

O fósforo é o segundo mineral mais abundante do organismo. Representa pouco mais de 1% do peso de um adulto e 30% dos minerais totais do corpo. Dessa quantidade, 80 a 85% do fósforo total constitui parte da estrutura óssea, depositando sob a forma de cristais de fosfato de cálcio insolúvel (apatita). Os restantes 15 a 20% do total representam a fração metabolicamente ativa, distribuídos nas células dos tecidos moles e espaço extracelular. O fosfato dessa fração encontra-se em complexos como fosfolipídeos, fosfoproteínas e fosfocarboidratos. A concentração normal de fósforo no plasma varia com a idade. Em adultos, vai de 3 a 4,5mg/dl e em crianças varia de 4 a 7mg/dl. Recém-nascidos e lactentes apresentam concentrações plasmáticas mais elevadas. Fatores dietéticos e trocas entre os diferentes compartimentos promovem variações clínicas diárias. Certos hormônios, como glucagon, insulina, epinefrina, e condições de alcalose alteram a concentração do extracelular, uma vez que condicionam a entrada do fosfato para dentro da célula.

Funções

O fósforo participa nos processos fisiológicos e metabólicos do organismo como moléculas de fosfato e não como fósforo. Por isso, as duas palavras serão usadas como sinônimos. No plasma, 50% do fosfato está sob a forma iônica, 35% em complexos e 15% ligado às proteínas. Além do papel estrutural de sustentação do organismo, o fósforo participa de numerosos processos metabólicos. É um componente essencial dos ácidos nucléicos, dos fosfolipídeos que formam as membranas celulares, além de participar de várias enzimas. Atua nos processos de fosforilação e está relacionado com o armazenamento e o transporte de energia (ATP). É o principal tampão urinário da excreção ácida. Faz parte do composto 2,3-difosfoglicerato (2,3-DGP) que regula a afinidade do oxigênio à hemoglobina.

Fontes alimentares e necessidades diárias

De modo geral, as boas fontes de proteínas são excelentes fontes de fósforo. Os principais alimentos com alto conteúdo de fósforo são carnes, aves, ovos e peixes, cujo conteúdo de fosfato é 15 a 20 vezes maior do que o do cálcio. Ovos, grãos e feijão apresentam Ca:P = 0,5. Leite e derivados, legumes e sementes apresentam bom conteúdo de fósforo, assim como cereais e grãos. Estes últimos, conforme o conteúdo de fitatos, podem prejudicar a absorção de cálcio, ferro, zinco e cobre. As dietas habituais fornecem quantidades adequadas. Para o lactente, recomenda-se ingestão de 350mEq/dia e para crianças maiores 800mg/dia. A relação Ca:P para lactentes deverá ser entre 1 e 2. Quase todo o fosfato da dieta é absorvido no intestino (acima de 70%). Facilitam a absorção de fosfato: vitamina D, baixas concentrações luminais de fosfato e suas formas inorgânicas. Interferem com a absorção de fosfato: formas orgânicas (éster que reage com o cálcio da dieta formando sais insolúveis), ácidos graxos, ferro, magnésio e alumínio.

O metabolismo do fósforo é regulado pela integração das vias metabólicas da vitamina D com o PTH. A excreção urinária de fósforo inorgânico depende da absorção intestinal. No filtrado glomerular, o fosfato existe nas formas HPO_4/H_2PO_4 na relação 4:1. A reabsorção tubular de fosfato (RTP) é muito eficiente, acima de 85%, e depende de certos fatores. O crescimento e os corticóides aumentam o RTP; o hormônio tireoidiano, os estrógenos e o PTH diminuem a reabsorção tubular. A reabsorção tubular de fosfato, em termos percentuais, pode ser calculada pela fórmula:

$$RTP\% = \left(1 - \frac{PO_4u \times creat.\ pl}{creat.\ u \times PO_4pl}\right) \times 100$$

onde: u = urina e pl = plasma.

Essa fórmula fornece importantes informações. Por exemplo, RTP inferior a 80% significa defeito de reabsorção tubular, seja isolado (hipofosfatemias familiares), seja associado (síndrome de Fanconi) ou ação direta do PTH (ação fosfatúrica).

Distúrbios do fosfato

Como o fósforo está presente em quase todos os alimentos, na prática é muito rara a deficiência dietética de fósforo. Depleção de fosfato e hipofosfatemia são sempre conseqüentes à falta de ingestão ou perdas aumentadas pelo rim ou pelo trato gastrintestinal. Suas principais causas são: uso excessivo de antiácidos, baixa administração de fósforo em pacientes recebendo nutrição parenteral total, hiperparatireoidismo, raquitismo carencial e hipofosfatêmico familiar, síndrome de Fanconi e de Albright, desnutrição protéica e síndromes de má absorção.

Hipofosfatemia leve não causa distúrbios clínicos ou bioquímicos importantes. Os sintomas são semelhantes aos que ocorrem nas encefalopatias metabólicas com confusão mental, delírio e convulsões. Em deficiências mais graves há fraqueza muscular, rarefação óssea (raquitismo), fraturas, alterações hematológicas (desvio da curva de dissociação da oxiemoglobina para a esquerda), hemólise e diminuição da atividade fagocitária dos granulócitos (Quadro 3.2).

Quadro 3.2 – Causas de hipofosfatemia.

Diminuição da oferta
  Dietas com baixo conteúdo de fósforo
  Nutrição parenteral prolongada, administração de solução
    sem fosfato
  Uso de antiácido

Distribuição anormal
  Administração de glicose, frutose, insulina
  Alcalose respiratória e metabólica

Aumento da excreção renal
  Acidose
  Hiperparatireoidismo
  Defeito tubular (hipofosfatemia familiar, síndrome de Fanconi)

Distúrbios do metabolismo da vitamina D
  Deficiência (raquitismo carencial)
  Dependência (raquitismo pseudodeficiente)
  Resistência (raquitismos renais)

MAGNÉSIO

O magnésio é um cátion predominantemente intracelular e participa de várias funções enzimáticas. No adulto, seu conteúdo total corpóreo é de 2.000mEq (ou 24g). Aproximadamente 60% está contido no esqueleto, e os restantes 40%, nos tecidos moles e extracelular (Tabela 3.6). A concentração normal do magnésio plasmático em crianças varia de 1,5 a 2,5mEq/l. Setenta por cento do magnésio sangüíneo circula na forma livre ionizada e 30% encontra-se ligado às proteínas.

Tabela 3.6 – Distribuição do magnésio no adulto.

Local	Quantidade (g)	Porcentagem
Esqueleto	17	61
Músculos	8	28
Outros tecidos	2,7	10
Compartimento extracelular	0,3	1

O comportamento do magnésio no organismo assemelha-se ao do cálcio pela função de sustentação, absorção intestinal baixa e pela pequena proporção existente no compartimento extracelular. Assemelha-se igualmente ao fosfato e potássio devido à sua localização intracelular e importantes funções celulares; e ao sódio devido à sua eficiente conservação renal.

O magnésio sempre apresentou dificuldades técnicas de dosagem, mas atualmente a espectrofotometria de absorção atômica tem-se revelado bastante precisa.

A hipomagnesemia tem sido aceita como um índice de deficiência de magnésio. Pode ocorrer com níveis normais ou elevados de magnésio no sangue. A deficiência de magnésio tem sido relatada como um possível fator de arteriosclerose, hipertensão, arritmias, miocardiopatias e nefrocalcinose. Em recente levantamento nos Estados Unidos, foi verificado que grande parte da população não recebe as quantidades diárias recomendadas de magnésio. Por várias décadas, a grande quantidade de alimentos refinados e preparados (resultando em dietas inadequadas) tem sido apresentada como fator dessa baixa ingestão.

Funções

Além da participação na estrutura cristalina do osso, no qual o íon magnésio funciona como reserva de rápida e lenta mobilização, participa de mais de 300 reações enzimáticas do metabolismo intermediário. Atua na hidrólise e na transferência de grupos fosfato (fosfocinase), estimula a atividade da fosfatase alcalina, auxilia na *degradação* de ácidos graxos, regula a síntese de proteínas, influencia a síntese e degradação do DNA, a contratilidade muscular cardíaca e esquelética (em harmonia com o Ca^{++}), modula o sistema adenilciclase etc.

Fontes de alimentos e necessidades

Os alimentos tanto de origem animal como vegetal são fontes de magnésio. Desse modo, carnes, leite, ovos, verduras, legumes e cereais fornecem quantidades adequadas para cobrir as necessidades diárias. Por estudo de balanços, as necessidades diárias de magnésio foram determinadas em diferentes condições. Em indivíduos normais, essa quantidade é ao redor de 6mg/kg de peso. As dietas ocidentais habituais de adultos fornecem, em média, 350mg. Para lactentes no final do primeiro ano de vida, essas quantidades variam de 40 a 70mg/dia. Crianças maiores devem receber 120 a 150mg/dia.

Regulação do metabolismo do magnésio

A homeostasia do magnésio é o resultado do balanço adequado entre sua ingestão e excreção. Esse balanço depende de vários parâmetros: da ingestão que, em última análise, depende da quantidade absorvida no intestino, da excreção fecal, que é mais ou menos constante, e da excreção renal, que tem a função reguladora final dos estoques e do "pool" de magnésio. A figura 3.7 mostra essa regulação do organismo de um lactente com 12 meses de vida. A absorção intestinal do magnésio é, em condições normais, aproximadamente 30% da ingestão. No intestino proximal, existem dois mecanismos de absorção: o transporte ativo, que é saturado por concentrações acima de 4mEq/l, e o passivo, por simples difusão que passa a operar com concentrações superiores a 20mEq/l. A lactose, certos aminoácidos na luz intestinal e a vitamina D favorecem a absorção intestinal de magnésio. A presença de cálcio, fosfato e potássio, assim como fitatos e gordura no lúmen intestinal, diminui a absorção.

A regulação renal do magnésio é muito eficiente. O local de maior reabsorção tubular é na porção ascendente da alça de Henle, onde se reabsorve mais de 60% do magnésio filtrado. Excretam-se, normalmente, quantidades iguais às absorvidas. Em casos de hipomagnesemia, a conservação renal é tão eficaz que apenas quantidades virtuais de magnésio são detectadas na urina. Nas hipermagnesemias, a reabsorção na alça de Henle é abolida, devido às altas concentrações peritubulares de magnésio e, conseqüentemente, pode-se excretar urina com elevada concentração de magnésio.

Devido à eficiente regulação renal do magnésio, em face das suas diferentes condições corpóreas no organismo, utiliza-se um teste de sobrecarga de magnésio para avaliar seu estado no organismo. Administra-se 0,5mEq de magnésio por quilo de peso e determina-se sua porcentagem excretada nas 24 horas seguintes. Se nas primeiras 8 horas houver excreção urinária maior que 40% da dose administrada, a deficiência de magnésio é pouco provável.

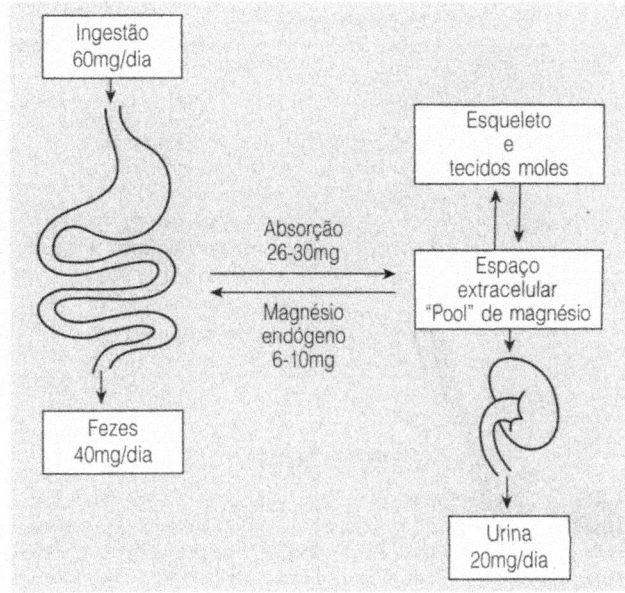

Figura 3.7 – Regulação do metabolismo do magnésio no organismo de um lactente com 1 ano de idade.

Inter-relações do magnésio com cálcio, fósforo e paratormônio

O magnésio extracelular apresenta inter-relações estreitas e importantes com o cálcio e o fósforo, cujas concentrações são reguladas pelo PTH e pela vitamina D. O Mg^{+} em altas taxas suprime a secreção do PTH, *in vivo* e *in vitro*, apesar de o estímulo da concentração do cálcio ionizado ser duas a três vezes mais potente. Há necessidade da presença do magnésio para a secreção do PTH. Todas as evidências falam contra a regulação do magnésio pelos metabólitos da vitaminas D. No entanto, a vitamina D concorre para a elevação dos níveis plasmáticos de magnésio em algumas condições.

Como os dois cátions possuem vias de absorção comuns, a maior concentração de um deles pode facilitar sua absorção e dificultar a do outro, condicionando deficiências a longo prazo.

Distúrbios do magnésio

Deficiência de magnésio significa uma diminuição corpórea desse íon no organismo. Se houver hipomagnesemia associada, o diagnóstico da deficiência corpórea é muito provável. Mas normomagnesemia, assim como hipermagnesemia (insuficiência renal), pode ocorrer na vigência de depleção celular de magnésio. Por isso, como os níveis sangüíneos de magnésio podem não refletir seu estado corpóreo, a determinação do magnésio na urina ou em outros tecidos do corpo assume grande importância diagnóstica. Por exemplo, a dosagem do magnésio nos eritrócitos, nos músculos, nas vísceras, assim como estudos de balanço, devem ser utilizados quando houver necessidade diagnóstica. O teste de sobrecarga de magnésio já citado também é extremamente útil para confirmação diagnóstica.

Depleção de magnésio ocorre sempre por uma oferta deficiente, seja devido à baixa ingestão ou por defeitos de absorção *intestinal*. Perdas urinárias e fecais de magnésio (diarréia, fístulas) são outras causas clínicas importantes.

O quadro 3.3 lista causas ou mecanismos mais comuns de hipomagnesemia.

Níveis plasmáticos elevados de magnésio são vistos em pacientes com insuficiência renal aguda ou crônica, ou em indivíduos que receberam doses farmacológicas de magnésio. Há relatos de altas concentrações de magnésio em eritrócitos, pele e osso de pacientes urêmicos, mas suas concentrações são significativamente baixas.

Quadro 3.3 – Causas de hipomagnesemia.

Oferta deficiente	Perdas urinárias
Desnutrição, jejum	Diuréticos
Fluidoterapia	Insuficiência renal aguda
Má absorção ou perdas intestinais	Acidose tubular renal
Desnutrição	Alcoolismo
Hipomagnesemia primária	Diabetes
Diarréia	Hipercalcemia
Fístulas	Hipertireoidismo
Ressecções	Defeito tubular primário
	Miscelânea
	Transfusão de sangue
	Pancreatite idiopática

BIBLIOGRAFIA

1. AVIOLI, L.V. – Calcium and phosphorus. In Shills, M.E. & Young, V.R. (eds.). *Modern Nutrition in Health and Disease.* 7th ed., Philadelphia, Lea & Febiger, 1988, p. 142. 2. BATOROWICH, L. – Chloride. *Emerg. Clin. North Am.* **4**:175, 1986. 3. BECK, L.H – Symposium on body fluids and electrolyte disorders. *Med. Clin. North Am.* **65**:251, 1981. 4. BANABE, J.E. & MARTINEZ-MALDONA-DO, C.R. – Disorders of calcium metabolism. In Maxwell, M.H.; Kleeman, C.R. & Nartns, R.G. (eds.). *Clinical Disorders of Fluid and Electrolyte Metabolism.* 4th ed., New York, MacGraw-Hill, 1987, p. 759. 5. BERGSTROM, W.H. – Total body water and normal electrolyte composition. *Pediatr. Clin. North Am.* **11**:795, 1964. 6. BRAUTAR, N. & KLEEMAN, C.R. – Hipophosphatemia and hiper-phosphatemia: clinical and pathophysiologic aspects. In Maxwell, M.H.; Kleeman, C.R. & Narins, R.G. (eds.). *Clinical Disorders of Fluid and Electrolyte Metabolism.* 4th ed., New York, MacGraw-Hill, 1987, p. 789. 7. BRAUTAR, N. & MASSRY, S.C. – Disorders of magnesium metabolism. In Maxwell, M.H.; Kleeman, C.R. & Narins, R.G. (eds.). *Clinical Disorders of Fluid and Electrolyte Metabolism.* 4th ed., New York, MacGraw-Hill, 1987, p. 831. 8. CARRAZZA, F.R. – Bases fisiológicas dos distúrbios hidroeletrolíticos. In Carrazza, F.R. *Hidratação Oral – Atualização.* Projeto Áries, Centro de Estudos "Prof. Pedro de Alcantara", 1985, p. 27. 9. CHEEK, D.B – Extracelular volume: its structure and measurement and the influence of age and disease. *Med. Prog.* **58**:103, 1961. 10. DE CRISTOFORO, J.D. & TSANG, R.C. – Calcium. *Emerg. Med. Clin. North Am.* **4**:201, 1986. 11. FANESTIL, D.D. – Compartmentation of body water. In Maxwell, M.H.; Kleeman, C.R. & Narins, R.G. (eds.). *Clinical Disorders of Fluid and Electrolyte Metabolism.* 4th ed., New York, MacGraw-Hill, 1987, p. 1. 12. FRIIS-HANSEN, B. – Boby water compartments in children: changes during growth and related changes in body composition. *Pediatrics* **28**:169, 1961. 13. GARROW, J.S. – New approaches to body composition. *Am. J. Clin. Nutr.* **35**:1152, 1982. 14. HAMILTON, R. & WEST, M. – Potassium. *Emerg. Med. Clin. North Am.* **4**:115, 1986. 15. JANZ, T. – Sodium. *Emerg. Med. Clin. North Am.* **4**:115, 1986. 16. METCOFF, J. – Renal regulation of body fluids. Structural and functional aspects. *Pediatr. Clin. North Am.* **11**:833, 1964.

---

2 — Distúrbios do Sódio e do Potássio

ANA MARIA DE ULHÔA ESCOBAR
SANDRA GRISI
JOSÉ NÉLIO CAVINATTO
TANIA MIYUKI SHIMODA SAKANO

SÓDIO

O sódio representa 40 a 45% do soluto total do compartimento extracelular. É o principal cátion do volume extracelular (EC). É tão importante que pode-se dizer que a quantidade de sódio (Na^+) é que vai determinar o volume de água do compartimento extracelular. Isso significa que nos estados de depleção de Na^+ (hiponatremia) observamos uma retração do compartimento EC. Isso ocorre pois, em resposta à diminuição da concentração de Na^+, segue-se uma diminuição da osmolaridade nesse compartimento, levando a um movimento de água do EC para o intracelular (IC). A conseqüência desse reajuste osmótico é a diminuição do volume extracelular e a expansão do intracelular. Contrariamente, nos estados de excesso de sódio (hipernatremia, levando a um aumento da osmolaridade no EC), ocorre expansão do volume extracelular, por passagem de água do IC para o EC. Assim, como veremos adiante, os distúrbios de sódio são mais bem compreendidos quando avaliados juntamente com os movimentos de água entre os compartimentos extra e intracelular.

A concentração sérica normal de sódio varia entre 130 e 145mEq/l e reflete a relação entre água e sódio no organismo.

HIPONATREMIA

Ocorre hiponatremia quando encontramos a concentração sérica de Na^+ menor que 130mEq/l. Podemos ter hiponatremia com Na^+ corpóreo total baixo, normal ou aumentado, dependendo da doença de base que gerou o distúrbio. As causas de hiponatremia estão relacionadas no quadro 3.4.

Quadro 3.4 – Causas de hiponatremia.

Na^+ corpóreo total baixo (hipovolemia)
Perdas extra-renais: vômitos, diarréia, sonda nasogástrica
Perdas renais: uso excessivo de diuréticos, insuficiência renal, nefropatias perdedoras de sal
Na^+ corpóreo total normal (normovolemia/hipervolemia)
Secreção inadequada de hormônio antidiurético
Hipotireoidismo
Na^+ corpóreo total aumentado (hipervolemia/edema)
Insuficiência cardíaca congestiva
Insuficiência hepática
Síndrome nefrótica
Insuficiência renal aguda ou crônica

Hiponatremia com Na^+ corpóreo total baixo

Nessa situação, ocorreu perda de água (hipovolemia) e de Na^+. Essas perdas podem ter sido de origem renal ou extra-renal. Em nosso meio, destacam-se as perdas extra-renais de Na^+ e água, sendo a diarréia e os vômitos as causas mais comumente observadas de hiponatremia com Na^+ corpóreo total baixo. A hipovolemia leva a uma diminuição no ritmo de filtração glomerular, estimulando a produção de aldosterona, que aumenta a reabsorção de água e Na^+. Concomitantemente, há aumento na produção de hormônio antidiurético (HAD), que irá aumentar a reabsorção de água. Dessa forma, na tentativa de compensar o organismo, há aumento da reabsorção de água e de Na^+, só que mais de água do que Na^+. Assim, a hiponatremia com Na^+ corpóreo total baixo resulta tanto das perdas de Na^+ e água como também dos mecanismos de reajuste renal que promovem a reabsorção de água maior que a de sódio. O tratamento desse tipo de hiponatremia consiste na reposição de água e sódio e deve ser dirigido à causa de base.

Hiponatremia com Na^+ corpóreo total normal

Esse tipo de hiponatremia resulta de um aumento na reabsorção de água. A secreção inadequada de HAD (SIHAD) é o exemplo clássico dessa condição.

Secreção inadequada de HAD – caracteriza-se por um aumento na secreção do HAD, levando a uma absorção de água livre no túbulo distal. Conseqüentemente, há hiponatremia (por aumento da água), mas, como não houve perda ou aumento da reabsorção de Na^+, o Na^+ corpóreo total é normal. Ocorre também hiposmolaridade, excreção de água diminuída e excreção urinária de Na^+ *normal em valores* absolutos. Os valores laboratoriais encontrados usualmente na SIHAD, portanto, são: hiponatremia, densidade urinária alta e Na^+ urinário alto. No quadro 3.5 apresentamos as causas de SIHAD.

Quadro 3.5 – Causas de secreção inadequada de HAD.

Doenças do sistema nervoso central
Traumatismo
Hemorragia intracraniana
Encefalite
Meningite
Abscessos
Tumores
Hipóxia, anoxia, isquemia
Doenças pulmonares
Pneumonia
Doença da membrana hialina
Broncodisplasia pulmonar
Pneumotórax
Aspiração meconial
Uso de ventilação mecânica, principalmente com PEEP alto
Drogas
Diuréticos
Barbitúricos
Outros
Hipotireoidismo grave

A característica clínica principal da SIHAD é que não há depleção de volume ou edema. O diagnóstico é feito por exclusão. Deve-se suspeitar sempre que uma criança apresentar uma das condições descritas no quadro 3.5, hiponatremia sem história de perdas de sódio, densidade urinária alta e Na^+ urinário tendendo a alto. O tratamento consiste na restrição hídrica de aproximadamente 50 a 60% das necessidades basais. Deve-se lembrar que a SIHAD é um problema de retenção de água e não de depleção de sódio. Algumas vezes, seu diagnóstico não é reconhecido, e a situação da criança é agravada pela administração de volumes parenterais ricos em Na^+. A administração de Na^+ deve ser indicada em raríssimos casos, sendo apropriada apenas para aliviar os sintomas neurológicos.

Hiponatremia com Na^+ corpóreo total aumentado

Essa condição resulta de um aumento na reabsorção de água e Na^+, só que muito mais de água do que de Na^+. Ocorre hiponatremia (houve mais reabsorção de água) com Na^+ corpóreo alto (houve também reabsorção de Na^+). O exemplo clássico dessa situação são as doenças que apresentam grandes edemas, como as insuficiências cardíaca ou hepática ou nas nefropatias. Em decorrência de mecanismos fisiopatológicos distintos dessas doenças (em muitos casos com hipoalbuminemia associada), há diminuição do volume sangüíneo circulante eficaz. Isso faz com que os mecanismos de compensação levem a um estado de aumento de secreção de HAD e aldosterona, que aumentarão a rebsorção de água e de Na^+, sendo que a reabsorção de água é proporcionalmente maior que de Na^+.

O quadro clínico é bastante variável, relacionado à doença de base. A presença de edema é em geral um fator comum. O tratamento desse tipo de hiponatremia deve ser dirigido à causa de base e em geral consiste na restrição hidrossalina e também na retirada de água e de sódio, com uso de diuréticos. A indicação dos diuréticos, no entanto, deve ser bastante criteriosa, levando-se em conta a volemia e o equilíbrio hemodinâmico do paciente. Não é possível fazer uma recomendação geral, pois as situações fisiopatológicas são muito variáveis. Deve-se lembrar, no entanto, que os diuréticos de alça são potentes e que podem piorar a hipovolemia do paciente, deteriorando seu equilíbrio hidroeletrolítico. Quando predominam os estados de hiperaldosteronismo secundário, justifica associar diuréticos inibidores de aldosterona (aldactona, 2-4mg/kg/dia). Nos estados de hipoalbuminemia, está indicada a administração de albumina (1g/kg) com diuréticos de alça (furosemida, 1mg/kg). O controle hemodinâmico do paciente, preferencialmente com cateter central, é indicado nessas situações.

QUADRO CLÍNICO

O quadro clínico relacionado às doenças de base já foi discutido anteriormente. No entanto, a hiponatremia especificamente apresenta manifestações clínicas que estão, geralmente, relacionadas ao sistema nervoso central e são secundárias aos reajustes osmóticos decorrentes das concentrações de sódio e água. Assim, a hiponatremia extracelular leva a uma passagem de água do extra para o intracelular, causando edema cerebral. O grau de sintomatologia em SNC está relacionado à velocidade com que ocorreu a alteração. Assim, alterações agudas e rápidas levam a sintomas mais importantes. Os sintomas clínicos surgem em geral quando a concentração sérica de Na^+ está abaixo de 120mEq/l. As crianças podem apresentar letargia, náuseas, vômitos, tremores, hipertonia, convulsões e até mesmo coma, em geral quando a concentração de Na^+ é menor que 110mEq/l. A tabela 3.7 mostra os exames laboratoriais que podem auxiliar o diagnóstico diferencial nas hiponatremias.

Tabela 3.7 – Exames laboratoriais na hiponatremia.

Na^+ corpóreo total baixo (hipovolemia)	Hematócrito	Na^+ urinário
Extra-renal	Alto	< 10mEq/l
Renal	n/alto	> 20mEq/l
Normal SIHAD	n/baixo	> 20mEq/l
Alto (edema)	n/baixo	Variável

n = normal.

É importante salientar, portanto, que um exame laboratorial de sódio que aponte hiponatremia deve ser obrigatoriamente avaliado em conjunto com o quadro clínico da criança, uma vez que a conduta terapêutica será completamente diferente em cada caso. Assim, na hiponatremia e no Na^+ corpóreo baixo, o tratamento consiste em oferecer água e sódio. Na hiponatremia e Na^+ corpóreo normal – SIHAD – devemos indicar restrição hídrica; e, finalmente, em hiponatremia com Na^+ corpóreo total alto devemos retirar água e sódio.

Uma outra condição encontrada na prática clínica diária deve também ser considerada. É a pseudo-hiponatremia, isto é, uma condição em que o resultado do sódio sérico do paciente está abaixo de 130mEq/l e não há absolutamente nenhuma alteração da natremia real. A pseudo-hiponatremia decorre de uma leitura do espectrofotômetro de chama em situações clínicas de hiperlipidemias ou hiperproteinemias. Nessas condições, os lipídeos ou proteínas em excesso podem ocupar um espaço que o aparelho está lendo como volume plasmático. Com isso, a concentração relativa de sódio é artificialmente baixa (o aparelho leu mais volume).

HIPERNATREMIA

É definida como concentração sérica de Na$^+$ maior que 150mEq/l. Também pode ocorrer com Na$^+$ corpóreo total baixo, normal ou aumentado. A hipernatremia, na prática clínica, é um achado menos freqüente que a hiponatremia.

Hipernatremia com Na$^+$ corpóreo total baixo

Resulta de perdas de água e de sódio. Só que proporcionalmente mais de água do que de sódio. O exemplo clássico dessa situação é a doença diarréica aguda com desidratação hipernatrêmica. Ocorre uma perda resultante de água e de sódio, sendo mais de água do que de sódio. Como conseqüência, quando se examina o Na$^+$ sérico, obtém-se hipernatremia, com Na$^+$ corpóreo total baixo (pois houve perda de Na$^+$). Outras situações que também podem levar a esse tipo de hipernatremia são as perdas cutâneas intensas. Em recém-nascidos, mantidos sob calor radiante, esta é uma condição clínica que deve ser levada em consideração.

O tratamento consiste na reposição de água e sódio, administrando-se uma solução de expansão normal, com soro fisiológico a 0,9% e soro glicosado a 5%, na proporção de 1:1. O volume deve seguir as normas definidas no capítulo seguinte. Porém, a velocidade da expansão deve ser de aproximadamente 25ml/kg/h.

Hipernatremia com Na$^+$ corpóreo total normal

A hipernatremia com Na$^+$ corpóreo total normal ocorre quando há perda importante de água, sem perda significativa de sódio. As perdas renais e especificamente o diabetes insípido caracterizam bem essa situação. As perdas insensíveis (pele/respiração) também podem levar a essa condição.

O tratamento é dirigido à causa de base. No caso de diabetes insípido, consiste na administração de vasopressina; e nos casos de perdas insensíveis aumentadas, repor água e Na$^+$, como descrito anteriormente.

Hipernatremia com Na$^+$ corpóreo total aumentado

Essa é uma situação na qual a hipernatremia ocorre quase que exclusivamente por iatrogenia. Essa condição pode ocorrer por administração de grandes quantidades de bicarbonato de sódio, por exemplo na reanimação cardiorrespiratória, em casos de nutrição parenteral prolongada ou administração em soro de manutenção com grandes concentrações de sódio.

O tratamento consiste de diálise, em casos graves, com sódio sérico superior a 200mEq/l, em que ocorreu, por exemplo, administração rápida de grandes volumes de sódio em pouco tempo, ou em pacientes com função renal comprometida. Em pacientes sem alteração da função renal, pode-se administrar diuréticos de alça (furosemida 1-2mg/kg a cada 4 ou 6 horas) simultaneamente com solução salina hipotônica, que fornece de 25 a 40mEq de Na$^+$/litro, podendo-se, para tanto, utilizar soro glicofisiológico diluído de 5:1 a 3:1, respectivamente. O volume da solução salina hipotônica a ser administrado deve seguir o cálculo da deficiência de água livre, que pode ser calculado de acordo com os seguintes dados:

1. Água corpórea total = 0,6 x peso (kg).
2. Água corpórea total ideal = [Na$^+$ observado (mEq/l)/140] x água corpórea total.
3. Água corpórea ideal – água corpórea total = deficiência de água livre (litros).

Devido ao desenvolvimento de osmóis idiogênicos nas células cerebrais, especialmente com hipernatremia de instalação progressiva, a administração da solução salina hipotônica deve ser lenta, em aproximadamente 24-48 horas. O Na$^+$ sérico deve cair a uma velocidade de 10 a 15mEq/l, diariamente, o que corresponde a aproximadamente 0,5mEq/h.

QUADRO CLÍNICO

As manifestações clínicas da hipernatremia relacionam-se em geral ao SNC e são decorrentes do movimento de água do IC para o extracelular, gerado por um gradiente osmótico. Dessa maneira, as células cerebrais perdem volume, levando à tração mecânica nos vasos sangüíneos, predispondo a hemorragias, tromboses ou infartos cerebrais. Como ocorre em relação à hiponatremia, aqui também é a velocidade do processo de hipernatremia que vai determinar o grau de sintomatologia no SNC e a gravidade do quadro. A hipernatremia crônica, nesse sentido, cursa com menor lesão às células cerebrais devido à formação de solutos osmoticamente ativos – os osmóis idiogênicos – que surgem na tentativa de minimizar os efeitos da perda de fluidos do intracelular, tentando restabelecer um gradiente osmótico normal pela membrana celular.

Os sintomas clínicos surgem em geral quando a concentração de sódio sérica atinge valores superiores a 150mEq/l e caracterizam-se por hipertonia, intensa irritabilidade, letargia, alteração de consciência e, nos casos mais graves e agudos, convulsão, coma e hemorragia cerebral. Os exames laboratoriais para diagnóstico diferencial das hipernatremias são apresentados na tabela 3.8.

Tabela 3.8 – Exames laboratoriais na hipernatremia.

Na$^+$ corpóreo total baixo (hipovolemia)	Na$^+$ urinário	Osmolaridade da urina
Perdas extra-renais	< 10mEq/l	Hipertônica
Perdas renais	> 20mEq/l	Isotônica/hipotônica
Normal Diabetes insípido	> 20mEq/l variável	Geralmente hipotônica
Alto	>> 20mEq/l	Variável

DISTÚRBIOS DO POTÁSSIO

O potássio é o cátion mais abundante do corpo humano, sendo que 98% do K$^+$ corpóreo encontra-se no fluido intracelular. É, portanto, o principal íon do intracelular. Apenas 2% do K$^+$ corpóreo está no fluido extracelular. A homeostase do K$^+$ depende de três variáveis: ingestão, distribuição entre os compartimentos intra e extracelular e excreção renal. O rim é um importante regulador do K$^+$. A maior parte do K$^+$ filtrado pela membrana glomerular é reabsorvida no túbulo proximal. A reabsorção persiste até o início do túbulo distal, no qual são encontradas as concentrações mais baixas do néfron (cerca de 1mEq/l). Até aí, aproximadamente 95% da carga total do K$^+$ filtrado foi reabsorvida. A partir desse ponto, ou seja, a partir do início do túbulo distal, observa-se secreção de K$^+$. Assim, cerca de 90% do K$^+$ excretado é produto da secreção de K$^+$ no túbulo distal. A reabsorção de K$^+$ ao longo do néfron parece ser constante em diferentes condições. A excreção é que vai variar de acordo com alterações no ritmo de secreção. Por exemplo, a um aumento na oferta de K$^+$ segue-se um aumento na secreção e excreção de K$^+$. Esse mecanismo é muito importante, uma vez que normalmente a ingestão diária de K$^+$ supera as necessidades basais, sendo importante que o excesso seja excretado. No túbulo distal, o K$^+$ pode ser trocado por Na$^+$. Essa troca é mediada pela aldosterona.

Os recém-nascidos têm normalmente níveis séricos de K$^+$ mais elevados que as crianças maiores ou adultos. A concentração normal de K$^+$ em RN pode variar de 3,5 a 7mEq/l, nos primeiros 10 dias de vida. Esses níveis mais elevados provavelmente se devem a uma concentração menor de sódio no túbulo distal e a uma resposta incompleta à aldosterona. Além disso, o recém-nascido tem uma capacidade de excreção de K+ menor que crianças maiores ou adultos, principalmente nos primeiros dois dias de vida. Isso significa que a infusão de K+ nesse período pode, com mais facilidade, levar a estados de hipercalemia.

HIPOCALEMIA

A hipocalemia é definida como concentração plasmática de K+ abaixo de 3,5mEq/l. As causas de hipocalemia estão descritas no quadro 3.6. A excreção de K+ persiste mesmo que sua oferta seja totalmente interrompida. Nessa situação, ocorrerá diminuição gradual do potássio sérico em dois a três dias, e a concentração do K+ urinário será baixa. Assim, pacientes que necessitam permanecer em jejum devem receber fluidos intravenosos contendo K+, para que não ocorra depleção importante desse íon.

Quadro 3.6 – Causas de hipocalemia devido à oferta inadequada de K+, perdas excessivas de K+ ou trocas transcelulares.

Oferta inadequada de K+
   Caquexia, anorexia
   Infusão intravenosa de fluidos sem K+
Perdas excessivas de K+
   Gastrintestinais – vômitos, drenagem por sonda naso ou orogástrica, fístulas, má absorção, ileostomias
   Renais – hiperaldosteronismo primário ou secundário, diurese osmótica, perdas de K+ induzidas por drogas (diuréticos ou antibióticos como anfotericina, penicilina, carbenecilina), tubulopatias (acidose tubular renal tipos I ou II, principalmente)
Trocas transcelulares
   Alcalose
   Uso de insulina, estados anabólicos
   Uso de beta-2 agonistas
   Paralisia familiar hipocalêmica periódica
   Oferta inadequada de K+

Perdas excessivas de K+

As perdas gastrintestinais de K+ são, em nosso meio, as mais comumente observadas como causa de hipocalemia. Em recém-nascidos, principalmente em pré-termo, que não têm condições de alimentação e que necessitam manter sonda nasogástrica aberta por tempo prolongado, as perdas de potássio por essa via são importantes. Nessa situação, os níveis séricos de K+ devem ser monitorizados. Porém, em crianças maiores, as perdas gastrintestinais secundárias a vômitos ou drenagem por sonda nasogástrica não resultam em hipocalemia acentuada, dado que o fluido gástrico contém apenas 5-8mEq/l de K+.

A doença diarréica aguda constitui a causa mais freqüente de hipocalemia em nosso meio. Nessa situação, ocorrem tanto perdas intestinais aumentadas de K+ como também perdas renais. As perdas renais ocorrem em decorrência do fato de que a hipovolemia vai estimular a aldosterona, a qual, por sua vez, aumenta a reabsorção renal de Na+, trocando-o por K+.

As perdas renais excessivas são freqüentes causas de hipocalemia. Os estados que cursam com hiperaldosteronismo (nefrose, cirrose, insuficiência cardíaca congestiva ou depleção de volume) também levam à hipocalemia, devido a uma maior rebsorção de Na+ em troca por K+. O uso de diuréticos é causa comum de hipocalemia. Aproximadamente 20 a 30% das crianças que recebem hidroclorotiazídicos desenvolvem hipocalemia. Os diuréticos aumentam a oferta de Na+ aos túbulos distais, aumentando as trocas de Na+ por K+. A acidose tubular renal também pode levar à hipocalemia, uma vez que à impossibilidade de secreção de íons K+ no túbulo distal segue-se uma excreção de grandes quantidades de K+.

Trocas transcelulares

A distribuição do K+ entre os fluidos extra e intracelulares depende do pH do fluido extracelular. Assim, a alcalemia promove a entrada de K+ para o interior das células, em troca com H+. Como conseqüência, há diminuição dos níveis séricos de K+. Nos estados de acidemia, ocorre o oposto, ou seja, saída de K+ das células e entrada do H+. Se não houver aumento concomitante da excreção renal, pode haver aumento na concentração sérica de K+.

A insulina ou drogas beta-2-agonistas também podem promover a entrada de K+ para dentro das células. A paralisia periódica hipocalêmica é uma alteração não-usual associada à translocação súbita de K+ para o intracelular. Constitui uma alteração com herança autossômica dominante, em que períodos reversíveis de fraqueza muscular e paralisia flácida podem ter duração de 6 a 24 horas.

Quadro clínico

A sintomatologia clínica da hipo ou hipercalemia é inespecífica. Podem existir sintomas relacionados ao trato gastrintestinal como náuseas, vômitos, dores abdominais, ou manifestações neuromusculares como fraqueza muscular, letargia ou paralisias nos casos mais graves. As arritmias que podem ocorrer nos estados de hipocalemia são: batimentos ventriculares prematuros, taquicardia atrial, taquicardia nodal, taquicardia ventricular, fibrilação ventricular. As alterações eletrocardiográficas progressivas são: onda T baixa, defeito de condução atrioventricular, S-T invertido, onda U proeminente. O quadro 3.7 apresenta os efeitos da hipocalemia.

Quadro 3.7 – Efeitos da hipocalemia.

Músculo esquelético
   Fraqueza, paralisia
   Câimbra
   Fasciculação, tetania
   Rabdomiólise
Sistema cardiovascular
   Arritmias ventriculares
   Alterações do ECG
   Aumento da toxicidade digitálica
   Hipotensão postural
Trato gastrintestinal
   Íleo paralítico
Função renal
   Aumento da produção de amônia e excreção do H+
   Diminuição da capacidade de concentração urinária
   Doença renal intersticial
Sistema nervoso central
   Síndrome orgânica cerebral
   Precipitação de encefalopatia hepática
Metabolismo
   Inibição da liberação de insulina
   Inibição da liberação de aldosterona
   Balanço nitrogenado negativo

Tratamento

O tratamento da hipocalemia consiste na reposição de K+. Essa reposição pode ser feita por via oral, nos casos mais leves, sem repercussão eletrocardiográfica, e se a criança tiver condições de ingestão por via oral. Nessa situação, recomenda-se xarope de KCl na dose de 2mEq/kg/dia. Nos casos mais graves, com níveis de K+ sérico inferiores a 3,0mEq/l, recomenda-se administração por via intravenosa de K+ na velocidade e concentração de 0,3mEq/kg/h. É importante lembrar que a hipocalemia, quando associada a arritmias ventriculares ou manifestações neuromusculares, deve ser considerada uma emergência médica. O tratamento por via intravenosa deve ser prontamente administrado.

HIPERCALEMIA

A hipercalemia é definida quando a concentração plasmática de K^+ excede 5,5mEq/l. Há uma situação conhecida na prática clínica que se denomina pseudo-hipercalemia. Essa situação ocorre quando o K^+ está elevado no soro e não no plasma, em indivíduos com intensa leucocitose ou plaquetose. O K^+ é liberado dos leucócitos ou plaquetas durante a retração do coágulo, gerando níveis laboratorialmente elevados. As causas de hipercalemia estão relacionadas no quadro 3.8.

Quadro 3.8 – Causas de hipercalemia.

Aumento da oferta
   Suplementação oral ou intravenosa de potássio
   Drogas que contêm potássio
   Transfusões ou administração de sangue hemolisado
   Hemólise, exercícios, infecções, rabdomiólise
   Estados catabólicos, queimaduras, cirurgias

Diminuição da excreção
   Insuficiência renal aguda ou crônica
   Diuréticos poupadores de potássio
   Hipoaldosteronismo
   Doença de Addison
   Hiperplasia congênita de supra-renal
   Distúrbio na secreção de potássio

Fluxo transcelular
   Acidose metabólica
   Deficiência de insulina
   Administração de bloqueadores beta-2
   Paralisia periódica hipercalêmica familiar

Aumento da oferta

A hipercalemia pode resultar do aumento de oferta de K^+. No entanto, essa condição raramente causa hipercalemia se a função renal estiver preservada, uma vez que o rim tem capacidade de excretar a carga de K^+ em excesso. Porém, em situações de insuficiência renal, aguda ou crônica, suplemento de K^+ por via oral ou intravenosa, transfusão de sangue hemolisado ou uso de diuréticos podem levar à hipercalemia. Estados catabólicos acompanhados de lise celular (rabdomiólise, hemólise, lise tumoral) podem resultar em liberação de K^+ para o extracelular.

Diminuição da excreção

Nos casos de insuficiência renal aguda ou crônica, pode ocorrer hipercalemia devido tanto à diminuição da excreção de K^+ como à acidose metabólica que provoca um fluxo transcelular de K^+, com saída desse íon do intracelular, na troca por H^+. Diuréticos poupadores de K^+ como espironolactona, triantereno ou amilorida também podem levar à hipercalemia com uso prolongado, uma vez que diminuem a excreção distal de K^+. A doença de Addison ou a insuficiência supra-renal podem resultar em hipercalemia devido à deficiência do mineralocorticóide, que normalmente mantém o K^+ dentro de limites normais. Hipoaldosteronismo isolado, com níveis de cortisol normais, também pode levar à hipercalemia devido à perda urinária aumentada de Na^+ e à diminuição da excreção de K^+.

Fluxo transcelular

Alguns fatores como acidose, deficiência de insulina ou uso de bloqueadores beta-2 podem causar fluxo de K^+ para o extracelular. A combinação de acidose e deficiência de insulina é comum nas crianças com descompensação diabética. Nesses casos, ocorre hipercalemia, não obstante o K^+ corpóreo total esteja depletado devido às perdas renais. A paralisia periódica hipercalêmica familiar ou doença de Garmstop é rara, sendo atribuída a uma alteração na distribuição de K^+ entre as células e o fluido extracelular. Estudos eletrofisiológicos sugerem um defeito nos canais de Na^+ do músculo esquelético.

Manifestações clínicas

A presença de sintomas neuromusculares não são comuns como nos casos de hipocalemia. Fraqueza muscular e câimbras também podem ser observadas com progressão ocasional para paralisia flácida. Também têm sido descritos parestesias, tetanias e sintomas neurológicos focais. As arritmias que podem cursar com hipercalemia são: bradicardia sinusal, parada sinusal, bloqueio atrioventricular de primeiro grau, ritmo nodal e taquicardia, fibrilação e parada ventriculares. Assim, a principal consideração que se deve fazer no paciente hipercalêmico é que há risco de morte súbita por assistolia ou fibrilação ventricular.

A toxicidade cardíaca pode ser antecipada com a análise das alterações presentes no eletrocardiograma. A alteração inicial consiste no aparecimento da onda P apiculada. Observa-se também diminuição do intervalo QT e intervalo PR normal. Com a progressão da hipercalemia, o intervalo PR prolonga-se e a amplitude da onda P diminui. Eventualmente, a onda P pode desaparecer com prolongamento e distorção progressiva do QRS. Nessa fase, o QRS pode simular um infarto do miocárdio ou um bloqueio de ramo com prolongamento do QRS, elevação de ST e onda Q. Bloqueios de segundo e terceiro graus são freqüentemente observados. À medida que a concentração de K^+ vai se elevando, o complexo QRS vai se tornando mais amplo. É importante salientar que fibrilação ventricular e assistolia podem ocorrer não só nessa fase, mas também em qualquer momento da evolução. Dessa forma, a presença de hipercalemia documentada, mesmo que sem alterações eletrocardiográficas significativas, não deve induzir complacência no tratamento, considerando-se que a assistolia pode ser sua primeira manifestação (Fig. 3.8).

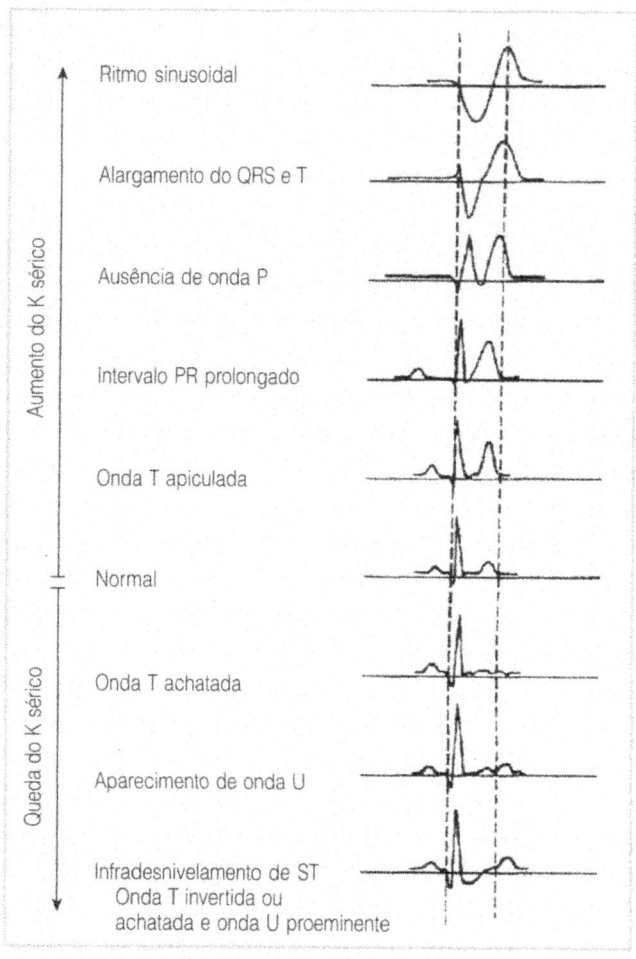

Figura 3.8 – Alterações eletrocardiográficas da hipo e hipercalemia.

A monitorização cardíaca deve ser iniciada precocemente. Na presença de cardiopatias ou de drogas depressoras do miocárdio, os efeitos da hipercalemia podem aparecer mais precocemente. As alterações eletrocardiográficas podem ser exacerbadas na presença de hipocalcemia, hipermagnesemia, hiponatremia e acidose.

Tratamento

As medidas de correção da hipercalemia têm por objetivo corrigir a despolarização da fibra muscular cardíaca, provocar a passagem do K^+ do extra para o intracelular, aumentar a excreção de K^+ e prevenir o catabolismo tecidual. Para tanto, pode-se utilizar:

1. Solução de gluconato de cálcio a 10% – 1-2ml/kg, por via intravenosa, lenta, sob monitorização contínua da freqüência cardíaca. Se houver indícios de bradicardia, deve-se suspender a infusão. É útil na despolarização da fibra muscular cardíaca. Seu efeito é imediato mas, no entanto, de curta duração.

2. Bicarbonato de sódio a 3% – 1-2ml/kg, por via intravenosa, lentamente. O objetivo da administração de bicarbonato de Na^+ é o de provocar um movimento de K^+ para o intracelular. O início de ação é por volta de 20 a 30 minutos e pode persistir por algumas horas.

3. Solução polarizante – insulina + glicose, sendo administrado 0,1U/kg por via intravenosa de insulina simples para cada 0,5-1g/kg de glicose. Recomenda-se administrar em recém-nascido 1ml/kg de glicose a 25%, o que fornece 0,25g/kg de glicose. O objetivo da administração da solução polarizante é também o de provocar passagem de K^+ para o intracelular. Seu efeito se inicia em 20 a 30 minutos e pode durar algumas horas.

4. Resinas trocadoras de K^+ – sulfato de poliestireno sódico, na dose de 1g/kg. Pode ser feito por via oral ou retal. Pode-se repetir a cada 6 horas. Seu efeito tem início de 1 a 2 horas após a administração.

5. Administração de beta-2-agonistas – salbutamol por via intravenosa ou por meio de nebulização. Dose intravenosa de 4mcg/kg em 20 minutos, dose por meio de nebulização 2,5mg (25kg e 5mg). A administração de beta-2-agonistas permite a passagem do potássio do extra para o intracelular. O início de ação ocorre em 30 minutos, com duração de 4 a 6 horas.

6. Diálise – deve ser preconizada nos casos mais graves ou refratários ao tratamento.

BIBLIOGRAFIA

1. KAMEL, S.K. et al. – Disorders of potassium homeostasis: an approach based on pathophysiology. *Am. J. Kidney Dis.* **24**:597, 1994. 2. JANZ, T. – Sodium. *Emerg. Clin. North Am.* **4**(1), 1986. 3. MARTIN, M.L. et al. – Potassium. *Emerg. Clin. North Am.* **4**(1), 1986. 4. SORIANO, J.R. – Potassium homeostasis and its disturbances in children. *Pediatr. Nephrol.* **9**:364, 1995. 5. ZULL, D.N. – Disorders of potassium metabolism. *Emerg. Clin. North Am.* **7**:771, 1989.

3	Desidratação

SANDRA GRISI
ANA MARIA DE ULHÔA ESCOBAR

Desidratação aguda é o déficit de água e eletrólitos corpóreos que ocorre, principalmente, por ocasião de perda desses elementos em quantidade superior à ingestão. Perdas corpóreas excessivas resultam de processos de doenças e modificam o volume e a composição do organismo. A gravidade desses déficits decorrem da magnitude e da velocidade dessas mudanças. O tipo do déficit reflete a perda relativa de água e eletrólitos, principalmente em relação ao sódio.

A desidratação pode ocorrer em conseqüência de perdas pelo trato gastrintestinal, pelos rins, pulmão ou pelo aumento das perdas insensíveis; entretanto, na faixa etária pediátrica, a perda pelo trato gastrintestinal é a mais freqüente.

A desidratação pode ser classificada pelo tipo de déficit como iso, hiper e hiponatrêmicas. É denominada desidratação isonatrêmica quando a perda de água e eletrólitos é proporcional à concentração do fluido extracelular, de tal forma que o gradiente intra e extracelular é mantido. A desidratação hiponatrêmica é definida quando o sódio sérico inicial é inferior a 130mEq/l e decorre de perda excessiva de sódio em relação à perda de água. Nessa condição, ocorre baixa osmolaridade sérica, o que provoca a movimentação da água do extra para o intracelular, até uma nova condição de equilíbrio. A desidratação hipernatrêmica é definida quando o sódio sérico inicial é superior a 150mEq/l e decorre de perda excessiva de água em relação à perda de sódio. Nessa condição, ocorre alta osmolaridade sérica, o que provoca a movimentação da água do intra para o extracelular, até uma nova condição de equilíbio. Geralmente, ocorre compensação renal de tal forma que esses déficits são equilibrados. Quando as perdas são excessivas e a capacidade de compensação é insuficiente, os sinais e os sintomas específicos de hiper ou hiponatremia estarão presentes.

MANIFESTAÇÕES CLÍNICAS

Os sinais clínicos da desidratação refletem a depleção do volume extracelular e, portanto, mudanças no volume plasmático, intersticial e transcelular. Inicialmente, a desidratação manifesta-se por sede e freqüentemente por mudança no comportamento (irritação ou prostração). Com a progressão do déficit de água e eletrólitos, aparece o afundamento da fontanela anterior, nas crianças pequenas, ressecamento das mucosas, afundamento dos olhos e o turgor da pele torna-se pastoso. Com a hipovolemia devida à contração do volume plasmático, advém a hipotensão com ocorrência de taquicardia, palidez e extremidades frias. Na desidratação grave, ocorre colapso circulatório com os sinais característicos: extremidades frias e cianóticas, pulso fraco e rápido, palidez de pele, letargia ou coma.

Os diferentes tipos de desidratação podem apresentar algumas manifestações clínicas diversas. Na desidratação hiponatrêmica, devido ao maior déficit extracelular causado pelas perdas e pelo movimento de líquidos para o compartimento intracelular, os sinais de depleção são mais precoces e mais graves. Na desidratação hipernatrêmica, os sinais são menos expressivos, mas os pacientes apresentam-se inicialmente irritados e, a seguir, com a evolução do processo, letárgicos, podendo ocorrer convulsões. Quando a acidose metabólica ocorre simultaneamente à desidratação, a palidez cutânea é mais precoce e a respiração é do tipo Kussmaul.

AVALIAÇÃO LABORATORIAL

O tratamento adequado da desidratação requer, principalmente, uma normatização de condutas a partir dos dados clínicos. Os testes laboratoriais podem ser úteis na avaliação do tipo e gravidade da desidratação, desde que aliados a uma cuidadosa observação clínica.

Hemograma – a hemoglobina e o hematócrito podem estar em níveis mais elevados em conseqüência da hemoconcentração e indicar gravidade da desidratação. No entanto, também podem encontrar-se em níveis normais, apesar de desidratação grave.

Eletrólitos plasmáticos – a concentração de sódio indica a perda *relativa* de água e eletrólitos e define o tipo de desidratação. A concentração de potássio pode estar elevada e relacionada à acidose metabólica ou insuficiência renal. Quando em níveis inferiores ao normal, pode significar perdas excessivas por fezes ou vômitos. A concentração sérica de bicarbonato indica o estado de equilíbrio metabólico. A acidose metabólica está freqüentemente presente na desidratação por diarréia, devido às perdas fecais de bases, retenção de ânions e diminuição da função renal. A alcalose metabólica pode ocorrer no caso de vômitos em grande quantidade ou de drenagem nasogástrica excessiva. A concentração de cloro, usualmente, acompanha a de sódio, exceto quando ocorre retenção de outros ânions como sulfatos, fosfatos, casos de cetose etc.

Nitrogênio uréico e creatinina plasmática estão elevados nas desidratações moderadas e graves devido à diminuição da taxa de filtração glomerular.

CLASSIFICAÇÃO E TRATAMENTO

Para a decisão terapêutica da criança com perdas aumentadas de água e eletrólitos, inicialmente se avalia o estado de hidratação, classificando-se cada caso em (Quadro 3.9):

1. Sem desidratação.
2. Com algum grau de desidratação.
3. Com desidratação grave.

Quadro 3.9 – Classificação do estado de hidratação.

Dados clínicos	Sem desidratação	Algum grau de desidratação	Desidratação grave
Aspecto	Alerta	Irritada com sede	Deprimida comatosa
Circulação periférica* (rubor palmar)	Até 3 segundos	3-8 segundos	Mais de 8 segundos
Pulso	Cheio	Fino	Impalpável
Elasticidade da pele	Normal	Diminuída	Muito diminuída
Olhos	Normais	Fundos	Muito fundos
Fontanela	Normal	Deprimida	Deprimida
Mucosas	Úmidas	Secas	Secas

* Avaliação da circulação periférica por meio do rubor palmar: o examinador comprime com a própria mão a mão fechada da criança durante 15 segundos. O examinador retira sua mão e observa o tempo para a volta da coloração normal da palma da mão da criança.

CRIANÇAS SEM DESIDRATAÇÃO

Para as crianças com diarréia e estado de hidratação preservado e que estão em aleitamento materno exclusivo, o leite de peito deve ser estimulado, uma vez que é uma excelente solução para reidratação. Para as crianças em aleitamento misto, além da orientação para estimular o aleitamento, as mães devem ser orientadas para aumentar a oferta habitual de líquidos (chás, sucos de frutas, água de arroz ou soro caseiro). Se a criança não estiver mais sendo amamentada, deve-se manter a dieta adequada para a idade, desde que esteja sendo preparada corretamente, e aumentar a oferta de líquidos (*chás, sucos de frutas, água de arroz ou soro caseiro*).

Devem receber, ainda, pacotes de sais de reidratação oral (SRO) e ser instruídas quanto ao modo de preparo (diluir um pacote em 1 litro de água). O SRO deve ser administrado se houver piora da

diarréia, toda vez que a criança evacuar. As mães devem receber orientação quanto aos sinais de piora e sinais de desidratação e ser orientadas a procurar um serviço de saúde, caso eles venham a ocorrer.

CRIANÇAS COM ALGUM GRAU DE DESIDRATAÇÃO

Está indicada a reidratação utilizando-se SRO e observando os procedimentos que se seguem.

O aleitamento materno não deve ser suspenso. As crianças que recebem leite materno devem ser amamentadas, mesmo nessa fase. As que estão em aleitamento artificial ou dietas gerais devem ter a dieta suspensa somente durante a fase de expansão.

As crianças devem ser pesadas sem roupa no início da reidratação e a cada hora. O peso é o dado mais importante para o seguimento da terapia de reidratação oral (TRO).

Oferecer SRO toda vez que a criança quiser e no volume que aceitar, de preferência com colher, para estimular que a ingestão seja constante e em pequenas doses. Não se deve fazer recomendação rígida quanto ao volume a ser ingerido. Apenas como uma orientação inicial, a criança deverá receber de 50 a 100ml/kg, no período de 4 a 6 horas. A evolução do peso da criança é o dado fundamental na avaliação do sucesso da hidratação.

Para avaliação mais rigorosa, pode-se calcular a retenção de líquidos. Para esse procedimento, anotam-se o volume ingerido e o peso da criança a cada hora. Calcula-se a retenção de acordo com a fórmula:

$$Retenção (\%) = \frac{(peso\ atual - peso\ inicial) \times 100}{volume\ ingerido}$$

Se a retenção for maior ou igual a 20%, indica-se a continuação da terapia. Se a retenção for menor que 20% na primeira hora, pode-se observar por mais 1 hora, para se tomar a decisão terapêutica. Se a retenção permanecer baixa, isso significa que a criança tem perdas maiores que sua capacidade de ingestão. Nessa situação, pode-se optar por TRO por sonda nasogástrica (SNG) ou por hidratação intravenosa (IV). Sugere-se iniciar a adminstração de SRO por SNG na quantidade e velocidade de 30ml/kg/h nos primeiros 10 minutos, podendo-se aumentar, desde que bem tolerada, para até 60ml/kg/h.

A hidratação oral deve ser suspensa quando houver:

- crise convulsiva;
- vômitos persistentes (mais de três vezes);
- distensão abdominal (mesmo após a instalação de SNG);
- ausência de ganho de peso após 2 horas de instalação da SNG.

Nessas situações, indica-se a hidratação IV.

Salienta-se que a reidratação oral tem sucesso na grande maioria dos casos.

Terminada a fase de expansão, inicia-se a alimentação normal para a idade. Pode-se dar alta à criança, uma vez que, nesses casos, certamente sua capacidade de ingestão é maior que as perdas. A mãe deve receber a mesma orientação do grupo das crianças com diarréia sem desidratação, dando-se ênfase à alimentação, à administração de SRO após cada evacuação e aos sinais de piora, que indicarão quando a criança deverá retornar imediatamente ao Serviço de Saúde.

CRIANÇAS COM DESIDRATAÇÃO GRAVE

Considera-se como desidratada grave a criança que apresenta pelo menos um dos seguintes achados clínicos:

- pulso fino ou impalpável;
- circulação periférica com tempo de retorno maior que 8 segundos;
- alteração do estado de consciência.

Nesses casos, e também naqueles em que houver insucesso da TRO, está indicada a *hidratação IV*.

A hidratação IV é dividida em três fases: fase de expansão, fase de manutenção e fase de reposição.

Fase de expansão

A fase de expansão deve seguir as seguintes etapas:

1. Pesar a criança sem roupa.

2. Iniciar a expansão com soro glicosado a 5% (SG 5%) e soro fisiológico a 0,9% (SF 0,9%):

   proporção: SG 5%/SF = 1:1;
   volume: 100ml/kg;
   velocidade: 50ml/kg/h.

3. A criança deve ser reavaliada ao final de cada hora de expansão.

4. Considera-se como hidratada aquela criança que apresentar:

   • duas micções claras, com densidade urinária menor que 1.010;
   • desaparecimento dos sinais clínicos de desidratação.

5. Se, no entanto, após a primeira expansão, a criança ainda não *estiver hidratada*, deve-se proceder à prescrição de uma nova expansão, dessa vez da seguinte maneira:

   proporção: SG 5%/SF 0,9% = 1:1;
   volume: 50ml/kg;
   velocidade: 25ml/kg/h.

   Situações especiais que podem ocorrer:

   hiponatremia;
   hipocalemia;
   acidose metabólica.

Hiponatremia – deve ser prontamente corrigida toda vez que o Na sérico for menor ou igual a 120mEq/l. Nessa situação, observa-se que só a solução 1:1 não proporciona a reidratação. A criança permanece com sinais clínicos de desidratação, não obstante possa apresentar micções claras. Além disso, pode também ocorrer alteração do nível de consciência como irritabilidade, prostração ou letargia. O cálculo da prescrição de Na$^+$ deve ser feito a partir do valor do Na$^+$ encontrado (atual) e de acordo com a seguinte fórmula:

mEq de Na$^+$ a ser administrado = (130 – Na$^+$ atual) × 0,6 × peso

O soro de expansão 1:1 deve ser suspenso e inicia-se a correção de sódio utilizando-se NaCl a 3% (1ml = 0,5mEq) na velocidade de 10ml/kg/h. Terminada a correção do sódio, reavalia-se o estado de hidratação da criança. Se os sinais clínicos de desidratação persistirem, deve-se prescrever nova expansão com solução de partes iguais de soro glicosado e fisiológico. O volume a ser administrado deve corresponder às perdas estimadas. Nas situações em que não houver possibilidade de confirmação laboratorial de hiponatremia e a criança apresentar fortes suspeitas clínicas (alteração do nível de consciência, micções claras com sinais de desidratação presentes), pode-se administrar NaCl a 3% no volume de 12ml/kg em 1 hora. Essa quantidade é suficiente para elevar o sódio sérico em 10mEq/l.

Hipocalemia – pode ser considerada quando o potássio sérico for menor que 2,5mEq/l. Nessa situação, está indicada a expansão com potássio. Deve-se incluir o KCl na solução de expansão na concentração de 10mEq/l, com infusão de potássio na velocidade de 0,5mEq/kg/h.

Acidose metabólica – a desidratação é freqüentemente acompanhada de acidose metabólica. A tradução clínica dos estados de acidose é a respiração de Kussmaul e a má perfusão periférica. Nessa circunstância, pode-se acrescentar bicarbonato de sódio à solução de expansão, para que a acidose mais grave se torne menos intensa, facilitando o trabalho celular. A correção final da acidose ocorrerá espontaneamente após a reidratação da criança, com a recuperação da função renal.

O bicarbonato de sódio pode ser acrescentado à solução de expansão de duas maneiras:

1. Com resultado de gasometria:

   Corrigir acidose quando houver pH < 7,10 e/ou bicarbonato < 8mEq/l. Utiliza-se a seguinte fórmula:

   mEq de bicarbonato a ser infundido =
   (15 – bicarbonato inicial) × 0,3 × peso

   O bicarbonato administrado pode ser a 3% (1ml = 0,36mEq) diluído em partes iguais com água destilada. O tempo de infusão deve ser de aproximadamente 2 horas.

2. Sem gasometria, apenas com evidências clínicas de acidose:

   Nessa situação, pode-se adicionar bicarbonato de sódio à solução de expansão na proporção de sete partes de soro glicosado a 5%, quatro partes de soro fisiológico e uma parte de bicarbonato de sódio a 3% (7:4:1). O volume indicado é de 50ml/kg para ser infundido em 1 hora.

A fase de expansão terminará quando a criança se encontrar clinicamente hidratada e apresentar duas micções claras, com densidade urinária < 1.010. Deve-se pesá-la novamente sem roupa e o ganho ponderal deve confirmar a reidratação.

Fase de manutenção

O objetivo do soro de manutenção é a reposição das perdas normais de água e eletrólitos, que são proporcionais à atividade metabólica e que, por sua vez, podem ser estimadas por várias regras. Destas, a regra mais utilizada em nosso meio é a de Holliday e Seggar, que prevê o consumo calórico com a seguinte forma:

• para crianças com peso de até 10kg = 100cal/kg;
• peso entre 10 e 20kg = 1.000cal + 50cal/kg para cada kg acima de 10;
• peso acima de 20kg = 1.500cal + 20cal para cada kg acima de 20.

Para cada 100cal previstas indica-se:

• água = 100ml;
• Na = 3mEq (20ml de SF 0,9%);
• K = 2,5mEq (1ml de KCl 19,1%);
• glicose = 8g.

Com isso, o cálculo das necessidades diárias é imediato.

Exemplo: criança de 8kg:

• atividade metabólica = 800cal;
• água = 8 x 100 = 800ml;
• Na = 8 x 3mq = 24mEq ou 160ml SF 0,9%;
• K = 8 x 2,5mq = 20mEq ou 8ml KCl 19,1%;
• glicose = 8 x 8g = 64g.

Fase de reposição

O objetivo da fase de reposição é o de repor as perdas anormais da criança. No caso da desidratação por doença diarréica aguda, o volume a ser administrado na reposição deve cobrir as perdas fecais de água e eletrólitos.

Assim, como estimativa inicial, a reposição é da ordem de 50ml/kg, na forma de partes iguais de SG 5% e SF 0,9%, adicionados ao volume do soro de manutenção. Esse volume deve ser reavaliado e reajustado com base nos parâmetros de ganho ou perda de peso. De acordo com as necessidades, esse volume pode ser aumentado para 100ml/kg ou mais. Se as perdas fecais forem muito intensas ou nos casos de hiponatremia, com sódio sérico em torno de 120-130mEq/l, a reposição pode ser realizada com duas partes de SF 0,9% e uma parte de SG 5%.

O déficit corpóreo de potássio deve também ser reposto. Deve-se dobrar a quantidade de potássio no soro de manutenção (5mEq/kg/dia) ou até mesmo triplicar (7,5mEq/kg/dia) de acordo com os controles séricos, por um período de dois a três dias, até que ocorra estabilização do quadro diarréico com diminuição das perdas.

Retirada da manutenção e da reposição – a reposição pode ser progressivamente diminuída de acordo com a maior ingestão oral da criança e concomitante diminuição das perdas. Recomenda-se que sejam *retirados* 50ml/kg a cada 6 horas, até suspensão completa. A seguir, inicia-se a retirada da manutenção, da mesma forma (50ml/kg a cada 6 horas). Deve-se ter certeza de que a ingestão oral supera as perdas, uma vez que estas geralmente persistem, ainda que de forma mais branda. Quando a manutenção for completamente suspensa, a criança deve permanecer em observação por um período de no mínimo 24 horas, para verificar se a ingestão oral é suficiente para superar as perdas. Na alta hospitalar, estão indicadas as mesmas recomendações válidas para os pacientes com diarréia e hidratados.

BIBLIOGRAFIA

1. GRISI, S. – Contribuição ao Estudo da Terapia Oral com Soluções Glico-Eletrolíticas no Tratamento da Desidratação por Diarréia. Tese de Doutoramento, FMUSP, 1982. 2. MINISTÉRIO DA SAÚDE – Secretaria Nacional de Ações Básicas de Saúde – Secretaria de Programas Especiais. Manual de Controle de Doença Diarréica, 1991. 3. PIZARRO, D. – Tratamiento parenteral de la deshidratacion en niños con diarrea. *Bol. Med. Hosp. Infant. Mex.* **43**:515, 1986. 4. SPEROTTO, G.; CARRAZZA, F.R. & MARCONDES, E. – Treatment of diarrheal dehydration. *Am. J. Nutr.* **30**:1447, 1977. 5. WORLD HEALTH ORGANIZATION – Integrated Management of Childhood Illness. Bulletin of WHO, Supplement 1, vol 75, 1997. 6. WORLD HEALTH ORGANIZATION – Scientific working group. The management of diarrhea. 2nd ed., Genebra, 1985.

4	**Balanço Acidobásico**

FRANCISCO R. CARRAZZA

ASPECTOS QUÍMICOS DO EQUILÍBRIO ÁCIDO-BASE

Os conceitos de ácido e base usados neste capítulo são os utilizados atualmente em Biologia e Medicina. Em soluções aquosas, os prótons reagem com a água. A água protonada denomina-se H^+ e H_3O^+.

As definições seguintes de ácido e base, sugeridas por Bernsted e Lowry, fundamentam-se na teoria de transferência de íons hidrogênio. Denomina-se ácido a qualquer substância doadora de prótons; base é qualquer substância receptora de prótons.

Em 1909, Sörensen chamou de pH o logaritmo negativo da concentração de íons hidrogênio (mol/l), em uma determinada solução.

$$pH = - \log [H^+]$$

A escala de pH varia entre 0 e 14, o que simplifica a conotação numérica da ampla margem de concentração de H^+, que varia entre 1 e 10^{-14}mol/l. A relação entre pH e concentração de H^+ em nanoequivalentes/litro que se encontra nos líquidos orgânicos é a seguinte:

pH	$[H^+]$ mEq/l
7,10	80
7,40	40

O pH varia dentro de estreitas margens, enquanto a concentração do H^+ ocorre em uma enorme amplitude. Por exemplo, quando o pH varia em apenas 0,3 unidade de 7,40 a 7,10, a concentração de H^+ passa de 40 a 80mEq/l, ou seja, multiplica-se por dois seu valor inicial.

Tampões

Certas substâncias têm a capacidade de tamponar as trocas na combinação de íons hidrogênio em uma solução, quando se adiciona a elas um ácido ou uma base. Essas substâncias são chamadas tampões. Os sistemas tampão estão formados por uma mistura de um ácido fraco e sua base e uma base conjugada. O princípio de tamponamento está baseado nas seguintes reações:

Tamponamento de um ácido forte:

$$\underset{\substack{\text{ácido}\\\text{forte}}}{H^+X^-} + \underset{\substack{\text{base}\\\text{conjugada}}}{A^-} \rightleftharpoons \underset{\substack{\text{ácido}\\\text{fraco}}}{HA} + \underset{\text{ânion}}{X^-}$$

Nessa reação, o H^+ reage com uma base conjugada do par tampão; como conseqüência, a concentração de H^+ diluída na solução aumenta muito, o que previne a queda do pH. A capacidade tam-

pão é o número de moles de um ácido ou de uma base forte necessário para aumentar ou diminuir em uma unidade o pH de uma solução tampão.

Sistemas tampão nos líquidos orgânicos

Os três principais sistemas tampão nos líquidos orgânicos são o bicarbonato, o fosfato e as proteínas. Estes se distribuem tanto no líquido intra como no extracelular (sangue e líquido intersticial). O sistema do bicarbonato é o principal sistema tampão do plasma. As proteínas plasmáticas e os fosfatos inorgânicos contribuem para o equilíbrio acidobásico em menor grau que o bicarbonato. A hemoglobina e a oxiemoglobina são os principais tampões dos glóbulos vermelhos, com contribuições menores que os fosfatos orgânicos e o bicarbonato/ácido carbônico. A concentração de fosfato inorgânico e de proteína intersticial é baixa, enquanto a de HCO_3^- é aproximadamente 5% maior no plasma devido ao efeito Donnan. Como o volume total do líquido intersticial é três a quatro vezes maior que no plasma, a capacidade do primeiro de tamponar ácidos fixos excede ao volume sangüíneo total.

O ácido carbônico e os ácidos fixos produzidos pelo metabolismo são excretados no líquido intersticial. O bicarbonato não serve como tampão para o ácido carbônico; neste caso, são as proteínas e o fosfato que servem como tampões. A tabela 3.9 mostra a importância quantitativa de cada sistema tampão no sangue. O bicarbonato-tampão representa a metade da capacidade tamponadora do sangue; no sangue, o segundo sistema em importância é constituído pela hemoglobina/oxiemoglobina dos glóbulos vermelhos.

Tabela 3.9 – Importância quantitativa (% da capacidade de tamponamento) dos bicarbonatos-tampão e não-bicarbonatos que atuam no plasma.

Bicarbonato-tampão	
No plasma	35
Nos eritrócitos	18
Total	53
Não-bicarbonato-tampão	
Nos eritrócitos – hemoglobina/oxiemoglobina e	35
Fosfato orgânico	3
No plasma – fosfatos inorgânicos e	22
Proteínas	7
Total	47

Modificado de Winters.

Equação de Henderson-Hasselbalch

Todos os tampões incluem um componente ácido e um básico:

$$\underset{\text{ácido}}{[HA]} \rightleftharpoons \underset{\text{próton}}{[H^+]} + \underset{\text{base}}{[A^-]} \qquad (1)$$

Os tampões caracterizam-se por uma constante de dissociação, K, definida pela concentração dos diferentes componentes em equilíbrio:

$$K = \frac{[H^+][A^-]}{[HA]} \qquad (2)$$

Reordenando a equação (2) obtém-se:

$$[H^+] = \frac{K\,[HA]}{[A^-]} \qquad (3)$$

Chega-se à equação geral de Henderson-Hasselbalch aplicando o logaritmo negativo a ambos os membros da equação (3):

$$pH = pK + \log \frac{[A^-]}{[HA]} \qquad (4)$$

A equação (4) tem muitas aplicações. A figura 3.9, por exemplo, apresenta a curva de titulação do fosfato monobásico/fosfato dibásico por um ácido e uma base fortes. O pH 6,8 produz uma mistura equimolar em ambas as substâncias. Quando a concentração dos componentes de um tampão é igual, o pH é igual a pK. A resistência à variação de pH causada pela adição de um ácido ou de uma base na solução, o chamado poder tamponador do sistema tampão, é máxima quando o pH é igual a pK. Conhecendo-se o pK do plasma e as concentrações de fosfato mono e dibásico, pode-se calcular o pH.

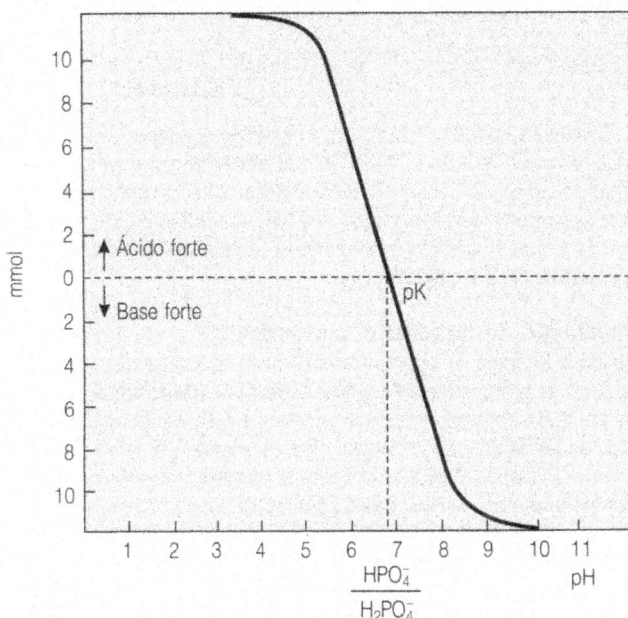

Figura 3.9 – Curva de titulação do sistema tampão fosfato monobásico/fosfato dibásico.

Nos pontos extremos de curva de titulação, na qual a concentração dos componentes HA ou A é muito grande, a medição do pH é menos exata. Quando o par tampão é ácido carbônico/bicarbonato, a equação (4) transforma-se em:

$$pH = pK + \log \frac{[HCO_3^-]}{[H_2CO_3]} \qquad (5)$$

onde $[H_2CO_3]$ pode ser substituído por $\alpha \times PaCO_2$; α é o coeficiente de solubilidade de CO_2, equivalente a 0,0301 mmol/mmHg, e $PaCO_2$ é a pressão parcial de CO_2 em mmHg. Portanto, a equação (5) pode expressar-se:

$$pH = pK + \log \frac{[HCO_3^-]}{0,0301 \times PaCO_2} \qquad (6)$$

Como o ácido carbônico $[H_2CO_3]$ é a diferença entre o CO_2 total no plasma (tCO_2) e o bicarbonato $[HCO_3^-]$ a partir da equação (5) também pode-se deduzir a seguinte equação:

$$pH = pK + \log \frac{[HCO_3^-]}{tCO_2 - [HCO_3^-]} \qquad (7)$$

O valor do pK do bicarbonato no plasma normal é 6,1. Medindo-se o pH sangüíneo e o CO_2 total no plasma, pode-se calcular facilmente $[HCO_3^-]$ a partir da equação (7). Essa equação é usada rotineiramente para fins práticos.

pH intracelular e tampões

O pH intracelular (5,9-6,1) é mais baixo que o extracelular circundante (6,9-7,3). Sem dúvida, o interior das células é mais ácido, o que se poderia prever com base no equilíbrio eletroquímico. Portanto, o pH celular é mantido por processos que transportam ativamente íons hidrogênio ou bicarbonato através da membrana celular.

Os tampões celulares incluem o bicarbonato, as proteínas, os polipeptídeos e os fosfatos orgânicos. A concentração de bicarbonato é aproximadamente 10mEq/l. A capacidade tampão das proteínas, os fosfatos e os bicarbonatos constituem um mecanismo importante para a manutenção do pH intracelular. Outros mecanismos importantes nesse sentido são o transporte ativo do H^+ até o exterior das células e as trocas no metabolismo celular, tais como a diminuição da produção dos ácidos orgânicos.

Sistema tampão ácido carbônico/bicarbonato

Esse par tampão exerce mais de 50% da capacidade tamponadora do sangue. É representada pela reação:

$$CO_2 + H_2O \underset{}{\overset{\text{anidrase carbônica}}{\rightleftharpoons}} H_2CO_3 \rightleftharpoons HCO_3^- + H^+ \qquad (8)$$

onde H_2CO_3 é um ácido fraco. A equação (8) mostra sua dissociação em HCO_3^- e H^+. H_2CO_3 também se mantém em equilíbrio com o CO_2 diluído em água.

Em solução, há quase 500 moléculas de CO_2 para cada molécula de ácido carbônico. Uma característica importante do CO_2 é sua rápida difusão através das membranas celulares. O CO_2 presente como gás nos alvéolos pulmonares está permanentemente em equilíbrio com o CO_2 diluído no sangue. Como CO_2 e H_2CO_3 diluídos estão em equilíbrio, ambos podem ser considerados como um reservatório volumoso, o "pool de ácido carbônico".

O "pool de ácido carbônico" é o componente fraco do sistema tampão do bicarbonato, e o HCO_3^-, a base conjugada. Substituindo na equação (6) os valores normais do pH arterial (7,40), o pK do bicarbonato (6,1) e a $PaCO_2$ (40mmHg), pode-se calcular a concentração de bicarbonato plasmático: 24mmol/l. O tampão-bicarbonato mantém o pH do plasma devido às suas características fisiológicas e às propriedades químicas do CO_2. O CO_2 difunde livremente até as células, onde a anidrase carbônica assegura sua rápida hidratação a H_2CO_3, produzindo, como resultado, o fluxo da equação (8). Com a concentração de H_2CO_3 aumentada, produz-se mais bicarbonato. Portanto, o sistema tampão-bicarbonato atua nos compartimentos intra e extracelular. Além disso, o $[HCO_3^-]$ pode ser produzido, reabsorvido e excretado no organismo. Isso permite uma fácil adaptação das alterações do balanço acidobásico. A característica mais importante desse tampão é sua propriedade de funcionar como um sistema aberto.

Essa característica do sistema tampão do bicarbonato deve ser tomada em consideração quando se avaliam as alterações do metabolismo acidobásico. Quando a ventilação alveolar está diminuída, o tratamento com bicarbonato pode causar aumento não desejado da PCO_2.

Outros sistemas tampão

Além do sistema tampão do bicarbonato, o mais importante do organismo, existem outros sistemas nos compartimentos extra e intracelular. Esses tampões respondem pela metade da capacidade de tamponamento presente no sangue. Os tampões mais importantes, além do bicarbonato, são as proteínas (proteínas plasmáticas e celulares e hemoglobina), os fosfatos e a amônia.

Proteínas – as proteínas atuam como tampões devido à presença de um grupo imidazólico da histidina e dos grupos N-alfa-aminoterminais. O pK dos grupos imidazólicos varia entre 6,4 e 7,0, e dos grupos alfa-amino, entre 7,4 e 7,9.

A albumina plasmática tem maior capacidade tampão que as globulinas devido à presença de 16 resíduos de histidina em cada molécula da primeira. A hemoglobina é o principal tampão no bicarbonato dos glóbulos vermelhos. A captação e a dissociação do oxigênio mudam a capacidade de tamponamento da hemoglobina. Assim, a oxiemoglobina (HbO_2) funciona como um ácido, enquanto a hemoglobina reduzida (Hb) pode ser considerada como sua base conjugada. A capacidade tampão de Hb é atribuída em forma quase exclusiva aos 36 resíduos de histidina presentes em suas cadeias polipeptídicas. Na circulação periférica, a hemoglobina reduz-se e aceita íons hidrogênio, o que tampona o ácido carbônico formado pelo metabolismo celular. O bicarbonato que se forma no interior dos glóbulos vermelhos é trocado por Cl^- no plasma. Nos pulmões, a hemoglobina carrega-se de oxigênio, e este diminui sua afinidade pelo H^+. A anidrase carbônica infra-eritrocitária combina hidrogênio livre com bicarbonato, produzindo água e CO_2. Este é eliminado rapidamente pelos pulmões. Para manter o pH dos glóbulos vermelhos, troca outro íon bicarbonato por Cl^-, que se dirige ao plasma.

Fosfato – no pH dos líquidos orgânicos, só o par $HPO_4^{-\,-}/H_2PO_4^-$ (fosfato dibásico/monobásico) é um sistema tamponado importante. Em pH 7,4, a relação entre o $HPO_4^{-\,-}$ e o $H_2PO_4^-$ é 4:1; por outro lado, a concentração normal do fosfato no plasma varia entre 1 e 2mmol/l. Entretanto, a combinação que efetua esse sistema tampão, para a estabilidade do pH do líquido extracelular, é marginal. Em contraste a este, os fosfatos orgânicos exercem um importante efeito tamponador. Os mais importantes são o 2,3-difosfoglicerato (2,3-DPG), a glicose-1-fosfato, a adenosina monofosfato (AMP), difosfato (ADP) e trifosfato (ATP). O pK dessas moléculas varia entre 6,0 e 7,5.

O tampão mais importante nos rins é o formado pelos fosfatos inorgânicos. O fosfato dibásico é transformado após ser filtrado em fosfato monobásico. Como conseqüência dessa reação, o organismo excreta H^+. Quando os fosfatos são excretados em forma monobásica, o pH urinário é inferior a 5,0. A capacidade de excretar H^+ livre é limitada porque o néfron não pode diminuir o pH urinário abaixo de 4,5.

Amônio – o amônio (NH_4^+) é um ácido fraco da amônia (NH_3), que é uma base forte. O pK do par tampão NH_4^+/NH_3 é em torno de 9,0. Entretanto, não serve como tamponador dos rins, que regulam o balanço acidobásico do organismo por meio de sua capacidade de excretar amônio. O amônio é produzido nas células dos túbulos por mecanismos enzimáticos e difunde passivamente o lúmen tubular. Devido à grande afinidade do NH_3 pelo H^+, transforma-se em NH_4^+, que é excretado pela urina.

Base tampão corpórea total

Entre o bicarbonato e outros tampões (Tamp) existem interações diretas. Essas relações são representadas pela equação:

$$CO_{2\,\text{diluído}} + H_2O \rightleftharpoons H_2CO_3 + Tamp^- \rightleftharpoons Htamp + HCO_3^-$$

Esta equação demonstra que ambos os sistemas atuam nas situações em que se produz ganho ou perda de CO_2 e/ou HCO_3^-. Dessa forma, a adição de hidrogênio ou de íons hidróxilo causa uma reação com os ácidos fracos (H_2CO_3 e Htamp) com as bases conjugadas ($Tamp^-$ e HCO_3^-) para gerar as correspondentes bases conjugadas (HCO_3^- e $Tamp^-$) ou ácidos fracos (Htamp e H_2CO_3). Em 1948, Singer e Hastings definiram o conceito da base tampão sangüínea (BTS), que é a soma de todas as bases conjugadas em um litro de sangue:

$$BTS = (HCO_3^-) + (Tamp^-) \text{ em mEq/l}$$

O valor normal é aproximadamente 48mEq/l (quando a concentração de hemoglobina é 15g/dl) e varia principalmente em função das concentrações de HCO_3^- e da hemoglobina.

Em condições normais, a hemoglobina representa 75% do par tampão-não-bicarbonato.

Siggaard-Andersen propôs o conceito de "excesso de base" (EB), que é o desvio das bases conjugadas ou da base sangüínea total com relação aos valores normais:

$$\Delta BTS = EB = BTS \text{ observada} - BTS \text{ normal}$$

Por definição, o valor normal do EB em adultos é 0mEq/l. Como não existe uma equação simples para definir a relação entre o sistema bicarbonato do plasma e as bases dos tampões do sangue total, Siggaard-Andersen desenhou um nomograma que permite obter níveis de HCO_3^-, bem como o EB quando se conhece o pH, e o conteúdo de CO_2 total e a PCO_2 e a concentração de hemoglobina.

Tecido ósseo como tampão

Nas crianças em fase de crescimento, há produção de um depósito de minerais no tecido ósseo e geração de íons hidrogênio:

$$Ca_9(PO_4)_6 + Ca^{2+} + 2H_2O \longrightarrow Ca_{10}(PO_4)_6(OH)_2 + 2H^+ \qquad (9)$$
$$\text{Hidroxiapatita}$$

Durante a acidose prolongada, a hidroxiopatia óssea é diluída por ácidos fixos e forma-se $Ca_3(PO_4)_2$. Os íons hidrogênio também reagem com o osso. Dessa maneira, o tecido ósseo tampona os ácidos que atuam dissolvendo os minerais que estão depositados na matriz óssea. É um fato conhecido que a acidose crônica se associa à calciúria e à osteoporose.

Avaliação do equilíbrio acidobásico

Na prática clínica, é importante contar com técnicas adequadas, tanto para obter amostras de sangue, como para sua posterior manipulação, a fim de avaliar de forma confiável o equilíbrio acidobásico. Os micrométodos utilizados em clínicas pediátricas devem proporcionar resultados dignos de confiança. As medições mais acertadas e mais úteis para a avaliação do balanço acidobásico são as do pH do sangue arterial, da $PaCO_2$ e a concentração "standard" do bicarbonato e o EB. As amostras de sangue arterial são obtidas geralmente com seringas heparinizadas e devem ser mantidas sem contato com o ar. Também, pode ser usado sangue capilar, especialmente em lactentes: ele é obtido pela punção do calcanhar, dedo ou lobo da orelha previamente aquecido. Nesses casos, é sumariamente importante arterializar o sangue, aquecendo por vários minutos a área onde vai ser extraída a amostra.

pH – o pH sangüíneo é medido geralmente com um eletrodo específico de vidro. A determinação deve efetuar-se o mais rápido possível. Se a medição vai atrasar mais 15 ou 20 minutos, a amostra deve ser mantida sobre gelo ou a 4°C. À temperatura ambiente, o pH pode diminuir devido à glicólise anaeróbia que ocorre nas células sangüíneas, liberando ácidos orgânicos que podem se difundir dos leucócitos e dos glóbulos vermelhos. Como os aparelhos para medir pH estão calibrados para expressar resultados a 37°C, as leituras devem ser corrigidas com relação aos desvios de temperatura acima de 0 (zero) ou abaixo da referida cifra, à razão de + 0,01 (0-0,01) unidade de pH para cada grau centígrado de diferença.

PaCO₂ – nos laboratórios clínicos, tem sido adotada, como método de rotina para medir a pressão de CO_2, a medição direta empregando-se eletrodos PCO_2.

Bicarbonato – não há uma técnica para medir diretamente a concentração plasmática de HCO_3^-. Esse valor deve ser calculado a partir do conhecido total de CO_2 e pH ou medidas de $PaCO_2$ e pH. O bicarbonato "standard" reflete o componente metabólico do balanço acidobásico. É definido como a concentração plasmática do bicarbonato cujo sangue deve ser oxigenado e mantido a uma temperatura de 37°C, após o equilíbrio com uma PCO_2 de 40mmHg. O tampão total sangüíneo e o excesso ou a deficiência de base são calculados a partir da determinação do bicarbonato "standard", assumindo que a concentração de proteínas e da hemoglobina do sangue é normal.

Conteúdo de CO_2 total – o CO_2 total (tCO_2) inclui o bicarbonato (95%), o ácido carbônico, o CO_2 dissolvido e os compostos carbamínicos. Como o CO_2 total é uma aproximação do conteúdo total do plasma, do ponto de vista clínico, o tCO_2 e o HCO_3^- são usados de forma simultânea (ver as equações 6 e 7 para calcular $[HCO_3^-]$ a partir de CO_2). O CO_2 plasmático total é medido como CO_2 gasoso pelas técnicas de Van Slyke ou de Natelson.

Valores normais – a tabela 3.10 mostra os valores do pH sangüíneo, da PCO_2 plasmática e a concentração do bicarbonato entre o nascimento e os 15 anos de idade. Embora não haja diferença nos valores normais do pH em crianças pequenas e adultos, os valores da PCO_2 e a concentração de bicarbonato são um pouco menores entre o nascimento e os 3 anos de idade. A figura 3.10 mostra a relação entre os componentes metabólico e respiratório que estabelecem o equilíbrio acidobásico em condições normais.

Tabela 3.10 – Valores normais de parâmetros acidobásicos em crianças do nascimento aos 15 anos de idade.

Idade	pH	$PaCO_2$ (mmHg)	HCO_3^- (mEq/l)
Nascimento	7,26 ± 0,01	53 ± 3	
24 horas	7,41 ± 0,04	37 ± 4	21,7 ± 1,9
72 horas	7,42 ± 0,04	36 ± 5	22,2 ± 3,1
3 meses-1 ano	7,40 ± 0,03	34 ± 4	20,1 ± 1,9
1-3 anos	7,38 ± 0,03	34 ± 4	19,5 ± 1,4
3-15 anos	7,41 ± 0,03	37 ± 3	22,7 ± 1,4

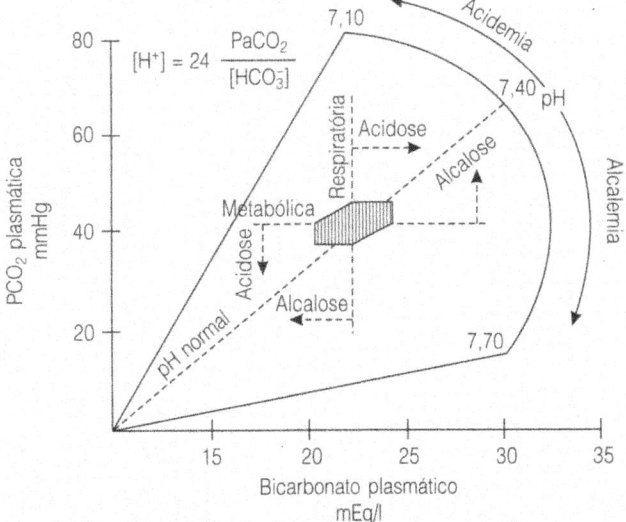

Figura 3.10 – Relação entre os componentes metabólico (concentração de bicarbonato no plasma) e respiratório ($PaCO_2$ do plasma) que estabelecem o equilíbrio acidobásico em condições normais.

ASPECTOS FISIOLÓGICOS

Produção do anidro carbônico

Algumas reações de transformação de energia que ocorrem no organismo produzem CO_2 como resultado de descarboxilações (ciclo do ácido tricarboxílico). Para cada mmol de O_2 que se utiliza diariamente, produz-se 1mmol de CO_2. Nos lactentes normais, são gerados em condições basais cerca de 400mmol de CO_2 por kg/dia. Se todo esse CO_2 for hidratado nos tecidos, produzirá uma enorme quantidade de ácido carbônico. Sem dúvida, esse ácido não se acumula porque os pulmões excretam todo o CO_2 produzido. Em condições normais, a produção e o transporte do CO_2 não alteram significativamente o pH sangüíneo porque o ácido carbônico é tamponado pelos tampões-não-bicarbonato. A pressão de CO_2 e a concentração de ácido carbônico no plasma estão determinadas pelo balanço entre a produção tecidual e a excreção pulmonar do anidro carbônico:

$$CO_{2\ eliminado} = P_{alv} \times \text{ventilação alveolar} \qquad (10)$$

A concentração normal de CO_2 dissolvido no plasma arterial é aproximadamente 1,2mmol/l e igual à da $PaCO_2$ porque a concentração de CO_2 é a mesma em ambos os lados da parede dos capilares alveolares, já que sua difusão é extremamente rápida, de maneira que as velocidades de produção e eliminação são iguais:

$$PaCO_2 = \frac{\text{Produção de } CO_2}{\text{Ventilação alveolar}} \qquad (11)$$

Da equação precedente, deduz-se que, a uma certa velocidade da produção de CO_2, a PCO_2 relaciona-se de forma inversa com a ventilação alveolar. Dessa forma, a $PaCO_2$ é uma medida que permite avaliar satisfatoriamente a ventilação alveolar. A $PaCO_2$ baixa indica que está produzindo hiperventilação e, pelo contrário, elevada é indício de hipoventilação. Essas alterações do metabolismo acidobásico, de origem respiratória, denominam-se alcalose e acidose respiratórias, respectivamente.

Transporte do anidro carbônico

A presença de CO_2 no plasma durante seu transporte desde o local da produção até os pulmões só causa um pequeno aumento de PCO_2 venosa. Na prática, o gradiente calculado da PCO_2 entre os alvéolos e os tecidos periféricos é de aproximadamente 6mmHg, deduzindo-se que só uma pequena porção de CO_2 produzido (menos de 8%) está dissolvida no plasma. A maior parte do transporte desse gás para os pulmões ocorre em forma de bicarbonato e como compostos carbamínicos. O mecanismo físico-químico envolvido pode ser descrito de forma reduzida da seguinte maneira: o CO_2 produzido nos tecidos difunde-se ao leito capilar, vizinho aos glóbulos vermelhos, onde a anidrase carbônica catalisa sua hidratação. Como produto dessa reação, forma-se o ácido carbônico, que é tamponado imediatamente pela hemoglobina gerando bicarbonato que se difunde no plasma e troca íons cloro que penetram nos eritrócitos. Além disso, uma pequena quantidade de CO_2 reage com grupos amino de hemoglobina não oxigenada formando carbaminos compostos.

Excreção do anidro carbônico

A capacidade do aparelho respiratório de eliminar CO_2 produzido nos tecidos confere aos pulmões um papel importante na manutenção do equilíbrio acidobásico. As alterações primárias de ventilação alveolar podem produzir alterações no equilíbrio acidobásico: o aumento da ventilação alveolar causa diminuição da PCO_2 arterial e da concentração de CO_2 (alcalose respiratória), enquanto a diminuição da ventilação alveolar levará ao aumento de PCO_2 e da concentração de CO_2 no sangue arterial.

O homem e os animais possuem mecanismos muito precisos que regulam a ventilação pulmonar e controlam indiretamente a pressão parcial de CO_2 no gás alveolar e, por conseguinte, o sangue arterial.

Entre os componentes importantes desse sistema de controle estão os centros específicos do sistema nervoso central e os quimiorreceptores. Os efeitos sobre o ritmo respiratório manifestam-se com um atraso de tempo variável que vai de minutos a horas. A razão básica desse atraso é a lentidão do transporte do bicarbonato através da barreira hematoencefálica, em contraste com o rápido transporte de CO_2. Esse peculiar equilíbrio acidobásico do líquido cefalorraquidiano é a causa da resposta paradoxal que se observa em certas formas de acidose.

Produção e balanço dos íons hidrogênio

Estima-se que a produção de íons hidrogênio é de aproximadamente 1 a 3mEq de H^+ por kg de peso corpóreo por dia. A concentração normal desse íon nos líquidos orgânicos é de aproximadamente 40×10^{-6}mEq/l. Todo o hidrogênio produzido no organismo deve ser tamponado e excretado.

Fontes dietéticas e endógenas de hidrogênio – o metabolismo dos nutrientes pode conduzir à formação de ácidos ou bases. As fontes desses ácidos são:

1. Compostos orgânicos neutros, que são metabolizados parcialmente até ácidos.
2. Aminoácidos sulfurados, que dão lugar à formação de ácido sulfúrico:

$$2\,C_5H_{11}NO_2S + 15\,O_2 \longrightarrow 2\,H_2SO_4 + (NH_2)_2CO + 7\,H_2O + 9\,CO_2$$
Metionina   Uréia

3. Fosfoproteínas e fosfolipídeos, que liberam ácido fosfórico durante sua hidrólise.
4. Cátion orgânico, cuja oxidação produz H^+.

Os ânions orgânicos, como lactato, acetato, citrato etc., cuja oxidação dá lugar a uma formação de bicarbonato e fosfoésteres que liberam bicarbonato durante sua hidrólise, são fontes potenciais de álcali da dieta. Em condições fisiológicas, a produção endógena do ácido é determinada principalmente pela ingestão de alimentos habituais, mas existem outras fontes de produção de ácidos fixos. Por exemplo, durante o jejum prolongado, a produção de ácido orgânico aumenta consideravelmente porque os depósitos de gordura do organismo são utilizados como fonte importante de energia em substituição aos carboidratos que novamente são ingeridos com a dieta. Durante o jejum, o aumento da produção de ácidos orgânicos está representado principalmente pela síntese do ácido beta-hidroxibutírico e do ácido acetoacético. Essa acidose metabólica persiste enquanto se mantém o jejum.

O catabolismo causado pelo exercício vigoroso, hipóxia, febre, traumatismos, queimaduras ou intervenções cirúrgicas, acidose láctica, cetoacidose diabética e pela ação de certas drogas (como corticosteróides) pode aumentar a produção endógena de ácido como conseqüência da degradação da proteína muscular e do conteúdo de depósitos de gorduras.

Ao contrário, em estados anabólicos, como, por exemplo, o que ocorre durante o crescimento, a produção de ácido é negativa, já que deposita base no esqueleto e nos novos tecidos moles que o organismo sintetiza. Em análises de carcaças de ratas, tem-se confirmado que 87% da base pura do organismo está depositada no esqueleto e que são encontradas quantidades menores no músculo estriado. Calculou-se que durante a gestação o depósito médio de base foi aproximadamente 2mmol/dia. Crianças com baixo peso de nascimento, entre 1 e 1,2kg/peso corpóreo, retêm 1mmol/dia de base pura.

Balanço externo ácido – em indivíduos alimentados com dieta normal, o balanço externo de ácido pode ser calculado, levando-se em conta a contribuição de ânions não determinados ou não medidos (AND) que aportam dos alimentos ou são perdidos pelas fezes. O balanço externo ácido (BEA) pode ser definido como a diferença entre a produção do ácido (PA) e a excreção renal do ácido (ERA). A PA endógena pode ser calculada de forma quantitativa, pela soma da excreção urinária diária de sulfato (SO_4^-) e de sais de ácidos orgânicos (SAO), subtraídos dos AND absorvidos:

$$PA = (SO_4^-)\ \text{urina} + (SAO)\ \text{urina} - AND\ \text{absorvidos} \qquad (12)$$

Os AND absorvidos são calculados como a diferença entre o AND da dieta e das fezes. Eles são calculados como a diferença entre a soma de cátions e ânions.

$$AND\ \text{absorvidos} = AND\ \text{da dieta} - AND\ \text{das fezes} \qquad (13)$$
$$AND = (Na^+ + K^+ + Ca^{2+} + Mg^{2+}) - (Cl^- + 1{,}8P) \qquad (14)$$

onde: 1,8P representa a valência média do fósforo.

A ERA é definida como a excreção urinária diária da acidez titulável calculada (ATC), mais a amônia (NH_4^+), menos o bicarbonato (HCO_3^-):

$$ERA = ATC + NH_4^+ - HCO_3^- \qquad (15)$$

Do ponto de vista conceitual, o excesso de cátions na dieta representa a base potencial de ganho no organismo, enquanto o excesso de cátions nas fezes representa a base potencial de perda no organismo.

Aplicando essa metodologia, Kildeberg e cols. estudaram, em 1969, a ERA em prematuros que cresciam normalmente e que eram alimentados com fórmulas à base de leite de vaca. Determinaram que os SAO urinárias desses pacientes eram o principal componente da PA, e que o SO_4^-, um fator menos importante (crescimento dos depósitos de proteínas). Quando incluíam em seus cálculos o balanço de cálcio, chegaram a uma melhor aproximação do BEA, o que indica ser necessário levar em consideração o depósito de cálcio nos ossos. Com base na reação na qual se forma hidroxiapatita (equação 9), deve-se introduzir um fator 0,4 na equação para ter em conta o papel do cálcio. A PA de lactentes que crescem se transforma em:

$$PA = (SO_4^-)\ \text{urina} + (SAO)\ \text{urina} +$$
$$0{,}4\ \text{Bal. Ca} - AND\ \text{absorvidos} \qquad (16)$$

Tamponamento dos íons hidrogênio no organismo – todo o cálcio de origem endógena ou exógena presente no organismo deve ser tamponado. Parte dos íons hidrogênio produzidos nos tecidos é tamponada por sistemas intracelulares (proteínas, fosfatos etc.). Uma quantidade semelhante de H^+ é liberada para o líquido extracelular, a qual é tamponada pelo bicarbonato. O bicarbonato plasmático está presente em concentrações de cerca de 23mEq/l nos pré-escolares sadios e de 20mEq/l aproximadamente em lactentes. Quando há produção de íons hidrogênio, pode-se observar que os níveis plasmáticos de bicarbonato estão relativamente baixos.

O ácido láctico produzido em condições anaeróbicas durante o exercício é tamponado principalmente por tampões extracelulares. Esse mecanismo funciona em alta velocidade.

Outra fonte de íons hidrogênio são os corpos cetônicos (ácidos acetoacético e beta-hidroxibutírico), que são tamponados pelos sistemas tampão intracelulares nos hepatócitos. Esses ácidos orgânicos são liberados para a continuação do líquido extracelular, no qual são tamponados pelo bicarbonato. Essa é a razão pela qual os pacientes cetoacidóticos (por exemplo, os que sofrem de diabetes melito) apresentam níveis baixos de bicarbonato plasmático.

Os íons tamponadores que o organismo usa para manter o equilíbrio acidobásico normal são recuperados pelo rim. Esse mecanismo, com a excreção renal de íon hidrogênio, protege do acúmulo de ácidos.

Excreção de íons hidrogênio – os íons hidrogênio produzidos no organismo são eliminados pelo rim, a menos que se metabolizem CO_2 e água. O rim regula o balanço acidobásico por duas vias: a) reabsorvendo o bicarbonato filtrado; e b) excretando ácido puro em forma de acidez titulável e de amônia. Ambos os mecanismos funcionam por meio da secreção tubular de H⁺. Os íons hidrogênio secretados no túbulo são tamponados por HCO_3^- ou fosfatos, ou reagem com amônia (NH_3) para formar amônio (NH_4^+), que é excretado.

As células do túbulo proximal reabsorve bicarbonato por meio de dois mecanismos: a) pelo transporte de HCO_3^- desde o lúmen tubular até os capilares peritubulares; b) pela reabsorção indireta, que requer a secreção de hidrogênio pelas células tubulares.

A reabsorção de HCO_3^- no túbulo proximal é quase completa, até sua concentração plasmática atingir 22-24mEq/l. Quando o bicarbonato começa a aparecer na urina, sua concentração está 3 a 5% abaixo do limiar renal.

No túbulo distal, além de fornecer H⁺ para o intercâmbio com o HCO_3^-, o hidrogênio secretado serve de base para a titulação de algumas das bases conjugadas como o fosfato. O HPO_4^- é acidificado a $H_2PO_4^-$ (acidez titulável), que é eliminado pela urina. Isso ocorre ao mesmo tempo que o bicarbonato é absorvido. Essa acidificação ocorre tanto no túbulo proximal como no distal. Sem dúvida, a anidrase carbônica está presente na membrana luminal do túbulo proximal, enquanto no túbulo distal é intracelular.

Aproximadamente 25% da excreção total do hidrogênio urinário ocorre em forma de acidez titulável, e o restante, em forma de amônia (NH_4^+). Exceto em algumas situações patológicas, como acidose metabólica descompensada do diabetes melito, no qual são excretadas grandes quantidades de acetoacetato e de beta-hidroxibutírico, excretam-se quantidades insignificantes de ácidos fixos pela urina.

BIBLIOGRAFIA

1. CARRAZZA, F.R. et al. – Net acid balance in infants with diarrhea and carbohydrate intolerance. In Lebenthal, E., ed. Chronic Diarrhea in Children. New York, Raven Press, 1984, p. 163. 2. JEHLE, D. & HARCHELROAD, F. – Bicarbonate. Emerg. Med. Clin. North Am. 4:145, 1986. 3. KAPPY, M.S. & MORROW, G. – A diagnostic approach to metabolic acidosis in children. Pediatrics 65:351, 1980. 4. NARINS, R.G. & EMMETT, M. – Simple and mixed acid-base disorders: a practical approach Medicine 59:161, 1980. 5. SIGGAARD-ANDERSEN, O. – The Acid-base Status of the Blood. 4th ed., Baltimore, Williams & Wilkins, 1974. 6. SORENSEN, S.P.L. – Enzymstudien II. Über die Messung und die Bedeutung der Wasserstoffion konzentration prozessen. Biochem. Z 22:352, 1909. 7. SPEROTTO, G. et al. – Renal excretion of acid in dehydrated infants with acidosis (abstr.). J. Pediatr. 81:401, 1972.

---

5 Distúrbios do Equilíbrio Acidobásico

ANA MARIA DE ULHÔA ESCOBAR
SANDRA GRISI
RODRIGO LOCATELLI PEDRO PAULO

No capítulo anterior, foram apresentadas as bases químicas e fisiológicas do equilíbrio acidobásico, cujos distúrbios serão agora analisados.

As compensações dos distúrbios primários do equilíbrio acidobásico são apresentadas na figura 3.11.

A acidose ocorre quando há aumento da $PaCO_2$ ou diminuição do bicarbonato, com conseqüente diminuição do pH (< 7,35). A alcalose, por sua vez, ocorre nos estados em que o pH se encontra aumentado (> 7,45) ou por aumento do bicarbonato ou por diminuição da $PaCO_2$. Como apresentado na figura 3.11, se o distúrbio primário for na $PaCO_2$ (aumento = acidose, diminuição = alcalose), estaremos diante de um distúrbio respiratório. Por outro lado, se o distúrbio primário for no HCO_3^- (aumento = alcalose, diminuição = acidose), estaremos diante de um distúrbio metabólico.

Quando ocorre um distúrbio, o organismo tende a compensá-lo imediatamente. As alterações metabólicas primárias levam a uma compensação respiratória, e vice-versa. A compensação esperada para cada distúrbio pode ser expressa pela fórmula contida na figura 3.11. Assim, se em determinado distúrbio a compensação é adequada, podemos chamá-lo de simples. No entanto, se a compensação não está adequada, podemos estar diante de um distúrbio acidobásico misto.

Os distúrbios acidobásicos serão estudados em detalhe adiante.

ACIDOSE METABÓLICA

As diferentes causas de acidose metabólica podem ser divididas em três grandes grupos: perda de bicarbonato, adição de ácido ou falha na excreção renal de ácido. As doenças responsáveis por essas situações estão listadas no quadro 3.10. Como se pode perceber, o intervalo é um importante dado para que se possa estabelecer um diagnóstico diferencial dentre as causas de acidose.

Quadro 3.10 – Causas de acidose metabólica em crianças.

Causa do distúrbio	Intervalo aniônico	Potássio corpóreo total
Perda de bicarbonato		
Diarréia	Normal	Diminuído
Drenagem pancreática	Normal	Variável
Drenagem biliar	Normal	Variável
Derivação urinária	Normal	Diminuído
Inibidores da anidrase carbônica	Normal	Diminuído
Acidose dilucional	Normal ou diminuído	Diminuído
Adição de ácido		
Administração de HCl, NH_4Cl	Normal	Normal
Administração de aminoácido catiônico	Normal	Normal
Acidose láctica	Aumentado	Variável
Cetoacidose diabética	Aumentado	Diminuído
Cetoacidose de jejum	Variável	Diminuído
Ingestão de álcool orgânico	Aumentado	Diminuído
Ingestão de paraldeído	Aumentado	Variável
Intoxicação por salicilatos	Aumentado	Diminuído
Erros inatos do metabolismo	Aumentado	Diminuído
Falha na excreção de ácido		
Acidose tubular renal		
Tipos 1 e 2	Normal	Geralmente diminuído
Tipo 4	Normal	Aumentado
Insuficiência renal	Aumentado	Geralmente aumentado

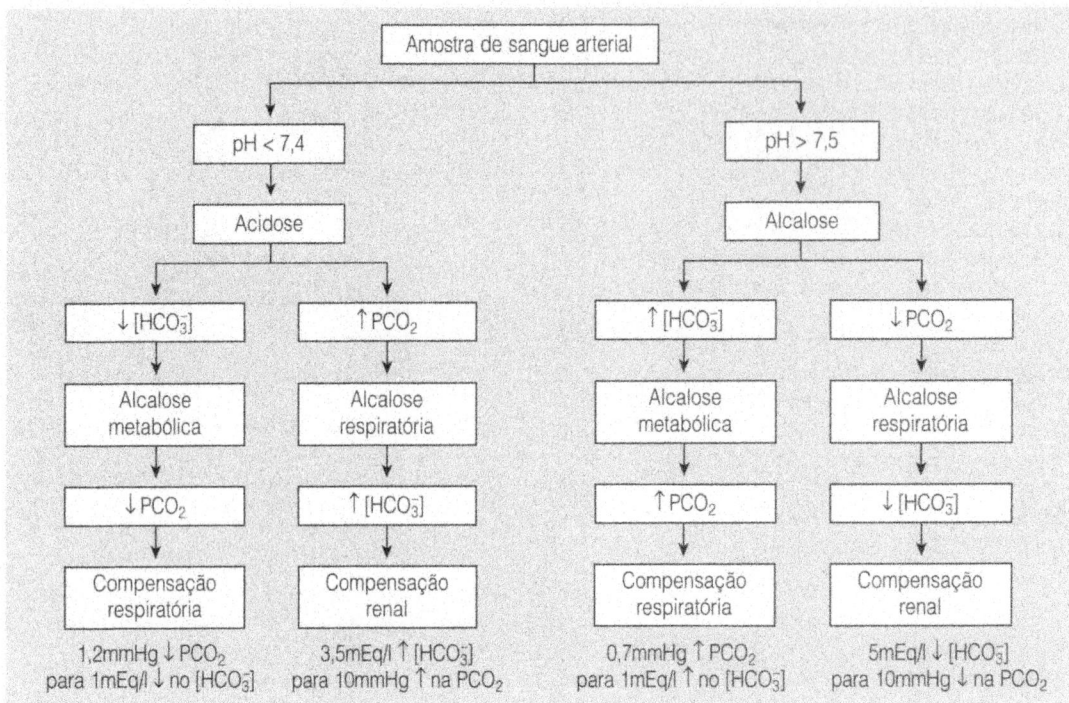

Figura 3.10 – Distúrbios primários do equilíbrio acidobásico e suas compensações.

O intervalo aniônico, ou ânion gap, expressa a diferença entre ânions não-mensuráveis (proteínas, fosfato, sulfato e ácidos orgânicos) e cátions não-mensuráveis (K, Ca e Mg). Como se observa na figura 3.12, a quantidade total de cátions (Na + cátions não-mensuráveis) deve ser igual à quantidade total de ânions (Cl + HCO_3^- + ânions não-mensuráveis). No entanto, a quantidade de ânions não-mensuráveis é normalmente um pouco maior. Essa diferença, ou ânion gap, é expressa pela fórmula:

Ânion gap = Na – (Cl + HCO_3^-)   valor normal = 8-16mEq/l, média 12mEq/l

Assim, nos estados em que o ânion gap está aumentado, deduz-se que os ácidos fortes foram adicionados ao sistema. É o que ocorre, por exemplo, na cetoacidose diabética ou na intoxicação por salicilato. Se há acidose com ânion gap normal, significa que ocorreu perda de bicarbonato, a qual ocorre normalmente pelos rins ou pelo trato gastrintestinal. Nesses casos, a concentração de cloro aumenta proporcionalmente à perda, resultando em acidose e hipercloremia.

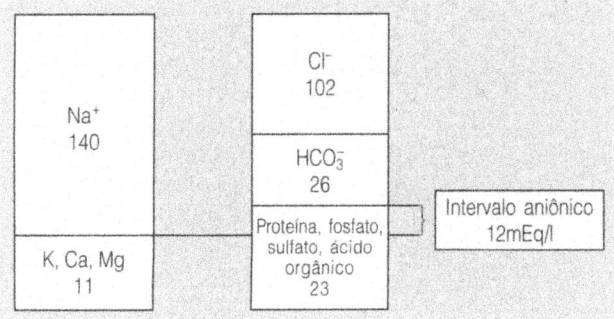

Figura 3.12 – Intervalo aniônico.

Perda de bicarbonato

A diarréia é a principal causa de acidose metabólica com intervalo aniônico normal. A acidose é gerada pela grande perda de bicarbonato nas fezes (até 80mEq/l) associada a algumas causas adi-cionais, como aumento de ácidos orgânicos pelo jejum, diminuição da excreção renal pela hipoperfusão renal e acidose láctica pela hipovolemia. Ocorre depleção do potássio corpóreo total por causa da perda fecal e aumento da excreção renal (troca Na-K secundária ao aumento da excreção de H^+). A secreção pancreática e a secreção biliar apresentam concentrações altas de bicarbonato (50 a 100mEq/l) e baixas concentrações de cloreto. Portanto, em situações nas quais essas secreções são drenadas externamente (fístulas, drenagens cirúrgicas), pode haver acidose metabólica hiperclorêmica. As derivações urinárias também podem causar acidose hiperclorêmica, com ânion gap normal. A mucosa do cólon, em contato com a urina, pode reabsorver os íons cloreto e secretar íons bicarbonato, que são perdidos nas fezes.

Algumas drogas podem inibir a anidrase carbônica. A acetazolamida é uma delas. Nessa situação, o ácido carbônico não é formado nas células tubulares, impedindo diretamente a reabsorção do bicarbonato de sódio (ver Fig. 3.11). Em conseqüência, há aumento da oferta de Na ao túbulo distal, estimulando sua troca por K. Mais K é excretado, gerando, assim, hipocalemia. Quando se infunde grande volume de solução salina isotônica a um paciente, ocorre aumento do volume de água no extracelular. Ocorre em conseqüência da queda de HCO_3^-, por aumento de sua excreção. Como não há alteração na PCO_2, o pH cai por diminuição na razão bicarbonato/ácido carbônico.

Adição de ácido

Algumas substâncias utilizadas na prática clínica provocam acidose. Administração de ácido clorídrico por via oral ou intravenosa provoca, diretamente, acidose metabólica hiperclorêmica. O NH_4Cl é rapidamente metabolizado em NH_3, H^+ e Cl^-. Os aminoácidos catiônicos em seu metabolismo também liberam íons hidrogênio. A acidose láctica é gerada por aumento na produção de ácido láctico ou por diminuição de consumo deste pelo fígado. O ânion gap, nessa situação, apresenta-se aumentado. O lactato normal é de aproximadamente 1mEq/l, mas algumas causas como hipóxia tecidual, drogas, toxinas, falência hepática, doença neoplásica, sepse ou diabetes melito podem aumentar esse valor.

426

A cetoacidose diabética é definida laboratorialmente por uma glicemia maior que 300mg/dl, cetonemia e pH menor que 7,3 ou bicarbonato menor que 15mEq/l. Por causa da deficiência da insulina, há formação de cetoácidos (acetoacético e beta-hidroxibutírico). Se a função renal for normal, o intervalo aniônico será normal. No entanto, a função renal, na maioria das vezes, está comprometida, gerando aumento do intervalo aniônico. O potássio corpóreo cai por perda urinária (diurese osmótica). O potássio sérico, porém, pode estar elevado, uma vez que a hiperglicemia e a baixa concentração de insulina diminuem sua entrada nas células.

O jejum prolongado provoca diminuição na produção de insulina, gerando cetogênese no fígado. Nesses pacientes, há acidose metabólica leve com cetonemia e cetonúria intensas.

A ingestão de alguns tipos de álcool orgânico gera acidose metabólica. O metanol é metabolizado em formaldeído e ácido fórmico, provocando acidose metabólica com intervalo aniônico aumentado. O etilenoglicol é metabolizado no fígado formando ácido glicólico e ácido oxálico, os quais provocam disfunção do sistema nervoso central, acidose metabólica com intervalo aniônico elevado e falência renal oligúrica.

Na ingestão tóxica do ácido acetilsalicílico, ocorre, inicialmente, alcalose respiratória por estímulo direto do centro respiratório. Posteriormente, há aumento do consumo de oxigênio com maior produção de CO_2 e alteração da fosforilação oxidativa. Como conseqüência, ocorre aumento da produção de ácido láctico, ácido pirúvico, cetonas e aminoácidos, gerando, assim, acidose mista. As crianças com idade inferior a 4 anos são mais suscetíveis, e o quadro clínico é de alteração do nível de consciência, convulsões e hiperventilação. Lactentes podem apresentar hipertermia.

Aproximadamente 10 erros inatos do metabolismo resultam em acidose metabólica, com risco de vida. As alterações podem ocorrer no metabolismo dos carboidratos, no ciclo da uréia, no metabolismo de aminoácidos e de ácidos orgânicos. As manifestações clínicas aparecem nas primeiras semanas de vida e incluem baixa ingestão, pouco ganho de peso, letargia, vômitos, taquipnéia e convulsões.

Falha na excreção renal de ácido

A acidose tubular renal (ATR) é dividida em proximal e distal. Na acidose tubular proximal ocorre redução do limiar de reabsorção do bicarbonato. Isso significa que, quando o bicarbonato sérico é inferior a 12 ou 15mEq/l, sua reabsorção é completa. Porém, quando a concentração sérica de bicarbonato se eleva, os túbulos tornam-se incapazes de reabsorver os íons bicarbonato, fazendo com que grandes quantidades desses íons escapem dos túbulos proximais, sobrecarregando a capacidade distal limitada de reabsorção de bicarbonato que vai aparecer na urina. O resultado é uma grande perda de $NaHCO_3$, dando origem a uma acidose metabólica hiperclorêmica. Os túbulos distais tentam recuperar algum desse $NaHCO_3$, resultando em perda de K. Assim, a urina de um paciente com ATR proximal será alcalina, quando se tentar manter o nível sérico de bicarbonato. No entanto, quando o bicarbonato cai aos valores do limiar, sua absorção torna-se completa e a urina terá um pH ácido.

Na acidose tubular distal, ocorre um defeito na secreção de íons hidrogênio. Como a carga ácida diária produzida não pode ser excretada, desenvolve-se uma acidose metabólica. Os ânions desses ácidos metabólicos (fosfato, sulfatos etc.) são excretados como sais de Na, levando a uma leve depleção de volume, devido à perda de Na. Esse fato, por sua vez, estimula a aldosterona, que aumenta a reabsorção de Na e Cl, gerando acidose hiperclorêmica.

Manifestações clínicas

As manifestações clínicas da acidose metabólica dependem da causa, da gravidade e da sua duração. Normalmente, aparecem quando o pH é menor que 7,2.

Pode ocorrer hiperventilação e hipocapnia. O sistema cardiovascular é afetado, podendo ocorrer diminuição da contratilidade miocárdica, vasodilatação arterial e vasoconstrição venosa, levando a um aumento do fluxo sangüíneo cerebral. Ocorre também diminuição da perfusão tecidual, com conseqüente piora da acidose em decorrência da acidose láctica. A acidose pode também inibir o esvaziamento gástrico, provocando náuseas e vômitos.

ALCALOSE METABÓLICA

A alcalose metabólica é definida pelo aumento da concentração plasmática de bicarbonato, com conseqüente aumento do pH acima de 7,45. O aumento do bicarbonato no plasma pode ocorrer em decorrência de três causas: adição de álcali, perda de íons hidrogênio ou perda desproporcional de cloreto dos fluidos corpóreos.

As causas de alcalose metabólica estão listadas no quadro 3.11.

Quadro 3.11 – Causas de alcalose metabólica.

Administração de álcali exógena
Ingestão de grandes quantidades de bicarbonato
Hiperalimentação com excesso de acetato
Exsangüineotransfusão (com citrato)
Recuperação de acidose orgânica
Dieta à base de soja
Síndrome do leite alcalino e terapia combinada com álcali não-reabsorvível e resinas trocadoras
Alcalose sensível a cloreto
Perdas gástricas
Uso de diuréticos
Estado pós-hipocapnia
Cloridorréia congênita
Fibrose cística
Alcalose resistente a cloreto
Aldosteronismo primário
Síndrome adrenogenital
Síndrome de Cushing
Síndrome de Bartter
Alcalose metabólica idiopática
Miscelânea
Administração de penicilina
Realimentação após jejum prolongado

A administração de uma dose única de álcali exógeno tem um efeito transitório no equilíbrio acidobásico, dado ao fato de que o rim responde imediatamente com o aumento da fração de excreção de bicarbonato e supressão da excreção ácida. No entanto, se a função renal estiver alterada, ou se a infusão de álcali for muito grande, pode-se então ter alcalose metabólica.

Clinicamente, além dos estados em que há administração de álcalis exógenos, a alcalose é dividida em dois subgrupos, baseados na concentração de cloro urinário e na resposta à terapia: alterações salinorresponsivas e salinorresistentes. As alterações salinorresponsivas são mantidas pela hipovolemia e pela deficiência de cloro, como será explicado a seguir. O cloro urinário em geral é menor que 10mEq/l e a infusão salina corrige a alcalose. A manutenção da alcalose nas alterações salinorresistentes deve-se à ação mineralocorticóide, que estimula a secreção ácida tubular distal e a regeneração de bicarbonato. Os pacientes com alterações salinorresistentes não têm deficiência de volume nem de cloro. A concentração urinária de cloro é em geral maior do que 10 a 20mEq/l, e a terapia com solução salina é ineficaz.

A perda de íons hidrogênio provoca aumento do bicarbonato plasmático, que, por sua vez, é prontamente excretado no rim. No entanto, algumas doenças podem levar a uma situação em que ocorre aumento do limiar para a excreção de bicarbonato. Isso significa que, mesmo na vigência de bicarbonato sérico elevado, não há excreção. Dentre as doenças mais comumente encontradas que geram esse tipo de situação, estão os quadros que cursam com vômitos ou com uso de diuréticos. Nesses casos, além da perda de H^+ e de Cl^-, há também depleção de Na^+, que ocorre por falta de oferta e pela depleção de volume extracelular. A depleção de volume, por sua vez, estimula a reabsorção de Na^+, trocando-o por H^+ e K^+ e causando, conseqüentemente, aumento na reabsorção de bicarbonato e manutenção da alcalose metabólica. Assim, situações que provocam avidez por NA^+ e queda do cloro corpóreo total com depleção de volume extracelular tendem a manter a alcalose metabólica. É importante salientar que o rim sacrifica a homeostase acidobásica para manter o volume.

Manifestações clínicas

Os sintomas da alcalose metabólica são em geral inespecíficos. Geralmente, estão relacionados ao sistema nervoso central, devido à hipoxemia pela hipoventilação compensatória. Os outros sintomas podem ocorrer devido à hipocalemia e à hipocalcemia, que podem estar associadas.

ACIDOSE RESPIRATÓRIA

A acidose respiratória é caracterizada por hipoventilação alveolar com elevação da PCO_2 e subseqüente queda do pH. A acidose respiratória pode ser classificada em aguda ou crônica. Essa classificação se baseia na presença ou não de compensação renal. A compensação metabólica ocorre em duas fases. Na primeira fase, ou fase aguda, os tampões vão atuar imediatamente, resultando em aumento de bicarbonato de 1mEq/l para cada 10mmHg de aumento na PCO_2. A compensação renal só vai ocorrer após aproximadamente 12 horas de hipercapnia, caracterizando a segunda fase ou fase de acidose respiratória crônica. Nessa fase, ocorre aumento na secreção ácida renal e regeneração de bicarbonato, levando a um aumento de 3,5mEq/l de bicarbonato para cada 10mmHg de aumento de PCO_2. O limite da concentração de bicarbonato na compensação das fases aguda e crônica é de 30 e 45mmHg, respectivamente.

As causas de acidose respiratória estão listadas no quadro 3.12. Observa-se que qualquer doença que curse com hipoventilação alveolar pode levar à acidose respiratória.

Quadro 3.12 – Causas de acidose respiratória.

Aguda	Crônica
Obstrução de vias aéreas	Ventilação mecânica
Aspiração de corpo estranho	Obstrução de vias aéreas
Laringoespasmo	Doença pulmonar obstrutiva
Broncoespasmo	crônica
Epiglotite e crupe	Fibrose cística
Depressão do centro respiratório	Displasia broncopulmonar
Anestesia geral	Depressão do centro respiratório
Intoxicações	Hipoventilação alveolar
Traumatismo craniano	primária
Alterações cardiopulmonares	Síndrome de Pickwick, apnéia
Parada cardíaca	do sono
Edema pulmonar grave,	Tumor cerebral
pneumonite ou inalação	Alterações neuromusculares
de fumaça	Poliomielite
Alterações neuromusculares	Esclerose múltipla
Cordotomia cervical alta	Esclerose amiotrófica lateral
Botulismo, tétano	Paralisia diafragmática
Miopatia hipocalêmica	Doenças miopáticas
Síndrome de Guillain-Barré	Alterações restritivas
Miastenia gravis	Cifoescoliose
Drogas ou agentes tóxicos	Fibrose intersticial
Defeitos restritivos	Diminuição da movimentação
Pneumotórax	do diafragma (ascite)
Hemotórax	Obesidade
Instabilidade torácica	Alterações congênitas
	Doença cardíaca cianogênica
	Hérnia diafragmática

Manifestações clínicas

Na fase inicial da acidose respiratória, o paciente pode apresentar ansiedade, agitação, desorientação e confusão. Nos casos agudos e graves, pode chegar ao estupor e ao coma. Na hipercapnia crônica, ocorre confusão, perda de memória, sonolência, vasodilatação e estímulo do sistema nervoso autônomo simpático.

ALCALOSE RESPIRATÓRIA

A alcalose respiratória é caracterizada por hiperventilação alveolar com redução na PCO_2 e conseqüente aumento no pH. A compensação metabólica da alcalose respiratória ocorre também em duas fases: aguda e crônica. Na fase aguda, para cada queda de 10mmHg na PCO_2 ocorre diminuição de 2mEq/l de bicarbonato. Na fase de hipocapnia crônica, a compensação renal faz com que haja uma queda na concentração de bicarbonato de aproximadamente 5mEq/l para cada diminuição de 10mmHg da PCO_2. No entanto, a concentração de bicarbonato raramente é menor que 12mEq/l. Após dois a quatro dias, ocorre reabsorção renal menor de bicarbonato, o que impede uma descompensação muito grande. As causas mais comumente encontradas de hipercapnia levando à alcalose respiratória estão listadas no quadro 3.13.

Quadro 3.13 – Causas de alcalose respiratória.

Ansiedade, histeria		
Febre		
Drogas	Intoxicação por salicilatos	
	Nicotina	
Doenças do sistema nervoso central	Acidente vascular cerebral	
	Traumatismo	
	Infecção	
	Tumor	
Processos intratorácicos	Insuficiência cardíaca congestiva	
	Pneumonite	
	Asma	
	Fibrose pulmonar	
	Embolia pulmonar	
	Corpo estranho	
Hipóxia	Pressão barométrica reduzida	
	Aumento da mistura venosa	
	Anormalidades da ventilação/perfusão	
Insuficiência hepática		
Sepse por gram-negativos		
Gravidez		
Ventilação mecânica		

Manifestações clínicas

As manifestações clínicas da alcalose respiratória são mais significativas na fase aguda, quando as alterações do pH são mais proeminentes. A alcalemia e a diminuição do cálcio ionizado podem causar excitabilidade neuromuscular com parestesia de extremidades, parestesia circumoral com rigidez torácica. Pode ocorrer também aumento da contratilidade miocárdica e vasoconstrição de vários leitos capilares, incluindo o cerebral, levando a confusão e delírios.

DIAGNÓSTICO DIFERENCIAL DOS DISTÚRBIOS ACIDOBÁSICOS

O diagnóstico dos distúrbios acidobásicos é baseado em dados importantes de história e exame físico, que devem ser avaliados conjuntamente com os exames laboratoriais. A história e o exame clínico dos pacientes são preciosos no direcionamento da etiologia e do

Tabela 3.11 – Compensação esperada para os distúrbios acidobásicos primários.

Distúrbio	Evento primário	Compensação	Razão de compensação
Acidose metabólica	$\downarrow [HCO_3^-]$	$\downarrow PCO_2$	$\downarrow$ de 1mEq/l $[HCO_3^-]$, $PCO_2 \downarrow$ 1-1,5mmHg
Alcalose metabólica	$\uparrow [HCO_3^-]$	$\uparrow PCO_2$	$\uparrow$ de 1mEq/l $[HCO_3^-]$, $PCO_2 \uparrow$ 0,5-1mmHg
Acidose respiratória			
Aguda (< 12-24h)	$\uparrow PCO_2$	$\uparrow [HCO_3^-]$	$\uparrow$ de 10mmHg PCO_2, $[HCO_3^-] \uparrow$ 1mEq/l
Crônica (3-5 dias)	$\uparrow PCO_2$	$\uparrow\uparrow [HCO_3^-]$	$\uparrow$ de 10mmHg PCO_2, $HCO_3^- \uparrow$ 4mEq/l
Alcalose respiratória			
Aguda (< 2 12h)	$\downarrow PCO_2$	$\downarrow [HCO_3^-]$	$\downarrow$ de 10mmHg PCO_2, $[HCO_3^-] \downarrow$ 1-3mEq/l
Crônica (1-2 dias)	$\downarrow PCO_2$	$\downarrow\downarrow [HCO_3^-]$	$\downarrow$ de 10mmHg PCO_2, $[HCO_3^-] \downarrow$ 2-5mEq/l

distúrbio presente. Dentre os exames laboratoriais, a gasometria arterial é, obviamente, o exame mais importante. Porém, deve ser avaliada criteriosamente, com o intuito de se obter o diagnóstico mais preciso do desequilíbrio principal e de suas compensações (Tabela 3.11). Outros exames também devem ser avaliados para a caracterização de distúrbio acidobásico, destacando-se, dentre eles, Na e Cl para o cálculo do intervalo aniônico.

TRATAMENTO

Acidose metabólica

O tratamento da acidose metabólica varia de acordo com a etiologia do processo que gerou a acidose. Assim, nas acidoses de causa orgânica (na cetoacidose diabética, por exemplo), o tratamento da doença de base promove a transformação dos ânions orgânicos em bicarbonato em algumas horas. Por outro lado, nas acidoses hiperclorêmicas, a regeneração endógena de bicarbonato não ocorre e, portanto, o tratamento com álcali pode estar indicado.

O objetivo da terapia com álcali é prevenir ou reverter os efeitos prejudiciais da acidose grave. O bicarbonato de sódio é o principal álcali utilizado na terapêutica das acidoses metabólicas. A indicação do bicarbonato, no entanto, deve ser bastante criteriosa, uma vez que seu uso pode levar a efeitos colaterais indesejáveis e deletérios para o paciente. A terapêutica com bicarbonato deve ser indicada no sentido de manter o pH sérico maior que 7,20. Para tanto, os níveis de bicarbonato sérico devem estar entre 8 e 10mmol/l.

A administração de bicarbonato de sódio está associada a certos riscos. Nas formulações usualmente usadas pode haver hipernatremia e hiperosmolaridade, sendo que isso pode ser evitado pela diluição dessas soluções. Pode haver sobrecarga de volume, especialmente em pacientes com insuficiência cardíaca ou renal. Alcalose rebote pode resultar de uma terapia agressiva com bicarbonato (especialmente nas correções de acidoses por ânions orgânicos) ou persistência da hiperventilação. O tamponamento de prótons pelo bicarbonato gera dióxido de carbono e, se não houver ventilação adequada, há piora paradoxal da acidose intracelular.

Outros agentes alcalinizantes como Carbicarb e THAM corrigem a acidose com a formação menor de CO_2, mas não têm eficiência melhor que o bicarbonato de sódio e apresentam outros efeitos colaterais; portanto, ainda não são utilizados na prática clínica.

Acidose respiratória

Acidemia grave geralmente ocorre quando a acidose respiratória é aguda ou quando há descompensação de acidose respiratória crônica. Nas acidoses respiratórias agudas, muitas vezes a hipoxemia é mais prejudicial do que a elevação da PCO_2, e a administração de oxigênio sempre deve ser lembrada. Portanto, a terapêutica deve estar voltada para a manutenção de uma via aérea pérvia, além de suporte ventilatório e de oxigenação.

Nas acidoses respiratórias crônicas, o tratamento deve ser agressivo contra as causas de descompensação. Isso é realizado por terapêutica de quadros infecciosos, uso de broncodilatadores quando necessário e fisioterapia respiratória. Evitar uso de sedativos e, nos casos em que houver narcose pelo oxigênio, ele deve ser reduzido lentamente. É importante também tratar a alcalose metabólica concomitantemente se esta estiver presente.

O tratamento da acidose respiratória pode gerar alcalose pós-hipercapnia, com conseqüências importantes. Se isso ocorrer, uma oferta maior de cloreto de potássio, associado à administração de acetazolamida (diurético perdedor de bicarbonato), pode auxiliar.

Alcalose metabólica

Assim como na acidose respiratória, o objetivo do tratamento é reduzir a alcalemia, mas não corrigi-la totalmente. A redução do bicarbonato para valores menores que 40mmol/l já é suficiente, pois o pH correspondente fica abaixo de 7,55. A maioria das alcalemias graves é do tipo responsiva a cloreto (perda de conteúdo gástrico e uso de diuréticos em grande parte dos casos). O tratamento deve estar voltado para corrigir o distúrbio primário ou, pelo menos, melhorá-lo. Outros fatores que pioram a alcalose devem ser evitados, como administração de bicarbonato ou seus precursores (lactato, citrato e acetato) e uso de mineralocorticóides. Após resolvida a causa e os fatores que pioram a alcalose, o foco de tratamento volta-se para a correção da hiperbicarbonatemia. Pacientes com depleção de volume necessitam de reposição de cloreto de sódio e cloreto de potássio. Acetazolamida pode ser usada, mas deve ser considerada por causa do aumento da excreção urinária de potássio e fosfato.

Raramente é necessário o uso de ácido clorídrico para a correção da alcalemia.

Alcalemia com risco de vida é muito rara nos tipos resistentes a cloreto. A reposição agressiva de potássio corrige ou melhora a alcalose metabólica, mas o tratamento deve ser dirigido para a correção do distúrbio primário se for possível. Quando a causa do excesso de mineralocorticóide não pode ser removida, o uso de diuréticos poupadores de potássio podem melhorar os sintomas.

Alcalose respiratória

Como o pH dificilmente chega a valores superiores a 7,55 nas diferentes causas de alcalose respiratória, as manifestações graves geralmente estão ausentes. O tratamento deve estar voltado para a correção da causa de base. Medidas específicas para o distúrbio acidobásico não são necessárias.

BIBLIOGRAFIA

1. ADROGUÉ, H.J. & MADIAS, N.E. – Management of life-threatening acid-base disorders, first of two parts. *N. Engl. J. Med.* **338**:26, 1998. 2. ADROGUÉ, H.J. & MADIAS, N.E. – Management of life-threatening acid-base disorders, second of two parts. *N. Engl. J. Med.* **338**:107, 1998. 3. ADELMAN, R.D. & SOLHUNG, M.J. – Hydrogen ion. **In** Nelson, W.E. et al. *Textbook of Pediatrics.* 15th ed., Part VII, Chapter 53. Philadelphia, Saunders, 1996. 4. BREWER, E.D. – Disorders of acid-base balance. *Pediatr. Clin. North Am.* **37**:429, 1990. 5. GUYTON, A.C. & HALL, J.E. – Regulation of acid-base balance. **In** Guyton, A.C. & Hall, J.E. *Textbook of Medical Physiology.* 9th ed., Unit V, Chapter 30, Philadelphia, Saunders, 1996. 6. HANNA, J.D.; SCHEIMMAN, J.I. & CHAN, J.C.M. – The kidney in acid-base balance. *Pediatr. Clin. North Am.* **42**:1365, 1995. 7. ICHIKAWA, I.; NARINS, R.G. & HARRIS, H.W. – Acid-base disorders. **In** Ichikawa, I. *Pediatric Textbook of Fluids and Electrolytes.* Baltimore, Williams & Wilkins, 1990.

Quarta Parte

A Criança
Gravemente Enferma

coordenador

José Lauro Araújo Ramos

colaboradores

Adriana Pasmanick Eisencraft
Adriana Vada Ferreira
Amélia Gorete Reis
Ana Maria Ulhôa Escobar
Artur F. Delgado
Benita G.S. Schvartsman
Cláudia de Brito Fonseca
Cláudio Schvartsman
Clécio Pereira Barbieri
Daniel M. Katayama
Denise Balestri
Denise Varella Katz
Eduardo Juan Troster
Erasmo Barbante Casella
Erica Santos
Flávia Panico
Flávio Adolfo Costa Vaz
Gilda Porta
Hany Simon Júnior
Hélio M. Kimura

Jaques Sztajnbok
Lucilia Santana Faria
Maria Amparo M.D. de Menezes
Maria Beatriz de Moliterno Perondi
Maria Joaquina Marques-Dias
Maria Thereza de Cordes Cabêdo
Marta Pessoa Cardoso
Milena de Paulis
Nelson Nakasato
Paula Perez Domingues Peron
Regina Maria Rodrigues
Ricardo Iunis C. de Paula
Roberto Tobaldini
Sérgio Sztajnbok
Sílvia Maria de Macedo Barbosa
Solange Silva Rocha
Sylvia Costa Lima Farhat
Tania Maria Russo Zamataro
W. Jorge Kalil Filho

AMÉLIA GORETE REIS

DEFINIÇÃO

A ressuscitação cardiopulmonar (RCP) é o conjunto de medidas que têm como objetivo evitar ou reverter a morte prematura de pacientes com as funções respiratória e circulatória ausentes ou gravemente comprometidas. Em crianças, a RCP está indicada na parada cardiorrespiratória (PCR) e na bradicardia com hipoperfusão (freqüência cardíaca menor que 60 batimentos por minuto com sinais de choque sem melhora com oxigenação adequada).

DIAGNÓSTICO

A suspeita diagnóstica da PCR é feita ao se visualizar a criança. Apnéia ou respiração agônica ("gasping") configura parada respiratória, e ausência de pulsos em grandes artérias, parada circulatória. Outros sinais acessórios também devem ser considerados: respiração irregular, freqüência dos batimentos cardíacos muito baixa, cianose e palidez cutânea.

A monitorização eletrocardiográfica pode revelar assistolia, fibrilação ventricular, taquicardia ventricular, atividade elétrica sem pulso (anteriormente chamada de dissociação elétrico-mecânica) ou bradicardia. Embora todos esses ritmos possam ser encontrados, a assistolia é o ritmo de colapso mais freqüente em crianças, responsável por aproximadamente 90% dos casos.

Suspeitando-se de PCR, as manobras de ressuscitação devem ser imediatamente iniciadas no próprio local da ocorrência. Essas manobras básicas têm o objetivo de manter algum fluxo de sangue oxigenado aos órgãos vitais, principalmente cérebro e coração. A respiração boca a boca fornece uma FiO$_2$ de apenas 16 a 17% e, com as compressões torácicas executadas adequadamente, só se consegue cerca de 25 a 30% do débito cardíaco normal. Desse modo, todos os esforços devem ser feitos para se otimizar a ressuscitação: ventilação com bolsa-valva-máscara ou intubação traqueal, fonte de oxigênio a 100%, acesso vascular, monitorização e trabalho harmônico de equipe, que só pode ser alcançado com treinamento contínuo.

EPIDEMIOLOGIA

A epidemiologia da PCR da criança é diferente daquela do adulto. Neste, na maioria das vezes (80 a 90%), é um evento súbito, inesperado, de origem cardíaca (fibrilação ventricular), de prognóstico melhor quando prontamente atendido, principalmente quando um desfibrilador está disponível nos primeiros 5 minutos pós-parada. Já nas crianças com idade inferior a 10 anos, apenas cerca de 10 a 15% dos casos de PCR são devidos à fibrilação ventricular. A PCR na criança raramente é um evento inesperado, sendo tipicamente o resultado final da deterioração progressiva das funções respiratória e/ou circulatória (choque), levando à insuficiência cardiopulmonar com hipoxemia e acidose, culminando em parada cardíaca (atividade elétrica sem pulso ou assistolia). A sobrevida na ressuscitação após PCR na infância é muito ruim (7 a 11%), parte com seqüelas neurológicas graves. Quando a ressuscitação é por parada respiratória sem assistolia, a sobrevida alcança 75 a 90%, se o atendimento for rápido e bem executado, na maior parte das vezes sem lesões neurológicas.

Assim, o ponto mais importante é o da prevenção da PCR, reconhecendo-se precocemente os sinais de dificuldade respiratória que possam levar à insuficiência respiratória, ou os sinais precoces de insuficiência circulatória, intervindo antes que ocorra a assistolia. Ênfase deve ser dada aos programas de prevenção de acidentes, já que o traumatismo é a principal causa de morte das crianças com idade superior a 1 ano e adolescentes.

Como já visto, a parada cardíaca por distúrbios do ritmo na infância é menos comum, porém pode ocorrer e deve ser considerada, especialmente nas crianças portadoras de cardiopatias congênitas, miocardites, miocardiopatias dilatadas, intervalo QT prolongado, síndrome de Wolff-Parkinson-White e em uso de drogas cardioativas ou cadiotóxicas (como o digital).

TERAPÊUTICA

A RCP compreende os suportes básico e avançado de vida. O suporte básico de vida inclui a abertura das vias aéreas, ventilação boca a boca e compressão torácica externa. O suporte avançado de vida implica o acréscimo ao suporte básico de manobras invasivas para garantir ventilação e circulação, como ventilação com bolsa-valva-máscara, intubação traqueal, cricotireoidotomia, desfibrilação e administração de medicamentos.

A seguir serão descritas as manobras utilizadas na RCP pediátrica.

VIAS AÉREAS

A avaliação do nível de consciência e do padrão respiratório é feita de imediato, ao se deparar com uma criança com suspeita de PCR.

Fora do ambiente hospitalar, se a criança está irresponsiva a um estímulo táctil mas apresenta esforço respiratório, ela deve ser imediatamente transportada a um centro de atendimento, respeitando-se a posição em que ela se sentir mais confortável. Se a criança estiver em apnéia, a ressuscitação deve ser imediatamente iniciada, enquanto se providencia a chamada de socorro.

É fundamental a colocação da criança em posição supina sobre uma superfície firme para realizar a RCP. Entretanto, em crianças vítimas de traumatismo, deve-se ter extremo cuidado na manipulação da coluna, principalmente a cervical. Nesses casos, a movimentação da vítima deve ser em bloco, mantendo-se a tração cervical até que a imobilização da coluna esteja completa.

O relaxamento dos músculos do pescoço, da parede posterior da faringe e da língua, devido à inconsciência e à hipoxemia, é causa de obstrução das vias aéreas. Para que as vias aéreas fiquem pérvias, a cabeça deve ser inclinada e/ou o mento elevado. Esse procedimento deve ser executado com suavidade tanto maior quanto menor for a criança, tomando-se o cuidado de não hiperestender excessivamente o pescoço, não pressionar os tecidos moles abaixo do pescoço nem fechar a boca. A dificuldade na obtenção e na manutenção da abertura adequada das vias aéreas, ponto crucial em pediatria, já foi descrita nos primórdios da ressuscitação. Para manter a cabeça em posição, pode-se colocar um coxim pequeno sob a nuca ou ombro da criança (o que permitir melhor perviabilidade da via aérea). Nos casos de traumatismo, apenas o mento deve ser elevado, sem inclinação da cabeça.

RESPIRAÇÃO ARTIFICIAL

Após a criança estar adequadamente posicionada, a ventilação pulmonar deve ser iniciada imediatamente, se não houver retorno espontâneo. Há várias maneiras de realizar a respiração artificial:

Boca a boca ou boca a boca/nariz – o socorrista deve fazer uma inspiração profunda e insuflar o pulmão da criança. A boca do socorrista deve englobar a boca e o nariz da criança se ela tiver menos de 1 ano; para idades maiores, o procedimento é realizado englobando somente a boca da criança. Esse modo de respiração é um método útil até que outro mais efetivo seja viável.

Bolsa-valva-máscara: uma máscara de tamanho adequado é *adaptada* à face da criança envolvendo a boca e o nariz, sendo a ventilação realizada por meio de uma bolsa-valva (AMBU). A bolsa-valva é conectada à fonte de oxigênio, cujo fluxo deve variar de 10 a 15 litros/min. É uma forma eficiente de iniciar a ventilação. A unidade ventilatória deve ter um reservatório de oxigênio para que se consiga uma FiO_2 próxima de 100%.

Intubação traqueal – deve ser realizada se não houver retorno imediato da respiração espontânea com um dos procedimentos anteriores. Em situações de emergência, a via orotraqueal deve ser preferida em relação à nasotraqueal. Cada tentativa de intubação deve ser precedida de oxigenação adequada e não pode ultrapassar 30 segundos. Se durante a tentativa de intubação ocorrer intensa bradicardia nos casos em que houver ritmo cardíaco espontâneo e/ou piora da perfusão ou da cor da pele, a manobra deve ser interrompida. Esse procedimento deve ser realizado por profissional experiente. As cânulas de intubação traqueal para crianças com idade *inferior a 8 anos* devem ser desprovidas de "cuff". O diâmetro interno varia com as diferentes idades (Quadro 4.1), mas em geral é igual ao diâmetro do quinto dedo das mãos e igual ao diâmetro das narinas. Cânulas 0,5cm menores e 0,5cm maiores devem estar disponíveis antes de se proceder à intubação.

Quadro 4.1 – Diâmetro interno em milímetros da cânula traqueal.

Idade da criança	Tamanho da cânula
Recém-nascido prematuro	2,5-3,0
Recém-nascido de termo	3,0-3,5
Primeiro ano	3,5-4,0
Mais de 1 ano	$\left(\dfrac{\text{idade em anos}}{4}\right) + 4$

Ventilação – para que a ventilação seja eficaz, algumas observações devem ser seguidas:

a) Durante a ressuscitação pulmonar, deve-se utilizar oxigênio a 100%.

b) A ventilação deve ser iniciada com duas respirações profundas (1 a 1,5s/respiração) para expandir áreas pulmonares colapsadas.

c) Para vencer a alta resistência devido ao calibre reduzido das vias aéreas da criança, a ventilação deve ser suave, evitando-se fluxos altos de oxigênio e ventilações muito rápidas.

d) O cuidado descrito no item anterior também minimiza a distensão gástrica que ocorre durante a respiração artificial; a passagem de sonda nasogástrica deve ser realizada. A distensão gástrica é prejudicial por aumentar o risco de aspiração pulmonar de conteúdo gástrico e desencadear reflexo vagal e conseqüente bradicardia.

e) A ventilação deve proporcionar expansibilidade torácica adequada, que é avaliada por meio da visualização da movimentação do tórax da criança e da ausculta de murmúrio vesicular nos ápices pulmonares (regiões axilares). Se não ocorrer ventilação adequada durante a respiração artificial, suspeitar de obstrução de vias aéreas, a qual pode ocorrer por posicionamento incorreto da cabeça da criança ou devido a corpo estranho. Problemas associados, como pneumotórax, alteração da complacência pulmonar e distensão abdominal grave, também podem dificultar a ventilação pulmonar.

f) A freqüência respiratória durante a ventilação artificial deve ser de aproximadamente 20 por minuto.

COMPRESSÃO TORÁCICA

Verificação do pulso – batimento cardíaco ausente ou inefetivo resulta em ausência de pulsos em grandes artérias. Nas crianças com idade inferior a 1 ano, as artérias braquial e femoral são facilmente acessíveis, e naquelas com idade superior a 1 ano a carótida também pode ser utilizada. A ausculta cardíaca não se correlaciona obrigatoriamente com a geração de pulso, não devendo, portanto, ser técnica de escolha para essa finalidade.

A circulação artificial é realizada por meio da compressão torácica, a qual deve ser iniciada na ausência de pulso central. Além da ausência de pulso em grandes artérias, a bradicardia com hipoperfusão, que não reverte com a ventilação e a oxigenação, é indicação de compressão torácica em crianças.

Técnica de compressão torácica – a técnica para fazer a compressão torácica varia com a idade da criança:

a) Recém-nascidos – a compressão torácica é realizada por meio da compressão do esterno, imediatamente abaixo da interseção da linha intermamilar e esternal. O socorrista deve envolver o tórax do recém-nascido com as mãos, colocando os polegares sobre o esterno e os outros dedos sobre a coluna.

b) Crianças de 1 mês a 1 ano – a compressão deve ser realizada sobre o esterno, a um dedo abaixo da interseção da linha intermamilar com a linha esternal. A compressão no nível do apêndice xifóide é deletéria. O socorrista executa a compressão com dois ou três dedos de uma das mãos; a outra mão pode servir como suporte abaixo das costas da criança. Também pode ser empregada a técnica realizada no recém-nascido, desde que o socorrista, ao envolver o tórax da criança, não impeça sua expansão adequada.

c) Crianças de 1 a 8 anos – o local de compressão no esterno é dois dedos acima do apêndice xifóide. É realizada com a região tenar de uma das mãos do socorrista, sem colocar os dedos sobre as costelas. Essa técnica exige que a criança esteja sobre uma superfície dura. O socorrista deve estar situado bem acima da criança e manter seus braços esticados durante a compressão.

d) Crianças maiores de 8 anos – é a mesma técnica descrita para adultos, na qual o socorrista posiciona uma mão sobre a outra para fazer a compressão.

Normas de compressão torácica – algumas normas devem ser seguidas para que a compressão torácica produza circulação sangüínea adequada:

a) A freqüência da compressão torácica deve ser ao redor de 80 a 100 por minuto. O tempo de compressão deve ser igual ao tempo de relaxamento, isto é, tempo sem compressão.

b) A compressão torácica deve ser coordenada com a respiração, isto é, a cada 5 compressões torácicas faz-se uma pausa de 1 a 1,5 segundo, quando então é realizada a ventilação pulmonar. A ventilação e a massagem devem ser seriadas e rítmicas durante toda a ressuscitação. Em recém-nascidos, a relação compressões/ventilação deve ser de 3/1.

c) O diâmetro ântero-posterior do tórax deve diminuir de um terço à metade durante a compressão.

d) Ao final de cada compressão, a pressão é liberada, sem, entretanto, o socorrista retirar a mão ou os dedos da superfície do tórax da criança; assim, o movimento de compressão e relaxamento se dá suavemente sem "socos" sobre o esterno.

e) A criança deve estar colocada sobre uma superfície dura; na ausência desta, a mão do socorrista colocada sobre as costas da criança pequena pode substituí-la.

f) É necessário tomar cuidado para, durante a compressão torácica, não alterar a posição do pescoço e da cabeça da criança, o que pode alterar a permeabilidade da via aérea na ausência de intubação.

A eficácia das manobras de RCP deve ser avaliada continuamente. Para tanto, utiliza-se a presença do pulso nas grandes artérias, a observação do tamanho e da reatividade à luz das pupilas e a monitorização eletrocardiográfica. No quadro 4.2 está descrita a seqüência da conduta no suporte básico de vida.

Quadro 4.2 – Intervenções do suporte básico de vida (SBV).

Manobra	Zero a 1 mês	1 mês a 1 ano	1 a 8 anos	Mais de 8 anos	Suporte básico de vida
Via aérea	Inclinação da cabeça – elevação do queixo (no traumatismo elevar a mandíbula)	Inclinação da cabeça – elevação do queixo (no traumatismo elevar a mandíbula)	Inclinação da cabeça – elevação do queixo (no traumatismo elevar a mandíbula)	Inclinação da cabeça – elevação do queixo (no traumatismo elevar a mandíbula)	**Avaliar responsividade** Abrir as vias aéreas Ativar o sistema médico de emergência
Ventilação Inicial	2-5 ventilações com duração de 1s por ventilação	2-5 ventilações com duração de $1^1/_2$s por ventilação	2-5 ventilações com duração de $1^1/_2$s por ventilação	2-5 ventilações com duração de 1[1/2s por ventilação	**Avaliar ventilação** Se vítima ventilando: colocá-la em posição de recuperação
Subseqüente	30-60 ventilações/min, aproximadamente	20 ventilações/min, aproximadamente	20 ventilações/min, aproximadamente	12 ventilações/min, aproximadamente	Se tórax não expande: reposicionar e tentar ventilar, até 5 vezes
Obstrução da via aérea por corpo estranho	Sucção (não realizar compressão abdominal ou impulsões no dorso)	Impulsões no dorso ou compressões torácicas (não realizar compressão abdominal)	Compressões abdominais ou impulsões no dorso ou compressões torácicas	Compressões abdominais ou impulsões no dorso	
Circulação Verificar pulso	Umbilical	Braquial	Carotídeo	Carotídeo	**Avaliar sinais vitais** Se pulso presente, mas ventilação ausente: iniciar ventilação
Pontos de referência para compressão	Um dedo abaixo da linha intermamilar	Um dedo abaixo da linha intermamilar	Metade inferior do esterno	Metade inferior do esterno	Se pulso ausente ou menor que 60/min e má perfusão: iniciar compressão torácica
Método de compressão	Dois dedos ou com os polegares (mãos envolvendo o tórax)	Dois ou três dedos	Região hipotenar de uma das mãos	Região hipotenar de uma das mãos e a outra mão sobre a primeira	
Profundidade da compressão	Aproximadamente $1/_3$ do diâmetro ântero-posterior do tórax	Aproximadamente $1/_3$ do diâmetro ântero-posterior do tórax	Aproximadamente $1/_3$ do diâmetro ântero-posterior do tórax	Aproximadamente $1/_3$ do diâmetro ântero-posterior do tórax	**Continuar SBV** Integrar os procedimentos de suporte avançado de vida neonatal, pediátrico ou adulto o mais precocemente possível
Freqüência das compressões	Aproximadamente 120/min	Aproximadamente 100/min	Aproximadamente 100/min	Aproximadamente 100/min	
Relação ventilação/ compressão	3:1	5:1	5:1	15:2 (um socorrista) 5:1 (dois socorristas)	

Fonte: Pediatric Life Support. An Advisory Statement by the Pediatric Life Support working Group of the International Liaison Committee on Resuscitation. *Resuscitation* **34**:115, 1997.

FARMACOTERAPIA

Vias de acesso para a infusão de drogas

Para que seja possível a administração de drogas é necessária a instalação de um acesso vascular, tarefa esta difícil de ser executada nas crianças que estão em PCR. O melhor acesso vascular é aquele que não atrapalha as manobras de ressuscitação e oferece o maior calibre. A seguir, serão comentadas, por ordem de prioridade, as diferentes vias utilizadas em crianças.

Veia periférica – acesso venoso periférico é uma via útil e facilmente obtida na ressuscitação pediátrica. Os locais de punção são os habitualmente empregados: couro cabeludo, braços, mãos, pernas e pés. Para que a droga administrada através da veia periférica alcance rapidamente a circulação central, deve-se administrar um "push" de pelo menos 5ml de solução fisiológica logo a seguir.

Acesso intra-ósseo – trata-se de acesso vascular extremamente útil para crianças com idade inferior a 6 anos; deve ser utilizado após insucesso com três tentativas ou 90 segundos de punção de veia periférica. Por essa via, podem-se administrar drogas, fluidos, cristalóides, colóides e derivados de sangue e coletar material para análises laboratoriais. A punção é realizada na porção proximal da tíbia ou distal do fêmur com agulha apropriada ou agulha de punção de medula óssea. Há indícios de que a punção intra-óssea também seja segura e eficaz para pacientes com idade superior a 6 anos.

Endotraqueal – por essa via, podem ser administradas drogas lipossolúveis, como epinefrina, atropina, lidocaína e naloxona. A utilização dessa via exige que a criança esteja com tubo traqueal e, para aumentar a absorção, as drogas devem ser diluídas em 3 a 5ml de solução salina. A droga pode ser instilada, diluída em soro fisiológico, diretamente no tubo endotraqueal ou pura via cateter (sonda nasogástrica) passada através do tubo endotraqueal, até que sua ponta ultrapasse a extremidade distal do tubo. Imediatamente após a administração, realizar ventilação com pressão positiva por várias vezes. As doses ideais das drogas administradas por essa via, necessárias para alcançar níveis equivalentes ao uso intravenoso, não estão bem estabelecidas. Entretanto, recomenda-se uma dose 10 vezes maior de epinefrina (0,1mg/kg, ou 0,1ml/kg da solução 1:1.000), já na primeira dose; e um aumento de duas a três vezes das doses intravenosas das outras drogas.

Veia central – a obtenção de acesso venoso central é difícil em crianças em PCR; devido ao seu pequeno tamanho, a passagem de cateter venoso central freqüentemente atrapalha as manobras de ressuscitação. Essa não é a via de escolha e só deve ser tentada se houver profissional experiente na técnica. A punção da veia femoral é a técnica mais segura e acessível.

Drogas

Epinefrina – trata-se de uma catecolamina endógena com ação estimulante nos receptores alfa e beta; a ação alfa é a mais importante durante a parada cardíaca por causar vasoconstrição e restaurar a pressão diastólica na aorta, propiciando assim melhor perfusão miocárdica. Deve ser administrada tão logo seja obtido acesso vascular e repetida a cada 3 a 5 minutos durante a RCP. É a droga indicada na RCP, independentemente do ritmo cardíaco, inclusive na bradicardia com hipoperfusão. A dose ideal de epinefrina no paciente pediátrico não está bem determinada.

• **Primeira dose intra-óssea ou intravenosa**: 0,01mg/kg → 0,1ml/kg da epinefrina 1:10.000. Essa solução é obtida pela diluição de 1ml de epinefrina pura (1:1.000) em 9ml de água destilada ou solução fisiológica.
• **Doses subseqüentes**: 0,1 a 0,2mg/kg → 0,1 a 0,2ml/kg da epinefrina pura (1:1.000).

A epinefrina é inativada em solução alcalina; portanto, não deve ser administrada com bicarbonato de sódio. Na presença de acidemia, a ação da epinefrina é diminuída; assim, a ventilação deve ser adequada para que não ocorra acidose respiratória.

Atropina – é uma droga parassimpaticolítica que acelera o nó sinusal e aumenta a condução atrioventricular. Pode ser utilizada no tratamento da bradicardia associada à hipotensão ou à hipoperfusão; entretanto, nessa situação, a epinefrina é mais efetiva. Outras indicações da atropina são: bradicardia associada a bloqueio atrioventricular ou desencadeada durante a intubação. A dose recomendada é 0,02mg/kg, sendo a dose mínima 0,1mg e a máxima 0,5mg na criança e 1,0mg nos adolescentes. A mesma dose pode ser repetida após 5 minutos.

Bicarbonato de sódio – o benefício da utilização do bicarbonato não está comprovado. Entretanto, essa medicação pode ter efeito na PCR prolongada (mais de 10 minutos) ou nas crianças que já tinham acidose metabólica previamente. Preconiza-se a dose de 1mEq/kg/dose: 1ml/kg do bicarbonato de sódio a 8,4% ou 3ml/kg da solução a 3%. Para os recém-nascidos, recomenda-se 0,5mEq/kg/dose. Doses subseqüentes devem ser repetidas a cada 10 minutos ou de acordo com a gasometria.

Cálcio – embora muito utilizado anteriormente, atualmente não tem indicação na PCR. Tem papel no tratamento da hipocalcemia, hipercalemia e hipermagnesemia. Nessas situações, recomenda-se 5 a 7mg/kg de cálcio elementar, o que equivale a 0,5 a 0,75ml/kg de gluconato de cálcio a 10% (1ml = 9mg).

Glicose – na presença de hipoglicemia, deve-se administrar 0,5 a 1g/kg de glicose, o que corresponde a 2 a 4ml/kg de glicose a 25%. Não é aconselhável administrar glicose indiscriminadamente, pois hiperglicemia transitória pode resultar em aumento da osmolaridade e lesão neurológica. Em recém-nascidos, a concentração de glicose não deve exceder 12,5%.

Lidocaína – raramente empregada em criança devido à baixa incidência de arritmias ventriculares nessa idade. Essa droga é utilizada para suprimir a ectopia ventricular e aumentar o limiar da fibrilação ventricular. Pode ser administrada previamente à cardioversão e à desfibrilação. Administra-se a dose de 1mg/kg, que pode ser seguida, se necessário, de infusão contínua de 20 a 50mcg/kg/min.

TERAPIA ELÉTRICA

Desfibrilação – trata-se da despolarização assincronizada de massa crítica de células miocárdicas; está indicada na fibrilação ventricular e na taquicardia ventricular sem pulso. É importante ressaltar que esse procedimento não substitui a oxigenação e a massagem cardíaca. A desfibrilação não é efetiva na assistolia, na atividade elétrica sem pulso e na bradicardia.

As pás de adultos (8 a 9cm de diâmetro) são adequadas para crianças com peso superior a 10kg; para peso inferior devem ser usadas pás menores. As pás nunca devem ser aplicadas diretamente na pele da criança, e pasta ou creme apropriados devem ser utilizados para proteger a pele. As pás devem ser colocadas firmemente sobre o tórax, uma do lado superior direito e outra à esquerda do mamilo.

A quantidade de energia a ser utilizada em crianças não está bem estabelecida; preconiza-se a dose inicial de 2J/kg, se não houver reversão da fibrilação ventricular usa-se 4J/kg e se necessário esta dose é repetida. Nos casos indicados essas três desfibrilações devem ser realizadas em rápida seqüência. Nos casos de insucesso, corrigir possíveis distúrbios: hipoxemia, acidose, hipoglicemia e hipotermia. Ventilação com oxigênio a 100%, compressões torácicas e administração de epinefrina devem preceder nova tentativa de desfibrilação com 4J/kg. Não respondendo, administrar lidocaína e repetir 4J/kg. A terapêutica adicional com epinefrina (a cada 3 a 5 minutos) pode ser necessária na persistência da fibrilação ventricular. Desfibrilar com 4J/kg, 30 a 60 segundos após cada medicação.

No quadro 4.3 observa-se a seqüência das intervenções na fibrilação ventricular e as diferenças na padronização dos comitês de ressuscitação.

PROGNÓSTICO

A verdadeira efetividade da RCP hospitalar não é conhecida em adultos e crianças. Os resultados de vários estudos publicados têm grande variação, provavelmente em virtude de serem realizados em diferentes locais e com populações diferentes. A nomenclatura e as definições utilizadas nos registros não são uniformes. A extensão das condições de morbidade dos pacientes, intervenções no local e tempo da PCR, também, diferem enormemente. Essas diferenças não possibilitam comparações dos resultados obtidos entre as diferentes instituições e dificultam a determinação da efetividade das técnicas de ressuscitação.

Estudos de sobrevida após RCP têm sido publicados por mais de 30 anos; entretanto, o panorama a respeito desse assunto ainda não está claro. Os índices de prognóstico, relativos à ressuscitação cardiopulmonar, sofrem influência de vários fatores relacionados à parada respiratória ou cardíaca: local de ocorrência (hospitalar ou fora do hospital), idade da vítima, condição mórbida prévia, etiologia, sistema de saúde local, organização do serviço médico de emergência, treinamento dos profissionais de saúde em suporte avançado de vida, treinamento da população em suporte básico de vida etc.

Sobrevida após PCR ocorre, aproximadamente, em 3-17%, e os sobreviventes podem adquirir seqüelas neurológicas que os mantêm, muitas vezes, em estado vegetativo. A maioria dos estudos em ressuscitação pediátrica tem sido retrospectiva, e os critérios de inclusão são, geralmente, inconsistentes.

A aplicação cuidadosa de formas uniformes de registro impõe-se para estudos de prognóstico relacionados às intervenções de suporte avançado de vida, a fim de que se possam concretizar estudos

Quadro 4.3 – Diferenças na conduta em fibrilação ventricular entre os diversos comitês mundiais de ressuscitação.

	ILCOR	AHA	HSFC	ERC	RCSA	ARC
Choque inicial	2J/kg	2J/kg	2J/kg	2J/kg	2J/kg	2J/kg
Segundo choque	2-4J/kg	4J/kg	4J/kg	2J/kg	2J/kg	2-4J/kg
Terceiro choque	2-4J/kg	4J/kg	4J/kg	4J/kg	4J/kg	4J/kg
Primeira medicação	Epinefrina 0,01mg/kg	Epinefrina 0,01mg/kg	Epinefrina 0,01mg/kg	Epinefrina 0,01mg/kg	Epinefrina 0,01mg/kg	Epinefrina 0,01mg/kg
Choques após a medicação	4J/kg, até 3 choques	4J/kg, 1 choque	4J/kg, 1 choque	4J/kg, até 3 choques	4J/kg, até 3 choques	4J/kg, até 3 choques
Segunda medicação	Epinefrina	Epinefrina e lidocaína	Epinefrina e lidocaína	Epinefrina	Epinefrina e lidocaína	Epinefrina e lidocaína
Choques após a medicação	4J/kg, até 3 choques	4J/kg, 1 choque	4J/kg, 1 choque	4J/kg, até 3 choques	4J/kg, até 3 choques	4J/kg, até 3 choques

Fonte: Pediatric Life Support. An Advisory Statement by the Pediatric Life Support Working Group of the International Liaison Committee on Resuscitation. *Resuscitation* **34**:115, 1997.

AHA = American Heart Association
ARC = Australian Resuscitation Council
ERC = European Resuscitation Council
HSFC = Heart and Stroke Foundation of Canada
RCSA = Resuscitation Council of Southern Africa

clínicos multicêntricos e multinacionais. O prognóstico da ressuscitação cardiopulmonar poderá melhorar com o esforço e a contribuição das organizações nacionais e internacionais.

A escassez de dados clínicos de prognóstico da ressuscitação pediátrica e de recém-nascidos torna difícil a justificativa científica das recomendações de ressuscitação vigentes. Dessa forma, o desenvolvimento de estudos clínicos prospectivos, específicos em pediatria, é de fundamental importância. A coleta de dados deve seguir as normas pediátricas internacionais. Dados específicos da etiologia da parada, do sucesso das intervenções, da freqüência e gravidade das complicações, do prognóstico geral e neurológico a curto e longo prazo, do esforço educacional e do custo associado às técnicas de ressuscitação são necessários para o aprimoramento das normas técnicas, desenvolvimento de equipamentos e definição dos limites da ressuscitação.

COMPLICAÇÕES

Complicações das manobras de ressuscitação, quando aplicadas de maneira apropriada, são raras em lactentes e escolares. A prevalência de efeitos adversos significativos (fraturas de costela, pneumotórax, pneumoperitônio, hemorragia, hemorragia retiniana etc.) de RCP, adequadamente realizada, parece ser muito menor em crianças que em adultos. Em estudo recente, as manobras de RCP realizadas por indivíduos, com variável habilidade e treinamento, foram documentadas, e complicações significantes ocorreram somente em 3% dos pacientes. Portanto, há consenso de que compressões torácicas devem ser realizadas em crianças com pulso ausente ou baixo ou no caso de o socorrista encontrar-se em dúvida.

BIBLIOGRAFIA

1. ANDROPOULOS, D.B.; SOIFER, S.J. & SCHREIBER, M.D. – Plasma epinephrine concentrations after intraosseus and central venous injection during cardiopulmonary resuscitation in the lamb. *J. Pediatr.* **116**:312, 1990. 2. APPLETON, G.O. et al. – CPR and the single rescuer: at what age should you "call first" rather than "call fast". *Ann. Emerg. Med.* **25**:492, 1995. 3. BROWN, C.G. et al. – The multicenter high-dose epinephrine study group. A comparison of standard-dose and high-dose epinephrine in cardiac arrest outside the hospital. *N. Engl. J. Med.* **327**:1051, 1992. 4. BUSH, C.M. et al. – Pediatric injuries from cardiopulmonary resuscitation. *Ann. Emerg. Med.* **28**:40, 1996. 5. DIECKMANN, R.A. & VARDIS, R. – High-dose epinephrine in pediatric out-of-hospital cardiopulmonary arrest. *Pediatrics* **95**:901, 1995. 6. EDGE, W.E. et al. – Reduction of morbidity in interhospital transport by specialized pediatric staff. *Crit. Care Med.* **22**:1186, 1994. 7. EISENBERG, M.; BERGNER, L. & HALLSTROM, A. – Epidemiology of cardiac arrest and resuscitation in children. *Ann. Emerg. Med.* **12**:672, 1983. 8. Emergency Cardiac Care Committee (ECC), American Heart Association. Guidelines for cardiopulmonary resuscitation and emergency cardiac care, part VI: pediatric advanced life support. *JAMA* **268**:2171, 1992. 9. EVANS, T.R. – Resuscitation in hospital. *BMJ* **292**:1377, 1986. 10. FALLAT, M.E. & REISNER, A. – Principles of cervical spine stabilization in injured children. *Cur. Emerg. Cardiac. Care* **8**:4, 1997. 11. GILLIS, J. et al. – Results of inpatient pediatric resuscitation. *Crit. Care Med.* **14**:469, 1986. 12. HERLITZ, J. et al. – Hospital mortality after out-of-hospital cardiac arrest among patients found in ventricular fibrillation. *Resuscitation* **29**:11, 1995. 13. HICKEY, R.W. et al. – Pediatric patients requiring CPR in the prehospital setting. *Ann. Emerg. Med.* **25**:495, 1995. 14. HOEKSTRA, J.W. et al. – Effect of standard-dose versus high-dose epinephrine on myocardial high-energy phosphates during ventricular fibrillation and closed-chest CPR. *Ann. Emerg. Med.* **22**:1385, 1993. 15. INNES, P.A. et al. – Audit of paediatric cardiopulmonary resuscitation. *Arch. Dis. Child.* **68**:487, 1993. 16. JOHNSON, L. et al. – Use of intraosseous blood chemistries and hemoglobin during cardiopulmonary resuscitation with drug infusions. *Crit. Care Med.* **27**:1147, 1999. 17. KAYE, W. & BIRCHER, N.G. – Access for drug administration during cardiopulmonary resuscitation. *Crit. Care Med.* **16**:179, 1988. 18. KISSOON, N. et al. – Comparison of the acid-base status of blood obtained from intraosseous and central venous sites during steady- and low-flow states. *Crit. Care Med.* **21**:1765, 1993. 19. MELKER, R.J. & BANNER, M. – Ventilation during CPR: two-rescuer standards reappraised. *Ann. Emerg. Med.* **14**:397, 1988. 20. MOGAYZEL, C. et al. – Out-of hospital ventricular fibrillation in children and adolescents: causes and outcomes. *Ann. Emerg. Med.* **25**:484, 1995. 21. NAKAKIMURA, K. et al. – Glucose administration before cardiac arrest worsens neurologic outcome in cats. *Anesthesiology* **72**:1005, 1990. 22. ORLOWSKI, P.J. – Emergency alternatives to intravenous access. *Pediatr. Clin. North Am.* **41**:1183, 1994. 23. POLIN, K. & LEIKIN, J.B. – High-dose epinephrine in cardiopulmonary resuscitation. *JAMA* **269**:1383, 1993. 24. PRENGEL, A.W. et al. – Cardiovascular function during the postresuscitation phase after cardiac arrest in pigs: a comparison of epinephrine versus vasopressin. *Crit. Care Med.* **24**:2014, 1996. 25. REIS, A.G. – Prognóstico após Ressuscitação Cardiopulmonar em Crianças Hospitalizadas. São Paulo, Tese de Doutorado. Faculdade de Medicina, Universidade de São Paulo, 1998, 131p. 26. ROCKNEY, R.M.; ALARIO, A.J. & LEWANDER, W.J. – Pediatric advanced life support: Part II. Fluid therapy, medications and dysrhythmias. *Am. Fam. Physician* **43**:1712, 1991. 27. RONCO, R. et al. – Outcome and cost at a children's hospital following resuscitation for out-of-hospital cardiopulmonary arrest. *Arch. Pediatr. Adolesc. Med.* **149**:210, 1995. 28. RUBEN, H.M. et al. – Investigation of upper airway problems in resuscitation. *Anesthesiology* **22**:271, 1961. 29. RUBERTSSON, S. & WIKLUND, L. – Hemodynamic effects of epinephrine in combination with different alkaline buffers during experimental, open-chest, cardiopulmonary resuscitation. *Crit. Care Med.* **21**:1051, 1993. 30. SIRBAUGH, P.E. et al. – A prospective, population-based study of demographics, epidemiology, management, and outcome of out-hospital pediatric cardiopulmonary arrest. *Ann. Emerg. Med.* **33**:174, 1999. 31. SLOMIN, A.D. et al. – Cardiopulmonary resuscitation in pediatric intensive care units. *Crit. Care Med.* **25**:1951, 1997.

32. SPEVAK, M.R. et al. – Cardiopulmonary resuscitation and rib fractures in infants. *JAMA* **272**:617, 1994. 33. TEACH, S.J.; MOORE, P.E. & FLEISHER, G.R. – Death and resuscitation in the pediatric emergency department. *Ann. Emerg. Med.* **25**:799, 1995. 34. TORRES, J.A. et al. – Long-term functional outcome of inpatient pediatric cardiopulmonary resuscitation. *Pediatr. Emerg. Care* **13**:369, 1997. 35. WAISMAN, M. & WAISMAN, D. – Bone marrow infusion in adults. *J. Trauma* **42**:288, 1997. 36. WALSH, C.K. & KRONGRAD, E. – Terminal cardiac electrical activity in pediatric patients. *Am. J. Cardiol.* **51**:557, 1983. 37. WRIGHT, J.L. & PATTERSON, M.D. – Resuscitating the pediatric patient. *Emerg. Med. Clin. North Am.* **14**:219,

1996. 38. YOUNG, K.D. & SEIDEL, J.S. – Pediatric cardiopulmonary resuscitation: a collective review. *Ann. Emerg. Med.* **33**:195, 1999. 39. ZARITSKY, A. – Outcome following cardiopulmonary resuscitation in the pediatric intensive care unit. *Crit. Care Med.* **25**:1937, 1997. 40. ZARITSKY, A. et al. – Recommended guidelines for uniform reporting of pediatric advanced life support: the Pediatric Utstein Style: a statement for healthcare professionals from a task force at the American Academy of pediatrics, the American Heart Association, and the European Resuscitation council. *Pediatrics* **92**:2006, 1995. 41. ZIDEMAN, D.A. et al. – Guidelines for paediatric life support. *BMJ* **308**:1349, 1994.

| 2 | Ressuscitação Cerebral |

ADRIANA PASMANICK EISENCRAFT

O termo ressuscitação cerebral foi criado na tentativa de englobar uma série de condutas, capazes de minimizar as lesões cerebrais provocadas pela lesão hipóxico-isquêmica. Em pediatria, está freqüentemente relacionado às condutas prontamente assumidas após a ocorrência de parada cardiopulmonar, antes mesmo do estabelecimento da lesão cerebral.

A lesão isquêmica, retrato da inadequação do fluxo sangüíneo cerebral às necessidades teciduais, pode ser focal ou global (como na parada cardíaca). Já a lesão hipóxica é reflexo da oferta imprópria de oxigênio ao sistema nervoso central, ainda que o fluxo sangüíneo possa estar normal ou aumentado. Como nos doentes pediátricos a hipóxia costuma preceder a parada cardiopulmonar, diferentemente do que se observa nos adultos (nos quais as arritmias provocam distúrbios circulatórios), a lesão cerebral é mais grave e resulta de lesão hipóxica e isquêmica.

Porém, ainda que os conhecimentos científicos na área médica tenham avançado rapidamente, poucas situações permanecem tão incógnitas como a morte neuronal após o agravo hipóxico-isquêmico. A diversidade de fatores desencadeantes, assim como a dificuldade de acesso ao sistema nervoso, tornam excessivamente complexas a compreensão dos aspectos fisiopatológicos, que certamente estão longe do pleno esclarecimento. Não sabemos ao certo por que algumas células nervosas resistem melhor que outras a situações isquêmicas ou por que são mais ou menos sensíveis à hipóxia. No entanto, as muitas pesquisas realizadas nos últimos anos têm nos permitido conhecer alguns desses aspectos fisiopatológicos.

FISIOPATOLOGIA

Fluxo sangüíneo cerebral e alterações histológicas

As lesões cerebrais podem variar em intensidade. Quando leves, costumam causar morte neuronal e, quando intensas, acometem também células gliais e vasculares. Ausência inicial de fluxo, fluxo insuficiente durante e após a ressuscitação cardiopulmonar (RCP), estase sangüínea e oferta inadequada de oxigênio aos tecidos, associados a outros fatores, como glicemia, temperatura corpórea, idade, hematócrito, pressão de reperfusão, acometimento de outros órgãos e tecidos e uso de drogas, podem ser determinantes do sofrimento cerebral.

A redução intensa ou prolongada do fluxo sangüíneo cerebral promove falência da energia celular, que aparentemente é o fator desencadeante de todo o processo bioquímico verificado durante a isquemia. Esses eventos bioquímicos podem ser responsáveis tanto pela recuperação quanto por lesões secundárias às células neuronais. As alterações estruturais sofridas pelos neurônios podem

manifestar-se somente após horas ou dias e são denominadas *morte neuronal tardia*. A etapa seguinte é marcada por restabelecimento do fluxo sangüíneo, chamado *hiperemia cerebral*, que tem como característica fluxo aumentado em relação às condições basais iniciais. Sobrevém, então, a fase de *hipoperfusão tardia*, que pode durar horas. Aparentemente, a hipoperfusão reflete menores necessidades metabólicas do tecido cerebral, não sendo causa de agravo.

Alterações bioquímicas

Depleção de adenosina trifosfato (ATP) – a adenosina trifosfato é a principal fonte de energia para a célula e é responsável, entre outras funções, pela manutenção do gradiente iônico da membrana celular. Condições fisiológicas do sistema nervoso central (SNC) fazem com que menos de 5 minutos sejam suficientes para depletar os estoques de ATP, em situações de completa isquemia.

A depleção dos estoques de ATP prejudica o funcionamento da bomba Na^+-K^+-ATPase, com influxo de sódio, cloro e cálcio, e saída de potássio, ocorrendo desregulação celular e lesão secundária (Fig. 4.1). O aumento da concentração do sódio intracelular favorece o edema celular. Já o aumento na concentração de cálcio no citoplasma celular causa morte neuronal e hidrólise dos fosfolipídeos com liberação de mediadores inflamatórios, que podem promover vasoconstrição e agregação plaquetária, piorando a isquemia. O aumento dos radicais livres de O_2 (resultado da lesão celular causada pelo cálcio citosólico) promove ainda mais lise celular. Além disso, as outras alterações sistêmicas verificadas nas situações de hipóxia e isquemia também contribuem para agravar a lesão do SNC (o choque cardiogênico ou hipovolêmico gera hipotensão e agrava a isquemia, assim como as disfunções pulmonares aumentam a hipóxia).

Como resultado das lesões primárias e secundárias, o edema cerebral ocorre dentro de 24 a 72 horas, determinado por perda da integridade da membrana celular, por causas vasogênicas (pela formação de radicais livres durante a hipóxia) e pela quebra da barreira hematoliquórica, permitindo passagem de líquido intravascular para o parênquima nervoso.

Com a solidificação das linhas de sutura cranianas e o fechamento das fontanelas por volta do primeiro ano de vida, o edema cerebral passa a promover rápida elevação da pressão intracraniana (PIC), prejudicando a perfusão cerebral e agravando a isquemia.

Além do mais, a perda dos mecanismos normais de auto-regulação após a anoxia faz com que ocorra vasodilatação transitória, seguida de queda acentuada do fluxo sangüíneo cerebral, podendo ocorrer isquemia cerebral, mesmo com oxigenação e fluxo sangüíneo já restaurados.

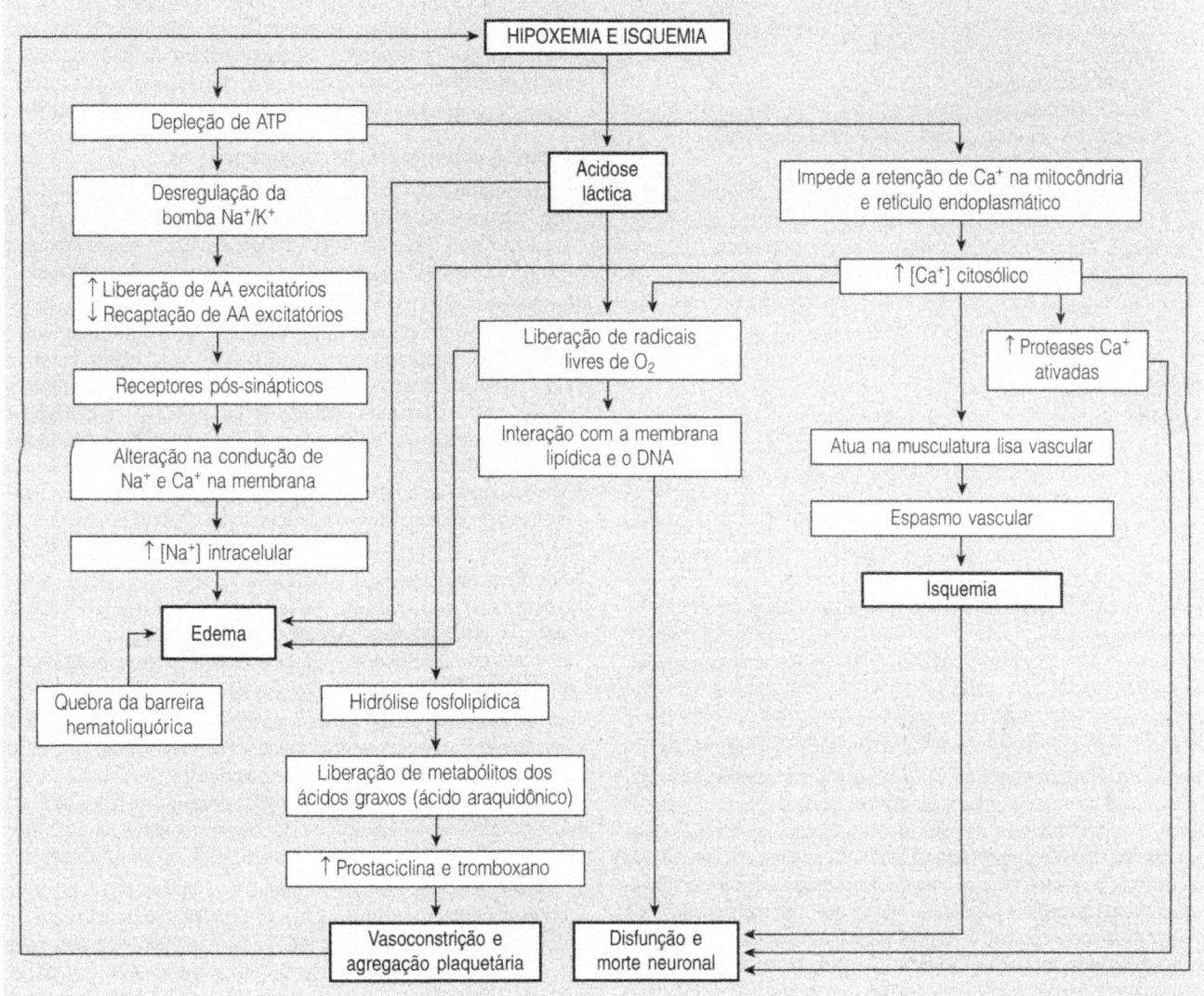

Figura 4.1 – Mecanismos envolvidos na lesão celular do sistema nervoso central nos agravos hipóxico-isquêmicos. AA = aminoácidos.

Estudos mais recentes têm sugerido que o aumento na concentração de cálcio na musculatura vascular pode ser responsável pelo espasmo e pela isquemia verificados durante a ressuscitação cerebral. Existe tendência atual em acreditar que a oferta de oxigênio para os tecidos durante a reperfusão fornece substratos para a formação de superóxidos e peróxido de hidrogênio, que juntamente com os radicais hidróxis (provenientes da acidose metabólica) faz progredir a lesão celular.

Acidose – o transporte ativo e outras funções celulares ocorrem à custa de consumo de ATP, que é obtido, normalmente, pela fosforilação oxidativa.

A glicólise aeróbia, em condições normais de oxigenação, é capaz de produzir, por fosforilação oxidativa, 36mol de ATP. No entanto, quando ocorre hipóxia, essa via se torna prejudicada e o organismo passa a produzir energia por via alternativa – glicólise anaeróbia –, na qual cada molécula de glicose é capaz de produzir apenas 2mol de ATP, além de 2mol de lactato e 2 íons hidrogênio, favorecendo, assim, a acidose metabólica. Se a oferta de oxigênio persistir baixa e a oferta de glicose estiver relativamente aumentada, a acidose láctica torna-se mais intensa (podemos assim explicar por que a hiperglicemia ou oferta aumentada de glicose, em tais situações, pode provocar agravo).

TERAPÊUTICA

A elevada morbimortalidade decorrente da parada cardiopulmonar vem estimulando de forma crescente as pesquisas no campo da ressuscitação cardiopulmonar e cerebral. Apesar dos avanços, o Dr. Sven-Eric Gisvold comenta que, na época em que se postulou novas terapêuticas para a ressuscitação cerebral, o otimismo era maior do que agora, quando se pôde avaliar seus benefícios. Não foi possível obter, até o momento, tratamento capaz de reverter a lesão cerebral. Nossos recursos se limitam a tratar as intercorrências.

O que temos por certo, até o momento, é que o *esforço de ressuscitação cardiopulmonar* é o principal determinante do sucesso terapêutico. Organização, rapidez no atendimento e qualidade dos serviços médicos de emergência têm ajudado a "poupar neurônios". Esses esforços incluem programa de treinamento de profissionais da área de saúde (principalmente médicos e enfermeiras), paramédicos e leigos, além de melhores recursos de monitorização e equipamentos nas unidades de emergência.

O melhor desempenho na ressuscitação cardiopulmonar inclui:
- Desobstrução de vias aéreas.
- Melhor forma de oxigenação e ventilação (que pode ser obtida pela bolsa com reservatório de O_2-valva-máscara e O_2 a 100% ou pela intubação orotraqueal e ventilação mecânica).

439

- Restauração cardiocirculatória (compressões torácicas, administração de volume, uso de drogas e desfibrilação) conforme já referido.
- Suporte vital avançado.
- Cuidados intensivos com o cérebro (protegendo-o de futuras isquemias e garantindo suas demandas metabólicas).
- Avaliação neurológica seqüencial.

É preciso enfatizar a necessidade de identificar, prevenir, controlar e tratar as variáveis extracerebrais comprometidas após a ressuscitação. A manutenção da volemia, da pressão arterial, a correção de hipoxemia e hipercarbia, da acidose, da glicemia, de eventual anemia e dos distúrbios eletrolíticos são medidas de extrema importância.

Medidas de suporte

Suporte ventilatório – a sustentação das vias aéreas permeáveis, por meio da intubação orotraqueal, permite diminuir o esforço respiratório e o risco de aspiração pulmonar, garantir melhor oxigenação e ventilação, e facilita a aspiração das vias aéreas. O conceito da hiperventilação com o objetivo de diminuir a PIC não necessita ser empregado nessas situações, uma vez que o edema pós-parada não é tão intenso e o risco de baixo fluxo cerebral pela hipocarbia (causada pela hiperventilação) pode agravar a lesão cerebral e favorecer episódios convulsivos. A utilização de sedativos e relaxantes musculares tem como benefício facilitar o manuseio do doente, diminuindo os riscos de extubação acidental e elevação da PIC por esforço, mas, por outro lado, mascara os parâmetros clínicos evolutivos. Do ponto de vista prognóstico, não exerce nenhuma função.

Suporte cardiocirculatório – visa a garantir o fornecimento adequado de oxigênio e nutrientes aos tecidos, evitando arritmias, novas paradas cardiopulmonares e novas lesões teciduais. O controle deve ser feito por meio da monitorização cardíaca (eletrocardiograma), da pressão arterial sistêmica (se necessário, pressão arterial média), da saturometria de pulso e, nos casos mais graves, da monitorização de débito cardíaco e controle de enzimas miocárdicas. O suporte medicamentoso inclui reposição volêmica, uso de drogas vasopressóricas, inotrópicos e vasodilatadores sistêmicos (para reduzir a pós-carga).

Elevação da cabeça – a idéia de que a elevação da cabeça a 30° facilita o retorno venoso e diminui a PIC não pode ser aplicada a todos os indivíduos. Dessa forma, recomenda-se a medida somente para casos específicos, que devem ser analisados individualmente.

Cuidados gerais – inclui controle rigoroso:
- *Da volemia* – por meio de cateter central e reposição de solução salina isotônica (soro fisiológico ou Ringer-lactato).
- *Da função renal* – por meio da sondagem vesical e, se necessário, reposição volêmica ou uso de diuréticos (para manter débito urinário ≥ 1ml/kg/h).
- *Da acidose metabólica* – por meio de controle gasométrico.
- *Dos distúrbios eletrolíticos* – por meio da dosagem sérica de potássio, sódio, magnésio e cálcio.
- *Da glicemia* – uma vez que, em situações de hipóxia, a hiperglicemia está relacionada à acidose metabólica, a administração de glicose reserva-se às condições de hipoglicemia (glicose sérica < 60mg/dl) e deve ser ministrada na forma de "bolo" de solução glicosada a 25% (2ml/kg). Estudos estão sendo realizados com o objetivo de avaliar os benefícios na recuperação histológica da célula nervosa por meio do fornecimento de glicose e insulina.
- *Da função neurológica* – por meio de reavaliação clínica periódica. Exames específicos como medida da PIC, eletroencefalograma (EEG), liquor, tomografia computadorizada (TC) devem ser indicados em função da causa da parada cardiopulmonar e da evolução neurológica. Sedação, analgesia e curarização podem prejudicar a reavaliação, de forma que devem ser reservadas às situações muito

necessárias e obtidas por meio de drogas de meia-vida curta (midazolam, fentanil, vecurônio). Os sinais favoráveis de recuperação neurológica incluem: resposta a estímulo doloroso na primeira hora e melhora do nível de consciência nas primeiras 24 horas pós-parada; o mesmo não é válido para a presença de pupilas midriáticas e fixas.

Medidas potenciais de tratamento

Diurese osmótica – traz benefícios quando há elevação da PIC e é obtida por meio da administração de manitol a 20% (0,25-1g/kg). A associação de furosemida (1mg/kg/dose), além de reduzir a produção do liquor, potencializa o tempo e a intensidade de ação do manitol.

Hipotermia – com base em achados clínicos de vítimas de submersão prolongada em águas muito frias, foi possível perceber que o resfriamento corpóreo oferece proteção ao parênquima cerebral. Atualmente, é recomendado o resfriamento corpóreo por meio de bolsas de gelo, a uma temperatura em torno de 34°C (que deve ser controlada por sensores térmicos esofágico, timpânico ou em vasos centrais), durante o período de ressuscitação. O resfriamento não deve ser demasiadamente prolongado, já que apresenta, como efeitos adversos, arritmia cardíaca, aumento da viscosidade sangüínea, má perfusão tecidual e provoca infecção e úlceras de estresse.

Reperfusão hipertensiva – a elevação da pressão sistólica acima do percentil 90 para a idade, por um período de 1 a 5 minutos após a parada cardiopulmonar, de forma espontânea ou por meio de vasopressores (epinefrina ou norepinefrina), tem se correlacionado com recuperação neurológica favorável.

Compressão cardíaca interna – tem como vantagem sobre a compressão cardíaca externa o fato de oferecer maior gradiente pressórico, com melhor perfusão cerebral e coronariana. Sua indicação não deve ser retardada (compressão cardíaca externa inefetiva por mais de 5 minutos), mas depende de equipe devidamente treinada, ambiente apropriado e cuidados rigorosos de assepsia e antissepsia.

Bloqueadores dos canais de cálcio – a análise sob o ponto de vista fisiopatológico mostra que o uso de bloqueadores de canal de cálcio (nimodipina, lidoflazina, sulfato de magnésio) traz benefícios ao SNC, por causar vasodilatação, melhorando o fluxo sangüíneo cerebral, e por bloquear a entrada de cálcio na célula, minimizando a liberação de mediadores inflamatórios. Apesar de poderem beneficiar os doentes que não apresentam instabilidade hemodinâmica, os bloqueadores não têm se mostrado vantajosos, por provocarem vasodilatação intensa e por facilitarem a liberação de histamina.

Epinefrina em doses elevadas – embora na última década alguns estudos tenham sugerido que doses elevadas de epinefrina (0,1mg/kg) estivessem relacionadas a melhor recuperação cardiocirculatória e neurológica, estudos experimentais mais recentes não confirmaram tais achados e, ao contrário, demonstraram pior prognóstico na recuperação pós-parada e não evidenciaram diferença na recuperação neurológica entre o grupo que recebeu epinefrina 0,01mg/kg e o grupo que recebeu epinefrina 0,1mg/kg. Entre as drogas vasopressoras, a vasopressina vem sendo utilizada de forma promissora na RCP, e estudos preliminares demonstram que suas vantagens sobre a epinefrina, na ressuscitação cerebral, referem-se à melhora do fluxo cerebral, da oxigenação e à redução da hipercarbia.

Barbitúricos – não há indicação do uso de anticonvulsivantes para tratar, de forma profilática, as lesões cerebrais hipóxico-isquêmicas. Os barbitúricos devem ser reservados para o tratamento das manifestações convulsivas e hipertensão intracraniana. Estudos experimentais vêm avaliando os benefícios do Thiopental quando associado à hipotermia moderada e à promoção de fluxo cerebral.

Corticosteróide – não está indicado para edema citotóxico (decorrente de hipóxia e isquemia). Seus benefícios são comprovados apenas quando há edema peritumoral, sendo seu uso restrito a essas situações.

Bloqueadores de radicais livres – as pesquisas atuais estão voltadas para formas de bloquear a ação dos radicais livres. São estudos experimentais que ainda não podem ser aplicados a uso clínico. Busca-se: a) prevenir a formação de superóxidos e peróxido de hidrogênio; b) utilizar quelantes de ferro; c) prevenir a formação de óxido nítrico; d) eliminar os radicais livres por meio de enzimas antioxidantes; e e) utilizar antagonistas dos aminoácidos excitatórios.

Resumo das medidas terapêuticas disponíveis no momento

- Realizar manobras de RCP na sua melhor forma.
- Manter PaO_2 e $PaCO_2$ em níveis normais (evitar a hiperventilação).
- Garantir a melhor monitorização do doente.
- Evitar acidose e alcalose.
- Manter a estabilidade hemodinâmica, a osmolaridade sangüínea, o equilíbrio eletrolítico e o hematócrito entre 30 e 35%.
- Não permitir a hiper ou hipoglicemia.
- Reavaliar funções neurológicas de forma periódica. Sedação e uso de barbitúricos conforme a necessidade.
- Permitir e, se necessário, induzir hipotermia (temperatura ~ 34°C).
- Combater e evitar hipertermia.
- Permitir e promover curto período de hipertensão arterial, imediatamente após a RCP.
- Manter o suporte nutricional.

BIBLIOGRAFIA

1. ABRAMSON, N.S. – Clinical trials of brain resuscitation after cardiac arrest. A review. *Acta Scand.* **57**:54, 1991. 2. ASHWAL, S. et al. – Prognostic implication of hyperglycemia and reduced cerebral blood flow in childhood near-drowning. *Neurology* **40**:820, 1990. 3. BERG, R.A. et al. – A randomized, blinded trial of high-dose epinephrine versus standard-dose epinephrine in a swine model of pediatric asphyxial cardiac arrest. *Crit. Care Med.* **24**:1695, 1996. 4. GELMAN, B. et al. – Selective brain cooling in infant piglets after cardiac arrest and resuscitation. *Crit. Care Med.* **24**:1009, 1996. 5. GISVOLD, S.-E. et al. – Cerebral resuscitation from cardiac arrest: Treatment potentials. *Crit. Care Med.* **24**:S69, 1996. 6. HAUN, S.E.; KIRSCH, J.R. & DEAN, J.M. – Theories of brain resuscitation. In Rogers, M.C. *Pediatric Intensive Care.* 2nd ed., Baltimore, Williams & Wilkins, 1993, p. 699. 7. PRENGEL, A.W.; LINDNER, K.H. & KELLER, A. – Cerebral oxygenation during cardiopulmonary resuscitation with epinephrine and vasopressin in pigs. *Stroke* **27**:1241, 1996. 8. STERS, F. et al. – Multifocal cerebral blood by Xe-CT and global cerebral metabolism after prolonged cardiac arrest in dogs. Reperfusion with open-chest CPR or cardiopulmonary bypass. *Resuscitation* **24**:27, 1992. 9. VAAGENES, P. et al. – Cerebral resuscitation from cardiac arrest: pathophysiologic mechanisms. *Crit. Care Med.* **24**:S57, 1996. 10. VOLPONI, A. & FREDDI, N.A. – Reanimação cerebral. In Matsumoto, T.; Carvalho, W.B. & Hirschheimer, M.R., eds. *Terapia intensiva Pediátrica.* 2nd ed., São Paulo, Atheneu, 1997, p. 144. 11. WEINDRAUCH, V. et al. – Beneficial effect of mild hypothermia and detrimental effect of deep hypothermia after cardiac arrest in dogs. *Stroke* **23**:1454, 1992.

---

3   Síndrome de Disfunção Orgânica Múltipla

W. JORGE KALIL FILHO
SÉRGIO SZTAJNBOK

Na década de 1960, algumas disfunções de órgãos começaram a ser descritas como causas de mortalidade nos pacientes em pósoperatório e em politraumatizados, tendo sido observado o infarto do miocárdio, seguido de choque cardiogênico e disfunção renal. Com o avanço do tratamento dos politraumatizados, uma nova forma de comprometimento orgânico pós-traumatismo foi reconhecida, por meio da disfunção seqüencial de pulmões, fígado e rins, que freqüentemente evoluía para óbito. Em meados dos anos 70, a síndrome seqüencial de disfunção orgânica múltipla (SDOM) pós-traumatismo foi parcialmente descrita, tendo sido observada diante de outras etiologias, como rotura de aneurismas e quadros infecciosos em indivíduos imunodeprimidos. Desde então, a SDOM tem sido estudada em todos os seus aspectos no envolvimento complexo da homeostasia sistêmica.

A SDOM é hoje considerada a maior responsável pela grande morbimortalidade observada nas unidades de terapia intensiva (UTI), representando custos variáveis de 100.000 dólares por paciente a 500.000 dólares por sobrevivente. Pode-se desenvolver diante de inúmeras situações clínicas, como, por exemplo, intervenções cirúrgicas, após a sobrevida da fase aguda de uma doença clínica, infecciosa ou não, seqüencialmente a um politraumatismo ou a uma grande queimadura. Sabe-se também que o surgimento dessa síndrome deve aumentar com a disponibilidade tecnológica das UTI, o que é facilmente compreensível, já que quanto maior a disponibilidade terapêutica maior o período de manutenção dos doentes e conseqüentemente maior o desenvolvimento de disfunção de sistemas (sem o ventilador mecânico, a insuficiência respiratória sobrévem mais rapidamente; sem os métodos dialíticos, a insuficiência renal pode ser fatal etc.).

A transição da agressão inicial para o desenvolvimento da SDOM pode depender de alguns fatores mais ou menos relevantes, como o nível das reservas orgânicas do paciente, o intervalo entre o início da agressão e a instituição terapêutica, além da sua adequação, do número e da gravidade das lesões e das complicações subseqüentes. A ausência de controle da agressão orgânica está freqüentemente relacionada com a transição para SDOM progressiva. Algumas situações patológicas, como déficit persistente de perfusão tecidual, focos infecciosos, consumo de oxigênio fluxo-dependente, tecido necrótico ou processos inflamatórios, podem iniciar o processo de disfunção mitocondrial progressiva das células, levando conseqüentemente à disfunção de sistemas.

DEFINIÇÃO E FISIOPATOGENIA

A SDOM é definida por Pollack e Wilkinson, em Pediatria, como sendo a disfunção concomitante de dois ou mais sistemas orgânicos, segundo critérios de avaliação clínico-laboratoriais para cada sistema avaliado (Quadro 4.4).

Acredita-se que a SDOM seja resultante de um processo fisiopatológico de base, multifatorial, que evolui com amplificação da resposta inflamatória, disfunção mitocondrial progressiva e concomitante ativação de mediadores celulares e extracelulares, resultando em profunda rotura do metabolismo energético celular, com conseqüente disfunção progressiva dos órgãos.

Em resposta a todas essas observações, o conceito de disseminação seria proveniente de um processo inflamatório desregulado, descrito por Baue como "terror autotóxico". Diante de tais formulações é que o conceito da resposta inflamatória sistêmica (SIRS) ga-

Sistema orgânico	Critérios
Cardiovascular	PAM < 40mmHg (crianças < 12 meses) PAM < 50mmHg (crianças > 12 meses) FC < 50bpm (crianças < 12 meses) FC < 40bpm (crianças > 12 meses) Parada cardiorrespiratória Droga vasoativa sob infusão contínua para suporte hemodinâmico
Respiratório	FR > 90ipm (crianças < 12 meses) FR > 70ipm (crianças > 12 meses) PaO_2 < 40mmHg (ausência de cardiopatia cianótica) $PaCO_2$ > 65mmHg PaO_2/FiO_2 < 250mmHg Ventilação mecânica (> 24h se pós-operatório) Intubação traqueal por obstrução de vias aéreas ou insuficiência respiratória aguda
Neurológico	Glasgow < 5 Midríase bilateral fixa Pressão intracraniana > 20mmHg por mais de 20 minutos ou com necessidade de intervenção terapêutica
Hematológico	Hemoglobina < 5g/dl Glóbulos brancos < 3.000 células/ml Plaquetas < 20.000/mm^3 Coagulação intravascular disseminada (TP > 20 segundos ou PPT > 60 segundos, na presença de produtos de degradação da fibrina)
Renal	Uréia sérica > 100mg/dl Creatinina sérica > 2mg/dl Diálise
Gastrintestinal	Transfusões sangüíneas > 20ml/kg/24h devido à hemorragia gastrintestinal
Hepático	Bilirrubina total > 5mg/dl e TGO ou TGP > 2 vezes o valor de normalidade (sem evidência de hemólise) Encefalopatia hepática ≥ grau II

nhou força como sendo mediadora da disfunção orgânica; aceito por muitos, e combatido por alguns, como Jean Louis Vincent, que critica veemente sua altíssima sensibilidade, já que não ocorreria, necessariamente, por meio da utilização desse critério a detecção de processos obrigatoriamente inflamatórios; além disso, os estudos realizados desde então não constataram melhora da mortalidade por eventual intervenção terapêutica mais precoce.

MECANISMOS DE DISFUNÇÃO DE ÓRGÃOS

Fatores de risco para o desenvolvimento da SDOM

O impacto da SDOM sobre a letalidade difere entre as várias UTI, e sua incidência varia consideravelmente em função da quantidade de fatores de risco presentes nos pacientes internados nessas unidades. São poucas as pesquisas realizadas na tentativa de se conhecer as diferenças de incidência da SDOM existentes no meio pediátrico; entretanto, vários estudos têm sido direcionados nas UTI de adultos para a determinação e o conhecimento de seus fatores de risco. Entre os principais fatores de risco já constatados no meio adulto e pediátrico estão: traumatismo, choque, pós-operatório, queimaduras, idade inferior a 12 meses, doenças crônicas, sepse, pacientes com período de internação superior a 1 mês e pacientes oncológicos (Quadro 4.5). Perante tais constatações, tudo leva a crer que os estudos entre adultos podem servir como diretrizes na busca de fatores de risco para o desenvolvimento da SDOM entre crianças.

Alguns grupos seletos de pacientes já possuem sua incidência e letalidade mais bem determinadas, sendo considerados como fatores de risco para o desenvolvimento da SDOM; pacientes sépticos fazem parte de um grupo dos mais estudados até o momento, com alguns autores constatando maior desenvolvimento da SDOM na vigência de quadros infecciosos; os grandes queimados também são considerados pacientes de alto risco para o desenvolvimento de SDOM, com índice de letalidade superior a quase todos os outros.

Quadro 4.5 – Fatores de risco para síndrome de disfunção orgânica múltipla identificados em adultos e crianças.

Adultos	Crianças
Traumatismo Choque, choque refratário Pós-operatório, cirurgias abdominais Grandes queimados Doenças crônicas (> 1 mês) Sepse, sepse grave, infecção hospitalar Período de internação prolongado (>1 mês) Demora da adequação terapêutica (> 1 semana)	Idade < 12 meses Sepse Fatores oncológicos

Proulx e cols. também constataram a influência da faixa etária como sendo fator de risco para o aumento da letalidade dos pacientes com SDOM. Nesse mesmo estudo, a mediana de idade dos casos foi de 9 meses. Apesar do constante surgimento de novas medidas terapêuticas para se reverter a SDOM, acredita-se que o melhor conhecimento dos fatores de risco ainda seja o melhor caminho para o controle dessa síndrome, marcada, até então, por insucessos terapêuticos. Não há, até o presente, embasamento científico capaz de assegurar que, uma vez iniciada a cascata causadora do desarranjo celular, ela possa ser revertida por alguma terapêutica específica. Sendo assim, determinar para minimizar os fatores de risco talvez seja uma das medidas mais eficazes para se tentar diminuir a incidência e letalidade dessa síndrome.

Infecção

Em 1975, Arthur Baue chamou a atenção da comunidade médica com relação a um processo de disfunção múltipla, progressiva ou seqüencial dos sistemas orgânicos. Posteriormente, Fry e cols. identificariam o processo infeccioso proveniente do politraumatismo como sendo o fator etiológico mais freqüente dessa síndrome. Entre as décadas de 1975 e 1985, foram realizados inúmeros estudos, na tentativa de identificar e erradicar a fonte de infecção, como se fosse o único elemento causador dessa síndrome. A relação causal entre a infecção incontrolada e a disfunção de múltiplos órgãos foi estabelecida em inúmeros casos, permitindo, ao mesmo tempo, constatar, por meio de quatro linhas de evidências, que o processo infeccioso não seria nem capaz nem suficiente para desencadear, por si só, a SDOM. A primeira linha foi traçada pelos estudos de Norton e cols., por uma única questão: a drenagem de abscessos intra-abdominais reverteria a síndrome? A resposta foi não! A segunda linha foi resultado de um estudo de Goris, que observou um grande número de pacientes com SDOM, sem ter constatado processo infeccioso bacteriano na metade dos casos estudados. A terceira linha surgiu da identificação do fator de necrose tumoral e de interleucinas, capazes de desencadear a SDOM quando infundidos em animais. A quarta linha *girou em torno* de uma proposta paralela, de que o trato intestinal, reservatório de bactérias mortas, serviria como "motor" das disfunções orgânicas. Inesperadamente, os resultados da descontaminação seletiva do trato intestinal não alteraram o desenvolvimento da síndrome. A avaliação concomitante de todos esses estudos permitiu constatar que o processo infeccioso é um elemento comum, porém não essencial nem exclusivo, como agente causador da SDOM.

Alguns estudos realizados entre adultos têm relacionado a presença de infecção com o desenvolvimento da SDOM, em especial as infecções da cavidade abdominal, em queimaduras e infecções respiratórias (estudos de pacientes que desenvolveram a SDOM na vigência de síndrome do desconforto respiratório do tipo agudo – SDRA – evidenciaram, por meio de necropsias, a presença de pneumonia prévia em 75% dos casos). Outros estudos têm relacionado a gravidade da SDOM com a incidência de infecção hospitalar (*Staphylococcus*, *Pseudomonas* e *Candida*). Por outro lado, a SDOM não tem sido relacionada necessariamente com a gravidade da infecção à admissão nas UTI.

Desenvolvimento da SDOM
A transição da agressão inicial para o desenvolvimento da SDOM pode depender do tipo, da gravidade e da quantidade de agressões orgânicas, além de depender das reservas homeostáticas do paciente, do intervalo entre o início da agressão e a instituição terapêutica e da sua adequação. A ausência de controle da agressão orgânica está freqüentemente relacionada com a transição para SDOM progressiva. Elementos desencadeantes, como déficit persistente de perfusão tecidual, focos infecciosos, consumo de O_2 fluxo-dependente, tecido necrótico ou processos inflamatórios, podem iniciar o processo de disfunção mitocondrial progressiva dos sistemas orgânicos.

Lesão pulmonar
Ao surgimento da cascata da disfunção orgânica, observou-se em adultos que a SDRA se inicia durante a fase de lesão-reanimação, acreditando-se que ela reflita a lesão induzida pela patogênese do choque-reanimação ou isquemia-reperfusão. A lesão pulmonar pode ocorrer logo após o evento inicial, ou relacionar-se a eventos subseqüentes como pancreatite, infecção hospitalar, queimaduras, broncoaspiração, cirurgias abdominais etc. É nesse período que o hipermetabolismo sistêmico está presente com alteração da ventilação-minuto e do consumo excessivo de O_2. Caso a ventilação mecânica seja protelada, o hipermetabolismo e o consumo de O_2 aumentam progressivamente, determinando o surgimento das disfunções.

INCIDÊNCIA E LETALIDADE

Os vários fatores de risco relacionados ao paciente e o perfil de atendimento de cada unidade estão estreitamente relacionados com incidência, letalidade e evolução da SDOM.

Os primeiros estudos no grupo pediátrico foram os de Pollack e Wilkinson no início da década de 1980. Outro estudo relevante foi realizado por Proulx. A partir de então, verificou-se incidência que variou de 10 a 30%, com letalidade entre 45 e 55%, dependendo do local de estudo. Quando diferenciada por sistemas acometidos, observou-se letalidade de 11% para dois sistemas, 50% para três e 75% para quatro sistemas. A quantificação do acometimento dos sistemas orgânicos tem proporcionado uma boa avaliação da expectativa de letalidade de pacientes internados em UTI pediátrica com SDOM.

Estudos realizados em adultos puderam constatar que a letalidade dessa síndrome também sofre a influência do tipo de sistema acometido e de sua cronologia de instalação, ou seja, o sistema respiratório, quando em disfunção com outros sistemas, pode ser mais letal (58%) do que o sistema cardiovascular (47%) e, quando se observa suas disfunções isoladamente, a letalidade muda para 13% e 23%, respectivamente.

Na UTI do Instituto da Criança, a incidência da SDOM mostrou-se elevada, com 139 (60%) pacientes acometidos de 233 casos estudados em um ano. Os sistemas mais freqüentemente acometidos foram o respiratório (52%) e o cardiovascular (50%), tendo sido essa a associação mais freqüentemente observada, seguida da associação respiratória e hematológica.

A letalidade geral dos casos estudados foi de 27%, e a dos que desenvolveram a SDOM, de 46%. A letalidade relacionada ao número de órgãos acometidos é demonstrada na tabela 4.1, enquanto a letalidade observada no acometimento específico de cada órgão é mostrada na tabela 4.2.

Tabela 4.1 – Letalidade por número de órgãos em disfunção (UTI do I.Cr. – HC-FMUSP).

Disfunção orgânica	Casos	Óbitos	Letalidade
Um órgão	9	1	11%
Dois órgãos	53	11	20,7%
Três órgãos	45	21	46,6%
Quatro ou mais órgãos	41	32	78%

Tabela 4.2 – Letalidade por sistemas (UTI do I.Cr. – HC-FMUSP).

Sistemas acometidos	Número de casos	Evolução	
		Óbito	%
Neurológico	47	32	68
Hematológico	58	36	62
Renal	34	19	55,8
Trato gastrintestinal	20	10	50

MONITORIZAÇÃO

Os esforços da comunidade médica mundial já se concentraram na tentativa de diagnosticar precocemente as situações consideradas como responsáveis pelo desenvolvimento da SDOM, criando-se consensos para definir as entidades de risco. Um desses consensos desenvolveu critérios clínicos até hoje utilizados, como a SIRS, acreditando, por meio disso, que, aumentando-se a sensibilidade, o diagnóstico precoce poderia diminuir a incidência e/ou a letalidade da SDOM. Entretanto, o fracasso de tais denominações tem sido responsabilizado pela baixa especificidade e pela maneira tardia de detectar as alterações vigentes, o que terminou gerando um campo para pesquisas de detecção ainda mais precoce dos desarranjos de fluxo sangüíneo tecidual e conseqüentemente celular. Recentemente, um estudo feito por Shoemaker pôde constatar que a disfunção circulatória se inicia no momento da doença vigente, e não com o início da hipotensão arterial, de surgimento considerado dos mais tardios, propiciando maiores riscos para piorar a morbimortalidade. Outras constatações do mesmo estudo, até mesmo bastante previsíveis na atualidade, foram de que a monitorização invasiva realizada nas UTI é tardia no que concerne a intervenção da cascata celular responsável pela disfunção dos sistemas. Foram provavelmente essas suposições que fizeram com que W. Shoemaker avaliasse métodos não-invasivos de monitorização hemodinâmica, como a bioimpedância cardíaca, a $PtCO_2$ (diretamente relacionada à perfusão tecidual), o que permitiu detectar mais precocemente o déficit perfusional, reduzindo a letalidade de maneira significativa, quando comparado à monitorização invasiva. Outras modalidades de monitorização não-invasiva estão em fase de desenvolvimento, como:

• A suspeita do desenvolvimento da síndrome deve ser feita diante de fatores considerados de risco para o desencadeamento de uma disfunção orgânica; pode ser feita pela avaliação inicial, desde a história pregressa da agressão orgânica, até constatações ao exame clínico-laboratorial.

• A monitorização é realizada pela verificação diária das condições clínicas, laboratoriais e/ou terapêuticas. Nos casos de suspeita de disfunção de algum sistema orgânico, a confirmação diagnóstica poderá ser feita pelas observações descritas no quadro 4.5.

TRATAMENTO

Compreendendo-se os mecanismos responsivos do hospedeiro às agressões e conhecendo-se e controlando-se os fatores de risco, a terapêutica adequada poderá ser instituída e, assim, a SDOM poderá talvez ser evitada. A persistência do mecanismo agressor não controlado que desencadeia a cascata de mediadores celulares e extracelulares é que modifica a incidência e a letalidade da síndrome. O controle e a remoção do agente causador do processo inflamatório seriam a medida inicial mais eficaz: hemostasia nos casos de sangramentos, drenagem de eventuais abscessos, excisão/enxerto de queimaduras, desbridamento de tecidos necróticos etc. Na impossibilidade do controle total da fonte agressora, a minimização dos efeitos talvez poderá evitar a progressão da síndrome: antibioticoterapia específica, alteração de imunossupressores em transplantados etc.

A terapêutica pela utilização dos antagonistas dos mediadores celulares e moleculares encontra-se em fase de estudos, acreditando-se que até o presente momento as antiendotoxinas sejam as mais promissoras, juntamente com o BN 52021, inibidor do fator de ativação plaquetária, que atuaria inibindo a agregação plaquetária, a hipotensão e o aumento da permeabilidade vascular, além de bloquear a anafilaxia pulmonar induzida por antígenos e reduzir a hipertensão pulmonar. Atualmente, um grande estudo prospectivo multicêntrico está sendo realizado em pacientes na França. Acredita-se que esses mediadores possam bloquear o processo inicial de desenvolvimento da cascata multifatorial que determinaria a progressão da SDOM. Apesar de numerosos estudos experimentais e das grandes perspectivas em torno dos mediadores celulares e moleculares, nenhum tratamento específico para a síndrome tem sido utilizado. Os elementos-chave parecem ser as citocinas, os eicosanóides, os leucócitos e o endotélio.

A realidade terapêutica atual visa basicamente à correção das disfunções vigentes, procurando-se corrigir a agressão inicial de base, responsável pelo desencadeamento da cascata inflamatória como um todo. Ressalta-se que em geral o tratamento da infecção não reverte o curso da síndrome; portanto, a melhor terapêutica parece ser o bloqueio precoce dos fatores de risco e/ou a intervenção especializada racional; caso contrário, a única perspectiva de tratamento seria a minimização evolutiva das disfunções por meio da terapia sintomática. Levando-se em consideração que a SDOM tem nas alterações decorrentes da oferta inadequada de oxigênio e nas alterações decorrentes da liberação e ação dos mediadores da resposta inflamatória os aspectos dominantes da sua fisiopatologia, podemos dividir a abordagem terapêutica em dois pontos básicos:

1. Abordagem geral – na qual se prioriza o tratamento da causa base do processo, a prevenção e o tratamento das variadas disfunções orgânicas, a adequação do suporte nutricional e metabólico e a otimização na oferta de oxigênio tecidual.

2. Abordagem específica – na qual modalidades terapêuticas específicas têm sido estudadas com o intuito de bloquear os vários componentes envolvidos na patogênese e na fisiopatologia do processo.

ABORDAGEM GERAL

Tratamento e profilaxia das infecções

Um fator desencadeante ou de manutenção da SDOM é a sepse; portanto, o tratamento do quadro infeccioso faz-se primordial. Deve-se buscar isolar insistentemente o agente etiológico responsável e direcionar a antibioticoterapia de acordo com o antibiograma. Na falha em isolá-lo, a antibioticoterapia empírica deve ser encarada de maneira racional e agressiva, levando-se em consideração o foco de infecção e a faixa etária acometida.

O uso e principalmente a permanência prolongada de cateteres vasculares, sondas e drenos criam condições que facilitam a colonização e a infecção do paciente, devendo ser rigorosamente analisados pela monitorização diária das condições do local de inserção.

O uso de antiácidos bloqueadores H^2 eleva o pH gástrico, facilitando o crescimento de bactérias gram-negativas que aumentam a incidência de pneumonias por esses agentes. A utilização de bloqueadores H^+ deve restringir-se a pacientes que apresentam risco iminente de sangramento do trato gastrintestinal ou que apresentam sangramento ativo, como, por exemplo, os hepatopatas portadores de varizes esofágicas e gastrites hemorrágicas, pacientes sob uso prolongado de corticosteróides, história pregressa de úlcera gástrica ou duodenal, trombocitopênicos graves (plaquetas < 50.000), coagulograma evidenciando risco de sangramento (atividade de protrombina < 50%). É importante salientar que a úlcera de estresse deve ser prevenida por meio de uma sedação eficaz, e não pela utilização de bloqueadores H^+, ineficazes nesse tipo de prevenção.

Por fim, a suspeita de infecção fúngica deve ser feita em pacientes com antibioticoterapia ampla e prolongada e que não tenham apresentado resposta terapêutica satisfatória à abordagem inicial.

Tratamento das disfunções orgânicas específicas

Disfunção cardíaca – a correção do débito cardíaco (DC) faz-se basicamente com um rigoroso controle volêmico, da contratilidade miocárdica e da vasomotricidade. Na maioria das vezes, as drogas vasoativas somente estão indicadas perante um miocárdio sabidamente comprometido (quimioterápicos, cardiopatas de base etc.), já que, nos casos em que a etiologia da SDOM é a sepse, o processo de vasodilatação encontrado tenderá a compensar a depressão miocárdica provocada pelos mesmos mediadores, normalizando ou até mesmo aumentando o DC, dispensando assim um inotropismo suplementar. A expansão volêmica deverá ser prioritária no processo inicial de disfunção cardiovascular, exceto perante a euvolemia e a hipervolemia. A utilização de drogas alfa-adrenérgicas também poderá ser indicada, na tentativa de se otimizar o transporte de oxigênio, quando a repleção intravascular for insuficiente para se manter um TO_2 satisfatório. Nos casos de ICC, a utilização de inotrópicos associados a vasodilatadores poderá auxiliar na reversão da disfunção cardiovascular.

Disfunção respiratória – a ventilação pulmonar mecânica é fundamental para a redução de mortalidade, devendo sua indicação ser efetuada precocemente.

Disfunção do sistema nervoso central – a avaliação neurológica rigorosa, auxiliada pela escala de coma de Glasgow, fornece dados que indicam medidas de controle do sistema nervoso central.

Disfunção renal – a otimização do transporte de oxigênio associada ao uso de drogas não-nefrotóxicas deve ser lembrada na manipulação de pacientes *em insuficiência renal*. Métodos dialíticos, como diálise peritoneal ou hemofiltração, devem ser indicados para eventual remoção de excretas nitrogenados e/ou correção de distúrbios metabólicos refratários à terapêutica convencional.

Disfunção gastrintestinal – o controle de hemorragias digestivas pode ser feito com reposição de plaquetas e/ou fatores de coagulação (quando estes se fizerem necessários) associados à proteção gástrica. O balonamento de varizes esofágicas pode ser necessário nos pacientes com sangramentos maciços, assim como a cauterização por meio de endoscopia digestiva.

Disfunção hematológica – o tratamento de reposição de plaquetas e fatores de coagulação deverá ser feito diante dos déficits apresentados na CIVD (ver capítulo específico), restando dúvidas sobre o benefício do uso de heparina. Recentemente, estudos promissores têm sido realizados com o uso de inibidores de trombina e plasmina.

SUPORTE NUTRICIONAL E METABÓLICO

O desenvolvimento da desnutrição é freqüentemente rápido nos pacientes com sepse grave. As condições impostas por esse metabolismo alterado provocam deterioração nutricional que difere em muito daquela provocada por uma simples privação de nutrientes em pacientes menos comprometidos. As alterações observadas na sepse grave (resposta da fase aguda) envolvem produção energética e substrato tecidual. O hipermetabolismo, associado ao catabolismo protéico e lipídico, juntamente com um balanço nitrogenado negativo e hiperglicemia, constitui a base da resposta orgânica aos mediadores liberados na sepse grave e, portanto, em grande número de casos de SDOM.

Na tentativa de se minimizar a desnutrição, as perdas nitrogenadas devem ser equilibradas e eventuais deficiências de nutrientes deverão ser supridas.

Iniciada a resposta sistêmica às endotoxinas, a liberação dos mediadores parece ser um processo em cascata de difícil reversão, com hipermetabolismo crescente, que já evoluiu para a SDOM, tornando-se determinante direta da letalidade desses pacientes criticamente doentes. Von Meyenfeldt e vários outros autores têm sugerido que a mortalidade na SDOM está relacionada à desnutrição aguda adquirida no transcorrer da doença.

Perante a SDOM, a reposição de nutrientes e a adequação do volume a ser infundido dependerão diretamente dos sistemas em disfunção, devendo-se otimizar as condições nutricionais por meio da imunomodulação dietética (enteral e/ou parenteral), na qual alguns nutrientes servem como moduladores das respostas imunológica e metabólica. Atenção especial deverá ser dada ao suporte nutricional e metabólico, normalmente utilizado como pilar terapêutico. A dieta por via enteral deve ser utilizada, sempre que possível.

Como a sepse caracteriza-se por um intenso estado hipercatabólico, no qual mesmo as ofertas basais de glicose podem acarretar aumento na produção de CO_2 e esteatose hepática, a oferta de glicose deve ser diminuída, buscando-se utilizar maiores quantidades de aminoácidos, com uma relação nitrogênio/kcal maior ou igual a 1:100 (1:100/1:150).

Objetivos nutricionais gerais

1. Determinar o objetivo do suporte nutricional, conforme as condições clínicas do paciente.
2. Manter ou melhorar o estado metabólico-nutricional do paciente, evitando-se a desnutrição.
3. Não protelar o suporte metabólico-nutricional, restringindo-o somente durante o período mais agudo e grave da instabilidade hemodinâmica.
4. Iniciar a dieta enteral precoce e gradativamente, assim que o trato gastrintestinal permitir (a ventilação mecânica não contra-indica a dieta enteral), adaptando-a à idade e às necessidades clínicas vigentes.

5. Pacientes com grandes perdas de nutrientes, aumento de necessidades ou ainda período prolongado de redução da ingestão (diarréia, queimaduras etc.) deverão ter suas ofertas ajustadas para a respectiva depleção.
6. Avaliar e considerar eventuais disfunções orgânicas, adaptando o suporte metabólico-nutricional às disfunções presentes.

Objetivos nutricionais específicos

1. Adequação da oferta hídrica, devidamente ajustada para perdas absolutas ou ganhos anormais (diarréias, queimaduras etc.; disfunção renal, insuficiência cardíaca, hepatopatias, respectivamente).
2. Administração precoce da dieta enteral.
3. Menor administração de glicose, evitar esteatose hepática e excesso de produção de CO_2; se glicemia > 170mg/dl = comprometimento da função imune; se glicemia > 200mg/dl = predisposição a candidíase sistêmica.
4. Maior oferta protéica (7 a 15% da oferta calórica total); o aumento da oferta protéica de 15% para 23% em crianças queimadas determina maior resposta imunológica, diminuindo as infecções e a letalidade (Alexander, 1980).
5. Otimizar a oferta calórica e protéica, evitando hiperalimentação (calorimetria indireta; balanço nitrogenado = 1:100/1:150).
6. Utilização de lipídeos especiais.
7. Cuidados eletrolíticos e fornecimento de oligoelementos.

Otimização na oferta de oxigênio

Na sepse, a extração tecidual de oxigênio estará diminuída após o devido preenchimento do intravascular. A oferta tecidual de oxigênio aos tecidos depende do conteúdo arterial de O_2 (CaO_2) e do DC, de acordo com as fórmulas:

$$DO_2 \text{ (oferta tecidual de oxigênio)} = CaO_2 \times DC, \text{ sendo}$$
$$CaO_2 = (Hb \times SatO_2 \times 1,36) + (0,0031 \times PaO_2)$$

A transfusão de glóbulos vermelhos otimiza o CaO_2 quando se encontrar em níveis reduzidos, porém o TO_2 não se beneficiaria de valores supranormais de hemoglobina/hematócrito.

A diminuição da contratilidade miocárdica nos quadros sépticos, de causas múltiplas, já foi bem demonstrada, como a geração de substâncias depressoras do miocárdio, as alterações nas membranas das células miocárdicas e as anormalidades distributivas, porém a vasodilatação provocada pelos mesmos mediadores, concomitantemente, termina por compensar a depressão miocárdica vigente. A boa reposição volêmica com soluções cristalóides ou colóides é fundamental para a manutenção do TO_2, assim como a utilização de drogas alfaminérgicas perante os primeiros sinais de queda da pressão arterial.

ABORDAGEM ESPECÍFICA

Essas abordagens são experimentais e têm como objetivo neutralizar as principais substâncias e vias envolvidas com o quadro séptico.

Corticosteróides

O uso do corticosteróide em altas doses no tratamento do choque vem sendo estudado desde 1963, pelos clássicos trabalhos de Lillhehei. Seu uso se baseia na sua ação em quatro principais vertentes:

1. Sistema cardiovascular – é controversa a ação inotrópica positiva em altas doses, mas trabalhos experimentais sugerem uma diminuição do "up take" das catecolaminas na terminação nervosa adrenérgica, levando a um aumento da concentração local.

2. Sistema de cascatas – é o principal aspecto a ser considerado, já que muitas das alterações e complicações do choque se devem a substâncias derivadas do metabolismo do ácido araquidônico, opióides, substâncias ativadoras do complemento e substâncias amplificadoras da resposta inflamatória, entre outras.

3. Efeito metabólico – o corticosteróide em altas doses teria um efeito antagonista ao da insulina, diminuindo a captação e a oxidação periférica da glicose, além de, pelo catabolismo protéico muscular, aumentar o nível sérico de aminoácidos e, portanto, a neoglicogênese. Promove a lipólise com a liberação de ácidos graxos que serão utilizados como fonte energética.

4. Microcirculação – o corticosteróide em altas doses age diretamente sobre a célula endotelial, diminuindo a permeabilidade capilar, inibe a migração de neutrófilos e a agregação de polimorfonucleares, estabiliza a membrana das plaquetas e diminui a produção de radicais livres de oxigênio. Apesar dessas várias ações benéficas do corticosteróide, seu uso no tratamento do choque é extremamente controverso, com inúmeros trabalhos conflitantes, não havendo consenso sobre sua real utilidade.

Naloxona

Em situações de estresse, foi constatado um aumento no nível sangüíneo de endorfinas, potentes vasodilatadores e possivelmente implicadas na hipotensão. Baseados nesses achados, alguns autores têm postulado o uso de antagonistas de opiáceos (naloxona) para o tratamento da hipotensão. Alguns trabalhos têm mostrado melhora hemodinâmica significativa, enquanto a hipotensão grave tem sido relatada com certa freqüência em outros modelos experimentais. Portanto, a naloxona não tem sido indicada como droga no tratamento do choque.

Imunoterapia

O objetivo da imunoterapia é tratar o choque com anticorpos monoclonais contra as principais substâncias envolvidas na fisiopatologia da sepse. Como exemplo, estudos em macacos têm demonstrado que a infusão de anti-TNF protege contra a posterior infusão de endotoxinas. Sem dúvida, essa é a área mais promissora na terapêutica da sepse/SDOM.

Pentoxifilina

A pentoxifilina, derivado da metilxantina, é indicada pela sua capacidade de afetar a migração e a aderência neutrofílicas, diminuir a produção de radicais livres de oxigênio, além de inibir a ativação de polimorfonucleares mediada pelo TNF e interleucina-1. Alguns estudos têm demonstrado a diminuição da mortalidade, porém estudos complementares são ainda necessários para indicar seu uso na prática diária.

Inibidores da ciclo e da lipoxigenase

Essas substâncias teriam como objetivo inibir a liberação de prostaglandinas e tromboxano. Inibidores da lipoxigenase têm sido descritos como sendo capazes de diminuir a produção de TNF.

A **indometacina** tem a capacidade de abolir a hipertensão pulmonar na sepse, mas, por outro lado, desvia o metabolismo do ácido araquidônico para a via da lipoxigenase, levando a um aumento da formação de leucotrienos.

O **ibuprofeno**, por outro lado, acarreta melhora da hipertensão pulmonar, do DC, da hipotensão arterial e da hipoxemia, sem levar a um aumento na formação de leucotrienos. Alguns estudos têm relacionado o ibuprofeno com a piora da hipoglicemia.

Apesar das evidências para se utilizar inibidores da lipo e da cicloxigenase, persistem dúvidas a respeito da supressão preferencial de uma ou outra via de metabolização do ácido araquidônico e de sua real utilidade no tratamento do choque.

Antioxidantes

Os antioxidantes são substâncias capazes de neutralizar ânion superóxido, peróxido de hidrogênio ou xantina-oxidase, reduzindo, portanto, a lesão tecidual e a induzida por neutrófilos. O único inconveniente relatado até o momento é sua rápida degradação.

Os principais antioxidantes naturais estudados são:
• superóxido dismutase, que neutraliza o ânion superóxido;
• catalase, que converte o peróxido de hidrogênio em água e oxigênio;
• alopurinol e o polipeptídeo intestinal vasoativo (VIP), que inibem a xantina-oxidase, e o VIP, que é capaz de diminuir a metabolização do ácido araquidônico pela via da cicloxigenase.

Antiproteases

Uma série de proteases, liberadas pela estimulação da endotoxina, além de provocar a ativação de polimorfonucleares, induz hipotensão, e enzimas como elastases de neutrófilos e quimotripsina podem aumentar a permeabilidade vascular, tornando-se coadjuvantes na formação do edema intersticial observado na síndrome de desconforto respiratório agudo.

Sabe-se que, durante a sepse, a ação de antiproteases endógenas é deprimida pela ação dos radicais livres de oxigênio, justificando estudos que usam inibidores sintéticos das proteases no tratamento da sepse. Esses estudos têm apresentado resultados satisfatórios, mas requerem maiores investigações para sistematizar seu uso.

Removedores de radicais livres de oxigênio

Dos agentes com capacidade de se ligarem aos radicais livres de oxigênio, o mais largamente estudado tem sido a N-acetilcisteína, que, em modelos experimentais, atenuou os aumentos na pressão de artéria pulmonar, alterações na mecânica respiratória e possibilidade de influenciar na quimiotaxia de neutrófilos.

Estudos têm sido realizados com as vitaminas C e E, que parecem prevenir a lesão mediada por neutrófilos.

BIBLIOGRAFIA

1. AIKAWA, N. et al. – Clinical analysis of multiple organ failure in burned patients. *Burns* **13**:103, 1987. 2. CLÉMENT, S.C. & MOULIN, D. – Management of liver failure. **In**. Vincent, J.L.; Tibboel, D. & van der Voort, E., eds. *25 Update in Intensive Care and Emergency Medicine*. Springer, 1998, p. 539. 3. HENAO, F.J.; DAES, J.E. & DENNIS, R.J. – Risk factors for multiple organ failure: a case – control study. *J. Trauma* **31**:74, 1991. 4. KALIL, W.J. et al. – Análise clínica e prognóstica da síndrome de disfunção orgânica múltipla. *Pediatr. (São Paulo)* **17**:143, 1995. 5. POLLACK, M.M. et al. – Outcome of pediatric patients with multiple organ system failure. *Crit. Care Med.* **14**:271, 1986. 6. POLLACK, M.M. et al. – Mortality associated with multiple organ system failure and sepsis in pediatric intensive care unit. *J. Pediatr.* **111**:324, 1987. 7. PROULX, F. et al. – Timing and predictors of death in pediatric patients with multiple organ system failure. *Crit. Care Med.* **22**:1025, 1994. 8. TRAN, D.D. et al. – Age, chronic disease, sepsis, organ system failure, and mortality in a medical intensive care unit. *Crit. Care Med.* **18**:474, 1990.

ADRIANA VADA FERREIRA
ARTUR F. DELGADO
HÉLIO M. KIMURA

A síndrome clínica de choque é uma das mais importantes entidades clínicas que o pediatra se defronta, não só pelo seu dramático quadro, mas também pela sua elevada morbidade e mortalidade. Várias doenças comuns à criança, como a diarréia aguda, as infecções, o traumatismo, as intoxicações exógenas, podem cursar com o choque.

O progresso no tratamento de crianças com doenças graves contribuiu na melhoria da expectativa de suas vidas; entretanto, resultou no aumento significativo de crianças com risco aumentado de desenvolver choque, principalmente o choque séptico.

Apesar dos avanços no conhecimento da fisiopatologia do choque em âmbito bioquímico e celular, seu reconhecimento precoce, bem como o tratamento nas suas fases iniciais, são de importância vital para a redução da mortalidade.

Na primeira parte deste capítulo, abordaremos os determinantes do débito cardíaco, dada a sua importância para o entendimento da classificação do choque, bem como da terapêutica a ser utilizada.

DETERMINANTES DO DÉBITO CARDÍACO

A função do sistema circulatório é fornecer uma oferta adequada de oxigênio (DO_2) e outros nutrientes para as necessidades metabólicas teciduais. As necessidades metabólicas variam de órgão a órgão e no mesmo órgão sob diferentes condições fisiológicas. Para esses ajustes, o organismo é provido de uma complexa inter-relação entre a bomba central (coração) e o fluxo sangüíneo regional.

A oferta de oxigênio é determinada pelo conteúdo de oxigênio (CaO_2) e débito cardíaco (DC):

$$DO_2 = CaO_2 \times DC$$

O débito cardíaco é determinado pelo volume de sangue ejetado pelo ventrículo esquerdo e pela freqüência cardíaca. O volume ejetado pelo ventrículo esquerdo correlaciona-se com o grau de encurtamento das fibras miocárdicas, que é determinado por quatro fatores principais: pré-carga, pós-carga, freqüência cardíaca e contratilidade.

A pré-carga é o comprimento diastólico inicial das fibras, representado pelo volume ventricular. Vários fatores influenciam a adequação da pré-carga: volume sangüíneo intravascular, distribuição do volume sangüíneo intratorácico, tratamento farmacológico, contração atrial, entre outros.

A pós-carga pode ser definida como a pressão mural sistólica desenvolvida durante a contração ventricular. A resistência ao fluxo de saída é basicamente influenciada pela resistência vascular sistêmica e viscosidade sangüínea.

A contratilidade significa o estado inotrópico do miocárdio, que influencia o volume de sangue ejetado pelo ventrículo esquerdo, independentemente das alterações na pré-carga ou na pós-carga. Vários fatores podem influenciar a contratilidade miocárdica: atividade nervosa simpática, catecolaminas endógenas, ritmo e freqüência cardíacos, agentes depressores ou inotrópicos exógenos e condições adversas sistêmicas (hipóxia, acidose, isquemia).

A freqüência cardíaca é controlada pelo nervo vago e catecolaminas endógenas. A hipertensão e a hipoxemia podem determinar aumento do tono vagal e bradicardia.

O lactente tem menor contratilidade miocárdica e, dessa forma, o aumento do débito cardíaco depende em grande parte da freqüência cardíaca. É por essa razão que a bradicardia é pouco tolerada nessa faixa etária.

DEFINIÇÃO

O choque é definido como uma síndrome aguda em que ocorre inabilidade do sistema circulatório em fornecer oxigênio e outros nutrientes para a demanda dos órgãos vitais. Deve-se salientar que o choque pode ocorrer na ausência de alteração da pressão arterial, do débito cardíaco ou da pressão de enchimento cardíaco.

O choque freqüentemente resulta da redução absoluta do débito cardíaco, má distribuição do fluxo sangüíneo regional ou de ambos. Independentemente do fator desencadeante do choque, ocorre deficiência de oxigênio na célula, o que resulta em alterações no metabolismo celular e na produção de energia, o qual, se não abolido, pode levar à morte do organismo.

CLASSIFICAÇÃO

Para fins didáticos empregaremos a classificação do choque pela etiologia (Quadro 4.6).

Quadro 4.6 – Classificação do choque e suas principais etiologias.

Tipo	Evento primário envolvido	Causas
Hipovolêmico	↓ Volume sangüíneo circulante	Hemorragia Perda de fluidos • gastrintestinal • renal Síndrome de escape capilar
Distributivo	Vasodilatação → seqüestro venoso → ↓ pré-carga Má distribuição do fluxo regional	Sepse Anafilaxia Traumatismo no SNC ou medular Intoxicação por drogas
Cardiogênico	↓ Contratilidade miocárdica	Cirurgia cardíaca ICC grave Disritmias Lesão isquêmica ou hipóxica Alteração metabólica Intoxicação por drogas
Obstrutivo	Obstrução mecânica ao fluxo ventricular	Tamponamento cardíaco Embolia pulmonar maciça Pneumotórax hipertensivo
Dissociativo	Oxigênio não é liberado pela hemoglobina	Intoxicação por CO Metemoglobinemia

Os sinais clínicos do choque são comuns a todas as formas. Os sinais e os sintomas são geralmente: taquicardia, hiperventilação, pressão normal ou hipotensão, extremidades frias e úmidas, enchimento capilar prolongado (superior a 2 a 3 segundos) e diminuição do nível de consciência.

Choque hipovolêmico – a hipovolemia (diminuição do volume sangüíneo circulante) é a causa mais comum de choque nos pacientes pediátricos. A causa mais comum de choque hipovolêmico ocorre por perda de água associada à diarréia e aos vômitos. Outras causas incluem: perda sangüínea (traumatismo, hemorragias), *perda de plasma* (queimadura, hipoproteinemia, peritonite) e água (diurese osmótica) (Quadro 4.7). A diminuição do volume sangüíneo circulante resulta em diminuição da pré-carga, do volume de sangue ejetado pelo ventrículo esquerdo e do débito cardíaco. O choque hipovolêmico pode ser diferenciado das outras causas de choque pela presença de hipotensão e taquicardia sem sinais de insuficiência cardíaca congestiva (hepatomegalia, crepitação pulmonar, estase de veia jugular ou ritmo de galope) ou sinais de sepse (febre, leucocitose ou presença de foco infeccioso). De forma geral, a recuperação do choque hipovolêmico é boa, dependendo do grau da hipovolemia, e com baixa mortalidade (inferior a 10%).

Quadro 4.7 – Causas de choque hipovolêmico.

Perda de água e eletrólitos	Hemorragia
Diarréia	Traumatismo
Vômitos	Cirurgia
Diabetes insípido	Sangramento intestinal
Queimadura	**Perda de plasma**
Perda renal	Queimadura
Obstrução intestinal	Síndrome nefrótica
Insolação	Sepse
	Obstrução intestinal
	Peritonite

Choque distributivo – ocorre primariamente por vasodilatação e seqüestro de sangue na vasculatura periférica. Suas causas na criança são: sepse, anafilaxia, traumatismo da medula espinhal ou do SNC e intoxicação medicamentosa por drogas com propriedades vasodilatadoras. O choque séptico é a causa mais freqüente do choque distributivo, constituindo um espectro dos distúrbios associados à sepse (Quadro 4.8). O evento primário do choque séptico resulta da exposição a componentes microbianos (por exemplo, endotoxina, ácido teicóico ou proteínas virais), os quais desencadeiam a cascata da resposta inflamatória e os mediadores vasculares (ver a seguir). O choque séptico na sua fase inicial apresenta sutileza na sua apresentação clínica (fase quente), sendo importante um elevado índice de suspeita, principalmente nos pacientes com infecção ou imunossupressão. O tratamento nessa fase do choque séptico apresenta melhores resultados quando comparados à fase chamada fria (Quadro 4.9). Os agentes bacterianos mais freqüentemente envolvidos no choque séptico na criança estão listados no quadro 4.10.

Choque cardiogênico – é caracterizado por anormalidade primária da função cardíaca, na maioria das vezes devido à depressão da contratilidade miocárdica. O choque cardiogênico pode ser facilmente distinguido das outras formas de choque por estar associado com sinais de insuficiência cardíaca congestiva (ritmo de galope, crepitação pulmonar, hepatomegalia e estase das veias jugulares). As etiologias do choque cardiogênico na criança incluem: insuficiência cardíaca devido a cardiopatia congênita, disritmias, intoxicação por drogas, miocardite viral, complicação do pós-operatório de cirurgia cardíaca, cardiomiopatias e distúrbios metabólicos (hipoglicemia, acidose, hipóxia). O comprometimento da contratilidade miocárdica pode ser observado em todas as formas de choque.

Choque obstrutivo – resulta da incapacidade de se produzir um débito cardíaco adequado, na ausência de deficiência de volume intravascular e alteração da contratilidade miocárdica, por obstrução mecânica ao fluxo ventricular. As causas mais importantes são o tamponamento pericárdico e o pneumotórax hipertensivo.

Quadro 4.8 – Terminologia para a sepse e a síndrome de sepse na criança.

Termo	Definição
Bacteriemia	Presença de bactéria viável na circulação sangüínea confirmada com cultura
Sepse	Suspeita clínica de infecção e evidência da resposta sistêmica à infecção (taquicardia, taquipnéia, hipertermia ou hipotermia)*
Síndrome de sepse	Sepse mais evidência de alteração na perfusão de órgãos com pelo menos uma das condições: • alteração aguda do nível de consciência** • oligúria • aumento do lactato • hipoxemia
Choque séptico	Síndrome de sepse com hipotensão, que é responsível à administração de fluidos ou tratamento farmacológico***
Choque séptico refratário	Síndrome de sepse com hipotensão com pelo menos > 1 hora e que não responde à administração de fluidos ou tratamento farmacológico e que necessita de suporte vasopressor
Insuficiência de múltiplos órgãos	Qualquer combinação de CIVD, SDRA, IRA, disfunção hepatobiliar e disfunção do SNC****

CIVD = coagulação intravascular disseminada; SDRA = síndrome do desconforto respiratório agudo; IRA = insuficiência renal aguda; SNC = sistema nervoso central.

* Taquipnéia: lactente > 60ipm, criança > 50ipm; taquicardia: lactente > 160bpm, criança > 150bpm; hipertermia: > 38°C; hipotermia: < 36°C (retal).

** Redução de pelo menos 3 pontos do valor basal (escala de Glasgow).

*** Pressão sistólica: lactente < 65mmHg, criança < 75mmHg ou < 5º percentil para a idade.

**** Todos associados com o processo séptico.

Choque dissociativo – o termo choque dissociativo é empregado naquelas condições em que a perfusão tecidual é normal mas o oxigênio não pode ser utilizado pelas células devido à anormalidade da afinidade da hemoglobina com o oxigênio (intoxicação por monóxido de carbono, metemoglobinemia).

FISIOPATOLOGIA

Disfunção da microcirculação – é evento comum a todas as formas de choque e caracterizada por má distribuição do fluxo sangüíneo capilar. No choque séptico, tem papel patogênico primário. Nas outras formas de choque, em particular no choque hipovolêmico, a disfunção da microcirculação é secundária aos ajustes compensatórios para redistribuir o volume sangüíneo reduzido das áreas não-vitais para os tecidos vitais. A ação vasoconstritora simpática local e as substâncias vasoativas levam à contração da musculatura lisa dos esfíncteres pré-capilares e das arteríolas. Com a perpetuação do choque, há redução da pressão hidrostática e obstrução dos leitos capilares por "debris" celulares, resultando em bloqueio dos leitos capilares e lesão endotelial. A ativação subseqüente do complemento aumenta ainda mais a agregação de plaquetas e de granulócitos. A lesão nas células endoteliais ativa a atividade pró-coagulante com subseqüente depósito de fibrina na microcirculação. Agressão tecidual, especialmente as células endoteliais, é ainda intensificada pela ação dos radicais superóxidos, dos metabólicos lisossômicos e das citocinas, determinando um círculo vicioso na lesão à microcirculação.

Isquemia tecidual – também é evento comum a todas as formas de choque. Em decorrência, a queda da perfusão tecidual ocorre por deficiência de oxigênio com redução na produção de ATP.

Quadro 4.9 – Estágios do choque séptico.

	Sinais clínicos	Distúrbio fisiológico	Alteração bioquímica
Choque quente	Boa perfusão periférica Pele quente e seca Taquicardia Instabilidade térmica Pulsos amplos Alteração do nível de consciência	Aumento da SvO_2: refletindo ↓ VO_2 Aumento do DC Diminuição da RVS	Hipocapnia Hipóxia ↑ Lactato Hiperglicemia
Choque frio	Cianose Pele fria e úmida Pulsos fracos Taquicardia Respiração lenta Depressão do nível de consciência	Oligúria Diminuição do DU Aumento RVS Diminuição da PVC Trombocitopenia Diminuição da PvO_2	Hipóxia Acidose metabólica Coagulopatia Hipoglicemia
Insuficiência de múltiplos órgãos		Coma SDRA ICC IRA Sangramento gastrintestinal ou íleo CIVD	

SvO_2 = saturação venosa mista de oxigênio; DC = débito cardíaco; DU = débito urinário; ICC = insuficiência cardíaca congestiva; CIVD = coagulação intravascular disseminada; SDRA = síndrome do desconforto respiratório do tipo agudo; VO_2 = consumo de oxigênio; RVS = resistência vascular sistêmica; PVC = pressão venosa central; IRA = insuficiência renal aguda.

Quadro 4.10 – Etiologia bacteriana do choque séptico no lactente e na criança (agentes).

Haemophilus influenzae tipo b *Neisseria meningitidis* *Streptococcus pneumoniae* Bacilos gram-negativos Estreptococos do grupo B	*Staphylococcus aureus* *Pseudomonas aeruginosa* *Listeria monocytogenes* *Salmonella enteritidis*

O metabolismo anaeróbio depleta os estoques de glicogênio com acúmulo de lactato e desenvolvimento de acidose. A diminuição energética, aliada à acidose, leva ao efluxo de potássio e ao influxo de sódio e cálcio, ocasionando influxo obrigatório da água para dentro da célula (edema).

Mediadores bioquímicos – têm importante papel no desenvolvimento e na perpetuação do choque. As substâncias vasoativas e os mediadores inflamatórios são produzidos pelo sistema nervoso e hematopoético, respectivamente. No choque séptico, os mediadores são estimulados após a exposição à endotoxina, tendo papel primário na iniciação do choque. No choque hipovolêmico e cardiogênico, eles são liberados em resposta à isquemia celular. Os mediadores vasoativos exercem seus efeitos primariamente pela indução de intensa vasoconstrição e vasoespasmo, agregação plaquetária, formação de trombos, aumento da permeabilidade capilar e redistribuição do fluxo sangüíneo para os tecidos vitais (Quadro 4.11). Entre as várias citocinas, tem destaque especial o fator de necrose tumoral, pela sua ação desencadeante na produção de outras citocinas e mediadores inflamatórios (Quadro 4.12).

MANIFESTAÇÃO CLÍNICA

Independentemente da etiologia do choque, ele se inicia quando há hipovolemia absoluta (perda do volume sangüíneo efetivo) ou relativa (aumento da capacitância vascular). Os sinais iniciais do choque são: taquicardia, taquipnéia, discreto atraso no enchimento capilar (superior a 2 a 3 segundos), alteração ortostática da pressão arterial ou do pulso e irritabilidade. Essas manifestações são resultantes da compensação do choque, do aumento do débito cardíaco e da manutenção da perfusão aos órgãos nobres (cérebro, coração, rim).

A taquicardia ocorre para compensar a diminuição do volume sistólico. O atraso no enchimento capilar decorre da ativação das catecolaminas endógenas (vasoconstrição periférica).

Nas fases iniciais do choque séptico, podemos encontrar pele quente e seca, com enchimento capilar normal, reflexo do vasodilatação cutânea (aumento do débito cardíaco e da capacitância venosa) (ver Quadro 4.9).

Na medida em que o choque se prolonga (choque não-compensado), os mecanismos compensatórios não mais possibilitam uma demanda metabólica adequada aos tecidos, ocorrendo isquemia celular com comprometimento da microcirculação. Nessa fase, são observados sinais de comprometimento do cérebro, rins e sistema cardiovascular. A taquipnéia intensifica-se na tentativa de compensar a acidose metabólica que se instala em decorrência da hipoperfusão tecidual. O aumento da ventilação/minuto resulta em queda da $PaCO_2$ e alcalose respiratória compensatória. A pele torna-se fria, úmida e com enchimento capilar demorado (superior a 4 segundos).

A diminuição do débito cardíaco, aliada à vasoconstrição, afeta a perfusão renal com conseqüente oligúria. Os efeitos da hipoperfusão no trato gastrintestinal manifestam-se com distensão abdominal, diminuição do trânsito intestinal e seqüestro de líquido.

À medida que a perfusão cerebral é afetada, a irritabilidade progride para agitação, alucinação, alternância de agitação com estupor e finalmente coma. O comprometimento da microcirculação, a isquemia e a liberação dos mediadores inflamatórios ocasionam, no pulmão, edema não-cardiogênico, que se manifesta com dispnéia, hipoxemia refratária ao oxigênio, diminuição da complacência pulmonar e infiltrado alveolar difuso (SDRA).

TRATAMENTO

O tratamento do choque baseia-se nas medidas que visam restabelecer a oferta de oxigênio e outros nutrientes aos tecidos. Tendo em vista que a hipovolemia, as alterações da microcirculação, a isquemia tecidual e a disfunção cardiovascular se intensificam na medida em que o choque se prolonga, tornando o quadro muitas vezes irreversível, é mandatória uma abordagem rápida e agressiva no tratamento do choque. O reconhecimento do choque em suas fases iniciais é essencial, pois, nesse estágio, muitas das alterações hemodinâmicas e metabólicas podem ser reversíveis.

Quadro 4.11 – Mediadores vasoativos endógenos no choque.

Mediador	Estímulo	Fonte principal	Ação maior
Noradrenalina	Hipovolemia Traumatismo craniano	Sistema nervoso simpático Medula adrenal	Vasoconstrição Estimulação beta-1 e beta-2
Adrenalina	Hipovolemia Hipercapnia	Medula adrenal	Vasoconstrição Estimulação alfa e beta
Angiotensina II	Hipovolemia	Rim, cérebro, sangue	Vasoconstrição
Leucotrienos	Fator de necrose tumoral Antígenos bacterianos	Macrófagos	Permeabilidade capilar Vasoconstrição Libera hidrolases lisossômicas
Tromboxano A_2	Hipóxia	Plaquetas	Vasoconstrição Agregação plaquetária
Prostaglandina F_2	Hipóxia	Plaquetas Músculo liso do vaso	Vasoconstrição
Prostaglandina I_2	Hipóxia	Endotélio vascular	Vasodilatação, contrabalança o tromboxano A_2
Fator depressor do miocárdio	Isquemia Lesão tecidual	Pâncreas	Efeito inotrópico negativo
Opiáceos (beta-endorfinas)	Hipóxia	Pituitária	Diminuição da contratilidade miocárdica Diminuição do tono simpático

Quadro 4.12 – Mediadores inflamatórios endógenos do choque.

Mediador	Estímulo	Fonte principal	Ação maior
Fator ativador das plaquetas	TNF Antígenos bacterianos	Plaquetas Neutrófilos	Trombose Permeabilidade vascular
TNF	Antígenos bacterianos Traumatismo grave	Macrófagos Monócitos	Induz outros mediadores Adesão ao endotélio
Interleucina-1	TNF Antígenos bacterianos	Mononucleares Fagócitos	Febre Leucocitose Proteína fase aguda Adesão ao endotélio
Interleucina-6	TNF Interleucina-1	Monócitos Células endoteliais	Leucocitose Trombose
Interleucina-8	Endotoxina TNF	Monócitos Células endoteliais	Ativação de neutrófilos
Fragmentos de complemento	TNF Antígenos bacterianos	Via alternativa	Atividade quimiotáxica
Radicais de O_2	TNF Antígenos bacterianos	Neutrófilos	Lesão celular

TNF = fator de necrose tumoral.

As condutas iniciais no tratamento do choque são: 1. estabelecer uma via aérea adequada; 2. determinar se a respiração está adequada; 3. fornecer oxigênio a 100%; 4. estabelecer acesso venoso e fazer coletas para exames laboratoriais; e 5. restabelecer o volume circulante efetivo.

Oferta de oxigênio – o fornecimento de oxigênio aos tecidos constitui o objetivo primário do tratamento do choque. O oxigênio deve ser fornecido inicialmente a 100% por máscara, cânula nasal ou ventilação mecânica, tendo como objetivo a manutenção da PaO_2 em valores superiores a 65mmHg. A importância na manutenção de uma oferta de oxigênio adequada ($SaO_2 > 90\%$) e uma taxa de hemoglobina superior a 10g% pode ser compreendida pela análise da equação da oferta de oxigênio e do conteúdo arterial de oxigênio:

$$DO_2 = CaO_2 \times DC$$

$$CaO_2 = [SatO_2 \times 1,36 \times Hg] + [PaO_2 \times 0,0031]$$

onde: DO_2 = oferta de oxigênio; CaO_2 = conteúdo arterial de oxigênio; DC = débito cardíaco; $SatO_2$ = saturação da hemoglobina; Hg = hemoglobina; PaO_2 = pressão parcial de oxigênio arterial.

Além da otimização da oferta de oxigênio, deve-se considerar a redução do consumo de oxigênio, por meio do controle térmico e redução do esforço respiratório com a utilização do suporte ventilatório.

Acesso vascular – a obtenção de acesso venoso é de vital importância no tratamento. Devemos utilizar, de preferência, cateter de grosso calibre e de pequeno comprimento em veias periféricas. Na impossibilidade do acesso periférico, podemos utilizar a cateterização venosa profunda pela técnica de Seldinger. Nas crianças com idade inferior a 5 anos a via intra-óssea é uma via alternativa e efetiva. Concomitantemente à obtenção do acesso venoso, amostras sangüíneas devem ser obtidas para a realização dos exames: hemograma completo, coagulograma, eletrólitos, uréia, creatinina, glicemia, gasometria arterial e culturas (se indicados).

Administração de fluido – após o estabelecimento do acesso venoso, administram-se expansores de volume na forma de soluções cristalóides (NaCl a 0,9% ou Ringer), inicialmente em alíquota de 20ml/kg. O objetivo da administração de fluido é aumentar a pré-carga, com conseqüente aumento do volume sistólico.

A decisão de se administrar alíquotas adicionais baseia-se na análise da pressão arterial, freqüência cardíaca, débito urinário, enchimento capilar e nível de consciência. Se a criança permanece hipotensa, alíquota adicional de 20ml/kg pode ser infundida. A quantidade de fluido pode ser titulada pela análise do comportamento da pressão venosa central (PVC) – regra de Weil modificada:

→ Se a PVC é menor que 6mmHg, infundir 4ml/kg em > 10 minutos:
  – a infusão é suspendida se ocorre aumento maior que 4mmHg;
  – se a PVC aumenta menos que 4mmHg mas mais que 2mmHg, observar o paciente por 10 minutos;
  – se a PVC permanece acima de 2mmHg do valor inicial, monitorize o paciente sem administração adicional de fluidos;
  – se a PVC diminui em 2mmHg do valor inicial, infundir 4ml/kg em > 10 minutos;
  – repetir o procedimento até que ocorra normalização da pressão arterial, restauração da integridade circulatória ou violação da regra "4 e 2".
→ Se a PVC inicial for entre 6 e 10mmHg, infundir 2ml/kg em mais de 10 minutos – procede-se da mesma forma na regra "4 e 2".
→ Se a PVC inicial é maior que 10mmHg, infundir 1ml/kg em mais de 10 minutos – procede-se da mesma forma na regra "4 e 2".

A escolha do expansor de volume ideal (cristalóide *versus* colóides) é ainda objeto de controvérsia. Como expansor inicial, utilizamos as soluções cristalóides. Os colóides, em destaque a albumina a 5% em NaCl a 0,9% (10ml/kg), podem ser utilizados se a criança persistir com sinais de hipovolemia após a abordagem inicial com cristalóides. O emprego de papa de hemácias (10ml/kg em > 1 a 2 horas) está indicado para manter o hematócrito em valores próximos a 33%.

Uso de drogas vasoativas – a contratilidade miocárdica pode ser melhorada pela correção de distúrbios metabólicos (hipóxia, acidose, hipoglicemia) e administração de agentes inotrópicos. Quando o paciente em choque não responde adequadamente à reposição volêmica, a administração de drogas inotrópicas e vasopressoras deve ser considerada (Quadro 4.13).

A dopamina tem sido a droga de escolha inicial nos pacientes que permanecem hipotensos após administração de volume. Em doses baixas (< 5mcg/kg/min), tem efeito inotrópico discreto, aumenta o fluxo renal e a excreção renal de sódio. Em doses maiores (5 a 10mcg/kg/min), a dopamina tem efeito inotrópico e vasoconstritor.

A utilização da adrenalina pode ser considerada nos casos de choque séptico com hipotensão. Em doses baixas (< 0,2mcg/kg/min), estimula os recepectores beta-1 cardíacos e beta-2 vasculares, aumentando o fluxo sangüíneo aos músculos esqueléticos com diminuição da pressão diastólica. Em doses mais elevadas (> 0,3mcg/kg/min) apresenta ação alfa-adrenérgica com elevação da pressão arterial. O emprego de vasodilatadores, como o nitroprussiato de sódio, pode ser necessário quando da utilização da adrenalina em doses elevadas.

A dobutamina é um agente adrenérgico que tem sido recomendado no choque cardiogênico por sua ação beta-1.

A amrinona apresenta ação inotrópica e vasodilatadora.

Imunoterapia – a utilização de corticóides e de anticorpos monoclonais não apresentou benefícos no tratamento do choque séptico, a despeito das evidências experimentais.

BIBLIOGRAFIA

1. ANDERSON, M.R. & BLUMER J.L. – Advances in the therapy for sepsis in children. *Pediatr. Clin North. Am.* **44**(1):179, 1997. 2. BLUMER, J.L. – Shock in the pediatric patient. **In** Green, T.P. & Weigle, C.G.M., eds. *Current Concepts in Pediatric Critical Care.* Society of Critical Care Medicine, 1995, p. 1. 3. CARCILLO, J.A. – Management of pediatric septic shock. **In** Holbrook, P.R., ed. *Texbook of Pediatric Critical Care.* Philadelphia, Saunders, 1995, p. 114. 4. JAFARI, H.S. & McCRAKEN Jr., G.H. – Sepsis and septic shock: a review for clinicians. *Pediatr. Infect. Dis. J.* **11**:739, 1992. 5. NOTTERMAN, D.A. – Cardiovascular pharmacology in pediatric intensive unit. **In** Green, T.P. & Weigle C.G.M., eds. *Currents Concepts in Pediatric Critical Care.* Society of Critical Care Medicine, 1995, p. 51. 6. POLLOCK, M.M.; RING, J.C. & FIELDS, A.I. – Shock in infants and children. *Emerg. Med. Clin. North Am.* **4**:841, 1986.

Quadro 4.13 – Efeitos cardiovasculares da ação dos catecolaminas.

Agente	Receptores			
	Alfa-1	Beta-1	Beta-2	D1
Dopamina*	Vasoconstrição ↑RVS, RVP	Inotrópico Cromotrópico	Vasodilatação	Vasodilatação (renal)
Noradrenalina	Vasoconstrição ↑RVS, RVP	Inotrópico (efeito menor)	—	—
Adrenalina**	Vasoconstrição ↑RVS, RVP	Inotrópico Cronotrópico	Vasodilatação	—
Isoproterenol	—	Inotrópico	Vasodilatação	—
Dobutamina		Inotrópico	—	—
Amrinona	Não mediado por receptor	Inotrópico Vasodilatação		

D1 = receptor dopaminérgico; RVS = resistência vascular sistêmica; RVP = resistência vascular pulmonar.

* Dose relacionada; em baixas doses: efeitos D1 predominam; em doses intermediárias: efeitos beta-1 e beta-2; em doses elevadas, efeitos alfa-1.
** Dose relacionada; em doses baixas: efeitos beta predominam; em doses elevadas, efeitos alfa.

EDUARDO JUAN TROSTER
LUCILIA SANTANA FARIA

DEFINIÇÃO

Define-se insuficiência respiratória aguda a incapacidade súbita do sistema respiratório em suprir as demandas metabólicas do organismo no que se refere à oxigenação e à eliminação de gás carbônico. Para que o processo da respiração ocorra adequadamente, é necessário que três passos sejam realizados: a respiração externa, o transporte de oxigênio e a respiração interna (celular). A respiração externa inclui a ventilação, a adequação entre ventilação e perfusão e a difusão. Uma falha em qualquer um desses passos pode levar à falência respiratória.

O diagnóstico da insuficiência respiratória aguda em crianças é baseado principalmente no quadro clínico associado às alterações gasométricas. Os valores de PO_2 e de PCO_2 arteriais que indicam insuficiência respiratória são variáveis, pois seus valores normais são influenciados pela altitude de residência, pela idade e pelos processos metabólicos. Em recém-nascidos, a PO_2 arterial normal varia de 50 a 70mmHg e, portanto, considera-se hipoxemia uma PO_2 arterial inferior a 50mmHg. Os lactentes até 1 ano de idade têm PO_2 arterial variável, de 60 a 80mmHg, e os lactentes maiores de 1 ano, PO_2 arterial maior do que 80mmHg, como no adulto; porém, considera-se insuficiência respiratória aguda PO_2 menor que 60mmHg em ar ambiente e PCO_2 maior que 50mmHg.

INCIDÊNCIA

A insuficiência respiratória aguda é uma das doenças que mais freqüentemente levam à intervenção da criança em terapia intensiva, chegando a ser a causa de 50% das admissões em UTI pediátrica nos Estados Unidos e a segunda causa de óbitos em recém-nascidos e lactentes segundo o National Center for Health Statistics.

FATORES QUE PREDISPÕEM A CRIANÇA A DESENVOLVER INSUFICIÊNCIA RESPIRATÓRIA AGUDA

Vias aéreas

A via aérea da criança é relativamente maior comparada à via aérea de um adulto. O diâmetro da traquéia de um recém-nascido é um terço do diâmetro da traquéia de um adulto 20 vezes maior do que ele. Entretanto, como a resistência ao fluxo aéreo é inversamente proporcional à quarta potência do raio, pequenos espessamentos da mucosa na via aérea da criança levam a grandes aumentos na resistência ao fluxo aéreo. Exemplificando: um espessamento de 1mm na subglote leva à diminuição da área de secção transversal em 75% no recém-nascido e 20% no adulto e, portanto, ao aumento muito maior da resistência ao fluxo aéreo no recém-nascido, o qual provoca aumento no trabalho respiratório, predispondo a criança a desenvolver insuficiência respiratória aguda. Além disso, a via aérea distal é relativamente mais estreita e não está totalmente formada na criança até 5 anos de idade, levando a um grande aumento na resistência da via aérea periférica nessa faixa etária. Assim sendo, doenças que no adulto têm pouca importância, como laringite, laringotraqueobronquite e bronquiolite, na criança podem levar à insuficiência respiratória aguda.

O suporte cartilaginoso da traquéia é essencial para a estabilidade da via aérea de condução. Após o nascimento, essa cartilagem aumenta em número até os 2 meses de idade e em área total duran-

te toda a infância. Essa relativa fraqueza do suporte cartilaginoso nos lactentes, comparada à dos adultos, pode levar à compressão dinâmica da traquéia em situações associadas a alto fluxo expiratório e aumento da resistência da via aérea, com bronquiolite, asma, ou mesmo durante o choro.

Alvéolo

Após o nascimento, ocorre aumento dramático no número de alvéolos. Ao nascimento, a criança tem cerca de 20 milhões de sacos alveolares, e aos 8 anos de idade, 300 milhões (uma taxa de crescimento de alvéolos de 1 alvéolo por segundo nos primeiros 8 anos de vida). O fato de haver um menor número de alvéolos faz que a criança tenha menor reserva de troca gasosa, predispondo-a a desenvolver insuficiência respiratória aguda. Por ter um pulmão ainda em crescimento, isso dá à criança maior potencial de recuperação mesmo em lesões pulmonares graves.

Ventilação colateral

No pulmão adulto, a ventilação colateral é bem desenvolvida, de modo que é fácil ventilar o parênquima mesmo com algum grau de obstrução na via aérea. Nos lactentes, os poros de Kohn (interalveolares) e os canais de Lambert (bronquioloalveolares) são ausentes, ou em menor número e tamanho, mas aumentam com a idade. Assim sendo, a ventilação pulmonar através de unidades obstruídas é mais difícil em crianças menores, com perda na troca gasosa (Fig. 4.2).

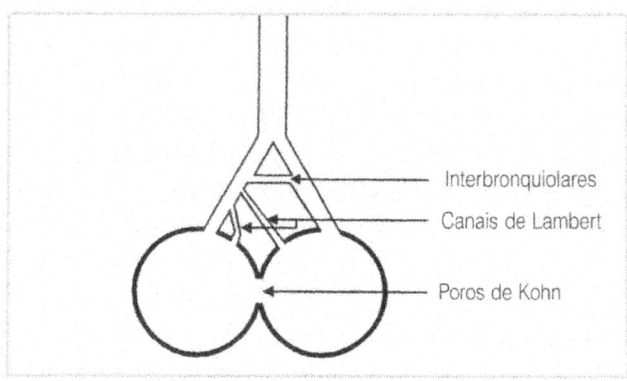

Figura 4.2 – Ventilação colateral.

Interbronquiolares

Canais de Lambert

Poros de Kohn

Caixa torácica

O esterno da criança é mais maleável, constituindo-se uma base instável para as costelas. As costelas são muito complacentes e horizontalizadas. A musculatura intercostal é pouco desenvolvida. A complacência da caixa torácica na criança é muito maior do que no adulto. O diâmetro ântero-posterior do tórax é relativamente maior que o do adulto, fazendo que a caixa torácica seja mais ovalada (Fig. 4.3). Por todos esses fatores, o mecanismo de "alça de balde", importante para a respiração torácica, é eliminado, aumentando a importância do diafragma na ventilação espontânea da criança. No diafragma da criança, predominam as fibras musculares do tipo II, fibras de contração rápida porém menos resistentes à fadiga. Os recém-nascidos prematuros têm 20% de fibras do tipo I e 80% de fibras do tipo II, enquanto os adultos, 60% de fibras do tipo I e 40%

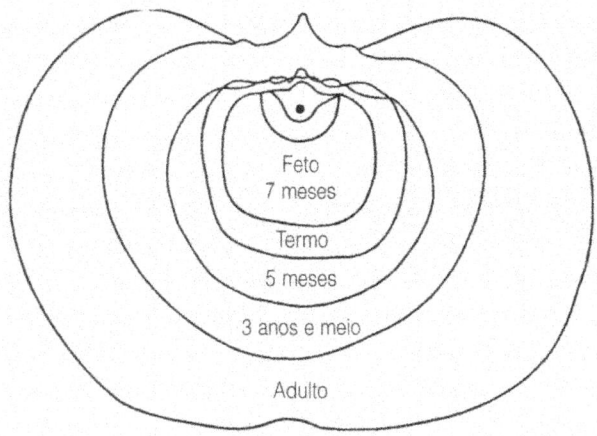

Figura 4.3 – Contorno da caixa torácica nas diferentes faixas etárias.

(Legendas na figura: Feto 7 meses; Termo; 5 meses; 3 anos e meio; Adulto)

de fibras do tipo II. Assim sendo, nos recém-nascidos e lactentes jovens, um aumento do trabalho respiratório leva mais precocemente à fadiga da musculatura respiratória.

Durante a fase REM do sono, ocorre incoordenação entre a respiração torácica e diafragmática, com gasto energético perdido em uma respiração muitas vezes insuficiente. Esse fator assume uma importância maior porque o recém-nascido passa a maior parte do dia dormindo e seu estado de sono predominante é REM.

Complacência

A criança tem uma complacência do parênquima pulmonar relativamente menor que a do adulto. A complacência do parênquima pulmonar é determinada pela anatomia alveolar, pelas qualidades elásticas do pulmão e pelo surfactante. No período perinatal, a anatomia alveolar é imatura, com presença de sacos alveolares com suas paredes espessadas. Além disso, o interstício pulmonar apresenta menor quantidade de elastina, o que produz menor capacidade de recolhimento elástico e tendência ao colapso alveolar.

Volumes pulmonares

A diminuição da complacência do parênquima pulmonar e o aumento da complacência da caixa torácica levam a atelectasias e diminuição da capacidade residual funcional (CRF). Na verdade, quando medida passivamente, a CRF é muito menor na criança, porém, quando avaliada dinamicamente, ela se aproxima aos valores da do adulto. O conceito de volume crítico de fechamento também merece atenção. Este é o volume pulmonar a partir do qual a via aérea terminal começa a colapsar, gerando uma descontinuidade entre a via aérea de condução e o alvéolo, podendo levar a atelectasia e "shunt". Acredita-se que o volume crítico de fechamento é determinado pela quantidade de tecido elástico presente nas pequenas vias aéreas. No adulto, o tecido elástico mantém as pequenas vias aéreas abertas. Como a criança e o idoso têm menor quantidade de elastina, tendem a ter um volume crítico de fechamento maior, assim como maior tendência para colapso das pequenas vias aéreas. No adulto, o volume crítico de fechamento é menor que a capacidade residual funcional, ou seja, durante uma expiração forçada ocorre o fechamento das vias aéreas menores (em geral, peridiafragmáticas). Na criança, esse volume é maior que a capacidade residual funcional, o que significa que mesmo na expiração normal ocorre o fechamento dessas vias aéreas.

Fatores socioeconômicos

Os fatores socioeconômicos afetam muito a incidência de doenças que levam à insuficiência respiratória aguda. O aleitamento materno protege o recém-nascido e os lactentes de infecções dos tratos respiratório e gastrintestinal, tanto em ambientes com condições sani-

tárias inadequadas como em locais com boa higiene. Assim sendo, a aceitação social do aleitamento materno pode influenciar a incidência de falência respiratória. A prematuridade está associada a aumento na incidência e na gravidade de doenças pulmonares, tanto no período perinatal quanto posteriormente na infância. A qualidade dos cuidados no pré-natal pode, portanto, influenciar na incidência da insuficiência respiratória. A poluição ambiental está associada à maior incidência de doenças respiratórias nas crianças, possivelmente pela depressão do transporte mucociliar, alterando os mecanismos de defesa pulmonar. O uso de cigarros pelos pais aumenta o risco de doenças respiratórias nas crianças.

CAUSAS DA INSUFICIÊNCIA RESPIRATÓRIA AGUDA

O pulmão normal isoladamente não é capaz de manter a oxigenação e a eliminação de gás carbônico. Uma série de ligações anatômicas e fisiológicas é necessária para o funcionamento adequado do sistema respiratório. A figura 4.4 mostra os diversos órgãos e sistemas que podem ser causas de insuficiência respiratória aguda, referidos a seguir:

1. **Cérebro** – as alterações corticais inibem reflexos respiratórios e podem levar à inibição do centro respiratório. Nas crianças, as doenças que cursam com essas alterações são as meningoencefalites, as encefalites e o traumatismo cranioencefálico.

2. **Bulbo** – a depressão direta do centro respiratório por drogas (principalmente barbitúricos, opiáceos e benzodiazepínicos) é causa comum de insuficiência respiratória em crianças. Outras causas são: poliomielite bulbar e traumatismo craniano direto ou herniação.

3. **Medula espinhal** – a secção da medula acima de C4 leva a uma perda da inervação frênica, com perda da musculatura diafragmática e insuficiência respiratória aguda. A síndrome de Werdnig-Hoffmann, degeneração do corno anterior da medula, é outra causa de insuficiência respiratória em crianças.

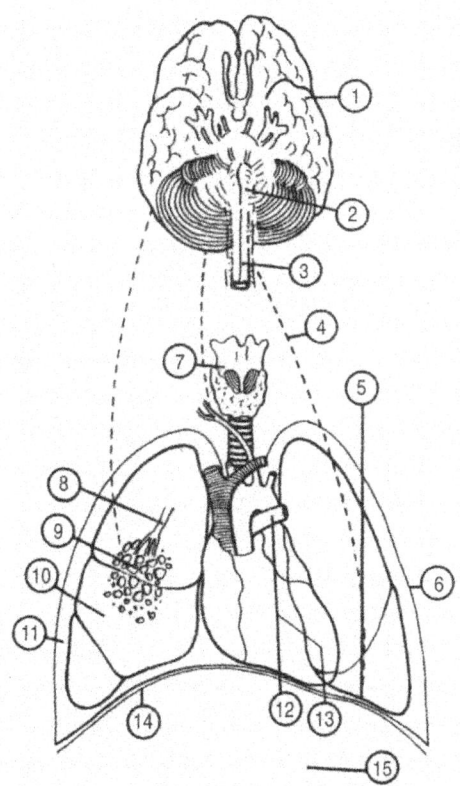

Figura 4.4 – Causas de insuficiência respiratória. (Ver significado dos números no texto.)

4. **Nervos periféricos** – polirradiculoneurite, tétano.
5. **Junção neuromuscular** – *miastenia gravis*, uso de curares, intoxicação por organofosforados (inibem a colinesterase com acúmulo de acetilcolina, levando à obstrução brônquica e à paralisia da musculatura respiratória), botulismo.
6. **Parede torácica** – esclerose sistêmica progressiva, dermatopolimiosite, cifoescoliose, traumatismo torácico.
7. **Vias aéreas superiores** – amigdalite, abscesso retrofaríngeo, epiglotite, paralisia de cordas vocais, estenose subglótica, corpo estranho, anel vascular, laringotraqueomalacia.
8. **Vias aéreas inferiores** – asma, bronquiolite, mucoviscidose, broncomalacia.
9. **Alvéolos** – pneumonias, síndrome do desconforto respiratório agudo, quase-afogamento, edema agudo de pulmão.
10. **Espaço intersticial** – pneumonias intersticiais, fibrose pulmonar congênita (síndrome de Hamman-Rich), doenças do colágeno, edema intersticial.
11. **Espaço pleural** – derrame pleural, pneumotórax.
12. **Circulação pulmonar** – hipoperfusão pulmonar (choque) tromboembolismo pulmonar, hipertensão pulmonar, embolia gordurosa.
13. **Alterações na hemácia** – metemoglobinemias, intoxicação por monóxico de carbono, anemias.
14. **Alterações diafragmáticas** – hérnia diafragmática, eventrações diafragmáticas, paralisia de nervo frênico.
15. **Alterações abdominais** – distensão abdominal, ascites volumosas.

FISIOPATOLOGIA

Para a análise da fisiopatologia da insuficiência respiratória aguda, pode-se dividir didaticamente o processo da respiração em três fases: respiração externa, transporte gasoso e respiração interna.

A respiração externa, por sua vez, para que ocorra normalmente, depende de três passos: ventilação, adequação entre a ventilação e a perfusão, e difusão.

O primeiro passo, a *ventilação*, corresponde ao movimento de ar para dentro e para fora dos pulmões. O segundo, o oxigênio do alvéolo, deve ser exposto ao sangue do capilar pulmonar, processo chamado de adequação entre a *ventilação* e a *perfusão*. Finalmente, a membrana alveolocapilar deve permitir que ocorra uma completa *difusão* de oxigênio entre o alvéolo e o capilar pulmonar.

O primeiro mecanismo fisiopatológico que será discutido é o distúrbio na ventilação, chamado de hipoventilação.

HIPOVENTILAÇÃO

A ventilação é mediada de minuto a minuto pelo nível arterial de CO_2. Os quimiorreceptores, os carotídeos e o sistema nervoso central regulam a amplitude e a freqüência da respiração para manter o nível de PCO_2 arterial normal. A conseqüência passiva da excreção de CO_2 é o suprimento de O_2 para os alvéolos. Hipoventilação é definida como ventilação minuto que para uma determinada demanda metabólica é incapaz de manter a $PaCO_2$ dentro dos limites normais. A ventilação minuto (VM) é o produto da freqüência (FR) pelo volume corrente (VC), também chamado volume minuto:

$$VM = VC \times FR$$

O volume corrente (VC) é composto pela soma do volume do espaço morto anatômico (V_{EM}) e do volume alveolar (V_A):

$$VC = V_{EM} + V_A$$

Assim sendo, considera-se ventilação alveolar (VA):

$$VA = (VC - V_{EM}) \times FR$$

Considerando-se o espaço morto anatômico constante, a diminuição no VC corresponde à diminuição no volume alveolar (V_A), porém não necessariamente na ventilação alveolar, pois pode ocorrer aumento na freqüência respiratória.

Em estado de repouso, a produção de CO_2 (VCO_2) em ml/min é igual ao CO_2 total expirado. A quantidade de CO_2 eliminado depende da VA e da fração de CO_2 no gás alveolar ($FACO_2$), pois o espaço morto não participa da troca gasosa. Assim sendo:

$$VCO_2 = VA \times FACO_2$$

Esta equação pode ser rearranjada e expressa em unidades comuns de medida:

$$VA\ (\text{litro/min}) = \frac{VCO_2\ (\text{ml/min})}{PaCO_2\ (\text{mmHg})} \times 0{,}865$$

A constante 0,865 é necessária, pois a VCO_2 é convencionalmente expressa nas condições-padrão de temperatura, umidade e pressão (STPD) e a VA é expressa em condições de temperatura corpórea, pressão ambiente e saturação (BTPS). A fórmula também mostra que a $PaCO_2$ (pressão arterial de CO_2) é igual à $PACO_2$ (pressão alveolar de CO_2), o que é verdade em média e não por unidade alveolar.

Essa equação indica que, se a ventilação alveolar for reduzida pela metade, a $PaCO_2$ dobrará (assumindo que a produção de CO_2 não se altera). O aumento da $PACO_2$ leva a uma queda secundária da PAO_2 (pressão alveolar de O_2), que se baseia na equação do gás alveolar.

$$\text{Equação do gás alveolar} \longrightarrow PAO_2 = PiO_2 - \frac{PACO_2}{R}$$

onde: PiO_2 corresponde à pressão inspirada de oxigênio e R ao coeficiente respiratório que é igual a 0,8. A pressão inspirada de O_2 é calculada pela fórmula:

$$PiO_2 = (P_B - P_{H_2O}) \times FiO_2$$

onde: P_B é a pressão barométrica (760mmHg ao nível do mar), P_{H_2O}, a pressão de vapor d'água (47mmHg), e FiO_2, a fração inspirada de oxigênio.

A hipoxemia associada à hipoventilação não é resultado de uma troca gasosa ineficiente, mas de uma bomba ventilatória inadequada (distúrbios de caixa torácica ou de conexões neuromusculares) ou uma anormalidade do padrão ventilatório (distúrbios do SNC). A diferenciação entre hipoxemia por hipoventilação pura e outros mecanismos fisiopatológicos que afetam os gases sangüíneos faz-se pela diferença alveoloarterial de oxigênio. Na hipoventilação pura, a diferença alveoloarterial de O_2 é normal.

$$\text{Diferença alveoloarterial de } O_2 = PAO_2 - PaO_2$$

onde: PAO_2 é a pressão alveolar de O_2, e PaO_2, a pressão arterial de O_2. Em ar ambiente, essa diferença é normalmente de 5 a 15mmHg em adultos jovens e de até 30mmHg em recém-nascidos e idosos. Essa diferença também varia com a FiO_2. Em FiO_2 a 100%, ela aumenta para 50 a 100mmHg.

Como a PaO_2 e a $PaCO_2$ alteram-se de forma inversamente proporcional e com variações semelhantes durante a hipoventilação, pode-se basear em tabelas (como a Tabela 4.3) para o diagnóstico de hipoventilação pura.

Tabela 4.3 – Relação entre $PaCO_2$, PAO_2 e PaO_2 na hipoventilação pura.

$PaCO_2$ (mmHg)	PAO_2 (mmHg)	PaO_2 (mmHg)
40	97	82
64	67	52
80	47	32

DISTÚRBIOS VENTILAÇÃO/PERFUSÃO

Os distúrbios ventilação/perfusão (V/Q) são a causa mais comum de hipoxemia, tanto nas crianças quanto nos adultos. O pulmão não é uma única unidade de troca gasosa, mas milhões de unidades, perfundidas e ventiladas em paralelo e em série. Assim sendo, existe um desbalanço V/Q mesmo em indivíduos normais. Essa complexa distribuição de ventilação e fluxo sangüíneo varia com as influências gravitacionais e alterações na posição do corpo e nos volumes pulmonares.

A relação V/Q pode variar de zero (unidade perfundida mas não ventilada, ou "shunt") a infinito (unidade ventilada mas não perfundida, ou espaço morto). A composição de O_2 e CO_2 no final do capilar pulmonar, em uma dada unidade pulmonar, é determinada pela relação V/Q.

Nos indivíduos normais, a relação V/Q do pulmão em repouso pode variar de 0,6 a 3,3, com média em torno de 0,8. Nos extremos de idade, a relação V/Q aumenta, ou seja, há aumento no grau de desbalanço V/Q. Nas crianças com doença pulmonar, o grau de desbalanço V/Q pode ser dramático, com predomínio da relação V/Q muito baixa ("shunt'") ou muito alta (espaço morto).

As unidades pulmonares com baixa V/Q geralmente se desenvolvem devido a uma redução na ventilação, vista em doenças obstrutivas das vias aéreas (asma, bronquiolite), ou diminuição do volume alveolar (preenchimento por exsudato inflamatório ou água, nas pneumonias ou no edema pulmonar). Elas podem também ser resultado de um excesso de perfusão, como ocorre no tromboembolismo pulmonar, no qual o fluxo sangüíneo é desviado dos vasos embolizados para os vasos não-embolizados, causando aumento da perfusão em relação à ventilação (também chamado de efeito "shunt" ou "shunt" relativo). Denomina-se "shunt" anatômico a porcentagem do débito cardíaco que não participa da troca gasosa. Em situações fisiológicas, 3% do débito cardíaco que perfunde as veias brônquicas e pleurais não participa de troca gasosa. As anomalias congênitas do sistema cardiovascular podem contribuir substancialmente para o aumento no "shunt" anatômico. Chama-se de "shunt" absoluto ou capilar a unidade alveolocapilar na qual não há ventilação alveolar. Na figura 4.5 pode-se observar uma ilustração de todos os tipos de "shunt" descritos.

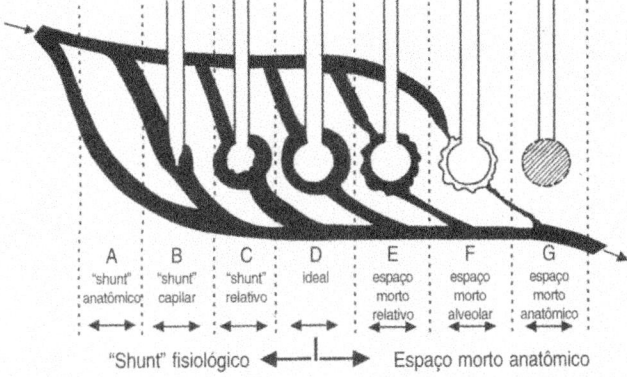

Figura 4.5 – Componentes do "shunt" e espaço morto.

As situações de alto V/Q decorrem da redução na perfusão pulmonar ou do excesso de ventilação em relação à perfusão (efeito espaço morto ou espaço morto relativo). Nas crianças, as situações clínicas que cursam com alto V/Q por redução da perfusão pulmonar são a hipertensão pulmonar primária ou secundária e o tromboembolismo pulmonar (menos comum na criança do que no adulto, mas pode ocorrer na anemia falciforme e em síndromes de hiperviscosidade, como na síndrome nefrótica). O predomínio da ventilação em relação à perfusão por excesso de ventilação ocorre no enfisema e durante a ventilação mecânica com hiperdistensão alveolar. Como no "shunt", há também espaço morto anatômico que corresponde às vias aéreas e equivale a aproximadamente um terço do volume corrente. O espaço morto absoluto, ou espaço morto alveolar verdadeiro, é definido como a unidade alveolar com ventilação normal e perfusão zero (Fig. 4.5).

Podemos calcular o "shunt" e o espaço morto utilizando as seguintes fórmulas:

$$\text{"Shunt"} = \frac{Qs}{Qt} = \frac{CcpO_2 - CaO_2}{CcpO_2 - CvO_2}$$

onde: $CcpO_2$ é o conteúdo capilar pulmonar de O_2; CaO_2, o conteúdo arterial de O_2; e CvO_2, o conteúdo venoso misto de O_2. O cálculo do conteúdo é descrito a seguir, quando se discute transporte de oxigênio. Em geral, preconiza-se a coleta de sangue venoso misto, por cateter de Swan-Ganz, para o cálculo de CvO_2. Na prática pediátrica, tem-se utilizado sangue do átrio direito.

$$\text{Espaço morto} = \frac{Vd}{Vt} = \frac{PaCO_2 - EtCO_2}{PaCO_2}$$

onde: $PaCO_2$ é pressão arterial de CO_2, e $EtCO_2$, o CO_2 medido ao final da expiração (por capnometria).

Há reflexos presentes no pulmão para minimizar o desbalanço ventilação/perfusão, entre eles o da vasoconstrição hipóxica (Fig. 4.5). Uma queda na relação V/Q leva ao desenvolvimento de hipóxia alveolar, que resulta em vasoconstrição nessa região, melhora da perfusão em áreas mais bem ventiladas, correção parcial do desbalanço V/Q regional e melhora na hipoxemia. A vasoconstrição hipóxica ocorre dentro de uma variação de PAO_2 (pressão alveolar de O_2) de 30 a 150mmHg. Os mecanismos que desencadeiam esse reflexo ainda estão em investigação, mas provavelmente incluem um ou mais mensageiros humorais.

Muitos fatores podem abolir ou interferir significativamente na vasoconstrição hipóxica. Certas drogas, como o nitroprussiato de sódio, a nitroglicerina, os bloqueadores de canal de cálcio, os beta-agonistas e os agentes anestésicos inalatórios, podem interferir na vasoconstrição hipóxica. O uso de FiO_2 elevadas em situação de "shunt" relativo grave ou absoluto leva a aumento da PAO_2, com perda da vasoconstrição local, o que piora o desequilíbrio V/Q e a hipoxemia.

Esse é um dos fatores que leva à resistência na correção da hipoxemia do "shunt" pelo aumento da FiO_2. Quando o "shunt" é pequeno, a PaO_2 aumenta com a elevação da FiO_2 e do conteúdo de O_2 no sangue capilar dos alvéolos ventilados. Entretanto, quando o "shunt" se aproxima de valores próximos a 30% ou mais (equivalem a uma PaO_2 menor que 60 em FiO_2 maior que 60%), a elevação da FiO_2 não provoca aumento significativo da PaO_2. Nesses casos, indica-se o uso de ventilação mecânica para a reversão do "shunt".

Existe também o reflexo de broncoconstrição na vigência de uma situação de hipoperfusão regional, decorrente da queda da pressão alveolar de CO_2 (Fig. 4.6).

As relações V/Q variam nas diferentes regiões do pulmão. Nos ápices pulmonares, predomina a ventilação em relação à perfusão, embora de forma absoluta ambas sejam menores do que nas bases. A perfusão pulmonar é dependente da gravidade (Fig. 4.7). A ventilação pulmonar de forma absoluta é maior nas bases, nas quais os alvéolos são de menor tamanho e sofrem maior variação do seu volume quando submetidos a uma determinada pressão (Fig. 4.8). Como o conteúdo de O_2 e CO_2 em uma região depende da relação V/Q, a PAO_2, a $PACO_2$ e conseqüentemente a PaO_2 e a $PaCO_2$ variam nas diferentes localizações do pulmão. Nos ápices pulmonares, em que predomina a ventilação, observa-se PaO_2 maior e $PaCO_2$ menor em comparação às bases, nas quais predomina a perfusão (Fig. 4.9).

O aparecimento de distúrbios V/Q durante uma doença pulmonar leva a efeitos dramáticos na troca gasosa. Assim sendo, a hipoxemia e a hipercapnia deveriam ser achados constantes nessa situação. Entretanto, a hipercapnia é um achado relativamente incomum, pois mesmo aumentos pequenos na PCO_2 provocam a estimulação do centro respiratório, com subseqüente elevação da ventilação, o

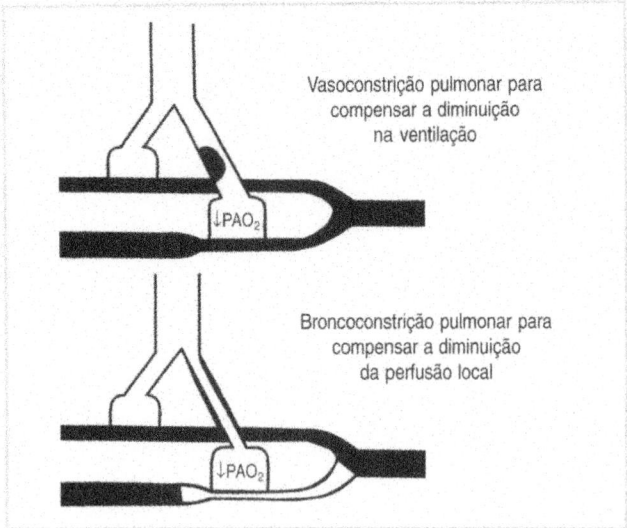

Vasoconstrição pulmonar para compensar a diminuição na ventilação

Broncoconstrição pulmonar para compensar a diminuição da perfusão local

Figura 4.6 – Alterações compensatórias na distribuição da ventilação e da perfusão.

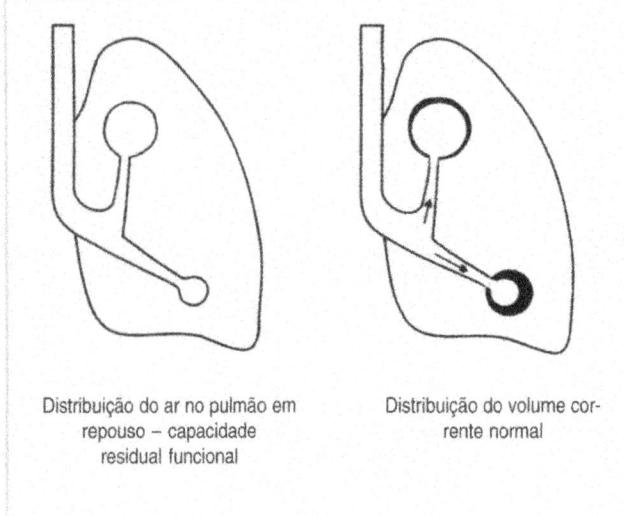

Distribuição do ar no pulmão em repouso – capacidade residual funcional

Distribuição do volume corrente normal

Figura 4.8 – Distribuição normal da ventilação.

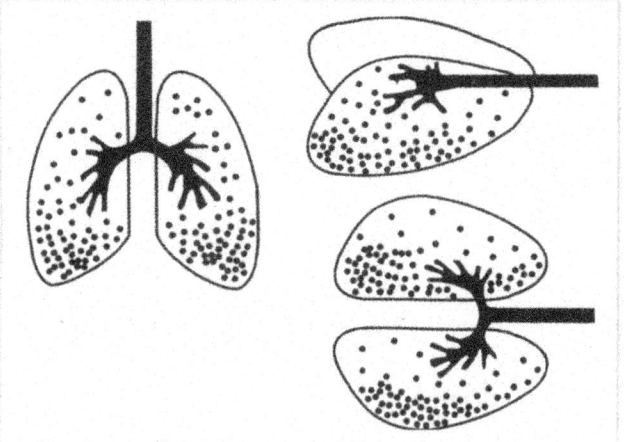

Figura 4.7 – Distribuição normal da perfusão.

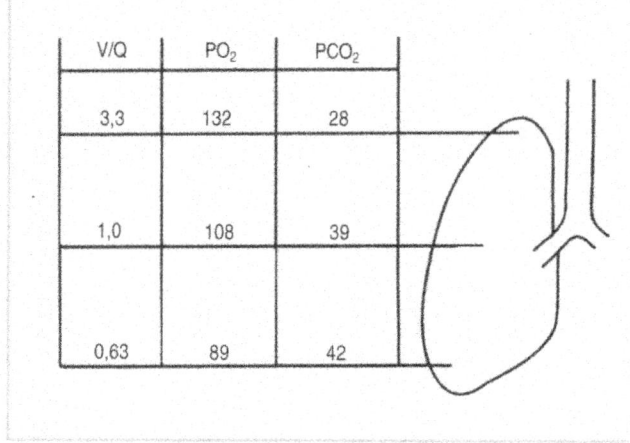

V/Q	PO_2	PCO_2
3,3	132	28
1,0	108	39
0,63	89	42

Figura 4.9 – Troca gasosa regional no pulmão.

qual se distribui para unidades alveolares mais bem ventiladas, levando sua relação V/Q a valores acima do normal. Porém, pelas características da curva de dissociação da oxiemoglobina, o sangue que deixa essas unidades já é totalmente saturado e um aumento na PAO_2 não é capaz de elevar o conteúdo de O_2 sangüíneo de forma significativa.

À medida que piora a relação V/Q, aumenta a ventilação para manter a $PaCO_2$ normal. Com isso, ocorre aumento no trabalho respiratório, no consumo de oxigênio e na produção de CO_2, podendo ocorrer fadiga da musculatura respiratória. A fadiga leva à piora da hipoxemia, hipercapnia com acidose respiratória e, caso não se intervenha nessa situação, acidose mista. Na criança, a fadiga ocorre mais precocemente do que no adulto, pelas características da musculatura intercostal e diafragmática descrita anteriormente; portanto, a intervenção deve ser mais precoce.

Nas situações clínicas em que os distúrbios V/Q estão presentes, a diferença alveoloarterial de O_2 apresenta-se aumentada.

DISTÚRBIOS DE DIFUSÃO

O sangue normalmente gasta cerca de 0,75 segundo, em média, no capilar pulmonar, e durante esse período se equilibra com o gás alveolar. Esse é um processo passivo no qual o O_2 e o CO_2 se mo-

vem através da membrana alveolocapilar, por gradiente de pressão parcial, com o O_2 movendo-se do alvéolo para o sangue, e o CO_2, na direção oposta. Em um pulmão normal, o equilíbrio completo ocorre em cerca de 0,25 segundo, o que garante uma grande margem de segurança para assegurar o equilíbrio entre o gás alveolar e o sangue do capilar pulmonar (Fig. 4.10).

Para que a difusão ocorra satisfatoriamente, deve haver tempo para que o equilíbrio completo ocorra, assim como um número suficiente de unidades alveolocapilares que permita um volume de troca gasosa adequado.

A velocidade na difusão depende de vários aspectos:

Tamanho da molécula – O_2 tem peso molecular menor que o CO_2 e, portanto, sua difusão é mais rápida na fase gasosa.

Coeficiente de solubilidade – os gases que são mais solúveis em um meio líquido se difundem mais rapidamente através do líquido. É por isso que o CO_2, uma molécula maior que o O_2, difunde-se cerca de 20 vezes mais rápido que o O_2 pela membrana alveolocapilar, que é essencialmente um meio líquido.

Lei de Graham – a difusão de um gás no meio líquido é diretamente proporcional ao seu coeficiente de solubilidade e inversamente proporcional à raiz quadrada de sua densidade.

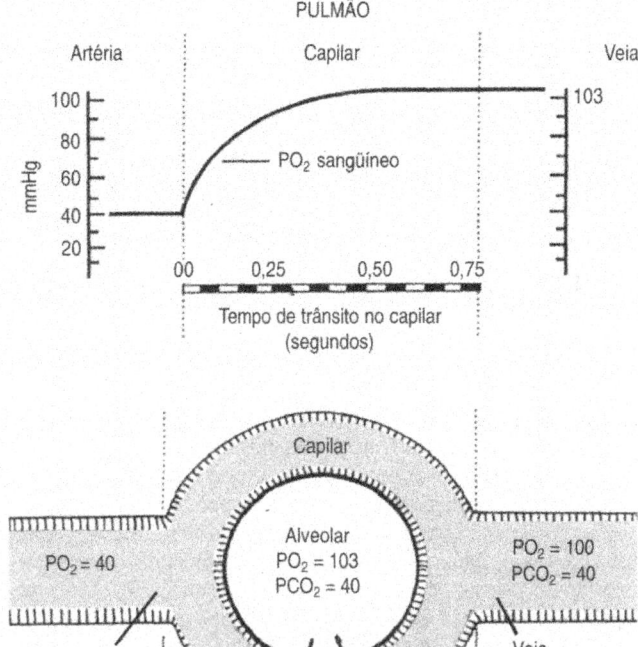

PULMÃO

Figura 4.10 – Difusão de O_2 através da membrana alveolocapilar.

O conteúdo arterial de oxigênio é calculado pela seguinte fórmula:

$$CaO_2 = 1,34 \times Hb \times SaO_2 + 0,0031 \times PaO_2$$

onde: 1,34 é a quantidade de O_2 em ml carregado por 1g de hemoglobina; Hb, a quantidade de hemoglobina no sangue; SaO_2, a saturação de O_2 no sangue arterial; e 0,0031, o coeficiente de solubilidade do oxigênio no sangue (ml de O_2/100ml de sangue/mmHg). Cerca de 98% do oxigênio está ligado à hemoglobina, daí a importância em se manter uma hemoglobina adequada nos casos de insuficiência respiratória e também de se monitorizar a saturação de oxigênio de forma contínua. O conteúdo arterial de O_2 normal é cerca de 20vol%. Essa mesma fórmula pode ser utilizada para o cálculo do conteúdo venoso de oxigênio e do conteúdo capilar pulmonar de oxigênio, substituindo-se a SaO_2 por SVO_2 ou FiO_2, e a PaO_2 por PvO_2 ou PAO_2, respectivamente.

Os fatores que alteram a curva de dissociação da hemoglobina também alteram o transporte de oxigênio (Quadro 4.14).

Quadro 4.14 – Fatores que afetam a curva de dissociação da hemoblobina (Hb).

Fatores que desviam a curva para a direita diminuem a afinidade do O_2 pela Hb	Fatores que desviam a curva para a esquerda aumentam a afinidade do O_2 pela Hb
Aumento da temperatura	Diminuição da temperatura
Diminuição do pH/aumento da PCO_2	Aumento do pH/diminuição da PCO_2
Aumento do 2,3-DPG	Diminuição do 2,3-DPG
	Hemoglobina fetal

Gradiente de pressão – a administração de O_2 suplementar aumenta o gradiente de pressão e a velocidade de difusão. A diminuição da pressão inspirada de O_2, por exemplo, em grandes altitudes reduz o gradiente de pressão e, portanto, a velocidade de difusão.

Barreiras à difusão – qualquer depósito na membrana alveolar, no fluido intersticial, na membrana do capilar, no plasma ou na hemácia leva à diminuição na velocidade de difusão. A membrana alveolocapilar (excluindo o plasma e a hemácia) tem cerca de 1 micra. Caso se dobre essa membrana, dobrará o tempo de equilíbrio, porém, como há bom tempo de reserva (0,25s para o equilíbrio em 0,75s de trânsito), em geral não se observa hipoxemia nessa situação. Caso esse indivíduo esteja em exercício, observá-se-a hipoxemia pelo aumento da velocidade de trânsito da hemácia pelo capilar pulmonar.

Assim sendo, os pacientes com distúrbio de difusão, em geral, apresentam hipoxemia quando submetidos a exercício. Quando o paciente apresenta hipoxemia em repouso, o mecanismo fisiopatológico que mais provavelmente está envolvido é o aumento no "shunt" fisiológico (se algo se deposita na membrana alveolocapilar, deve ocupar algum espaço, seja do alvéolo, seja do capilar pulmonar; no caso, ocupa espaço do alvéolo, levando à diminuição da ventilação e, conseqüentemente, ao efeito "shunt").

Como nos distúrbios de V/Q, nas alterações de difusão, a diferença alveoloarterial de oxigênio também se encontra aumentada.

TRANSPORTE GASOSO

O oxigênio é transportado para a célula ligado à hemoglobina e dissolvido no plasma e impulsionado pelo fluxo sangüíneo decorrente do débito cardíaco. A oferta de oxigênio (DO_2) para os tecidos é baseada na seguinte fórmula:

$$DO_2 = CaO_2 \times DC \times 10$$

onde: CaO_2 é o conteúdo arterial de oxigênio, DC é o débito cardíaco e esse produto é multiplicado por 10 para acerto de unidades (CaO_2 é dado em ml de O_2/dl, enquanto DC é dado em litro/min).

Em geral, observa-se aumento do débito cardíaco na vigência de hipoxemia e queda de saturação de oxigênio, como compensação para manter a oferta adequada de oxigênio para os tecidos. Entretanto, há situações em que se associa uma diminuição do débito cardíaco à insuficiência respiratória. Essa queda do débito cardíaco pode estar associada a depressão miocárdica por infecção, hipovolemia ou mesmo efeito colateral da ventilação mecânica. Nessa situação, a queda do débito cardíaco levará à diminuição da oferta de oxigênio para os tecidos, e a célula, para manter seu metabolismo, aumenta a extração de oxigênio. Decorrente do aumento da extração de oxigênio pelos tecidos, ocorre diminuição da pressão venosa mista de oxigênio (PvO_2). Essa diminuição se refletirá em redução na PaO_2, dependendo da porcentagem de "shunt" pulmonar presente (áreas de baixo V/Q). Quanto maior a porcentagem de "shunt", maior a quantidade de sangue venoso misto com PvO_2 baixa, que não será oxigenado, e maior o efeito na PaO_2. A queda da PvO_2 em pulmão normal leva à pequena variação na PaO_2. O sangue venoso misto com PvO_2 baixa, passando por unidades alveolocapilares com relação V/Q normal, é totalmente oxigenado, gerando uma pressão arterial de oxigênio normal.

RESPIRAÇÃO INTERNA

O ponto final no transporte de oxigênio da atmosfera até a célula é referido como respiração interna. A respiração interna tem sido definida especificamente com a troca de gases entre os capilares sistêmicos e as células. Dos tipos de hipóxia que podem acometer os tecidos, três se relacionam aos mecanismos já descritos anteriormente: hipóxia hipoxêmica (falta de captação de oxigênio pelos pulmões), hipóxia anêmica (falta de hemoglobina para transportar oxigênio), hipóxia isquêmica (diminuição do fluxo sangüíneo por diminuição do débito cardíaco ou obstrução arterial); e um mecanismo se relaciona à respiração celular propriamente dita, a hipóxia histotóxica (intoxicação cianídrica, choque séptico).

QUADRO CLÍNICO

Em 1819, Laënnec descreveu, no seu tratado sobre doenças do tórax, os vários métodos do exame físico utilizados até hoje para investigação de doenças respiratórias. Especificamente, a história clínica seguida de inspeção, palpação, percussão e auscultação para detectar anormalidades da árvore brônquica, pleura, parênquima pulmonar são ainda utilizados para determinar doenças torácicas.

ANAMNESE

OBSTRUCÃO NASAL

A obstrução nasal e a coriza (nasal ou retrofaríngea) são os sinais mais comuns encontrados nas vias aéreas superiores. Aspectos importantes para ser avaliados: natureza sazonal, se uni ou bilateral, fatores precipitantes (como inalação de pó e pólen), presença ou ausência de espirros excessivos e cefaléia.

DISPNÉIA

A queixa de falta de ar implica que o ato de respirar tornou-se um esforço consciente. Infelizmente, a relação entre a freqüência respiratória observada e os dados fisiológicos, como hipoxemia, hipercapnia ou distúrbios do equilíbrio acidobásico, é muito variável. Por outro lado, a freqüência respiratória, associada a hipotensão e uréia sangüínea elevada, tem significância prognóstica adversa em pacientes com pneumonia adquirida na comunidade. Além disso, entre pacientes com alta da unidade de terapia intensiva (UTI), somente a freqüência respiratória e o hematócrito eram preditivos de alta.

Pacientes que se apresentam com doença aguda, a dispnéia é um sinal sensível e pode refletir uma afecção séria, que pode ou não ser de origem pulmonar. Dispnéia pode estar associada a aumento do trabalho respiratório ou da ventilação minuto, e a forma como se estabeleceu pode ajudar a elucidar sua causa.

Aumento do trabalho respiratório – pode ser atribuído a alterações do calibre das vias aéreas, complacência pulmonar ou distensibilidade ou restrição da expansão torácica. A principal causa de dispnéia no pronto-socorro é a obstrução das vias aéreas devido a asma ou lesões obstrutivas da laringe, traquéia e/ou brônquio principal. A redução da complacência manifesta-se secundariamente a todas as formas de doenças pulmonares intersticiais difusas, incluindo a formação de edema pulmonar. Derrame pleural, espessamento da pleura e pneumotórax podem também restringir a expansão pulmonar. Restrições à expansão torácica não são tão comuns e podem ocorrer em pacientes com cifoescoliose, obesidade extrema e após queimaduras extensas.

Aumento da ventilação pulmonar – o aumento do espaço morto, a hipoxemia intensa e a acidose metabólica podem ser responsáveis por alterações da ventilação. Mudanças no espaço morto fisiológico ocorrem no tromboembolismo maciço e podem resultar em hiperventilação. O centro respiratório é estimulado em situações clínicas que alteram o equilíbrio acidobásico (por exemplo: diabetes, insuficiência renal).

Manifestações clínicas – falta de ar de início abrupto sugere afecção aguda, que pode incluir oclusão vascular (embolismo pulmonar) e perda de um pulmão ventilado (pneumotórax, edema, pneumonia). A dispnéia conseqüente a anemia, derrame pleural, fibrose pulmonar geralmente é de início mais gradual. Ortopnéia é um achado característico de insuficiência ventricular esquerda e paralisia diafragmática. Dispnéia paroxística noturna é comum na insuficiência ventricular esquerda.

Tosse – pode ocorrer por estímulo de qualquer local da mucosa do trato respiratório. Na laringe, é uma tosse rouca. A tosse pode ser uma manifestação particular de asma, sinusite, afecção nasofaríngea ou refluxo gastroesofágico.

Sibilo – é um som musical produzido pela passagem de ar através de brônquios estreitos e geralmente se confina à fase expiratória. Pode ser audível somente com uma respiração mais profunda. Deve-se diferenciar entre estridor e sibilos; o primeiro é um ruído inspiratório indicativo de obstrução de grandes vias aéreas e de maior significado.

EXAME FÍSICO

Pulso paradoxal, volume do pulso ou pressão arterial sistólica exibem redução exagerada durante a inspiração, ocorrendo no tamponamento cardíaco, no embolismo pulmonar agudo, bem como na obstrução intensa das vias aéreas.

INSPEÇÃO

Anormalidades do formato da parede torácica podem ser clinicamente relevantes. O diâmetro ântero-posterior pode ser maior do que o diâmetro lateral nos pacientes com seqüestro de ar atribuído à asma grave. *Pectus carinatum* ("peito de pombo") e *pectus excavatum* ("peito de sapateiro") são seqüelas de insuficiência respiratória crônica na infância. A escoliose é a deformidade torácica mais importante, pelos efeitos adversos potenciais na função cardiorrespiratória. O aumento da freqüência respiratória é um sinal sensível, mas não específico. Pode ocorrer na insuficiência pulmonar, na dor, na ansiedade e na febre.

A expansão torácica apresenta-se diminuída em todas as condições que reduzem ou restringem a movimentação das costelas e em todas as doenças broncopulmonares difusas. Movimentos inspiratórios anormais podem ocorrer por contração da musculatura cervical (particularmente esternocleidomastóidea).

O movimento paradoxal (a parede torácica move-se para dentro durante a inspiração) pode ocorrer em pacientes com fraturas de algumas costelas ou do esterno ou naqueles com fraqueza da musculatura respiratória.

PALPAÇÃO

Permite a avaliação de assimetria de movimentos. Os frêmitos podem ser úteis na determinação da presença de fluidos ou consolidação. O enfisema subcutâneo é a sensação de crepitação no tecido subcutâneo e é altamente sugestivo de barotraumatismo. É particularmente importante em pacientes recebendo ventilação mecânica, pois pneumotórax hipertensivo é uma complicação com risco de vida.

AUSCULTA

Em algumas situações, a voz é transmitida sem distorções, particularmente em áreas de consolidação pulmonar, fenômeno conhecido como pterilóquia.

Os sibilos ocorrem no estreitamento das vias aéreas. Os sibilos disseminados podem indicar obstrução das vias aéreas, como na asma. O sibilo expiratório provavelmente é devido à compressão dinâmica das grandes vias aéreas por pressão positiva.

A mistura de ar com as secreções respiratórias pode produzir estertores móveis. O fechamento das vias aéreas distais é função do volume pulmonar reduzido, daí um estertor no fim da inspiração ser característico de edema pulmonar e fibrose intersticial. Normalmente, são dependentes da gravidade e podem ser influenciados pela postura. Estertores no início da inspiração normalmente refletem a abertura de vias aéreas proximais.

O atrito pleural ocorre pelo contato entre as duas superfícies inflamadas da pleura tanto na inspiração como na expiração, e não se altera pela tosse.

PRESSÃO VENOSA DA JUGULAR

Qualquer condição clínica que aumente a pressão intratorácica (isto é, ventilação com pressão positiva) faz com que haja distensão venosa da jugular. A pressão venosa pode estar muito elevada em pacientes com hipertensão pulmonar grave e regurgitação da tricúspide. Edema nas áreas dependentes pode indicar o início de hipertensão pulmonar, a qual, na presença de hipertrofia ventricular direita secundária à doença pulmonar, denota *cor pulmonale*, que tem prognóstico pior.

A insuficiência respiratória na criança pode ser de instalação abrupta ou ocorrer insidiosamente, com deterioração gradual e progressiva da função respiratória. A ventilação alveolar insuficiente, de qualquer etiologia, resulta invariavelmente em hipoxemia e hipercapnia, que contribuem para uma posterior depressão da ventilação, culminando com a falência respiratória franca. Nem todos os mecanismos fisiopatológicos da falência respiratória levam à hipercapnia. A hipoxemia nem sempre se manifesta com cianose, especialmente em crianças anêmicas por qualquer razão. Cianose está presente quando há mais que 5g% de hemoglobina não-saturada. Uma criança com 7,5g% de hemoglobina só apresentará cianose quando sua saturação de O_2 estiver próxima de 25%. O diagnóstico da insuficiência *cia respiratória* deve basear-se tanto no quadro clínico quanto nas alterações laboratoriais, particularmente nos gases sangüíneos arteriais. Os sinais clínicos e os achados laboratoriais associados à falência respiratória são listados no quadro 4.15.

Quadro 4.15 – Critérios para o diagnóstico da falência respiratória.

Sinais clínicos	Achados laboratoriais
Gerais Sudorese, fadiga	Gasométricos Hipoxemia, hipercapnia, acidose respiratória e/ou metabólica
Respiratórios Chiado, estridor, diminuição ou ausência de murmúrio vesicular, batimento de asa de nariz, retrações intercostais e subdiafragmáticas, taquipnéia, apnéia, bradipnéia, dispnéia ou cianose	Testes de função pulmonar (só crianças que colaboram) Capacidade vital < 30% do normal Capacidade vital < 3 x volume corrente Pressão inspiratória máxima > -20cmH$_2$O
Cardiovasculares Taquicardia ou bradicardia, hipotensão ou hipertensão, pulso paradoxal, PCR	
SNC Ansiedade, irritabilidade, cefaléia, confusão mental, convulsões, coma	

Os gases sangüíneos, embora necessários no diagnóstico e no manuseio da insuficiência respiratória, perdem sua importância quando comparados ao julgamento clínico rápido em situação de emergência. Após o atendimento inicial e controle da situação de risco de vida para a criança, esta deve ser transferida para um local onde possa ser realizada gasometria arterial, estudos radiográficos, bem como manutenção das medidas terapêuticas.

TRATAMENTO

INDICAÇÕES DE ASSISTÊNCIA RESPIRATÓRIA

Toda criança com quadro clínico de insuficiência respiratória, por exemplo taquidispnéia, merece receber um suporte à sua oxigenação, independentemente dos valores dos gases sangüíneos. Lembrar que essa criança, para elevar sua ventilação alveolar, aumenta o trabalho respiratório com conseqüente aumento do consumo de oxigênio e produção de gás carbônico. Portanto, há aumento nas necessidades de oxigenação.

Quanto aos critérios laboratoriais, considera-se hipoxemia em recém-nascido uma PaO$_2$ menor que 50mmHg, em lactente até 1 ano de idade uma PaO$_2$ inferior a 60mmHg, e na criança maior que 1 ano uma PaO$_2$ menor que 80mmHg. Nessas situações, está indicada oxigenoterapia. Quanto ao CO$_2$, considera-se hipercapnia valores superiores a 50mmHg, estando indicadas técnicas que visem à sua redução. O oxigênio pode ser também utilizado para promover a reabsorção de ar em cavidades corpóreas, como, por exemplo, a reabsorção de pneumotórax pequeno.

TIPO DE ASSISTÊNCIA RESPIRATÓRIA

Oxigenação

A hipoxemia grave pode levar à morte ou a seqüelas em qualquer idade. O oxigênio pode ser administrado de diversas formas:

Cateter nasal – fornece uma FiO$_2$ entre 24 e 40%. Tem como desvantagens o desconforto causado por ele, que faz que seja pouco tolerado pelas crianças, e também o fato de se deslocar muito facilmente.

Máscara – simples, fornece uma FiO$_2$ de até 60% quando se utiliza um fluxo maior que 8 litros/min:
- com reservatório e reinalação parcial – FiO$_2$ entre 50 e 90%;
- com reservatório e sem reinalação – FiO$_2$ de 100% com fluxo de 10 litros/min.

Entre as dificuldades com o uso das máscaras destacam-se: dificuldade em fixar, interfere na alimentação, expectoração e aspiração de vias aéreas.

Capuz – fornece uma FiO$_2$ de até 100%. Deve ser aquecido, pois o frio leva a um aumento no consumo de oxigênio. Os maiores problemas são o ruído no interior do capuz e a dificuldade com alimentação e aspiração de vias aéreas. Utilizado em recém-nascidos.

Oxitenda – fornece uma FiO$_2$ de até 60%. Mesmos inconvenientes que os do capuz. Utilizado em lactentes e pré-escolares.

Incubadoras – fornecem uma FiO$_2$ variável de 40 a 80%, dependendo da posição da bandeira e do fluxo de oxigênio. Tem como problema principal o fato de não ser possível manter uma FiO$_2$ estável quando se manipula o recém-nascido, devido à abertura da incubadora.

Aparelhos de ventilação mecânica – fornecem uma FiO$_2$ de 21 a 100%. Serão discutidos no capítulo Ventilação Mecânica.

Complicações do uso de oxigênio – o uso do oxigênio pode levar à supressão do "drive" respiratório e conseqüente hipoventilação. Normalmente, o "drive" ventilatório é controlado pelo nível do CO$_2$, porém, em pacientes com hipercapnia crônica, a hipoxemia torna-se o maior estímulo ventilatório. A administração de oxigênio nesses pacientes pode resultar em hipoventilação, hipercapnia e até apnéia. O uso de altas concentrações de O$_2$ pode também levar à formação de atelectasias, por lavagem do nitrogênio do alvéolo, particularmente em áreas que já tenham a ventilação um pouco diminuída. A toxicidade do oxigênio, com uso de FiO$_2$ > 50%, inclui traqueobronquite, depressão da atividade mucociliar, náuseas, anorexia e cefaléia, as quais são reversíveis com a suspensão da oxigenoterapia. A exposição mais prolongada pode levar a lesões pulmonares, como síndrome do desconforto respiratório agudo ou broncodisplasia. A fibroplasia retrolental é uma complicação associada a níveis elevados de PaO$_2$.

Umidificação e terapêutica inalatória

Os mecanismos de umidificação da via aérea superior são geralmente muito eficientes, mesmo em recém-nascidos e lactentes jovens. Sua eficiência pode ser comprometida por desidratação sistêmica, pela nebulização de gases secos, pela taquipnéia, pela respiração bucal ou pelo uso de vias aéreas artificiais.

Se a umidificação for inadequada, as secreções tornam-se espessas e difíceis de ser eliminadas pela tosse. Os umidificadores mais eficientes são em cascata ou ultra-sônicos.

A terapêutica inalatória visa prevenir ou tratar doenças respiratórias pelo uso intermitente de inalação com soro fisiológico e/ou medicamentos broncodilatadores, vasoconstritores, mucolíticos ou agentes antimicrobianos. O material nebulizado distribui-se conforme os padrões de fluxo gasoso nos pulmões; portanto, áreas pouco ventiladas ou atelectasiadas recebem muito pouco ou nenhum aerossol. Não há duvidas de que a terapêutica inalatória é muito útil, particularmente nas crianças asmáticas.

Aspiração de vias aéreas
A aspiração cuidadosa das vias aéreas e particularmente da faringe, a intervalos freqüentes, permite não apenas a retirada da secreção local, mas também estimula a tosse com saída de secreção traqueobrônquica.

Fisioterapia
A fisioterapia respiratória inclui técnicas de drenagem postural, percussão e vibração. A tosse ou a aspiração devem sempre acompanhar a fisioterapia respiratória, de modo que as secreções mobilizadas sejam expelidas. Os objetivos desses procedimentos são: prevenir o acúmulo de secreções, reduzir a obstrução das vias aéreas, aumentar a ventilação e com isso melhorar a oxigenação e a eliminação de CO_2. Outra forma de fisioterapia respiratória é o treino respiratório, que consiste em medidas para avaliar a dispnéia e melhorar a eficiência ventilatória com vários tipos de exercícios respiratórios.

Hidratação
A hidratação, inicialmente intravenosa, é importante para manter a fluidificação das secreções.

Indicação de assistência ventilatória
Podemos dividir os critérios para indicação de assistência ventilatória, ou seja, ventilação mecânica, em clínicos e gasométricos.
As indicações clínicas podem ser divididas em:
Absolutas – PCR ou apnéia com repercussão hemodinâmica.
Relativas – desconforto respiratório intenso ou fadiga respiratória, coma (com avaliação pela escala de Glasgow inferior a 8), após grandes cirurgias ou para hiperventilação terapêutica na presença de hipertensão intracraniana.

Os valores gasométricos variam em diferentes serviços. Temos utilizado os seguintes critérios para indicação de ventilação mecânica em pacientes com insuficiência respiratória aguda, independentemente da idade:

$PaO_2 \leq 50$ em $FiO_2 \geq 60\%$;
$PaCO_2 \geq 60$ ou subindo 5 a 10mmHg por hora.

BIBLIOGRAFIA
1. DANTZKER, D.R. et al. – Gas exchange in adult respiratory distress syndrome and effects of positive end expiratory pressure. *Am. Rev. Respir. Dis.* 120:1039, 1979. 2. DANTZKER, D.R. – Pulmonary gas exchange. In Dantzker, D.R., ed. *Comprehensive Respiratory Care.* Philadelphia, Saunders, 1995, p. 98. 3. DURBIN, C.G. & KOPEL, R.F. – A case-controlled study of patients readmitted to the intensive care unit. *Crit. Care Med.* 21:1547, 1993. 4. EVANS, T.W. – Clinical assessment of the respiratory system. In Tobin, M.J., ed. *Principles and Practice of Intensive Care Monitoring,* New York, McGraw-Hill, 1998, p. 187. 5. FARIA, L.S. – Insuficiência respiratória aguda. In Maksoud, J.G., ed. *Cirurgia Pediatrica.* Rio de Janeiro, Revinter, 1998, p. 57. 6. GREENE, K.E. & PETERS, J.I. – Pathophysiology of acute respiratory failure. *Clin. Chest Med.* 15:1, 1994. 7. HELFAER, M.A. – Developmental physiology of the respiratory system. In Rogers, M., ed. *Textbook of Pediatric Intensive Care.* Baltimore, Williams & Wilkins, 1992, p. 104. 8. HOGG, J.C. et al. – Age as a factor in the distribution of lower airway conductance and in the pathologic anatomy of obstrutive lung disease. *N. Engl. J. Med.* 282:1283, 1970. 9. MALLEY, W.J. – Oxigenation and external respiration. In Malley, W.J., ed. *Clinical Blood Gases: Application and Noninvasives Alternatives.* Philadelphia, Saunders, 1990, p. 61. 10. McFARLANE, J.T. – Community-acquired pneumonia. *Br. J. Dis. Chest* 81:116, 1987. 11. MURRAY, J.F. – Diffusion of gases, oxyhemoglobin equilibrium, and carbon dioxide equilibrium. In Murray, J.F., ed. *The Normal Lung – The Basis for Diagnosis and Treatment of Pulmonary Disease.* Philadelphia, Saunders, 1996.,p. 163. 12. NEWTH, C.J.L. – Recognition and management of respiratory failure. *Pediatr. Clin. North Am.* 26:617, 1979. 13. O´ROURKE, P.P. – Development pulmonary phisiology. In The Society of Critical Care Medicine. *Pediatric Critical Care Clinical Review Series.* Part 1 California, 1989, p. 17. 14. O'ROURKE, P.P. & CRONE, R.C. – The respiratory system. In Gregory, G.A., ed. *Pediatric Anesthesia.* Gregory, G.A., 2nd ed., New York, Churchill Livingstone, 1989, p. 63. 15. PIERCE, L.N.B. – Administration of oxygen, humidification, and aerosol therapy. In Pierce, L.B.N., ed. *Guide to Mechanical Ventilation and Intensive Respiratory Care.* Philadelphia Saunders, 1995, p. 92. 16. SAFAR, P. & CAROLINE, N. – Acute respiratory insufficiency. In Schwarts, G.R., ed. *Principles and Practice of Emergency Medicine.* Philadelphia, Saunders, 1986, p. 42. 17. THURLBECK, W.M. – Postnatal growth and development of the lung, *Am. Rev. Respir. Dis.* 111:803, 1975. 18. WEST, J.B. – Ventilation-perfusion relationships. In West, J.B., ed. *Respiratory Physiology – The Essentials.* Baltimore, Williams & Wilkins, 1974, p. 51.

6 Ventilação Mecânica

EDUARDO JUAN TROSTER
LUCILIA SANTANA FARIA

A insuficiência respiratória aguda é uma das afecções que mais freqüentemente levam à internação da criança em terapia intensiva e, independentemente da etiologia, é causa significante de morbidade e mortalidade na população pediátrica. A terapia intensiva pediátrica tem suas raízes no desenvolvimento das unidades de adulto, mas seu surgimento se deu pela necessidade de ventilação mecânica na epidemia de poliomielite na Escandinávia, no início dos anos 50. O sucesso dessa abordagem marcou a introdução da ventilação com pressão positiva intermitente no tratamento da insuficiência respiratória.

Os avanços nos conhecimentos sobre a fisiologia e a fisiopatologia respiratória, os progressos tecnológicos e os métodos de monitorização contribuem para a melhoria da sobrevida de crianças com insuficiência respiratória. A ventilação mecânica faz-se por meio de aparelhos que, intermitentemente, insuflam as vias aéreas com volumes de ar (volume corrente), a uma determinada velocidade (fluxo inspiratório), gerando pressões positivas (pressões inspiratória e expiratória). A interação entre o sistema respiratório que recebe a ventilação mecânica e o aparelho que a fornece é que determina a eficácia da ventilação mecânica. O estudo do sistema respiratório é baseado em modelo matemático, concebido como uma resistência conectada a uma complacência. O comportamento mecânico é chamado de equação do movimento (Fig. 4.11).

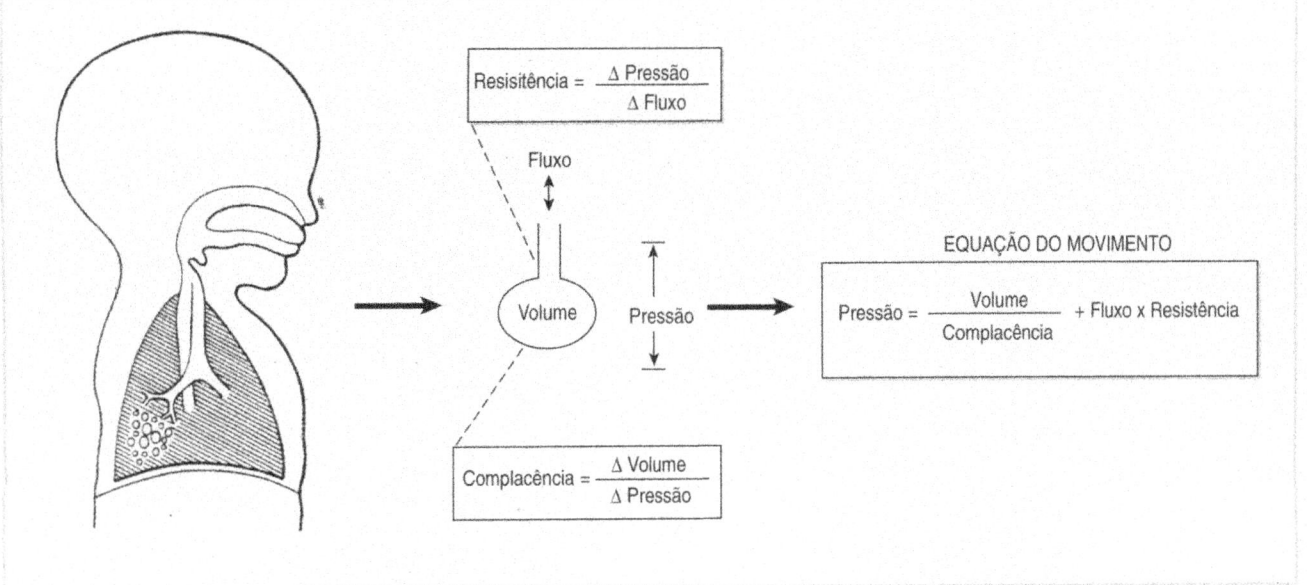

$$\text{Resisitência} = \frac{\Delta\,\text{Pressão}}{\Delta\,\text{Fluxo}}$$

Fluxo

EQUAÇÃO DO MOVIMENTO

$$\text{Pressão} = \frac{\text{Volume}}{\text{Complacência}} + \text{Fluxo} \times \text{Resistência}$$

Volume   Pressão

$$\text{Complacência} = \frac{\Delta\,\text{Volume}}{\Delta\,\text{Pressão}}$$

Figura 4.11 – Equação do movimento em ventilação pulmonar.

Na equação do movimento, pode-se calcular uma das três variáveis (pressão, volume ou fluxo), fazendo que uma fique independente e as outras duas dependentes. Por exemplo, durante a ventilação com pressão controlada, esta se torna a variável independente. O fluxo e o volume passam a depender da pressão, bem como da complacência e da resistência do sistema respiratório.

Durante a respiração espontânea, a contração da musculatura torácica e diafragmática leva à alteração da conformação da caixa torácica, gerando uma pressão negativa intratorácica. O gradiente de pressão gera o fluxo de ar que determina o volume corrente. O volume corrente a ser determinado dependerá da resistência da via aérea e da complacência do parênquima pulmonar, caso o gradiente de pressão se mantenha constante.

A compreensão da equação do movimento auxilia no entendimento dos diferentes modos de ventilação que serão descritos no decorrer deste capítulo.

INDICAÇÕES

A principal indicação para a ventilação mecânica é a insuficiência respiratória. Também é utilizada após grandes cirurgias, na hiperventilação e no tratamento da hipertensão intracraniana. A indicação deve ser precisa e precoce e pode basear-se em parâmetros clínicos ou gasométricos.

Parâmetros clínicos
- Indicacão formal – parada cardiorrespiratória (PCR) ou parada respiratória.
- Indicacão relativa – fadiga (desconforto respiratório intenso) ou coma (Glasgow < 8).

Parâmetros gasométricos
- Na insuficiência respiratória aguda
  - $PaO_2 < 50$ em $FiO_2 \geq 60\%$ (oxigenação inadequada);
  - $PaCO_2 > 60$ ou subindo 5 a 10mmHg/hora (ventilação inadequada).

É importante valorizar os sinais de deterioração clínica na insuficiência respiratória: aumento da freqüência respiratória, diminuição do volume corrente e aumento do trabalho respiratório, evidenciado pelo uso da musculatura acessória e queixa de dispnéia.

PRINCÍPIOS

As alterações fisiopatológicas das diversas doenças modificam-se durante sua evolução temporal e, assim, o modo, os ajustes e a intensidade da ventilação devem ser reavaliados repetidamente.

A ventilação mecânica associa-se a um grande número de efeitos adversos; assim sendo, medidas para minimizar tais complicações devem ser implementadas sempre que possível.

Para minimizar os efeitos adversos, os objetivos fisiológicos não devem atingir a normalidade gasométrica. Por exemplo, muitas vezes é benéfico permitir o aumento da $PaCO_2$ (hipoventilação controlada, hipercapnia permissiva) para evitar os riscos da hiperinsuflação pulmonar.

A hiperdistensão alveolar pode causar lesões do parênquima pulmonar, portanto medidas para evitar uma pressão alveolar excessiva devem ser instituídas sempre que possível. A pressão inspiratória de oclusão final (pressão em platô) é clinicamente a que melhor estima a pressão média de pico alveolar. A maioria dos autores concorda que uma pressão em platô superior a 35cmH$_2$O pode ser mais lesiva ao pulmão do que altos valores de FiO_2.

A hiperinsuflação dinâmica (aprisionamento de ar, auto-PEEP, PEEP intrínseco) deve ser medida ou estimada, especialmente em pacientes com obstrução das vias aéreas. Essa monitorização tem por objetivo limitar o desenvolvimento da hiperinsuflação dinâmica para evitar seus efeitos adversos.

OBJETIVOS FISIOLÓGICOS

Melhorar a ventilação alveolar (PaCO$_2$) e pH
Em algumas circunstâncias, o objetivo pode ser uma ventilação alveolar maior do que o normal (hiperventilação para reduzir a pressão intracraniana), mas, em outras, pode ser uma ventilação adequada, porém menor do que o normal (como na hipercapnia permissiva ou na falência aguda do paciente crônico).

Melhorar a oxigenação arterial (PaO$_2$, SaO$_2$ e CaO$_2$)
O objetivo crítico da ventilação mecânica é atingir e manter um nível de oxigenação arterial aceitável usando uma concentração de oxigênio inspirado também aceitável, o que significa, na maioria das situações clínicas, saturação de oxigênio em torno de 90% (equivale

a uma $PaO_2 = 60mmHg$, assumindo uma posição normal da curva de dissociação da hemoglobina). Como a oferta de oxigênio para o *tecido* depende também da hemoglobina e do débito cardíaco, esses fatores devem ser considerados nessa terapêutica, que visa à melhora da oxigenação tecidual.

Promover um aumento do volume pulmonar

A insuflação pulmonar ao final da inspiração deve permitir uma expansão pulmonar suficiente, porém não excessiva (a cada respiração, ou intermitentemente), para prevenir ou tratar atelectasias, melhorar a oxigenação, a complacência e os mecanismos de defesa pulmonar. Com a ventilação deve-se atingir e manter a capacidade residual funcional (CRF) normal ou aumentada, utilizando-se PEEP, o que é extremamente útil em situações em que a redução da CRF pode ser deletéria (diminuição da PaO_2, progressão de uma lesão pulmonar), como na síndrome do desconforto respiratório agudo e na dor do pós-operatório.

Reduzir o trabalho respiratório

Para a redução do trabalho respiratório nos pacientes em que este está elevado, seja por aumento da resistência das vias aéreas ou por redução da complacência, com esforços espontâneos ineficazes ou incapazes de serem mantidos, o suporte ventilatório deve ser utilizado até que medidas terapêuticas específicas revertam a condição que levou ao aumento no trabalho respiratório.

OBJETIVOS CLÍNICOS

- Reverter a hipoxemia, $SaO_2 \geq 90\%$.
- Reverter a acidose respiratória aguda, corrigir uma acidemia grave ($pH < 7,20$) sem, necessariamente, atingir uma $PaCO_2$ normal.
- Aliviar o desconforto respiratório.
- Prevenir ou reverter atelectasias.
- Reverter a fadiga da musculatura respiratória.
- Permitir sedação e/ou bloqueio neuromuscular.
- Diminuir o consumo de oxigênio sistêmico ou miocárdico.
- Reduzir a pressão intracraniana.
- Estabilizar a caixa torácica.

PRINCÍPIOS BÁSICOS DE FUNCIONAMENTO DOS VENTILADORES

Didaticamente, a ventilação com pressão positiva nas vias aéreas pode ser dividida em quatro fases:
1. **Fase inspiratória** – o ventilador insufla os pulmões da criança, vencendo as propriedades elásticas e resistivas do sistema respiratório.
2. **Mudança da fase inspiratória para a fase expiratória** – o ventilador interrompe a fase inspiratória e permite o início da fase expiratória, o que se chama de ciclagem.
3. **Fase expiratória** – o ventilador permite o esvaziamento dos pulmões, na maioria das vezes de forma passiva.
4. **Mudança da fase expiratória para a fase inspiratória** – essa transição pode ser desencadeada pelo ventilador ou pelo paciente. É o que se chama de "disparo" do ciclo respiratório.

Fase inspiratória

A fase inspiratória inicia-se com a *movimentação* de gás do ventilador para o interior das vias aéreas da criança. A pressão positiva do ventilador, maior que a pressão na via aérea da criança, gera um fluxo do ar. Esse fluxo é diretamente proporcional ao gradiente de pressão e inversamente proporcional à soma da resistência interna do ventilador e a resistência do sistema respiratório do paciente. Os ventiladores, quanto à fase inspiratória, podem ser classificados em geradores de pressão ou geradores de fluxo.

Em pediatria, freqüentemente se utilizam ventiladores geradores de pressão não-constantes, em uma forma de ventilação com limitação de pressão e ciclada a tempo (Sechrist, Inter 3, Newport). Na ventilação limitada a pressão, as taxas de fluxo inspiratório são fixas, para permitir que o pico de pressão inspiratória atinja um limite predeterminado antes do final da inspiração, e este é mantido nesse nível até o início da expiração. O excesso de fluxo escapa pela válvula de limite de pressão, mantendo-se um patamar fixo de pressão inspiratória até o final do tempo inspiratório programado. O padrão de fluxo resultante é constante no início e desacelerante no final.

Também, tem-se utilizado em pediatria a ventilação com pressão controlada, na qual os ventiladores geram uma pressão constante (Servo 300 e Servo 900). Nesse caso, um fluxo desacelerante desde o início da fase inspiratória mantém a pressão constante na via aérea.

Mudança da inspiração para expiração

Os ventiladores são classificados pelo mecanismo ou processo que provocam a ciclagem do aparelho, isto é, a mudança da fase inspiratória para a expiratória. Atualmente, a maioria dos respiradores é capaz de funcionar com até três dos quatro mecanismos de ciclagem: volume, fluxo, tempo e pressão.

Obviamente, existe inter-relação entre essas quatro variáveis durante a ventilação mecânica. Um dos fatores é controlado e, portanto, funciona como variável independente. Os outros fatores são variáveis dependentes, que devem ser ajustados adequadamente.

Ventilação a volume controlada – na ventilação a volume controlada, o ciclo ventilatório termina a inspiração quando determinado volume preestabelecido é liberado no circuito do ventilador. O tempo necessário para liberar esse volume corrente, o fluxo inspiratório e a pressão são dependentes desse volume. Uma vez que o volume corrente e a freqüência respiratória foram ajustados no ventilador, o fluxo inspiratório deve ser ajustado para que o volume corrente seja administrado em tempo inspiratório desejado. A pressão necessária para liberar o volume corrente estabelecido e o pico de pressão inspiratória variarão dependendo da complacência e da resistência do pulmão.

Ventilação ciclada a tempo – na ventilação ciclada a tempo, a inspiração termina e a expiração começa após determinado intervalo de tempo. Pode-se limitar a pressão ou deixar que o volume corrente seja determinado pelo fornecimento do fluxo inspiratório por determinado tempo. Em crianças, freqüentemente se utiliza ventilação limitada a pressão e ciclada a tempo, ou seja, o aparelho passa da fase inspiratória para a fase expiratória ao término do tempo inspiratório predeterminado.

Ventilação ciclada a pressão controlada – na ventilação ciclada a pressão, a inspiração termina e a expiração começa quando um limite pressórico máximo nas vias aéreas é atingido. O volume corrente é determinado pela pressão preestabelecida, fluxo, complacência pulmonar do paciente, resistência do circuito e das vias aéreas e integridade do circuito do ventilador. Inicialmente, escolhe-se uma pressão, enquanto o volume corrente expiratório é monitorizado. Ajusta-se a pressão até conseguir um volume corrente desejado.

Ventilação ciclada a fluxo – na ventilação ciclada a fluxo, a inspiração termina e a expiração começa quando o fluxo cai a uma porcentagem predeterminada do pico do fluxo. O volume corrente e o tempo inspiratório variam de ciclo para ciclo. Nesse tipo de ventilação, também se limita a pico de pressão a ser atingido. O volume liberado aos pulmões é determinado pela pressão escolhida e pela complacência e resistência da criança. O sistema de ciclagem a fluxo é mais confortável do que o de ciclagem a pressão, pois, no primeiro, o paciente tem maior controle sobre o ciclo respiratório. Um exemplo desse modo de ventilação é o de pressão de suporte.

Fase expiratória

O esvaziamento do pulmão faz-se normalmente pela abertura de uma válvula que libera o fluxo expiratório, ou seja, põe o pulmão em contato com a atmosfera. O fluxo expiratório é conseqüência do gradiente de pressão entre os alvéolos e a atmosfera. A manutenção de uma pressão expiratória positiva ao final da expiração faz-se por meio da incorporação de mecanismos que fazem com que o esvaziamento pulmonar ocorra contra uma pressão constante acima da atmosférica.

Mudança da inspiração para a expiração ("disparo" do aparelho)

O ventilador deverá interromper a fase expiratória e permitir o início da fase inspiratória do ciclo seguinte. Quando o início da inspiração se faz após determinado espaço de tempo preestabelecido, ocorreu "disparo" por tempo, o modo de ventilação é controlado.

Nas modalidades sincronizadas, assistidas ou de suporte, o disparo pode ser desencadeado por uma variação de pressão, fluxo, por variação da impedância torácica (constatação da contração muscular) ou ainda por movimentação abdominal. O tipo de "disparo" do respirador é muito importante na criança. Como o esforço inspiratório na criança é menor, seu sistema de detecção da respiração deve ser muito sensível, e a resposta do aparelho deve ser muito rápida, para evitar um aumento do trabalho respiratório. É em decorrência disso que se desenvolveram os sistemas de detecção por impedância torácica (SAVI) e por movimentação abdominal (Infant Star) usados em neonatologia, que visam detectar a respiração no momento da contração da musculatura, antes mesmo que ocorra variação de pressão ou de fluxo na via aérea.

Em pediatria, utilizam-se freqüentemente sistemas de disparo por pressão ou por fluxo. Este último tem-se mostrado melhor por desencadear menor trabalho respiratório.

MODOS DE VENTILAÇÃO

Considerações gerais

A maior parte dos aparelhos comercialmente disponíveis, em nosso meio, para a ventilação em crianças (Sechrist, Inter 3, Servo 900C, Servo 300, Newport e VIPBird) permitem a realização de ventilação ciclada a tempo e limitada a pressão, que é a forma mais freqüentemente usada em pediatria.

Na ventilação ciclada a tempo com pressão limitada, as taxas de fluxo inspiratório são altas – três a quatro vezes o volume minuto (volume corrente × freqüência respiratória) ou para alguns autores 1 a 3 litros/kg/min –, para permitir que o pico da pressão inspiratória atinja um limite predeterminado antes do final da inspiração e que seja mantido nesse nível até o início da expiração. O excesso de fluxo escapa pela válvula de limite de pressão. A maioria desses aparelhos dispõe de um sistema de fluxo contínuo de gases que permite à criança respirar espontaneamente sem necessidade de abrir uma válvula de demanda, o que, dependendo do tempo de resposta e da dificuldade da abertura dessa válvula, leva a um aumento do trabalho respiratório, resultando em assincronia e fadiga. Alguns dos aparelhos de fluxo contínuo (Sechrist, por exemplo) são desenvolvidos para pacientes com peso inferior a 20kg. Os aparelhos da Newport permitem ventilar desde recém-nascidos até adultos e possuem um sistema de fluxo opcional. Os Servo 900C e 300 também permitem ventilar recém-nascidos, assim como adultos, e fazem uma ventilação ciclada a tempo e limitada a pressão no modo pressão controlada, sem fluxo contínuo. O Servo 300 e o Newport Wave têm um sistema de "flow by" que mantém a válvula de demanda parcialmente aberta, reduzindo o tempo de resposta e esforço necessário para abri-la durante a respiração espontânea da criança. Nos aparelhos Servo 900C e 300, o fluxo não é predeterminado, a válvula inspiratória fecha-se quando o pico de pressão predeterminado é atingido. O pico é mantido pelo restante do tempo inspiratório.

A vantagem da utilização da ventilação ciclada a tempo com pressão limitada, desde que se limite a pressão em valores não muito elevados, é a menor ocorrência de barotrauma e volutrauma. A desvantagem é o volume corrente variável.

A maioria dos aparelhos citados permite a realização de ventilação com volume controlado; em alguns, o volume corrente é regulado pelo fluxo e tempo inspiratórios, sem que se limite o pico de pressão inspiratória (Newport, por exemplo). Nos aparelhos Servo 900C, Servo 300 e no VIPBird, o volume corrente é ajustado diretamente nos modos de ventilação volume controlado. Esses aparelhos permitem a administração, com segurança, de volumes correntes bem baixos, até 10ml.

A vantagem da utilização de ventilação com volume controlado é a administração de um volume corrente constante, independentemente das variações de complacência e resistência pulmonares. Porém, o pico de pressão inspiratória é variável, com maior risco de barotrauma.

Não há dados científicos conclusivos que sugiram que a ventilação com pressão controlada seja superior à ventilação com volume controlado para crianças. Entretanto, a ventilação com pressão controlada é a mais freqüentemente utilizada em pediatria.

Idealmente, os aparelhos de ventilação mecânica pediátricos devem ter as seguintes características:

1. tamanho pequeno, silencioso e de baixo custo;
2. a complacência e a resistência do sistema devem ser mínimas (a criança tem maior resistência das vias aéreas, o que em circuito de alta complacência pode levar a uma grande perda de volume de compressão);
3. sistemas de alarmes audíveis e visíveis;
4. sistemas de disparo ("trigger") rápidos e sensíveis;
5. tenha a disponibilidade de realizar ventilação com pressão positiva intermitente, ventilação mandatória intermitente, CPAP ou PEEP, e, atualmente, pressão de suporte;
6. freqüências respiratórias até 150mov/min;
7. volumes correntes com grandes variações (10-500ml).

A ventilação mecânica limitada a pressão ou volume controlada pode ser administrada de diferentes modos, que serão descritos a seguir.

Modo controlado

É uma modalidade de ventilação na qual todas as respirações são fornecidas pelo aparelho de ventilação, a uma freqüência, pressão (ou volume), fluxo inspiratório e tempo inspiratório predeterminados. Está indicada em situações em que a criança não tenha esforço inspiratório, como em lesões do SNC (polirradiculoneurite, secções de medula, intoxicações agudas ou traumatismo cranioencefálico), durante anestesia ou no pós-operatório imediato, ou em situações em que a criança precise de sedação rigorosa ou curarização. Pode levar à fraqueza da musculatura respiratória e à atrofia, se usada por tempo prolongado. Como o controle é totalmente realizado pelo médico, a monitorização gasométrica deve ser rigorosa, para que sejam corrigidos os distúrbios acidobásicos que normalmente seriam corrigidos pela respiração espontânea do paciente.

Modo assistido/controlado

É uma modalidade de ventilação na qual as respirações mandatórias são fornecidas a uma freqüência, pressão (ou volume), fluxo e tempo inspiratório preestabelecidos, porém, entre as respirações iniciadas pelo aparelho, a criança pode desencadear uma resposta do aparelho de ventilação e receber uma respiração mandatória com os mesmos parâmetros daquelas iniciadas pelo aparelho de ventilação, exceto pela freqüência, que é determinada pelo paciente. Está indicada em situações em que a criança tenha um esforço inspiratório normal, porém com uma musculatura respiratória incapaz de realizar todo o trabalho respiratório para manter uma ventilação adequada. Permite ao paciente controlar a sua freqüência respiratória. Na criança, para que esse tipo de ventilação possa ser realizado, o sistema de disparo ("trigger") deve ser bastante sensível, e a válvula de demanda de resposta, rápida. Tem como desvantagem a possibilidade da hiperventilação por dor, ansiedade ou fatores neurológicos, levando à alcalose respiratória.

Ventilação mandatória intermitente e ventilação mandatória intermitente sincronizada

A ventilação mandatória intermitente é o modo de ventilação mais usado em pediatria. Nessa modalidade, as respirações mandatórias são fornecidas ao paciente a uma freqüência, pressão (ou volume), fluxo e tempo inspiratório predeterminado, porém entre as respirações mandatórias o paciente pode respirar espontaneamente, com freqüência, pressão, volume e tempo inspiratório determinados por ele. Isso é possível pela existência de um fluxo contínuo entre as respirações mandatórias, ou de um fluxo de demanda desencadeado pela detecção do esforço inspiratório do paciente. A ventilação mecânica intermitente sincronizada (SIMV) faz com que a respiração mandatória ocorra concomitantemente ao esforço inspiratório do paciente. Está indicada quando a criança tem um "drive" respiratório porém sua musculatura respiratória é incapaz de realizar todo o trabalho respiratório para manter uma ventilação adequada e é também uma forma de desmame da ventilação mecânica. Os efeitos cardiovasculares da ventilação mecânica são menos evidentes nesse tipo de ventilação do que na ventilação controlada ou assistida controlada, pois a pressão média das vias aéreas (MAP) é muito menor durante a respiração espontânea, levando, portanto, a uma queda da MAP no decorrer do tempo. Como o paciente participa mais da ventilação, leva a uma menor ocorrência de atrofia da musculatura respiratória.

Pressão de suporte

É um modo de ventilação no qual o esforço inspiratório da criança é assistido pelo ventilador para se atingir um nível de pressão pre-estabelecido. A inspiração termina quando o fluxo inspiratório atinge um nível mínimo, ou uma porcentagem do pico de fluxo atingido. A criança determina sua freqüência respiratória, e sua interação do sistema respiratório com o aparelho determina o tempo inspiratório e o volume corrente, que são variáveis de uma respiração para a outra. Tem sido indicado para o desmame da criança em ventilação mecânica ou como forma de ventilação, associado à SIMV, para as crianças que apresentam um esforço inspiratório adequado porém com musculatura respiratória incapaz de manter um trabalho adequado para a sua necessidade ventilatória. Essa modalidade permite melhor sincronia entre a criança e o ventilador. Na criança, a realização desse modo de ventilação pode ser dificultado pela utilização de cânulas muito pequenas, cuja resistência inspiratória elevada pode fazer com que o pico de pressão seja atingido muito rapidamente, com um volume corrente baixo. Ou, ainda, o escape da cânula sem "cuff" pode dificultar a ciclagem nessa modalidade.

OUTRAS MODALIDADES DE VENTILAÇÃO MECÂNICA

Ventilação com relação invertida

É um modo controlado de ventilação mecânica no qual se utiliza um tempo inspiratório maior que o tempo expiratório. Ocorre melhora da oxigenação por maior recrutamento alveolar e melhora na distribuição da ventilação durante a fase inspiratória. Leva a um aumento na pressão média das vias aéreas, porém possibilita uma redução no pico inspiratório de pressão, mantendo-se a oxigenação. É um padrão não-fisiológico de ventilação mecânica e pode gerar PEEP inadvertido. Está indicado nas lesões pulmonares graves, como na sín-

drome do desconforto respiratório agudo com hipoxemia refratária, sendo necessário sedação potente e eventualmente curarização. É descrita utilização de relações até 4:1.

Pressão regulada com volume controlado (PRVC)

A PRVC é uma nova modalidade controlada, disponível no Servo 300, na qual se determina o volume corrente e o respirador regula, automaticamente, o menor pico de pressão inspiratória possível, de acordo com as características da mecânica respiratória do paciente. A PRVC promove os benefícios do volume controlado, por garantir o volume corrente, e da pressão controlada, por promover baixos picos de pressão inspiratória.

Nessa modalidade, o fluxo inspiratório é desacelerado e com esse padrão de fluxo ocorre melhor distribuição dos gases dentro dos pulmões, com picos de pressão mais baixos. O respirador calcula nas quatro primeiras respirações o menor nível de pressão inspiratória possível para alcançar o volume corrente determinado. Quando houver alteração na complacência pulmonar, o respirador, automaticamente, ajusta a pressão inspiratória, com uma variação de no máximo 3cmH$_2$O entre as respirações consecutivas.

Volume suporte

Essa é a modalidade assistida correspondente à PRVC, disponível no Servo 300. A respiração é iniciada pelo paciente, e a pressão suporte inspiratória é regulada, automaticamente, em quatro respirações consecutivas, até o paciente receber o volume corrente determinado. À medida que a complacência do paciente melhora, o volume predeterminado será administrado com uma pressão progressivamente menor, e o desmame faz-se automaticamente.

Ventilação com liberação de pressão das vias aéreas (VLPVA)

A VLPVA é uma modalidade de ventilação mecânica que mantém uma pressão positiva contínua nas vias aéreas, e transitoriamente diminui ou libera essas pressões para níveis mais baixos (mantendo-se um nível de PEEP ou a pressão ambiente) por meio da abertura de uma válvula de liberação de pressão durante a inspiração.

Essa é uma modalidade disponível no Inter 3, ainda pouco utilizada na maioria dos serviços, porém fundamenta-se em promover um menor pico de pressão inspiratório, menores repercussões cardiovasculares, aumentar a CRF e melhorar a relação ventilação/perfusão, por manter os alvéolos distendidos por maior tempo. É constituída basicamente por um sistema de CPAP de fluxo contínuo com uma válvula de alívio no ramo expiratório, a abertura dessa válvula permite uma redução do nível de CPAP, ocasionando, dessa forma, a exalação do volume de ar do pulmão; com o fechamento dessa válvula, restabelece o nível de CPAP inicial. A abertura da válvula expiratória deve ser extremamente rápida, em torno de 10ms e o tempo de liberação deve ser de 1 a 2 segundos. Nesse sistema, não pode haver aumento na resistência das vias aéreas e no circuito do respirador, porque, como o tempo de liberação é curto, o paciente terá dificuldade para exalar; portanto, esse modo de ventilação está contra-indicado para pacientes com aumento de resistência de vias aéreas.

AJUSTES DOS APARELHOS

Um dos principais objetivos da ventilação mecânica é efetuar um intercâmbio gasoso eficaz, promovendo a eliminação de gás carbônico (CO$_2$) e a captação de oxigênio.

Eliminação de CO$_2$

Como o CO$_2$ se difunde facilmente do sangue para dentro dos alvéolos, sua eliminação depende, em grande parte, da quantidade total de ar que passa para dentro e para fora dos alvéolos.

$$\text{Ventilação alveolar} = (VC - EM) \times FR$$

Portanto, a ventilação alveolar (eliminação de CO_2) pode ser alterada com a avaliação dos seguintes itens:

Freqüência respiratória (FR) – aumentando-se a FR, eleva-se a eliminação de CO_2, lembrando que sempre que se altera a FR, alteramos a relação I:E. Se mantivermos um tempo inspiratório (Tinsp) constante, à medida que aumenta a FR diminuímos o tempo expiratório (Texp) e eventualmente podemos ter um tempo expiratório tão curto que não damos tempo para que o ar saia dos pulmões, levando a um aprisionamento de gás e à formação do chamado PEEP inadvertido e nesses casos, entre outras conseqüências, observaremos um aumento da $PaCO_2$. Assim, o mínimo de tempo expiratório que devemos utilizar seria o equivalente a 3 constantes de tempo (= 0,45s), porém, em doenças nas quais a resistência da VA está aumentada, esse tempo pode ser insuficiente.

Constante de tempo é o tempo necessário para que ocorra um equilíbrio de pressões no pulmão e não haja mais fluxo aéreo tanto na inspiração quanto na expiração. A constante de tempo é o produto da resistência pela complacência.

1CT = 0,15 segundo (valor normal para recém-nascidos)

Em geral, calculamos o Tinsp e o Texp baseados no conceito de constante de tempo e supondo que, em situações normais, seja necessário entre 3 e 5 constantes de tempo para que haja uma boa distribuição de ar nos pulmões durante a inspiração (Tinsp 0,4 a 0,8s). A relação entre inspiração ideal para iniciar a ventilação mecânica é 1:2.

Volume corrente (VC) – depende da complacência pulmonar, do gradiente de pressão (Pinsp – PEEP) e, eventualmente, do tempo inspiratório. A diminuição do volume corrente leva a uma retenção de CO_2. Em geral, utilizamos volume corrente de 6 a 8ml/kg.

Oxigenação

A oxigenação depende da FiO_2 e da MAP. Logo após a intubação, devemos utilizar uma FiO_2 elevada, pois o procedimento de intubação é bastante hipoemiante. Entretanto, logo após, devemos baixar a FiO_2 o mais rápido possível e se possível baseado em oximetria de pulso. A FiO_2 deve ser reduzida, tentando atingir um objetivo clínico aceitável ($PaO_2 > 60mmHg$) com uma FiO_2 de 50%, para minimizar a toxicidade pelo O_2. Se uma $FiO_2 > 60\%$ é necessária para manter uma boa oxigenação, deve-se considerar a adição de PEEP.

A MAP é a medida da pressão na qual os pulmões estão expostos durante o ciclo respiratório.

$$MAP = \frac{K\,(Pinsp - PEEP) \times (Tinsp) + PEEP}{Tinsp + Texp}$$

A MAP deverá aumentar conforme a elevação dos seguintes fatores:

Fluxo inspiratório – aumenta a constante K. O fluxo tem relação direta com o tempo e pressão inspiratórios, já que, com o fluxo alto, rapidamente atingimos a pressão determinada. Com fluxos baixos, geralmente obtemos uma onda de pressão tipo "sino" (mais fisiológica – indicado em situações com mínimo comprometimento pulmonar), e com fluxos altos associados a Tinsp altos, conseguimos uma onda "quadrada" (embora menos fisiológica, estaria indicado em situações em que ocorre comprometimento pulmonar de resistência e/ou complacência, pois fornece maior volume corrente, melhor distribuição do fluxo e elevação da MAP).

O fluxo necessário para uma ventilação adequada seria três a quatro vezes o volume minuto (VM).

VM = VC × FR   VC = 6 a 8ml/kg

Em geral, o fluxo é dado em litros/min.
Podemos elevar o fluxo na dependência da afecção pulmonar.

Pinsp (pico de pressão inspiratória) – é o primeiro parâmetro a ser ajustado. Varia em função da doença de base. A pressão ideal deve promover expansão torácica adequada. Em situações em que não haja comprometimento pulmonar, em geral se utiliza de 15 a $20cmH_2O$. Em doenças obstrutivas e em situações com diminuição de complacência, são necessárias pressões mais elevadas, sendo que nas últimas em geral se utilizam pressões altas (acima de $30cmH_2O$), aumentando o risco de barotrauma e volutrauma.

Tinsp – o aumento no Tinsp eleva a MAP; portanto, aumenta à oxigenação. O uso de Tinsp prolongado, entre 1,5 e 2s, aumenta o risco de barotrauma, particularmente quando associado à inversão da relação I:E, pela ocorrência de PEEP inadvertido.

PEEP – gera uma pressão de distensão que mantém o alvéolo aberto no final da expiração. A PEEP recupera alvéolos pérvios, evita colabamento das vias aéreas na expiração e redistribui a água pulmonar. A PEEP redistribui a água pulmonar extravascular do alvéolo para o espaço perivascular, em que o impacto do excesso de água no pulmão na troca gasosa é menor. Por meio desses mecanismos, a PEEP diminui o "shunt" intrapulmonar, aumenta a capacidade residual funcional (CRF) e melhora a complacência e a oxigenação.

A aplicação clínica básica da PEEP é a prevenção e o tratamento do colapso pulmonar. Em pacientes com $PaO_2 < 60mmHg$ (Sat O_2 < 90%) em $FiO_2 > 0,5$, a PEEP está indicada para melhorar a oxigenação. Com a utilização da PEEP, é possível aumentar a eficácia da oxigenação com FiO_2 menor, reduzindo o risco de toxicidade pulmonar pelo oxigênio.

PEEP fisiológico – 3 a $5cmH_2O$.
Em doenças com diminuição da complacência, pode-se, ocasionalmente, atingir 15 a $20cmH_2O$.

MONITORIZAÇÃO

A monitorização da ventilação mecânica é feita pela avaliação da mecânica respiratória, capnografia e oximetria de pulso.

Avaliação da mecânica respiratória

Por meio dessa metodologia, pode ser medida a complacência, a auto-PEEP, a resistência e o trabalho respiratório. Ainda pouco utilizada em pediatria.

Capnografia

A capnografia é a medida de CO_2 nas vias aéreas do paciente durante um ciclo ventilatório; é o gráfico da onda do CO_2 (como porcentagem ou mmHg) em função do tempo.

Existem duas formas de se obter a capnografia: "mainstrean" e "sidestrean". Não há uma tradução literal para os termos, mas poderíamos definir como sendo o posicionamento de analisador de CO_2, dentro ("mainstrean") ou fora ("sidestrean") do circuito.

A maioria dos capnógrafos utilizados em cuidados respiratórios mede CO_2 por absorção por infravermelho. Para dar medidas acuradas, o capnógrafo deve ser calibrado em intervalos regulares.

Devido ao pequeno volume corrente e à freqüência respiratória ser maior, a monitorização de $PaCO_2$ é mais difícil em crianças que em adultos.

A utilidade da capnografia em recém-nascidos, lactentes e crianças maiores não foi bem estabelecida. Faltam muitos trabalhos científicos para estabelecer o papel adequado da capnografia em terapias intensivas pediátricas e neonatais, bem como o sistema mais apropriado para essa monitorização ("mainstrean" *versus* "sidestrean", proximal *versus* distal).

Em pacientes com estabilidade hemodinâmica, a capnografia pode ser útil para verificar mudanças na $PaCO_2$. Isso pode ser útil, por exemplo, para pacientes com traumatismo cranioencefálico cuja pressão intracraniana é sensível às alterações da $PaCO_2$. A capnografia pode também ser útil para determinar o posicionamento adequado da posição endotraqueal. Entretanto, existem muitas situações relacionadas com a capnografia que necessitam de mais estudos, por exemplo, unidades de terapia intensiva pediátricas e neonatais, parada cardíaca e determinação da PEEP ideal.

Talvez, o mais importante a reconhecer sobre o PetCO$_2$ é que não é a PaCO$_2$.

Oximetria de pulso

Na última década, o oxímetro de pulso, dispositivo que permite uma medida não-invasiva e contínua da saturação arterial de oxigênio, tornou-se um método de controle quase indispensável de monitorização do doente grave. Pela acuidade e facilidade de uso, a oximetria de pulso tornou-se o método preferencial de monitorização da saturação arterial de oxigênio em salas cirúrgicas, UTI, estudos durante as atividades físicas e para a avaliação da oxigenação em pacientes externos. Ela funciona por espectrofotometria, que mede a oxiemoglobina, visto que a cor e a densidade óptica da molécula de hemoglobina mudam de acordo com o teor de oxigênio a ela ligado.

As limitações técnicas da oximetria de pulso são:

Artefatos pela movimentação – daí a importância da fixação correta e da verificação da coincidência da freqüência cardíaca real com aquela determinada pelo pulso.

Carboxiemoglobina – é vista pela oximetria de pulso como se fosse oxiemoglobina. Portanto, a oximetria de pulso lê, aproximadamente, a soma da oxiemoglobina e carboxiemoglobina. Também superestima a SaO$_2$ pela quantidade equivalente da carboxiemoglobina presente.

Metamoglobina – tem uma absorção significativa nos dois comprimentos de onda da oximetria de pulso, isto é, 660 e 940nm. Disso resulta uma subavaliação da saturação de hemoglobina com oxigênio, dependendo da saturação real do paciente.

Corantes intravasculares – corantes para radiografia injetados no paciente também afetam a acuidade na oximetria de pulso. Particularmente, o azul-de-metileno ou o verde-indocianina podem ser interpretados pelo oxímetro de pulso como hemoglobina reduzida. Daí os valores não poderem refletir as condições clínicas verdadeiras.

Unhas pintadas – vários trabalhos mostraram que o esmalte de unhas, particularmente preto ou azul, interfere nas medidas da oximetria de pulso.

Má perfusão tecidual – a oximetria de pulso depende da identificação clara do pulso arterial para operar adequadamente. Seu desempenho diminui com pulsos periféricos fracos ou ausentes. Quando a amplitude do pulso é baixa, como na hipovolemia, hipotensão, hipotermia, infusões de vasoconstritores ou cirurgia cardíaca com circulação extracorpórea, a saturação de hemoglobina com O$_2$ é intermitente ou ausente. Alguns oxímetros de pulso são melhores que outros para processar sinais fracos. Cremes vasodilatadores podem aumentar a amplitude de pulso em situações de má perfusão tecidual. O sensor no lobo da orelha é afetado em menor proporção pela vasoconstrição do que a polpa digital, e pode permitir leitura.

Anemia – estados anêmicos, como, por exemplo, transitoriamente em cirurgias cardíacas com circulação extracorpórea por termodiluição ou induzidos patologicamente por insuficiência renal crônica, aumentam o risco de erro na oximetria de pulso.

Fontes luminosas externas – luzes fluorescentes de alta intensidade, luzes de foco cirúrgico, lâmpadas infravermelhas e luz solar interferem diretamente na oximetria de pulso. Proteção dos sensores com material que sirva de barreira à luz, evitando comprometer a circulação, deve ser utilizada.

COMPLICAÇÕES DA VENTILAÇÃO MECÂNICA

A abordagem ventilatória que envolve pressão positiva em vez de negativa pode resultar em barotrauma, depressão cardiovascular e efeitos deletérios em outros órgãos.

Barotrauma

Quando o gás é detectado radiograficamente nas camadas perivasculares, é denominado enfisema intersticial pulmonar. Isso geralmente precede o pneumotórax.

A incidência de barotrauma correlaciona-se com o pico de pressão inspiratória (PPI). A magnitude é mais importante do que a duração da pressão, e o barotrauma é raro quando o PPI é menor que 25mmHg. A hipodistensão alveolar geralmente está associada com PPI elevado, maior volume corrente ou distribuição de um volume corrente normal em poucos alvéolos, como pode ocorrer na intubação brônquica seletiva ou atelectasia maciça.

O papel da PEEP ou CPAP é controvertido. Foi notada uma correlação entre o nível de PEEP e a incidência de barotrauma, porém valores elevados de PEEP normalmente estão associados com PPI altos. A hipovolemia está associada, com maior predisposição, ao barotrauma pelo aumento do gradiente de pressão entre o alvéolo e o espaço perivascular. Outros fatores predisponentes incluem doenças que destroem o parênquima pulmonar, como a pulmonar obstrutiva crônica (DPOC), a asma e a pneumonia necrosante.

O diagnóstico do barotrauma é fundamental. Enfisema intersticial pulmonar é a primeira manifestação em pacientes sob ventilação mecânica. Quando detectado, devem-se tomar medidas profiláticas para evitar pneumotórax, o qual, em ventilação mecânica, pode tornar-se rapidamente hipertensivo. Daí a necessidade de drenagem imediata. Os sinais precursores de pnemotórax são: enfisemas intersticial pulmonar, subcutâneo e mediastinal. À radiografia, pode-se observar uma linha pleural. Nos pneumotórax maiores, à ausculta verifica-se diminuição do murmúrio vesicular. Na vigência de pneumotórax hipertensivo, ocorre desvio do mediastino e da traquéia, distensão das veias cervicais, hipotensão arterial e colapso cardiovascular.

Teoricamente qualquer medida para diminuir a pressão em vias aéreas reduz a incidência de barotrauma pulmonar. PPI, PEEP e volume corrente devem ser monitorizados e mantidos nos seus limites inferiores necessários para prover uma ventilação satisfatória. A ventilação espontânea deve ser encorajada sempre que possível, visto que diminui a necessidade de pressão nas vias aéreas. Os modos de ventilação, como SIMV, que permitem ventilação espontânea devem ser preferidos à ventilação mecânica controlada (VMC). Assim, tentar reduzir tosse e briga com o aparelho e utilizar paralisia muscular e sedação apenas quando as tentativas de ajustar o ventilador falharem.

Durante a reanimação cardiopulmonar, particularmente durante a compressão torácica e a insuflação pulmonar simultânea, podem resultar pressões nas vias aéreas de 90 a 100cmH$_2$O ou mais. Esse efeito sinérgico pode explicar a ocorrência freqüente de barotrauma pulmonar após reanimação cardiopulmonar.

Após o desenvolvimento do pneumotórax, os esforços devem ser dirigidos para minimizar PPI, além de drenagem imediata.

Sistema renal

A ventilação com pressão positiva resulta em redução do débito urinário e retenção hidrossalina por vários mecanismos interativos. Um aumento da pressão intrapleural durante a ventilação mecânica reduz o retorno venoso ao coração e deprime o débito cardíaco, tendo como resultado uma descarga do sistema nervoso simpático. As catecolaminas resultam em constrição das arteríolas renais aferentes, reduzindo o fluxo sangüíneo renal, causando redistribuição deste, dos néfrons corticais para os justamedulares.

Também há aumento da vasopressina, devido tanto a uma descarga dos barorreceptores após redução da pressão aórtica transmural durante a ventilação com pressão positiva, quanto como resposta ao estiramento dos receptores do átrio esquerdo pela redução da volemia torácica. A vasopressina atua tanto como vasoconstritor quanto como agente antidiurético. Promove a reabsorção tubular distal de água e reduz a depuração de água. Há inibição da liberação do hormônio natriurético atrial que normalmente antagoniza os efeitos da vasopressina e do sistema renina-angiotensina-aldosterona. Essa inibição exacerba as reduções do fluxo sangüíneo renal, ritmo de filtração glomerular e excreção de sódio.

Fígado
Durante a ventilação mecânica, o diafragma desce, podendo aumentar as pressões intra-abdominais e das veias porta e hepática, resultando em redução do fluxo venoso. Na presença de diminuição do débito cardíaco e da pressão média, a redução da veia porta deixa o fígado mais vulnerável à isquemia, podendo haver elevação das transminases e bilirrubinas.

Sistema nervoso central
A hipertensão intracraniana pode ser agravada pela ventilação mecânica quando a pressão pleural impede o retorno venoso da cabeça e aumenta a volemia intracraniana. A redução da pressão arterial média e a elevação da pressão intracraniana diminuirão a pressão de perfusão cerebral e o fluxo sangüíneo cerebral. A sucção traqueal está associada ao aumento da pressão intracraniana.

Toxicidade pelo oxigênio
A exposição a pressões parciais elevadas de oxigênio causa lesão celular pulmonar. O oxigênio gera duas espécies de radicais livres: superóxido (O_2^-), e radical hidroxil ativado (OH_2^-). O radical hidroxil é instável e provavelmente não tem papel importante no desenvolvimento da toxicidade pelo oxigênio. Entretanto, o superóxido pode ser muito destrutivo e provavelmente é o responsável pelas alterações bioquímicas que causam alterações morfológicas. As disfunções decorrentes incluem: atelectasia e troca gasosa prejudicada e aumento da mistura venosa pulmonar. O oxigênio irrita a traquéia, causando traqueobronquite, e inibe o movimento ciliar e a depuração de muco. O limite superior de oxigênio que pode ser administrado com segurança é incerto. O valor de 40 a 50% de FiO_2 geralmente é aceito, e pode ser administrado por alguns dias sem efeitos adversos. Certamente, essa concentração não resulta em alterações estruturais grosseiras que culminam em fibrose pulmonar. No entanto, essa concentração "segura" pode ocasionar anormalidades sutis, como atelectasia em alvéolos pouco ventilados, mas bem perfurados.

Infecção hospitalar
A infecção nosocominal das vias aéreas superiores e inferiores ocorre, com freqüência, em pacientes sob ventilação mecânica. A infecção pode comprometer os seios paranasais, faringe, árvore traqueobrônquica ou parênquima pulmonar. O uso empírico e profilático de antibióticos de amplo espectro promove o supercrescimento de microrganismos oportunistas e patogênicos.

Em pacientes criticamente doentes, a flora bacteriana normal da orofaringe é rapidamente substituída por bacitos entéricos gram-negativos, e o grau de colonização depende da gravidade da doença.

As medidas profiláticas para evitar infecção hospitalar incluem:
a) evitar o uso indiscriminado de antibióticos;
b) trocar o circuito a cada 48 horas e promover sua esterilização com óxido de etileno ou desinfecção com hipoclorito de sódio;
c) realizar aspirações com medidas rigorosas de assepsia;
d) evitar a utilização de antiácidos e anti-histamínicos H_2, pois favorecem pneumonia aspirativa.

DESMAME
É a retirada gradual da assistência ventilatória mecânica. Deve ser iniciado quando o paciente apresenta condições cardiocirculatórias, neurológicas e metabólicas estáveis. São condições básicas para que o desmame possa ser feito com sucesso:
a) adequação da troca gasosa pulmonar;
b) desempenho da musculatura respiratória;
c) fatores psicológicos.

Parâmetros utilizados para predizer desmame com sucesso
Embora um médico experiente possa freqüentemente predizer o sucesso de um desmame, são necessárias as medidas objetivas. Identificando os pacientes que falharão na tentativa precoce de desmame, tais índices a evitariam, assim como o desenvolvimento da descompensação cardiorrespiratória grave e/ou psicológica. Por outro lado, com a identificação precoce do momento em que o paciente é capaz de reassumir e manter a respiração espontânea, os índices ajudam a evitar um prolongamento desnecessário do período de suporte ventilatório. Além disso, como esses índices podem avaliar diferentes funções fisiológicas, ajudam a racionalizar o porquê da dependência da ventilação mecânica em determinado paciente e sugerir alterações no seu manuseio.

Entre as variáveis utilizadas para predizer desmame temos:
1. Troca gasosa
   • $PaO_2 > 60mmHg$ com $FiO_2 < 0,35$.
   • Gradiente alveoloarterial de O_2 ($PaO_2 - PaO_2$) < 350 em $FiO_2 = 100\%$.
   • relação $PaO_2/FiO_2 > 200$.
2. Bomba ventilatória (parâmetros avaliados em adultos)
   • Capacidade vital > 10 a 15ml/kg de peso.
   • Pressão inspiratória negativa máxima < $-30cmH_2O$.
   • Volume minuto < 10 litros/minuto.
   • Ventilação voluntária máxima maior que o dobro do volume/minuto de repouso.

A literatura é escassa em relação a índices pediátricos. Os dados fisiológicos para predizer um desmame bem-sucedido têm alto índice de resultados falso-positivo e falso-negativo.

Métodos para suspender ventilação mecânica

Suspensão abrupta – muitos pacientes que foram submetidos a períodos curtos de suporte ventilatório podem reassumir a respiração espontânea com pouca dificuldade. Por exemplo, pacientes submetidos a cirurgia, sem comprometimento respiratório, podem ser extubados após algumas horas.

Desmame gradual em tubo T – a abordagem do desmame gradual em tubo T consiste de sessões de respiração espontânea de duração crescente, intercaladas por períodos de ventilação mecânica. Após 30 minutos de respiração espontânea com gasometria arterial normal, é realizada a extubação. Não utilizado em crianças devido ao menor calibre do tubo, levando a um aumento da resistência da via aérea, e também pela elevação do espaço morto que significa o tubo para uma criança em respiração espontânea.

Ventilação mandatória intermitente (IMV ou SIMV) – o paciente recebendo IMV pode respirar espontaneamente e, além disso, receber ventilação com pressão positiva em uma freqüência determinada pelo aparelho. A freqüência respiratória é reduzida gradualmente com medidas de gasometria arterial.

Nos ventiladores atuais, o IMV é utilizado como SIMV, isto é, sincronizado, utilizando uma tecnologia com válvula de demanda. A redução na pressão de vias aéreas ou a geração de um fluxo gasoso faz com que a válvula abra e permita que haja liberação de um fluxo de gás durante a inspiração espontânea. Foi demonstrado repetidamente que a redução excessiva da pressão nas vias aéreas necessárias para ativar a válvula de demanda, combinada com a liberação inadequada de um fluxo de gás instantâneo, pode duplicar o trabalho respiratório e o consumo de oxigênio. Esse problema tem sido contrabalançado pela utilização do "flow-by", que mantém a válvula de demanda parcialmente aberta, reduzindo o trabalho necessário para abri-la e reduzindo o tempo de resposta entre a percepção da respiração espontânea e a abertura da válvula.

Pressão de suporte – vários trabalhos mostram que a pressão de suporte é capaz de contrabalançar o trabalho respiratório imposto pela sonda endotraqueal e pelo circuito ventilatório em adultos. É uma modalidade que tem sido utilizada com sucesso no desmame de crianças, embora não haja comprovação científica de que seja superior ao IMV.

Na prática, quando há possibilidade de se utilizar pressão de suporte, passamos de pressão controlada para SIMV + pressão de suporte, depois para pressão de suporte e então procedemos a extubação.

Extubação – a extubação pode ser realizada se:

- $FiO_2 < 40\%$;
- Pinsp < 25cmH$_2$O;
- PEED $\leq$ 5cmH$_2$O (quando há necessidade de extubação com pressão expiratória maior, recomenda-se a manutenção de pressão na via aérea após extubação, com ventilação não-invasiva);
- FR menor que 10 resp./minuto em lactentes e pré-escolares (não há necessidade de se manter o paciente em CPAP pré-extubação); em crianças maiores e adolescentes FR < 5 resp./min;
- relação PaO$_2$/FiO$_2$ > 200;
- pressão de suporte menor que 10 (por exemplo, 5 sobre PEEP de 5).

Técnica:

- jejum por 6 horas ou aspiração do conteúdo gástrico;
- aspiração da traquéia e da orofaringe deve ser realizada imediatamente pré-extubação;
- colocar o paciente em um ambiente com FiO$_2$ 10% maior do que o utilizado na pré-extubação;
- pode-se manter o paciente com CPAP nasal pós-extubação, principalmente recém-nascidos e lactentes jovens, ou em crianças maiores ventilação não-invasiva com máscara.

BIBLIOGRAFIA

1. BANNER, M.J.; BLANCH, P.B. & KIRBY, R.R. – Imposed work of breathing and methods of triggering a demand-flow continuos positive airway pressure system. *Crit. Care Med.* **21**:183, 1993. 2. BRUNNER, J.X. & THOMPSON, J.D. – Computerized ventilation monitoring. *Respiratory Care*, **38**:110, 1993. 3. CHATBURN, R.L. – Classification of mechanical ventilators. In Tobin, M.J. *Principles and Pratice of Mechanical Ventilation*. N. York, McGraw-Hill, 1994, p. 37. 4. CUNNIGHAM, M.D. – Monitoring pulmonary function. In Goldsmith, J.P. & Karotkin, E.H. *Assisted ventilation of the Neonate*. Philadelphia, Saunders, 1988, p. 233. 5. GUREVITCH, M.J. et al. – Improved oxygenation and lower peak airway pressure in severe adult respiratory distress syndrome. *Chest* **80**: 211, 1986. 6. HUBMAYR, R.D. – Setting the ventilator. In Tobin, M.J. *Principles and Pratice of Mechanical Ventilation*. New York, McGraw-Hill, 1994, p. 191. 7. HURST, J.M. et al. – Cardiopulmonary effects of pressure support ventilation. *Arch. Surg.* **124**:1064, 1989. 8. KACMAREK, R.M. – The role of pressure support in reducing work of breathing. *Respir. Care* **33**:99, 1988. 9. MARTIN, R.J.; CARLO, W.A. & CHATBURN, R.L. – Mechanical ventilation in the neonatal and pediatric setting. In Tobin, M.J. *Principles and Practice of Mechanical Ventilation*. New York, McGraw-Hill, 1994, p. 511. 10. NORLANDER, O. – New concepts of ventilation. *Acta Anesthesiol. Belg.* **33**:221, 1982. 11. PIERCE, L.N.B. – Mechanical ventilation: indications, basic principles of ventilators performance of the respiratory cycle and initiation. In Pierce, L.N.B. *Guide to Mechanical Ventilation and Intensive Respiratory Care*. Philadelphia, Saunders 1995, p. 147. 12. PIERCE, L.N.B. – Modes of mechanical ventilation. In Pierce, L.N.B., ed. *Guide to Mechanical Ventilation and Intensive Respiratory Care*. Philadelphia Saunders, 1995, p. 175. 13. SASSON, C.S. et al. – Pressure time product during continuos positive airway pressure, pressure support ventilation and T-piece during weaning from mechanical ventilation. *Am. Rev. Respir. Dis.***143**:469, 1991. 14. SCHUSTER, D.P. – A physiologic approach to initiating, maintining, and withdrawing mechanical ventilatory support during acute respiratory failure. *Am. J. Med.* **88**:268, 1990. 15. SHAPIRO, B.A. – Blood gas monitoring: yesterday, today, and tomorrow. *Crit. Care Med.* **17**:573, 1989. 16. SLUTZKY, A.S. – American College of Chest Physicians' Consensus Conference. Mechanical Ventilation. *Chest* **104**:1833, 1993. 17. TASK FORCE ON GUIDELINES; Society of Critical Care Medicine – Guidelines for standards of care for patients with acute respiratory failure on mechanical ventilatory support. *Crit. Care Med.* **19**:275, 1991. 18. THARRATT, R.S.; ALLEN, R.P. & ALBERTSON, T.E. – Pressure controlled inverse ratio ventilation in severe respiratory failure. *Chest* **96**:755, 1988. 19. TOKIOKA, H.; SAITO, S. & KOSAKA, F. – Effect of pressure support ventilation on breathing pattens and respiratory work. *Intens. Car. Med.* **15**:491, 1989. 20. TOBIN, M.J.; SKORODIN, M. & ALEX, C.G. – Weaning from mechanical ventilation. In Taylor, R.W. & Shoemaker, W.C. *Critical Care State of art 12* 1991, p. 373. 21. TOBIN, M.J. – Respiratory monitoring during mechanical ventilation. *Crit. Care Clin.* **6**:679, 1990. 22. VENKATARAMAN, S.T. et al. – Pediatric respiratory care. In Dantzker, D.R.; Macintyre, N.R. & Bakow, E.D. eds. *Comprehensive Respiratory Care*. Philadelphia Saunders, 1995, p. 1004.

| 7 | **Insuficiência Renal Aguda** |

BENITA G.S. SCHVARTSMAN
DENISE BALESTRI
FLÁVIA PANICO

A insuficiência renal aguda (IRA) é uma síndrome caracterizada por um declínio abrupto e mantido da taxa de filtração glomerular, com conseqüente incapacidade de manutenção da homeostase de água e eletrólitos e azotemia. Apesar dos avanços na compreensão dos mecanismos precipitantes envolvidos e também das novas modalidades terapêuticas disponíveis, cursa ainda com morbidade e mortalidade elevadas, tanto em crianças como em adultos. Dessa forma, o reconhecimento das situações de risco potencial e a introdução precoce de medidas preventivas são ainda a melhor estratégia para seu controle. O conhecimento dos princípios fisiopatológicos

envolvidos permite ao médico aprimorar e racionalizar a conduta clínica nos casos bem estabelecidos e atenuar sua evolução até o restabelecimento da função renal.

ETIOLOGIA

A IRA é uma síndrome que comporta diferentes etiologias, didaticamente agrupadas em três categorias: **pré-renal** (IRA funcional), **renal** (causas renais intrínsecas) e pós-renal (causas obstrutivas). A IRA **pré-renal** relaciona-se à diminuição da perfusão sangüínea renal e implica pronta recuperação, à medida que as circulações renal e sistêmica se restabelecem. A IRA é classificada como renal quando a hipoperfusão mantida ou outro evento etiológico (toxinas, drogas, eventos imunológicos, alterações vasculares, entre outros) desencadeiam lesão estrutural renal. As causas relacionadas à obstrução ao fluxo urinário ao longo das vias urinárias referem-se à IRA pós-renal. A etiologia da IRA é também variável com a idade. Em recém-nascidos, asfixia perinatal, hipovolemia e doenças congênitas são as causas mais freqüentes. No lactente, desidratação grave, sepse e síndrome hemolítico-urêmica (SHU) predominam, ao passo que, na criança maior, a IRA é freqüentemente associada a glomerulopatias, especialmente glomerulonefrite difusa aguda (GNDA).

Redução da perfusão renal

O espectro de acometimento renal que se segue à redução da perfusão renal é amplo, envolvendo desde insuficiência renal funcional, transitória e prontamente reversível com a normalização da volemia efetiva, até necrose cortical bilateral, que pressupõe a presença de alterações anatômicas e morfológicas nos rins, muitas vezes de caráter irrecuperável. Vários distúrbios têm em comum a redução da volemia efetiva.

Perdas externas – desidratação grave por doença diarréica aguda está entre as causas mais freqüentes de IRA pré-renal e pós-isquêmica no lactente, principalmente em países em desenvolvimento. Em pacientes politraumatizados ou com distúrbios de coagulação, hemorragias maciças podem determinar IRA por hipotensão ou choque. A perda de líquidos por via renal é causa rara de IRA na infância. No entanto, perdas não adequadamente repostas podem ocasioná-la em pacientes com descompensação diabética, diabetes insípido central ou nefrogênico e com o uso de diuréticos potentes. Estima-se que cerca de 20% dos queimados com mais de 15% de superfície corpórea afetada desenvolvem IRA, principalmente na forma não-oligúrica.

Choque séptico – a sepse é um evento precipitante de IRA bastante reconhecido, especialmente o choque séptico, no qual sua incidência pode atingir 50%. A IRA, nesse caso, geralmente não é um evento isolado, estando inserida na síndrome de disfunção orgânica múltipla.

Choque cardiogênico – é causa menos freqüente de IRA na faixa etária pediátrica, podendo ocorrer em cardiopatias congênitas, miocardites, arritmias e infarto do miocárdio. A IRA é uma complicação importante em pacientes submetidos a cirurgias cardíacas e, quando presente, determina pior prognóstico (mortalidade de até 65%).

Redistribuição interna – o seqüestro de fluidos em cavidades e tecidos, nos quais normalmente não estão presentes, pode desencadear depleção de volume e hipoperfusão renal (por exemplo, pancreatites, peritonites). A hipoalbuminemia grave freqüentemente evolui com oligúria funcional, secundária à transferência de líquido do espaço intravascular para o intersticial (por exemplo, síndrome nefrótica, insuficiência hepática grave).

Glomerulopatias

A GNDA é causa freqüente de IRA em nosso meio e caracteriza-se por surgimento de edema, hipertensão e hematúria em crianças préescolares e escolares, com evidências de infecção prévia estreptocócica. Em geral, acompanha-se de discreto comprometimento da função renal, porém com retenção hidrossalina de gravidade variável. Mais raramente, pode determinar IRA grave e progressiva. Nefrite lúpica, púrpura de Henoch-Schönlein e glomerulonefrites rapidamente progressivas também podem apresentar-se como IRA, bem como a síndrome de Goodpasture e a poliarterite nodosa. Manifestações sistêmicas extra-renais geralmente estão presentes, mas, por vezes, a doença renal grave é a manifestação inicial.

Lesões na microvasculatura renal associadas a IRA são também observadas na SHU e na coagulação intravascular disseminada. A SHU caracteriza-se pelo aparecimento abrupto de anemia hemolítica, insuficiência renal e plaquetopenia, precedidas de diarréia aguda, e é observada principalmente em lactentes. Em nosso meio, sua ocorrência é menos comum, porém em países como a Argentina ocorre de forma endêmica, constituindo-se na principal causa de IRA no lactente.

Nefropatias tubulares e tubulointersticiais

Necrose tubular aguda – é responsável por cerca de três quartos dos casos de IRA em adultos. Pode resultar de agressão isquêmica de origem extra-renal (hipovolemia, hipotensão ou choque – ver *Redução da perfusão renal*) ou nefrotóxica (toxinas endógenas ou exógenas), mas freqüentemente é multifatorial. Entre as nefrotoxinas exógenas, incluem-se metais pesados (mercúrio e chumbo), certos quimioterápicos usados em tratamento de câncer (cisplatina), solventes orgânicos industriais, meios de contraste radiológico e, principalmente, antibióticos. Os aminoglicosídeos apresentam afinidade específica pelo tecido renal e são notórios pela sua nefrotoxicidade, que está diretamente relacionada à dose e à duração do tratamento e à presença de fatores predisponentes como depleção de volume, insuficiência renal prévia e administração concomitante de outras drogas nefrotóxicas. A necrose tubular aguda (NTA) foi demonstrada ainda com o uso de anfotericina, colistina e certas cefalosporinas. As toxinas endógenas constituem um grupo amplo, destacando-se a hemoglobinúria por hemólise ou transfusão de sangue hemolisado e a mioglobinúria por lesões traumáticas ou infecciosas. A hiperbilirrubinemia, por si só, não causa NTA, mas predispõe à lesão por outras agressões. A NTA secundária à hiperuricemia nos pacientes em tratamento quimioterápico (síndrome da lise tumoral), embora ainda ocorra, é atualmente mais rara, graças às medidas preventivas rotineiramente adotadas.

Nefrites tubulointersticiais – as formas agudas são geralmente resultantes de uma reação alérgica a drogas e apresentam-se com febre, exantema, artralgia, linfadenopatia e eosinofilia. As principais drogas envolvidas são penicilinas, sulfonamidas, rifampicina, cefalosporinas, anticonvulsivantes e antiinflamatórios não-esteróides. As nefrites intersticiais podem ainda ser de natureza auto-imune, infecciosa ou idiopática.

Doenças renovasculares

A trombose de veias renais é causa freqüente de IRA no período neonatal e está associada a asfixia ao nascimento, desidratação com perda de 15 a 25% do peso (mais comum na segunda quinzena de vida), diabetes materno e cardiopatias cianóticas. São fatores predisponentes acidose, colapso circulatório, anormalidades de coagulação e fibrinólise, próprias do recém-nascido. Em lactentes, sua ocorrência é mais rara e, geralmente, está relacionada a desidratações graves. Pacientes com síndrome nefrótica são propensos ao desenvolvimento de lesões tromboembólicas, as quais, quando ocorrem nas veias renais, podem precipitar IRA.

A trombose de artéria renal freqüentemente se desenvolve como complicação de lesões estruturais (estenose) ou inflamatórias (vasculites) no pedículo renovascular. É observada também com o uso de cateteres umbilicais no período neonatal. Quando é bilateral, pode determinar IRA.

Obstrução de vias urinárias

A insuficiência renal de origem pós-renal é, geralmente, conseqüência de obstrução bilateral de vias excretoras por malformações congênitas, cálculos e coágulos ou compressão extrínseca de vias urinárias baixas (bexiga e uretra) por tumores, abscessos ou hematomas. Em lactentes e recém-nascidos do sexo masculino, a válvula de uretra posterior é causa comum de obstrução urinária. A esteno-se de junção pieloureteral ou ureterovesical pode determinar IRA obstrutiva em pacientes com rim único. A presença de cálculos na bexiga ou uretra associa-se a anúria, geralmente de instalação abrupta, e deve ser lembrada em qualquer faixa etária.

FISIOPATOLOGIA

A fisiopatologia da IRA é complexa e multifatorial. Os mecanismos discutidos a seguir estão relacionados principalmente à IRA isquêmica e nefrotóxica, na qual há lesão renal, comprometendo as células tubulares.

Os eventos fisiopatológicos mais importantes envolvidos na fase inicial e de manutenção da IRA são: alterações hemodinâmicas, diminuição da permeabilidade capilar glomerular, retrodifusão e obstrução tubular. Independentemente do mecanismo predominante na fisiopatologia da IRA, a via final comum de todos esses fenômenos é a diminuição da taxa de filtração glomerular.

Alterações hemodinâmicas

O rim, à semelhança de outros órgãos, por meio de mecanismos de auto-regulação, é capaz de manter seu fluxo sangüíneo dentro dos limites normais, apesar de variações na pressão sangüínea sistêmica. Porém, diante da hipoperfusão intensa, os limites de auto-regulação são ultrapassados, com conseqüente redução do fluxo sangüíneo renal (FSR), isquemia e lesão celular.

Os primeiros estudos apontavam a alteração do FSR como principal determinante da queda da filtração glomerular (FG), uma vez que se encontra bastante reduzida tanto nas fases iniciais como de manutenção da IRA. No entanto, esforços para melhorar o FSR por meio de expansores de volume ou drogas vasoativas não mostravam melhora significativa da evolução da IRA. Estudos mais recentes têm mostrado papel importante de alterações persistentes do fluxo sangüíneo intra-renal, particularmente em relação à região medular (porção mais externa), que recebe normalmente uma oferta de oxigênio muito baixa em relação às necessidades metabólicas locais. É na região medular que se encontra o ramo espesso da alça de Henle, segmento com grande atividade de transporte ativo tubular e, portanto, muito sensível a alterações do suprimento sangüíneo. Pequenas variações da oxigenação local podem levar à lesão das células tubulares nessa região. Uma vez ocorrida a lesão e instalada a IRA, mesmo após correção dos fatores desencadeantes, como a desidratação por exemplo, observa-se persistência da vasoconstrição na medula, hipóxia e aumento da resistência vascular intra-renal. Os mecanismos que produzem essa hipóxia mantida não são totalmente claros, mas parecem envolver congestão capilar medular e liberação local de mediadores vasoativos.

A congestão capilar medular relaciona-se à presença de leucócitos, que são atraídos para a circulação intra-renal por citocinas liberadas após a isquemia. Essas substâncias também estimulam a produção de moléculas de adesão, que favorecem a ligação dos leucócitos ao endotélio, com liberação de substâncias vasoconstritoras como as prostaglandinas (leucotrienos e tromboxanos). A adesão dos leucócitos parece lesar a célula endotelial levando a extravasamento de líquido para o interstício com aumento da viscosidade sangüínea e conseqüente congestão e obstrução capilar.

Vários mediadores vasoativos estão envolvidos na vasoconstrição intra-renal, observada na fase de manutenção da IRA: endotelina, óxido nítrico, prostaglandinas, adenosina e outros. Após a lesão renal, há aumento da produção de endotelina pelas células endoteliais lesadas e diminuição de óxido nítrico endotélio-derivado. As endotelinas endógenas são potentes vasoconstritores e o tipo ET1, liberado nessa situação, parece capaz de perpetuar sua própria produção por falta de inibição. O óxido nítrico, por outro lado, tem ação vasodilatadora e parece bastante necessário para contrabalançar a vasoconstrição determinada pela endotelina, além de ser inibidor da aderência leucocitária ao endotélio. Dessa forma, o endotélio lesado parece elaborar vasoconstritores, mas é deficiente na produção de vasodilatadores, contribuindo para a diminuição do FSR, com aumento da resistência local e vasoconstrição intra-renal.

A diminuição persistente da pressão capilar glomerular, apesar do restabelecimento da pressão de perfusão sistêmica, também é fator importante na manutenção da IRA. Esse fato é atribuído à vasoconstrição da arteríola aferente, secundária à presença de várias substâncias, entre elas a endotelina, a angiotensina e a adenosina. Esta, por ser permeável à membrana celular, encontra-se bastante disponível devido à conversão de ATP nas células tubulares e endoteliais submetidas à isquemia. Em situações normais, a adenosina produz vasoconstrição temporária, seguida de vasodilatação, mas na presença de angiotensina II, como acontece na isquemia, esse efeito vasoconstritor pode ser exacerbado. A diminuição de óxido nítrico também contribui para a constrição da arteríola aferente. O óxido nítrico controla o tono vascular glomerular diretamente por dilatação da arteríola aferente, e existem evidências de que pode influenciar também o "feedback" tubuloglomerular. O "feedback" tubuloglomerular funciona como uma alça inibitória direta da FG (constrição da arteríola aferente) quando está ocorrendo perda anormal de NaCl, como ocorre na IRA, devido à disfunção das células tubulares. Os peptídeos natriuréticos, à semelhança do óxido nítrico, parecem ter um papel protetor da circulação renal e na IRA estariam diminuídos.

A contração mesangial também é responsável pela diminuição do FSR. Essa contração pode ocorrer pelos mesmos mecanismos que produzem contração da musculatura lisa dos vasos. As prostaglandinas e a angiotensina, que se apresentam aumentadas em situações de isquemia, parecem estar relacionadas também com a contração mesangial.

Diminuição da permeabilidade do capilar glomerular

A diminuição da permeabilidade capilar glomerular, que é representada pelo coeficiente de ultrafiltração (Kf), também tem papel importante na fisiopatologia da IRA. O mecanismo exato pelo qual ocorre essa alteração não está muito claro, mas parece relacionado ao edema de células endoteliais secundário à lesão.

A contração das células mesangiais diminui a área disponível para FG e também influencia, juntamente com alterações na permeabilidade capilar, o Kf. Esses dados são consistentes com alguns modelos de IRA, como a induzida por gentamicina, em que se observou diminuição do Kf.

Obstrução tubular e retrodifusão tubular

A precipitação intratubular de fragmentos de células tubulares lesadas, de segmentos da borda em escova das células proximais, bem como de cristais de ácido úrico e oxalato, é observada em diversos modelos de IRA isquêmica e nefrotóxica. Tais elementos podem coalescer nas porções distais do túbulo proximal ou ainda formar rolhas obstrutivas quando associados às proteínas de Tamm-Horsfall nas porções mais distais do néfron. A lesão celular isquêmica também se associa à diminuição de integrinas, substâncias que participam da adesão intercelular e das células com a membrana basal tubular. Sua deficiência predispõe à perda da integridade do epitélio tubular e à descamação de células até mesmo viáveis para a luz tubular. A obstrução tubular acarreta aumento da pressão intratubular, que se contrapõe à pressão hidrostática glomerular com conseqüente diminuição da FG. Esse mecanismo parece ter importância nas formas mais graves de IRA, principalmente nas fases iniciais de sua instalação.

Alterações na integridade do epitélio tubular e na permeabilidade da célula tubular lesada podem permitir a retrodifusão de substâncias filtradas pelo glomérulo para o interstício renal, quando podem ser reabsorvidas e retornar para a circulação sangüínea. Estudos recentes, tanto no homem quanto em animais, comprovaram a existência da retrodifusão tubular, atribuindo, porém, maior importância a esse mecanismo nas formas oligúricas de IRA secundárias a agressões isquêmicas ou nefrotóxicas graves, geralmente associadas a lesões tubulares mais extensas.

Aspectos relacionados à lesão da célula tubular

Embora o termo necrose tubular aguda seja correntemente utilizado na IRA isquêmica e nefrotóxica, as alterações celulares observadas são bastante variáveis, freqüentemente subletais e reversíveis, embora necrose propriamente dita também possa ocorrer. A suscetibilidade das células tubulares à isquemia depende fundamentalmente do equilíbrio entre oferta e consumo de O_2, sendo este determinado pela intensidade de transporte ativo em segmentos tubulares específicos e suprimento sangüíneo disponível. Conforme já foi exposto, a região medular externa é a mais afetada, local onde se encontram o segmento S_3 do túbulo proximal e a alça espessa ascendente de Henle, que exercem intensa atividade absortiva. O desequilíbrio entre oferta e consumo de O_2 parece ser o evento central do processo de lesão celular. A diminuição do estoque energético celular compromete a atividade da bomba Na-K-ATPase, com conseqüente acúmulo de sódio intracelular e edema celular, além de desencadear alterações no citoesqueleto, como perda das junções espessas intercelulares (função de barreira epitelial), translocação da Na-K-ATPase para a porção apical da célula e perda da adesão celular, através das integrinas, à membrana basal. Se o evento isquêmico persiste, ocorre influxo celular de cálcio, ativação de proteases e lipases, com rotura de membrana e eventualmente morte celular ou desprendimento de células viáveis na luz tubular. A formação de radicais livres, gerados durante a fase de reperfusão, também tem sido implicada como fator adicional, pós-isquêmico, de lesão celular. A apoptose, também observada na IRA isquêmica, é uma forma de morte celular que ocorre de forma mais ordenada (programada) que a necrose. As células evoluem com diminuição progressiva de tamanho e condensação do núcleo e, posteriormente, podem ser fragmentadas e fagocitadas pelos macrófagos locais.

ALTERAÇÕES CLÍNICAS

As manifestações clínicas da IRA refletem a interação da doença de base com o quadro de disfunção renal e os distúrbios dela decorrentes. Alguns sinais e sintomas como febre inexplicada, exantema, púrpura, artrite, anemia e icterícia, alterações gastrintestinais ou pulmonares podem sugerir que a causa da IRA é uma doença sistêmica com envolvimento renal (por exemplo, lúpus eritematoso disseminado, púrpura de Henoch-Schönlein etc.).

Os sintomas clínicos relacionados especificamente à IRA incluem modificações da diurese, edema e outras manifestações de hipervolemia e, com a progressão da doença, sintomas relacionados à acidose metabólica, distúrbios eletrolíticos e uremia.

A oligúria pode ser definida como diurese inferior a 250ml/m²/dia (ou 0,7ml/kg/hora) e é um achado comum na IRA, geralmente associado à necrose tubular aguda. Sua presença porém não é obrigatória. Alguns estudos referem incidência de IRA intrínseca com diurese preservada (formas não-oligúricas) em até 30 a 50% dos casos. As formas oligúricas evoluem por tempo mais prolongado e sua mortalidade é mais elevada. A IRA não-oligúrica apresenta prognóstico melhor, cursa com menor freqüência de procedimentos dialíticos e menor duração total de doença. É mais comumente associada a agentes nefrotóxicos ou isquêmicos e, também, às obstruções parciais do trato urinário.

A oligúria é ainda característica da azotemia pré-renal e é freqüentemente observada nas glomerulopatias agudas e nas obstruções urinárias (quando pode ser de natureza flutuante). A anúria é bem mais rara e, quando presente, sugere obstrução ureteral bilateral, oclusão bilateral de artéria renal ou ausência completa de função cortical, como na necrose cortical bilateral.

A etiologia envolvida também pode ser sugerida por alterações na coloração da urina, como, por exemplo, pela presença de sangue, hemoglobina ou mioglobina.

A ocorrência de edema periférico ou anasarca é comum em pacientes que receberam líquidos ou sódio, além de sua capacidade excretora renal. A insuficiência cardíaca, acompanhada ou não de edema pulmonar, ou hipertensão arterial são manifestações mais graves do estado hipervolêmico. Por outro lado, sinais sugestivos de diminuição do volume extracelular e da volemia efetiva (mucosas secas, pulsos finos e rápidos, hipotensão, hipoperfusão periférica, turgor diminuído da pele etc.) são observados na IRA funcional e podem, se persistentes, ser encontrados na NTA, nas fases iniciais, dificultando a diferenciação apenas com dados clínicos das duas formas de IRA.

Os distúrbios eletrolíticos mais comuns na IRA incluem hiperpotassemia, hiponatremia e hipocalcemia. A hiperfosfatemia é também freqüentemente encontrada durante sua evolução, especialmente em estados hipercatabólicos ou com lesões teciduais significativas, como ocorre no politraumatizado e em pós-operatório de cirurgias extensas. A hiperpotassemia é a que causa maior preocupação, pois geralmente é assintomática, e só quando muito acentuada pode determinar arritmias, parada cardíaca, parestesias e fraqueza muscular progressiva. As formas mais graves são observadas em pacientes com processos infecciosos, lesões teciduais extensas, anemias hemolíticas e grandes hematomas.

A acidose metabólica é uma manifestação relativamente precoce e pode ser grave o suficiente para produzir sintomas como taquipnéia, letargia e convulsões, especialmente em pacientes com perfusão periférica reduzida ou com doenças pulmonares associadas. Sua intensidade depende da capacidade residual do rim de excretar ácido e da taxa de produção diária de ácidos fixos que, por sua vez, depende do grau de catabolismo e de oferta protéica.

As alterações decorrentes da uremia, surgem, mais freqüentemente, na evolução da IRA, porém, nos processos acompanhados de intenso catabolismo, já podem ser notadas nas fases iniciais. Letargia, vômitos, confusão mental e manifestações hemorrágicas surgem, em geral, quando os níveis de uréia sérica são superiores a 120mg/dl. A pericardite urêmica é uma complicação mais rara.

A anemia está sempre presente na IRA em conseqüência de hemodiluição, supressão de eritropoese, hemólise e perda por sangramentos, principalmente gastrintestinais.

Alterações neurológicas de gravidade variável (confusão mental, sonolência, agitação, convulsão e coma) são comuns e refletem a interação entre uremia, distúrbios eletrolíticos e alterações da volemia, com conseqüente hipertensão arterial.

ALTERAÇÕES LABORATORIAIS E DIAGNÓSTICO

Considerando que as determinações bioquímicas são tão importantes na avaliação da função renal, deve-se observar que, por vezes, concentrações séricas elevadas de uréia e creatinina não refletem necessariamente queda na FG. A administração de certas drogas como cefalosporinas (principalmente cefoxitina) e sulfametoxazol-trimetoprima, bem como a presença de cetoácidos e hiperbilirrubinemia, podem produzir falsas elevações na concentração de creatinina sérica, por interferência com o método de dosagem. Cimetidina diminui a secreção tubular renal de creatinina, elevando seus níveis séricos, sem que haja alterações na FG.

Os níveis de uréia podem elevar-se em função de uma ingestão protéica excessiva ou estados hipercatabólicos, bem como na sepse, no tratamento com corticosteróides e na vigência de sangramentos intestinais.

471

O quadro 4.16 mostra os exames laboratoriais básicos na avaliação inicial de pacientes com IRA.

Quadro 4.16 – Exames laboratoriais básicos na avaliação da insuficiência renal aguda.

| Sangüíneos |
| Hemograma com reticulócitos e plaquetas |
| Uréia e creatinina |
| Sódio e potássio |
| Cálcio, fósforo e fosfatase alcalina |
| Gasometria |
| Osmolaridade |
| CH_{50} e C_3 |
| Proteínas totais e frações |
| Culturas |
| Urinários |
| Urina tipo I |
| Sedimento quantitativo |
| Sódio e potássio |
| Uréia e creatinina |
| Osmolaridade |
| Complementares |
| Radiografia torácica |
| Radiografia de punhos |
| Ultra-sonografia de rins e vias urinárias |
| Outros, de acordo com a suspeita etiológica |

Tabela 4.4 – Diagnóstico diferencial da insuficiência renal aguda pré-renal e renal (necrose tubular aguda) (Favre, 1986).

Índices urinários	Crianças		Recém-nascidos	
	Pré-renal	Intrínseca	Pré-renal	Intrínseca
Osmolaridade urinária ($mOsm/kg\ H_2O$)	> 500	< 350	> 400	< 400
Osmolaridade urinária/plasmática	> 1,3	< 1,1	> 1,3	≤ 1,0
Creatinina urinária/plasmática	> 40	< 20	> 30	< 10
Fração de excreção de sódio (%)*	< 1	> 2	< 2,5	> 2,5
Sódio urinário (mEq/l)	< 20	> 20	< 30	> 30
Índice de falência renal**	< 1	> 2	< 3	> 3

$$*FE_{Na} = \frac{Na_U}{Cr_U} \times \frac{Cr_P}{Na_P} \times 100$$

$$**IFR = \frac{Na_U}{Cr_U} \times Cr_P$$

Na_U = sódio urinário; Na_p = sódio plásmático; Cr_U = creatinina urinária; Cr_p = creatinina plasmática.

Inicialmente, na abordagem do paciente urêmico, deve-se considerar a distinção entre um processo agudo ou crônico agudizado. Essa distinção é fundamental não apenas para determinar o prognóstico, que é reservado na doença renal crônica, mas também por suas implicações terapêuticas que, desde o início, devem visar a um suporte a longo prazo. A existência de doença renal pregressa deve sempre ser pesquisada, porém, por vezes, esses dados estão ausentes ou a evolução foi oligossintomática. Por outro lado, na IRA observa-se, com freqüência, um evento precipitante recente. Pacientes com insuficiência renal crônica apresentam, geralmente, crescimento deficiente e sinais radiológicos e bioquímicos de osteodistrofia renal. Sintomas vagos como noctúria, poliúria, cansaço fácil e anorexia são comuns e podem estar presentes na história anterior à descompensação. Outro sinal significativo é a presença de rins contraídos à ultra-sonografia. Na IRA, os rins encontram-se normais ou aumentados de volume pelo processo inflamatório. Anemia e hiperfosfatemia são sinais menos confiáveis, uma vez que podem desenvolver-se rapidamente na IRA, porém relato de anemia persistente, de difícil tratamento, é dado relevante a favor de doença crônica. Muito raramente, é necessário biópsia para um diagnóstico definitivo.

Uma vez estabelecido o diagnóstico de IRA, o passo seguinte consiste no diagnóstico diferencial entre as formas funcionais (azotemia pré-renal), renais intrínsecas e obstrutivas (pós-renais).

A insuficiência renal funcional é conseqüência de queda no FSR suficientemente grave para determinar redução da FG, porém com função tubular preservada e morfologia renal intacta. As condições clínicas que se associam à diminuição da perfusão renal cursam com contração do volume extracelular ou insuficiência cardiocirculatória e oligúria e são evidenciadas por meio de anamnese e exame físico detalhados na maioria dos pacientes. As provas laboratoriais refletem função tubular normal com intensa atividade absortiva. Dessa forma, observa-se excreção urinária de água livre e de sódio diminuída e osmolaridade urinária elevada em relação à plasmática (Tabela 4.4). Os níveis séricos de uréia mostram-se desproporcionalmente elevados (relação ≥ 40:1) em relação aos níveis de creatinina, em função da maior absorção da uréia filtrada em néfron distal, diante de um fluxo urinário lento.

A uropatia obstrutiva é causa potencialmente reversível de IRA e, de início, deve ser sempre descartada. Mudanças repentinas no jato urinário, incluindo anúria de instalação abrupta, períodos de oligoanúria alternados com poliúria e dificuldades na micção são sinais sugestivos de obstrução. Por outro lado, fluxo urinário normal ou mesmo aumentado não exclui IRA pós-renal, sendo compatível com obstrução parcial do trato urinário. O exame físico pode fornecer informações auxiliares, como a presença de massas renais ou bexiga palpável. A ultra-sonografia renal geralmente permite a localização e o esclarecimento do processo obstrutivo, dispensando, na maioria dos casos, outros procedimentos mais invasivos, que, entretanto, podem ser necessários posteriormente. Sempre que possível, deve-se evitar a urografia excretora na fase aguda devido à maior suscetibilidade renal à toxicidade pelo contraste.

Na ausência de evidências clínicas sugerindo IRA pré-renal ou pós-renal, deve-se focalizar a atenção nas causas renais (glomerulopatias, NTA, nefrites tubulointersticiais, SHU e outras). Certos sinais e sintomas podem sugerir uma etiologia específica, porém isso nem sempre se verifica. Outras vezes, torna-se difícil estabelecer os limites entre as formas funcionais e intrínsecas, como, por exemplo, a ocorrência de NTA nas situações clínicas com hipoperfusão renal.

A presença de diurese não reflete obrigatoriamente função renal preservada. Conforme já mencionado, a incidência de formas não-oligúricas de NTA é elevada (30 a 50%). A análise da composição urinária, por outro lado, pode fornecer informações valiosas, desde que se obtenha uma amostra de urina antes da administração de diuréticos ou da realização de provas diagnósticas ou terapêuticas, como o uso de expansores de volume ou drogas vasodilatadoras renais (dopamina, por exemplo).

Quando a função tubular está prejudicada (na NTA e nas nefrites tubulointersticiais, por exemplo), observam-se distúrbios na capacidade de concentração urinária e na reabsorção tubular de solutos. A osmolaridade urinária é equivalente ou inferior à plasmática, e a fração de excreção de sódio (FE_{Na}) é elevada (superior a 2%). Esse índice é muito útil na diferenciação entre azotemia pré-renal e NTA, atingindo cerca de 90% de especificidade e sensibilidade em adultos, embora existam relatos incompatíveis. Nas formas não-oligúricas de NTA, a FE_{Na} e a concentração urinária de sódio podem ter valores variáveis, desde francamente elevados (como na NTA clássica), valores intermediários ou até mesmo compatíveis com oligúria funcional, com FE_{Na} < 1%. Certas doenças renais, com comprometimento glomerular, exibem padrões de composição urinária característicos de azotemia pré-renal, pelo menos nas fases iniciais. Na glomerulonefrite difusa aguda, por exemplo, a redução da FG é conseqüente a acometimento glomerular, e a função tubular está geralmente preservada. A análise da composição bioquímica urinária pode evidenciar concentração diminuída de sódio e o diagnóstico deve, portanto, ser orientado pelos achados próprios de síndrome nefrítica, como a presença de edema e hipertensão, associados a oligúria, hematúria e proteinúria (vistos no exame de urina tipo I). Pacientes em estado de avidez pelo sódio (insuficiência cardíaca e hepática) podem ter distúrbios na capacidade de concentração e diluição urinária, por liberação inadequada de solutos para a alça de Henle, com diminuição da hipertonicidade medular, *secundária à intensa reabsorção no túbulo proximal*. Dessa forma, os índices de função tubular nem sempre refletem a hipoperfusão renal normalmente observada nessas condições clínicas.

Muitos dos critérios diagnósticos utilizados são afetados por diuréticos potentes, freqüentemente administrados nos pacientes com suspeita de IRA. Mesmo na ausência de resposta diurética plena, os níveis de sódio urinário podem aumentar a valores compatíveis com NTA. A relação entre osmolaridade plasmática e urinária, caracteristicamente elevada na IRA pré-renal, pode ser reduzida pelos diuréticos. A relação da creatinina sérica e urinária, que reflete a reabsorção de filtrado ao longo do néfron, é provavelmente um melhor indicador da integridade funcional do túbulo nesse caso, por ser menos afetada por esses agentes.

A tabela 4.4 relaciona os testes mais usados no diagnóstico diferencial entre IRA pré-renal e parenquimatosa (NTA). O quadro 4.17 mostra os achados dos testes bioquímicos e do sedimento urinário.

Muitas doenças sistêmicas podem cursar com envolvimento renal e IRA. Antecedentes de febre inexplicada, artralgia ou artrite, exantema, púrpura e sintomas pulmonares podem estar presentes. Exames laboratoriais específicos são necessários para o esclarecimento dessas doenças. A análise da urina geralmente evidencia hematúria e proteinúria significativas, sugerindo acometimento glomerular. O diagnóstico precoce faz-se necessário, uma vez que medidas terapêuticas (como o tratamento da nefrite lúpica com corticosteróides ou imunossupressores) podem modificar substancialmente a evolução e o prognóstico dessas doenças.

A SHU sempre deve ser considerada em lactentes com história anterior de diarréia ou vômitos ou IVAS que se apresentam com IRA associada a sangramentos cutaneomucosos, petéquias ou equimoses e anemia. Os exames laboratoriais mostram níveis séricos de uréia e creatinina elevados, com distúrbios eletrolíticos próprios da IRA, além de hematúria e proteinúria de intensidade variável. O hemograma evidencia anemia com sinais de hemólise (número elevado de reticulócitos, DHL elevada, diminuição de haptoglobina), de características microangiopáticas (presença de hemácias crenadas no esfregaço sangüíneo) e plaquetopenia.

TRATAMENTO

A abordagem inicial inclui a identificação e o tratamento do processo etiológico primário envolvido na insuficiência renal. O reconhecimento imediato da IRA pré-renal, seu tratamento com expansores de volume e a normalização das condições cardiocirculatórias podem prevenir ou atenuar o desenvolvimento de necrose tubular aguda. Da mesma forma, diante da IRA com obstrução das vias urinárias, a correção cirúrgica precoce torna-se fundamental para reverter a insuficiência renal. Caso as condições clínicas do paciente não a permitam, pode-se recorrer à drenagem externa das vias urinárias ou até mesmo a métodos dialíticos, até que se tornem favoráveis.

Até o momento, o tratamento da IRA intrínseca é primariamente de suporte e tem como objetivo a correção e a prevenção dos distúrbios secundários à queda da FG, bem como a manutenção do estado nutricional do paciente, até que ocorra recuperação espontânea da função renal. Pode ser dividido em duas fases: conservador e dialítico (ou de reposição renal).

TRATAMENTO CONSERVADOR

Refere-se ao manejo do paciente sem diálise, por meio de balanço hídrico rigoroso, correção dos distúrbios eletrolíticos e acidobásicos, suporte nutricional e prevenção de novas agressões renais. Deve ser tentado inicialmente em todos os pacientes que não apresentam complicações graves. Um ponto importante na abordagem conservadora é a tentativa de transformar IRA oligúrica em não-oligúrica, já que as formas não-oligúricas de NTA evoluem com melhor prognóstico, índices mais baixos de mortalidade e menor freqüência de tratamento dialítico. Além disso, pacientes com diurese preservada apresentam menor risco de sobrecarga hídrica e edema pulmonar, permitindo o uso mais adequado de alimentação enteral ou parenteral e manejo mais fácil dos distúrbios eletrolíticos.

Com base nessas observações, surgiram estudos avaliando a eficácia de diuréticos de alça, associados ou não à dopamina, em converter a IRA oligúrica. Esses estudos mostraram que, apesar de haver melhora significativa da diurese em algumas séries, não se observou melhora da FG, tempo de evolução da doença e diminuição da mortalidade, embora a freqüência de diálise tenha sido menor.

Diuréticos e drogas vasoativas

A terapia com diuréticos, embora freqüentemente utilizada nos pacientes com IRA com objetivos variáveis, que visam à prevenção ou à reversão da IRA já estabelecida, tem resultados controversos, e seu uso de rotina não é recomendado.

Os diuréticos de alça (principalmente a furosemida) são muitas vezes utilizados na tentativa de promover diurese e mudar o curso de IRA oligúrica, como citado anteriormente. A furosemida é secretada na luz tubular e age inibindo a reabsorção de sódio e cloro na porção grossa da alça ascendente de Henle, promovendo aumento do fluxo urinário e melhora da obstrução tubular nos segmentos mais distais do néfron. Esse segmento é particularmente sensível à is-

Quadro 4.17 – Achados urinários na insuficiência renal aguda.

Condição clínica	Análise microscópica	Testes laboratoriais
IRA pré-renal	Sedimento esparso com cilindros ocasionais, hialinos e finamente granulados	Proteinúria ausente ou mínima
Necrose tubular aguda	Muitas células tubulares renais, células degeneradas, cilindros com granulações grosseiras e pigmentos escuros	Graus variáveis de proteinúria não-seletiva
Glomerulonefrites e vasculites	Grande número de hemácias, cilindros hemáticos	Proteinúria moderada ou acentuada
Nefrites intersticiais	Leucócitos e cilindros leucocitários Eosinófilos nas formas secundárias à hipersensibilidade	Proteinúria mínima ou moderada

quemia, uma vez que a absorção de sódio consome energia e, dessa forma, a furosemida poderia, teoricamente, atenuar as lesões celulares nesse local por meio da diminuição do trabalho celular, poupando ATP. É importante ressaltar, no entanto, que a administração de furosemida em pacientes com volemia efetiva comprometida ou limítrofe (ICC ou hipoalbuminemia, por exemplo) pode ocasionar *perdas* de água e eletrólitos suficientes para adicionar uma agressão pré-renal, agravando NTA já instalada. Esse medicamento não afeta a mortalidade na IRA nem melhora seu prognóstico, mas muitas vezes facilita o manejo clínico de pacientes que respondem com maior diurese. Com essa finalidade, em pacientes oligúricos que não tenham respondido à hidratação adequada, administra-se furosemida (1-2mg/kg/dose) em uma ou mais doses repetidas ou em infusão contínua. Seu uso em altas doses por períodos prolongados, na tentativa de promover diurese, NÃO é recomendado, podendo agravar a IRA, além de ser ototóxico.

O uso de manitol para prevenção de IRA é controverso. Conceitualmente, ele poderia agir diminuindo o edema celular, reduzindo, dessa forma, a lesão celular e a obstrução intratubular por meio de diurese osmótica. É considerado também um "scavenger" dos radicais livres de O_2, diminuindo assim a lesão celular. A eficácia do manitol anteriormente ao evento isquêmico ou nefrotóxico já foi demonstrada em alguns trabalhos experimentais e clínicos, principalmente na prevenção de IRA após cirurgia cardíaca e quimioterapia. No entanto, não há eficácia comprovada quanto ao seu uso no curso de IRA já estabelecida. Como não é uma droga isenta de efeitos colaterais, podendo causar ICC e edema pulmonar quando há oligúria já instalada, além de hemorragia intraventricular em prematuros, seu uso nessa situação não é recomendável.

A dopamina também é uma droga que vem sendo utilizada em pacientes oligúricos nos estágios iniciais da IRA, pois sua infusão em doses baixas (1 a 3 mg/kg/min) provoca vasodilatação e aumento do fluxo sangüíneo renal (por estímulo de receptores dopaminérgicos) e maior excreção de sódio, levando à diurese. Alguns estudos clínicos em adultos sugerem um efeito sinérgico quando a dopamina é utilizada juntamente com a furosemida. Mais recentemente, o uso da dopamina vem sendo questionado por diversos autores, que acreditam que o efeito natriurético da dopamina aumenta a oferta de sódio (por diminuição da reabsorção proximal) e cloro para a porção grossa da alça ascendente de Henle, com aumento do trabalho e consumo energético, podendo piorar o curso da IRA. Deve-se observar também que seu uso em pacientes com IRA não promoveu aumento da FG, diminuição da mortalidade ou do tempo de evolução da doença.

Balanço hídrico

Com relação à terapia de reposição de fluidos (que inclui nutrição enteral ou parenteral, medicação por via IV ou VO, cristalóides, hemoderivados), diante de um paciente com IRA oligúrica, a primeira medida a ser tomada é adequar a oferta hídrica às perdas insensíveis, acrescendo-se a esse volume a quantidade de líquidos excretados (diurese, débitos de sondas e drenos cirúrgicos e perdas intestinais por diarréia), com o objetivo de manter o paciente euvolêmico. A água endógena, proveniente do metabolismo, também deve ser computada, especialmente nos estados hipercatabólicos. Fatores que podem modificar as perdas insensíveis, como febre, calor radiante e ventilação mecânica, precisam ser valorizados. Esse balanço hídrico deve ser revisto diariamente (em pacientes críticos a intervalos menores), fazendo-se as mudanças na oferta hídrica de acordo com o peso do paciente, presença de edema e alterações das condições clínicas. Idealmente, espera-se perda de peso de 0,5% ao dia (devido ao catabolismo) e natremia normal se a oferta hídrica estiver satisfatória.

As perdas insensíveis subtraídas da produção de água endógena em crianças estão estimadas em 400ml/m^2/dia.

É importante ressaltar a necessidade de se saber o estado volêmico do paciente no início do tratamento. Crianças com IRA e depleção do volume intravascular requerem ressuscitação hídrica imediata, independentemente da oligúria. O manejo inicial desses pacientes inclui provas de volume com soro fisiológico (20ml/kg em 30 a 60min, podendo ser repetido uma vez, se necessário). Pacientes com hipoperfusão renal, cuja única causa de oligúria é a depleção do volume intravascular, devem responder à terapia de ressuscitação hídrica em no máximo 6 horas. Se a oligúria persistir após esse período (confirmada por meio de sondagem vesical), é necessária a obtenção de acesso venoso central para reavaliar o estado volêmico do paciente e guiar a partir daí a terapêutica.

Distúrbios eletrolíticos e acidobásicos

Hiponatremia – é uma anormalidade comumente encontrada na IRA e deve-se, na maioria dos casos, à diluição por sobrecarga hídrica, seja iatrogênica, seja em decorrência da oligoanúria. O tratamento inicial é a restrição hídrica. Em casos de hiponatremia grave, com sódio sérico < 120mEq/l e presença de sintomas neurológicos, deve ser indicada correção, que será calculada com a seguinte fórmula:

$$mEq \text{ de } Na = (125 - [Na] \text{ sérico encontrado}) \times peso (kg) \times 0,6$$

Deve-se utilizar NaCl a 3% e a infusão da solução deve ser realizada lentamente, em 2 a 4 horas. Os casos graves devem ser tratados por diálise.

Hipernatremia – é uma situação menos freqüente na IRA e geralmente se deve à administração excessiva de sódio, seja ela iatrogênica ou em decorrência da administração de altas doses de bicarbonato de sódio.

Hiperfosfatemia – o excesso de fosfato deve-se à excreção diminuída de fosfato pelo rim, e resulta em hipocalcemia, além de poder haver depósito de fosfato de cálcio nos tecidos. É mais intensa em politraumatismo, rabdomiólise e catabolismo intenso, ou ainda após quimioterapia ou radioterapia com lise tumoral. O tratamento consiste na restrição de fósforo na dieta (oral ou parenteral) e no uso de quelantes, como hidróxido de alumínio (por curto período de tempo), carbonato de cálcio ou acetato de cálcio. A diálise para o tratamento desse distúrbio fica reservada para os casos refratários, que cursam com hipocalcemia grave.

Hipocalcemia – na IRA, a hipocalcemia é resultado de inúmeras alterações, como hiperfosfatemia, deficiência de vitamina D$_3$ e hipoalbuminemia. Em geral, é leve e melhora com o controle da hiperfosfatemia e a reposição das necessidades diárias de cálcio. Na presença de sintomatologia, deve ser utilizado o gluconato de cálcio.

Acidose metabólica – a excreção inadequada de ácidos não-voláteis e a diminuição na reabsorção e regeneração do bicarbonato resultam em acidose metabólica com aumento do ânion "gap". Se houver acidose grave, levando eventualmente à piora da hiperpotassemia, deve-se administrar bicarbonato de sódio, como segue:

$$mEq \text{ de } Bic = [(Bic) \text{ sérico desejado} - (Bic) \text{ sérico encontrado}] \times peso (kg) \times 0,3$$

A diálise é o método de escolha para o tratamento da acidose grave persistente em pacientes hipervolêmicos.

Hipercalemia – pacientes com insuficiência renal acumulam potássio porque o rim é responsável por 80 a 95% da excreção diária de potássio. Os 15% restantes são eliminados pelo trato gastrintestinal. Pacientes crônicos são capazes de aumentar a eliminação de potássio pelo trato gastrintestinal, compensação que não ocorre no paciente com IRA. Além disso, alguns pacientes podem ter aumento da liberação de potássio intracelular, como aqueles com rabdomiólise, lesões teciduais extensas e anemia hemolítica. Por ser inicialmente assintomática, requer monitorização freqüente, incluindo a realização de eletrocardiograma e dosagem de concentrações séricas a cada 6 a 12 horas. Justamente pelas conseqüências graves da hipercalemia, o tratamento desse distúrbio deve ser extremamente rápido, com controles rigorosos. Os níveis de potássio séricos devem ser interpretados em conjunto com os demais eletrólitos e com o equilíbrio acidobásico da criança. A toxicidade cardíaca do potássio pode ser potencializada por hiponatremia, hipocalcemia e acidose concomitantes e é muito influenciada pela rapidez de instalação da hipercalemia. Quanto mais rápida for a subida nos valores séricos de potássio, menor será o nível sérico no qual o paciente apresentará alterações eletrocardiográficas.

A primeira alteração no eletrocardiograma a aparecer é o aumento de onda T. Os achados subseqüentes incluem aumento do intervalo PR, achatamento de onda P, alargamento do QRS, alterações do segmento ST e taquicardia ventricular, terminando em fibrilação ventricular. Concentrações séricas de potássio acima do normal requerem sempre restrição rigorosa de sua oferta (por VO ou IV) e sua remoção do organismo por meio de resinas de troca iônica, que removem o potássio pela troca com o sódio ou o cálcio no trato gastrintestinal. As resinas de troca têm seu início de ação em aproximadamente 1 hora, com tempo de duração de 6 horas. O tratamento emergencial da hipercalemia (Tabela 4.5) está indicado quando há nível sérico maior que 6,5mEq/l e/ou alterações ao eletrocardiograma. Pode-se utilizar a "solução polarizante", uma infusão de insulina e glicose que promove aumento na entrada de potássio para dentro da célula. Mais recentemente, têm sido também utilizados os beta-2-agonistas por via inalatória, que também transferem o potássio para o espaço intracelular por meio de sua ação na bomba de Na-K-ATPase. Na presença de acidose metabólica (quase sempre presente na IRA), está indicado o bicarbonato de sódio, que reverte a saída do potássio da célula, observada nesse distúrbio. Se as alterações no traçado eletrocardiográfico persistem ou são graves, recomenda-se utilizar o gluconato de cálcio, que aumenta o limiar de excitabilidade da membrana das células miocárdicas, antagonizando, portanto, os efeitos da hipercalemia. Todas essas medidas são paliativas, uma vez que nenhuma delas leva à remoção do potássio, e são realizadas enquanto se prepara a diálise.

Hipertensão

É relativamente freqüente em pacientes com IRA, principalmente na presença de glomerulonefrite ou síndrome hemolítico-urêmica. A apresentação dos pacientes com hipertensão é variável, podendo haver formas brandas e formas mais graves, com ICC ou encefalopatia hipertensiva. Na maioria dos casos, o mecanismo de hipertensão envolvido é a retenção hidrossalina, que pode ser controlada com restrição hídrica e de sódio e vasodilatadores de uso oral ou parenteral. A hipertensão pode ainda estar relacionada a aumento da renina, e, nesse caso, os inibidores da enzima conversora de angiotensina estão indicados. Casos mais graves de hipervolemia e hipertensão, refratárias ao tratamento clínico, devem ser resolvidos por diálise.

Nutrição

A nutrição é de fundamental importância nos pacientes com IRA e deve ter como objetivos a redução do catabolismo protéico e a contribuição no controle da uremia e distúrbios hidroeletrolíticos próprios da IRA. Em linhas gerais, recomenda-se a redução da oferta hídrica e de sódio, potássio e fosfato, com manutenção da ingestão calórica, evitando-se o excesso de proteínas. Deve-se também evitar a administração desnecessária de magnésio (e outros minerais), cuja excreção está diminuída na IRA. A dieta enteral é sempre preferida em relação à parenteral.

A redução na oferta hídrica com manutenção de oferta calórica adequada pode ser particularmente difícil em pacientes com IRA oligúrica. Como os pacientes estão em catabolismo, não é vantajoso diminuir a oferta calórica apenas para evitar a sobrecarga de volume. Em alguns casos, é necessária a indicação de diálise ou hemofiltração para se conseguir administrar uma quantidade de volume suficiente que vá ao encontro das necessidades nutricionais do paciente. Como fonte calórica são utilizados os carboidratos e lipídeos, procurando-se atingir as necessidades energéticas normais para a idade e o peso.

Nos pacientes pediátricos, diferente dos adultos, a restrição de proteínas é menos rigorosa e deve se limitar às necessidades mínimas diárias (utiliza-se a tabela americana para idade-altura – RDA), levando-se em conta as concentrações séricas de uréia. O objetivo é ofertar proteínas, evitando-se o aumento excessivo da uréia e, portanto, diminuindo as indicações de diálise. A oferta protéica, em geral, situa-se em torno de 1 a 2g/kg de peso/dia nos lactentes e 1g/kg de peso/dia nas crianças maiores. Pacientes em sepse ou em pós-operatório podem requerer ofertas protéicas maiores.

Quando a nutrição parenteral se faz necessária, são utilizadas soluções hipertônicas de glicose, soluções lipídicas e de aminoácidos. O uso exclusivo de aminoácidos essenciais é controverso, sendo preferíveis soluções mais completas contendo misturas de aminoácidos essenciais e não-essenciais, especialmente na presença de diálise peritoneal, quando ocorrem perdas de todos os aminoácidos.

TERAPIA DE REPOSIÇÃO RENAL OU TRATAMENTO DIALÍTICO

Os principais métodos dialíticos utilizados em pacientes com IRA são praticamente os mesmos em todas as faixas etárias. São eles: diálise peritoneal, hemodiálise e hemofiltração. As principais indicações de diálise estão resumidas no quadro 4.18. A diálise peritoneal é o método mais freqüentemente utilizado em recém-nascidos e crianças pequenas. É um método eficaz para a remoção de solutos maio-

Tabela 4.5 – Tratamento da hiperpotassemia.

Droga	Dose	Início da ação	Duração da ação	Observações
Gluconato de cálcio a 10%	0,5-1ml/kg	Imediato	Minutos	IV, em 5-10min, com monitorização eletrocardiográfica
Salbutamol	2,5mg se < 25kg, 5mg se > 25kg	15-30min	4-6 horas	Nebulização em 10-15min
Bicarbonato de sódio (se houver acidose)	1-2mEq/kg	15-30min	Horas	IV, em 10-30min
Glicose Insulina	0,5-1g/kg 0,1U/kg	30-60min	Horas	IV, em 15-30min IV ou SC
Resina trocadora de K+ (Kayexalate® ou Sorcal®)	1g/kg	1-2 horas	4-6 horas	VO ou enema, diluído em soro glicosado a 10%, 2-4 ml/g de resina, com 1-2 horas de retenção, 6/6 horas

Quadro 4.18 – Indicações de diálise na IRA.

Acidose intratável
Sobrecarga de volume, com edema pulmonar ou hipertensão refratária ao tratamento
Uremia sintomática (encefalopatia, sangramentos, pericardite)
Hipercalemia grave
Suporte nutricional, transfusões
Hiperfosfatemia
Hiponatremia ou hipernatremia

res, não sendo adequado para a remoção de pequenos solutos. O volume do dialisato, o tempo de cavidade e a concentração do dialisato podem ser alterados para permitir maior remoção de solutos menores e aumentar o ultrafiltrado. As contra-indicações ao uso desse método são: defeitos na parede abdominal (cirurgias anteriores, infecção), distensão de alças intestinais, perfuração ou comunicação entre cavidade abdominal e tórax. O tipo de acesso depende da previsão antecipada da duração da terapia. Se o tratamento for curto, pode-se passar um cateter rígido, à beira do leito. Esse cateter deve ser trocado a cada dois a três dias, para evitar peritonite. O procedimento de passagem do cateter rígido percutâneo é simples. O local mais comum para se realizar a punção é na linha mediana, aproximadamente 1,5cm abaixo da cicatriz umbilical. Se o tratamento dialítico for prolongado, um cateter de Tenckhoff pode ser colocado cirurgicamente, podendo permanecer na cavidade por tempo indeterminado. Os banhos de diálise podem ser iniciados com 20ml/kg de solução a 1,5% na cavidade, observando-se o paciente e avaliando a presença de desconforto respiratório ou vazamento em torno do cateter. O volume pode ser progressivamente aumentado, podendo chegar a 40ml/kg. Na maioria dos casos, 30ml/kg já são suficientes. São realizadas trocas sucessivas com tempo de cavidade variável, de 10 a 40 minutos, conforme a necessidade de se remover líquidos. As complicações mais freqüentes da diálise peritoneal são: drenagem ruim do dialisato, principalmente quando se dialisa com cateter rígido, que pode ser obstruído por omento, perfuração intestinal ou vesical, quando da passagem do cateter, e peritonite.

A hemodiálise é um procedimento que exige atenção especial em crianças, uma vez que é necessário um acesso vascular adequado, que garanta um bom fluxo para a diálise e máquinas com menor volume de "priming", que determinem menores variações hemodinâmicas para o paciente pediátrico. A hemodiálise resulta na troca de fluidos e solutos entre sangue e dialisato, por ultrafiltração e difusão através de uma membrana semipermeável. A ultrafiltração ocorre porque se forma um gradiente de pressão entre sangue e dialisato, gerado por uma combinação de fatores: bomba de sangue, resistência ao fluxo venoso que sai da máquina e pressão negativa através da máquina, criada pelo dialisato, que é bombeado no sentido contrário ao fluxo sangüíneo. Em crianças com peso inferior a 5kg, é necessário preencher o circuito extracorpóreo com sangue, para evitar colapso circulatório. As complicações da hemodiálise vão desde problemas relacionados ao procedimento, como hipotensão, arritmias, leucopenia, até problemas relacionados à passagem do cateter, com sangramentos, trombose e venoclusão. Pode ainda haver complicações mecânicas relacionadas à bomba.

A hemofiltração é um procedimento que vem sendo cada vez mais utilizado na faixa etária pediátrica, por atingir uma remoção de líquidos adequada e diálise efetiva. As vantagens da hemofiltração incluem a remoção contínua de fluido do paciente, em vez da remoção intermitente que ocorre na hemodiálise. Isso permite maior liberdade na administração de fluidos, medicações e nutrição parenteral, além de hemoderivados, freqüentemente utilizados em crianças com IRA. Na maioria dos casos, há mínima repercussão hemodinâmica. A hemofiltração pode ser venovenosa ou arteriovenosa contínua e suas indicações na faixa etária pediátrica vêm tornando-se mais abrangentes, não estando restrita à IRA exclusivamente.

BIBLIOGRAFIA

1. BREZIS, M.; ROSEN, S. & EPSTEIN, F.H. – Acute renal failure. In Brenner, B.M. & Rector, F.C. The Kidney. 4th ed., Philadelphia, Saunders Co, 1991, p. 993. 2. BOCK, H.A. – Pathogenesis of acute renal failure: new aspects. Nephron 67:130, 1997. 3. CHEVALIER, P.L.; CAMPBELL, F. & FENDRIDGE, A.G. – Prognostic factors in neonatal acute renal failure. Pediatrics 74:265, 1984. 4. COUNAHAN, R. et al. – Presentation, management, complications and outcome of acute renal failure in childhhod: five years experience. Br. Med. J. 1:599, 1977. 5. DIXON, B.S. & ANDERSON, R.J. – Nonoliguric acute renal failure. Am. J. Kidney Dis. 6:71, 1985. 6. FAVRE, H. – Importance des index urinaires dans le diagnostic differentiel des insuffisances. Schweiz Med. Wschr. 109:401, 1986. 7. FELD, G.F.; CACHERO, S. & SPRINGATE, J.E. – Fluid needs in acute renal failure. Pediatr. Clin. North Am. 37:337, 1990. 8. HEYMAN, S.N.; FUCHS, S. & BRESIS, M. – The role of medullary ischemia in acute renal failure. New Horizons 3:597, 1995. 9. HAYS, S.R. – Ischemic acute renal failure. Am. J. Med. Sci. 304:93, 1992. 10. ITO, S.; CARRETERO, O. A. & ABE, K. – Nitric oxide in the regulation of renal blood flow. New Horizons 3:615, 1995. 11. KELLUN, J.A. – Use of diuretics in the acute setting. Kidney International 53(Suppl.)66:s67, 1998. 12. KIERDORF, H.P. – The nutritional management of acute renal failure in the intensive care unit. New Horizons 3:699, 1995. 13. LIANO, F. et al. – Easy and early prognosis in acute tubular necrosis: a forward analysis of 228 cases. Nephron 51:307, 1989. 14. NISSENSON, A.R. – Acute renal failure. Definition and pathogenesis. Kidney International 53(Suppl.)66:s7, 1998. 15. NORMAN, M.E. & ASADI, F.K. – A prospective study of acute renal failure in the newborn infant. Pediatrics 63:475, 1979. 16. SHAH, V.B. et al. – Prognosis of acute renal failure in pediatrics. Indian Pediatr. 22:361, 1985. 17. SIMON, E.E. – Review: new aspects of acute renal failure. Am. J. Med. Sci. 310: 217, 1995. 18. STEWART, C.L. & BARNETT, R. – Acute renal failure in infants, children, and adults. Crit. Care Clin. 13:575, 1997. 19. WAGENER, O.E.; LIESKE, J.C. & TOBACK, F.G. – Molecular and cell biology of acute renal failure: new therapeutic strategies. New Horizons 3:634, 1995. 20. ZARICH, S.; FANG, L.S.T. & DIAMOND, J.R. – Fractional excretion of sodium. Exceptions to its diagnostic value. Arch. Intern. Med. 145:108, 1985.

8 Insuficiência Hepática Aguda

GILDA PORTA
MARIA AMPARO M.D. DE MENEZES
MARIA THEREZA DE CORDES CABÊDO

Insuficiência hepática aguda (IHA) é um evento raro na infância. Sua incidência nos Estados Unidos em todas as faixas etárias é de aproximadamente 2.000/ano, não se sabendo, entretanto, a real incidência no grupo pediátrico. A mortalidade é muito alta, aproximadamente 80% dos casos, geralmente decorrente das complicações que incluem edema cerebral, infecções e/ou sangramento digestivo, entre outras. Apesar de a IHA ser uma entidade clínica conhecida por mais de dois séculos, há poucos trabalhos na literatura que descrevem a experiência em crianças.

CONCEITO

A IHA é uma síndrome caracterizada por acometimento da função hepática resultante de necrose aguda de uma grande proporção de hepatócitos ou de comprometimento súbito e grave da função hepatocelular. Pode ocorrer em indivíduos previamente sadios e, mais raramente, representar a primeira manifestação de hepatite autoimune ou de doença de Wilson.

IHA grave pode ser definida como IHA sem encefalopatia e com decréscimo $\geq$ 50% dos fatores de coagulação produzidos pelo fígado. Pode ou não ser seguida de hepatite fulminante (HF).

HF é um termo que indica IHA com encefalopatia em pacientes sem evidência de lesão hepática prévia. O intervalo de tempo entre o início da sintomatologia e o aparecimento da encefalopatia varia segundo diversos autores, tendo sido proposto na década de 70, por Trey e Davidson, o intervalo de oito semanas. Bernuau e cols. definem HF como IHA com encefalopatia que aparece menos de duas semanas após o início da icterícia e insuficiência hepática subfulminante como IHA complicada com encefalopatia duas semanas a três meses após o início da icterícia. O'Grady e cols. propuseram nova terminologia baseados em observações no King's College. Assim, sugeriram o termo de insuficiência hepática hiperaguda quando a encefalopatia ocorre nos primeiros sete dias do início da icterícia, com prognóstico razoável de sobrevida com tratamento clínico apesar do aparecimento da encefalopatia. O termo IHA é usado nos casos cujo intervalo entre a encefalopatia hepática e o aparecimento da icterícia é de 8-28 dias, com alta incidência de edema cerebral e pior prognóstico caso não seja indicado o transplante hepático. O termo insuficiência hepática subaguda seria para os casos cujo intervalo entre a encefalopatia hepática e a icterícia é de 5 a 12 semanas. Esses pacientes têm baixa incidência de edema cerebral, mas prognóstico ruim. Essa nova terminologia ajudaria no manuseio terapêutico do paciente e em pesquisas.

ETIOLOGIA

Várias doenças podem levar à IHA grave. As mais freqüentes, de acordo com a faixa etária, são apresentadas no quadro 4.19.

Alguns agentes infecciosos podem levar à hepatite fulminante: sarampo, adenovírus, varicela, febre amarela, vírus Ebola, dengue, togavírus, leptospirose e malária.

Outras causas de IHA são: sepse por germes gram-negativos, hepatite auto-imune, doença metastática hepática, rejeição aguda pós-transplante hepático, não funcionamento primário do fígado no pós-operatório imediato de transplante, hepatectomia parcial, hipertermia, reticuloendoteliose, anastomose ileojejunal, abscesso hepático amebiano, insuficiência circulatória aguda e suspensão da quimioterapia imunossupressora em portadores de VHB, hepatite delta, VHE em pacientes grávidas e anemia falciforme.

A infecção aguda pelo VHA é diagnosticada pela presença do IgM anti-VHA no soro do paciente. É uma infecção freqüente em nosso meio, porém a incidência de casos de IHA é muito baixa, varia de 0,1 a 0,4%.

A infecção aguda pelo VHB é diagnosticada pela presença do IgM anti-HBc no soro do paciente. Em grandes séries publicadas na literatura nas regiões endêmicas, a prevalência da infecção aguda pelo VHB variou de 25 a 75%, e a incidência de IHA pelo VHB foi de 1 a 4%. O risco de IHA aumenta quando há concomitância com o VHD. Em um estudo, a hepatite pelo VHD foi a etiologia mais freqüente de HF (34 a 43%), quando associada ao VHB. A maioria dos casos de HF (58 a 79%) foi em decorrência da superinfecção em portadores crônicos do VHB, e o restante em pacientes com co-infecção aguda. Pode também ocorrer HF durante reativação espontânea da infecção pelo VHB e após a suspensão da quimioterapia supressora em portadores do VHB. Dados documentados a respeito de HF pelo vírus da hepatite em crianças mostram ser muito rara na maioria das regiões do mundo, a não ser nas áreas endêmicas, como, por exemplo, na Ásia.

A infecção aguda pelo VHC levando à HF é muito rara em qualquer faixa etária, mesmo após o transplante hepático. O diagnóstico da infecção aguda é realizado pela detecção do VHC pela técnica de cadeia em polimerase (PCR).

A infecção pelo VHD é demonstrada pela presença do anticorpo anti-VHD. Nos casos de HF, a prevalência de co-infecção em relação à superinfecção varia de 50 a 75%. Há poucos estudos na infância, mostrando desde a inexistência de casos de HF a raríssimos casos de evolução fatal. Parece que a infecção pelo VHD tem pouco papel na etiologia da HF na infância.

A infecção pelo VHE é grave em pacientes grávidas, podendo chegar a 20% de casos que evoluem para HF. Na infância, não há casos descritos de evolução fulminante.

A infecção pelo(s) vírus NA-NB-NC-NE parece ser responsável por evolução fulminante em aproximadamente 20% dos casos nos EUA. Não se sabe se se trata realmente de vírus ou de qualquer outro agente não identificado. A hepatite NA-NB-NC é a causa mais comum de HF nos países do Leste. Experiência do Hospital King's College, 26 de 31 crianças com HF tinham o diagnóstico de hepatite NA-NB-NC, excluindo-se exposição a drogas, hepatite auto-imune e outras causas metabólicas. Com exceção do período neonatal, outros agentes virais raramente são causa de HF. Os vírus da família herpes são altamente citopáticos e podem ser causa de necrose hepática extensa, freqüentemente sem inflamação significativa, principalmente em pacientes imunocomprometidos.

Recentemente foi descrita hepatite de células gigantes associada à infecção pelo *paramixovírus* e com evolução para HF.

PATOGENIA

A compreensão da patogênese na HF é ainda limitada. Na maioria dos casos da infância, o agente é desconhecido e, mesmo quando se sabe, o mecanismo pelo qual o(s) agente(s) produz(em) o dano e a morte dos hepatócitos ainda é obscuro.

Quadro 4.19 – Causas de insuficiência hepática aguda mais freqüentes nas diferentes idades.

Período neonatal	Infecção viral e bacteriana	Herpesvírus, echovírus, adenovírus, vírus Epstein-Barr, vírus da hepatite B (VHB), Coxsackie A e B, citomegalovírus (CMV), hepatite não A-não B (HNANB), sepse
	Doença metabólica	Galactosemia, frutosemia, tirosinemia, síndrome de Zellweger, hemocromatose neonatal, deficiência de alfa-1-antitripsina, defeito na cadeia dos citocromos
	Insuficiência vascular	Cardiopatia congênita, cirurgia cardíaca, asfixia grave, miocardite
	Outras	Hepatite neonatal idiopática
Lactente	Infecções viral e bacteriana	Vírus das hepatites A, B, C, D, E NA-NB-NC-NE, vírus Epstein-Barr, CMV, herpesvírus, sepse
	Drogas	Acetaminofeno, valproato, isoniazida, rifampicina, halotano, propiltiouracil, agentes antiinflamatórios não-esteróides, flucloxacina
	Toxinas	*Amanita phalloides*, fósforo, CC14
	Insuficiência vascular	Cardiopatia congênita, miocardite viral, outras miocardiopatias, cirurgia cardíaca
	Doença metabólica	Degeneração cérebro-hepática
	Outras	Síndrome de Reye, leucemia aguda, linfomas, infiltração maligna
Pré-escolares e escolares	Infecção viral e bacteriana	Vírus das hepatites A, B, C, D, E NA-NB-NC-NE, vírus Epstein-Barr, CMV, herpesvírus, sepse
	Drogas	Idem a lactentes
	Toxinas	*Amanita phalloides*, fósforo, CC14
	Insuficiência vascular	Cardiopatia congênita, miocardite viral, outras miocardiopatias, cirurgia cardíaca
	Outras	Síndrome de Reye, leucemia aguda, linfomas, infiltração maligna, hepatite auto-imune
Adolescentes	Infecção viral e bacteriana	Vírus das hepatites A, B, C, D, E NA-NB-NC-NE, vírus Epstein-Barr, CMV, herpesvírus, sepse
	Drogas	Idem a lactentes
	Toxinas	*Amanita phalloides*, fósforo, CC14
	Doença metabólica	Doença de Wilson, esteatose aguda de gravidez
	Insuficiência vascular	Cardiopatia congênita, miocardite viral, outras miocardiopatias, cirurgia cardíaca, síndrome de Budd-Chiari
	Outras	Síndrome de Reye, leucemia aguda, linfomas, infiltração maligna, hepatite auto-imune

A suscetibilidade do hospedeiro à lesão hepática é determinada por vários fatores: idade, estado e diversidade da resposta imune. Os recém-nascidos são mais suscetíveis às infecções pelos herpesvírus, e os lactentes e crianças maiores, às infecções pelos VHA e VHB.

Além disso, na infecção causada por vírus, a concomitância de agentes infecciosos, a virulência da cepa infectante e o tamanho do inóculo são hipóteses para explicar a evolução para HF. A concomitância do VHA e do VHB, o encontro do antígeno delta em portadores crônicos do VHB ou mesmo quando adquirido simultaneamente fortalecem a primeira hipótese (30 a 70% dos casos de VHB fulminantes estão associados ao antígeno delta). Na região amazônica oriental, existe alta incidência do antígeno delta entre os índios Yupca (febre Lábrea).

Em relação ao tamanho do inóculo, nos casos exclusivamente de hepatite pelo VHA, há evidência de que, nas formas graves, a quantidade de vírus infectante seja muito alta. Diferentes respostas imunológicas do hospedeiro são provavelmente ocasionadas pela determinação de formas graves de hepatite pelo VHB. O HBsAg é clareado muito mais rapidamente nas formas fulminantes, havendo aparecimento precoce de anticorpos anti-HBc e anti-HBe no soro.

O mecanismo patogenético nas infecções virais pode ser de efeito citopático direto (mais raramente) ou induzido por uma resposta imune que leva à lesão celular grave. A lesão pode ser tão grave que leva à perda da viabilidade celular. Isso se deve principalmente à lesão da membrana com perda de fatores solúveis das células. Como conseqüência, ocorre influxo de íons cálcio para dentro das células lesadas e inicia-se a fase final da necrose celular. Muitas vezes, os eventos levando à morte celular ainda não estão bem de-

terminados e o porquê de determinados indivíduos expostos desenvolverem IHA ainda é desconhecido. Certos eventos que ocorrem após o início da necrose celular podem potencializar o efeito do agente sobre a função hepatocelular. Por exemplo, endotoxinas circulantes podem ser detectadas na circulação de pacientes com IHA. A fonte provavelmente é intestinal e deve-se à falência do sistema imune. As endotoxinas podem causar necrose hepatocelular e coagulação intravascular, amplificando os eventos e levando à HF. Fator de necrose tumoral (TNF) pode ser provável mediador de choque endotóxico. Níveis elevados de TNF podem ser encontrados no soro de pacientes com HF, e os níveis se correlacionam inversamente com as concentrações de interleucina-2. Esses dados sugerem que o TNF pode prejudicar o hospedeiro, cuja resposta imune também está alterada.

A síndrome de Reye, embora de causa desconhecida, acomete principalmente crianças; trata-se de um processo que afeta as mitocôndrias e que leva a uma diminuição transitória da atividade das enzimas das mitocôndrias com reflexos no metabolismo de gorduras, hidratos de carbono e compostos nitrogenados.

Em erros inatos do metabolismo, acúmulo de produtos do metabolismo da galactose, frutose, tirosina, ferro ocasiona lesões hepáticas graves. Recentemente, foi descrita uma doença ocasionada pela deficiência da enzima $\Delta 4$-3-oxosteróide 5-β-redutase, que se apresenta de forma colestática no recém-nascido e que pode evoluir de forma fulminante ainda no período neonatal.

Em casos de obstrução das veias hepáticas, como na síndrome de Budd-Chiari, independentemente da causa primária, o fluxo venoso hepático diminui acentuadamente, podendo acarretar necrose hepática, por vezes, maciça.

A forma fulminante da doença de Wilson ocorre raramente e deve-se à necrose hepática maciça induzida pelo cobre.

A hepatite auto-imune pode apresentar-se com um quadro clínico sugestivo de hepatite aguda grave, podendo ter evolução fatal em poucas semanas; ocorre intensa necrose de hepatócitos com infiltrado inflamatório linfocitário. Embora seja rara, Porta e cols. descreveram dois casos de hepatite aguda grave com evolução fulminante em se tratando de hepatite auto-imune antimicrossômica fígado-rim.

Certas drogas induzem IHA por sua ativação metabólica pelos hepatócitos. Tal ativação pode levar à formação de metabólitos que se ligam co-valentemente a importantes macromoléculas celulares. Indução de enzimas metabolizadoras de drogas, como, por exemplo, fenobarbital, pode amplificar esse efeito. Além disso, os efeitos hepatotóxicos dos metabólitos das drogas podem ser potencializados pela depleção de substâncias intracelulares, com os quais formam conjugados, como, por exemplo, glutation. O transplante hepático pode levar à IHA por problemas no fígado do doador durante sua retirada ("harvesting"), não-funcionamento primário do fígado, rejeição aguda, infecções hepáticas, isquemia aguda por trombose da artéria hepática associada ou não à trombose da veia hepática ou da veia porta.

A necrose dos hepatócitos pode levar à regeneração hepática. Alguns fatores são mediadores de regeneração hepática, como o de crescimento epidermal (EGF), o alfa-transformador de crescimento (TGF-α) e o de crescimento dos hepatócitos (hHGF). Níveis elevados desses fatores, principalmente de hHGF, são influenciados pelo tipo e pelo grau de lesão celular.

Na HF parece haver liberação dos fatores citados acima ou de outros que inibem a replicação celular. Estes inibiriam a replicação do DNA cujo mecanismo ainda é obscuro. A presença contínua de agentes pode levar à necrose dos hepatócitos que, eventualmente, estariam se regenerando. O balanço entre a regeneração e a morte hepatocelular é que vai determinar o curso final de hepatite aguda grave.

O quadro da doença depende do balanço entre três fatores: das conseqüências metabólicas da perda de fígado funcionante, da resposta sistêmica a substâncias tóxicas liberadas pelo fígado necrótico e da capacidade de o fígado se recuperar. Essa resposta depende do *fator de crescimento do hepatócito*, que, por sua vez, parece estar diminuído nessa condição.

Juntamente com encefalopatia, desenvolve-se coagulopatia e icterícia. A condição clínica evolui para edema cerebral, insuficiência hepática e disfunção de múltiplos órgãos.

HISTOPATOLOGIA

A biopsia hepática não é freqüentemente realizada, pelo risco associado às técnicas percutâneas na presença de coagulopatia; no entanto, parece que a biopsia transjugular é segura e pode influenciar a condução dos casos por fornecer diagnóstico preciso e informação quanto ao prognóstico da recuperação hepática.

Há dois tipos de padrão histológico observados à microscopia óptica: um consiste em necrose hepatocelular maciça com perda quase completa da viabilidade dos hepatócitos associada a uma perda da estrutura reticular, geralmente presente nas etiologias virais, induzida por drogas e nas intoxicações; o outro modelo é caracterizado por esteatose microvesicular e freqüentemente visto na síndrome de Reye e na hepatite alcoólica.

DIAGNÓSTICO

Tipicamente, sintomas inespecíficos como mal-estar e náuseas manifestam-se em um indivíduo previamente saudável, seguindo-se de icterícia e instalação abrupta de alteração do nível de consciência e coma. A alteração do nível de consciência e o alargamento do tempo de protrombina indicam o diagnóstico. Outros achados laboratoriais que corroboram o diagnóstico são aumento das transaminases, hipoglicemia e alcalose respiratória.

COMPLICAÇÕES

Alterações do sistema nervoso central

Ocorrem dois tipos de alterações neurológicas em pacientes com IHA: a encefalopatia hepática e o edema cerebral. Trata-se de duas complicações diferentes da IHA, com expressões clínicas semelhantes e ainda não se entende bem se há relação fisiopatológica entre elas. Há autores que acreditam que o edema cerebral possa ser uma das vias que leva à encefalopatia. A encefalopatia geralmente é uma alteração metabólica não-fatal e reversível, enquanto o edema cerebral nunca é crônico e geralmente letal.

A patogênese da depressão do sistema nervoso central (SNC) na IHA é desconhecida. Embora a encefalopatia esteja presente na grande maioria dos casos de edema cerebral, muitos pacientes com edema cerebral não apresentam evidência de encefalopatia. Acredita-se que a encefalopatia se dê por acúmulo de substâncias tóxicas no SNC, como amônia, agonistas benzodiazepínicos endógenos, e pela ação de falsos neurotransmissores. A amônia pode produzir alteração no transporte da barreira hematoencefálica, diminuir a concentração cerebral de neurotransmissores excitatórios e alterar o metabolismo energético do cérebro. A ação de ligandinas para benzodiazepínicos endógenos altera a concentração de aminoácidos que interagem com várias toxinas.

A encefalopatia pode ser graduada clinicamente em quatro estágios:

I – alteração da personalidade (euforia/depressão) e do padrão do sono, raciocínio lento e asterixis (eletrocardiograma – ECG – normal);

II – alteração da fala, desorientação e comportamento inadequado (EEG – lentidão generalizada);

III – sonolência, mas responsivo; discurso incoerente, confusão mental (EEG – marcadamente anormal);

IV – coma, sem resposta a comando verbal, geralmente não-responsivo a estímulos dolorosos (EEG – marcadamente anormal).

Existem alguns fatores que pioram a encefalopatia e, portanto, devem ser evitados: hipóxia, hipoglicemia, sepse, hipocalemia e hemorragia digestiva alta.

A lactulose, que é um laxativo utilizado para diminuir a população bacteriana intestinal para reduzir a produção de amônia, está indicada (por via oral ou enema), mas não tem a mesma resposta quando comparada aos casos de encefalopatia da doença hepática crônica. Eventualmente, indicam-se o metronidazol e a neomicina com o mesmo intuito. O flumazenil, um agonista de benzodiazepínico, pode apenas produzir melhora temporária.

Edema cerebral é a complicação mais comum e letal da IHA. Aproximadamente 80% dos pacientes com IHA submetidos à necrópsia apresentam edema cerebral. O edema cerebral já está presente nas fases iniciais de encefalopatia. Sua fisiopatologia não está esclarecida, mas provavelmente tanto o edema vasogênico com o citotóxico estão envolvidos. O edema vasogênico ocorre por alteração da barreira hematoencefálica, provavelmente pela ação da amônia, a qual acomete predominantemente a substância branca. O edema citotóxico ocorre como conseqüência do aumento da concentração sérica de alanina e glutamina (ambos resultantes do metabolismo da amônia), que são aminoácidos osmoticamente ativos que se acumulam no interior das células gliais. O acúmulo de glutamina está diretamente relacionado ao acúmulo de água em trabalhos experimentais. Também, a alteração da bomba Na-K-ATPase está envolvida na fisiopatologia do edema, produzindo edema intracelular. Esse edema citotóxico acomete mais a substância cinzenta, permanecendo intacta a barreira hematoencefálica em trabalhos experimentais. Acredita-se também que o efeito sinérgico entre ácidos biliares, endorfinas e amônia tenha algum papel no desenvolvimento do edema.

A hipertensão intracraniana HIC é conseqüência do edema cerebral. Considera-se HIC quando a pressão intracraniana (PIC) é maior que 15-20mmHg. A pressão de perfusão cerebral (PPC) é a diferença da pressão arterial média (PAM) e a PIC. A PPC ideal é acima de 50mmHg. Se a PIC for maior que 30mmHg ou se PPC menor que 50mmHg por mais de 2 horas, considera-se prognóstico ruim.

Os sinais clínicos precoces de HIC são: aumento da pressão sistólica e do tono muscular. Sinais como postura de descerebração, hipertensão arterial sistêmica, padrão respiratório irregular e alteração de reflexos pupilares e anisocoria geralmente aparecem quando PIC maior que 30mmHg e são considerados sinais tardios. Sinais como vômitos, cefaléia e bradicardia não são confiáveis. O desenvolvimento de temperatura corpórea acima de 39°C, acentuação da hipertensão arterial e agitação psicomotora geralmente precedem HIC incontrolável. A rápida resolução da HIC pode ser o primeiro sinal de recuperação da IHA.

Como tratamento, deve-se ter o objetivo de manter a PIC adequada (menor que 20mmHg) ou a PPC maior que 50mmHg. Como dissemos anteriormente, o paciente deve ser manipulado o menos possível e ficar em ambiente calmo. Deve-se evitar a fisioterapia e sedar o paciente apenas antes de procedimentos. Deve-se manter a cabeça entre 10 e 20°, evitar hiperextensões/hiperflexões ou rotação da cabeça e fazer reavaliações neurológicas freqüentes. Estados como hipóxia, hipercarbia e hiper ou hipovolemia devem ser corrigidos.

A intubação está indicada para pacientes em grau III ou IV de encefalopatia, para a proteção das vias aéreas e assistência ventilatória, e deve ser precedida de sedação e paralisação. Se durante a ventilação pulmonar se faz necessária a paralisação, perdemos os parâmetros clínicos de reavaliação neurológica, ficamos apenas com os reflexos pupilares e as alterações súbitas da pressão arterial como parâmetros de piora, nesse momento a monitorização da PIC pode ser de grande ajuda.

A PIC pode ser medida diretamente com transdutor, que pode ter localização extradural, subdural ou intraparenquimatosa. A colocação do transdutor deve ser realizada por pessoal treinado, e os distúrbios de coagulação devem ser corrigidos previamente. Não está comprovado se a monitorização da PIC diminui a mortalidade, mas permite que se diagnostique e trate precocemente a HIC, identifica pacientes com HIC refratária e PPC e facilita o manuseio de eventos hipertensivos no intra-operatório. Indica-se a instalação da monitorização da PIC em pacientes com encefalopatia grau III ou progressão de grau III para IV. Tem alta sensibilidade e especificidade.

Para controlar a HIC, além de corrigir a volemia e manter PAM maior que 60mmHg, indica-se o manitol na dose de 0,5 a 1mg/kg em bolo e pode ser repetido a cada 4 ou 8 horas, mas deve-se controlar a osmolaridade sérica. Se o paciente estiver em insuficiência renal, está indicada a hemofiltração.

A hiperventilação nessa situação é bem questionável, e o uso de corticosteróides não tem nenhum benefício. O coma barbitúrico deve ser evitado pelas alterações cardiocirculatórias que provoca e também porque prejudica as avaliações neurológicas, a não ser que o paciente esteja submetido à monitorização da PIC. Aventa-se que haja algum benefício no uso de N-acetilcisteína para a proteção da microcirculação e melhorar a oferta de oxigênio.

A monitorização do EEG é importante para a detecção de possíveis convulsões. Para tratá-las ou preveni-las, devem-se corrigir alterações do magnésio e cálcio e evitar o uso de drogas como a ciprofloxacina e o imipenema, que diminuem o limiar convulsivo. A tomografia computadorizada do crânio não detecta edema cerebral precoce e o transporte do paciente para a sua realização pode piorar a HIC. Esse exame deve ser pedido apenas em situações de piora súbita, principalmente para afastar ou detectar hemorragias. A plasmaférese pode melhorar o quadro temporariamente, porém não altera a mortalidade.

Coagulopatia

O fígado é o principal local de síntese de fatores de coagulação e de suas proteínas inibidoras, com exceção do fator de Von Willebrand.

O sistema reticuloendotelial (SRE) do fígado também contribui para o "clearance" dos fatores ativados e seus produtos de degradação. Na IHA, essas funções estão intensamente alteradas, levando a um desequilíbrio entre forças pró e anticoagulantes, aumentando muito o risco de sangramento. Instala-se, então, a deficiência de fatores de coagulação (I, II, V, VII, IX e X), plaquetas e coagulação intravascular disseminada (CID). Com exceção do fator VIII, todos os outros estão diminuídos por redução da síntese hepática.

As plaquetas sofrem alteração em seu número, morfologia e função. Ocorre plaquetopenia porque há supressão da medula óssea e aumento do seu consumo; além disso, há diminuição da síntese hepática de fatores necessários para sua maturação e liberação para a periferia. Na insuficiência hepática crônica, além desses fatores, há seqüestro esplênico. Ocorre alteração dos fosfolipídeos da membrana das plaquetas, aumentando sua ativação e alterando sua adesão e agregação. A retirada das plaquetas velhas pelo SRE do fígado também está alterada.

Na IHA, há ativação da célula endotelial que, por sua vez, aumenta a adesão plaquetária e ativa a cascata de coagulação. Também, os níveis do fator de Von Willebrand, que é co-fator de adesão plaquetária, estão aumentados.

Há aumento da fibrinólise, podendo instalar-se a CID, que ocorre em uma minoria dos pacientes. As proteínas S e C (anticoagulantes) e alguns componentes do sistema fibrinolítico, como o plasminogênio e alfa-2-antiplasmina, que são sintetizados pelo fígado, apresentam-se diminuídos.

O diagnóstico de CID é realizado por um tempo de protrombina (TP)/INR aumentados, tempo de tromboplastina parcial ativado (TTPA) alargado, produtos de degradação da fibrina (PDF) aumentados, fibrinogênio e plaquetas diminuídos; essa situação clínica é muito difícil de se diferenciar da IHA por si só e isolada, podendo acarretar grande risco de sangramento e, enventualmente, casos de hemorragia fatais.

O aumento do TP é um índice sensível de disfunção hepática, porém, como a meia-vida é de 2,8 a 4,4 dias, pode demorar para se alterar. Já os fatores V e VII, como têm meias-vidas curtas (12 a 15 horas e 2 a 6 horas, respectivamente), alteram-se muito precocemente na IHA. Assim, o fator VII é o primeiro fator a ser depletado na disfunção hepática grave e o primeiro a se normalizar com a melhora da função hepática.

Então, durante o tratamento da IHA, deve-se monitorizar freqüentemente INR, TTPA, plaquetas e fibrinogênio. O tratamento da coagulopatia leve e moderada assintomática é apenas observação e monitorização. Plaquetas devem ser infundidas sempre que houver sangramento ou se o número for inferior a 30.000/mm. Apenas há indicação de plasma fresco congelado (PFC) se houver sangramento, uma vez que sua administração não corrige a coagulopatia, traz riscos de infecção, seu componente de água e sal pode alterar drasticamente o edema cerebral e, principalmente, porque faz com que se perca um dos mais importantes marcadores de gravidade e prognóstico, que são os fatores V e VII. Esses fatores têm uma meia-vida curta, fazendo com que sejam bons marcadores. Pereira e cols. verificaram que o fator V está muito diminuído e que o fator VIII está aumentado na IHA. Sua relação mostrou ser um bom marcador: fator V persistentemente baixo indica mau prognóstico e uma relação fator VIII e fator V maior que 30 é preditivo no prognóstico.

A vitamina K deve ser administrada, mas tem pouco efeito. O crioprecipitado deve ser evitado porque pode conter fatores de coagulação ativados e piorar a CID. Em uma situação de coagulopatia refratária, muitas vezes é necessária a plasmaférese.

A hemorragia digestiva alta é muito comum nesses pacientes, em torno de 70% e, nesses casos, estão indicados bloqueadores de H_2 e sucralfate.

A ativação da cascata de coagulação também pode desempenhar um papel na regeneração hepática. O fator ativador de crescimento do hepatócito ("hepatocyti growth factor ativator" – HGFat) é ativado pela trombina e, na IHA, sua concentração sérica está aumentada em torno de 15 vezes, e existe correlação significativa entre a concentração plasmática de complexo trombina-antitrombina III e o HGF.

Alterações cardiocirculatórias

As alterações hemodinâmicas na IHA são semelhantes às que ocorrem na sepse: taquicardia, hipotensão e diminuição da resistência vascular periférica com alto débito cardíaco.

A vasodilatação ocorre como conseqüência da ação de mediadores inflamatórios e do óxido nítrico (NO). Também, por ação desses mediadores, há alteração de permeabilidade vascular e estímulo para a formação de trombos na microcirculação. Dessa forma, há diminuição da liberação de oxigênio e sobrevém a hipóxia tecidual com conseqüente acidose láctica. Essa acidose é exacerbada pela diminuição do "clearance" de lactato pelo fígado lesado e por instalação de insuficiência renal aguda.

Associado à vasodilatação geralmente o paciente em IHA tem sua ingestão da água diminuída, com maior risco de desidratação e piora da hipotensão. Como mecanismo compensatório, há maior retenção de sal e água e perda de líquido para o terceiro espaço. Como conseqüência da hipoperfusão tecidual, pode ocorrer disfunção de múltiplos órgãos.

Um dos objetivos mais importantes no tratamento dessas alterações hemodinâmicas é maximizar a oferta e a extração de oxigênio. Para atingir tal objetivo, é necessário corrigir a volemia, inicialmente com colóides e, em fase posterior, com cristalóides, e manter a PAM maior ou igual a 60mmHg. Muitas vezes, há necessidade de se utilizar inotrópicos e vasopressores como noradrenalina.

A N-acetilcisteína pode agir na produção e efeito do NO na microcirculação, melhorando o fluxo nutritivo tecidual e a oferta de oxigênio. O uso de prostaciclina foi aventado para melhorar o fluxo sangüíneo e diminuir a agregação plaquetária, porém os resultados em ensaios clínicos mostram que não há alteração na mortalidade.

Arritmias ocorrem raramente e, em geral, estão associadas a fatores predisponentes, como alterações metabólicas, eletrolíticas, acidemia e hipoxemia.

Insuficiência renal

Ocorre em 40 a 85% dos casos, dependendo da etiologia. Sua instalação é rápida e sua associação está relacionada a mau prognóstico. Geralmente, trata-se de insuficiência renal (IR) pré-renal e oligúrica, mas pode ser também necrose tubular aguda, nefrotoxicidade induzida por drogas ou síndrome hepatorrenal. É importante determinar a causa para nortear o tratamento.

Mecanismos complexos combinam-se para diminuir o fluxo sangüíneo renal. A resistência vascular periférica diminuída não consegue ser compensada pelo aumento do débito cardíaco. A vasoconstrição causada pelo sistema renina-angiotensina-aldosterona e pela vasopressina é exacerbada por outros vasoconstritores, como a endotelina e os eicosanóides. Essa vasoconstrição causa aumento da resistência vascular renal e resulta em contração do mesângio, diminuindo a superfície de troca glomerular. A elevação da uréia por si só não significa IR. Ela pode estar aumentada por desidratação e/ou absorção de componentes nitrogenados pelo intestino após hemorragia do tubo digestivo. A dosagem de creatinina pode estar alterada devido ao método colorimétrico que pode sofrer interferência pelo aumento de bilirrubinas.

Deve-se corrigir a volemia. Se após correção da volemia a oligúria persistir, introduz-se dopamina (controverso) e furosemida. Se a oligúria se mantiver mesmo assim, indica-se hemodiálise ou hemofiltração, principalmente se houver indicação do uso de manitol para o tratamento do edema cerebral.

Alterações metabólicas

Em relação aos distúrbios acidobásicos, podem ocorrer as seguintes alterações: alcaloses respiratória e metabólica em fases iniciais por hiperventilação e vômitos, respectivamente; acidose respiratória por complicações respiratórias ou por hipoventilação, por diminuição do nível de consciência em fase mais avançada; acidose metabólica, que é bastante comum, principalmente quando associada à ingestão de acetaminofeno.

A hipoglicemia geralmente é observada e uma das principais causas tratáveis de deterioração neurológica rápida. A hipoglicemia ocorre em aproximadamente 40% dos casos, e sua patogênese é multifatorial: diminuição da liberação de glicose pelo fígado, redução da gliconeogênese hepática e aumento da concentração sérica da insulina.

Em geral, a hiponatremia é dilucional e normalmente requer apenas observação, porém, quando muito grave, requer restrição hídrica e, raramente, correção. Como conseqüência do hiperaldosteronismo secundário, ocorre hipocalemia. Também são freqüentes a hipofosfatemia, a hipocalcemia e a hipomagnesemia.

Complicações infecciosas

O fígado é o principal órgão do sistema reticuloendotelial e está localizado em uma posição anatômica estratégica para reter microrganismos que possam atingir a circulação a partir do intestino pela veia porta. O fígado sintetiza uma série de proteínas que facilitam a opsonização.

Em estudo realizado na Inglaterra, verificou-se que 80% dos pacientes com IHA têm infecções, sendo 26,4% associado à bacteriemia. Sepse é responsável por 40% dos óbitos na IHA.

Os fatores que predispõem os pacientes com IHA a desenvolver quadro infeccioso são: deficiência e consumo de complemento e opsonização anormal; alteração na função das células de Kupffer; defeito na aderência dos neutrófilos (a aderência precede a ativação do complemento e é essencial para a passagem das células para o tecido); diminuição da quimiotaxia; inibição dos polimorfonucleares; diminuição da fagocitose; reflexos de tosse diminuídos; colocação de cateteres e sondas. O grau de disfunção das células de Kupffer pode refletir a gravidade da lesão hepática.

O sistema mais comumente acometido é o trato respiratório, seguido do trato urinário e bacteriemia. A maioria das infecções bacterianas ocorre nas primeiras 72 horas de internação na UTI. O agente mias comum é o Staphylococcus aureus, também são comuns os estreptococos e as bactérias gram-negativas. Aproximadamente um terço dos casos é por fungos (Candida sp.).

Febre e leucocitose não são parâmetros indicativos adequados. Freqüentemente, é mandatória a vigilância com coleta de culturas e exames regulares dos locais de inserção de cateteres.

A antibioticoterapia depende do local da infecção, bem como do meio em que o paciente se encontra. Essa cobertura antibiótica deve ser de amplo espectro e iniciada à menor suspeita de infecção. A utilização de antibioticoterapia profilática é assunto de estudo e ainda não foi definida.

Insuficiência respiratória

Os pacientes portadores de IHA geralmente apresentam taquipnéia, infiltrado alveolar difuso e hipoxemia. Aproximadamente 30% desenvolvem a síndrome do desconforto respiratório agudo (SDRA). Pode também ocorrer hemorragia pulmonar. Existe maior risco de atelectasias e, com o rebaixamento do nível de consciência, de aspiração pulmonar. A intubação em pacientes com grau III de encefalopatia protege da aspiração de conteúdo gástrico para as vias aéreas.

Há vasodilatação pulmonar, resultando em aumento do "shunt" fisiológico, provavelmente decorrente dos níveis anormais de fatores humorais que normalmente seriam clareados pelo fígado.

TRATAMENTO

O tratamento da IHA depende basicamente do reconhecimento, de medidas de suporte e prevenção e do tratamento de várias complicações. Com o progresso da "terapia intensiva" nos últimos 25 anos, a sobrevida melhorou, no entanto, o tratamento inicia-se na sala de emergência, e o prognóstico freqüentemente é definido nas primeiras 12 horas do atendimento. A alteração do nível de consciência e a coagulopatia são características marcantes da IHA e devem levar ao reconhecimento clínico rápido dessa situação. É imperativa uma anamnese detalhada e a realização de testes laboratoriais, que devem estender-se à etiologia e à gravidade do quadro, além da determinação da tipagem sangüínea.

Algumas etiologias podem e devem ser tratadas imediatamente com antídotos, como é o caso da intoxicação por acetaminofeno e/ou ingestão de carbono tetraclorado com N-acetilcisteína (ver dose mais adiante), e ingestão de *Amanita phalloides,* na qual deve ser realizada lavagem gástrica o mais rápido possível com carvão ativado e administrada penicilina e silibinina.

O paciente deve ser manipulado o menos possível e colocado em ambiente calmo, devido ao risco de hipertensão intracraniana. Pelo mesmo motivo, se houver necessidade de transporte para outro centro, deve ser o menos traumático possível e, de preferência, de helicóptero. A coleta de exames e a manipulação devem ser realizadas da forma mais asséptica possível, a fim de evitar infecções.

Deve-se evitar o uso de sedativos mesmo que o paciente esteja agitado devido à encefalopatia e à necessidade de reavaliações freqüentes do nível de consciência, que é de suma importância para o tratamento e o prognóstico.

De forma geral, o tratamento pode ser esquematizado da seguinte forma:

I – Reconhecimento
1. Paciente apresentando alteração do nível de consciência, com ou sem hipoglicemia, com ou sem icterícia e com alteração de coagulação: alargamento do TP/INR, TTPA, diminuição dos fatores V e VII e do fibrinogênio.
2. Qualquer paciente com alteração do nível de consciência deve ser internado na unidade de terapia intensiva (UTI). Todo paciente com encefalopatia graus I e II deve ser transferido imediatamente para a UTI de um centro especializado.

II – Monitorização
1. Pressão arterial, pulsos, freqüência cardíaca, pressão venosa central, Swan-Ganz (geralmente em adultos) → monitorização contínua, de preferência.
2. Freqüência respiratória.
3. Nível de consciência.
4. Débito urinário.
5. pH gástrico/aspecto e débito pela sonda naso ou orogástrica.
6. Pressão intracraniana.

III – Correção de anormalidades sistêmicas e reconhecimento e tratamento precoce das complicações, pois tais complicações ocorrem rapidamente e determinam risco de vida, como, por exemplo, a hipertensão intracraniana e a hemorragia gástrica.

IV – Monitorização laboratorial
1. Glicemia (de 4/4 horas).
2. Eletrólitos (pelo menos uma vez ao dia).
3. Função renal (uma vez ao dia).
4. Enzimas hepáticas, bilirrubinas, coagulograma (uma vez ao dia).
5. Amônia (diariamente).
6. Gases sangüíneos (uma vez ao dia).
7. EEG.

V – Nutrição
1. Garantir oferta de glicose adequada para manter glicemia normal, ou seja, superior a 70mg/dl (iniciar com taxa de infusão de glicose em torno de 4 a 6mg/kg/min).
2. Deve-se oferecer proteínas o suficiente para evitar o catabolismo intenso (em torno de 1 a 2g/kg/dia). Recomendam-se aminoácidos de cadeia ramificada para diminuir a produção de aminoácidos aromáticos e de amônia, ambos envolvidos na fisiopatologia da encefalopatia hepática.
3. Oferta calórica em torno de 35-50kcal/kg/dia.
4. Usar lipídeos (em torno de 2g/kg/dia), a não ser que o paciente apresente hipertrigliceridemia.

VI – Tratamento da encefalopatia hepática
1. Lactulose – a dose é empírica suficiente para provocar de três a quatro evacuações nas 24 horas (iniciar com 5ml de 8/8horas) ou neomicina (50-100mg/kg/dia a cada 6 horas; não exceder 12g/dia) e metronidazol (30mg/kg/dia a cada 6 horas, não exceder 4g/dia).
2. Cuidados gerais como ambiente calmo e evitar sedação com benzodiazepínicos.

VII – Tratamento do edema cerebral
1. Intubação.
2. Posição da cabeça a 10-20°.
3. Evitar procedimentos dolorosos, fisioterapia e aspirações.
4. Cuidados à intubação, como sedação e paralisação.
5. Manitol (0,5g/kg/dose, até de 4/4h; com controle da osmolaridade sérica).
6. Barbitúricos.
7. Hiperventilação.

VIII – Correção da coagulopatia
1. Plasma fresco congelado, se sangramento ativo (15 a 20ml/kg).
2. Plaquetas, se sangramento ativo ou nível abaixo de 30.000/mm.
3. Vitamina K (2-10mg, IV). Dar diariamente.

IX – Sangramento digestivo
1. Bloqueadores H_2 (ranitidina 2mg/kg/dia) *ou*
2. Bloqueadores da bomba de prótons (0,6 a 0,7mg/kg pela manhã. Maiores de 12 anos: 20mg/dia) *e/ou*
3. Sucralfate (40 a 80mg/kg/dia a cada 6 horas).
4. Somatostatina (3,5mcg/kg/h).

X – Infecções
Antibioticoterapia para:
1. *Staphylococcos aureus* e outros gram-positivos → introduzir à menor suspeita.
2. Gram-negativos: antifúngicos para *Candida* sp. ou outros fungos.

XI – Insuficiência renal
1. Correção da volemia, distúrbios hidroeletrolíticos e metabólicos.
2. Dar diuréticos (furosemida até 6mg/kg/dia; manitol 0,5g/kg/dose).
3. Dopamina (2 a 3mcg/kg/min).
4. Diálise/hemofiltração nos casos de anúria, aguardando o transplante hepático, e nas intoxicações agudas.

XII – Alterações circulatórias
1. Correção da volemia.
2. Drogas vasoativas (dobutamina 5 a 20mcg/kg/min).
3. Vasopressores (dopamina 10 a 20mcg/kg/min; norepinefrina 0,05 a 1-2mcg/kg/min).
4. N-acetilcisteína (140mg/kg como dose inicial, seguida de 17 doses de 70mg/kg a cada 4 horas se for por via oral, ou 150mg/kg inicial, seguida de 12 doses de 70mg/kg a cada 4 horas se por via intravenosa).

Medidas específicas

São terapias que melhoram a função ou diminuem a lesão hepática. Muitas medidas foram e são estudadas e alguns exemplos são: uso de corticosteróides, N-acetilcisteína, prostaglandinas e combinação de insulina-glucagon, além do transplante hepático e suporte hepático artificial.

Os corticosteróides não diminuem a necrose ou o edema cerebral nem mostraram nenhuma alteração na mortalidade, podendo aumentar o risco de infecções. Prostaglandinas ainda são objeto de estudo, porém os resultados decepcionam em relação aos ensaios clínicos. N-acetilcisteína melhora o débito cardíaco e a oferta de oxigênio para os tecidos, além da sua ação como antídoto na intoxicação por acetaminofeno. Vários autores propõem o seu uso independentemente da causa. Acreditava-se que a combinação insulina-glucagon pudesse estimular a regeneração hepática; no entanto, esse efeito não se verificou, não estando indicada, portanto, a utilização dessa combinação como tratamento.

TRANSPLANTE HEPÁTICO

O transplante ortotópico é a melhor chance de recuperação da falência hepática. Dados sugerem que ele deve ser realizado imediatamente, quando o INR chega a 4, particularmente em crianças com idade inferior a 2 anos. A sobrevida do transplante na IHF é de 60-68%, o que difere da sobrevida de portadores de doença hepática crônica, que é de 90%.

O procedimento em si é relativamente seguro e preconiza-se monitorização da PIC durante e após o procedimento pelo risco de HIC e de herniação. O transplante pode ser realizado com o órgão de um doador morto ou vivo.

As contra-indicações absolutas para o transplante na IHF são:

- Lesão cerebral grave e irreversível.
- Incapacidade de manter oxigenação por SDRA.
- Abuso de drogas.
- PPC inferior a 40mmHg por um período superior a 2 horas.
- PIC superior a 50mmHg mantida.
- Choque séptico fora de controle.
- Doença cardiopulmonar grave.
- AIDS.
- Trombose portal e de veias mesentéricas.
- Melhora/recuperação da função hepática.
- Pancreatite hemorrágica grave.

O transplante hepático auxiliar consiste em se fazer o transplante de um fígado reduzido, mantendo o fígado nativo, aguardando a possibilidade de recuperação, porém existem poucos dados epidemiológicos em relação a essa técnica.

Critérios estabelecidos para a indicação do transplante hepático:

Ingestão de acetaminofeno:

pH inferior a 7,3 (independente do grau de encefalopatia)
ou
TP superior a 100s e
creatinina superior a 3,5 com encefalopatia grau III/IV.

Não-ingestão de acetaminofeno:

TP superior a 100s → indicação absoluta
ou
indicações relativas:
HNANB/toxinas ou drogas
idade superior a 40 ou inferior a 10 anos
icterícia com mais de uma semana
antes do início da encefalopatia
TP superior a 50s
BT superior a 18mg/dl
} 3 ou mais critérios

Outra medida específica é o suporte hepático artificial cujo objetivo é manter o paciente até que ele se recupere ou até que consiga receber o transplante. Esse suporte inclui medidas como hemodiálise, hemoperfusão com carvão ativado, transplante de hepatócitos e fígado extracorpóreo, no qual o sangue do paciente com IHF passa através de filtros e sistemas que contêm hepatócitos. O princípio desse tipo de tratamento é substituir a função excretora do fígado, depurando substâncias tóxicas; no entanto, esforços estão sendo realizados para desenvolver esses sistemas que substituam pelo menos algumas das funções de síntese, regulatórias e metabólicas do fígado.

PROGNÓSTICO

O prognóstico varia muito, dependendo da etiologia. Listamos a seguir os índices utilizados que sugerem o prognóstico. A presença de três ou mais indicadores de mau prognóstico pode identificar pacientes que podem beneficiar-se com o transplante precocemente.

Fatores associados a mau prognóstico:

- Encefalopatia e anormalidades encefalográficas mais graves e prolongadas.
- Idade superior a 40 e inferior a 10 anos.
- Associação com agente delta na HF pelo VHB.
- Icterícia precoce, sexo masculino e obesidade na HF induzida pelo halotano.
- Coma grau IV precoce após ingestão de acetaminofeno em altas doses.
- Desenvolvimento de complicações: hemorragia, hipotensão, IR.
- Fígado pequeno ou que vai diminuindo de tamanho, visto pela ultra-sonografia ou tomografia computadorizada.
- Abolição do reflexo oculovestibular, convulsões.
- Queda abrupta dos níveis de aminotransferases.
- Nível elevado de bilirrubinas (acima de 18mg/dl).
- TP superior a 50s ou INR superior ou igual a 3,5, apesar da administração de vitamina K e na ausência de CID.
- Fator VII inferior a 8% (controverso).
- Níveis baixos de C3 sérico.
- Necrose hepatocelular maciça com confluência das áreas de necrose intralobular à histologia.

Fator associado a bom prognóstico:

- Nível de alfafetoproteína aumentado é considerado um reflexo de regeneração hepática.

BIBLIOGRAFIA

1. AGGARWAL, S. et al. – Cerebral hemodynamic and metabolic changes in fulminant hepatic failure: a retrospective study. *Hepatology* **19**:80, 1994. 2. DAAS, M. et al. – Acute liver failure: results of a 5-year clinical protocol. *Liver Transplantation Surg.* 1:210, 1995. 3. ELLIS, A.J. et al. – Late onset failure-clinical features, serology and outcome following transplantation. *J. Hepatol.* 23:363, 1995. 4. KEAYS, R.T.; ALEXANDER, G.J.M. & WILLIAMS, R. – The safety and value of extradural intracranial pressure monitors in fulminant hepatic failure. *J. Hepatol.* **19**:1407, 1994. 5. KIRSH, B.M. et al. – Diagnosis and management of fulminant hepatic failure. *Comprehensive Therapy* 21:166, 1995. 6. LARSEN, F.S. et al. – Functional loss of cerebral blood flow autoregulation in pacients with fulminant hepatic failure. *J. Hepatol.* 23:212, 1995. 7. LIDOTSKY, S. et al. – Intracranial pressure monitoring and liver transplantation for fulminant hepatic failure. *Hepatology* 16:1, 1992. 8. MUÑOZ, S.J. et al. – Factors associated with severe intracranial hypertension in candidates for emergency liver transplantation. *Transplantation* 55:1071, 1993. 9. O'GRADY, J.G. et al. – Early indicators of prognosis in fulminant hepatic failure. *Gastroenterology* 97:439, 1989. 10. WENDON, J. et al. – Cerebral blood flow and metabolism in fulminant hepatic failure. *Hepatology* **19**:1407, 1994. 11. WILLIAMS, R. & GIMSON, E.S. – Intensive liver care and management of acute hepatic failure. *Dig. Dis. Sci.* **36**:820, 1991.

MARTA PESSOA CARDOSO
RICARDO IUNIS C. DE PAULA
PAULA PEREZ DOMINGUES PERON

Insuficiência cardíaca (IC) é um diagnóstico relativamente freqüente nos atendimentos pediátricos em prontos-socorros e unidades de terapia intensiva. Acomete geralmente crianças portadoras de cardiopatias congênitas, nas quais representa a principal causa de óbito, mas pode também ser complicação de doenças agudas como miocardite viral e sepse.

Nos EUA, a incidência geral de IC varia de 3 a 20/1.000 pessoas, sendo mais freqüente em homens que em mulheres, negros que brancos, e idosos que jovens. Na faixa etária pediátrica, incide predominantemente nos dois primeiros anos de vida, embora a freqüência não esteja estabelecida.

A etiologia, o quadro clínico e o tratamento apresentam algumas particularidades na população pediátrica. Em adultos, 50% dos casos de IC são conseqüência de doenças coronarianas, seguindo-se de miocardiopatia dilatada idiopática e hipertensão arterial, enquanto em crianças as cardiopatias congênitas são o principal grupo etiológico. Clinicamente, os sintomas são mais inespecíficos quanto menor a criança, tanto que em recém-nascidos o primeiro sinal de alerta pode ser baixo ganho ponderal. A tríade ritmo de galope, hepatomegalia e cardiomegalia é observada apenas em uma minoria de pacientes em idade escolar e adolescentes.

Em crianças com cardiopatia congênita não-operada, a hipóxia crônica e a sobrecarga de pressão ou volume a longo prazo levam à disfunção miocárdica. O reconhecimento precoce e o tratamento adequado são fundamentais para restabelecer a função cardíaca, evitando-se a instalação de alterações estruturais irreversíveis no miocárdio. No entanto, em muitos casos, os medicamentos possibilitam melhora hemodinâmica, porém não aumentam a sobrevida dos pacientes.

DEFINIÇÃO

IC é um estado fisiopatológico no qual o coração se torna insuficiente para suprir os requerimentos circulatório e metabólico do organismo, incluindo aqueles necessários para o crescimento. Há, como conseqüência, exaustão das reservas miocárdicas, manifestando-se por redução do débito cardíaco e acúmulo de sangue nos sistemas venocapilar pulmonar e venocapilar periférico.

O termo *insuficiência cardíaca congestiva* (ICC) é utilizado quando existe falência de câmaras direita e esquerda. *Cor pulmonale* é a disfunção cardíaca direita secundária a doenças pulmonares (estruturais e/ou funcionais).

Atualmente, admite-se que a IC, na verdade, consiste em um espectro de doenças que varia desde disfunção de ventrículo esquerdo compensada (assintomática) até ICC, sendo cada fase caracterizada por adaptações complexas envolvendo miocárdio, vasos e rins.

ETIOLOGIA

Em geral, a idade de início da IC sugere determinado grupo de doenças (Quadro 4.20). Didaticamente, as causas de IC podem ser baseadas no distúrbio funcional imposto ao coração (Quadro 4.21) ou agrupadas de acordo com o mecanismo patológico envolvido (Quadro 4.22).

Alguns autores costumam citar separadamente as causas cardíacas e as extracardíacas. Na verdade, a grande maioria das doenças afeta o miocárdio, embora qualquer estrutura cardíaca e mesmo

Quadro 4.20 – Idade de início da ICC.

Recém-nascidos prematuros
  Sobrecarga de volume
  Persistência do canal arterial
  Comunicação interventricular
  Cor pulmonale ("displasia broncopulmonar")
 	
Recém-nascidos de termo
  Anoxia neonatal
  Distúrbios hidroeletrolíticos
  Lesões obstrutivas de câmaras esquerdas
  Cardiopatias complexas
 	
Lactentes
  Cardiopatias com "shunt" esquerdo-direito
  Coronária esquerda anômala
  Taquicardia supraventricular
  Miocardite viral
 	
Escolares/adolescentes
  Febre reumática
  Hipertensão arterial (glomerulonefrites)
  Endocardite
  Miocardiopatias

Quadro 4.21 – Classificação funcional da ICC.

Contratilidade diminuída
  Alterações funcionais no miocárdio (distúrbios eletrolíticos)
  Alterações estruturais no miocárdio (miocardite viral)
 	
Pós-carga aumentada
  Sobrecarga de pressão para VE (hipertensão arterial sistêmica)
  Sobrecarga de pressão para VD (estenose pulmonar)
 	
Pré-carga aumentada
  Sobrecarga de volume para ventrículos
    ("shunts" esquerdo-direito, insuficiência valvular)
 	
Freqüência cardíaca aumentada ou diminuída
  Taquiarritmias (TSV)
  Bradiarritmias (bloqueio cardíaco)

outros órgãos possam estar envolvidos. Considerando-se primeiramente as causas cardíacas, podemos dividi-las em congênitas e adquiridas. As cardiopatias congênitas (excluindo-se as miocardiopatias) geralmente causam ICC em recém-nascidos, lactentes e crianças pequenas, enquanto as adquiridas têm importância em crianças maiores.

CAUSAS CARDÍACAS

CARDIOPATIAS CONGÊNITAS

Malformações cardíacas

A incidência de cardiopatias congênitas é de 1% entre os nascidos vivos. Dessas crianças, cerca de dois terços apresentarão sinais de descompensação no primeiro ano de vida: 38% entre a 1ª e a 4ª semana e 20% entre 1 e 12 meses de idade. Comunicação interventricular (CIV) e interatrial (CIA) são as cardiopatias mais freqüentes na população, representando, respectivamente, 25% e 10% de todas as cardiopatias congênitas. As principais causas de insuficiência cardíaca no grupo das cardiopatias congênitas são: hipoplasia

Quadro 4.22 – Etiologia da ICC de acordo com o mecanismo patológico.

Causas cardíacas		Cauxas extracardíacas
Congênitas	Adquiridas	Sistêmicas

Congênitas

Malformações
  Defeitos obstrutivos de câmaras esquerdas
    Estenose aórtica
    Coartação da aorta
    Interrupção de arco aórtico
    Drenagem anômala total de veias
      pulmonares (com obstrução)
    Cor triatriatum
    Hipoplasia de coração esquerdo*
    Atresia mitral
  Defeitos obstrutivos de câmaras direitas
    Estenose pulmonar
    Atresia pulmonar (com CIV ou CIA)*
    Tetralogia de Fallot*
  Defeitos com "shunt" esquerdo-direito
    Persistência do canal arterial (PCA)
    Comunicação interventricular (CIV)
    Defeito do septo atrioventricular
      (DSAV ou AVC)
    Comunicação interatrial (CIA)
    Janela aortopulmonar
    Drenagem anômala total de veias
      pulmonares (DATVP)*
    Drenagem anômala parcial de veias
      pulmonares (DAPVP)
    Dupla via de saída de VD (DVSVD)
    Dupla via de saída de VE (DVSVE)
  Cardiopatias com grande sobrecarga
  de volume
    Insuficiência tricúspide
    Agenesia tricúspide
    Anomalia de Ebstein
    Insuficiência mitral congênita
    Insuficiência pulmonar (rara)
  Cardiopatias complexas
    Transposição das grandes artérias
      (TGA)*
    Transposição corrigida das grandes
      artérias (TCGA)
    Ventrículo único
    Atresia tricúspide*
    Tronco arterioso comum
  Anomalias das artérias coronárias
    Coronárias com origem na artéria
      pulmonar

Miocardiopatias hereditárias
  Miocardiopatia dilatada idiopática
  Miocardiopatia hipertrófica
  Fibroelastose endocárdica primária

Adquiridas

Inflamações
  Colagenoses
    Lúpus eritematoso sistêmico
    Doença de Still
    Poliarterite nodosa
    Dermatopolimiosite
    Vasculite de Churg-Strauss
    Esclerodermia
  Doenças granulomatosas
    Sarcoidose
    Amiloidose

Infecções
  Endocardite: bacteriana ou fúngica
  Miocardite: viral, bacteriana, parasitária
    ou fúngica
  Pericardite: viral, bacteriana
  Pancardite: febre reumática
    (pós-estreptocócica)

Drogas e toxinas
  Quimioterápicos: daunomicina,
    doxorrubicina, ciclofosfamida

Distúrbios circulatórios
  Infarto agudo do miocárdio

Tumores
  Primários
    Benignos: rabdomioma, fibroma, mixoma
    Malignos: lipoma
  Metastáticos
    Leucemia, linfoma, tumor de Wilms

Arritmias
  Bloqueio cardíaco completo
  Taquicardia supraventricular
  Taquicardia crônica

Pós-operatório de cirurgia cardíaca
  Isquemia miocárdica
  Correção inadequada
  Disfunção miocárdica

Sistêmicas

Distúrbios metabólicos
  Hipoglicemia
  Hipocalcemia
  Hipomagnesemia
Anoxia neonatal
Sepse
Hipotermia
Traumatismo cardíaco direto
  Contusão
  Tamponamento
Doenças genéticas que envolvem miocárdio
  Distrofias musculares (Duchenne)
  Ataxia de Friedreich
  Miopatia mitocondrial
  Síndrome da deficiência de carnitina
  Doenças de acúmulo
    Mucopolissacaridose
      (doença de Hurler)
    Glicogenoses (doença de Pompe,
      doença de Fabry)
  Hemocromatose

Respiratórias
  Obstrução de vias aéreas superiores:
    hipertrofia amigdaliana, estenose
    subglótica
  Displasia broncopulmonar
  Mucoviscidose
  Hipertensão pulmonar primária
  Tromboembolismo pulmonar

Hematológicas
  Anemias/anemia falciforme
  Policitemia

Renais
  Insuficiência renal
  Hipertensão arterial renovascular
  Glomerulonefrite pós-estreptocócica
  Síndrome hemolítico-urêmica

Endócrinas
  Hipertireoidismo
  Hipotireoidismo
  Feocromocitoma
  Hipercolesterolemia

Vasculares
  Fístula arteriovenosa sistêmica: cerebral,
    hepática, pulmonar, coronária e
    esplâncnica
  Hemangioma cutâneo múltiplo
  Vasculite difusa
  Doença de Kawasaki (aneurisma de aorta)
  Hipertensão arterial sistêmica
  Embolia

Iatrogênicas
  Sobrecarga de volume

* Cardiopatias cianogênicas.

485

de coração esquerdo, coartação da aorta, comunicação interventricular, persistência do canal arterial e defeito do septo atrioventricular, entre outras. A idade mais comum de descompensação das principais cardiopatias congênitas, cianogênicas e não-cianogênicas, está representada no quadro 4.20.

Algumas cardiopatias descompensam já nas primeiras horas de vida, geralmente com IC grave e rápida evolução para óbito. Entre essas, encontram-se as lesões com *obstrução de câmaras esquerdas*, como a hipoplasia de coração esquerdo, que é a causa mais freqüente de ICC precoce. Consiste em ventrículo pequeno, atresia ou hipoplasia de aorta e/ou mitral, aorta ascendente hipoplástica e coração direito volumoso. Quando o canal arterial se fecha após o nascimento, o recém-nascido apresenta-se com taquipnéia, taquicardia, pulsos fracos e perfusão periférica diminuída. A sobrevida depende do tamanho do canal arterial, ou seja, do fluxo de sangue da artéria pulmonar para a aorta descendente; geralmente, os recém-nascidos toleram o defeito por um a dois dias, enquanto o canal arterial está totalmente patente.

Outras lesões obstrutivas podem apresentar-se com ICC precocemente: no caso da coartação de aorta, isso costuma ocorrer entre 7 e 14 dias de vida, porém nos casos mais graves pode ocorrer nas primeiras horas, inclusive com choque cardiogênico; ao exame físico, o recém-nascido apresenta pulsos e pressão arterial discrepantes entre os segmentos superiores e inferiores do corpo. Pacientes com estenose aórtica podem ser diferenciados daqueles pelo exame físico, que revela diminuição global da amplitude dos pulsos e sopro sistólico audível na borda esternal direita alta. A drenagem anômala total de veias pulmonares (DATVP) com obstrução caracteriza-se clinicamente por taquipnéia e cianose, e radiologicamente por congestão venosa pulmonar com área cardíaca normal, tornando difícil a diferenciação de doença pulmonar; nesses pacientes, é necessário ecocardiograma e geralmente cateterismo para o diagnóstico. O *cor triatriatum* tem apresentação semelhante à da DATVP.

Nas cardiopatias com *obstrução de câmaras direitas*, as crianças evoluem com IC direita e apresentam cianose devido ao "shunt" direito-esquerdo. Quando há aumento da resistência na via de saída de ventrículo direito ou vasodilatação sistêmica, ocorrem "crises hipoxêmicas", caracterizadas por cianose importante responsiva à sedação e ao oxigênio. A tetralogia de Fallot pertence a esse grupo e é a cardiopatia cianogênica mais comum, correspondendo a 10 a 15% das cardiopatias congênitas.

Lesões com *"shunts" esquerdo-direito* seja no átrio, no ventrículo ou nos grandes vasos podem evoluir com ICC. No recém-nascido de termo, isso ocorre a partir do primeiro mês de vida, geralmente entre 1 e 3 meses, quando há regressão do padrão fetal com queda da resistência vascular pulmonar (portanto, aumento do fluxo sangüíneo pulmonar) e, conseqüentemente, sobrecarga de volume para o ventrículo esquerdo. Antes desse período, no entanto, pode já haver história de dificuldade para mamar, sudorese e taquipnéia. As lesões mais freqüentes desse grupo são: comunicação interventricular (CIV), persistência do canal arterial (PCA), defeito do septo atrioventricular (DSAV), dupla via de saída de ventrículo esquerdo (DVSVE) e dupla via de saída de ventrículo direito (DVSVD). A drenagem anômala total de veias pulmonares (DATVP) sem obstrução é uma lesão com "shunt" no átrio mais rara, que também cursa com ICC após o fechamento do canal arterial. Em recém-nascidos prematuros, a CIV e a PCA costumam descompensar mais precocemente, entre uma e quatro semanas, uma vez que o miocárdio imaturo é menos distensível e, portanto, menos tolerante a volume que no recém-nascido de termo, e a capacidade de vasoconstrição das artérias pulmonares também é menor. É freqüente o prematuro com PCA apresentar piora clínica quando está se recuperando de uma síndrome de desconforto respiratório, evidenciando-se ao exame pulsos cheios, precórdio hiperdinâmico e sopro contínuo em região supraclavicular. Já a comunicação interatrial, mesmo grande, é causa infreqüente de ICC no lactente jovem, possivelmente porque a complacência do ventrículo direito ainda é baixa nessa idade, o que limita o "shunt" através do defeito.

Cardiopatias com grande sobrecarga de volume, como as que apresentam insuficiência tricúspide (incluindo-se a anomalia de Ebstein, o defeito de septo atrioventricular e a agenesia tricúspide) e a insuficiência pulmonar, também descompensam precocemente.

As *cardiopatias complexas* têm evolução semelhante à das cardiopatias com "shunt", cursando com ICC nos primeiros meses de vida. Nesse grupo, incluem-se tronco arterioso, atresia tricúspide ou mitral com CIV ampla, ventrículo único e transposição corrigida das grandes artérias (TCGA) com CIV. Apresentam "shunt" de sangue esquerdo-direito e direito-esquerdo e aumento do fluxo sangüíneo pulmonar, traduzindo-se clinicamente por graus variáveis de dessaturação e cianose. A cianose é mais intensa nos pacientes com TCGA e CIV, dependendo do tamanho da CIV.

Coronárias anômalas produzem ICC nos primeiros meses de vida por isquemia miocárdica, geralmente precipitada por infecções respiratórias. A anomalia mais comum desse grupo é a artéria coronária esquerda, originando-se da artéria pulmonar.

Existem pacientes com cardiopatias congênitas que só apresentarão ICC no decorrer da infância tardia e adolescência. O fator desencadeante nesses pacientes pode ser o agravamento da insuficiência valvular, a ocorrência de arritmias ou de endocardite bacteriana. As cardiopatias com "shunt" esquerdo-direito persistente, por exemplo, levam à hipertrofia de ventrículo direito com inversão do "shunt" (cianose) e doença vascular pulmonar irreversível (síndrome de Eisenmenger), que pode complicar-se com fibrilação atrial e IC direita. Outras causas de IC direita nessa idade são estenose pulmonar grave e anomalia de Ebstein.

As cardiopatias congênitas podem apresentar-se isoladamente, porém, algumas vezes encontram-se associadas a outros defeitos geneticamente determinados, constituindo-se em síndromes. A identificação da causa da malformação é importante, sobretudo para aconselhamento genético, uma vez que o risco de recorrência é menor quando se trata de malformação isolada do que de *síndromes de malformações múltiplas*. Na maioria das vezes, a etiologia é multifatorial (fatores genéticos e ambientais); apenas 8% dos casos podem ser atribuídos a mutações gênicas ou a alterações cromossômicas. Destacam-se as trissomias e, entre elas, a síndrome de Down, na qual 40% dos pacientes têm cardiopatias; destas, 40% correspondem a defeito do septo atrioventricular.

Miocardiopatias primárias

Na maioria das lesões congênitas referidas anteriormente, o miocárdio está preservado, pelo menos inicialmente. Nas *miocardiopatias primárias*, que incidem em 10 de cada 100.000 nascidos vivos, há acometimento do músculo cardíaco desde o nascimento, na ausência de outras doenças. Classificam-se como dilatada, hipertrófica ou restritiva e manifestam-se em qualquer idade com ICC de início insidioso, arritmias ou morte súbita.

A *fibroelastose endocárdica* (FEE) causa ICC geralmente em lactentes, sendo considerada por alguns autores a principal causa de IC após os primeiros três meses de vida. Existe o tipo secundário, associado a cardiopatias congênitas obstrutivas (estenose aórtica, hipoplasia de coração esquerdo ou coartação de aorta grave), e o tipo primário, cuja etiologia não está definida. Caracteriza-se por hipertrofia de ventrículo esquerdo (particularmente a FEE primária) decorrente de espessamento fibroelástico do endocárdio dessa câmara. Clinicamente, cursa com sinais de IC esquerda ou ICC grave, precipitada por infecções respiratórias, e geralmente é fatal.

CARDIOPATIAS ADQUIRIDAS

A ICC que se desenvolve no *pós-operatório* da correção de cardiopatias congênitas pode ser atribuída a algum dos seguintes fatores: isquemia miocárdica difusa secundária à circulação extracorpórea; disfunção ventricular por comprometimento da complacência e da contratilidade do ventrículo, conseqüente à ventriculotomia ou à lesão de artéria coronária; correção cirúrgica inadequeda ou obstrução de "shunts" ou próteses valvares. Nos primeiros dois casos, a ICC geralmente ocorre no pós-operatório imediato e a recuperação da função cardíaca é lenta, podendo levar meses. Particularmente, pacientes com tetralogia de Fallot que foram submetidos à ventriculotomia podem evoluir com disfunção ventricular, manifestando-se como IC direita ou esquerda tardiamente.

Febre reumática (FR) é a causa mais comum de cardiopatia adquirida em crianças (geralmente com idade superior a 5 anos) e adultos jovens em todo o mundo, particularmente nos países em desenvolvimento, onde sua incidência continua bastante alta. A cardite é, *potencialmente*, a manifestação mais grave da FR, podendo ter um curso agudo e fatal ou evoluir cronicamente, resultando em disfunção cardíaca irreversível. Insuficiências mitral e aórtica, esta última menos freqüente que a primeira, são os achados característicos da cardite reumática. Miocardite e pericardite também podem ocorrer concomitantemente, agravando o quadro.

Várias *colagenoses* podem cursar com ICC, seja por envolvimento pericárdico (lúpus eritematoso sistêmico: LES, artrite reumatóide juvenil de início sistêmico, esclerose sistêmica), miocárdico (LES, doença de Kawasaki) ou de vasos (doença de Kawasaki, poliarterite nodosa).

Crianças portadoras de valvulopatias congênita ou reumática são o grupo de maior risco para desenvolver *endocardite bacteriana*. Os agentes mais importantes são os *Staphylococcus aureus*, o estreptococo alfa-hemolítico (*viridans*) e o enterococo, porém, em recémnascidos e pacientes internados em UTI, é crescente a incidência de endocardite fúngica, todas podendo levar à destruição da válvula, que se torna insuficiente, resultando em ICC.

Miocardites podem ser causadas por praticamente qualquer agente infeccioso: vírus, bactérias, rickétsias, fungos e parasitas. Os enterovírus (Coxsackie e echovírus) predominam em crianças. Muitos casos apresentam evolução subclínica; em pacientes sintomáticos, o quadro inicia-se com sintomas de infecção viral febril, evoluindo com taquicardia e sinais de ICC. Em recém-nascidos e lactentes, a evolução é mais grave que em crianças maiores.

Nos últimos anos, tem-se observado aumento da incidência de ICC em crianças com diagnóstico de AIDS. Estudos ecocardiográficos e/ou realização de necropsias nesses pacientes demonstram presença de miocardite, miocardiopatia dilatada e derrame pericárdico, os quais podem ser atribuídos ao próprio HIV, a agentes oportunistas (CMV, *Toxoplasma gondii*) ou mesmo a deficiências imunológicas e nutricionais secundárias à doença.

Acometimento pericárdico manifesta-se com ICC apenas em casos graves de *pericardite constritiva*. Entre as causas infecciosas, a pericardite tuberculosa é a de maior incidência. Enterovírus e *Staphylococcus aureus* também podem levar à pericardite constritiva.

Não são muitas as *drogas* descritas com efeito cardiotóxico. Em crianças, merecem destaque os quimioterápicos do grupo das antraciclinas (daunomicina e doxorrubicina), que produzem ICC em 5 a 50% dos pacientes, conforme a dose cumulativa recebida. Embora assintomáticos, os demais pacientes podem apresentar disfunção miocárdica (fração de ejeção e/ou fração de encurtamento do VE abaixo do normal) detectável ao ecocardiograma durante o tratamento, logo após, ou mesmo anos (4 a 20 anos) após o tratamento, o que implica risco para desenvolvimento de ICC futuramente. O quadro clínico e as alterações histopatológicas podem ser mais intensos nos pacientes submetidos à radioterapia prévia. A miocardiopatia tóxica causada por esses agentes caracteriza-se por lesão dos miócitos com perda das miofibrilas ou degeneração vacuolar.

Pacientes com *arritmias* geralmente evoluem com dor torácica, palpitações, ou síncope, mas eventualmente podem apresentar ICC como manifestação inicial. Isso é mais comum em lactentes com ritmos extremos, como taquicardia paroxística supraventricular ou bloqueio cardíaco congênito. Outras taquiarritmias não associadas a cardiopatias congênitas podem aparecer em qualquer idade e permanecer assintomáticas até que ocorra ICC.

As *coronariopatias*, principais causas de ICC em adultos, são incomuns em indivíduos com idade de 20 anos. Isquemia miocárdica, quando ocorre em crianças, habitualmente é secundária a defeito congênito (coronária anômala).

Hipertensão arterial de qualquer etiologia, embora infreqüente em crianças, pode provocar ICC como conseqüência do aumento da resistência vascular sistêmica por tempo prolongado.

Tumores primários do coração são raros e geralmente benignos. Manifestam-se clinicamente por ICC ou arritmias, podendo, às vezes, cursar assintomáticos. Disseminação metastática para o coração pode ocorrer em crianças portadoras de leucoses, ou no tumor de Wilms, através da extensão do tumor para a veia cava inferior e desta para o átrio direito.

CAUSAS EXTRACARDÍACAS

Em recém-nascidos que apresentam quadro de ICC, uma vez descartada a presença de cardiopatia congênita, deve-se atentar à pesquisa de *distúrbios metabólicos, hidroeletrolíticos e acidobásicos*. Hipoglicemia, hipocalcemia, hipomagnesemia e acidose metabólica são os mais encontrados. A *anoxia neonatal* leva à isquemia miocárdica e à disfunção papilar, também podendo ser responsável por ICC nos primeiros dias de vida.

Pacientes em *sepse* apresentam depressão da contratilidade miocárdica intrínseca já em fases precoces, conforme tem sido demonstrado nos últimos anos, podendo apresentar sinais de ICC principalmente após infusão rápida de fluidos. A depressão miocárdica nesses casos está relacionada à ação direta de mediadores como TNF e NO, produzindo miocardiopatia tóxica aguda. Até o momento não foram evidenciadas alterações estruturais em miocárdio.

As doenças referidas anteriormente como "cardiopatias congênitas" consistem de problemas congênitos que afetam apenas o coração, ou em que o acometimento cardíaco é relevante na evolução clínica do paciente. Existe, porém, um grupo heterogêneo de *doenças genéticas multissistêmicas*, em que o envolvimento cardíaco (miocárdico) é descrito sem que haja necessariamente repercussão clínica. Esse envolvimento pode ser encontrado em doenças degenerativas neuromusculares (miopatia de Duchenne), em doenças caracterizadas pelo acúmulo de substratos metabólicos (glicogenose tipo II ou doença de Pompe) ou infiltração miocárdica por tecido conjuntivo (mucopolissacaridose), e ainda em defeitos de vias metabólicas ou organelas (síndrome da deficiência de carnitina, miopatia mitocondrial).

Doenças crônicas das vias respiratórias podem evoluir com insuficiência cardíaca direita e *cor pulmonale*. Exemplos desse grupo envolvem desde as vias aéreas superiores, como nas formas graves de hipertrofia de amígdalas, até o parênquima pulmonar, em doenças como displasia broncopulmonar e mucoviscidose.

Recém-nascidos e lactentes com *anemia* grave podem apresentar sinais de ICC, uma vez que o miocárdio pode ser incapaz de produzir aumento do débito cardíaco suficiente para compensar a diminuição da capacidade de transporte de O_2. Por outro lado, na *policitemia*, a diminuição do débito cardíaco ocorre porque a hiperviscosidade leva ao aumento da resistência vascular, podendo resultar em diminuição do fluxo coronariano e isquemia miocárdica.

Na *insuficiência renal aguda* e na glomerulopatia pós-estreptocócica, a redução na TFG leva à ICC por sobrecarga de volume. Da mesma forma, a infusão rápida de fluidos (*iatrogênica*), principalmente sangue e albumina, pode provocar descompensação cardíaca em pacientes com ou sem cardiopatia de base.

Nas *doenças endócrinas* pode haver ICC de alto débito, como no hipertireoidismo, ou ICC de baixo débito, como no hipotireoidismo e na insuficiência adrenal.

Anomalias vasculares como fístulas arteriovenosas sistêmicas, hemangiomas cutâneos múltiplos e grandes tumores vasculares podem *causar ICC* de alto débito. A descompensação costuma ocorrer nos primeiros dias de vida e a gravidade da ICC depende do tamanho da comunicação entre os dois sistemas circulatórios.

FISIOPATOLOGIA

O débito cardíaco é determinado por quatro componentes: pré-carga, pós-carga, contratilidade e freqüência cardíaca. A pré-carga corresponde ao volume e à pressão ventricular no final da diástole, que estão diretamente relacionados ao retorno venoso e à complacência ventricular. A elevação da pré-carga aumenta tanto a força de contração das fibras miocárdicas (lei de Frank-Starling) como a freqüência cardíaca, aumentando, conseqüentemente, o débito cardíaco. A pós-carga está relacionada com a resistência vascular, que corresponde à força contrária que se opõe ao volume ventricular ejetivo. O aumento da pós-carga diminui o volume ejetivo e, conseqüentemente, o débito cardíaco, enquanto a diminuição da pós-carga aumenta o volume ejetivo e o débito cardíaco.

Os efeitos dessas mudanças de pré-carga e pós-carga são puramente mecânicos e não estão relacionados com a função contrátil do miocárdio. A contratilidade é uma capacidade intrínseca do miocárdio de produzir força. A intensidade da força contrátil é determinada pela disponibilidade do íon cálcio citoplasmático interagindo com as proteínas contráteis (miofibrilas) actina-miosina. A concentração intracelular de íons cálcio depende da saída do íon do retículo sarcoplasmático para o citoplasma. Essa saída e entrada dependem da entrada de íons cálcio extracelular via canais de cálcio, que são regulados pela adenosina monofosfato cíclico (AMPc).

Alterações fisiopatológicas suficientemente graves que causam aumento da pré-carga ou da pós-carga, diminuição da contratilidade miocárdica e arritmias cardíacas, ou a combinação destas, podem levar à descompensação cardíaca.

A habilidade do coração em manter o débito cardíaco adequado durante uma situação de sobrecarga é devida a sua reserva cardíaca, que é muito mais limitada nos recém-nascidos e lactentes que em crianças maiores e adultos, por alguns motivos:

- o coração do recém-nascido já funciona com elevado volume diastólico (pré-carga); portanto, tem menor capacidade de lidar com novos aumentos de pré-carga;
- o coração do recém-nascidos tem menor capacidade de desenvolver tensão ventricular; portanto, menor resposta ao aumento da pós-carga;
- o coração do recém-nascido tem maior proporção de elementos não-contráteis, gerando menor tensão durante a contração do que o coração do adulto;
- o coração do recém-nascido tem freqüência cardíaca intrínseca alta, diminuindo sua capacidade de aumentar o débito cardíaco com a elevação da freqüência.

MECANISMOS DE COMPENSAÇÃO

Interação neuro-hormonal

A fisiopatologia da ICC envolve a interação de diversos agentes neuro-hormonais que provocam alterações na função miocárdica, no tono vascular e no balanço de sódio e água, resultando na redistribuição do fluxo sangüíneo como forma de adaptação a uma situação patológica (Fig. 4.12). Esses agentes incluem a noradrenalina, o sistema renina-angiotensina-aldosterona, a vasopressina, o fator natriurético atrial, a urodilatina, a dopamina e ainda os agentes parácrinos com efeitos em vasos locais.

Os mecanismos adaptativos são acionados já na fase inicial da ICC (fase compensada), sendo responsáveis pelo aumento da contratilidade miocárdica em resposta a uma agressão. Porém, esses mecanismos se tornam inefetivos quando a agressão persiste por longos períodos, e esses mesmos mecanismos provocam aumento do estresse na parede ventricular prejudicando o desempenho do ventrículo. A progressão da disfunção ventricular compensada para ICC sintomática relaciona-se com a superexpressão de hormônios vasoconstritores (noradrenalina, angiotensina II e citocinas pró-inflamatórias).

A ativação do sistema nervoso simpático na ICC resulta no aumento da concentração plasmática de *noradrenalina* ①, que na criança é diretamente proporcional ao grau de comprometimento hemodinâmico. O principal efeito da noradrenalina é a estimulação dos receptores alfa no tecido em nível cutâneo, mesentérico e renal, promovendo vasoconstrição e conseqüentemente redistribuição do fluxo sangüíneo para manter a perfusão do coração e do cérebro. No rim, apesar da queda da taxa de filtração glomerular decorrente da redução do fluxo plasmático renal, ocorre vasoconstrição da arteríola eferente, levando ao aumento da fração de filtração. Com isso, há diminuição da pressão hidrostática capilar pós-glomerular, resultando em aumento da reabsorção de sódio no néfron proximal. Nos receptores beta-1 localizados no miocárdio, a *noradrenalina* (NA) provoca aumento do cronotropismo e do inotropismo, elevando portanto o débito cardíaco.

O principal responsável pela retenção de sódio e água na ICC é o *sistema renina-angiotensina-aldosterona* ②. A liberação de renina do aparelho justaglomerular é estimulada por vários fatores, entre os quais a queda do fluxo sangüíneo renal, a menor oferta de sódio para a mácula densa e, em menor grau, a ativação de receptores beta-adrenérgicos. A *renina* converte o angiotensinogênio em angiotensina I, a qual é convertida em *angiotensina II* pela enzima conversora da angiotensina (ECA). Esta última consiste no mais potente vasoconstritor endógeno, que produz seus efeitos em quatro locais: 1. no rim provoca vasoconstrição, colaborando com a retenção de sódio. À semelhança da noradrenalina, promove também vasoconstrição cutânea; 2. no córtex da supra-renal estimula a secreção de *aldosterona*, a qual age nos túbulos contorcidos distais e ductos coletores, aumentando a reabsorção de sódio e água e resultando em hiponatremia dilucional; 3. a concentração plasmática de aldosterona na ICC encontra-se elevada não só pelo aumento da produção, como também por uma diminuição da metabolização conseqüente ao menor fluxo sangüíneo hepático; e 4. a angiotensina II age na hipófise, estimulando a liberação de vasopressina ou hormônio antidiurético.

Contribuindo com a hiponatremia dilucional, a *vasopressina* ③ age nos ductos coletores aumentando a reabsorção de água livre. No sistema cardiovascular causa vasoconstrição, embora menos intensa que os agentes referidos anteriormente e conseqüente redução do débito cardíaco. Na tentativa de contrabalancear a vasoconstrição e a retenção de sódio e água, resultantes desses três agentes neuro-hormonais, o organismo secreta o fator natriurético atrial (FNA) e a dopamina. O *FNA* ④ é um peptídeo hormonal produzido pelos miócitos atriais e liberado em resposta ao aumento da pressão no átrio. Na ICC, apresenta os seguintes efeitos: aumenta a diurese e a natriurese; promove a vasodilatação, reduzindo tanto a pré-carga quanto a pós-carga; inibe a secreção de renina, provavelmente por aumentar a oferta de sódio para o néfron distal; inibe a secreção de aldosterona; inibe o sistema nervoso simpático. Existem controvérsias acerca do efeito vasodilatador do FNA em pacientes com ICC, uma vez que a concentração sérica dessa substância se encontra moderadamente aumentada, talvez em quantidade inferior à necessária para produzir tal efeito.

A *dopamina* ⑤ é secretada na ICC, mas sua concentração está pouco aumentada. Seu efeito mais importante é o estímulo de receptor dopamina 1 localizado em determinadas regiões vasculares

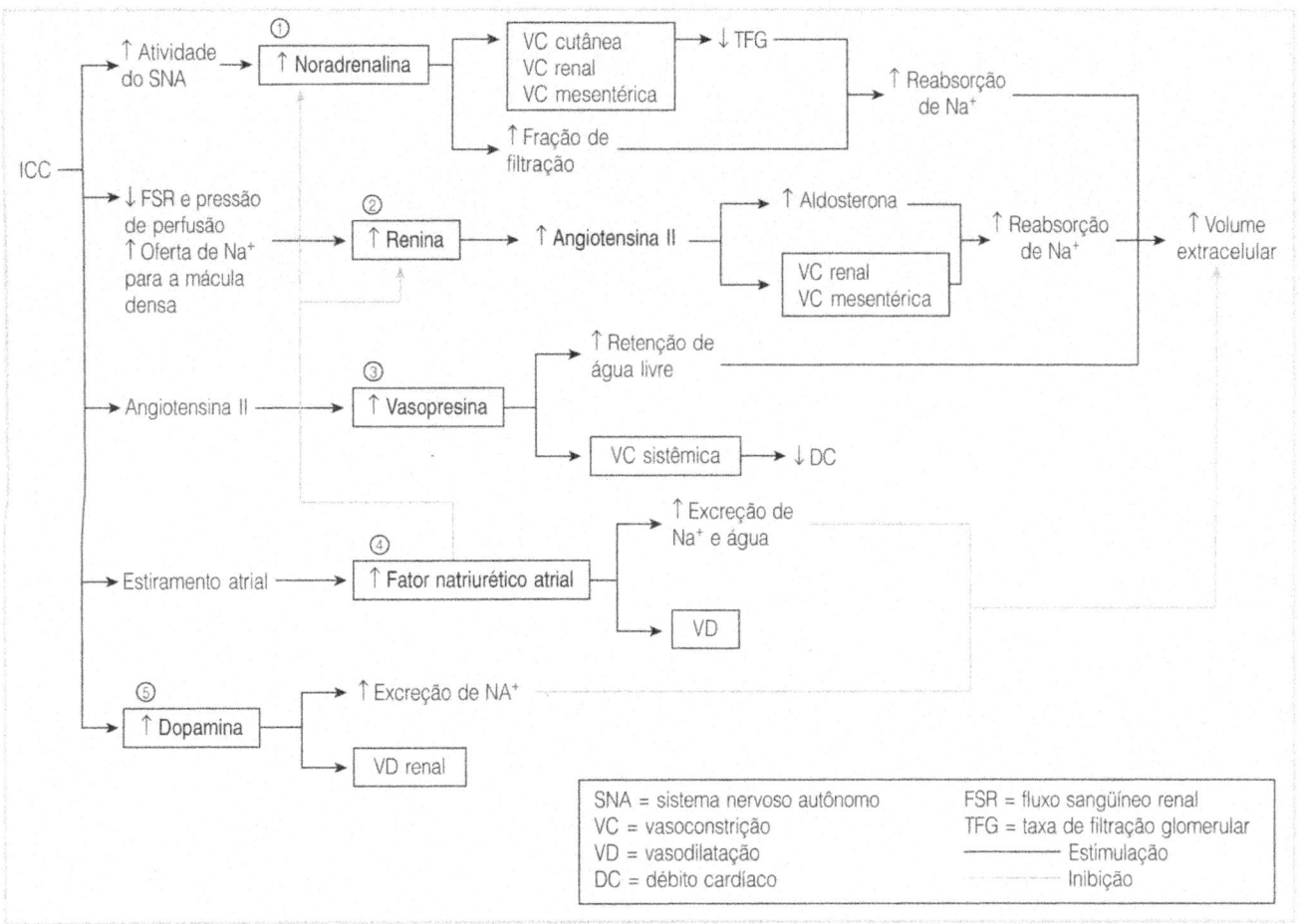

Figura 4.12 – Interação neuro-hormonal na ICC e os cinco moduladores principais: noradrenalina, sistema renina-angiotensina-aldosterona e hormônio antidiurético (vasodilatação e retenção de água); fator natriurético atrial e dopamina (vasodilatação e excreção de água). (Adaptado de Hantsch e Soifer).

(rim, coronárias, cérebro, mesentério), promovendo vasodilatação seletiva. Nos rins, a dopamina aumenta a taxa de filtração glomerular, diminui a reabsorção proximal de sódio e prioriza o fluxo sangüíneo renal em direção ao córtex. Conseqüentemente, há aumento da natriurese.

Os *agentes parácrinos* promovem redistribuição do fluxo sangüíneo regional por constrição ou dilatação de determinados leitos vasculares. Entre os agentes vasoconstritores estão o tromboxano A_2, a endotelina e a serotonina, esta último também com efeito inotrópico mediado pela liberação de noradrenalina. Os agentes vasodilatadores mais conhecidos são: prostaglandinas E_2 e I_2, bradicinina e óxido nítrico.

Todos esses mecanismos são efetivos na redistribuição do fluxo sangüíneo para os órgãos nobres na ICC, porém isso ocorre à custa da perfusão de outros órgãos, particularmente os do trato gastrintestinal. Há alteração no metabolismo hepático de carboidratos e proteínas. Ocorre também má absorção de gorduras e perda protéica no trato gastrintestinal. O fluxo sangüíneo pancreático diminui, limitando a produção de insulina. Além disso, o paciente habitualmente está anorético. Por outro lado, há aumento da concentração sérica de catecolaminas e do trabalho respiratório, gerando elevação das necessidades calóricas. Em suma, existe aumento do requerimento calórico com diminuição da disponibilidade de substratos energéticos, resultando em estado de catabolismo e conseqüentemente em comprometimento do desenvolvimento pondo-estatural da criança. Ocorre aumento da oferta de oxigênio pelo desvio da curva de dissociação da oxiemoglobina para a direita, porém pode ser insuficiente para o consumo de oxigênio nessa situação.

Alterações estruturais

A contratilidade miocárdica depende diretamente da disponibilidade de cálcio para as miofibrilas. À medida que a ICC se instala, ocorrem alterações na estrutura e na função dos miócitos. Citam-se entre elas: diminuição da sensibilidade dos miofilamentos ao cálcio, alterações no acoplamento excitação-contração e hipertrofia dos miócitos.

QUADRO CLÍNICO / DIAGNÓSTICO

O quadro clínico e o próprio diagnóstico da ICC fundamentam-se na história e no exame físico, cujos sinais e sintomas são decorrentes do débito cardíaco diminuído, da congestão venocapilar pulmonar e sistêmica. Nos recém-nascidos e lactentes, a história de dificuldade às mamadas, baixo ganho de peso, dispnéia, choro fraco, cianose, palidez e sudorese são freqüentes. Em crianças maiores, a história é semelhante à dos adultos, com sintomas de fadiga, palidez, dispnéia aos exercícios, tosse, anorexia e oligúria. Ao exame físico, os sinais de congestão venosa pulmonar (taquipnéia, estertores, sibilância, cianose) e os de congestão venosa sistêmica (edema periférico, hepatomegalia, estase jugular) devem ser pesquisados. Taquicardia e extremidades frias, com perfusão periférica diminuída, são resultantes do tono simpático, geralmente presente. À ausculta cardíaca, pode ocorrer a presença de terceira ou quarta bulhas, caracterizando o ritmo de galope. No paciente com cardiopatia congênita, o sopro cardíaco correspondente também é ouvido.

A cardiomegalia indica que o coração está submetido a um estresse, agudo ou crônico, de gravidade suficiente para causar dilatação. Por isso, quando a área cardíaca é normal à avaliação radiográfica, constitui-se em importante sinal que geralmente afasta, em situações de dúvida diagnóstica, o de ICC, em qualquer idade. No entanto, em crianças com ICC, portadoras de drenagem anômala total de veias pulmonares, de *cor triatriatum*, de estenose mitral e alguns casos de miocardite aguda, a área cardíaca, em geral, apresenta-se com dimensões normais.

Freqüência cardíaca superior a 160 bat./min em recém-nascidos, a 120 bat./min em lactentes, e a 100 bat./min em crianças maiores, é considerada como taquicardia e também constitui, a exemplo da cardiomegalia, um dos sinais mais importantes para o diagnóstico da IC.

A hepatomegalia constitui o sinal mais importante da congestão sistêmica, constante e útil para o diagnóstico de ICC. É significativa quando se estende a mais de 3cm abaixo do rebordo costal. Não se deve esquecer, porém, que na infância é comum em distúrbios respiratórios, discrasias sangüíneas e infecções congênitas.

A taquipnéia e a tosse devem ser mais valorizadas, principalmente quando acometem crianças com poucos meses de idade. A dispnéia é usualmente o sintoma mais precoce da IC esquerda e inicialmente ocorre durante esforços, como por ocasião das mamadas ou após choro em lactentes, e ao correr, subir escadas ou ladeiras, em crianças maiores. Convém lembrar que esse sintoma não é específico da IC, podendo manifestar-se em outras condições, como nas doenças pulmonares.

A distensão das veias do pescoço aparece em crianças maiores de forma nítida, sendo difícil sua visualização em recém-nascidos por apresentarem, em geral, pescoço curto.

O edema é raro em recém-nascidos e, quando presente, denuncia mau prognóstico. Entretanto, é de valor quando associado a outros sinais de congestão, principalmente à hepatomegalia. Em doentes de ambulatório, o edema é notado no fim do dia, inicialmente nos pés e tornozelos, regredindo após uma noite de repouso no leito. Em pacientes acamados, o edema surge inicialmente na região sacra. É importante salientar que em lactentes e em crianças menores o edema facial ocorre como localização preferencial, o que constitui em outra diferença clínica com a IC do adulto.

A oligúria é um sintoma que pode ser pronunciado e resulta do baixo fluxo sangüíneo renal, conseqüente ao débito cardíaco diminuído.

Um número de exames laboratoriais e estudos por imagem podem ser utilizados como suporte para o diagnóstico clínico da IC. A gasometria arterial pode demonstrar alcalose respiratória moderada por taquipnéia ou acidose respiratória moderada devido ao edema pulmonar. A gasometria arterial pode também demonstrar hipoxemia secundária a uma ventilação-perfusão alterada devido ao edema pulmonar ou a uma cardiopatia congênita cianótica, ou a combinação destes. A acidose metabólica está geralmente presente em IC graves secundária ao metabolismo aeróbio. Embora o sódio e o cloro corpóreo total estejam aumentados, a hiponatremia e a hipocloremia são de causa dilucional. A determinação de hemoglobina pode revelar policitemia (nas cardiopatias congênitas cianóticas) ou anemia grave. A radiografia de tórax pode mostrar cardiomegalia e congestão venosa pulmonar. O ecocardiograma, exceto nas arritmias, não é diagnóstico, mas pode ajudar na identificação de hipertrofias e isquemia miocárdica. Ele pode ser muito útil na identificação de defeitos cardíacos congênitos, como também na avaliação da função cardíaca.

TRATAMENTO

O tratamento da ICC compreende: 1. medidas gerais para otimizar a relação oferta/consumo de oxigênio, adequar o balanço hidrossalino e proporcionar condições ideais ao funcionamento miocárdico; 2. terapêutica farmacológica direcionada à melhora do débito cardíaco por aumento do inotropismo (agentes inotrópicos), redução da pré-carga (diuréticos), diminuição da pós-carga (vasodilatadores) e normalização da freqüência cardíaca; 3. métodos voltados à corre-

ção ou tratamento (paliativo/curativo) específico da doença de base que causou ICC. Com essas medidas, torna-se possível a restauração da função cardíaca, a fim de satisfazer os requerimentos metabólico e circulatório do organismo.

MEDIDAS GERAIS OU DE SUPORTE

A relação oferta/consumo de oxigênio pode ser otimizada pela administração suplementar de oxigênio e broncodilatadores se houver sibilância significativa. O consumo de oxigênio pode ser diminuído com a manutenção da normotermia pelo uso de antitérmicos e redução da atividade física, por repouso e sedação e, se necessário, intubação para ventilação mecânica e relaxamento muscular. A ventilação mecânica com pressão positiva também diminui o componente alveolar do edema pulmonar. O decúbito elevado diminui o retorno venoso. O balanço hidrossalino é feito com a diminuição da oferta de sódio (1,5 a 2 mEq/100kcal/dia), restrição da oferta de água (60 a 70% das necessidades basais) e aumento da saída de água e sódio com o uso de diuréticos. A correção da anemia é feita com a administração de concentrado de hemácias (10ml/kg) para manter o hematócrito entre 40 e 45% e aumentar a capacidade de oxigenação e, conseqüentemente, diminuir o débito cardíaco e o consumo de O_2 pelo miocárdio. A policitemia pode requerer exsangüineotransfusão parcial para a diminuição do hematócrito a níveis aceitáveis. A correção dos distúrbios metabólicos é de fundamental importância para a função miocárdica, como a administração de glicose, cálcio ou magnésio, e o tratamento de doenças infecciosas, distúrbios endocrinológicos, doenças do colágeno e a síndrome de Kawasaki, pelo uso de antibiótico, corticóide, gamaglobulina e outros medicamentos, conforme seja indicado.

TERAPÊUTICA FARMACOLÓGICA

Os casos de ICC não controlados com as medidas de suporte, geralmente portadores de cardiopatias congênitas requerem a instituição de medicamentos. Na maioria das vezes, utiliza-se a associação de agentes com ação em diferentes componentes do débito cardíaco, pois os resultados são superiores à utilização de qualquer agente isoladamente.

Existem três grupos de agentes inotrópicos: os glicosídeos digitálicos, as catecolaminas e as bipiridinas (ou inibidores da fosfodiesterase). Os vasodilatadores podem ser dilatadores venosos, que reduzem a pré-carga; dilatadores arteriolares, que reduzem a pós-carga; dilatadores mistos, que reduzem ambas. Esses agentes incluem inibidores da ECA, bloqueadores de canais de cálcio, simpatolíticos (de ação central e alfa-bloqueadores) e vasodilatadores diretos (incluindo-se aqui os derivados do óxido nítrico). Os diuréticos também podem ser divididos em três grupos, conforme o mecanismo de ação: derivados tiazídicos, diuréticos de alça e poupadores de potássio. As doses e a farmacocinética dos principais agentes farmacológicos utilizados na ICC estão resumidas na tabela 4.6.

Inotrópicos

Digitálicos – os glicosídeos digitálicos constituem a terapêutica mais conhecida e padronizada no tratamento da ICC. Agem aumentando a força contrátil miocárdica, promovendo diminuição do volume sistólico residual, da pressão venosa e da cardiomegalia, redução da freqüência cardíaca e aumento do débito cardíaco, com conseqüente redução dos sintomas de IC.

Os digitálicos mais utilizados em cardiologia pediátrica são a digoxina, a digitoxina e o lanatosídeo C. Esses glicosídeos variam entre si na absorção e excreção e também na rapidez de ação e na duração do efeito. Não há diferença na ação inotrópica, mas a tendência atual em crianças e principalmente em recém-nascidos é o emprego maior da digoxina, por apresentar algumas vantagens relacionadas à administração mais fácil, pelo início de ação mais rápido e pela duração do efeito menor, *diminuindo o risco de intoxicação*.

Tabela 4.6 – Terapêutica farmacológica da ICC: drogas mais utilizadas.

Droga	Dose (dose máxima/dia)	Via de administração	Intervalo	Pico de ação	Duração do efeito VO/IV
Diuréticos					
De alça					
Furosemida	2-6mg/kg/dia (80mg)	VO/IV	6-12h		6h/2-3h
	0,5-1mg/kg/dose (20mg)	IV bolo	1-2h	½-2h	2-3h
Tiazídicos					
Hidroclorotiazida	1-3mg/kg/dia (200mg)	VO	8-12h	3-4h	8-10h
Poupadores de K					
Espironolactona	1-3mg/kg/dia(200mg)	VO	8-12h	Após 24-72h	7-9h
Inotrópicos					
Digitálicos					
Digoxina	DTD 10-40mcg/kg Dose máxima (1,5 a 2mg)				
	½ dose digitalização	IV	Início		
	¼ dose digitalização	IV	Após 8-12h		
	¼ dose digitalização	IV	Após 8-12h		
	Manutenção 10-15mcg/kg/dia Dose máxima (0,25mg/dia)	VO	÷ 12/12h		
Catecolaminas					
Dobutamina	2,5-20mcg/kg/min	IV	Infusão contínua	3min	Durante
Dopamina	3-10mcg/kg/min	IV	Infusão contínua	7min	
Inibidores da fosfodiesterase					a
Amrinona	0,75mg/kg x 2	IV (2-3min)	Ataque	10min	
	3-10mcg/kg/min	IV	Infusão contínua		infusão
Milrinona	50mg/kg	IV (2-3min)	Ataque	10min	
	0,37-0,75mcg/kg/min	IV	Infusão contínua		
Vasodilatadores					
Inibidores da ECA					
Captopril	0,2-2mg/kg/dia (450mg)	VO	6-12h	½-1½h	4-6h
Enalapril	0,2-0,4mg/kg/dia (20mg)	VO/IV	6-24h	3-4h/½h	6h
Derivado de óxido nítrico					Durante a
Nitroprussiato de sódio	0,5-10mcg/kg/min	IV	Infusão contínua	2min	infusão

Existem vários esquemas de digitalização, com algumas diferenças nas dosagens. A dose digitálica varia conforme idade e peso da criança, lembrando que esses valores representam doses médias e que, em cada doente, maior ou menor quantidade pode ser necessária (Tabela 4.6). A dose total terapêutica (DTD) de ataque da digoxina é administrada em 18 a 24 horas, a metade inicialmente, e a outra metade dividida a cada 8 horas. A dose de manutenção deve ser iniciada 12 horas após a última dose do ataque. Em nosso serviço, temos preferido não realizar o esquema de ataque. Introduzimos o digital na dose de manutenção (digitalização com dose de manutenção), ou seja, sem utilizar a DTD. Com isso, evitamos os riscos de intoxicação digitálica, principalmente nos pacientes criticamente enfermos. Lembrar, no entanto, que a impregnação do digital só se realiza em três a cinco dias. Se o paciente estiver em IC grave, optamos pela introdução de outros agentes inotrópicos de ação rápida, como as catecolaminas por infusão intravenosa contínua.

A não-resposta a doses médias de digital geralmente significa distúrbio mecânico grave associado à condição anatômica desfavorável. Muitas vezes, nesses casos, o paciente só apresenta melhora hemodinâmica após intervenção cirúrgica.

A intoxicação digitálica manifesta-se por alergia, distúrbios cardíacos, gastrintestinais e neurológicos. Destes, os cardíacos são os primeiros a se exteriorizar, por alteração do ritmo. Os mais freqüentes são as extra-sístoles ventriculares e supraventriculares, taquicardia juncional, paradas sinusais, diferentes graus de bloqueios atrioventriculares, ritmo juncional e dissociação atrioventricular. Os distúrbios gastrintestinais são usualmente representados por anorexia, náuseas, vômitos, diarréia e cólicas abdominais. Os neurológicos referem-se a irritabilidade, inquietude e insônia; os alérgicos, a erupções cutâneas e eosinofilia; e os visuais, a alterações de cores dos objetos, predomínio do amarelo-esverdeado.

Catecolaminas – o uso de agentes inotrópicos intravenosos está indicado quando a criança apresenta quadro de ICC descompensada, situação em que não há tempo para aguardar a digitalização. As catecolaminas têm sido as drogas de escolha desde o desenvolvimento da dobutamina na década de 70. São drogas que devem ser administradas em infusão contínua, o que garante início de ação em segundos e término do efeito imediatamente após interrompida a infusão. O acesso venoso central não é indispensável, mas é recomendável, pois garante distribuição homogênea da droga, além de possibilitar a monitorização da pressão venosa central.

As catecolaminas agem através da estimulação direta de receptores beta-adrenérgicos localizados no miocárdio, ativando a produção de AMPc por ação da adenilciclase; o AMPc, por sua vez, estimula a entrada de cálcio na fibra cardíaca, provoca aumento do inotropismo e do cronotropismo cardíacos. É importante lembrar que em pacientes acidótico ou hipoxêmicos essas drogas são menos efetivas. Os principais efeitos indesejados das catecolaminas inotrópicas são taquicardia (principalmente dopamina e isoproterenol), arritmia e vasoconstrição ou vasodilatação, que ocorrem em graus variáveis, conforme a droga utilizada. À medida que se aproximam de doses com efeito alfa-estimulante, essas drogas aumentam o consumo de oxigênio do miocárdio; a dobutamina, no entanto, permite melhora no balanço de oxigênio miocárdico. Pertencem a esse grupo de drogas: a dobutamina, a dopamina (dose beta), a adrenalina, a noradrenalina e o isoproterenol.

Inibidores da fosfodiesterase – esses agentes apresentam propriedades inotrópica positiva e vasodilatadora. O mecanismo de ação é a inibição da fosfodiesterase do miocárdio, levando ao aumento da concentração de AMPc intracelular e da atividade da proteína-cinase dependente de AMPc. Isso gera aumento da concentração de cálcio intracelular, resultando em aumento da contratilidade cardíaca. A vasodilatação arteriolar e venular resulta de efeito direto associado à redução do tono simpático; ocorre principalmente na região da musculatura esquelética, reduzindo a pós-carga. Em vista desses dois efeitos, esses agentes têm sido uma alternativa vantajosa no tratamento da ICC. O principal efeito colateral é a trombocitopenia de consumo, leve, observada nos pacientes que utilizam a amrinona. Recentemente, esse efeito foi contornado com o aparecimento de uma nova droga desse grupo, a milrinona. Reação de hipersensibilidade, febre e arritmias também foram descritos.

Diuréticos

Conforme exposto na fisiopatologia da ICC, a interação de vários agentes neuro-hormonais resulta na retenção de sódio e água no organismo com aumento do volume extracelular, portanto aumento da pré-carga, entre outras alterações. Na maioria dos pacientes com cardiopatia congênita, a restrição da oferta hídrica e salina apenas não é suficiente para reverter esse estado, sendo necessária a introdução de diuréticos.

Em ambulatório, os diuréticos são utilizados no tratamento de crianças com IC não controladas com o uso do digital, ou nos pacientes que apresentam edema, mesmo recém-nascidos.

Particularmente no paciente pediátrico que é admitido na unidade de emergência com sinais de ICC descompensada, a administração de diurético intravenoso constitui a primeira conduta terapêutica a ser instituída, concomitantemente às medidas de suporte. Com o aumento da diurese, objetiva-se reduzir a pré-carga para o ventrículo direito e aliviar a congestão dos sistemas venocapilar pulmonar e sistêmico.

Os diuréticos de alça inibem a reabsorção de sódio e água na porção ascendente da alça de Henle, com efeito natriurético importante. São os agentes de escolha no paciente com ICC descompensada por serem diuréticos potentes e com rápido início de ação quando administrados por via intravenosa. A furosemida é a droga mais utilizada.

Tiazídicos e poupadores de potássio são diuréticos fracos mas com efeito aditivo quando associados à furosemida. Agem inibindo a reabsorção de sódio na alça de Henle/túbulo contorcido distal e no tubo coletor, respectivamente. No primeiro grupo, estão a clorotiazida e a hidroclorotiazida, ambas de uso por via oral. No segundo grupo, o agente mais conhecido é a espironolactona.

De forma geral, os diuréticos podem ocasionar distúrbios eletrolíticos graves pela espoliação de sódio, cálcio e potássio (exceto os poupadores de potássio), sendo importante a monitorização desses eletrólitos. Utiliza-se, freqüentemente, a reposição de potássio por via oral em pacientes recebendo a associação digitálico e diurético de alça. Outros efeitos colaterais incluem: alcalose metabólica, sintomas gastrintestinais, nefrite intersticial e ototoxicidade (furosemida).

Vasodilatadores

Vasodilatadores arteriolares estão indicados na ICC com o objetivo de reduzir a resistência vascular sistêmica, facilitando a ejeção ventricular. O volume de ejeção pode aumentar ainda mais se o agente provocar também dilatação venular, reduzindo o volume ventricular. Os agentes mais utilizados na ICC são o captopril e o nitroprussiato de sódio, ambos dilatadores mistos.

Nos pacientes acompanhados ambulatorialmente, os inibidores da ECA, particularmente o captopril, são os agentes de escolha. O principal mecanismo responsável pelo efeito vasodilatador desses agentes é a inibição da produção de angiotensina II, porém vários outros efeitos têm sido descritos na ICC: ativação da síntese de prostaciclinas, aumento da resposta vascular ao FNA e ressensibilização dos receptores beta do miocárdio. Além disso, o grupo sulfidril desses agentes é aceptor de radicais livres, promovendo cardioproteção. Vários estudos comprovaram a redução da mortalidade na IC crônica com o uso desses agentes.

Já nos pacientes em pós-operatório de cirurgia cardíaca ou naqueles que se encontram em ICC franca com sinais de baixo débito, sem melhora significativa após utilização de inotrópicos e diuréticos, está indicada a associação de um vasodilatador potente e de efeito imediato. O nitroprussiato de sódio tem ação direta na musculatura lisa dos vasos e sua dose pode ser titulada até obtenção do efeito desejado.

A maioria dos estudos de bloqueadores de canais de cálcio (nifedipina) na ICC é inconclusiva. Nenhum dos outros agentes, como alfa-bloqueadores (prazosina) e vasodilatadores diretos (hidralazina), demonstrou eficácia e vantagens superiores aos inibidores da ECA no tratamento da ICC.

Como efeito indesejado, esses agentes podem levar à hipotensão arterial, eventualmente antes que o débito cardíaco seja restabelecido a um nível adequado; isso ocorre principalmente se o paciente estiver hipovolêmico. Os inibidores da ECA também podem ocasionar retenção de potássio, insuficiência renal reversível e leucopenia. No pulmão, o nitroprussiato de sódio pode piorar a relação V/Q por inibir a vasoconstrição hipóxica.

A degradação do nitroprussiato de sódio produz tiocianato (que libera cianeto), metabólico tóxico cujos níveis devem ser monitorizados diariamente. A intoxicação é mais comum em pacientes desnutridos, em insuficiência renal ou com doses altas por um período maior que dois dias. As manifestações incluem náuseas, vômitos, fadiga e desorientação.

MEDIDAS ESPECÍFICAS

Cirurgias – sempre que a ICC for causada por um defeito cardíaco passível de correção, está indicada a cirurgia. A intervenção cirúrgica, idealmente, deve ser realizada após a estabilização das condições clínicas do paciente, pelas medidas terapêuticas expostas anteriormente. Em alguns casos, no entanto, a sobrevida do paciente depende de intervenção cirúrgica imediata.

Com o crescimento da experiência cirúrgica na faixa etária pediátrica e o conhecimento da história natural das cardiopatias congênitas, as cirurgias corretivas têm sido indicadas em períodos cada vez mais precoces. A correção da transposição das grandes artérias, por exemplo, pode ser realizada nos primeiros dias de vida pela técnica de Jatene. Portadores de defeitos, como drenagem anômala de veias pulmonares e defeito do septo atrioventricular, têm sido submetidos à cirurgia corretiva nos primeiros meses de vida, a fim de se evitar complicações decorrentes da sobrecarga de volume e pressão.

Cirurgias paliativas são aquelas realizadas em pacientes nos quais a cirurgia corretiva definitiva não é possível, seja porque não existe técnica cirúrgica para aquela cardiopatia (por exemplo, ventrículo único, atresia mitral), seja por apresentar anatomia desfavorável, ou seja porque o paciente se encontra em situações de maior risco cirúrgico, como desnutrição ou infecção. As principais cirurgias paliativas realizadas em crianças com IC são: cerclagem de artéria pulmonar, em cardiopatias com hiperfluxo pulmonar importante (por exemplo, CIV em paciente desnutrido); septoplastia atrial cirúrgica (Blalock-Hanlon); e atriosseptostomia por cateter-balão (Rashkind) ou por lâmina (Park-Blade); estas últimas quando há necessidade imediata de uma maior comunicação interatrial (por exemplo transposição das grandes artérias). Atualmente, existe também a possibilidade de realizar valvoplastias percutâneas com cateter-balão para dilatar defeitos obstrutivos (por exemplo estenose pulmonar).

Nas demais cardiopatias, a cirurgia corretiva deve ser realizada eletivamente em idade oportuna, conforme os critérios estabelecidos para cada doença.

SITUAÇÕES ESPECIAIS

PCA em recém-nascidos prematuros

Em recém-nascidos com PCA, estão indicados a restrição hídrica e o uso de diuréticos. Habitualmente, prescreve-se 80 a 100ml/kg/dia de oferta hídrica por via intravenosa ou oral e furosemida 0,5 a 1,0mg/kg/dose a cada 12 horas. É importante manter o hematócrito em torno de 45%, assegurar suporte de oxigênio e, se necessário, suporte ventilatório.

O fechamento do canal arterial tem sido possível com o uso de indometacina em prematuros com até 3 semanas de vida. A indometacina é uma droga antiinflamatória que age inibindo a enzima ciclo-xigenase e conseqüentemente a síntese de prostaglandinas. A dose preconizada é de 0,2 a 0,3mg/kg, administrada a cada 8 horas por via intravenosa ou oral. Os principais efeitos colaterais são: aumento da bilirrubinemia, plaquetopenia, irritação gastrintestinal e insuficiência renal. Relatam-se índices de sucesso em até 80% dos casos.

Cardiopatias dependentes do canal arterial

As principais cardiopatias obstrutivas do coração esquerdo dependentes do canal arterial são hipoplasia do ventrículo esquerdo, coartação grave de aorta e interrupção do arco aórtico. Nos recém-nascidos que apresentam IC e são portadores dessas anomalias, a permeabilidade do canal arterial deve ser mantida com o uso da prosta-

glandina E_1. Utiliza-se essa prostaglandina na dose de 0,01 a 0,1mcg/kg/min, em infusão intravenosa contínua. Tem como efeitos adversos potenciais apnéia, hipertermia, tremores, "rash" cutâneo e enterite necrosante.

PROGNÓSTICO

Quanto mais precocemente a ICC se manifesta e quanto mais grave for o comprometimento hemodinâmico da criança, maior é a mortalidade. É importante salientar que a instituição de terapêutica imediata e corretamente é capaz de aumentar a sobrevida em muitos casos, mesmo com ICC grave. Nos casos de cardiopatia congênita, a criança deve ser estabilizada clinicamente e encaminhada a centros especializados, uma vez que muitos casos dependem de intervenções cirúrgicas.

BIBLIOGRAFIA

1. ATIK, E. et al. – Insuficiência cardíaca. In Marcondes, E., coord. Pediatria Básica. 8ª ed., São Paulo, Sarvier, 1991, p. 1625. 2. BERNSTEIN, D. – Cardiovascular system. In Nelson Textbook of Pediatrics. 15ª ed., Philadelphia, Saunders, 1996, p. 273. 3. EMMANOUILIDES, G.C. et al., eds. – Moss and Adams Heart Disease in Infants, Children and Adolescents. 5th ed., Baltimore, Williams & Wilkins, 1995. 4. GERACI, A.S. – Pharmacologic approach in patients with heart failure. In Chernow, B. The Pharmacologic Approach to the Critically ill Patient. 3rd ed., Baltimore, Williams & Wilkins, 1994, p. 80. 5. GRANTHAM, J.A. & BURNETT, Jr., J.C. – Increasing importance in the pathophysiology and diagnosis of congestive heart failure. Circulation 96:388, 1997. 6. HANTSCH, T.A. & SOIFER, S.J. – Congestive heart failure. In Holbrook, P.R. Textbook of Pediatric Critical Care, Philadelphia, Saunders, 1993, p. 316. 7. HERDY, G.V.H. et al. – Alterações cardíacas em crianças com SIDA. Arq. Bras. Cardiol. 68:273, 1997. 8. JOHNSON, G.L. et al. – Late echocardiographic findings following childhood chemotherapy with normal serial cardiac monitoring. J. Pediatr. Hematol. Oncol. 18:72, 1996. 9. PACKER, M. – New concepts in the pathophysiology of heart failure: beneficial and deleterious interaction of endegenous haemodynamic and neurohormonal mechanisms. J. Int. Med. 239:327, 1996. 10. TOBIN, J.R. & WETZEL, R.C. – Cardiovascular physiology and shock. In Nichols, D.G. et al. Critical Heart Disease in Infants and Children. St. Louis, Mosby, 1995, p. 17. 11. ZLOCHEVSKY, C. – Insuficiência cardíaca. In Matsumoto, T.; Carvalho, W.B. & Hirschheimer, M.R. Terapia Intensiva Pediátrica. 2ª ed. São Paulo, Atheneu, 1997, p. 62.

10	Coma

ROBERTO TOBALDINI
DANIEL M. KATAYAMA
MARIA JOAQUINA MARQUES-DIAS

DEFINIÇÕES

Coma pode ser definido como um estado neurológico patológico reversível ou não, no qual a criança não tem conhecimento de si própria nem do ambiente ao seu redor, ainda que submetida à estimulação externa que, mesmo exacerbada, não consegue despertá-la. A depender da existência ou não de resposta motora e de reflexos do tronco cerebral, pode-se dividir o estado de coma em superficial e profundo. Outras alterações do estado de consciência, como estupor, letargia, confusão mental, delírio e estado vegetativo, devem ser diferenciadas do coma.

Estupor é o estado caracterizado pela necessidade do paciente em receber estimulação auditiva ou tátil para permanecer acordado, estando o nível de consciência deprimido em graus variáveis, sem

deficiência dos reflexos elementares superficiais e profundos. As respostas aos estímulos são vagarosas e muitas vezes inadequadas e, na prática, devem ser abordadas igualmente ao coma.

Letargia representa um estado de sono prolongado e patológico, passível de ser despertado adequadamente com estímulos, mas que retorna ao estado de sono após cessarem.

Na confusão, há apenas discreta diminuição do nível de consciência, manifestada por perda de atenção, memória e percepção normal do meio, enquanto no delírio ocorre desorientação, ansiedade, e as alucinações podem ou não estar presentes.

Estado vegetativo persistente é o estado crônico no qual o sono e a vigília ocorrem claramente, mas as funções cognitivas estão ausentes ou não podem ser demonstradas.

O estado de coma, na maioria das vezes complexo quanto ao seu diagnóstico etiológico e sempre difícil na sua abordagem, requer sempre tratamento na unidade de terapia intensiva, onde o ambiente confere condições ideais para um seguimento o mais adequado possível, desafiando os profissionais de saúde envolvidos, embuídos de enorme espírito otimista, a reverter com sucesso essa condição mórbida.

FISIOPATOLOGIA E ETIOPATOGENIA

Estão implicadas na fisiopatologia do estado de coma as lesões bilaterais dos hemisférios cerebrais (primárias ou secundárias) ou do sistema ativador reticular ascendente (SARA), no qual é gerada a consciência. Hemisférios cerebrais lesados unilateralmente não causam coma, exceto se houver comprometimento contralateral secundário à lesão inicial.

De maneira didática, podem-se classificar os estados de coma de acordo com o tipo de evolução temporal, a saber: estável, rapidamente progressivo e metabólico de tratamento imediato. O coma estável, também chamado de não-progressivo, engloba toda situação de coma na qual, após a instituição de suporte adequado vital (básico e avançado), não há reversão imediata do quadro. O coma de lesões intracranianas rapidamente progressivas (supra ou infratentoriais), sendo o traumatismo cranioencefálico seu maior representante (pela ocorrência de edema, hematoma ou contusão cerebral), evolui de maneira rápida e agrava-se gradativamente. As lesões supratentoriais causam o coma por deprimir a função da maior parte do córtex cerebral, sendo que pequenas lesões supratentoriais focais raramente levam ao coma. Lesões infratentoriais podem deprimir o estado de consciência por exercer pressão ou causar disfunção ou destruição do tronco cerebral, incluindo o sistema ativador reticular. Ao contrário das lesões supratentoriais, as infratentoriais pequenas de tronco podem deprimir a consciência. Fazem parte também desse grupo os tumores cerebrais, as complicações infecciosas (empiemas, abscessos), as coleções subdurais, as hidrocefalias e as doenças cerebrovasculares, dentre outras. No que se refere ao coma de tratamento imediato, sem dúvida o mais prevalente e importante na faixa etária pediátrica é representado pelos comas metabólicos (hipoglicemia, uremia, distúrbios da natremia, insuficiência hepática), infecciosos (meningite, meningoencefalite), hipóxico-isquêmicos (parada cardiorrespiratória, acidentes vasculares) e intoxicações.

ABORDAGEM DO COMA EM PEDIATRIA

A avaliação e a conduta nos casos de crianças comatosas devem ser feitas praticamente de maneira contínua e simultânea. De maneira prática, o pediatra necessitará de respostas a quatro perguntas básicas:

• Qual o estado hemodinâmico e as condições respiratórias (ventilação e oxigenação) da criança?
• Qual doença que desencadeou o coma?
• Que terapêutica deve ser iniciada imediatamente?
• Que outros exames subsidiários serão necessários?

Anamnese
Ao receber uma criança em coma, o pediatra deve realizar avaliação inicial, que deve começar com uma breve história clínica, talvez um dos itens mais importantes para a obtenção de um diagnóstico e, infelizmente, nem sempre tão valorizado na prática. Nessa anamnese, é importante obter dados referentes ao evento que precedeu ao coma, por exemplo no caso de acidentes, condições do atendimento imediato no local; investigar a possibilidade de ocorrência de intoxicação exógena, presença ou não de febre ou convulsão, em uso e doenças de base que possam coexistir (diabetes, epilepsia, cardiopatias), tempo de instalação do coma, se abrupto ou gradual (súbitos podem sugerir intoxicações, traumatismos, epilepsia, diabetes e hemorragias meningoencefálicas; graduais lembram acidentes vasculares, distúrbios metabólicos, coma hepático ou urêmico).

Exame físico geral
Segue-se à anamnese, criterioso porém difícil, o exame físico da criança em coma.

À inspeção, a postura e a posição do paciente ao leito devem ser avaliadas, bem como a simetria da movimentação dos membros, a coloração das mucosas (indícios de anemia, hemorragia), a perfusão periférica (choque) e a ocorrência eventual de cianose labial ou periungueal (cardiopatias, obstruções respiratórias, metemoglobinemia), icterícia (hepatopatias), púrpuras e/ou petéquias (uremias, hepatopatias, infecções), angiomas estelares (cirrose hepática). Ainda à inspeção, podem-se observar sinais de queimadura, mordedura da língua (convulsões), edema (cardiopatia ou doença renal), eritema (intoxicação atropínica, por mercúrio ou CO_2) e outros.

O odor da respiração não deve ser desprezado, como o cetótico da cetoacidose diabética ou o de determinados agentes tóxicos.

A monitorização dos sinais vitais é de fundamental importância no seguimento do paciente comatoso. No que se refere à pressão arterial, o estado comatoso cursa, na sua grande maioria, com discreta hipotensão ou sem alterações (hipotensão grave sugere traumatismo sistêmico ou coma prolongado), podendo estar aumentada como conseqüência da hipertensão intracraniana, disfunção renal associada (encefalopatia hipertensiva) ou ainda feocromocitoma. O pulso pode estar acelerado na vigência de infecções, choque hipovolêmico, cetoacidose diabética, insuficiência adrenal; fraco e irregular na ocorrência de choque; presença de bradicardia é freqüente na hipertensão intracraniana e na síndrome de Stokes-Adams. A temperatura pode estar aumentada quando o coma estiver associado a convulsão febril, traumatismo grave ou hemorragia cerebral, infecção aguda, intoxicação atropínica, cetoacidose diabética, tireotoxicose ou estado de mal epiléptico, estando diminuída apenas nos estados de coma aperceptivo-arreativo (hipotermia central). No que tange à avaliação dos tratos gastrintestinal e geniturinário, há que se avaliar a presença ou não de vômitos (e diferenciar se em jato ou não, como eventual manifestação de hipertensão intracraniana), hematêmese, incontinência fecal e/ou urinária (liberação esfincteriana na convulsão), distensão abdominal (traumatismo).

Otoscopia, orofaringoscopia e rinoscopia anterior também devem ser realizadas rotineiramente, na busca de lesões (indícios de traumatismo, por exemplo) para efeito diagnóstico e terapêutico.

Associado ao exame clínico geral, o pediatra deve proceder à avaliação neurológica da criança comatosa, analisando nível de consciência, reações neurológicas assimétricas (por meio da avaliação dos reflexos pupilares e motores, movimentos extra-oculares e ritmo respiratório) e sinais de herniação cerebral.

A avaliação neurológica inicial, portanto, não deve deter-se simplesmente à escala de coma de Glasgow, deve ser completa e detalhada, devendo ser seguida por avaliação e acompanhamento neuropediátrico e neurocirúrgico, quando indicado. Lembrar que, além de eventual intervenção neurocirúrgica, o paciente pode necessitar de outras abordagens cirúrgicas, como nos politraumatismos.

Exame neurológico

Avaliação do nível de consciência – a criança comatosa, muitas vezes, varia bastante seu nível de consciência dentro de determinado intervalo de tempo, dependendo da etiologia e da evolução do coma. De maneira geral, com a finalidade de padronizar a avaliação dessas crianças, utilizamos escalas como a de coma de Glasgow (Quadro 4.23). Trata-se de escala útil no sentido de identificar pacientes de maior risco para opções de terapias mais invasivas. No entanto, apesar de útil sua aplicação ao avaliar a profundidade do

Quadro 4.23 – Escala de coma de Glasgow modificada para crianças.

Resposta	Pontos
Abertura ocular	
Sem abertura	1
Abertura à dor	2
Abertura à ordem verbal	3
Abertura espontânea	4
Melhor resposta verbal	
Sem resposta	1
Sons incompreensíveis/gemido à dor	2
Palavras inapropriadas/choro por dor	3
Desorientação/choro irritado	4
Orientação/balbucio	5
Melhor resposta motora	
Sem resposta	1
Postura de descerebração	2
Postura de decorticação	3
Flexão – retirada/reage à dor	4
Localiza dor/reage ao toque	5
Obedece comandos/movimentos espontâneos	6
Pontuação máxima	15

coma, não se consegue diferenciar o coma estrutural do coma metabólico por meio dessa análise, nem predizer o prognóstico. A grande vantagem dessa escala consiste na sua simplicidade, a qual permite repetição freqüente do exame e comparação com pontuações obtidas anteriormente.

Avaliação das pupilas – a reatividade normal das pupilas à luz (constrição) está presente na maioria dos estados de coma metabólico e tóxico, quando todas as estruturas envolvidas nesse reflexo estão intactas. Esse controle é de ação predominantemente parassimpática e inicia-se no núcleo oculomotor, consistindo na parte aferente do arco reflexo os receptores retinianos, o nervo e o trato óptico, e na porção eferente, o terceiro par e o gânglio ciliar. Miose (diminuição das pupilas) bilateral pode indicar lesão de ponte (isquêmica ou hemorrágica), intoxicações por opiáceos ou organofosforados, desde que com reação à luz presente. Miose unilateral ocorre na síndrome de Claude-Bernard-Horner, que pode estar associada à doença que desencadeou o coma, como, por exemplo, hemorragia do tálamo. Difícil é determinar se há aumento unilateral ou diminuição da pupila contralateral, para a qual devem ser levados em consideração outros achados clínicos. Midríase (aumento das pupilas) bilateral é mais associada a eventos hipóxico-isquêmicos (pós-parada cardiorrespiratória, por exemplo), intoxicação atropínica e herniação uncal (destruição bilateral do terceiro par ou núcleo). Quando unilateral, indica herniação uncal, não verificada quando há hemiparesia grave (Quadro 4.24).

Avaliação dos movimentos oculares – olhos de boneca (resposta oculocefálica) é o movimento conjugado dos olhos em relação à cabeça quando da sua rápida rotação passiva, de um lado para outro, nos pacientes em coma. Ocorre devido às lesões corticais que impedem a inibição desse reflexo, que acontece em situação normal. Muitos clínicos confundem essa denominação em virtude de as bonecas fabricadas na atualidade terem mobilidade dos olhos como a nossa, ou seja, os olhos não acompanham a rotação da cabeça. Outro reflexo do tronco é a resposta oculovestibular, verificada por meio do estímulo dos canais semicirculares por irrigação com água fria que resulta, nas crianças comatosas por disfunção cortical bilateral ou difusa, em desvio homolateral dos olhos (prova calórica).

Exame de fundo de olho – deve ser rotineiramente realizado, sendo que a detecção da presença de hemorragia da retina pode indicar ocorrência de hemorragia subaracnóidea, bem como visualização de papiledema indica hipertensão intracraniana (muito embora possa levar algumas horas para aparecer o edema papilar depois de instalada a hipertensão).

Avaliação da calota craniana – a hipertensão intracraniana pode ser sugerida, no recém-nascido e lactente jovem cuja fontanela permanece ainda aberta, pelo abaulamento, bem como pela eventual disjunção de suturas e aumento do perímetro cefálico. Em qualquer idade, a avaliação da caixa craniana pode, algumas vezes, evidenciar sinais de traumatismo local.

Tono muscular, sensibilidade e reflexos – a função motora dos membros superiores é testada levantando-se e deixando-os cair. Se paralisados cairão abruptamente, enquanto o eventual lado não-paralisado cairá lentamente, indicando tono muscular presente. Para testar os membros inferiores, flexiona-se o joelho e apóia-se a planta do pé em uma base plana, sendo que o membro deverá cair em rotação externa, salvo se não se apresentar paralisado, situação na qual ele ficará na posição colocada ou retornará lentamente à base. Crianças em coma, exceto superficial, apresentam sensibilidade ausente. Reflexos superficiais e profundos (os mais importantes) e respostas piramidais devem ser testados também.

Padrão respiratório – algumas situações evidenciam alterações do padrão respiratório normal na criança em coma, mas na maioria das vezes o padrão é normal. Pode haver freqüência elevada nas lesões de ponte, na meningite, na acidose sistêmica; pode ocorrer ataxia, variando profundidade e duração da inspiração e com freqüência irregular indicando lesão do centro respiratório na porção inferior da ponte e medula; padrão respiratório tipo Cheyne-Stokes pode estar presente no coma bi-hemisférico ou nas lesões de mesencéfalo superior (Quadros 4.24 e 4.25).

Monitorização, exames subsidiários e terapêutica

Concomitantemente à investigação (anamnese, exame físico geral e neurológico detalhados), os suportes vitais básico e avançado devem ser instituídos seguindo-se os princípios da reanimação car-

Quadro 4.24 – Herniação supratentorial.

	Lateral	Central	Central	Central	Central
	Uncus	Diencéfalo	Mesencéfalo	Ponte	Bulbo
Estado de consciência	Normal	Diminuído	Diminuído	Diminuído	Diminuído
Tipo de respiração	Normal	Normal ou Cheyne-Stokes	Taquipnéia central	Apnéia	Apnéia
Pupilas	Midríase homolateral	Miose com reflexo fotomotor normal	Médio-fixas	Médio-fixas	Médio-fixas
Movimentos oculares extrínsecos	Deficiência de adução e ptose	Sem alterações	Alterados ou ausentes	Alterados ou ausentes	Ausentes
Motricidade	Hemiparesia	Espasticidade ou decorticação	Descerebração	Flacidez	Flacidez

Quadro 4.25 – Herniação infratentorial.

	Diencéfalo	Tonsilas
Estado de consciência	Diminuído	Diminuído
Tipo de respiração	Normal ou Cheyne-Stokes	Apnéia
Pupilas	Miose com reflexo fotomotor normal	Normais
Movimentos oculares extrínsecos	Normais	Normais
Motricidade	Espasticidade ou decorticação	Assimetria (espasticidade e flacidez)

diorrespiratória e cerebral. Essa primeira parte da abordagem visa, além da manutenção das funções vitais, prevenir as seqüelas cerebrais do tipo hipóxico-isquêmico, bem como herniação cerebral e lesão medular espinhal. Nesse contexto recomendamos, ao receber uma criança em coma, além da imobilização da coluna cervical, cuidadosa atenção ao "ABC" do atendimento de urgência, abordado nos capítulos anteriores, a saber: permeabilização das vias aéreas, oxigenação a 100% objetivando saturação de oxigênio maior que 95% (a maneira de oferecer o oxigênio deve respeitar as condições da criança), devendo-se avaliar a necessidade ou não de intubação e ventilação mecânica. Está indicada a intubação quando há impossibilidade de manutenção da permeabilidade das vias aéreas de outra forma, na vigência de hipoxemia ou hipercarbia, quando da ocorrência de sinais de herniação cerebral ou ainda quando o escore da escala de coma de Glasgow for igual ou menor que 8 (ver Quadro 4.23). Faz parte ainda da abordagem inicial a obtenção de acesso venoso eficiente, a monitorização e o eventual restabelecimento de pressão arterial adequada (uma vez que a pressão de perfusão cerebral é diretamente dependente da pressão arterial média) por meio de reanimação fluídica com ou sem associação de drogas vasoativas (ver capítulo "Choque" nesta mesma parte). Por fim, deve-se proceder à coleta de exames laboratoriais bioquímicos (eletrólitos, gasometria arterial, glicose, função renal), hematológicos (hemograma, coagulograma), toxicológicos (determinações qualitativas em conteúdo gástrico, urina, sangue ou quantitativas no sangue) e bacteriológicos (culturas que se fizerem necessárias).

Sendo a hipoglicemia a principal causa de coma metabólico, especialmente na faixa etária pediátrica, deve ser a primeira a ser pensada e prontamente tratada quando constatada ou não descartada (determinação imediata da glicemia com testes de fita), uma vez que, quando não resolvida adequadamente, pode gerar lesões cerebrais irreversíveis. Assim sendo, administrar 4ml/kg de glicose a 25% a crianças maiores e adolescentes, e 10ml/kg de glicose a 10% para crianças menores. Por outro lado, na criança com indícios de infecção meníngea (febre, prostração, vômitos, sinais de irritação meníngeos), a punção do líquido cefalorraquidiano para análise completa deve ser realizada, exceto se houver possibilidade de hipertensão intracraniana instalada, sugerida por papiledema, bem como a instituição de antibioticoterapia sistêmica deve ser iniciada, além da instalação de monitorização hemodinâmica. Investigações sorológica, sérica e liquórica podem ser necessárias em alguns casos. No caso de a intoxicação exógena ser a causa do coma (ou provável), usar os antídotos específicos à droga em questão, além da investigação laboratorial já citada. Convulsões devem ser imediatamente tratadas (ver capítulo "Convulsões" nesta mesma parte) em virtude da possibilidade de danos irreversíveis decorrentes desse evento (necrose neuronal), bem como da mortalidade entre 2 e 10% associada ao estado de mal convulsivo.

Na vigência de hipertensão intracraniana, o pediatra deve agir imediatamente, a fim de prevenir danos maiores e até mesmo o óbito da criança. Quando sinais de herniação uncal ou central são notados, a terapêutica deve estar voltada para alterar o volume de um dos componentes intracranianos, massa encefálica, sangue ou líquido cefalorraquiano. Diuréticos (osmóticos, de alça) devem ser generosamente utilizados, bem como hiperventilação (com manutenção da PCO_2 entre 28 e 32) deve ser instituída.

Propedêutica armada específica deve ser associada ao exame clínico, a fim de complementar o raciocínio diagnóstico e melhor nortear a terapêutica e o seguimento da criança comatosa. Assim, podemos nos valer das informações advindas da realização de tomografia computadorizada e/ou ultra-sonografia de crânio, eletroencefalograma, ressonância magnética, potencial evocado e angiografia cerebral.

A monitorização invasiva da pressão intracraniana está indicada nos casos de traumatismos cranioencefálicos com Glasgow menor ou igual a 8 (ver Quadro 4.23), nos pós-operatórios neurológicos e na síndrome de Reye.

Em determinadas situações, dada a necessidade, a criança comatosa pode necessitar de intervenção cirúrgica (neurológica ou de outros órgãos, como nos casos de politraumatismos), e o melhor momento para sua realização é de difícil determinação. Pupilas que agudamente se tornam arreativas ou anisocóricas sugerem lesão de massa progressiva, requerendo tratamento cirúrgico imediato a fim de impedir herniação. Quando a intervenção neurocirúrgica é indicada, salvo em outras situações de risco, deve anteceder as demais eventuais cirurgias. Sempre que possível, devemos confirmar a suspeita de herniação com a realização de exame tomográfico. Nos casos de coma, nos quais outras cirurgias são imperiosas, por maior risco de vida à criança relacionado a traumatismo torácico e/ou abdominal, essa intervenção tem prioridade (após a estabilização inicial do doente) sobre os demais procedimentos, devendo o intensivista pediatra antever a possibilidade de herniação cerebral durante o procedimento e estar preparado para tratá-la adequadamente.

PROGNÓSTICO

Antigamente associava-se as pontuações obtidas por meio da aplicação da escala de coma de Glasgow ao prognóstico dos pacientes, mas acreditamos atualmente que essa associação não é válida.

Com a multiplicação das unidades de terapia intensiva pediátricas em nosso meio, o aprimoramento tecnológico do diagnóstico por imagem e da monitorização do paciente pediátrico criticamente enfermo, incluindo-se nesse grupo as crianças em coma, além do melhor preparo dos profissionais de saúde que realizam o atendimento de emergência, a evolução dessa doença passou a depender mais da etiologia e da extensão das lesões ocorridas do que da abordagem propriamente dita. No entanto, fica claro para nós que lidamos com essa realidade no cotidiano que, quanto mais precoce e minuciosa for a abordagem e mais próxima daquilo que aqui foi exposto, menor a morbimortalidade verificada, em média, dessa doença que continuará a desafiar todos nós por muito tempo ainda, no aguardo de novas pesquisas e futuras descobertas científicas correlatas.

BIBLIOGRAFIA

1. FILLOUX, F.M.; DEAN, M. & KIRSH, J.R. – Monitoring the central nervous sistem. In Roger, M.C. Textbook of Pediatric Intensive Care. Baltimore, Williams & Wilkins, 1996, p. 667. 2. LARSEN, G.Y.; VERNON, D.D. & DEAN, J.M. – Evaluation of comatose child. In Rogers, M.C. Textbook of Pediatric Intensive Care. Baltimore, Williams & Wilkins, 1996, p. 735.

ERASMO BARBANTE CASELLA
HANY SIMON JÚNIOR
SYLVIA COSTA LIMA FARHAT

Crises epilépticas são observadas com freqüência na prática médica, podendo refletir a existência de anormalidades subjacentes do cérebro ou apenas uma resposta natural do parênquima cerebral a eventos externos, como febre, distúrbios hidroeletrolíticos ou intoxicação exógena.

A freqüência de crises epilépticas é maior na faixa etária pediátrica, associada a um menor limiar do cérebro imaturo para o desencadeamento desses episódios. Estudos epidemiológicos demonstram que ao menos uma crise epiléptica ocorre em 6% das crianças. Cerca de 3-4% da população caucasiana apresenta crises desencadeadas por febre e 1% diagnóstico de epilepsia.

De Lorenzo e cols., em estudo prospectivo realizado em Richmond, na Virgínia, avaliando a freqüência de estado de mal epiléptico, estimaram a ocorrência de 152.000 episódios/ano, para todo os EUA, salientando o predomínio na faixa etária pediátrica.

Neste capítulo destacaremos os aspectos emergenciais das convulsões, incluindo-se o estado de mal epiléptico. As epilepsias, no tocante à fisiopatologia e ao acompanhamento ambulatorial, assim como a convulsão febril serão abordadas com mais detalhes na parte referente ao Sistema Nervoso neste mesmo livro.

DEFINIÇÕES

Primeiramente, é necessária a revisão de alguns termos comumente utilizados, cujo conhecimento facilitará a compreensão deste texto.

Epilepsia – condição crônica caracterizada pela presença de crises epilépticas recorrentes, na ausência de eventos externos desencadeantes.

Crises epilépticas – este termo se aplica ao evento neurofisiológico, representando uma descarga elétrica anormal, excessiva e síncrona, de um grupamento neuronal, ocorrendo de modo espontâneo ou secundária a eventos exógenos, como febre, distúrbios hidroeletrolíticos ou mesmo um quadro encefalítico.

Convulsões – assim são definidas as crises epilépticas com manifestações motoras. As crises epilépticas associadas a alterações localizadas em áreas posteriores do cérebro, com sintomas visuais, auditivos ou exclusivamente sensitivos, assim como as ausências, em que não se visualizam atividades motoras são denominadas "crises não-convulsivas".

Estado de mal epiléptico (EME) – de acordo com a Organização Mundial de Saúde, é utilizado para aquelas "crises epilépticas que são tão prolongadas ou que se repetem em breves intervalos, de modo a criar uma condição epiléptica fixa e duradoura". Do ponto de vista prático, o EME tem sido definido como uma crise única ou crises repetitivas, sem que haja retorno do nível de consciência entre elas. Classicamente, tem sido considerado que a duração do fenômeno epiléptico no EME deve ser de pelo menos 30 minutos.

No últimos anos, tem sido proposto que a definição do EME seja modificada, para incorporar uma menor duração das crises. Isso tem sido baseado nos estudos de Gastaut e Broughton e Theodore e cols., que demonstraram que a duração de uma crise tonicoclônica generalizada é geralmente de 60 segundos, raramente persistindo por mais de 2 minutos. Bleck sugeriu em 1991 que a definição quanto à duração do EME fosse encurtada para 20 minutos, e Treiman e cols., em 1998, no estudo colaborativo para investigação farmacoló-

gica em *status epilepticus* utilizaram o limite de 10 minutos de crise epiléptica como a duração mínima para a inclusão dos pacientes. Mais recentemente, Lowenstein e cols. (1999) sugeriram que a definição fosse encurtada para 5 minutos, em adultos e crianças com idade superior a 5 anos, baseados no fato de que grande número dos episódios que apresentam duração maior que 5 minutos persistirá por mais de 20-30 minutos, podendo implicar riscos de lesão do sistema nervoso central (SNC). Os autores não incluem crianças pequenas, lembrando que muitas vezes convulsões febris que cessam espontaneamente ultrapassam 5 minutos de duração.

FISIOPATOLOGIA

Os conhecimentos da fisiopatologia são fundamentais na abordagem das crises mais prolongadas e principalmente no EME, devido à possibilidade de complicações neurológicas e sistêmicas, decorrentes da atividade epiléptica prolongada. Para a compreensão dos fenômenos existentes nessas situações, recordaremos primeiramente alguns dados de fisiologia do SNC.

Em condições normais, na célula neuronal, é mantido um gradiente eletroquímico entre os dois lados da membrana celular, havendo predomínio de cargas negativas no interior celular. Durante o repouso celular, existe diferença de potencial do intra para o extracelular de cerca de 80mV. Durante a despolarização, ocorre redução nessa diferença de potencial, e quando se atinge uma quantidade de 5-10mV abaixo do potencial de repouso ocorre o denominado potencial de ação. Este é breve e conduzido para outro neurônio pelo axônio do primeiro neurônio despolarizado.

Esse fenômeno da despolarização é baseado em alterações iônicas no neurônio. No estado de repouso, observa-se no interior da célula o predomínio do íon potássio, e no seu exterior, do íon sódio. A concentração de íons cálcio é semelhante nos dois lados da membrana, mas o cálcio ionizável predomina no extracelular (1:10.000). Os ânions cloreto e bicarbonato neutralizam a carga catiônica, predominando no extracelular e intracelular, respectivamente. Esse gradiente é mantido por meio de bombas (Na-K-ATPase), que consomem energia celular, proveniente do metabolismo aeróbio da glicose, que é finalizado na mitocôndria pelo ciclo de Krebs e pela fosforilação oxidativa, gerando-se 38 ATP por molécula de glicose consumida. Durante o potencial de ação (na despolarização), ocorre influxo de íons sódio para o interior celular, acompanhado de cloreto, e saída do potássio. A restauração dos gradientes elétricos é baseada na inversão do processo à custa de gasto energético. Como no SNC praticamente não existe estoque de glicose e oxigênio, fica evidente a necessidade de se manter, durante atividade epiléptica prolongada, um fluxo sangüíneo adequado, com oferta suficiente de substratos para o metabolismo cerebral acelerado.

Alterações sistêmicas

A crise convulsiva prolongada está associada a sérias alterações sistêmicas fisiológicas, resultantes da atividade epiléptica mantida. Os distúrbios sistêmicos resultantes estão relacionados de modo direto à morbimortalidade identificada no EME prolongado.

Essas alterações sistêmicas podem ser divididas de modo didático em duas fases (Quadro 4.26). Na fase inicial, denominada de compensação, o metabolismo cerebral está intensamente aumenta-

Quadro 4.26 – Alterações sistêmicas durante o estado de mal epiléptico.

Parâmetro	Precoce < 30min	Tardio > 30min	Complicação
PA	Aumentada	Diminuída	Hipotensão
PaO_2	Diminuída	Diminuída	Hipóxia
$PaCO_2$	Aumentada	Variável	Hipertensão intracraniana
pH	Diminuído	Diminuído	Acidose
Temperatura	+1°C	+2°C	Febre
Atividade autonômica	Aumentada	Aumentada	Arritmias
Fluido pulmonar	Aumentado	Aumentado	Atelectasias
K sérico	Aumentado	Aumentado	Arritmias
CPK sérica	Normal	Aumentada	Insuficiência renal
Fluxo sangüíneo cerebral	+900%	+200%	Sangramento cerebral
Consumo de O_2 cerebral	+300%	+300%	Isquemia

do pelas crises, mas as modificações fisiológicas são capazes de atender as necessidades. Na fase seguinte, de descompensação, que ocorre após cerca de 30 minutos de atividade epiléptica mantida, as alterações sistêmicas não mais são o suficiente para atender à demanda metabólica cerebral. É importante frisar que o grau e a extensão das alterações fisiológicas são dependentes da etiologia, do tipo de crise e da rapidez da intervenção terapêutica.

Durante as crises mais prolongadas, ocorre liberação de catecolaminas circulantes, causando elevação da pressão arterial e da freqüência cardíaca, com elevação da pressão arterial sistêmica, causando aumento de até 900% do fluxo sangüíneo cerebral (FSC). Nessa fase, o consumo cerebral de oxigênio pode estar aumentado em até 300%, quando comparado às condições do metabolismo basal. Inicialmente, esse aumento do FSC, associado à hiperglicemia (pela liberação de catecolaminas e glucagon), é capaz de suprir as necessidades metabólicas aumentadas. Na fase de descompensação, ocorre tendência à hipoglicemia (pela liberação de insulina e exaustão das reservas de glicogênio) e ao mesmo tempo queda do FSC, resultante da diminuição da pressão arterial, talvez por dessensibilização dos receptores adrenérgicos vasculares, ocorrendo hipóxia celular e menor oferta energética.

Acidose láctica é comumente observada no EME convulsivo, estando associada a múltiplos fatores, como a decorrente da hipóxia celular e da atividade muscular e neuronal mantida. Pode vir acompanhada de acidose respiratória devido à obstrução de vias aéreas superiores por secreções e à expansão pulmonar inadequada gerada pela contração muscular generalizada. Apesar de comum, a acidose não é um problema significativo no paciente bem ventilado e com controle da atividade motora.

Freqüentemente ocorre hipertermia no EME convulsivo, quer pela contração muscular mantida, quer pela descarga simpática central. Aminoff e Simon observaram hipertermia em 75 pacientes de uma série de 90 em estado epiléptico, sendo identificadas temperaturas de até 42°C.

A febre, associada à leucocitose, e leve pleocitose, que comumente acontecem no EME mais prolongado, podem determinar confusão diagnóstica com quadros infecciosos. A leucocitose representa uma reação leucemóide, resultante da elevação de catecolaminas circulantes. Aminoff e Simon observaram elevações de leucócitos no sangue periférico em 50 de 80 pacientes em EME, sem evidências de infecção, com contagens variando de 12.700 a 28.000 leucócitos/mm^3. Esses autores também observaram pleocitose em

12 de 65 pacientes (18%), devido a alterações da barreira hematoliquórica. Ocorreu elevação discreta no número de leucócitos no líquido cefalorraquidiano (LCR) de oito pacientes, sendo que em quatro deles o número de células variou de 30 a 71/mm^3.

Outras alterações também são observadas com freqüência. Arritmia cardíaca pode ocorrer pela hiperatividade autonômica, acidose e hipercalemia, podendo ser acentuada pelas medicações utilizadas. Alterações respiratórias estão relacionadas à contração muscular durante a fase tônica da convulsão, associada a um aumento da secreção em vias aéreas e a uma constrição brônquica desencadeada pela descarga autonômica exagerada. Pode ocorrer ainda edema pulmonar de caráter neurogênico, associado à elevação da circulação pulmonar durante a fase ictal, com extravasamento de fluido transcapilar. Alterações renais são resultantes da combinação da rabdomiólise com mioglobinúria e hipotensão com diminuição da perfusão renal.

Papel dos aminoácidos excitatórios no desenvolvimento da lesão do SNC secundária à crise convulsiva prolongada

A necrose laminar e a lesão neuronal após crises prolongadas estão associadas diretamente à maior duração da atividade epiléptica e são semelhantes ao que ocorre em outras lesões cerebrais, como aquelas associadas à asfixia ou durante a hipoglicemia prolongada. Nos últimos anos, tem-se salientado o papel dos neurotransmissores nos mecanismos de lesão neuronal nessas situações.

O principal neurotransmissor excitatório envolvido tem sido demonstrado já há vários anos ser o glutamato, por meio do fenômeno denominado "excitotoxicidade". Após a despolarização neuronal, ocorre nas sinapses a liberação desse neurotransmissor, que atua em vários receptores específicos na membrana neuronal póssináptica.

Os principais receptores envolvidos no mecanismo da excitotoxicidade neuronal são o AMPA e o NMDA (N-metil-D-aspartato). A ativação do primeiro determina uma entrada no neurônio pós-sináptico de íons sódio, facilitando a despolarização neuronal. Esta facilita a entrada íons cálcio no neurônio pós-sináptico, através de canais específicos e também pela atuação do glutamato no receptor NMDA. Quantidades elevadas desse íon, no intracelular, suplantando os mecanismos normais de retirada (principalmente à custa de ATP), resultam na ativação de uma série de enzimas intracelulares, como as fosfolipases, as endonucleases, as proteases e as da óxido nítrico sintetase. Essas enzimas, durante uma atividade epiléptica prolongada, como no EME, determinam, em última análise, o desacoplamento da fosforilação oxidativa, uma lesão direta do esqueleto celular, além da formação de radicais livres, que aceleram esse processo. O neurônio lesado libera mais glutamato para o extracelular, facilitando a lesão dos neurônios adjacentes.

A compreensão desses fenômenos, além de deixar evidente a necessidade de não se permitir uma atividade epiléptica prolongada, como no EME, o que aumentaria a lesão neuronal, tem originado tentativas terapêuticas para evitar a liberação de glutamato ou inibir a penetração de íons cálcio por outros mecanismos possíveis.

CLASSIFICAÇÃO DA CRISE EPILÉPTICA

Ao classificar a crise epiléptica, as duas características mais importantes a ser levadas em conta são a etiologia e o tipo de crise.

Tipo de crise epiléptica

Ao classificar de acordo com o tipo de crise, devemos levar em conta a Classificação Internacional das Crises Epilépticas, idealizada em 1981 e modificada em 1999. Na prática, a grande maioria dos episódios epilépticos no pronto-socorro corresponde a crises convulsivas generalizadas primária ou secundariamente.

Qualquer tipo de crise epiléptica pode evoluir para EME, que assim pode ser classificado da mesma maneira. Os EME convulsivos são mais freqüentes na criança e apresentam maior potencial de gravidade no sentido de complicações sistêmicas e no SNC. Maytal e cols. (1989), avaliando 193 crianças com EME, observaram a presença de crises convulsivas primariamente generalizadas ou de início focal e generalização secundária em 93% dos casos. As formas de estado epiléptico não-convulsivo, como a ausência ou as crises parciais complexas, correspondem a cerca de 5% dos casos de EME na faixa etária pediátrica, de acordo com os diferentes estudos.

Existem diferenças significativas no tipo de tratamento medicamentoso, assim como na abordagem diagnóstica e prognóstico para as diferentes crises epilépticas, e assim é fundamental uma caracterização adequada do evento. O quadro 4.27 demonstra a Classificação Internacional das Crises Epilépticas, cujas características são abordadas detalhadamente no capítulo "Epilepsias", na parte referente ao sistema nervoso deste livro.

Quadro 4.27 – Classificação Internacional das Crises Epilépticas.

I – Crises parciais
A) Crises parciais simples
1. Com sinais motores
2. Com sintomas somatossensoriais
3. Com sintomas ou sinais autonômicos
4. Com sintomas psíquicos
B) Crises parciais complexas
1. Início parcial simples seguido de alteração da consciência
2. Com alteração inicial da consciência
C) Crises parciais evoluindo para generalizadas secundariamente
1. Crises parciais simples evoluindo para crises generalizadas
2. Crises parciais complexas evoluindo para crises generalizadas
3. Crises parciais simples evoluindo para crises parciais complexas e posteriormente para crises generalizadas
II – Crises generalizadas
A) Ausência
B) Mioclônicas
C) Clônicas
D) Tônicas
E) Tonicoclônicas
F) Atônicas
III – Crises não classificadas

Etiologia da crise epiléptica

A detecção da causa da crise é fundamental, já que a abordagem de eventual doença de base, de modo concomitante ao tratamento das convulsões, é fundamental para o sucesso da terapêutica.

Para efetuar a escolha do tratamento mais apropriado, é útil classificar as crises epilépticas em *sintomáticas agudas*, *sintomáticas remotas ou idiopáticas*, além da *convulsão febril*, entidade particularmente freqüente em pacientes com idade inferior a 5 anos.

As *crises sintomáticas agudas* são resultado de um processo agudo que afeta o sistema nervoso (Quadro 4.28) e a não-identificação imediata da doença de base pode provocar lesões maiores que a própria crise. Em muitos dos pacientes com crises sintomáticas agudas, o risco de recorrência de crises é baixo, corrigindo-se o distúrbio, como, por exemplo, na presença de alguns distúrbios metabólicos prontamente identificados. Nesses casos, a identificação da etiologia pode poupar o paciente de uma terapêutica anticonvulsivante desnecessária.

Crises sintomáticas remotas decorrem de lesões anteriores do sistema nervoso, correspondendo a seqüelas de traumatismo cranioencefálico, infecções ou eventos hipóxico-isquêmicos. A recorrência de crises nesse caso é relativamente alta, diferentemente do grupo

Quadro 4.28 – Etiologia das crises sintomáticas agudas.

Infecções do sistema nervoso (meningoencefalites; abscessos)
Distúrbios metabólicos
Eletrólitos
Hiper ou hipoglicemia
Hipóxia
Insuficiência renal
Toxinas/drogas
Cocaína
Aminofilina, teofilina
Antidepressivos
Encefalopatia hipertensiva
Traumatismo cranioencefálico
Acidente vascular cerebral (isquêmico ou hemorrágico)
Neoplasias do sistema nervoso

anterior. Os pacientes com *crises idiopáticas* são aqueles em que não é possível a identificação de uma etiologia plausível e aqui se incluem os pacientes com história familiar de epilepsia com provável herança genética. A recorrência de crises no grupo dos pacientes com crises idiopáticas é baixa, principalmente quando não há história familiar e o eletroencefalograma é normal.

A classificação da crise em um desses grupos é geralmente realizada por meio de história e de exame físico adequados. O médico não deve restringir-se a aceitar como prova etiológica apenas algumas pistas aparentes que sugiram um desencadeante aparente. É necessária uma história adequada pesquisando-se intercorrências no período da gestação, parto ou a presença de qualquer doença sistêmica concomitante, como cardiopatias, tendências a distúrbios da coagulação ou hidroeletrolíticos por exemplo. Devemos, insistentemente, questionar a respeito do uso de drogas, traumatismos ou outras doenças anteriores.

Nos casos em que a criança apresenta diagnóstico prévio de epilepsia, é fundamental conhecer se as crises estavam controladas ou se vinham recorrendo com freqüência. De qualquer modo, é importante lembrar, nessas situações, de se efetuar a dosagem dos anticonvulsivantes, antes da introdução de doses de reforço, pensando na possibilidade de recorrência por níveis subterapêuticos, seja por esquecimento de medicação, seja por interação com outras drogas. O conhecimento do nível sérico no momento dos episódios de descompensação facilitará, em muito, o raciocínio, no sentido de estarmos ou não diante de uma medicação adequadamente explorada para aquele paciente.

Ainda, é importante lembrar que muitas das crises atendidas como a primeira podem representar apenas mais um episódio, de uma série de outros não identificados previamente. Hauser e cols. avaliando pacientes com "primeira crise", por meio de história mais minuciosa, observaram que 74% deles haviam apresentado episódios anteriores. O médico deve pesquisar a presença de "desligamentos" ou de movimentos involuntários prévios ou ainda de despertares matinais com lesão da língua, liberação de esfíncteres ou dores difusas pelo corpo de natureza inexplicada, e que possam ter representado crises epilépticas pregressas.

AVALIAÇÃO INICIAL

O atendimento a uma criança em crise envolve discernimento clínico e alguns procedimentos imediatos, que controlem a situação, promovam o bem-estar do paciente e impeçam iatrogenias. O médico deve procurar atuar com prontidão. Ao mesmo tempo que, juntamente com a equipe de enfermagem, são efetuados os cuidados iniciais do paciente, devemos procurar, por meio de uma cuidadosa história e exame físico, responder às questões sintetizadas no quadro 4.29.

Midazolam – trata-se de um benzodiazepínico, classicamente utilizado como hipnótico, que vem sendo cada vez mais preconizado no controle de crises epilépticas, que se mostraram refratárias às medicações clássicas, utilizadas por via parenteral. Nessas situações, tem sido indicado na dose de 0,2mg/kg de ataque, sendo a seguir mantida infusão inicial de 1mcg/kg/min, que poderá ser aumentada a cada 10-15 minutos, até o controle das crises, ou atingirmos doses máximas de 18mcg/kg/min (em recém-nascidos não temos ultrapassado doses maiores que 10mcg/kg/min). A maioria dos estudos que relatam o uso dessa medicação refere não ter sido necessária a utilização de respiração assistida relacionada à sua infusão, o que também tem sido a nossa experiência. De qualquer modo, é imperiosa a necessidade de existir facilidade para a realização da intubação orotraqueal e assistência respiratória ao se optar por esse esquema terapêutico. Por apresentar um anel imidazólico, que o torna hidrossolúvel, também pode ser administrado por via intramuscular, como opção em pacientes sem acesso venoso. Ao mesmo tempo também temos utilizado essa medicação por via intranasal ou sublingual em pacientes que se apresentam com crise convulsiva no pronto-socorro, quando não existe acesso intravenoso disponível, na dose de 0,2mg/kg.

Tiopental sódico – os pacientes que não apresentaram resposta às drogas utilizadas, que estejam mantendo uma crise epiléptica prolongada ou com crises intermitentes sem retorno de consciência entre elas, devem ser transferidos para a unidade de terapia intensiva, submetidos à intubação e à ventilação mecânica. Nesses casos, após esses procedimentos, iniciamos o tiopental sódico, com dose de ataque de 3 a 5mg/kg/dose, seguido da infusão contínua inicial de 10mcg/kg/min. Essa dose deverá ser elevada em curtos intervalos de tempo, até o controle clínico das crises. Sempre que possível, nesse momento, deverá ser realizado EEG, para se ter a certeza do controle também eletroencefalográfico da atividade epiléptica. As doses máximas do tiopental vão estar limitadas ao aparecimento de efeitos colaterais, cardiovasculares, que não possam ser controlados, com drogas vasoativas. Não recomendamos a suspensão dos anticonvulsivantes, como o fenobarbital ou fenitoína, durante a infusão do tiopental, inclusive sendo necessária a manutenção do controle do nível sérico daquelas drogas. Vale lembrar que esse barbitúrico, de ação curta, será suspenso em curto intervalo de tempo e será necessária a manutenção de uma droga anticonvulsivante.

É importante lembrar que algumas crises epilépticas, que também podem-se apresentar como EME, como as mioclônicas e as ausências, não são passíveis de ser tratadas com a fenitoína ou o fenobarbital. Nesses casos, além dos benzodiazepínicos, a droga preconizada é o ácido valpróico, que ainda não existe em nosso meio por via intravenosa. Essa droga, na forma de xarope, é bem absorvida por via retal, alcançando níveis séricos máximos após 15 a 30 minutos. A dose inicial do valproato é de 20mg/kg, sendo que o xarope deve ser diluído 1:1 com água.

As causas mais comuns para as falhas terapêuticas são doses inadequadas, falhas na manutenção das condições vitais, utilização de via incorreta para a administração das drogas, não-utilização de drogas de ação prolongada e erros diagnósticos. A maioria dos pacientes que apresentam crises refratárias às medicações utilizadas tem distúrbios metabólicos ou lesões estruturais importantes.

Situações em que devemos iniciar a medicação anticonvulsivante com dose de ataque

A utilização de anticonvulsivante por via parenteral, com dose inicial de ataque, objetivando atingir um nível sérico adequado, não está restrita a pacientes em crises prolongadas, como, por exemplo, no estado de mal epiléptico. Durante o atendimento no serviço de emergência, temos preconizado a utilização dessas doses em relação à fenitoína ou ao fenobarbital em pacientes que apresentam pelo menos duas crises em 24 horas, e também nas crises sintomáticas agudas, nas

quais acreditamos haver um comprometimento neurológico primário, como nos traumatismos cranioencefálicos, nas infecções, nos processos vasculares ou anóxicos. As crises sintomáticas agudas com desencadeantes evidentes do tipo alterações metabólicas geralmente não necessitam de tratamento anticonvulsivante, a não ser em casos que possam ter havido lesões estruturais. Salientamos que temos utilizado doses de ataque de anticonvulsivantes nos pacientes com crises sintomáticas agudas, mesmo diante de uma única crise.

PREVENÇÃO DE RECORRÊNCIAS

Após o controle inicial da crise epiléptica, a manutenção prolongada do anticonvulsivante deverá ser ponderada, sempre se considerando a possibilidade do desencadeamento de efeitos colaterais da droga de um lado e a probabilidade a riscos de recorrência das crises, com seus eventuais riscos, do outro. A indicação da manutenção dos anticonvulsivantes, de acordo com cada situação particular, seja nos casos das crises idiopáticas, seja sintomáticas ou na convulsão febril, é abordada no capítulo "Epilepsias" na parte referente ao sistema nervoso.

BIBLIOGRAFIA

1. AMINOFF, M.J. & SIMON, R.P. – Status epilepticus. Causes, clinical features and consequences in 98 patients. *Am. J. Med.* **523**:657, 1980. 2. BLECK, T.P. – Convulsive disorders: status epilepticus. *Clin. Neuropharmacol.* **14**:191, 1991. 3. BROWN, T. – The pharmacokinetic of agents used to treat status epilepticus. *Neurology* **40**:28, 1990. 4. BROWNE, T.R. – The pharmacokinetic of agents used to treat status epilepticus. *Neurology* **40** (Suppl.): S28, 1990. 5. Comission on Classification and Terminology of the International League Against Epilepsy – Proposal for revised clinical and electroencephalographic classification of epileptic seizures. *Epilepsia* **22**:489, 1981. 6. Comission on Classification and Terminology of the International League Against Epilepsy – Proposal for revised classification of epilepsies and epileptic syndromes. *Epilepsia* **30**:389, 1989. 7. CRAWFORD, T.O. et al. – Very-high-dose phenobarbital for refractory status epilepticus in children. *Neurology* **38**:1035, 1988. 8. CYPEL, S. & YACUBIAN, E.M. – Fisiopatologia e formas clínicas da epilepsia. In Cypel, S. & Diament, A. *Neurologia Infantil*. Rio de Janeiro, Atheneu, 1996. 9. DeLORENZO, R.J. et al. – Status epilepticus in children, adults, and the elderly. *Epilepsia* **33** (Suppl):S15, 1992. 10. FELTER, R.A. & ASCH, S.M. – Febrile seizures: a protocol for emergency management. *Pediatr. Emerg. Care* **2**:93, 1986. 11. HAUSER, W.A. – Status epilepticus: epidemiologic considerations. *Neurol* **40** (Suppl.):9, 1990. 12. JELINEK, G.A. & GALVIN, G.M. – Midazolam and status epilepticus in children. *Crit. Care Med.* **22**:1340, 1994. 13. KAPLAN, P.W. – Nonconvulsive status epilepticus in the emergency room. *Epilepsia* **37**:643, 1996. 14. KUMAR, A. & BLECK, T.P. – Intravenous midazolam for the treatment of refractory status epilepticus. *Crit. Care Med.* **20**:483, 1992. 15. LORBER, J. & SUNDERLAND, R. – Lumbar puncture in children with convulsions associated with fever. *Lancet* **1**:785, 1980. 16. LOTHMAN, E. – The biochemical basis and pathophysiology of status epilepticus. *Neurology* **40** (Suppl.):13, 1990. 17. LOWENSTEIN, D.H.; BLECK, T. & MACDONALD, R.L. – It's timeto revise the definition of status epilepticus. *Epilepsia* **40**(1):120, 1999. 18. RIVERA, R.; SEGNINI, M. & BACTODANO, A. – Midazolam in the treatment of status epilepticus in children. *Crit. Care Med.* **21**:991, 1993. 19. ROBERTS, M.R., & ENG-BOURQUIN, J.E. – Status epilepticus in children. *Emerg. Med. Clin.* **13**:489, 1995. 20. SCOTT, R.C.; SURTEES, R.A.H. & NEVILLE, B.G.R. – Status epilepticus: pathophysiology, epidemiology and outcomes. *Arch. Dis. Child.* **79**:73, 1998. 21. SHEPHERD, S.M. – Management of status epilepticus. *Emerg. Med. Clin. North Am.* **12**: 941, 1994. 22. SIMON, R.P. – Physiologic consequences of status epilepticus. *Epilepsia* **26** (Suppl.): 558, 1985. 23. TASKER, R.C. – Emergency treatment of acute seizures and status epilepticus. *Arch. Dis. Child.* **79**:79, 1998. 24. TASKER, R.C. & DEAN, M. – Status epilepticus. In Rogers, M.C. *Textbook of Pediatric Intensive Care*. USA, Willams & Wilkins, 1996. 25. TERRA, C.M. & CASELLA, E.B. – Estado de mal epiléptico. In Cypel, S. & Diament, A. *Neurologia Infantil*. Rio de Janeiro, Atheneu, 1996. 26. THEODORE, W.H. – The secondarily generalized tonic-clonic seizure: a videotape analysis. *Neurology*, **44**:1403, 1994. 27. TREIMAN, D.; MEYERS, P. & WALTON, N. – A comparison of four treatments for generalized convulsive status epilepticus. Veterans Affairs Status Epilepticus Stdudy Group. *NEJM* **339**:792, 1998. 28. WALTON, N.Y. – Systemic effects of generalized convulsive status epilepticus. *Epilepsia* **34** (Suppl.):S54, 1993. 29. WASTERLAIN, C.G. et al. – Pathophysiological mechanisms of brain damage from status epilepticus. *Epilepsia* **34** (Suppl.):S37, 1993. 30. WEISE, K.L. & BLECK, T.P. – Status epilepticus in children and adults. *Crit. Care Clin.* **13**:629, 1997.

NELSON NAKAZATO
JAQUES SZTAJNBOK
SOLANGE SILVA ROCHA
MILENA DE PAULIS

Com o surgimento dos veículos automotores no final do século XIX, nascia a principal etiologia do politraumatismo. Esse fato, associado ao desenvolvimento urbano, social e econômico ocorrido no século XX, possibilitou a formação do chamado complexo epidemiológico do traumatismo, constituído de agente (principalmente veículos *automotores*), hospedeiro(s) – vítima(s) – e ambiente (as circunstâncias do traumatismo), igualando o estudo do traumatismo ao estudo das doenças.

O estudo do traumatismo pediátrico é relativamente recente. Ele surgiu e se desenvolveu com a crescente demanda desse tipo de paciente nos serviços de emergência.

Em alguns países industrializados, como os Estados Unidos da América, o traumatismo pediátrico é a principal causa de morte após o primeiro ano de vida, constituindo o maior problema de saúde pública naquele país. No Brasil, as chamadas causas externas de morte, termo designado pela OMS para as mortes por acidentes e violências, ocupam o quinto lugar como causa de óbito se considerarmos as crianças com idade inferior a 15 anos. Porém, se considerarmos as causas de óbito em todos os indivíduos com idade inferior a 19 anos, as causas externas ocupam o segundo lugar, só ficando atrás das afecções do período neonatal.

ABORDAGEM DO TRAUMATISMO PEDIÁTRICO

Atualmente, existem normatizações para o atendimento da criança politraumatizada amplamente difundidas, contidas nos programas do ATLS (Advanced Trauma Life Support), do PALS (Pediatric Advanced Life Support) e do APLS (Advanced Pediatric Life Support).

A criança politraumatismo deve ser encarada gravemente enferma; portanto, necessita ser abordada como tal, utilizando-se os princípios da ressuscitação pediátrica, porém, deve-se sempre levar em conta a etiologia da enfermidade: o traumatismo.

Medidas de ressuscitação inadequadas podem precipitar a morte em casos em que a princípio não seriam fatais. Os principais erros são a abertura e a manutenção das vias aéreas insuficientes, a inadequação da fluidoterapia e a falha no reconhecimento e tratamento das hemorragias internas.

O atendimento da criança vítima de traumatismo deve ser iniciado o mais rapidamente possível, preferencialmente no próprio local do acidente. A criança deve ser transportada para centro especializado se houver múltiplos traumatismos e/ou alto risco de morte, de acordo com as escalas de traumatismo mais utilizadas: nota menor ou igual a 8 na escala de traumatismo pediátrico (Tabela 4.8) ou nota menor ou igual a 11 na escala de traumatismo revisada (Tabela 4.9).

RESSUSCITAÇÃO DA CRIANÇA POLITRAUMATIZADA

Didaticamente, a ressuscitação é dividida em etapas: A (referente à desobstrução e à manutenção da perviedade das vias aéreas, com atenção à manutenção da coluna cervical em posição neutra), B (avaliação da ventilação e oxigenação), C (avaliação da circulação e controle das hemorragias), D (avaliação do estado neurológico) e E (exposição e controle da temperatura).

Tabela 4.8 – Escala de traumatismo pediátrico.

Características do paciente	Notas		
	+ 2	+ 1	– 1
Peso (kg)	> 20	10-20	< 10
Vias aéreas	Normais	Mantidas	Não mantidas
Pressão sangüínea sistólica (mmHg)	> 90	50-90	< 50
Sistema nervoso central	Acordado	Obnubilado	Coma
Ferida aberta	Nenhuma	Menor	Maior
Traumatismo no esqueleto	Nenhum	Fraturas fechadas	Fraturas abertas/ múltiplas

Tabela 4.9 – Escala de traumatismo modificada.

Escala de coma de Glasgow	Pressão sangüínea sistólica (mmHg)	Freqüência respiratória (movimentos/min)	Nota
13-15	> 89	10-29	4
9-12	76-89	> 29	3
6-8	50-75	6-9	2
4-5	1-49	1-5	1
3	0	0	0

Etapa A – vias aéreas e cuidados com a coluna cervical

A anatomia das vias aéreas da criança favorece a obstrução por vários materiais durante o traumatismo, como sangue, secreções, fragmentos dentários, que devem ser rapidamente retirados por métodos de sucção ou retirada direta com pinças adequadas.

Abrir e manter a via aérea pérvia não é tarefa fácil na ressuscitação do traumatismo, já que, até prova em contrário, a vítima de politraumatismo possui traumatismo cranioencefálico associado. Portanto, além de abrir e manter a via aérea pérvia, deve-se manter a coluna cervical em posição neutra, por meio de manobra que eleve a mandíbula pelos ângulos, para cima e para fora, sem flexionar ou estender a coluna cervical (Fig. 4.14). Assim que disponível, deve-

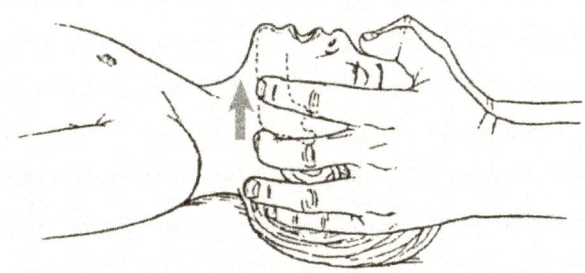

Figura 4.14 – Abertura e manutenção da via aérea com estabilização da coluna.

Finalmente, para a avaliação neurológica, usa-se a escala de Glasgow (ver Quadros 4.33 e 4.34), sabendo-se que ela não é apropriada para crianças com idade inferior a 2 anos.

DIAGNÓSTICO

Radiografia simples de crânio – é indicada por ser um exame de fácil realização, acessível à maioria dos centros médicos e detecta rapidamente fraturas da calota craniana, disjunções traumáticas de suturas, níveis líquidos em seios paranasais, corpos estranhos e pneumoencéfalo.

Tomografia – é o exame de eleição nos traumatismos, devendo ser realizada em todas as crianças que apresentam sinais de fratura à radiografia simples de crânio, crianças com sinais focais ou convulsões e, finalmente, naquelas com distúrbios de consciência. Em alguns casos, tomografias seriadas são úteis para avaliar o caráter evolutivo da lesão.

Ressonância magnética – fornece melhor precisão do que a tomografia, porém com custo mais elevado e menor penetração em serviços de menor porte.

PET/SPECT – fornecem informações acerca da perfusão cerebral na microcirculação.

Doppler transcraniano – a aferição da velocidade das células sangüíneas movendo-se através da vasculatura cerebral pode ser extrapolada para estimar o diâmetro da musculatura lisa durante espasmos.

TRATAMENTO

Considerações gerais

Ressuscitação – a abordagem inicial engloba o ABC da vítima inconsciente. Inicialmente, deve-se manter a patencidade da via aérea. O paciente com TCE é particularmente suscetível a vômitos e aspirações, dada a inabilidade de proteger a via aérea por meio de reflexos usuais. Desconsiderando-se alterações orofaciais e cervicais, o paciente com TCE deverá ser submetido à intubação orotraqueal quando a depressão do nível de consciência for suficiente para perder a capacidade de proteção das vias aéreas. Geralmente, um nível de consciência que já não mais permite tal proteção é acompanhado de lesões fisiopatológicas com aumento da pressão arterial intracerebral (PIC) e subseqüente necessidade de hiperventilação, embora esta não seja uma indicação formal de intubação orotraqueal (IOT). A maioria dos autores utiliza a escala de coma de Glasgow (GCS) como parâmetro, estando indicada IOT sempre que GCS menor ou igual a 8.

Manutenção da pressão de perfusão cerebral – ultimamente, muita atenção tem sido dispensada à PPC. Ela depende basicamente da pressão arterial média (PAM) e da PIC. Desde que a PAM aumente progressivamente, podemos tolerar aumentos da PIC até seu limite superior (15mmHg).

$$PPC = PAM - PIC$$

Dessa forma, o manejo da PIC é muito importante, pois disso dependerá a pressão de perfusão cerebral (PPC). As terapias utilizadas para o controle (e geralmente na redução) da PIC devem ser avaliadas com cautela, de acordo com seu efeito na PPC.

O controle da PIC estará indicado em pacientes com GCS menor ou igual a 7 ou naqueles em que pode ocorrer aumento progressivo da PIC ao longo do tempo. Para melhor controle da PPC devemos ter monitorização da PIC e da PAM simultaneamente.

As medidas de controle da PIC incluem: 1. hiperventilação; 2. diurese osmótica, 3. fluidos; e 4. manutenção da pressão arterial.

A hiperventilação permanece controversa no controle da PIC. O mecanismo fisiopatológico dessa conduta se baseia no fato de que a diminuição da concentração de íons hidrogênio no liquor leva a uma vasoconstrição cerebral. Porém, o impacto negativo dessa vasoconstrição na perfusão cerebral e no potencial *desbalanço iônico* e químico local faz da hiperventilação uma terapia de última escolha. Se o paciente é capaz de manter uma PPC ao redor de 70mmHg ou maior sem hiperventilação, ela estará contra-indicada.

Os parâmetros monitorizados durante a hiperventilação incluem a PIC e a PCO_2. Se essa monitorização não for possível, deve-se evitar hiperventilar às cegas. Um nível relativamente seguro é manter a PCO_2 em torno de 30mmHg.

A terapêutica com diuréticos também deve ser utilizada com cautela. A monitorização de sinais vitais, como pressão arterial, débito urinário e freqüência cardíaca, é fundamental durante seu uso. Lembrar que uma PPC baixa decorrente de aumento de PIC, acompanhada de hipotensão, necessita de reposição de fluidos e não de diuréticos, que estão reservados para pacientes euvolêmicos ou hipervolêmicos.

A reposição de líquidos está na primeira linha da abordagem do TCE, no intuito de manter o volume intravascular e a pressão arterial. Pode incluir reposição de cristalóide, colóide ou sangue. Lembrar que a glicose, embora essencial substrato para o metabolismo cerebral normal, em situações de metabolismo anaeróbio será convertida a lactato, levando à acidose que é neurotóxica, não devendo ser utilizada nas reposições iniciais.

A manutenção da pressão arterial será crucial para manter uma PPC adequada. Uso de agentes vasoativos pode-se fazer necessário em casos de hipovolemia ou choque.

Proteção do tecido cerebral – a diminuição da taxa de reações metabólicas cerebral reduz a necessidade de oxigênio celular, e com isso protege a célula diante da hipóxia. Terapias voltadas para a diminuição desse metabolismo incluem a indução farmacológica do coma e terapia anticonvulsivante, evitando metabolismo excessivo relacionado a convulsões. Existem estudos com agentes que agem diretamente nos metabólitos responsáveis pelas lesões cerebrais, como antioxidantes, bloqueadores de glutamato, inibidores da lipoxigenase etc.

Abordagem terapêutica

A abordagem de um quadro grave dependerá da avaliação da tomografia computadorizada ou da monitorização da PIC. No paciente com escala de Glasgow menor ou igual a 8, é indicada a monitorização da PIC, independentemente da imagem tomográfica, já que 13% dos pacientes cursam com aumento da PIC, a despeito de imagem tomográfica normal.

Perfusão – nos pacientes com monitorização da PIC, o tratamento para a manutenção da PPC não difere se à tomografia computadorizada se evidencia um efeito de massa ou um "brain swelling". A manutenção da PPC em 10-20mmHg abaixo do valor recomendado (70mmHg) fornece ao clínico uma margem para a manipulação se a PIC aumentar. Já em pacientes que não estejam com monitor de pressão intracraniana e à tomografia computadorizada evidencia-se edema cerebral difuso ou "efeito de massa" com desvio de linha média, a hiperventilação pode ser indicada, enquanto em pacientes com "brain swelling" e estabilidade hemodinâmica a terapêutica com diuréticos (manitol, 1g/kg; furosemida, 1mg/kg) é mais indicada. Nesses casos, a diurese é estimulada até que os pacientes se tornem taquicárdicos, hipotensos ou hipernatrêmicos.

TRAUMATISMO DE TÓRAX

A maioria dos traumatismos torácicos na criança é decorrente de traumatismo fechado. Os ferimentos torácicos penetrantes são raros, aumentando de incidência durante a adolescência. A parede torácica da criança é bastante complacente, permitindo a transferência de energia para os órgãos e partes moles intratorácicos, sem que existam, freqüentemente, evidências de lesão na parede torácica.

Entretanto, a presença de fraturas de costelas em crianças menores implica transferência maciça de energia, com graves lesões orgânicas e prognóstico reservado. A mobilidade das estruturas mediastinais torna a criança mais suscetível ao pneumotórax hipertensivo e aos afundamentos torácicos. Crianças são mais sujeitas a lesões de brônquios e a roturas diafragmáticas por traumatismo fechado e esmagamento do que o adulto, e menos freqüentemente a lesões de grandes vasos. Embora lesões graves sejam incomuns no traumatismo torácico pediátrico, algumas lesões intratorácicas podem constituir em risco iminente de vida, devendo ser imediatamente tratadas, estabelecendo ventilação efetiva, oxigenação e perfusão. Tais situações serão descritas em seguida.

Pneumotórax hipertensivo

É decorrente de escape de ar, tanto do pulmão como da parede torácica, para o espaço pleural por um sistema de válvula unidirecional, fazendo com que o ar entre para a cavidade torácica sem a possibilidade de sair, colapsando completamente o pulmão do lado afetado. O mediastino e a traquéia são deslocados para o lado oposto, diminuindo o retorno venoso e comprimindo o pulmão oposto. Pode ser causado por barotrauma e ferimento penetrante de tórax. O diagnóstico é clínico, caracterizado por dispnéia, taquicardia, hipotensão, desvio da traquéia, ausência de murmúrio vesicular unilateral, diminuição da expansibilidade torácica, timpanismo à percussão do hemitórax ipsilateral à lesão, distensão das veias do pescoço e cianose tardia. O tratamento exige a descompressão imediata, com rápida inserção de uma agulha no segundo espaço intercostal na linha hemiclavicular do hemitórax ipsilateral, devendo ser precedida do exame radiológico se sinais de insuficiência respiratória ou choque estiverem presentes. Posterior drenagem de tórax no quinto espaço intercostal, anterior à linha axilar média, deve ser realizada.

Pneumotórax aberto (ferida torácica aspirativa)

Resulta de ferida torácica penetrante que permite um livre fluxo bidirecional de ar entre o hemitórax afetado e a atmosfera circundante. A ventilação efetiva é prejudicada por ocorrer equilíbrio entre as pressões intra e extratorácicas, resultando em hipóxia. O tratamento consiste no tamponamento imediato da lesão por meio de curativo oclusivo quadrangular feito com gazes esterilizadas, fixadas com fita adesiva em três de seus lados, produzindo efeito válvula; e posterior drenagem de tórax longe do ferimento. Geralmente, o ferimento necessita ser fechado definitivamente por procedimento cirúrgico.

Hemotórax maciço

É devido a rápido acúmulo de sangue na cavidade torácica. Mais comumente causado por ferimentos penetrantes que diláceram os vasos sistêmicos ou hilares. Pode também ser resultado de traumatismo contuso. A perda sangüínea é complicada pela hipóxia. As veias do pescoço podem ser colapsadas devido à grave hipovolemia ou estar distendidas devido aos efeitos mecânicos do hemotórax. Choque associado à ausência do murmúrio vesicular e/ou macicez à percussão do hemitórax ipsilateral à lesão estão presentes. O tratamento consiste na reposição volêmica e drenagem de tórax anteriormente à linha axilar média. Os ferimentos torácicos penetrantes anteriores e mediais à linha dos mamilos ou posteriores e mediais às escápulas alertam para eventual necessidade de toracotomia pela possível lesão de grandes vasos, das estruturas hilares e do coração e pelo risco potencial de tamponamento cardíaco.

Tórax instável

Ocorre quando um segmento da parede torácica não tem mais continuidade óssea com o resto da caixa torácica. Geralmente resulta de traumatismo que provoca múltiplas fraturas de costelas, resultando em grave prejuízo dos movimentos normais da parede torácica. Se a lesão pulmonar ipsilateral for grande, poderá ocorrer hipóxia grave. As maiores repercussões do tórax instável provêm da lesão pulmonar subjacente. O paciente apresenta-se com dor, respiração dificultosa, movimento paradoxal dessa parede, com a crepitação de fraturas de costelas ou de cartilagem à palpação. A radiografia de tórax revela fraturas múltiplas de costelas; gasometria arterial: hipóxia. A terapia consiste em ventilação com pressão positiva, administração criteriosa de volume e analgesia.

Tamponamento cardíaco

Resulta mais comumente de ferimentos penetrantes. O traumatismo contuso também pode causar derrame pericárdico de sangue proveniente do coração, dos grandes vasos ou dos vasos pericárdicos. A clássica tríade de Beck consiste em elevação da pressão venosa, diminuição da pressão arterial e abafamento das bulhas. A distensão das veias do pescoço, causada pela elevação da pressão venosa central, pode estar ausente devido à hipovolemia. O pulso paradoxal, diminuição da pressão sistólica de mais de 10mmHg durante a inspiração, também pode estar ausente. O sinal de Kussmaul consiste em aumento da pressão venosa na inspiração durante a respiração espontânea. Ao ECG: dissociação eletromecânica. O tratamento consiste em pericardiocentese e posterior toracotomia.

Dentre as lesões torácicas potencialmente letais, podemos destacar:

Lesões da árvore traqueobrônquica – traumatismo direto sobre a traquéia, incluindo a laringe, pode ser tanto contuso como penetrante. Os ferimentos contusos podem ter manifestações frustas e a história é de máxima importância. O traumatismo penetrante exige tratamento cirúrgico imediato, sendo freqüentemente associado a lesões do esôfago, artéria carótida e veia jugular. A constatação de esforço respiratório exagerado pode ser o único sinal. A endoscopia e a tomografia computadorizada auxiliam o diagnóstico. A lesão de um brônquio principal é uma lesão incomum, sendo a maioria resultante de traumatismo contuso. Hemoptise, enfisema subcutâneo ou pneumotórax hipertensivo podem estar presentes. Broncoscopia confirma o diagnóstico. O tratamento pode consistir apenas na manutenção da permeabilidade da via aérea, e alguns casos necessitam de intervenção cirúrgica direta por toracotomia.

Contusão pulmonar com ou sem tórax instável – a insuficiência respiratória pode ser sutil e desenvolver-se depois de algum tempo. Os pacientes com hipóxia significativa devem ser intubados e ventilados já na primeira hora após a lesão. Alguns pacientes em condições estáveis podem ser tratados sem intubação endotraqueal ou ventilação mecânica.

Contusão miocárdica – é causada por traumatismo torácico fechado. São pacientes de risco para desenvolver arritmias súbitas. O diagnóstico é estabelecido pela história do traumatismo, ecocardiografia bidimensional, anormalidades do ECG: extra-sístoles ventriculares múltiplas, taquicardia sinusal, fibrilação atrial, bloqueio de ramo, alterações do segmento ST.

Rotura traumática da aorta – é causa comum de morte súbita após traumatismo por desaceleração, colisões de automóveis ou quedas de grande altura, geralmente fatal no local do acidente. Os pacientes com roturas potencialmente tratáveis costumam tê-las perto do ligamento arterial da aorta, cuja manutenção da camada adventícia previne a morte imediata. Sinais e sintomas específicos de rotura de aorta estão freqüentemente ausentes. Alto índice de suspeita da lesão: história de traumatismo por desaceleração; achados radiológicos característicos: alargamento do mediastino, fraturas da primeira e segunda costelas, obliteração do cajado aórtico, desvio da traquéia para a direita, presença de derrame extrapleural apical, elevação e desvio para a direita do brônquio principal direito, depressão do brônquio principal esquerdo, obliteração do espaço entre a artéria pulmonar e a aorta, desvio para a direita do esôfago; arteriografia. O tratamento é a sutura primária da aorta com ressecção da área lesada e enxertia.

Rotura traumática do diafragma – é mais comumente diagnosticada do lado esquerdo, no qual o aparecimento de alças intestinais, do estômago ou de sonda nasogástrica facilita sua identificação. Se o diagnóstico não estiver claro, deve-se realizar um estudo contrastado do trato gastrintestinal. A saída de líquido usado na lavagem peritoneal, pelo dreno de tórax, também confirma o diagnóstico. Uma hérnia do lado direito fica praticamente obliterada pelo fígado, dificultando o diagnóstico. O aparecimento da elevação do hemidiafragma direito à radiografia de tórax pode ser o único achado. O traumatismo contuso produz roturas radiais grandes que levam à herniação. O traumatismo penetrante produz perfurações pequenas que levam algum tempo, às vezes anos, para resultar em hérnias diafragmáticas. O tratamento é a sutura primária.

Traumatismo esofágico – é mais comumente penetrante. O traumatismo contuso é muito raro, sendo causado pela expulsão forçada do conteúdo gástrico para o esôfago decorrente de um golpe no abdome superior, produzindo lacerações lineares do esôfago inferior, permitindo escape para o mediastino. A mediastinite resultante e a rotura pleural imediata ou tardia causam empiema. Diagnóstico: pneumotórax ou hemotórax à esquerda sem fraturas de costela; história de golpe em região esternal inferior ou no epigástrio; presença de dor ou quadro de choque fora de proporção com a lesão aparente; drenagem de material suspeito no dreno de tórax quando o sangue começa a clarear. O tratamento consiste em ampla drenagem do espaço pleural e do mediastino com sutura primária da lesão por toracotomia. Se a sutura for insatisfatória ou impossível, indica-se a esofagostomia cervical e a gastrostomia.

TRAUMATISMO ABDOMINAL

O traumatismo abdominal corresponde à segunda causa mais freqüente de morte na população pediátrica, representando 25% de todos os casos.

Nos EUA, a estatística revela que a população que compreende a idade de 1 a 14 anos é a mais representativa como vítima de acidentes atendidos nos serviços de emergência. A principal causa de traumatismo pediátrico compreende os atropelamentos (60%), os acidentes automobilísticos (30%), os seguidos por acidentes com bicicletas, os esportes, os assaltos e o abuso sexual.

O traumatismo abdominal é decorrente de traumatismo aberto ou fechado. Pode causar lesão isolada ou estar associado a lesões multissistêmicas como TCE, traumatismo torácico (fratura de arcos costais, pneumotórax, contusão pulmonar), fratura pélvica, de vértebras e extremidades.

A avaliação da criança traumatizada requer, do examinador, sensibilidade, conhecimento e experiência no manejo dos aspectos anatômicos, fisiológicos e psicológicos. Geralmente após situação ameaçadora, a criança sente-se desprotegida, sendo difícil interagir com pessoas estranhas ao seu convívio. A colaboração da criança para a obtenção de dados da história e para a realização do exame físico fica prejudicada pelo pânico e pela dor. O examinador deve ser capaz de conquistar a confiança da criança e assim realizar um exame físico o mais completo e minucioso possível.

ANATOMIA TOPOGRÁFICA DO ABDOME

O abdome está situado entre o tórax e a pelve, apresentando um limite superior e um inferior. O limite superior externo estende-se desde a base do apêndice xifóide até a apófise transversa da 12ª vértebra dorsal. O limite superior interno compreende a abóbada diafragmática; é coberto pelo gradeado costal e contém fígado, baço, estômago e colo transverso. O limite inferior externo compreende a crista ilíaca e a prega inguinal, e o inferior interno, a pelve.

A pelve representa o segmento inferior do tronco, estando constituída por um cinturão ósseo revestido interna e *externamente por* partes moles, aberto para o abdome e fechado inferiormente pelo diafragma pélvico. O anel ósseo pélvico está constituído pelos ossos coxais e pelo sacrocóccix situado entre os ossos coxais.

O abdome e a pelve formam uma só cavidade, denominada cavidade abdominopélvica.

O *peritônio* recobre internamente as paredes da cavidade abdominopélvica e a superfície externa dos órgãos nela contidos. Apresenta um folheto parietal e um visceral, cuja continuidade não é interrompida. O peritônio parietal cobre a face interna da parede abdominopélvica, estando pouco aderido à parede abdominal. O peritônio visceral cobre as vísceras contidas na cavidade abdominopélvica, no entanto, alguns órgãos como bexiga, útero, vesículas seminais, reto, duodeno, pâncreas, cólon ascendente e cólon descendente apresentam uma simples lâmina de revestimento que se estende por uma das faces viscerais, sem se colocar em contato com a outra. Isso se dá pelas modificações topográficas viscerais que ocorrem durante a evolução embriológica, provocando alterações no seu envoltório.

Região retroperitoneal – a cavidade abdominopélvica pode ser dividida em duas grandes regiões: a das vísceras e estruturas anexas revestidas por peritônio e a retroperitoneal. A região retroperitoneal do abdome apresenta os seguintes limites:

Cranial – um plano horizontal que passa pela 12ª vértebra torácica.
Caudal – um plano que passa pela base do sacro.
Lateral – borda lateral do músculo quadrado lombar de ambos os lados.
Anterior – peritônio parietal posterior.
Posterior – coluna vertebral lombar e músculos lombares.

A região retroperitoneal abdominal divide-se em três espaços: o mediano e os laterais, direito e esquerdo. O espaço mediano encontra-se ventralmente à coluna vertebral lombar. Contém a aorta e seus ramos, a veia cava inferior e suas tributárias, as cadeias linfáticas lombares direita e esquerda, os plexos nervosos, os nervos esplâncnicos maior e menor e os troncos simpáticos. Os espaços laterais subdividem-se em duas fossas: a lombar e a ilíaca. Nas fossas lombares alojam-se os rins e as glândulas supra-renais e o sistema excretor renal. Os ureteres estendem-se desde as fossas lombares até a região retroperitoneal pélvica.

Nas fossas ilíacas, encontram-se os músculos psoas maior, psoas menor e o ilíaco, bem como a artéria ilíaca externa e as últimas artérias lombares, veias homônimas das artérias, linfáticos, nervos do plexo lombar.

Na região retroperitoneal pélvica encontram-se bexiga, reto, próstata, vesículas seminais e deferentes no homem, e útero e vagina na mulher, artéria hipogástrica e seus ramos, veias homônimas das artérias, linfáticos, nervos da cadeia sacral do simpático, nervos do plexo sacral e nervos do plexo sacrococcígeo.

A anatomia dos órgãos da criança não difere muito do que já foi descrito; no entanto, o abdome da criança apresenta uma parede abdominal mais delgada devido à escassez de tecido adiposo e conjuntivo e o tecido muscular é menos desenvolvido do que no adulto, o que torna os órgãos abdominais mais vulneráveis ao traumatismo. Pelo fato de a criança apresentar massa corpórea pequena, os órgãos estão muito próximos uns dos outros e, dependendo da força transmitida pelo impacto, poderá ocorrer lesão de um ou mais órgãos.

O acesso às estruturas retroperitoneais na avaliação da criança traumatizada, como no adulto, é muito difícil, devido às características descritas anteriormente, ficando sua avaliação prejudicada. A propedêutica clínica convencional nem sempre permite conclusões seguras quanto ao acometimento dos órgãos situados no retroperitônio.

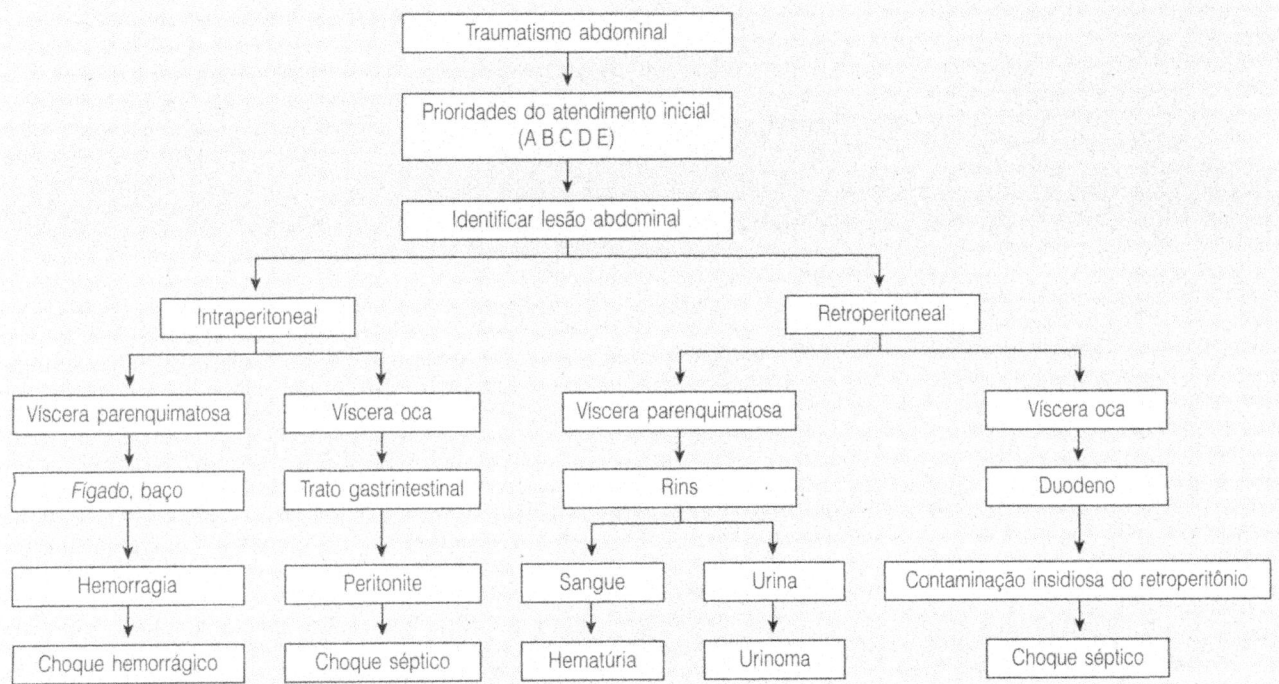

Figura 4.15 – Algorítmo do traumatismo abdominal.

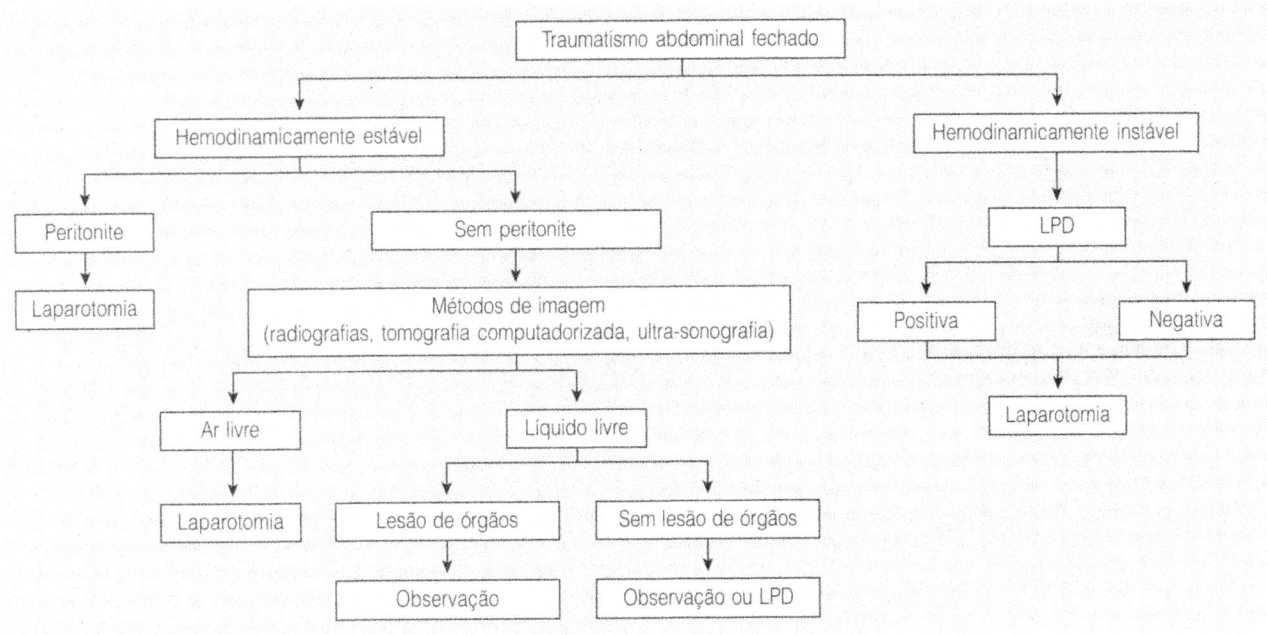

Figura 4.16 – Algorítmo do traumatismo abdominal fechado. LPD = lavagem peritoneal diagnóstica.

MECANISMO DE TRAUMATISMO

O traumatismo envolve a troca de energia entre dois corpos e, dependendo da quantidade e do sentido da energia permutada, tem-se a lesão corpórea.

Tomando-se por base as leis da Física, podemos ter:

- traumatismos por desaceleração horizontal: colisão de automóvel;
- traumatismos por desaceleração vertical: queda de andaime, queda da laje;
- traumatismos causados por aceleração: indivíduo atingido por projétil de arma de fogo.

Os traumatismos causados por desaceleração seguem as leis de Newton:

- Princípio da inércia – um corpo em repouso permanecerá em repouso e um corpo em movimento permanecerá em movimento, desde que sobre eles não atuem forças externas.
- Segunda lei de Newton – para alterar a velocidade de um corpo, é necessária a atuação de uma força sobre ele durante um período de tempo, e a variação da velocidade é diretamente proporcional ao produto da intensidade da força aplicada pelo tempo decorrido durante a aplicação da força.

- Terceira lei de Newton – a toda ação se opõe uma reação igual e contrária. As células do corpo humano quando recebem uma quantidade de movimento afastam-se do ponto de impacto e formam uma cavidade virtual instantânea. A esse processo se dá o nome de cavitação. Se após o impacto as células retornam à posição original por não ter ultrapassado os limites de elasticidade, forma-se uma cavitação temporária. Se, com o impacto, o limite de elasticidade é ultrapassado, tem-se perda da coesão tecidual com aparecimento de lesão e cavitação definitiva.

A lesão por desaceleração horizontal ocorre quando as partes fixas de certos órgãos interrompem seu movimento para a frente no momento do impacto. As partes móveis continuam seu deslocamento, o que provocará lesões por cisalhamento nos pontos de junção entre a parte móvel e a fixa. Como exemplos, têm-se as lesões nas junções do parênquima hepático com os ligamentos redondo e falciforme, entre os pedículos renais e os rins. A lesão do intestino é menos infreqüente devido à mobilidade das alças delgadas, escapando do impacto direto. Quando comprimidas pela parede anterior do abdome contra a coluna vertebral, podem apresentar rotura em segmentos localizados. A rotura do diafragma com migração de vísceras abdominais para o interior do tórax ocorre pela compressão do abdome. A hemorragia intraperitoneal pode ser decorrente da rotura parenquimatosa de fígado e baço após sofrerem impacto direto. As fraturas pélvicas ocorrem por traumatismo direto ou por transmissão do impacto a partir do fêmur.

No traumatismo por desaceleração vertical, o tempo durante o qual ocorre a desaceleração é importante na determinação do padrão de lesão. O impacto contra superfícies deformáveis tem duração longa e permite maior transferência de energia cinética, enquanto o impacto sobre superfícies não deformáveis tem duração curta, resultando em máxima absorção de energia cinética pelo corpo.

Os traumatismos causados por aceleração ocorrem quando o agente traumático transmite energia cinética ao traumatizado. Assim, quando ocorre o impacto do traumatismo, as células deslocam-se em relação ao restante do corpo com uma velocidade que influi na distribuição de forças no corpo. Se o impacto for causado por projétil, cria-se uma onda de choque com elevada taxa de energia de deformação.

TRAUMATISMO ABDOMINAL *VERSUS* MECANISMO DE TRAUMATISMO

As lesões abdominais podem ser divididas em traumatismos aberto e fechado.

No traumatismo aberto ou ferimento, a cavidade pode ser temporária, devido às ondas de choque, e permanente, pela destruição do tecido. Ocorre solução de continuidade na parede abdominal. É causado por projétil de arma de fogo, por armas brancas ou por outros instrumentos perfurocortantes.

No traumatismo fechado ou contusão, cria-se uma cavidade temporária e não ocorre solução de continuidade da parede abdominal. As lesões ocorrem por transmissão de energia cinética decorrente da velocidade do impacto. Quando a onda de força se concentra em pequena área, tem-se a lesão localizada, e quando as ondas de força se refletem nas bordas dos órgãos, têm-se lesões maiores e múltiplas.

AVALIAÇÃO

A avaliação inicial da criança com traumatismo abdominal visa à anamnese com informações *sobre seu mecanismo*, hora do evento e dados do atendimento pré-hospitalar: pressão arterial, pulso, freqüência cardíaca, nível de consciência no local e condições de atendimento inicial.

É importante o aprimoramento do atendimento inicial para melhorar a sobrevida da criança por meio de uma avaliação rigorosa e correção das lesões que causam ameaça iminente de morte. Deve-se seguir uma seqüência lógica para o atendimento, substituindo-se o exame físico convencional por uma seqüência *clássica de prioridades* que visa reduzir a morbimortalidade da criança traumatizada. Para tanto, utiliza-se a normatização do ATLS (Advanced Trauma Life Support) que consta do **ABCDE** (ver adiante), com reanimação concomitante, reavaliações constantes (de preferência pelo mesmo examinador) e rigorosa avaliação complementar dos diversos segmentos corpóreos, iniciando-se pelo segmento cefálico, tórax, abdome, pelve, períneo, sistema musculoesquelético e sistema nervoso central.

Mesmo na criança com traumatismo abdominal, antes da avaliação específica da lesão, deve-se atentar primeiramente para:

A: Permeabilização das vias áereas e imobilização de coluna cervical se necessário.

B: Respiração. Cabe aí decidir o suporte ventilatório da criança, seja ele somente com nebulização, seja com cateter de O_2, até a instalação de uma via aérea permanente com ventilação mecânica.

C: Circulação. Diagnosticar o mais prontamente possível a presença de choque hemorrágico por meio da vasoconstrição periférica, extremidades frias e taquicardia. A alteração da pressão arterial só será significativa quando houver 45% de perda sangüínea, podendo-se, portanto, ter uma pressão arterial normal no início do choque hemorrágico. A avaliação das condições hemodinâmicas devem ser feitas por meio da pressão arterial, do pulso e do débito urinário. Dependendo da necessidade de uma avaliação mais rigorosa da diurese, realiza-se a cateterização vesical após terem sido afastados os sinais que contra-indicam a sondagem vesical (sangramento uretral, hematoma perineal).

D: Dano neurológico. Avaliação da abertura ocular, respostas verbal e motora pela utilização da escala de coma de Glasgow. Realizar exame neurológico de emergência pela avaliação das pupilas com estímulo luminoso.

E: Exame do paciente como um todo, da cabeça aos pés.

Como citado inicialmente, a avaliação da criança com traumatismo abdominal deve seguir a seqüência de prioridades realizada para qualquer paciente politraumatizado. No entanto, com finalidade expositiva, será descrita neste capítulo somente a avaliação abdominal.

Na criança com choro intenso, pode-se observar distensão gástrica pela deglutição de ar, podendo ocasionar vômitos e conseqüente aspiração do conteúdo gástrico. Para que isso seja evitado, pode ser necessária a passagem de sonda nasogástrica nos lactentes e crianças maiores e sonda orogástrica nos recém-nascidos. A sondagem gástrica permite, também, a detecção de sangramento ativo do trato gastrintestinal alto, quando presente no traumatismo.

O exame abdominal inicia-se com a inspeção, a palpação, a percussão e a ausculta. Na inspeção, deve-se observar presença de deformidades, abaulamentos, hérnias traumáticas, alteração da mobilidade abdominal com a respiração, escoriações, hematomas. Na palpação da criança consciente é prudente iniciar palpação suave, conversando-se calmamente com ela, e, assim, observar presença de contratura muscular sugestiva de lesão visceral, massas abdominais, descompressão brusca. Deve-se evitar, no início, realizar palpação profunda, em virtude da dor e da possibilidade de rigidez voluntária abdominal, dificultando a avaliação clínica. Nos casos em que a criança está inconsciente, a avaliação abdominal é facilmente realizada, porém, a obtenção de dados para caracterizar um abdome cirúrgico não ocorre, o que torna difícil o manejo dessas crianças.

Na percussão, deve-se atentar para a presença de macicez, o que sugere presença de líquido livre na cavidade abdominal. Na ausculta, a presença de RHA diminuídos ou ausentes indica lesão intra-abdominal. Esses achados, no entanto, jamais farão por si só o diagnóstico de certeza de lesão parenquimatosa ou de lesão de víscera oca.

No traumatismo abdominal fechado, deve-se estabelecer se houve lesão de víscera parenquimatosa ou lesão de víscera oca. Nas lesões de vísceras parenquimatosas, observa-se a instalação rápida de hipovolemia aguda com exame físico abdominal pobre. Os órgãos mais lesados são o fígado e o baço, sendo responsáveis por 3% das mortes na população pediátrica. A lesão renal está associada à lesão de costelas, coluna lombar e pelve e, ao exame físico, caracteriza-se por dor à palpação de flanco e hematúria.

Nas lesões de vísceras ocas, tem-se a expressão clínica de irritação peritoneal devido ao extravasamento de conteúdo entérico com suas substâncias enzimáticas e bactérias na cavidade abdominal. Geralmente a instalação dos sintomas é lenta e insidiosa, sendo agravada quando a lesão for retroperitoneal. A lesão intestinal é infreqüente na população pediátrica, porém, quando ocorre, o jejuno é a víscera oca que mais sofre perfuração após traumatismo abdominal fechado e geralmente ocorre como lesão isolada.

O *traumatismo que compreende a pelve com fratura pélvica pode estar associado a lesão de uretra posterior nos meninos e, menos comumente, lesão uretral e vaginal nas meninas. As crianças com fratura múltipla de pelve apresentam, em 80% dos casos, lesão abdominal ou geniturinária concomitante, sendo que a lesão abdominal está presente em 60% dos casos quando ocorre fratura pélvica múltipla. Ao contrário dos adultos, a mortalidade da criança com fratura pélvica se dá por TCE concomitante e não por instabilidade hemodinâmica decorrente da fratura; isso se deve porque o periosteo da criança é mais aderido ao osso e os vasos sofrem maior constrição, limitando a hemorragia.*

No traumatismo abdominal aberto, o objetivo de estabelecer se houve ou não penetração na cavidade abdominal é importante para direcionar uma conduta cirúrgica ou conservadora, respectivamente.

Quando o exame físico não é suficiente para esclarecer a presença da lesão abdominal, lança-se mão de métodos complementares diagnósticos, cujos mais utilizados são:

Radiografia de tórax – para avaliar lesão associada com hérnia traumática do diafragma e detectar pneumoperitônio que estará presente nas lesões de vísceras ocas como estômago, intestino grosso e menos comumente intestino delgado; detectar fraturas de arcos costais, vértebras, pneumotórax, contusão pulmonar etc.

Radiografia simples de abdome – o apagamento do músculo psoas pode indicar presença de hemorragia retroperitoneal ou traumatismo renal. Seu realce pode estar associado a enfisema retroperitoneal, pelo escape de ar do duodeno e do cólon. A presença de líquido livre na cavidade peritoneal pode ser representada como um velamento que prejudica a visualização do músculo psoas e da coluna vertebral, da pelve e da margem hepática.

Radiografia contrastada de abdome – realizado para aprimorar o exame radiológico simples esclarecendo dúvidas para o diagnóstico exato. A uretrocistografia miccional permite avaliar se houve ou não lesão de trato urinário inferior, e a urografia excretora permite avaliar o grau de lesão renal. A cistografia demonstra se há ou não extravasamento de contraste para o interior da cavidade abdominal, denotando lesão vesical se o extravasamento for positivo.

Ultra-sonografia abdominal – é um método não-invasivo, eficaz na detecção de líquido livre na cavidade e não interfere na ressuscitação do paciente. Seu inconveniente é a baixa sensibilidade e especificidade para lesão diafragmática e intestinal. É o exame inicial mais comum para avaliar o traumatismo abdominal fechado na criança hemodinamicamente estável.

Tomografia de abdome – é um exame comum de estudo para avaliar o traumatismo abdominal fechado na criança hemodinamicamente estável; tem especificidade maior que a lavagem peritoneal diagnóstica, porém baixa sensibilidade para certos tipos de lesão intestinal. Os achados tomográficos que sugerem lesão intestinal e mesentérica são: espessamento da parede intestinal, fluido peritoneal sem lesão de víscera sólida e sangramento mesentérico.

Lavagem peritoneal diagnóstica – é utilizada na rotina do traumatismo em crianças. Apresenta 98% de sensibilidade na detecção de sangramento intraperitoneal, porém não detecta hematomas retroperitoneais. Utilizada na criança hemodinamicamente instável, com TCE grave, sendo realizada preferencialmente em centro cirúrgico.

TRATAMENTO

O tratamento do traumatismo abdominal na sua grande maioria ainda é cirúrgico, sendo a conduta conservadora adotada em casos seletivos, sempre supervisionada pelo cirurgião.

O tratamento cirúrgico faz-se por meio da laparotomia exploradora, a qual é indicada quando há instabilidade hemodinâmica e suspeita de lesões de vísceras abdominais. Embora as lesões intestinal e mesentérica ocorram menos freqüentemente, sua abordagem será sempre cirúrgica.

O tratamento conservador pode ser realizado em crianças com sinais vitais estáveis com lesão de vísceras sólidas como fígado, baço e rins. O seguimento faz-se por monitorização clínica em UTI, com reavaliações freqüentes dos sinais vitais e hematócrito seriado nas primeiras 72 horas e após faz-se o seguimento radiológico por tomografia abdominal, até a recuperação do órgão lesado.

BIBLIOGRAFIA

1. ALBANESE, C.T. et al. – Is computed tomography a useful adjunct to the clinical examination from blunt abdominal trauma in children? *J. Trauma* **40**:3, 1996. 2. ATLS (Advanced Trauma Life Support): American College of Surgeons, 1993. 3. BENSARD, D.D. et al. – Small bowel injury in children after blunt abdominal trauma: is diagnostic delay important? *The Journal of Trauma* **41**:3, 1996. 4. BOND, J.; GOTSCHALL, C.S. & EICHEBERGER, M.R. – Predictors of abdominal injury im children with pelvic fracture. *J. Trauma* **31**:8, 1991. 5. FIGUEIREDO, A.M. – Hematoma Retroperitonial causado por Trauma Abdominal Fechado. Estudo de 46 casos. Dissertação de Mestrado, 1983. 6. GRAHAM, S.J. & WONG, A.L. – A review of computed tomography in the diagnosis of intestinal an mesenteric injury in pediatric blunt abdominal trauma. *J. Pediatr. Surg.* **31**:6, 1996. 7. SUNG, C.K. & KIM, K.H. – Missed injuries in abdominal trauma. *J. Trauma* **41**:2, 1996. 8. THOMAS, L.A.R. & ANDERSON, I. – Pediatric trauma: secondary survey. *BMJ*, **301**: setember, 1990. 9. ULMAN, I. et al. – Gastrointestinal perforations in children: a continuing challenge to nonoperative treatment of blunt abdominal traumatismo. *J. Trauma* **41**:1, 1996. 10. YOO, S.Y. et al. – Pitfalls of nonoperative management of blunt abdominal traumatismo in children in Korea. *J. Pediatr. Surg.* **31**:2, 1996.

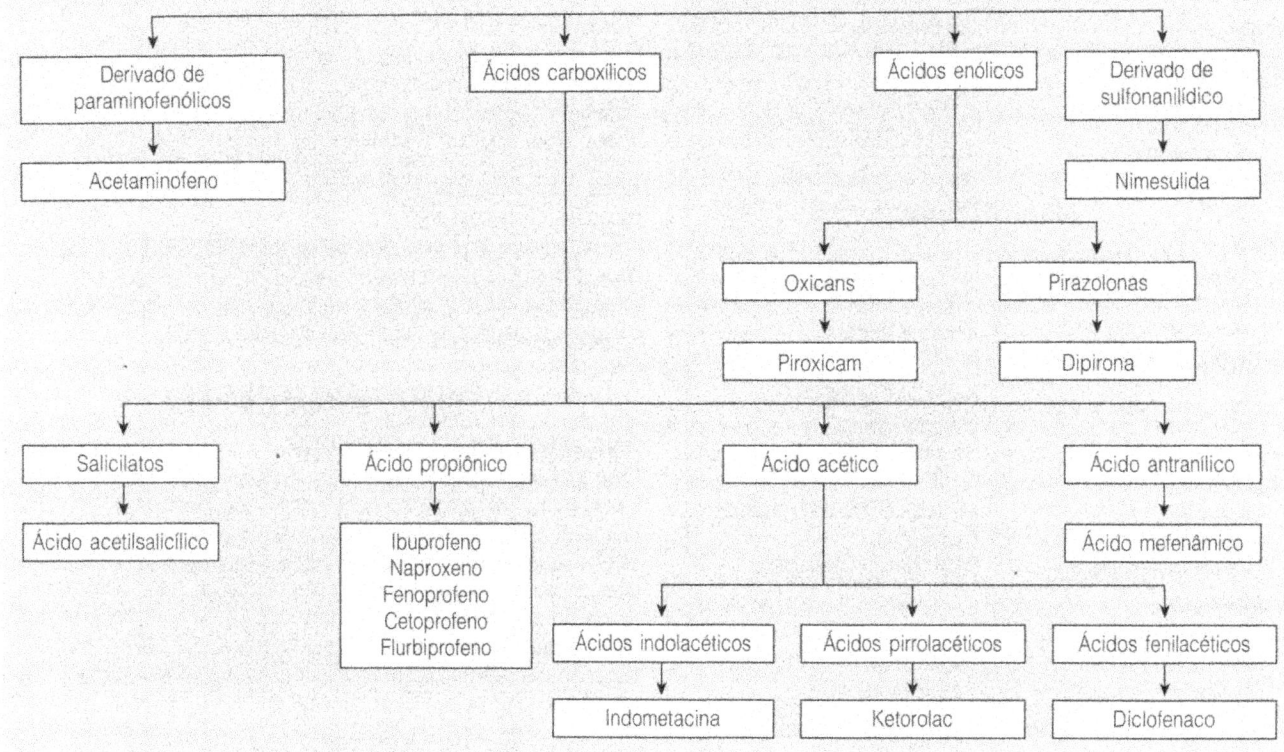

Figura 4.19 – Drogas incluídas nos antiinflamatórios não-hormonais.

Suas utilizações em pós-operatório imediato e em terapia intensiva muitas vezes ficam prejudicadas pela necessidade de administração por via oral de quase todos os medicamentos desse grupo. Para administração parenteral, no Brasil, está liberado o cetoprofeno, para crianças com idade superior a 12 anos, e o tenoxicam, para maiores de 18 anos. O ketorolac, outra opção parenteral, não está disponível, no momento, para uso no Brasil.

A decisão para a escolha de qual AINH ou analgésico fraco deverá ser usado leva em conta alguns fatores:

• Via de administração: enteral (oral ou retal) ou parenteral (intravenosa ou intramuscular).
• Duração da ação: curta (3-4 horas), intermediária (4-6 horas), longa (8-12 horas).
• Efeitos sobre as plaquetas: os AINH têm efeitos sobre a adesividade e sobre a agregação plaquetária, devendo ser evitados em pacientes com doenças que apresentam riscos de sangramentos ou em pós-operatório imediato. O acetaminofeno não tem efeito sobre as plaquetas.
• Em pacientes portadores de doenças renais os AINH devem ser evitados, pois podem levar a agravamento do quadro renal.
• Os AINH devem ser evitados em pacientes com risco aumentado para gastrite e/ou sangramento gastrintestinal, como pacientes com aumento de pressão intracraniana, doença gastrintestinal ou pacientes criticamente doentes em terapia intensiva.
• Os AINH são as drogas de escolha quando se necessita de efeito antiinflamatório para o tratamento da artrite reumatóide juvenil, artrites, outras doenças reumáticas, traumas, pleurites, pericardites etc. O acetaminofeno e a dipirona não têm efeito antiinflamatório, apresentando bom efeito analgésico e antitérmico.
• Síndrome de Reye: os salicilatos são contra-indicados como antitérmicos e analgésicos em crianças com varicela ou doenças "influenza-símile".

A farmacocinética dos principais antiinflamatórios está apresentada no quadro 4.38.

ANALGÉSICOS OPIÓIDES

Drogas opióides são freqüentemente prescritas como agentes analgésicos em crianças com dor. Os avanços no conhecimento farmacólogico dos opióides na faixa etária pediátrica e uma consciência maior da necessidade de aliviar a dor e o estresse de todas as crianças levaram ao desenvolvimento de regimes de dosagem, técnicas de administração e protocolos de monitorização que provêm à criança de uma ótima e segura analgesia.

Nos últimos 20 anos, foram descritos múltiplos receptores opióides. Os receptores mais comumente utilizados para o manuseio da dor são os agonistas Mu. No quadro 4.39 estão citados os diversos receptores e sua ação. Os analgésicos opióides podem levar a quadros de náuseas, vômitos, espasmo biliar, prurido, constipação e depressão respiratória. As respostas individuais são variáveis. No quadro 4.40 apresentamos as ações dos opióides nos diferentes órgãos e sistemas. As drogas opióides mais utilizadas na prática pediátrica são morfina, codeína, meperidina e fentanil, drogas opióides que produzem analgesia e sedação, porém não amnésia.

O sulfato e o cloridrato de morfina são agentes opióides comumente usados. A morfina apresenta sua biodisponibilidade por via oral baixa (aproximadamente 25%) por conta da intensa biotransformação na primeira passagem pelo fígado. Não apresenta teto de dose, sendo que o limite da dose é aquele que proporciona o alívio da dor ou que resulta em efeitos colaterais incontroláveis ou intoleráveis. Quando a dose do agente está estabelecida, a morfina de ação curta deve ser substituída pela de liberação prolongada ou por agentes de ação prolongada como a metadona.

A metadona é rapidamente absorvida pelo trato gastrintestinal. Por via oral, apresenta aproximadamente a metade da potência da via parenteral. Em dose única, o início da analgesia é similar pelas duas vias. A repetição do uso torna a metadona três vezes mais potente que a morfina, com período de analgesia 1,5 a 2 vezes maior. É altamente lipofílica e acumula-se nos tecidos. Seus efeitos cumulativos se explicam pela sua alta ligação à albumina e a outras proteí-

Quadro 4.38 – Quadro sinóptico das principais drogas antiinflamtórias não-hormonais.

Droga	Farmacocinética	Observações
Acetaminofeno Ações analgésica e antitérmica moderadas, quase sem ação antiinflamatória Dose: 10mg/kg/dose a cada 4-6 horas; máximo, 2,5g/dia	Uso por via oral, com boa absorção Pico plasmático em 1 hora, meia-vida de aproximadamente 2 horas Metabolização hepática e excreção renal	Hepatotóxico se ingerido em altas doses, pois sua hidroxilação produz radical que, ao reagir com o hepatócito, leva à necrose hepática Não tem efeito sobre as plaquetas
Ácido acetilsalicílico Ação analgésica e antitérmica nas doses de 30-65mg/kg/dia dividido a cada 4-6 horas; máximo, 3,5g/dia Ação antiinflamatória nas doses de 65-100mg/kg/dia dividido a cada 6 horas, com monitorização de nível sérico terapêutico (=15-30mg/dl).	Uso por via oral Pico plasmático em cerca de 2 horas Ligação protéica extensa, compete com várias substâncias como fenitoína, barbitúricos, bilirrubinas e outras Metabolização hepática e excreção renal (essa dependente do pH urinário)	Efeitos colaterais mais importantes são os distúrbios gastrintestinais, podendo levar a reações de hipersensibilidade e alérgicas, desencadeando crises asmáticas Ação irreversível sobre a agregação plaquetária Seu uso em alguns quadros virais parece estar ligado ao desencadeamento da síndrome de Reye (encefalopatia combinada com degeneração gordurosa do fígado)
Dipirona Ação antitérmica e analgésica eficaz Doses: 6-15mg/kg/dose; máximo, 3g/dia	Uso por via oral, intramuscular e intravenosa Absorção oral rápida, meia-vida plasmática de 1-4 horas Pico plasmático em 1-2 horas Metabolização hepática e excreção renal	Ação reversível sobre plaquetas Principal efeito colateral é a agranulocitose, de incidência não bem determinada Pode ainda determinar reações anafiláticas de gravidades variáveis
Indometacina Doses: 1-3mg/kg/dia para maiores de 14 anos (não recomendada antes disso), dividido a cada 6-8 horas; máximo 100mg/dia	Uso por via oral Pico plasmático em 0,5-2 horas Metabolização hepática e excreção renal	Altera a agregação plaquetária Os distúrbios gastrintestinais são os efeitos colaterais mais freqüentes, podendo também ocasionar cefaléia, vertigem, distúrbios de comportamento, entre outros
Diclofenaco Uso principalmente com analgésico e antiinflamatório Doses: 0,5-2mg/kg/dia dividido a cada 8-12 horas; máximo 150mg/dia	Uso por via oral, retal e intramuscular Pico plasmático em cerca de 2 horas, após o uso oral e meia-vida de 3,5 horas Metabolização hepática e excreção renal	Os distúrbios gastrintestinais são os efeitos colaterais mais freqüentes, podendo também ocasionar cefaléia, erupções cutâneas, reações alérgicas (rinite e chiado) em pacientes sensíveis à aspirina, disfunção hepática e distúrbios hematológicos
Ibuprofeno Doses: 30-70mg/kg/dia dividido a cada 6-8 horas, até os 12 anos, após essa idade utiliza-se 300-600mg/dose; máximo, 3,2g/dia	Uso por via oral ou retal Pico plasmático em 1-2 horas, meia-vida de 2 horas Metabolização hepática e excreção renal	Os distúrbios gastrintestinais são os efeitos colaterais mais freqüentes, ocasionando também cefaléia, reações de hipersensibilidade, disfunção hepática e renal, distúrbios de agregação plaquetária
Naproxeno Doses: 10-15mg/kg/dia dividido a cada 12 horas; máximo 1,25g/dia	Uso por via oral Pico plasmático em 2-4 horas, meia-vida de 12-15 horas Metabolização hepática e excreção renal	Efeitos adversos semelhantes aos atribuidos ao ibuprofeno
Piroxicam Dose: 0,4mg/kg/dia em 1 ou 2 doses; máximo 20mg/dia	Uso por via oral ou retal Meia-vida plasmática longa de 35-45 horas Metabolização hepática	Os distúrbios gastrintestinais são os efeitos colaterais mais freqüentes Há relatos também de diminuição da agregação plaquetária e disfunção hepática
Nimesulida Dose: 5mg/kg/dia dividido a cada 12 horas; máximo, 400mg/dia	Uso por via oral ou retal Pico plasmático em 1-2 horas, meia-vida de 2-5 horas Metabolização hepática e excreção predominantemente renal (65%)	Os efeitos adversos mais freqüentes são as erupções cutâneas, no trato gastrintestinal a dor abdominal e diarréia, alterações transitórias e reversíveis de transaminases, entre outras

Quadro 4.39 – Receptores opióides e suas ações.

Receptor	Drogas	Efeitos
Mu	Codeína Hidromorfona Morfina Fentanil Meperidina Metadona Oxicodona Naloxona (antagonista)	Analgesia supra-espinhal, dependência física Depressão respiratória, inibição da mobilidade intestinal, bradicardia
Kappa	Miscelânea de agonistas e antagonistas	Analgesia espinhal, sedação, miose, inibição da liberação do hormônio antidiurético
Delta	Encefalinas	Analgesia, euforia, dependência física
Sigma	Phencyclidina Cetamina	Disforia, alucinações

Quadro 4.40 – Ações dos opióides nos diferentes órgãos e sistemas.

Sistema nervoso central
Analgesia
Sedação, boca seca, confusão mental
Náuseas e vômitos
Miose
Convulsões
Euforia, disforia
Comportamento psicocinético, excitação
Aumento da secreção do hormônio antidiurético
Anestesia (altas doses)

Sistema cardiovascular
Bradicardia (fentanil, morfina, meperidina)
Taquicardia (meperidina)
Liberação de histamina (morfina)

Sistema respiratório
Diminuição da ventilação, freqüência respiratória e volume corrente
Depressão respiratória responsível a O_2
Efeito antitussígeno (todos, não apenas a codeína)

Sistema gastrintestinal
Diminuição da motilidade intestinal e da peristalse
Aumento de tono de esfíncter de Oddi
Diminuição das secreções gástricas e pancreáticas

Sistema geniturinário
Aumento do tono de ureteres e bexiga
Diminuição do débito urinário
Retenção urinária

Pele
Prurido
Urticária (liberação de histamina)
Rubor e diaforese

Sistema endócrino
Aumento da secreção do hormônio antidiurético
Aumento da glicemia sérica

nas plasmáticas e teciduais. As concentrações teciduais da metadona são mais altas que as plasmáticas, ocorrendo lentamente a liberação para o plasma, contribuindo para a duração prolongada da meia-vida plasmática e urinária.

A meperidina é muito utilizada para o tratamento da dor aguda. Apresenta propriedades anestésicas locais, depressoras sobre o miocárdio e leve efeito espasmogênico e vagolítico. Proporciona maior hipotensão que a morfina e menor prurido. A administração prolongada resulta no acúmulo de metabólitos tóxicos (normeperidina), que são excretados pela urina. Esse acúmulo leva a quadros excitatórios de SNC, geram tremores, mioclonias, agitação, convulsões e prurido, sendo agravado quando há insuficiência renal associada.

Na utilização de drogas opióides por via parenteral, deve-se lembrar o modo de administração da droga e a via que pode ser intermitente, livre demanda (quando necessário), intervalos fixos, infusão contínua e do uso de PCA (analgesia controlada pelo paciente). A bomba de PCA pode ser utilizada para administração de opióides por via subcutânea, intravenosa ou epidural. Como os outros métodos para controle da dor, o início da prescrição dependerá da intensidade da dor. O início da prescrição de PCA é uma estimativa das necessidades de opióide do paciente que vai sendo titulado conforme as necessidades e da sua resposta.

Embora a via intravenosa normalmente seja a escolhida, certas situações necessitam do uso de vias alternativas que incluem a subcutânea, oral, transdérmica e transmucosa (sublingual, nasal, retal). A via intramuscular deve ser evitada devido a sua absorção errática, levando a níveis inadequados de analgesia. Adicionando-se a esse fato, a criança, de forma geral, tem verdadeiro incômodo com essa via de administração. O entendimento da farmacocinética das principais drogas opióides e o uso apropriado desses agentes levam a uma analgesia efetiva na maioria dos pacientes. A incidência de adição em pacientes recebendo narcóticos para tratamento da dor pós-operatória é rara. A dependência física, no entanto, ocorre com a administração prolongada, devendo, com isso, ter sua retirada feita de modo lento.

As diferenças clínicas dos opióides são apresentadas no quadro 4.41.

O tratamento da depressão respiratória, induzida pelo uso de opióide, deve ser feito por meio das técnicas de reanimação e com o uso do antagonista opióide (naloxona).

A descontinuação abrupta dos opióides pode levar à síndrome de abstinência em pacientes que receberam opióides por tempo suficiente para desenvolver a dependência física. Os sinais da síndrome de abstinência podem desenvolver-se rapidamente ou em até cinco dias após a interrupção súbita da terapia opióide. Os sintomas, que costumam aparecer em 24 horas com um pico em 72 horas, são: taquicardia, lacrimejamento, coriza, náuseas, vômitos, hipertensão, irritação, agitação, que podem ser interpretados como decorrentes da doença e da insônia. A prática da descontinuação abrupta dos opióides pode resultar em avaliação inadequada das respostas do paciente e, com isso, o tratamento pode ser administrado com o uso, por exemplo, de benzodiazepínicos para sedar o paciente. No tratamento da síndrome de abstinência, a naloxona deve ser evitada, e os agonistas morfínicos e os benzodiazepínicos devem ser administrados, e o tratamento, propriamente dito, para a abstinência ser instituído. Para a prevenção da síndrome de abstinência, o agente morfínico deve ter sua dose reduzida em 25% a cada dois a três dias, até a completa interrupção.

DROGAS SEDATIVAS

Crianças submetidas a procedimentos são, em geral, não cooperativas e apresentam medo. Já nas crianças em terapia intensiva, além do medo e da ansiedade naturais, existem outros fatores, como separação dos pais, procedimentos invasivos, ventilação mecânica, interrupção do ciclo sono/vigília e presença de pessoas, máquinas e sons estranhos.

Existe a necessidade de providenciar distração e, quando possível, analgesia e/ou sedação para diminuir a ansiedade, aumentar a cooperação e produzir quando necessário a imobilidade.

Muitas drogas, incluindo sedativos hipnóticos, opióides e anestésicos gerais, podem ser utilizadas para produzir sedação e analgesia em terapia intensiva e para procedimentos médicos e diagnósticos.

Segundo a Academia Americana de Pediatria, a sedação consciente é aquela em que se tem uma redução controlada do nível de consciência, sendo mantidos os reflexos de proteção da criança, mantendo a via aérea independente e nem sempre respondendo a comandos verbais ou estímulos físicos.

Quadro 4.41 – Diferença clínica dos opióides.

Agente	Farmacocinética	Observações
Codeína (0,5-1mg/kg/dose, VO)	60% de biodisponibilidade após ingestão oral Efeito analgésico tem início 20 minutos após a ingestão, sendo o pico de 60-120 minutos Metabolismo hepático Excreção renal	Conversão hepática em morfina Circulação enteropática pode aumentar a sedação no segundo dia Pode provocar náuseas Administração IV é associada com complicações nas quais se incluem a apnéia e a hipotensão, provavelmente secundária à liberação de histamina Administração intravenosa não é recomendada em crianças
Morfina Analgesia: 0,05-0,15mg/kg/dose, IV 0,3-0,5mg/kg/dose, VO	IV: efeito máximo em 20 minutos Metabolismo hepático Meia-vida 2-4 horas Produção de morfina-6-glucoronida e de morfina-3-glucoronida Morfina-6-glucoronida tem 20 vezes a potência analgésica e uma meia-vida maior que a morfina	Efeitos colaterais: hipotensão, depressão respiratória, miose, náuseas, vômitos, prurido, retenção urinária e obstipação
Meperidina Analgesia: 0,5-1,0mg/kg/dose, IV 1,0-1,5mg/kg/dose, VO	Produz normeperidina que tem meia-vida (15-20h) maior que a meperidina e depende da excreção renal Meia-vida 3-5 horas Metabolização hepática	Efeitos semelhantes à morfina Normeperidina diminui limiar convulsivo e pode apresentar irritabilidade Não usar de forma prolongada (acúmulo do metabólito)
Metadona Analgesia: 0,05-0,1mg/kg/dose, IV 0,1mg/kg/dose, VO	Uso repetido torna-a três vezes mais potente que a morfina Metabolismo hepático Meia-vida de 12-18 horas após administração por VO única Meia-vida de 13-47 horas quando em uso prolongado Excreção renal, fecal, biliar	Utilizada para desintoxicação ou manutenção temporária de analgesia quando se objetiva a supressão dos agentes morfínicos
Fentanil Analgesia: 0,5-2mcg/kg/dose, IV	Rápida analgesia 80-100 vezes mais potente Lipofílico Acúmulo em tecido gorduroso Meia-vida menor 30min	Efeitos semelhantes à morfina Rigidez torácica relacionada com a dose e com a velocidade de infusão Fentanil transdérmico é contra-indicado para a dor aguda. Seu uso deve ser reservado para dor crônica
Naloxona (antagonista específico dos opióides) Depressão respiratória: 0,001-0,002mg/kg/dose até 0,01mg/kg Infusão 0,005mg/kg/h	Meia-vida, 1 hora	

A sedação profunda é aquela em que se tem uma redução controlada do nível de consciência, porém não apresenta necessariamente reflexos de proteção, nem sempre mantém a via aérea independente e não responde a ordens verbais. A anestesia geral é um estado no qual se mantém a inconsciência e não há reflexo de proteção, não se mantém via aérea independente e não se responde a estímulos verbais e/ou dolorosos.

Diazepínicos
Os benzodiazepínicos são comumente usados como drogas para sedação. Não apresentam propriedades analgésicas e levam à amnésia anterógrada. As diferenças entre os benzodiazepínicos são apresentadas no quadro 4.42. Embora os benzodiazepínicos sejam bem tolerados, com poucos efeitos na função cardiorrespiratória, certas situações podem levar à necessidade de administração de um agente para reversão (flumazenil). A re-sedação pode ocorrer porque

a meia-vida do flumazenil é menor do que a dos benzodiazepínicos, sendo necessária uma observação cuidadosa quando da utilização desse agente. Podem ocorrer convulsões devido ao efeito antagônico no receptor GABA. Assim como nos narcóticos, a administração prolongada dos benzodiazepínicos pode resultar em dependência física e desenvolver síndrome de abstinência se os agentes são descontinuados de forma abrupta, devendo a retirada ser lenta e gradual.

Cetamina
A cetamina é um agente anestésico que, se administrado pela via intravenosa, propicia sedação (com amnésia) e analgesia, tem rápido efeito (pico de ação em 1 minuto), com pequena duração de ação, apresentando mínimos efeitos na estabilidade hemodinâmica dos pacientes. A dose varia de 0,1 a 1mg/kg, IV, de 2-4mg/kg quando por via IM e de 6-10mg/kg quando por VO ou VR. A cetamina aumenta a freqüência cardíaca, a pressão arterial e as secreções em vias aéreas.

Quadro 4.42 – Diferenças entre os benzodiazepínicos.

Agente	Farmacocinética	Observações
Diazepam *Sedação/ansiólise/amnésia* 0,1-0,2mg/kg/dose, IV 0,2- 0,3mg/kg/dose, VO, VR	Meia-vida 12-24 horas Metabólitos ativos Metabolismo hepático	Hipotensão/apnéia associada com infusão rápida Efeito variável Metabolismo afetado pela idade e disfunção hepática Efeito prolongado devido à meia-vida longa e à presença de metabólitos ativos Não recomendado para uso em infusões contínuas
Midazolam Sedação/ansiólise/amnésia 0,05-0,01mg/kg/dose, IV 0,1-0,2mg/kg/dose, IM 0,5-0,75mg/kg/dose, VO 0,3-1,0mg/kg/dose, VR 0,2-0,3mg/kg/dose, intranasal (não recomendado devido à sensação de grande ardor decorrente dessa via de aplicação)	Meia-vida 2-4 horas Metabolismo hepático e excreção renal Metabólito ativo pode-se acumular com infusão prolongada 2 a 4 vezes mais potente que o diazepam	Uso com cuidado em pacientes idosos e debilitados Efeito prolongado em disfunções hepáticas e renais Pode ser usado em bolo ou em infusão contínua Vias alternativas como oral, retal e transmucosa Hidrossolúvel, não apresentando dor à injeção
Lorazepam Sedação/ansiólise/amnésia: 0,025-0,05mg/kg, VO 0,05-0,1mg/kg, VR Dose para adultos: 2mg	Meia-vida 4-12 horas Sem metabólitos ativos Metabolismo pela glicuroniltransferase e não P450	Meia-vida longa. Pode levar à sedação prolongada e ser usada em bolos intermitentes Recente experiência com infusão contínua Apresentação IV até o presente momento não disponível no Brasil

Esses efeitos são mediados pela liberação de catecolaminas endógenas e, de forma geral, mascara os efeitos de depressão miocárdica que a droga exerce sobre o coração. Sua metabolização é hepática e não deve ser utilizada em crianças com idade inferior a 3 meses.

Propofol

O propofol é um agente sedativo hipnótico que também apresenta propriedades anestésicas, de uso exclusivamente IV. Apresenta tempo de ação curto (seu efeito se inicia em 30 segundos e dura de 5 a 10 minutos) e rápida recuperação (em 1 a 2 horas), não apresentando metabólitos ativos. São relatados quadros de hipotensão, vasodilatação, convulsões, reações anafiláticas (relacionadas à emulsão lipídica), acidose metabólica, dor no local da injeção e contaminação bacteriana da solução. Seu uso não é recomendado para crianças com idade inferior a 3 anos. A dose preconizada varia de 0,5 a 2mg/kg a cada 45 a 60 segundos e de 25 a 100mc/kg/min quando administrado continuamente.

Barbitúricos

São os agentes mais antigos utilizados para a sedação em terapia intensiva. Seus efeitos na função cardiorrespiratória são dose-dependente, podendo levar a quadros de apnéia e diminuição do débito cardíaco. Apresentam efeitos fisiológicos benéficos, tais como diminuição do consumo cerebral de O_2 com redução do fluxo sangüíneo cerebral e da pressão intracraniana. São potentes agentes anticonvulsivos e podem ser utilizados no tratamento do estado epiléptico não-responsivo a outras medicações. Podem ser utilizados por via oral, retal, intramuscular e intravenosa. São de metabolização hepática e excreção renal. Sua eliminação é tanto menor quanto mais baixa a faixa etária do paciente. Interagem com outros depressores do SNC. Podem induzir tolerância e dependência.

Hidrato de cloral

É um agente sedativo hipnótico comumente utilizado na faixa etária pediátrica. É um depressor do SNC, leva à sonolência e à sedação, ao sono profundo e ao coma, de acordo com a dose administrada. Seu mecanismo de ação é desconhecido. Sua metabolização é hepática e seu metabólito ativo, o tricloroetanol, tem meia-vida de 8 a

12 horas. Sua excreção é principalmente renal e algo pelo trato gastrintestinal. Seu início de ação demora aproximadamente 20 minutos, não sendo uma boa opção para pacientes agitados, e seu pico de ação ocorre em 30 minutos a 1 hora, com duração de 4 a 8 horas. É efetivo em procedimentos curtos não-dolorosos. Seu uso não é recomendado em crianças com idade inferior a três meses e em indivíduos com disfunção hepática. A administração deve ser por VO ou VR, na dose de 25 a 100mg/kg/dose, no máximo de 2g.

Clonidina

É um agonista alfa-2-adrenérgico e tem sua ação em nível central, no corno dorsal da medula e em outros locais pré-sinápticos noradrenérgicos produzindo analgesia e sedação. A clonidina produz analgesia efetiva em pacientes cirúrgicos e queimados, reduz os vômitos pósoperatórios e diminui a resposta do estresse na cirurgia de traumatismo. Diminui também os sintomas da abstinência à droga.

DROGAS ANTIDEPRESSIVAS

São utilizadas para potencializar o efeito analgésico dos opióides. Muitos estudos mostram que há na percepção da dor um componente emocional e comportamental. Com isso, as medicações que minimizam as reações psicológicas às situações dolorosas são comumente utilizadas como adjuvantes. O uso em conjunto com os analgésicos opióides em dose apropriada pode reduzir a necessidade opióide do indivíduo, proporcionando maior satisfação. Os antidepressivos são comumente usados em quadros de dores crônicas, associados aos opióides, bloqueando a recaptação de neurotransmisssores cerebrais. Dessa ação resulta um aumento de concentração de neurotransmissores (monoaminas, norepinefrina e serotonina) nas sinapses, levando a aumento na analgesia. Não há eficácia provada na utilização de dor de caráter agudo. Os efeitos começam a ser notados de cinco a oito dias do início da medicação. Apresentam como efeito colateral boca seca, visão borrada e constipação. Intoxicações podem ocorrer com doses cumulativas, levando a arritmias cardíacas e hipotensão.

ANTI-HISTAMÍNICOS

Demonstraram efetividade como adjuvantes aos opióides no tratamento da dor. Reduzem a resposta da histamina no sistema nervoso autônomo e na musculatura. Utilizados em conjunto com os opióides, diminuem o prurido e têm propriedades antieméticas. Apresentam como efeitos colaterais sedação, tremores e podem causar excitação de SNC e quadros convulsivos.

FENOTIAZÍNICOS

São utilizados para o tratamento de agitação, náuseas intensas e sedação. Têm pouco efeito depressor respiratório. Os efeitos adversos incluem hipotensão, distonia e efeitos extrapiramidais e, em casos raros, síndrome neuroléptica maligna. Podem causar arritmias cardíacas quando usados em altas doses.

Muitos métodos são descritos para reduzir a dor e a ansiedade de pacientes pediátricos. Para o uso adequado das diversas terapêuticas, é necessário o conhecimento das limitações, os efeitos colaterais e as capacidades de cada agente. É necessário acreditar na autenticidade da dor e estresse da criança, e que os benefícios decorrentes de uma analgesia adequada e sedação ajudam a recuperação mais precoce, minimizando o desconforto, facilitando as funções metabólicas e aumentando a tolerância do paciente aos procedimentos médicos e de enfermagem.

BIBLIOGRAFIA

1. BALESTRIERI, F.J. & FISHER, S. – Analgesics. In Essencials of Critical Care Pharmacology. 2nd ed., Baltimore, Williams & Wilkins, 1994. 2. CHAMBLISS, C. – Pain management in the pediatric intensive care unit. Curr. Opin. Pediatr. 9:246, 1997. 3. Committee on Drugs Section on Anesthesiology – Guidelines for the Elective use of Conscious Sedation, Deep Sedation and General Anesthesic in Pediatric Patients. Pediatrics 76:317, 1985. 4. DESHPANDE, J.K. & TOBIAS, J.D. – The Pediatric Pain Handbook. St. Louis, Mosby, Year Book, 1996. 5. LANG, J.D. et al. – Critical care clinics. Pain Management 15; n.1 janeiro, 1999. 6. MAGNI, E. – Nimesulide an overview. Drug Investigation 3(Suppl. 2):1, 1991. 7. McCAFFERY, M. & PASERO, C. – Pain – Clinical Manual. 2nd ed., St. Louis, Mosby, 1999. 8. PORTER, F. – Pain in the newborn. Clin. in Perinatol. 16:549, 1989. 9. TALLEY, J.J. et al. – N-[(5-methyl-3phenylisoxazol-4-yl)-phenyl] sulfonyl] propanamide, sodium salt, parecoxib sodium: a potent and selective Inhibitor of COX-2 for parenteral administration. J. Med. Chem. 43:1661, 2000. 10. TEIXEIRA, M.J. – Tratamento Farmacológico da Dor. Editora Maio, 1999. 11. TOBIAS, J.D. & RASMUSSEN, G.E. – Pain management and sedation in the pediatric intensive care unit. Pediatr. Clin. North Am. 41(n. 6), 1994. 12. SCHVARTSMAN, C. – Controle da dor e da febre In Schvastsman, S. & Schawatsman, C. Pronto-Socorro de Pediatria. 2ª ed., São Paulo, Sarvier, 1999. 12. YASTER, M. – Pediatric Pain Management and Sedation Handbook. St. Louis, Mosby, Year Book, 1997.

15   Suporte Nutricional e Metabólico

ARTUR F. DELGADO
ANA MARIA ULHÔA ESCOBAR

Para que haja adequação e otimização do suporte metabólico, é necessário ter em mente as seguintes indagações: Qual o efeito do estresse e dos processos inflamatórios agudos no metabolismo energético e protéico? Como detectar graus iniciais de depleção nutricional? Como racionalizar e programar a oferta do suporte metabólico?

A maioria dos pacientes gravemente doentes, por exemplo, apresenta resposta metabólica acelerada. O estado hipermetabólico corresponde a uma resposta generalizada do organismo que é iniciada e perpetuada por uma combinação de estímulos hormonais, neurais e ambientais. A resultante é um aumento progressivo no metabolismo dos hidratos de carbono, gorduras e proteínas, de maneira proporcional à gravidade da agressão corpórea. Se a quantidade e a qualidade dos substratos forem insuficientes para as demandas metabólicas, poderá advir disfunção orgânica (cardíaca, renal, neurológica etc.).

Os mediadores que participam da resposta ao estresse são: as vias neurais aferentes e eferentes, vários hormônios (insulina, catecolaminas, cortisol, glucagon) e compostos sintetizados e liberados por leucócitos (interleucinas principalmente). As alterações no metabolismo intermediário são intensas e manifestam-se da seguinte forma:

1. Hidratos de carbono – hiperglicemia e intolerância à glicose são freqüentes. A produção hepática de glicose é elevada. A hiperglicemia provoca hiperinsulinemia que, por sua vez, inibe a geração de corpos cetônicos, deixando o cérebro altamente dependente de glicose. O ciclo de Cori que fornece substrato para os tecidos nobres se encontra estimulado. Proporcionalmente menor percentual de glicose é utilizado para produzir energia, refletindo a redução no emprego do piruvato como substrato no ciclo de Krebs. Há aumento na liberação de lactato que serve como substrato energético e como matéria-prima para a neoglicogênse hepática.

2. Lipídeos – a cetonemia é significativamente suprimida, mesmo com a redução da lipogênese e aumento da lipólise, com conseqüente mobilização e oxidação de ácidos graxos de cadeia média e longa. Como resultante haverá aumento da reesterificação hepática, levando à esteatose.

3. Proteínas – há uma verdadeira autofagia dos estoques, particularmente na musculatura esquelética e tecido conjuntivo. O efluxo de aminoácidos é a grande fonte de substrato para a neoglicogênese. Os aminoácidos de cadeia ramificada (leucina, isoleucina e valina) sofrem oxidação periférica preferencial. Esse estado se reflete em excreção nitrogenada aumentada associada a perdas significativas intracelulares (fósforo, magnésio e potássio), refletindo destruição tecidual. Nos estágios finais da disfunção orgânica grave, há diminuição acentuada na síntese protéica hepática, com redução no clareamento de aminoácidos e resultante elevação na formação de uréia.

4. Vitaminas – estudos recentes têm revelado redução significante na concentração sérica de vitaminas (principalmente A, C e E) durante a internação do paciente em terapia intensiva, com algum tipo de processo infeccioso. A deficiência de oligoelementos também parece ser acentuada.

AVALIAÇÃO NUTRICIONAL

A avaliação sistemática e seqüencial do estado nutricional torna-se fundamental na detecção precoce da desnutrição. No paciente gravemente doente, é um fator coadjuvante na monitorização dos distúrbios metabólicos já descritos, que podem ser determinantes da sua sobrevida. A avaliação nutricional deve ser a mais completa possível, de acordo com as condições institucionais, e deveria constar de dados referentes aos seguintes tópicos: história referente à causa da internação, história alimentar, exame físico, medidas antropométricas e dados laboratoriais. Com alguns dos dados obtidos, poderá ser realizada, de forma precisa, uma classificação nutricional utilizando-se normatizações amplamente difundidas (Waterlow, "Z score" etc.).

A história médica pode fornecer dados indiretos referentes ao estado nutricional (ganho ou perda de peso recente, distúrbios gastrintestinais recentes, traumatismo ou cirurgias, presença de doença crônica, hábitos dietéticos anormais e remédios que modifiquem o consumo ou a utilização de nutrientes).

Uma história alimentar completa pode fornecer ao clínico indicações importantes sobre a direção de avaliações laboratoriais posteriores. Obter uma avaliação quantitativa da ingestão de nutrientes pode ser um processo complexo e demorado. Há três métodos mais comumente utilizados: consumo nas últimas 24 horas (freqüentemente prejudicado no paciente gravemente doente), registro semanal de componentes da dieta e freqüência de ingestão de determinados componentes da dieta. Todas essas técnicas estão sujeitas a erro devido a falta de memória e vontade de cooperação dos familiares e/ou pacientes, variabilidade de consumo diário. A habilidade do entrevistador é importante.

O exame físico deve ser cuidadoso e dados como nível de atividade, brilho dos olhos e expressão, aparência da pele e cabelos, lesões de mucosas e alterações ósseas devem ser analisados e considerados em vista da doença de base.

As medidas antropométricas possibilitam uma estimativa aproximada da composição corpórea a baixo custo, de fácil obtenção e universalmente aceitas. As mais comumente utilizadas são peso, altura ou comprimento, circunferência muscular do braço, área muscular do braço e pregas cutâneas. A circunferência muscular do braço e a área muscular do braço avaliam a massa protéica que é consumida na neoglicogênese e podem ser calculadas pelas fórmulas:

$$CMB = CB - \pi \times PCT \text{ (mm)}$$

$$AMB = \frac{(CB - \pi \times PCT)^2 \text{ (mm)}^2}{4\pi}$$

onde: CB = circunferência do braço, CMB = circunferência muscular do braço, AMB = área muscular do braço, π = 3,1416, PCT = prega cutânea tricipital.

A prega tricipital fornece uma estimativa quantitativa do tecido adiposo. Outras pregas cutâneas menos freqüentemente utilizadas são a bicipital e a supra-ilíaca. Alterações relacionadas a edema cutâneo ou desidratação podem introduzir erro na mensuração. As classificações nutricionais que detectam alterações agudas são as mais úteis para os pacientes gravemente enfermos. A classificação baseada no número de desvios-padrão acima ou abaixo da média ("Z score") tem-se mostrado adequada. Por meio desse método, podem-se avaliar as seguintes relações: peso/idade, estatura/idade e peso/estatura. As medidas antropométricas, embora de utilização universal, pouco se modificam a curto prazo (durante pequenos períodos de internação).

A avaliação laboratorial pode auxiliar a monitorização do estado nutricional. A dosagem das proteínas viscerais estima de maneira indireta a reserva protéica visceral. A proteína ideal, em termos de avaliação nutricional, deveria ter como características: meia-vida biológica reduzida, queda rápida nos níveis séricos após consumo, baixa reserva, rápida velocidade de síntese, taxa metabólica constante e modificação precoce nos estados de restrição protéico-energética. A albumina sérica apresenta meia-vida longa, baixa sensibilidade e especificidade para diagnosticar desnutrição aguda e é dosada por métodos colorimétricos. A transferrina é dosada por imunodifusão radial e, embora apresente meia-vida mais curta, tem problemas semelhantes à albumina, com o agravante de se elevar nos casos de anemia ferropriva. Outras proteínas de meia-vida mais

curta como a fibronectina, a pré-albumina e a proteína ligada ao retinol apresentam maior sensibilidade para a avaliação nutricional. Todas são mensuradas por imunodifusão radial. A associação da mensuração da proteína visceral com a dosagem de proteínas de fase aguda (principalmente a proteína C reativa) tem revelado maior valor no diagnóstico nutricional. O quadro 4.43 mostra a meia-vida das principais proteínas séricas utilizadas na avaliação nutricional laboratorial.

Quadro 4.43 – Meia-vida das principais proteínas viscerais.

Proteínas	Meia-vida
Albumina	20 dias
Transferrina	8 dias
Pré-albumina	2 dias
Fibronectina	24 horas
Proteína ligada ao retinol	12-24 horas

A relação entre a imunidade celular e o grau de nutrição já é conhecida há muitos anos. A utilidade dos testes de reatividade cutânea para a avaliação nutricional parece ser bastante limitada e de baixa sensibilidade e especificidade em pacientes gravemente enfermos. Na prática, o parâmetro mais simples e utilizado é a contagem de linfócitos totais. Os valores inferiores a 1.500mm^3 poderiam estar relacionados a maior grau de desnutrição e conseqüentemente maior taxa de mortalidade. Contudo, a doença de base e a imaturidade do sistema imune no lactente jovem podem influenciar acentuadamente tal quantificação, diminuindo a sensibilidade e a especificidade do método.

A avaliação do metabolismo protéico pode ser complementada por vários outros métodos mais acurados, entre os quais podem-se citar: índice creatinina/altura, excreção urinária de 3-mitil-histidina, dosagem de nitrogênio uréico urinário e amônia urinária, balanço nitrogenado e aminograma sérico. O índice creatinina/altura (ICA) consiste na relação:

$$ICA = \frac{\text{creatinina urinária de 24 horas do paciente}}{\substack{\text{creatinina urinária de 24 horas de criança} \\ \text{normal de mesma estatura}}}$$

Esse método é utilizado para estimar a massa muscular e indiretamente o balanço nitrogenado. Em crianças normais, seu valor é próximo de 1 e é menor quanto mais grave a desnutrição. Há muitas desvantagens na utilização isolada desse índice como indicador do estado nutricional, principalmente no paciente gravemente enfermo, como: a) utilidade apenas na criança com função renal normal; b) variabilidade com a oferta protéica; c) variação diária de excreção, necessitando de coleta de urina de 24 horas; d) aumento da excreção de creatinina em infecção grave, febre elevada, traumatismo e estresse.

A dosagem da excreção urinária de 3-metil-histidina tem sido valorizada por refletir, com maior especificidade, o catabolismo muscular protéico. Contudo, novos estudos têm revelado resultados falsopositivos em pacientes com sepse ou politraumatismo.

O balanço nitrogenado pode ser mais útil e fidedigno para avaliação do estado protéico. Este se baseia na verificação de todas as perdas de nitrogênio ocorridas no período de 24 horas e na comparação dessas perdas com o total de nitrogênio ingerido durante o mesmo período. O paciente gravemente enfermo, na grande maioria das vezes, apresenta balanço nitrogenado negativo.

Nitrogênio retido = nitrogênio ingerido – (nitrogênio fecal + nitrogênio urinário)

A despeito das vantagens, há importantes limitações e erros inerentes à técnica de balanço. Os erros tendem a superestimar a ingestão e subestimar as perdas, ocasionando balanços erroneamente positivos. A técnica é onerosa e demorada, dificultando a utilização na prática diária. A verificação da boa correlação entre o somatório do nitrogênio uréico urinário e a amônia urinária como reflexo do nitrogênio uréico total tem facilitado as estimativas.

A avaliação do aminograma sérico tem demonstrado valor, quer no diagnóstico nutricional com relação ao estado protéico, quer quanto à monitorização seqüencial do suporte metabólico/nutricional. Os pacientes gravemente enfermos freqüentemente apresentam maior consumo muscular dos aminoácidos de cadeia ramificada (leucina, isoleucina e valina).

A avaliação metabólica quanto a eletrólitos, vitaminas, oligoelementos e hemoglobina faz parte de uma monitorização nutricional/ metabólica mais adequada e completa.

A medida do gasto energético tem sido de grande utilidade para melhor adequação da oferta de calorias, evitando-se a possibilidade de "overfeeding". A quantidade de energia gerada pelo organismo, ou taxa metabólica, pode ser mensurada por métodos diretos ou indiretos. Na calorimetria direta, pretende-se determinar a energia real dispendida em determinado período, colocando-se a criança em uma câmara construída para esse fim. O princípio é o mesmo da bomba calorimétrica, em que o calor desprendido pela criança é absorvido pela água nas serpentinas que circundam a câmara. Trata-se de metodologia trabalhosa e de alto custo. Na calorimetria indireta, a taxa metabólica pode ser mensurada por meio da determinação do consumo de O_2 e da produção de CO_2 em determinado período de tempo. O quociente respiratório (QR) é a relação entre os moles de CO_2 expirado/moles de O_2 consumido. Existe uma relação direta entre esses parâmetros e o gasto de energia em calorias/m^2/ hora. Tal método tem a vantagem de utilizar equipamento mais simples e barato. Pode ser aplicado nas condições de repouso ou em condições de atividade física variada. A taxa de metabolismo basal (TMB) é definida como a quantidade mínima de energia que o corpo necessita na situação de repouso e em jejum. Essa é medida por meio de calorimetria indireta, com o indivíduo em situação de repouso absoluto, pelo menos 12 horas após a última refeição e muitas horas após qualquer exercício ou atividade extenuante. Dependendo de uma série de fatores (superfície corpórea, idade, composição corpórea, estado nutricional, febre, tono muscular), varia de 0,8 a 1,43kcal/min. O balanço de energia pode ser descrito pela fórmula:

$$BE = EI - (Eexc + GE + Eest)$$

onde: EI = total de energia ingerida; Eexc = total de energia excretada; GE = total de energia gasta; Eest = energia estocada.

Uma vez que as necessidades energéticas estejam calculadas, é importante que se volte a atenção para o tipo de alimentação que será fornecido. Ao se efetuar os cálculos energéticos dos diversos nutrientes a serem fornecidos, é importante lembrar que as crianças apresentam perdas energéticas maiores que os adultos.

IMPORTÂNCIA DA AVALIAÇÃO METABÓLICA/NUTRICIONAL SEQÜENCIAL

É de pleno conhecimento que qualquer tipo de avaliação metabólica/nutricional seja melhor do que a ausência de monitorização. Vários estudos têm demonstrado alterações nas taxas de morbimortalidade com a padronização da monitorização metabólica/nutricional e conseqüente intervenção terapêutica.

A monitorização metabólica/nutricional ideal dependerá das condições de atendimento do serviço e poderá ser mais ou menos sofisticada. De preferência, o método de avaliação deve possuir aplicabilidade clínica rotineira. Para a escolha do método ideal, as seguintes características seriam desejadas: 1. ser consistentemente anormal nos pacientes com desnutrição calórico-protéica (alta sensibilidade); 2. ser normal nos pacientes sem desnutrição calórico-protéica (alta especificidade); 3. não ser afetado por fatores não-nutricionais; 4. ser sensível à repleção nutricional; 5. fácil execução; 6. baixo custo.

Na UTI do Instituto da Criança "Prof. Pedro de Alcantara" do HC-FMUSP, foi utilizado protocolo que incluía a seguinte avaliação metabólica/nutricional: 1. avaliação antropométrica – peso, comprimento, pregas cutâneas, circunferência muscular do braço e área muscular do braço; 2. classificação do estado nutricional por meio do "Z score"; 3. avaliação seqüencial das proteínas viscerais – albumina, transferrina, pré-albumina, proteína ligada ao retinol e fibronectina; 4. contagem de linfócitos totais; 5. avaliação laboratorial do metabolismo protéico – aminograma sérico seqüencial.

A monitorização citada foi realizada em âmbito experimental e revelou boa sensibilidade para avaliar, principalmente, o suporte parenteral em pacientes sépticos e com insuficiência respiratória.

TERAPÊUTICA METABÓLICA/NUTRICIONAL

As necessidades metabólicas e nutricionais na infância são relativamente maiores que na vida adulta, conseqüentes ao crescimento, uma vez que a criança apresenta uma taxa metabólica mais acelerada e rápida reciclagem de nutrientes. O paciente gravemente enfermo, em geral, apresenta estado hipercatabólico e maior necessidade de suporte nutricional adequado. Esse tipo de paciente tem alteração acentuada das vias metabólicas normais, conforme já descrito, e o suporte nutricional deve corresponder a tais modificações. As necessidades energéticas e protéicas estão aumentadas. Estas são quantificadas na tabela 4.10.

Tabela 4.10 – Necessidades energéticas e de aminoácidos em crianças.

	Aminoácidos (g/kg/dia)	Energia (cal/kg/dia)
RN pré-termo	2,7-3,5	70-90
RN de termo	2,0-2,5	80-100
Lactentes (1 mês-2 anos)	2,0-2,5	90-110
Crianças (2-9 anos)	1,5-2,0	60-80
Crianças (10-14 anos)	1,3-1,7	50-70
Adolescentes	1,0-1,5	40-50

A oferta de nutrientes deve ser administrada preferencialmente por via enteral. Quando houver impossibilidade, deve-se optar pelo suporte misto (parenteral e enteral) e, em último caso, pelo suporte parenteral exclusivo.

A nutrição enteral é uma técnica alimentar em que a via digestiva, fisiológica, é utilizada para receber dietas especiais por sondas ou estomias. As contra-indicações ocorrem nos casos de peritonite, obstrução intestinal, íleo paralítico, hemorragias gastrintestinais, vômitos incoercíveis e diarréias intratáveis que nitidamente pioram com a oferta de dieta. Nos pacientes com grave distúrbio do nível de consciência, tal administração deve ser mais cautelosa. Nas unidades de terapia intensiva, freqüentemente se utilizam sondas de polietileno, cloreto de polivinil ou poliuretano para infusão de dietas. Os acessos mais freqüentemente utilizados ao trato gastrintestinal são: a) por meio de técnicas cirúrgicas (faringostomias, gastrostomias e jejunostomias); b) por meio de sondas (naso ou orogástrica, naso ou oroduodenal e naso ou orojejunal). A experiência com a administração de nutrientes por sonda gástrica é grande, sem apresentar riscos evidentes de aspiração pulmonar quando comparada à via duodenal, além de reduzir o custo do suporte nutricional.

São inúmeras as vantagens do suporte metabólico enteral, entre as quais destacam-se: utilização e estimulação dos processos metabólicos intestinais normais, estímulo trófico intestinal, eficácia na profilaxia de translocação bacteriana, facilidade de preparação e administração, menor risco de infecção relacionado ao procedimento e menor custo. A translocação bacteriana corresponde a importante via de infecção nosocomial. A manutenção adequada do trofismo do enterócito relacionado à liberação dos hormônios intestinais diminui a possível entrada de bactérias pela mucosa intestinal. O quadro 4.44 resume a classificação dos principais tipos de fórmulas freqüentemente utilizados.

Quadro 4.44 – Classificação dos tipos de fórmulas.

```
Completas
    Poliméricas
    Proteínas naturais
        à base de leite de vaca
    Proteínas purificadas
        à base de caseína
        à base de proteínas do soro do leite
        não-lácteas (soja)
        especiais (prematuros)
Incompletas
    Modulares
    Suplementos dietéticos
```

As complicações potenciais do suporte metabólico enteral no paciente gravemente enfermo são de pequena monta quando comparadas aos potenciais efeitos benéficos. O quadro 4.45 resume as principais complicações relacionadas a esse tipo de técnica e a conduta mais eficaz a ser tomada.

Quadro 4.45 – Complicações do suporte metabólico enteral.

Complicações	Conduta
Mecânicas	
1. Obstrução da sonda	
Dieta com resíduos grandes	Lavagem interna com água
Medicamentos pela sonda	Lavagem interna com água
2. Refluxo esofágico, esofagite, otites, sinusites	
Gastrintestinais	
1. Diarréia e distensão abdominal	Corrigir hipoalbuminemia
	Diminuir a osmolaridade da dieta
	Rever os antibióticos em uso
	Diminuir a velocidade de infusão
	Verificar deficiência de lactase
2. Náuseas e vômitos	Verificar osmolaridade e gordura
	Verificar retenção gástrica
3. Metabólicas	
Distúrbios hidroeletrolíticos	Tratar alterações relacionadas
Acidose ou alcalose metabólica	Verificar a causa e tratar
Deficiência de ácidos graxos	Prescrever dieta com gordura
Hiperglicemia	Evitar hidratos de carbono
Uremia	Evitar sobrecarga de proteínas
Deficiência de vitaminas e minerais	Reposição
Hipofosfatemia	Reposição

Quando o trato gastrintestinal não puder ser utilizado, há possibilidade de manutenção do estado nutricional por meio do suporte parenteral. A administração de nutrientes deve ser feita, de preferência, por via periférica, já que grande parte das complicações da via central é relacionada ao cateter venoso central.

A fonte de nitrogênio da nutrição parenteral advém das soluções de aminoácidos cristalinos. Para que haja metabolismo protéico eficiente, é necessária a existência de proporções adequadas de cada aminoácido. A presença de baixas concentrações intracelulares de aminoácidos pode ser conseqüente à diminuição de entrada no espaço extracelular, redução no catabolismo protéico ou aumento da utilização. O desbalanço dos aminoácidos intracelulares nos paci-

entes com hipercatabolismo pode ser um dos problemas fundamentais da nutrição celular, afetando adversamente a síntese protéica. Nas soluções atuais, as ofertas de glicina, fenilalanina, leucina e treonina são grandes, enquanto as necessidades de valina, serina, lisina e histidina são relativamente pequenas para o paciente gravemente enfermo. Os aminoácidos como glutamina, tirosina, cistina e taurina não estão incluídos nas formas metabolizáveis. Para melhor adequação das soluções para esse tipo de paciente, esses aminoácidos necessitariam de incorporação nas futuras soluções. A glutamina, especificamente, parece ser importante na manutenção do trofismo da célula intestinal e manutenção da barreira mucosa.

A quantidade de glicose ofertada determinará a concentração da solução. Quando a via central é utilizada para a administração de nutrientes, a concentração da solução pode chegar a 20%. O uso de soluções mais hipertônicas pode provocar tromboflebites, diurese osmótica, desidratação e hemorragias. O controle das alterações glicêmicas deve ser freqüente, enquanto o paciente receber suporte parenteral exclusivo.

As emulsões lipídicas fornecem os ácidos graxos essenciais como uma fonte adicional de energia. Estudos têm revelado a importância da carnitina no transporte de ácidos graxos livres derivados dos triglicerídeos de cadeia longa e o potencial benefício da adição dessa substância nessas soluções. Os ácidos graxos de cadeia média, diferentemente dos de cadeia longa, em geral não precisam de carnitina para seu transporte. Teoricamente, são fonte de energia mais rapidamente utilizável que os triglicerídeos de cadeia longa. Há emulsões no mercado que contêm uma mistura de triglicerídeos de cadeia longa e média. Outras vantagens das emulsões lipídicas incluem: isotonicidade em relação ao plasma (podem ser utilizadas por via periférica), maior fornecimento calórico por molécula metabolizada, efeito poupador de nitrogênio em relação à glicose e menor sobrecarga de CO_2 ao sistema respiratório após a metabolização. Os lipídeos são geralmente administrados em infusão contínua em doses iniciais de 0,5g/kg/dia, até um máximo de 3g/kg/dia.

Muitos dos oligoelementos (principalmente ferro, iodo, zinco, cobre, manganês, cromo, selênio e flúor) são considerados essenciais para o homem. As deficiências desses elementos surgem principalmente nos indivíduos que recebem suporte parenteral exclusivo por tempo mais prolongado. Contudo, a nutrição parenteral deve conter soluções com esses elementos, ao menos em doses de manutenção, desde suas fases iniciais. Há aumento das necessidades de vitaminas (principalmente A, C e E) no paciente gravemente enfermo. As principais complicações do suporte metabólico parenteral estão resumidas no quadro 4.46.

Quadro 4.46 – Complicações relacionadas ao suporte metabólico parenteral.

```
Relacionadas ao cateter
    Infecciosas
    Mecânicas
Metabólicas
    Relacionadas praticamente a todos os nutrientes,
        principalmente a glicose
Infecciosas
Relacionadas ao metabolismo hepático
    Esteatose hepática
    Hepatomegalia
    Colestase intra-hepática
    Colelitíase
Outras
    Eosinofilia
    Hipoalbuminemia
    Alterações do metabolismo ósseo
    Distúrbios da coagulação
```

Pode haver "overfeeding" quando a oferta de calorias ou outros substratos específicos excederem as necessidades para manter a homeostase metabólica. Tais necessidades podem módificar-se substancialmente durante a resposta metabólica ao estresse. O excesso de oferta durante esse período pode sobrecarregar adicionalmente os pulmões (aumento da produção de CO_2 secundário à metabolização de carboidratos) e o fígado (esteatose hepática). Desse modo, é extremamente importante a avaliação adequada das necessidades do indivíduo nas variadas fases da doença.

BIBLIOGRAFIA

1. APELGREN, K.N. et al. – Comparison of nutritional indix and outcome in critically ill patients. *Crit. Care Med.* **10**:305, 1982. 2. BENJAMIN, D.R. – Laboratory tests and nutrition assessment: protein-energy status. *Pediatr. Clin. North Am.* **36**:139, 1989. 3. CARDOSO, A.L. – Metabolismo energético. In Telles Júnior, M. & Tannuri, U. *Suporte Nutricional em Pediatria.* São Paulo, Atheneu, 1994, p. 117. 4. CARRAZZA, F.R. & KIMURA, M.H. – Avaliação nutricional. In Telles Júnior, M. & Tannuri, U. *Suporte Nutricional em Pediatria.* São Paulo, Atheneu, 1994, p. 39. 5. CERRA, F.B. – Metabolic manifestations of multiple systems organ failure. *Crit. Care Clin.* **5**:119, 1989. 6. CHWALS, W.J. – Overfeeding the critically ill child: fact or fantasy? *New Horizons* **2**:147, 1994.

---

16   Acidentes na Infância

DENISE VARELLA KATZ
ERICA SANTOS
MARIA BEATRIZ DE MOLITERNO PERONDI
SILVIA MARIA DE MACEDO BARBOSA

Acidente é usualmente definido como acontecimento casual, fortuito, imprevisto, evento inesperado, que acontece por acaso, ou ainda como acontecimento infeliz, casual ou não e de que resulta ferimento, dano, estrago ou prejuízo. Essas definições têm conotação fatalista que dificultam ou impedem uma abordagem tecnicamente mais adequada, havendo, portanto, tendência atual de abordar o acidente como evento que ocorre em período curto de tempo, geralmente não ao acaso, mas de forma previsível.

Os acidentes têm grande importância, tendo em vista o fato de serem muito freqüentes, muitos passíveis de serem prevenidos e principalmente pelas altas taxas de morbidade e mortalidade.

EPIDEMIOLOGIA

Os acidentes são a maior causa de morte entre os 5 e 39 anos de idade e uma das maiores causas entre zero e 4 anos nos países desenvolvidos. Calcula-se que para cada acidente fatal existam 1 a 4 seqüelas ou invalidez permanente, 45 lesões que necessitem de internação hospitalar, 1.300 lesões que exigem tratamento médico ambulatorial em sala de emergência e cerca de 2.500 lesões que nem sequer chegam aos serviços médicos.

Os acidentes, assim como as doenças, resultam da interação desfavorável entre um *agente* (por exemplo: fogo, produto químico) e um *hospedeiro suscetível* (a criança que é ainda imatura, inquieta, curiosa, cheia de energia e incapaz de avaliar ou prever riscos), ocorrendo em um *meio ambiente* propício (meio ambiente humano, como por exemplo um adulto distraído, ou meio ambiente físico, como por exemplo um lago, escadas).

Para que se possa prevenir, é necessário modificar:

Agente – enfraquecendo (impedindo a acesso a produtos perigosos, guardando bem armas de fogo e descarregadas).

Ambiente – adequando (grades nas janelas, corrimão).

Hospedeiro – fortalecendo (informando os riscos), instrumentando (ensinando a nadar) e fornecendo modelos.

A criança necessita de proteção máxima no primeiro ano de vida, quando ainda é totalmente dependente do adulto, porém, na medida em que ela cresce, a proteção diminui na mesma proporção que a educação aumenta, ou seja, a criança é instrumentalizada para se proteger.

RISCOS DE ACIDENTES AO LONGO DO DESENVOLVIMENTO DA CRIANÇA

O recém-nascido não controla seus músculos nem suas ações, sendo totalmente dependente dos adultos. Está suscetível a afogamento durante o banho, queimaduras pelo superaquecimento da água do banho e do leite da mamadeira, sufocação ou engasgo por objetos ou brinquedos inadequados, quedas da cama, do trocador quando momentaneamente deixado só etc.

No primeiro semestre de vida, a criança já tem maior mobilidade, é capaz de pegar objetos, estando ainda suscetível aos acidentes anteriormente citados; entretanto, os riscos são mais acentuados, já que o adulto responsável pode sentir-se mais confiante, relaxando na vigilância, e a criança movimentando-se muito mais pode asfixiar-se com roupas, lençóis e prendedores de chupeta, assim como pegar objetos perigosos.

No segundo semestre, acelera-se o desenvolvimento da criança que não só tem mais mobilidade (senta-se sozinha, engatinha), como também tem um aumento no seu campo de ação. Ocorre aumento dos riscos já citados acrescidos do risco de choque elétrico (dedos nas tomadas), intoxicações e quedas (escadas).

Do primeiro ao terceiro ano de vida, ocorrem não só modificações físicas mas também comportamentais, aumentando o interesse e a curiosidade, tendo satisfação ao explorar o ambiente. Os riscos de afogamento (agora em piscinas, lagos), choque elétrico (não só em tomadas mas também em aparelhos elétricos), intoxicações (por maior curiosidade em experimentar as mais diversas substâncias), ingestão de corpos estranhos (e também aspiração, colocação de objetos em ouvidos e nariz), quedas (agora de locais mais altos a que tem acesso), queimaduras (no fogão, por substâncias corrosivas) são acrescidos de acidentes relacionados com o meio onde vive (picadas venenosas, atropelamento).

Dos 3 aos 7 anos de idade, a criança passa a ampliar o seu mundo, freqüentar outros ambientes e ter contato com maior número de pessoas, acrescem-se aí os acidentes de trânsito, ferimentos com objetos cortantes e mordeduras de animais aos demais já citados.

A partir dos 7 anos de idade, as mudanças são ainda mais significativas, já que a criança está mais independente e mais tempo fora da influência direta e supervisão dos seus pais, já podendo refletir-se nesse momento a imprudência e/ou desorientação. Passam a ter mais importância os acidentes de circulação (trânsito), traumatismos, contusões (por quedas e brigas) e os vícios.

Passamos então a discutir os principais acidentes na infância do ponto de vista não só de freqüência, mas, especialmente, de morbidade e mortalidade: quase-afogamento, choque elétrico, queimaduras, picadas por animais peçonhentos e intoxicações.

CHOQUE ELÉTRICO

EPIDEMIOLOGIA

A lesão por choque elétrico corresponde a uma pequena fração de todas as hospitalizações por queimaduras. Avalia-se que apenas de 2 a 4% das internações em unidades de queimados são devidas a causa elétrica. Aproximadamente 1.200 mortes por ano são atribuídas a acidentes elétricos nos EUA, sendo que, destes, 9 a 22% ocorrem em crianças. Acidentes não-letais são provavelmente duas vezes mais freqüentes. Assim, não são comuns as lesões elétricas graves que requerem hospitalização; por outro lado, elas são devastadoras, tendo um índice de mortalidade de aproximadamente 40%.

Na faixa etária pediátrica, a distribuição dos acidentes elétricos é bimodal, ocorrendo um pico entre os menores de 6 anos, referente a acidentes de baixa voltagem (< 1.000V), em que as principais causas são os acidentes domésticos (fios elétricos de utensílios domésticos, extensões elétricas – 64% e tomadas – 15%). Ressaltam-se aqui as lesões orais, freqüentes, com alta morbidade e diversas seqüelas em comissura labial.

Um segundo pico ocorre entre escolares e adolescentes jovens; são os acidentes de alta voltagem (> 1.000V) relacionados com brincadeiras em árvores, postes elétricos e com pipas, em que o indivíduo tem contato com fios de alta tensão.

FISIOPATOLOGIA

As lesões causadas por choque elétrico podem ser decorrentes do efeito direto da corrente elétrica na membrana celular e do efeito térmico devido à conversão de energia elétrica em energia térmica (pela passagem da corrente elétrica através dos tecidos orgânicos). Os dois mecanismos, em última análise, levam a uma alteração na conformação molecular, rompendo as estruturas protéicas e lipídicas das membranas celulares.

Freqüentemente, as lesões elétricas são classificadas de acordo com sua voltagem, pois é a única variável conhecida; mas é principalmente a amperagem, a baixa resistência e a duração do contato que determinam a gravidade da lesão tecidual. Outros fatores envolvidos na gravidade da lesão são o tipo de corrente e o caminho percorrido pela corrente através dos tecidos.

Resistência à corrente elétrica – muito variável entre os tecidos orgânicos; em ordem crescente de resistência temos nervos, vasos sangüíneos, músculos, pele, tendões, gordura e ossos. A lesão tecidual é tanto mais grave quanto menor a resistência do tecido. A resistência da pele pode variar muito, de acordo com sua espessura, limpeza, vascularização e grau de umidade. Assim, a mucosa oral de uma criança apresenta grande risco para uma lesão grave, devido à sua baixa resistência tecidual.

Tipo de corrente – a corrente alternada, com 50 a 60Hz de freqüência, padronizada nos domicílios, é de grande risco na medida em que provoca contrações tetânicas do músculo esquelético, não permitindo que a vítima se liberte da fonte elétrica rapidamente e resultando assim em danos teciduais mais profundos. A corrente direta, por sua vez, utilizada em desfibriladores, marca-passos e baterias, causa forte flexão do músculo esquelético, freqüentemente atirando o indivíduo para longe da fonte elétrica.

Intensidade da corrente – de acordo com a lei Ohm ($I = V/R$), sabe-se que a voltagem é diretamente proporcional à amperagem; infere-se então a intensidade da corrente pela voltagem. Alta voltagem (>1.000V) é geralmente mais perigosa, mas pode atirar a vítima para longe da fonte elétrica, "protegendo-a" de lesões mais profundas. Pode causar traumatismo craniano, fraturas e lesão medular. Baixa voltagem (< 1.000V), por sua vez, também pode causar acidentes fatais, principalmente quando existe uma baixa resistência ou o indivíduo fica conectado à fonte elétrica por um longo período.

Duração do contato – o tempo de contato com uma fonte elétrica é diretamente relacionado com a gravidade do dano tecidual. Freqüentemente um contato prolongado com corrente elétrica de baixa amperagem pode levar à destruição tecidual grave.

Direção da corrente elétrica – o caminho percorrido pela corrente elétrica através dos tecidos orgânicos, quando a corrente é de baixa voltagem, segue pelos tecidos com menor resistência, enquanto na corrente de alta voltagem, o fluxo elétrico segue o caminho mais direto e curto para o solo, não importando o tipo de tecido.

Se a corrente passa através da cabeça ou tórax, a parada cardiorrespiratória torna-se provável, devido à lesão do centro respiratório, medula espinhal e/ou coração. Estudos mostram que o caminho horizontal (mão para mão) tem taxa de mortalidade maior do que o vertical (mão para pé).

QUADRO CLÍNICO

A lesão elétrica pode causar uma variedade imensa de manifestações clínicas, desde uma lesão superficial de pele até distúrbios multissistêmicos graves.

Vítimas de acidentes elétricos graves podem apresentar parada cardiorrespiratória imediata, devido à passagem de corrente elétrica através do cérebro, inibindo o centro respiratório; secção medular cervical ou contração tetânica do diafragma e dos músculos da parede torácica, causando uma paralisia prolongada dos músculos respiratórios, ou ainda podem apresentar assistolia ou fibrilação ventricular devido à passagem da corrente elétrica através do coração.

Feridas superficiais – pele e mucosas – corrente elétrica pode causar queimaduras térmicas de primeiro, segundo e terceiro graus; lesões profundas de entrada e saída da corrente elétrica e ainda lesões quando a corrente elétrica "salta" através de uma articulação fletida, causando uma lesão térmica na saída e na reentrada da pele. Muito comum em crianças, temos ainda as lesões da comissura oral, envolvendo mucosa, submucosa, músculos, nervos e vasos sangüíneos, podendo causar grandes edemas, sangramentos e posteriormente várias seqüelas estéticas e funcionais.

Lesões vasculares – a corrente elétrica pode causar destruição do endotélio e da camada média dos vasos, provocando hemorragia imediata. Pode ainda haver complicações tardias como hemorragias, tromboses, isquemias e formação de aneurismas.

Lesões musculoesqueléticas – contrações tetânicas podem levar à dor muscular, rotura de tendões, luxação de articulações e múltiplas fraturas. A energia térmica gerada pode levar a necrose muscular asséptica, queimaduras do periósteo e destruição da matriz óssea. Freqüentemente, os acidentes elétricos estão relacionados a quedas de grandes alturas, resultando também em múltiplas fraturas.

Lesões cardíacas – as arritmias cardíacas e a parada respiratória são as causas mais freqüentes de morte imediata por choque elétrico, ocorrendo principalmente quando a corrente elétrica passa através do tórax. A fibrilação ventricular ocorre mais comumente com a corrente alternada, enquanto a assistolia com a corrente direta. Outras arritmias e lesões descritas são taquicardia supraventricular, fibrilação atrial, bloqueio de primeiro e segundo graus, lesão miocárdica, perfuração da parede ventricular e até mesmo lesões miocárdicas residuais tardias.

Lesões neurológicas – são complicações comuns de lesões elétricas e abrangem o cérebro, a medula, os nervos periféricos motores e sensitivos. Complicações imediatas incluem perda da consciência, convulsões, amnésia, surdez, distúrbios visuais, hemiplegia.

Complicações tardias podem aparecer em alguns dias ou até mesmo depois de dois anos, e incluem neuropatias periféricas, distúrbios autonômicos, sintomas que imitam mielite transversa, paralisia ascendente e esclerose lateral amiotrófica. Também podem ocorrer distúrbios emocionais como depressão e perda da memória.

Lesões pulmonares – além da parada respiratória (manifestação mais comum), encontramos, com menor freqüência, atelectasias, pneumonites, hemotórax, pneumotórax e contusão pulmonar.

Lesões abdominais – lesões gastrintestinais podem ocorrer quando a corrente elétrica atravessa o abdome, sendo raras as lesões viscerais. Podem ocorrer necrose intestinal, perfuração intestinal ou lesões elétricas diretas no fígado, pâncreas, vesícula e bexiga. Úlceras de estresse são comuns, causando sangramentos gástricos.

Lesões renais – a necrose tecidual maciça decorrente da lesão elétrica causa rabdomiólise e mioglobinúria (urina de coloração de vermelho a preto). O depósito de mioglobina causa necrose tubular aguda e posterior falência renal. Também pode ocorrer insuficiência renal devido à hipovolemia.

Lesões oculares – acometimento ocular é comum, com lesões de córnea, hifema, uveíte e hemorragia vítrea. Mais tardiamente pode ocorrer o desenvolvimento de catarata.

Infecção – quadro séptico após choque elétrico é comum, principalmente quando são envolvidas grandes áreas de necrose celular. Os principais agentes encontrados são: *Pseudomonas* sp. (mais freqüente), *Staphylococcus aureus*, *E. coli*, *Proteus mirabilis*, *Klebsiella* sp. e *Clostridium* (diagnosticado mais tardiamente em tecidos profundos).

EXAMES LABORATORIAIS E DE IMAGEM

A avaliação laboratorial inicial deve incluir: hemograma, uréia e creatinina séricas, pesquisa de mioglobina na urina, sódio, potássio, coagulograma, gasometria arterial, enzimas musculares (CPK/CKMB), eletrocardiograma. Radiografias de esqueleto e tomografia de crânio quando necessário.

TRATAMENTO

No local do acidente – é fundamental separar a vítima da fonte elétrica, se esta ainda estiver conectada. O socorrista deve estar isolado adequadamente, a fim de evitar o choque elétrico durante o procedimento. Deve-se iniciar imediatamente o suporte básico de vida, preocupando-se com a imobilização cervical e retirada, assim que possível, de cintos, sapatos e roupas em brasa, a fim de evitar lesões térmicas.

No departamento de emergência – suporte avançado de vida, monitorizando o paciente rapidamente, a fim de tratar possíveis arritmias. Considerar intubação endotraqueal precoce se houver lesões em face, boca ou pescoço.

Reposição volêmica

É o item mais importante no manejo do paciente vítima de choque elétrico; o uso de fórmulas tradicionais na reposição volêmica de queimados não pode ser aplicado à lesão elétrica, visto que a superfície corpórea queimada não reflete o grau e a profundidade de lesões teciduais profundas que podem ocorrer no acidente elétrico. Alguns autores sugerem o aumento de três vezes o volume calculado por fórmulas, para o início da reposição volêmica. O ideal é que ocorra uma reposição volêmica rápida, até que se estabilize o débito urinário (1 a 2ml/kg/h), e que o paciente se encontre hemodinamicamente estável. Deve ser utilizada inicialmente uma solução salina isotônica (soro fisiológico ou Ringer-lactato) e mais tardiamente colóides (albumina ou plasma fresco), seguindo os mesmos princípios do tratamento das lesões por queimaduras térmicas em geral.

Mioglobinúria

No caso de mioglobinúria, em que a urina apresenta cor vermelho-escura, deve-se oferecer grande quantidade de volume e diuréticos osmóticos, preferencialmente o manitol, na tentativa de se manter um alto débito urinário e evitar a falência renal.

Acidose

As lesões elétricas provocam uma necrose tecidual que libera produtos ácidos, levando a uma queda no pH sérico. Pode ser feita alcalinização com bicarbonato de sódio durante a reposição volêmica, se houver uma acidose significativa.

Tratamento cirúrgico

Escarotomia e fasciotomia – devem ser realizadas rapidamente, quando necessário, a fim de se evitar maior dano tecidual. Por exemplo, nos grandes edemas de extremidades que têm efeito compressivo, resultando em isquemia tecidual (síndrome compartimental). Também são utilizadas para diagnóstico de lesões teciduais necróticas mais profundas. Assim que possível, transportar o paciente para uma unidade de queimados, para que outros procedimentos necessários possam ser feitos, como limpezas cirúrgicas, desbridamentos e amputações.

ACIDENTES POR ANIMAIS PEÇONHENTOS

Animais peçonhentos são, ainda hoje, encontrados com grande freqüência no interior e até mesmo em grandes centros urbanos, vitimando número considerável de pessoas. Os acidentes, decorrentes das picadas desses animais, têm importância médica devido à gravidade que alguns casos podem apresentar. A gravidade varia conforme a espécie do animal, tamanho e idade, sendo mais grave em lactentes e pré-escolares.

ACIDENTE OFÍDICO

O reconhecimento com precisão da serpente agressora é um meio para a definição do diagnóstico etiológico, permitindo, com isso, a utilização correta do soro em caso de acidente ofídico peçonhento. Na identificação das serpentes peçonhentas, o elemento fundamental é a presença ou não da fosseta loreal (ou lacrimal). Essa fosseta é representada por um orifício de cada lado da cabeça, situado entre os olhos e a narina de todas as serpentes peçonhentas do Brasil, com exceção da coral verdadeira.

Classificação conforme a presença ou ausência da fosseta loreal:

Fosseta loreal presente – sempre indica serpente peçonhenta.

Fosseta loreal ausente – pode ter significados diferentes.

a) Sem anéis no corpo e sem ventre com "ocelos" vermelhos indica serpente não-peçonhenta.
b) Com anéis no corpo ou "ocelos" vermelhos no ventre apresenta outras duas opções:
   • sem presas anteriores indica serpente não-venenosa;
   • com presas anteriores indica grupo elapídico (coral verdadeira).

No Brasil, estão registradas aproximadamente 250 espécies de serpentes, distribuídas por nove famílias, das quais apenas duas englobam os quatro gêneros peçonhentos.

Gênero *Micrurus* (corais) – ampla distribuição no Brasil.

Gênero *Botrops* – apresentam ponta da cauda sem particularidades especiais, estão distribuídas por todo o território brasileiro, sendo responsáveis por 80% dos acidentes ofídicos peçonhentos (jararaca, urutu, cotiara).

Gênero *Crotalus* – apresentam chocalho ou guizo na ponta da cauda, vivem em áreas mais abertas, distribuídas por todo o território brasileiro, com exceção da Mata Atlântica e Região Amazônica (cascavel).

Gênero *Lachesis* – apresentam escamas eriçadas na ponta da cauda, são as maiores serpentes peçonhentas do Brasil, podendo atingir até mais de 3 metros de comprimento (surucucu).

Mecanismos de ação do veneno

As serpentes inoculam veneno sob pressão, este é um líquido pouco viscoso, transparente, levemente leitoso ou amarelado, de composição muito complexa, contendo 20 ou mais componentes diferentes, e é composto por elementos, como enzimas proteolíticas, neurotoxinas, fosfatidases, lipídeos etc. (Quadros 4.47 e 4.48).

Quadro 4.47 – Mecanismo de ação do veneno de serpentes.

Ação fisiopatológica	Agentes
Proteolítica	*Botrops* e *Lachesis*
Coagulante	*Botrops*, *Lachesis* e *Crotalus*
Hemolítica	*Crotalus*
Neurotóxica	*Crotalus* e *Micrurus*

As ações do veneno no homem são basicamente as seguintes:

Ação proteolítica – decorrente da ação de enzimas, levando à destruição dos tecidos (necrose), havendo também processo inflamatório por:

a) Ação de enzimas proteolíticas: proteases, fosfolipases, hialuronidases etc.
b) Liberação de substâncias farmacologicamente ativas (bradicinina, serotonina, histamina) e outros mediadores do processo inflamatório (prostaglandinas, leucotrienos, PAF).
c) Isquemia provocada por microtrombos na circulação e/ou compressão devido ao edema.
d) Ação do fator hemorrágico que, *in vitro*, causa necrose muscular.

Ação coagulante – com a entrada do veneno na circulação sangüínea, ocorre ativação dos fatores de coagulação, levando ao consumo de fibrinogênio e à formação de fibrina intravascular.

Ação hemorrágica – resulta essencialmente da ação de hemorraginas (metaloproteinases) sobre a membrana basal do endotélio vascular, inicialmente com aumento da permeabilidade e, a seguir, perda da junção entre as células, resultando na rotura da integridade vascular. A hemólise é observada em alguns casos, sendo explicada pela ação mecânica do coágulo sobre as hemácias, pela hidrólise de fosfolipídeos da membrana ou indiretamente por meio da liberação de lisolecitina da lecitina plasmática. A expressão da hemólise é sob a forma de hemoglobinúria (metemoglobinúria). Pode levar à insuficiência renal aguda, que pode motivar o óbito.

Ação neurotóxica – o veneno crotálico é um complexo tóxico-enzimático. Apresenta neurotoxinas que são: crotoxina, crotamina, giroxina e convulxina. A crotoxina é o componente responsável pela alta toxicidade do veneno. É uma neurotoxina pré-sináptica que atua nas terminações nervosas motoras inibindo a liberação da acetilcolina pelos impulsos nervosos, principal fator responsável pelo bloqueio neuromuscular e, portanto, pelas paralisias motoras e respiratórias observadas nos animais. O veneno elapídico apresenta neurotoxinas que atuam na junção neuromuscular. A neurotoxicidade produzida pelo veneno das corais é exclusivamente periférica, produzindo bloqueio na transmissão neuromuscular. Todas as serpentes elapídicas brasileiras conhecidas apresentam neurotoxinas pós-sinápticas, as quais se ligam, com grande afinidade, aos locais receptores de acetilcolina na placa motora terminal, produzindo efeitos semelhantes àqueles encontrados no curare e na *miastenia gravis*. A paralisia muscular causada pelo veneno elapídico é decorrente da competição da toxina com o neurotransmissor (acetilcolina) pelo receptor nicotínico da placa terminal. A peçonha da *Micrurus corallinus* também apresenta atividade pré-sináptica, a qual se deve à ligação irreversível das neurotoxinas à terminação nervosa, levando à inibição da liberação da acetilcolina.

ACIDENTE BOTRÓPICO

Quadro clínico

Local – o sangramento no local de inoculação do veneno é freqüentemente observado. O processo inflamatório, causado pelas frações proteolíticas do veneno, caracteriza-se, nas primeiras horas, por edema e dor na região da picada. O edema, inicialmente circunscrito, pode, em 24 horas, acometer todo o membro, é caracteristicamente duro, apresentando muitas vezes tonalidade violácea em decorrência do sangramento subcutâneo. Após aproximadamente 12 horas, podem aparecer no local da picada bolhas com conteúdo seroso, hemorrágico, necrótico e até mesmo purulento.

Sistêmico – nos acidentes leves ou moderados, pode haver pequenos sangramentos que não levam à repercussão hemodinâmica. Quadros comuns são gengivorragia, hematúria microscópica, púrpuras, equimoses e sangramentos em feridas recentes. Menos freqüentes são os casos de hematúria macroscópica, hemoptise, epistaxe, sangramento conjuntival, hematêmese etc. A perda de sangue com anemia ou hipotensão caracteriza o acidente como grave. Há casos descritos de hemorragias digestivas e de SNC. Choque é uma evolução rara, porém sua instalação é precoce. Relaciona-se com a quantidade e a via de inoculação do veneno (normalmente intravenosa). Ocorre a liberação de mediadores inflamatórios e/ou de substâncias vasoativas, com sangramento sistêmico abundante.

Quadro 4.48 – Sinais e sintomas nas picadas por serpentes.

	Grupo botrópico	Grupo crotálico	Grupo elapídico
Picada e reações locais	Edema, dor persistente, ecmoses, hemorragias, bolhas, necrose, abscesso	Dor local é pouco comum. Região picada normal ou com pequeno aumento de volume. Adormecimento ou formigamento	Sensação de adormecimento ou formigamento na região atingida, que se difunde para a raiz do membro afetado
Fácies (expressão)	Normal	Fácies neurotóxico. Pálpebras superiores caídas ou semicerradas. Diminuição ou até mesmo perda da visão	Fácies neurotóxico. Pode ter salivação espessa, dificuldade para engolir e, às vezes, para articular palavras (falar)
Dores musculares	—	Podem ocorrer em várias partes do corpo, principalmente na nuca	
Sangue	Incoagulável		
Urina	—	Diminuição do volume. Hemoglobinúria	—

Complicações – infecção local, necrose, deficiência funcional, insuficiência renal aguda e síndrome compartimental.

Classificação quanto à gravidade – tem como objetivo orientar a terapêutica com o soro específico. Assim, o número de ampolas utilizadas para determinado acidente depende do caso a ser considerado, leve, moderado ou grave. Devem ser considerados parâmetros vitais, locais de sangramento, hidratação, coloração, volume urinário, intensidade do edema, complicações como bolhas, necrose, abscesso etc.

Casos leves – edema ausente ou discreto, sangramento discreto, tempo de coagulação prolongado ou incoagulável.

Casos moderados – edema moderado que não se restringe ao local da picada, hemorragias sistêmicas, sem alterações hemodinâmicas.

Casos graves – edema intenso, hipotensão, choque, alteração da função renal, sangramentos.

Exames complementares úteis: tempo de coagulação, hemograma, número de plaquetas, provas de coagulação.

Tratamento

Medidas iniciais prévias à soroterapia – após o acidente, manter o paciente em repouso, evitando correr ou deambular, tranqüilizá-lo. Podem-se utilizar analgésicos, mas devem-se evitar drogas com ação depressora em SNC. Não fazer garroteamento, sucção ou incisão no local da picada, mas sim limpeza da lesão. Monitorização dos sinais vitais e volume urinário do paciente. Remoção para um centro para aplicação do soro específico.

Tratamento específico – soro antibotrópico: só atua sobre o veneno circulante; após 6 horas de soroterapia correta, os níveis de fibrinogênio atingem valores que permitem a formação de coágulo.

Tratamento complementar – anti-histamínico precedendo o soro, antibioticoterapia (cloranfenicol, ampicilina, sulfametoxazol-trimetoprima), drenagem postural, desbridamento cirúrgico (quando a área necrótica está bem delimitada), fasciotomia e profilaxia do tétano.

ACIDENTE CROTÁLICO

Quadro clínico – baseia-se no encontro de manifestações sistêmicas decorrentes das atividades neurotóxicas, miotóxicas e coagulante do veneno.

Manifestações precoces (até 6 horas):
- Locais: edema, discreto ou ausente e parestesia.
- Sistêmicas: náuseas, vômitos, sudorese, boca seca, sonolência, ptose palpebral, oftalmoplegia, diplopia, turvação visual, gengivorragia.
- Laboratorial: tomografia computadorizada normal ou aumentada, elevação de CPK, LDH e TGO, mioglobina sérica.

Manifestações tardias
- Locais: ausentes.
- Sistêmicas: mialgia, oligúria, anúria.
- Laboratorial: aumento de creatinina, uréia, ácido úrico e potássio.

Complicações – insuficiência renal aguda (NTA).

Tratamento específico – soro anticrotálico ou fração anticrotálica do soro antiofídico.

Tratamento complementar – anti-histamínico e corticoterapia.

Prognóstico – é bom nos acidentes moderados, em que se observa a regressão total dos sintomas em poucos dias. Nos acidentes graves, o prognóstico é vinculado à presença de IRA.

ACIDENTE ELAPÍDICO

Quadro clínico – o veneno tem ação neurotóxica. A sintomatologia é variável, podendo surgir minutos após a picada, sendo, porém, na maioria dos casos, tardia, começando horas após o acidente. O paciente pode apresentar ptose palpebral bilateral, paralisia da musculatura facial, dificuldade de acomodação visual, diplopia, oftalmoplegia, anisocoria, lentificação do reflexo fotomotor, dificuldade de deglutição, sialorréia, diminuição do reflexo de vômito, paralisia da musculatura dos membros, fasciculações musculares e paralisia da musculatura torácica que pode evoluir para insuficiência respiratória.

Tratamento – soroterapia antielapídica. Como tratamento complementar, tem sido preconizado o uso de anticolinesterásicos nos acidentes elapídicos cujo bloqueio da junção neuromuscular seja exclusivamente pós-sináptico.

ACIDENTE LAQUÉTICO

Acidentes humanos, envolvendo as serpentes do gênero *Lachesis*, são raros. Seu veneno apresenta atividades fisiopatológicas semelhantes às do veneno botrópico, ou seja, atividades proteolítica, hemorrágica e coagulante. São ainda descritos casos de ação neurotóxica.

Tratamento – a gravidade desse acidente é avaliada conforme os sinais locais e pela intensidade das manifestações clínicas. É preconizada pelo Ministério da Saúde a administração do soro antilaquético.

ACIDENTES POR ARANHAS

As aranhas pertencem ao filo dos artrópodos. Situam-se dentro da classe dos aracnídeos, formando a ordem das aranhas. No Brasil, as espécies que podem provocar acidentes graves pertencem aos gêneros *Phoneutria* (aranha armadeira), *Loxoceles* (aranha marrom) e *Latrodectus* (viúva-negra).

ACIDENTES POR *PHONEUTRIA*

Conhecida como "aranha armadeira" devido à posição que assume quando em situação de perigo, erguendo as patas dianteiras, apoiando-se nas patas traseiras. As aranhas desse grupo têm um comportamento agressivo, enfrentando corajosamente seus oponentes. Seu veneno pode determinar sintomatologia significativa em acidentes com seres humanos, sendo raros os casos graves, sendo estes descritos em crianças e eventualmente em idosos.

Estudos demonstraram que o veneno atua basicamente sobre os canais de sódio, induzindo a despolarização das fibras musculares e de terminações nervosas sensitivas, motoras e do sistema nervoso autônomo. Tal ação justifica a sintomatologia dolorosa no local da picada, e também as manifestações sistêmicas nos quadros mais graves, conseqüente à liberação de neurotransmissores do sistema nervoso autônomo, principalmente catecolaminas e acetilcolina.

Quadro clínico – pode ser encontrado o sinal de dois pontos de picada. Há predomínio de sintomas locais como dor de intensidade variável que pode ser tão intensa que chega até mesmo a irradiar-se até a raiz do membro. Pode-se ter ainda, no local da picada ou próximo a este, edema, sudorese, hiperemia, parestesia e fasciculação muscular. Os acidentes, na dependência da gravidade, podem ser classificados em leve, moderado ou grave.

Acidentes leves – são os mais freqüentes e têm a sintomatologia preferencialmente local. Quando aparecem taquicardia e agitação, podem ser secundários à dor.

Acidentes moderados – além das manifestações locais, podem aparecer taquicardia, hipertensão arterial, sudorese profusa, agitação psicomotora, visão turva, vômitos ocasionais, dor abdominal, priapismo e sialorréia.

Acidentes graves – são raros, sendo praticamente restritos às crianças. Há manifestações citadas nos acidentes leves e moderados, associadas a vômitos profusos, bradicardia, hipotensão arterial, insuficiência cardíaca, edema agudo de pulmão, arritmias cardíacas, choque, dispnéia, depressão neurológica, coma, convulsões e parada cardiorrespiratória.

Tratamento – para o tratamento da dor, devem-se administrar analgésicos sistêmicos e, se necessário, infiltração anestésica com lidocaína a 2% sem vasoconstritor. Como terapêutica complementar, podem-se usar compressas quentes ou imersão do local em água morna. A soroterapia tem indicação formal nos casos com manifestações sistêmicas em crianças e em todos os acidentes graves.

ACIDENTES POR *LOXOSCELES*

O veneno desse gênero tem efeitos proteolíticos, hemofílicos e coagulantes, podendo causar destruição dos tecidos (necrose) na área da picada.

Quadro clínico

Casos benignos – pequena equimose local, necrose eventual, sempre menor que 1cm, não há risco de vida.

Casos graves – dor local acentuada, febre, mal-estar, náuseas, equimose local extensa, com ou sem bolhas hemorrágicas. Do segundo ao quinto dia, pode surgir icterícia e metemoglobinúria. Pode haver insuficiência renal.

Tratamento – soroterapia com soro específico está indicada. Nos casos graves, além da soroterapia, o tratamento de suporte é importante, visando principalmente à função renal e aos distúrbios hematológicos.

ACIDENTES POR *LATRODECTUS*

Apresenta veneno de ação neurotóxica com manifestações semelhantes às do gênero *Phoneutria*. Geralmente, as primeiras manifestações acontecem 30 a 40 minutos após a picada, iniciando-se com mialgia de extensão e intensidade variáveis, sudorese profusa e agitação psicomotora variável. No local da picada, pode haver uma placa eritematomacular. Com a evolução, pode haver piora dos sintomas e aparecimento de outros como câimbras, dor abdominal de intensidade variável, podendo até simular quadro de abdome agudo. Pode ainda apresentar quadro de taquicardia, hipertensão arterial, hiper-reflexia, raramente quadro de priapismo e arritmias cardíacas.

Como tratamento, sugere-se a utilização de analgésicos, miorrelaxantes e gluconato de cálcio para o alívio das dores. A utilização da soroterapia é controversa – alguns autores recomendam sua utilização nos casos em que há intenso envolvimento sistêmico. Os grupos de maior risco são constituídos por crianças, idosos, gestantes e cardiopatas. Nesses pacientes e nos casos em que existam importantes manifestações sistêmicas, é conveniente a observação rigorosa e/ou internação do paciente para a monitorização de eventuais complicações.

ACIDENTES POR ESCORPIÕES

Os escorpiões constituem uma ordem dos artrópodos pertencentes à classe dos aracnídeos. Têm hábitos noturnos, escondendo-se durante o dia sob pedras, troncos podres, enterrando-se na areia ou em solo úmido das florestas. Há espécies que vivem próximas às construções humanas, sob dormentes das linhas férreas, lajes de túmulos, nas várzeas de córregos das zonas urbanas onde o lixo doméstico e o entulho propiciam alimento farto e abrigo. Podem ainda ser encontrados dentro das casas, sob tábuas do assoalho, junto aos rodapés nos porões e sótãos.

A peçonha escorpiônica tem uma ação neurotóxica ocasionando efeitos complexos nos canais de sódio, produzindo despolarização das terminações nervosas pós-ganglionares do sistema simpático e parassimpático. Há liberação maciça dos neurotransmissores (adrenalina, noradrenalina e acetilcolina), os quais, com atuação em diversos sistemas orgânicos, são responsáveis pela maior parte do quadro clínico.

A dor é o sintoma sempre presente, e a intensidade com que pode se manifestar depende da suscetibilidade individual e da quantidade inoculada de veneno. Pode ser discreta no início do quadro para depois aumentar progressivamente de intensidade, até atingir limites intoleráveis, permanecendo algumas horas e abrandando aos poucos. Os pontos da picada nem sempre são visíveis. Pode haver hiperemia e edema discretos, assim como sudorese, alterações do equilíbrio térmico e piloereção local ou mesmo no membro atingido pela picada. Os pacientes, principalmente as crianças, podem apresentar-se muito agitados. Podem surgir tremores generalizados e, com o agravamento do quadro, os pacientes passam da agitação ao torpor. Outros sintomas como alterações visuais, tonturas, cefaléias, nistagmo, dificuldade para marcha, delírios, alterações do olfato, sialorréia e rinorréia podem estar presentes. A sudorese pode ser fria, podendo ocorrer hipotermia e sensação de frio. Priapismo pode ocorrer em casos graves.

Náuseas, vômitos e dores abdominais podem simular quadro de abdome agudo. Cólicas violentas acompanhadas de evacuações diarréicas podem estar presentes. Pode haver desencadeamento de pancreatite aguda por ação direta do veneno. Hipotensão, hipertensão arterial podem estar presentes assim como arritmias cardíacas. Em casos mais graves, insuficiência cardíaca e edema agudo de pulmão. De modo geral, as manifestações sistêmicas quando ocorrem aparecem nas primeiras horas do acidente.

A grande maioria dos casos de escorpionismo apresenta apenas dor local com vômitos ocasionais, caracterizando os casos leves.

Laboratorialmente, nos casos mais graves, podem-se encontrar hiperglicemia, hiperamilasemia, leucocitose com neutrofilia e hipopotassemia. Normalmente, em 24 a 48 horas as alterações cessam. Há aumento de CK e CKMB. Pode haver detecção de mioglobina em soro e urina, e ainda discreta proteinúria, glicosúria e cetonúria.

Antes de ser iniciada a terapêutica, é importante classificar os casos quanto à gravidade e avaliar os fatores de risco que envolvam o paciente. Crianças com idade inferior a 7 anos constituem o grupo mais vulnerável, no qual ocorrem os casos mais graves e praticamente todos os óbitos. Os idosos também merecem atenção especial. Quanto maior for o tamanho do escorpião, maior a quantidade de toxina pode ter sido inoculada.

Tratamento – observação clínica em ambiente hospitalar por 6 a 12 horas. Casos graves devem ser internados e observados preferencialmente em terapia intensiva. Tratamento sintomático: analgésicos por via oral, intramuscular ou intravenosa. Anestésicos locais sem vasoconstritor (lidocaína a 2% ou bupivacaína a 5%) injetados no local da picada ou sob forma de bloqueio. Uso de opiáceos se necessário, manutenção das funções vitais e soroterapia específica.

O prognóstico habitualmente é bom, principalmente nos casos leves. Nos casos graves, as primeiras 24 horas são críticas, pois as complicações assim como os óbitos surgem dentro desse período.

INTOXICAÇÕES

Toxicologia é a ciência que estuda os efeitos adversos das substâncias químicas nos organismos vivos. Essa ciência tem por princípio avaliar o risco da exposição das substâncias químicas nos seres vivos, na saúde do homem e no ambiente que nos rodeia.

Intoxicação pode ser definida como um processo decorrente da exposição a um agente capaz de produzir uma resposta nociva em um sistema biológico, levando à lesão da sua *função* ou até mesmo à morte. É um processo dinâmico, que pode progredir rapidamente para situações de extrema gravidade. O reconhecimento precoce dos sutis sinais de intoxicação é normalmente a chave para uma boa evolução do paciente.

Nos dias de hoje, as intoxicações tanto acidentais como intencionais vêm aumentando, contribuindo para um aumento da morbidade e mortalidade em todo o mundo. Estima-se que aproximadamente 7% das visitas a prontos-socorros sejam decorrentes de exposições a agentes tóxicos.

As exposições tóxicas mais comuns são: substâncias de limpeza, analgésicos, cosméticos, plantas, antitussígenos, antigripais, hidrocarbonetos, picadas de animais peçonhentos, picadas de insetos, corpos estranhos, pesticidas e medicamentos utilizados por conta própria ou utilizados de forma diferente da prescrita.

As exposições tóxicas mais relacionadas com óbitos são: medicamentos antidepressivos, estimulantes do SNC, drogas cardiovasculares, hipnóticos, broncodilatadores, drogas de abuso, gases e fumaça.

Crianças com idade inferior a 5 anos são as responsáveis por mais de 50% das ligações aos Centros de Intoxicação nos Estados Unidos, e essa população é a responsável por 1 a 2% dos óbitos relacionados à intoxicação.

Estatísticas mundiais mostram que, do total das exposições relatadas a agentes tóxicos, aproximadamente 47% ocorrem em crianças com idade inferior a 3 anos, e 60% em menores de 6 anos. Aproximadamente 70% das exposições ocorrem em crianças e adolescentes com idade inferior a 17 anos. As incidências no sexo feminino e masculino se equivalem.

Para um melhor entendimento dos processos da intoxicação, a farmacocinética, que é o estudo das mudanças da concentração da droga no que diz respeito a absorção, distribuição, metabolização e excreção, faz-se necessária. Além desta, é necessário um conhecimento da farmacodinâmica que estuda a interação das drogas com o receptor biológico e seu mecanismo de ação. É a base para a terapêutica e para o entendimento dos efeitos tóxicos produzidos.

A toxocinética é a conceitualização matemática do excesso de dose ingerida pelo paciente. Os princípios básicos da cinética da droga permitem determinar quando o pico da concentração sangüínea e os efeitos terapêuticos tóxicos vão ocorrer, assim como as manifestações vão desaparecer.

O conhecimento dos princípios da farmacocinética e da toxocinética de determinada toxina permite aos médicos um planejamento racional da abordagem e manuseio do paciente intoxicado após o estabelecimento das funções vitais.

Quadro clínico

A história do indivíduo intoxicado é, de uma maneira geral, confusa e pouco confiável. Deve-se tentar resgatar o tempo decorrido e a quantidade da substância a que se esteve exposto. Muitas vezes, tais informações são imprecisas.

Quando se sabe qual é o agente tóxico, deve-se tentar precisar a quantidade, tempo decorrido e qual tratamento já foi instituído. Quando não se sabe qual foi o agente tóxico, outras informações devem ser colhidas, como local onde a vítima foi encontrada, presença de substâncias na proximidade, se há alguém com uso crônico de medicações na família e quais são as substâncias químicas existentes na residência.

Na avaliação clínica do paciente, deve-se avaliar os dados vitais, nível de consciência, diâmetro das pupilas, odores, cor e integridade das mucosas.

O aparecimento de convulsões, arritmias cardíacas, distúrbios metabólicos, hidroeletrolíticos e acidobásicos ou coma de etiologia desconhecida deve ser considerado como manifestação de um quadro de intoxicação.

A seguir, são descritas as síndromes tóxicas mais comuns.

Colinérgica (muscarínica) – acetilcolina, organofosforados, carbamatos, cogumelos. Sintomas: bradicardia, miose, aumento de secreções, vômitos e diarréia, odor de alho.

Anticolinérgica – alcalóides da beladona, atropina, escopolamina, anti-histamínicos, antidepressivos tricíclicos. Sintomas: febre, taquicardia, hipertensão, arritmias, pele e mucosas secas, hipertermia, midríase, visão borrada, delírio, alucinações, convulsões e coma.

Simpatomimética – anfetaminas, cocaína, fenilpropanolamina. Sintomas: febre, taquicardia, hipertensão, mioclonia, convulsões, hiperatividade, tremores e midríase.

Narcótica – codeína, morfina, heroína. Sintomas: hipotensão, bradicardia, hipoventilação, hipotermia, miose puntiforme, hiporreflexia e rápida resposta ao antagonista.

Barbitúricos, sedativos hipnóticos e etanol – sintomas: hipoventilação e apnéia, hipotermia, hipotensão, miose, nistagmo, confusão, coma, odor característico (álcool).

Salicilatos – sintomas: febre, hiperpnéia, letargia, coma, convulsões, vômitos e sangramentos.

Fenotiazínicos – sintomas: hipotensão postural, hipotermia, taquicardia, letargia/coma, convulsões, crises oculógiras, manifestações extrapiramidais e miose na maioria dos casos.

Teofilina – sintomas: taquicardia, hipotensão, arritmias cardíacas, agitação, convulsões e vômitos.

Acetaminofeno – sintomas: anorexia, náuseas, vômitos, icterícia tardia.

O diagnóstico diferencial baseado no efeito tóxico é apresentado no quadro 4.49.

Tratamento

Um dos fatores mais significantes no tratamento do indivíduo intoxicado tem sido o reforço dos princípios básicos: o ABC do atendimento (vias aéreas, ventilação e circulação). A simples manutenção das vias aéreas, ventilação, oxigenação, fluidoterapia e suporte cardiovascular adequados têm contribuído mais para a sobrevida do que todos os antídotos específicos.

É necessário o reconhecimento das drogas e toxinas que terão seus efeitos tardios com um curso tóxico maior. Normalmente, o tempo para uso de antídotos e intervenções precoces é limitado. Acetaminofeno, ferro, lítio, inibidores da MAO e cogumelos hepatotóxicos, entre outros, produzem nenhum ou pequenos sintomas precoces, mas podem apresentar conseqüências sérias se a intervenção específica não tiver sido iniciada precocemente na observação e se não for estendida em 12 a 24 horas.

Além da estabilização das funções vitais, o tratamento visa à diminuição da absorção do agente tóxico, ao aumento da eliminação do tóxico já absorvido, ao uso de antídotos, à prevenção das seqüelas e ao tratamento de manutenção.

Na diminuição da absorção do agente tóxico, a descontaminação é realizada conforme a via de absorção, como descrito a seguir.

Ocular – lavagem local com soro fisiológico em quantidade abundante.

Cutânea – remover roupas e acessórios, lavar copiosamente com água (30 minutos), dando ênfase aos cabelos.

Inalatória – deve-se retirar o paciente do local. Oxigenar com oxigênio a 100%.

Gastrintestinal – a descontaminação gástrica na sala de emergência é realizada em pacientes assintomáticos que apresentem história de ingestão e naqueles que já estão sintomáticos. A descontaminação deve ocorrer quando há um benefício antecipado.

Quadro 4.49 – Diagnóstico diferencial baseado no efeito tóxico.

Bradicardia	Taquicardia e irritabilidade miocárdica	Hipotensão	Hipertensão	Hipoglicemia excessiva
Betabloqueadores, antidepressivos tricíclicos, bloqueadores de canais de cálcio, clonidina, imidazólicos, digoxina, nicotina, carbamatos e organofosforados	Anfetaminas, simpatomiméticos, cocaína, antidepressivos tricíclicos, cafeína, propoxifeno, teofilina, beta-agonistas, digoxina, anticolinérgicos, procainamida, monóxido de carbono, solventes de Freon, cianeto	Diuréticos, beta-bloqueadores, inibidores da ACE, bloqueadores de canais de cálcio, clonidina, imidazólicos, antidepressivos tricíclicos, cafeína, teofilina, AINH, depressores do SNC, beta-agonistas, cianeto, propoxifeno, quinidina, quinino, isopropanol, nicotina, nitritos, carbamatos, organofosforados, monóxido de carbono	Cocaína, anfetaminas, simpatomiméticos, inibidores da MAO, clonidina, imidazólicos, nicotina, drogas anticolinérgicas, carbamatos e organofosforados	Hipoglicemiantes orais, insulina, etanol, aspirina, betabloqueadores

Depressão de SNC	Convulsões	Agitação de SNC	Acidose
Opióides, sedativos, hipnóticos, cianeto, anticonvulsivantes, antipsicóticos, lítio, antidepressivos, ferro, anticolinérgicos, carbamatos, Freon, organofosforados, monóxido de carbono	Anfetaminas, cocaína, simpatomiméticos, carbamazepina, cânfora, antidepressivos, AINH, anticolinérgicos, lítio, cianeto, teofilina, isoniazida, estriquinina, monóxido de carbono	Anticolinérgicos, anfetaminas, cocaína, simpatomiméticos, teofilina, salicilatos, cafeína, monóxido de carbono	Metanol, etilenoglicol, salicilatos, ibuprofeno, drogas que induzem convulsões, drogas que induzem hipoglicemia, ferro, monóxido de carbono, cianeto

Carvão ativado – estudos realizados com animais, humanos voluntários e modelos de pacientes mostraram que o carvão ativado é mais efetivo que o esvaziamento gástrico para a redução da droga absorvida. Essa diferença faz do carvão ativado o agente de escolha no atendimento pré-hospitalar e na sala de emergência quando o paciente ingeriu uma substância conhecida que pode ser absorvida pelo carvão ativado. Praticamente, quase todas as drogas e componentes orgânicos, particularmente aqueles com grande peso molecular, são absorvidos pelo carvão ativado. Substâncias que não são absorvidas incluem lítio, ferro, potássio, hidrocarbonetos e cáusticos. A dose de 1g/kg de carvão ativado pode ser usada. O carvão pode ser administrado oralmente, por tubo nasogástrico ou orogástrico. Devido a sua viscosidade, o carvão ativado é freqüentemente difícil de se administrar por sondas nos 8 a 12 que passam através das narinas das crianças. A diluição com água pode facilitar a administração. O efeito benéfico do carvão ativado declina com o tempo da ingestão. Deve ser administrado assim que possível, após a chegada ao departamento de emergência. Constituem contra-indicações para uso de carvão ativado: obstrução intestinal, cirurgia abdominal recente, intoxicação por agentes corrosivos, lactentes com idade inferior a 6 meses (relativa) e antídotos administrados por via oral (relativa).

Esvaziamento gástrico – pode ser realizado por meio da êmese ou por lavagem gástrica. Sua utilização no paciente pediátrico deve ser restrita. Sua indicação ocorre quando a descontaminação gastrintestinal é indicada e/ou a substância não se liga ao carvão ativado, ou a oportunidade de se usar carvão ativado vai ser muito retardada ou quando o paciente se apresenta no departamento de emergência com até 1 hora de ingestão precedendo o uso do carvão ativado. O esvaziamento gástrico está contra-indicado após a ingestão de substâncias cáusticas ou de hidrocarbonetos.

Êmese – é preferida em pacientes pediátricos sem comprometimento das vias aéreas e que não se espera uma súbita deterioração de SNC ou convulsões. Pode ser realizada por estimulação mecânica, com o uso do xarope de Ipeca (não disponível para comercialização no Brasil) ou com a utilização de detergente neutro (usado na lavagem manual da louça), cuja eficácia é comparável à da Ipeca. As contra-indicações à êmese incluem a faixa etária inferior a 6 meses, ingestão de corrosivos, hidrocarbonetos, objetos pontiagudos, nível de consciência rebaixado, ingestão de drogas que levam a alterações cardiovasculares e diminuição do reflexo do vômito.

Lavagem gástrica – é utilizada para o esvaziamento gástrico quando o paciente tem ou pode vir a ter comprometimento das vias aéreas. O reflexo de tosse do paciente deve estar intacto ou um tubo endotraqueal deve ser passado para proteção. As contra-indicações incluem a ingestão de hidrocarbonetos, substâncias corrosivas, objetos pontiagudos, alteração do sensório sem a devida proteção das vias aéreas.

Catárticos – os catárticos salinos (sulfato de sódio, sulfato de magnésio e citrato de magnésio) e os osmolares (sorbitol) não se mostram muito significantes em adicionar benefícios ao carvão ativado ou ao esvaziamento gástrico. São freqüentemente utilizados para diminuir o efeito obstipante do carvão ativado. Têm como complicações desidratação, hipernatremia e hipermagnesemia.

Irrigação intestinal – técnica descrita para remover o agente tóxico do trato gastrintestinal prevenindo sua absorção. É indicada nos casos de substâncias não-absorvidas pelo carvão ativado, especialmente metais. O método consiste em utilizar uma solução de polietilenoglicol na dose de 0,5 litro por hora em crianças menores e 2 litros por hora em adolescentes até que o efluente retal esteja claro.

Algumas técnicas foram descritas para aumentar a eliminação de determinado agente tóxico no organismo. Essas técnicas incluem: múltiplas doses de carvão ativado, diurese alcalina, hemodiálise e hemoperfusão com carvão.

Múltiplas doses de carvão – utilizado em drogas que têm circulação enteropática como fenobarbital, teofilina, antidepressivos tricíclicos, digoxina, salicilatos, fenitoína, entre outras. Utiliza o intestino como uma membrana de diálise e liga-se às drogas com recirculação enterepática e enterogástrica.

Diurese alcalina – é utilizada para aumentar a eliminação dos salicilatos e do fenobarbital. Quando indicada, a meta é deixar o pH urinário superior a 7,5. Usa-se bicarbonato de sódio, 1-2mEq/kg durante 3 ou 4 horas.

Hemodiálise e hemoperfusão com carvão – só devem ser realizadas quando a gravidade da intoxicação assim o exige: pacientes com intoxicação clínica grave, com sinais vitais alterados e que não respondem ao tratamento de suporte, que têm alteração das vias normais de eliminação, deterioração clínica e coma prolongado, ou quando a ingestão das substâncias é potencialmente letal, com níveis elevados com comprovação laboratorial.

O uso de terapias específicas, incluindo antídotos e técnicas de aumento de eliminação, deve ser limitado àqueles casos nos quais a expectativa de benefício supera os riscos do procedimento.

QUASE-AFOGAMENTO

DEFINIÇÃO

Afogamento é a morte em até 24 horas após o acidente por submersão em meio líquido.

Quase-afogamento é o episódio de suficiente gravidade após submersão, a ponto de exigir atenção médica à vítima, e que pode evoluir com alguma morbimortalidade.

Afogamento secundário é a morte decorrente de complicações do acidente por submersão, como SDRA (síndrome do desconforto respiratório tipo agudo) e pneumonia.

Síndrome da submersão é a morte súbita, provavelmente mediada pelo vago, devido à parada cardíaca após contato com água gelada.

FISIOPATOLOGIA E QUADRO CLÍNICO

A seqüência de eventos após o acidente por submersão é variável. O período inicial de agitação é freqüentemente acompanhado por apnéia voluntária e deglutição de grandes volumes de água. Logo após, a aspiração de um pequeno volume de água deflagra um laringoespasmo mediado pelo nervo vago. Com a progressão da hipóxia e a perda da consciência, ocorre relaxamento da laringe e o líquido entra passivamente para os pulmões. Nesse momento, pode haver vômito e aspiração (Fig. 4.20).

Na faixa etária pediátrica, o *reflexo do mergulho* pode ser deflagrado e causar diferenças significativas na taxa de sobrevivência. Esse reflexo é mediado pelo nervo trigêmeo, que envia impulsos sensitivos aferentes ao centro respiratório da medula após o contato da face da vítima com a água gelada. Ocorre bradicardia e desvio da circulação dos leitos vasculares cutâneo e esplâncnico para a circulação cerebral e miocárdica, assim como aumento da pressão arterial sistêmica. Esse reflexo "protetor" independe da ação de quimiorreceptores e barorreceptores periféricos, e é tão mais intenso quanto mais gelada estiver a água. Toda lesão por submersão é virtualmente secundária à *hipóxia*, e, apesar de serem afetados vários órgãos e sistemas, é a lesão hipóxico-isquêmica do cérebro que determina a evolução da maioria dos pacientes. Apesar de se desenvolver edema cerebral citotóxico secundário à lesão celular, a hipertensão intracraniana resultante não é a causa primária da lesão neurológica que prevalece após submersão prolongada (Fig. 4.21).

A lesão pulmonar é comum no quase-afogamento, porém, com os cuidados atuais de terapia intensiva, raramente se torna causa de mortalidade ou morbidade a longo prazo. As principais causas para o desenvolvimento de doença pulmonar nesses pacientes são: edema pulmonar não-cardiogênico secundário à lesão hipóxica, aspiração de suco gástrico, perda de função do surfactante e infecção. Com terapêutica de suporte apropriada, a disfunção respiratória em quase-afogados é autolimitada, e usualmente se resolve entre três e cinco dias.

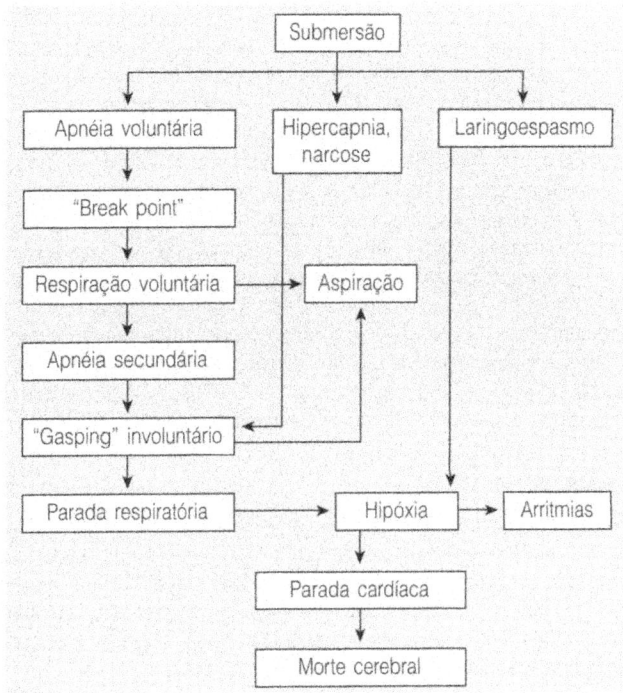

Figura 4.20 – Seqüência dos reflexos respiratórios no quase-afogamento.

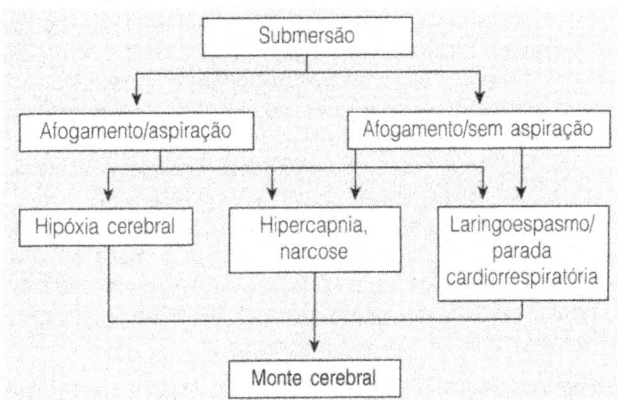

Figura 4.21 – Fisiopatologia da morte cerebral em vítimas de quase-afogamento.

Prejuízo na contratilidade cardíaca e arritmias secundárias a hipóxia, acidose e hipotermia podem causar precocemente estados de baixo débito cardíaco. Quando a ressuscitação cardiopulmonar inicial tem sucesso em restabelecer a circulação espontânea e atinge-se normotermia, dificilmente se observa instabilidade cardiovascular na evolução dessas vítimas de quase-afogamento.

Estudos em animais têm demonstrado que após a submersão em água doce, ocorre hemodiluição, hipervolemia, hemólise e hiponatremia, devido à hipotonicidade da água em relação ao plasma; e após a submersão em água salgada nota-se hemoconcentração, hipovolemia e hipernatremia. Apesar de essas diferenças ocorrerem em afogamentos experimentais, clinicamente *não* se observam, em humanos, diferenças entre afogamentos em água doce ou salgada. É raro haver anormalidades clinicamente importantes de eletrólitos, fluidos ou hemólise. Quando ocorre disfunção renal, geralmente é atribuída não à hemoglobinúria, mas sim a uma necrose tubular aguda (NTA) secundária à lesão renal hipóxico-isquêmica.

A *hipotermia*, ou temperatura corpórea central menor que 35ºC, é observada freqüentemente no quase-afogamento e pode exercer um papel crucial na sobrevida e no sucesso dos procedimentos de ressuscitação. A hipotermia poderia proteger contra a lesão cerebral durante a anoxia e a isquemia, porque as demandas cerebrais de O_2 se reduziriam a aproximadamente 30% do normal sob uma temperatura corpórea de 25°C. Entretanto, a hipotermia (temperatura inferior a 28°C) pode acarretar fibrilação ventricular espontânea e assistolia, que são sabidamente refratárias às manobras utilizadas na ressuscitação cardiopulmonar. A viscosidade sangüínea aumentada e o desvio da curva de dissociação da hemoglobina para a esquerda resultam ainda em piora da oxigenação e nutrição celulares. A utilização celular de glicose apresenta-se diminuída durante a hipotermia, por causa da baixa liberação de insulina e refratariedade tecidual, gerando distúrbios na produção celular de energia. Finalmente, a hipotermia pode causar profunda depressão do sensório, pupilas dilatadas e, em casos extremos, ECG isoelétrico, tornando impossível a avaliação acurada da extensão da lesão neurológica.

MONITORIZAÇÃO

Sistema respiratório – os pacientes com respiração espontânea devem ser freqüentemente examinados para se detectar taquipnéia, dispnéia, diminuição de murmúrios, estridores, cianose, sendo a presença de qualquer desses sintomas indicativa de instalação iminente de insuficiência respiratória. Obstrução de vias aéreas causada por debris aspirados deve ser sempre descartada.

• Gasometrias arteriais seriadas devem ser realizadas para a detecção precoce de hipoxemia, hipercapnia e distúrbio acidobásico. Estudos clínicos mostram que para a análise dos gases sangüíneos do paciente hipotérmico não há necessidade da correção da temperatura. É conveniente a instalação de cateter arterial para maior facilidade na coleta freqüente de amostras de sangue.

• A radiografia de tórax pode revelar edema pulmonar e, em pacientes com perda de surfactante, atelectasias. A melhora radiológica é notada geralmente entre três a cinco dias, sendo que novos infiltrados ou a não melhora podem sugerir infecção pulmonar.

• Na presença de secreção brônquica, deve-se colher amostra para análise de Gram e cultura. É descrita infecção pulmonar em quase-afogados (principalmente de água contaminada ou pacientes que aspiraram conteúdo gástrico) por patógenos não usuais como *Francisella philomiragia* ou *Pseudomonas* sp.

Sistema cardiovascular – FC e ECG devem ser monitorizados continuamente em todos os pacientes. É imperativo que se assegure um fluxo sangüíneo adequado aos órgãos nos pacientes que sofreram lesão anóxica ou isquêmica, para se prevenir um eventual agravo e otimizar a reparação tecidual. A monitorização clínica consiste no exame contínuo de coloração da pele, temperatura corpórea, pulsos periféricos e tempo de enchimento capilar periférico, além de PA, PVC, FC, diurese. Nos pacientes graves, considerar a indicação de cateter de artéria pulmonar.

O uso de drogas inotrópicas como dobutamina e dopamina é preconizado na suspeita de insuficiência cardíaca, ou nos pacientes ventilados com altos picos de pressão expiratória.

Sistema neurológico – exame neurológico detalhado deve ser realizado à admissão, antes de se introduzirem drogas de efeito sedativo ou miorrelaxante. São importantes a avaliação do nível de consciência, os reflexos oculares, os reflexos motores e a avaliação por meio da escala de Glasgow, de forma seqüencial. O estado neurológico à admissão na UTI tem valor preditivo. Os pacientes não-comatosos à admissão terão boa evolução do ponto de vista neurológico. Os pacientes com Glasgow entre 4 e 5 têm aproximadamente 50% de chance de melhora neurológica, sobrevivendo os demais com seqüela moderada a grave. A maioria dos pacientes em coma flácido (Glasgow 3) à admissão evolui para óbito ou seqüela muito grave. As alterações neurológicas observadas nos pacientes com hipotermia (temperatura corpórea < 34°C) não possuem valor preditivo.

Monitorização de PIC – é controversa. Numerosos estudos clínicos têm mostrado que a hipertensão intracraniana é universalmente associada com má evolução, morte ou com seqüela neurológica. Apesar de ser observada pressão intracraniana normal em todos os sobreviventes intactos, a ausência de hipertensão intracraniana (HIC) certamente não é preditiva para boa evolução. Em vários estudos, o óbito e/ou o estado vegetativo foram observados em pacientes com PIC normal e PPC (pressão de perfusão cerebral) normal. Além disso, as terapias agressivas para se controlar a PIC, como hiperventilação, osmoterapia, coma barbitúrico, hipotermia induzida, não causaram nenhuma melhora no prognóstico. Por isso, vários centros pediátricos abandonaram a monitorização da PIC em pacientes vítimas de quase-afogamento. Outros centros ainda continuaram a monitorizar PIC em pacientes que tivessem Glasgow menor que 6 à admissão, acreditando que o prognóstico ruim justificaria monitorização e terapia mais agressivas.

Outras monitorizações

• Condições associadas a afogamento e quase-afogamento incluem quadros convulsivos, ingestão de álcool ou outras drogas, traumatismo cervical ou craniano. Pacientes com história sugestiva devem receber atenção e tratamento para eventual intoxicação e/ou traumatismo. Além disso, a submersão em meios não usuais como soluções de limpeza podem resultar em toxicidade sistêmica por hidrocarbonetos ou solvente.

• Temperatura corpórea deve ser monitorizada com atenção, pois tanto a hipo como a hipertermia podem ser prejudiciais ao paciente asfixiado. Pacientes com lesão grave do SNC costumam tender à hipotermia de difícil controle.

• Monitorização de rotina: função renal com débito urinário, proteinúria, hematúria, dosagem sérica de uréia e creatinina; *função hepática* com coagulograma, transaminases e glicemia.

TRATAMENTO

Apesar de a maioria das crianças que são internadas na UTI em coma sofrer morte cerebral ou seqüela neurológica grave, tem sido relatada sobrevida sem seqüela em até um terço desses pacientes. Geralmente, essa melhora neurológica é vista em até 72 horas. Por isso, todas as crianças vítimas de quase-afogamento devem sempre receber um suporte terapêutico inicial intensivo.

A abordagem terapêutica inicial, no campo e na sala de emergência, deve ser dirigida ao ABC da ressuscitação cardiorrespiratória, o mais rápido possível.

Correção da hipotermia

O reaquecimento ativo é obrigatório em todos os pacientes com temperatura inferior a 32°C (temperaturas inferiores a 30°C são de risco para arritmias ventriculares).

As técnicas para o reaquecimento ativo incluem lavagem gástrica ou peritoneal com soro morno, administração de fluidos por via intravenosa e oxigênio umidificado aquecidos a 40°C. O aquecimento do sangue em transfusão extracorpórea deve ser considerado no paciente com hipotermia grave e instabilidade cardiovascular.

Os pacientes com temperatura superior a 32°C e estáveis hemodinamicamente podem ser aquecidos com cobertores e aquecedores externos. O reaquecimento ativo é interrompido quando se atinge temperatura entre 34 e 35°C.

Tratamento da insuficiência respiratória

Oxigênio suplementar deve ser fornecido a todas as vítimas de quase-afogamento para se atingir PaO_2 superior a 100mmHg. A $PaCO_2$ deve ser mantida entre 25 e 35mmHg. A intubação endotraqueal e a ventilação mecânica podem ser necessárias para se atingir tais níveis gasométricos. Os pacientes com insuficiência respiratória grave podem requerer altos volumes correntes (12 a 15ml/kg) e altos PEEP, para garantir oxigenação e ventilação adequadas. A regeneração do surfactante e a diminuição do edema pulmonar geralmente resultam em rápido e fácil desmame da ventilação mecânica em 48 a 72 horas. A antibioticoterapia profilática não está indicada. Se houver evidência clínica de pneumonia, deve ser introduzida antibioticoterapia precocemente, levando-se em consideração os agentes não habituais.

Tratamento da insuficiência cardíaca

A instabilidade cardiovascular é geralmente secundária a hipotermia, hipóxia e acidose, sendo, portanto, reversível após a correção dessas alterações. A adequação do volume intravascular faz-se necessária quando o paciente recebe ventilação com altos volumes correntes ou altos níveis de PEEP, devido ao prejuízo no débito cardíaco nessas situações.

Tratamento da lesão cerebral

As medidas para controle de PIC, como hiperventilação, osmoterapia, diuréticos, dexametasona, **não** têm demonstrado benefício nos pacientes com encefalopatia anóxica por quase-afogamento.

A diminuição das demandas metabólicas cerebrais por meio do coma barbitúrico e da hipotermia induzida não mostrou nenhuma melhora no prognóstico. A hipotermia induzida acarreta diminuição na oferta tecidual de O_2, podendo, de tal forma, exacerbar a lesão isquêmica. Há relatos de maior mortalidade por sepse em pacientes submetidos à hipotermia. Os barbitúricos apresentam ação depressora do sistema cardiovascular, o que pode comprometer a estabilidade hemodinâmica.

Assim, a terapêutica neurológica baseia-se na prevenção da progressão da lesão hipóxico-isquêmica:

- Manutenção da normotermia com o uso de aquecimento ou resfriamento externos, se necessário.
- Garantir uma ótima oferta de O_2 cerebral, mantendo boas saturações de O_2 e bom débito cardíaco. Manter o hematócrito acima de 30%.
- Ofertar glicose e calorias de forma apropriada para um melhor restabelecimento do metabolismo celular normal.
- Tratar agressivamente eventuais convulsões. Podem estar indicados anticonvulsivantes profiláticos nos pacientes com lesão cerebral grave.
- Controlar a PIC não parece melhorar a evolução nas vítimas de quase-afogamento, não devendo ser utilizado de rotina. Hiperventilação leve, sedação, balanço hídrico rigoroso, elevação da cabeceira e limitação de pressões na sucção e tosse são medidas não-invasivas e de baixo risco que devem sempre ser adotadas para minimizar a PIC.

QUEIMADURAS

EPIDEMIOLOGIA

As queimaduras são a quarta principal causa de morte por lesão traumática em crianças, sendo superadas apenas pelos acidentes automobilísticos, quedas e quase-afogamentos. Passam a ser a primeira causa de óbito por acidentes domésticos em crianças com idade inferior a 14 anos. A grande maioria das crianças vítimas de queimaduras têm idade inferior a 3 anos.

A queimadura é usualmente causada por líquidos quentes (50 a 60%). Em crianças maiores, as queimaduras por fogo são mais comuns do que por líquidos, tendo o agravo de que as roupas prolongam o tempo de exposição da pele ao fogo, tornando a lesão mais grave, profunda e causadora de maior mortalidade.

FISIOPATOGENIA

A aplicação de energia térmica causa lesão celular e tecidual devido à necrose de coagulação. No local da lesão, essa zona de necrose é cercada por uma zona de estase e por uma outra, mais periférica, de hiperemia. A perda da integridade microvascular e de vasos linfáticos permite que haja extravasamento de água, sódio e proteínas plasmáticas na ferida e no espaço extravascular adjacente. O edema da lesão será mais intenso na periferia (zona de hiperemia) do que na zona de estase, onde houve menor destruição da microvasculatura.

O aumento da permeabilidade capilar, longe da área queimada, ocorre em queimaduras de mais de 25% da superfície corpórea. A perda cumulativa de quantidades variáveis de fluido extracelular pela ferida, no espaço intersticial, e pelas células pode culminar em um quadro clássico de choque hipovolêmico nas crianças que recebem ressuscitação fluídica insuficiente. Essa disfunção capilar distante da lesão se resolve dentro de 12 a 24 horas após a queimadura. Após o restabelecimento completo da integridade capilar, dentro de 48 horas, inicia-se uma fase de diurese, levando à reabsorção do edema tecidual durante alguns dias.

O débito cardíaco pode diminuir imediatamente após queimadura extensa, em até 30% do normal. As resistências vasculares sistêmica e pulmonar apresentam-se, nesse período inicial, aumentadas. A função pulmonar pode estar também alterada, independentemente de ter havido inalação ou não. Assim, a perda de volume intravascular, a diminuição do débito cardíaco e o aumento na resistência vascular sistêmica podem resultar em diminuição da taxa de filtração glomerular e oligúria. Pode ainda ocorrer necrose tubular aguda devido à precipitação renal de mioglobina liberada pela lesão tecidual.

Alterações hematológicas podem ser observadas em uma fase inicial à lesão, com queda na contagem de eritrócitos em até 10%, e disfunção na agregação plaquetária, além de elevação nos produtos de degradação de fibrina.

Hipertensão arterial sistêmica é muito comum em crianças vítimas de queimaduras. Tipicamente, manifesta-se com uma elevação mais acentuada da pressão arterial diastólica do que da sistólica. Apesar de não haver causa clara, uma série de explicações pode ser proposta, como aumento da renina plasmática e dos níveis circulantes de angiotensina, ACTH, cortisol e aldosterona.

Apesar de incomum, pode haver disfunção hepática nos grandes queimados, sendo que os pacientes que desenvolvem icterícia clínica se associam a uma alta mortalidade.

Complicações gastrintestinais, como úlcera de estresse e gastrite hemorrágica difusa, são comuns quando não se tomam medidas profiláticas com medicação antiácida ou inibidores de receptores H_2.

QUADRO CLÍNICO

A gravidade de uma queimadura é determinada pela profundidade, pela extensão e pela distribuição da lesão. A profundidade da lesão é relacionada à duração da exposição, temperatura do agente e espessura da pele. A pele fina da criança a predispõe a queimaduras bem mais profundas do que no adulto.

Queimaduras de primeiro grau são superficiais, e seus maiores exemplos são as queimaduras solares. Apesar de serem dolorosas e eritematosas, elas cicatrizam rapidamente sem a formação de cicatriz.

Queimaduras de segundo grau superficiais são caracterizadas pela formação de bolhas e perda das camadas superficiais da epiderme. A aparência da pele fica ligeiramente sobrelevada, rósea, edemaciada e úmida. A ferida é dolorosa e frágil ao toque. Quando não ocorrem complicações como infecção, a lesão cicatriza em uma a duas semanas, com seqüela mínima. Nas queimaduras mais profundas, a pele adquire um aspecto de cera, seca, fina e sem edema. Fica menos dolorosa, mas a sensação tátil profunda permanece intacta. Anexos epidérmicos como glândulas sebáceas e sudoríparas permanecem intactos, sendo a cicatrização dessa queimadura espontânea, mais demorada (três a quatro semanas), e freqüentemente associada com cicatrizes hipertróficas.

Queimaduras de terceiro e quarto graus, ou também chamadas profundas, exibem necrose tecidual intensa. Elas, tipicamente, formam uma escara dura, insensível, não-flexível e com aspecto de couro. Pode-se observar na ferida a exposição de vasos trombosados em fundo amarelado. Como há destruição de todos os elementos da pele e subcutâneo, essas feridas não cicatrizam e são muito suscetíveis à infecção. Forma-se abaixo da escara um tecido de granulação que resulta em cicatriz hipertrófica espessa.

É essencial que se faça uma estimativa correta da extensão e da profundidade da queimadura, para dirigir adequadamente a terapêutica fluídica. A superfície corpórea queimada (SCQ) é estimada pela "regra dos nove" em crianças com idade superior a 10 anos (Fig. 4.22). Essa estimativa assume 9% da SCQ para cabeça e pescoço, 9% para cada extremidade superior, 18% para cada extremidade inferior, 18% para as porções anteriores do tronco, 18% para a sua porção posterior e 1% para o períneo e genitais.

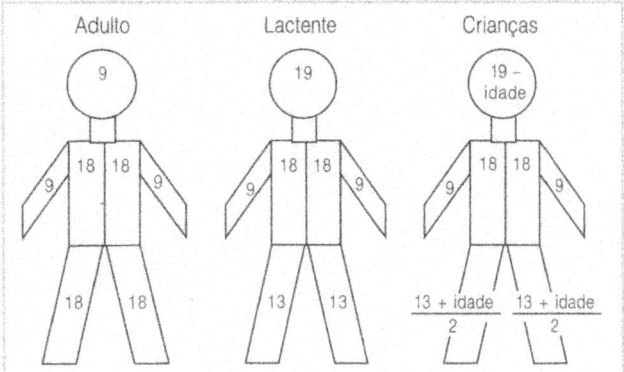

Figura 4.22 – Regra dos nove na avaliação das queimaduras.

A regra dos nove deve ser modificada em crianças mais jovens, devido a seu tamanho relativamente maior da cabeça e menor das extremidades inferiores. Para cada ano abaixo de 10, adiciona-se 1% para a área de cabeça e pescoço e subtrai-se 0,5% para cada uma das extremidades inferiores. Deve-se também avaliar com atenção a profundidade e o padrão das lesões, além do acometimento das vias aéreas.

A Associação Americana de Queimaduras classifica as queimaduras em menores, moderadas e maiores. Uma queimadura maior em crianças é descrita como uma lesão em mais de 20% SCQ de profundidade parcial ou uma lesão de mais de 10% SCQ, profunda. Queimaduras menores são classificadas como de profundidade parcial e < 10% SCQ ou profundas com < 2% SCQ. A maioria das queimaduras menores é tratada ambulatorialmente com cuidados locais, sem necessidade de internação. Apenas constituem exceções os casos de queimaduras por choque elétrico ou inalação, queimaduras em face, mãos, pés e períneo, ou nos casos em que há suspeita de abuso.

TRATAMENTO

O tratamento efetivo da queimadura inicia-se em campo, com a abordagem adequada de vias aéreas, respiração e circulação (ABC do atendimento ao traumatismo). Deve-se também remover rapidamente o agente da queimadura (apagando chamas, dissipando o calor ou lavando agentes corrosivos com água corrente), envolver a lesão em lençol ou atadura limpa, e transportar o paciente para um serviço de emergência. Não é indicada a aplicação de gelo ou ungüentos caseiros, pois podem agravar a lesão térmica, dificultar sua avaliação e induzir hipotermia.

Como em todas as lesões traumáticas, a permeabilidade de vias aéreas é de grande importância. A oferta de oxigênio deve ser precoce e da melhor forma possível para a criança (máscara com reservatório, tenda de O₂). A menor suspeita de que haja comprometimento incipiente de vias aéreas já indica a intubação da criança, para evitar um procedimento feito em situação de estresse no caso de evolução para edema de vias aéreas. A avaliação laboratorial precoce inclui a coleta de gasometria arterial e a dosagem de nível de carboxiemoglobina, principalmente quando o acidente ocorreu em ambiente fechado, com grande risco de inalação de fumaça.

A abordagem de acesso vascular na sala de emergência deve garantir duas punções venosas periféricas, de preferência em áreas da pele não queimadas. Evita-se nas primeiras 24 horas o acesso venoso central femoral devido a um maior risco de trombose venosa profunda. Pode ser necessário o acesso vascular por venodissecção, realizado de preferência em áreas acometidas.

Na avaliação secundária do paciente, que envolve o exame físico detalhado, devem ser feitas a estimativa da profundidade, a localização e a porcentagem da superfície corpórea queimada. No cuidado inicial da ferida, deve-se despir totalmente o paciente, lembrando que em crianças é comum o desenvolvimento de hipotermia, e cobrir as feridas com gaze estéril embebida em soro morno.

A história completa do traumatismo, incluindo a hora, o local e o mecanismo da lesão, é importante para dirigir a terapêutica. Como rotina, a história deve abranger também alergias, uso de medicações, antecedentes patológicos e vacinação. O peso inicial da criança deve ser documentado. A profilaxia para tétano deve ser realizada em todas as crianças vítimas de queimaduras, independentemente da gravidade da lesão.

O emprego de antibioticoterapia profilática na fase inicial propicia o desenvolvimento de microrganismos resistentes, sendo que praticamente não ajuda na prevenção de sepse secundária à infecção local. Crianças freqüentemente apresentam outras infecções concomitantes, como otites e infecções de vias aéreas, que devem ser diagnosticadas e tratadas. A própria queimadura por si só constitui causa freqüente de febre mantida, com temperaturas de até 38,5°C, o que dificulta muito a valorização de febre como sinal de infecção. Para o diagnóstico de infecção da ferida, é necessário alto grau de suspeita e inspeção freqüente da lesão em busca de eritema adjacente e secreção local. Com base no desenvolvimento desses sinais, preconiza-se a instituição de antibioticoterapia empírica abrangendo germes gram-positivos. A cultura ou biopsia da ferida que demonstre mais de 10^3 bactérias por grama de escara são diagnósticas e podem dirigir a terapêutica.

A dor é mais freqüente e intensa nas queimaduras superficiais, sendo as queimaduras de segundo grau profundas e as de terceiro grau relativamente indolores. A analgesia apropriada pode ser feita com morfina, 0,1mg/kg por via intravenosa, a cada 2 a 4 horas. Sedação com diazepam, 0,1mg/kg a cada 4 horas, também é preconizada. Narcóticos administrados por via intramuscular não devem ser utilizados na fase inicial, pois sua absorção é muito prejudicada pela vasoconstrição e hipoperfusão. Drogas como fentanil (2 a 4mcg/kg, IV) e midazolam (0,2mg/kg, IV) podem ser utilizadas na criança hemodinamicamente estável, que será submetida a desbridamento e manipulação da ferida.

RESSUSCITAÇÃO HÍDRICA

Queimaduras acometendo mais de 15% da superfície corpórea exigem terapêuticas fluídicas rigorosas. As perdas hídricas variam de acordo com a extensão e a profundidade da queimadura e refletem a composição do plasma. O extravasamento de líquido do compartimento intravascular para a ferida e para os espaços intracelular e intersticial é rápida, e pode levar precocemente a quadros de choque. A ressuscitação começa no setor de emergência, com a obtenção de pelo menos um acesso venoso de grosso calibre e o início da reposição hídrica. A melhor forma para se avaliar uma reposição fluídica adequada é a medida do débito urinário, principalmente nas crianças com mais de 20% de SCQ, nas quais os parâmetros clínicos de hidratação são de difícil avaliação.

São várias as fórmulas para reposição hídrica utilizadas para o paciente vítima de queimadura. A mais conhecida é a fórmula de Parkland, na qual se oferece em 24 horas um volume de 4ml/kg por porcentagem de SCQ de solução cristalóide (Ringer-lactato). Tendo o volume total a ser administrado, calcula-se a infusão de 50% nas primeiras 8 horas contadas a partir da hora do acidente, e a metade restante do volume nas 16 horas subseqüentes. Após esse período de 24 horas, deve ser dada albumina a 25%, 0,5ml/kg por %SCQ, durante 8 horas. É importante lembrar que devem ser mantidas as ofertas basais de manutenção com relação a água, glicose e eletrólitos, de acordo com a idade da criança. Por exemplo, em uma criança de 10kg com 50% de SCQ, é necessário aproximadamente 2.000ml de soro nas primeiras 24 horas ($4ml/kg/\%SCQ = 4 \times 10 \times 50$) e mais 1.000ml de soro de manutenção. No total, esse paciente pode precisar de 3 litros de soro nas primeiras 24 horas para se manter hemodinamicamente estável e com débito urinário adequado.

Todas as fórmulas para reposição hídrica reforçam a importância das primeiras 24 horas da ressuscitação com relação ao prognóstico. Todas abordam a necessidade de reposição de sódio e da administração de colóides. Os protocolos podem diferir no que se refere ao total de água administrada (ou seja, concentração de sódio da solução empregada), tempo do início da administração de colóides (6 a 24 horas após a lesão) e tipo da solução colóide utilizada (albumina, plasma fresco congelado).

O melhor parâmetro determinante de uma ressuscitação fluídica adequada é o débito urinário, que deve ser mantido em pelo menos 1ml/kg/h. A medida da pressão arterial pode estar elevada devido a estresse, dor ou vasoconstrição periférica. Da mesma forma, a freqüência cardíaca pode estar também elevada, porém medidas acima de 140bpm, mantidas mesmo após sedação e analgesia, sugerem depleção volumétrica e ressuscitação hídrica inadequada. Hiperglicemia pode ser observada em pacientes queimados, como resposta ao estresse, ou por oferta excessiva de glicose intravenosa. Nessas situações, deve-se prontamente corrigir esse distúrbio, para se evitar a ocorrência de diurese osmótica e conseqüente agravo da hipovolemia.

CUIDADOS COM A FERIDA

As feridas do paciente queimado são compostas por grandes áreas de tecido desvitalizado, que permanecem abertas por longos períodos, constituindo em ótimo meio de cultura para patógenos bacterianos. A colonização e a invasão do tecido por essas bactérias representam um potencial início de quadro séptico. Os cuidados com a ferida têm início logo após o acidente, com a remoção de todas as

vestimentas e adornos, como anéis, brincos e pulseiras, que possam restringir a extremidade com a progressão do edema. Deve-se lavar a queimadura com grandes quantidades de soro morno e desbridar ao máximo o tecido necrótico, procurando manter as bolhas íntegras (quando não estão em locais de atrito), para preservar a barreira contra infecção bacteriana.

O cuidado diário da ferida consiste no seu desbridamento uma a duas vezes por dia, com troca de curativo. A terapêutica tópica pode ser realizada com sulfadiazina prata, acetato de mafenida, pomada de neomicina ou nistatina.

O edema associado à perda da elasticidade da pele nas queimaduras profundas pode comprometer o estado circulatório de extremidades, sendo indicada a escarotomia descompressiva. A isquemia da extremidade pode ser notada pelo seu edema, hipotermia local, enchimento capilar lento, cianose, parestesia e dor intensa à mobilização passiva. O exame de Doppler confirma a suspeita clínica e indica a escarotomia. Quando há comprometimento extenso e profundo do tronco, há risco iminente de insuficiência respiratória, indicando-se também a escarotomia de tórax.

BIBLIOGRAFIA

1. ANGER, J. & BITTAR, R. – Queimaduras. In Troster, E.J. A Criança Politraumatizada. 1ª ed., São Paulo, Roca, 1994. 2. CD MULTIMÍDIA "O BUTANTAN E AS SERPENTES DO BRASIL" – Realização Itautec e Instituto Butantan. 3. CIAMPO, L.A.D. & RICCO, R.G. – Acidentes na infância. Pediatr. (S. Paulo) 18:193, 1996. 4. CURTIS, D.K. – Toxicology – The Basic Science of Poisons. 5th ed., New York, McGraw-Hill, 1996, p. 13 and 91. 5. DODD, D. & STUTMAN, H.R. – Current issues in burn wound infections. Adv. Pediatr. Infect. Dis. 6:137, 1991. 6. FIELDS, A.I. – Near-drowning in the pediatric population. Crit. Care Clin. 8:113, 1992. 7. FILKENSTEIN, J.L. et al. – Queimaduras pediátricas – revisão. Clin. Ped. Am. 5:1195, 1992. 8. FLEISCHER, G.R. et al. – Electrical injuries. In Textbook of Pediatric Emergency Medicine. 3rd ed., Baltimore, Williams & Wilkins, 1993, p. 818. 9. GOLDFRANK, L. – Toxicologic Emergencies. Connecticut, Appleton & Lange, 1994, p. 25 and 85. 10. GROSSMAN, D.C. & RIVARA, S.P. Injury control in childhood. Pediatr. Clin. North Am. 39:3, 1992. 11. GUIMARÃES, B. et al. – Instituto Butantan – Serpentes, Escorpiões e Aranhas. Estudo e Pesquisa Editora Ltda., p. 18 (sem data de publicação). 12. OLSHAKER, J.R. – Near drowning. Emerg. Med. Clin. North Am. 2:339, 1992. 13. SCHVARTSMAN, S. – Acidentes na Infância. São Paulo, Almed, 1993. 14. SCHVARTSMAN, S. – Plantas Venenosas e Animais Peçonhentos. São Paulo, Sarvier, 2ª ed.,1992, p. 143, 189 e 211, 1987. 15. UNGLERT, C.V.S. et al. – Características epidemiológicas dos acidentes na infância. Rev. Saúde Publ. S.P. 21:234, 1987. 16. WITTE, M.K. – Near drowning. In A Practical Guide to Pediatric Intensive Care. Baltimore, Williams & Wilkins, 1992, p. 313.

---

17   Síndrome de Maus-Tratos

TANIA MARIA RUSSO ZAMATARO
CLÁUDIA DE BRITO FONSECA
REGINA MARIA RODRIGUES

O fenômeno das relações violentas entre pais e filhos tem estado presente desde os primórdios da raça humana. Desde a década de 60, com a apresentação da "síndrome da criança espancada", o que se pensava ser um problema que afetava 447 crianças nessa época cresceu a tal ponto que, mesmo com o sistema de dados imprecisos, são registrados anualmente, nos EUA, mais de 2 milhões de relatos de suspeitas de maus-tratos, com 2.000 a 5.000 mortes/ano. Assim, um problema desconhecido da maioria dos pediatras treinados nos anos 50, considerado raro por aqueles treinados nos anos

60 e pouco comum nos anos 70, tornou-se uma preocupação comum nas unidades de atendimento à criança, para que haja reconhecimento e notificação dos casos e até prevenção.

HISTÓRICO

As primeiras incursões da Medicina na área da violência de pais contra filhos surgiram em 1860, na França, pelo Prof. Ambroise Tardieu com o trabalho Étude médico-legale sur les services et mauvais trai-

tements exercés sur des enfants, no qual apresentou 32 crianças vítimas de maus-tratos, metade das quais com idade inferior a 5 anos. Além de descrever as lesões sofridas, abordou a questão das discrepâncias entre as explicações fornecidas pelos seviciadores e as características das lesões. Não houve grande repercussão dos relatos de Tardieu nos meios científicos, sendo o assunto apenas abordado pelos intelectuais da época. Apenas em 1929, pelo trabalho de P. Parisot e L. Causade, apresentado no XIV Congresso de Medicina Legal na Europa, o problema de maus-tratos volta à tona.

Nos EUA, o primeiro a abordar o tema foi o Dr. S. West, em 1888, por relatos de servícias físicas impostas às crianças. A abordagem mais específica passou a ocorrer no século XX, conforme a radiologia foi sendo introduzida na área pediátrica. Em 1946, Caffey publicou seis observações acerca da presença de hematomas subdurais associados à fratura de membros em crianças de tenra idade, invocando, então, a hipótese de maus-tratos como causa. Em 1953, Silverman estudou radiologicamente uma série de casos, constando a presença de fraturas não tratadas corretamente e em estágios de consolidação diferentes. Investigando os informes dos pais acerca do fenômeno, conclui que as lesões foram decorrentes de maus-tratos. Aos poucos, as contribuições científicas foram se multiplicando. Em 1962, F. Silverman e H. Kempe definiram a "síndrome da criança espancada" ("the battered child syndrome"), mostrando com clareza os elementos clínicos e radiológicos que conduzem ao diagnóstico, insistindo na discordância entre as informações ministradas pelos pais e os achados clínicos. Consideraram o problema como de dimensão social e psicológica. Apontaram, também, a resistência da classe médica em se defrontar com o diagnóstico.

O termo "síndrome de maus-tratos" (ou vitimização) surge posteriormente, incluindo crianças maiores e adolescentes que sofreram abuso físico, sexual, emocional (vitimização psicológica) ou negligência. Atualmente, essa definição inclui a síndrome de Munchausen por procuração.

Em outros países como Inglaterra, Suécia, Holanda, Itália, Alemanha etc., existiram contribuições valiosas para a discussão do problema. Na America Latina, entretanto, há poucos trabalhos relatados, destacando-se o de Torrelio e Vargas, do "Hospital del Niño", na Bolívia, publicado em 1979. Os autores, pioneiramente, destacaram a importância de uma conscientização nacional acerca da existência do fenômeno e da necessidade de se adotarem medidas de intervenção.

Em 1973, V. Coates; T.M. Ribeiro; L.H. Hercowitz e I. Kaiserman, professores da Faculdade de Ciências Médicas da Santa Casa de São Paulo, descreveram o primeiro caso da literatura nacional. Nesse artigo, fizeram uma revisão bibliográfica de importância, apontado as formas de se fazer o diagnóstico clínico, o prognóstico e as implicações sociais e psicológicas. Outra contribuição nacional ocorreu em 1975, pela revista *Brasil Jovem*, que publicou o trabalho de Armando Amoedo, um pediatra radiologista do "Hospital Jesus", no Rio de Janeiro, no qual documentou cinco casos de abuso físico em crianças que acusaram os agressores, quando afastadas do convívio.

Outras publicações brasileiras ocorreram desde então, como por exemplo a da Dra. Celina Guerra Deluqui, diretora do Serviço de Higiene Mental do Instituto da Criança "Prof. Pedro de Alcantara" da Faculdade de Medicina da Universidade de São Paulo, na qual analisou 10 casos de crianças internadas no Instituto da Criança com diagnóstico de "síndrome de espancamento", comprovada clínica ou radiologicamente. Conclui em seu trabalho que geralmente os familiares negam a autoria da agressão, além do fato de os próprios médicos resistirem à idéia de que a agressão tenha partido dos pais.

Em 1995, Zamataro e cols., do Serviço de Consultas de Urgência e Triagem do Instituto da Criança do Hospital das Clínicas da Faculdade de Medicina da Universidade de São Paulo, em seu trabalho *Avaliação clínica de crianças vítimas de maus-tratos*, apresentado no VII Congresso da Sociedade Paulista de Trauma, analisaram retrospectivamente os prontuários de 61 crianças vítimas de espancamento e abuso sexual, internadas no Instituto da Criança no período de janeiro de 1988 a julho de 1995. Como resultados, encontraram predomínio do sexo masculino, na faixa etária entre zero e 5 anos, sendo a maioria menores de 1 ano. Entre os agressores, o pai foi o mais freqüente, seguido pela mãe. Em 20% das crianças, não havia lesões aparentes e a suspeita ocorreu durante a investigação da queixa inicial. Quanto à apresentação clínica, as lesões de pele foram as mais freqüentes, incluindo hematomas, equimoses, queimaduras, escoriações etc., seguidas de contusões, fraturas e traumatismo cranioencefálico. Constataram quatro óbitos em decorrência direta dos traumatismos.

DEFINIÇÕES ATUAIS

Conceitua-se síndrome de maus-tratos ou vitimização como sendo qualquer forma de abuso infligidos a crianças ou adolescentes, causados pelos pais ou responsáveis.

Há várias formas de vitimizar uma criança. Atualmente, a literatura registra, sob essa denominação, os abusos físico, sexual, emocional, a negligência e a síndrome de Munchausen:

1. Abuso físico – definido por meio dos chamados castigos cruéis (cárcere privado, treinamento prematuro de "toilette") ou por meio de castigos que resultem em lesões teciduais, que não eritema ou palidez, secundárias a um tapa em mãos e nádegas. Considera-se também abusivo o ato de bater com instrumentos contundentes ou a imposição de disciplina física em crianças com idade inferior a 1 ano.

2. Abuso sexual – ocorre em todo ato ou jogo sexual, relação hetero ou homossexual entre um ou mais adultos e uma criança menor de 18 anos, tendo por finalidade a estimulação sexual de sua pessoa ou de outra. Segundo o National Center for Child Abuse and Neglect, o abuso também pode ser cometido por uma pessoa menor de 18 anos de idade, quando esta for significativamente mais velha que a vítima, ou quando o executor estiver em uma posição de poder ou controle sobre a vítima.

3. Abuso emocional – ocorre na vigência de coerção, rejeição afetiva, "tortura psicológica" que interferem no desenvolvimento psicológico e social adequado da criança.

4. Negligência – ocorre quando pais ou responsáveis falham em termos de prover suporte básico, como alimentação, vestimentas, cuidados com a saúde, ou quando falham em supervisionar ou monitorizar adequadamente o comportamento da criança, sendo este prejudicial a ela, e quando tal falha não é resultado das condições de vida além de seu controle.

5. Síndrome de Munchausen por procuração – reportada pela primeira vez em 1977 por Meadow, é definida como desordem na qual o pai ou responsável "fabrica" uma doença por intermédio de mentiras na história, simulação ou indução de sintomas na criança.

EPIDEMIOLOGIA

Não há dados sobre a incidência de abuso infantil em nosso país. Nos Estados Unidos, estima-se que 2 a 3% da população menor que 18 anos sofra algum tipo de abuso, o que representa 1,4 milhão de crianças ao ano. Em tomo de 160.000 crianças sofrem lesões sérias, com risco de vida, e cerca de 1.000 a 2.000 crianças morrem por ano. A incidência de abuso infantil que resulta em lesões graves é maior em crianças com idade inferior a 4 anos, particularmente nas menores de 1 ano, resultando em maior mortalidade nessa faixa etária. O abuso sexual é mais freqüente em escolares e adolescentes. As várias formas de abuso podem ocorrer com a mesma criança ou dentro da mesma família.

O abuso infantil ocorre em qualquer camada social. Porém, a freqüência é maior em famílias de baixa renda. Os relatos de negligência aumentam com a pobreza. Nesses casos, pode ser difícil diferenciar a negligência das conseqüências da pobreza. Abuso sexual tem incidência consistente em famílias com alta renda. O abuso físico não se correlaciona com o nível socioeconômico.

Quanto ao autor da agressão, os mais prováveis executores são a mãe e o pai, seguidos pelo namorado da mãe, babás do sexo feminino e pais adotivos, além de vizinhos e outros parentes. Quando múltiplos agentes estão envolvidos, eles são a mãe e seu namorado ou os pais naturais. A idade dos pais situa-se entre 18 e 45 anos. Estudos baseados em população investigada por órgãos jurídicos demonstram predomínio da raça negra, porém um estudo com população da comunidade realizado nos Estados Unidos demonstrou ampla relação entre a raça branca e a história de abuso físico e negligência.

Vários fatores de risco correlacionam-se com abuso infantil e negligência. Freqüentemente, há outras manifestações de violência na casa, com a presença de abuso da esposa, aumentando a probabilidade de abuso da criança. Um maior número de filhos relaciona-se com maior probabilidade e negligência. Há forte correlação entre abuso infantil e uso de álcool ou drogas pelos pais. Outros fatores envolvem mães ou pais solteiros, história de abuso entre os pais quando eram crianças, ausência de suporte social, personalidade anti-social, depressão e doença mental. Quanto à criança, presença de alguma anomalia, doenças crônicas e alterações de comportamento correlacionam-se com maior freqüência de abuso. Crianças que têm baixo peso ao nascimento e atraso no desenvolvimento são mais prováveis de ser negligenciadas.

Em famílias de pais dependentes de drogas, vários fatores aumentam o risco de negligência e abuso. O desvio de tempo e os recursos para a obtenção de drogas os tornam indisponíveis para seus filhos, incluindo um recurso tão básico como o alimento. Alguns dependentes gastam sua quota mensal de vales-refeição em drogas em um ou dois dias, ainda que isso signifique deixar os seus filhos com fome. É freqüente o envolvimento com atividades criminais, incluindo roubar, vender drogas e prostituir a si mesmos e a seus filhos. Até 90% dos indivíduos que fazem uso abusivo de drogas têm evidências de outros distúrbios mentais, emocionais ou de personalidade, que podem comprometer sua capacidade de cuidar de crianças. Finalmente, os efeitos colaterais das drogas podem tornar o usuário violento, paranóide e desinibido quanto a lesar, molestar ou negligenciar seus filhos.

Da mesma forma que o abuso de substâncias pelos pais interfere com vários fatores que culminam com o abuso infantil, outros mecanismos que levam os próprios pais a agredir seus filhos envolvem *causas multifatoriais*. A desestruturação da família e as condições como fome e desemprego são desencadeantes da agressão, mas não são suficientes para explicar o fenômeno. Alterações psicodinâmicas, em geral, são encontradas. Transferência de sentimentos para a criança desencadeiam agressões com o propósito de vingança. Situações como falta de planejamento da gravidez ou dúvidas quanto à paternidade podem estar presentes. Há, ainda, pais que não têm capacidade de abstração e compreensão das atitudes da criança e reagem com agressões desproporcionais. Porém um agressor pode ter características da personalidade que em nada difere de um indivíduo considerado normal.

A caracterização dos fatores de risco para abuso e negligência, embora não sejam diagnósticos, é importante não apenas para o encaminhamento adequado para tratamento dos agressores, como também para a prevenção quando da identificação das famílias em risco. Ambas as intenções são difíceis de se concretizar. A prevenção depende de um trabalho social muito amplo. A aceitação da família de um tratamento psicoterápico, em geral, é efêmera.

QUADRO CLÍNICO E LABORATORIAL

A distinção entre acidente e negligência, muitas vezes, é bastante tênue. A síndrome de maus-tratos deve ser sempre lembrada quando a criança exibe evidências de hematomas, fratura em qualquer osso, hematoma subdural, edema ou queimaduras em partes moles, morte súbita, e a intensidade da agressão não está de acordo com a história referida por pais ou acompanhantes.

As manifestações clínicas variam muito, desde aquela em que o traumatismo é muito leve e sem suspeita, até aquela em que a agressão é evidente. Inconsistências são comumente encontradas entre a história que relata um acidente pequeno e os achados do exame físico, em que se encontram lesões graves. Em acidentes, os pais geralmente sabem o momento, quando e onde seu filho estava e trazem a criança imediatamente ao serviço médico. Nas crianças vitimizadas, geralmente, existe demora em procurar serviço médico e desencontros na história.

HEMATOMAS

O lugar mais comum de aparecimento de hematomas acidentais é a face anterior da tíbia e as proeminências ósseas. Hematomas localizados somente em nádegas e dorso aparecem comumente em espancamentos, podendo estar em diferentes estágios de resolução. A determinação da idade do hematoma é importante, muitas vezes, sob o aspecto legal para se determinar quando ocorreu a lesão (Quadro 4.50).

Quadro 4.50 – Idade em dias de hematomas.

Idade (dias)	Aspecto
0-1	Vermelho, edema
0-5	Roxo, azul
5-7	Verde
7-10	Amarelo
10-14	Marrom
Acima de 14	Sem marca

QUEIMADURAS

As queimaduras provocadas por objetos sólidos geralmente são patognomônicas, uma vez que assumem a forma do objeto.

O tipo de queimadura provocada mais comumente é causado por imersão em água quente e por isso deixa uma limitação nítida entre a pele lesada e a área sã, que assume a forma circular e retilínea (conformação em "luva" ou "bota"). As queimaduras produzidas por cigarros são uniformes, de aspecto circular, todas no mesmo estágio de resolução, o que as diferem de impetigo, no qual as lesões se encontram em estágios diferentes.

FRATURAS

As fraturas sugestivas de abuso incluem as de costelas e vértebras, metáfises ósseas, em dedos, múltiplas fraturas e em diferentes estágios de resolução.

As extremidades são usadas como maçanetas pelos adultos, seja para controlar uma criança relutante, seja como medida punitiva aplicando-lhe uma força de torção ou tração, as quais são responsáveis por produzir separação epifisária e sangramento periosta. As fraturas ocorrem como conseqüência de forças diretas e de compressão. Ainda que a fratura seja evidente e a deslocação ou separação epifisária esteja produzida, nenhum sinal de lesão óssea pode ser encontrado na primeira semana. A reparação começa a manifestar-se radiologicamente cerca de 12 a 14 dias após a agressão e pode aumentar nas semanas seguintes. Essas lesões reparativas são mais comuns em ossos em crescimento e, portanto, mais comuns em crianças que em adultos. Um aspecto importante é que o periósteo dos lactentes é menos aderido ao arcabouço ósseo que o das crianças mais velhas e o de adulto, portanto mais fácil de ser removível por sangramento.

"SHAKEN BABY"

Esse termo foi popularizado por Caffey em 1997 e originalmente descrito para crianças com hemorragia retiniana, hemorragia subdural ou subaracnóidea, e pequena evidência de traumatismo de crânio ou pescoço. A criança pode sofrer médio ou moderado traumatismo, ocular ou cerebral, oposto aos casos mais típicos quando a criança se apresenta com crise convulsiva ou coma sem causa aparente. O mecanismo de ação das forças causadoras da lesão são as de desaceleração impostas ao crânio devido ao brusco movimento de chacoalhar o tronco.

ABUSO SEXUAL

O abuso sexual é dividido legalmente em molestação ou relacionamento sexual propriamente dito.

Molestação – inclui manipulação dos genitais da criança ou quando a criança é forçada a manipular órgãos de adultos.

Relacionamento sexual propriamente dito – inclui penetração oral, vaginal ou retal ou a tentativa de penetração.

As manifestações clínicas das vítimas de abuso sexual incluem infecções genitais de repetição, traumatismo genital ou anal, infecções de trato urinário, enurese, encoprese e comportamento sexual anormal. Em adolescentes, as manifestações podem apresentar-se como tentativa de suicídio ou gravidez.

Ao exame físico, a atenção deve ser voltada para a presença de sinais concomitantes, como mordidas, arranhões e hematomas. Além do exame dos órgãos genitais, deve-se realizar a inspeção anal à procura dos sinais de traumatismo ou infecção. Os genitais femininos devem ser examinados externamente à procura de hematomas e fissuras, assim como deve ser feita a inspeção do hímen. A medida do hímen deve ser feita no seu diâmetro horizontal quando se traciona os lábios genitais. Durante os primeiros cinco anos, o diâmetro horizontal maior que 5mm é anormal, e a partir daí acrescenta-se 1mm a cada ano.

A investigação laboratorial por doenças sexualmente transmissíveis inclui sorologia para sífilis, clamídia, gonorréia, HIV, hepatite B e pesquisa de espermatozóides, que estão viáveis até 6 horas após a ejaculação e podem ser encontrados imóveis até 72 horas após o coito. Enquanto a presença de esperma confirma a abuso, sua ausência, porém, não o exclui.

CONDUTA MÉDICA

"Os casos de suspeita ou confirmação de maus-tratos contra a criança ou adolescente serão obrigatoriamente comunicados ao Conselho Tutelar da respectiva localidade, sem prejuízo de outras providências legais" (Art. 13 – Estatuto da criança e do adolescente).

ANAMNESE

A anamnese deve ser executada sem "caráter policial", com o intuito de levantar dados relevantes para se compor o diagnóstico do ocorrido com a criança. Se o caso for confesso, ajudará a esclarecer os fatores circunstanciais do evento. Deve conter:

- Data, hora, local de ocorrência, seguida da sua descrição, com cronologia e seqüência temporal do evento.

- O intervalo de tempo entre o ocorrido e a procura do socorro médico.
- Breve impressão que o médico obteve do informante, notadamente da credibilidade da história relatada.

Sempre que possível, conversar com as pessoas envolvidas separadamente. No caso de crianças com idade superior a 5 anos, conversar diretamente com a vítima.

EXAME FÍSICO

Será realizado dentro dos padrões técnicos habituais, com atenção especial para sistema nervoso, abdome, genitália, ânus, olhos e ouvidos. Não se deve examinar a criança sem a presença de uma testemunha. Em muitos casos, podem-se registrar as lesões por fotos coloridas. Algumas particularidades:

- Fundo de olho é imprescindível em vitimizados, bem como a determinação de nível de consciência (Glasgow).
- Sempre que possível, avaliar desenvolvimento neuropsicomotor.
- Devem-se listar todas as lesões existentes, descrevendo cor, tamanho, formato.
- Anotar sinais vitais.
- O exame de genitália em meninas deve ser executado com cuidado, procurando-se identificar lesões externas, presença de líquido seminal ou outras secreções. Exame mais apurado deve ser realizado com auxílio de especialista.

EXAMES SUBSIDIÁRIOS

Serão dirigidos conforme a clínica apresentada, com destaque:

- Na evidência de abuso físico em crianças com idade inferior a 5, realizar radiografia de esqueleto, contendo crânio, tórax, pelve, coluna, ossos longos, com mãos e pés. Evitar realizar radiografia única. Naquelas com idade superior a 5 anos, realizar radiografia da região que apresenta sintomatologia (dor, impotência funcional).
- Coagulograma, plaquetas na vigência de hematomas ou outros sangramentos.
- No abuso sexual, o ginecologista fará colheita de material para a detecção de esperma, dosagem de fosfatase ácida e colheita de material para a detecção de doença sexualmente transmissível. A determinação de β-HCG deve ser solicitada em casos suspeitos de gravidez.

TRATAMENTO

A abordagem médica está diretamente vinculada à clínica apresentada, necessitando, muitas vezes, de equipe multidisciplinar para tal: pediatras, ortopedistas, cirurgiões, neurologistas, ginecologistas, psiquiatras etc.

No abuso sexual, devem-se priorizar os riscos de gravidez e de aquisição de doença sexualmente transmissível.

PROVIDÊNCIAS A SEREM TOMADAS

Mediante caso de abuso, é obrigatória a denúncia ao Juizado de Menores. Deve-se enviar, no prazo de 48 horas, um relatório oficial do ocorrido, contendo os relatórios médico e social. Dependendo da gravidade do caso, faz-se contato imediato por telefone. A alta hospitalar depende da avaliação dos riscos médicos e sociais, podendo a internação ser de solicitação do Juizado.

18 Transporte da Criança Grave

W. Jorge Kalil Filho
Eduardo Juan Troster
Cláudio Schvartsman
Hany Simon Júnior
Flávio Adolfo Costa Vaz

A evolução tecnológica na abordagem de crianças gravemente doentes, principalmente as das unidades de terapia intensiva e prontos-socorros, tem propiciado grande melhora nos resultados da morbi-mortalidade infantil. A complexidade e os custos altíssimos envolvidos na criação e manutenção dessas unidades fazem com que esses recursos não se encontrem disponíveis em todos os hospitais, tornando necessária a elaboração de um sistema de regionalização e hierarquização do atendimento da criança em estado grave.

Os pacientes pediátricos freqüentemente precisam ser encaminhados para hospitais próximos para que possam ser estabilizados, sabendo-se que, mesmo assim, muitas vezes a infra-estrutura local não corresponderá às reais necessidades dessas crianças. Ao mesmo tempo, alguns pacientes pediátricos, admitidos em hospitais capazes de tratar doenças rotineiras da criança, são surpreendidos com a deterioração da doença de base, ou até mesmo com complicações provenientes da terapêutica empregada. Nessas situações, ocorre, não raramente, a necessidade de cuidados especais que ultrapassam as condições encontradas no local de internação. A existência de um sistema nesses moldes tornou imperativo o desenvolvimento do transporte inter-hospitalar para hospitais com maiores recursos.

Pode-se dizer que existam três condições que surgem com maior freqüência para a realização do transporte inter-hospitalar: 1. o paciente que necessita ser transferido de forma definitiva para um serviço especializado em urgências ("via única"), acompanhado do médico do serviço de origem; 2. o paciente grave que necessita ser transferido para a realização de *procedimentos de urgência* (diagnósticos e/ou terapêuticos) com posterior retorno para a unidade de origem (UTI ou pronto-socorro); 3. o paciente grave que necessita ser transportado para a realização de exames e/ou *procedimentos eletivos*, porém de suma importância diagnóstica e/ou terapêutica. Na primeira condição, as maiores desvantagens encontram-se na estrutura física das ambulâncias de transporte e na falta de experiência da equipe responsável, que, na maioria das vezes, é pega de improviso diante da necessidade urgente do transporte. Nas duas últimas condições ("transporte de duas vias"), o risco inerente é o tempo despendido no percurso de ida e volta, tendo como vantagem o encaminhamento realizado por equipes especializadas, em ambulâncias mais bem equipadas e com melhor estrutura física.

ORGANIZAÇÃO DO SISTEMA INTEGRADO DE TRANSPORTE

EQUIPES NÃO-ESPECIALIZADAS x ESPECIALIZADAS

A transferência de uma criança instável é um perigo em potencial, em que há sempre risco de deterioração ou de complicações da doença de base, provenientes até mesmo do próprio transporte. A transferência inter-hospitalar de crianças gravemente doentes por equipes sem experiência em transporte pediátrico tem sido relacionada a níveis inaceitáveis de morbidade, que poderiam ser facilmente evitados. Em estudo realizado em Birmingham, UK, 75% das crianças gravemente doentes, transportadas por equipes não-especiali-

zadas, sofreram sérias complicações, com 23% desses transportes gerando grande risco de vida para essas crianças. Um outro estudo, realizado nos EUA, por Kanter e Tompkins, mostrou que 21% das crianças graves transportadas por equipes não-especializadas sofreram deterioração fisiológica grave.

Há muitas evidências que provam que equipes especializadas transportam crianças graves com muito mais segurança do que aquelas não-especializadas. Um estudo realizado em Vancouver no Canadá, por Mcnab, constatou 53% de erros durante o transporte por equipes não-especializadas, comparados a 26% de erros das equipes especializadas em transporte pediátrico. Edge utilizou os critérios de Kanter e Tompkins para a execução de um estudo, que pôde constatar que as equipes especializadas reduziram significativamente a ocorrência de efeitos adversos relacionados ao equipamento de transporte, de 20 para 2%

Um sistema de transporte pediátrico, embora possa funcionar conjuntamente com transporte de adultos, compartilhando alguns componentes, como veículos, estrutura administrativa e certos monitores, necessita que as equipes sejam integradas e coordenadas por pediatras especializados em crianças em estado grave. O sistema deve possuir ainda treinamento específico para o transporte pediátrico de cuidados intensivos, central de atendimento, protocolos próprios, banco de dados, equipamentos e insumos apropriados para o cuidado de crianças e recém-nascidos.

A composição da equipe pode ser variável, de acordo com o tipo de remoção que o serviço realiza. Sua composição poderá variar conforme as exigências clínicas da criança a ser transportada:

- pediatra, com formação em atendimento de urgência ou tratamento intensivo e treinamento específico para transporte pediátrico de urgência;
- enfermeira, com formação em pediatria de urgência ou terapia intensiva pediátrica e treinamento específico para transporte pediátrico, com conhecimento das características dos veículos de transporte, equipamentos e medicações utilizadas;
- condutores dos veículos devem ter um rígido treinamento para as peculiaridades do transporte da criança gravemente doente. O conceito do veículo bem equipado torna absolutamente desnecessário velocidade excessiva, desrespeito às leis do trânsito e manobras bruscas, que, na verdade, dificultam o tratamento do paciente a bordo e também geram complicações (intubações orotraqueais sob movimentações bruscas e constantes da ambulância estão associadas à maior incidência de extubações acidentais e de posterior edema de glote);
- fisioterapeuta respiratório, para o transporte de crianças com doenças respiratórias graves e que exigem assistência respiratória complexa, especialmente nos percursos longos e remoção aérea.

A escolha da equipe de transporte deve ser criteriosa, evitando-se riscos para a criança a ser transportada por meio de escolha minimizada da equipe, assim como deve-se também evitar equipe médica especializada nos casos sem indicações precisas (a necessidade de equipes especializadas é superestimada em até 25% dos transportes, enquanto é subestimada apenas em 3%) (Quadro 4.51).

Quadro 4.51 – Categorias e critérios para indicação de formação de equipes para transporte terrestre de crianças.

Categorias	Critérios	Equipe de transporte
I	Raramente necessita de monitorização; pode ser ambulatorial Nenhuma necessidade de O_2 Glasgow = 15	Pode ser transportado por enfermeira Fora da UTIP
II	Taquipnéia Pouca necessidade de O_2 Não necessita de acesso venoso	Pode ser transportado por enfermeira Fora da UTIP
III	Monitorização a cada 30 ou 60s Insuficiência respiratória leve/moderada Alteração de consciência; necessita de um acesso venoso Glasgow > 9	Enfermeira da UTIP Às vezes requer médico Unidade intermediária
IV	Intubado Requer monitorização invasiva (PVC, PAM, sonda de Foley) Dois acessos venosos Glasgow = 6-9	Enfermeira da UTI Médico especializado Internação de UTI
V	Instável, requer terapia durante o transporte SO_2 baixa Glasgow = 3	Equipe da categoria IV Talvez especialista (CI)
VI	Morte cerebral clínica, antes do transporte	Equipe da categoria IV

Fonte: Dobrin e cols., 1980.

ESTRUTURA BÁSICA

É imprescindível uma central de comunicação eficaz, que tenha agilidade para receber solicitações e transmitir informações, além de permitir uma ampla comunicação entre o hospital de origem, equipe de transporte e hospital de referência. A precisão das informações fornecidas por telefone é imprescindível e depende da experiência do médico relator. Um questionário com dados relevantes pode melhorar a dinâmica das comunicações telefônicas e do transporte (Quadro 4.52).

Quadro 4.52 – Perguntas dinâmicas de identificação clínica da criança grave a ser transportada.

Questionário informativo pré-transporte
Nome do hospital e do médico responsável pela recepção da criança
Nome, data de nascimento, peso da criança
Hipóteses diagnósticas e motivo da transferência
Resumo da história pregressa
Condições respiratórias, cardiovasculares e neurológicas (ventilação mecânica e parâmetros/pressão arterial, FC, PVC e perfusão/Glasgow)
Exames laboratoriais e investigações mais freqüentes no hospital de origem
Recomendações especiais: intubação, ventilação mecânica, terapia hídrica, drogas vasoativas, sedativos e curares, acesso venoso central, drenagens, distúrbios metabólicos, antibióticos etc.
Modo de transporte, tempo estimado de transporte
Necessidades urgentes de chegada e disponibilidade de equipes e material para aplicação terapêutica

O equipamento de comunicação com os veículos e com os integrantes da equipe deve incluir telefone celular, sistema de rádio e aparelhos de radiomensagem ("pagers"), conforme as condições da estrutura administrativa. A formulação de um banco de dados informatizado (Epi info/Microsoft Access) permite acesso imediato a todas as informações necessárias e gera condições para avaliações prospectivas e retrospectivas dos transportes, propiciando análises constantes das condições das equipes especializadas e da estrutura administrativa vigente. Uma ficha de transporte carbonada de duas vias, com os dados mais importantes das três fases do transporte (pré-transporte/transporte/chegada), é fundamental para auxiliar na condução clínica da unidade receptora e também para fins legais de documentação do prontuário da criança (Fig. 4.23).

TIPOS DE VEÍCULO

Os veículos utilizados podem variar desde ambulâncias com equipamento básico até sofisticadas aeronaves. Devem ter espaço amplo, controle de temperatura, cintos de segurança para todos os ocupantes, além de possuir fontes próprias de energia e meios de comunicação de longa distância.

Ambulância

Suas vantagens incluem o fato de ser universalmente-disponível e de acionamento imediato. Exige apenas duas transferências do paciente (hospital/ambulância e ambulância/hospital) e tem grande maleabilidade de uso, permitindo estacionar para atender emergência de percurso, mudar de rota se necessário e procurar hospitais alternativos. Seu espaço físico costuma ser suficiente para a instalação de todo o equipamento necessário, movimentação interna da equipe, além de os custos de manutenção não serem elevados. É provavelmente a forma mais barata de remoções a distâncias inferiores a 150km e o componente fundamental também para a complementação de transporte aéreo por avião.

Suas desvantagens decorrem do fato de possuir mobilidade limitada pelas condições de tráfego, além do longo tempo de trânsito em distâncias maiores. Ocorre também muita vibração devido à instabilidade de condução e/ou de asfalto, o que impõe paradas para procedimentos e/ou reanimações durante o transporte. Nem todas as ambulâncias têm a estrutura necessária de energia, gases respiratórios e monitorização integrada compacta. Em nosso meio, boa parte dos veículos está aparelhada inadequadamente, além de possuir cabinas pequenas e mal distribuídas, sem conforto para o paciente e para os membros da equipe.

Helicópteros

O avanço da tecnologia permitiu o aparecimento de equipamentos médicos cada vez menores e com autonomia cada vez maior de energia própria por baterias, possibilitando equipar helicópteros com toda a estrutura necessária para o suporte básico e avançado de vida.

Data _____ /_____ /_____   Hora (partida): .... : ....

Peso = ... g   Hora (chegada): .... : ....

Etiqueta de identificação
(nome, nascimento, admissão, sexo)

Origem:	Hospital:	Serviço:	Tel.:
	Médico responsável:		Enfermeira:
Destino:	Hospital:	Serviço:	Tel.:
	Médico responsável:		Enfermeira:

HDs ....

Motivo do transporte: ....

Recomendações especiais: ....

PARTIDA

Incubadora .... C°   T =   C°   ECG □   SO$_2$ □ .... %   PAM NI □   Painv □   PVC □   Dreno tórax □
Cânula .... em LS/ asa N   Cateter venoso C a .... cm   S. vesical a .... cm □   Guedel □   SNG □

SNS NDN □	Circulação NDN □	Respiração (sem O$_2$ □) NDN □	Renal/TGI/Hepato NDN □	Exames NDN □
Guedel: S□ N□	Veias P 1□ 2□	O$_2$ ....l/m □ nasal □ máscara	Diálise: S□ N□	Hb/Ht:
Sedação: S□ N□	Perfus:	BSA =	Coletor: S□ N□	Plaq.: mil/mm^3
Curare: S□ N□	PA:	Secreção (+)	Sgto TGI: S□ N□	TP/TTPA:
DVP: S□ N□	FC:	AMBU S□ N□	Balomam. S□ N□	Na$^+$/K$^+$/Ca^{++}:
Glasgow – partida	Cristal □ Colóide □	Intubação: OT □ NT □		
	Dobuta .... mcg/kg/min	PIP: .... PEEP: .... TI:		Glicemia: g/l
	DOPA .... mcg/kg/min	Fx: .... FR:		Uréia:
	Nor/Ad .... mcg/kg/min	Gaso:		Rx:

TRANSPORTE

SNS NDN □	Circulação NDN □	Respiração (sem O$_2$ □) NDN □	Intercorrências NDN □	Intercorrências NDN □
Sedação: S□ N□	PA:	O$_2$ ....l/m	Sgto TGI S□ N□	Cânula traqueal □
Curare: S□ N□			Volume .... ml	CVC □
DVP: S□ N□	FC:	Secreção (+)	□	Veias perif.: □
Glasgow:			□	□
Agitação: S□ N□	Expans. S□ N□ com........	SO$_2$ = ... %	□	□
			□	□

CHEGADA (intercorrências S□   N□)

SNS NDN □	Circulação NDN □	Respiração (sem O$_2$ □) NDN □	Gerais NDN □
Glasgow:	Perf.	O$_2$ .... l/m BSA =	Cânula traqueal: .... LS/asa N
	PA:	Pressão P: S□ N□	CVC: .... cm
Sedado: S□ N□	FC:	Ausculta pulmões:	Sonda vesical: .... cm
	Infusões hídricas = ... ml	V. mecânica → Inalter □	SNG: .... cm
Agitação: S□ N□	Ausculta C:	PIP: .... PEEP:	Temperatura axilar = ... C
		Fx: .... TI: .... FR:	Dreno tórax:
	Dobuta .... mcg/kg/min		
	Nor/Ad .... mcg/kg/min	SO$_2$ = ... %	Incubadora: C

Obs.: ....

Medicações utilizadas: ....Material completo: S□ N□

Laudo final:

Figura 4.23 – Ficha de transporte terrestre – Instituto da Criança – HC-FMUSP (W. JORGE KALIL FILHO).

Suas principais vantagens decorrem de sua habilidade em atingir regiões de difícil acesso em curto espaço de tempo. Tais facilidades tornam essa alternativa atraente para o transporte inter-hospitalar e mesmo de cenários pré-hospitalares para o hospital de referência. As instituições que possuem helipontos podem receber ou enviar pacientes com perda mínima de tempo. Sua facilidade de pousar em ruas, estradas e outros locais públicos permite ainda que o paciente seja retirado diretamente do local da emergência clínica, levado a um hospital intermediário para estabilização e, a seguir, no mesmo aparelho, transportado para o hospital terciário definitivo.

Suas desvantagens incluem o espaço físico exíguo e o nível de ruído e vibração, que muitas vezes dificulta e, por vezes, impede uma avaliação clínica adequada do paciente e uma intervenção de urgência. O aparelho somente pode realizar o transporte com condições climáticas favoráveis e, de maneira geral, com visibilidade adequada. Como são poucos os hospitais dotados de heliponto, irá necessitar com freqüência de complementação do transporte com ambulância terrestre.

Avião

O transporte por avião permite maior rapidez para longas distâncias. Sua cabina pode ser pressurizada e seu tamanho é adequado para o cuidado confortável do paciente, podendo receber respiradores de vários tipos, incubadoras e grandes cilindros para gases respiratórios. Embora com dificuldade, vários procedimentos podem ser realizados a bordo, como passagem de cateter central, intubação traqueal, drenagem torácica e todas as manobras de ressuscitação cardiopulmonar.

Suas desvantagens incluem o fato de que necessita de quatro transferências do paciente (hospital/ambulância/avião/ambulância/hospital). As portas das aeronaves, especialmente as pressurizadas, são pequenas, dificultando a retirada do paciente e ocasionando, por vezes, intercorrências clínicas, como, por exemplo, extubação. Os aeroportos das diferentes cidades requerem diferentes configurações de aeronaves e suas distâncias aos hospitais são muitas vezes longas. Seus custos são bastante elevados, embora, para grandes distâncias, pode revelar-se mais econômico que outras formas de transporte, sendo especialmente indicado para distâncias superiores a 400km.

EFEITOS DA ALTITUDE

Alterações na altitude podem ter efeitos adversos tanto para o paciente quanto para a equipe de transporte. Dessa maneira, é recomendável um conhecimento básico dos princípios da fisiologia da altitude.

A atmosfera é composta de uma mistura de gases que permanece constante até cerca de 25.000 metros, formada principalmente de nitrogênio (78%) e oxigênio (21%). A pressão atmosférica é a força exercida pela atmosfera a um determinado nível e diminui à medida que aumenta a altitude. Acima de 4.000 metros, começa a ocorrer queda brusca em seus valores, prejudicando progressivamente as funções fisiológicas, até um nível em que essas se tornam inviáveis.

O conhecimento básico de duas leis que regem o comportamento dos gases ajuda a compreender os efeitos da despressurização sobre a fisiologia respiratória.

A Lei de Dalton das Pressões Parciais descreve que a pressão total de um mistura de gases é igual à soma das pressões parciais individuais de todos os componentes da mistura, ou seja, $Pt = P1 + P2 + P3 + ... + Pn$. A pressão atmosférica do ar ao nível do mar é de 760mm Hg. Como sabemos, a porcentagem de oxigênio é de 21%, de forma que, ao nível do mar, a pressão parcial de oxigênio é de $760 \times 21\%$, aproximadamente 159mm Hg. À medida que a altitude aumenta, cai a pressão atmosférica, mas as porcentagens dos gases permanecem constantes até cerca de 25.000 metros. Exemplifican-

do, a 10.000 pés, a pressão atmosférica cai para 523mm Hg e a porcentagem de oxigênio permanece 21%. A pressão parcial de oxigênio cai, portanto, para $21\% \times 523$, ou 109mm Hg.

Assim, à medida que aumenta a altitude, cai a pressão atmosférica e a pressão parcial de oxigênio (Tabela 4.11).

Tabela 4.11 – Relação entre altitude e pressão barométrica.

Altitude (pés)	Pressão barométrica (mmHg)
Nível do mar	760
2.000	706
5.000	632
8.000	565
18.000	379

TRANSPORTE INTRA-HOSPITALAR

Com o advento de exames cada vez mais sofisticados que se realizam fora da UTI, o número de pacientes transportados dentro do hospital é cada vez maior. Há tendência em acreditar que o paciente ficará mais estável no transporte intra-hospitalar do que no inter-hospitalar, o que pode refletir em um cuidado menos meticuloso. Alguns estudos têm demonstrado alterações significativas no sistema cardiovascular e respiratório durante o transporte intra-hospitalar. As complicações mais freqüentemente observadas no sistema cardiovascular têm sido alterações pressóricas e da freqüência cardíaca e perdas de acessos venosos centrais ou periféricos. Já o sistema respiratório é marcado por variações de fluxo dos torpedos portáteis, causando pneumotórax nos pacientes intubados, além de intubação seletiva por mobilização da cânula e extubações acidentais. Esses acidentes devem ser evitados por meio da vigilância constante, e da mesma seriedade imposta ao transporte inter-hospitalar, considerando-se essas transferências como sendo uma extensão dos cuidados intensivos, em que se deve manter a mesma monitorização considerada essencial na unidade de origem, com equipamentos de manutenção terapêutica e, obviamente, pessoal treinado.

O sistema portátil de transporte deve promover condições mínimas de estabilidade cardiorrespiratória e neurológica, caso contrário, o transporte deverá ser postergado até que o paciente apresente condições clínicas que permitam um transporte mais seguro. O sistema portátil de transporte deve incluir uma maca devidamente equipada, com suportes bilaterais, reservatório embutido para gases respiratórios e grades de proteção para a criança; o ventilador portátil deve ser leve, ciclado a tempo e limitado a pressão, monitor integrado leve e pequeno, com ECG, oxímetro de pulso, monitor de pressão arterial (não-invasiva e/ou invasiva) e aspirador, bombas de infusão e/ou perfusores, além do material e das drogas de reanimação cardiorrespiratória, armazenados em bolsas portáteis e de fácil manipulação.

REGRAS BÁSICAS DO TRANSPORTE

TRIAGEM

Meio de transporte/equipe – a escolha do meio de transporte depende de alguns fatores cruciais. A disponibilidade das várias opções (ambulância simples, ambulância UTI, barcos, helicóptero ou avião) já predetermina o início da triagem. Diante da disponibilidade de todos os meios, resta a avaliação do perfil geográfico e das condições clínicas do paciente, além das condições da unidade receptora de captar o meio utilizado.

Ambulância (UTI móvel) – mais barata para remoções a distâncias inferiores a 150km.

Helicóptero – habilidade em atingir regiões de difícil acesso em curto espaço de tempo. Necessita de helipontos apesar da facilidade de pousar em ruas, estradas e outros locais públicos.

Avião – indicado para longas distâncias, porém necessita de quatro transferências do paciente: hospital/ambulância/avião/ambulância/hospital.

Barcos – específicos para transportes em cidades marítimas e/ou fluviais, necessitando de ambulância para o desembarque.

Como os recursos das equipes de transporte e o espaço físico para abordagens invasivas durante o trajeto são limitados, a decisão sobre o método de transporte mais seguro, bem como sobre os componentes da equipe, deve ser feita de forma prudente. Os pacientes devem ser avaliados de acordo com a gravidade da doença e o nível de intervenções necessárias para sua estabilização, levando-se em consideração as necessidades de oxigênio, o grau de desconforto respiratório, a função cardiovascular, a avaliação neurológica e o uso de drogas, especificando-se quais os meios de transporte e qual o tipo de equipe preconizado. Deslocar equipes especializadas ou médicos de plantão pode ser insensato diante dos níveis baixos de gravidade, ao mesmo tempo que enviar um paciente grave sem assistência médica pode ser fatal (ver Quadro 4.51).

O uso dos dados preexistentes de forma objetiva e a antecipação da possibilidade de deterioração clínica no transporte tornam o trajeto um "braço" da unidade de origem, viabilizando uma condução bem assessorada e tranqüila durante seu percurso.

SISTEMÁTICA DE TRANSPORTE

PREENCHER DEVIDAMENTE A FICHA DE TRANSPORTE

1. Avaliar risco-benefício do transporte, evitando-se as noites, os feriados e os fins de semana.
2. Contatar a unidade receptora para a execução imediata do procedimento e/ou exame, prevenindo-a antes e imediatamente após a saída; comunicar via rádio-ambulância pouco antes da chegada.
3. **Sempre estabilizar o paciente antes da partida.**
4. Todo material fixo de bordo deve ser diariamente verificado pelo motorista da ambulância (cilindros de ar, O_2 etc.) e todas as baterias de monitorização devem ser verificadas diariamente pela equipe responsável.
5. Não desligar, em nenhum momento, medicamentos sob infusão contínua (principalmente drogas vasoativas) e antecipar as medicações consideradas "secundárias" (antibióticos, bloqueadores de H^+ etc.).
6. Avaliar a necessidade de equipe especializada (a necessidade é superestimada em até 25% e subestimada em até 3% dos transportes) (ver Quadro 4.51).
7. Todos os alarmes de monitorização devem permanecer ajustados, bem audíveis e acionados durante todo o transporte.
8. Levar prontuário com todos os exames do paciente e orientações básicas da unidade de origem.
9. Movimentação da criança e da maca sempre em bloco com todos os aparelhos (ventilador, bombas de infusão etc.) e profissionais, tomando-se os devidos cuidados para não ocorrer extubação acidental, perda de acessos venosos etc.
10. Considerar escores de gravidade (Glasgow, MISS, PTS), porém não superestimar nem subestimar seus valores (aplicabilidade questionável).
11. Obter exames subsidiários prévios, necessários para intervenções terapêuticas de urgência (gasometria, Ca^{++}, Na^+, K^+, glicemia, coagulograma e plaquetas etc.).
12. Levar folha de medicações de urgência devidamente preenchida, com doses já calculadas.
13. Registrar sinais vitais e exame neurológico antes da saída.
14. Adequar temperatura corpórea antes do transporte (recém-nascidos, lactentes jovens, grandes queimados, quase-afogados etc.).

15. Sedação e analgesia para os pacientes graves que ofereçam riscos de agitação durante o transporte; evitar ao máximo os bloqueadores neuromusculares.
16. Medicamentos considerados de urgência para o paciente transportado, devem ser devidamente preparados para infusão de urgência.
17. Jejum ou esvaziamento gástrico para o transporte (introduzir sonda nasogástrica para a prevenção de broncoaspiração) e/ou sonda nasogástrica aberta, ou balonamento nos sangramentos digestivos.
18. Estabilizar coluna cervical e eventuais fraturas quando presentes.

CONDUTAS PARA O TRANSPORTE INTRA E EXTRA-HOSPITALAR

FASE PREPARATÓRIA

– Avaliação da gravidade do paciente e do nível de estabilidade (avaliar monitorização e terapia necessárias no momento e prever necessidades futuras).
– Adequação de acessos venosos, de intubação traqueal, sedação e, caso seja necessária a imobilização, significa que os procedimentos devem ser executados antes do transporte.
– Estabilizar o paciente o melhor possível antes da partida.
– Conhecer a estrutura do local de destino (monitorização disponível, tempo provável de espera, distância da porta ao local programado, disponibilidade de elevador exclusivo).
– Seleção da equipe necessária (ver Quadro 4.51).

FASE DE TRANSFERÊNCIA

Objetivos

1. Prevenir ou evitar iatrogenias.
2. Manter a estabilidade do paciente por meio de monitorização e terapêutica contínua.
3. Manter as condições orgânicas pré-transporte.
4. Minimizar o tempo gasto por meio de comunicação com o hospital receptor (quanto maior o tempo gasto no transporte, maior a incidência de efeitos adversos) e determinação antecipada e estudada do caminho mais rápido e menos turbulento para a viatura.

FASE PÓS-TRANSPORTE

– Relato completo à unidade receptora das condições apresentadas durante as duas fases anteriores.
– Média de 30 a 60 minutos para a estabilização do paciente após um transporte intra-hospitalar.
– Média de 75 a 156 minutos para a estabilização do paciente após um transporte inter-hospitalar.

CUIDADOS ESPECIAIS PARA O TRANSPORTE

ESTABILIZAÇÃO

O transporte inter-hospitalar requer a relocação do paciente em um ambiente menos estável. Dessa forma, a estabilização cardiorrespiratória segundo os ABCs da ressuscitação é crucial para a boa evolução do paciente. O transporte pode resultar em degradação do nível de cuidado à criança, o que torna a reavaliação do seu estado fisiológico imperiosa, devendo ser feita de forma seqüencial e repetitiva, sempre se objetivando a estabilidade e a percepção de eventuais alterações.

Os riscos inerentes ao transporte não devem ser subestimados, mas sim antecipados e prevenidos.

Aparelho respiratório

1. Fisioterapia respiratória até 2 horas antes da saída, quando possível (limpeza brônquica).

2. Garantir permeabilidade de **vias aéreas** (Guedel; cânula oro ou nasotraqueal).

3. Intubar antes da remoção os pacientes instáveis, com risco de desenvolver insuficiência cardiorrespiratória durante o transporte.

4. Avaliação gasométrica pré-transporte, se houver insuficiência respiratória e/ou cardiovascular.

5. Avaliação radiológica (parênquima, coração, posicionamento da cânula e cateteres venosos).

6. Certificar-se da **boa fixação** da cânula de intubação traqueal (preferência para **intubação nasotraqueal**) e/ou da permeabilidade de vias aéreas.

7. Verificar funcionamento das válvulas dos AMBU.

8. Determinar o fluxo e o método da administração de O_2.

9. Providenciar e testar aspiração – atenção às obstruções da cânula traqueal (incidência = 42%).

10. Ajustar ventilação mecânica como na unidade de origem.

11. Determinar o melhor segmento corpóreo para a fixação do oxímetro (certificar-se do bom funcionamento e da captação do aparelho) – preferência por sensor nasal em pacientes chocados, ictéricos, hipotérmicos.

12. Atenção e prontidão para drenagem de tórax de urgência diante de pneumotórax barotraumático (oscilações de fluxo são freqüentes durante o transporte de pacientes intubados, seja intra, seja inter-hospitalar).

Aparelho cardiovascular

1. Avaliação das condições cardiovasculares e da perfusão tecidual pré-transporte.

2. ECG contínuo (alterações da freqüência cardíaca ocorrem em até 20%; arritmias).

3. **Acesso venoso**, preferencialmente central (testar fixação), ou, no mínimo, dois acessos periféricos quando não houver a via central (evitar soluções necrosantes da pele: Ca^{++}, adrenalina). Heparinizar a(s) via(s) quando não houver necessidade de infusões imediatas.

4. Conexão de soro fisiológico, Ringer-lactato ou colóides diante da instabilidade hemodinâmica, com bomba de infusão disponível (a altura da ambulância pode prejudicar infusões rápidas).

5. Pressão arterial não-invasiva, ou invasiva, quando já tiver sido instalada na unidade de origem.

6. Atenção especial para pressão arterial (distanciamentos, pinçamentos etc.) durante todo o transporte.

7. Saco coletor de diurese ou sonda vesical quando indicado.

Sistema nervoso central

1. Glasgow de partida e chegada. Avaliação durante o transporte quando indicado.

2. Imobilização de cabeça, pescoço e tórax (colar cervical rígido + prancha rígida longa) diante de politraumatismo e/ou traumatismo cranioencefálico–cervical.

3. Manter hiperventilação quando indicada pela unidade de origem.

4. Cuidado especial com vias aéreas nos pacientes comatosos (obstrução até 42% com hipoxemia observada em 25% dos casos).

5. Atenção às crises convulsivas focais, já que as crises tonicoclônicas generalizadas são facilmente perceptíveis, mesmo durante o transporte.

6. Sedação profunda para pacientes com edema cerebral – a ambulância deve evitar ao máximo as trepidações, arrancadas e freadas bruscas.

Cuidados gerais

1. Sempre que possível, conversar e explicar o procedimento do transporte às crianças maiores.

2. Jejum prévio por tempo ≥ 6 horas, ou esvaziamento gástrico antes do transporte.

3. Balonamento nos casos de sangramento gastroesofágico ou SNG aberta, com prontidão para reposição de hemoderivados (solicitar hemoderivados para o transporte quando indicado).

4. Temperatura (hipotermia é associada ao aumento da mortalidade e hipertermia com crises convulsivas no lactente).

5. Esvaziamento vesical antes do transporte (voluntário ou por meio de sondas).

6. Membros: imobilização de fraturas e dos membros com acesso venoso.

EPISÓDIOS ADVERSOS DURANTE O TRANSPORTE

Os episódios adversos são classificados de acordo com as alterações nas variáveis fisiológicas e nas interferências relacionadas aos equipamentos (Quadro 4.53). Alterações significativas dos sinais vitais podem ser definidas de várias maneiras. A constatação de uma alteração ≥ 20% das medidas basais, quando o paciente avaliado for adolescente ou adulto, é freqüentemente utilizada como parâmetro de alteração. Para crianças menores, a mudança dos sinais vitais em duas vezes o desvio-padrão é considerada como significativa. As variações dos sinais vitais podem ser também classificadas em *minor* (não requerem terapia imediata) e *major* (requerem terapia imediata).

Quadro 4.53 – Episódios adversos durante o transporte intra-hospitalar.

Deterioração fisiológica	Episódios relacionados ao equipamento
Alterações significativas dos sinais vitais (FC, PA, FR, temperatura) 20% ou 2 desvio-padrões do nível basal Cianose ou SO_2 < 90% Aumento do PCO_2 pH arterial < 7,3	Intercorrências com a cânula traqueal (deslocamentos, perda ou obstrução por secreções) Perda do suprimento de O_2 Quebra do aspirador Mau funcionamento de aparelhos; fim de baterias Perdas de sondas, cateteres Erro de medicação (quebra de bombas de infusão)

ALTERAÇÕES CARDIOVASCULARES

Dependem da volemia, da reserva cardíaca (freqüência cardíaca, contratilidade, pré e pós-cargas), dependência de drogas vasoativas, adequação da sedação e da ventilação.

– Alteração na infusão das drogas vasoativas: término da droga durante o transporte ou panes nas bombas de infusão podem causar instabilidade hemodinâmica irreparável (baixo fluxo cerebral, renal, hemorragia do sistema nervoso central etc.).

– Das crianças transportadas, 41% podem apresentar alterações pressóricas (13% de hipertensão e 28% de hipotensão).

– Na freqüência cardíaca, 18% apresentam alterações de até 20%.

– Choque cardiogênico (até 6% em adultos).

– Hipotensão com pressões diastólicas inferiores a 2 desvio-padrões estão associadas a maiores lesões neurológicas.

ALTERAÇÕES RESPIRATÓRIAS

– Extubação acidental e/ou deslocamento da cânula com intubação seletiva.

– Desajustes de parâmetros ventilatórios devido às variações de fluxo dos torpedos.

– Perdas ou deslocamentos de drenos torácicos.

– Pneumotórax por variações de fluxo (AMBU, ventilador mecânico ou até pressão positiva).

– Colabamentos alveolares devido às mudanças bruscas da PEEP ou por acúmulo de secreções.

– Maior índice de edema de glote por movimentação intensa durante o transporte, principalmente em cânulas frouxas, sob intubação por via orotraqueal.
– Até 42% dos pacientes comatosos, sem cânula traqueal, podem apresentar obstrução de vias aéreas durante o transporte.
– Hipoxemia pode ocorrer em até 23%.
– Trinta por cento podem ter parada respiratória devido à obstrução de vias aéreas ou à hipoxemia prolongada.
– Broncoaspiração por acúmulo de secreções bucais e/ou refluxo gastroesofágico.

As crianças correm maior risco de dessaturação arterial em virtude de uma taxa metabólica mais alta e de uma alta relação da ventilação alveolar para a capacidade residual funcional, em comparação com adultos. A dessaturação arterial já foi documentada em pacientes pediátricos de baixo risco, transferidos do centro cirúrgico para a sala de recuperação.

ALTERAÇÕES GASTRINTESTINAIS
– Distensão gástrica devido aos escapes de intubação, predispondo ao vômito com conseqüente broncoaspiração e reflexo vagal.
– Maior tendência ao refluxo gastroesofágico e aos vômitos devido à movimentação do veículo.
– Contaminação fecal das vias urinárias (dificuldade de trocas durante o transporte).

ALTERAÇÕES DO SNC
– Aumento da pressão intracraniana.
– Lesões cerebrais secundárias (hipoxemia, baixo fluxo, vasodilatação ou vasoconstrição secundárias à ventilação pulmonar).
– Hipoventilação e hipoxemia em até 25% de crianças inconscientes com traumatismo cranioencefálico.
– A desatenção às crises convulsivas pode resultar em obstrução das vias aéreas e conseqüente hipoventilação.
– Perdas de derivações ventriculares (DVP).

ALTERAÇÕES DA TEMPERATURA
Hipotermia
Mais freqüente em recém-nascidos e lactentes jovens, além dos grandes queimados, quase-afogados e politraumatizados. Pode complicar o choque e/ou torná-lo refratário. Está associada à maior mortalidade.

Hipertermia
Descontrole da incubadora de transporte ou falta de controle da temperatura corpórea, gerando alterações cardiovasculares que podem ser coadjuvantes para a piora do transporte de O_2 e do edema cerebral.

MATERIAL

Dentro da estrutura preconizada para a manutenção diária organizada do serviço de transporte, é aconselhável a sistematização dos serviços, com predeterminação de funções e responsabilidades.

A verificação completa do material utilizado deverá ser realizada pela atribuição de tarefas aos membros diretamente envolvidos com cada função. Os aparelhos fixos do meio de transporte (ambulância, helicóptero etc.), como fonte interna de energia, baterias, torpedos etc., deverão ser inspecionados pelo motorista, devidamente treinado. O material medicamentoso, normalmente, deve ser verificado pela enfermeira que realizou o último transporte, assim como pela enfermeira responsável pelo serviço de transporte.

Uma maneira facilitada de organização e conferência do material utilizado é a distribuição dos medicamentos e material de procedimento, em "kits" lacrados. Cada vez que um "kit" específico é aberto ("kits" de intubação, de intracath, de parada cardiorrespiratória, de drenagem torácica etc.), sua inspeção e reposição encontram-se facilitadas. Além da inspeção dos "kits", deverá ocorrer uma verificação paralela do material geral do transporte (Quadro 4.54).

Quadros 4.54 – Verificação dos "kits" e do material de transporte.

"Kit" de parada cardiorrespiratória	"Kit" de intubação traqueal	Maca	
Adrenalina, atropina	Laringoscópio	Carga do cilindro de O_2	Umidificador e borracha de O_2
Xilocaína 2% (sem vasoconstritor)	Cânulas	Ventilador portátil/baraca/AMBU	Bomba de infusão
Bicarbonato de sódio a 3% e a 10%	Bigodes de esparadrapo	Estetoscópio	Monitor integrado (O_2, PA, FC)
Gluconato de cálcio a 10%	Tintura de benjoim	Medicamentos gerais	
	Sondas de aspiração traqueal 6, 8, 10	Ressuscitação	Pulmonar
	AMBU	Epinefrina	Aminofilina
Ambulância		Bicarbonato de sódio	Epinefrina racêmica
		Atropina	Terbutalina
Fonte de ar e O_2	Fios de sutura	Glicose	Metilprednisolona
Energia elétrica	Luvas estéreis	Naloxona	
Vácuo (Venturi)/aspirador	Drenos de tórax e frascos de drenagem	Lidocaína	Sedação e analgesia
Circuito do ventilador			Morfina
Bombas de infusão	SF e glicosado, água destilada	Cardiovascular	Midazolam
Sensores (neonatal e pediátrico)	Bureta pediátrica	Digoxina	Fentanil
Jogo de manguitos para PA	Equipo de soro gotas/microgotas	Dopamina/dobutamina	
Monitor integrado (PA, FC, O_2)	Seringas e "scalpes", agulhas	Prostaglandina E_1	Relaxantes musculares
Laringoscópio (lâminas 0 a 3)	Esparadrapo, Micropore, Tensoplast	Hidrazalina	Pancurônio/vecurônio
Cânulas de intubação (2,5-8,0)		Furosemida	Succinilcolina
Baraca	Algodão	Nitroprussiato	
Intracath	Sonda gástrica e de aspiração		Antibióticos
	Máscara e gorro cirúrgico	Sistema nervoso central	Ampicilina/oxacilina
		Fenobarbital	Cefotaxima/ceftriaxona
		Fenitoína	Aminoglicosídeos
		Diazepam/midazolam	Clindamicina
		Tiopental	
		Dexametasona	Miscelânea
		Insulina	KCl, gluconato de cálcio
			Carvão ativado
			Heparina

BIBLIOGRAFIA

1. American Academy of Pediatrics Committee on Interhospital Transport – Guidelines for air and ground transport of neonatal and pediatric patients. *Pediatrics* **4**:30, 1993. 2. BARBIER, M.L. et al. – Les transports médicalisés urgents en pédiatrie dans la région Ile-de-France. *Arch. Fr. Pediatr.*, **44**:413-417, 1987. 3. BRITO, J. et al. – Specialized pediatric interhospital transfer. **In** Vincent, J.L.; Tibboel, D. & Van der Voort, E., eds. *25 Update in Intensive Care and Emergency Medicine.* New York, Springer, 1998, p. 146. 4. BRITO J. et al. – Impact of specialized pediatric retrieval teams. *BMJ* **312**:121, 1996. 5. DAY, S. et al. – Pediatric interhospital critical care transport: consensus of a national leadership conference. *Pediatrics* **88**:696, 1991. 6. DOBRIN, R.S. et al. – The development of a pediatric emergency transport system. *Pediatr. Clin. North Am.* **27**:663, 1980. 7. EDGE, W.E. et al. – Reduction of morbidity in interhospital transport by specialized pediatric staff. *Crit. Care Med.* **22**:1186-1191, 1994. 8. KRONICK, J.B. et al. – Pediatric and neonatal critical care transport: a comparison of therapeutic interventions. *Pediatr. Em. Care* **12**:23, 1996. 9. KRONICK, J.B. et al. – Influence of referring physicians on interventions by a pediatric and neonatal critical care transport team. *Pediatr. Em. Care* **12**:73, 1996.

Quinta Parte

Cirurgia Pediátrica

coordenador

João Gilberto Maksoud

colaboradores

Ali Abdul Rahman Ayoub
André Ribeiro Morrone
Arthur L. Mathias
Dario Oliveira Fauza
João Gilberto Maksoud
João Gilberto Maksoud Filho
Manoel Carlos Prieto Velhote
Manoel Ernesto P. Gonçalves
Marcos Marques da Silva
Maria Mercês Santos
Nelson E. Gibelli
Ricardo Frank Coelho da Rocha
Sílvia Cardoso
Uenis Tannuri
Wagner Cordeiro Marujo

JOÃO GILBERTO MAKSOUD

Dentre os fatores que mais contribuíram para a melhora do prognóstico de recém-nascidos (RN) portadores de afecções cirúrgicas destacam-se a introdução da nutrição parenteral (NP) como método terapêutico rotineiro e o domínio das técnicas da assistência ventilatória em RN. Existem duas fases na cirurgia pediátrica: a primeira, antes da NP, na qual a mortalidade de RN portadores de doenças cirúrgicas era cerca de 50%, e outra, após o início da NP, quando a mortalidade caiu para cerca de 10%, considerando globalmente todas as doenças.

Neste capítulo daremos ênfase aos cuidados próprios da cirurgia neonatal, que representa o setor que mais diferencia a cirurgia pediátrica das demais especialidades da cirurgia.

CONCEITOS BÁSICOS

Alguns conceitos básicos são fundamentais na cirurgia do RN.

1. A cirurgia do RN não deve ser um procedimento eventual de determinado serviço cirúrgico. Se isso ocorrer, não haverá acúmulo de experiência, ocorrendo muitos erros básicos que ensejam elevada morbidade e mortalidade. Todo RN operado deve ser tratado sob regime de cuidados intensivos em unidades especializadas, por pessoal especificamente treinado.

2. Praticamente não há urgência cirúrgica que impeça um preparo pré-operatório adequado. Na grande maioria das vezes, há tempo para preparar o RN com relação a hidratação, nutrição e condições pulmonares. O RN portador de afecção cirúrgica morre por uma das seguintes causas: complicação pulmonar, aspiração, broncopneumonia, desnutrição, sepse ou todas essas complicações.

3. Medidas de assepsia devem ser valorizadas, tendo em vista a baixa defesa imunológica do RN e toda a atenção deve ser dada à sua função pulmonar.

4. A função renal do RN e sua peculiar composição corpórea explicam seu comportamento no pós-operatório: a) o RN de termo tem baixa filtração glomerular, cerca de 25% dos níveis do adulto. Com duas semanas de vida, a filtração aumenta cerca de três vezes e atinge níveis do adulto com $1\frac{1}{2}$ a 2 anos de idade. No entanto, o RN consegue manipular com eficiência pequenas sobrecargas hídricas, pois a baixa filtração glomerular é compensada pela sua alta capacidade de diluição dos rins. O RN de termo e, mais notadamente, o pré-termo têm dificuldade em excretar sobrecarga de sódio. Esses, porém, têm um alta excreção fixa de sódio, que é tanto maior quanto menor a idade real (gestacional + pós-natal). Isso significa que o RN pré-termo exige proporcionalmente maior teor de sódio que o de termo (ver item Hidratação no pré e pós-operatório); b) o RN operado em boas condições de hidratação não costuma apresentar antidiurese no pós-operatório, ao contrário do que ocorre com os adultos. Esse fato decorre do alto teor de água extracelular em sua composição corpórea e indica que, caso não haja perdas excessivas, o esquema de hidratação no pós-operatório deve prosseguir como se o RN não tivesse sido operado. Na maioria das vezes, no pós-operatório prossegue-se com a mesma prescrição de hidratação ou de nutrição parenteral que vinha sendo recebida no pré-operatório.

5. Atualmente, é raro a criança que recebe apenas hidratação no pós-operatório. Prefere-se utilizar a NP toda vez que houver previsão de jejum superior a 48 horas (ver Capítulo Nutrição Parenteral). Apenas com essa medida consegue-se diminuir de modo significativo a incidência de complicações no pós-operatório, notadamente as infecciosas.

PRINCIPAIS ALTERAÇÕES DO PRÉ-OPERATÓRIO

RN portador de doença cirúrgica pode se apresentar com uma ou mais das seguintes alterações no pré-operatório, exigindo correções:

RN com insuficiência respiratória e/ou hipoxemia e sem desidratação

O RN com insuficiência respiratória é doente de alto risco. Inúmeras afecções cirúrgicas são responsáveis por insuficiência respiratória primária (hérnia diafragmática, enfisema lobar congênito, quilotórax congênito) ou secundária (aspirações por obstruções intestinais, atresia do esôfago, fenda esofagotraqueal, fístula em H e outras). Alguns RN, particularmente aqueles com hérnia diafragmática, podem apresentar circulação do tipo fetal e hipoxemia grave, decorrente de hipertensão pulmonar. Constituem um grupo de RN, de difícil tratamento, com alta mortalidade, para o qual está indicada a aplicação do ECMO ("extracorporeae membrane oxigenation"). O RN suporta aparentemente melhor a hipóxia do que o adulto. A hipóxia não é acompanhada de repercussão clínica evidente, como na criança maior, mas torna o RN pouco resistente a qualquer tipo de agressão, inclusive à indução anestésica.

RN com hipoperfusão tecidual com ou sem insuficiência respiratória associada

A hipoperfusão tecidual decorrente de desidratação é rara no RN de termo, mesmo naqueles portadores de obstrução intestinal congênita, em decorrência de sua composição corpórea com aumento do volume de líquido extracelular (LEC). Desidratação pode ocorrer após dois ou três dias de perdas sem reposição adequada. Desidratações mais graves são mais freqüentes em lactentes com obstrução e/ou peritonites. Na peritonite meconial e na gastrosquise podem ocorrer perdas para o edema de alças ainda intra-útero, com queda da perfusão tecidual periférica no RN.

Quanto aos tipos de desidratação no RN cirúrgico, exceto a urina, todos os demais líquidos corpóreos são isotônicos com o plasma. Por isso, na grande maioria das doenças cirúrgicas com perdas, as desidratações são isotônicas.

A desidratação do tipo hipotônico é própria da criança desnutrida. Há maior perda do LEC, pois há passagem de água para o interior da célula, visando à correção da osmolaridade do LEC. Desse modo, as alterações hemodinâmicas tornam-se mais evidentes. No entanto, é importante lembrar que na desidratação hipotônica não há sede nem antidiurese. O desnutrido continua a excretar urina diluída mesmo quando desidratado, também em decorrência do alto volume de LEC que apresenta.

A desidratação hipertônica é muito rara senão inexistente na criança cirúrgica. A clínica é menos exuberante, pois há passagem de líquido intracelular e intersticial para o intravascular. As alterações hemodinâmicas e o volume sangüíneo sofrem pequenas variações, mascarando o diagnóstico clínico.

A hipotermia é outra causa de hipoperfusão e acidose em RN portadores de doença cirúrgica. Ocorre principalmente durante o transporte, exames radiográficos com a criança despida e nas onfaloceles rotas e gastrosquise.

O RN com hipoperfusão tecidual constitui o grupo de crianças para as quais o cirurgião pode prestar grande benefício, ao saber julgar o momento propício para a cirurgia, apenas após correção dessa alteração.

RN com distúrbios do equilíbrio acidobásico

Em decorrência das alterações descritas (hipoxemia e hipoperfusão tecidual), o RN apresenta alterações do equilíbrio acidobásico, notadamente a acidose respiratória e a metabólica. Notar que, quando há associação de acidose respiratória e metabólica, os mecanismos de compensação anulam-se e o pH cai a níveis críticos, inferiores a 7,2. Habitualmente, as alterações são mistas.

RN de baixo peso

Considera-se RN de baixo peso (genericamente denominado prematuro) aquele que tem peso inferior a 2.500g. O baixo peso sempre representa importante agravante na cirurgia do RN, qualquer que seja a doença cirúrgica. O baixo peso pode ser devido a várias causas, tais como desnutrição fetal, insuficiência placentária, infecções, anomalias congênitas, fatores genéticos e obviamente por parto prematuro. É importante diferenciar o RN pré-termo do pequeno para a idade gestacional (PIG). Existem predisposições de doenças cirúrgicas no pré-termo. A hérnia inguinal e a criptorquidia são mais freqüentes no pré-termo do que no PIG. RN nascidos ao redor de 28 a 30 semanas têm alta incidência de hérnia inguinal. Por sua vez, os PIG apresentam maior incidência de doença pulmonar aspirativa e de hipoglicemia. Os pré-termo são particularmente propensos à síndrome do desconforto respiratório idiopático e à hipocalcemia. Os PIG apresentam tendência a hematócritos altos e, em conseqüência, à má perfusão tecidual por ocasião de desidratação e/ou perda de plasma. Os pré-termo, por outro lado, têm tendência à maior perda insensível de água, sendo mais suscetíveis à desidratação do que os PIG. Do ponto de vista cirúrgico, interessa diferenciar os pré-termo dos PIG, pois aqueles são doentes de maior risco que estes, pois o pré-termo é, na realidade, fisiologicamente. A imaturidade de órgãos e de sistemas aumenta o risco cirúrgico.

RESPOSTA ENDÓCRINA E METABÓLICA DO RN À CIRURGIA

Os eventos endócrinos que se sucedem à cirurgia são bem conhecidos no adulto, enquanto no RN os conhecimentos são ainda limitados e pouco documentados.

No adulto, são clássicos os trabalhos que indicam uma série de alterações endócrinas com elevação dos níveis plasmáticos de hormônios catabólicos e anabólicos, mas cujo resultado final é um estado catabólico. Os efeitos dos hormônios catabólicos, como catecolaminas, cortisol e glucagon, superam os da elevação dos níveis plasmáticos de insulina. O aumento dos níveis plasmáticos de catecolaminas é o ponto inicial das demais alterações endócrinas. O estado hiperglicêmico resultante é essencial para o fornecimento de energia aos tecidos lesados, criando um conceito básico de que a resposta endócrina ao traumatismo é essencial para a obtenção de fontes alternativas de energia necessária para a demanda metabólica do pós-operatório e para as atividades de síntese dessa fase. O estado hiperglicêmico ocorre a despeito de eventual elevação dos níveis séricos absolutos de insulina, em decorrência de dois fatos bem estudados e documentados, inclusive em nosso Laboratório de Investigação em Cirurgia Pediátrica: a) níveis aumentados de catecolamina inibem a liberação proporcional de insulina para os níveis de glicemia. Isso significa que o que se altera no pós-operatório ou após traumatismos é a relação insulina/glicose e não obrigatoriamente os níveis absolutos de insulina; b) níveis elevados de catecolaminas bloqueiam o efeito periférico da insulina. As alterações endócrinas causam perda nitrogenada muscular, balanço nitrogenado negativo, a despeito do aumento de síntese protéica hepática, liberação de aminoácidos para gliconeogênese, aumento da lipólise com liberação de ácidos graxos utilizados como fonte alternativa de energia.

No RN de termo e no pré-termo, as alterações endócrinas anteriormente descritas foram parcialmente documentadas e parecem ocorrer na mesma direção da observada no adulto, porém em menor extensão e duração. Foi demonstrado no RN aumento dos níveis de hormônios hipofisários com elevação do ACTH e cortisol, das beta endorfinas, que iniciam a resposta do sistema nervoso simpático e interferem na imunomodulação, da interleucina-6 e de catecolaminas. Estudo de Anand e cols. demonstraram no RN de termo e no pré-termo que a utilização de fentanil e halotano, como agentes anestésicos, inibe a intensidade dos efeitos catabólicos observados no pós-operatório. Uma das diferenças qualitativas conhecidas é que o RN de termo e o pré-termo utilizam proporcionalmente mais gordura do que o adulto sob semelhantes condições de estresse. Outra diferença significativa é que os RN pré-termo não respondem com aumento da secreção de insulina, ocorrendo mais facilmente hiperglicemia no pós-operatório.

FISIOLOGIA DO RN

1. A filtração glomerular do RN de termo é cerca de 25% (20-22ml/ $1,73m^2$) dos níveis do adulto. Nas primeiras duas semanas, aumenta para $60ml/1,73m^2$ e atinge níveis do adulto ao redor dos 2 anos de idade. A despeito da baixa filtração glomerular, o RN consegue manipular bem a sobrecarga hídrica devido à alta capacidade de diluição renal. Em pré-termo, volumes superiores a 170ml/kg/dia podem aumentar a incidência de complicações, como abertura de canal arterial, insuficiência cardíaca esquerda, displasia broncopulmonar, desconforto repiratório idiopático e enterocolite necrosante.

2. A capacidade de concentração do RN é dimunuída e sob desidratação consegue concentrar urina até o máximo de 50-60mOs/kg. Quando sob nutrição parenteral, a excreção de solutos eleva a concentração para 100mOs/kg, enquanto o adulto pode concentrar até 1.200-1.400mOs/kg.

3. A capacidade de diluição é maior que a do adulto e, sob sobrecarga de água, consegue diluir a urina em até 30-50mOs/kg, enquanto no adulto a concentração mais baixa é de 80-100mOs/kg.

4. O cálculo do volume da hidratação sempre foi motivo de controvérsia, com discussões em torno de tabelas e cálculos visando ao melhor método de se abordar o assunto. Porém, não existe fórmula ou tabela que atenda às variações próprias da cirurgia neonatal. Mesmo a clássica fórmula de Holliday, que se refere ao cálculo das necessidades hídricas/100kcal (Tabela 5.1), não deve ser encarada como imutável, pois o volume diário final depende da doença e da evolução. A regra é prescrever a hidratação inicial com base em um volume aproximado (Tabela 5.2) e conforme a doença de base. Notar que existem doenças cirúrgicas em que antecipadamente sabemos que o RN necessitará de volume inicial maior. Reavaliar a prescrição a curtos períodos, de 4 a 6 horas, calculando o novo volume a ser prescrito para o próximo período, alterando para mais ou para menos conforme a resposta individual. O objetivo final é a obtenção de débito urinário ao redor de 2 a 3ml/kg/h de urina, com osmolalidade de 260 a 290mOs/kg ou densidade urinária = 1.010 a 1.013.

A DU por medida direta é impraticável no RN, pois necessita de grande volume de urina. O método mais prático é a utilização de refratômetros que exigem apenas 1 gota de urina. A correlação entre o índice de refração e a DU é muito alta. A osmolalidade é medida em laboratório em aparelhos especiais.

HIDRATAÇÃO NO PRÉ E PÓS-OPERATÓRIO

Do ponto de vista prático, é rara a prescrição de hidratação isolada no pré e no pós-operatório, pois, habitualmente, o RN é submetido à NP central ou periférica (ver Capítulo Nutrição Parenteral). Isso é feito toda vez que o período de pré-operatório ou o jejum previsto para o pós-operatório forem superiores a dois dias. As considerações a seguir são, portanto, úteis para esse período de tempo.

Peso	Volume
Prematuro < 2kg	150ml/kg
2-10kg	100ml/kg
10-20kg	1.000ml + 50ml/kg
> 20kg	1.500ml + 20mlkg

Tabela 5.2 – Volume hídrico inicial, conforme a doença.

Exemplos de afecções	Volume hídrico inicial
Atresia do esôfago	80-100ml/kg/24h
Atresia intestinal	90-110ml/kg/24h
Gastrosquise	150ml/kg/24h
Enterocolite necrosante	160ml/kg/24h

Ao contrário do que ocorre com organismos adultos, em decorrência do seu grande volume extracelular, o RN não apresenta antidiurese evidente no pós-operatório, a não ser que esteja desidratado. Se houver redução do volume urinário, provavelmente a urina estará concentrada (DU > 1.012 ou > 300mOsm/kg). Quanto menor a criança, conseqüentemente, menores as repercussões clínicas hidroeletrolíticas decorrentes do traumatismo cirúrgico, isto é, menor a retenção de água e sódio e antidiurese. Como há uma constante e rápida variação na fisiologia e na composição corpórea, a hidratação no pós-operatório deve ser acompanhada de constante monitorização.

HIDRATAÇÃO RÁPIDA

Os objetivos dessa hidratação rápida (fase rápida ou fase de reparação) são a expansão aguda do espaço extracelular e a adequada perfusão tecidual e renal. Os objetivos dessa fase são alcançados e avaliados por meio de: a) melhoria da perfusão tecidual (reenchimento do leito capilar) e do estado geral; b) normalização do fluxo urinário: 0,5 a 1ml/kg/h para recém-nascidos e 2 a 3ml/kg/h para lactentes e crianças maiores; c) micções freqüentes e abundantes de urina clara; e d) urina com osmolaridade inferior a 200 a 250mOsm/l (ou DU = 1.008) em RN e 300mOsm/l (ou DU = 1.010) em crianças maiores e lactentes bem nutridos.

Iniciar a correção *supondo* perdas de no mínimo 5% do peso corpóreo. Isso implica a administração de 50ml/kg de peso de solução de cloreto de sódio a 75mEq/l (soro glicosado e fisiológico em partes iguais), em período de tempo relativamente curto, isto é, 1 a 2 horas.

Caso a normalização da hidratação não seja obtida com o volume e as velocidades inicialmente prescritos, prosseguir com volume adicional de 50ml/kg na próxima hora e, a seguir, com 10ml/kg nas horas subseqüentes até obtenção dos efeitos desejados. Se houver desidratação no pré-operatório, é importante reconhecer o momento propício da cirurgia, qual seja, quando houver boa perfusão tecidual e renal. Durante o ato cirúrgico, são administrados de 7 a 10ml/kg/h de cirurgia de solução salina a $^1/_4$. Com relação a perdas sangüíneas, temos adotado conduta sistemática de não repor perdas de até 10% da volemia, até 10% de hemoglobina ou cerca de 33 a 35% de hematócrito. O volume plasmático é mantido com a administração de solução salina a $^1/_3$ ou $^1/_4$ ou solução de Ringer-lactato ao meio, mesmo com diminuição da taxa de hemoglobina. No pós-operatório, na grande maioria das vezes, há necessidade apenas de manutenção e reposição das perdas extra-renais.

MANUTENÇÃO

Como referido anteriormente, nenhuma fórmula é válida para o cálculo das necessidades hídricas no pós-operatório. A primeira prescrição (ver Tabela 5.2) é sempre uma tentativa de aproximação a ser ajustada, conforme a resposta individual e a monitorização. O controle e as avaliações periódicas são indispensáveis.

O seguinte esquema tem a vantagem de ser simples e funcional:

a) Calcular o volume total diário – RN nos primeiros 3 dias de vida exige para manutenção 70 a 80ml/kg/dia. Do quarto ao oitavo dia, as necessidades aumentam para 90 a 100ml/kg/dia. Após a primeira semana até cerca de 10 meses a 1 ano de vida, considerar o volume-padrão de 110 a 110ml/kg/dia. Nessa faixa de peso, não há diferenças desse cálculo simples para aqueles baseados em 100kcal/dia.

b) Calcular a concentração de eletrólitos – não há necessidade de se calcular isoladamente as necessidades diárias de sódio (2 a 3mEq/kg/dia) e de potássio (1,5 a 2mEq/kg/dia); por isso, é feito automaticamente por meio do seguinte esquema:

Nos primeiros 2 a 3 dias de vida, desde que não haja perdas extra-renais excessivas (vômitos, fístulas, drenagem gástrica), a concentração de sódio não ultrapassa 30mEq/l, isto é, solução salina (NaCl a 0,9%) a $^1/_5$. Após o quarto dia de vida, a concentração de sódio sobe para 50mEq/Na/l, isto é, solução salina a $^1/_3$. Na grande maioria dos casos, utilizamos solução salina a $^1/_4$, o que corresponde a uma concentração de aproximadamente 40mEq/l. Pré-termo e recém-nascidos de muito baixa idade gestacional (abaixo de 32 semanas) recebem soluções a 40 e até 50mEq/l, o que corresponde a 4-5mEq/kg/24h. Essas concentrações podem também ser obtidas com a adição de NaCl a 30% (1ml = 4mEq) à solução glicosada a 5 ou 10%: apenas após o terceiro dia de vida acrescentamos potássio à solução de manutenção na concentração de 20 a 30mEq/l. A solução de Ringer-lactato pode ser utilizada com vantagens nas mesmas concentrações (65mEq/l de sódio e 54mEq/l de cloro).

REPOSIÇÃO

Se operado em boas condições de hidratação, o RN necessitará de um volume diário para a manutenção (como antes calculado), acrescido do volume para reposição das perdas extra-renais (drenagem gástrica, diarréia, fístula, etc.). Perdas extra-renais obviamente exclui dos cálculos o volume da diurese. A reposição é feita volume a volume e mEq a mEq. As perdas extra-renais maiores que 15ml/kg/dia devem ter sua composição eletrolítica analisada. Perdas menores podem ser estimadas, conforme tabelas específicas. A tabela 5.3 fornece a composição eletrolítica média das principais secreções orgânicas.

Tabela 5.3 – Composição eletrolítica de secreções orgânicas em mEq/l. Os números em parênteses representam os valores médios.

Secreções	Sódio	Potássio
Drenagem gástrica	60-90 (75)	10-15 (12)
Ileostomias	70-100 (80)	6-12 (10)
Colostomias	50-70 (60)	20-40 (30)

A reposição com solução salina pode, eventualmente, levar à alcalose hierclorêmica, haja vista o soro fisiológico conter teor de cloro (155ml/Eq/l) maior que a concentração plasmática (103mEq/l). A administração de solução de Ringer-lactato ao meio é uma alternativa boa e segura. Cálculos e individualizações mais complexos do que esta não apresenta nenhum benefício à criança.

São cada vez mais raras as situações nas quais utilizamos exclusivamente a hidratação, isto é, apenas água e eletrólitos, no pós-operatório. Na grande maioria das vezes, utilizamos a nutrição parenteral toda vez que houver previsão de jejum superior a 48 horas. Mesmo assim, todas as considerações citadas continuam válidas e adaptáveis a um esquema de NP.

MONITORIZAÇÃO

Métodos de controle da hidratação – o controle clínico do estado de hidratação compreende a avaliação do turgor, a tensão das fontanelas e do globo ocular, a umidade de mucosa e o ritmo de diurese. Em RN e lactentes desnutridos, o exame clínico é muitas vezes falho ou pouco informativo. A monitorização dos sinais vitais (pressão arterial, PVC, pressão arterial média, reenchimento capilar) pode estar sujeita a erros, quando obtida de RN de baixo peso e não realizada com técnica e equipamemtos adequados. A avaliação periódica do peso corpóreo, do ritmo de diurese e da osmolaridade e/ou da densidade urinária é método prático e simples para o controle do estado de hidratação. Esse método tem a vantagem de ser inócuo e exeqüível em crianças de qualquer idade.

Peso corpóreo – *a avaliação periódica do peso corpóreo* permite a obtenção de uma série de informações. RN e lactentes sob hidratação parenteral exclusiva devem manter o peso corpóreo de modo regularmente estável. Em hidratação exclusiva, não pode haver incorporação protéica. Desse modo, o ganho ponderal deve ser interpretado como administração excessiva de líquido ou retenção hídrica anormal. A perda ponderal lenta e progressiva é decorrente de catabolismo protéico. A perda ponderal acentuada é indicação de perdas hidroeletrolíticas que não foram compensadas ou balanço nitrogenado intensamente negativo, decorrente de catabolismo acentuado (sepse, broncopneumonia, necroses teciduais, abscessos intraperitoneais etc.).

Ritmo de diurese – bom estado de hidratação implica boa perfusão renal e bom ritmo de diurese. O RN de termo precisa de volume urinário de 1 a 1,5ml/kg/h para a excreção do soluto que necessita. O RN de termo e o de baixo peso, quando bem hidratados, excretam volume diário total menor mas relativamente maior ao seu peso, isto é, 2 a 3ml/kg/h. Crianças maiores excretam 1 a 1ml/kg/h. A diurese e a osmolaridade urinária são parâmetros de fácil obtenção.

Osmolalidade urinária – a constante da osmolalidade urinária é útil para avaliar o estado de hidratação, permitindo correções precoces dos desvios, sempre que se fizerem necessárias. É um método simples, o qual, associado à medida do ritmo de diurese, permite uma avaliação praticamente contínua e segura do estado de hidratação. A densidade urinária pode ser avaliada por refratômetros com apenas uma a duas gotas de urina. São aparelhos práticos e sensíveis e, exceto na faixa da isotonicidade (1.009 a 1.011), os resultados se relacionam bem com a osmolaridade urinária.

RN e lactentes sem ingestão protéica, isto é, em hidratação parenteral exclusiva, excretam urina com osmolaridade urinária inferior a 290mOsm/kg entre 200 e 250mOsm/kg (ou DU = 1.008-1.009). Não havendo ingestão protéica, não há excreção de solutos (uréia) como em crianças sob alimentação. Em outras palavras, quando há ingestão protéica adequada, existe síntese e metabolização de proteínas, com produção e excreção de uréia, que elevará a osmolaridade urinária. Dessa forma, sob hidratação parenteral exclusiva, os RN excretam urina com osmolaridade baixa. Lembrar que os RN têm grande capacidade de diluição, chegando a 50-70mOsm/kg.

O objetivo do controle é manter a osmolaridade e o ritmo urinários constantes. Durante a hidratação, pode ocorrer elevação inesperada da osmolaridade urinária associada à queda da diurese. Isso pode ocorrer em decorrência de perdas não previstas ou formação de "terceiro espaço" por peritonite, abscessos etc. Se a perda não exceder a 20-30% das necessidades diárias de manutenção, não será necessário fazer nova prescrição. Apenas aumenta-se o ritmo de gotejamento (em 20 a 30%), até regularização da osmolaridade, utilizando-se a mesma solução em concentração igual a que vinha sendo utilizada.

Em desnutridos graves, o aumento da velocidade de gotejamento pode não ser suficiente para regularizar a perfusão tecidual. Surge edema do interstício (pálpebras e celular subcutâneo) sem normali-

zação da osmolaridade urinária e da diurese. Caso haja hipoalbuminemia, a adição de albumina (5%) à solução permite expansão mais eficiente do intravascular e da perfusão tecidual, criando-se melhores condições para uma resposta renal mais eficiente, rápida e efetiva. Tão logo haja resposta renal, a albumina é retirada, evitando-se seu acúmulo no interstício. A melhor maneira de se indicar corretamente o uso da albumina (aliás em qualquer situação clínica) é medindo-se o nível de albumina plasmática, o que pode ser avaliado inclusive pelo refratômetro. Atentar para o fato de que a utilização de plasma humano como substituto de albumina carreia alto teor de sódio (em média, 145mEq/l).

Foi descrito em RN e em lactentes com anoxia cerebral ou infecção grave um quadro *sui generis* identificado por hiponatremia grave, retenção hídrica e excreção urinária anormalmente alta de sódio. Esse quadro foi reconhecido como sendo decorrente de produção inadequada de hormônio antidiurético (HAD). Essa síndrome, descrita em 1957 por Schwartz, caracteriza-se por apresentar sódio plasmático persistentemente baixo e osmolaridade urinária maior que a plasmática devido à excreção urinária de sódio, a despeito de hiponatremia. O tratamento é feito por meio da restrição hídrica, para obter balanço hídrico negativo. A administração de solução salina hipertônica (3%) só está indicada quando a hiponatremia for sintomática, quando houver manifestações neurológicas. Outras causas de retenção hídrica por aumento de secreção de HAD são a pneumonia lobar extensa e o uso de ventiladores com pressão expiratória positiva.

Pneumonias extensas produzem diminuição do fluxo pulmonar e da pressão no átrio esquerdo com liberação de HAD. A fisiopatologia da retenção hídrica com o uso de ventiladores mecânicos é resumida na figura 5.1.

Outros métodos de monitorização – a dosagem de eletrólitos plasmáticos e o hematócrito são também métodos a ser utilizados na avaliação do estado hidroeletrolítico do RN operado. A dosagem de eletrólitos no plasma deve ser utilizada apenas para o diagnóstico dos desvios e não como parâmetro de controle, pois os fatores que interferem na alteração dos teores plasmáticos são muito variáveis.

A medida do hematócrito e da proteína sérica total (também avaliada em uma a duas gotas de soro por meio de refratômetos) são dados adicionais para a avaliação da água plasmática.

CORREÇÃO DA HIPOXEMIA

Incluem desde medidas simples (aspirações de orofaringe, endotraqueais, descompressões gástricas por sonda nasogástrica, umidificação de secreções com nebulizações etc.), até o uso de ventiladores e do ECMO, como na hérnia diafragmática. A simples correção da hipóxia no pré-operatório melhora sensivelmente o prognóstico. Essa medida permite certa previsão do prognóstico nos casos em que há suspeita de hipoplasia pulmonar associada. O prognóstico é sensivelmente pior quando não se consegue melhora da hipoxemia com ventilação mecânica no pré-operatório.

Recentemente, foi identificado um grupo especial de RN que apresentou, primariamente ou no pós-operatório imediato, quadro de hipoxemia grave, progressiva, sem insuficiência ventilatória associada. A hipoxemia é devida à manutenção da circulação fetal (MCF), com desvio sangüíneo da direita para a esquerda, isto é, passagem de sangue não-oxigenado à circulação através do canal arterial (ductal) ou do forame oval (pré-ductal). Os RN com hérnia diafragmática (com ou sem hipoplasia pulmonar), onfalocele rota, gastrosquise ou com aspiração de mecônio são particularmente suscetíveis a esse tipo de alteração, associada à grave hipertensão arteriolar pulmonar. Nesses casos, ocorre no pós-operatório hipoxemia progressiva refratária à oxigenoterapia e à ventilação mecânica, mesmo com ventilação adequada. Nessas circunstâncias, deve ser considerada a persistência do padrão *fetal* de *circulação*.

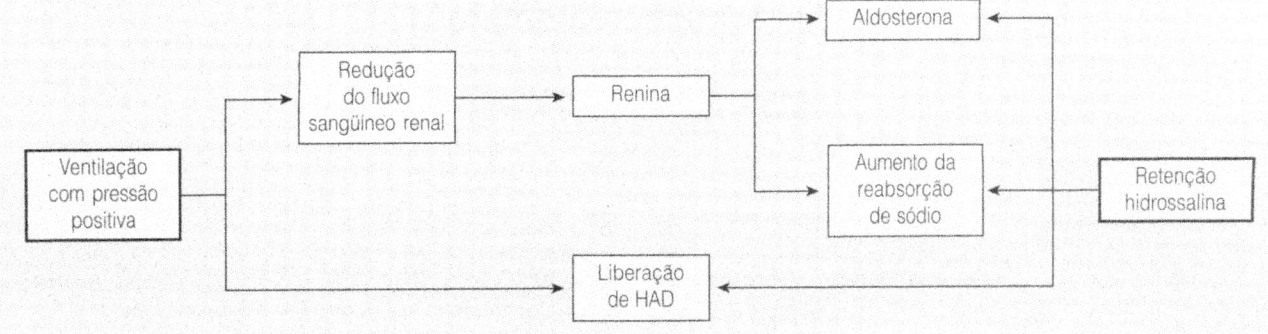

Figura 5.1 – Fisiopatologia da retenção hidrossalina decorrente da ventilação com pressão positiva.

A causa básica da MCF é a hipertensão pulmonar devido às alterações anatômicas dos vasos pulmonares, representados por hipertrofia muscular das artérias e arteríolas. Acidose, hipotensão, hipotermia, hipercarbia, hipóxia e liberação de catecolaminas são fatores desencadeantes da vasoconstrição nessas arteríolas primariamente alteradas.

A radiografia de tórax é aparentemente normal ou pode mostrar um infiltrado reticular semelhante ao observado na síndrome do desconforto respiratório do RN (membrana hialina). RN com $AaDO_2$ (diferença alveoloarterial) maior que 560mmHg raramente sobrevivem. A $AaDO_2$ é dada pela fórmula:

$$AaDO_2 = 760 - (PaCO_2 + PaCO_2 + 47)$$

O diagnóstico de MCF bem como o controle terapêutico podem ser feitos pela diferença de PO_2 de sangue da artéria temporal ou radial (pré-ductal) e umbilical (pós-ductal).

Para o tratamento desses casos, o ECMO tem sua melhor indicação. Tem sido também preconizado o uso de vasodilatadores específicos, notadamente o cloridrato de tolazolina e da prostaglandina E_1, com resultados não constantes. A tolazolina é um agente bloqueador alfa-adrenérgico com potente efeito vasodilatador pulmonar. A administração dessa droga por via intravenosa, na dose média de 2mg/kg/h, aumenta o fluxo sangüíneo pulmonar e, com isso, diminui o desvio de sangue através do canal arterial ou forame oval. A droga não é isenta de efeitos colaterais. Provoca taquicardia, trombocitopenia, hiponatremia e mais raramente hipotensão arterial.

A tolazolina parece ser mais eficaz na MCF idiopática do que na secundária a doenças cirúrgicas. Na hérnia diafragmática com MCF, embora haja melhora da PO_2 com o tratamento, a sobrevida final não parece modificar-se substancialmente. Atualmente, vasodilatadores mais seguros e eficazes estão sendo testados, notadamente a prostaciclina e a prostaglandina E_1, com resultados iniciais promissores.

CORREÇÃO DA ACIDOSE

A análise do pH e gases sangüíneos (PO_2 e PCO_2) é realizada em sangue colhido de uma artéria, de uma veia (de preferência veia central), ou em sangue "arterializado" colhido de tubo capilar do calcanhar, ponta de dedo ou lobo da orelha.

O sangue colhido anaerobiamente de uma veia permite medida adequada do pH e PCO_2 e, por nomograma, do bicarbonato e "base excess" em substituição ao sangue arterial. Obviamente, a PO_2 só pode ser medida no sangue arterial. O sangue colhido após punção do calcanhar, ponta do dedo ou lobo da orelha é "arterializado" por aquecimento do local. Deve ser rapidamente colhido em tubo capilar heparinizado para evitar exposição ao ar e aumento irreal da PO_2.

Há boa correlação entre as determinações realizadas em sangue "arterializado" e arterial, exceto as medidas da PO_2 nas primeiras horas de vida, nos estados de hipoperfusão tecidual e no baixo débito cardíaco. Quando a medida da PO_2 for fundamental, é preferível obter sangue arterial e não arterializado. Além disso, a compressão do calcanhar dilui o sangue com líquido intersticial, levando a erros.

Raramente necessitamos utilizar alcalinizantes para a correção da acidose. O tratamento da causa ou das causas é a medida terapêutica mais racional. Melhorando a hipoperfusão tecidual (hipotermia, desidratações ou hipovolemia ou processo infeccioso), haverá diminuição dos mecanismos acidogênicos no tecido, com diminuição da produção de radicais ácidos e ácido láctico (glicose anaeróbia).

Em acidemias discretas (acima de 7,25), não é necessário correção. A administração de bicarbonato nesses casos pode até mascarar a progressão de quadros de hipoperfusão tecidual de qualquer causa. Utilizamos bicarbonato de sódio apenas quando o pH atinge níveis críticos (7,2 ou menos), objetivando apenas elevar o pH do líquido extracelular a níveis seguros. Quando o pH está abaixo de 7,2, pode haver alteração da função do miocárdio e diminuição da resposta a drogas.

Lembrar que a utilização de qualquer fórmula para o cálculo das necessidades de base, como a clássica fórmula mEq = BE x 0,3kg (ou 0,4 ou 0,5, como empiricamente preconizado para RN), não encontra nenhum significado fisiopatológico em RN e lactentes. Diante de condições clínicas com manutenção dos mecanismos de acidose, nenhuma fórmula tem valor. O clássico fator 0,3 foi calculado para adultos normais, sem alteração da perfusão tecidual e sem acidose, e é baseado no espaço de distribuição do bicarbonato no espaço extracelular do adulto. Não tem, por isso, correspondência na criança ou no RN com acidose.

Quando necessário, administrar de 1 a 2mEq/kg de peso, independentemente do grau de acidose, reavaliando o efeito terapêutico a curto prazo. Objetivar apenas sair da faixa de pH crítico (7,20 ou menos). Lembrar que 1ml de bicarbonato de sódio a 3% contém 0,35mEq. Nunca administrar o bicarbonato sem diluição, pois a solução é hiperosmolar (1.550mOsm/kg).

CORREÇÃO DA DESNUTRIÇÃO E DO BAIXO PESO

A correção da desnutrição ou do baixo peso é obtida apenas a médio ou longo prazo, por meio da nutrição parenteral. Hoje em dia, podemos tratar RN de baixo peso portadores de doenças cirúrgicas durante o período de tempo necessário para levá-los à cirurgia em bom estado geral e nutritivo e com peso razoavelmente seguro (aproximadamente superior a 2.200g). O prazo médio para o preparo é de 10 a 15 dias. Lembrar que, do ponto de vista cirúrgico, também importa distinguir o pré-termo (imaturo) do pequeno para a idade gestacional.

JOÃO GILBERTO MAKSOUD
UENIS TANNURI

Após a introdução de nutrição parenteral (NP) como método terapêutico, passou-se a valorizar a nutrição de modo global como uma etapa fundamental de qualquer tratamento médico. A recente evolução da cirurgia deve-se, em grande parte, à introdução da NP na rotina terapêutica. Isso se fez sentir de modo mais substancial na cirurgia neonatal. A NP modificou o prognóstico e a conduta básica em inúmeras doenças cirúrgicas pediátricas, notadamente na cirurgia neonatal. Após a NP, observamos queda significativa do índice de mortalidade nas doenças cirúrgicas do período neonatal.

Atualmente, a NP é método terapêutico rotineiro, imprescindível, aplicável em qualquer hospital, pois prescinde de tecnologia e equipamentos sofisticados. Não se admite a existência um serviço de pediatria ou de cirurgia pediátrica que não domine integralmente o método da NP. O aspecto técnico mais importante da NP central – aliás o marco decisivo para a introdução da NP como método terapêutico – é o posicionamento correto do cateter em veia central. É importante observar que, a despeito do excepcional avanço técnico da NP, o posicionamento correto do cateter continua sendo o aspecto técnico mais importante quando se utiliza o método da via central. Por outro lado, a via periférica tem sido cada vez mais utilizada. O quadro 5.1 cita as principais indicações da NP em cirurgia pediátrica.

Quadro 5.1 – Principais indicações de NP em pediatria.

Afecções cirúrgicas	Afecções clínicas
Gastrintestinais	Diarréia crônica
Gastrosquise	Doenças inflamatórias
Onfalocele	Coadjuvante no tratamento
Atresias intestinais	oncológico
Enterite necrotisante	Insuficiência hepática e renal
Peritonites: íleo prolongado	Prematuridade
Síndrome do intestino curto	Ventilação mecânica prolongada
Fístulas estercorais	
Pseudo-obstrução intestinal	
Quilotórax	
Ascite quilosa	
Queimaduras extensas	
Caquexia cardíaca	
Desnutrição (pré-operatório)	

A indicação fundamental de NP é a impossibilidade de utilizar o trato gastrintestinal para o fornecimento de nutrientes de modo integral ou quando sua utilização é perigosa ou inadequada. A NP pode ser utilizada isoladamente ou como complemento de nutrição enteral, como indicado em recém-nascidos (RN) de baixo peso, em crianças com diarréia prolongada para as quais a administração de pequenas quantidades de nutrientes favorece a recuperação de enzimas intestinais e para crianças portadoras da síndrome do intestino curto, que também necessitam quer do estímulo oral para a recuperação funcional do intestino, quer de uma oferta calórica adequada.

VIAS DE ADMINISTRAÇÃO:
NP CENTRAL E PERIFÉRICA

Existem dois métodos de NP: por veia central e por veia periférica. Essas variedades não competem entre si, mas se completam. A escolha entre um ou outro método é puramente técnica e não uma questão de preferência pessoal. De modo geral, a NP por veias peri-

féricas deve ser indicada quando a perspectiva de NP não ultrapassa sete dias e quando as necessidades protéico-calóricas não são elevadas. Caso contrário, a NP por veia central deve ser utilizada. Ambos os métodos têm vantagens e desvantagens. A via central permite oferecer maiores teores calóricos, com melhor retenção nitrogenada e ganho ponderal mais eficiente. A via periférica é mais simples, não enseja complicações relacionadas ao cateter e pode ser usada com mais liberalidade. Tem a desvantagem de não propiciar um ganho ponderal tão eficiente, principalmente quando há catababolismo protéico aumentado.

Nas doenças cirúrgicas, a NP periférica permite apenas a manutenção do peso corpóreo. Mesmo assim, o uso da NP periférica é cada vez maior pela simplicidade e benefícios que oferece.

A osmolaridade da solução utilizada na NP periférica é de 500 a 600mOsm/l e, embora menor que a da solução utilizada na NP central, é também elevada e, invariavelmente, leva à flebite química em prazo variável.

A disponibilidade de emulsões lipídicas de boa qualidade e isentas de efeitos colaterais foi outro progresso da NP. As emulsões permitiram atender a dois aspectos da NP periférica: a complementação calórica, melhorando a relação N/cal, e a queda da osmolaridade final da solução. A emulsão lipídica e a solução nutriente eram originalmente empregadas em frascos separados pelo receio de que a mistura de ambas pudesse ser instável. Era preconizado o uso de um conector em Y próximo à entrada da veia para receber ambas as soluções. Isso causava certas dificuldades na administração ou obrigava o uso de duas bombas de infusão, pois as densidades das soluções são diferentes.

Pesquisas realizadas no Laboratório de Cirurgia Pediátrica da Faculdade de Medicina da Universidade de São Paulo mostraram que a mistura das soluções nutrientes com as lipídicas são estáveis, não lesam as membranas dos lipossomos e não promovem sua agregação, com soluções de glicose até 20%, isto é, em concentração bem superior àquela utilizada na NP periférica (Fig. 5.2). A mistura de emulsões lipídicas no próprio frasco da solução nutriente facilita sua administração e permite redução substancial na freqüência das flebites periféricas, ampliando o uso mais amplo dessa técnica. A desvantagem do uso dessa associação é seu maior custo, pelo preço elevado das emulsões lipídicas.

SOLUÇÕES A SER MINISTRADAS
NA NUTRIÇÃO PARENTERAL

Composição das soluções

A solução utilizada na NP central é hiperosmolar (1.800 a 2.000mOsm/ml) e contém, basicamente, glicose a 20% e aminoácidos a 2%. Essa solução não pode ser utilizada em veia periférica, pois a osmolaridade é alta. A relação N/cal da solução é 1/250, proporção ideal para que as crianças alcancem ganho ponderal e síntese protéica satisfatórios (ver item Eficiência do método). Em RN e principalmente em prematuros, aceita-se uma relação menor (1/220:1/200). Isto é, a concentração de glicose cai para 15 a 18%, em vez dos 20% habituais. Se houver boa tolerância (ausência de glicosúria acima de +), a solução de glicose a 20% pode ser usada, mesmo em RN.

A solução para veia periférica contém basicamente os mesmos constituintes de eletrólitos e vitaminas, porém as concentrações de glicose e aminoácidos são menores: glicose, no máximo, a 12%,

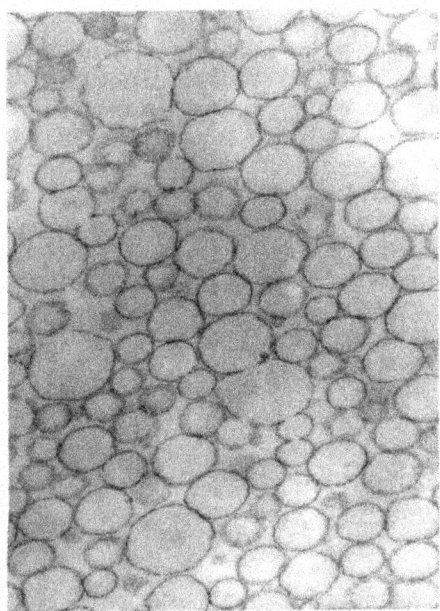

Figura 5.2 – Mistura de emulsão lipídica a solução nutriente. Notar a integridade das membranas e a ausência de agregação dos lipossomos.

e aminoácidos a 1,5%. Mesmo com menor concentração de glicose, ocorrem flebites. Quando se utiliza concentração de glicose de apenas 5 a 8%, há queda da incidência de flebites e aumenta o tempo para o início de seu aparecimento. A relação N/cal passa a ser de 1/180. Por isso, o ganho ponderal não é igual ao obtido com a via central, mas é suficiente para manter um balanço nitrogenado adequado.

A composição das soluções utilizadas no Instituto da Criança "Prof. Pedro de Alcantara" está especificada na tabela 5.4.

Tabela 5.4 – Soluções para a nutrição parenteral central e periférica.

Solução	Via	
	Central	Periférica
Glicose a 50%	400ml	100ml
Aminoplasma LS10	200ml	150ml
Acetato de sódio a 10%	13ml	13ml
Sulfato de magnésio a 20%	5ml	5ml
Fosfato biácido de potássio a 25%	5ml	5ml
Gluconato de cálcio a 10%	20ml	20ml
Ácido fólico a 0,01%	5ml	5ml
Vitamina K_1	0,2mg	0,2mg
Complexo B	1 amp	1 amp
Vitamina C	250mg	250mg
Cloreto de benzalcônio a 10%	1ml	1ml
Água destilada q.s.p.	1.000ml	1.000ml

Em nosso hospital, as soluções são habitualmente conhecidas como NPP 20 (isto é, glicose a 20% para veia central) e NPP 5 (isto é, glicose a 5% para veia periférica).

Solução de microelementos

A solução especificada em seguida fornece as necessidades basais diárias de zinco, cobre, flúor e manganês. A dose diária é de 2ml/litro, com um máximo de 2ml/dia. Assim, se uma criança recebe 1.800ml/dia ou 2.500ml/dia, receberá apenas 2ml/dia da solução de microelementos. A solução é preparada conforme fórmula específica a seguir.

Solução:	
$ZnSO_4 \cdot 6H_2O$	1,9g
$CuSO_4 \cdot 6H_2O$	0,9g
Na F	0,022g
Na I	0,069g
$MnSO_4 \cdot H_2O$	0,62g
A concentração final por ml será:	
Zn	400µ
Cu	200µ
F	10µ
I	50µ
Mn	200µ

Vitaminas

Em princípio, as vitaminas A, D, B_{12} e biotina (ver item Deficiência da biotina) não são acrescentadas à solução-padrão. São fornecidas a cada 15 dias, por via IM, nas seguintes doses:

Vitamina A (Arovit®) 1.400U/dia
Vitamina D (Calciferol®) 400U/dia
Vitamina B_{12} (hidroxi ou cianocobalamina) 100mcg

Acesso à veia central: uso de cateteres

Ao optar pela NP central, o primeiro e mais importante passo é a escolha do acesso à veia central. Cada cirurgião tem sua preferência. No Instituto da Criança, utilizamos as seguintes veias (Fig. 5.3) para a introdução de cateter em veia central, na seguinte ordem de prioridade:

a) Com dissecção de veia:
   1. veias jugulares externas;
   2. veias axilares;
   3. veias faciais;
   4. veias cefálicas e basílicas;
   5. veia cefálica ao nível do sulco deltopeitoral;
   6. veias jugulares internas.

b) Por punção de veia central, técnica de Seldinger:
   1. veia jugular interna;
   2. veia jugular externa;
   3. veia subclávia.

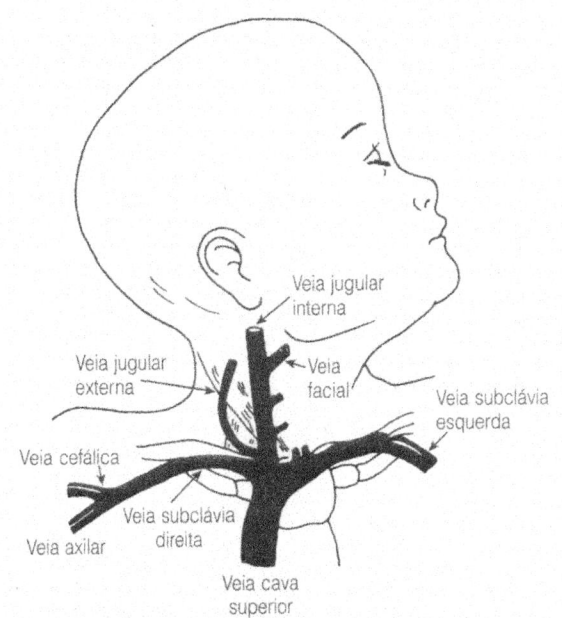

Figura 5.3 – Vias de acesso à veia central.

Todas as veias especificadas são do sistema cava superior. Quando as veias desse sistema não estão disponíveis, passamos para o sistema cava inferior, optando inicialmente pela croça da safena e, a seguir, por uma das veias epigástricas.

Qualquer que seja a veia utilizada para atingir a veia central, é imprescindível o posicionamento adequado do cateter. Essa é uma etapa fundamental, sem a qual invariavelmente ocorrem flebites e trombose de cava superior. A ponta do cateter deve-se posicionar exatamente na entrada do átrio direito (Fig. 5.4). Nesse local, o fluxo sangüíneo é alto e a solução hiperosmolar dilui-se instantaneamente na corrente sangüínea, minimizando os riscos de flebites e tromboses. Sem a certeza de um posicionamento adequado do cateter, soluções hiperosmolares não devem ser administradas. O cateter é exteriorizado por contra-abertura, após percorrer um túnel do subcutâneo, na região retroauricular ou na região peitoral.

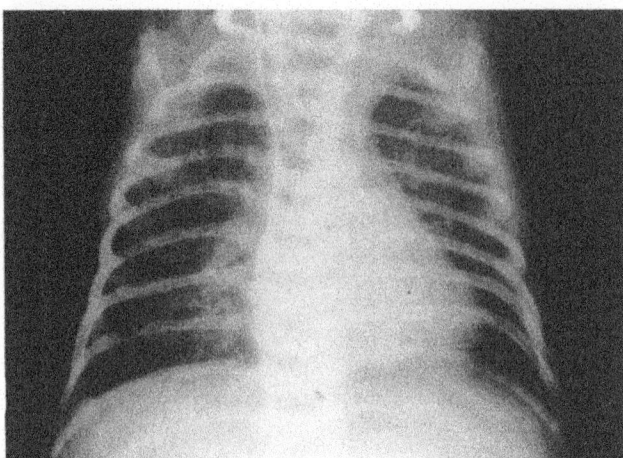

Figura 5.4 – Posicionamento adequado do cateter. Notar a ponta localizada à entrada do átrio direito.

A boa fixação do cateter é fundamental. De nada adianta um bom posicionamento do cateter se ele ficar sujeito a tração com mobilização da ponta. Para a fixação de cateter na região cervical, utilizamos curativos que o imobilizam, o canhão da agulha e a porção mais proximal do equipo, formando um bloco único, sem mobilidade. Os curativos e os equipos são trocados a cada dois ou três dias.

A NP periférica é realizada em qualquer veia periférica. Para RN, as melhores são as dos membros ou do couro cabeludo. A osmolaridade da solução periférica é cerca de 600 a 700mOsm/l e a duração média das veias é de aproximadamente 72 horas. A associação com emulsões lipídicas, além de aumentar o poder calórico da solução, diminui a osmolaridade final e aumenta a vida útil das veias.

É um erro imaginar que veias periféricas dissecadas estão isentas de flebites. O risco é maior, pois ocorrerá flebite (e conseqüentemente trombose) em veia profunda, em vez de em uma veia superficial. Assim, nunca permitir a utilização de soluções de NP em veias periféricas dissecadas. Boa prática é a troca sistemática das veias periféricas a cada 48 horas, mesmo na ausência de flebites. Com isso, a recuperação das veias utilizadas é rápida e completa.

De modo geral, não utilizamos cateteres tipo Intracath para NP central, mas sim apenas cateteres de silicone (Silastic) ou siliconizados para punção percutânea. Parte do sucesso da NP central deve-se ao uso apropriado de cateteres.

Bombas, filtros e cuidados gerais

O uso de bombas peristálticas é opcional. Sua utilização é útil no controle do fluxo contínuo, mas não é imprescindível. As bombas são recomendadas principalmente para RN e prematuros que recebem pequenos volumes diários. Porém, não são absolutamente imprescindíveis. O controle do fluxo pode ser feito com facilidade por meio de buretas ou fitas métricas aderidas ao frasco da solução, para o controle do volume administrado. Atualmente, não utilizamos filtros, pois, com a experiência, eles se mostraram desnecessários. Crianças em nutrição parenteral não necessitam permanecer em unidades especializadas ou unidades de terapia intensiva. Podem permanecer em enfermarias comuns junto a outras crianças, já que os cuidados específicos necessários são mínimos.

Como regra geral, o cateter central deve ter uso restrito à NP. Antibióticos (quando indicados), sangue ou outra medicação devem ser administrados em veia periférica. Quanto menor a manipulação do cateter, menor o risco de contaminação. A manipulação desnecessária ou seu uso indevido representa uma inaceitável quebra de segurança. No entanto, existem situações, como no prematuro ou no RN grave, nas quais o acesso à outra veia é muito difícil, não havendo outra alternativa, a não ser a utilização do próprio cateter central para outras finalidades. Não é uma prática ideal, mas é aceitável para casos excepcionais.

Administração: necessidades básicas e introdução

Nossa experiência com o uso da NP há muitos anos mostrou que a aplicação do método deve ser feita de modo muito simples, sem a necessidade de cálculos individualizados, pois a solução empregada é a padrão, a qual é administrada diluída ou não, conforme o esquema a seguir. Também não há necessidade da solicitação de exames laboratoriais em excesso, os quais são solicitados apenas diante da indicação clínica, dosagens diárias de glicemia ou cálculos de VIG (velocidade de infusão de glicose).

Proteínas 2,5g/kg/dia
Calorias 110cal/kg/dia
Água 130ml/kg/dia
Eletrólitos, vitaminas, microelementos e lipídeos

A NP central sempre deve ter introdução lenta e progressiva. Iniciar com solução-padrão (NPP 20) diluída ao meio ou menos, administrando 80 a 90ml/dia. Quanto menor a idade da criança (particularmente prematuros) e esta mais desnutrida, mais diluída deve ser a solução inicial e mais lentos os incrementos diários, no que se refere quer ao volume quer à concentração. A concentração é aumentada diariamente, concomitantemente à elevação do volume. A meta final é atingir 130ml/kg/dia da solução nutriente integral (NPP 20). O parâmetro básico de avaliação é a glicosúria. Se não houver glicosúria ou esta permanecer uma cruz (em RN), aumentar 20ml/kg no volume diário com elevação progressiva na concentração. De modo geral, conseguimos atingir volume e concentração integrais em dois a três dias.

Em RN e lactentes desnutridos e nos de baixo peso, não se consegue alcançar a concentração de NPP 20, mantendo-se a administração de concentração de glicose de 15 a 17%.

A NP periférica pode ter um início de evolução mais rápido. Iniciar com 100 a 110ml/kg e atingir volumes progressivamente maiores até 150-200ml/kg/dia (até mesmo 250ml/kg/dia). A concentração da solução é sempre a mesma e o parâmetro básico de controle é também a glicosúria.

Suplementação lipídica

Quando se utiliza a veia central, a taxa calórica fornecida exclusivamente pela glicose é suficiente para se alcançar a relação nitrogênio/caloria de 1/250. A administração de lipídeos nesse caso visa apenas e exclusivamente ao fornecimento de ácidos graxos essenciais para se evitar a deficiência de ácidos graxos. Deve ser administrado pelo menos uma vez por semana na dose de 2g/kg/dia, lentamente. Pode ser administrado diariamente, mas eleva desnecessariamente o custo do tratamento.

Ao contrário, quando utilizamos veias periféricas, o objetivo, como vimos, é duplo: suplementação calórica e diminuição da osmolaridade final da solução. A dose é a mesma. Iniciar com 1g/kg/dia e passar progressivamente para 2g/kg/dia. A dose máxima permitida é de 4g/kg/dia.

Avaliação laboratorial

A avaliação laboratorial da NP sofreu dramática simplificação desde a implantação do método. A série de exames laboratoriais solicitados, antes considerada quase indispensável durante a NP, foi reduzida ao mínimo necessário.

A experiência com o método é atualmente grande, a tal ponto que podemos prescindir de vários exames laboratoriais antes de indicação rotineira. Temos como norma solicitar exames apenas quando a doença de base ou as condições clínicas o exigirem.

Não há razão para exames laboratoriais programados, rotineiros e prospectivos, como dosagens de transaminases, amilase, eletrólitos, calcemia e até glicemia. A avaliação deve ser essencialmente clínica. O aspecto geral, o sorriso, a face alegre e a melhora do estado geral são os grandes parâmetros de avaliação. No RN de baixo peso, deve-se dar atenção à glicemia, por meio de glicosúria e dosagens dos níveis de glicose no sangue, apenas quando necessário. Nunca é necessária a solicitação rotineira de glicemia.

Parâmetro importante da avaliação é o peso corpóreo. A avaliação de um gráfico de peso fornece visão global de toda a evolução. A ausência de ganho ponderal adequado, a perda abrupta de peso ou o ganho ponderal excessivo são indicações de que algo de anormal está ocorrendo. O ganho ponderal diário adequado e progressivo (ver item Expectativa de ganho ponderal) é o melhor sinal de que tudo está bem, pois é o resultante de inúmeros fatores. O controle periódico e constante de glicosúria, quer na fase de introdução do método quer também no decorrer de terapêutica, é um método fácil, inócuo e eficaz. Em RN, principalmente nos de baixo peso, podemos aceitar como normal a glicosúria discreta de + a ++.

Nas crianças maiores, porém, após a fase de introdução, a glicosúria deve permanecer sempre negativa. O aparecimento de glicosúria ou seu aumento deve ser investigado. As causas mais freqüentes são infecção sistêmica, pneumonias e excesso de oferta. Na presença de glicosúria, recomendamos a diluição de solução de NP para dois terços ou três quartos da original ou diminuição do volume diário, além do tratamento da causa primária. O aumento da glicosúria em RN muitas vezes antecede um quadro clínico da infecção.

Crianças desnutridas perdem peso nas primeiras 24 a 48 horas após o início da NP. A essa perda de peso inicial segue-se um ganho ponderal adequado, conforme a expectativa, e também apresenta o mesmo significado da perda de peso do RN após o nascimento, isto é, decorre da eliminação de água extracelular em excesso, que é própria do desnutrido.

Expectativa de ganho ponderal

Se analisarmos indivíduos de várias idades verificaremos que, com o tempo, ocorrem mudanças significativas da composição corpórea. Caracteristicamente, o RN apresenta menos tecido gorduroso e maior teor de água corpórea total à custa de água extracelular. Com o crescimento, ocorre diminuição relativa da água extracelular e ganho de gordura e de massa celular. Assim, cada idade possui uma composição corpórea peculiar. Isso posto, conseguimos interpretar melhor o ganho ponderal em crianças sob NP. Para o recém-nascido de baixo peso (pré-termo), cada grama de nitrogênio incorporado representa um ganho de cerca de 60g de massa corpórea sem gordura ("lean body mass"). Já no RN de termo (2,5 a 3,5kg), cada grama de nitrogênio incorporado deve corresponder a um ganho de 42g. No adulto, essa relação cai para 30g. Dessa forma, analisando dados de balanço nitrogenado e de ganho ponderal, podemos inferir a qualidade do ganho ponderal que estamos obtendo em determi-

nada circunstância. A expectativa de ganho ponderal para o RN de termo, sem agravantes catabólicos, é de 10 a 15g/kg/dia. Assim, um RN de 3kg deve ganhar 30 a 45g/dia, cujos valores equivalem ao ganho ponderal obtido com alimentação láctea. Isso indica boa eficiência do método, que chega a se igualar ao da alimentação oral. Se houver ganho ponderal inferior ao esperado, deve-se procurar as causas, sempre atentando em primeiro lugar à infecção sistêmica. O mesmo ocorre se houver ganho excessivo. As causas mais comuns são o excesso de administração (edema) e a antidiurese de qualquer origem, inclusive por infecção sistêmica.

A expectativa de ganho ponderal médio com a NPP periférica é inferior à NP central e decorre, essencialmente, da menor oferta calórica. Tanto isso é verdade que a adição de lipídeos melhora a eficiência do método e o ganho ponderal. Em condições de absoluta normalidade, pode-se esperar ganho ponderal médio de 6-9g/kg/dia, ao contrário dos 10 a 15g/kg/dia obtidos com a NP central.

Eficiência do método

Chamamos de eficiência o percentual do nitrogênio administrado efetivamente retido. Obviamente, quanto maior o percentual retido, maior a eficiência, pois maior será a incorporação protéica (síntese protéica) e menor a excreção. Na realidade, há uma constante reciclagem de proteínas teciduais, de tal forma que em determinado período há excreção e nova incorporação de nitrogênio. Estudos realizados no Laboratório de Cirurgia Pediátrica da Disciplina de Cirurgia Pediátrica nos levaram a estabelecer a eficiência dos métodos de NP por nós utilizados. Através da NP central são ofertados 2,5g proteínas/kg/dia (sob forma de aminoácidos), o que equivale a 400mg de nitrogênio/kg/dia, propiciando, em condições de estabilidade, incorporação de 280 a 320mg/kg/dia. Isso equivale a 70 a 80% de nitrogênio retido/administrado, o que é um índice excepcionalmente bom para esse método. Com a veia periférica, a eficiência do método cai para 50 a 60%, o que explica o menor ganho ponderal.

Toda vez que houver qualquer agravante, a excreção de nitrogênio aumenta, e a retenção nitrogenada e a eficiência do tratamento diminuem. Do nitrogênio total excretado, cerca de 60% é eliminado sob forma de uréia. Esse dado é de grande valor prático, pois, se houver dificuldade na realização de balanço nitrogenado, é possível avaliar o grau de catabolismo protéico em uma criança pela simples excreção diária de uréia, principalmente se houver dosagens anteriores de controle.

Término da NP

Tão logo se torne desnecessária, a NP deve ser retirada e substituída pela alimentação oral. Não é habitual a ocorrência da hipoglicemia reacional após a retirada da NP, desde que seja mantida a oferta de soro glicosado a 5% por apenas $^1/_2$ a 1 hora. A resposta do pâncreas aos níveis glicêmicos é muito rápida, bastando minutos para haver nova adaptação. Com a veia periférica, a retirada pode ser imediata.

Sempre após a retirada da NP, pode haver perda de peso por dois ou três dias, decorrente provavelmente de perda de água extracelular.

COMPLICAÇÕES

As complicações com a NP são de três naturezas: metabólicas, técnicas e infecciosas.

COMPLICAÇÕES METABÓLICAS

No atual estado de evolução do método, as complicações de ordem metabólica são raras, particularmente as relacionadas aos eletrólitos. Praticamente não ocorrem alterações da natremia e dos níveis séricos de potássio, fósforo, magnésio e cálcio, de tal forma que o controle laboratorial desses eletrólitos é esporádico.

Com o uso de aminoácidos cristalinos, não há risco de hiperamoniemia, que ocorria com o uso de hidrolisados protéicos, os quais contêm amônia pré-formada.

A hiperglicemia raramente ocorre na ausência de administração excessiva ou de estados hipercatabólicos. No período de indução da NP, podem ocorrer episódios de hiperglicemia e glicosúria, particularmente em RN de muito baixo peso ou em desnutridos graves. A administração mais lenta de soluções ou a de outras mais diluídas contorna o problema. No transcorrer da NP, a causa de hiperglicemia (ou aumento ou aparecimento de glicosúria) deve sempre ser investigada. O coma hiperosmolar é um quadro muito grave e, às vezes, irreversível pela lesão cerebral que provoca. Na realidade, a grande maioria das complicações metabólicas pode ser evitada.

Existem três complicações de difícil compreensão e de difícil controle: disfunção hepática, hipoalbuminemia e eosinofilia.

Disfunção hepática

Uma das mais intrigantes complicações metabólicas da NP é a disfunção hepática. Foi relatado por Peden e cols., que descreveram colestase intra-hepática e cirrose em prematuro sob NP. Não se conhece, até o momento, a exata etiologia das disfunções hepáticas da NP, mas acredita-se que ela seja diferente na criança e no adulto. O prematuro em NP é especialmente suscetível a alterações da função hepática. Admite-se que a administração excessiva de glicose, o desequilíbrio dos níveis de aminoácidos, a sepse e a deficiência de taurina sejam os fatores responsáveis pela colestase intra-hepática no RN em NP. Os achados histológicos são muito variáveis. Crianças que falecem mostram, além de intensa colestase, proliferação ductal, trombo biliar canalicular, infiltração periportal, ausência relativa de células inflamatórias e lesão de hepatócitos e acentuada mielopoese eosinofílica. A taurina é necessária à conjugação do ácido cólico em ácido taurocólico. Esse aminoácido não é incluído nas apresentações comerciais de soluções de aminoácidos. Embora não catalogado entre os aminoácidos essenciais, ele é essencial para o RN que não possui a enzima necessária para a biossíntese da taurina.

A incidência de colestase em RN em NP é de cerca de 8%, preferentemente nos de baixo peso e nos prematuros. A colestase é mais freqüente no pré-termo do que no pequeno para a idade gestacional. Ocorre em mais da metade de RN com peso inferior 1.000g e em cerca de 10% naqueles com peso de 1.500 a 2.000g.

A colestase surge com mais freqüência após a segunda semana de NP. Além da prematuridade e da duração da NP, outros fatores que predispõem a criança à colestase são a sepse e a concentração de aminoácidos na solução nutriente. Concentrações superiores a 3g/kg/dia predispõem a maior incidência de colestase.

Até o momento, não há tratamento específico para essa complicação. A retirada da NP promove regressão do quadro em período variável, de três a sete dias. As disfunções hepáticas observadas nos adultos são geralmente mais benignas e mais facilmente reversíveis quando comparadas com as do RN.

A maioria das crianças tem resolução espontânea com a suspensão da NP. Algumas crianças mantêm ou até progridem com a disfunção hepática e cerca de 10% passam a ter doença crônica. A incidência é maior em crianças com cirurgia abdominal prévia.

A melhor profilaxia é a introdução precoce da alimentação oral e, em prematuros, o uso alternado da via parenteral e enteral.

Hipoalbuminemia

Durante a NP, principalmente quando de longa duração, os níveis sangüíneos de albumina permanecem em seu nível inferior, sendo muito difícil sua elevação, mesmo com o aumento da administração de aminoácidos. A hipoalbuminemia é menos acentuada quando há substituição de parte da glicose por lipídeos. Esses fatos sugerem que a hipoalbuminemia decorre do aumento de secreção de insulina (estimulada pela glicose), cuja ação é promover a incorporação de aminoácidos no sistema musculoesquelético, em detrimento das vísceras (fígado). Outra hipótese para a hipoalbuminemia refere-se ao aumento da água extracelular em pacientes sob NP. Nesse caso, a hipoalbuminemia seria do tipo dilucional. A terceira hipótese diz respeito à oferta inadequada de aminoácidos através da veia porta. Os aminoácidos em veia central atingem a veia porta apenas após ter percorrido a pequena circulação e perfundido alças e vísceras abdominais. Atingem o fígado em concentração absoluta e diferencial diferente daquela obtida com a via oral. A proporção relativa dos aminoácidos nas preparações comerciais é diferente daquela das proteínas ingeridas. Esses fatos devem ter significado na etiologia da hipoalbuminemia. Tanto isso parece verdade que, tão logo a alimentação oral é retomada, a taxa de albumina se normaliza em prazo relativamente curto. Essa observação não é propriamente uma complicação da NP e não tem nenhuma conseqüência prática na maioria das vezes. Passa a ter siginificado quando há perdas excessivas de albumina associadas, como nos grandes queimados, na sepse e nas enteropatias perdedoras de proteínas.

Eosinofilia

A eosinofilia é achado inespecífico e sem nenhuma conseqüência clínica em inúmeras situações pediátricas, incluindo hospitalização e antibioticoterapia prolongadas, intubação endotraqueal e uso de NP. Não se conhece a causa da eosinofilia.

DEFICIÊNCIA DE MICROELEMENTOS E VITAMINAS

Os microelementos influenciam inúmeros processos bioquímicos e fisiológicos. Estão envolvidos na função da mitocôndria, na condução nervosa, contração muscular, transporte, transporte de membrana ou como co-fatores de inúmeras enzimas. Com o advento da NP na prática rotineira, surgiram situações e modelos nutricionais até então inéditos.

Deficiência de zinco

A concentração sérica normal de zinco é de 50 a 150mcg/100ml. A deficiência de zinco ocorre após algumas semanas de NP sem sua ingestão e, principalmente, quando há perdas intestinais através da eliminação de enzimas pancreáticas e intestinais. O zinco é secretado principalmente no íleo terminal. Toda diarréia profusa provoca intensa perda de zinco. Há nítida correlação entre o volume fecal e a quantidade de zinco perdido nas fezes, principalmente quando o íleo está íntegro.

Na ressecção intestinal, principalmente do íleo, a taxa de zinco excretada nas fezes diminui. Em crianças, a dose de manutenção recomendada é de 150 a 300mcg/kg/dia e de 400 a 600mcg/kg quando há diarréia associada. O quadro de deficiência de zinco é caracterizado por diarréia e depressão mental. "Rush" cutâneo, dermatite paranasal, perianal e perioral e alopécia são observados (Fig. 5.5). O quadro assemelha-se à acrodermatite enteropática. Aliás, essa é uma doença genética ligada à deficiência de zinco. No pós-operatório, sua deficiência provoca íleo dinâmico prolongado. A função do zinco no organismo é vasta e os conhecimentos acerca desse microelemento crescem constantemente. O zinco é encontrado em cerca de 40 enzimas, tais como anidrase carbônica (metabolismo do CO_2), fosfatase alcalina, desidrogenase láctica (interconversão entre piruvato e lactato), peptidases (digestão protéica). Além disso, o zinco é necessário para o crescimento e o desenvolvimento corpóreos e para a síntese de gustina, proteína salivar que exerce papel importante na percepção gustativa. É considerado vital para a síntese de DNA e RNA e parece exercer importante papel na síntese e na liberação de insulina.

O quadro clínico completo da deficiência de zinco é raro e só ocorre após o uso muito prolongado de NP, pois vários constituintes da solução nutriente costumam estar contaminados com zinco, na dose de 400mcg/l; sua adição à NP é obrigatória, particularmente naquelas crianças com perdas fecais intensas, fístulas de delgado e nos estados hipercatabólicos. A adição de 2ml da solução de microelementos é suficiente para as necessidades diárias.

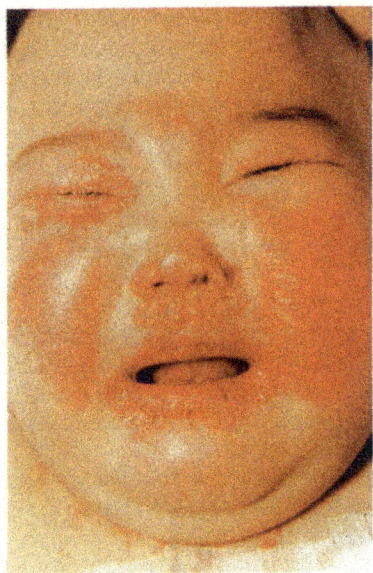

Figura 5.5 – Deficiência de zinco. Dermatite paranasal, perioral e perianal e "rush" cutâneo.

Deficiência de cobre

Nunca presenciamos caso de deficência de cobre. Ocorre, como na deficiência de zinco, em crianças com diarréia e sob dieta insuficiente em cobre. O quadro clínico manifesta-se por anorexia, anemia, neutropenia, atraso de crescimento, diarréia, hiopotermia e despigmentação de cabelos e pele. O mielograma revela vacuolização da série eritrocítica e parada evidente da maturação dos leucócitos.

Deficiência de outros microelementos

A deficiência de outros microelementos é muito rara. São descritas deficiências de crômio, manganês, selênio e molibdênio. O diagnóstico é, em princípio, confirmado pela dosagem do elemento no plasma (ver item Diagnóstico das deficiências específicos de microelementos). No sentido de facilitar a suspeita diagnóstica, apresentam-se no quadro 5.2 os sinais e os sintomas das deficiências de alguns microelementos. Desde que o cobre e o manganês sejam excretados pela bile, recomenda-se diminuir as doses desses elementos na icterícia obstrutiva.

Quadro 5.2 – Sinais e sintomas das deficiências específicas.

> **Selênio**
> Dor e fraqueza muscular
> Cardiopatia
> Maior fragilidade de hemácia
>
> **Molibdênio**
> Taquicardia
> Taquipnéia
> Cefaléia
> Teor elevado de metionina plasmática
> Escotomas
> Cegueira noturna
>
> **Manganês**
> Alterações dos fatores de coagulação dependente de vitamina K
> Dermatite
>
> **Crômio**
> Neuropatia periférica
> Encefalopatia
> Intolerância à glicose
> Aumento de suscetibilidade à doença cardiovascular

Deficiência de biotina

As soluções de multivitaminas disponíveis no mercado habitualmente não contêm essa vitamina. Deficiências das demais são praticamente inexistentes nos dias de hoje. A biotina é encontrada em muitos alimentos (gema de ovo, fígado e leite) e produzida em quantidade suficiente pelas bactérias intestinais.

As manifestações clínicas de deficiência de biotina ocorrem muito tardiamente. A semelhança dos quadros clínicos de deficiência de biotina e de zinco faz com que muitos diagnósticos sejam confundidos. O quadro clínico também inclui alopecia, hipotonia e dermatite acompanhada de "rush" eritematoso e fissuras nas comissuras da boca e no canto dos olhos. Freqüentemente, a dermatite torna-se esfoliativa e exsudativa. A complementação oral de 1mg/dia reverte nas lesões em poucos dias. Da mesma forma que na deficiência de zinco, a alopecia apresenta regressão mais lenta.

Alguns fatores contribuem para o aparecimento de deficiência de biotina: a alteração da flora intestinal por antibioticoterapia (já que a síntese intestinal bacteriana de biotina é significativa) e o comprometimento da absorção intestinal, como nas síndromes de má absorção e intestino curto.

AS DEFICIÊNCIAS ESPECÍFICAS DE MICROELEMENTOS

Diagnóstico das deficiências específicas de microelementos

Como referimos, o diagnóstico das deficiências específicas é feito pela avaliação dos níveis séricos ou plasmáticos. Porém, cada microelemento tem particularidades e detalhes que podem levar a falsos resultados. Para o zinco, as colheitas devem ser feitas em seringas sem contaminação com zinco. Não pode haver hemólise e jejum prolongado, fatores que levam a falso aumento dos níveis plasmáticos. Falsa queda ocorre com o uso de corticosteróide, infecção e colheitas pós-prandiais.

Outra maneira de diagnóstico é a monitorização por meio de proteínas (metaloproteínas) para a síntese, para as quais determinado microelemento é necessário. Assim, recomenda-se a dosagem de ceruloplasmina para avaliação do cobre (94% do cobre circulante) e de fosfatase alcalina e anidrase carbônica eritrocítica para o zinco.

É importante saber que tais deficiências só ocorrem com o uso relativamente prolongado de NP, particularmente nos casos com diarréia prolongada.

COMPLICAÇÕES INFECCIOSAS

As infecções sistêmicas continuam sendo a mais freqüente e grave complicação da NP central na criança. O risco de complicações infecciosas cresce a um ritmo de 5 a 6% por semana. Assim, NP central com 10 semanas de duração tem 50 a 60% de risco de apresentar uma complicação do tipo infeccioso, de maior ou menor gravidade. A sepse durante a NP central é um problema grave, principalmente porque acomete portador de doença grave e/ou atinge RN de baixo peso. Com a retirada do cateter, não há administração de calorias por determinado período, o qual geralmente é crítico. A presença de cateter intravascular atua como um foco de colonização de bactérias. Muitas vezes, a simples retirada do cateter é suficiente para regredir o quadro séptico. Como já referido, a utilização de cateteres de silicone (Silastic) e nunca de polivinil ou polietileno, a dissecção de veia em centro cirúrgico observando-se os cuidados habituais de assepsia, a exteriorização por contra-abertura, a fixação perfeita do cateter e, particularmente, o posicionamento adequado da ponta do cateter são medidas de grande importância na prevenção das infecções locais e sistêmicas.

A trombose de cava superior decorrente de mau posicionamento do cateter aumenta os riscos de infecções sistêmicas. A troca de curativos a cada dois dias é outro aspecto de importância. Em cada curativo, pesquisar a presença de secreções ou pus no subcutâneo do cateter. A presença de pus não implica obrigatoriamente sua retirada imediata, principalmente na ausência de manifestações sistêmicas. Os curativos passam a ser diários, e o local submetido à compressão rigorosa para limpeza do trajeto subcutâneo. O cateter deve ser retirado apenas quando houver manifestações sistêmicas.

Os sinais sugestivos de sepse são: febre persistente (39°C a 40°C), intolerância repentina à glicose, leucocitose, queda do estado geral, hipertensão e oligúria. O quadro clínico da infecção sistêmica no RN é variável e diferente daquele da criança maior. Os RN, principalmente os de baixo peso, ficam hipotônicos e hipotérmicos, permanecem com a boca aberta (hipotonia muscular) e reagem debilmente aos estímulos. Durante a NP, a determinação da causa de febre é difícil, pois as crianças geralmente apresentam várias causas de infecção. Desse modo, muitas vezes, é difícil julgar a necessidade da remoção do cateter. As indicações absolutas para sua remoção são: choque séptico, supuração local extensa com comprometimento associado do estado geral, hemocultura positiva para bactéria ou fungos e febre intensa persistente sem outra causa aparente. Ao mesmo tempo, solicitar cultura da ponta do cateter e hemocultura repetidas. Se houver discrepância entre essas duas culturas, valorizar em primeiro lugar a hemocultura. Após a retirada do cateter central, deve-se instalar NP periférica até a resolução do quadro sistêmico. Se o quadro séptico não for grave, pode-se acrescentar emulsão lipídica logo de início. Caso contrário, aguardar melhora do quadro séptico, com a administração de antibióticos, e adiar a adição de lipídeos para as próximas 48 a 72 horas. A lavagem das mãos é a principal medida profilática contra infecções.

Sepse por fungos

A presença de cateter favorece também o desenvolvimento da sepse por fungos – *Candida* sp. ou *Torulopsis* sp. O quadro clínico nessas infecções é mais dramático. Há queda mais intensa do estado geral, icterícia, grande hepatomegalia e intensa leucocitose, chegando a 30.000 a 40.000/mm^3. Nesses casos, é obrigatória a retirada do cateter, bem como a administração de fungisone e 5-fluocitose (Ancotil®) de 100 a 200mg/kg/dia por tempo longo (15 a 30 dias). O Ancotil® só é disponível por via oral.

3	**Sinais de Alerta das Doenças Cirúrgicas do Recém-Nascido e Lactente: Condutas Básicas**

JOÃO GILBERTO MAKSOUD

O recém-nascido (RN) e o lactente portadores de afecção cirúrgica apresentam um ou mais sinais ou sintomas que alertam para a necessidade de uma melhor exploração diagnóstica. No quadro 5.3 apresentam-se os sinais de alerta conhecidos.

Quadro 5.3 – Sinais e sintomas de alerta para o diagnóstico de doença cirúrgica no RN.

> Vômitos
> Distensão abdominal
> Crises de asfixia
> Insuficiência respiratória
> Ausência de eliminação de fezes ou mecônio
> Hemorragia digestiva
> Malformações visíveis

VÔMITOS

É a primeira e mais freqüente manifestação de qualquer afecção abdominal aguda do RN, obstrutiva ou não. Os vômitos podem ser isolados ou acompanhados de distensão abdominal, o segundo mais freqüente sinal de alerta. Mesmo se associado à distensão abdominal, os vômitos podem não ser de causa cirúrgica, pois podem ocorrer no íleo infeccioso, na sepse e em outras afecções funcionais. Nas fases prodrômicas da enterocolite necrosante, nas infecções intestinais graves e na sepse podem ocorrer vômitos e distensão abdominal sem obstrução mecânica. O diagnóstico diferencial entre afecção clínica e cirúrgica será feito por meio de outros dados ou de radiografia simples de abdome.

Os vômitos são tanto mais precoces quanto mais alta a obstrução *intestinal*. Nas obstruções intestinais baixas, como nas anomalias anorretais baixas e no megacolo aganglionar, os vômitos serão tardios, surgindo apenas após haver distensão das alças intestinais.

Do ponto de vista prático, no RN não há obstrução intestinal na ausência de vômitos. Pode-se também afirmar que, de modo geral, distensão abdominal sem vômitos não é obstrução intestinal. Esses dados são básicos no diagnóstico diferencial entre afecção clínica e cirúrgica.

Os vômitos são essencialmente alimentares ou biliosos, quando o alerta deve ser maior. De início alimentares, podem tornar-se escuros e ser erroneamente interpretados como hematêmese. Embora contenham efetivamente sangue digerido, este é proveniente de lesão superficial da mucosa gástrica, decorrente do esforço dos vômitos.

DISTENSÃO ABDOMINAL

Como citado anteriormente, a distensão abdominal vem acompanhada de vômitos nos casos de obstrução intestinal, mecânica ou funcional. No RN, a distensão abdominal pode ocorrer após 2 a 3 dias de vida, mesmo nos casos de atresia intestinal. A distensão abdominal é tanto mais acentuada quanto mais baixa a zona de obstrução. Nas obstruções altas, como na atresia de duodeno ou jejuno alto, os vômitos são precoces e intensos, mas a distensão abdominal pode ser discreta, inexistente ou clinicamente imperceptível. Nas obstruções muito baixas, como na atresia retal sem fístula distal, a distensão abdominal pode demorar para surgir, pois as alças serão distendidas no sentido de baixo para cima.

Quando o RN apresenta distensão abdominal desde o nascimento, devemos suspeitar de duas doenças: íleo meconial ou peritonite meconial. Com o uso rotineiro da ultra-sonografia da gestante, raramente tais diagnósticos deixam de ser feitos no período antenatal. A radiografia simples de abdome é o único exame de imagem indicado para o diagnóstico da obstrução intestinal aguda. A ultra-sonografia não está indicada no diagnóstico de obstrução intestinal, bem como do abdome agudo inflamatório.

No diagnóstico das obstruções intestinais, dois outros aspectos devem ser lembrados. O primeiro refere-se ao uso de sonda gástrica, que pode diminuir a distensão abdominal a ponto de torná-la imperceptível. O outro refere-se à concomitância de distensão abdominal, geralmente flácida, com ondas peristáticas visíveis. Isso ocorre nas obstruções intestinais crônicas, como as obstruções ileais baixas (estenoses cicatriciais conseqüentes à enterite necrosante) ou no megacolo aganglionar. O peristaltismo visível geralmente não é observado no RN.

RN de baixo peso e lactentes desnutridos têm a parede abdominal com pouco panículo adiposo. Podem ter alças intestinais normais com peristaltismo normal visível através da parede, o que não deve ser confundido com peristaltismo obstrutivo visível.

INSUFICIÊNCIA RESPIRATÓRIA

Excluída a causa mais freqüente de insuficiência respiratória no período neonatal, que é o desconforto respiratório idiopático, várias afecções cirúrgicas levam à insuficiência respiratória do RN, quer primária quer secundária, como, por exemplo, conseqüente à aspiração de vômitos ou saliva. Primariamente, as afecções cirúrgicas que levam à insuficiência respiratória são: hérnia diafragmática, enfisema lobar congênito, algumas formas de anéis vasculares com compressão traqueal e, muito mais raramente, a malformação adenomatóide cística. Todas essas afecções são de diagnóstico relativamente simples por meio de radiografia simples de tórax ou de esofagograma, como nos casos de anomalias vasculares. Outras doenças levam à aspiração de vômitos ou saliva provocando atelectasias lobares segmenteres ou broncopneumonia aspirativa, como atresias de esôfago e duodenal. Na atresia de esôfago, o RN apresenta classicamente saliva arejada e episódios de asfixia.

Na hérnia diafragmática, a insuficiência respiratória decorre da hipoplasia pulmonar bilateral e hipertensão pulmonar conseqüente à alteração intrínseca da parede das arteríolas pulmonares. Cada caso deve ser avaliado para quantificar o grau de hipoplasia pulmonar e da hipertensão pulmonar, antes de se proceder à cirurgia corretiva. Esta é irrelevante para a evolução da insuficiência respiratória, pois ela não é decorrente de compressão das alças sobre o pulmão. Algumas vezes, a cirurgia pode, inclusive, desencadear o aparecimento da insuficiência respiratória.

A malformação adenomatóide cística raramente causa insuficiência respiratória no RN. Também, raramente necessita de correção cirúrgica ao nascimento, sendo mais freqüente sua indicação com meses de vida. A intervenção intra-útero só é indicada quando houver aparecimento de anasarca ou politedrâmnio. Caso contrário, a gravidez deve prosseguir naturalmente.

AUSÊNCIA DE ELIMINAÇÃO DE FEZES OU MECÔNIO

Esse sinal deve ser analisado com reservas, pois, embora muito valorizado, pode não ter nenhum significado, notadamente quando isolado. É classicamente característico do megacolo aganglionar ou de malformações anorretais sem fístula.

RN de parto anóxico podem ter a eliminação de mecônio retardada, sem significado cirúrgico. Outras vezes, RN normais têm eliminação de mecônio apenas após 24 a 36 horas de vida, sem haver nenhum significado patológico. Por outro lado, RN com atresia intestinal em qualquer nível pode eliminar mecônio, disfarçando o quadro obstrutivo que apresenta.

HEMORRAGIA DIGESTIVA

É um sinal habitualmente alarmante mas de significado variável. As causas de hemorragia digestiva alta e baixa, desde o RN até o adolescente, são apresentadas nos quadros 5.4 e 5.5.

Quadro 5.4 – Causas de hemorragia digestiva alta.

	Comuns	Raras
Neonatal (até 1 mês)	Idiopática Gastrite Ingestão de sangue materno Úlceras pépticas* Vôlvulo de "midgut"	Traumática Coagulopatia
Lactente (até 1 ano)	Gastrite Úlcera péptica* Esofagite de refluxo	Varizes do esôfago Drogas
Criança (até 12 anos)	Varizes de esôfago Esofagite Úlcera péptica	Plaquetopenia idiopática ou medicamentos

* Inclui úlceras de estresse.

Quadro 5.5 – Causas de hemorragia digestiva baixa.

	Comuns	Raras
Neonatal (até 1 mês)	Retite reacional Lesão anorretal benigna Alergia ao leite Enterocolite necrosante Vôlvulo de "midgut" Estenose anal discreta	Enterocolite (qualquer causa)
Lactente (até 1 ano)	Lesão anorretal benigna Invaginação intestinal Retite alérgica ou reacional Divertículo de Meckel Diarréia infecciosa	Plaquetopenia Pólipo juvenil
Criança (até 12 anos)	Lesão anorretal benigna Pólipo juvenil Divertículo de Meckel Diarréia infecciosa Invaginação com causa anatômica	Polipose cólica familiar Polipose cólica juvenil Púrpura de Henoch-Schönlein Trombocitopenia Hiperplasia linfóide do colo

A causa mais freqüente de sangramento anal no RN e no lactente jovem é a retite inflamatória reacional. São RN ou lactentes sem outra manifestação clínica que evacuam fezes amolecidas com laivos de sangue. A perda sangüínea é constante ou esporádica. É preocupante por tratar-se de criança pequena. A criança chora ou faz "esforço" e apresenta gemido para evacuar. São várias as causas: intolerância à proteína do leite de vaca, direta ou indiretamente, quando alimentada ao seio por intolerância a proteínas (inclusive do leite de vaca) e conservantes ingeridos pela mãe em alimentos enlatados, chocolate e produtos lácteos industrializados. O sangramento é discreto, mas é muito preocupante para os pais. A exclusão desses alimentos pela mãe costuma resolver a grande maioria dos casos.

Outras vezes, o lactente é portador de discreta estenose anal insuficiente para provocar obstipação intestinal, principalmente enquanto está ingerindo apenas leite materno. É diagnosticado por meio do toque retal. A estenose anal provoca esforço para evacuar e congestão vascular do reto e ânus. O toque retal pode ser curativo. Restam as causas idiopáticas, sempre de curso autolimitado. Na grande maioria dos casos, não exige exame complementar.

Infecções bacterianas por *E. coli*, *Salmonella*, *Shigella*, *Yersinia enterocolitica*, *Campylobacter jejuni*, ou infestações parasitárias maciças por *Ancilostoma*, *Entamoeba hystolitica* e *Tricocephalus*, podem provocar processo inflamatório do intestino grosso, mas são raras no período neonatal. Nesses casos, não são raros os erros diagnósticos com outras lesões hemorrágicas do trato digestivo de tratamento cirúrgico, de tal forma que sempre deve-se excluir infestação parasitária maciça nos casos de sangramento intestinal baixo.

Outra causa de hemorragia anal do período neonatal é a enterocolite necrosante (ver capítulo específico nesta mesma parte). O pólipo retal representa, sem dúvida, a causa mais freqüente de sangramento retal em crianças após os 3 anos de idade, mas é praticamente inexistente no RN e no lactente.

A fissura anal é outra causa de perda discreta de sangue junto com as fezes. Do ponto de vista prático, duas considerações devem ser feitas. A primeira é que a fissura anal é menos freqüente do que se imagina como causa de sangramento retal em RN e lactentes. É mais freqüente em crianças menores com fezes ressecadas. A segunda é que a perda de sangue é muito discreta e, provavelmente, nem todos os casos de fissura anal vêm acompanhados de hemorragia associada.

A fissura anal decorre essencialmente de constipação intestinal, fezes ressecadas e esfíncter externo espástico e, por isso, é rara em RN. A passagem de fezes ressecadas provoca lesão da mucosa anal. A dor à evacuação perpetua a constipação, criando um círculo vicioso, que pode ser rompido com adequação alimentar e toques retais.

Sangramento digestivo alto

De modo geral, as perdas sangüíneas pela via digestiva alta são relativamente mais copiosas que os sangramentos baixos. Na ausência de hematêmese, a passagem de sonda nasogástrica é o método mais simples e eficiente para a comprovação da hemorragia alta. A endoscopia digestiva não é útil no RN. Nesse grupo etário, a causa mais comum de hemorragia alta são as gastrites ou erosões gástricas. Hoje em dia, é muito rara a doença hemorrágica do RN, tendo em vista o uso rotineiro de vitamina K. No diagnóstico de erosão péptica ou "gastrite", podem-se introduzir bloqueadores H2 e antiácidos, semelhante ao tratamento preconizado para adultos. A ulceração péptica no RN geralmente é secundária a outra doença de base como hipóxia, cardiopatia congênita, sepse, hemorragia intracraniana e pós-operatório de cirurgia extensa ou cirurgia cardíaca. Na grande maioria das vezes, a hemorragia é autolimitada e raramente é necessário tratamento cirúrgico.

Uma das freqüentes medidas preconizadas no tratamento da hemorragia alta na criança é a lavagem gástrica com solução salina gelada. Solução gelada não tem nenhum efeito terapêutico, mesmo porque grande parte sai pela via piloroduodenal. Além disso, a hipotermia tem efeito deletério nos mecanismos de coagulação e para o RN.

RN com hemorragia digestiva alta pode significar apenas simples ingestão de sangue materno (quando maior que 30ml) ou afecção congênita grave representada por volvo de intestino médio. No primeiro caso, o esvaziamento gástrico, por meio de sonda gástrica, elimina o problema, e no segundo, persistem vômitos alimentares com sangue e distensão epigástrica. O diagnóstico pode ser feito por meio do clássico teste de Apt-Downey e radiografia simples do abdome. O teste consiste em pesquisar a presença exclusiva de hemoglobina fetal. O teste é feito por meio da reação de 5ml de uma solução de sangue hemolisado (na proporção 1:5) em água com 1ml de solução de NaOH a 1%. Dois minutos após, a cor permanece rósea se a hemoglobina for do tipo fetal, pois ela é álcali-resistente ou torna-se amarela, quase marrom, se houver hemoglobina de adulto. No volvo do intestino médio, a radiografia simples de abdome indica obstrução intestinal alta na segunda porção do duodeno. É uma malformação grave que exige tratamento de emergência, pois a rotação do intestino delgado sobre seu eixo pode levar a necrose intestinal intensa.

| 4 | **Diagnóstico do Abdome Agudo na Infância** |

JOÃO GILBERTO MAKSOUD FILHO

Pode-se definir genericamente o abdome agudo na criança como um processo abdominal de aparecimento súbito, com diferentes características e de intensidade suficiente para motivar a procura de tratamento. Freqüentemente, o pediatra é o responsável pelo atendimento inicial a essas crianças. Embora o abdome agudo na criança não seja obrigatoriamente de causa cirúrgica, o cirurgião pediátrico é habitualmente chamado para colaborar com o diagnóstico do caso.

Neste capítulo, não serão discutidos o tratamento das doenças abdominais agudas na infância. Para tanto, o leitor deve consultar os capítulos específicos de cada doença. Serão sugeridas as linhas básicas de conduta diante da criança portadora de dor abdominal aguda, baseadas essencialmente na história, exame físico e, principalmente, no "bom senso". De modo geral, a dor abdominal aguda na criança gera muita angústia e ansiedade, quer para os pais, quer para o próprio pediatra, que sente a necessidade de diagnosticar o mais rápido possível a etiologia da afecção. Com isso, solicita um número grande de exames, ao mesmo tempo que a seleção de apenas um deles ou apenas o exame físico é suficiente para a elucidação diagnóstica. Dessa forma, como conceito básico, enfatizamos que, na dúvida, deve-se aguardar a evolução natural de cada caso, pois o diagnóstico se tornará clinicamente mais evidente.

Com base nesses princípios básicos de conduta, enfatizaremos o uso correto dos exames complementares, evitando seu uso abusivo, bem como de outros procedimentos diagnósticos.

HISTÓRIA CLÍNICA

A história clínica é fundamental para determinar o próximo passo para o diagnóstico, bem como para tranqüilizar e obter a confiança dos pais e da criança. Crianças maiores devem ser estimuladas a expressar suas queixas. A história clínica e o exame físico permitem, na grande maioria das vezes, estabelecer um diagnóstico genérico da afecção abdominal aguda. Esse dignóstico genérico indicará qual o melhor (senão o único) exame complementar a ser solicitado.

As características da dor devem ser analisadas. Dor aguda de início súbito pode ser decorrente de doenças nas quais ocorre isquemia visceral, como volvo intestinal, invaginação intestinal ou torção de ovário ou testículo. Dor de início insidioso e progressiva é sugestiva de processo inflamatório, como a apendicite. Crianças maiores conseguem diferenciar a dor do tipo cólica (as que aparecem, intensificam-se e depois melhoram) daquelas constantes, surdas e progressivas. Em crianças menores, a atitude diante do episódio doloroso pode sugerir a característica da dor. Crianças com dor em cólica tornam-se irritadas, pálidas e apresentam sudorese. Crianças com dor abdominal de origem inflamatória permanecem quietas, evitando a movimentação, fator de piora.

A localização da dor pode ser de grande auxílio, mas crianças menores tendem a apontar somente para a região periumbilical ou para todo o abdome, não auxiliando na localização do processo abdominal.

Os vômitos estão quase sempre presentes nas doenças abdominais agudas na infância, como parte da reação global inespecífica das crianças. Vômitos claros ou com restos alimentares são de pouco significado, enquanto os vômitos biliosos em grande quantidade são característicos de obstrução intestinal, até que seja provado o contrário. Vômitos fecalóides aparecem em obstruções intestinais baixas e de longa duração, ou seja, naquelas em que há grande estase fecal e proliferação bacteriana no líquido entérico. Freqüentemente eles são confundidos com vômitos escurecidos pela presença de pequena quantidade de sangue digerido no estômago, ou seja, os do tipo "borra de café". Esse tipo de vômito pode estar presente em crianças com doenças sistêmicas ou crônicas, sendo secundário à gastrite.

Os vômitos com sangue vivo (hematêmese), quando acompanhados de dor abdominal intensa, queda do estado geral e palidez, podem ser sinais de volvo do intestino médio, cujo tratamento cirúrgico deve ser imediato. Entretanto, na maioria das vezes, o sangramento digestivo isolado é secundário a doenças que normalmente não requerem tratamento cirúrgico de urgência, como gastrites, úlceras pépticas ou varizes esofágicas. Nesses casos, a reposição volêmica é a principal prioridade.

O sangramento por via retal também é preocupante aos pais, mas raramente exige tratamento cirúrgico de urgência. As causas de sangramento por via retal estão resumidas no quadro 5.6.

O volume de muco e de secreções eliminados pode impressionar, mas normalmente a quantidade de sangue é pequena, como nos casos de invaginação intestinal ou enterite bacteriana. Tal fato pode ser confirmado pela boa coloração das mucosas e pela ausência de sinais hemodinâmicos ou hipotensão. Nos casos em que ocorre palidez, taquicardia e hipotensão, deve-se pensar em divertículo de Meckel ou volvo do intestino médio. Como conceito básico, sangramento por via retal não acompanhado de alteração hemodinâmica ou hematológica evidente muito provavelmente não se trata de divertículo de Meckel. Deve-se lembrar que, freqüentemente, a enterorragia pode anteceder a hematêmese nos casos de sangramento digestivo alto. A passagem de uma sonda gástrica ajuda a elucidar a origem do sangramento.

O hábito intestinal é outro elemento da história que merece investigação. A obstipação intestinal e a diarréia aguda são freqüentemente causas de dor abdominal em crianças. Número considerável de casos de apendicite aguda de localização pélvica pode ser acompanhado de diarréia mucosa por irritação do reto, confundindo o diagnóstico. Evacuações com aspecto de "geléia de morango" são características da invaginação intestinal, mas só aparecem mais tardiamente, quando há estase venosa da mucosa intestinal, causada

pela dificuldade de retorno venoso. Inicialmente, as fezes são diarréicas, acompanhadas de cólicas intensas e vômitos claros. As alterações urinárias também devem ser interrogadas, podendo fornecer subsídios como grau de hidratação da criança ou sinais de infecção como disúria e hematúria.

Outros elementos da história devem ser investigados. A presença de cefaléia e sintomas gripais ou de infecção do trato respiratório acompanhando a dor abdominal faz sugerir o diagnóstico de adenite mesentérica. Afecções virais costumam ser acompanhadas de dor abdominal, porém sem sinais típicos de obstrução intestinal ou processo inflamatório. É um dos diagnósticos diferenciais mais difíceis entre afecção cirúrgica abdominal e apenas sintomas abdominais de uma doença viral. Na dúvida, a melhor e mais prudente conduta é aguardar a evolução clínica para uma definição natural do quadro. Deve-se ter sempre em mente que, quando houver dúvida quanto ao diagnóstico da afecção abdominal, o quadro está tão indefinido ou no início de sua manifestação que comporta, com segurança, assumir conduta expectante e de observação constante. A pressa em diagnosticar situações clínicas pouco definidas levam, invariavelmente, a excessos de exames complementares que, por sua vez, também nada definem.

A febre pode fazer parte dos sintomas, mas é de pouca valia. O exemplo típico é o da criança portadora de apendicite aguda sem febre e de outras com o mesmo quadro com febre muito alta, sem que isso signifique quadros mais ou menos graves. A diferença de temperatura axilar e retal não tem o menor significado diagnóstico.

História de cirurgia pregressa em criança apresentando dor e distensão abdominal, obstipação e vômitos biliosos pode sugerir suboclusão por bridas. Dor de origem psicossomática deve ser sempre um diagnóstico de exclusão, e não deve ser considerado como primeiro diagnóstico em pronto atendimento. A dor de origem psicossomática e a da epilepsia visceral costumam ser precedidas de sintomas ou sinais prodrômicos que podem ser reconhecidos pela criança. A epilepsia visceral pode ter horário preferencial de sua manifestação, geralmente em período noturno ou de madrugada. Os pais contam que a criança acorda com dor abdominal.

EXAME FÍSICO

O exame físico do abdome doloroso é reconhecidamente difícil. Algumas orientações devem ser seguidas para que se consiga obter o máximo de informações durante o exame. Não procurar chegar a uma conclusão definitiva de imediato. Inicialmente, ganhe confiança da criança conversando com ela. Coloque-a em um ambiente confortável e aquecido e aguarde sua ambientação. É importante que a criança esteja deitada, com as pernas e os braços estendidos. Inicialmente, observe se há distensão abdominal ou peristaltismo visível, sinais claros de obstrução.

Aqueça as mãos. Peça para a criança indicar o local mais doloroso e inicie a palpação pelo lado oposto. Enquanto palpa, observe as reações e as expressões faciais da criança e pergunte pela dor causada pela compressão e descompressão brusca. A dor à descompressão brusca do abdome é sinal característico de irritação do pe-

Quadro 5.6 – Prováveis causas do sangramento por via retal na infância.

Quadro clínico	Característica do sangramento	Diagnóstico provável
Bom	Fezes com laivos de sangue	Fissura anal, pólipo retal
Descoramento e hipotensão, bom estado	Sangramento vivo abundante	Divertículo de Meckel
Bom/regular Lactente	Sangue com muco e diarréia	Gastroenterite, invaginação intestinal
Descoramento, choque Pré-escolar, escolar	Hematêmese, melena	Úlcera péptica, varizes esofágicas, volvo do intestino médio

ritônio parietal, ou seja, sugestivo de peritonite. Entretanto, uma dor leve à descompressão brusca pode estar presente mesmo nos casos de gastroenterocolite ou nos casos de distensão abdominal. O achado de massas, ou plastrões, pode ocorrer em casos de apendicite aguda, neoplasia com hemorragia para o interior do tumor ou invaginação intestinal. Em crianças, a bexiga urinária tem localização mais intra-abdominal do que pélvica, podendo ser fonte de dor quando cheia de urina. Observar sempre a região inguinal e a bolsa escrotal. A hérnia encarcerada é a principal causa de obstrução intestinal no RN e no lactente. A torção de testículo pode ter como sintoma inicial apenas dor abdominal.

A ausculta do abdome também pode ser útil. Procure proceder sempre essa etapa da semiologia médica, que pode trazer informações de valor. É conveniente lembrar que a ausência de ruídos abdominais somente pode ser caracterizada após aproximadamente 3 minutos de ausculta contínua. Se, de fato, nenhum ruído for auscultado ao final desse período, o diagnóstico provável é de íleo paralítico, podendo ou não ser secundário à peritonite. Crianças sem ruídos hidroaéreos e com abdome distendido, porém flácido, podem ter o íleo paralítico secundário, por exemplo, a infecções pulmonares ou do trato urinário. A presença de ruídos abdominais aumentados pode sugerir o diagnóstico de obstrução intestinal ou diarréia, cujas características diferem de apenas aumentados para timpânicos.

Finalmente, o toque retal também é parte obrigatória do exame físico da criança com doença abdominal aguda. Quando realizá-lo, procure observar a presença e o aspecto das fezes, a existência de fecalomas ou a presença de abaulamento doloroso da parede lateral ou posterior do reto, sugerindo um abscesso pélvico. Em casos de invaginação intestinal de longa evolução, por vezes é possível tocar a cabeça do segmento intestinal invaginado no reto. Até mesmo a ausência de achados, ou seja, ausência de fezes no reto, pode ser um dado relevante quando existe suspeita de obstrução intestinal.

A combinação de história, exame físico e de bom senso pode ser suficiente para se estabelecer um diagnóstico, ou, pelo menos, a hipótese diagnóstica mais provável, podendo-se, a partir desta, selecionar os exames ou o exame mais apropriado para cada caso. Prescindir dos exames não-elucidativos e daqueles que vão revelar aquilo que outros já o fizeram. As doenças mais freqüentes devem ser as primeiras a ser lembradas.

Caso persista a dúvida, a melhor decisão será sempre a de aguardar e reexaminar. Enquanto se aguarda, a criança deve ser hidratada e medicada para dor com analgésicos comuns. É equivocada a idéia de que os analgésicos não devem ser administrados, pois podem mascarar a evolução de um possível abdome agudo. Com o uso de analgésicos, obtém-se melhor colaboração da criança e menos ansiedade por parte dos pais.

É muito freqüente nos casos duvidosos a solicitação de exames laboratoriais ou de imagem com a justificativa de "evitar problemas legais". Tal prática não possui nenhum fundamento ético e não deve ser difundida entre acadêmicos ou residentes. Em casos duvidosos, o exame físico freqüente é a melhor forma de acompanhar a progressão de uma afecção abdominal e fundamental para a decisão cirúrgica.

EXAMES COMPLEMENTARES

Nos casos típicos, em crianças previamente hígidas, não existe indicação para solicitação de exames complementares. A decisão de operar ou não deve ser baseada no exame clínico, independentemente do resultado de exames. Um escolar saudável, com história típica de apendicite, pode e deve ter seu tratamento realizado sem que seja necessário realizar qualquer exame para confirmação do diagnóstico. Nenhum exame é necessário para confirmar um quadro típico de apendicite aguda.

Com relação aos testes laboratoriais, o hemograma, por exemplo, pode evidenciar leucocitose e desvio à esquerda, sinais indiretos de infecção, mas nunca sua origem. Aproximadamente 20% dos pacientes com apendicite aguda possuem hemograma normal. Também não é infreqüente observar crianças com obstipação intestinal, diarréia infecciosa, adenoamigdalite aguda e outras moléstias infecciosas mostrar alteração no leucograma.

Não há sentido em solicitar dosagem de eletrólitos em crianças hígidas, que se alimentaram há poucas horas.

O exame de urina pode ser útil no diagnóstico diferencial de infecção urinária ou urolitíase. No entanto, é possível encontrar contagem elevada de leucócitos na urina também em pacientes portadores de apendicite aguda ou de outra afecção pélvica inflamatória.

Em relação aos exames de imagem, a coerência com o exame físico deve ser observada (Quadro 5.7). Dessa forma, a radiografia simples de abdome não será de nenhuma utilidade se a suspeita clínica é de abdome agudo inflamatório (dor, febre, sem vômitos biliosos ou distensão abdominal). Os sinais indiretos como edema de alça, alça sentinela, apagamento da sombra do músculo psoas são sujeitos a interpretações variadas e irrelevantes diante do quadro clínico, não justificando, portanto, a solicitação rotineira de radiografia simples do abdome nessas condições. Ao contrário, a radiografia simples de abdome será de grande utilidade quando a suspeita clínica for de obstrução intestinal (vômitos biliosos ou de estase, distensão abdominal, dor em cólica). Nesses casos, o exame revelará distensão das alças intestinais, sua distribuição na cavidade abdominal e nos diferentes quadrantes e a presença ou ausência de ar nos segmentos mais distais do intestino.

Quadro 5.7 – Indicação de exames complementares no abdome agudo da criança, conforme o diagnóstico genérico.

Abdome agudo	Exame laboratorial	Exame de imagem
Inflamatório	Urina I	Nenhum
Obstrutivo	NA + K (na vigência de desidratação)	Radiografia simples de abdome
Traumático	Hemoglobina + hematócrin	Ultra-sonografia e tomografia computadorizada

A ultra-sonografia de abdome pode fornecer informações quando houver massa abdominal. Em casos de abdome agudo inflamatório, a ultra-sonografia não está indicada, embora seja o primeiro exame a ser solicitado quase invariavelmente. A ultra-sonografia não faz o diagnóstico do abdome inflamatório agudo. De modo geral, não há indicação de ultra-sonografia no diagnóstico da apendicite aguda. Quando puder indicar, por exemplo, aumento do volume do apêndice, aparentemente justificando sua execução, muito antes o exame clínico experiente já permitiu concluir pelo diagnóstico. Sua indicação no abdome inflamatório é limitada. Como referido, na maioria das vezes, os casos são típicos e os achados de exame físico característicos, permitindo prescindir do exame ultra-sonográfico. Em algumas situações especiais, a ultra-sonografia pode ter valia, como, por exemplo, na adolescente com dor aguda em fossa ilíaca direita. Nesses casos, as doenças tubovarianas devem ser afastadas.

O importante é ter sempre em mente que a indicação cirúrgica deverá ser ditada pelo exame físico e não pela ultra-sonografia.

Os exames contrastados são raramente indicados no diagnóstico do abdome agudo na criança. Exceção é o enema opaco na suspeita de invaginação intestinal, embora esse diagnóstico também possa ser realizado apenas pelo exame físico e, no máximo, com a ultra-sonografia. Por meio do enema opaco, é possível confirmar o diagnóstico e tentar proceder o tratamento com o mesmo procedimento, pela redução hidrostática da invaginação. O exame só deve ser realizado na presença de um cirurgião pelo risco de perfuração e extravasamento de contraste baritado na cavidade abdominal durante o exame. Os exames mais específicos, como tomografia computadorizada ou ressonância magnética, não são indicados para avaliação do abdome agudo. Crianças vítimas de traumatismo abdominal fechado são a única exceção. Essas crianças devem ter atendimento inicial e estabilização conforme o protocolo estabelecido pelo Colégio Americano de Cirurgiões e divulgado amplamente no Brasil sob a forma de cursos do Advanced Trauma Life Suport (ATLS). Caso haja suspeita de lesão intra-abdominal, após a estabilização hemodinâmica, essas crianças devem ser estudadas por tomografia computadorizada de abdome com contraste intravenoso. As lesões de órgãos parenquimatosos são as mais comuns nesses casos, sendo na maioria das vezes passíveis de tratamento conservador não-operatório. Em alguns centros que dispõem de ultra-sonografista experiente, a ultra-sonografia de abdome pode ser inicialmente solicitada, em substituição à tomografia computadorizada.

A redução dos custos dos tratamentos de saúde tem sido motivo de preocupação crescente em todo o mundo para órgãos públicos e empresas privadas responsáveis por esse atendimento. No Brasil, a redução dos custos hospitalares é desejada tanto em hospitais públicos quanto nos privados. Diante desta realidade, estará mais bem adaptado o médico que consegue equilíbrio entre a redução dos custos e a manutenção da qualidade do tratamento oferecido.

Conforme ressaltado neste capítulo, é possível, no diagnóstico e tratamento do abdome agudo na infância, aliar princípios básicos da medicina e conhecimento fisiopatológico das doenças ao uso coerente da tecnologia médica avançada, em benefício da criança.

BIBLIOGRAFIA

1. HALE, D.A. et al. – Appendectomy: a contemporary appraisal. *Ann. Surg.* **225**: 252, 1997. 2. MAKSOUD, J.G. – Emergências cirúrgicas. **In**: Schvartsman, S., ed. – *Pronto-Socorro em Pediatria.* São Paulo, Sarvier, 1989, p 529. 3. MAKSOUD-FILHO, J.G.; MORRONT, M.L. & EICHELBERGER, M.R. – Resuscitation of the injured child. *Sem. Pediatr. Surg.* **4**:93, 1995. 4. Moir, C.R. – Abdominal pain in infants and children. *Mayo Clin. Proc.* **71**:984, 1996. 5. ROTHROCK, S.G. et al. – Plain abdominal radiography in the detection of acute medical and surgical disease in children: a retrospective analisys. *Pediatr. Emerg. Care* **7**:281, 1991. 6. SIEGEL, M.J. CAREL, C. & SURRATT, S. – Ultrasonography of acute abdominal pain in children. *JAMA* **266**:1987, 1991.

| 5 | **Afecções Cirúrgicas da Parede Abdominal e Região Inguinoescrotal** |

UENIS TANNURI

A parede abdominal é composta de músculos, fáscias, lâmina peritoneal e pele, com a função de proteger e abrigar as vísceras abdominais, além de auxiliar os movimentos respiratórios, micção e evacuação. A origem embriológica é complexa e depende dos três folhetos: ectoderma, mesoderma e endoderma. Os defeitos congênitos decorrem de falhas no desenvolvimento e no fechamento das estruturas na linha média. Na região inguinoescrotal, os defeitos originam-se do fechamento incompleto do conduto peritoniovaginal, canal formado durante o processo de descida dos testículos à bolsa escrotal. As afecções cirúrgicas da parede abdominal são freqüentes na criança e o diagnóstico é habitualmente feito apenas pelo exame clínico.

ONFALOCELE E GASTROSQUISE

Onfalocele é um defeito em que há falha no desenvolvimento da parede abdominal associada à persistência, em graus variáveis, da hérnia fisiológica fetal, ou seja, a presença de alças intestinais fora da cavidade celomática, que normalmente retornam à essa cavidade em torno da 10ª semana de vida intra-uterina. Assim, existe um saco constituído pelo peritônio parietal e pela membrana amniótica que recobre as vísceras abdominais parcialmente exteriorizadas: estômago, intestino e fígado. O tamanho do defeito varia desde pequenos sacos com 2 a 3cm de diâmetro, contendo poucas alças intestinais, até grandes defeitos, em que o saco abriga todo o intestino, estômago e fígado. Independentemente do tamanho, o cordão umbilical insere-se no ápice do saco amniótico, fato característico que constitui um dos critérios para a diferenciação diagnóstica com a gastrosquise (Fig. 5.6).

A incidência varia entre 1:3.000 e 1:10.000 nascimentos. Há fatores genéticos envolvidos, pois em aproximadamente metade dos casos existem outras malformações associadas: tetralogia de Fallot,

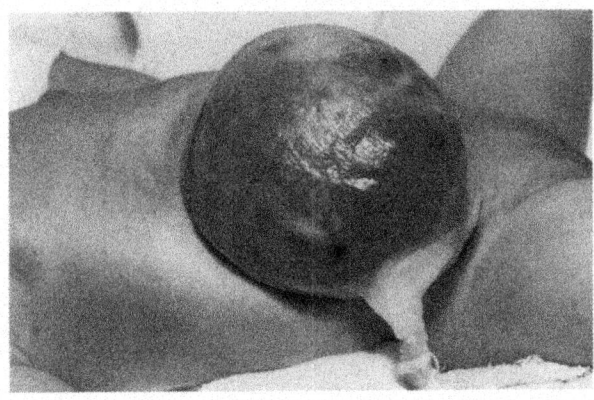

Figura 5.6 – Onfalocele de grande proporção. Observar o cordão umbilical ao nível do defeito e a membrana recobrindo as estruturas abdominais.

defeitos do septo atrial, hérnia diafragmática, atresia intestinal, meningoceles, trissomias, microcefalia, hérnia inguinal, persistência do ducto onfaloentérico e lábio leporino. Praticamente em todos os casos de onfalocele de grandes e médias proporções existe má rotação intestinal. A onfalocele pode também estar presente na síndrome de Patau (trissomia do cromossomo 13) e na síndrome de Beckwith-Wiedmann, na qual se observam também macroglossia, gigantismo e hipoglicemia.

A membrana que recobre as vísceras é delgada e translúcida, sendo possível a visualização das alças intestinais e fígado. Pode ocorrer rotura dessa membrana durante ou após o parto, o que aumenta a gravidade da moléstia, pois haverá infecção das vísceras expostas, além de grande perda de líquido extracelular.

Gastrosquise ou *laparosquise* é afecção congênita em que ocorre exteriorização de alças intestinais em virtude de um defeito na parede abdominal, à direita do cordão umbilical (Fig. 5.7). Esse fato caracteriza e define a malformação, pois na onfalocele o cordão umbilical insere-se no ápice do defeito, em continuidade com a membrana amniótica. Não há saco herniário recobrindo as vísceras, fato que diferencia a gastrosquise da onfalocele. As alças intestinais são espessadas em conseqüência do permanente contato com o líquido amniótico e urina fetal e, de forma semelhante às onfaloceles, existe rotação e acolamento incompletos das alças intestinais. Fato característico refere-se ao fígado, que nunca se exterioriza. É alta a incidência de prematuridade nos recém-nascidos com gastrosquise e, diferentemente das onfaloceles, há baixa incidência de malformações associadas.

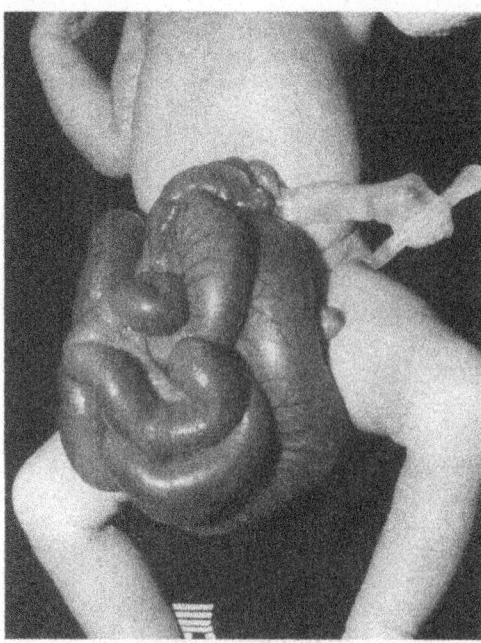

Figura 5.7 – Gastrosquise. Notar o cordão umbilical ao lado do defeito e a serosite das alças intestinais exteriorizadas.

Em aproximadamente 10% dos casos, a posição anômala do intestino e mesentério durante a vida intra-uterina cria condições para a ocorrência de complicações como atresias, estenoses, volvos de segmentos intestinais ou estrangulamento com sofrimento vascular das alças intestinais exteriorizadas.

O diagnóstico das onfaloceles e gastrosquises pode ser feito no período antenatal, pela ultra-sonografia materna. A inspeção do recém-nascido ao nascimento confirma o diagnóstico. Nos casos de onfalocele, deve-se verificar a presença de outras malformações, por meio do exame clínico, ecocardiografia ou mapeamento cromossômico, quando houver suspeita de trissomia.

Quanto ao tratamento, nos casos em que o diagnóstico for feito durante a gestação, não se recomenda a antecipação do parto. Também, o parto por via abdominal não traz nenhuma vantagem em relação à via vaginal. O manuseio inicial de um recém-nascido com onfalocele ou gastrosquise consiste em proteção da membrana amniótica ou das alças intestinais com compressas embebidas em solução fisiológica morna e colocação de sonda nasogástrica. O tratamento cirúrgico, uma vez indicado, deve ser precocemente instituído. A cirurgia precoce na onfalocele elimina o risco de rotura da membrana tecnicamente mais fácil, pois, com o decorrer do tempo, o estômago e as alças intestinais distendem-se devido ao ar deglutido. O tratamento cirúrgico de eleição consiste no fechamento da parede abdominal por planos, após a redução das vísceras para a

cavidade. Nas grandes onfaloceles ou nas gastrosquises, em que há intenso edema das alças intestinais, além da sondagem nasogástrica de alívio, realiza-se enteroclisma com o objetivo de esvaziar o conteúdo do colo e facilitar a redução das alças intestinais para a cavidade abdominal. No pós-operatório, faz-se necessária a assistência ventilatória, particularmente nos defeitos de grandes proporções, em virtude da compressão das cúpulas diafragmáticas. Se houver temor com esse tipo de problema, pode-se realizar a cobertura temporária das vísceras com um cilindro feito de tela de silicone ou de plástico. Diariamente é realizada ordenha no sentido de forçar a entrada das vísceras para dentro da cavidade. Ao fim de cinco dias, o cilindro é retirado, seguido do fechamento da parede abdominal. Durante esse período, a criança deve receber antibioticoterapia de largo espectro e nutrição parenteral.

Medida cirúrgica adicional no tratamento das grandes onfaloceles e gastrosquises é a ampliação da cavidade abdominal por meio de secções transversais da aponeurose anterior do abdome e dos músculos retos do abdome e manobras bidigitais de alargamento da cavidade. A cobertura das alças pode ser feita com retalhos de pele descolados de ambos os flancos, suturados borda a borda sobre as vísceras. Resulta, assim, uma grande "hérnia" ao nível da região umbilical, que deverá ser corrigida em época oportuna, entre o segundo e o terceiro ano de vida.

O tratamento das gastrosquises deve incluir quase sempre a administração parenteral de nutrientes, quer devido ao prolongado íleo adinâmico pós-operatório conseqüente à serosite, quer devido à diminuição da capacidade absortiva da mucosa intestinal. Finalmente, nas grandes onfaloceles, em que a membrana amniótica estiver íntegra e houver risco cirúrgico em virtude de outra malformação associada, pode-se realizar tratamento clínico conservador. A criança é mantida em ambiente hospitalar e são feitos três ou quatro curativos por dia com gaze embebida em álcool absoluto ou iodopovidina. Formam-se crostas que, ao fim de algumas semanas, estarão epitelizadas, ao mesmo tempo que deverá ocorrer redução parcial das vísceras para dentro da cavidade abdominal. Esse tipo de tratamento tem sido abandonado em virtude de possibilitar o desenvolvimento de infecções sistêmicas, dada a facilidade de penetração bacteriana através da membrana amniótica exposta.

ANOMALIAS DA LINHA MÉDIA

Diástase dos músculos retos abdominais
Problema freqüente em lactentes e pré-escolares, caracteriza-se por abaulamento ao nível da linha média da parede abdominal, aos esforços. Ocorre em virtude de maior afastamento dos músculos retos abdominais. Não há necessidade de tratamento, já que ocorre tendência à regressão espontânea, natural.

Hérnia epigástrica
Localiza-se na linha média (linha alba), entre a cicatriz umbilical e o apêndice xifóide. Ocorre a herniação de gordura pré-peritoneal devido a um defeito na aponeurose anterior do abdome. Clinicamente, manifesta-se por sensação de dor local e presença de um pequeno nódulo, irredutível, palpável no subcutâneo da linha média.

O estiramento da aponeurose anterior por aumento da pressão abdominal e os orifícios oriundos da penetração de vasos através da aponeurose são os fatores responsáveis pela formação das hérnias epigástricas. O tratamento é cirúrgico e consiste na sutura do defeito aponeurótico.

ANOMALIAS DA REGIÃO UMBILICAL

As anomalias da região umbilical originam-se da falha no fechamento da fáscia abdominal em torno do cordão umbilical ou devido à persistência das estruturas fetais, ducto onfaloentérico ou úraco.

Hérnia umbilical

É o resultado do fechamento incompleto da aponeurose dos músculos retos abdominais, ao nível da cicatriz umbilical, possibilitando a protrusão de alças intestinais ou gordura pré-peritoneal, que ficam cobertas apenas por peritônio parietal e pele. Decorre de um defeito no fechamento do anel umbilical, o qual normalmente se oblitera pela involução dos componentes do cordão umbilical.

A hérnia umbilical tem alta incidência em recém-nascidos prétermo e em crianças negras, particularmente do sexo feminino. Moléstias como cretinismo, mongolismo e gargoilismo freqüentemente se associam à hérnia umbilical.

Diagnóstico – à simples inspeção, observa-se abaulamento umbilical durante o choro ou outros esforços (Fig. 5.8). À palpação, percebe-se que o conteúdo da hérnia é constituído por alças intestinais. O anel herniário apresenta-se de variados tamanhos, desde uma polpa digital até alguns centímetros (Fig. 5.9).

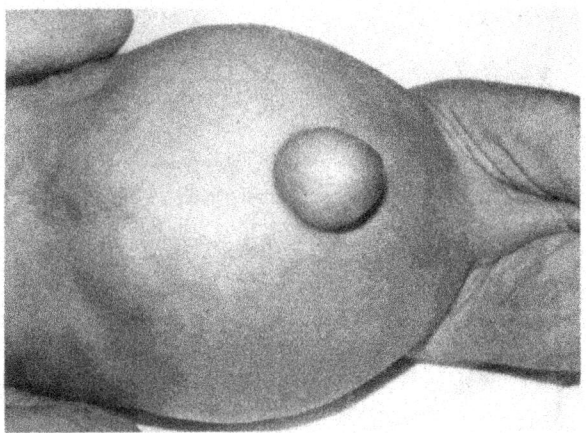

Figura 5.8 – Hérnia umbilical.

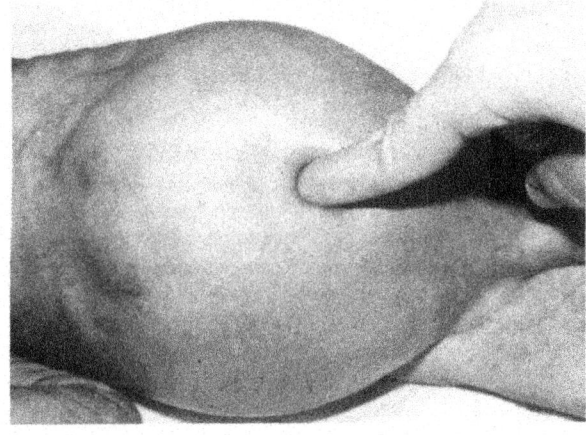

Figura 5.9 – Hérnia umbilical. Avaliação do anel herniário.

Tratamento – no lactente, pode haver cura espontânea até o fim do primeiro ano de vida, principalmente nas pequenas hérnias. A regressão, porém, torna-se menos provável após essa época, particularmente se houver uma das condições: a) anel herniário maior que 1cm; b) presença de fibrose palpável na borda do anel, fato que passa a ocorrer geralmente após o primeiro ano de vida; e c) protrusão herniária grande, ou seja, saco com conteúdo intestinal.

O valor do uso de faixas de esparadrapo, com a finalidade de auxiliar o fechamento do anel herniário, é discutível. Em princípio, deve-se evitar tal procedimento em crianças com idade inferior a 2 meses, pois alguns tipos de esparadrapo podem causar irritação da pele do abdome.

A cirurgia, quando indicada, poderá ser feita em qualquer tempo e consiste em incisão infra-umbilical, semilunar, com isolamento e ressecção do saco herniário, seguida de sutura do plano aponeurótico. É raro o estrangulamento do conteúdo intestinal na hérnia umbilical, sendo por isso excepcional a cirurgia de urgência nessa afecção.

Granuloma umbilical

É uma lesão representada por tecido de granulação de coloração avermelhada e diâmetro variável. Origina-se da persistência de pequena porção do cordão umbilical, não inteiramente necrosado. Constitui a causa mais freqüente de secreção mucóide ou purulenta do umbigo, sendo esse o sintoma fundamental dessa afecção.

O tratamento baseado em cauterizações com bastões de nitrato de prata é pouco eficaz. O melhor método é a ressecção do granuloma, seguida de curativo compressivo para evitar sangramento, ou cauterização com bisturi elétrico. Se houver persistência de secreção umbilical, suspeitar de *sinus*, fístula de ducto onfaloentérico ou úraco permeável.

Persistência do ducto onfaloentérico

O ducto onfaloentérico comunica o saco vitelino com o intestino primitivo e deve sofrer obliteração e reabsorção total até a 16ª semana de vida intra-uterina. Por ocasião do nascimento, não deve haver nenhum resquício dessa estrutura. Defeitos no fechamento desse conduto, total ou parcialmente, determinam afecções com manifestações clínicas diversas.

Após obliteração da luz, deve haver reabsorção total da parede. Às vezes, persiste apenas a camada muscular, formando-se uma brida, que se dirige do íleo terminal ao umbigo. Em torno dessa brida pode ocorrer volvo de intestino delgado, com aparecimento de quadro de obstrução intestinal.

A persistência completa do ducto onfaloentérico, permeável em toda sua extensão, causa drenagem constante de material fecal pelo umbigo, devido à comunicação existente com o íleo terminal. Essa secreção, cuja quantidade depende do diâmetro do conduto persistente, determina irritação da pele da região periumbilical. Pode ocorrer também prolapso de mucosa do intestino delgado através do defeito (Fig. 5.10).

A persistência parcial do ducto onfaloentérico pode ser de três tipos: persistência da porção periférica, intermediária e entérica.

No primeiro tipo ocorre a persistência do ducto junto ao umbigo, formando-se o *sinus* umbilical, o qual se caracteriza por uma formação avermelhada, revestida de mucosa semelhante à do intestino delgado. Nesses casos, ocorre drenagem crônica de material mucóide pelo umbigo.

Quando ocorre obliteração do conduto nas suas extremidades, com persistência da porção intermediária, forma-se o cisto de conduto onfaloentérico. Este é revestido por mucosa intestinal, que secreta material mucoso, fazendo com que o cisto adquira proporções maiores.

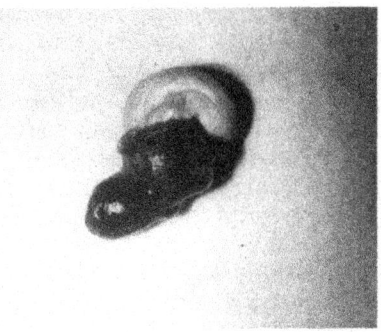

Figura 5.10 – Persistência de conduto onfalomesentérico com prolapso de mucosa.

A persistência da porção entérica do ducto onfaloentérico resulta no divertículo de Meckel. Localiza-se no íleo terminal, a cerca de 20cm da válvula ileocecal (Fig. 5.11). O divertículo pode ser revestido por mucosa normal do íleo, mucosa gástrica secretante, duodenal ou tecido pancreático. Esses tecidos podem causar úlceras sangrantes na mucosa adjacente. A hemorragia é geralmente aguda e manifesta-se por intensa enterorragia, que freqüentemente causa alterações hemodinâmicas.

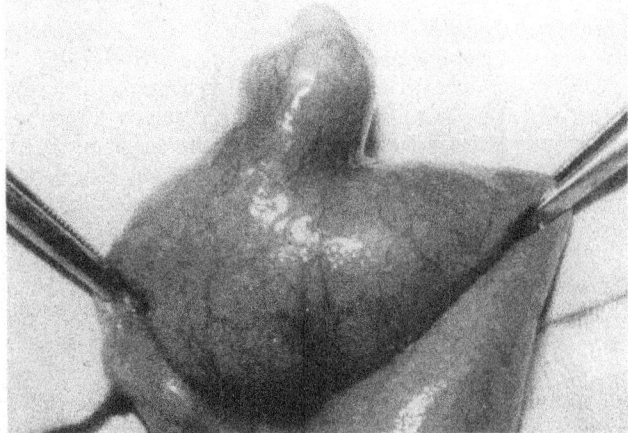

Figura 5.11 – Divertículo de Meckel.

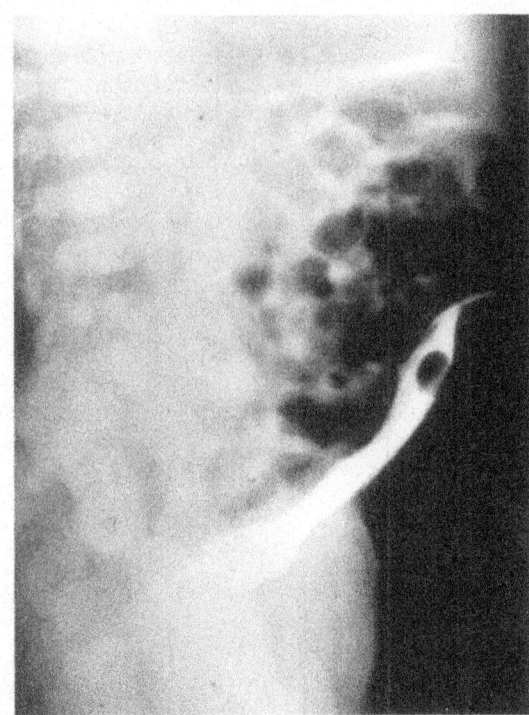

Figura 5.12 – Fistulografia para demonstrar persistência do úraco. Observar a contrastação da bexiga urinária.

Outra complicação do divertículo de Meckel é a obstrução intestinal. Pode ocorrer por dois mecanismos: a invaginação intestinal, sendo a cabeça do invaginado o próprio divertículo, e o volvo ou as hérnias internas devido à presença de brida congênita aderida ao divertículo. Qualquer que seja o mecanismo da obstrução, pode ocorrer necrose ou perfuração de alças intestinais. O diagnóstico etiológico é quase sempre intra-operatório, pois a indicação cirúrgica é geralmente feita diante do diagnóstico de abdome agudo obstrutivo.

A inflamação aguda do divertículo de Meckel (diverticulite) e a perfuração em peritônio livre produzem quadros clínicos semelhantes ao da apendicite aguda. No lactente, o quadro é mais grave, podendo ocorrer peritonite generalizada com ou sem obstrução intestinal associada, dependendo do bloqueio de alças intestinais ao nível do divertículo.

A cirurgia visa à ressecção do divertículo e do segmento intestinal comprometido, caso haja hérnia ou volvo intestinal com necrose.

Pólipo umbilical

Resulta da persistência de mucosa intestinal, devido a um fechamento incompleto da porção periférica do ducto onfaloentérico. Não há luz ao nível da lesão, como ocorre no *sinus* umbilical. Clinicamente, assemelha-se bastante ao granuloma umbilical. O tratamento requer ressecção cirúrgica ou cauterização com bisturi elétrico.

Persistência do úraco

A persistência completa dessa estrutura embrionária é também denominada fístula vesicoumbilical, pois causa saída de urina pelo umbigo, com conseqüente irritação da pele circundante. O diagnóstico é confirmado pela fistulografia por meio da cicatriz umbilical, havendo contrastação da bexiga urinária (Fig. 5.12).

Freqüentemente, ocorre associação com obstrução do trato urinário baixo, a qual deve sempre ser investigada por meio de urografia excretora e uretrocistografia retrógrada e miccional.

O tratamento é cirúrgico e visa à exérese extraperitoneal do úraco. Deve ser realizado o mais precocemente possível, pois os repetidos surtos de infecção dificultam o ato cirúrgico.

A persistência parcial do úraco, de sua porção intermediária, entre a bexiga e o umbigo, leva à formação de cistos, que podem conter no seu interior líquido mucóide, pus, sangue, células epiteliais e fibrina. Apresentam-se sob forma de cistos indolores na linha mediana, entre o umbigo e o púbis. Quando se infectam, tornam-se dolorosos. Os cistos podem drenar para o umbigo ou cavidade abdominal. O tratamento é cirúrgico e consiste na ressecção do úraco por via extraperitoneal.

ANOMALIAS DA REGIÃO INGUINOESCROTAL

Hérnia inguinal

Afecção cirúrgica freqüente, é quase sempre do tipo indireta e decorre do fechamento incompleto de conduto do peritoniovaginal. Tal conduto corresponde à persistência do conduto peritoniovaginal, que acompanha o testículo em seu processo natural de migração à bolsa escrotal. A porção inferior desse conduto corresponde à túnica vaginal do testículo, e a porção superior, em condições normais, sofre processo de obliteração ao final da vida intra-uterina ou logo após o nascimento. A persistência do conduto, em graus variáveis, dá origem à hérnia inguinal, hidrocele comunicante ou cisto de cordão. Na menina, forma-se um conduto correspondente ao peritoniovaginal, junto do ligamento redondo, chamado conduto de Nuck, que, persistindo na vida pós-natal, dá origem à hérnia inguinal. Os meninos são mais acometidos do que as meninas, em proporção aproximada de 4:1.

O sintoma mais freqüente é o abaulamento na região inguinal durante o choro ou outro esforço (Fig. 5.13). Quando a hérnia não é visível no momento do exame, o diagnóstico pode ser feito por meio da palpação do cordão espermático (ou do ligamento redondo), que se mostra espessado. Na menina, a hérnia inguinal pode também ser diagnosticada pela presença de pequeno nódulo na virilha, móvel, que corresponde ao ovário encarcerado no saco herniário, muitas vezes confundido com adenomegalia local.

O tratamento é cirúrgico, devido ao risco de encarceramento ou estrangulamento, complicações essas mais freqüentes e graves em prétermo e lactentes de tenra idade. Nestes, portanto, a indicação cirúrgica não deve ser adiada. A cirurgia consta do descolamento do saco

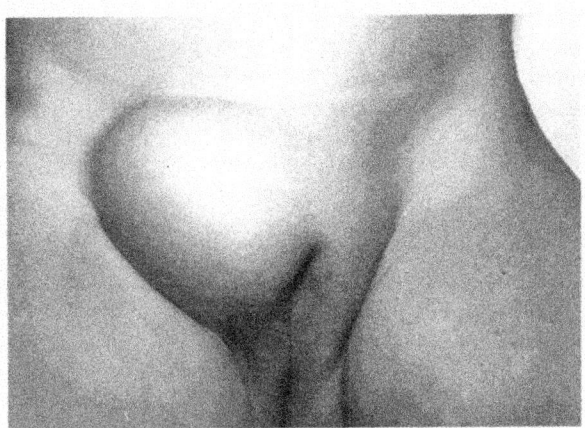

Figura 5.13 – Hérnia inguinal. Abaulamento durante o choro.

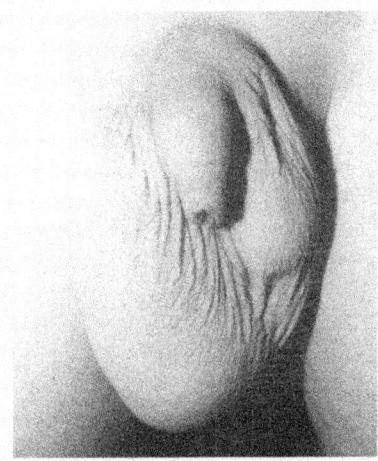

Figura 5.14 – Hidrocele à direita. Observar aumento do volume escrotal.

herniário das estruturas do cordão espermático, ligadura e sua ressecção. Nas meninas, o conteúdo do saco herniário é geralmente a trompa uterina e ovário, e nos meninos, as alças intestinais. Nas crianças com idade inferior a 2 anos, é prudente realizar a exploração inguinal contralateral, mesmo que não haja manifestação clínica de hérnia.

O estrangulamento e o encarceramento constituem complicações sérias da hérnia inguinal na criança. O primeiro, mais grave, consiste no sofrimento vascular ou necrose das alças intestinais contidas no interior do saco herniário, iniciando-se pelo comprometimento do retorno venoso e edema dessas estruturas, dificuldade de sua redução para a cavidade e finalmente necrose. O encarceramento é caracterizado pela impossibilidade de redução do conteúdo herniário, sem haver sofrimento vascular. Em 30% dos casos, o encarceramento ou estrangulamento representam a primeira manifestação da hérnia.

Clinicamente, a criança apresenta-se pálida, agitada e, precocemente, surgem vômitos, no início de conteúdo gástrico, e em seguida com refluxo de material intestinal. No exame físico, chama a atenção a presença de tumor inguinal irredutível, muito doloroso.

O tratamento consiste em se tentar inicialmente a redução manual da hérnia. Para tanto, aplicam-se sedativos e coloca-se a criança em posição de Trendelenburg. A redução manual deve ser realizada com delicadeza, pelo perigo de lesão das vísceras edemaciadas e friáveis contidas no saco. Após a redução da hérnia, a criança deve ser operada oportunamente, aguardando-se apenas dois ou três dias, tempo suficiente para reduzir o edema do saco herniário e das estruturas adjacentes.

Quando não se consegue a redução manual da hérnia, está indicada a herniorrafia de urgência. No ato cirúrgico, além de correção da hérnia, verificam-se as alças intestinais contidas no interior do saco herniário, que devem ser ressecadas caso haja sofrimento vascular irreversível. Em metade dos casos, posteriormente, ocorre algum grau de atrofia do testículo homolateral à hérnia, em decorrência da compressão exercida sobre os vasos do funículo espermático.

Hidrocele e cisto de cordão

Hidrocele corresponde ao acúmulo de líquido em torno do testículo, na cavidade vaginal, e decorre da persistência completa do conduto peritoniovaginal, em que o pequeno calibre desse conduto permite apenas a passagem do líquido peritoneal que normalmente banha as alças intestinais. Portanto, do ponto de vista anatômico e embriológico, a hidrocele é similar à hérnia inguinal. A hidrocele é comunicante quando oscila de volume espontaneamente ou à compressão. Pode haver, por outro lado, obliteração parcial desse conduto afilado, dando origem ao acúmulo de líquido peritoneal no funículo espermático, com a formação de um cisto, também conhecido por cisto de cordão ou hidrocele de cordão (na menina, cisto do conduto de Nuck).

A hidrocele manifesta-se clinicamente por aumento do volume escrotal. À palpação, percebe-se presença de líquido em quantidade variável em torno do testículo (Fig. 5.14). Os cistos de cordão e do conduto de Nuck são tumores de consistência cística, em geral móveis e pouco dolorosos. Às vezes, podem ser confundidos com hérnia inguinal estrangulada. Com certa freqüência, a hidrocele e o cisto de cordão associam-se com hérnia inguinal clinicamente visível.

Tratamento – freqüentemente ocorre cura espontânea das hidroceles nos primeiros meses, representada pela reabsorção do líquido em torno do testículo e fechamento do conduto peritoniovaginal. Portanto, recomenda-se conduta expectante até o 10º mês de vida, quando então, caso a doença ainda esteja presente, a cirurgia pode ser indicada. Por meio de exploração inguinal, o conduto peritoniovaginal é tratado de forma semelhante ao saco herniário na hérnia inguinal. Nas crianças com idade inferior a 2 anos, recomenda-se também exploração contralateral.

Para o cisto de cordão, indica-se, em qualquer idade, o tratamento cirúrgico, que deve constar de inguinotomia, ressecção do cisto e de todo o conduto peritoniovaginal.

Distopias testiculares

Constituem afecções freqüentes e que causam muitas vezes confusão quanto ao diagnóstico e tratamento. Genericamente, o termo designa situações em que o testículo não se encontra na bolsa escrotal. O problema acomete 21% dos prematuros, 2% dos recém-nascidos de termo e 0,2% das crianças com 1 ano de idade. Conclui-se que o testículo tem tendência a sofrer seu processo natural de descida, mesmo após o nascimento, até o fim do primeiro ano de vida. A distopia testicular é mais comum do lado direito, e em aproximadamente 10 a 15% dos casos o acometimento é bilateral.

As distopias testiculares são classificadas em:

• Criptorquidia – o testículo encontra-se fora da bolsa escrotal, em algum ponto do trajeto inguinal.

• Ectopia testicular – o testículo sofreu processo de descida anômalo, encontra-se fora do anel inguinal externo, em algum ponto diverso do trajeto inguinal: região inguinal superficial, nádega, canal femoral, face interna da coxa, períneo ou base do pênis.

• Testículo retrátil – trata-se de situação fisiologicamente normal em que, devido ao reflexo cremastérico exacerbado, ocorre retração dos testículos para a região inguinal quando a criança é despida. Nesses casos, com manobras palpatórias consegue-se levar os testículos até a bolsa escrotal. Os testículos retráteis não têm nenhum significado patológico, porém trazem confusão diagnóstica com as criptorquidias verdadeiras ou ectopias testiculares.

575

Patologia – nos casos de criptorquidia bilateral facilmente se compreende que o fator causal deve ser alguma deficiência endócrina. Para os casos de afecção unilateral, a causa mais provável é um defeito no próprio testículo, que o torna pouco sensível para responder aos *estímulos endócrinos*, ou a ocorrência de algum bloqueio mecânico no seu processo natural de descida.

Algumas alterações anatomopatológicas são relatadas nos testículos criptorquídicos: atrofia macroscópica da gônada, atrofia das células de Leydig, ausência de união do epidídimo e deferente. Estudos à microscopia eletrônica de testículos criptorquídicos revelaram que até 2 anos de vida não ocorre alteração no epitélio germinativo. Após essa época, observa-se diminuição do número de espermatogônias. Também foi demonstrado que em 50% dos casos de criptorquidia unilateral ocorre algum tipo de lesão contralateral. Finalmente, a comprovação da anormalidade morfofuncional dos testículos criptorquídicos reside no fato de que há incidência aumentada de degeneração maligna, mesmo após a correção cirúrgica. A avaliação inicial por videolaparoscopia pode ser feita. Caso o testículo seja localizado em posição alta, acima do orifício inguinal interno, habitualmente é realizada a colocação de clipe metálico nos vasos espermáticos, com a finalidade de aumentar a circulação colateral ao testículo. Após seis meses, o testículo é abaixado por inguinotomia.

Praticamente em todo testículo criptorquídico existe persistência do conduto peritoniovaginal e muitos pacientes apresentam hérnia inguinal clinicamente detectável (Fig. 5.15). É possível, nesses casos, que a persistência do conduto constitua obstáculo mecânico à livre descida do testículo. Outros defeitos da parede abdominal como onfalocele, gastrosquise e síndrome da agenesia da musculatura da parede abdominal ("prune belly" ou "barriga de ameixa") freqüentemente se associam com testículos intra-abdominais. Nos casos de criptorquidia bilateral associada à hipospadia, é aconselhável a pesquisa de cromatina oral e mapeamento cromossômico para investigação quanto à intersexualidade.

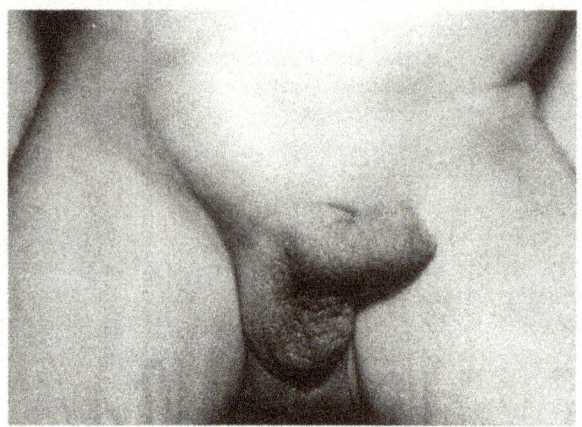

Figura 5.15 – Distopia testicular bilateral com hérnia inguinal direita. Observar a ausência de testículos na bolsa escrotal e abaulamento inguinal.

Diagnóstico – o principal dado semiológico da distopia testicular é a observação de que o testículo está fora da bolsa escrotal. À palpação, verifica-se sua posição e cuidadosamente se tenta o deslocamento até a bolsa escrotal. Se o testículo atingir o escroto, impõe-se o diagnóstico de testículo retrátil e não está indicada nenhuma conduta terapêutica. Se o testículo estiver em algum ponto do trajeto inguinal ou outro local fora desse trajeto, conforme já citado, o diagnóstico será de criptorquidia ou ectopia testicular, respectivamente.

O exame clínico é suficiente para o diagnóstico e a conduta. Nos casos de testículos não-palpáveis, exames subsidiários como ultra-sonografia, tomografia computadorizada, ressonância magnética, mapeamento isotópico ou arteriografia seletiva não estão indicados, pois não trarão nenhuma mudança na conduta terapêutica.

Tratamento – a descida dos testículos pode ser acelerada com o uso de gonadotrofinas. Assim, em casos de criptorquidia bilateral, em que os testículos estiverem próximos da bolsa e não houver hérnia inguinal clinicamente detectável, o tratamento hormonal pode ser indicado em torno dos 2 anos de idade. Administra-se gonadotrofina coriônica (Pregnyl) na dose de 1.000 unidades a cada três ou quatro dias, na dose total de 4.000 unidades. Se não houver resposta adequada, o tratamento cirúrgico deverá ser indicado. Em todos os outros casos de criptorquidia e ectopia testicular, a cirurgia deve ser realizada entre 1 e 2 anos de vida. Consta de ressecção e ligadura do conduto peritoniovaginal, descolamento dos elementos do cordão espermático e fixação do testículo à bolsa. Nos casos de testículo não-palpável, ainda que os estudos de imagem revelem sua ausência, a exploração cirúrgica está sempre indicada.

Nos casos de testículos não-palpáveis, a avaliação inicial por videolaparoscopia pode ser feita. Caso o testículo seja localizado em posição alta, acima do orifício inguinal interno, habitualmente se coloca clipe metálico nos vasos espermáticos com a finalidade de aumentar a circulação colateral do testículo. Após seis meses, o testículo é abaixado por inguinotomia.

BIBLIOGRAFIA

1. ASHCRAFT, K.W. & HOLDER, T.M. – *Pediatric Surgery* 2nd ed., Philadelphia, Saunders, 1993. 2. CAMPBELL, J.R. – Undescended testes. **In** Ashcraft, K.W. & Holder, T.M. *Pediatric Surgery*, 2nd ed., Philadelphia, Saunders, 1993. 3. CHENG, G. et al. – Gastrointestinal myoeletric activity in a child with gastroschisis and ileal atresia. *J. Pediatr. Surg.* **32**:923, 1997. 4. DICKINSON, T.J. – Structural abnormalities in the undescended testis. *J. Pediatr. Surg.* **8**:523, 1973. 5. GUO, W. et al. – Effect of intraamniotic dexamethasone administration on intestinal absorption in a rabbit gastroschisis model. *J. Pediatr. Surg.* **30**:983, 1995. 6. HADZISELIMOVIC, F. & HERZOG, B. – The meaning of the Leydig cell in relation to the etiology of cryptorchidism: an experimental electron-microscopic study. *J. Pediatr. Surg.* **2**:11, 1976. 7. JONA, J.S. – *Umbilical anomalies.* **In** Raffensperger J.G. – *Swenson's Pediatric Surgery.* 5th ed. New York, Appleton-Century-Crofts, 1990. 8. MENGEL, W. et al. – Studies on cryptorchidism: a comparision of histological findings in the germinal epithelium before and after the second year of life. J. Pediatr. Surg. 6:445, 1974. 9. SCORER, C.G. – The descent of the testis. *Arch. Dis. Child.* **39**:605, 1964.

Grande variedade de doenças pode acometer a região cervical na criança, desde simples afecções inflamatórias até neoplasias. Muitas dessas afecções não têm origem na região cervical, mas em outras localizações do organismo (metástases, linfadenite reacional etc.). Neste capítulo, daremos ênfase às afecções cirúrgicas específicas da região cervical na criança. As mais freqüentes são as inflamatórias (linfadenopatias) e as de origem congênita. As neoplasias, tanto benignas como malignas, vêm em segundo lugar, e serão estudadas detalhadamente em capítulo a parte.

AFECÇÕES DOS ARCOS BRANQUIAIS

A persistência de elementos embrionários dos arcos branquiais pode gerar algumas afecções na região cervical, cuja manifestação é precoce na criança. Podem ocorrer fístulas, cistos e remanescentes cartilaginosos que se localizam, conforme a embriologia dos arcos branquiais, desde a região pré-auricular até a fúrcula esternal, passando pela borda anterior do músculo esternocleidomastóideo. Esse dado é de importância capital, já que a constatação de massas ou fístulas nessa localização sugere o diagnóstico. Normalmente, não se evidenciam afecções dos arcos branquiais na linha mediana do pescoço.

EMBRIOLOGIA

Entre a quarta e a oitava semana de vida intra-uterina, a região cervicofacial lateral do feto é dominada por quatro pares de arcos branquiais bem formados, acompanhados de dois pares de arcos rudimentares. Esses arcos se assemelham a "pseudoguelras" ou brânquias de peixes, já que não permitem comunicação efetiva entre a fenda ectodérmica externa e a bolsa endodérmica interna, fato que ocorre nas espécies inferiores.

Os quatro arcos branquiais são separados por quatro "chanfraduras" ou "fendas" emparelhadas internamente por quatro bolsas faríngeas. As chanfraduras ectodérmicas externas são denominadas fendas branquiais. Essas fendas normalmente não se comunicam na espécie humana, exceto o primeiro arco que dá origem ao conduto auditivo e à trompa de Eustáquio.

Cada arco, que é composto pelos três tecidos embrionários (ectoderma, mesoderma e endoderma), é responsável pela formação de órgãos específicos a eles relacionados. Assim sendo, do primeiro arco formam-se as estruturas inferiores da face; do segundo, estruturas ântero-laterais do pescoço; e assim por diante.

Quando há desenvolvimento anormal ou ruptura de membrana que permita comunicação entre a fenda e a bolsa faríngea ocorrem afecções como cistos, fístulas e *sinus*. O segundo arco é o que apresenta maior incidência de malformações. As mais freqüentes são, por ordem de incidência, as fístulas, seguidas pelos *sinus* e por último os cistos. As fístulas, que apresentam comunicação total com o meio externo, e os *sinus* externos, que são pequenas fossetas que não apresentam comunicação com o endoderma das bolsas faríngeas, são mais freqüentes em crianças menores. Os cistos acometem crianças maiores.

CISTOS E FÍSTULAS BRANQUIAIS

As afecções decorrentes do segundo arco branquial são de longe as mais freqüentes (90%), ao passo que as decorrentes do primeiro arco branquial são mais raras (10%). Bilateralidade ocorre em apenas 10% dos casos.

Observam-se cistos, fístulas ou *sinus* externos ao longo de toda a borda anterior do músculo esternocleidomastóideo quando são decorrentes do segundo arco. Fístulas completas (comunicação entre o meio externo e a fossa tonsilar na orofaringe) e *sinus* são mais freqüentes do que cisto, e fístula é mais freqüente do que *sinus* externo (fossetas exteriores sem comunicação com a faringe).

Em uma revisão de 183 pacientes, Agaton-Bonilla e cols. constataram 80,8% de cistos e 19,2% de fístulas. O índice de recidiva após o tratamento cirúrgico em dois anos foi de 4,9%. Quando decorrem do primeiro arco, a localização é mais alta, apresentando-se na região pré-auricular ou logo abaixo do ângulo da mandíbula. Podem ser observados mais raramente na região retroauricular.

Outras localizações, como linha mediana do pescoço, nasofaringe e assoalho da boca, são extremamente raras.

O diagnóstico de fístula e *sinus* é feito mais precocemente do que o de cisto, o qual aparece mais tardiamente, já que necessita de tempo para o acúmulo de secreção e conseqüente abaulamento para o meio externo (Fig. 5.16).

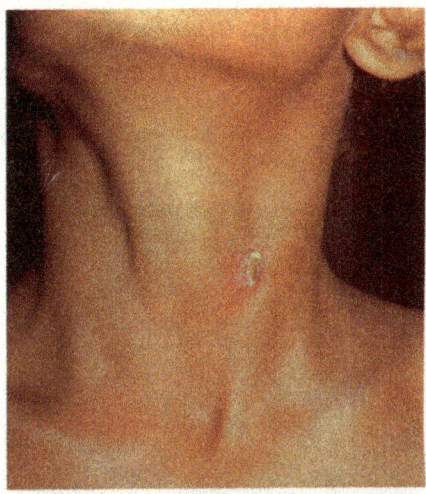

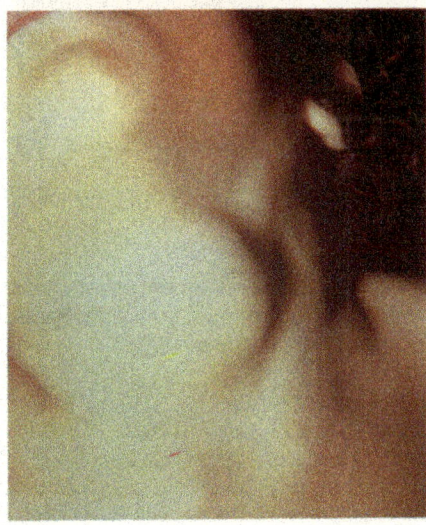

Figura 5.16 – A) Fístula branquial. Notar saída de secreção purulenta. B) Cisto branquial.

Para o diagnóstico, não são necessários exames complementares de qualquer espécie. Apenas o exame físico e a história são suficientes para o diagnóstico definitivo. A história é pobre e consiste na observação de um pequeno orifício que a princípio passou despercebido e que começa a drenar pequena quantidade de muco, ou na *observação de uma* pequena tumoração cística. A manifestação inicial pode ser infecção de repetição, com drenagem de pus. Sempre que ocorrer infecção de repetição no mesmo local do pescoço, deve-se levantar a suspeita da existência dessas malformações. As infecções de repetição são mais freqüentes nos cistos.

Tratamento

Consiste na remoção completa e meticulosa das estruturas branquiais, devendo a dissecção prosseguir até à fosseta tonsilar quando são originárias do segundo arco, ou até o conduto auditivo interno, quando decorrentes do primeiro arco. Se houver infecção prévia, deve-se tratá-la previamente e depois indicar o tratamento definitivo, que é sempre cirúrgico. Se todo o epitélio que reveste o ducto não for ressecado completamente, haverá recidiva em praticamente 100% dos casos. Quando a lesão é mais caudal, isto é, bem baixa no esternocleidomastóideo ou na fúrcula esternal, muitas vezes há necessidade de mais de uma incisão para poder-se atingir a fossa tonsilar (ressecção escalonada).

O índice de recidiva é baixo quando há ressecção completa e grande nos casos em que houve ressecção incompleta do epitélio ou nos casos que apresentaram infecção de repetição.

RESTOS BRANQUIAIS

Denominam-se restos branquiais os remanescentes ectodérmicos que se localizam na região pré-auricular (Fig. 5.17). Eles não se comunicam com o conduto auditivo ou qualquer outra estrutura interior ao tecido subcutâneo daquela região.

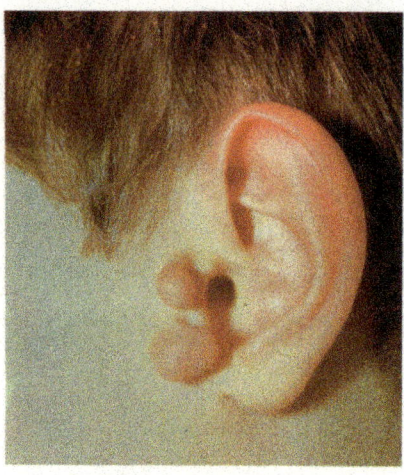

Figura 5.17 – Restos branquiais pré-auriculares.

Na verdade, são pregas ou excrescências de tecido ectodérmico. Em alguns casos, *observa-se cartilagem* em seu interior. Nos casos de *sinus*, pode haver infecção de repetição.

Diagnóstico e tratamento

O tratamento cirúrgico é indicado em virtude da possibilidade de infecção no caso de *sinus*, por motivo estético nos casos de excrescências. Consiste na ressecção dos remanescentes. Nesse caso, não há necessidade de ressecção de trajeto epitelizado, já que ele não existe. Quando existe cartilagem, ela deverá ser completamente removida. Recidiva praticamente é inexistente.

AFECÇÕES DA LINHA MEDIANA DO PESCOÇO

CISTOS E FÍSTULAS DO DUCTO TIREOGLOSSO

O cisto do ducto tireoglosso é a mais comum das massas cervicais da linha mediana do pescoço. São muito mais freqüentes do que os cistos branquiais. Ele decorre dos restos embrionários do ducto tireoglosso, isto é, o conduto pelo qual a glândula tireóide migra até atingir seu local tópico pescoço. É importante frisar que esse pertuito atravessa o corpo do osso hióide. Normalmente, esse conduto desaparece quando a glândula atinge seu ponto final de migração. Os cistos, que decorrem da persistência do ducto, podem localizar-se, conseqüentemente, desde a base da língua (forame cego) até a o lobo piramidal da tireóide (Fig. 5.18).

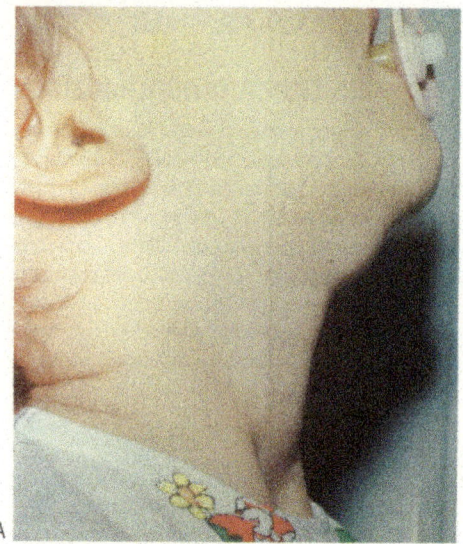

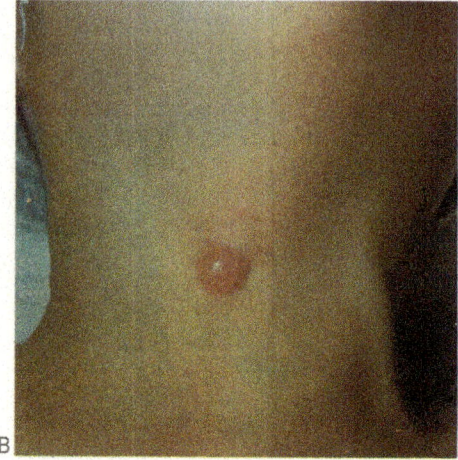

Figura 5.18 – **A)** Cisto tireoglosso. B) Fístula do ducto tireoglosso.

Aspectos clínicos

Classicamente, os cistos do ducto tireoglosso localizam-se na linha mediana do pescoço, logo abaixo do osso hióide. Raramente são supra-esternais ou linguais. Podem aparecer acima do osso hióide. Nesse caso, deve-se diferenciá-los dos cistos dermóides e linfonodos submentonianos.

Seu aparecimento é raro no período neonatal, sendo mais comuns na idade pré-escolar e em adultos jovens (menores de 20 anos de idade). Em virtude da comunicação com a cavidade oral através do forame cego, podem ocorrer infecções do cisto e conseqüente fistulização para o meio exterior (fístula do ducto tireoglosso) (Fig. 5.18).

Ao exame físico, palpa-se tumoração indolor, de consistência cística, firmemente aderida. A palpação deve ser feita, de preferência, acompanhada da protrusão da língua para diferenciá-la de outras lesões da linha mediana do pescoço. Com protrusão da língua ou manobra de deglutição, o cisto movimenta-se, já que o ducto está "preso" ao forame cego na base da língua. Se a tumoração não for decorrente da ducto tireoglosso, ela não se movimentará com tais manobras. Quando infectados, apresentam-se hiperemiados e dolorosos e com fistulização espontânea para o meio externo.

Às vezes, pode haver dificuldade no diagnóstico diferencial entre cisto tireoglosso e tireóide ectópica. Nesse caso, pode-se lançar mão da ultra-sonografia ou do mapeamento radioisotópico da glândula tireóide. Raramente há necessidade de mapeamento, já que a ultra-sonografia por si só constata presença de tecido tireoidiano ectópico.

Tratamento

Consiste na ressecção do cisto e de todo o trajeto do conduto tireoglosso, incluindo-se a ressecção da porção mediana do osso hióide, já que o conduto atravessa aquela porção. A dissecção deve prosseguir até a base da língua, para que haja remoção completa de todo o conduto (manobra de Sistrunk). Caso a remoção do conduto não seja completa, ou se não houver ressecção do osso hióide, ocorre recidiva em 100% dos casos. Quando se resseca o osso hióide, o índice de recidiva é baixo. Nos casos em que há infecção, esta deverá ser tratada antes do ato operatório. Deve-se evitar drenagem do cisto infectado, a fim de que não se forme fístula. Infecções prévias parecem não aumentar o índice de recidiva da doença.

TECIDO TIREOIDIANO ECTÓPICO

Tecido tireoidiano ectópico pode ser encontrado em qualquer ponto do trajeto do ducto tireoglosso, desde o forame cego na base da língua até a localização tópica da glândula tireóide, quando há falha na descida em direção à traquéia. A localização mais freqüente de tecido tireoidiano ectópico é a base da língua. Quando é extralingual, sua localização pode ocorrer em qualquer ponto onde normalmente se localiza o cisto tireoglosso, mas preferencialmente se localiza sobre o osso hióide ou logo abaixo dele. Mais raramente, pode localizar-se no mediastino superior.

Normalmente, o tecido tireoidiano ectópico é o único funcionante, sendo que sua ressecção inadvertida causa hipotireoidismo, condenando a criança ao tratamento com hormônios durante toda a vida. Geralmente, mesmo sem ressecção do tecido ectópico, a criança evolui com hipotireoidismo.

Diagnóstico e tratamento

Ao exame físico constata-se massa palpável de consistência endurecida na base da língua. Menos comumente, palpa-se massa na linha mediana do pescoço, sendo algumas vezes difícil o diagnóstico diferencial com cisto tireoglosso. A localização na base da língua pode, eventualmente, causar dificuldade respiratória.

Os exames complementares indicados são ultra-sonografia e mapeamento cintilográfico do tecido tireoidiano com tecnécio-99 ou iodo-123. Muitas vezes, o diagnóstico é feito no ato intra-operatório em casos supostamente portadores de cisto. Nesse caso, não se deve extirpar o tecido tireoidiano, mas fendê-lo ao meio e alocar cada lobo lateralmente no pescoço. Uma parcela grande desses pacientes cursa com hipotireoidismo, independentemente do ato operatório, devendo receber hormônio por toda a vida.

Ressecção total do tecido ectópico deve ser reservada aos raros casos em que haja dificuldade respiratória.

CISTOS DERMÓIDES

São remanescentes ectodérmicos localizados no tecido celular subcutâneo. Sua localização mais freqüente na criança é na borda superior da órbita ocular. Geralmente, têm a consistência endurecida

mas são móveis. No pescoço, são pouco freqüentes e costumam localizar-se na linha mediana, podendo ser confundidos com o cisto do ducto tireoglosso. Normalmente, são preenchidos por glândulas sebáceas, folículos pilóides, tecido conjuntivo e material sebáceo.

O diagnóstico é feito apenas por história e exame físico. Não há necessidade de exames complementares. Deve-se prestar especial atenção se a localização for na linha mediana, entre as órbitas oculares, pois pode tratar-se de meningomielocele.

O tratamento é cirúrgico e consiste na remoção completa do cisto. Apresentam baixa incidência de recidiva.

TORCICOLO CONGÊNITO

Embora não seja de localização mediana, a "massa" resultante do torcicolo congênito é habitualmente estudada sob esse item, notadamente pelo diagnóstico diferencial. Torcicolo congênito (literalmente "pecoço torcido", do latim *tortus collum*) pode ser originário de várias causas na criança: hemivértebra cervical, posição anormal no útero, adenite cervical, fasciíte aguda, desequilíbrio da musculatura ocular etc. Mas a causa mais freqüente é, sobretudo, a fibrose e o encurtamento do músculo esternocleidomastóideo.

Há controvérsia quanto à etiologia da fibrose. Muitos acreditam que o torcicolo congênito seja decorrente de lesão traumática do músculo por posições obstétricas anormais que dificultam a retirada do feto, ou mesmo por traumatismo direto sobre o músculo. Mas a verdadeira etiologia está ainda longe de ser esclarecida. Do ponto de vista anatomopatológico, há fibrose do endomísio, isto é, depósito de colágeno e fibroblastos ao redor das fibras musculares, que sofrem atrofia, caracterizando nitidamente como decorrente de uma lesão traumática do músculo esquelético. Em decorrência do encurtamento do músculo esternocleidomastóideo, constata-se uma tumoração que corresponde ao tecido fibroso no interior do músculo. Como consequência, o pescoço "gira" para o lado acometido, fazendo com que a criança assuma posição "viciosa" do pescoço, que a longo prazo irá repercutir nas estruturas craniofaciais, causando seqüelas irreversíveis caso o tratamento não seja ministrado a tempo.

Diagnóstico

O exame físico é suficiente para fazer-se o dignóstico (Fig. 5.19). Ao contrário do que certos autores recomendam, a experiência da nossa disciplina constata a total inutilidade de exames complementares. Normalmente, palpa-se uma tumoração endurecida no esternocleidomastóideo, que aparece entre a segunda e a terceira semana de vida. Pode ocorrer apenas fibrose sem tumoração. Nesses casos, o esternocleidomastóideo apresenta-se encurtado e rígido. A criança apresenta posição viciosa da cabeça, isto é, a cabeça permanece

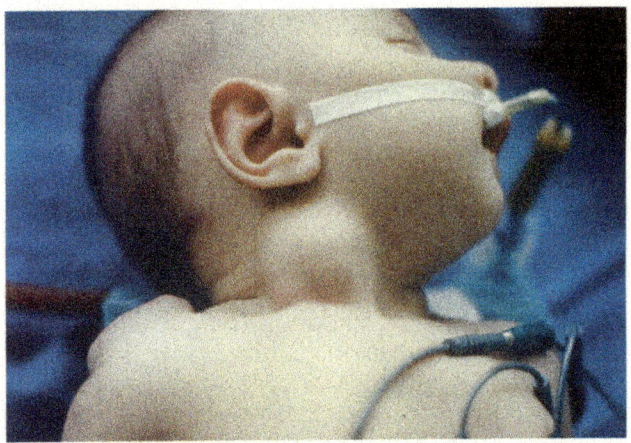

Figura 5.19 – Torcicolo congênito. Observar tumoração exuberante no músculo esternocleidomastóideo.

voltada para o lado acometido. No recém-nascido, normalmente não se palpa tumoração e quase não se percebe sinal de torcicolo. Os sinais vão aparecendo com o crescimento da criança. Quanto maior a criança e o tempo de evolução da doença, mais repercussões podem ser constatadas: assimetria craniofacial (plagiocefalia), deformidade craniana, hemi-hipoplasia facial com diminuição da distância orbitomentoniana, escoliose e atrofia por desuso do músculo trapézio ipsilateral. Essas alterações começam a partir do terceiro mês de vida caso não seja ministrado o tratamento adequado. Embora seja mais comum o aparecimento da doença no período neonatal, eventualmente ela pode desenvolver-se mais tardiamente em crianças maiores, entre 5 e 10 anos de idade. Acredita-se que, nesses casos, a fibrose era congênita e latente e que se manifestou mais tardiamente, sem que se soubesse a causa verdadeira desse fenômeno.

Tratamento

A maioria dos pacientes apresenta boa evolução sem tratamento cirúrgico (80% aproximadamente). O sucesso do tratamento clínico depende da precocidade do diagnóstico e da sua pronta instituição. Ele consiste em fisioterapia, que se resume na rotação forçada do pescoço para os dois lados do pescoço, com movimentos de grande amplitude, bem como exercícios de extensão para forçar o músculo a distender-se. Os pais são orientados a deitar a criança em uma superfície rígida sobre o ombro contralateral à lesão, e a cabeça é então forçada passivamente a rodar para o lado contralateral à lesão. Ao mesmo tempo, o músculo deve ser massageado em toda sua extensão. Pode acrescentar-se calor local. Outro artifício é colocar objetos que chamem a atenção da criança no lado contralateral à lesão, para forçar a distensão do músculo. O acompanhamento da criança deve ser mensal, a fim de se evitar seqüelas. Espera-se até o sétimo ou oitavo mês de vida. Caso não haja melhora, ou caso apareçam sinais de defeitos secundários craniofaciais (hemi-hipoplasia), o tratamento cirúrgico é prontamente indicado. O tratamento cirúrgico consiste na desinserção dos dois cabos do músculo nos pontos de inserção na clavícula. Outros autores indicam a secção do músculo em seu terço médio, pois acreditam que o resultado estético seja melhor. A cabeça deve permanecer imobilizada por 48 horas após a cirurgia. Assim que possível, complementa-se o tratamento com fisioterapia, que consiste na rotação da cabeça para ambos os lados durante três meses. Podem ocorrer recidivas caso as fibras musculares não sejam totalmente seccionadas. Nesses casos, há indicação de reoperação.

LINFADENOPATIAS

O aumento de gânglios cervicais é a causa mais freqüente de massas cervicais na criança. Na maioria dos casos, eles são o resultado de hiperplasia reativa inespecífica, que ocorre praticamente em todas as crianças com infecção de vias aéreas superiores, especialmente entre 2 e 10 anos de idade. O aumento dos gânglios pode ser decorrente de doenças inflamatórias específicas: vírus ou bactérias (tuberculose, histoplasmose, doença da "arranhadura do gato" etc.), e, menos freqüentemente, por neoplasias. Nesse caso, destacam-se particularmente os linfomas. Pela palpação, pode-se normalmente constatar se a massa é de origem linfóide ou não, isto é, decorrente de outras doenças comuns da região cervical: higroma cístico, cisto dermóide, cisto tireoglosso, cisto branquial etc.

LINFADENITE CERVICAL SUPURATIVA AGUDA

Geralmente, é decorrente de infecção da orofaringe, couro cabeludo, ouvido ou de outras estruturas cervicais. É causada principalmente por *Staphylococcus aureus* e *Streptococcus hemolyticus* penicilino-resistentes. As infecções do ouvido e couro cabeludo levam a um aumento de gânglios pré ou retroauriculares, ao passo que infecções de orofaringe afetam gânglios jugulares e submandibula-

res. A faixa etária mais comumente acometida são as crianças com idade superior a 1 ano, que inicialmente apresentam febre e aumento progressivo dos gânglios. A febre é alta no início e persiste por alguns dias. Sem tratamento, o gânglio cresce ainda mais, podendo tornar-se "flutuante", apresentar pele adelgaçada e hiperemia. Pode ocorrer drenagem espontânea. Caso isso não ocorra, há indicação de drenagem cirúrgica. O tratamento clínico consiste em antibioticoterapia e calor local quando não há flutuação.

LINFADENITE CRÔNICA

Trata-se de adenopatia de curso prolongado que acomete um ou mais gânglios cervicais. Às vezes, assume grandes proporções, mas sem febre ou outros sinais de infecção aguda. Os nódulos não parecem tão inflamados ou sensíveis quanto na inflamação aguda. O aumento é mais lento e silencioso. Poucas vezes ocorre flutuação com drenagem espontânea. Esses são os casos que causam maior preocupação, pois o quadro pode durar semanas ou meses, apresentando dificuldade no diagnóstico diferencial com outras doenças mais graves, como, por exemplo, os linfomas.

Adenopatia cervical crônica persistente, que não responde à antibioticoterapia apropriada por um período entre seis e oito semanas, ou gânglios de consistência endurecida e firmemente aderidos a planos profundos devem ser submetidos à ressecção para estudo anatomopatológico e microbiológico.

LINFADENITE POR MICOBACTÉRIAS

É causada por um grupo de 10 a 15 micobactérias atípicas identificadas internacionalmente pela sigla MAIS (*Mycobacterium avium-intracellulare-scrofulaceum*). A porta de entrada é a orofaringe, sendo que a doença é limitada aos linfonodos cervicais superiores, diferentemente da tuberculose causada pela *M. tuberculosis*, pois, neste caso, os gânglios acometidos são os supraclaviculares. Isso faz supor que a linfadenopatia da tuberculose seja uma extensão primária da doença pulmonar, ao passo que a causada pela cepa MAIS é doença primária cervical. Geralmente, os pacientes são assintomáticos, os nódulos não são dolorosos, apresentam crescimento lento e às vezes fistulizam. Normalmente, são duros e bem aderidos aos planos mais profundos. Não se conhecem formas extracervicais. Acredita-se que o risco de contágio não exista. Essas cepas de micobactérias não respondem ao tratamento clínico convencional para as outras cepas. O tratamente é cirúrgico, consistindo na ressecção do nódulo ou nódulos acometidos, de preferência antes que fistulizem ou apresentem ulcerações (Fig. 5.20). Deve-se salientar que essa forma de doença localizada deve ser diferenciada da tuberculose pulmonar por meio de exames laboratoriais (reação de Mantoux, radiografia de tórax etc.), sendo que esta é de tratamento clínico, aquela de tratamento cirúrgico.

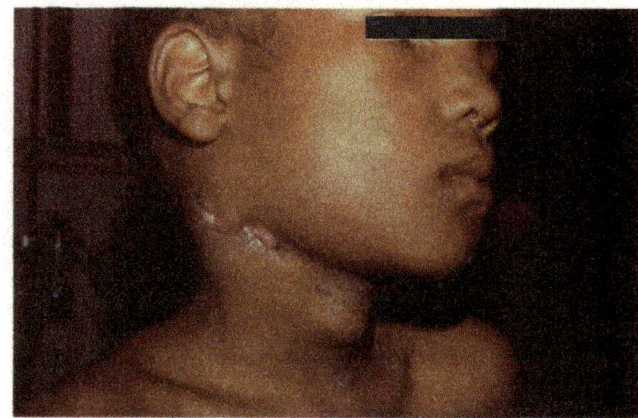

Figura 5.20 – Linfadenite por micobactéria do grupo MAIS. Observar lesão ulcerada.

LINFOMAS

Deverão ser estudados detalhadamente em capítulo à parte. Deve-se fazer menção aqui apenas ao linfoma de Hodgkin, que em 80% dos casos apresenta acometimento cervical, apresentando especial importância no diagnóstico com linfadenite crônica. O diagnóstico dessa doença é feito por biopsia do tumor cervical. Na verdade, o tratamento é clínico. A cirurgia limita-se à biopsia. Estadiamento cirúrgico de linfomas está completamente abandonado.

DOENÇA DA "ARRANHADURA DO GATO"

A doença é transmitida por ferida superficial causada por animais (gato, cão e macaco), sendo o gato o vetor mais freqüente. O quadro começa com infecção superficial no local de inoculação, tendo como áreas mais freqüentes as extremidades dos membros superiores e inferiores, face e pescoço.

Geralmente, o crescimento ganglionar ocorre entre duas e quatro semanas após a lesão, aparece no lado ipsilateral a ela, acometendo principalmente os gânglios da região epitroclear (localização mais freqüente), axilar e região inguinal. Os nódulos variam muito de tamanho, número e características clínicas. Normalmente, são pouco dolorosos e a criança raramente apresenta sintomas sistêmicos, como fraqueza, vômitos, cefaléia e febre baixa.

O diagnóstico pode ser feito com testes cutâneos com antígeno preparado do aspirado do gânglio. Não há tratamento específico para a doença, e o processo é autolimitado. Antibioticoterapia não é indicada. Muitas vezes, é necessário remoção cirúrgica para a confirmação do diagnóstico, já que podem trazer dificuldade no diagnóstico diferencial com neoplasias.

HIGROMA CÍSTICO

Consiste em malformações císticas multiloculares do sistema linfático que ocorrem em aproximadamente 1:12.000 nascidos vivos, com igual predominância em ambos os sexos. O termo higroma deriva do grego e significa tumor aquoso; nesse caso, é preenchido por linfa. Apresenta-se como uma massa multicística de paredes finas, revestida por células endoteliais com alguns linfócitos e quantidade variável de estroma fibroso. Durante o desenvolvimento dos cinco linfáticos primitivos, não se estabelecem as comunicações com as veias, resultando em espaços linfáticos isolados com dificuldade de drenagem da linfa. Esses pseudocistos linfáticos crescem progressivamente, imiscuindo-se entre as estruturas adjacentes, causando distorções da anatomia. Áreas de trombose podem ocorrer, o que faz aumentar a consistência de alguns pontos da massa com produção de nódulos. Se houver infecção prévia ou hemorragia, a parede torna-se espessa, e o conteúdo líquido, marrom, sanguinolento ou purulento. Pelo descrito anteriormente, torna-se evidente que não se trata de neoplasia, embora muitas vezes se comporte como tal. Em alguns casos, há componente hemangiomatoso, já que o sistema linfático está intimamente relacionado com o sistema venoso. Assim sendo, podemos englobar os vários tipos de higroma sob a denominação mais abrangente de linfangiomas.

Aproximadamente 50 a 65% estão presentes já ao nascimento, e 80 a 90% são detectados antes do final do segundo ano de vida. Alguns casos podem ser detectados por ultra-sonografia já no período antenatal. Quando evidenciados no primeiro ou segundo trimestre da gestação, geralmente estão associados a doenças genéticas (síndrome de Fryns, trissomia do 22 etc.) e outras malformações de mau prognóstico.

Quadro clínico e diagnóstico

O diagnóstico é relativamente fácil de ser realizado, pois apresentam-se clinicamente como massas císticas de palpação muito característica (Fig. 5.21).

São muito macias, indolores, e podem atingir grandes proporções na região cervical. Eventualmente, pode haver nódulos endurecidos

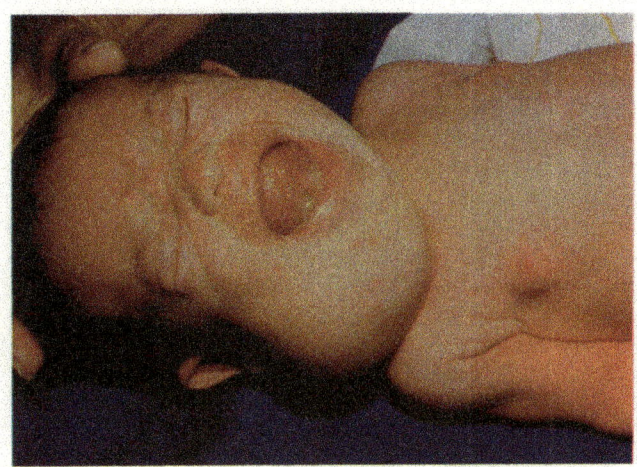

Figura 5.21 – Higroma cístico cervical.

decorrentes de infecção prévia ou hemorragia. Se a infecção estiver vigente, ocorre febre, dor e hiperemia local. Quando estão localizados em regiões onde não possam ser palpados (tórax, abdome etc.), o diagnóstico exato é mais difícil. Nesses casos, pode-se lançar mão de ultra-sonografia e eventualmente de tomografia computadorizada. O diagnóstico exato somente será realizado após o ato operatório. Quando são grandes na região cervical, deve-se realizar radiografia simples de tórax para detectar eventual prolongamento para o mediastino.

O crescimento do higroma cístico pode comprimir estruturas adjacentes, causando sintomatologia secundária. Assim sendo, pode causar, embora não muito freqüentemente, "ombro caído" por compressão do nervo espinhal acessório, dispnéia (compressão ou invasão de mediastino e orofaringe) e disfagia. Embora seja pouco comum, quando assume proporções muito grandes pode dificultar o trabalho de parto e, eventualmente, apresentar hemorragia intensa.

Nos raros casos em que se apresenta no abdome, o higroma cístico pode causar ascite quilosa, o que faz suspeitar do diagnóstico. Quando se apresenta na região inguinal, pode acometer os órgãos genitais externos, principalmente bolsa escrotal e grandes lábios.

Dos higromas, 75% ocorrem na região lateral do pecoço, principalmente em seu triângulo posterior, 20% na região axilar e 5% no mediastino, retroperitônio, pelve, região inguinal e órgãos genitais externos. Podem surgir, raramente, em extremidades ou tronco. Pode ocorrer acometimento de uma ou mais áreas, como, por exemplo, higroma cervical invadindo mediastino, região axilar, assoalho da boca, orofaringe etc.

Tratamento

Remissão espontânea é extremamente rara. O tratamento dependerá da localização anatômica, da sintomatologia clínica e do tamanho da lesão. O tratamento de escolha, normalmente ministrado entre 2 e 6 meses de idade, é o cirúrgico, com ressecção completa e meticulosa da massa. Mas isso nem sempre é possível, pois com muita freqüência a lesão se infiltra por estruturas nobres da região cervical, fato este que impede a ressecção total sem lesões irreversíveis para a criança. Como não se trata de neoplasia, não estão justificadas ablações que possam mutilar a criança. Obviamente, corre-se o risco de haver recaída da massa quando há vesículas residuais.

Quando há massa residual em orofaringe, opta-se por esclerose endoscópica das lesões. Se ocorrer no assoalho da boca, arcada dentária ou palato, a conduta é expectante. Em higromas cervicais de proporções muito grandes, muitas vezes são necessárias a ressecção em mais de um tempo e a realização de traqueostomia, pois podem causar insuficiência respiratória.

Outra alternativa de tratamento é a aspiração do conteúdo líquido seguida de injeção de agentes esclerosantes, que podem ser ministrados somente em casos selecionados, isto é, em lesões uniloculares. Os agentes esclerosantes utilizados atualmente são: bleomicina e OK 432. A esclerose é contra-indicada nos casos com acometimento mediastinal e em crianças menores de 6 meses. Infelizmente os resultados não são satisfatórios.

Nos casos mais raros de acometimento abdominal, procede-se à ressecção da massa e ao fechamento da cisterna magna. No período pós-operatório, triglicerídeos de cadeia média devem ser ministrados. Os de localização no mediastino devem ser ressecados por toracotomia.

AFECÇÕES DA TIREÓIDE

BÓCIO CONGÊNITO
É uma afecção pouco freqüente na criança e normalmente tem caráter genético, decorrendo de erro inato de metabolismo, que leva a uma hipertrofia compensatória da glândula, na tentativa de maior produção de hormônio. O tratamento é clínico. Tireoidectomia é eventualmente indicada apenas nos raros casos em que há sintomas de compressão de vias aéreas ou, mais raramente ainda, para efeito cosmético. Bócio endêmico em crianças é extremamente raro.

CÂNCER DA TIREÓIDE
Ao contrário do que normalmente se imagina, embora muito menos freqüente, também na população pediátrica há ocorrência de nódulos frios na tireóide, bem como incidência de câncer que corresponde a 1,5% de todos os tumores antes dos 15 anos de idade e a 7% dos tumores de cabeça e pescoço. A incidência é maior em meninas adolescentes. Existem evidências indiretas que sugerem haver maior predisposição quando há bócio preexistente. Constatou-se aumento da incidência entre 1950 e 1960 em virtude da radioterapia da região cervical ou crânio. Iodo radioativo também é considerado fator cancerígeno. Embora a incidência de nódulos frios em crianças seja menor que em adultos, eles apresentam o dobro da taxa de malignização (10% nas crianças e 5% nos adultos). Em função desse dado, alguns autores sugerem biopsia dos nódulos por punção com agulha fina para o diagnóstico. Mas, para crianças pequenas, esse procedimento nem sempre é factível, sendo indicada biopsia de congelação a céu aberto sob anestesia geral.

Os tipos de carcinoma mais freqüentes na criança são, em ordem de freqüência: papilar misto (70%), folicular (20%), medular (5-10%). O papilar misto acomete crianças com idade inferior a 7 anos, e o folicular, crianças com idade superior a 7 anos. O medular pode aparecer em qualquer idade e apresenta caráter familiar.

Quadro clínico
A queixa mais comum é o aparecimento de nódulo indolor na face anterior do pescoço. A massa pode ser discreta e passar despercebida durante anos. Pode, eventualmente, ser confundido com outras massas cervicais da linha mediana (ver item Afecções da linha mediana do pescoço). Às vezes, à palpação, o nódulo apresenta-se firmemente aderido à tireóide, isolado ou acompanhado por gânglio satélite. Essa combinação de adenopatia ocorre em aproximadamente 50% dos casos. Os pacientes geralmente são eutireóideos. Raramente ocorre hipertireoidismo.

Diagnóstico e tratamento
Mapeamento cintilográfico com iodo-125 ou tecnécio-99 é indispensável. Eventualmente, esse exame pode revelar um nódulo "quente", o que não afasta a hipótese de câncer. A biopsia por punção é conclusiva em 97% da população adulta. Pode ser tentada em crianças maiores. Mas em crianças menores, ou quando a punção é inconclusiva, indica-se biopsia a céu aberto.

O carcinoma medular é proveniente das células C, as quais se originam da crista neural. Apresenta secreção de calcitonina aumentada quando se faz estímulo com infusão de pentagastrina. Está associado à neoplasia endócrina múltipla. Normalmente é familiar, de herança autossômica dominante. A forma mais comum é a 2A, que consiste em carcinoma medular da tireóide, hiperplasia das paratireóides e feocromocitoma. Ocorre com igual freqüência em ambos os sexos. Já foi descrito em crianças pequenas (2 anos de idade). Todo paciente com carcinoma medular deve ser submetido a investigação para feocromocitoma antes de a cirurgia da tireóide ser realizada. Além disso, todos os familiares devem ser submetidos ao teste de estímulo da calcitonina. Por se tratar de neoplasia de origem multicêntrica, é indicada tireoidectomia total.

Esvaziamento ganglionar radical está indicado no carcinoma medular quando os gânglios estão acometidos. O aspecto macroscópico dos gânglios, bem como a biopsia de congelação, orienta na exérese dos gânglios.

O carcinoma papilar, forma mais comum na criança, apresenta bom prognóstico, pois é bem diferenciado, de crescimento lento, apresenta apenas invasão local e costuma metastatizar para os gânglios regionais, fato este que não piora o prognóstico. Ressecção cirúrgica (lobectomia) é o tratamento de escolha. Tireoidectomia total não é recomendada, a não ser que haja comprometimento bilateral óbvio ou quando se tratar de carcinoma medular. Os gânglios comprometidos devem ser ressecados. Não há indicação de esvaziamento ganglionar radical.

Metástases de carcinoma folicular captam iodo radioativo, o que é de grande valia para o diagnóstico e o tratamento. Nesse tipo de tumor, está indicada tireoidectomia total, e mapeamento com iodo radioativo deve ser realizado para a detecção de eventuais metástases. Se há massa residual, o paciente deve ser tratado com iodo-131.

MOLÉSTIA DE GRAVES
É a causa mais freqüente de bócio difuso tóxico na criança. Apresenta uma tríade clássica que consiste em: aumento difuso da glândula, exoftalmia e tireotoxicose. É mais freqüente no sexo feminino, pode ocorrer em qualquer idade, mas é mais comum em adolescentes.

A sintomatologia decorre do excesso de hormônios tireoidianos circulantes. São pacientes hiperativos, irritados, nervosos e emocionalmente instáveis. Podem apresentar baixo aproveitamento escolar, perda de peso, apesar do aumento do apetite, diarréia, distúrbios menstruais e fraqueza muscular. A maioria desenvolve exoftalmia infiltrativa.

Diagnóstico
O quadro clínico ajuda muito no diagnóstico, já que é exuberante e típico. Além do exposto anteriormente, o paciente apresenta pele úmida, taquicardia e eventualmente hipertensão sistólica e glândula difusamente aumentada à palpação.

O mapeamento da glândula com radioisótopos mostra captação muito aumentada, com concentração de 90% do radioisótopo localizado na glândula. Há elevação dos níveis séricos de hormônios tireoidianos.

Tratamento
O tratamento pode ser clínico ou cirúrgico. O clínico consiste na administração de drogas antitireoidianas, que diminui os sintomas da doença mas não trata a causa básica e pode apresentar índice de 50% de recidiva, além de condenar a criança a receber medicação por toda a vida. Outra alternativa é a administração de iodo radioativo (iodo-131). Essa conduta apresenta o inconveniente de expor a criança a um fator carcinogênico por tempo prolongado. Está comprovado que houve aumento da incidência de câncer de tireóide a partir de 1950 e um dos fatores apontados como causa foi a utilização de iodo radioativo.

O tratamento cirúrgico, atualmente o mais indicado, consiste em tireoidectomia subtotal bilateral, deixando-se menos de um terço da glândula. Antes da cirurgia, o paciente deve ser compensado do hipertireoidismo com drogas antitireoidianas. O estado eutireoidiano é atingido em duas ou três semanas de tratamento. Pode ocorrer recidiva em 15% dos casos submetidos ao tratamento cirúrgico.

AFECÇÕES DAS GLÂNDULAS SALIVARES

As afecções cirúrgicas das glândulas salivares são pouco freqüentes na criança. Tumores podem apresentar-se em qualquer ponto onde haja tecido glandular salivar, incluindo-se assoalho da boca, palato, região submandibular e região parotídea. Os processos patológicos envolvendo a parótida são as mais comuns.

RÂNULA

Denomina-se rânula o cisto revestido por epitélio que se apresenta na região sublingual no assoalho da boca. Normalmente é proeminente e brilhante. Pode assumir grandes proporções, tornando-se palpável na região submentoniana ou na região supra-hióidea. Mas, normalmente, limita-se ao assoalho da boca.

Essa afecção decorre da obstrução de ducto da glândula salivar sublingual que vai paulatinamente se ingurgitando. O diagnóstico é facil de ser realizado apenas pelo exame físico. Não requer exame laboratorial de nenhuma natureza. O tratamento é sempre cirúrgico e consiste na marsupialização do cisto. Pode haver rotura espontânea, mas isso não significa que haja cura, pois o índice de recidiva é muito alto nessas situações.

AFECÇÕES DA PARÓTIDA

HEMANGIOMA E LINFANGIOMA

São as afecções mais comuns da parótida. Os hemangiomas são mais freqüentes do que os linfangiomas. Apresentam-se logo ao nascimento ou até o primeiro mês de vida. Geralmente, estão confinados intracapsularmente na glândula, mas podem infiltrar o tecido celular subcutâneo e a pele suprajacente. Quando há infiltração da pele, temos uma pista para o diagnóstico da doença, isto é, se se trata de hemangioma ou linfangioma. O quadro clínico caracteriza-se pela presença de tumoração macia, esponjosa, moderadamente celular na região parotídea, com crescimento progressivo e indolor (Fig. 5.22).

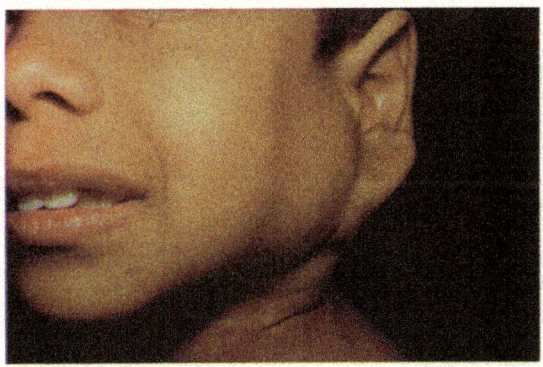

Figura 5.22 – Hemangioma de parótida.

Normalmente, a palpação é suficiente para o diagnóstico. Se houver dúvida quanto ao diagnóstico, indica-se cirurgia. Nos casos de hemangioma, a conduta é expectante, pois a maioria regride espontaneamente entre 4 e 6 anos de idade. Nos casos em que não há regressão espontânea, pode-se utilizar interferon ou corticóide. Se não houver cura, está indicado tratamento cirúrgico. Quando se tratar de linfangioma, deve-se proceder à ressecção cirúrgica minucio-

sa e completa. Não está indicada escleroterapia nesses casos. Se permanecerem restos, provavelmente haverá recidiva da doença. A cirurgia, nesses casos, mesmo quando realizada por profissionais experientes, apresenta índice significativo de lesão do nervo facial.

NEOPLASIAS BENIGNAS

Adenoma pleomórfico (tumor misto) – trata-se de neoplasia benigna, sua incidência vem em segundo lugar, após o hemangioma, em ordem de freqüência. Acomete crianças entre 3 e 16 anos de idade. O tratamento é cirúrgico, com ressecção total da massa, preservando-se cuidadosamente o nervo facial. Recidivas são raras. Eventualmente, pode apresentar malignização, passando a ter comportamento agressivo com invasão local e metastatização a distância.

NEOPLASIAS MALIGNAS

Carcinoma mucoepidermóide – a incidência de câncer de parótida na criança é rara, correspondendo a 0,5% de todos os tumores, sendo que o carcinoma mucoepidermóide é o que apresenta maior incidência (32%). O prognóstico depende da gradação histológica, que é baseada na presença de elementos epidermóide e glandulares. Quanto mais elementos epidermóides, maior a malignidade do tumor. Os tumores com baixo grau de malignidade (15% dos casos) apresentam evolução lenta e podem causar apenas problemas locais. O tratamento cirúrgico agressivo local normalmente produz bons resultados. Não está indicado esvaziamento ganglionar radical. Raramente metastatizam. Há um gradiente muito grande de malignidade entre essa forma e a de alto grau de malignidade (60% dos casos), que são localmente agressivos e propensos a invadir nervos, vasos e metastatizar precocemente. O tratamento cirúrgico deve ser mais agressivo, com ressecção do tumor e dos gânglios regionais, seguido de radioterapia complementar.

Adenocarcinoma – corresponde a 16% dos tumores malignos da parótida. Não há idade preferencial para a doença. Também nesse tipo de tumor a gradação de malignidade é importante para o prognóstico. O tratamento cirúrgico é conservador quando possível, ressecando-se apenas o lobo superficial da parótida. É mais sensível à quimioterapia e radioterapia do que o carcinoma mucoepidermóide.

Tumor misto maligno – representa 14% das neoplasias da glândula salivar. Acredita-se que seja proveniente de sua contraparte benigna, isto é, o adenoma pleomórfico, quando este apresenta recidiva. Mas existe controvérsia a respeito da sua origem. Alguns autores acreditam que a malignização advém da própria evolução do adenoma pleomórfico. É agressivo e de mau prognóstico.

BIBLIOGRAFIA

1. AGATON-BONILLA, F.C. & GAY-ESCODA, C. – Diagnosis and treatment of branchial cleft cysts and fistulae. A retrospective study of 183 patients. *Int. J. Oral. Maxillofac. Surg.* **25**:449, 1996. 2. BILL Jr. A.H. & VALDHEIM, J. L. – Cysts, sinuses and fistulas of the neck arising from the first and second branchial cleft. *Ann. Surg.* **142**:904, 1955. 3. BELFIORE, A. et al. – High frequency of cancer in cold thyroid nodules ocurring at young age. *Acta Endocrinol.* **121**:197, 1989. 4. BURGUES-PRADES, P.L. et al. – Thyroglossal duct cysts. Do prior inflammatory episodes influence the number of recurrences? *An. Esp. Pediatr.* **44**:422, 1996. 5. CARITHERS, H.A. – Cat scratch skin test antigen: purification by heating. *Pediatrics* **60**:928, 1977. 6. CARITHERS, H.A.; CARITHERS, C.M. & EDWARDS Jr., R.O. – Cat scratch disease: its natural history. *JAMA* **207**:312, 1969. 7. EIN, S.H. et al. – Management of recurrent thyreoglossal duct remnants. *J. Pediatr. Surg.* **19**:437, 1984. 8. GRAY, S.W. & SKANDALAKIS, J.E. – The pharynx and its derivatives. **In** *Embryology for Surgeons: The Embryological Basis for the Treatement of Congenital Defects*. Philadelphia, Saunders, 1972, p. 15. 9. KENT, D.C. – Tuberculous lymphadenitis: not a localized disease process. *Am. J. Med. Sci.* **254**:866, 1967. 10. LIM-DUNHAM, J.E. et al. – Sonographic demonstration of a normal thyroid gland excludes ectopic thyroid in patients with thyroglossal duct cyst. *Am. J. Roentgenol.* **164**:1489, 1995.

11. MacKELLAR, A. – Diagnosis and management of atypical mycobacterial lymphadenitis in children. *J. Pediatr. Surg.* **11**:85, 1976. 12. MALINOWSKI, W. & BISKUP, I. – Prenatal ultrasound diagnosis of cystic hygroma ocurring in twin pregnancies. *Acta Genet. Med. Gemellol.* **45**:387, 1996. 13. MOORE, G.W.; HUTCHINS, G.M. & O'RAHILLY, R. – The estimated age of staged human embryos and early fetuses. *Obstetrics.* **139**:500, 1982. 14. MUKEL, R.A. & CALCATERRA, J.G. – Management of recurrent thyreoglossal duct cyst. *Arch. Otolaryngol.* **109**:34, 1983. 15. RANKOW, R.M. & HANFORD, J.M. – Congenital anomalies of the first branchial cleft. *Surg. Gynecol. Obstet.* **96**:102, 1953. 16. SOEUR, R. – Treatement of congenital torticollis. *J. Bone Joint Surg.* **38**:35,1940. 17. PORTER, S.B. & BLOUNT, B.W. – Pseudotumor of infancy and congenital muscular torticollis. *Am. Fam. Physician.* **52**:1731,1995. 18. SABIN, F.R. – On the origin of the lymphatic system from veins and the developement of the lymph heart and thoracic duct in the pig. *Am. J. Anat.* **1**:367, 1901. 19. SCORZA, W.E. & VINTZILEOS, A. – First and second trimester sonography: an American perspective. *Int. J. Fertil. Menopausal Stud.* **41**:288, 1996. 20. SEIFERT, G. & DONATH, K. – Hybrid tumors of salivary glands. Definition and classification of five rare cases. *Eur. J. Cancer B. Oral. Oncol.* **32B**:251, 1996. 21. SPIRO, R. & SPIRO, J. – Cancer of the salivary glands. In Meyers, E. & Suen, J. eds. *Cancer of the head and Neck.* 2nd ed, New York, Churchill Livingstone, 1984, p. 645. 22. TAMAGAWA, Y.; KITAMURA, K. & MIYATA, M. – Branchial cyst of nasofarynx: resection via the endonasal approach. *J. Laryngol. Otol.* **109**:139, 1995. 23. Van WYMERSCH, D.; FAVRE, R. & GASSER, B. – Use of three-dimensional ultrasound to estabilish the prenatal diagnosis of Fryns syndrome. *Fetal. Diagn. Ther.* **11**:335, 1996.

---

7   Afecções Cirúrgicas do Tórax

MANOEL CARLOS PRIETO VELHOTE

São inúmeras as situações em que o pediatra necessita da colaboração do cirurgião pediatra para auxiliá-lo no diagnóstico, condução ou tratamento de pacientes com afecções torácicas.

Tais situações vão desde o derrame pleural até situações mais raras, como o cisto broncogênico. Podem apresentar-se antes do nascimento, como na doença adenomatóide cística diagnosticada pela ultra-sonografia intra-útero, ou no fim da adolescência, como o seqüestro pulmonar. Podem ser de diagnóstico bastante fácil, como as pneumatoceles, e casos mais complexos, como as pneumonias intersticiais crônicas, nas quais apenas a biopsia pulmonar pode eventualmente esclarecer o diagnóstico. O valor desse procedimento, no entanto, será discutido no item Biopsias pulmonares.

À exceção das bronquiectasias, apenas a sintomatologia não permite o diagnóstico de certeza da maioria das afecções. Quadros repetidos de broncoespasmo ou infecciosos, de repetição ou não, acompanhados de tosse, febre e expectoração e manifestações de dispnéia, taquipnéia e cansaço fácil englobam os sintomas gerais e inespecíficos de praticamente todas as doenças torácicas.

Devemos lembrar que, embora satisfatório para o diagnóstico da maioria das afecções, a radiografia simples de tórax nem sempre sela o diagnóstico, sendo necessário lançar mão de outros exames para o diagnóstico correto. Didaticamente, separamos as afecções cirúrgicas em situações infecciosas, congênitas e outras.

AFECÇÕES RELACIONADAS OU ASSOCIADAS A PROCESSOS INFECCIOSOS

Em nosso meio, são freqüentes as infecções pleuropulmonares relacionadas a baixo nível socioeconômico, desnutrição, poluição ambiental, incidindo principalmente nos meses de inverno. Com freqüência, essas crianças evoluem com complicações que necessitam de procedimentos cirúrgicos.

Derrame e empiemia pleural

É muito freqüente que, em processos pneumônicos e broncopneumônicos, exista uma transudação de líquido para o espaço pleural, principalmente quando o processo infeccioso é periférico, atingindo a pleura visceral. Esses derrames metapneumônicos, quando pequenos e laminares, necessitam apenas de acompanhamento clínico. Quando a resposta ao tratamento clínico for satisfatória, haverá regressão da febre, toxemia e do próprio derrame pleural, sem necessidade de punção.

Derrames metapneumônicos volumosos devem ser puncionados e esvaziados, pois comprometem a expansibilidade pulmonar.

O empiema pleural consiste na infecção do espaço pleural por bactérias piogênicas, na maioria das vezes conseqüência da infecção do parênquima pulmonar subjacente. Costuma acompanhar-se de febre alta e toxemia, apesar da antibioticoterapia conveniente instituída. O empiema pleural sempre deve ser drenado.

A radiografia simples de tórax não permite a diferenciação entre empiema e derrame, revelando somente o velamento provocado pela coleção intrapleural (Fig. 5.23). O diagnóstico diferencial de certeza entre derrame pleural e empiema é realizado pela punção pleural. Esta costuma ser realizada com anestesia local e sedação (midazolam), puncionando-se o tórax com agulha grossa, de ponta não cortante, no sexto espaço intercostal, na linha axilar média, rente à borda superior da costela, para evitar o feixe vasculonervoso intercostal.

A análise visual do líquido obtido permite o diagnóstico: líquido amarelo-citrino → derrame; líquido francamente purulento → empiema. O material obtido pela punção sempre deve ser encaminhado ao laboratório para bacterioscopia, cultura e antibiograma.

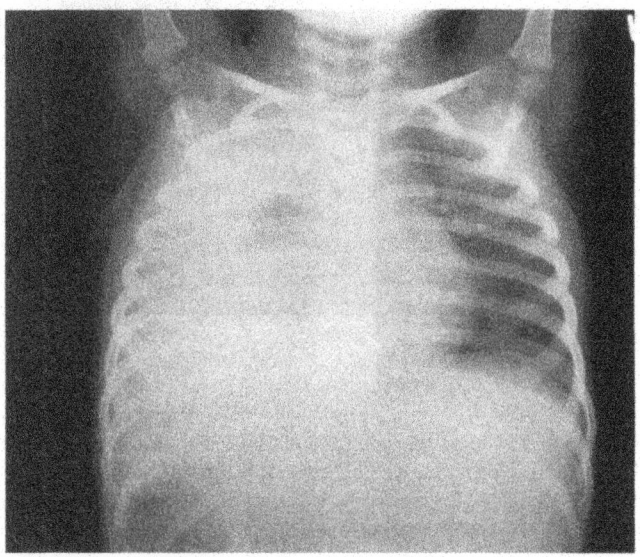

Figura 5.23 – Empiema pleural. Velamento do hemitórax direito.

Em casos duvidosos, de obtenção de líquido fluido, escasso e turvo, a conduta quanto à drenagem pode ser baseada na clínica ou no laboratório. Se o paciente estiver muito toxemiado e com febre alta, é mais prudente a drenagem. Se estiver clinicamente em boas condições, o líquido pleural deve ser esvaziado e analisado para glicose, pH, DHL e bacterioscopia. A multiplicação de bactérias no espaço pleural consome glicose e produz catabólitos ácidos, sugerindo a necessidade de drenagem. Dosagem de glicose no líquido pleural inferior a 50mg/ml, pH abaixo de 7,3 e desidrogenase láctica superior a 200mg/ml são dados que indicam a drenagem. A presença de numerosas bactérias no líquido também favorece a indicação de drenagem pleural.

Em crianças com idade inferior a 6 meses, a bactéria mais freqüente é o *Staphylococcus aureus*. Acima de 1 ano, as mais freqüentes são o *Streptococcus pneumoniae*, o *Staphylococcus aureus* e o *Haemophilus influenzae*.

Quando indicada, a drenagem deve ser realizada pela introdução do dreno no espaço pleural através do sexto espaço intercostal, na linha axilar média, sempre que possível em sala de cirurgia, sob sedação ou anestesia geral. Damos preferência aos drenos tubulares multiperfurados com drenagem sob selo d'água. Entretanto, pela dificuldade de bom posicionamento dos drenos tubulares, na maioria das vezes utilizamos drenos de Pezzer ou Malecot, os quais, na maioria das vezes, funcionam de maneira satisfatória.

O tempo médio de drenagem é de cinco a sete dias. O dreno deve ser diariamente comprimido para não obstruir.

Não se deve ter pressa para sua retirada. Os critérios de retirada são: melhora do quadro infeccioso, ausência de drenagem de volumes significativos, apenas turvação do frasco de drenagem, diminuição acentuada da oscilação do nível líquido do sistema de drenagem.

Na maioria dos casos, a drenagem tem sucesso na resolução do empiema. Drenagens insatisfatórias necessitam de troca de drenos obstruídos, reavaliação de septos pela ultra-sonografia ou tomografia, e eventualmente limpeza torácica por via videotoracoscópica com reposicionamento do dreno.

Casos de empiema, de drenagem tardia, já com septos ou pus muito espessos, podem beneficiar-se de limpeza videotoracoscópica precoce com posicionamento da drenagem sob visão direta.

Deve-se lembrar que, ao contrario do empiema de pacientes adultos, a evolução do empiema em crianças é benigna a longo prazo. Empiemas com grande espessamento pleural e restrição de expansão da caixa torácica na fase aguda, após resolução do processo infeccioso, podem permanecer detectáveis clínica e radiologicamente por meses, para, finalmente, evoluir para cura total, sem seqüela pleural. É excepcional a necessidade de decorticação da fibrose pleural por restrição da expansibilidade pulmonar como seqüela do empiema em crianças.

Abscesso de pulmão

O abscesso de pulmão pode acompanhar graves infecções do parênquima pulmonar, com febre alta e toxemia. Costuma ser lesão única, evidenciada à radiografia por liquefação necrótica do tecido pulmonar. O material necrótico geralmente é eliminado pela via respiratória (vômica), permanecendo uma cavitação de paredes espessadas no parênquima pulmonar. Por ter etiologia aspirativa, localiza-se, na maioria das vezes, nos lobos superiores, principalmente à direita, e tem maior incidência em lactentes e neuropatas, pela posição constante em decúbito ventral (Fig. 5.24).

O tratamento inicial é clínico, deixando-se os procedimentos cirúrgicos para as complicações ou evoluções arrastadas ou insatisfatórias. O tratamento antibiótico costuma ser prolongado, para evitar recidivas, e sempre deve incluir, também, antibiótico para germes anaeróbios. A evolução natural da doença pode ser encurtada pela drenagem endoscópica transbrônquica ou externa da cavidade. A drenagem transbrônquica deve ser realizada com cautela, ante-

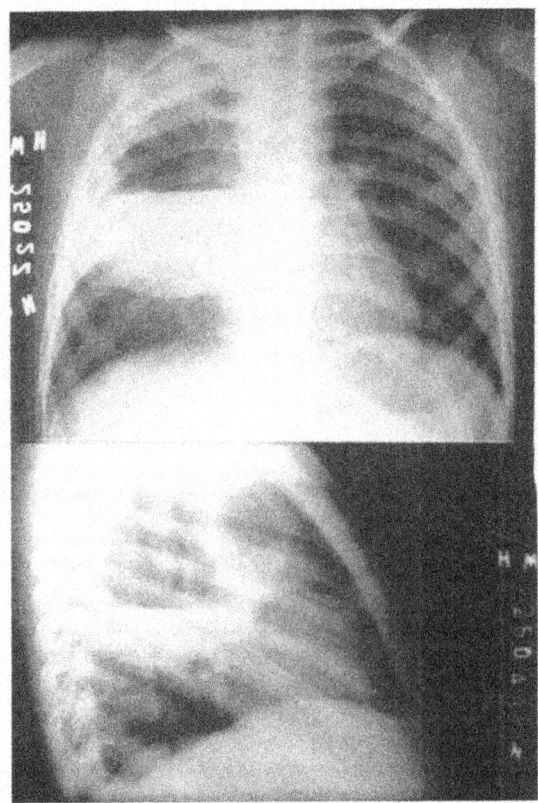

Figura 5.24 – Imagem de escavação em lobo superior direito, com paredes espessas e conteúdo líquido do abscesso de pulmão.

cedendo a drenagem espontânea do material sob pressão, pelo risco de rotura e aspiração maciça de pus. Deve iniciar-se pela punção e aspiração do abscesso até seu esvaziamento.

O tratamento cirúrgico é indicado na fase aguda se existir deterioração clínica, a despeito da terapêutica antibiótica apropriada ou para diminuir a permanência hospitalar de casos arrastados. A drenagem transtorácica costuma ser eficiente, e o risco do empiema é baixo pelo fato de o pulmão encontrar-se firmemente aderido à pleura parietal. A toracotomia ampla raramente é indicada, sendo reservada para processos supurativos que cronificam com fístulas crônicas broncopleurais, as quais necessitam de lobectomia para sua cura.

Pneumatoceles

As pneumatoceles são escavações pulmonares, geralmente seqüela de infecções estafilocócicas, que costumam aparecer na fase de regressão infecciosa. A lesão do tecido pulmonar e a destruição de fibras elásticas permitem a formação de cavidades císticas, de parede fina, geralmente de conteúdo somente aéreo, únicas ou múltiplas, em qualquer local do parênquima pulmonar (Fig. 5.25).

A presença da pneumatocele não implica atividade infecciosa atual da bactéria desencadeante. É lesão residual, que normalmente regride sem tratamento específico, não necessitando, pois, de tratamento cirúrgico.

Em casos excepcionais, a pneumatocele hiperinsufla-se, comprimindo e atelectasiando parcialmente o parênquima subjacente, às vezes chegando a proporções assustadoras. Nesses casos, a clínica é que indica a necessidade de se realizar uma drenagem ou ressecção parcial da parede da pneumatocele, para permitir a expansão do parênquima. Porém, a necessidade de intervenção cirúrgica em pneumatoceles é excepcionalmente rara. A cirurgia está somente indicada em raros casos de insuficiência respiratória ou intensa restrição à atividade física. Mesmo casos de pneumatoceles gigantes estáveis regridem totalmente ao longo de meses.

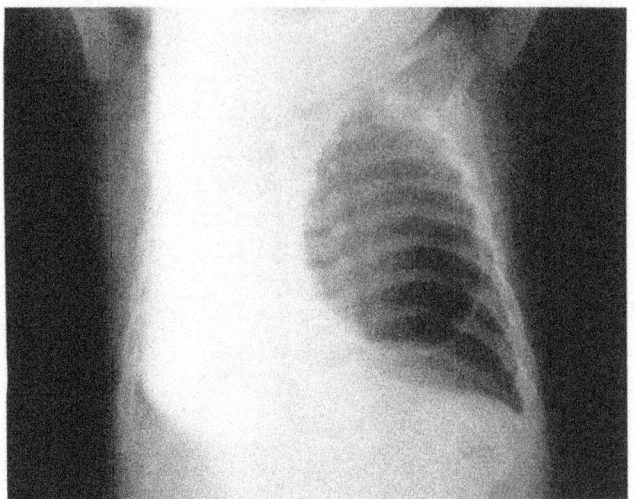

Figura 5.25 – Pneumatocele. Imagem cística, de paredes finas.

Pneumatoceles "derramadas", acompanhadas de quadros infecciosos, que não regridem com tratamento antimicrobiano, podem necessitar de drenagem. Quando a pneumatocele se rompe, provoca pneumotórax ou piopneumotórax, que deve ser tratado pela drenagem pleural. Na fase aguda da infecção, em circunstâncias especiais, crianças com pneumatoceles múltiplas, hiperinsufladas e grave insuficiência respiratória podem ser submetidas à cirurgia de ressecção parcial das pneumatoceles, para permitir a expansão do parênquima atelectasiado, como tentativa desesperada de melhorar as condições de ventilação.

Supuração pulmonar crônica e fístula broncopleural

As infecções pulmonares, na maioria das vezes, regridem com a tratamento clínico, sem deixar seqüela. Em casos raros, ocorre uma verdadeira pneumonia necrosante, acompanhada de piopneumotórax, que, apesar da drenagem torácica prolongada, permanece com área de condensação radiológica e fístula broncopleural crônica, com episódios de agudização infecciosa (Fig. 5.26). Esses casos, de difícil resolução clínica, necessitam de toracotomia com ressecção do tecido pulmonar desvitalizado, não raro sendo realizada lobectomia como forma de tratamento definitivo. São casos de correção cirúrgica trabalhosa e arriscada, única medida terapêutica curativa para essa situação.

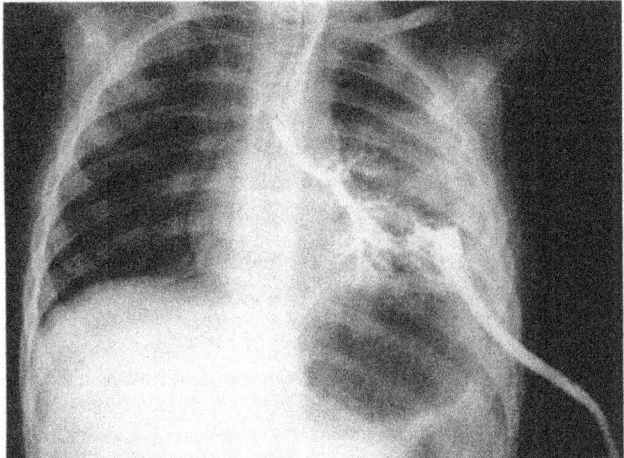

Figura 5.26 – Supuração pulmonar crônica, com fístula broncopleural demonstrada por fistulografia.

Bronquiectasias

A bronquiectasia consiste na dilatação crônica e irreversível de um grupo de brônquios cuja origem pode ser proveniente de múltiplos fatores, que clinicamente se caracteriza por uma situação basal de tosse diária, produtiva, com abundante secreção (principalmente matutina). A esse quadro basal associam-se episódios de infecção superajuntada que agravam ainda mais as lesões brônquicas pre-existentes. Sua incidência vem diminuindo principalmente pelo controle vacinal da coqueluche e do sarampo. Pode estar associada à síndrome de imobilidade ciliar, imunodeficiências, mucoviscidose etc. Na maioria das vezes, porém, não apresenta correlação com nenhum fator específico, a não ser com infecções respiratórias. A bronquiectasia acomete principalmente lobos basais, nos quais a secreção se acumula mais facilmente. O diagnóstico radiológico é suspeitado quando associado ao quadro clínico sugestivo, detectam-se áreas pequenas, nodulares, confluentes, nas bases dos pulmões, lembrando um favo de mel. Com freqüência, existe atelectasia com grande destruição do parênquima dos lobos inferiores, situação que indica a necessidade de ressecção cirúrgica (Fig. 5.27).

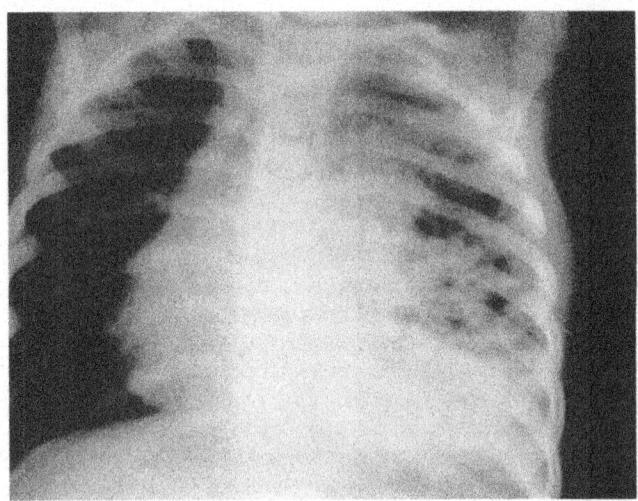

Figura 5.27 – Imagens em favo de mel, características da bronquiectasia cística.

Quando se avalia a indicação de cirurgia, deve-se realizar broncografia, para determinar a extensão da doença e programar a extensão da ressecção cirúrgica.

O tratamento, de modo geral, nas bronquiectasias é clínico, por fisioterapia, fluidificação das secreções e antibioticoterapia profilática. Reserva-se a cirurgia para casos localizados, nos quais ela pode ser curativa. Casos bilaterais de piora clínica podem beneficiar-se de cirurgias paliativas que ressequem a maior parte das áreas exsudativas, melhorando a sintomatologia.

Nos casos bilaterais, não se deve ressecar mais do que 10 segmentos. Este é o número máximo de segmentos que podem ser ressecados de uma só vez, pois ressecções mais extensas têm grande risco de deixar o parênquima insuficiente para ventilação. Cirurgias realizadas de modo estadiado permitem ressecções de até 13 segmentos. Embora seja procedimento cirúrgico meticuloso e trabalhoso, costuma evoluir sem complicações.

Biopsias pulmonares

Em várias situações clínicas, o pediatra solicita a biopsia do tecido pulmonar com o objetivo de diagnóstico histológico de pneumopatias intersticiais, pesquisa de fungos, *Pneumocystis carinii*, cultura de bactérias a partir dos tecidos, diagnóstico de pneumopatias em imunodeprimidos, pacientes dependentes de oxigênio etc.

Com muita freqüência, embora podendo chegar a algum diagnóstico, o real benefício com esse procedimento é muito pequeno quanto à modificação da terapêutica já estabelecida. Esse fato é particularmente verdadeiro em imunodeprimidos, quando o diagnóstico não muda substancialmente a evolução e a terapêutica, quase sempre já ampla e abrangente, dos casos. Esse fato deve ser considerado, principalmente se levarmos em conta o grande risco do procedimento em pacientes graves.

A biopsia pode ser obtida a céu aberto, mediante pequena toracotomia, ou por toracoscopia, quando o tecido a ser biopsiado pode ser escolhido. A drenagem concomitante do tórax pode ser ou não realizada, a critério do cirurgião. De maneira geral, é prudente a drenagem em pacientes com insuficiência respiratória ou submetidos à ventilação mecânica.

AFECÇÕES CONGÊNITAS

As afecções congênitas cirúrgicas do tórax na criança formam um conjunto pouco freqüente e diversificado de doenças, todas relacionadas a um desenvolvimento intra-útero inadequado de parte de tecido pulmonar que se desvia de sua evolução normal e passa a apresentar um desenvolvimento anômalo. Podem manifestar-se desde o período pré-natal até o fim da adolescência.

De maneira geral, o diagnóstico é realizado facilmente pela radiografia simples de tórax, embora, raramente, se necessite adicionalmente de tomografia computadorizada.

Doença adenomatóide cística

Essa doença consiste no desenvolvimento anômalo de tecido pulmonar que se desenvolve à semelhança de um hamartoma, sem conexão com a árvore traqueobrônquica, com várias linhagens de tecido concomitantes, coexistindo áreas císticas, cheias de muco, com áreas sólidas. A doença adenomatóide cística hoje é classificada sob três formas anatomopatológicas, descritas por Stocker:

Tipo I – cisto único ou múltiplo, com mais de 2cm de diâmetro, com epitélio ciliado colunar. É o tipo mais freqüente responsável pelos quadros antenatais.

Tipo II – múltiplos cistos menores que 1cm de diâmetro, revestidos por epitélio ciliado cubóide, com bronquíolos respiratórios e alvéolos distendidos, sem cartilagem.

Tipo III – grandes massas não-císticas, de estruturas semelhantes a bronquíolos revestidos de epitélio ciliado cubóide e massas alveolares revestidas de epitélio não-ciliado cubóide.

Essa afecção pode manifestar-se intra-útero, pelo seu crescimento exagerado, provocando insuficiência cardíaca do feto, com desenvolvimento de hidropisia fetal, não raro produzindo óbito intrauterino. Quando diagnosticada em feto viável, pode ser motivo de antecipação do parto, para salvar a vida da criança. Para essa doença devem-se dirigir as atenções da cirurgia fetal, quando o diagnóstico é realizado pela ultra-sonografia materna. Casos mais leves são diagnosticados em pré-escolares, com infecções respiratórias freqüentes, durante a realização de investigação radiológica.

A radiografia simples de tórax revela áreas sólidas alternando com áreas císticas, na base do pulmão, com aspecto que é classicamente descrito como lembrando uma hérnia diafragmática (Fig. 5.28). A cirurgia consiste na ressecção do lobo acometido, geralmente único, e cura o doente sem seqüelas.

Cisto broncogênico

Os cistos broncogênicos são malformações císticas centrais, cheias de muco, relativamente freqüentes, decorrentes do desenvolvimento independente de um grupo celular que se separa da traquéia ou brônquio-fonte ou lobar. Sua sintomatologia decorre do grau de compressão que produz e tem íntima correlação com sua topografia.

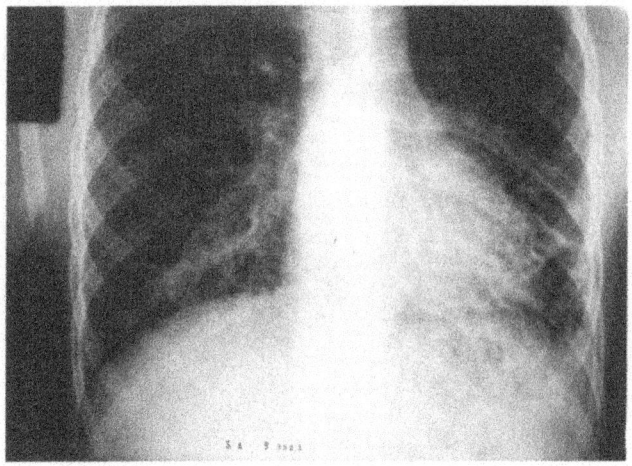

Figura 5.28 – Imagens císticas e sólidas da doença adenomatóide cística.

Pequenos cistos intercarinais podem, precocemente, produzir quadros de insuficiência respiratória, que necessitam de diagnóstico e correção em curto período de tempo. São mais freqüentemente diagnosticados em pré-escolares que apresentam broncoespasmos ou infecções respiratórias de repetição, causados pela compressão traqueal.

O diagnóstico é facilmente realizado pela radiografia simples de tórax, que revela presença de densidade homogênea paratraqueal. Cistos pequenos são mais bem identificados na tomografia (Fig. 5.29). O tratamento é essencialmente cirúrgico, consistindo na retirada do cisto por toracotomia lateral, procedimento que normalmente não apresenta maiores dificuldades técnicas.

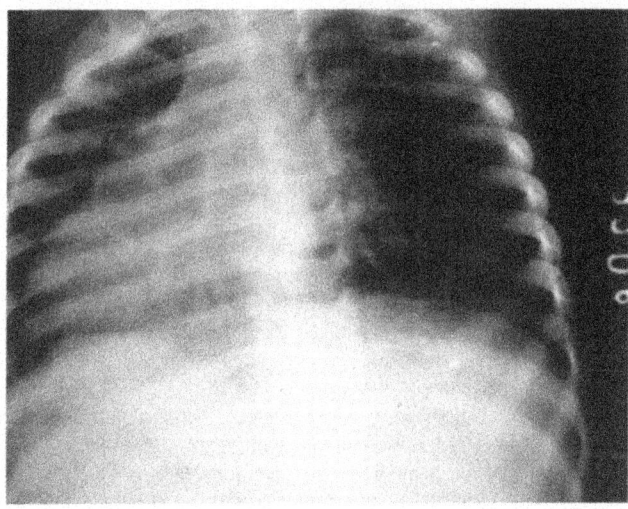

Figura 5.29 – Nódulo mediastinal correspondendo a cisto broncogênico.

Cisto congênito de pulmão

Os cistos congênitos de pulmão são malformações pulmonares periféricas, geralmente únicas e insufladas de ar. Raramente se infectam, ocasião em que ficam secundariamente cheios de líquido.

São raros nos recém-nascidos, apresentando crescimento volumétrico lento, sendo seus sintomas decorrentes da compressão de parênquima subjacente. São diagnosticados com mais freqüência em pré-escolares com queixa de infecções respiratórias de repetição.

O diagnóstico é geralmente realizado pela radiografia simples de tórax, que mostra lesões císticas, únicas, arejadas e de paredes finas (Fig. 5.30).

587

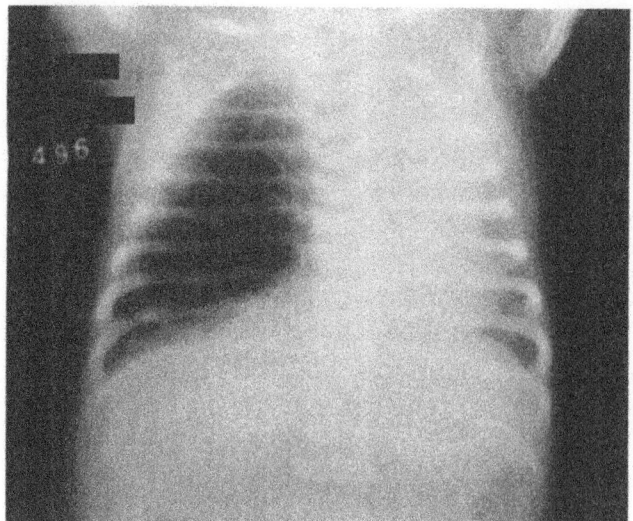

Figura 5.30 – Área hipertransparente, com limites arredondados e de parede fina, do cisto congênito do pulmão.

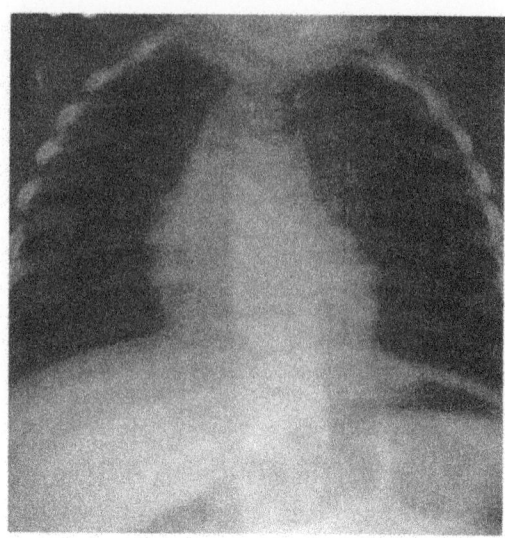

Figura 5.31 – Hiperinsuflação do hemitórax direito, com desvio do mediatino, decorrente de enfisema lobar congênito direito.

O diagnóstico diferencial mais importante é com pneumatoceles. Às vezes, é impossível em base clínica e radiológica. Apenas o acompanhamento, pela tendência ao desaparecimento espontâneo da pneumatocele, faz a diferenciação.

Enfisema lobar congênito

O enfisema lobar congênito é a doença que acomete um lobo pulmonar, geralmente os superiores ou médio, caracterizado por hiperinsuflação lobar que provoca hérnia de mediastino anterior, balanço contralateral do mediastino, atelectasia de lobos subjacentes, colocando, não raro, em risco a vida do paciente.

No enfisema lobar primário, acredita-se que a causa seja um mecanismo valvular que se estabelece em um brônquio lobar, permitindo a entrada do ar inspirado, mas dificultando sua saída. Uma broncomalacia localizada é, às vezes, demonstrada pela broncografia em 30% dos casos. Nos casos secundários à compressão brônquica, pode ser decorrente de anomalias cardiovasculares, adenomegalias etc. Raros casos são decorrentes de pequenos cistos broncogênicos que provocam compressão extrínseca da parede brônquica. Esses cistos podem ser diagnosticados pela broncoscopia ou por tomografia. O enfisema lobar costuma apresentar-se no berçário como graves quadros de insuficiência respiratória, ou no lactente como formas mais leves de hiperinsuflação. Em 80% dos casos manifesta-se no primeiro mês de vida.

A radiografia simples faz o diagnóstico pela evidência do lobo hiperinsuflado, apresentando fina trama vasobrônquica no seu interior. O diagnóstico diferencial deve ser feito com pneumotórax hipertensivo, quando a penetração dos raios X não forem adequados (Fig. 5.31).

O tratamento é essencialmente cirúrgico, não raro tendo o caráter de extrema urgência. Nos casos primários, consiste na ressecção do lobo acometido. É rara a recidiva em outro lobo dentre os remanescentes.

Seqüestro pulmonar

O seqüestro pulmonar corresponde à presença de tecido pulmonar de arquitetura normal, sem comunicação com a árvore brônquica e com irrigação proveniente de artéria sistêmica, geralmente a aorta abdominal. A drenagem venosa pode ser realizada por veias pulmonares, ázigos ou diretamente no átrio direito.

Pode ser extralobar, quando isolado da parênquima pulmonar, e intralobar, quando se aninha no interior de um lobo, mantendo sempre as características de irrigação sistêmica. Sua origem estaria relacionada a um broto respiratório acessório de desenvolvimento incompleto. Seu diagnóstico nem sempre é fácil. A sintomatologia predominante é de supuração pulmonar crônica, clinicamente indistinguível de outras causas de supuração pulmonar. Outras vezes, o seqüestro pulmonar pode transformar-se em abscesso pulmonar. Não raro, o extralobar é achado de cirurgia na correção de hérnias diafragmáticas ou de radiografia simples de tórax. Os intralobares, não raro, provocam pneumonias de repetição sempre no mesmo local. A confirmação diagnóstica é realizada pela tomografia ou por ultra-sonografia (Fig. 5.32). Apenas raramente é necessária a utilização de arteriografia, a qual, na realidade, não traz informações adicionais com vistas à indicação cirúrgica do processo pulmonar crônico supurativo.

O tratamento é cirúrgico. No extralobar, consiste na ressecção pura e simples da "massa". No intralobar, geralmente a ressecção do lobo é a regra.

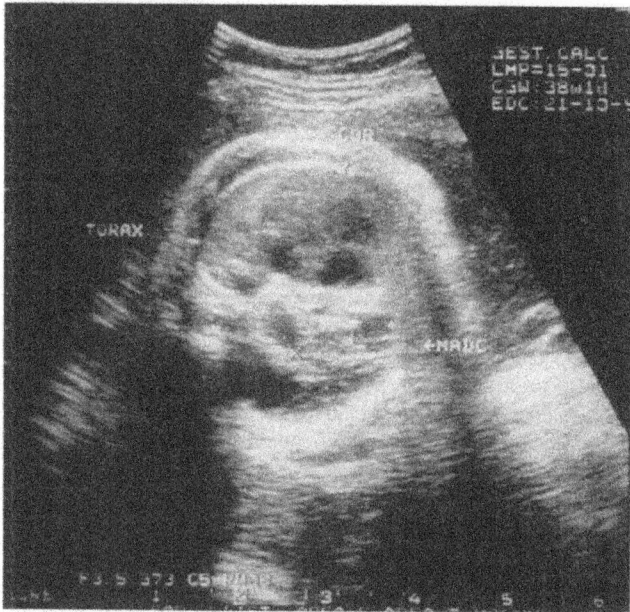

Figura 5.32 – Ultra-sonografia torácica mostrando imagem multicística pulmonar, sugestiva de seqüestro pulmonar.

BIBLIOGRAFIA

1. ASHCRAFT, K.W. & HOLDER, T.M. – *Pediatric Surgery*. Philadelphia Saunders, 1993. 2. BARKER, A.F. & BARDANA, E.J. – Bronchiectasis: update of an orphan disease. *Am. Rev. Respir. Dis.* **137**:969, 1988. 3. BAUM, G.L. – Textbook of Pulmonary Disorders. 2nd ed., Boston, Little, Brown, 1974, p. 885. 4. BROOK, I – Lung abscesses and pleural empyema in children. *Adv. Pediatr. Infec. Dis.* **8**:159, 1993. 5. CHERNICK, V. (ed) – *Kendig's Disorders of the Respiratory Tract in Children*. 5th ed., Philadelphia, Saunders, 1991, p. 429. 6. DELL'AGNOLA, C.A. et al. – Prenatal ultrassonographic and early surgery for congenital cystic disease of the lung. *J. Pediatr. Surg.* **11**:1414, 1992. 7. FREEMAN, NV et al. – *Surgery of the New-born*. New York, Churchill Livingstone, 1994. 8. HARRISON, M.R. et al. – Antenatal intervention for congenital cystic adenomatoid malformation. *Lancet* **336**:965, 1990. 9. KRAVITZ, R.M. – Congenital malformations of the lung. Pediatr. Clin. North Am. **41**:453, 1994. 10. KOSLOSKE, A. et al. – Drainage of pediatric lung abscess by cough, catheter or complete resection. *J. Pediatr. Surg.* **21**:596, 1986. 11. NAKAIE, C.M.A.; CARDIERI, J.M. & ROZOV, T. – Abscesso pulmonar: relato de 26 casos. *Pediat. (S.Paulo)* **7**:132,1985. 12. ROZOV, T. & CARVALHO, C.R.R. – *Doenças pulmonares em Pediatria*. Harper & Row, 1987. 13. WELCH, K.J. et al. – *Pediatric Surgery*. 4th ed., Year Book Med Publ, 1986. 14. YELLIN, A.; YELLIN, E. & LIEBERMAN, Y. – Percutaneous tube drainage: the treatment of choice for refractory lung abscess. *Ann. Thorac. Surg.* **39**:266, 1985.

8	Refluxo Gastroesofágico

WAGNER CORDEIRO MARUJO

O refluxo do conteúdo gástrico para o esôfago é um evento fisiológico. Todas as crianças apresentam algum grau de refluxo durante o período de desenvolvimento, o qual se torna menos freqüente com a idade. Na maioria das vezes, o refluxo não leva a seqüelas, mas complicações, algumas graves, podem ocorrer. As principais complicações associadas a episódios de refluxo gastroesofágico (RGE) são o atraso no desenvolvimento pondo-estatural, anemia, estenose esofágica, distúrbios respiratórios e esôfago de Barrett, complicação esta mais rara em crianças, e síndrome da morte súbita do recém-nascido. No passado, o indicador mais comum do RGE era a presença de vômitos não-biliosos e/ou regurgitações recorrentes, associados ou não a um atraso do desenvolvimento pondo-estatural. Atualmente, a maioria dos lactentes com RGE é encaminhada para investigação por problemas respiratórios complexos, como asma de difícil controle, pneumonias de repetição, tosse crônica ou crises recorrentes de bronquite. O desafio que se enfrenta é determinar a relação efetiva entre os sintomas respiratórios e o RGE e quais os testes diagnósticos mais apropriados para definir se tal relação é causal e clinicamente significativa. Ainda mais complexo é determinar quais as crianças com sinais discretos de RGE que necessitam de tratamento clínico ou cirúrgico. A solução desses desafios procura evitar que muitas crianças sejam submetidas não só a avaliações diagnósticas, como também a tratamentos custosos e desnecessários.

FISIOPATOLOGIA

Esfíncter inferior do esôfago

Os dois terços distais do esôfago são constituídos por musculatura não-estriada e, portanto, independente do controle voluntário. A camada circular externa é a principal responsável pelas ondas peristálticas, assim como pela manutenção do tono do esfíncter inferior do esôfago (EIE). O EIE constitui o elemento mais importante da barreira fisiológica entre o esôfago e o estômago. A maior parte do EIE é intra-abdominal. A musculatura dessa região é mais responsiva à gastrina e a elementos colinérgicos e adrenérgicos, se comparada à musculatura lisa adjacente. Estudos em adultos revelam que, nos limites inferiores da normalidade, a pressão basal de repouso é de 6mmHg e o comprimento médio de 2cm, tendo o componente intra-abdominal mais de 1cm de extensão. Nas crianças com idade inferior a 3 meses, a extensão do esfíncter varia de 0,75 a 2cm (média: 1cm), e nas crianças maiores de 1 ano, de 0,75 a 3cm (média de 1,6cm). Nas primeiras semanas de vida, a pressão de repouso do EIE parece ser relativamente menor, alcançando os valores observados em adultos por volta dos 2 meses de idade.

O RGE pode ocorrer quando a pressão ou a extensão do esfíncter estão abaixo dos limites normais. A insuficiência do EIE pode ser causada por uma série de eventos: fraqueza primária da musculatura, curta extensão do esfíncter, disfunção dos mecanismos de controle do tono, número anormalmente elevado de episódios de relaxamento transitório, deslocamento do EIE para o tórax. Nem todos os episódios de RGE estão relacionados a uma deficiência pressórica do EIE. Um esfíncter defeituoso só é observado em cerca de 60% dos adultos com RGE. Somente 20% de todos os episódios de refluxo podem ser explicados por uma pressão esfincteriana deficiente. Embora um subgrupo de lactentes apresente redução substancial das pressões de repouso do EIE, a maioria das crianças com RGE apresenta pressões basais dentro dos limites da normalidade e há, até mesmo, um subgrupo de crianças com pressões aumentadas.

Mecanismos de controle

O EIE está sob a influência fisiológica de vários mecanismos neurais e humorais, além dos elementos anatômicos do ângulo de Hiss, da pressão dos pilares diafragmáticos e do degrau pressórico entre os elementos intra-abdominais e intratorácicos. A motilidade gástrica exerce influência direta sobre a pressão do EIE. A gastrina e a motilina aumentam o tono do EIE, enquanto a colecistocinina, a secretina e o peptídeo intestinal vasoativo o reduzem. O EIE de alguns doentes com RGE apresenta sensibilidade alterada a alguns desses hormônios. Entretanto, não está claro se essas observações são eventos primários ou secundários. Os pilares diafragmáticos desempenham importante papel no desenvolvimento da pressão basal do EIE. O deslocamento do esfíncter para o tórax, como verificado nos casos de hérnia hiatal por deslizamento, pode ser confirmado manometricamente por meio de duas zonas de alta pressão no esôfago distal.

Relaxamento transitório do EIE

O EIE relaxa-se normalmente durante a propagação da onda peristáltica que se segue à deglutição. Entretanto, o esfíncter pode relaxar-se em um período inter-prandial, parecendo corresponder a um mecanismo fisiológico de eructação. Ele parece estar associado a mais de 90% dos episódios de refluxo em indivíduos adultos normais, mas sua relevância na determinação do refluxo patológico (RGE) é desconhecida. Estímulos elétricos subliminares desencadeados pelo pinçamento diafragmático sobre o estômago herniado, sem indução de ondas peristálticas, podem estimular o relaxamento transitório de EIE. Entretanto, quando se considera que baixas pressões tônicas do EIE não são observadas na maioria dos doentes com RGE, outros mecanismos, como a hipertensão da câmara gástrica, capaz de suplantar o tono basal do EIE, e o relaxamento transitório do esfíncter, podem possibiltar o refluxo. O relaxamento inadequado do EIE pode ser a causa primária da maioria dos episódios de RGE. Em crianças, o relaxamento transitório do EIE, associado ou não à deglutição, parece ser a principal causa de refluxo. A hipotonicidade basal do EIE é responsável por menos de 10% dos episódios de refluxo e só está presente quando o refluxo é patológico.

Clareamento ácido do esôfago

A deglutição de saliva é responsável pela neutralização de grande parte da secreção ácida que freqüentemente reflui para o esôfago. Em condições normais, a primeira onda peristáltica é capaz de clarear esse ambiente ácido. Entretanto, durante o sono, há uma natural inibição da produção de saliva, prejudicando esse mecanismo fisiológico de neutralização. A disfunção da atividade peristáltica no esôfago distal pode ser responsável pelo clareamento atrasado da secreção ácida, que é observado durante os episódios de refluxo em crianças com esofagite grave.

Fisiologia gástrica

Influência do esvaziamento gástrico sobre o RGE – a distensão gástrica associada ao esvaziamento atrasado dos alimentos presentes no estômago pode resultar em alteração no alinhamento das fibras musculares na região do cárdia e comprometer funcionalmente a ação do EIE. Cerca de 40% dos adultos com RGE apresentam atraso no esvaziamento do estômago. Embora a maioria dos lactentes com RGE tenha um tempo de esvaziamento gástrico dentro dos limites da normalidade, muitos lactentes com RGE grave apresentam esvaziamento atrasado. Inversamente, algumas crianças com RGE apresentam velocidade de esvaziamento gástrico aumentado.

Secreção gástrica ácida – menos de 5% dos pacientes adultos com RGE apresentam hipersecreção ácida. Essa observação sugere que distúrbios secretórios do estômago desempenham papel irrelevante na fisiopatologia do RGE na grande maioria dos pacientes.

Resistência da mucosa gástrica – diferentemente do estômago, a mucosa esofágica é desprovida de camada de muco e o epitélio não secreta bicarbonato. Os fatores epiteliais, incluindo a membrana celular, o transporte ativo de sódio-hidrogênio, os tampões de hidrogênio e a replicação celular, constituem a barreira contra a retrodifusão de hidrogênio para dentro da mucosa. Além disso, a proteção esofágica é ampliada pelo fluxo sangüíneo e seu efeito-tampão.

MANIFESTAÇÕES CLÍNICAS

A manifestação clínica do RGE na criança em idade pré ou escolar é semelhante à verificada nos adultos. Episódios isolados de pirose e epigastralgia estão freqüentemente associados a quadros dispépticos agudos. Esses episódios são autolimitados, duram 12 a 48 horas e não são acompanhados de repercussões clínicas maiores. Entretanto, quando esse quadro é mais exuberante e persistente, exigindo terapêutica antiácida e pró-cinéticos por períodos prolongados, caracteriza-se um quadro crônico e patológico que pode exigir investigação. A piora dos sintomas está freqüentemente associada à realização de exercícios, à presença de obesidade e a períodos de estresse. Muitas dessas crianças desenvolvem recorrência dos sintomas após a interrupção do tratamento.

Diferentemente da criança maior, as manifestações clínicas do RGE no lactente são variadas, incluindo desde quadros digestivos até quadros exclusivamente respiratórias. A história clínica do lactente com RGE é geralmente inespecífica, exceto pelos episódios freqüentes de regurgitação ou vômitos, caracteristicamente não-biliosos. O exame físico é incaracterístico ou pode refletir complica-

ções associadas ao refluxo: anemia secundária à esofagite, desnutrição protéico-calórica e quadros respiratórios. Entretanto, nem sempre os sintomas estão associados a episódios recorrentes de regurgitação. Em centros especializados, as complicações respiratórias são a apresentação mais freqüente de RGE, incluindo episódios de apnéia, engasgo, tosse crônica, chiado, pneumonias recorrentes ou doença pulmonar crônica. É importante a investigação de RGE no bebê chiador.

Deve-se salientar que todos os lactentes apresentam algum grau de refluxo, sem caracterizar um quadro patológico. Nessas crianças, não há nenhuma repercussão clínica secundária a esses episódios eventuais de refluxo. Por outro lado, episódios freqüentes de regurgitação podem estar relacionados a processos não-digestivos, como infecção, alterações metabólicas ou neurológicas, ou mesmo outras condições anatômicas suboclusivas. Dessa forma, é importante obter uma história clínica detalhada, assim como proceder a um exame físico completo. Em determinadas circunstâncias, a avaliação clínica da criança considerada "vomitadora", mesmo do chamado lactente "vomitador" aparentemente saudável ("happy spitter"), justifica-se não somente para confirmar o diagnóstico de refluxo como também para excluir outras alterações que podem mimetizar o refluxo. A grande maioria das crianças com refluxo sintomático nos primeiros 6 a 12 meses apresenta resolução espontânea do problema entre 9 e 24 meses de idade.

Os sintomas respiratórios estão entre as mais comuns manifestações associadas ao vômito no lactente com RGE. Entretanto, mais da metade dos lactentes com quadros respiratórios secundários ao RGE apresenta poucos ou mesmo nenhum episódio de vômito. Outros sintomas inespecíficos podem associar-se ao RGE, como choro excessivo, irritabilidade, ruminação ou postura de ganso (síndrome de Sandifer). A aspiração pulmonar decorrente do RGE leva a pneumonias de repetição. Esta tem algumas características: a) é recorrente; b) é difusa e não se restringe sempre a um único lobo; c) é refratária a tratamento com antibióticos, pois sua origem não é bacteriana.

Alguns casos de otalgia recorrente e erosões dentárias têm sido associados ao RGE. Não se sabe a exata razão de erosões dentárias no RGE. Em algumas crianças, porém, a esofagite secundária ao RGE, mesmo quando intensa, pode ser silenciosa, havendo descrição do aparecimento de estenose do esôfago em menos de seis semanas. Não se sabe por que algumas crianças são mais suscetíveis a essa complicação. Hematêmese, anemia ferropriva, irritabilidade, disfagia e recusa alimentar podem sinalizar a presença de esofagite intensa.

Não parece haver associação do RGE com outras anomalias congênitas. O refluxo em crianças com lesões neurológicas está freqüentemente associado a problemas anatômicos, notadamente grandes hérnias de hiato.

Refluxo e sintomas respiratórios

Um dos aspectos mais difíceis e controvertidos do RGE na prática clínica é o estabelecimento de uma relação direta e causal entre o refluxo e o desenvolvimento de sintomas respiratórios no lactente. Essa controvérsia assume um caráter ainda mais dramático, em razão da possível associação do refluxo e a ocorrência de problemas que podem determinar o óbito do lactente, como crises de apnéia e/ou bradicardia. Embora lactentes com crises de apnéia apresentem episódios de refluxo com mais freqüência, é difícil provar categoricamente a existência de uma relação causal ou temporal entre ambos. Além disso, a prevenção do refluxo em crianças com sintomas respiratórios recorrentes não determina necessariamente a resolução da doença respiratória. Em muitas circunstâncias, não se pode determinar se o refluxo é causa ou efeito dos problemas respiratórios. Supõe-se que os distúrbios da motilidade observados em alguns neuropatas determinem a ocorrência de freqüentes episódios de aspiração.

No entanto, asma refratária a tratamento habitual, crises de broncoespasmo, crises de apnéia notadamente nos primeiros 6 meses de vida e estridor constante podem estar relacionados com o RGE. É importante lembrar que crianças com sintomas respiratórios apresentam, mais freqüentemente, episódios de refluxo, tornando a relação de causa e efeito difícil de ser comprovada.

DIAGNÓSTICO

A abordagem diagnóstica do RGE na criança depende da idade, da apresentação inicial da doença e do nível de preocupação do pediatra.

Vômitos recorrentes no lactente antes de 2 meses de idade são sempre objeto de investigação. Nessa idade, doenças metabólicas, infecção ou RGE secundário devem ser considerados como possíveis causas dos sintomas e que podem mimetizar o refluxo simples. *No lactente entre 2 e 12 meses de idade, o refluxo é bastante comum.* Nessa faixa etária, os episódios de regurgitação não se acompanham normalmente de repercussões clínicas e, se a criança está desenvolvendo-se normalmente, nenhum exame diagnóstico está indicado. Tranqüilizar os pais e orientá-los quanto à posição da criança durante e após a alimentação geralmente é suficiente. Considerando que episódios isolados de refluxo e sem qualquer comprometimento clínico são eventos freqüentemente observados no lactente, só se justifica a realização para investigar o RGE nos casos de vômitos ou regurgitação recorrente acompanhados de complicações, isto é, retardo no desenvolvimento pondo-estatural, anemia, suspeita de estenose esofágica, pneumopatias de repetição, crises de apnéia e/ou bradicardia, otites de repetição ou engasgos à ingesta alimentar.

A demonstração isolada do refluxo pode não ter relevância clínica. A relação causal entre o refluxo e as manifestações clínicas devem ser amparadas em observações clínicas detalhadas, às vezes com a criança internada, e em testes terapêuticos ou, se necessário, por exames complementares. Nenhum exame subsidiário possui sensibilidade diagnóstica suficiente para, isoladamente, caracterizar o refluxo como patológico. Além disso, eles exigem rigorosa padronização técnica para garantir adequado valor preditivo e reprodutibilidade.

Radiografia contrastada do esôfago, estômago e duodeno
Embora muitos radiologistas considerem esse exame um bom método para quantificar o grau de refluxo, ele carece de reprodutibilidade adequada e suficiente especificidade. Esse método é muito sensível, mas muitas crianças assintomáticas apresentam refluxo gastroesofagiano, muitas vezes atingindo as porções proximais do esôfago. O contraste baritado é inadequado para o estudo do esvaziamento gástrico porque é fisiologicamente inerte. O exame contrastado do trato digestivo superior (EED) é o de primeira escolha na investigação da hérnia hiatal, estenoses esofágicas ou outras anomalias congênitas ou adquiridas do trato superior (Fig. 5.33). A maioria das crianças com refluxo não apresenta hérnia de hiato. Entretanto, crianças neuropatas freqüentemente apresentam hérnias de hiato de grandes proporções, associadas ou não a distúrbios da motilidade esofágica.

Endoscopia e biopsia esofágica
A maioria das crianças com RGE não apresenta evidências nítidas de lesão da mucosa esofágica. A presença de graus menores de lesão na mucosa, detectados somente pela análise microscópica, tem uma discutível relevância clínica. Os critérios histológicos para caracterização da esofagite associada ao refluxo no adulto, como hiperplasia de células basais e espessamento do estroma mucoso, não são observados no lactente. Por outro lado, a presença de

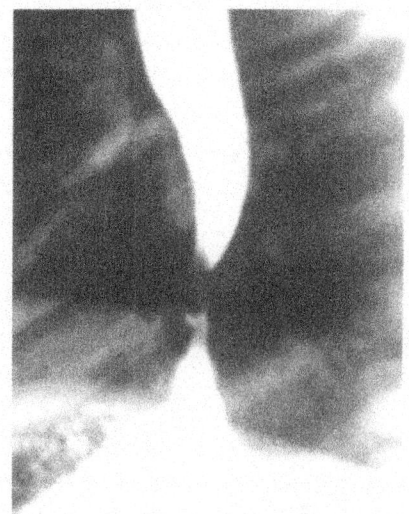

Figura 5.33

infiltrado eosinofílico parece ser um dos elementos histológicos para o diagnóstico de esofagite. Porém seu valor é discutível e não deve ser solicitada rotineiramente, principalmente para determinar condutas. Não parece haver qualquer correlação entre o diagnóstico histológico e a evolução clínica do paciente, como, por exemplo, o aparecimento de estenose. Além disso, muitos casos com histologia "alterada" representam esôfagos normais. Em outras palavras, alterações histológicas são encontradas mesmo em casos comprovadamente normais. Quando a biopsia é realizada, deve englobar a submucosa, pois a análise apenas da mucosa é ainda menos significativa.

A avaliação endoscópica da mucosa esofágica é fundamental para documentar a esofagite erosiva e a estenose. Muitos consideram a presença de esofagite erosiva endoscópica, isto é, macroscopicamente visível, como o "padrão-ouro" para o diagnóstico de RGE. A comprovação endoscópica definitiva de esofagite só está presente na minoria das crianças, havendo pobre correlação entre os achados endoscópicos e os outros métodos de diagnóstico.

Algumas crianças com refluxo intenso e prolongado podem desenvolver o chamado esôfago de Barrett, quando ocorre a substituição do epitélio escamoso estratificado por um epitélio metaplásico gástrico colunar com elementos glandulares.

Manometria gastroesofágica
A maioria das crianças com RGE apresenta pressões basais do EIE dentro dos limites da normalidade, havendo também grandes variações intra-individuais dos valores pressóricos. Os métodos manométricos mais refinados e que permitem o estudo dinâmico das pressões na luz do esôfago e estômago revelaram que a maioria dos episódios de refluxo ocorre durante episódios de relaxamento espontâneos e completos do EIE.

O choro e outros movimentos indesejáveis durante a realização do exame e a dificuldade de padronização do método limitam a reprodutibilidade e a aplicação prática da manometria. A medida estática e isolada das pressões do EIE não permite confirmar ou excluir a presença de RGE na criança. A manometria esofágica deve ser reservada a projetos de pesquisa ou para a investigação de distúrbios primários ou secundários da motilidade esofágica.

Cintilografia
A cintilografia esofagogástrica não se relaciona adequadamente com a pHmetria esofagiana, sendo um teste de pouco valor para quantificar o refluxo. Alguns cirurgiões consideram o estudo cintilográfico

do esvaziamento gástrico um elemento fundamental para decidir se um procedimento de drenagem gástrica deve ser associado aos diferentes métodos de fundoplicatura. Embora a maioria das crianças com RGE apresente um tempo de esvaziamento gástrico normal, cerca de 15% delas mostram um atraso significativo do esvaziamento e poderiam, potencialmente, beneficiar-se de uma piloroplastia.

A eficácia da cintilografia atrasada para correlacionar o RGE a quadros de pneumopatias aspirativas é considerada de grande significado por alguns especialistas. Seu real valor, porém, é bastante controvertido. Embora alguns estudos sustentem que esse exame tenha sensibilidade suficiente para justificar seu emprego clínico, outros foram incapazes de reproduzir resultados.

pHmetria esofágica

Esse teste tem sido considerado como o "padrão-ouro" para a avaliação diagnóstica do RGE e para o estabelecimento de uma relação de apnéia e RGE. A monitorização prolongada do pH esofágico durante 18 a 24 horas pode obter informações bastante reprodutíveis, e esses resultados podem ser, aparentemente, comparados aos obtidos nas avaliações que duram 8 a 12 horas (Figs. 5.34 e 5.35).

Esse teste permite a análise de vários parâmetros:

- índice de refluxo ou porcentagem de tempo em que o pH esofágico é menor que 4,0;
- número de episódios de refluxo com pH menor que 4,0;
- número de episódios de refluxo com 5 minutos ou mais de duração;
- tempo médio de clareamento do ácido;
- episódio mais prolongado de refluxo;
- tempo total que o pH permanece abaixo de 4,0.

A realização da pHmetria exige estrita obediência à padronização técnica e, por esse motivo, o teste perde sua eficiência diagnóstica, pois, muitas vezes, exames bastante alterados não mostram correspondência clínica. Assim, o resultado deve ser interpretado à luz de outros dados clínicos e de diagnóstico, os quais devem ter correlação com os resultados da pHmetria. Quando o método utilizado não considera a idade do paciente, o estado de vigília e a freqüência da alimentação, a taxa de falso-negativo aproxima-se de 50% e a de falso-positivo é pouco maior de 30%. Jolley e cols. desenvolveram uma metodologia aplicável a crianças e lactentes baseada na análise do período que começa 2 horas após a ingestão de uma alimentação padronizada. Utilizando-se essa metodologia, a taxa de falso-negativo parece cair para menos de 5%. Três padrões de refluxo podem ser identificados por meio dessa metodologia. Esses padrões de refluxo parecem correlacionar-se com os achados clínicos, radiológicos, manométricos e prognósticos em lactentes com RGE. Muitas crianças, entretanto, continuam a apresentar um padrão anormal de refluxo à pHmetria, mesmo que os episódios de vômitos tenham melhorado significativamente ou mesmo desaparecido durante a evolução clínica natural da doença.

Quando o diagnóstico de RGE for óbvio, não haverá necessidade de se comprovar ou quantificar o refluxo por um método mais complicado e sujeito a resultados falso-positivos e falso-negativos. Além disso, a pHmetria não consegue discriminar os pacientes que responderão ao tratamento clínico daqueles que não o farão. A maior aplicação da monitorização do pH esofágico parece ser sua capacidade de associar um problema clínico específico a episódios de refluxo.

A duração do refluxo durante o sono (RDS) é o tempo médio dos episódios de refluxo (pH esofágico menor que 4,0) nos períodos de

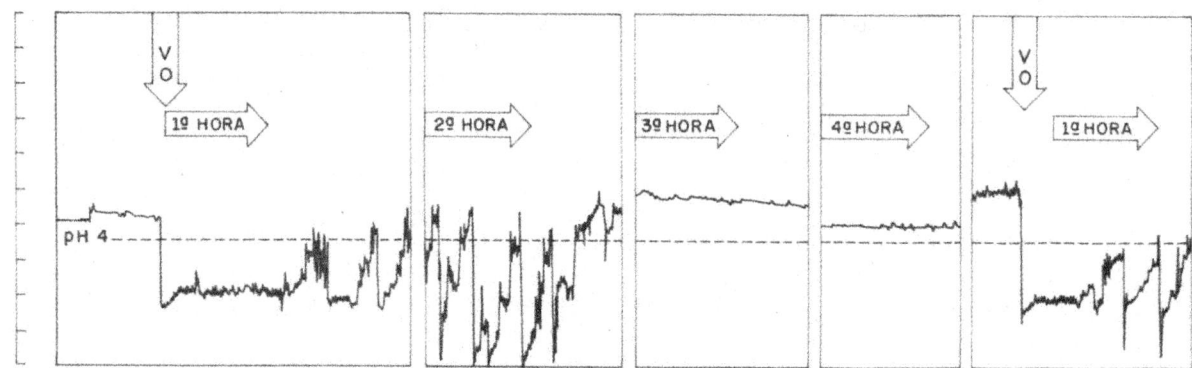

Figura 5.34 – pHmetria esofágica de criança normal. Durante a primeira hora, após alimentação (VO), observam-se episódios de refluxo (queda de pH inferior a 4,0). Tendência ao desaparecimento durante a segunda hora e ausência de refluxo na terceira e quarta horas. Após nova alimentação, o quadro repete-se (cedida pelo Dr. Luiz Carlos S. Monteiro).

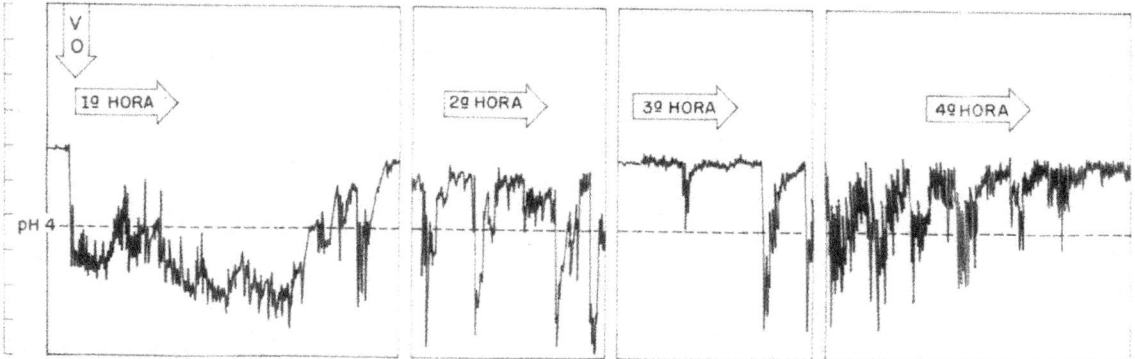

Figura 5.35 – pHmetria esofágica de criança com RGE. Comparados com o normal, os episódios de refluxo não diminuem após a segunda hora pós-alimentação, persistindo na terceira e quarta hora (cedida pelo Dr. Luiz Carlos S. Monteiro).

sono que ocorrem 2 horas após a alimentação. A observação de RDS normal em lactente com sintomas respiratórios virtualmente elimina o refluxo como causa dos sintomas. Os resultados falso-positivos são raros e os falsos-negativos ocorrem em 6% das crianças cujos sintomas respiratórios resolvem com controle do refluxo. Idade e tipo de sintoma respiratório podem determinar diferentes resultados de RDS.

SITUAÇÕES ESPECIAIS

Esôfago de Barrett
O esôfago de Barrett é caracterizado pela metaplasia do epitélio escamoso normal do esôfago por células colunares típicas do estômago. A caracterização do esôfago de Barrett exige que a biopsia seja feita pelo menos 2cm acima da junção esofagogástrica. Formas avançadas de lesão da mucosa esofágica, como ulcerações, pseudodivertículos, estenose e epitélio de Barrett, são complicações incomuns do RGE na criança.

O desenvolvimento do epitélio de Barrett exige exposição prolongada ao ambiente ácido. As crianças neuropatas parecem constituir um grupo de maior risco ao desenvolvimento dessa complicação em razão da exposição mais prolongada da mucosa esofágica ao ácido refluído. Vários casos de Barrett têm sido relatados em crianças. A prevalência da metaplasia gástrica chega a até 12% nas crianças com esofagite. Embora o tratamento médico intensivo ou mesmo o cirúrgico sejam incapazes de reverter o quadro histológico nesses casos, há relatos de regressão espontânea. Apesar de a etiologia do esôfago de Barrett e sua caracterização definitiva serem considerados aspectos ainda controvertidos, há relatos de desenvolvimento de adenocarcinoma de esôfago em crianças. Mesmo que infreqüente, a possibilidade de transformação maligna justifica a realização de avaliações endoscópicas e histológicas seqüenciais após o esôfago de Barrett ter sido diagnosticado, de forma a permitir o tratamento precoce de eventuais neoplasias.

RGE no neuropata
Das crianças neuropatas, 10% a 15% apresentam episódios intermitentes de vômitos, e o RGE pode ser documentado em cerca de 70% desses pacientes. Embora a patogenia dessa associação seja ainda obscura, a baixa pressão do EIE, a permanência em posição supina por períodos prolongados, a espasticidade da musculatura abdominal, a ocorrência de escoliose, convulsões, o efeito de medicações sobre a coordenação do mecanismo da deglutição e sobre a pressão do EIE e a intubação nasogástrica prolongada contribuem para a alta prevalência de RGE nesse grupo de crianças.

Esses pacientes podem aspirar o conteúdo gástrico, assim como saliva ou alimentos administrados por via oral. Virtualmente, todos esses pacientes apresentam disfunção da deglutição. A peristalse esofágica e o clareamento do ácido gástrico estão freqüentemente comprometidos. O esvaziamento gástrico pode ser incoordenado no neuropata e o RGE estar associado ao atraso ou à aceleração do esvaziamento. As alterações anatômicas secundárias à realização de gastrostomia ou jejunostomia nesses pacientes pioram o RGE. Não é surpresa que, diante das complexas repercussões anatômicas e fisiológicas das neuropatias, a resposta ao tratamento conservador ou mesmo cirúrgico do RGE nesses pacientes seja bastante insatisfatória. A recidiva do RGE nesses pacientes é relativamente maior do que em crianças não-neuropatas.

RGE e doença respiratória
O RGE tem sido implicado na patogênese de alguns casos de doença das vias aéreas hiper-reativas, de doença broncopulmonar crônica, além de parcela dos casos de tosse e estridor crônicos. A relação entre o refluxo e a displasia broncopulmonar e a apnéia é controvertida e difícil de ser estabelecida. A relação causal entre o RGE

e os sintomas respiratórios é muito difícil de ser determinada e constitui um dos grandes desafios do diagnóstico do RGE. Embora tenha sido demonstrado que em alguns pacientes com sintomas respiratórios haja refluxo para o esôfago proximal, a experiência sugere que sua prevenção não necessariamente determina a resolução da doença respiratória. O conhecimento desse fato é muito importante do ponto de vista prático para que não sejam indicadas cirurgias corretivas em casos mal diagnosticados. Nesses casos de insuficiência respiratória crônica, a simples identificação de episódios de refluxo não implica que a doença primária seja RGE.

Macro e microaspiração do conteúdo gástrico por meio de quimiorreceptores na laringe, traquéia e esôfago, ou mesmo de barorreceptores esofágicos, desencadeiam reflexos vagomediados responsáveis por broncoconstrição e laringoespasmo. A tosse e o esforço respiratório aumentado promovem um desequilíbrio no sistema fisiológico de proteção contra o refluxo. Medicamentos freqüentemente utilizados na criança com pneumopatia, como derivados da xantina e agonistas beta-adrenérgicos, estimulam a secreção gástrica e diminuem a pressão basal do EIE. Essas particularidades são elementos complicadores para se determinar se o RGE é um agente etiológico primário ou secundário em determinadas formas de doença respiratória.

A presença de esofagite parece variar acentuadamente entre a população adulta e a pediátrica com asma. Em crianças asmáticas submetidas à endoscopia, a prevalência de esofagite está ao redor de 65%, enquanto na população asmática adulta, é cerca de 35%. Embora pareça que haja consenso quanto à correlação entre a apnéia sob vigília e RGE, essa relação permanece indeterminada para os episódios de apnéia observados durante o sono.

A ocorrência de pneumonias recorrentes em crianças neuropatas está bem estabelecida. A incoordenação orofaríngea e o RGE são fatores geralmente presentes e manifestados pela ocorrência de engasgos, regurgitações freqüentes ou tosse associada à ingestão alimentar. Nessas circunstâncias, a simples avaliação clínica é, muitas vezes, suficiente para determinar uma relação causal entre as manifestações respiratórias e a disfunção do trato digestivo proximal. Entretanto, a associação nem sempre é clara e deve-se procurar determinar uma relação de causa e efeito. A pHmetria, quando bem conduzida, parece conferir razoável precisão no estabelecimento dessa correlação. A especificidade e a sensibilidade da cintilografia com mapeamento pulmonar atrasado são baixas. A observação endoscópica de esofagite, associada a uma inflamação na entrada das vias aéreas superiores, sugere que o refluxo possa ser o responsável pelo quadro respiratório. O achado de fagócitos alveolares com lipídeos em seus interiores ou a detecção de lactose no material obtido do lavado broncoalveolar parecem determinar, com grande sensibilidade, a correlação entre RGE e sintomas respiratórios.

TRATAMENTO

Como a maioria das crianças com RGE não apresenta seqüelas significativas, elas podem ser tratadas de forma progressiva, começando com uma terapêutica sintomática, avançando para a farmacoterapia e, eventualmente, para o tratamento cirúrgico. Este é reservado para as crianças que não respondem ao tratamento conservador, já apresentam complicações do refluxo ou quando este está associado a situações com risco iminente para a vida. A história natural do refluxo não-patológico sem tratamento é variável e é difícil antecipar qual a evolução que o paciente terá. Pouco menos de 50% dos lactentes regurgitam aos 2 meses de idade, mas, aos 6 meses, esse número cai para menos de 5%. As recomendações gerais não necessariamente são adequadas para um paciente individual. As modalidades terapêuticas utilizadas e a extensão da terapia são proporcionais à gravidade do refluxo ou se este é patológico ou fisiológico.

As crianças com comprometimento neurológico ou com grave atraso psicomotor, nas quais as anormalidades esofágicas têm causa neurológica, apresentam somente uma pequena chance de melhora do RGE com tratamento médico agressivo. A abordagem terapêutica do RGE na criança pode ser dividida em quatro fases:

Fase 1
a) Orientação dos pais.
b) Orientação postural e dietética da criança.

Fase 2
a) Pró-cinéticos.
b) Antiácidos e gel citoprotetor.

Fase 3
a) Bloqueadores de receptor H_2.
b) Inibidores de bomba de próton.

Fase 4
Cirurgia.

Apesar de a maioria dos episódios de regurgitação no lactente não ter nenhuma relevância clínica, os pais freqüentemente ficam ansiosos e acreditam que a regurgitação seja manifestação de doença grave. É fundamental que os pais recebam uma orientação a respeito da história natural do refluxo no lactente.

Orientação postural e dietética

Estudos de pHmetria demonstraram que o decúbito ventral, com ou sem elevação do tórax, está associado a um menor número de refluxo e de episódios prolongados de refluxo no período pós-prandial. Em decúbito ventral, a junção esofagogástrica tem contato com a bolha gasosa do estômago em vez de com o conteúdo líquido do estômago. Esse posicionamento é, isoladamente, capaz de tratar cerca de 25% dos lactentes com RGE não complicado. Embora muitos considerem que a orientação postural seja o componente mais eficaz da terapêutica conservadora, sua aplicação prática é problemática se não houver poder de convencimento sobre os pais. É difícil exigir que mantenham a criança em posição prona durante longos períodos ou mesmo durante algumas horas no período pósprandial. A monitorização do pH esofágico revela que, tanto na posição prona elevada quanto na semi-sentada, há redução dos episódios de refluxo. Entretanto, a monitorização do pH esofágico nem sempre mostra melhora na posição semi-sentada ou quando se aumenta a viscosidade do leite administrado ao lactente.

O espessamento do leite parece diminuir os episódios de regurgitação. Entretanto, esse efeito é imprevisível. Uma possível explicação para esse fato é que os extratos de cereais, principalmente do arroz, perdem rapidamente suas propriedades de aumentar a viscosidade em razão da hidrolisação que acontece no estômago. A utilização de técnicas adequadas de eructação, precauções com a ingestão excessiva e realimentação apropriada do lactente após regurgitações volumosas contribuem para diminuir os vômitos e garantir desenvolvimento ponderal adequado do lactente.

A recomendação para aumentar a freqüência e diminuir o volume dos alimentos é mais apropriada em crianças com mais idade. Em crianças em idade escolar, a orientação é semelhante àquela oferecida a pacientes adultos com refluxo: dieta hipogordurosa, restrição à ingestão de chocolate, café, chá, bebidas gasosas, condimentos ou líquidos gelados. Além disso, procura-se limitar as refeições noturnas e controlar a obesidade.

Agentes pró-cinéticos

A metoclopramida tem sido o agente pró-cinético mais utilizado para controlar o refluxo. Ela é uma droga bloqueadora da 5-hidroxitriptamina (5-HT) e também do efeito alfa-dopaminérgico. A metoclopramida bloqueia os receptores dopaminérgicos no cérebro e no trato gastrintestinal, inibindo a ação da dopamina nesses locais. A combinação dessas ações resulta em aceleração do esvaziamento gástri-

co e aumento da coordenação antroduodenal. Entretanto, o efeito da droga sobre o EIE e sobre o peristaltismo esofágico é variável, com alguns estudos mostrando aumento desses parâmetros no grupo controle mas não nos pacientes com refluxo.

Aproximadamente 70% dos lactentes e 25% das crianças com idade superior a 1 ano têm seu refluxo controlado com essas drogas, embora esse controle pareça exigir doses mais altas que as recomendadas habitualmente. Entretanto, a metoclopramida apresenta um número excessivo de efeitos colaterais indesejáveis e não é mais considerada útil para o tratamento dessas crianças. Esses efeitos colaterais incluem sonolência, agitação, movimentos extrapiramidais e distonia. Tremores de extremidades, trismo, espasmos faciais e discinesia tardia são os efeitos colaterais mais temidos.

As drogas colinérgicas, muito utilizadas antigamente, aumentam exageradamente a salivação e a secreção gástrica e, em 15% dos pacientes, determinam distúrbios visuais, aumento da freqüência urinária, cólicas abdominais e cansaço.

A cisaprida, um derivado do ácido paraminobenzóico, não apresenta os efeitos antidopaminérgicos da metoclopramida. Essa droga exerce sua ação pró-cinética por meio da estimulação indireta dos nervos colinérgicos, aparentemente por estimulação de uma subpopulação de receptores de serotonina ($5-HT_4$). Essa estimulação ocorre primariamente nos neurônios colinérgicos pós-ganglionares do plexo mioentérico. A cisaprida aumenta a pressão basal do EIE e a amplitude das contrações esofágicas, além de acelerar o esvaziamento gástrico. A terapia prolongada com cisaprida pode induzir o desenvolvimento de tolerância em algumas crianças. Por outro lado, seus efeitos colaterais são raros e de pequena expressão clínica, incluindo diarréia transitória e alterações comportamentais, notadamente agitação psicomotora. Aproximadamente 60 a 70% dos lactentes e apenas 30% das crianças maiores apresentam melhora clínica com o uso dessas drogas. A dosagem deve ser maior do que as habitualmente recomendadas.

Ambas as drogas têm efeito terapêutico inconstante e não devem ser consideradas drogas de eficácia comprovada para o tratamento do RGE e de qualquer outro distúrbio da motilidade gastroesofágica. Os casos nos quais houve diminuição ou desaparecimento dos sintomas com o uso dessas drogas, poderiam ser aqueles em que haveria regressão espontânea. São drogas para tratamento sintomático e devem ser consideradas como tal.

Antiácidos e gel citoprotetor

O controle farmacológico local do refluxo inclui as diversas medicações antiácidas e os citoprotetores do tipo sucralfato. Essas medicações são úteis praticamente só nas crianças maiores, nas quais a aderência ao tratamento é melhor. O uso dessas medicações em lactentes é também limitado pelo aparecimento de diarréia e, quando em uso prolongado, pelo risco da ocorrência de bezoar. O sucralfato parece ter eficácia comparável a alguns bloquedores H_2 no tratamento da esofagite.

Bloquedores dos receptores H_2

Juntamente com os antiácidos, esses medicamentos são capazes de reduzir os efeitos danosos do refluxo sobre a mucosa esofágica. Dessa forma, esses agentes bloqueadores dos receptores H_2 (cimetidina, ranitidina, famotidina) têm sido utilizados para tratar os efeitos do refluxo, particularmente quando os sintomas esofágicos predominam. Os bloqueadores dos receptores H_2 não diminuem a incidência ou a duração dos episódios de refluxo; eles simplesmente neutralizam a acidez do conteúdo gástrico. Apesar de critérios bastante liberais para sua indicação, os resultados da utilização de bloqueadores H_2 para o tratamento do refluxo em criança são bastante controvertidos. Altas doses são necessárias para suprimir a produção ácida em crianças. Essas drogas não parecem apropriadas para tratar o refluxo em lactentes, a menos que haja hipersecreção ácida.

A ranitidina parece ser a droga mais bem tolerada. Os principais efeitos colaterais dos bloqueadores H$_2$ são hipersecreção ácida reflexa noturna, ginecomastia, diarréia, alterações no metabolismo de vitamina D e distúrbios do metabolismo hepático de outras drogas.

Inibidores da bomba de prótons

A experiência com a utilização dessa droga (omeprazol) relativamente nova é bastante limitada em crianças. Sua eficácia e segurança não foram ainda estabelecidas para uso rotineiro em pediatria. O omeprazol parece ser eficaz em pacientes com esofagite grave refratária aos bloqueadores de receptor H$_2$. Entretanto, seus efeitos colaterais parecem ser mais intensos do que os verificados com o uso de cisaprida. O tempo total de tratamento preconizado é de quatro semanas, usualmente não ultrapassando 12 semanas.

Sedação

Em muitos casos de vômitos freqüentes acompanhados de grande excitação da criança, a Divisão de Cirurgia do Instituto da Criança recomenda a posição semi-sentada (mais aceita pela mãe do que o decúbito ventral) e a utilização de Neozine gotas®, na dose de uma gota, duas a três vezes por dia, conforme o peso corpóreo. Os resultados costumam ser muito bons.

CIRURGIA

Consiste na construção de um mecanismo valvular na cárdia, que impede o refluxo do conteúdo gástrico para o esôfago. A maioria das técnicas atualmente utilizadas é uma variante da técnica original descrita por Nissen e Rosseti em 1959. O estômago é parcialmente liberado pela secção do ligamento gastroesplênico e levado por trás do esôfago abdominal, envolvendo-o sob a forma de uma gravata, criando o mecanismo valvular.

Procedimentos anti-refluxo são operações freqüentemente realizadas em centros especializados. Grande parte das crianças submetidas à cirurgia são neuropatas, o subgrupo de pacientes cujo refluxo é mais refratário ao tratamento conservador. Especialmente nesse grupo de crianças, a cirurgia anti-refluxo pode ser indicada como procedimento cirúrgico complementar de gastrostomia, habitualmente indicada nos neuropatas com dificulade de deglutição.

A resolução espontânea do RGE em lactentes não-neuropatas sugere que a cirurgia deve ser adiada até que a terapia conservadora tenha se esgotado (Fig. 5.36). Crianças que não respondem ao tratamento clínico por cerca de quatro meses, dificilmente melhorarão sem cirurgia. A indicação cirúrgica é iminentemente clínica. Nas crianças com complicações do RGE, como estenose esofágica, esôfago de Barrett, perda significativa de peso durante tratamento clínico, neuropatas com quadros respiratórios associados a vômitos, deve-se indicar a correção cirúrgica precocemente, sem insistir no tratamento conservador e principalmente com as drogas prócinéticas.

Algumas crianças com esofagite grave submetidas a tratamento médico e farmacológico intensivo podem tornar-se assintomáticas. Entretanto, a lesão esofágica freqüentemente persiste e pode progredir mesmo na ausência de sintomas. Nessas crianças, o tratamento endoscópico de cura é fundamental para evitar estenose esofágica.

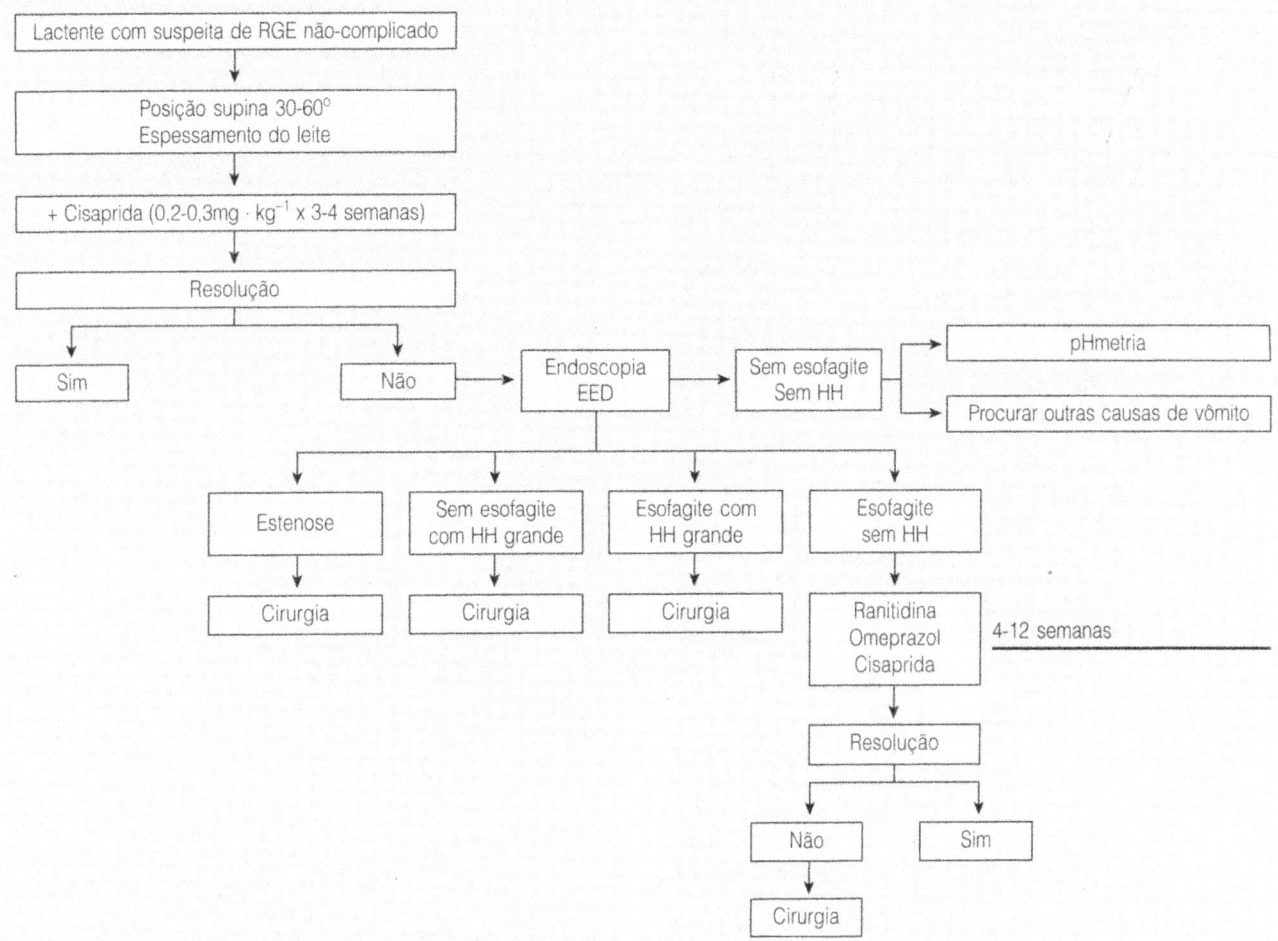

Figura 5.36 – Algoritmo de conduta diagnóstico-terapêutica no RGE não-complicado. HH = hérnia hiatal.

Nas crianças em que os sintomas respiratórios estão inequivocamente associados ao RGE, a terapia conservadora geralmente é ineficaz. Para autores que confiam sistematicamente na pHmetria como método discriminatório para indicar a cirurgia, os lactentes com refluxo tipo II, mesmo com RDS alterado, podem ser submetidos a um período não maior que seis semanas de terapia médica agressiva, desde que não haja episódios significativos de apnéia e/ou bradicardia associados. Entretanto, quando os sintomas respiratórios são causados por refluxo do tipo I ou III, recomenda-se a correção cirúrgica precocemente por causa do risco de morte súbita. O risco da síndrome da morte súbita do recém-nascido por RGE é aproximadamente 7% (34 vezes maior que no lactente aparentemente sadio). A cirurgia anti-refluxo pode reduzir o risco de morte súbita nesses lactentes. Lactentes sem sintomas respiratórios e refluxo tipo I ou III associados a RDS prolongada parecem também constituir um grupo de risco para morte súbita. Esse risco parece justificar a indicação precoce da correção cirúrgica.

Embora seja consenso que a correção cirúrgica esteja indicada nos casos de intratabilidade clínica e desenvolvimento de complicações associadas ao refluxo, há um grande número de divergências quanto à escolha das diferentes modalidades técnicas disponíveis. O objetivo de qualquer cirurgia anti-refluxo é restabelecer os mecanismos de defesa anti-refluxo por meio da reconstrução anatômica, desde que seja uma esofagofundoplicatura.

Os resultados da correção cirúrgica dependem dos critérios de seleção e da obediência a detalhes técnicos. A mortalidade operatória é rara e está diretamente relacionada à presença e à gravidade de doenças coexistentes. A incidência do RGE recorrente é de 3 a 5%, independentemente do tipo de técnica utilizada. É significativamente maior no neuropata.

A incapacidade de vomitar ou eructar é um dos inconvenientes da cirurgia. O desconforto geralmente se resolve nos primeiros seis meses após a cirurgia. Agentes pró-cinéticos podem eventualmente ser úteis para controlar esse sintoma. Essa crônica ânsia de vomito geralmente desaparece por volta do sexto mês pós-operatório, independentemente da utilização de agentes pró-cinéticos. Nas crianças neuropatas, entretanto, esses sintomas freqüentemente persistem. Essa condição está geralmente associada à "gas bloat syndrome" e/ou a um esvaziamento gástrico atrasado. A "gas bloat syndrome" refere-se a um desconforto pós-prandial secundário a aerofagia, distensão gástrica e incapacidade de eructação.

Com os procedimentos cirúrgicos minimamente invasivos, isto é, os procedimentos laparoscópicos, têm-se resultados semelhantes àqueles obtidos com a cirurgia aberta, com menos dor pós-operatória, menor período de recuperação e menor incidência de infecção da incisão, infecções respiratórias e obstruções intestinais por bridas.

A ocorrência de obstrução esofágica secundária a um estreitamento iatrogênico do esôfago terminal ocorre em menos de 1% dos casos. Dor abdominal não relacionada a "gas bloat syndrome", obstrução intestinal ou recorrência de hérnia hiatal é infreqüente. Entretanto, essas complicações podem ocorrer em até 9% dos casos submetidos à cirurgia de gastropexia. A recidiva de hérnias hiatais tem sido observada em até 15% das crianças submetidas a esofagofundoplicatura.

Esofagofundoplicatura em neuropatas

As técnicas de fundoplicatura apresentam alta incidência de insucesso (35-50% em cinco anos) em pacientes neuropatas. Quase todos os neuropatas apresentam um certo grau de incoordenação dos mecanismos de deglutição. Além disso, o esvaziamento gástrico é freqüentemente atrasado. A presença desses fatores associados comprometem o resultado da cirurgia. É necessário que o cirurgião oriente adequadamente a família do paciente, sem criar falsas expectativas quanto aos resultados de qualquer tratamento. Por causa dos resultados insatisfatórios das fundoplicaturas em neuropatas

e a dismotilidade antropilórica observada em algumas dessas crianças, muitos recomendam a associação de procedimentos de drenagem gástrica a qualquer das técnicas de fundoplicatura, particularmente na criança neuropata com RGE. Não é nossa conduta no Serviço de Cirurgia do Instituto da Criança. Entretanto, como vimos anteriormente, o estudo cintilográfico do esvaziamento gástrico carece de reprodutibilidade e especificidade. Somente 15% das crianças com esvaziamento gástrico atrasado no pré-operatório desenvolvem "gas bloat syndrome" subseqüentemente. Além disso, mais de 50% das cirurgias anti-refluxo são realizadas em crianças com idade inferior a 1 ano, cujos problemas de motilidade podem refletir, simplesmente, imaturidade no desenvolvimento neural e, portanto, com grande probabilidade de resolução espontânea com o avançar da idade. Procedimentos de drenagem podem predispor a criança a sintomas de "dumping" e gastrite alcalina, freqüentemente difíceis de controlar com medicamentos. Algumas séries com grande número de crianças com esvaziamento gástrico atrasado à cintilografia mostram bons resultados com a associação de piloroplastia à fundoplicatura. O valor dos procedimentos de drenagem gástrica só poderá ser avaliado por meio de estudos prospectivos controlados.

BIBLIOGRAFIA

1. AINE, L. et al. – Dental erosions caused by gastroesophageal reflux disease in children. *ASDC J. Dent. Child.* **60**:210, 1993. 2. BETTEX, M. & KUFFER, F. – Long-term results of fundoplication in hiatus hernia and cardioesophageal chalasia in infants and children: report of 112 consecutive cases. *J. Pediatr. Surg.* **4**:526, 1969. 3. CHEN, H.W. et al. – Persistence of Barrett's esophagus in children after antireflux surgery: influence on follow-up care. *J. Pediatr. Surg.* **27**:260, 1992. 4. CHEN, P.H., CHANG, M.H. & HSU, S.C. – Gastroesophageal reflux in children with chronic recurrent bronchopulmonary infection. *J. Pediatr. Gastroenterol. Nutr.* **13**:16, 1991. 5. CUCCHIARA, S. et al. – Effects of cisapride on parameters of oesophageal motility and on the prolonged intraoesophageal pH test in infants with gastro-oesophageal reflux disease. *Gut* **31**:21, 1990. 6. CUCCHIARA, S. et al. – Fasting and postprandial mechanisms of gastroesophageal reflux in children with gastroesophageal reflux disease. *Dig. Dis. Sci.* **1**:86, 1993. 7. CUCCHIARA, S. et al. – Predictive value of esophageal manometry and gastroesophageal pH monitoring for the responsiveness of reflux disease to medical therapy in children. *Am. J. Gastroenterol.* **91**:680, 1996. 8. DEDINSKY, G.K. et al. – Complications and reoperation after Nissen fundoplication in childhood. *Am. J. Surg.* **153**:177, 1987. 9. FONKALSRUD, E.W. et al. – Gastric antroplasty for the treatment of delayed gastric emptying and gastroesophageal reflux in children. *Am. J. Surg.* **164**:327, 1992. 10. FUNG, K.P. et al. – Investigation on outcome of 121 infants and children requiring Nissen fundoplication for the management of gastroesophageal reflux. *Clin. Invest. Med.* **13**:237, 1990. 11. GALMICHE, J.P. & JANSSENS, J. – The pathophysiology of gastro-esophageal reflux disease: an overview. *J. Gastroenterol.* **30**(Suppl 211):7, 1995. 12. GIBSON, W.S. JR & COCHRAN, W. – Otalgia in infants and children – a manifestation of gastroesophageal reflux. *Int. J. Pediatr. Otorhinolaryngol.* **28**:213, 1994. 13. GLASSMAN, M.S. et al. – Gastroesophageal reflux in neurologically impaired children: perioperative evaluation and management. *South Med. J.* **85**:289, 1992. 14. GUNASEKARAN, T.S. & HASSALL, E.G. – Efficacy and safety of omeprazole for severe gastroesophageal reflux in children. *J. Pediatr.* **123**:148, 1993. 15. HALPERN, L.M. et al. – The mean duration of gastroesophageal reflux during sleep as an indicator of respiratory symptoms from gastroesophageal reflux in children. *J. Pediatr. Surg.* **26**:686, 1991. 16. HASSALL, E. & WEISTEIN, W.M. – Partial regression of childhood Barrett's esophagus after fundoplication. *Am. J. Gastroenterol.* **87**:1506, 1992. 17. HASSALL, E. – Barrett's esophagus: congenital or acquired? *Am. J. Gastroenterol.* **88**:819, 1993. 18. HEBRA, A. & HOFFMAN, M.A. – Gastroesophageal reflux in children. *Pediatr. Clin. North. Am.* **40**:1233, 1993. 19. HILLEMEIER, A.C. – Gastroesophageal reflux. Diagnostic and therapeutic approaches. *Pediatr. Clin. North. Am.* **43**:197, 1996. 20. HUMPHREY, G.M.E. & NAJMALDIN, A.S. – Laparoscopic Nissen fundoplication in disabled infants and children. *J. Pediatr. Surg.* **31**:596, 1996. 21. JOLLEY, S.G. et al. – A comparison of barium and radionuclide esophagography with extended esophageal pH monitoring for the diagnosis of gastroesophageal reflux in children. *Clin. Res.* **33**:35A, 1985. 22. JOLLEY, S.G. et al. – Lower esophageal pressure changes with tube gastrostomy: a causative factor of gastroesophageal reflux in children? *J. Pediatr. Surg.* **21**:624, 1986. 23. JOL-

LEY, S.G. et al. – The relationship of respiratory complications from gastroesophageal reflux to prematurity in infants. *J. Pediatr. Surg.* **25**:755, 1990. 24. JOLLEY, S.G. et al. – The risk of sudden infant death from gastroesophageal reflux. *J. Pediatr. Surg.* **26**:691, 1991. 25. JOLLEY, S.G.; LEONARD, J.C. & TUNELL, W.P. – Gastric emptying in children with gastroesophageal reflux I: an estimate of effective gastric emptying. *J. Pediatr. Surg.* **22**:923, 1987. 26. JOLLEY, S.G. – Current surgical considerations in gastroesophageal reflux disease in infancy and childhood. *Surg. Clin. North. Am.* **72**:1365, 1992. 27. JOLLEY, S.G. – Gastroesophageal reflux disease as a cause for emesis in infants. *Sem. Pediatr. Surg.* **4**:176, 1995. 28. KAHN, A. et al. – Lack of temporal relation between acid reflux in the proximal oesophagus and cardiorespiratory events in sleeping infants. *Eur. J. Pediatr.* **151**:208, 1992. 29. KAWAHARA, H.; DENT, J. & DAVIDSON, G. – Mechanisms responsible for gastroesophageal reflux in children. *Gastroenterology* **113**:399, 1997. 30. KAZEROONI, NL, et al. – Fundoplication in160 children under 2 years of age. *J. Pediatr. Surg.* **29**:677, 1994. 31. KURLANDSKY, L. et al. – Lipoid pneumonia in association with gastroesophageal reflux. *Pediatr. Pulmonol.* **13**:184, 1992. 32. MARTINEZ, D.A. et al. – Sequelae of antireflux surgery in profoundly disabled children. *J. Pediatr. Surg.* **27**:271, 1992. 33. MITTAL, R.K. & BALABAN, D.H. – Mechanisms of disease. The esophagogastric junction. *N. Engl. J. Med.* **336**:924, 1997. 34. MORAN, J.R. et al. – Lipid-laden alveolar macrophage and lactose assay as markers of aspiration in neonates with lung disease. *J. Pediatr.* **112**:643, 1988. 35. NEWELL, S.J. – Cisapride: its use in children. *Br. J. Hosp. Med.* **44**:408, 1990, 36. NISSEN, R. & ROSSETI, M. – *Die Behandlung von Hiatushernie und Refluxiesophagitids mit Gastropexie und Fundoplicatio.* Stuttgart, Georg Thiema Verlag, 1959. 37. ORENSTEIN, S.R. et al. – Scintigraphy versus pH probe for quantification of pediatric gastroesophageal reflux: a study using concurrent multiplexed data and acid feedings. *J. Nucl. Med.* **34**:1228, 1993. 38. ORENSTEIN, S.R. – Prone positioning in infant gastroesophageal reflux: is elevation of the head worth the trouble? *J. Pediatr.* **117**:184, 1990. 39. PHILLIPS, R.W. & WONG ,R.K.H. – Barrett's esophagus: natural history, incidence, etiology, and complications.

Gastroenterol. Clin. North. Am. **20**:791, 1991. 40. RICE, H.; SEASHORE, J.H. & TOULOUKIAN, R.J. – Evaluation of Nissen fundoplication in neurologically impaired children. *J. Pediatr. Surg.* **26**:697, 1991. 41. RODE, H. et al. – Esophageal pH assessment of gastroesophageal reflux in 18 patients and the effect of two prokinetic agents: cisapride and metoclopramide. *J. Pediatr. Surg.* **22**:131, 1987. 42. RODE, H. et al. – Reflux strictures of the esophagus in children. *J. Pediatr. Surg.* **27**:462, 1992. 43. SNYDER, J.D. & GOLDMAN, H. – Barrett's esophagus in chidren and young adults: frequent association with mental retardation. *Dig. Dis. Sci.* **35**:1185, 1990. 44. SONDHEIMER, J.M. & HODDES, E. – Gastroesophageal reflux with drifting onset in infants: a phenomenon unique to sleep. *J. Pediatr.* **15**:418, 1992. 45. SUTPHEN, J.L. – Pediatric gastroesophageal reflux disease. *Gastroenterol. Clin. North. Am.* **19**:617, 1990. 46. TOLIA, V. et al. – Randomized, prospective double-blind trial of metoclopramide and placebo for gastroesophageal reflux in infants. *J. Pediatr.* **115**:141, 1989 47. TOVAR, J.A. et al. – Surgery for gastroesophageal reflux in children with normal pH studies. *J. Pediatr. Surg.* **26**: 541, 1991. 48. VAEREMAN-WAUTERS, G. et al. – Gastroesophageal reflux in infants with a history of near-miss sudden infant death syndrome. *J. Pediatr. Gastroenterol. Nutr.* **12**:319, 1991. 49. VANDENPALS, Y. et al. – Evaluation of reflux episodes during simultaneous esophageal pH monitoring and gastroesophageal reflux scintigraphy in children. *J. Pediatr. Gastroenterol. Nutr.* **14**:256, 1992. 50. VANDENPLAS, Y. et al. – A clinical trial with an 'anti-regurgitation' formula. *Eur. J. Pediatr.* **153**:419, 1994. 51. VANDENPLAS, Y. et al. – Gastroesophageal reflux, as measured by 24-hour pH monitoring, in 509 healthy infants screened for risk of sudden infant death syndrome. *Pediatrics* **88**:834, 1991. 52. VANDENPLAS, Y. – Reflux esophagitis in infants and children: a report from the Working Group on gastro-oesophageal reflux disease of the European Society of Paediatric Gastroenterology and Nutrition. *J. Pediatr. Gastroenterol. Nutr.* **18**:413, 1994. 53. VANDENPLAS, Y. – Gastroesophageal reflux in children. *Scand. J. gastroenterol.* **30** (Suppl 213):31, 1995. 54. WOLKE, D.; GRAY, P. & MEYER, R. – Excessive infant crying: a controlled study of mothers helping mothers. *Pediatrics* **94**:322, 1994.

9 Obstruções do Piloro e Duodeno

MARCOS MARQUES DA SILVA

OBSTRUÇÕES DO PILORO

As obstruções do piloro podem ser congênitas ou adquiridas, como a estenose hipertrófica de piloro. Em crianças maiores, as obstruções podem ser secundárias a bezoares (fitobezoar, tricobezoar) ou decorrentes de complicações de úlceras pépticas.

As obstruções congênitas são extremamente raras, sendo descritos poucos casos na literatura de duplicações do antro gástrico, membranas completas e atresia do piloro levando à obstrução pilórica. Alguns tipos de membranas incompletas podem causar suboclusão, pois permitem a passagem de pequena quantidade de ar ou alimento para o duodeno.

A ultra-sonografia fetal pode sugerir obstruções de piloro quando evidenciar distensão gástrica acentuada com diminuição do calibre das alças distais, associada a poliidrâmnio decorrente da ausência de circulação e absorção do líquido amniótico na fase antenatal. O diagnóstico diferencial com obstruções duodenais é difícil em virtude de elas apresentarem as mesmas características e serem muito mais freqüentes.

No exame inicial realizado na sala de parto, a presença de grande quantidade de líquido gástrico sugere obstrução digestiva alta. Após poucas horas, mesmo sem alimentação, o recém-nascido (RN) apresenta vômitos intensos, sem bile, e ao exame físico notamos pouca ou nenhuma distensão abdominal. Ondas peristálticas, às vezes retrógradas, podem ser observadas no epigástrio. A radiografia simples do abdome mostra que apenas o estômago contém ar, com aumento de seu volume e velamento das demais alças intestinais (Fig. 5.37).

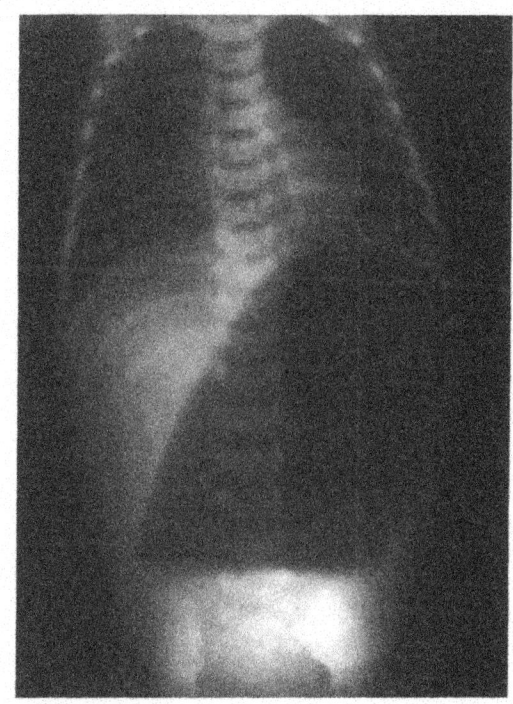

Figura 5.37 – Radiografia simples de abdome de RN com atresia de piloro. Estômago distendido e ausência de ar nos segmentos intestinais.

Inicialmente, deve-se passar sonda orogástrica para descompressão. O diagnóstico definitivo é confirmado apenas no ato cirúrgico. A correção cirúrgica consiste na ressecção da membrana ou do segmento atrésico e reconstrução com anastomose gastroduodenal. O prognóstico é excelente.

A estenose hipertrófica de piloro é a causa mais comum de obstrução pilórica no primeiro mês de vida. Sua etiologia é desconhecida. Estudos recentes sugerem diminuição do número de células nervosas de Cajal, responsáveis pelo relaxamento do piloro, que levaria à hipertrofia muscular.

A incidência familiar varia de 6 a 8%. Estatisticamente, é mais comum em meninos do que meninas (4:1), ocorrendo geralmente em primogênitos.

O início das manifestações clínicas é tardio, ao redor de 15 a 20 dias de vida, ainda que existam relatos na literatura de diagnóstico e cirurgia a partir de 26 horas de vida. Após a terceira semana de vida, o RN previamente assintomático começa a apresentar vômitos, inicialmente pouco freqüentes e que progressivamente tornam-se incoercíveis. Caracteristicamente, os vômitos são alimentares, sem bile, freqüentemente em jato. O RN apresenta-se irritado, faminto, com abdome escavado e geralmente com ganho reduzido de peso ou mesmo peso inferior ao de nascimento. A desidratação hipocalêmica e hipoclorêmica pode ocorrer nos casos extremos, porém não é comum.

O diagnóstico é fundamentalmente clínico. A história e o exame clínico bem conduzidos confirmam o diagnóstico na grande maioria dos casos. Devem-se observar principalmente o tempo do início dos sintomas e as características dos vômitos. Além dos sinais gerais, às vezes observam-se ondas peristálticas anterógradas retrógradas no epigástrio. A demonstração do piloro hipertrofiado por meio da palpação de uma pequena massa em epigástrio – a "oliva pilórica" – é feita em 70 a 96% dos casos e confirma o diagnóstico. Para facilitar a palpação da oliva pilórica, embeber uma gaze ou algodão em glicose e oferecer ao RN, pois ele se acalma, relaxa o abdome e permite um exame abdominal mais aprimorado. Exames complementares só devem ser realizados quando a palpação abdominal é inconclusiva. A ultra-sonografia abdominal é o exame com maior sensibilidade e especificidade (aproximadamente 97%) para a identificação do piloro hipertrofiado (Fig. 5.38). A radiografia simples de abdome não é característica, podendo demonstrar o estômago distendido com diminuição de ar nas alças intestinais. A radiografia contrastada, que tem sido cada vez menos utilizada, mostra um afilamento persistente no piloro, sinal do fio, e pequena ou mesmo nenhuma passagem do contraste para o duodeno (Fig. 5.39). A imagem radiográfica do exame baritado na estenose hipertrófica do piloro pode ainda mostrar os sinais típicos do "3" invertido ou do bico do seio.

O diagnóstico diferencial principal é com o refluxo gastroesofágico.

O tratamento cirúrgico deve ser realizado após rápido preparatório: hidratação eventual e correção dos distúrbios hidroeletrolíticos. A cirurgia consiste na piloromiotomia extramucosa pela técnica de Fredet-Ramsted, ou seja, secção e afastamento da musculatura hipertrofiada e exposição da mucosa (Fig. 5.40).

A realimentação é ministrada após 12 a 24 horas e a alta ocorre após 36 a 48 horas após a cirurgia.

A correção cirúrgica videolaparoscópica tem sido descrita com grande freqüência, porém não achamos ser essa a técnica de eleição para o tratamento da estenose hipertrófica de piloro, já que a incisão realizada na técnica tradicional é pequena, cerca de 3 a 4cm, e o tempo operatório é curto.

O tratamento medicamentoso, principalmente com a administração de grandes doses de atropina, é contra-indicado pelos resultados incertos e longo tempo de tratamento.

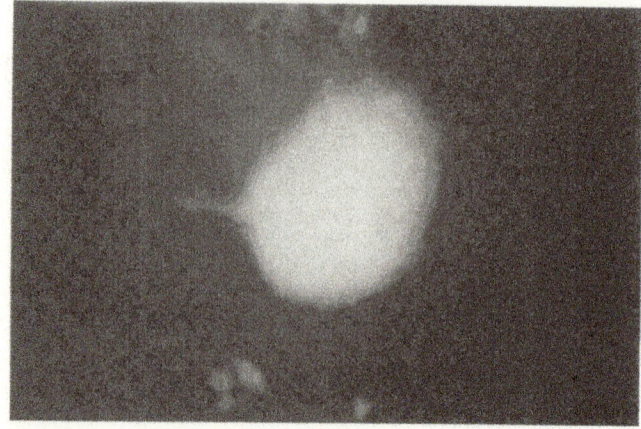

Figura 5.38 – Radiografia contrastada, notar obstrução do piloro com o sinal do fio.

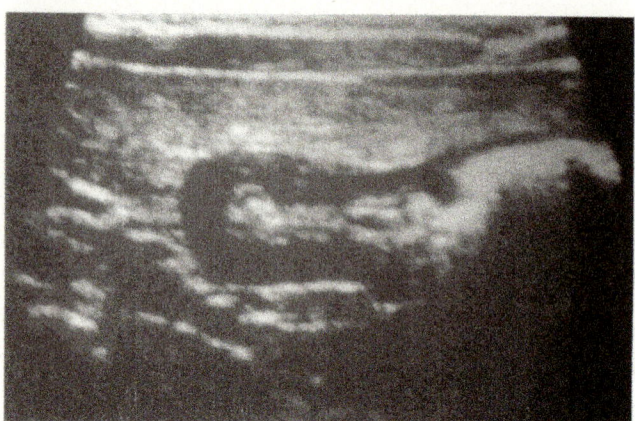

Figura 5.39 – Ultra-sonografia mostrando o piloro hipertrofiado.

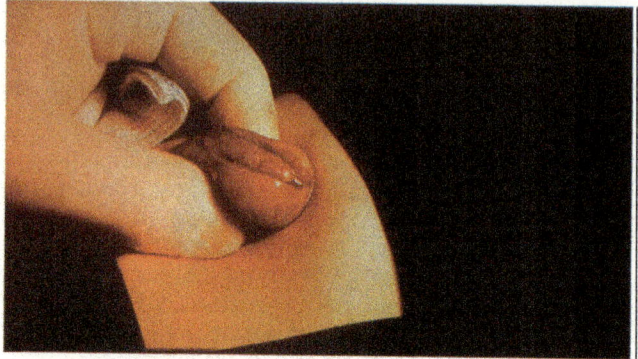

Figura 5.40 – Estenose hipertrófica de piloro após piloromiotomia.

OBSTRUÇÕES DUODENAIS

As obstruções duodenais ocorrem com freqüência de 1:10.000 a 1:40.000 nascidos vivos. Originam-se por volta da 10ª semana de gestação, o que explica a grande incidência de malformações associadas, principalmente gastrintestinais, como atresia esofágica e anomalias anorretal, cardíacas, vertebrais e renais. Aproximadamente 30% dos pacientes com obstrução duodenal são acometidos pela síndrome de Down.

À semelhança das obstruções congênitas de piloro, podem ser suspeitadas no período antenatal pela presença de poliidrâmnio e estômago e duodeno proximal dilatados à ultra-sonografia.

Após o nascimento, geralmente nas primeiras 24 horas de vida, ocorrem vômitos biliosos, pois em mais de 80% dos casos a obstrução é pós-papilar. A radiografia simples de abdome mostra distensão do estômago e duodeno com níveis líquidos (sinal da "dupla-bolha"), sem passagem de ar para o jejuno (Fig. 5.41). Em casos de membrana duodenal com obstrução parcial, má rotação intestinal ou em casos de pâncreas anular, pode haver passagem de pequena quantidade de ar para as alças mais distais. A radiografia contrastada só deve ser realizada nos casos de suboclusão intestinal em que persiste a dúvida diagnóstica.

As obstruções duodenais podem ser intrínsecas ou extrínsecas.

As obstruções intrínsecas são mais raras e representadas por estenoses, atresias ou membranas duodenais que podem ser parciais ou totais. Originam-se de falhas na recanalização no estágio de cordão sólido do crescimento intestinal (oitava semana) e freqüentemente são limitadas à primeira e segunda porções duodenais.

Na ressecção da membrana duodenal, devemos identificar a papila duodenal para evitar sua lesão. Em alguns casos, podem haver mais de uma membrana ou mesmo membranas em "biruta", em que a base de implantação fica proximal ao local da obstrução, sendo necessária a pesquisa delas com a introdução de uma sonda de Foley.

Nas atresias do duodeno, a reconstrução deve ser feita por meio de anastomose duodenoduodenal. Devido à grande dilatação do duodeno proximal, o retorno do trânsito intestinal e a realimentação são demorados, havendo necessidade de se manter o RN em nutrição parenteral por tempo prolongado.

As obstruções extrínsecas são causadas por pâncreas anular e por má rotação intestinal.

O pâncreas anular decorre da fixação anormal da porção ventral do pâncreas primitivo, a qual não acompanha o duodeno na rotação intestinal embrionária, levando ao estrangulamento do duodeno, o que resulta na estenose duodenal.

A secção do anel pancreático é contra-indicada pelo risco de lesão dos ductos pancreáticos e pela estenose duodenal subjacente ao pâncreas anular. O tratamento consiste em anastomose duodenoduodenal látero-lateral.

Na rotação incompleta ou má rotação intestinal, ocorre obstrução geralmente da terceira porção duodenal. A rotação intestinal normal processa-se entre 10 e 12 semanas e consiste na rotação anti-horária de 270° da alça duodenojejunal por detrás dos vasos mesentéricos superiores, localizando-se juntamente com o ligamento de Treitz à esquerda da coluna vertebral, enquanto a alça ceco-cólica passa pela frente da artéria mesentérica superior para localizar-se no quadrante inferior direito. Na má rotação, formam-se aderências, as bandas de Ladd, que comprimem extrinsecamente o duodeno, levando a sua obstrução. O mesentério único, com base estreita, propicia o volvo intestinal e necrose isquêmica de grandes segmentos.

A sintomatologia varia desde períodos de vômitos incoercíveis, entremeados por longos períodos absolutamente assintomáticos, até casos dramáticos de sofrimento vascular do intestino com necroses maciças incompatíveis com a vida.

A radiografia constrastada é o exame de escolha e mostra as alças do intestino delgado à direita da coluna vertebral com imagem do jejuno proximal em "hélice" ou "3" (Fig. 5.42). O enema opaco, que mostra as alças cólicas à esquerda, pode ser realizado quando o diagnóstico não for confirmado pelo trânsito intestinal.

A má rotação intestinal deve ser tratada pelo procedimento de Ladd: as aderências que fixam o intestino em posição viciosa são seccionadas, o duodeno liberado, as alças de delgado relocadas à direita e o cólon à esquerda. A apendicectomia nesses casos pode ser realizada profilaticamente. A presença de comprometimento acentuado do estado geral e a enterorragia são sinais de sofrimento vascular intestinal e indicam tratamento cirúrgico de emergência. A ressecção intestinal extensa resultará na síndrome do intestino curto, necessitando de nutrição parenteral e dietas apropriadas (Fig. 5.43).

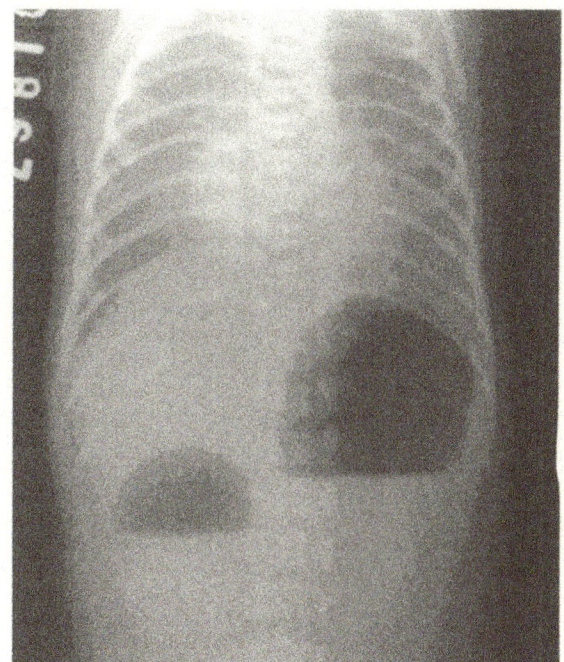

Figura 5.41 – Radiografia simples de abdome com o sinal da "dupla-bolha" característico das obstruções congênitas duodenais.

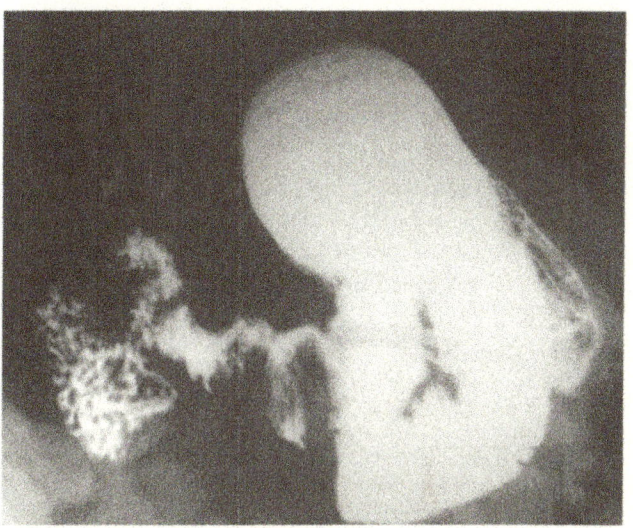

Figura 5.42 – Radiografia contrastada de má rotação intestinal mostrando suboclusão intestinal proximal e jejuno proximal com imagem em "3".

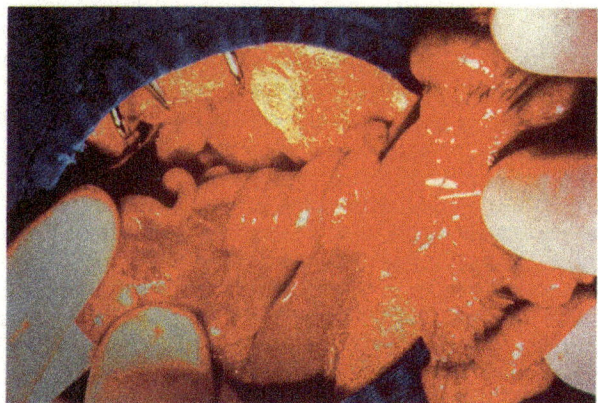

Figura 5.43 – Má rotação intestinal com volvo e necrose de grande segmento intestinal.

BIBLIOGRAFIA

1. ABEL, R.M. – The ontogeny of the peptide innervation of the human pylorus, with special reference to understanding the aetiology and pathogenesis of infantile hypertrophic pyloric stenosis. *J. Pediatr. Surg.* **31**:490, 1996. 2. ALAIN, J.L. et al. – Extramucosal pyloromyotomy by laparoscopy. *Eur. J.Pediatr. Surg.* **6**:10, 1996. 3. ALI, K.I. & HADDAD, M.J. – Early infantile hypertrophic pyloric stenosis: surgery at 26 hours of age. *Eur. J. Pediatr. Surg.* **6**:233, 1996. 4. APPLEGATE, M.S. & DRUSCHEL, C.M. – The epidemiology of infantile hypertrophic pyloric stenosis in New York State, 1983 to 1990. *Arch. Pediatr. Adolesc. Med.* **149**:1123, 1995. 5. AZAROW, K. et al. – A 45-year-experience with surgical treatment of peptic ulcer disease in children. *J. Pediatr. Surg.* **31**:750, 1996. 6. BRITTON, J.R. & BRITTON, H.L. – Gastric aspirate volume at birth as an indicator of congenital intestinal obstruction. *Acta Paediatr.* **84**:945, 1995. 7. CASTANON, J. et al. – A new technique for laparoscopic repair of hypertrophic pyloric stenosis. *J. Pediatr. Surg.* **30**:1294, 1995. 8. CHEN, E.A. et al. – Pyloric stenosis in the age of ultrasonography: fading skills, better patients? *J. Pediatr. Surg.* **31**:829, 1996. 9. CHITTY, L.S., et al. – Esophageal and duodenal atresia in a fetus with Down's syndrome: prenatal sonographic features. *Ultrasound Obstet. Gynecol.* **7**:450, 1996. 10. CHOI, S.O. & PARK, W.H. – Preduodenal portal vein: a cause of prenatally diagnosed duodenal obstruction. *J. Pediatr. Surg.* **30**:1521, 1995. 11. COOPER, S.; ABRAMS, R.S. & CARBAUGH, R.A. – Pyloric duplications: review and case study. *Am. Surg.* **61**:1092, 1995. 12. CZEIZEL, A.E. – Nutritional supplementation and prevention of congenital abnormalities. *Curr. Opin. Obstet. Gynecol.* **7**:88, 1995. 13. GODBOLE, P. et al. – Ultrasound compared with clinical examination in infantile hypertrophic pyloric stenosis. *Arch. Dis. Child.* **75**:335, 1996. 14. GOMEZ-TELLADO, M. et al. – Hypertrophic pyloric stenosis on the first day of life. *N. Esp. Pediatr.* **45**:202, 1996. 15. GREASON, K.L. et al. Laparoscopic pyloromyotomy for infantile hypertrophic pyloric stenosis: report of 11 cases. *J. Pediatr. Surg.* **30**:1571, 1995. 16. HERNANZ-SCHULMAN, M. et al. – Hypertrophic pyloric stenosis in the infant without a palpable olive: accuracy of sonographic diagnosis. *Radiology* **193**:771, 1994. 17. KAO, S.C.; MUIR, L.V. & KIMURA, K. – Combined hypertrophic pyloric stenosis and duodenal web in Down syndrome: sonographic and radiographic diagnosis. *J. Ultrasound. Med.* **15**:475, 1996. 18. KHOSHOO, V. et al. – Endoscopic balloon dilatation of failed pyloromyotomy in young infants. *J. Pediatr. Gastroenterol. Nutr.* **23**:447, 1996. 19. LANGER, J.C.; BEREZIN, I. & DANIEL, E.E. – Hypertrophic pyloric stenosis: ultrastructural abnormalities of enteric nerves and the interstitial cells of Cajal. *J. Pediatr. Surg.* **30**:1535, 1995. 20. LUGO-VICENTE, H.L. – Congenital (prepyloric) antral membrane: prenatal diagnosis and treatment. *J. Pediatr. Surg.* **29**:1589, 1994. 21. MAHER, M. et al. – Infantile hypertrophic pyloric stenosis: long-term audit from a general surgical unit. *Ir. J. Med. Sci.* **165**:115, 1996. 22. NAGITA, A. et al. Management and ultrasonographic appearance of infantile hypertrophic pyloric stenosis with intravenous atropine sulfate. *J. Pediatr. Gastroenterol. Nutr.* **23**:172, 1996. 23. NAIR, R. & HADLEY, G.P. – Intestinal malrotation – experience with 56 patients. *S. Afr. J. Surg.* **34**:73, 1996. 24. SHARONY, R. et al. – Prenatal ultrasound diagnosis of gastric outlet obstruction due to a pyloric web. *Prenat. Diagn.* **151**:56, 1995. 25. SILVA, M.M.; ISFER, E.V. & SANCHEZ, R.C. – Malformações digestivas. (Isfer, E.V.; Sanchez, R.C. & Saito, M.). **In** Medicina Fetal – Diagnóstico Pré-Natal e Conduta. Editora Revinter, São Paulo, 1996, p. 118. 26. UPADHYAY, V. et al. – Duodenal atresia: a comparison of three modes of treatment. *Eur. J. Pediatr. Surg.* **6**:75, 1996. 27. VAN-DER-SCHOUW, Y.T. et al. – Diagnosis of hypertrophic pyloric stenosis: value of sonography when used in conjunction with clinical findings and laboratory data. *Am. J. Roentgenol.* **163**: 905, 1994. 28. VANDERWINDEN, J.M. et al. Study of the interstitial cells of Cajal in infantile hypertrophic pyloric stenosis. *Gastroenterology* **111**:279, 1996. 29. WEISSMAN, A. et al. Prenatal diagnosis of congenital gastric outlet obstruction. *Prenat. Diagn.* **14**:888, 1994. 30. YAMATAKA, A. et al. – Lack of intestinal pacemaker (C-KIT-positive) cells in infantile hypertrophic pyloric stenosis. *J. Pediatr. Surg.* **31**:96, 1996. 31. YOSHIZATO, T. et al. – Three-dimensional ultrasound image of the fetal stomach: congenital duodenal obstruction in utero. *Early. Hum. Dev.* **41**:39, 1995. 32. ZHANG, A.L. et al. – A medium term follow-up study of patients with hypertrophic pyloric stenosis. *J. Paediatr. Child. Health* **30**:126, 1994. 33. ZIMMER, E.Z. & BRONSHTEIN, M. – Early diagnosis of duodenal atresia and possible sonographic pitfalls. *Prenat. Diagn.* **16**:564,1996.

---

10 Moléstia de Hirschsprung e Doenças Afins

ARTHUR L. MATHIAS

Neste capítulo serão analisadas as doenças cuja manifestação clínica principal é a obstipação intestinal crônica, causada por alteração do peristaltismo intestinal, conseqüente a lesões do sistema nervoso entérico ou da fibra muscular lisa intestinal.

FISIOPATOLOGIA

O peristaltismo intestinal resulta da interação do sistema nervoso entérico e da fibra muscular lisa intestinal, sobre os quais atuam fatores endógenos, como hormônios, anticorpos, eletrólitos, e fatores exógenos, como alimentos, drogas, toxinas etc.

A inervação do tubo digestivo é a maior e a mais complexa de todas as vísceras; compara-se, por sua estrutura e funções, ao sistema nervoso central, daí denominar-se sistema nervoso entérico. Além de sua ação no peristaltismo e nas secreções digestivas, o sistema nervoso entérico age no abundante tecido linfático do tubo digestivo, modulando a imunidade intestinal.

A fibra muscular lisa intestinal tem contração própria, devido à flutuação espontânea da polarização da membrana celular, cuja freqüência é decrescente no sentido aboral, definindo o ritmo do peristaltismo de cada segmento do tubo. A estrutura sincicial do tecido muscular permite a propagação da contração, que, por ser mais rápida no sentido circular que no longitudinal, promove, por si, propulsão do conteúdo luminal.

ETIOPATOGENIA

As lesões do sistema nervoso entérico e da fibra muscular lisa, que levam à obstipação ou à obstrução intestinal crônica, têm origem variada. A maioria é congênita, algumas reconhecidamente genéticas, muitas de causa desconhecida. Após o nascimento, essas lesões podem ser provocadas por microrganismos, anticorpos, drogas e processos degenerativos.

O sistema nervoso entérico é o mais atingido, apresentando, muitas vezes, mais de um tipo de lesão ou associando-se com lesões de outros órgãos da mesma origem embrionária, constituindo o grupo das neurocristopatias.

ANATOMIA PATOLÓGICA

Os processos histológicos empregados são muitos, sendo os mais comumente utilizados: métodos de coloração – hematoxilina-eosina (HE) Masson e Smith (prata); métodos histoquímicos para enzimas – acetilcolinesterase (Ache), desidrogenase láctica e succínica e NADPH-diaforase (idêntico a óxido nítrico sintase); métodos imunohistoquímicos – proteína S-100 e enolase neuroespecífica; imunofluorescência do ácido glioxílico (fibra simpática) e microscopia eletrônica (fibra muscular). Destes, os mais utilizados são a coloração pela HE e a pesquisa de atividade de acetilcolinesterase.

CLASSIFICAÇÃO

A classificação das diferentes doenças desse grupo é dificultada por fatores como: complexidade do sistema nervoso entérico, multiplicidade de lesões, etiologia pouco conhecida, grande variedade de métodos histológicos empregados para diagnóstico e escassa correlação anatomoclínica. Por essas razões, com a exceção da moléstia de Hirschsprung, a prevalência das demais doenças do grupo é muito variável nas estatísticas dos diferentes serviços. A relação dos principais diagnósticos é apresentada no quadro 5.8. O diagnóstico de algumas dessas doenças depende de métodos histológicos específicos, muitos deles não disponíveis em todos os serviços.

Quadro 5.8 – Classificação: moléstia de Hirschsprung e doenças afins.

Lesões do sistema nervoso entérico	
Congênitas ou primárias	Moléstia de Hirschsprung
	Aganglionose cólica total
	ou doença de Zuelzer-Wilson
	Displasia neuronal intestinal
	Imaturidade de neurônios
	Ausência de plexos argirófilos
	Acalásia do esfíncter interno
Secundárias	Auto-imune
	Doença de Chagas
Lesões da fibra muscular lisa	
Congênitas ou primárias	Miopatia neonatal de víscera oca
	Hipertrofia muscular idiopática
	Síndrome de Ehlers-Danlos
Secundárias	Doenças do colágeno
	Esclerose sistêmica progressiva
	Polimiosite
Alteração do ato da evacuação	Obstrução da via de saída ou anismo
Desconhecida	Pseudo-obstrução intestinal crônica idiopática

MOLÉSTIA DE HIRSCHSPRUNG

A moléstia de Hirschsprung ou megacolo aganglionar é definida pela ausência de gânglios nervosos e hipertrofia de troncos (fibras nervosas) em segmento intestinal, de extensão variável, restrito, na maioria das vezes, às porções distais do tubo digestivo. Provoca-se suboclusão intestinal baixa de sintomatologia variável, mas, na maioria das vezes, precoce.

Etiopatogenia

Incide em cerca de 1:5.000 nascidos vivos, com preferência acentuada pelo sexo masculino (4:1), sendo quase inexistente em prematuros. A incidência entre irmãos é de 1:25, sendo a doença atribuída a mutações cromossômicas, afetando os genes RET protoncogene e EDN3. Na quase totalidade dos casos, a inervação anormal estende-se do reto ao sigmóide, constituindo a forma clássica a mais comum. Raramente o defeito está circunscrito apenas ao esfíncter interno, denominada forma curta. Há relato de casos isolados de comprometimento de todo o lobo digestivo e da forma segmentar entreposta entre intestino normal. A chamada forma longa ou aganglionose cólica total será considerada como entidade a parte.

Fisiopatologia

O segmento intestinal afetado é desnervado e permanece contraído, provocando suboclusão intestinal baixa. Há também alteração da barreira mucosa, com muco anormal e redução de IgA, que, favorecida pela estase, provoca enterocolite e é a principal causa de morte nessa doença.

Manifestações clínicas

A doença provoca, no recém-nascido, atraso na eliminação do mecônio, distensão abdominal, vômitos e evacuação explosiva ao toque retal. Quando se desenvolve enterocolite, as fezes ficam líquidas, de odor fétido e há estado septicêmico. A criança maior é desnutrida, com grande distensão abdominal, apresenta obstipação intensa, que se avalia com clisteres. Freqüentemente, há fecaloma palpável no abdome, mas o reto é vazio e não há perdas fecais involuntárias ("soiling"). Raramente são descobertas na idade adulta formas clínicas discretas da moléstia de Hirschsprung.

Exames complementares

Radiografia simples do abdome – mostra o padrão de suboclusão intestinal baixa; na posição deitada, é possível identificar o colo dilatado e a porção distal estreitada, que corresponde ao segmento aganglionar.

Biopsia retal – exame de fragmento de mucosa-submucosa corado para acetilcolinesterase mostrando aumento de troncos nervosos, e a ausência de gânglios é diagnóstico da doença (Fig. 5.44). A biopsia retal da parede total de indivíduos normais corada pela HE permite identificar plexos mioentéricos com células nervosas (Fig. 5.45), o que não é observado na moléstia de Hirschsprung (Fig. 5.46).

Manometria anorretal – a distensão da ampola retal provoca, no indivíduo normal, relaxamento do esfíncter interno, denominado reflexo de abertura. Na moléstia de Hirschsprung, esse reflexo está ausente. A presença do reflexo exclui moléstia de Hirschsprung; em certas circunstâncias, como prematuridade e estado septicêmico, o reflexo pode faltar, mesmo com inervação normal.

Enema opaco – a visualização de segmento estreitado distal com dilatação a montante faz o diagnóstico radiológico da moléstia (Fig. 5.47). Como a dilatação é secundária, pode não ser percebida nos primeiros dias de vida. O exame deve ser feito com pouco bário, sem preparo e repetido, se necessário. As radiografias de perfil são as mais significativas. Na forma curta, a dilatação intestinal atinge o reto, não se identificando segmento estreitado, confundindo inclusive com megacolo funcional (Fig. 5.48).

Diagnóstico diferencial

O diagnóstico diferencial deve ser feito com todas as demais doenças do grupo, aspecto que será cuidado na sua apresentação. Além disso, há que diferenciar os diagnósticos relacionados no quadro 5.9.

Quadro 5.9 – Diagnóstico diferencial da moléstia de Hirschsprung.

Período neonatal
Atraso fisiológico na eliminação do mecônio
Íleo paralítico
Enterite necrosante
Íleo e rolha meconiais
Síndrome do colo esquerdo
Obstruções mecânicas
Estenose ou atresia colorretal
Dilatação segmentar do colo
Tumor pélvico
Criança maior
Hipotireoidismo
Doença de Chagas
Doença celíaca

Atraso fisiológico na eliminação do mecônio – a eliminação do mecônio ocorre nas primeiras horas de vida, mas, por vezes, tarda mais de 48 horas, mesmo em RN normais. Tais casos se caracterizam por não apresentar distensão abdominal ou vômitos. A simples manipulação do ânus provoca evacuação copiosa.

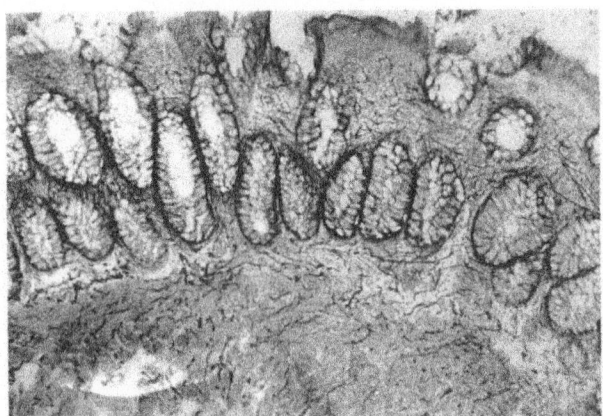

Figura 5.44 – Biopsia de sucção com coloração para acetilcolinesterase. Notar fibrilas na submucosa com infiltração na lâmina própria, diagnóstico de moléstia de Hirschsprung.

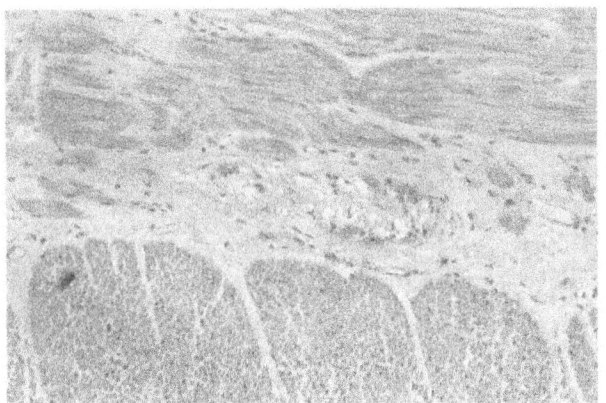

Figura 5.45 – Biopsia retal corada pela HE mostrando típico plexo nervoso mioentérico.

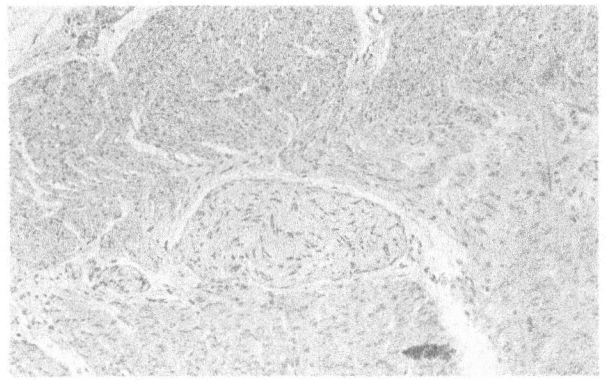

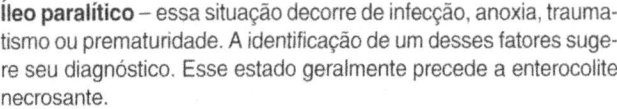

Figura 5.46 – Biopsia retal corada pela HE com ausência de células nervosas.

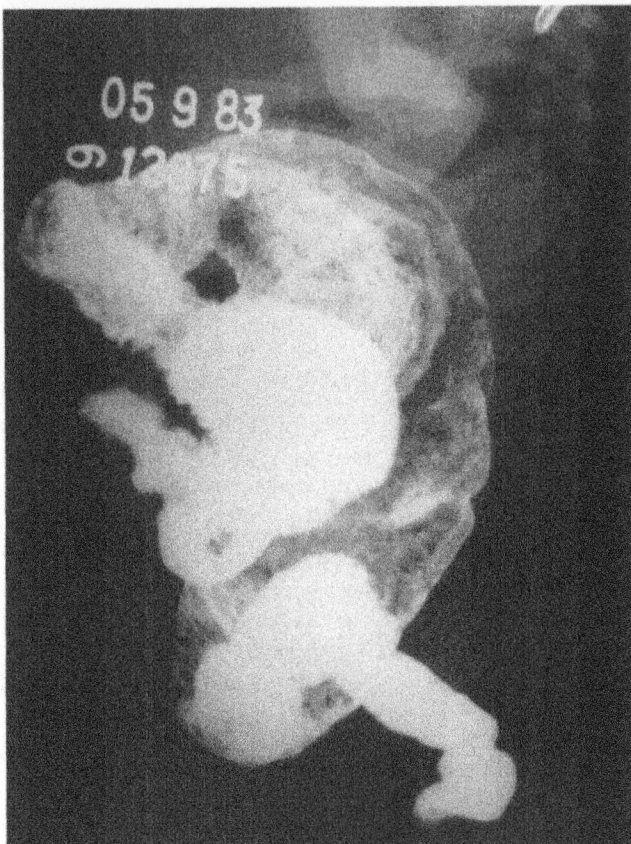

Figura 5.47 – Enema opaco mostrando segmento aganglionar no retossigmóide e dilatação dos segmentos acima: megacolo.

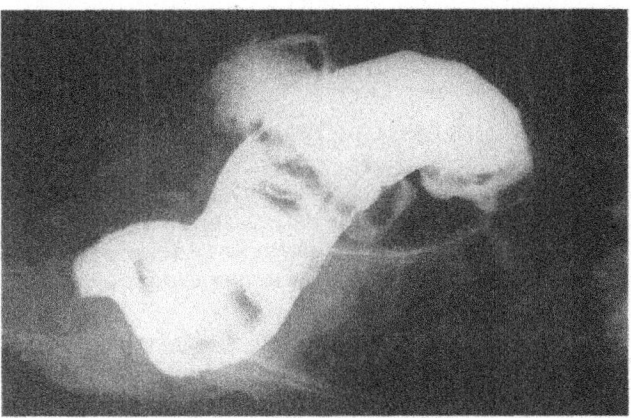

Figura 5.48 – Enema opaco de megacolo funcional ou psicogênico com presença de megarreto. A imagem radiográfica pode ser indistinguível da forma curta da moléstia de Hirschsprung.

Íleo paralítico – essa situação decorre de infecção, anoxia, traumatismo ou prematuridade. A identificação de um desses fatores sugere seu diagnóstico. Esse estado geralmente precede a enterocolite necrosante.

Enterocolite necrosante – no recém-nascido, a enterocolite necrosante está, quase sempre, associada a prematuridade, anoxia, infecção e dieta inadequada. A evacuação é normal nos primeiros dias, passando a diarréica e com sangue. A radiografia do abdome mostra pneumatose intestinal. A moléstia de Hirschsprung pode evoluir com enterocolite, mas há atraso na eliminação do mecônio, quase inexistente em prematuros, e seu aparecimento é mais tardio.

Íleo e rolha meconiais – a rolha meconial é removida por clisteres, com certa facilidade, fazendo o diagnóstico e o tratamento. O íleo meconial apresenta-se como obstrução de delgado distal, com alça muito distendida e preenchida por material com aspecto de miolo de pão à radiografia simples do abdome. Essa alça é palpável, com consistência de borracha.

Síndrome do cólon esquerdo – há alguns anos, foram descritos casos de recém-nascidos que apresentavam quadro clínico da moléstia de Hirschsprung, com segmento estreitado até o ângulo esplênico, mas cujos achados histológicos não a confirmavam. Várias dessas crianças eram filhas de diabéticas. *Os casos, embora gra-*

ves, necessitando mesmo de derivação intestinal, após alguns meses, normalizavam-se, permitindo o fechamento da colostomia. Casos com essas características têm sido pouco relatados, acreditando-se serem casos não reconhecidos de imaturidade ganglionar.

Hipotireoidismo – a associação da hipoatividade, hipotermia, obstipação e atraso no desenvolvimento faz suspeitar da doença, mas apenas o mixedema é característico.

Tratamento

O tratamento clássico da moléstia de Hirschsprung é a derivação intestinal, assim que o diagnóstico é feito. Em torno de 12 meses de idade, o tratamento completa-se com a cirurgia de abaixamento abdominoperianal do colo. Nos últimos anos, a cirurgia definitiva tem sido feita, sem derivação prévia, mesmo no recém-nascido. Mais recentemente, a técnica videolaparoscópica tem sido utilizada para a cirurgia de abaixamento, que deve ser feita sem derivação prévia. Sua realização é tanto mais fácil, quanto mais nova for a criança.

Resultados

O tratamento clássico, realizado nas últimas duas décadas, é curativo em 90% dos casos. Os demais têm incontinência fecal leve e moderada ou constipação, que são bem controladas com medidas simples. A derivação intestinal definitiva é excepcional e a mortalidade está em torno de 1%. A cirurgia precoce e sem derivação apresenta resultados igualmente bons, mas o número de casos e o tempo de seguimento reduzidos impedem conclusões seguras. A cirurgia videolaparoscópica começa a ser feita. Os primeiros resultados mostram que ela é factível, e o período pós-operatório parece mais fácil. A enterocolite ocorre em 12% de todos os casos, tanto no pré como no pós-operatório. O tratamento é clínico, com clisteres evacuadores e antibióticos. A enterocolite pode ser fatal por sepse. Suas características clínicas e aspecto do enema opaco podem sugerir ressecção incompleta do segmento aganglionar e levar à reoperação desnecessária.

Forma curta da moléstia de Hirschsprung

Nessa forma, o segmento aganglionar está restrito ao esfíncter interno ou até aos últimos centímetros do reto. Esse segmento, apesar de curto, cria obstáculo à evacuação, acumulando-se fezes na ampola retal, que se dilata. As alterações anatomopatológicas são as mesmas da forma clássica, só que restritas a curto segmento. Entretanto, como nessa região a ausência de neurônios nos plexos intestinais é considerada normal, o diagnóstico é baseado no aumento de atividade de Ache na submucosa, em biopsias retais realizadas em três níveis. As manifestações clínicas são as mesmas da forma clássica, porém atenuadas. Na forma curta, o enema opaco não mostra segmento "estreitado" e a manometria não apresenta reflexo de abertura. A biopsia, que deve ser feita sob visão direta e em vários níveis, mostra ausência de gânglios e aumento da atividade de Ache. Utilizando os critérios citados anteriormente, a forma curta representa, na experiência do serviço, apenas 1% de todos os casos da moléstia de Hirschsprung. O tratamento é feito pela dilatação forçada ou pela anorretomiectomia, com bons resultados. O diagnóstico diferencial com o megarreto funcional é muito importante, pois essa afecção é muito comum e não tem indicação de tratamento cirúrgico.

AGANGLIONOSE CÓLICA TOTAL OU DOENÇA DE ZUELZER-WILSON

A aganglionose cólica total é normalmente apresentada como uma forma da moléstia de Hirschsprung, sendo considerada, por todos, a mais grave. A gravidade da aganglionose cólica total não se deve à intensidade maior ou ao curso fulminante de seus sintomas, que são até mais atenuados relativamente aos da forma clássica. Sua gravidade é conseqüente da demora diagnóstica e de cirurgias mal indicadas. Esse quadro resulta do desconhecimento das manifestações clínicas próprias da aganglionose cólica total e da interpretação equivocada dos exames auxiliares. A aganglionose cólica total é chamada, pelos europeus, de doença de Zuelzer-Wilson, em homenagem aos autores que definiram a fisiopatologia da moléstia de Hirschsprung.

Conceito

A doença de Zuelzer-Wilson é definida pela ausência de gânglios nos plexos intestinais de todo o colo e, geralmente, do íleo terminal. Os troncos nervosos parassimpáticos podem estar aumentados, normais ou ausentes, o que provoca suboclusão no íleo terminal.

Etiopatogenia

A incidência é de 1:50.000 nascidos vivos (apenas 10% dos casos da moléstia de Hirschsprung), distribuindo-se com escassa preferência pelo sexo masculino (1,5:1). É rara em prematuros e a ocorrência familiar é muito maior que a da moléstia de Hirschsprung, sendo atribuída a gene autossômico dominante de penetração incompleta.

Fisiopatologia

A anormalidade do sistema nervoso entérico provoca suboclusão do delgado terminal e enterocolite.

Manifestações clínicas

Apesar do segmento aganglionar longo, a oclusão intestinal é de intensidade variável, podendo os sintomas ser reduzidos. No recém-nascido, o vômito biliar e a distensão abdominal predominam, havendo evacuações mais regulares que na moléstia de Hirschsprung, o que dificulta o diagnóstico. A apendicite aguda no lactente, diagnosticada geralmente como peritonite, ocorre na metade dos casos; a perfuração intestinal também é freqüente. Esses quadros agudos, no lactente, são sempre suspeitos de doença de Zuelzer-Wilson.

Exames complementares

Radiografia simples do abdome – o padrão é de obstrução do delgado distal, sem dilatação do colo.

Enema opaco – são considerados sinais típicos da doença: colo curto com ângulos hepático e esplênico arredondados, sem haustrações, com impactação fecal no transverso, bem como colo estreito. Pode ocorrer com refluxo de bário para o íleo dilatado. Entretanto, muitas vezes, o colo tem aspecto normal (Fig. 5.49).

Biopsia – todo o intestino afetado não apresenta gânglios nos plexos submucoso e mioentérico, mas a hipertrofia do tronco parassimpático é irregular. Na experiência do nosso serviço, o reto, quase sempre, tem hipertrofia de troncos, mostrando o aumento de atividade de acetilcolinesterase. Em níveis mais altos, não há hipertrofia ou mesmo toda a inervação extrínseca está ausente (Fig. 5.50), sendo a atividade de acetilcolinesterase normal.

Manometria anorretal – esse exame mostra ausência de reflexo de abertura, na maioria dos casos.

Diagnóstico diferencial

A doença de Zuelzer-Wilson, muitas vezes, é confundida com a forma clássica da moléstia de Hirschsprung, o que leva à colostomia em segmento intestinal doente e abaixamento de cólon aganglionar (ressecção incompleta). Esse erro tem sido induzido pelo aspecto normal quanto à atividade da quantidade de acetilcolinesterase, sem atentar para a ausência de gânglios no segmento estudado.

Tratamento

O tratamento inicial é a ileostomia, na porção mais distal do íleo normal. A cirurgia é bem tolerada, sendo a adaptação intestinal superada com a utilização de nutrição parenteral. O tratamento definitivo realiza-se cerca de seis meses após, para permitir adaptação funcional do íleo, quando se faz o abaixamento de íleo, utilizando-se técnica de conservação de parte do cólon para a absorção de água e sódio. Em alguns casos, o íleo tem sido abaixado sem retalho de colo ou "pouch", com resultados funcionais semelhantes.

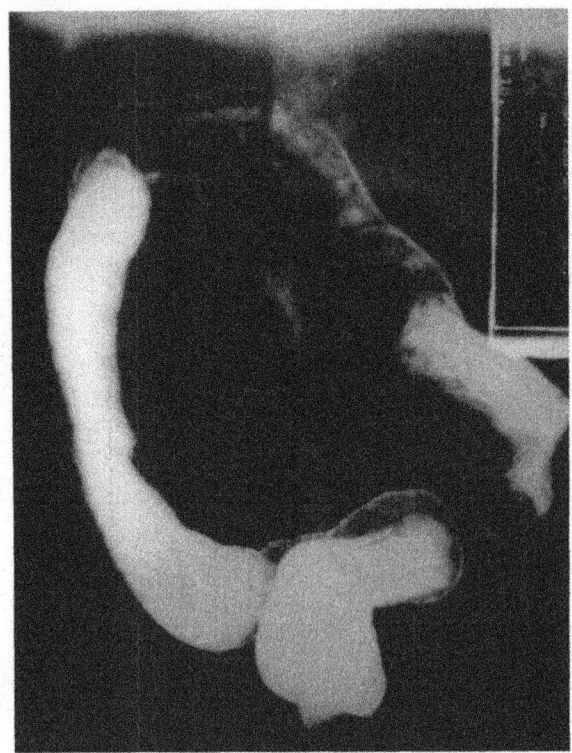

Figura 5.49 – Enema opaco: aganglionose cólica total.

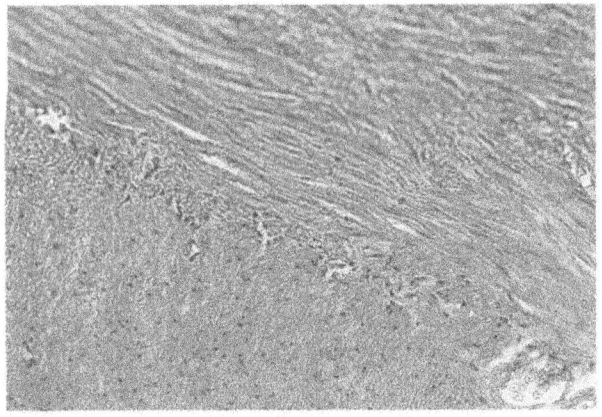

Figura 5.50 – Aganglionose cólica total com ausência de gânglios mioentéricos e hipertrofia de troncos.

Resultados

Essas crianças apresentam com maior freqüência e intensidade diarréia e assadura perineal que os pacientes operados por moléstia de Hirschsprung. Esses problemas são controlados com dieta especial e cuidados higiênicos. O grau de continência fecal é semelhante ao dos pacientes com moléstia de Hirschsprung operados, exceto pela alta incidência de encoprese noturna.

DISPLASIA NEURONAL INTESTINAL

A expressão displasia neuronal intestinal foi criada, em 1971, por Meier-Ruge para designar o tipo particular de malformação do sistema nervoso entérico, definindo doença do peristaltismo diversa da moléstia de Hirschsprung. Em 1983, outra malformação do sistema nervoso entérico foi descrita por Fadda e Meier-Ruge e colocada sob esse mesmo nome, que, para distingui-la, foi dividida em dois tipos: displasia neuronal intestinal tipo A e B.

A definição de displasia neuronal intestinal é essencialmente histológica. A realização desse diagnóstico depende de amostra suficiente de mucosa e submucosa na qual se aplicam, além da coloração de rotina (HE), métodos histológicos para enzimas: acetilcolinesterase (Ache), desidrogenase láctica (LDH), desidrogenase succínica (SDH), métodos imuno-histoquímicos: proteína S-100 e imunofluorescência de ácido glioxílico (para fibras simpáticas).

Conceito

A displasia neuronal intestinal é a doença do sistema nervoso entérico que apresenta, obrigatoriamente, as seguintes alterações: 1. hiperplasia de plexos nervosos na submucosa (Ache e LDH); 2. gânglios gigantes contendo mais de sete neurônios; 3. brotos de neurônios nas fibras parassimpáticas (LDH, SDH); 4. aumento de atividade da Ache em fibras nervosas da adventícia das artérias da submucosa. O aumento de atividade de Ache em fibras parassimpáticas da lâmina própria, bem como a presença de gânglios ectópicos, não são achados essenciais.

DISPLASIA NEURONAL INTESTINAL TIPO A

A displasia tipo A também é denominada de "forma do simpático". Caracteristicamente, apresenta aplasia, hipoplasia ou imaturidade da inervação simpática e reação inflamatória da mucosa tipo colite ulcerativa, com destruição da *muscularis mucosae*. É quadro grave, que atinge essencialmente o RN.

Manifestações clínicas e diagnóstico

A displasia neuronal intestinal tipo A é rara, representando 2% de todas as doenças do sistema nervoso entérico. Os sintomas surgem nos primeiros dias de vida, com distensão abdominal, vômitos e diarréia com sangue. O risco de sepse e perfuração intestinal é muito grande. A radiografia simples do abdome e o enema opaco não são característicos. A manometria anorretal não mostra reflexo de abertura na maioria dos casos. As manifestações clínicas da displasia neuronal intestinal tipo A se superpõem às da freqüente enterocolite necrosante. Assim sendo, deve-se buscar, por meio de biopsia retal apropriada, o diagnóstico de displasia neuronal intestinal tipo A em todos os casos de diagnóstico de enterocolite necrosante. É possível que tal prática revele maior número de casos dessa doença rara.

Tratamento

Os casos descritos são graves e de evolução muito rápida. O tratamento de urgência recomendado é a colostomia direita, com o que, geralmente, cessa a enterocolite. Após seis a oito meses, há regressão das alterações histológicas e o reflexo de abertura que era ausente pode normalizar-se. O trânsito é restabelecido com o fechamento da colostomia. Há casos mais graves, nos quais a enterocolite não cessa com a colostomia ou reaparece após seu fechamento. Nesses casos, é indicada a ressecção do colo doente.

DISPLASIA NEURONAL INTESTINAL TIPO B

Essa forma de displasia é quase tão freqüente quanto a moléstia de Hirschsprung. Sua identificação apresenta grande dificuldade, pois não tem manifestações clínicas e laboratoriais características. Em um terço dos casos, ela está associada à moléstia de Hirschsprung. A etiologia é desconhecida. As alterações histológicas e a evolução sugerem tratar-se de imaturidade do sistema nervoso entérico. As manifestações clínicas são semelhantes às da moléstia de Hirschsprung. Os sintomas e as alterações histológicas podem regredir com o tempo (amadurecimento do sistema nervoso entérico). O enema opaco não é característico e a manometria anorretal apresenta reflexo de abertura em 80% dos casos. A biopsia é a única forma segura de diagnóstico, mas o padrão modifica-se com a idade e exige métodos histoquímicos para enzimas, além da Ache, que permitam reconhecer os neurônios imaturos entre as células de Schwann. Não há correlação entre os achados histológicos e o quadro clínico. O diagnóstico diferencial é com a displasia tipo A.

Tratamento
Em princípio, o tratamento dessa doença é clínico, pois há regressão com o passar do tempo (alguns meses a dois anos). A indicação cirúrgica é excepcional e varia de anorretomiectomia a abaixamento do cólon. O diagnóstico de displasia neuronal no cólon remanescente, após abaixamento de cólon em doença de Hirschsprung, deve ser considerado com muita cautela e não indica reoperação.

Resultados
Os resultados do tratamento da displasia neuronal tipo B é de difícil avaliação. Acredita-se que alguns desses pacientes continuem com obstipação intestinal na vida adulta, mas não se espera que desenvolvam pseudo-obstrução intestinal crônica idiopática.

IMATURIDADE GANGLIONAR
Esse quadro, ao contrário da moléstia de Hirschsprung, é próprio de prematuros, sendo causa freqüente de intolerância alimentar por peristaltismo deficiente. Crianças com gastrosquise também apresentam esse quadro. O diagnóstico histológico raramente é feito, pois o problema é suplantado por técnica alimentar especial e nutrição parenteral, até que, com o tempo, o intestino amadureça. Em casos mais graves, para excluir outras afecções, o diagnóstico é feito pela biopsia intestinal, com coloração para LDH, que identificará neurônios imaturos.

AUSÊNCIA DE PLEXOS ARGIRÓFILOS
Conforme sua afinidade pela prata, os neurônios do sistema nervoso entérico dividem-se em argirófilos e argirófobos. Os argirófilos representam de 5 a 20% de todos os neurônios. Assim, sua falta ou redução só é identificada com coloração específica. A ausência dos neurônios argirófilos prejudica a coordenação do peristaltismo, levando à oclusão. Trata-se de doença rara e talvez pouco procurada. Não há padrão estabelecido de tratamento.

ACALÁSIA DO ESFÍNCTER INTERNO
Essa doença se caracteriza pela ausência de reflexo de abertura na manometria anorretal, presença de neurônios na submucosa e atividade de Ache normal ou aumentada. Sua etiopatogenia não é conhecida e acredita-se que o esfíncter interno não se abra por falta de óxido nítrico, neurotransmissor para o relaxamento do músculo. O diagnóstico de certeza é feito pela aplicação de método histoquímico para óxido nítrico sintase (NADPH diaforase). O tratamento é pela anorretomiectomia, com bons resultados.

LESÕES SECUNDÁRIAS DO SISTEMA NERVOSO ENTÉRICO
Doença de Chagas – a tripanossomíase provoca, tardiamente, lesões no tubo digestivo, que se caracterizam por dilatações em diversos segmentos, sendo as formas mais comuns o megaesôfago e o megacolo. O aparecimento das dilatações viscerais é tardio, sendo raro na criança. A doença produz destruição dos plexos nervosos do tubo digestivo, por possível mecanismo auto-imune. Além disso, há lesões das fibras musculares, identificadas pela microscopia eletrônica. O enema mostra dilatação variável do reto sigmóide, sem segmento estreitado. A manometria anorretal não mostra reflexo de abertura. O tratamento cirúrgico é indicado nos casos sem controle pelo tratamento clínico, indicando-se desde a anorretomiectomia até a colectomia subtotal. A extensão da cirurgia deve adaptar-se à gravidade da doença, levando-se em conta que a moléstia continua.

Lesões da fibra muscular lisa – as lesões da musculatura intestinal são raras e mais graves que as do sistema nervoso entérico,

pois não apresentam regressão espontânea e são mais extensas. Os sintomas são obstrutivos, por impedimento do peristaltismo. O diagnóstico é feito, geralmente, pela microscopia eletrônica.

Miopatia neonatal de víscera oca – essa doença também é conhecida como síndrome da megabexiga, microcolo e hipoperistaltismo intestinal. Há autores que a consideram uma forma atípica de displasia neuronal. Trata-se de doença rara, familiar, com mais freqüência no sexo feminino (3:1). O recém-nascido apresenta distensão abdominal, vômitos biliares e ausência de evacuação. Há dilatação não-obstrutiva da bexiga, microcolo e ausência de peristaltismo. O sistema nervoso entérico é normal, a musculatura intestinal é adelgada, com abundante tecido conjuntivo entre as fibras musculares, que apresentam desorganização de miofilamentos e degeneração vacuolar do citoplasma. A doença é incurável e os doentes são dependentes de nutrição parenteral.

Hipertrofia muscular idiopática – esses pacientes apresentam degeneração da musculatura longitudinal e grande hipertrofia da musculatura circular, cujo aspecto é semelhante ao da estenose hipertrófica do piloro. A hipertrofia chega a simular neoplasia. O quadro clínico é obstrutivo e, conforme a localização e a extensão, está indicada a ressecção de segmento ou miotomia, como praticada na estenose hipertrófica do piloro.

Síndrome de Ehlers-Danlos – essa síndrome hereditária caracteriza-se por malformação do tecido colágeno, sendo descritos mais de 20 tipos diferentes. O mais evidente é a pele superelástica, hiperflexibilidade de articulações e fragilidade do tecido cicatricial. No tubo digestivo, há acentuada hipoplasia muscular, de extensão variável, que altera o peristaltismo e favorece perfurações.

LESÕES SECUNDÁRIAS DA FIBRA MUSCULAR INTESTINAL
As doenças adquiridas do colágeno, como a esclerose sistêmica progressiva e a polimiosite, comprometem, além dos músculos esqueléticos, a musculatura do tubo digestivo. As lesões são progressivas e produzem alterações do peristaltismo do esôfago ao reto. Os sintomas digestivos são mais comuns na idade adulta.

ALTERAÇÃO NO ATO DA EVACUAÇÃO
Obstrução da via de saída ou anismo – a evacuação depende da sincronização da contração da musculatura abdominal (prensa) com o relaxamento dos músculos elevadores do reto. Esses pacientes têm trânsito intestinal normal, mas acumulam fezes no reto e têm grande dificuldade para evacuar. A falta de relaxamento do músculo puborretal pode ser comprovada por manometria ou eletromiografia. A identificação desses pacientes é importante, pois eles não devem ser operados, necessitando apenas de treinamento para evacuar.

PSEUDO-OBSTRUÇÃO INTESTINAL CRÔNICA IDIOPÁTICA
Esse título acolhe todas as formas de alterações do peristaltismo para as quais não se identificou uma causa. A apresentação clínica é muito variada, desde recém-nascido com comprometimento de todo o tubo digestivo e forma incompatível com a vida, até outros com quadros de início tardio, com períodos alternados de piora-melhora ou com disfunção do peristaltismo, circunscrita a um segmento intestinal. O diagnóstico é por exclusão das causas conhecidas, processo que leva, muitas vezes, a operações desnecessárias, como lise de bridas. O tratamento, em princípio, é clínico, com suporte nutricional parenteral, repouso do tubo digestivo pelo jejum e sonda gástrica, administração de antibióticos para correção de desvios da flora intestinal nos períodos de agudização da obstrução. Eventualmente, identifica-se a forma localizada, com megarreto ou megacolo idiopático, que se beneficiam com o tratamento cirúrgico.

BIBLIOGRAFIA

1. BODIAN, M.; STEPHENS, F.D. & WARD, B.C.H. – Hirschsprung's disease and idiopathic megacolon. *Lancet* 1:6, 1949. 2. COSTA, M. & SIMON, J.H.B. – The enteric nervous system. *Am. J. Gastroenterol.* 89:s129, 1994. 3. LISTER, J.; DUHAMEL, B. & PAGE, S.R. – Seminar on pseudo-Hirschsprung´s disease and related disorders. *Arch. Dis. Childh.* 41:143, 1966. 4. LOENING-BAUCKE, V. – Chronic constipation in children. *Gastroenterology* 105:1557, 1993. 5. NAVARRO, J. et al. – Visceral neuropathies responsible for chronic intestinal pseudo-obstruction syndrome in pediatric practice: an analysis of 26 cases. *J. Pediatr. Gastroenterol. Nut.* 11:179, 1990. 6. PURI, P. & TSUJI, M. – Megacystis-microcolon-hypoperistasis syndrome (neonatal hollow visceral myopathy). *Pediatr. Surg. Int.* 7:18, 1992. 7. SCHÄRLI, A.F. – Neuronal intestinal dysplasia. *Pediatr. Surg. Int.* 7:2, 1992. 8. SCHOFIELD, D.E. & YUNIS, E.J. – What is intestinal neuronal dysplasia? In Rosen, P.P. & Fechner, R.E. – *Pathology Annual.* Norwalk, Appleton & Lange, 1992, p. 249. 9. SRIKANTH, M.S. et al. – Megacystis microcolon intestinal hypoperistalsis syndrome: late sequelae and possible pathogenesis. *J. Pediatr. Surg.* 28:957, 1993. 10. Zuelzer, W.W. & Wilson, J.L. – Functional intestinal obstruction on a congenital neurogenic basis in infancy. *Am. J. Dis. Childh.* 75:46, 1948.

---

11 — Patologia das Vias Biliares

JOÃO GILBERTO MAKSOUD

Os conhecimentos sobre a doença hepática e das vias biliares na criança apresentaram grande avanço nos últimos anos. Foi um dos setores de maior progresso na cirurgia pediátrica, principalmente pelas possibilidades na correção cirúrgica da atresia das vias biliares, até há poucos anos uma doença praticamente incurável.

A doença das vias biliares na criança compreende essencialmente as síndromes colestáticas de causas intra e extra-hepáticas e a dilatação congênita das vias biliares intra-hepáticas (moléstia de Caroli).

Dentre as colestases extra-hepáticas, incluem-se a atresia de vias biliares, o cisto de colédoco e as obstruções congênitas do colédoco, que são muito raras. As colestases intra-hepáticas compreendem todas as formas de colestase por lesão do hepatócito, não associada à obstrução das vias biliares extra-hepáticas (hepatite neonatal) e à hipoplasia sindrômica das vias biliares intra-hepáticas. As causas podem ser infecciosa, ductal, imunológica, vascular ou metabólica.

DIAGNÓSTICO DIFERENCIAL DA COLESTASE INTRA E EXTRA-HEPÁTICA: DIAGNÓSTICO DA ATRESIA DAS VIAS BILIARES

É muito difícil diferenciar clinicamente a colestase intra-hepática da extra-hepática, isto é, a atresia das vias biliares com outras formas de colestases não-atrésicas, como, por exemplo, as hepatites neonatais. Em decorrência dessa dificuldade, habitualmente se inicia investigação laboratorial demorada, por meio de vários exames, que não conseguem fazer o diagnóstico diferencial entre uma moléstia cirúrgica de outras de tratamento clínico. Dessa forma, haverá atraso no diagnóstico dos casos que exigem pronta terapêutica cirúrgica. Esta, como veremos, não deve ultrapassar 8 a 12 semanas de vida.

Dessa forma, devem ser evitados exames laboratoriais comprovadamente não discriminatórios. Um estudo objetivo e completo pode e deve ser feito em, no máximo, três a cinco dias, permitindo que se tome a decisão entre continuar o tratamento clínico (colestase intra-hepática) ou indicar cirurgia para a realização da portoenterostomia (colestase extra-hepática ou atresia das vias biliares). Qualquer período superior a esse é prejudicial ao resultado final. Períodos prolongados de investigações laboratoriais são infrutíferos e representam os erros mais freqüentemente observados.

EXAME CLÍNICO

Muitos dados de valor diagnóstico podem ser fornecidos apenas pelo exame físico. Obviamente, as fezes em ambas as situações são acólicas. Na ausência de acolia fecal, fica excluída a atresia de vias biliares. Há uma fase inicial em que as fezes são coradas e progressivamente se tornam descoradas e, finalmente, acólicas. Nessa fase, todos os tipos de colestase são clinicamente semelhantes. Porém, há sinais que surgem com a evolução, que são característicos de uma ou outra forma de colestase. Recém-nascido de baixo peso, com esplenomegalia acentuada precoce e fígado de consistência normal, são mais sugestivos de hepatite neonatal. Recém-nascido de peso adequado ao nascimento, fígado de consistência dura, noduloso e ausência de esplenomegalia acentuada são sinais indicativos de atresia de vias biliares. Na atresia de vias biliares, a acolia fecal ocorre a partir do 15º-20º dia de vida. Então, não há colestase e acolia fecal logo ao nascimento. Na colestase intra-hepática, ocorrem flutuações diárias na cor das fezes. O início da acolia fecal pode ser mais tardio, em torno do 30º dia, e o período de hipocolia oscilante é mais prolongado. Essa é a regra, embora possa haver ampla variação em ambas as situações. Apenas com esses dados clínicos se consegue orientar o diagnóstico em cerca de 85% dos casos. Nenhum outro exame laboratorial mostra, isoladamente, sensibilidade tão grande.

Porém, em certos casos, os dados clínicos não são suficientemente claros. As fezes podem ser acólicas desde o período neonatal (terceiro ou quarto dia de vida) ou após 40 a 45 dias, em ambas as condições. O fígado pode ficar precocemente endurecido e noduloso em certas formas graves de colestase intra-hepática ou apresentar-se com apenas discreto grau de fibrose em casos de atresia de vias biliares. Outras vezes, o aparecimento da acolia fecal é demorada, oscilando durante semanas, quer em uma quer em outra forma de colestase.

EXAMES LABORATORIAIS

Não há exame laboratorial que permita estabelecer o diagnóstico diferencial entre colestase intra e extra-hepática. Nenhum exame laboratorial é suficientemente discriminativo, havendo imbricamento dos valores nas duas condições. Como vimos, nenhum exame laboratorial isoladamente é mais sensível que o simples exame físico. Ao solicitarmos vários exames estaremos apenas consumindo tempo precioso. Alguns exames podem vir discriminativos em uma fase em que o prognóstico já está clinicamente definido. São eles:

Bilirrubinemia – pode ser mais alta nas fases mais avançadas da atresia das vias biliares, mas nas fases precoces não é discriminativa.

Lipoproteína X, alta-fetoproteína, 5 alfa-nucleotidase e teste da hemólise pelo peróxido – foram todas tentativas invalidadas pela experiência. Não devem ser solicitados.

Transaminases, fosfatase alcalina e colesterol – sempre são solicitados, mas nunca conseguem estabelecer o diagnóstico diferencial. Não são discriminativos. Os níveis das transaminases, por exemplo, podem oscilar até 200 vezes em ambas as situações, sem definir nenhuma delas. Toda e qualquer colestase aumenta a fosfatase alcalina. A dosagem de colesterol nada revela. Não devem ser solicitados com vistas ao diagnóstico diferencial.

Gama-glutamiltransferase (GGT) – tem sido valorizada recentemente. Níveis superiores a 700UI/litro seriam indicativos de atresia de vias biliares. Em nossa experiência, no entanto, o teste também não é discriminativo, pois também se eleva nas colestases intra-hepáticas graves, de longa duração, com acolia fecal persistente.

Eletroforese de proteína e alfa-1-antitripsina – permite identificar colestase intra-hepática por deficiência de alfa-1-antitripsina. O diagnóstico é suspeitado pela ausência do pico de alfa-1-globulina na eletroforese de proteína. A confirmação é feita pela determinação da atividade sérica de antitripsina, dosagem específica de alfa-1-antitripsina e fenotipagem genética.

Testes com radioisótopos

Excreção fecal de rosa-bengala[131]I – pode ser avaliada em 48 ou 72 horas, dependendo da padronização do laboratório. Não há muita diferença entre dois períodos de excreção, pois a fração mais significativa é excretada nas primeiras 48 horas. Excreção superior a 10% é indicativa de colestase intra-hepática. Excreção fecal inferior a 5 a 6% é sugestiva de obstrução completa de vias biliares. Valores intermediários são difíceis de ser interpretados. O teste pode, nesses casos, ser sensibilizado pela colestiramina (1g a cada seis dias antes e durante a colheita fecal). O teste, embora útil em casos duvidosos, não deve adiar a exploração cirúrgica, principalmente quando próxima da data limite: 8ª à 10ª semana de vida. O teste exige especial rigor na colheita fecal, evitando contaminação das fezes com urina. Exige também confiabilidade nas técnicas de contagem radioativa. É difícil de ser realizado em meninas, pela dificuldade de separar urina das fezes. Embora muito solicitado no passado, atualmente não mais realizamos esse exame.

Derivados do ácido iminodiacético (IDA) – são marcados com tecnécio-99. São úteis para a avaliação da icterícia colestática. A substância é extraída da circulação pelo fígado e excretada na bile. Dentre os derivados do IDA, o dietil-IDA é aquele que mostra comportamento biológico e transporte hepatobiliar mais semelhante ao da bilirrubina, apresentando maior grau de excreção e concentração biliar. Embora haja competição com a bilirrubina, sua excreção biliar se processa mesmo na presença de níveis elevados de bilirrubinemia. O melhor método é aquele que avalia as curvas de clareamento hepático. Na hepatite neonatal, há captação diminuída, pico máximo de captação precoce (1 minuto após injeção) e excreção biliar lenta mas evidente. Na atresia de vias biliares, a captação hepática é maior, o pico máximo é mais tardio (8 minutos) e a excreção é muito mais lenta, evidenciando retenção prolongada do radiofármaco. No Instituto da Criança, esse exame também não é solicitado para o diagnóstico da atresia das vias biliares.

Biopsia hepática: diferenciação histológica

É o exame de escolha para a definição diagnóstica na icterícia do recém-nascido e lactente.

Quando examinados por patologista experiente, os aspectos histológicos são diagnósticos na grande maioria dos casos. Embora possa haver superposição em alguns casos, a biopsia hepática mostra, de modo geral, boa especificidade. Zerbini, estudando 130 biopsias correspondentes a 100 crianças internadas no Instituto da Criança e estudadas no Departamento de Patologia da FMUSP, analisou a importância de vários parâmetros histológicos no diagnóstico diferencial entre as formas intra e extra-hepáticas e o valor preditivo de cada uma dessas variáveis que permitiram maior grau de precisão na análise de casos individuais. Por meio de modelo estatístico,

Zerbini conseguiu elaborar um índice histopatológico com a finalidade de fornecer parâmetros mais objetivos para o diagnóstico. Tal índice baseia-se em variáveis histológicas indicadoras e orientadoras com índices de sensibilidade, especificidade, razão de falso-positivos e falso-negativos. Foi desenvolvido com o objetivo de aumentar o acerto diagnóstico diferencial entre as formas obstrutivas e não-obstrutivas da colestase neonatal. Após análise, seis variáveis mais sensíveis foram escolhidas. Os índices de acerto diagnóstico, sensibilidade e especificidade foram de 96%. As variáveis mais significativas são: proliferação ductal, trombos biliares em dúctulos portais, ponte porta-porta, necrose e edema do hepatócito e presença de células gigantes multinucleadas. A presença de desarranjo da arquitetura hepática e outros são também dados histológicos importantes (Tabela 5.5).

Tabela 5.5 – Índice para o diagnóstico das biopsias hepáticas nos casos de síndrome colestática do recém-nascido (segundo Zerbini).

Variáveis	Acertos (%)
Indicadoras	
Proliferação ductal portal	89
Colestase portal em ductos neoformados	84
Distribuição da proliferação em relação aos espaços porta	78
Fibrose portal	73
Orientadoras	
Pontes porta-porta	71
Neutrólitos no infiltrado inflamatório geral	64
Tumefação celular	58

Na hepatite neonatal observa-se:
- Desarranjo da arquitetura hepática.
- Necrose e tumefação do hepatócito.
- Eritropoese sinusoidal.
- Colestase intracelular de células gigantes.
- Maior presença de células gigantes.

Na atresia de vias biliares observa-se (Fig. 5.51):
- Preservação da arquitetura hepática.
- Proliferação ductal.
- Colestase em ductos neoformados.
- Fibrose portal e ponte porta-porta.

O selo da hepatite neonatal é o desarranjo estrutural e a alteração difusa do hepatócito, enquanto o selo histológico da colestase extra-hepática é a proliferação ductal acompanhada de fibrose com expansão do espaço portal.

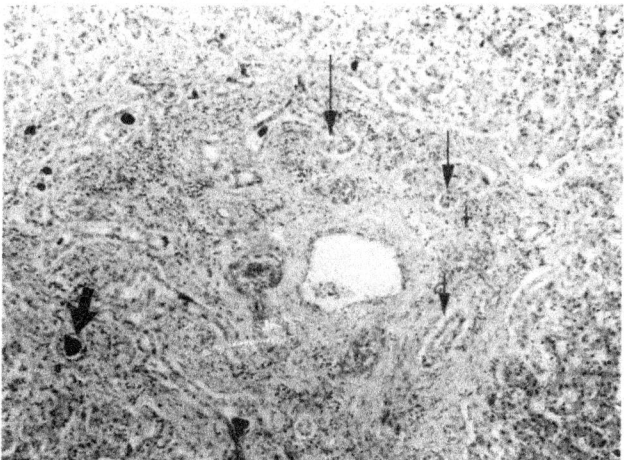

Figura 5.51 – Atresia de vias biliares – espaço porta com proliferação de ductos (setas menores), fibrose e alguns trombos biliares (seta maior).

Com os dados de história, exame físico e punção-biopsia hepática é possível alcançar um diagnóstico correto na grande maioria dos casos. Aqueles casos cujo diagnóstico não foi estabelecido e que apresentam *acolia fecal persistente por mais de 10 dias* devem ser submetidos a exploração cirúrgica.

INDICAÇÃO DE LAPAROTOMIA

Em 1968, Thaler e Gellis publicaram suas observações acerca dos efeitos da laparotomia (e anestesia) em crianças portadoras de colestase. Referiram ter observado deterioração da função hepática após o procedimento cirúrgico. Tendo em conta essa observação e principalmente pelo fato de que àquela época os resultados da cirurgia na atresia de vias biliares eram precários, os autores chegaram a propor que nenhuma criança portadora de colestase neonatal deveria ser submetida a cirurgia. Atualmente, essa posição não é lógica, tendo em vista os resultados cirúrgicos alcançados após a introdução da portoenterostomia no tratamento da atresia das vias biliares.

A laparotomia está indicada nas seguintes circunstâncias:

a) acolia fecal persistente por 10 dias;
b) idade próxima a 10-12 semanas de vida com diagnóstico não definido;
c) punção-biopsia sugestiva de colestase extra-hepática; e
d) massa abdominal palpável no epigástrio ou hipocôndrio direito (sugestiva de cisto do colédoco).

ATRESIA DAS VIAS BILIARES

Foi a doença que nos últimos anos experimentou grande progresso no âmbito da cirurgia pediátrica. Passou a despertar crescente atenção após a divulgação dos resultados cirúrgicos alcançados com a portoenterostomia pela escola japonesa. Porém, ainda hoje a atresia das vias biliares continua sendo doença grave, com alto grau de mortalidade mas com maiores possibilidades cirúrgicas. O tratamento inicial consiste da portoenterostomia, que alcança sucesso em cerca de 25 a 30% dos casos. Nos demais, o transplante hepático é o passo subseqüente. Assim, a portoenterostomia, seguida de transplante hepático, constitui a seqüência lógica terapêutica da atualidade.

INCIDÊNCIA E PATOGENIA

É doença relativamente rara, com incidência de 1:8.000 a 12.000 nascidos vivos. É muito mais freqüente no Oriente. A patogenia da atresia das vias biliares não está definitivamente esclarecida, mas existem indicações de que seja o resultado final de um processo inflamatório, esclerosante, obliterante, pós-natal, não-congênito. Vários dados indicam que a atresia das vias biliares não é doença congênita:

1. apenas excepcionalmente é encontrada em recém-nascidos ou natimortos;
2. raramente a icterícia se inicia nos primeiros dias de vida;
3. freqüentemente, a icterícia e a acolia fecal iniciam-se após um período variável, geralmente 1 a 2 semanas de vida, durante o qual as fezes são de cor normal. Esses fatos sempre foram intrigantes, pois o termo "atresia" significa ausência de luz, por defeito congênito;
4. foram descritos casos com vias biliares pérvias, comprovadas cirurgicamente, que, a seguir, sofreram processo atrésico;
5. os remanescentes fibrosos das vias biliares retirados durante a cirurgia mostram características *histológicas* sugestivas de processo infiltrado inflamatório monocelular adquirido com presença de formações glandulares. O epitélio biliar comumente é ausente, mas, quando presente, mostra lesão degenerativa ativa.

O processo primário desencadeante da atresia é desconhecido. Porém o caráter inflamatório da doença é indiscutível, atingindo as vias biliares extra e intra-hepáticas. A antiga classificação de atresia de vias biliares extra-hepática e atresia intra-hepática não existe na realidade. A atresia de vias biliares intra-hepática é o resultado final, tardio, da progressão da lesão biliar intra-hepática.

Landing, em 1974, propôs uma teoria na qual a atresia das vias biliares e a hepatite neonatal representariam manifestações clínicas diversas de uma única entidade patológica. Para essa doença, sugeriu o nome de colangiopatia obstrutiva infantil. Em sentido amplo, as duas doenças são realmente muito semelhantes, mas, em sentido estrito, existem diferenças fundamentais, particularmente histológicas.

Mesmo após cirurgia descompressiva, as lesões inflamatórias podem progredir, quer nas vias biliares intra-hepáticas quer na *porta hepatis*. O mecanismo de progressão da doença é desconhecido, mas parece ser um dos fatores responsáveis pelo desencadeamento das "colangites" pós-operatórias.

DADOS CLÍNICOS

A descoloração ou a *acolia fecal* precoce é o dado clínico mais importante. Muitas vezes, há descoloração progressiva das fezes durante 10 a 20 dias, durante o qual há oscilação da cor, culminando com acolia persistente. Após estabelecida a atresia, a icterícia torna-se estável e a acolia fecal não flutua. O fígado torna-se de consistência dura e, logo a seguir, a superfície fica nodulosa. Não há esplenomegalia nas fases iniciais, ao contrário do que ocorre na colestase intra-hepática não-atrésica. Não existem outros sintomas, exceto os tardios, decorrentes da insuficência hepática que progressivamente se instala.

TRATAMENTO CIRÚRGICO

O resultado final do tratamento cirúrgico da atresia das vias biliares depende de uma série de fatores, dentre os quais se destacam:

a) cirurgia precoce, a qual deve ser realizada de preferência até a 8ª-10ª semana de vida. Embora os resultados dependam de outros fatores (tipo de *porta hepatis* por ocasião da cirurgia e grau de lesão hepática), a cirurgia precoce é fundamental;
b) seguimento adequado pós-operatório e diagnóstico precoce da "colangite pós-operatória", os quais são tão importantes quanto a própria cirurgia.

Kasai e cols. (1968) surpreenderam o mundo ocidental ao publicarem os resultados cirúrgicos satisfatórios em crianças portadoras de atresia das vias biliares, com a cirurgia conhecida como portoenterostomia. Esta consiste em levar um segmento de alça jejunal ao hilo hepático (*porta hepatis*) após dissecção minuciosa e secção transversal dos remanescentes fibrosos das vias biliares.

À técnica original de Kasai seguiram-se várias modificações técnicas, notadamente com a realização de estomias cutâneas da alça jejunal. As derivações externas foram preconizadas com o objetivo de diminuir a incidência e permitir o diagnóstico precoce das "colangites pós-operatórias". A experiência, porém, mostrou que as derivações externas não diminuem a incidência de "colangites", além de aumentar significativamente a morbidade pós-operatória (ver a seguir). Após vários anos, há consenso geral de que a melhor técnica é a derivação (portoenterostomia) em Y de Roux longa, como descrita por Kasai originalmente.

Cirurgia da atresia das vias biliares na era do transplante hepático

Cerca de 80 a 85% das crianças submetidas a portoenterostomia necessitarão, em qualquer época de suas vidas, do transplante hepático. Diante desse fato, várias modificações técnicas foram realizadas com vistas ao transplante de fígado futuro.

A primeira modificação técnica foi a exclusão da derivação externa realizada até há poucos anos, tendo em vista: a) as complicações decorrentes das derivações externas, como episódios de hiponatremia por perdas externas, varizes na boca da estomia, necessidade de fechamento da estomia antes da realização do transplante;

b) a demonstração de que as derivações externas não diminuíam a incidência de "colangites pós-operatórias"; e c) o diagnóstico precoce das "colangites pós-operatórias" pode ser feito clinicamente e *comprovado por punção-biopsia*.

A segunda alteração refere-se ao reconhecimento dos efeitos deletérios das freqüentes reexplorações cirúrgicas do *porta hepatis* a que as crianças eram submetidas toda vez que havia queda ou parada do fluxo biliar pós-opeartório. As reoperações aumentam a morbidade do transplante, pois causam aderências, aumentam o sangramento intra-operatório e o índice de perfurações intestinais. A outra modificação foi o tipo de incisão cirúrgica para a realização da portoenterostomia, preferindo-se atualmente a incisão tipo Mercedes, a mesma a ser utilizada por ocasião do transplante hepático.

Fatores de prognóstico – nem todos os casos submetidos a portoenterostomia apresentam fluxo biliar no pós-operatório. Apenas cerca de 70% deles têm drenagem biliar após a portoenterostomia. *Destes, apenas 35% ficam anictéricos e evoluem satisfatoriamente a longo prazo* (Tabela 5.6).

Tabela 5.6 – Resultados cirúrgicos globais na atresia das vias biliares (n = 127) (março de 1981-junho de 1996).

Drenagem biliar	92/127 (72,5%)
Anictéricos	
relativo ao total de casos	34/127 (26,8%)
relativo aos casos com drenagem	34/92 (36,9%)

Fonte: Serviço de Cirurgia Pediátrica. Instituto da Criança "Prof. Pedro de Alcantara".

A tabela 5.6 indica que aproximadamente 70% dos lactentes submetidos a portoenterostomia apresentam drenagem biliar pós-operatória. Porém apenas 26,8% dos casos têm boa evolução e tornam-se anictéricos por tempo variável, na dependência de alguns fatores de prognóstico:

1. Época da cirurgia – parece ser o fator mais importante para o prognóstico (Tabela 5.7). Dado o caráter progressivo da doença, crianças operadas até a oitava semana de vida têm maiores chances de fluxo biliar pós-operatório. Após a 16ª semana de vida, ainda é possível a obtenção de fluxo biliar, mas as possibilidades são sensivelmente menores.

Tabela 5.7 – Drenagem biliar e anictéricos de acordo com a idade à cirurgia (n = 127) (1981-1996).

Idade (semanas)	Drenagem biliar (%)	Anictéricos (%)
4-8 (n = 22)	76,2	28,6
8-12 (n = 43)	83,8	28,6
12-16 (n = 40)	73,5	26,5
> 16 (n = 23)	43,5*	21,7*

* $p < 0,05$.
Fonte: Serviço de Cirurgia Pediátrica do Instituto da Criança "Prof. Pedro de Alcantara".

A tabela 5.7 mostra que a drenagem biliar é mais provável quanto mais precocemente a criança for operada.

2. Tipo de *porta hepatis* – a idade da criança não se relaciona com o tipo de *porta hepatis*, isto é, com o calibre dos remanescentes das vias biliares ao nível do hilo hepático. Isso indica a variabilidade de apresentação da doença, a qual pode ter início mais ou menos precocemente após o nascimento. Há, porém, correlação entre a idade e o grau de lesão hepática. Quanto maior a idade, piores serão o grau de cirrose hepática e o prognóstico. O índice de drenagem biliar pós-operatória está relacionado com o tipo de *porta hepatis*. Cali-

bres de 150 a 200µ ou mais (tipo III) estão relacionados com a obtenção de bom índice de fluxo e, conseqüentemente, melhor prognóstico. Na ausência de canais ductulares pérvios ou de diâmetro inferior a 50µ (tipo I), a obtenção de fluxo biliar é mais rara ou de má qualidade. Entre 50µ e 150µ (tipo II), o índice de fluxo pós-operatório também é alto (Tabela 5.8).

Tabela 5.8 – Drenagem biliar pós-operatória e anictéricos conforme o tipo de *porta hepatis* (n = 105) (1981-1996).

Tipo de *porta hepatis*	Drenagem biliar (%)	Anictéricos (%)
I (n = 24)	50,0	16,6
II (n = 34)	70,6	17,6
III (n = 47)	80,9*	42,5*
p	< 0,05	< 0,05

Fonte: Serviço de Cirurgia Pediátrica do Instituto da Criança "Prof. Pedro de Alcantara".

3. Concentração de bilirrubina no líquido do fluxo biliar – a exteriorização da alça intestinal, como era realizada anteriormente, possibilitava colheita do líquido biliar para análise. Foi demonstrado que concentrações de bilirrubina no líquido drenado superiores a 8,5g% ou excreção de bilirrubina superior a 15mg/m^2/dia são indicativos de bom prognóstico, visto significarem eficiente e ativa função do hepatócito. Atualmente, essa análise não é mais possível.

4. O processo conhecido como "colangite" pós-operatória não parece estar ligado a infecções bacterianas, mas a uma reativação do processo inflamatório básico ou a linfangites. Durante as "colangites" ocorrem febre, queda do estado geral, parada ou diminuição do fluxo biliar e comprometimento do sensório por diminuição da função hepática. Surtos de "colangite" ocorrem principalmente no primeiro ano após a cirurgia e são mais freqüentes quanto maior o fluxo biliar. A "colangite" é tratada com repouso, alimentação parenteral e antibióticos. Quanto mais freqüentes e intensos os episódios de colangite, piores serão a lesão hepática e o prognóstico.

5. Progressão da cirrose e desenvolvimento da hipertensão portal – da mesma maneira, mesmo após obtenção de fluxo biliar, a fibrose portal pode piorar o prognóstico a médio e longo prazo com o aparecimento de hipertensão portal.

Quando não se obtém fluxo biliar ou nos casos não-operados, o prognóstico é fatal. A sobrevida média é de 12-18 meses, dependendo das intercorrências, complicações e doenças associadas. Geralmente, a criança morre por desnutrição, broncopneumonia, hemorragia digestiva ou insuficiência hepática. Há rápida progressão da cirrose com diminuição dos ductos biliares intra-hepáticos, inicialmente proliferados, com o aparecimento da atresia das vias biliares intra-hepáticas.

OUTRAS CAUSAS DE COLESTASE EXTRA-HEPÁTICA

Cisto de colédoco
Raramente ocorre manifestação clínica no recém-nascido e quase nunca provoca acolia fecal. Por isso, não é comum a confusão diagnóstica com atresia das vias biliares. Em 18 de nossos casos, a maioria apresentava tumor palpável no hipocôndrio direito.

O diagnóstico é facilmente feito pela ultra-sonografia abdominal, que é o único exame de imagem a ser solicitado. Algumas crianças com cisto de colédoco apresentam dilatação dos ductos intra-hepáticos concomitantemente. É muito freqüente a associação com a doença de Caroli, da mesma forma que ocorre com a fibrose hepática.

Essas três doenças podem vir associadas com manifestações clínicas e anatômicas semelhantes, mas sempre com dominância para um dos quadros clínicos clássicos.

O tratamento cirúrgico preconizado é a exérese parcial ou total do cisto, com reconstituição do trânsito biliar por meio de uma jejuno-hepaticoanastomose em Y de Roux, transmesocólica.

Atresia de vias biliares por embriopatia: associação com poliesplenia

Também conhecida como síndrome de heterotaxia. É uma forma rara de atresia das vias biliares extra-hepáticas. A atresia localiza-se na porção mais distal do colédoco, podendo haver permeabilidade e até dilatação do colédoco proximal. É doença congênita e, pelas características morfológicas, sugere um erro da embriogênese, pois esse tipo de atresia costuma vir acompanhado de outras malformações, ao contrário do que ocorre com a atresia de vias biliares não-congênita. É geralmente acompanhada de poliesplenia (baços múltiplos), *situs inversus*, ausência de veia cava inferior, mesentérico comum e veia porta pré-duodenal. O prognóstico também é grave.

COLESTASE INTRA-HEPÁTICA

Hepatite neonatal

Representa a causa mais freqüente de colestase intra-hepática do período neonatal. Sob esse termo, incluem-se várias etiologias: infecções sistêmicas, rubéola, toxoplasmose, lues e outras desconhecidas. Geralmente, as fezes são parcialmente descoradas, mas quando a colestase é intensa ocorre acolia fecal clinicamente indistinguível da atresia de vias biliares. Na maioria das vezes, não se consegue estabelecer o agente etiológico. Uma provável etiologia viral é suspeitada por exclusão de outras causas.

Hipoplasia sindrômica das vias biliares intra-hepáticas

É uma síndrome caracterizada por hipoplasia das vias biliares intra-hepáticas, permeabilidade das vias biliares extra-hepáticas e outras manifestações cardíacas e esqueléticas. Deve ser diferenciada da ductopenia resultante do desaparecimento progressivo dos ductos intra-hepáticos por múltiplas agressões aos ductos biliares intra-hepáticos.

A síndrome tem ampla sinonímia: hipoplasia de ductos intra-hepáticos, escassez sindrômica de ductos interlobulares, atresia biliar intra-hepática e displasia artério-hepática. Existem casos em que a icterícia é muito pronunciada, enquanto outros são totalmente anictéricos. A partir de alguns meses de vida, a síndrome torna-se facilmente reconhecida pelo fácies da criança (Fig. 5.52): a testa é proeminente, há hipertelorismo e os olhos são fundos, com olheiras evidentes. O queixo é pequeno e algo protruso.

Uma das características da síndrome é o aparecimento do prurido, mesmo sem icterícia. Podem ocorrer períodos sem icterícia, a qual pode ser desencadeada por vários estímulos (cirurgia, infecções, cirroses, exercícios intensos e prolongados). Há aumento dos níveis séricos de lipídeos levando ao aparecimento de xantomas e xantelasmas. Cerca de 60% dos casos apresentam alterações da coluna vertebral, caracterizadas por espinha bífida de uma ou mais vértebras, hemivértebras e outras. Em cerca de 80% dos casos há alterações cardiovasculares, representadas por diversas anomalias cardíacas congênitas (*coartação da aorta*, CIA, CIV etc.), mas sempre com a presença de estenose ou hipoplasia da artéria pulmonar. A obstrução do fluxo sangüíneo pulmonar não é progressiva e, geralmente, não há necessidade de correção cirúrgica. No entanto, devem ser levadas em conta por ocasião de eventual transplante de fígado. Há, associadamente, atraso do crescimento e criptorquidia com hipotrofia testicular.

A biopsia hepática é diagnóstica. Ao lado da escassez de ductos biliares interlobulares, há diminuição do número de espaços porta. Não há fibrose nem infiltrado inflamatório. A escassez dos ductos bilia-

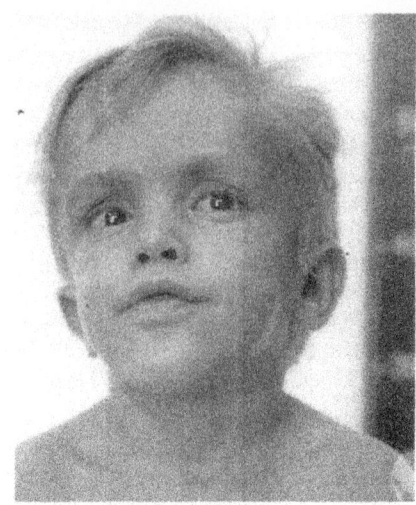

Figura 5.52 – Hipoplasia sindrômica das vias biliares intra-hepáticas: fisionomia característica.

res é mais bem evidenciada em biopsias cirúrgicas em cunha, quando é possível estabelecer relação entre o número de ductos biliares e o número de espaços portais. Em normais, a relação é de 0,9 a 1,8, enquanto na hipoplasia sindrômica a relação cai para 0 a 0,4.

O prognóstico é bom. A administração de colesteramina (10 a 15g/dia) pode ser necessária para diminuir o prurido e a colestase.

Outras causas de colestase

a) Síndrome da bile espessa – raramente vista e diagnosticada. Parece só estar associada a quadros hemolíticos do recém-nascido.
b) Viroses – citomegalovírus, rubéola e hepatite B.
c) Erros inatos do metabolismo – deficiência de alfa-1-antitripsina, fibrose cística e intolerância à frutose e à galactose.

DILATAÇÃO CONGÊNITA DAS VIAS BILIARES INTRA-HEPÁTICAS

A dilatação congênita da árvore biliar intra-hepática é conhecida como doença de Caroli (1958). Sua incidência é rara. Na sua apresentação clássica, os ductos biliares intra-hepáticos são dilatados ou substituídos por dilatações, saculares ou cilíndricas, unidas por ductos biliares estenosados. Além da doença de Caroli, é descrita a síndrome de Caroli, na qual, além da dilatação congênita das vias biliares intra-hepáticas, há fibrose portal e colangite destrutiva. Alguns autores admitem que o cisto de colédoco e a dilatação intra-hepática das vias biliares sejam variantes de uma mesma doença. Os sinais e os sintomas decorrem da estase biliar, infecção e do eventual aparecimento de litíase intra-hepática. A migração de cálculos pode levar à obstrução do colédoco e ao quadro de obstrução aguda das vias biliares.

O diagnóstico é feito pela ultra-sonografia, colangiografia transparieto-hepática ou tomografia computadorizada.

O tratamento cirúrgico nem sempre é possível ou indicado, na dependência da extensão da doença. Quando a doença não é difusa, o tratamento cirúrgico varia conforme a extensão e a localização das dilatações. A dilatação das vias biliares é incurável, mas pode-se obter remissão dos sintomas por meio de drenagem biliar adequada. A cirurgia mais habitualmente realizada é a derivação biliar em alça em Y de Roux (jejuno-hepaticoanastomose). Quando a lesão for confinada a um único lobo, a hemi-hepatectomia pode ser analisada. A drenagem prévia de cistos intra-hepáticos purulentos pode ser tentada, mas geralmente é infrutífera. A doença cística intra-hepática está freqüentemente associada à doença cística renal, a qual tem pouca significação clínica.

COLANGITE ESCLEROSANTE PRIMÁRIA (CEP)

É uma doença crônica caracterizada por inflamação de ductos intra e/ou extra-hepáticos. A patogênese é desconhecida, mas parece ligada a mecanismos imunes com destruição do trato biliar. Infecção viral por hepatite B, citomegalovírus e reovírus tipo III já foi implicada como agentes etiológicos da CEP.

Ocorrem dilatações focais, zonas de estenoses e fibrose periductular. Evolui para cirrose biliar. A doença pode ocorrer em qualquer idade, inclusive no período neonatal, embora seja mais freqüente em adultos jovens. Está ligada a causas genéticas, pois, freqüentemente, vem associada à retocolite crônica inespecífica, imunodeficiências, doença de Crohn, fibrose cística, histiocitose X e anemia falciforme. Clinicamente, a doença manifesta-se sob a forma de dor abdominal, icterícia, diarréia crônica, febre, perda de peso, colestase prolongada, prurido, hepato e/ou esplenomegalia.

A biopsia hepática pode ser normal ou mostrar fibrose portal, pericolangite e colangite fibrosante obliterativa. Nas fases mais avançadas pode haver cirrose biliar. O achado histológico típico de CEP é a fibrose concêntrica ao redor dos ductos biliares interlobulares, com o aspecto de "casca de cebola". A colangiografia típica mostra irregularidade dos ductos intra-hepáticos com zonas de estreitamento e estenose do ducto hepático e colédoco, dando o aspecto de "colar de contas".

---

12 Invaginação Intestinal

João Gilberto Maksoud

Define-se invaginação intestinal o processo pelo qual determinado segmento do intestino penetra em outro localizado mais distalmente, causando obstrução intestinal e compressão vascular da alça invaginada. A conseqüência maior desse processo é o aparecimento de edema da alça em decorrência da dificuldade de retorno venoso, o qual progride para isquemia e necrose intestinal. Essa seqüência patogênica explica por que os casos com diagnóstico precoce são de fácil redução, enquanto aqueles de diagnóstico tardio necessitam, com maior freqüência, de ressecção intestinal.

A primeira descrição parece ser devida a P. Barbette, em 1676, que propôs, já àquela época, o tratamento cirúrgico. Durante o século XIX, vários tipos de tratamento foram descritos, mas a mortalidade era uniformemente muito alta.

Foi Hirschsprung, em 1876, quem primeiro relatou vários casos de invaginação intestinal tratados com sucesso por meio de redução hidrostática. No início do século XX, foi proposto o controle radiográfico da redução hidrostática, método que passou a ser a primeira escolha para o tratamento não-cirúrgico da invaginação intestinal. O clássico trabalho de Ravitch em 1948 popularizou esse tratamento sob controle radiológico, ao obter altos índices de sucesso e mortalidade desprezível, destacando os princípios básicos de tratamento hidrostático, dentre os quais o diagnóstico precoce.

Devido à alta incidência da doença na China, Ya-Xiong She descreve, em 1982, um método de redução pneumática, sem nenhum controle de imagem, mas apenas clínico, tendo utilizado esse método simples e barato em milhares de crianças. A facilidade de se obter imagens ultra-sonográficas levou a um método terapêutico igualmente simples e barato, porém mais aperfeiçoado, representado pela redução hidrostática por meio de solução salina sob controle ultra-sonográfico.

INCIDÊNCIA E EPIDEMIOLOGIA

A invaginação intestinal tem incidência diferente em diversos países, ocorrendo ainda flutuação anual, provavelmente refletindo influências de características sazonais, inclusive maior incidência de infecções virais. Há maior incidência nas épocas do ano em que ocorre maior número de infecções respiratórias e do trato digestivo.

Tem alta incidência na China continental e em Taiwan.

Manifesta-se preferencialmente antes do final do primeiro ano de vida (60 a 70%), com pico de incidência entre o quinto e o nono mês de vida. Apenas de 10 a 20% dos casos ocorrem após o segundo ano de vida, quando geralmente há uma causa orgânica para o início da invaginação.

Há predominância no sexo masculino (60-70%) e em crianças em bom estado nutritivo. A doença, na sua forma clássica idiopática, é rara e ocorre em desnutridos. Tanto esse fato é notório que classicamente se diz que a invaginação intestinal é doença de criança bonita e bem nutrida. Não há fator racial ou genético predisponente.

ETIOPATOGENIA E PATOLOGIA

Em cerca de 90% das vezes não se encontra nenhuma lesão orgânica para explicar a invaginação. É conhecida como invaginação intestinal primária ou idiopática.

São ainda indefinidas as causas reais da origem da doença. Vários fatores têm sido implicados: anatômicos, infecciosos e alimentares. A desproporção de diâmetros entre o íleo e o ceco é, no máximo, um dos fatores predisponentes, mas não se atribui muita importância a esse dado. A hiperplasia linfóide é freqüentemente implicada na etiopatogenia da invaginação. A parede do íleo terminal em crianças é rica em tecido linfóide. Em praticamente todos os casos de invaginação idiopática constata-se hiperplasia linfóide associada, cujo papel efetivo na etiopatogenia da doença não está definido. Sugere-se que possa servir como ponto de apoio ("cabeça") para o início da invaginação. Não se sabe se a hiperplasia linfóide e mesmo a adenite mesentérica, igualmente observada durante a cirurgia de invaginação, são causas ou conseqüências da invaginação intestinal. A adenite mesentérica é habitualmente observada na vigência de infecções respiratórias e de gastroenterocolite, quer as de causas virais quer as de etiologia bacteriana. Mais uma vez, não se sabe se ocorre relação de causa e efeito ou apenas a associação é circunstancial, já que tem sido freqüentemente relatado o aparecimento de doenças respiratórias previamente ao quadro de invaginação. Em cerca de 50% dos casos podem-se recuperar inclusões virais, notadamente adenovírus, em peças cirúrgicas. A *Yersinia enterocolitica* também já foi implicada na etiologia da invaginação por causar hipertrofia das placas de Peyer que serviriam como cabeça ou ponto de apoio do intestino invaginado. Na realidade, nenhuma das hipóteses foi definitivamente confirmada, mesmo porque não se explica a ausência da doença em crianças sujeitas às mesmas condições ambientais.

Outra causa de invaginação é a cirurgia abdominal: não é rara a observação, durante uma laparotomia, de invaginação ileoileal que se forma e se desfaz espontaneamente. Do ponto de vista prático, a segunda forma mais freqüente de invaginação é a pós-operatória, cuja causa parece estar relacionada à disfunção transitória de motilidade intestinal do pós-operatório. Essa forma corresponde a apenas 1 a 2% dos casos, é geralmente do tipo ileoileal e pode ocorrer tanto após cirurgias abdominais como após cirurgias extra-abdominais.

Cerca de 10% dos casos de invaginação intestinal ocorrem em pacientes com idade superior a 2 anos e caracteristicamente são decorrentes de outras doenças do tubo digestivo ou de doenças sistêmicas. Essa forma se denomina secundária, já que decorre de doenças preexistentes. É responsável por uma porcentagem significativa das formas de invaginação recorrente, embora cerca de 6% dos casos da forma clássica também têm tendência à recorrência.

Quando o quadro de invaginação ocorre em idade superior a 3 anos, deve-se sempre suspeitar da existência de uma causa orgânica, principalmente de tumor no íleo terminal, notadamente o linfoma não-Hodgkin ileal. Esse tipo de invaginação se apresenta sob a forma tipicamente recorrente, em crianças desnutridas, com dificuldade de ganho pondo-estatural. Outras causas de invaginação recidivante são os pólipos na síndrome de Peutz-Jeghers e o divertículo de Meckel. As causas orgânicas mais freqüentes da invaginação intestinal estão apontadas no quadro 5.10.

Quadro 5.10 – Doenças que causam secundariamente invaginação intestinal.

Anatômicas
Divertículo de Meckel
Pâncreas ectópico
Apendicite
Cisto ou duplicação entérica
Mucosa gástrica ectópica
Sutura anastomótica
Vasculares/hematológicas
Púrpura de Henoch-Schönlein
Hemofilia
Leucemia
Traumatismo abdominal
Púrpura trombocitopênica idiopática
Síndrome hemolítico-urêmica
Neoplásicas
Pólipos
Hemangiomas
Linfangiomas
Tumor carcinóide de intestino delgado
Linfoma
Linfossarcoma
Leiomioma
Adenocarcinoma de colo
Metástases
Outras
Fibrose cística
Granulomas (amebiano, eosinofílico)
Ascaris lumbricoides
Corpo estranho (por exemplo, Tricobezoar)

A invaginação intestinal é classificada conforme o local anatômico onde ocorre. A maioria envolve a região ileocecal e representa a forma clássica de invaginação ileocecoapendicocólica. Seguem-se, segundo ordem decrescente de incidência, a ileoileal, a cecocólica, a colocólica e a jejunojejunal, muito mais rara e mais habitual após cirurgia abdominal. A tabela 5.9 mostra a incidência e as formas de invaginação intestinal tratadas no Instituto da Criança no período de 1978 a 1998.

Tabela 5.9 – Invaginação intestinal: forma e localização.

Aguda		
Ileocecocólica	140	(82,0%)
Ileoileal	13	(8,0%)
Colocólica	7	(4,0%)
Jejunojejunal	2	(1,0%)
Dupla	3	(1,5%)
Crônica		
Ileocecocólica	5	(3,0%)
Total de casos	170	

Fonte: Serviço de Cirurgia Pediátrica. Instituto da Criança. Disciplina de Cirurgia Pediátrica – FMUSP.

Na forma mais comum, a invaginação inicia-se no íleo terminal, avança através do ceco, colo ascendente, trazendo junto o apêndice cecal. Pode progredir até o reto e até mesmo ocorrer exteriorização da cabeça do invaginado pelo reto.

A invaginação será tanto mais grave quanto maior a distância percorrida pela cabeça do invaginado, pois maior a compressão e a angulação dos vasos do mesentério. Há obstrução intestinal, isquemia e necrose, ao que se seguem perfuração intestinal e peritonite secundária.

MANIFESTAÇÕES CLÍNICAS

Sinais e sintomas

A invaginação intestinal mostra-se como um quadro de dor abdominal aguda, em cólica, de aparecimento abrupto, na maioria das vezes sem antecedentes ou sintomas prodrômicos. A dor habitualmente vem associada a palidez cutânea, contração dos membros inferiores e sinais de sofrimento físico, motivado pela progressão da invaginação. Os episódios de cólica são inicialmente espaçados, mas tornam-se cada vez mais freqüentes com o passar do tempo. No intervalo entre as crises, a criança passa relativamente bem, aliviada, e pode até se alimentar. As cólicas vão se tornando mais freqüentes, ao mesmo tempo que o comportamento da criança se modifica. Ela se torna inquieta e irritável, com face de sofrimento. Gira a cabeça de um lado para outro e não encontra alívio para o nítido sofrimento. Iniciam-se os vômitos e a clássica e característica eliminação de muco com sangue ("geléia de morango"). Os vômitos podem ocorrer mesmo sem a caracterização definida de obstrução intestinal, pois podem ser de origem reflexa. O quadro progride para obstrução intestinal franca, com piora progressiva do estado geral e aumento dos vômitos, que podem tornar-se fecalóides. Vômitos eventualmente sanguinolentos decorrem de irritação da mucosa gástrica devido ao esforço para vomitar. A obstrução intestinal é tanto mais exuberante e intensa quanto maior a participação do intestino delgado. Na invaginação ileoileal, os sinais de obstrução intestinal são mais precoces e intensos do que na invaginação ileocecocólica.

Nessa fase, pode haver associadamente certo estado de torpor e apatia, simulando meningite ou encefalite, fato que leva a erro ou atraso no diagnóstico correto. Esse quadro neurológico pode ocorrer antes da cirurgia, provavelmente pela liberação endógena de opiáceos, ou após a redução cirúrgica ou incruenta da invaginação. Nesse caso, a explicação seria pela liberação de substâncias ativas acumuladas na alça intestinal isquemiada.

Embora na maioria das vezes não haja sintomas que antecedam o quadro agudo, pode ocorrer invaginação logo após quadro de diarréia. Além de dificultar o diagnóstico, essas formas clínicas de apresentação induzem a diagnóstico errado ou tardio.

Dado interessante de exame físico é a ausência de enchimento da fossa ilíaca direita, típica da invaginação e decorrente do deslocamento do íleo e do ceco para cima, em direção ao colo transverso.

Esse sinal é conhecido como sinal de Dance. A palpação de massa abdominal constituída pela cabeça do invaginado define o diagnóstico. A cabeça do invaginado pode ser palpada com mais facilidade pelo toque retal. Na suspeita de invaginação, o toque retal é útil não só para tentar palpar a parte mais distal da invaginação, como também para examinar as fezes, quando se pode surpreender a típica "geléia de morango".

Investigação diagnóstica

Radiografia simples do abdome – indica apenas o diagnóstico genérico de obstrução intestinal. Não permite o diagnóstico específico de invaginação intestinal.

Ultra-sonografia – é o exame a ser solicitado em primeiro lugar caso o diagnóstico não tenha já sido feito pelo simples exame clínico, como descrito anteriormente. É o exame de escolha, pois não é invasivo, é de custo pequeno e permite um diagnóstico acurado. Tendo sido feito o diagnóstico por um desses métodos, não é necessário realizar nenhum outro procedimento diagnóstico, exceto se for proposta a redução hidrostática incruenta (ver item Tratamento). Aliás, é muito comum observar-se esse erro na condução diagnóstica em Pediatria.

A sensibilidade do exame ultra-sonográfico é de 100%, com índice desprezível de falso-positivo. A imagem à ultra-sonografia transversal é a de um "alvo" – camadas concêntricas de ecogenicidades diferentes (Fig. 5.53).

Quando analisada longitudinalmente, a invaginação apresenta-se como um "chouriço" ou "pseudo-rim" de forma alongada. Raramente há erro no diagnóstico. Deve ficar claro que a ultra-sonografia deve ser solicitada não para o diagnóstico de obstrução intestinal, cujo diagnóstico genérico é mais bem identificado por meio de radiografia simples de abdome, mas para a identificação da "massa tumoral" representada pela cabeça do invaginado.

Enema opaco – o diagnóstico da invaginação intestinal pelo enema opaco já teve sua grande época, mas atualmente ele tem sido cada vez menos utilizado para o diagnóstico. Como veremos, o enema opaco pode ser utilizado com objetivos terapêuticos, por meio de redução hidrostática incruenta.

Atualmente, apenas quando houver dúvida à ultra-sonografia, o enema opaco poderá ser realizado. As imagens características da invaginação intestinal são: a) de "casca de cebola"; b) imagem de taça; e c) de grande falha de preenchimento. Todas decorrem de imagens criadas pelo enema opaco em diversas fases da progressão da doença (Fig. 5.54). Não há indicação para colonoscopia e tomografia computadorizada. A imagem mais facilmente observada é a de falha de enchimento, associada à imagem de taça na extremidade proximal (Fig. 5.55).

Tratamento

O tratamento da invaginação intestinal sofreu interessante evolução com o tempo. O primeiro tratamento proposto foi a redução incruenta, conhecida desde os tempos de Aristóteles. No século XIX, Hirschsprung descreve vários casos submetidos à redução hidrostática. No final da década de 20, foi empregado o uso de fluoroscopia para controle da redução da invaginação por meio de enema com sulfato de bário. A redução incruenta ganha popularidade e é amplamente difundida por todo o mundo após publicação dos trabalhos de Ravitch em 1948. A redução pelo enema baritado tornou-se, desde então, o método de escolha para o tratamento da invaginação intestinal, exceto no Brasil e outros países da América Latina, onde predomina o tratamento cirúrgico.

Outro método de redução hidrostática incruenta foi descrito na China, onde foi empregado em milhares de crianças. Trata-se da redução pneumática da invaginação, com administração de ar sob

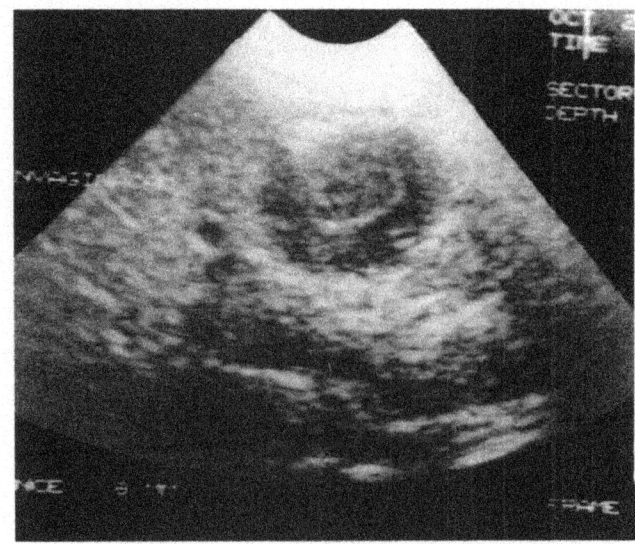

Figura 5.53 – Ultra-sonografia de criança com invaginação intestinal. Notar a cabeça do invaginado identificada no centro da invaginação.

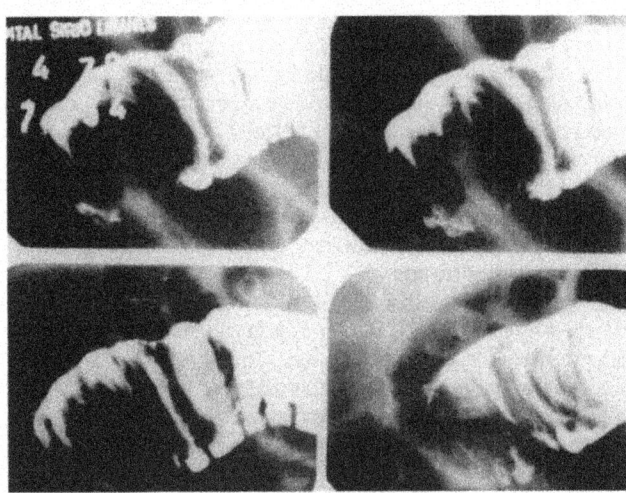

Figura 5.54 – Enema baritado mostrando as diversas imagens características da invaginação intestinal: imagem em taça, falha de enchimento e imagem em "casca de cebola".

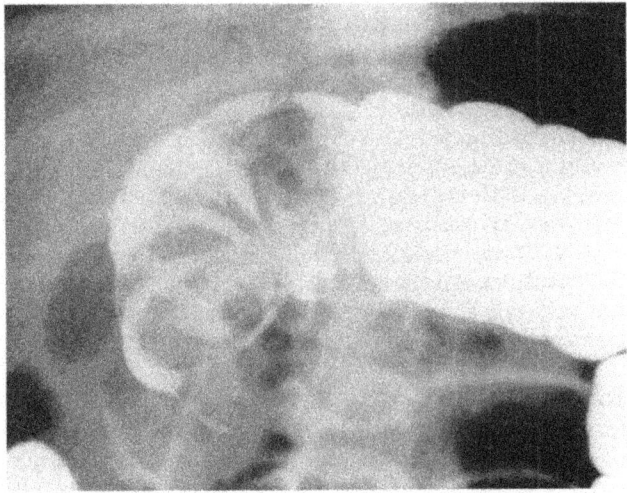

Figura 5.55 – Imagem típica de invaginação intestinal. A cabeça do invaginado é envolta pelo bário simulando a imagem de uma taça.

pressão, eliminando a necessidade de administração de sulfato de bário. Tem a vantagem de exercer pressão maior do que a obtida com a coluna de solução salina e de ensejar menos complicações caso haja perfuração intestinal. Na primeira descrição desse método, o controle de redução era essencialmente clínico. Teve aceitação limitada no Ocidente, onde foi acrescido de controle fluoroscópico.

Mais recentemente, foi descrita a utilização de solução salina para a redução hidrostática acrescida de controle ultra-sonográfico. Esse é um método simples, barato, sem irradiação e que permite controle da redução pela observação da entrada da solução salina no íleo terminal.

Tanto a redução hidrostática quanto a pneumática devem ser monitorizadas por ultra-sonografia ou fluoroscopia.

Há grande variação na aplicação, metodologia e resultados dessas técnicas. No Brasil, a redução incruenta não é muito empregada e gera alguma insegurança quando proposta. O motivo é apenas a falta de difusão do método e, notadamente, o fato de não se contar com radiologistas para atendimento dessas crianças em caráter de emergência. A redução incruenta deve ser realizada por profissionais experientes, em centros nos quais haja disponibilidade de cirurgia de emergência caso haja perfuração intestinal. O cirurgião deve acompanhar o exame e monitorizar o paciente clínica e ultrassonograficamente ou por fluoroscopia. Durante a redução incruenta, a anestesia geral não é obrigatória. Em caso de perfuração intestinal ou de impossibilidade de redução, a criança deve ser levada à cirurgia.

Para a redução, uma sonda de Foley é introduzida pelo reto e adaptada a uma coluna de solução de sulfato de bário ou solução salina de cerca de 1 metro de altura. Não se deve insuflar com pressão maior do que 12cmHg. Essa é a pressão máxima ao se preferir a redução pneumática. A redução hidrostática terá sucesso quando houver entrada franca de bário, solução salina ou ar no intestino delgado, associada a clara melhora clínica, seguida da eliminação de fezes e bário pelo reto.

A perfuração acidental do colo durante a redução ocorre em cerca de 3% dos casos. A redução hidrostática não deve ser tentada em crianças com idade superior a 2 anos, pois acima dessa idade é freqüente a existência de uma causa orgânica: tumor, divertículo de Meckel, pólipos e outros. O mesmo se diga para recém-nascidos, pois o índice de sucesso da redução incruenta em crianças com idade inferior a 3 meses é menor.

A redução hidrostática é contra-indicada nas seguintes situações:

• Sinais de perfuração ou peritonite.
• Nos casos de invaginação crônica.
• Estado geral muito comprometido.
• História superior a 48 horas de evolução.

As principais desvantagens dos diferentes métodos de redução incruenta seriam a maior possibilidade de perfuração intestinal e a eventual redução de intestino isquêmico. Por outro lado, há maior incidência de recorrência.

A possibilidade de tratar a invaginação intestinal por redução incruenta é um fato positivo e esta deve ser tentada sempre que possível. Muitas das crianças que são operadas poderiam ter a invaginação resolvida caso a redução hidrostática fosse, pelo menos, tentada. Na China, onde a incidência da doença é alta, milhares de crianças são tratadas dessa maneira, apenas com controle clínico, o que indica que é método simples, fácil e perfeitamente exeqüível mesmo em centros de poucos recursos tecnológicos.

Tratamento cirúrgico
Quando a redução incruenta não alcança sucesso, o tratamento cirúrgico é indicado. O tratamento cirúrgico é primariamente indicado nos casos de invaginação recorrente, nos recém-nascidos, nos casos de invaginação no período pós-operatório e em crianças com idade superior a 2 anos.

Pela laparotomia transversa infra-umbilical direita, procede-se à exteriorização dos segmentos intestinais envolvidos e inicia-se a desenvaginação pelas manobras de "ordenha retrógrada" (Fig. 5.56).

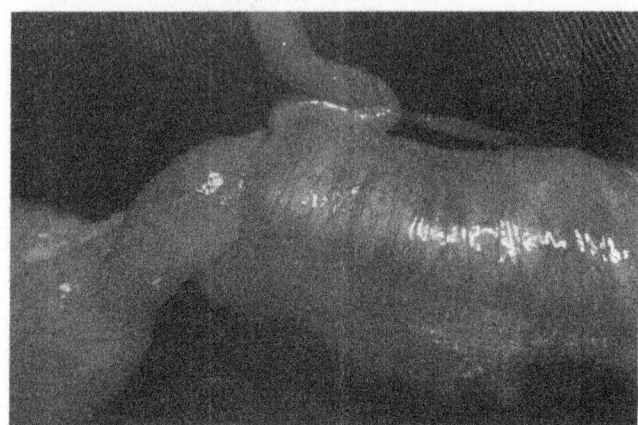

Figura 5.56 – Invaginação intestinal: notar intestino delgado penetrando no ceco.

Há um conceito clássico nas manobras cirúrgicas para a correção da invaginação intestinal: não se deve tracionar a cabeça do invaginado, pois aumenta o risco de laceração ou rotura de alças. A desinvaginação intestinal deve ser realizada por manobra de "ordenha", como se aperta um tubo de pasta de dente. A "ordenha" da cabeça deve ser suave e realizada por pressão homogênea e contínua.

Após a redução, deve-se verificar a integridade anatômica e a viabilidade das alças intestinais. Nos casos de laceração extensa, necrose intestinal ou naqueles em que a redução é impossível, deve-se proceder à ressecção e à anastomose primária. Não se deve realizar a apendicectomia rotineiramente.

A recidiva de invaginação no pós-operatório ocorre em cerca de 8 a 10% dos casos e não há manobra cirúrgica que comprovadamente a impeça. Na maioria das vezes, a recidiva da invaginação ocorre em segmento intestinal proximal ao segmento originalmente acometido. Porém pode haver recorrência no mesmo local da invaginação anterior.

Em resumo, em nosso meio, há predomínio quase absoluto do tratamento cirúrgico, embora praticamente toda a literatura pertinente privilegie a redução incruenta por qualquer dos métodos: com sulfato de bário, com solução salina ou com pressão pneumática sob controle ultra-sonográfico ou fluoroscópico. Isso se deve essencialmente à tradição e à falta de serviços de emergência que possam contar com radiologistas disponíveis, treinados e interessados no tratamento incruento da invaginação intestinal.

BIBLIOGRAFIA

1. BEASLEY, S.W. et al. – Recurrent intussusception: barium or surgery? *Aust. N. Z. J. Surg.* **57**:11, 1987. 2. BHISITKUL, D.M. et al. – Clinical application of ultrasonography in the diagnosis of intussusception. *J. Pediatr.* **121**:182, 1992. 3. BRAMSON, R.T. et al. – Perforation during hydrostatic reduction of intussusception: proposed mechanism and review of the literature. *J. Pediatr. Surg.* **27**:589, 1992. 4. BRAUN, P. et al. – Altered consciousness as a precocious manifestation of intussusception in infants. *Z. Kinderch.* **33**:307, 1981. 5. BRUCE, J. et al. – Intussusception: evolution of currency management. *J. Pediatr. Gastroenterol. Nutr.* **6**:663, 1987. 6. CHOI, S.O. et al. – Ultrasound-guided water enema: an alternative method of nonoperative treatment for childhood intussusception. *J. Pediatr. Surg.* **29**:498, 1994. 7. DINKEL, E. et al. – Sonographic diagnosis of intussusception in childhood. *Z. Kinderchir.* **38**:220, 1983. 8. EIN, S.H. – Leading points in childhood intussusception. *J. Pediatr. Surg.* **11**:209, 1976. 9. FIORITO, E.S. & RECALDE, CUESTA, L.A. – Diagnosis and treatment of acute intestinal intussusception

with controled insufflation of air. *Pediatrics* **24**:241, 1959 10. GALEA, M.H. et al. – Gastroduodenal mucosal intussusception causing gastric outlet obstruction: a complication of gastrostomy tubes. *J. Pediatr. Surg.* **23**:980, 1988. 11. GLOVER, J.M. et al. – Intussusception: effectiveness of gas enema. *Pediatr. Surg. Int.* **6**:195, 1991. 12. GUO J.,et al.: Results of air pressure enema reduction of intussusception: 6396 cases in 13 years. *J. Pediatr. Surg.* **21**:1201, 1986. 13. HERVAS, J.A. et al. – Chronic intussusception associated with Yersinia enterocolitica mesenteric adenitis. *J. Pediatr. Surg.* **27**:1591, 1992. 14. HIRSCHSPRUNG, H. – Et Tifaelde af subakut Tarminvagination. Hospitals-Tidende 3:321,1876. A*pud* Ravitch, M.M. **In:** *Intussusception. Pediatric Surgery.* 4th ed., Year Book Medical Pub., Inc. vol. 2, 868, 1986. 15. HIPSLEY, P.L. – Intussusception and its treatment by hydrostatic pressure: based on an analysis of one hundred consecutive cases so treated. *Med. J. Aust.* **2**:201, 1926. 16. HUTCHINSON, I.F. el al. – Intussusception in infancy and childhood. *Br. J. Surg.* **67**:209, 1980. 17. KATZ, M. et al. – Gas enema for the reduction of intussusception: relationship between clinical signs and symptoms and outcome. *AJR* **160**:363, 1993. 18. LAM, A.H. et al. – Value of sonography including color Doppler in the diagnosis and management of long standing intussusception. *Pediatr. Rad.* **22**:112, 1992. 19. MARKOWITZ, R.I. et al. – *Pneumatic versus hydrostatic reduction of intussusception. Radiology* **183**:623, 1992. 20. MENOR, F. et al. – Effectiveness of pneumatic reduction of ileocolic intussusception in children. *Gastroint. Radiol.* **17**:339, 1992. 21. MOSS, K. – Intussusception presenting as lethargy in 6-month old infant. *Alaska Med.* **33**:113, 1991. 22. OLCAY, I. et al. – Idiopathic postoperative intussusception. *Z. Kinderchir.* **44**:86, 1989. 23. ORNSTEIN, M.H. et al. – Simnultaneous occurrence of malrotation volvulus and intussusception in an infant. *Br. J. Surg.* **38**:440, 1981. 24. OSWALD, M.P. et al. – Duodeno gastric intussusception causing gastric outlet obstruction. *J. Pediatr. Surg.* **17**:82, 1982. 25. PAVRI, D.R. et al. – Intrauterine intussusception: case report and literature review. *Can. J. Surg.* **26**:376,1983. 26. RACHELSON, M.H. et al. – Intussusception in the new born infant. *J. Pediatr.* **47**:87,1955. 27. RAVITCH, M.M. & M.C. CLURE, R.M. – Reduction of intussuception by barium enema: a clinical and experimental study. *Ann. Surg.* **128**:904, 1948. 28. ONG, N.T. et al. – The leadpoint in intussusception. *J. Pediatr. Surg.* **25**:640, 1990. 29. PIERRO, A. et al. – Indications for laparotomy after hydrostatic reduction for intussusception. *J. Pediatr. Surg.* **28**:1154, 1993. 30. PRICE, K.J. et al. – Intussusception in preterm infants. *Arch. Dis. Child.* **68**:41, 1993. 31. REBEL, T.W. et al. – US-guided hydrostatic reduction of intussusception in children. *Radiology* **188**:513, 1993. 32. REIJNEN, J.A.M. et al. – Chronic intussusception in children. *Br. J. Surg.* **76**:815,1989. 33. SARGENT, M.A. et al. – Are hydrostatic and pneumatic methods of intussusception reduction comparable? *Pediatr. Radiol.* **21**:346, 1991. 34. SHIELS, W.E. et al. – Air enema for diagnosis and reduction of intussusception: clinical experience and pressure correlates. *Radiology* **181**:169, 1981. 35. STRANG, R. – Intussusception in infancy and childhood. A review of 400 cases. *Br. J. Surg.* **46**:484, 1959. 36. SWISCHUK, L.E. et al. – Intussusception: indications for ultrasonography and an explanation of doughnut and pseudokidney signs. *Pediatr. Radiol.* **15**:388, 1985. 37. TAMANAHA, K. et al. – Air reduction of intussusception in infants and children. *J. Pediatr.* **111**:733, 1987. 38. TODANI, T. et al. – Air reduction for intussusception in infancy and childhood: ultrasonographic diagnosis and management without X-ray exposure. *Z. Kinderchir.* **45**:222, 1990. 39. WEINBERGER, E. et al. – Intussusception in children: the role of sonography. *Radiology* **184**:601, 1992. 40. WEST, K. et al. – Intussusception: current management in infants and children. *Surgery* **102**:704, 1987. 41. ZHENG, J. et al. – Review of pneumatic reduction of intussusception: evolution not revolution. *J. P. Surg.* **29**:93, 1994.

13   Prolapso Retal, Abscesso e Fístula Perianal

JOÃO GILBERTO MAKSOUD

São estudados em conjunto, por constituírem as afecções proctológicas mais comuns da infância.

PROLAPSO RETAL

O prolapso retal é a protrusão da mucosa retal pelo ânus. Quando ocorre herniação de todas as camadas do reto e não apenas de mucosa, trata-se de procidência do reto, doença muito rara na criança. Muitas vezes, não se consegue visualizar propriamente o prolapso retal, pois ele só ocorre por ocasião das evacuações, com redução espontânea ou não logo após. Os principais diagnósticos diferenciais são a procidência (muito rara) e o pólipo retal. O pólipo hamartomatoso solitário do reto é facilmente diagnosticado pelo toque retal. Atentar para o fato de que, se há pólipo que se exterioriza pelo ânus, este deve ser de localização baixa, séssil e facilmente palpado ao toque.

Etiopatogenia e fatores predisponentes

A causa do prolapso retal é desconhecida. Existem, no entanto, fatores que o predispõem, como diarréia crônica, desnutrição, verminose, alternância entre constipação intestinal e diarréia, defeitos de postura durante a evacuação, neuropatias, malformações da parede abdominal e da pelve, extrofia de bexiga, meningomieloceles, colite ulcerativa crônica, infecções e infestações intestinais e fibrose cística do pâncreas. A diarréia crônica e a desnutrição são responsáveis pela perda do tecido gorduroso perirretal, predispondo o prolapso. A relação entre o prolapso retal e a mucoviscidose é clássica, ocorrendo em cerca de 25% dos casos. A explicação é desconhecida, mas, provavelmente, ligada à desnutrição.

Tratamento

O prolapso retal, na maioria das vezes, reduz-se espontaneamente após a evacuação. É uma doença autolimitada, com regressão após tratamento das causas predisponentes. Quando não há redução espontânea, a mucosa exteriorizada edemacia-se e assume um aspecto local característico (Fig. 5.57). A primeira medida terapêutica é a redução manual do prolapso. Se ocorrer novo prolapso após a redução, deve-se proceder a aproximação das nádegas com esparadrapo, por várias horas, até o início do tratamento definitivo.

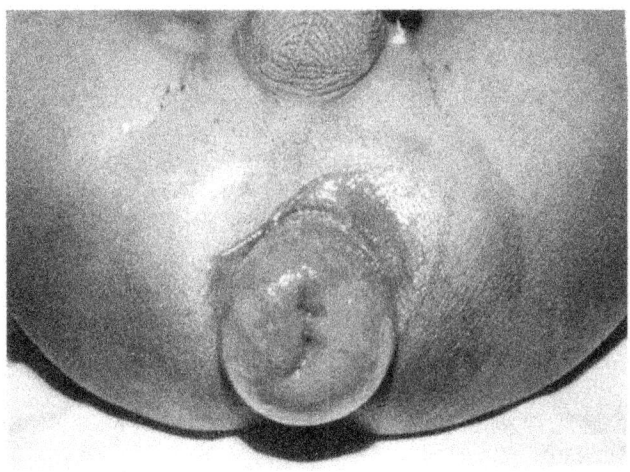

Figura 5.57 – Prolapso retal.

O tratamento definitivo é feito por meio de injeções esclerosantes. Existem várias substâncias usadas como esclerosantes. A primeira substância utilizada foi o leite materno. A seguir, utilizou-se o leite de vaca ampolado. Atualmente, utilizam-se a glicose hipertônica a 50%, a solução de cloreto de sódio a 30% ou um dos esclerosantes utilizados para esclerose de varizes, como, por exemplo, a etanolamina. No Instituto da Criança, há anos utilizamos a glicose a 50%.

As técnicas são também variadas. Pode-se utilizar a técnica das injeções múltiplas, uma em cada quadrante, em uma única sessão, sob anestesia geral, ou injeção única com rodízio semanal dos quadrantes. O tratamento por injeções esclerosantes é barato e eficaz e resolve mais de 95% dos casos.

Nos casos em que a injeção esclerosante não resolve e nos de recidiva, pode-se utilizar a cerclagem anal (técnica de Thiersch-Ombrédanne) associada à eletrocauterização radiada da mucosa retal, também com o objetivo esclerosante.

ABSCESSO E FÍSTULA PERIANAL

A fístula perianal é sempre conseqüente a um abscesso perianal. Em outras palavras, a drenagem espontânea ou cirúrgica do abscesso perianal sempre resulta na formação de uma fístula perianal. A causa do abscesso é uma proctite que se expande e infiltra o tecido perianal. Após a drenagem desse abscesso, cria-se o trajeto fistuloso entre a pele e o ânus. Deve-se alertar a família que, após a drenagem do abscesso, invariavelmente permanecerá um orifício com drenagem intermitente de muco que nada mais é do que o orifício externo da fístula perianal. A não ser que a fístula seja ressecada, habitualmente haverá recidiva do abscesso.

Diagnóstico

O abscesso perianal é classificado em: 1. perianal propriamente dito ou perirretal; 2. isquiorretal; 3. interesfincteriano ou submucoso; e 4. supra-elevador. Surge como uma tumoração de limites imprecisos na região externa à borda anal, com dor à compressão e sinais flogísticos. Pode haver flutuação nas fases mais avançadas. O toque retal é doloroso e pode provocar drenagem de secreção purulenta pelo ânus. Os abscessos geralmente se manifestam por abaulamento doloroso perianal e febre. O toque retal revela simplesmente desconforto ao toque da parede posterior do reto. Os abscessos interesfincterianos e os supra-elevadores são extremamente raros na criança e freqüentemente estão associados a imunodeficiência, moléstia de Crohn ou neoplasia linfóide.

Tratamento

O tratamento geralmente se inicia com a drenagem do abscesso perianal. Após a drenagem, forma-se o trajeto fistuloso que fica quiescente por algum tempo, dando a falsa impressão de cura do processo. O tratamento definitivo da fístula consiste na fistulectomia, que é a abertura cirúrgica ampla de todo o trajeto fistuloso, desde a abertura externa na pele até a cripta, internamente no ânus. A cicatrização faz-se por segunda intenção.

| 14 | **Anomalias Anorretais** |

ARTHUR L. MATHIAS

As anomalias anorretais são malformações da porção terminal do tubo digestivo, cuja abertura pode estar ausente ou fazer-se em local anormal do períneo, como na vulva, vagina, uretra ou bexiga. Conforme a extensão do segmento digestivo ausente, temos formas alta, baixa ou intermediária.

A maioria dos casos é acompanhada de malformações urinárias, genitais, esqueléticas, musculares e nervosas, constituindo um complexo denominado por Duhamel de síndrome de regressão caudal, cujo espectro se estende desde a mera anteriorização do ânus até a sirenomelia, com agenesia ou fusão dos membros inferiores (sereia).

A incidência de defeitos associados à anomalia anorretal é muito alta, ultrapassando 60% dos casos, sem contar as fístulas retourinárias, que ocorrem em 80% dos pacientes do sexo masculino.

As malformações geniturinárias, as mais freqüentes, aparecem em 48% dos casos, sendo que, nas formas altas, atingem 71% e são mais graves; nas formas baixas, reduzem-se a 25%. As formas mais comuns são a agenesia renal unilateral (18%) e o refluxo vesicoureteral (14,4%), existindo, entretanto, todos os tipos possíveis de defeitos urinários. As malformações vertebrais, notadamente do sacro, vêm em segundo lugar, com 26% dos casos, sendo de 40% nas formas altas e de 17% nas baixas.

ETIOPATOGENIA

A anomalia anorretal ocorre em cerca de 1:5.000 nascidos vivos, não tendo causa definida. Há fator genético, quer pelo risco de 1% de o segundo filho apresentar o mesmo defeito, quer pela sua presença em síndromes com alterações cromossômicas, como as de Townes-Brocks, de Kaufman-McKusick, de Lowe e na tríade de Currarino. Nesta última, de especial interesse para o cirurgião, há estenose anorretal, malformação sacral e tumor pré-sacral, que pode ser meningocele, lipoma, teratoma ou cisto entérico, isolados ou associados.

Os termos agenesia anal ou agenesia anorretal também são empregados como descritores da malformação. Agenesia anal refere-se à não formação do canal anal, e agenesia anorretal, àquela do canal anal e do reto, em extensão variada, acompanhadas pelo designativo da fístula. A denominação atresia retal reserva-se para o defeito no qual o ânus e o canal anal são normais, mas o reto apresenta-se fechado, em fundo cego.

MANIFESTAÇÕES CLÍNICAS

As anomalias anorretais não estão associadas a alterações gestacionais nem são identificadas à ultra-sonografia fetal. Quando não tratados, os casos sem fístula externa evoluem com obstrução intestinal baixa total, que leva, com certa freqüência, à rotura do ceco. As formas baixas com fístulas mais amplas, como no ânus anterior, são descobertas, muitas vezes, após alguns anos, quando da exploração de uma constipação crônica.

DIAGNÓSTICO

O diagnóstico, o prognóstico e o tratamento são definidos pelo exame físico. Avaliam-se, assim, pela palpação a forma do sacro, a conformação das nádegas, a nitidez do sulco interglúteo e da impressão anal, a conformação da vulva, os meatos uretral e vaginal, bem como a presença ou não de fístula (Figs. 5.58 e 5.59).

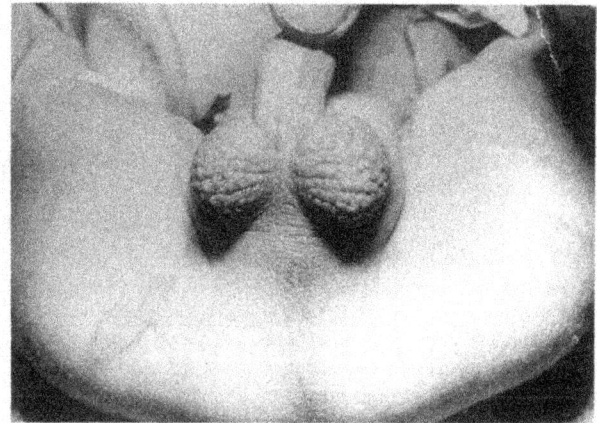

Figura 5.58 – Períneo plano, ausência de fístula. Anomalia alta.

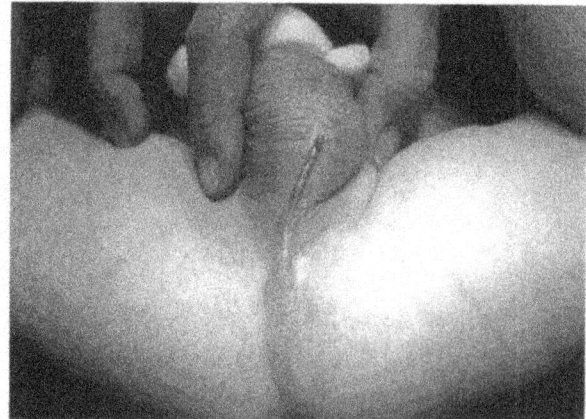

Figura 5.60 – Fístula do rafe mediano. Anomalia baixa.

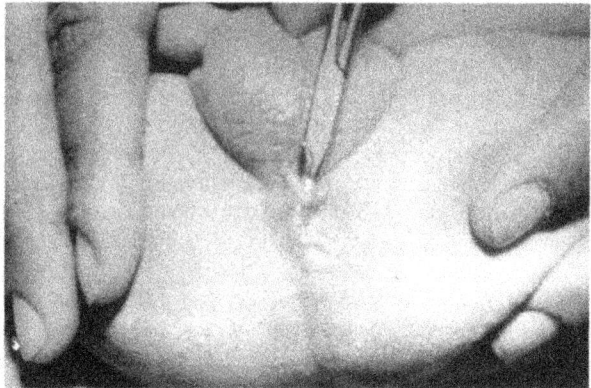

Figura 5.59 – Fístula perineal. Anomalia baixa.

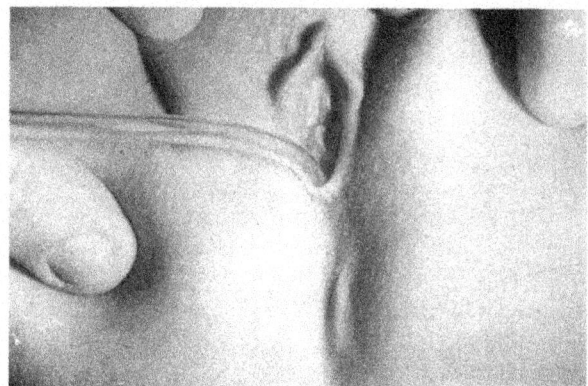

Figura 5.61 – Cateter em fístula vestibular. Vulva bem formada.

O sacro curto, o períneo plano, sem sulco ou impressão anal, indicam estruturas ósseas, musculares e nervosas deficientes e formas mais graves, de pior prognóstico funcional.

Lipomas, hemangiomas, linfangiomas, hipertricose e *sinus* lombos-sacrais, bem como as deformidades de membros inferiores, são sugestivos de disrafia oculta, a qual, por vezes, associa-se à anomalia anorretal.

A fístula pode não ser evidente nas primeiras horas de vida, devendo-se aguardar até 24 horas para seu aparecimento.

A presença de fístula perineal indica forma baixa do defeito. Conforme sua morfologia, a malformação é denominada ânus anterior, ânus coberto ou estenose anal; no sexo masculino, às vezes, apresenta-se como um fio de impregnação meconial no rafe mediano, que se estende até o pênis, indicando forma baixa (Fig. 5.60).

No sexo feminino, a localização mais freqüente da fístula é na fossa navicular ou vestibulovulvar (Fig. 5.61). A presença de apenas um orifício perineal identifica a cloaca (Fig. 5.62).

A eliminação de mecônio pelo pênis evidencia a fístula retourinária, que se pode fazer com a uretra bulbar, prostática ou colo da bexiga.

A saída de fezes pela vagina revela a fístula vaginal.

Na atresia retal, o aspecto externo é normal e a malformação localiza-se no reto.

EXAMES AUXILIARES NO RECÉM-NASCIDO

Quando não se identifica fístula e o exame mostra períneo bem desenvolvido, a altura da anomalia pode ser determinada radiologicamente pelo invertograma ou radiografia de Wangenstein-Rice. Trata-se de radiografia simples da bacia, em perfil, de cabeça para baixo, com os membros inferiores levemente fletidos e colocando-se marca radiopaca na região anal, realizando-se o exame pelo menos

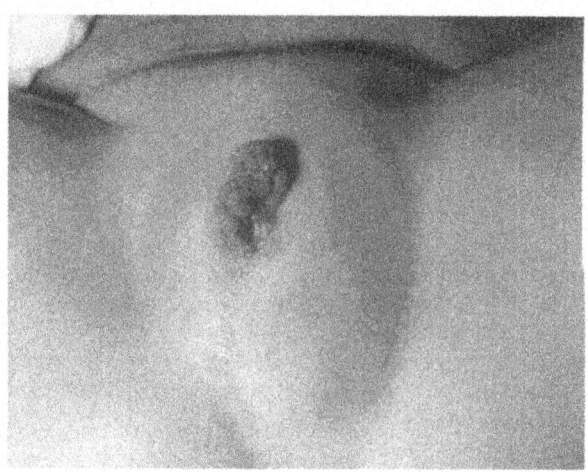

Figura 5.62 – Orifício perineal único, vulva malformada. Cloaca.

20 horas após o nascimento. Quando a distância entre o fundo de saco retal e a marca anal for menor que 1cm, trata-se de forma baixa. Esse exame está sujeito a vários fatores de erro, devendo as decisões tomadas a partir dele ser cautelosas (Fig. 5.63).

No recém-nascido, impõe-se a avaliação do trato urinário pela ultra-sonografia, pois algumas malformações urinárias exigem tratamento imediato. Outros exames, com essa finalidade, são feitos só em casos especiais.

Ainda no recém-nascido convém a avaliação de malformação vertebral, feita por radiografia simples da coluna, de frente e perfil. A falta de duas ou mais peças sacrais ou quanto menor for a extensão

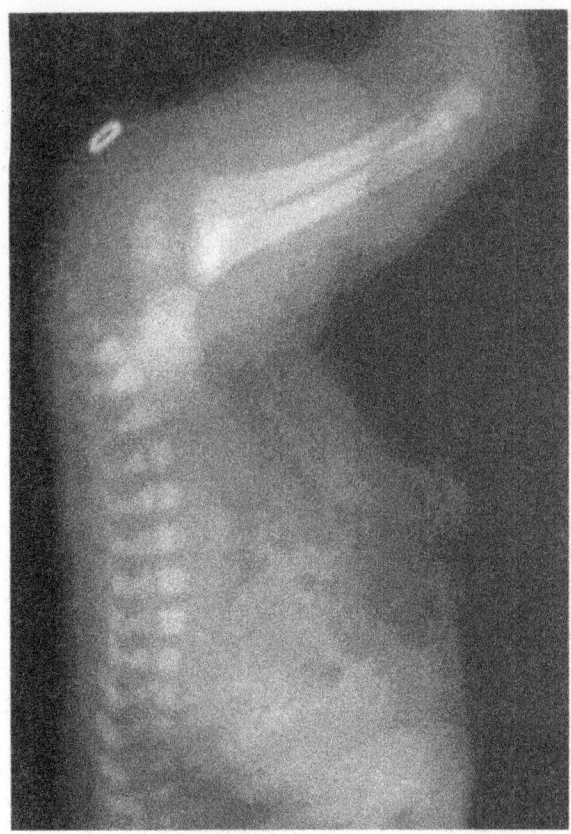

Figura 5.63 – Invertograma. Anomalia alta.

Trabalhos de A. Peña, nos anos 80, que estabeleceram as atuais normas de tratamento do defeito, mostraram que o modo de tratamento cirúrgico difere apenas para as formas baixas, que se corrigem, no recém-nascido, sem necessidade de colostomia, enquanto todas as demais necessitam de colostomia como tratamento inicial.

No recém-nascido, é necessário reconhecer as formas baixas, que, em ambos os sexos, são:

1. Fístula cutânea – fístula entre a região anal e a fúrcula vulvar ou base do escroto. Incluem-se nessa categoria: fístula do rafe mediano (sexo masculino), ânus anterior, ânus coberto, ânus em alça de balde, estenose anal e persistência de membrana anal, membrana na região anal, por meio da qual se vê, por transparência, o mecônio. Excluem-se dessa categoria a fístula vestibular e a vulvar.
2. Ausência de fístula – radiografia de Wangenstein-Rice com distância fundo do saco retal-marca anal menor que 1cm.

As principais anomalias anorretais são relacionadas no quadro 5.11.

TRATAMENTO NO RECÉM-NASCIDO

O recém-nascido com forma baixa de anomalia anorretal é operado imediatamente, sem derivação intestinal prévia; realizando-se proctoplastia perineal, "cut-back" ou, conforme denomina A. Peña, anorretoplastia sagital posterior mínima.

Todo recém-nascido com anomalia anorretal não identificada como forma baixa deve ser submetido à colostomia, ao nível do colo descendente, em duas bocas separadas (Fig. 5.64). Esse cuidado visa deixar comprimento suficiente de colo distal para futura mobilização perineal, bem como impedir a passagem de fezes para o reto, fato que levaria à infecção urinária (fístula retourinária) e comprometeria a cirurgia definitiva.

do sacro abaixo da linha das espinhas ilíacas posteriores (extremidade caudal da articulação sacroilíaca), pior o prognóstico funcional devido às alterações nervosas concomitantes.

Na literatura, há indicação de ultra-sonografia da coluna lombossacral, para avaliação de mielodisplasia, que, nessa idade, pode assim ser identificada, o que evitaria exames mais agressivos.

Nesse período, não há indicação de nenhum procedimento para a identificação da fístula urinária ou vaginal, pois essa informação não tem utilidade nessa fase do tratamento.

CLASSIFICAÇÃO

As anomalias anorretais são classificadas em três grupos, conforme a extensão do defeito e o nível do fundo de saco retal em relação ao músculo puborretal, que é parte do músculo elevador do ânus. Temos a forma alta ou supra-elevador, que não atinge o nível do músculo; a baixa ou transelevador, que o ultrapassa; e a intermediária. Grupo à parte reúne os defeitos complexos.

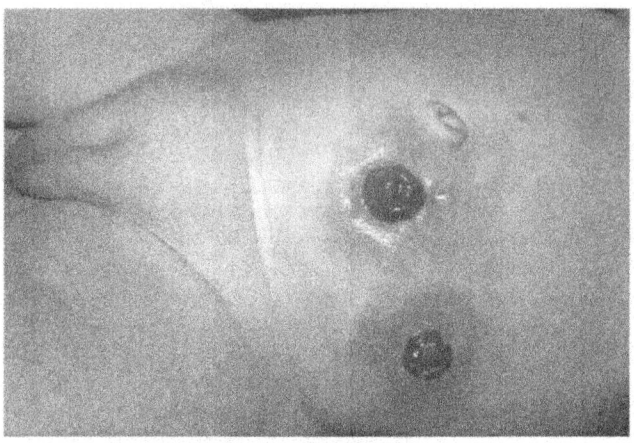

Figura 5.64 – Colostomia em duas bocas separadas.

Quadro 5.11 – Classificação das anomalias anorretais, modificada de Stephens e Peña.

Forma	Sexo masculino	Sexo feminino	Ambos os sexos
Baixa	Fístula do rafe mediano		Ânus anterior Ânus coberto Ânus "alça de balde" Persistência de membrana cloacal Estenose anal Agenesia anal sem fístula (distância < 1cm)
Intermediária ou alta	Fístula retouretral bulbar Fístula retouretral prostática Fístula retocolo da bexiga	Fístula vestibular Fístula vaginal	Agenesia anorretal sem fístula (distância > 1cm) Atresia retal Estenose retal
Complexa	—	Cloaca associada à síndrome de Rokitansky	Fissura vesicointestinal Duplicidade anorretal

EXAMES AUXILIARES NA CRIANÇA MAIOR

Antes da cirurgia definitiva, realiza-se estudo do trato urinário (urografia excretora, cistouretrografia miccional e cultura da urina). Avaliação bioquímica da função renal, nefrograma isotópico ou outros exames são indicados nos casos de comprometimento renal maior. O cologramma distal, exame feito com instilação de contraste radiológico hidrossolúvel, sob pressão, na boca distal da colostomia, determina a altura do fundo do saco retal e o nível da fístula retourinária. Esse exame preconizado fornece informações essenciais para a orientação segura da cirurgia. Alguns autores recomendam exame urodinâmico pré-operatório, visando identificar alterações funcionais do trato urinário inferior devidas à malformação, que, assim, também podem ser separadas daquelas devidas a lesões cirúrgicas. Nossa experiência se restringe a exame pós-operatório, no qual bexiga neurogênica, tipo neurônio motor superior (hiperatividade vesical, incoordenação detrussor-esfíncter), indica origem congênita e não-iatrogênica.

CIRURGIA DEFINITIVA

Conforme o desenvolvimento da criança e a gravidade das malformações associadas, a correção anorretal é feita a partir do segundo ou terceiro mês de vida. A técnica, atualmente em uso, descrita por Peña em 1982, denomina-se anorretoplastia sagital posterior, pois utiliza incisão sagital perineal posterior para a identificação dos músculos, correção da fístula urinária e construção do reto e do canal anal, que são abaixados por dentro do complexo muscular formado pelos músculos elevadores e esfíncter externo. Nas formas mais altas, é necessária a mobilização do reto por via abdominal. Nos casos de cloaca, faz-se também a correção da vagina e uretra, denominando-se o procedimento anorretovaginouretroplastia sagital posterior, que é bem mais complexo e tem maior número de complicações. No pós-operatório faz-se dilatação progressiva do ânus e canal anal, atingindo-se calibre adequado após cerca de dois meses, quando é fechada a colostomia.

RESULTADOS

As anomalias anorretais constituem grupo heterogêneo, do qual se destacam as formas baixas, nas quais as malformações associadas são mais raras e menos graves, sendo os resultados funcionais, quanto à continência fecal, melhores. As formas altas e as complexas têm resultados piores. Entretanto, muitos desses pacientes alcançam boa qualidade de vida, desde que sigam hábitos alimentares e higiênicos estritos. Obstipação, dilatação retossigmoidiana e fecalomas, com perdas fecais contínuas, "soiling", complicam, com freqüência, o pós-operatório da anomalia anorretal. Nesses casos, é necessário o uso regular de lavagem intestinal, em geral a cada dois dias. A anomalia urinária associada ocorre em 30 a 60% dos casos e é a principal causa de morbidade e mortalidade a longo prazo, quer pela pielonefrite de repetição, quer pela incontinência urinária devida à bexiga neurogênica, que impõem cateterização urinária intermitente ou derivação urinária externa.

BIBLIOGRAFIA

1. DUHAMEL, B. – From the mermaid to anal imperforation: the syndrome of caudal regression. *Arch. Dis. Child.* **36**:152, 1961. 2. FREEMAN, N.V. – Anorectal malformations. **In** Freeman, N.V. et al., ed. *Surgery of the Newborn.* Edinburgh, Churchill Livingstone, 1994, p. 171. 3. KARRER, F.M. – Anorectal malformations: evaluation of associated spinal dysraphic syndromes. *J. Pediatr. Surg.* **23**:45, 1988. 4. PEÑA, A. – *Atlas of Surgical Management of Anorectal Malformations.* New York, Springer-Verlag, 1989. 5. PEÑA, A. – Surgical management of anorectal malformations: a unified concept. *Pediatr. Surg. Int.* **3**:82, 1988. 6. RICH, M.A. – Spectrum of genitourinary malformations in patients with imperforate anus. *Pediatr. Surg. Int.* **3**:110, 1988. 7. SHELDON, C. – Occult neurovesical dysfunctions in children with imperforate anus and its variants. *J. Pediatr. Surg.* **26**:49, 1991. 8. STEPHENS, F.D. et al. – Anorectal malformations in children. Chicago, Year Book Medical Publishers, 1971. 9. STEPHENS, F.D. et al. – Classification, identification and assessment of surgical treatment of anorectal anomalies (Wingspread classification). *Pediatr. Surg. Int.* **1**:200, 1986. 10. WILKINS, S. et al. – The role of colostomy in the management of anorectal malformations. *Pediatr. Surg. Int.* **3**:105, 1988.

---

15   Apendicite Aguda

João Gilberto Maksoud

É o quadro peritoneal infeccioso mais freqüente da infância. A ênfase que daremos a este capítulo será eminentemente prática e representa nosso procedimento rotineiro. A apendicite aguda é uma doença de extremos, não só do ponto de vista de diagnóstico, como também de gravidade. Pode ser uma doença cirúrgica simples, sendo que a criança recebe alta hospitalar em 24 a 48 horas após a cirurgia, ou uma doença muito grave, com peritonite difusa com choque séptico e alta mortalidade.

DIAGNÓSTICO

Toda criança que dá entrada em um serviço pediátrico de emergência com dor abdominal e febre costuma ser considerada como suspeita de ser portadora de apendicite aguda e geralmente é alvo de uma série de exames laboratoriais ou de imagem, os quais são totalmente desnecessários e inúteis. O diagnóstico da apendicite aguda é essencialmente clínico, sendo que os exames laboratoriais e radiológicos pouco ou quase nada auxiliam no diagnóstico diferencial. Para o pediatra, o principal problema dessa afecção é o diagnóstico diferencial entre uma doença cirúrgica (apendicite) com outras não-cirúrgicas (gastroenterocolite, diarréias de origem viral etc.). O quadro 5.12 especifica as principais afecções do diagnóstico diferencial.

Quadro 5.12 – Diagnóstico diferencial da apendicite aguda.

Peritonite primária	Inflamação pélvica em meninas
Gastroenterocolite	Crise de falcização
Adenite mesentérica	Púrpura de Henoch-Schönlein
Diverticulite de Meckel	Contratura muscular da parede abdominal
Pneumonia	Constipação intestinal
Epilepsia abdominal	Retenção fecal
Cisto de ovário torcido	Teflite leucêmica
Rotura de cisto	Colelitíase
hemorrágico de ovário	Pneumonia lobar
Colecistite	

A história clássica é a de dor abdominal inicialmente periumbilical e/ou epigástrica, na grande maioria das vezes acompanhada de vômitos ou apenas náuseas. A seguir, a dor localiza-se na fossa ilíaca direita e o quadro torna-se típico. Outras vezes, o quadro abdominal é muito inespecífico, principalmente nas primeiras fases de evolução da afecção. Pode haver dor abdominal difusa, em cólica, a qual nunca se localiza e a doença jamais se torna típica. Quando o apêndice é retrocecal, a instalação do quadro é mais lenta e menos típica. Isso geralmente induz a um processo de investigação mais extenso e arrastado, e a evolução pós-operatória é geralmente mais longa.

A dor espontânea da apendicite aguda é geralmente suave. A apendicite aguda geralmente não causa dor intensa. Quando a dor é muito intensa, em cólica, geralmente não se trata de apendicite aguda. Crianças portadoras de apendicite aguda não choram de dor espontânea. Ao contrário, ficam quietas, mexem pouco e reagem apenas à palpação abdominal. Costumo dizer que a dor da apendicite aguda não causa choro espontâneo.

Outro aspecto prático de importância no diagnóstico diferencial é a febre. Da mesma forma que a dor, a febre na apendicite aguda é igualmente discreta. Gira em torno de 37,7 a 37,9°C. Raramente sobe acima de 38,5°C. Assim, dor abdominal intensa, forte, acompanhada de febre muito alta, geralmente não é apendicite aguda. Verdadeiro tabu da propedêutica cirúrgica nesses casos é o diagnóstico diferencial da temperatura axilar-retal. A temperatura diferencial axilar-retal não tem nenhum valor no diagnóstico diferencial da apendicite aguda. Existem tantas situações clínicas que levam ao aumento da diferença de temperatura axilar e retal que esse dado deve simplesmente ser excluído do exame físico. Não é necessário tirar temperatura retal, a qual sempre será mais alta que a axilar em casos de qualquer processo febril. Outro fato muito comum nos serviços de emergência, em toda criança com dor abdominal, é a solicitação sistemática, quase obsessiva e compulsória, da famosa tríade: hemograma, radiografia simples de abdome e ultra-sonografia do abdome. Nenhum dos exames citados é decisivo para a indicação cirúrgica, pois eles não têm maior valor que o próprio exame físico. O hemograma não será útil para o diagnóstico diferencial da apendicite aguda com os demais quadros apontados no quadro 5.12, pois em todos haverá leucocitose com desvio à esquerda. A radiografia simples não faz o diagnóstico de apendicite aguda, pois é uma afecção inflamatória. Os sinais considerados clássicos e indiretos de "apagamento do psoas", "edema de alças" ou "alça sentinela" podem ou não existir e, em nosso entender, não têm nenhum valor na decisão da indicação cirúrgica. A cirurgia deve ser indicada pelo cirurgião, com base no exame físico (ver a seguir) e não no resultado de exames laboratoriais ou de imagem, inclusive do ultrassom, pois todos ensejam resultados falso-positivos ou falso-negativos, com muita freqüência. O cirurgião experiente não necessita desses exames para o diagnóstico ou para tomar uma decisão.

Na dúvida, a melhor conduta é aguardar a evolução clínica. Novo exame físico algumas horas após permite definir o quadro clínico e o diagnóstico, na maioria dos casos, pois os sinais e os sintomas se tornarão mais claros e característicos. Lembrar que se houver dúvida quanto à indicação cirúrgica em determinado momento, se o exame físico e a palpação abdominal não forem conclusivos, significa que o quadro infeccioso peritoneal está no início e que não haverá risco em se aguardar a evolução para a definição do diagnóstico.

Existe exceção aos casos de apendicite aguda acompanhada de diarréia profusa. O quadro clínico torna-se mascarado pela diarréia e habitualmente o diagnóstico é difícil e mais tardio. Dessa forma, em crianças com dores abdominais difusas, acompanhadas de diarréia intensa, atentar para o diagnóstico de apendicite aguda, procedendo-se avaliações clínicas freqüentes e muito atentas.

EXAME FÍSICO

O exame físico é típico na maioria das vezes. Há dor à compressão e à descompressão brusca abdominal, notadamente na fossa ilíaca direita. Nos casos de diarréia associada, como vimos, o exame físico fica mascarado pelo quadro geral. Após tratamento sintomático, principalmente após hidratação intravenosa, o quadro clínico modifica-se substancialmente, permitindo o diagnóstico com mais facilidade. É importante ter em mente que, feito o diagnóstico clínico de apendicite aguda, não é necessário comprovar o diagnóstico por meio de

imagem. Não é raro ocorrer solicitações de exames radiológicos ou ultra-sonografia abdominal em casos típicos, nos quais o diagnóstico já foi feito com segurança pelo simples exame clínico.

CIRURGIA

Feito o diagnóstico de apendicite aguda, a cirurgia estará indicada. Quando houver comprometimento do estado geral, é aconselhável preparo pré-operatório por meio de hidratação e antibióticos. O antibiótico a ser utilizado no pré-operatório será exatamente o mesmo indicado para o pós-operatório imediato. Há estudos indicando que o uso de antibióticos com início no pré-operatório diminui a incidência de complicações.

A cirurgia da apendicite aguda pode ser muito difícil. Quando existir pus, abscesso, bloqueio de alças e epíploon, pode haver dificuldade para se localizar o apêndice cecal. Nessas circunstâncias, deve-se aumentar a extensão da incisão para melhor acesso à cavidade abdominal e maior facilidade para a manipulação das estruturas e, principalmente, para melhor limpeza da cavidade abdominal. A limpeza da cavidade abdominal após a retirada do apêndice é uma etapa fundamental do tratamento. A limpeza da cavidade é obrigatória. Costumamos lavar a cavidade abdominal com vários litros de solução salina (soro fisiológico). Há nítida diferença entre a evolução de casos nos quais esse procedimento foi ou não utilizado.

A apendicite hiperplástica é uma forma especial de apendicite, na qual há intenso bloqueio do apêndice por meio de alças e epíploon. Forma-se um verdadeiro tumor na fossa ilíaca direita de difícil e traumática resolução cirúrgica. Há duas condutas diante de casos de apendicite aguda hiperplástica: alguns preferem fazer tratamento clínico inicial e operar quando o processo estiver quiescente e outros preferem o tratamento cirúrgico de imediato. Sou de opinião de que ambas as condutas podem ser adotadas. Se a criança está bem, sem toxemia, sem sinais de infecção, pode-se aguardar a melhora das condições locais. Caso contrário, se houver abscesso associado, é mais prudente operar de imediato.

Nas peritonites de modo geral, o tratamento antibiótico inicial é decisivo. Este deve estar em níveis sangüíneos adequados por ocasião da manipulação do foco. Por isso, logo à indução anestésica, solicitar a administração do(s) antibiótico(s) escolhido(s). O antibiótico utilizado como droga de escolha, isto é, o antibiótico ministrado de início, na fase de contaminação peritoneal, deve ser bem escolhido. Habitualmente, a troca posterior de esquemas antibióticos, por mais potentes que teoricamente o sejam, não traz resultados satisfatórios. Por isso, a cultura do pus e o antibiograma trazem pouco auxílio ao tratamento e ao resultado final. Não fazemos cultura do pus de modo rotineiro.

O antibiótico ou a associação de antibióticos deve agir essencialmente contra gram-negativos e anaeróbios. Utilizamos preferencialmente, o esquema antibiótico indicado na tabela 5.10. As complicações pós-operatórias da apendicite aguda são a peritonite, os abscessos intraperitoneais e os da parede abdominal. As peritonites são muitas vezes graves, e seu tratamento pode exigir laparatomias repetidas. Nos casos de peritonite por *Pseudomonas,* as laparatomias subseqüentes podem ser programadas.

Tabela 5.10 – Antibioticoterapia na apendicite aguda.

Antibiótico	Dose
Gentamicina (Garamicina)	3-5mg/kg/dia, em 3 doses
ou Amicacina (Novamin)	15mg/kg/dia, em 2 doses
+ Metronidazol (Flagyl)	7,5mg/kg/dose a cada 8 horas
Ampicilina (vários)	200-400mg/kg/dia
+ Gentamicina (Garamicina)	3-5mg/kg/dia, em 3 doses
+ Clindamicina (Cleocin)	40mg/kg/dia, em 4 doses
Cefoxitina (Mefoxin)*	120-140mg/kg/dia, em 4 doses

* A dose diária de cefoxitina pode ser aumentada até 200mg/kg/dia. Não ultrapassar 12g/dia.

MARIA MERCÊS SANTOS

A enterocolite necrosante (ECN) é doença grave, que afeta predominantenente recém-nascidos (RN) de baixo peso, durante a primeira ou segunda semana de vida.

O primeiro relato foi feito em 1891, quando Genersich descreve um caso de perfuração de íleo em RN. Em 1939, Thelander identificou 85 casos de perfurações intestinais reconhecidas como decorrentes de ECN. Apenas na década de 50 é que surge na literatura européia o termo enterocolite necrosante.

A incidência e a mortalidade da ECN é variável, conforme o centro de neonatologia. Nos EUA, a incidência tem aumentado, existindo 25.000 casos/ano, com um índice de mortalidade que varia entre 10 e 50%. O aumento da incidência deve-se aos avanços nos cuidados neonatais, que tem como resultado maior a sobrevida de RN prétermo. Embora a ECN seja uma doença caracteristicamente associada ao baixo peso, é estimado que 7 a 13% dos casos ocorram em RN de termo.

A doença usualmente é diagnosticada nas duas primeiras semanas de vida, sendo incomum antes do quinto dia ou após 30 dias de vida. No Brasil e em outros países da América Latina, a ECN ocorre também em lactentes desnutridos, com história de diarréia crônica, provavelmente por apresentarem respostas imunológicas semelhantes às dos RN prematuros.

Na Unidade de Externos do Instituto da Criança do HC-FMUSP, no período de 1989 a 1994, foram internados 1.385 RN, dos quais 37 (2,67%) eram portadores de ECN. Entre estes, 51% eram RN com peso inferior a 2.000g. A doença foi diagnosticada mais freqüentemente entre o 2º e o 15º dia de vida e, entre as crianças afetadas, 83% havia recebido algum tipo de dieta antes do início do quadro clínico.

ETIOLOGIA

A causa precisa da ECN é controversa. Sabe-se que a patogênese da ECN é multifatorial, sendo a prematuridade o único fator precursor claramente identificado com base em estudos epidemiológicos. Nos casos dos RN de termo, a patogênese da ECN parece diferir, sendo a isquemia intestinal atribuída a um agravo específico.

Existem duas teorias principais que procuram explicar a ECN. A primeira teoria, formulada nas décadas de 70 e 80, identifica certos agravos perinatais como fatores desencadeantes dessa doença. Entre eles, destacam-se: a asfixia, a canulação da artéria umbilical, a persistência do ducto arterioso, a síndrome de desconforto respiratório do RN, o uso de cocaína pela mãe e exsangüineotransfusão. Esses fatores levariam a uma diminuição do fluxo esplâncnico, hipoperfusão intestinal e isquemia da mucosa intestinal. Como conseqüência, o acesso de bactérias entéricas na parede intestinal seria facilitado, resultando em lesão intestinal, com necrose e peritonite. Estudos controlados mostraram que essas variáveis foram também observadas em crianças que não desenvolveram ECN, razão pela qual essa teoria foi contestada. Atualmente, admite-se que as agressões perinatais não atuariam diretamente na patogênese da ECN, mas sua presença apenas identifica o RN como pertencente a um grupo de risco no desenvolvimento da ECN. A outra teoria pressupõe a presença de um agente infeccioso atuando em um hospedeiro vulnerável, o RN prematuro, que caracteristicamente apresenta um sistema de defesa imaturo, particularmente a barreira intestinal.

Papel da imaturidade da defesa gastrintestinal na ECN

A prematuridade implica imaturidade gastrintestinal, que pode ter um papel crucial no desenvolvimento da ECN do RN pré-termo. Acredita-se que a colonização bacteriana seja um pré-requisito para o desenvolvimento da ECN, visto que a doença não pode ser reproduzida em modelos estéreis de animais. O estado de imaturidade da defesa intestinal pode permitir a colonização bacteriana anômala, tendo, como conseqüência, inadequada neutralização das bactérias ou de suas toxinas. O crescimento bacteriano é favorecido também pela deficiência imunológica específica. Sabe-se que os RN apresentam reduzida quantidade de células B na mucosa intestinal, bem como níveis diminuídos de IgA secretora. Esta parece exercer um papel importante na defesa do hospedeiro pela formação de complexos com antígenos na luz intestinal que, por sua vez, terão acesso dificultado através da parede intestinal.

Outras características da imaturidade do trato gastrintestinal do RN e mais especificamente do pré-termo são: a) existência de pH gástrico relativamente alto, que pode inibir a digestão protéica e permitir a passagem de moléculas intactas através da parede intestinal; b) diminuição da produção de enzimas proteolíticas, que facilitará a exposição do intestino às toxinas bacterianas e outras moléculas protéicas intactas; c) motilidade intestinal diminuída, que favorece a estase e conseqüentemente o crescimento bacteriano; d) aumento da permeabilidade da parede intestinal a carboidratos, proteínas e bactérias, que são potencialmente lesivos e podem representar um mecanismo por meio do qual a imaturidade pode levar à lesão intestinal.

Todos esses fatores, associados à prematuridade, permitem uma colonização bacteriana anômala e atraso na destruição das toxinas bacterianas, assumindo provavelmente um papel-chave na patogênese da ECN.

Papel dos agentes infecciosos e toxinas bacterianas

Não existem evidências do isolamento de um único agente infeccioso associado com a ECN. Os microrganismos cultivados no líquido peritoneal de crianças com ECN refletem a flora bacteriana prevalente no colo e, provavelmente, são provenientes da translocação bacteriana do intestino lesado. Essa é a mesma explicação que se procura dar para a origem da bacteriemia encontrada em cerca de 20 a 30% das crianças com ECN.

Existe grande variação com relação aos tipos de microrganismos encontrados nessa doença, que pode ser classificada em dois grupos: 1. associados com ECN não-epidêmica: *E. coli, Klebsiella* sp., *Staphylococcus aureus, Pseudomonas* sp., *Enterococos* sp., *Clostridium* sp., *Bacterioides, Streptococcus* sp., *Aerobacter aerogenes* e *Proteus* sp.; 2. associados com surtos epidêmicos: *E. coli, Klebsiella* sp., *Pseudomonas* sp., *Salmonella* sp., *Clostridium* sp. e certas espécies de vírus. Os surtos de ECN sugerem que certos microrganismos sob determinadas condições causam direta ou indiretamente lesão intestinal. Durante as epidemias, é freqüente o aparecimento de manifestações gastrintestinais entre o pessoal médico e paramédico, sugerindo a presença de um agente transmissível no ambiente.

Nas últimas décadas, *o Clostridium difficile* foi considerado como agente etiológico da ECN. Posteriormente, estudos demonstraram que *o C. difficile* e sua potente toxina eram também encontrados em RN prematuros sadios. Outro microrganismo, ao qual se procurou associar à ECN, foi o rotavírus, hipótese também não confirmada.

Papel dos mediadores inflamatórios na ECN

Estudos experimentais da ECN em modelo animal demonstram o possível papel dos mediadores inflamatórios, tais como o fator ativador plaquetário (FAP) e o fator de necrose tumoral alfa (FNT-alfa) na sua patogênese.

O fator ativador plaquetário é um potente mediador inflamatório que pode ser produzido pelas células endoteliais, neutrófilos, plaquetas e macrófagos. Ele não é estocado nas células, mas sim sintetizado em resposta a certos estímulos, incluindo endoxina e hipóxia. Os efeitos produzidos pelo FAP incluem: migração de macrófagos, lesão capilar e hipotensão. O FNT-alfa é uma citocina liberada pelos macrófagos quando estimulados por endotoxina. Tem seus efeitos fisiopatológicos semelhantes ao do FAP e pode também estimular sua produção.

Outros estudos mostraram que os níveis de FAP e FNT-alfa se encontravam elevados no plasma de crianças com ECN. Apesar de todas essas evidências, pouco se conhece sobre o papel desempenhado por eles nos RN pré-termo com essa doença.

Papel dos radicais de oxigênio livre e lesões de isquemia-reperfusão na ECN

Estudos recentes sugerem também que os radicais livres de oxigênio produzidos em grande quantidade nos tecidos isquêmicos são responsáveis por grande parte das lesões teciduais. As lesões decorrentes do fenômeno isquemia-reperfusão parecem ser mediadas principalmente por esses radicais, que se originam da ação da xantina oxidase.

Durante a fase de isquemia, há sofrimento celular e produção insuficiente de energia. Conseqüentemente, ocorre redistribuição dos íons cálcio, com aumento de sua concentração no citosol. Este, por sua vez, ativará uma protease capaz de converter a xantina deidrogenase em xantina oxidase. Esta última, atuando sobre o excesso de xantinas e hipoxantinas, resultantes do consumo elevado de ATP que foi utilizado durante a fase de hipóxia, e na presença de moléculas de oxigênio molecular carreadas na fase de reperfusão, determina a produção de superóxido e peróxido de hidrogênio. Além desses radicais formados pela ação da oxidase, serão formados também, a partir de outras reações, H_2O_2 e pricipalmente o radical (OH^-).

Outra potencial origem dos radicais livres de oxigênio nos tecidos, após processo de isquemia-reperfusão, é a partir dos neutrófilos ativados. Os neutrófilos ativados podem também liberar uma variedade de enzimas que podem causar lesões de células parenquimatosas, bem como na microcirculação.

A principal ação citotóxica do superóxido é mais provavelmente a peroxidação lipídica das membranas celulares, resultando na fragmentação da membrana e na perda da integridade celular. A peroxidação lipídica pode ainda gerar a produção de aldeídos tóxicos, aumentando a lesão original, bem como provocando lesões celulares a distância. Todas essas reações se expressarão por lesões do endotélio vascular com aumento da permeabilidade capilar.

Em condições fisiológicas normais, são produzidas pequenas quantidades dessas substâncias citotóxicas, que são neutralizadas por um sistema de proteção, normalmente existente nos tecidos, constituído por enzimas e antioxidantes. As principais enzimas desse sistema são: superóxido dismutase, catalase e glutation peroxidase, que atuam bloqueando as reações químicas em cadeia ou fazendo a transformação e a estabilização dos radicais. Entretanto, na vigência de processos patológicos em que há grande produção de radicais livres, esse sistema de defesa não se mostrará suficiente para sua completa neutralização.

Experimentalmente, tem-se testado o uso de drogas antioxidantes, como a enzima superóxido dismutase, que pode destruir o radical livre superóxido, bloqueando assim seus efeitos. Outra droga antioxidante é o alopurinol, que, por meio da inibição da xantina oxidase, contribui para a redução dos radicais superóxidos. Esse agente bloqueia ou diminui a conversão do substrato hipoxantina e xantina a ácido úrico e superóxido. Os estudos com essas drogas antioxidantes abrem as perspectivas na prevenção dos efeitos danosos decorrentes do processo de isquemia-reperfusão.

Papel da alimentação enteral na ECN

A alimentação enteral parece contribuir também na patogênese da ECN, visto que 90 a 95% dos RN portadores de ECN receberam algum tipo de dieta antes do início do quadro clínico. Apesar dessa associação, o papel da dieta na ECN não tem sido bem esclarecido, sendo sugestivo que a presença de nutriente na luz intestinal possa atuar como substrato para o crescimento e invasão bacteriana na presença de lesão da mucosa intestinal.

Alguns estudos sugerem que o leite materno pode reduzir o risco da ECN, já que contém macrófagos e uma grande variedade de anticorpos, inclusive IgA secretora, que provavelmente atuarão limitando o crescimento bacteriano. Apesar desses conhecimentos, o leite materno não parece oferecer completa proteção contra o aparecimento da ECN, pois a doença pode ocorrer em RN alimentados exclusivamente com leite materno.

Outro aspecto controverso diz respeito à idade em que a dieta é iniciada, sendo o atraso na sua introdução provavelmente protetora, sobretudo nos RN de risco. Discute-se, também, a associação da doença com a introdução da dieta em ritmo rápido, com aumentos de volume acima da tolerância do prematuro. Tem sido sugerido que a introdução lenta da dieta, com aumentos diários de até 10 a 20ml/kg/dia, protege as crianças pertencentes ao grupo de risco para ECN.

Trabalho experimental em modelo de animais jovens submetidos à lesão de isquemia-reperfusão demonstrou a presença de lesões intestinais mais extensas, quando os animais foram previamente alimentados com dieta láctea. Dessa forma, a dieta seria um fator agravante à lesão intestinal determinada pelo processo isquemia-reperfusão.

Resumindo, fica claro que a patogênese da ECN é complexa e multifatorial, sendo a prematuridade a única variável consistentemente identificável. A imaturidade das defesas do hospedeiro favorecerá a colonização bacteriana anômala, bem como a resposta às toxinas bacterianas. A produção de mediadores inflamatórios induzida pela hipóxia local e/ou toxinas bacterianas pode representar um importante mecanismo de lesão intestinal. Os radicais de oxigênio livres, resultantes da lesão local de isquemia-reperfusão ou produzidos pelos neutrófilos ativados, podem significar um mecanismo final comum da lesão intestinal na ECN (Fig. 5.65).

PATOLOGIA

O tipo de lesão microscópica mais freqüente observada na ECN é a necrose de coagulação, que inicialmente afeta a mucosa intestinal, podendo haver, com a progressão da doença, o comprometimento de toda a espessura da parede intestinal. Na fase aguda, o infiltrado inflamatório é mínimo, sendo mais intenso tardiamente. Do ponto de vista macroscópico, o intestino apresenta-se irregularmente dilatado, com algumas áreas circunscritas de intestino com aspecto adelgaçado, hemorrágico ou acinzentado, geralmente na borda contra mesenterial, podendo ser visto intestino aparentemente normal entre essas áreas (Fig. 5.66). As áreas necróticas podem envolver um único segmento, múltiplos segmentos ou ainda, em casos extremos, todo o intestino delgado e grosso. Essa situação ocorre em cerca de 20% dos casos de ECN e apresenta mortalidade próxima a 100%. Quando as lesões evoluem para necrose, observa-se na cavidade abdominal a presença de líquido hemorrágico que se torna turvo ou achocolatado.

A região mais freqüentemente envolvida na ECN é o íleo terminal, e, a seguir, o colo. Nas áreas onde a lesão foi intensa, durante o processo de cicatrização, poderá haver estenoses.

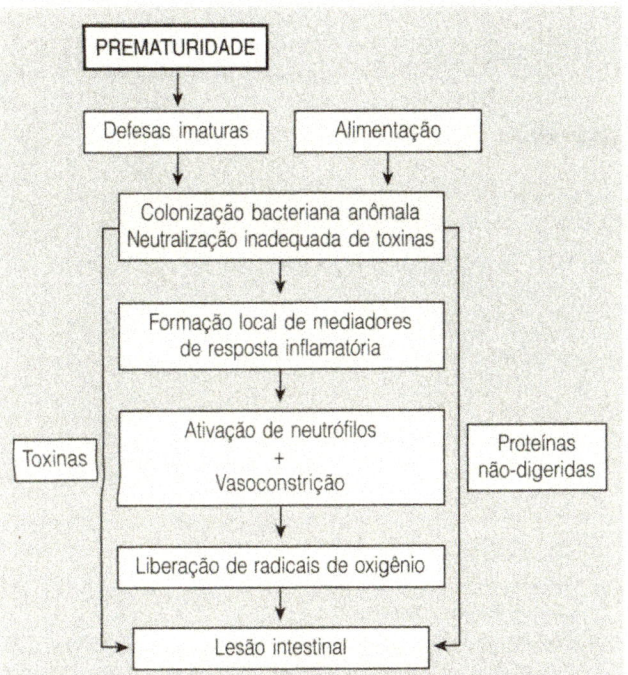

```
        ┌─────────────────────┐
        │   PREMATURIDADE     │
        └─────────────────────┘
              │         │
              ▼         ▼
    ┌──────────────┐ ┌──────────────┐
    │Defesas imaturas│ │ Alimentação │
    └──────────────┘ └──────────────┘
              │         │
              ▼         ▼
    ┌─────────────────────────────────┐
    │ Colonização bacteriana anômala  │
    │ Neutralização inadequada de toxinas│
    └─────────────────────────────────┘
                  │
                  ▼
    ┌─────────────────────────────────┐
    │  Formação local de mediadores    │
    │   de resposta inflamatória       │
    └─────────────────────────────────┘
                  │
                  ▼
┌────────┐ ┌──────────────────────┐ ┌──────────────┐
│Toxinas │ │ Ativação de neutrófilos│ │  Proteínas   │
│        │ │          +            │ │ não-digeridas│
│        │ │    Vasoconstrição     │ │              │
└────────┘ └──────────────────────┘ └──────────────┘
                  │
                  ▼
    ┌─────────────────────────────────┐
    │ Liberação de radicais de oxigênio│
    └─────────────────────────────────┘
                  │
                  ▼
    ┌─────────────────────────────────┐
    │       Lesão intestinal           │
    └─────────────────────────────────┘
```

Figura 5.65 – Mecanismo da patogênese da enterocolite necrotizante.

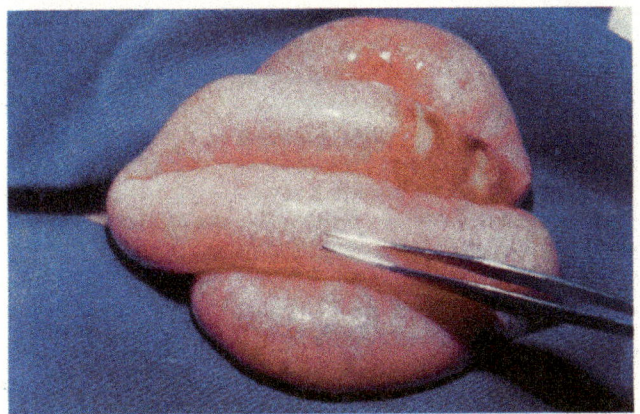

Figura 5.66 – Pneumatose intestinal com áreas de necrose.

O exame radiográfico é de grande valia não só para o diagnóstico da ECN, como também para o seguimento da doença. No início do quadro, o padrão é de íleo paralítico ou apresenta distribuição gasosa inespecífica. É freqüente a observação de gás proveniente do metabolismo bacteriano abaixo da serosa. Esse sinal característico da ECN é denominado pneumatose intestinal (Fig. 5.67), podendo desaparecer com a melhora do quadro clínico. Em situações de piora, a pneumatose pode estender-se a várias alças, significando mau prognóstico. Esse sinal pode estar presente em crianças sob respiração mecânica com pressão positiva, devendo, nessas situações, ser interpretado com reserva.

Em 15 a 30% dos casos de ECN, observa-se gás no sistema venoso portal intra-hepático (pneumoporta ou portograma aéreo), usualmente indicativo de doença extensa e mau prognóstico.

Outros sinais radiográficos que podem ser observados incluem: sinais sugestivos de obstrução intestinal, aparecimento súbito de ascite e, finalmente, o pneumoperitônio, que é observado em 15 a 30% dos casos de ECN.

Essa é uma doença na qual se justifica a realização de radiografia a cada 6 ou 8 horas, tendo como objetivo acompanhar a evolução da doença e surpreender complicações indicativas de cirurgia.

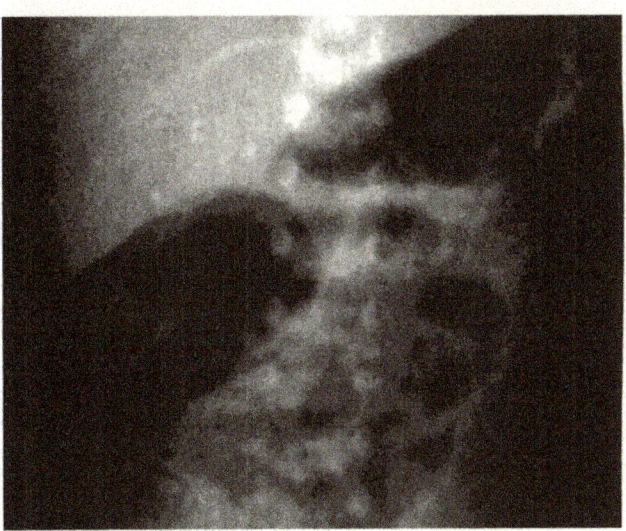

Figura 5.67 – Radiografia de ECN com pneumatose intestinal.

DIAGNÓSTICO

O primeiro passo para o diagnóstico da ECN está no reconhecimento de que a doença predomina em RN prematuros e, em nosso meio, também em lactentes desnutridos com diarréia crônica.

O quadro clínico é geralmente de início súbito e inespecífico, podendo confundir-se com o diagnóstico de sepse. Entre as manifestações iniciais observam-se letargia, hipotermia, apnéia, bradicardia, discreta distensão abdominal, retenção gástrica, vômitos e sangramento intestinal baixo de pequena intensidade. Com a progressão da doença, a criança pode apresentar maior comprometimento do estado geral, aumento da distensão abdominal, diarréia sanguinolenta ou franca hemorragia digestiva baixa. Nas fases mais avançadas, pode-se observar a presença de eritema da parede abdominal (geralmente periumbilical) indicativo de necrose intestinal ou massa abdominal palpável, que corresponde à necrose intestinal com bloqueio de alças e epíploon.

As alterações laboratoriais observadas, tais como leucopenia, plaquetopenia, acidose metabólica, indicarão maior gravidade do caso, embora não são sejam específicas da ECN, pois podem ser observadas em crianças com qualquer processo infeccioso grave.

CLASSIFICAÇÃO

Vários esquemas têm sido propostos no sentido de se estabelecer um diagnóstico precoce da doença, bem como orientar a conduta. A classificação mais freqüentemente utilizada é a de Bell e cols. (Quadro 5.13), que propuseram um sistema de estadiamento clínico estratificando a gravidade da doença, o tratamento e o prognóstico da ECN.

TRATAMENTO

O tratamento da ECN pode ser clínico ou cirúrgico, complementando-se. Desde que não existam evidências de necrose ou perfuração intestinal, ele é essencialmente clínico.

Tratamento clínico

O tratamento clínico da ECN tem como princípios: 1. ressuscitação, com reposição de volume e eletrólitos; 2. controle da infecção; 3. descompressão adequada do trato gastrintestinal; 4. acompanhamento radiográfico para detectar precocemente o aparecimento de necrose ou perfuração. Quando se faz a suspeita de ECN, deve-se de imediato suspender a alimentação e passar uma sonda nasogástrica descompressiva, deixando-se o tubo digestivo em repouso.

Estádios	Sinais clínicos	Sinais radiológicos	Tratamento
Estádio 1 (suspeita)	Instabilidade térmica Letargia Bradicardia Resíduo gástrico aumentado Vômitos Discreto sangramento intestinal	Distensão de alças	Clínico
Estádio 2 (diagnóstico definitivo)	Sinais anteriores + aumento da distensão abdominal e aumento do sangramento intestinal	Distensão de alças mais acentuada Pneumatose intestinal Pneumoporta	Clínico
Estádio 3 (doença avançada)	Todos acima + Dor abdominal Massa palpável Eritema da parede abdominal Deterioração clínica	Todos acima + Sinais de ascite Alças fixas Pneumoperitônio	Cirúrgico

Crianças desidratadas, com hipoperfusão tecidual ou em acidose metabólica, devem receber volume de reposição como medida terapêutica inicial. Devido à seqüestração de grande quantidade de líquido intra-abdominal, e desde que haja resposta renal satisfatória, é necessário administrar-se grandes volumes, sempre acima de 150ml/kg/dia, podendo atingir 200ml/kg/dia, de forma a se obter uma boa perfusão tecidual. A solução a ser utilizada é a glicofisiológica a $1/2$ ou $1/4$, com ou sem albumina humana, dependendo do nível de albumina sérica. Após essa fase de ressuscitação, instala-se a nutrição parenteral central ou periférica. Concomitantemente, inicia-se antibioticoterapia de largo espectro. Até recentemente, os esquemas de antibióticos incluíam uma penicilina, um aminoglicosídeo e um agente contra anaeróbios. Como tem sido recuperado estafilococo coagulase-positivo em culturas de fezes e sangue de crianças com ECN, a associação de vancomicina e gentamicina ou vancomicina e cefalosporina de terceira geração tem sido usada.

Ao lado da observação clínica, deve-se considerar também a evolução dos aspectos radiográficos obtidos a cada 6 ou 8 horas. Os parâmetros de melhora clínica são evidenciados por: diminuição do resíduo gástrico e da distensão abdominal, parada do sangramento intestinal e funcionamento normal do intestino e evidente melhora do estado geral. A decisão para suspender os antibióticos e a descompressão gástrica é dependente do estágio da doença e da resposta terapêutica. Nos casos de suspeita de ECN (estágio 1), geralmente ocorre melhora clínica em 48 a 72 horas. A sonda nasogástrica deverá ser retirada, completando-se o esquema de antibioticoterapia. Caso não apresente distensão abdominal ou vômitos, iniciar dieta diluída em pequenos volumes. As crianças com ECN de gravidade moderada (estágio 2) devem ser tratadas com descompressão do tubo digestivo e antibioticoterapia por duas semanas. A partir daí, se a criança estiver clinicamente bem, reintroduzir progressivamente a dieta diluída. É importante que a dieta não contenha leite de vaca, o que deve ser evitado por longo tempo, sob o risco de haver recidiva da doença.

Tratamento cirúrgico

O tratamento cirúrgico na ECN é reservado para os casos de necrose ou perfuração intestinal. Nos casos de pneumoperitônio, a indicação cirúrgica é absoluta. Exceto nessa situação, a dúvida é freqüente, sendo difícil a decisão cirúrgica. Alguns autores têm sugerido a observação de critérios clínicos, bacteriológicos e radiológicos, que ajudam na indicação cirúrgica.

Critérios clínicos

1. Deterioração clínica, que significa instabilidade dos sinais vitais, hipotensão, oligúria, letargia, aumento dos episódios de apnéia, ou acidose metabólica.

2. Dor abdominal persistente.
3. Massa abdominal, que significa perfuração intestinal com bloqueio de alças intestinais.
4. Alterações inflamatórias da parede abdominal, tais como edema, celulite, eritema, sinais que são indicativos de abscesso subjacente, peritonite ou necrose intestinal.

Critérios bacteriológicos

A paracentese abdominal é útil para identificar necrose ou perfuração intestinal na ECN. Deve ser utilizada quando não for possível o diagnóstico por outros meios. É considerada positiva e indicativa de cirurgia quando se aspira com facilidade mais de 0,5ml de líquido purulento ou de cor achocolatada, quando no exame bacterioscópico direto desse líquido se observa a presença de bactérias, fungos, ou quando a contagem de leucócitos mostrar mais de 80% de neutrófilos. O resultado da paracentese deve ser analisado conjuntamente com os achados clínicos e radiológicos.

Critérios radiográficos

1. Pneumoperitônio, que significa perfuração intestinal de indicação cirúrgica inquestionável.
2. Obstrução intestinal.
3. Pouco gás no abdome com ascite.
4. Alças fixas, que significa a presença de imagem fixa do intestino, observada em radiografias de abdome obtidas a cada 6 ou 8 horas. As alças viáveis têm peristaltismo e tendência a mudar de posição. Esse sinal traduz a presença de alças, geralmente necróticas.

Uma vez indicada a cirurgia, todo o trato digestivo deve ser examinado, e, nos casos de necrose ou perfuração, o procedimento de escolha é a ressecção intestinal, com a realização ou não de estomia, conforme julgamento individual do cirurgião.

EVOLUÇÃO

A mortalidade da ECN varia entre 20 e 40%, sendo tanto maior quanto maior a gravidade da doença e a prematuridade. Uma das complicações tardias da ECN é a estenose intestinal, que ocorre em 20 a 25% das crianças que sobreviveram ao tratamento clínico ou cirúrgico. Essa alteração é decorrente do processo de cicatrização de áreas isquêmicas não-perfuradas, sendo o colo e o íleo os locais mais freqüentemente atingidos.

A síndrome de intestino curto é uma das mais sérias complicações da ECN, cuja gravidade depende da extensão do intestino remanescente e da preservação ou não da válvula ileocecal, podendo tornar a criança permanentemente dependente de nutrição parenteral.

PREVENÇÃO

A ECN é doença multifatorial com vários aspectos ainda não elucidados, o que torna muito difícil sua prevenção. A medida profilática mais importante é a prevenção da prematuridade, pois 80 a 90% das crianças doentes são RN de baixo peso. A ECN é rara no Japão, Suíça e nos países escandinavos. Esses países têm em comum uma população relativamente pequena, nível de vida elevado, acesso universal aos serviços de saúde, cuidados de pré-natal de alta qualidade e incidência baixa de partos prematuros. Exceto a prevenção da prematuridade, todas as outras possíveis medidas, tal como a administração de imunoglobulinas e de corticóides, permanecem em terreno especulativo.

Futuramente, o tratamento com antagonistas de mediadores inflamatórios ou combinados a enzimas antioxidantes poderá exercer papel crucial na diminuição ou prevenção das lesões intestinais da ECN.

BIBLIOGRAFIA

1. AMOURY, R. – A continuing problem in neonate. *World J. Surg.* **17**:363, 1993. 2. ANDERSON, D.M. & KLIEGMAN, R.M. – The relationship of neonatal alimentation practices to the occurrence of endemic necrotizing enterocolitis. *Am. J. Perinatol.* **8**:62, 1991. 3. BALLANCE, W.A.; DAHMS, B. & SHENKER, R.M. – Pathology of neonatal necrotizing enterocolitis: a ten year experience. *J. Pediatr.* **117** (suppl.):S6, 1990. 4. BAUER, C.R. et al – A decreased incidence of necrotizing enterocolitis after prenatal glucocorticoid therapy. *Pediatrics* **73**:682, 1984. 5. BELL, M.J. et al. – Neonatal necrotizing enterocolitis: therapeutic decisions based upon clinical staging. *Ann. Surg.* **187**:1, 1978. 6. CAPLAN, M.S. & HSEUH, W. – Necrotizing enterocolitis: role of plaquet activating factor, endotoxin and tumor factor. *J. Pediatr.* **117**:S47, 1990. 7. CRAIG, T. & ALBANESE, I.R. – Necrotizing enterocolitis. *Semin. Pediat. Surg.* **4**:200, 1995. 8. CRISSINGER, K.D. & GRANGER, D.N. – Mucosal injury induced by ischemia and reperfusion in piglet intestine: influences of age and feeding. *Gastroenterology* **97**:920, 1989. 9. EIBL, M.M. et al – Prevention of necrotizing enterocolitis in low-birth-weight infants by IgA-IgG feeding. *N. Engl. J. Med.* **319**:1,1988. 10. GROSFIELD, J.L. et al. – Changing trends in necrotizing enterocolitis. *Ann. Surg.* **214**:300, 1991. 11. HALAC, E. et al – Prenatal and postnatal corticoid therapy to prevent neonatal necrotizing enterocolitis. *J. Pediatr.* **117**:132, 1990. 12. HINDER, R.A. & STEIN, H.J. – Oxygen-derived free radicals. *Arch. Surg.* **126**:104, 1991. 13. JIRKA, J.H. – Necrotizing enterocolitis. *Nebraska Med. J.* **95**, 1993. 14. KLIEGMAN, R.M. – Models of the pathogenesis of necrotizing enterocolitis. *J. Pediatr.* **117** (Suppl.):S5, 1990. 15. KLEINHAUS, S.; WEINBERG, G. & GREGOR, M.B. – Necrotizing enterocolitis in infancy. *Surg. Clin. North Am.***72**:261, 1992. 16. KOSLOSKE, A.M. et al – Necrotizing enterocolitis: value of radiografic fieldings to predict outcome. *Am. J. Radiol.* **151**:771, 1988. 17. KOSLOSKE, A.M. & MUSEMECHE, C. – Necrotizing enterocolitis of the neonate. *Clin. Perinatol.* **16**:97, 1989. 18. KOSLOSKE, A.M. – A unifying hypothesis and prevention of necrotizing enterocolitis. *J. Pediatr.* **117** (Suppl.):S68, 1990. 19. KOSLOSKE, A.M. – Indications for operation in necrotizing enterocolitis revisited. *J. Pediatr. Surg.* **29**:663, 1994. 20. KLIEGMAN, R.M.; WALKER, W.A. & YOLKEN R.H. – Necrotyzing enterocolitis: research agenda for a disease of unknown etiology and pathogenesis. *Pediatr. Res.* **34**:701, 1993. 21. MacKENDRIC, W. & CAPLAN, M. – Necrotizing enterocolitis: new thoughts about pathogenesis and potencial treatments. *Pediatr. Clin. North. Am.* **40**, 1993. 22. Mc CORD, J.M. – Oxygen derived free radicals in postischemic tissue injury. *N. Engl. J. Med.* **312**:159, 1985. 23. MUSEMECHE, C.A. et al. – Comparative effects of isquemia, bacteria and substrate on pathogenesis of intestinal necrosis. *J. Pediatr. Surg.* **21**:536, 1986. 24. SANTULLI, T.V. et al – Acute necrotizing enterocolitis in infance: a review of 64 cases. *Pediatrics* **55**:376, 1975. 25. TOULOUKIAN, R.J. et al. – Surgical experience with necrotizing enterocolitis: in infant. *J. Pediatr. Surg.* **2**:389, 1967. 26. VOHRA, K. et al. – Ischemic injury to newborn rabbit ileum: protective role of human superoxido dismutase. *J. Pediatr. Surg.* **24**:893, 1989. 27. ZERELLA, J.T. & McCULLOUGH, J.Y. – Pneumoperitoneum in infants without gastrointestinal perforation. *Surgery* **89**:163, 1981.

17	Hipertensão Portal

JOÃO GILBERTO MAKSOUD
MANOEL ERNESTO P. GONÇALVES
SÍLVIA CARDOSO

A hipertensão do sistema porta é definida pela existência de um gradiente pressórico de 10 a 15cmH$_2$O superior ao sistema cava. Sendo de 2 a 5cmH$_2$ os limites de pressão comumente registrados na veia cava, pressões superiores a 17 a 20cmH$_2$O caracterizam a hipertensão portal (HP). Qualquer que seja a causa da HP – pré-hepática, hepática ou pós-hepática –, as conseqüências hemodinâmicas são as mesmas: aparecimento de hipertensão venosa na região do sistema porta, permeabilização de anastomoses venosas naturais portocavas e desenvolvimento de novas colaterais hepatofugais.

Mesmo em normais, existem inúmeras anastomoses naturais entre o sistema cava. Quando a pressão da veia porta é normal, essas anastomoses permanecem hipotensas e inativas; quando ocorre aumento da pressão, tornam-se pérvias, com desvio do sangue portal às zonas de menor pressão, geralmente em direção ao sistema cava inferior. Essa é a tendência hemodinâmica básica e reflete a história natural da HP. As anastomoses naturais mais importantes são as gastroesofágicas (submucosas e periesofágicas), as hemorroidárias, as gastrofrenorrenais, as esplenorrenais, as periespleni-colombares e as portoumbilicais. São mais freqüentemente observadas em crianças com HP do que em adultos (Fig. 5.68). A anastomose portoumbilical (Fig. 5.69) é mais freqüente em bloqueios intra-hepáticos (cirrose hepática), sendo praticamente inexistente nos bloqueios pré-hepáticos (trombose).

A presença de colaterais diafragmáticas, periumbilicais, lombares, esplenorrenais, gonadais e perirretais é até desejável, pois alivia a hipertensão na região portal. Porém, o desenvolvimento de colaterais gastresofágicas é indesejável, pois é acompanhado de risco potencial de hemorragia digestiva pela rotura das varizes esofágicas – a mais temível complicação da HP.

O desenvolvimento progressivo de novas veias colaterais hepatofugais pode alterar-se com o passar do tempo, aliviando a HP e diminuindo progressivamente o risco de sangramento digestivo. Isso é nitidamente evidenciado na evolução da trombose da veia porta.

Todos esses fatos permitem que se estabeleça o primeiro conceito fundamental: a HP é uma doença essencialmente dinâmica, evolutiva, com vários fatores de melhora ou piora. As condições vigentes, em dado momento, não permanecem estáveis, mas variam com o tempo. Sempre há tendência ao desenvolvimento de circulação colateral em direção a zonas de menor pressão.

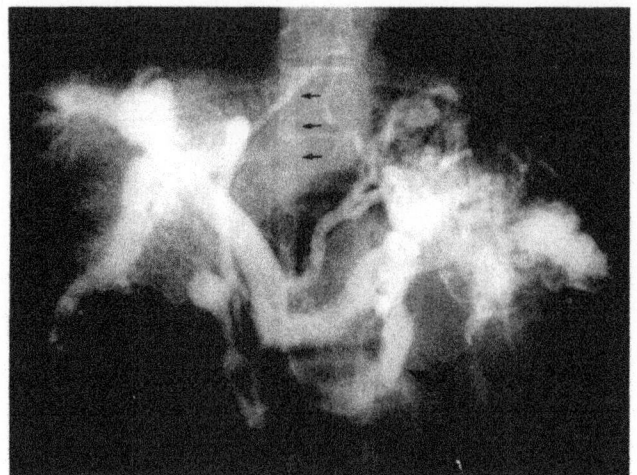

Figura 5.68 – Hipertensão portal por esclerose venosa hepatoportal. Notar anastomose natural esplenorrenal (setas). O venograma intra-hepático é característico dessa doença.

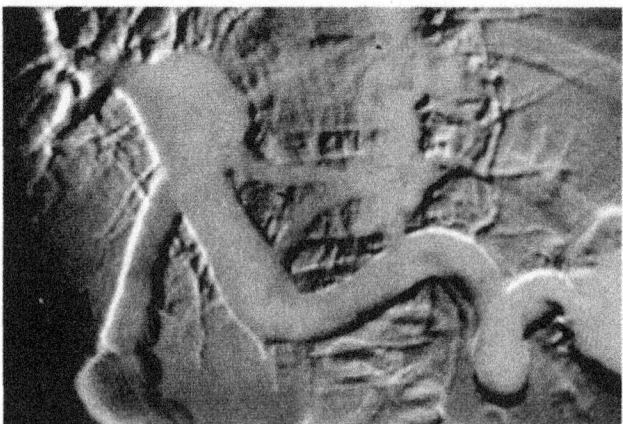

Figura 5.69 – Hipertensão portal por cirrose hepática. Notar anastomose natural portoumbilical (seta) e colaterais cardiotuberositárias.

CAUSAS

A HP é causada por qualquer obstáculo ao livre fluxo do sangue portal, em direção ao fígado e ao sistema cava, por bloqueios localizados antes do fígado (pré ou extra-hepáticos), ao nível do parênquima hepático (intra-hepático) e após o fígado (pós-hepático). As principais causas estão referidas no quadro 5.14.

Quadro 5.14 – Causas mais comuns de hipertensão portal na criança.

Bloqueio	Diagnóstico
Pré-hepático	Trombose de veia porta
Intra-hepático:	
Pré-sinusoidal	Esclerose hepatoportal Esquistossomose Fibrose hepática congênita
Pós-sinusoidal	Cirrose Doença venoclusiva
Pós-hepático	Síndrome de Budd-Chiari Insuficiência cardíaca congestiva Pericardite constritiva

Os bloqueios extra-hepáticos (ou pré-hepáticos) e os intra-hepáticos pré-sinusoidais são as causas mais freqüentes de HP na criança. São também as de melhor prognóstico. Nesse tipo de blo-

queio não há lesão do hepatócito e comprometimento da função hepática. Os bloqueios pós-sinusoidais, ao contrário, comprometem a função do hepatócito e a doença hepática é geralmente evolutiva.

HIPERTENSÃO PORTAL PRÉ-HEPÁTICA

São as obstruções da veia porta causadas pela trombose venosa. O aspecto esplenoportográfico da trombose da veia porta é genericamente conhecido como transformação cavernomatosa ou cavernoma – um novelo irregular de vasos (Fig. 5.70) – e representa o resultado final de processos de recanalizações e de neoformação vascular.

Existem três tipos de cavernomas:

a) os decorrentes de flebotrombose da veia porta que se seguem a manipulações umbilicais ou onfalites no período neonatal;

b) os cavernomas idiopáticos, sem história perinatal pregressa; e

c) as tromboses parciais da veia porta.

Trombose da veia porta

Pode ser conseqüente a processos de pileflebite decorrentes de onfalites ou cateterização da veia umbilical no período neonatal. A utilização de cateteres umbilicais e a presença de onfalite neonatal são reconhecidas em 30% dos casos de trombose portal. Esse percentual aumenta quando a investigação é mais apurada. O aparecimento de pileflebite e de trombose portal após cateterização venosa umbilical é elevado em certas circunstâncias, atingindo cerca de 35% dos casos. A cateterização umbilical seria utilizada com mais parcimônia se suas conseqüências tardias fossem mais conhecidas. Na maioria das vezes, a trombose portal não traz conseqüências clínicas imediatas, permanecendo assintomática por anos.

A incidência de trombose portal após cateterização depende da localização da extremidade distal do cateter, do tempo de sua permanência, da idade da criança por ocasião da cateterização e principalmente da osmolaridade da solução administrada. São fatores que aumentam a incidência de trombose: cateteres posicionados em ramos portais intra-hepáticos, permanência maior que 48 horas e uso de soluções de osmolaridade maior que 500mOsm/l, uso da via para administração de medicamentos e antibióticos. Após 48 horas, ocorre lesão do endotélio da veia porta em um terço dos casos. Estabelecida a trombose, há desenvolvimento progressivo de colaterais em todas as direções, permeando e dilatando as anastomoses portocavas naturais com o objetivo de aliviar a hipertensão do sistema porta. Quando a trombose é acentuada, a veia porta é substituída pelo cavernoma (Fig. 5.70). Mesmo em casos de trombose, o fluxo portal intra-hepático é mantido por colaterais hepatopedais, o que é de grande valia para a função do hepatócito, que continua a receber sangue venoso portal rico em insulina.

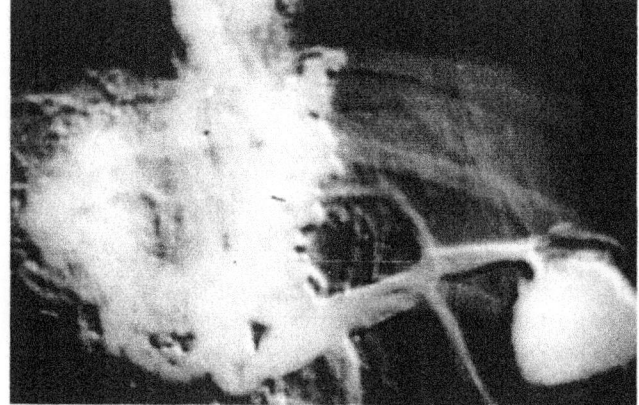

Figura 5.70 – Transformação cavernomatosa da veia porta. Notar circulação colateral em direção ao esôfago.

Quando há associação com outras malformações – cardiovasculares, digestivas, urinárias e ósseas –, indica que a trombose deve ter caráter congênito.

Outras vezes, a trombose portal é parcial e o tronco da veia porta sofre um processo de recanalização. São casos de difícil diagnóstico radiológico, cujos sinais apenas são reconhecidos por aqueles com experiência na interpretação de esplenoportografias e de exames ultra-sonográficos.

HIPERTENSÃO PORTAL INTRA-HEPÁTICA

É muito importante a diferenciação entre o bloqueio pré-sinusoidal, pois cada tipo apresenta prognóstico próprio quanto à progressão da doença e função hepática.

Bloqueio pré-sinusoidal

Os exemplos significativos são esquistossomose, fibrose hepática congênita e esclerose venosa hepatoportal. Na hipertensão pré-sinusoidal, a arquitetura hepática está caracteristicamente preservada e não há lesão do hepatócito. Do ponto de vista clínico, os bloqueios pré-sinusoidais comportam-se como as tromboses da veia porta, todos com preservação da função hepática.

A esquistossomose representa, em nosso meio, causa importante de HP. Das crianças portadoras de HP por nós submetidas à derivação cirúrgica portossistêmica, 41% delas eram portadoras de esquistossomose.

A HP resulta de pileflebite dos ramos portais intra-hepáticos provocada pelos ovos ou larva do Shistosoma mansoni. Há fleboesclerose secundária e diminuição da luz dos vasos com bloqueio ao livre fluxo venoso portal. A contribuição isolada do fluxo esplênico na HP, principalmente pela grande esplenomegalia associada, parece ser elevada.

Desde a infestação até o aparecimento da HP, podem decorrer anos. Ainda hoje não se conhece com exatidão a história natural da doença, mas acredita-se que apenas 10 a 15% dos doentes com esquistossomose apresentam sangramento de varizes do esôfago, durante qualquer fase da vida. O primeiro episódio de hemorragia ocorre geralmente no adulto jovem. Uma criança de menor idade, portadora de esquistossomose, operada em nosso Serviço, tinha 5 anos de idade.

A fibrose hepática congênita é a outra causa de HP na criança. Caracteriza-se pela presença de ductos biliares proliferados, fibrose periportal secundária e escassez dos ramos portais do espaço porta. A arquitetura do fígado está preservada, caracterizando o tipo pré-sinusoidal de HP.

É freqüentemente associada a outras condições clínicas, sendo as alterações renais as mais importantes, pois delas depende o prognóstico final. A forma familiar sempre é acompanhada de alterações renais. Geralmente, vem associada a rins policísticos, doença de Caroli (dilatação das vias biliares intra-hepáticas), cistos de colédoco e cistos pancreáticos. A fibrose hepática congênita pode também apresentar-se como doença isolada, sem comprometimento de outro órgão.

A esclerose venosa hepatoportal é uma doença que apenas recentemente tem recebido a devida atenção, embora descrita na década de 60. O diagnóstico é essencialmente histopatológico, pois as alterações esplenoportográficas são muito variáveis. Caracteriza-se por fibrose portal discreta e esclerose dos pequenos ramos venosos de espaços portais, os quais mostram diminuição evidente de sua luz e espessamento da parede dos vasos, o que representa a essência fisiopatológica e a causa da HP. As imagens esplenoportográficas são variáveis, mas, em alguns casos, o aspecto é muito peculiar, senão até patognomônico da doença (ver Fig. 5.68). Dados clínicos e radiológicos sugerem que a esclerose venosa hepatoportal é o resultado final de trombose portal intra-hepática, mesmo porque, em muitos casos, está associada à trombose da veia porta

extra-hepática. Com o passar do tempo, a trombose venosa intra-hepática organiza-se, há depósito subintimal de material esclerótico com diminuição progressiva da luz dos vasos.

Bloqueio pós-sinusoidal

São as causas de pior prognóstico, pois há comprometimento do hepatócito. São as lesões hepáticas causadas pelas cirroses de qualquer natureza e pela doença venoclusiva. As cirroses como causa de HP são mais raras do que em adultos, particularmente a cirrose alcoólica. A cirrose biliar pode ser primária, mas na maioria das vezes é secundária a processos obstrutivos, particularmente atresia de vias biliares.

Atualmente, a maior sobrevida alcançada com o tratamento cirúrgico da atresia de vias biliares (ver capítulo Patologia das Vias Biliares) tem propiciado o aparecimento de um número crescente de crianças com HP por cirrose biliar secundária, a principal indicação de transplante hepático na infância. Com a derivação cirúrgica, obtém-se drenagem biliar em cerca de 75% dos casos, mas raramente há regressão substancial da fibrose hepática. O grau de cirrose é um dos principais fatores de prognóstico na atresia de vias biliares e o único responsável pela HP. Com o aumento da sobrevida, aperfeiçoamento do tratamento cirúrgico e precocidade no diagnóstico, é muito provável que a cirrose biliar secundária à atresia das vias biliares venha a se constituir em uma das principais causas de HP na infância.

A cirrose pós-necrótica secundária à hepatite crônica ativa é afecção felizmente rara na infância. É doença de prevalência a partir dos 8 a 9 anos de idade.

A função hepática pode estar comprometida com alterações dos fatores de coagulação. Ao contrário do que ocorre na esquistossomose, a plaquetopenia traz conseqüências clínicas. A hepatite crônica ativa é a causa de HP mais grave e de pior prognóstico. As hemorragias digestivas são intensas e graves, pois a coagulação sangüínea está muito alterada.

Outras causas de cirrose na infância: cirroses metabólicas por fibrose cística do pâncreas (muscoviscidose), deficiência de alfa-1-antitripsina, moléstia de Wilson e tirosinemia hereditária.

HIPERTENSÃO PORTAL PÓS-HEPÁTICA

Representa condições também raras, igualmente graves e de difícil tratamento. A síndrome de Budd-Chiari é a denominação genérica da obstrução, em graus variáveis e em diferentes níveis, de uma ou todas as veias supra-hepáticas ou da veia cava inferior. As causas são diversas: desidratação, leucose, policitemia, anemia falciforme, lúpus eritematoso, hemoglobinúria paroxística noturna, invasão neoplásica e membranas congênitas, e outras. As formas crônicas e as parciais podem apresentar sintomatologia branda, subclínica e estacionária. Os sintomas digestivos são vagos e há hepatoesplenomegalia e ascite discreta. A oclusão total e as obstruções agudas da veia supra-hepática são, ao contrário, muito graves. Há aparecimento de ascite volumosa, resistente a tratamentos. Após paracentese, a ascite refaz-se com grande rapidez. Ocorre aumento abrupto do fígado, o que leva à falência hepática progressiva e à morte. A punção–biopsia do fígado costuma provocar grande sangramento. A oclusão venosa geralmente atinge alguma extensão da veia cava inferior. A obstrução da veia cava inferior é, muitas vezes, clinicamente indistinguível da oclusão das veias supra-hepáticas. Quando a obstrução das veias supra-hepáticas é extensa e atinge a veia cava, a situação torna-se mais grave.

Os aspectos histológicos são aqueles característicos dos bloqueios pós-hepáticos: dilatação das veias centrolobulares, congestão sinusoidal e necrose dos hepatócitos.

O diagnóstico diferencial deve ser feito com: a) doença venoclusiva, causada por flebite das terminações periféricas das veias hepáticas (pós-sinusoidais). A etiologia dessa doença é desconhecida.

627

Foi descrita na Jamaica, onde a ingestão de extrato de planta medicinal – *Crotalaria fulva* – parece ser o agente desencadeante; b) *pericardite constritiva*.

Outras etiologias, antes denominadas de hipertensão idopática, HP primária, doença de Curveilhier-Baumgarten e síndrome de Banti, deixam de ser aqui consideradas por não representarem, de fato, entidades clínicas específicas, mas apenas descrições clínicas genéricas de uma das condições anteriormente descritas, hoje mais bem definidas.

QUADRO CLÍNICO

O quadro clínico da HP pode ser discreto, como nos bloqueios extra-hepáticos e pré-sinusoidais, ou mais exuberante, como nos bloqueios pós-sinusoidais, quando podem vir acompanhados de insuficiência hepática. Apenas nos bloqueios pós-sinusoidais as provas de função hepática costumam estar alteradas. Observam-se alterações dos fatores de coagulação, o que é por si só fator de pior prognóstico. A hemorragia digestiva geralmente desencadeia piora da insuficiência e agravamento da ascite. As principais manifestações clínicas da HP são descritas a seguir.

Hepatomegalia
Praticamente inexistente nas formas pré-sinusoidais e extra-hepática. O fígado pode estar aumentado na esquistossomose e na fibrose hepática congênita, independente do grau de fibrose. A hepatomegalia é sempre muito volumosa nas oclusões venosas pós-sinusoidais. Nas cirroses biliar e pós-necrótica, o fígado apresenta superfície com nodulações grosseiras ou micronódulos. A consistência é tanto mais aumentada quanto maior o grau de fibrose.

Esplenomegalia
É o sinal clínico mais comum da HP. Praticamente não existe HP sem esplenomegalia. Na esquistossomose, a esplenomegalia é bastante siginificativa, pela presença de fibroplasia associada.

Hemorragia gastrintestinal
Não há correlação direta entre a incidência de hemorragia e o grau de hipertensão portal. No entanto, alguns sinais endoscópicos são indicativos de maior risco de sangramento: varizes de grosso calibre, varizes túrgidas, paredes finas e manchas vinhosas ("red spots"). A hemorragia digestiva pode representar a primeira manifestação de uma HP de evolução subclínica. As hemorragias digestivas altas são conseqüentes, na maioria das vezes, à rotura das varizes de esôfago ou, mais raramente, das varizes do fundo gástrico. Nas cirroses pode haver hemorragia por gastrite hemorrágica ou úlcera gastroduodenal. O sangramento digestivo independente de varizes do esôfago é relativamente comum em adultos cirróticos. Em cerca de 30% das crianças portadoras de hepatopatias crônicas, a origem do sangramento não são as varizes esofágicas.

O diagnóstico diferencial deve ser feito com úlcera gastroduodenal, gastrite hemorrágica, síndrome de Mallory-Weiss ou de gastropatia hipertensiva. Esta é causa freqüente de hemorragia digestiva alta após obliteração endoscópica de varizes. A aspirina freqüentemente desencadeia a hemorragia, principalmente em crianças, na trombose portal. Na trombose da veia porta, quanto mais precoce ocorrer a hemorragia mais grave será o prognóstico, pois a hemorragia precoce é indicação de bloqueio venoso portal intenso e extenso.

Ascite
Sua ocorrência é menos comum na trombose da veia porta do que nos bloqueios intra-hepáticos ou pós-hepáticos. É muito intensa na síndrome de Budd-Chiari e nas decompensações agudas de hepatopatias crônicas. Aumenta após episódios hemorrágicos em decorrência da queda da perfusão hepática, da albumina plasmática e do aumento dos fatores liberadores de aldosterona. Na trombose da veia porta, a ascite é explicada pelo aumento do volume plasmático.

Outras manifestações

Encefalopatia hepática – é rara na criança. Ocorre apenas em casos de grave lesão hepática, e após derivações venosas centrais, não seletivas, pode haver aparecimento de encefalopatia. Em crianças, essa manifestação não costuma surgir precocemente, mesmo após procedimentos cirúrgicos que desviam o sangue portal em direção ao fígado (anastomoses portocava, esplenorrenal central mesentericocava). A ausência de encefalopatia em crianças tem sido inclusive utilizada como falso argumento a favor de anastomoses venosas centrais, com a suposição de que o desvio do sangue portal seria inócuo na criança. Porém, tal argumento parece não ter consistência, visto que nessas situações a encefalopatia pode ocorrer 10 a 15 anos após a cirurgia, ocasião em que o indivíduo é socialmente mais produtivo. Não se sabe qual a razão da baixa incidência de encefalopatia na criança, mas parece estar ligada à maior reserva hepática funcional. A encefalopatia é mais comum na idade madura do que na criança; em dois indivíduos com lesão hepática equivalente, a encefalopatia costuma ser mais evidente, intensa e até mais provável naquele com mais idade. A encefalopatia, ou melhor, as alterações da consciência, os distúrbios psicológicos e emocionais e a queda da eficiência intelectual são interpretados como decorrentes de alterações do aminoacidograma plasmático. A insuficiência hepática e/ou o desvio do sangue portal do fígado diretamente para a circulação sistêmica impedem a metabolização adequada dos aminoácidos aromáticos – triptofano, fenilalanina e tirosina –, os quais acumulam no sangue e inibem as funções cerebrais por bloqueio de competição, inibindo a formação de neurotransmissores – DOPA, dopamina e norepinefrina. Na criança, a insuficiência hepática provavelmente não chega a atingir a intensidade suficiente para impedir a metabolização adequada desses aminoácidos.

Pancitopenia – a que pode acompanhar a esplenomegalia é habitualmente denominada hiperesplenismo. A pancitopenia periférica não corresponde a uma diminuição do número efetivo de células e elementos figurados, mas apenas reflete um seqüestro esplênico. O seqüestro de elementos na polpa esplênica é o mecanismo mais aceito para explicar as alterações hematológicas de esplenomegalia. O seqüestro decorreria de alterações na circulação intra-esplênica, o que propiciaria um aumento no fluxo esplênico lento, extra-sinusoidal, favorecendo a estagnação e a fagocitose. As hemácias seqüestradas na área extra-sinusoidal podem sofrer hemólise, mas as plaquetas nada sofrem, mantendo sua função durante muito tempo. Quando necessário, as plaquetas voltam à circulação sistêmica. As manifestações clínicas da trombocitopenia, como as púrpuras e as equimoses, são raras. A plaquetopenia (geralmente entre 50.000 e 100.000/mm^3) isoladamente não contra-indica a esplenoportografia ou qualquer outro procedimento cirúrgico, pois geralmente não é acompanhada de manifestações hemorrágicas. A medula óssea hemapoética costuma ser rica e ativa.

A teoria hormonal, muito em voga durante anos, nunca teve uma comprovação cabal.

Alterações de coagulação – são observadas na hepatopatia grave e não dependem apenas da trombocitopenia, mas da diminuição dos fatores de coagulação ou de seu consumo aumentado. Têm grande importância prática e são em grande parte responsáveis pela alta mortalidade observada no hepatopata portador de hemorragia digestiva alta.

INVESTIGAÇÃO

Na maioria das vezes, a HP na criança é suspeitada após o primeiro episódio de hematêmese e melena, sem nenhuma outra manifestação prévia. A investigação visa a comprovação da HP, identificação das varizes do esôfago, etiologia da hipertensão portal e exeqüibilidade de derivações venosas pela avaliação do calibre das veias.

Endoscopia

É o método mais direto, adequado e seguro para o diagnóstico e a avaliação das varizes do esôfago. É preferentemente realizada com fibroscópio óptico flexível, com o qual se obtém visão direta e detalhada das varizes do esôfago. É preferentemente realizada com fibroscópio óptico flexível, com o qual se obtém visão direta e detalhada das varizes esofágicas, permitindo inclusive documentação fotográfica, útil para o controle evolutivo e/ou terapêutico. As informações fornecidas pela endoscopia têm excelente grau de confiabilidade, superior àquelas fornecidas pela radiografia contrastada do esôfago. Permite diagnosticar inclusive cordões varicosos de pequeno calibre não identificáveis pelo esofagograma. A visualização de pequenas varizes incipientes identifica HP de pequeno risco. Ao contrário, a presença de varizes calibrosas, túrgidas, varizes com paredes finas e "red spots" identifica doentes com grande risco de hemorragia. É o primeiro exame a ser solicitado na suspeita da HP, *pois é método inócuo* e fornece os dados básicos para o prosseguimento da investigação.

Radiografia constratada de esôfago

É o método menos preciso, pois apenas as varizes mais túrgidas, de calibre considerável, são inequivocamente evidenciadas. As pequenas passam despercebidas por esse método. Irregularidades de mucosa e bolhas de ar podem ser confundidas com varizes.

Esplenoportografia

É o exame simples e objetivo na avaliação da HP da criança. Com a introdução e a eficácia diagnóstica do exame ultra-sonográfico, a esplenoportografia apenas raramente é solicitada. A esplenoportografia seriada fornece informações mais seguras do que a esplenoportografia isolada. Embora o sistema porta possa também ser estudado por meio de arteriografias (fase venosa), as imagens fornecidas pela esplenoportografia são, em nossa opinião, muito mais claras e de mais fácil interpretação. Na maioria das vezes, a esplenoportografia permite estabelecer a etiologia da HP.

Pelo fato de as varizes sangrantes serem preferentemente tratadas por escleroterapia, a esplenoportografia perdeu seu interesse na investigação da HP. Antes era solicitada para todos os casos para avaliação do calibre da veia esplênica, com vistas à derivação cirúrgica.

Existem poucas contra-indicações para a esplenoportografia: ascite volumosa e alterações da coagulação. Vale a pena insistir que a plaquetografia isolada não contra-indica procedimentos cirúrgicos simples na ausência de distúrbios dos fatores de coagulação. Nas lesões hepáticas graves, convém corrigir previamente os fatores de coagulação antes de proceder ao exame.

A esplenoportografia, se solicitada, permite analisar:

1. o sistema porta como um todo;
2. as veias cardioesofagotuberositárias, permitindo uma visão bastante *aproximada* da intensidade da circulação colateral anormal. As varizes periesofágicas são indistinguíveis das varizes submucosas; ambas formam uma coleção vascular única (Figs. 5.68 e 5.71);
3. a permeabilidade e o calibre da veia esplênica são importantes para qualquer avaliação da exeqüibilidade da anastomose esplenorrenal descompressiva;
4. a permeabilidade da veia porta ou sua substituição por cavernomas. Nos casos em que há grande desvio de sangue venoso para a veia gástrica esquerda ou anastomoses naturais amplas, a veia porta pode não se opacificar, ensejando um diagnóstico errôneo de trombose portal;
5. a presença de anastomoses naturais entre os sistemas porta e cava, particularmente as esplenorrenais. A visualização de anastomoses naturais é diagnóstica de HP;
6. o venograma intra-hepático é um dos detalhes mais importantes da esplenoportografia. A arborização intra-hepática permite muitas vezes estabelecer a etiologia da HP.

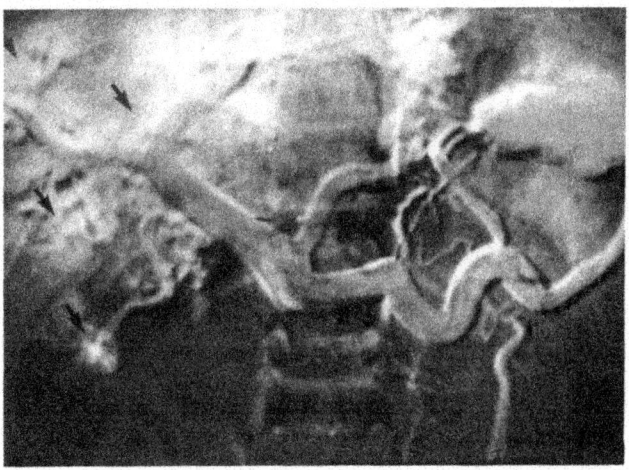

Figura 5.71 – Hipertensão portal por esquistossomose hepatoesplênica. Notar enchimento da veia gástrica esquerda em direção ao esôfago. Pequenos extravasamentos de contrastes no seio do parênquima hepático (sinal de Bogliolo).

Na esclerose venosa hepatoportal, a arborização dos ramos portais intra-hepáticos pode assumir aspecto radiado peculiar, apenas observado nessa doença (ver Fig. 5.68). Na esquistossomose, há típico sinal de Bogliolo (Fig. 5.71), que representa o extravasamento perivascular do contraste em decorrência de pileflebite. Na fibrose hepática congênita e na cirrose, os ramos portais intra-hepáticos são amputados e há pobreza na ramificação mais periférica.

Durante a esplenoportografia, pode ser medida a pressão da polpa esplênica. Esta é sempre pouco superior àquela medida diretamente na veia porta, mas pode ser comparável à pressão pré-sinusoidal. Valores superiores a 20cmH$_2$O definem a HP.

Arteriografias e cavografia

As arteriografias podem ter importante papel no estudo da HP, mas apenas em condições especiais. Não são essenciais ao diagnóstico da HP. A cavografia permite identificar a permeabilidade da veia cava inferior, durante a qual as veias supra-hepáticas são também identificadas. A pressão ocluída das veias supra-hepáticas mede a pressão pós-sinusoidal do fígado. A cavografia retrógrada é utilizada para avaliação da permeabilidade de anastomoses venosas – cirurgia de Warren e anastomose mesentericocava (Fig. 5.72).

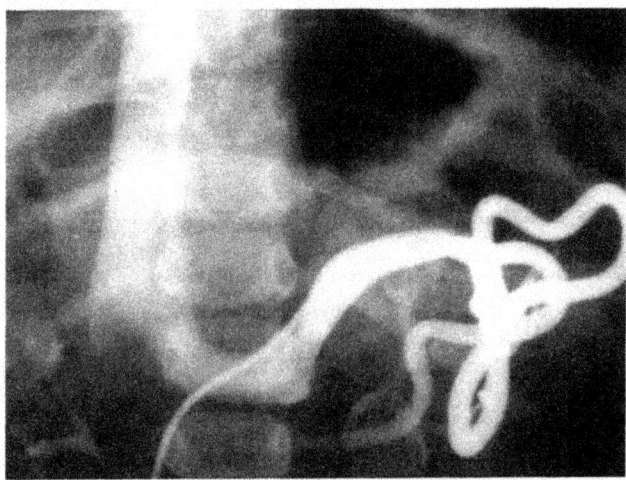

Figura 5.72 – Cavografia retrógrada. Anastomose esplenorrenal pérvia. Notar cateter penetrando na veia esplênica através da veia renal esquerda.

Ultra-sonografia

A ultra-sonografia representou significativo avanço no diagnóstico e no estudo evolutivo da HP. Substituiu técnicas invasivas, sendo particularmente útil para o grupo pediátrico. Embora dependa essencialmente da experiência e do adestramento do examinador, o exame ultra-sonográfico permite a obtenção de dados relevantes para a programação terapêutica, bem como para a avaliação etiológica. O aumento da ecogenicidade do fígado é sugestivo de cirrose; dilatação das vias biliares intra e extra-hepáticas pode ser visualizada com boa segurança, permitindo o diagnóstico da moléstia de Caroli e da obstrução biliar extra-hepática, respectivamente. O exame permite avaliar presença de ascite e eventual comprometimento renal associado, como nos casos de doença policística do fígado, cuja associação com diferentes graus de rim policístico é conhecida. Determina a direção do fluxo venoso, invertido nos casos de grande resistência intra-hepática, e o fluxo retrógrado pelas veias gástrica esquerda, paraumbilicais, mesentérica superior e esplênica, indicativas de anastomoses espontâneas naturais (esplenorrenais, mesentericocava, portoumbilicais e esofagocardiotuberositárias) próprias da evolução natural da hipertensão do sistema venoso portal. A presença de varizes esofágicas pode ser ainda identificada por meio do aumento do fluxo venoso pela veia gástrica esquerda e pelo espessamento do pequeno omento. O diagnóstico ultra-sonográfico da HP pela medida da espessura do pequeno omento é uma maneira simples, elegante e consagrada. A relação da espessura do pequeno omento/diâmetro da aorta (normal 1,7 a 1,9) está aumentada na HP. O diâmetro da veia porta relativamente à superfície corpórea (normal 12mm/m^2) está também aumentado em crianças com HP. Tais medidas são igualmente úteis para a avaliação da permeabilidade de "shunts" venosos, quando esses parâmetros tendem à normalização. A direção do fluxo portal e sua velocidade podem ser igualmente avaliadas pela ultra-sonografia com Doppler. A presença de fluxo hepatofugal por meio de colaterais (veia gástrica esquerda, paraumbilicais e paraduodenais) é outro aspecto sonográfico característico da HP.

A permeabilidade das veias porta, hepáticas e cava inferior é facilmente avaliada pela ultra-sonografia. A confirmação por angiografia é apenas raramente necessária.

TRATAMENTO DA HEMORRAGIA DIGESTIVA

O tratamento das varizes sangrantes do esôfago sofreu substancial modificação nos últimos anos por dois motivos essenciais. O primeiro foi o sucesso da escleroterapia endoscópica no tratamento das varizes sangrantes do esôfago, e o segundo, a possibilidade de realização do transplante hepático para o tratamento de doenças hepáticas de curso inexorável. Como veremos, a escleroterapia tornou-se a primeira opção para o tratamento das varizes sangrantes do esôfago, obtendo-se resultados satisfatórios em cerca de 80 a 85% dos casos. De fato, a escleroterapia representou a principal razão da queda do número de crianças submetidas à anastomose esplenorrenal distal, em nossa instituição, nos últimos anos.

O transplante hepático é hoje um procedimento terapêutico aceito universalmente. As derivações venosas centrais ou mesmo a distal diminuem em diferentes graus o fluxo portal em direção ao fígado. Dessa forma, as derivações venosas são hoje indicadas preferentemente nos casos em que não há perspectiva de transplante hepático e naqueles em que houver falha da escleroterapia.

Escleroterapia

Em nosso Serviço, a escleroterapia das varizes do esôfago é realizada por endoscopista. A esclerose pode ser terapêutica ou profilática. Utiliza-se o gastrofibroscópio GIFP$_2$ ou XP e o oleato de etanolamina a 2,5% como esclerosante. A injeção é realizada com agulha flexível de 3mm, de modo intravasal na porção distal e paravasal na sua porção proximal. A injeção paravasal é também utilizada para estancar eventual sangramento no local de punção no vaso. O intervalo entre as sessões deve ser no máximo 15 dias para as iniciais e de um a dois meses nas subseqüentes, até obliteração completa das varizes. O número total de injeções é variável, conforme a etiologia da HP, mas geralmente são necessárias quatro ou cinco sessões. Após obliteração das varizes, a criança deve ser examinada a cada seis meses ou quando houver recidiva de hemorragia.

As complicações da escleroterapia são discretas e infreqüentes. Não há maior incidência de complicações com injeção intravasal relativamente à injeção perivasal. As úlceras rasas no local das injeções são muito comuns. Tais úlceras não são na realidade complicações, pois ocorrem praticamente após todas as injeções. A cicatrização dessas úlceras leva invariavelmente à obliteração das varizes. Após obliteração das varizes esofágicas aumenta a incidência de hemorragia digestiva por gastrite hemorrágica hipertensiva, de mais difícil tratamento do que as próprias varizes sangrantes.

A escleroterapia terapêutica leva à obiteração completa das varizes em grande percentual de casos. O último levantamento de nosso Serviço indicou que, do grupo terapêutico, 95% tiveram resultado final satisfatório, sendo que 45% destes tiveram pelo menos um episódio de hemorragia digestiva após o início da escleroterapia. Com o grupo profilático ocorreu fato semelhante, pois 43% destes tiveram seu primeiro sangramento das varizes esofágicas após o início das sessões.

A escleroterapia é atualmente o primeiro método de escolha para o tratamento das varizes sangrantes do esôfago, ficando a cirurgia restrita aos casos de falha da escleroterapia, principalmente aos casos nos quais o transplante hepático não está indicado. Ainda, como a escleroterapia profilática não impede o aparecimento do primeiro episódio de hemorragia e aumenta o risco de gastrite hipertensiva, esse procedimento não deve ser realizado rotineiramente, mas apenas dentro de um estudo prospectivo controlado.

Anastomose esplenorrenal distal

A partir das clássicas comprovações de que todas as derivações venosas que propiciam diminuição do fluxo de sangue portal em direção ao fígado são lesivas ao trofismo hepático, a anastomose esplenorrenal distal ganhou destaque como método terapêutico cirúrgico. Esse tipo de derivação venosa substituiu as derivações venosas centrais que descomprimem a pressão venosa diretamente no tronco central da veia porta. Parece residir aí a explicação da piora da função hepática e do eventual aparecimento de encefalopatia portossistêmica após essas anastomoses centrais. Com o objetivo de diminuir a incidência de encefalopatia portossistêmica em adultos, Warren e cols. descreveram, em 1967, a anastomose esplenorrenal distal seletiva (Fig. 5.73).

Por meio dessa técnica é possível descomprimir a hipertensão venosa ao nível das varizes esofágicas, mantendo o fluxo portal em direção ao fígado. É denominada distal porque utiliza a veia esplênica distalmente, a qual é anastomosada à veia renal esquerda. Foi denominada seletiva porque pretendia descomprimir seletivamente a zona potencialmente sangrante sem interferir, teoricamente, com o fluxo portal em direção ao fígado. Pretendia ser seletiva separando duas regiões na cavidade abdominal, a gastroesofagoesplênica de baixa pressão e a mesentericoportal de pressão elevada, por meio da ligadura da veia gastroepiplóica direita e da veia gástrica esquerda. Estudos angiográficos mostraram, no entanto, que essa separação não se mantinha com o tempo, havendo formação de colaterais da direita para a esquerda, com perda parcial da seletividade e transferência de sangue da região de alta pressão – a mesentericoportal – para a de baixa pressão – a gastroesôfagoesplêni-

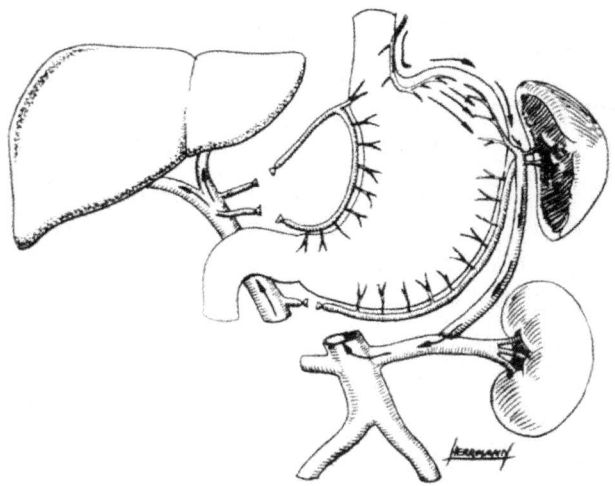

Figura 5.73 – Anastomose esplenorrenal distal. Há descompressão seletiva transesplênica do esôfago com manutenção do fluxo venoso portal ao fígado. O baço é conservado.

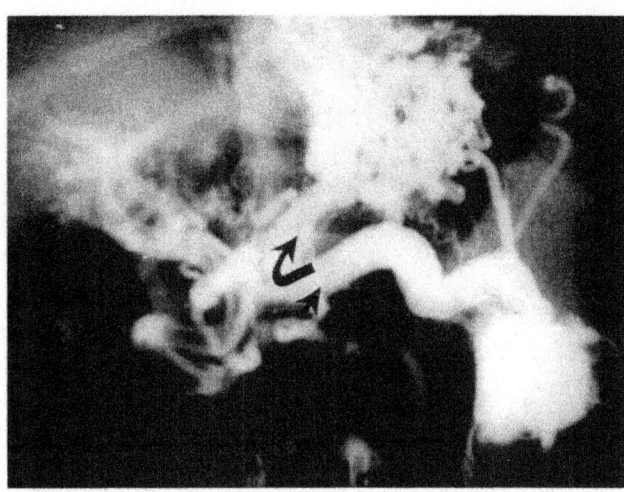

Figura 5.74 – Trombose da veia porta. Esplenoportografia mostrando grande desvio do fluxo sangüíneo portal pela veia gástrica esquerda.

ca – por meio da anastomose pérvia. Assim, os conhecimentos atuais sobre a cirurgia de Warren são que, dentre as derivações venosas, esta é a mais fisiológica por manter melhor fluxo portal em direção ao fígado. Embora haja perda da seletividade com o tempo, o fluxo portal hepatopetal ainda se mantém. É efetivamente a cirurgia indicada para crianças e jovens quando houver falha no tratamento por escleroterapia.

A partir de 1985, ocasião em que a escleroterapia se tornou a primeira opção terapêutica em nossa instituição, apenas oito crianças foram submetidas à cirurgia de Warren. Todas elas tiveram falha na escleroterapia. Seis delas, portadoras de trombose da veia porta, apresentavam um aspecto esplenoportográfico semelhante (Fig. 5.74) com grande desvio do sangue portal para a veia gástrica esquerda com varizes gástricas abundantes e grandes novelos venosos ao nível do esôfago.

A cirurgia é exeqüível em qualquer idade, desde que haja capacitação técnica e experiência em anastomoses vasculares de pequeno calibre. Em nossa casuística, o menor calibre da anastomose foi de 3mm, a qual permanece pérvia até o momento. O índice de permeabilidade é elevado, acima de 90%. Depende essencialmente das qualidades técnicas da anastomose. Os detalhes técnicos mais importantes são, em princípio, aqueles relacionados à anastomose vascular: delicadeza da sutura, fio adequado, boa coaptação de endotélio e instrumental cirúrgico apropriado. No início de nossa série, nos primeiros 10 casos, o índice de permeabilidade da anastomose foi de apenas 60%. Alguns erros técnicos e táticos foram reconhecidos e corrigidos. A partir de então, nos 39 casos subseqüentes, o índice de permeabilidade foi de 96,4%. Não observamos trombose precoce da anastomose nos últimos sete anos.

Após a anastomose esplenorrenal distal, existe a tendência à formação de colaterais no sentido da zona de pressão mais baixa (região gastroesplenorrenal), notadamente por meio do pâncreas e do efeito sifão. Tendo em vista essa tendência, Warren e cols. propuseram a liberação completa da veia esplênica da cauda do pâncreas, visando ao desaparecimento desse efeito sifão. Nossa experiência indica que, a despeito dessa desconexão pancreática, ocorre aparecimento progressivo de colaterais para a zona de menor pressão venosa, o que leva a uma diminuição do fluxo portal em direção ao fígado. Mesmo com essa diminuição do fluxo em direção ao fígado, a anastomose esplenorrenal distal é a mais fisiológica das derivações venosas.

Com a utilização do transplante hepático para o tratamento das doenças hepáticas intratáveis por terapêutica convencional, o tipo de derivação venosa deve ser estudado com muito critério. Segundo Brems e cols., a anastomose portocava deve ser banida, pois, além de levar à encefalopatia portossistêmica, interfere na cirurgia do transplante pela dissecção prévia do hilo hepático. A anastomose mesentericocava é a cirurgia mais adequada para a fase pré-transplante precoce, pois é facilmente desfeita após o transplante, não atinge o hilo hepático e permite manutenção do "bypass" venovenoso apenas com um cateter na veia cava inferior. Por sua vez, a anastomose esplenorrenal tem vantagens adicionais, pois, além de não necessitar de dissecção do hilo hepático, não precisa ser desfeita após o transplante hepático.

Nossa orientação atual em casos de varizes sangrantes do esôfago é submeter a criança à escleroterapia. A anastomose esplenorrenal distal fica restrita aos casos de falha da escleroterapia e àquelas crianças não candidatas ao transplante hepático.

João Gilberto Maksoud
Uenis Tannuri
Maria Mercês Santos
Ali R. Ayoub
Marcos Marques da Silva
João Gilberto Maksoud Filho
Manoel Carlos Prietro Velhote
Nelson E. Gibelli

O transplante ortotópico de fígado (TOF) é uma modalidade terapêutica universalmente aceita como definitiva para as hepatopatias terminais, isto é, hepatopatias progressivas não passíveis de tratamento clínico.

O TOF foi realizado pela primeira vez em 1963 em uma criança de 3 anos de idade, portadora de atresia das vias biliares. Após uma série de insucessos, Starzl e cols. obtiveram a primeira sobrevida em criança de 1,5 ano portadora de carcinoma hepatocelular. Embora essa criança tenha falecido 13 meses após a cirurgia em decorrência de metástases, esse procedimento foi um marco histórico que abriu uma nova fase no tratamento das doenças hepáticas, beneficiando milhares de doentes em todo o mundo. No Instituto da Criança "Prof. Pedro de Alcantara" do Hospital das Clínicas da Faculdade de Medicina da USP, o primeiro TOF foi realizado em setembro de 1989, em uma criança portadora de atresia das vias biliares, e permanece ativo até o momento. Este capítulo é o resultado da experiência de 95 TOF realizados no Instituto da Criança "Prof. Pedro de Alcantara" do Hospital das Clínicas da Faculdade de Medicina da USP, até a data da entrega deste capítulo ao editor, incluindo os casos de transplante com doador vivo relacionado.

À medida que os resultados se tornaram progressivamente melhores, as indicações de TOF tornaram-se mais precoces e mais extensas. Geralmente, o TOF é a única alternativa de tratamento das fases terminais de doenças hepáticas, para as quais a terapêutica clínica é inútil ou apenas adia, por variável espaço de tempo, a falência total do órgão e a morte da criança.

Com a introdução, em 1980, da ciclosporina (CYA) como droga imunossupressora, o TOF passou a ser realizado em vários centros do mundo, pois até então essa cirurgia era realizada apenas pelos grupos de Starzl (Denver e, a seguir, em Pittsburgh, nos EUA) e Calne (Cambridge, Inglaterra).

A introdução da CYA permitiu melhoria acentuada dos índices de sobrevida do TOF, pois levou à diminuição das doses de corticosteróides, reduzindo a incidência e a gravidade das complicações infecciosas pós-transplante. Antes de 1980, apenas 30% dos indivíduos transplantados permaneciam vivos ao final de um ano. Atualmente, a expectativa de sobrevida é maior que 80% dos casos. Ao mesmo tempo, foram descritas novas técnicas, como a redução de órgãos de adultos com a implantação de segmentos ou lobo hepático e a aceitação da doação intervivos de indivíduos relacionados, e aumentou sobremaneira o *universo* de órgãos passíveis de serem enxertados, diminuindo a mortalidade em lista de espera. Acredita-se que atualmente existam cerca de 250 centros de TOF em todo o mundo, sendo 150 apenas nos EUA.

INDICAÇÕES

De modo geral, o transplante está indicado nas hepatopatias terminais não passíveis de tratamento clínico e que apresentam deterioração progressiva da função hepática. As indicações genéricas do TOF estão especificadas no quadro 5.15. As indicações específicas mais comuns de TOF na criança estão especificadas no quadro 5.16.

ATRESIA DAS VIAS BILIARES (AVB)

É a principal causa de icterícia colestática do recém-nascido. O aparecimento de cirrose biliar é precoce e coincide com a obliteração progressiva dos ductos biliares extra-hepáticos. A doença não tem causa definida. Inúmeras hipóteses para explicá-la foram aventadas, baseadas em achados laboratoriais isolados, os quais não resistem a investigações e comprovações laboratoriais ulteriores. As hipóteses mais conhecidas são: doença imunológica, acidentes vasculares isquêmicos, fatores ambientais durante a gravidez, infecções virais (citomegalovírus, reovírus tipo III etc.) ou bacterianas (colangite destrutiva), refluxo pancreatobiliar com inflamação e autodigestão dos canais biliares, fenômenos auto-imunes associados a um tipo de HLA específico, persistência dos condutos biliares fetais com pouco tecido de sustentação embrionário mesenquimático que permitem, ao aumentar o fluxo no período neonatal, o extravasamento de bile e conseqüente reação inflamatória intensa e obliteração ductal. Qualquer que seja a etiologia, os ductos biliares são alvo de processo inflamatório obliterante e progressivo, até o desaparecimento completo da luz dos canais biliares. A conseqüência é a obstrução e a cirrose biliar.

A AVB não é doença congênita, pois nunca foi descrita em fetos ou natimortos. É uma doença adquirida de caráter inflamatório e progressivo das vias biliares extra-hepáticas, com início ao redor da segunda semana de vida, podendo iniciar-se mais tarde ou mais precocemente, confundindo-se com a icterícia fisiológica do recém-nascido.

Antes de 1959, a doença tinha curso inexorável. No máximo em dois anos ocorriam infecções generalizadas, desnutrição grave, falência hepática e morte. Em 1959, Kasai e Suzuki descreveram a portoenterostomia, que consiste na drenagem dos pequenos ductos biliares ao nível do hilo hepático (*porta-hepatis*) ainda não totalmente obliterados, em alça jejunal exclusa. Inúmeras variações técnicas foram descritas, mantendo o mesmo princípo, que é o de levar uma alça de jejuno ao hilo hepático, onde é fixada e aberta uma estomia para receber secreção biliar dos pequenos ductos.

O diagnóstico de AVB deve ser feito o mais rápido possível, pois o prognóstico depende da época da cirurgia. Não há exame laboratorial capaz de fazer o diagnóstico diferencial entre AVB e outras formas não-cirúrgicas de colestase do recém-nascido. O diagnóstico é feito por meio da biopsia hepática, obtida por punção percutânea. A análise histológica demonstra proliferação ductal, expansão do espaço portal e pontes porta-porta, sinais histológicos característicos da AVB.

A cirurgia de derivação deve ser realizada, de preferência, antes da 8ª-10ª semana de vida, pois é tanto mais eficaz quanto mais precocemente for realizada. A drenagem biliar no pós-operatório diminui sensivelmente após a 16ª semana de vida.

Quadro 5.15 – Indicação genérica de transplante hepático.

Icterícia progressiva
Função hepática comprometida: coagulopatia, desnutrição, deficiência do crescimento, fraqueza progressiva, mal-estar, hipoalbuminemia, hiponatremia
Varizes esofágicas intratáveis
Encefalopatia hepática

Quadro 5.16 – Indicações de transplante hepático na criança.

Moléstia colestática crônica
  Atresia das vias biliares
  Hipoplasia sindromática das vias biliares (síndrome de Alagille)
  Hepatite neonatal
  Moléstia de Caroli
  Colangite esclerosante primária
  Fibrose cística
  Histiocitose X
  Insuficiência hepática decorrente de nutrição parenteral

Erros inatos do metabolismo
  Deficiência de alfa-1-antitripsina
  Tirosinemia tipo I
  Moléstia de Wilson
  Glicogenoses tipos 1 e 4
  Hemofilias A e B
  Deficiência enzimática do ciclo da uréia
  Hiperoxalúria tipo I
  Síndrome de Crigler-Najjar
  Hipercolesterolemia homozigótica familiar
  Deficiência de ornitina transcarbamilase
  Deficiência de proteína C
  Lipidoses
  Protoporfiria eritropoética
  Citrulinemia

Lesão hepatobiliar
  Hepatite viral
  Hepatites virais B e C
  Hepatite por CMV
  Hepatite por adenovírus, herpes, varicela zoster, echovírus
  Hepatite auto-imune
  Intoxicação por acetominofen e ácido valpróico
  Envenenamento por cogumelo amanita

Tumores
  Hepatoblastoma
  Hepatocarcinoma
  Hemangioendotelioma
  Hemangioendotelioma epitelióide hepático

Vários
  Moléstia policística
  Fibrose hepática congênita
  Lesão por traumatismo

Na análise retrospectiva de 127 casos operados no Serviço de Cirurgia Pediátrica do Instituto da Criança nos últimos 15 anos, ficou comprovado que o principal fator de prognóstico, junto com o grau de cirrose hepática, é o tipo de *porta hepatis*, por ocasião da cirurgia. A drenagem biliar depende não só da idade na qual a criança é operada, mas também do calibre dos canais biliares do *porta hepatis* por ocasião da cirurgia (tipo de *porta hepatis*). Existem três tipos de *porta hepatis*, conforme a permeabilidade e o diâmetro dos dúctulos biliares. Quanto maior o diâmetro (calibre > 150 micra), maior o índice de drenagem e conseqüentemente melhor o prognóstico. Até a 16ª semana de vida, o tipo de *porta hepatis* independe da idade, indicando que a apresentação e o início do processo inflamatório são variáveis. A análise dos 127 casos analisados mostrou drenagem biliar pós-operatória em 92 deles (72,5%). Destes, apenas 27%

tornaram-se anictéricos, enquanto os demais permaneceram com colestase parcial. Mesmo após um período de aparente sucesso inicial, a maioria das crianças mantém ou desenvolve com o tempo uma colestase parcial. Apenas 10 a 20% dos lactentes operados poderão ficar livres do transplante de fígado.

A evolução natural da AVB mostra desnutrição progressiva, episódios de colangite, aparecimento de lagos biliares que se infectam e insuficiência hepática progressiva. Adicionalmente, há diminuição progressiva do calibre da veia porta, culminado com a trombose da veia porta. Desde a indicação de TOF e a realização efetiva da cirurgia, a criança permanece em lista de espera, em estado de grande ansiedade para os pais, nessa verdadeira corrida contra o tempo.

HIPOPLASIA SINDROMÁTICA DAS VIAS BILIARES INTRA-HEPÁTICAS

Também conhecida como síndrome de Alagille ou síndrome artériohepática, é uma doença congênita caracterizada por hipoplasia das vias biliares intra-hepáticas acompanhada de diferentes tipos de malformações cardiovasculares, porém sempre com a presença de estenose da artéria pulmonar central e periférica, o que causa hipertensão pulmonar acentuada. Ocorrem, ainda, alterações do metabolismo lipídico, malformações vertebrais (espinha bífida e hemivértebras), oculares e fácies típico. A indicação de TOF só ocorre quando houver falência da função hepática.

HEPATITE NEONATAL

É um conjunto de moléstias prevalentes no período neonatal, que causa colestase crônica cujo diagnóstico diferencial com a AVB é muitas vezes difícil. Está relacionada com algumas formas de hepatite, incluindo CMV, não A-não B, hepatite neonatal idiopática (sic), doença de Byler, colestase familiar e erros inatos do metabolismo, todos eles não adequadamente diagnosticados.

COLANGITE ESCLEROSANTE PRIMÁRIA

É doença com maior incidência no adulto, embora sua descrição tenha crescido na criança. Ao contrário do que ocorre com adultos, não é acompanhada sistematicamente de doença inflamatória intestinal. A insuficiência hepática tem evolução variável e progride para cirrose biliar secundária. Há descrição de desenvolvimento de adenocarcinoma das vias biliares em portadores de colangite esclerosante primária.

HISTIOCITOSE X

É uma doença rara, caracterizada pela proliferação desordenada e acúmulo de histiócitos em diversos órgãos, inclusive no fígado. Nesse órgão, a histiocitose progride em quatro fases: a proliferativa, a granulomatosa, a xantomatosa e a fibrótica. Clinicamente, confunde-se com a colangite esclerosante primária. O TOF só está indicado na fase inativa da histiocitose, em casos com lesão cirrótica.

ERROS INATOS DO METABOLISMO

Os erros inatos do metabolismo contituem o segundo grupo de indicação de TOF na criança, sendo os mais freqüentes a deficiência de alfa-1-antitripsina e a tirosinemia.

Deficiência de alfa-1-antitripsina (A1A-T) – é a alteração metabólica mais freqüente como etiologia do TOF na criança. A A1A-T é uma glicoproteína sintetizada no hepatócito, no fagócito mononuclear e nos neutrófilos. É uma das várias proteases sintetizadas no fígado que inibe enzimas proteolíticas que chegam ao fígado, dentre as quais a tripsina e as enzimas secretadas em exsudatos inflamatórios. É uma doença autossômica recessiva com diferentes graus de penetração gênica, o que implica variedades clínicas e diferentes intensidades de manifestação clínica. A protease é sintetizada no sistema reticuloendotelial (SRE) rugoso do hepatócito, sendo que indivíduos normais apresentam fenótipo PiMM e níveis séricos de AAT normais, de 200 a 400mg/dl, enquanto os deficientes têm fenótipo PiZZ e mostram níveis muito baixos ou ausentes. Clinicamente, as formas intermediárias são variáveis e raramente apresentam lesão hepática. A história natural da doença é imprevisível e a patogenia da lesão hepática não é clara. Esta parece decorrer de lesão direta do hepatócito pela enzima proteolítica, notadamente a tripsina.

Cerca de 10% das crianças apresentam colestase neonatal (quadro genérico de hepatite neonatal) e, destas, apenas um terço tem progressão para cirrose acentuada, notadamente os homozigotos com fenótipo PiZZ.

Existem cerca de 75 variantes genéticas, mas apenas poucas delas são associadas à deficiência dos níveis séricos de antitripsina. As mais comuns são as deficiências com fenótipo PiZZ. Como a incidência do fenótipo PiZZ na população em geral é muito baixa (0,06%), podemos estabelecer que a incidência de cirrose por deficiência de A1A-T é de 2 a 3 crianças para cada 200.000. Outros autores calculam que a prevalência da deficiência de A1A-T é de 1:2 a 4.000 nascimentos.

A deficiência de A1A-T deve ser suspeitada em toda colestase de lactente, em que a AVB tenha sido adequadamente excluída. A suspeita aumenta nos casos em que não houver pico de alfa-1-globulina à eletroforese sérica. A confirmação é feita pela dosagem específica da atividade de A1A-T, medida quantitativa da A1A-T sérica e fenotipagem Pi. O TOF só é indicado nas crianças com função hepática alterada.

Tirosinemia – é uma doença metabólica caracterizada por deficiência do fumaril acetoacetato hidroxilase, com alteração do metabolismo da tirosina, raquitismo hipofosfatêmico e excreção urinária aumentada de um metabólito da tirosina, a succinilacetona. A lesão hepática é variável, desde insuficiência hepática aguda até lesão hepática crônica e progressiva. Há associadamente lesão tubular renal e acidose por hiperaminoacidemia, que melhoram com a substituição do fígado. O tratamento com dieta pobre em tirosina e fenilalanina tem efeito terapêutico parcial.

Crianças portadoras de tirosinemia necessitam ser transplantadas precocemente, tendo em vista a alta incidência de hepatocarcinoma. À idade de 2 anos, cerca de 30% dos portadores desenvolvem carcinoma hepático. Ao redor de 10 a 12 anos de idade, cerca de 60% das crianças já apresentam hepatocarcinoma.

Outras doenças metabólicas

Doença de Wilson – é uma doença metabólica rara, com prevalência de apenas 1:50.000 nascimentos. É um defeito autossômico recessivo caracterizado por alteração no metabolismo do cobre, que se acumula no fígado, sistema nervoso central, olhos, rins e outros órgãos. Deve ser suspeitada em crianças que apresentam alterações neurológicas com hepatomegalia. O anel de Kayser-Fleischer, que pode ser observado pelo exame de fundo de olho, é um depósito de cobre na membrana de Descemet. O diagnóstico é realizado, além do exame oftalmológico referido, pela dosagem de cobre no parênquima hepático, aumento da excreção urinária de cobre e dosagem sérica de ceruloplasmina, a qual se encontra diminuída. A lesão hepática manifesta-se na sua forma crônica sob a forma de cirrose hepática, a qual se confunde com outras formas de cirrose hepática. A forma aguda, mais freqüente em adolescentes, manifesta-se sob a forma de insuficiência hepática fulminante, geralmente é associada a anemia hemolítica e insuficiência renal. O TOF está indicado quando não se obtém sucesso com o tratamento com agentes quelantes e nos casos de insuficiência hepática fulminante. A plasmaférese pode ser utilizada durante a espera de doador nos casos de insuficiência hepática fulminante. A cirrose indígena infantil é uma variante clínica da moléstia de Wilson, mais conhecida e preva-

lente nos Estados Unidos ("Indian childhood cirrhosis"), e caracteriza-se por intenso depósito de cobre no fígado, porém com dosagem sérica normal de ceruloplasmina. As crianças portadoras dessa variedade clínica respondem bem ao tratamento com penicilamina.

Protoporfiria eritropoética, síndrome de Crigler-Najjar, glicogenose tipos I e IV, hemocromatose, hipercolesterolemia familiar homozigótica tipo II e deficiências do ciclo da uréia e hiperoxalúria primária tipo I, hemofilia A (deficiência do fator VIII) e hemofilia B (deficiência do fator IX) – para a síndrome de Crigler-Najjar, pesquisas experimentais indicam que uma possível solução para o defeito é o transplante de segmento de intestino delgado, mas ainda sem aplicação em humanos.

SÍNDROME DE BUDD-CHIARI

A síndrome de Budd-Chiari caracteriza-se pela obstrução das veias hepáticas. Pode ser devida a uma obstrução congênita membranosa da veia cava inferior na região supra-hepática, etiologia mais comum nos asiáticos, ou, ainda, por estados de hipercoaguabilidade: policitemia vera, hiperglobinúria paroxística noturna, uso de pílulas anticoncepcionais, deficiência de proteína C, lúpus eritematoso sistêmico e neoplasias ao nível das vias de saída do fígado. O quadro clínico é na maioria das vezes dramático, com aparecimento de ascite volumosa, dor abdominal e enorme hepatomegalia. A forma crônica leva à deterioração progressiva da função hepática, sempre acompanhada de ascite intratável, o selo da doença. A biopsia hepática mostra necrose centrolobular e dilatação e congestão venosa. O diagnóstico é confirmado por cavografia inferior ou venografia hepática retrógrada. A criança pode rapidamente caminhar para falência hepática. O processo caudado está geralmente hipertrofiado, pois tem drenagem venosa independente. O TOF está indicado quando houver insuficiência hepática; quando não houver queda da função, estará indicada apenas uma das formas de derivação venosa portossistêmica, sendo a mais habitualmente utilizada a anastomose mesocava em H. Algumas vezes, a trombose venosa estende-se por toda a veia cava inferior e superior, o que torna a cirurgia técnica e praticamente impossível.

HEPATITE CRÔNICA ATIVA

A hepatite crônica ativa com cirrose é o resultado final de hepatite viral por vírus B ou C. Nos últimos anos, a hepatite C ganhou enorme importância entre as etiologias virais das hepatites que levam à cirrose e à insuficiência hepática. Crianças com sorologia HBsHg positiva (antígeno da hepatite B de superfície) são pacientes com grande risco de reinfecção após o transplante. O antígeno e o HBeAg, bem como o DNA viral, indicam existência de replicação viral presente e, conseqüentemente, alto risco de reinfecção após o enxerto hepático. A pesquisa de antígeno delta, que está sempre em associação com HBsAg, pois depende deste para sua sobrevida, é um vírion incompleto altamente infeccioso que pode levar à rápida progressão para doença crônica. Há controvérsias quanto à indicação de TOF para portadores de hepatite B, pois o índice de recorrência pós-transplante é muito alto, mesmo com a utilização de globulina hiperimune anti-B. Pacientes portadores crônicos de VHB devem receber tratamento prévio com imunoglobulina anti-hepatite B, cujo valor terapêutico é controverso. A utilização da lamivudina para essa mesma finalidade está ainda em franca investigação. Por sua vez, a indicação de TOF para portadores de hepatite crônica C é mais liberal, pois o índice de recorrência é menor se comparado ao da hepatite B.

HEPATITE AUTO-IMUNE

É uma doença caracterizada pela presença de níveis elevados de auto-anticorpos. É característica de meninas na fase de adolescente. O antígeno leucicitário B8 Dr3 está presente na maioria dos casos. Manifesta-se sob a forma de doença insidiosa, inespecífica no início, para progredir sob a forma de insuficiência hepática. A progressão da doença é variável de caso para caso, mas cerca de 50% deles progridem para cirrose hepática. A recorrência do processo auto-imune não é comum após o TOF.

HEPATITE FULMINANTE/ INSUFICIÊNCIA HEPÁTICA AGUDA

Representa o quadro clínico mais dramático enfrentado pelos cirurgiões de programas de TOF. São habitualmente casos extremamente graves com rápida deterioração do estado geral e da consciência, levando à lesão cerebral intensa e irreversível. O quadro clínico é representado por rápida deterioração da função hepática, queda das funções neurológicas e progressão para o coma e morte.

As causas da insuficiência hepática aguda na infância são as hepatites virais, geralmente B ou A, moléstia de Wilson, síndrome de Reye, ingestão de drogas (acetominofen e ácido valpróico) ou toxinas.

A *intoxicação pelo* acetominofen provoca lesão hepática com níveis séricos de aspartato aminotransferase (AST) e de alanina aminotransferase (ALT), porém sem encefalopatia e insuficiência renal. O tratamernto rápido e intenso com acetilcisteína permite recuperação, e o prognóstico é excelente. Se não tratada a tempo, o TOF de urgência é o único tratamento possível.

A insuficiência hepática aguda decorrente de infecção pelo vírus da hepatite A é comprovada por sorologia (IgM anti-VHA). Embora seja infecção freqüente em nosso meio, a incidência de hepatite fulminante por vírus A é muito baixa (0,1 a 0,4%). O diagnóstico de hepatite fulminante por vírus B é feito pela presença de IgM anti-HBc no soro da criança.

O grande dilema na insuficiência hepática aguda é o momento da indicação do TOF, pois, algumas vezes, é possível haver reversão do quadro agudo de insuficiência hepática. Outras vezes, a espera de um momento mais claro para a indicação do TOF leva ao agravamento do estado geral e das funções cerebrais, tornando a cirurgia contra-indicada. De modo geral, o TOF deve ser indicado em crianças em coma graus 3 e 4. Os critérios estabelecidos pelo King's College (Quadro 5.17), em Londres, e por Clichy (Quadro 5.18), em Paris, são úteis como orientação básica.

Quadro 5.17 – Critérios do King's College (não-acetaminofen).

Indicação absoluta
Tempo de protrombina: > 100 segundos
Indicações relativas
(se preencher 3 ou mais critérios)
Idade: < 10 anos e > 40 anos
Etiologia: não A-não B, halotano, reação a drogas
Icterícia e encefalopatia: > 7 dias
Bilirrubinas totais: > 17mg/dl

Quadro 5.18 – Critérios de Clichy.

Encefalopatia: graus III-IV
Fator V: < 20% (< 30 anos) *ou* < 30% (> 30 anos)

Na forma fulminante da moléstia de Wilson, o TOF hepático está sempre indicado. Atualmente, o critério básico de indicação de TOF na hepatite fulminante é fornecido pelo INR (International Normalized Ratio), cujo valor é obtido por meio de uma tabela que leva em conta o tempo de protrombina do paciente, o tipo de equipamento e o reagente utilizado no laboratório. Esse valor é, inclusive, utilizado pela Secretaria de Estado da Saúde do Estado de São Paulo para aceitar o pedido de prioridade para a oferta de doador, em caráter de emergência.

OUTRAS INDICAÇÕES

Há outras indicações de TOF na criança, como a moléstia de Gaucher, a intoxicação por cogumelo (*Amanita phalloides*) e outras, mas que constituem exceção.

No transplante auxiliar de fígado, uma nova opção terapêutica, o fígado doente não é retirado, mas apenas um lobo do doador é implantado e funciona como suporte funcional hepático até recuperação do fígado primitivo.

CONTRA-INDICAÇÕES

As atuais contra-indicações do TOF são menores que no começo da experiência com essa modalidade terapêutica.

As principais contra-indicações são: 1. AIDS; 2. neoplasia extra-hepática; 3. sepse sistêmica; 4. trombose do sistema porta, incluindo veias mesentérica e esplênica, impedindo anastomose com a veia porta do doador; 5. lesão neurológica irreversível; 6. incapacidade de compreender o procedimento; 7. condições socioeconômicas que impossibilitam o cumprimento do tratamento a longo prazo.

Com o aumento da experiência, contra-indicações antes formais foram excluídas, passando a contra-indicações relativas. São elas: trombose da veia porta, hipoxemia devida a "shunt" pulmonar e hepatite B. A hipoxemia grave, caracterizada por $PO_2 < 50mmHg$ em ar ambiente decorrente de "shunt" arteriovenoso, é uma condição clínica grave, havendo, até o momento, controvérsias quanto aos critérios de exclusão do candidato para o TOF. A síndrome hepatopulmonar melhora após o transplante, porém o pós-operatório imediato pode ser extremamente grave e trabalhoso.

CIRURGIA

AVALIAÇÃO PRÉ-OPERATÓRIA

Para ser incluído na lista de espera ou no programa de transplante intervivos, o caso clínico é debatido em reunião geral, em que são discutidos com a equipe de Transplante de Fígado do Instituto da Criança. Nessa avaliação e decisão final, são considerados não só os aspectos médicos, como também os socioeconômicos e culturais da família, para avaliar a possibilidade de compreensão de um procedimento desse porte.

A avaliação laboratorial inclui hemograma completo, provas de coagulação, dosagens eletrolíticas, gasometria arterial, avaliação de "shunt" pulmonar quando houver hipoxemia, função renal e hepática. Os testes sorológicos incluem virologia para vírus A, B e C, Eptein-Barr, citomegalovírus, herpes simples, varicela zoster e HIV. Durante o acompanhamento pré-operatório, a criança é submetida a reavaliações periódicas, em casos de sorologia viral negativa, para surpreender eventuais infecções virais e alterações sorológicas. Avaliações ultra-sonográficas da permeabilidade da veia porta e de seu calibre devem ser periódicas, pois podem modificar-se com o tempo e com o agravamento da doença hepática. As crianças são submetidas à vacinação preventiva antiviral e à avaliação cardiológica e de função pulmonar, notadamente aquelas com hipoxemia em ar ambiente.

O transplante hepático é o ato cirúrgico mais complexo da cirurgia moderna. Compreende uma série de etapas e a realização de diversas anastomoses vasculares, anastomose bileodigestiva e intestinal. O procedimento compreende três etapas: a retirada do órgão do doador, a hepatectomia do receptor e o implante do enxerto.

Aceitação do doador e procedimentos

Dada a relativa escassez de órgãos infantis, há tendência para a aceitação mais liberal de possíveis doadores infantis.

A aceitação de potencial doador inclui: existência de receptor compatível no que se refere ao grupo sangüíneo ABO, equivalência de peso, testes de função hepática normais, ou com tendência à normalização, e estabilidade hemodinâmica. Geralmente, o doador deve ter peso corpóreo semelhante ao do receptor, com uma variação aceitável de 15 a 20% para mais ou para menos. Porém, com a possibilidade de se fazer redução do fígado de doadores adultos para implante em crianças de peso menor, atualmente são aceitos doadores *de peso corpóreo* até seis vezes maior. Além dessa relação, o índice de complicações aumenta sobremaneira. Como exemplo, criança de 10-12kg pode receber fígado reduzido de doador adulto de até 60 a 70kg. A técnica da redução amplia de modo significativo as chances de transplante hepático. Além de ter criado não só novas possibilidades terapêuticas, foi o ponto de partida para o transplante intervivos relacionado.

A cirurgia do doador compreende as seguintes etapas cirúrgicas: liberação dos ligamentos de sustentação do fígado, abertura e lavagem das estruturas biliares, dissecção das estruturas hilares e colocação de cateteres em veia tributária da veia porta (veia esplênica ou mesentérica inferior) e na aorta para infusão de solução de preservação gelada. A aorta supracelíaca é clampeada, ao mesmo tempo que 1,5 a 2 litros de solução UW (solução da Universidade de Wisconsin) a 4°C são introduzidos na aorta e na veia porta. É realizada abertura da veia cava inferior supradiafragmática, para dar livre vazão do efluente do fígado. Dessa maneira, o fígado é resfriado de 35°C para aproximadamente 20°C. Ao término da perfusão *in situ* com solução gelada, são colocados fragmentos de gelo sobre a superfície do fígado, o que faz o órgão resfriar para aproximadamente 4°C. O fígado é retirado e colocado em bolsa plástica estéril apropriada, imerso em solução UW gelada de preservação. Nessas condições, o enxerto pode ser preservado por aproximadamente 20 horas.

O estudo do estado sorológico do doador é procedimento obrigatório. É avaliada a presença de afecções virais presentes ou no passado capazes de serem transmitidas ao receptor. São pesquisadas sorologia para HIV e vírus das hepatites A (atual IgM VHA), B e C. Com relação ao vírus B, o estado sorológico está resumido no quadro 5.19. A combinação dos diversos resultados sorológicos permite melhor interpretação, a qual é resumida no quadro 5.20.

Quadro 5.19 – Marcadores e modelos sorológicos na hepatite B.

Teste	Interpretação
HBsAg +	Infecção aguda e crônica. Infectante
Anti-HBs	Surge em 2 a 16 semanas após a HBsAg desaparecer do soro. Dura anos. Indica imunidade
HBcAg	Não encontrado no soro, apenas no hepatócito
Anti-HBc +	Aparece com o HBsAg. Persiste por anos. Nível alto: hepatite crônica, indica infecção anterior com vírus B Quando associado a anti-HBs negativo, significa janela, o qual deverá tornar-se positivo
HBeAg	Aparece na fase aguda. Se > 10 semanas, indica cronificação. Indica replicação viral. Altamente infectante.
Anti-HBe +	Indica bom prognóstico para a resolução da infecção

Quadro 5.20 – Modelos sorológicos na hepatite B.

HBsAg	Anti-HBs	Anti-HBe	Interpretação
+	–	–	Fase aguda
+	–	+	Fase aguda prolongada
–	–	+	Janela entre HBsAg e anti-HBs Portador crônico com HBsAg baixo Infecção no passado remoto
–	+	+	Infecção anterior
–	+		Infecção no passado remoto Imunização ativa Imunização passiva (HBIG)

Um dos pontos mais importantes na cirurgia do doador é sua aceitação correta diante de determinado perfil sorológico. Pelos quadros 5.19 e 5.20, consegue-se solucionar a maioria dos casos. Outro aspecto importante para a aceitação do doador anti-HBc positivo é sua correta interpretação. Estudos recentes referentes a doadores anti-HBc positivos mostraram que:

1. Doadores apenas anti-HBs positivos não transmitem infecção pelo vírus B.
2. Doadores anti-HBc positivos freqüentemente transmitem infecção pelo vírus B a receptores HB negativos (anti-HBs negativos), independentemente do estado anti-HBs do doador.
3. Doadores anti-HBc positivos raramente transmitem infecção pelo vírus B a receptores apenas anti-HBc positivos.
4. Doadores anti-HBc positivos não transmitem infecção em receptor anti-HBs positivo.

Como resultado desse estudo, o doador anti-HBc positivo pode ser aceito para doação, conforme os critérios assim resumidos:

a) Doador apenas anti-HBs positivo vai para o primeiro da lista de espera.
b) Apenas anti-HBc positivo associado a anti-HBs positivo. Caso receptor anti-HBs positivo não for encontrado, o enxerto será destinado a receptor anti-HBc positivo. No pós-operatório, o receptor deve ser submetido à profilaxia com imunoglobulina hiperimune para vírus B (HBIG) e lamivudina.
c) Receptores HB negativos recebem enxerto anti-HBc positivos apenas se em estado crítico, associado à profilaxia indicada no item b.

Cirurgia do receptor

O preparo do receptor compreende uma série de procedimentos preliminares, como a inserção de cateteres de dupla via (Arrow®, Rickman® ou Broviac®) em sistema venoso central, cateterização arterial para medida contínua de pressão arterial média, sondagem vesical e colocação de coxins protetores nas áreas de maior contato do receptor. A incisão cirúrgica preferida é a subcostal bilateral, com extensão vertical superior, quando necessária (incisão de Mercedes).

A hepatectomia do receptor é a parte mais difícil da cirurgia em decorrência da intensa hipertensão portal, da existência de portoenterostomia prévia e, em alguns casos, de intensas aderências intestinais. Crianças portadoras de atresia das vias biliares, notadamente aquelas que foram reoperadas inúmeras vezes, constituem grande desafio cirúrgico, pois possuem uma firme fibrose ao nível do hilo hepático e inúmeras aderências intestinais, sendo freqüentes as perfurações intestinais no pós-operatório imediato. Crianças com várias cirurgias prévias apresentam maiores dificuldades operatórias. São hepatectomias difíceis e sujeitas a grande sangramento. Após a liberação dos ligamentos e dissecção das estruturas do hilo hepático é realizada a dissecção das veias hepáticas, as quais são seccionadas após colocação de pinça vascular especial. Na dissecção do hilo hepático, deve-se ter especial cuidado com a veia porta e a artéria hepática, que são preparadas para futuras anastomoses. O fígado é liberado e retirado. Segue-se rigorosa hemostasia do leito hepático. A reconstrução vascular é feita na seguinte seqüência: veia supra-hepática, veia cava inferior, veia porta. Segue-se a anastomose arterial e, finalmente, a anastomose bileodigestiva (Fig. 5.75). Esta, habitualmente, é feita com alça de jejuno em Y de Roux, pois o colédoco da criança é geralmente ausente (atresia das vias biliares). Nos vasos de diâmetro menor que 5mm, é aconselhável fazer a sutura anterior com pontos separados para evitar estenose da anastomose. Antes de completar a sutura da veia cava infra-hepática, o fígado deve ser perfundido, através da veia porta, com solução de Ringer ou solução salina acrescida de 100ml de albumina a 25%.

O volume total dessa solução varia de 300 a 500ml e serve para a remoção de solução de preservação rica em potássio e de ou-

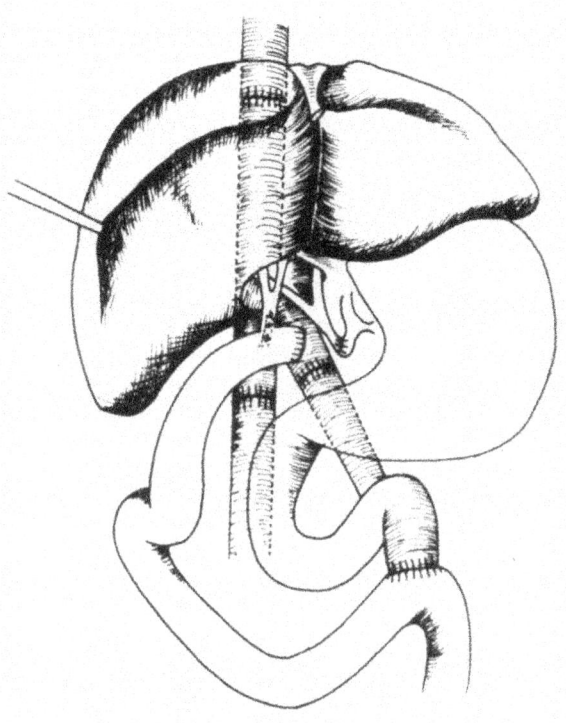

Figura 5.75 – Anastomoses realizadas para o implante de fígado.

tros metabólitos gerados durante o período de preservação. Ao final da sutura da veia porta, as pinças são retiradas, permitindo reperfusão do enxerto com sangue portal. Quando é previsto fluxo portal inadequado ou pobre, como nos casos em que a veia porta é de diâmetro pequeno, faz-se previamente a reconstrução arterial, e a perfusão hepática é realizada pela veia porta e artéria hepática, simultaneamente.

A reconstrução arterial é geralmente feita por anastomose entre o tronco da artéria hepática do doador com a artéria hepática do receptor, ambas junto à confluência da artéria gastroduodenal.

Nos casos de transplante hepático com redução de doador adulto cadáver, atenção especial deve ser dada à veia cava inferior, que tem calibre muito maior que a do receptor. No transplante intervivos com doador relacionado, é obviamente obrigatória a manutenção da veia cava do receptor, variedade técnica conhecida com o nome de "piggy-back". A reconstrução vascular, nesses casos, restringe-se a duas anastomoses em vez de três: a anastomose da veia hepática e a da veia porta. A anastomose arterial, nesses casos, é habitualmente realizada com o auxílio do microscópio cirúrgico, dado o pequeno calibre das artérias disponíveis.

A carência de doadores infantis levou ao desenvolvimento de duas variantes do transplante de fígado com órgão total. São elas: transplante de fígado com fígado reduzido e transplante intervivos relacionado. No primeiro caso, o fígado de doador cadáver adulto é implantado na criança após redução na bandeja cirúrgica ("back table"). Habitualmente, é implantado o lobo esquerdo ou apenas o segmento lateral esquerdo. A relação de peso entre receptor e doador foi de 0,25, variando de 0,1 a 0,7. A cirurgia é segura quando a relação do peso do doador para o receptor é de 2:1 até 7 a 8:1. Além desses valores, as desproporções dificultam o ato operatório. Os resultados e a sobrevida final com fígado reduzido são iguais aos alcançados com fígado inteiro. Com a nova lei de transplantes e, notadamente, com a criação da Lista Única de Transplantes em 1997, os programas pediátricos passaram a ter acesso a doadores adultos, o que possibilitou o aumento do número de transplantes no Instituto da Criança, graças ao aumento do número de transplantes com fígado reduzido.

Análise de nossos resultados, excluindo-se os casos de hepatite fulminante que apresentam características de urgência e gravidade peculiares, indica que não houve diferença estatisticamente significativa na incidência de complicações ao se comparar ambos os tipos de transplante, com fígado inteiro e reduzido, respectivamente: não funcionamento primário (9% e 9%), sangramento com necessidade de reexploração cirúrgica (5% e 3%), fístula biliar (2,5% e 0%), trombose arterial (7% e 9%) e sobrevida (80 e 87%). Tais índices de sobrevida são iguais aos obtidos nos melhores centros mundiais e representam para nossa equipe motivo de orgulho e uma força estimulante que renova e realimenta o espírito de luta e trabalho. O caso de maior sobrevida é a menina submetida ao primeiro transplante de fígado no Instituto da Criança, hoje com sobrevida de 9 anos e 8 meses após o transplante. Por ocasião do transplante, a criança de menor idade tinha 9 meses e 7.500g de peso corpóreo, e a de mais idade, um adolescente de 14 anos, ambos vivos até hoje.

Tabela 5.11 – Com fígado inteiro e reduzido – ICR-HCFMUSP.

Condição do fígado	Número	Sobrevida
Inteiro	42 (56,7%)	80%
Reduzido	32 (43,3%)	87%

Transplante intervivos

É uma alternativa especial de transplante de fígado na qual um indivíduo relacionado, geralmente o pai ou a mãe, doa parte de seu fígado (geralmente os segmentos II e III) para ser implantado no seu filho. O transplante com doador vivo deve ser realizado após determinada equipe cirúrgica ter estabelecido sólida experiência nas diferentes formas de transplante hepático infantil. Dessa maneira, no Instituto da Criança só iniciamos o programa de transplante de fígado intervivos após termos vencido, com sucesso, as seguintes etapas básicas do transplante hepático:

1. Experiência consolidada com o transplante hepático pediátrico.
2. Experiência com o transplante hepático com fígado reduzido, tendo realizado 42 transplantes desse tipo, antes da implantação desse programa especial.
3. Consolidação de uma infra-estrutura técnica e hospitalar para a execução de transplantes pediátricos. Neste item, inclui-se UTI e equipe de anestesia pediátrica.
4. Experiência com hepatectomias regradas, tendo em vista que a cirurgia do doador nada mais é que uma hepatectomia esquerda ou, mais especificamente, uma segmentectomia lateral esquerda.

Após a avaliação clínica e laboratorial completa do provável doador, ele é submetido à avaliação psicológica e a uma série de exames para excluir doença hepática, viral ou outra que impeça a doação. E, a seguir, é submetido a exame de tomografia computadorizada para avaliar o volume do segmento lateral esquerdo. O doador, eticamente aceitável, são os pais, ou outro parente, no caso da impossibilidade dos pais. Caso não seja relacionado, é necessário o formal consentimento de um juiz para se prosseguir na avaliação.

Antes da avaliação laboratorial, o doador é submetido à avaliação psicológica e assina o primeiro consentimento informado. Após o término da avaliação, o doador assina o segundo consentimento informado, para confirmar seu desejo de doação. A cirurgia do receptor é semelhante à do transplante com fígado reduzido. A veia cava do receptor deve ser preservada, pois o segmento lateral esquerdo do doador não traz essa estrutura. Os resultados animadores com essa cirurgia, obtendo-se índice de sobrevida excelente e, principalmente, ausência de complicações com a hepatectomia parcial do doador, fizeram com que vários centros incluíssem essa técnica como alternativa válida de seus respectivos programas de transplante hepático infantil. Tendo em vista a demanda crescente de candidatos a transplante de fígado, o número de pais que se oferecem para ser doadores tem aumentado sensivelmente nos últimos dois anos, notadamente pelos resultados muito satisfatórios e gratificantes que temos alcançado.

PÓS-OPERATÓRIO: PRINCIPAIS COMPLICAÇÕES

Problemas pulmonares
Após a cirurgia, a criança é levada para a UTI, habitualmente com intubação endotraqueal. O tubo endotraqueal é retirado após 24 a 72 horas, apenas excepcionalmete esse tempo é mais prolongado. Cerca de 75% das crianças permanecem sob ventilação mecânica por até cinco dias. As causas são edema pulmonar, deficiência nutricional e compressão diafragmática. Não é raro o aparecimento de paralisia diafragmática à direita, decorrente de lesão do nervo frênico por dissecção para a liberação do fígado ou por compressão de pinça vascular e atelectasias. Essas complicações podem prolongar a ventilação mecânica. Os freqüentes casos de derrame pleural à direita podem ser tratados apenas com restrição de líquidos e diuréticos. Crianças com afecções pulmonares de base ou com "shunts" pulmonares decorrentes da síndrome hepatopulmonar podem permanecer sob ventilação mecânica por mais tempo.

Metabolismo hidroeletrolítico
Geralmente, a criança apresenta hiper-hidratação no pós-operatório imediato, em decorrência de solução salina que recebe durante a cirurgia e administração de corticosteróide. No pós-operatório imediato, ela permanece em restrição de volume e recebe furosemida (Lasix®) em dose suficiente para provocar diurese franca de no mínimo 1 a 1,5ml/kg/h. Habitualmente, ocorre hipertensão arterial associada, o que obriga a tratamento anti-hipertensivo intensivo. Deve-se utilizar todos os recursos, inclusive os medicamentosos, para dimunuir a pressão arterial.

As drogas habitualmente utilizadas nessa fase, pela ordem, são: furosemida (Lasix®) por via IV ou oral; bloqueador de canal de cálcio – nifedipina (Adalat®, Procárdia® ou Oxcord®) por via sublingual ou IV, com efeito imediato; nitroprussiato de sódio (Nipride®) por via IV contínua, com início de ação imediata.

Caso necessário, outras drogas podem ser utilizadas, como o propranolol (Inderal®) e o captopril (Capoten®). A hidralazina é boa droga hipotensiva, mas não é facilmente encontrada no mercado nacional.

Quando associada a distúrbios de coagulação, como na disfunção primária do enxerto, as conseqüências da hipertensão arterial podem ser extremamente graves, com aparecimento de hemorragia intracraniana e alta morbidade e mortalidade.

Convulsões
No grupo pediátrico, não é raro o aparecimento ocasional de convulsões. Em nossa casuística essa complicação ocorreu em cerca de 25% dos casos. As causas mais freqüentes são hipertensão arterial, uso de ciclosporina e hipomagnesemia. Muitas vezes, nenhuma dessas causas é evidente. Deve-se tomar atenção com o uso de anticonvulsivantes, notadamente o Hidantal, os quais alteram o nível sérico de ciclosporina. É freqüente a associação de convulsões com o uso de imipenema.

Infecções
Todas as crianças recebem, profilaticamente, por no máximo 48 horas, ampicilina e cefotaxima. Para evitar o aparecimento de infecções fúngicas, não há vantagem prática em prosseguir a antibioticoprofilaxia por mais de 48 horas.

A grande maioria das crianças submetidas a transplante de fígado e imunossupressão apresenta infecção bacteriana, fúngica ou viral no pós-operatório. As infecções bacterianas representam a principal complicação pós-operatória. Em nossa série de 43 crianças, o índice de infecção bacteriana foi de 83% dos casos, quer isoladamente,

quer associada com infecção fúngica e/ou viral. Infecção bacteriana foi responsável direta por dois casos de óbito. Procuramos retirar sondas e cateteres o mais rápido possível, evitando a permanência de portas de entrada. Geralmente, as infecções bacterianas constituem um desafio, pois a presença de infecção grave exige via de acesso adequada, de preferência uma via central. Por outro lado, esta é fator adicional de risco, mas necessária. As disfunções hepáticas, notadamente o não funcionamento primário do enxerto, são invariavelmente acompanhadas de infecção bacteriana. Desse modo, as crianças devem ser retransplantadas com insuficiência hepática infecções bacterianas graves, tornando o quadro geral extremamente grave. Na insuficiência hepática aguda, as crianças também são operadas com infecções bacterianas, tornando o pós-operatório extremamente complexo.

As infecções fúngicas ocorrem com mais freqüência nas perfurações intestinais intra-operatórias, nas deiscências da anastomose biliodigestiva, nos casos com infecção bacteriana de longa duração e naquelas submetidas à antibioticoterapia múltipla e prolongada. Essas crianças devem receber anfotericina profilaticamente por via IV, além da aplicação na cavidade abdominal, antes do fechamento da parede abdominal.

As infecções por citomegalovírus (CMV) sofreram notável evolução nos últimos anos com o uso profilático sistemático de DHPG (ganciclovir-citovene). As situações de maior risco são aquelas em que o receptor é CMV negativo e recebe órgão de doador CMV positivo. Nesses casos, sem profilaxia, o risco de CMV doença é de aproximadamente 80% dos casos. São também de risco receptores CMV positivo que recebem órgão CMV positivo ou mesmo negativo. Ficariam com risco reduzido apenas os raros casos em que o receptor e o doador são CMV negativos. Tendo em vista a alta incidência de indivíduos sero-positivos para CMV em nossa população, a conduta é administrar profilaticamente DHPG (ganciclovir) a todos as crianças submetidas a TOF, por 14 dias, seguida da administração de aciclovir a longo prazo.

As infecções por adenovírus são muito graves e sujeitas à alta mortalidade. As infecções pelo vírus Epstein-Barr criam condições propícias para o desenvolvimento de doenças linfoproliferativas.

Insuficiência renal (IR)
A IR sempre acompanha a insuficiência hepática grave. A IR no pósoperatório do TOF aumenta sobremaneira a morbidade e a mortalidade. Na maioria das vezes, crianças com essa complicação apresentam comprometimento da função renal desde o pré-operatório. Eventual hipotensão no intra-operatório, uso de ciclosporina e drogas nefrotóxicas, como aminoglicosídeos e diuréticos, agravam a função renal. O não funcionamento primário do fígado sempre é acompanhado de IR. É interessante notar que a hemodiálise não melhora a sobrevida desse grupo de pacientes, provavelmente pela etiologia da IR, a qual, em última análise, faz parte do quadro de falência de múltiplos órgãos. Mais do que em outra complicação, é mais importante prevenir do que tratar a IR. Atualmente, introduzimos a ciclosporina apenas 24 a 48 horas após o término do TOF, diminuindo o efeito nefrotóxico dessa droga na fase crítica do pósoperatório.

Perfuração intestinal
A perfuração intestinal é uma das complicações mais freqüentes no TOF pediátrico que no do adulto. Ocorre com mais freqüência em casos de cirurgias prévias no andar supramesocólico, notadamente quando há cirurgia de Kasai prévia. Ocorre logo após o TOF ou muitos dias após. Não é possível distinguir entre uma perfuração precoce mas com diagnóstico tardio e uma perfuração realmente tardia. O diagnóstico da perfuração intestinal é difícil, pois a clínica é variável e pobre, e a criança está imunodeprimida. Dor abdominal localizada ou generalizada pode indicar perfuração e

peritonite. Outras vezes, a perfuração é suspeitada em casos oligossintomáticos, com queda do estado geral sem causa aparente. Saída de material fecalóide de drenos abdominais também indica perfuração intestinal.

O índice de perfuração intestinal é tanto maior quanto maior o número de cirurgias prévias abdominais. Reexplorações de porto-enterostomias realizadas sem sucesso trazem poucos benefícios e aumentam substancialmente o risco de perfurações no pós-operatório. O uso inadequado de bisturi elétrico também é uma das causas do aumento do número de perfurações intestinais. A administração de altas doses de corticosteróide no pós-operatório imediato deve contribuir de alguma maneira para o aumento do índice de perfurações intestinais.

O índice de infecções sistêmicas por *Candida* sp. é maior nos casos em que ocorreu perfuração intestinal, quer no intra-operatório, quer após a cirurgia. Dessa forma, toda vez que houver *perfuração intestinal é prudente* acrescentar fungisone ao tratamento.

COMPLICAÇÕES RELACIONADAS COM O ENXERTO

Não-funcionamento primário do enxerto
É a mais temível complicação do TOF. A mortalidade que se segue ao não-funcionamento primário é muito alta e a única alternativa é o retransplante. As condições clínicas e infecciosas agravam-se com rapidez, de tal forma que quanto mais rápido o fígado não funcionante for substituído, melhor será. As causas do não-funcionamento primário do fígado é multifatorial, sendo as mais importantes a trombose da artéria hepática, lesão de preservação, isquemia a quente prolongada e outros fatores desconhecidos. Há comprovação de episódio de rejeição hiperaguda humoral semelhante ao que ocorre no transplante de rim. O quadro clínico é semelhante ao da hepatite fulminante e inclui encefalopatia, altos níveis de enzimas hepatocelulares, aumento do tempo de protrombina, produção inadequada de bilirrubina, hipoglicemia, confusão mental, impossibilidade de o doente ser extubado e elevação dos níveis de desidrogenase láctica.

Trombose da artéria hepática (TAH)
A TAH decorre essencialmente de problemas técnicos e de outras causas pouco conhecidas, mas provavelmente relacionadas com a preservação do fígado do doador. Anastomoses sob tensão ou tecnicamente imperfeitas, dificuldade de fluxo arterial decorrente de preservação hepática inadequada e uso inadequado de coagulantes, plasma fresco em excesso e plaquetas durante o transplante são as causas mais freqüentes de TAH. Na atualidade, o índice de trombose hepática é menor, tendo em vista aprimoramento técnico na execução da anastomose arterial e o uso de dextrano e aspirina no pós-operatório. Crianças com menos de 1 ano de idade têm maior risco de trombose arterial. No transplante intervivos, quando a artéria do doador terá sempre pequeno diâmetro, o índice de trombose não é maior que no transplante clássico, provavelmente pela técnica mais aprimorada (anastomose com microcirurgia) que se utiliza. O diagnóstico de trombose da artéria hepática é feito pelo exame ultra-sonográfico com Doppler e eventualmente por arteriografia. Há três tipos de conseqüência na trombose da artéria hepática: 1. necrose imediata do fígado transplantado; 2. formação de abscessos múltiplos intra-hepáticos; e 3. deiscência ou estenoses biliares, pois a irrigação das vias biliares depende essencialmente da artéria hepática. Quando o diagnóstico é precoce e o fígado não está em sofrimento, pode-se tentar a trombectomia e nova anastomose, com ou sem a colocação de enxertos arteriais. A persistência da TAH requer retransplante. É uma complicação com sérias conseqüências não só para o receptor, como também para o programa, pois consome outro fígado disponível que poderia ser ofertado a outro possível receptor.

A heparinização do doente no pós-operatório tem sido boa conduta para prevenir a trombose da artéria hepática, notadamente no transplante intervivos. Além disso, é administrada droga antiagregante plaquetária – aspirina em baixas doses ou dipiridamol – durante dois a três meses de pós-operatório.

Imunossupressão
A imunossupressão torna possível o TOF alogênico. Os primeiros casos de TOF eram submetidos à imunossupressão com azatioprina e corticosteróide em doses elevadas, experiência proveniente do transplante renal. Doses altas de corticosteróides levavam, quase invarialvemente, a infecções sistêmicas graves e alta mortalidade. Com a introdução, em 1982, da ciclosporina A (CYA) como droga imunossupressora potente, foi possível diminuir de modo significativo as doses diárias de corticosteróide, diminuindo com isso a incidência de complicações infecciosas. A introdução da CYA como droga imunossupressora modificou a evolução dos transplantes de órgãos, tornando esses procedimentos terapêuticos mais difundidos, universalmente aceitos como terapia, com o aparecimento de diversos centros de transplantes de órgãos em todo o mundo.

Ciclosporina A
É a droga de escolha na maioria dos centros de transplante do mundo. É habitualmente utilizada em associação com corticosteróides, permitindo diminuição da dosagem diária destes. Age bloqueando a ação da interleucina-2 e como conseqüência na ativação das células T citotóxicas, enquanto as células T supressoras continuam em atividade. A droga é metabolizada no fígado por meio da enzima P450. Dessa forma, qualquer droga que atua sobre a enzima P450 pode alterar o metabolismo da CYA.

É droga nefrotóxica e, por isso, deve ser administrada no pós-operatório apenas após a função renal estar recuperada. É ainda hepatotóxica, causa hipertensão, retenção de líquidos e sódio, excreção aumentada de magnésio, convulsões independentemente da hipertensão e seu uso a longo prazo provoca hirsutismo e hiperplasia gengival.

Os níveis sangüíneos devem ser monitorizados a curto prazo por um dos vários métodos disponíveis para dosagem sangüínea: radioimunoensaio, cromatografia líquida ou imunofluorescência em aparelho de TDx, o mais usado na atualidade. Conforme o método de dosagem, os níveis sangüíneos são controlados para se obter níveis próximos a 400 a 500ng/ml nos primeiros 30 dias após o TOF e níveis menores nos meses subseqüentes.

Corticosteróide
É sempre utilizado em associação com outra droga imunossupressora, pois isoladamente é incapaz de evitar a rejeição. É utilizado no tratamento da rejeição aguda, quando consegue reverter o processo em cerca de 80% das vezes. Age impedindo macrófagos na liberação de interleucina-1 e como conseqüência bloqueia a liberação de interleucina-2 de células T ativadas. Sua administração propicia o aparecimento de infecções, e seu uso prolongado leva a atraso do crescimento, úlceras gastrintestinais, retenção hídrica e osteoporose. As doses devem ser diminuídas tão logo seja possível. Em crianças, a diminuição acentuada do corticosteróide permite retomada do crescimento.

OKT3
É um anticorpo monoclonal de origem murina utilizado inicialmente para a reversão de episódios de rejeição aguda em aloenxertos renais. Posteriormente, passou a ser utilizado em transplante de fígado para a reversão de rejeição aguda corticorresistente. O anticorpo liga-se ao complexo CD3 localizado na superfície das células T periféricas. Essa ligação antígeno-anticorpo específica causa opsonização e conseqüente remoção pelo SRE de células T. A dose de OKT3 é monitorizada pela contagem de células CD3 na periferia. A droga é

mais eficaz em pacientes adultos que em crianças, devido, provavelmente, à maior intensidade de resposta imune observada. As doses, embora necessitem ser ajustadas conforme a resposta individual, variam de 2,5 a 5mg/dia.

Os efeitos colaterais incluem aumento da incidência de infecções virais e reações gerais. Sempre se associam drogas antivirais (DHPG), durante o tratamento, como agentes profiláticos. Reações gerais intensas são observadas principalmente à primeira dose. Ocorrem edema pulmonar, sintomas febris e sintomas meníngeos. O edema pulmonar é grave e pode levar à morte. A droga só deve ser administrada em crianças sem edema clínico, com radiografia de tórax sem infiltração pulmonar. Se necessário, administrar previamente diuréticos ou realizar hemofiltração para perda de líquidos corpóreos. A administração profilática concomitante de corticóides e dipirona ou acetominofen diminui a incidência desses efeitos colaterais.

FK506 (tracolimus)
É uma nova droga com atividade imunossupressora mais potente que a CYA e age bloqueando a produção e a expressão da interleucina-2. Da mesma forma que ocorre com a CYA, os principais efeitos colaterais são nefro e neurotoxicidade. Embora a droga possa ser usada como imunossupressor primário, é utilizada no resgate de pacientes com rejeição refratária a corticosteróides e na rejeição crônica. Tem ganho aceitação no transplante pediátrico por provocar menos hipertensão e ausência de hirsutismo.

Esquema de imunossupressão em uso no Instituto da Criança "Prof. Pedro de Alcantara"
É administrado corticosteróide (metilprednisolona) na dose de 20mg/kg, por via IV, logo após a revascularização do enxerto. Nos dias subseqüentes, são administradas doses decrescentes, até a dose de cerca de 0,3mg/kg/dia no final da primeira semana. A dose de manutenção é de 5 a 7,5mg/dia, com tendência à queda ao longo do tempo, na ausência de episódios de rejeição. Crianças mantidas com doses mais elevadas de esteróides apresentam atraso no crescimento. O crescimento é readquirido com adequação da dose.

A CYA é administrada apenas ao final do primeiro ou segundo dia de pós-operatório, de preferência iniciando por via oral, na dose de 12,5 a 17,5mg/dia, em duas tomadas. Quando a via oral não for possível, administrar 4 a 5mg/kg/dia por via IV, em duas doses diárias, adaptando-se a dose conforme as dosagens dos níveis sangüíneos, os quais devem ser diários nas primeiras semanas após o trans-

plante. Os níveis a serem alcançados variam conforme o método de dosagem. No método TDx monoclonal, os níveis adequados são entre 200 e 350ng/ml. Doses de CYA para manter os níveis sangüíneos em patamares estáveis e adequados variam de caso para caso. Não utilizamos azatioprina. As indicações de FK506 foram anteriormente apontadas.

O tracolimus (nome comercial: Prograf) é uma nova droga imunossupressora, mais potente que a CYA, de grande utilidade para resgates de pacientes com episódios de rejeição corticorresistentes, bem como para a imunossupressão básica primária. A dose para criança é de 0,15 a 0,20mg/kg/dia, e os níveis sangüíneos devem permanecer entre 8 e 12ng/dl.

Prognóstico e sobrevida
Crianças submetidas a TOF têm, de modo geral, melhor sobrevida que adultos em percentual de 10 a 20% dos casos. A diferença deve-se às melhores condições renais, cardiocirculatórias e, provavelmente, ao tipo de hepatopatia da criança, na qual predominam as doenças colestáticas. Os erros inatos do metabolismo são geralmente mais benignos, com menor grau de hipertensão portal. A sobrevida nesse tipo de indicação é uniformemente superior em todos os centros de TOF pediátrico. As doenças colestáticas, como na atresia das vias biliares, a mais freqüente indicação de TOF em crianças, levam à insuficiência hepática grave, com alterações da função hepatocitária, apenas nas fases finais da doença. Isso permite que as crianças sejam operadas sem graves distúrbios da coagulação. A hepatite fulminante, ou outra forma de insuficiência hepática aguda, geralmente é acompanhada de lesão hepatocelular grave, alterações da função renal e distúrbios neurológicos, fazendo com que esse grupo seja o de pior prognóstico. No Instituto da Criança, o programa de TOF infantil iniciou-se em setembro de 1989 e, até janeiro de 2000, foram realizados 95 transplantes hepáticos com sobrevida atuarial de 81,5%. Excluídos os casos de hepatite fulminante, a sobrevida é de 80% para transplante com fígado inteiro e 87% quando se utiliza fígado reduzido. As principais causas de morte foram o não-funcionamento primário do enxerto e a infecção sistêmica grave. O retransplante possibilitou a recuperação de 70% dos casos em que esse procedimento foi necessário, aumentando, com isso, o índice de sobrevida final. Após o transplante, as crianças readquirem o crescimento pondo-estatural e, a maioria, o desenvolvimento intelectual e de suas funções cognitivas. Nas adolescentes, os ciclos menstruais normalizam-se manifestando integral capacidade de procriação.

| 19 | **Hérnia Diafragmática Congênita** |

DARIO OLIVEIRA FAUZA

O diafragma pode ser sede de diversas malformações congênitas. O termo hérnia diafragmática congênita (HDC), ou hérnia de Bochdalek, é um defeito congênito com solução de continuidade do diafragma na porção póstero-lateral do músculo.

O diafragma é de origem mesodérmica e resulta da fusão de quatro componentes embrionários: dois ímpares – o septo transverso e o mediastino (ou mesentério dorsal do esôfago) –, e dois pares – os dois lados da musculatura da parede do tronco e as duas membranas pleuroperitoneais. Desvios do desenvolvimento normal de cada um desses componentes dão origem a diferentes malformações diafragmáticas. O quadro 5. 21 sumariza as diversas origens embriológicas do diafragma e as relaciona com diferentes tipos de defeitos diafragmáticos.

ASPECTOS HISTÓRICOS

A primeira descrição de herniação diafragmática foi feita por Ambroise Paré, em 1579. Em 1848, Vincent Alexander Bochdalek descreveu dois casos de HDC, localizando o defeito diafragmático na porção póstero-lateral do músculo, daí a origem dos termos hérnia e forame de Bochdalek.

Em 1940, a primeira cirurgia com sobrevida em um recém-nascido, de 40 horas de vida, foi reportada por William E. Ladd e Robert E. Gross. Gross foi também o primeiro a divulgar resultado satisfatório após cirurgia em criança com menos de 24 horas de vida, em 1946. Em 1977, German e cols. relataram o primeiro caso de criança com HDC a sobreviver com o auxílio de suporte extracorpóreo prolonga-

Quadro 5.21 – Origens embriológicas do diafragma e defeitos diafragmáticos correspondentes.

Estrutura embriológica	Tempo (semanas)	Porção formada	Defeito diafragmático
Septo transverso	3-4	Tendão central	Hérnia pericárdica (defeito ventral)
Membranas pleuroperitoneais Mediastino (mesentério dorsal)	7-8	Diafragma primitivo Porção mediana e pilares	Hérnia de Bochdalek (defeito póstero-lateral)
Parede do tronco	9-12	Periferia muscular (ventrolateral e dorsal)	Hérnia de Morgagni (defeito paraesternal) e eventração

do (ECMO, "extracorporeal membrane oxygenation"). Em 1989, Michael Harrison apresentou pela primeira vez casos de HDC tratados por cirurgia fetal aberta em humanos, com o nascimento de crianças vivas; porém, não houve sobrevida a médio prazo. Esta veio a ser reportada pelo mesmo grupo em 1992, no entanto, apenas em pequena porção dos fetos operados. O primeiro transplante de pulmão bem-sucedido aplicado no tratamento de HDC foi realizado em recém-nascido em 1992, pelos grupos de Stephen Shochat e Vaughn Starnes. Também, em 1992, Jay M. Wilson demonstrou, pela primeira vez, em animais com HDC experimental, que é possível acelerar significativamente o crescimento dos pulmões e reverter a hipoplasia pulmonar associada à hérnia, se a traquéia fetal for completamente ocluída. Em 1994, foi realizada a primeira aplicação bem-sucedida desse princípio em um feto humano, por técnica aberta, pelo grupo de Harrison. Esse mesmo grupo conduziu estudos envolvendo a oclusão da traquéia fetal por via videofetoscópica. Em 1995, demonstramos experimentalmente que é possível acelerar o crescimento pulmonar também após o nascimento, por meio de distensão alveolar contínua com perfluorocarbonados. Os primeiros estudos da utilização dessa técnica em humanos, com o auxílio de ECMO, estão em andamento. Os esforços atuais para o tratamento de HDC com hipoplasia pulmonar grave concentram-se principalmente em torno da aplicação dos princípios de controle do crescimento pulmonar, seja antes, seja após o nascimento.

EPIDEMIOLOGIA

Os resultados de estudos de prevalência de HDC variam de 1:1.200 a 1:12.000 nascimentos. Não há tendência evidente de diferenças raciais na prevalência da HDC. Parece haver maior prevalência de HDC nas populações rurais que nas urbanas. Essa observação ainda não foi confirmada. Há preferência pelo sexo masculino (1,5:1) apenas nos casos de HDC isolada; nas crianças com outras malformações congênitas associadas, bem como em toda a população com HDC, a distribuição dos sexos é normal.

PATOLOGIA

Etiologia

A etiologia da HDC é desconhecida. Apenas em algumas síndromes raras, caracterizadas por determinadas malformações associadas que incluem herniações diafragmáticas, há origem genética bem estabelecida, como, por exemplo, nas trissomias dos cromossomos 13 e 18.

Patogenia

O conceito dominante, o de que a falha do fechamento do canal pleuroperitoneal é um defeito primariamente diafragmático e que são as vísceras abdominais herniadas para o tórax que impedem o desenvolvimento normal dos pulmões, explica a hipoplasia e a hipertensão pulmonares observadas quase que universalmente em associação com a HDC. Esse conceito foi amplamente confirmado por diversos modelos experimentais, em que um defeito diafragmático é cirurgicamente produzido em fetos, ou em que a herniação diafrag-

mática é mimetizada por uma prótese inflável colocada na cavidade pleural; todos esses modelos resultam em hipoplasia e hipertensão pulmonares ao nascimento.

Há ainda outras teorias, de menor aceitação, que tentam explicar a patogenia da HDC. Quaisquer que sejam a natureza e a localização do desvio primário, a presença de um defeito diafragmático em si geralmente leva à herniação de vísceras abdominais para o tórax, o que, por sua vez, provoca ou intensifica a hipoplasia pulmonar. Quanto mais precoce ocorrer a herniação para o tórax e/ou quanto maior for o volume herniado, mais intensa deverá ser a hipoplasia pulmonar.

Anatomia patológica

Macroscopia – o forame de Bochdalek é de localização pósterolateral (Fig. 5.76). O tamanho do defeito é variável, podendo ser desde 1cm ou menos de diâmetro, até a quase ausência completa do hemidiafragma afetado. O lado esquerdo é afetado em cerca de 85 a 90% dos casos, o lado direito em 10 a 15% e a bilateralidade é rara, ocorrendo somente em zero a pouco mais de 1% das crianças. Em apenas cerca de 15% dos pacientes pode-se observar um saco herniário. Não há relação entre o tamanho da abertura no diafragma e o volume herniado.

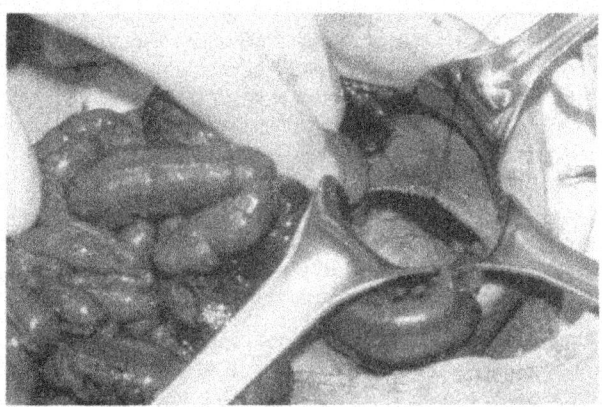

Figura 5.76 – Aspecto típico de achado intra-operatório (laparotomia subcostal esquerda) de recém-nascido com hérnia diafragmática congênita. Note o defeito na região póstero-lateral do diafragma esquerdo, reparado por um fio de sutura.

Como resultado do volume herniado para o tórax, o mediastino geralmente está desviado para o lado contralateral ao da hérnia (Fig. 5.77). Ambos os pulmões, mas principalmente aquele ipsilateral ao defeito diafragmático, são de volume e peso reduzidos. A lobulação pulmonar nem sempre é normal. A conformação dos lobos pulmonares é geralmente distorcida. O número de gerações bem como as dimensões das vias aéreas estão reduzidos, principalmente do lado ipsilateral ao defeito diafragmático. As artérias pulmonares, assim como o número e as dimensões de seus ramos, são menores que o normal, guardando uma relação de proporção com o menor tamanho dos pulmões, principalmente do lado da hérnia.

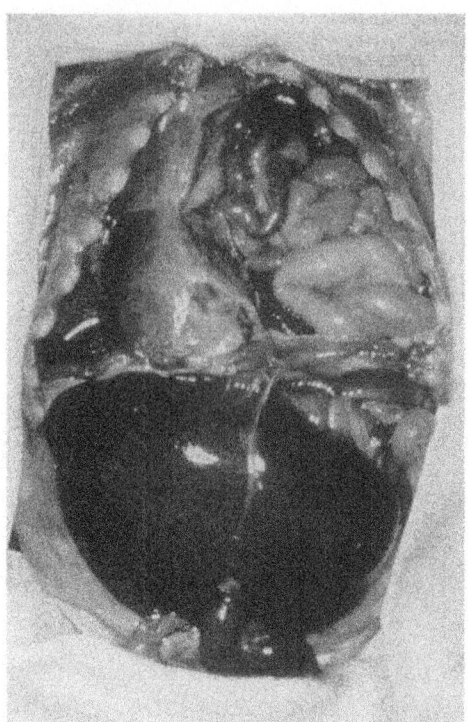

Figura 5.77 – Aspecto típico de achado de necropsia de recém-nascido com hérnia diafragmática congênita. Note os órgãos abdominais herniados para o hemitórax através de defeito póstero-lateral no diafragma ipsilateral e o desvio do mediastino para a direita. Não se observa saco herniário.

A herniação de órgãos abdominais para o tórax e a hipoplasia pulmonar podem ter como conseqüência direta o surgimento de diversas outras anomalias. Por isso, não se considera que essas anomalias sejam malformações congênitas associadas à HDC, mas sim partes integrantes da chamada "síndrome da HDC". As mais freqüentes dessas anomalias são: persistência do ducto arterioso, persistência do forame oval e má rotação intestinal. Menos freqüentemente, também podem ser resultado direto da HDC: volvo gástrico, anormalidades do tamanho da cavidade torácica, baço acessório e/ou fibrose esplênica congênita em HDC esquerda, anormalidades da lobulação do fígado em HDC direita e hipoplasia e/ou fibrose do lobo do fígado ipsilateral à HDC. A capacidade continente da cavidade abdominal geralmente está diminuída.

Microscopia – os efeitos da HDC nos pulmões variam conforme o período da gestação em que a hérnia se estabeleceu e o volume herniado para o tórax. O pulmão ipsilateral à hérnia é mais afetado que o contralateral, porém ambos estão comprometidos.

O número de gerações de brônquios menores e bronquíolos está reduzido, por vezes com total desaparecimento dos bronquíolos e, conseqüentemente, alvéolos que terminam diretamente em brônquios.

O número de alvéolos está diminuído em termos absolutos e também em relação ao volume pulmonar. Todavia, o número de alvéolos por ácino pode estar tanto reduzido como normal, sugerindo que a diminuição do número total de alvéolos é resultado, principalmente, da redução do número de bronquíolos terminais. Os alvéolos são menores que o normal.

Acompanhando a redução do número de gerações de vias aéreas, há menor número absoluto de ramos arteriais; todavia, a densidade de artérias intra-acinares pode ser normal. O diâmetro das artérias apresenta-se diminuído. Há hipertrofia das camadas muscular e adventícia em todos os níveis, assim como extensão da presença de musculatura a artérias mais distais que o normal. Quanto mais hipoplástico for o pulmão, mais intensa será a muscularização arte-

rial excessiva. Estudos indicam que o sistema surfactante está deprimido, porém não se sabe se à custa de um menor número de pneumócitos tipo II ou não.

Fisiopatologia

Os aspectos cardinais da fisiopatologia da HDC são a hipertensão pulmonar com persistência do padrão de circulação fetal e a redução do volume corrente e complacência pulmonares. Essas manifestações são de intensidades variáveis, podendo ir desde inexistentes até níveis incompatíveis com a vida. Segundo alguns autores, uma deficiência do sistema surfactante também faz parte da fisiopatologia da HDC, porém esse conceito ainda não foi universalmente aceito.

Ao contrário do que acontece com as vias aéreas, boa parte da resistência vascular pulmonar (RVP) reside nas estruturas periféricas (artérias menores, arteríolas e capilares); assim, como conseqüência da redução do número absoluto de ramos arteriais e da diminuição de seu diâmetro observada em HDC, a área seccional total das artérias apresenta-se diminuída, e a RVP, em geral significativamente aumentada. Outros fatores que contribuem para o aumento da RVP são a hipermuscularização das artérias e a maior reatividade destas, isto é, estímulos de natureza fisiológica, como, por exemplo, hipoxia alveolar, hipoxemia, hipercapnia, acidose, cianose, hipotermia e/ou quaisquer distúrbios, como alguns mediadores da resposta inflamatória, manipulação ou instrumentação da criança, incluindo até mesmo uma radiografia simples, podem estimular vasoconstrição intensa e aumentar a RVP. Além de uma possível participação da hipertrofia muscular das artérias e arteríolas como fator causal, outros fatores também podem explicar o aumento da RVP e a hiper-reatividade vascular. Alguns dados experimentais apontam para uma deficiência de óxido nítrico endógeno por depressão da atividade da óxido nítrico sintetase na vasculatura pulmonar. Desbalanços na homeostase de prostanóides e aumentos dos níveis de endotelina-1 também foram observados.

O aumento da RVP leva à hipertensão pulmonar e à redução do fluxo sangüíneo para os pulmões, aumento da pressão diastólica final no ventrículo direito e tendência à persistência do padrão de circulação fetal, com "shunt" direito-esquerdo através do ducto arterioso e forame oval. A diminuição do fluxo sangüíneo pulmonar e "shunt" direito-esquerdo levam a hipoxemia, hipercapnia e acidose, que, por sua vez, são estímulos da vasoconstrição pulmonar, piorando a hipertensão, com conseqüente intensificação do padrão de circulação fetal e assim por diante, estabelecendo-se um círculo vicioso difícil de ser quebrado. Por vezes, seja no pré ou no pósoperatório, as crianças atingem níveis satisfatórios de oxigenação e evoluem de maneira estável até que, por um estímulo qualquer, esse círculo vicioso de padrão circulatório fetal venha a se estabelecer. Esse período temporário de estabilidade que precede a intensificação ou a perpetuação da hipertensão pulmonar é o chamado "lua-de-mel", freqüentemente observado em recém-nascidos com HDC. Crianças que evoluem com hipoxemia persistente sem nunca atravessar um período de "lua-de-mel" geralmente apresentam hipoplasia pulmonar mais intensa e alterações mais graves da vasculatura pulmonar.

No feto, o sangue oxigenado proveniente da placenta retorna ao coração direito através da veia umbilical e cruza o forame oval e o ducto arterioso em direção à aorta, de tal modo que apenas cerca de 7% do débito cardíaco passa pelos pulmões. Assim, os distúrbios hemodinâmicos associados à hipertensão pulmonar em HDC raramente se manifestam durante a vida intra-uterina. Após o nascimento, no entanto, o estado hemodinâmico tende a deteriorar, com sobrecarga e possível falência do coração direito. Por isso, insuficiência cardíaca pode fazer parte da fisiopatologia da HDC e a sobrevida depende, em boa parte, da capacidade do miocárdio de suportar o aumento de carga imposto pela vasculatura pulmonar. O desvio do mediastino pelo conteúdo herniado, resultando em dimuição do retorno venoso para o coração, também pode contribuir para piorar ainda mais o estado hemodinâmico.

A hipertensão pulmonar é persistente, sendo a principal responsável pela mortalidade das crianças no período neonatal. Sabe-se que recém-nascidos submetidos à pneumonectomia total mantêm bons níveis de oxigenação e de eliminação de gás carbônico e não tendem a desenvolver hipertensão pulmonar clinicamente significante, isto é, a simples falta de parênquima pulmonar em si não explica todas as alterações comumente observadas em crianças com HDC. Geralmente, as anormalidades da vasculatura pulmonar são bem mais relevantes clinicamente do que a falta de alvéolos (hipoplasia pulmonar) em si.

Mais raramente, pode haver perfurações e/ou estrangulamento de vísceras ocas intratorácicas, volvos gástricos ou intestinais e/ou hemotórax e hipovolemia por rotura do baço herniado.

QUADRO CLÍNICO

Noventa por cento dos pacientes com HDC são sintomáticos nas primeiras 24 horas de vida. Quanto mais cedo surgirem os sinais e os sintomas, mais grave deve ser o comprometimento pulmonar. Recém-nascidos sintomáticos nas primeiras 6 horas de vida são considerados de alto risco e perfazem 88% do total de casos.

Quando a criança é sintomática nas primeiras 24 horas após o nascimento, a principal manifestação clínica é o desconforto respiratório. Há taquipnéia associada a retrações esternal, subcostal e supraclavicular, cianose e/ou palidez. Os valores das contagens de Apgar tendem a ser baixos. A dispnéia tende a piorar com o passar do tempo por três motivos: distensão gasosa progressiva do intestino intratorácico; acelerada por aerofagia, comum em crianças com desconforto respiratório; aumento gradual do volume herniado para o tórax, como resultado da pressão negativa provocada pelos movimentos inspiratórios; e hipoxemia, hipercapnia e acidose progressivas, conseqüentes principalmente ao círculo vicioso gerado pela hipertensão pulmonar persistente. O abdome é escafóide, devido à migração das vísceras abdominais para o tórax, porém, por causa de possível distensão gasosa do intestino residual na cavidade abdominal, pode ter aspecto praticamente normal. O tórax pode estar distendido ou assimétrico. O *ictus cordis* e as bulhas cardíacas estão comumente deslocados para o lado contralateral ao da hérnia. Por vezes, o mesmo acontece com a traquéia. No hemitórax ipsilateral, o murmúrio alveolar pode estar diminuído ou ausente, enquanto ruídos intestinais podem estar presentes. Pode haver instabilidade hemodinâmica com tendência à hipotensão arterial, devido ao desvio do mediastino para o lado contralateral ao da hérnia, resultando em diminuição do retorno venoso, ou devido à insuficiência cardíaca conseqüente à sobrecarga do coração direito. O desvio do mediastino também pode provocar, mais raramente, síndrome da veia cava superior. Se não tratado, um recém-nascido sintomático geralmente vai a óbito em poucas horas ou minutos.

Mais raramente no período neonatal, pode haver manifestações resultantes de perfuração e/ou estrangulamento de vísceras ocas intratorácicas, volvos gástricos ou intestinais e/ou rotura do baço herniado, quais sejam: obstruções digestivas, coleções pleurais líquidas, incluindo empiema e hemotórax, febre, coagulopatia, hipotensão arterial, anemia e/ou choque.

Quando a HDC se manifesta fora do período neonatal, síndromes suboclusivas ou oclusivas do trato gastrintestinal são mais comuns do que o desconforto respiratório. Quando presente, este último, mais comumente, é leve a moderado. O espectro de possíveis expressões clínicas da HDC de manifestação tardia é bastante amplo, incluindo, além de obstrução digestiva e desconforto respiratório, morte súbita, atraso do crescimento, estrangulamento e/ou perfurações de víscera oca intratorácica (com possível sepse, empiema, pneumo-

tórax e/ou hemotórax), rotura de baço herniado (com hemotórax, anemia e possível choque hipovolêmico), infecções de vias aéreas e/ou pneumonias de repetição, obstrução urinária por herniação do ureter, dor torácica, dor abdominal, vômitos, diarréia, anorexia, abdome agudo, apendicite intratorácica e talvez outras insuspeitadas.

Nos casos de HDC bilateral, nem sempre cada lado se manifesta clinicamente ao mesmo tempo, podendo haver apresentação atrasada de um deles.

DIAGNÓSTICO

Nos países desenvolvidos, cerca de 80% dos casos de HDC são diagnosticados por ultra-sonografia pré-natal. Esse índice continua subindo, devido à aplicação cada vez maior de exames ultra-sonográficos como parte da rotina do acompanhamento pré-natal e aos constantes avanços em tecnologia de ultra-sonografia de alta resolução. Independentemente da rotina diagnóstica pré-natal, a ultra-sonografia do feto deve ser indicada sempre que houver poliidrâmnio, uma vez que a HDC é uma de suas causas, aparentemente devido à diminuição do volume de líquido amniótico deglutido pelo feto, provavelmente por causa de obstrução digestiva relacionada à hérnia. A HDC pode ser diagnosticada por ultra-sonografia desde a 11ª semana de vida intra-uterina até o termo; exames previamente negativos podem tornar-se positivos a qualquer momento. Tanto resultados falso-negativos como falso-positivos podem ocorrer. Geralmente, o exame oferece um resultado preciso em 88 a 94% das vezes. Por outro lado, caso certos princípios técnicos não sejam seguidos com rigor, o índice de falso-negativos pode ser superior a 50%. Muitas vezes, o conteúdo herniado identificado por ultra-sonografia move-se alternadamente para dentro e para fora do tórax, como se a HDC fosse um processo dinâmico. Foi relatado caso de HDC diagnosticado no segundo trimestre e aparentemente resolvido espontaneamente durante o terceiro trimestre, com o nascimento de uma criança normal. Os diagnósticos diferenciais da HDC detectada por ultra-sonografia pré-natal são: malformação adenomatóide cística, eventração do diafragma, hérnia de Morgagni, hérnia do hiato esofágico, pentalogia de Cantrell, agenesia primária do diafragma, hérnia pericárdica, seqüestros pulmonares, cisto de pulmão, duplicação do diafragma, leiomiosdarcoma do pulmão, teratoma mediastinal, atresia de esôfago com fístula traqueoesofágica, agenesia primária de pulmão, hipoplasia primária de pulmão e duplicações intratorácicas do trato digestivo.

Imagens coloridas com Doppler podem facilitar a identificação de HDC. Em casos selecionados, se persistir a dúvida diagnóstica, pode-se recorrer a exames mais invasivos, como a amniografia, a tomografia computadorizada ou a ultra-sonografia com infusão intratorácica ou intraperitoneal concomitante de solução fisiológica como contraste. Recentemente, o diagnóstico por ressonância magnética ecoplanar vem ganhando espaço como alternativa bem menos invasiva nesses casos. Em muitas instituições, o diagnóstico antenatal de HDC leva automaticamente à indicação da análise do cariótipo fetal por meio de amniocentese, biopsia vilocorial ou punção do cordão umbilical, pois, caso seja detectada alteração cromossômica, cogita-se o término eletivo da gravidez.

Após o nascimento, a radiografia simples de tórax é quase sempre suficiente para confirmar o diagnóstico. A imagem típica é a de alças intestinais nos campos pulmonares, com desvio do mediastino para o lado contralateral ao da hérnia e diminuição ou ausência de gás no abdome (Fig. 5.78). Caso a radiografia seja obtida antes do enchimento do trato digestivo com gás, ou se os intestinos não estiverem herniados (o que é mais comum à direita), pode haver dúvida diagnóstica. A presença de uma sonda gástrica radiopaca muitas vezes ajuda na interpretaçãso da radiografia, caso o estômago esteja herniado (Fig. 5.78). Os diagnósticos são os mesmos do diagnóstico pré-natal.

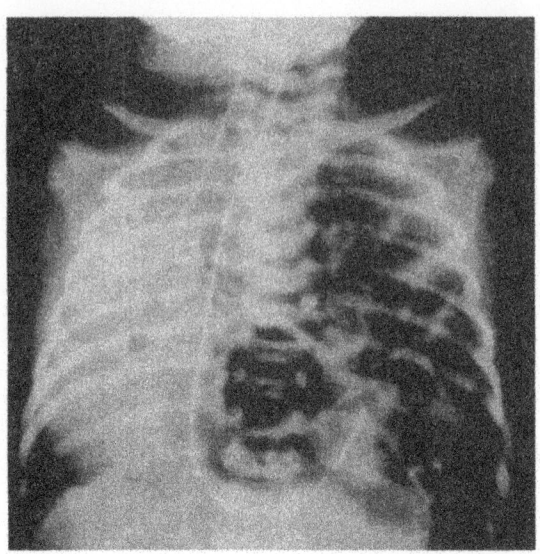

Figura 5.78 – Aspectos típico de radiografia simples de tórax de recém-nascido com hérnia diafragmática congênita esquerda (mesmo paciente mostrado na figura 5.77). Note a presença de alças intestinais no hemitórax esquerdo, o desvio do mediastino para a direita e a sonda gástrica no tórax.

Nos casos de HDC de manifestação tardia, geralmente o diagnóstico também pode ser feito apenas por radiografia simples de tórax. Também, a passagem de sonda gástrica pode facilitar a interpretação da radiografia, muitas vezes, com história de radiografia de tórax prévia normal. É importante lembrar da possibilidade de HDC fora do período neonatal; caso contrário, provavelmente, o diagnóstico será atrasado e confundido principalmente com pneumonia, pneumatoceles, malformação adenomatóide cística, pneumotórax, derrame pleural, eventração diafragmática, cisto de pulmão, nódulo de pulmão ou seqüestros pulmonares.

ANOMALIAS ASSOCIADAS

Crianças que nascem com malformações maiores têm risco bem mais elevado que as da população em geral de serem portadoras de outras anomalias congênitas associadas. A incidência de anomalias associadas à HDC varia desde rara até 56%. Há várias explicações para essa disparidade estatística: a inclusão ou não de anomalias diretamente relacionadas à HDC e consideradas parte integrante da "síndrome da HDC", como hipoplasia pulmonar, persistência do ducto arterioso, persistência do forame oval, má rotação intestinal e outras.

Em levantamento detalhado de 166 recém-nascidos de alto risco (sintomáticos nas primeiras 6 horas de vida), observamos que 39% das crianças eram portadoras de uma ou mais malformações congênitas associadas à HDC. Anomalias cardíacas foram as mais comuns, encontradas em 63% dos pacientes, índice maior que todas as demais juntas. Seguem-se as malformações geniturinárias (23%), gastrintestinais (17%), do sistema nervoso central (14%), esqueléticas (10%), cromossômicas (10%), pulmonares (5%) e outras (5%); em muitas crianças havia mais que uma anomalia associada.

É interessante notar que o diagnóstico pré-natal de HDC, principalmente se realizado antes de 25 semanas de gestação, é fator de risco para a presença de certas anomalias associadas que, per se, põem em risco a vida do paciente.

FATORES PROGNÓSTICOS

A busca de indicadores prognósticos confiáveis tem sido um aspecto marcante do estudo da HDC. Dado o amplo espectro de intensidade das alterações patológicas encontradas, tais marcadores são fundamentais para a comparação dos resultados de diferentes es-

tratégias de tratamento e para a identificação de estados incompatíveis com a vida em que não sejam justificáveis maiores esforços terapêuticos.

Sabe-se que certas variáveis clínicas têm relação com índices de sobrevida. Há uma relação inversa entre o tempo de início dos sintomas e a mortalidade. Atualmente, são de alto risco os recém-nascidos sintomáticos nas primeiras 6 horas de vida, já que é nesse grupo que são observados os menores índices de sobrevida. Não há diferença de mortalidade entre os sexos nos casos de HDC isolada, porém, nos casos com outras anomalias associadas, o óbito é mais freqüente no sexo feminino. Alguns autores sugerem que, quanto menor a idade gestacional ou menor o peso ao nascimento, menor é a probabilidade de sobrevivência. Menores valores nas contagens de Apgar também estão relacionados à maior mortalidade. O lado da hérnia não teve influência no prognóstico. Por outro lado, crianças que necessitaram receber uma prótese para a correção do defeito diafragmático tiveram menor sobrevida. Recém-nascidos portadores de outras anomalias, especialmente cardíacas, têm pior prognóstico.

Inúmeros estudos tentaram correlacionar índices de mortalidade a dados gasométricos e/ou ventilatórios, independentes ou integrados entre si. São eles: pH, "melhor" PCO_2 ou "melhor" PO_2 pós-ductais ou pré-ductais, gradiente alveoloarterial de O_2, pressão média nas vias aéreas, freqüência respiratória, complacência pulmonar, espaço morto e volume corrente. Talvez o mais popular desses marcadores pré-tratamento seja a "melhor" PO_2 pós-ductal, durante ventilação artificial convencional "máxima". Crianças com valores maiores que 100mmHg são chamadas de "responsivas", tendo melhor prognóstico, e vice-versa. Outros parâmetros utilizados com certa freqüência são os critérios de Bohn, que relacionam especialmente a PCO_2, principalmente pré-ductal, com o índice de ventilação (IV = freqüência respiratória × pressão média nas vias aéreas) entre as várias combinações possíveis; por exemplo, valores de PCO_2 maiores que 40mmHg com IV $\geq$ 1.000 indicam alta mortalidade. Valores gasométricos pré-ductais teriam maior valor prognóstico do grau de hipoplasia pulmonar do que valores pós-ductais, uma vez que estes últimos são mais influenciados pelo nível de hipertensão pulmonar e intensidade de "shunt" direito-esquerdo. Valores pré-ductais de PO_2 menores que 100mmHg e de PCO_2 maiores que 60mmHg teriam relação com mortalidade muito elevada. Os demais índices e equações são de menor aplicação prática e valor mais discutível.

Critérios imagenológicos também têm sido bastante estudados. Sabe-se que o diagnóstico pré-natal da HDC isolada (sem outras malformações associadas) não tem nenhum valor prognóstico, independentemente da idade gestacional em que é feito. Caso haja anomalias associadas, particularmente cardíacas, o prognóstico é tão ruim quanto o dos casos em que o diagnóstico da HDC é feito após o nascimento. O valor prognóstico de outros achados de ultra-sonografia fetal é controverso. Dois achados têm relação com sobrevida: a presença ou não do fígado no tórax e o quociente da área bidimensional do pulmão sobre a circunferência craniana – a herniação do fígado e/ou a menor área pulmonar relativa estariam relacionadas a pior prognóstico.

A introdução do ECMO foi um exemplo da vulnerabilidade dos dados de prognóstico, tornando sem valor as conclusões obtidas anteriormente ao seu emprego.

TRATAMENTO

A menos que haja desvio intenso do mediastino, resultando em comprometimento hemodinâmico ou em síndrome de oclusão da veia cava superior, ou suspeita de estrangulamento do conteúdo herniado, a HDC não é uma emergência cirúrgica. Ao contrário, sabe-se que a mecânica respiratória freqüentemente deteriora após a correção da hérnia. Não só a cirurgia de urgência é desnecessária e muitas vezes deletéria, mas também a estabilização pré-operatória contribui para a melhora dos resultados do tratamento. O tempo necessário para a estabilização geralmente varia de 12 a 48 horas, porém pode chegar a vários dias. Alguns autores sugerem que, quanto mais tarde se proceder a operação, melhor. Em determinados prematuros, de maior risco cirúrgico, pode-se chegar a esperar várias semanas, às vezes até mais de um mês, para se proceder a cirurgia.

A estratégia terapêutica nas crianças com HDC associada a outras malformações congênitas deve ser individualizada para cada paciente. Geralmente, prefere-se tratar a hérnia antes da outra anomalia. Porém, nos casos de HDC de alto risco associada a anomalias cardíacas, essa estratégia resulta em maus resultados, de praticamente 100% de mortalidade. A menos que a cardiopatia seja leve, está-se começando a considerar a possibilidade de se corrigir a malformação cardíaca concomitantemente à correção da hérnia. No entanto, ainda não se sabe se a concomitância das duas cirurgias terá algum impacto no atualmente péssimo prognóstico dessas crianças.

Uma das vantagens do diagnóstico pré-natal da HDC é a possibilidade de o parto ser planejado, de tal modo que ocorra em centro terciário de referência preparado para o tratamento dessa anomalia. Apesar de as diferenças nos índices finais de mortalidade entre casos detectados antes ou depois do nascimento não terem sido demonstradas, sabe-se que os resultados iniciais da reanimação pós-natal são melhores quando a presença da HDC já é conhecida antes do parto. Caso não haja contra-indicações de natureza obstétrica, prefere-se o parto normal ao cesáreo.

Pré-operatório

Ainda na sala de parto, nos casos diagnosticados por ultra-sonografia fetal, ou logo que confirmado o diagnóstico, se pós-natal, o recém-nascido deve ser intubado. A ventilação por máscara não deve ser efetuada antes da intubação, por causa do risco de maior distensão do estômago e intestinos herniados. Passa-se uma sonda gástrica, mantida com leve pressão negativa contínua, para minimizar essa distensão e drenar o ar deglutido. Estabelece-se acesso venoso, de preferência central, geralmente através da veia umbilical. Nos casos de HDC direita, há distorção significativa da anatomia do fígado, tornando impossível a cateterização dessa veia. Uma das artérias umbilicais é cateterizada para a monitorização da pressão arterial e dos dados gasométricos pós-ductais. Acesso arterial pré-ductal é obtido através da artéria radial direita ou de uma das artérias temporais superficiais. Monitores transcutâneos de oximetria de pulso são colocados em posições pré e pós-ductais. Diferenças iguais ou superiores a 10 pontos percentuais na saturação de oxigênio pré e pós-ductal sugerem hipertensão pulmonar e conseqüente "shunt" direito-esquerdo clinicamente relevantes. Se disponíveis, monitores transcutâneos de PO_2 e PCO_2 também podem ser posicionados em áreas pré e pós-ductais. Monitores de temperatura e freqüência respiratória são instalados. Pelo menos nos casos de alto risco, passa-se sonda vesical. Deve-se minimizar o volume de líquidos infundidos, para se evitar edema pulmonar. É administrada antibioticoterapia como profilaxia relacionada a tendência à aspiração pulmonar, geralmente com ampicilina e gentamicina. Na medida do possível, evita-se o uso de inotrópicos – essas drogas aumentam o débito cardíaco e a resistência vascular periférica. Quando inotrópicos são necessários, alguns preferem dobutamina ou adrenalina em baixas doses à dopamina ou noradrenalina, devido ao possível efeito de vasodilatação pulmonar daquelas drogas. Deve-se limitar a manipulação e a interação com a criança ao mínimo, em razão da extrema labilidade da vasculatura pulmonar.

Todos os recém-nascidos devem ser submetidos a ecocardiograma com Doppler, dada a freqüência e o impacto de anomalias cardíacas associadas. Caso seja detectada cardiopatia, conforme o diagnóstico específico, pode-se cogitar a correção cirúrgica dessa concomitante da hérnia, ou a contra-indicação de maiores esforços terapêuticos, nos casos considerados incompatíveis com a vida.

Tradicionalmente, os recém-nascidos são sedados, curarizados, hiperventilados e alcalinizados com bicarbonato de sódio ou trometamina (THAM), para minimizar a hipertensão pulmonar. Os parâmetros do respirador são controlados por gasometrias pós-ductais. Essa estratégia terapêutica, ainda utilizada por muitos centros, está relacionada a risco elevado da ocorrência de iatrogenias. A hipoplasia e, principalmente, a hipertensão pulmonares comumente resultam em baixas PO_2 e altas PCO_2 pós-ductais. Na busca da normalização dos valores gasométricos pós-ductais, os parâmetros do ventilador (freqüência respiratória – FR –, fração inspirada de oxigênio – FiO_2 –, pressão inspiratória de pico – PIP –, pressão expiratória final positiva – PEEP, de "positive end expiratory pressure" – e pressão média nas vias aéreas – PMVA) são freqüentemente aumentados a níveis que provocam hiperdistensão pulmonar e barotrauma grave, associado à toxicidade das altas FiO_2. Além de barotrauma a que crianças com HDC são especialmente vulneráveis, a hiperdistensão dos pulmões provoca aumento ainda maior da já elevada resistência vascular pulmonar, intensificando seus efeitos respiratórios e hemodinâmicos adversos. A alcalinização com bicarbonato de sódio pode levar a aumentos da PCO_2 e à sobrecarga de volume e sódio. A trometamina, por sua vez, pode ser útil a curto prazo, porém, relativamente, grandes volumes da droga são necessários, o que tende a provocar edema generalizado, inclusive pulmonar.

Recentemente, vem ganhando cada vez maior aceitação uma estratégia diametralmente diferente de tratamento de suporte da HDC. Baseia-se em sedação mínima, não-curarização, respiração apenas assistida pelo respirador, de preferência por meio de suporte à pressão com sincronizador de fluxo ou, se este não for disponível, apenas IMV ("intermittent mandatory volume") simples ou sincronizada, sem hiperventilação, hipercapnia permissiva e mínima ou nenhuma indução de alcalose. O acompanhamento é feito principalmente por gasometrias pré-ductais. Os parâmetros do ventilador são deixados no mínimo necessário para que a saturação arterial de oxigênio (SaO_2) pré-ductal seja maior ou igual a 90%, com tolerância por níveis altos de PCO_2 (hipercarbia permissiva), quaisquer que sejam os valores pós-ductais; em linhas gerais, a FR de base do respirador deve ser menor ou igual a 40 respirações por minuto (rpm), a PIP e a PEEP, respectivamente, no máximo 30 e 5cmH_2O, e a FiO_2, o menor possível. A menos que haja acidose metabólica, sugerindo baixa oferta de oxigênio, pode-se tolerar baixas PO_2 e SaO_2 pós-ductais, contanto que a quantidade de oxigênio no sangue pré-ductal seja adequada, uma vez que é esse o sangue que irriga o cérebro e o coração. Enquanto o pH estiver em níveis aceitáveis (geralmente não inferior a 7,25), pode-se tolerar hipercarbia. O principal objetivo desse princípio terapêutico é a minimização do barotrauma, uma das causas mais comuns de óbito quando a estratégia convencional é empregada. Apesar dos conhecidos efeitos benéficos da sedação em HDC, diminuindo a labilidade da vasculatura pulmonar, nessa estratégia deve-se sedar a criança com parcimônia, de tal modo que ela possa ativar efetivamente o respirador em sincronização de fluxo à pressão, se disponível, ou apenas IMV. Quando a criança controla a FR e, se em sincronização de fluxo, também o fluxo de ar proveniente do respirador, ela contribui mais para o volume minuto respiratório, sem comprometer a capacidade residual funcional. Esse esquema terapêutico também tende a minimizar os possíveis efeitos indesejáveis da alcalinização com bicarbonato de sódio ou trometamina.

Qualquer que seja a estratégia ventilatória, diversos vasodilatadores têm sido utilizados na tentativa de se diminuir a hipertensão pulmonar, além do óxido nítrico. São eles: tolazolina, nitroglicerina, nitroprussiato, acetilcolina, prostaglandina E_1, prostaglandina D_2, prostaciclina e nifedipina. Apesar do apelo teórico do uso dessas drogas, o problema com esses agentes é que eles não são suficientemente seletivos para a vasculatura pulmonar, provocando também queda da resistência vascular periférica e da pressão arterial sistêmica. Conseqüentemente, o gradiente através do ducto arterioso é pouco ou nada afetado, mantendo-se a tendência ao "shunt" direito-esquerdo. Além disso, pode haver vasodilatação de áreas mal ventiladas do pulmão, aumentando o "shunt" intrapulmonar. A queda da pressão arterial, por sua vez, pode levar à administração de volume e/ou inotrópicos, ambos indesejáveis. O mais popular desses agentes é a tolazolina, um bloqueador alfa-adrenérgico com leve efeito inotrópico e cronotrópico sobre o miocárdio. A tolazolina e outros vasodilatadores podem contribuir para a estabilização do paciente, por vezes prolongando o período de "lua-de-mel". Entretanto, ainda não se demonstrou aumento da sobrevida relacionado ao seu uso.

O mais potente vasodilatador pulmonar seletivo que se conhece é o óxido nítrico (NO) administrado por via endotraqueal. O NO é um mediador natural do relaxamento da musculatura lisa em geral, de ação apenas local, dada a sua meia-vida curtíssima; ele é o responsável pela atividade biológica do chamado fator relaxador derivado do endotélio. Quando administrado como parte do ar inspirado, o NO atravessa a membrana alveolocapilar por difusão e estimula a guanosina 3,5-monofosfato cíclica (GMP cíclico) da musculatura lisa das arteríolas pulmonares, induzindo vasodilatação. O NO então logo se combina com a hemoglobina e é inativado, sendo seu efeito limitado à vasculatura pulmonar. O NO vem sendo utilizado em alguns centros durante o tratamento da HDC, seja no pré, no intra, e/ou no pós-operatório, ou como teste de possível valor prognóstico, com resultados conflitantes. Às vezes, contribui para a estabilização temporária da criança, no entanto, mesmo quando esta responde satisfatoriamente, pode haver taquifilaxia e ainda não foi demonstrada a melhora do resultado final decorrente de seu uso. Ainda não está claro o papel do NO no tratamento da HDC.

Dada a possível deficiência do sistema surfactante em crianças com HDC, a instilação endotraqueal de surfactante exógeno também vem sendo estudada como adjuvante do tratamento. Os resultados obtidos até o momento, porém, não justificam sua aplicação generalizada, isto é, nos casos em que não haja indicação exclusivamente relacionada à prematuridade. Aparentemente, a administração de surfactante antes do NO aumenta as chances de ele surtir efeito. Dados experimentais também sugerem que, caso se decida pela utilização de surfactante exógeno, este deve ser administrado o mais precocemente possível, de preferência até antes do primeiro movimento respiratório.

A ventilação por oscilação de alta freqüência (VOAF) é uma forma de respiração artificial que mobiliza volumes de ar menores que o espaço morto anatômico em freqüências de até 40Hz ou 2.400 ciclos por minuto. A troca gasosa parece ocorrer não pelo fornecimento de volumes de ar sob pressão positiva, como na ventilação convencional, mas por um processo de difusão. Admite-se que a VOAF produz menos barotrauma que a ventilação convencional e facilita as trocas gasosas, principalmente a eliminação de CO_2, em determinadas situações. Essa forma de ventilação, isolada ou em combinação com o NO, vem sendo testada por vários serviços, com resultados variáveis. As indicações de seu uso em HDC ainda estão em processo de definição.

Independentemente da forma de ventilação, os pulmões de recém-nascidos com HDC são particularmente vulneráveis a barotrauma e a ocorrência de pneumotórax é relativamente comum. Com raríssimas exceções, não se deve drenar um pneumotórax ipsilateral à hérnia antes do reparo cirúrgico, devido ao risco de lesão iatrogênica de vísceras abdominais herniadas.

ECMO – desde meados da década de 80, o suporte extracorpóreo prolongado deixou de ser experimental e passou a fazer parte do arsenal terapêutico "standard" em HDC. Está bem claro que a introdução do ECMO resultou em melhora dos índices de sobrevida. Durante o suporte extracorpóreo, não há tempo suficiente para ocorrer crescimento pulmonar a ponto de se reverter a hipoplasia. Todavia, o ECMO age como uma "ponte", diminuindo ou eliminando o

componente de hiper-reatividade vascular pulmonar e permitindo a maximização da remodelação e aumento da complacência das artérias e arteríolas que normalmente ocorre após o nascimento, além de reduzir ao mínimo o barotrauma. O que ainda não está absolutamente claro, no entanto, é o melhor momento para se indicar ECMO em relação ao reparo cirúrgico da HDC. Não há diferença nos índices de mortalidade entre o seu emprego exclusivamente pré ou pós-operatório. A tendência atual é a indicação de ECMO, quando necessário, para a estabilização pré-operatória, com a correção da hérnia realizada em "bypass" e não somente após a retirada do suporte extracorpóreo. Já é possível se proceder à cirurgia durante ECMO com segurança e riscos mínimos de complicações hemorrágicas. Por outro lado, às vezes a criança está estável e não necessita de ECMO no pré-operatório, mas, durante ou após a cirurgia, há deterioração da função respiratória, quando ele é instituído.

Alguns autores propõem critérios gasométricos para a contra-indicação de ECMO ou cirurgia. Não excluímos nenhum paciente de ECMO ou da cirurgia, a menos que haja outras malformações congênitas associadas, principalmente cardíacas, que tornem a criança inviável.

Os critérios para a indicação de ECMO são discutíveis. No momento, é impossível definir uniformemente suas indicações nessa anomalia. A utilização de índices como indicação de ECMO em outras doenças, como índice de oxigenação (IO = PMVA × FiO_2/PO_2) acima de 40 ou o gradiente alveoloarterial de O_2 (A-aO_2) maior que 620mmHg, envolve tolerância à iatrogenia dependentes do respirador muito mais deletérios em HDC do que em outras doenças. Na HDC, o ECMO é geralmente indicado quando a criança não pode ser mantida sem que parâmetros "tóxicos" do ventilador sejam empregados. A definição desses parâmetros "tóxicos" é bem variável de uma instituição para outra. Em linhas gerais, não toleramos PIP e PEEP maiores que 30 e 5cmH_2O, respectivamente; deve ser possível diminuir progressivamente a FiO_2 até cerca de 60% em no máximo 72 horas e a FR de base do ventilador não deve exceder 40rpm. Podem-se tolerar freqüências maiores quando em sincronização de fluxo à pressão, ou IMV simples ou sincronizada. O controle dessas variáveis é dependente principalmente de gasometrias pré-ductais. Caso não se possa manter a criança com parâmetros do respirador iguais ou inferiores a estes, tenta-se VOAF e/ou NO antes de se indicar ECMO, a menos que uma parada cardiorrespiratória seja iminente, quando então o "bypass" deve ser instituído de imediato. Sempre que possível, prefere-se o ECMO venovenoso ao venoarterial. Se o suporte extracorpóreo tiver que ser indicado durante a estabilização pré-operatória, opera-se a criança em ECMO.

Em regiões onde o ECMO não é disponível, a VOAF é a opção na tentativa de se evitar ou minimizar barotrauma conseqüente a eventual tendência a altos parâmetros de ventilação convencional.

Cirurgia

Caso o paciente esteja em ECMO, inicia-se a infusão de ácido aminocapróico, um inibidor da fibrinólise, cerca de 2 horas antes da operação, ao mesmo tempo que se reduz o tempo de coagulação ativada. Caso VOAF e/ou NO estejam sendo utilizados, estes não precisam ser descontinuados durante a cirurgia; ao contrário, podem até ser úteis em casos selecionados. Se nem ECMO, VOAF, ou NO estiverem em uso, a ventilação mais apropriada é a de baixa pressão e alta freqüência. Ventiladores convencionais de anestesia são complacentes e têm espaço morto muito grande para que se possa ventilar adequadamente essas crianças.

A anestesia é geral, porém utiliza-se cateter de peridural contínua, o que facilita a descurarização precoce no pós-operatório, mantendo ainda certo grau de relaxamento da parede abdominal. Tudo isso permite, se necessário, o prosseguimento da sincronização de fluxo, ou IMV, logo após a cirurgia, além de eliminar possível tendência de retenção de volume conseqüente ao uso continuado de curare. O óxido nitroso não deve ser utilizado, uma vez que provoca distensão intestinal.

Prefere-se a via abdominal subcostal à torácica. Sempre que possível, prefere-se o reparo primário do defeito diafragmático, com fio inabsorvível. Por outro lado, não se deve forçar a sutura primária do diafragma sob tensão, uma vez que essa manobra terá várias conseqüências danosas: o diafragma ficará plano, tenso, terá função limitada, haverá aumento exagerado da cavidade torácica, com conseqüente hiperexpansão alveolar no pulmão ipsilateral, contribuindo para a piora da hipertensão pulmonar e do barotrauma. A tensão poderá ser transmitida ao gradeado costal, resultando em deformidades da parede torácica, e, por fim, haverá diminuição do volume da cavidade abdominal, dificultando o fechamento da laparotomia. Caso o fechamento primário do diafragma não seja possível sem tensão, a prótese de PTFE (teflon) expandido é a preferida, principalmente por provocar menos reação do que as outras.

Pouco antes da conclusão do fechamento do diafragma é realizada drenagem pleural, em selo d'água. Não se deve estabelecer succção contínua. A capacidade da cavidade peritoneal pode estar diminuída e pode ser difícil fechar o abdome. O fechamento sob tensão pode resultar em diminuição do retorno venoso por compressão da veia cava inferior, comprometimento do fluxo sangüíneo renal e diminuição da expansibilidade torácica e da capacidade ventilatória. Nesses casos, manobras digitais de distensão da parede do abdome podem ser úteis. Quando não é possível fechar a parede abdominal sem tensão, utiliza-se prótese de politetrafluoretileno (PTFE), preferencialmente, silicone ou dácron, seguida de redução seriada, até fechamento completo da parede.

Pós-operatório

Caso a criança não esteja em ECMO e a ventilação com sincronização de fluxo ou IMV estava sendo empregada antes da cirurgia, deve-se logo voltar a esse modo de respiração, se necessário, pela reversão farmacológica da curarização. A anestesia peridural contínua facilita muito essa transição, bem como a manutenção da ventilação sincronizada ou IMV no pós-operatório imediato.

Apesar de algumas crianças melhorarem após a correção cirúrgica da hérnia, freqüentemente há deterioração, pelo menos temporária, da mecânica respiratória no pós-operatório imediato. Admite-se que isso se deva a distorções anatômicas resultantes no diafragma e caixa torácica, hiperinsuflação dos dois pulmões e elevação da pressão intra-abdominal. Nesses casos, é comum ser necessário que os parâmetros do respirador sejam aumentados, ou que outros modos de ventilação, isto é VOAF e/ou NO, sejam tentados, ou, finalmente, que se recorra ao ECMO. Ocasionalmente, crianças já retiradas de ECMO têm que ser recolocadas.

A administração de líquidos deve ser feita com atenção. Ao mesmo tempo que há tendência à hipovolemia devido ao traumatismo cirúrgico e ao sangramento, recém-nascidos com HDC, muitas vezes, comportam-se como portadores de secreção inadequada de hormônio antidiurético, com tendência à retenção de água. A explicação não é clara.

O dreno não é removido enquanto o paciente estiver intubado. Quando o paciente já estiver extubado e a drenagem de líquido seroso cessar, o dreno pode ser retirado. Às vezes, demora para o pulmão ocupar todo o espaço pleural. Nesses casos, pode-se tentar remover o dreno e permitir que a cavidade pleural seja preenchida por líquido.

RESULTADOS

Mesmo entre os centros que contam com todas as opções terapêuticas conhecidas, há grande variabilidade nos índices de sobrevida da HDC. Vários motivos explicam essa disparidade. Por um lado, as populações de pacientes com relação à porcentagem de crianças de alto risco diferem muito de uma série para a outra. Além disso, muitas vezes, os recém-nascidos em estado mais grave vão a óbito antes de chegarem a um centro de referência e não são incluídos nas estatísticas – é a chamada "mortalidade oculta", descrita por Harrison. Por outro lado, muitas revisões deliberadamente excluem crianças consideradas portadoras de hipoplasia pulmonar incompatível com a vida com base em diferentes valores gasométricos, aumentando artificialmente os índices de sobrevivência. O mesmo vale para a inclusão em diferentes proporções de crianças portadoras de outras malformações congênitas associadas à HDC. Há ainda grandes diferenças entre as instituições quanto às estratégias e aos critérios para o uso das várias opções terapêuticas, o que também afeta os resultados. Todas essas heterogeneidades, associadas aos diferentes tamanhos das séries revisadas e à constante evolução dos métodos de tratamento, torna muito difícil a interpretação dos dados relacionados à mortalidade em HDC.

Quando todas as opções terapêuticas estão disponíveis em determinada instituição, a sobrevida das crianças de alto risco (90% dos casos) deverá estar em torno de 84%, para os casos de HDC isolada. A presença de uma anomalia associada reduz esse índice para 33%, ou apenas cerca de 5%, caso a anomalia seja cardíaca. Tão importante quanto a hipertensão e a hipoplasia pulmonares, o barotrauma, devido ao uso do respirador artificial, é uma das principais causas de óbito, geralmente após três semanas de vida, podendo contribuir por até 25% dos casos.

Nos casos de HDC isolada sintomática pelo menos 6 horas após o nascimento, a sobrevida aumenta geometricamente, em função do tempo de início das manifestações clínicas, sendo de quase 100% quando o quadro tem início depois do primeiro dia de vida.

ACOMPANHAMENTO TARDIO

O impacto que o ECMO teve nos índices de mortalidade também se faz sentir nos índices de sobrevida. Crianças de alto risco, que iriam a óbito antes do advento do suporte extracorpóreo prolongado, agora sobrevivem e freqüentemente evoluem com múltiplos problemas, em vários sistemas, necessitando de acompanhamento multidisciplinar. Contudo, o mesmo vale, ainda que em menor escala, para as crianças que não necessitaram de ECMO. Alguns sugerem que crianças portadoras de defeitos diafragmáticos maiores, isto é, as que necessitaram receber uma prótese para o fechamento do diafragma, evoluem com maior incidência e gravidade de complicações tardias.

O problema mais comumente diagnosticado é o refluxo gastroesofágico (RGE), com incidência variando entre 32 e 100% dos casos. A obstrução intestinal gira ao redor de 20% dos casos. De 10 a 50% dos pacientes ficam abaixo do $5^{1}/_{4}$ percentil de peso, pelo menos nos primeiros anos de vida, mesmo com oferta calórica acima do normal. Até 69% das crianças podem necessitar de sonda nasogástrica ou gastrostomia para serem alimentadas, geralmente por causa de dificuldade de sucção, associada ou não à dispnéia, além de possível dismotilidade esofágica.

Várias alterações são observadas em ambos os pulmões, mais evidentes naquele ispilateral à hérnia. Das crianças, 33% a 62% delas cursam com displasia broncopulmonar, ou "doença pulmonar crônica". Não é incomum a necessidade de manutenção contínua de oferta suplementar de oxigênio por cateter nasal após a alta hospitalar, em alguns casos até por mais de dois anos. Menos freqüentemente (6% em nossa experiência), alguns pacientes têm que ser traqueostomizados, para ventilação artificial a longo prazo. A restrição de volume, principalmente pela oferta de fórmula hiperosmolar na dieta, pode ajudar a minimizar as complicações pulmonares. Diuréticos, associados ou não a broncodilatadores, também podem ser úteis.

O número total de alvéolos não chega ao valor normal com o crescimento, pois o número de bronquíolos terminais, cuja multiplicação se completa às 16 semanas de gestação, apresenta-se reduzido. O número de alvéolos por ácino é normal. O volume dos pulmões tende a ser normal, porque há hiperdistensão alveolar. O mapeamento com radioisótopos mostra diminuição da ventilação e da perfusão. Ambas tendem a melhorar com a idade, porém em ritmos diferentes, com as anormalidades de perfusão persistindo por muito mais tempo, mesmo após normalização da ventilação.

Apesar de todas essas alterações, é interessante notar que, a mais longo prazo, os pacientes têm perspectiva de vida normal, sem limitação de atividades por causa da função pulmonar. Testes de função pulmonar realizados em até mais de 18 anos de seguimento mostraram capacidades pulmonar total e vital a 99% dos valores de referência, com testes de tolerância ao exercício normais. O coeficiente de difusão também foi normal; porém, houve leve diminuição do volume expiratório forjado e da capacidade vital no primeiro segundo, que foram de 89% e 90% dos valores esperados, respectivamente. Achados semelhantes foram relatados por outros autores entre 6 e 18 anos depois do tratamento inicial.

A pressão na artéria pulmonar, estimada por ecocardiografia com Doppler, tende a se normalizar na maioria das crianças; porém, persistência de hipertrofia do ventrículo direito pode ser observada em até 43% dos casos.

A incidência de distúrbios neurológicos parece não ser diferente daquela encontrada em recém-nascidos submetidos a suporte extracorpóreo prolongado por outros motivos que não HDC. Alguns autores observaram maior incidência de retardo em crianças com HDC, enquanto outros não confirmaram esse achado. Até 45% das crianças podem apresentar atraso do desenvolvimento neuropsicomotor (DNPM) de leve a moderado. Se a criança tiver hipoxemia persistente e/ou atraso de crescimento, os distúrbios do DNPM tendem a persistir; porém, caso contrário, o atraso do DNPM tende a desaparecer, ou pelo menos melhorar, com a idade. Diminuição da acuidade auditiva foi relatada em 7 a 21% dos casos, por razões ainda não completamente claras.

Recorrência da hérnia tem sido relatada em 6 a 50% dos casos. A grande maioria ocorre nas crianças nas quais foi necessário o uso de prótese. O tratamento é cirúrgico, devido ao risco de encarceramento ou estrangulamento. Apenas em casos selecionados de recorrências menores e estáveis que ocorram a curto prazo, dependendo das condições do paciente, principalmente no que diz respeito à função pulmonar e ao estado nutricional, pode-se esperar para se proceder à cirurgia. Dado o fato de que a recorrência da HDC freqüentemente é assintomática no início, recomenda-se proceder a radiografia simples de tórax em todas as crianças pelo menos uma vez por ano, por causa do risco de encarceramento e estrangulamento.

Até 33% das crianças podem apresentar deformidades da parede torácica, mais comumente *pectus excavatum*. Geralmente, essas deformidades são leves, sendo raramente necessária a correção cirúrgica. Escoliose torácica com concavidade voltada para o lado da hérnia pode ser observada em 10 a 12% dos casos, sendo pouco freqüente a necessidade de tratamento cirúrgico. A presença de escoliose parece ser fator de risco para a recorrência da hérnia em crianças que receberam prótese.

PERSPECTIVAS FUTURAS

A HDC continua a ser um dos problemas não resolvidos em Cirurgia Pediátrica. Apesar do advento do ECMO, NO e VOAF, nas séries em que a "mortalidade oculta" é praticamente nula, os índices de mortalidade ainda são relativamente elevados. A busca de soluções para esse problema é uma das áreas de pesquisa mais férteis da especialidade no momento.

Uma das linhas de desenvolvimento é a cirurgia fetal. Sabe-se que, em HDC experimental, a redução do conteúdo herniado durante a vida intra-uterina dá condições aos pulmões de se desenvolverem normalmente e minimiza a hipoplasia pulmonar. Desde fins da década de 80 até o início dos anos 90, foram realizadas várias intervenções intra-uterinas. Apesar de alguns sucessos isolados, os resultados foram desanimadores. Uma das causas de maus resultados é o fato de que a redução da hérnia aumenta a pressão intra-abdominal, prejudicando o fluxo sangüíneo nos vasos umbilicais. Em casos com herniação do fígado, tende a haver acotovelamento da veia umbilical intra-abdominal e do ducto venoso, comprometendo ainda mais o fluxo umbilical. Outra causa de insucesso é o trabalho de parto prematuro desencadeado pela manipulação cirúrgica do útero. Resultados igualmente ruins foram relatados por outros autores.

Ainda outro problema envolvendo a cirurgia fetal é a seleção de pacientes. Geralmente, esse procedimento tem sido indicado com base no conceito de que o diagnóstico pré-natal da HDC, principalmente se feito antes de 25 semanas de gestação, estaria associado a maior mortalidade. Atualmente, sabe-se que isso não é verdade; o diagnóstico antenatal de HDC isolada não tem valor prognóstico. Além disso, crianças com diagnóstico de HDC antes de 25 semanas de gestação têm maior probabilidade de ser portadoras de outra anomalia congênita associada à HDC que, *per se*, põe em risco a sobrevida do paciente (cardíaca, do sistema nervoso central, cromossômica ou onfalocele), o que seria contra-indicação a intervenção intra-uterina. Essas anomalias associadas nem sempre são percebidas à ultra-sonografia pré-natal, mas apenas após o nascimento. Ainda não há critérios universalmente aceitos para a indicação de intervenção fetal em HDC.

Talvez o achado mais promissor tenha sido a observação feita por Wilson e cols. de que a ligadura total da traquéia acelera o crescimento pulmonar no feto com HDC experimental, revertendo tanto a hipoplasia como as alterações vasculares pulmonares associadas à hérnia, com conseqüente melhora significativa da função respiratória ao nascimento (Figs. 5.79 e 5.80). O primeiro caso de aplicação desse princípio em humanos foi realizado por técnica aberta em 1994, com bom resultado. A oclusão da traquéia fetal realizada por videofetoscopia (para minimizar a tendência ao trabalho de parto prematuro), com um clipe colocado através de uma cervicotomia, já está sendo aplicada em humanos, com resultados preliminares promissores.

Independentemente de possíveis progressos técnicos e farmacológicos em cirurgia fetal, persiste o caráter discutível da sua indicação, devido às controvérsias nos critérios de seleção de pacientes. Assim, outro desdobramento desse achado tem sido o aprofundamento do estudo do mecanismo responsável pela aceleração do crescimento pulmonar fetal quando a traquéia é ocluída. Já foi demonstrado que o líquido intrapulmonar dos fetos com ligadura da traquéia é mitogênico em culturas de células pulmonares. Atualmente, está-se tentando isolar o(s) fator(es) responsável(eis) por essa multiplicação celular acelerada, para possível aplicação clínica.

A partir dessa hipótese, outra evolução dessa linha de pesquisa foi a demonstração de que o crescimento pulmonar pode ser acelerado, também após o nascimento, pela manutenção de pressão positiva contínua nas vias aéreas e alvéolos em meio líquido (Figs. 5.81 e 5.82). O líquido utilizado foi um perfluorocarbonado, o mesmo empregado em ventilação líquida, por ser bioinerte, uniformemente distribuído e não absorvível pelos alvéolos. A aplicação clínica desse achado é a instilação de perfluocarbonado na traquéia da criança com HDC, através do tubo endotraqueal, até que ambos os pulmões se enchem completamente de líquido, mantendo-se distensão alveolar controlada continuamente, como modo de acelerar o crescimento pulmonar, com a criança em ECMO para a realização de trocas gasosas. Um ensaio multicêntrico da aplicação desse princípio em humanos já está em andamento, também com resultados até o momento animadores.

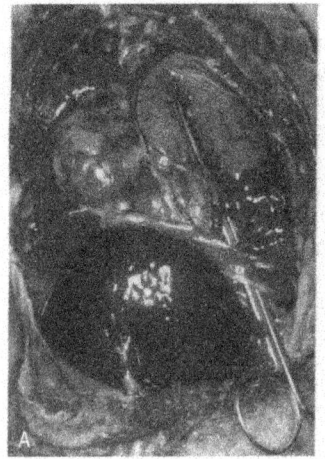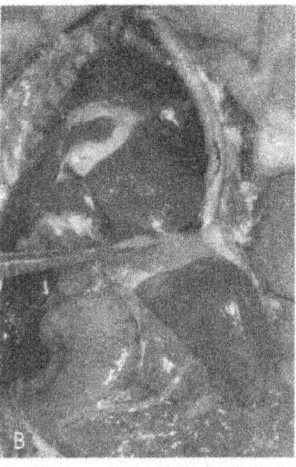

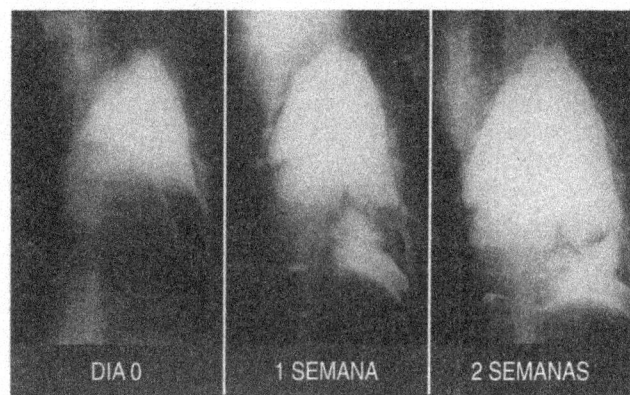

Figura 5.79 – **A)** Achado de necropsia de carneiro recém-nascido com HDC produzida experimentalmente. A tesoura passa através do defeito no diafragma esquerdo. Vísceras abdominais estão presentes no hemitórax esquerdo. Os pulmões são pequenos e não completamente visíveis. **B)** Achado de necropsia de carneiro recém-nascido com HDC produzida experimentalmente e com ligadura total da traquéia. A pinça está segurando o diafragma esquerdo. Ambos os pulmões estão aumentados. O pulmão esquerdo reduziu completamente as vísceras herniadas e cresceu em direção à cavidade abdominal, através do defeito diafragmático.

Figura 5.81 – Radiografia simples de tórax de carneiro recém-nascido submetido à distensão contínua controlada do lobo superior direito do pulmão com um perfluorocarbonado, que é radiopaco. Note o aumento progressivo desse lobo com o tempo.

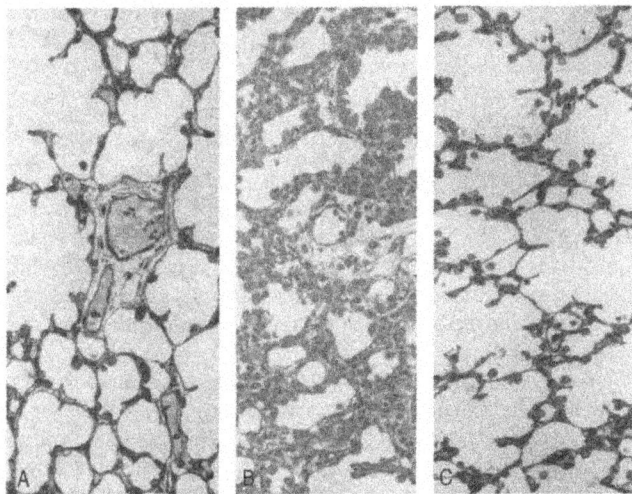

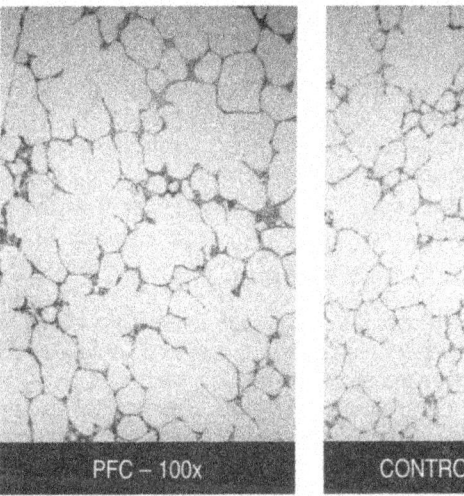

Figura 5.80 – **A)** Pulmão normal de feto de carneiro a 135 dias de gestação. Note que os septos alveolares são finos e há uma quantidade mínima de tecido intersticial. **B)** Pulmão de feto de carneiro com HDC a 135 dias de gestação. Comparado com **A**, as paredes alveolares estão espessadas, a quantidade de tecido intersticial está aumentada e os espaços aéreos alveolares apresentam-se diminuídos. **C)** Pulmão de feto de carneiro com HDC e ligadura da traquéia a 135 dias de gestação. Os septos alveolares, interstício e espaços aéreos alveolares retornaram ao normal (azul de toluidina 200x).

Figura 5.82 – Histologia de pulmão de carneiro recém-nascido normal (controle) e de pulmão de carneiro recém-nascido submetido à distensão contínua controlada do lobo superior direito do pulmão com um perfluorocarbonato (PFC). Note que são virtualmente idênticos, sem alterações enfisematosas observadas no pulmão distendido por PFC (HE 100x)

Por fim, há evidências experimentais de que a administração pré-natal de corticosteróides, associados ou não ao fator liberador de tirotropina, melhora a maturação e a função pulmonares em HDC. Estudos da aplicação da hormonioterapia pré-natal em humanos estão em andamento.

OUTRAS ANOMALIAS DO DIAFRAGMA

Eventração diafragmática – eventração é o termo usado para se referir a uma elevação anormal do diafragma. Pode ser congênita ou adquirida. Os casos adquiridos, também chamados de paralisia ou paresia do diafragma, geralmente resultam de lesão do nervo frênico, por exemplo durante um parto traumático; cirurgias no tórax; ou por comprometimento relacionado a tumores; inflamações; ou doenças que afetem o sistema nervoso, como poliomielite ou doença de Werdnig-Hoffmann.

Na eventração congênita, todo o diafragma pode estar afetado, ou apenas uma porção dele – geralmente o domo, que não é um ponto de junção de componentes embrionários. A espessura do diafragma e a população de fibras musculares variam dentro de um amplo espectro que vai desde normal, com praticamente todas as fibras musculares presentes, até muito fina, sem fibras. A área eventrada é inativa. Em alguns casos, a diferenciação com HDC com saco herniário é apenas arbitrária. Pode haver hipoplasia pulmonar associada, bem como má rotação intestinal e outras anomalias, em diversos sistemas.

O quadro clínico também varia dentro de amplo espectro de intensidade e, até certo ponto, é análogo ao da HDC, porém, menos exuberante e, mais freqüentemente, as manifestações surgem depois do período neonatal. Em crianças maiores, pneumonia, por vezes de repetição, pode ser a primeira manifestação; sintomas gastrintestinais, geralmente obstrutivos, e/ou atraso do crescimento não são incomuns. Por outro lado, muitas vezes o paciente com eventração é assintomático. O diagnóstico geralmente é feito por radiografia simples de tórax; no entanto, não raramente é necessária uma ultra-sonografia ou fluoroscopia para a confirmação e/ou diferenciação de HDC. Nesses exames, geralmente se nota respiração paradoxal, contanto que o paciente não esteja sendo ventilado com pressão positiva. O tratamento cirúrgico é indicado principalmente nos casos sintomáticos. Quando o paciente é assintomático, deve-se indicar cirurgia se a eventração for grande e/ou houver alterações nos testes de função pulmonar, pois o crescimento dos pulmões pode ficar comprometido.

20 Atresias Intestinais

RICARDO FRANK COELHO DA ROCHA
ANDRÉ RIBEIRO MORRONE

As atresias são a causa mais comum de obstrução intestinal congênita, sendo responsáveis por aproximadamente um terço dos quadros obstrutivos observados em recém-nascidos. A incidência varia de 1:400 a 1:5.000 nascidos vivos. Não há predileção por sexo. Em alguns tipos de atresias, é sugerida transmissão autossômica recessiva – a chamada síndrome da poliatresia intestinal familiar. Apesar de originalmente descritas por Goeller em 1684, apenas em 1911 foi realizada a primeira anastomose intestinal com sucesso por Fokens, ambos cirurgiões alemães. Com a introdução da nutrição parenteral e de técnicas cirúrgicas modernas, as atresias intestinais passaram de anomalias de prognóstico sombrio a um conjunto de afecções benignas, especialmente quando não associadas a outras malformações.

PATOGÊNESE

Várias teorias foram elaboradas no sentido de explicar a formação das atresias intestinais: a) reabsorção excessiva do divertículo de Meckel; b) alongamento intestinal acelerado em relação à proliferação epitelial, resultando em ausência de luz; c) proliferação epitelial acelerada seguida de não-canalização do segmento intestinal; d) perfuração intestinal intra-útero com cicatrização, reabsorção e formação de segmento atrésico; e) intussuscepção intra-útero com necrose, seguida de cicatrização, reabsorção e formação de segmento atrésico; f) herniação de alça intestinal através do anel umbilical, com reabsorção do segmento herniado; e g) trombose do mesentério com necrose e reabsorção do segmento intestinal correspondente (Fig. 5.83). Este último mecanismo é, atualmente, o mais aceito, sendo inclusive demonstrado em modelos experimentais. A zona 1 representada na figura 5.83 corresponde à área de trombose com necrose, formando zonas atrésicas, enquanto na zona 2 há isquemia resultando em segmento intestinal deficiente.

Além dessas hipóteses, existem ainda relatos da associação do uso de corantes intra-amnióticos (azul de metileno em amniocentese na gestação múltipla) e uso materno pré-natal de cocaína com atresias intestinais.

Independentemente da sua patogênese, as atresias intestinais apresentam várias formas, podendo ainda ser únicas ou múltiplas. A classificação comumente usada para as atresias intestinais é apresentada na figura 5.84.

A incidência de atresias no segmento jejunoileal é pouco superior àquela do duodeno, enquanto as atresias do cólon são mais raras. A tabela 5.12 compara a incidência das atresias conforme sua localização em diferentes séries.

Tabela 5.12 – Localização das atresias intestinais.

Autor	D (%)	JI (%)	C (%)	M (%)	N
Louw, 1966	40	40	5	15	138
Cywes e cols., 1994	41	56	3	–	334
Touloukian, 1993	50	42	8	–	112

D = duodenais; JI = jejunoileais; C = cólicas; M = múltiplas; N = n° de casos.

QUADRO CLÍNICO

Os sinais clínicos freqüentemente observados em crianças portadoras de obstruções intestinais incluem vômitos biliosos, distensão abdominal, ausência de eliminação de mecônio nas primeiras 24 horas de vida e icterícia. Eles podem estar associados a outros sinais menos específicos, como desconforto respiratório, salivação excessiva, presença de massa abdominal palpável, hipoatividade ou má perfusão periférica.

Vômitos biliosos no recém-nascido devem ser encarados como sinal de doença obstrutiva abdominal. Vômitos são precoces, ocorrendo, na maioria dos casos, nas primeiras 24 horas de vida. Obstruções distais ao jejuno provocam vômitos mais tardios, entre o segundo e o terceiro dia de vida. A distensão abdominal é sinal clínico mais característico de obstruções do segmento jejunoileal ou distais a ele. Em alguns casos, pode-se observar peristaltismo visível das alças intestinais e, eventualmente, prejuízo da mecânica ventilatória. Nas obstruções mais altas, a distensão abdominal, quando presente, é discreta. A ausência de eliminação de mecônio nas primeiras 24 horas de vida pode constituir-se em sinal adicional de obstrução do trato digestivo. Aproximadamente 95% dos recém-nascidos normais com peso superior a 2.500g eliminam mecônio no primeiro dia de vida. A não-eliminação de mecônio pode sugerir obstruções intestinais de causas variadas. Por outro lado, sabe-se que nem sempre o atraso na eliminação de mecônio é indicativo de doença cirúrgica. Deve-se lembrar ainda que entre 20 e 30% dos recém-nascidos portadores de atresias intestinais podem eliminar mecônio com características normais. Portanto, a não-eliminação deve ser interpretada com cuidado e associada a outros dados que possam permitir um diagnóstico preciso.

Icterícia à custa de elevação dos níveis séricos de bilirrubina indireta é observada em 20 a 40% das crianças portadoras de atresias intestinais, sendo decorrente do acúmulo de beta-glicuronidase na mucosa intestinal. Essa enzima ativa o ciclo êntero-hepático das bilirrubinas e promove a desconjugação da bilirrubina direta.

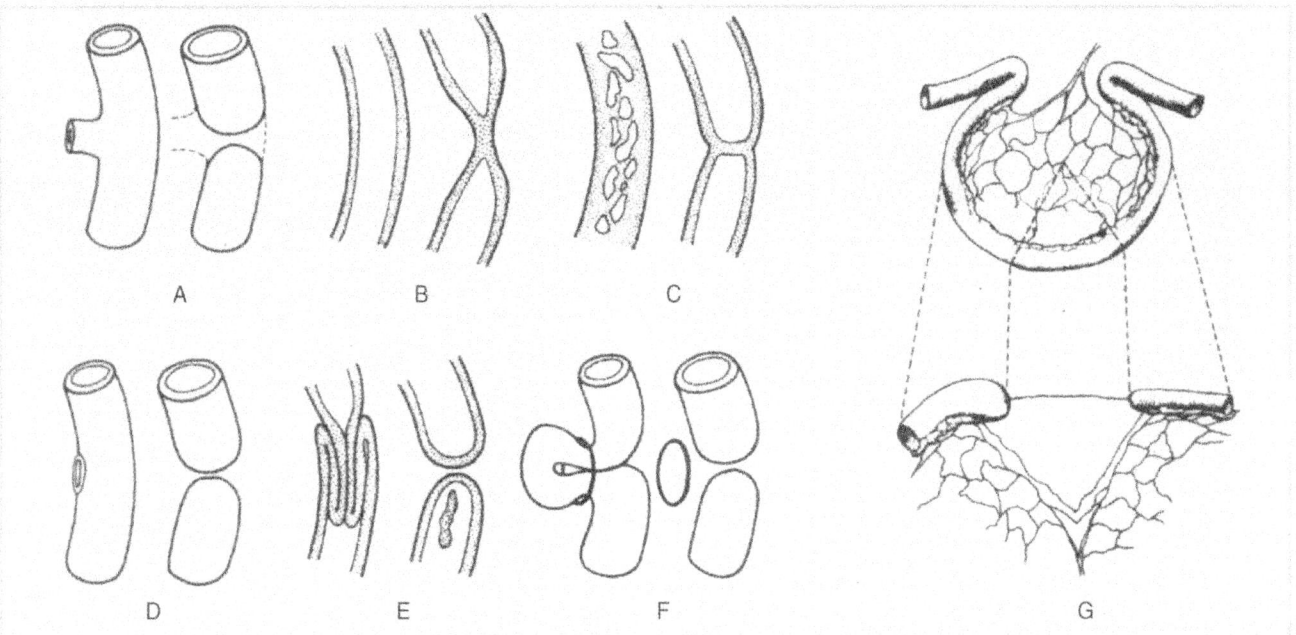

Figura 5.83 – Mecanismos propostos para a formação das atresias intestinais. **A)** Reabsorção excessiva do divertículo de Meckel, com formação de zona atrésica. **B)** Atresia resultante de processo de alongamento intestinal, não acompanhado de crescimento epitelial proporcional. **C)** Proliferação epitelial sem recanalização completa do segmento intestinal. **D)** Perfuração intestinal intra-útero, seguida de necrose, cicatrização e reabsorção, formando segmento atrésico. **E)** Invaginação intra-útero com necrose e formação de zona atrésica. **F)** Herniação de alça intestinal através do anel umbilical, com estrangulamento e necrose. **G)** Trombose intra-útero do mesentério com necrose e reabsorção do segmento intestinal correspondente. (Skandalakis e cols., 1994 e Cywes e cols., 1994.)

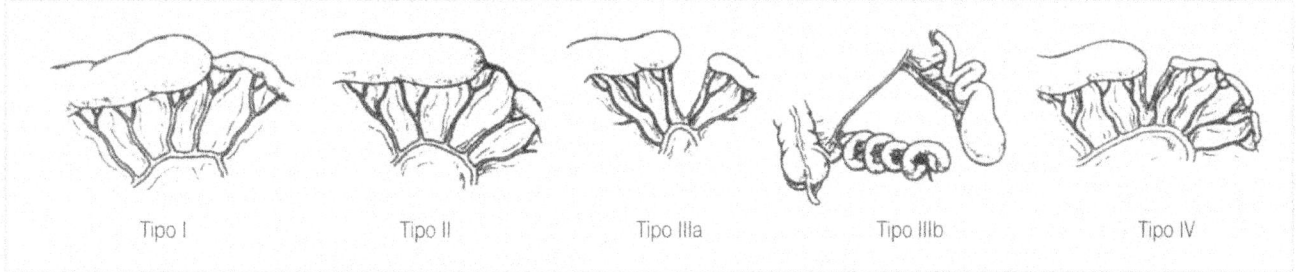

Figura 5.84 – Classificação dos tipos de atresia intestinal. Tipo I – com mesentério intacto e continuidade intestinal preservada. Tipo II – com mesentério intacto e cotos intestinais separados por cordão fibroso. Tipo IIIa – com cotos intestinais separados por defeito em "V" do mesentério. Tipo IIIb – também chamada de atresia intestinal tipo "casca de maçã", forma mais grave das atresias. Tipo IV – com defeito em "V" do mesentério e múltiplas atresias no segmento distal. (Grosfeld, 1986.)

DIAGNÓSTICO

Diagnóstico pré-natal

Na ultra-sonografia pré-natal, o poliidrâmnio (volume estimado de líquido amniótico superior a 2.000ml) pode ser encontrado em aproximadamente 50% dos casos de fetos portadores de obstruções do trato digestivo proximal. Em casos de obstruções intestinais ao nível do íleo ou cólon, há incidência menor de poliidrâmnio, uma vez que existe uma superfície maior para a absorção de líquido amniótico pelo feto.

Diagnóstico pós-natal

Diante da suspeita de obstrução intestinal, a passagem de sonda gástrica ainda na sala de parto pode trazer informações importantes para o diagnóstico. Resíduo gástrico maior que 25ml e/ou presença de bile no líquido recuperado são altamente sugestivos de obstrução do trato digestivo alto no recém-nascido.

Na presença de quadro clínico compatível com obstrução intestinal, o exame complementar de eleição é a radiografia simples do abdome. A distribuição gasosa é de fundamental importância para a avaliação de quadros obstrutivos do recém-nascido. Sabemos que, a partir do nascimento, a criança começa a deglutir ar, de modo que após 24 horas todo o trato gastrintestinal deverá estar preenchido por gás, formando uma imagem conhecida por seu aspecto em "favo de mel" (Fig. 5.85). Nas obstruções duodenais, é clássico o sinal radiológico da "dupla-bolha" (Fig. 5.86), enquanto a "tripla-bolha" pode ser observada em casos de atresia do jejuno. Atresias de segmentos intestinais distais são caracterizadas por imagens com distribuição heterogênea de gás e distensão exagerada de alças intestinais com níveis hidroaéreos (Fig. 5.87).

A presença de sonda gástrica pode descomprimir o trato gastrintestinal de tal maneira que os sinais radiológicos característicos podem ser mascarados. Em caso de dúvida, pode-se injetar ar pela sonda em volume adequado e repetir a radiografia em alguns minutos.

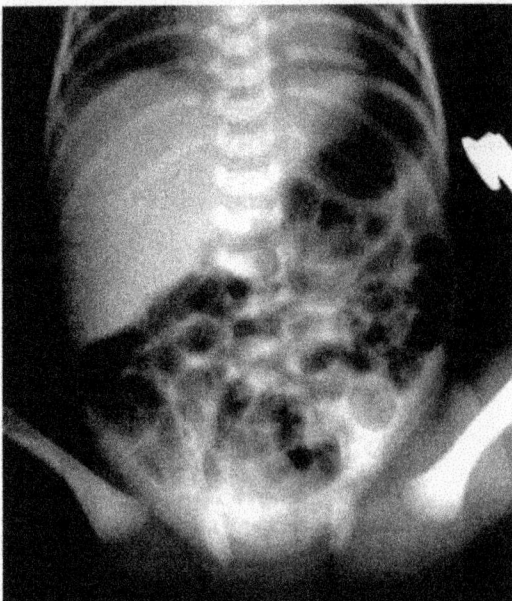

Figura 5.85 – Radiografia simples do abdome de recém-nascido após 24 horas mostrando distribuição homogênea de gases, preenchendo todos os quadrantes do abdome. Observa-se o aspecto em "favo de mel".

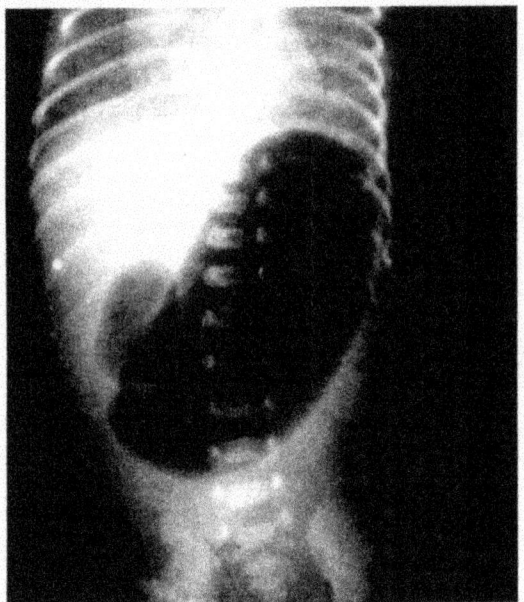

Figura 5.86 – Sinal radiológico da "dupla-bolha", encontrado em casos de atresia duodenal, com a primeira bolha representando o estômago, e a segunda, a primeira porção do duodeno. Notar ausência de ar após a segunda bolha.

Raramente utilizadas, radiografias com contraste não só são desnecessárias, como também podem resultar em aspiração e pneumonia química grave.

Diagnóstico diferencial

Um grande número de doenças abdominais pode apresentar quadro clínico semelhante àquele encontrado em recém-nascidos portadores de atresias intestinais.

A má rotação intestinal, o íleo meconial, o íleo paralítico e a aganglionose cólica total representam importantes exemplos de diagnóstico diferencial.

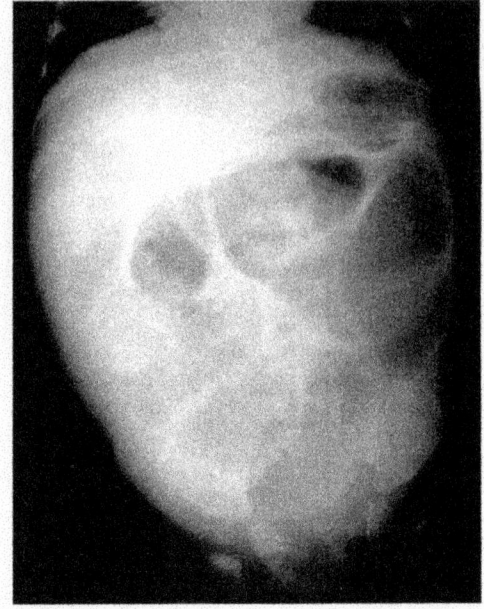

Figura 5.87 – Atresia ileal. Há distenção excessiva das alças intestinais e ausência de ar em topografia retal.

MALFORMAÇÕES ASSOCIADAS

Apesar da relação entre a absorção de proteínas do líquido amniótico e o peso fetal não estar bem estabelecida, existem autores que observaram alta incidência de baixo peso ao nascimento em recém-nascidos portadores de atresias intestinais, especialmente aquelas do trato digestivo proximal ou atresias múltiplas. Esse tipo de defeito interfere com a dinâmica do fluido amniótico, impedindo sua absorção pelo feto e provocando o poliidrâmnio.

A associação "VACTERL" é relatada em algumas revisões da literatura e corresponde à associação que pode ocorrer entre anomalias Vertebrais, anomalias Ano-retais, Cardiopatias, malformações Traqueoesofágicas, malformações Renais e dos membros – do inglês "Limb".

Dos recém-nascidos portadores de obstrução duodenal, 30 a 40% apresentam malformações associadas. Dentre essas, a mais freqüente é a trissomia do cromossomo 21 (síndrome de Down), seguida de malformações cardíacas, renais, musculoesqueléticas ou do sistema nervoso central.

Atresias distais apresentam incidência significativamente menor que malformações associadas, não ultrapassando 10% dos casos. Nelas, a associação com peritonite meconial, íleo meconial ou rotação intestinal incompleta são as mais freqüentemente observadas.

TRATAMENTO

O tratamento das atresias intestinais é cirúrgico e, a princípio, um procedimento eletivo. O tratamento cirúrgico deve ser sempre precedido de medidas de suporte clínico visando à descompressão do trato digestivo com sonda gástrica, reposição volêmica e correção de distúrbios metabólicos. Hipotermia e hipóxia devem ser evitadas. A nutrição parenteral deverá ser utilizada por via periférica ou central e, sempre que necessário, jejum por mais de três dias. A cateterização da veia umbilical como via de acesso vascular para nutrição parenteral é sempre desaconselhável. A antibioticoterapia profilática é instituída por ocasião do diagnóstico, geralmente com penicilina cristalina e aminoglicosídeo, ou cefalosporinas de segunda geração, e mantida no pós-operatório. Na cirurgia, é realizada incisão transversa supra-umbilical e inventário completo da cavidade abdominal, determinando-se o nível da atresia (Fig. 5.88).

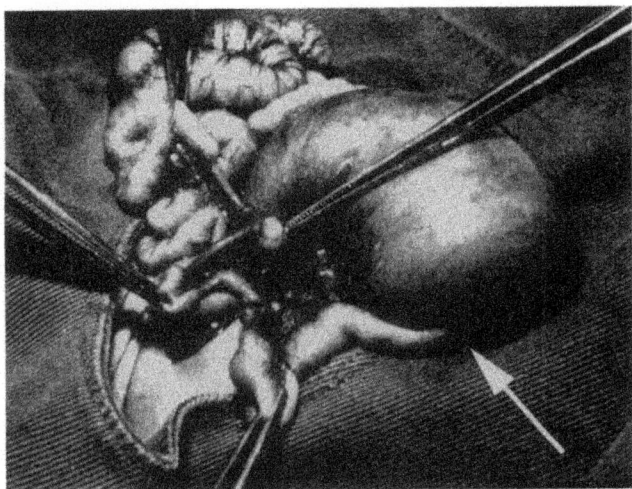

Figura 5.88 – Aspecto intra-operatório da atresia intestinal. Verifica-se grande diferença de calibre entre os cotos intestinais (seta). Existem ainda, no segmento distal, múltiplas atresias com cotos intestinais separados, sendo manipulados pelo cirurgião.

Segmentos intestinais excessivamente dilatados devem ser ressecados por gerar peristalse ineficiente, com exceção dos casos em que há risco de desenvolvimento de síndrome do intestino curto. A seguir, é obrigatória a pesquisa de eventuais atresias associadas, injetando-se solução fisiológica na porção distal do segmento intestinal acometido através de sonda maleável de calibre adequado e observando-se sua progressão até o cólon. A continuidade do trânsito intestinal é restabelecida por meio de anastomose terminoterminal em plano único. Quando há grande desproporção de tamanho entre as bocas anastomóticas, pode-se realizar uma enteroplastia para facilitar a anastomose. No pós-operatório, o jejum é mantido até o retorno da peristalse, promovendo-se a realimentação de maneira gradual, substituindo-se a nutrição parenteral por enteral adequada. Em alguns casos, existe ainda um período de adaptação intestinal variável.

PROGNÓSTICO

Em geral, crianças portadoras de atresias intestinais têm bom prognóstico. Maus resultados e maiores índices de mortalidade são verificados em recém-nascidos de baixo peso e/ou portadores de malformações associadas. Sobrevida entre 85 e 90% é alcançada em casos de atresia única do jejuno ou do segmento ileal, com peso de nascimento superior a 2.500g e sem malformações graves associadas.

Assim como para a atresia do esôfago, existe uma classificação para crianças com atresias intestinais, com divisão em três grupos, de acordo com o risco (Tabela 5.13).

Tabela 5.13 – Grupos de risco entre crianças portadoras de atresia intestinal.

Grupo A	Peso ≥ 2,5kg	Sem malformações associadas
Grupo B	1,8kg < P < 2,5kg	Com malformação moderada a grave
Grupo C	Peso ≤ 1,8kg	Com ou sem malformação grave

Nixon e Tawes, 1971.

Recém-nascidos submetidos a ressecções extensas ou com intestino curto (comprimento do intestino residual inferior a 25cm) têm prognóstico reservado.

BIBLIOGRAFIA

1. BRITTON, J.R. & BRITTON, H.L. – Gastric aspirate at birth as an indicator of congenital intestinal obstruction. *Acta Paediatr.* **84**:945, 1995. 2. CHAPMAN, S. – The double-bubble. *Br. J. Hosp. Med.* **46**:337, 1991. 3. CYWES, S.; RODE, H. & MILLAR, A.J.W. – Jejunoileal atresia and stenosis. In Freeman N.V. et al. *Surgery of the Newborn.* New York, Churchill Livingstone, 1994, p. 117. 4. GLUER, S. – Intestinal atresia following intraamniotic use of dyes. *Eur. J. Pediatr. Surg.* **5**:240, 1995. 5. GROSFELD, J.L. – Jejunoileal atresia and stenosis. In Ravitch, M.M.; Welch, K.J. & Benson, C.D., eds. *Pediatric Surgery.* St. Louis, Mosby-Year Book, 1986, p. 838. 6. GUNGOR, N. et al. – Familial intestinal poliatresia syndrome. *Clin. Genet.* **47**:245, 1995. 7. NIXON, H.H. & TAWES, R. – Etiology and treatment of small intestinal atresia. Analisys of a series of 127 jejunoileal atresias and comparison with 62 duodenal atresias. *Surgery* **69**:41,1971. 8. ROWE, M.I. et al. – *Essentials of Pediatric Surgery.* St. Louis, Mosby-Year Book, 1995, p. 508. 9. SKANDALAKIS, J.E. et al. – The small intestines. In Skandalakis, J.E. & Gray, S.W., eds. *Embriology for Surgeons.* 2nd ed., Baltimore, Williams & Wilkins, 1994, p. 184. 10. SPINAZZOLA, R. et al. – Neonatal gastrointestinal complications of maternal cocaine abuse. *N.Y. State J. Med.* **92**:22, 1992. 11. SURANA, R. & PURI, P. – Small intestinal atresia: effect on fetal nutrition. *J. Pediatr. Surg.* **29**:1250, 1994. 12. TOULOKIAN, R.J. – Intestinal atresia and stenosis. In Ashcraft, K.W. & Holder, T.M. eds. *Pediatric Surgery,* 2nd ed., Philadelphia, Saunders, 1993, p. 305. 13. WEISSMAN, A. & GOLDSTEIN, I. – Prenatal sonographic diagnosis and clinical management of small bowel obstruction. *Am. J. Perinatol.* **10**:215, 1993.

Sexta Parte

Patologia do Sistema Sangüíneo

coordenadores

Mina Halsman
Marina E. Ivamoto Petlik
Flávio Adolfo Costa Vaz

colaboradores

Alfredo Mendrone Júnior
André Luís Albiero
Cristina Miuki Abe Jacob
Cynthia Rotschild
Dalton de Alencar Fischer Chamone
Elbio Antonio D'Amico
Flávia Andrea Krepel Foronda
Helio Massaharo Kimura
Jorge David Aivazoglou Carneiro
Marcia Cristina Zago Novaretti
Maria Esther Jurfest Ceccon
Marina E. Ivamoto Petlik
Mina Halsman
Paula Ribeiro Villaça
Paulo Augusto Achucarro Silveira
Sandra Fátima Menosi Gualandro
Tânia Rúbia Flores da Rocha
Youko Nukui

Patologia das Hemácias

coordenadores MINA HALSMAN
MARINA E. IVAMOTO PETLIK

---

1 Anemias: Considerações Gerais e Diagnóstico Diferencial

MINA HALSMAN

DEFINIÇÃO

Anemia é geralmente definida como uma redução da massa de eritrócitos e/ou da concentração da hemoglobina no sangue. Foi estabelecido que o limite entre o estado normal e a anemia se situa a 2 desvios-padrão abaixo da média para a população normal. Para definir melhor uma anemia, deve-se também considerar o estado hemodinâmico, isto é, verificar se a quantidade de oxigênio transportada pelos eritrócitos é suficiente para a demanda metabólica e se há compensação cardiovascular. Como exemplo, pacientes com cardiopatia congênita cianótica ou insuficiência respiratória crônica podem ter valor de hemoglobina considerado normal, porém não suficiente para suprir o transporte de oxigênio adequado para as demandas teciduais. As crianças com desnutrição protéica podem apresentar valores normais de hemoglobina e eritrócitos, porém, em fase de recuperação, quando a demanda aumenta, pode aparecer a anemia se não for suplementada com elementos essenciais para eritropoese. Geralmente, utiliza-se a tabela para valores normais que apresenta variação com a idade e sexo (Tabela 6.1).

Tabela 6.1 – Valores dos eritrócitos em várias idades: média (m) e limite inferior do normal (–2 desvios-padrão – DP).

Idade	Hb (g/dl)		Ht (%)		Er (10^{12}/l)		VCM (fl)	
	m	–2DP	m	–2DP	m	–2DP	m	–2DP
Nascimento	16,5	13,5	51	42	4,7	3,9	108	98
1-3 dias	18,5	14,5	56	45	5,3	4,0	108	95
1 semana	17,5	13,5	54	42	5,1	3,9	107	88
2 semanas	16,5	12,5	51	39	4,9	3,6	105	86
1 mês	14,0	10,0	43	31	4,2	3,0	104	85
2 meses	11,5	9,0	35	28	3,8	2,7	96	77
3-6 meses	11,5	9,5	35	29	3,8	3,1	91	74
0,5-2 anos	12,0	10,5	36	33	4,5	3,7	78	70
2-6 anos	12,5	11,5	37	34	4,6	3,9	81	75
6-12 anos	13,5	11,5	40	35	4,6	4,0	86	77
12-18 anos								
feminino	14,0	12,0	41	36	4,6	4,0	90	78
masculino	14,5	13,0	43	37	4,9	4,5	88	78
18-49 anos								
feminino	14,0	12,0	41	36	4,6	4,0	90	80
masculino	15,5	13,5	47	41	5,2	4,5	90	80

Fonte: Lubin, 1993.

CLASSIFICAÇÃO DAS ANEMIAS

A classificação pode ser fisiopatológica ou morfológica. Ambas se completam para o diagnóstico diferencial das anemias.

CLASSIFICAÇÃO FISIOPATOLÓGICA – a) falta de produção ou alterações na produção; b) destruição em excesso dos eritrócitos; e c) perdas hemorrágicas. Essas modalidades não são absolutas ou exclusivas. Pode, muitas vezes, ocorrer mais de um mecanismo na pro-

dução de anemia. Por exemplo, pacientes com anemia ferropriva, além do componente de produção deficiente, podem ter também um pequeno mecanismo de destruição acelerada. Hemorragias crônicas levam a espoliação de ferro, diminuição da produção de eritrócitos e produção de células anormais que vão ser destruídas precocemente. Anemias aplásticas têm diminuição da produção intramedular e podem ter concomitantemente hemorragias pela plaquetopenia. As anemias hemolíticas caracterizadas por excesso de destruição de eritrócitos podem ter associadas crises aplásticas (Quadro 6.1).

Quadro 6.1 – Classificação fisiopatológica das anemias.

> **Falta de produção**
> 1. Falha medular
>   Anemia aplástica congênita e adquirida
>   Aplasia pura de células vermelhas congênita: síndrome de Blackfon-Diamond e adquirida – eritroblastopenia transitória da infância
>   Infiltração medular: doenças malignas, osteopetrose, mielofibrose
>   Insuficiência pancreática com síndrome hipoplástica
> 2. Alterações na produção de eritropoetina
>   Doença renal crônica
>   Hipotireoidismo, hipopituitarismo
>   Inflamação crônica
>   Má nutrição protéica
>
> **Alterações na maturação eritróide e eritropoese ineficaz**
>   Deficiência de ferro
>   Anemia sideroblástica
>   Envenenamento por chumbo
>   Deficiência de vitamina B$_{12}$
>   Deficiência de ácido fólico
>   Anemia megaloblástica responsiva à tiamina
>   Anormalidade hereditária no metabolismo de folato
>   Acidúria orótica
>   Anemias diseritropoéticas primárias
>   Protoporfiria eritropoética
>
> **Perdas hemorrágicas**
>   Agudas
>   Crônicas
>
> **Excesso de destruição de eritrócitos**
>   Defeitos na membrana do eritrócito
>   Defeitos na síntese de hemoglobina quantitativa e qualitativa
>   Defeitos no metabolismo do eritrócito
>   Mediado por anticorpos
>   Lesão mecânica, térmica, oxidativa e infecciosa do eritrócito
>   Hemoglobinúria paroxística noturna

CLASSIFICAÇÃO MORFOLÓGICA – é baseada na morfologia e no tamanho do eritrócito. Essa classificação é bastante útil, porém não é perfeita. Como exemplo: os reticulócitos têm tamanho maior e, em anemia hemolítica normocítica, ocorrendo grande número de reticulócitos, pode levar o valor do VCM para índices maiores que o normal. As anemias podem ser classificadas em microcíticas hipocrômicas; macrocíticas e normocíticas normocrômicas (Quadro 6.2). Essa classificação se baseia nos índices hematimétricos (Tabela 6.2).

Quadro 6.2 – Classificação morfológica das anemais.

Anemias microcíticas e hipocrômicas
Deficiência de ferro (nutricional ou perda crônica de sangue)
Intoxicação crônica pelo chumbo
Alterações da síntese da globina: síndromes talassêmicas
Alterações da porfirina
Inflamações crônicas
Anemias sideroblásticas
Anemias macrocíticas
Deficiência de vitamina B_{12}
Deficiência de ácido fólico
Doença hereditária da síntese do DNA
Induzida por drogas anticonvulsivantes
Acidúria orótica hereditária
Anemia responsiva à tiamina
Anemias diseritropoéticas
Anemias normocíticas normocrômicas
Perda sangüínea aguda
Hiper-hidratação
Doenças hemolíticas
Seqüestro esplênico
Hipoplasia da medula óssea
Infiltração de medula óssea
Hipotireoidismo, insuficiência adrenal
Doença crônica
Doença renal
Doença hepática

Tabela 6.2 – Índices hematimétricos.

VCM = Ht/Er	N = 82-93fl
HbCM = Hb (g)/Er	N = 28-32pg
CHbCM = Hb (g)/Ht × 100	N = 32-36%

VCM = volume corpuscular médio; Ht = hematócrito; Er = eritrócito; HbCM = hemoglobina corpuscular média; Hb = hemoglobina; CHbCM = concentração da hemoglobina corpuscular média.

AVALIAÇÃO DO PACIENTE ANÊMICO

HISTÓRIA – deve ser baseada em uma história detalhada: a idade do paciente na época do aparecimento dos sintomas é importante. As anemias do período neonatal geralmente resultam da perda sangüínea, isoimunização, infecção congênita ou manifestação inicial de anemia hemolítica congênita, como esferocitose ou deficiência de glicose-6-fosfato desidrogenose (G-6-PD). As anemias depen-

dentes de doença da hemoglobina manifestam-se predominantemente no segundo semestre de vida. Anemia nutricional por deficiência de ferro também se manifesta após o quarto mês, embora no prematuro possa ser mais precoce.

Raça e localização – hemoglobinopatias S e C predominam na raça negra. Síndromes talassêmicas são mais comuns na raça branca, principalmente na região do Mediterrâneo. A história dietética é muito importante, como também as perversões de apetite, geofagia, pica etc. A presença de infecções pode induzir anemias hemolíticas, aplasias etc. A presença de drogas, principalmente oxidantes, fenitoínas, benzeno, pode levar a anemias hemolíticas e aplásticas. A história familiar de anemia, icterícia, cálculos biliares, esplenomegalia deve ser explorada cuidadosamente. Diarréia e processos inflamatórios intestinais podem causar perda de sangue, má absorção de folato e vitamina B_{12}.

EXAME FÍSICO – devem ser pesquisadas a cor da pele e mucosas, a presença de hiperpigmentação, icterícia, petéquias, equimoses, úlceras de extremidades inferiores. Fácies característico, proeminência malar e ossos maxilares e fronte olímpica são encontrados em anemias hemolíticas crônicas. Alterações nos olhos, fundo de olho, vasos tortuosos, microaneurismas, hemorragias vítreas podem ser vistos em anemias, principalmente falciformes. Na boca, podem-se observar glossites, estomatites angulares em anemias carenciais. Malformação óssea de polegar e unhas podem indicar anemia de Fanconi. O baço pode estar aumentado nas anemias hemolíticas congênitas ou em doenças linfoproliferativas ou hipertensão portal.

EXAMES LABORATORIAIS

O exame laboratorial inicial é o hemograma, devendo constar determinação da hemoglobina, concentração do hematócrito, índices hematimétricos, contagem de plaquetas, contagem global de células brancas e diferencial, contagem de reticulócitos e um exame cuidadoso do esfregaço sangüíneo.

Atualmente, as determinações globais do hemograma e os índices hematimétricos são feitos por aparelhos eletrônicos. Aparelhos mais recentes utilizam a citometria de fluxo, permitindo a determinação do VCM, CHbCM e o índice RDW que mede a distribuição do volume dos eritrócitos, derivado dos histogramas que aparecem nos equipamentos. RDW é determinado pelo coeficiente de variação da distribuição de volume dos eritrócitos. Bessman e cols. fizeram uma classificação de anemias baseada no VCM, no RDW e no HDW (índice de distribuição da hemoglobina). O RDW para lactentes e crianças varia de 1,5 a 15%. Essa classificação permite a diferenciação entre anemia ferropriva e *talassemia minor* (Quadro 6.3).

O estudo do esfregaço sangüíneo em lâmina é essencial para a determinação diagnóstica. A presença de esferócitos chama a atenção para a esferocitose hereditária, incompatibilidade ABO, anemias imuno-hemolíticas IgG ou C3, reação transfusional hemolítica. Poi-

Quadro 6.3 – Relação do VCM e do RDW em várias doenças. Relação de CHbCM/HDW alto com VCM.

RDW	VCM		
	Baixo	Normal	Alto
Normal	Talassemia α e β heterozigota	Normal, envenenamento por Pb	Anemia aplástica
Alto	Deficiência de Fe, doença da hemoglobina H, S beta-talassemia	Deficiência inicial de Fe, doença do fígado, deficiência nutricional mista	RN, prematuro, deficiência de vitamina B_{12} ou folato
CHbCM/HDW alto		Anemia hemolítica imune, doença SS e SC, esferocitose hereditária	Anemia hemolítica imune

VCM = volume corpuscular médio; RDW = "red cell volume distribution width" (extensão da distribuição do volume das hemácias); CHbCM = concentração de hemoglobina corpuscular média; HDW = amplitude da distribuição da hemoglobina.
Índices baseados em histogramas de hemácias de aparelhos eletrônicos.

quilocitose (variação de forma) e hemácias crenadas podem ser vistas em anemias hemolíticas microangiopáticas; eliptocitose e piropoiquilocitose, em anemia eliptocítica; estomatócitos, em estomacitose hereditária; hemácias falcizadas, em doenças falciformes; parasitas intra-eritrocitários, em malária; hemácias crenadas e espiculadas, em necrose hepática aguda, uremia, deficiência de vitamina E e abetalipoproteinemia; "target cells" (hemácias em alvo), em hemoglobinopatias S, C, D, E e talassemias; pontuações basófilas, em síndromes talassêmicas, envenenamento por chumbo; corpúsculos de Howel-Jolly (remanescentes nucleares), em asplênicos e hipoesplênicos, anemia perniciosa e diseritropoese; anéis de Cabot (anéis basófilos circulares remanescentes nucleares), em intoxicação por chumbo, anemia perniciosa e anemia hemolítica; corpúsculos de Heinz (hemoglobina desnaturada e agregada) em síndromes talassêmicas, em pacientes com deficiência de G-6-PD; siderócitos (eritrócitos contendo grânulos de ferro não-hemoglobínico), após esplenectomia, infecção crônica, anemias hemolíticas e aplásticas.

Após o acesso inicial para o diagnóstico das anemias pelo hemograma, deve-se partir para outros procedimentos diagnósticos:

Para o diagnóstico das anemias hipocrômicas microcíticas

– Dosagem do ferro, CTLF (capacidade total de ligação do ferro), saturação e ferritina.
– Medida da protoporfirina livre eritrocitária.
– Eletroforese de hemoglobina.
– Teste da presença de hemoglobina instável.
– Mielograma com coloração para ferro (sideroblastos menor que 10%).
– Pesquisa de fonte de chumbo.
– Pesquisa de drogas ou toxinas.
– Pesquisa de infecções como tuberculose.
– Pesquisa de doença inflamatória como artrite reumatóide.
– Pesquisa de neoplasia.
– Resposta à piridoxina.
– Estudo familiar (hemograma e eletroforese de hemoglobina).
– Exame parasitológico de fezes e pesquisa de sangue oculto.

Para o diagnóstico das anemias macrocíticas

Além do hemograma que mostrará macrocitose, anisocitose, poiquilocitose, policromasia, pontilhado basófilo, corpúsculos de Howel-Jolly, eritroblastos circulantes, neutrófilos hipersegmentados, devem-se pesquisar:

– Dosagem sérica de vitamina B_{12} (normal = 150 a 900mg/ml).
– Dosagem sérica do ácido fólico (normal = 3 a 15ng/ml).
– Teste de Schilling para determinar a absorção de B_{12}.
– Mielograma: alterações megaloblásticas.
– Ferro sérico = normal ou aumentado (eritropoese ineficaz).
– DHL sérica aumentada.

Para o diagnóstico das anemias normocíticas normocrômicas

Além do hemograma que permite a avaliação morfológica, reticulócitos, eritroblastos circulantes, avaliação dos leucócitos e plaquetas, devem-se pesquisar:

– Provas para detectar hemólise como bilirrubina total e fração, desidrogenase láctica (DHL), haptoglobina.
– Eletroforese de hemoglobina.
– Coombs direto e indireto.
– Determinação de enzimas eritrocitárias.
– Curva de resistência globular osmótica.
– Mielograma.
– Avaliação radiológica dos ossos.
– Avaliação genética.
– Provas de função hepática e renal.
– Estudo eritrocinético: vida média das hemácias.
– Estudo cinético do ferro para o diagnóstico de eritropoese ineficaz.

BIBLIOGRAFIA

1. BESSMAN, J.D. et al. – Improved classification of anemias by MCV and RDW. Am. J. Clin. Pathol. 80:322, 1983. 2. DALLMAN, P.R. & SIIMES, M.A. – Percentile curves for hemoglobin and red cell volume in infancy and childhood. J. Pediat. 94:26, 1979. 3. ERSLEV, A.J. – Clinical manifestations and classification of erythrocyte disorders. In Williams-Hematology. 5th ed., New York, McGraw-Hill, 1995, p. 441. 4. LEE, G.R. – Anemia: general aspects. In Wintrobe-Clinical Hematology. 10th ed., Baltimore, Williams & Wilkins, 1999, p. 897. 5. LEE, G.R. – Anemia: a diagnostic strategy. In Wintrobe's Clinical Hematology. 10th ed., Baltimore Williams & Wilkins, 1999, p. 908. 6. LUBIN, B.H. – Reference values in infancy and childhood. In Nathan, D.G. & Oski, F.A., eds. Hematology of Infancy and Childhood. 4th ed., Philadelphia, Saunders, 1993. 7. NOVAK, R.W. – Red blood cell distribution width in pediatric microcytic and macrocytic anemia. Pediatrics 80:251, 1987. 8. OSKI, F.A.; BRUGNARA, C. & NATHAN, D.G. – A diagnostic approach to the anemic patient. In Nathan, D.G. & Oski, F.A. Hematology of Infancy and Childhood. 5th ed., Saunders, 1998, p. 375. 9. ONOFRIO, G. et al. – Simultaneous measurement of reticulocyte and red blood indices in healthy subjects and patients with microcytic and macrocytic anemia. Blood 85: 818, 1995.

2 Anemias Hemolíticas em Geral

MINA HALSMAN

As anemias hemolíticas caracterizam-se pelo aumento da destruição dos eritrócitos. Normalmente, são lançadas no sangue e destruídas pelo sistema reticuloendotelial 1% dos eritrócitos, estabelecendo-se assim um equilíbrio dinâmico. Quando há destruição acima de 1%, tem-se a hemólise. Essa definição ampla incluiria várias outras anemias complexas, como as que acompanham doenças crônicas, doenças renais, por deficiência de vitamina B_{12} ou de folato e até mesmo a anemia ferropriva. Porém, nesses casos, o grau de destruição celular está apenas modestamente aumentado. Só consideraremos hemolíticas aquelas anemias nas quais o grau de destruição celular está muito acelerado. No entanto, a anemia só se estabelecerá se a medula óssea, embora com uma resposta muito intensa, não conseguir equilibrar o ritmo acelerado de destruição. Portanto, a anemia hemolítica caracteriza-se por destruição acelerada de eritrócitos e na maioria das vezes está associada a uma intensa regeneração mielóide. Sabemos que a medula óssea pode aumentar sua produção de seis a oito vezes; assim, a sobrevida normal de eritrócitos de 90 a 120 dias poderia cair para 15 a 20 dias sem que se desenvolvesse anemia (doença hemolítica compensada). Quando a sobrevida celular é muito pequena, a ponto de ultrapassar a capacidade da medula óssea na sua intensa resposta eritropoética, surge então a anemia, configurando-se a situação de anemia hemolítica. No entanto, em numerosos casos, a anemia aparece com vida média de eritrócitos maior que 20 dias, porque a medula óssea não tem condições de repor essa quantidade de eritrócitos. A hemólise pode ser o único mecanismo produtor de anemia, assim como pode atuar em conjunto com outros mecanismos, constituindo anemias de patogenia bastante complexas.

Também, nas anemias hemolíticas pode ocorrer eritropoese ineficiente. Esta é caracterizada por defeito na síntese de hemoglobina, que promove a destruição de eritrócitos antes de serem lançados na circulação, como acontece, por exemplo, nas talassemias, em que ocorre diminuição ou ausência da síntese de uma ou mais cadeias globulínicas da molécula da hemoglobina. Nas anemias megaloblásticas decorrentes da carência de vitamina B_{12} ou folatos, ocorre diminuição da produção de eritrócitos pela medula óssea provocada pela carência dessas substâncias e ao mesmo tempo uma hemólise intramedular acentuada decorrente da formação de células anômalas.

CLASSIFICAÇÃO

Por defeito do eritrócito – mecanismo intracorpuscular, geralmente hereditário (Quadro 6.4).

Por agressão ao eritrócito normal – mecanismo extracorpuscular, geralmente adquirido (Quadro 6.5).

Essa classificação, embora útil, não é perfeita e envolve exceções. Assim, na hemoglobinúria paroxística noturna, que é uma desordem adquirida, há um defeito intrínseco na célula. Também alguns eritrócitos com defeitos intrínsecos (deficiência de G-6-PD) só são destruídos sob a ação de agentes extrínsecos.

CARACTERIZAÇÃO DE ANEMIA HEMOLÍTICA

DADOS CLÍNICOS

O quadro clínico pode variar muito e em geral depende da duração do processo e de sua gravidade. Anemias hemolíticas crônicas congênitas têm características clínicas diferentes das anemias adquiridas agudas. Nas anemias hemolíticas crônicas congênitas, os principais dados são descritos a seguir.

Anemia – de presença obrigatória, embora variável quanto à intensidade. Anemia grave pode ser detectada logo ao nascimento ou no primeiro ano de vida. Outras vezes, as anemias ocorrem lenta e gradualmente, permitindo ao paciente uma acomodação cardiocirculatória, que pode exibir poucos sintomas. O único sinal pode ser uma palidez moderada. Esse período de quietude pode ser interrompido, com exacerbação da anemia, muitas vezes precipitada por infecções concomitantes, aparecendo, então, sinais de descompensação cardiorrespiratórios. Geralmente, a criança é inapetente, sente fraqueza, cansa-se fácil e tem pouca concentração. Outras vezes, a anemia é leve ou ausente e a doença hemolítica é descoberta tardiamente.

Icterícia – de intensidade variável, podendo estar até mesmo ausente. Às vezes, evolui em surtos. São geralmente acolúricas e as fezes são bastante escuras devido à alta excreção de urobilinogênio. Os casos especiais de icterícia em recém-nascido são estudados em outro capítulo deste livro.

Crises – as anemias hemolíticas crônicas congênitas podem, muitas vezes, evoluir com longos períodos de acalmia, dependendo do equilíbrio entre a destruição excessiva de células e a eritropoese acelerada. Esses períodos podem ser subitamente interrompidas por crises que levam à anemia aguda e à icterícia. São as *crises de hemólise*, geralmente precipitadas por infecções, especialmente das vias aéreas superiores. Podem ocorrer *crises aplásticas* com falha transitória na produção de glóbulos vermelhos. Verifica-se aumento da anemia, queda de reticulócitos periféricos, podendo haver também discreta leucopenia e plaquetopenia. Na medula há parada de produção de glóbulos vermelhos. As crises

Quadro 6.4 – Mecanismo intracorpuscular por defeito do eritrócito.

Defeito na membrana do eritrócito
Esferocitose hereditária
Eliptocitose hereditária: variante leve, poiquilocitose neonatal, piropoiquilocitose, eliptocitose esferocítica e eliptocitose estomatocítica
Estomatocitose hereditária
Abetalipoproteinemia (acantocitose)

Defeito na estrutura da hemoglobina
Anemia falciforme, hemoglobinopatias CC, DD, EE, hemoglobinopatia SC e S beta-talassemias (duplos heterozigotos)

Defeitos na síntese da hemoglobina
Talassemias, doença da hemoglobina instável, doença da hemoglobina H

Deficiência das enzimas glicolíticas dos eritrócitos
Deficiência de piruvatocinase, fosfoglicose isomerase, fosfofrutocinase, triose fosfatoisomerase, hexocinase, fosfogliceratocinase, aldolase, difosfoglicrato mutase

Deficiência de enzimas do ciclo das pentoses e metabolismo do glutation
Deficiência de glicose-6-fosfato desidrogenase (G-6-PD), glutation sintetase, glutation redutase

Anomalias no metabolismo do nucleotídeo do eritrócito
Deficiência de pirimidina 5'-nucleotidase, excesso de adenosina deaminase, deficiência de adenosina trifosfatase, deficiência de adenilato cinase

Quadro 6.5 – Mecanismo extracorpuscular por agressão ao eritrócito normal.

Anemias imuno-hemolíticas
Transfusão de sangue incompatível
Doença hemolítica do recém-nascido
Anemia hemolítica auto-imune induzida por IgG ou anticorpos quentes
Idiopática
Secundária ou sintomática: infecção por vírus e micoplasma, linfossarcoma, leucemia linfocítica crônica, outras doenças malignas, deficiências imunes, lúpus eritematoso sistêmico e outras doenças auto-imunes
Induzida por droga
Anemia hemolítica auto-imune induzida por IgM ou anticorpos frios
Doença da hemaglutinina fria: idiopática e secundária
Hemoglobinúria paroxística ao frio

Anemia hemolítica traumática e microangiopática
Válvula protética e outras anomalias cardíacas
Síndrome hemolítico-urêmica
Púrpura trombótica trombocitopênica
Coagulação intravascular disseminada
Associada a fenômenos imunológicos (rejeição enxerto *versus* hospedeiro, complexos imunes)

Agentes infecciosos
Malária, toxoplasmose, leishmaniose, bactérias como bartonelose, clostrídio, cólera, febre tifóide

Agentes químicos
Drogas e venenos: drogas oxidantes, não-oxidantes e químicas, associadas com hemodiálise e uremia, venenos

Agentes físicos
Calor, irradiação

Hemoglobinúria paroxística noturna

Anemias em doenças do fígado

Deficiência de vitamina E em recém-nascido

aplásticas podem também ser precipitadas por infecções e costumam durar de 5 a 12 dias. Geralmente é causada pelo parvovírus humano B19. A infecção pelo parvovírus pode ser esporádica, *porém geralmente*, tem caráter epidêmico, atingindo vários membros da família ou várias pessoas da região. O vírus age infectando as células vermelhas em replicação. Inibe o crescimento dos CFU-Es (unidades eritróides formadoras de colônias) e também o BFU-Es (unidades eritróides formadoras de "burst") nas culturas. Atua sobre a fase S do ciclo mitótico. As crises aplásticas geralmente se iniciam com febre, mal-estar, letargia, tosse, dor abdominal, diarréia e vômito, ocorrendo, às vezes, "rush" maculopapular. Uma terceira crise também descrita é a *crise megaloblástica*, pois os pacientes com doença hemolítica crônica podem desenvolver deficiência de folatos, se não forem suplementados.

Esplenomegalia – o baço é geralmente aumentado nas anemias hemolíticas congênitas, apresentando tamanho variável, dependendo do tipo de doença. Nas anemias esferocíticas e eliptocíticas, assume tamanho moderado. Na anemia falciforme, pode estar moderadamente aumentado e, com o decorrer do tempo, deixa de ser palpável devido a processos de fibrose pós-necrótica, conseqüente a infartos múltiplos que o levam a uma atrofia intensa. Grandes esplenomegalias podem ocorrer nas talassemias do tipo *major*.

Colelitíase – é bastante comum nas anemias hemolíticas crônicas. Pode, às vezes, ser a primeira manifestação de um processo hemolítico. A colelitíase já foi observada em crianças com 3 anos de idade.

Úlcera nas pernas – pouco freqüente na criança, mas pode ocorrer na anemia falciforme e mais raramente nas talassemias e na esferocitose. As úlceras geralmente são bilaterais e envolvem as áreas próximas do maléolo medial ou lateral. Tendem a ser crônicas e recorrentes.

Anomalias esqueléticas – devido à intensa hiperplasia eritróide, a medula óssea expande-se e os ossos espessam-se e tornam-se proeminentes, como o frontal, os parietais, os maxilares; anomalias dentárias e outras distorções podem ocorrer.

Hepatomegalia – pode ocorrer, geralmente moderada. Pode aumentar em decorrência da hemossiderose, que se estabelece com o decorrer do tempo nas anemias hemolíticas crônicas, principalmente nas que recebem transfusões de sangue com freqüência.

As *anemias hemolíticas agudas adquiridas* (auto-imunes, transfusão de sangue incompatível, ingestão de drogas oxidantes em pacientes com deficiência de G-6-PD) evoluem com processo febril agudo, apresentando mal-estar, fraqueza, dores de cabeça, abdominais e de extremidades, anorexia, náuseas e vômitos. Pode ocorrer prostração intensa. No caso de crise hemolítica por isoanticorpo, pode haver choque com oligúria ou anúria. Podem ocorrer anemia, icterícia, taquicardia e outros sintomas de anemia grave. Quando as anemias hemolíticas adquiridas se desenvolvem insidiosamente, os sintomas são mais brandos e assemelham-se àqueles das anemias hemolíticas crônicas hereditárias.

DADOS LABORATORIAIS

Sinais de destruição excessiva de eritrócitos

As alterações relacionadas com o aumento excessivo da destruição dos eritrócitos estão presentes em todos os casos de anemias hemolíticas.

Sobrevida de eritrócitos – encurtada e determinada por meio de hemácias marcadas com Cr^{51}. O $t_{1/2}Cr$ (tempo médio de desaparecimento) é reduzido em doenças hemolíticas. Em geral, o $t_{1/2}Cr$ reduz-se cerca da metade do normal. Para 50% da redução em $t_{1/2}Cr$ corresponde uma sobrevida de eritrócitos de 30 dias ou 25% do normal.

Aumento do catabolismo do heme – devido à destruição aumentada dos eritrócitos, o heme é catabolizado em ritmo acelerado, e seus catabólitos, pigmentos biliares e monóxido de carbono aumentam intensamente. A concentração de bilirrubina no sangue, nas anemias hemolíticas, pode estar aumentada, predominando a bilirrubina indireta. Esta depende não só do grau de hemólise, como também da capacidade hepática em removê-la do plasma. Em recém-nascidos, cuja capacidade funcional hepática é imatura, pode-se ter altos níveis de bilirrubina indireta circulante, o que não acontece em crianças maiores, cujo fígado, muitas vezes, é capaz de remover todo o excesso de bilirrubina. Como conseqüência do aumento da bilirrubina, haverá aumento da excreção do urobilinogênio fecal, sendo esse um índice mais sensível de hemólise que o nível da bilirrubina sérica. A excreção do urobilinogênio tem íntima relação com a massa de hemoglobina circulante. O catabolismo de 1g de hemoglobina produz cerca de 16 a 23mg de urobilinogênio. O urobilinogênio urinário, embora aumentado, não constitui um índice satisfatório de hemólise, pois representa não mais que 10% do urobilinogênio eliminado pelas fezes.

Desidrogenase láctica – atividade sérica aumentada, principalmente a fração DHL-2. Resulta da liberação de enzima eritrocitária no plasma durante a hemólise. O limite superior da normalidade é de 240U/ml. Pode atingir valores altos, até mais de 1.000U/ml.

Desaparecimento da haptoglobina – quando a hemoglobina livre aparece no plasma, ela se liga à haptoglobina e o complexo hemoglobina-haptoglobina é removido pelo fígado. Assim, a haptoglobina tende a desaparecer do plasma em processos hemolíticos, tanto os que se processam no espaço intravascular como no extravascular, como nas anemias falciforme, esferocítica, eliptocítica e em deficiência de PK. A haptoglobina também cai nas hemólises intramedulares, nas eritropoeses ineficazes e nas anemias megaloblásticas.

Hemoglobina glicosilada – o nível é reduzido em doenças hemolíticas. O valor normal é cerca de 6,7%. Nas anemias hemolíticas, pode atingir a média de 3,9%.

Sinais de hemólise intravascular – quando os eritrócitos são destruídos na circulação, liberam sua hemoglobina no plasma. Normalmente, o pequeno número de eritrócitos destruídos na circulação periférica produz uma taxa de hemoglobina livre no plasma de até 5mg/100ml.

Hemoglobinemia – os níveis de hemoglobina no plasma são normais na maioria dos pacientes com anemias hemolíticas hereditárias, como na esferocitose. Valores discretamente aumentados são encontrados na anemia falciforme e na *talassemia major*. Níveis aumentados são encontrados em anemias imuno-hemolíticas graves adquiridas, hemoglobinúria paroxística noturna e coagulação intravascular disseminada, alcançando mais de 100mg/100ml. Todavia, raramente alcançam 1g/100ml. Esses valores são encontrados em pacientes que apresentam predominantemente hemólise intravascular.

Ausência da haptoglobina – nas hemólises intravasculares, a haptoglobina é toda consumida e desaparece do plasma.

Metemalbumina e hemopexina – a hemoglobina no plasma é oxidada à metiemoglobina, do qual o grupo heme se destaca. O heme liberado liga-se à hemopexina e à albumina, formando metemalbumina e complexos hemopexina-heme. A presença desses pigmentos no plasma sugere hemólise intravascular. A hemopexina também se reduz no plasma do mesmo modo que a haptoglobina.

Hemoglobinúria – se a quantidade de hemoglobina livre no plasma excede em mais de 10mg/100ml a capacidade de ligação da haptoglobina, ela é excretada na urina e, portanto, significa destruição eritrocitária acentuada na circulação. A urina torna-se escura, semelhante à Coca-Cola. A hemoglobinúria distingue-se da hematúria por meio do exame microscópico de uma amostra de urina fresca. Na hematúria, aparecem eritrócitos na urina.

Células hemossideróticas na urina – a hemoglobina é reabsorvida pelas células dos túbulos proximais e o ferro da hemoglobina é incorporado à ferritina e à hemossiderina da célula. Posteriormente, essas células são eliminadas pela urina. Portanto, hemossiderinúria é uma evidência de que houve hemoglobinúria em passado próximo.

Sinais de eritropoese acelerada

Sinais de eritropoese acelerada geralmente aparecem em doença hemolítica crônica, mas também após hemorragia e após terapia com ferro, folato ou vitamina B_{12} em estados deficientes. Deve-se distinguir entre sinais que refletem *eritropoese total* (grau de hiperplasia eritróide na medula óssea e o ritmo de transporte do ferro no plasma) e aqueles que refletem a *eritropoese eficiente* (contagem de reticulócitos e ritmo de "turnover" de ferro nos eritrócitos). Em condições em que ocorre eritropoese ineficiente (como nas talassemias), as medidas de eritropoese total estão aumentadas, mas as medidas de eritropoese eficiente apresentam-se diminuídas.

No sangue

Reticulocitose – reticulócitos são células vermelhas jovens contendo ribossomo. São expressos como uma porcentagem do número de eritrócitos. Os valores normais variam de 0,8 a 1,5%, número este relacionado com quantidade de eritrócitos maduros. É fácil compreender que a vida média dos eritrócitos terá influência nesse número mesmo que não haja aumento de produção. Por isso, para avaliar a capacidade de produção eritrocitária e a atividade hemolítica, deve-se ter em mente a contagem reticulocitária relativa e absoluta. Normalmente, os reticulócitos estão entre 30.000 a 60.000/mm³. Se houver redução na vida média dos eritrócitos, crescerá sem que se modifique o número absoluto, a não ser que haja aumento real desses elementos, quando então esse número também aumentará. Uma criança com 4.000.000/mm³ de eritrócitos, se tiver aumento no ritmo de *hemólise* com redução da vida média de eritrócitos para metade do normal (50 dias), sem crescimento de produção, atingirá estabilidade quando seus eritrócitos forem 2.000.000/mm³. Se antes da hemólise sua contagem reticulocitária fosse de 1%, ela teria 40.000/mm³ de reticulócitos. Quando atingisse estabilidade após o novo ritmo de hemólise, teria 2% de reticulócitos, com um número global igual ao anterior, isto é, 40.000/mm³. Ocorre, no entanto, que esse novo nível de células vermelhas acarretará anóxia, fazendo com que haja aumento de produção da eritropoetina. A primeira ação desse hormônio é provocar a liberação precoce do "pool" reticulocitário da medula óssea, que é duas vezes maior que o do sangue periférico (os reticulócitos permanecem cerca de 36 a 48 horas na medula óssea e após liberação no sangue perdem seu retículo em cerca de 24 horas). Dessa forma, esse número ficará aumentado de 2,5 a 3 vezes, sem que realmente haja aumento de produção. Nessa mesma ocasião, a própria eritropoetina forçará o aumento de produção de células eritróides pela estimulação de células pluripotentes ("steam cell"), o que pode provocar um aumento de produção de até oito vezes o normal. No entanto, o resultado desse estímulo no sangue somente se fará sentir em um prazo mínimo de três a quatro dias. Porém, quando esse fato ocorrer, esses elementos atingirão o sangue logo que transformados em reticulócitos, o que vale dizer que o "pool" mielóide deixa de existir. Por esse motivo, para saber qual a capacidade real de produção, tem-se necessidade de dividir o número absoluto de reticulócitos por 2,5 ou 3. Dessa forma, se durante uma crise hemolítica o paciente chegar a 1.500.000/mm³ de eritrócitos com 40% de reticulócitos, isso corresponderá a 600.000/mm³ de reticulócitos, o que vale dizer que houve aumento de produção de 15 vezes o normal, o que seria impossível. No entanto, se dividirmos esse número por 2,5, obteríamos um número de reticulócitos em torno de 240.000/mm³, o que corresponderia a um aumento de seis vezes o normal, que é realmente o que está ocorrendo.

É freqüente, nas grandes reações reticulocitárias, o aparecimento de policromatofilia e de pontuações basófilas.

Macrocitose – também acompanha a reticulocitose, uma vez que os reticulócitos são de tamanho maior que os eritrócitos mais maduros.

Eritroblastos circulantes – sua presença pode ocorrer em processos hemolíticos, com grande solicitação mielóide. Em recém-nascidos, pode-se encontrar eritroblastose intensa na doença hemolítica do recém-nascido.

Leucocitose, neutrofilia e trombocitose – também acompanham a anemia hemolítica, principalmente nos processos mais agudos.

Marcadores químicos da idade celular – recentemente, desenvolveram-se marcadores como a creatina eritrocitária. Os níveis de creatina em hemácias jovens são seis a nove vezes maiores que em células velhas e mantêm-se elevados por maior tempo que a maturação reticulocitária (um a três dias). Podem substituir com vantagem a contagem de reticulócitos, embora na prática ainda não tenham sido colocados em uso.

Medula óssea

Nas anemias hemolíticas existe grande *hiperplasia da série vermelha* como mecanismo compensatório, podendo atingir até 60% das células da medula em lugar do normal, que é cerca de 30%. A relação grânulo/eritroblástica, que normalmente é de 3:1, cai, podendo até se inverter. Na medula óssea, pode-se também encontrar *aumento de depósito de ferro*, fato este que ocorre com mais intensidade nas talassemias. A *eritrofagocitose*, que é a fagocitose dos eritrócitos por monócitos e neutrófilos, é observada em doenças hemolíticas causadas por substâncias químicas, infecções, doenças hemolíticas devido a auto-anticorpos e doenças hemolíticas do recém-nascido. O fenômeno ocorre principalmente na medula óssea e no baço, sendo raro no sangue.

Estudo da ferrocinética

Pode-se detectar hemólise determinando a *vida média dos eritrócitos*, que estará encurtada. A *capacidade de produção de eritrócitos* é determinada pelo $T_{1/2}$ do Fe^{59}, que será tanto mais curto quanto mais ativa for a medula. A *incorporação do ferro à hemoglobina* mede a eritropoese eficiente. Geralmente, nas anemias hemolíticas, o ritmo de captação do ferro do plasma e a incorporação do ferro à hemoglobina ficam muito aumentados. Nas anemias hemolíticas em que ocorre eritropoese ineficiente, há discrepância entre esses dados, pois a eritropoese total ($T_{1/2}$ do Fe^{59}) está mais aumentada que a eficiente (incorporação de Fe^{59} à hemoglobina), sendo que em alguns casos pode até haver diminuição desta última.

Dados específicos

São aqueles que caracterizam determinadas anemias hemolíticas.

Anomalias morfológicas específicas

O exame do esfregaço sangüíneo permite distinguir anomalias de forma e de tamanho, bem como morfologias particulares, que por si só podem determinar o diagnóstico. São encontrados tamanhos variados de eritrócitos (anisocitose), formas variadas (poiquilocitose), alterações na coloração (policromasia), macrocitose, microcitose etc.

Esferócitos – são eritrócitos de forma esférica e de menor diâmetro que o normal sem a área clara central. Não são exclusivos da anemia esferocítica hereditária, podendo aparecer nas anemias hemolíticas adquiridas.

Acantócitos – são eritrócitos espiculados que podem aparecer em distúrbios da composição de lipídeos da membrana (abetalipoproteinemia), em obstáculos mecânicos, coagulação intravascular disseminada, cirrose hepática etc.

Eliptócitos – são eritrócitos elípticos característicos da eliptocitose.

Estomatócitos – são eritrócitos cujo halo claro central se dispõe de maneira linear. São característicos da estomatocitose.

"Target cells" – são eritrócitos menos espessos que os normais, apresentando-se no esfregaço como um alvo. Podem ser encontrados nas talassemias, nas hemoglobinopatias C etc.

Leptócitos – eritrócitos com teor de hemoglobina muito baixo, assemelhando-se a folhas transparentes, característicos das talassemias.

Hemácias falcizadas – em formas bizarras, alongadas, assemelhando-se a uma foice. Podem ser encontradas nas anemias falciformes.

Esquizócitos – células fragmentadas geralmente devido à hemólise por traumatismo mecânico.

Teste da resistência globular osmótica

O teste da resistência osmótica é a medida da resistência de eritrócitos à hemólise, quando expostos a soluções salinas hipotônicas decrescentes. Mede-se o grau de hemólise em cada uma dessas soluções. A hemólise começa em concentrações de soluções salinas de 0,45 a 0,50g/dl e completa-se em 0,33g/dl. A resistência globular osmótica está diminuída nas anemias hemolíticas esferocíticas, mas pode também estar diminuída em processos hemolíticos adquiridos por agressão à membrana eritrocitária, por anticorpos, por produtos químicos e nas queimaduras. A resistência aumentada à hemólise em soluções salinas hipotônicas é encontrada na anemia falciforme, nas talassemias e, em geral, na hipocromia e na microcitose.

Fragilidade mecânica

Está aumentada nas anomalias de membrana, como na esferocitose.

Auto-hemólise

A incubação de sangue desfibrinado estéril a 37°C por 48 horas produz discreta hemólise espontânea, aumentada nos defeitos de membrana, na agressão por iso e auto-anticorpos e principalmente nos defeitos enzimáticos. Na deficiência de G-6-PD, esse fenômeno é parcialmente corrigido pela adição de glicose, enquanto nas deficiências de piruvatocinase ele pode ser normalizado pela adição de ATP.

Corpúsculos de Heinz

São precipitações de hemoglobina degenerada dentro da hemácia, formando corpúsculos que são removidos pelo baço. A formação de corpúsculos de Heinz é o principal mecanismo de hemólise nas deficiências de G-6-PD, nas hemoglobinas instáveis, nas talassemias e nas alterações químicas. Só podem ser revelados por coloração supravital, sendo evidenciados com freqüência no sangue periférico após a remoção do baço.

Métodos para detectar hemoglobinas anormais

O método eletroforético ou cromatográfico permite a separação das hemoglobinas em hemolisados de sangue periférico. A eletroforese usando acetato de celulose em tampão alcalino é efetiva na separação de hemoglobinas normais de outras variantes patológicas (ver capítulo especial).

Teste de antiglobina humana – Coombs

É útil para detectar hemácias bloqueadas por iso ou auto-anticorpos. O teste de rotina mais amplamente usado para a detecção de anemia imuno-hemolítica é o teste de Coombs direto ou da antiglobulina direta. O teste positivo indica que os eritrócitos estão recobertos por IgG ou complemento, especialmente C3. É geralmente satisfatório, mas 2 a 5% dos pacientes com anemia auto-imune são negativos, porque a quantidade de globulina na superfície celular está abaixo dos limites de detecção. Teste positivo é encontrado em 34% de pacientes com AIDS, sem que haja manifestação de anemia imuno-hemolítica.

BIBLIOGRAFIA

1. GILLILAND, B.C.; BAXTER, E. & EVANS, R.S. – Red cell antibodies in acquired hemolytic anemia with negative antiglobulin serum tests. *N. Engl. J. Med.* **285**:252, 1971. 2. LEE, R.G. – Hemolytic disorders: general considerations. In *Wintrobe's Clinical Hematology.* 10th ed., Baltimore, Williams & Wilkins, p. 1109, 1999. 3. LEFRERE, J.J. et al. – Human parvovirus and aplastic crisis in chronic hemolytic anemias. A study of 24 observations. *Am. J. Hematol.* **23**:271, 1986. 4. MIWA, S. – Hereditary disorders of red cell enzymes in the Embden-Meyerhof pathway. *Am. J. Hematol.* **14**:381, 1983. 5. MIWA, S. & FUJII, H. – Molecular basis of erythroenzymopathies associated with hereditary hemolytic anemia: tabulation of mutant enzymes. *Am. J. Hematol.* **51**:122, 1996. 6. PALEK, J. & LUX, S.E. – Red cell membrane skeletal defects in hereditary and acquired hemolytic anemias. *Semin. Hematol.* **20**:189, 1983. 7. SAARINEN, U.M. et al. – Human parvovirus B19-induced epidemic acute red cell aplasia in patients with hereditary hemolytic anemia. *Blood* **67**:1411, 1986. 8. SMITH, B.J. et al. – Erythrocyte creatine levels in anemia. *Ann. Clin. Lab. Sci.* **12**:439, 1982.

3	Anemia Ferropriva

MINA HALSMAN

CONCEITO E PREVALÊNCIA

A anemia ferropriva é uma das deficiências nutricionais mais comum e prevalente em todo o mundo, especialmente nos países em desenvolvimento. Sua maior incidência se dá na infância, particularmente no primeiro ano de vida. A deficiência de ferro nos países em desenvolvimento é o segundo problema de saúde pública, ultrapassada apenas pela deficiência protéico-calórica. Atinge mais da metade da população de risco (mulheres, crianças e gestantes). No Brasil, a prevalência varia com as regiões geográficas e depende de dois fatores principais: condições socioeconômicas e distribuição de renda. Segundo o Ministério da Saúde, na Região Sul, mais rica, a incidência da anemia é de 40% nas crianças, 20% nas mulheres e 5% nos homens. No Nordeste, onde a renda é menor, 70% nas gestantes, 60% nas crianças, 40% nas mulheres e 20% nos homens.

ESTÁGIOS DA DEFICIÊNCIA DE FERRO

Quando se inicia a deficiência de ferro no organismo, há redução dele, primeiro nos estoques, sem nenhuma manifestação clínica ou laboratorial. Com o progredir da deficiência, há alterações laboratoriais progressivas. Podemos definir os seguintes estágios:

1. Carência de ferro nos estoques com ferritina menor que o normal e todos os outros exames normais.
2. Carência de ferro sem anemia, com série vermelha normal e alteração no metabolismo do ferro: diminuição do ferro sérico, porcentagem de saturação de siderofilina e ferritina diminuída.
3. Anemia hipocrômica microcítica, com hemoglobina menor que 12g/dl para mulheres, menor que 13g/dl para homens e menor que 11g/dl para crianças e gestantes, segundo a Organização Mundial de Saúde. Diminuição do hematócrito, da hemoglobina

corpuscular média (HbCM) e do volume corpuscular médio (VCM). Ferro sérico diminuído, porcentagem de saturação da transferrina inferior a 16%, ferritina inferior a 12ng/ml, aumento da protoporfirina livre e da capacidade total de ligação de ferro.

METABOLISMO DO FERRO

O ferro existe em dois estados oxidativos estáveis: Fe^{2+} (ferroso) e Fe^{3+} (férrico). Essa propriedade permite que o ferro atue reversivelmente doando e aceitando elétrons. Em média, nos adultos, existe 4 a 5g de ferro e há um balanço preciso entre o ferro da dieta e a perda. Cerca de 1mg de ferro é perdida em cada dia pela descamação da pele, mucosa; a menstruação causa perda de 2mg de ferro por dia, aumentando a demanda na dieta. A absorção do ferro é o único mecanismo de regulação dos estoques do corpo. Durante o período neonatal e no primeiro ano de vida, há grande crescimento, e a demanda de ferro aumenta em resposta à elevação da massa corpórea. O recém-nascido tem 75mg de ferro/kg, e o adulto, cerca de 50mg/kg para o homem e 35mg/kg para a mulher. Ao passar da primeira infância até atingir a idade adulta, há incorporação de 3,5g de ferro aproximadamente. Uma dieta equilibrada fornece cerca de 1 a 2mg de ferro diários para a absorção. A quantidade de ferro absorvida aumenta com a dose administrada até 100mg, acima da qual a mucosa atua como uma barreira, impedindo a absorção excessiva.

Vários fatores influenciam a absorção do ferro alimentar: quantidade do ferro, qualidade, interação dos alimentos da dieta, fatores no lúmen gastrintestinal e extraluminais.

Quantidade de ferro – com o aumento da quantidade, a absorção eleva-se até o limite anteriormente descrito.

Tipo de ferro – o ferro deve ser absorvido na forma ferrosa ou na forma heme. A forma heme é mais eficientemente absorvida e ocorre por mecanismo diferente da absorção do ferro não-heme e não é alterada pelo nível do estoque ou demanda de ferro, presença de ácido ascórbico, fitatos ou agentes quelantes. Já a forma ionizada ferrosa é mais absorvida que a férrica e sofre influência de vários fatores presentes nos alimentos.

Interação dos alimentos da dieta – a biodisponibilidade do ferro nos alimentos depende da natureza do composto de ferro. O ferro inorgânico do alimento, para ser absorvido, deve ser convertido na forma ferrosa e a absorção pode variar de 1 a 22%. O ferro heme, derivado da carne e de produtos animais, tem uma capacidade de absorção que corresponde ao limite superior, enquanto o ferro inorgânico, de origem vegetal, está no limite inferior. A presença de carne animal e peixe favorece a absorção do ferro vegetal do alimento, enquanto o leite, a manteiga e os ovos não favorecem a absorção do ferro vegetal. Provavelmente, a presença de determinados aminoácidos, como cistina, lisina e histidina nas carnes, favorece a absorção do ferro dos produtos vegetais. A presença de fitatos (nos grãos), fosfatos e fosfoproteínas (nos ovos) inibe a absorção do ferro inorgânico.

Substâncias adjuvantes – ácido ascórbico, substâncias redutoras, aminoácidos e açúcares, como a lactose e a frutose presentes nos alimentos da dieta, favorecem a absorção de ferro dos vegetais.

Substâncias inibidoras – fosfatos, fitatos, oxalatos inibem a absorção do ferro inorgânico.

Fatores do lúmen gastrintestinal – o pH gástrico solubiliza e reduz o ferro, favorecendo a absorção, e baixa o pH no duodeno, favorecendo a solubilidade e a captação do íon férrico. O ferro é absorvido principalmente no duodeno e jejuno alto. Apesar de intensas investigações, o mecanismo íntimo da captação do ferro ainda não é bem conhecido. Conrad e cols. propõem que proteínas como a mucina ou a gastroferrina, existentes no suco gástrico, liguem-se ao ferro no meio ácido e o solubilizam, para ser captado no meio alcalino do duodeno. A bile facilita a absorção do ferro, pois contém ácido ascórbico, que é adjuvante da sua absorção.

Fatores extraluminais

• *Depósito de ferro* – quando os estoques estão depletados, favorecem a absorção do ferro. Em indivíduos normais, a absorção do ferro da dieta está em torno de 5 a 10%, enquanto nos deficientes de ferro chega a 20%.

• *Atividade eritropoética* – o aumento da atividade eritropoética aumenta a absorção do ferro.

• *Crescimento* – é associado com o aumento da demanda de ferro, independente do nível de hemoglobina. O ganho de peso promove aumento da absorção de ferro.

O ferro é absorvido como ferro heme ou ferro ferroso. O ferro heme, após interação com um receptor da membrana do enterócito, é internalizado, sofre a ação da hemeoxigenase e é liberado do anel da protoporfirina. O ferro ferroso, ligado à mucina ou à gastroferrina, é então transportado através da membrana da célula por integrinas associadas, ou por meio de difusão. Dentro da célula, o ferro é liberado e constitui um compartimento único e lábil. Uma pequena parte do ferro passa rapidamente para o pólo sangüíneo, superfície basolateral da célula. O restante liga-se à ferritina e parte será liberada para o pólo sangüíneo, outra parte será utilizada para as necessidades metabólicas e o restante fica como reserva. Uma boa parte é perdida no lúmen intestinal em três a quatro dias, quando ocorre a renovação epitelial. O ferro no pólo sangüíneo liga-se à transferrina plasmática e passa para o sangue do sistema porta. Dances e cols. descobriram que o transporte do ferro na membrana depende do transporte de cobre. Cerca de 3mg do ferro total do corpo circula no plasma. Em indivíduos normais, todo o ferro circulante do plasma se liga à transferrina. Esta é sintetizada no fígado. Nos testículos e no sistema nervoso central, é produzida no local. Ela libera o ferro para a maioria dos tecidos do corpo. O complexo transferrina-ferro dirige-se ao sistema eritropoético, cerca de 85%; ao hepatócito, 5 a 10%; e o restante para outros locais. A célula da membrana intestinal tem ação reguladora na internalização do ferro, dependendo das necessidades do organismo. Seja qual for o mecanismo da captação do ferro, normalmente apenas 10% do ferro alimentar que entra no duodeno é absorvido. Esse valor aumenta na deficiência do ferro e diminui na sobrecarga.

Outro fator tão importante quanto a absorção intestinal na manutenção do equilíbrio interno de ferro é seu transporte intercelular. O conceito atual é que o complexo ferro-transferrina seja internalizado na célula por um mecanismo de endocitose, mediada por receptores. Assim, receptores na face externa plasmática da célula ligam o complexo transferrina-ferro com grande afinidade. Este é internalizado por invaginação e formação de vesículas endocíticas. Dentro da vesícula há queda de pH para 5,5 e oxidorredutase reduz o ferro da forma Fe^{3+} para Fe^{2+}, facilitando a remoção do ferro da transferrina. A transferrina sem o ferro (apotransferrina) volta para a circulação, onde se liga a um outro íon ferro e reinicia o ciclo para levar mais ferro para o interior da célula. O ferro livre atravessa a membrana plasmática por um mecanismo não bem conhecido, provavelmente mediado por transportador, e entra no citosol, onde é liberado para vários locais intracelulares: mitocôndria, para a síntese do heme e para o estoque como ferritina e hemossiderina (Fig. 6.1).

Outros tecidos, como órgãos não-hematopoéticos, captam o ferro por outro mecanismo, talvez mediado por proteína transportadora.

O ferro é indispensável na síntese do DNA, em inúmeros processos metabólicos, faz parte de enzimas como ribonucleotídeo-redutase e tem papel importante na proliferação celular. Os precursores eritróides necessitam de quantidades enormes de ferro para a síntese da hemoglobina e diferenciação para células maduras. Assim, os

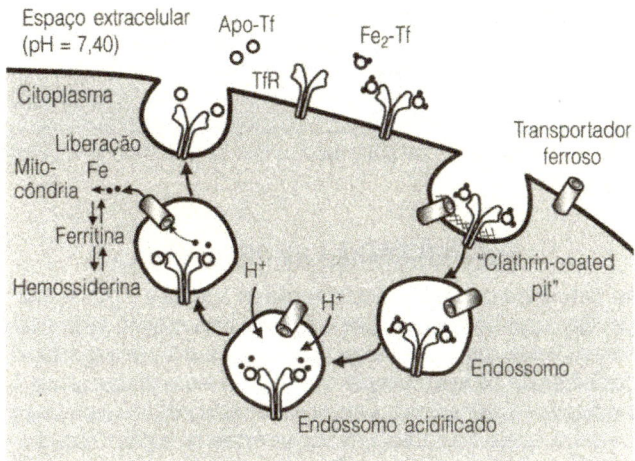

Figura 6.1 – Ciclo endocítico da transferrina. A apotransferrina (Apo-Tf) liga-se a dois átomos de ferro para formar a transferrina diférrica (Fe$_2$-Tf). A transferrina diférrica liga-se ao receptor da transferrina (TfR) na superfície da célula. O complexo é internalizado pela invaginação dos "clathrin-coated pits" para formar endossomos. O endossomo importa prótons, fazendo baixar o pH dentro da organela e diminuindo a afinidade da transferrina pelo Fe. O Fe liberado é translocado através da membrana do endossomo para o citoplasma por meio de um sistema transportador (cilindros). O ferro liberado é mandado para a mitocôndria para a síntese do heme e para a ferritina para estocagem. O complexo receptor transferrina-apotransferrina recicla para a superfície celular, onde o pH neutro promove a liberação da apotransferrina no soro para ser reutilizada.

eritroblastos basófilos possuem grande quantidade de receptores na superfície celular para captar o complexo ferro-transferrina. Esses receptores vão diminuindo à medida que a célula amadurece.

Estocagem do ferro – pode ser estocado em vários locais, principalmente no fígado, que é o primeiro depósito de ferro, podendo ser encontrado em células do tecido reticuloendotelial e nos hepatócitos. Pode também ser estocado na medula óssea, baço e músculo esquelético, sob duas formas: ferritina e hemossiderina.

A ferritina plasmática reflete os estoques de ferro, diminuindo na deficiência e aumentando na sua sobrecarga. Um valor menor que 15mg/l representa deficiência de ferro. Várias outras condições, porém, podem modificar o teor da ferritina do plasma: processos inflamatórios, infecciosos, principalmente crônicos, doença renal crônica, hepática crônica e tumores que podem elevar o nível da ferritina no sangue.

ETIOLOGIA DA DEFICIÊNCIA DO FERRO

Existem três fatores etiológicos principais: aumento da demanda, fatores nutricionais como diminuição da oferta ou má absorção de ferro e perdas sangüíneas.

Aumento da demanda

Em um recém-nascido, os estoques de ferro ao nascimento podem prover durante 4 meses a necessidade de ferro. A partir dos quatro meses até 1 ano de idade, deve incorporar cerca de 200mg de ferro e requer uma absorção diária de 0,8mg/dia. Existe uma demanda de ferro muito aumentada no primeiro ano de vida, devido ao grande crescimento que ocorre nesse período, chegando, a criança, a triplicar de peso. A dieta deverá conter 8mg de ferro para uma absorção eficiente de 10%. Deve ser fornecida ingestão de 1mg/kg/dia até 15mg/dia (10% de absorção) para manter bom nível de hemoglobina. Se o recém-nascido for prematuro ou de baixo peso ao nascer,

pode ter um estoque de ferro proporcional ao seu tamanho, porém, devido ao seu grande desenvolvimento, esse estoque será pequeno, insuficiente para quatro meses, devendo, então, receber mais precocemente uma dieta rica em ferro, até 2mg/kg/dia, iniciando aos 2 meses até 15 meses, segundo recomendação do Comitê de Nutrição da Academia Americana de Pediatria. Em adolescentes, devido ao grande crescimento e sangramento menstrual, como também nas gestantes, existe um grande aumento de demanda de ferro. O adolescente requer 1,2 a 1,6mg/dia, contando com 12 a 16% de absorção. Para a gestante, deve ser dado um adicional de ferro devido à demanda do feto, perdas sangüíneas no parto e perda por meio da lactação.

Fatores nutricionais

A criança na primeira infância é alimentada principalmente com leite materno ou de vaca. O leite contém 1,5mg de ferro por 1.000 calorias e não é suficiente para evitar a carência desse elemento se não for suplementado. O leite materno exclusivo até os 6 meses protege o recém-nascido contra essa carência, pois, apesar de o conteúdo em ferro ser pequeno, ele é altamente biodisponível. As fórmulas lácteas já não apresentam essa propriedade e podem levar à carência se forem alimentos exclusivos.

Em relação ao tipo de dieta, o ferro de origem animal tem alta biodisponibilidade e é absorvido 10 a 30%, enquanto o de origem vegetal tem absorção de apenas 1 a 7%. Os produtos de ferro na natureza, na maioria, são sais insolúveis. A acidez gástrica ajuda a conversão para formas mais absorvíveis. Porém, muitos alimentos, como certas plantas, podem conter inibidores da absorção do ferro, por exemplo, fitatos no trigo. A presença de adjuvantes como vitamina C, açúcares e carne favorece a absorção do ferro não-heme. Porém, se predomina na dieta fitatos e fosfatos, ocorre inibição na absorção do ferro não-heme. O ovo, por conter fosfoproteína, inibe a absorção do ferro. No trabalho de Sigulem, em crianças de 6 a 60 meses, foi verificado que houve redução de incidência de anemia quanto maior a porcentagem de ferro de origem animal na dieta. Além disso, demonstrou que esses fatos estão relacionados com problemas socioeconômicos e renda *per capita*.

O tratamento de úlcera péptica e do refluxo ácido com bloqueadores histamina-2 e bombas bloqueadoras de ácido é responsável pela absorção diminuída de ferro e pelo desenvolvimento da anemia ferropriva. Em anemias perniciosas, em que a função da célula parietal gástrica é defeituosa, além da diminuição do fator intrínseco, ocorre redução da acidez gástrica, levando à absorção diminuída de ferro. Portanto, a deficiência de ferro pode acompanhar a anemia por deficiência de cobalamina.

Metais como chumbo, cobalto e estrôncio são absorvidos no mesmo mecanismo que o ferro. O chumbo, particularmente, provoca danos ao organismo. A deficiência de ferro aumenta a captação de ferro e de chumbo do trato gastrintestinal. Como conseqüência, a deficiência de ferro e a intoxicação pelo chumbo podem ser eventos simultâneos.

O quadro 6.6 mostra os fatores que modificam a absorção do ferro.

Quadro 6.6 – Fatores que modificam a absorção do ferro.

Estado físico (biodisponibilidade)
Heme > Fe^{2+} > Fe^{3+}
Inibidores
Fitatos, tanino, fosfatos e fibras, sobrecarga de ferro
Competidores
Cobalto, chumbo, estrôncio
Adjuvantes
Ascorbato, citrato, aminoácidos, deficiência de ferro, succinato, frutose, proteínas animais

em forma de complexo coloidal padronizado de hidróxido de ferro polimaltoso (Noripurum). A dose total necessária pode ser calculada pela seguinte fórmula:

$$N = (kg \times DHb \times 0,66)/50$$

onde:

N = total de ml do composto de ferro a ser aplicado.
kg = peso da criança.
DHb = deficiência de hemoglobina expressa pela diferença entre 100 e a porcentagem atual de hemoglobina.

Deve ser respeitada as seguintes dosagens máximas diárias: crianças até 5kg deve ser dado no máximo 0,5ml por dia, crianças de 5 a 10kg até 1ml, crianças com mais de 10kg até 4ml. O medicamento deve ser prescrito em dias alternados.

Pode-se prescrever também ferro-dextrano, que contém 50mg de ferro elementar por ml. A dose total pode ser calculada pela seguinte fórmula:

$$DFe (mg) = Dh/100ml \times kg \times 2,2$$

onde:

DFe (mg) = deficiência total de ferro hemoglobínico em mg.
Dh = deficiência total de hemoglobina em g/dl.
kg = peso em quilo.

A medicação deve ser administrada por via intramuscular profunda ou intravenosa lenta, cerca de 1ml por minuto. Seja qual for a via de administração, deve-se aplicar antes uma dose de 10mg de ferro por via intramuscular, dose teste, e observar o paciente por 30 minutos, para uma possível reação anafilática.

Como efeito colateral podem surgir coloração escura da pele no local das injeções, reações sistêmicas, febre, artralgias e reação anafilática. Nesse caso, deve ser administrada, por via subcutânea, epinefrina, 0,5ml em solução a 1:1.000 e terapia intensiva de choque.

Nos casos em que há urgência de cura, a aplicação por via intravenosa do ferro produz melhora subjetiva em poucos dias. Ocorre pico de reticulócitos em 10 dias e a correção completa da anemia em três a quatro semanas. O hematócrito sobe em uma a duas semanas.

Todas as causas primárias, doenças básicas e desnutrição protéica concomitante devem ser tratadas.

Deve ser prescrito ácido ascórbico na dose de 100mg por dia, por via oral, por ocasião da administração do ferro, pois é um adjuvante da absorção do ferro.

A transfusão de sangue deve ser evitada, se possível. Se a hemoglobina for inferior a 5mg/dl e se houver sinais de descompensação cardíaca, deve ser prescrito na dose de 15ml/kg.

PROFILAXIA

A deficiência de ferro é prevalente em todo o mundo, principalmente nos países em desenvolvimento, e agride principalmente lactentes no primeiro ano de vida. Sua deficiência não é isenta de seqüelas. Estas podem ser graves, levando à dificuldade intelectual, menor capacidade de aprendizagem, alterações no desenvolvimento físico e mental, menor resistência a infecções, menor capacidade de trabalho. Os danos cerebrais são irreversíveis, mesmo após tratamento da deficiência de ferro. Está geralmente, associada a situações econômicas precárias, porém também ocorre com grande prevalência em países de Primeiro Mundo. Diante da gravidade do problema, muitos países adotaram a profilaxia dessa deficiência. Nos Estados Unidos, durante as duas décadas passadas, houve diminuição da incidência de deficiência de ferro em crianças e lactentes, graças a medidas preventivas: aumento da amamentação com leite de peito, menor uso do leite de vaca não modificado antes do primeiro ano, maior uso de fórmulas fortificadas com ferro, fortificação de cereais infantis e farinhas e aumento da administração de ácido ascórbico.

Lactentes de termo alimentados ao peito – raras vezes requerem rotineiramente suplementação de ferro, desde que seus estoques raramente se depletam antes dos 6 meses de idade. Subseqüentemente, uma seleção apropriada de alimentos sólidos pode ser suficiente. Porém se a amamentação se prolongar por mais de seis meses, deve ser dado suplementação de ferro, 1mg/kg/dia. Os cereais devem ser fortificados com ferro (4,5mg/10g) e adicionados de ácido ascórbico ou suco de laranja, para aumentar sua absorção. A absorção de ferro de uma refeição inteira pode ser melhorada pela inclusão de pequena quantidade de carne ou ácido ascórbico. A gema de ovo e espinafre, embora ricos em ferro, inibem sua absorção. O alimento sólido não deve ser dado próximo à amamentação, pois diminui a biodisponibilidade do ferro do leite humano. Se o leite de peito é interrompido antes dos 4 meses de idade, deve ser substituído por fórmula infantil fortificada, e não leite de vaca fresco. Este, além da baixa biodisponibilidade do ferro, pode provocar perda oculta de sangue, principalmente antes dos 6 meses de idade.

Lactentes de termo alimentados por fórmula – crianças de termo alimentadas com fórmulas não-fortificadas podem depletar seus estoques de ferro antes dos 6 meses de idade. É aconselhável dar a fórmula fortificada (12mg de ferro como sulfato ferroso/litro) a partir dos 3 meses de idade. Não deve ser dado desde o nascimento, pois os estoques estão repletos e a eritropoese apresenta-se deprimida e o ferro não é absorvido. Outro fato é que o uso de fórmula fortificada nos primeiros meses favorece a infecção entérica. A transferrina e a lactoferrina presentes no leite têm propriedades bacteriostáticas que desaparecem quando estão saturadas de ferro. O Comitê de Nutrição da Academia Americana de Pediatria recomenda que só seja feita a mudança de leite de peito ou fórmula fortificada para fórmula não-fortificada após 12 meses de idade.

Lactentes de baixo peso – essas crianças, mesmo alimentadas com leite humano, desenvolvem anemia por deficiência de ferro, a não ser que sejam suplementadas. O Comitê de Nutrição da Academia Americana de Pediatria recomenda 2mg de ferro/kg/dia, até o máximo de 15mg de ferro/dia para crianças de baixo peso. Pode ser dado como dose única diária, como sulfato ferroso, iniciando-se com 1 mês de idade. A dose pode ser aumentada para 4mg/kg/dia para crianças de muito baixo peso (maior necessidade para o crescimento) (Tabela 6.6).

Tabela 6.6 – Dose de sulfato ferroso em função do peso de nascimento.

Dose de ferro (sulfato ferroso) (mg/kg/dia)	Peso ao nascimento (g)
4	Menor que 1.000
3	1.000-1.500
2	1.500-2.500

A medicação deve ser continuada até 12 meses. Antes de 1 mês de idade não deve ser dada (estoque aumentado). Em pré-termo alimentados com fórmula fortificada de ferro, esta deve iniciar-se com 1 mês de idade. Em crianças com mais de 1.500g, essa fonte de alimento, dado a partir de 1 mês, é suficiente como única fonte de ferro. Em crianças com menor peso, é necessário fornecer um adicional de 1 ou 2mg de ferro/kg como sulfato ferroso, iniciando com 1 mês de idade. Para crianças de mais idade e adultos, é recomendado o uso de cereais e grãos fortificados.

BIBLIOGRAFIA

1. ANDREWS, N.C. & BRIDGES, K.R. – Disorders of iron metabolism and sideroblastic anemia. In Nathan, D.G. & Oski, F.A. Hematology of Infancy and Childhood. 5th ed., Philadelphia, Saunders, 1998, p. 423. 2. AISEN, P. & LISTOWSKY, I. – Iron transport and storage proteins. Ann. Rev. Biochem.

49:357, 1980. 3. BEZWODA, W.R. et al. – Failure of transferrin to enhance iron absorption in achlorhydric human subjects. *Br. J. Haematol.* **63**:749, 1986. 4. BANERJEE, D. et al. – Transferrin receptors in the human gastrointestinal tract. Relationship to body iron stores. *Gastroenterology* **91**:861, 1986. 5. BALLOT, D. et al. – The effects of fruit juices and fruits on the absorption of iron from a rice meal. *Br. J. Nutr.* **57**:331, 1987. 6. CONRAD, M.E. & UMBREIT, J.N. – A concise review: iron absorption – the mucin-mobiferrin-integrin pathway. A competitive pathway for metal absorption. *Am. J. Hematol.* **42**:67, 1993. 7. DEINARD, A.S. et al. – Cognitive deficits in iron-deficient and iron-deficient anemic children. *J. Pediatr.* **108**:681, 1986. 8. EGYED, A. – Carrier mediated iron transport through erythroid cell membrane. *Br. J. Haematol.* **68**:483, 1988. 9. FAIRBANKS, V.F. & BEUTLER, E. – Iron metabolism. In *Williams-Hematology*. 5th ed., New York, Mc Graw-Hill, 1995, p. 369. 10. FAIRBANKS, V.F. & BEUTLER, E. – Iron deficiency. In *Williams-Hematology*. 5th ed., New York, Mc Graw-Hill, 1995, p. 490. 11. FINCH, C. – Regulators of iron balance in humans. *Blood* **84**:1697, 1994. 12. GUERRA, C. – Carências de ferro. Boletim, *Revista Soc. Br. Hematol. e Hemot.*, **10**:88, 1998. 13. GUERRA, C. et al. – Prevalência de anemia ferropriva entre crianças e mulheres. Anais do XVI Congresso de Hematologia. São Paulo, 1983, p. 52. 14. GILLOOLY, M. et al. – The effect of organic acids, phytates, polyphenols on the absorption of iron from vegetables. *Br. J. Nutr.* **49**:331, 1983. 15. GILLOOLY, M. et al. – Factors affecting the absorption of iron from cereals. *Br. J. Nutr.* **51**:37, 1984. 16. HUEBERS, H.A et al. – The significance of transferrin for intestinal iron absorption. *Blood* **61**:283, 1993. 17. HUEBERS, H.A. et al. – Intact transferrin receptors in human plasma and their relation to erythropoiesis. *Blood* **75**:102, 1990. 18. LEE, G.R. – Iron deficiency and iron-deficiency anemia. In *Wintrobe's Clinical Hematology*. 10th ed., Baltimore, Williams & Wilkins, 1999. p. 979. 19. LOZOFF, B. et al. – Iron deficiency anemia and iron therapy effects on infant developmental test performance. *Pediatrics*, **79**:981, 1987. 20. LANZKOWSKY, P. – Iron deficiency anemia. Pediatric Hematology-Oncology. New York, Mc Graw Hill, 1980, p. 42. 21. LIPSCHITZ, D.A. et al. – A clinical evaluation of serum ferritin as an index of iron stores. *N. Engl. J. Med.* **290**:1213, 1974. 22. LOZOFF, B. – Methodologic issues in studying behavior effects of infant iron-deficiency anemia. *Am. J. Clin. Nutr.* **50**:641, 1989. 23. MARTLE, A.S. – Update of iron needs and iron deficiency in pediatrics in Trace elements in nutrition of children-II. Ed. Ranjet K. Chandra, Nestlé *Nutrition Workshop Series*, **23**:145, 1991. 24. MUIR, A. & HOPFER, U. – Regional specificity of iron uptake by small intestinal brush-border membranes from normal and iron deficiency mice. *Gastrointest, Liver Pathol.* **11**:6376, 1985. 25. McGRAW, T.E. & MAXFIELD, F.R. – Human transferrin receptor internalization is partly dependent upon an aromatic amino acid in the cytoplasmic domain. *Cell Regulation* **1**:369, 1990. 26. MACPHAIL, A. et al. – The relationship between maternal and infant iron status. *Scand. J. Haematol.* **25**:141, 1980. 27. OSKI, F. et al. – Effect of iron therapy on behavior performance in nonanemic, iron-deficient infants. *Pediatrics* **71**:877, 1983. 28. OSKI, F. – Iron deficiency in infancy and childhood. *N. Engl. J. Med.* **329**:190, 1993. 29. PATERSON, S. et al. – Intravesicular pH and iron uptake by immature erythroid cells. *J. Cell. Physiol.* **120**:225, 1984. 30. POLLACK, S. – Receptor-mediated iron uptake and intracellular iron transport. *Am. J. Hematol.* **39**:113, 1992. 31. POLLITT, E. et al. – Iron deficiency and behavioral development in infants and preschool children. *Am. J. Clin. Nutr.* **43**:555, 1986. 32. SIGULEM, D. et al. – Anemias e deficiências de ferro em crianças do Município de São Paulo. *Revista de Saúde Pública* **12**:168, 1978. 33. TUNNESSEN, Jr. W. & OSKI, F. – Consequences of starting whole cow's milk at 6 months of age. *J. Pediatr.* **111**:813, 1987. 34. WALTER, T. et al. – Iron deficiency anemia: adverse effects of infant psychomotor development. *Pediatrics* **84**:7, 1991.

---

4 Anemias Megaloblásticas –
Anemias por Deficiência de Ácido Fólico

MINA HALSMAN

CONCEITO

Anemia megaloblástica é uma anemia macrocítica acompanhada usualmente por leucopenia e plaquetopenia. Apresenta alterações características na medula óssea, alterações megaloblásticas que atingem principalmente a série eritróide, mas também a série mielóide e megacariocítica. Apresenta eritropoese ineficaz, isto é, os precursores eritróides, por deficiência de substâncias essenciais, são tão malformados que sofrem destruição intramedular. As anemias megaloblásticas são causadas por distúrbios na síntese do DNA. As causas principais desse tipo de anemia são deficiência de ácido fólico e deficiência de vitamina B_{12} ou cobalamina. No quadro 6.8 estão resumidas as causas da anemia megaloblástica.

CARACTERÍSTICAS HEMATOLÓGICAS

A medula óssea megaloblástica caracteriza-se por grande hiperplasia da série eritróide, estimulada por altos níveis de eritropoetina. A série eritróide apresenta-se anômala, com progenitores eritróides de grande tamanho, sendo destruídos precocemente dentro da medula, caracterizando a eritropoese ineficaz. Há níveis séricos elevados de desidrogenase láctica, pigmentos biliares e ferro (derivado da morte de precursores eritróides). Os eritrócitos maduros têm formas anormais, de vários tamanhos, o volume corpuscular médio (VCM) é muito maior que o normal (100 a 150fl), têm pontuações basófilas, corpúsculos de Howell-Jolly e anéis de Cabot, e também sobrevida

menor. O VCM pode, às vezes, não estar muito aumentado, se coexiste anemia por deficiência de ferro, traço talassêmico, inflamação, alcoolismo, doença do fígado, hipotireoidismo, anemia aplástica, mielodisplasia, anemias hemolíticas e gravidez. O número de reticulócitos é menor que o normal e aparecem células nucleadas periféricas.

Os precursores eritróides megaloblásticos têm DNA normal, mas RNA aumentado, e são maiores que os normais. A cromatina nuclear é mais frouxa, há assincronia de maturação núcleo-citoplasma, com o núcleo aparecendo menos maduro que o citoplasma. Os pró-eritroblastos e os eritroblastos basófilos apresentam padrão nuclear vesicular e aberto. Os precursores mielóides também são maiores que o normal, aparecendo metamielócitos gigantes. Os sideroblastos estão aumentados. No sangue periférico, podem-se notar neutropenia e plaquetopenia e neutrófilos hipersegmentados, com mais de cinco a seis lobos.

São vistas alterações megaloblásticas também em células epiteliais da boca, estômago, intestino delgado, cérvix uterina.

DEFICIÊNCIA DE ÁCIDO FÓLICO

ETIOLOGIA

Fontes nutricionais

O folato existe em muitos alimentos, como fígado, rim, suco de laranja, espinafre, hortaliças verdes cruas. Em vários estudos, verificou-se que um terço do folato de uma refeição provém de cereais

Quadro 6.8 – Causas da anemia megaloblástica.

Vitamina B_{12} (cobalamina)	Folatos

Defeitos na absorção
  Deficiência de fator intrínseco gástrico
  Anemia perniciosa
  Gastrite
  Gastrectomia total
  Mutação genética do fator intrínseco
  Doença do intestino delgado
  Ressecção cirúrgica do íleo terminal
  Enterite regional (doença de Crohn)
  Espru tropical e não-tropical
  Doença infiltrativa (linfoma, doença de Whipple)
  Competição por parasitas
  Síndrome de Imerslund-Grasbeck
  Drogas (colchicina, PAS, neomicina)
  Deficiência de transcobalamina II
 	
Nutrição inadequada
  Vegetariano estrito
  Deficiência materna afetando o feto e o lactente
 	
Defeitos no transporte
  Deficiência de transcobalamina II
 	
Defeitos no metabolismo
  Intoxicação por óxido nitroso
  Herdados
	Defeitos na absorção
	  Herdados (má absorção de folato hereditário)
	  Esprue tropical e não-tropical
	  Doença infiltrativa do intestino delgado (linfoma, síndrome de Whipple)
	
	Nutrição inadequada
	  Doença materna afetando o feto ou lactente
	  Dieta pobre ou insuficiente
	
	Aumento da demanda
	  Alcoolismo
	  Gravidez
	  Lactação
	  Anemia hemolítica
	  Hipertireoidismo
	  Terapia anticonvulsivante
	  Primeiro trimestre durante o desenvolvimento do tubo neural
	  Síndrome de Lesch-Nyhan
	  Prematuridade
	  Homocistinúria
	
	Inibidores de folato
	  Antifólicos (metotrexato, sulfona, pirimetamina, trimetoprima)
	
	Defeitos herdados
	  Deficiência de metileno THF redutase
	  Deficiência de sintase metionina
	
	Defeitos na síntese da purina e pirimidina
	  Herdados acidúria orótica
	  Mielodisplasia e leucemia
	  Induzidos por droga, infecção pelo HIV

THF = S-metil-tetraidrofolato.

e pão, um terço de frutas e vegetais e o restante da carne e do peixe. O leite humano fornece folato suficiente para o lactente, porém a esterilização pelo calor do leite de vaca desnatura o folato. O leite de cabra contém pouco folato. A ingestão inadequada de folato é a causa mais importante de sua deficiência, levando à anemia megaloblástica. O folato é reduzido nos alimentos por luz e oxidação e é destruído pelo cozimento excessivo. Prematuros com infecção, diarréia e anemia hemolítica desenvolvem deficiência de folato. Crianças com dieta sintética pobre em folato podem desenvolver carência. Geralmente condições socioeconômicas precárias acompanham essa carência.

Demanda aumentada

A ingestão diária de folato recomendada pela Organização Mundial de Saúde está apresentada na tabela 6.7.

Tabela 6.7 – Ingestão recomendada de folato e cobalamina (WHO-FAO, 1989).

	Folato (mcg/kg/dia)	Cobalamina (mcg/dia)
Lactente	3,6	0,1
1 a 16 anos	3,3	—
Adulto	3,1*	1,0

* Para a mulher gestante e lactante: suplementação de folato com 300-1.000mcg/dia; cobalamina: 0,3-0,4mcg/dia.

Em populações normais, a média diária suficiente de ingestão de folato é cerca de 3mcg/kg. É cerca de 150mcg/dia para a mulher e 200mcg/dia para o homem.

A demanda aumentada ocorre na gestação para o ganho de peso do feto e prevenção de defeitos no tubo neural. A demanda aumentada também é necessária para a redução de riscos de doença cardiovascular e cerebrovascular. A demanda é muito grande no recém-nascido, criança jovem e adolescente devido ao grande crescimento que ocorre nesses períodos. O folato é necessário para o desenvolvimento fetal e onde a perda urinária de folato está aumentada. Para mulheres lactantes que secretam 50mcg ou mais em cada litro de leite a carência é comum. A concentração de folato no leite materno é maior que o nível do plasma.

Em síndromes de má absorção, como no espru tropical, doença celíaca, enterite regional, ressecção intestinal, infiltração linfomatosa, pode ocorrer absorção diminuída de folato e demanda aumentada.

Medicação antiepiléptica e pílulas anticoncepcionais podem causar deficiência de folato. Pacientes com anemia hemolítica, com grande hiperplasia eritróide na medula óssea, consomem rapidamente todo o folato do organismo e requerem ingestão maior, como na anemia falciforme e na talassemia. Na dermatite esfoliativa, em que há perda de folato pela pele, também a necessidade é aumentada.

METABOLISMO DO FOLATO

Todas as células humanas requerem metabolismo de folato para formar purinas, converter desoxiuridilato em timidilato, ressintetizar metionina a partir de homocisteína e realizar uma variedade de outras reações. O folato é uma vitamina em humanos e não pode ser sintetizado. Funciona como um coenzima em reações dependentes de folato, recebendo ou doando fragmentos simples de carbono em vários níveis de oxidação.

Os folatos são conjugados de pterina p-aminobenzoato e glutamato, com peso molecular de 450. A atuação do folato requer sua transformação em folato poliglutamato pela enzima folato poliglutamato sintetase. A síntese da metionina, a partir de homocisteína, requer folato como metildoador e enzima dependente de cobalamina metionina sintase. A deficiência de folato ou cobalamina produz aumento do nível de homocisteína e diminuição de metionina.

Absorção do folato

Os folatos da dieta estão na forma de folato poliglutamato. São hidrolisados no lúmen intestinal e borda em escova ou em lissosomos dos enterócitos, em folato monoglutamato. Este é transportado por meio de um sistema mediado por transportador, do intestino delgado proximal para o plasma venoso portal. O folato aparece no sangue venoso portal em 15 minutos após entrar no estômago e atinge nível máximo após 1 hora. Certa quantidade de folato que chega ao fígado é excretada na bile e novamente reabsorvida. Essa circulação enteropática melhora sua absorção e é perturbada por ingestão de álcool, que contribui para a deficiência de folato. Em geral, os folatos poliglutamatos, como também os monoglutamatos, são absorvidos em torno de 80%. Porém, no alimento, sua biodisponibilidade varia, dependendo da dieta. A absorção do folato de uma dieta mista é cerca de 50% da absorção do ácido fólico sintético.

Transporte de folato

O folato no plasma pode estar ou não ligado à albumina. Quando há carência de folato e cessa a absorção, o folato no plasma cai rapidamente e em uma ou duas semanas atinge o nível mínimo. Uma pequena porção de folato liga-se a uma proteína (proteína receptora de folato). O nível dessas proteínas aumentam na gravidez, na deficiência de folato, na insuficiência renal e na presença de tumor de mama e ovário.

O folato entra na célula por um mecanismo pareado com ânion, um transportador de folato reduzido. O receptor de folato é uma glicoproteína ligada à membrana celular, que aumenta muito em baixas concentrações de folato.

CARACTERÍSTICAS DA DEFICIÊNCIA DE FOLATO

A deficiência de folato é prevalente em todo o mundo e associa-se a pobreza, má nutrição, parasitismo, infecções por bactérias e vírus, dieta inadequada, supercozimento de vegetais e má absorção, como espru tropical. As populações de risco são os lactentes, as grávidas, as lactantes e os idosos. Deve ser ingerido 200mcg de folato diariamente. Níveis elevados de homocisteína associados a doenças cerebrais e cardiovasculares são reduzidos com a suplementação de folato. A suplementação de folato também é importante no período gravídico, pois previne defeitos no tubo neural do feto.

A *deficiência de folato materna* na gravidez é muito comum, sendo associada a pobreza, má nutrição e quando o folato não é suplementado. Associa-se, com freqüência, à anemia ferropriva. O crescimento do feto exige maior demanda de folato. A deficiência de folato no primeiro trimestre de gravidez é associada a defeitos do tubo neural no feto. A demanda aumenta também em mães com *talassemia minor* e anemia falciforme, pois, além do fator gravidez, existe hiperplasia de medula óssea.

No recém-nascido e no lactente, a deficiência de folato assume freqüência importante. O nível de folato é maior no sangue de cordão que no sangue materno. A deficiência de folato não ocorre ao nascimento, embora a mãe possa ser deficiente. O recém-nascido tem demanda aumentada devido ao crescimento. O leite materno tem nível de folato adequado ao recém-nascido normal. A deficiência de folato é comum no prematuro, pois seu crescimento é mais acelerado e necessita ser suplementado. Outros fatores que contribuem para a necessidade aumentada de folatos são as infecções e outras doenças, como diarréias. A hemólise que ocorre em deficiência de vitamina E e de glicose-6-fosfato-desidrogenase (G-6-PD) também aumenta a demanda de ácido fólico. Lactentes alimentados só com leite de cabra desenvolvem deficiência. A deficiência de folato em crianças pode estar associada a outras carências nutricionais, mascarando o quadro da anemia megaloblástica pura. A grande demanda para o crescimento e os estoques pequenos de folato no organismo tornam a deficiência de folato muito comum durante a desnutrição.

A causa da deficiência de folato em *crianças de mais idade e adolescentes* é também o crescimento e a má nutrição. Pacientes com doenças que aumentam a demanda são muito sensíveis à carência de folato, como doença falciforme, *talassemia major*, hepatite, HIV e má absorção. Certas drogas e medicamentos predispõem à deficiência de folato. O álcool, drogas antifólicas como triantereno, sulfisoxazol-trimetoprima podem inibir o enzima DHF redutase, na presença de estoques pequenos de folato, e causar sua deficiência. Também é relatado com medicações antiepilépticas e anovulatórios orais.

DIAGNÓSTICO

Na deficiência de ácido fólico observa-se alteração de hemácias, com anisocitose marcante e poiquilocitose, hemácias grandes com pontuações basófilas e restos nucleares (corpúsculos de Howell-Jolly e anéis de Cabot), anemia macrocítica com VCM maior que $100\mu^3$ (normal: 82 a $95\mu^3$), reticulócitos diminuídos, neutrófilos hipersegmentados. A medula apresenta as alterações megaloblásticas características. A relação G/E cai para 1:1 ou menos. O LDH-1 e LDH-2 apresentam-se muito elevados, principalmente o LDH-1. Na maioria dos pacientes deficientes de folato, o nível sérico de folato e o folato eritrocitário são baixos. O nível sérico de folato, cujo valor normal é de 4 a 20ng/ml ou 8,8 a 44nmol/l, cai rapidamente durante a privação de folato a um nível < 3ng/ml ou < 6,6nmol/l, dentro de duas semanas. O nível de folato eritrocitário caí lentamente (normal de 200 a 800ng/ml ou 440 a 1800nmol/l) para < 150ng/ml ou < 330nmol/l, durante três a quatro meses.

A homocisteína total do plasma está aumentada em 80 a 90% dos pacientes com deficiência de folato. Quando existe deficiência de cobalamina, os níveis de folato eritrocitário caem. Os precursores eritróides na medula óssea acumulam 5-metil-THF (5-metil-tetraidrofolato) do plasma e os converte em THF (tetraidrofolato) por meio de enzimas metionina sintase dependentes de cobalamina. O THF converte-se em THF poliglutamato e é retido no eritrócito maduro como 5-metil-THF poliglutamato. Essa reação é bloqueada em células de pacientes deficientes de cobalamina. Resultaria níveis menores de folato eritrocitário e níveis séricos de folato normais ou aumentados.

TRATAMENTO

Em pacientes deficientes de ácido fólico, a dieta deve ser corrigida, evitando-se cozimento excessivo, principalmente de vegetais e legumes. Toda causa primária deve ser tratada. Em pacientes com doença intestinal, preconiza-se 5mg de ácido fólico por dia, por via oral, ou 100mcg/kg para crianças. No espru, ministra-se 5 a 15mg/dia. A anemia megaloblástica por deficiência de folato responde a doses mínimas de ácido fólico, 200 a 500mcg/dia, o que não ocorre se for deficiência de cobalamina. O tratamento com 1mg de folato por dia é suficiente. Porém são dadas doses maiores sem nenhuma intercorrência, desde que o paciente não seja deficiente de cobalamina. Geralmente se confeccionam tabletes de 5mg. A preparação parenteral tem 5mg/ml. Doses terapêuticas de folato corrigem anormalidades hematopoéticas também da deficiência de cobalamina, porém grandes doses podem exacerbar os danos neurológicos dessa deficiência. Portanto, em anemias megaloblásticas deve-se avaliar concomitantemente a deficiência de ambos. Em pacientes com erros inatos do metabolismo da cobalamina, a degeneração neurológica aparece durante tratamento prolongado com folato. O ácido folínico (N5-formil FH4) é usado no tratamento de toxicidade grave causada por antagonistas de folato, que bloqueiam a redutase-deidrofolato. A dose é de 3 a 6mg/dia por via intramuscular. Uma das drogas antagonistas mais importante é o metotrexato.

Profilaxia

Pode-se usar profilaticamente o ácido fólico em situações de grande demanda, em anemias hemolíticas, em recuperação de estados aplásticos, em recuperação de desnutrição grave. Deve-se sempre pesquisar a deficiência simultânea de cobalamina. Sabe-se que a deficiência de folato no primeiro trimestre de gravidez pode causar defeitos no tubo neural do feto. Preconiza-se a suplementação com folato no período periconceptual (incluindo o início da gravidez até 1 mês após). Com isso, verificou-se redução da incidência de defeito no tubo neural de 50 a 70%. Deve-se também ficar atento para a deficiência de cobalamina. Outra maneira é fornecer dieta fortificada. A Food and Drug Administration recomenda que seja fornecida dieta fortificada para prover uma ingestão adicional de 150 a 200mcg/dia de folato. Verificou-se também que pacientes com homocistinúria grave e níveis elevados de homocisteína plasmática podem desenvolver arteriosclerose prematura. O tratamento com ácido fólico e vitamina B_{12} reduz os níveis de homocisteína e previne doença arteriosclerótica. Parece haver uma correlação entre deficiência de folato e câncer. Em estudos com ratos, conseguiu-se associar deficiência de folato com câncer de cólon.

ERROS INATOS DO METABOLISMO DO ÁCIDO FÓLICO

Deficiência de metilenotetraidrofolato redutase (metileno-THF redutase) – é o erro inato mais comum do metabolismo de folato. Não produz anemia megaloblástica, mas sim níveis elevados de homocisteína e níveis baixos de metionina. Produz atraso no desenvolvimento, detectado ainda no primeiro ano de vida, doenças respiratórias, microcefalia, anomalias motoras e manifestações psiquiátricas. O nível de homocisteína varia de 15 a 667μmol/24h, em média 130μmol/24h. A homocistinúria está presente. Os níveis de metionina no plasma são baixos (0 a 18μmol/l para o normal de 23 a 35μmol/l). Existe suscetibilidade à doença arteriesclerótica. A causa da morte geralmente é a trombose de artérias ou veias cerebrais. A herança é autossômica recessiva e a consangüinidade é comum. O diagnóstico deve ser precoce, antes que ocorra manifestações neurológicas, e instituir o tratamento imediato com betaine oral, que aumenta o nível de metionina e reduz o de homocisteína, ácido folínico, vitamina B_{12} (atua como co-fator da metionina sintase) e vitamina B_6 (co-fator da síntese de cistationina), fazendo diminuir os níveis de homocisteína.

Deficiência de glutamato formiminotransferase – há excreção de formiminoglutamato (FIGLU) aumentado. Foi descrito em indivíduos desde os 3 meses até os 42 anos de idade. Alguns pacientes têm macrocitose e neutrófilos hiperpigmentados. Podem não ter nenhum sintoma ou apresentar formas graves. Às vezes, apresentam atraso de fala e retardo mental, EEG anormal, dilatação de ventrículos cerebrais e atrofia cortical. Há níveis séricos de FIGLU elevado, assim como de excreção, após sobrecarga de histidina, e níveis de folato no soro elevado ou normal. A herança é autossômica recessiva, e o tratamento, embora incerto, faz-se com folatos e suplementação de metionina.

Má absorção de folato hereditária – ocorre anemia megaloblástica, diarréia, úlceras na boca e deterioração neurológica progressiva. Pode ter início nos primeiros meses de vida. O nível de folato sérico é baixo e pode ser encontrada a excreção de FIGLU e ácido orótico. Ocorre deficiência de absorção de ácido fólico oral ou de folato reduzido. O tratamento consiste em ministrar doses farmacológicas de folato oral, em que foi observada resposta em alguns pacientes. Outra forma é dar folato por via parenteral, que corrige a anemia, mas não corrige os níveis baixos de folato no liquor. Nesses casos, o ácido folínico responde melhor. A dose de folato oral é de 100mg ou mais por dia. O folato pode ser dado ainda por via sistêmica e intratecal. Foi relatada consangüinidade e herança autossômica recessiva.

Foi descrito, ainda, em uma família, defeito de captação celular do folato, resultando em doença hematológica grave, anemia, pancitopenia, anemia aplástica grave que respondia a folato.

BIBLIOGRAFIA

1. BABIOR, B.M. – Metabolism aspects of folic acid and cobalamin. In *Williams – Hematology.* 5th ed., New York, Mc Graw-Hill, 1995, p. 380. 2. BABIOR, B.M. – The megaloblastic anemia. In *Williams – Hematology.* 5th ed., New York, Mc Graw-Hill, 1995, p. 471. 3. BLAKEBOROUGH, P. & SALTER, D.H. – Folate transport in enterocytes and brush-border-membrane vesicles isolated from small intestine of the neonatal goat. *Br. J. Nutr.* **59**:485, 1988. 4. BOUSHEY, C.J. et al. – A quantitative assessment of plasma homocysteine as a risk factor for vascular disease: probable benefits of increasing folic acid intakes. *JAMA* **274**:1049, 1995. 5. CHRISTENSEN, E. & BRANDT, N.J. – Prenatal diagnosis of 5,10-methylenetetrahydrofolate reductase deficiency. *N. Engl. J. Med.* **313**:50, 1985. 6. CLAYTON, P.T. et al. – Subacute combined degeneration of the cord, dementia and parkinsonism due to an inborn error of folate metabolism. *J. Neurol. Neurosurg. Psychiatry* **49**:920, 1986. 7. CUSKELLY, G.J. et al. – Effect of increasing dietary folate on red-cell folate: implications for prevention of neural tube defects. *Lancet* **347**:657, 1996. 8. DALY, L.E. et al. – Folate levels and neural tube defects. *JAMA* **274**:1698, 1995. 9. EICHNER, E.R. et al. – Folate balance in dietary-induced megaloblastic anemia. *N. Engl. J. Med.* **284**:933, 1971. 10. EK, J. – Plasma, red cell, and breast milk folacin concentration in lactating women. *Am. J. Clin. Nutr.* **38**:929, 1983. 11. HALSTED, C.H. – The intestinal absorption of folates. *Am. J. Clin. Nutr.* **32**:846, 1979. 12. JOLIVET, J. – Methotrexate and 5-fluorouracil: cellular interactions with folates. In Zittoun J. & Cooper, B.A. *Folates and Cobalamins.* Berlin, Springer-Verlag, 1989, p. 247. 13. KANG, S.S. et al. – Homocystinemia due to folate deficiency. *Metabolism* **36**:458, 1987. 14. LANE, F. et al. – Folic acid metabolism in normal, folate deficient and alcoholic man. *Br. J. Haematol.* **34**:489, 1976. 15. LEE, G.R. – Folate deficiency: causes and management. In *Wintrobe's – Clinical Hematology.* 10th ed., Baltimore, Williams & Wilkins, 1999, p. 965. 16. LEE, G.R. – Inherited and drug-induced megaloblastic anemia. In *Wintrobe's – Clinical Hematology.* 10th ed., Baltimore, Williams & Wilkins, 1999, p. 973. 17. LEVER, E.G. et al. – Subacute combined degeneration of the cord due to folate deficiency: response to methyl folate treatment. *J. Neurol. Neurosurg. Psychiatry* **49**:1203, 1986. 18. MARQUET, J. et al. – Methylenetetrahydrofolate reductase deficiency: prenatal diagnosis and family studies. *Prenatal Diagn.* **14**:29, 1994. 19. MILLS, J.L. et al. – Homocysteine metabolism in pregnancies complicated by neural-tube defects. *Lancet* **345**:149, 1995. 20. OAKLEY, G.P. et al. – Urgent need to increase folic acid supplementation. *JAMA* **274**:1717, 1995. 21. SAID, H.M. et al. – Effect of human milk folate – binding protein on folate intestinal transport. *Arch. Biochem. Biophys.* **251**:114, 1986. 22. URBACH, J. et al. – Congenital isolated folate acid malabsorption. *Arch. Dis. Child.* **62**:78, 1987. 23. WHITEHEAD, V.M. et al. – Megaloblastic anemia. In Nathan D.G. & Oski, F.A. *Hematology of Infancy and Childhood.* 5th ed., Philadelphia, Saunders, 1998, p. 405. 24. WORTHINGTON-WHITE D.A. et al. – Premature infants require additional folate and vitamine B12 to reduce the severity of the anemia of prematurity. *Am. J. Clin. Nutr.* **60**:930, 1994.

MINA HALSMAN

FONTES NUTRICIONAIS E DEMANDA

A cobalamina é sintetizada na natureza por bactérias e fungos e é necessária para eles e para animais, mas não para plantas. Está, portanto, presente nos produtos animais e ausente nas plantas alimentícias. A cobalamina é estocada pelos hepatócitos e perdida pelo corpo em uma vida média de 400 dias. A depleção, pois, requer período prolongado de ingestão carente e absorção deficiente. Uma das causas de deficiência de vitamina B$_{12}$ pode ser a ingestão inadequada pela dieta, porém essa é uma situação rara. Na Índia, verificou-se deficiência de B$_{12}$ em vegetarianos, que não comem carne, mas sim derivados do leite, e em vegetarianos estritos, que não comem nenhum produto de origem animal. Em vegetarianos estritos foi constatada degeneração neurológica e subaguda do cordão espinhal. Essas comunidades apresentam níveis elevados de homocisteína e ácido metilmalônico. A Organização Mundial de Saúde recomenda uma dose diária de cobalamina de 1mcg para adultos normais; 1,3 e 1,4mcg/dia para lactantes e grávidas, respectivamente; 0,1mcg/dia para lactentes. A Organização Mundial de Saúde verificou que em muitos países a ingestão diária era menor que 1mcg.

BIOQUÍMICA DA VITAMINA B$_{12}$

A vitamina B$_{12}$ ou cobalamina tem uma estrutura em anel semelhante à porfirina, contendo cobalto na região central ligado a um nucleotídeo 5,6-dimetilbenzimidazol. Ela atua como coenzima em duas reações:

1. Homocisteína + 5 metil-tetraidrofolato (THF) → metionina + THF: na síntese da metionina a partir da homocisteína e 5-metil-THF mediado pela enzima metionina sintase que requer cobalamina.
2. Na conversão de coenzima A metilmalônico a succinil CoA, que é mediado pela enzima metilmalônica-CoA que requer cobalamina.

A reação 1 é importante para a síntese da metionina e requer folato e cobalamina como co-fatores. Quando essa reação é interrompida, produz anemia megaloblástica. Além disso, as duas reações reduzem o nível plasmático de duas substâncias tóxicas: homocisteína, que causa doença endotelial, e metilmalonato, que causa acidose metabólica. A cobalamina entra no citoplasma e liga-se à metionina sintase. A cobalamina também entra na mitocôndria e reage com adenosina trifosfatase (ATP)–cobalamina II transferase para formar Ado-Cbl (5'-desoxiadenosil-cobalamina).

FISIOLOGIA

Transporte

O transporte da cobalamina para o interior das células depende de proteínas transportadoras que se ligam à cobalamina e de receptores na superfície das células que reconheçam o complexo proteína transportadora–cobalamina. Esses transportadores são o *fator intrínseco* (FI), que liga FI-Cbl a um receptor da mucosa do intestino delgado, e a *transcobalamina II* (TC II), que se liga ao receptor de TC II-Cbl localizado na superfície de muitas células.

Proteínas transportadoras

Fator intrínseco – é uma proteína sintetizada nas células parietais gástricas. A Fbl-Cl, no lúmen intestinal, é disponível para a absorção, o que não ocorre com o fator intrínseco sozinho.

Transcobalamina II – a TC II medeia a entrada de cobalamina nas células. É encontrada no plasma, no liquor, no fluido seminal e nos transudatos. É sintetizada em várias células, como fibroblastos, macrófagos, enterócitos, células renais, hepatócitos, baço, coração, mucosa gástrica e endotélio. É uma proteína não glicosilada. Ela se polimeriza consigo ou com outra proteína quando se liga à cobalamina.

Haptocorrinas – são proteínas de estruturas semelhantes com diferentes graus de glicosilação. Estão presentes em muitas secreções, plasma, bile, saliva, lágrimas, leite, fluido amniótico, fluido seminal, extrato de granulócitos, glândula salivar, plaquetas, células tumorais. Setenta a 90% da cobalamina no plasma é ligada a haptocorrinas, e o restante, à TC II. Uma das funções dessas haptocorrinas seria a ligação e a excreção da cobalamina na bile.

Absorção da cobalamina

A cobalamina na carne e no peixe é liberada de enzimas intracelulares e ligam-se às haptocorrinas presentes na saliva ou no alimento. As haptocorrinas são digeridas pela tripsina no estômago e duodeno, permitindo a ligação da cobalamina ao FI. O complexo FI-Cbl liga-se ao receptor da borda em escova do enterócito ileal; após a ligação, a cobalamina entra na veia porta ligada à TC II. A cobalamina proveniente do alimento em grande quantidade, sem o fator intrínseco, aparece na veia porta 1 hora após. A cobalamina ligada ao FI aparece cerca de 12 horas após a ingestão do alimento. As células ileais sintetizam a TC II requerida para o transporte. A quantidade máxima de FI-Cbl que é ligada a receptores intestinais é cerca de 1,5mcg. Quando quantidades maciças de cobalamina (100 a 1.000mcg) são ingeridas por pacientes que não têm fator intrínseco, uma pequena porção (0,1 a 1,0%) é absorvida do jejuno por mecanismo não específico, como difusão. Má absorção de cobalamina foi observada em indivíduos da Finlândia que tinham quantidades maciças de vermes (*Diphyllobothrium latum*), provenientes da ingestão de peixe cru. Os vermes tinham a capacidade de captar a cobalamina após liberação do FI e competir com a absorção intestinal. Porém só indivíduos que tinham secreção baixa de FI desenvolviam deficiência de vitamina B$_{12}$. A má absorção de cobalamina também foi observada em alças cegas ou em áreas estenosadas do intestino delgado. A má absorção decrescia após o uso de antibióticos, sugerindo que a proliferação bacteriana em áreas estagnadas competiam com o hospedeiro pela vitamina B$_{12}$ no lúmen intestinal. A cobalamina é transportada pela célula ileal, provavelmente por um mecanismo de endocitose, que libera a cobalamina do FI nos lisossomos. A seguir, ela é transportada pela TC II. A cobalamina é excretada na bile ligada ao FI e no intestino delgado ela é reabsorvida. O corpo normal perde cerca de 2 a 4mcg de cobalamina por dia.

Entrada de cobalamina nas células

A cobalamina ligada à TC II entra na célula por endocitose, após ligar-se ao receptor da superfície celular. No lisossomo, ocorre a digestão da TC II e libera a cobalamina que entra no citoplasma da célula por um sistema de transporte específico. Quando esse sistema de transporte é defeituoso, ocorre a doença da cobalamina F (doença da CblF).

ANEMIA PERNICIOSA

A anemia perniciosa resulta da destruição das células parietais gástricas que produzem FI, por um mecanismo auto-imune, mediada por linfócitos. A conseqüente falta de FI produz má absorção de vitamina B_{12}. Os pacientes que não têm fator intrínseco por ressecção gástrica ou por mutação genética produzem FI defeituoso ou indetectável e não são considerados portadores de anemia perniciosa.

Incidência

A incidência da anemia perniciosa aumenta com a idade, sendo o pico na década de 50 a 70 anos. Ocorre igualmente em ambos os sexos e principalmente na raça branca. A incidência na Suécia é de 100 a 130 casos/100.000. É mais comum no Norte da Europa.

Quadro clínico

A deficiência de cobalamina manifesta-se em tecidos que se proliferam rapidamente, principalmente medula óssea e trato intestinal, e também no sistema nervoso. Portanto, no quadro clínico predomina anemia megaloblástica, sintomas gastrintestinais e degeneração neurológica.

A anemia megaloblástica manifesta-se por uma anemia macrocítica grave acompanhada por neutropenia e plaquetopenia. O paciente pode permanecer assintomático, desenvolvendo anemia progressivamente, sentindo apenas fraqueza e cansaço fácil. Pode, posteriormente, apresentar sinais de descompensação cardíaca à medida que a anemia piora, assim como alguns sintomas neurológicos ou mentais e sinais de glossite e outros sintomas intestinais.

Em alguns pacientes, predominam os sintomas intestinais, assim como perda de apetite, perda de peso, náuseas, constipação ou diarréia, glossite ou úlceras na língua. Podem, também, acompanhar anemia macrocítica e anomalias neurológicas.

A síndrome neurológica da deficiência de cobalamina é conhecida como "degeneração subaguda combinada do cordão espinhal". Ocorre degeneração das colunas posterior e lateral do cordão e lesão nervosa periférica, mais grave nas extremidades inferiores que nas superiores. Após degeneração axonal, pode surgir desmielinização. Em resumo, pode ocorrer:

– Degeneração da coluna espinhal posterior, com perda do sentido de posição e ataxia.
– Degeneração do trato piramidal, levando à espasticidade e à dorsoflexão dos dedos.
– Neuropatia periférica com parestesia distal, anestesia e fraqueza muscular.
– Demência, depressão e atrofia óptica.

Em alguns pacientes, o volume corpuscular médio (VCM) pode estar elevado, com níveis baixos ou normais de cobalamina.

O óxido nitroso pode produzir anemia megaloblástica e sintomas neurológicos. Ele penetra na célula e oxida MECbl ligada à sintase metionina, produzindo catabólitos da cobalamina, que predominam mais no liquor que no plasma, produzindo sintomas neurológicos.

A anemia perniciosa pode apresentar-se de maneira subclínica, sendo detectados no exame hemograma eritrócitos macrocíticos, com nível de cobalamina baixo, nível elevado de holotranscobalamina II no plasma, nível elevado de homocisteína e ácido metilmalônico.

Características da deficiência de cobalamina

A deficiência da cobalamina demora para se manifestar porque sua vida média é longa e os depósitos hepáticos são grandes. Durante o desenvolvimento da deficiência, os estoques do fígado e do plasma caem e também a cobalamina do plasma, porém com poucas manifestações clínicas no início. O aparecimento de neutrófilos hipersegmentados e o nível alto de ácido metilmalônico e homocisteína no plasma podem preceder o aparecimento da anemia megaloblástica. Porém, nessa altura, já devem ocorrer alterações megaloblásticas na medula óssea. As manifestações neurológicas podem manifestar-se nesse estágio ou não. A deficiência mais prolongada leva a sintomas de anemia macrocítica acompanhando a neutropenia, a plaquetopenia e a medula megaloblástica.

Deficiência materna – mulheres jovens podem manifestar sintomas da anemia perniciosa e, se forem tratadas, quando engravidarem, os recém-nascidos serão normais. Porém, se forem assintomáticas, com níveis séricos baixos de cobalamina e também no leite, os recém-nascidos poderão ter baixos estoques de cobalamina e não serão repletados com a amamentação. Se a mãe tiver anticorpos anti-FI, estes poderão cruzar a placenta e causar deficiência de absorção no lactente nas primeiras semanas de vida. Outra causa é a deficiência nutricional em mães vegetarianas estritas, que não consomem nenhum produto animal, levando a deficiência ao lactente. Outra causa menos comum é a deficiência de cobalamina secundária à ressecção gástrica, à presença de vermes, supercrescimento de bactérias, doença de Crohn, colite ulcerativa, ressecção cirúrgica do íleo terminal, que podem levar à deficiência de absorção de vitamina B_{12} e à anemia megaloblástica. A inalação de óxido nitroso também produz deficiência de vitamina B_{12}.

Deficiência em recém-nascido e lactente – recém-nascidos de mães deficientes em cobalamina podem desenvolver deficiência grave nas primeiras semanas de vida. Essa deficiência, se não reconhecida, pode causar lesões neurológicas graves e permanentes no lactente, levando a atraso no desenvolvimento físico e mental. O diagnóstico deve ser precoce, é feito pelo nível sérico baixo de vitamina B_{12}, resposta ao tratamento e investigação materna sobre a dieta e nível de B_{12}. A anemia pode ser discreta, do tipo macrocítica, com pancitopenia variável. Na medula óssea, pode-se encontrar transformação megaloblástica. Outras causas de deficiência em recém-nascidos e crianças maiores são os erros inatos do metabolismo de vitamina B_{12}.

Deficiência em crianças maiores e adolescentes – a causa, nesses casos, é semelhante à nos adultos. A anemia perniciosa já foi descrita aos 10 anos de idade. Dietas carentes de vitamina B_{12} podem levar à anemia megaloblástica. Doenças gástricas e intestinais podem causar má absorção de B_{12}. Deficiência de B_{12} pode ocorrer após ressecção do íleo terminal, devido à enterite necrosante. Também foi relatada em crianças com infecção por HIV, com ou sem AIDS.

Diagnóstico

Ocorre anemia macrocítica com neutropenia e plaquetopenia. O VCM é de 120fl ou maior, a não ser que haja concomitantemente deficiência de ferro ou inflamação crônica, fazendo baixar o VCM. No sangue há macrócitos ovais e neutrófilos polilobulados. A medula óssea é megaloblástica. No soro, há aumento do nível de DHL, bilirrubina indireta, ferro e aumento da saturação da transferrina, como reflexo da eritropoese ineficaz. Podem ocorrer níveis menores de colesterol, lipídeos e imunoglobulinas, que são corrigidos com o tratamento com vitamina B_{12}. Há níveis de gastrina sérica elevada, presença de anticorpos contra células parietais gástricas e de anticorpos antifator intrínseco. O estômago apresenta gastrite atrófica. A maior evidência é o nível sérico baixo de vitamina B_{12}, abaixo de 100pg/ml (78pmol/l). Pode-se encontrar deficiência significativa de vitamina B_{12} sem manifestações hematológicas. Estas podem manifestar-se após períodos maiores de deficiência. As manifestações neurológicas podem anteceder as manifestações hematológicas. A cobalamina do soro reflete o nível de cobalamina hepática, porém, níveis isolados de cobalamina baixa, sem outras evidências de deficiência de B_{12}, nem sempre refletem deficiência. Em contraste, pode-se ter deficiência significativa com níveis séricos normais de cobalamina. Esses fatos se devem, talvez, a defeitos técnicos na especificidade de alguns captadores de cobalamina usados em alguns ensaios comerciais. Portanto, há limites da sensibilidade e da especificidade nos ensaios para determinar deficiência de vitamina B_{12}. Desses estudos, decorre que para se fazer o diagnóstico de deficiência de cobalamina, além da determinação sérica da cobalamina, devem-se verificar outras evidências, como macrocitose, neutrófilos multilobulados, níveis elevados de ácido metilmalônico e homocisteína total no plasma. Outro teste que ajuda o diagnóstico é o estudo da absorção da cobalamina. É o teste da excreção urinária ou teste de Schilling. Inicialmente, administra-se 0,5mcg de cobalamina radioativa (^{57}Co), por via oral, e, após 2 horas, uma dose de cobalamina (Cbl), 1.000mcg, por via intramuscular, para saturar as transcobalaminas. Quando o FI é produzido pelo estômago, liga-se à cobalamina radioativa e é absorvido no íleo terminal. A cobalamina radioativa é excretada na urina em 24 horas, normalmente 5 a 35% do ingerido. Se houver deficiência de absorção, faz-se a segunda fase, uma semana depois, ministrando cobalamina radioativa com o FI, por via oral. Se houver correção da absorção, indica que o fator intrínseco estava ausente e faz-se o diagnóstico de anemia perniciosa. Em pacientes que não absorvem vitamina B$_{12}$, a cobalamina ligada à TC II diminui antes do decréscimo da cobalamina total. Dentro de seis a oito semanas, os neutrófilos aparecem multilobulados e até seis meses aumenta o nível de ácido metilmalônico e homocisteína. A primeira fase, diminuição da TC II-cobalamina, é sinal de falha de absorção de B$_{12}$, enquanto a segunda fase, aumento de neutrófilos multilobulados e nível elevado de homocisteína e ácido metilmalônico, indica deficiência funcional da cobalamina tecidual.

Um *teste terapêutico positivo* é a correção das anomalias hematológicas, bioquímicas e neurológicas, após o tratamento com vitamina B$_{12}$. O teste consiste em administrar de 100 a 1.000mcg de CNCbl (cianocobalamina) ou OHCbl (hidroxicobalamina) por via parenteral. Ocorre: 1º) as mudanças megaloblásticas na medula desaparecem em 48 horas; 2º) o ferro sérico diminui em 50% em 24 horas; 3º) os reticulócitos aumentam em 5 a 10 dias; 4º) correção da neutropenia e plaquetopenia em duas semanas; 5º) diminuição do VCM de 5fl ou mais e dos níveis plasmáticos de ácido metilmalônico e homocisteína em duas semanas; 6º) correção da anemia em duas a quatro semanas; 7º) diminuição de lóbulos de neutrófilos em quatro semanas. Outro modo de se fazer o teste, sem risco de provocar distúrbios metabólicos, é usar doses menores, 10mcg de CNCbl/dia, por via subcutânea por dois dias, ou, para crianças, 0,2mcg/kg/dia por via subcutânea por dois dias. Nesses casos, pode-se observar a normalização dos níveis elevados de DHL e de ferro sérico e o aumento de reticulócitos em cinco a sete dias.

Verificou-se que, em pacientes com deficiência de folato e anemia megaloblástica, o nível de cobalamina é baixo. Porém, após sete dias da administração do ácido fólico, esse nível se normaliza, o que não aconteceria se o paciente fosse deficiente em cobalamina.

Outro teste é o da *excreção fecal*, que consiste em ingestão simultânea de cobalamina marcada e 2g de carvão não-absorvível ou ^{51}Cr-cloreto crômico (que não é absorvido). Faz-se a contagem nas fezes de ^{51}Cr e ^{57}Co e compara-se com a da ingestão. Em indivíduos normais, 36 a 38% da dose de 1 a 2mcg de ^{57}Co é absorvida.

O nível sérico de ácido metilmalônico eleva-se na deficiência de cobalamina. O de homocisteína eleva-se tanto na deficiência de cobalamina como na do ácido fólico em cerca de 80% dos pacientes.

Tratamento

O tratamento inicial de um paciente com anemia megalobástica grave e com sinais de descompensação cardíaca não deve ser intempestivo. Devem-se iniciar medidas de emergência, com oxigênio, diuréticos e transfusão lenta de hemácias. Não se devem ministrar doses grandes de cobalamina ou ácido fólico, pois, além de a melhora hematológica ser lenta, pode ocorrer hipopotassemia e acidentes vasculares trombóticos ou embólicos cerebrais e cardiovasculares. A hipopotassemia pode ser evitada fornecendo suplemento de potássio e fazendo tratamento inicial com dose baixa de cobalamina, 10mcg CNCbl/dia, por via subcutânea, dois a três dias, e transfusão pequena e lenta de sangue. A transfusão pode, em algumas horas, fazer diminuir as alterações megaloblásticas da medula, embora não mude muito os níveis séricos de cobalamina e folatos.

Uma dose inicial de 10mcg de CNCbl por via subcutânea/dia por dois dias ou 0,2mcg/kg/dia por via subcutânea por dois dias para crianças já corrige algumas anormalidades, como o nível sérico elevado de DHL, ferro sérico e aumento da contagem de reticulócitos, que atingem o pico em cinco a sete dias. A correção completa da eritropoese megaloblástica e das alterações metabólicas pode ser feita com 15mcg de CNCbl para alguns pacientes, enquanto outros requerem doses maiores, até 150mcg. Os sintomas neurológicos de depressão e demência podem melhorar rapidamente em alguns pacientes, enquanto em outros a melhora é lenta, em até seis meses, e muitas vezes não se recuperam totalmente. A seguir, devem ser administradas injeções de CNCbl de 1.000mcg/dia por uma semana, seguido por 100mcg semanal por um mês. Essa terapia é necessária para completar os estoques de cobalamina.

Os pacientes com anemia perniciosa, que não absorvem cobalamina, devem receber mensalmente injeções de CNCbl na dose de 100mcg subcutânea. Podem, também, receber injeções de 1.000mcg de OHCbl a cada três meses ou 1.000mcg de OHCbl/dia por uma a duas semanas a cada 6 a 12 meses.

Alguns pacientes desenvolvem anticorpos contra o complexo TC II–Cbl, o que causa acúmulo de TC II no plasma. Outros, que apresentam anemia perniciosa, conseguem manter o nível sérico de cobalamina com a ingestão diária de 50 a 200mcg de CNCbl, longe das refeições.

Em crianças com defeito hereditário do metabolismo de cobalamina, devem ser ministradas injeções de 1.000mcg de OHCbl duas a três vezes por semana. A eficácia dessa terapia deve ser monitorizada com medidas de níveis séricos de homocisteína total, ácido metilmalônico e metionina.

A anemia perniciosa pode associar-se a câncer de estômago. Devem ser realizadas anualmente gastroscopia e biopsias de áreas suspeitas. Também pode associar-se com outras doenças auto-imunes, como a que envolve a tireóide, causando hipotireoidismo, e ao diabetes tipo I.

ERROS INATOS DO METABOLISMO E TRANSPORTE

Doenças de transporte

Deficiência de fator intrínseco – a ausência de fator intrínseco causa anemia megaloblástica e atraso de desenvolvimento. Os sintomas aparecem após o primeiro ano de vida e antes dos 5 anos. Em alguns casos, em que o fator intrínseco é parcialmente defeituoso, a deficiência clínica pode manifestar-se até aos 12 anos. Esses pacientes têm secreção gástrica normal e exame citológico gástrico normal. Foi relatado FI lábil à destruição por ácido e pepsina, com baixa afinidade por vitamina B$_{12}$. Em crianças com deficiência de FI, a absorção da cobalamina é anormal, mas pode ser normalizada se a vitamina é misturada com suco gástrico de indivíduo normal. O gene do FI está no cromossomo 11 e a herança parece ser autossômica recessiva.

Defeito de transporte de vitamina B$_{12}$ pelo enterócito – chamado síndrome de Imerslund-Grasbeck, mostra manifestações clínicas de deficiência de vitamina B$_{12}$ na idade de 1 a 15 anos. Foram descritos 150 casos, principalmente em judeus sefaraditas. Todos têm FI normal, não têm anticorpo antifator intrínseco e apresentam morfologia intestinal normal. Apresentam um defeito seletivo na absorção de vitamina B$_{12}$ que não é corrigido com o tratamento com FI. Pode ocorrer proteinúria do tipo tubular. Parece existir carência de receptores na membrana ileal, não confirmada em todos os pacientes. A herança é autossômica recessiva. A terapia com vitamina B$_{12}$ parenteral corrige a anemia megaloblástica, mas não a proteinúria.

Deficiência de transcobalamina II – são conhecidos 30 pacientes com deficiência de *TC II*. A transcobalamina no sangue fetal e do cordão é de origem fetal. O recém-nascido, quando não é detectada TC II no plasma, só manifesta deficiência de vitamina B_{12} vários dias após o nascimento. Os pacientes com deficiência de TC II desenvolvem anemia grave antes daqueles que apresentam outras causas de má absorção de vitamina B_{12}, nos primeiros meses de vida. Ocorre ainda atraso de desenvolvimento, fraqueza, diarréia. A anemia é megaloblástica, mas alguns apresentam pancitopenia e hipoplasia eritróide isolada. A medula óssea é megaloblástica e a série mielóide apresenta alterações que simulam leucemia. A doença neurológica aparece 6 a 30 meses após o início dos sintomas. Pode ocorrer deficiência imunológica grave do tipo humoral e celular e disfunção do granulócito, assim como homocistinúria. O teste de Schilling fornece resultados anormais. Parece que a cobalamina exerce certa influência no mecanismo de transporte da vitamina B_{12}–FI por meio da célula ileal. A herança é autossômica recessiva e o gene da TC II está ligado originalmente ao grupo sangüíneo P no cromossomo 22.

O tratamento visa manter um nível sérico elevado de vitamina B_{12}, em torno de 1.000 a 10.000pg/ml, o que se obtém administrando-se, por via oral, 500 a 1.000mcg de OHCbl ou CNCbl, duas vezes por semana. Pode-se administrar por via sistêmica 1.000mcg de CNCbl ou OHCbl, uma vez por semana ou mais freqüentemente. O ácido fólico ou folínico pode melhorar as anomalias hematológicas, porém não pode ser usado como única droga, pois pode haver recidiva hematológica e alterações neurológicas.

Desordens do metabolismo

Acidúrias metilmalônicas – caracterizam-se por acidose metabólica grave e acumulam grande quantidade de ácido metilmalônico no sangue, urina e liquor. O defeito está na enzima metilmalonil CoA mutase na matriz mitocondrial, que requer AdoCbl mutase (adenosilcobalamina mutase) como co-fator e catalisa a conversão de L-metilmalonil CoA para succinil CoA.

Defeito de metilmalonil CoA mutase – resulta em acidúria metilmalônica que não responde à terapia com vitamina B_{12}. Os pacientes nascem bem e tornam-se sintomáticos com a ingestão de proteínas. Desenvolvem letargia, atraso no desenvolvimento, hipotonia muscular, distúrbios respiratórios, vômitos recorrentes e desidratação. O nível de ácido metilmalônico na urina em crianças normais é menor que 15 a 20mcg/g de creatinina. Nessas crianças, a excreção é maior que 100mcg. Esses pacientes ainda podem apresentar aumento de glicina e cetona no sangue e na urina, com acidose metabólica e nível elevado de amônia. Alguns apresentam hipoglicemia, leucopenia e plaquetopenia. Foi verificado que o ácido metilmalônico inibe a "steam cell" da medula óssea. A herança é autossômica recessiva e é possível o diagnóstico pré-natal.

O tratamento consiste em restrição protéica. Essa doença não responde à vitamina B_{12}. O prognóstico é reservado e pode haver eventos terminais como infarto cerebral e insuficiência renal.

Deficiência de adenosilcobalamina (doenças CblA e CblB) – essas doenças se caracterizam por acidúria metilmalônica, deficiência intracelular de AdoCbl e por responderem à terapia com vitamina B_{12}. A maioria das crianças adoece na primeira semana de vida ou antes do primeiro ano. Os sintomas são semelhantes à deficiência da mutase, porém menos graves. A herança é autossômica recessiva. A terapia consiste em administração sistêmica de OHCbl ou CNCbl.

Deficiência combinada de adenosilcobalamina e metilcobalamina (doenças CblC, CblD e CblF) – a célula não consegue sintetizar co-fatores cobalamina, MECbl (metilcobalamina) e AdoCbl (adenosilcobalamina). Os pacientes apresentam deficiência funcional de metionina sintase e ácido metilmalônico CoA mutase, levando a homocistinúria, hipometioninemia e acidúria metilmalônica.

Foram descritos mais de 90 casos de doença CblC. A maioria dos pacientes apresenta sintomas no primeiro mês ou antes do primeiro ano, são anoréticos, pouco desenvolvidos e letárgicos. A maioria tem anemia megaloblástica, macrocitose e alguns com neutrófilos hipersegmentados e plaquetopenia. Outros apresentam, mais tarde ou na adolescência, alterações neurológicas, espasticidade, delírio e psicose. Foi encontrado também hidrocefalia, *cor pulmonale* e insuficiência hepática. O paciente tem nível elevado de ácido metilmalônico e em alguns níveis elevados de cobalamina e folatos. Na doença CblD, os sintomas são mais brandos e pode haver retardo mental leve e problemas de comportamento. Também foi descrita doença cerebrovascular devido ao tromboembolismo. Na doença CblF, as crianças nascem pequenas para a idade gestacional, são anoréticas, pouco desenvolvidas e com estomatite persistente e glossite. O teste de Schilling pode apresentar-se anormal. Pode ocorrer macrocitose, aumento de homocisteína sérica e, em alguns casos, observaram-se níveis séricos baixos de cobalamina e de absorção. Em alguns casos ocorreram alterações mentais. A herança é provavelmente autossômica recessiva.

As alterações da cobalamina (Cbl) podem ser diferenciadas pelos resultados em cultura de fibroblastos. Podem-se distinguir as doenças CblC e CblD das outras mutações pela captação de CNCbl marcada, pois o nível nessas duas doenças é reduzido.

Na doença CblC, quando o início é precoce, o prognóstico é grave e geralmente os pacientes morrem. Quando o início da doença é mais tardio, o prognóstico parece ser melhor. Muitos melhoram com OHCbl, 1mg/dia/IM, reduzindo a excreção de ácido metilmalônico e homocisteína. A OHCbl parece funcionar melhor que a CNCbl. A administração de betaine por via oral, 250mg/kg/dia, diariamente, e injeções bissemanais de OHCbl resultaram em melhora clínica, com redução da excreção de ácido metilmalônico, normalização da metionina e homocisteína no soro e resolução da letargia, irritabilidade e atraso de desenvolvimento, porém a resolução total das alterações neurológicas não ocorreu. Na doença CblF, o tratamento é com OHCbl sistêmica.

Deficiência de metilcobalamina (doenças CblE e CblG) – há deficiência funcional de metionina sintase que causa homocistinúria e hipometioninemia, sem acidúria metilmalônica. A doença aparece nos dois primeiros anos de vida. Surgem a anemia megaloblástica e problemas neurológicos, com atraso de desenvolvimento, atrofia cerebral, nistagmo, hipotonia, hipertonia, cegueira e ataxia. Em cultura de fibroblastos, há nível intracelular baixo de MECbl e níveis normais de adenosilmetionina. A herança é autossômica recessiva. A terapia sistêmica com OHCbl no primeiro dia e depois uma a duas vezes por semana corrige a anemia e as anomalias metabólicas, mas não as alterações neurológicas.

BIBLIOGRAFIA

1. AIZPURA, H.J. et al. – Autoantibody to the gastric receptor in pernicious anemia. *N. Engl. J. Med.* **313**:479, 1985. 2. BABIOR, B.M. – Metabolism aspects of folic acid and cobalamina. In *Williams* – *Hematology*. 5th ed., New York, Mc Graw-Hill, 1995, p. 385. 3. BABIOR, B.M. – The megaloblastic anemias. In *Williams* – *Hematology*. 5th ed., New York, Mc Graw-Hill, 1995, p. 475. 4. BAKER, S.J. & MATHAN, V.I. – Evidence regarding the minimal daily requirement of dietary vitamin B_{12}. *Am. J. Clin. Nutr.* **34**:2423, 1981. 5. BARTHOLOMEW, D.W. et al. – Therapeutic approaches to cobalamin-C methylmalonic acidemia and homocystinuria. *J. Pediatr.* **112**:32, 1988. 6. BURMAN, J.F. et al. – Absent ileal uptake of IF-bound-vitamin B_{12} in the Imerslund-Grasbeck syndrome (familial vitamin B_{12} malabsorption with proteinuria). *Gut* **26**:311, 1985. 7. BURMAN, P. et al. – Parietal cell antibodies in pernicious anemia inhibit H[+], K[+]-adenosine triphosphatase, the próton pump of the stomach. *Gastroenterology*, **96**:1434, 1989. 8. CZEIZEL, A.E. & DUDAS, I. – Prevention of the first occurrence of neural-tube defects by periconceptional vitamin supplementation. *N. Engl. J. Med.*, **327**:1832, 1992. 9. CHANARIM, I. & STEPHENSON, E. – Vegetarian diet and cobalamin deficiency: their association with tuberculosis. *J. Clin. Pathol.* **41**:759, 1988. 10. LEE, G.R. – Perni-

cious anemia and other causes of vitamin B$_{12}$ (cobalamin) deficiency. In *Wintrobe's – Clinical Hematology*. 10th ed. Williams & Wilkins, 1999, p. 941. 11. LINDENBAUM, J. et al. – Diagnosis of cobalamin deficiency II. Relative sensitivities of serum cobalamin, methylmalonic acid and total homocysteine concentratios. *Am. J. Hematol.* **34**:99, 1990. 12. MRC Vitamin Study Research Group – Prevention of neural tube defects: results of Medical Research Council Vitamin Study. *Lancet* **338**:131, 1991. 13. MAHONEY, M.J. & BICK, D. – Recent advances in the inherited methylmalonic acidemias. *Acta Paediatr. Scand.* **76**:689, 1987. 14. MITCHELL, G.A. et al. – Clinical heterogeneity in cobalamin C variant of combined homocystinuria and methylmalonic aciduria. *J. Pediatr.* **108**:410, 1986. 15. NORMAN, E.J. – New urinary methylmalonic acid test is a sensitive indicator of cobalamin deficiency: a solution for a major unrecognized medical problem. *J. Lab. Clin. Med.* **110**:369, 1987. 16. NIERBRUGGE, D.J. et al. – Hereditary transcobalamin II deficiency presenting as red cell hipoplasia. *J. Pediatric.* **101**:732, 1982. 17. ROBERTSON, J.A. & GALLAGHER, N.D. – In vivo evidence that cobalamin is absorbed by receptor-mediated endocytosis in the mouse. *Gastroenterology.* **88**:908, 1985. 18. SAVAGE, D.G. et al. – Sensitivity of serum methylmalonic acid and total homocysteine determinations for diagnosing cobalamin and folate deficiencies. *Am. J. Med.* **96**:239, 1994. 19. STEINER, I. et al. – Sensory peripheral neuropathy of vitamin B$_{12}$ deficiency: a primary demyelinating disease? *J. Neurol.* **235**:163, 1988. 20. STABLER, S.P. et al. – Marked elevation of methylmalonic acid in cerebrospinal fluid of patients with cobalamin deficiency. *Clin. Res.* **37**:550, 1989. 21. SPECKER, B.L. et al. – Increased urinary methylmalonic acid excretion in breast-fed infants of vegetarian mothers and identification of an acceptable dietary source of vitamin B$_{12}$. *Am. J. Clin. Nutr.* **47**:89, 1988. 22. TUCHMAN, M. et al. – Vitamin B$_{12}$-responsive megaloblastic anemia, homocystinuria, and transient methylmalonic aciduria in CblE disease. *J. Pediatr.* **113**:1052, 1988. 23. YANG, Y.M. et al. – Cobalamin malabsorption in three siblings due to abnormal intrinsic factor that is markedly susceptible to acid and proteolysis. *J. Clin. Invest.* **76**:2057, 1985. 24. WATKINS, D. & ROSENBLATT, D.S. – Functional methionine synthase deficiency (CblE and CblG): clinical and biochemical heterogeneity. *Am. J. Med. Genet.* **34**:427, 1989. 25. WHITEHEAD, V.M.; ROSENBLATT, D.S. & COOPER, B.A. – Megaloblastic anemia. In Nathan, D.G. & Oski, F.A. *Hematology of Infancy and Childhood.* 5th ed., Philadelphia, Saunders 1998, p. 385. 26. WONG, L.T.K. et al. – Diagnosis and treatment of a child with CblF disease. *Clin. Invest. Med.* **15**:A111, 1992. 27. WRIGHT, P.E. & SEARS, D.A. – Hypogammaglobulinemia and pernicious anemia. *South. Med. J.* **80**:243, 1987.

6	Aplasia Medular

JORGE DAVID AIVAZOGLOU CARNEIRO

Aplasia medular é uma doença rara, caracterizada por pancitopenia no sangue periférico causada por falência medular. A medula óssea é hipocelular e substituída em graus variáveis por tecido adiposo, na ausência de células neoplásicas ou fibrose medular.

A doença pode ser adquirida (maioria dos casos), constitucional (genética, mas não necessariamente expressa ao nascer) e/ou congênita (presente ao nascer). Define-se aplasia medular grave quando estão presentes pelo menos dois dos seguintes achados: contagem de neutrófilos inferior a 500/mm^3, plaquetas inferiores a 20.000/mm^3, reticulócitos inferiores a 60.000/mm^3 (ou inferior a 1% após correção de acordo com o hematócrito), além de biopsia medular hipocelular (celularidade inferior a 30%).

O termo aplasia medular não-grave deve ser reservado para pacientes com citopenia leve a moderada e celularidade da medula óssea normal ou mesmo aumentada, sem necessidade de transfusão sangüínea. Por outro lado, neutropenia inferior a 200/mm^3 define aplasia medular muito grave, cuja mortalidade é bastante alta em curto tempo de evolução. Essas diferenças são críticas em termos prognósticos e para a escolha da terapêutica.

EPIDEMIOLOGIA

A incidência anual de aplasia medular nos Estados Unidos e na Europa é dois a seis casos por milhão de habitantes (na leucemia aguda temos 50 casos por milhão de habitantes). A maior incidência ocorre nos adultos jovens (20 a 25 anos) e idosos (idade superior a 60 anos), contudo um pequeno pico de incidência é observado na infância (5 a 9 anos) devido à inclusão de casos constitucionais. Não há predileção quanto ao sexo e são observadas variações geográficas devido a fatores ambientais e não-étnicos, com aproximadamente 30 casos por milhão de habitantes em alguns países asiáticos.

ETIOLOGIA

A causa real da aplasia medular em geral é desconhecida, de modo que 65 a 70% dos casos são classificados como idiopáticos (Quadro 6.9). Entre as causas adquiridas, a aplasia medular pode resul-

Quadro 6.9 – Classificação das anemias aplásicas (Alter e Young, 1993).

Hereditárias
Anemia de Fanconi
Disqueratose congênita
Síndrome de Schwachman-Diamond
Disgenesia reticular
Amegacariocitose
Disfunção medular familiar
Síndromes não-hematológicas (de Dubowitz, de Seckel)

Adquiridas
Idiopáticas
Secundárias
 Radiação
 Drogas e agentes químicos
  por exposição regular (exemplo, benzeno)
  por idiossincrasia (exemplo, antiinflamatórios, cloranfenicol)
 Vírus
  Epstein-Barr
  Hepatite
  Parvovírus
  HIV
 Doenças imunológicas
  Hipogamaglobulinemia
 Timoma
 Gravidez
 Hemoglobinúria paroxística noturna
 Pré-leucemia

tar de uma agressão direta da medula óssea por agentes físicos ou químicos, como radiações, solventes, inseticidas ou medicamentos (Quadro 6.10). Em crianças, as infecções virais (hepatites, parvovírus, vírus Epstein Barr e vírus da imunodeficiência humana) são causas freqüentes. As doenças imunológicas, as síndromes pré-leucêmicas e a gestação também podem cursar com falência medular.

Entre as causas constitucionais, a mais comum é a anemia de Fanconi, condição autossômica recessiva associada com baixa estatura, alterações esqueléticas (rádio e polegar), hiperpigmentação

| **Agentes que produzem regularmente depressão medular** |
| Antibióticos (daunorrubicina, cloranfenicol) |
| Antimetabólicos (arabinosilcitosina, metotrexato) |
| Antimitóticos (vincristina, vimblastina) |
| Benzeno e compostos que o contenham |
| Alquilantes (ciclofosfamida, melfalano) |
| **Agentes possivelmente associados (baixa probabilidade relativa ao uso)** |
| Cloranfenicol |
| Inseticidas (clorofenotano, gama-benzeno hexacloreto) |
| Anticonvulsivantes (carbamazepina e hidantoínas) |
| Antiinflamatórios não-hormonais (indometacina, fenilbutazona) |
| Anti-histamínicos (cimetidina, ranitidina) |
| Antiprotozoários (quinacrina, cloroquina) |
| Sulfonamidas (antidiabéticos, acetazolamida) |
| Penicilamina |
| Metais (ouro, bismuto) |
| *Agentes raramente associados* |
| Alopurinol |
| Antibióticos (tetraciclina, sufametoxazol-trimetoprima) |
| Carbimazol |
| Guanidina |
| Lítio |
| Medildopa |
| Perclorato de potássio |
| Quinidina |
| Sedativos (clordiazepóxido, clorpromazina) |
| Tiocianato |

na pele (manchas tipo "café-com-leite"), alterações geniturinárias e microcefalia. Outras condições hereditárias mais raras, como a disqueratose congênita e a síndrome de Schwachman-Diamond (neutropenia com insuficiência pancreática), podem evoluir com aplasia medular em 50% dos casos.

QUADRO CLÍNICO

Estudos retrospectivos de aplasia medular associada a drogas e vírus e observação de pacientes com dosagens sangüíneas seriadas indicam um período de latência de seis a oito semanas entre o evento desencadeante e o início da pancitopenia. A realização de uma história cuidadosa pode revelar a exposição aos agentes químicos, drogas ou uma infecção viral precedente.

A maioria dos pacientes com aplasia medular procura atenção médica devido aos sintomas da pancitopenia. O sangramento é a manifestação mais alarmante e freqüentemente leva o paciente ao médico. Em geral, a trombocitopenia não se associa com sangramento grave; em vez disso, o paciente ralata leves hematomas, petéquias, sangramento gengival ao escovar os dentes e epistaxe. Fluxo menstrual intenso ou sangramento vaginal irregular ocorrem em mulheres jovens, enquanto sangramentos visíveis nos tratos urinário e gastrintestinal são raros na apresentação da aplasia. Hemorragia intensa pode ocorrer em qualquer órgão, mas, em geral, tardiamente no curso da doença e quase sempre associada com infecções (especialmente por fungos), tratamento (úlceras devido ao uso de corticosteróides) ou com procedimentos invasivos (implante de cateter).

A capacidade de adaptação à anemia é extraordinária. O paciente com início insidioso de anemia pode relatar fadiga, astenia e até dispnéia, porém alguns indivíduos toleram baixos níveis de hemoglobina sem queixas.

A infecção não é um sinal freqüente na apresentação da aplasia medular, exceto nos casos muito graves com neutrófilos inferiores a 200/mm^3. A maioria dos pacientes não tem sintomas sistêmicos; assim, a presença de perda de peso, febre persistente e perda de apetite apontam para outros diagnósticos.

Os achados ao exame físico refletem a gravidade da pancitopenia, e o paciente pode apresentar desde variações sutis do normal até alterações graves, com sangramentos e toxemia. As petéquias estão presentes com freqüência nos membros, e a orofaringe e as equimoses são visualizadas em áreas expostas a traumatismos.

As mucosas e as superfícies palmares apresentam-se pálidas. O paciente pode estar febril, mas sinais específicos ou localizatórios de infecção não são comuns. Caquexia, esplenomegalia e linfadenopatia não estão associadas com aplasia medular, e a detecção desses achados deve alertar para a possibilidade de outros diagnósticos, como as doenças mieloproliferativas e linfoproliferativas. O examinador deve estar atento para achados clínicos compatíveis com anemia de Fanconi.

EXAMES LABORATORIAIS

Sangue periférico – as contagens sangüíneas são, por definição, diminuídas e a falência medular não ocorre simultaneamente em todas as séries. No esfregaço sangüíneo, verifica-se pobreza de leucócitos e plaquetas, os eritrócitos são morfologicamente normais, com certo grau de macrocitose e a contagem absoluta de reticulócitos é diminuída. No paciente ainda não transfundido, a hemoglobina fetal e o antígeno eritrocitário estão aumentados, os quais, junto com a macrocitose, são manifestações de eritropoese padrão fetal; as dosagens de vitamina B$_{12}$ e folato são normais ou elevadas, bem como os níveis séricos de eritropoetina.

Medula óssea – o exame da medula óssea deve ser realizado por aspiração e biopsia com o objetivo de avaliar a celularidade de modo qualitativo e quantitativo. As amostras são hipocelulares (celularidade inferior a 30%), com espículas vazias, pobres em células precursoras hematopoéticas, com muita gordura, linfócitos, plasmócitos, mastócitos e células reticulares. O estudo citogenético realizado nas células do aspirado medular é normal nas aplasias adquiridas e alterado na anemia de Fanconi e na mielodisplasia.

DIAGNÓSTICO DIFERENCIAL

A aplasia medular adquirida não é a causa mais comum de pancitopenia. Esta pode resultar de processos periféricos com função medular normal, como nos casos de hiperesplenismo, doenças infecciosas (calazar, sepse, tuberculose miliar), doenças do colágeno (lúpus eritematoso sistêmico). A pancitopenia também pode ocorrer em outras doenças primárias medulares (mielodisplasia, mielofibrose, leucemias) ou por substituição medular (tumoral, doenças de depósito etc.). Assim, mesmo antes de se realizar um exame de medula óssea, os diagnósticos possíveis devem ser considerados com base na história, no exame físico e nos dados epidemiológicos do paciente.

FISIOPATOLOGIA

Um achado consistente em todos os casos de aplasia medular é a redução na atividade hematopoética evidenciada na histologia da medula óssea. Há redução nas células precursoras das três séries (granulócitos, megacariócitos, eritrócitos) e baixo número de células pluripotentes (CD34+).

Em teoria, a falência medular na aplasia pode ser conseqüência de lesão tanto dos precursores hematopoéticos como das células do estroma medular; contudo, os estudos mostram que a função das células do estroma e a produção de fatores de crescimento são normais na grande maioria dos pacientes com aplasia medular adquirida. Assim, a grande maioria das aplasias medulares adquiridas parece ser secundária à destruição das células medulares mediada por mecanismo imune.

A falência hematopoética na aplasia medular provavelmente é mediada por linfócitos T citotóxicos detectados no sangue e na medula. Essas células produzem as citocinas γ-interferon (γ-INF) e o fator de necrose tumoral β (β-TNF), as quais possuem ação supressora e destrutiva, induzindo morte celular no compartimento CD34+, provavelmente por apoptose Fas-mediada. O γ-INF não é detectado na medula óssea normal, porém é produzido na medula da maioria dos pacientes com aplasia medular adquirida.

O grande número de associações clínicas com aplasia medular (drogas, vírus, gestação e doença enxerto *versus* hospedeiro) sugere que uma variedade de eventos possa ativar o sistema imune, levando à destruição medular e à falência hematopoética.

Após a exposição a um antígeno indutor, células e citocinas do sistema imune atuam destrutivamente sobre as células pluripotentes ("stem cells") na medula, reduzindo seu número, de tal modo que os níveis normais de leucócitos, eritrócitos e plaquetas não são mantidos.

TRATAMENTO

O tratamento do paciente com aplasia medular grave envolve terapias de manutenção com relação às conseqüências da pancitopenia (anemia, sangramentos, infecções) e a terapia definitiva da aplasia, seja por meio da reposição das células pluripotentes ("stem cells") pelo transplante de medula óssea (TMO), seja por meio do tratamento não-substitutivo de medula óssea com o uso de regimes imunossupressores. Assim, deve-se iniciar precocemente a determinação dos antígenos de histocompatibilidade (HLA), do paciente e familiares, para a decisão quanto à viabilidade da realização de TMO.

TRATAMENTO DE MANUTENÇÃO
Se o paciente possuir doador HLA compatível e perspectiva de TMO, o suporte com hemoderivados deverá ser o mínimo possível para evitar sensibilizações, e os doadores desses derivados não deverão ser familiares do paciente.

Sangramentos (plaquetopenia + anemia)
O suporte transfusional com plaquetas e concentrado de hemácias teve impacto muito grande na sobrevida na aplasia medular, tornando os quadros infecciosos a principal causa de morte.

A utilização da infusão de plaquetas deve ser orientada pelo balanço entre o risco de hemorragias graves e a sensibilização decorrente do seu uso freqüente. Transfusões profiláticas de plaquetas para aplasia medular não são usadas tão freqüentemente quanto nas leucemias e são ministradas quando há sintomas de sangramento ou quando a contagem de plaquetas for menor ou igual a 10.000/mm^3.

Outras medidas para reduzir os sangramentos incluem uma boa higiene dental, uso de escova macia, prevenção de traumatismo e evitar o uso de aspirina, bem como de antiinflamatórios não-hormonais. Pequenos sangramentos em mucosas podem ser controlados com o uso de agentes tópicos, como cola de colágeno (colagel), gelfoam e antifibrinolíticos (ácido tranexâmico) tópicos ou sistêmicos.

Os glóbulos vermelhos devem ser transfundidos à medida que houver necessidade. Deve-se fazer uso de hemácias filtradas para remover leucócitos e diminuir o risco de sensibilização com antígenos leucocitários. Semelhante às plaquetas, as hemácias devem ser irradiadas para pacientes imunossuprimidos ou candidatos ao TMO.

Nos estágios iniciais da doença, a hemoglobina deve ser mantida em 9-10g/dl; contudo, na doença crônica com a criança hemodinamicamente estável (adaptada) e sem infecção, são tolerados níveis de hemoglobina de 7-8g/dl. A ferritina sérica deve ser monitorizada e a quelação do ferro iniciada quando a ferritina exceder 1.500ng/ml.

Infecções
Não há indicação para o uso de antibiótico profilático na criança com aplasia medular que se encontra bem e afebril, exceto se estiver em uso de imunossupressão com ciclosporina A. Neste caso, faz-se necessária a prevenção de infecção por *Pneumocystis carinii* com sulfametoxazol e trimetoprima.

A infecção bacteriana nos pacientes neutropênicos graves pode ser rapidamente fatal. Dentro do contexto febre com neutropenia grave (≤ 500/mm^3), a avaliação clínica completa e a pesquisa de foco infeccioso (culturas, exames radiológicos etc.) devem ser seguidas por antibioticoterapia parenteral com medicamentos bactericidas de amplo espectro. A escolha dos agentes antibacterianos dependerá da flora bacteriana da comunidade, da flora bacteriana hospitalar e da disponibilidade de cada instituição.

A seguinte proposição é feita no Instituto da Criança, no qual, por exemplo, o *Pseudomonas* sp. é recuperado de modo infreqüente: cefipima 50mg/kg/dose de 8 em 8 horas. A vancomicina não é acrescentada de início, a não ser em pacientes com evidências de infecção por germes gram-positivos (portadores de cateteres permanentes, celulite, pneumonia), na dose de 1.200mg/m^2/dia de 6 em 6 horas, por via intravenosa lenta.

Infecções fúngicas, especialmente por *Candida e Aspergillus* sp., ocorrem após diversos tratamentos com antibacterianos. O *Aspergillus* é especialmente resistente à anfotericina B e causa freqüente de morte na aplasia medular refratária. As infecções virais são raras como causas de complicações na aplasia.

A prevenção de infecções é muito importante, higiene dental e das mãos são medidas simples e efetivas. A dieta deve ser rica em fibras para a manutenção do trânsito intestinal adequado, evitando o risco de obstipação e a formação de fissuras anais. Essas lesões podem apresentar uma solução de continuidade, propiciando porta de entrada para enterobactérias, com formação de abscesso perianal ou disseminação hematogênica.

TRATAMENTO ESPECÍFICO
Lembrando-se que fisiopatologicamente a anemia aplástica na maioria dos pacientes é decorrente da destruição das células medulares por um processo imune, então, duas abordagens terapêuticas são possíveis: a substituição dos precursores hematopoéticos deficientes e concomitantemente do sistema imune pelo transplante de medula óssea ou a supressão do processo imunológico destrutivo.

Transplante de medula óssea
O tratamento de escolha para restaurar a função hematopoética é o transplante de medula óssea (TMO). Resultados de várias instituições indicam uma taxa de sobrevida de 70 a 90% em cinco anos.

A morbimortalidade no TMO para aplasia medular deve-se à rejeição do enxerto, doença enxerto *versus* hospedeiro (GVHD) e às infecções graves que freqüentemente estão associadas às duas complicações citadas. O sucesso da enxertia está associado com o número de células pluripotentes ("stem cells") do doador, sendo recomendado número maior que 4×10^8 células/kg. A rejeição do enxerto está ligada à história transfusional e à conseqüente aloimunização. Em geral, aproximadamente 50% dos pacientes desenvolvem algum grau de doença enxerto *versus* hospedeiro crônica, 20% experimentam GVHD grave e 5% evoluem para óbito. A taxa de GVHD aumenta com a idade, variando de 19% nos pacientes com idade inferior a 10 anos até 90% para aqueles com idade superior a 31 anos. Assim, as crianças apresentam taxa menor de GVHD em relação aos adultos e, portanto, melhor sobrevida após o TMO.

Transplantes com células de doadores não-relacionados têm sido realizados com sucesso, porém apresentam taxa elevada de mortalidade precoce devido à falha na enxertia e GVHD grave. O procedimento para a pesquisa de um doador não-relacionado exige preparo em torno de quatro meses, tempo suficiente para se efetuar o tratamento imunossupressor antes de se indicar um transplante de alto risco.

Imunossupressão

A imunossupressão é eficaz na aplasia medular. Embora não ocorra substituição das células pluripotentes ("stem cells"), a supressão da hemopoese mediada pelos linfócitos T é atenuada ou eliminada de tal modo que a função medular é restabelecida. O regime de imunossupressão ideal deverá combinar uma baixa toxicidade com alta taxa de resposta e baixo risco de recidiva. Atualmente, a globulina antitimocítica (GAT) ou a globulina antilinfocítica (GAL) são usadas como terapia de primeira linha. Estas consistem em preparações de imunoglobulinas purificadas a partir do plasma de animais (cavalos ou coelhos) imunizados com timócitos de criança (GAT) ou com linfócitos do ducto torácico (GAL).

As globulinas antitimocítica e antilinfocítica possuem efeito linfocitotóxico sobre linfócitos ativados e melhoram a função medular por meio da indução da produção de fatores de crescimento hemopoético nas células linfóides e da estimulação direta das células progenitoras hemopoéticas. As globulinas GAT e GAL são usadas por via intravenosa (infusão lenta de 6 a 8 horas), e a dose preconizada é de 40mg/kg/dia por quatro dias. O tratamento por tempo prolongado (7 a 10 dias) pode resultar em aumento do risco de doença do soro sem benefício significativo. Corticosteróides em doses moderadas (prednisona 1mg/kg/dia) são utilizados para diminuir o risco de reações alérgicas imediatas e aliviar os sintomas de doença do soro. Outro efeito tóxico freqüente é a redução temporária nas contagens sangüíneas, em especial agravo da plaquetopenia, a qual deve ser avaliada com rigor durante o uso das globulinas (manter plaquetas $\geq$ 20.000/mm^3). Um curso isolado de GAT ou GAL induz remissão hematológica em aproximadamente 50% dos pacientes com aplasia medular grave.

A ciclosporina A é um agente imunomodulador mais específico que bloqueia a proliferação de células T e a função do linfócito. O medicamento é utilizado por via oral, em altas doses, de 10 a 12mg/kg/dia, com ajustes para manter nível sérico de 100 a 200ng/ml (radioimunoensaio monoclonal) durante seis meses. Os efeitos colaterais mais comuns são hipertensão, hiperplasia gengival e tremores. Efeitos mais raros, porém mais graves, são convulsões, insuficiência renal e infecção por *Pneumocystis carinii*, os quais podem ser evitados por: níveis sérico de magnésio, da ciclosporina e de creatinina, bem como profilaxia para o *Pneumocystis carinii* com sulfametoxazol e trimetoprima.

A ciclosporina pode restabelecer a hematopoese em pacientes que não responderam ao uso de GAT ou GAL. Quando combinada com essas imunoglobulinas, a ciclosporina intensifica a imunossupressão e aumenta a taxa de resposta hematológica para 75%. Um regime combinado é especialmente eficaz em crianças e nos pacientes neutropênicos graves. Os protocolos europeus e norte-americanos têm resultados de 70 a 90% de sobrevida em dois anos.

Os fatores de crescimento hemopoético têm sido usados na aplasia medular como medida adjuvante à terapia imunossupressora para apressar a recuperação hematológica, como terapia de consolidação para pacientes que tiveram resposta parcial após imunossupressão e como tratamento de primeira linha para melhorar o número de neutrófilos em pacientes com sepse. O advento das citocinas recombinantes criou uma grande esperança, e infelizmente a experiência clínica tem mostrado que geralmente os pacientes refratários à terapia imunossupressora também falham ao tratamento com fatores de crescimento hemopoético.

Andrógenos e corticosteróides foram drogas usadas no passado como tratamento para a aplasia medular. Os andrógenos não melhoram a sobrevida na aplasia medular adquirida quando se analisam os estudos controlados. Corticosteróides em doses convencionais podem melhorar a doença do soro durante o uso de GAT ou GAL, mas têm pouca atividade isoladamente sobre a doença. Doses extremamente elevadas de metilprednisolona podem induzir remissão, mas não são preferenciais às imunoglobulinas devido à sua

toxicidade. Os pacientes com aplasia medular são especialmente vulneráveis à necrose asséptica de grandes articulações. O uso de baixas doses de corticosteróides para melhorar a estabilidade vascular tem pouco embasamento, quer em experimentos laboratoriais, quer clínicos.

Concluindo, o prognóstico da aplasia medular adquirida dependerá fundamentalmente do diagnóstico precoce e da instituição imediata de medidas terapêuticas de acordo com idade do paciente, disponibilidade de doador HLA compatível e gravidade da doença.

ANEMIA DE FANCONI

Descrita pela primeira vez em 1927, a anemia de Fanconi é uma doença autossômica recessiva rara, com incidência de um a três casos por milhão de habitantes. É observada em todo o mundo, acomete igualmente homens e mulheres e não está restrita a uma etnia particular. Constitui uma das síndromes de instabilidade cromossômica e apresenta alto risco de transformação maligna (leucemia mielóide aguda, mielodisplasia, tumores sólidos), uma vez que as células de pacientes com anemia de Fanconi mostram grau aumentado de aberrações cromossômicas espontâneas e são hipersensíveis aos efeitos clastogênicos de agentes químicos como a mitocinina C (MMC) e o diepoxibutano (DEB). São observadas quebras cromossômicas, falhas, translocações cromossômicas dicêntricas, figuras radiais, entre outras (Fig. 6.2).

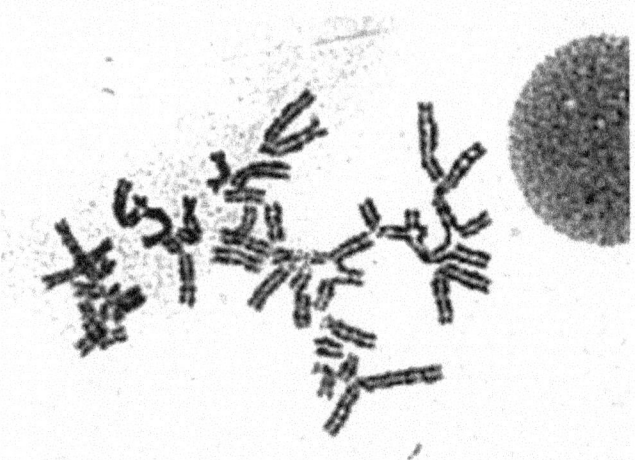

Figura 6.2 – Alterações citogenéticas induzidas por diepoxibutano na anemia de Fanconi: fraturas cromossômicas e figuras radiais.

QUADRO CLÍNICO

As manifestações da doença são pleomórficas e incluem malformações congênitas, anormalidades da pigmentação da pele (manchas café-com-leite), alterações esqueléticas (displasia do polegar, rádio etc.), alterações renais, baixa estatura e retardo mental. Quando essas alterações fenotípicas descritas estão presentes, o indivíduo afetado é facilmente reconhecido. Contudo, em algumas famílias, os indivíduos afetados não apresentam malformações e desenvolvem-se normalmente, o que dificulta o diagnóstico antes do início das manifestações hematológicas.

A pancitopenia é um importante achado clínico da anemia de Fanconi, a qual, tipicamente, desenvolve-se entre 5 e 10 anos de idade, e usualmente se inicia com trombocitopenia, seguida por granulocitopenia e anemia. A causa da falência medular não é clara.

TRATAMENTO

O melhor tratamento para a anemia de Fanconi é o transplante alogênico de medula óssea de um irmão com antígeno de histocompatibilidade idêntico. Os pacientes sem doador histocompatível podem responder favoravelmente ao uso de andrógenos (oximetolona) ou ao GM-CSF, mas a pancitopenia retorna progressivamente e os pacientes tornam-se refratários às transfusões e morrem de aplasia medular grave ou leucemia mielóide aguda.

Atualmente, estão em andamento vários estudos que buscam identificar as mutações gênicas envolvidas com a anemia de Fanconi, e a terapia gênica torna-se uma possibilidade futura de tratamento.

APLASIA PURA DE SÉRIE VERMELHA

Essa doença está associada com falência isolada da eritropoese, na qual os precursores eritroblásticos da medula óssea não são capazes de diferenciar-se. Os pacientes apresentam anemia, reticulocitopenia e eritroblastopenia medular, com contagens normais de leucócitos e plaquetas. Essa anemia pode ser constitucional ou adquirida.

CONSTITUCIONAL – também denominada anemia hipoplástica congênita ou de Blackfan-Diamond, é uma forma rara de hipoplasia da série vermelha e acomete ambos os sexos. A anemia está presente nos primeiros meses de vida e, em alguns casos, ao nascimento. A herança é autossômica recessiva e difere da anemia de Fanconi por não apresentar outras malformações, exceto discretas alterações das extremidades ósseas das mãos. O tratamento com prednisona 2mg/kg/dia é eficaz, com boa resposta satisfatória em 50% dos pacientes.

Para os pacientes que não respondem aos corticosteróides e possuem doador histocompatível, o transplante de medula óssea é recomendado. Finalmente, um programa de transfusão de eritrócitos associado à terapia quelante de ferro deverá ser instituído para os pacientes que não respondem aos esteróides nem possuem doador histocompatível para o TMO.

ADQUIRIDA – é secundária a uma série de causas, como: presença de timoma, uso de cloranfenicol e outras drogas, viroses (Epstein-Barr, parvovírus), doenças imunes e proliferativas.

Em crianças, descreve-se uma forma autolimitada da doença denominada *eritroblastopenia transitória da infância*, a qual, em geral, ocorre após infecção viral. Os níveis de hemoglobina variam de 2,2 a 12,5g/dl, com valores médios de 5,7g/dl. As contagens de reticulócitos estão abaixo de 1% na maioria das crianças, exceto naquelas que já se encontram em recuperação. As contagens leucocitária e plaquetária são normais, e mais de 90% dos pacientes têm eritroblastopenia grave com parada de maturação na medula óssea. Todos os pacientes recuperam a eritropoese em dois meses após a agressão medular. Recomenda-se a observação rigorosa dos pacientes e transfusão com concentrado de hemácias somente se houver sinais de descompensação cardíaca, pois muitos pacientes toleram níveis de hemoglobina tão baixos quanto 5mg/dl. Não há indicação para uso de corticosteróides.

BIBLIOGRAFIA

1. ALTER, B.P. & YOUNG, N.S. – Bone marrow failure syndromes. **In** Nathan, D.G. & Oski, F.A. *Hematology of Infancy and Childhood.* 4th ed., Philadelphia, Saunders, 1993, p. 216. 2. BACIGALUPO, A. – Guidelines for the treatment of severe aplastic anemia. *Haematologica* **79**:438, 1994. 3. LAWLOR, E.R. et al. – Immunossuppressive therapy: alternative to bone marrow transplantation as inicial therapy for acquired severe aplastic anemia in childhood? *J. Pediatr. Hematol. Oncol.* **19**:115, 1997. 4. MATLOUB, Y.H. et al. – One course versus two courses of antithymocyte globulin for the treatment of severe aplastic anemia in children. *J. Pediatr. Hematol. Oncol.* **19**:110, 1997. 5. ROSENFELD, S. et al. – Intensive immunossuppression with antithymocyte globulin and cyclosporine as treatment for severe acquired aplastic anemia. *Blood* **85**:3058, 1995. 6. SHADDUCK, R.K. – Aplastic anemia. In *Williams Hematology.* 5th ed., New York, Mc Graw-Hill, 1995, p. 238. 7. YOUNG, N.S. & MACIEJEWSKI, J. – The pathophysiology of acquired aplastic anemia. *N. Engl. J. Med.* **336**:1365, 1997. 8. YOUNG, N.S. – Aplastic anemia. *Lancet* **346**:228, 1995. 9. YOUNG, N.S. & BARRETT, A.J. – The treatment of severe acquired aplastic anemia. *Blood* **85**:3367, 1995. 10. YOUNG, N.S. & ALTER, B.P. – Aplastic Anemia Acquired and Inherited. Philadelphia, Saunders, 1994, p. 159.

7	Talassemias

SANDRA FÁTIMA MENOSI GUALANDRO

As talassemias são um grupo heterogêneo de doenças hereditárias, caracterizadas pela diminuição ou ausência de síntese de uma ou mais cadeias globínicas da molécula de hemoglobina.

HEMOGLOBINAS NORMAIS

A molécula de hemoglobina normal é constituída por quatro cadeias globínicas e quatro grupos heme. No início do desenvolvimento estão presentes as hemoglobinas embrionárias, que são substituídas pela hemoglobina fetal (HbF) durante a vida intra-uterina e gradualmente pela hemoglobina A (HbA) após o nascimento. A hemoglobina do adulto é uma mistura que consiste de hemoglobina A, um componente menor, que é a hemoglobina A2 (± 2,5% do total) e quantidades muito pequenas de HbF (0,5 a 1%). A estrutura de todas essas hemoglobinas é semelhante. Cada uma delas é constituída por dois pares de cadeias globínicas idênticas. Com exceção de algumas hemoglobinas embrionárias, todas as hemoglobinas normais são constituídas por um par de cadeias α, combinadas com um par de cadeias não-α, sintetizadas na proporção de 1:1. As hemoglobinas embrionárias são: Gower 1 ($\zeta_2\varepsilon_2$), Gower 2 ($\alpha_2\varepsilon_2$) e Portland ($\zeta_2\gamma_2$). A hemoglobina fetal é uma mistura de duas formas moleculares: $\alpha_2\gamma_2^{136\,Gly}$ e $\alpha_2\gamma_2^{136\,Ala}$. As cadeias γ contendo glicina na posição 136 são chamadas $^G\gamma$ e as que contêm alanina na mesma posição são chamadas $^A\gamma$. A HbA é formada por duas cadeias α e duas β ($\alpha_2\beta_2$), e a HbA$_2$, por duas cadeias α e duas δ ($\alpha_2\delta_2$).

A síntese das cadeias globínicas é controlada por grupamentos gênicos localizados nos cromossomos 11 e 16.

A síntese das cadeias globínicas do tipo β é controlada por um agrupamento gênico localizado no braço curto do cromossomo 11, no qual os diferentes genes estão dispostos na seguinte ordem: 5'-ε-$^G\gamma$-$^A\gamma$-$\varphi\beta$-δ-β-3'. O agrupamento gênico das cadeias do tipo α está no braço curto do cromossomo 16, ordenado da seguinte forma: 5'-ζ-$\varphi\zeta$-$\varphi\alpha$-α_2-α_1-θ-3' (Fig. 6.3).

Os genes estão ordenados na ordem de ativação, iniciando pelos genes das hemoglobinas embrionárias. Os que controlam a síntese de cadeias α são duplicados, sendo em número de dois em cada cromossomo; as demais cadeias globínicas são controladas por dois genes, um herdado de cada um dos pais.

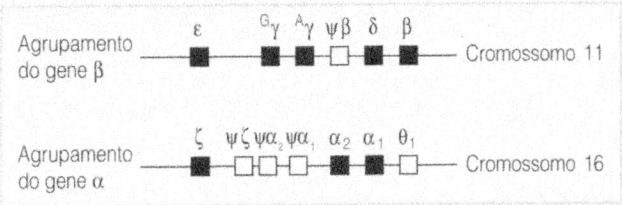

Figura 6.3 – Organização dos genes do agrupamento gênico da β-globina no cromossomo 11 e da α-globina no cromossomo 16. Os quadrados negros representam os genes funcionais.

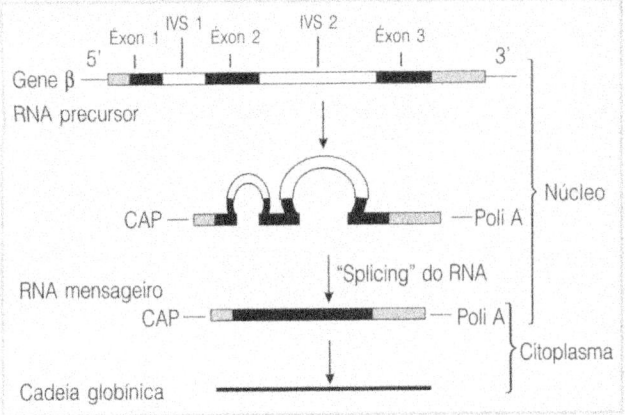

Figura 6.5 – Estrutura e expressão do gene da β-globina. O gene β é composto por três éxons e dois íntrons (IVS 1 e IVS 2). A transcrição do gene dá origem ao RNA precursor, que é processado por "splicing", formando o RNA mensageiro que, no citoplasma, vai levar à síntese das cadeias globínicas.

Cada gene da globina contém três blocos codificantes (éxons 1, 2 e 3) intercalados por dois íntrons (IVS 1 e IVS 2) (Fig. 6.4). Certas seqüências de DNA nas regiões não-traduzidas, 3' e 5' do gene, são importantes para a expressão gênica. A região promotora consiste de aproximadamente 100 pares de bases, que precedem o ponto no qual a transcrição começa ("CAP site"). Nessa região, existem três seqüências curtas que ligam DNA polimerase, a qual catalisa a síntese do RNA mensageiro (RNAm). Duas seqüências (referidas como TATA box e CAT box) são particularmente importantes para a iniciação da transcrição gênica. As mutações que envolvem essas seqüências reduzem a ligação enzimática, limitando a transcrição do RNAm. A região a jusante do éxon 3 contém uma seqüência (AATAAA) que sinaliza o término da transcrição gênica. Acredita-se que essa região ative um processo enzimático que corta o RNAm no ponto apropriado e o libera para novo processamento.

O RNAm primário inclui cópias de toda a seqüência do DNA genômico, incluindo éxons e íntrons. Esse pré-RNAm, antes de ser transportado para o citoplasma, é processado por "capping" na extremidade 5', "splicing", para remover as seqüências transcritas dos íntrons, e poliadenilação na terminação 3'. O último passo parece ser importante para o transporte núcleo-citoplasmático do produto final, assim como para a estabilidade do RNAm no citoplasma. O "splicing" envolve a formação de alças no pré-RNAm, para excisão dos íntrons, de tal modo que as terminações a jusantes dos éxons (locais doadores) se aproximam das terminações a montantes dos íntrons subseqüentes (locais aceptores). As seqüências dos íntrons são então enzimaticamente removidas e os locais doadores e aceptores dos éxons são selados. Os locais doadores são identificados pelo dinucleotídeo e GT na extremidade 5' e os locais aceptores por AG na extremidade 3'. Em adição a esses dinucleotídeos invariá-

veis, certas seqüências preferenciais de nucleotídeos, adjacentes a eles, são necessárias para "splicing" eficiente e acurado. Essas seqüências são chamadas de "consensus". As mutações envolvendo as junções de "splicing" e os locais "consensus" resultam em "splicing" anormal e, portanto, RNAm anormais.

O RNAm maduro é então transportado do núcleo para o citoplasma. Associam-se a ribossomos RNA de transferência e fatores de iniciação e alongamento, necessários para a tradução nos polirribossomos. As cadeias polipeptídicas de globina recém-sintetizadas combinam-se com heme e umas com as outras para formar os tetrâmeros que constituem a molécula de hemoglobina.

O tetrâmero, produto final desse processo complexo, é uma molécula altamente solúvel. Em contraste, as cadeias globínicas individuais são relativamente insolúveis. Para impedir a precipitação, é essencial que as cadeias α e as não-α sejam sintetizadas em quantidades balanceadas. A fisiopatologia das talassemias envolve o desbalanço de síntese de cadeias globínicas, com precipitação das cadeias não-pareadas.

HISTÓRICO

Em 1925, Thomas Cooley e Peter Lee descreveram uma forma de anemia grave, associada a esplenomegalia e alterações ósseas características. Na década seguinte, vários médicos italianos relataram formas menos graves da doença. Como os casos iniciais foram descritos em crianças originárias da região do mar Mediterrânio, a doença descrita por Cooley foi denominada talassemia, da palavra grega *thalassa*, que significa mar.

Foi somente em 1940 que a talassemia foi reconhecida como uma doença genética, tornando-se claro que a doença descrita por Cooley e Lee era o estado homozigótico ou duplamente heterozigótico de uma doença mendeliana, não confinada à área do Mediterrâneo, mas ocorrendo amplamente nos países tropicais.

No início dos anos 50, após a descoberta por Linus Pauling e cols. do defeito molecular da anemia falciforme, a hemoglobina dos pacientes com diferentes formas de talassemia passou a ser estudada. Foi então percebido que a talassemia é uma doença extremamente heterogênea. A análise dos padrões da hemoglobina desses pacientes levou à sugestão de que deveria existir pelo menos dois tipos principais de talassemias: α e β.

O descobrimento de métodos para estudar a síntese de hemoglobina *in vitro* comprovou essa hipótese, ficando evidente no início dos anos 70 que existiam muitas formas de talassemia, todas associadas à síntese deficiente de uma ou mais cadeias globínicas.

Nos anos subseqüentes, as hemoglobinas humanas tornaram-se um campo ideal para a aplicação das novas técnicas de DNA recombinante. Primeiro por técnicas de hibridização foi possível demonstrar quantidades diminuídas de RNAm globínico e, mais tarde, deleções dos genes da globina, em algumas formas de talassemia.

O advento das técnicas de "southern blotting" e clonagem levou à definição da patologia molecular de várias formas de talassemia, abrindo caminho para a compreensão das bases moleculares de muitas doenças humanas monogênicas.

PREVALÊNCIA E DISTRIBUIÇÃO GEOGRÁFICA

As talassemias são consideradas as doenças genéticas mais comuns no mundo. Elas predominam em ampla região que inclui a bacia do Mediterrâneo, o Oriente Médio, a Índia subcontinental, Burma e o Sudeste da Ásia.

A maior prevalência de α-talassemia ocorre no Sudeste da Ásia e entre as populações originárias da costa oeste da África. Na Tailândia, a prevalência é de 4,8 a 10%. É comum no Sudeste da Ásia e na China e esporádica na Grécia, na Itália e no Norte da Europa.

Aproximadamente 3% da população do mundo é portadora de gene β-talassêmico. Esses genes são particularmente prevalentes na Itália e na Grécia. A mais alta prevalência de portadores ocorre na Sardenha (11 a 34%), seguida pela região do delta do Rio Pó, próximo de Ferrara (20%), e pela Sicília (10%). Na Grécia, a prevalência varia de 5 a 15%, conforme a região. A β-talassemia é encontrada menos freqüentemente no Norte e Oeste da África, na Turquia, no Irã e na Síria.

No Velho Mundo e na Melanesia, a distribuição das talassemias é semelhante à da malária, sugerindo que um estado de polimorfismo balanceado permitiu a persistência de um gene potencialmente letal.

No Brasil, a doença predomina entre descendentes de italianos, gregos e africanos.

CLASSIFICAÇÃO

As talassemias podem ser classificadas de acordo com a gravidade clínica (classificação clínica) ou com a cadeia globínica cuja síntese está deficiente (classificação genética). É possível também subclassificá-las de acordo com a mutação presente em cada caso (classificação molecular).

CLASSIFICAÇÃO CLÍNICA

A classificação clínica, embora não tenha base genética estrita, é útil na prática médica. De acordo com a gravidade clínica, as talassemias podem ser divididas em *major* ou maior, que são as formas graves, dependentes de transfusões, e em *minor* ou menor, que são formas assintomáticas que representam o chamado traço talassêmico. A talassemia *major* corresponde ao estado homozigótico para determinada mutação ou heterozigótico composto para duas diferentes mutações.

As talassemias que apresentam um grau maior de anemia do que o traço talassêmico, mas que não são graves como a *major*, são chamadas de talassemia intermédia.

Finalmente, existem alguns portadores do gene talassêmico que são clínica e hematologicamente normais, sendo designados portadores silenciosos (Quadro 6.11).

Quadro 6.11 – Classificação clínica das talassemias.

Talassemia *major*
Talassemia intermédia
Talassemia *minor*
Portador silencioso

CLASSIFICAÇÃO GENÉTICA

As talassemias podem ser classificadas de acordo com a cadeia globínica cuja síntese está reduzida ou ausente (Quadro 6.12).

α-talassemia – a síntese de cadeias α-globínicas é comandada, conforme já citado, por quatro genes, sendo dois em cada cromossomo 16. O genótipo normal é escrito como $\alpha\alpha/\alpha\alpha$. As α-talassemias são classificadas de acordo com a produção relativa de ambos os genes α. Quando os dois genes α são inativados no mesmo cromossomo, essa condição é chamada de α^0-talassemia, representado como (– –). O genótipo heterozigoto pode ser escrito como – –/$\alpha\alpha$. Quando apenas um dos genes é inativado, a condição é chamada α^+-talassemia. Nesses casos, o genótipo pode ser escrito $-\alpha/\alpha\alpha$, quando um dos genes é deletado, ou $\alpha^T\alpha/\alpha\alpha$, quando um dos genes é inativado por mutação. Às vezes, são usados os termos α-talassemia –1 para descrever o estado α^0 e α-talassemia –2 para α+.

β-talassemia – existem duas principais variantes, β^0, na qual não existe produção de cadeia β-globínica, e β^+, na qual existe produção, mas em nível reduzido. A principal característica diagnóstica da β-talassemia é o aumento de HbA_2.

Quadro 6.12 – Classificação genética das talassemias.

α-talassemias
α^0 (– –)
α+
Deleção (–α)
Não-delecional ($\alpha^T\alpha$)
β-talassemias
β^0
β+
Silenciosa
δβ-talassemias
$(\delta\beta)^0$
$(\delta\beta)$+
γ-talassemia
δ-talassemia
δ^0
δ+
Persistência hereditária HbF (PHHF)
Deleção $(\delta\beta)^0$
Não-delecional
Ligada ao gene da β-globina $^G\gamma\beta$+
$^A\gamma\beta$+
Não-ligada ao gene da β-globina

δβ-talassemia – trata-se de um grupo heterogêneo de doenças. Em alguns casos, não existe síntese de cadeia δ e β $(\delta\beta)^0$. Em outros, existe redução de síntese $(\delta\beta)^+$. Finalmente, em muitos casos dessas condições, uma hemoglobina anormal é produzida, pela combinação de cadeias α normais com cadeias não-α constituídas pela fusão de parte da cadeia-globínica δ, com parte da cadeia β. Essas variantes derivadas da fusão δβ são coletivamente chamadas de Hb Lepore e produzem um fenótipo clínico de δβ-talassemia.

δ-talassemia – várias mutações dão origem a uma redução de síntese de cadeia δ e, conseqüentemente, diminuição de HbA2. Essas condições são clinicamente silenciosas. Só têm importância quando herdadas em conjunto com β-talassemia porque podem impedir a elevação do nível de HbA2, dificultando o diagnóstico de β-talassemia.

γ-talassemia – têm sido descritos uns poucos casos de deleções envolvendo um ou ambos genes da γ-globina. Não parecem ter significado clínico.

Persistência hereditária de HbF (PHHF) como forma de β ou δβ-talassemia – trata-se de um grupo também heterogêneo de doenças, caracterizado por síntese persistente de hemoglobina fetal na vida adulta, na ausência de anormalidades hematológicas importantes. Em virtude de sua interação com as β-talassemias, muitas dessas condições são formas bem compensadas de β ou δβ-talassemias. As persistências hereditárias de HbF são classificadas de modo semelhante às talassemias. As formas nas quais não são produzidas cadeias δ ou β, mas nas quais existe quase completa compensação pela produção aumentada de cadeias γ, são designadas como $(\delta\beta)^0$ PHHF. As variantes nas quais existe síntese de cadeias β e, provavelmente, associação com PHHF, são designadas como $^G\gamma\beta$+ ou $^A\gamma\beta$+, dependendo da estrutura da HbF. Esses dois grupos se caracterizam pelos níveis altos de HbF em heterozigotos, geralmente 15 a 25% do total da Hb, distribuída homogeneamente entre os eritrócitos. Finalmente, existe um terceiro grupo de PHHF, também heterogêneo, em que a única anormalidade encontrada são os níveis aumentados de HbF. Existem evidências de que em pelo menos alguns desses casos a alteração não esteja ligada ao agrupamento gênico da β-globina.

CLASSIFICAÇÃO MOLECULAR

Com o conhecimento da patologia molecular das talassemias, é possível classificá-las de acordo com a *mutação particular de cada caso*.

PRINCIPAIS SÍNDROMES TALASSÊMICAS

α-TALASSEMIA

A primeira indicação da existência da α-talassemia veio da descoberta de pacientes com quadro hematológico semelhante ao da talassemia e quantidades variáveis de uma hemoglobina variante, que mais tarde foi identificada como tetrâmero de cadeia β (β_4). Essa hemoglobina recebeu, em meados dos anos 50, o nome de HbH, já que ela foi identificada na época em que as hemoglobinas eram nomeadas por letras do alfabeto. Poucos anos depois, outra variante desse tipo, nesse caso um tetrâmero de cadeias γ (γ_4), foi descoberta em Londres, em um recém-nascido internado no Hospital St. Bartholomew's. Nessa época, todas as letras do alfabeto já haviam sido utilizadas, e as hemoglobinas passaram a ser nomeadas pelo seu local de descoberta. A variante γ_4 foi então nomeada Hb Bart's, a forma abreviada de St. Bartholomew's Hospital.

Com o passar do tempo, tornou-se claro que existem duas principais formas clínicas de α-talassemia. Uma caracterizada por grave deficiência de cadeias α, com morte tardia na vida intra-uterina, chamada síndrome de hidropisia fetal por Hb Bart's, e outra, chamada de doença de HbH, caracterizada por anemia moderada e quantidades variáveis de HbH no sangue. A análise dos pais dos pacientes levou à idéia da existência de dois tipos de traço α-talassêmico: uma forma mais grave chamada de α-tal-1 e uma condição mais leve, a α-tal-2, que podia ser hematologicamente silenciosa.

A genética dessas síndromes foi inicialmente mais confusa do que a das outras hemoglobinopatias, pela incerteza do número de genes α presentes nos indivíduos normais. Essa questão ficou resolvida quando foi demonstrado que indivíduos normais tinham quatro genes α e que as síndromes α-talassêmicas resultavam da herança de 3, 2, 1 ou nenhum gene α. Tornou-se claro também que existiam dois tipos de genes talassêmicos: α^0, no qual nenhum tipo de cadeia α é produzido, e α^+, no qual existe produção diminuída de cadeias α. Os termos ilógicos α-tal-1 e α-tal-2 foram então, respectivamente, substituídos por α^0-tal e α^+-tal. A hidropisia fetal, que é a forma mais grave de α-tal, resulta do estado homozigoto para α^0-tal, enquanto a doença de HbH reflete o estado heterozigoto composto para α^0 e α^+-tal.

Com o conhecimento da patologia molecular, as α-talassemias puderam ser classificadas com mais detalhes (Fig. 6.5).

O genótipo normal é escrito como αα/αα. As deleções são representadas com (−α), quando envolvem um gene, ou (−−), quando ambos os genes estão envolvidos. O tamanho da deleção pode ser escrito como sobrescrito: − $\alpha^{3.7}$ indica uma deleção de 3,7kb de DNA, incluindo um gene α. Quando o tamanho da deleção não foi ainda estabelecido, um sobrescrito indicando a origem geográfica da deleção pode ser usado: − − ^{med} descreve uma deleção de ambos os genes, primeiro identificada em indivíduos de origem mediterrânea.

Finalmente, nos indivíduos talassêmicos com os dois genes presentes, a nomenclatura $\alpha^T\alpha$ é usada, indicando uma mutação em um dos genes.

Patologia molecular

A α-talassemia pode ser causada por eventos moleculares que levam à perda de ambos os genes α, produzindo α^0-tal, ou por eventos que levam à inativação de um dos pares ligados de genes α, que levam à α^+-tal.

As α^0-tal são devidas a uma série de deleções heterogêneas que envolvem o complexo do gene da α-globina ou a região controladora.

As α^+-talassemias podem resultar de deleções de um dos genes dos pares de genes ligados ou de mutações que causam sua inativação parcial ou completa, embora os genes estejam intactos.

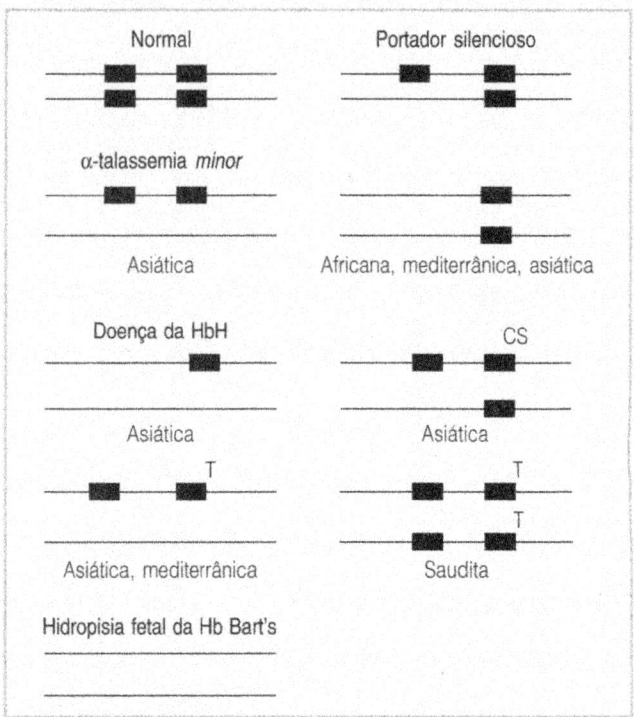

Figura 6.5 – Genótipos mais comuns das síndromes α-talassêmicas, ordenados do normal à forma mais grave em que há ausência dos quatro genes α. Os quadrados negros representam os genes α. CS representa a mutação que dá origem à Hb "constant spring". T representa as mutações não-delecionais que causam redução da síntese de cadeias α.

α^0-talassemia
- Deleções que envolvem todo ou parte do agrupamento gênico da α-globina – essas lesões removem ambos os genes α e são limitadas em sua distribuição geográfica, predominando no Sudeste da Ásia e na região do Mediterrâneo.
- Deleções envolvendo a região controladora do gene da α-globina – várias deleções têm sido identificadas que parecem inativar o complexo do gene da α-globina, embora os genes permaneçam intactos.

α^+-talassemia
- α^+-tal devido a deleções – os tipos mais comuns de α^+-tal envolvem a deleção de um dos genes α duplicados e são − $\alpha^{3.7}$ e − $\alpha^{4.2}$. Essas alterações estão entre as doenças genéticas mais comuns da espécie humana. As deleções − $\alpha^{3.7}$ e − $\alpha^{4.2}$ são causadas por mau alinhamento com "cross-over" desigual na meiose, que produz um cromossomo com um único gene α (−α) ou com genes α triplicados (ααα). Além das deleções − $\alpha^{3.7}$ e − $\alpha^{4.2}$, existem outras mais raras, todas levando à diminuição de produção de cadeias α pelo gene do cromossomo afetado.
- α^+-tal não delecional – as α^+-talassemias que não são causadas por deleção resultam de mutações em determinado gene α e são muito menos comuns que as formas delecionais. Dependendo da localização, elas exercem seu efeito na tradução ou interferindo no processamento do RNAm da α-globina. Vários tipos de mutações envolvendo o gene α_2 interferem com a tradução do seu RNAm. Existem as que envolvem a iniciação, inativando completamente o códon de iniciação ou diminuindo sua eficiência. Outro conjunto de mutações envolve substituições no códon de terminação do gene α_2, levando à produção de cadeias a alongadas, como é o caso da Hb Constant Spring (CS). Finalmente, existem mutações que levam ao término prematuro da cadeia ou inativam de outras maneiras o RNAm da α-globina. Algumas mutações no gene α_2 podem dar origem a variantes de cadeia α altamente instáveis.

Fisiopatologia

A deficiência de síntese de uma ou mais cadeias polipeptídicas tem duas conseqüências: síntese diminuída de hemoglobina e desbalanço de produção entre as cadeias α e não-α da molécula da hemoglobina. As cadeias produzidas em excesso levam a alterações na produção e na vida média dos eritrócitos. A diminuição na produção da hemoglobina contribui para a anemia e causa a hipocromia característica das talassemias. A gravidade da anemia é determinada pelo grau de desbalanço da síntese de cadeias globínicas.

Na α-talassemia existe redução da síntese de cadeias α com acúmulo de cadeias γ nos períodos fetal e neonatal e, subseqüentemente, de cadeias β. A fisiopatologia da α-talassemia difere da fisiopatologia da β-talassemia devido às propriedades peculiares das cadeias que estão em excesso.

Os tetrâmeros γ_4 (Hb Bart's) ou β_4 (HbH) não precipitam nos precursores da medula óssea. Portanto, ao contrário do que ocorre na β-talassemia, a eritropoese ineficiente por destruição dos precursores vermelhos na medula óssea não é o principal comemorativo.

A HbH tende a precipitar e formar corpos de inclusão nas células vermelhas maduras à medida que elas envelhecem na circulação. As células contendo corpos de inclusão são então retiradas pelo baço ou destruídas em outras partes do sistema reticuloendotelial (SRE), resultando em anemia hemolítica.

A precipitação das cadeias globínicas não-pareadas afeta profundamente a função da membrana celular, mas esse efeito também é diferente na α-talassemia, com relação à β-talassemia.

Embora a membrana celular seja rígida nas duas doenças, a estabilidade mecânica é normal ou levemente aumentada na α-talassemia (doença da HbH) e é acentuadamente diminuída na β-talassemia. A proteína 4.1 está normal na α-talassemia e parcialmente oxidada na β-talassemia. Os eritrócitos β-talassêmicos são desidratados, enquanto os α-talassêmicos são hiper-hidratados, refletindo efeitos diferentes sobre o co-transporte K:Cl da membrana celular.

Outros fatores importantes na fisiopatologia das α-talassemias são as propriedades funcionais dos tetrâmeros γ_4 (Hb Bart's) e β_4 (HbH). Essas hemoglobinas são instáveis e termolábeis. Perdem a interação heme-heme e o efeito Bohr, apresentando afinidade extremamente alta pelo oxigênio (mais que 10 vezes a da HbA), o que as torna inúteis para o transporte de oxigênio em condições fisiológicas.

O quadro clínico das α-talassemias reflete, portanto, uma combinação complexa de anemia hipocrômica, hemólise e transporte deficiente de oxigênio, dependendo das quantidades de Hb fisiologicamente ineficientes presentes nos eritrócitos. O índice de hipóxia tecidual é, de modo geral, muito maior que o esperado para o grau de anemia, um fenômeno bem demonstrado nos casos de síndrome de hidropisia fetal associado à Hb Bart's.

Outro fator importante é que é necessário um nível crítico de diminuição de produção de cadeias α para a formação de tetrâmeros β_4 e γ_4 em quantidade suficiente para que se encontre HbH solúvel nos glóbulos vermelhos.

O modo mais sensível de detecção de traços de HbH é o achado de corpos de inclusão nos glóbulos vermelhos após incubação com agentes redox, como o corante azul-cresil brilhante. Eles aparecem como pontilhado fino nos glóbulos vermelhos de indivíduos não-esplenectomizados, conferindo aos eritrócitos um aspecto característico de bola de golfe. Essas inclusões são facilmente detectadas na doença da HbH, podem ser encontradas na α^0-tal heterozigota, mas são muito raras na α^+-tal heterozigota ou homozigota. Para detectar HbH na eletroforese, é necessária, geralmente, a deleção de três dos quatro genes α ($- -/- \alpha$) ou o estado homozigótico para mutações não-delecionais ($\alpha\alpha^T/\alpha\alpha^T$).

Quadro clínico e laboratorial

São reconhecidas quatro síndromes α-talassêmicas, cada uma diferindo com respeito à extensão da expressão do gene α.

Hidropisia fetal com Hb Bart's

Essa condição, que é a mais devastadora de todas as talassemias, é observada principalmente na população do Sudeste da Ásia e em algumas regiões do Mediterrâneo e resulta da ausência dos quatro genes α.

Como o feto com essa doença não produz cadeias α, a sua hemoglobina consiste de 80% de Hb de Bart's e 20% de Hb Portland, a síntese das quais, nesses casos, persiste até o nascimento.

O quadro clínico é o de um recém-nascido prematuro, pálido e edemaciado que, se não for natimorto, apresenta grave angústia cardiorrespiratória ao nascimento. A morte costuma ocorrer intra-útero, entre a 30ª e 40ª semana de gestação, ou geralmente 1 hora após o nascimento, embora existam casos relatados de sobrevivência após exsangüineotransfusão seriada seguida por transfusões regulares. A placenta apresenta-se hipertrofiada e friável, e o fígado está maciçamente aumentado por eritropoese extramedular. A morte resulta de hipóxia grave, uma conseqüência da alta afinidade pelo oxigênio que caracteriza a hemoglobina de Bart.

A concentração de hemoglobina, ao nascimento, varia de 4 a 10g/dl. No esfregaço de sangue periférico, observa-se anisopoiquilocitose, hipocromia intensa e glóbulos vermelhos nucleados. A eletroforese em gel de amido em pH alcalino, do hemolisado de sangue periférico, mostra uma banda maior e mais rápida composta pela Hb Bart's e uma banda menor de HbH. Em adição, pequena quantidade de hemoglobina embrionária composta de cadeias α e ϵ (Hb Portland) pode ser evidenciada. A HbF e a HbA estão ausentes. Os pais das crianças afetadas são portadores de α-talassemia *minor* (talassemia α^0-heterozigótica).

Doença da HbH

A doença da HbH afeta indivíduos do Sudeste da Ásia, das ilhas do Mediterrâneo e parte do Oriente Médio. Ocorre raramente em populações de descendentes de africanos. Ela resulta da interação de α^0 e α^+-talassemia e pelo menos quatro diferentes genótipos têm sido identificados (Fig. 6.5). No Sudeste da Ásia e bacia do Mediterrâneo, a síndrome é causada mais comumente por deleção de três dos quatro genes da α-globina. Outros asiáticos são duplamente heterozigotos para α^0-talassemia e Hb Constant Spring. Uma terceira variante, caracterizada por dupla heterozigose para α^0-talassemia e um mutante não-delecional, tem sido descrita em asiáticos e mediterrânicos. Homozigose para uma diferente variante não-delecional produz doença da HbH em árabes sauditas (Fig. 6.5).

A doença da HbH caracteriza-se por anemia e esplenomegalia, associadas a alterações talassêmicas típicas nos glóbulos vermelhos. Embora o quadro clínico seja o de talassemia intermédia, a variação na gravidade da doença é considerável.

As crianças afetadas parecem bem ao nascimento, mas desenvolvem anemia e esplenomegalia com 1 ano de idade. Depois disso, icterícia e hepatoesplenomegalia podem ser proeminentes. Aproximadamente um terço desses pacientes tem alterações esqueléticas, associadas à expansão da medula óssea pela hiperplasia eritróide. O tratamento com transfusões é desnecessário, exceto durante doenças intercorrentes. Retardo mental tem sido notado em poucos indivíduos, nos quais a doença da HbH resultou de deleção "de novo" ou de inativação dos genes da α-globina.

Embora o grau de anemia seja muito variável, a concentração de hemoglobina caracteristicamente está na faixa de 7 a 10g/dl e a reticulocitose varia de 5 a 10%. A anemia acentua-se durante a gravidez, na presença de infecções e após a exposição a drogas oxidantes. O esfregaço de sangue mostra numerosas células vermelhas pequenas e malformadas, associadas a hipocromia, microcitose e células-alvo. Incubação do sangue com azul-cresil brilhante causa a precipitação da HbH, vista como múltiplas pequenas inclusões (aspecto de bola de golfe). Como notado previamente, grandes corpos de inclusão de HbH pré-formados podem ser demonstrados após esplenectomia, utilizando coloração supravital. As inclusões puntiformes de HbH também estão presentes nas células precursoras da medula óssea coradas com azul-cresil brilhante. Os corpos de inclusão maiores, arredondados, pré-formados são vistos, só ocasionalmente, nos precursores eritróides mais maduros.

O diagnóstico é confirmado pela eletroforese de hemoglobina. Ao nascimento, é encontrado 20 a 40% de Hb Bart's, a qual é substituída gradualmente durante os primeiros meses de vida pela HbH, a qual estabiliza em níveis de 5 a 40%. O nível de HbA_2 está geralmente diminuído (média de 1,55%). Uma banda de hemoglobina migrando mais lentamente que HbA_2 é vista em indivíduos com Hb Constant Spring. Devido à sua instabilidade, a HbH e a Hb de Bart's podem ser perdidas nos hemolisados que foram obtidos com solventes orgânicos ou aguardaram vários dias antes da análise, dificultando o diagnóstico. A principal complicação da doença da HbH é o desenvolvimento de esplenomegalia progressiva e hiperesplenismo. Outras complicações incluem infecções, úlcera de pernas, colecistopatia calculosa e deficiência de folatos. A sobrecarga de ferro progressiva, que é comum na β-talassemia, não é relevante, embora os pacientes de mais idade possam ter níveis elevados de ferritina sérica. Devido à sensibilidade da HbH aos agentes redox, pode haver exacerbação da hemólise após a administração de drogas oxidantes a pacientes com essa doença.

Doença da HbH adquirida – uma forma de doença da HbH adquirida tem sido observada em associação com doenças mieloproliferativas, incluindo leucemia mielóide aguda, eritroleucemia, anemia sideroblástica refratária e leucemia linfóide aguda. A condição ocorre primariamente em idosos e é mais comum em homens do que em mulheres. Embora não tenha sido descoberta nenhuma anormalidade da estrutura do gene α, os estudos da biossíntese das cadeias globínicas mostram importante redução na geração de RNAm α e na biossíntese de α-globina. As bases moleculares para a anormalidade na transcrição do gene α são desconhecidas. Os glóbulos vermelhos, em alguns casos, são dimórficos, com presença de populações normais e hipocrômicas. Esta última população gera inclusões de HbH com azul-cresil brilhante. A HbH constitui 5 a 70% da quantidade total de hemoglobina. Devido à alta afinidade da HbH pelo oxigênio, os pacientes afetados são mais sintomáticos do que se esperaria para o grau de anemia encontrado.

α-talassemia *minor*

Essa condição é muito benigna e ocorre predominantemente em descendentes de asiáticos, mediterrânicos ou africanos. Resulta de α^+-talassemia homozigótica ($-\alpha-\alpha$), de α^0-talassemia heterozigota ($- - /\alpha\alpha$) ou do estado duplamente heterozigoto para α^+ e um gene α com mutação não-delecional ($-\alpha/\alpha\alpha^T$).

É assintomática e por isso os portadores são descobertos por acaso em exames de rotina ou devido a estudos familiares, realizados para caracterizar a anemia de um parente. Os níveis de hemoglobina são normais ou apenas discretamente reduzidos. Os glóbulos vermelhos são hipocrômicos, microcíticos e com anisocitose discreta.

Os recém-nascidos apresentam certa quantidade de Hb Bart's. O diagnóstico após os primeiros meses de vida é difícil e freqüentemente circunstancial. A presença de microcitose em um indivíduo com estoques adequados de ferro, com níveis normais de HbA_2 e de HbF, pode ser considerado indicativo de α-talassemia, especialmente se existir quadro semelhante em outros membros da família. A quantidade de HbH presente nesses casos é muito pequena para ser detectada na eletroforese de Hb. Raramente, entretanto, as inclusões de HbH podem ser visualizadas em poucas células no sangue periférico corado com azul-cresil brilhante.

O diagnóstico de certeza baseia-se na demonstração da deficiência de síntese das cadeias α em reticulócitos do sangue periférico ou na utilização de métodos de biologia molecular, para evidenciar a alteração gênica.

Portador silencioso

A deleção de um único gene α não causa anormalidades clínicas ou hematológicas. O estado de portador silencioso é inferido a partir de estudos familiares, em que um membro da família tem α-talassemia sintomática. O diagnóstico preciso depende da demonstração da alteração gênica.

β-TALASSEMIAS

As β-talassemias são causadas por mais de 180 diferentes mutações, embora apenas aproximadamente 20 diferentes alelos sejam responsáveis por 80% dos genes β-talassêmicos na população mundial. Cada grupo étnico tem seus alelos β-talassêmicos particulares. Presume-se que as mutações β-talassêmicas se originaram independentemente nessas populações e foram sujeitas a seleção positiva, provavelmente porque os heterozigotos ficavam protegidos contra a malária causada por *P. falciparum*.

Patologia molecular

As mutações β-talassêmicas podem ser divididas em dois tipos: β^+, nas quais existem graus variáveis de produção de cadeias β, e β^0, que levam à ausência completa de síntese. A síntese deficiente ou ausente de cadeias β reflete a ação de mutações que podem afetar cada passo da função do gene β – a transcrição, o processamento, o transporte e a tradução de RNAm, assim como a estabilidade pós-tradução da cadeia β produzida. Algumas das mutações com importância fenotípica serão descritas a seguir.

Deleção gênica – em contraste com a α-talassemia, a deleção gênica é uma causa incomum de β-talassemia. A deleção mais comum é a que ocorre na extremidade 3' do gene β. É restrita à Índia e ao Paquistão, onde é responsável por 30% dos casos. Outros tipos de deleção são muito raros. Nesses casos, a extremidade 5' do gene é perdida, inativando completamente a transcrição, resultando em β-talassemia.

Mutações que afetam a transcrição – várias mutações β-talassêmicas podem reduzir a função promotora do gene, com diminuição da produção do RNAm da β-globina. Como a produção está reduzida mas não abolida, essas mutações causam β-talassemia.

Mutações envolvendo "splicing" e a poliadenilação – essas mutações estão entre as causas mais comuns de β-talassemia. As que ocorrem nas regiões das junções íntron/éxon diminuem ou abolem o "splicing" normal nesse local, podendo ser acompanhadas por "splicing" em regiões alternativas. Conforme já citado, as junções íntron/éxon são caracterizadas por dinucleotídeos invariáveis e são críticas para a remoção dos íntrons e "splicing" dos éxons para a produção de RNAm funcional. As mutações que afetam essa região específica abolem completamente o "splicing" normal e dão origem ao fenótipo β^0.

As mutações nos nucleotídeos "consensus", que ficam nas regiões adjacentes aos dinucleotídeos invariáveis, levam à redução do "splicing" em graus variáveis e ao fenótipo de β^+-talassemia.

As mutações que criam um local alternativo de "splicing" podem ocorrer dentro dos íntrons ou dos éxons. Algumas dessas mutações levam não só à alteração do padrão de "splicing", mas também a alterações na estrutura protéica da cadeia globínica produzida. Esse é o caso das Hb Malay, HbE e Hb Knossos. Essas variantes estruturais se associam a um fenótipo β-talassêmico leve.

As substituições ou pequenas deleções de nucleotídeos, afetando as seqüências AATAAA na região 3' não-traduzida, resultam em clivagem ineficiente do transcrito do RNAm e causam β-talassemia moderada.

Mutações que afetam a tradução do RNAm – as mutações dessa natureza envolvem a iniciação, o alongamento ou o término das cadeias globínicas produzidas e resultam em fenótipo β^0. Aproximamente 50% das mutações que causam β-talassemia interferem com a tradução. As substituições de bases que alteram o códon de terminação da cadeia, impedindo a tradução do RNAm, são mais comuns no Sudeste da Ásia (mutação no códon 17) e nas populações do Mediterrâneo (mutação no códon 39). Um outro grupo de mutações envolve a inserção de 1, 2 ou 4 nucleotídeos na região codificante do gene β. Isso interrompe a leitura do molde ("frameshift") e interfere com a tradução do RNAm β-globínico. Finalmente, existem mutações que envolvem o códon de iniciação da β-globina e presumivelmente reduzem a eficiência da tradução.

Mutações que afetam a estabilidade da cadeia β – um conjunto de mutações mais recentemente identificadas, geralmente envolvendo o éxon 3, levam à produção de cadeias β instáveis que precipitam, juntamente com o excesso relativo de cadeias α, nos precursores eritróides, levando à eritropoese ineficiente, mesmo em heterozigotos. Essa é a base molecular das β$^+$-talassemias de herança dominante.

Fisiopatologia

Devido à ausência ou à diminuição de síntese de cadeias β que caracteriza os vários tipos de β-talassemia, as cadeias α precipitam como corpos de inclusão nos precursores eritróides em todos os níveis de maturação. Essas inclusões são responsáveis pela destruição intramedular dos precursores vermelhos e, portanto, pela eritropoese ineficiente que caracteriza as β-talassemias. Nas formas graves de talassemias, estima-se que mais de 80% da eritropoese é ineficiente. Além da destruição intramedular, as células circulantes também podem ser destruídas precocemente. Essas células contêm inclusões que levam à lesão celular à medida que elas passam através da microcirculação, particularmente no baço. Além desse componente físico que leva à lesão, existem várias anormalidades metabólicas que ocorrem tanto nas formas graves como nas formas leves da doença.

Pode-se, de forma resumida, considerar que a lesão dos eritrócitos decorre de dois principais processos. Em primeiro lugar, o heme e os hemicromos, derivados das cadeias α desnaturadas, ligam-se à membrana causando oxidação e alteração da banda 3, fornecendo um local para a ligação de IgG e C_3, levando à remoção imune dos eritrócitos. Em segundo lugar, pela degradação da hemoglobina com produção de heme e ferro, uma variedade de espécies reativas de oxigênio é produzida, resultando na peroxidação dos lipídeos da membrana, com subseqüente lesão de uma variedade de componentes celulares. As membranas isoladas nesses casos são mecanicamente instáveis, refletindo, provavelmente, lesão nas proteínas estruturais, particularmente na proteína 4.1, um dos principais componentes do citoesqueleto que se encontra oxidado na β-talassemia. Os eritrócitos β-talassêmicos também perdem K^+ e acumulam Ca^{++} e, como mencionado anteriormente, diferentemente dos eritrócitos α-talassêmicos, são desidratados.

É evidente, portanto, que a anemia hemolítica nas β-talassemias é conseqüência da lesão física causada pela presença dos corpos de inclusão e de uma série de alterações metabólicas secundárias, resultantes da precipitação da hemoglobina e da lesão da membrana celular. Essas alterações variam de intensidade entre as diferentes populações celulares que estão presentes no sangue periférico nas formas graves de β-talassemia.

O nível de produção de hemoglobina fetal é outro fator que influencia a fisiopatologia. Normalmente, existe produção de pequenas quantidades de hemoglobina fetal na vida adulta, heterogeneamente distribuída entre os eritrócitos; as células vermelhas que conservam a capacidade de sintetizar HbF são chamadas de células F. Na β-talassemia existe uma quantidade variável de produção de HbF, que persiste durante a infância e a vida adulta. Como a principal causa de eritropoese ineficiente é o efeito deletério do excesso de cadeias α sobre a maturação e a sobrevivência dos precursores eri-

tróides, as células com maior quantidade de cadeias γ terão vantagem em um ambiente com excesso relativo de α. Parte das cadeias α em excesso combinarão com as cadeias γ para produzir HbF, diminuindo a quantidade de cadeias α precipitadas.

Os fatores genéticos que modificam a produção de HbF na β-talassemia são extremamente complexos e ainda não completamente esclarecidos. Eles incluem a natureza da mutação β-talassêmica, polimorfismos do gene da γ-globina em cis com o gene afetado da β-globina e a interação com outros genes não ligados ao agrupamento do gene β, sendo pelo menos um no cromossomo 6 e outro no cromossomo X.

Os níveis de HbF não são influenciados apenas pelos mecanismos genéticos. A seleção celular e o aumento de produção de cadeias γ devido ao nível acelerado da eritropoese, conseqüente à destruição dos precursores eritróides na medula óssea, também contribuem para a elevação da HbF nesses pacientes.

O aumento da eritropoese, em reposta ao encurtamento da vida média dos glóbulos vermelhos nos casos de talassemia *major*, pode ser 10 vezes maior que o normal. A expansão das cavidades medulares pelo tecido eritróide causa anormalidades ósseas características do crânio e da face, osteopenia e defeitos de mineralização que predispõem a fraturas patológicas. A síntese aumentada de eritropoetina pode estimular a formação de tecido eritropoético extramedular, primariamente no tórax e na região paravertebral. A hematopoese extramedular contribui para o aumento do baço e do fígado. Ocorre também aumento no volume plasmático, como resultado de "shunting", por meio da medula óssea hipertrofiada e da esplenomegalia progressiva, que exacerba a anemia. A hiperplasia da medula leva finalmente à absorção aumentada de ferro com progressivo depósito de ferro nos tecidos.

Quadro clínico e hematológico

Apesar das numerosas alterações moleculares descritas nas β-talassemias, o quadro clínico divide-se basicamente em quatro grandes síndromes: a mais grave, que se caracteriza por anemia intensa, dependência de transfusões e as complicações relacionadas à sobrecarga de ferro, é designada como talassemia *major*; a talassemia intermédia, que se caracteriza por anemia hemolítica de gravidade variável, que não requer transfusões crônicas, cuja sobrevivência até a vida adulta é a regra; a talassemia *minor*, que se refere a uma condição assintomática, associada a alterações proeminentes na morfologia dos eritrócitos, com pequena ou nenhuma anemia; e o portador silencioso, uma forma designada, às vezes, como talassemia mínima, a qual é indetectável clínica e hematologicamente.

β-TALASSEMIA *MAJOR* OU ANEMIA DE COOLEY

O quadro clínico dessa forma de talassemia começa no primeiro ano de vida, à medida que diminui a hemoglobina fetal. Manifesta-se por atraso de crescimento, palidez progressiva e aumento de volume abdominal. Sem tratamento, os níveis de hemoglobina caem para 3 a 5g/dl. O curso clínico subseqüente e as características físicas dependem do tratamento transfusional adequado. O quadro clínico típico da anemia de Cooley só ocorre na criança inadequadamente transfundida. Caracteriza-se por baixa estatura, palidez, abdome protruso, leve icterícia e anormalidades esqueléticas. A expansão da medula óssea, em resposta à anemia, leva a alterações ósseas características, com alargamento dos ossos do crânio que produz bossa craniana, proeminência dos ossos da face, com exposição dos dentes superiores e protrusão da mandíbula. Essas alterações de crescimento ósseo craniofacial constituem o fácies talassêmico e freqüentemente são acompanhadas por aumento do fígado, do baço e do coração.

Alterações esqueléticas

A expansão da medula óssea com adelgaçamento da cortical leva a numerosas deformidades esqueléticas, que podem ser observadas nos pacientes que não são adequadamente transfundidos e que podem ser melhoradas, atrasadas ou evitadas com tratamento transfusional adequado. As alterações mais precoces aparecem nas mãos e nos pés, onde a expansão da medula óssea torna os metacarpos, metatarsos e falanges retangulares. A trabeculação do espaço medular dá aos ossos um padrão de mosaico, que pode ser visualizado no exame radiológico. As alterações mais marcantes ocorrem nos ossos do crânio e da face. Elas são associadas a anormalidades radiológicas características, incluindo o aspecto de cabelos eriçados ou imagem em pente à radiografia de crânio, refletindo o espessamento da díploe pela hiperplasia da medula óssea e o supercrescimento dos maxilares, produzindo graves defeitos de oclusão dos dentes. Nos ossos longos, a expansão da cavidade medular e o afinamento do osso compacto da camada cortical podem levar a fraturas patológicas. Pode ocorrer também fusão prematura da epífise da porção proximal do úmero ou da porção distal do fêmur. As costelas estão alargadas, especialmente no local de articulação com as vértebras. A erosão da medula por meio do córtex nesse local pode dar origem a massas paravertebrais, a quais podem, raramente, causar compressão da medula espinha.

Crescimento e desenvolvimento sexual

O atraso de crescimento na criança pequena é decorrente da presença de anemia grave. Pode ser evitado, mas não corrigido completamente, pelo tratamento transfusional adequado.

Na criança inadequadamente tratada, existe hepatoesplenomegalia progressiva, que pode levar à anemia dilucional secundária, com leucopenia e plaquetopenia. Essas crianças pouco desenvolvidas são particularmente suscetíveis a infecções, as quais, durante os primeiros anos de vida, constituem a principal causa de morbidade e mortalidade.

Nas crianças regularmente transfundidas para manter a Hb entre 9 e 10g/dl, o crescimento e o desenvolvimento são geralmente normais até a puberdade. A esplenomegalia, que é comum na criança inadequadamente transfundida, não é proeminente e o hiperesplenismo é pouco freqüente. Entretanto, em torno de 10 a 15 anos de idade, os pacientes tratados desse modo, a menos que tenham recebido tratamento com quelantes de ferro para remover o excesso de ferro derivado das transfusões de sangue, começam a mostrar sinais progressivos de alterações hepáticas, cardíacas e endócrinas, associadas a reduzido estirão de crescimento puerperal e insuficiência de maturação sexual. Por outro lado, as crianças que foram adequadamente queladas podem ter maturação sexual normal, embora freqüentemente apresentem algum atraso de crescimento.

Hiperesplenismo e expansão do volume plasmático

Com o uso precoce e regular de transfusões de sangue, muitos pacientes atingem a adolescência sem desenvolver hiperesplenismo e, portanto, sem necessitar de esplenectomia. O aumento do baço causa várias complicações, desde simples desconforto até pancitopenia por hiperesplenismo e aumento do volume plasmático com piora da anemia e maior sobrecarga para o miocárdio. As razões do aumento do volume plasmático, que ocorre também em outras doenças associadas com esplenomegalia, não estão bem claras. Não é devido somente à espleno ou hepatoesplenomegalia, porque o volume plasmático permanece elevado durante meses após a esplenectomia. Um dos fatores incriminados é a medula óssea expandida, que parece agir como "shunt" vascular. Deve-se ressaltar que um baço muito grande constitui uma massa enorme de tecido hematopoético ineficiente, assim como um local para reter os elementos figurados do sangue. Então, à medida que ele aumenta, causa não só expansão do volume plasmático com hemodiluição, mas também um aumento da demanda metabólica da criança em crescimento.

Complicações cardiopulmonares

Após a primeira década, muitos pacientes apresentam um ou mais episódios de pericardite estéril, autolimitada, caracterizada por dor, atrito e derrame pericárdico, sem tamponamento, que tem sido atribuída ao depósito de ferro ou às cepas reumatogênicas do estreptococo.

A mais grave complicação cardíaca é a hemossiderose miocárdica, que é a principal causa de morte em pacientes transfundidos. Embora tanto insuficiência cardíaca congestiva como arritmias possam ocorrer em crianças pequenas, elas geralmente se iniciam após os 15 anos de idade, são de difícil tratamento e freqüentemente fatais poucos meses após o início dos sintomas.

Os testes de função pulmonar podem mostrar obstruções de vias aéreas ou alterações restritivas de bases fisiopatológicas pouco claras. A diminuição progressiva da função pulmonar tem sido atribuída ao depósito de ferro nos pulmões, associado à diminuição da excursão diafragmática pela esplenomegalia.

Doença hepatobiliar

O aumento do fígado nos primeiros anos de vida é decorrente da eritropoese extramedular, mas mais tarde resulta de cirrose extensa. Depósitos de ferro envolvendo as células de Kupffer e os hepatócitos produzem alterações anatomopatológicas indistinguíveis das da hemocromatose idiopática. Hepatite B e, mais freqüentemente, hepatite C podem aumentar a lesão hepática.

A incidência de cálculos biliares depende dos regimes transfusionais. Os pacientes inadequadamente transfundidos têm prevalência maior de colecistopatia calculosa.

Sobrecarga de ferro

A sobrecarga tecidual de ferro, a qual é fatal se não prevenida ou adequadamente tratada, é a mais importante complicação da β-talassemia e deve ser o principal foco de atenção no tratamento. Em pacientes que não estão recebendo transfusão, a regulação anormal da absorção de ferro resulta em aumento na carga de ferro corpóreo em 2 a 5g/ano, dependendo da gravidade da expansão eritróide. As transfusões regulares podem dobrar a taxa de acúmulo de ferro. Embora a maioria das manifestações clínicas da sobrecarga de ferro só ocorra na segunda década de vida dos pacientes inadequadamente quelados, os efeitos deletérios do ferro começam muito antes disso. Após aproximadamente um ano de transfusões, o ferro começa a ser depositado nos tecidos parenquimatosos, nos quais, à medida que aumenta a sobrecarga, pode causar toxicidade substancial, com a geração de radicais livres e inativação dos sistemas de proteção do organismo contra as lesões oxidativas.

Na ausência de tratamento quelante, o acúmulo de ferro leva à disfunção progressiva do coração, fígado e glândulas endócrinas. Depósitos extensos de ferro são associados com hipertrofia e dilatação cardíaca, degeneração de fibras miocárdicas e, em raros casos fibrose. Em pacientes que estão recebendo transfusão sem tratamento quelante associado, a doença cardíaca sintomática ocorre em torno de 10 anos após o início das transfusões e pode ser agravada por miocardite e hipertensão pulmonar. A expectativa de vida de pacientes com β-talassemia é determinada pela magnitude do depósito de ferro no coração.

A doença hepática ferro-induzida é outra causa comum de morte em pacientes de mais idade e freqüentemente agravada pela infecção pelo vírus da hepatite C. Dois anos após o início das transfusões, já podem ser observadas formação de colágeno e fibrose portal. Na ausência de quelação do ferro, a cirrose pode desenvolver-se na primeira década de vida.

O grande aumento na expectativa de vida dos pacientes com β-talassemia na última década tem chamado a atenção para a função endócrina anormal, uma complicação ferro-induzida prevalente em pacientes de mais idade. A sobrecarga de ferro dentro da pituitária anterior é a causa primária de perturbações na maturação sexual, encontrada em 50% de meninos e meninas com a doença. Além disso, amenorréia secundária precoce ocorre em aproximadamente um quarto das pacientes com idade superior a 15 anos. Apesar do tratamento quelante, diabetes melitos é observado em 5% dos adultos. A longo prazo a sobrecarga de ferro lesa a tireóide, as paratireóides, as glândulas adrenais e o pâncreas exócrino. Pode causar também hipertensão pulmonar, dilatação ventricular direita e doença pulmonar restritiva.

Quadro hematológico

A anemia está presente e, geralmente, é intensa no primeiro exame realizado. Antes de transfusão de sangue, os níveis de hemoglobina variam de 2,5 a 6,5g/dl. A anemia é hipocrômica microcítica e a morfologia dos eritrócitos no sangue periférico mostra anisocitose importante, hipocromia extrema, numerosas células em alvo, pontilhado basófilo, eritroblastos circulantes que, por vezes, são mais numerosos que os leucócitos. A contagem de reticulócitos, embora elevada (5 a 15%), é mais baixa do que a esperada para o grau de anemia em um paciente com função medular normal. Essa aparente disparidade pode ser explicada pela eritropoese ineficiente. A contagem de leucócitos está aumentada, devido à presença de neutrofilia, e o número de plaquetas apresenta-se normal.

A fragilidade osmótica dos eritrócitos, nesses casos, está muito diminuída, com grande resistência à hemólise mesmo em soluções salinas acentuadamente hipotônicas.

Após o início do tratamento, o quadro hematológico depende do regime transfusional. Nas crianças inadequadamente transfundidas, o sangue periférico mostra quadro morfológico típico de talassemia, com aniso e poiquilocitose, células em alvo, fragmentos celulares, além de acentuada hipocromia. Eritroblastos circulantes estão geralmente presentes e aumentam após a esplenectomia. As contagens de leucócitos e plaquetas variam, dependendo do grau de hiperesplenismo associado. Nas crianças adequadamente transfundidas, o sangue periférico é freqüentemente normal, refletindo a supressão da produção de eritrócitos pela medula óssea do paciente.

O mielograma mostra intensa hiperplasia da série vermelha. Os precursores eritróides apresentam anormalidades nucleares e citoplasmáticas e contêm inclusões formadas pela precipitação das cadeias α. Estudos ferrocinéticos e eritrocinéticos demonstram o grau extremo de eritropoese ineficiente e a diminuição da vida média dos eritrócitos no sangue periférico.

Em pacientes não-transfundidos ou inadequadamente transfundidos, a hemoglobina consiste de quantidades variáveis de HbF. Nos pacientes com β-talassemia, não existe produção de HbA, e a hemoglobina presente consiste de HbF com pequena proporção de HbA_2. Os níveis de HbA_2 em homozigotos ou heterozigotos compostos para formas graves de β-talassemia não são de valor diagnóstico.

Os níveis de bilirrubina indireta apresentam-se aumentados.

A ferritina sérica e o ferro sérico estão elevados, a transferrina, freqüentemente, apresenta-se completamente saturada e uma fração de ferro não-ligado à transferrina pode estar presente.

Prognóstico

A história natural da talassemia *major* é marcada por infecções recorrentes, caquexia progressiva e morte ao redor dos 5 anos de idade. O tratamento transfusional adequado permite crescimento e desenvolvimento quase normais, mas leva a uma complicação fatal, que é a morte do adolescente, ou adulto jovem, por lesão tecidual pela sobrecarga de ferro. O ferro administrado pelas transfusões de sangue produz insuficiência de crescimento e disfunção orgânica quando a carga corpórea excede 0,7g/kg de peso, e *causa mortis* quando excede 1g/kg. O aumento da absorção de ferro, secundária à expansão medular, também contribui para a sobrecarga. A intro-

dução da quelação de ferro nos anos 70 constituiu um grande avanço terapêutico, com aumento importante na expectativa de vida desses pacientes. Atualmente, a anemia de Cooley é uma doença crônica que permite a sobrevivência até, pelo menos, a terceira década, com estilo de vida normal.

TALASSEMIA INTERMÉDIA

Como esperado pela heterogeneidade de suas bases moleculares, essa é uma entidade clínica bem definida, com um amplo espectro que varia desde uma condição pouco diferente da talassemia *major* até uma doença com poucos sintomas, que é descoberta por acaso, em um exame hematológico de rotina. Uma das indicações mais úteis de que a β-talassemia vai seguir um curso mais brando é a época de apresentação: recém-nascidos com β-talassemia intermédia tendem a estar bem até o final do primeiro ano de vida e freqüentemente no segundo ano. O quadro clínico caracteriza-se por graus variáveis de anemia e esplenomegalia e, nas formas mais graves, por alterações ósseas semelhantes às da talassemia *major*.

Embora cronicamente anêmicos, esses pacientes não necessitam de transfusões de sangue, exceto durante doenças intercorrentes. O crescimento e o desenvolvimento durante a infância, assim como a maturação sexual e a fertilidade, estão, geralmente, preservados.

Nas formas mais graves, a hemoglobina varia de 5 a 7g/dl e, em torno dos 2-3 anos de idade, torna-se evidente que o desenvolvimento não é normal, com alterações ósseas, particularmente deformidades do crânio e da face, características da talassemia *major* não tratada. Se essas crianças são transfundidas, as alterações ósseas podem parar e o desenvolvimento esquelético passa a ser normal. No outro lado do espectro, estão os pacientes assintomáticos até a vida adulta e que podem permanecer sem transfusões. Entretanto, mesmo esses pacientes podem desenvolver complicações à medida que se tornam mais velhos, incluindo esplenomegalia e hiperesplenismo, sobrecarga de ferro devido à absorção intestinal aumentada, artrite dolorosa, cálculos de vesícula biliar, úlcera de pernas, fraturas patológicas, massas intratorácicas de tecido hematopoético e tendência aumentada a infecções.

A principal causa de morte é a hemossiderose miocárdica. A sobrecarga de ferro nesses casos deve-se mais à absorção intestinal aumentada do que ao uso de transfusões de sangue. Estima-se que pacientes com talassemia intermédia, submetidos a uma dieta-padrão, absorvam 3 a 10 vezes mais ferro que o normal.

Quadro hematológico

A concentração de hemoglobina varia geralmente de 6 a 9g/dl. As características morfológicas são semelhantes às da talassemia *major*, com anisocitose importante, hipocromia, células em alvo, pontilhado basófilo e numerosos eritroblastos circulantes. A composição de hemoglobinas na eletroforese de hemoglobina é extremamente variável. Os que são homozigotos para β têm apenas HbF e HbA_2, enquanto outros que têm mutações β^+ mais leves podem ter níveis de HbF tão baixos quanto 5 a 10%.

TRAÇO TALASSÊMICO OU TALASSEMIA *MINOR*

Os estados heterozigóticos para β^0 ou β^+-talassemias são invariavelmente assintomáticos e, a despeito de sua heterogeneidade molecular, mostram um quadro hematológico uniforme.

Essa síndrome é quase sempre descoberta por acaso ou por meio de estudos familiares, motivados por anemia sintomática em algum membro da família.

Como as alterações hematológicas são freqüentemente confundidas com deficiência de ferro, muitas vezes os pacientes são tratados de forma errônea por longos períodos de tempo.

Quadro hematológico – a anemia é leve ou ausente, com níveis de hemoglobina variando de 10,9 a 13,9g/dl. Existe microcitose e hipocromia, com VCM e HCM reduzidos. O grau de redução do VCM é diretamente relacionado ao grau de diminuição de síntese de cadeia β, de modo que os VCM associados às mutações β^0 tendem a ser mais baixos que os associados às mutações β^+. Apesar do pequeno grau ou da ausência de anemia, as alterações morfológicas do sangue periférico são proeminentes. Elas incluem aniso e poiquilocitose, microcitose, hipocromia, células em alvo e pontilhado basófilo.

As contagens de reticulócitos e os níveis de bilirrubina indireta podem estar levemente elevados, correlacionando-se com os níveis de hemoglobina. A resistência osmótica está aumentada. A medula óssea é normal, apresentando apenas leve hiperplasia eritróide. A eletroforese de hemoglobina mostra níveis aumentados de HbA_2, nos heterozigotos para β^0 e β^+-talassemia. Existe discreto aumento de HbF em, aproximadamente, 50% dos casos. Os níveis de HbA_2 *estão* normais quando existe co-hereditariedade com δ-talassemia. As crianças com talassemia *minor* são hematologicamente normais ao nascimento. Ao redor dos 4 meses de idade, a concentração de hemoglobina, o VCM, os níveis de HbA_2 e os níveis de HbF encontram-se fora dos padrões normais. O declínio da HbF é mais lento que o normal e a elevação de HbA_2 apresenta-se acelerada.

PORTADOR SILENCIOSO

Também chamada de talassemia mínima, essa condição é assintomática do ponto de vista clínico e indetectável pelos exames hematológicos de rotina. A β-talassemia silenciosa é inferida quando um dos pais de uma criança com talassemia intermédia é normal e o outro tem talassemia *minor*, com níveis elevados de HbA_2. A condição pode ser comprovada pelo estudo do ritmo de síntese de cadeias globínicas, a qual mostra um leve desbalanço de síntese entre as cadeias globínicas α e β.

RELAÇÃO ENTRE GENÓTIPO E FENÓTIPO

Considerando a grande heterogeneidade molecular das β-talassemias, associada aos numerosos fatores genéticos e adquiridos que podem modificar seu fenótipo, não é surpreendente que o espectro clínico produzido pelas diferentes mutações seja tão amplo.

Vários fatores genéticos podem alterar a gravidade da β-talassemia. As mutações que levam à β-talassemia causam efeitos amplamente variados sobre a síntese das cadeias globínicas, como já foi ressaltado na patologia molecular. A associação com α-talassemia pode diminuir a gravidade do desbalanço de síntese, que é o responsável primordial pela fisiopatologia da doença.

A interação com variantes estruturais da hemoglobina, por sua vez, resulta em uma série de fenótipos clínicos complexos. A interação da β-talassemia com duas variantes em particular, a HbS e a HbE, tem importância global. Em nosso meio, é particularmente importante a interação com a HbS pela freqüência do gene em nossa população. As conseqüências clínicas da interação com a HbS dependem da natureza do alelo β-talassêmico. Se o alelo for β^0 ou β^+ grave, a doença resultante é muito semelhante à anemia falciforme. Se a interação for com um alelo que cause β^+-talassemia leve, a doença resultante será menos grave. Além dos fatores genéticos, uma série de fatores adquiridos e ambientais também modifica a gravidade da doença. Entre eles estão a esplenomegalia progressiva, a exposição a infecções, os fatores socioeconômicos e a disponibilidade de cuidados médicos adequados.

TRATAMENTO

As formas menores de talassemia não requerem tratamento. A única precaução é evitar a adiministração de sais de ferro, a menos que a deficiência de ferro seja documentada bioquimicamente, visto que mesmo as formas leves têm aumento da absorção intestinal de ferro.

Nas formas sintomáticas, pode ser necessária a suplementação com folatos durante a gravidez ou quando a alimentação não é correta. As infecções requerem pronto atendimento e tratamento, especialmente nos esplenectomizados. A vacinação contra hepatite B é fundamental naqueles que podem necessitar de transfusões de sangue.

Transfusões de sangue, esplenectomia e quelação de ferro

A decisão para iniciar transfusões regulares em pacientes com β-talassemia pode ser difícil e deve ser baseada na presença e na gravidade dos sintomas e sinais de anemia, incluindo insuficiência de crescimento e desenvolvimento.

As metas da transfusão incluem correção da anemia, supressão da eritropoese e inibição da absorção intestinal aumentada de ferro.

Os regimes de "hiper" e "supertransfusão" atingem essas metas, mas são associados com substancial sobrecarga de ferro. Eles têm sido suplantados por regimes nos quais a concentração de hemoglobina antes da transfusão não excede 9,5g/dl. Esses regimes mais novos são associados com supressão medular adequada e taxas relativamente mais baixas de acúmulo de ferro.

Embora os programas transfusionais adequados retardem o desenvolvimento de esplenomegalia, o aumento progressivo do baço é um problema previsível nos pacientes com talassemia *major* inadequadamente transfundidos e em alguns pacientes com talassemia intermédia e doença da HbH. A esplenomegalia progressiva, como já citado, causa expansão do volume sangüíneo e encurtamento da vida média das hemácias, aumentando as necessidades transfusionais e acelerando a sobrecarga de ferro. Ocasionalmente, existe também leucopenia e plaquetopenia, devido ao hiperesplenismo. A principal indicação para esplenectomia é o aumento das necessidades transfusionais, sendo recomendada vacinação contra pneumococo antes da esplenectomia e antibiótico profilático nas crianças após a esplenectomia. A esplenectomia freqüentemente é necessária em adultos com talassemia intermédia e com doença da HbH.

A instituição do programa transfusional deve ser acompanhada, obrigatoriamente, pelo tratamento quelante de ferro, pois, como foi ressaltado, a sobrecarga de ferro é a principal causa de morbidade e mortalidade da doença nos dias atuais.

O principal agente terapêutico disponível para quelar ferro é a desferrioxamina, que só é eficaz por via parenteral. Quando a desferrioxamina é dada em infusão lenta por via subcutânea, os pacientes com grandes sobrecargas podem mobilizar e excretar até 10g de ferro/ano. O tratamento adequado com desferrioxamina evita a morte precoce por doença cardíaca e detém a progressão da fibrose hepática para cirrose, mesmo quando administrada em regimes que estabilizam, mais do que reduzem, a quantidade de ferro corpóreo.

Paralelamente, o tratamento precoce e intensivo com desferrioxamina pode aumentar a incidência de maturação sexual normal, mas aparentemente não reverte as anormalidades estabelecidas. Semelhantemente, embora previna o diabetes melito, não existe evidência de que possa reverter essa complicação. Todos os esforços devem ser dirigidos, portanto, para a prevenção, mais do que para o tratamento da sobrecarga de ferro, pois, se o ferro corpóreo é reduzido ou mantido abaixo de concentrações críticas, a expectativa de vida, livre de complicações, aumenta. Não se pode negar que o tratamento com desferrioxamina, por via parenteral, por meio de infusão contínua subcutânea, com bomba de infusão, durante 8 a 12 horas/dia, é dispendioso, desagradável e não é tolerado por muitos pacientes. Por outro lado, está muito claramente demonstrado que os pacientes que aderem a esse tratamento sobrevivem, enquanto os demais morrem devido ao acúmulo de ferro no coração.

Um balanço entre a eficácia da desferrioxamina e sua toxicidade (observada primariamente na presença de baixa massa de ferro corpórea) pode ser mantido por meio de determinações regulares da quantidade de ferro corpóreo. Na prática clínica, a concentração de ferritina sérica é comumente usada para conferir a eficácia do tratamento, embora existam críticas à confiança absoluta nesse teste. A determinação da concentração de ferro hepático em espécimes de biópsia hepática guiada por ultra-sonografia também tem sido utilizada para avaliar a terapia quelante.

Transplante de medula óssea

O transplante de medula óssea é atualmente o único tratamento disponível para curar a anemia de Cooley. O transplante de medula óssea (TMO) de doadores HLA-idênticos tem sido feito com sucesso através do mundo em mais que mil pacientes com β-talassemia grave.

A evolução após o TMO é muito influenciada pela presença de hepatomegalia e/ou fibrose portal, diretamente relacionadas ao tratamento quelante ineficiente antes do transplante. As crianças sem nenhum desses fatores de risco têm taxas de sobrevida de mais de 90% três anos após o transplante. Naquelas com todos os três fatores de risco, e na maioria dos adultos, as taxas são de aproximadamente 60%. O TMO pode ser útil, no momento, apenas para os pacientes que estão em boa forma, sem hepatomegalia ou fibrose portal, e que têm doador compatível. Isso reduz muito a porcentagem de pacientes que podem ser curados, atualmente, por essa modalidade de tratamento. Estão em estudo outras modalidades de transplante, como o de "stem cell" in utero, transplante de doador não-relacionado e quimerismo misto.

Tratamentos experimentais

Outros quelantes que não desferrioxamina – as dificuldades associadas com o tratamento com desferrioxamina têm levado à pesquisa para alternativas, incluindo quelantes de ferro ativos por via oral. O agente mais estudado para uso oral tem sido a deferiprona, que parecia promissor, mas foi associado com risco aumentado de doença cardíaca e morte precoce em aproximadamente metade dos pacientes. Efeitos adversos previamente reconhecidos da deferiprona incluem teratogênese, neutropenia e agranulocitose. O tratamento a longo prazo tem sido associado à progressão da fibrose hepática. Esses dados sugerem que a deferiprona não controla adequadamente o ferro corpóreo em uma proporção substancial de pacientes e pode agravar a fibrose hepática.

Os resultados do seguimento a longo prazo da eficácia de outros modos de administração de desferrioxamina estão sendo aguardados. Isso inclui desferrioxamina de liberação lenta para administração em bolo subcutâneo.

Aumento da síntese de hemoglobina fetal – o aumento da síntese de hemoglobina fetal visando diminuir a gravidade da β-talassemia é uma meta terapêutica altamente desejada mas difícil de se atingir. Os tratamentos para aumentar a síntese de hemoglobina fetal têm sido, com poucas exceções, desapontadores até agora. O tratamento com hidroxiuréia, compostos do ácido butírico e com esses agentes em combinação, tem reduzido ou eliminado as necessidades transfusionais apenas em poucos pacientes. Apesar disso, importantes caminhos a serem perseguidos em estudos futuros incluem a identificação de mutações específicas, que possam responder ao tratamento com combinações específicas de agentes.

Terapia gênica – atualmente, não existem meios para introduzir genes nas "stem cells" da medula óssea e regular sua expressão. Existe otimismo, entretanto, no sentido de que a engenharia genética oferecerá o tratamento definitivo para as talassemias no futuro. Na última década, tem havido progresso no desenvolvimento de métodos e vetores de transdução. Os problemas remanescentes incluem a identificação das seqüências requeridas para a expressão estável de alto nível dos genes e o desenvolvimento de vetores mais efetivos e seguros para transferi-los. Outra abordagem seria a correção do gene defeituoso por recombinação locus-dirigida, que é factível, mas não é possível porque os métodos atuais não têm o grau de eficiência necessário.

BIBLIOGRAFIA

1. BARMAN BALFOUR, J.A. & FOSTER, R.H. – Deferiprone: a review of its clinical potential in iron overload in beta-thalassemia major and other transfusion-dependent diseases. *Drugs* **58**:553, 1999. 2. BIANCHI, D.W. et al. – Normal long-term survival with β-thalassemia. *J. Pediatr.* **108**:716, 1986. 3. BRITTENHAM G.M. – Hepatic iron stores and plasma ferritin concentration in patients with sickle cell anemia and thalassemia major. *Am. J. Hematol.* **42**:81, 1993. 4. CAZZOLA, M. – A moderate transfusion regimen may reduce iron loading in β-thalassemia major without producing excessive expansion of erithropiesis. *Transfusion* **37**:135, 1997. 5. CLEGG, J.B. – Hb Constant Spring: an unusual variant involved in the etilogy of Hb H disease. *Ann. NY Acad. Sci.* **232**:168, 1974. 6. COOLEY, T.B. & LEE, P. – A series of cases of splenomegaly in children with anemia and peculiar bone changes. *Trans. Am. Pediatr. Soc.* **37**:29, 1925. 7. EMBURY, S.H. – Organization of the α-globin genes in the chinese α-thalassemia syndromes. *J. Clin. Invest.* **63**:1307, 1979. 8. ENGELHARD, D.; CIVIDALLI, G.; RACHMILEWITZ, E.A. et al. – Splenectomy in homozygous beta-thalassemia: a retrospective study of 30 patients. *Br. J. Haematol.* **31**:391,1975. 9. ERLANDSON, M.E.; BRILLIANT, R. & SMITH, C.H. – Comparison of sixty-six patients with thalassemia major and thirteen patients with thalassemia intermedia: Including evaluation of growth, development, maturation and prognosis. *Ann. NY Acad. Sci.* **119**:727, 1964. 10. FESSAS, P. & YATAGHANAS X. – Intraerythroblastic instability of hemoglobin β_4 (HgbH). *Blood* **31**:323, 1968. 11. GALANELLO, R. et al. – Prospective study of red blood cell indices, hemoglobin A_2, and hemoglobin F in infants heterozygous for β-thalassemia. *J. Pediatr.* **99**:105, 1981. 12. GIARDINI, C. – Treatment of β-thalassemia. *Curr. Opin. Hematol.* **4**:79, 997. 13. HIGGS, D.R. – Clinical features and molecular analyses of acquired hemoglobin H disease. *Am. J. Med.* **75**:181, 1983. 14. HIGGS, D.R. – α-Thalassemia. In Huggs, D.R. & Weatereall, D.J., eds. *Baillieres Clinical Haematology: The Haemoglobinopathies.* London, Baillière Tindall, 1993, p. 117. 15. HOFFBRAND, A.V. et al. – Long-term trial of deferiprone in 51 transfusion dependent iron overloaded patients. *Blood* **91**:295, 1998. 16. KAN, Y.W. et al. – Molecular basis of hemoglobin-H disease in the Mediterranean population. *Blood* **54**:1434, 1979. 17. LUCARELLI, G. – Bone marrow transplantation for thalassemia. *J. Intern. Med. Suppl.* **740**:49, 1997. 18. LUKENS, J.N. – The thalassemias and related disorders: quantitative disorders of hemoglobin synthesis. In Lee R.G. et al. eds. *Wintrobe's Clinical Hematology.* 10th ed. Baltimore, Williams & Wilkins, 1999, p. 1405. 19. MAZZA, U. et al. – Clinical and haematological data in 254 cases of beta-thalassemia trait in Italy. *Br. J. Haematol.* **33**:91, 1976. 20. OLIVIERI, N.F. et al. – Long-term safety and effectivenessof iron chelation with deferiprone in patients with thalassemia major. *N. Engl. J. Med.* **339**:417, 1998. 21. OLIVIERI, N.F. et al. – Survival in medically treated patients with homozygous β-thalassemia. *N. Engl. J. Med.* **331**:574, 1994. 22. OLIVIERI, N.F. et al. – The β-thalassemias. *N. Engl. J. Med.* **341**:99,1999. 23. PAULING, L. et al. – Sickle-cell anemia, a molecular disease. *Science* **110**:543, 1949. 24. PEARSON, H.A. et al. – Patient age distribution in thalassemia major: Changes from 1973 to 1985. *Pediatrics*, **80**:53,1987. 25. PIOMELLI, S. et al. – Current strategies in the management of Cooley's anemia. *Ann. NY Acad. Sci.* **445**:256, 1985. 26. POOTRAKUL, P. et al. – Relation between erythropoiesis and bone metabolism in thalassemia. *N. Engl. J. Med.* **304**:1470, 1981. 27. PORTER, J.B. – A risk-benefit assessement of iron chelation therapy. *Drug. Saf.* **17**:407, 1997. 28. PRESSLEY, M.B. et al. – A new genetic basis for hemoglobin H disease. *N. Engl. J. Med.* **303**:1383, 1980. 29. RUND, D. et al. – A mean corpuscular volume of heterozygotes for β-thalassemia correlates with the severity of mutation. *Blood* **79**:238, 1992. 30. SCHRIER, S.L. – Pathobiology of thalassemic erythrocytes. *Curr. Opin. Hematol.* **4**:75, 1997. 31. WEATHERALL, D.J.; CLEGG, J.B. & BOON, W.H. – The haemoglobin constitution of infants with the haemoglobin Bart's hydrops foetalis syndrome. *Br. J. Haematol.* **18**: 357, 1970. 32. WEATHERALL, D.J.; CLEGG, J.B., eds. – *The Thalassemia Syndromes.* 4th ed., Oxford, Blackwell Science, 2001. 33. WEATHERALL, D.J. – The Thalassemias. In Stamatoyannopoulos, G. et al. *The Molecular Basis of Blood diseases.* Philadelphia, Saunders, 2001, p. 183. 34. WEATHERALL, D.J. et al. – The significance of hemoglobin H in patients with mental retardation or myeloproliferative disease. *Br. J. Haematol.* **52**:351, 1982. 35. WOOD, W.G. – Increased HbF in adult life. In Higgs, D.R. & Weatherall, D.J., eds. *Baillieres Clin Haematology: The Haemoglobinapathies.* London, Baillière Tindall, 1993, p. 177.

Sistema geniturinário

A perda da capacidade de concentrar a urina, decorrente de lesão na medular renal, é um evento universal e precoce na doença falciforme. Manifesta-se com *poliúria* e *polidipsia*, além de demora na aquisição do controle esfincteriano. Com o passar dos anos, também passa a ocorrer lesão da região cortical renal, conforme demonstra a presença de *proteinúria* e, mais tardiamente, aumento nos níveis de uréia e creatinina.

Um dos sintomas dos pacientes e dos portadores de estigma falciforme são os episódios de *hematúria* secundária à vasoclusão renal. A hematúria pode ser macroscópica e tipicamente desacompanhada de dor, tem duração aproximada de uma semana e apresenta tendência a recorrer. Aparentemente, os pacientes falciformes, assim como gestantes com estigma falciforme, têm maior incidência de *infecção urinária*, geralmente causada por bactérias comuns. Alguns meninos podem apresentar crises de *priapismo*, com ou sem dor associada. O priapismo pode durar de alguns minutos a vários dias e ocasionalmente torna necessária a punção do corpo cavernoso. A repetição desses episódios mais intensos pode acabar levando à impotência sexual. O priapismo pode ser desencadeado pela atividade sexual ou masturbação, mas geralmente se inicia sem causa aparente, ou acredita-se que siga ereções noturnas normais.

Baço

O baço na anemia falciforme tem um comportamento peculiar: aumenta de tamanho ao longo do primeiro ano de vida, mas depois começa a regredir, ficando impalpável.

Alguns pacientes podem apresentar, evolutivamente, quadros isolados ou recorrentes de *seqüestro esplênico*. Esses episódios, na sua forma clássica, são caracterizados por instalação de anemia importante, a ponto de desencadear insuficiência cardíaca, acompanhada de dor e aumento abdominal, devido a aumento súbito no tamanho do baço. Freqüentemente, os seqüestros são precedidos de febre. O hemograma, quando comparado com a situação basal do paciente, revela piora acentuada na anemia, com reticulócitos em número normal ou aumentado e sem leucopenia ou plaquetopenia. Esses episódios têm duração autolimitada, revertendo-se após alguns dias. Serjeant (1992) inclui, nesse mesmo termo, episódios mais leves de queda na hemoglobina, assintomáticos ou oligossintomáticos, sem diminuição na contagem reticulocitária e, freqüentemente, sem aumento na esplenomegalia.

Alguns pacientes, após episódio de seqüestro esplênico, mantêm a esplenomegalia, acompanhada de *hiperesplenismo*. Outros, com esplenomegalia, não relatam história compatível com seqüestro. Os pacientes SS, já nos primeiros meses de vida, começam a perder a função imune do baço, fato que justifica sua maior suscetibilidade a infecções. Os achados clínicos e laboratoriais de disfunção do baço, mesmo no paciente com esplenomegalia, justificam o conceito de *asplenia funcional* da anemia falciforme. Nos pacientes SC e S-thal, o baço apresenta menor tendência a regredir com a idade e a manifestar disfunção imune.

Sistema cardiovascular

Cardiomegalia é um achado precoce nas doenças falciformes, ocorrendo inicialmente à custa de hipertrofia de ventrículo esquerdo e, posteriormente, do ventrículo direito. Tanto no repouso como após exercícios, os pacientes costumam apresentar *freqüência cardíaca* maior do que os indivíduos normais, e a freqüência é ainda maior naqueles com sintomatologia cardíaca. *Sopro* paraesternal é um achado comum, principalmente nos pacientes com cardiomegalia e anemia mais intensa.

Insuficiência cardíaca pode ocorrer precocemente em algumas crianças. A etiologia pode ser independente da doença falciforme, como, por exemplo, a associação com febre reumática ou cardiopatia congênita, ou secundária à própria doença, em decorrência de hipertensão pulmonar, hemossiderose e anemia.

A pressão arterial costuma ser menor do que na população em geral. *Hipertensão* pode ser detectada durante episódios de dor e após transfusões.

Pulmões

Nas crianças com anemia falciforme, a segunda maior causa de internação são as pneumopatias agudas, as quais, devido à dificuldade em se estabelecer sua etiologia, recebem a denominação de *síndrome torácica aguda*. Acredita-se que, nas crianças pequenas, as infecções sejam responsáveis, se não por todas, por pelo menos a maioria dos casos da síndrome. Nos adultos e crianças maiores, *infartos pulmonares* parecem predominar e seriam secundários ou à vasoclusão em pulmões ou à *embolia gordurosa* decorrente de necrose de medula óssea. Outros acreditam, ainda, que um episódio de pneumonia possa ser seguido de infarto pulmonar e vice-versa, de modo que, para efeitos de decisão terapêutica, essa discussão não teria sentido.

Aparentemente, *alterações restritivas* são comuns nos pacientes falciformes. Acredita-se que a recorrência de vasoclusão pulmonar acabe levando a fibrose, hipertensão pulmonar e *cor pulmonale*.

Sistema nervoso central (SNC)

Há controvérsias se a doença falciforme poderia ou não causar *alterações neuropsiquiátricas*, devido à vasoclusão crônica ou repetida no SNC. Obviamente, nesse tipo de análise, devem ser considerados também diversos outros fatores que podem estar associados nesses pacientes, como: necessidade de consultas periódicas, internações repetidas, risco de morte iminente em alguns episódios e nível sociocultural das famílias.

Em um estudo, verificou-se maior prevalência de *surdez neurosensorial* nos pacientes, quando comparados com controles do mesmo grupo racial. Alguns se queixam de *cefaléia* recorrente, por vezes de grande intensidade.

Hemiplegia é uma complicação que atinge até 17% dos pacientes falciformes matriculados em hospital, acometendo principalmente crianças em idade escolar. Embora possa ser transitória, a maioria deixa seqüelas permanentes e tende a recorrer. Nessas recorrências, a área do encéfalo atingida pela vasoclusão pode ser diferente do episódio original e, por isso, a cada episódio, as seqüelas motoras e intelectuais tendem a piorar.

Convulsões e/ou *coma* podem ocorrer nesses doentes e geralmente estão associados a lesões cerebrovasculares mais extensas.

Olhos

Todas as camadas do globo ocular, tanto no segmento anterior como no posterior, estão sujeitas a fenômenos vasoclusivos. A vasoclusão pode ser crônica e progressiva ou aguda, acometer não só os pacientes com anemia falciforme, como os com hemoglobinopatia SC e S-thal, e ser transitória ou levar a distúrbios permanentes de visão.

Esqueleto

A expansão do espaço medular secundária à hemólise pode, dependendo de sua intensidade, ocasionar *deformidades ósseas* e *osteoporose*, com maior predisposição a *fraturas*. Tais alterações são mais comuns nos doentes SS e S-thal, porém são menores do que nos pacientes com talassemia *major*.

Nas doenças falciformes, a vasoclusão no tecido ósseo e na medular constitui um outro agravo que pode piorar essa situação. A vasoclusão pode determinar a síndrome mão-pé ou a necrose avascular em cabeça femoral/umeral, outras epífises, diáfises e em ossos chatos.

A *síndrome mão-pé* caracteriza-se por dor e sinais inflamatórios das extremidades, associados ou não à febre. Os sintomas costumam durar cerca de uma semana, podem recorrer e incidem principalmente em lactentes.

A *necrose de cabeça femoral* pode ser assintomática ou manifestar-se com dor local ou referida ao joelho que piora com a deambulação; determina limitação à abdução e evolui com osteoartrose. Na *necrose de cabeça umeral*, os sintomas costumam estar ausentes ou são de intensidade menor.

A *osteonecrose em costelas e esterno* pode determinar dor do tipo pleurítica e, segundo alguns autores, predispor à síndrome torácica aguda, devido à hipoventilação, a qual ocasiona hipofluxo sangüíneo, falcização e obstrução vascular, com necrose do parênquima pulmonar.

Osteomielite tem incidência muito maior na população falciforme do que nos controles. A etiologia da infecção óssea nesses pacientes é também peculiar, pois em grande porcentagem de casos deve-se à salmonela. Acredita-se que áreas de osso infartado sejam mais suscetíveis à infecção; a salmonela atingiria o local atravessando regiões infartadas do tubo digestivo e penetrando no vaso sangüíneo. Outras bactérias isoladas são o estafilococo, o pneumococo, a *E. coli* etc.

Quando a osteomielite ocorre junto à capsula articular, pode complicar-se com *pioartrite*.

Pele

Úlceras cutâneas crônicas na porção inferior da perna é um achado tardio e característico em alguns adolescentes ou adultos, seguindo-se de traumatismo, picadas de inseto. É mais comum nos pacientes SS, nos trópicos e no sexo masculino.

Crescimento, puberdade e alterações endócrinas

O *ganho ponderal* costuma ser afetado nas doenças falciformes, especialmente nos SS e S-thal, e o peso final atingido na idade adulta também costuma ser menor do que na população controle. A *velocidade de crescimento* é geralmente menor na criança enferma do que no controle, mas a altura final atingida freqüentemente excede a dos irmãos sadios. Como o deficiência de altura em geral é menor que a de peso, o paciente falciforme mantém um aspecto emagrecido desde a infância, que se acentua após a adolescência.

A *puberdade* ocorre mais tardiamente nos enfermos e há controvérsias acerca da taxa de infertilidade dessa população.

Nos pacientes politransfundidos, a hemossiderose é um fator que poderia explicar a *hipofunção gonadal* diagnosticada pela diminuição nos níveis de testoterona e aumento de LH e FSH.

DIAGNÓSTICO

Nos casais com risco de ter um filho com doença falciforme, pode-se fazer o *diagnóstico pré-natal*, pelo estudo do DNA fetal, extraído do vilo coriônico ou líquido amniótico. Pode-se também realizar o diagnóstico de doença falciforme *ao nascimento*, por teste de triagem com eletroforese de hemoglobina obtida em sangue de cordão ou por punção digital no recém-nascido. Recomenda-se a realização de triagem, em larga escala, naquelas populações em que a incidência das doenças falciformes seja significante. Os brasileiros enquadram-se nesse grupo de risco, devido à alta taxa de descendentes de povos africanos nessa população. Aqui, como a miscigenação é um fenômeno antigo e de alta freqüência, as doenças falciformes ocorrem independentemente da cor da pele, olhos ou cabelos. Assim, um programa brasileiro de triagem neonatal de doença falciforme deve contemplar todos os recém-nascidos, de todos os grupos raciais.

As crianças com teste de triagem positivo devem ser reexaminadas com 2 ou 3 meses de idade, para a confirmação diagnóstica. Em nossa população, rotineiramente, o diagnóstico de doença falciforme é feito em crianças maiores e, não raramente, até em adultos. Muitos desses pacientes apresentam sintomas significantes desde a tenra idade. Falhas no diagnóstico geralmente se devem à carência de recursos laboratoriais, como, por exemplo, material e equipamento para a realização da eletroforese de hemoglobina. Problemas sociais que dificultam a procura de serviços especializados são outros fatores importantes na manutenção dessa situação de (falta de) saúde. Acredita-se que muitos pacientes falciformes morram, por exemplo, devido à sepse, sem que o diagnóstico de sua doença de base tenha sido feito. Assim, a incidência real dessas doenças deve ser maior do que sugerem os dados obtidos naquelas populações diagnosticadas tardiamente.

A suspeita diagnóstica de doença falciforme pode ser feita pelo *teste de falcização*. Consiste na pesquisa de hemácias falcizadas em esfregaço de sangue periférico, após incubação com substância que ocasiona a desoxigenação da hemoglobina, como, por exemplo, o metabissulfito de sódio. O teste pode dar resultado falso-positivo no estigma falciforme e em soluções hipertônicas. Resultado falso-negativo pode ocorrer em soluções falcizantes de má qualidade, na contaminação da lâmina com gorduras e/ou detergentes e em recém-nascidos. Desse modo, o teste de falcização não deve ser indicado com finalidades diagnósticas, ou seja, não deve substituir a eletroforese de hemoglobina.

Em alguns casos, para se ter o diagnóstico de certeza da criança, pode ser necessária a realização de hemograma e eletroforese de hemoglobina dos pais. Nesses e nos demais casos, essa conduta serve de base para o aconselhamento genético, revestindo-se de especial importância quando há dúvidas acerca da paternidade, ou quando os pais adquirem novas núpcias. O estudo dos irmãos permite que o aconselhamento seja estendido aos demais membros da família , além de ser uma oportunidade de se diagnosticar pacientes oligossintomáticos.

TRATAMENTO

O paciente falciforme deve ser encaminhado para seguimento em serviço especializado, sob os cuidados de uma equipe multiprofissional. Esta, idealmente, deve contar com, no mínimo, psicólogo, fisioterapeuta, nutricionista, assistente social, além de hematologista e cardiologista. Alguns podem necessitar ainda do auxílio de outros especialistas, como cirurgião, neurologista, oftalmologista, ortopedista, nefrologista, urologista etc.

Atividades e escola

Assim como qualquer outra criança com doença crônica, aquela com doença falciforme deve levar a vida o mais normal possível, desenvolvendo atividades com outras crianças da mesma idade, seja na escola, seja fora dela. Dentro desse raciocínio, aconselha-se incentivar o paciente a freqüentar a escola, participando inclusive das aulas de educação física. Aos médicos recomenda-se, na medida do possível, marcar os retornos de modo a não interferir com a atividade escolar. Os professores devem ser orientados para permitir que a criança utilize o banheiro sempre que pedir (poliúria) e estar atentos para sinais de cansaço físico (pela própria anemia ou por cardiopatia), especialmente nas aulas de educação física. No inverno, aconselha-se que eles sejam bem agasalhadas, para se evitar desencadeamento de crise dolorosa devido à exposição ao frio.

Terapia antiinfecciosa

Como a maior causa de óbito da criança falciforme são as infecções, a indicação do uso de antibióticos nessa população costuma ser muito mais liberal, e há quem afirme até que a melhor terapia seja o uso de *penicilina*. Esse antibiótico é freqüentemente prescrito no tratamento inicial da criança falciforme com *febre sem foco evidente*, independentemente do seu estado vacinal e/ou do emprego de profilaxia penicilínica. Penicilina é também a droga de escolha no tratamento empírico das *pneumopatias agudas*. Além disso, recomenda-se iniciar *profilaxia penicilínica* a partir dos três ou quatro meses de idade. O objetivo é evitar infecções por pneumococo, bactéria que, com o hemófilo, é um agente muito comum nas infecções do paciente falciforme. Essa profilaxia deve ser mantida até, no mínimo, os 3 anos de idade.

A criança deve receber normalmente as vacinas, incluindo a *antipneumocócica, anti-hemófilos do tipo B e antigripal*. A vacina antipneumocócica (não-conjugada) só é imunogênica a partir dos 2 anos de idade, mas a vacina anti-hemófilos (conjugada) pode ser dada com a DPT, ou seja, desde os primeiros meses de vida.

Nas suspeitas de *osteomielite*, devem-se prescrever antibióticos com ação contra estafilococo e salmonela.

Alimentação

A criança com doença falciforme, por apresentar hemólise crônica, tem gasto energético aumentado e maiores necessidades de ácido fólico que as crianças normais. Durante as intercorrências, especialmente as infecciosas, essas necessidades aumentam ainda mais. Alguns pacientes podem também apresentar evidências de carência de zinco e de vitaminas do complexo B. Além disso, devido à perda na capacidade de concentração urinária, os pacientes têm necessidade de ingestão hídrica aumentada.

Como já vimos, os pacientes transfundidos tendem a apresentar excesso de ferro corpóreo. Entretanto, não é incomum o encontro de deficiência de ferro nas crianças com doenças falciformes. A deficiência, nesses casos, é secundária à carência alimentar, sendo mais comum nas famílias de baixa renda.

Anorexia é uma queixa freqüente na doença falciforme, fato que dificulta a adoção de estratégias nutricionais e que freqüentemente obriga os nutrólogos a lançar mão de medicamentos para suprir as necessidades desses pacientes.

Durante o primeiro ano de vida, recomenda-se oferecer dieta geral, com suplemento de folatos e aumento na oferta de água. Quando a criança atingir aproximadamente 1 ano de idade, pode ser avaliado o perfil corpóreo de ferro e, então, se necessário, modificar-se-á a dieta. Assim, por exemplo, se a concentração sérica de ferro e de ferritina estiver aumentada, prescreve-se inicialmente dieta pobre em ferro. Caso a criança passe a não ganhar peso ou não crescer adequadamente, pode-se fazer a tentativa de aumentar a ingestão calórica e dar suplemento de outros nutrientes, como proteínas, vitamina B, zinco.

Transfusão e quelação

Como ocorre com as demais doenças hemolíticas crônicas, também as doenças falciformes ocasionam alterações progressivas no organismo, que o tornam mais tolerante à hipóxia tecidual. Dessa forma, muitos pacientes falciformes passam anos sem necessidade de transfusões. Nesses pacientes, transfusões de hemácias podem vir a ser necessárias para: a) correção de anemia sintomática; e b) diminuição na concentração de HbS.

Dados os inúmeros riscos das transfusões de sangue e derivados, suas indicações devem ser muito mais rigorosas que costumam ser atualmente na prática clínica. Assim, a decisão de se transfundir para corrigir ou minorar a anemia não deve basear-se nas concentrações de hemoglobina ou hematócrito, e sim na detecção de piora clínica, como o surgimento de dispnéia ou de sinais de descompensação cardíaca. Os pacientes com anemia crônica costumam ter uma função cardíaca limítrofe e, desse modo, prefere-se prescrever os concentrados de hemácias, filtradas ou lavadas, para evitar uma sobrecarga de volume.

Situações como cirurgias, tratamento e prevenção de recorrências de acidentes vasculares graves (acidente vascular cerebral e STA), tratamento de úlceras cutâneas rebeldes à terapia local, requerem diluição da HbS. Para isso, pode ser utilizado ou concentrado de hemácias ou sangue reconstituído. Este último pode ser indicado naquelas situações em que aumentar rapidamente a concentração total de hemoglobina é desnecessário ou indesejável, como, por exemplo, no tratamento inicial de um paciente com acidente vascular cerebral e com hematócrito inicial pouco baixo. Papas de hemácias serão indicadas quando se quer corrigir a anemia e, ao mesmo tempo, diluir a HbS: por exemplo, insuficiência pulmonar aguda em paciente com hematócrito inicial inferior a 20.

Quando se deseja diluição rápida da HbS, pode-se lançar mão de aparelhos de aférese, mas quando estes não são disponíveis ou em crianças pequenas, pode-se usar o método manual de exsangüineotransfusão. Esse tipo de terapia é utilizado na fase aguda das síndromes torácicas e nos acidentes vasculares cerebrais.

Se não existe pressa, podem-se dar transfusões repetidas a intervalos curtos. Com isso, ocorrerá a manutenção de concentrações de hemoglobina total próximas do normal, e esse fato levará ao bloqueio na produção medular, com conseqüente diminuição na concentração da HbS. Uma vez atingida a concentração desejada de HbS, pode-se aumentar o intervalo entre as transfusões. Essa estratégia é empregada no pré-operatório de cirurgias eletivas e na prevenção de recorrências de acidente vascular cerebral.

A hemossiderose é causa importante de morbimortalidade no paciente falciforme. O corpo não possui um mecanismo eficaz de excreção do ferro e atualmente dispõe-se de dois tipos de terapêutica para essa condição: as sangrias e os quelantes dados por via parenteral. As sangrias são empregadas naqueles com hemossiderose sem anemia, como, por exemplo, os portadores de hemocromatose hereditária. Naqueles com anemia hemolítica e com hemossiderose, resta a prescrição diária de desferrioxamina, quelante dado normalmente por via subcutânea. Esse tratamento, embora eficaz, é oneroso e desagradável porque implica uso de injeção contínua, por meio de bomba de infusão, durante 8 a 12 horas, cinco a sete dias por semana, por meses a fio, quando não pelo resto da vida.

Tratamentos futuros

Diversos tratamentos encontram-se em investigação, alguns em fase bastante adiantada e apenas sem respostas quanto aos efeitos colaterais a longo prazo.

Os *transplantes de células-tronco*, obtidas de medula óssea ou de sangue de cordão, já vêm sendo realizados há mais de uma década e são as únicas terapias curativas para a doença falciforme. Entretanto, tais tratamentos são caros e envolvem a necessidade de seguimento ambulatorial cuidadoso, sem falar dos riscos, a curto e a médio prazo, de infecções e de rejeição, e dos riscos, a longo prazo, de anomalias endócrinas e de neoplasias secundárias. Como as doenças falciformes, mesmo dentro de determinado genótipo, não são uniformemente graves, os autores não têm uma opinião unânime do real papel dos transplantes nesses doentes.

Uma outra linha de pesquisa é a de drogas que aumentem a produção de HbF ou as assim chamadas drogas antifalcizantes. Destas, a que tem maior número de estudos é a *hidroxiuréia*. Ensaios iniciais parecem indicar melhora dos sintomas, com poucos efeitos colaterais.

Dentro de uma linha de tratamento mais convencional, tem-se investido também em: a) emprego de transfusão de hemácias jovens (neócitos), com maior sobrevida na circulação e, portanto, aumentando o intervalo entre as transfusões, necessário para manutenção de determinado valor de HbS; e b) pesquisa de *quelantes* de ferro, eficazes *por via oral*.

BIBLIOGRAFIA

1. BOOKCHIN, R.M. & LEW, V.L. – Pathophysiology of sickle cell anemia. *Hem. Oncol. Clin. North. Am.* **10**:1241, 1996. 2. SERJEANT, G.R. – *Sickle Cell Disease*. 2nd ed., Oxford, Oxford University Press, 1992. 3. STEINBERG, M.H. – Management of sickle cell disease. *N. Engl. J. Med.* **340**:1021, 1999.

Patologia da Membrana Eritrocitária

PAULO AUGUSTO ACHUCARRO SILVEIRA

A membrana eritrocitária é um constituinte muito importante do glóbulo vermelho, tendo por funções a contenção da hemoglobina no interior da célula, isolando-a e protegendo-a do meio externo, e a manutenção de importantes características físicas da hemácia. Dentre essas propriedades, destacam-se a deformabilidade e a elasticidade eritrocitárias, que permitem que a hemácia possa circular através de pertuitos menores do que o seu diâmetro e sobreviver na circulação durante 100 a 120 dias. Trocas de substâncias entre os meios interno e externo são também efetuadas pela membrana eritrocitária, que contém inúmeros mecanismos de regulação do volume e do seu conteúdo iônico. Defeitos qualitativos e/ou quantitativos dos constituintes da membrana podem promover sua instabilidade, levando a uma ocasional diminuição da vida média eritrocitária, ou seja, a um estado hemolítico. Uma série de doenças pode ser secundária a defeitos da membrana eritrocitária, destacando-se a esferocitose e a eliptocitose hereditárias.

MEMBRANA ERITROCITÁRIA

A membrana eritrocitária é composta por proporções semelhantes de lipídeos e de proteínas, dispostos conforme o chamado modelo do "mosaico líquido" (Fig. 6.6), no qual proteínas estão integradas a uma superfície lipídica. Os lipídeos estão organizados em uma dupla camada fosfolipídica, tendo colesterol entre os dois folhetos de fosfolipídeos. A distribuição dos fosfolipídeos na membrana é assimétrica, com predomínio de fosfatidilcolina e esfingomielina na camada externa, e de fosfatidilserina e fosfatidiletanolamina na camada interna. Os lipídeos da membrana não se encontram estáticos, movimentando-se constantemente entre os folhetos.

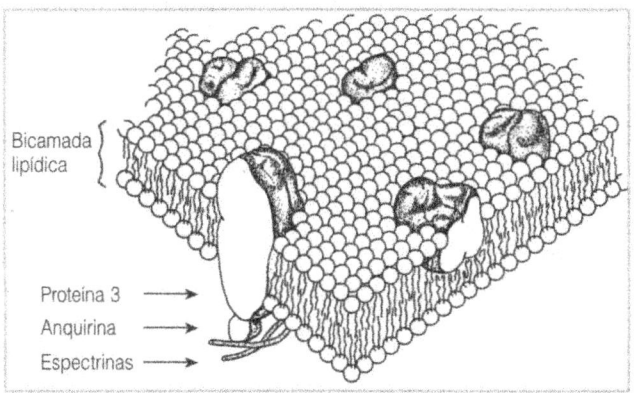

Figura 6.6 – Esquema da membrana eritrocitária conforme o modelo do "mosaico líquido", mostrando a superfície lipídica e suas relações com as proteínas integrais e as proteínas formadoras do citoequeleto (modificado de Singer e Nicolson).

As proteínas podem fazer parte integrante da membrana, transfixando-a e servindo de pontes de troca entre os meios interno e externo (proteínas integrais), ou formar uma trama que reveste a face interna da dupla camada lipídica, constituindo o citoesqueleto da membrana. As proteínas que formam esse citoesqueleto são chamadas periféricas. Dentre as proteínas integrais destacamos a proteína banda 3, principal proteína de troca iônica da célula, as glicoforinas (A, B, C, D e E) e a proteína Rh. Essas proteínas, na sua superfície externa, podem ancorar antígenos eritrocitários e servir como receptores para uma série de moléculas. Na sua porção citoplasmá-

tica, servem como elementos de ligação com as proteínas do citoesqueleto. As proteínas periféricas mais importantes são a espectrina (α e β), a anquirina, as proteínas 4.1, 4.2 e a actina.

O citoesqueleto assemelha-se a uma malha revestindo a face interna da dupla camada lipídica, formando uma bem organizada rede de hexágonos e ocasionais pentágonos ou heptágonos. Os hexágonos são considerados a unidade funcional do citoesqueleto da membrana eritrocitária (Fig. 6.7).

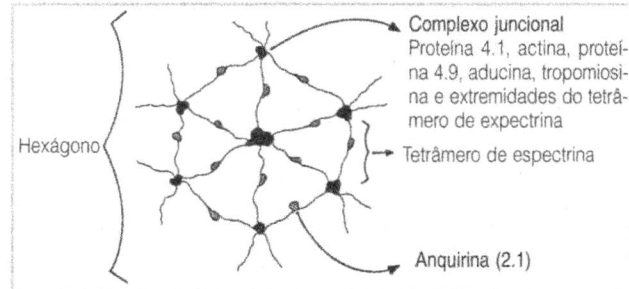

Figura 6.7 – Representação esquemática da ultra-estrutura da membrana eritrocitária mostrando um dos hexágonos formadores da rede do citoesqueleto (Liu e cols., 1987).

Os braços dos hexágonos são compostos de α e β-espectrina, proteínas filamentosas, flexíveis, com 240 e 220kD, respectivamente. As cadeias de espectrina são formadas por uma série de unidades repetitivas, dispostas em tripla hélice, cada uma com 106 aminoácidos. A α e a β-espectrina estão dispostas lado a lado, de uma forma antiparalela, formando heterodímeros, que se unem formando heterotetrâmeros, constituindo a base do citoesqueleto. Nos vértices dos hexágonos encontramos estruturas formadas por várias proteínas, que funcionam como nós e que reforçam a trama de espectrina (Fig. 6.7). Esses agrupamentos protéicos são chamados de complexos juncionais e formados pelas proteínas 4.1, 4.9, e proteínas contráteis como actina, tropomiosina e tropomodulina (Fig. 6.8). A ligação do citoesqueleto à membrana é feita em diversos pontos (Fig. 6.8). A β-espectrina liga-se à anquirina, a qual, por sua vez, liga-se à banda 3. Os complexos juncionais, por meio da ligação da proteína 4.1 à glicoforina C, fazem também a ligação do citoesqueleto à membrana propriamente dita. Essas ligações entre o citoesqueleto e as proteínas integrais reforçam a trama protéica e dão consistência à membrana eritrocitária. Na figura 6.8 observamos um modelo da organização da membrana eritrocitária. No quadro 6.14 estão apresentadas as principais características das proteínas formadoras da membrana eritrocitária. Anormalidades quantitativas e/ou qualitativas em quaisquer dos integrantes da membrana podem levar a disfunções eritrocitárias, muitas vezes cursando com grave anemia hemolítica. As anormalidades congênitas mais freqüentes associadas a distúrbios da membrana eritrocitária são a esferocitose e a eliptocitose hereditárias.

ESFEROCITOSE HEREDITÁRIA

A esferocitose hereditária é uma doença hemolítica familiar, caracterizada por anemia, icterícia intermitente, esplenomegalia e resposta favorável à esplenectomia. Apresenta grande variabilidade de es-

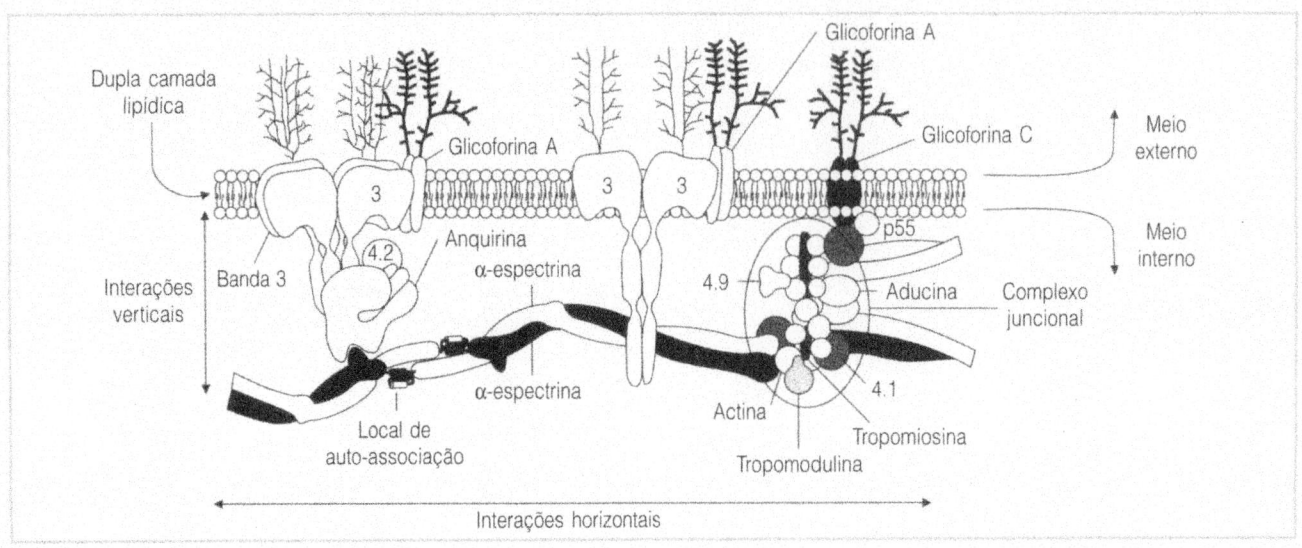

Figura 6.8 – Representação esquemática da membrana eritrocitária mostrando as proteínas integrais transfixando a dupla camada lipídica e suas relações com o citoesqueleto. As interações verticais e horizontais entre as proteínas estão também representadas (modificado de Lux e Palek, 1995).

Quadro 6.14 – Proteínas da membrana eritrocitária.

Nome/tipo	Peso molecular (dáltons)	Quantidade na membrana	Características e funções
Espectrina (bandas 1 e 2 ou proteínas α e β) periférica	α = 240.000 β = 220.000	25-30% das proteínas 2×10^5 heterodímeros/ hemácia	α e β em proporções iguais Locais de ligação para anquirina, β-espectrina e calmodulina Apresenta área de contato com proteína 4.1 e actina
Anquirina (proteína 2.1) periférica	215.000	10^5 moléculas/hemácia	Liga a banda 3 à β-espectrina Parece estabilizar a proteína 4.2 à membrana
Banda 3 integral	95.000	± 25% das proteínas 10^6 monômeros/hemácia	Maior proteína transportadora de ânions Tem ligações para GAPD, aldolase, Hb e hemicromos Liga-se à anquirina e ancora o citoesqueleto da membrana Na sua parte externa liga-se aos antígenos i e I
Proteína 4.1 (4.1a + 4.1b) periférica	4.1a = 80.000 4.1b = 78.000	± 6% das proteínas 2×10^5 moléculas/ hemácia	Participa dos complexos juncionais Fixa o citoesqueleto à dupla camada lipídica por meio de ligações com a banda 3, glicoforina C e fosfatidilserina
Proteína 4.2 periférica	72.000	± 5% das proteínas	Parece interagir com a banda 3 Liga-se à anquirina e à proteína 4.1
Proteína Rh integral		10^5 moléculas/hemácia	Reforça a estrutura da membrana. Semelhança estrutural com a banda 3. Na sua parte externa apresenta os antígenos do sistema Rh (Cc, Dd, Ee)
Banda 4.5 integral	45.000-75.000		Banda difusa à eletroforese Migram nesta área: transportadora de glicose, catalase, proteínas citosólicas
Proteína 4.9 (dematina) periférica	48.000		Empacotadora da actina
Actina (banda 5) periférica	42.000		Forma curtos filamentos de F-actina, com 10 a 13 monômeros
GAPD periférica	35.000 (o monômero)		Liga-se à banda 3 no mesmo local que a hemoglobina se liga
Glicoforinas integral			Ajudam a ancorar e estabilizar o citoesqueleto, interagindo com a proteína 4.1 Podem interagir com a proteína 3 para formar "partículas intramembranas"
Aducina periférica	2 subunidades 105.000 e 100.000	3×10^4 moléculas/ hemácia	Liga-se à actina e à espectrina e promove a ligação da espectrina à actina Maior proteína ligadora de calmodulina
Aquaporina 1 integral	28.000		Canal de troca de água. Na parte externa expressa antígenos dos grupos sangüíneos ABH e Colton
Tropomiosina periférica	2 polipeptídeos 29.000 e 27.000	1% das proteínas 8×10^4 moléculas/ hemácia	Associa-se com a actina nos complexos juncionais Corre na banda 7

pectro clínico/laboratorial, variando desde uma forma assintomática até formas com hemólise de grande intensidade. Os esferócitos, células características da doença, são formados pela perda de material da membrana, em conseqüência das anormalidades qualitativas e/ou quantitativas das proteínas da membrana eritrocitária.

A esferocitose hereditária é muito comum em determinados grupos étnicos, sendo a anemia hereditária mais comum no Norte da Europa. Nos Estados Unidos, a sua incidência é estimada em 1:5.000, e no Brasil, embora não haja estudos epidemiológicos, ela é bastante freqüente. A forma de herança é autossômica dominante em 75% dos casos, sendo herdada na forma não-dominante (recessiva ou aparecimento "de novo") em 25% dos casos.

PATOGÊNESE

O defeito molecular responsável pelo aparecimento dos esferócitos envolve as chamadas "interações verticais" (Fig. 6.8) entre as proteínas da membrana eritrocitária, que incluem as ligações da espectrina, da anquirina e da proteína 4.2 com a proteína banda 3. Anormalidades nessas proteínas têm sido reconhecidas em casos de esferocitose hereditária, e mutações nos seus genes têm sido encontradas em determinadas famílias com diagnóstico de esferocitose hereditária. Defeitos na anquirina são muito freqüentes (30 a 60% dos casos), estando diminuída na maioria dos casos na Europa e Estados Unidos. Paralelamente à diminuição da anquirina, ocorre diminuição da espectrina em grau proporcional, em vista da ligação estrutural que existe entre as duas proteínas. A perda de uma das proteínas leva à diminuição da outra. O grau de deficiência de anquirina/espectrina é proporcional à gravidade clínica da doença. Defeitos da anquirina podem ser encontrados nas formas com herança dominante ou recessiva, sendo mais leves nos casos com herança dominante e mais graves nos casos com herança recessiva. Defeitos na banda 3 também são comuns, afetando cerca de 15 a 40% dos casos. Parece ser a causa de esferocitose mais freqüente nas formas com herança dominante, e em geral está associada a formas clínicas leves a moderadas. Defeitos na β-espectrina podem ocorrer em alguns casos de herança dominante, e defeitos na proteína 4.2, em casos de herança recessiva, sendo esta mais freqüente no Japão.

Os defeitos na estrutura protéica da membrana levam a ligações instáveis entre as proteínas e a dupla camada lipídica. A desestruturação da membrana leva à perda de lipídeos, com conseqüente formação de esferócitos. A perda de lipídeos da membrana ocorre durante toda a vida do eritrócito na circulação, fazendo com que a célula se torne cada vez mais esferocítica à medida que envelhece. A perda de lipídeos é acompanhada da perda de anquirina, espectrina e banda 3. Os esferócitos são então retidos no baço, onde a perda de lipídeos e proteínas se torna muito mais acentuada. Isso é decorrente do chamado "condicionamento esplênico", que inclui hemoconcentração e eritroestase, com lesão da membrana induzida por macrófagos e baixo pH nos cordões esplênicos. Sob condições de baixo pH, as hemácias podem ativar o mecanismo de co-transporte Na-K, tornar-se desidratadas e menos deformáveis, ficando retidas no baço. As células que escapam do baço e retornam à circulação são as características células microcíticas e hiperdensas observadas na esferocitose hereditária. A importância do condicionamento esplênico fica evidente pela melhora clínica observada após a esplenectomia.

QUADRO CLÍNICO

A esferocitose hereditária é caracterizada por anemia, icterícia e esplenomegalia, de graus variáveis e de aparecimento em qualquer período da vida. Embora possa ser diagnosticada muito tardiamente na vida adulta, costuma ser descoberta já no período neonatal, quando a gravidação da hemólise pode ser tão intensa que necessite de correção transfusional. A anemia é em geral leve a moderada, mas ocasionalmente pode ser muito acentuada. A icterícia pode ser mui-

to pronunciada nos recém-nascidos, estando presente em 30 a 50% dos casos, muitas vezes com necessidade de exsangüineotransfusão. Após o período neonatal, a magnitude da icterícia em geral é leve a moderada, podendo ser intermitente, e sua piora associada a esforços físicos, infecções, estresses emocionais ou gravidez. A esplenomegalia ocorre freqüentemente, estando presente em mais de 75% dos casos. Cálculos biliares são freqüentes, decorrentes do excesso de produção de bilirrubina, evidenciando o estado hemolítico crônico. A incidência de cálculo biliar na esferocitose hereditária aumenta com a idade, estando presente em 5% dos casos na primeira década de vida, de 40 a 50% entre a segunda e quinta décadas de vida, e chegando a 75% nas décadas posteriores. Úlceras perimaleolares podem ocorrer na esferocitose hereditária, assim como em outras anemias hemolíticas crônicas constitucionais.

Durante a vida do paciente, pode ocorrer agravamento agudo da anemia em decorrência das chamadas crises aplástica e megaloblástica. As crises aplásticas são de grande intensidade, muitas vezes necessitando de transfusões de sangue. Ocorre eritroblastopenia transitória, com ausência dos precursores eritróides na medula óssea, agravamento da anemia e reticulocitopenia. Seu aparecimento está relacionado à infecção pelo parvovírus B19, que tem tropismo pela "stem cell" eritróide e impede seu desenvolvimento. Sua ação é transitória, havendo recuperação do quadro laboratorial e clínico em 7 a 10 dias, sendo prenunciado pelo aparecimento de reticulocitose. Por sua vez, a crise megaloblástica é decorrente de deficiência de folatos; nas hemólises acentuadas, ocorre grande consumo de folatos pelo sistema hematopoético, com conseqüente exaustão do estoque. Além da anemia, nessas crises podem ocorrer também leucopenia e plaquetopenia. Gravidez, alcoolismo e doença hepática podem estar associados ao aparecimento da crise megaloblástica na esferocitose hereditária. Hematopoese extramedular simulando tumores, principalmente paravertebrais e mediastinais, são outra complicação da esferocitose hereditária.

QUADRO LABORATORIAL

Anemia pode estar presente ou não, mas reticulocitose sim, refletindo hemólise e tentativa de compensação medular. Hiperbilirrubinemia indireta e aumento da desidrogenase láctica (DHL) também demonstram o estado hemolítico. Presença de esferócitos, células de aspecto arredondado, menor tamanho e sem o halo claro central característico das hemácias normais sugere esferocitose hereditária, mas pode ocorrer também nas anemias hemolíticas auto-imunes por anticorpos quentes, que deve ser excluída pelo teste de Coombs. Em vista da variabilidade de espectro clínico observada na esferocitose hereditária, a quantidade de esferócitos é variável, podendo às vezes, nos casos muito leves, passar despercebidos. Microesferócitos em grande quantidade são em geral observados nos casos graves, muitos dos quais herdados de forma recessiva. Além dos esferócitos, na esferocitose hereditária podemos observar outras células com características particulares, que podem ser de valia no diagnóstico e mesmo na orientação da busca do defeito molecular responsável pela doença. A presença de "células em cogumelo" é observada na maioria dos casos de esferocitose hereditária secundária a defeitos da banda 3, que representa 30% dos casos herdados de forma dominante. A presença dessas células depende do baço, desaparecendo após a esplenectomia. A presença de "células espiculadas", ou "esferoacantócitos", pode sugerir que nesse caso o defeito molecular seja uma anormalidade de ligação entre a β-espectrina e a proteína 4.1. Os contadores hematológicos automatizados nos fornecem informações importantes, sendo clássico o aumento da concentração de hemoglobina corpuscular média, reflexo de células desidratadas e que perderam mais membrana do que conteúdo de hemoglobina. Quando se dispõe de contadores automáticos que medem o conteúdo de hemoglobina de cada célula, gerando um histograma de concentração de hemoglobina (CH), observa-se que na esferocitose hereditária são encontrados eritrócitos hiperdensos (CH > 41) em todos os casos, servindo, portanto, como marcador diagnóstico. Além disso, na esferocitose hereditária a porcentagem de células microcíticas (VCM < 60) servirá como marcador de gravidade do caso, estando presente em grande porcentagem naqueles de maior intensidade clínica e diminuindo após a esplenectomia. As células microcíticas e hiperdensas refletem o mecanismo fisiopatológico, evidenciando células que perderam material de membrana conservando seu conteúdo de hemoglobina. A fragilidade osmótica estará aumentada, e a ectacitometria demonstrará diminuição da deformabilidade eritrocitária. O estudo das proteínas da membrana pode evidenciar diminuição da anquirina, espectrina, banda 3 ou proteína 4.2 e orientar a pesquisa do defeito genético.

TRATAMENTO

No período neonatal, casos com grave hemólise e hiperbilirrubinemia acentuada podem levar ao risco de kernicterus e, dessa forma, devem ser tratados com fototerapia e, quando necessário, com exsangüíneotransfusão.

Como em todas as anemias hemolíticas crônicas, a proliferação celular hematopoética é muito alta na esferocitose hereditária, levando à utilização dos estoques de folatos, coenzima necessária à síntese do DNA. Portanto está indicada a suplementação de folato em todos os casos (1 a 5mg/dia/VO).

Transfusões de sangue podem ser necessárias durante episódios de exacerbação de hemólise, assim como nos episódios de crises aplásticas e megaloblásticas.

A esplenectomia é considerada curativa na esferocitose hereditária e está sempre indicada nos pacientes que apresentem quadros graves (hemoglobina < 8g/dl e reticulócitos >10%). Está também indicada em casos mais leves, mas que cursam com comprometimento físico e intelectual em decorrência da anemia, bem como naqueles em que ocorre eritropoese extramedular. A presença de cálculo biliar em crianças sugere grande atividade hemolítica e, portanto, também é indicativa de esplenectomia.

A esplenectomia pode ser realizada tanto com a técnica cirúrgica tradicional como por métodos laparoscópicos. Em geral, a esplenectomia é feita após os 6 anos de idade, quando a função de opsonização do baço já foi realizada. A esplenectomia parcial pode também ser realizada principalmente nos casos em que a cirurgia necessite ser feita em idades muito precoces, melhorando a hemólise e preservando as funções imunológicas do órgão.

Todos os pacientes esplenectomizados devem receber vacinação polivalente antipneumocócica, preferencialmente algumas semanas antes da cirurgia. Vacinação anti-*Haemophilus influenzae* e antimeningocócica está também indicada em crianças.

Antibioticoterapia profilática após a esplenectomia deve ser utilizada, para prevenir principalmente sepse pneumocócica. Deve ser utilizada penicilina, por via oral ou intramuscular, pelo período de dois a cinco anos após a cirurgia.

ELIPTOCITOSE HEREDITÁRIA

A eliptocitose hereditária compreende um grupo de doenças constitucionais caracterizadas pela presença de hemácias elípticas no esfregaço de sangue periférico. A maioria dos casos não tem repercussão clínica, sendo o diagnóstico sugerido pelo achado de eliptócitos durante investigação laboratorial de rotina; ocasionalmente, no entanto, pode cursar com anemia hemolítica de graus variáveis, necessitando de transfusões de sangue e esplenectomia. O amplo espectro de apresentação clínica e laboratorial é decorrente da grande variedade de anormalidades moleculares e genéticas associadas à eliptocitose.

A eliptocitose hereditária é bastante comum, podendo ser encontrada em todos os grupos étnicos, com prevalência de 1:2.500 em caucasianos e 1:150 em algumas partes da África. No Brasil, não dispomos de dados epidemiológicos, mas sua freqüência deve ser alta, em vista da origem étnica de nossa população.

QUADRO CLÍNICO

Do ponto de vista clínico, pode ser classificada em eliptocitose hereditária comum, piropoiquilocitose hereditária (HPP), esferoeliptocitose e ovalocitose do Sudeste asiático (SAO).

Eliptocitose hereditária comum

É a forma clínica mais freqüente, predominando nas populações de origem africana. Na maior parte dos casos a única alteração é a morfologia eritrocitária, com eliptócitos correspondendo a mais de 40% das células; não ocorre anemia, esplenomegalia ou reticulocitose nas formas heterozigotas. Nos casos homozigotos ou com dupla heterozigose, a hemólise pode ser proeminente, com anemia, reticulocitose e fragmentação celular.

Patogênese – a eliptocitose hereditária comum é causada por defeitos nas chamadas "interações horizontais" entre as proteínas da membrana eritrocitária (ver Fig. 6.8). Defeitos na espectrina são as principais responsáveis por essa forma de eliptocitose, com mutações afetando o local de auto-associação entre as moléculas em 50 a 80% dos casos. Esses defeitos levam a uma instabilidade do citoesqueleto, com formação dos eliptócitos, e nos casos mais graves à grave fragmentação celular e hemólise. Mutações na proteína 4.1 e na glicoforina C são também responsáveis pela eliptocitose hereditária comum. Mutações na espectrina podem expor locais de clivagem anormais, detectadas *in vitro* quando se estuda a ação proteolítica da tripsina sobre a membrana. Normalmente, a digestão da α-espectrina produz um fragmento peptídico predominante de 80kD. Nas mutações que afetam a espectrina, haverá o aparecimento de novos fragmentos peptídicos, à custa da diminuição do fragmento normal de 80kD. Assim, pela análise dos mapas peptídicos trípticos da espectrina, podemos identificar uma série de anormalidades, cada uma característica de uma ou mais mutações. De acordo com o tamanho do fragmento gerado, temos as variantes Sp αI/65 (fragmento anormal de 65kD), Sp αI/46 (fragmento anormal gerado de 46kD) etc. A um mesmo fenótipo protéico pode corresponder mais de uma mutação e, portanto, é necessário estudo da genética molecular para a identificação final do defeito eliptocitogênico. Em geral, quanto mais próximo do local da auto-associação da espectrina (ver Fig. 6.8) ocorre o defeito, mais importante é o quadro clínico, com maior dificuldade na formação de tetrâmeros de espectrina, forma normal da proteína na membrana.

Além da localização do defeito, a expressão clínica da eliptocitose causada por mutações na espectrina será influenciada pelos chamados alelos eliptocitogênicos de baixa expressão. Estes são polimorfismos no gene da α-espectrina, que isoladamente nada causam, e, dos quais, o mais conhecido é o chamado alelo α-Lely ("low expression Lyon"). Quando presente em "trans" a uma mutação eliptocitogênica, faz com que maior quantidade de proteína mutante se integre na membrana, tornando o citoesqueleto mais instável, levando à fragmentação celular e, muitas vezes, a grave quadro hemolítico.

Defeitos na proteína 4.1 correspondem a 20 a 40% dos casos de eliptocitose hereditária comum, sendo sintomática somente nos casos homozigotos. Deficiência de glicoforina C é encontrada no chamado fenótipo eritrocitário Leach, no qual as hemácias são sistema Gerbich negativos (Ge–). Ocorre raramente, e os portadores apresentam quadro de eliptocitose moderada compensada.

Piropoiquilocitose hereditária (HPP)

Essa forma rara de eliptocitose hereditária se apresenta no período neonatal como grave anemia hemolítica, muitas vezes com risco de vida. Apresenta grave fragmentação eritrocitária, com microcitose, poiquilocitose e sensibilidade térmica anormal, com fragmentação eritrocitária a 45-46°C (normalmente ocorre a partir de 49°C). A hemólise é melhorada pela esplenectomia, que muitas vezes necessita de indicação precoce. É causada por homozigose para defeitos da espectrina ou, mais freqüentemente, decorrente da associação de defeitos eliptocitogênicos graves da α-espectrina com o alelo α-Lely em "trans". O estudo dos pais é fundamental para a investigação diagnóstica, sendo um dos pais portador de eliptocitose assintomática, e o outro aparentemente normal, mas portador do alelo α-Lely.

Um quadro que se assemelha à HPP no período neonatal é a poiquilocitose infantil transitória. Logo após o nascimento, ocorre hemólise acentuada, fragmentação celular importante e necessidade de transfusão sangüínea, mas com o passar do tempo, aos 6 a 12 meses, torna-se caso de eliptocitose moderada, com pouca ou nenhuma hemólise. Parece que as altas concentrações de 2,3-DPG presentes nas células fetais enfraquece a interação entre as proteínas da membrana eritrocitária, agravando um defeito hereditário da auto-associação da espectrina.

Esferoeliptocitose

A esferoeliptocitose é uma entidade rara, que apresenta quadro morfológico eliptocitário e comportamento clínico e reológico de esferocitose hereditária (fragilidade osmótica aumentada), com boa resposta à esplenectomia. Defeitos na α e β-espectrina parecem ser os responsáveis, mas o defeito genético ainda não está esclarecido.

Ovalocitose do Sudeste asiático (SAO)

Embora rara entre nós, a ovalocitose do Sudeste asiático é extremamente freqüente em certas etnias, chegando a estar presente em 30% de certas populações da Malásia e da Melanésia. Indivíduos heterozigotos apresentam ovalócitos gordos, às vezes com uma barra transversal que divide o halo claro eritrocitário central. Essas hemácias são extremamente rígidas e resistentes à invasão pelos parasitas da malária, o que é causada por uma banda 3 anormal. Normalmente, a banda 3 serve como receptor para o parasita da malária, e na SAO a proteína defeituosa apresenta mobilidade lateral reduzida, limitando a invaginação e a penetração do parasita. Os defeitos no gene da banda 3 são uma deleção de 9 códons (que codificam os aminoácidos 400 a 408) e uma substituição de lisina por glutamato na posição 56. O estado homozigoto deve ser incompatível com a vida, em vista de a banda 3 ser a responsável também pelas trocas aniônicas renais.

AVALIAÇÃO LABORATORIAL

A avaliação morfológica das hemácias no sangue periférico é o principal elemento para a avaliação diagnóstica e da gravidade do quadro. Eliptócitos são a marca registrada da doença, variando de 15 a quase 100% do total de células. Fragmentação celular e microcitose estão associadas a quadros mais graves, em geral associados a anemia e reticulocitose. Na HPP, a fragmentação celular é extrema, sendo muitas vezes difícil o achado de eliptócitos no esfregaço. Isso dificulta o diagnóstico dessa variante de eliptocitose, que é muitas vezes erroneamente diagnosticada como esferocitose grave. O exame dos pais é imprescindível nesses casos e mostrará um deles com aspecto eliptocitário típico. Para a identificação

do defeito eliptocítico de base, são importantes os estudos das proteínas da membrana e dos padrões de proteólise da espectrina pela tripsina. A quantificação de dímeros e de tetrâmeros de espectrina, à eletroforese em gel não desnaturante, é de utilidade na avaliação da gravidade. O estudo da fragilidade osmótica será importante na identificação dos casos de esferoeliptocitose, a qual se mostrará aumentada. Nas demais variantes de eliptocitose, a fragilidade osmótica é normal. O estudo da deformabilidade eritrocitária por meio da ectacitometria nos dá importantes informações, mostrando diminuição da deformabilidade eritrocitária em todos os casos e perfil característico de curva de deformabilidade com aspecto trapezoidal. O grau de deficência da deformabilidade é proporcional à intensidade do defeito da membrana, com as hemácias praticamente indeformáveis nos estados homozigotos ou com dupla heterozigose.

TRATAMENTO

Como não há manifestações clínicas na maioria dos casos de eliptocitose hereditária, não há em geral necessidade de tratamento. Pacientes que cursam com hemólise crônica com anemia podem beneficiar-se da esplenectomia, mas os resultados não são tão bons como na esferocitose. Na piropoiquilocitose hereditária, a esplenectomia pode ser salvadora, tendo muitas vezes indicação precoce. A esplenectomia parcial pode ser então uma boa opção. A esferoeliptocitose também se beneficia da esplenectomia. O uso de ácido fólico está indicado nos casos de anemia hemolítica. Como na esferocitose hereditária, o uso de vacina antipneumocócica e de antibioticoterapia profilática também é indicado.

BIBLIOGRAFIA

1. DELAUNA,Y J. & DHERMY, D. – Mutations envolving the spectrin heterodimer contact site: clinical expression and alterations in specific functions. Semin. Hematol. 30:21-33, 1993. 2. GLADER, B.E. & LUKENS, J.N. – Hereditary spherocytosis and other anemias due to abnormalities of red cell membrane. In Lee, G.R.; Foerster, J.; Lukens, J.; Paraskevas, F.; Greer, J.P. & Rodgers, G.M., eds. Wintrobe's Clinical Hematology, 10th ed., Baltimore, Williams & Wilkins, 1999, p. 1132. 3. LIU, S.C.; DERICK; L.H. & PALEK J. – Visualization of the hexagonal lattice in the erythrocyte membrane skeleton. J. Cell. Biol. 104:527, 1986. 4. LUX, S.E. & PALEK, J. – Disorders of the red cell membrane. In Handin, R.I.; Lux, S.E.; Stossel, T.O., editors: Blood: Principles and Practice of Hematology. JB Lippincot Company, Philadelphia, 1995, p. 1701. 5. PALEK, J. – Hereditary elliptocytosis and related disorders. In Willians, W.J.; Beutler, E.; Erslav, A.J. & Lichtman, M.A., eds. Hematology 4th ed., New York, McGraw-Hill, 1990, p. 569. 6. PALEK, J. & JAROLIN, P. – Clinical expression and laboratory detection of red cell membrane protein. Semin. Hematol. 30:249-283, 1993. 7. PALEK, J. & LAMBERT S. – Genetics of the red cell membrane skeleton. Seminars in Hematol. 27:290, 1990. 8. SCHRIER, S.B. – Red cell membrane biology. Clin. Haematol. 14:1, 1985. 9. SHOHET, S.B. & BEUTLER, E. – The red cell membrane. In Willians, W.J.; Beutler, E.; Erslav, A.J. & Lichtman, M.A. eds. Hematology. 4th ed., New York, McGraw-Hill, 1990, p. 368. 10. SILVEIRA, P. et al. – Red blood cell abnormalities in hereditary elliptocytosis and their relevance to variable clinical expression. Am. J. Clin. Pathol. 108:391, 1997. 11. TELEN, J.T. & KAUFMAN, R.E. – The mature erythrocyte. In Lee, G.R.; Foerster, J.; Lukens, J.; Paraskevas, F.; Greer, J.P. & Rodgers, G.M. eds., Wintrobe's Clinical Hematology. 10th ed., Baltimore, Williams & Wilkins, p. 193, 1999. 12. TSE, W.T. & LUX, S.E. – Red blood cell membrane disorders. British Journal of Hematology, 104:2-13, 1999.

MINA HALSMAN

DEFINIÇÃO

A anemia hemolítica auto-imune é uma síndrome clínica caracterizada pela destruição exagerada de eritrócitos, produzida por uma atividade imune aberrante, que se dirige contra os eritrócitos do próprio indivíduo, geralmente contra antígenos de suas membranas. Pertence à desordem eritrocitária hemolítica na qual as anomalias são extrínsecas aos eritrócitos, conhecida como "defeito extracorpuscular". A hemólise é mais comumente extravascular e o fígado e o baço têm papel importante na depuração de células revestidas por anticorpos. Ocorre também hemólise intravascular, caracterizando-se por um quadro agudo e grave. O complemento também tem um papel importante na destruição de eritrócitos. Existem duas classes de anticorpos antieritrocitários e que produzem hemólise: IgG e IgM.

MODELO EXPERIMENTAL

Para investigar a fisiopatologia da destruição de eritrócitos ligados a anticorpos e complemento em base molecular, foi estabelecido um modelo experimental em cobaia. Como nos eritrócitos humanos, os da cobaia são relativamente resistentes à ação lítica do complemento e a hemólise é primariamente extravascular.

Por meio da experimentação, foi observado que eritrócitos sensibilizados com IgG são progressivamente removidos da circulação e seqüestrados predominantemente no baço. Nesse modelo, aproximadamente 2.000 moléculas de IgG-eritrócito são necessárias para gerar um único complemento ou local de fixação de C1. Número semelhante de moléculas é necessário para diminuir a sobrevida de eritrócitos. A sobrevida de eritrócitos é influenciada pelo número de moléculas de anticorpos por célula; aumentando o número de moléculas IgG/célula, a seqüestração esplênica desses eritrócitos eleva-se progressivamente. Pode haver participação do complemento nesse processo. Existem, porém, eritrócitos ligados à IgG, que também são clareados da circulação na ausência de ativação do complemento. Estudos efetuados em cobaias deficientes de C3 e C4 mostraram que esses eritrócitos ligados à IgG eram captados por macrófagos do sistema reticuloendotelial (SRE) do baço, porém a captação é maior e mais rápida quando há ativação do complemento. Estudos in vitro mostram que esses macrófagos do baço têm receptores Fc-gama, que são responsáveis pela captação de eritrócitos-IgG na ausência de ativação do complemento. Os macrófagos do baço também têm receptores para o complemento ativado C3 (C3b e C3bi), que são capazes de ligar eritrócitos C3 como também eritrócitos-IgG. Com maior número de moléculas IgG-eritrócito, além do baço, o fígado também passa a seqüestrar eritrócitos-IgG.

Os anticorpos IgM ligados a eritrócitos, quando injetados em cobaias, são seqüestrados no fígado de maneira rápida. A remoção esplênica é secundária e menor que 20%. Aumentando o número de moléculas IgEr-M, a captação é mais rápida. Quando ocorre 60 moléculas de IgM, há diminuição da sobrevida de eritrócitos-IgM. A depuração de eritrócitos-IgM é totalmente dependente da ativação de complemento. Quando injetados eritrócitos-IgM em cobaias deficientes de C3 e C4, os eritrócitos não são seqüestrados e têm vida média normal. A ativação da seqüência de complemento por IgM resulta no depósito de C3b na superfície dos eritrócitos. Estes, então, são captados pelos receptores C3b dos macrófagos hepáticos, onde são fagocitados e destruídos. Uma parte dos eritrócitos é liberada dos receptores C3b e cai na circulação, onde tem sobrevida normal, porque sofreu uma alteração, e eles, agora, transportam

uma forma de C3 antigenicamente alterado que não é mais reconhecida pelos receptores C3b dos macrófagos hepáticos. Com o aumento do número de moléculas IgM, diminui o número de eritrócitos liberados pelos macrófagos hepáticos.

Portanto, eritrócitos-IgG são clareados predominantemente pelos macrófagos esplênicos, com receptores Fc-gama e C3, e não requerem complemento. Contudo, o complemento acelera a depuração dos eritrócitos-IgG pelo baço, os quais são clareados pelo fígado, pelos receptores C3b dos macrófagos hepáticos e inteiramente dependentes de complemento.

O efeito da esplenectomia e dos hormônios esteróides no clareamento dos eritrócitos ligados a anticorpos e complemento também foi estudado em cobaias: a esplenectomia diminui a seqüestração de células IgG. À medida que o anticorpo aumenta, a esplenectomia torna-se menos eficiente, pois aí também vai atuar o fígado na depuração de células ligadas à grande quantidade de IgG. A esplenectomia não altera a depuração de células IgM, pois estas são removidas só pelo fígado. Hormônios esteróides impedem a depuração esplênica de eritrócitos-IgG, tanto na presença como na ausência de ativação de complemento. O corticóide não impede a depuração de eritrócitos-IgM pelo fígado. Contudo, quando há quantidade limitada, pequeno número de IgM e C3, o corticóide pode melhorar a sobrevida desses eritrócitos, porém em altas doses.

CARACTERÍSTICAS DOS AUTO-ANTICORPOS ERITROCITÁRIOS

A complexidade clínica e as variações nas doenças hemolíticas auto-imunes dependem das características dos anticorpos, isto é, do seu isotipo, reatividade térmica, habilidade em fixar complemento, afinidade de ligação e especificidade de antígenos (Quadro 6.15).

Quadro 6.15 – Características comuns dos auto-anticorpos eritrocitários na anemia hemolítica auto-imune.

Características	Anticorpo quente	Hemoglobinúria paroxística ao frio	Aglutinina fria
Isotipo	IgG	IgG	IgM
Reatividade térm.	37°C	4°C	4°C
Fixação compl.	Variável	Sim	Sim
Coombs direto 4°C	Não é feito	IgG, C3	C3
37°C	IgG, +-C3	C3	C3
Título plasmático	Baixo/zero	Moderado	Alto
Hemolisina	Não	Sim	Variável
Antígeno específico	Rh e outros	P	I/i
Local de destruição	Baço	Intravascular	Fígado, intravascular
Terapia	Corticóide Esplenectomia	Evitar o frio Corticóide	Evitar o frio Plasmaférese

Isotipo do anticorpo – o auto-anticorpo IgG reage a 37°C, chamado "auto-anticorpo quente", com dois locais antigênicos: Fc-gama e C3. Há quatro subtipos de auto-anticorpos IgG: IgG_1, IgG_2, IgG_3 e IgG_4. A IgG_1 e IgG_3 fixam melhor o complemento que IgG_2 e IgG_4, sendo a IgG$_1$ a subclasse mais predominante, 74% dos casos, seguida de anticorpos múltiplos, em que o IgG$_1$ sempre está presente. O auto-anticorpo IgM representa uma proporção significativa nos primeiros períodos da infância. Foi identificado após infecção por *Mycoplasma pneumoniae*. Anticorpo IgA, identificado em alguns casos, necessita de reagente específico para ser detectado. Em certos casos, pode haver simultaneamente uma combinação de diferentes isotipos. Por exemplo: IgG e IgM.

Reatividade ou amplitude térmicas – a reatividade térmica da maioria dos auto-anticorpos IgG é de 37°C. Existem alguns auto-anticorpos IgG que reagem ao frio a 4°C (causam hemoglobinúria paroxística ao frio) e fixam complemento à 4°C, mas, a 37°C, a cascata de complemento é amplificada e ocorre a hemólise intravascular. O anticorpo IgM reage entre 0 e 4°C e é chamado "auto-anticorpo frio". Existem raros auto-anticorpos IgM que reagem à temperatura de 37°C.

Fixação de complemento – essa habilidade dos auto-anticorpos eritrocitários determina sua fisiopatologia e manifestações clínicas de hemólise. Ocorre ativação clássica do complemento que resulta no depósito de C3b na superfície dos eritrócitos. São necessárias duas moléculas de IgG para ligar o primeiro componente C1q da cascata de complemento, enquanto apenas uma molécula de IgM se liga a C1q. Os auto-anticorpos IgM fixam complemento muito eficientemente, formando poros na membrana e na lise celular. O auto-anticorpo IgG não fixa tão eficientemente o complemento. Além de necessitar de duas moléculas para fixar o primeiro componente do complemento, nem todos os subtipos têm igual habilidade, sendo que as IgG$_1$ e IgG$_3$ fixam mais eficientemente que as IgG$_2$ e IgG$_4$. Os anticorpos IgG, Donath Landstainer, fixam complemento muito eficientemente, causando hemólise intravascular.

Afinidade de ligação do auto-anticorpo – um auto-anticorpo IgG tem alta afinidade por um antígeno na superfície do eritrócito e dá testes de Coombs direto positivos. Resulta muito pouco anticorpo circulante no plasma, e o teste de Coombs indireto é negativo. Os auto-anticorpos IgM têm pouca afinidade a 37°C e são facilmente detectados no plasma, dando teste de Coombs indireto positivo e direto negativo. Quanto à especificidade sorológica, a maioria dos auto-anticorpos apresenta padrão "não-específico" ou "panreativo", pois se ligam a antígenos de superfície existentes em todas as hemácias humanas, com exceção das hemácias Rh negativas. Portanto, a proteína Rh é o principal local antigênico do auto-anticorpo IgG em 50% dos pacientes. A reatividade com antígenos do grupo ABO e outros sistemas é extremamente rara. Os auto-anticorpos IgM têm reatividade com polissacarídeos e não com proteínas. O antígeno I/i da superfície dos eritrócitos é o local no qual se ligam a maioria dos auto-anticorpos IgM. Foi relatado outro auto-antígeno, o polissacarídeo P, na hemoglobinúria paroxística ao frio.

CLASSIFICAÇÃO

No quadro 6.16 estão descritas as anemias hemolíticas imunes na criança. A forma mais comum em crianças é a que envolve anticorpos quentes, isto é, reagem a 37°C, usualmente IgG, não dependem da ativação de complemento, fixando-o, porém em alguns casos a levam à hemólise extravascular. A hemoglobinúria paroxística ao frio, na qual o anticorpo IgG reage em temperaturas baixas, até 4°C, fixa complemento eficientemente e causa hemólise intravascular. Ocorre principalmente após infecção viral. A doença da hemaglutinina fria, mais freqüente em adultos, também ocorre em crianças, geralmente após infecção por *Mycoplasma pneumoniae*. Os anticorpos IgM ligam-se a eritrócitos em temperatura inferior a 37°C, até 4°C (chamados anticorpos frios), fixam complemento eficientemente e levam à hemólise tanto extravascular no fígado como intravascular.

Quadro 6.16 – Classificação das anemias hemolíticas imunes.

Anemia hemolítica alo-imune
Transferência passiva de anticorpos maternos IgG ao feto: doença hemolítica do recém-nascido por incompatibilidade ABO e Rh
Imunização ativa: incompatibilidade de grupos sangüíneos em transfusões de sangue
Anemia hemolítica auto-imune
Primária ou idiopática
Anticorpos quentes tipo IgG
Hemoglobinúria paroxística ao frio, usualmente IgG
Doença da aglutinina fria, usualmente IgM
Secundária
Outras doenças auto-imunes sistêmicas (por exemplo, lúpus)
Doenças malignas (linfoma de Hodgkin e não-Hodgkin)
Imunodeficiências
Infecções (*Mycoplasma*, vírus)
Induzida por drogas

ANEMIA HEMOLÍTICA AUTO-IMUNE PRIMÁRIA OU IDIOPÁTICA

Atinge uma incidência anual de 1/80.000 pessoas na população em geral. Em crianças, 0,2/100.000. É mais comum em adultos que em crianças e adolescentes. A anemia hemolítica auto-imune por anticorpos IgG ou IgM não tem predileção por nenhuma raça, pode afetar pessoas de qualquer idade. A anemia hemolítica auto-imune IgG induzida tem sido descrita em crianças já desde 1 mês de idade. O pico de incidência na infância é nos primeiros quatro anos. A maior incidência é em torno dos 40 anos. Aparece em ambos os sexos, com certa predominância no sexo feminino. Foram relatados também casos familiares. Ocorre em crianças sem causa definida, porém é mais comum após infecção. A anemia hemolítica auto-imune IgM induzida, embora possa ocorrer em criança, é bem mais rara e predomina em adultos em torno dos 50 anos de idade.

Quanto à predisposição genética para o desenvolvimento dessa doença, nada está provado. Sabe-se, no entanto, que existem pacientes com anemia hemolítica auto-imune com história de antecedentes familiares de outras doenças auto-imunes.

Os anticorpos da classe IgG são os mais comuns em anemia hemolítica auto-imune em crianças. O antígeno para o qual o anticorpo IgG se dirige é um dos antígenos Rh dos eritrócitos em mais de 70% dos casos. Esse anticorpo tem sua atividade máxima a 37°C, motivo pelo qual a doença é conhecida como "doença hemolítica auto-imune do anticorpo quente". A sobrevida de eritrócitos é geralmente proporcional à quantidade de anticorpos na superfície de eritrócitos. Cerca da metade dos pacientes com hemólise imune IgG induzida não tem doença básica detectável e por isso o distúrbio é designado "anemia hemolítica auto-imune IgG induzida idiopática". A doença hemolítica auto-imune idiopática é mais comumente provocada pelo anticorpo IgG do que pelo IgM. Os anticorpos IgG atuam diretamente contra os antígenos da membrana dos eritrócitos ou por meio de formação de imunocomplexos, dirigidos contra ela. Em outros casos, a lise da membrana eritrocitária produz-se por ativação do sistema complemento. Os eritrócitos sensibilizados pelo anticorpo IgG são retirados da circulação e fagocitados por macrófagos do baço, os quais possuem receptores para o fragmento Fc da IgG.

Em alguns pacientes, cerca de 5 a 10%, pode-se encontrar associação de anticorpo do tipo IgG e IgM e hemólise de maior gravidade (DL hemólise).

Foram descritos casos em crianças com anticorpos IgM "tipo quente", isto é, produzem hemólise em temperatura a 37°C, sem interligação com o sistema complemento. Foram descritos também pacientes com púrpura trombocitopênica imune associada a um processo hemolítico imune (síndrome de Evans), que pode ser idiopática ou associada a doença *imunoproliferativa* ou doença do colágeno.

É descrita hemoglobinúria paroxística ao frio induzida pelo anticorpo IgG. A hemolisina fria de Donath-Landsteiner, um anticorpo IgG com especificidade anti-P, foi descrita originalmente em casos de sífilis congênita ou adquirida. Atualmente, embora incomum é mais encontrada em crianças com infecção viral. A hemólise nessa síndrome é mais comumente intravascular, pois esse anticorpo IgG tem a capacidade de ativar o complemento eficientemente. A hemólise, geralmente fraca, às vezes grave, resolve-se quando a infecção desaparece.

A anemia hemolítica auto-imune IgM induzida é representada pela doença da "hemaglutinina fria", pois é causada por aglutininas que atuam em temperaturas baixas. Os anticorpos IgM são encontrados menos freqüentemente no grupo pediátrico. A maioria dos auto-anticorpos é representada por crioaglutininas e crio-hemaglutininas. Existe, porém, relato de anemia causada por anticorpo IgM que reage ao calor.

Landsteiner, no início do século XX, demonstrou, pela primeira vez, a aglutinação do sangue pelo soro do paciente no frio. A "doença da crio-hemaglutinina" ou hemolisina induzida pela IgM é geralmente devido à reação com o antígeno do sistema I/i. Anti-I é característica da hemólise associada ao *Mycoplasma pneumoniae*. Crioaglutinina anti-i é encontrada em mononucleose infecciosa. A aderência de *Mycoplasma pneumoniae* à superfície da membrana do eritrócito é mediada pelos receptores que contêm ácido siálico associados com os resíduos terminais da galactose do antígeno I. A associação do organismo infectante com o eritrócito pode alterar a estrutura antigênica da membrana, tornando-a imunogênica.

Quando não há causa básica aparente para explicar a formação de anticorpo antieritrócito, a doença é designada "doença da hemaglutinina fria idiopática", geralmente de caráter crônico. Foi relatado recentemente que esses anticorpos seriam produzidos por um clone de linfócitos neoplásicos, induzidos por uma anomalia cromossômica.

Nessa doença, o anticorpo IgM tem afinidade pelo antígeno I ou antígenos correlacionados na membrana do eritrócito, como o anti-FI, também descrito em temperaturas baixas, de 0 a 20°C. Sugeriu-se que o antígeno é alterado no frio, de modo a aumentar sua disponibilidade para o local de combinação do anticorpo. Caracteriza-se por causar hemólise mais grave, já que requer apenas uma molécula para ativar o complemento, formando complexo imune sobre a membrana do eritrócito. Geralmente, é removido mais facilmente pelas células de Kupffer do fígado, que possuem receptores para a fração C3, motivo pelo qual esse tipo de anemia hemolítica, por anticorpo IgM, não se beneficia com a esplenectomia.

Na doença da hemaglutinina fria, a sobrevida dos eritrócitos é proporcional à quantidade de anticorpos em suas superfícies, isto é, depende do título de anticorpos e da amplitude térmica do anticorpo IgM (a maior temperatura em que o anticorpo é ativo) e do nível de proteínas controles circulantes do sistema inativador C3b. Na doença da hemaglutinina fria, a hemólise geralmente é precipitada pela exposição ao frio, e os sintomas, o fenômeno de Raynaud e a intolerância ao frio são comuns. O anticorpo IgM tem sua maior atividade entre 0 e 30°C.

ANEMIA HEMOLÍTICA AUTO-IMUNE SECUNDÁRIA

Por anticorpo IgG

Infecções – as virais, principalmente respiratórias, mononucleose infecciosa, citomegalovírus, *Mycoplasma pneumoniae*, HIV, vírus da hepatite, sarampo, caxumba, varicela, vírus da influenza, sífilis congênita e bactéria como tuberculose.

Doenças associadas com produção de auto-anticorpo – lúpus eritematoso sistêmico, lúpus neonatal, artrite reumatóide, distúrbios da tireóide, colite ulcerativa, hepatite crônica ativa.

Síndromes de imunodeficiência – agamaglobulinemia ligada ao X, disgamaglobulinemia, hipogamaglobulinemia variável, deficiência de IgA, síndrome de Wiskott-Aldrich, HIV.

Doenças malignas – linfoma não-Hodgkin, doença de Hodgkin, leucemia linfocítica aguda, carcinoma, timoma, cisto de ovários e tumores.

Por anticorpo IgM

As hemaglutininas frias podem, também, ocorrer associadas a outras doenças, do tipo imunoproliferativas, como leucemia linfóide crônica, linfoma não-Hodgkin, macroglobulinemia de Waldenström, e em doenças do colágeno, como lúpus eritematoso sistêmico. No caso das doenças imunoproliferativas, geralmente o anticorpo é o IgM *kappa* do tipo monoclonal. Os auto-anticorpos frios, nesses casos, derivam-se de um clone de células linfóides B anômalas. Podem também vir associados a infecções, como a provocada por *Mycoplasma pneumoniae*, mononucleose infecciosa, citomegalovirose, caxumba. Nesses casos, o anticorpo IgM geralmente é policlonal. A infecção aguda bacteriana em criança pode estar associada com anemia hemolítica devido à presença de antígeno T no eritrócito. O antígeno T, normalmente latente na membrana do eritrócito, pode ser revelado com ácido siálico e removido por neuraminidase. Isso pode ocorrer com infecção por clostrídeo, na enterocolite necrosante. Desde que a aglutinina anti-T esteja presente na maioria dos plasmas adultos, a transfusão em pacientes com ativação de T pode produzir hemólise. Quando houver necessidade de transfusão, devem-se usar eritrócitos lavados e plaquetas e, se necessário, produtos do plasma com baixo título de anti-T.

Em pacientes com AIDS, pode ser encontrado teste da antiglobulina direta positivo, com anticorpos detectados contra antígenos de eritrócitos. Apesar dessa associação, a hemólise não é comum. Alguns apresentam curso de hemólise aguda. Geralmente a anemia que ocorre no HIV é por eritropoese ineficaz. O tratamento da associação de HIV com anemia hemolítica auto-imune faz-se com imunoglobulina intravenosa com algum resultado.

FISIOPATOLOGIA

Quando ocorre exposição ao frio, os anticorpos IgM, que circulam em pacientes com doença da crio-hemaglutinina, interagem com a superfície da membrana e inicia-se a ativação da via clássica do complemento. Uma única molécula de IgM é capaz de ligar com o primeiro componente do complemento C1, que é, então, ativado e seqüencialmente ativa o quarto e o segundo componentes do complemento por quebra enzimática. Forma-se o complexo C142 ou C3 convertase. A C3 convertase quebra o componente C3 existente em grande quantidade no plasma em dois fragmentos antigênicos, um dos quais, C3b, liga-se à superfície do eritrócito. Esse é um degrau de amplificação, pois uma única molécula de C142 é capaz de quebrar várias moléculas de C3 e colocar várias moléculas C3b na superfície de eritrócitos. Esses eritrócitos-C3b são reconhecidos pelos receptores C3b dos macrófagos do fígado, que os ligam, esferizam e fagocitam. Esse é o principal mecanismo para hemólise na anemia hemolítica imune induzida por IgM. Não há receptores nos macrófagos para detectar célula IgM na ausência do complemento. A depuração das células IgM é muito rápida e verifica-se primariamente no fígado, pelos receptores C3b dos macrófagos hepáticos. Quando o número de moléculas de IgM que estão presentes na superfície dos eritrócitos é muito grande, ocorre ativação intensa do complemento, e os componentes terminais do complemento C8 e C9 ligam-se à superfície dos eritrócitos causando lise intravascular. Contrabalançando o efeito de C3b, existe no plasma um "sistema inativador de C3b" que desdobra o C3b em dois fragmentos inativos C3d que permanecem na superfície dos eritrócitos. O nível do inativador C3b no plasma, portanto, é de grande importância na determinação do grau de hemólise. Esses eritrócitos-C3d não são detectados pelos receptores C3b dos macrófagos e têm sobrevida normal.

Outro fator importante que atua no grau de hemólise é a amplitude térmica do anticorpo IgM (a temperatura mais elevada na qual o anticorpo é ativo). Os anticorpos de amplitude térmica mais elevada, mesmo em título relativamente baixo, podem determinar alto grau de hemólise (síndrome da hemaglutinina fria de baixo título). Esses pacientes, que têm um título baixo de crioaglutinina com elevada amplitude térmica, respondem geralmente à terapêutica de maneira diferente daqueles com "hemaglutinina fria de título elevado e de baixa amplitude térmica". Geralmente, respondem à terapêutica com corticóide ou esplenectomia.

Os anticorpos IgG interagem com o sistema complemento de maneira diferente do anticorpo IgM. Geralmente, é necessário um número grande de moléculas de IgG na superfície dos eritrócitos para ligar e ativar uma única molécula de C1. Uma vez ativado C1, ocorre a ativação de C4 e C2 de maneira semelhante aos anticorpos IgM e quebra de C3, e C3b é colocado na superfície dos eritrócitos. Os macrófagos do SRE do baço têm receptores não apenas para C3b, mas também para IgG, chamados de receptores IgG ou Fc-gama. Esses macrófagos com receptores Fc-gama podem detectar eritrócitos-IgG, ligá-los e fagocitá-los mesmo na ausência de C3b, isto é, na ausência de ativação do complemento. Assim, pacientes com quantidade pequena de IgG na superfície dos eritrócitos, insuficiente para ativar o complemento, podem ter hemólise significante. Porém se a quantidade for grande, suficiente para ativar o complemento, a hemólise é acelerada. Nesses casos, a depuração será causada por dois receptores, C3b e Fc-gama, que são distintos e atuam sinergicamente. Os eritrócitos-IgG são depurados progressivamente da circulação pelo baço e a hemólise é geralmente extravascular. Quando o número de moléculas IgG é muito alto, ultrapassando a capacidade de captação do baço, o fígado passa a ser o principal depurador de eritrócitos-IgG.

Em resumo, eritrócitos-IgM são depurados predominantemente pelo fígado, cujo mecanismo é totalmente dependente de complemento, sendo os receptores C3 dos macrófagos responsáveis pela depuração dos eritrócitos-IgM. Esse é o processo que ocorre na "doença da aglutinina fria". Os eritrócitos-IgG são depurados predominantemente por macrófagos do baço, que possuem tanto receptores Fc-gama como C3b e removem eritrócitos-IgG e eritrócitos-IgG + eritrócitos-C3b da circulação.

QUADRO CLÍNICO

O curso da anemia hemolítica auto-imune pode ser agudo, com resolução completa dentro de três a seis meses. Em crianças, 48% dos casos são agudos. A proporção de crianças com curso crônico é de 23 a 74%. Crianças com menos de 2 anos e mais de 12 anos tendem a ter um curso mais crônico, com instalação lenta e gradual da anemia. Algumas crianças com anemia hemolítica auto-imune crônica se recuperam totalmente, em outras persiste a hemólise e têm recaídas intermitentes. Em alguns estudos, verificou-se que meninas com anemia hemolítica auto-imune freqüentemente têm doença associada, principalmente lúpus eritematoso, enquanto meninos com doença crônica não têm evidência de doença associada. A mortalidade é de 9 a 19%. Durante o estágio agudo é devido a anemia grave ou hemorragia, quando ocorre plaquetopenia associada. A mortalidade em casos crônicos é maior devido a doenças associadas, como doença de Hodgkin e linfoma não-Hodgkin. Sepse fatal foi relatada após esplenectomia.

Os sintomas mais comuns são palidez, icterícia, urina escura, dor abdominal e febre. O quadro clínico é muito variável, podendo apresentar-se discreto ou fulminante. As anemias hemolíticas, que têm uma doença de base, freqüentemente manifestam sintomas ligados àquela doença, além dos próprios da hemólise, como, por exemplo, febre, perda de peso, debilidade em doença maligna básica, sintomas articulares secundários ao lúpus eritematoso disseminado, as-

sociados a anemia, mal-estar, fraqueza etc. Se a hemólise é significativa, pode aparecer icterícia. Os pacientes com plaquetopenia imune associada deverão ter também sintomas de púrpura, equimoses, petéquias etc.

Os achados físicos também podem ser atribuídos à doença de base, como, por exemplo, hepatoesplenomegalia e linfadenopatia na doença de Hodgkin. Esplenomegalia discreta e sinais de insuficiência cardíaca congestiva podem-se encontrar associados a uma anemia grave.

Anemia hemolítica auto-imune IgG induzida – quando não há causa evidente detectável, pode apresentar-se de maneira variável. Pode ser crônica, estendendo-se durante anos com icterícia e anemia branda. Os casos mais graves, em crianças, iniciam-se de modo súbito, com anemia, icterícia, febre, prostração e hemoglobinúria (urina de cor escura achocolatada). A evolução é imprevisível, desde a cura em pouco tempo até em longos anos, inclusive com crises e remissões espontâneas. A anemia é, em geral, bastante acentuada. Pode ser acompanhada de episódios de icterícia acolúrica. Esplenomegalia é freqüente, de proporção variável, geralmente não muito acentuada. A hepatomegalia é freqüente e as fezes podem apresentar-se escuras.

Anemia hemolítica auto-imune IgM induzida – além dos sintomas já mencionados, pode ocorrer, principalmente em adultos, o fenômeno de Raynaud: no tempo de frio, os dedos, as orelhas e a ponta do nariz se tornam-se frios, cianóticos e dolorosos. Esse fenômeno é reversível ao calor, mas pode levar à gangrena das extremidades dos dedos.

DIAGNÓSTICO LABORATORIAL

Presença de anemia, de intensidade variável, com anisocitose, poiquilocitose e macrocitose. Quando a função da medula é adequada, observa-se reticulocitose, que pode ser crônica e persistente, porém quando influenciada por doença de base que comprometa a eritropoese, como neoplasia e infecções, o número de reticulócitos pode ser baixo. Pacientes com púrpura imune associada apresentam plaquetopenia. O exame de esfregaço do sangue periférico pode revelar a presença de esferócitos, que são mais freqüentes na anemia hemolítica IgG induzida. O sangue periférico mostra, ainda, além de esferócitos, policromasia, eritrócitos nucleados, eritrofagocitose, assim como rosetas de eritrócitos ao redor de glóbulos brancos em preparados de gota espessa. Em doença de aglutinina fria, pode ser vista aglutinação de eritrócitos e formação de "rouleaux". Em muitos, a macroaglutinação em lâmina e tubo capilar é visível. Os glóbulos brancos apresentam-se normais ou elevados. Ocorre aumento da bilirrubina indireta e da desidrogenase láctica (DHL) e diminuição da haptoglobina. A uréia pode estar aumentada e algumas vezes confunde-se com a síndrome hemolítica urêmica. O teste de Coombs direto positivo alerta para o diagnóstico.

A aspiração de medula óssea revela hiperplasia eritróide, quando não houver comprometimento da medula por doença de base. Pode ser observada alteração megaloblástica na medula óssea, resultando da falta de ácido fólico relativa provocada por eritropoese intensa. Às vezes, ocorre hipoplasia devido a auto-anticorpos dirigidos contra progenitores eritróides, provocando também reticulocitopenia. A anemia hemolítica auto-imune pode estar compensada, quando uma infecção subclínica por parvovírus B19 pode provocar aplasia de precursores eritróides e piora da anemia.

Há fragilidade osmótica normal e aumentada quando existe esferócitos e na proporção desses. Auto-hemólise muito aumentada por incubação a 37°C durante 24 a 48 horas não sofre ação da adição de glicose ou ATP. A auto-aglutinação de sangue extraído mostra a existência de auto-anticorpos; a aglutinação após resfriamento indica a presença de crioaglutininas.

O teste diagnóstico mais importante é o *Coombs direto*. O teste da antiglobulina de Coombs examina diretamente a superfície dos eritrócitos quanto à presença de anticorpos e/ou do complemento. É invariavelmente positivo. As hemácias do paciente interagem com um reagente antiglobulínico e são avaliadas suas aglutinações. A aglutinação induzida pelo anti-IgG indica a presença da IgG na superfície das hemácias. A aglutinação com um reagente anti-C3 (Coombs não-gama ou Coombs C3 positivo) indica a presença de C3 na superfície da hemácia. Assim, na anemia hemolítica IgG induzida poderá ser encontrada a IgG ou a IgG mais C3 na superfície das hemácias, isto é, os pacientes poderão ter um *teste de Coombs gama positivo* e um *teste de Coombs não-gama positivo*.

Na anemia hemolítica auto-imune IgM induzida, a IgG não será encontrada na superfície das hemácias. Por causa da baixa afinidade dos anticorpos IgM pelos antígenos do eritrócito a 37°C, não será encontrada IgM, porém C3 será detectado. A ligação de C3 na superfície *dos eritrócitos é ávida a 37°C*. Portanto, na doença da hemaglutinina fria, ocorre aglutinação com anti-C3 (teste de Coombs não-gama positivo).

Pacientes com pequeno número de moléculas de IgG e C3 na superfície dos eritrócitos podem dar teste de antiglobulina direta negativa. A ligação de menos de mil moléculas de IgG por eritrócito apresenta testes negativos. Deve ser usado, então, o teste de antiglobulina marcada com radioisótopos (teste de Coombs com radioisótopos) ou enzimaimunoensaio. Esses testes são 10 vezes mais sensíveis.

Também foi descrita em crianças hemólise mediada por IgA. A IgA pode ser encontrada na superfície das hemácias só ou em combinação com complemento ou IgG. É rara, e a hemólise pode ser grave. Quando os testes para IgG e IgM dão resultados negativos, pode ser considerada essa hipótese.

Para o diagnóstico de anemia hemolítica auto-imune induzida por IgM, deve-se obter o título de crioaglutininas. Examina-se o plasma do paciente, na busca de atividade aglutinante contra eritrócitos normais ABO, contendo o antígeno I. É o teste de Coombs indireto. O sangue para detectar anticorpo reativo frio deve ser mantido a 37°C, para evitar que a crioaglutinina se ligue à superfície do eritrócito e permaneça no plasma. O título da crioaglutinina é a maior diluição de anticorpo que ainda aglutina eritrócitos normais. A maioria dos pacientes com hemólise devido à hemaglutinina apresenta títulos maiores que 1:1.000.

Na hemólise intravascular, aparece hemoglobina livre no plasma e hemoglobinúria, deixando a urina com cor escura semelhante à Coca-Cola. Pode, também, ser detectada hemossiderina na urina. Também de interesse é a observação que algumas pessoas normais podem ter teste de Coombs positivo. Estas não desenvolvem anemia hemolítica e apresentam células T normais e linfócitos B aumentados.

TRATAMENTO

A resposta ao tratamento é variável. Há casos leves que apresentam remissão espontânea, tanto para o anticorpo IgG como para o IgM. A doença de base deve ser tratada e, uma vez controlada, a anemia hemolítica também o será. Se a hemólise é importante, deve-se intervir. Inicia-se geralmente com glicocorticóide. Quando é muito grave, deve ser dado esteróide e gamaglobulina por via intravenosa, exsangüineotransfusão e transfusão de hemácias. Atenção especial deve ser dada para a hidratação e a diurese. Às vezes, deve-se realizar esplenectomia de emergência em pacientes graves em que tudo falha. Em pacientes com doenças crônicas, pode-se pensar em outras terapias alternativas.

Corticosteróide

Anemia hemolítica IgG induzida – usa-se prednisona, cerca de 2 a 10mg/kg/dia. A resposta geralmente é boa, a não ser que a quantidade de IgG nas hemácias seja muito grande. Atua por meio do seguinte mecanismo: 1. demonstrou-se que o corticóide *in vitro* e *in vivo* interfere com os receptores Fc-gama e C3 dos macrófagos. Esse efeito pode ser rápido e responsável pela elevação da hemoglobina em um a quatro dias. Causa melhora na sobrevida dos eritrócitos, apesar da presença continuada de IgG e C3b na superfície dos eritrócitos; 2. o glicocorticóide pode diminuir a produção de anticorpo IgG anormal. Esse efeito pode produzir um aumento gradual da hemoglobina em duas a cinco semanas. Finalmente, em alguns pacientes, produz a eluição do anticorpo IgG da superfície dos eritrócitos, melhorando a sobrevida da célula. Uma vez obtida a resposta terapêutica, diminuir o corticóide em vários meses (8ª a 10ª semanas). Quando houver tendência à recorrência, muitos autores recomendam manter dose mínima em dias alternados. O teste direto da antiglobulina pode permanecer positivo mesmo após a melhora da sobrevida dos eritrócitos. A eficácia do tratamento variou de 32 a 77%. Aproximadamente 70% dos pacientes têm uma resposta inicial a altas doses de corticóides. Alguns pacientes controlam o processo com doses baixas ou médias. Para os pacientes esteróides dependentes, devem-se considerar os efeitos colaterais do corticóide: exacerbação do diabetes e hipertensão, desequilíbrio eletrolítico, aumento do apetite e peso, face de lua, osteoporose, atraso do crescimento, miopatia e maior sensibilidade à infecção.

Anemia hemolítica IgM induzida – geralmente não responde ao corticóide. Esses pacientes, em geral, têm grande quantidade de anticorpos antieritrócitos IgM e grande quantidade de C3b. Pode ocorrer alguma hemólise intravascular. Alguns pacientes, com título baixo de IgM e que têm atividade próxima a 37°C, repondem ao corticóide. A hemólise induzida por IgG no frio responde a altas doses de metilprednisolona e também à esplenectomia. Pacientes com doença da hemaglutinina fria respondem melhor evitando o frio e controlando as doenças associadas. Felizmente, em muitos desses pacientes a anemia hemolítica é leve.

Tratamento alternativo

É indicado para pacientes que não respondem ao corticóide ou requerem 10 a 20mg de esteróide por dia. Cada paciente deve ser avaliado sobre doença associada, extensão da anemia, intolerância ao esteróide. A anemia hemolítica leve não deve ser tratada.

Dose elevada de metilprednisolona – foi verificado por alguns autores, após ineficácia da prednisona por via oral, em doses habituais, uma resposta brilhante com o uso de metilprednisolona por infusão intravenosa em dose alta, até 2g, geralmente, 30mg/kg/dia por via intravenosa, em 2 horas, durante três dias. Sugerem que o mecanismo nesse caso teria sido o bloqueio da fagocitose pelo sistema reticuloendotelial.

Gamaglobulina em dose elevada endovenosa – o uso dessa medicação na doença em questão se iniciou por volta de 1986, com resultados positivos imediatos. Foi utilizada em crianças refratárias a outros tratamentos, na dose de 400mg/kg/dose/dia durante cinco dias até 1.000mg/kg/dose/dia durante dois dias, obtendo-se reposta favorável. Essa medicação é muito útil em casos graves, refratários a tratamentos, quando se deseja resposta imediata ou em crianças jovens para se evitar ou retardar a esplenectomia. Porém, nem todos os casos respondem a essa terapia. Outros autores, utilizando a dose de 1.000mg/kg/dose/dia/IV, durante cinco a sete dias, obtiveram resposta excelente em boa proporção de crianças. O efeito, porém, às vezes, é temporário e requer novos tratamentos a cada três a quatro semanas. O possível mecanismo seria o bloqueio dos receptores Fc do sistema reticuloendotelial e supressão de produção de auto-anticorpos. Foi também utilizada na síndrome de Evans, com resposta favorável em muitos pacientes.

Terapia transfusional

A maioria dos pacientes com anemia hemolítica auto-imune não requer transfusões, pois a anemia se desenvolve gradualmente e há compensação fisiológica. Alguns apresentam anemia aguda e requerem essa terapia. A transfusão é complicada, pois o banco de sangue tem dificuldade em encontrar sangue compatível. Na doença mediada por IgG, como o anticorpo é dirigido a um componente do *locus* Rh, que está presente nos eritrócitos da maioria dos doadores potenciais, torna-se mais difícil encontrar sangue compatível. A recomendação é que o banco de sangue utilize a amostra menos incompatível. Geralmente, o sangue do doador tem sobrevida muito curta. A infusão lenta de eritrócitos concentrados melhora o estado do paciente. A complicação não é tão grave, pois a hemólise é extravascular. Recomenda-se o uso de eritrócitos lavados ou com filtro, 10 a 15ml/kg, a fim de se evitar a isoimunização leucoplaquetária. Deve-se tomar o máximo cuidado na escolha do sangue a transfundir: determinação dos grupos ABO e Rh e se possível o fenótipo eritrocitário completo da doença, identificação da especificidade do auto-anticorpo e pesquisa de algum possível aloanticorpo. Os principais riscos das transfusões são sua ineficácia ligada aos auto-anticorpos e o aparecimento de aloimunização. Na doença da aglutinina fria, o sangue deve ser aquecido a 37°C antes da transfusão.

Plasmaférese e exsangüineotransfusão

Em pacientes com grave anemia hemolítica auto-imune induzida por IgG, pode ser usada a plasmaférese, porém o efeito é passageiro, pois a produção de anticorpo continua. Além disso, a maioria da IgG é extravascular e o plasma contém pequena quantidade de anticorpo. A plasmaférese funciona melhor na anemia hemolítica induzida por IgM, pois esta se desprende do eritrócito a 37°C e fica no espaço intravascular, porém o efeito também é temporário.

Agentes imunossupressores

Nos casos de pacientes com anemia hemolítica IgG induzida que não respondem ao corticóide ou à esplenectomia, pode-se tentar o uso de imunossupressores, como 6-mercaptopurina, azatioprina, tioguanina, ciclofosfamida e clorambucil. A resposta esperada é diminuir a produção de anticorpos, que pode levar duas semanas. O agente pode ser mantido por três a quatro meses e, se não houver resposta, deve ser suspenso. A dosagem da droga deve ser ajustada para manter leucócitos acima de 2.000/mm^3, granulócitos acima de 1.000/mm^3 e plaquetas entre 50.000 e 100.000/mm^3. Há drogas que produzem efeitos colaterais, como a ciclofosfamida: mielossupressão, cistite hemorrágica, náuseas, alopecia. Além disso podem, a longo prazo, aumentar a incidência de doença maligna, principalmente leucemia aguda. A terapia imunossupressora pode ser efetiva na doença da aglutinina fria. Obteve-se efeito em 50 a 60% de adultos, com ciclofosfamida e clorambucil. Em IgG, ainda foram utilizados vincristina, vimblastina e terapia hormonal, danazol, que diminuiriam a expressão dos receptores Fc-gama dos macrófagos. Em IgM não foi testado. Há pouca experiência com a ciclosporina A.

Esplenectomia

O sistema reticuloendotelial do baço contém a maior quantidade de macrófagos seqüestradores de eritrócitos-IgG. A remoção do maior local de destruição celular é uma terapia efetiva para a anemia hemolítica imune induzida pelo IgG. O índice de resposta é de 50 a 70%. Porém, grande parte tem remissão parcial. A remissão parcial ajuda a diminuir o ritmo de hemólise, com aumento da hemoglobina, e permite reduzir a quantidade de corticóide necessária para controlar a doença. Porém esses pacientes correm o risco de sepse pós-esplenectomia. A esplenectomia diminui a produção de anticorpo IgG, e quando ela falha, é porque o paciente tinha altas concentrações de IgG na superfície das hemácias. Nessas condições, o fígado passa a ter papel importante na remoção dessas hemácias anômalas. A esplenectomia não é efetiva em pacientes IgM induzidos, pois os eritrócitos-IgM são depurados pelo fígado. Alguns pacientes responderam à esplenectomia, a qual é devido à diminuição da produção de anticorpos IgM pelo baço.

Essa conduta não deve ser aplicada em crianças com idade inferior a 5 anos, uma vez que o baço é responsável pela proteção contra infecções graves, particularmente as produzidas por pneumococos e hemófilos. Deve ser feita antes da esplenectomia a imunização com pneumovax e vacina anti-hemófilos e, após cirurgia, a profilaxia com penicilina.

PATOGÊNESE DA FORMAÇÃO DO AUTO-ANTICORPO

Pouco é conhecida a origem da formação do auto-anticorpo e por que o organismo não consegue suprimir ou eliminar pelo sistema imune esses elementos estranhos. Foi relatada associação com certos genes do *locus* HLA-B. Pacientes com HLA-B8 e HLA-B27 teriam maior risco de apresentar anemia hemolítica auto-imune. Outras investigações encontraram fatos não ligados ao complexo HLA. Na doença da aglutinina fria, foi identificada trissomia 3, e os auto-anticorpos seriam produzidos por clones anormais de linfócitos B. Na maioria dos pacientes, os auto-anticorpos representam uma resposta policlonal do linfócito B. Outros autores sugeriram que essa expansão da auto-reatividade dos linfócitos B seria devido à estimulação imune específica de linfócitos B normais e à não-formação policlonal de anticorpos. Sugerem que as células B sofreram, *in vivo*, seleção antigênica e mutação. Embora os auto-anticorpos patogênicos seriam produzidos pelas células B, os linfócitos T também estariam implicados. Foram relatadas várias anormalidades em linfócitos T em anemia hemolítica auto-imune: aumento da atividade e deficiência da função T supressora. Concluiu-se, com base em várias hipóteses, que os linfócitos B auto-reativos estão presentes na resposta imune de indivíduos normais, mas expandem-se e proliferam-se apenas em indivíduos suscetíveis geneticamente ou em alteração dos linfócitos T.

ANEMIA HEMOLÍTICA IMUNE INDUZIDA POR DROGAS

Existem quatro tipos de atuação de drogas que serão comentadas em seguida.

Tipo hapteno – é aquele que ocorre em altas doses de penicilina, 10.000.000 a 20.000.000U/dia. Uma parte da molécula da penicilina combina-se com a superfície da hemácia e atua como hapteno. A resposta do anticorpo é dirigida contra a membrana da hemácia revestida pela penicilina. É uma resposta IgG e depende da ativação do complemento.

Tipo quinidina – ocorre com a quinidina, quinina, estibofen, clorpromazina e sulfonamida. O anticorpo reage com a quinidina ligada a uma proteína plasmática. Disso resulta a ativação do complemento e o depósito de C3 na superfície da hemácia, a qual será então fagocitada pelos macrófagos.

Tipo alfa-metildopa – há formação de anticorpo IgG e teste de Coombs positivo para IgG, tanto direto como indireto. O anticorpo anti-hemácia IgG é encontrado na superfície da hemácia, assim como no plasma. Acredita-se que a droga ou o seu metabólito se ligaria e alteraria a membrana celular, haveria produção de anticorpos que atuariam sobre o complexo droga + hemácia ou só sobre a hemácia.

Tipo revestimento inespecífico – é aquele que ocorre com o antibiótico cefalotina. Este se liga à membrana eritrocítica e a hemácia fica revestida de proteínas plasmáticas. O teste de Coombs é positivo. Geralmente não ocorre hemólise.

Os pacientes com esse tipo de anemia hemolítica imune induzida por drogas apresentam sinais e sintomas iguais aos da anemia hemolítica auto-imune por outras causas ou idiopáticas. Geralmente há cura após a suspensão da droga agressora.

Foram descritas, nos últimos anos, inúmeras drogas relacionadas com a anemia hemolítica auto-imune: cefamandole, tiopental, tetraciclina, globulina antitimocítica, ácido mefenâmico, tolmetin, sulfassalazina, diclofenac, fludoxacilina, alfa-metildopa, sulfoniluréia, rifampicina, drogas antiinflamatórias não-esteróides, 5-fluorouracil, clometacina, cimetidina, cefalosporina, hidroclorotiazida, fenopropen, piroxicam, ciclosporina, produtos de degradação da anfotericina.

BIBLIOGRAFIA

1. AHN, Y.S. et al. – Danazol therapy for autoimmune hemolytic anemia. *Ann. Intern. Med.* **102**:298, 1985. 2. ATKINSON, J.P. & FRANK, M.M. – Complement-independent clearance of IgG – sensitized erythrocytes: inhibition by cortisone. *Blood* **44**:629, 1974. 3. ATKINSON, J.P. & FRANK, M.M. – Studies in vivo on effects of antibody: interaction of IgM antibody and complement in the immune clearance and destruction of erythrocytes in man. *J. Clin. Invest.* **54**:339, 1974. 4. BUSSEL, J.B. et al. – Intravenous treatment of autoimmune hemolytic anemia with very high dose gammaglobulin. *Vox. Sang.* **51**:264, 1986. 5. ENGELFRIET, C.P. et al. – Autoimmune hemolytic anemia. *Semin. Hematol.* **29**:3 1992. 6. FREEDMAN, J. et al. – Hemolytic warm IgM autoagglutinins in autoimmune hemolytic anemia. *Transfusion* **27**:464, 1987. 7. FLORES, G. et al. – Efficacy of intravenous immunoglobulin in the treatment of autoimmune hemolytic anemia: results in 73 patients. *Am. J. Hematol.* **44**:237, 1993. 8. GOTTSCHE, B. et al. – Donath-Landsteiner autoimmune hemolytic anemia in children. A study of 22 cases. *Vox. Sang.* **58**:281, 1990. 9. HEISEL, M.A. & ORTEGA, J.A. – Factors influencing prognosis in childhood autoimmune hemolytic anemia. *Am. J. Pediatr. Hematol. Oncol.* **5**:147, 1983. 10. HOROWITZ, S.D. et al. – Autoimmune hemolytic anemia as a manifestation of T-suppressor cell deficiency. *Clin. Immunol. Immunopathol.* **33**:313, 1984. 11. LIESVELD, J.L. et al. – Variability of erythropoietic response in autoimmune hemolytic anemia: analysis of 109 cases. *Blood* **69**:820, 1987. 12. McCONNELL, M.E. et al. – Successful use of plasma exchange in a child with refractory immune hemolytic anemia. *Am. J. Pediatric Hematol. Oncol.* **9**:158, 1987. 13. PACKMAN, C.H. & LEDDY, J.P. – Acquired hemolytic anemia due to warm-reacting autoantibodies. In *Williams – Hematology.* 5th ed., New York, Mc Graw-Hill, 1995, p. 677. 14. PACKMAN, C.H. & LEDDY, J.P. – Cryopathic hemolytic syndromes. In *Williams-Hematology.* 5th ed., New York, Mc Graw-Hill, 1995, p. 685. 15. PACKMAN, C.H., LEDDY, J.P. – Drug-related immune hemolytic anemia. In *Williams-Hematology.* 5th ed., New York, Mc Graw-Hill, 1995, p. 691. 16. PIGNON, J.M. et al. – Danazol in autoimmune haemolytic anaemia. *Br. J. Haematol.* **83**:343, 1993. 17. PUPPO, F. et al. – Autoimmune hemolytic anemia and human immunodeficiency virus (HIV) infection. *Ann. Intern. Med.* **1**:249, 1988. 18. PEGELS, J.G. et al. – The Evans syndrome: characterization of responsible autoantibodies. *Br. J. Haematol.* **51**:445, 1982. 19. REUSSER, P. et al. – Autoimmune hemolytic anemia associated with IgA-diagnostic and therapeutic aspects in a case with long-term follow-up. *Acta Haematol.* **77**:53, 1987. 20. ROLLOF, J. & EKLUND, P.O. – Infectious mononucleosis complicated by severe immune hemolysis. *Eur. J. Haematol.* **43**:81, 1989. 21. SCHREIBER, D. et al. – Effect of corticosteroids on the human monocyte IgG and complement receptors. *J. Clin. Invest.* **56**:1189, 1975. 22. SOKOL, R.J. et al. – Autoimmune haemolysis in childhood and adolesense. *Acta Haematol.* **72**:245, 1984. 23. SMITH, M.A. et al. – Parvovirus B19 infection associated with reticulocytopenia and chronic autoimmune hemolytic anemia. *Am. J. Pediatr. Hematol. Oncol.* **11**:167, 1989. 24. SHULMAN, I.A. et al. – Autoimmune hemolytic anemia with both cold and warm autoantibodies. *JAMA* **253**:1746, 1985. 25. SOKOL, R.J. et al. – Patients with red cell autoantibodies: selection of blood for transfusion. *Clin. Lab. Haematol.* **10**:257, 1988. 26. SALAMA, A. & MUELLER-ECKHARDT, C. – On the mechanisms of sensitization and attachment of antibodies to RBC in drug-induced immune hemolytic anemia. *Blood* **69**:1006, 1987. 27. THOMAS, A.T. – Autoimmune hemolytic anemias. In *Wintrobe's Clinical Hematology.* 10th ed., Baltimore, Williams & Wilkins, 1999, p. 897. 28. WARE, R.E. & ROSSE, W.F. – Autoimmune hemolytic anemia. In Nathan, D.G. & Oski, F.A. – *Hematology of Infancy and Childhood.* 5th ed., Filadelphia, Saunders, 1998, p. 499. 29. WOLACH, B. et al. – Transient Donath-Landsteiner hemolytic anemia. *Br. J. Haematol.* **48**:425, 1981.

11 | Anemias Hemolíticas por Fatores Extrínsecos

MINA HALSMAN

DEFINIÇÃO

São anemias hemolíticas nas quais não há defeito intrínseco das hemácias. A hemólise resulta da agressão de fatores externos sobre hemácias normalmente constituídas. Em geral são adquiridas. Os principais fatores causais são descritos a seguir.

AGENTES INFECCIOSOS E PARASITÁRIOS

Malária – é uma das causas mais comuns nesse grupo. A anemia é devida à destruição de hemácias pelo *Plasmodium* que se desenvolve no seu interior. A gravidade da anemia depende da intensidade e duração da infecção. Cada vez que os parasitas completam seu ciclo e rompem as hemácias para penetrar em novas hemácias, há aumento da anemia e da icterícia. A anemia nesse caso pode também depender da ação tóxica do parasita sobre a medula, deprimindo-a, pois geralmente o número de leucócitos e de reticulócitos é baixo. Na infestação pelo *Plasmodium falciparum,* na chamada malária terçã maligna, ocorre uma forma aguda de anemia hemolítica com hemoglobinúria. As manifestações clínicas são fulminantes, pois ocorre hemólise intensa intravascular, o que determina prostração intensa, febre, tremores, calafrios e vômitos.

Viroses – na pneumonia atípica primária há produção de alta concentração de crioaglutininas, mas a anemia hemolítica associada é rara. Quando ocorre, surge no fim da segunda semana, com hemoglobinúria. Em outras doenças como mononucleose infecciosa, hepatite infecciosa e herpes simples, também foi descrita anemia hemolítica como ocorrência muito rara.

Infecções bacterianas – sepse por *Clostridium welchii* pode produzir anemias hemolíticas. Surgem também raramente na febre tifóide, infecção por *Salmonella*, endocardites por *Streptococcus pyogenes* e infecção outras por enterococos anaeróbios e *Staphylococcus aureus.*

AGENTES QUÍMICOS

Anemias hemolíticas dependentes da dose da droga – as principais drogas responsáveis por esse tipo de hemólise são: fenilidrazina, trinitrotolueno, benzeno, nitrobenzeno, acetanilida, fenacetina, saponina, lecitina, arsênico, prata coloidal, chumbo. Algumas drogas como o trinitrotolueno e o benzeno, além da hemólise, causam também aplasia medular. Os derivados da anilina e os nitrocompostos produzem metemoglobina e hemólise.

Anemias hemolíticas devido à hipersensibilidade a agentes químicos – as principais drogas são: sulfonamidas, quinina, sulfonas, plasmoquina, primaquina, PAS, fenotiazina, benzedrina, mesantoína, probenecid, naftaleno, vitamina K, que podem determinar hemólise. Verificou-se que anemias hemolíticas desse tipo ocorrem em 2 a 4% dos casos. Uma pequena dose já determina a crise hemolítica e a readministração tem igual efeito. Verificou-se que indivíduos sensíveis à primaquina têm hemácias também com um defeito intrínseco, isto é, deficiência do enzima G-6-PD. A ação de um fator extrínseco, nesse caso a primaquina, produz hemólise.

AGENTES FÍSICOS

Calor e queimaduras de terceiro grau produzem anemia hemolítica com aparecimento de esferocitose. As fragilidades osmótica e mecânica estarão aumentadas. Irradiações também podem produzir hemólise.

VENENOS DE ANIMAIS E VEGETAIS

A inalação ou ingestão de um tipo de fava produz anemia hemolítica. O favismo ocorre na Sardenha, Calábria, EUA e Grã-Bretanha. Verificou-se que as hemácias nesses casos também apresentam um defeito intrínseco, isto é, eram deficientes em G-6-PD, e a ação de um agente extrínseco sobre elas produzia hemólise. A semente de rícino contém um poderoso agente hemolítico, a ricina. Certos venenos de aranhas e serpentes produzem hemólise. O veneno destas contém lecitinase, que converte a lecitina em lisolecitina, que, por sua vez, é um agente hemolítico.

BIBLIOGRAFIA

1. BEUTLER, E. – Hemolytic anemia due to chemical and physical agents. In *Williams Hematology*. 5th ed., New York, Mc Graw-Hill, 1995, p. 670. 2. BEUTLER, E. – Hemolytic anemia due to infections with microorganisms. In *Williams Hematolpgy*. 5th ed., Mc Graw-Hill, 1995, p. 674. 3. WARE, R.E. & ROSSE, W.F. – Autoimmune hemolytic anemia. In Nathan, D.G. & Oski, F.A. *Hematology of Infancy and Childhood*. 5th ed., Philadelphia, Saunders, 1998, p. 512.

SEÇÃO II **Patologia dos Leucócitos**

coordenador JORGE DAVID AIVAZOGLOU CARNEIRO

1 Neutropenias

JORGE DAVID AIVAZOGLOU CARNEIRO

Em 1771, Willian Hewson publicou a primeira descrição dos leucócitos em um artigo intitulado "Investigação experimental sobre as propriedades do sangue", porém somente em 1877 Paul Ehrlich desenvolveu uma técnica de coloração para esfregaços de sangue periférico, a qual permitiu a diferenciação dos neutrófilos como uma classe de leucócitos. Em 1902, P.K. Brown publica o primeiro caso de um paciente com neutropenia. Era uma mulher de 29 anos de idade que estava bem, antes de desenvolver febre e faringite. A doença progrediu com piora do estado geral, contagem sangüínea com 1.000 leucócitos/mm^3 e somente 1% de neutrófilos. Nos dias seguintes, a leucometria caiu para 260/mm^3, a temperatura subiu para 40°C e a paciente morreu. Embora o Dr. Brown estivesse incerto sobre se a neutropenia precedeu ou foi resultado da infecção, ele concluiu que seria útil a obtenção da contagem leucocitária com diferencial em outros casos de infecção bacteriana grave. Nos anos subseqüentes, muitos estudos foram realizados e várias etiologias de neutropenia em crianças foram descritas.

O risco de infecção é inversamente proporcional à contagem absoluta de neutrófilos (ANC). Quando a ANC cai abaixo de 1.000/mm^3, é comum o surgimento de estomatite, gengivite e celulite. Infecções mais graves como abscesso periretal, pneumonia e sepse ocorrem quando a ANC está abaixo de 500/mm^3.

O patógeno isolado com maior freqüência é o *Staphylococcus aureus*, contudo, em pacientes em estado grave, as infecções podem ser causadas por bacilos entéricos gram-negativos, incluindo: *Klebsiella* sp., *Escherichia coli* e *Pseudomonas aeruginosa*. Raramente os pacientes com neutropenia crônica podem desenvolver infecções fúngicas.

Existe uma grande variabilidade entre os pacientes com contagens semelhantes de neutrófilos circulantes, e a suscetibilidade às infecções está de acordo com o mecanismo responsável pela neutropenia.

CINÉTICA LEUCOCITÁRIA E PRODUÇÃO DE NEUTRÓFILOS

Os leucócitos constituem uma das barreiras mais importantes contra as infecções e são produzidos após um processo de divisões mitóticas e diferenciação a partir do compartimento celular pluripotente (compartimento mitótico). Esse compartimento celular constitui menos que 0,1% do número total de células da medula óssea.

O processo de maturação (diferenciação) é regulado por vários fatores de crescimento hematopoético e dura aproximadamente seis dias. Os neutrófilos, ao alcançarem o estágio final de maturação, permanecem seis a oito dias na medula óssea (compartimento de estoque), sendo então liberados na circulação. O compartimento circulante contém aproximadamente 5% dos neutrófilos corpóreos (o qual representa a contagem de neutrófilos no sangue periférico), enquanto 10 a 15% dos leucócitos permanecem aderidos ao endotélio (compartimento marginado). O restante dos leucócitos (85%) permanece na medula óssea. Uma vez na circulação, os leucócitos podem migrar reversivelmente do compartimento circulante para o compartimento marginado. Os neutrófilos circulam 6 a 12 horas antes de migrarem para os tecidos, completando seu ciclo de vida após 24 horas (Fig. 6.9).

Em geral, a neutropenia é definida como ANC menor que 1.500/mm^3; contudo, os valores normais variam com a idade. O valor médio de ANC para um lactente de termo é aproximadamente de 8.000/mm^3. Por outro lado, aos 12 meses de idade, a ANC pode ser tão baixa quanto 1.000/mm^3 e ainda considerada normal. Após 1 ano de idade e durante toda a vida adulta, o valor mínimo normal de ANC é de 1.500/mm^3. Embora não tenha significado clínico, a raça também influencia a faixa normal de ANC. Pacientes de raça negra usualmente apresentam ANC mais baixa que pacientes de raça caucasiana.

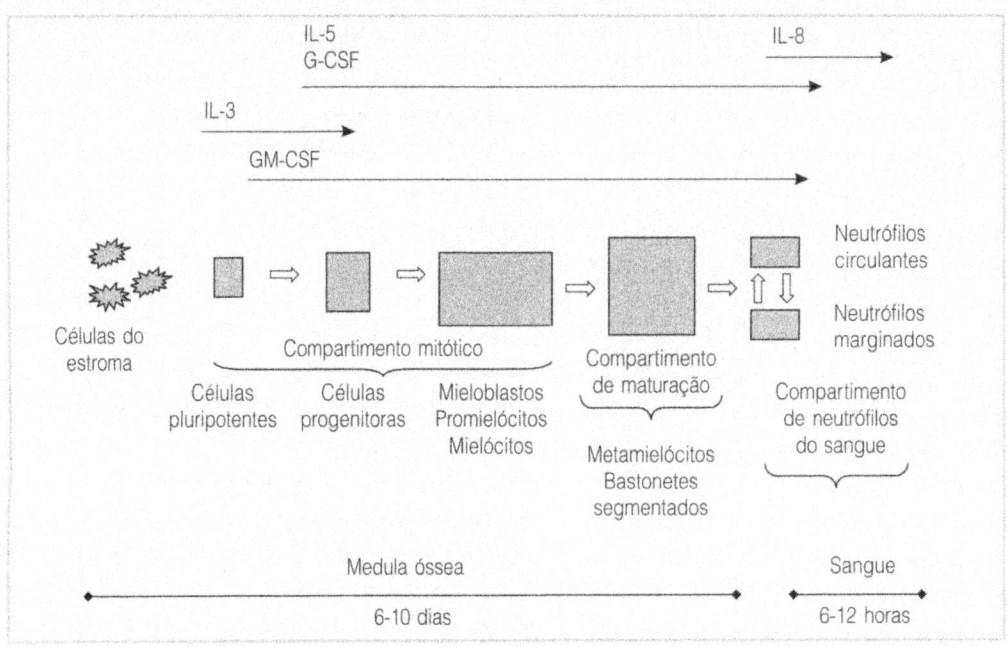

Figura 6.9 – Cinética do neutrófilo.

ABORDAGEM DO PACIENTE NEUTROPÊNICO

A avaliação de uma criança com neutropenia deverá incluir história clínica completa e exame físico minucioso. O clínico deverá perguntar sobre a freqüência e a gravidade de processos infecciosos pregressos, sobre a exposição a drogas ou toxinas conhecidas como supressoras medulares, história familiar de infecções e história de crianças jovens com óbito não esclarecido. O exame físico deverá incluir avaliação cuidadosa da pele, incluindo região perianal, mucosa oral, linfonodos, fígado e baço. Para verificar se o processo é agudo ou crônico, uma revisão dos hemogramas prévios é útil. Hemogramas seriados são recomendados para se estabelecer o padrão (por exemplo, cíclico *versus* não-cíclico) e evolução (por exemplo, transitória *versus* crônica) da neutropenia. Para as crianças com neutropenia persistente sintomática, exames laboratoriais adicionais podem ser necessários, incluindo aspirado de medula óssea, dosagem de imunoglobulinas séricas e de anticorpos antineutrófilos.

DIAGNÓSTICO DIFERENCIAL DA NEUTROPENIA EM CRIANÇAS

A neutropenia da infância pode ser classificada de acordo com sua evolução em transitória ou crônica. Uma outra forma de abordagem consiste em classificar as neutropenias com base no mecanismo fisiopatológico e nos achados cinéticos (Quadro 6.17).

NEUTROPENIA RESULTANTE DE DIMINUIÇÃO NA PRODUÇÃO DE NEUTRÓFILOS

Neutropenia congênita grave (síndrome de Kostmann)

A doença descrita por Kostmann em 1956 manifesta-se de modo precoce na infância, nos primeiros dias de vida. A criança apresenta febre, estomatite, infecções cutâneas e abscesso periretal. Os agentes infecciosos mais freqüentes são *Staphylococcus aureus*, *Escherichia coli* e *Pseudomonas aeruginosa*. As infecções possuem caráter recidivante e tendem a se disseminar rapidamente (sangue, peritônio e meninges) e evoluem para sepse quando o diagnóstico é

Quadro 6.17 – Causas de neutropenia de acordo com seu mecanismo cinético.

Diminuição na produção dos neutrófilos
Neutropenia congênita grave (síndrome de Kostmann)
Neutropenia cíclica
Síndrome de Schwachman-Diamond
Disgenesia reticular
Drogas e agentes químicos
Miscelânea (RN de mãe hipertensa, doença hemolítica Rh)
Aumento na marginação dos neutrófilos
Pseudoneutropenia
Marginação induzida por endotoxina
Aumento da utilização ou destruição dos neutrófilos
Infecção bacteriana
Neutropenia neonatal isoimune
Neutropenia neonatal auto-imune
Neutropenia crônica benigna

tardio e a terapêutica não é instituída precocemente. Antes do início da década passada, a maioria dos portadores de síndrome de Kostmann morreu de infecções bacterianas e alguns casos de transformação leucêmica foram descritos.

As concentrações de neutrófilos no sangue são, em geral, menores que 200/mm^3 com monocitose e eosinofilia. O exame da medula óssea mostra concentrações normais de unidades formadoras de colônias de granulócitos e monócitos (GM-CFU) com parada de maturação no desenvolvimento do neutrófilo nos estágios de promielócito e mielócito.

A produção de fator estimulador de colônias de granulócitos (G-CSF) e do fator estimulador de colônias de granulócitos e monócitos (GM-CSF) é normal ou aumentada, bem como a expressão dos respectivos receptores.

Muitas modalidades de tratamento para a síndrome de Kostmann foram utilizadas sem sucesso até o início dos anos 90. Estas incluíram esplenectomia, andrógenos, corticosteróides, transplante de medula óssea e cloranfenicol. A vigilância rigorosa dos episódios febris e o uso precoce de antibióticos de amplo espectro constituem o ponto principal do tratamento. Recentemente, o uso de G-CSF recombinante mostrou-se eficaz em manter as contagens de neutrófilos acima de 1.000/mm^3 com redução concomitante nas infecções, melhora da qualidade de vida e da sobrevida das crianças.

Neutropenia cíclica
A neutropenia cíclica é uma doença rara e sua causa é desconhecida. Episódios neutropênicos de 3 a 10 dias de duração ocorrem em ciclos de 21 ± 3 dias. As plaquetas e os reticulócitos também podem ter caráter cíclico. O aspirado medular durante a neutropenia mostra hipoplasia celular ou parada de maturação. As concentrações sangüíneas das citocinas flutuam nesses pacientes. Os casos ocorrem esporadicamente, mas em um terço dos pacientes parece haver herança autossômica dominante.

A maioria dos casos é diagnosticada de modo precoce na infância ou nos primeiros meses de vida. O diagnóstico ao nascer é difícil e somente a demonstração do ciclo pode estabelecer o diagnóstico. Os pacientes apresentam úlceras orais, estomatites, faringites e aumento dos linfonodos, durante o período de neutropenia. Infecções graves podem ocorrer com uma taxa de mortalidade de 10%. O tratamento com esplenectomia, esteróides e lítio teve pouco sucesso. Estudos recentes, usando G-CSF, têm mostrado bons resultados, com redução significativa na gravidade da neutropenia e, conseqüentemente, na incidência de infecções.

Síndrome de Schwachman-Diamond
Essa síndrome, descrita em 1964, consiste de insuficiência pancreática exócrina, hipodesenvolvimento, displasia metafisária, fibrose miocárdica, ictiose, hipotonia e retardo mental. A neutropenia constante ou intermitente acomete 95 a 100% dos pacientes, e graus variados de anemia e trombocitopenia também podem ocorrer. O aspirado medular mostra níveis variados de hipocelularidade ou parada de maturação. Os pacientes podem exibir uma resposta neutrofílica contra infecções, mas a quimiotaxia e a fagocitose são defeituosas. Apresentam infecções recorrentes nos três primeiros anos de vida (otite média, sinusite e pneumonia). Não se encontrou a causa genética da doença, porém considerada autossômica recessiva. Sugeriu-se que a deficiência de cobre poderia ser a causa da neutropenia na síndrome de Schwachman porque muitos achados similares (incluindo as alterações pancreáticas) foram reportados em crianças com desnutrição e deficiência de cobre.

No período neonatal, os pacientes podem apresentar-se com atraso no ganho ponderal, neutropenia e hepatomegalia. Uma vez que esses achados são inespecíficos, o diagnóstico torna-se difícil no recém-nascido.

Disgenesia reticular
Descrita em 1959, a disgenesia reticular é uma doença rara e de ocorrência esporádica. Caracteriza-se por neutropenia grave e leucopenia associadas com agamaglobulinemia e tecido linfóide, timo e baço rudimentares. O exame da medula óssea, baço e tecido linfóide mostram estrutura reticular normal com células eritróides e megacariócitos normais, porém com células mielóides muito reduzidas ou ausentes. Admite-se que um defeito no processo de maturação dos progenitores linfo-hematopoéticos seja o responsável pela síndrome. Os pacientes são muito suscetíveis às infecções e requerem tratamento agressivo com antibióticos. O transplante de medula óssea é o único tratamento com perspectiva de cura a longo prazo disponível para os pacientes com disgenesia reticular. O uso de GM-CSF (ou de G-CSF) não se mostrou eficaz.

Exposição a drogas ou agentes químicos
Muitas drogas estão associadas com neutropenia nas crianças. Esse tipo idiossincrásico de neutropenia pode ser causado por supressão medular direta pela droga ou pelo efeito de seus metabólitos. Nesse grupo de medicamentos, podemos citar: indometacina, fenotiazinas, sulfonamidas, penicilina, cloranfenicol e drogas citotóxicas.

Outras drogas podem causar neutropenia por destruição imunomediada de neutrófilos na circulação periférica e de seus precursores medulares. As aminopirinas, as penicilinas, a fenitoína e o propiltiouracil são exemplos de drogas que causam neutropenia por mecanismo imunomediado.

Miscelânea
A neutropenia na criança pode estar associada a vários outros fatores. Processos virais como citomegalovirose, rubéola, mononucleose, parvovirose, hepatites e varicela têm sido reportados como causadores de neutropenia em criança. Certos erros inatos do metabolismo, como hiperglicemia cetótica, acidemia metilmalônica, tirosinemia crônica e glicogenose tipo Ib também estão associados com neutropenia. Finalmente, cabe lembrar as imunodeficiências (agamaglobulinemia ligada ao X e disgamaglobulinemia) e, no período neonatal, a doença hemolítica por incompatibilidade Rh e os recém-nascidos de mães com hipertensão arterial.

NEUTROPENIA RESULTANTE DE MARGINAÇÃO EXCESSIVA DOS NEUTRÓFILOS

Pseudoneutropenia
Estudos utilizando neutrófilos marcados com radioisótopos mostram que o compartimento de neutrófilos totais do sangue (compartimento circulante e compartimento marginado) está quase sempre diminuído nos pacientes com neutropenia. Em alguns pacientes neutropênicos, contudo, o compartimento total de neutrófilos do sangue é normal, enquanto o compartimento circulante está reduzido e o marginado aumentado. Em alguns indivíduos, essa variedade particular de neutropenia é uma condição crônica. Nesses indivíduos, não se observa desvio à esquerda, e a produção de neutrófilos, a reserva medular e as funções do neutrófilo (quimiotaxia, fagocitose e potencial bactericida) são normais. Com base nesses achados, essa condição tem sido chamada de pseudoneutropenia, a qual não implica riscos maiores para infecções bacterianas.

Marginação induzida por endotoxina
Neutropenia transitória cineticamente igual à pseudoneutropenia ocorre após a administração de endotoxina bacteriana, ácido nicotínico ou doses altas de G-CSF. Durante um período de 2 horas após a administração de endotoxina ou ácido nicotínico (e < 1 hora após o G-CSF), o compartimento de neutrófilos circulantes diminui, enquanto o compartimento marginado aumenta. Após esse período de marginação e neutropenia, neutrofilia e desvio à esquerda são observados à medida que as células são liberadas do compartimento de estoque medular de neutrófilos para o sangue. Certamente, alguns recém-nascidos com enterocolite necrosante apresentam uma variedade de neutropenia sem desvio à esquerda e com reserva medular normal. Talvez esses casos possam representar uma neutropenia por marginação, tal como aquela vista após endotoxemia.

NEUTROPENIA RESULTANTE DO AUMENTO DA UTILIZAÇÃO OU DESTRUIÇÃO DOS NEUTRÓFILOS

Neutropenia associada com infecção bacteriana
Em 1933, Dunham reportou que a leucopenia era um evento associado à sepse neonatal e observou que todos os recém-nascidos sépticos com leucopenia morreram, enquanto o óbito foi pouco freqüente naqueles com leucocitose. Em seguida, Marsh e cols. investigaram a cinética do neutrófilo durante a infecção bacteriana aguda. Alterações rápidas e marcantes na cinética dos neutrófilos foram observadas após inoculação experimental de bactérias em animais adultos. A cinética do neutrófilo não depende do tipo de bactéria utilizado, mas do inóculo (dose subletal versus dose letal). Logo após a inoculação com dose subletal, decorre um período de 30 a 90 minutos sem alteração aparente na cinética. Neutrofilia com desvio à esquerda surge logo em seguida, acompanhada da redução no com-

partimento de estoque medular, à medida que os neutrófilos deixam a medula e entram no sangue. O aumento na produção de neutrófilos é evidente, com aceleração na divisão celular das células progenitoras e conseqüente aumento desses progenitores dentro da medula óssea. À medida que os microrganismos responsáveis pela infecção são controlados com sucesso, a relação entre o número de neutrófilos jovens e o número de neutrófilos totais começa a normalizar, seguida pela normalização da concentração sangüínea de neutrófilos. A produção de neutrófilos repõe o compartimento de estoque medular e o estado de equilíbrio é restabelecido.

Quando se estuda a cinética do neutrófilo em animais inoculados com dose letal de bactérias, há um período inicial com neutrofilia e desvio à esquerda semelhante ao descrito anteriormente. Contudo, à medida que o animal evolui para prostração e choque, verifica-se neutropenia com depleção da reserva medular e morte.

O paciente com neutropenia resultante de uma infecção bacteriana freqüentemente se apresenta em uma situação clínica grave (por exemplo, sepse, tuberculose disseminada, febre tifóide). Na sepse por gram-negativos a depleção da reserva medular por ação da endotoxina provoca neutropenia. A ação tóxica direta sobre as células progenitoras medulares e o aumento da marginação e do consumo de neutrófilos também contribuem para a neutropenia. A coagulação intravascular disseminada também pode ocorrer nesses pacientes e resulta no consumo adicional de neutrófilos e necrose medular.

Ocasionalmente, o clínico se defrontará com um paciente neutropênico grave na vigência de infecção disseminada, em que ele é incapaz de determinar se a neutropenia precedeu ou resultou da infecção. Infelizmente, em alguns desses casos somente a evolução permitirá distinguir entre essas duas possibilidades.

Neutropenia crônica benigna

A neutropenia crônica em crianças pode ser leve e associada à defesa normal. Diferentemente dos pacientes com neutropenia crônica grave (síndrome de Kostmann), a medula desses pacientes é celular e seus compartimentos mitótico e de estoque são normais ou aumentados. Também verifica-se que a concentração de neutrófilos no sangue periférico aumenta após a administração de epinefrina ou cortisol, bem como na vigência de infecções. A maioria das crianças com essa variedade de neutropenia crônica apresenta autoanticorpos dirigidos contra antígenos leucocitários NA1 e NA2. Imunocomplexos circulantes também estão presentes. Por essas razões, essa variedade de neutropenia infantil é classificada como resultante do aumento da destruição dos neutrófilos.

Neutropenia neonatal isoimune

A neutropenia neonatal isoimune ocorre devido à produção de IgG materna dirigida contra antígenos do neutrófilo fetal. A sensibilização materna pode ocorrer em qualquer momento da gestação e acometer o feto já na primeira gestação. A neutropenia desenvolve-se intra-útero e pode ser reconhecida ao nascimento ou nos primeiros dias de vida. As infecções cutâneas (onfalite, abscessos e impetigo) são comuns e o *Staphylococcus aureus* é o agente prevalente. A incidência é estimada em 0,5 a 2,0/1.000 nascidos vivos e deve ser considerada em qualquer recém-nascido com neutropenia persistente. O soro materno e o do recém-nascido devem ser testados contra os neutrófilos maternos e paternos. Os anticorpos da mãe e do recém-nascido reagirão com os neutrófilos do pai e não reagirão com os neutrófilos maternos. Diversos grupos de antígenos específicos dos neutrófilos (NA1, NA2, NB1, NC1) têm sido identificados na etiologia da neutropenia isoimune.

Essa variedade de neutropenia resolve-se, em geral, em uma a cinco semanas. O tratamento apropriado das infecções com antibióticos e o seguimento clínico rigoroso até resolução da neutropenia são as condutas preconizadas. O uso profilático de antibióticos é controverso. Nas infecções graves, com risco de vida, que não estão respondendo aos antibióticos, a transfusão de neutrófilos mater-

nos ou de doador compatível deve ser considerada. O uso de gamaglobulina humana intravenosa não causou efeito consistente sobre a concentração de neutrófilos desses pacientes.

Neutropenia neonatal auto-imune

A transferência transplacentária de auto-anticorpos IgG maternos dirigidos contra antígenos dos neutrófilos pode resultar em neutropenia neonatal transitória. As mães desses recém-nascidos podem ter neutropenia auto-imune secundária ao lúpus eritematoso sistêmico, à púrpura trombocitopênica imune ou ser assintomáticas. O diagnóstico é estabelecido pela demonstração direta ou indireta dos auto-anticorpos. Esses pacientes podem mostrar aumento transitório na concentração de neutrófilos após o uso de gamaglobulina humana intravenosa.

PRINCÍPIOS GERAIS DO TRATAMENTO DA NEUTROPENIA

O tratamento da neutropenia dependerá da etiologia, da cronicidade e da gravidade da doença. A abordagem no tratamento dos pacientes neutropênicos envolve medidas preventivas para limitar o número e a gravidade das infecções, bem como esforços para identificar e tratar rapidamente as infecções já instaladas. Na prevenção de infecções, a higiene dental e das mãos são medidas simples e efetivas. A dieta deve ser rica em fibras para a manutenção do trânsito intestinal adequado, evitando o risco de obstipação, a formação de fissuras e de abscessos perianais.

Apesar das medidas preventivas, as infecções são inevitáveis nos pacientes com formas crônicas e graves de neutropenia. Assim, o clínico deve ter um alto índice de suspeita para infecções bacterianas ou fúngicas e iniciar rapidamente a avaliação diagnóstica. Uma vez que os pacientes neutropênicos não apresentam os sinais clássicos de infecção (edema, calor e eritema), a febre torna-se um sinal importante. Nesse contexto, o paciente neutropênico febril deverá ser rigorosamente investigado quanto à presença de foco infeccioso (culturas e exames radiológicos), e a antibioticoterapia parenteral com medicamentos bactericidas de amplo espectro deverá ser iniciada. A escolha dos agentes antibacterianos dependerá da flora bacteriana da comunidade, da flora bacteriana hospitalar e da disponibilidade de cada instituição. Se houver falha na resposta à antibioticoterapia, o tratamento antifúngico deverá ser considerado.

Existem várias terapias específicas para neutropenia de acordo com a etiologia. Na neutropenia associada ao uso de drogas, uma medida específica óbvia é a suspensão do medicamento. Terapias específicas para as neutropenias imunomediadas incluem o uso de corticosteróides, a gamaglobulina humana intravenosa e a plasmaférese. Outras opções para a terapia incluem o uso de transfusões de granulócitos e a estimulação da produção de neutrófilos com fatores de crescimento de colônias de granulócitos.

O uso de transfusões de granulócitos envolve muita controvérsia, as indicações são bastante restritas e os riscos e os custos muito elevados. Por outro lado, o surgimento dos fatores recombinantes estimulantes de colônias de granulócitos (G-CSF e GM-CSF) revolucionou o tratamento do paciente neutropênico. No tratamento das neutropenias crônicas graves, esses fatores de crescimento permitem a correção da neutropenia com redução na freqüência e gravidade das infecções e melhora na qualidade de vida dos pacientes.

BIBLIOGRAFIA

1. AL-MULLA, Z.S. & HRISTENSEN, R.D. – Neutropenia in the neonate. *Clin. Perinatol.* **22**:711, 1995. 2. BERNINI, J.C. – Diagnosis and management of chronic neutropenia during childhood. *Pediatr. Clin. North Am.* **43**:733, 1996. 3. PARMLEY, R.T. & CRIST, W.M. – Childhood neutropenia. *Alab. J. Med. Sci.* **19**:249, 1982. 4. WATTS, R.G. – Neutropenia. In Lee, R.G. et al. *Wintrobe's Clinical Hematology.* 10th ed., Baltimore, Williams & Wilkins, 1999, p. 1879.

CRISTINA MIUKI ABE JACOB

O eosinófilo foi inicialmente caracterizado por Paul Ehrlich, que descreveu seus grânulos eosinofílicos em 1879, dando início a uma extensa documentação sobre a estrutura e a função dessa célula. Nas últimas décadas, o papel do eosinófilo nos mecanismos de defesa do hospedeiro, nas reações alérgicas e em outras doenças inflamatórias, nas lesões teciduais e na fibrose tem sido motivo de vários estudos, estabelecendo-se relações entre essa célula e várias doenças.

Para que se possa compreender a participação dos eosinófilos em várias situações de saúde e de doença, é importante o conhecimento de seus constituintes e seu processo de diferenciação a partir dos progenitores hematopoéticos da medula óssea.

MORFOLOGIA

Os eosinófilos possuem diferentes tipos de grânulos: primários, secundários, pequenos grânulos e microgrânulos. Esses grânulos estão presentes no eosinófilo maduro e têm diferentes funções, conforme o tipo de proteínas que apresentam. Os grânulos primários são redondos e homogêneos, sendo detectados no início do processo de maturação e contêm lisofosfatase. Grânulos secundários ou específicos coram-se pela eosina, apresentando a coloração característica dos eosinófilos. Possuem core denso, matriz lucente e contêm a grande maioria das proteínas eosinofílicas: básica principal, catiônica e neurotoxina derivada de eosinófilo. Os pequenos grânulos contêm uma forma inativa da arilsulfatase A e também fosfatase ácida, além de outras enzimas. Os eosinófilos possuem estruturas tubulovesiculares reconhecidas inicialmente como microgrânulos, em forma de C ou circular. Estes são usualmente vazios, mas podem desempenhar funções durante a extrusão celular. Essas células possuem também corpúsculos lipídicos que estocam e metabolizam ácido araquidônico.

Receptores – à semelhança de outros leucócitos, os eosinófilos expressam receptores para vários componentes, tais como imunoglobulinas, complemento, citocinas, mediadores solúveis e vários receptores de adesão celular.

CONSTITUINTES INTRACELULARES DO EOSINÓFILO

Os eosinófilos possuem várias proteínas pré-formadas, que são responsáveis por muitas das funções dessa célula, entre elas: proteína básica principal (PBP), proteína catiônica do eosinófilo (PCE), neurotoxina derivada do eosinófilo (NDE) e peroxidase eosinofílica (PE).

Proteína básica principal – representa grande parte da proteína granular do eosinófilo, com peso molecular de 14.000 dáltons e muito rica em arginina. Sua denominação é derivada de sua característica de possuir ponto isoelétrico de 10,9. Essa proteína é encontrada principalmente no núcleo do grânulo secundário e apresenta propriedades bactericidas, além de possuir funções citotóxicas. Várias evidências apontam para suas propriedades helmintotóxicas na defesa do hospedeiro contra os parasitas. Estudos recentes demonstram também que pode ser lesiva para o hospedeiro, sendo tóxica para as células epiteliais do trato respiratório de portadores de asma. Estudos experimentais demonstram lise do pneumócito II e redução da atividade ciliar do epitélio respiratório.

Proteína catiônica eosinofílica – localiza-se na matriz do grânulo secundário, apresenta ponto isoelétrico de 10,8 e é rica em arginina. Semelhante à PBP, apresenta capacidade helmintotóxica, é bactericida e pode lesar células de mamíferos.

Peroxidase eosinofílica – localiza-se na matriz do grânulo secundário, sendo rica em arginina, leucina e ácido aspártico. Também apresenta capacidade de lesar bactérias, helmintos e células humanas.

Neurotoxina derivada de eosinófilo – esta denominação é decorrente da sua capacidade de induzir disfunção cerebrocerebelar, após injeção intracerebral em coelhos, fenômeno esse conhecido como fenômeno de Gordon.

Além das proteínas mencionadas, o eosinófilo apresenta outros constituintes, entre eles: lisofosfolipase, outras enzimas e mediadores lipídicos. A lisofosfolipase é uma proteína hidrofóbica que se cristaliza e forma os cristais de Charcot-Leyden, os quais possuem uma forma hexagonal típica e são encontrados em várias secreções de pacientes com doenças mediadas por eosinófilos.

EOSINOFILOPOESE

Os eosinófilos são produzidos na medula óssea, envolvendo a ação de várias citocinas, entre elas: IL-3 (interleucina-3), GM-CSF (fator estimulador de colônias de macrófagos e granulócitos) e IL-5 (interleucina-5). Os níveis de IL-5 têm sido bastante elevados em pacientes com eosinofilia. As células T que desencadeiam esse tipo de resposta são a Th2 (T "helper" 2). Citocinas que inibem o crescimento e a diferenciação de eosinófilos são: TGF-β ("transforming growth factor β") e IFN-γ (interferon-gama), produzidas por células Th1, sendo o IFN-γ utilizado para o tratamento de algumas doenças mediadas por eosinófilos.

CICLO DE VIDA DOS EOSINÓFILOS

O ciclo de vida dos eosinófilos pode ser dividido em três fases: medula óssea, sangue e tecidos. Embora muito se valorize a presença de eosinófilos na corrente sangüínea, essa célula é caracteristicamente uma célula tecidual, sendo a relação tecido/sangue de 100:1. A presença de eosinófilos no sangue representa apenas uma pequena fração da população total de eosinófilos, sendo detectados nesse local apenas quando da sua passagem da medula para os tecidos. Sua meia-vida no sangue é de 6 a 12 horas, passando para os tecidos por mecanismos envolvendo citocinas e molécula de adesão. Nos tecidos, sua vida média é de dois a cinco dias e sua exclusão se dá por meio da perda dessas células pelas membranas mucosas, englobamento das células apoptóticas por macrófagos e degeneração celular por ocasião da desgranulação.

ATIVAÇÃO E MOBILIZAÇÃO DE EOSINÓFILOS

A IL-5 tem importante papel na diferenciação e na ativação de eosinófilos, sendo esta interleucina e seu receptor alvos de possíveis manipulações terapêuticas em doenças com eosinofilia. O mecanismo pelo qual essas células migram até o local da inflamação envolve rolamento e aderência ao endotélio vascular via L-selectina e interação com ICAM-1 (molécula de adesão intercelular). Recrutamento de eosinófilos seletivo parece ser dependente da presença de VLA-4 ("very late activation antigen-4"), presente apenas em eosinófilos, e não em neutrófilos.

FUNÇÕES DO EOSINÓFILO

Os eosinófilos exercem várias funções no organismo, entre elas fagocitose; participam dos mecanismos de defesa contra os helmintos, atuam como célula apresentadora de antígeno e produzem citocinas e mediadores da resposta inflamatória. Os eosinófilos têm a capacidade de matar diferentes espécies de helmintos por meio de mecanismo dependente de anticorpo ou complemento. Essas espécies incluem: *Schistosoma mansoni*, *Trichinella spiralis* e espécies de filárias.

Outra função atribuída aos eosinófilos inclui a vigilância para tumores. A presença dessas células em alguns tipos de cânceres tem sido relacionada a melhor prognóstico.

AVALIAÇÃO DE PACIENTES COM EOSINOFILIA

Especial atenção deve ser dada a informações da história clínica, principalmente a respeito de dados epidemiológicos característicos das parasitoses, exposição a drogas, antecedentes familiares, aparecimento de sintomas e sinais sistêmicos bem como dados evolutivos da história clínica.

A contagem de eosinófilos no sangue periférico é didaticamente classificada em:

- leve: 351 a 1.500 cels/mm^3.
- moderada: de 1.501 a 5.000 cels/mm^3.
- grave: > 5.000 cels/mm^3.

Esta classificação tem o objetivo de orientar quanto à necessidade de pesquisa diagnóstica nos pacientes com eosinofilia elevada e ressaltar as doenças mais relacionadas às hipereosinofilias graves. Assim, é consenso que devem ser investigados pacientes com eosinofilia moderada e grave, assim como deve ser pesquisado possíveis danos cardíacos em pacientes com eosinofilia moderada e grave ou eosinofilia persistente. Vários relatos de literatura têm mostrado a correlação entre eosinofilia e danos cardíacos, entre eles a endomiocardiofibrose. Nestes casos, a avaliação ecocardiográfica é mandatória e deve ser incluída na avaliação de pacientes portadores destes níveis de eosinofilia.

A avaliação laboratorial deve incluir não só a contagem periférica de eosinófilos, mas também um estudo quanto à ativação destas células e, em casos selecionados, a avaliação tecidual. Vários métodos têm sido desenvolvidos com o intuito de se avaliar a ativação dos eosinófilos, entre eles: avaliação da densidade de eosinófilos (células hipodensas são aquelas ativadas) e detecção/quantificação de produtos de eosinófilos, proteína catiônica do eosinófilo (PCA) e proteína básica maior ou principal (PBM).

Recentes estudos têm detectado estas proteínas em tecidos pulmonares de asmáticos, por técnica imuno-histoquímica, incriminando estes produtos de eosinófilos na lesão epitelial de asmáticos graves. Assim, a quantificação do número de eosinófilos é insuficiente para se avaliar o papel destas células na patogênese das doenças, devendo ser complementado por uma avaliação funcional dos mesmos.

PAPEL DO EOSINÓFILO NAS DOENÇAS

Durante a década passada, novas informações a respeito da função do eosinófilo e seu papel nas doenças foram obtidos, com especial ênfase para o papel do eosinófilo como mediador da agressão do hospedeiro. Várias doenças ou condições associadas à eosinofila periférica e/ou aumento de eosinófilos teciduais têm sido descritas, sendo as mais comuns relatadas no quadro 6.18. Entre as doenças associadas aos eosinófilos, em países em desenvolvimento predominam as parasitoses, e em países desenvolvidos, a doença atópica.

Doenças parasitárias – eosinofilia tem sido associada com infecções parasitárias há muitas décadas, principalmente infecções por helmintos. Protozoários geralmente não suscitam no hospedeiro uma resposta eosinofílica, com exceção do *Isospora belli*. O papel do eosinófilo nessas infecções parece ser uma contribuição aos mecanismos de defesa do hospedeiro, existindo evidências da morte de larvas de parasitas pela produção de proteínas eosinofílicas.

Asma brônquica – várias evidências têm apontado para o papel dos eosinófilos na asma brônquica, entre elas: a) elevação do número de eosinófilos no sangue, nas secreções e no tecido pulmonar em pacientes asmáticos; b) evidências de produtos derivados de

Quadro 6.18 – Doenças associadas com eosinofilia periférica ou eosinofilia tecidual.

1. Agentes infecciosos
 	
Parasitárias:
  Eosinofilia tropical
  Síndrome da larva *migrans* visceral
  Oncocercose
  Esquistossomose
  Paragonimíase
  Estrongiloidíase
  Triquinose
  Ancilostomíase
  Ascaridíase
 	
Não-parasitárias
  Paracoccidioidomicose
  Escarlatina
  Pneumonia por *Chlamydia* no lactente
 	
2. Doenças alérgicas
  Asma
  Aspergilose broncopulmonar alérgica
  Rinite alérgica
  Rinite eosinofílica não-alérgica
  Urticárias
  Dermatite atópica
  Reações a drogas
	3. Doenças do trato respiratório
	  Pneumonite de hipersensibilidade
	  Aspergilose broncopulmonar alérgica
	  Pneumonias eosinofílicas
	  Síndrome de Loeffler
	
	4. Doenças endócrinas
	  Doença de Addison
	
	5. Doenças gastrintestinais
	  Doença inflamatória intestinal
	  Gastroenterite eosinofílica
	
	6. Reações tóxicas a agentes ingeridos
	  Síndrome da mialgia-eosinofilia
	  Síndrome do óleo tóxico
	
	7. Reações à terapêutica com citocinas
	  GM-CSF, IL-2
	
	8. Doenças cutâneas
	  Dermatite atópica
	  Celulite eosinofílica
	  Angioedema com eosinofilia
	  Urticária
		9. Imunodeficiências
		  Wiskott-Aldrich
		  Síndrome da hiper-IgE
		  Síndrome de Nezelof
		  Reação de enxerto *versus* hospedeiro
		
		10. Doenças do colágeno
		  Vasculite de hipersensibilidade
		  Síndrome de Churg-Strauss
		  Doença do soro
		  Fasciíte eosinofílica
		
		11. Doenças neoplásicas ou mieloproliferativas
		  Leucemia eosinofílica
		  Linfomas (células T e Hodgkin)
		  Carcinoma de ovário
		  Síndrome hipereosinofílica idiopática
		  Linfadenopatia angioimunoblástica
		  Doença de Kimura
		  Mastocitose sistêmica

Fonte: Mahanty and Nutman. In Middleton E.; Reed, C.E.; Ellis, E.F. eds., *Allergy: Principles and Practice*. St. Louis, Mosby-Year Book, 1993.

eosinófilos nas lesões pulmonares; c) capacidade do eosinófilo para secretar produtos com potencial lesivo para o pulmão; e d) tratamento e controle da asma caracterizados por diminuição dos níveis de eosinófilos no sangue.

Várias informações atuais apontam para o papel do eosinófilo no processo inflamatório da asma, e terapêuticas futuras para o controle da asma podem ser dirigidas para essa célula em particular.

Outras doenças relacionadas aos eosinófilos incluem aquelas citadas no quadro 6.18 e considerações particulares a cada uma delas podem ser encontradas em literatura específica.

DROGAS QUE INTERFEREM COM EOSINOFILIA OU SEUS PRODUTOS

A terapêutica instituída nas doenças associadas à eosinofilia pode ser dirigida à diminuição da contagem de eosinófilos ou à neutralização dos efeitos de seus produtos. Várias drogas compõem o arsenal desses agentes, incluindo: corticosteróides, mielossupressores e interferon-gama.

Os corticosteróides suprimem a transcrição de genes para interleucina-3, interleucina-4, interleucina-5, GM-CSF e outras citocinas. Alguns pacientes não apresentam resposta aos corticóides, sendo indicados imunossupressores (hidroxiuréia e vincristina) e interferon-alfa.

A ciclosporina também tem sido utilizada como terapêutica anti-eosinófilo, pois tem a função de bloquear a transcrição de várias citocinas que ativam essas células.

Outras alternativas recentes incluem: antileucotrienos e anti-histamínicos, como a cetirizina, que inibe a vacuolização e o acúmulo de eosinófilos. Também as cromonas apresentam ação contra a função do eosinófilo, inibindo a citotoxicidade dependente de anticorpos.

Novas tentativas terapêuticas incluem os anticorpos bloqueadores de interleneina-5, que apresentam atividade em animais.

Lidocaína e sulfoniluréia parecem inibir a atividade de eosinófilos, sendo incluídas em estudos clínicos de pacientes com asma.

Eosinofilia ocorre em várias doenças e, para o diagnóstico, devem ser considerados dados de história clínica, epidemiologia, história familiar, dados de exame físico e evolução do paciente.

A instituição de terapêutica específica para eosinófilos pode ser considerada, levando-se em conta os efeitos deletérios da ação dessas células sobre o hospedeiro e os efeitos colaterais dessas terapêuticas.

BIBLIOGRAFIA

1. ACKERMAN, S.J. – Eosinophils: biologic and clinical aspects in allergy and inflammation. In Rich, R.R. ed. *Clinical Immunology – Principles and Practice*. 1997, p. 431. 2. KITA, H. – The Eosinophil: a cytokine-producing cell? *J. Allergy Clin. Immunol.* **97**:889, 1996. 3. ROTHENBERG, M.E. – Eosinophilia. *N. Engl. J. Med.* **338**:1592, 1998. 4. SANDERSON, C.J. – Interleukin-5, eosinophils, and disease. *Blood*, **79**:3101, 1992. 5. WELLER, P.F. – The immunobiology of eosinophils. *N. Engl. J. Med.* **324**:1110, 1991.

SEÇÃO III **Hemostasia e Distúrbios da Coagulação**

coordenadores JORGE DAVID AIVAZOGLOU CARNEIRO
ELBIO ANTONIO D'AMICO

---

1 Fisiologia da Hemostasia e Características Clínicas dos Distúrbios Hemostáticos

ELBIO ANTONIO D'AMICO
DALTON DE ALENCAR FISCHER CHAMONE
JORGE DAVID AIVAZOGLOU CARNEIRO

De maneira característica e lógica, o organismo mantém o sangue circulante intravascular em estado líquido. Sempre que existe alguma lesão vascular, é tendência orgânica evitar ou reduzir ao máximo o extravasamento sangüíneo, por meio da formação de um tampão hemostático, o qual, posteriormente, deverá ser removido, a fim de que o vaso com obstrução parcial ou total possa desempenhar a função para a qual foi desenvolvido.

Para realizar todas essas funções, o organismo utiliza uma série de mecanismos relacionados com os vasos sangüíneos, com as plaquetas e com os sistemas de coagulação e fibrinólise. A associação desses mecanismos é denominada *hemostasia*.

Desse modo, hemostasia é o conjunto de mecanismos que o organismo utiliza para manter o sangue circulante em um estado fluido, evitando ou reduzindo seu extravasamento quando há lesão vascular e restabelecendo o luz dos vasos quando houve a formação de um processo oclusivo.

Os distúrbios da hemostasia podem expressar-se por meio de manifestações hemorrágicas e/ou trombóticas. Para uma melhor compreensão dessas manifestações, é necessário que se faça uma breve revisão da fisiologia da hemostasia.

FISIOLOGIA DA HEMOSTASIA

Como mencionado anteriormente, a hemostasia é dependente de mecanismos vasculares, plaquetários e os relacionados com a coagulação e fibrinólise.

MECANISMOS VASCULARES

Até há algum tempo, admitia-se que a participação vascular no processo hemostático se restringia à vasoconstrição, que se segue à lesão do vaso. Sabe-se que essa vasoconstrição, inicialmente reflexa e posteriormente humoral, é muito importante, porém não é o único mecanismo vascular envolvido.

O endotélio vascular, outrora considerado como tendo somente função mecânica de barreira, hoje é tido como um dos "órgãos" mais complexos e importantes do corpo humano. Esse "órgão", composto por uma monocamada de células, unidas por junções intercelulares, consiste, aproximadamente, de 10^{12} células e ocupa área superior a $10m^2$. Por ser local com grande atividade de síntese protéica, o endotélio é considerado o maior e mais produtivo órgão parácrino.

As substâncias produzidas pela célula endotelial participam em atividades pró-trombótica e de tromborresistência, além de estarem envolvidas na manutenção do tono vascular.

O tecido conjuntivo da parede vascular, constituído por colágeno, elastina, glicoproteínas e proteoglicanos, também tem participação no processo hemostático. As plaquetas apresentam reatividade para os colágenos dos tipos IV e V e, sempre que há lesão endotelial, com exposição das fibras colágenas, as plaquetas sofrem a seqüência de adesão, expansão, secreção e agregação. Além disso, no subendotélio estão presentes outras proteínas, como fibronectina, fator von Willebrand, vitronectina e trombospondina, que atuam como mediadores da adesão plaquetária ao colágeno.

Atividade pró-trombótica

As células endoteliais produzem uma série de proteínas que mostram atividade pró-trombótica apresentadas a seguir.

Fator von Willebrand – é sintetizado no endotélio (85%) e pelos megacariócitos (15%) e participa do processo hemostático ao mediar a adesão plaquetária ao subendotélio, promovendo a formação de trombos plaquetários nos locais de lesão vascular. Além disso, ao se ligar ao fator VIII coagulante, permite sua estabilização e proteção da remoção rápida: enquanto ligado ao fator von Willebrand, a meia-vida do fator VIII coagulante é de 8-12 horas; quando livre, sua meia-vida é de 1 a 2,4 horas.

Inibidor do ativador do plasminogênio do tipo 1 (PAI-1) – é uma glicoproteína produzida pelas células endoteliais, hepatócitos, células musculares lisas, fibroblastos e algumas linhagens de células malignas. O PAI-1 atua promovendo a inativação do ativador tecidual do plasminogênio e do ativador do plasminogênio tipo uroquinase.

Outras proteínas – as células endoteliais ainda produzem o fator V, porém sem compensar sua deficiência em situação de insuficiência hepatocelular; o fator ativador de plaquetas (PAF-"acether"), que é um derivado da fosforilcolina, potencializa a adesão e a agregação plaquetárias; a trombospondina é uma proteína de adesão. Além disso, quando exposta à ação da trombina ou de endotoxinas, as células expressam atividade de fator tecidual, ativando o fator VII.

Uma característica básica da célula endotelial normal é sua não-reatividade com as células sangüíneas e com as proteínas que participam do processo de coagulação. Essa característica de não-trombogenicidade deve-se a mecanismos ativos e passivos, estes últimos decorrentes da presença de mucopolissacarídeos revestindo a superfície luminal das células endoteliais.

Tromborresistência ativa

A tromborresistência ativa é decorrente da produção endotelial de proteínas com ação antagônica às plaquetas, aos mecanismos de coagulação e de fibrinólise apresentados a seguir.

Prostaciclina ou prostaglandina I_2 – é o principal metabólito do ácido araquidônico nas células endoteliais, originada a partir da ação da enzima prostaciclina sintetase sobre os endoperóxidos cíclicos. A prostaciclina tem ação vasodilatadora na maioria dos leitos vasculares, sendo ainda potente agente com ação antiplaquetária, ao promover a elevação do AMP cíclico. Outras propriedades da prostaciclina incluem a citoproteção, o aumento da fibrinólise e a estimulação do metabolismo do colesterol.

Fator de relaxamento derivado do endotélio (EDRF) – o EDRF, já caracterizado como óxido nítrico, é derivado da aminoácido L-argini-

na e apresenta propriedades vasodilatadoras e antiplaquetárias. O EDRF e a prostaciclina têm ações antiplaquetárias sinérgicas e podem representar um sistema regulador para manter a homeostasia plaquetária em condições fisiológicas.

Antitrombina III (AT-III) – é uma glicoproteína sintetizada no fígado e megacariócitos, porém as células endoteliais também produzem AT-III imunorreativa. A AT-III é o principal inibidor fisiológico da trombina, sendo responsável por 75% da inibição da sua atividade plasmática. Além da trombina, a AT-III ainda inibe os fatores Xa, IXa, XIa e XIIa, a calicreína e a plasmina.

Proteína S – é uma proteína cuja síntese é dependente da vitamina K e que atua aumentando a afinidade da proteína C ativada por superfícies fosfolipídicas, de plaquetas e de células endoteliais.

Trombomodulina – é um receptor de membrana endotelial com alta afinidade de ligação à trombina; dessa maneira, a ativação da proteína C pela trombina, ligada à trombomodulina, aumenta, pelo menos, 1.000 vezes.

Protease nexin – é uma proteína que age inativando a trombina ao formar complexos co-valentes com seu local ativo. Esses complexos se ligam às células endoteliais, são internalizados e degradados pelas enzimas lisossômicas.

Co-fator II da heparina – é um anticoagulante natural que inibe somente a trombina, sem apresentar nenhuma atuação sobre outras serina-proteases da coagulação. Tanto quanto a antitrombina III, o co-fator II da heparina tem sua ligação com a trombina facilitada pela heparina, sendo, porém, necessário maior concentração de heparina. Diferentemente da antitrombina III, o sulfato de heparam ativa de maneira seletiva o co-fator II da heparina.

Substâncias heparinóides – as células endoteliais produzem substâncias heparinóides, os glicosaminoglicanos (sulfato de heparam, sulfato de dermatam e condroitim sulfato), que lhes conferem uma característica antitrombogênica, ao ativarem a AT-III e o co-fator II da heparina.

Ativador tecidual do plasminogênio (tPA) – é uma glicoproteína que, ao converter o plasminogênio em plasmina, ativa o sistema fibrinolítico. O tPA é sintetizado pelas células endoteliais, sendo sua secreção estimulada por ação da trombina, epinefrina, interleucina-1, heparina, oclusão venosa, agregados plaquetários e 1-desamino-8-D-arginina vasopressina (DDAVP). A maior parte do tPA plasmático está sob a forma complexada com o PAI-1, sendo que somente 5% do tPA está na forma livre; contudo, devido à liberação pela célula endotelial, a concentração local de tPA livre pode ser muito maior.

MECANISMOS PLAQUETÁRIOS

As plaquetas são fragmentos de citoplasma dos megacariócitos que, quando não ativadas, apresentam forma discóide e circulam no sangue por 7-10 dias. Porém, quando há lesão vascular, as plaquetas tornam-se ativadas e passam a desempenhar seu papel hemostático, em um processo que envolve várias etapas conhecidas como adesão, secreção, agregação e pró-coagulante.

Adesão – é o processo no qual as plaquetas interagem com a matriz subendotelial, havendo necessidade prévia do contato plaquetário com a parede do vaso, seguido da extensão das plaquetas sobre os componentes do subendotélio.

No processo de adesão há participação de três componentes: receptor(es) de membrana plaquetária, glicoproteínas presentes no plasma ou no subendotélio, e tecido conjuntivo da parede vascular. Os receptores de membrana e as respectivas moléculas específicas da matriz subendotelial são: glicoproteína Ib-IX, receptor para fator von Willebrand; glicoproteína Ia-IIa, receptor para colágeno; glicoproteína Ic-IIa, receptor para laminina; e um receptor para vitronectina. Quando a adesão é mediada pela glicoproteína Ib-IX, o fator von

Willebrand desempenha o papel de ponte entre o colágeno e as plaquetas; quando a adesão é direta ao colágeno, o receptor envolvido é a glicoproteína Ia-IIa.

O processo de adesão não exige atividade metabólica das plaquetas, porém leva à ativação plaquetária, que resulta na síntese de tromboxano A_2 e na secreção do conteúdo granular.

Agregação plaquetária – é o processo de interação interplaquetária, na qual estão envolvidos um receptor de membrana plaquetária, a glicoproteína IIb-IIIa e o fibrinogênio, o qual faz a ponte interplaquetária, em uma reação dependente de íons cálcio. Para que ocorra a agregação, a plaqueta deve ser ativada por um agonista, transformando a glicoproteína IIb-IIIa em um receptor para fibrinogênio e outras proteínas de adesão, como o fator von Willebrand, a fibronectina e a vitronectina.

Atualmente, já está bem estabelecido que a proteína que faz a ligação interplaquetária muda de acordo com o diâmetro e a força de cisalhamento dos vasos. Nos vasos de pequeno calibre e com alta força de cisalhamento, como os capilares, a ponte entre as plaquetas é o fator von Willebrand. Por outro lado, nos vasos com maior diâmetro e com força de cisalhamento reduzida, o fibrinogênio é o responsável pela ligação interplaquetária.

Processo de secreção ou de liberação plaquetária – é iniciado quando um agonista se liga à membrana celular. Nesse processo, dependente de ATP, os grânulos plaquetários concentram-se no centro da célula, devido à contração dos polímeros de actina e miosina, ocorrendo fusão das membranas granulares com as membranas plasmáticas e do sistema canalicular aberto, resultando na secreção do conteúdo granular. O material secretado, constituído, entre outros, por ADP, serotonina, cálcio, tromboxano A_2, fator von Willebrand e fibrinogênio, ativará um maior número de plaquetas presentes no local, que participarão nos processos de adesão e agregação.

Atividade pró-coagulante das plaquetas – tem por finalidade a formação local de polímeros de fibrina, os quais reforçarão os trombos plaquetários, tornando-os mais resistentes à pressão vascular. A geração dessa atividade pró-coagulante requer o influxo de cálcio através da membrana plasmática. É associada à reorientação dos fosfolipídeos ácidos da camada interna da membrana para a camada externa e com a formação de vesículas na superfície plaquetária, que passa a expressar sítios ligadores de proteínas específicas da coagulação, facilitando a interação dos fatores da coagulação e mesmo ativando-os.

MECANISMOS DE COAGULAÇÃO E FIBRINÓLISE

O processo de coagulação sangüínea consiste de uma série de ativações enzimáticas, nas quais, em cada etapa dessa seqüência, o zimogênio ativado converte outro zimogênio em protease ativa. A ativação dos fatores da coagulação requer a formação de um complexo constituído por um zimogênio, um co-fator e uma enzima, em geral sobre uma superfície fosfolipídica.

A coagulação pode ser iniciada por reações envolvendo componentes normalmente presentes no sangue, via intrínseca, ou por reações dependentes de componentes teciduais, via extrínseca (Fig. 6.10). O final dessa seqüência de reações é a formação de fibrina, que, ao formar uma rede com as plaquetas do tampão hemostático inicial, o tornará mais resistente e duradouro.

Os fatores envolvidos na coagulação são, em geral, serina-proteases, na sua maioria sintetizados no fígado, que também produz os inibidores fisiológicos da coagulação, bem como os componentes do sistema fibrinolítico.

Ao lado dos fatores fisiológicos da coagulação estão os inibidores fisiológicos, que atuam em várias etapas da "cascata" da coagulação, impedindo a formação da "protrombinase" e bloqueando a fibrinogênese pela trombina.

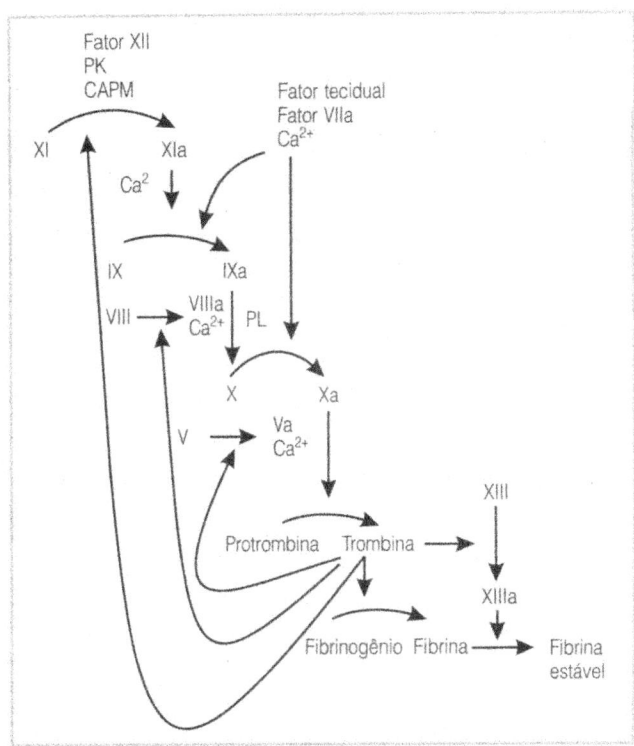

Figura 6.10 – Mecanismo clássico da coagulação sangüínea (modificado de Ratinoff).

Os principais inibidores fisiológicos são:
- Antitrombina III (já descrita anteriormente)
- Proteína C – é uma glicoproteína de síntese hepática, dependente da vitamina K, que, quando ativada, tem ação proteolítica sobre os fatores Va e VIIIa. Também estimula a fibrinólise ao promover melhor ação do ativador do plasminogênio (PAI-1). A ação da proteína C aumenta em até 30.000 vezes por ação do complexo trombina-trombomodulina.
- Proteína S (já descrita anteriormente).

As observações de que as deficiências dos fatores XII, pré-calicreína e cininogênio de alto peso molecular (o chamado sistema do contato) não causam manifestações hemorrágicas levaram a uma nova concepção da "cascata" da coagulação, na qual a de maior importância é o complexo fator tecidual – fator VIIa, capaz de ativar os fatores X e IX e levar à formação de fibrina. Nessa nova visão do mecanismo de coagulação ainda pode-se observar a ação modulatória do fator XI, cuja deficiência nem sempre leva a manifestações hemorrágicas (Fig. 6.11).

O sistema fibrinolítico, dentre outras, tem a função de remoção do coágulo, por meio da degradação enzimática da fibrina. Esse sistema é constituído por três componentes principais: a proenzima plasminogênio, que, por proteólise limitada, é ativada à plasmina; os ativadores do plasminogênio, que podem ser intrínsecos, extrínsecos ou exógenos; e os inibidores, que interferem com a ativação do plasminogênio ou neutralizam a plasmina.

O plasminogênio é uma glicoproteína de síntese hepática que, ao ser ativada à plasmina, atua especificamente como serina-protease, hidrolisando ligações lisina-arginina presentes em substratos sintéticos e proteínas, como fibrina, fibrinogênio, fator V, fator VIII:C, ACTH, glucagon, hormônio do crescimento e componentes do complemento.

A ativação do plasminogênio pode ocorrer por três vias: a) via intrínseca ou humoral, quando envolve o fator XII, pré-calicreína e cininogênio de alto peso molecular; b) via extrínseca, que depende de ativadores presentes em órgãos, tecidos e secreções (ativador teci-

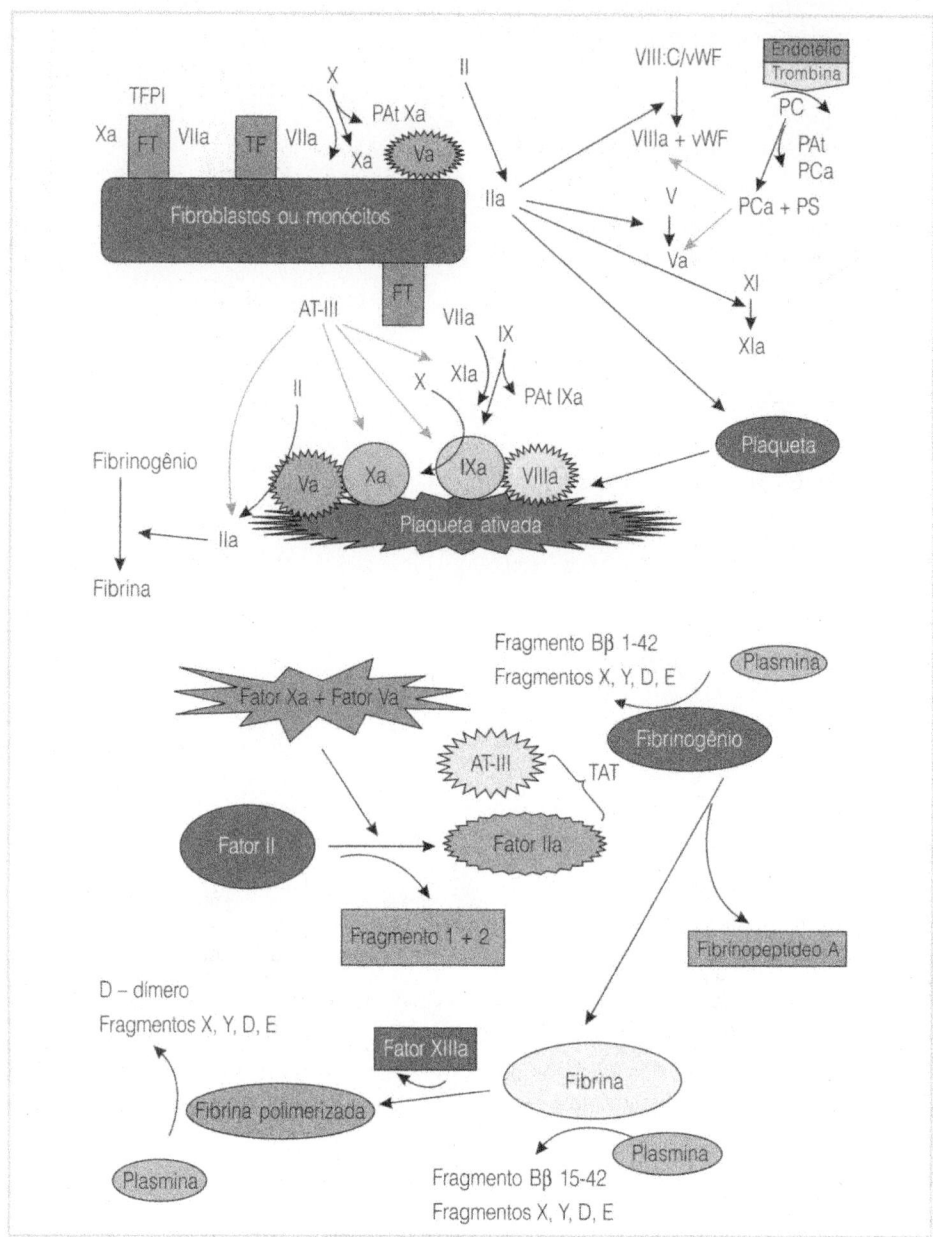

Figura 6.11 – Nova visão do mecanismo de coagulação sangüínea.

dual do plasminogênio – tPA – e uroquinase); e c) via exógena, que decorre da infusão de substâncias ativadoras com finalidades terapêuticas (agentes trombolíticos).

Os inibidores do plasminogênio podem ser de dois tipos: os antiativadores, que inibem a ativação do plasminogênio (como o C_1 inativador, a α_2-macroglobulina, o complexo heparina/antitrombina III, os anticorpos antiestreptoquinase e os inibidores do ativador do plasminogênio dos tipos 1 e 2); e as antiplasminas, que inibem a plasmina (como a α_2-antiplasmina, a α_2-macroglobulina, a glicoproteína rica em histidina e a protease nexin).

CARACTERÍSTICAS CLÍNICAS DOS DISTÚRBIOS HEMOSTÁTICOS

Qualquer paciente com doença hemorrágica, mesmo que leve, apresenta-se como um problema diagnóstico complexo. Uma história clínica cuidadosa e o exame físico são essenciais na avaliação desses pacientes. Essa abordagem é muito importante no paciente com diátese hemorrágica, uma vez que a história é um parâmetro funda-

mental para a caracterização clínica do paciente. A importância da história não deve ser supervalorizada, contudo ela é particularmente significativa em pacientes com doenças hemorrágicas leves, nas quais os resultados dos exames de triagem são normais. Os resultados de testes laboratoriais, sem correlação clínica, podem ser enganosos e induzir a erros. Pacientes com deficiência do fator XII, pré-calicreína ou cininogênio de alto peso molecular, por exemplo, apresentam tempo de tromboplastina parcial ativado anormal, contudo não apresentam sangramentos. No outro lado do espectro, o paciente com diátese hemorrágica grave, como escorbuto, pode ter resultados normais nos testes de triagem hemostática, e o único indício da doença é fornecido pela história.

No paciente com história de sangramento (recente ou remota), o problema diagnóstico que deve se apresentar ao médico está em distinguir entre duas possibilidades: a) o sangramento é conseqüência de uma causa local, ou b) o sangramento está associado a uma alteração generalizada da hemostasia. A resposta dessas questões dependerá de cada situação clínica.

AVALIAÇÃO CLÍNICA

Deve ser dirigida aos seguintes aspectos:

1. O paciente apresenta uma doença hemostática sistêmica?

Existem vários aspectos dos sangramentos que sugerem a existência de uma alteração hemostática sistêmica. Em primeiro lugar, hemorragias em múltiplos locais. Segundo, o sangramento verdadeiramente espontâneo sugere uma doença hemorrágica, embora seja possível que um sangramento aparentemente espontâneo possa, de fato, ter causa desencadeante. Terceiro, quando a intensidade do sangramento é maior do que o esperado (desproporcional), em conseqüência do traumatismo desencadeante.

2. A doença é adquirida ou hereditária?

Os pacientes com doenças hereditárias usualmente apresentam sintomas desde a infância, história familiar de sangramento e, freqüentemente, hemorragias em resposta a traumatismos e cirurgias. Ao contrário, os pacientes com doenças adquiridas, em geral, manifestam sintomas quando adultos, não possuem história familiar e, freqüentemente, apresentam evidências de uma doença de base, como hepatopatias ou nefropatias.

Esses critérios servem apenas como orientações gerais e podem não ser suficientes para distinguir entre uma doença hereditária leve e uma doença adquirida recente, que se manifestam pela primeira vez em uma situação pós-operatória. Nesse contexto, a informação de maior valor é a competência hemostática do paciente em cirurgias ou episódios traumáticos anteriores, a avaliação da presença de doenças associadas e/ou do uso de medicamentos que podem produzir sintomas hemorrágicos.

Competência ou resposta hemostática em cirurgias e traumatismos

Uma história positiva de sangramento excessivo em associação com traumatismo e/ou cirurgia não só reforça a posssibilidade de que o paciente sofra de doença hemostática, mas também ajuda a datar seu início. Por exemplo, sangramento no coto umbilical ao nascer ou após circuncisão sugere doença hereditária, enquanto a história de procedimentos como amigdalectomia, cirurgias abdominais e, especialmente, exodontias de dentes permanentes, sem intercorrências hemorrágicas, torna pouco provável a possibilidade de o paciente ter até mesmo doença hemorrágica hereditária leve.

A história de sangramento associado a pequenos traumatismos levanta a suspeita de doença de base. Contudo, muitas pessoas com hemostasia normal referem sangramento excessivo após manipulações dentárias ou durante o período menstrual. Alguns detalhes são essenciais ao avaliar o grau de perda sangüínea: necessidade de transfusão, ausência de fatores locais, facilidade com que o sangramento foi controlado e possível associação com o uso de medicamentos (por exemplo, AAS para alívio da dor pós-operatória).

A ausência de sangramento após traumatismo prévio não exclui completamente doença hereditária. Por exemplo, pacientes com hemofilia A ou B, mas com níveis de fator VIII ou IX, respectivamente, de 10 a 25%, podem sangrar somente com traumatismos graves. O uso de anticoncepcional oral ou gestação podem aumentar temporariamente os níveis de fator VIII e fator von Willebrand e melhorar a competência hemostática em mulheres com doença de von Willebrand. De modo análogo, a contagem plaquetária e a capacidade funcional das plaquetas na púrpura trombocitopênica imune idiopática (PTI) podem variar em épocas diferentes durante a forma crônica da doença, influenciando assim, de modo variável, o tempo de sangramento e a tendência hemorrágica nesses pacientes.

História familiar

A história familiar pode ser útil e, em muitos casos, característica. A melhor abordagem consiste em construir o heredograma e perguntar cuidadosamente sobre evidências de sangramentos em todos os familiares da pessoa em avaliação. As hemofilias A e B e a síndrome de Wiskott-Aldrich são transmitidas como traços recessivos ligados ao cromossomo X, enquanto deficiência de fator XI e todas as outras doenças hemorrágicas hereditárias acometem ambos os sexos. A história provável de sangramentos nos parentes é de valor limitado, a menos que haja documentação médica. Além disso, o paciente pode ignorar a presença de sangramento em um parente com diátese hemorrágica.

Quatro possibilidades devem ser consideradas quando ambos os pais de um paciente com sangramento são assintomáticos:

a) a herança é ligada ao cromossomo X (por exemplo, hemofilia), a doença pode não ocorrer no pai e em seu filho, a menos que a mãe seja portadora;

b) uma mutação genética pode ter ocorrido e a doença surge como mutação "de novo";

c) doenças autossômicas recessivas surgem quando ambos os pais são heterozigotos assintomáticos. Essa situação é mais comum em casamentos consangüíneos; e

d) o sangramento deve-se a uma causa adquirida, e não hereditária.

Doença de base

Certas alterações hemostáticas são associadas com condições clínicas específicas. Embora algumas situações, como leucemia promielocítica aguda e amiloidose, possam estar associadas com formas previsíveis de alterações hemostáticas, outras, assim como a doença hepática, podem produzir um quadro hemostático complexo, com reduções variáveis nos níveis dos fatores da coagulação, plaquetas ou produção de inibidores. Os mecanismos responsáveis pela expressão variável das alterações hemostáticas incluem síntese diminuída ou de proteína não-funcionante (aberrante), alteração no "clearance" dos fatores da coagulação ativados ou dos ativadores da fibrinólise, e seqüestro esplênico de plaquetas.

Algumas condições adquiridas podem induzir a manifestações hemorrágicas e trombóticas. O efeito clínico resultante de doença hepática dependerá do balanço existente entre os efeitos anticoagulantes e pró-trombóticos. O lúpus eritematoso sistêmico causa trombocitopenia imunomediada e trombocitopatia, bem como deficiência de fator da coagulação, e também pode induzir trombose venosa devido à produção de anticorpos antifosfolipídeos.

Sepse, choque, neoplasias, complicações obstétricas e leucemias agudas podem causar, simultaneamente, sangramentos e eventos trombóticos, que são característicos de coagulação intravascular difusa. Alterações plaquetárias quantitativas ou qualitativas podem ocorrer em situações como insuficiência renal, doenças imunes e síndromes de má absorção. O uso de antibióticos pode resultar em deficiências múltiplas dos fatores dependentes de vitamina K (fatores II, VII, IX e X), as quais são clinicamente idênticas àquelas induzidas pelos cumarínicos.

3. O sangramento deve-se a anormalidades vasculares, plaquetárias, alterações da coagulação ou a uma combinação destes?

Embora os critérios clínicos nem sempre sejam seguros, as seguintes generalizações podem ser feitas com relação à causa das manifestações hemorrágicas. As manifestações hemorrágicas dos pacientes com doenças vasculares, trombocitopenias ou trombocitopatias são caracterizadas, especialmente, por hemorragias espontâneas subcutâneas, sangramentos mucosos e petéquias. O sangramento, em geral, tem início com traumatismo e continua por horas, mas, uma vez controlado, ele usualmente não recorre. Em contraste, pacientes com alterações dos fatores da coagulação desenvolvem hematomas profundos, hemartroses e sangramento retroperitoneal. Nestes, os sangramentos tendem a ser tardios, algumas vezes horas após o episódio *traumático*, e podem recorrer tardiamente.

A eficácia da hemostasia primária no paciente com alteração nos fatores da coagulação, em contraste com o paciente plaquetopênico, é responsável pelas manifestações clínicas quanto ao tipo de sangramento. Por outro lado, a recorrência do sangramento pode ser mais função do balanço entre formação de fibrina e sua dissolução durante a consolidação do tampão hemostático.

Pacientes com doença de von Willebrand grave podem mostrar características de alterações na hemostasia primária e secundária, em virtude das alterações na adesão plaquetária ao subendotélio e dos níveis reduzidos do fator VIII.

Ainda mais complexos, os pacientes com coagulação intravascular disseminada podem demonstrar, além das alterações nos sistemas celular (plaquetas) e das proteínas solúveis (coagulação e fibrinólise), eventos trombóticos microvasculares, que são desencadeados por mecanismos pró-coagulantes e/ou lesão endotelial.

Sangramentos espontâneos, sem antecedente óbvio de traumatismo, refletem doença grave da hemostasia primária (por exemplo, contagem plaquetária inferior a 10.000/mm³) ou secundária (por exemplo, nível de fator VIII inferior a 1%), enquanto hemorragias que ocorrem somente após traumatismos sugerem doença leve (por exemplo, fator VIII entre 15 e 25% ou plaquetas entre 10.000 e 30.000/mm³).

Concluindo, a avaliação clínica rigorosa tem papel essencial na caracterização do paciente com alteração da hemostasia e, aliada aos exames laboratoriais, permitirá o diagnóstico na maioria dos casos.

BIBLIOGRAFIA

1. ROBERTS, H.R. et al. – Newer concepts of blood coagulation. *Haemophilia* 4:331, 1998. 2. SAITO, H. – Normal hemostatic mechanisms. In Ratnoff, O.D. & Forbes, C.D., eds. *Disorders of Hemostasis.* 3rd ed., Philadelphia, Saunders, 1996, p. 23. 3. WHITE II, G.C. et al. – Approach to the bleeding patient. In Colman, R.W.; Hirsh, J.; Marder, V.J. & Salzman, E.W., eds. *Hemostasis and Thrombosis: Basic Principles and Clinical Practice.* 3rd ed., Philadelphia, Lippincott, 1994, p. 1134.

| 2 | Laboratório em Coagulação, Testes de Triagem Geral e Investigação |

DALTON DE ALENCAR FISCHER CHAMONE
ELBIO ANTONIO D'AMICO
TÂNIA RÚBIA FLORES DA ROCHA

Atualmente, os laboratórios especializados em hemostasia dispõem de equipamentos altamente sofisticados, reagentes específicos e várias provas que contribuem para o esclarecimento diagnóstico de doenças trombóticas e hemorrágicas. Contudo, para a obtenção de resultados confiáveis, além da metodologia adequada e da utilização de tecnologia de ponta, cada laboratório deve estabelecer um protocolo de padronização da coleta, processamento e estocagem do material e executá-lo rigorosamente. Isso porque os testes de hemostasia são bastante sensíveis às variações que ocorrem durante as etapas que antecedem à execução dos testes.

COLETA DO MATERIAL

De acordo com os Comitês Internacionais de Padronização em Hematologia e de Hemostasia e Trombose, a coleta de sangue, para os testes de hemostasia, deve seguir algumas recomendações especiais. A princípio, não há necessidade que o paciente esteja em jejum prolongado, porém é conveniente que não tenha ingerido alimentos ricos em gordura nas 4 horas que antecedem a coleta. A presença de lipídeos no plasma causa turvação, o que dificulta a leitura do tempo de formação do coágulo pelos equipamentos de leitura fotóptica. Além da dieta, devem-se evitar situações de estresse e esforço físico.

O laboratório deve estar ciente de todos os medicamentos que o paciente estiver fazendo uso no momento da coleta do material, para a melhor interpretação dos resultados obtidos. No caso das provas de função plaquetária, tempo de sangramento e agregação plaquetária, o paciente não pode ingerir, durante os 10 dias prévios à coleta, nenhum medicamento que apresente na sua formulação o ácido acetilsalicílico ou outra droga que atue sobre o metabolismo plaquetário.

Para a realização da coleta sangüínea, deve-se utilizar garrote de fita, o que torna a punção menos traumática, exceto para os testes de fibrinólise, que se alteram com qualquer tipo de garroteamento. É recomendável o uso de "scalp" em vez de seringa agulhada.

A punção venosa ou arterial deve ser rápida e sem intercorrências, devendo-se evitar várias punções no mesmo braço, estase venosa e formação de bolhas. Durante a coleta, o pequeno traumatismo causado promove a liberação de fator tecidual, que ativa tanto os fatores de coagulação quanto as plaquetas. Portanto, deve-se empregar a técnica de duas seringas, descartando os primeiros 3ml de sangue colhidos na primeira delas, contaminados pelo fator tecidual. Em situações em que a coleta de sangue for feita por cateter de longa permanência, mantido por heparina, deve-se desprezar, dependendo da idade da criança, de 2 a 5ml de sangue para evitar a interferência da contaminação heparínica, principalmente nos testes tempo de trombina e tempo de tromboplastina parcial ativado.

Os tubos de coleta devem ser de plástico ou de vidro revestido com silicone, para evitar ativação *in vitro* dos fatores da fase de contato, bem como a adesão e a ativação das plaquetas, por meio da superfície negativa do vidro.

O anticoagulante de escolha para os testes de hemostasia, com exceção do teste de contagem de plaquetas (EDTA), é o citrato de sódio a 3,8% na proporção de 1 volume de anticoagulante para 9 volumes de sangue. Essa proporção é válida nas situações com hematócritos normais. Para valores menores que 20% (volume plasmático maior) ou maiores que 55% (volume plasmático menor), é necessária a correção do volume do anticoagulante para a mesma quantidade de sangue, empregando-se a fórmula a seguir:

$$C = 1,85 \times 10^{-3} (100 - Ht) \times V$$

onde: C = volume de anticoagulante; V = volume de sangue; e Ht = hematócrito.

MANUSEIO

Após a coleta, o material deve ser identificado e levado imediatamente ao laboratório para o processamento adequado. No caso de contagem de plaquetas, o material pode ser armazenado à temperatura ambiente até 5 horas ou 24 horas a 4°C. Quanto aos testes de coagulação e fibrinólise, o intervalo máximo entre a coleta e a separação do plasma é de 2 horas. Já para o estudo da função plaquetária, a amostra deve permanecer à temperatura ambiente, por 30 minutos, quando se procede à obtenção do plasma rico em plaquetas.

Os plasmas que não forem utilizados para a realização dos testes no mesmo dia da coleta devem ser aliquotados, congelados rapidamente, podendo ser mantidos a –20°C por duas semanas, no máximo, ou a –80°C por vários meses.

CONSIDERAÇÕES SOBRE A ESCOLHA DO TESTE

Vários testes de laboratório contribuem para diagnosticar as causas de manifestações trombóticas e hemorrágicas. A escolha do teste a ser realizado depende de vários aspectos: 1. a história clínica do paciente é de extrema importância na investigação laboratorial, principalmente em pacientes que apresentam tendência hemorrágica de caráter leve, com provas globais de hemostasia normais. Nesses casos, deve-se aprofundar o estudo utilizando provas mais específicas; 2. não existe nenhuma prova que informe, de maneira real, sobre o comportamento global do mecanismo hemostático; 3. freqüentemente, é difícil decidir o valor clínico de uma prova quando o resultado revela leve alteração. Nesse caso, deve-se repetir o teste, em especial quando se suspeita da doença de von Willebrand; 4. o estudo familiar é de extrema importância na confirmação do diagnóstico, principalmente em se tratando de crianças.

TESTES DE TRIAGEM

Coagulograma

1. Tempo de protrombina (TP) – avalia o tempo de recalcificação do plasma na presença de excesso do fosfolipídeo tromboplastina. É dependente da formação do complexo protrombínico (fatores VII, V e X), da protrombina e do fibrinogênio.

Os resultados do TP são expressos em tempo de coagulação em segundos, relação dos tempos (paciente/normal), relação normatizada internacional (INR) e atividade da protrombina (%).

Valor normal – em recém-nascidos, o TP apresenta-se prolongado durante a primeira semana de vida em relação ao adulto, tornando-se similar no primeiro mês.

Interpretação – quando prolongado, é indicativo de concentração reduzida de um ou mais fatores citados anteriormente, deficiência da vitamina K, doença hepática ou uso de medicamentos.

2. Tempo de tromboplastina parcial ativado (TTPA) – avalia a via intrínseca da coagulação (pré-calicreína, cininogênio de alto peso molecular, XII, XI, IX, VIII), fatores V e X, protrombina e fibrinogênio, na presença de cefalina (fosfolipídeo) e de um ativador da fase de contato (sílica, caolim ou ácido elágico). Além disso, o TTPA é utilizado para a detecção de inibidores específicos de fatores da via intrínseca e de inibidores de interferência (anticoagulante lúpico).

Os resultados são expressos em tempo de coagulação (segundos) e relação dos tempos (paciente/normal).

Valor normal – deve ser estabelecido em cada laboratório, de acordo com o equipamento e o reagente utilizado. Em recém-nascidos, o TTPA encontra-se prolongado, refletindo a baixa concentração plasmática dos fatores da fase de contato e dos fatores dependentes da vitamina K.

Interpretação – valores significativamente prolongados, em relação ao normal, podem indicar: coleta do sangue inadequada, plasma contaminado com heparina, uso de anticoagulante oral ou heparina, deficiência dos fatores da via intrínseca, deficiência de vitamina K (diminuição dos fatores II, IX e X), doença hepática, presença de inibidores específicos ou de interferência.

3. Tempo de trombina (TT) – avalia a transformação do fibrinogênio em fibrina na presença de trombina exógena, mas exclui a participação do fator XIII. Os resultados são expressos em segundos (paciente e normal).

Valor normal – até 4 segundos de diferença entre o paciente e o normal. Nos recém-nascidos, o TT apresenta-se prolongado, em relação ao adulto, devido ao fibrinogênio fetal que, apesar da similaridade ao do adulto, quanto à sua estrutura de aminoácidos, tem maior quantidade de ácido siálico.

Interpretação – valores prolongados evidenciam baixa concentração de fibrinogênio (< 100mg/dl); presença de fibrinogênio qualitativamente anormal (disfibrinogenemia congênita ou adquirida), presença de inibidores da polimerização de fibrina (produtos de degradação de fibrina e fibrinogênio e imunoglobulinas), presença de antitrombina anormal ou presença de heparina na amostra.

Tempo de sangramento (método de Ivy modificado)

O tempo de sangramento (TS) avalia a hemostasia primária, dependente da interação parede vascular–plaquetas. O TS é medido a partir de uma incisão padronizada, realizada por um dispositivo, na pele do antebraço do paciente, atingindo os pequenos vasos sangüíneos. Esse procedimento é realizado à pressão constante de 30mmHg, em crianças até 10 anos de idade, e de 40mmHg, naqueles com idade superior a 10 anos.

Valor normal – o tempo de sangramento é normal até 7 minutos em crianças até 10 anos. Acima dessa idade, o TS é normal até 9 minutos. Em recém-nascidos, o tempo pode estar encurtado devido ao aumento da concentração e da atividade do fator von Willebrand.

Interpretação – o prolongamento do teste ocorre em decorrência de plaquetopenia (< 50.000 plaquetas/mm³), alterações específicas de função plaquetária (doença de estoque granular, síndrome de Bernard Soulier, tromboastenia de Glanzmann), uremia, mieloma, macroglobulinemia, alteração quantitativa ou qualitativa do fibrinogênio, doença de von Willebrand, uso de medicamentos que atuam no metabolismo plaquetário (ácido acetilsalicílico ou outros antiinflamatórios não-esteroidais, antibióticos e outros).

Contagem de plaquetas

Valor normal – o número de plaquetas do sangue periférico varia de 150.000 a 450.000/mm³, tanto em adultos quanto em crianças, mesmo no caso de crianças prematuras.

INVESTIGAÇÃO DE DOENÇAS HEMORRÁGICAS E TROMBÓTICAS

DOENÇAS HEMORRÁGICAS

A investigação laboratorial de doença hemorrágica é iniciada com os testes: coagulograma, contagem de plaquetas e tempo de sangramento. De acordo com os resultados dessas provas, pode-se distinguir os seguintes grupos (Quadro 6.19).

Provas específicas

De acordo com os resultados obtidos nas provas de triagem dos respectivos grupos, deve-se complementar com os seguintes estudos:

Grupo 1: Alteração apenas do tempo de sangramento – nesse caso, primeiramente, deve-se descartar o uso de medicamentos com ação no metabolismo plaquetário, uremia ou síndromes mieloproliferativas. Uma vez afastadas essas possibilidades, o teste de função plaquetária é indicado. Diferentes agentes agonistas plaquetários podem ser utilizados dependendo dos dados clínicos (Quadro 6.20).

Quadro 6.19 – Testes de triagem de doenças hemorrágicas.

Grupo	TS	CP	TP	TTPA	TT	Possíveis causas
1	Prolongado	Normal ou diminuída	Normal	Normal ou prolongado	Normal	Doença de von Willebrand Trombocitopatias Púrpuras vasculares
2	Prolongado	Diminuída	Normal	Normal	Normal	Trombocitopenias
3	Normal	Normal	Normal	Prolongado	Normal	Deficiência dos fatores da fase de contato Deficiência dos fatores VIII, IX ou XI Doença de von Willebrand Inibidores da coagulação (específicos ou de interferência)
4	Normal	Normal	Prolongado	Normal	Normal	Deficiência de fator VII
5	Normal	Normal ou diminuída	Prolongado	Prolongado	Normal ou prolongado	Deficiência dos fatores fibrinogênio II, V ou X Deficiência de vitamina K Hepatopatia Coagulopatia de consumo Fibrinólise primária Inibidores da coagulação (específicos ou de interferência)
6	Normal	Normal	Normal ou prolongado	Normal ou prolongado	Prolongado	Hipo ou afibrinogenemias Disfibrinogenemias Inibidores da coagulação
7	Normal	Normal	Normal	Normal	Normal	Deficiência de fator XIII Deficiência de alfa-2-antiplasmina

TS = tempo de sangramento; CP = contagem de plaquetas; TP = tempo de protrombina; TTPA = tempo de tromboplastina parcial ativado; TT = tempo de trombina. (Modificado de Bergna e cols.)

Quadro 6.20 – Agregação plaquetária com os agentes ADP, adrenalina, ristocetina e plasma bovino.

ADP	Adrenalina	Ristocetina	Plasma bovino	Possíveis causas
Normal	Normal	Hipoaglutinante ou ausente	Normal	Doença de von Willebrand
Ausente	Ausente	Normal	Normal	Trombastenia de Glanzmann
Normal	Normal	Hipoaglutinante	Hipoaglutinante ou ausente	Síndrome de Bernard Soulier
Hipoagregante	Hipoagregante	Normal	Normal	Doença de estoque

Grupo 2: Trombocitopenia (ver capítulo específico) – a investigação desse grupo encontra-se no capítulo correspondente às plaquetopenias.

Grupo 3: Alteração somente do TTPA – o primeiro passo é verificar se o prolongamento é decorrente de deficiência de algum fator da via intrínseca ou da presença de inibidor. Para tanto, deve ser realizada uma mistura a 50% do plasma do paciente com o plasma normal, com incubação a 37°C por 2 horas. Se houver correção para valores normais, isso indica a deficiência de algum fator da via intrínseca, devendo-se determinar a atividade de cada um deles. A não-correção, acompanhada de potencialização do efeito, é indicativa da presença de inibidor específico.

A escolha de qual inibidor será pesquisado e quantificado depende dos resultados obtidos das determinações individuais dos fatores. Pode ocorrer que todos os fatores se apresentem baixos, quando existe a presença de inibidor não-específico, que age indistintamente. A confirmação é realizada com diluições progressivas do plasma do paciente para as quantificações dos fatores. A quantificação de inibidor específico é realizada pelo método de Bethesda, sendo os mais freqüentes os inibidores para os fatores VIII ou IX.

Grupo 4: Alteração somente do TP – após a confirmação de que o paciente não está fazendo uso de anticoagulante oral, deve-se fazer a mistura a 50% (paciente/normal). Se o resultado do TP passar a faixa de normalidade, a maior suspeita é a de deficiência do fator VII, sendo a próxima etapa a determinação da sua atividade. Se não houver correção, deve-se investigar a presença de inibidor específico para o fator VII.

Grupo 5: Alterações múltiplas – quando o TP e o TTPA estiverem alterados, deve-se, primeiramente, descartar o uso de anticoagulante oral. Na sua ausência, a etapa seguinte é repetir os testes com a mistura a 50% com plasma normal. Se não houver correção, devem-se pesquisar os inibidores.

Caso houver correção dos tempos, devem-se investigar individualmente os fatores da via intrínseca e extrínseca, tendo como prioridade o fator X. As deficiências de múltiplos fatores podem ocorrer na deficiência da vitamina K, uso de cefalosporinas e nas hepatopatias. Nessas situações, os níveis plasmáticos de fibrinogênio e dos produtos de degradação da fibrina e fibrinogênio (PDF) são normais.

Caso o PDF e o fibrinogênio também estejam alterados, é indicativo de hepatopatias graves, coagulopatias por consumo ou fibrinólise primária. As coagulopatias de consumo, em geral, cursam com plaquetopenia.

Grupo 6: Alteração predominantemente do TT – deve-se afastar a presença de contaminação por heparina na amostra, se o sangue foi coletado de cateter de longa permanência. Colunas de ecteola celulose ou heparinases podem retirar a heparina, sem ativar os fatores de coagulação.

Caso o prolongamento não seja decorrente de heparina, deve ser feita a mistura a 50%, com plasma normal. Se houver correção, deve-se suspeitar da presença de inibidores (disproteinemias) ou PDF elevados. A correção após a mistura requer a dosagem de fibrinogênio (funcional e imunológica). A diminuição de função e de quantidade indica hipo ou afibrinogenemia, que devem ser confirmadas com histórico familiar. A diminuição apenas da função é indicativa de disfibrinogenemia.

Grupo 7: Provas de triagem não alteradas – no caso de doença hemorrágica com provas de triagem normais, deve-se investigar a deficiência do fator XIII. Os testes utilizados para essa finalidade podem basear-se no estudo de solubilidade do coágulo à uréia (que detecta somente deficiências graves) ou no emprego de substrato cromogênico específico.

As tabelas 6.8 e 6.9 mostram os valores normais dos fatores de coagulação de crianças em diferentes faixas etárias.

DOENÇAS TROMBÓTICAS

Assim como para o diagnóstico de doenças hemorrágicas, as doenças trombóticas requerem primeiramente um histórico clínico e familiar, para direcionar a investigação laboratorial. Tromboses devido a deficiências hereditárias de proteínas da coagulação raramente ocorrem em recém-nascidos e na infância. Somente na segunda e terceira décadas de vida é que ocorrem suas manifestações. Contudo, a heterozigose para ATIII, proteína C, proteína S, defeitos de plasminogênio e disfibrinogenemias foram ocasionalmente detectadas em todas as idades, incluindo na fase de recém-nascido. Os testes de triagem utilizados são: coagulograma e contagem de plaquetas. Os de investigação devem ser realizados após três meses do episódio trombótico e são: 1. determinação da antitrombina III (ATIII); 2. determinação de proteína C (PC); 3. determinação da proteína S (PS); 4. pesquisa de anticoagulante lúpico; 5. pesquisa de anticorpo anticardiolipina; 6. pesquisa do fator V resistente à PC ativada (APC); 7. pesquisa de fator V Leiden (biologia molecular); 8. mutação do gene da protrombina; 9. determinação da homocisteinemia; 10. dosagem do plasminogênio.

CONSIDERAÇÕES SOBRE OS TESTES ESPECÍFICOS

Antitrombina III (ATIII)

O termo antitrombina é utilizado para designar atividades e substâncias que inativam a trombina. A ATIII é a mais importante das seis antitrombinas já descritas e para sua maior atividade anticoagulante requer a presença de heparina. O complexo heparina-ATIII, além de inativar a trombina, pode também inativar os fatores XIIa, XIa e Xa, calicreína e plasmina.

O teste funcional é o mais utilizado para a avaliação da ATIII plasmática, sendo baseado no seu mecanismo de ação com heparina. A ATIII plasmática, complexada com a heparina adicionada *in vitro*, inibe a trombina em concentração conhecida. A trombina residual (não inibida) hidrolisa o substrato cromogênico específico de trombina. A atividade amidolítica é inversamente proporcional à quantidade de ATIII da amostra analisada.

Valor normal – nos recém-nascidos de termo, a concentração da ATIII é diminuída em relação à do adulto, porém a partir do terceiro mês de vida esses valores são equivalentes (Tabela 6.10).

Tabela 6.8 – Valores normais de fatores de coagulação de crianças saudáveis com idade de 1 a 16 anos comparados com indivíduos adultos.

Fatores (U/ml)	1 a 5 anos M (limites)	6 a 10 anos M (limites)	11 a 16 anos M (limites)	Adultos M (limites)
II	0,94 (0,71-1,16)*	0,88 (0,67-1,07)*	0,83 (0,61-1,04)*	1,08 (0,70-1,46)
V	1,03 (0,79-1,27)	0,90 (0,63-1,16)*	0,77 (0,55-0,99)*	1,06 (0,62-1,50)
VII	0,82 (0,55-1,16)*	0,85 (0,52-1,20)*	0,83 (0,58-1,15)*	1,05 (0,67-1,43)
VIII	0,90 (0,59-1,42)	0,95 (0,58-1,32)	0,92 (0,53-1,31)	0,99 (0,50-1,49)
vWF	0,82 (0,60-1,20)	0,95 (0,44-1,44)	1,00 (0,46-1,53)	0,92 (0,50-1,58)
IX	0,73 (0,47-1,04)*	0,75 (0,63-0,89)*	0,82 (0,59-1,22)*	1,09 (0,55-1,63)
X	0,88 (0,58-1,16)*	0,75 (0,55-1,01)*	0,79 (0,50-1,17)*	1,06 (0,70-1,52)
XI	0,97 (0,56-1,50)	0,86 (0,52-1,20)	0,74 (0,50-0,97)*	0,97 (0,67-1,27)
XII	0,93 (0,64-1,29)	0,92 (0,60-1,40)	0,81 (0,34-1,37)	1,08 (0,52-1,64)
PK	0,95 (0,65-1,30)	0,99 (0,66-1,31)	0,99 (0,53-1,45)	1,12 (0,62-1,62)
CAPM	0,98 (0,64-1,32)	0,93 (0,60-1,30)	0,91 (0,63-1,19)	0,92 (0,50-1,36)

vWF = fator von Willebrand; PK = pré-calicreína; CAPM = cininogênio de alto peso molecular; M = média.
* Valores semelhantes aos de adultos (diferenças estatisticamente não-significantes). (Modificada de Andrew e cols., 1990.)

Tabela 6.9 – Valores normais de fatores de coagulação de crianças de termo saudáveis durante os seis primeiros meses de vida.

Fatores (U/ml)	Dia 1 M (limites)	Dia 5 M (limites)	Dia 30 M (limites)	Dia 90 M (limites)	Dia 180 M (limites)	Adulto M (limites)
II	0,48 (0,26-0,70)	0,63 (0,33-0,93)	0,68 (0,34-1,02)	0,75 (0,45-1,05)	0,88 (0,60-1,16)	1,08 (0,70-1,46)
V	0,72 (0,34-1,08)	0,95 (0,45-1,45)	0,98 (0,62-1,34)	0,90 (0,48-1,32)	0,91 (0,55-1,27)	1,06 (0,62-1,50)
VII	0,66 (0,28-1,04)	0,89 (0,35-1,43)	0,90 (0,42-1,38)	0,91 (0,39-1,43)	0,87 (0,47-1,27)	1,05 (0,67-1,43)
VIII	1,00 (0,50-1,78)*	0,88 (0,50-1,54)*	0,91 (0,50-1,57)*	0,79 (0,50-1,25)*	0,73 (0,50-1,97)	0,99 (0,50-1,49)
vWF	1,53 (0,50-2,87)	1,40 (0,50-2,54)	1,28 (0,50-2,46)	1,18 (0,50-2,06)	1,07 (0,50-1,97)	0,92 (0,50-1,58)
IX	0,53 (0,15-0,91)	0,53 (0,15-0,91)	0,51 (0,21-0,81)	0,67 (0,21-1,13)	0,86 (0,36-1,36)	1,09 (0,55-1,63)
X	0,40 (0,21-0,68)	0,49 (0,19-0,79)	0,59 (0,31-0,87)	0,71 (0,35-1,07)	0,78 (0,38-1,18)	1,06 (0,70-1,52)
XI	0,38 (0,10-0,66)	0,55 (0,23-0,87)	0,53 (0,27-0,79)	0,69 (0,41-0,97)	0,86 (0,49-1,34)	0,97 (0,67-1,27)
XII	0,53 (0,13-0,93)	0,47 (0,11-0,93)	0,49 (0,17-0,81)	0,67 (0,25-1,09)	0,77 (0,39-1,15)	1,08 (0,52-1,64)
PK	0,37 (0,18-0,69)	0,48 (0,20-0,76)	0,57 (0,23-0,91)	0,73 (0,41-1,05)	0,86 (0,36-1,28)*	1,12 (0,62-1,62)
CAPM	0,54 (0,06-1,02)	0,74 (0,16-1,32)	0,77 (0,33-1,21)	0,82 (0,30-1,46)*	0,82 (0,36-1,28)*	0,92 (0,50-1,36)

PK = pré-calicreína; CAPM = cininogênio de alto peso molecular.
*Valores semelhantes aos de adultos (diferenças estatisticamente não-significantes). (Modificada de Andrew e cols., 1990.)

Tabela 6.10 – Valores de referência de antitrombina III (ATIII), proteína C (PC) e proteína S (PS) de crianças de termo normais e crianças prematuras durante os 6 meses de vida.

Crianças de termo	Dia 1 M (limites)	Dia 5 M (limites)	Dia 30 M (limites)	Dia 90 M (limites)	Dia 180 M (limites)	Adulto M (limites)
ATIII (U/ml)	0,63 (0,39-0,87)	0,67 (0,41-0,93)	0,78 (0,48-1,08)	0,97 (0,73-1,21)*	1,04 (0,84-1,24)*	1,05 (0,79-1,31)
PC (U/ml)	0,35 (0,17-0,53)	0,42 (0,20-0,64)	0,43 (0,21-0,65)	0,54 (0,28-0,80)	0,59 (0,37-0,81)	0,96 (0,64-1,28)
PS (U/ml)	0,36 (0,12-0,60)	0,50 (0,22-0,78)	0,63 (0,33-0,93)	0,86 (0,54-1,18)*	0,87 (0,55-1,19)	0,92 (0,60-1,24)
Crianças prematuras	(30 a 36 semanas de gestação)					
ATIII (U/ml)	0,38 (0,14-0,62)	0,56 (0,30-0,82)	0,59 (0,37-0,81)	0,83 (0,45-1,21)	0,90 (0,52-1,28)	1,05 (0,79-1,31)
PC (U/ml)	0,28 (0,12-0,44)	0,31 (0,11-0,51)	0,37 (0,15-0,59)	0,45 (0,23-0,67)	0,57 (0,31-0,83)	0,96 (0,64-1,28)
PS (U/ml)	0,26 (0,14-0,38)	0,37 (0,13-0,61)	0,56 (0,22-0,90)	0,76 (0,40-1,12)	0,82 (0,44-1,20)	0,92 (0,60-1,24)

* Valores semelhantes aos de adultos (diferença estatisticamente não-significantes). (Modificada de Andrew e cols., 1990.)

Proteína C

A proteína C (PC) é uma glicoproteína de síntese hepática, dependente da vitamina K. É ativada após a ligação da trombomodulina à trombina, na superfície da célula endotelial não-lesada. A PC ativada, na presença de proteína S, atua degradando, por hidrólise, as formas ativadas dos fatores V e VIII da coagulação, além de estimular a fibrinólise.

Rotineiramente, a PC é avaliada por métodos quantitativos (imunológicos) e/ou funcionais (coagulométrico e cromogênico). Embora os funcionais sofram interferência de drogas antivitamina K, são os mais indicados para a avaliação inicial da PC.

Valor normal – desde a fase gestacional (30 a 36 semanas) até a infância, a concentração de PC plasmática é 50% inferior aos valores da fase adulta (Tabela 6.10). Os níveis começam a aumentar a partir da pré-adolescência, com estabilização na segunda década de vida.

Proteína S

A proteína S (PS), sintetizada no fígado e também dependente da vitamina K, é um co-fator da PC ativada para a inativação proteolítica dos fatores Va e VIIIa.

No plasma, a PS circula nas formas livre e complexada com a proteína ligante da fração 4b do complemento, porém é somente a forma livre (40% da total) que atua com co-fator da PC.

A quantificação plasmática da PS pode ser realizada por métodos imunológicos (imunoeletrodifusão e ELISA) ou funcionais (coagulométrico e cromogênico). Os funcionais, assim como para outros fatores dependentes de vitamina K, sofrem interferência de anticoagulantes orais, fornecendo resultados falsamente baixos na vigência desses medicamentos. Já os métodos imunológicos, além de não se alterarem na vigência de anticoagulantes orais, permitem a quantificação não só da PS livre, mas também da PS total.

Valor normal – a concentração plasmática da PS em prematuros de 30 a 36 semanas de gestação e recém-nascidos de termo, normais, de até 30 dias, é inferior à do adulto (Tabela 6.10).

BIBLIOGRAFIA

1. ANDREW, M. et al. – Maturation of the hemostatic system during childhood. *Blood* 80:1998, 1992. 2. ANDREW, M. – The Hemostatic sistem in the infant. In Nathan, D.G. & Oski, F.A. ed. *Hematology of Infancy and Childhood.* 4th ed., Philadelphia, Saunders, 1990, p. 115. 3. BERGNA, L.J. et al. – Orientación por el laboratorio de los transtornos de la hemostasia. In Kordich, L.C.; Avalos, J.S.; Vidal, H.O. & Gerra, C.C. ed. *Manual de Hemostasia y Trombosis.* 2nd ed., 1990, p. 55. 4. PALKUTI, H.S. – Specimen collection and quality control. In Corriveau, D.M. & Fritsma, G.A., ed. *Hemostasis and Thrombosis in the Clinical Laboratory.* Philadelphia, J.B. Lippincott, 1988, p. 67. 5. TEUNENBROEK, A. et al. – Protein C activity and antigen levels in childhood. *Eur. J. Pediatr.* 149:774, 1990.

3	Hemofilias e Doença de von Willebrand

CYNTHIA ROTHSCHILD
ELBIO ANTONIO D'AMICO
PAULA RIBEIRO VILLAÇA

HEMOFILIAS

A hemofilia é uma doença hemorrágica de herança recessiva ligada ao cromossomo X, causada pela deficiência da atividade coagulante dos fatores VIII (hemofilia A) ou XI (hemofilia B). As deficiências de outros fatores não são denominadas hemofilias atualmente e nem sempre ocasionam manifestações hemorrágicas, como é o caso da deficiência de fator XI.

As primeiras descrições sobre a hemofilia datam do século II e constam no Talmud. No início do século XIX, seu caráter hereditário foi sugerido por Otto. Entre 1940 e 1960, os fatores VIII e IX foram identificados, permitindo a diferenciação entre as hemofilias A e B, bem como a evolução das formas de tratamento.

A hemofilia A acomete um indivíduo a cada 10.000 nascimentos do sexo masculino, enquanto a prevalência da hemofilia B é 10 vezes menor. Além da herança genética, existem casos denominados esporádicos, resultantes de mutações nos genes que codificam a síntese dos fatores VIII ou IX, que correspondem a 30% dos casos de hemofilia.

Fisiopatologia

Os fatores VIII e IX participam na cascata da coagulação, fase da hemostasia que culmina com a formação do coágulo de fibrina. O fator IX, quando ativado, completa a via intrínseca ao se combinar com o fator VIII, o cálcio e o fosfolipídeo plaquetário. Esse conjunto de elementos ativa o fator X, reação acelerada pelo fator VIII, dando início à via final comum da cascata. A deficiência de fator VIII ou IX lentifica a ativação do fator X, retardando conseqüentemente a formação de fibrina, razão pela qual favorece a ocorrência de hemorragias.

Quadro clínico

A manifestação clínica básica das hemofilias é o sangramento, cuja intensidade e localização podem ser extremamente variáveis, sendo mais freqüentes as hemartroses e os hematomas musculares. Entre as articulações mais acometidas estão os joelhos, cotovelos, tornozelos e quadris. As hemartroses podem ser reconhecidas pela presença de aumento do volume e da temperatura locais, dor e limitação funcional da articulação acometida. Devem ser diferenciadas de artrites sépticas quando coexistem sinais clínicos de infecção ou quando não ocorre a regressão esperada do quadro após a instituição de terapêutica adequada. Os hematomas musculares podem causar compressão neurovascular quando localizados nos membros, sobretudo nos antebraços. Mais raramente podem ocorrer hemorragias em locais considerados muito graves, já que acarretam risco de vida imediato ou seqüelas neurológicas irreversíveis ao hemofílico. São elas: hemorragia intracraniana, em retrofaringe, retroperitoneal e intra-espinhal. Outro aspecto interessante a ser salientado em relação às manifestações hemorrágicas na hemofilia é a modificação dos locais acometidos de acordo com a faixa etária do indivíduo e sua ocupação. Assim, no lactente, os sangramentos restringem-se a locais de manipulação; na criança que engatinha e começa a deambular, podem surgir hemartroses e hematomas pós-quedas, bem como gengivorragia associada à erupção dentária; e assim por diante.

A gravidade da hemofilia correlaciona-se com o nível basal de atividade do fator deficiente, sendo maior nos indivíduos com maior deficiência de fator. Assim, a hemofilia é classificada em grave ou severa (menos de 1% de atividade do fator), moderada (atividade entre 1 e 4%) e leve (atividade entre 5 e 50%). Os hemofílicos graves apresentam sangramentos espontâneos ou provocados (mesmo após traumatismos mínimos), enquanto os hemofílicos leves podem ser assintomáticos, de forma a terem seu diagnóstico efetuado apenas por meio da investigação de alteração em exames pré-operatórios ou de sangramento acentuado após um procedimento cirúrgico, ou durante a investigação familiar de um parente com hemofilia.

Diagnóstico

O diagnóstico das hemofilias é baseado na anamnese, no exame físico e nos exames laboratoriais. A história do paciente deve conter dados que caracterizem os episódios hemorrágicos, como época de início, locais acometidos, relação com traumatismos ou procedimentos invasivos (inclusive injeções intramusculares e punções para coleta de sangue), relação com o uso de medicamentos (ácido acetilsalicílico, antiinflamatórios não-hormonais) e intensidade (se houve ou não necessidade transfusional). Além disso, é importante a pesquisa detalhada dos antecedentes familiares do indivíduo, já que se trata de doença hereditária recessiva ligada ao cromossomo X. Quanto ao exame físico, deve-se atentar para os sinais de sangramentos ou de seqüelas (deformidades articulares e outras). Os exames complementares devem incluir os testes de triagem de distúrbios da hemostasia (tempo de protrombina ou TP, tempo de tromboplastina parcial ativada ou TTPA, tempo de trombina ou TT, contagem de plaquetas e tempo de sangramento ou TS) e a dosagem dos fatores suspeitos. Nas hemofilias, tem-se prolongamento do TTPA e deficiência de fator VIII ou IX, com os demais exames normais.

Devem-se diferenciar as hemofilias A e B de outras deficiências de fatores, inclusive da doença de von Willebrand. Isso pode ser obtido por meio dos exames supracitados e dos dados de antecedentes familiares, uma vez que a forma de herança é variável para as diversas deficiências. Pode ocorrer dificuldade para o diagnóstico diferencial entre hemofilia A (sobretudo na forma leve) e doença de von Willebrand. Nesse caso, faz-se necessária a utilização de exames específicos, que serão mais bem discutidos posteriormente. Na deficiência de fator IX, pode surgir dúvida entre os diagnósticos de hemofilia B e deficiência de vitamina K, mas a anamnese e a dosagem de outros fatores K dependentes (cuja deficiência prolonga o TP) são suficientes para desfazê-la.

Uma vez feito o diagnóstico de hemofilia, é recomendável o estudo dos membros da família, geração a geração, com o intuito de se detectar outros hemofílicos e portadores, sempre levando-se em conta as características de hereditariedade de uma doença recessiva ligada ao cromossomo X. Para a investigação de indivíduos do sexo masculino, basta a história clínica e a dosagem do fator deficiente no hemofílico. Já para a investigação de parentes do sexo feminino que possam ser portadoras (geralmente assintomáticas) e que possuam níveis de fator normais, pode ser necessário o estudo genômico do fator VIII ou IX para a definição do estado de portabilidade.

Outro ponto a ser avaliado periodicamente a partir do diagnóstico de hemofilia é a presença de seqüelas (das quais a artropatia é a mais freqüente) e complicações (doenças transmissíveis por hemocomponentes ou hemoderivados, inibidores antifator VIII ou IX).

Tratamento

O seguimento de indivíduos com hemofilia requer uma equipe multidisciplinar constituída por hematologista, pediatra, clínico, ortopedista, infectologista, enfermeira, cirurgião-dentista, psicóloga, assistente social e geneticista. A função dessa equipe não é apenas assistencial, mas principalmente a orientação ao paciente e à sua família sobre a doença. O hemofílico deve ser encorajado a levar uma vida normal, já que a deficiência de fator por si não acarreta hipodesenvolvimento físico ou intelectual. Deve também aprender a desenvolver cuidados básicos corporais, de forma a reduzir episódios hemorrágicos relacionados à higiene bucal inadequada, sobrecarga de determinado grupo muscular, erros de postura e outros.

O tratamento da hemofilia pode ser dividido em três aspectos: o preventivo, o coadjuvante e a reposição do fator deficiente. A utilização desses três pontos deve ser considerada a cada intercorrência hemorrágica e na profilaxia de sangramentos diante de procedimentos invasivos indispensáveis ao hemofílico.

Tratamento preventivo – consiste em medidas que visam prevenir a ocorrência ou piora de hemorragias. Recomenda-se evitar o uso de medicamentos que alterem outros elementos da hemostasia (analgésicos ou antiinflamatórios não-hormonais que diminuam a função plaquetária, anticoagulantes), bem como a administração de medicamentos por via intramuscular, que pode levar à formação de grandes hematomas locais. A realização de procedimentos invasivos deve ser precedida por preparo, que pode ou não incluir a reposição de fator. Entenda-se por procedimentos invasivos: parto por fórceps, punções arteriais ou venosas profundas ou liquóricas, biopsias ou cirurgias (inclusive a circuncisão), endoscopias e exodontias. Também é prudente realizar-se compressão por alguns minutos sobre locais de punções venosas superficiais, para evitar a formação de hematomas que possam evoluir para compressões neurovasculares. Outra medida preventiva que deve ser estimulada é a prática de atividade física que desenvolva a musculatura do hemofílico, desde que o exercício não envolva esforço brusco ou confronto corpóreo. A natação é o esporte de escolha.

Coadjuvante – compreende medidas capazes de cessar pequenos sangramentos ou reduzir a quantidade de fator necessária para tal. A compressão e a aplicação de gelo sobre regiões sangrantes podem mostrar-se úteis por causar vasoconstrição local. O emprego de antifibrinolíticos (ácido épsilon-aminocapróico ou ácido tranexâmico) retarda a dissolução de coágulos que venham a se formar.

Esses medicamentos, apesar de disponíveis comercialmente apenas nas formas injetável e para uso oral, apresentam eficácia também quando utilizados topicamente. A dose de ácido épsilon-amino-capróico é de 100mg/kg/6 horas (por via oral ou intravenosa, nunca ultrapassando 6g por dose) e a de ácido tranexâmico é de 10mg/kg/8 horas por via intravenosa ou 25mg/kg/8 horas por via oral. Devem ser evitados em casos de hematúria (pelo risco de obstrução uretral por coágulos), sangramentos em locais fechados como crânio, articulações e músculos (pelo risco de desencadearem a síndrome do coágulo retido) e na vigência do emprego de complexo protrombínico (pelo risco de trombose). Outro medicamento útil é a desmopressina ou DDAVP, que estimula a liberação de fator VIII e von Wille-brand pelas células endoteliais. O uso da desmopressina está indicado na hemofilia A leve e requer um teste prévio para a avaliação de seu efeito em cada paciente. A dose varia de 2 a 4mcg/kg para uso intranasal ou de 0,3 a 0,4mcg/kg para injeção subcutânea ou intravenosa, podendo as doses ser repetidas até duas vezes ao dia, durante três a quatro dias. Finalmente, a cola de fibrina também é muito útil como coadjuvante no tratamento de hemorragias, sobretudo em casos pós-traumáticos ou em procedimentos cirúrgicos e odontológicos.

Reposição do fator deficiente – a reposição de fator VIII ou IX, desde que indicada, deve ser realizada o mais precocemente possível, a fim de evitar a ocorrência de seqüelas. O cálculo do número de unidades de fator necessárias para a elevação até um nível desejado pode ser baseado na seguinte fórmula:

$$n^{\underline{o}} \text{ de U} = \frac{\text{peso (kg)} \times \% \text{ de atividade a ser atingida}}{2 \text{ (hemofilia A) ou 1 (hemofilia B)}}$$

Conforme citado na seção sobre Hemoterapia, a forma mais segura de reposição desses fatores é por meio do uso de concentrados liofilizados específicos, quando disponíveis. Em sua ausência, podem ser utilizados o crioprecipitado como fonte de fator VIII e o plasma fresco congelado como fonte de fator IX. A administração dos concentrados pode ser realizada em bolo ou por infusão contínua. A dose a ser utilizada e sua repetição dependem da localização e do tempo de início de cada sangramento, a saber:

– epistaxe e gengivorragia: elevação do nível de fator para 20% a cada 24 horas;
– hematúria: elevação para 20 a 30% a cada 24 horas, caso não haja melhora após hidratação e corticoterapia;
– hemorragia digestiva: 80% a cada 12 ou 24 horas, até três dias após o término do sangramento;
– hematomas musculares: 50% a cada 24 horas, por dois a cinco dias (ou 7 a 10 dias, no caso de hematoma em ileopsoas); se houver comprometimento neurovascular, elevação para 80 a 100% a cada 12 horas por três a quatro dias e para 50% a cada 24 horas até a regressão do quadro;
– hemartroses: 30 a 50% a cada 24 horas, até a melhora;
– hemorragia em retrofaringe e retroperitônio: 80% imediatamente, com manutenção de 40% a cada 12 horas até a melhora;
– hemorragia intra-espinhal: 100% imediatamente, com manutenção de 50% a cada 12 horas por três a quatro dias e 50% a cada 24 horas por outros três a quatro dias;
– hemorragia intracraniana: 100% imediatamente, com manutenção de 50% a cada 12 horas por sete dias e 50% a cada 24 horas por outros sete dias;
– fraturas: 50 a 80% a cada 24 horas, por três a cinco dias;
– cirurgias: a conduta nesses casos requer a participação de hematologista habituado ao acompanhamento de pacientes hemofílicos.

Seqüelas e complicações

As seqüelas que mais comumente acometem os hemofílicos são as deformidades osteoarticulares, decorrentes de hemorragias repetidas em uma mesma articulação ou músculo e que podem evoluir até para anquiloses. Outro grupo de seqüelas são as neurológicas, secundárias a hemorragias intracranianas. E, finalmente, os pseudotumores (formações císticas hemorrágicas intra ou periósseas) constituem seqüelas raras, mas graves, podendo ser resultantes de hematomas tratados inadequadamente.

Já as complicações da hemofilia dizem respeito às doenças transmissíveis por hemocomponentes e/ou hemoderivados e ao desenvolvimento de inibidores antifator VIII ou IX. Encontram-se entre as primeiras: a síndrome da imunodeficiência adquirida (AIDS), as hepatites virais (A, B e C), a parvovirose e mais recentemente as infecções causadas por prions. É preconizada a avaliação sorológica periódica dos hemofílicos e a imunização antivírus da hepatite B (e, se possível, da A) o mais precocemente, embora atualmente seja mínimo o risco de transmissão desses vírus (bem como o da AIDS e da hepatite por vírus C) por meio de produtos industrializados empregados na reposição de fator para hemofílicos, devido ao aprimoramento das técnicas de inativação viral dos concentrados. Quanto aos inibidores, eles constituem anticorpos dirigidos contra ao fator VIII ou IX, que surgem em geral após a exposição do hemofílico a fator VIII ou IX exógeno. Sua pesquisa e quantificação, por meio de provas de coagulação, devem ser realizadas periodicamente nos hemofílicos, já que a presença do inibidor pode requerer a mudança no tratamento dos episódios hemorrágicos, para tentar neutralizar o anticorpo.

DOENÇA DE VON WILLEBRAND

A doença de von Willebrand (DvW) é uma doença hemorrágica, causada por deficiência e/ou disfunção do fator von Willebrand (FvW).

A DvW é hoje considerada como a doença hemorrágica hereditária mais freqüente. Na Suécia, Holmberg e Nilsson relataram a freqüência de 125 casos/1.000.000 de indivíduos. Rodeghiero e cols., na Itália, em um grande estudo epidemiológico pediátrico, encontraram a prevalência de 0,82%. Trabalhos mais recentes, em diferentes populações, estimam a prevalência entre 1 e 2%.

Fisiopatologia

O FvW é uma glicoproteína sintetizada nas células endoteliais e megacariócitos, como um precursor polipeptídico com 2.813 aminoácidos (pré-pró-FvW), que inclui um peptídeo sinalizador (12 resíduos), um propeptídeo residual (751 resíduos) e uma subunidade madura (2.050 resíduos). Após a clivagem do peptídeo sinalizador, o processamento intracelular leva à formação dos dímeros de pró-FvW, que se formam por meio de ligações sulfidrílicas carboxiterminais. Posteriormente, ocorre a polimerização dos dímeros, por intermédio de ligações dissulfídricas nas regiões aminoterminais. Os multímeros produzidos são constitutivamente secretados ou, então, estocados em organelas específicas (corpúsculos de Weibel-Palade das células endoteliais ou α-grânulos dos megacariócitos ou das plaquetas), sendo secretados após estimulação específica. O FvW tem quatro importantes atividades biológicas: liga-se à matriz subendotelial (colágeno), à glicoproteína plaquetária Ib (GPIb/IX/V), à glicoproteína plaquetária IIb/IIIa (GPIIb/IIIa) e ao fator VIII coagulante (FVIII:C). Dessa maneira, o FvW faz a mediação da interação plaquetária com a matriz subendotelial, exposta em locais de lesão vascular e, ainda, atua transportando a molécula do FVIII:C, protegendo-a da degradação proteolítica prematura e liberando-a diretamente nos locais de necessidade.

A seqüência dos acontecimentos da hemostasia primária, na molécula, parece iniciar-se com a ligação do FvW ao colágeno subendotelial. Isso induz a uma alteração da conformação do local específico de ligação do FvW à GPIb. A união do FvW à GPIIb/IIIa é um acontecimento subseqüente que ocorre após a estimulação plaquetária. A seqüência RGDS, por meio da qual o FvW liga-se à GPIIb/IIIa, também está presente no fibrinogênio e em outras proteínas de adesão. Embora a concentração plasmática do fibrinogênio seja superior à do FvW, a ligação do FvW à GPIIb/IIIa parece ser predominante em condições de alta força de cisalhamento, como ocorre nos capilares.

O gene do FvW está localizado no braço curto do cromossomo 12. *Esse* gene apresenta aproximadamente 178kb e contém 52 éxons, com tamanhos variáveis, entre 40 e 1.379bp. O FvW é rico em polimorfismos, sendo que mais de 20 foram descritos, difusos por todo o gene.

Quadro clínico

A DvW é classicamente caracterizada pela tríade de história clínica de sangramento mucocutâneo, herança autossômica dominante e testes laboratoriais confirmatórios positivos. Dessa maneira, o diagnóstico da DvW é realizado em três etapas: a) identificação dos pacientes suspeitos, baseando-se na história clínica e nos resultados dos testes de triagem; b) diagnóstico e tipagem; e c) caracterização do subtipo da DvW.

O diagnóstico de DvW deve ser suspeitado em todo paciente com história de sangramento cutâneo e mucoso, especialmente se a história familiar sugere um padrão de transmissão autossômico dominante.

Os sintomas mais comumente associados à DvW são epistaxes, sangramentos após exodontias, equimoses, hematomas e menometrorragia. Contudo, o padrão de sangramento é muito variável e depende do tipo da gravidade da doença. Em muitos pacientes com DvW tipos 1 e 2, a história de hemorragias pode ser negativa. Por outro lado, nos pacientes com DvW tipo 3 os sangramentos mucosos são freqüentes e muitas vezes de grande intensidade; além disso, em decorrência dos baixos níveis plasmáticos do FVIII:C, podem ocorrer hematomas musculares e hemartroses. Os sangramentos pós-cirúrgicos são comuns, especialmente nos casos com reduções acentuadas do FVIII:C.

Porém, devido à variabilidade da história clínica e à baixa especificidade dos sintomas hemorrágicos, o diagnóstico de DvW deve fundamentar-se nos resultados dos exames laboratoriais.

Diagnóstico laboratorial

Os exames laboratoriais de triagem incluem a contagem plaquetária, o tempo de sangramento (TS) e o tempo de tromboplastina parcial ativado (TTPA). A contagem plaquetária, em geral, é normal, mas a trombocitopenia leve pode ser encontrada nos pacientes com DvW tipo 2B e nos casos do tipo plaquetário ou pseudodoença de von Willebrand. O tempo de sangramento é usualmente prolongado, mas pode ser normal nas formas leves, como na DvW tipo 1, e quando o conteúdo intraplaquetário do FvW é normal. Em geral, o TTPA é prolongado, variando com os níveis plasmáticos do FVIII:C.

Para a confirmação diagnóstica e para a identificação do tipo da DvW, devem ser realizados os seguintes testes: dosagem do FVIII:C;

quantificação antigênica do FvW (FvW:Ag); quantificação da atividade de co-fator de ristocetina do FvW (FvW:RiCoF); e o estudo do padrão multimérico do FvW, empregando-se gel de agarose de baixa resolução. É importante sempre considerar que esses *testes* podem alterar-se por uma série de condições fisiológicas e patológicas, como tipo sangüíneo, gestação, uso de estrógenos e presença de doenças sistêmicas agudas ou crônicas. É fato bem estabelecido que indivíduos normais com tipo sangüíneo O apresentam valores plasmáticos do fator von Willebrand (FvW:Ag e FvW:RiCoF) inferiores em relação às pessoas normais de outros tipos sangüíneos.

Para a complementação diagnóstica da DvW, outros testes laboratoriais são necessários para definir o subtipo específico. Esses testes incluem a agregação plaquetária induzida pela ristocetina (RIPA), o estudo da estrutura multimérica do FvW usando-se gel de agarose de média resolução e o estudo do FvW intraplaquetário (FvW:Ag, FvW:RiCoF e padrão multimérico), no caso dos pacientes com DvW tipo 1.

Classificação

A DvW é subdividida em três tipos, de acordo com sua fisiopatologia. Defeitos quantitativos são divididos em deficiência parcial (tipo 1) ou virtualmente completa (tipo 3) do FvW. Os defeitos qualitativos (tipo 2) são divididos em quatro subtipos, devido às variantes do FvW. O tipo 2A refere-se às variantes com redução da função dependente das plaquetas (FvW:RiCoF) associada à perda dos multímeros de alto peso molecular. O tipo 2B refere-se às variantes com maior afinidade pela GPIb (agregação plaquetária induzida por baixas doses de ristocetina). O tipo 2M refere-se às variantes com redução das funções dependentes das plaquetas, mas com presença de todos os multímeros. O tipo 2N refere-se às variantes com capacidade reduzida de ligação ao FVIII:C.

Entre os diferentes tipos de DvW, o tipo 1 é o mais freqüente (> 70%); os tipos 2 correspondem a 15-20% e o 3 ocorre em 2-5% dos pacientes com DvW.

De acordo com os resultados dos exames laboratoriais, a DvW pode ser classificada conforme as informações do quadro 6.21.

A DvW tipo plaquetário, ou pseudodoença de von Willebrand, é um defeito primário das plaquetas. Nessa condição, a glicoproteína Ib (complexo GPIb/IX/V) apresenta maior afinidade pelo FvW normal. Esses pacientes apresentam quadros clínico e laboratorial semelhantes ao da DvW tipo 2B. Uma maneira de fazer a distinção entre DvW tipo 2B e a do tipo plaquetário é adicionar crioprecipitado normal ou FvW purificado ao plasma rico em plaquetas do paciente, em um agregômetro. No caso da DvW tipo plaquetário, haverá indução da agregação plaquetária, o que não ocorrerá na DvW tipo 2B.

Uma doença hemorrágica semelhante à DvW clássica tem sido descrita em associação com uma série de condições patológicas, como linfomas, hipotireoidismo, tumores malignos (tumor de Wilms, hepatoma, adenocarcinoma, carcinoma de células escamosas), an-

Quadro 6.21 – Classificação da doença de von Willebrand.

	Tipo 1	Tipo 2A	Tipo 2B	Tipo 2M	Tipo 2N	Tipo 3
TS	Mais ou menos prolongado	Mais ou menos prolongado	Mais ou menos prolongado	Mais ou menos prolongado	Mais ou menos prolongado	Muito prolongado
vWF:Ag	Reduzido ou normal	Reduzido ou normal	Reduzido ou normal	Reduzido ou normal	Reduzido ou normal	Muito reduzido
vWF:RCo	Reduzido	Reduzido	Reduzido ou normal	Reduzido	Reduzido ou normal	Muito reduzido
VIII:C	Reduzido ou normal	Reduzido ou normal	Reduzido ou normal	Reduzido ou normal	Reduzido	Muito reduzido
RIPA	Normal ou reduzido	Reduzido	Elevado	Reduzido	Normal	Muito reduzido
Multímero de alto peso molecular	Presentes	Ausentes	Ausentes	Presentes	Presentes	Ausentes

giodisplasias, lúpus eritematoso sistêmico, cardiopatias congênitas, doenças mieloproliferativas, mieloma múltiplo e leucemia linfóide crônica. Nessa condição, denominada doença de von Willebrand adquirida, os pacientes apresentam sangramento mucocutâneo, tempo de sangramento prolongado e redução dos níveis plasmáticos do FvW. A intensidade das manifestações hemorrágicas varia desde leve até sangramentos potencialmente fatais.

Tratamento

A terapia para a DvW visa corrigir o prolongamento do TS e os baixos níveis plasmáticos do FVIII:C. Para isso, existem duas possibilidades terapêuticas: o uso da desmopressina e a terapia transfusional.

A desmopressina ou DDAVP é um análogo sintético da vasopressina que, originalmente, foi produzido para o tratamento do diabetes insípido. A desmopressina eleva os níveis plasmáticos do FVIII:C e do FvW, sem a ocorrência de efeitos colaterais importantes, em indivíduos normais e em pacientes com hemofilia A leve e DvW. Apresenta pequeno ou nenhum efeito nos receptores V_1 dos músculos lisos, mas tem grande efeito antidiurético, por agir sobre receptores V_2. Seu modo de ação não é perfeitamente conhecido, mas parece ocorrer por meio de um segundo mensageiro derivado de monócitos. Suas vantagens são o baixo custo e a ausência de risco de transmissão de doenças virais relacionadas aos hemoderivados.

Habitualmente, emprega-se a dose de 0,3mcg/kg, diluída em 50ml de solução salina, aplicada por infusão intravenosa, em 15 a 30 minutos. Com esse tratamento, podem-se aumentar os valores de FVIII:C e FvW três a cinco vezes acima dos seus valores basais após 30 minutos do término da infusão. Em geral, os níveis de FVIII:C e FvW mantêm-se elevados por 4 a 6 horas, havendo grande variabilidade entre os pacientes. Como as respostas em um mesmo indivíduo são consistentes em diferentes ocasiões, um teste de vasopressina deve ser sempre realizado no momento do diagnóstico. As infusões podem ser repetidas a cada 8-12 ou mesmo a cada 24 horas, mas a maioria dos pacientes tratados repetidamente com DDAVP tende a apresentar respostas menores ao tratamento (taquifilaxia). Seus efeitos colaterais são taquicardia, cefaléia e vermelhidão, em geral de pequena intensidade e que podem ser atenuados pela redução da velocidade de infusão. Hiponatremia e sobrecarga hídrica são raras, mas são descritas em crianças que receberam infusões repetidas em curto espaço de tempo. Em pacientes com DvW não foram descritos episódios trombóticos como efeitos colaterais, mas em hemofílicos e urêmicos que receberam a desmopressina são relatados raros casos de infarto do miocárdio e acidente vascular cerebral isquêmico.

A droga é mais efetiva na DvW tipo 1, especialmente naqueles que apresentam conteúdo plaquetário de FvW normal. Nos outros tipos, a resposta é variável. No tipo 2A os valores de FVIII:C aumentam, mas o tempo de sangramento somente se encurta em uma minoria dos pacientes. Na DvW tipo 2B, a desmopressina é contra-indicada, devido à ocorrência de plaquetopenia transitória. Contudo, existem relatos do seu uso nesses pacientes, sem efeitos sobre a contagem plaquetária. No tipo 2N, a desmopressina causa elevação dos níveis do FVIII:C, mas ele não se liga ao FvW e sofrerá proteólise rápida. Os pacientes com o tipo 3 em geral não respondem ao DDAVP, porém existe um subtipo neles que, após o uso dessa medicação, mostra normalização dos valores do FVIII:C, embora mantenha o tempo de sangramento prolongado. Outras duas modalidades terapêuticas não-transfusionais podem ser aplicadas na DvW: os agentes antifibrinolíticos e os estrógenos. Os antifibrinolíticos são indicados isolada ou associadamente nos casos de epistaxe, sangramento oral, sangramento gastrintestinal e menorragia. Os mais freqüentemente utilizados são o ácido aminocapróico (50mg/kg, quatro vezes ao dia) e o ácido tranexâmico (25mg/kg, três vezes ao dia), podendo ser empregados por via oral, intravenosa ou tópica. Essas drogas são contra-indicadas nos casos de sangramento do

sistema urinário e têm o risco potencial de trombose nos pacientes em estado pró-trombótico. Os estrógenos aumentam o FvW, mas sua resposta é variável e não-previsível. Parecem agir por estimulação direta da célula endotelial. Teriam indicação em reduzir a gravidade da menorragia de mulheres com DvW, mesmo do tipo 3, no qual esse tratamento não altera os níveis do FVIII:C e FvW.

A terapia transfusional, com produtos contendo FVIII:C/FvW, é o tratamento de escolha nos casos que não respondem ao DDAVP. O uso de plasma fresco congelado é limitado pelos grandes volumes infundidos, a fim de obter um nível hemostático adequado. Já foi previamente demonstrado que o uso do crioprecipitado na dose de 15-20UI/kg (uma bolsa para cada 5kg de peso), a cada 12-24 horas, normaliza os níveis de FVIII:C, faz cessar hemorragias, mas nem sempre corrige o TS. Porém, por não poder ser submetido a métodos virucidas, carrega o risco, mesmo que pequeno, da transmissão de doenças virais. O uso de concentrados comerciais de FVIII:C/ FvW de pureza intermediária e de alta pureza que contenham grandes quantidades de FVIII:C e de FvW faz com que se alcancem altos níveis pós-transfusionais desses fatores. Suas doses nos pacientes que não respondem à desmopressina variam com o tipo e a gravidade das manifestações hemorrágicas (Quadro 6.22). Contudo, apesar de esses concentrados serem capazes de corrigir a deficiência do FVIII:C, nem sempre corrigem o TS. Nessas situações, em que o TS permanece prolongado e persiste sangramento mucoso, apesar da terapia de substituição, podem-se empregar os concentrados de plaquetas ou o DDAVP. Já se demonstrou que o DDAVP, aplicado após o crioprecipitado, pode reduzir ou normalizar o TS em pacientes com DvW tipo 3. Os concentrados de plaquetas (nas doses habitualmente empregadas nos casos de leucemia ou plaquetopenia) também podem produzir resultados semelhantes nos pacientes que receberam crioprecipitado ou concentrado de FVIII:C/ FvW e que persistem com sangramento mucoso e TS prolongado.

Quadro 6.22 – Doses dos concentrados de FVIII:C/FvW.

Tipo de sangramento	Dose (UI/kg)	Número de infusões	Finalidade
Cirurgia de grande porte	50	Uma vez ao dia ou em dias alternados	FVIII:C > 50% até cicatrização completa
Cirurgia pequeno porte	30	Uma vez ao dia ou em dias alternados	FVIII:C > 30% até cicatrização completa
Exodontia	20	Única	FVIII:C > 30% por 6 horas
Sangramento espontâneo ou pós-traumático	20	Única	

BIBLIOGRAFIA

1. BOWEN, D.J. & HAMPTON, K.K. – Von Willebrand disease and its diagnosis. In Poller, L. & Ludlam, L. eds. Recent Advances in Blood Coagulation. New York, Churchill Livingstone, 1997, p. 201. 2. CAHILL, M.R. & COLVIN, B.T. – Haemophilia. Postgrad. Med. J. 73:201, 1997. 3. CATTANEO, M.; FEDERICI, A.B. & MANNUCCI, P.M. – Diagnosis and treatment of von Willebrand's disease. Int. J. Pediatr. Hematol. Oncol. 1:499, 1994. 4. COHEN, A.J. & KESSLER, C.M. – Treatment of inherited coagulation disorders. Am. J. Med., 99:675, 1995. 5. D'AMICO, E.A. & CARNEIRO, J.D.A. – Hemofilia. In Pronto Socorro em Pediatria (no prelo). 6. DIMICHELLE, D. – Hemophilia 1996 – New approach to an old disease. Pediatr. Clin. North Am. 43:709, 1996. 7. KASPER, C.K. – Hereditary plasma clotting factor disorders and their management. The Treatment of Hemophilia, n. 4, World Federation of Hemophilia, 1996. 8. MANNUCCI, P.M. – Treatment of von Willebrand disease. Haemophilia, 4:661, 1998. 9. MANNUCCI, P.M.; FEDERICI, A.B. – Treatment of von Willebrand disease. In Poller, L. & Ludlam, L. eds. Recent Advances in Blood Coagulation. New York, Churchill Livingstone, 1997, p. 221.

Púrpuras Plaquetárias e Vasculares

CYNTHIA ROTHSCHILD
JORGE DAVID AIVAZOGLOU CARNEIRO

PÚRPURAS – ALTERAÇÕES PLAQUETÁRIAS

As plaquetas são componentes fundamentais na primeira fase da hemostasia, na qual ocorre formação do "tampão plaquetário", capaz de interromper a perda sangüínea através da parede vascular lesada. Tanto alterações quantitativas (plaquetopenias) como qualitativas (plaquetopatias) predispõem ao sangramento excessivo, mas em qualquer faixa etária predominam as diáteses hemorrágicas por plaquetopenia. Existe correlação inversa entre o número de plaquetas circulantes e a gravidade do sangramento, de modo que a trombocitopenia pode ser classificada em:

Grave – menos de 20.000 plaquetas/mm^3, sangramento na ausência de traumatismos e risco de hemorragia no sistema nervoso central (SNC).

Moderada – entre 20.000 e 50.000 plaquetas/mm^3, sangramento após traumatismos leves.

Leve – maior que 50.000 plaquetas/mm^3, em geral assintomático.

As manifestações clínicas dos sangramentos plaquetários envolvem tipicamente a pele e as mucosas (petéquia, equimose, epistaxe, gengivorragia, hematúria, metrorragia e sangramento gastrintestinal). Sangramento intracraniano pode ocorrer, porém é pouco freqüente.

FUNÇÃO PLAQUETÁRIA

A hemostasia primária é iniciada pelas plaquetas, em quatro fases superpostas: adesão, agregação, secreção e atividade pró-coagulante.

As plaquetas iniciam a coagulação por meio de sua adesão às proteínas expostas pela lesão do endotélio, a qual é mediada pelo fator von Willebrand. Em seguida, ocorre liberação de ácido araquidônico da membrana das plaquetas ativadas, com conseqüente produção de prostaglandinas e seus metabólitos, e liberação do conteúdo dos grânulos plaquetários. Mais plaquetas são recrutadas, promovendo um agrupamento rápido, caracterizando a agregação plaquetária com formação do "tampão plaquetário". Este efetua um bloqueio da hemorragia nos pequenos vasos, bem como fornece uma superfície de contato, facilitando a cascata de coagulação. A coagulação culmina com a formação de fibrina, que vai tornar o coágulo mais firme.

CINÉTICA PLAQUETÁRIA

As plaquetas são produzidas exclusivamente na medula óssea, como fragmentos anucleados do citoplasma dos megacariócitos. Existem normalmente de 150.000 a 400.000 plaquetas/mm^3 no sangue periférico e sua vida média é de 7 a 10 dias. Em pessoas normais, dois terços do número total de plaquetas estão no sangue circulante e um terço no baço. As dimensões do baço e o fluxo sangüíneo esplênico são os maiores determinantes da fração esplênica.

ALTERAÇÕES PLAQUETÁRIAS QUANTITATIVAS

Os pacientes avaliados para alterações plaquetárias quantitativas incluem aqueles cujos sinais e sintomas sugerem trombocitopenia, bem como aqueles com trombocitopenia detectada acidentalmente. É importante confirmar se uma contagem anormal de plaquetas representa o número verdadeiro de plaquetas circulantes, principalmente se a história e o exame físico não sugerem um defeito na hemostasia primária. As causas mais comuns de erro incluem: a) agregação das plaquetas na seringa ou tubo de sangue; e b) pseudotrombocitopenia (ver adiante). A avaliação de trombocitopenia deve incluir, portanto, uma revisão do esfregaço do sangue.

Neste, estudam-se as plaquetas do ponto de vista quantitativo e morfológico, bem como se avaliam as outras células sangüíneas. Uma vez confirmada a trombocitopenia, deve-se determinar qual mecanismo é responsável pela alteração: a) aumento da destruição; b) diminuição da produção; e c) seqüestro plaquetário.

Quase todas as causas de trombocitopenia por diminuição na produção levam também a uma diminuição de outras linhagens celulares. Uma das poucas exceções é a amegacariocitose congênita, caracterizada por alteração seletiva da produção plaquetária. Se houver anemia concomitantemente, deve-se proceder a uma avaliação criteriosa da história, bem como contagem de reticulócitos, para determinar se a anemia é secundária apenas à perda sangüínea ou se ela depende também de diminuição da produção (leucose, aplasia) ou de um outro mecanismo (coagulação intravascular disseminada – CIVD –, síndrome hemolítico-urêmica – SHU).

As trombocitopenias destrutivas são usualmente suspeitadas quando as outras linhagens hematopoéticas estão presentes em número normal e plaquetas grandes são vistas no esfregaço periférico. O aspirado ou a biopsia de medula óssea revela um número normal ou aumentado de megacariócitos. As principais causas de trombocitopenia em crianças estão listadas no quadro 6.23.

Quadro 6.23 – Causas de trombocitopenia.

Pseudotrombocitopenia
Perda plaquetária
Transfusão maciça
Hemodiálise
Seqüestro plaquetário
Hiperesplenismo
Hipotermia
Estase venosa
Diminuição da produção
Congênita
Anemia aplástica de Fanconi
Trombocitopenia com ausência de rádio
Síndrome de Wiskott-Aldrich
Síndrome de Alport
Infecções congênitas
Uso materno de tiazídicos
Síndrome de May-Hegglin
Adquirida
Anemia aplástica
Drogas mielossupressoras
Deficiência nutricional (anemia megaloblástica)
Infecções virais
Aumento de destruição por mecanismo imune
Trombocitopenia neonatal aloimune
PTI neonatal
PTI induzida por drogas
PTI aguda
Doenças auto-imunes (lúpus eritematoso sistêmico, síndrome de Evans, doença de Graves)
HIV
Aumento de destruição por mecanismo não-imune
Síndrome hemolítico-urêmica
CIVD
Sepse/infecção
Síndrome de Kasabach-Merritt

PTI = púrpura trombocitopênica idiopática.

PSEUDOTROMBOCITOPENIA

Erros laboratoriais podem produzir contagens plaquetárias artificialmente baixas, daí a importância de confirmá-las por meio de um exame direto do esfregaço do sangue periférico. Os contadores automáticos podem fornecer resultados falso-positivos de plaquetopenia, quando ocorre aglutinação *in vitro* com o EDTA. Além disso, as plaquetas podem aderir aos granulócitos ou monócitos, causando resultados falsos. Finalmente, plaquetas gigantes, como na doença de Bernard-Soulier, também estão implicadas em pseudotrombocitopenia.

HEMODILUIÇÃO

Transfusão maciça de sangue estocado, pobre em plaquetas, pode levar à plaquetopenia por hemodiluição. Uma leve queda no número de plaquetas pode também ser observada nos pacientes em hemodiálise.

SEQÜESTRO

Um aumento esplênico está freqüentemente associado com trombocitopenia devido ao hiperesplenismo. O mecanismo mais significativo nessa condição é a retenção de uma fração grande da massa plaquetária, embora também ocorra fagocitose pelos macrófagos esplênicos. Raramente os valores plaquetários caem abaixo de 20.000/mm³. Assim, em geral, não havendo risco elevado de sangramento, não há indicação de esplenectomia.

DIMINUIÇÃO DA PRODUÇÃO

Causas congênitas

Doenças congênitas que resultem na diminuição da produção de plaquetas são raras. A síndrome de Fanconi é uma doença autossômica recessiva que se manifesta por aplasia medular, com início após os 18 meses, associada a quebras cromossômicas e a uma constelação de malformações (baixa estatura, manchas café-com-leite na pele, estrabismo, alterações renais, hipoplasia dos polegares etc). Infecções congênitas, em especial rubéola e citomegalovírus, podem cursar com plaquetopenia por mielossupressão. A síndrome de Wiskott-Aldrich é uma doença ligada ao sexo, caracterizada por trombocitopenia, eczema e imunodeficiência. A síndrome de Alport é uma doença autossômica dominante que se caracteriza por macrotrombocitopenia, nefrite e surdez. A ingestão materna de tiazídicos relaciona-se com trombocitopenia neonatal por mielossupressão transitória, com rápida recuperação após o nascimento. A amegacariocitose pode ser um achado isolado ou associado à ausência de rádio (trombocitopenia com ausência de rádio – TAR).

Causas adquiridas

Os quadros de trombocitopenia por deficiência adquirida na produção envolvem múltiplas etiologias. Entre as mais freqüentes temos a aplasia medular, a substituição medular por leucemias e linfomas, a mielofibrose e a tuberculose miliar. O uso de drogas mielotóxicas como citosina arabinosídeo, bussulfam, metotrexato, ciclofosfamida e 6-mercaptopurina também tem efeito sobre a produção plaquetária. As deficiências de folato e vitamina B_{12} podem cursar com diminuição de todas as células sangüíneas, inclusive as plaquetas. Os megacariócitos são locais primários para a replicação viral e podem sofrer redução na trombopoese. Os agentes virais mais implicados nesse processo são o vírus Epstein-Barr, o citomegalovírus, os vírus da caxumba, rubéola, varicela e o parvovírus.

AUMENTO DE DESTRUIÇÃO IMUNE MEDIADA

Púrpura trombocitopênica idiopática aguda (PTI)

A causa mais freqüente de trombocitopenia em crianças é a destruição plaquetária imune. A PTI foi reportada pela primeira vez em 1735 por Werlhof, que descreveu o surgimento súbito de petéquias, equimoses e hemorragia mucosa em uma mulher jovem.

O grande achado da nova doença descrita por Werlhof foi o fato de a paciente ter apresentado recuperação completa espontânea. Em 1951, Harrington publicou seus estudos com um modelo humano de PTI, no qual a transfusão de plasma (fração rica em IgG) de um paciente com PTI resultou em súbita, embora transitória, trombocitopenia grave no receptor.

Fisiopatologia – a produção de auto-anticorpos, anticorpos droga-dependentes ou aloanticorpos é a responsável pela diminuição da vida média plaquetária em conseqüência do aumento do "clearance" no sistema reticuloendotelial (Fig. 6.12).

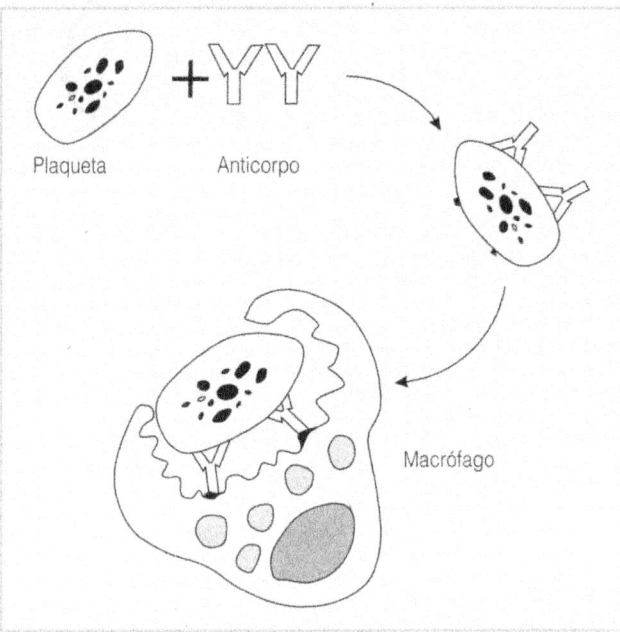

Figura 6.12 – Destruição plaquetária mediada por anticorpo (Beardsley, 1993).

A opsonina plaquetária mais comum é uma IgG direcionada contra antígenos da membrana plaquetária, auto-antígenos ou aloantígenos; ou, ainda, um antígeno adsorvido à membrana resultante de infecção ou ingestão de medicamento.

Quadro clínico – a criança com PTI apresenta trombocitopenia isolada. A história típica é de petéquias, equimoses e hematomas, com início súbito em uma criança em excelente estado geral.

A idade de maior incidência é de dois a quatro anos. Embora crianças de qualquer idade possam ter PTI, meninos e meninas são igualmente afetados em contraste com os adultos nos quais há predomínio de acometimento no sexo feminino (3:1).

As manifestações incluem petéquias, equimoses, hematomas, epistaxe, hematúria e hemorragia gastrintestinal. Freqüentemente, há história de doença viral antecedendo o quadro em uma a três semanas.

A história médica deve incluir avaliações para risco de infecção pelo vírus HIV, uma vez que a trombocitopenia pode ser a única manifestação inicial do HIV em crianças. Além disso, uma história cuidadosa sobre uso de medicamentos deve ser feita, em especial ácido acetilsalicílico (AAS) e anticonvulsivantes.

Com exceção dos sinais de hemorragia, o exame físico da criança usualmente é normal. Em particular, hepatoesplenomegalia, adenomegalias e sinais de doença consuntiva estão ausentes.

Na maioria das crianças, a PTI é uma doença aguda, autolimitada e resolve-se em seis meses com ou sem o uso de medicamentos. A mortalidade rara da PTI aguda em crianças deve-se exclusivamente à hemorragia intracraniana (menos de 1% dos casos). Hematúria e sangramento gastrintestinal são infreqüentes, embora possam também envolver risco de vida. Em todos os pacientes, a terapêutica e/ou observação são dirigidas no sentido de prevenção das formas graves de sangramento durante o período de trombocitopenia.

Diagnóstico laboratorial – o hemograma bem como o estudo do esfregaço do sangue periférico são fundamentais, uma vez que permitem a quantificação das séries sangüíneas e o estudo morfológico das plaquetas, hemácias e leucócitos. Na PTI, o diâmetro médio plaquetário e, conseqüentemente, o tamanho das plaquetas em geral estão aumentados em relação ao normal.

Uma forma direta de se assegurar que a plaquetopenia não é devido à falta de produção é por meio do estudo do aspirado de medula óssea. A presença de megacariócitos no aspirado de medula óssea em número normal ou aumentado confirma que a trombocitopenia é por aumento da destruição plaquetária. Pouco é conhecido sobre o efeito dos anticorpos antiplaquetários sobre os megacariócitos, embora, em alguns casos, estes possam ligar-se aos megacariócitos e prejudicar a produção plaquetária. A ausência de células leucêmicas ou de grumos tumorais descarta etiologias neoplásicas.

A realização do exame da medula óssea (mielograma) é necessária nas seguintes condições:

a) Existência de achados clínico-laboratoriais que sugerem a possibilidade de outros diagnósticos (perda de peso, febre, dor óssea, hepatoesplenomegalia, linfadenopatia, anemia, leucopenia ou leucocitose).

b) Quando houver indicação de tratamento com corticosteróides.

Uma nova forma de se avaliar a produção plaquetária é por meio da contagem de plaquetas reticuladas (análogo aos reticulócitos) usando citometria de fluxo e coloração com "thiazole orange". Assim, é esperado que na PTI o número ou a porcentagem de plaquetas reticuladas esteja elevado em relação ao normal.

Tratamento – a principal questão consiste em tratar ou não uma doença em geral benigna e com alta taxa de remissão espontânea. Assim, a terapia inicial para crianças com PTI deve ser dirigida para a prevenção de sangramento em SNC com suas graves conseqüências, bem como reduzir o risco de perda sangüínea devido aos sangramentos mucosos.

Desse modo, as variáveis que devem ser consideradas na indicação do tratamento medicamentoso de PTI aguda em criança incluem: quadro clínico, idade, número de plaquetas (< 20.000/mm^3) e experiência do médico.

Embora a terapia com esteróides ou gamaglobulina humana por via intravenosa não tenha efeito sobre a duração (história natural da doença), a contagem plaquetária, com freqüência, aumenta rapidamente para um nível mais seguro quando se institui o tratamento. As doses usuais são as seguintes:

a) Corticosteróides
  • Prednisona na dose de 1 a 2 mg/kg/dia por VO (máximo 60-80mg) durante quatro a seis semanas.
  • Metilprednisolona na dose 30mg/kg/dia por via IV durante três dias.

b) Gamaglobulina humana por via IV – dose total 2g/kg
  • 400mg/kg/dia por via IV durante cinco dias, ou
  • 1g/kg/dia por via IV durante dois dias.

Um aspecto crítico no tratamento, independente do uso de medicamentos, é a observação clínica rigorosa e o seguimento do paciente. Todos os pacientes devem evitar o uso de AAS e outras drogas antiplaquetárias ou anticoagulantes. Evitar injeções intramusculares e vacinas, bem como limitar as atividades de acordo com o grau de hemorragia e plaquetopenia (evitar esportes de contato, bicicleta, patins etc.). Especial atenção deve ser dada às crianças que estão começando a andar em relação às contusões e ao traumatismo craniano. Finalmente, os familiares devem ser orientados quanto à doença e aos sinais de agravo.

Outras causas

Dentro dos mecanismos imunológicos congênitos, temos a trombocitopenia neonatal aloimune e a trombocipenia neonatal associada à PTI materna. A doença aloimune, tipicamente, é autolimitada e não requer tratamento. Contudo, em hemorragias graves (SNC), a transfusão de plaquetas não-reativas obtidas por aférese está indicada. O uso de gamaglobulina humana por via intravenosa determina resposta satisfatória após 24 horas do tratamento.

A trombocitopenia ocorre em 50% das crianças nascidas de mães com PTI e em média persiste por um a seis meses. O tratamento materno pré-natal com glicocorticóides e gamaglobulina humana por via intravenosa pode reduzir a gravidade. O tratamento pós-natal inclui prednisona, gamaglobulina humana por via intravenosa, transfusão plaquetária (em casos de hemorragia ativa) e exsangüineotransfusão.

Outras doenças também podem estar associadas com a destruição plaquetária imune mediada, como o lúpus eritematoso sistêmico, a doença de Graves e a doença de Evans (anemia hemolítica e trombocitopenia). São fenômenos auto-imunes bem estabelecidos, associados com a produção de auto-anticorpos antiplaquetas e por vezes designados como PTI secundária. O protocolo de tratamento compreende transfusões de plaquetas em hemorragias com risco de vida, glicocorticóides, gamaglobulina humana por via intravenosa e eventualmente esplenectomia.

AUMENTO DA DESTRUIÇÃO POR MECANISMO NÃO-IMUNE

Trombocitopenia pode ser secundária à destruição periférica por mecanismo não-imune. Esse grupo de doenças é de interesse particular, pois os pacientes são graves e o diagnóstico requer argúcia clínica.

Diante de qualquer trombocitopenia não diagnosticada, o médico deve sempre considerar sepse, síndrome hemolítico-urêmica e CIVD como diagnósticos diferenciais.

Febre e petéquias devem sempre alertar o médico para a possibilidade de sepse. Bactérias gram-positivas e gram-negativas podem causar trombocitopenia e CIVD.

A CIVD é um diagnóstico clínico e laboratorial que inclui anormalidades na coagulação e fibrinólise. A trombocitopenia pode ser uma manifestação precoce de consumo intravascular que também afeta os fatores de coagulação. O diagnóstico laboratorial da CIVD inclui:

  • aumento do TP e TTPA;
  • diminuição do fibrinogênio;
  • aumento dos produtos de degradação de fibrina;
  • anemia hemolítica microangiopática.

A lista de causas de CIVD é extensa: sepse, vasculites, choque, leucemia pró-mielocítica aguda etc. O tratamento da CIVD envolve a reversão do processo desencadeante. A reposição de plasma, plaquetas e concentrado de hemácias pode ser necessária.

A síndrome hemolítico-urêmica caracteriza-se por trombocitopenia, anemia hemolítica microangiopática, insuficiência renal aguda e febre. Afeta geralmente lactentes e guarda correlação com diarréia por *E. coli* O157:H7. O tratamento clássico requer medidas de suporte e manejo da insuficiência renal. A diálise deve ser iniciada precocemente nos pacientes que evoluem com deterioração do estado geral. A infusão de plasma e a plasmaférese são benéficas. Os concentrados de plaquetas são contra-indicados pelo risco de piora do processo trombótico. A mortalidade é menor que 10%; disfunção renal residual persiste em outros 10%.

Em crianças, hemangiomas cavernosos gigantes podem causar destruição plaquetária secundária à lesão mecânica e à coagulação intravascular local ou disseminada (síndrome Kasabach-Merritt). Em geral, a ressecção cirúrgica é curativa, mas, quando o procedimento não é possível, radioterapia, corticoterapia ou interferon-α devem ser considerados.

Na doença de von Willebrand tipo IIb e tipo plaquetário pode haver plaquetopenia por anomalias na ligação entre o fator von Willebrand e as plaquetas.

Uma miscelânea de causas de trombocitopenia inclui envenenamento por cobras, queimaduras e alterações valvares cardíacas, como a estenose aórtica.

ALTERAÇÕES PLAQUETÁRIAS QUALITATIVAS
Nesse grupo, estão incluídos os pacientes que possuem alterações de função plaquetária congênitas ou adquiridas. O tempo de sangramento de Ivy (TS) é o teste de triagem para alterações plaquetárias qualitativas em pacientes com diátese hemorrágica e contagem plaquetária normal. Esse exame está sujeito a resultados falso-positivos e falso-negativos. Desse modo, o resultado do TS deve ser interpretado com a história pessoal, familiar e o exame físico do paciente.

Posteriormente, testes de agregação plaquetária, dosagem dos receptores plaquetários e estudo dos grânulos plaquetários (morfológico e funcional) permitirão o diagnóstico preciso da plaquetopatia.

O tratamento das plaquetopatias congênitas (síndrome de Bernard-Soulier, trombastenia de Glanzmann, "storage pool diseases") ou adquiridas (uremia, hepatopatia, uso de ácido acetilsalicílico) consiste, de acordo com a gravidade e o local do sangramento, na reposição com concentrado de plaquetas e/ou uso de agentes antifibrinolíticos.

ABORDAGEM DO PACIENTE
Uma vez identificada uma trombocitopenia, deve-se reavaliar o paciente em busca de dados clínicos que possam auxiliar no diagnóstico. Febre, hemorragias retinianas e petéquias refletem gravidade; já a presença de esplenomegalia restringe as hipóteses diagnósticas.

Deve-se rever o esfregaço de sangue periférico para estudo das plaquetas, além dos eritrócitos e dos leucócitos. Outros testes incluem: coagulograma, uréia, creatinina e urina I.

Os cuidados definitivos com o paciente devem ser iniciados no pronto-socorro. Na maioria dos casos de destruição periférica, os glicocorticóides são a terapia inicial. Outras intervenções iniciais incluem transfusão de plaquetas para casos de hemorragias graves (exceto na SHU), infusão de plasma fresco na síndrome hemolítico-urêmica, antibióticos nas infecções graves.

A internação deve ser considerada para todas as trombocitopenias não esclarecidas ou para toda diátese hemorrágica associada à plaquetopenia grave. Diante de um paciente com diátese hemorrágica, associada a coagulograma e contagem plaquetária normais, as plaquetopatias bem como a doença de von Willebrand devem ser consideradas. O quadro 6.24 resume as alternativas de tratamentos que podem ser utilizadas.

Quadro 6.24 – Conduta nas alterações plaquetárias.

Tratamento	Dose-tempo	Indicações
Concentrado de plaquetas	6-8U/m^2	Leucemias, uremia, aplasia, transfusão maciça
Plaquetas por aférese	1U	Hemorragia grave, indicações acima
Prednisona	1-2mg/kg/dia	PTI
Gamaglobulina por via IV	400mg/kg/dia por 5 dias	PTI
Plasmaférese/ plasma fresco	1 volemia por dia/15-20ml/kg	Síndrome hemolítico-urêmico

PÚRPURAS – ALTERAÇÕES VASCULARES

As púrpuras vasculares constituem um grupo de doenças hemorrágicas causadas por defeitos na parede dos vasos, podendo ser hereditárias ou adquiridas. A exemplo de outros distúrbios da hemostasia primária, são caracterizadas, do ponto de vista clínico, por sangramentos cutâneos e/ou mucosos, cuja extensão e gravidade podem variar muito, desde o aparecimento de petéquias e equimoses, até sangramento digestivo ou intracraniano. O início das manifestações hemorrágicas pode ser espontâneo, mas até pequenos traumatismos podem precipitar o aparecimento de hemorragias. Assim, uma parte importante da conduta em relação a pacientes com púrpuras vasculares diz respeito aos cuidados para evitar-se sangramentos, que são: evitar o uso de medicamentos que alterem outros elementos da hemostasia (analgésicos ou antiinflamatórios não-hormonais que diminuam a função plaquetária, anticoagulantes); evitar a administração de medicamentos por via intramuscular; evitar a realização de procedimentos invasivos (punções arteriais ou venosas profundas, biopsias ou cirurgias maiores, exodontias). Outro elemento importante na terapêutica desses pacientes é o emprego de medidas coadjuvantes para cessar episódios hemorrágicos. Essas medidas incluem a compressão e a aplicação de gelo sobre locais sangrantes e o emprego de antifibrinolíticos (ácido épsilon-aminocapróico ou ácido tranexâmico) para retardar a dissolução de coágulos que venham a se formar. Esses medicamentos, apesar de disponíveis comercialmente apenas nas formas injetável e para uso oral, apresentam eficácia quando utilizados topicamente.

CLASSIFICAÇÃO
No quadro 6.25 apresentamos a classificação das púrpuras.

Quadro 6.25 – Classificação das púrpuras.

Púrpuras primárias
Mecânica
Factícia
Púrpuras secundárias
Infecciosa
Fulminans
Alérgica (anafilactóide ou de Henoch-Schönlein)
Por sensibilidade a drogas
Metabólica
Embólica
Associada a disproteinemias
Púrpuras congênitas
Telangiectasia hemorrágica hereditária
(doença de Rendu-Osler-Weber)
Doença de Fabri
Síndrome de Ehlers-Danlos
Síndrome de Marfan
Pseudoxanthoma elasticum
Osteogenesis imperfecta

PÚRPURAS PRIMÁRIAS
As púrpuras primárias são aquelas sem etiologia conhecida ou que se apresentam em ausência de lesões vasculares propriamente ditas. Seu diagnóstico é baseado sobretudo em dados de anamnese e exame físico, uma vez que todos os testes de hemostasia mostram-se normais. Não requerem tratamento específico.

Púrpura mecânica – causada pelo aumento da pressão no interior dos capilares, é caracterizada pelo extravasamento de sangue sob a forma de petéquias após situações de esforço (tosse, vômitos, crises convulsivas, manobra de Valsalva).

Púrpura factícia – causada por traumatismo produzido pelo próprio indivíduo, manifesta-se por meio de sangramentos mucosos, equimoses ou petéquias, cuja localização geralmente se repete. Em crianças, pode ser secundária a espancamento.

PÚRPURAS SECUNDÁRIAS
As púrpuras secundárias são aquelas decorrentes de doenças adquiridas. Seu diagnóstico depende da caracterização da doença de base, podendo haver manifestações hemorrágicas não apenas

por alteração vascular, mas também por distúrbios em outros elementos da hemostasia. As descrições a seguir se restringirão ao aspecto vascular dos sangramentos. O tratamento dessas púrpuras compreende o controle de suas causas, bem como medidas para evitar hemorragias e correção dos eventuais distúrbios de hemostasia associados.

Púrpura infecciosa – causada pela agressão direta do agente infeccioso sobre a parede vascular, pela ação de endotoxinas, por mecanismo imunológico ou por coagulopatia de consumo, pode estar associada a infecções virais (sarampo, varicela), bacterianas (meningococcemia, sepse estreptocócica, difteria), por riquétsias (tifo) ou por protozoários (malária). Na meningococcemia pode ocorrer sangramento na supra-renal, com insuficiência aguda secundária dessa glândula, caracterizando a síndrome de Waterhouse-Friderichsen.

Púrpura fulminans – consiste em quadro agudo e grave de púrpura, caracterizado por lesões extensas, profundas e necróticas e pela presença de trombos hialinos intravasculares. Pode ser secundária a processos infecciosos e tem sido relacionada à deficiência de proteína C ou S.

Púrpura alérgica – é também conhecida como púrpura anafilactóide ou de Henoch-Schönlein. Trata-se de processo mediado por imunocomplexos, provavelmente com a participação de estreptococos beta-hemolíticos, com fisiopatologia ainda não esclarecida completamente. Suas manifestações podem incluir febre, mal-estar, petéquias e sufusões hemorrágicas elevadas e de coloração acobreada, simétricas e geralmente limitadas aos membros inferiores, sintomas digestivos, artralgias, hematúria, alterações cardíacas e em sistema nervoso central. O diagnóstico é baseado, além da anamnese e do exame físico, na biopsia de petéquias (que mostra infiltrado perivascular difuso, à custa de neutrófilos, linfócitos e macrófagos, com depósito de IgA) e no achado de níveis séricos elevados de IgA. O tratamento é sintomático, podendo ser usado corticosteróide para melhorar o quadro articular. A evolução costuma ser benigna em crianças, com regressão completa dos sintomas em uma a três semanas (inclusive da nefropatia, na maioria dos casos). Entretanto, as recorrências são freqüentes.

Púrpura por sensibilidade a drogas – com manifestações hemorrágicas restritas à pele, foi descrita em associação com o uso de ácido acetilsalicílico, atropina, beladona, bismuto, hidrato de cloral, iodo, mercúrio, penicilina, fenacetina, quinino e sulfonamidas. Sua fisiopatologia ainda não foi elucidada, mas pode estar associada a plaquetopenia ou disfunção plaquetária, além das alterações vasculares. O tratamento inclui a suspensão dos medicamentos suspeitos.

Púrpura metabólica – constitui um subgrupo de púrpuras secundárias a distúrbios hormonais ou bioquímicos, como o escorbuto (alteração vascular por defeito na síntese de colágeno, devido à deficiência de ácido ascórbico), ao diabetes melito (alterações nos capilares) e à síndrome de Cushing (alteração vascular decorrente da deficiência de colágeno, ocasionada pelo aumento do catabolismo protéico). No caso do escorbuto e do diabetes, existe associação com outros defeitos da hemostasia.

Púrpura embólica – causada por êmbolos sépticos ou tumorais, pode acometer vasos cutâneos ou profundos, manifestando-se inclusive por meio de micro-hematúria.

Púrpura associada a disproteinemias – pode ocorrer na crioglobulinemia (manifestações cutâneas principalmente na face e em extremidades expostas ao frio, decorrentes de lesões vasculares causadas pela precipitação das crioglobulinas) e na amiloidose (por infiltração da substância amilóide na região perivascular). Na crioglobulinemia, as lesões purpúricas podem evoluir para úlceras. Em todas as condições que cursam com paraproteinemia, além das alterações vasculares, pode ocorrer sangramento secundário a defeitos em outros componentes da hemostasia.

PÚRPURAS CONGÊNITAS

As púrpuras congênitas são aquelas causadas por defeitos congênitos na formação vascular, ou associadas a doenças congênitas do tecido conectivo. Por se tratar de alterações em componentes vasculares, essas púrpuras não apresentam tratamento curativo, sendo importantes as medidas para evitar hemorragias.

Telangiectasia hemorrágica hereditária – também conhecida como doença de Rendu-Osler-Weber, caracteriza-se pela presença de lesões telangiectásicas (dilatações vasculares causadas pela ausência local de músculo liso) sobretudo em lábios, língua, face e polpas digitais. Pode acometer outras regiões, como o trato respiratório (até com fístula arteriopulmonar), gastrintestinal e geniturinário, bem como o cérebro. Geralmente os sangramentos decorrentes de traumatismo local têm início a partir da segunda década de vida. Por sua recorrência, acabam levando ao aparecimento de anemia ferropriva. O diagnóstico é baseado na inspeção das lesões e compreende a investigação familiar, uma vez que a doença apresenta herança autossômica dominante. O tratamento inclui medidas locais (até mesmo cirúrgicas) para cessar os episódios hemorrágicos.

Doença de Fabri – causada pela ausência de alfa-galactosidase, cursa com alterações vasculares renais, cardíacas e cerebrais, podendo apresentar lesões purpúricas, sobretudo na região entre o umbigo e os joelhos (secundárias ao depósito de lipídeos na parede vascular). Sua herança é recessiva ligada ao cromossomo X.

Síndrome de Ehlers-Danlos – causa sangramentos cutaneomucosos por aumento da fragilidade de vasos subcutâneos, decorrente do defeito na síntese de colágeno. Apresenta herança autossômica dominante.

Síndrome de Marfan – por alterações na elastina, colágeno e glicosaminoglicanos, pode apresentar sangramentos anormais relacionados a defeitos na parede vascular. Também é de herança autossômica dominante.

Pseudoxanthoma elasticum – doença autossômica recessiva, caracteriza-se por anormalidades nas fibras elásticas da pele e camada média das artérias, podendo cursar com sangramentos cutâneos, mucosos, renais e oculares.

Osteogenesis imperfecta – devido a defeitos na síntese de colágeno, pode causar sangramentos, que não são suas manifestações mais comuns.

BIBLIOGRAFIA

1. GOEBEL, R.A. – Thrombocitopenia. In Moore, G.P. & JORDAN, R.C., ed. *Emergency Medicine Clinics of North America. Hematologic/Oncologic Emergencies*. Philadelphia, Saunders 11:445, 1993. 2. BEARDSLEY, D.S. – Platelet abnormalities in infancy and childhood. In Nathan, D.G. & OSKI, F.A., ed. *Hematology of Infancy and Childhood*. 4th ed., Philadelphia. Saunders, 1993, p. 1561. 3. BOWIE, E.J.W. & OWEN Jr., C.A. – Primary vascular disorders. In *Hemostasis and Thrombosis: Basic Principles and Clinical Practice*. 3rd ed., Philadelphia, Lippincott, 1994, p. 870.

JORGE DAVID AIVAZOGLOU CARNEIRO
PAULA RIBEIRO VILLAÇA

Os trombos podem formar-se em qualquer parte do sistema cardiovascular, incluindo as veias, as artérias, o coração e a microcirculação. As complicações da trombose são causadas tanto pelos efeitos da obstrução vascular local como pela embolização de material trombótico ou, com menor freqüência, pelo consumo dos elementos hemostáticos.

Os trombos venosos usualmente ocorrem nos membros inferiores e são silentes, mas produzem quadros agudos quando causam inflamação da parede vascular, obstrução do fluxo sangüíneo ou embolização pulmonar, e efeitos tardios quando há lesão das valvas venosas.

Os trombos arteriais ocorrem, em geral, em associação com doença vascular preexistente. Produzem manifestações clínicas pela indução de isquemia tecidual, seja pela obstrução do fluxo vascular, seja pela embolização dentro da microcirculação terminal. Trombos intracardíacos usualmente formam-se sobre valvas inflamadas ou lesadas, sobre o endocárdio adjacente a uma região de infarto miocárdico, em uma câmara cardíaca dilatada ou discinética ou sobre próteses valvares. Eles são, em geral, assintomáticos quando confinados ao coração, mas podem produzir complicações graves se embolizarem na circulação sistêmica.

Trombose disseminada da microcirculação é uma complicação da coagulação intravascular disseminada. Os microtrombos podem produzir necrose isquêmica ou levar a uma doença hemorrágica devido ao consumo de plaquetas e de fatores de coagulação.

Os trombos são compostos de fibrina e células sangüíneas, sendo a proporção relativa entre esses componentes influenciada por fatores hemodinâmicos. Desse modo, as proporções diferem nos trombos venosos e arteriais. Trombos arteriais são formados sob condições de alto fluxo e compostos principalmente de agregados plaquetários ligados por finos filamentos de fibrina. Os trombos venosos formam-se em áreas de estase e são compostos de eritrócitos entremeados com grande quantidade de fibrina e relativamente poucas plaquetas. Os trombos que se formam em regiões de fluxo lento a moderado são compostos de uma mistura de eritrócitos, plaquetas e fibrina e conhecidos como trombos mistos plaqueta-fibrina.

A prevenção e o tratamento das crianças que apresentam risco de desenvolver eventos tromboembólicos constituem um problema clínico cujo recente aumento em incidência justifica o desenvolvimento de programas especializados. Existem várias razões para o surgimento dessa nova disciplina na hematologia pediátrica. Primeiro, os grandes avanços nos cuidados pediátricos terciários durante a última década resultaram na cura ou melhor sobrevida das crianças com doenças congênitas ou adquiridas graves. Infelizmente, esses sucessos foram acompanhados por problemas secundários clinicamente importantes, dos quais os eventos tromboembólicos estão entre os mais freqüentes e graves. Segundo, muitas trombofilias hereditárias foram descobertas e passaram a ser diagnosticadas com grande precisão durante a infância, originando uma população de pacientes que requer aconselhamento e, em algumas circunstâncias, terapêutica antitrombótica intermitente. Terceiro, o uso de anticoagulantes tornou-se um aspecto crítico de alguns procedimentos complexos, como cateterização cardíaca, uso de circulação extracorpórea, diálise, hemofiltração e manutenção do fluxo vascular na presença de próteses vasculares e valvares cardíacas.

Atualmente, as normas para o tratamento antitrombótico e tromboembolítico em crianças são adaptadas a partir das recomendações para adultos, uma vez que os eventos tromboembólicos em crianças eram raros no passado para justificar modalidades terapêuticas específicas. Porém, a profilaxia e o tratamento de crianças com eventos tromboembólicos diferem em relação aos dos adultos devido aos importantes achados ontogenéticos da hemostasia que afetam a fisiopatologia do processo trombótico e a resposta aos agentes antitrombóticos.

PATOGÊNESE

As tromboses ocorrem quando há quebra no equilíbrio entre os fatores trombogênicos e os mecanismos protetores. Os fatores trombogênicos incluem:

- alterações das células endoteliais ou perda de células endoteliais com exposição do subendotélio;
- ativação plaquetária por meio de sua interação com o colágeno subendotelial ou com agonistas circulantes;
- ativação da coagulação sangüínea;
- inibição da fibrinólise;
- estase.

Os mecanismos protetores incluem:

- as propriedades não-trombogênicas do endotélio intacto;
- neutralização dos fatores de coagulação ativados pelos componentes ligados às células endoteliais como o heparam sulfato e a trombomodulina;
- neutralização dos fatores de coagulação ativados pelas proteases inibitórias naturais;
- diluição dos fatores de coagulação ativados e dispersão dos agregados plaquetários pelo fluxo sangüíneo;
- "clearance" hepático dos fatores de coagulação ativados;
- dissolução do trombo de fibrina pelo sistema fibrinolítico.

Para que a trombose ocorra, diversos fatores de risco, genéticos e/ou adquiridos devem estar presentes, sendo que os fatores de risco adquiridos são mais significativos quando a trombose ocorre em uma criança (Quadro 6.26).

Quadro 6.26 – Fatores de risco associados à trombose em crianças.

Congênitos	Adquiridos
Deficiência de proteína C	Cateteres
Deficiência de proteína S	Desidratação
Deficiência de antitrombina III	Infecção
Fator V Leiden	Cirurgia/traumatismo
Protrombina mutante	Neoplasia/quimioterapia
Hiper-homocisteinemia	Vasculites
Displasminogenemia	Síndrome nefrótica
Deficiência de fator XII	Uso de anticoncepcional
Cardiopatia congênita	Aumento de fator VIII e/ou fibrinogênio

Em crianças com trombose venosa, é muito raro não se encontrar um evento desencadeante e, em 50% dos casos, três a quatro fatores de risco estão presentes simultaneamente. Essa constatação é decorrente das características fisiológicas da hemostasia na criança, a qual possui mecanismos protetores de tromboembolia como: a) redução da capacidade de gerar trombina; b) aumento da capacidade de inibir a trombina.

Ao nascer, a capacidade de o plasma da criança gerar trombina é aproximadamente 50% menor em relação à dos adultos e, durante toda a infância, a produção de trombina permanece 20% menor em relação à do adulto. Esse comportamento é conseqüente aos níveis fisiologicamente reduzidos dos fatores de coagulação dependentes de vitamina K (II, VII, IX e X) e dos fatores de contato (XII, XI, pré-calicreína e cininogênio de alto peso molecular).

Quanto aos mecanismos inibidores da trombina, sabe-se que os níveis de antitrombina III, de co-fator II da heparina, de proteína C e de proteína S são reduzidos a 50% dos valores do adulto. Por outro lado, a concentração de α_2-macroglobulina é muito elevada e atinge o dobro do valor da do adulto aos 6 meses de idade. Desse modo, a concentração plasmática elevada de α_2-macroglobulina durante a infância contribui muito para o baixo risco de eventos trombóticos, mesmo nas crianças heterozigotas para deficiência de antitrombina III.

EPIDEMIOLOGIA

Há uma relação significativa entre a idade e o risco de complicações tromboembólicas, sendo as crianças relativamente poupadas (Tabela 6.11).

Tabela 6.11 – Incidência de eventos trombóticos de acordo com a faixa etária na Holanda (100.000 pessoas/ano).

Idade (anos)	IAM	AVCI	TVP + TEP
0-14	0,1	1,0	0,6
15-24	0,7	1,9	20,2
25-39	18,6	6,6	39,3
40-54	175,6	45,4	74,2

IAM = infarto agudo do miocárdio; AVCI = acidente vascular cerebral isquêmico; TVP = trombose venosa profunda; TEP = tromboembolismo pulmonar.

Assim, ocorre um pico de incidência no primeiro ano de vida com redução significativa até a adolescência, quando a incidência volta a aumentar. Não há prevalência quanto ao sexo e, desse modo, meninos e meninas são igualmente acometidos.

As crianças, em geral, têm vários fatores de risco associados ao evento tromboembólico, e apenas 5% dos casos são considerados idiopáticos, enquanto nos adultos esse índice é de 40%. No primeiro ano de vida, a trombose venosa ocorre associada ao uso de cateteres venosos ou como trombose de veia renal. Nas crianças de mais idade, o uso de cateteres contribui para 25% dos casos de trombose, porém a associação de outros fatores de risco, como traumatismo, cirurgia, neoplasia, infecção e outras doenças, é significativa. As trombofilias hereditárias são diagnosticadas em uma minoria das crianças com trombose e freqüentemente estão associadas a outros fatores de risco.

QUADRO CLÍNICO

No período neonatal, encontramos basicamente a trombose espontânea da veia renal e a trombose associada à cateterização vascular.

Trombose da veia renal geralmente ocorre antes do nascimento, o que explica o fato de tipicamente se manifestar nos primeiros dias de vida (em média, dois dias). Os sintomas e os achados clínicos dependem da extensão e da velocidade de formação do trombo. Os recém-nascidos geralmente apresentam massa abdominal, hematúria (na maioria dos casos macroscópica), proteinúria, plaquetopenia e disfunção do rim comprometido.

Membros inferiores frios, cianóticos e edemaciados são achados clínicos que sugerem trombose aguda da veia cava inferior, enquanto dilatação e formação de veias colaterais no abdome e em coxas caracterizam a obstrução crônica.

A trombose relacionada à cateterização vascular pode ser assintomática. Os sinais e os sintomas, quando presentes, são variáveis, dependendo do local e da extensão da trombose e incluem edema e dor do membro acometido, edema de face, da região cervical ou torácica, embolia pulmonar, quilotórax, síndrome da veia cava superior e síndrome pós-flebítica. Outras alterações que justificam investigação para se descartar trombose venosa secundária à cateterização incluem falência respiratória, apnéia, bradicardia, plaquetopenia e sepse persistente.

A trombose venosa profunda (TVP) de membros inferiores é a complicação trombótica não relacionada à cateterização mais freqüente na infância. As manifestações clínicas incluem dor difusa no membro, piorando com o movimento; empastamento muscular na região comprometida; edema, acometendo subcutâneo e músculos, em geral mais importante em uma extremidade; aumento de temperatura da extremidade afetada; distensão venosa superficial; dor à dorsoflexão do pé; ocasionalmente febre, e, menos freqüentemente, dor abdominal ou inguinal. Nas TVP proximais extensas podemos encontrar alterações da coloração da pele, com coloração rósea (Phlegmasia coerulea) ou branca (Phlegmasia alba). Alterações mais graves da cor, com cianose, são raras e podem sugerir evolução para gangrena venosa. Também são descritos casos de TVP assintomática, descobertos durante investigação de embolia pulmonar ou síndrome pós-flebítica.

Os sinais e os sintomas da embolia pulmonar em crianças são similares aos dos adultos, incluindo dor torácica, dispnéia, taquipnéia, hemoptise, taquicardia, cianose, síncope e cor pulmonale agudo, nos casos de embolia maciça. Entretanto, pode haver menos dispnéia e taquipnéia, com maior incidência das manifestações clínicas da TVP em adolescentes que nos adultos.

Nos casos de trombose arterial, podemos observar diminuição ou ausência de pulso distal à lesão no membro afetado, com diminuição de temperatura e palidez do respectivo membro. Em casos de trombose de aorta, pode-se encontrar também hipertensão sistêmica. Oligúria e hipertensão são observadas em casos de trombose da artéria renal, enquanto nos casos de isquemia mesentérica podemos observar vômitos, distensão abdominal, ausência dos ruídos hidroaéreos e melena. A trombose cerebral geralmente se manifesta por convulsões e alterações do nível de consciência; crianças de mais idade apresentam hemiparesias, associadas ou não a quadro convulsivo.

DIAGNÓSTICO

Quando não se detecta nenhum fator predisponente para a trombose, torna-se necessário obter história familiar de doença trombótica e investigar a mãe quanto à presença de anticorpo antifosfolipídeo. Devem-se avaliar amostras dos pais e da criança, a fim de afastar deficiências hereditárias de antitrombina III, proteínas C e S, disfibrinogenemias, displasminogenemias, levando-se em consideração os valores normais de acordo com a faixa etária, bem como alterações moleculares do fator V e do gene da protrombina.

A confirmação do diagnóstico pode ser feita por meio de exames de imagem e de cirurgia ou no post-mortem. A angiografia é o melhor meio diagnóstico, sendo recomendado o uso de contraste não-iônico. Por se tratar de um teste não-invasivo, o dúplex scan (ecografia com Doppler) tornou-se uma alternativa mais atraente que a angiografia. Devido às diferenças de tamanho e localização dos vasos acometidos, bem como de doenças subjacentes, os resultados obtidos de estudos em adultos não podem ser extrapolados para crianças. Fazem-se necessários estudos para determinar a confiabilidade do dúplex scan comparado à angiografia em pacientes pediátricos.

A tomografia computadorizada, utilizando-se contraste iodado, permite a identificação das veias femorais profundas e das veias pélvicas, dificilmente evidenciadas por outros métodos e que são sede freqüente de trombos, além de demonstrar trombose cerebral.

A angiorressonância magnética tem a vantagem de não usar contraste, e as imagens fornecem informações precisas do diâmetro e conteúdo do lúmen, características do vaso e suas relações com os tecidos moles. Assim como a tomografia computadorizada, tem sido útil no diagnóstico de trombose cerebral.

No diagnóstico de embolia pulmonar, utiliza-se, como métodos de imagem, cintilografia pulmonar (ventilação-perfusão) e/ou angiografia.

TRATAMENTO

Os objetivos do tratamento da doença tromboembólica são: prevenir a extensão local do trombo e a embolização e, em determinadas condições clínicas, induzir aumento na fibrinólise.

Os anticoagulantes são efetivos na prevenção da extensão da trombose na maioria dos pacientes, porém devem ser mantidos por semanas ou meses após o evento agudo para prevenir a recidiva. A heparina atua imediatamente, catalisando a inibição dos fatores ativados (serinoproteases), agindo como co-fator da antitrombina III. Os cumarínicos atuam de modo mais lento, inibindo a gamacarboxilação dos fatores de coagulação dependentes de vitamina K. Ambas as classes de anticoagulantes inibem a geração de fator Xa e de trombina quando administrados em doses relativamente baixas. Os anticoagulantes orais não inibem diretamente a atividade, mas modulam a produção de trombina, reduzindo a atividade dos fatores de coagulação que participam em alças de retroalimentação. A heparina pode inibir tanto a atividade quanto a produção de trombina, e as enzimas fibrinolíticas agem acelerando a velocidade de dissolução do trombo. A terapia trombolítica é mais cara que a anticoagulante e está associada com alto risco de sangramento. Assim, seu uso deve ser restrito aos pacientes com embolia pulmonar grave ou com trombose de grandes vasos não associados com alto risco de sangramento. A remoção cirúrgica do trombo (trombectomia) ou do êmbolo (embolectomia) raramente é indicada. Os dados epidemiológicos justificam o uso terapêutico de anticoagulantes em crianças com complicações tromboembólicas, e as recomendações apresentadas neste capítulo são adaptadas das normas de anticoagulação em adultos. Os agentes antitrombóticos usados em pediatria incluem a heparina regular, a heparina de baixo peso molecular, o uso de anticoagulante oral (inibidores da vitamina K) e de agentes antiplaquetários. A terapia trombolítica inclui a estreptocinase, a urocinase e o ativador tecidual do plasminogênio (tPA).

Heparina

A heparina é o anticoagulante mais usado em crianças e a sua atividade anticoagulante (inibição in vitro de enzimas pró-coagulantes) e a antitrombótica (prevenção da trombose in vivo) são mediadas pelo principal inibidor da coagulação, a antitrombina III (ATIII). As concentrações plasmáticas de ATIII são dependentes da idade, com níveis mais baixos em relação ao normal de adulto, e variam entre 0,25 e 0,60U/ml para prematuros e crianças de termo, respectivamente (Tabela 6.12). Isso sugere que as crianças jovens podem ser resistentes à heparina. O tempo de tromboplastina parcial ativado (TTPA) é o teste usado para monitorizar o tratamento com heparina. O nível terapêutico deve refletir um valor mínimo de TTPA, acima do qual novos episódios tromboembólicos raramente ocorrerão, e um nível máximo, no qual o risco de sangramento seja reduzido. Isto significa nível sérico de heparina entre 0,2 e 0,4U/ml (utilizando titulação com sulfato de protamina) ou entre 0,3 e 0,7U/ml (utilizando o ensaio antifator Xa). Em nosso serviço, utilizamos o protocolo estabelecido por Andrew e cols. (Tabela 6.13). Doses iniciais de 75 a 100U/kg resultam em níveis terapêuticos em 90% das crianças. Em geral,

Tabela 6.12 – Relações entre as concentrações dos fatores de coagulação dos recém-nascidos (de termo e prematuros) e do adulto.

Proteínas dos sistemas de coagulação e fibrinólise	Relação entre as concentrações de recém-nascido de termo/adulto	Relação entre as concentrações de prematuro/adulto
Fibrinogênio	0,90	0,80
Protrombina	0,50	0,30
Fator VII	0,55	0,35
Fator VIII	1,00	0,75
Fator IX	0,40	0,25
Fator X	0,40	0,35
Fator XI	0,35	0,20
Plasminogênio	0,50	0,25
Antitrombina III	0,60	0,25
Proteína C	0,35	—
Proteína S	0,35	—

Tabela 6.13 – Protocolo para uso sistêmico de heparina em pacientes pediátricos.

I – Dose de ataque: heparina 75U/kg por via IV em 10 minutos
II – Dose inicial de manutenção: 28U/kg/h (idade < 1 ano)
III – Dose inicial de manutenção: 20U/kg/h (idade ≥ 1 ano)
IV – Ajustar a dose para manter TTPA 60-85s
   (nível de antifator Xa de 0,3-0,7)

TTPA (s)	Heparina (U/kg)	Δts (min)	Δ dose (%)	Repetir TTPA (h)
< 50	50	0	+10	4
50-59	0	0	+10	4
60-85	0	0	0	24
86-90	0	0	–10	4
96-120	0	30	–10	4
> 120	0	60	–15	4

V – Realizar TTPA 4h após a dose de ataque e após cada alteração na dose
VI – Uma vez atingido o nível terapêutico, controles diários de TTPA e hemograma completo

TTPA = tempo de tromboplastina parcial ativada; Δts = intervalo de tempo de suspensão da heparina; Δdose = taxa de variação da dose de heparina.

os recém-nascidos e os lactentes necessitam de doses maiores de heparina (28U/kg/h), comparados com as crianças maiores (20U/kg/h) e adultos (18U/kg/h).

Os efeitos colaterais, como sangramentos e trombocitopenia induzida pela heparina, são mais raros nas crianças adequadamente monitorizadas. Quanto à osteoporose, não há descrição em crianças. Contudo, o uso prolongado de heparina deve ser evitado.

Heparina de baixo peso molecular

O uso de heparina de baixo peso molecular em crianças possui muitas vantagens em relação à heparina regular: menor risco de sangramento, uso subcutâneo (eliminando a necessidade de acesso venoso exclusivo) e menor freqüência de coleta de exames para monitorização. A heparina de baixo peso molecular possui alta especificidade pelo fator Xa e menor atividade contra a trombina quando comparada com a heparina regular, a qual possui atividade equivalente contra o fator Xa e a trombina. A faixa terapêutica ideal corresponde a níveis de antifator Xa entre 0,5 e 1, 4 a 6 horas após a administração subcutânea. Nessa faixa terapêutica, o TTPA não deve estar prolongado e as doses de manutenção são dependentes da idade (Tabela 6.14). Os efeitos colaterais são os mesmos descritos com o uso de heparina regular, porém com freqüência relativamente menor.

Tabela 6.14 – Terapia com heparina de baixo peso molecular, de acordo com a faixa etária.

Medicamento	Idade (meses)	Dose (antifator Xa 0,5-1U/ml)
Enoxaparina	< 2	1,5mg/kg/dose 12/12h
	≥ 2	1,0mg/kg/dose 12/12h
Reviparina	< 2	150U/kg/dose 12/12h
	≥ 2	100U/kg/dose 12/12h

Anticoagulante oral

A warfarina (4-hidroxicumarina) exerce sua atividade anticoagulante pela inibição competitiva do metabolismo da vitamina K, a qual é um co-fator essencial no processo de gama-carboxilação dos resíduos de ácido glutâmico localizados nos fatores de coagulação II, VII, IX e X e nas proteínas C e S. Esses resíduos atuam como locais de ligação do cálcio e são essenciais para a função das proteínas dependentes de vitamina K, durante a produção de trombina. As concentrações plasmáticas dos fatores de coagulação dependentes de vitamina K são reduzidas no recém-nascido e no lactente (ver Tabela 6.12). Esse fato torna o uso de anticoagulante oral problemático durante as primeiras semanas de vida e, desse modo, o uso de warfarina deve ser evitado nesse período.

Um protocolo para a anticoagulação oral em crianças encontra-se resumido na Tabela 6.15. As doses de manutenção são dependentes da idade. Os lactentes necessitam de doses mais elevadas (0,32mg/kg) em relação aos adolescentes (0,09mg/kg). O tempo de protrombina (TP) é sensível às variações da concentração plasmática de três fatores vitamina K dependentes (II, VII e X) e, desse modo, é o teste indicado na monitorização do tratamento com warfarina. O nível terapêutico para crianças com tromboses venosas é uma RNI (relação normatizada internacional) de 2 a 3, e para próteses valvares cardíacas mecânicas, de 2,5 a 3,5. Deve-se ter atenção especial em relação à interação de outros medicamentos comumente usados em pediatria com o anticoagulante oral, alterando os valores do RNI (Quadro 6.27), devendo, portanto, ser rigorosa a monitorização do TP.

Sangramento é a principal complicação do uso de anticoagulante oral. Quadros leves como sangramento gengival, epistaxe e equimose ocorrem em aproximadamente 20% das crianças que recebem warfarina e o risco de sangramento grave é < 3,2/100 pacientes-ano.

Agentes antiplaquetários

Os agentes antiplaquetários utilizados em crianças são: a aspirina em baixas doses (6 a 20mg/kg/dia) e o dipiridamol (2 a 5mg/kg/dia). De modo diferente dos outros anticoagulantes, não há um nível terapêutico ou necessidade de monitorização, e os efeitos persistem por toda a vida média da plaqueta (7 a 10 dias). As complicações hemorrágicas devido ao uso de agentes antiplaquetários são raras na ausência de outros defeitos hemostáticos. A correlação entre o uso de aspirina e a síndrome de Reye parece ser um efeito dose-dependente da aspirina e não relacionado ao uso de baixas doses.

Agentes trombolíticos

As ações dos agentes trombolíticos são mediadas pela conversão do plasminogênio endógeno em plasmina. Ao nascimento, as concentrações de plasminogênio são reduzidas em 50% em relação à dos adultos (ver Tabela 6.12). Esse fato torna a produção de plasmina mais lenta e reduz os efeitos trombolíticos da estreptocinase, da urocinase e do ativador tecidual do plasminogênio. Nesse caso, a suplementação com plasminogênio aumenta o efeito trombolítico dos três agentes. Existem contra-indicações bem definidas para o uso de agentes trombolíticos em adultos, as quais devem ser consideradas em crianças, incluindo doenças neurológicas, cirurgia ou sangramento gastrintestinal recentes.

Tabela 6.15 – Protocolo para anticoagulação oral em crianças.

Dia	RNI	Conduta
1º	1-1,3	Dose de ataque: 0,2mg/kg
2º ao 4º	1,1-1,4	Repetir dose de ataque
	1,5-1,9	50% da dose de ataque
	2,0-3,0	50% da dose de ataque
	3,0-4,0	25% da dose de ataque
	> 4,5	Aguardar até RNI < 4,5 e reiniciar com 50% da dose anterior

RNI = relação normatizada internacional.

Quadro 6.27 – Drogas comumente utilizadas em pediatria que interferem com o efeito do anticoagulante oral, alterando a relação normatizada internacional (RNI).

Droga	Alteração da RNI
Amiodarona	Aumento
Ácido acetilsalicílico	Nenhuma/pouco aumento
Amoxicilina	Pouco aumento
Cefaclor	Aumento
Carbamazepina	Diminuição
Fenitoína	Diminuição
Fenobarbital	Diminuição
Oxacilina	Aumento
Prednisona	Aumento
Ranitidina	Aumento
Sulfametoxazol-trimetoprima	Aumento

Não há um nível terapêutico para o tratamento trombolítico. Contudo, testes laboratoriais que avaliam a resposta fibrinolítica, como o tempo de trombina, a concentração de fibrinogênio, os produtos de degradação de fibrina e o D-dímero, podem ser úteis. Os agentes trombolíticos são usados em baixas doses para restabelecer o fluxo em cateteres e em altas doses para trombólise em grandes vasos ou na tromboembolia pulmonar. A tabela 6.16 apresenta as doses dos agentes trombolíticos usados em pacientes pediátricos com complicações tromboembólicas venosas e arteriais. Durante o uso de trombolíticos, os sangramentos nos locais de acesso vascular são freqüentes; contudo, os sangramentos no sistema nervoso central são raros (< 3%).

Tabela 6.16 – Terapia trombolítica em crianças.

Droga	Regime	Monitorização
Baixa dose para cateter		
UK (5.000U/ml)	Instilação: 1,5-3ml/lúmen, 2-4h	Nenhuma
UK (150U/kg/h)	Infusão: lúmen, 12-48h	Fibrinogênio, TT, TP, TTPA
Terapia trombolítica sistêmica		
UK	Ataque: 4.400U/kg Manutenção: 4.400U/kg/h, 6-12h	Fibrinogênio, TT, TP, TTPA
SK	Ataque: 2.000U/kg Manutenção: 2.000U/kg/h 6-12h	Fibrinogênio, TT, TP, TTPA
tPA	0,1-0,6mg/kg/h por 6h	Fibrinogênio, TT, TP, TTPA

UK = urocinase; SK = estreptocinase; tPA = ativador tecidual do plasminogênio; TT = tempo de trombina; TP = tempo de protrombina; TTPA = tempo de tromboplastina parcial ativado.

A presença de sangramentos leves e localizados pode ser controlada efetivamente com medidas locais, como compressão e uso tópico de cola de fibrina. Os sangramentos moderados ou graves requerem a interrupção do tratamento trombolítico, a reposição com plasma fresco e/ou crioprecipitado e, raramente, a administração de agentes antifibrinolíticos (por exemplo ácido tranexâmico).

INDICAÇÕES E PRINCÍPIOS GERAIS PARA O TRATAMENTO ANTITROMBÓTICO EM CRIANÇAS

Embora as indicações gerais para o tratamento antitrombótico em crianças sejam semelhantes às dos adultos, a freqüência de doenças específicas e os fatores de risco diferem (por exemplo, infarto agudo do miocárdio, acidente vascular cerebral etc.). As indicações para o tratamento com anticoagulantes em crianças estão resumidas no quadro 6.28.

Quadro 6.28 – Indicações para uso de agentes antitrombóticos em pacientes pediátricos.

Tratamento
Complicações venosas tromboembólicas
Complicações arteriais tromboembólicas
Tratamento provável
Infarto do miocárdio
Algumas formas de acidente vascular cerebral
Profilaxia
Prótese mecânica de valva cardíaca
Prótese biológica de valva cardíaca
Cateterização cardíaca
Cateteres venosos centrais
Profilaxia provável
Próteses endovasculares
"Shunt" de Blalock-Taussing
Operação de Fontain
Cateteres venosos centrais
Fibrilação atrial
Outros
Doença de Kawasaki
"Bypass" cardiopulmonar
Membrana de oxigenação circulação extracorpórea
Hemodiálise
Hemoperfusão venovenosa contínua

Tromboembolismo venoso

Crianças com idade superior a 2 meses – o primeiro episódio de tromboembolismo venoso deve ser tratado com heparina por via intravenosa com manutenção do TTPA em uma faixa equivalente a um nível de antifator Xa de 0,3 a 0,7U/ml e o tratamento deve ser mantido no mínimo por cinco dias. A heparina de baixo peso molecular é a segunda opção no tratamento das oclusões venosas. No caso de embolia pulmonar, maciça ou de trombose venosa extensa, deve-se considerar o uso de heparina por via intravenosa por um período maior que cinco dias. Em geral, a heparina e a warfarina podem ser iniciadas concomitantemente, e a heparina é retirada no sexto dia se a RNI estiver em nível terapêutico. A warfarina deve ser mantida por pelo menos três meses em dose suficiente para prolongar o TP com RNI de 2 a 3. Após três meses, as opções para crianças com fator de risco permanente (cateter, trombofilia hereditária ou anticorpo antifosfolipídeo) incluem: manutenção da dose de warfarina (RNI de 2 a 3), redução na dose de warfarina (RNI < 2) ou suspensão do medicamento com seguimento clínico rigoroso para a detecção precoce e o tratamento de eventual re-

corrência. Na primeira recorrência, a criança deve ser tratada como no episódio inicial. Para as crianças com segunda recorrência, deve ser considerado o tratamento com warfarina por tempo indefinido. O uso de agentes trombolíticos no tromboembolismo venoso é altamente individualizado.

Recém-nascidos – o tratamento antitrombótico em recém-nascidos é individualizado e estudos multicêntricos são necessários para a padronização da terapêutica. As opções incluem desde a observação clínica rigorosa e início do tratamento anticoagulante, somente se houver evidência de extensão do trombo, até o uso de heparina por via intravenosa por 10 a 14 dias, seguida de observação clínica após a suspensão do anticoagulante. Se após a suspensão da heparina houver evidência de extensão do processo de oclusão vascular, a anticoagulação deve ser reiniciada e mantida como nas crianças maiores.

Trombofilias hereditárias

Heterozigotos – a trombofilia hereditária mais comum é a presença do fator V Leiden, cuja freqüência é de 2% na população brasileira, chegando a 20% nos pacientes com TVP. Outras entidades menos freqüentes, porém importantes, são as deficiências de proteína C, de proteína S e de antitrombina III. As condições raras que contribuem para a doença tromboembólica da infância incluem a deficiência de plasminogênio, a disfibrinogenemia, a deficiência de co-fator II da heparina, a hiper-homocisteinemia, os estados hipofibrinolíticos e algumas formas de hiperlipemia. Em geral, os pacientes heterozigotos são protegidos durante a infância, exceto na presença de fatores de risco secundários. Portanto, esses pacientes devem receber anticoagulação profilática por curto tempo em situações de risco, como imobilização, cirurgia ou traumatismo.

Homozigotos – crianças com deficiências graves de proteína C ou S apresentam lesão cerebral e/ou oftálmica intra-útero e quadro de *purpura fulminans* horas ou dias após o nascimento. A *purpura fulminans* é uma síndrome aguda e letal caracterizada por coagulação intravascular disseminada com necrose cutânea hemorrágica progressiva. O tratamento de escolha é a reposição com plasma fresco, 10 a 20ml/kg a cada 6 a 12 horas. Quando disponíveis, os concentrados específicos devem ser usados com dose inicial de 20 a 60U/kg e a reposição deve ser mantida até a resolução clínica das lesões cutâneas (seis a oito semanas). As opções de tratamento a longo prazo incluem a anticoagulação oral, a terapia de reposição e o transplante hepático. A faixa terapêutica na anticoagulação oral corresponde a uma RNI entre 3 e 4,5, e a duração do tratamento é por toda a vida.

Tromboembolismo arterial

A cateterização é a causa mais comum de doença tromboembólica em crianças. Complicações arteriais não relacionadas com cateteres são raras e ocorrem na arterite de Takayasu, no transplante de órgãos, nos aneurismas coronários gigantes secundários à doença de Kawasaki e nas malformações arteriais cerebrais. Crianças com próteses valvares cardíacas mecânicas também requerem anticoagulação.

Nas situações anteriormente descritas, a anticoagulação profilática é essencial. Assim, as complicações tromboembólicas que ocorrem após a cateterização cardíaca podem ser reduzidas de 40% para 6% com o uso profilático de heparina, em bolo, na dose de 100 a 150U/kg. A oclusão de aneurismas gigantes e o conseqüente infarto miocárdico isquêmico, secundário à doença de Kawasaki, podem ser prevenidos com o uso de warfarina e baixas doses de aspirina. As complicações tromboembólicas secundárias às próteses valvares cardíacas podem ser reduzidas com o uso de warfarina em dose terapêutica para manter a RNI entre 2,5 e 3,5.

PERSPECTIVAS FUTURAS

Os avanços nos cuidados pediátricos terciários resultaram paradoxalmente em um grande aumento do número de crianças com fenômenos tromboembólicos. Desse modo, torna-se necessário o desenvolvimento de programas de prevenção e o tratamento da doença tromboembólica da infância. Encontram-se em andamento vários estudos clínicos controlados que objetivam otimizar o tratamento com anticoagulantes em crianças. Outro avanço consiste no desenvolvimento de equipamentos para o controle domiciliar da anticoagulação oral, os quais permitirão maior conforto ao paciente e redução nos custos do tratamento.

BIBLIOGRAFIA

1. ANDREW, M. & BROOKER, L.A. – Hemostatic complications in renal disorders of the young. *Pediatr. Nephrol.* **10**:88, 1996. 2. ANDREW, M. et al. – Venous thromboembolic complications (VTE) in children: first analyses of the Canadian Registry of VTE. *Blood* **83**:1251, 1994. 3. ANDREW, M. et al. – The prevention and treatment of thromboembolic disease in children: a need for thrombophilia programs. *J. Pediatr. Hematol. Oncol.*, 19:7, 1997. 4. ANDREW, M. & SCHMIDT, B. – Hemorrhagic and thrombotic complications in children. In Colman, R.W.; Hirsh, J.; Salzman, E.W. & Marder, V.J., eds. *Hemostasis and Thrombosis: Basic Principles and Clinical Practice.* 3rd ed., Lippincott, Philadelphia, 1994, p. 989. 5. ARRUDA, V.R. et al. – Factor V Leiden (FVQ506) is common in a brazilian population. *Am. J. Hematol.* **49**:242, 1995. 6. DAVID, M. & ANDREW, M. – Venous thromboembolic complications in children. *J. Pediatr.*, **123**:337, 1993. 7. HIRSH, J. et al. – Overview of the thrombotic process and its therapy. In Colman, R.W.; Hirsh, J.; Salzman, E.W. & Marder, V.J., eds. *Hemostasis and thrombosis: Basic Principles and Clinical Practice.* 3rd ed., Philadelphia, Lippincott, 1994, p. 1151. 8. MANCO-JOHNSON, M. – Diagnosis and management of thrombosis in perinatal period. *Semin. Perinatol.* **14**:393, 1990. 9. ROSENDAAL, F.R. – Thrombosis in the young: epidemiology and risk factors. A focus on venous thrombosis. *Thromb. Haemost.* **78**:1, 1997. 10. SCHMIDT, B. & ANDREW, M. – Neonatal thrombosis: a report of a prospective Canadian International Registry. *Pediatrics* **96**:939, 1995.

SEÇÃO IV ## Hemoterapia

coordenador ANDRÉ LUÍS ALBIERO

---

1   Transfusão de Glóbulos Vermelhos

ANDRÉ LUÍS ALBIERO

Este capítulo se intitula "Transfusão de Glóbulos Vermelhos" propositadamente. Na atual concepção da Hemoterapia, não se fala mais em "transfusão de sangue". Desde que o sangue total (aquele coletado do doador) passou a ser fracionado para a melhor conservação e uso racional de seus componentes, a Hemoterapia passou a ter um axioma: "Não há necessidade de sangue que o uso racional de seus componentes não possa atender".

De fato, o consumo de sangue total caiu muito no mundo todo. Seu uso está restrito a situações muito específicas e em regiões do mundo que ainda não dispõem de recursos tecnológicos básicos para fracioná-lo e recompô-lo adequadamente.

Assim, cada hemocomponente atende a uma necessidade distinta: para melhorar a oxigenação de tecidos, transfundir glóbulos vermelhos; para as coagulopatias, aplicar o fator deficitário ou transfundir plasma fresco congelado; para a hipofibrinogenemia, o crioprecipitado ainda resta uma boa opção; para a plaquetopenia secundária à deficiência de produção, transfundir concentrados de plaquetas; para repor perdas agudas de albumina, infundir albumina humana industrializada e assim por diante. Para dar esse tipo de ênfase é que os capítulos desta seção de Hemoterapia foram concebidos da forma como estão.

Há ocasiões em que a necessidade é múltipla e o médico deve estar preparado para reconhecê-las. Conhecendo os recursos que a Hemoterapia atualmente oferece, não será difícil solicitar os hemocomponentes necessários. Obviamente, o banco de sangue que atende à solicitação de vários produtos para o mesmo paciente, simultaneamente, também deverá estar devidamente preparado para fazê-lo da melhor forma.

Em Pediatria, de maneira geral, a prática da transfusão de glóbulos vermelhos não é essencialmente distinta da dos adultos. As diferenças acentuam-se com o recuo da idade, de modo que os pontos que merecem maior destaque se encontram em Neonatologia.

As particularidades biológicas próprias da faixa etária neonatal, que implicam a interpretação dos testes imuno-hematológicos e determinam a escolha individualizada dos produtos, são assuntos abordados neste capítulo e também no capítulo 2 desta seção. A transfusão de glóbulos em crianças cronicamente necessitadas está destacada no capítulo 5, que trata de transfusões múltiplas em pacientes crônicos.

TRANSFUSÃO DE GLÓBULOS EM PEDIATRIA (GERAL)

A transfusão de glóbulos é indicada devido ao conteúdo de hemoglobina que as hemácias transportam. A hemoglobina tem papel fundamental na captação de oxigênio dos pulmões. A circulação leva a oxiemoglobina aos tecidos, nos quais desempenha papel fundamental na respiração celular, captando o excesso de gás carbônico e devolvendo-o aos pulmões. Há duas formas básicas de anemia que merecem ser tratadas com transfusão de glóbulos: as anemias normovolêmicas e as que cursam com hipovolemia (hemorragias).

ANEMIAS NORMOVOLÊMICAS

As anemias normovolêmicas, por sua vez, podem ocorrer devido a duas causas principais (ver sobre anemias neste mesma seção).

Produção deficiente de eritrócitos – carências de substrato: ferro, vitamina B_{12}, folato. Defeitos de síntese de cadeias de hemoglobina: talassemias, hemoglobinopatias. Falta de fator estimulante de crescimento de colônias para linhagem eritrocitária: deficiência de eritropoetina ou insensibilidade das células precursoras ao seu estímulo. Aplasias/hipoplasias (puras ou combinadas) de eritroblastos, primárias ou secundárias a drogas mielotóxicas, infecções (tuberculose, hepatites virais, parvovirose etc.) ou infiltrações (leucemias, fibroses).

Excesso de destruição – anemias hemolíticas auto-imunes intra e extravasculares, por anticorpos frios ou quentes, induzidas por drogas, pós-transfusionais, microangiopáticas, hemólise mecânica por cisalhamento em próteses valvares cardíacas, circulação extracorpórea.

Anemia por produção diminuída de eritrócitos

A transfusão de glóbulos é uma forma elementar de "transplante" de tecidos que expõe a criança a certos riscos: físico-químicos (por exemplo: sobrecargas de volume, de citrato e de potássio), infecciosos (transmissão de vírus, parasitas e bactérias) e imunológicos (por exemplo: imunomodulação, reação enxerto *versus* hospedeiro pós-transfusional, púrpura pós-transfusional).

Logo, a decisão de tratar uma anemia com transfusão exige bom senso acima de tudo. Ao optar pela transfusão, o médico precisa ter segurança de seu diagnóstico (causa reconhecida da anemia) para dimensionar precisamente a relação risco/benefício da transfusão *versus o tempo em que se prevê tratar a anemia sem sua necessidade.*

Classicamente, os parâmetros clínicos para indicar transfusão de glóbulos em crianças e adultos são mais importantes que os laboratoriais. Se não houver perda aguda de sangue (hipovolemia), a transfusão de glóbulos somente está indicada quando a anemia for sintomática.

A reserva funcional do organismo pelo nível sérico de hemoglobina é grande. A tolerância clínica à anemia é tanto maior quanto mais lenta for sua instalação. Os sinais e os sintomas de anemia mais freqüentemente referidos em Pediatria são: diminuição da ingestão e deficiência ponderal nos lactentes; taquicardia, taquipnéia e sudorese excessiva às mamadas, sonolência, palidez cutaneomucosa, infecções de repetição (a má oxigenação de mucosas favorece a instalação de infecções freqüentes, por exemplo, IVAS e otites médias de repetição). Crianças maiores referem cansaço e fraqueza ao brincar ou praticar esportes, baixo rendimento escolar, tonturas, "desmaios", "síncopes" e turvação visual.

Hematócrito e hemoglobina são índices laboratoriais que complementam a decisão a favor ou contra a transfusão. Nem mesmo para pacientes adultos há consenso na utilização desses índices: alguns autores preconizam uma tolerância entre 7 e 8g/dl de hemoglobina, outros consideram esses níveis preocupantes para pacientes idosos e portadores de insuficiência vascular coronariana e/ou cerebral e recomendam uma tolerância menor: entre 9 e 10g/dl. Renais crônicos toleram razoavelmente níveis de hemoglobina entre 6 e 7g/dl. Em recém-nascidos, os índices recomendados também são diferentes, conforme idade (em dias de vida), grau de prematuridade e presença de fatores de risco associados (ver adiante). Enfim, não há consenso justamente porque esses índices não podem ser analisados isoladamente, fora do contexto de vida de cada paciente. Todos os parâmetros clínicos devem ser analisados simultaneamente para auxiliar na decisão.

Anemia hemolítica

Ainda, dentre as anemias normovolêmicas se encontram as hemolíticas de origem imunológica e não-imunológica. Das anemias hemolíticas que ocorrem em Pediatria, as induzidas pela presença de auto-anticorpos (*anemias hemolíticas auto-imunes*) são relativamente freqüentes (ver capítulo Anemias Hemolíticas Auto-imunes na Seção I), sobretudo as induzidas por auto-anticorpos da subclasse IgM ("frios"), cuja prevalência é um pouco maior (em torno de 60%) que por IgG ("quentes").

As anemias hemolíticas auto-imunes (AHAI) são de interesse particular em hemoterapia porque a presença do auto-anticorpo pode prejudicar a interpretação dos testes pré-transfusionais, até a do próprio grupo sangüíneo da criança (às vezes, amostras da mãe e/ou do pai são necessárias). Devem-se utilizar sistematicamente controles autólogos e albuminosos (meio sem anticorpo) para afastar a possibilidade de interpretação de resultado positivo por aglutinação espontânea. Em casos de anticorpos frios, os testes devem ser realizados a 37°C.

As técnicas de auto-adsorção para excluir a presença de isoanticorpos associados ao auto e garantir minimamente a segurança das transfusões exigem grandes quantidades de amostras (o que é muito complicado em criança que já está gravemente anêmica) e são muito demoradas, cerca de 6 horas.

Os anticorpos frios têm, em geral, especificidade contra antígenos i, I, H e complexo HI. Existe uma hemolisina bifásica, que se liga ao antígeno a frio e hemolisa a quente, contra o antígeno P, conhecida como hemolisina de Donath-Landsteiner, freqüentemente descrita em criança. Os anticorpos frios podem causar hemólise intravascular e hemoglobinúria.

Os anticorpos quentes geralmente causam hemólise extravascular. Noventa e nove por cento de sua especificidade é dirigida contra antígenos do sistema Rh e relacionados: anti-LW, anti-nl, anti-dpl, anti-dl e anti-e, mas já foram descritas especificidades contra antígenos de outros sistemas: anti-A, anti-K, anti-k, anti-Kpb, anti-Jka, anti-N, anti-S e anti-U.

A alta freqüência desses antígenos na população explica por que os auto-anticorpos reagem também contra aloantígenos e resultam na positividade de quase 100% das provas de compatibilidade.

A hemólise autóloga mediada pela ativação do sistema complemento encontra um ponto de equilíbrio à medida que a superfície das hemácias é recoberta por fragmentos C3d(g). O fragmento C3d(g) do sistema complemento forma uma espécie de "capa protetora" na superfície da hemácia contra a ativação em cascata de mais complemento e a hemólise estabiliza-se. O tratamento da AHAI com transfusão deve ser evitado ao máximo, porque as hemácias transfundidas, geralmente portadoras de antígenos contra os quais os auto-anticorpos agem, não tendo o efeito protetor do C3d(g), podem sofrer hemólise acelerada ainda mais grave que as próprias hemácias autólogas.

Além dos motivos já mencionados para se evitar transfusão de hemácias em crianças com AHAI, encontra-se a depressão da eritropoese espontânea, que ocorre nesses pacientes como decorrência da transfusão. Enfim, diante de uma situação clínica insustentável, quando a criança está em "cor anêmico" e não responde adequadamente a outros tratamentos específicos, mantê-la aquecida (para os anticorpos frios), pulsoterapia, imunoglobulina por via intravenosa, plasmaférese, imunossupressão e terapias combinadas (ver capítulo Anemias Hemolíticas Auto-imunes na Seção I) e a transfusão pode ser realizada mediante consentimento formal (documentado) do médico solicitante, tomando-se os devidos cuidados adicionais: a unidade de concentrado de hemácias selecionada para transfusão deve ser aquela cuja prova de compatibilidade apresenta menor intensidade dentre todas. Ela deve ser transfundida muito lentamente e assistida por um médico. Uma pré-medicação, geralmente corticoterapia por via intravenosa, ajuda a minimizar os efeitos da hemólise. Deve-se tomar cuidado com sobrecarga de volume. Diuréticos podem ser administrados. Ao menor sinal de hemólise ou sobrecarga de volume, a transfusão deve ser interrompida e o banco de sangue comunicado.

TRANSFUSÃO NO CHOQUE HEMORRÁGICO

Em caso de hemorragia aguda, a dosagem dos níveis séricos de hemoglobina e o hematócrito também têm importância secundária, como para os casos de anemia crônica. Esses níveis podem ser indicativos da necessidade de transfusão somente algumas horas após a cessação da hemorragia. Seis a oito horas são necessárias para que a homeostase se encarregue de equilibrar os fluidos dos compartimentos intra e extravasculares e redefinir esses índices.

Na hemorragia aguda, os parâmetros hemodinâmicos da criança são os indicativos prioritários que devem orientar a necessidade de transfusão de glóbulos.

A reserva funcional do sistema cardiocirculatório é pequena. Sabe-se que uma perda de volume intravascular em torno de 20% é suficiente para causar hipotensão-taquicardia.

Se o sangramento já tiver cessado e não tiver sido suficientemente importante para causar hipotensão, provavelmente a transfusão de glóbulos seja desnecessária. Mesmo que algumas horas depois a criança apresente um grau moderado de anemia, apenas uma suplementação de Fe^{++} (ou talvez nem isso, se a criança tiver bons estoques) seja suficiente para corrigir essa anemia em poucas semanas.

É difícil estimar quantitativamente a perda sangüínea aguda em situação emergencial. Diante de uma hemorragia de mais de 20% do volume sangüíneo total (VST), com hipotensão e/ou taquicardia, três medidas imediatas devem ser adotadas simultaneamente: 1. estancar a hemorragia; 2. repor volume; e 3. colher uma amostra e encaminhá-la ao banco de sangue.

O produto de escolha para a reposição de volume antes do concentrado de glóbulos (enquanto os testes pré-transfusionais são realizados) é variável: solução fisiológica, solução hipertônica, solução de albumina humana, amido de baixo peso molecular (hidroxietil "starch"), plasma humano (ver capítulo Albumina e Fluidos de Reposição Volêmica).

A transfusão de concentrado de glóbulos é contra-indicada em associação com Ringer-lactato. A presença de íons Ca^{++} nessa solução pode antagonizar o efeito anticoagulante do citrato na unidade e produzir êmbolos de coágulos.

À medida que o sangramento continua, a transfusão de glóbulos torna-se imperativa e os cuidados com a transfusão também passam a ser maiores. À transfusão de volume de hemácias maior ou igual a um volume hemático (cerca de meia volemia) em um período menor ou igual a 6 horas chamamos de transfusão maciça.

Quando o sangramento é incoercível, há possibilidade de existir um distúrbio de hemostasia associado. Esse distúrbio pode ocorrer devido ao consumo dos fatores de coagulação. A hipotensão diminui a perfusão dos tecidos, e a respiração celular sem oxigênio gera ácido láctico. A acidose láctica provoca lesões teciduais que ativam e consomem os fatores de coagulação.

Mas os distúrbios de hemostasia associados à transfusão maciça podem ser meramente dilucionais, devido à diluição dos fatores de coagulação e plaquetas no volume infundido. Acima de 65% de reposição de volume recomenda-se o uso de plasma fresco congelado em associação ao uso de concentrado de glóbulos.

Outros autores defendem o uso do sangue total fresco (coletado há menos de 8 horas) para diminuir a exposição da criança a doadores diferentes: de dois doadores diferentes (no caso de concentrado de glóbulos + plasma fresco congelado) para apenas um doador (no caso de sangue total fresco).

Para compensar o risco da exposição da criança a múltiplos doadores, serviços em que os resultados de sorologia demoram mais de 8 horas para ficar prontos, oferecem a alternativa do plasma "fraterno": recursos simples de informática permitem que se localizem no estoque o plasma e o concentrado de glóbulos procedentes da mesma doação para reconstituição.

O cálcio endógeno deve ser suficiente para antagonizar os efeitos da sobrecarga de citrato. Entretanto, cuidados adicionais devem ser tomados com crianças que já apresentam sinais de hipocalcemia (parestesia perioral, tremores, sinal de Chvostek, tetania, alterações no traçado do ECG), hipercalemia e insuficiência hepática: esses sinais podem acentuar-se com a transfusão maciça.

Nesses casos, uma dose adicional de cálcio deve ser indicada: 10ml de gluconato de cálcio ou cloreto de cálcio em infusão lenta, aproximadamente 3ml/min, até o desaparecimento dos sintomas e a sensação de calor. Essa conduta pode ser adotada na transfusão maciça profilaticamente: a cada troca de meia volemia.

Um problema da transfusão maciça como a transfusão de sangue total fresco, nem a reconstituição de hemácias e plasma "fraternos" pode resolver a plaquetopenia dilucional. A descarga de adrenalina promove a liberação de grande quantidade de plaquetas do "pool" marginal, mas, às vezes, nem mesmo esse contingente de reserva é suficiente para manter a plaquetometria acima dos níveis hemostasiantes: em torno de 100.000 plaquetas/mm^3.

Desde que se tenha segurança do diagnóstico de plaquetopenia dilucional, diante da persistência do sangramento, uma transfusão adicional de concentrado de plaquetas (ver capítulo especial desta seção) pode ser determinante para o sucesso da hemostasia.

Há protocolos europeus que prevêm o uso sistemático de concentrados de plaquetas em adição ao concentrado de hemácias em vez de plasma fresco congelado) na transfusão maciça. Mesmo após cinco dias de estocagem em temperatura entre 22 e 24°C (ideal para sua conservação em agitação contínua), há uma quantidade razoável de fatores de coagulação V e XI nos concentrados de plaquetas. A quantidade de fatores V e XI contida em 5U de concentrado de plaquetas "standard" corresponde à contida em 1U de plasma fresco congelado.

Outro motivo pelo qual há indicação de concentrado de hemácias fresco na transfusão maciça é seu conteúdo de 2,3-DPG (difosfoglicerato). Essa enzima está intimamente ligada à capacidade de transporte de oxigênio pela molécula de hemoglobina. Sua quantidade nas unidades de concentrado de hemácias depende da solução conservante em que as hemácias estão armazenadas.

Estima-se que, em CPDA-1 e outras soluções utilizadas atualmente, entre o 7º e o 10º dias de conservação a 4°C, a quantidade de 2,3-DPG seja metade da inicial. Depois de transfundidas, as hemácias pobres em 2,3-DPG demoram de 3 a 8 horas para extrair novo suprimento dessa enzima do meio e recuperar 50% de suas capacidades oxifóricas.

A atenção para a transfusão de concentrado de glóbulos "frescos" é sugerida para a transfusão de glóbulos em acidentes hemorrágicos cuja perda estimada da volemia tenha sido maior que 75%.

Na transfusão maciça, o citrato das soluções anticoagulantes produz uma acidose metabólica inicial, mas o produto de seu metabolismo promove uma alcalose metabólica de rebote. Logo, o uso de bicarbonato com a intenção de antagonizar a acidose metabólica produzida pelo citrato é formalmente contra-indicada.

TRANSFUSÃO DE GLÓBULOS EM RECÉM-NASCIDOS

Indicações

As principais causas de anemia em recém-nascidos são: *espoliação* (a coleta excessiva de amostras de sangue para laboratório de análises clínicas representa a causa mais freqüente de anemia em recém-nascido internado em unidades de cuidados intensivos neonatais); *anemia tardia do prematuro*, que ocorre por volta da oitava semana de vida devido à persistência da produção de eritropoetina hepática na vida extra-uterina; *sangramentos ocultos* (acidentes obstétricos e malformações de placenta e/ou cordão como rotura de cordão, hemorragia oculta fetoplacentária, corioangioma, transfusão gêmeo-a-gêmeo, hemorragia intracraniana e retroperitoneal, que podem não ser acompanhadas de distúrbios hemodinâmicos evidentes no recém-nascido e causam anemia).

Além dessas causas mais freqüentes, há *síndromes de produção insuficiente de eritrócitos*, por exemplo, Blackfan-Diamond e Shwachman-Diamond. A hemoglobina fetal geralmente protege os portadores de hemoglobinopatias congênitas de manifestações clínicas nos primeiros 30 dias de vida. Há *síndromes hemolíticas* que associam anemia, reticulocitose e hiperbilirrubinemia. Podem ser resultantes de isoimunização maternofetal, enzimopatia hereditária e doença constitucional da membrana eritrocitária (por exemplo, esferocitose hereditária). Dependendo dos níveis de bilirrubina não-conjugada e dos fatores de risco associados, o paciente deve ser tratado com exsangüineotransfusão (ver capítulo seguinte).

Pela melhor capacidade de oferta de O$_2$ da hemoglobina A aos tecidos, recém-nascidos com *insuficiência respiratória*, em oxigenoterapia ou ventilação mecânica, com displasia broncopulmonar, apnéia ou irregularidade do ritmo respiratório podem beneficiar-se da transfusão de hemácias. A transfusão de hemácias de portadores de hemoglobina S é formalmente contra-indicada em recém-nascidos.

Enfim, os recém-nascidos sob cuidados intensivos, sobretudo os prematuros, estão sujeitos à espoliação excessiva por coleta de amostras, distúrbios respiratórios e anemia tardia fisiológica. A presença de infecção associada provoca prejuízo na síntese de eritrócitos e favorece a hemólise. O estado de sepse provoca distúrbios de hemostasia e facilita sangramentos. Logo, a anemia e as indicações de transfusão de glóbulos em recém-nascidos podem ter vários fatores associados.

A fragilidade extrema de alguns recém-nascidos dificulta a decisão sobre a indicação de transfusão de glóbulos baseada exclusivamente em parâmetros clínicos na faixa etária neonatal. Além das peculiaridades das técnicas transfusionais próprias para essa faixa etária, o consumo de hemocomponentes antes dos 30 dias de vida em um hospital de referência em Pediatria pode chegar a ser mais de quatro vezes maior que a média necessária pelas demais crianças.

A necessidade dos prematuros por transfusão de glóbulos é maior que para os recém-nascidos de termo. Os níveis de hemoglobina que indicam transfusão de glóbulos em prematuros são mais elevados que aqueles que o fazem em recém-nascidos de termo.

Não há consenso entre os diferentes serviços de atendimento neonatal sobre os parâmetros e limites que devem ser utilizados para indicar transfusão de concentrado de hemácias. No entanto, é unânime a distinção nos limites dessa indicação de acordo com a presença ou ausência de fatores de risco associados à anemia: insuficiência respiratória, processos infecciosos e hemorrágicos. Recém-nascidos com riscos associados recebem transfusão de hemácias com níveis séricos de hemoglobina maiores que os sem riscos. O tempo de vida do recém-nascido e sua maturidade ao nascer também são parâmetros utilizados para indicar transfusão de hemácias.

A tabela 6.17 resume os níveis séricos de hemoglobina juntamente com outros parâmetros freqüentemente implicados na decisão sobre a transfusão em Neonatologia: risco associado, idade gestacional ao nascimento e idade pós-natal.

Tabela 6.17 – Parâmetros para indicar transfusão de glóbulos em recém-nascidos.

Risco associado	Idade gestacional ao nascimento	Idade (dias de vida)	Hb (g/dl)
Presente	≤ 37 semanas	≤ 7 > 7	13 12
	> 37 semanas	≤ 7 > 7	12 11
Ausente	≤ 37 semanas	≤ 7 > 7	11 10
	> 37 semanas	≤ 7 > 7	10 9

A figura 6.13 mostra um resumo (regressão linear) dos níveis séricos de hemoglobina utilizados como parâmetro para indicar transfusão em recém-nascidos de termo e prematuros (sem levar em conta a presença ou ausência de risco associado), conforme a idade em dias de vida.

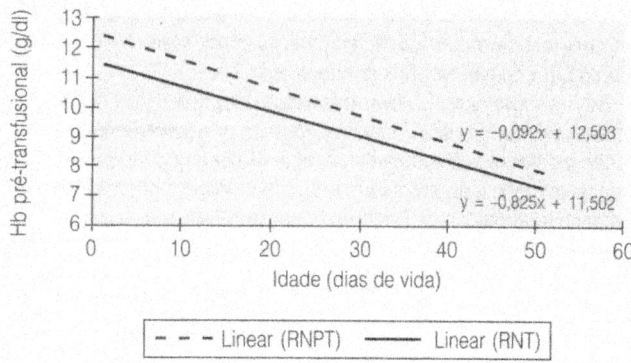

Figura 6.13 – Hemoglobina (Hb) pré-transfusional em recém-nascido de termo e prematuros.

Observa-se que, a partir do segundo mês de vida, os níveis séricos de hemoglobina pré-transfusional já são semelhantes aos empiricamente praticados em adultos.

Seleção de unidades

A determinação do fenótipo ABO humano depende da presença de antígenos e anticorpos (iso-hemaglutininas). Até 4 meses de idade, a expressão desses antígenos pode ser incompleta (expressão fraca), e os anticorpos detectados geralmente são de origem materna.

Nessa fase, o que orienta a transfusão de hemácias em crianças é a compatibilidade com o soro materno. Uma amostra da mãe pode inclusive fazer prescindir da amostra da criança para os testes de compatibilidade. Somente os anticorpos da classe IgG atravessam a barreira placentária; portanto, se a amostra da mãe não for disponível, a tipagem reversa na amostra da criança deve ser feita com antiglobulina (soro de Coombs) para aumentar a sensibilidade dos testes.

Entretanto, quando a criança expressa antígenos "A" e/ou "B" e não há incompatibilidade maternofetal, mesmo sem reversa compatível, preferimos a transfusão de hemácias do mesmo tipo que sua tipagem direta (transfusão isogrupo). Reservamos a transfusão de hemácias "O" somente em casos de incompatibilidade (Quadro 6.29).

Quadro 6.29 – Escolha do grupo sangüíneo dos produtos a serem transfundidos em recém-nascidos de acordo com o grupo sangüíneo materno.

Mãe	Recém-nascido		Transfusão	
	Tipagem direta	Tipagem reversa/ Coombs (anticorpos)	Hemácias	Plasma, plaquetas, crio
O	A	Anti-A, anti-B	O	A
	B	Anti-A, anti-B	O	B
	O	Anti-A, anti-B	O	O
A	A	Anti-B	A	A
	B	Anti-B	O	B
	AB	Anti-B	A	AB
	O	Anti-B	O	O
B	B	Anti-A	B	B
	A	Anti-A	O	A
	AB	Anti-A	B	AB
	O	Anti-A	O	O
AB	A	—	A	A
	B	—	B	B
	AB	—	AB	AB

A opção pela transfusão isogrupo recai sobre o fato de que cerca de 40% dos doadores "O" têm títulos de iso-hemaglutininas (principalmente anti-A) superiores a 512. Esses títulos oferecem o risco de causar hemólise por incompatibilidade menor em crianças, mesmo após a extração do plasma para a produção dos concentrados de hemácias. Enquanto a determinação do título de anticorpos dos doadores "O" ainda não for obrigatória no Brasil, a transfusão indiscriminada de hemácias "O" em recém-nascido é desaconselhada.

Crianças com menos de 16 semanas de vida ainda não desenvolvem anticorpos irregulares contra antígenos eritrocitários. Por isso, a Associação Americana dos Bancos de Sangue (AABB) considera desnecessária a repetição de pesquisa de anticorpos irregulares em crianças com menos de 16 semanas que tenham tido o resultado de pesquisa prévia negativa, mesmo que tenham recebido transfusão de glóbulos no período. Essa medida, juntamente com a utilização de micrométodos no banco de sangue, que necessitam de menor volume de amostras, constitui esforços para poupar o recém-nascido da espoliação por flebotomia e, em conseqüência, diminuir sua necessidade transfusional.

CARACTERÍSTICAS DOS PRODUTOS

Discute-se atualmente a segurança do uso de soluções conservantes aditivas em hemocomponentes para recém-nascidos. Não há relatos de problemas em transfusões de 15 a 20ml/kg, ainda que com freqüência diária, mesmo em prematuros. Ainda não há evidências suficientes disponíveis para garantir a segurança das soluções aditivas em transfusões maciças (exsangüineotransfusão, cirurgia cardíaca e oxigenador externo de membrana) em recém-nascidos prematuros com insuficiência hepática e/ou renal.

O risco de hipocalcemia, secundária ao citrato (presente em todas as soluções), é maior nos recém-nascidos com insuficiência hepática e renal. Hipotensão persistente, a despeito de reposição de volume adequado, sugere fortemente hipocalcemia. Em exsangüineotransfusão, a reposição de gluconato de cálcio a 10%, na dose de 1ml para cada 100ml de troca, é recomendada. O citrato é metabolizado em bicarbonato, resultando em alcalose e hipocalemia. O sangue anticoagulado com heparina tem a vantagem de evitar a alcalose metabólica de rebote, mas seu efeito pode ser antagonizado com protamina logo em seguida ao procedimento.

O manitol tem efeito diurético osmótico, age em túbulo proximal, não é reabsorvido e inibe a reabsorção de grandes quantidades de eletrólitos. Por exemplo, a dose de manitol contida no SAG-M (uma das soluções aditivas) corresponde a 10% da dose diurética mínima; portanto, nenhum efeito diurético é esperado para transfusões de pequenos volumes. Ele pode ser neurotóxico em pacientes com insuficiência renal. Para transfusões maciças e exsangüineotransfusão, as hemácias suspensas em SAG-M poderiam ser lavadas e ressuspensas em salina ou albumina antes da transfusão.

Para transfusões de pequenos volumes, foi bem demonstrado que as soluções aditivas que contêm glicose (por exemplo, SAG-M) provocam menos hipoglicemia reacional que o CPDA-1 (ver item Efeitos adversos). O excesso de sódio (877mg/100ml) pode ser calculado e deduzido de outros fluidos parenterais e da dieta.

Embora os metabólitos da adenina em excesso possam cristalizar e provocar glomeruloesclerose em modelos animais, trabalhos antigos (1967-76) atestam a segurança de sua utilização em humanos, mesmo nas doses utilizadas nas soluções de conservação aditivas, para transfusões de pequenos volumes.

O plastificante de bolsas di(2-ethylhexyl)phthalato (DEHP) tem efeito tóxico sobre o metabolismo da amônia com risco de pulmão de choque e é carcinogênico. Seus efeitos são dose-dependentes. Sua presença em soluções conservantes aditivas e CPDA-1 é a mesma. Os limites de tolerância dos recém-nascidos de termo e prematuros sobre o metabolismo da amônia são bastante elevados.

Devido à diminuição do pH e do 2,3-DPG e ao aumento de eletrólitos, o concentrado de hemácias ou sangue total devem ter menos de sete dias para exsangüineotransfusão. Nas demais situações, desde que o produto não tenha sido irradiado, nem o sistema tenha sido aberto, respeita-se seu prazo de validade. As soluções anticoagulante-conservantes em uso atualmente permitem uma estocagem com garantia de riscos mínimos de lesões de estocagem (K^+, hemoglobina livre, pH baixo) até 35 dias. As soluções aditivas (por exemplo, SAG-M, Adsol) garantem a qualidade dos produtos até 42 dias.

POSOLOGIA E MODO DE ADMINISTRAÇÃO

O volume de concentrado de glóbulos a ser transfundido depende do rendimento transfusional desejado (diferença entre o nível sérico de hemoglobina desejado e o preexistente), da volemia da criança (em relação ao peso) e das características dos produtos disponíveis, por exemplo: sangue total e concentrados com soluções aditivas têm concentrações menores de hemoglobina por ml que os concentrados em CPDA-1. O rendimento dos produtos com menor concentração de hemoglobina por ml é menor proporcionalmente.

Concentrado de hemácias em CPDA-1 – o volume utilizado mais freqüentemente é o de 10ml/kg de peso. Esse volume deve proporcionar um rendimento de 3,3g/dl de hemoglobina. Para aumentar 1g/dl de hemoglobina, devem-se transfundir 3ml de concentrado de hemácias em CPDA-1/kg de peso.

Sangue total e concentrados em solução aditiva – o sangue total é indicado em alguns casos de exsangüineotransfusão. As soluções aditivas conservam os hemocomponentes por mais tempo com menos alterações metabólicas. Preconiza-se o volume de 15 a 20ml/kg de peso, devido à menor concentração de hemoglobina nesses produtos, para se conseguir rendimento semelhante ao do concentrado em CPDA-1. Atenção especial deve ser dispensada à questão do volume porque os riscos de sobrecarga são grandes, sobretudo em crianças com insuficiência cardíaca e renal. Esses volumes estão entre cerca de 10 e 20% da volemia das crianças. Crianças com insuficiência respiratória podem ter queda de saturação de oxigênio durante a transfusão. A velocidade da transfusão deve ser diminuída ou interrompida.

Não é permitida a infusão de outros fluidos simultaneamente à transfusão. Essa forte recomendação está baseada no fato de que certas drogas podem antagonizar o efeito da solução anticoagulante (por exemplo, soluções ricas em Ca^{++}). Ela também é útil como profilaxia do risco de sobrecarga de volume. O soro glicosado a 5% é hipotônico e pode causar algum grau de hemólise no sangue que está sendo transfundido. Efeitos adversos da transfusão podem ser mascarados pela presença simultânea de algumas drogas (por exemplo, corticóides, anti-histamínicos). Outras drogas podem causar efeitos adversos, que podem ser atribuídos erroneamente à transfusão (por exemplo, reações urticariformes da vancomicina, febre da anfotericina). Entretanto, em algumas ocasiões, é impossível seguir rigorosamente esta orientação: transfusão em vigência do uso de drogas vasoativas (por exemplo, dopamina, nitroprussiato), antiepiléticos e outras drogas que não podem ser interrompidas nem por poucas horas. Nesses casos, a transfusão deve correr, pelo menos, em via de acesso diferente.

Às vezes, na iminência de uma sobrecarga de volume, podem-se usar recursos alternativos: administração de diuréticos (por exemplo, furosemida) para procurar tornar o balanço hídrico negativo, transfusão mais lenta e transfusão de alíquotas menores (duas transfusões de 5ml/kg, em vez de uma de 10ml/kg, produzem o mesmo rendimento com menor risco de sobrecarga). A criança na iminência de sobrecarga de volume está, no mínimo, normovolêmica, logo, não há por que transfundir grande volume em pouco tempo. Pode-se corrigir a anemia parcimoniosamente.

A alternativa da aliquotagem justifica-se porque existe um tempo limite de 4 horas para encerrar uma transfusão depois que um sistema é aberto, e esse prazo independe do volume que o sistema contém. Esse prazo foi definido pelo risco de contaminação bacteriana espontânea que pode ocorrer no sistema se for ultrapassado.

Não há um limite mínimo de tempo para se transfundir uma unidade de concentrado de hemácias. Esse limite, no caso das crianças, costuma ser determinado pela capacidade da via de acesso: muitas vezes, "scalp" 23. O fluxo ideal é em torno de 2,5ml/min.

Se o fluxo do concentrado estiver muito limitado pela via de acesso, pode-se acrescentar 20% do volume original em solução fisiológica para diluição. Esse procedimento pode ser feito pela equipe de enfermagem, à beira do leito, quando o equipo utilizado para a transfusão contiver uma bureta graduada intercalada ao sistema. A diluição do concentrado pode facilitar seu fluxo. Não furar jamais uma bolsa de hemocomponente fora do local apropriado à conexão do equipo sob nenhum pretexto.

Na falta de equipo com bureta graduada, o volume adicional para diluição pode ser acrescentado por equipo em "Y", de preferência, manuseado sob fluxo laminar, ou por meio de bolsas de transferência, com dispositivo de conexão estéril.

Na ausência desses recursos, após 4 horas de sistema aberto à beira do leito, a transfusão deve ser interrompida e o banco de sangue deve ser avisado. O volume residual pode ser avaliado e uma outra unidade de concentrado, com volume complementar, pode ser preparada.

Às vezes, na transfusão maciça, pode ser necessária a infusão de grandes volumes em pouco tempo. Uma condição essencial para isso é uma via de acesso calibrosa. Existem bombas de infusão a pressão controlada especialmente destinadas para infusão rápida de sangue. Elas permitem um fluxo de 150 a 850ml/min. Pressão não-controlada pode causar hemólise no produto.

Toda transfusão de glóbulos deve ser acompanhada pelo pessoal de enfermagem durante os primeiros 10 minutos. As reações transfusionais mais graves podem ser rapidamente reconhecidas nesse período. A enfermagem deve verificar os sinais vitais antes de iniciar a transfusão. Um aumento de 1°C na temperatura da criança durante a transfusão pode ser indicativo de reação transfusional (ver adiante).

O uso de equipos com filtros de macroagregados (140 a 170 microns) é obrigatório devido ao risco de embolia e obstrução do sistema por pequenos coágulos que a unidade possa conter eventualmente. Há filtros de microagregados (20 a 40 microns) destinados a transfusões maciças, mas sua interposição no equipo prejudica muito a velocidade de infusão e têm sido pouco utilizados.

A temperatura do concentrado de glóbulos, no momento da transfusão, pode ser a temperatura ambiente. No Brasil, é raro termos alteração climática com temperaturas muito baixas ou muito elevadas. Dentro do ambiente hospitalar, a amplitude de variação térmica costuma ser ainda mais controlada. O concentrado de glóbulos, conservado a 4°C, atinge o equilíbrio com a temperatura ambiente (entre 20 e 30°C) em 20 minutos (tempo necessário aos testes pré-transfusionais). Durante a infusão lenta (transfusão padrão), o concentrado em temperatura ambiente atinge rapidamente a temperatura corpórea.

Logo, a preocupação com a temperatura do produto somente procede em três circunstâncias: necessidade de infusões muito rápidas, acima de 75ml/min, crianças portadoras de aglutininas frias e recém-nascidos.

A transfusão de produtos em baixas temperaturas e alta velocidade podem produzir arritmias cardíacas: de bradicardia sinusal a arritmias complexas ventriculares. Quando há verdadeira necessidade de transfusão em temperatura adequada, o pré-aquecimento em banho-maria, forno de microondas e mistura com soluções aquecidas (antes do início da transfusão) resolve parcialmente o problema: a temperatura da unidade volta a equilibrar-se com a temperatura ambiente durante a transfusão se esta demorar mais do que 20 minutos. Existem serpentinas e placas térmicas que se interpõem ao sistema e mantêm a temperatura constante de 37°C na linha de infusão.

A capacidade de manutenção da temperatura corpórea apresenta-se intensamente comprometida no recém-nascido, produtos em baixa temperatura podem provocar mudanças profundas e respostas metabólicas com morbidade significativa (apnéia, hipotensão, hipoglicemia). Entretanto, a transfusão lenta (entre 2 e 4 horas) de produtos em temperatura ambiente não deve causar efeitos deletérios nos recém-nascidos.

EFEITOS ADVERSOS IMEDIATOS E TARDIOS: PROFILAXIA E CONDUTAS

As transfusões de glóbulos podem resultar em alguns efeitos colaterais indesejáveis imediatos ou tardios. Há recursos para reduzir os riscos desses efeitos. As reações imediatas estão relacionadas às reações transfusionais que podem ser hemolíticas e não-hemolíticas: febris e urticariformes.

Reações agudas
As transfusões devem ser administradas por pessoal habilitado e treinado para essa função. Os membros dessa equipe são orientados a verificar sinais vitais antes, durante e depois da transfusão, assim como acompanhá-la ao menos durante seus 10 minutos iniciais.

As reações transfusionais em crianças dependem da maturidade do seu sistema imunológico. Antes de 1 ano de vida, dois tipos de fenômenos relacionados à transfusão podem ocorrer:

1. **Hipoglicemia reacional** – após a transfusão de concentrado de hemácias no recém-nascido, podem ocorrer hiperinsulinemia e hipoglicemia reacionais. A vigilância da glicemia, por meio de fita reagente, é recomendada até 3 horas após o início da transfusão de hemácias no recém-nascido. A reposição de solução de glicose é freqüentemente necessária (ver sobre soluções conservantes).

2. **Síndrome pós-transfusional do recém-nascido** – trata-se de uma síndrome benigna pouco observada e pouco relatada. Caracteriza-se por eritema maculopapular transitório, que pode vir acompanhado de eosinofilia e trombocitopenia. Corresponde a um fenômeno de reação alérgica contra antígenos homólogos.

Há registros de reação transfusional febril não-hemolítica a partir de 1 ano de idade, idade compatível com uma maturidade suficiente do sistema imunológico para produzi-la.

As reações mais freqüentes em crianças são as febris não-hemolíticas, correspondendo a cerca de 60% das reações relatadas. Elas podem corresponder a reações imunológicas da criança contra antígenos leucoplaquetários (sistema HLA) presentes em células íntegras ou "debris" celulares presentes na unidade de concentrado de hemácias ou mesmo ao efeito direto de leucotrienos em suspensão na unidade, produtos de lise de leucócitos durante a estocagem, sobre o receptor.

Como manifestação do primeiro fenômeno, é mais freqüente em crianças politransfundidas, mas, como efeito do segundo, pode ser observada mesmo em crianças que nunca receberam transfusão.

Os sinais e sintomas relacionados a esse tipo de reação são: febre (ou elevação ≥ 1°C durante a infusão), calafrios, tremores, hiperemia, palidez, taquicardia, taquipnéia, cianose de extremidades.

A profilaxia para esse tipo de reação é o uso de filtros de leucócitos. Nas 24 horas que se seguem à coleta do sangue, os leucócitos presentes nas unidades de glóbulos fagocitam eventuais bactérias contaminantes e começam a desintegrar-se. Esse é o momento ideal para a filtração de leucócitos, antes da liberação de leucotrienos no meio.

Na falta da filtração inserida no processo de produção (pré-filtração ou extração do "buffy coat"), situação ideal, os filtros "bedside" podem ser usados à beira do leito para diminuir as reações febris não-hemolíticas. A filtração dos produtos celulares (concentrados de hemácias e plaquetas) com filtros de redução ≥ 3 log também protege as crianças (e adultos) da sensibilização contra os antígenos do sistema HLA. Acredita-se que a irradiação dos produtos celulares por raios ultravioleta (UV) também protejam contra esse tipo de sensibilização.

As *reações transfusionais hemolíticas agudas* por incompatibilidade ABO, além de febre, calafrios, tremores, hiperemia, palidez, taquicardia, taquipnéia e cianose, também podem apresentar: dor no membro da infusão, dor lombar ou epigástrica, vômitos, opressão retroesternal, desconforto e agitação psicomotora. Como são de expressão subjetiva e dependem da informação da criança, toda reação transfusional deve ser considerada potencialmente grave. Seguem-se hemoglobinúria (devido à hemólise intravascular), distúrbios de coagulação, coagulação intravascular disseminada (CIVD), hipotensão, choque e insuficiência renal aguda. O tratamento das complicações exige suporte avançado de vida em terapia intensiva. A mortalidade é elevada. Felizmente, são infreqüentes. A maioria delas ocorre devido a erros de identificação de amostras, trocas inadvertidas de unidades entre pacientes e erros de identificação de pacientes.

Os cuidados para se evitar esse tipo de erro dependem da atenção "obsessiva" dispensada à identificação correta de amostras, unidades de glóbulos e pacientes. Crianças internadas devem portar bracelete de identificação.

Diante da suspeita de reação transfusional aguda, a orientação é a seguinte:

- Interromper imediatamente a transfusão, avisar o médico responsável pelo paciente e o banco de sangue.
- Manter o acesso venoso com solução fisiológica.
- Conferir todos os registros constantes na etiqueta de identificação do receptor, no rótulo da bolsa e no prontuário.
- Coletar as seguintes amostras do paciente com cuidado para evitar hemólise adicional:
  a) Tubo com EDTA para a realização do teste da antiglobulina direto (Coombs direto) e retipagem ABO-Rh. Encaminhar o restante da amostra ao laboratório de análises clínicas para hemograma.
  b) Tubo seco: repetir a pesquisa de anticorpos irregulares e teste de compatibilidade. Comparar a coloração dos soros das amostras pré e pós-transfusional. Encaminhar parte da amostra ao laboratório de análises clínicas para dosagem de bilirrubinas, hemoglobina livre, haptoglobina e DHL.
  c) Tubo com citrato: encaminhar ao laboratório de análises clínicas para coagulograma.
- Devolver a unidade ou o que restou dela à agência transfusional.
- Retipar amostras da unidade e pré-transfusional do paciente.
- Coletar urina para pesquisa de hemoglobinúria.

Tendo sido excluída a possibilidade de incompatibilidade ABO, sobretudo se ocorrer choque e distúrbio de coagulação, pensar na possibilidade de *contaminação bacteriana* e encaminhar amostras da(s) unidade(s) para bacterioscopia e cultura e colher hemocultura da criança. O estoque de concentrado de glóbulos a 4°C impede a proliferação da maioria das bactérias contaminantes. O estoque entre 22 e 24°C favorece essa proliferação em concentrados de plaquetas. Logo, o risco de contaminação bacteriana em concentrado de plaquetas é bem maior que em concentrados de glóbulos.

As bactérias mais freqüentemente envolvidas nesse tipo de contaminação vêm da pele ou do sangue do doador, mas também podem ser contaminantes de insumos não-estéreis da bolsa plástica antes da coleta do sangue (*Serratia marcescens*) ou depois, na abertura do sistema durante os testes pré-transfusionais (provas de compatibilidade) e, finalmente, à beira do leito. Os controles de qualidade nos processos de produção e manuseio dos produtos são de fundamental importância na profilaxia desse tipo de contaminação.

Da pele do doador, se a assepsia do antebraço não for rigorosa, *Staphylococcus* sp. podem contaminar e proliferar na unidade à temperatura de estocagem. Das bactérias presentes no sangue do doador (bacteriemia no momento da coleta), a mais freqüentemente envolvida em acidentes é a *Yersinia enterocolitica*. Uma triagem clínica bem feita e a remoção precoce dos leucócitos (extração de "buffy coat" ou filtração) diminuem os riscos de contaminação por *Yersinia*.

Ainda fazem parte das reações pós-transfusionais imediatas as *reações urticariformes*. Elas compreendem cerca de 30% das reações pós-transfusionais agudas não-hemolíticas em crianças. Ocorrem geralmente em crianças politransfundidas. Sua expressão mais freqüente em crianças ocorre entre os 2 e 5 anos de vida. Geralmente, são descritas com placas, pápulas, "rash" cutâneo com ou sem prurido e broncoespasmo. A criança pode apresentar agitação psicomotora como reação ao prurido. Broncoespasmo grave e até edema de glote podem ocorrer em portadores de deficiência congênita de IgA.

Esse tipo de reação ocorre devido à resposta imune (alérgica) contra proteínas plasmáticas presentes no produto (concentrados de hemácias, concentrados de plaquetas, plasma fresco congelado e crioprecipitado). O tratamento é o uso de anti-histamínicos e/ou corticóides e, no limite, adrenalina. A profilaxia para crianças que já apresentaram alguma vez reação urticariforme pode ser pré-medicação com anti-histamínicos e/ou corticóides (10 minutos antes da transfusão) ou a lavagem dos produtos: centrifugação, extração do excesso de plasma e ressuspensão do componente em solução fisiológica.

O procedimento de lavagem é desaconselhado porque envolve a abertura do sistema, expondo o receptor ao risco de contaminação bacteriana, mesmo feito em fluxo laminar, e diminui muito o rendimento transfusional porque envolve perda de componente. Não se podem lavar produtos acelulares (plasma e crio), mas é coerente que uma vez determinada essa necessidade para concentrados de hemácias, aplique-se também para concentrados de plaquetas.

Dez por cento das reações pós-transfusionais não-hemolíticas são mal definidas ou mistas, apresentam características das reações febris e urticariformes simultaneamente.

A *TRALI* ("transfusion-related-acute-lung-injury") foi descrita em criança de 2 anos em 1994. Essa reação é rara, mediada por anticorpos contra antígenos do sistema HLA presentes no plasma do doador (pode ocorrer com transfusão de glóbulos, plaquetas e plasma). Os anticorpos atacam a membrana basal pulmonar produzindo edema de pulmão não-cardiogênico e síndrome de angústia respiratória ou "pulmão de choque". A profilaxia seria a transfusão de componentes HLA compatível ou produtos lavados. O tratamento é o do "pulmão de choque".

Efeitos tardios

Há *reações hemolíticas retardadas*, conhecidas como reações anamnésticas. As reações hemolíticas retardadas são mediadas por anticorpos "imunes", cujo título aumenta após a transfusão de glóbulos com antígeno incompatível. A transfusão de glóbulos Jka+ em portadores de anti-Jka com títulos inicialmente indetectáveis pode promover o aparecimento de icterícia cinco a sete dias após a transfusão. Como efeitos indesejáveis tardios há também a transmissão de agentes infecto-contagiosos conhecidos: vírus das hepatites humanas B e C, citomegalovírus, HTLV1/2, HIV, parvovírus, *Treponema pallidum* (sífilis), *Borrelia* sp. (doença de Lyme) e parasitoses, como malária, doença de Chagas, babesiose, calazar e toxoplasmose. A doença de Creutzfeld-Jacob causada por um príon também é potencialmente transmissível por transfusão. O risco de transmissão de doenças não recai somente sobre a transfusão de glóbulos, mas também sobre os demais hemocomponentes.

A profilaxia dessas contaminações está baseada em uma triagem clínica e sorológica rigorosa nos doadores de sangue. Se a transfusão é previsível e inevitável, a doação autóloga é recurso útil para a diminuição dos riscos de transmissão dessas doenças.

A doação autóloga pode ser feita desde que a criança seja colaborativa; reserva-se, portanto, aos adolescentes e pré-adolescentes. A diluição normovolêmica peroperatória e a recuperação intra-operatória de sangue devem ser consideradas em qualquer idade como recurso para diminuir a necessidade de sangue homólogo. Para recém-nascidos, há serviços que coletam o sangue de cordão para autotransfusão.

Outro desses recursos é o uso de eritropoetina humana recombinante (h-EPOr). A h-EPOr pode ser usada em pacientes oncológicos e na profilaxia da anemia tardia do prematuro como medida bem estabelecida para diminuir a necessidade transfusional homóloga. A esplenectomia deve ser considerada em talassêmicos com baixo rendimento transfusional eritrocitário para diminuir a necessidade de sangue homólogo a longo prazo (ver capítulo Transfusão em Pacientes Cronicamente Necessitados, desta Seção). Se a necessidade de sangue homólogo é prevista por muito tempo, a profilaxia da contaminação por vírus da hepatite B deve incluir um programa de vacinação contra esse vírus desde cedo (ver capítulo Transfusão em Pacientes Cronicamente Necessitados, desta Seção).

O uso de produtos pobres em leucócitos ou de leucocitados diminui o risco de transmissão de agentes de transmissão intracelular, por exemplo, o citomegalovírus (CMV). O risco de complicações devido à infecção por CMV em recém-nascidos é elevado, sobretudo em prematuros. Os hemocomponentes de doadores com sorologia negativa para CMV devem ser reservados para transfusão em recém-nascidos com peso inferior a 1.200g ou quando mãe e filho têm sorologia negativa para CMV. Os produtos celulares filtrados até 24 horas após a coleta (filtros de redução $\geq$ 3 log) oferecem proteção contra o CMV equivalente aos produtos de doador com sorologia negativa.

As novas soluções conservantes e os dispositivos de conexão estéril permitem a aliquotagem do mesmo hemocomponente várias vezes para um mesmo receptor. As vantagens da menor exposição a doadores homólogos diferentes (menor risco imunológico e infeccioso) são maiores que os efeitos do uso da mesma unidade de hemocomponente estocada por mais tempo. As lesões de estocagem são desprezíveis. Logo, sobretudo para recém-nascidos, cujo volume médio necessário a cada transfusão é em torno de 25ml, a aliquotagem múltipla da mesma unidade é extremamente vantajosa.

Os efeitos colaterais a longo prazo ainda incluem: sobrecarga de Fe^{++} (ver capítulo específico desta Seção), púrpura pós-transfusional e reação enxerto versus hospedeiro pós-transfusional.

A púrpura pós-transfusional é grave, ocasiona freqüentemente hemorragia visceral 5 a 12 dias depois da transfusão. Há duas hipóteses para explicar o fenômeno, mas o mecanismo exato permanece desconhecido.

A reação enxerto versus hospedeiro é mediada pela presença de linfócitos viáveis do doador que reconhecem o receptor imunodeprimido como "non-self", proliferam e agridem alguns tecidos. Há dois tipos de reação enxerto versus hospedeiro pós-transfusional: agudas e crônicas. As agudas ocorrem 12 a 15 dias depois da transfusão e manifestam-se com icterícia, eritrodermia, pancitopenia e febre. As crônicas manifestam-se 100 dias após a transfusão e geralmente apresentam esclerodermia e pneumonia intersticial.

Os produtos celulares (concentrados de glóbulos e plaquetas) gama-irradiados estão indicados para a profilaxia da doença do enxerto versus hospedeiro pós-transfusional. A dose de radiação recomendada para cada unidade de hemácias é de 25Gy. As hemácias irradiadas podem ser transfundidas até 14 dias após a data da irradiação até o limite máximo de 28 dias no tempo de conservação das hemácias. A irradiação gama é indicada para transfusão simples de hemácias e plaquetas: em recém-nascido prematuro extremo ($\leq$ 33 semanas) ou de baixo peso ($\leq$ 1.200g), obtidos de doadores relacionados ou HLA-compatível, exsangüineotransfusão e em recém-nascido com imunodeficiência congênita.

Receptores de transplante de medula óssea (TMO) autólogo ou alogênico, desde o início do condicionamento até o final da imunodeficiência e portadores de doença de Hodgkin também têm indicação de receber produtos celulares irradiados.

As indicações de irradiação gama de produtos celulares para pacientes submetidos a transplante de órgãos sólidos, químio e radioterapia e pacientes com síndrome de imunodeficiência adquirida ainda são controversas.

O processo de congelamento de produtos a –18°C, sem soluções conservantes adequadas (por exemplo, DMSO), desintegra as células imunologicamente competentes. Logo, a irradiação de plasma fresco congelado e crioprecipitado é procedimento inútil.

Por fim, o desenvolvimento de substitutos do sangue, como perfluorocarbonetos e soluções de hemoglobina encapsulada, figuram como tratamento alternativo à transfusão de concentrado de glóbulos num futuro próximo.

BIBLIOGRAFIA

1. CARNIELLI, V. et al. – Effect of high doses of human recombinant erythropoietin on the need for blood transfusions in preterm infants. *J. Pediatr.* **121**: 98, 1992. 2. CHAMBERS, L.A. & ISSIT, L.A. – *Supporting the Pediatric Transfusion Recipient*, Bethesda, American Association of Blood Banks, 1994. 3. ESHELEMAN, J.R. et al. – Prospective double bind study of small volume neonatal transfusion with RBCs up to 35 days old. *Transfusion* **34**:S32, 1994. 4. GOODSTEIN, M.H. et al. – Comparison of two preservation solutions for erythrocyte transfusions in newborn infants. *J. Pediatr.* **123**:783, 1993. 5. ISERSON, K.V. & HUESTIS, D.W. – Blood warming: current applications and techniques. *Transfusion* **31**:558, 1991. 6. LEVY, G.J. et al. – National survey of neonatal transfusion practices: I. Red blood cell therapy. *Pediatrics* **91**:523, 1993. 7. LIU, E.A.; MANNINO, F.L. & LANE, T.A. – Prospective, randomized trial of the safety and efficacy of a limited donor exposure transfusion program for premature neonates. *J. Pediatr.* **125**:92, 1994. 8. LUBAN, N.L; STRAUSS, R.G. & HUME, H.A. – Commentary on the safety of red cells preserved in extended-storage media for neonatal transfusions. *Transfusion* **31**:229, 1991. 9. PETZ, L.D. et al. – *Clinical Practice of Transfusion Medicine*. 3rd ed., New York, Churchill Livingstone, 1996. 10. RODRIGUES, J.W.; MANNINO, F. & LANE, T. – Limitation of donor exposure in premature neonates and elimination of blood wastage using a novel transfusion strategy. *Transfusion* **34**:S32, 1994. 11. STOCKMAN III, J.A. – Transfusions in the neonate. In Kennedy, M.S.; Wilson, S. & Kelton, J.G., eds. *Perinatal Transfusion Medicine*. Arlington, American Association of Blood Banks, 1990. 12. TAN, K.L. & WONG, L.Y. – Effect of blood transfusion on acid base, glucose and electrolyt status in very low birth weight infants. *Biol. Neonate* **59**:373, 1991. 13. VAZ, F.A.C. – Hemoterapia: Transfusão de sangue, plasma e hemoderivados. In Santoro, M. & Diniz E.M.A. *Manual de Neonatologia*. Sociedade de Pediatria de São Paulo. Comitê de Neonatologia. Revinter, Rio de Janeiro, 1994. 14. WALKER, R.H. editor-in-chief. – *Technical Manual* – American Association of Blood Banks. 11th ed., Bethesda, 1993.

ANDRÉ LUÍS ALBIERO
MARIA ESTHER JURFEST CECCON

A exsangüineotransfusão (EXT) foi um procedimento realizado pela primeira vez por Hart em 1925 e aperfeiçoado posteriormente por Diamond em 1948, que o fez pela primeira vez através da veia umbilical de um recém-nascido, de forma intermitente, e o definiu como sendo a substituição do sangue do recém-nascido por meio de retiradas múltiplas, intercaladas com a administração da mesma quantidade de sangue de um doador.

As indicações de EXT em recém-nascidos são: doença hemolítica do recém-nascido (DHRN) por incompatibilidade maternofetal contra antígenos eritrocitários, hiperbilirrubinemia neonatal por outras causas, como eritroenzimopatias hereditárias (deficiências de G-6-PD e piruvatocinase), defeitos estruturais congênitos na membrana do eritrócito (esferocitose e eliptocitose hereditárias que podem causar hiperbilirrubinemia) e como recurso adjuvante no tratamento de estados sépticos graves.

A causa da DHRN é a incompatibilidade de anticorpos maternos contra antígenos eritrocitários fetais. Os antígenos de expressão plena na vida fetal e mais imunogênicos são também os mais freqüentemente implicados na DHRN. Eles pertencem aos sistemas ABO (cerca de 15% dos partos), Rh e Kell (1 a 5% conforme a população estudada). Outros sistemas de antígenos eritrocitários também já foram mencionados como causadores de DHRN, se bem que mais raramente: MNS, Duffy e Kidd.

Os anticorpos maternos da classe IgG atravessam ativamente a barreira placentária e podem causar hemólise por opsonização no sistema reticuloendotelial do feto e mesmo hemólise intravascular, se essa imunoglobulina for da classe IgG_3.

A presença de anticorpos isoimunes no soro materno pressupõe exposição prévia da mãe a aloantígenos (sensibilização), por gestação(ões) e/ou transfusão(ões) prévia(s).

Hoje, além das indicações mencionadas anteriormente para os RN, preconiza-se EXT ou eritrocitaférese (ver adiante) em outras circunstâncias, também em crianças maiores e até em adultos, sobretudo em portadores de hemoglobinopatias (SS e SC), em situações de crise: dolorosa, refratária ao tratamento clínico convencional, crise de priapismo etc.

A eritrocitaférese, diferentemente da EXT, em que se troca todo o sangue do paciente, consiste na separação apenas dos eritrócitos dos demais componentes sangüíneos, retirada e substituição destes por outros de origem homóloga (ver capítulo Aféreses e Transfusão de Granulócitos). Outra indicação que tem sido freqüentemente mencionada como indicação de EXT em crianças maiores é no tratamento da malária aguda.

A mortalidade atribuída ao procedimento diminuiu de 4,4% na década de 60 para 0,3 a 1,3% na de 90. Essa diminuição está relacionada com o melhor conhecimento das complicações que podem surgir durante ou após a realização da exsangüineotransfusão.

TIPOS DE EXSANGÜINEOTRANSFUSÃO

Os tipos de exsangüineotransfusão são definidos pelo momento pós-natal em que são realizadas. Assim, temos:

Exsangüineotransfusão precoce

Sem necessidade de exames laboratoriais, somente baseados em antecedentes de kernicterus em recém-nascidos anteriores da mesma mãe e hidropisia no feto atual, diagnosticado durante os exames pré-natais. O objetivo da EXT precoce na DHRN é o de corrigir a anemia, reduzir o título dos anticorpos maternos circulantes, remover hemácias sensibilizadas, substituí-las por hemácias não-sensibilizadas e remover a bilirrubina não-conjugada antes da sua difusão para os tecidos. Na hidropisia fetal, recomenda-se o uso de concentrado de hemácias para EXT, 80ml/kg de peso, o que corresponde a uma volemia do recém-nascido de termo. Isso visa elevar o hematócrito acima de 40%, fornecendo assim quantidade de eritrócitos para que, além de corrigir a anemia, melhore a hipoxemia que a maior parte desses recém-nascidos apresenta.

Exsangüineotransfusão nas primeiras 24 horas de vida

Após resultados laboratoriais do sangue de cordão: teste de Coombs direto positivo, bilirrubina indireta (BI) $\geq$ 4mg/dl, hemoglobina $\leq$ 13g/dl, elevação de BI $\geq$ 0,5mg/dl/h. Caso tenha sido realizada transfusão intra-uterina, a tipagem sangüínea e o teste de Coombs direto não são válidos: considerar a tipagem intra-uterina.

Exsangüineotransfusão tardia

Após 24 horas de vida, a exsangüineotransfusão é indicada por meio de níveis séricos de bilirrubina indireta. O uso do nível sérico como critério de indicação de EXT baseia-se no fato de existir uma relação direta entre este e a incidência de kernicterus e de ser uma variável numérica suscetível de mensuração. Os níveis de bilirrubina que sugerem a indicação de EXT estão apresentados na tabela 6.18.

Tabela 6.18 – Níveis de bilirrubina indireta sugeridos para se indicar EXT.

Categoria do RN	Níveis de BI (mg/dl)	
RN de termo		
Com hemólise	18-22	
Com fatores de risco para encefalopatia bilirrubínica		
RN de termo saudável	> 22	
RN pré-termo e/ou de baixo peso	Com hemólise	Sem hemólise
Peso ao nascimento (g)		
< 1.500	13	16
1.500-1.999	16	18
2.000-2.499	18	20

Obs.: hemólise = Hb < 13mg/dl, reticulócitos > 5%, diminuição da Hb.

Utiliza-se sangue total no volume de160ml/kg de peso, que corresponde ao dobro da volemia do recém-nascido (RN) de termo, o que permite remover em média 87% dos glóbulos vermelhos do recém-nascido.

A vantagem da utilização do sangue total está na presença de albumina livre no plasma e sua habilidade para ligar-se à bilirrubina livre (solução de albumina humana pode também ser utilizada como terapia complementar).

Durante a EXT, à medida que a bilirrubina é removida, mais bilirrubina sofre redistribuição do espaço extravascular para o intravascular. Esse equilíbrio ocorre quase instantaneamente, de maneira que ao final do procedimento, apesar de a massa eritrocitária ter sido substituída em 87%, o nível sérico de bilirrubina diminui de 40 a 50%.

Em trabalho realizado em Unidade de Cuidados Intensivos Neonatais, em RN com doença hemolítica por incompatibilidade maternofetal contra antígenos dos sistemas Rh ou ABO, a eficácia do procedimento medida pela diminuição do nível sérico de bilirrubina indireta foi de 44% no ABO e de 43,4% no Rh. Uma segunda EXT foi necessária em 44% das DHRN por incompatibilidade no sistema Rh e 17% no ABO.

TIPO DE SANGUE A SER UTILIZADO

O produto de escolha para EXT é o sangue total (ST) ou o sangue total reconstituído (STR = concentrado de hemácias reconstituído com plasma fresco congelado, hematócrito após reconstituição ≥ 40%). O sangue total ou o concentrado de hemácias que compõe o STR devem ter menos de cinco dias, ser negativo para hemoglobina S e sofrer irradiação gama (2.500rads) poucas horas antes do procedimento. Dois princípios básicos norteiam a escolha individual dos produtos, de acordo com presença de antígenos/anticorpos dos sistemas eritrocitários:

1. As hemácias a ser transfundidas devem ser compatíveis com o soro da mãe.
2. O plasma fresco congelado deve ser compatível com as hemácias do recém-nascido.

Esses princípios básicos são válidos para a escolha de produtos em toda e qualquer situação de incompatibilidade maternofetal.

- **Incompatibilidade contra antígenos do sistema ABO** – ocorre freqüentemente quando a mãe é "O" e o RN é "A", mas outras combinações são possíveis. Nesse exemplo, a EXT deve ser feita com STR: concentrado de hemácias "O", Rh igual ao do RN, com baixo título de anti-A, reconstituído com plasma fresco congelado "A".
- **Incompatibilidade contra antígenos do sistema Rh** – sangue total ABO compatível Rh negativo ou sangue total reconstituído: com hemácias ABO compatíveis, Rh negativo e plasma fresco congelado isogrupo, de preferência do mesmo doador.

A profilaxia da sensibilização materna por meio da imunização passiva com anticorpos anti-D e cuidados pré-natais diminuíram razoavelmente a incidência da DHRN causada por anticorpos maternos contra o principal antígeno do sistema Rh.

Entretanto, temos visto com certa freqüência DHRN causada por incompatibilidade contra outros antígenos desse sistema: principalmente anti-c e anti-C, e até anticorpos associados (anti-D + anti-c). Anticorpos anti-E e anti-e são bem mais raros e classificados como anticorpos de risco limitado.

A simples presença do anticorpo irregular no soro materno não constitui um marcador de DHRN. Para que a DHRN aconteça, o recém-nascido deve ser portador do antígeno. A presença do antígeno pode ser inferida indiretamente, ainda na vida intra-uterina, pela elevação dos títulos dos anticorpos maternos ao longo da gravidez e pela presença do antígeno no pai. A presença do antígeno pode ser verificada diretamente por PCR de DNA do líquido amniótico ou em amostra do próprio sangue de cordão.

Os títulos de anticorpos considerados perigosos são superiores a 8 para anti-D e 32 para anti-K. Entretanto, além desses títulos, devemos considerar um outro fator de risco para o prognóstico da DHRN, que é o subgrupo de imunoglobulina ao qual pertencem os anticorpos. Imunoglobulinas da subclasse IgG_3 são extremamente mais danosas que as de subclasse IgG_1, IgG_2 e IgG_4.

Logo, na incompatibilidade Rh, selecionar simplesmente hemácias Rh negativo é raciocínio simplista e ultrapassado.

É imperativo fazer o diagnóstico preciso do(s) anticorpo(s) causador(es) da hemólise por meio de testes do soro materno e do eluato das hemácias do RN contra um painel de hemácias com antígenos conhecidos e selecionar hemácias fenotipadas para a EXT, sem o(s) antígeno(s) contra o(s) qual(is) reage(m) esse(s) anticorpo(s).

Há relatos de incompatibilidade contra antígenos pertencentes a outros sistemas de antígenos eritrocitários que não-ABO nem Rh: anticorpos contra o antígeno K do sistema Kell podem causar DHRN grave. Anticorpos contra antígenos do sistema Duffy (anti-Fya e anti-Fyb) e Kidd (anti-Jka e anti-Jkb) são raros e não costumam causar quadro clínico importante.

Não há risco de DHRN causada por anticorpos contra antígenos do sistema Lewis e Lutheran, sobretudo porque a expressão desses antígenos ainda é incompleta ao nascimento.

A solução anticoagulante/conservante utilizada para preservar 500ml de sangue total utilizado na EXT é o CPDA-1, cuja composição é apresentada na tabela 6.19.

Tabela 6.19 – Composição do CPDA-1.

Solução anticoagulante	
Ácido cítrico	327mg/100ml
Citrato de sódio	2,6g/100ml
Dextrose	3,2g/100ml
Fosfato monobásico de sódio	222mg/100ml
Adenina	27,5mg/100ml
Cada 10ml de concentrado de hemácias contém	
Ácido cítrico	1,8mg
Citrato de sódio	14mg
Dextrose	17mg
Fosfato monobásico de sódio	1,2mg
Adenina	0,1mg

Uma amostra deve ser colhida da unidade de sangue total ou sangue total reconstituído sem a abertura do sistema e um controle de qualidade deve ser realizado. Os índices laboratoriais da unidade que conferem segurança à exsangüineotransfusão são os seguintes:

- Sódio < 170mEq/l
- Potássio < 7mEq/l
- Hb > 13g/dl
- pH > 6,8

TÉCNICA DO PROCEDIMENTO

- Canulizar veia calibrosa, de preferência a própria veia umbilical, se esta ainda estiver pérvia. Outras vias de acesso podem ser utilizadas alternativamente, por exemplo, a veia axilar. Usar cateter tipo Argyle 3 a 5F em ambiente estéril.
- Antes de iniciar o procedimento, verificar no banco de sangue se a reserva para o procedimento já está pronta: volume necessário, unidades fenotipadas, controles bioquímicos dentro dos conformes, como referido anteriormente.
- O sangue destinado à troca encontra-se em temperatura ambiente. O RN deve ser mantido em berço aquecido. Um sistema de aquecimento do sangue à beira do leito, apropriado para a finalidade, pode ser utilizado.
- Na extremidade distal do cateter, montar um sistema de três vias com "torneirinha": em uma das vias deve ser acoplado o equipo da unidade de sangue destinada à reposição. A segunda via constitui a via de saída. Na terceira via, fica acoplada uma seringa (de 5 ou 10ml), a qual será manipulada pelo neonatologista, retirando sangue do RN, dispensando-o pela via de saída, aspirando sangue da unidade e infundindo-o lentamente de volta ao RN numerosas vezes até o término do procedimento, ou seja, a infusão de todo o volume de sangue preparado.
- Iniciar retirando sangue do RN (5ml para pré-termo e 10ml para termo) e utilizá-lo para as determinações laboratoriais pré-EXT: hemoglobina, hematócrito, sódio, potássio, cálcio e pH (esse procedimento marca o tempo pré-EXT).

- Retirar alíquotas pequenas de sangue do RN (de 5 a 10ml) lentamente, desprezá-las e infundir alternadamente o volume correspondente de sangue da unidade.
- Completá-lo injetando sangue e, a seguir, colher nova bateria de exames do RN (marco zero do procedimento): hemoglobina, hematócrito, sódio, potássio, cálcio e pH.
- Manter o cateter umbilical com infusão de soro glicosado, por no máximo 12 horas.
- Manter o RN em fototerapia após o procedimento.
- Coletar sangue para a determinação de bilirrubina, hematócrito, hemoglobina, glicemia: 3, 6 e 12 horas após o procedimento. A coleta de sódio, potássio, cálcio e pH será realizada somente se alguns desses exames estiverem alterados no horário zero pós-EXT.
- Nova EXT será indicada se os níveis de bilirrubina indireta, em qualquer dos horários citados acima, alcançarem novamente níveis sugeridos como indicativos de EXT (ver Tabela 6.19).

COMPLICAÇÕES DO PROCEDIMENTO

Dentre as principais complicações, destacamos: embolias, tromboses, arritmias por sobrecarga de volume, podendo inclusive ocorrer parada cardíaca; distúrbios acidobásicos (acidose metabólica, logo após o procedimento e alcalose metabólica 3 horas após), hidroeletrolíticos (hipernatremia e hipercalemia) e metabólicos (hipocalcemia e hipomagnesemia). A trombocitopenia decorrente da própria doença do RN, ou devido à troca por um sangue com concentração reduzida de plaquetas levou-nos a preconizar a transfusão de concentrado de plaquetas após a realização de qualquer EXT em RN com DHRN, evitando-se, assim, sangramentos, principalmente do sistema nervoso central.

Em relação às repercussões bioquímicas da EXT, houve diminuição em nosso serviço das alterações eletrolíticas e metabólicas descritas na literatura, a partir da mudança da solução anticoagulante/conservante do sangue de ACD (ácido cítrico, citrato de sódio, dextrose) para CPDA-1 (citrato de sódio, fosfato de sódio, dextrose 'e

adenina), que conserva melhores níveis de pH, níveis mais baixos de potássio, melhores níveis de ATP e de 2,3-DPG, aumentando, dessa maneira, a viabilidade do sangue.

Outro fator que influenciou a diminuição das alterações citadas foi o controle rigoroso do sangue do doador em relação aos níveis séricos de sódio, potássio, pH, hemoglobina e hematócrito. Pesquisa realizada na Unidade de Cuidados Intensivos Neonatais do Instituto da Criança do HC da FMUSP em 120 RN de termo portadores de DHRN por incompatibilidade Rh ou ABO, submetidos a EXT por hiperbilirrubinemia, nos quais foi realizado controle do sangue do doador, sendo aceitos para EXT apenas os que estavam de acordo com os critérios já citados, mostrou que não houve alterações em relação ao equilíbrio hidroeletrolítico e/ou acidobásico desses RN.

BIBLIOGRAFIA

1. American Academy of Pediatrics. Practice parameter: management of hyperbilirubinemia in the healthy term newborn. *Pediatrics* 94:558, 1994. 2. CECCON, M.E.J. – Exsanguineotransfusão em recém-nascidos com incompatibilidade sangüínea maternofetal Rh ou ABO: Eficácia e repercussões hematimétricas e bioquímicas. São Paulo, 1990. 130 p. Dissertação (Mestrado) – Faculdade de Medicina, Universidade de São Paulo. 3. CECCON, M.E.J. et al. – Exchange transfusion in newborn infants with perinatal hemolytic disease. Eficacy of the procedure. *Med. J.*, 11:348, 1993. 4. CECCON, M.E.J. et al. – Efectos bioquímicos y hematimétricos de la exsanguineotransfusión en el recién nacido con isoinmunización. *Bol. Med. Hosp. Infantil de México* 50:167, 1993. 5. FALCÃO, M.C. & DEUTHSCH, A.D.A. – Abordagem clínica, laboratorial e terapêutica do recém-nascido ictérico. *Pediatr. (S. Paulo)* 19: 280, 1997. 6. HART, A.P. – Familial icterus gravis of the newborn and its treatment. *Can. Med. Assoc. J.* 15:1008, 1925. 7. JUNQUEIRA, P.C. – *O Essencial da Transfusão de Sangue*. São Paulo, Andrei, 1979. 8. RAMOS, J.L.A.; ARAUJO, M.C.K. & VAZ, F.A.C. – Terapêutica da icterícia: fototerapia, exsanguineotransfusão e outros procedimentos. In Marcondes, E. & Manissadjian, A. eds. *Terapêutica Pediátrica/93*. 4ª ed. São Paulo, Sarvier, 1993. 10. VAZ, F.A.C.; FALCÃO, M.C. & CORRADINI, H.B. – Exsanguineotransfusão. In Vaz, F.A.C. ed. *Manual de Atendimento a Recém-nascidos: Normais e Patológicos*. São Paulo, Sarvier, 1986.

| 3 | **Transfusão de Plaquetas** |

ANDRÉ LUÍS ALBIERO

O concentrado de plaquetas é o segundo tipo de hemocomponente mais solicitado em Pediatria. O uso desse hemocomponente destina-se ao tratamento de hemorragias causadas por, ou acompanhadas de, diminuição numérica e/ou funcional das plaquetas. A transfusão de concentrados de plaquetas também pode ser indicada profilaticamente, antes que o sangramento ocorra.

Assim que o distúrbio for detectado laboratorialmente (plaquetopenia e/ou tempo de sangramento prolongado), ele deve ser analisado paralelamente aos fatores clínicos (ver detalhes adiante). A transfusão profilática de plaquetas deve ser indicada quando os fatores clínicos e laboratoriais apontarem para risco de sangramento espontâneo iminente. O sangramento espontâneo em sistema nervoso central causado por distúrbio de hemostasia primária implica alto índice de mortalidade e morbidade.

As causas da trombocitopenia na infância são variadas. Podem ser congênitas e, nesses casos, costumam associar alterações quantitativas e qualitativas das plaquetas: síndromes de von Willebrand, Bernard-Soulier e Glanzmann, "storage pool diseases" (Her-

mansky-Pudlak e Chédiak-Higashi), anomalia de May-Hegglin, síndrome de Wiskott-Aldrich, trombocitopenia do Mediterrâneo e anemia aplástica de Fanconi (ver capítulo sobre o assunto na seção de Hematologia).

Outras são perinatais e específicas de recém-nascidos, embora não sejam hereditárias. Sua fisiopatologia é obscura: trombocitopenia induzida por fototerapia, aloimunização contra antígenos eritrocitários do sistema Rh, infecções, exsangüineotransfusão, síndrome de aspiração de mecônio, policitemia, hipertensão pulmonar persistente e outras alterações metabólicas. A trombocitopenia no período neonatal pode atingir 25 a 40% dos recém-nascidos internados em unidades de cuidados intensivos perinatais e 0,2% dos recém-nascidos em berçário, presumivelmente normais.

Há púrpuras com produção medular normal (ou aumentada) de plaquetas, causadas por aumento do consumo periférico (são as mais freqüentes). Dentre essas, há as imunológicas: trombocitopenia aloimune neonatal, púrpura trombocitopênica imunológica, idiopática ou secundária a doença linfoproliferativa, *ou auto-imune, púrpura trom-*

Apesar do esforço por transfundir plaquetas ABO idênticas em detrimento do sistema Rh, ainda assim pode ocorrer falta de plaquetas do isogrupo ABO. Nesses casos, recomendamos a seleção do concentrado de plaquetas plasma-incompatível, com o título de isohemaglutininas mais baixo (o limite máximo seria 512) ou o uso de uma composição de concentrados de plaquetas com incompatibilidade maior e menor para que haja o melhor rendimento com o menor risco de hemólise.

Em casos de refratariedade ou aloimunização contra antígenos plaquetários, além dos cuidados referidos anteriormente, é necessária a seleção pelos sistemas HLA e/ou HPA compatíveis (ver adiante).

POSOLOGIA E MODO DE ADMINISTRAÇÃO

Tecidas as considerações sobre as diferentes características dos produtos no item anterior, fica claro que o cálculo do volume a ser transfundido em cada paciente depende do tipo de produto utilizado.

O cálculo do volume indicado para transfusão de concentrados de plaquetas (Vcp) depende da diferença entre a plaquetometria vigente e a desejada (Δplaq), da volemia da criança (Vmia), da concentração de plaquetas no produto utilizado (C) e do rendimento plaquetário-padrão após 1 hora (0,80).

$$Vcp\ (ml) = \frac{\Delta plaq\ (plaquetas/\mu l) \times 1.000\ (\mu l/ml) \times Vmia\ (ml)}{C\ (plaquetas/ml) \times 0,80}$$

Tipo de produto	Valor de C
Conc. plaq. "standard"	$9,1 \times 10^8$ plaquetas/ml
Aférese ou "buffy coat"	$1,5 \times 10^9$ plaquetas/ml

O cálculo da volemia varia de acordo com a idade, o peso e o sexo da criança. No caso dos recém-nascidos, importa também o grau de prematuridade. A figura 6.14 resume a estimativa de cálculo de volemia em criança em função de seu peso com base em diversas referências e métodos. Também mostra que até 1 mês de vida a relação volemia/peso é modulada pela idade gestacional. De 1 mês a 1 ano, essa relação decresce lenta e indistintamente, tornando a se diferenciar somente na adolescência, sob a influência do sexo.

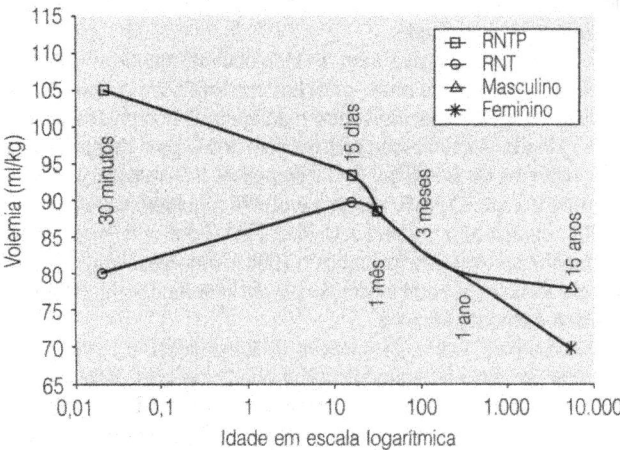

Figura 6.14 – Variação do cálculo da volemia (ml/kg) em Pediatria.

A prática de redução de volume dos produtos plaquetários, como centrifugação do hemocomponente e extração do plasma sobrenadante, não é recomendada porque leva, invariavelmente, a perdas na qualidade e na quantidade de plaquetas, prejudicando a eficiência da transfusão. Em função disso, preferimos preparar alíquotas de pequenos volumes, em sistema fechado, sem a redução de volume, para distribuição.

O tempo de infusão dos concentrados de plaquetas depende da capacidade de sobrecarga circulatória: funções cardíaca e renal e relação entre o volume do hemocomponente e a volemia da criança. Em geral, um tempo de infusão entre 20 e 30 minutos não expõe a criança a riscos. O limite máximo de 4 horas após a abertura do sistema, já mencionado para concentrado de glóbulos, é válido para todos os hemocomponentes.

RENDIMENTO E REFRATARIEDADE

A refratariedade aos concentrados de plaquetas, baixo rendimento transfusional, é uma complicação freqüente na prática terapêutica transfusional em adultos e crianças. Cerca de 70% dos concentrados de plaquetas distribuídos no hospital pediátrico vão para um universo restrito a cerca de 10% dos pacientes internados: são crianças submetidas a quimioterapia, transplantes de órgãos sólidos e cirurgia cardíaca. Trata-se de um grupo relativamente pequeno de crianças que recebem freqüentemente grandes quantidades de concentrados de plaquetas.

O baixo rendimento dos concentrados de plaquetas não significa necessariamente refratariedade. As causas de baixo rendimento podem ser classificadas em dois grandes grupos: causas de natureza imunológica e não-imunológica, que podem, por sua vez, concorrer isolada ou simultaneamente.

As causas não-imunológicas podem estar ligadas à qualidade do produto ou a características próprias do receptor. No que concerne à qualidade do produto, o tipo de plastificante e o de solução conservante utilizados, o tempo de estocagem, a quantidade de leucócitos presente na unidade, o modo de agitação e a relação entre a quantidade de plaquetas e a superfície de troca gasosa que a bolsa oferece são parâmetros importantes.

Quanto ao receptor, a presença de febre, infecção, sangramento ativo, coagulação intravascular disseminada, doença venoclusiva do fígado, esplenomegalia e antibioticoterapia (vancomicina, anfotericina B) podem ser causa de baixo rendimento. Pacientes que sofreram transplante de medula óssea, principalmente se tiverem doença do enxerto *versus* hospedeiro (GVHD), são particularmente "refratários" à transfusão de plaquetas.

A idéia de refratariedade propriamente dita está associada às causas imunológicas, quando os parâmetros anteriormente descritos estão controlados e não podem justificar o baixo rendimento por si.

Refratariedade implica a presença de anticorpos, no receptor, contra os antígenos que as plaquetas portam, sistemas ABO, HPA e HLA (apenas os de classe I: A, B e C; as plaquetas não portam antígenos HLA classe II: DR, DP e DQ). Ela ocorre em 20 a 70% dos pacientes politransfundidos.

A observação empírica de má resposta à transfusão de plaquetas é o primeiro indício de refratariedade; entretanto, há uma fórmula para o cálculo do rendimento: o CCI ("corrected count increment"):

$$CCI = \frac{(contagem\ plaqueta\ pós-transfusional - contagem\ plaqueta\ pré-transfusional) \times superfície\ corpórea\ (m^2)}{Número\ de\ plaquetas\ transfundidas\ (\times 10^{11})}$$

Esses cálculos utilizam parâmetros muito rigorosos: a plaquetometria pré-transfusional deve ser feita imediatamente antes da transfusão. A plaquetometria pós-transfusional deve ser feita exatamente 2 e 24 horas após o término da transfusão. Quando a causa do baixo rendimento é imunológica (refratariedade), ele apresenta-se logo, até mesmo 1 hora após o término da transfusão.

Crianças com dois CCI consecutivos abaixo de 7.500, 2 horas (ou menos) após o término da transfusão, são consideradas refratárias.

Feito o diagnóstico de refratariedade é preciso identificar-se o(s) anticorpo(s) causador(es) dela. Para isso, é necessário cruzar o soro da criança contra um painel de linfócitos fenotipados (no caso de suspeita de que o anticorpo pertence ao sistema HLA). A maioria dos bancos de sangue que chegam ao refinamento de fazer esse diagnóstico lança mão de linfócitos estocados em DMSO, ou seja, "banco de medula". Após 1 hora de incubação do soro com esses linfócitos, acrescenta-se "complemento" e observa-se o fenômeno de citotoxicidade (coloração por azul-tripan) em microscópio de fase.

Identificado(s) o(s) anticorpo(s) anti-HLA que causa(m) a refratariedade, o doador de plaquetas por aférese HLA-compatível deve ser convocado para doar plaquetas especificamente para o receptor sensibilizado/refratário.

Não dispondo de plaquetas HLA/HPA compatíveis para transfusão, restam alternativas de resultados menos satisfatórios e não menos custosos para tratar a criança refratária: plasmaférese, uso de gamaglobulina por via intravenosa em altas doses (400mg/kg/dia durante três a cinco dias), corticoterapia e transfusão de enormes quantidades de plaquetas (cerca de três vezes maior que a calculada inicialmente) na tentativa de induzir tolerância imunológica.

Esses protocolos são realmente muito sofisticados. A maioria dos hospitais brasileiros não dispõe de recursos para segui-los. Como se sabe que a causa mais freqüente de refratariedade são os antígenos do sistema HLA, um investimento na profilaxia contra a sensibilização pelos seus antígenos pode reduzir muito o consumo de plaquetas pelos pacientes refratários: somente o uso de hemocomponentes filtrados (com filtro de leucócitos) ou irradiados com raios ultravioleta pode reduzir a exposição prévia dos pacientes contra os antígenos do sistema HLA e sua conseqüente sensibilização.

EFEITOS ADVERSOS IMEDIATOS E TARDIOS: PROFILAXIA E CONDUTAS

As transfusões de plaquetas oferecem tantos riscos de efeitos colaterais indesejáveis imediatos e tardios quanto a transfusão de glóbulos (ver o primeiro capítulo desta Seção). Há risco de reação hemolítica aguda por incompatibilidade ABO menor quando a criança for muito pequena e quando os títulos de iso-hemaglutininas dos doadores forem superiores a 512. Como a titulação de iso-hemaglutininas dos doadores não é obrigatória no Brasil e 40% dos doadores "O" têm títulos acima desses níveis, transfundir plaquetas ABO incompatíveis em crianças é desaconselhado tanto pelo risco de hemólise quanto pelo de baixo rendimento transfusional obtido (ver item Rendimento e Refratariedade).

As reações imediatas mais freqüentemente observadas são as não-hemolíticas: febris e urticariformes.

Reações agudas
As transfusões devem ser administradas por pessoal habilitado e treinado para essa função. Os membros dessa equipe são orientados a verificar sinais vitais antes, durante e depois da transfusão, assim como acompanhá-la ao menos durante os 10 minutos iniciais.

As reações transfusionais em crianças dependem da maturidade do seu sistema imunológico. Há registros de *reação transfusional febril não-hemolítica* a partir de 1 ano de idade, idade compatível com maturidade suficiente do sistema imunológico para produzi-la.

As reações mais freqüentes em crianças são as febris não-hemolíticas, correspondendo a cerca de 60% das reações relatadas. Elas podem corresponder a reações imunológicas da criança contra antígenos leucoplaquetários (sistema HLA) presentes em células íntegras ou "debris" celulares presentes na unidade de concentrado de plaquetas ou mesmo ao efeito direto de leucotrienos em suspensão na unidade, produtos de lise de leucócitos durante a estocagem, sobre o receptor.

Como manifestação do primeiro fenômeno, é mais freqüente em crianças politransfundidas, mas, como efeito do segundo, pode ser observada mesmo em crianças que nunca receberam transfusão.

Os sinais e os sintomas relacionados a esse tipo de reação são: febre (ou elevação $\geq 1,0°C$ durante a infusão), calafrios, tremores, hiperemia, palidez, taquicardia, taquipnéia, cianose de extremidades.

A profilaxia para esse tipo de reação é o uso de filtros de leucócitos. Nas 24 horas que se seguem à coleta do sangue, os leucócitos presentes nas unidades de plaquetas fagocitam eventuais bactérias contaminantes e começam a desintegrar-se. Esse é o momento ideal para a filtração de leucócitos, antes da liberação de leucotrienos no meio.

Na falta da filtração inserida no processo de produção (pré-filtração ou extração do "buffy coat"), situação ideal, os filtros "bedside" podem ser usados à beira do leito para diminuir a freqüência e a intensidade das reações febris não-hemolíticas. A filtração dos produtos celulares (concentrados de hemácias e plaquetas) com filtros de redução ≥ 3 log também protege as crianças (e adultos) da sensibilização contra os antígenos do sistema HLA. Acredita-se que a irradiação dos produtos celulares por raios ultravioleta também protejam contra esse tipo de sensibilização. Em geral, cada filtro de leucócitos "bedside" para concentrados de plaquetas consegue leucodepletar 7 unidades "standard" ou 1 unidade de aférese.

As *reações transfusionais hemolíticas agudas* por incompatibilidade ABO menor são raras, mas não podem deixar de ser consideradas, sobretudo em crianças que recebem plaquetas de doadores com títulos de iso-hemaglutininas maiores que 512 ou desconhecidos.

O risco de contaminação bacteriana em concentrado de plaquetas é bem maior que em concentrados de glóbulos. O estoque entre 22 e 24°C favorece a proliferação espontânea de bactérias em concentrados de plaquetas. Esse é o maior fator limitante para sua utilização além de cinco dias, mais do que pela perda de qualidade dos produtos.

A transfusão de plaquetas com contaminação bacteriana pode produzir choque e distúrbio de coagulação. Amostras da unidade suspeita devem ser encaminhadas para bacterioscopia e cultura. Hemocultura da criança também deve ser colhida.

As bactérias mais freqüentemente envolvidas nesse tipo de contaminação vêm da pele ou do sangue do doador, mas também podem ser contaminantes de insumos não-estéreis da bolsa plástica antes da coleta do sangue (*Serratia marcescens*) ou depois, na abertura do sistema durante os testes pré-transfusionais (provas de compatibilidade), e, finalmente, à beira do leito. Os controles de qualidade nos processos de produção e manuseio dos produtos são de fundamental importância na profilaxia desse tipo de contaminação.

Da pele do doador, se a assepsia do antebraço não for rigorosa, *Staphylococcus* sp. podem contaminar e proliferar na unidade à temperatura de estocagem. Das bactérias presentes no sangue do doador (bacteriemia no momento da coleta), a mais freqüentemente envolvida em acidentes é a *Yersinia enterocolitica*. Uma triagem clínica bem feita e a remoção precoce dos leucócitos (extração de "buffy coat" ou filtração) diminuem os riscos de contaminação por *Yersinia*.

Ainda fazem parte das reações pós-transfusionais imediatas as *reações urticariformes*. Elas compreendem cerca de 30% das reações pós-transfusionais agudas não-hemolíticas em crianças. Ocorrem geralmente em crianças politransfundidas. Sua expressão mais freqüente em crianças ocorre entre os 2 e 5 anos de vida. Geralmente são descritas com placas, pápulas, "rash" cutâneo, com ou sem prurido e brocoespasmo. A criança pode apresentar agitação psicomotora como reação ao prurido. O broncoespasmo grave, e até edema de glote, pode ocorrer em portadores de deficiência congênita de IgA.

Esse tipo de reação ocorre devido à resposta imune (alérgica) contra proteínas plasmáticas presentes no produto (concentrados de hemácias, concentrados de plaquetas, plasma fresco congelado e crioprecipitado). O tratamento é o uso de anti-histamínicos e/ou corticóides e, no limite, adrenalina. A profilaxia para crianças que já apresentaram alguma vez reação urticariforme pode ser pré-medicação com anti-histamínicos e/ou corticóides (10 minutos antes da transfusão) ou a lavagem dos produtos: centrifugação, extração do excesso de plasma e ressuspensão do componente em solução fisiológica.

O procedimento de lavagem é desaconselhado porque envolve a abertura do sistema, expondo o receptor ao risco de contaminação bacteriana, mesmo feito em fluxo laminar, e diminui muito o rendimento transfusional porque envolve perda de componente. Não se podem lavar produtos acelulares (plasma e crio), mas é coerente que, uma vez determinada essa necessidade para concentrados de hemácias, aplique-se também para concentrados de plaquetas.

Dez por cento das reações pós-transfusionais não-hemolíticas são mal definidas ou mistas e apresentam características das reações febris e urticariformes simultaneamente.

A TRALI ("transfusion-related-acute-lung-injury") foi descrita em criança de 2 anos de idade em 1994. Essa reação é rara, mediada por anticorpos contra antígenos do sistema HLA presentes no plasma do doador (pode ocorrer com transfusão de glóbulos, plaquetas e plasma). Os anticorpos atacam a membrana basal pulmonar produzindo edema de pulmão não-cardiogênico e uma síndrome de angústia respiratória ou "pulmão de choque". A profilaxia seria a transfusão de componentes HLA compatível ou produtos lavados. O tratamento é o mesmo que para o "pulmão de choque".

Efeitos tardios

As *reações hemolíticas retardadas* não ocorrem com transfusão de concentrados de plaquetas porque, sendo os anticorpos causadores dessa hemólise de origem do doador, seus títulos, depois de transfundidos, tendem a diminuir, nunca aumentar. Pode ser notado somente aparecimento de um teste de antiglobulina direta (Coombs direto) positivo.

Os riscos de transmissão de agentes infecto-contagiosos são os mesmos que os de glóbulos (ver primeiro capítulo desta Seção). Há o recurso da transfusão autóloga de plaquetas, e "gel de plaquetas" somente para usuários de equipamento de recuperação intra-operatória de sangue. Esse recurso é disponível atualmente para adultos, mas tais equipamentos estão sendo adaptados para crianças e em breve estarão disponíveis em Pediatria.

Os fatores estimulantes de colônias de megariócitos (trombopoetina) também ainda estão sendo desenvolvidos, mas ainda não são uma realidade.

Se a necessidade de transfusão de plaquetas é prevista por muito tempo, a profilaxia da contaminação por vírus da hepatite B deve incluir um programa de vacinação contra esse vírus desde cedo, a exemplo do que é recomendado para os candidatos a receber transfusão de concentrados de hemácias a longo prazo.

O uso de produtos pobres em leucócitos ou deleucocitados diminui o risco de transmissão de agentes de transmissão intracelular, por exemplo, o citomegalovírus (CMV). O risco de complicações devido à infecção por CMV em recém-nascidos é elevado, sobretudo em prematuros. Os hemocomponentes de doadores com sorologia negativa para CMV devem ser reservados para transfusão em recém-nascidos com peso inferior a 1.200g ou quando mãe e filho têm sorologia negativa para CMV. Os produtos celulares filtrados até 24 horas após a coleta (filtros de redução $\geq$ 3 log) oferecem proteção contra o CMV equivalente aos produtos de doador com sorologia negativa.

As novas soluções conservantes e os dispositivos de conexão estéril permitem a aliquotagem do mesmo hemocomponente várias vezes para um mesmo receptor. As vantagens da menor exposição a doadores homólogos diferentes (menor risco imunológico e infeccioso) são maiores que os efeitos do uso da mesma unidade de hemocomponente estocada por mais tempo.

Os efeitos colaterais a longo prazo ainda incluem: púrpura pós-transfusional e reação enxerto *versus* hospedeiro pós-transfusional.

A púrpura pós-transfusional é grave, ocasiona freqüentemente hemorragia visceral 5 a 12 dias depois da transfusão. Há duas hipóteses para explicar o fenômeno, mas o mecanismo exato permanece desconhecido.

A reação enxerto *versus* hospedeiro é mediada por linfócitos viáveis do doador que reconhecem o receptor imunodeprimido como "non-self", proliferam e agridem alguns tecidos. Há dois tipos de reação enxerto *versus* hospedeiro pós-transfusional: agudas e crônicas. As agudas ocorrem 12 a 15 dias depois da transfusão e manifestam-se com icterícia, eritrodermia, pancitopenia e febre. As crônicas manifestam-se 100 dias após a transfusão e geralmente apresentam esclerodermia e pneumonia intersticial.

Os produtos celulares (concentrados de glóbulos e plaquetas) gama-irradiados estão indicados para a profilaxia da doença do enxerto *versus* hospedeiro pós-transfusional. A dose de radiação recomendada para cada unidade de hemácias é de 25Gy. As unidades de concentrado de plaquetas irradiadas não sofrem alteração em seu prazo de validade. A irradiação gama é indicada para transfusão simples de hemácias e plaquetas: em recém-nascido *prematuro extremo* ($\leq$ 33 semanas) ou de baixo peso ($\leq$ 1.200g), obtidos de *doadores relacionados ou HLA-compatível, exsangüineotransfusão* e em recém-nascido com *imunodeficiência congênita*.

Receptores de transplante de medula óssea (TMO) autólogo ou alogênico, desde o início do condicionamento até o final da imunodeficiência, e portadores de doença de Hodgkin também têm indicação de receber produtos celulares irradiados.

As indicações de irradiação gama de produtos celulares para pacientes submetidos a transplante de órgãos sólidos, quimio, radioterapia e pacientes com síndrome de imunodeficiência adquirida ainda são controversas.

BIBLIOGRAFIA

1. CARNIELLI, V. et al. – Effect of high doses of human recombinant erythropoietin on the need for blood transfusions in preterm infants. *J. Pediatr.* **121**:98, 1992. 2. CHAMBERS, L.A. & ISSIT, L.A. – *Supporting the Pediatric Transfusion Recipient.* Bethesda, American Association of Blood Banks, 1994. 3. ESHELEMAN, J.R. et al. – Prospective double bind study of small volume neonatal transfusion with RBCs up to 35 days old. *Transfusion* **34**:S32, 1994. 4. GOODSTEIN, M.H. et al. Comparison of two preservation solutions for erythrocyte transfusions in newborn infants. *J. Pediatr.* **123**:783, 1993. 5. ISERSON, K.V. & HUESTIS, D.W. – Blood warming: current applications and techniques. *Transfusion* **31**:558, 1991. 6. LEVY, G.J. et al. National survey of neonatal transfusion practices: I Red blood cell therapy. *Pediatrics* **91**:523, 1993. 7. LIU, E.A.; MANNINO, F.L. & LANE, T.A. – Prospective, randomized trial of the safety and efficacy of a limited donor exposure transfusion program for premature neonates. *J. Pediatr.* **125**:92, 1994. 8. LUBAN, N.L; STRAUSS, R.G. & HUME, H.A. – Commentary on the safety of red cells preserved in extended-storage media for neonatal transfusions. *Transfusion* **31**:229, 1991. 9. PETZ, L.D. et al. – *Clinical Practice of Transfusion Medicine.* 3th ed., New York, Churchill Livingstone, 1996. 10. RODRIGUES, J.W.; MANNINO, F. & LANE, T. – Limitation of donor exposure in premature neonates and elimination of blood wastage using a novel transfusion strategy. *Transfusion* **34**:S32, 1994. 11. STOCKMAN, J.A. III. – Transfusions in the neonate. In Kennedy, M.S.; Wilson, S. & Kelton, J.G., eds. *Perinatal Transfusion Medicine.* Arlington, American Association of Blood Banks, 1990. 12. TAN, K.L. & WONG, L.Y. – Effect of blood transfusion on acid base, glucose and electrolyt status in very low birth weight infants. *Biol. Neonate* **59**:373, 1991. 13. VAZ, F.A.C. – Hemoterapia: transfusão de sangue, plasma e hemoderivados. In Santoro, M. & Díniz E.M.A. *Manual de Neonatologia.* Sociedade de Pediatria de São Paulo. Comitê de Neonatologia. Revinter, Rio de Janeiro, 1994. 14. WALKER, R.H. editor-in-chief. – *Technical Manual.* American Association of Blood Banks. 11th ed., Bethesda, 1993.

PAULA RIBEIRO VILLAÇA
CYNTHIA ROTHSCHILD

PLASMA FRESCO CONGELADO

Plasma fresco congelado (PFC) é aquele separado das hemácias e plaquetas a partir do sangue total doado e congelado a –18°C ou menos em até 8 horas após a coleta.

Uma unidade de PFC contém 200-250ml, com aproximadamente 1U de atividade de cada fator da coagulação por ml. Apesar de, teoricamente, o PFC poder ser usado para tratar deficiência de qualquer proteína plasmática, é de benefício limitado em pacientes com inibidores para qualquer fator de coagulação. Muitas vezes, a dose necessária para se atingir um nível hemostático *in vivo* pode resultar em sobrecarga de volume.

Nas últimas décadas, o uso de PFC aumentou de forma significativa. Infelizmente, estudos mostraram que geralmente é mal utilizado. Isso se deve aos falsos conceitos com relação à sua eficácia hemostática e conhecimento inadequado das situações nas quais seu uso é apropriado.

O diagnóstico correto da coagulopatia é de extrema importância, a fim de se considerar a opção terapêutica para cada paciente. Uma vez definido o diagnóstico e que tenha sido definida a gravidade da deficiência da proteína plasmática, pode-se planejar a terapia de reposição ou outros métodos de tratamento. Deve-se conhecer o nível hemostático mínimo, que deve ser atingido para se tratar uma manifestação clínica específica, a meia-vida e o volume de distribuição *in vivo* da proteína infundida, a concentração da proteína no produto, a fim de se calcular a quantidade a ser administrada, bem como programar a periodicidade da administração.

Alternativamente, a dosagem do PFC pode ser estimada como 10ml/kg, com dose inicial de 15ml/kg, devendo haver compatibilidade do sistema ABO.

O maior risco de tratamento com PFC é a transmissão de viroses. Febre, calafrios e reações alérgicas podem acontecer após transfusão de PFC, sendo a anafilaxia a conseqüência mais grave, a qual pode ocorrer em paciente com deficiência de IgA portador de anti-IgA.

A lesão pulmonar aguda relacionada à transfusão (TRALI) pode ocorrer caso o PFC contenha anticorpos contra granulócitos ou HLA. Devido a esses riscos, o PFC só deve ser usado quando não houver outra alternativa terapêutica.

Indicações de PFC

• Reposição de deficiências isoladas de fatores II, V, VII, IX, X e XI quando não se dispõe de concentrado específico. A dose depende do fator a ser reposto e da concentração plasmática necessária para se obter o nível hemostático, e a periodicidade, da meia-vida do fator deficiente, sendo que tais características variam individualmente entre os fatores.
• Reposição de fatores dependentes de vitamina K (II, VII, IX, X, proteínas C e S) em pacientes anticoagulados com inibidores da vitamina K que apresentam sangramento ou necessitam de cirurgia de emergência.
• Reposição de antitrombina III (ATIII), proteínas C e S, quando não houver disponibilidade do concentrado específico.
• Em associação com troca plasmática para o tratamento de púrpura trombótica trombocitopênica (PTT) – síndrome hemolítico-urêmica (SHU).

• Reversão da alteração hemostática em pacientes que tenham recebido transfusão maciça (acima de um volume sangüíneo em poucas horas), nos quais a deficiência de fator seja a alteração principal.
• Reposição de imunoglobulina em pacientes com imunodeficiência secundária à enteropatia perdedora de proteína, na qual a nutrição parenteral foi ineficaz e em crianças e adultos com imunodeficiência humoral.
• Outras indicações:
  – doença hepática: se o paciente apresentar sangramento ou se for planejado procedimento invasivo;
  – coagulação intravascular disseminada (CIVD): a terapia deve ser direcionada para o tratamento da doença de base; a terapia de reposição está indicada em CIVD aguda quando ocorre hemorragia;
  – deficiência da C1 esterase: o PFC está indicado como terapia profilática antes da cirurgia para prevenir edema laríngeo em pacientes com angioedema hereditário, quando não houver disponibilidade do concentrado específico;
  – cirurgia com circulação extracorpórea (CEC): nos pacientes em que o sangramento seja decorrente de anormalidades de fatores da coagulação não decorrentes do efeito da heparina.

O PFC é contra-indicado como expansor de volume, como suplementação nutricional, uso profilático em circulação extracorpórea e transfusão maciça, para neutralizar a heparina.

FATORES DE COAGULAÇÃO

Uma quantidade cada vez maior de fatores de coagulação encontra-se disponível para uso clínico, sob a forma de concentrados obtidos por meio de "pool" de plasmas humanos ou de engenharia genética.

Concentrados de fator VIII

Os concentrados de fator VIII derivados do crioprecipitado de "pool" de plasma humano passam por diversos processos de purificação (como a precipitação protéica e a cromatografia, dentre outros), para atingir uma quantidade crescente de fator VIII, com o mínimo de contaminação por outras proteínas presentes no plasma.

O grau de pureza dos concentrados pode ser avaliado pela sua atividade específica (relação entre unidades de fator VIII e mg de proteína total presente no concentrado) e pelo seu conteúdo em fator von Willebrand. Quanto maior a atividade específica, maior o grau de pureza do concentrado.

Outra etapa importante na fabricação dos concentrados de fator VIII derivados de plasma é a inativação viral, por meio de métodos físicos (calor, filtros) e/ou químicos (solvente-detergente). Os métodos disponíveis atualmente, isolados ou combinados entre si, garantem proteção contra os vírus da imunodeficiência adquirida e das hepatites A, B e C, mas não se mostraram capazes de inativar o parvovírus B19.

Os concentrados de fator VIII também podem ser produzidos por tecnologia de DNA recombinante, apresentando atividade específica equivalente à dos concentrados plasmáticos de pureza ultra-alta.

Constituem indicações para o emprego dos concentrados de fator VIII: a reposição de fator VIII em hemofílicos A ou pacientes com inibidores antifator VIII e a reposição de fator von Willebrand em indivíduos com doença de von Willebrand (nesse caso, podem ser usados apenas os concentrados ricos em multímeros de alto peso molecular).

Os concentrados de fator VIII podem ser encontrados sob a forma de pó liofilizado estéril. Sua concentração é indicada em unidades de fator VIII, sendo que 1 unidade de atividade de fator VIII corresponde ao seu conteúdo em 1ml de plasma fresco normal citratado.

A meia-vida biológica do fator VIII é de cerca de 12 horas. A dose a ser infundida e o intervalo entre doses seguintes dependem da indicação de reposição do fator (se é profilática ou terapêutica), do nível prévio de fator VIII do paciente, do tipo de sangramento a ser prevenido ou tratado e da presença ou não de inibidor antifator VIII. A administração do concentrado é realizada por via intravenosa, em bolo, ou por meio de infusão contínua (ver também o capítulo Hemofilias e Doença de von Willebrand na Seção III).

As reações adversas aos concentrados de fator VIII são raras. Encontram-se descritos: "rash" cutâneo, rubor, hipotensão, paladar "metálico", náuseas, vômitos, cefaléia, sonolência, letargia, tontura, obnubilação, distúrbios visuais, taquicardia, febre, calafrios, dor no local da aplicação, lacrimejamento excessivo, reações atópicas, angioedema, anafilaxia e anemia hemolítica. São discutíveis ainda a influência dos diversos tipos de concentrados sobre a imunidade e o papel dos concentrados no desenvolvimento de inibidores antifator VIII.

Concentrados de fator IX

Os concentrados de fator IX também são produzidos a partir de "pool" de plasma de doadores ou por técnicas de DNA recombinante. Dois tipos de concentrados de fator IX podem resultar do plasma: o complexo protrombínico (que contém os fatores K dependentes – IX, II, X – e em quantidades variáveis o fator VII) e o concentrado purificado de fator IX (cujos métodos de purificação e inativação viral se assemelham aos descritos para os concentrados de fator VIII). Ambos se encontram disponíveis sob a forma de pó liofilizado estéril.

Os complexos protrombínicos podem ser ativados ou não, dependendo da presença de fatores VII e X ativados no produto. Estão indicados para a reposição dos fatores II, X, VII (dependendo do conteúdo desse fator no concentrado) e IX (na ausência do concentrado purificado da fator IX), tanto nas deficiências congênitas quanto nas deficiências adquiridas desses fatores (como é o caso de sangramentos por excesso de antagonistas da vitamina K) e também são utilizados no tratamento de inibidores antifatores VIII e IX.

Além das reações adversas descritas para os concentrados de fator VIII, os complexos protrombínicos podem desencadear fenômenos tromboembólicos (sobretudo os complexos ativados). A administração dos complexos protrombínicos é realizada por via intravenosa em bolo, após sua reconstituição com água destilada estéril. A dose habitual varia de 50 a 100U/kg de peso/dia, sendo geralmente administrada uma vez ao dia.

Os concentrados purificados de fator IX estão indicados para a reposição de fator IX. Sua concentração é indicada em unidades de fator IX, sendo que 1 unidade de sua atividade corresponde ao conteúdo de fator IX em 1ml de plasma fresco normal citratado. A meia-vida biológica do fator IX é de cerca de 24 horas. A dose a ser infundida e o intervalo entre doses seguintes, a exemplo do que ocorre com os concentrados de fator VIII, dependem da indicação de reposição do fator (se é profilática ou terapêutica), do nível prévio de fator IX do paciente, do tipo de sangramento a ser prevenido ou tratado e da presença ou não de inibidor antifator IX (evento raro). A administração do concentrado é realizada por via intravenosa, em bolo, ou por meio de infusão contínua. As reações adversas aos concentrados de fator IX são as mesmas descritas para os concentrados de fator VIII, sendo igualmente raras (ver também o capítulo Hemofilias e Doença de von Willebrand na Seção III).

Outros concentrados

Concentrado de fator VIII porcino – purificado a partir de plasma de porco, é utilizado para o tratamento de inibidores antifator VIII.

Concentrado de fator von Willebrand – obtido a partir de plasma humano, é um concentrado de fator VIII rico em multímeros funcionantes de fator von Willebrand. A dose e o intervalo entre doses subseqüentes devem ser calculadas de acordo com a indicação, como ocorre para o concentrado de fator VIII.

Concentrado de fator VII – pode ser produzido a partir de plasma humano ou por tecnologia de DNA recombinante, sendo utilizado para a reposição de fator VII e para o tratamento de inibidores antifator VIII ou IX.

Concentrado de fator XIII – derivado de plasma humano, é indicado para o tratamento da deficiência de fator XIII.

Concentrado de fibrinogênio – obtido a partir de plasma humano, é utilizado para a reposição de fibrinogênio nas deficiências congênitas ou adquiridas desse fator.

Concentrado de proteína C – produzido a partir de plasma humano, está indicado para a reposição dessa proteína em casos de deficiência de proteína C.

Concentrado de antitrombina III – derivado de plasma humano, pode ser usado para a reposição de antitrombina III em suas deficiências congênitas ou adquiridas.

Concentrado de inibidor da C1 esterase – obtido a partir de plasma humano, está indicado para a reposição do inibidor da C1 esterase, no angioedema hereditário.

CRIOPRECIPITADO

Crioprecipitado é um concentrado de proteínas plasmáticas de alto peso molecular preparado descongelando-se uma 1 unidade de PFC à temperatura de 1-6°C. Após ser descongelado, forma-se um precipitado de coloração branca, denominado crioprecipitado. O plasma sobrenadante é removido, deixando-se na bolsa a proteína precipitada e 10-15ml desse plasma. Esse material é, então, novamente congelado a −18°C ou menos, no período de 1 hora, e tem validade de um ano.

Contém fator VIII (80-120U), fibrinogênio (aproximadamente 250mg), fibronectina (50-60mg), fator XIII (20 a 30% do total da bolsa original), assim como fator von Willebrand (40-70% do total da bolsa original). Como o crioprecipitado contém anticorpos ABO, deve-se levar em consideração a compatibilidade quando o volume a ser infundido for grande com relação à massa eritrocitária do receptor.

Os riscos de transmissão de doenças infecciosas, assim como do desenvolvimento de reações alérgicas, são semelhantes àqueles associados com PFC. Deve-se ter cuidado ao se administrar grande quantidade de crioprecipitado devido ao risco trombótico decorrente do aumento do fibrinogênio.

Indicações de crioprecipitado

Anormalidades do fibrinogênio
(afibrinogenemia, hipofibrinogenemia, disfibrinogenemia)

A quantidade de crioprecipitado necessária para elevar o nível do fibrinogênio depende da natureza do episódio hemorrágico, bem como da gravidade da deficiência. Pode ser calculada da seguinte maneira:

1. Peso (kg) x 70ml/kg = volume sangüíneo (ml).
2. Volume sangüíneo (ml) x (1,0 – hematócrito do paciente) = volume plasmático.

3. Fibrinogênio necessário (mg) = (nível de fibrinogênio deseja-do em mg/dl – nível inicial de fibrinogênio em mg/dl) x volume plasmático (ml).

4. Número de bolsas de crioprecipitado = fibrinogênio necessário em mg ÷ 250mg de fibrinogênio/bolsa de crioprecipitado.

Deficiência de fator VIII – apesar de não ser mais o componente de escolha para o tratamento de reposição nos hemofílicos A, o crio-precipitado pode ser utilizado quando não houver concentrado de fator VIII disponível (ver capítulo Transfusão de Plaquetas).

Doença de von Willebrand – o crioprecipitado pode ser utilizado em pacientes que não respondem ao DDAVP, quando não houver disponibilidade do concentrado específico (ver capítulo Transfusão de Plaquetas).

Deficiência de fator XIII – quando não houver concentrado especí-fico disponível.

Outras – *fibronectina*: parece ser eficaz em pacientes com sepse, queimaduras ou traumatismos, porém estudos fazem-se necessá-rios para a comprovação de sua eficácia clínica; *cola de fibrina*: o fibrinogênio do crioprecipitado tem sido utilizado como um prepa-rado hemostático tópico, sendo convertido em fibrina pela ação da trombina bovina. Alguns pacientes desenvolvem anticorpos contra a trombina bovina e o fator V humano; *sangramento secundário à uremia*: apesar de a literatura reconhecer o crioprecipitado como sendo uma opção terapêutica, o mesmo não deve ser utilizado como conduta rotineira nesse tipo de sangramento.

O crioprecipitado é contra-indicado para tratar deficiências outras que as anteriormente citadas.

BIBLIOGRAFIA

1. AMERICAN ASSOCIATION OF BLOOD BANKS – Blood transfusion prac-tice. In *Technical Manual*. 12nd ed., Bethesda, 1996, p. 431. 2. ANDREW, M. & BROOKER, L.A. – Hemorrhagic complications in newborns. In Petz, L.D.; Swisher, S.N.; Kleinman, S.; Spence, R.K. & Strauss, R.G., eds. *Clin-ical Practice of Transfusion Medicine*. 3rd ed., New York, Churchill Living-stone, 1995, p. 647. 3. COSTA E SILVA, M. – Características técnicas dos concentrados de fatores de coagulação VIII e IX produzidos na Europa Ocidental. *Bol. Soc. Bras. Hematol. Hemot.* 19:51, 1997. 4. FIRESTONE, D.T. – Component therapy. In Rudmann, S.V., ed. *Textbook of Blood Bank-ing and Transfusion Medicine*. Philadelphia, Saunders, 1995, p. 376. 5. GILL, J.C.& MONTGOMERY, R.R. – Principles of therapy for hemostasis factor deficiencies. In Nathan, D.G.& Oski, F.A., ed. *Hematology of Infancy and Childhood*. 4th ed., Philadelphia, Saunders, 1993, p. 1796. 6. GOLD-SMITH, J.C. – The coagulation cascade and coagulation factor replace-ment in hemophilia. In Petz, L.D.; Swisher, S.N.; Kleinman, S.; Spence, R.K. & Strauss, R.G., eds. *Clinical Practice of Transfusion Medicine*. 3rd ed., New York, Churchill Livingstone, 1995, p. 185. 7. HILGARTNER, M.W. – Factor replacement therapy. In Hilgartner, M.W. & Pochedly, C., eds. *He-mophilia in the Child and Adult*. 3rd ed., New York, Raven Press, 1989, p. 1. 8. HILLYER, C.D. & BERKMAN, E.M. – Transfusion of plasma deriva-tives: fresh frozen plasma, cryoprecipitate, albumin and immunoglobulins. In Hoffman, R.; Benz Jr, E.J.; Shattil, S.J.; Furie, B.; Cohen, H.J. & Silber-stein, L.E., eds. *Hematology – Basic Principles and Practice*. 2nd ed., New York, Churchill Livingstone, 1995, p. 2011. 9. MANNUCCI, P.M. – The choice of plasma-derived clotting factor concentrates. *Baillière's Clin. Haematol.* 9:273, 1996. 10. MOLLISON, P.L., ENGELFRIET, C.P., & CONTRERAS, M. – *Blood Transfusion in Clinical Practice*. 9th ed., Oxford, Blackwell Scien-tific Publications, 1993, p. 638. 11. SWISHER, S.N.; PETZ, L.D. – Plasma and plasma derivatives. In Petz, L.D.; Swisher, S.N.; Kleinman, S.; Spen-ce, R.K.; & Strauss, R.G., eds. *Clinical Practice of Transfusion Medicine*. 3rd ed., New York, Churchill Livingstone, 1995, p. 947.

| 5 | **Transfusão em Pacientes Cronicamente Necessitados** |

YOUKO NUKUI

Nesta modalidade terapêutica de transfusão, incluem-se os pacien-tes que recebem cronicamente repetidas transfusões. São os porta-dores de hemoglobinopatias, como anemia falciforme e talassemia, e os pacientes onco-hematolólogicos.

À medida que esses pacientes recebem inúmeras unidades de sangue, aumenta-se a possibilidade de desenvolverem reações adversas. Entre os efeitos colaterais imediatos mais comuns estão a reação febril não-hemolítica e a urticariforme; entre os efeitos colate-rais tardios, têm-se as aloimunizações eritrocitária e leucocitária, a refratariedade plaquetária, a hemossiderose e as infecções pós-transfusionais.

Em razão dos efeitos colaterais que certamente esses pacientes desenvolverão, medidas preventivas são essenciais para evitá-los, tais como o uso rotineiro de hemocomponentes leucodepletados, a redução do número de exposição a doadores de sangue e o uso de componentes eritrocitários fenotipados.

Uma das primeiras medidas a ser adotadas pelas crianças, cujo diagnóstico determina seu ingresso na categoria de politransfundi-dos, é a documentação de seu fenótipo eritrocitário, o mais comple-to possível, inclusive dos antígenos dos sistemas MNS, Duffy e Kidd.

Outra medida fundamental é a documentação de um perfil soroló-gico inicial (contra os vírus: HIV, das hepatites B e C, HTLV1/2, cito-megalovírus, parvovírus B19, Chagas e sífilis). A instituição precoce de um programa de vacinação contra o vírus da hepatite B para crianças com perfil sorológico apropriado constitui uma medida ex-tremamente útil na profilaxia dessa infecção.

ANEMIA FALCIFORME

É uma doença hereditária caracterizada pela substituição de um aminoácido por outro na cadeia da globina que compõe a molécula de hemoglobina. A anemia tem início aos 6 meses de idade, quando o nível de hemoglobina fetal é baixo e ocorre o predomínio da hemo-globina S, persistindo um quadro de hemólise crônica e a necessi-dade de transfusões de sangue.

Objetivos da transfusão

1. Aumentar a capacidade sangüínea de carrear oxigênio, aumen-tando o hematócrito e a hemoglobina circulante.
2. Substituir hemácias falciformes por hemácias normais, melhoran-do a circulação sangüínea da microvasculatura.

Indicações de transfusão de sangue

1. Nas anemias agudas, nas quais o paciente é sintomático e o nível de hemoglobina cai a 6g/dl e o de hematócrito para menos de 20%; a simples transfusão de um concentrado de hemácias é

suficiente para aliviar sintomas como fadiga, incapacidade de concentração mental, dificuldade de respirar, tonturas e sinais como queda da pressão sangüínea, hipotensão postural e distúrbios neurológicos. As principais causas da anemia aguda são decorrentes de infecções ocasionadas principalmente pelo parvovírus B19, seqüestro esplênico ou hepático e mais raramente por sangramento.

2. Nas anemias crônicas, não existe uma padronização bem documentada a respeito. A maioria dos pacientes é capaz de tolerar níveis baixos de hemoglobina e de hematócrito sem a necessidade de transfusões. As conseqüências advindas do comprometimento cardíaco indicam necessidade transfusional crônica. Alguns autores iniciam a transfusão quando o nível de hematócrito está abaixo de 15% ou a hemoglobina a 5,5g/dl. Outras indicações de transfusões crônicas são para aqueles pacientes que apresentam níveis de hemoglobina S acima de 30%, com quadro prévio de acidente vascular cerebral, síndrome torácica e priapismo de repetição sem resposta a outras alternativas terapêuticas.

A transfusão de sangue é indicada a cada três semanas ou mensalmente em pacientes com programas de transfusões crônicas, na tentativa de se manter a hemoglobina S inferior a 30%, pois níveis acima desse valor são suficientes para ocasionar aumento da viscosidade sangüínea e comprometimento da circulação sangüínea e da liberação de oxigênio. A hemoglobina eleva-se em aproximadamente 3-3,5g/dl com 10ml/kg de peso de concentrado de hemácias.

O programa de transfusões crônicas tem diminuído os episódios de dor, de síndrome respiratória aguda e de hospitalizações. Recomenda-se a aliquotagem das bolsas em volumes menores e/ou a infusão em intervalos de um ou dois dias e/ou mesmo a infusão de diuréticos, antes de cada transfusão.

Componentes sangüíneos disponíveis para transfusão

Concentrado de hemácias desprovido de hemoglobina S – somente alguns bancos de sangue realizam a exclusão de doadores de sangue portadores de traço falciforme. Algumas complicações podem ocorrer quando pacientes com anemia falciforme recebem componentes sangüíneos de doadores com traço falciforme, tais como confusão no cálculo terapêutico da eficiência transfusional, uma vez que a bolsa de sangue transfundida contém hemoglobina S. A ocorrência de falcização pode ocorrer em alguns pacientes com comprometimento pulmonar prévio ou alguma doença concomitante grave. Outra complicação é a dificuldade na utilização de filtros de remoção de leucócitos em concentrado de hemácias estocadas que bloquearia a filtração.

Concentrado de hemácias recentes – a escolha decorre das alterações ocasionadas pela estocagem, como a queda dos níveis de 2,3-DPG e do pH, que são restaurados gradativamente em 24 horas, após a infusão do sangue. Nem sempre a disponibilidade desse componente é possível, principalmente quando a solicitação de componentes sangüíneos para um banco de sangue é grande ou quando ocorrem situações em que seja necessária a procura de bolsas de sangue compatíveis, como no caso de pacientes fenotipados. Existem algumas vantagens na infusão de concentrado de hemácias recentes, tais como maior intervalo de tempo entre as transfusões, possibilitando, portanto, menor exposição a doadores de sangue e, conseqüentemente, menores complicações decorrentes da transfusão, principalmente a hemossiderose.

Complicações da transfusão e prevenção

As duas principais complicações imediatas mais comuns na transfusão de sangue são a reação febril não-hemolítica e a urticariforme. A reação febril não-hemolítica é ocasionada pela interação de antígenos leucocitários presentes nos leucócitos do sangue do doador com anticorpos previamente formados contra esses antígenos, presentes no sangue do receptor. Também a presença de citocinas nas bolsas de sangue, liberadas por leucócitos em decorrência do tempo de estocagem, costuma causar reação febril não-hemolítica.

A reação febril não-hemolítica é umas das reações transfusionais mais comuns, incidindo em 1/100-200U de sangue transfundidas.

Para evitar essa ocorrência, recomenda-se o uso rotineiro de componentes pobres em leucócitos em pacientes com repetidas transfusões (Quadro 6.30), tais como a utilização de filtros especiais que removem 99,99% dos leucócitos presentes nas unidades de concentrados de hemácias e plaquetas. Embora em menor intensidade, podem existir situações em que, mesmo utilizando-se filtros de terceira geração, ocorram reações.

Quadro 6.30 – Tipos de reação transfusional e hemocomponentes indicados na profilaxia das reações.

Tipo de reação transfusional	Hemocomponentes indicados
Reação febril não-hemolítica	Componentes leucodepletados (uso de filtros para concentrado de hemácias e plaquetas)
Reação urticariforme/anafilática	Componentes com redução de proteína plasmática (hemácias lavadas ou com solução aditiva)
GVHD pós-transfusional	Componentes celulares irradiados
Refratariedade plaquetária	Componentes leucodepletados/ concentrado de plaquetas por aférese
Aloimunização leucocitária	Componentes leucodepletados/ concentrado de plaquetas por aférese
Aloimunização eritrocitária	Componentes fenotipados/ leucodepletados

A reação do tipo urticariforme, ocasionada pela presença de anticorpos no sangue do receptor contra proteínas plasmáticas do doador, é tão freqüente quanto a reação febril não-hemolítica.

Torna-se obviamente mais freqüente quando se tratam de pacientes politransfundidos. A prevenção dessa reação faz-se com a utilização de componentes sangüíneos pobres em proteínas plasmáticas.

A utilização de concentrado de hemácias lavadas ou preparadas com solução aditiva é a prática mais empregada na profilaxia dessas reações.

Os concentrados de hemácias não necessitam ser irradiados, uma vez que não existem relatos na literatura de GVHD ("graft *versus* host disease", ou doença do enxerto *versus* hospedeiro) pós-transfusional, e esses pacientes não apresentam deficiência do sistema imunológico.

Do ponto de vista transfusional, a grande complicação é a possibilidade de esses pacientes desenvolverem aloimunização eritrocitária, isto é, a formação de anticorpos contra antígenos eritrocitários após infusão de várias unidades de sangue de doadores que possuem esses antígenos em pacientes que não os possuem.

Uma das explicações que justifica essa ocorrência é a diversidade de raças oriunda de doadores de sangue.

Os anticorpos presentes com maior freqüência nos pacientes são os de maior imunogenicidade, tais como anti-D, anti-e, anti-c, anti-E, anti-C e anti-K.

Os demais, como os dos sistemas Duffy e Kidd, podem estar presentes. A associação de três a cinco anticorpos é comum em pacientes regularmente transfundidos.

Nos dias de hoje, a formação isolada ou associada de anti-D, anti-C e anti-E continua a existir, denotando certa despreocupação dos serviços transfusionais em evitá-los.

A prevenção da aloimunização consiste em determinar nos pacientes os antígenos eritrocitários pertencentes aos sistemas mais imunogênicos imediatamente após a realização do diagnóstico de anemia falciforme e, dentro da possibilidade dos bancos de sangue, realizar transfusões somente com unidades de sangue que não possuam os antígenos que o paciente também não possui.

Nesses pacientes, a reação hemolítica tardia resultante da formação de anticorpos é de difícil diagnóstico clínico, porque muitas vezes eles não se manifestam com quadro de anemia e icterícia e, quando isso acontece, torna-se difícil distinguir a hemólise extravascular da doença falciforme.

Entre as demais complicações transfusionais, destacam-se as infecções pós-transfusionais causadas principalmente pelos vírus das hepatites B e C, que também podem confundir-se com reação hemolítica tardia ou com a piora da anemia falciforme.

O risco de infecções pós-transfusionais aumenta à medida que os pacientes são expostos a mais unidades transfusionais. Para cada unidade transfundida, o risco é de 1/493.000 para o HIV, 1/63.000 para o vírus da hepatite B, 1/103.000 para o vírus da hepatite C e 1/641.000 para o HTLV1/2.

A hemossiderose secundária, ocasionada pela infusão de inúmeras unidades de sangue, necessita de tratamento para se evitar o desenvolvimento de complicações, principalmente no miocárdio, nas glândulas endócrinas e no fígado. A única medicação quelante disponível é a desferoxamina, utilizada na forma parenteral. Medicações orais, tais como a hidroxipiridona, utilizada experimentalmente em animais, foram testadas durante anos sem sucesso devido a sua toxicidade.

A dose recomendada de desferoxamina parenteral é de 1-2g no período de 8-12 horas/dia, em infusão contínua subcutânea. Muitos pacientes não toleram a aplicação diária da medicação, e somente 40% responde com queda no nível de ferritina.

Dos efeitos colaterais relacionados, 25% dos pacientes tratados apresentam ototoxicidade e perda de visão. Outros medicamentos, em pesquisa, ainda não estão disponíveis para uso clínico. O número exato de unidades de sangue necessárias para desenvolver a sobrecarga de ferro não é bem conhecido; no entanto, talvez sejam necessárias mais de 100U para que as complicações se iniciem.

Ao atingir-se 1.000ng/ml o nível sérico de ferritina, recomenda-se iniciar a utilização da quelação de ferro. Esses pacientes habitualmente atingem níveis superiores a 6.000ng/ml, denotando que muitos não utilizam adequadamente, por se tratar de infusão subcutânea contínua que os incomodam no seu dia-a-dia.

TALASSEMIA

É uma doença hematológica caracterizada por um distúrbio quantitativo na produção das cadeias que compõem a hemoglobina A. A beta-talassemia, ao contrário da alfa-talassemia, apresenta mais manifestações clínicas, e a anemia começa a se manifestar após vários meses de idade da criança.

Objetivo e indicação de transfusão

As indicações de transfusão de sangue visam corrigir a anemia e suprimir a eritropoese ineficaz. O esquema de hipertransfusão consiste em transfundir 10-20ml de concentrado de hemácias por quilograma de peso, a cada 2-4 semanas, a fim de se manter o nível de hemoglobina superior a 9,5-10g/dl e, em consequência, evitar complicações desastrosas, como hipertrofia medular, deficiência de crescimento e insuficiência cardíaca.

Seleção do componente, complicações e prevenções

A seleção dos hemocomponentes a ser transfundidos e as complicações decorrentes da transfusão de sangue são as mesmas citadas para a anemia falciforme. Os sinais de toxicidade clínica de hemossiderose ocorrem vários anos após as transfusões crônicas,

quando a quantidade de ferro corpóreo atinge 400-1.000mg/kg do peso corpóreo. A quelação com desferoxamina deve começar após a infusão de aproximadamente 25U de concentrado de hemácias e o nível de ferritina atingir 1.000ng/ml, o que costuma ocorrer na infância, por volta dos 3 a 5 anos de idade.

Os pacientes talassêmicos que cursam com hiperesplenismo necessitam de transfusões de sangue com maior frequência, e quando a necessidade transfusional supera 200ml/kg/por ano, recomenda-se a realização de esplenectomia. Esse procedimento reduzirá a necessidade transfusional em aproximadamente 25-75%, e o benefício costuma ser duradouro.

DOENÇAS ONCO-HEMATOLÓGICAS

As principais doenças onco-hematológicas que necessitam de inúmeras transfusões de sangue são aquelas cujos pacientes são submetidos ao tratamento de quimioterapia.

Os pacientes com leucemias agudas e anemia aplástica grave recebem várias transfusões de concentrado de hemácias e de plaquetas, principalmente quando se encontram em estágio terminal, em decorrência da não-resposta ao tratamento quimioterápico ou mesmo em consequência das próprias transfusões, às quais se tornam refratários.

Indicações de transfusão

As indicações de transfusão de sangue decorrem do quadro de anemia e/ou da plaquetopenia que esses pacientes apresentam, em consequência de importante infiltração da medula óssea pelas células neoplásicas ou do efeito direto da ação das drogas quimioterápicas.

Uma outra indicação importante é o uso profilático de concentrado de plaquetas, quando a contagem de plaquetas cair abaixo de 10.000-20.000/µl (ver capítulo Transfusão de Plaquetas).

Seleção e dose de componentes sangüíneos

O volume recomendado de concentrado de hemácias é de 10-15ml/kg de peso corpóreo. Seu rendimento é de 3,0 a 3,5g/dl de hemoglobina.

O volume recomendado de concentrado de plaquetas é de 1U de plaquetas randomizadas (plaquetas retiradas de doadores habituais de sangue total) para cada 10-15kg de peso corpóreo. Se 1U de concentrado de plaquetas em média contém $5,5 \times 10^{10}$ plaquetas, espera-se que cada unidade aumente aproximadamente 21.000/µL para cada m^2 de superfície corpórea.

Complicações da transfusão e prevenção

As complicações tardias da transfusão decorrem da quantidade de unidades e do tipo de hemocomponentes transfundidos.

Nos pacientes politransfundidos, são mais comuns a refratariedade e a aloimunização plaquetária, que resultam da presença de leucócitos nos concentrados de plaquetas, levando à formação de anticorpos contra antígenos do sistema HLA e mais raramente à formação de anticorpos contra antígenos plaquetários.

A refratariedade plaquetária pode também ser decorrente de causas não-imunológicas, como o uso concomitante de anfotericina e de antibióticos antibacterianos. Incluem-se como outras causas de refratariedade sangramentos, infecções, esplenomegalia e febre.

As reações hemolíticas pós-transfusionais decorrentes de sensibilização contra antígenos eritrocitários são menos freqüentes que as contra antígenos leucocitários e solúveis.

As complicações agudas mais comuns da transfusão de sangue em crianças politransfundidas são as reações febril não-hemolítica e urticariforme.

Após o paciente apresentar a segunda reação do tipo febril não-hemolítica, recomenda-se o uso de hemocomponentes leucodepletados (uso de filtros de remoção de leucócitos).

Após a segunda reação urticariforme, recomenda-se a utilização de concentrado de hemácias lavadas ou preparadas com solução aditiva. Não existem ainda componentes plaquetários lavados de uso rotineiro em bancos de sangue no Brasil; portanto, antes das transfusões, recomenda-se o uso de medicações como anti-histamínicos (difenidramina na dose de 3-5mg/kg/dia). Nas recorrências dessas reações ou em situações nas quais a reação foi muito grave, como a anafilaxia, a infusão de hidroxicortisona na dose de 100mg é recomendada.

Para evitar-se o GVHD pós-transfusional, todos os componentes celulares sangüíneos (sangue total, concentrados de hemácias e plaquetas) devem ser irradiados. É bastante controversa a irradiação de componentes acelulares, como o plasma fresco congelado e o crioprecipitado, mas, recentemente, foram descritos dois casos com possíveis implicações.

BIBLIOGRAFIA

1. DAVENPORT, D.D. – Management of transfusion reactions. In *Transfusion Therapy: Clinical Principles and Practice*. Maryland, AABB Press Bethesda, 1999, p. 359. 2. GORLIN, J.D.& MINTZ, P.D. – Transfusion-associated graft-vs-host disease. In *Transfusion Therapy. Clinical Principles and Practice*. Maryland, AABB Press Bethesda, 1999, p. 341-57. 3. HEDDLE, N.M. & KELTON, J.G. – Febrile nonhemolytic transfusion reactions. In *Transfusion Reactions*. Maryland, AABB Press Bethesda, 1996, p. 46. 4. KEVY, S.V. – Current concepts in pediatric transfusion medicine. Chronic transfusion therapy. In *Transfusion Therapy: Guidelines for Practice*. Virginia, AABB, Arlington, 1990, p. 69. 5. McCULLOUGH, J. – *Transfusion Medicine*. Health Professions Division. Transfusion therapy in specific clinical situations. New York, McGraw-Hill, 1998, p. 275. 6. McCULLOUGH, J. – *Transfusion Medicine*. Health Professions Division. Complications of transfusion. New York, McGraw-Hill, 1998, p. 337. 7. MILLER, J.P. & AuBUCHON, J.P. – Leukocyte reduced and cytomegalovirus-reduced-risk blood components. In *Transfusion Therapy: Clinical Principles and Practice*. Maryland, AABB Press Bethesda, 1999, p. 314. 8. NUKUI, Y. – Infecções transmissíveis pelo sangue: Avaliação prospectiva prolongada de marcadores sorológicos após repetidas transfusões sangüíneas. Defesa de Tese de Doutorado pela Faculdade de Medicina da Universidade de São Paulo, 1998. 9. ROSSE, W.F.; TELEN, M. & WARE, R.E. – *Transfusion Suport for Patients with Sickle Cell Disease*. Maryland, AABB Press Bethesda, 1998. 10. SARON, B.I. – Transfusion therapy in congenital hemolytic anemias. In *Transfusion Therapy: Clinical Principles and Practice*. Maryland, AABB Press Bethesda, 1999, p. 13. 11. SCHREIBER, G.B. et al. – The retrovírus Epidemiology Donor Stuy. The risk of transfusion-transmitted viral infections. *N. Engl. J. Med*. **334**:1685, 1996. 12. VAMVAKAS, E.C. & PINEDA, A.A. – Allergic and Anaphylactic Reactions in Transfusion Reactions. Maryland, AABB Press Bethesda, 1996, p. 83. 13. WEBB, I.J. & ANDERSON, K.C.A. – Transfusion-associated graft-vs-host disease. In *Transfusion reactions*. Maryland, AABB Press Bethesda, 1996, p. 186. 14. WHITTEN, C.F. & BERTLES, J.F. – *Sickle Cell Disease*. Annals of The New York Academy of Sciences, vol. 565, 1989. 16. WILSON, S.M. – Transfusion therapy in hemoglobin disorders: sickle cell anemia and thalassemia. In *Transfusion Management of Some Common Heritable Blood Disorders*. Maryland, AABB Bethesda, 1992, p. 49.

6	Aféreses e Transfusão de Granulócitos

ALFREDO MENDRONE JÚNIOR

O termo *aférese* ou *hemaférese* refere-se à retirada do sangue total de um paciente ou doador, seguida da sua separação nos vários componentes por meio de filtração ou centrifugação, retenção do plasma (plasmaférese) ou de um componente celular do sangue (citaférese) e subseqüente devolução dos elementos remanescentes ao paciente ou doador.

Com base nesta definição e de acordo com o componente sangüíneo retido, os procedimentos de aféreses podem ser classificados em: plasmaférese, eritrocitaférese, trombocitaférese e leucaférese (granulocitaférese e linfocitaférese).

Atualmente, esse termo é mais amplamente aplicado, referindo-se também à manipulação extracorpórea dos componentes plasmáticos por colunas de afinidade (plasmaférese seletiva) e à exposição de componentes celulares do sangue à irradiação ultravioleta (fotoférese).

Desde o aparecimento dos primeiros equipamentos de aférese no início da década de 70, grande tecnologia tem sido aplicada no desenvolvimento de novos aparelhos. Os equipamentos disponíveis atualmente possuem microprocessadores acoplados, permitindo que a retirada e a anticoagulação do sangue, sua separação nos vários componentes, a coleta de um elemento-alvo desejado e o retorno dos elementos remanescentes para ao paciente sejam realizados continuamente, de forma rápida, segura e totalmente automatizada.

Nos últimos anos, um número cada vez maior de doenças têm sido tratadas com aférese. Algumas dessas indicações são controversas, baseadas em séries pequenas de estudos não controlados. Um comitê indicado pela Sociedade Americana de Aférese elaborou linhas gerais de orientação sobre o uso de aféreses terapêuticas, classificando as doenças em quatro categorias, modificada em 1992 pela Associação Americana de Bancos de Sangue:

Categoria I – inclui patologias em que a hemaférese é terapia de primeira escolha, podendo ser aplicada isoladamente ou associada a outras modalidades terapêuticas.

Categoria II – inclui patologias em que a hemaférese é geralmente aceita. No entanto, não é considerada terapia de primeira escolha, representando tratamento adjuvante e de suporte a outras modalidades terapêuticas convencionais.

Categoria III – evidências atuais são insuficientes para estabelecer a eficácia da hemaférese nesse grupo de patologias. O risco/benefício da terapia ainda não está completamente estabelecido. Inclui patologias nas quais inúmeros relatos estão descritos sem, contudo, haver um consenso sobre a real eficácia do tratamento.

Categoria IV – inclui patologias em que estudos controlados não mostraram eficácia da hemaférese como modalidade terapêutica.

PLASMAFÉRESE

Volume de troca plasmática, freqüência e número total de procedimentos de plasmaférese

A remoção contínua do plasma que se estabelece em um procedimento de plasmaférese determina redução progressiva na concentração de determinada substância plasmática patológica. Modelos matemáticos que descrevem a cinética de componentes plasmáticos durante o procedimento de aférese têm sido utilizados para se avaliar a eficiência da remoção dessa substância durante o tratamento.

Durante a plasmaférese, a remoção da grande maioria das substâncias plasmáticas, normais ou patológicas, pode ser estimada pela seguinte equação:

$$\frac{C}{Co} = e^{-x}$$

onde:

Co = concentração inicial da substância;
C = concentração em qualquer momento da plasmaférese;
x = número de volumes plasmáticos removidos naquele momento.

Embora esse modelo seja freqüentemente utilizado para se estimar o grau de redução de um elemento plasmático durante a plasmaférese, foi formulado com base em uma situação hipotética em que, durante o procedimento, a substância removida não é sintetizada nem catabolizada, permanece dentro do compartimento intravascular e mistura-se completamente com o fluido de reposição administrado.

Seguindo essa equação, após a troca de 1-1,5 volume plasmático em uma sessão de plasmaférese, estima-se um decréscimo aproximado de 60-65% dos níveis séricos de determinada substância. Por ser um modelo logarítmico, a troca de um volume plasmático maior resultará em discreta remoção adicional (Fig. 6.15).

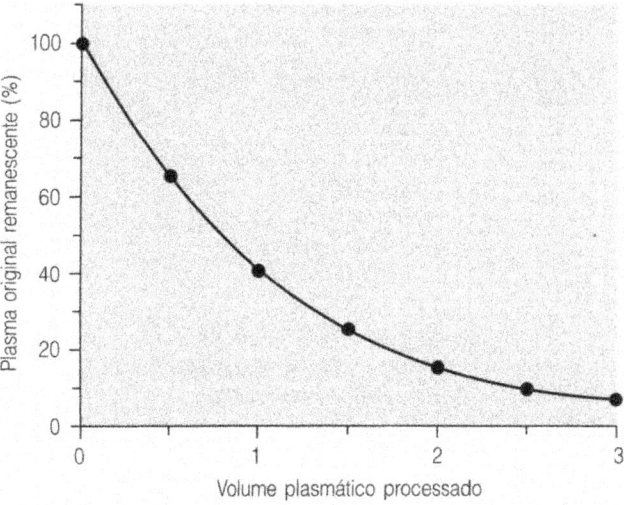

Figura 6.15 – Relação entre o volume de plasma removido durante a plasmaférese e a porcentagem de plasma original remanescente.

O índice de reequilíbrio entre o espaço extra e o intravascular do elemento-alvo a ser removido, seu grau de síntese, assim como sua fração de catabolismo ditarão o intervalo entre as sessões de plasmaférese.

O tipo de doença e a resposta clínica e laboratorial do paciente indicarão o número total de sessões que devem ser realizadas para se obter o efeito terapêutico desejado.

Cálculo do volume plasmático

Com base no que foi exposto, o volume freqüentemente trocado em cada procedimento de plasmaférese é o equivalente a 1-1,5 volume plasmático.

Os cálculos do volume sangüíneo total e plasmático geralmente são estimados e variam de acordo com o equilíbrio hídrico do paciente e com sua massa eritrocitária circulante.

O volume plasmático pode ser estimado por um diagrama que leva em conta sexo, idade, peso e hematócrito do paciente ou, de forma mais prática, pela seguinte fórmula, baseada somente no peso e no hematócrito do paciente:

• Volume sangüíneo circulante =
peso paciente (kg) × 70ml (para adultos e crianças grandes)
× 80ml (para crianças menores)
× 100ml (para recém-nascidos)

• Volume plasmático = volume sangüíneo circulante × (1,0 – hematócrito)

Exemplo: Paciente com 70kg com hematócrito de 40%:
Volume sangüíneo circulante = 70 × 70 = 4.900ml
Volume plasmático = 4.900 × (1,0 – 0,4) = 4.900 × 0,6 = 2.940ml

Fluido de reposição

Durante um procedimento de plasmaférese, o volume de plasma removido é simultaneamente substituído por determinado fluido de reposição.

Os fluidos mais freqüentemente utilizados para a reposição do volume plasmático removido, suas vantagens, desvantagens e indicações estão resumidos no quadro 6.31.

Apesar de a reposição geralmente ser isovolumétrica, o procedimento de plasmaférese permite flexibilidade no volume de reposição de acordo com as condições clínicas do paciente. Balanços hídricos positivos ou negativos podem ser estabelecidos em qualquer momento do procedimento, caso as condições hemodinâmicas do paciente assim exigirem.

Quadro 6.31 – Fluidos de reposição utilizados em procedimentos de plasmaférese.

Fluido de reposição	Vantagens	Desvantagens	Indicações
Plasma fresco congelado	Mais fisiológico Mantém níveis normais de complemento, imunoglobulinas, antitrombina III e outras proteínas	Risco de transmissão de doenças infecciosas Sensibilização Reações alérgicas Sobrecarga de citrato	Doença hepática grave Coagulação intravascular disseminada Microangiopatia trombótica Púrpura pós-transfusional
Solução fisiológica a 0,9%	Baixo custo Hipoalergênico Isento de risco de transmissão de doenças infecciosas	Hiponcótico Isento de proteínas, de fatores da coagulação, complemento e imunoglobulinas	Aumento da viscosidade plasmática
Solução fisiológica albuminada a 4-5%	Isoncótica Não contém mediadores inflamatórios Isento de risco de transmissão de doenças infecciosas	Alto custo Isento de fatores da coagulação, complemento e imunoglobulinas	Todas as outras situações, representando o fluido de reposição utilizado em cerca de 90% dos procedimentos de plasmaférese

Embora na grande maioria dos procedimentos de plasmaférese o volume de plasma removido seja reposto com soluções isentas de fatores da coagulação e imunoglobulinas, correções específicas de deficiências protéicas induzidas pelo tratamento crônico com plasmaférese raramente são necessárias. No entanto, pacientes submetidos a múltiplas sessões de plasmaférese em curto espaço de tempo podem apresentar hipofibrinogenemia e/ou queda dos níveis plasmáticos de IgG.

Na primeira condição, a infusão de crioprecipitado após o procedimento deve ser considerada quando os níveis séricos de fibrinogênio caírem abaixo de 70mg/dl. No caso de hipogamaglobulinemia, embora a reposição não esteja ainda totalmente estabelecida, alguns autores utilizam a infusão de 0,4g/kg de gamaglobulina por via intravenosa (IVIG) para pacientes com níveis plasmáticos de IgG < 200mg/dl, particularmente se o paciente estiver em uso de corticosteróides e/ou outros imunossupressores.

Efeito da plasmaférese nos constituintes do plasma

Eletrólitos e pequenas moléculas – eletrólitos e pequenas moléculas não são removidos eficazmente pela plasmaférese. Isso ocorre devido ao grande intercâmbio entre os compartimentos intra e extravascular, bem como pelos mecanismos homeostáticos responsáveis por manter suas concentrações dentro de limites normais. De particular significado clínico é a redução na concentração sérica do cálcio que acompanha rápidas infusões de PFC e de outros componentes citratados utilizados como fluidos de reposição. Esse efeito é causado pelo complexo do citrato com o cálcio. Exceto em disfunções hepáticas e renais coexistentes, o ritmo de infusão de citrato na ordem de 0,03ml/kg/min é bem tolerado, não necessitando de reposição de cálcio.

Imunoglobulinas – apenas 45% do "pool" total de imunoglobulina G (IgG) encontra-se no compartimento intravascular, sendo que essa classe de imunoglobulina sofre grande difusão do meio extravascular para o intravascular após redução de suas concentrações séricas. Esse fator torna difícil de se estimar a redução dos níveis séricos de IgG provocada por um procedimento de plasmaférese. Modelos animais sugerem ainda que a depleção abrupta nos níveis séricos da IgG causados pela plasmaférese é capaz de provocar aumento rebote nos níveis de IgG após o término do tratamento com aférese. Esse aumento rebote ocorre principalmente em decorrência da elevação da sua síntese e/ou da diminuição na sua fração de catabolismo. Por outro lado, por ser um componente predominantemente intravascular e sua fração de síntese e/ou catabolismo não estar relacionada com seus níveis séricos, a remoção da IgM é mais seguramente estimada por meio da curva logarítmica de queda, com redução de 60 a 65% da concentração após a troca de 1-1,5 volume plasmático.

Complemento – os componentes C3 e C4 do complemento são eficazmente removidos pela plasmaférese com redução de 65% de seus níveis séricos após troca de um volume plasmático.

Fatores da coagulação – todos os fatores da coagulação sofrem redução após a troca de um volume plasmático. Entre eles, o fibrinogênio e a antitrombina III são os mais intensamente depletados. A redução dos níveis dos fatores de coagulação é responsável pelo prolongamento dos tempos de protrombina (TP), de tromboplastina parcial ativado (TTPa) e de trombina (TT) freqüentemente observado após o término do procedimento. Embora essas alterações laboratoriais sejam observadas, complicações hemorrágicas e/ou trombóticas raramente são descritas. Com exceção dos portadores de hepatopatias, as provas laboratoriais da coagulação geralmente se encontram normais 24 a 48 horas após o término da plasmaférese. *Pacientes que necessitam ser submetidos a procedimentos invasivos nas primeiras 12 horas após o término da aférese deverão receber terapia de reposição antes do procedimento.*

Indicações

A plasmaférese já foi indicada no tratamento de grande número de doenças em várias especialidades. As indicações e a respectiva classificação das doenças quanto à resposta ao tratamento com plasmaférese estão listadas no quadro 6.32.

Quadro 6.32 – Plasmaférese: indicações.

Patologia	Indicações	Categoria
Doenças reumatológicas	Lúpus eritematoso sistêmico	II
	Vasculites sistêmicas	II
	Esclerose sistêmica progressiva	III
	Artrite reumatóide	III
	Artrite reumatóide juvenil	III
Doenças hematológicas	Microangiopatia trombótica	I
	Síndrome de hiperviscosidade	I
	Púrpura pós-transfusional	I
	TMO com incompatibilidade ABO maior	II
	Inibidor de fator da coagulação	II
	Anemia aplástica/aplasia pura série vermelha	III
	Anemia hemolítica auto-imune	III
	Trombocitopenia imune	III
	Refratariedade plaquetária	III
Doenças neurológicas	Síndrome de Guillain-Barré	I
	Polineuropatia crônica desmielinizante	I
	Síndrome miastênica de Eaton-Lambert	I
	Miastenia gravis	II
	Neuropatia periférica paraproteinêmica	II
	Esclerose múltipla	III
	Esclerose lateral amiotrófica	IV
	Doenças psicóticas funcionais	IV
	Polimiosite/dermatomiosite	IV
Doenças HIV relacionadas	Polineuropatias	I
	Hiperviscosidade	I
	Microangiopatia trombótica	I
	Trombocitopenia imune	II
Doenças dermatológicas	Pênfigo bolhoso	II
	Pênfigo vulgar	II
	Psoríase	IV
Doenças metabólicas	Doença de Refsum	I
	Hipercolesterolemia familiar homozigótica	I
	Intoxicações exógenas	II
	Falência hepática aguda	III
	Doença de Fabry	III
	Doença de Graves	III
Doenças renais	Síndrome de Goodpasture	I
	Síndrome hemolítico-urêmica	I
	Nefrite rapidamente progressiva	II
	Rejeição ao transplante renal	IV

TMO = transplante de medula óssea.

Complicações da plasmaférese

Embora seja um procedimento seguro, diversas complicações têm sido relacionadas com a plasmaférese. No quadro 6.33 estão relatadas as principais complicações relacionadas diretamente com o procedimento de plasmaférese.

Quadro 6.33 – Complicações da plasmaférese.

Relacionadas com o acesso vascular	Relacionadas com o procedimento	Tardias
Locais: Hemorragia Trombose Esclerose Cateter: Perfuração Infecção	Reação vasovagal Toxicidade pelo citrato Hipervolemia/hipovolemia Reações alérgicas Hemólise Hipotermia Arritmia cardíaca Anafilaxia Tromboembolismo Edema pulmonar	Depleção fatores da coagulação Trombocitopenia Infeções: Bacterianas Virais

Acesso vascular – o tratamento com aférese geralmente requer repetidas venopunções, sendo o acesso vascular muitas vezes difícil, podendo tornar-se um fator limitante para a realização do procedimento. Nessas situações faz-se necessário acessos venoso central e, mais raramente, alternativos (por exemplo, "shunt" arteriovenoso). Quando um cateter central for utilizado, cuidados durante sua implantação, manipulação e remoção devem ser rigorosamente observados para evitar possíveis complicações, tais como pneumotórax, perfurações cardíaca ou de grandes vasos, infecções, hemorragias e trombose.

Efeito do citrato – a anticoagulação do circuito extracorpóreo estabelecido durante um procedimento de aférese é usualmente obtida utilizando-se o citrato, em decorrência da sua ação quelante de cálcio. Embora a maioria dos pacientes com função normal da glândula paratireóide consiga manter a homeostasia do cálcio durante uma aférese terapêutica, podem ocorrer sintomas relacionados com a redução dos níveis plasmáticos do cálcio ionizado. Os mais comuns são parestesia perioral e de extremidades, sensação de frio e tremores. Os efeitos colaterais do citrato são facilmente controlados, reduzindo-se a velocidade de sua infusão. A hiperventilação, a hipotermia e a hipomagnesemia, que podem decorrer da infusão de plasma fresco congelado (PFC), quando este for utilizado como fluido de reposição, podem exacerbar a toxicidade do citrato. Se não debelados, os sintomas de hipocalcemia podem progredir para contratura muscular, opressão retroesternal, náuseas e vômitos. Em casos extremos, o paciente pode evoluir com arritmia cardíaca, obrigando o tratamento com infusão intravenosa de cálcio. Em crianças e pacientes impossibilitados de se comunicarem, a monitorização da calcemia deve ser rigorosa durante todo o procedimento.

Alterações na farmacodinâmica – a plasmaférese pode resultar em diminuição na concentração sérica de vários medicamentos, especialmente aqueles que circulam ligados à albumina. O nível plasmático de antibióticos, anticonvulsivantes e digitais são reduzidos após a plasmaférese. A farmacocinética de todas as drogas que estão sendo utilizadas no tratamento do paciente deve ser considerada antes do início do procedimento para que suas doses possam ser adequadamente ajustadas.

Efeitos circulatórios – hipovolemia e hipotensão podem ocorrer durante procedimentos de aférese terapêutica, especialmente quando o volume de sangue extracorpóreo exceder 15% da volemia do paciente. Crianças, idosos, pacientes anêmicos e aqueles que estão em uso de anti-hipertensivos, particularmente os inibidores da enzima conversora da angiotensina, são mais propensos a esse tipo de complicação. Durante todo o procedimento, é essencial manter-se registro contínuo e cuidadoso do volume plasmático retirado e do volume reinfundido, bem como monitorização freqüente dos níveis pressóricos.

ERITROCITAFÉRESE

Compreende-se por eritrocitaférese a utilização de um equipamento de aférese com a finalidade de remover os glóbulos vermelhos de um paciente. Os objetivos da eritrocitaférese são: a) a remoção simples de glóbulos vermelhos do paciente para o tratamento das poliglobulias; e b) a troca de eritrócitos do paciente por glóbulos vermelhos normais, a qual tem sua melhor utilização no tratamento da doença falciforme.

A doença falciforme inclui as hemoglobinopatias S homozigótica (anemia falciforme), SC e S + beta-talassemia. Pacientes com doença falciforme apresentam grande espectro de gravidade da doença. As manifestações clínicas mais freqüentes incluem anemia hemolítica, crises álgicas, oclusão vascular, síndrome torácica aguda e priapismo.

A terapia transfusional com infusão de eritrócitos contendo hemoglobina A pode prevenir ou efetivamente tratar muitas das complicações da doença falciforme. Essa terapia pode ser feita com a simples transfusão de glóbulos vermelhos, ou com a troca de parte ou de todo o volume hemático por meio de eritrocitaférese.

Esta última tem sido utilizada quando a situação clínica exige rápida redução dos níveis de hemoglobina S, sendo que a reposição do volume hemático removido deve sempre ser feita com eritrócitos normais obtidos de doadores. Na doença falciforme, a eritrocitaférese tem indicação precisa nas seguintes situações: a) acidente vascular cerebral ou seus pródromos; b) síndrome torácica aguda; c) oclusão da artéria retiniana; d) previamente à realização de exames contrastados; e e) no preparo pré-operatório, especialmente quando a isquemia relativa será induzida durante o ato cirúrgico (por exemplo, uso de torniquete em membro inferior durante cirurgia ortopédica).

Poucos relatos têm indicado que a eritrocitaférese pode também apresentar benefício no tratamento de priapismo e da crise álgica refratários ao tratamento convencional, porém o uso de eritrocitaférese nessas situações ainda é controverso.

Os equipamentos de aférese atualmente disponíveis permitem calcular (baseando-se no peso e na altura do paciente, hematócrito inicial e nível de hemoglobina S) qual o volume hemático que deverá ser removido do paciente e substituído por glóbulos vermelhos normais, a fim de se atingir determinado nível de hemoglobina A e de hematócrito ao término do procedimento. O nível de hemoglobina A desejado ao término do procedimento varia de acordo com a indicação do procedimento e com a condição clínica do paciente. No tratamento do acidente vascular cerebral ou da síndrome torácica aguda, por exemplo, na maioria das vezes o objetivo do procedimento é de se estabelecer níveis de hemoglobina A de 70-80% e de hematócrito de 28-30% ao término da eritrocitaférese.

Uma vez que o plasma retorna integralmente para o paciente, a eritrocitaférese não altera os parâmetros da coagulação, os níveis de imunoglobulinas ou de qualquer outra proteína presente no plasma do paciente.

Embora a troca de um volume hemático durante um procedimento de eritrocitaférese seja eficaz em reduzir os níveis prévios de hemoglobina S em 60-70%, a indicação da eritrocitaférese deve sempre ser rigorosamente avaliada, já que, para se obter essa redução, o paciente receberá um número variável de unidades de concentrado de glóbulos vermelhos homólogos e, portanto, será submetido a todos os riscos inerentes à transfusão.

TRANSFUSÃO DE GRANULÓCITOS

Apesar do aumento constante do arsenal antimicrobiano e do desenvolvimento de fatores estimuladores de colônias (G-CSF e GM-CSF) capazes de reduzir o período de neutropenia pós-quimioterapia e pós-transplante de medula óssea, a infecção ainda é uma complicação comum e muitas vezes fatal em pacientes submetidos a esse tipo de terapia.

Desde o início da década de 60, a infusão de granulócitos tem *sido descrita* como terapia adjuvante no controle de infecções refratárias em pacientes granulocitopênicos ou com disfunção granulocítica. Apesar do entusiasmo inicial, a dificuldade em se coletar um número suficiente de células para uma transfusão eficaz, a rápida deterioração da função dos granulócitos durante o período de estoque e a associação desse tipo de transfusão com complicações graves comprometeram a eficácia dessa terapia. Esses obstáculos contribuíram para os resultados negativos obtidos em estudos clínicos com a transfusão de granulócitos realizados até meados dos anos 80.

Recentemente temos observado interesse renovado pela transfusão de granulócitos. Isso se deve principalmente ao reconhecimento de que o G-CSF, quando administrado previamente à coleta, é capaz de promover um incremento importante no número de neutrófilos no sangue periférico de doadores com poucos efeitos colaterais, permitindo assim a coleta de um número adequado de granulócitos a partir de um único doador.

CARACTERÍSTICAS DO CONCENTRADO DE GRANULÓCITOS

A coleta de granulócitos é realizada preferencialmente por aférese. O concentrado apresenta um volume que varia de 200 a 300ml, dependendo do equipamento de aférese utilizado para a coleta. O concentrado é constituído por:

– leucócitos relativamente enriquecidos por polimorfonucleares;
– eritrócitos em quantidade final de aproximadamente 6-7g/dl de hemoglobina;
– um número variável de plaquetas; e
– plasma citratado.

O único método realizado rotineiramente para se avaliar a qualidade do produto é a contagem do número de granulócitos presente no concentrado. Padrões atuais exigem que os concentrados contenham um mínimo de 1×10^{10} granulócitos.

Infusão

Devido à rápida deterioração da função dos granulócitos durante o estoque do produto, o concentrado de granulócitos deve ser infundido o mais rápido possível após sua coleta, preferencialmente em até 6 horas após a sua obtenção. Recomenda-se que o produto seja submetido à irradiação gama para a profilaxia da doença do enxerto *versus* hospedeiro pós-transfusional. A infusão do concentrado de granulócitos deve ser lenta, a uma velocidade de 1-2×10^{10} células/hora. A pré-medicação com anti-histamínicos e/ou antipiréticos é recomendada.

Compatibilidade ABO

Em decorrência do grande número de eritrócitos presentes no concentrado de granulócitos, a transfusão deve ser ABO compatível. Em caso de incompatibilidade ABO entre o doador e o receptor, os eritrócitos devem ser removidos do componente por sedimentação antes da sua infusão.

Dose

Uma vez decidida a terapia com transfusão de granulócitos, esta deve ser administrada eficazmente. Recomenda-se a infusão diária de 2-3×10^{10} polimorfonucleares (não menos que 1×10^{10}). Em pediatria a dose recomendada é de 1-2×10^{9}/kg ou 15ml/kg/dia de concentrado de granulócitos. A infusão deve ser continuada até que haja evidência:

– da recuperação endógena dos granulócitos;
– da erradicação da infecção;
– da piora evidente da infecção apesar da transfusão de granulócitos em dose adequada;
– ou do desenvolvimento de reação transfusional grave.

Indicações

A terapia deve ser considerada:

– em granulocitopênicos graves que apresentem infecção bacteriana ou fúngica refratária ao tratamento antimicrobiano combinado de amplo espectro;
– aos pacientes com quadro infeccioso similar e que apresente disfunção granulocítica congênita;
– em recém-nascido neutropênico com infecção bacteriana grave.

Infecções no recém-nascido

Em recém-nascidos, a contagem de polimorfonucleares inferior a 3×10^{9}/litro já pode ser considerada para a transfusão de granulócitos. A contagem de neutrófilos no sangue periférico varia durante os primeiros dias de vida. Neutrofilia transitória com contagem de granulócitos entre 10 e 25×10^{9}/litro freqüentemente é vista em recém-nascidos normais. Sepse deve ser suspeitada em todo recém-nascido com quadro infeccioso e que apresente contagem de polimorfonucleares inferiores a 3×10^{9}/litro durante a primeira semana de vida.

Vários autores têm relatado o uso de transfusão de granulócitos no tratamento da sepse neonatal. De seis estudos controlados realizados para avaliar a eficácia da transfusão de granulócitos no tratamento de infecção neonatal, quatro puderam demonstrar maior sobrevida no grupo que recebeu transfusão de granulócitos quando comparados com o grupo-controle. No entanto, todos esses estudos trataram pequeno número de pacientes e ainda apresentavam heterogeneidade das populações tratadas e da qualidade do concentrado de granulócitos transfundido.

Portanto, o uso de transfusão de granulócitos no tratamento da sepse neonatal ainda é controverso, e por isso muitos neonatologistas preferem utilizar terapias alternativas, como imunoglobulina intravenosa ou a administração de citocinas (G-CSF) no tratamento adjuvante da infecção neonatal.

Novos estudos controlados são necessários para se definir o potencial real da transfusão de granulócitos no tratamento da infecção em recém-nascidos.

COMPLICAÇÕES DAS TRANSFUSÕES DE GRANULÓCITOS

Reações às transfusões de granulócitos são comuns e freqüentemente consistem de febre, tremores e calafrios. Reações mais graves com hipotensão arterial, dispnéia e disfunção respiratória podem ocorrer. Reações discretas a moderadas ocorrem provavelmente em 25-50% das transfusões de granulócitos e reações graves em 1%.

Estudos mostraram que a incidência de reação transfusional em pacientes submetidos à transfusão de granulócitos é maior em pacientes aloimunizados previamente.

CONSIDERAÇÕES TÉCNICAS DAS AFÉRESES EM PEDIATRIA

As aféreses terapêuticas em crianças são tecnicamente similares aos procedimentos realizados em adultos. Dificuldades técnicas encontradas inicialmente e relacionadas ao volume extracorpóreo e ao acesso vascular têm sido resolvidas com o desenvolvimento de modernos equipamentos de aférese e com o uso de cateteres percutâneos. Apesar desses avanços tecnológicos, a aférese em pacientes pediátricos continua limitada devido ao pequeno número de indicações universalmente aceitas para a uso dessa modalidade terapêutica em crianças. Muitas das decisões em tratar pacientes pediátricos com aférese são baseadas em estudos clínicos em adultos, extrapolados para crianças.

Acesso vascular – na grande maioria da vezes, as veias periféricas de pacientes pediátricos não acomodam o calibre das agulhas necessárias para manter o fluxo de sangue durante um procedimento de aférese. Habitualmente, uma agulha de calibre 16 é necessária para a via de retirada do sangue e outra de calibre 19 para a via de devolução dos elementos remanescentes. Dessa forma, apenas *em adolescentes* e em adultos esses procedimentos podem ser realizados sem dificuldades utilizando-se veias periféricas. Em pacientes menores, um acesso venoso central faz-se necessário.

Volume extracorpóreo – durante todo e qualquer procedimento de aférese, é estabelecido um volume extracorpóreo, o qual varia com o tipo de procedimento e com o equipamento de aférese que está sendo utilizado. Em crianças, esse volume pode representar mais do que 15% da volemia, representando grave risco ao paciente. Nessa situação, 1U de concentrado de glóbulos vermelhos pode ser utilizada para a realização do "prime" do circuito extracorpóreo do equipamento, evitando desvios no balanço hídrico e mantendo a capacidade de transporte de oxigênio.

Dessa forma, quando o paciente é conectado ao equipamento e *seu sangue* começar a ser removido, a unidade de concentrado de glóbulos vermelhos utilizada no "prime" é simultaneamente infundida ao paciente, compensando assim o volume extracorpóreo que iria se estabelecer.

BIBLIOGRAFIA

1. BALEY, J.E. et al. – Buffy-coat transfusions in neutropenic neonates with presumed sepsis: a prospective randomized trial. *Pediatrics* **80**:712, 1987. 2. BATHIA, S. et al. – Granulocyte transfusions: efficacy in treating fungal infections in neutropenic patients following bone marrow transplantation. *Transfusion* **34**:226, 1994. 3. BESINGER, W.I. et al. – The effects of daily recombinant human granulocyte colony-stimulating factor administration on normal granulocytes donors undergoing leukapheresis. *Blood* **81**:1883, 1993. 4. BOH, E.E. & MILLIKAN, L.E. – Extracorporeal photopheresis. *Int. J. Dermatol.* **33**:407, 1994. 5. CAIRO, M.S. et al. – Role of circulating complement and polymorphonuclear leucocyte transfusion in treatment and outcome in critically ill neonates with sepsis. *J. Pediatr.* **110**:935, 1987. 6. DALE, D.C. et al. – Review: granulocyte colony-stimulating factor – role and relantionships in infectious disease. *Infect. Dis.* **172**:1061, 1995. 7. DALE, DC. – Renewed interest in granulocyte transfusion therapy. *Br. J. Haematol.* **98**:497, 1997. 8. EDELSON, R. et al. – Treatment of cutaneous T-cell lymphoma by extracorporeal photochemotherapy. *N. Engl. J. Med.* **316**:297, 1987. 9. KLEIN, H.G.; STRAUSS, R.G; & SCHIFFER, C.A. – Granulocyte transfusion therapy. *Semin. Hematol.* **33**:359, 1996. 10. LILES, W.C. et al. – A comparative trial of granulocyte-colony-stimulating factor and dexamethasone, separately and in combination, for the mobilization of neutrophils in the peripheral blood of normal volunteers. *Transfusion* **37**:182, 1997. 11. MACCULLOUGH, J. – Granulocyte transfusion. In Petz, L.D. et al. eds. *Clinical Practice of Transfusion Medicine*, 3rd ed., New York, Churchill Livingstone, 1996, p. 413. 12. ROSENTHAL, J. & CAIRO, M.S. – Neonatal myelopoiesis and immunomodulation of host defenses. In Petz, L.D. et al. *Clinical Practice of Transfusion Medicine*, 3rd ed., New York, Churchill Livingstone, 1996, p. 685. 13. SMITH, D.M. ed. – *Cellular and Humoral Immunotherapy and Apheresis*. Arlington, Virginia, American Association of Blood Banks, 1991, p. 87. 14. STRAUSS, E.T. al. – Clinical applications of therapeutic hemapheresis: overview of current management. *J. Clin. Apheresis.* **8**:190, 1993. 15. STRAUSS, R.G. – Granulocyte transfusion therapy. In Mintz, P.D. ed. *Transfusion Therapy: Clinical Principles and Practice*. Bethesda, MD, AABB Press, 1999, p. 81. 16. STRAUSS, R.G. – Granulopoiesis and neutrophil function in the neonate. In Stockman, J.A. & Pochedly, C. eds. *Developmental and Neonatal Hematology*. New York, Raven Press, 1988, p. 88. 17. WAYNE, A.S.; KEVY, S.V. & NATHAN, D.G. – Transfusion management of sickle cell disease. *Blood* **81**:1109, 1993. 18. WENDELL, F. et al. – *Transfusion support for Patients with Sickle Cell Disease*. Bethesda, Maryland, AABB Press, 1998, p. 31. 19. WHEELER, J.C. et al. – Buffy coat transfusions in neonates with sepsis and neutrophil storage pool depletion. *Pediatrics* **79**:442, 1987.

<table>
<tr><td>7</td><td></td></tr>
</table>

| 7 | **Hemoterapia na Criança Transplantada** |

MARCIA CRISTINA ZAGO NOVARETTI

O transplante, quer de "stem cells" quer de órgãos sólidos, é considerado um verdadeiro milagre da medicina moderna. Entretanto, essa arma terapêutica não poderia ser realizada na prática clínica se não fossem os avanços concomitantes da compreensão da resposta imune, do desenvolvimento das soluções modernas de preservação de órgãos, do suporte transfusional, bem como pelo surgimento de potentes drogas imunossupressoras.

O suporte transfusional em transplantes tem impacto na morbidade, na mortalidade e nas taxas de sobrevida.

Para um adequado suporte hemoterápico em receptores de transplante, é importante conhecer os antecedentes transfusionais, se o paciente já recebeu algum transplante previamente e as medicações em uso. É necessário uma avaliação do risco cirúrgico para um adequado planejamento transfusional.

Os testes laboratoriais que têm importância transfusional incluem tipagem ABO/Rh, pesquisa e identificação de anticorpos irregulares, titulação de iso-hemaglutininas, teste de antiglobulina direto, fenotipagem eritrocitária (em alguns transplantes), sorologia para citomegalovírus e tipagem HLA.

Este capítulo abordará um breve histórico dos transplantes renais, cardíacos, hepáticos, pulmonares, pancreáticos e de medula óssea alogênico e autólogo, fazendo uma conexão entre a terapêutica de transplante e a medicina transfusional.

HISTÓRIA DOS TRANSPLANTES

Durante séculos, a possibilidade da realização de transplantes para fins curativos tem sido perseguida. Já no século XV, na Índia, eram realizados transplantes de pele para reparar doenças da pele que recobriam o septo nasal secundárias à sífilis congênita ou traumatismo. Na Idade Renascentista, vários artistas documentaram São Cosme e São Damião realizando transplante em um paciente com gangrena em membro inferior, substituindo-o por um outro obtido de cadáver fresco. Mas foi somente após a descoberta dos grupos sangüíneos por Karl Landsteiner que o transplante de órgãos (e também de sangue) tornou-se realidade.

Em 1912, há um primeiro relato de transplante cardíaco experimental em coelho, e em 1932 há um feito não confirmado que seria o primeiro transplante renal realizado na Rússia. Este último chamou a atenção de pesquisadores, tendo havido especial progresso em transplante de órgãos sólidos no período após a Segunda Guerra Mundial. O primeiro transplante renal foi realizado por Murray e cols. nos EUA. Naquela época, não se conheciam os impactos da resposta imune, nenhuma droga imunossupressora estava disponível e nem mesmo havia conhecimento dos antígenos de histocompatibilidade. Esse transplante pioneiro foi feito em gêmeos idênticos e, a partir de então, principalmente na década de 50, vários transplantes renais foram realizados em gêmeos univitelínicos. Somente em 1960, com as descobertas dos corticosteróides e da azatioprina, juntamente com a descrição por Gausset dos anticorpos HLA e com a descoberta dos antígenos de histocompatibilidade maiores, é que houve dramática mudança da compreensão da resposta imune a um tecido estranho ao receptor, o que, pela primeira vez, possibilitou o transplante entre indivíduos não-idênticos. Ocorreu também, nessa época, o primeiro transplante de medula óssea alogênico que, a partir de então, impulsionou pesquisas no mundo todo sobre imunomodulação, rejeição e formas de controle da doença enxerto *versus* hospedeiro (GVHD, "graft versus host disease"). Paralelamente, o primeiro transplante hepático foi feito em 1963, e em 1967 Barnard realizou o primeiro transplante cardíaco. Durante as décadas de 60 e 70 houve uma expansão da realização de transplantes, o que, no entanto, tinha um obstáculo importante, que era a sobrevida a longo prazo, pela falta, na época, de drogas imunossupressoras eficientes.

A ciclosporina A, droga que alterou decisivamente os rumos dos transplantes, foi administrada pela primeira vez em 1979 em transplante renal e transformou a terapêutica de transplantes de órgãos sólidos de experimental e/ou procedimento de alto risco para uma arma terapêutica empregada na prática clínica.

Na década de 90, os transplantes ganharam especial atenção, tendo havido desenvolvimento de inúmeras drogas imunossupressoras e aperfeiçoamento das técnicas empregadas nos transplantes de fígado, coração, pulmão e de pâncreas. O maior conhecimento das técnicas de tratamento de medula óssea e de "stem cells" periféricas coletadas ("purging"), do controle das infecções subjacentes e do GVHD levou a uma expansão do número de centros hospitalares que oferecem essa modalidade terapêutica.

Porém há um fator limitante, que é o número de órgãos disponíveis para a realização dos transplantes, assim como para o encontro de indivíduos compatíveis não relacionados, no caso de transplante de células hematopoéticas.

A UNOS (United Network for Organ Sharing), que centraliza todos os dados referentes a transplantes nos EUA, relata que em junho de 1998 havia 56.416 pessoas aguardando transplante (adultos e crianças). A tabela 6.20 mostra o número de transplantes realizados entre 1993 e 1997 nos EUA. Esses números poderiam ser muito superiores caso um maior número de doadores de órgãos estivesse disponível.

SUPORTE TRANSFUSIONAL EM TRANSPLANTES DE ÓRGÃOS SÓLIDOS

Transplante de fígado

A tabela 6.21 apresenta a mediana do número de unidades de sangue e hemocomponentes transfundidos em pacientes submetidos a vários tipos de transplante. Como pode ser observado, o transplante hepático é o que mais exige suporte transfusional. Ainda que o consumo de concentrados de hemácias tenha sido de apenas 5U durante o intra-operatório de transplantes hepáticos realizados no Hos-

Tabela 6.21 – Unidades de hemocomponentes transfundidos durante o procedimento cirúrgico de transplantes pediátricos renais, cardíacos e hepáticos realizados no Hospital das Clínicas da FMUSP e pulmonares e pancreáticos realizados nos EUA em 1997.

Órgão	Concentrado de hemácias	Concentrado de plaquetas	Plasma fresco congelado	Crioprecipitado
Rim	1,0	0,1	0	0
Coração	2,4	1,6	1,5	0,8
Fígado	5,0	2,0	1,0	0
Pulmão	3,2	0	0	0
Pâncreas	4,0	0	0	0

pital das Clínicas da FMUSP em 1998, alguns casos requerem transfusão maciça. Portanto, o banco de sangue deverá ter condições para fornecimento de grande número de hemocomponentes rapidamente, bem como de manter uma estreita comunicação com a equipe cirúrgica.

É importante salientar que existem variações no consumo de hemocomponentes em diferentes instituições, e que o aperfeiçoamento técnico e o maior entrosamento da equipe cirúrgica com o serviço transfusional propiciaram queda significativa de unidades transfundidas.

O banco de sangue que oferece suporte transfusional em transplante hepático deve funcionar 24 horas/dia, 365 dias/ano e receber lista atualizada dos possíveis receptores de transplante para a programação transfusional.

Os receptores de transplante de fígado apresentam perda maciça de sangue, distúrbios da coagulação decorrentes da doença hepática de base e também da fase anepática do procedimento cirúrgico, uma vez que o fígado é o mais importante órgão de produção de fatores de coagulação, de outras proteínas essenciais e atua também na regulação do equilíbrio acidobásico, eletrolítico e da homeostase da glicose.

Ainda que vários estudos tenham demonstrado que nenhum fator pode predizer acuradamente o consumo de sangue e componentes, os níveis de trombocitopenia pré-operatório e fibrinogênio, os tempos de protrombina (TP) e tromboplastina parcialmente ativada (TTPA) elevados geralmente são associados a uma maior necessidade transfusional.

A não ser em condições excepcionais, deve haver compatibilidade ABO entre doador e receptor no transplante hepático. Para pacientes de grupo sangüíneo O e A, são utilizados concentrados de hemácia (CH) e plasma fresco congelado (PFC) ABO-idênticos. Para os pacientes de grupo sangüíneo AB em que houver grande necessidade transfusional, podem-se transfundir hemácias do grupo A, reservando assim hemácias de grupo O para outros pacientes. Nos casos em que a quantidade de plasma fresco congelado de tipo AB não estiver disponível, como alternativa podem-se usar hemácias de grupo A precocemente e PFC de grupo A.

Tabela 6.20 – Número de transplantes realizados nos EUA entre 1993 e 1997, por órgão e faixa etária.

Faixa etária	Órgão							
	Coração	Coração/pulmão	Pulmão	Intestino	Rim	Fígado	Pâncreas	Total
< 1	461	2	29	18	32	689	5	1.135
1-5	295	20	26	82	608	1.031	11	2.073
6-10	184	9	41	28	699	385	6	1.352
11-17	401	26	145	14	2.036	534	7	3.163
Adultos	10.284	243	3.760	71	55.159	16.587	4.688	90.792
Total	11.625	300	4.001	213	58.534	19.226	4.717	98.616

Como regra geral, para os casos de transfusão maciça em que hemocomponentes ABO-idênticos não estiverem disponíveis em quantidade suficiente, primeiramente transfundem-se hemácias ABO-compatíveis não-idênticas e a seguir o PFC, e, para retornar ao grupo sangüíneo original do paciente, transfunde-se PFC ABO-compatível idêntico e a seguir as hemácias ABO-idênticas.

No grupo pediátrico, a dificuldade em se fornecerem hemocomponentes em quantidade adequada é praticamente restrita aos adolescentes.

Nos casos em que o receptor é do grupo O e recebe transplante de grupo A, pode ocorrer hemólise, que tem início alguns dias após o transplante e dura até duas semanas ou mais. Isso acontece devido aos linfócitos do doador, presentes no órgão transplantado, que produzem anticorpos ABO.

Quanto ao suporte de unidades Rh-negativo para pacientes que não têm anti-D, não há consenso. Sabe-se que a produção de anti-D é menos freqüente em receptores de transplante hepático expostos ao antígeno D (Rh-positivo). Mas, como a expectativa de vida tem aumentado para esses pacientes e existem casos de gravidez em pacientes submetidos a transplante hepático, devem-se procurar fornecer hemocomponentes Rh-negativo.

Em casos de extrema urgência e/ou de deterioração clínica importante, pode-se, em casos de falta absoluta de sangue e hemocomponentes Rh-negativo, empregar unidades Rh-positivo dependendo do tempo cirúrgico: iniciar o procedimento com unidades Rh-negativo, transfundir unidades Rh-positivo durante a fase de maior sangramento e retornar à transfusão de unidades Rh-negativo na terceira fase do procedimento.

Nos casos de receptores de transplante de fígado com anticorpos clinicamente significantes, o suporte transfusional é por vezes difícil: é necessário haver um programa de cadastro de doadores, um banco de "sangue raro" e o atendimento ambulatorial de todos os pacientes que aguardam o transplante.

Nessa consulta médica, é importante avaliar desde a história transfusional, coagulograma, infecções concomitantes (vírus da hepatite C, citomegalovírus e outras) e realizar investigação imuno-hematológica (tipagem ABO/Rh, teste de antiglobulina direto e indireto).

Quando o paciente apresenta anticorpos antieritrocitários clinicamente significantes, ele deve passar a fazer parte do banco de pacientes sensibilizados, e automaticamente tem início a procura de bolsas antígeno-negativo contra o qual o anticorpo foi formado.

Durante a fase anepática e o estágio de reperfusão precoce, a coagulopatia é especialmente grave. Dependendo dos resultados laboratoriais, condutas devem ser tomadas: o controle do hematócrito orienta as transfusões de concentrado de hemácias, colóides e cristalóides; a contagem de plaquetas, a transfusão de plaquetas; o tempo de protrombina e o tempo de tromboplastina parcialmente ativada orienta quanto ao uso de PFC. A determinação do fibrinogênio norteia o uso de crioprecipitado e de agentes antifibrinolíticos.

Outros transplantes de órgãos sólidos

O suporte transfusional para os transplantes cardíacos assemelha-se aos rotineiramente usados nos procedimentos cirúrgicos com circulação extracorpórea. Os transplantes de pâncreas e rim requerem poucas transfusões, não causando dificuldades ao banco de sangue.

Infecção e doença por citomegalovírus em receptores de transplantes de órgãos sólidos

A infecção pelo citomegalovírus (CMV), quer primária quer por reativação de infecção latente, é complicação comum que pode atingir até 80% dos pacientes transplantados em países desenvolvidos. Ainda que a infecção pelo CMV em receptores de órgãos sólidos não seja tão grave como a que ocorre em receptores de transplante de medula óssea, é uma das complicações mais temidas. A infecção pelo CMV é definida por evidência laboratorial de infecção viral, enquanto a doença por CMV refere-se à infecção sintomática.

A infecção primária pelo CMV é geralmente assintomática, e o genoma viral pode permanecer latente no sangue e em vários tecidos por longo tempo. Na forma latente, o CMV pode ser transferido por transfusão ou transplante de órgão sólido quando o doador é soropositivo. O estado imune do receptor é fator crítico para o desenvolvimento de CMV, sendo maior o risco de seu desenvolvimento nos casos em que o receptor é CMV negativo e o doador soropositivo, e o menor risco é observado quando o receptor e doador são CMV negativos.

Os órgãos transplantados parecem apresentar maior risco de transmissão de CMV que as transfusões sangüíneas. É estimado um risco de 0,38% de sua transmissão por unidade de sangue soropositivo para CMV.

Uma vez que a infecção primária pelo CMV pode causar morbidade significativa em receptores de transplantes, a prevenção da transmissão viral via transfusão deve ser evitada.

Até o momento, não existem evidências que indiquem a transfusão de componentes CMV negativos para as seguintes situações: receptor/doador CMV positivos e receptor CMV positivo/doador CMV negativo. Nos casos em que o doador é CMV positivo/receptor CMV negativo, não há consenso, devendo-se aguardar dados científicos que venham a comprovar ou não tal benefício, sendo que até o momento a maioria dos serviços não indica a transfusão de componentes CMV negativos.

Deve-se procurar transfundir sangue e componentes CMV negativos nos casos em que o binômio receptor/doador são CMV negativos, procurando-se reduzir o risco de sua transmissão, quer pela seleção de unidades soro negativas, quer pela leucodepleção ($\leq 5 \times 10^6$).

No caso de transplantes não-hepáticos, o consumo de hemocomponentes é geralmente limitado, não causando dificuldades ao banco de sangue. Por outro lado, no caso de transplante de fígado, há forte impacto no serviço hemoterápico, que pode, como alternativa, transfundir unidades CMV negativas no primeiro tempo cirúrgico e unidades independente do estado do CMV durante o tempo cirúrgico de maior sangramento.

Importância dos grupos ABO em transplantes de órgãos sólidos

Os antígenos do sistema de grupo sangüíneo ABO não estão restritos à linhagem hematopoética, mas são também expressos em diversos tecidos e secreções. São importantes antígenos de histocompatibilidade expressos no epitélio vascular. A compatibilidade ABO é importante nos transplantes de órgãos vascularizados (rim, fígado, coração e pâncreas), mas não em transplantes ósseos, valvas cardíacas, pele e córnea. A incompatibilidade ABO maior pode causar rápida rejeição do enxerto decorrente de lesão endotelial por anticorpos ABO que leva à trombose disseminada do enxerto.

Transplantes ABO incompatíveis têm ocorrido por falha na identificação/rotulagem/troca de amostra, com resultados geralmente fatais.

A compatibilidade ABO deve ser respeitada assim como na transfusão sangüínea, isto é, o enxerto deve ser do mesmo grupo sangüíneo do receptor. O doador de tecido ou órgão de tipo O pode ser transplantado em receptores de todos os grupos.

Com o intuito de aumentar a segurança transfusional, devem-se fazer os exames imuno-hematológicos durante avaliação do paciente no período pré-transplante e repeti-los quando da internação do paciente para o procedimento cirúrgico.

Irradiação

A irradiação de hemocomponentes é eficiente para a prevenção de GVHD associada à transfusão, que, apesar de rara, tem alta mortalidade (85%).

O GVHD para ser induzido depende: 1. de células imunocompetentes no enxerto; 2. de antígenos presentes no hospedeiro que podem estimular essas células; 3. da incapacidade do hospedeiro de rejeitar o enxerto antes que haja manifestação imunológica.

A ocorrência de GVHD é infreqüente em transplante de órgãos *sólidos*, apesar do grande número de transplantes já realizados, o que pode ser explicado em parte pelo subdiagnóstico dessa situação clínica e/ou pela imunossupressão decorrente da síndrome de "passenger limphocytes" presente no enxerto.

SUPORTE TRANSFUSIONAL EM TRANSPLANTE DE MEDULA ÓSSEA

O transplante de medula óssea (TMO) é uma modalidade terapêutica potencialmente curativa, utilizada no tratamento de diversas doenças, como anemia aplástica, talassemia e outras hemoglobinopatias maiores, síndromes de imunodeficiências congênitas e distúrbios metabólicos. Em associação com quimioterapia e radioterapia, o TMO promove remissão a longo prazo para várias doenças oncohematológicas.

O suporte transfusional é fundamental para o sucesso dos TMO, que, por sua vez, promoveu grandes avanços na medicina transfusional.

Existem inúmeras situações especiais nos pacientes submetidos a TMO como: risco de rejeição do enxerto, de GVHD, de CMV, necessidade de hemocomponentes irradiados, falha de pega e outros problemas imuno-hematológicos.

Uma peculiaridade do TMO alogênico é a possibilidade do desenvolvimento de quimera mista hematopoética, isto é, pacientes submetidos a TMO que apresentam uma mistura de células hematopoéticas do doador e do receptor após o transplante.

Muitos pacientes necessitam de transfusão sangüínea (concentrado de hemácias e plaquetas) previamente ao transplante pela doença de base. Entretanto, a transfusão de hemocomponentes previamente ao transplante diminui a probabilidade de sucesso, mesmo quando o doador de medula é genotipicamente idêntico para os antígenos de histocompatibilidade (HLA). Na anemia aplástica, os melhores resultados têm sido observados entre os pacientes que não receberam nenhuma transfusão.

Todos os hemocomponentes celulares devem ser irradiados para os pacientes submetidos a TMO para prevenir a ocorrência de GVHD associado à transfusão.

Quando o receptor e doador forem CMV negativos, o paciente deve receber componentes leucodepletados ou CMV negativos.

Papel da compatibilidade ABO no TMO alogênico

Uma vez que a herança dos antígenos do sistema de grupo sangüíneo ABO é independente da herança do HLA, pode haver incompatibilidade ABO entre doador e receptor, ainda que haja compatibilidade HLA. A incompatibilidade ABO é encontrada em 20 a 30% dos TMO alogênicos. Porém sabe-se que a incidência de rejeição e da gravidade de GVHD e a sobrevida do paciente não dependem da compatibilidade ABO.

A incompatibilidade ABO pode ser do tipo maior, menor ou total. Na incompatibilidade maior (doador A, B ou AB e receptor O, ou doador AB e receptor A ou B), o receptor apresenta anticorpos anti-A e/ou anti-B dirigidos contra as hemácias do doador. A incompatibilidade ABO maior pode causar reação hemolítica grave (secundária à infusão de grande massa eritrocitária presente no aspirado medular) e atraso na eritropoese, devido à produção persistente de iso-hemaglutininas pelo receptor no período pós-transplante.

Existem procedimentos utilizados na prevenção de hemólise por incompatibilidade ABO maior que são: redução de hemácias ABO incompatíveis do aspirado medular previamente à sua infusão por meio de hemossedimentação ou depleção de hemácias com equipamento separador de células automatizado e remoção de iso-hemaglutininas do paciente previamente à infusão do aspirado medular por meio de aférese nos receptores no período pré-transplante se o título de anti-A e/ou anti-B for superior a 1/16.

Os pacientes de grupo sangüíneo O que recebem medula de grupo A podem continuar a produzir anti-A e anti-B por três a quatro meses ou mais, o que pode levar ao atraso de eritropoese. As hemácias de grupo A vão aparecer na circulação quando o anti-A do receptor desaparecer. A produção de granulócitos e plaquetas não é afetada.

O paciente deve receber plaquetas e plasma de grupo do doador no pós-transplante e concentrado de hemácias (CH) irradiadas do grupo do receptor durante o período de aplasia eritrocitária, passando depois para CH do grupo do doador quando houver a mudança de tipagem sangüínea do paciente para o grupo ABO do doador.

Na incompatibilidade ABO menor, o doador tem anticorpos anti-A e/ou anti-B dirigidos contra as hemácias do receptor (doador de grupo O e receptor de grupo A ou B ou AB), podendo resultar em hemólise aguda quando da infusão da medula devido à transferência passiva de iso-hemaglutininas do doador presentes no componente plasmático do aspirado medular e hemólise tardia causada por iso-hemaglutininas sintetizadas por linfócitos do doador.

Para minimizar os riscos de hemólise aguda e tardia na incompatibilidade ABO menor, pode-se centrifugar o produto medular com subseqüente remoção do plasma sobrenadante. Mas 10 a 15% desses TMO são caracterizados pelo aparecimento de hemólise imune de 7 a 10 dias após o transplante e que pode durar cerca de duas semanas. O teste de antiglobulina direto é positivo, e anti-A e/ou anti-B podem ser recuperados no eluato.

Os pacientes submetidos a TMO com incompatibilidade ABO menor devem receber CH de grupo O e plaquetas e plasma do grupo do receptor, até que hemácias do tipo ABO do receptor não sejam mais detectáveis.

Nos casos de incompatibilidade ABO total (doador de grupo A e receptor B ou doador B e receptor A), podem ocorrer as complicações imuno-hematológicas decorrentes tanto da incompatibilidade ABO maior como menor. Recomenda-se a transfusão de CH de grupo O e de plasma e plaquetas de grupo AB até que o anticorpo do tipo do doador não seja mais detectável e o teste de antiglobulina direto tenha resultado negativo. A partir de então, a transfusão deve ser de CH; plasma e plaquetas devem ser do grupo ABO do doador.

Incompatibilidade Rh em TMO

Nas situações em que o doador é Rh-negativo e o receptor Rh-positivo, pode ocorrer hemólise das hemácias do receptor pelo anticorpo produzido após a pega do enxerto pelos linfócitos do doador levando a quadro de anemia hemolítica de leve intensidade, teste de antiglobulina direto positivo e pesquisa de anticorpos irregulares positiva com identificação de anticorpo anti-D.

Quando o doador é Rh-positivo e o receptor é Rh-negativo com anti-D, pode haver hemólise das hemácias do doador por ocasião da pega. Com a evolução do transplante, o título de anti-D e a hemólise diminuem progressivamente, até cessar.

BIBLIOGRAFIA

1. DZIK, W.H. – Solid organ transplantation. In Petz, L.D. et al., eds. *Clinical Practice of Transfusion Medicine*. 3rd ed., New York, Churchill Livingstone, 1996, p. 783. 2. LONG, G.D. & BLUME, K.G. – Allogeneic and autologous marrow transplantation. In Beutler, E.; Lichtman, M.A.; Coller, B.S. & Kipps, T.L., eds. *Williams' Hematology*, 5th ed. New York, McGraw-Hill, 1995, p. 172. 3. MCCULLOUGH, J. – Collection and use of stem cells: role of transfusion centers in bone marrow transplantation. *Vox Sang* 67(S3):35-42, 1994. 4. NOVARETTI, M.C.Z. et al. – Use of gel test to detect mixed red blood cell populations in bone marrow transplantation patients. *Vox Sang* 65:161, 1993. 5. NOVARETTI, M.C.Z. et al. – Evaluation of graft-versus-host disease risk in ABO, Lewis and Rh incompatible bone marrow transplants. *Blood* 88(Suppl.1):10, 1997. 6. TRIULZI, D.J. et al. – Immunohematological complications of ABO unmatched liver transplants. *Transfusion*, 32:829, 1992. 7. TRIULZI, D.J. et al. – Transfusion support in liver transplantation. *Transfusion Sci.* 14:345, 1993. 8. United Network for Organ Sharing. UNOS update. http//www.unos.org jun,1998.

FLÁVIA ANDREA KREPEL FORONDA
HELIO MASSAHARO KIMURA

Choque é uma síndrome clínica caracterizada pela incapacidade do organismo em fornecer quantidades suficientes de oxigênio e nutrientes para suprir as demandas metabólicas dos tecidos. Uma característica importante encontrada na maioria dos estados de choque é redução absoluta ou relativa do volume circulatório. É importante ressaltar que o paciente pediátrico tem peculiaridades quando comparado ao adulto, apresentando uma alta taxa metabólica, bem como aumento da superfície corpórea em relação ao peso, levando a um aumento nas perdas insensíveis. Além disso, a imaturidade renal em recém-nascidos leva a uma menor capacidade de concentração urinária. Essas características fisiológicas determinam maior risco de estados hipovolêmicos, sendo a fluidoterapia prioritária nesse contexto. Já ficou demonstrado (Carcillo, 1991) que a ressuscitação fluídica agressiva melhora o prognóstico de pacientes pediátricos com choque séptico, aumentando a sobrevida sem um concomitante aumento nos efeitos adversos, tais como edema pulmonar, edema subcutâneo e de outros tecidos.

Este capítulo tem como finalidade discutir a distribuição normal da água corpórea, os vários tipos de soluções utilizadas para a reposição volêmica, bem como discutir um pouco da controvérsia existente com o uso de soluções colóides e cristalóides.

DISTRIBUIÇÃO DA ÁGUA CORPÓREA

A água é um dos principais componentes do organismo, constituindo cerca de 60% do peso corpóreo no adulto. Esse valor varia com a idade, o sexo e os hábitos corpóreos. Crianças têm maior porcentagem de água por peso, quando comparadas ao adulto, chegando a ter, ao nascimento, cerca de 75% do peso corpóreo composto por água. Indivíduos obesos apresentam menor porcentagem de água por peso, sendo que as mulheres, em geral com maior quantidade de gordura em relação aos homens, também têm menor porcentagem de água por peso.

A água corpórea total é dividida em dois principais compartimentos: extracelular (EC) e intracelular (IC). Didaticamente, considera-se que cerca de um terço da água corpórea total esteja contida no espaço extracelular e dois terços no espaço intracelular. Existe ainda um terceiro compartimento, chamado de transcelular, que alguns autores consideram parte do espaço extracelular. Esse compartimento é estimado em cerca de 2,5% da água corpórea total e compreende os fluidos formados por glândulas, bem como os líquidos presentes no líquido cefalorraquidiano, na árvore traqueobrônquica, no trato gastrintestinal, no sistema geniturinário e nos olhos.

As principais forças responsáveis pelo movimento da água através dos compartimentos corpóreos são as pressões hidrostática e osmótica. A pressão hidrostática é determinada pelas contrações cardíacas, enquanto a pressão osmótica depende do gradiente de concentração de soluto entre dois compartimentos. A água move-se da região de maior concentração de soluto para a de menor concentração, na tentativa de manter o equilíbrio. Como quase todas as membranas celulares são livremente permeáveis à água, verifica-se que os líquidos intra e extracelulares apresentam a mesma osmolaridade, e qualquer alteração transitória deve determinar uma redistribuição de água, até que os dois compartimentos encontrem novamente o equilíbrio. Assim, uma solução isosmótica em relação aos líquidos corpóreos não determinará movimento de água entre as células e o extracelular, uma vez que não haverá gradiente de concentração de solutos para determinar pressão osmótica. O compartimento extracelular, que consiste em aproximadamente um terço da água corpórea total, é dividido nos espaços intravascular e intersticial. Estima-se que aproximadamente 25% do fluido extracelular esteja no espaço intravascular e os restantes 75% se encontrem no espaço intersticial. O endotélio vascular, que separa esses dois compartimentos, é permeável à água, sendo a maioria dos solutos, no entanto, impermeável às moléculas de maiores dimensões, como é o caso das proteínas. As proteínas determinam uma força coloidosmótica que causa um fluxo de fluido para o intravascular, e a força oposta na manutenção desse equilíbrio é a pressão hidrostática, presente no interior do sistema vascular.

Os fluidos administrados respeitam essas características fisiológicas, e, assim, soluções cristalóides isotônicas e isosmóticas tendem a permanecer no espaço extracelular, uma vez que não existe gradiente osmótico para a entrada no intracelular. Mas respeitam a mesma distribuição da água no extracelular, ou seja, 25% no intravascular e 75% no interstício. Já as soluções colóides tendem a permanecer no intravascular por períodos mais prolongados, uma vez que a membrana capilar não é permeável à passagem dessas soluções.

A reposição hídrica tem como objetivo a restauração do volume intravascular, independente do tipo de líquido a ser utilizado. Discutiremos então, a seguir, algumas soluções utilizadas para atingir esse objetivo.

SOLUÇÕES CRISTALÓIDES

No quadro 6.34 apresentamos as principais soluções cristalóides utilizadas. As soluções cristalóides possuem água, eletrólitos e/ou açúcares em proporções variáveis. Os cristalóides são soluções não-tóxicas de baixo custo e, além disso, amplamente disponíveis, por isso são uitlizadas como primeira opção no tratamento do choque. Essas soluções podem ser hipotônicas, hipertônicas ou isotônicas em relação ao plasma (Tabela 6.22).

Quadro 6.34 – Principais soluções cristalóides.

Hipotônicas
Isotônicas
Solução de NaCl a 0,9%
Solução glicosada a 5%
Ringer
Ringer-lactato
Hipertônicas
Solução NaCl a 7,5%

Tabela 6.22 – Composição das soluções cristalóides.

	NaCl a 0,9%	Ringer-lactato	NaCl a 7,5%	Soro glicosado a 5%
Na (mEq/l)	154	130	1.283	—
Cl (mEq/l)	154	109	1.283	—
K (mEq/l)	—	4	—	—
Ca (mEq/l)	—	3	—	—
Lactato (mEq/l)	—	28	—	—
Glicose (g/100ml)	—	—	—	5
Osmolaridade (mOsm/l)	308	273	2.566	250

As soluções hipotônicas não têm função na ressuscitação fluídica, uma vez que apresenta pouca ação na manutenção do volume intravascular. A glicose é rapidamente metabolizada e por isso as soluções glicosadas funcionam, na verdade, como água livre equilibrando-se entre os compartimentos intra e extracelulares. Essas soluções, portanto, apesar de serem isotônicas, acabam funcionando como hipotônicas e também não têm importância como expansoras do intravascular.

As soluções isotônicas mais utilizadas em nosso meio são o soro fisiológico e a solução de Ringer-lactato. Elas se distribuem entre os espaços intravascular e intersticial, ou seja, no espaço extracelular. Essas soluções são efetivas na reposição do volume intravascular, com a ressalva feita anteriormente de que são necessários grandes volumes, pois somente 25% do volume infundido fica no intravascular. Não existe praticamente nenhuma diferença no efeito expansor do soro fisiológico quando comparado com o Ringer. É digno de nota que a infusão de grandes volumes de soro fisiológico pode ser associada à acidose hiperclorêmica. Por sua vez, o lactato do Ringer-lactato é rapidamente metabolizado pelo fígado em bicarbonato e a infusão de grandes quantidades em pacientes com hipoperfusão hepática e/ou disfunção desse órgão vem sendo questionada. Além disso, o Ringer contém potássio, fato que deve ser lembrado na escolha da melhor solução a ser utilizada em cada situação.

As principais complicações desses fluidos são:

- Edema no trato gastrintestinal, que pode ser associado a uma alteração na estrutura das vilosidades, alterando absorção e causando diarréia e íleo.
- Edema miocárdico, podendo levar a uma diminuição na função, alterando principalmente a complacência.
- Edema periférico (pele e tecidos moles), levando a uma diminuição na irrigação e conseqüente diminuição no suprimento de oxigênio, que determina piora na cicatrização e contribui para a formação de úlceras, além de interferir na imunidade celular da pele perpetuando infecções locais.
- Edema pulmonar, que ainda é assunto controverso, uma vez que existem mecanismos protetores eficazes contra esse tipo de edema, que parece estar mais relacionado com a quantidade de volume infundido do que com o tipo de líquido utilizado.
- Alterações eletrolíticas que estão mais relacionadas com infusão de grandes volumes e geralmente não trazem repercussões importantes.
- Infusão excessiva ou insuficiente de volume pela dificuldade de estimar a real necessidade de líquidos.

Soluções salinas hipertônicas vêm sendo usadas com sucesso, primariamente na reanimação de queimados e politraumatizados, na tentativa de diminuir a quantidade de volume necessária para a estabilização hemodinâmica e minimizar a formação de edema.

Essas soluções têm, potencialmente, vantagens, uma vez que, com sua administração, o líquido é translocado dos compartimentos intersticial e intracelular para o espaço intravascular, e com isso ocorre rápido aumento do volume plasmático com necessidade de pequena infusão de volume (4ml/kg). Além dessa propriedade, a solução hipertônica parece determinar melhora na contratilidade miocárdica, por mecanismos ainda não bem definidos, e uma vasodilatação pré-capilar, portanto, leva à melhora hemodinâmica rápida. Parece ainda proteger a função pulmonar devido a uma menor retenção de fluidos e uma maior diurese. Na função cerebral, a hiperosmolaridade e a hipernatremia podem provocar desidratação celular, mas a redução no extravasamento fluídico limita a formação de edema e, portanto, o aumento transitório de pressão intracraniana observado durante a administração de fluidos isotônicos.

Alguns efeitos adversos seriam um rápido aumento na concentração de sódio sérico, podendo causar mielinólise pontina, hipocalemia, provavelmente por aumento de perda de potássio na urina, e conseqüentemente possibilidade de arritmias cardíacas. São soluções irritantes, podendo causar flebites, e a rápida melhora hemodinâmica pode levar a sangramentos incontroláveis. Devido a esses efeitos, seu papel na população pediátrica ainda não foi estabelecido (Quadro 6.35).

Quadro 6.35 – Vantagens e limitações da solução hipertônica.

Vantagens	Desvantagens
Efeito expansor ótimo	Hipernatremia
Melhora da função cardíaca	Desidratação celular
Melhora do fluxo sangüíneo miocárdico	Hipocalemia
Aumento da diurese	Hipervolemia
Diminuição do ganho de peso	Tromboflebite
Diminuição na pressão intracraniana	Hemorragia incontrolável
Menor incidência de íleo	Hiperosmolaridade

Fonte: Vincent, 1991.

SOLUÇÕES COLÓIDES

Soluções colóides são constituídas por partículas em suspensão com o poder de aumentar a osmolaridade plasmática. Essa constituição determina a capacidade de essas soluções de se manterem em uma maior proporção, em relação às soluções cristalóides, no espaço intravascular, quando a permeabilidade capilar está intacta. É necessário, portanto, menor volume dessas soluções para restabelecer um equilíbrio volêmico. As soluções colóides podem ser classificadas em dois grupos (Quadro 6.36): os hemoderivados e os sintéticos.

Quadro 6.36 – Classificação das soluções colóides.

Hemoderivados
 Albumina humana (5 e 20%)
 Plasma fresco congelado
 Concentrado de hemácias ou sangue total
 Fração protéica plasmática
Sintéticos
 Dextrano (40 e 70)
 Hidroxietistarches
  Hetastarch (6%)
  Pentastarch (10%)
 Gelatinas
 Substitutos da hemácia

HEMODERIVADOS

Albumina

A albumina é a principal proteína sérica, sendo responsável por cerca de 80% da pressão coloidosmótica do plasma. É sintetizada pelo fígado e tem um peso molecular de 66.000 a 69.000 dáltons. Sua função no organismo humano é multifatorial. Seu principal papel é a manutenção da pressão oncótica intravascular, mas também age como carreadora de uma série de substâncias, tais como drogas, hormônios e enzimas. A albumina liga-se reversivelmente tanto a cátions como a ânions e também tem a habilidade de agir como removedor de radicais livres. Estudos recentes mostram que a albumina pode ter a propriedade de proteger órgãos contra edema por meio da manutenção da permeabilidade vascular dentro da normalidade.

A albumina é extraída de plasma humano e esterilizada por pausterização a 60° por 10 horas. Esse processo efetivamente inativa os vírus das hepatites B e C, bem como do HIV, não existindo, portanto risco de transmissão.

É encontrada comercialmente em soluções a 5 e a 20%. A solução a 20% resulta em aumento do volume intravascular em aproximadamente quatro vezes o volume administrado, isso devido ao seu alto poder oncótico que vai resultar em translocação de fluido intersticial para o intravascular. A solução a 5% já contém esse fluido extra, portanto, não depende do líquido intersticial para determinar expansão do volume intravascular.

A principal contra-indicação ao uso da albumina é seu alto custo. Alguns trabalhos demonstraram uma depressão na função miocárdica devido à diminuição no nível sérico de cálcio, mas a maioria dos autores acredita que essa depressão seja conseqüente à sobrecarga de volume sem relação com o tipo de solução utilizada. Reações alérgicas à albumina são muito raras.

Plasma fresco congelado

O plasma fresco congelado é definido como volume proporcional a *uma unidade* de sangue que foi centrifugado, separado e congelado a menos 18°C em até 6 horas após a coleta. Devido ao rápido congelamento e à mínima manipulação, o plasma contém praticamente todos os componentes da coagulação, complemento e sistema fibrinolítico.

Como qualquer produto sangüíneo, a transfusão de plasma envolve alguns riscos. Primeiramente, qualquer organismo presente no plasma pode ser transmitido através de transfusão (bactérias, vírus, espiroquetas, parasitas), e outro risco importante são as reações transfusionais. Devido a esses riscos, o uso de plasma tem hoje indicações clínicas específicas. Deve ser usado somente em casos de deficiência da coagulação, sendo seu uso para reposição volêmica, suplementação nutricional e restauração da pressão oncótica extremamente discutível, uma vez que a albumina tem melhor ação nessas situações além de menores riscos associados.

Concentrado de hemácias ou sangue total

A tendência atual é utilizar os componentes do sangue de acordo com a necessidade do paciente; assim, uma única unidade de sangue total pode ser usada para tratar diferentes pacientes com uma variedade de anormalidades. Uma unidade de sangue total contém hemácias, leucócitos, plaquetas e plasma. No final de 24 horas, praticamente todas as plaquetas não são mais ativas. Também os fatores V e VIII têm seus níveis diminuídos à medida que o sangue é estocado por tempo prolongado. O sangue total requer compatibilidade Rh e ABO, não podendo ser utilizado em casos de emergência, quando a necessidade de sangue é imediata e não se tem disponível a tipagem.

O concentrado de hemácias é o componente sangüíneo mais utilizado em casos de choque hemorrágico. Normalmente, são dadas alíquotas de 10ml/kg de peso corpóreo. Na emergência, pode ser utilizado o tipo O– para qualquer pessoa, independente da tipagem sangüínea.

Fração protéica plasmática

Também é disponível comercialmente nos EUA com o nome de Plasmanate®, entre outros. Contém aproximadamente 4,4% de albumina, 0,35% de alfaglobulina e 0,25% de betaglobulina. Pode ser administrada em qualquer paciente, uma vez que são extraídos os anticorpos antialfa e antibeta globulinas durante a preparação. A principal desvantagem é a baixa concentração de albumina, que impõe a necessidade de infusão de grandes volumes, além da alta concentração de sódio. O custo é baixo quando comparado com a albumina, e reações adversas são raras.

Não existem estudos com essa solução em reposição volêmica na faixa etária pediátrica.

SINTÉTICOS

Dextrano

São polímeros de glicose de tamanhos e pesos moleculares variados obtidos pela ação da bactéria *Leuconostoc mesenteroides*. São classificados de acordo com o peso molecular em dextrano 40 (40.000 dáltons) e dextrano 70 (70.000 dáltons). O dextrano 70 é disponível em solução salina a 6%, e seu peso molecular mais alto resulta em excreção mais lenta quando comparado com o dextrano 40. Isso torna o dextrano 70 mais efetivo e duradouro na expansão do volume plasmático. Por sua vez, o dextrano 40 é disponível em solução salina a 10% ou solução glicosada a 5%. A solução de dextrano 40 a 10% tem maior poder oncótico que o dextrano 70 a 6%, mas é clareada pelo rim mais rapidamente, não tendo efeito prolongado.

A infusão de dextrano é associada a vários efeitos adversos. Pode precipitar insuficiência renal aguda devido ao depósito de partículas em túbulos renais, principalmente nos casos em que existe hipovolemia prévia. É importante ressaltar que o dextrano pode determinar diurese osmótica, determinando depleção de volume intravascular, piorando a insuficiência renal. Pode também causar reações anafiláticas provavelmente por reação com imunocomplexos. É de conhecimento que anticorpos contra dextrano existem naturalmente na população em geral, provavelmente por sua exposição prévia em alimentos, através das bactérias produtoras que habitam o trato gastrintestinal humano. Recentemente, a descoberta de uma substância denominada haptan-dextrano diminuiu a gravidade dessas reações anafiláticas. Outro efeito tóxico é a possibilidade de ocasionar diátese hemorrágica. Esse efeito é principalmente relacionado à redução da adesividade e da agregabilidade plaquetárias. Esse efeito na coagulação é mais intenso com a utilização do dextrano 70. Para minimizar o risco de sangramento, a infusão de dextrano deve ser limitada ao volume de 20ml/kg de peso.

Hidroxetilstarch

Hetastarch – é um composto sintético formado por meio da modificação da amilopectina, que é um polímero de glicose. Ocorre a substituição de unidades de glicose pelo composto hidroxietil, que é resistente à degradação pela amilase sérica, aumentando assim a meia-vida do composto. A solução contém partículas com diferentes pesos moleculares e variados graus de substituição das unidades de glicose pelo hidoxietil. Isso torna essa solução extremamente heterogênea, tornando sua farmacocinética complexa. Partículas menores que 50.000 dáltons podem ser eliminadas por filtração renal, mas partículas maiores permanecem na circulação e são lentamente retiradas pelo sistema reticuloendotelial, no qual podem permanecer por tempo prolongado. Estudos recentes têm mostrado que essas moléculas parecem acumular-se em vários órgãos, podendo provocar uma série de seqüelas. Os principais órgãos acometidos são fígado e rim. Parece que o acúmulo dessas substâncias em macrófagos de pele pode provocar prurido persistente. São relatadas também alterações da coagulação por meio de diminuição da aderência plaquetária, aumento da fibrinólise e diminuição da atividade do fator VIII. Mas esses efeitos não têm correlação clínica significativa. Reações anafiláticas são raras. É disponível em solução salina a 6% e a dose preconizada é em torno de 20ml/kg de peso.

Pentastarch – é um derivado do hetastarch mais recentemente desenvolvido, contendo partículas de menor peso molecular, de tamanho mais homogêneo e menor grau de substituição das unidades de glicose. Essas modificações parecem determinar uma excreção mais previsível. É disponível em solução a 10% e parece ter menor efeito na coagulação em comparação ao hetastarch. Alguns estudos recentes vêm observando um efeito do pentastarch na redução da perda de fluidos e albumina para o interstício, por meio de um efeito oclusivo direto no endotélio vascular lesado.

Gelatinas

São derivados do colágeno. Entre os colóides sintéticos, possuem o menor peso molecular (entre 30.000 e 40.000 dáltons), sendo que essa característica leva a uma rápida excreção renal e a uma meia-vida curta, em torno de 3 a 4 horas. A principal toxicicidade é a reação anafilática, sendo, que, por esse motivo, foi retirada de uso nos EUA pelo FDA desde 1978. A nova geração de gelatinas é bastante utilizada na Europa, e o representante desse grupo mais conhecido no Brasil é o Haemaccel®. Como expansores do intravascular, as gelatinas têm um efeito semelhante à albumina. Em crianças existe pouca experiência com esse tipo de solução.

Substitutos da hemácia

A possibilidade de encontrar uma solução que ofereça as vantagens do sangue sem os riscos transfusionais, além de fácil obtenção, tem levado à investigação de possíveis substitutos da hemácia. As soluções estudadas são as de hemoglobina e os compostos de perfluoro. Até o momento, essas soluções têm tempo de sobrevida na circulação muito curto, sendo que concentrado de hemácias se faz necessário, em geral, nas 24 horas subseqüentes. Estudos continuam, e se um produto seguro e efetivo surgir, certamente vai ser agressivamente promovido. As propriedades dos principais colóides não apresentadas no quadro 6.37 e a composição das soluções colóides é apresentada na tabela 6.23.

Tabela 6.23 – Composição das soluções colóides

	Albumina 5%	Hetastarch 6%	Dextrano 70	Plasma fresco congelado
Na (mEq/l)	130-160	154	154	170
Cl (mEq/l)	130-160	154	154	100
Lactato (mEq/l)	0	0	0	4
pH	6,9	5,5	3-7	Variável
Osmolaridade (mEq/l)	310	310	310	300
Pressão oncótica (mmHg)	20	30	60	20

Fonte: Gould e cols., 1993.

CONCLUSÃO

No choque existe um limite após o qual a morte celular é inevitável, mesmo que se restabeleça a perfusão. Por esse motivo, é importante uma intervenção rápida e eficiente. Os pediatras são forçados a iniciar a ressucitação, fluídica com dados incompletos, sendo que as informações são colhidas paralelamente aos cuidados com o paciente. O objetivo principal, quando se inicia a ressuscitação, é a rápida restauração da oferta de oxigênio e nutrientes aos órgãos vitais na tentativa de normalizar o metabolismo celular.

Os critérios utilizados para a infusão de volume incluem taquicardia, hipotensão, má perfusão periférica, diminuição do débito urinário, acidose metabólica, aumento do gradiente da temperatura corpórea em relação às extremidades e diminuição do nível de consciência. No entanto, é importante ressaltar que a criança pode manter a freqüência cardíaca e a pressão arterial dentro dos limites de normalidade apesar de 25% de perda do volume circulante. Por isso, o pediatra deve manter em mente o quadro clínico geral do paciente, bem como a etiologia da depleção volêmica, a melhor solução a ser utilizada e a quantidade adequada de fluido que deve ser infundida.

Quanto ao tipo de solução a ser utilizada, a fórmula mais apropriada de ressuscitação provavelmente envolve o uso de cristalóides e colóides. Ambos são expansores plasmáticos eficientes. A maior quantidade de cristalóides é necessária para atingir a estabilidade volêmica quando comparados com os colóides. Edema é um problema potencial quando são usados grandes volumes de cristalóides. Os colóides permanecem no intravascular por um período mais prolongado e determinam uma expansão plasmática mais rápida. Por outro lado, os colóides são mais caros do que os cristalóides, sendo que os naturais como albumina, por exemplo, são ainda mais caros do que os sintéticos. Apesar disso, na prática pediátrica utilizamos ainda os colóides naturais. Existe uma relutância no uso dos sintéticos pela falta de estudos no que concerne seu uso em crianças.

A maioria dos trabalhos não demonstra diferenças no prognóstico dos pacientes com o uso de uma solução ou outra. Velanovich (1989) realizou uma metanálise em que comparou a mortalidade em uma série de estudos clínicos e concluiu que, após traumatismo ou em situações nas quais os capilares apresentam a probabilidade de ter uma permeabilidade aumentada, a ressuscitação é mais bem relizada com cristalóides. Em outras circunstâncias, tais como durante grandes cirurgias eletivas, a taxa de mortalidade pode ser reduzida com o uso de colóides. Esse trabalho não resolve a controvérsia, mas deixa claro que a terapia fluídica deve ser individualizada para cada tipo de paciente e o mais importante, independente da solução utilizada, é atingir o objetivo final, ou seja, restauração volêmica do indivíduo.

A comparação entre calóides e cristalóides é apresentada no quadro 6.38.

Quadro 6.38 – Comparação entre colóides e cristalóides.

	Cristalóides	Colóides
Distribuição por compartimentos	Extracelular	Intravascular
Efeito hemodinâmico	Transitório	Rápido e mantido
Volume necessário	Maior (3-4 vezes)	Menor
Riscos	Edema por diminuição da pressão oncótica	Edema por aumento da pressão hidrostática
Custo	Baixo	Alto

Fonte: Vincent, 1991.

Quadro 6.37 – Propriedades dos principais colóides.

	Natural	Hidroxetilstarch	Gelatinas	Dextrano
Base química	Proteína	Carboidrato	Proteína	Carboidrato
Fonte	Sangue	Amilopectina	Colágeno bovino	Síntese bacteriana
Excreção	Fígado/rim	Amilase/SRE/rim	Rim/protease	Rim
Exemplos	Albumina PFC	Pentastarch Hetastarch	Haemaccel	Dentrano 40 Dextrano 70

SRE = sistema reticuloendotelial; PFC = plasma fresco congelado.

Fonte: Huskisson, 1992.

BIBLIOGRAFIA

1. ASTIZ, M.E.; GALERA-SANTIAGO, A. & RACKOW, E.C. – Intravascular volume and fluid therapy for severe sepsis. *N. Horizons* 1:127, 1993. 2. AXIER, O. et al. – Small hemodynamic effect of typical rapid volume infusions in critically ill patients. *Crit. Care Med.* 25:965, 1997. 3. BOLDT, J. et al. – Volume replacement with hydroxyethyl starch solution in children. *Br. J. of Anaesth.* 70:661, 1993. 4. BOOTH, F.V.M. – Monitoring in resuscitation. *Crit. Care Clin.* 8:449, 1992. 5. CALVIN, J.E. et al. – The hemodynamic effect of rapid fluid infusion in critically ill patients. *Surgery* 90:61, 1981. 6. CARCILLO, J.A. et al. – Role of early fluid resuscitation in pediatric septic shock. *JAMA* 266:1242, 1991. 7. De BRUIN, W.J.; GREENWALD B.M. & NOTTERMAN, D.A. – Fluid resuscitation in pediatrics. *Crit. Care Clin* 8:423, 1992. 8. DOWEIKO, J.P. & NOMPLEGGI, D.J. – Use of albumin as a volume expander. *J. Parenteral Enteral Nutr.* 15:484, 1991. 9. EMERY, E.F.; GREENOUGH, A. & GAMSU, H.R. – Randomised controlled trial of colloid infusions in hypotensive preterm infants. *Arch. Dis. Childh* 67:1185, 1992. 10. GATTINONI, L. et al. – A trial of goal-oriented hemodynamic therapy in critically ill patients. *N. Engl. J. Med.* 333:1025, 1995. 11. GOULD, S.A. et al. – Hypovolemic shock. *C. Care Clin.* 9:1993. 12. GRIFFEL, M.I. & KAUFMAN, B.S. – Pharmacology of colloids and crystalloids. *Crit. Care Clin* 8:235, 1992. 13. HAUSER, C.J. et al. – Oxygen transport responsses to colloids and crystalloids in critically ill surgical patients. *Surg. Gynecol. Obstet.* 150:811, 1980. 14. HILL, L.L. – Body composition, normal eletrolyte concentrations, and the maintenance of normal volume, tonicity, and acid-base metabolism. *Pediatr. Clin. North Am.* 37:241, 1990. 15. HUSKISSON, L. – Intravenous volume replacement: wich fluid and why? *Arch. Dis. Childh.* 67:649, 1992. 16. KALLEN, R.J. & LONERGAN M. – Fluid resuscitation of acute hypovolemic hypoperfusion states in pediatrics. *Pediatr. Clin. North Am.* 37:287, 1990. 17. KAMINSKI, M. V. & HAASE, T.J. – Albumin and colloid osmotic pressure implications for fluid resuscitation. *Crit. Care Clin.* 8:311, 1992. 18. LAKS, H. et al. – Crystalloid versus colloids hemodilution in man. *Surg. Gynecol. Obstetr.* 142:506, 1976. 19. NACHT, A. – The use of blood products in shock. *Crit. Care Clin.* 8:255, 1992. 20. POOLE, G.V. et al. – Comparison of colloids and crystalloids in resuscitation from hemorrhagic shock. *Surg. Gynecol. Obstetr.* 154:577, 1982. 21. SCHUSTER, D.P. – Fluid management in ARDS: "keep them dry"or does it matter? *Intens. Care Med.* 21:101, 1995. 22. SO, K.S. et al. – Randomised controlled trial of colloid or crystaloid in hypotensive preterm infants. *Arch. Dis. Childh.* 76:43, 1997. 23. TAYLOR, R.W. – Fluid resuscitation. Crit. Care Refresher Course, cap.11, p. 121. 24. VELANOVICH, V. – Crystalloid versus colloid fluid resuscitation: a meta-analysis of mortality. *Surgery* 105: 65, 1989. 25. VICENT, J.L. – Fluids for resuscitation. *Br. J. Anaesth.* 67:185, 1991. 26. VINCENT, J.L. – Plugging the leaks? New insights into synthetic colloids. Crit. Care Med. 19:316, 1991. 27. WEINSTEIN, P.D. & DOERFLER, M.E. – Systemic complications of fluid resuscitation. *Crit. Care Clin.* 8:439, 1992.

Sétima Parte

Patologia do Sistema Conectivo

coordenadora

Maria Helena B. Kiss

colaboradores

Adriana M.E. Sallum
Ana Paola M. Lotito
Bernadete L. Liphaus
Carlos Henrique M. Silva
Clovis Arthur A. Silva
Lucia Maria M.A. Campos
Lucila M. Araujo
Maria Helena B. Kiss
Tania Sogabe
Virginia M. Ferriani

MARIA HELENA B. KISS
CARLOS HENRIQUE M. SILVA
VIRGINIA M. FERRIANI

PROVAS DE FASE AGUDA

O conjunto de exames laboratoriais designados como provas de fase aguda (PFA) é solicitado com bastante freqüência na prática pediátrica, tanto na avaliação inicial de crianças com quadros clínicos sugestivos de processos inflamatórios/infecciosos, como no controle evolutivo de muitas doenças.

Horas ou dias após uma agressão tecidual (estímulo inflamatório), a concentração de vários constituintes do plasma altera-se de maneira significativa, constituindo a chamada reação de fase aguda, na qual se destaca o aumento de algumas proteínas plasmáticas, denominadas proteínas de fase aguda (Quadro 7.1).

Quadro 7.1 – Perfil de proteínas plasmáticas nas reações de fase aguda.

Proteínas	Aumentadas	Mobilidade eletroforética
Coagulação	Fibrinogênio	Globulina
	Protrombina	Globulina
	Fator VIII	Globulina
	Plasminogênio	Globulina
Inibidores de protease	Alfa-1-antitripsina	Alfa-1-globulina
	Alfa-1-antiquimiotripsina	Alfa-1-globulina
Proteínas de transporte	Haptoglobina	Alfa-2-globulina
	Hemopexina	Alfa-2-globulina
	Ceruloplasmina	Alfa-2-globulina
Frações do complemento	C1s	Betaglobulina
	C2, fator B	Betaglobulina
	C3, C4, C5	Betaglobulina
Miscelânea	Proteína C reativa	Gamaglobulina
	Alfa-1-glicoproteína ácida	Alfa-1-globulina
	Amilóide sérico A	Alfa-1-globulina

As agressões teciduais agudas incluem traumatismos físicos ou químicos, infecções, alterações imunológicas, cirúrgicas, intoxicações, infartos e outras, todas acarretando reações inflamatórias como parte da resposta geral do organismo aos agravos.

Em processos inflamatórios crônicos, como os associados a infecções crônicas, doenças reumáticas, neoplasias e outras, as PFA, habitualmente, apresentam alterações que refletem a atividade da doença.

As PFA caracterizam-se por elevada sensibilidade, o que confere a esses testes grande valor na detecção de alterações orgânicas, quaisquer que sejam suas origens. Por outro lado, falta especificidade a essas provas, ou seja, as alterações observadas não permitem, em geral, conclusões sobre o tipo de processo envolvido, como infeccioso, neoplásico, traumático etc.

A baixa especificidade constitui provavelmente a crítica mais importante às tentativas de associar esses exames a um grupo definido de doenças, como acontece, por exemplo, com as doenças reumáticas. Esse tipo de associação pode levar a diagnósticos errôneos ou mesmo inexistentes, como o chamado "reumatismo no sangue" realizado a partir de quadros clínicos inespecíficos, associados a alterações das PFA.

Os exames mais usados como indicadores da resposta de fase aguda são: velocidade de hemossedimentação, proteína C reativa e a alfa-1-glicoproteína. A mucoproteína, pouco utilizada em outros países, ainda é solicitada em nosso meio.

Velocidade de hemossedimentação

A velocidade de hemossedimentação (VHS) não representa a dosagem de uma substância específica, refletindo as alterações de várias proteínas de fase aguda, dentre as quais se destaca o fibrinogênio.

Normalmente, as forças envolvidas no movimento de queda das hemácias são contrabalançadas por forças oponentes, exercidas pelo plasma, de tal forma a ocorrer pouca sedimentação. Na vigência de estímulos inflamatórios, verifica-se a ocorrência de maior agregação eritrocitária, as hemácias unem-se formando verdadeiras pilhas ("rouleaux"), fato que favorece o movimento de queda determinando maior sedimentação, cuja velocidade é proporcional ao número de hemácias nesses agregados.

O fibrinogênio é uma proteína de fase aguda cuja concentração aumenta de forma importante nos processos agudos, sendo o principal responsável pela maior agregação eritrocitária e, conseqüentemente, elevação da VHS nessas situações. Nos processos crônicos, as variações da VHS são, geralmente, devidas a elevações das imunoglobulinas.

O método mais utilizado para medir a VHS é o de Westergreen, que emprega citrato de sódio como anticoagulante. Por meio dessa técnica, 200mm de sangue com anticoagulante são colocados em um tubo cilíndrico, posicionado verticalmente. Após 1 hora, a altura da coluna de plasma livre acima das hemácias sedimentadas é medida, sendo esse valor representativo da velocidade de queda, que é expressa em milímetros na primeira hora.

As situações clínicas mais freqüentemente associadas a aumentos da VHS são apresentadas no quadro 7.2.

É importante ressaltar que, eventualmente, crianças sem nenhuma evidência de processos patológicos podem apresentar elevações de VHS mantidas por períodos prolongados. Por outro lado, em algumas situações, apesar do aumento das proteínas de fase aguda, a VHS pode permanecer paradoxalmente baixa, como ocorre quando da presença de proteínas anômalas (mielomas, crioglobulinemias), variações da forma e/ou tamanho das hemácias, anemia, alguns medicamentos etc. (Quadro 7.3).

Apesar das várias críticas possíveis, a simplicidade técnica e o baixo custo garantem à VHS uma posição extremamente privilegiada entre as provas de fase aguda, sendo, ainda atualmente, um dos exames mais utilizados como indicador de doenças orgânicas e na monitorização de processos inflamatórios.

Proteína C reativa

Proteína sérica, assim designada devido à descrição inicial de sua capacidade em precipitar na presença do polissacarídeo C da cápsula do pneumococo.

A proteína C reativa (PCR) está presente em pequenas quantidades no soro de todos os indivíduos, sendo utilizada como índice inflamatório na medida em que seus valores aumentam rapidamente (após algumas horas e até dois a três dias) após agressões teci-

Infecções	Doença do tecido conectivo
Bacterianas Hepatite infecciosa Tuberculose Leptospirose Infecções sistêmicas por fungos	Febre reumática Artrite reumatóide juvenil Lúpus eritematoso sistêmico Dermatomiosite Vasculites
Doenças hematológicas e neoplásicas	Renais
Anemias graves Leucemias – linfomas Metástases tumorais Doença granulomatosa crônica de infância	Glomerulonefrite aguda Pielonefrite Síndrome nefrótica
Doenças gastrintestinais	Outras condições

Colite ulcerativa
Ileítes regionais
Pancreatites
Hepatopatia crônica
Peritonite
	Hipotireoidismo
	Tireoidite
	Cirurgias, queimaduras
	Disproteinemias: mieloma,
	  crioglobulinemia,
	  macroglobulinemia
	Droga: heparina

Quadro 7.3 – Condições associadas à normalidade ou elevações discretas da velocidade de hemossedimentação na vigência de processo inflamatório.

Anormalidade da hemácia
    Policitemia – anemia
    Hemoglobinopatias (falciforme)
    Esferocitose congênita
    Deficiência de piruvatocinase
    Microcitose, acantocitose, anisocitose, poiquilocitose
Anormalidades plasmáticas
    Hipofibrinogenemia
Alterações cardíacas
    Insuficiência cardíaca congestiva
    Cardiopatia congênita cianótica
Miscelânea
    Desnutrição grave
    Concentração sérica elevada de sais biliares
    Terapêutica antiinflamatória

duais. Sua queda, após a retirada do estímulo, é também dramática (em média 24 horas), sendo que elevações mantidas da PCR têm sido observadas em processos inflamatórios crônicos em atividade.

A dosagem quantitativa da PCR, por imunodifusão radial, radioimunoensaio ou enzimaimunoensaio (ELISA), permite grande sensibilidade na sua determinação, e foi, principalmente, esse avanço na metodologia que conferiu à PCR uma posição importante entre as PFA.

A PCR eleva-se em processos inflamatórios, infecciosos, traumáticos, neoplásicos etc., sendo que grandes aumentos são observados em infecções bacterianas, na febre reumática e artrite reumatóide juvenil em atividade, no infarto do miocárdio, em abscessos intra-abdominais, em peritonites. Hepatite aguda, tuberculose ativa, queimaduras e cirurgias acompanham-se de elevações mais discretas da PCR.

Em sepses e em meningites bacterianas do recém-nascido, concentrações elevadas de PCR têm sido consideradas com sensibilidade equivalente às culturas na determinação da eficácia terapêutica e na detecção de recidivas, o mesmo ocorrendo em relação às artrites sépticas da infância.

Doenças inflamatórias crônicas acompanham-se de elevações discretas ou moderadas de PCR, que correspondem, habitualmente, à atividade da doença, avaliada clinicamente. Aumentos importantes podem traduzir infecções associadas. No lúpus eritematoso sistêmico e mesmo nas leucemias, a PCR apresenta alterações discretas, inclusive na presença de atividade importante da doença, mas, se houver infecção concomitante, a elevação é acentuada, o que pode ser útil para o diagnóstico diferencial e a terapêutica.

Esses fatos assumem grande importância, especialmente porque, nesses pacientes, em geral recebendo terapêuticas imunossupressoras, o problema da infecção é comum e sério e o diagnóstico diferencial, com freqüência, difícil.

Alfa-1-glicoproteína ácida/mucoproteínas

As mucoproteínas são substâncias normalmente presentes no plasma em baixas quantidades e seu componente mais importante é a alfa-1-glicoproteína ácida, seguindo-se a alfa-2-glicoproteína, a ceruloplasmina e a haptoglobina. A alfa-1-glicoproteína ácida pode ser determinada especificamente por método imunoquímico, e sua dosagem, tecnicamente mais fidedigna, praticamente substituiu a das mucoproteínas, ressaltando-se que as indicações e as interpretações de ambos os exames são semelhantes.

Após um estímulo inflamatório agudo, os níveis de alfa-1-glicoproteína ácida/mucoproteínas elevam-se rapidamente (8 horas a três dias), guardando relativa proporcionalidade com a gravidade do processo. A exemplo das outras PFA, a manutenção de valores elevados sugere persistência da inflamação; e a volta a valores normais, regressão e cura.

Os níveis normais da alfa-1-glicoproteína ácida são atingidos por volta dos 10 meses de idade. Os valores normais das mucoproteínas são determinados pelo conteúdo em tirosina, avaliada por método químico e, conforme já referido, apesar de existir certa relação entre os níveis de mucoproteínas e a gravidade do processo inflamatório, não é infreqüente a presença de valores elevados (superiores a 10mg/dl) em processos discretos localizados.

A exemplo da VHS e da PCR, a alfa-1-glicoproteína ácida e as mucoproteínas elevam-se em várias situações clínicas infecciosas, inflamatórias, doenças reumáticas, neoplasias etc.

Níveis reduzidos de mucoproteínas são observados em indivíduos com hepatopatias crônicas, endocrinopatias e síndrome nefrótica.

FATOR REUMATÓIDE

Fatores reumatóides (FR) são auto-anticorpos (imunoglobulinas) que reagem contra imunoglobulinas (IgG). Esses auto-anticorpos, classicamente da classe IgM, com capacidade de aglutinação, receberam essa denominação pela sua descrição inicial em pacientes com artrite reumatóide. O nome permanece, apesar do conhecimento de suas associações com outras doenças (Quadro 7.4) e da possibilidade de esses auto-anticorpos pertencerem a outras classes de imunoglobulinas (FR-IgA, FR-IgG e FR-IgE).

Quadro 7.4 – Doenças associadas ao fator reumatóide – IgM.

Doenças reumáticas – artrite reumatóide juvenil, lúpus eritematoso
  sistêmico, vasculites
Infecções virais agudas – mononucleose, hepatite, influenza
Infecções parasitárias – tripanossomíase, leishmaniose, malária,
  esquistossomose, filariose
Infecções bacterianas crônicas – tuberculose, moléstia de Hansen,
  sífilis, endocardite bacteriana subaguda, salmonelose, brucelose
Neoplasias
Hipergamaglobulinemia, crioglobulinemia
Doença hepática crônica
Sarcoidose

Os métodos de aglutinação, testes do látex e de Waaler-Rose, são os mais utilizados na rotina laboratorial para a detecção do FR, pela facilidade de execução e baixo custo. São testes semiquantitativos e detectam apenas o FR-IgM (clássico). Existe variabilidade de resultados intra e interlaboratoriais, não só pela não utilização dos padrões internacionais (UI), como também pelos diversos reagentes comerciais disponíveis com graus de especificidade e sensibilidade variáveis. Em relação às doenças reumáticas, valores do teste do látex acima de 1/80 são considerados positivos.

Outros métodos para a detecção do FR, como ELISA, nefelometria, radioimunoensaio, imunofluorescência, não são utilizados na rotina laboratorial pelas dificuldades técnicas na execução, alto custo e principalmente por apresentarem especificidades e sensibilidades comparáveis aos métodos de aglutinação. Entretanto, são técnicas importantes para a detecção e o estudo do FR.

Em crianças e adolescentes, o FR é praticamente destituído de valor diagnóstico, por sua baixa freqüência e especificidade, inclusive em relação às doenças do tecido conectivo. Na artrite reumatóide juvenil (ARJ), por exemplo, sua presença é observada em 5 a 20% dos casos e está associada não ao diagnóstico, mas à caracterização de um dos subtipos da doença (poliarticular FR positivo), que cursa com pior prognóstico e evolução freqüente para doença articular erosiva e deformante.

A inclusão do FR nos testes laboratoriais a serem solicitados na suspeita de doença reumática (diagnóstico diferencial das artrites agudas, das dores musculoesqueléticas etc.) deve ser analisada criticamente, uma vez que sua negatividade é a regra nessas situações e sua positividade não permite nenhum diagnóstico específico. Raramente pode ser observado em algumas vasculites.

ANTICORPOS ANTINUCLEARES

Anticorpos antinucleares ou fator antinúcleo (FAN) são auto-anticorpos dirigidos contra componentes do núcleo celular. Na prática pediátrica, a solicitação desse exame não é freqüente e, em geral, está associada à suspeita de doença reumática. Contudo, para a interpretação correta dos resultados, é necessário o conhecimento das situações clínicas que podem acompanhar-se da positividade do teste e, também, o conhecimento da sensibilidade e especificidade do FAN em relação às doenças do tecido conectivo na infância.

Na pesquisa do FAN, é possível a distinção de duas etapas. Em uma primeira, pesquisa-se a presença genérica de anticorpos antinucleares, realizada habitualmente pelo método de imunofluorescência indireta, utilizando como substrato antigênico cortes de fígado de rato ou células HEp2 (células de carcinoma de laringe), ambas fontes ricas em material nuclear.

Esse exame, quando positivo, indica que no soro investigado existem anticorpos dirigidos contra componentes nucleares. A utilização de várias diluições desse soro permite a quantificação desses anticorpos, e, ainda, a distribuição da fluorescência no núcleo permite distinguir alguns padrões: homogêneo, salpicado, periférico, que podem auxiliar na identificação do tipo de auto-anticorpo e, eventualmente, da doença envolvida.

Uma vez reconhecido que o FAN está presente, deve-se partir para a segunda etapa, ou seja, identificação do tipo de anticorpo envolvido, uma vez que existem múltiplos antígenos nucleares. Atualmente, pela utilização de várias fontes antigênicas e diversos métodos laboratoriais, é possível o reconhecimento de um grande número de anticorpos antinucleares (Quadro 7.5).

Um mesmo tipo de anticorpo pode estar presente em várias doenças e uma única doença pode cursar com vários anticorpos distintos; contudo, alguns anticorpos estão presentes somente em associação com determinada doença, sendo por isso denominados "marcadores de doença", como o anticorpo anti-DNA nativo e o anticorpo anti-Sm, considerados marcadores do lúpus eritematoso sistêmico.

A positividade do FAN sugere a presença de patologia reumática, porém é importante enfatizar que seu encontro pode ser observado em infecções, imunodeficiências, neoplasias e em crianças sem patologias evidentes. Títulos elevados de FAN (superiores a 1/320) associam-se com maior freqüência a doenças do tecido conectivo.

A negatividade do FAN não permite a exclusão de qualquer doença reumática, apesar de tornar pouco provável o diagnóstico de lúpus eritematoso sistêmico, patologia em que sua presença é observada em praticamente todos os casos.

A freqüência do FAN em crianças portadoras de doenças do tecido conectivo em seguimento no Instituto da Criança do Hospital das Clínicas – FMUSP revelou a seguinte distribuição: lúpus eritematoso sistêmico, 100%; artrite reumatóide juvenil, 30%; dermato/polimiosite, 40%; vasculites, 25%; esclerodermia, 20% e febre reumática, 0.

Quadro 7.5 – Especificidades antigênicas dos anticorpos antinucleares, métodos laboratoriais e condições clínicas associadas à sua presença.

Anticorpo	Especificidade antigênica	Método laboratorial	Condições clínicas associadas
Anti-histona	Histona	IFI	LES (30%), ARJ (15%), LES induzido por droga (95%)
Anti-DNA			
Anti-DNA ds	DNA dupla hélice	IFI	LES, DMTC
Anti-DNA ss	DNA hélice simples	IFI	LES (70%), lúpus discóide, ARJ
Anti-DNA nativo*	DNA dupla hélice e hélice simples	IFI	LES (60-70%)
Anti-ENA			
Anti-RNP**	Ribonucleoproteína nuclear	Hemaglutinação	DMTC (95%), LES (40%)
Anti-Sm	Glicoproteína nuclear	Hemaglutinação	LES (25-30%), HCA
Anti-SS-A	Ro (SS-A)	Imunodifusão gel	SS (70%), LES (30%), lúpus neonatal*
Anti-SS-B	LA (SS-B)	Imunodifusão gel	SS (60%), LES (15%), lúpus neonatal*
Anti-Scl-70*	Scl-70	Imunodifusão gel	Esclerodermia (30%)
Anti-PM-1*	PM₁	Imunodifusão gel	DM (17%) / PM (60%)
Anti-Jo-1*	Jo	Imunodifusão gel	DM (5%) / PM (30%)
Anti-Mi*	Mi	Imunodifusão gel	DM (10%) / PM

LES = lúpus eritematoso sistêmico; ARJ = artrite reumatóide juvenil; DMTC = doença mista do tecido conectivo; HCA = hepatite crônica ativa; SS = síndrome de Sjögren; DM/PM = dermatomiosite/polimiosite.

* "Marcadores de doença" – descritos apenas em associação com as doenças referidas.

** Considerando marcador da DMTC quando presente em altos títulos.

Na artrite reumatóide juvenil, o FAN é encontrado na forma pauciarticular tipo I, com freqüência, associado a presença de iridociclite.

Além de anticorpos dirigidos contra componentes do núcleo, anticorpos dirigidos contra outras estruturas celulares são descritos, dentre os quais é possível destacar o anticorpo antinucléolo, considerado um marcador da esclerodermia, em que ocorre em 40-50% dos casos, e o anticentrômero, descrito na síndrome de CREST (forma localizada da esclerodermia sistêmica), com freqüência de 70%. Anticorpos dirigidos contra componentes do citoplasma de neutrófilos (ANCA) com padrão citoplasmático (ANCA-c) são considerados marcadores diagnósticos da granulomatose de Wegener e indicadores da atividade da doença, enquanto os ANCA com padrão perinuclear (ANCA-p) podem estar presentes em várias doenças reumáticas, sem correlação diagnóstica específica.

COMPLEMENTO

O sistema complemento é formado por um conjunto de mais de 30 proteínas solúveis e de superfície celular, que se constituem em mecanismos efetores rápidos e eficazes capazes de proteger o organismo contra agentes infecciosos.

A cascata de reações do sistema complemento pode ser ativada por meio de três diferentes vias: a clássica, dependente de complexos antígeno-anticorpo para sua ativação; a alternativa, geralmente ativada na superfície de patógenos, independente da presença de anticorpos; e a das lectinas, recentemente descrita, na qual a proteína ligadora da manose pode desencadear a cascata de ativação.

O complexo de ataque a membrana, complexo final a qualquer uma das três vias de ativação do sistema complemento, causa a lise da membrana celular com conseqüente morte bacteriana. Além disso, durante o processo de ativação do complemento são liberados peptídeos pró-inflamatórios, como as anafilotoxinas (C3a, C4a, C5a), capazes de induzir quimiotaxia de leucócitos, desgranulação de mastócitos e basófilos, contração de músculos lisos e aumento da permeabilidade capilar. Outras ações dos componentes do complemento incluem: geração de radicais tóxicos de oxigênio, indução da síntese e liberação do ácido araquidônico e citocinas, ação opsonizadora e eliminação de imunocomplexos.

Portadores de deficiências congênitas de componentes do sistema complemento podem apresentar infecções bacterianas de repetição, predisposição a doenças auto-imunes, quadros recorrentes de edema (angioedema hereditário). Em algumas doenças reumáticas, o complemento pode estar elevado pelo aumento de seus componentes que atuam como proteínas de fase aguda. Em outras doenças, como o lúpus eritematoso sistêmico, o complemento pode estar diminuído, por consumo em períodos de atividade da doença ou ainda por deficiência congênita de um ou mais de seus componentes.

As determinações do CH50 e do AP50 constituem os melhores testes de triagem para a avaliação do sistema complemento. O CH50 é utilizado para avaliação da via clássica do complemento e sua determinação é baseada na diluição do soro do paciente capaz de lisar 50% de uma suspensão padronizada de hemácias de carneiro, sensibilizadas por anticorpos anti-hemácias.

O AP50 avalia a integridade da via alternativa do complemento por meio de uma metodologia semelhante à do CH50, utilizando hemácias de coelho ou de cobaia não sensibilizadas que funcionam como ativadoras da via alternativa e alvos para depósito de C5b-9 (complexo de ataque à membrana).

Níveis normais de CH50 e de AP50 afastam o diagnóstico de imunodeficiência homozigótica de qualquer um dos componentes do complemento. Níveis diminuídos de CH50, C3 e C4 sugerem ativação da via clássica do complemento.

LÍQUIDO SINOVIAL

A punção articular para a coleta de líquido sinovial é pouco indicada em Pediatria, ficando restrita a situações em que a suspeita clínica de artrite séptica ou de hemartrose é importante. Entretanto, pelo grande auxílio diagnóstico que esse procedimento pode representar, sua indicação deve fazer parte da avaliação inicial de crianças com queixas reumáticas acompanhadas de derrames articulares.

Não existem contra-indicações absolutas para a artrocentese, e a única complicação importante desse procedimento é a infecção, evitável pela utilização de técnicas adequadas de assepsia.

O valor diagnóstico justifica plenamente a punção articular, que, algumas vezes, também é usada com finalidades terapêuticas, nos casos de grandes derrames, para o alívio da dor e/ou injeção intraarticular de medicamentos.

A quantidade de líquido sinovial em uma articulação normal varia de 0,13 a 3,5ml (média, 1,1ml). Em condições habituais, é claro, transparente, viscoso, relativamente acelular e não coagula.

Presença de sangue no líquido sinovial pode ser devida a acidente de punção ou verdadeira hemartrose presente em traumatismos, alterações da coagulação (hemofilia), hemangiomas, sinovite vilonodular pigmentada etc.

Sempre que existir suspeita de pioartrite, está indicada a obtenção de líquido sinovial para a realização de bacteriocópico e cultura, enfatizando-se que somente os resultados positivos devem ser valorizados, uma vez que a ausência de bactérias não exclui infecção. Quando não for possível a obtenção de líquido sinovial pela punção articular e existir suspeita de artrite séptica, deve-se lavar a articulação com solução salina (1 a 2ml) e o líquido enviado para cultura.

Conforme já referido, o líquido sinovial normal é praticamente acelular, com predomínio de mononucleares. A classificação do líquido sinovial em inflamatório e não-inflamatório, conforme a contagem leucocitária global e a porcentagem de polimorfonucleares, fornece indicações importantes sobre a magnitude e possíveis origens da inflamação:

- Não-inflamatórios – 200 a 2.000 leucócitos/mm^3, com porcentagens de neutrófilos inferiores a 30%.
- Inflamatórios – 2.000 a 50.000 leucócitos/mm^3, com porcentagens de neutrófilos de 30 a 60%.
- Infecciosos: acima de 50.000 leucócitos/mm^3, com porcentagens de neutrófilos superiores a 60% e freqüentemente a 90%.

Apesar de sugestivos, não existem níveis leucocitários característicos de determinada doença, já que se nota considerável superposição de valores nas várias situações clínicas.

Fator reumatóide e anticorpos antinucleares podem ser demonstrados no líquido sinovial, mesmo quando ausentes no plasma, permanecendo ainda pouco claros os significados desses achados. Baixos níveis de complemento no líquido sinovial têm sido observados em algumas situações clínicas: artrite séptica, artrite reumatóide, lúpus eritematoso, freqüentemente sem relação com os níveis séricos. A presença de imunocomplexos no líquido sinovial ocorre em várias doenças, parecendo guardar relação com a atividade da doença.

Apesar de ter pouco interesse em Pediatria, uma das mais expressivas observações nos últimos anos está relacionada ao encontro de cristais livres ou no interior de células do líquido sinovial, que podem ser identificados especificamente pela microscopia de luz polarizada. Esse fato abriu novas e excelentes perspectivas para o diagnóstico das artropatias induzidas por cristais (gota).

BIBLIOGRAFIA

1. CARR, W.P. – Acute phase proteins. *Clin. Rheum. Dis.* **9**:227, 1983. 2. FREMONT, A.J. – Synovial fluid analysis. **In** Klippel, J.H. & Dieppe, P.A., eds. *Rheumatology.* 2nd ed. London, Mosby, 1998, p. 2.11.1-4. 3. GREENSPAN, E.M. – Clinical significance of serum mucoprotein. *Adv. Intern. Med.* **7**:101, 1955. 4. HERNANDEZ, C.E. – Anticorpos antinucleares nas conectivopatias da in-

fância. Dissertação de Mestrado apresentada à FMUSP, 1985. 5. KUNNAMO, J. et al. – Clinical sings and laboratory tests in the differential diagnosis of arthritis in children. *Am. J. Dis. Child.* **141**:34, 1987. 6. KUSHNER, I. – The acute phase reactant. In Kelley, W.N. et al., eds. *Textbook of Rheumatology.* Philadelphia, Saunders, 1985, p. 653. 7. PEPYS, M.B. – Acute phase phe-nomen. In Cohen, S., ed. *Rheumatology and Immunology.* New York, Grune & Stratton, 1982, p. 85. 8. PINCUS, T. – Laboratory tests in rheumatic disorders. In Klippel, J.H. & Dieppe, P.A., eds. *Rheumatology.* 2nd ed., London, Mosby, 1998, p. 2.10.1-8. 9. SCHUMACHER, H.R. – Synovial fluid analysis. In Kelley, W.N. et al. *Textbook of Rheumatology.* Philadelphia, Saunders, 1981, p. 568.

2 Dores em Membros

MARIA HELENA B. KISS
CLOVIS ARTHUR A. SILVA

Dores em membros são freqüentes na infância e envolvem o reconhecimento de várias possibilidades diagnósticas (Quadro 7.6), benignas na maior parte das vezes, mas eventualmente associadas a infecções, neoplasias e doenças reumáticas propriamente ditas, que necessitam de tratamentos mais específicos.

Quadro 7.6 – Diagnóstico diferencial das dores em membros na infância.

Traumatismos
Infecções: celulite, paniculite, osteomielite
Alterações musculares: miosites, miopatias
Alterações vasculares: tromboflebites
Alterações hematológicas: anemias hemolíticas (anemia falciforme)
Neoplasias: leucemia linfóide aguda, linfomas, neuroblastoma, osteoma osteóide
Doenças do tecido conectivo: artrite reumatóide juvenil, lúpus eritematoso sistêmico, dermatomiosite, vasculites
Ósseas: raquitismo, escorbuto, exostoses, osteocondrites
Síndromes de amplificação da dor: dor de crescimento, fibromialgia, distrofia simpática reflexa
Síndrome da hipermobilidade articular
Síndromes relacionadas a atividades físicas/esportes

O diagnóstico diferencial das dores em membros deve ser feito em etapas e sua sistematização envolve algumas dificuldades, não só pelo grande número de doenças envolvidas, como também porque, com alguma freqüência, as queixas dolorosas não se acompanham de alterações do exame físico e as informações sobre as características da dor podem ser de difícil valorização. Em qualquer situação, a história inicial e o exame físico têm como objetivo a caracterização pormenorizada do quadro doloroso (Quadro 7.7).

Quadro 7.7 – Dores em membros: caracterização do quadro doloroso.

Duração da queixa: aguda – duração inferior a três meses crônica – duração igual ou superior a três meses
Localização: pedir à criança e/ou familiares que apontem o local da dor
Alterações locais: presença de sinais inflamatórios, contraturas etc.
Duração do episódio doloroso: minutos, horas, dias etc.
Periodicidade dos episódios dolorosos: diária, semanal, mensal etc.
Intensidade: leve, moderada, incapacitante. Grau de interferência com as atividades da vida diária
Horário preferencial: matutino, vespertino, noturno
Fatores de modulação da dor: frio, calor, repouso, exercício, massagem local
Presença de sintomas/sinais sistêmicos e de história semelhante na família

As síndromes de amplificação da dor, da hipermobilidade articular e as relacionadas às atividades físicas constituem as causas mais freqüentes de dores em membros na infância (Quadro 7.8).

Quadro 7.8 – Causas freqüentes de dores em membros na infância.

Localizadas	Difusas
Síndrome da hipermobilidade articular	Dores de crescimento
Lesões relacionadas às atividades físicas	Síndrome da fibromialgia
Distrofia simpática reflexa	
Nódulos reumatóides benignos	
Síndrome miofascial	

SÍNDROMES DE AMPLIFICAÇÃO DA DOR

Constituem um grupo de alterações do sistema musculoesquelético caracterizadas por dor sem causa orgânica identificável ou associadas a sintomatologia dolorosa desproporcional aos achados de exame físico. Em crianças, as mais freqüentes são as dores de crescimento, a fibromialgia e, mais raramente, a distrofia simpática reflexa.

DORES DE CRESCIMENTO

São, provavelmente, as causas mais freqüentes de dores em membros na infância. Cerca de 4 a 20% das crianças em idade escolar apresentam dores de crescimento, o que as torna uma das causas mais freqüentes de dor na infância, ao lado das dores abdominais e cefaléias. O termo dor de crescimento está consagrado pelo uso, apesar de inadequado, uma vez que não há correlação conhecida entre o crescimento e a dor.

A etiopatogenia das dores de crescimento permanece desconhecida, salientando-se, porém, que distúrbios emocionais (dificuldades escolares, pesadelos, alterações da dinâmica familiar, solidão etc.) tendem a ser freqüentes nesse grupo de crianças.

Dores de crescimento são mais comuns em crianças do sexo feminino (65%) e em idade escolar, citando-se, raramente, a ocorrência em lactentes. Apresentam cursos prolongados (acima de três meses), caracterizados pela presença de episódios agudos, de caráter recorrente, com duração, intensidade e periodicidade variáveis. Na maioria dos casos, as dores são referidas apenas em membros inferiores (coxa, cavo poplíteo, panturrilha, região tibial anterior etc.), apesar de poderem ocorrer também em membros superiores e tronco, de forma simultânea ou não.

Em geral, são vespertinas ou noturnas, podendo interromper o sono. Cerca de 80% das crianças apresentam como fatores desencadeantes ou de piora da dor a atividade física e o frio, e como fatores de melhora a massagem, o calor e o repouso (Quadro 7.9).

Quadro 7.9 – Características das dores de crescimento.

Mais freqüente em crianças de 6 a 13 anos de idade
Localizações mais comuns: coxa, cavo poplíteo, panturrilha
Ocorrência vespertina ou noturna
Crescimento e desenvolvimento normais
Exames laboratoriais normais
Boa resposta ao calor, massagem e analgésicos

Em cerca de metade dos casos, existe referência à história de dores semelhantes em familiares e 70% das crianças apresentam dores em outras localizações: cefaléia, dor abdominal etc.

O exame físico é normal e a dor não se acompanha de alterações locais, como edema, calor, rubor etc., e não interfere no crescimento e desenvolvimento.

Em situações nas quais existam dúvidas quanto a outros diagnósticos, hemograma, provas de fase aguda (velocidade de hemossedimentação, proteína C reativa) e radiografia simples dos membros devem ser os exames inicialmente solicitados e, se algum deles mostrar alterações, é importante rever os diagnósticos diferenciais.

Alterações estruturais/posturais, como pés planos, joelhos varos ou valgos, escoliose e diferença entre o comprimento dos membros inferiores (medido pela distância entre a crista ilíaca ântero-superior e o maléolo medial correspondente), apesar de poderem causar dores em membros de origem muscular tendínea, ligamentar etc., não são considerados fatores predisponentes ou desencadeantes das dores de crescimento.

Os osteomas osteóides podem simular as dores de crescimento. São lesões osteoblásticas benignas, com localizações preferenciais em fêmur e tíbia, em regiões diafisárias e metafisárias e que se caracterizam pela presença de dor intensa, predominantemente noturna, com excelente resposta aos antiinflamatórios não-hormonais. A radiografia revela uma área central de osteólise circundada por um halo de hiperostose; contudo, a dor pode estar presente por vários meses antes do aparecimento da imagem radiológica característica.

O abscesso de Brodie, uma forma de osteomielite subaguda de duração prolongada e habitualmente causada por microrganismos menos virulentos, pode simular as dores de crescimento, quando localizado em membros inferiores, pois costuma cursar com dor, desacompanhada de outros sinais inflamatórios. A radiografia demonstra a imagem de abscesso ósseo e, às vezes, de periostite adjacente.

Após a exclusão de outras doenças possíveis, é importante discutir o diagnóstico de dor de crescimento com os familiares, enfatizar o caráter benigno da queixa, a ausência de relação com doença reumática atual ou futura e tentar identificar a presença de distúrbios emocionais que possam estar desencadeando ou exacerbando os sintomas. Apesar de benigna, a dor de crescimento é responsável por considerável desconforto para a criança e seus familiares e, por essa razão, deve ser adequadamente valorizada.

Para o alívio da dor, a utilização de massagem local, com ou sem substâncias que causam flogose, costuma ser bastante eficaz. Analgésicos ou antiinflamatórios não-hormonais podem ser utilizados por ocasião dos episódios dolorosos ou sob a forma de cursos curtos, de 15 a 30 dias de duração, em doses únicas administradas à tarde, antes do horário habitual dos episódios dolorosos, para aquelas crianças com queixas diárias, persistentes, responsáveis por transtornos familiares. Essa abordagem se acompanha de bons resultados, diminuindo a tensão no ambiente familiar e, com freqüência, melhorando o curso subseqüente dos episódios dolorosos.

Em um estudo realizado no Instituto da Criança, demonstrou-se que 70% das crianças com dores de crescimento tornaram-se assintomáticas em dois a três meses após o diagnóstico, a tranqüilização dos familiares e a orientação sobre as medidas a serem adotadas por ocasião dos episódios dolorosos.

A prática de exercícios físicos com regularidade, como por exemplo a natação, deve ser incentivada, pois auxilia muito na atenuação ou resolução da queixa.

SÍNDROME DA FIBROMIALGIA

A fibromialgia é uma síndrome clínica de caráter crônico, não-inflamatório, de curso intermitente, caracterizada por queixa de dor musculoesquelética difusa e pela presença de pontos dolorosos em localizações específicas (Quadros 7.10 e 7.11 e Fig. 7.1).

Quadro 7.10 – Critérios para o diagnóstico da síndrome da fibromialgia (American College of Rheumatology).

Sinais maiores
Dor difusa (acomete ambos os lados do corpo, acima e abaixo da cintura e a coluna vertebal), com duração mínima de três meses
Presença de pelo menos 11 de 18 pontos dolorosos (avaliados por digitopressão, imprimindo-se uma força aproximada de 4kg)

Sintomas/sinais freqüentes

Fadiga
Distúrbio de sono
Cefaléia
Rigidez matinal
Depressão
Edema subjetivo
Cólon irritável
Dismenorréia
Parestesias
Fenômeno de Raynaud

Para o diagnóstico de fibromialgia, os dois sinais maiores devem estar presentes.

Quadro 7.11 – Localização dos pontos dolorosos na síndrome da fibromialgia.

Inserção músculo suboccipital
Porção súpero-medial do músculo trapézio
Borda medial da espinha escapular
Borda anterior dos espaços transversos entre a quinta e a sétima vértebras cervicais
Junção costocondral da segunda costela
Ponto localizado 2cm abaixo do epicôndilo lateral do cotovelo
Quadrante súpero-lateral do músculo glúteo
Trocanter maior do fêmur
Borda medial do joelho

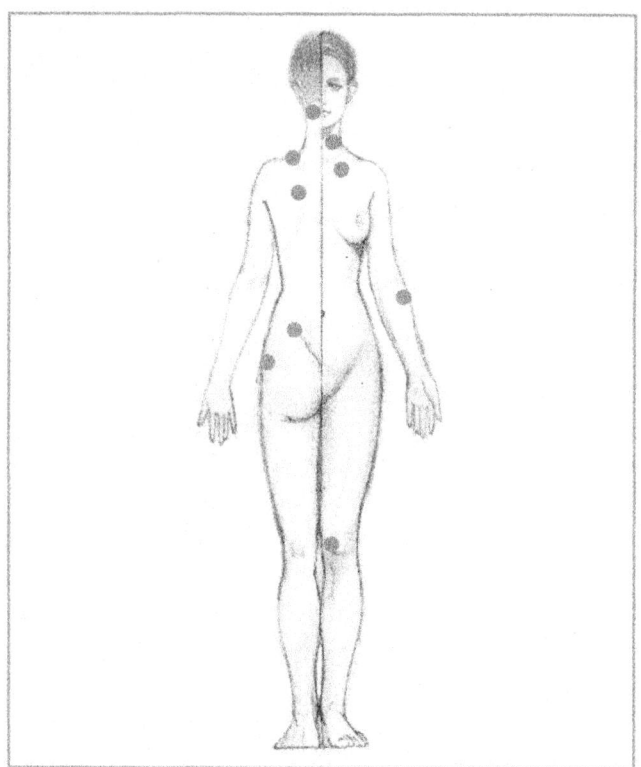

Figura 7.1 – Localização dos pontos dolorosos na fibromialgia.

Sua etiopatogenia é desconhecida, mas os distúrbios do sono, o estresse e a baixa atividade física parecem desempenhar papel importante na sua gênese e manutenção. Vários estudos apóiam a teoria, de acordo com a qual a dor é de origem central, relacionada a alguns fatores, como a ativação do eixo hipotálamo-hipófise-supra-renal, o aumento dos níveis séricos de neurotransmissores, como a substância P e, ainda, alterações no fluxo sangüíneo cerebral.

Os relatos da síndrome da fibromialgia na infância vêm aumentando à medida que essa entidade se torna mais conhecida. É responsável por cerca de 7% dos diagnósticos realizados por reumatologistas pediátricos nos Estados Unidos, acometendo com maior freqüência meninas adolescentes.

A dor crônica e difusa que caracteriza essa doença, em geral, inicia-se em ombros e pescoço, e progressivamente se estende a outras regiões. A dor é referida em músculos, do tipo "em queimação", e, por vezes, sua localização é difícil, pois a sensação é de dor generalizada. Além disso, é referida uma sensação de cansaço, mais acentuada pela manhã, ao acordar, e à tarde. Apesar do sono poder ser adequado em quantidade, habitualmente não o é em qualidade.

Apesar de terem sido propostos para adultos, os critérios diagnósticos de fibromialgia são utilizados em crianças e as queixas associadas mais freqüentes são: distúrbio de sono, cefaléia, fadiga generalizada, rigidez matinal, depressão, sensação subjetiva de edema articular, cólon irritável e exacerbação dos sintomas com exercício, frio e umidade.

Além dos pontos dolorosos, não são observadas outras alterações ao exame físico. A investigação laboratorial é, em geral, normal, e os exames solicitados, inicialmente, incluem hemograma, provas de fase aguda, hormônios tireoidianos. Cerca de 10% dos pacientes adultos com fibromialgia apresentam anticorpos antinucleares (FAN) positivos em títulos baixos.

Algumas doenças, como a artrite reumatóide juvenil, o lúpus eritematoso sistêmico, a polimiosite, o hipotireoidismo, podem apresentar-se inicialmente com dores difusas e fadiga. Além disso, a fibromialgia pode coexistir com algumas dessas doenças, como a artrite reumatóide juvenil e o lúpus eritematoso sistêmico, constituindo a síndrome da fibromialgia secundária.

A depressão é comum em pacientes com fibromialgia, e as duas entidades apresentam alguns sintomas superponíveis como fadiga, falta de energia, distúrbios de sono. Na casuística do Instituto da Criança, foi possível detectar em adolescentes com fibromialgia a presença de sobrecarga de responsabilidades traduzidas por necessidade de assumir os cuidados de irmãos menores, de contribuir financeiramente em casa e, algumas vezes, necessidade imposta pelos familiares, professores ou pelo próprio adolescente, de se destacar nos estudos e/ou atividades esportivas.

O tratamento da fibromialgia costuma ser difícil, são crianças e adolescentes que se apresentam com dores constantes, sentem-se incapacitados e sua queixa de caráter subjetivo é, com freqüência, pouco valorizada pelos familiares e mesmo pelos médicos.

A primeira etapa do tratamento é transmitir à criança e a seus familiares o entendimento da veracidade da queixa e do quanto ela pode interferir, física e emocionalmente, na qualidade de vida. Do ponto de vista medicamentoso, o uso de analgésicos ou antiinflamatórios não-hormonais (naproxeno, ibuprofeno etc.) isoladamente se acompanham de poucos benefícios. Os antidepressivos tricíclicos, em especial a amitriptilina, são considerados úteis para o tratamento da fibromialgia, à medida que apresenta efeito analgésico central e melhora a qualidade do sono. Deve-se iniciar com doses baixas, administradas 1 a 3 horas antes de dormir e aumentar lentamente, a cada duas semanas, até a dose final, que deve ser a menor possível, com base na eficácia e nos efeitos colaterais. A dose total costuma variar entre 10 e 25mg/dia.

A identificação e a correção dos fatores emocionais desencadeantes ou de piora devem fazer parte obrigatória do tratamento.

A fisioterapia e a prática de atividades físicas, em especial os exercícios aeróbicos, como natação, andar de bicicleta etc., são fundamentais para o tratamento a longo prazo, mas devem ser introduzidas gradativamente.

Em relação ao prognóstico, casos com sintomas iniciais leves costumam evoluir bem. Porém, a maior parte dos pacientes costuma cursar com sintomas crônicos, sendo rara a remissão completa e permanente.

DISTROFIA SIMPÁTICA REFLEXA

A distrofia reflexa simpática (DSR) é rara na infância e caracteriza-se pela presença de dor intensa na extremidade distal de um membro, acompanhada de sinais de disfunção simpática. Acomete preferentemente adolescentes do sexo feminino e é exacerbada por atividade física. A DSR ocorre mais freqüentemente em crianças com instabilidade emocional, insegurança, depressão etc., e sua patogênese está relacionada a distúrbios neuronais reflexos desencadeados inicialmente por traumatismos ou doenças (artrite reumatóide juvenil) que ocasionem desuso de um segmento distal. Os membros inferiores (pés) são acometidos com maior freqüência por dor de forte intensidade e edema (100% dos casos), parestesia, aspecto marmóreo da pele e incapacidade funcional. Alterações tróficas locais e diminuição de fâneros podem ocorrer. A velocidade de hemossedimentação pode estar elevada. O exame radiológico é normal e a cintilografia (tecnécio-99 ou gálio-67) pode apresentar-se normal, com hiper ou hipocaptação. O tratamento inclui a utilização de antiinflamatórios não-hormonais e fisioterapia.

SÍNDROME DA HIPERMOBILIDADE ARTICULAR BENIGNA

Hipermobilidade articular pode ser observada em cerca de 5% da população de crianças sadias, em geral com história de quedas freqüentes ou referência a ótimos desempenhos em atividades físicas que exigem grande flexibilidade, como ginástica olímpica, dança, capoeira etc. Essa variação da amplitude do movimento articular normal ocorre com maior freqüência em meninas, sendo que cerca de metade dessas crianças apresenta história familiar de hipermobilidade. A síndrome da hipermobilidade articular benigna pode ser diagnosticada pela presença de pelo menos cinco dos nove critérios mostrados no quadro 7.12 e na figura 7.2, e não está associada a doenças do tecido conectivo, como síndrome de Ehlers-Danlos ou Marfan.

Pela frouxidão dos componentes periarticulares, os traumatismos (agudos e crônicos) e, conseqüentemente, as queixas dolorosas musculoesqueléticas são freqüentes. Aproximadamente 10 a 15% dessas crianças apresentam a chamada artralgia/artrite episódica juvenil, caracterizada por envolvimento articular propriamente dito, ou seja, artralgia ou artrite benignas, autolimitadas, com duração de uma a três semanas e períodos assintomáticos variáveis. Exceto pela hipermobilidade, o exame físico é normal, o mesmo ocorrendo com os exames laboratoriais.

Algumas crianças apresentam hipermobilidade localizada, envolvendo algumas articulações apenas, sendo as mais comuns o pé plano postural e a hiperextensão dos joelhos (genu recurvatum). Essas alterações podem ser causa de dor localizada ou difusa, pois, além do envolvimento local, podem provocar distúrbios funcionais em outras articulações e em grupos musculares.

Crianças com hipermobilidade devem ser orientadas a proteger as articulações para evitar traumatismos desnecessários e a fortalecer os músculos por meio de atividades físicas, como a natação. Exercícios ou esportes que acentuem essa característica não são recomendados, pois favorecem os traumatismos e promovem uma degeneração articular precoce. Na vigência de dor, a utilização de medidas locais e de analgésicos ou antiinflamatórios não-hormonais,

Quadro 7.12 – Critérios para o diagnóstico de hipermobilidade articular (Carter-Wilkinson).

1. Oposição dos polegares até a face flexora dos antebraços*
2. Hiperextensão das articulações dos dedos das mãos paralelamente à face extensora dos antebraços*
3. Hiperextensão dos cotovelos acima de 10 graus*
4. Hiperextensão dos joelhos acima de 10 graus*
5. Flexão do tronco, com joelhos em extensão, apoiando as palmas das mãos no chão

* Os lados direito e esquerdo equivalem, cada um, a um critério.

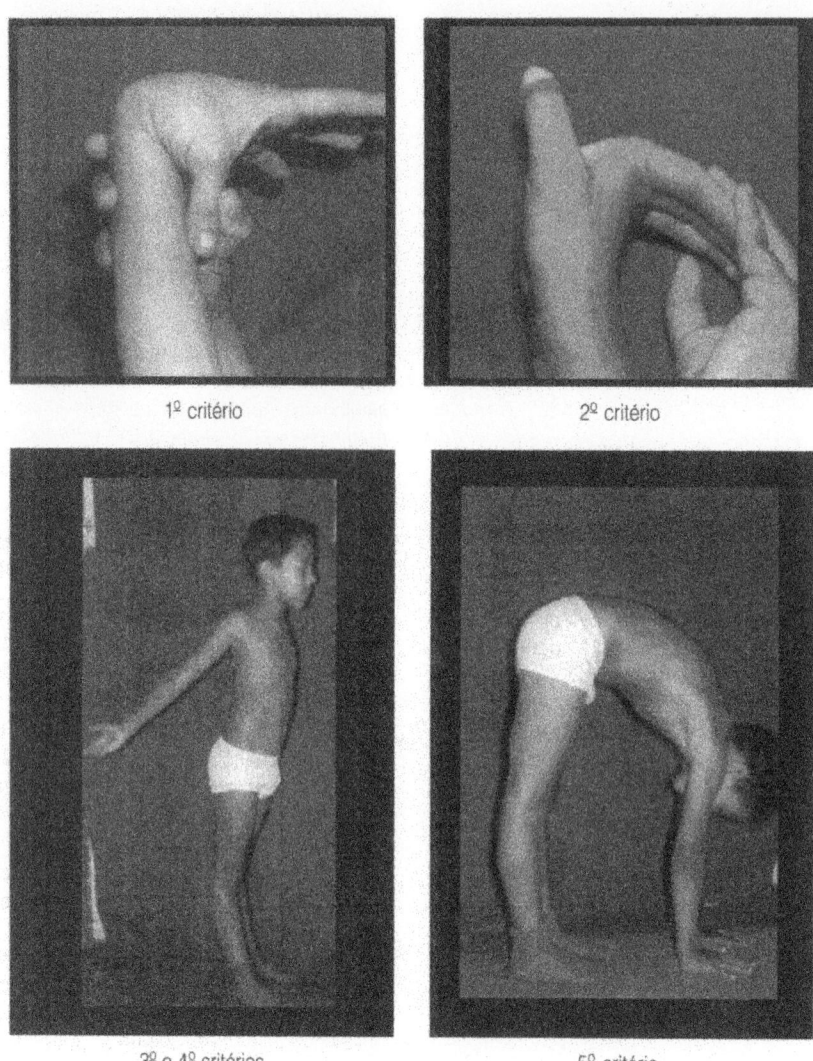

1º critério

2º critério

3º e 4º critérios

5º critério

Figura 7.2 – Critérios de hipermobilidade articular. 1º critério: oposição dos polegares até a face flexora dos antebraços; 2º critério: hipertensão das articulações dos dedos das mãos paralelamente à face externa dos antebraços; 3º e 4º critérios: hiperextensão de joelhos e cotovelos; 5º critério: flexão do tronco, com joelhos em extensão, apoiando as palmas das mãos no chão.

como o naproxeno (10-15mg/kg/dia divididos em duas vezes), acompanha-se de bons resultados. Tênis ou calçados de cano alto, além de joelheiras, tornozeleiras etc., podem auxiliar a diminuir os traumatismos periarticulares.

SÍNDROMES RELACIONADAS AO HIPERUSO

A prática exagerada de esportes, especialmente quando de caráter *competitivo*, pode estar associada ao aparecimento de dores musculares, ligamentares, tendíneas etc., em qualquer localização.

Cerca de 50% dos atletas adolescentes apresentam lesões por esportes, especialmente o futebol, responsável por 81% das lesões traumáticas associadas a atividades esportivas e por incapacitações importantes em 25% dos casos. As lesões mais freqüentes são: síndrome patelofemoral, tendinite de Aquiles, fratura de estresse, osteocondrites, como a osteocondrite da tuberosidade anterior da tíbia (doença de Osgood-Schlater), a maioria de localização periarticular, mas referidas como dores articulares (Quadro 7.13).

As tendinites e as bursites podem ser agudas ou crônicas, e seu diagnóstico deve ser suspeitado pela presença de pontos dolorosos

Quadro 7.13 – Comprometimentos periarticulares relacionados às atividades esportivas.

Joelho do saltador – tendinite na inserção do quadríceps por excesso de uso do mecanismo extensor do joelho
Joelho do corredor – dor na face lateral do joelho (altura do côndilo femoral), por fricção do trato ileotibial
Tendinite de Aquiles – dor à palpação no tendão de Aquiles devido à associação entre o tendão curto e a tração repetida (corrida, salto etc.)
Cotovelo do tenista – tendinite nas origens dos tendões extensores no nível do epicôndilo lateral

bem definidos em crianças com histórias de traumatismos de repetição, em geral, conseqüentes à prática de esportes (futebol, tênis, vôlei, etc.). Os locais mais freqüentemente acometidos são as bursas e os tendões de punhos, cotovelos, ombros e joelhos. Apesar de o comprometimento ser periarticular, a queixa é habitualmente referida em articulação (artralgia).

Os cistos tendíneos também podem ser observados. São estruturas císticas que contêm material mucóide espesso, de tamanhos variáveis, habitualmente indolores, de localização próxima a bainhas tendíneas ou cápsulas articulares, em região dorsal dos punhos ou dos pés e dedos e que podem desaparecer espontaneamente ou calcificar.

A repetição muito freqüente e prolongada de determinados movimentos, como ocorre com a digitação em computadores e/ou videogames e mesmo com o ato de escrever, pode-se acompanhar de dores em membros superiores (síndromes miofasciais), em especial na região dos ombros e das mãos, a exemplo do que é descrito em adultos com lesões por esforços de repetição (LER) ou doenças ocupacionais relacionadas ao trabalho (DORT).

Esses termos apresentam conceitos muito precisos, que raramente se aplicam a crianças e adolescentes. Descrevem lesões decorrentes do uso repetitivo e/ou forçado de grupos musculares e/ou da manutenção de posturas inadequadas, diretamente relacionadas à atividade ocupacional, em geral não satisfatória. Apesar de os fatores mecânicos poderem estar presentes em atividades lúdicas ou escolares de crianças e adolescentes, dificilmente preenchem os requisitos diagnósticos de LER ou DORT.

A prevenção das síndromes de hiperuso envolve adequação das atividades físicas à criança. Os pais devem ser orientados quanto aos esportes e ao uso de computadores e/ou videogames. O tratamento dos quadros dolorosos agudos associados às atividades físicas visa reduzir o processo inflamatório por meio de repouso, antiinflamatórios não-hormonais, uso de órteses, fisioterapia e, quando necessário, mudança do tipo de atividade.

Os cistos tendíneos não necessitam de tratamento, que, quando realizado por razões estéticas, prevê aspirações repetidas do conteúdo cístico, injeções de corticóide local ou ainda retirada cirúrgica.

NÓDULOS REUMATÓIDES BENIGNOS

Do ponto de vista clínico, os nódulos reumatóides benignos são semelhantes aos nódulos subcutâneos observados na artrite reumatóide juvenil e na febre reumática e, do ponto de vista histológico, assemelham-se aos nódulos da artrite reumatóide do adulto. Não apresentam correlação com doenças reumáticas atuais ou futuras.

Sua etiologia é desconhecida, existindo associação com traumatismos, infecções (estreptococo beta-hemolítico do grupo A), picadas de insetos, imunizações. Podem ocorrer em várias localizações, região pré-tibial, dorso do pé, couro cabeludo, mão, cotovelo. Apresentam regressão espontânea. As retiradas cirúrgicas podem acompanhar-se de recorrências locais.

BIBLIOGRAFIA

1. ANSELL, B.M. ed. – *Aches and Pains in Rheumatic Disorders of Childhood*. London, Butterworths, 1980, p. 1. 2. ALARCON, G.S. & LOWE, J.K. – *Avances en el conocimiento de la fibromialgia al umbral del tercer milenio*. *Boletim Comité Ibero-Americano de Reumatologia*. **IX**:8, 1999. 3. CASSIDY, J.T. & PETTY, R.E. ed. – *Musculoskeletal Pain Syndromes of Nonrheumatic Origin in Textbook of Pediatric Rheumatology*. Philadelphia, Saunders, 1995, p.108. 4. EGRI, D. – LER (DORT). *Rev. Bras. Reumatol.* **38**:98, 1999. 5. GOLDENBERG, D.L. – Fibromyalgia and related syndromes. In Klippel, J.H. & Dieppe, P.A., ed. *Rheumatology*. 2nd ed., London, Mosby, 1999.

3	Artrites e Artralgias

MARIA HELENA B. KISS
CARLOS HENRIQUE M. SILVA

Artralgia constitui queixa comum na infância, caracterizando-se pela presença de dor articular, sem alterações objetivas ao exame físico. Esse sintoma não deve ser confundido com artrite, situação menos freqüente, caracterizada pela presença de derrame articular e/ou pela presença de dois ou mais dos seguintes sinais articulares: dor à movimentação e/ou à palpação, calor e limitação.

Artralgias e artrites podem acompanhar um grande número de situações clínicas, algumas das quais deverão ser diagnosticadas o mais rapidamente possível, como as artrites sépticas e as associadas às leucemias. Por outro lado, o comprometimento periarticular (lesões ligamentares, tendinites, bursites) de algumas doenças pode simular artrite ou artralgia (ver capítulo Dores em Membros), como também pode causar dúvidas às dores referidas em determinada articulação por comprometimentos de regiões anatômicas próximas. A avaliação correta da presença de artralgia e/ou artrite e/ou comprometimento periarticular reveste-se de grande importância, existindo situações clínicas, como a artrite reumatóide juvenil, na qual a artrite é condição fundamental para o diagnóstico, e outras, como a febre reumática, na qual artrite e artralgia podem coexistir, porém com importâncias diagnósticas distintas.

A duração do comprometimento articular é de grande importância para o direcionamento inicial das hipóteses diagnósticas, permitindo distinguir entre artrites agudas (duração máxima de seis semanas) e crônicas (duração superior a seis semanas). A caracterização detalhada do comprometimento articular (Quadro 7.14), bem como dos dados de anamnese e exame físico, é essencial para o diagnóstico (Quadro 7.15).

A caracterização do quadro articular e das manifestações associadas, habitualmente, permite o direcionamento diagnóstico inicial necessário para a solicitação dos exames laboratoriais pertinentes.

Quadro 7.14 – Caracterização do comprometimento articular.

Caracterizar artrite/artralgia/comprometimento periarticular

Duração do comprometimento articular:
    Agudas – até seis semanas
    Crônicas – superior a seis semanas

Número de articulações envolvidas:
    Pauci(oligo)articulares – uma a quatro articulações
        (monoarticular)
    Poliarticulares – cinco ou mais articulações

Tipo de articulações envolvidas:
    Periféricas – grandes e pequenas
    Axiais (coluna, articulações sacroilíacas e temporomandibulares)

Padrão de envolvimento:
    Simétrico ou assimétrico
    Migratório ou aditivo

Fatores de piora ou melhora do quadro articular:
    Calor/frio
    Repouso/atividade física
    Massagem/medicamentos etc.

Ritmo da dor:
    Mecânica – piora com o movimento (caráter vespertino)
    Inflamatória – piora após períodos de inatividade (rigidez matinal)

Presença de seqüelas/limitações articulares

Quadro 7.15 – Dados de anamnese e exame físico importantes para o diagnóstico diferencial das artrites e artralgias na infância.

História de traumatismos, imunizações ou processos infecciosos recentes (particularmente do trato gastrintestinal, urinário e respiratório)
História de discrasias sangüíneas
História semelhante na família ou familiares com antecedentes reumáticos
Comprometimento do estado geral (história e exame físico)
Comprometimento de outros órgãos/sistemas (história e exame físico)

A importância da caracterização do envolvimento articular não se restringe ao diagnóstico diferencial, mas também tem relevância na instituição de medidas terapêuticas (calor, repouso, talas etc.), na orientação das atividades físicas e, inclusive, na adequação de períodos escolares preferenciais (presença de rigidez matinal grave) etc.

ARTRITES AGUDAS

A maioria das artrites agudas na infância apresenta evoluções benignas, de curta duração e boa resposta à terapêutica antiinflamatória. Essas características, aliadas aos problemas que cercam a investigação laboratorial de um número tão grande de doenças (Quadro 7.16), fazem com que, freqüentemente, o diagnóstico causal dessas artrites não seja estabelecido.

TRAUMATISMOS

Provavelmente são as causas mais comuns de monoartralgia ou monoartrite aguda na infância.

A história do traumatismo deve ser estabelecida com bastante clareza. A prática crescente de atividades físicas com caráter competitivo, por vezes inadequadas para a idade da criança, tem aumentado de forma significativa o comprometimento do sistema musculoesquelético, em especial das articulações. História de traumatismo é freqüente em casos de artrite séptica.

INFECÇÕES

Agentes infecciosos virais, bacterianos, parasitários etc. podem causar artrite por invasão articular direta, por liberação de toxinas

Quadro 7.16 – Causas mais freqüentes de artrites agudas na infância.

Traumatismos

Infecções
    Virais
        Rubéola, varicela, mononucleose, CMV, caxumba, adenovírus, vírus ECHO, Coxsackie, hepatites B e C, parvovírus B19, HIV etc.
    Bacterianas
        Artrites sépticas, tuberculose, meningococos, gonococos
        Artrites reativas pós-entéricas (Salmonella, Shigella, Yersinia, Campylobacter)
        Artrites reativas pós-infecções do trato urinário (Chlamydia, Ureaplasma)
    Parasitárias
        Toxoplasmose, toxocaríase (T. canis), estrongiloidíase, giardíase, teníase (T. saginata)
    Outras: infecção pelo Mycoplasma pneumoniae

Doenças do tecido conectivo
    Febre reumática
    Lúpus eritematoso sistêmico
    Dermato/polimiosite
    Púrpura de Henoch-Schönlein etc.

Causas hematológicas – hemofilia, hemoglobinopatias etc.

Neoplasias – leucemias, linfomas, neuroblastoma etc.

Causas mecânicas – associadas à atividade física*

Artrite episódica juvenil associada à síndrome de hipermobilidade articular

Sinovite transitória de quadril

* Nessas situações, apesar de o envolvimento periarticular ser mais freqüente (tendinites, bursites etc.), artrites/artralgias podem ocorrer.

ou ainda pelo depósito de imunocomplexos, originados de processos infecciosos a distância (trato respiratório, gastrintestinal, geniturinário etc.).

Virais

O quadro articular das artrites virais é bastante variável, o mesmo ocorrendo em relação às manifestações sistêmicas que podem estar presentes quando da instalação da artralgia/artrite ou podem ser relatadas como dados de história, dependendo do intervalo entre a doença clínica e o comprometimento articular (Quadro 7.17).

Quadro 7.17 – Características gerais das artrites associadas a infecções virais.

Epidemiologia – história de infecção recente

Início – primeira semana após infecção, geralmente sintomática

Comprometimento articular
    Variável (artrite ou artralgia), mono ou poliarticular
    Migratório ou aditivo, simétrico ou assimétrico
    Mais freqüente em joelhos e pequenas articulações das mãos

Manifestações extra-articulares – dependentes da etiologia do processo infeccioso

Laboratório
    Hemograma: normal ou com discretas alterações (leucocitoses, linfocitoses)
    Fator reumatóide e anticorpos antinucleares (FAN) negativos
    Sorologias específicas com padrão de infecção recente
    Líquido sinovial: leucocitose discreta (inferior a 40.000/mm^3), com predomínio de neutrófilos
    Radiografia simples normal
    Ultra-sonografria: presença de derrames articulares discretos

Curso – autolimitado (dias até três a quatro semanas), sem seqüelas, sem recorrências

A confirmação do diagnóstico de artrite viral é difícil, uma vez que as manifestações clínicas são, em geral, pouco específicas, permitindo várias hipóteses diagnósticas iniciais e, em consequência, ampliando o número de testes sorológicos a serem solicitados, o que torna a investigação etiológica complicada e onerosa.

A rubéola é a infecção viral que mais habitualmente se acompanha de envolvimento articular, presente em cerca de 50% das adolescentes do sexo feminino com a doença e em 5 a 9% após imunização. O início da artrite ou artralgia ocorre uma semana após o quadro exantemático da doença e três a quatro semanas após a imunização. Pequenas articulações das mãos, joelhos e punhos são freqüentemente acometidas.

Artralgias ou artrites transitórias, associadas ou não ao eritema infeccioso, podem ser observadas em 3 a 12% das crianças com infecção aguda pelo parvovírus B19. Raramente, são descritas artrites persistentes, simétricas, que simulam o quadro clínico da artrite reumatóide juvenil.

Artrite (3 a 5%) e artralgia (45 a 68%) associadas à hepatite B ocorrem no período prodrômico da doença, em geral acompanhadas de febre, exantema urticariforme, enxaqueca e de alterações laboratoriais importantes, como elevações das transaminases, presença do HBsAg, de imunocomplexos, hipocomplementemia, positividade do fator reumatóide e dos anticorpos antinucleares.

Na hepatite C, vários tipos de comprometimento articular são descritos, como artralgias, quadros pauciarticulares agudos associados à crioglobulinemia mista e artrites crônicas semelhantes às observadas na artrite reumatóide.

Artralgia e artrite podem estar presentes em crianças infectadas pelo HIV, na fase inicial ou evolutiva da doença, destacando-se artrite séptica, artrites crônicas semelhantes à artrite reumatóide, síndrome de Reiter, artrite psoriásica e necrose asséptica. Com maior freqüência, o comprometimento é do tipo pauciarticular, acometendo as articulações dos membros inferiores, com evolução intermitente e duração de semanas a meses.

As artrites associadas à mononucleose, ao citomegalovírus (CMV), ao adenovírus etc. são pouco freqüentes (0,2 a 2%), habitualmente precedidas por quadros sistêmicos de faringoamigdalites, febre, adenomegalia, hepatoesplenomegalia etc. O quadro articular é extremamente variado, incluindo desde comprometimentos monoarticulares fugazes até poliartrites simétricas, com evoluções mais prolongadas.

As artrites virais não têm tratamento específico, e os sinais e os sintomas articulares apresentam resposta adequada ao uso de antiinflamatórios não-hormonais. Repouso e calor local são úteis para o alívio da dor.

Em quadros articulares incaracterísticos e em fase inicial, recomenda-se um período curto de observação, sem a introdução de antiinflamatórios, para melhor avaliação do padrão do comprometimento articular. Nessa fase, para alívio da dor são sugeridas medidas locais e analgésicos com pequena atividade antiinflamatória, como o acetaminofeno ou a dipirona.

É importante referir que a grande maioria dessas artrites/artralgias pós-infecciosas virais são autolimitadas e de curta duração, e o diagnóstico etiológico é relevante nos casos de dúvidas diagnósticas com quadros bacterianos ou neoplásicos e nos casos de evolução prolongada, especialmente quando o comprometimento sistêmico for importante.

Bacterianas

Artrite séptica – deve ser a primeira hipótese diagnóstica em qualquer criança com febre, sinais de toxemia e comprometimento monoarticular caracterizado por dor intensa, derrame, calor e limitação importante à movimentação, especialmente em joelhos e quadris. Diante desse quadro clínico, impõe-se a realização de punção articular.

Em recém-nascidos e lactentes, a pioartrite associa-se, com freqüência, a sepses e osteomielites. Os sintomas podem ser vagos ou mesmo ausentes, sendo o sinal mais habitual a impossibilidade de movimentar a extremidade acometida. No início da vida, o quadril é o local mais freqüente da infecção, existindo, porém, a possibilidade de pioartrites de focos múltiplos. Os agentes etiológicos a serem considerados nessa faixa etária são *Staphylococcus aureus*, estreptococo dos grupos A e B e as enterobactérias. Em lactentes, o *Haemophilus influenzae* assume grande importância e na criança maior existe franco predomínio do *S. aureus*, devendo ser lembrado também o gonococo.

O hemograma é do tipo infeccioso (leucocitose com neutrofilia), e a velocidade de hemossedimentação e a proteína C reativa (VHS) encontram-se elevadas. Hemoculturas no início do processo resultam positivas em 20 a 30% dos casos. O exame do líquido sinovial revela leucocitose (10.000 a 100.000/mm^3), com nítido predomínio de polimorfonucleares, aumento das proteínas e glicose baixa em 50% dos casos. A bacterioscopia do líquido sinovial é positiva em 50 a 70% dos casos, e a cultura, em 70 a 80%.

A ultra-sonografia mostra a presença de derrame articular. A radiografia simples, realizada na fase inicial, revela aumento do espaço articular pelo derrame, sendo que as alterações ósseas são evidenciadas a partir do 10º ao 14º dia, com destruição progressiva da cartilagem articular, diminuição do espaço e erosões do osso subcondral. O mapeamento ósseo, a tomografia computadorizada e a ressonância magnética evidenciam precocemente as alterações ósseas.

Na pioartrite do quadril, das sacroilíacas e dos discos intervertebrais, em que a avaliação clínica e a artrocentese são de difícil realização, esses exames de imagem adquirem maior importância porque permitem detectar as alterações osteoarticulares em 24 a 48 horas após o início da infecção.

Antibioticoterapia por via intravenosa deve ser iniciada precocemente e mantida por tempo prolongado. O antibiótico de escolha dependerá da faixa etária da criança, das doenças associadas e do estado imunológico. Drenagem cirúrgica é obrigatória na artrite séptica do quadril e nas demais articulações quando for evidenciada resposta inadequada após 48 horas de tratamento.

Outras artrites bacterianas – as infecções bacterianas por meningococos e gonococos podem resultar em artrites sépticas ou em comprometimentos articulares estéreis, reativos ao processo infeccioso sistêmico.

A artrite meningocócica ocorre na primeira semana após o início da infecção aguda. Acomete poucas articulações (duas ou três), podendo causar apenas monoartrite em joelho. O líquido sinovial é inflamatório, sendo raro o isolamento do meningococo da articulação.

A artrite gonocócica pode ser observada em adolescentes, principalmente do sexo feminino. O comprometimento articular pode ser mono ou pauciarticular, mas em geral é do tipo poliarticular, migratório, envolvendo joelhos, tornozelos, punhos, tarsos e metatarsos. Comprometimento sistêmico não é obrigatório, podendo ocorrer febre, calafrios, lesões cutâneas eritematopapulosas ou vesiculosas. O diagnóstico deve ser feito somente quando o gonococo for cultivado (sangue ou líquido sinovial ou trato geniturinário ou pele) em meio de cultura especial (Thayer-Martin).

Artrites reativas – classicamente descritas em associação com infecções intestinais causadas por *Salmonella, Shigella, Yersinia* e *Campylobacter* e infecções urinárias causadas por *Chlamydia* e *Ureaplasma* (Quadro 7.18). Apesar de estar incluída no diagnóstico diferencial das artrites associadas às doenças do tecido conectivo, a artrite da febre reumática é uma artrite reativa conseqüente a uma infecção de orofaringe causada pelo estreptococo beta-hemolítico do grupo A.

A presença de uretrite e de conjuntivite associada à artrite caracteriza a síndrome de Reiter.

Início – dias/semanas após infecção respiratória, urinária ou do trato gastrintestinal, referidas ou não na anamnese
Quadro articular – pauciarticular, assimétrico, aditivo, grandes articulações, principalmente de membros inferiores, entesite*, dor lombar
Manifestações extra-articulares – febre, alterações cardíacas, oculares (conjuntivite), uretrite
Laboratório – eventual positividade de culturas ou sorologias
Fator reumatóide negativo
Associação com HLA-B27
(enterobactérias e artrite associada à acne)
Prognóstico – favorável, regressão média em três meses, raramente ultrapassando seis meses

* Dor nos locais das inserções ósseas de músculos ou tendões.

No caso das artrites reativas, a antibioticoterapia não altera o curso da doença articular e a terapêutica sintomática é semelhante à proposta para as artrites virais.

Parasitárias

Dos comprometimentos articulares associados às parasitoses intestinais, destacam-se aqueles associados à toxoplasmose e à toxocaríase. Nos demais, a relação causal é difícil de ser estabelecida, não só pela grande freqüência das parasitoses intestinais, como também pelas dificuldades na realização de reações sorológicas específicas. A presença de parasitoses intestinais associadas a hipereosinofilias sangüíneas e quadros articulares mono, pauci ou poliarticulares com más respostas ao uso de antiinflamatórios não-hormonais sugere o diagnóstico de reumatismo parasitário. Em geral, o tratamento da parasitose acompanha-se de regressão do quadro articular.

DOENÇAS DO TECIDO CONECTIVO

Febre reumática – a poliartrite classicamente associada à febre reumática (FR), em geral, acomete grandes articulações, é do tipo migratório, agudo (dois a cinco dias em cada articulação), autolimitado (duas a três semanas), com excelente resposta aos antiinflamatórios não-hormonais e evolução sem seqüelas. Outro padrão de comprometimento articular da febre reumática, inicialmente designado como artrite reativa pós-estreptocócica, caracteriza-se pela presença de artrite aditiva, de curso intermitente, com comprometimento freqüente de pequenas articulações e de coluna, má resposta aos antiinflamatórios não-hormonais e evolução prolongada. A artralgia pode estar presente em crianças com febre reumática, porém em termos diagnósticos é valorizada como sinal menor, enquanto a artrite é considerada sinal maior dos critérios de Jones modificados para o diagnóstico da febre reumática. Para fins diagnósticos, na presença de artrite, a artralgia não deve ser valorizada.

Púrpura de Henoch-Schönlein – além do comprometimento cutâneo, indispensável para o diagnóstico, cerca de 70 a 95% das crianças com púrpura de Henoch-Schönlein apresentam envolvimento articular, em geral assimétrico de grandes articulações, especialmente joelhos e tornozelos, algumas vezes com características migratórias. O componente doloroso é importante, e o quadro articular apresenta boa resposta ao uso de antiinflamatórios não-hormonais.

CAUSAS HEMATOLÓGICAS

Hemofilia – crianças com hemofilia A ou B moderada ou grave podem apresentar hemartrose com início mais freqüente entre 2 e 3 *anos de idade*, habitualmente precedida por traumatismo. O joelho é a articulação mais acometida, seguindo-se cotovelo, tornozelo e coxofemoral.

Na hemartrose aguda, a articulação apresenta-se tensa, quente, dolorosa, sendo mantida em posição de flexão, com limitação importante à movimentação.

História familiar positiva e atividade deficiente dos fatores VIII ou IX permitem o diagnóstico. Os achados radiológicos variam de acordo com a cronicidade do processo e não são característicos.

Hemoglobinopatias – derrames articulares ou artralgias em crianças com anemia falciforme estão associados a presença de crise hemolítica. Em geral, a artrite acomete pequeno número de articulações, sendo mais freqüentes joelhos, tornozelos, punhos e pequenas articulações das mãos e pés. Os derrames são discretos, com componentes dolorosos importantes e duração de poucos dias até duas semanas.

Crianças de 6 meses a 2 anos podem apresentar, como primeira manifestação da doença falciforme, a síndrome de mãos e pés, caracterizada por edema difuso, simétrico e doloroso das mãos e/ou dos pés, com duração de uma a três semanas.

A necrose asséptica da cabeça do fêmur é uma complicação grave e, por vezes, incapacitante da anemia falciforme, e as pioartrites, particularmente por *Salmonella*, podem agravar o processo de base, sugerindo-se a realização de punção articular em casos de dúvida.

Outras hemoglobinopatias como a talassemia *major* e a hemoglobinopatia SC, podem acompanhar-se de sintomas e sinais articulares.

A história familiar, o hemograma e a eletroforese de hemoglobina são essenciais para o diagnóstico, e a terapêutica deverá ser feita com antiinflamatórios não-hormonais para o quadro articular e demais medidas pertinentes à crise hemolítica.

Neoplasias – artrite pode ser a manifestação inicial de neoplasias, em especial da leucemia linfóide aguda, precedendo o quadro clínico da doença em até quatro meses.

O padrão do comprometimento articular é bastante variável, pauci ou poliarticular, aditivo ou migratório, acometendo mais freqüentemente joelhos, tornozelos ou coxofemorais, em que pode simular sinovite transitória de quadris, com freqüente irradiação da dor para coxa e joelhos. Esse quadro pode aparecer em outras neoplasias, particularmente no neuroblastoma metastático em ossos da bacia. Radiografia simples, mapeamento, tomografia, ressonância magnética auxiliam o diagnóstico, que deverá ser confirmado por exames específicos (mielograma, biopsia, ácido vanilmandélico urinário etc.).

O uso de terapêutica antiinflamatória não-hormonal alivia os sinais e os sintomas articulares, recomendando-se não utilizar corticosteróide em crianças com artrite de etiologia não estabelecida, pela possibilidade de o medicamento mascarar os sintomas de um possível processo neoplásico e atrasar o diagnóstico.

ARTRITES CRÔNICAS

Mais raras que as artrites agudas, também envolvem, com freqüência, grandes dificuldades diagnósticas pela multiplicidade de causas participantes (Quadro 7.19).

INFECÇÕES

Tuberculose – monoartrite crônica, insidiosa, acometendo preferentemente quadril e joelho, acompanhada de febre baixa e comprometimento do estado geral. Lesão pulmonar concomitante está presente em 50% dos casos e o teste de Mantoux costuma ser positivo.

Não existem achados radiológicos patognomônicos e a confirmação diagnóstica é feita pela identificação do microrganismo no líquido ou na membrana sinovial.

DOENÇAS DO TECIDO CONECTIVO

Artrite reumatóide juvenil (ARJ) – o diagnóstico é essencialmente clínico e de exclusão, sendo a presença de artrite com duração mínima de seis semanas parte obrigatória dos critérios diagnósticos.

Quadro 7.19 – Causas de artrites crônicas na infância.

Infecções
Tuberculose, fungos
Doenças do tecido conectivo
Artrite reumatóide juvenil
Espondiloartropias soronegativas
Lúpus eritematoso sistêmico
Neoplasias
Osteoma osteóide, osteossarcoma, hemangioma
Sinovite vilonodular
Alterações genéticas/metabólicas
Mucopolissacaridoses
Lipidoses
Hipo/ hipertireoidismo
Diabetes melito
Displasias epifisárias
Alterações imunológicas
Agama ou disgamaglobulinemias
Deficiência seletiva de IgA
Deficiência de componentes do sistema complemento:
C2, C4, C5 etc.
Causas mecânicas
Osteocondrites (doença de Osgood-Schlatter, doença de
Legg-Calvé-Perthes), plica sinovial, condromalacia de
patela etc.
Outras causas
Hepatopatias crônicas
Osteoartropatia hipertrófica
Sarcoidose

O comprometimento articular com características aditivas, simétricas, em grandes e pequenas articulações e coluna cervical sugere de maneira importante o comprometimento poliarticular da ARJ. A forma pauciarticular da ARJ pode cursar com monoartrite crônica, principalmente de joelhos e tornozelos. Em geral, o componente doloroso da ARJ é pequeno quando comparado ao derrame articular, mais acentuado. A presença de rigidez matinal reflete o processo inflamatório ativo (ver capítulo Artrite Reumatóide Juvenil). Em crianças com monoartrite crônica, recomenda-se a realização de biopsia sinovial para afastar outros possíveis diagnósticos como, por exemplo, a artrite tuberculosa.

NEOPLASIAS

Hemangiomas sinoviais são raros, afetam, em geral, os joelhos e podem apresentar-se como hemartoses intermitentes que simulam a artrite reumatóide juvenil monoarticular.

O osteoma osteóide é um tumor ósseo benigno, de localização preferencial em região proximal do fêmur e da tíbia, caracterizado por dor intensa que piora à noite e responde muito bem aos antiinflamatórios não-hormonais. Artrite pode ocorrer como conseqüência da localização do tumor dentro dos limites da cápsula articular.

Apesar de a radiografia convencional poder distinguir a área central de osteólise circundada por um halo de hiperostose, típico do osteoma osteóide, a tomografia computadorizada e a ressonância magnética são mais sensíveis para o diagnóstico e para o eventual planejamento cirúrgico deste e de outros tumores que podem cursar com quadros articulares crônicos.

SINOVITE VILONODULAR

Os raros casos registrados em Pediatria ocorrem na adolescência. Pode ser considerada um processo neoplásico intra-articular, caracterizada por proliferação sinovial exuberante.

O envolvimento articular é crônico, com dor e edema em joelhos ou quadris, que podem apresentar instabilidade ou crepitação. O diagnóstico é feito por biopsia sinovial, sendo o líquido sinovial serosanguinolento ou acastanhado.

ALTERAÇÕES IMUNOLÓGICAS

Quadros articulares crônicos, semelhantes aos observados na ARJ, podem estar associados a hipogamaglobulinemias, deficiência seletiva da imunoglobulina A (IgA), deficiências de complemento, gamopatias, recomendando-se a investigação das imunidades humoral e celular e do sistema do complemento em crianças com artrites crônicas.

CAUSAS MECÂNICAS

A doença de Osgood-Schlatter é uma das causas mecânicas freqüentes de artralgia ou artrite em joelhos de crianças e adolescentes que praticam esportes, principalmente o futebol. É uma osteocondrite que afeta a tuberosidade anterior da tíbia, cujo diagnóstico é confirmado pela visibilização de necrose asséptica e, às vezes, descolamento da tuberosidade anterior da tíbia, evidenciada pela radiografia convencional do osso tibial, em incidência lateral.

As osteocondrites dissecantes são mais comuns em adolescentes do sexo masculino e afetam joelhos, cotovelos, tornozelos e, raramente, os quadris. O quadro clínico inclui dor, edema e instabilidade articular, que podem se agravar quando um fragmento da cartilagem se destaca, comportando-se como um corpo estranho intra-articular. O diagnóstico é realizado pelo exame radiológico.

A condromalacia de patela afeta principalmente meninas adolescentes e caracteriza-se pela presença de dor em região anterior de um ou ambos os joelhos, agravada por exercícios, em especial subir escadas. Quando presente, o derrame articular costuma ser pequeno. Nas fases iniciais, as radiografias simples são normais e o diagnóstico pode ser feito por tomografia ou ressonância magnética.

OSTEOARTROPATIA HIPERTRÓFICA

Rara na infância, caracteriza-se pela tríade: artrite crônica, baqueteamento dos dedos das mãos e pés e descolamento epifisário. Essa doença pode ser primária, mas freqüentemente é secundária a uma doença crônica de origem infecciosa, metabólica, genética, neoplásica etc., como, por exemplo, mucoviscidose, bronquectasia, hepatopatias, entre outras.

Doenças crônicas, em especial as hepatopatias, podem cursar com comprometimentos pauciarticulares crônicos, sem os demais componentes que caracterizam a osteoartropatia hipertrófica.

Com exceção da artropatia diabética, considerada bastante característica pela presença de limitação e contraturas articulares, principalmente nas pequenas articulações das mãos (queiroartropatia), nas demais doenças crônicas a associação do envolvimento articular com a doença de base é feita pela exclusão de outras causas (traumáticas, infecciosas etc.).

A artrite das doenças crônicas é do tipo pauciarticular, acometendo grandes articulações, de maneira semelhante à ARJ pauciarticular, e responde moderadamente ao uso de antiinflamatórios não-hormonais. O tratamento da doença de base, quando possível, acompanha-se de resolução do quadro articular e das demais manifestações da osteoartropatia hipertrófica.

QUADRIL DOLOROSO

A freqüência e a importância das queixas dolorosas, agudas e crônicas, acometendo as articulações dos quadris em crianças e adolescentes, tornam este tema de grande importância em Pediatria. As dores em quadris, especialmente quando de caráter agudo, são freqüentes e causam grande preocupação, pois seu diagnóstico diferencial é amplo e envolve doenças graves (Quadro 7.20).

O exame clínico do quadril doloroso envolve a avaliação da postura e da marcha, bem como a semiologia cuidadosa das articulações coxofemorais, sacroilíacas, coluna lombar e dos grupos musculares regionais (em especial, psoas, quadríceps). Presença de alterações sistêmicas deve ser investigada.

Quadro 7.20 – Diagnóstico diferencial do quadril doloroso na infância.

Traumatismo
Causas infecciosas/inflamatórias
Artrite séptica
Sinovite transitória
Discite, psoíte, apendicite (dor referida em quadril)
Doenças do tecido conectivo
Artrite reumatóide juvenil
Causas mecânicas/traumáticas
Doença de Legg-Calvé-Perthes
(necrose asséptica de cabeça de fêmur)
Epifisiólise
Causas genéticas/metabólicas
Displasias epifisárias
Mucopolissacaridoses
Hipotireoidismo
Causas neoplásicas
Osteoma osteóide
Leucemia linfoblástica aguda
Neuroblastoma
Osteossarcoma

Os exames laboratoriais, como hemograma e provas de fase aguda podem auxiliar na distinção entre causas infecciosas/inflamatórias e mecânicas/ortopédicas, porém os maiores subsídios diagnósticos, precocemente no curso das doenças, são representados pelos métodos de imagem, em especial o mapeamento ósseo, a tomografia computadorizada e a ressonância magnética.

Sinovite transitória de quadril – é a causa mais freqüente de dor e limitação da articulação coxofemoral em lactentes e pré-escolares. Caracteriza-se pela presença de dor de caráter agudo, às vezes incapacitante, com freqüência acompanhada de febre, sem outras alterações sistêmicas. Os exames laboratoriais podem mostrar alterações discretas das provas de fase aguda e a ultra-sonografia pode revelar a presença de pequeno derrame articular, sendo importante o diagnóstico diferencial com artrite séptica. A sinovite transitória de quadril é considerada uma artrite/artralgia reativa a um processo infeccioso a distância (em geral, infecção de vias aéreas superiores) ou a um processo alérgico.

Doença de Legg-Calvé-Perthes – é o resultado de uma necrose isquêmica da cabeça do fêmur e afeta principalmente meninos entre 3 e 10 anos. Cerca de 80% das crianças com doença de Legg-Calvé-Perthes tendem a apresentar baixa estatura e idade óssea discretamente atrasada. A doença pode começar com uma sinovite aguda, com dor referida em coxa e joelho, e apresentar-se com flexão discreta da articulação coxofemoral e limitação à rotação. Algumas vezes, o diagnóstico é feito a partir de radiografias realizadas com outras finalidades, uma vez que a criança é assintomática, com exame físico normal. Os métodos de imagem mostram alterações epifisárias com irregularidades ósseas e, às vezes, subluxação da articulação coxofemoral. Esses achados são detectados mais precocemente pela tomografia computadorizada, pela ressonância magnética e pela ultra-sonografia quando comparados à radiologia convencional. Várias outras alterações mecânicas podem afetar os quadris, destacando-se a epifisiólise, que ocorre em adolescentes do sexo masculino com sintomas e sinais de comprometimento da articulação coxofemoral e radiografia mostrando "escorregamento" medial da epífise femoral para trás e para baixo. Radiografias laterais, além das ântero-posteriores, são essenciais para a visibilização diagnóstica.

Em resumo, o comprometimento articular na infância é freqüente e benigno na maior parte das vezes. As hipóteses diagnósticas iniciais devem ser baseadas na anamnese e exame físico bastante detalhados, essenciais para a orientação dos exames laboratoriais e de imagem. As hipóteses de artrite séptica e de artrite associada à neoplasias devem ser investigadas como emergências clínicas.

BIBLIOGRAFIA

1. BOCANEGRA, T.S. & VASEY, F.B. – Musculoskeletal syndromes in parasitic diseases. *Rheum. Clin. North Am.*, **19**:505, 1993. 2. CASSIDY, J.T. & PETTY, R.E. – Arthritis related to infections. In Cassidy, J.T. & Petty, R.E. eds. *Textbook of Pediatric Rheumatology*, 3rd ed. Philadelphia, Saunders, 1995, p. 504. 3. DECUNTO, C.L.; GIANNINI, E.H. & FINK, C.W. – Prognosis of children with poststreptococcal arthritis. *Pediatr. Infect. Dis. J.* **7**:683, 1988. 4. HUPPERTZ, H.I. & SANDHAGE, K. – Reactive arthritis due to *Salmonella enteritidis* complicated by carditis. *Acta Pediatr.* **123**:1, 1994. 5. KINGSLEY, G. & SIEPER, J. – Third international workshop on reactive arthritis: an overview. *Ann. Rheum. Dis.* **55**:564, 1996. 6. KRAUS, A.; VALENCIA, X.; CABRAL, A.R.; DE LA VEJA, G. – Visceral larva migrans mimicking rheumatic diseases. *J. Rheumatol.*, **22**:497, 1995. 7. MOON, R.Y.; GREENE, M.G.; REHE, G.T. et al. – Poststreptococcal reactive arthritis in children: A potential predecessor of rheumatic heart disease. *J. Rheumatol.* **22**:529, 1995. 8. NOCTON, J.J.; MILLER, L.C.; TUCKER, L.B. & SCHALLER, J.G. – Human parvovirus B19 associated arthritis in children. *J. Pedriatr.* **122**:186, 1993. 9. RAY, C.G.; GALL, E.P.; MINNICH, L.L. et al. – Acute polyarthritis associated with active Epstein-Barr virus infection. *JAMA* **248**:2990, 1982. 10. SHAW, R.A. & STEVENS, M.B. – The reactive arthritis of giardiasis. A case report. *JAMA* **258**:2734, 1987. 11. SCOPELITIS, E. & MARTINEZ-OSUNAP – Gonococcal arthritis. *Rheum. Dis. Clin. North Am.* **19**:363, 1993. 12. SINGSEN, B.H.; BERNSTEIN, B.H.; KOSTER-KING, K.G. et al. – Reiter's syndrome in childhood. *Arthritis Rheum.* **20**:402, 1977. 13. TACCETTI, G.; TRAPANI, S.; ERMINI, S. et al. – Reactive arthritis triggered by *Yersinia enterocolitica*: A review of 18 pediatric cases. *Clin. Exp. Rheumatol.* **12**:681, 1994. 14. UENO, Y. – Rubella arthritis. An outbreak in Kyoto. *Rheumatology* **21**:874, 1994.

MARIA HELENA B. KISS

A febre reumática (FR) é uma doença auto-imune conseqüente a uma infecção de orofaringe causada pelo estreptococo beta-hemolítico do grupo A (EBHGA) e que acomete preferencialmente os tecidos cardíaco, articular, neurológico, cutâneo e subcutâneo.

EPIDEMIOLOGIA

A epidemiologia da FR coincide com a da infecção de orofaringe pelo EBHGA. A ocorrência de FR após epidemias de faringite estreptocócica situa-se em torno de 3%, taxa consideravelmente mais elevada do que a observada em situações endêmicas (0,1 a 0,5%).

Considerada praticamente extinta em países desenvolvidos, a FR e sua seqüela mais importante, a valvulopatia reumática, continuam relativamente comuns no Brasil, com taxas de morbidade e mortalidade não-desprezíveis.

Dados do Sistema Único de Saúde (SUS) do Ministério da Saúde, coletados em vários estados brasileiros durante 1998, referem que foram gastos R$ 89.854.577,90 em 10.691 internações cirúrgicas e R$ 19.625 753,10 em 9.909 internações clínicas. Pelas dificuldades envolvidas no diagnóstico e notificação adequada dos casos de FR no Brasil, acredita-se que essas cifras estejam subestimadas.

O Instituto da Criança do Hospital das Clínicas da Faculdade de Medicina da Universidade de São Paulo registra em média, desde 1982, 30 casos novos de FR por ano.

ETIOPATOGENIA

A FR é sempre conseqüente a uma infecção de orofaringe pelo EBHGA. Infecções cutâneas ou em outras localizações, desacompanhadas da faringite estreptocócica, não causam FR.

Apesar da relação etiológica clara com o EBHGA, a patogênese da FR permanece desconhecida. Fatores ligados ao hospedeiro e ao estreptococo parecem desempenhar papéis importantes na gênese da reposta imune anormal, e os fatores ambientais podem interferir na freqüência e nas taxas de morbimortalidade da doença.

Fatores ligados ao hospedeiro

Indivíduos com FR apresentam suscetibilidade genética à doença, traduzida por aumento da incidência da doença em familiares e pelos relatos de associações com alguns antígenos do sistema HLA, particularmente HLA-DR2, HLA-DR4 e, na população brasileira de São Paulo, o HLA-DRw53. Antígenos localizados na superfície de células B também têm sido associados com a FR: o anticorpo monoclonal, D8/17, obtido de camundongos imunizados com células B de pacientes reumáticos, é capaz de identificar 100% dos indivíduos com FR e apenas 14% dos controles.

Fatores ligados ao EBHGA

Alguns sorotipos do estreptococo, como os sorotipos M1, M3, M5, M6 e M18, são considerados "reumatogênicos" por estarem freqüentemente associados a epidemias de FR.

A proteína M do estreptococo desempenha papel importante na patogênese da FR na medida em que se observa que as cepas reumatogênicas tendem a ser ricas em proteína M, que a resposta imune M-específica é intensa e, ainda, que determinados antígenos da proteína M compartilham semelhanças antigênicas com componentes de tecidos humanos (mimetismo molecular).

Além disso, alguns estreptococos apresentam maior resistência à fagocitose devido à presença de cápsulas bastante espessas (maior conteúdo de ácido hialurônico) que lhes conferem maior "virulência". Estreptococos com essas características parecem ter contribuído para o ressurgimento da FR observada nos países desenvolvidos na década de 1980.

Resposta imune

A presença de epítopos comuns (mimetismo molecular) entre o EBHGA e os tecidos humanos deu sustentação ao conceito de reatividade cruzada imunológica, de acordo com a qual os anticorpos produzidos contra antígenos estreptocócicos poderiam agredir estruturas humanas antigenicamente semelhantes, causando lesões cardíacas, neurológicas, articulares e cutâneas (Fig. 7.3).

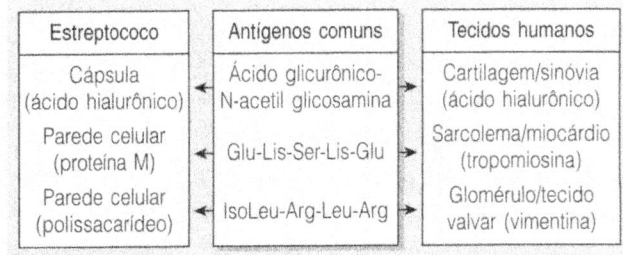

Estreptococo	Antígenos comuns	Tecidos humanos
Cápsula (ácido hialurônico)	Ácido glicurônico-N-acetil glicosamina	Cartilagem/sinóvia (ácido hialurônico)
Parede celular (proteína M)	Glu-Lis-Ser-Lis-Glu	Sarcolema/miocárdio (tropomiosina)
Parede celular (polissacarídeo)	IsoLeu-Arg-Leu-Arg	Glomérulo/tecido valvar (vimentina)

Figura 7.3 – Reatividade cruzada entre antígenos do estreptococo do grupo A e tecidos humanos (AyouB e Kaplan, 1991).

Alguns estudos em animais demonstram que anticorpos dirigidos contra determinadas regiões da proteína M do EBHGA reconhecem epítopos da miosina no tecido cardíaco lesado como antígenos não-próprios, contribuindo para a presença de processo inflamatório e lesão tecidual. Pacientes com FR aguda apresentam anticorpos contra componentes do tecido cardíaco, do sistema nervoso central, entre outros, porém não é possível estabelecer associação direta entre esses anticorpos e a presença de lesões teciduais.

Extratos purificados da proteína M estreptocócica induzem uma resposta citotóxica de linfócitos T CD8+ humanos contra células do miocárdio humano. Além disso, o predomínio de linfócitos T CD4+ no infiltrado inflamatório de válvulas cardíacas lesadas e a presença de vários marcadores da ativação da imunidade celular, como as interleucinas, apontam para a participação da imunidade celular na patogênese da FR.

Por essas observações, entende-se atualmente que a FR é uma doença auto-imune, decorrente de respostas imunes humorais e celulares anormais, desencadeadas por antígenos estreptocócicos com reatividade cruzada para tecidos humanos e que acomete indivíduos geneticamente suscetíveis, após episódios de faringoamigdalites causados por determinados sorotipos do EBHGA.

Em relação à artrite da febre reumática com sua tendência migratória, as alterações do líquido sinovial sugerem que essa manifestação poderia estar relacionada a depósito e posterior fagocitose de imunocomplexos na membrana sinovial.

Fatores ambientais

As más condições socioeconômicas, freqüentemente associadas a más condições de higiene e moradia, assistência médica precária, desnutrição, parecem desempenhar papéis importantes e justificam, ao menos em parte, a maior freqüência da FR em países subdesenvolvidos e, talvez, a maior gravidade do quadro clínico, com taxas mais elevadas de morbimortalidade.

PATOLOGIA

É importante ressaltar que nos tecidos lesados pela FR não são encontrados EBHGA e a alteração histológica considerada patognomônica da doença permanece o nódulo de Aschoff, de localização miocárdica e/ou valvar, traduzido por edema e fragmentação das fibras colágenas e degeneração fibrinóide. Essa lesão granulomatosa aparece, em média, na segunda semana de doença e tende a persistir, sem relação com a atividade inflamatória.

DIAGNÓSTICO
CRITÉRIOS DE JONES (modificados)

Não existe um exame laboratorial, sinal ou sintoma específico da FR. O diagnóstico é baseado no reconhecimento das combinações de alguns achados clínicos e laboratoriais, não sendo infreqüente o seguimento a longo prazo permitir a correção de uma hipótese inicial errônea ou ainda o aparecimento de doença cardíaca reumática possibilitar o esclarecimento de episódios anteriores mal definidos.

Os critérios de Jones (modificados) utilizados como guia para o diagnóstico da FR baseiam-se na divisão dos achados clínicos e laboratoriais da doença em sinais maiores e menores, associados à evidência da infecção estreptocócica anterior. Foram implementados há cerca de 50 anos e mantêm-se, na atualidade, como única alternativa válida para o diagnóstico dessa doença, sendo que as quatro revisões a que foram submetidos nesse período não introduziram mudanças significativas em seu conteúdo (Quadro 7.21).

Quadro 7.21 – Critérios de Jones modificados para o diagnóstico da febre reumática (American Heart Association).

Sinais maiores	Sinais menores
1. Cardite	1. Febre
2. Artrite	2. Artralgia
3. Coréia	3. Alteração das provas de fase aguda
4. Nódulos subcutâneos	4. Alargamento do espaço P-R no eletrocardiograma
5. Eritema marginado	

Evidência de infecção estreptocócica prévia

1. Cultura de orofaringe positiva para o estreptococo beta-hemolítico do grupo A
2. Aumento dos títulos dos anticorpos antiestreptocócicos: antiestreptolisina O (ASLO), anti-hialuronidase, antiestreptoquinase etc.

A presença de dois sinais maiores ou de um sinal maior e dois menores indica alta probabilidade diagnóstica, se acompanhados da evidência de infecção estreptocócica anterior. A coréia é o único sinal maior que isoladamente permite o diagnóstico de FR.

A análise crítica dos sinais maiores sugere que, talvez, os critérios de Jones necessitem de novas revisões, não só pelas diferentes importâncias diagnósticas de cada um, mas também porque alguns deles, como é o caso dos nódulos subcutâneos, do eritema marginado, freqüentemente são encontrados apenas nos pacientes com cardite, permitindo dúvidas sobre seus valores individuais.

Por outro lado, a evolução dos métodos diagnósticos, como o eco-Doppler colorido capaz de distinguir lesões valvares patológicas (ainda que discretas) de regurgitações fisiológicas, enfatiza a necessidade de reavaliações criteriosas quanto à importância deste e de outros exames para o diagnóstico de FR.

QUADRO CLÍNICO

A FR ocorre de duas semanas a seis meses após uma faringite estreptocócica, que pode ser sintomática (60 a 70%) ou assintomática (30 a 40%). Acomete preferencialmente crianças em idade escolar, sem predomínio de sexos, com exceção da coréia, mais freqüente em meninas.

Artrite

Considerada a manifestação clínica mais comum da FR, com uma freqüência que varia entre 60 e 85%, a artrite costuma ser a manifestação que envolve as maiores dificuldades diagnósticas, em especial quando se apresenta desacompanhada de outro sinal maior. Caracteristicamente, a artrite da FR é aguda, com comprometimento migratório de várias articulações, cada uma por curto período de tempo (Quadro 7.22).

Quadro 7.22 – Artrite da febre reumática.

Início
    Uma a três semanas após infecção de orofaringe pelo EBHGA
Características
    Poliartrite aguda, migratória, de grandes articulações, bastante dolorosa
    Comprometimento de pequenas articulações e coluna é infreqüente (0,5 a 15%)
    Excelente resposta aos antiinflamatórios não-hormonais
Duração
    Um a cinco dias em cada articulação
    Duração total do surto articular varia de uma a três semanas
Prognóstico
    Excelente, não deixa seqüelas

Em cerca de 20 a 30% das crianças com FR e artrite, o comprometimento articular não corresponde ao padrão habitual da poliartrite migratória, descrito anteriormente. Artrites com evoluções mais prolongadas, comprometimentos freqüentes de pequenas articulações e coluna e presença de rigidez matinal são algumas das características desse quadro articular "atípico" (Figs. 7.4 e 7.5), que pode dificultar sobremaneira o diagnóstico correto de FR (Quadro 7.23).

Quadro 7.23 – Comprometimento articular "atípico" da febre reumática.

Início
    Primeira semana após infecção de orofaringe pelo EBHGA
Características
    Poliartrite aguda, aditiva (70%), monoarticular (15%), dolorosa
    Presença de rigidez matinal em 20% dos casos
    Comprometimento de pequenas articulações e coluna é freqüente
    Má resposta aos antiinflamatórios não-hormonais
Duração
    Em média, duas semanas em cada articulação
    Duração do surto articular de até nove meses, com curso intermitente
Prognóstico
    Não deixa seqüelas

As características desse comprometimento articular "atípico" correspondem às descritas para a artrite reativa pós-estreptocócica, não incluída no diagnóstico de FR quando de sua descrição inicial. Porém, a observação de que cerca de 30% dos casos de artrite reativa pós-estreptocócica apresentam durante a evolução outras manifestações clínicas da FR (principalmente cardite) tornou necessária a inclusão desse tipo de comportamento articular no espectro da artrite da FR.

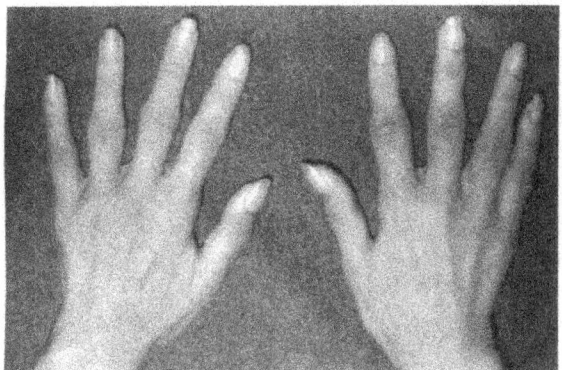

Figura 7.4 – Artrite atípica em articulações interfalângicas proximais de adolescente com cardite reumática.

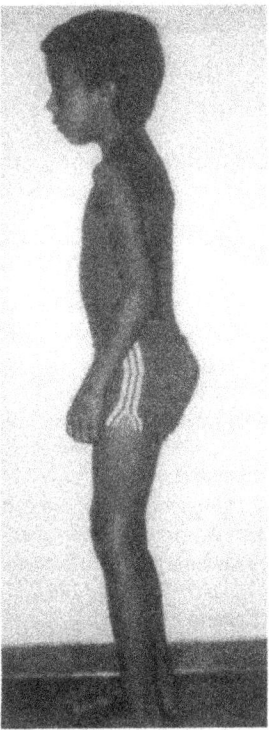

Figura 7.5 – Contraturas articulares em flexão em criança com febre reumática diagnosticada pela presença de cardite e coréia.

Alguns pacientes com FR apresentam apenas artralgia de uma ou mais articulações. Esse sintoma faz parte dos sinais menores dos critérios diagnósticos da FR, mas somente deverá ser valorizado como tal na ausência de artrite como sinal maior.

A síndrome de Jaccoud, caracterizada por subluxação das articulações metacarpofalângicas e desvio ulnar, é um processo crônico e deformante e, apesar de ser considerada uma complicação rara de surtos repetidos de FR, não é uma verdadeira sinovite, mas sim uma fibrosite periarticular.

Cardite

Apesar de nenhum sinal maior ou menor ser específico da FR, a presença de cardite (valvulite mitral) permite, habitualmente, maior segurança diagnóstica.

Em crianças brasileiras admitidas em serviços especializados, a freqüência da cardite situa-se em torno de 65%, constituindo-se na manifestação clínica mais importante da FR, pelas elevadas taxas de morbidade e mortalidade que a acompanham (Quadro 7.24).

Quadro 7.24 – Cardite da febre reumática.

Início
Uma semana a três meses após infecção de orofaringe pelo EBHGA

Critérios
Sopro cardíaco orgânico anteriormente ausente – 95 a 100%
Aumento de área cardíaca – 50%
Insuficiência cardíaca – 5 a 10%
Pericardite – 5 a 10% (sempre associada à pancardite)

Duração
Um a seis meses (média: três meses)

Evolução
Depende da gravidade da cardite no surto inicial e/ou das recorrências
Surto inicial: cardite leve – 80% evoluem para cura após cinco anos; cardite grave com ICC – 30% evoluem para cura completa após cinco anos
Doença cardíaca prévia – todos permanecem com seqüelas após 5 anos

Por ordem decrescente de freqüência, as válvulas atingidas pela FR são: mitral, aórtica, tricúspide e, excepcionalmente, pulmonar. O sopro mais característico da FR é conseqüente à insuficiência mitral: holossistólico, de alta freqüência, com irradiação para a axila. A presença de um sopro mesodiastólico no foco mitral (sopro de Carey-Coombs) confirma o diagnóstico de valvulite mitral reumática. Sopro de estenose mitral pode estar presente, indicando a existência de cardite anterior.

A insuficiência cardíaca é incomum nos primeiros surtos de cardite, aumentando de freqüência em surtos subseqüentes (Fig. 7.6). Em crianças com idade inferior a 6 anos, a cardite costuma ter início insidioso, com presença de sintomas constitucionais.

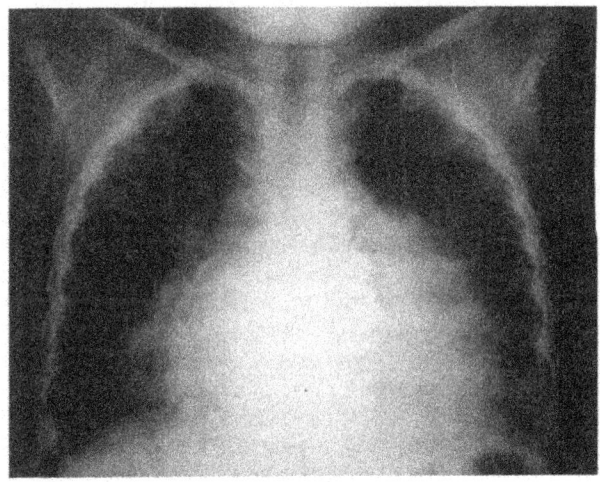

Figura 7.6 – Pancardite reumática com insuficiência mitral grave.

A pericardite é infreqüente na FR e sua ocorrência praticamente sempre acompanha um quadro de pancardite, não ocorrendo como forma isolada de envolvimento reumático cardíaco.

Cardites discretas, não acompanhadas de outros sintomas da doença, podem passar despercebidas e somente ser diagnosticadas em exames médicos de rotina ou por ocasião de surtos subseqüentes.

Alterações eletrocardiográficas são comuns. O alargamento do espaço P-R ocorre em 20% dos pacientes com cardite e não é específico da FR, podendo ocorrer em outras situações patológicas e mesmo em crianças normais.

Apesar das controvérsias atuais, os achados ecocardiográficos, isoladamente, não permitem estabelecer o diagnóstico de cardite reumática, que permanece, até o momento, assentado em bases clínicas.

Coréia de Sydenham

A presença de movimentos do tipo coréia em crianças é altamente sugestiva do diagnóstico de FR. A freqüência da coréia situa-se em torno de 5 a 30%, referindo-se um aumento, nos últimos anos, do número de crianças com coréia pura ou associada a cardite nos países em desenvolvimento, como Brasil, Egito e Índia. A coréia acomete preferentemente meninas em idade escolar e início da adolescência (Quadro 7.25).

Quadro 7.25 – Coréia da febre reumática.

Início
    Um a seis meses após infecção de orofaringe pelo EBHGA
Características
    Movimentos abruptos, involuntários, desordenados, mais
        evidentes em extremidades e face. Cessam com o sono.
        Podem ser unilaterais (hemicoréia)
    Labilidade emocional
    Fraqueza muscular
    Sinal do pronador: pronação das mãos quando da elevação
        dos braços acima da cabeça
Duração
    Uma semana a dois anos (média: 3,5 meses)
Curso
    Não deixa seqüelas, porém labilidade emocional pode persistir
        por longos períodos. Associação com distúrbios
        obsessivo-compulsivos

Por apresentar um período de latência prolongado (um a seis meses) entre a infecção estreptocócica e o início das manifestações clínicas, é comum na coréia não serem observadas alterações das provas de fase aguda, nem evidências da estreptococcia anterior.

Estudos recentes demonstram positividade bastante alta (85%) do anticorpo D8/17 em crianças com distúrbios obsessivo-compulsivos e síndrome de Tourette, comparável à encontrada em crianças com coréia (89%) e ambas significativamente mais elevadas que a observada em crianças normais (17%). Esses achados, extremamente interessantes, deram embasamento ao estudo dos PANDAS (distúrbios neuropsiquiátricos auto-imunes em pediatria associados a infecções estreptocócicas), designação utilizada para nomear um amplo espectro de doenças auto-imunes relacionadas ao EBHGA e, pelo menos, com alguns marcadores genéticos comuns.

Nódulos subcutâneos

Manifestação rara, ocorre em menos de 3% das crianças com FR, em geral associada a cardite. Costuma aparecer várias semanas após o início do surto. Caracteristicamente, os nódulos são duros, indolores, imóveis, localizados nas superfícies das articulações, sobre proeminências ósseas e no couro cabeludo. Suas dimensões variam desde milímetros até 5cm (Fig. 7.7). Histologicamente, os nódulos da FR são semelhantes aos da artrite reumatóide juvenil, com área central de necrose e células em paliçada ao redor.

Eritema marginado

De freqüência desconhecida, é considerado bastante raro como manifestação da FR. Apresenta associação freqüente com cardite, caracterizando-se por lesões de bordas nítidas avermelhadas, serpiginosas, com centro claro, não-pruriginosas e de localização preferencial em tronco e porções proximais dos membros. Costumam ser evanescentes, com duração de algumas horas ou mesmo minutos, e podem ocorrer em caráter intermitente por meses.

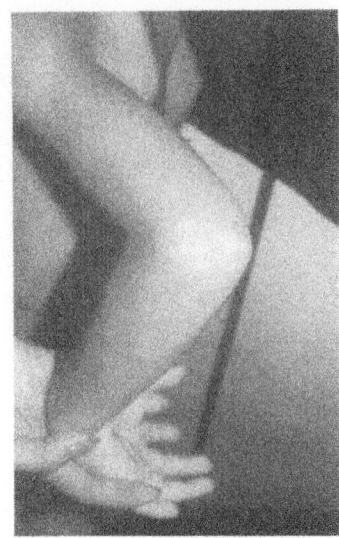

Figura 7.7 – Nódulos subcutâneos em criança com cardite reumática.

Apesar de não serem consideradas manifestações da FR, as epistaxes e as dores abdominais são comuns na fase inicial da doença.

EXAMES LABORATORIAIS

Durante a fase aguda da FR, os exames laboratoriais têm por finalidade demonstrar a presença de reação inflamatória, evidenciar a infecção estreptocócica anterior, confirmar o diagnóstico de cardite e, quando necessário, auxiliar na exclusão de outras doenças.

Durante os primeiros meses de evolução, os exames laboratoriais têm por objetivo avaliar a eficácia das medidas terapêuticas no controle do processo inflamatório.

Durante o seguimento a longo prazo, os exames laboratoriais visam detectar a presença de novas infecções estreptocócicas e, quando pertinente, a evolução da cardite reumática pregressa.

Provas de fase aguda

Entre as provas de fase aguda (PFA), destacam-se a velocidade de hemossedimentação (VHS) e a proteína C reativa (PCR).

Alterações das PFA, apesar de não específicas, estão presentes em todos os pacientes com processo reumático agudo não suprimido pelo uso de antiinflamatórios. A coréia pura e ocasionalmente o eritema marginado persistente são exceções a essa regra.

Essas alterações persistem em média por um ou dois meses, sendo que a retirada da terapêutica antiinflamatória pode promover um rebote desses valores, desde que o processo reumático ainda esteja ativo. A grande importância desses exames está relacionada ao controle evolutivo do paciente, como indicadores da cura do processo.

Infecção estreptocócica

Dois parâmetros são utilizados para evidenciar a infecção estreptocócica anterior:

• cultura de orofaringe positiva para o EBHGA; e
• aumento de títulos dos anticorpos específicos (ASLO, anti-hialuronidase, anti-DNAse B etc.).

A cultura de orofaringe deve ser obtida de todos os pacientes com suspeita de FR, ressaltando-se que:

1. A determinação do grupo do estreptococo cultivado é fundamental, pois outros estreptococos são habitualmente encontrados na flora bacteriana da orofaringe (por exemplo, S. viridans). Em nosso meio, a determinação do sorotipo do EBHGA é excepcionalmente realizada.

2. Por ocasião do aparecimento dos sintomas de FR (duas a três semanas após a infecção estreptocócica), a cultura de orofaringe apresenta taxa de positividade muito baixa, em torno de 20 a 30%.
3. Algumas crianças são portadoras do EBHGA (13 a 49%) e, portanto, seu isolamento não corresponde necessariamente à infecção, a menos que tenha confirmação sorológica.

Os testes rápidos para o diagnóstico do EBHGA não substituem a cultura no contexto do diagnóstico de FR. Os quase 30 testes rápidos disponíveis comercialmente para o diagnóstico do EBHGA apresentam elevada especificidade (igual ou superior a 95%), ou seja, o número de resultados falso-positivos é pequeno e, portanto, resultados positivos podem ser valorizados. Por outro lado, a sensibilidade desses testes varia entre 30 e 90%, quando comparada às culturas e, portanto, uma porcentagem de pacientes classificados como negativos pelo teste rápido é positiva à cultura, determinando que o teste negativo deva ser confirmado pela cultura. Atualmente, testes baseados na realização de enzima imunoensaio (ELISA), de imunoensaios ópticos (OIA) e em probes de DNA estão disponíveis, com sensibilidades bastante elevadas, próximas às das culturas, porém ainda não as substituem.

Por essas razões, as determinações dos anticorpos antiestreptocócicos deverão ser sempre realizadas, lembrando-se que a ASLO, praticamente único anticorpo antiestreptocócico realizado em condições habituais, tem sensibilidade que não ultrapassa 80%, valor que se eleva para 95% quando três ou mais anticorpos forem dosados (anti-hialuronidase, antiestreptocinase, anti-DNAse B). O valor da antiestreptozima como teste sorológico único para a detecção de infecção estreptocócica permanece controverso, não parecendo, contudo, ser superior à dosagem isolada da ASLO.

Em casos de normalidade da ASLO, é sempre conveniente sua repetição após duas a três semanas, pela possibilidade de se detectar ascensão dos títulos e, portanto, estabelecer o diagnóstico de infecção estreptocócica recente.

É importante enfatizar que crianças em idade escolar apresentam, com freqüência, infecção estreptocócica e, portanto, títulos elevados de ASLO entre 200 e 400U Todd podem ser encontrados em crianças sadias, especialmente naquelas de níveis socioeconômicos mais baixos.

A faringoamigdalite clínica não deverá ser utilizada como evidência de estreptococcia anterior, uma vez que a grande maioria das amigdalites em crianças são virais e que não existem dados clínicos seguros para distinguir entre amigdalite viral e bacteriana. Por outro lado, conforme já referido, cerca de 30 a 40% das amigdalites estreptocócicas dos pacientes reumáticos são assintomáticas ou leves.

Avaliação do comprometimento cardíaco

Além do eletrocardiograma, em que a presença do alargamento do espaço P-R é utilizada como critério menor, a radiografia de tórax, o ecoDoppler e o mapeamento cardíaco são de grande importância na avaliação da presença, da gravidade e da evolução da cardite reumática.

Auto-anticorpos

Anticorpos dirigidos contra componentes de tecidos cardíacos, do sistema nervoso central, contra fosfolipídeos, têm sido descritos em pacientes durante a fase aguda da FR. Suas importâncias para o diagnóstico da FR e/ou para avaliação da atividade da doença ainda não estão estabelecidas de forma clara.

DIAGNÓSTICO DIFERENCIAL

Nem todos os pacientes que preenchem os critérios de Jones têm FR. Portadores de outras doenças, como o lúpus eritematoso sistêmico (artrite, pericardite e, eventualmente, coréia), a leucemia linfoblástica aguda (sopro anêmico, artrite), as artrites reativas pós-in-

fecciosas, virais ou bacterianas (artrite, miocardite), freqüentemente apresentam um ou mais critérios maiores para o diagnóstico de FR, possibilitando falsos diagnósticos. Contudo, é importante ressaltar que, com a aplicação correta dos critérios de Jones, praticamente nenhum paciente com FR deixará de ser diagnosticado. Cabe ao médico a avaliação criteriosa de cada caso e a realização de exames para a exclusão das outras hipóteses diagnósticas possíveis (Quadros 7.26, 7.27 e 7.28).

Quadro 7.26 – Principais diagnósticos diferenciais da artrite da febre reumática.

> Artrites infecciosas
>   Virais: rubéola, caxumba, hepatite
>   Bacterianas: gonococos, meningococos, endocardite bacteriana
>   Reativas: pós-entéricas ou pós-infecções do trato geniturinário
> Artrites associadas a doenças hematológicas: anemia falciforme
> Artrites associadas a neoplasias: leucemia linfoblástica aguda
> Artrites associadas a outras doenças reumáticas: lúpus eritematoso sistêmico, artrite reumatóide juvenil, vasculítes

Quadro 7.27 – Principais diagnósticos diferenciais da cardite reumática.

> Infecções virais: especialmente as perimiocardites e as pericardites
> Doenças do tecido conectivo: artrite reumatóide juvenil, lúpus eritematoso sistêmico
> Alterações cardíacas funcionais: sopro inocente/sopro anêmico (com localização mais freqüente em borda esternal esquerda, entre 2º e 4º espaços intercostais esquerdo)
> Prolapso de válvula mitral
> Aorta bicúspide

Quadro 7.28 – Principais diagnósticos diferenciais da coréia reumática.

> Encefalites virais
> Lúpus eritematoso sistêmico
> Síndrome antifosfolipídeo
> Coréia familiar benigna

Podem dificultar o diagnóstico da poliartrite reumática:

1. Introdução de antiinflamatórios em pacientes com quadros articulares incaracterísticos, em fases iniciais. Essa conduta pode impedir a caracterização correta da artrite (migratória, poliarticular) e dificultar o diagnóstico de FR.
2. Valorização inadequada de artralgias, de dores em membros ou ainda de histórias mal definidas de quadros articulares anteriores, especialmente se associadas a alterações das provas de fase aguda e/ou evidência de estreptococcia. É importante enfatizar novamente que a inclusão de artralgia como sinal menor da FR só é válida na ausência de artrite.

Em situações de dúvidas à ausculta cardíaca, a realização do ecocardiograma pode ser de grande auxílio, no sentido de diagnosticar a presença de insuficiência valvar patológica, especialmente da válvula mitral.

As formas familiares de coréia são muito raras. Em meninas escolares ou adolescentes, que se apresentam com coréia isolada, o diagnóstico diferencial com a coréia associada ao lúpus eritematoso sistêmico deve ser investigado por meio da solicitação dos anticorpos antinucleares (FAN), ausentes na coréia reumática e presentes na coréia associada ao lúpus.

Os nódulos subcutâneos podem ocorrer em outras doenças, como artrite reumatóide juvenil, lúpus eritematoso sistêmico, e mesmo sem associação com qualquer doença, caracterizando os nódulos reumatóides benignos. Estes últimos têm localização preferencial em região pré-tibial e couro cabeludo e histologicamente se assemelham aos da artrite reumatóide do adulto. Têm regressão espontânea, com recorrências freqüentes. Sua presença não confere maior risco de doença reumática subseqüente.

O eritema marginado pode ocorrer em sepses, reações a drogas, outras conectivopatias e mesmo sem fator etiológico identificável.

CURSO

O episódio agudo da FR é autolimitado, com duração de um a seis meses. A doença apresenta tendência a recorrer, especialmente nos primeiros cinco anos após o surto inicial e nos pacientes com doença cardíaca reumática prévia. Os surtos subseqüentes tendem a apresentar comportamentos semelhantes (mimetizar) ao surto inicial e a freqüência de recorrências em pacientes não submetidos à profilaxia secundária situa-se entre 20 e 50%, valores nitidamente superiores aos observados no primeiro surto (0,1 a 3%).

TRATAMENTO

Uma vez estabelecido o diagnóstico de FR, a terapêutica envolve três fases que, de modo geral, são realizadas quase simultaneamente:

1. Profilaxia primária ou erradicação do foco.
2. Tratamento sintomático.
3. Profilaxia secundária ou prevenção das recorrências.

PROFILAXIA PRIMÁRIA OU ERRADICAÇÃO DO FOCO

O objetivo da profilaxia primária é erradicar o EBHGA da orofaringe do paciente com FR. Para tanto, é necessária a utilização de um antibiótico com eficácia clínica e bacteriológica comprovada, utilizado em regime terapêutico de fácil aderência, com baixo custo, espectro de atividade adequado e efeitos colaterais mínimos. É importante enfatizar que nenhum antibiótico isoladamente erradica o EBHGA da orofaringe de 100% dos pacientes tratados.

Levando em conta os aspectos acima mencionados, o antibiótico de escolha para a profilaxia primária ainda é a penicilina, e, nos casos de alergia, a eritromicina permanece como primeira alternativa (Tabela 7.1). Ambos os antibióticos devem estar presentes em níveis teciduais adequados durante 10 dias para a obtenção de taxas máximas de cura (erradicação do EBHGA da orofaringe), ressaltando-se que a penicilina previne o surto primário de FR mesmo quando administrada até nove dias após o início da doença aguda.

Tabela 7.1 – Profilaxia primária da febre reumática.

Droga	Dose	Duração
Penicilina benzatina (IM)	600.000U (≤ 27kg) 1.200.000U (> 27 kg) ou	Única
Penicilina V oral	250mg, 2-3 x dia (≤ 27kg) 500mg, 2-3 x dia (> 27 kg)	10 dias
Indivíduos alérgicos à penicilina		
Estolato de eritromicina (oral)	20-40mg/kg/dia, 2-4 x dia (máximo 1g)	10 dias
Etilsuccinato de eritromicina (oral)	40mg/kg/dia, 2-4 x dia (máximo 1g)	10 dias

Em relação à penicilina benzatina, uma única dose é suficiente para a erradicação do estreptococo da orofaringe.

Quando se opta pela penicilina (ou outro antibiótico) oral, a adesão passa a ser um fator importante no sucesso do tratamento. A manutenção é de grande importância, uma vez que todos os estudos disponíveis demonstram claramente que cursos terapêuticos de cinco e mesmo de sete dias são significativamente menos eficazes quando comparados a cursos de 10 dias.

Novos antibióticos, como as cefalosporinas orais e os macrolídeos, vêm sendo propostos como alternativas às penicilinas. Essas novas opções não são contra-indicadas na profilaxia primária, desde que seja possível garantir a manutenção da terapêutica durante 10 dias. Nesse aspecto, a azitromicina é o único antibiótico aprovado pelo FDA (Food and Drug Administration) como droga de segunda escolha para o tratamento de faringoamigdalite estreptocócica em indivíduos com idades iguais ou superiores a 16 anos, com esquema terapêutico de cinco dias em dose única diária (500mg no primeiro dia e 250mg nos quatro dias subseqüentes). Em crianças abaixo dessa idade, esse esquema terapêutico parece levar a um número maior de recorrências das infecções estreptocócicas, devido a taxas menores de erradicação.

Contatantes domiciliares de um caso de FR devem ser submetidos à cultura de orofaringe e tratados quando o resultado for positivo. Muitas vezes, pela dificuldade em realizar culturas, a profilaxia primária é recomendada para todos os contatantes domiciliares, especialmente crianças em idade escolar e adolescentes.

Amigdalectomia em pacientes reumáticos, com o objetivo de diminuir a freqüência das infecções estreptocócicas e, portanto, as recorrências da FR, não tem indicação.

TRATAMENTO SINTOMÁTICO

Artrite/Cardite

Antiinflamatórios não-hormonais (AINH) – De modo geral, são excelentes para o controle da febre e da artrite e suas indicações na FR estão limitadas aos casos que não apresentam evidências de cardite, uma vez que, na presença de envolvimento cardíaco, existe indicação ao uso de corticosteróide, tornando desnecessária a introdução simultânea de AINH.

O ácido acetilsalicílico (AAS), o naproxeno, o ibuprofeno e a indometacina costumam ter um efeito drástico na poliartrite migratória característica da FR, com desaparecimento dos sinais e sintomas em 24 a 48 horas. Outros AINH também podem ser utilizados, contudo, com menor experiência em crianças (Tabela 7.2).

Nos quadros articulares atípicos, que lembram as artrites reativas pós-entéricas (comprometimentos pauciarticulares, aditivos, com comprometimento axial etc.), a boa resposta aos AINH não é freqüente, constatando-se os melhores resultados com o uso de indometacina (Tabela 7.2).

Crianças com quadros articulares mal caracterizados, em fases muito iniciais, poderão ser tratadas com analgésicos, como acetaminofen ou codeína, e medidas locais de modo a permitir melhor caracterização do quadro articular e conseqüentemente diagnóstico e tratamento mais adequados.

Uma vez que os AINH são sintomáticos e não interferem no curso da FR, a duração do tratamento deve ser estimada, de modo a cobrir o período de atividade da doença que, na presença de artrite isolada, varia de quatro a seis semanas, desde que as provas de fase aguda (proteína C reativa e velocidade de hemossedimentação) estejam normais.

Corticosteróides – utilizados em pacientes com comprometimento cardíaco, independente da gravidade: cardite leve, moderada ou grave. O corticosteróide de escolha é habitualmente a prednisona, utilizada inicialmente em doses altas e fracionadas. Com a melhora dos sintomas e/ou tendência à normalização das provas de atividade inflamatória (aproximadamente duas semanas), passa-se para dose única pela manhã, até completar um mês e, a seguir, inicia-se a redução lenta, até retirada completa da droga em cerca de 12 semanas, tempo médio de duração do surto de cardite (Tabela 7.2).

A pulsoterapia com metilprednisolona, na dose de 30mg/kg/dose, máximo de 1g, por três a quatro dias consecutivos e eventual repetição, vem sendo utilizada para o tratamento das cardites graves e,

Tabela 7.2 – Tratamento sintomático das manifestações clínicas da febre reumática.

	Tratamento	Duração
Artrite	AAS – 80 a 100mg/kg/dia, VO, 6/6h, *ou*	4-6 semanas
	Naproxeno – 10-15mg/kg/dia,VO,12/12h, *ou*	4-6 semanas
	Indometacina – 2 a 3mg/kg/dia, VO, 6/6h	4-6 semanas
Cardite	Prednisona	
	1-2mg/kg/dia, VO, 6/6h, *a seguir*,	2 semanas
	1 a 2mg/kg/dia, VO, dose única, *a seguir*,	2 semanas
	Redução gradual (± 20% por semana) até suspensão	8 semanas*
Coréia	Haloperidol – iniciar com 1mg 2 x dia, VO. Na ausência de resposta após 72h, aumentar 1mg/dia, até 4-6mg/dia (cautela com sinais de impregnação), *ou*	8-12 semanas*
	Ácido valpróico – 20-40mg/kg/dia, VO, 6/6h ou 8/8h, *ou*	8-12 semanas*
	Fenobarbital – 5-7mg/kg/dia, VO, 6/6h ou 8/8h	8-12 semanas*

* Duração total do tratamento = 12 semanas, que poderá variar, dependendo do quadro clínico e das provas de atividade inflamatória.

apesar de a melhora laboratorial não diferir da observada com o uso de prednisona, a melhora clínica parace ser mais rápida e o período de internação hospitalar menor.

Para crianças com comprometimento cardíaco, orienta-se o repouso no leito ou a limitação das atividades físicas, por períodos variáveis (um a seis meses), dependendo da gravidade da cardite.

Diuréticos, digitálicos, restrição hídrica e sódica poderão ser necessários em casos de insuficiência cardíaca.

Coréia

Pacientes com coréia devem ser mantidos em ambientes tranqüilos, sem muitos estímulos externos. Várias drogas, como tranqüilizantes e sedativos, poderão ser utilizadas de forma isolada ou em associação.

O haloperidol permanece como a melhor opção terapêutica no controle sintomático dos movimentos, com melhora clínica após cinco a seis dias em média e desaparecimento dos sinais em 30 a 40 dias, permitindo à criança um retorno mais rápido às atividades diárias. Apesar de serem raras as reações graves ou irreversíveis associadas ao uso de haloperidol, recomenda-se cautela na sua administração, e quando doses superiores a 5mg/dia forem necessárias é importante a monitorização em ambiente hospitalar pelos riscos de impregnação.

O ácido valpróico pode ser uma alternativa terapêutica válida para crianças que apresentam toxicidade ou que não podem ser supervisionadas durante a administração do haloperidol. O tempo de resposta é discretamente maior e, apesar da possível hepatoxicidade, em geral, nenhuma complicação importante está associada ao uso da droga.

PROFILAXIA SECUNDÁRIA

Independentemente da gravidade do surto inicial, portadores de FR apresentam riscos elevados (20 a 50%) de recorrência da doença após infecções estreptocócicas de orofaringe. Novos surtos de atividade da doença poderão agravar lesões cardíacas preexistentes ou propiciar seus surgimentos, razão pela qual a profilaxia secundária é obrigatória e seu objetivo básico é prevenir o aparecimento de infecções estreptocócicas de orofaringe e, portanto, impedir as recorrências de FR.

Há cerca de 40 anos, a droga de escolha para a profilaxia secundária é a penicilina benzatina, por ser a que fornece proteção mais efetiva contra faringite estreptocócica e contra recorrências de FR, quando comparada a outras drogas, como, por exemplo, a penicilina oral ou a sulfadiazina.

Dúvidas quanto aos intervalos de administração da droga, dose, duração da profilaxia vêm sendo discutidas ao longo dos anos e várias controvérsias persistem.

O EBHGA apresenta sensibilidade elevada e mantida a níveis muito baixos de penicilina, não havendo descrição do surgimento de cepas resistentes na atualidade. Para uma profilaxia secundária adequada, os níveis séricos de penicilina benzatina devem ser mantidos acima de 0,02mcg/ml.

Com a utilização de 1.200.000U de penicilina benzatina a cada quatro semanas, a taxa de recorrência da FR situa-se entre 5 e 8% em seguimentos de cinco a seis anos, sendo essa a principal razão para a Organização Mundial de Saúde e a Associação Americana de Cardiologia recomendarem o uso de penicilina benzatina a cada três semanas para o tratamento profilático da FR, em países em desenvolvimento, como o Brasil (Tabela 7.3).

Tabela 7.3 – Profilaxia secundária ou prevenção das recorrências de febre reumática.

Droga	Dose	Administração
Penicilina benzatina	1.200.000U	IM a cada três semanas
Penicilina V	250mg, 2 x dia	Oral, diária
Indivíduos alérgicos a penicilina		
Sulfadiazina	500mg/dia (≤ 27kg) 1g/dia (> 27 kg)	Oral, diária
Eritromicina	250mg, 2 x dia	Oral, diária

Vários estudos corroboram essa orientação, demonstrando, de forma inegável, a superioridade do esquema a cada três semanas quando comparado ao de quatro semanas.

Estudos de farmacocinética da penicilina benzatina, com determinação dos níveis séricos da droga nos dias 1, 3, 10, 21 e 28 após injeção intramuscular de 1.200.000U, demonstram que após três semanas os níveis séricos são iguais ou superiores a 0,02mcg/ml em todos os pacientes e após 4 semanas em apenas 44%.

Comparações entre os esquemas de duas e de quatro semanas mostram taxas de infecções estreptocócicas de orofaringe semelhantes nos dois grupos e taxas de recorrências da FR de 0,06 e 0,12/pacientes/ano, respectivamente. Esse estudo não incluiu o esquema de três semanas para análise comparativa.

Na experiência do Instituto da Criança, a comparação durante cinco anos, entre os intervalos de duas e de três semanas para a profilaxia secundária, não mostrou diferenças quanto às taxas de recorrência da FR, sendo que atualmente se utiliza apenas o intervalo de três semanas desde o início da profilaxia secundária.

A duração da profilaxia secundária baseia-se principalmente na presença ou ausência de cardite. Segundo a Associação Americana de Cardiologia, pacientes que tiveram cardite devem manter a profilaxia durante a vida inteira e aqueles que não a tiveram devem mantê-la até 18 anos e pelo menos cinco anos após o último surto.

Estudo recente sugere que pacientes com regurgitação mitral leve ou cardite curada e baixo risco de contato com o EBHGA podem suspender a profilaxia com 25 anos e após 10 anos do último surto.

Dessa forma, a duração da profilaxia secundária é sempre prolongada e sua eventual suspensão deve levar em conta os fatores de risco de recorrência de cada paciente (idade, risco profissional de exposição ao EBHGA, condições socioeconômicas etc.), a presença de cardite e sua gravidade e ainda o fato de as recorrências ocorrerem principalmente nos primeiros cinco anos após o surto da doença.

A profilaxia secundária realizada com penicilina oral ou outras drogas, como as sulfas e a eritromicina, em geral não apresenta boa eficácia, basicamente pelas baixas taxas de adesão. Contudo, mesmo com boa adesão, o risco de recorrência é maior com a profilaxia oral, habitualmente não recomendada.

A baixa adesão ao tratamento parece ser a principal causa de recorrência da FR. Alguns fatores de risco devem ser considerados:

- Adolescência.
- Data do último surto – quanto maior o intervalo de tempo após o surto, menor a adesão.
- Baixo nível socioeconômico.
- Baixo nível cultural da família.
- Ausência de hospitalização no surto agudo.
- Comparecimento às consultas médicas desacompanhado dos pais ou responsáveis.

PROFILAXIA DA ENDOCARDITE BACTERIANA

Procedimentos cirúrgicos ou dentários em pacientes com cardiopatia reumática devem ser acompanhados de doses suplementares de antibióticos. As recomendações variam de acordo com o procedimento e com a idade do paciente. Para a profilaxia do *Streptococcus viridans*, responsável por 50 a 75% das infecções endocárdicas, recomenda-se a utilização da amoxicilina 1 hora antes e 6 horas após o procedimento.

ALERGIA À PENICILINA

Alergia à penicilina é rara. Estudos em populações militares mostram incidências de 0,8%, sendo as reações em crianças ainda mais raras. O Grupo Internacional de Estudos em Febre Reumática coloca a frequência de reações alérgicas à penicilina benzatina em 3,2%, a anafilaxia em 0,00025% e as reações fatais em valores extremamente baixos (0,00002%), considerando ainda que reações alérgicas graves são altamente improváveis nos pacientes em profilaxia prolongada e os benefícios sempre superam os riscos. Na ausência de reações após a primeira aplicação de penicilina benzatina, a presença de reações à segunda dose é muito rara, quando esta for administrada um a dois meses após a dose anterior.

Testes cutâneos para a detecção de alergia à penicilina costumam ser inadequados, pela não utilização dos determinantes antigênicos primários ou mesmo secundários e, ainda, por erros técnicos. A utilização prévia de penicilina ou de seus derivados pelo paciente e a informação de alergia nos familiares são dados importantes para a caracterização da provável alergia, e a primeira aplicação da penicilina benzatina deve ser realizada em local com disponibilidade de recursos para atendimento das possíveis reações alérgicas.

PERSPECTIVAS FUTURAS

Para os próximos anos existem perspectivas bastante otimistas em relação ao desenvolvimento de uma vacina capaz de prevenir as infecções estreptocócicas relacionadas ao maior número possível de sorotipos do EBHGA, sem desencadear o surgimento de complicações pós-estreptocócicas, como a própria FR.

Atualmente, a forma mais efetiva para diminuir a ocorrência de FR é por meio de uma rede primária de saúde eficiente que possibilite o diagnóstico e o tratamento corretos da amigdalite estreptocócica, e para os casos com diagnóstico de FR, especialmente com cardite, a vigilância adequada quanto à adesão à profilaxia secundária.

BIBLIOGRAFIA

1. BERRIOS, X. et al. – Discontinuing rheumatic fever prophylaxis in selected adolescents and young adults. A prospective study. *Ann. Intern. Med.* **118**:401, 1993. 2. BISNO, A.L. – Acute Pharyngitis: etiology and diagnosis. *Pediatrics*, **97**(Suppl):949-954, 1996. 3. BISNO, A.L. – Diagnosis and management of group A streptococcal pharyngitis: a practice guideline. *CID* **25**:574, 1997. 4. BULL WORLD HEALTH ORGAN – Strategy for controling rheumatic fever/rheumatic heart disease, with emphasis on primary prevention: memorandum from a joint WHO/ISFC Meeting. **73**:583, 1995. 5. COORDENAÇÃO NACIONAL DE DST E AIDS. Manual: Testes de sensibilidade à penicilina. Secretária de Projetos Especiais de Saúde. Ministério da Saúde – Brasil, junho, 1997. 6. DAJANI, A.S. et al. – Treatment of acute streptococcal pharyngitis and prevention of rheumatic fever: a statement for health professionals. *Pediatrics*, **96**:758, 1995. 7. DECOURT, LV. INTERNATIONAL RHEUMATIC FEVER STUDY GROUP – Allergic reactions to long-term benzathine penicillin prophylaxis for rheumatic fever. *Lancet.* **337**:1308, 1991. 8. KISS, M.H.B. – Resultados preliminares com ácido valpróico para o tratamento sintomático da coréia reumática. Anais do II Congresso Brasileiro de Reumatologia Pediátrica, 1987, p. 21. 9. KISS, M.H.B. – Febre reumática. In Marcondes, E., ed. *Pediatria Básica.* 8ª ed., São Paulo, Sarvier, 1991, p. 782. 10. KISS, M.H.B. & GOLDENSTEIN-SCHAINBERG, C. – Febre reumática. In Yoshinari, N.H. & Bonfá, E.S.D.O. – Reumatologia para o Clínico. São Paulo, Roca, 2000, p. 93. 11. MEIRA, Z.M. et al. – Evaluation of secondary prophylaxis schemes based on benzathine penicillin G for rheumatic fever in children. *J. Pediatr.* **123**:156, 1993. 12. MINISTÉRIO DA SAÚDE – Boletim da Coordenação de Doenças Crônico-Degenerativas. Brasilia/DF, 1996. 13. SCAGLIONE, F. et al. – Optimum treatment of streptococcal pharyngitis. *Drugs.* **53**:86-97, 1997. 14. STOLLERMAN, G.H. ed. – *Treatment and Management in Rheumatic Fever and Streptococcal Infection.* New York, Grune & Stratton, 1975, p. 227. 15. TARANTA, A. & MARKOWITZ, M. eds. – *A Febre Reumática.* 2ª ed., Dordrecht, Kluwer Academic Publishers,1989.

MARIA HELENA B. KISS
ANA PAOLA M. LOTITO

O termo artrite reumatóide juvenil (ARJ) é atualmente utilizado para designar um grupo heterogêneo de entidades clínicas, de etiologia desconhecida, que tem como denominador comum a presença de sinovite crônica.

Além da designação de ARJ, preferida por autores americanos, outros termos são utilizados para nomear essa patologia: doença de Still, poliartrite crônica juvenil (PCJ), artrite juvenil (AJ) e artrite crônica juvenil (ACJ), este último mais usado em países europeus.

Nos países desenvolvidos, a ARJ é a doença do tecido conectivo mais comum da infância, com prevalência que varia de 0,2 a 1,1/1.000. No Brasil, não existem dados oficiais sobre sua freqüência.

ETIOPATOGENIA

A etiologia da ARJ permanece desconhecida. A heterogeneidade de suas apresentações clínicas (diferentes tipos e subtipos de início da doença) sugere uma multiplicidade de fatores e mecanismos que poderiam contribuir de maneira variável para as diferentes expressões clínicas da doença, sendo possível etiologias e patogenias diferenças para cada tipo e/ou subtipo de início da doença.

Apesar de infreqüentes, aumentos da prevalência da doença entre parentes de primeiro grau são descritos, e os estudos dos antígenos de histocompatibilidade demonstram claramente uma predisposição genética, variável de acordo com a forma de início da doença.

A associação entre agentes infecciosos e artrite crônica na infância vem sendo investigada por vários autores. Quadros clínicos superponíveis aos da ARJ têm sido descritos em crianças com infecções por parvovírus, rubéola e adenovírus. A doença de Lyme, causada por um espiroqueta (*Borrelia burgdorferi*), apresenta, em sua fase tardia, um quadro articular que preenche os critérios diagnósticos estabelecidos para a ARJ.

Cerca de 5 a 10% das crianças com diagnóstico de ARJ relatam história de traumatismo físico antecedendo o aparecimento da artrite: queda, pancada, exercício físico acentuado etc. Conforme ressaltam alguns autores, é difícil valorizar adequadamente esse dado, pois o traumatismo poderia ser um fator desencadeante, um fator de localização ou, mesmo, poderia chamar a atenção dos familiares para um comprometimento articular já existente.

Perdas afetivas importantes, alterações da dinâmica familiar ou outros problemas emocionais podem ser observados em 15 a 30% dos casos no início da doença e em 25% por ocasião de recorrência ou piora do quadro articular.

Distúrbios da regulação imune são traduzidos pela presença de hipergamaglobulinemia policlonal, anticorpos antinucleares, fator reumatóide, imunocomplexos, e ainda pela freqüência aumentada de deficiência seletiva de imunoglobulina A (IgA) em crianças com ARJ.

O número de linfócitos T do líquido sinovial está aumentado em relação ao do sangue periférico, sendo que uma alta porcentagem desses linfócitos T são CD4+, ou seja, são células T ativadas, que estão em contato estreito com macrófagos HLA-DR+, sugerindo que essa interação celular é importante no processo inflamatório local.

A análise das características dos receptores de células T (TCR) sinoviais vem sendo uma das linhas de pesquisa utilizadas para avaliar se as células T do líquido sinovial são estimuladas por um número restrito de antígenos ou se as células T ativadas são resultantes de migrações, a partir do sangue periférico, para o compartimento sinovial, por meio de mecanismos inflamatórios mediados pelas citocinas. Além disso, vários estudos referem alterações no comportamento das interleucinas (IL), em especial IL-1, IL-2, sIL-2R, IL-6, e suas possíveis correlações com a atividade e gravidade da doença.

Em conclusão, apesar do grande número de alterações imunológicas descritas em crianças com ARJ, a etiopatogenia da doença permanece desconhecida, sendo possível que parte dessas disfunções seja secundária, com significados ainda não estabelecidos.

DIAGNÓSTICO

O diagnóstico de ARJ permanece essencialmente clínico e de exclusão, reconhecendo-se três tipos de início da doença: sistêmico, poliarticular e pauciarticular (Quadro 7.29). Dentro do tipo de início poliarticular, identificam-se dois subtipos, o poliarticular com fator reumatóide positivo (FR+) e o poliarticular com fator reumatóide negativo (FR–), e dentro do tipo de início pauciarticular, também dois subtipos são reconhecidos, os subtipo I e II. Tanto os tipos como os subtipos de início da ARJ se apresentam com características epidemiológicas, genéticas, clínicas, laboratoriais e prognósticas próprias (Quadro 7.30).

Quadro 7.29 – Critérios gerais para o diagnóstico da artrite reumatóide juvenil (American College of Rheumatology).

Idade de início inferior a 16 anos
Artrite em uma ou mais articulações definida por edema, ou pela presença de dois ou mais dos seguintes sinais: limitação, dor à palpação ou à movimentação e calor
Duração mínima da doença – seis semanas

Tipo de início definido pelo comportamento clínico predominante durante os primeiros seis meses de doença:
    Poliarticular – cinco ou mais articulações
    Pauciarticular – quatro ou menos articulações
    Sistêmico – febre intermitente e artrite poli ou pauciarticular

Exclusão de outras doenças reumáticas

MANIFESTAÇÕES CLÍNICAS

Apesar de a artrite crônica ser indispensável para o diagnóstico da ARJ, as manifestações extra-articulares costumam estar presentes em freqüências variáveis, conforme os tipos de início (Tabela 7.4).

Em relação ao comprometimento articular, nos tipos de início sistêmico e poliarticular, as articulações mais freqüentemente comprometidas são: joelhos (90%), punhos (80%), tornozelos (80%), metacarpofalângicas e interfalângicas proximais das mãos (77%), coluna cervical (75%), cotovelos (70%), coxofemorais (65%). No tipo de início pauciarticular, os joelhos e os tornozelos são as articulações mais acometidas.

O componente doloroso da artrite costuma ser menos proeminente que o edema, podendo inclusive estar ausente e talvez, por isso, algumas vezes, os familiares não conseguem precisar o início do processo e outras vezes ainda, nos casos mais leves, a artrite só é percebida ao exame médico. Em crianças menores, a diminuição das atividades habituais e a dificuldade em movimentar determinado segmento corporal, bem como a presença de rigidez matinal, devem alertar para o comprometimento articular.

Quadro 7.30 – Classificação da artrite reumatóide juvenil.

Tipo de início	Freqüência	Idade/sexo (F:M)	Associação com HLA	Manifestações extra-articulares	Nº de articulações acometidas	Laboratório	Prognóstico
Sistêmico	10-35%	Qualquer (1:1)	HLA-DR4 (?)	Febre, exantema, adeno e hepatoes- plenomegalia, serosite	Variável	FR– FAN–	Mortalidade, 1 a 2% Artrite grave, 40% Pré-escolares têm pior prognóstico
Poliarticular FR+	10%	Adolescente (4:1)	HLA-DR4	Nódulos subcutâneos, vasculite, síndrome de Sjögren, síndrome de Felty	Cinco ou mais articulações	FR 100% FAN 0 a 75%	Artrite grave, acima de 50%
Poliarticular FR–	20-30%	Qualquer (9:1)	—	Infreqüentes	Cinco ou mais articulações	FR– FAN 0 a 25%	Artrite grave, 10 a 15%
Pauciarticular I	20-40%	3-5 anos (4-7,5:1)	HLA-A2, HLA-DR5 HLA-DRw6 HLA-DRw8	Iridociclite	Quatro ou menos articulações	FR– FAN 30%	Lesão ocular, 40% Cegueira, 10% Curso poliarticular tem pior prognóstico
Pauciarticular II	10-15%	Acima 8 anos (1:6,9)	HLA-B27	Entesopatia, irite aguda	Quatro ou menos articulações	FR– FAN–	Espondiloartropatia após 10 anos, 40%

FR = fator reumatóide; FAN = anticorpos antinucleares.

Tabela 7.4 – Manifestações extra-articulares na artrite reumatóide juvenil, conforme os tipos de início da doença (Instituto da Criança – HC-FMUSP).

	Sistêmico (%)	Poliarticular (%)	Pauciarticular (%)
Febre	100	30	5
Exantema reumatóide	80	5	–
Adenomegalia	50	15	–
Hepatoesplenomegalia	60	10	–
Pericardite	30	2	–
Miocardite	10	5	–
Pleurite	15	5	–
Nódulos subcutâneos	–	5	–
Uveíte	–	0	25

A febre pode preceder o quadro articular em semanas, meses ou anos, sendo importante enfatizar que essas febres de origem indeterminada poderão ser devidas à ARJ, quando as outras hipóteses diagnósticas possíveis foram excluídas.

Exantema reumatóide

O exantema reumatóide é bastante típico da ARJ, caracterizando-se pela presença de lesões eritematosas, maculares, maculopapulares e mesmo urticariformes. Raramente é pruriginoso. Pode localizar-se em qualquer região do corpo, porém é mais freqüente no tronco e na porção proximal dos membros. É bastante fugaz, com duração de alguns minutos ou horas e seu aparecimento costuma estar relacionado à ascensão da curva térmica (Fig. 7.8).

TIPO DE INÍCIO SISTÊMICO

Ocorre em 10 a 35% das crianças com ARJ, sem idade preferencial ou predomínio de sexos (Quadro 7.30), caracterizando-se, pelo menos durante a maior parte dos primeiros seis meses de doença, pela presença de sinais sistêmicos exuberantes (Tabela 7.4) e artrite. Após esse período, o curso da doença poderá apresentar variações que incluem ausência ou diminuição das manifestações sistêmicas e comprometimentos articulares variáveis (pauci ou poliarticulares).

Das várias manifestações sistêmicas, a febre, presente em todos os pacientes, e o exantema reumatóide, presente em até 95% dos casos, são os de maior valor diagnóstico.

Febre

A febre é intermitente, com um a dois picos febris diários, superiores a 39°C, mais freqüente no final da tarde, por, pelo menos, duas a três semanas. Na vigência da febre, o comprometimento do estado geral e os sintomas articulares costumam ser proeminentes, conferindo à criança um aspecto toxemiado, que pode desaparecer completamente com a queda da temperatura. Esse comportamento auxilia no diagnóstico diferencial com processos infecciosos graves, obrigatoriamente suspeitados em crianças com esse padrão de curva térmica.

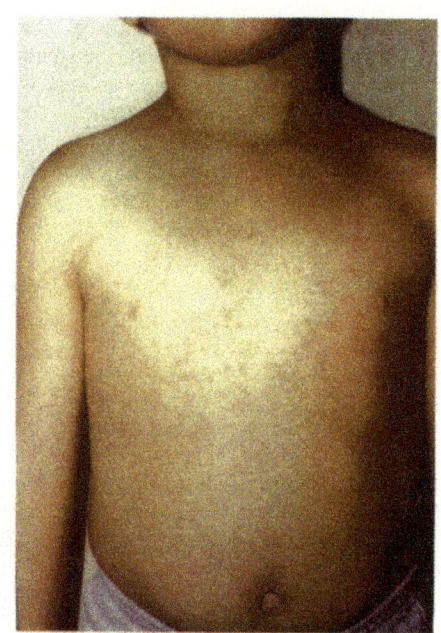

Figura 7.8 – Exantema macular característico do tipo de início sistêmico da artrite reumatóide juvenil.

Pelas próprias características, algumas vezes o exantema reumatóide não é percebido pelos familiares e mesmo pelo médico. Sua procura deve ser ativa, especialmente em crianças com febres prolongadas, podendo-se estimular seu aparecimento por meio de banhos quentes, calor ou pressão local (fenômeno de Köbner).

Comprometimento cardiopulmonar

O comprometimento cardíaco mais freqüente é a pericardite leve ou moderada, seguindo-se a miocardite, a perimiocardite e mais raramente a valvulite.

Quando presentes, os sintomas/sinais do comprometimento pericárdico são por ordem de freqüência: taquicardia (83%), atrito pericárdico (67%), taquipnéia (60%), dor torácica (38%), dispnéia (20%). Abafamento de bulhas e tamponamento cardíaco são bastante raros.

Pleurite e/ou pneumonite podem acompanhar a cardite ou ocorrer isoladamente, em geral de forma assintomática, detectadas por meio de radiografias. Fibrose pulmonar crônica e bronquiectasias podem ocorrer.

Outros sinais

A adeno e/ou hepatoesplenomegalia, quando presentes, são habitualmente devidas à hiperplasia do sistema reticuloendotelial.

Hepatomegalias maciças podem estar associadas à amiloidose secundária, de ocorrência excepcional. Hepatite clínica é rara e mais habitualmente se relaciona ao uso de drogas.

São descritas, ainda, crianças nas quais a presença de adenomegalias e hepatoesplenomegalias proeminentes podem sugerir processos neoplásicos, e outras com dores abdominais intensas que simulam abdome agudo pela presença de adenomegalias mesentéricas importantes. Peritonite é outra possibilidade nesses casos.

Encefalite e vasculite ocorrem raramente, já tendo sido descritos casos de coagulopatia de consumo associada à ARJ sistêmica.

Extrema irritabilidade e palidez cutânea caracterizam a fase inicial da doença. A perda de peso não costuma ser importante, porém a hipotrofia muscular, freqüente, confere à criança um aspecto emagrecido.

Comprometimento articular

Artralgias e mialgias podem preceder a artrite, que, em geral, é do tipo poliarticular, simétrico, aditivo, acometendo grandes e pequenas articulações e coluna cervical (Fig. 7.9).

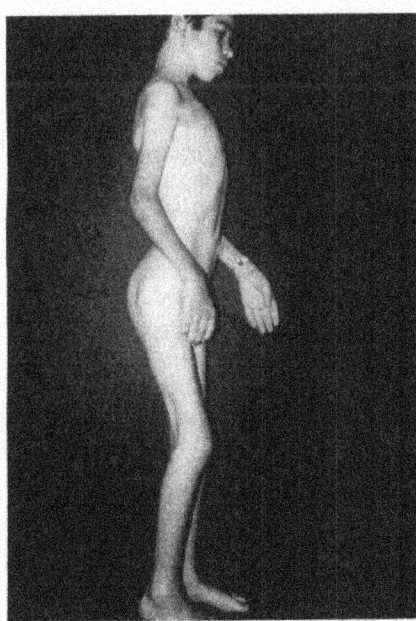

Figura 7.9 – Comprometimento poliarticular da artrite reumatóide juvenil, com contraturas em flexão dos cotovelos, quadris, joelhos e da coluna cervical.

TIPO DE INÍCIO POLIARTICULAR

Ocorre em 30 a 50% das crianças com ARJ e caracteriza-se pelo envolvimento de cinco ou mais articulações, pelo menos durante a maior parte dos primeiros seis meses de doença. De acordo com o comportamento do FR, distinguem-se dois subtipos de início: poliarticular FR positivo (FR+) e poliarticular FR negativo (FR–). Cursos poli ou pauciarticulares poderão ser observados evolutivamente após os seis meses iniciais.

Febre, adenomegalia, hepatoesplenomegalia e pericardite podem estar presentes, porém com freqüências e gravidades menores do que as observadas na forma de início sistêmico. Iridociclite crônica, apesar de rara, pode ocorrer.

A artrite é do tipo simétrico, aditivo, e as articulações acometidas são as mesmas encontradas no tipo de início sistêmico, inclusive em relação à freqüência.

Subtipo poliarticular FR positivo

É raro, representando 5 a 10% das crianças com o tipo de início poliarticular. Acomete preferentemente meninas em final de idade escolar e início da adolescência (ver Quadro 7.30). Esse subtipo é o único com comportamento evolutivo semelhante à doença reumatóide do adulto, apresentando também associação com HLA-DR4.

Os comprometimentos sistêmico e articular são semelhantes aos observados no subtipo poliarticular FR negativo, porém, o curso faz-se com recorrências freqüentes ou atividade contínua.

Nódulos subcutâneos podem ocorrer, referindo-se que sua presença está associada à doença de maior gravidade. Do ponto de vista histológico, os nódulos subcutâneos da ARJ apresentam aspecto misto entre os observados na febre reumática e na doença reumatóide do adulto, com predomínio de tecido fibroso e fibroblastos e pequenas áreas irregulares de material fibrinóide, sem evidências de necrose ou em paliçada.

Vasculite restrita à pele (polpas digitais) e especialmente vasculite sistêmica podem ocorrer nesse subtipo da doença, bem como é descrita a ocorrência de síndrome de Sjögren.

Subtipo poliarticular FR negativo

Constitui 90-95% do tipo de início poliarticular, acometendo crianças em qualquer idade, sem pico de incidência, com predomínio do sexo feminino (ver Quadro 7.30). Não existem peculiaridades que caracterizem esse subtipo, que apresenta, de modo geral, um curso mais benigno em relação ao subtipo FR+.

TIPO DE INÍCIO PAUCIARTICULAR

Ocorre em 30-50% das crianças com ARJ e caracteriza-se pelo comprometimento de quatro ou menos articulações, pelo menos durante a maior parte dos primeiros seis meses de doença. Dois subtipos são descritos: pauciarticular tipo I e pauciarticular tipo II. Cursos poliarticulares poderão ser observados evolutivamente em ambos os subtipos.

Exceto pela presença de comprometimento ocular, as manifestações extra-articulares são raras. A artrite é assimétrica e em cerca de 30% dos casos é monoarticular. Acomete grandes articulações, principalmente joelhos e tornozelos, sendo as pequenas articulações das mãos e pés e coluna cervical esporadicamente afetadas. Artrite em coxofemoral é rara.

Subtipo pauciarticular tipo I

Representa cerca de 20% das crianças com início pauciarticular, acometendo principalmente meninas em idade pré-escolar (ver Quadro 7.30). Iridociclite, presente em cerca de 30% dos casos, é a complicação mais séria desse subtipo da ARJ e, em geral, está associada à positividade dos anticorpos antinucleares (FAN). Seu início pode preceder, ser concomitante ou aparecer até 10-20 anos após o início da artrite.

O início da iridociclite é insidioso e assintomático em mais da metade dos casos. Quando presentes, os sinais e os sintomas mais freqüentes são: conjuntivite, dor ocular, diminuição da acuidade visual, fotofobia, cefaléia, anisocoria. O comprometimento ocular é bilateral em 70% dos casos e, mesmo nos casos de início unilateral, o risco de envolvimento do outro olho é grande, em especial no primeiro ano.

Aproximadamente 15% das crianças com iridociclite evoluem para cegueira uni ou bilateral e 22% para diminuição da acuidade visual. Catarata e ceratopatia em faixa ocorrem em 19% e 11% dos casos, respectivamente (Fig. 7.10).

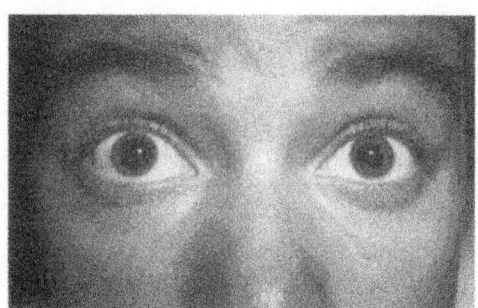

Figura 7.10 – Seqüela de iridociclite crônica em criança com artrite reumatóide juvenil, tipo de início pauciarticular, subtipo I.

Em crianças com esse subtipo da doença, recomendam-se avaliações oftalmológicas de rotina a cada três meses nos primeiros dois anos e a partir daí a cada seis meses por um período mínimo de cinco a sete anos.

Subtipo pauciarticular tipo II

Ocorre em cerca de 50% das crianças com o tipo de início pauciarticular, acometendo preferencialmente meninos com idades superiores a 7 anos (ver Quadro 7.30).

A ocorrência de irite aguda e de entesopatia, especialmente em calcâneo e cabeça do primeiro metatarsiano, é descrita nesse subtipo de doença.

Pelas semelhanças das apresentações clínicas iniciais, algumas crianças com espondiloartropatia podem ser diagnosticadas como portadoras desse subtipo de ARJ, especialmente porque o comprometimento axial, característico das espondiloartropatias, costuma aparecer anos após o início da doença. Artrites assimétricas, recorrentes de membros inferiores, associadas a entesite, uretrite e/ou conjuntivite, psoríase e história familiar de doença reumática, sugerem o diagnóstico de espondiloartropatia.

Algumas crianças com ARJ pauciarticular não apresentam as características típicas dos subtipos I e II, existindo autores que reconhecem um terceiro subtipo para incluir essas crianças.

COMPROMETIMENTO NUTRICIONAL

Crianças com as formas sistêmica e poliarticular da ARJ apresentam comprometimentos significativos do crescimento pondo-estatural, quando comparadas à população normal, o mesmo não ocorrendo na forma pauciarticular, em que o comprometimento nutricional é pequeno ou ausente.

O comprometimento nutricional é principalmente por deficiência proteíca (má nutrição proteíca), de causas multifatoriais, dependentes da própria doença e das medicações utilizadas.

Crianças com a forma de início sistêmico e poliarticular, com freqüência, também apresentam osteopenia ou osteoporose, de etiologia multifatorial, conseqüente a atividade da doença, uso de corticosteróides, distúrbios nutricionais e, ainda, restrição física.

Em relação à corticoterapia, uma avaliação realizada no Instituto da Criança com um grupo de crianças com os tipos de início sistêmico e poliarticular em uso crônico de doses moderadas de corticóide revelou diminuição da absorção intestinal de cálcio, hipercalciúria, aumento das concentrações séricas de paratormônio e diminuição da formação óssea, avaliada por diminuição dos níveis de osteocalcina e menores valores da densidade mineral óssea.

LABORATÓRIO (Tabela 7.5)

Tabela 7.5 – Freqüência das alterações laboratoriais na artrite reumatóide juvenil, de acordo com os tipos de início da doença (Instituto da Criança – HC-FMUSP).

	Sistêmico (%)	Poliarticular (%)	Pauciarticular (%)
Anemia	70	30-50	2-5 (leve)
Leucocitose	67 (15-60.000/mm^3)	20-40	2-5 (leve)
Plaquetose	88	10-20	2-10 (leve)
Provas de fase aguda	100	90-100	20-40
Fator reumatóide	0	8-20	0
Fator antinúcleo	2	0-15	30-80

Hemograma

Alterações hematológicas são freqüentes no tipo sistêmico da ARJ e incluem anemia, leucocitose e plaquetose. Inicialmente, a anemia é do tipo normocítico, normocrômico, mas pode tornar-se progressivamente microcítica, hipocrômica. É conseqüente à doença inflamatória crônica, mas deficiência de ferro, perda sangüínea gastrintestinal, hemólise e aplasia eritróide podem contribuir.

Trombocitopenia é rara e alguns casos de pancitopenia têm sido descritos, associados ao tratamento com ouro ou D-penicilamina e à síndrome de ativação macrofágica.

Provas de fase aguda

As provas de fase aguda, a proteína C reativa, a alfa-1-glicoproteína e, particularmente, a velocidade de hemossedimentação (VHS) são indicadores importantes da atividade da doença, tanto inicial quanto evolutivamente. Em geral, estão aumentadas nas crianças com ARJ em atividade e podem ser auxiliares importantes na monitorização da eficácia terapêutica.

Outras proteínas séricas, como complemento total, fibrinogênio etc. podem comportar-se como provas de fase aguda na vigência do processo inflamatório articular e/ou sistêmico.

Eletroforese de proteínas e imunoglobulinas

Especialmente na forma sistêmica da ARJ, hipoalbuminemia e elevação da fração alfa-2-globulina podem ser observadas associadas à atividade da doença.

Elevação da fração gamaglobulina ocorre em cerca de 40% das crianças com ARJ, acompanhando a atividade da doença e evolutivamente indicando a cronicidade do processo.

Em relação às imunoglobulinas, aumentos de IgG são característicos da doença em fase inicial, sugerindo-se que algumas subclasses de IgG poderiam apresentar variações conforme a atividade da doença. Assim, em fases de remissão, a IgG$_2$ tenderia a apresentar concentrações mais elevadas, e a IgG$_1$ valores mais baixos, ambos comparados aos observados em pacientes com doença ativa.

A IgA tende a apresentar níveis mais elevados em fases de doença ativa e em crianças com doença erosiva. Uma associação significativa entre deficiência seletiva de IgA e ARJ é descrita, mais evidente no tipo de início pauciarticular.

A IgM apresenta correlação com a presença e com os níveis do fator reumatóide IgM (FR IgM).

Fator reumatóide

FR IgM 19S, detectado pelo teste de aglutinação do látex e Waaler-Rose, ocorre em 7 a 10% das crianças com ARJ, habitualmente meninas com a forma poliarticular da ARJ, sendo sua presença indicativa de doença erosiva e grave. Com a utilização da técnica de ELISA, observa-se elevação dessas porcentagens para 22 a 35%.

Fatores reumatóides das classes IgG e IgA são descritos em crianças com ARJ, em freqüências que variam entre 4 e 6% e entre 30 e 60%, respectivamente, dependendo do tipo de início da doença. A semelhança do FR IgM, classicamente associado a pior prognóstico, os FR IgA e IgG também parecem correlacionar-se a maior gravidade da doença.

Anticorpos antinucleares (FAN)

Anticorpos antinucleares têm sido detectados em 4 a 100% das crianças com ARJ, dependendo da seleção de pacientes, do substrato nuclear empregado, da metodologia utilizada e ainda da freqüência das determinações. Pela técnica de imunofluorescência, o padrão dos FAN pode ser homogêneo ou pontilhado.

Seu encontro é bastante freqüente na forma pauciarticular tipo I, especialmente quando existe comprometimento ocular. Pode ocorrer no tipo de início poliarticular FR positivo e, mais raramente, no tipo poliarticular FR negativo, sendo excepcional seu encontro na forma sistêmica da doença.

A presença de FAN não parece estar associada à atividade da doença, nem à gravidade ou prognóstico em nenhum dos tipos de início.

Vários estudos têm demonstrado a presença de anticorpos anti-histona e antiproteínas nucleares não-histonas. Anticorpos antinucleares com especificidade para granulócitos (GS-ANA) foram relatados em 17 a 20% das crianças com as formas pauci e poliarticular da doença, não associados à presença de anticorpos anticitoplasma de neutrófilos (ANCA).

Anticorpos antilinfócitos T foram detectados em 71% das crianças com ARJ associados à doença ativa. Anticorpos antifator perinuclear, antiqueratina, anti-RA33, anticardiolipina e anticolágeno têm sido relatados em crianças com ARJ, porém seus significados permanecem obscuros.

Outros auto-anticorpos (anti-DNA, anti-Sm, anti-RNP, anti-SS-A, anti-SS-B, anti-Scl-70), em geral, são negativos.

Imunocomplexos e complemento

Imunocomplexos podem ser demonstrados em 39 a 79% das crianças com ARJ, referindo-se maior freqüência nas formas sistêmica e poliarticular com doença ativa.

Na ARJ, o complemento total e as frações C3 e C4 apresentam-se normais ou elevados no soro, podendo estar normais ou diminuídos no líquido sinovial.

Líquido sinovial/biopsia sinovial

Habitualmente incaracterísticos, com alterações que indicam a presença de processo inflamatório leve a moderado. As indicações desses procedimentos se relacionam, sobretudo, à exclusão de outros diagnósticos diferenciais possíveis em crianças com artrites crônicas.

ALTERAÇÕES RADIOLÓGICAS

Os exames radiológicos na ARJ são de grande importância na avaliação da progressão da doença. Nas fases iniciais, as radiografias costumam ser normais, exceto pela presença de aumento das partes moles periarticulares ou, então, apresentam-se com alterações pouco características traduzidas por aumento do espaço articular, osteoporose periarticular e, mais raramente, formação periosteal. Em crianças, devido a presença de cartilagem articular não-ossificada, as alterações radiológicas tornam-se evidentes tardiamente,

após dois ou mais anos do início da doença, e incluem destruição da cartilagem articular com presença de erosões, cistos ósseos, diminuição do espaço articular e anquilose. Subluxações, fraturas de compressão vertebral e epifisárias são igualmente de ocorrência tardia (Fig. 7.11).

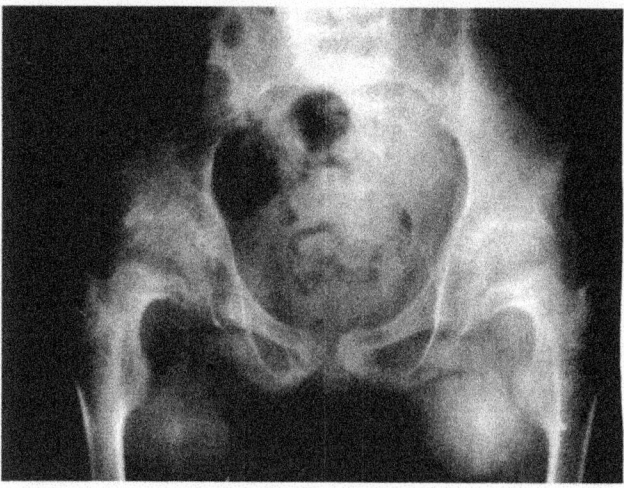

Figura 7.11 – Desmineralização óssea acentuada com anquilose e destruição da articulação coxofemoral em criança com artrite reumatóide juvenil, tipo de início sistêmico.

A neovascularização que acompanha o processo inflamatório sinovial pode acarretar aumento no número dos núcleos ósseos de maturação ou "aumento da idade óssea" em locais próximos. Da mesma forma, crescimentos acelerados de segmentos ósseos contíguos às articulações com artrite podem dar origem a diferenças entre o comprimento dos membros e, no caso de membros inferiores, ter como conseqüência distúrbios de marcha, pelo maior crescimento do lado afetado.

Desaceleração do crescimento ósseo também pode ocorrer. Braquidactilia e micrognatia, por comprometimento da articulação temporomandibular e conseqüente distúrbio no crescimento da mandíbula, não são infreqüentes.

A ressonância magnética é considerada um bom método para a avaliação do comprometimento articular em crianças com ARJ, permitindo a detecção de derrame articular, da hipertrofia sinovial e do estado da cartilagem articular. Sua sensibilidade permite o diagnóstico precoce da progressão do processo inflamatório articular, em uma fase em que as radiografias convencionais não se mostram sensíveis, e esse procedimento pode mostrar-se um auxiliar importante na indicação precoce e monitorização de terapêuticas mais agressivas.

A ultra-sonografia permite detectar derrame articular, hipertrofia e neovascularização sinovial e ainda monitorizar procedimentos diagnósticos e terapêuticos intra-articulares.

DIAGNÓSTICO DIFERENCIAL

O diagnóstico diferencial da ARJ costuma apresentar dificuldades (Quadros 7.31, 7.32 e 7.33), em especial relacionadas ao tipo de início sistêmico da ARJ, cuja apresentação clínica inicial pode fazer-se como febre de origem indeterminada. Nessa situação, após a exclusão dos outros diagnósticos possíveis, a ARJ passará a ser um diagnóstico provável, que somente se tornará definido com o aparecimento do quadro articular característico.

Em geral, as condições mais freqüentemente associadas a dúvidas diagnósticas com a ARJ são infecções, neoplasias, lúpus eritematoso sistêmico, espondiloartropatias e artrites das imunodeficiências.

Quadro 7.31 – Diagnósticos diferenciais do tipo de início sistêmico da artrite reumatóide juvenil.

| Infecções |
| Parvovírus B-19, adenovírus |
| Estreptococo beta-hemolítico do grupo A |
| Doença de Lyme (*Borrelia burgdorferi*) |
| Doença inflamatória intestinal |
| Doenças do tecido conectivo |
| Lúpus eritematoso sistêmico |
| Fasciíte eosinofílica |
| Doenças neoplásicas |
| Leucemia linfoblástica aguda |
| Neuroblastoma |
| Febre familiar do Mediterrâneo |
| Sarcoidose |
| Síndrome CINCA (doença crônica inflamatória com envolvimento neurológico, cutâneo, articular) |
| Síndrome da hipergamaglobulinemia D |
| Fibromatose hialina juvenil |
| Febre de origem indeterminada |

Quadro 7.32 – Diagnósticos diferenciais do tipo de início poliarticular da artrite reumatóide juvenil.

| Infecções |
| Doença de Lyme |
| Doenças do tecido conectivo |
| Espondiloartropatias |
| Lúpus eritematoso sistêmico |
| Displasias ósseas |
| Displasia epifisária múltipla |
| Displasia espondiloepifisária tardia (pseudo-ARJ progressiva) |
| Doenças de depósito |
| Mucopolissacaridoses – síndromes de Scheie e de Morquio |
| Mucolipidose tipo III |
| Doença de Gaucher tipo III |
| Sinovite familiar hipertrófica (ARJ familiar) |
| Osteoartropatia hipertrófica |
| Sarcoidose |
| Acrosteólise |

Quadro 7.33 – Diagnósticos diferenciais do tipo de início pauciarticular da artrite reumatóide juvenil.

| Infecções |
| Tuberculose |
| Espondiloartropatias |
| Doenças sinoviais |
| Sinovite vilonodular |
| Hemangioma |
| Doenças hematológicas |
| Hemofilia |
| Imunodeficiências |
| Agama ou hipogamaglobulinemia |
| Deficiência de componentes do sistema complemento (C2) |
| Deficiência seletiva de imunoglobulina A |
| Alterações mecânicas |
| Osteocondrite |
| Condromalacia de patela |
| Plica sinovial |

Em relação ao tipo de início sistêmico, destacam-se os processos infecciosos, como a infecção pelo parvovírus B19, caracterizada pela presença de exantema com distribuição preferencial em região malar, mas que pode apresentar características variáveis de forma e distribuição. Artrites persistentes raramente podem ocorrer, com durações de até dois anos.

Outras infecções virais, em particular as causadas por adenovírus e rubéola, podem acompanhar-se de quadros articulares prolongados e exantema, mimetizando o quadro clínico de ARJ.

A doença de Lyme é causada por um espiroqueta, a *Borrelia burgdorferi*, transmitido pela picada do carrapato *Ixodes dammini*. A fase aguda caracteriza-se pela presença de uma lesão cutânea, o eritema crônico *migrans*, que se acompanha de sintomas constitucionais e quadro articular migratório, pauciarticular. Na fase tardia da doença, o achado mais característico é um quadro articular persistente em joelho, semelhante à ARJ.

Síndrome de Kawasaki, endocardite bacteriana, artrites reativas pós-disentéricas eventualmente podem acarretar dúvidas diagnósticas.

As neoplasias, em especial a leucemia linfoblástica aguda, podem apresentar-se com quadros articulares isolados, precedendo as manifestações clínicas e laboratoriais características da doença. Em casos de dúvida diagnóstica, a realização de mielograma impõe-se, especialmente se houver indicação de corticoterapia.

As radiografias simples, em geral normais nas fases iniciais da ARJ, podem ser valiosas em casos de diagnóstico diferencial com alterações mecânicas, displasias ósseas, neoplasias, tuberculose etc. Em relação às formas monoarticulares, a biopsia sinovial está indicada para confirmação diagnóstica.

TRATAMENTO

O tratamento da ARJ tem como objetivo controlar as manifestações clínicas da doença, preservar a função articular e prevenir deformidades. Para atingir esse objetivo, é fundamental a terapêutica medicamentosa e a participação de equipes multidisciplinares (ortopedista, oftalmologista, fisiatra) e multiprofissionais (enfermeira, fisioterapeuta, terapeuta ocupacional, assistente social, nutricionista, psicóloga).

As drogas utilizadas para o tratamento da ARJ podem ser divididas em alguns grupos:

- drogas antiinflamatórias não-hormonais (AINH);
- drogas anti-reumáticas de ação lenta ou drogas de base;
- corticosteróides;
- imunossupressores/imunomoduladores.

Atualmente, observa-se uma tendência à utilização de tratamentos mais agressivos com combinações de drogas, introduzidas precocemente no curso da doença, com a finalidade de abolir ou diminuir o processo inflamatório articular, evitando a progressão da doença.

Apesar de existirem normas gerais em relação à terapêutica da ARJ, o tratamento deve ser individualizado para cada criança, dependendo de vários fatores, como o tipo de início, a gravidade da apresentação clínica e radiológica etc., e cada droga introduzida deve ser monitorizada periodicamente quanto à eficácia clínica e laboratorial e aos efeitos colaterais.

A duração do tratamento é variável, mas, em geral, bastante prolongada. A retirada das medicações somente deverá ser indicada após seis meses a um ano de inatividade clínica (ausência dos sintomas/sinais de atividade clínica) e laboratorial (normalização das provas de atividade inflamatória, em especial a velocidade de hemossedimentação) da doença. Os seis meses a um ano adicionais de terapêutica, na ausência de atividade clínica e laboratorial, têm por objetivo a inativação do processo inflamatório sinovial. A remissão da doença é definida pela presença de doença inativa com duração mínima de dois anos.

Drogas antiinflamatórias não-hormonais (AINH)
Constituem a opção terapêutica inicial em crianças com ARJ, existindo vários grupos quimicamente distintos, mas que têm em comum a ação antiinflamatória rápida levando à redução do comprometimento

inflamatório articular e da rigidez matinal. Atuam, também, diminuindo a dor muscular e periarticular (ligamentos, tendões), porém não modificam o curso da doença. Em geral, os AINH têm eficácia semelhante, em torno de 50 a 60%, diferindo em relação aos efeitos colaterais e esquemas de administração (Tabela 7.6). Na ausência de resposta clínica satisfatória ou se os efeitos colaterais assim indicarem, outros AINH poderão ser utilizados, existindo algumas situações clínicas com respostas reconhecidamente superiores a determinados AINH:

- a febre da forma sistêmica é mais bem controlada pela indometacina ou pelo ibuprofeno;
- a artrite da forma pauciarticular tipo II costuma apresentar resposta terapêutica mais efetiva à indometacina.

Novos AINH vêm sendo introduzidos, porém ainda sem estudos controlados na faixa etária pediátrica, como a nimesulida, o tenoxicam, o meloxicam etc. O celecoxib e o rofecoxib, de introdução mais recente, são considerados AINH inibidores seletivos da cicloxigenase-2 (COX-2 ou COX indutiva), enzima diretamente envolvida no processo inflamatório desencadeado por estímulos exógenos e com pouca interferência na ação da cicloxigenase-1 (COX-1 ou COX endógena). Esse mecanismo seletivo de ação parece relacionar-se a potenciais teoricamente menores de toxicidade, em especial gastro e nefrotoxicidade.

Drogas anti-reumáticas de ação lenta ou drogas de base (DARAL)

Esse grupo de drogas tem como objetivo modificar favoravelmente a evolução da doença articular, mantendo períodos de remissões mais prolongados, com doença menos agressiva (Tabela 7.7). Suas principais indicações são:

- em doença grave, ativa, não-responsiva ao uso de AINH;
- na presença de erosões articulares (iniciais ou evolutivas);
- na corticodependência.

A resposta clínica associada ao uso das drogas de base é lenta e ocorre após semanas ou meses (três a seis meses) de uso, sendo menor com o metotrexato e com a sulfassalazina (duas a quatro semanas). Novas drogas anti-reumáticas de ação lenta, como a leflunomida, vêm sendo utilizadas em adultos com artrite reumatóide com resultados promissores. O metotrexato é considerado a primeira opção dentre as drogas de ação lenta, com redução superior a 60% nos parâmetros de avaliação global da gravidade da doença. A associação de drogas de base para o tratamento de casos graves ou refratários tem sido proposta por alguns autores e incluem o metotrexato e a sulfassalazina e, ainda, o metotrexato e a hidroxicloroquina, nenhuma dessas associações com experiência clínica comprovada em crianças.

Corticosteróides

Apesar da excelente ação antiinflamatória dos corticosteróides, seu uso no tratamento da ARJ deve ser cauteloso, uma vez que, além de não prevenirem a ocorrência de destruição articular, seus efeitos colaterais são graves e a corticodependência é um problema relativamente freqüente em crianças com ARJ.

Suas indicações são bastante restritas e incluem manifestações sistêmicas graves como pericardite, vasculite, síndrome de ativação macrofágica (síndrome hemofagocítica), iridociclite não-responsiva à corticoterapia tópica e doença ativa aguda ou reagudizada, com manifestações proeminentes.

O deflazacort não se tem mostrado superior à prednisona em relação aos efeitos colaterais, quando as doses de ambos são equiparadas pela eficácia terapêutica.

Uma ou mais injeções de triancinolona hexacetonida por via intra-articular têm sido consideradas extremamente eficientes para o controle dos comprometimentos pauciarticulares (em especial monoarticulares), existindo, inclusive, autores que consideram ser este um dos tratamentos de primeira escolha para essas situações.

Tabela 7.6 – Antiinflamatórios não-hormonais utilizados para o tratamento da artrite reumatóide juvenil.

Droga	Dose (mg/kg/dia)	Dose máxima (mg)	Administração	Efeitos colaterais
AAS	80-100	4.000	VO, 6/6h	Gastrite, ↑ transaminases, inibição da agregação plaquetária, síndrome de Reye
Naproxeno	15-20	1.500	VO, 12/12h	Gastrite, erupções cutâneas
Indometacina	2-3	200	VO, 6/6h	Cefaléia, gastrite, hepatite
Ibuprofeno	40-60	2.400	VO, 6/6h	Gastrite, ↑ transaminases, erupções cutâneas
Diclofenaco	2-3	150	VO, 12/12h	Gastrite, ↑ transaminases, erupções cutâneas
Piroxicam	0,2-0,5	20	VO, 12/12h	Gastrite, hematúria

Tabela 7.7 – Drogas anti-reumáticas de ação lenta utilizadas no tratamento da artrite reumatóide juvenil.

Droga	Dose	Dose máxima	Administração	Efeitos colaterais
Sais de ouro	Aumentos progressivos a partir de 0,25 até atingir 1mg/kg/semana	50mg/semana	IM, semanal	Exantema, citopenias, hematúria, proteinúria, síndrome hemofagocítica
D-penicilamina	Aumentos progressivos a partir de 5mg até atingir 15mg/kg/dia	750mg/dia	VO, 1 vez/dia	Exantema, citopenias, hematúria, proteinúria, bronquiolite obliterante
Hidroxicloroquina	5-7mg/kg/dia	400mg/dia	VO, 1 vez/dia	Retinopatia, pigmentação cutânea, citopenias, neuropatias
Metotrexato	10-25mg/m²/semana	—	VO, 1 vez/semana	Citopenias, distúrbios gastrintestinais, hepatotoxicidade
Sulfassalazina	Aumentos progressivos a partir de 12,5 até atingir 50mg/kg/dia	2g/dia	VO	Exantema, citopenias, síndrome hemofagocítica

Tratamentos com imunossupressores e *imunomoduladores*

Raramente utilizados no tratamento da ARJ, são indicados em casos de doença grave, progressiva, não-responsiva às terapêuticas convencionais. Entre os imunossupressores, destacam-se a ciclosporina, a ciclofosfamida, a azatioprina e o clorambucil. Ciclofosfamida associada ao metotrexato e pulsoterapia com metilprednisolona têm sido utilizadas para o tratamento de crianças com ARJ sistêmica grave, não-responsiva aos tratamentos convencionais, e a ciclosporina tem-se mostrado útil para tratar formas graves da ARJ, permitindo redução das doses do corticosteróide.

O uso de interferon e de anticorpos monoclonais são, no momento, experimentais. Contudo, o uso de algumas drogas que inibem especificamente a ação de mediadores inflamatórios, como o etanercept e o infliximab, bloqueadores da ação do fator de necrose tumoral (TNF-α), vem mostrando resultados interessantes em adultos com artrite reumatóide.

Dentre as novas opções terapêuticas, o uso de gamaglobulina por via intravenosa merece ser destacado. É indicada para o controle das manifestações sistêmicas graves, não-responsivas a outras drogas. Seus efeitos colaterais incluem reações de hipersensibilidade durante a aplicação e, raramente, complicações cardíacas (ICC, taquicardia). O maior inconveniente à utilização da gamaglobulina por via intravenosa é seu custo extremamente elevado.

Cirurgias

Sinovectomias, alongamentos tendíneos, alinhamentos, artrodeses e artroplastias, principalmente de quadris, fazem parte do tratamento da ARJ.

SÍNDROMES DE ATIVAÇÃO MACROFÁGICA OU HEMOFAGOCÍTICA

A síndrome de ativação macrofágica ocorre em cerca de 1 a 2% dos pacientes com ARJ, em especial no tipo de início sistêmico. É uma complicação grave da doença e seu aparecimento parece estar relacionado a infecções virais (hepatite A, citomegalovírus, varicela) e ao uso prolongado de drogas, tanto os AINH como as drogas de ação lenta (ouro, sulfassalazina).

Caracteriza-se pela presença de febre ou hipotermia, hepatoesplenomegalia, pancitopenia, elevação das transaminases e dos triglicerídeos e diminuição do fibrinogênio. A presença de macrófagos fagocitando hemácias (hemofagocitose) na medula óssea, apesar de nem sempre ser demonstrada, permite o diagnóstico. O tratamento é realizado com altas doses de corticosteróides e, se necessário, ciclosporina.

CURSO

O curso da ARJ, em qualquer dos três tipos de início e seus respectivos subtipos, é caracterizado, habitualmente, por períodos de atividade intercalados com períodos de inatividade (curso policíclico), ambos com durações variáveis, em geral entre um e seis meses, sendo possível distinguir alguns comportamentos evolutivos com características próprias:

Curso monocíclico *ou remissivo* – bastante raro, caracterizado por um único período de atividade da doença.

Curso policíclico grave – caracterizado por predomínio dos períodos de atividade sobre os de inatividade e presença das provas de atividade inflamatória (velocidade de hemossedimentação) persistentemente elevadas.

Curso contínuo – caracterizado por atividade clínica e laboratorial contínuas. Cursos policíclicos graves ou contínuos são observados com maior freqüência em crianças com o tipo de início sistêmico e poliarticular fator reumatóide positivo.

PROGNÓSTICO

A ARJ é uma doença crônica, sem cura conhecida até o momento, e, apesar das baixas taxas de mortalidade, acompanha-se de taxas de morbidade diretamente relacionadas ao tipo de início da doença e representadas por graus variáveis de incapacitação funcional e prejuízos na qualidade de vida (Fig. 7.12).

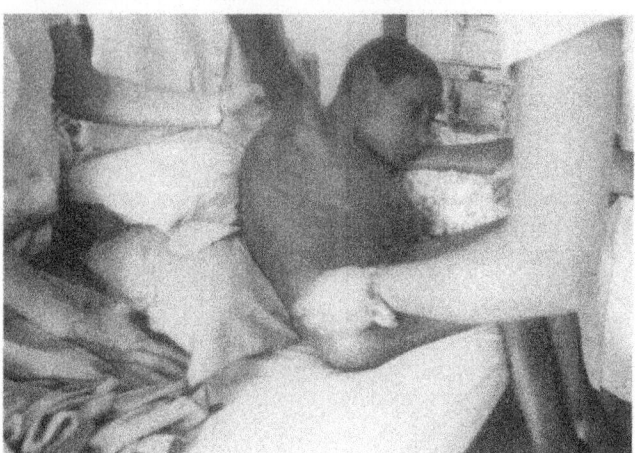

Figura 7.12 – Incapacitação funcional grave decorrente de deformidades articulares em adolescente com artrite reumatóide juvenil, forma poliarticular.

Aproximadamente 50 a 70% das crianças apresentam prognósticos satisfatórios a longo prazo, com remissão da doença na idade adulta. Alguns estudos revelam que, após 10 anos de doença, em média, 9 a 48% das crianças apresentam limitação funcional importante e 30 a 50% terão doença em atividade.

A associação prognóstica mais clássica da ARJ é com o FR IgM, indicador de doença poliarticular grave e erosiva. O FAN, quando presente na forma pauciarticular, indica maior freqüência de aparecimento de uveíte.

A mortalidade da ARJ situa-se entre 0,29 e 1,1%, valores discretamente superiores observados na população em geral entre 1 e 24 anos de idade.

Cerca de 60% dos óbitos ocorrem em crianças com a forma de início sistêmico, relacionados à doença (miocardite, causas cardiopulmonares, amiloidose) e/ou à terapêutica (infecções, acidentes anestésicos, insuficiência de supra-renal, síndrome de ativação macrofágica).

BIBLIOGRAFIA

1. ANSELL, B.M. & WOOD, P.H.N. – Prognosis in juvenile chronic arthritis. *Clin. Rheum. Dis.* **2**:397, 1976. 2. BREWER, E.J. et al. – Current proposed revision of JRA criteria. *Arthritis Rheum.* **20** (Suppl.):195, 1977. 3. CASSIDY, J.L. et al. – A study of classification criteria for a diagnosis of juvenile rheumatoid arthritis. *Arthritis Rheum.* **29**:274, 1986. 4. CASSIDY, J.T. & PETTY, R.E. – Juvenile rheumatoid arthritis. In Cassidy, J.T. & Petty, R.E. *Textbook of Pediatric Rheumatology.* 3rd ed., Philadelphia, Saunders, 1995, p. 133. 5. KISS, M.H.B. – Artrite reumatóide juvenil: manifestações clínicas. *Pediatr. Mod.* 425, 1985. 6. KISS, M.H.B. – Estudo sobre a determinação de um índice prognóstico em crianças portadoras de artrite reumatóide juvenil (ARJ). Tese de Livre-Docência – Departamento de Pediatria – Faculdade de Medicina da Universidade de São Paulo, 1994. 7. SCHALLER, J.G. – Chronic childhood arthritis and the spondyloarthropathies. In Calin, A., ed. *Spondyloarthropathies.* Orlando, Grune & Stration, 1984, p. 187. 8. WALLACE, C.A. & LEVINSON, J.E. – JRA: outcome and treatment for the 1990s. *Rheum. Dis. Clin. North. Am.* **17**:891, 1991. 9. WHITE, P.H. – Juvenile chronic arthritis. In Klippel, J.H. & Dieppe, P.A., eds. *Rhematology.* 2nd ed. London, Mosby, 1999, p. 5-18.1. 10. WOO, P.; WHITE, P.H. & ANSELL, B.M., eds. – *Paediatric Rheumatology Update.* Oxford, Oxford University Press, 1990, p. 57.

MARIA HELENA B. KISS

As espondiloartropatias constituem um grupo de doenças (Quadro 7.34) do tecido conectivo, de caráter inflamatório crônico, que apresentam em comum várias características clínicas e laboratoriais, dentre as quais se destaca o comprometimento da coluna vertebral e das articulações sacroilíacas (comprometimento axial) (Quadro 7.35).

Quadro 7.34 – Classificação das espondiloartropatias.

Espondilite anquilosante
Síndrome de Reiter
Artrite psoriásica
Doenças inflamatórias intestinais: doença de Crohn, retocolite ulcerativa

Quadro 7.35 – Principais características das espondiloartropatias.

Predisposição genética traduzida pela presença do HLA-B27 em porcentagens variáveis, conforme as diferentes espondiloartropatias
Predomínio do sexo masculino
Início na idade escolar e adolescência
Artrite periférica pauciarticular, principalmente em membros inferiores
Entesite* freqüente
Comprometimento axial
Ausência de fator reumatóide e de fator antinúcleo

* Presença de processo inflamatório doloroso nas regiões ósseas correspondentes às inserções de tendões e ligamentos.

Esse grupo de doenças é considerado raro na infância, em parte por sua baixa freqüência e, em parte, pelas dificuldades envolvidas no diagnóstico na faixa etária pediátrica. Essas dificuldades decorrem principalmente do fato de o comprometimento axial, necessário ao diagnóstico, ocorrer, em geral, tardiamente na evolução da doença.

A apresentação inicial de artrite periférica pauciarticular das espondiloartropatias pode ser indistinguível da artrite observada na forma pauciarticular tipo II da artrite reumatóide juvenil. Por essa razão, a presença de entesite e do HLA-B27 em crianças com diagnóstico de artrite reumatóide juvenil pauciarticular sugere uma possível evolução para espondiloartropatia na idade adulta.

Nas doenças inflamatórias intestinais e na psoríase, o quadro articular pode preceder, respectivamente, o comprometimento intestinal e cutâneo, dificultando o diagnóstico correto na fase inicial.

Os critérios europeus para a classificação das espondiloartropatias têm-se mostrado úteis em estudos populacionais (Quadro 7.36).

A presença de comprometimento articular axial ou periférico acompanhada de qualquer um dos sintomas/sinais relacionados no quadro 7.36 ou de história familiar sugere a possibilidade diagnóstica de espondiloartropatia.

SÍNDROME DA ARTROPATIA, ENTESOPATIA E SORONEGATIVIDADE (SEA)

A síndrome SEA é definida pela tríade: artrite/artralgia, entesite e soronegatividade (FR–) em crianças e adolescentes com idades inferiores a 17 anos. Apesar de a síndrome SEA compartilhar com as espondiloartropatias várias características epidemiológicas, genéticas e clínicas, em geral, as alterações axiais, necessárias à confirmação diagnóstica, não estão presentes ou, quando presentes, não se acompanham das demais manifestações clínico-laboratoriais características das doenças desse grupo.

Quadro 7.36 – Critérios para a classificação das espondiloartropatias (European Spondyloarthropathy Study Group).

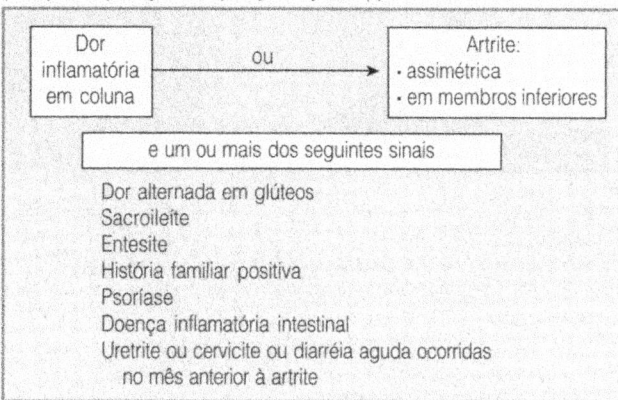

A síndrome SEA é bem mais freqüente em crianças do que as espondiloartropatias propriamente ditas (Tabela 7.8). Crianças com SEA poderão desenvolver espondiloartropatia no futuro, especialmente se forem HLA-B27 positivas, o que torna esse diagnóstico útil na identificação do grupo de risco para o aparecimento de uma espondiloartropatia na idade adulta.

Tabela 7.8 – Freqüência das espondiloartropatias na infância.

	Instituto da Criança (n = 25) %	Literatura (n = 560) %
Síndrome SEA	50	29-51
Espondilite anquilosante	20	7-21
Síndrome de Reiter	20	3-6
Doença inflamatória intestinal	16	8-12
Artrite psoriásica	4	5-17

O comprometimento articular é do tipo pauciarticular, assimétrico, em joelhos, tornozelos e quadris, e a entesite faz parte do quadro clínico, em calcâneo, tuberosidade anterior da tíbia, patela e ossos metatarsianos (Fig. 7.13).

Em relação ao comprometimento axial, cerca de 20% das crianças com SEA apresentam, inicialmente, artrite das articulações sacroilíacas, porém sem as demais manifestações que possibilitem o diagnóstico de uma espondiloartropatia específica. Em 50% dos casos, esse diagnóstico será evolutivo após períodos médios de seguimentos de 11 anos. As demais crianças apresentarão cursos remissivos ou permanecerão com o diagnóstico de SEA.

ESPONDILITE ANQUILOSANTE

Espondiloartropatia inflamatória caracterizada por comprometimento axial proeminente, graus variáveis de doença articular periférica e entesite, acompanhada ou não de outras manifestações extra-articulares. Apesar de estimar-se que 1 a 15% das espondilites anquilosantes (EA) do adulto se iniciam na infância, seu diagnóstico nessa faixa etária é raro. Em geral, acomete meninos com idades superiores a 8 anos, sendo comum a história de familiares com doenças semelhantes. A etiologia permanece desconhecida, sugerindo-se uma predisposição genética associada ao HLA-B27.

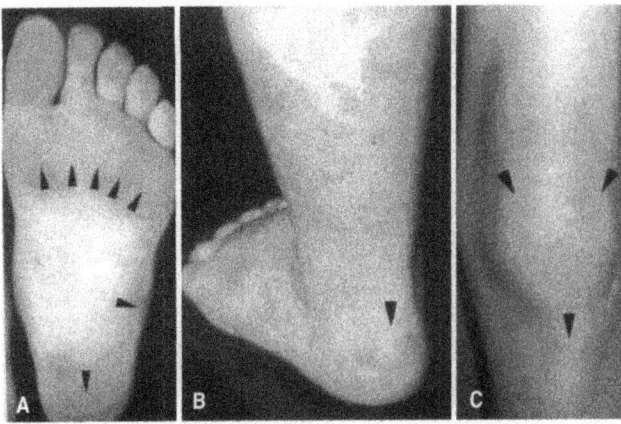

Figura 7.13 – Locais freqüentes de entesite. **A)** Inserção da fáscia plantar nas cabeças do primeiro ao quinto metartaso e na base do quinto metatarso e no calcâneo. **B)** Inserção do tendão de Aquiles no calcâneo. **C)** Inserção do quadríceps na patela e do ligamento patelar na patela e na tuberosidade da tíbia.

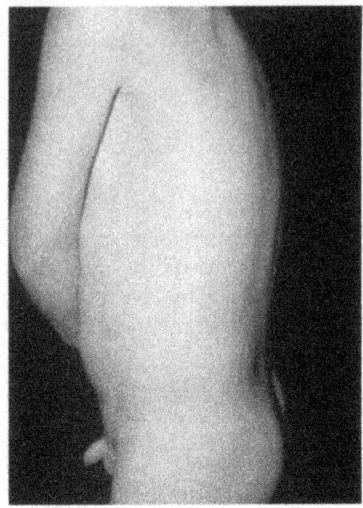

Figura 7.14 – Aspecto retificado da coluna lombar por comprometimento das articulações sacroilíacas em criança com espondilite anquilosante.

Manifestações clínicas

Na maioria das vezes, a EA inicia-se com artrite periférica assimétrica, acompanhada de entesite. O comprometimento é do tipo pauciarticular e as articulações mais freqüentemente envolvidas são de membros inferiores: joelhos, tornozelos, metatarsos e coxofemorais. Esse quadro articular periférico pode preceder o comprometimento axial em 1 a 12 anos, aumentando as dificuldades diagnósticas.

Em relação ao quadro axial, a queixa mais característica é a dor lombar de início insidioso que pode ser unilateral ou intermitente na fase inicial e que, gradativamente, toma-se bilateral e persistente. Rigidez em região lombar é outro sintoma freqüente, mais intensa pela manhã e melhorando com o calor e com a movimentação. Dor em região glútea irradiada para as coxas, nos testículos, em calcâneos e em ombros e diminuição da expansibilidade torácica podem ser decorrentes do comprometimento das articulações axiais.

O teste de Schöber, padronizado para crianças a partir de 10 anos de idade, avalia a mobilidade da coluna lombossacral de maneira bastante simples:

1. com a criança em pé, definem-se dois pontos, o primeiro 10cm acima e o segundo 5cm abaixo da junção lombossacral (altura das depressões de Vênus);
2. a seguir, solicita-se à criança que flexione o tronco, com os joelhos estendidos, tentando tocar o solo com os dedos das mãos. Nessa posição, realiza-se novamente a medida entre os dois pontos;
3. aumentos da distância, decorrente da flexão do tronco, iguais ou superiores a 5cm são compatíveis com mobilidade normal da coluna lombar.

A perda da curvatura lombar e o achatamento dos glúteos conferem um aspecto retificado que pode significar envolvimento da coluna lombossacral (Fig. 7.14).

Raramente, os primeiros sintomas da EA são decorrentes do comprometimento das articulações dos quadris e dos ombros.

A entesite pode ser um achado inicial e importante da doença. Manifestações sistêmicas incluem irite aguda, caracterizada por dor e congestão ocular com fotofobia, pericardite, insuficiência aórtica (muito rara em crianças por ocorrer após vários anos do início da EA), pleurite, sintomas neurológicos por compressão radicular ou subluxação da articulação atlantoaxial, ambos excepcionais na infância.

Manifestações laboratoriais

Os exames laboratoriais não apresentam alterações características: o hemograma pode mostrar anemia e/ou leucocitose discretas, a velocidade de hemossedimentação está aumentada, o fator reuma-

tóide (FR) e os anticorpos antinucleares (FAN) são negativos e o HLA-B27 é positivo em 80 a 90% dos casos, porém sem valor diagnóstico, uma vez que pode ser encontrado em 10% da população não-portadora de espondiloartropatia.

A radiografia simples costuma ser normal em crianças. Quando presente, a alteração radiológica inicial mais consistente é a sacroileíte bilateral e simétrica revelada por borramento das margens subcondrais, seguido por erosões e esclerose dos ossos adjacentes. Alterações radiológicas na coluna vertebral, raramente observadas em crianças, são traduzidas por esclerose nas margens dos corpos vertebrais, seguida por erosões e tardiamente pela presença de sindesmófitos (calcificações das camadas superficiais do anel fibroso), conferindo o aspecto de coluna em bambu. Esporões ou erosões em calcâneo e na tuberosidade anterior da tíbia poderão estar presentes.

A tomografia computadorizada e a ressonância magnética são úteis para evidenciar comprometimentos iniciais das articulações sacroilíacas, e o mapeamento pode não auxiliar, pois hipercaptação é habitualmente observada em crianças e adolescentes normais, devido à presença de cartilagens de crescimento.

Diagnóstico

O diagnóstico de espondilite anquilosante na infância baseia-se nos critérios definidos para a população adulta, apenas com o limite da idade até os 16 anos (Quadro 7.37). Em crianças, a artrite periférica pode preceder o envolvimento axial em anos e o diagnóstico de EA não ser possível até o aparecimento das alterações clínicas e radiológicas características.

Quadro 7.37 – Critérios clínicos para o diagnóstico de espondilite anquilosante (New York, 1966).

1. Dor ou história de dor na junção dorsolombar ou na coluna lombar
2. Limitação à movimentação da coluna lombar em todos os planos
3. Limitação da expansibilidade torácica
   (igual ou inferior a 2,5cm ao nível do quarto espaço intercostal)

Para o diagnóstico de EA, é necessário o comprometimento radiológico bilateral das sacroilíacas (grau 3 ou 4) associado a um ou mais critérios clínicos. O comprometimento unilateral (grau 3 ou 4) ou bilateral (grau 2) associado ao critério 2 ou aos critérios 1 e 3 também permitem o diagnóstico. Graus radiológicos 3 e 4 correspondem à presença de esclerose e anquilose, e grau 2, à presença de erosões e diminuição do espaço articular.

O diagnóstico diferencial da EA inclui, sobretudo, a forma pauciarticular tipo II da artrite reumatóide juvenil e as demais espondiloartropatias (Tabela 7.9) e, ainda, outras doenças que possam cursar com entesopatia (traumatismos, osteocondrites) e doenças caracterizadas por comprometimento preferencial da coluna vertebral (hérnia de disco, espondilólise, espondilolistese, discite, doença de Scheuermann etc.).

Tabela 7.9 – Comparação entre as espondiloartropatias e a artrite reumatóide juvenil pauciarticular tipo II.

	Síndrome SEA	Espondilite anquilosante	Outras espondilo-artropatias	ARJ pauciarticular tipo II
Sexo	M > F	M > F	M ≥ F	M ≥ F
Idade de início (média)	10	> 10	6	8
Entesite	100%	Comum	Infreqüente	Rara
HLA-B27 positivo	72%	90%	15%	15%
FAN positivo	0	0	0	0

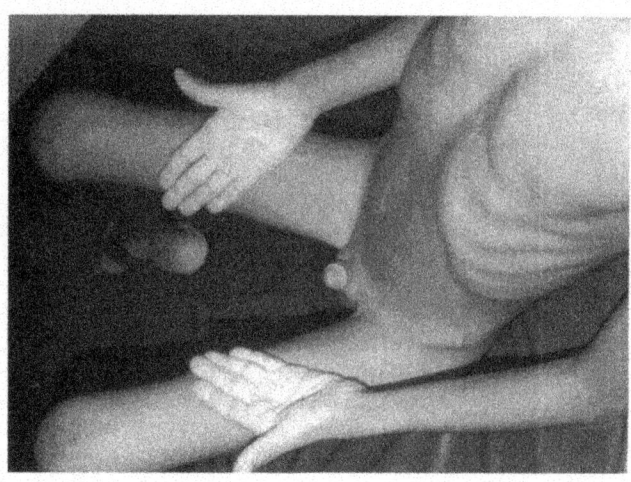

Figura 7.15 – Síndrome de Reiter incompleta: artrite e uretrite.

Tratamento

A base da terapêutica medicamentosa são os antiinflamatórios não-hormonais, como a indometacina (3mg/kg/dia fracionado em quatro vezes) e o naproxeno (15mg/kg/dia em duas vezes). Aparentemente, a indometacina tem maior eficácia no controle clínico do quadro articular das espondiloartropatias. Metotrexato e sulfassalazina podem ser utilizadas nos casos mais graves e de controle mais difícil. Infiltrações locais com corticóides são eficazes no tratamento das entesites ou da irite aguda. Fisioterapia e orientação à criança e aos familiares fazem parte obrigatória do tratamento da EA.

SÍNDROME DE REITER

A síndrome de Reiter (SR) é rara na infância, sendo definida pela tríade: artrite, uretrite e conjuntivite, reconhecendo-se a forma incompleta da doença caracterizada por manifestações articulares compatíveis, na ausência da conjuntivite e/ou uretrite.

A SR ocorre em indivíduos geneticamente suscetíveis (presença de HLA-B27 em 92% dos casos) após infecção bacteriana do trato gastrintestinal causada por *Shigella, Salmonella, Yersinia* ou *Campylobacter,* ou por infecção do trato geniturinário causada pela *Chlamydia trachomatis.* Na infância, episódios de diarréia precedem o início da SR em 70% dos casos e, em adolescentes, a doença pode ser sexualmente transmitida, descrevendo-se a presença de *Chlamydia trachomatis* na secreção uretral de adolescentes com SR.

Essa relação causal estreita permitiu a inclusão da SR no grupo das artrites pós-infecciosas ou reativas, sendo que os comprometimentos articulares isolados pós-infecções do trato gastrintestinal ou geniturinário (artrites reativas) poderiam ser considerados formas incompletas da SR.

Quadro clínico

As características clínicas da SR incluem comprometimento articular periférico e axial, entesite e manifestações extra-articulares. Artrite, uretrite e conjuntivite podem ocorrer simultaneamente ou aparecer em um período de três a quatro semanas (Fig. 7.15). As manifestações extra-articulares são raras e traduzidas por pericardite, pleurite, distúrbios de condução atrioventricular, insuficiência aórtica. Febre, adenomegalia e esplenomegalia podem ocorrer na fase inicial (Quadro 7.38).

Laboratório

A exemplo do que ocorre na EA, os exames laboratoriais são pouco específicos, ressaltando-se a negatividade do FR e do FAN. Os resultados das coproculturas e das uroculturas nem sempre são positivos, podendo-se recorrer às reações sorológicas específicas.

Quadro 7.38 – Manifestações clínicas da síndrome de Reiter.

Musculoesqueléticas
Artrite periférica pauciarticular (joelhos, tornozelos) dolorosa
Dor lombar
Entesite

Oculares
Conjuntivite ou uveíte

Mucosas
Eritema e úlceras orais não-dolorosas
Uretrite (assintomática ou com disúria)
Cistite

Pele e unhas
Balanite circinada ou ulcerações labiais
Queratordemia blenorrágica (lesões papulares/pustulosas nas plantas dos pés)
Lesões ungueais psoriasiformes (sulcos ungueais, hiperqueratose)

As alterações radiológicas podem estar ausentes, devendo-se investigar a presença de erosões ou esporões em calcâneo e em outros locais de entesite. Envolvimento radiológico de sacroilíacas pode ser detectado por radiografia convencional em doença de longa evolução ou, precocemente, pela tomografia computadorizada ou ressonância magnética.

Tratamento

O tratamento é baseado no uso de antiinflamatórios não-hormonais, de maneira semelhante à descrita para o tratamento da EA.

Na maioria das crianças, o prognóstico é bom, com resolução completa em alguns meses, descrevendo-se, raramente, recorrências em prazos variáveis de até 18 meses.

ARTRITE DA DOENÇA INFLAMATÓRIA INTESTINAL

Tanto a enterite regional (doença de Crohn) como a retocolite ulcerativa podem acompanhar-se de artrite na infância, em uma freqüência que varia de 13 a 18%. Apesar de não existir relação nítida dessas doenças com o HLA-B27, o aparecimento da espondilite anquilosante é 30 vezes mais freqüente em pacientes com retocolite ulcerativa do que na população em geral, detectando-se, nesse grupo, aumento significativo do HLA-B27. Em geral, os sintomas gastrintestinais precedem a artrite por um ou vários anos, podendo, no entanto, ser simultâneos ou posteriores.

A artrite é do tipo pauciarticular, acometendo principalmente membros inferiores (joelhos e tornozelos), remitindo em quatro a oito semanas, para reaparecer, muitas vezes, associada à atividade da doença intestinal. Esse quadro articular periférico não evolui para cronicidade e sua presença deve ser interpretada como indicativa de atividade intestinal.

Em algumas crianças, contudo, a artrite da doença inflamatória intestinal ocorre sob a forma de espondilite anquilosante (sacroileíte e envolvimento da coluna) com curso crônico, não relacionado à doença intestinal.

A entesite costuma ser discreta, e as manifestações extra-articulares incluem perda de peso, atraso de crescimento, febre, anemia, eritema nodoso, úlceras orais, pioderma gangrenoso, irite aguda e os demais sinais/sintomas decorrentes da doença intestinal. Raramente a doença inflamatória intestinal pode apresentar-se com quadro de febre prolongada (febre de origem indeterminada) e determinar dúvidas diagnósticas importantes em relação à forma sistêmica da artrite reumatóide juvenil, em que a febre pode preceder o quadro articular característico.

Os exames laboratoriais não são específicos, enfatizando-se a negatividade do FR e do FAN. Do ponto de vista radiológico, a artrite periférica não se acompanha de alterações expressivas e o comprometimento axial, quando presente, é semelhante ao relatado na espondilite anquilosante.

O diagnóstico é baseado na presença de artrite em crianças com doença inflamatória intestinal.

A terapêutica da artrite é realizada com antiinflamatórios não-hormonais, e o quadro periférico tem excelente prognóstico, evoluindo para a cura completa em um ou dois meses. A espondilite, quando presente, tem curso crônico e prognóstico mais reservado.

DOENÇA DE WHIPPLE

A doença de Whipple é extremamente rara em crianças e caracteriza-se por diarréia, dor abdominal e perda de peso. Apesar de a etiologia ser desconhecida, refere-se o achado de bactérias em macrófagos da parede do intestino delgado e de gânglios abdominais.

O comprometimento articular ocorre em 70 a 90% dos casos, em geral com características migratórias, duração de horas a meses e recorrências por vários anos. A artrite não se acompanha de deformidade articular e acomete joelhos, tornozelos, ombros e punhos, relatando-se o aparecimento de espondilite anquilosante em 20% dos casos.

ARTRITE PSORIÁSICA

A artrite psoriásica é rara na infância, podendo o comprometimento articular ser anterior, simultâneo ou posterior à psoríase cutânea, com intervalos variáveis de até 15 anos.

O diagnóstico de artrite psoriásica, na ausência da lesão cutânea típica, é possível desde que a artrite se acompanhe de pelo menos três dos seguintes sinais:

• dactilite (dedos em "salsicha");
• depressões ungueais puntiformes (unhas em dedal) ou onicólise;
• psoríase em familiares de primeiro ou segundo grau;
• lesões cutâneas semelhantes à psoríase (em local ou com aparência atípica).

Apesar de existir agregação familiar, a relação com o HLA-B27 não está bem estabelecida.

Diferentes padrões de comprometimento articular são descritos na psoríase, incluindo artrites oligoarticulares assimétricas, poliarticulares simétricas, das articulações interfalangianas distais, deformantes e espondilite.

Cerca de metade das crianças apresenta, inicialmente, monoartrite de joelho e, posteriormente, outras articulações são envolvidas, permanecendo o caráter assimétrico. Artrite em articulações metacárpicas, e matatarsofalângicas e interfalângicas distais dos dedos das mãos e pés, freqüentemente acompanhadas de tenossinovite dos flexores, confere o aspecto de dedos em salsicha, considerado característico da artrite psoriásica, mas raro na infância. O comprometimento axial, quando presente, é tardio, referindo-se artrite da coluna cervical e sacroileíte em 25% dos casos.

Entesite e tendinite podem ocorrer, e as manifestações extra-articulares incluem febre, uveíte crônica, além das lesões cutâneas e ungueais da psoríase (unhas com sulcos ou depressões puntiformes).

Exames laboratoriais e radiológicos mostram alterações semelhantes às observadas nas demais espondiloartropatias, ressaltando-se a presença do FAN em algumas crianças e a presença de erosões e formações periosteais nas artrites de longa evolução das articulações interfalângicas distais.

A presença de artrite oligoarticular, de uveíte crônica e a positividade do fator antinúcleo podem tornar difícil o diagnóstico diferencial com a forma pauciarticular tipo I da artrite reumatóide juvenil.

O tratamento da artrite é baseado no uso de antiinflamatórios não-hormonais, e, raramente, drogas de segunda linha, como o metotrexato, são necessárias. O prognóstico é bom para o quadro periférico e reservado para o axial.

BIBLIOGRAFIA

1. CABRAL, D.A.; MALLESON, P.N. & PETTY, R.E. – Spondyloarthropathies of childhood. Pediatr. Clin. North Am. 42:1051, 1995. 2. CALIN, A. – Ankyloing spondylitis. Clin. Rheum. Dis. 11:41, 1985. 3. CASSIDY, J.T. & PETTY, R.E. – Spondyloarthropathies in Textbook of Rheumatology. 3rd ed., Philadelphia, Saunders, 1995, p. 224. 4. KHAN, M.A. – Spondyloarthropathies: ankylosing spondylitis: clinical features. In Klippel, J.H. & Dieppe, P.A., ed. Rheumatolgy. 2nd ed., London, Mosby, 1998, 6.16-1. 5. VICENTINO, S. et al. – Espondiloartropatia na infância: análise de 25 casos. Rev. Bras. Reumatol. 35:270, 1996.

CARLOS HENRIQUE M. SILVA
LUCIA MARIA M.A. CAMPOS
BERNADETE L. LIPHAUS

O lúpus eritematoso sistêmico (LES) é uma doença inflamatória do tecido conectivo caracterizada pelo comprometimento de vários órgãos/sistemas e pela produção de múltiplos auto-anticorpos. Apresenta um curso crônico, marcado por períodos de remissões e exacerbações e um prognóstico variável.

A incidência do LES nos Estados Unidos, em pacientes com idade inferior a 16 anos, é de 0,6/100.000/ano. É considerada, após a febre reumática e a artrite reumatóide juvenil, a doença do tecido conectivo mais freqüente em crianças. É cerca de quatro a oito vezes mais comum em meninas durante a adolescência, apesar de poder ocorrer em pré-escolares. Aparentemente, é mais freqüente nas raças amarela e negra em relação à branca.

ETIOPATOGENIA

Apesar de o LES ser uma doença de etiologia desconhecida, sua patogênese envolve a presença de vários fatores: agentes infecciosos, drogas, radiação ultravioleta, hormônios sexuais e provavelmente outros fatores ainda desconhecidos que, atingindo indivíduos geneticamente suscetíveis, poderiam desencadear alterações da resposta imune e produção de auto-anticorpos.

Observa-se no LES uma hiper-reatividade policlonal dos linfócitos B, com produção aumentada de anticorpos em geral. Os auto-anticorpos (anticorpos anti-hemácias, antileucócitos, antiplaquetas) podem ser responsáveis diretos por determinadas manifestações clínicas (anemia hemolítica, trombocitopenia, leucopenia) ou atuar por meio de imunocomplexos fixadores de complemento que se depositam nos tecidos (rim, sistema nervoso, serosas), desencadeando uma série de reações responsáveis pelo comprometimento de vários órgãos/sistemas (renal, neurológico, serosite etc.).

No LES, descrevem-se ainda alterações da imunidade celular, com diminuição preferencial da subpopulação CD8+ (linfócitos T supressores/citotóxicos) e uma participação importante da subpopulação CD4+ necessária para a produção aumentada dos auto-anticorpos. As interleucinas também se encontram alteradas no LES.

Deficiências hereditárias de vários fatores do sistema complemento, como a deficiência de C2 presente em cerca de 6% das crianças com LES e ainda a deficiência de imunoglobulina A (congênita ou adquirida), apontam para a relação entre defeitos hereditários da imunidade e LES e enfatizam a predisposição genética à doença, demonstrada em parte pelos genes do sistema HLA (HLA-DR2, HLA-DR3, HLA-DR15), com freqüências aumentadas em alguns grupos de pacientes portadores de LES.

DIAGNÓSTICO

O diagnóstico de LES é baseado nos critérios propostos pelo American College of Rheumatology (Quadro 7.39).

QUADRO CLÍNICO

O LES pode acometer múltiplos órgãos/sistemas, inicial ou evolutivamente, tornando bastante variáveis as formas de apresentação clínica da doença (Tabela 7.10).

O início dos sintomas pode ser insidioso, de pequena gravidade ou abrupto, com envolvimento importante de órgãos/sistemas. De maneira geral, é uma doença de evolução pouco previsível, intercalando períodos de exacerbação e remissão das manifestações clínicas.

Quadro 7.39 – Critérios diagnósticos para lúpus eritematoso sistêmico (ACR, revisão 1982).

Critério	Definição
Eritema malar	Eritema fixo, plano ou elevado, com distribuição em asa de borboleta
Lúpus discóide	Placas eritematosas elevadas descamativas, com cicatriz atrófica
Fotossensibilidade	Eritema cutâneo resultante de exposição à luz solar, observado por médico ou referido pelo paciente
Úlceras orais	Úlceras orais ou nasofaríngeas habitualmente indolores, observadas por médico
Artrite	Artrite não-erosiva, envolvendo duas ou mais articulações periféricas
Serosite	Pleurite: história convincente de dor pleurítica ou atrito ou outra evidência de derrame pleural, avaliados por médico
	Pericardite: documentada por ECG, ou atrito ou evidência de derrame
Alterações renais	Proteinúria persistente superior a 0,5g/dia ou a + + +, ou
	Cilindros celulares: hemáticos, hemoglobínicos, tubulares ou mistos
Alterações neurológicas	Convulsões: na ausência de drogas ou distúrbios metabólicos ou
	Psicose: na ausência de drogas ou distúrbios metabólicos
Alterações hematológicas	Anemia hemolítica: com reticulocitose, e/ou
	Leucopenia: leucócitos ↓ 4.000/mm^3, em duas ou mais ocasiões, e/ou
	Linfopenia: linfócitos ↓ 1.500/mm^3, em duas ou mais ocasiões, e/ou
	Trombocitopenia: plaquetas ↓ 100.000/mm^3, na ausência de drogas, em duas ou mais ocasiões
Alterações imunológicas	Células LE positivas, e/ou anticorpos anti-DNA e/ou anticorpos anti-Sm positivos e/ou reações sorológicas para sífilis falso-positivas
Anticorpos antinúcleo (FAN)	Presentes em qualquer ocasião e na ausência de drogas associadas à síndrome do lúpus induzido por drogas

Para o diagnóstico, são necessários pelo menos quatro critérios, presentes de maneira simultânea ou evolutiva, durante qualquer intervalo de tempo.

Tabela 7.10 – Comprometimento dos vários órgãos/sistemas em crianças com lúpus eritematoso sistêmico.

Comprometimento	Instituto da Criança (n = 118) (%)	Literatura (%)
Febre	68	54-94
Perda peso	44	28-100
Artrite/artralgia	72	44-100
Vasculite cutânea	79	14-94
Renal	82	30-82
Cardíaco	42	19-56
Neurológico	44	3-48
Hipertensão	53	12-61
Pleurite	19	0-36
Esplenomegalia	12	3-59
Alopecia	5	0-55

Febre contínua ou intermitente ocorre com freqüência, no início da doença ou nos períodos de atividade, geralmente associada a mal-estar, emagrecimento e fraqueza muscular. Raramente, crianças com LES podem apresentar-se com quadros de febre de origem indeterminada.

Comprometimento de pele e mucosas – as manifestações cutâneas são freqüentes e bastante variáveis, tanto em relação à sua forma de apresentação quanto ao caráter de distribuição das lesões. O eritema malar, em forma de asa de borboleta, ocorre em aproximadamente 30% das crianças (Fig. 7.16).

As erupções cutâneas podem ser do tipo petequial, macular, papular, purpúrico, bolhoso ou urticariforme. Eritema periungueal, eritema palmo-plantar, fenômeno de Raynaud, livedo reticular podem ocorrer. Presença de úlceras e gangrenas são raras e traduzem presença de comprometimento de vasos de calibres maiores.

As lesões das mucosas oral ou nasal, são do tipo ulcerativo, indolores e ocorrem, com freqüência, em palato duro. Outras manifestações incluem alopécia reversível, de caráter difuso ou localizado e fotossensibilidade desencadeada por luz ultra-violeta e responsável por exacerbação da doença cutânea ou sistêmica (Fig. 7.17).

Lúpus discóide e o profundo são manifestações raras na infância e, ao contrário do eritema malar, deixam cicatrizes.

Comprometimento musculoesquelético – a maioria dos pacientes com LES apresenta, no início ou durante a evolução da doença, artralgia ou artrite. O comprometimento é geralmente poliarticular, podendo ser de caráter migratório ou simétrico, envolvendo pequenas e grandes articulações. Evolui de forma intermitente, habitualmente não deixa seqüelas e responde bem à terapêutica antiinflamatória.

Alguns pacientes apresentam tendinites e, raramente, nódulos subcutâneos. Miosite, fraqueza muscular e hipotrofia muscular são manifestações freqüentes nos períodos de atividade da doença.

Comprometimento cardiopulmonar – a manifestação cardíaca mais comum do LES é a pericardite leve ou moderada, sendo rara a ocorrência de grandes derrames. A miocardite e a endocardite de Libman-Sacks são menos freqüentes. O comprometimento cardíaco no LES pode ser assintomático, detectado apenas por exames complementares, como ecocardiograma, ou então traduzir-se por taquicardia, sopro, insuficiência cardíaca e mesmo tamponamento cardíaco.

Pleurite é a principal manifestação pulmonar do LES, seguida de derrame pleural, pneumonite intersticial, fibrose pulmonar, pneumotórax espontâneo e hemorragia pulmonar. Broncopneumonias de etiologia infecciosa freqüentemente ocorrem no curso da doença.

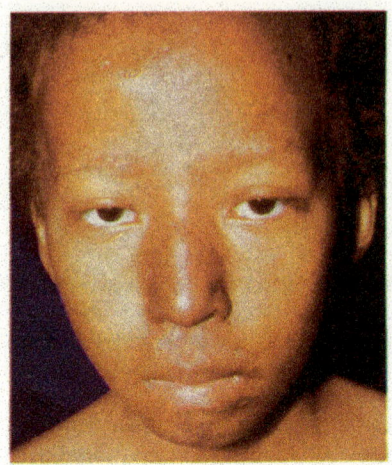

Figura 7.16 – Eritema malar em asa de borboleta em criança com lúpus eritematoso sistêmico.

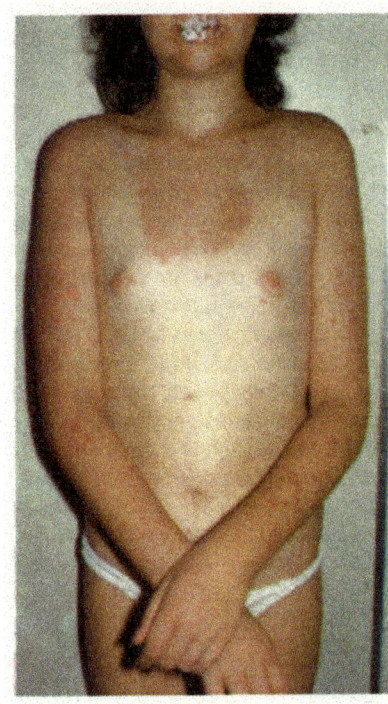

Figura 7.17 – Lesões eritematopapulares e purpúricas desencadeadas por exposição à luz solar (fotossensibilidade).

Comprometimento gastrintestinal – dor abdominal difusa, incaracterística, ocorre em aproximadamente um terço dos pacientes. Diarréia crônica associada ou não a má absorção, colite inespecífica, enterorragia e alterações da motilidade esofágica podem ocorrer.

Comprometimento reticuloendotelial – adenomegalia, hepatomegalia e esplenomegalia discretas ou moderadas são freqüentes em crianças com LES, especialmente nas fases iniciais da doença. Raramente, adenomegalias generalizadas podem sugerir o diagnóstico de neoplasia. Comprometimento hepatocelular é infreqüente, e a presença de icterícia costuma estar associada à anemia hemolítica.

Comprometimento endócrino – tireoidite auto-imune (doença de Hashimoto), caracterizada pela produção de anticorpos antitireoglobulina e/ou antimicrossômica, com função normal ou alterada da tireóide, está presente em 14% das crianças com LES acompanhadas no Instituto da Criança.

Comprometimento neurológico – as manifestações neuropsiquiátricas decorrentes do comprometimento neurológico são potencialmente graves e compreendem várias síndromes clínicas decorrentes do envolvimento do sistema nervoso central e/ou periférico e/ou dos pares cranianos (Tabela 7.11).

Tabela 7.11 – Manifestações neurológicas associadas ao lúpus eritematoso sistêmico.

Manifestações	Instituto da Criança (n = 118) (%)	Literatura (%)
Cefaléia	32	44
Distúrbios de comportamento	11	37
Convulsões	12	30
Coma	2	6
Paralisias dos pares cranianos	–	18
Psicose, alucinações	5	37
Neuropatia periférica	–	6
Mielite transversa	2	6
Coréia	4	–
Acidente vascular cerebral	9	–

A cefaléia associada ao LES costuma ser intensa, do tipo enxaqueca, e apresenta má resposta aos analgésicos. Habitualmente, ocorre nos períodos de atividade da doença e tem curso autolimitado. As convulsões focais ou generalizadas, transitórias ou recorrentes e a síndrome organicocerebral, caracterizada por perda de atenção e de elaboração mental, dificuldade de memorização e de percepção, são as manifestações neurológicas mais freqüentemente associadas ao LES. A coréia pode ser a primeira manifestação da doença e é mais comum na faixa etária pediátrica do que em adultos.

Por vezes, é difícil discriminar manifestações resultantes da atividade do LES daquelas decorrentes de complicações da doença (hipertensão arterial e infecções), do uso crônico de corticóide (psicose) ou, ainda, de atitudes reacionais (distúrbios comportamentais, alterações do humor e deficiência cognitiva) diante do impacto emocional dessa doença crônica, especialmente nos adolescentes.

O amplo espectro de manifestações neurológicas associadas ao LES e a ausência de exames laboratoriais e de imagem que caracterizem esse envolvimento dificultam, por vezes, o diagnóstico e o tratamento adequados. O exame do liquor é importante para excluir a possibilidade de processo infeccioso, e os métodos de imagem, como a tomografia, a ressonância magnética e o SPECT, apesar de não específicos, podem revelar áreas de isquemia ou outras alterações.

Comprometimento renal – o envolvimento renal possivelmente ocorre em todas as crianças com LES, inicial ou evolutivamente, e sua gravidade é a principal determinante do prognóstico da doença. O espectro das manifestações renais é bastante variado e inclui desde alterações leves, com pequenas alterações do sedimento urinário, até insuficiência renal rapidamente progressiva.

Do ponto de vista clínico, a hipertensão arterial é o achado mais comum, seguido por edema. O sedimento urinário quantitativo pode indicar a presença de proteinúria, hematúria, leucocitúria e cilindrúria, sendo o tipo e a gravidade da lesão renal determinados pelo exame histopatológico, baseado em achados de microscopia óptica e de imunofluorescência (Tabela 7.12).

A biopsia renal está indicada na presença de comprometimento renal clínico e/ou laboratorial, e seu resultado tem implicações terapêuticas e prognósticas, além da confirmação diagnóstica. Durante o curso da doença, podem ocorrer mudanças na histologia renal, habitualmente suspeitadas por alterações clínicas e/ou laboratoriais (sedimento urinário quantitativo).

Tabela 7.12 – Classificação da nefrite lúpica (Organização Mundial da Saúde).

Classe histológica	Freqüência (%) ICr*	Freqüência (%) Literatura
Classe I – Rim normal ou lesões mínimas	14	6
Classe II – Glomerulonefrite mesangial	32	19
Classe III – Glomerulonefrite focal	9	23
Classe IV – Glomerulonefrite proliferativa difusa ou membranoproliferativa	9	43
Classe V – Nefropatia membranosa	34	9
Classe VI – Esclerose glomerular	2	1

* Instituto da Criança do Hospital das Clínicas da FMUSP.

Em geral, existe uma boa correlação entre os achados clínico-laboratoriais e os histológicos. Assim, na glomerulonefrite mesangial praticamente não se observam alterações clínicas, e o sedimento urinário revela proteinúria e/ou hematúria discretas. Progressivamente, as classes histológicas acompanham-se de alterações mais significativas, sendo que a glomerulonefrite membranosa cursa, em geral, com quadro clínico e/ou laboratorial de síndrome nefrótica.

Além da classificação, a análise histológica inclui a avaliação de indicadores da atividade e da cronicidade das lesões renais, considerados elementos importantes no delineamento terapêutico e prognóstico.

Comprometimento hematológico – anemia moderada, em geral microcítica, relacionada a doença crônica, leucopenia e linfopenia são as principais alterações hematológicas. Anemia hemolítica grave de caráter auto-imune (teste de Coombs positivo) e anemia microangiopática são pouco freqüentes.

Leucopenia, caracterizada por leucócitos inferiores a 4.000/mm^3 e linfopenia, por linfócitos inferiores a 1.500/mm^3 são freqüentes no LES em atividade.

Plaquetopenia é definida pela contagem de plaquetas inferiores a 100.000/mm^3 e, em alguns pacientes, pode ser a primeira manifestação da doença.

Pequena porcentagem de crianças com púrpura trombocitopênica imunológica (PTI), acompanhada ou não de positividade do FAN (30% dos casos), pode apresentar, após meses ou anos de evolução, outras manifestações clínicas que permitam o diagnóstico de LES.

Por outro lado, a plaquetopenia pode ser uma das manifestações associadas a presença de anticorpos antifosfolípides.

Fenômenos hemorrágicos e trombóticos podem ocorrer pela presença de anticorpos contra os fatores de coagulação (VII, IX, XI e XII) ou de anticoagulante lúpico, respectivamente.

LABORATÓRIO

A positividade do fator antinúcleo e a hipocomplementemia e as citopenias são as principais características das alterações laboratoriais do LES (Tabela 7.13). As alterações das provas de fase aguda, como a velocidade de hemossedimentação e a proteína C reativa, costumam acompanhar a atividade da doença.

Os anticorpos anti-DNA e anti-Sm, apesar de não estarem presentes em todos os casos, são considerados anticorpos específicos (marcadores) do LES. Outros anticorpos, como o anti-SS-A e o anti-SS-B, são considerados marcadores do LES neonatal, em que ocorrem praticamente em todos os casos, sendo que no LES da criança maior e do adolescente estão presentes em porcentagens baixas (30% e 11%, respectivamente). O anticorpo anti-P ribossômico é encontrado em cerca de 33% dos pacientes com LES e apresenta correlação com quadros de psicose.

Tabela 7.13 - Características laboratoriais em crianças com lúpus eritematoso sistêmico.

	Instituto da Criança (n = 118) (%)	Literatura (%)
Anemia	40	45-80
Leucopenia	51	33-66
Trombocitopenia	26	7-33
Coombs positivo	–	36-65
TP/TTPA prolongado	16	16-70
FAN +	100	94-100
Anti-DNA +	70	69-81
Anti-Sm e/ou RNP +	25	3-40
Anti-fosfolipídeos +	70	30-75
Hipocomplementemia (CH50/C3/C4)	84	44-90
VDRL falso positivo	2	15-28

DIAGNÓSTICO DIFERENCIAL

Os principais diagnósticos diferenciais com o LES incluem:
- Infecções: sepses, tuberculose, AIDS.
- Doenças do tecido conectivo: febre reumática, artrite reumatóide juvenil, dermato/polimiosite, vasculites.
- Doenças hematológicas: anemias hemolíticas, púrpura trombocitopênica imunológica.
- Doenças renais: glomerulonefrite, insuficiência renal etc.
- Doenças neurológicas: convulsões, psicose, acidente vascular cerebral etc.

Na casuística do Instituto da Criança, as apresentações clínicas iniciais mais freqüentes em crianças com LES estão relacionadas ao comprometimento articular (artrite a esclarecer, febre reumática) e ao comprometimento renal (hematúria, insuficiência renal).

TRATAMENTO

Cuidados com nutrição, balanço hidroeletrolítico, profilaxia e tratamento precoce das infecções são fundamentais para a abordagem terapêutica do LES. Além disso, o suporte educacional e emocional para os pacientes e seus familiares certamente contribui para melhor aderência ao tratamento.

A maioria das drogas utilizadas no tratamento do LES é potencialmente tóxica e os riscos de um tratamento agressivo serão mais aceitáveis quanto maior a gravidade da doença (Tabela 7.14).

A corticoterapia constitui a base do tratamento medicamentoso de crianças com LES, sendo habitualmente utilizada sob a forma de prednisona em doses variáveis, dependendo da atividade e da gra-

vidade da doença. Pulsoterapia com metilprednisolona apresenta bons resultados em pacientes com doença grave. A associação de outras drogas depende fundamentalmente do tipo e da gravidade do comprometimento dos vários órgãos/sistemas (rim, sistema nervoso, coração, pulmão).

Crianças com lesões de pele beneficiam-se do uso de drogas antimaláricas. A exposição ao sol deve ser evitada, e o uso de fotoprotetores deve ser recomendado rotineiramente. A artrite, a artralgia e a mialgia apresentam boa resposta ao uso de antiinflamatórios não-hormonais.

Imunossupressores (ciclofosfamida por via intravenosa, azatioprina, metotrexato) são reservados para pacientes com doença não controlada por corticoterapia e/ou para crianças com comprometimentos renal e/ou neuropsiquiátrico graves.

Ciclosporina, gamaglobulina por via intravenosa, plasmaférese têm sido empregadas em crianças com doença grave não-responsiva aos esquemas habituais de corticoterapia e imunossupressores.

O potencial terapêutico de vários agentes biológicos vem sendo estudado por meio de ensaios clínicos e experimentais. Tais agentes interferem diretamente nos processos imunológicos associados ao LES: ativação de células T, interação entre células T e B, produção de anticorpos anti-DNA, depósito de imunocomplexos (DNA/anti-DNA), ativação e depósito de complemento e ativação e modulação de citocinas.

SÍNDROME DO LÚPUS ERITEMATOSO NEONATAL (SLEN)

As manifestações clínicas da síndrome do lúpus eritematoso neonatal (SLEN) resultam da passagem transplacentária dos auto-anticorpos anti-SSA (Ro) e anti-SSB (La) maternos. Ocorrem em filhos de mães com LES, com ou sem doença clínica ativa, e também em mulheres aparentemente sadias, apenas com presença dos anticorpos anti-Ro e anti-La. Algumas manifestações clínicas são transitórias e desaparecem por volta do sexto mês de vida, como o eritema malar com fotossensibilidade (50%), as citopenias (10%), a hepatoesplenomegalia (15%), a miocardite e a pericardite, enquanto outras são permanentes, como o bloqueio cardíaco de graus variados, inclusive completo (35%), a fibroelastose do miocárdio e outros defeitos estruturais cardíacos.

SÍNDROME ANTIFOSFOLIPÍDEO

A síndrome antifosfolipídeo (APS) é caracterizada pela presença de anticorpos antifosfolipídeos (anticorpo anticardiolipina ou anticoagulante lúpico) associados à presença de pelo menos uma das seguintes manifestações clínicas: tromboses venosas ou arteriais e/ou per-

Tabela 7.14 – Tratamento medicamentoso do lúpus eritematoso sistêmico.

Drogas		Indicações
Antiinflamatórios não-hormonais		Artrite, artralgia, mialgia
Naproxeno/	15mg/kg/dia	
Indometacina	2-3mg/kg/dia	
Hidroxicloroquina	5-7mg/kg/dia (máx. 400mg)	Vasculite cutânea
Corticosteróides		Indicados em todas as manifestações clínicas
Prednisona por VO	1-2mg/kg/dia	Comprometimentos mais graves
Metilprednisolona por via IV (pulso)	30mg/kg/dia (máx. 1g) (3 dias)	
Imunossupressores		Lesões renais graves. Ausência de resposta aos corticosteróides
Ciclofosfamida por via IV (pulso)	0,5-1,0g/m² /mês*	
Azatioprina por VO	1-3mg/kg/dia (máx.100mg/dia)	
Metotrexato	10-50mg/m²/semana	

*Mensal por seis meses e, a seguir, trimestral por 18 a 30 meses.

das fetais recorrentes. Pode-se apresentar de forma isolada (APS primária) ou associada a doenças auto-imunes, em especial o LES (APS secundária). O quadro clínico é bastante variável, podendo manifestar-se por fenômenos vasoclusivos (acidente vascular cerebral e tromboses venosas), trombocitopenia, anemia hemolítica, enxaqueca, coréia, distúrbios de comportamento, valvulopatias, livedo reticular, necrose avascular, mielite transversa, entre outras.

O ensaioimunoenzimático (ELISA) permite a identificação dos seus isotipos (IgA-IgG-IgM), que podem ligar-se diretamente aos fosfolipídeos de carga negativa ou necessitar de um co-fator para essa ligação, uma proteína plasmática denominada beta-2-glicoproteína I (β-2-GP1), importante para a ligação dos anticorpos anticardiolipina à cardiolipina. Estudos recentes sugerem que os anticorpos anticardiolipina dependentes da β-2-GP1 se associam de forma mais evidente ao aparecimento das manifestações clínicas da APS. O prolongamento do tempo de tromboplastina parcial ativado, mesmo após a adição de plasma normal, sugere a presença do anticoagulante lúpico, nome utilizado para designar anticorpos direcionados contra os fosfolipídeos que atuam como co-fatores na cascata da coagulação.

Em crianças e adolescentes com LES, a positividade do anticoagulante lúpico varia de 10 a 42%, e dos anticorpos anticardiolipina, de 30 a 87%. A freqüência da APS associada ao LES juvenil varia de 0 a 24% e sua ocorrência é tida como um fator de pior prognóstico.

Pacientes com síndrome antifosfolípede assintomáticos podem ser beneficiados com o uso de aspirina em baixas doses (5mg/kg/dia) como tratamento profilático dos fenômenos trombóticos. Nos pacientes com APS, o uso de anticoagulantes está indicado.

PROGNÓSTICO

O reconhecimento precoce de pacientes com LES, a imediata intervenção terapêutica, os avanços no tratamento da doença e suas complicações e a difusão de serviços pediátricos especializados determinaram melhoras significativas na sobrevida de crianças com LES nos últimos anos.

A maioria dos estudos mostra taxas de sobrevida após 10 anos de doença acima de 80%. Contribuem para o pior prognóstico: dificuldade dos pais e dos pacientes em entender a natureza crônica dessa doença e aceitar as propostas terapêuticas, anemia, elevação da creatinina sérica, hipertensão e hematúria persistentes; biopsia renal com glomerulonefrite proliferativa difusa e doença neuropsiquiátrica.

As causas de óbito no LES estão relacionadas principalmente ao comprometimento renal e às complicações infecciosas. As alterações do metabolismo lipídico relacionadas ao LES e à corticoterapia prolongada podem constituir-se em importantes fatores de risco para o comprometimento coronariano futuro.

BIBLIOGRAFIA

1. CAMERON, J.S. – Lupus nephritis in childhood and adolescence. *Pediatr. Nephrol.* **8**:230, 1994. 2. CAMPOS, L.M.A. – Comportamento dos anticorpos antifosfolípides em crianças e adolescentes portadores de lúpus eritematoso sistêmico. Dissertação de Mestrado. Departamento de Pediatria da Faculdade de Medicina da Universidade de São Paulo, 1999. 3. LEHMAN, T.J.A. – Systemic lupus erythematosus in childhood and adolescence. In Wallace, D.A. & Hahn, B., eds. *Dubois' Systemic Lupus Erythematosus.* 5th ed., Philadelphia, Lea & Febiger, 1997. 4. LIPHAUS, B.L. – Estudo dos antígenos de histocompatibilidade leucocitária de classe II-DR (HLA de classe II-DR) em crianças brasileiras com lúpus eritematoso sistêmico. Dissertação de Mestrado. Departamento de Pediatria da Faculdade de Medicina da Universidade de São Paulo, 1998. 5. RAVELLI, A. & MARTINI, A. – Antiphospholipid antibody syndrome in pediatric patients. *Rheum. Clin. North Am.* **23**:657, 1997. 6. SACCHETTI, S.B. – Lúpus eritematoso sistêmico na infância: estudo clínico-laboratorial e histopatológico de 40 casos. Dissertação de Mestrado. Departamento de Pediatria da Faculdade de Medicina da Universidade de São Paulo, 1991. 7. SILVERMAN, E.D. & LAXER, R.M. – Neonatal lupus erythematosus. *Rheum. Clin. North Am.* **23**:599, 1997.

| 8 | **Dermatomiosite e Polimiosite** |

MARIA HELENA B. KISS
ADRIANA M.E. SALLUM
TANIA SOGABE

A dermatomiosite (DM) é uma doença do tecido conectivo, multissistêmica, de etiologia desconhecida, caracterizada por uma vasculite que compromete vários orgãos/sistemas, em especial a pele e os músculos. Quando não existe comprometimento cutâneo, define-se a poliomiosite (PM).

Ambas as doenças, ao lado da miosite por corpos de inclusão, fazem parte do grupo das miopatias inflamatórias idiopáticas, doenças que apresentam em comum fraqueza muscular crônica e infiltrado inflamatório no tecido muscular, sem evidências de associação causal (Quadro 7.40). Dados recentes sugerem que a classificação das miopatias inflamatórias idiopáticas baseada na presença de determinados auto-anticorpos resulta em grupos mais homogêneos do ponto de vista clínico, imunogenético e prognóstico. A DM e a PM são raras na infância, sendo responsáveis por cerca de 5% dos casos novos admitidos por ano em ambulatórios de reumatologia pediátrica. A PM é de 10 a 20 vezes menos freqüente que a DM. A média da idade de início da doença é em torno de sete anos, observando-se predomínio do sexo feminino (M:F = 1:2).

Quadro 7.40 – Classificação das miopatias inflamatórias idiopáticas.

> Polimiosite
> Dermatomiosite
> Miosite por corpos de inclusão
> Miosite associada a outras doenças do tecido conectivo
> Miosite associada a neoplasias
> Miosite eosinofílica
> Miosite granulomatosa
> Miosite focal/nodular
> Miosite ocular/orbital

ETIOPATOGENIA

A etiopatogenia é desconhecida. Processos infecciosos virais (ECHO, Coxsackie B, parvovírus, influenza B, hepatite B, HTLV-1), bacterianos (estreptococo, *Borrelia*), parasitários (toxoplasma), drogas, vacinas, radiação ultravioleta poderiam desencadear, em indivíduos geneticamente suscetíveis, alterações vasculares imunomediadas.

A presença do complexo de ataque à membrana (MAC), constituído pelos componentes finais do sistema complemento (C5b-C9), depositado nos capilares intramusculares, sugere a participação desse complexo na lesão vascular, promovendo destruição das células endoteliais, microinfartos, isquemia muscular, inflamação e atrofia perifascicular.

DIAGNÓSTICO

Os critérios diagnósticos da dermato/polimiosite são apresentados no quadro 7.41.

Quadro 7.41 – Critérios diagnósticos da dermato/polimiosite (Bohan e Peter).

Quadro cutâneo – sinal do heliotrópo (lesões periorbitárias edematosas, de coloração eritematoviolácea) e sinal de Gottron (lesões eritematopapulares descamativas sobre as articulações metacarpofalângicas e interfalângicas proximais das mãos)

Fraqueza muscular – simétrica, progressiva das cinturas pélvica e escapular, da musculatura dos flexores anteriores do pescoço e da musculatura respiratória

Enzimas musculares – elevação dos níveis séricos de uma ou mais enzimas musculares

Eletromiografia – compatível com miopatia (presença de unidades motoras curtas, polifásicas, fibrilações, irritabilidade insercional, descargas de alta freqüência e repetitivas, ondas positivas)

Biopsia de músculo – compatível com miopatia inflamatória (necrose de fibras, atrofia perifascicular, infiltrado inflamatório mononuclear, degeneração e regeneração de fibras)

Para o diagnóstico de dematomiosite (DM):
Definido – presença de quatro dos cinco critérios, incluindo o critério cutâneo.
Provável – presença de três dos cinco critérios, incluindo critério cutâneo.
Possível – presença de dois dos cinco critérios, incluindo critério cutâneo.

Para o diagnóstico de polimiosite (PM):
Definido – presença de quatro dos cinco critérios, excluindo o critério cutâneo.
Provável – presença de três dos cinco critérios, excluindo critério cutâneo.
Possível – presença de dois dos cinco critérios, excluindo critério cutâneo.

QUADRO CLÍNICO

O início da doença é em geral insidioso (70%), com febre, astenia, emagrecimento, sonolência, náuseas e vômitos.

Comprometimento cutâneo – a vasculite cutânea da DM é característica, sendo o sinal do heliotropo e o de Gottron considerados patognomônicos da doença. O heliotropo é traduzido por lesão palpebral de coloração eritematoviolácea acompanhada de edema local, e o sinal de Gottron, por micropápulas eritematosas localizadas nas superfícies extensoras das articulações metacarpofalângicas e interfalângicas proximais das mãos e que podem também ser evidenciadas em joelhos e cotovelos, cuja cicatrização se acompanha de atrofia local (Figs. 7.18 e 7.19).

Outros tipos de lesões cutâneas são descritos (Tabela 7.15), podendo ocorrer edemas localizados em face, extremidades ou de distribuição difusa (anasarca), eritema palmoplantar, úlceras (Fig. 7.20). O fenômeno de Raynaud ocorre em 2 a 15% dos casos.

Comprometimento muscular – a fraqueza muscular é de distribuição proximal e envolve as cinturas pélvica, escapular e músculos flexores do pescoço. Nas fases iniciais, a fraqueza muscular pode-se traduzir por distúrbios da marcha, dificuldade em subir escadas, em sentar-se ou levantar-se da cama. Com a progressão da doença, pode haver comprometimento da musculatura distal e ainda dos músculos respiratórios, da deglutição e da face. Os reflexos musculotendíneos estão preservados (Tabela 7.16).

Além da pele e do músculo, vários orgãos/sistemas podem estar comprometidos na DM/PM (Tabela 7.17).

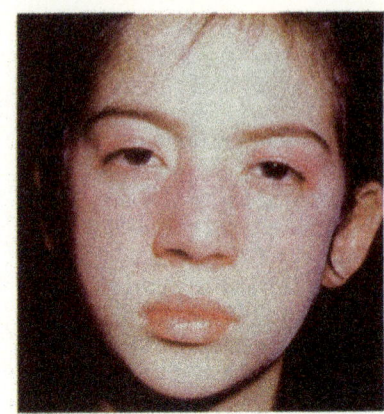

Figura 7.18 – Sinal do heliotropo: lesões eritematovioláceas em pálpebras de criança com dermatomiosite.

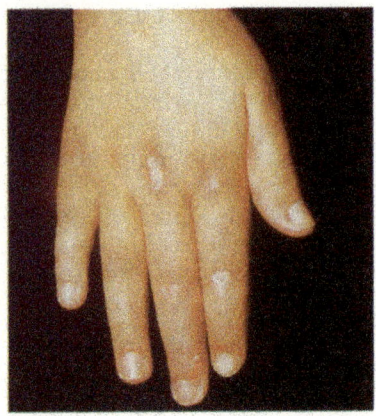

Figura 7.19 – Sinal de Gottron: lesão cicatricial, atrófica, sobre as articulações matacarpofalângicas e interfalângicas proximais das mãos de criança com dermatomiosite.

Tabela 7.15 – Envolvimento mucocutâneo na dermatomiosite.

	Instituto da Criança (n = 50) (%)	Literatura (%)
Sinal do heliotropo	92	72-100
Sinal de Gottron	92	72-95
Eritema palmar/periungueal	46	–
Edema	27	50-60
Eritema malar/tronco	24	13
Úlceras cutâneas	22	60

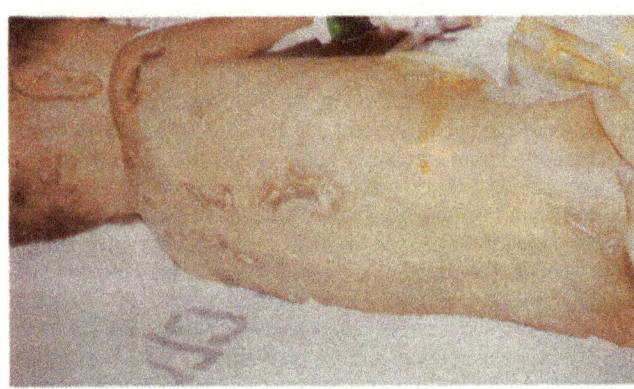

Figura 7.20 – Úlceras cutâneas em região dorsal de criança com dermatomiosite.

Tabela 7.16 – Comprometimento muscular na dermato/polimiosite.

	Instituto da Criança (n = 50) (%)	Literatura (%)
Fraqueza muscular proximal	100	93-100
Cintura pélvica	100	95-100
Cintura escapular	85	84-100
Flexores do pescoço	22,5	60-80
Fraqueza distal	17,5	30
Disfagia	40	9-42
Mialgia	32,5	29-62
Disfonia	27,5	13-19
Dispnéia	17,5	5-7

Tabela 7.17 – Comprometimento sistêmico em crianças com dermato/polimiosite.

	Instituto da Criança (n = 50) (%)	Literatura (%)
Artrite/artralgia	65	7-67
Miocardite	35	25-65
Pneumonite intersticial	12,5	–
Broncopneumonia	22,5	–
Comprometimento gastrintestinal	22,5	15-50

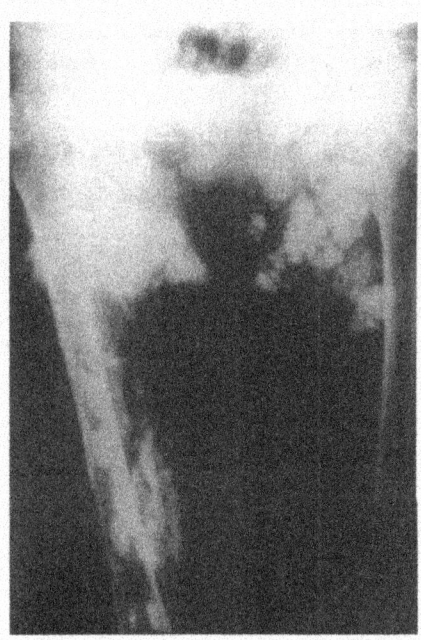

Figura 7.21 – Calcinose em tecido subcutâneo de membros inferiores em criança com dermatomiosite.

Comprometimento articular – em relação às articulações, artrite ou artralgia são descritas em até 65% dos casos, com comprometimento articular simétrico, não-erosivo, principalmente das articulações interfalângicas proximais, metacarpofalângicas, punhos e joelhos. As manifestações articulares são encontradas na fase inicial da doença e raramente podem preceder a miosite.

Comprometimento cardiopulmonar – o comprometimento cardíaco da DM/PM pode ocorrer em até 75% dos casos e traduz-se por miocardite, arritmia, insuficiência cardíaca e, raramente, pericardite. Em geral, é assintomático. O envolvimento pulmonar observado em 40 a 50% dos casos é traduzido por pneumonia aspirativa secundária à disfagia, insuficiência ventilatória secundária à fraqueza muscular e pneumonite intersticial. Fibrose pulmonar e pleurite são raras. A maioria dos quadros pulmonares em crianças com DM/PM está associada a processos infecciosos.

Comprometimento gastrintestinal – dor abdominal, disfagia, náuseas, vômitos, hematêmese e melena caracterizam o comprometimento gastrintestinal, observado em cerca de 50% dos casos. Úlceras e perfurações intestinais podem ocorrer em qualquer localização do trato gastrintestinal, devido a vasculite da mucosa, submucosa e serosa, sendo causa importante de mortalidade. Os comprometimentos renal, ocular, neurológico e do sistema reticuloendotelial são menos freqüentes.

Calcinoses – uma das características importantes da DM na infância são as calcinoses ou calcificações distróficas, observadas em 25 a 70% dos casos e de duas a três vezes mais freqüente na DM da criança do que na do adulto. Podem aparecer de quatro meses até 12 anos após o início da doença, sendo mais freqüentes entre o primeiro e terceiro anos. Eventualmente, formam fístulas cutâneas, com drenagem de cálcio e aparecimento de infecções secundárias. As calcinoses podem ocorrer no tecido subcutâneo, fáscias musculares e músculos (Fig. 7.21).

LABORATÓRIO

Em relação aos exames laboratoriais, pode haver anemia, que é significativa se existir sangramento gastrintestinal. A velocidade de hemossedimentação encontra-se elevada em 60 a 70% dos casos.

As enzimas musculares encontram-se elevadas em mais de 90% dos casos, podendo, ocasionalmente, estar normais nos estágios mais avançados da doença. Em um estudo de 50 crianças com DM/PM, realizado no Instituto da Criança do HC-FMUSP, a enzima que se mostrou mais freqüentemente elevada foi a desidrogenase láctica (DHL) em 90% dos casos.

As dosagens de imunoglobulinas e do complemento total e frações costumam ser normais. O fator VIII antígeno pode estar aumentado nas fases de atividade da doença, embora não de forma consistente.

As crianças com DM/PM têm fator reumatóide negativo e os anticorpos antinucleares são positivos em 20 a 80% dos casos. O estudo dos anticorpos miosite-específicos (AME), tais como anti-Jo-1, anti-PL-12, anti-PL-7, anti-SRP, anti-Mi-2, ainda é pouco realizado em crianças com DM/PM, porém apresenta grande interesse à medida que pode classificar as miopatias inflamatórias em subgrupos com características clínicas, imunogenéticas, terapêuticas e prognósticas distintas. A dermatomiosite da infância, com as lesões cutâneas características, estaria associada ao anticorpo anti-Mi-2.

A eletromiografia apresenta elevada sensibilidade diagnóstica (92%), podendo ser útil para a seleção de um local adequado para a biopsia e também para a monitorização da atividade da doença. Os achados mais freqüentes são potenciais polifásicos de baixa amplitude e curta duração, fibrilações e ondas positivas.

A biopsia muscular é o critério diagnóstico menos sensível (75%), já que a miosite é um processo focal. Além disso, sua interpretação correta depende do emprego de técnicas adequadas para a obtenção de fragmento do músculo e da experiência do patologista. As alterações encontradas são necrose de fibras, infiltrado inflamatório, atrofia perifascicular e alterações vasculares.

A ressonância magnética muscular permite a avaliação de áreas de inflamação ativa e pode auxiliar na definição da atividade da doença e na seleção do local para a biopsia (imagens em T2) e ainda avaliar atrofia e substituição gordurosa dos músculos (imagens em T1).

A espectroscopia do músculo permite a avaliação do metabolismo muscular, sendo que a quantificação das alterações bioquímicas parece correlacionar-se com a atividade da doença.

As interleucinas e seus receptores solúveis, as moléculas de adesão, bem como os marcadores de ativação da superfície celular também parecem correlacionar-se com a atividade da doença.

DIAGNÓSTICO DIFERENCIAL

O diagnóstico diferencial da DM/PM inclui uma lista extensa de doenças (Quadro 7.42).

Quadro 7.42 – Diagnóstico diferencial das miopatias inflamatórias.

Miopatias associadas a infecções (infuenza B, Coxsackie B, echovírus etc.)
Distrofias musculares (Duchenne, Becker)
Miopatias induzidas por drogas (corticosteróides, colchicina, cloroquina, álcool)
Miopatias associadas a doenças endócrinas (hipotireoidismo, hipertireoidismo)
Miopatias metabólicas (deficiência de fosfofrutocinase, deficiência de carnitina etc.)
Miopatias mitocondriais

As miosites infecciosas podem ser causadas por vírus, bactérias, fungos e parasitas, e o dado epidemiológico é de grande auxílio para o diagnóstico. Nesse aspecto, a miosite pós-influenza é uma das síndromes miopáticas mais reconhecidas, ocorrendo aproximadamente uma semana após o quadro gripal e caracterizando-se por dor importante em panturrilhas e ocasionalmente em coxas, que podem impedir a deambulação. Apresenta-se com elevação das enzimas musculares e curso autolimitado de cerca de uma semana.

Infecções pelos vírus Coxsackie B e ECHO, hepatite B, triquinose, doença de Lyme, toxoplasmose são algumas das doenças infecciosas que podem cursar com miosites, cujos diagnósticos serão definidos pela realização de sorologias específicas e/ou pelo encontro do agente etiológico em tecido muscular.

As distrofias musculares constituem um grupo heterogêneo de síndromes de caráter genético, causadas por deficiência total (distrofia de Duchenne) ou parcial (distrofia de Becker) de uma proteína citoesquelética, a distrofina, e caracterizadas por fraqueza muscular progressiva. Elevações das enzimas musculares, em especial a creatinocinase (CK), e eletromiografias miopáticas podem dificultar o diagnóstico diferencial com a polimiosite.

A miopatia causada por corticosteróide costuma acompanhar os outros efeitos colaterais da droga. Cursa com fraqueza muscular mais proeminente da musculatura pélvica, e as enzimas musculares encontram-se normais.

TRATAMENTO

O repouso está indicado nas fases de atividade da doença. A fisioterapia e a terapia ocupacional devem ser iniciadas precocemente, com o objetivo de manter a função, restaurar a força muscular e prevenir as contraturas.

Durante a fase aguda da doença, atenção especial deve ser dada à alimentação e à assistência ventilatória quando houver disfagia e comprometimento dos músculos respiratórios.

O corticóide constitui a primeira opção terapêutica para o tratamento da DM/PM, na sua forma oral (prednisona, 1-2mg/kg/dia) ou intravenosa (pulsoterapia com metilprednisolona, 30mg/kg/dia, máximo de 1g, durante três dias consecutivos).

Na presença de doença não-responsiva a corticóides, outras drogas são utilizadas: metotrexato, ciclosporina, ciclofosfamida, azatioprina, gamaglobulina por via intravenosa.

Em relação ao quadro cutâneo da DM, utilizam-se corticóides tópicos, protetores solares e hidroxicloroquina (5-7mg/kg/dia).

A calcinose é de difícil tratamento e as várias propostas terapêuticas têm-se mostrado pouco eficazes: colchicina, hidróxido de alumínio, warfarina etc. A fisioterapia e a remissão da doença tendem a melhorar as calcinoses, que algumas vezes podem regredir espontaneamente.

PROGNÓSTICO

Três cursos clínicos da DM/PM, com freqüências aproximadamente iguais, podem ser evidenciados: monocíclico, crônico policíclico e crônico contínuo. Cerca de 2 a 5% das crianças com DM desenvolvem, durante a evolução, lipodistrofia associada a hiperlipidemia.

O prognóstico da DM/PM melhorou consideravelmente nas últimas décadas, em especial após a introdução da corticoterapia, com sobrevida de cinco anos em torno de 80%. Alguns fatores parecem estar relacionados a pior evolução: gravidade do comprometimento vascular, presença de comprometimento sistêmico e atraso no diagnóstico e instituição da terapêutica. Infecções graves, eventualmente fatais, são freqüentes durante a fase inicial do tratamento.

BIBLIOGRAFIA

1. BOHAN, A. & PETER, J.B. – Polymiositis and dermatomyositis (parts 1 and 2). *N. Engl. J. Med.* **292**:344, 1975. 2. CASSIDY, J.T. – Juvenile dermatomyositis. In Cassidy, J.T. & Petty, R.E. *Textbook of Pediatric Rheumatology.* New York, Churchill Livingstone, 1995, p. 323. 3. GOEL, A. – Serum antibodies in idiophatic inflammatory myopathy (IIM) of childhood. *Arthritis Rheum.* **39**:S191, 1996. 4. KISSEL, J.T.; MENDELL, J.R. & RAMMOHAN, K.W. – Microvascular deposition of complement membrane attack complex in dermatomyositis. *N. Engl. J. Med.* **314**:329, 1986. 5. MILLER, F.W. – Inflammatory myopathies Update-1991. ACR Review Course. 55th Annual Scientific Meeting – American College of Rheumatology. Boston Massachusetts, November, 1991. 6. PACHMAN, L.M. – Juvenile dermatomyositis. *Pediatr. Clin. North. Am.* **33**:1097, 1986. 7. PACHMAN, L.M. & COOKE, N. – Juvenile dermatomyositis: a clinical and immunologic study. *J. Pediatr.* **96**:226, 1980. 8. SOGABE, T.; SILVA, C.A.A. & KISS, M.H.B. – Clinical and laboratory characteristics of 50 children with dermato/polimyositis. *Rev. Bras. Reumatol.* **36**:351, 1996.

MARIA HELENA B. KISS
LUCILA M. ARAUJO

A esclerodermia é uma doença do tecido conectivo de etiologia desconhecida caracterizada clinicamente por espessamento e fibrose da pele e de órgãos internos, especialmente coração, pulmões, rins e trato gastrintestinal. O espectro da doença é amplo, sendo mais freqüentes na infância as formas localizadas, nas quais a fibrose é limitada à pele e ao tecido subcutâneo (Quadro 7.43).

Quadro 7.43 – Classificação da esclerodermia.

Esclerodermia sistêmica
    Difusa: fibrose cutânea envolvendo segmentos proximais e distais dos membros, tronco e face. Envolvimento visceral precoce
    Limitada (CREST*): fibrose cutânea restrita a segmentos distais dos membros, face e pescoço. Envolvimento visceral ausente ou tardio
    Síndromes de superposição: alterações cutâneas da esclerodermia associadas a achados de outras doenças do tecido conectivo

Esclerodermia localizada
    Morféia localizada
    Morféia generalizada
    Linear: face – golpe de sabre
    Extremidades
    Fasciíte eosinofílica

Formas localizadas ou sistêmicas de esclerodermia induzidas por drogas/agentes químicos
    Síndrome da eosinofilia-mialgia (relacionada à ingestão de triptofano)
    Síndrome do óleo tóxico (relacionada à reutilização de óleo comestível)
    Doença enxerto *versus* hospedeiro
    Outras drogas ou produtos químicos – bleomicina, cloreto de vinil, implantes de silicone

Pseudo-esclerodermia
    Escleromixedema
    Fenilcetonúria
    Porfiria cutânea tardia
    Progéria

Escleredema de Buschke

---

*CREST = calcinose, fenômeno de Raynaud, comprometimento da motilidade esofágica, esclerodactilia, telangiectasia.

ESCLERODERMIA SISTÊMICA

A esclerodermia sistêmica (ES) caracteriza-se pela presença de esclerose cutânea simétrica associada a comprometimento fibroso e degenerativo das artérias digitais (dedos das mãos e pés) e dos órgãos internos, particularmente o esôfago, trato intestinal, coração, pulmões e rins.

A esclerodermia sistêmica tem distribuição mundial, acomete todas as raças e as crianças compreendem apenas 10% da casuística total. Há predomínio das meninas sobre os meninos na proporção de 3:1, quando a doença se inicia em idade superior a 8 anos.

Etiopatogenia

Os achados mais relevantes são a oclusão vascular e a fibrose da pele e dos órgãos internos. Em relação à patogênese da doença, acredita-se que indivíduos geneticamente suscetíveis diante dos antígenos ainda desconhecidos apresentariam, inicialmente, comprometimento do endotélio vascular, que causaria a ativação dos mecanismos inflamatórios com proliferação da camada íntima arterial e conseqüente obstrução ao fluxo sangüíneo e isquemia tecidual.

O acúmulo excessivo de matriz extracelular, em especial colágenos tipos I e III, fibronectina, glicosaminoglicano etc., sugere alterações nos fibroblastos e talvez na metabolização do colágeno.

Diagnóstico

Apenas para a forma difusa da esclerodermia sistêmica existem critérios definidos pelo American College of Rheumatology (1980) (Quadro 7.44).

Quadro 7.44 – Critérios preliminares para a classificação da esclerodermia sistêmica, forma difusa (American College of Rheumatology).

Critério maior
    Esclerodermia proximal – espessamento característico da pele dos dedos e das regiões proximais das articulações metacarpofalângicas e metatarsofalângicas

Critérios menores
    Esclerodactilia – espessamento cutâneo limitado aos dedos
    Lesões cicatriciais em pontas dos dedos ou reabsorção das polpas digitais conseqüentes à isquemia
    Fibrose pulmonar bibasilar – padrão reticular bilateral mais evidente na porção basilar de ambos os pulmões, radiografia de tórax convencional. Doença pulmonar primária deve ser excluída

---

Para o diagnóstico de esclerodermia sistêmica, é necessária a presença do critério maior ou de dois ou mais critérios menores.

A esclerodermia sistêmica divide-se em três subgrupos com características clínicas, laboratoriais e cursos distintos. A forma difusa da esclerodermia sistêmica caracteriza-se pela presença de envolvimento cutâneo proximal ou em tronco, sendo considerada a variante mais grave da doença, com progressão rápida e comprometimento precoce dos órgãos internos.

A forma limitada da esclerodermia sistêmica, antigamente denominada síndrome de CREST, em geral, apresenta um curso mais benigno, com envolvimento da face e da pele de segmentos mais distais, sendo que o envolvimento dos órgãos internos ocorre tardiamente no curso da doença.

As síndromes de superposição são definidas pela presença de manifestações de outras doenças do tecido conectivo, como a dermato/polimiosite, o lúpus eritematoso sistêmico e a artrite reumatóide juvenil. A doença mista do tecido conectivo é uma síndrome de superposição que reúne manifestações da esclerodermia, do lúpus eritematoso sistêmico e da polimiosite, associadas a títulos extremamente elevados de anticorpos anti-RNP.

Quadro clínico

Comprometimento cutâneo – a alteração cutânea mais precoce na esclerodermia sistêmica é o edema dos dedos e do dorso das mãos e dos pés, mais intenso pela manhã. Progressivamente, o edema é substituído por fibrose que invade o tecido subcutâneo, conferindo uma consistência muito dura, limitando o movimento articular. Comprometimento semelhante ocasiona perda da expressão facial (Fig. 7.22).

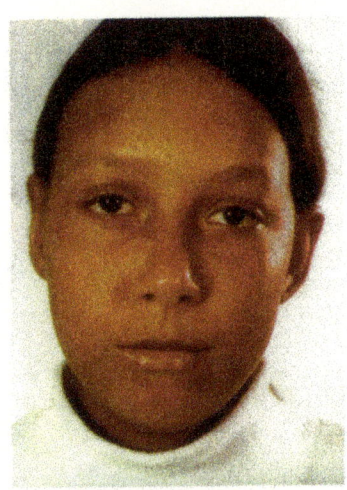

Figura 7.22 – Esclerodermia sistêmica, forma limitada (CREST). Perda da expressão facial e telangiectasias em face.

Alterações da pigmentação, perda de pêlos, diminuição da sudorese acompanham a esclerose cutânea. Úlceras, cicatrizes e reabsorção das polpas digitais são observadas durante a evolução. A pele torna-se bastante fina e muito suscetível a traumatismos e infecções. Ocasionalmente, depósitos de cálcio são observados em dedos, joelhos, cotovelos, podendo limitar ainda mais o movimento articular (Tabela 7.18).

Tabela 7.18 – Manifestações cutâneas da esclerodermia sistêmica.

	Instituto da Criança (n = 6) (%)	Literatura (%)
Espessamento cutâneo	100	90
Esclerodactilia	67	–
Telangiectasia	17	27
Calcificações subcutâneas	33	8
Fenômeno de Raynaud	67	92
Contraturas	67	73
Hipo/hiperpigmentação	33	20

O fenômeno de Raynaud ocorre em cerca de 90% dos casos e pode preceder as demais manifestações da doença por anos. É mais freqüente nos dedos das mãos, mas pode ocorrer nos pés, pavilhão auditivo, nariz, lábios, língua ou em apenas um dedo, e ser uni ou bilateral.

É importante ressaltar que o paciente deve apresentar pelo menos duas das três fases que tornam possível o diagnóstico do fenômeno de Raynaud: a primeira fase é caracterizada por isquemia (vasoconstrição das artérias digitais) que leva à palidez dos dedos (fase branca), na segunda fase, a hipóxia local leva à cianose, e na terceira fase, a vasodilatação provoca o aparecimento de coloração avermelhada. O envolvimento do órgão/sistemas na esclerose sistêmica é apresentado na tabela 7.19.

Tabela 7.19 – Envolvimento de órgãos/sistemas na esclerose sistêmica.

Comprometimento	Instituto da Criança (n = 6) (%)	Literatura (%)
Artralgia/artrite	33	39
Mialgia e fraqueza	50	30
Digestivo	33	50-75
Cardíaco	17	20
Pulmonar	33	10-40
Renal	0	2-10

Comprometimento digestivo – o esôfago é o órgão interno mais freqüentemente acometido na esclerodermia sistêmica, sendo que alterações da motilidade esofágica estão presentes na maioria das crianças. O envolvimento distal do esôfago resulta em pirose, disfagia e regurgitação. O refluxo gastroesofágico pode levar à esofagite e à metaplasia de Barrett.

O comprometimento do trato gastrintestinal inclui telangiectasias de mucosa, diminuição da distância entre os incisivos secundária ao espessamento cutâneo, xerostomia por fibrose das glândulas salivares. A manometria e o mapeamento esofágicos são importantes na determinação da presença e do grau do comprometimento do esôfago.

Redução da motilidade intestinal pela fibrose pode levar à distensão abdominal, má absorção e pseudo-obstrução.

Comprometimento cardiopulmonar – o comprometimento cardíaco manifesta-se por pericardite, miocardite, insuficiência cardíaca, arritmias, hipertensão pulmonar e fibrose miocárdica.

O envolvimento pulmonar é freqüente, e pode preceder as manifestações cutâneas e é a principal causa de mortalidade da doença. A doença pulmonar intersticial é mais comum na forma difusa da esclerodermia sistêmica, enquanto a hipertensão pulmonar é um evento tardio na forma limitada da doença.

As manifestações clínicas do comprometimento pulmonar incluem fadiga, dispnéia de esforço, tosse seca, estertores finos bibasilares à ausculta pulmonar e hiperfonese de segunda bulha à ausculta cardíaca (hipertrofia de ventrículo direito).

A tomografia de cortes finos e o mapeamento com gálio-DTPA podem detectar alterações inflamatórias em fases precoces da doença. As provas de função pulmonar são indicadoras sensíveis da evolução e do prognóstico do envolvimento pulmonar, mostrando padrão restritivo e diminuição da capacidade de difusão do monóxido de carbono.

Comprometimento renal – de modo geral, a doença renal ocorre apenas na forma difusa da esclerodermia sistêmica, em especial durante o primeiro ano de evolução. As manifestações variam de uma proteinúria leve a uma hipertensão maligna de início agudo. A crise renal da esclerodermia com hipertensão maligna pode ser precipitada pela redução do fluxo sangüíneo cortical (hipovolemia, vasoespasmo), com elevação da renina e angiotensina, que atuarão em vasos sangüíneos com o lúmen já reduzido (hiperplasia da camada íntima), exacerbando a isquemia renal, oligúria e insuficiência renal aguda.

Artrites/artralgias e mialgias são freqüentes. As alterações hematológicas traduzem-se pela presença de anemia relacionada à doença crônica e/ou aos comprometimentos renal e gastrintestinal. Fibrose da medula óssea não ocorre.

Comprometimento neurológico (neuropatia sensorial do trigêmeo) raramente pode ser observado. Ressecamento da mucosa oral e ocular (xerostomia e xeroftalmia, respectivamente) podem estar presentes e ser decorrentes da fibrose glandular e não da infiltração linfocitária da glândula, como ocorre na síndrome de Sjögren.

Laboratório

As alterações laboratoriais são pouco específicas, destacando-se a presença de FAN positivo em 90% dos casos. O anticorpo antitopoisomerase (Scl-70) está presente em 30 a 50% dos pacientes com as formas difusas, e o anticorpo anticentrômero é mais freqüente nas formas limitadas da esclerodermia sistêmica, na qual ocorre em cerca de 40% dos casos. Cerca de 30% dos pacientes podem apresentar anticorpo anti-histona.

Exames laboratoriais para caracterizar a presença e a gravidade do comprometimento dos vários orgãos/sistemas devem ser solicitados inicial e evolutivamente.

Tratamento

O tratamento da esclerodermia envolve, como nas demais doenças do tecido conectivo, a participação de equipes multidisciplinares e multiprofissionais. Os principais alvos da terapêutica são o processo inflamatório das fases iniciais, as alterações vasculares e a fibrose.

Na fase inicial ou edematosa da esclerodermia, utiliza-se a corticoterapia, sendo os antiinflamatórios não-hormonais indicados para o envolvimento do aparelho musculoesquelético.

A D-penicilamina, droga capaz de inibir a produção de colágeno, é o principal agente terapêutico para o tratamento da esclerodermia cutânea difusa e/ou grave e do comprometimento dos vários orgãos/sistemas, em especial o pulmonar. Apesar da ausência de estudos controlados, o metotrexato e a ciclosporina vêm-se mostrando opções terapêuticas interessantes para o tratamento das lesões cutâneas em crianças, com melhora da fibrose após períodos de 6 a 12 semanas. A ciclofosfamida tem mostrado bons resultados em casos de *comprometimento* pulmonar grave nos quais a D-penicilamina não se revelou eficaz. Tratamento com agentes biológicos (interferon-γ e α), com fotoquimioterapia e com transplante autólogo de medula óssea tem sido utilizado, com resultados variáveis.

O tratamento do fenômeno de Raynaud, quando presente, é realizado com drogas bloqueadoras dos canais de cálcio, como a amilodipina e a isradipina. Deve-se evitar a nifedipina pela sua ação indesejável no peristaltismo esofágico, já alterado na esclerodermia. A prostaciclina e seus análogos (iloprost) bem como a pentoxifilina são de uso recente, mas com resultados promissores no tratamento do fenômeno de Raynaud.

Na presença de hipertensão pulmonar e/ou de hipertensão sistêmica, têm-se utilizado inibidores da enzima conversora da angiotensina (ECA), como o captopril e o enalapril. No sistema cardiovascular, a terapêutica inclui altas doses de corticosteróides.

Para as alterações do peristaltismo do trato gastrintestinal, as opções terapêuticas são: metoclopramida, cisaprida e omeprazol.

Prognóstico

O curso e o prognóstico da esclerodermia sistêmica estão diretamente relacionados ao subgrupo da doença (as formas limitadas têm melhor prognóstico), ao grau de envolvimento dos órgãos internos (principalmente pulmão, coração e rim) e à presença de determinados anticorpos (anticorpos antitopoisomerase estão associados a pior prognóstico). Em crianças, a sobrevida após 10 anos varia entre 35 e 74%.

ESCLERODERMIA LOCALIZADA

Quadro clínico

Em geral, a esclerodermia localizada é uma alteração restrita à pele e ao tecido subcutâneo. Contudo, as lesões lineares podem atingir os tecidos subjacentes como músculos, periósteo e osso, levando à atrofia e aos distúrbios de crescimento.

Na infância, as formas localizadas da esclerodermia predominam sobre as sistêmicas em proporções de 10:1 e a forma linear é mais freqüente que a morféia localizada ou generalizada (Tabela 7.20).

Tabela 7.20 – Manifestações clínicas da esclerodermia localizada.

	Instituto da Criança (n = 21)	Literatura
Idade	8 meses-16 anos (média = 6 anos)	6-8 anos
Sexo (F:M)	1,5:1	1,5:1
Morféia	33%	13%
Esclerodermia linear	67%	87%
Hipo/hiperpigmentação	73%	comum
Atrofia de membros	20%	20%
Artrite/artralgia	33%	29%

A morféia caracteriza-se por lesões cutâneas ovais ou arredondadas, inicialmente edematosas, com borda inflamatória de cor violácea característica que evoluem para placas endurecidas, esbranquiçadas, fibróticas, com hipo ou hiperpigmentação. Essas lesões podem localizar-se em face, tronco, membros, com tamanhos que variam de 0,5 a 20cm de diâmetro. Podem ser únicas ou em pequeno número (morféia localizada) ou múltiplas e confluentes e ocupar grandes áreas corpóreas (morféia generalizada).

A esclerodermia linear caracteriza-se por áreas lineares de envolvimento cutâneo (Fig. 7.23), com lesões escleroinflamatórias iniciais e, subseqüentemente, escleroatróficas, que podem ocorrer na extremidade ou na face (golpe de sabre). Pode envolver tecidos subjacentes causando alterações estéticas, contraturas articulares, atrofias e distúrbios de crescimento locais em cerca de 20% dos casos. Morféia e esclerodermia linear podem coexistir.

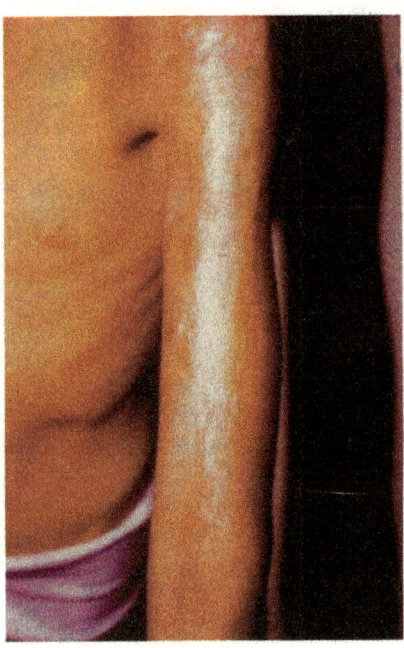

Figura 7.23 – Lesão de esclerodermia linear em fase atrófica.

A síndrome de Parry-Romberg ou atrofia hemifacial progressiva pode ser uma variante da esclerodermia linear e caracteriza-se por displasia do tecido subcutâneo, músculo e, às vezes, do osso.

O acometimento sistêmico não é freqüente, exceto pela presença de artrite/artralgia observada em 30% dos casos. Comprometimento de sistema nervoso central pode ocorrer, traduzido por convulsões e encefalite em pacientes com esclerodermia linear envolvendo a face e o couro cabeludo. Provavelmente, essas alterações são decorrentes do comprometimento fibrótico em áreas cerebrais subjacentes ao comprometimento cutâneo. Uveíte também tem sido descrita em crianças com esclerodermia linear. Comprometimento cardíaco e do trato gastrintestinal raramente têm sido observados. A progressão das formas localizadas para a forma sistêmica é rara (3%).

Laboratório

As alterações laboratoriais não são específicas. O hemograma pode apresentar discreta eosinofilia, correlacionada à atividade da doença. As provas de fase aguda podem estar normais ou discretamente alteradas. Fator reumatóide ocorre em 20 a 40% dos casos. Anticorpos antinucleares têm sido descritos em proporções variáveis de crianças, de 20 a 80%. Anticorpos anticentrômero são infreqüentes (10%) e anticorpos antitopoisomerase (anti-Scl-70) não são descritos.

Tratamento

O tratamento das formas localizadas é bastante variável, não existindo estudos controlados sobre a eficácia de qualquer medicação. Corticóides tópicos são indicados precocemente em casos leves e moderados por tempo limitado. Crianças com lesões lineares sobre articulações que podem causar contraturas ou alterações de crescimento devem ser tratadas com corticoterapia (para lesões muito ativas) e metotrexato na dose de 0,5 a 1mg/kg/semana.

Fototerapia com raios ultravioleta foi utilizada com bons resultados. Estudos não controlados referem utilização de hidantoína, colchicina, asatiacosídeo, vitamina E, retinóides, calcitriol, com resultados variáveis. Para lesões mais graves, refratárias, recomenda-se o tratamento com D-penicilamina e, raramente, plasmaférese.

Apesar das várias opções terapêuticas, não há nenhum estudo medicamentoso randomizado com eficácia comprovada para o tratamento das formas localizadas de esclerodermia na infância e na adolescência.

Prognóstico

Habitualmente, as lesões da esclerodermia localizada são autolimitadas. A fase ativa da doença dura de dois a cinco anos, durante os quais pode haver progressão da lesão inicial. Nas lesões cicatriciais, a pele apresenta-se atrófica, com consistência praticamente normal e alterações freqüentes da pigmentação (hipo ou hiper). Distúrbios de crescimento local ocorrem em 20% dos casos.

FASCIÍTE EOSINOFÍLICA

Doença rara caracterizada por processo inflamatório e esclerose em fáscias profundas, tecido subcutâneo e derme, cujas manifestações clínicas incluem o aparecimento agudo de edema doloroso da pele dos membros superiores e inferiores, que evolui para espessamento e endurecimento, com retração do tecido subcutâneo, conferindo uma aparência de "casca de laranja". As mãos e os pés, em geral, são poupados e pode haver limitação dos movimentos articulares.

Em alguns casos, refere-se associação entre o início da doença e a realização de exercícios físicos extenuantes.

Os exames laboratoriais revelam eosinofilia importante, hipergamaglobulinemia e ausência de anticorpos antinucleares. A biopsia permite o diagnóstico definitivo, mostrando infiltrado inflamatório (eosinófilos e mononucleares) e esclerose da fáscia, tecido subcutâneo e derme. O tratamento é realizado com corticosteróide e costuma apresentar boa evolução, apesar de descrições de associações da fasciíte eosinofílica com anemia aplástica e trombocitopenia.

ESCLEREDEMA DE BUSCHKE

Caracteriza-se pela presença de edema endurecido em face, pescoço e membros superiores com distribuição nitidamente centrípeta. Pode durar meses e estar associado a infecção estreptocócica ou diabetes melito. A consistência endurecida da pele pode causar dúvidas diagnósticas em relação à esclerodermia, mas a localização das lesões e a biopsia cutânea distinguem as duas entidades.

As esclerodermias induzidas por drogas (bleomicina) ou por agentes químicos (cloreto de vinil, síndrome do óleo tóxico) ou associadas a doença enxerto x hospedeiro, que se pode seguir aos transplantes de medula óssea ou, ainda, às formas de pseudoescleroderma que podem acompanhar doenças endócrinas e metabólicas (escleromixedema, fenilcetonúria), são extremamente raras na infância.

BIBLIOGRAFIA

1. BORGES, C.T.L. – Esclerose sistêmica. In Yoshinari, N. Bonfá E.S.D.O. eds. *Reumatologia para o Clínico*. São Paulo, Editora Roca, 2000, p. 49. 2. CASSIDY, J.T. et al. – Scleroderma in children. *Arthritis Rheum*. **20**:(Suppl.)351, 1977. 3. LEHMAN, T.J.A. – Systemic and localized scleroderma in children. *Curr. Opin. Rheumatol*. **8**:576, 1996. 4. MASI, A.T. et al. – Preliminary criteria for the classification of systemic sclerosis (scleroderma). *Arthritis Rheum*. **23**:581, 1980. 5. UZIEL, Y.; MILLER. M.L. & LAXER, R.M. – Scleroderma in children. *Pediatr. Clin. North Am*. **42**:1171, 1995.

10	Vasculites

MARIA HELENA B. KISS

Com algumas exceções, as vasculites na infância são pouco conhecidas e freqüentemente não diagnosticadas. Caracterizam-se pela presença de processo inflamatório que acomete a parede dos vasos sangüíneos ou a região perivascular com prejuízo ao fluxo sangüíneo. As vasculites podem acometer vasos de diversos calibres e localizações, dando origem a uma ampla variedade de entidades clínicas com manifestações freqüentemente superponíveis.

ETIOPATOGENIA

Apesar de habitualmente não se identificar a etiologia, algumas vasculites estão associadas a processos infecciosos, agentes químicos, físicos etc. O mecanismo patogênico mais bem estudado envolve a participação de imunocomplexos que se depositam nas paredes vasculares, desencadeando uma resposta inflamatória que envolve a participação de citocinas, moléculas de adesão, fatores de coagulação e, ainda, alterações nas expressões das respostas humoral e celular. Anticorpos dirigidos contra componentes do endotélio vascular podem participar na gênese ou na manutenção do processo vasculítico.

CLASSIFICAÇÃO

A classificação das vasculites oferece dificuldades pela grande variabilidade dos fatores envolvidos e pelas dúvidas que permanecem em relação aos mecanismos etiopatogênicos. A proposta atual de classificação baseia-se no calibre do vaso acometido (Quadro 7.45).

APRESENTAÇÕES CLÍNICAS

Apesar do polimorfismo clínico das várias síndromes vasculíticas, dois tipos principais de envolvimento podem ser destacados: o cutâneo e o decorrente do envolvimento dos vários órgãos/sistemas.

Envolvimento cutâneo – lesões cutâneas estão presentes na maioria das crianças com vasculite e sua caracterização é importante para a determinação do calibre do vaso envolvido (Quadro 7.46).

Envolvimento sistêmico – o envolvimento dos vários órgãos/sistemas é freqüente nas vasculites e pode simular diversas doenças (Quadro 7.47). Uma vez considerada a hipótese clínica de vasculite, os exames laboratoriais devem ser utilizados para confirmar o diag-

Quadro 7.45 – Classificação das vasculites (Conferência de Consenso de Chapel Hill, 1994).

Vasculites de vasos de pequeno calibre (capilares, vênulas e arteríolas)
  Vasculites de hipersensibilidade/vasculites cutâneas
    leucocitoclásticas
  Púrpura de Henoch-Schönlein
  Crioglobulinemia essencial mista
  Granulomatose de Wegener
  Síndrome de Churg-Strauss
  Poliangiíte microscópica (poliarterite microscópica)
Vasculites de vasos de médio calibre
  Síndrome de Kawasaki
  Poliarterite nodosa sistêmica/poliarterite nodosa cutânea
Vasculites de vasos de grande calibre (aorta e ramos principais)
  Arterite de Takayasu
  Arterite temporal

Quadro 7.46 – Relações prováveis entre o tipo de manifestação cutânea e o calibre do vaso envolvido.

Vênulas pós-capilares – púrpura palpável, urticária crônica, vesículas, exantemas papulares ou maculares inespecíficos
Artérias de pequeno calibre – eritema nodoso
Artérias de médio calibre – nódulos subcutâneos, livedo reticular, úlceras, gangrenas periféricas, equimoses profundas

---

Quadro 7.47 – Tipos de comprometimentos de órgãos/sistemas que sugerem a presença de vasculite.

Comprometimentos simultâneos de múltiplos órgãos/sistemas de etiologia indeterminada
Comprometimento neurológico: cefaléia, convulsões, acidente vascular cerebral, mononeurite múltipla, distúrbios de comportamento
Comprometimento renal: hipertensão, glomerulonefrite com evolução prolongada
Comprometimento gastrintestinal: dor abdominal, sintomas/sinais de abdome agudo
Comprometimento cardiovascular: insuficiência cardíaca, coronariopatia, claudicação, alterações dos pulsos arteriais
Comprometimento das vias respiratórias: epistaxes, infiltrados pulmonares, asma
Comprometimento musculoesquelético e/ou articular: miosites, artralgias, artrites

---

nóstico (quando possível), para determinar o comprometimento dos vários órgãos/sistemas e ainda para a obtenção de parâmetros basais que permitam acompanhar a resposta terapêutica e a evolução.

As vasculites de vasos de pequeno calibre constituem a quase totalidade das vasculites na infância e, habitualmente, traduzem-se por comprometimento cutâneo exclusivo ou acompanhado de sinais/sintomas do envolvimento articular, gastrintestinal e renal.

VASCULITES DE VASOS DE PEQUENO CALIBRE

VASCULITES DE HIPERSENSIBILIDADE

As vasculites de hipersensibilidade são caracterizadas por uma reação de hipersensibilidade a determinados antígenos, em especial alguns medicamentos (dipirona, ampicilina) e/ou infecções, como viroses de vias aéreas superiores, estreptococcias, mononucleose, hepatites B e C etc. (Quadro 7.48).

As alterações cutâneas apresentam distribuição e características bastante variadas, destacando-se as lesões do tipo eritema polimorfo, habitualmente pruriginosas (Fig. 7.24). Outras manifestações clí-

Quadro 7.48 – Principais características das vasculites de hipersensibilidade.

Sinonímia – vasculite leucocitoclástica
Agente desencadeante freqüente – infecções, drogas, proteínas heterólogas, antígenos autólogos
Patogênese – depósito de imunocomplexos em pele, rins, articulações, trato gastrintestinal, sistema nervoso. Quadro clínico aparece 1 a 10 dias após exposição ao antígeno
Quadro clínico – lesões cutâneas do tipo macular, papular, purpúrico ou urticariforme (lesões mantidas por 24 horas ou mais), eritema polimorfo. Pode envolver outros órgãos, em especial trato gastrintestinal e articulações
Laboratório – leucocitose discreta e elevação das provas de fase aguda. Sorologias específicas sugestivas de infecção recente
Histologia – vasculite leucocitoclástica em vênulas pós-capilares. Predomínio de neutrófilos com leucocitoclase (degeneração neutrofílica com liberação dos núcleos). Imunofluorescência – positividade para IgM e C3 e menos freqüente para IgA e fibrogênio
Curso – autolimitado (2 a 4 semanas). Pode recorrer e, raramente, cronificar
Tratamento – sintomático

---

nicas incluem febre, artralgia ou artrite de grandes articulações, dor abdominal, edemas localizados (região palpebral ou outras localizações) e adenomegalia. Em algumas crianças, podem ocorrer glomerulonefrite e neuropatia periférica.

O diagnóstico é feito pela presença de dados clínicos e laboratoriais compatíveis e pela exclusão de outras doenças. O diagnóstico etiológico freqüentemente não é possível, pois, além das dificuldades de estabelecer correlação direta entre causa e efeito, em geral, coexistem a história de processo inflamatório/infeccioso e o uso de drogas (em especial infecção de vias aéreas superiores e utilização de ampicilina e/ou dipirona).

O tratamento inclui a identificação e a remoção das substâncias antigênicas possivelmente envolvidas. Lesões cutâneas leves não necessitam de tratamento específico. Em casos de lesões cutâneas persistentes ou recorrentes, pode-se introduzir dapsona na dose de 50 a 100mg/dia e, nos casos de maior gravidade, prednisona na dose de 1 a 2mg/kg/dia, até a melhora clínica, com retirada a seguir.

Analgésicos, antiinflamatórios ou anti-histamínicos estão indicados na presença de sintomatologia dolorosa, comprometimento articular ou prurido, respectivamente.

O prognóstico é bom, a recuperação inicia-se em dois a quatro dias, com resolução completa em uma a três semanas na maioria dos casos. A recorrência é rara.

PÚRPURA DE HENOCH-SCHÖNLEIN

A púrpura de Henoch-Schönlein (PHS) é a síndrome vasculítica mais comum da infância, acometendo, com maior freqüência, crianças na faixa etária escolar. Apresenta grandes semelhanças com as vasculites de hipersensibilidade, das quais se distingue, principalmente, pela distribuição gravitacional das lesões cutâneas.

Caracteriza-se pelo depósito de imunocomplexos, principalmente IgA e C3, em vários órgãos/sistemas. O diagnóstico é baseado na presença de púrpura não-trombocitopênica (100%), artrite ou artralgia (70 a 95%), dor abdominal (60 a 70%) e alterações renais (35 a 50%).

O início da PHS é habitualmente agudo, sendo precedido por quadro de infecção de vias aéreas superiores em elevada porcentagem de crianças. O encontro de títulos elevados de ASLO em cerca de 30% das crianças sugere a participação do estreptococo beta-hemolítico do grupo A como um dos agentes causais da PHS. Drogas, alimentos, picadas de insetos, vacinações também estão implicados na etiologia da PHS.

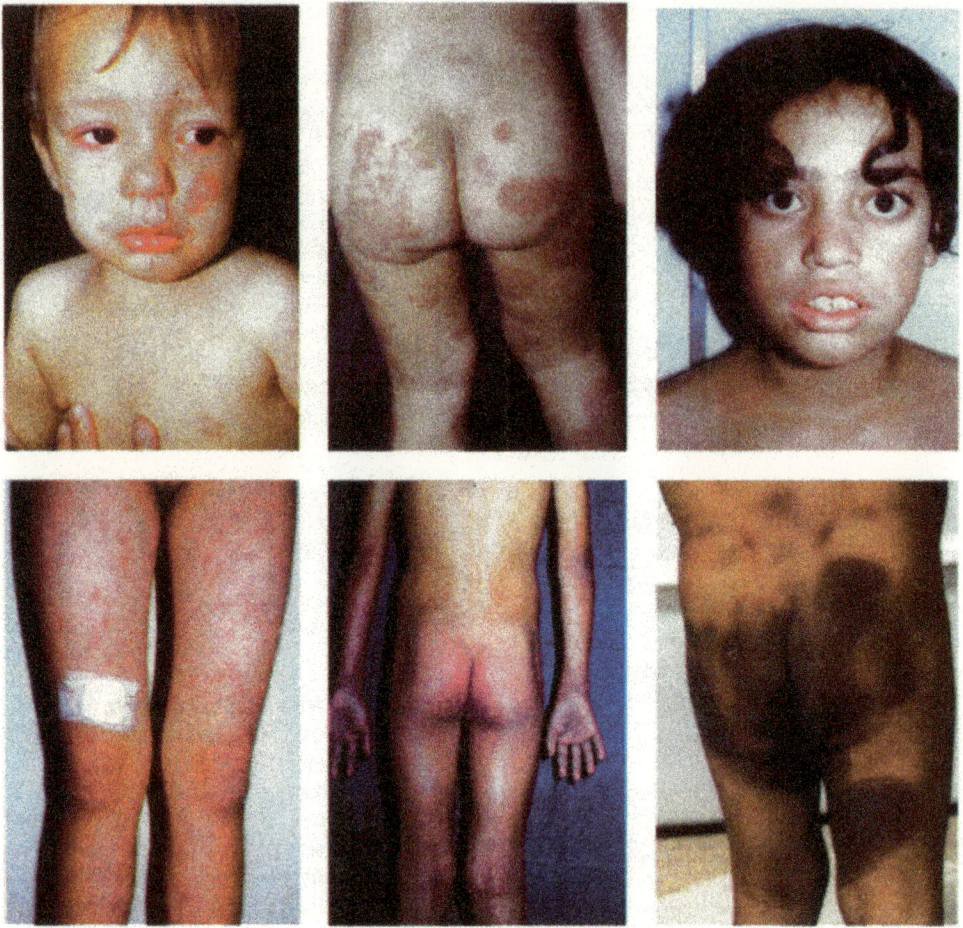

Figura 7.24 – Vasculite de hipersensibilidade.

O comprometimento cutâneo é indispensável para o diagnóstico. A lesão de pele é inicialmente macular ou urticariforme, às vezes pruriginosa, evoluindo rapidamente para máculas, pápulas e púrpuras palpáveis isoladas ou confluentes. Acomete preferentemente os membros inferiores e a região glútea e, ocasionalmente, mãos, antebraços e face. Envolvimento do tronco e mucosas é bastante raro. Evolui para a cura em 10 a 20 dias. Cerca de 20% das crianças apresentam uma ou mais recorrências das lesões cutâneas (Fig. 7.25).

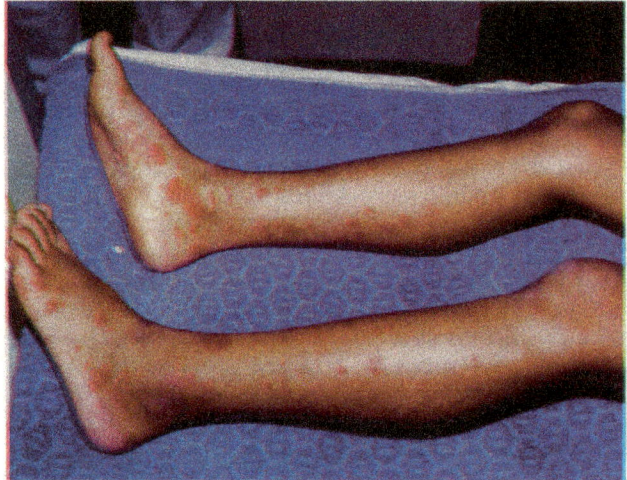

Figura 7.25 – Lesões púrpuricas em membros inferiores (distribuição gravitacional) em criança com púrpura de Henoch-Schönlein.

O comprometimento articular é, em geral, assimétrico, de grandes articulações, especialmente joelhos, tornozelos, podendo ter características migratórias. Pré-escolares tendem a apresentar a síndrome de mãos e pés (edema localizado em mãos e pés), além de edemas em região frontal e/ou periorbitária.

Sintomas gastrintestinais, principalmente dor abdominal, são freqüentes. Hemorragias intestinais, perfuração ou intussuscepção são raras, sendo mais comum em crianças com idade superior a 4 anos.

Hipertensão (5 a 10%), hematúria e/ou leucocitúria (30 a 50%), proteinúria (25 a 35%) leves e transitórias podem ocorrer na fase aguda da doença. Raramente (1 a 3%) a lesão renal pode evoluir para cronicidade, constituindo-se na causa mais importante de morbidade e mortalidade da doença. Edema escrotal, envolvimento de sistema nervoso central e hemorragia pulmonar são raramente vistos.

O diagnóstico de púrpura de Henoch-Schönlein é basicamente clínico, sendo os exames laboratoriais importantes para a determinação do envolvimento de outros órgãos/sistemas, especialmente o renal e, quando necessário, para afastar outras hipóteses diagnósticas. A biopsia de pele estabelece a presença de vasculite leucocitoclástica e a imunofluorescência revela depósitos de IgA nas paredes vasculares.

O tratamento da PHS deve ser dirigido para a identificação e remoção dos possíveis agentes etiológicos envolvidos: infecções, antígenos alimentares, drogas etc.

O tratamento das lesões cutâneas é semelhante ao proposto para as vasculites de hipersensibilidade. O quadro articular (artralgia ou artrite) responde adequadamente ao uso de antiinflamatórios não-hormonais, como o naproxeno (10-15mg/kg/dia) ou o ibuprofeno (40-60mg/kg/dia), utilizados enquanto os sinais e sintomas persistirem.

Por promover disfunção plaquetária, o uso dos salicilatos deve ser evitado pela possibilidade de agravar ou desencadear alterações gástricas.

O uso de corticosteróides tem sido recomendado para os casos graves, especialmente quando existe comprometimento gastrintestinal. A administração de ranitidina parece diminuir a duração e a gravidade da dor abdominal e do sangramento gastrintestinal.

Corticosteróides (prednisona ou pulsoterapia com metilprednisolona), imunossupressores, plasmaférese e gamaglobulina por via venosa podem ser utilizados para o tratamento das lesões renais rapidamente progressivas associadas a PHS.

O prognóstico da PHS é bom e, apesar das lesões cutâneas poderem recorrer, as alterações articulares e gastrintestinais costumam resolver-se em seis a oito semanas. A mortalidade na fase aguda da doença está relacionada a complicações gastrintestinais e insuficiência renal aguda. A longo prazo, a morbidade e a mortalidade estão relacionadas basicamente à insuficiência renal crônica.

O seguimento, para crianças que não apresentaram alterações renais ou as tiveram de forma leve e transitória inicialmente, deve ser realizado por pelo menos dois anos, com avaliações periódicas da função renal.

Crianças com graus mais importantes de envolvimento renal deverão ter seguimentos especializados por toda a vida, pela possibilidade de complicações tardias, desencadeadas por fatores como a gravidez, mesmo na ausência de doença renal ativa.

CRIOGLOBULINEMIA ESSENCIAL MISTA

A vasculite da crioglobulinemia essencial mista é bastante rara em crianças e pode estar associada a infecções (hepatites B e C) ou a outras doenças reumáticas. Clinicamente, apresenta-se com episódios recorrentes de lesões cutâneas (púrpuras ou petéquias) em membros inferiores, em geral pruriginosas, induzidas pelo frio e precipitadas por permanências prolongadas em posição ortostática. Artralgias, hepatoesplenomegalia, adenomegalias e, ocasionalmente, glomerulonefrite podem ser observadas.

O comprometimento cutâneo do ponto de vista clínico e histológico é indistinguível do observado na púrpura de Henoch-Schönlein, porém a presença do fator reumatóide positivo, de crioglobulinas e de níveis baixos de complemento que caracterizam a crioglobulinemia distingue as duas condições.

Os corticosteróides constituem a base da terapêutica medicamentosa. Imunossupressores poderão ser associados, dependendo do tipo e da gravidade dos órgãos/sistemas envolvidos.

VASCULITE URTICARIFORME HIPOCOMPLEMENTÊMICA

A vasculite urticariforme hipocomplementêmica é rara, faz parte do grupo das vasculites dos vasos de pequeno calibre e caracteriza-se por episódios recorrentes de lesões cutâneas (vasculite leucocitoclástica) associados à hipocomplementemia. As lesões são urticariformes e comprometem a face, o tronco e os membros superiores, com evolução para a cura em um a dois dias. Febre, artralgia e dor abdominal podem acompanhar o quadro cutâneo, sendo raro o envolvimento renal.

Níveis reduzidos do complemento total e de seus componentes acompanham os períodos de atividade da doença. Corticosteróides constituem-se na medicação de escolha para o tratamento.

GRANULOMATOSE DE WEGENER

Síndrome vasculítica bastante rara na infância, caracteriza-se pela presença de vasculite granulomatosa em trato respiratório alto e baixo e glomerulonefrites, em geral, focal e segmentar. Febre, epistaxe, rinorréia, tosse, sinusite, otite média, artralgia/artrite, alterações oculares (exoftalmo, distúrbios visuais) são freqüentes na apresentação clínica inicial.

Os exames laboratoriais revelam leucocitoses discretas ao hemograma, alterações das provas de fase aguda e presença do ANCA-c (anticorpo anticitoplasma de neutrófilos com padrão citoplasmático), considerado marcador específico da doença e presente em cerca de 90% dos pacientes adultos, mas aparentemente pouco encontrado em crianças. Hematúria e proteinúria ocorrem em cerca de 20% dos casos e insuficiência renal pode desenvolver-se rapidamente. A radiografia de tórax costuma fornecer informações importantes, como a presença de infiltrados nodulares, às vezes com cavitações. Radiografias de seios paranasais evidenciam opacificação ou obliteração dos seios.

O diagnóstico suspeitado em bases clínicas é estabelecido pela presença da vasculite necrosante granulomatosa em material de biopsia pulmonar, de nasofaringe ou renal.

O tratamento é feito com corticosteróides associados à ciclofosfamida.

VASCULITE DE CHURG-STRAUSS

Extremamente rara em crianças, caracteriza-se pela presença de asma, febre e eosinofilia acentuada. Lesão pulmonar ocorre em praticamente todos os casos, freqüentemente com história de asma crônica e infiltrados pulmonares (habitualmente basilares) à radiografia de tórax. Lesões cutâneas são comuns, podendo ocorrer alterações neurológicas, comprometimento cardíaco e envolvimento renal. O diagnóstico é feito pelos achados anatomopatológicos característicos de vasculite necrosante com infiltrado eosinofílico e granuloma extravascular eosinofílico. O tratamento é feito com corticosteróides.

POLIANGEÍTE MICROSCÓPICA (POLIARTERITE MICROSCÓPICA)

É uma vasculite necrosante que afeta vasos de pequeno calibre (capilares, vênulas, arteríolas), podendo, eventualmente, comprometer artérias de médio calibre. Glomerulonefrite rapidamente progressiva é comum e comprometimento pulmonar pode ser observado. Neuropatia periférica ocorre em 10 a 30% dos casos.

O anticorpo anticitoplasma de neutrófilos com padrão perinuclear (ANCA-p) está presente em 50% dos casos, e a imunofluorescência demonstra uma vasculite pauciimune, caracterizada pela ausência ou presença muito discreta de complexos imunes nos órgãos acometidos. Apesar de algumas semelhanças, distingue-se da poliarterite nodosa (PAN) sistêmica pelo comprometimento de vasos de pequeno calibre, pelo tipo de envolvimento renal e pela ausência das alterações arteriográficas (estenoses e dilatações vasculares) sugestivas da PAN sistêmica.

VASCULITE DE VASOS DE MÉDIO CALIBRE

DOENÇA DE KAWASAKI

A doença de Kawasaki ocupa um lugar único no grupo das vasculites necrosantes, pois sua apresentação inicial sugere uma doença infecto-contagiosa, cujo diagnóstico correto assume grande importância devido ao possível comprometimento das artérias coronarianas, principal causa de morbidade e mortalidade da doença.

Acomete preferencialmente crianças com idade inferior a 5 anos (80 a 85%) e do sexo masculino (relação M/F: 1,3 a 1,5/1).

Apesar das várias tentativas de associação, a etiologia da doença de Kawasaki permanece desconhecida e seu diagnóstico implica o reconhecimento de seis sintomas/sinais principais (Quadro 7.49), que devem ser criteriosamente analisados, pois todos podem fazer parte do quadro clínico de grande número de doenças infecto-contagiosas freqüentes na faixa etária pediátrica, o que torna de grande importância a valorização correta de cada critério para evitar o possível excesso de diagnóstico da doença de Kawasaki.

Febre com duração mínima de cinco dias
Alterações das extremidades (Fig. 7.26)
Fase inicial: eritema palmoplantar, edema endurado de mãos e pés
Convalescença: descamação lamelar das pontas dos dedos
Exantema polimorfo
Congestão bilateral de conjuntivas oculares
Alterações de lábios e cavidade oral: eritema e fissuras labiais, língua em framboesa, enantema difuso da mucosa oral e faríngea
Adenomegalia cervical (1,5cm de diâmetro) aguda não-purulenta

Pelo menos cinco itens deverão ser preenchidos para o diagnóstico. Entretanto, pacientes com quatro itens poderão ser diagnosticados quando o aneurisma coronariano for reconhecido pelo ecocardiograma bidimensional ou estudo angiográfico.

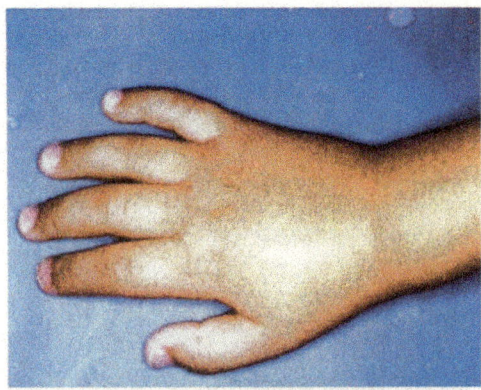
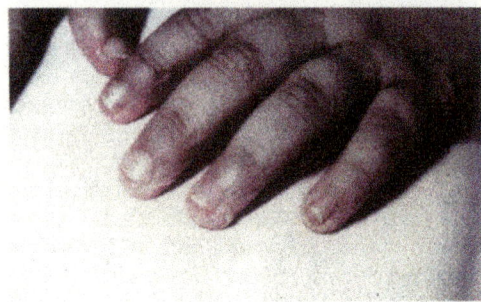

Figura 7.26 – Doença de Kawasaki.

Na fase aguda, outros sintomas e sinais incluem:

• Sopros cardíacos, pericardite, miocardite.
• Alterações gastrintestinais: dor abdominal, vômitos, diarréia.
• Artrite/artralgia.
• Meningite asséptica.
• Uretrite.
• Uveíte.
• Icterícia leve.
• Conjuntivite e fissuras labiais.

Constituem-se alterações laboratoriais sugestivas da doença de Kawasaki:

• Leucocitose com desvio à esquerda.
• Elevação da velocidade de hemossedimentação e da proteína C reativa.
• Plaquetose.
• Culturas de orofaringe e hemoculturas negativas.
• Antiestreptolisina O negativa.
• Pleocitose no liquor.
• Elevações discretas das transaminases.

Cerca de 20 a 40% dos pacientes com doença de Kawasaki não tratados desenvolvem aneurismas coronarianos, detectáveis ao ecocardiograma, tanto na fase aguda quanto na convalescença. A maioria desses aneurismas regride durante o primeiro e segundo anos após a doença aguda. Contudo, um número importante de pacientes, especialmente aqueles portadores de aneurismas gigantes (dilatações coronarianas com diâmetros superiores a 8mm), persiste com anormalidades, que costumam ser causas importantes de morbimortalidade futura.

O uso de gamaglobulina por via intravenosa administrada precocemente no curso da doença (primeiros 12 dias) diminui a freqüência de aneurismas coronarianos para cerca de 4% e acelera a melhora clínica, recomendando-se uma dose de 2g/kg (dose única), em infusão lenta durante 6 a 8 horas. O ácido acetilsalicílico (AAS) é recomendado inicialmente em doses de 80 a 100mg/kg/dia, fracionadas e que deverão ser reduzidas para doses de 2 a 5mg/kg/dia, quando houver normalização da curva térmica (em média 10 a 14 dias). Alguns autores indicam o uso de dipiridamol, 5 a 10mg/kg/dia, em pacientes com aneurismas coronarianos. O uso de corticóide, até recentemente contra-indicado, tem sido associado a bons resultados sob a forma de pulsoterapia intravenosa (metilprednisolona) para os casos que não responderam à gamaglobulina por via intravenosa ou que apresentaram recrudescência da doença após terapêutica adequada.

POLIARTERITE NODOSA (PAN)

Basicamente, duas formas de apresentação clínica da PAN podem ser reconhecidas, a PAN sistêmica, com envolvimento de múltiplos órgãos/sistemas, e a PAN cutânea, mais freqüente na infância, com acometimento predominantemente cutâneo.

Poliarterite nodosa forma sistêmica

A PAN é caracterizada pela presença de vasculite necrosante de distribuição segmentar, acometendo preferencialmente as bifurcações e as ramificações vasculares, em especial das artérias renais e viscerais.

Alguns agentes etiológicos têm sido implicados na etiologia da PAN sistêmica, destacando-se o vírus da hepatite B.

Apesar de pouco específicas, algumas manifestações clínicas estão presentes em grande parte das crianças com PAN: febre (95%), hipertensão (80%), dor abdominal (65%), artrite (63%), mialgia (50%), alterações cutâneas, como exantema, petéquia, edemas localizados (30 a 60%), convulsões ou outras alterações neurológicas (50%), alterações cardíacas (40%).

Algumas vezes, a apresentação clínica inicial sugere processo infeccioso pela presença de febre e manifestações sistêmicas. O comprometimento renal é muito freqüente e pode variar desde o achado clínico isolado de hipertensão até sinais de insuficiência renal aguda. A mononeurite múltipla, considerada um sinal característico de envolvimento neurológico da PAN no adulto, é rara em crianças, traduzindo-se freqüentemente por parestesias noturnas.

Os exames laboratoriais não são específicos. O hemograma pode revelar anemia normocrômica normocítica, leucocitose com neutrofilia e eosinofilia. As provas de fase aguda encontram-se alteradas. Hipergamaglobulina e complemento estão normais. Anticorpos antinucleares, anticorpos anticitoplasma de neutrófilos com padrão perinuclear (ANCA-p), fator reumatóide e imunocomplexos podem ser detectados, habitualmente em títulos baixos.

O diagnóstico é feito pela biopsia dos órgãos acometidos (pele, músculos, nervos, rins) e pela arteriografia mostrando aneurismas múltiplos nas bifurcações ou estenoses e tortuosidades arteriais.

Para o tratamento, utilizam-se os corticosteróides associados ou não a imunossupressores dependendo do tipo de órgão/sistema acometido e da gravidade do seu envolvimento. Gamaglobulina por via intravenosa e plasmaférese poderão ser indicadas em situações mais agudas e/ou mais graves.

Poliarterite nodosa forma cutânea

A forma cutânea da PAN vem despertando grande interesse em crianças por sua associação causal muito estreita com o estreptococo beta-hemolítico do grupo A. O espectro clínico do comprometimento cutâneo é bastante variado e inclui casos leves, desde lesões cutâneas discretas até formas graves com úlceras extensas e áreas de necrose.

A presença de nódulos subcutâneos dolorosos que acompanham o trajeto vascular é freqüente (60 a 70%) e o livedo reticular ocorre em cerca de 45% dos casos. Úlceras e gangrenas ocorrem em proporções variáveis (7 a 50%) e podem ocasionar perda dos segmentos distais das mãos e pés (Fig. 7.27).

O comprometimento sistêmico costuma ser leve e traduzido pela presença de febre (80 a 90%) e artrite/artralgia de grandes articulações (70 a 90%).

Os exames laboratoriais apresentam alterações pouco específicas, como anemia hipocrômica microcítica, plaquetose, elevação das provas de fase aguda, em especial velocidade de hemossedimentação. Alterações cardíacas leves detectadas ao ecocardiograma podem ser evidenciadas em cerca de 30% dos casos e a elevação da ASLO ocorre em até 70% das crianças com PAN cutânea.

Para o tratamento da forma cutânea da PAN, utiliza-se a prednisona. Crianças com respostas pobres à corticoterapia podem beneficiar-se da introdução de imunossupressores ou da gamaglobulina por via intravenosa. A utilização da câmara hiperbárica pode ser uma alternativa interessante para as lesões cutâneas graves. Cerca de 50% das crianças com PAN cutânea apresentam recorrências da doença, principalmente nos primeiros dois a três anos de evolução.

Quando o episódio inicial estiver relacionado à infecção causada pelo estreptococo beta-hemolítico do grupo A, provavelmente as recorrências também estarão. Nessa situação, está indicado o uso de penicilina benzatina em caráter profilático, a cada três semanas, para prevenir as recorrências, à semelhança do que é feito no tratamento profilático da febre reumática.

VASCULITES DE VASOS DE GRANDE CALIBRE

ARTERITE DE TAKAYASU

A arterite de Takayasu é uma arterite inflamatória crônica obstrutiva que acomete a aorta, seus ramos e as artérias pulmonares, resultando em dilatações aneurismáticas, estreitamentos, irregularidades e oclusões dos vasos afetados. A localização do comprometimento arterial pode limitar-se ao arco aórtico e seus ramos ou à aorta torácica descendente e abdominal ou, ainda, a aorta pode estar comprometida nos vários segmentos, inclusive com o envolvimento da artéria pulmonar.

A relação da arterite de Takayasu com tuberculose é bastante importante, citando-se a positividade do teste de Mantoux em 100% das crianças (50% com BCG prévio) e a presença de tuberculose ativa em 50%.

Do ponto de vista clínico, 50% das crianças apresentam um estágio inicial caracterizado por manifestações sistêmicas inespecíficas que incluem febre, anorexia, cefaléia, artralgias/artrites, mialgias, dor torácica e abdominal, entre outras. Esses sinais e sintomas raramente ultrapassam três a quatro semanas, podem recorrer após semanas ou anos e, excepcionalmente, durar anos.

Após intervalos de tempo variáveis, tem início o estágio crônico, cuja forma de apresentação depende da localização e da extensão das lesões vasculares: hipertensão, pulsos arteriais ausentes ou diminuídos, claudicação, sopros arteriais, dispnéia, insuficiência cardíaca, distúrbios visuais, desmaios, acidentes vasculares.

Alterações laboratoriais são pouco específicas, destacando-se o aumento da velocidade de hemossedimentação. Os métodos de imagem, como a ultra-sonografia, a tomografia computadorizada, a ressonância magnética e, em especial, a ângio-ressonância, são considerados sensíveis para a detecção das lesões vasculares; contudo, o estudo angiográfico permanece essencial para a confirmação diagnóstica.

O tratamento clínico é baseado no uso de corticosteróides e, eventualmente, de imunossupressores e ainda no controle da hipertensão. O tratamento cirúrgico é efetivo em casos selecionados, sendo indicado quando a doença estiver fora de atividade.

ERITEMA NODOSO

O eritema nodoso é uma vasculite que compromete os vasos do tecido adiposo. Pode apresentar-se isoladamente ou associado a doenças sistêmicas, caracterizando-se pela presença de nódulos

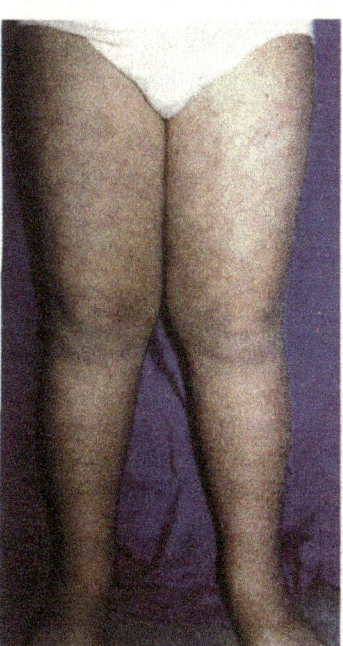
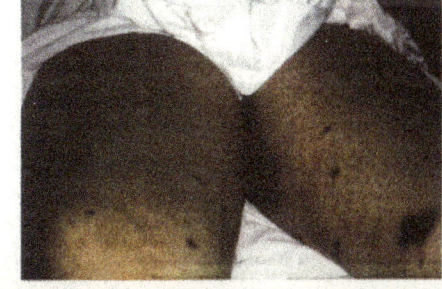
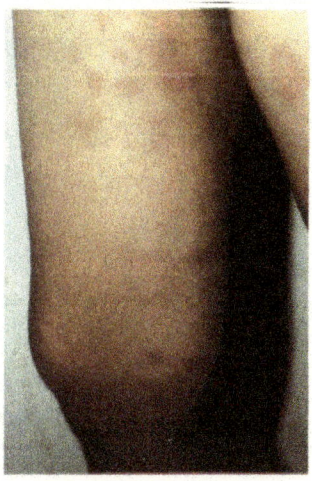
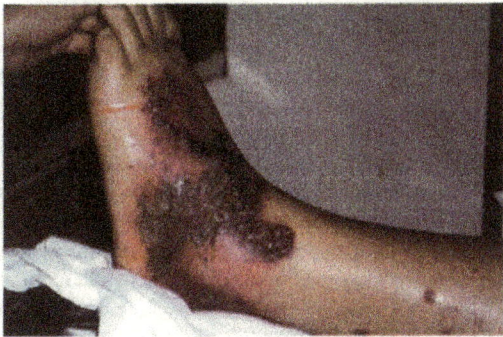

Figura 7.27 – Poliartrite nodosa.

dolorosos, eritematosos em região tibial anterior e, menos freqüentemente, em coxas e braços. O diâmetro máximo das lesões (0,5 a 5cm) é atingido rapidamente, em alguns dias tornam-se equimóticas e regridem totalmente em três a quatro semanas. Algumas vezes, podem *persistir* por meses e recorrer em cerca de 10% dos casos.

O diagnóstico é clínico e a biopsia revela paniculite septal com processo inflamatório restrito aos vasos septais dos lóbulos gordurosos do tecido subcutâneo. O comprometimento vascular preferencial é venoso. Toda criança com esse diagnóstico deve ser avaliada para uma possível doença associada, especialmente tuberculose e estreptococcia. Hipóteses menos freqüentes incluem sarcoidose, lepra, histoplasmose, retocolite ulcerativa, drogas (sulfonamidas, anticoncepcionais), porém em cerca de metade dos casos não é possível a identificação de nenhuma. Alterações das provas de fase aguda, leucocitose e hipergamaglobulinemia refletem apenas a natureza inflamatória do processo.

O tratamento do eritema nodoso, se necessário, poderá ser feito com antiinflamatórios não-hormonais. O corticóide, apesar de eficaz, raramente é necessário, devendo ser usado com cautela, especialmente se houver doença associada.

DOENÇA DE BEHÇET

Doença crônica, extremamente rara na infância. Apresenta curso recorrente, caracterizado pela presença de aftas orais, úlceras genitais e uveíte que, com freqüência, causa amaurose. Outras alterações incluem lesões cutâneas, artrite, meningite, flebites, aneurismas arteriais, úlceras do trato gastrintestinal.

O diagnóstico é baseado nos achados clínicos e o exame histológico revela a presença de lesões vasculíticas do tipo leucocitoclásticas e ainda tromboangeítes e mesmo pan-arterites semelhantes às observadas na poliarterite nodosa.

Outras vasculites extremamente raras na infância incluem a síndrome de Cogan, caracterizada por ceratite aguda intersticial e disfunção vestibuloauditiva. Em 10% dos casos, está associada com comprometimento arterial semelhante ao observado na arterite de Takayasu. O diagnóstico é clínico.

O eritema elevado diuturno é uma vasculite leucocitoclástica caracterizada por placas, pápulas e nódulos de coloração vermelho-amarelada, persistentes, localizados em extremidades (articulações) e nádegas. As lesões cutâneas evoluem com cicatriz.

BIBLIOGRAFIA

1. AI SHEYYAB, M. el al. – Henoch-Schönlein purpura: clinical experience and contemplations on a streptococcal association. *J. Trop. Pediatr.* **42**:200, 1996. 2. ATHREYA, B.H. – Vasculitis in children. *Pediatr. Clin. North. Am.* **42**:1239, 1995. 3. CASSIDY, J.T. – Systemic vasculitis. In Cassidy, J.T., ed. *Textbook of Pediatric Rheumatology.* New York, Chichester, John Wiley & Sons, 1995, 365. 4. DILLON, M.J. & ANSELL, B.M. – Vasculitis in children and adolescents. *Rheum. Dis. Clin. North. Am.* **21**:1115, 1995. 5. FAN, P.T. et al. – A clinical approach to systemic vasculitis. *Semin. Arthritis Rheum.* **8**:248, 1980. 6. FAUCI, A.S. et al. – Cyclophosphamide therapy of severe systemic necrotizing vasculitis. *N. Engl. J. Med.* **301**:235, 1979. 7. FINK, C.W. – The role of Streptococcus in post-streptococcal reactive arthritis and childhood polyarteritis nodosa. *J. Rheumatol.* **18** (Suppl 29):14, 1979. 8. GOLDSTEIN, A.R. et al. – Long term follow-up of childhood Henoch-Schönlein nephritis. *Lancet.* **339**:280, 1992. 9. HICKS, R.V. & MELISH, M. – Kawasaki syndrome. *Pediatr. Clin. North Am.* **33**:1151, 1986. 10. KISS, M.H.B. et al. – Aspectos clínicos, laboratoriais e terapêuticos de 46 crianças com púrpura de Henoch-Schönlein. *J. Pediatr.* **70**:234, 1994. 11. KUMAR, L. et al. – Benign cutaneous polyarteritis nodosa in children below 10 years of age – a clinical experience. *Ann. Rheum. Dis.* **54**:134, 1995. 12. NARIN, N. et al. – Ranitidine administration in Henoch-Schönlein vasculitis. *Acta Pediatr. Jpn.* **37**:37, 1995. 13. NEWBURGER, J.W.; TAKAHASHI, M. & BEISER, A.S. – A single intravenous infusion of gammaglobulin as compared with four infusions in the treatment of acute Kawasaki syndrome. *N. Engl. J. Med.* **324**:1633, 1991. 14. PANTELL, R.H. & GOODMAN, B.W. – Takayasu's arteritis: the relationship with tuberculosis. *Pediatrics.* **67**:84, 1981. 15. ROSTOKER, G. et al. – High doses immunoglobulin therapy for severe IgA nephropathy and Henoch-Schönlein purpura. *Ann. Intern. Med.* **120**:476, 1994. 16. ROTTERN, M. et al. – Wegener granulomatosis in children and adolescents: clinical presentation and outcome. *J. Pediatr.* **122**:26, 1993. 17. SHETH, A.P.; OLSON, J.C. & ESTERLY, N.B. – Cutaneous polyarteritis nodosa of childhood. *J. Am. Acad. Dermatol.* **31**:561, 1994. 18. WRIGHT, D.A. et al. – Treatment of immune globulin-resistant Kawasaki disease with pulsed doses of corticosteroids. *J. Pediatr.* **128**:146, 1996.

11	Osteoporose

MARIA HELENA B. KISS

A osteoporose é uma síndrome caracterizada por perda da massa óssea, com deterioração da microarquitetura do tecido ósseo e conseqüente aumento da fragilidade e do risco de fratura. Na osteopenia, ocorre diminuição da massa óssea, sem alteração da microarquitetura.

Em crianças, a osteoporose é rara, porém seu estudo vem ganhando espaço crescente na literatura pediátrica, na medida em que é identificada como componente importante da morbidade associada à grande parte das doenças crônicas da infância e ao uso prolongado de alguns medicamentos, sobretudo os corticosteróides (Quadro 7.50). Além disso, torna-se evidente na atualidade que a prevenção dos danos causados pela osteoporose senil começa na infância.

Na casuística do Instituto da Criança, a freqüência de osteoporose em crianças com artrite reumatóide juvenil de início sistêmico e lúpus eritematoso sistêmico, submetidas a corticoterapia prolongada, é de 90% e 75%, respectivamente.

Nas doenças crônicas, a patogênese da osteoporose é multifatorial, com participação de vários fatores, com maior ou menor relevância, dependendo da patologia:

• mediadores inflamatórios, em especial as interleucinas, que têm papel importante na formação e, especialmente, na reabsorção óssea (interleucina-1, interleucina-6, fator de necrose tumoral).
• Prejuízo da absorção intestinal do cálcio.
• Hipercalciúria e hiperfosfatúria por distúrbios na reabsorção tubular renal.
• Hiperparatireoidismo secundário.
• Diminuição da atividade física (imobilização).
• Medicamentos, em especial os corticosteróides, que atuam em praticamente todas as fases do metabolismo de cálcio, promovendo hipocalcemia, hipercalciúria, hiperparatireoidismo secundário, favorecendo, dessa forma, a reabsorção óssea em detrimento da formação óssea.

Quadro 7.50 - Classificação da osteoporose na infância.

Primária
    Osteogênese imperfeita
    Osteólise
    Osteoporose juvenil idiopática
    Doença de Paget juvenil
Secundária
    Doenças crônicas
        Do tecido conectivo: artrite reumatóide juvenil, lúpus eritematoso sistêmico
        Do sistema endócrino: hipogonadismo, diabetes melito, hipertireoidismo, deficiência de hormônio de crescimento etc.
        Do sistema respiratório: fibrose cística, asma, pneumopatias crônicas etc.
        Do sistema hematológico: leucemias, linfomas etc.
        Do sistema digestivo: doenças inflamatórias intestinais, hepatopatias etc.
        Metabólicas: síndrome de Marfan, síndrome de Ehlers-Danlos, fibrose cística etc.
        Genéticas: síndrome de Down, síndrome de Turner etc.
    Imobilização
    Desnutrição: má nutrição protéica
    Drogas: corticosteróides, anticonvulsivantes, heparina, metotrexato

FORMAÇÃO DA MASSA ÓSSEA

O pico da massa óssea de um indivíduo ocorre ao redor da segunda década de vida, com dois períodos de grandes incrementos: nos dois primeiros anos de vida e durante a adolescência (períodos de grandes crescimentos em altura). A formação da massa óssea está sujeita a influência de múltiplos fatores, com atuação em toda a infância e adolescência.

Fatores genéticos – são preditores do pico de massa óssea. Existe uma relação entre a massa óssea dos pais e a de seus filhos, com risco de baixa massa óssea em crianças cujos pais apresentam tal alteração. Em relação à raça, foram observadas diferenças na densidade óssea de coluna lombar entre meninas brancas e negras a partir da puberdade. As meninas negras apresentam densidade óssea de coluna lombar maior que as brancas, sendo que a densidade óssea final de indivíduos negros adultos é de 10 a 20% maior que a de brancos adultos.

Sexo – é um fator importante para a determinação da massa óssea. Homens adultos têm massa óssea cerca de 10 a 15% maior que as *mulheres adultas*, provavelmente devido à maior massa muscular. Essa diferença se torna evidente a partir da puberdade.

Idade – a idade e a maturidade sexual também são importantes para a determinação da massa óssea. Na infância, observa-se um pico no ganho de massa óssea nos dois primeiros anos de vida devido ao crescimento rápido. Posteriormente, esse ganho se faz de forma linear, vindo a aumentar novamente, de forma exponencial, na puberdade. A adolescência é um período crucial para o desenvolvimento da massa óssea. Nessa fase, o aumento da densidade óssea faz-se principalmente na coluna vertebral, provavelmente como reflexo do efeito hormonal (estradiol e testosterona) no componente trabecular do osso, metabolicamente o mais ativo.

Peso e altura – demonstra-se correlação positiva entre o peso e a massa óssea da coluna vertebral e do fêmur. Isso ocorre devido à maior produção periférica de estrógeno em indivíduos com maior quantidade de tecido gorduroso e, também, pela maior tração dos músculos sobre os ossos nesses indivíduos. A estatura correlaciona-se com a massa óssea do esqueleto, na medida em que contribui para o peso corpóreo total.

Dieta – é outro fator importante para a aquisição de massa óssea. O cálcio e o fósforo são os principais componentes mineralizados da matriz óssea. A suplementação de cálcio está associada com ganho na densidade óssea e, quando realizada em crianças em fase pré-puberal, resulta em aumento do pico de massa óssea na idade adulta e redução do risco de fratura osteoporótica posteriormente. Sabe-se também que a criança amamentada tem melhores condições para o desenvolvimento da massa óssea. Em contrapartida, a mãe que amamenta perde cálcio e pode necessitar de suplementação.

Exercícios – são importantes para a determinação da massa óssea, porque funcionam como estímulo constante na fase de neosteogênese da remodelação óssea. A importância da atividade física na densidade óssea de coluna lombar é relatada em vários estudos, especialmente quando comparada ao mesmo parâmetro em pessoas sedentárias. Nesse aspecto, exercícios realizados com carga gravitacional parecem ser mais eficientes que a natação.

QUADRO CLÍNICO E LABORATORIAL

De modo geral, a osteoporose na infância é assintomática, evoluindo de forma silenciosa durante décadas, constituindo exceção a dor intensa associada às fraturas vertebrais relacionadas à corticoterapia e a dor associada a fraturas, com ou sem traumatismo, que caracteriza a apresentação clínica da osteoporose idiopática juvenil.

Por essa razão, em pacientes de risco, metodologias laboratoriais e de imagem são utilizadas a fim de possibilitar diagnósticos e intervenções terapêuticas mais precoces.

Do ponto de vista laboratorial, sabe-se que o cálcio e o fósforo são normais na grande maioria dos casos de osteoporose. Vários indicadores bioquímicos da formação e da reabsorção óssea podem ser medidos no sangue e na urina (Quadro 7.51).

Quadro 7.51 – Indicadores bioquímicos da formação e da reabsorção ósseas.

Formação óssea
    Fosfatase alcalina óssea
    Osteocalcina
Reabsorção óssea
    N telopeptídeo (NTX) urinário
    Relação cálcio/creatinina urinários
    Relação hidroxiprolina/creatinina urinários

Além do alto custo e da baixa disponibilidade desses exames na maioria dos laboratórios, problemas ligados a sensibilidade, especificidade, metodologia e ritmos circadianos de metabolismo fazem que nenhum deles seja utilizado para o diagnóstico da osteoporose. Os valores iniciais desses parâmetros são considerados úteis para a monitorização do tratamento.

O diagnóstico de osteoporose pela radiografia convencional é sujeito a elevado percentual de erro, uma vez que esse procedimento apenas detecta perdas de massa óssea superiores a 20-30%. No entanto, a radiografia simples de coluna ainda é considerada um exame importante para o diagnóstico de fraturas vertebrais, habitualmente não diagnosticadas pelos outros métodos de imagem.

O desenvolvimento e o aperfeiçoamento de metodologias capazes de detectar pequenas perdas de massa óssea são considerados de grande importância. A densitometria óssea, um método quantitativo de medida da densidade óssea, reveste-se de grande interesse, especialmente em Pediatria, por ser um procedimento que apresenta alto grau de resolução, utiliza baixas doses de radiação e apresenta sensibilidade de 98%.

A densitometria duoenergética (DXA), realizada em aparelhos com condições de correção para as superfícies corpóreas de crianças, é a mais utilizada. Apesar de, habitualmente, a densidade óssea ser mensurada em colo de fêmur e coluna lombar, em crianças a densitometria óssea de corpo inteiro apresenta melhor correlação diagnóstica pela presença de segmentos ósseos em diferentes fases de crescimento.

Segundo a Organização Mundial de Saúde, os critérios para o diagnóstico de osteopenia/osteoporose por meio da densitometria óssea são:

- normal – densidade óssea entre 0 e 1 desvio-padrão (DP) da média para a idade (T-score);
- osteopenia – densidade óssea entre –1 e –2,5DP da média para a idade;
- osteoporose – densidade óssea abaixo de –2,5DP da média para a idade.

Apesar de estabelecidos para indivíduos adultos, esses critérios são utilizados para o diagnóstico em crianças e adolescentes.

Outros métodos de avaliação da massa óssea incluem a tomografia computadorizada quantitativa, a ultra-sonografia quantitativa, porém o procedimento que permite o diagnóstico mais acurado da osteoporose e de sua etiologia é a histomorfometria óssea (estudo do osso calcificado), realizada habitualmente no osso ilíaco.

TRATAMENTO

O tratamento da osteopenia/osteoporose reveste-se da maior importância em crianças portadoras de doenças crônicas, não apenas porque pode resultar em melhora significativa da qualidade do osso, mas também porque elas, se não tratadas, sofrerão de forma mais precoce e intensa as conseqüências da perda da massa óssea naturalmente observadas com o envelhecimento do indivíduo.

A orientação quanto à importância de dietas ricas em cálcio e a prática de atividades físicas é essencial tanto para crianças com osteopenia/osteoporose, quanto para crianças e adolescentes normais.

O tratamento da osteoporose pode ser feito com drogas que estimulam a formação óssea, como fluoreto de sódio, e drogas que diminuem a reabsorção óssea, como a calcitonina e os bifosfonatos (pamidronato, alendronato). Cálcio, vitamina D, calcitriol, hidroclorotiazida e indometacina são considerados drogas coadjuvantes no tratamento da osteoporose.

Cálcio – a suplementação de cálcio na dose de 500mg a 1g/dia é considerada útil no tratamento da osteoporose induzida por corticosteróide. Sua utilização também se mostrou benéfica em crianças com osteoporose e artrite reumatóide juvenil, submetidas ou não à corticoterapia. O cálcio deve ser administrado sob a forma de carbonato de cálcio, por ser esse o sal que tem a maior quantidade de cálcio elementar.

Fluoreto de sódio – não existe consenso quanto ao valor do fluoreto de sódio, droga que estimula a atividade dos osteoblastos, no tratamento da osteoporose. Aparentemente, os resultados são satisfatórios, principalmente na osteoporose secundária à corticoterapia, com a utilização de doses elevadas (0,5-1mg/kg/dia), associadas ao uso de cálcio e vitamina D.

Vitamina D – por aumentar a absorção intestinal de cálcio, as vitaminas D_2 e D_3 e sua forma ativa, o calcitriol, são utilizadas no tratamento da osteoporose com bons resultados, como demonstrado em estudos preliminares. As doses recomendadas para o calcitriol são de 0,25 a 0,50mcg/dia e para as vitaminas D_2 e D_3 de 400 a 800UI/dia.

Bifosfonatos – apesar de pouco utilizados em crianças, alguns estudos sugerem sua eficácia no tratamento de crianças com osteoporose, sem efeitos colaterais indesejáveis no crescimento linear e sem supressão da remodelação óssea, após períodos de utilização que variaram de dois a oito anos. O mais utilizado atualmente é o alendronato, em doses que variam de 5 a 10mg/dia. O pamidronato vem sendo empregado com bons resultados, em aplicações endovenosas mensais, no tratamento de crianças portadoras de osteogênese imperfeita.

A ação da calcitonina e das outras drogas inibidoras da reabsorção óssea em crianças com osteoporose é praticamente desconhecida.

Em crianças sadias, a preocupação com a formação da massa óssea em quantidade e qualidade adequadas devem fazer parte da consulta pediátrica, recomendando-se especial atenção na adolescência, período de grande aquisição de massa óssea, durante o qual a ingestão de cálcio e os exercícios físicos costumam estar aquém do desejado, sendo sugerido por vários autores a suplementação rotineira de cálcio nessa faixa etária.

A medida que os conhecimentos sobre osteoporose e formação de massa óssea vão-se acumulando, torna-se claro o papel fundamental a ser desempenhado pelo pediatra geral e especializado, no sentido preventivo para as crianças sadias e no sentido terapêutico para crianças portadoras de osteoporose ou osteopenia de qualquer etiologia.

BIBLIOGRAFIA

1. BRUMSEN, C.; HAMDY, N.A.T. & PAPAPOULOS, S.E. – Long term effects of bisphosphonates on the growing skeleton. *Medicine.* **76**:266, 1997. 2. CASTELLS, S. – Osteoporosis. In Finberg, L., ed. *Metabolic Bone Disease in Children.* New York, Marcel Dekker, 1990, p. 277. 3. JOWSEY, J. & JOHNSON, K.A. – Juvenile osteoporosis: bone findings in seven patients. *J. Pediatr.* **81**:511, 1972. 4. PEREIRA, R.M.R. et al. – Osteoporose. In Yoshinari, N.H. & Bonfá, E.S.D.O., eds. *Reumatologia para o Clínico.* São Paulo, Roca, 2000, p. 149. 5. SAMBROOK, P. et al. – Prevention of corticosteroid osteoporosis. *N. Engl. J. Med.* **328**:1747, 1993. 6. SZEJNFELD, V.L. – Atualização terapêutica em osteoporose. *Rheumatology* **2**:4, 1995. 7. WARADY, B.D. et al. – Effects of nutritional supplementation on bone mineral status of children with rheumatic disease receiving corticosteroid therapy. *J. Rheumatol.* **21**:530, 1994.

Oitava Parte

Patologia do Sistema Imunitário

coordenadora

Anete Sevciovic Grumach

colaboradores

Alberto José da Silva Duarte
Ana Paula B. Moschione Castro
Anete Sevciovic Grumach
Ângela Bueno Ferraz Fomin
Antonio Carlos Pastorino
Cristina Miuki Abe Jacob
Denise de Andrade Moreira Kanarek
Zilda Najjar Prado de Oliveira

Características da Resposta Imune na Criança

coordenadora ANETE SEVCIOVIC GRUMACH

1 Peculiaridades da Resposta Imune na Criança

ANETE SEVCIOVIC GRUMACH
DENISE DE ANDRADE MOREIRA KANAREK

O sistema imunológico inicia seu desenvolvimento desde as primeiras semanas de vida intra-uterina, atingindo sua maturidade plena na adolescência. O ser humano nasce com várias funções imunológicas adequadas, porém vários setores se desenvolverão durante a infância, de forma assincrônica. Os mecanismos inespecíficos, as funções fagocitárias e as ligadas ao sistema complemento desenvolvem-se precocemente, enquanto os mecanismos específicos, responsáveis pela memória imunológica e associados aos linfócitos B, amadurecem mais tardiamente.

As células fetais que compõem o sistema imune, os linfócitos, os monócitos e os granulócitos têm origem comum na célula totipotente do saco vitelínico. O saco vitelínico é substituído pelo órgão hematopoético maior, o fígado, na oitava semana de gestação, sendo, por sua vez, reposto pela medula óssea aos cinco meses de gestação. Outras células hematopoéticas (eritrócitos e megacariócitos) também são originárias das células totipotentes primordiais do saco vitelínico. O microambiente onde se encontram essas células pode exercer influência em sua diferenciação, induzindo-as a duas vias diferentes: a hematopoética e a linfopoética.

LINFÓCITOS B

Desenvolvimento

Os linfócitos B derivam das células primordiais com cerca de oito semanas de gestação no fígado fetal, órgão análogo à bursa de Fabricius dos pássaros. A célula mais precoce é a *pré-B*, uma célula grande com IgM citoplasmática, sem IgM em superfície de membrana. A IgM ligada à célula (citoplasmática e de superfície) é predominantemente de baixo peso molecular, comparada com a IgM 19S encontrada no soro. As células pré-B não têm receptores de antígenos de superfície e seu desenvolvimento é independente do antígeno e das células T. Nessa fase, ocorre o desenvolvimento da diversidade clonal (a presença de um repertório de células B capazes de responder a múltiplos antígenos).

O linfócito B imaturo que aparece com cerca de nove semanas de gestação é caracterizado pela presença de IgM na superfície. Essas células têm locais de receptores de antígenos e Fc e são suscetíveis à inativação ou à indução de tolerância pela exposição a antígeno. Com cerca de 10 a 12 semanas de gestação, as células B tornam-se maduras, com IgG, IgD e IgA de superfície com IgM de superfície. Com 15 semanas, a diferenciação das células B é completa e o repertório de células B maduras está representado. Durante o desenvolvimento da célula B, a diversidade isotípica desenvolve-se (presença de múltiplas imunoglobulinas com a mesma especificidade de anticorpos).

As *células B maduras*, em cooperação com células T, podem diferenciar-se em células da memória, células da memória para antígenos próprios, células sensíveis a antígenos circulantes ou plasmócitos. As células B são capazes de produzir imunoglobulina M quando estimuladas por antígenos, a partir das 10-12 semanas de vida fetal.

As *células B do feto e do recém-nascido* têm capacidade limitada de se diferenciar em plasmócitos e secretar imunoglobulinas. Essa diferenciação sofre influência da supressão excessiva da célula B pelo linfócito T. A presença de plasmócitos produzindo IgM em sangue de cordão de recém-nascidos com infecção congênita demonstra a deficiência relativa. Uma síntese significativa de outras imunoglobulinas não se inicia até o nascimento.

Células B no período neonatal

Os órgãos linfóides do recém-nascido são pouco desenvolvidos, com linfonodos, tonsilas, adenóides e tecido linfóide gastrintestinal reduzidos. O timo tem seu maior tamanho relativo ao nascimento, sendo visualizado à radiografia de tórax. Recém-nascidos, assim como prematuros de 25 a 27 semanas de gestação, quando infectados *in utero*, secretam imunoglobulinas dos três isotipos. O número de células secretoras de imunoglobulinas é maior em recém-nascidos infectados que em adultos normais.

A *IgM* pode ser sintetizada pelo feto com 30 semanas de gestação, e pequenas quantidades podem ser detectadas nos recém-nascidos prematuros e de termo durante as últimas 10 semanas de gestação. A síntese de IgM ocorre já na primeira semana de vida extra-uterina, principalmente pela estimulação com antígenos do trato gastrintestinal neonatal. A IgM aumenta rapidamente nos primeiros 20-25 dias de vida, atingindo cerca de 50% dos níveis de adulto aos 6 meses de idade e cerca de 80% com a idade de 1 ano. A IgM não é transferida através da placenta.

A *IgG* é transferida através da placenta para o feto com oito semanas de gestação e há síntese endógena mínima durante a gestação. Os níveis de IgG mantêm-se baixos até cerca de 17 semanas de gestação, e, com 40 semanas, seus níveis são iguais ou mais elevados que os maternos. Os níveis de IgG de cordão são quase inteiramente dependentes da idade gestacional do feto e dos níveis maternos. Os níveis de IgG reduzem-se rapidamente, com uma meia-vida de 25 dias, durante os três primeiros meses de vida, com valores mínimos entre os 4 e 6 meses; aumentam gradualmente com níveis de 60% do adulto com 1 ano de idade. Esse período com níveis reduzidos de IgG é denominado hipogamaglobulinemia fisiológica.

As *subclasses de IgG* no recém-nascido encontram-se em concentrações semelhantes à materna, devido à passagem transplacentária. Todas as subclasses de IgG atravessam a placenta com elevação dos níveis fetais até o termo da gestação, quando se encontram levemente acima dos níveis maternos, principalmente devido à IgG_1. A meia-vida dos anticorpos transferidos é de cerca de 50 dias. A relação das subclasses de IgG no recém-nascido de termo e os níveis fetais são conhecidos e devem ser consultados antes de se diagnosticar uma possível deficiência. Após o nascimento, a IgG_3 reduz-se mais rapidamente (menor meia-vida) e a síntese de IgG_1 inicia-se mais cedo (1 mês de vida).

A *IgA* não atravessa a placenta e, como a síntese durante a gestação é mínima, a maioria dos recém-nascidos apresenta ausência de IgA no sangue de cordão. Os níves elevam-se após o nascimento, alcançando cerca de 30mg/dl aos 6 meses de idade e 60mg/dl com 1 ano de idade. Os níveis de adulto não são alcançados até a adolescência. As células de IgA secretora surgem com cerca de 4 semanas de vida no intestino, entre 10 e 20 dias de vida nas lágrimas e é passivamente adquirida durante a amamentação. Os níveis de adulto são atingidos aos 2 anos de idade.

A *IgD* não atravessa a placenta e apresenta níveis baixos em sangue de cordão (1% dos níveis de adulto). As concentrações elevam-se durante o primeiro ano de vida.

A *IgE* não atravessa a placenta e os níveis elevam-se a cerca de 30% do adulto até 1 ano de idade. Estudos mostram que crianças de famílias alérgicas e com probabilidade de desenvolver alergia apresentam IgE mais elevada que as crianças não-alérgicas.

A transferência placentária de anticorpos maternos está representada no quadro 8.1. A maioria dos estudos mostra que os recém-nascidos respondem a antígenos, mas em grau menor que os adultos. Isso é verdadeiro na ausência de anticorpos maternos transferidos passivamente e com vários antígenos como toxóide diftérico, vacina da poliomielite inativada ou oral, vacina para coqueluche e antígeno O da *S. typhi*. A resposta a polissacarídeos não é adequada até cerca de 2 anos de idade. Estudos com várias vacinas dadas a prematuros de 26 a 30 semanas de gestação indicam que, dependendo da vacina (hepatite B, tétano, *H. influenzae* conjugada), a resposta de anticorpos é similar ou pouco menor que em lactentes de termo. Essa observação indica que o sistema imune fetal e neonatal está pronto para reagir sob condições adequadas.

Quadro 8.1 – Principais anticorpos maternos transferidos passivamente.

Boa transferência passiva	Pouca transferência passiva	Sem transferência passiva
Antitoxina tetânica	Anticorpo	Anticorpo
Antitoxina diftérica	*H. influenzae* B	*Salmonella*
B. pertussis	Anticorpo	somático (O)
ASLO	*B. pertussis*	Anticorpo *E. coli*
Antiestafilolisina	Anticorpo *Shigella*	H e O
Anticorpo da poliomielite	*flexneri*	Isoaglutininas
Anticorpo do sarampo	Anticorpo	naturais
Anticorpo da caxumba	*Streptococcus* MG	Isoaglutininas Rh
Anticorpo do		(completa)
antiestreptococo B		Anticorpo reagínico
Salmonela flagelar (H)		(IgE)
Anticorpo Rh incompleto		
Isoaglutininas		
Anticorpo antinuclear		

Fonte: Miller, 1980.

LINFÓCITOS T

Desenvolvimento das células T

O *timo* origina-se a partir da terceira e quarta bolsas faríngeas, na sexta semana de gestação. É infiltrado por linfócitos, em torno da oitava semana intra-uterina, derivados de células mesenquimais primitivas, encontradas inicialmente no saco vitelínico e, posteriormente, no fígado e na medula óssea. Ao nascimento, o timo apresenta seu peso máximo em relação ao peso corpóreo, cresce até a puberdade, quando seu tecido linfoepitelial é substituído gradativamente por tecido adiposo. Os timócitos organizam-se em uma área cortical densa e uma área medular central, relativamente menos densa, contendo mais componentes epiteliais. O córtex é um local de proliferação rápida de timócitos e, conforme eles amadurecem, movimentam-se para a medula e lembram a célula T do sangue periférico. As células epiteliais tímicas sintetizam os hormônios tímicos indutores responsáveis pela aquisição de receptores de superfície, indução de resposta proliferativa e aquisição de funções auxiliares e supressoras.

Vários antígenos de superfície são adquiridos durante o desenvolvimento da *célula T*. As células que atingem o timo expressam o antígeno de superfície CD34, uma glicoproteína transmembrana com 105-120kD. Células precursoras tímicas CD34+ tornam-se *pró-timócitos* que expressam moléculas de superfície CD7 e, mais tardiamente, CD2 e CD5. No timo, os pró-timócitos maturam e diferenciam-se em linfócitos responsivos a antígenos. O processo de maturação envolve a expressão de receptor de célula T, assim como de outras proteínas de superfície e aquisição da capacidade de distinguir o próprio do não-próprio.

As células T CD45RA+ constituem acima de 90% dos linfócitos T no feto e recém-nascido, enquanto no adulto seu nível é de cerca de 50%, alcançado aos 10 anos de idade. O significado desse achado, atribuído à exposição limitada do feto a antígenos estranhos, está relacionado a diferenças na capacidade dessas subpopulações de T em responder a antígenos e produzir citocinas.

A resposta funcional mais precoce dos linfócitos é a resposta mista de leucócitos a células alogênicas, com cerca de 7,5 semanas, das células do fígado fetal. A resposta à fito-hemaglutinina (PHA) ocorre nas células do timo com 10 semanas e em células do baço e sangue periférico poucas semanas mais tarde. Já na vida intra-uterina, são detectados antígenos do sistema HLA, provavelmente responsáveis pela estimulação de anticorpos citotóxicos. Parece que, no ser humano, a maturação precoce da imunidade celular é um mecanismo de sobrevivência do feto em gestações alogênicas, pois os linfócitos maternos têm acesso à circulação fetal durante a gestação normal e não se desenvolve uma reação enxerto *versus* hospedeiro.

Células T no período neonatal

A porcentagem de células T ao nascimento está levemente reduzida, mas o número absoluto de células T está aumentado. Nos prematuros, o número de linfócitos T é menor que nos lactentes de termo. As células T supressoras são mais numerosas e funcionais que as auxiliares, quando comparadas com as de adultos. A reatividade aos testes cutâneos a antígenos comuns mostra-se prejudicada nos primeiros meses de vida, devido à falta de exposição ou pela quimiotaxia de monócitos diminuída.

Os linfócitos neonatais são capazes de responder com proliferação a mitógenos, como a PHA e os leucócitos alogênicos. Respondem mais intensamente que os adultos e são capazes de sintetizar proteínas após a estimulação por mitógenos. Os linfócitos neonatais, em geral, têm menor reatividade a antígenos como a *Candida*, a estreptoquinase-estreptodornase e o tétano. A produção de citocinas por células T neonatais pode estar diminuída. A maturidade funcional completa dos mecanismos mediados por linfócitos T ocorre até o final dos 2 anos de idade.

DESENVOLVIMENTO E FUNÇÃO DAS CÉLULAS "NATURAL KILLER"

As células NK formam uma subpopulação de linfócitos marcada pela expressão de CD16 e CD56, com a capacidade de destruir certos tumores e células infectadas por vírus, sem prévia sensibilização ou restrição pelo complexo de histocompatibilidade maior. Podem ser detectadas na sexta semana de gestação, compondo um percentual das células mononucleares do fígado fetal.

Células NK expressando CD16 no recém-nascido de termo são verificadas em cerca de 15% dos linfócitos totais (percentual semelhante ao adulto) e em número absoluto maior que no adulto. No entanto, a fração de células NK que expressam CD56 é reduzida, compondo células imaturas. A função citotóxica semelhante à do adulto é atingida entre 9 e 12 meses de idade.

DESENVOLVIMENTO DOS FAGÓCITOS

O sistema fagocitário é composto de neutrófilos polimorfonucleares e de monócitos-macrófagos, embora células como os eosinófilos possam também atuar na resposta inflamatória. Essas células são derivadas da mesma célula primitiva que origina as linhagens eritrocítica, linfocítica e megacariocítica. A granulocitose é muito precoce na ontogenia humana, tornando-se evidente já no segundo mês de gestação, antes do aparecimento de linfócitos. Aos cinco meses de gestação, a medula óssea assume a função como centro hematopoético primário e há redução na produção leucocitária por parte do fígado. Os polimorfonucleares emergem da medula óssea como resultado de uma fase proliferativa de mielopoese. Os monócitos podem ser detectados no baço do feto humano, entre o quarto e o quinto mês de gestação. Também se desenvolvem de tecidos fetais hematopoéticos, como fígado e medula óssea. Os monoblastos diferenciam-se em pró-monócitos que representam um "pool" de reposição para os macrófagos teciduais. Enquanto a função fagocitária do sistema reticuloendotelial se desenvolve cedo na vida fetal, a capacidade de apresentação antigênica desenvolve-se mais tarde.

Neutrófilos no feto e no recém-nascido

No feto com 22-24 semanas de gestação, os neutrófilos constituem menos de 10% dos leucócitos circulantes, aumentando para 50-60% no de termo. Horas após o nascimento, o número de neutrófilos circulantes aumenta intensamente nos recém-nascidos de termo e pré-termo. O feto e o recém-nascido têm capacidade limitada de mobilizar os neutrófilos durante o processo infeccioso. O "pool" de polimorfonucleares (PMN) e seus precursores são rapidamente depletados, comparando-se com o adulto. A meia-vida dos PMN apresenta-se reduzida no período neonatal.

Os estudos sobre a função neutrofílica no recém-nascido são controversos e demonstram anormalidades na aderência, deformabilidade e migração dos PMN neonatais, *in vitro*, contribuindo para que haja menor habilidade dessas células em responder a estímulos quimiotáticos. Além de fatores celulares, também fatores séricos deficientes têm sido relacionados à redução da aderência dos PMN.

Apesar do prejuízo na atividade quimiotática, os PMN dos recém-nascidos fagocitam tão bem quanto as células de adultos e não ocorre menor eficácia na morte intracelular, sob condições normais. Em situações como sepse, aspiração meconial, hiperbilirrubinemia e insuficiência respiratória, as concentrações de opsoninas são limitadas e há redução na eficácia da morte intracelular.

Monócitos-macrófagos no feto e no recém-nascido

Além de remover os antígenos pelos mesmos mecanismos que os PMN, os monócitos e os macrófagos também atuam como células apresentadoras dos antígenos para os linfócitos e possuem atividade secretora e tumoricida.

O número de monócitos no recém-nascido é igual ao do adulto. Os dados obtidos durante o período neonatal sobre a mobilidade, ingestão e atividade microbicida dos macrófagos são, também, contraditórios, mas as alterações parecem ser restritas a algumas funções. Carneiro-Sampaio (1984) verificou atividade quimiotática dos monócitos semelhante comparando sangue de cordão com adultos.

A deformabilidade, a capacidade fagocitária e a produção de metabólitos de oxigênio dos monócitos no período neonatal não se mostraram alteradas, sendo equivalentes às dos adultos. No entanto, os macrófagos alveolares apresentam-se com a função prejudicada ao nascimento. A capacidade de produzir certas citocinas (TNF-α e IL-6) e gama-interferon pode estar reduzida, particularmente em prematuros.

COMPLEMENTO

A síntese fetal de componentes do complemento inicia-se entre 6 e 14 semanas de gestação. Há pouca ou nenhuma transferência de complemento através da placenta. A atividade das vias clássica e alternativa no período neonatal está reduzida ou normal conforme estudos publicados. O prejuízo dessa atividade é mais acentuado nos prematuros. Os níveis dos componentes do sistema complemento estão reduzidos, atingindo os valores dos adultos entre 6 e 18 meses de idade.

FIBRONECTINA

A fibronectina contribui para a aderência e a migração leucocitária, assim como para a opsonização. As concentrações plasmáticas de fibronectina estão diminuídas nos recém-nascidos, em especial nos prematuros. A maturação de algumas funções imunológicas no ser humano é apresentada no quadro 8.2.

Quadro 8.2 – Maturação de algumas funções imunológicas no ser humano.

Recém-nascido	6 meses	12 meses	2 anos
IgG em níveis de adulto (materno)	Hipogamaglobulinemia fisiológica	60% dos níveis de adulto	
IgM em baixas concentrações		Níveis de IgM adequados	IgM em níveis semelhantes aos do adulto
IgA sérica indetectável			IgA sérica em ascensão
IgA secretória transferida pelo leite materno			IgA secretora em níveis de adulto
Subclasses de IgG transferidas pela placenta	IgG₁ em ascensão e IgG₃ reduzida		
Linfócitos T em número absoluto normal e relativo diminuído		Valores absolutos e percentuais normais de linfócito T	
Hipersensibilidade cutânea tardia deprimida		Hipersensibilidade cutânea tardia estabelecida	
Predomínio da função supressora (CD8+)			
Imaturidade funcional dos PMN		Atividade funcional semelhante à dos adultos	
Imaturidade funcional dos macrófagos e função normal de monócitos		Atividade funcional semelhante à dos adultos	
CH50 e AP50 reduzidas ou normais e baixos níveis de componentes do complemento	Níveis de adulto de parte do sistema complemento e atividade funcional normal	Níveis de adulto de todas as proteínas do complemento	
Fibronectina reduzida			

Modificado de Carneiro-Sampaio, 1991.

BIBLIOGRAFIA

1. BIERER, B.E. – Cell mediated immunity and the regulation of immune responses. **In** Nathan, D.G.; Orkin. S.H. & Oski, F.A. *Hematology of Infancy and Childhood.* 5th ed., Philadelphia, Saunders, 1998, p. 990. 2. CARNEIRO-SAMPAIO, M.M.S. – Peculiariedades da resposta imune da criança. **In** Marcondes, E. *Pediatria Básica.* 8ª ed., São Paulo, Sarvier, 1991, p. 745. 3. DUARTE, A.J.S.; BARBUTTO, J.A.M. – Introdução ao sistema imune. **In** Carneiro-Sampaio, M.M.S. & Grumach, A.S. *Alergia e Imunologia em Pediatria.* São Paulo, Sarvier, 1992, p. 3. 4. GRUPP, S.A. & ABBAS, A.K. – Humor-

al immunity and the development and regulation of immune responses. **In** Nathan, D.G. & Orkin, S.H. & Oski, F.A. *Hematology of Infancy and Childhood.* 5th ed., Philadelphia, Saunders, 1998, p. 971. 5. MILLER, M.E. – *Immunodeficiencies of Immaturity IN Stiehm ER Immunologic Disorders in Infants and Children.* 3rd ed., Philadelphia, Saunders, 1989, p. 193. 6. NAHMIAS, A.J. & KOURTIS, A.P. – The great balancing acts. The pregnant woman, placenta, fetus, and infectious agents. *Clin. Perinatol.* **24**:497, 1997. 7. WILSON, C.B.; LEWIS, D.B. & PENIX, L.A. – The physiologic immunodeficiency of immaturity. **In** Stiehm, E.R. *Immunologic Disorders in Infants & Children.* 4th ed., Philadelphia, Saunders, 1996, p. 253.

SEÇÃO II **Imunodeficiências**

coordenadora ANETE SEVCIOVIC GRUMACH

1 Imunodeficiências: Considerações Gerais

ANETE SEVCIOVIC GRUMACH
ALBERTO JOSÉ DA SILVA DUARTE

O sistema imune é parte de um sistema de defesa que protege o indivíduo da invasão de microrganismos. As barreiras iniciais são a pele, as mucosas e as substâncias por elas secretadas. Quando os agentes infecciosos atravessam essas barreiras, outros fatores não-específicos do hospedeiro, como citocinas e complemento, atuam. Esses componentes, juntamente com mecanismos específicos, como os anticorpos e linfócitos, constituem o sistema imune. Uma ou mais alterações dos mecanismos de defesa do organismo podem resultar em maior suscetibilidade aos processos infecciosos e caracterizam as imunodeficiências.

Os distúrbios da resposta imune podem ser classificados em: primários, que resultam de defeitos congênitos do sistema imunológico, e secundários, como conseqüência de várias condições patológicas, como desnutrição, distúrbios metabólicos e tumores. As causas mais comuns de imunodeficiências são as adquiridas.

O acometimento do sistema imune (primário ou secundário) foi classificado, segundo a Organização Mundial de Saúde, em:

- Predominantemente humoral (anticorpos).
- Imunodeficiências combinadas (humoral e celular).
- Outras síndromes bem definidas.
- Distúrbio de fagócitos.
- Deficiências de complemento.
- Imunodeficiências associadas com ou secundárias a outras doenças.
- Outras imunodeficiências.

INCIDÊNCIA

A incidência das imunodeficiências primárias é estimada em 1 para cada 10.000 indivíduos, com diferenças regionais. A incidência de algumas doenças específicas inclui 1:1.000 para deficiência de IgA em nosso país, 1:100.000 para agamaglobulinemia congênita, 1:66.000 para hipogamaglobulinemia comum variável, 1:183.000 para doença granulomatosa crônica e 1:250 para deficiência parcial de C4. Considerando-se pacientes hospitalizados, a freqüência das imunodeficiências é maior. Observa-se que, nos últimos anos, um

número crescente de pacientes vem sendo investigado para distúrbios imunológicos e que seu diagnóstico tem sido realizado mais precocemente.

Quanto às imunodeficiências secundárias, sua freqüência é muito maior que a primária e, segundo Stiehm (1996), cerca de 10% dos pacientes que apresentam processos infecciosos de repetição serão diagnosticados como portadores de imunodeficiências primárias ou secundárias.

PATOGÊNESE

São doenças pouco comuns, mas sua importância se deve aos seguintes fatores: suspeita e diagnóstico precoces podem levar a maior sobrevida e qualidade de vida; a definição da natureza genética do defeito no hospedeiro torna possível o aconselhamento familiar e o diagnóstico pré-natal e de portador; e, finalmente, o número crescente de defeitos da imunidade fornece dados para melhor compreensão da imunorregulação.

As imunodeficiências são distúrbios heterogêneos que incluem defeitos sistêmicos e limitados a uma única proteína produzida por linhagem celular específica. Confrontando o espectro de anormalidades clínico-laboratoriais do sistema imune, pode ser difícil distinguir os defeitos primários dos secundários. Além disso, defeitos primários podem ser acompanhados de distúrbios secundários. A patogênese das imunodeficiências está relacionada no quadro 8.3.

Quadro 8.3 – Patogênese das imunodeficiências.

Causas	Exemplos
Defeitos genéticos	Deficiência de adenosina deaminase
Drogas ou toxinas	Corticosteróides, fenitoína
Distúrbios metabólicos e nutricionais	Desnutrição protéico-calórica, deficiência de zinco
Infecção	Vírus Epstein-Barr, HIV
Anormalidades cromossômicas	Trissomia do 18 em deficiência de IgA, síndrome de Down

CARACTERÍSTICAS CLÍNICAS

Todos os lactentes e crianças com freqüência elevada de processos infecciosos devem ser avaliadas quanto à possibilidade de imunodeficiência. No entanto, há algumas condições clínicas que sugerem sua investigação:

- processos infecciosos de repetição, exceto nas amigdalites ou infecções de trato urinário isoladas; e/ou
- infecções graves ou de curso prolongado ou associadas a complicações importantes ou, ainda, dependente do uso de antibióticos; e/ou
- infecções por microrganismos oportunistas ou não-usuais.

É importante considerar que o lactente apresenta imaturidade imunológica, pode ser exposto a processos virais em creches ou berçários ou, ainda, quando mantém contato com irmãos mais velhos em idade escolar. A maioria dessas crianças é saudável e não necessita de avaliação da resposta imune. No entanto, o tipo de patógeno associado aos processos infecciosos pode sugerir a presença de imunodeficiência, assim como a natureza do defeito específico (Quadro 8.4).

As imunodeficiências também podem estar associadas a doenças auto-imunes, tumores e quadros alérgicos graves.

Os antecedentes pessoais devem ser explorados para doença materna, peso ao nascimento, intercorrências durante o parto e época da queda do coto umbilical. As reações adversas ao esquema vacinal básico devem ser observadas. O uso prévio de medicamentos ou a ocorrência de infecções virais podem levar à imunodeficiência.

A história familiar de consangüinidade, de processos infecciosos de repetição ou de morte precoce de familiares próximos ou mais distantes pode também auxiliar na suspeita clínica. A pesquisa de dados epidemiológicos sugestivos de infecção pelo HIV, como transfusão sangüínea nos pais ou na criança, uso de drogas ou promiscuidade, deve ser sempre incluída.

Um dado significativo que demonstra a gravidade dos processos infecciosos é a repercussão sobre o crescimento ou pouco ganho de peso. Entretanto, algumas imunodeficiências são detectadas em crianças que são aparentemente normais. A hipotrofia dos órgãos linfóides, apesar das infecções, também deve ser reconhecida. O fígado e o baço podem estar aumentados. Algumas doenças imunológicas são acompanhadas de anomalias do desenvolvimento da face, esqueleto, coração ou da pigmentação da pele. Lesões cicatriciais de abscessos cutâneos, micoses superficiais persistentes, petéquias ou "rash" cutâneo crônico podem estar associados às imunodeficiências. Alterações neurológicas, cardíacas ou articulares podem estar presentes.

AVALIAÇÃO LABORATORIAL

A avaliação laboratorial inicial para imunodeficiência deve incluir um número mínimo de testes, que pode ser facilmente realizado a baixo custo. Os resultados dos exames laboratoriais devem ser sempre comparados aos valores normais para a faixa etária, e ensaios funcionais com células devem ser sempre realizados com controles simultaneamente. Para uma triagem inicial da competência imunológica, os seguintes exames laboratoriais podem ser solicitados:

- Hemograma completo com contagem de plaquetas.
- Dosagem quantitativa de imunoglobulinas (IgG, IgM, IgA e IgE).

- Títulos de iso-hemaglutininas, anticorpos específicos contra antígenos previamente sensibilizados (poliovírus, sarampo, tétano) e contra polissacarídeos (pneumococos).
- Radiografia de tórax para avaliar a sombra tímica.
- Testes cutâneos de leitura imediata.
- Teste do NBT.
- Ensaios hemolíticos para avaliar a via clássica (CH50) e a via alternativa (APH50).

Anormalidades que necessitem de testes mais complexos devem ser realizadas em centros especializados (Quadro 8.5).

Quadro 8.5 – Testes laboratoriais adicionais para pesquisa de imunodeficiências.

Deficiência humoral	Contagem de células B (CD19/CD20) Níveis de subclasses de IgG Resposta de anticorpos a novos antígenos Níveis de imunoglobulinas secretoras
Deficiência celular	Contagem de subpopulação de linfócitos Resposta proliferativa de linfócitos a mitógenos, antígenos Avaliação da atividade citotóxica Ensaio enzimático: adenosina deaminase e purinonucleosídeo fosforilase
Distúrbio fagocítico	Atividade quimiotática Ensaios fagocíticos Atividade bactericida Avaliação de moléculas de adesão (CD11b/CD18) Ensaios enzimáticos (mieloperoxidase, G-6-PD)
Deficiência de complemento	Ensaio hemolítico para via alternativa (APH50) Dosagem de produtos de ativação Dosagem das proteínas Ensaios funcionais

TRATAMENTO

CUIDADOS GERAIS

O tratamento das imunodeficiências primárias consiste em abordagem geral e nos cuidados específicos para cada doença. Os **cuidados gerais** referem-se a:

Orientação de higiene ambiental e pessoal – considerando-se que muitos pacientes imunodeficientes apresentam quadros alérgicos concomitantes, orienta-se o controle ambiental. Quanto à higiene pessoal, deve-se ressaltar os cuidados com a pele e, principalmente, com os dentes, para que não se tornem focos infecciosos.

Nutrição – a importância do estado nutricional deve-se à repercussão de deficiências protéicas e de oligoelementos sobre a resposta imune, o que pode resultar em agravante do estado imunológico.

Aspectos psicológicos – as restrições sociais e de rotina de vida impostas ao paciente imunodeficiente acabam gerando distúrbios emocionais que devem ser abordados. A repercussão do diagnóstico sobre a dinâmica familiar deve ser sempre considerada.

Quadro 8.4 – Agentes infecciosos mais comumente relacionados aos diferentes tipos de imunodeficiências.

Defeito humoral	Defeito celular	Defeito de granulócitos	Defeito de complemento
Streptococcus, *Staphylococcus* e *Haemophylus* Enterovírus	Citomegalovírus, Vírus Epstein-Barr, varicela, infecções intestinais e respiratórias crônicas, infecções por germes oportunistas	*Staphylococcus*, *Pseudomonas*, *Serratia* *Candida*, *Nocardia* e *Aspergillus*	*Neisseriae*, *Streptococcus*

Tratamento dos processos infecciosos – o médico deve atuar precocemente na possibilidade de um processo infeccioso em criança portadora de imunodeficiência. A suscetibilidade do paciente a certos microrganismos pode ser presumida a partir do setor da resposta imune comprometido.

Imunização – o esquema vacinal deve ser aplicado com restrições para cada imunodeficiência, como está descrito no quadro 8.6.

Quadro 8.6 – Esquema de imunização em pacientes portadores de imunodeficiências.

Imunodeficiência		Restrições à imunização
Humorais*	Deficiência de IgA	Vacina Sabin
	Agama ou hipogamaglobulinemia**	Vacinas de vírus ou bactérias inativados
Celulares/combinadas**		Vacinas de vírus ou bactérias inativados
Fagócitos		Vacina BCG
Complemento		Sem restrições***

* Esquema de imunização regular nas hipogamaglobulinemias transitórias da infância.
** Falta de resposta vacinal.
*** Recomenda-se a imunização para *N. meningitidis* nos pacientes com deficiência dos componentes terminais e properdina, mais suscetíveis à meningite meningocócica.

Fisioterapia e avaliação da função pulmonar – como os quadros pulmonares são responsáveis por grande parte das complicações desenvolvidas pelos imunodeficientes, um cuidado especial deve ser dedicado ao trato respiratório.

Precauções: transfusões sangüíneas e antibioticoterapia – a administração de sangue e derivados deve ser cautelosa para se evitar reações enxerto *versus* hospedeiro, por exemplo. A irradiação do hemoderivado deve ser indicada para que não haja sensibilização do indivíduo. Quanto à antibioticoterapia profilática, esta deve ser indicada para profilaxia de infecções, como por *P. carinii* ou quadros de vias aéreas recorrentes.

TERAPÊUTICA ESPECÍFICA

Gamaglobulina intravenosa – a gamaglobulina de uso intravenoso deve ser indicada em todo imunodeficiente com comprometimento da imunidade humoral. A dose utilizada é de 400-500mg/kg/dia,

administrada a cada três ou quatro semanas. Há cerca de 36 produtos comerciais disponíveis com características de preparo e atividade diferentes e sua escolha deve considerar a manutenção da atividade biológica das imunoglobulinas.

Transplante de medula óssea – é freqüentemente possível corrigir os defeitos no desenvolvimento dos linfócitos repondo o componente afetado pelo transplante de medula óssea. A maior dificuldade reside do polimorfismo do complexo de histocompatibilidade maior. O enxerto deve ter compatibilidade desse complexo para que não seja reconhecido como estranho pelo hospedeiro e desencadeie uma reação enxerto *versus* hospedeiro. Esse fator pode ser superado depletando a medula do doador de células T maduras. As principais indicações de transplante de medula óssea estão indicadas no quadro 8.7.

Quadro 8.7 – Principais indicações de transplante de medula óssea nas imunodeficiências primárias.

Imunodeficiência combinada
Síndrome de Wiskott-Aldrich
Deficiência de adesão leucocitária
Síndrome de Chédiak-Higashi
Doença granulomatosa crônica
Agranulocitose congênita

Terapia gênica – com a identificação dos defeitos nos genes, a correção por meio da terapia gênica tem sido desenvolvida. O princípio, de forma simplificada, refere-se à extração de amostras de células da medula óssea do paciente, insere-se uma cópia normal do gene defeituoso e infunde-se novamente no paciente. Esse procedimento não exige a imunossupressão do receptor. Não há, portanto, risco de reação enxerto *versus* hospedeiro. É possível que o hospedeiro rejeite as células "modificadas".

BIBLIOGRAFIA

1. CARNEIRO-SAMPAIO, M.M.S. – Introdução ao estudo das imunodeficiências. In Carneiro-Sampaio, M.M.S. & Grumach, A.S. *Alergia e Imunologia em Pediatria*. São Paulo, Sarvier, 1992, p. 127. 2. CONLEY, M.E. & STIEHM, E.R. – Immunodeficiency disorders: general considerations. In Stiehm, E.R. *Immunologic Disorders in Infants & Children*. 4th ed., Philadelphia, Saunders, 1996, p. 201. 3. Primary Immunodeficiency Diseases – Report of a WHO Scientific Group. *Clin. Experimental Immunol.* **109**(Suppl. 1):1, 1997. 4. PUCK, J.M. – Primary immunodeficiency diseases. *JAMA* **278**:1835, 1997. 5. SORENSEN, R.U. & MOORE, C. – Immunology in the pediatrician's office. *Pediatr. Clin. North Am.* **41**:691, 1994.

2	**Imunodeficiências Primárias**

ANETE SEVCIOVIC GRUMACH

A freqüência relativa das imunodeficiências primárias na Unidade de Alergia e Imunologia do Instituto da Criança "Prof. Pedro de Alcantara" mostra predominância das imunodeficiências humorais, seguidas dos distúrbios de fagócitos e celulares/combinados e, com menor freqüência, as deficiências de complemento (Fig. 8.1). Conforme outras casuísticas publicadas, o acometimento da imunidade humoral é a predominante. A maioria dos relatos encontra uma freqüência maior de imunodeficiências combinadas/celulares que os distúrbios de fagócitos. De acordo com nossa experiência, as deficiências de complemento são mais diagnosticadas em nosso meio que nos outros estudos, exceto por um relato recente de registro europeu, no

qual o mesmo percentual foi verificado (5-6%). O conhecimento desses dados é relevante, pois pode direcionar a avaliação clínico-laboratorial das imunodeficiências (Fig. 8.1).

IMUNODEFICIÊNCIAS HUMORAIS

Agamaglobulinemia ligada ao cromossomo X (doença de Bruton)

A agamaglobulinemia é a deficiência de anticorpos mais grave, apresentando-se por infecções piogênicas recorrentes. A gravidade dos processos infecciosos é maior que a *observada nas outras*

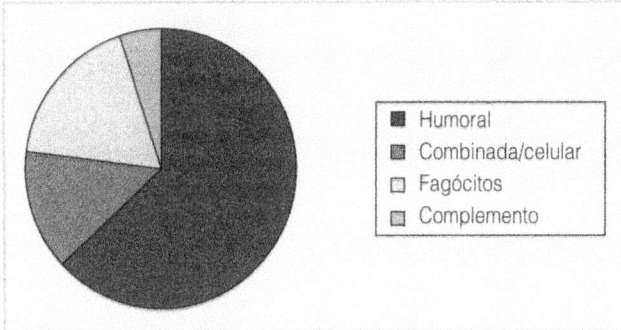

Figura 8.1 – Freqüência relativa das imunodeficiências primárias no Instituto da Criança (n = 200).

imunodeficiências humorais, ocorrendo infecções de repetição do trato respiratório, meningites e até quadros de sepse. Os linfonodos e as tonsilas encontram-se reduzidos, e as primeiras manifestações clínicas iniciam-se entre os 4 a 6 meses de idade, coincidindo com a queda dos níveis de IgG transferida passivamente pela placenta.

O gene da doença foi identificado em 1993 no braço longo do cromossomo X e codifica a Bruton tirosina cinase (Btk). A função precisa da Btk é ainda desconhecida, porém pacientes com mutações dessa cinase intracelular não desenvolvem as células B a partir de células pré-B. Há uma expressão variável de gravidade, e o diagnóstico é feito por meio de níveis extremamente baixos ou ausentes de imunoglobulinas (IgG inferior a 100mg/dl) e redução ou ausência de células B. A detecção de mutações específicas ou avaliação da atividade da Btk pode confirmar a causa genética em pacientes sem uma história familiar. O número e a função dos linfócitos T não são afetados.

A administração de gamaglobulina intravenosa mantém a maioria dos pacientes sem infecções; entretanto, uma infecção enteroviral crônica do sistema nervoso central pode persistir. Os pacientes devem ser monitorizados quanto ao desenvolvimento de neoplasias. A imunização desses pacientes não resulta em produção de anticorpos.

Deficiência de IgA (DigA)

A deficiência de IgA é uma das mais freqüentes deficiências imunológicas, e seu diagnóstico é estabelecido segundo os critérios de Amman e Hong (1971), com os valores de IgA inferiores a 5mg/dl, as outras imunoglobulinas normais e na ausência de alterações graves da imunidade celular. De acordo com estudo em nosso país, realizado por meio da análise de doadores de sangue e gestantes, verificou-se prevalência de 1:1.000. Sua incidência é variável, ocorrendo em 1:18.000 no Japão. Em pacientes com quadros alérgicos graves, é descrita uma freqüência de 1:200. Avaliando-se asmáticos graves no Instituto da Criança, observou-se essa imunodeficiência em 1:50 crianças.

A patogênese dessa imunodeficiência não está totalmente esclarecida. O defeito no "switching" para a expressão de IgA em superfície ou uma falha no desenvolvimento de linfócitos produtores de IgA por uma ação inadequada de citocinas foram descritos. A maioria dos pacientes apresenta deficiência de IgA associada à ausência de IgA secretora, com poucos casos relatados de IgA sérica normal e falta de IgA nas secreções. A herança autossômica dominante ou recessiva tem sido descrita. A verificação de halótipos semelhantes do complexo de histocompatibilidade maior, a ocorrência de deficiência de IgA e imunodeficiência comum variável (ICV) na mesma família e a evolução de pacientes portadores de deficiência de IgA para ICV sugerem que ambas as doenças podem representar a repercussão de um mesmo mecanismo patogênico.

Essa entidade apresenta um amplo espectro de manifestações clínicas, podendo apresentar-se assintomática. As principais queixas clínicas que levam ao diagnóstico são os processos infecciosos de repetição, os quadros alérgicos graves e as doenças com possível mecanismo auto-imune. As infecções acometem principalmente os tratos respiratório e gastrintestinal devido à ausência da IgA em mucosas. No entanto, alguns mecanismos de compensação, como a produção de IgM em mucosas, têm sido relacionados à ausência de sintomatologia. Por outro lado, a associação de deficiência de subclasses de IgG ou de anticorpos antipolissacarídeos ou, ainda, de C4B (alótipo do componente do complemento C4) tem sido referida como fatores relacionados a ocorrência dos processos infecciosos. A giardíase de difícil tratamento também tem sido verificada. Os principais processos infecciosos apresentados por 80 pacientes do Instituto da Criança estão representados na figura 8.2.

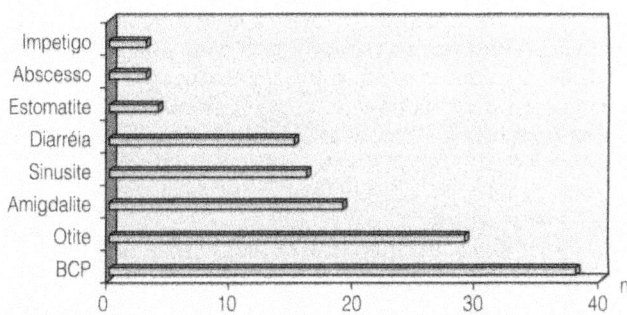

Figura 8.2 – Processos infecciosos em pacientes com deficiência de IgA (n = 80).

Quanto aos processos alérgicos, a asma, a rinite alérgica, a dermatite atópica mais grave têm sido observadas. A alergia a leite de vaca ou maior absorção de macromoléculas, potencialmente antigênicas, resultando em sensibilização e detecção de anticorpos contra proteínas do leite de vaca, demonstram a importância da IgA na exclusão antigênica das mucosas.

Doenças auto-imunes, como artrite reumatóide, lúpus eritematoso sistêmico, tireoidite, nefropatias, podem ocorrer com maior freqüência nos deficientes de IgA. Esses fenômenos de auto-imunidade freqüentemente complicam a deficiência de IgA, e, portanto, o seguimento clínico dos pacientes para o desenvolvimento de auto-anticorpos é recomendado. Uma maior freqüência de tumores também tem sido relatada.

O tratamento específico com reposição de IgA não é disponível. O esquema de imunização deve ser mantido, com exceção da vacina Sabin, que deve ser substituída pela vacina Salk, devido ao risco de desenvolvimento de reação vacinal. Nos pacientes nos quais a deficiência de subclasses de IgG ou a resposta humoral deficiente for evidenciada, a administração de gamaglobulina por via intravenosa com baixas concentrações de IgA pode ser recomendada. A antibioticoterapia profilática pode ser necessária em alguns pacientes com persistência de processos infecciosos do trato respiratório.

A evolução dessa deficiência de IgA é, em geral, benigna, recomendando-se o seguimento dessas crianças pela possibilidade de desenvolver complicações previamente relatadas.

Imunodeficiência comum variável (ICV)

O termo ICV é usado para descrever uma síndrome incompletamente definida, caracterizada por uma formação prejudicada de anticorpos. O diagnóstico é estabelecido após a exclusão de outros defeitos de imunidade humoral.

A ICV é uma das imunodeficiências primárias mais freqüentes em adultos, com incidência estimada em 1:10.000 a 1:50.000, afetando igualmente o sexo masculino e o feminino, com idade de apresentação na segunda ou terceira década de vida.

Assim como as outras imunodeficiências humorais, as infecções sinopulmonares piogênicas de repetição destacam-se. O diagnóstico precoce dessa condição clínica é importante, pois alguns pacientes são detectados apenas quando a doença pulmonar crônica está instalada, incluindo bronquiectasia.

À semelhança dos agamaglobulinêmicos ligados ao cromossomo X, alguns pacientes desenvolvem infecções enterovirais incomuns, como meningoencefalite crônica, e outras manifestações, como a síndrome semelhante à dermatomiosite. Também são suscetíveis a infecções gastrintestinais causadas por *Giardia lamblia* e *Campylobacter jejuni*.

Há incidência elevada de tumores linforreticulares e gastrintestinais e, ao contrário dos pacientes portadores de agamaglobulinemia ligada ao cromossomo X (ALX), um terço dos pacientes apresenta esplenomegalia e/ou linfadenopatia difusa. Granulomas não-caseosos lembrando sarcoidose, linfoproliferação não-maligna e até hiperplasia nodular linfóide em trato gastrintestinal pode ocorrer. As doenças inflamatórias crônicas do trato intestinal ocorrem com maior freqüência. Pacientes com ICV são mais suscetíveis a doenças auto-imunes, como anemia perniciosa, anemia hemolítica, trombocitopenia e neutropenia.

O diagnóstico é estabelecido pelos níveis baixos de IgG e IgA, geralmente acompanhados de valores baixos de IgM, com resposta prejudicada de formação de anticorpos. Pacientes do sexo masculino com valores muito baixos de IgG devem ser diferenciados dos portadores de ALX, por meio da avaliação da presença de células B. A imunidade mediada por células pode estar prejudicada com função dos linfócitos T diminuída e falta de resposta aos testes de hipersensibilidade cutânea tardia, caracterizando imunodeficiência combinada.

O tratamento consiste na administração de gamaglobulina por via intravenosa, e antibioticoterapia profilática pode ser necessária.

Hipogamaglobulinemia transitória da infância

A IgG materna é ativamente transferida para o feto no terceiro trimestre da gestação. Portanto, os níveis de IgG dos recém-nascidos é semelhante ou um pouco mais elevado que o materno ao nascimento. A IgG materna desaparece no lactente após o nascimento, com vida média de cerca de 30 dias, e os lactentes desenvolvem sua própria produção de IgM seguida de IgG e IgA. O tempo para o início e a intensidade de produção são variáveis; entretanto, relata-se que os níveis permanecem reduzidos no período de 3 a 7 meses de idade, caracterizando hipogamaglobulinemia fisiológica. Em alguns lactentes, a produção de anticorpos pode ser retardada até cerca de 2 anos de idade, aumentando a suscetibilidade a processos infecciosos. Esse atraso na aquisição de níveis mais elevados de IgG, mais freqüente em prematuros e gemelares, é denominado de hipogamaglobulinemia transitória da infância. A produção de anticorpos pela dosagem sérica de IgG e pela resposta a antígenos vacinais é documentada, podendo-se manter o esquema vacinal nessas crianças. A reposição de anticorpos por meio da gamaglobulina intravenosa não é necessária, porém pode ser administrada durante processos infecciosos graves.

Deficiência de subclasses de IgG

O critério para o diagnóstico inclui níveis baixos de uma ou mais subclasses de IgG. Em geral, exceto para deficiência de IgG$_1$, os níveis de IgG não se encontram alterados. Os valores encontrados devem ser sempre comparados a padrões de normalidade para a faixa etária e para a população (ver padrões de normalidade em nossa população padronizados por Fujimura e cols.). A deficiência

de IgG$_3$ é mais comum em adultos e a de IgG$_2$ em crianças, particularmente associada a resposta inadequada a antígenos polissacarídeos. A deficiência isolada de IgG$_4$ é difícil de ser interpretada, uma vez que muitos indivíduos normais apresentam valores indetectáveis. A deficiência de IgG$_2$, freqüentemente associada à deficiência de IgG$_4$, e inabilidade de responder a antígenos polissacarídeos têm sido relacionadas com a deficiência de anticorpos com níveis normais de imunoglobulinas. Recentemente, valoriza-se a resposta humoral do paciente mesmo que haja redução dos níveis das subclasses, pois se sabe que, na ausência de uma subclasse, a outra pode assumir sua atividade funcional.

Deficiência seletiva de anticorpos com imunoglobulinas normais

A característica desse defeito é a resposta prejudicada a antígenos polissacarídeos. Enquanto muitos indivíduos são normais, alguns apresentam infecções sinopulmonares de repetição. O diagnóstico é estabelecido por meio da resposta inadequada a antígenos específicos, resposta normal a outros antígenos e níveis séricos normais de IgG e IgM. Alguns pacientes beneficiaram-se da reposição de gamaglobulina intravenosa. Indivíduos que não respondem a antígenos polissacarídeos produzem anticorpos a vacinas conjugadas.

As principais imunodeficiências humorais são apresentadas no quadro 8.8.

IMUNODEFICIÊNCIAS CELULARES E COMBINADAS

Imunodeficiência combinada grave ligada ao cromossomo X (X-SCID)

As deficiências combinadas de linfócitos incluem aquelas anormalidades primárias nas células B e T, assim como aquelas nas quais os defeitos de células T impedem a cooperação célula T-B. Essas imunodeficiências caracterizam-se por suscetibilidade precoce aos processos infecciosos bacterianos, virais e fúngicos, assim como por germes oportunistas. As manifestações clínicas costumam iniciar-se nos primeiros meses de vida, como diarréia grave, pouco ganho de peso, candidíase persistente, infecção generalizada após a vacina BCG ou pneumonia por *P. carinii* ou fungos. A falta de hipertrofia dos órgãos linfóides, apesar das infecções, chama a atenção do clínico. Deve ser realizado o diagnóstico diferencial com as crianças portadoras de HIV nos primeiros meses de vida.

O gene anormal na X-SCID foi mapeado na região Xq13-21.1, recentemente identificado como o gene que codifica para a cadeia gama do receptor de interleucina (IL)-2. Essa cadeia atua como receptor de outras citocinas que regulam a função e o desenvolvimento do sistema imune, como IL-4 e IL-7, e há forte possibilidade de ser receptor também de IL-9, IL-13 e IL-15, além da IL-2. Uma cadeia dos receptores de IL-2, IL-4 e IL-7 é única para cada receptor, enquanto as funções da cadeia gama são partilhadas tanto para aumentar a afinidade do receptor pela sua citocina, como para capacitar os receptores a mediar os sinais intracelulares. Essas interleucinas são facilitadoras dos diferentes estágios do crescimento e desenvolvimento das células B e T. A incapacitação dos receptores para essas citocinas e, possivelmente, para outras interleucinas explica a gravidade do quadro clínico nas X-SCID.

Deficiência de adenosina deaminase

Cerca de 15% dos pacientes com imunodeficiência combinada grave (SCID) apresentam ausência da enzima adenosina deaminase (ADA). Foi verificada uma variedade de mutações delecionais em alguns pontos no gene (20q.13-Ter). O acúmulo de adenosina e 2'-O-metil-adenosina leva direta ou indiretamente à toxicidade do linfócito, que resulta na imunodeficiência. A adenosina e deoxiadenosina são inativadores da enzima S-adenosil-*homocisteína hidrolase*

Quadro 8.8 – Principais imunodeficiências humorais.

Imunodeficiência	Alterações imunológicas	Herança	Características associadas
Agamaglobulinemia ligada ao cromossomo X	Todas as imunoglobulinas e células B reduzidas	Ligada ao cromossomo X	—
Síndrome de hiper-IgM	IgM e IgD normais ou elevadas e redução de outros isótipos	?	Neutropenia, trombocitopenia, anemia hemolítica, envolvimento gástrico e hepático
Deficiência de IgA	IgA < 5mg/dl com deficiência de IgA$_1$ e IgA$_2$	Variável	Doenças alérgicas e auto-imunes
Hipogamaglobulinemia transitória da infância	Redução dos níveis de IgG e IgA	Desconhecida	Freqüente em famílias com imunodeficiências
Imunodeficiência comum variável	Redução de todos os isótipos	Variável	Comprometimento variável da imunidade celular
Deficiência de subclasses de IgG com ou sem deficiência de IgA	Redução de um ou mais isótipos de IgG	Desconhecida	—
Deficiência de anticorpos com imunoglobulinas normais	Imunoglobulinas normais e ausência de produção de anticorpos específicos	Desconhecida	—
Deficiência seletiva de IgM	Níveis reduzidos ou ausentes de IgM	Desconhecida	Também associada à síndrome de Bloom

e o acúmulo dessa enzima resulta em inibição das reações de metilação celular. Tais pacientes apresentam linfopenia profunda e raramente as células B estão elevadas. Nos pacientes deficientes de ADA, os corpúsculos de Hassal no timo são raros e há alterações sugestivas da diferenciação precoce.

Os pacientes apresentam anormalidades dos arcos costais similares ao rosário raquítico e anormalidades múltiplas (displasia condróssea). Essas alterações ocorrem principalmente nas junções costocondrais, apófises de ossos ilíacos e corpos vertebrais.

A terapia com ADA bovina modificada pelo glicol (PEG-ADA), administrada subcutaneamente, resulta em melhora clínica; no entanto, essa terapia não deve ser utilizada se o transplante de medula óssea for possível, pois confere capacidade de reação ao enxerto. A terapia gênica já foi iniciada para a correção desse defeito.

Deficiência de purinonucleosídeo fosforilase

Ao contrário dos pacientes com deficiência de ADA, o ácido úrico urinário e sérico estão profundamente deficientes e não há anormalidades esqueléticas. A morte ocorre por vaccínia generalizada, varicela, linfossarcoma e doença enxerto *versus* hospedeiro mediada por células T alogênicas em sangue não irradiado ou medula óssea. As anormalidades neurológicas são descritas em dois terços dos pacientes, com sintomas como espasticidade e até retardo mental. As doenças auto-imunes desenvolvem-se em um terço dos pacientes e a anemia hemolítica é a mais comum, seguida de púrpura trombocitopênica idiopática e lúpus eritematoso sistêmico.

Os corpúsculos de Hassal são observados no timo ocasionalmente no exame *post mortem*, assim como nos deficientes de ADA. Verifica-se deficiência acentuada das células T e subpopulações, mas número aumentado de células com fenótipo e função NK. O diagnóstico pré-natal é possível e o transplante de medula óssea é o único tratamento bem-sucedido.

Candidíase mucocutânea crônica

A candidíase mucocutânea crônica (CMC) caracteriza-se por infecções fúngicas crônicas, superficiais de pele, unhas e mucosas, refratárias aos tratamentos antifúngicos usuais, cujo agente mais freqüente é a *Candida albicans*. Acomete ambos os sexos, e o modo de herança mais freqüentemente envolvido é o autossômico recessivo, com alteração em gene no cromossomo 22.

As manifestações clínicas surgem, geralmente, na infância, nos três primeiros anos de vida, destacando-se a candidíase oral, onicomicose e lesões cutâneas crostosas como achados mais freqüentes. Outras manifestações associam-se às infecções fúngicas, como infecções bacterianas de repetição, endocrinopatias em 50% dos pacientes, anormalidades no metabolismo do ferro, alterações gastrintestinais, alopecia e vitiligo.

Do ponto de vista imunológico, descreve-se um defeito específico na resposta proliferativa dos linfócitos, resposta negativa aos testes cutâneos de hipersensibilidade tardia e menor indução de interleucinas, como o fator de inibição de migração de leucócitos quando estimulados pelo antígeno da *Candida*. Outros distúrbios da resposta imune, como deficiência das subclasses de IgG e da função fagocitária, também foram descritos.

O tratamento consiste no controle da infecção fúngica e no seguimento clínico devido ao alto risco de aparecimento de fenômenos de auto-imunidade e neoplasias.

As principais imunodeficiências celulares e combinadas são apresentadas no quadro 8.9.

OUTRAS SÍNDROMES BEM DEFINIDAS

Ataxia-telangiectasia

Essa síndrome autossômica recessiva é caracterizada por ataxia cerebelar progressiva, com aparecimento de telangiectasias, especialmente em lobos das orelhas e em conjuntivas, e, eventualmente, na maioria dos pacientes, infecções sinopulmonares de repetição. Aumento dos níveis de alfa-fetoproteína está presente na maioria dos pacientes (95%) e a imunodeficiência desenvolve-se em pelo menos 70% dos casos, se não estiver presente no início do diagnóstico. Não há um padrão imunológico; as imunoglobulinas séricas apresentam-se diminuídas com deficiência de IgA, subclasses IgG$_2$ e IgG$_4$ e IgE. A resposta dos anticorpos pode estar reduzida. O comprometimento da imunidade celular pode-se desenvolver. As células são sensíveis à radiação ionizante, com freqüentes quebras cromossômicas e maior suscetibilidade a tumores. A morte do paciente ocorre, em geral, como adulto jovem, devido ao comprometimento pulmonar ou por tumor linforreticular. O gene ATM (mutante de ataxia-telangiectasia) foi isolado em 1995 (11q23.1), com mais de 150 mutações descritas.

Quadro 8.9 – Principais imunodeficiências celulares e combinadas.

Imunodeficiência	Alterações imunológicas	Herança	Características associadas
Imunodeficiência combinada grave ligada ao cromossomo X	Ig diminuídas, redução acentuada de linfócitos T	LX	
Imunodeficiência combinada grave autossômica recessiva	Ig diminuídas e redução acentuada de linfócitos T	AR	
Deficiência de adenosina deaminase	Ig diminuídas, células B e T reduzidas progressivamente	AR	
Disgenesia reticular	Ig diminuídas, células B e T acentuadamente reduzidas	AR	Granulocitopenia e trombocitopenia
Deficiência de purino nucleosídeo fosforilase	Ig normais ou diminuídas, células T circulantes reduzidas progressivamente	AR	Anemia hemolítica auto-imune, sintomas neurológicos
Deficiência de MHC classe II	Ig normais ou diminuídas e redução de células CD4+	AR	
Síndrome de Omenn	Redução de Ig, células T e B	AR	
Deficiência de ZAP70	Ig normais, CD8 reduzido	AR	
Deficiência de TAP-2	Ig normais, CD8 diminuído	AR	Deficiência de MHC classe I

LX = ligada ao cromossomo X; AR = autossômica recessiva.

Síndrome de Wiskott-Aldrich

É uma doença ligada ao cromossomo X com aparecimento no lactente ou na infância. As manifestações clínicas incluem eczema, infecções de repetição incomuns e trombocitopenia. As plaquetas são pequenas. As imunoglobulinas podem ser normais na fase inicial, mas redução de IgM pode-se desenvolver. A produção de anticorpos a polissacarídeos e outros antígenos está prejudicada. Linfopenia progressiva com imunodeficiência celular estabelece-se. Doenças auto-imunes incluindo vasculite grave e glomerulonefrite podem estar presentes. A morte ocorre por linfoma na idade escolar ou entre a segunda e a quarta décadas de vida. O gene defeituoso está no braço curto do cromossomo X e o estado de portador pode ocorrer. O gene foi clonado e a proteína de 502 aminoácidos foi chamada de proteína da síndrome de Wiskott-Aldrich (WASp). A terapia com transplante de medula óssea tem sido indicada.

Síndrome de Di George

A síndrome de Di George é resultante da dismorfogênese das terceiras e quartas bolsas faríngeas durante a embriogênese precoce, levando a hipoplasia ou aplasia tímica e de glândulas paratireóides. Outras estruturas que se formam na mesma época também são freqüentemente afetadas, resultando em anomalias dos grandes vasos (lado direito do arco aórtico), atresia esofágica, úvula bífida, doença cardíaca congênita (defeitos septais atriais e ventriculares), afilamento do lábio superior, hipertelorismo, prega epicântica nos olhos, hipoplasia mandibular, implantação baixa de orelhas. A ocorrência de hipoplasis é mais freqüente que a aplasia total do timo e paratireóides.

Ocorre em ambos os sexos, com deleção submicroscópica de 22q11.2 na maioria dos pacientes. A ocorrência familiar é rara, mas foi relatada. Devido às alterações imunológicas, o paciente pode apresentar suscetibilidade mais ou menos intensa aos processos infecciosos associada à hipocalcemia persistente.

Outras síndromes bem-definidas são apresentadas no quadro 8.10.

DISTÚRBIOS DE FAGÓCITOS

Neutropenias

As formas congênitas são raras e podem ser cíclicas (neutropenias cíclicas) e permanentes (neutropenias congênitas). As manifestações clínicas assemelham-se aos outros distúrbios de fagócitos com infecções de repetição em pele e pulmonares.

Doença granulomatosa crônica

A doença granulomatosa crônica é um distúrbio genético envolvendo fagócitos mononucleares e polimorfonucleares. Ocorre com uma freqüência de 1 em 200.000 indivíduos, e sua herança pode ser ligada ao cromossomo X (ausência de uma glicoproteína de 91kD do

Quadro 8.10 – Outras síndromes bem definidas.

Imunodeficiência	Alterações imunológicas	Herança	Características associadas
Síndrome de Di George	Ig normais ou diminuídas e células T diminuídas ou normais		Defeito embriogênico, defeitos associados de coração, paratireóide
Síndrome de Wiskott-Aldrich	IgM reduzida, deficiência de anticorpos antipolissacarídeos, redução progressiva de células T	LX	Trombocitopenia, plaquetas pequenas, eczema, linfomas, doença auto-imune
Ataxia-telangiectasia	Função T reduzida, deficiência humoral variável	AR	Ataxia-telangiectasia, aumento de alfa-feto proteína, tumores linfoproliferativos, radiossensitividade

LX = ligada ao cromossomo X; AR = autossômica recessiva.

citocromo b558) ou autossômica recessiva (ausência de fatores citossólicos de 47 e 67kD). A doença caracteriza-se por habilidade reduzida das células em destruir certas espécies de bactérias e fungos devido a um defeito intrínseco do metabolismo oxidativo. A geração de radicais de oxigênio (O_2^- ou H_2O_2) é regulada pelo sistema NADPH oxidase, que é deficiente na doença granulomatosa crônica devido à ausência das enzimas responsáveis pelo transporte de elétrons nesse sistema, como a citocromo b558, que é um componente da membrana ou de certas proteínas citoplasmáticas.

As principais manifestações clínicas são a maior suscetibilidade a infecções envolvendo pele, linfonodos, pulmões e fígado e causados por bactérias catalase positivas (*S. aureus*, enterobactérias) e fungos (*Aspergillus*). A redução do NBT (nitrobluetetrazolium) com estímulos é utilizada para o diagnóstico, com valores inferiores a 5%. Entretanto, há algumas variantes que mostram percentuais altos, porém com fraca positividade.

O tratamento consiste na antibioticoterapia com co-trimoxazol, administração de gama-interferon e, mais recentemente, há a possibilidade de terapia gênica.

Os principais distúrbios de fagócitos são apresentados no quadro 8.11.

DEFICIÊNCIAS DE COMPLEMENTO

Foram associadas imunodeficiências com manifestações clínicas de quase todas as proteínas que atuam no sistema complemento e estão descritas no quadro 8.12.

OUTRAS IMUNODEFICIÊNCIAS

Síndrome de Chédiak-Higashi e de Griscelli

Ambas as síndromes caracterizam-se por: albinismo parcial resultando em criança com cabelos prateados e hipopigmentação cutânea; prejuízo da função das células "natural killer" e T citotóxicos aumentando a suscetibilidade a infecções; e síndrome de ativação linfocitária com uma fase denominada acelerada, que leva ao óbito. Resultam de um defeito nas proteínas associadas ao citoesqueleto,

Quadro 8.12 – Deficiências de complemento.

Imunodeficiência	Herança	Características clínicas
C1q, C1r e C1s, C4, C2	AR	Síndrome lúpus "like" e infecção
C3, fatores H e I	AR	Infecções piogênicas recorrentes
C5, C6, C7, C8, C9	AR	Infecção por *Neisseriae*
Properdina	LX	Infecção por *Neisseriae*
Inibidor de C1 esterase	AD	Angioedema hereditário

envolvidas na via secretora do lisossomo de várias células. Na síndrome de Chédiak-Higashi, verificam-se grânulos intracitoplasmáticos nas células sangüíneas, e na síndrome de Griscelli observa-se um comprometimento neurológico. O exame do fio de cabelo permite o diagnóstico diferencial dessas síndromes.

BIBLIOGRAFIA

1. BELLINATI-PIRES, R.; ARAUJO, I.S. & GRUMACH, A.S. – Deficiências do sistema fagocitário. In Carneiro-Sampaio, M.M.S. & Grumach, A.S. – *Alergia e Imunologia em Pediatria*. São Paulo, Sarvier, 1992, p. 157. 2. CARNEIRO-SAMPAIO, M.M.S. – Introdução ao estudo das imunodeficiências. In Carneiro-Sampaio, M.M.S. & Grumach, A.S. *Alergia e Imunologia em Pediatria*. São Paulo, Sarvier, 1992, p. 127. 3. CONLEY, M.E. & STIEHM, E.R. – Immunodeficiency disorders: general considerations. In Stiehm, E.R. *Immunologic Disorders in Infants & Children*. 4th ed., Philadelphia, Saunders, 1996, p. 201. 4. GANEM, M.R. et al. – Agamaglobulinemia ligada ao cromossomo X em nove pacientes: revisão de literatura. *Rev. Hosp. Clin. Fac. Med. S. Paulo* **52**:187, 1997. 5. GRUMACH, A.S. et al. – Chronic granulomatous disease of childhood: differential diagnosis and prognosis. *Rev. Paul. Med.* **111**:472, 1993. 6. GRUMACH, A.S. et al. – Deficiência de IgA: avaliação clínico-laboratorial de 60 pacientes do Instituto da Criança. *Rev. Ass. Med. Bras.* **44**:277, 1998. 7. GRUMACH, A.S. et al. – Brazilian report on primary immunodeficiencies in children: 166 cases studied over a follow-up time of 15 years. *J. Clin. Immunol.* **17**:340, 1997. 8. CARNIDE, E.M.G. et al. – Chédiak-Higashi syndrome: presentation of seven cases. *Rev. Paul. Med.* **116**:1873, 1998.

Quadro 8.11 – Principais distúrbios de fagócitos.

Imunodeficiência	Alterações imunológicas	Herança	Características associadas
Doença granulomatosa crônica	Falha na produção de superóxido	LX ou AR	Fenótipo McLeod (LX)
Deficiência de adesão de leucócitos	Deficiência de aderência e quimiotaxia	AR	Queda tardia de coto umbilical, periodontite, leucocitose, úlceras cutâneas
Neutropenia congênita grave	Neutropenia	AR	
Neutropenia cíclica	Principalmente neutropenia	AR	Oscilações de reticulócitos, plaquetas e outros leucócitos
Deficiência de mieloperoxidase	Deficiência na morte bacteriana	AR	
Síndrome de Schwachman	Defeito de quimiotaxia	AR	Anemia, trombocitopenia, insuficiência pancreática, condrodisplasia, hipogamaglobulinemia
Deficiência de receptor de interferon gama	Afeta leucócitos e células "natural killer" e morte intracelular	AR	Suscetibilidade extrema a micobactéria

LX = ligada ao cromossomo; AR = autossômica recessiva.

CRISTINA MIUKI ABE JACOB
ANTONIO CARLOS PASTORINO

A função imune normal pode sofrer alterações como resultado de fatores exógenos, como infecções, deficiências nutricionais, drogas, cirurgias ou doenças metabólicas. As imunodeficiências secundárias (IDS) são mais freqüentes na prática clínica que as imunodeficiências primárias, podendo apresentar anormalidades, transitórias ou permanentes, em várias regiões da resposta imune: imunidade humoral, celular, fagócitos e complemento.

Dependendo da etiologia da IDS, uma ou mais regiões da resposta imune podem estar concomitantemente envolvidas.

A classificação das IDS está representada no quadro 8.13, e a síndrome da imunodeficiência adquirida (AIDS) e a imaturidade imunológica do período neonatal não serão abordadas neste capítulo, por merecerem atenção especial em outras partes deste livro. O enfoque deste capítulo será a abordagem apenas das IDS mais comuns, cujo conhecimento se reveste de importância para o pediatra geral.

Quadro 8.13 – Classificação das principais imunodeficiências secundárias.

Fatores nutricionais
Desnutrição
Deficiência de ferro
Deficiência de zinco
Deficiência de selênio
Deficiência de vitaminas A, B_6 e C
Deficiência de ácidos graxos
Obesidade
Doenças hereditárias e metabólicas
Síndrome de Down
Anemia falciforme
Diabetes melito
Asplenia congênita
Doenças com perda protéica
Síndrome nefrótica
Enteropatia perdedora de proteínas
Doenças infecciosas
Infecções bacterianas
Infecções fúngicas
Infecções virais
Infecções parasitárias
Doenças neoplásicas e infiltrativas
Leucemias
Linfomas
Reticuloendotelioses
Agentes imunossupressores
Agentes citotóxicos
Corticosteróides
Ciclosporina A
Anticonvulsivantes
Globulina antilinfocitária
Radiação
Fatores traumáticos
Esplenectomia
Queimaduras

FATORES NUTRICIONAIS

Desnutrição protéico-calórica

A desnutrição protéico-calórica (DPC) é a causa mais comum de imunodeficiência secundária, principalmente em países subdesenvolvidos.

A interação entre nutrição e infecção é observada em populações não-privilegiadas, nas quais a freqüência, a gravidade e a duração da infecção se correlacionam com o estado nutricional do indivíduo. Crianças desnutridas apresentam maiores taxas de morbiletalidade em conseqüência das doenças infecciosas, e estas cada vez mais deterioram a condição nutricional do indivíduo, criando-se um círculo vicioso.

A DPC pode ser primária, decorrente da privação de alimentos, ou secundária, como conseqüência de doenças crônicas e debilitantes. Em nosso meio, essas situações podem ser concomitantes, contribuindo ainda mais para a gravidade da situação.

Os efeitos da DPC podem ser observados em vários setores da resposta imune, podendo haver acometimento múltiplo e em graus variados.

A primeira linha de defesa de um organismo é a integridade física da pele e das membranas mucosas. Deficiências específicas de nutrientes têm sido relacionadas a anormalidades dessas importantes barreiras. Deficiência de vitamina A tem sido incriminada em alterações displásicas da pele, e as membranas mucosas podem sofrer alterações em conseqüência da deficiência de riboflavina e piridoxina. Atrofia cutânea generalizada tem sido associada à deficiência protéica.

Em nível celular, detecta-se na DPC número reduzido de linfócitos nas mucosas, com prejuízo da produção de IgA secretora.

A imunidade humoral é pouco alterada em indivíduos com DPC, com níveis normais ou discretamente elevados das imunoglobulinas. Os níveis de IgE podem ser bastante elevados, mesmo na ausência de fatores relacionados ao aumento dessa imunoglobulina, como alergias e parasitoses. Esse achado pode refletir um defeito na regulação de célula T na produção de IgE. A resposta anticórpica em crianças desnutridas parece ser adequada, conforme dados de literatura.

Alterações da imunidade celular são os achados mais consistentes na DPC, podendo ser encontrada tanto diminuição de células periféricas como de órgãos linfóides. Anormalidades tímicas contribuem para a deficiência da imunidade celular desses pacientes. Histologicamente, há pobre diferenciação corticomedular, há poucas células linfóides e os corpúsculos de Hassal são aumentados, degenerados e ocasionalmente calcificados. A diferenciação e a maturação de linfócitos T encontram-se prejudicadas, provavelmente em conseqüência da redução da atividade do fator tímico. Testes de hipersensibilidade cutânea tardia mostram ausência de resposta em crianças desnutridas, e a resposta proliferativa de linfócitos apresenta-se com graus variáveis de acometimento.

Fagocitose é também alterada na DPC. A concentração e a atividade de vários componentes do sistema complemento encontram-se reduzidas, com prejuízo da capacidade de opsonização. Redução dos níveis de C3, C5, fator B e da atividade hemolítica total tem sido bastante relacionada à DPC.

Mais recentemente, pesquisas realizadas em animais e em humanos demonstram que a produção de várias citocinas, como interleucina-1, interleucina-2 e gama-interferon, encontra-se diminuída na DPC. Outro ponto a ser ressaltado é que DPC altera a habilidade do linfócito T para responder às citocinas.

Deficiência de ferro

A deficiência de ferro tem sido associada a processos infecciosos há muito tempo, porém essa questão ainda permanece intrigante. Muitas dificuldades ocorrem na análise das pesquisas e decorrem de muitas variáveis que podem tornar a interpretação dos resultados bastante difícil.

Um estudo realizado na Índia não encontrou diferenças de morbidade entre populações que recebiam suplementação de ferro com o grupo-controle.

Outro estudo realizado em crianças com grave deficiência de ferro mostrou melhor resposta clínica durante hospitalização naquelas que recebiam suplementação em relação ao grupo-controle. A grande dificuldade na interpretação desses resultados reside na multiplicidade de variáveis existentes, que podem interferir nos estudos.

Imunidade humoral permanece intacta na deficiência de ferro, e complemento hemolítico total é normal. Alterações na imunidade celular não têm sido um achado consistente, assim como defeitos na função fagocítica.

Deficiência de zinco

Zinco é um elemento essencial para o sistema imune. Alterações da resposta imune têm sido relacionadas à diminuição dos níveis desse elemento ou à deficiência que ocorre em várias doenças. Alterações graves da função imune, secundárias à deficiência de zinco, têm sido relatadas em associação com envelhecimento, crianças desnutridas, pacientes submetidos à nutrição parenteral total, infecção pelo HIV e principalmente em AIDS, em que seus níveis séricos têm sido considerados, com contagem de CD4, um marcador da progressão da doença. Sintomas da deficiência de zinco incluem maior freqüência de infecções bacterianas, fúngicas e virais. O sistema imune é altamente proliferativo e influenciado por proteínas zinco-dependentes envolvidas na função celular geral.

Todas as regiões da resposta imune são influenciadas pelo zinco. Diminuição dos níveis de zinco alteram a atividade de células "natural killer", fagocitose e algumas funções neutrofílicas.

Uma das regiões mais afetadas pela deficiência de zinco é a imunidade celular.

Atrofia linfóide, diminuição da resposta proliferativa de linfócitos e anergia a teste cutâneos de hipersensibilidade tardia têm sido associadas à acrodermatite enteropática.

Migração de fagócitos e destruição intracelular de bactérias também têm sido afetadas na deficiência de zinco.

Deficiência de vitamina A

A deficiência de vitamina A tem sido considerada um fator relacionado ao aumento da gravidade das infecções encontradas em crianças desnutridas.

Embora a deficiência isolada de vitamina A seja incomum, a associação com desnutrição protéico-calórica pode acarretar graves repercussões no sistema imune. A vitamina A desempenha papel relevante na manutenção da imunidade não-específica, principalmente em relação ao trofismo das mucosas.

O maior precursor da vitamina A, o betacaroteno, tem sido considerado importante para funções adequadas de células T, B, monócitos e macrófagos.

Em crianças, o efeito da suplementação de vitamina A, em sarampo grave, melhora dramaticamente a mortalidade e a morbidade decorrentes dessa doença. Estudos realizados na Índia, em regiões de grave deprivação econômica, mostraram efeito benéfico da suplementação de vitamina A na mortalidade de crianças com idade inferior a 3 anos.

Vitamina C

A deficiência isolada de vitamina C é extremamente rara e ainda há controvérsia entre sua deficiência e disfunção imune.

Megadoses de vitamina C já foram correlacionadas à menor suscetibilidade a vírus respiratórios, porém sua conduta de administração profilática não encontra respaldo científico até o momento.

A vitamina C estimula a quimiotaxia de neutrófilos normais, por aumentar o nível intracelular de GMP cíclico e *in vitro* melhora a capacidade bactericida de granulócitos de portadores da síndrome de Chédiak-Higashi. Nesses pacientes, a administração de doses elevadas de vitamina C tem sido utilizada como tentativa para melhorar a função imune.

Vitamina B_6

A vitamina B_6 (piridoxina) é uma coenzima que tem importante papel na produção de proteína e ácido nucléico. Deficiência dessa vitamina resulta em atrofia do tecido linfóide, alterações na função imune celular e na produção de anticorpos. Função de células linfóides também se apresenta diminuída na presença de deficiência de piridoxina, devido à redução da síntese de ácido nucléico.

DOENÇAS HEREDITÁRIAS E METABÓLICAS

Anemia falciforme

Crianças com anemia falciforme (AF) apresentam maior suscetibilidade para infecções causadas por bactérias capsuladas. Asplenia funcional, presente em 90% das crianças com AF é o maior fator responsável pela morbiletalidade desses pacientes.

A incidência de bacteriemia e meningite em crianças com AF tem sido estimada em até 300 vezes àquela da população geral, e a grande maioria dos processos infecciosos é causada por bactérias capsuladas, como o *Streptococcus pneumoniae* e o *Haemophilus influenzae*.

O baço é um órgão bastante acometido na AF. Vários estudos têm apontado para asplenia funcional em 14% das crianças até 6 meses de idade, 28% até 1 ano, 58% até 2 anos, 78% até 3 anos e 94% em crianças até 5 anos de idade.

Um aspecto bastante interessante é a reversibilidade da asplenia funcional com terapêutica transfusional crônica e a realização do transplante de medula óssea.

Outros fatores que podem contribuir para a imunodeficiência secundária encontrada nesses pacientes são a isquemia tecidual e a sobrecarga de ferro decorrentes das múltiplas transfusões.

Síndrome de Down

Pacientes com síndrome de Down (SD) apresentam várias evidências de alterações na resposta imune, como maior incidência de processos infecciosos, maior propensão ao desenvolvimento de neoplasias e detecção de auto-anticorpos com ou sem manifestações clínicas de auto-imunidade.

A despeito do desenvolvimento do arsenal terapêutico para o tratamento dos processos infecciosos, infecções respiratórias continuam a ser as principais causas de morbiletalidade nesses pacientes.

Muitos aspectos da resposta imune na SD têm sido estudados, encontrando-se acometimento de vários locais. A imunidade celular é a mais freqüentemente comprometida, sendo encontrados diminuição da relação CD4/CD8, resposta diminuída do linfócito T a mitógenos e menor número de células T expressando cadeias α e β do receptor de células T, com aumento de células com cadeias γ e δ. Isso sugere disfunção tímica, já que células T α e β são dependentes do timo para maturação. Graves anormalidades anatômicas têm sido encontradas no timo de pacientes com SD, com depleção de timócitos corticais, pobre demarcação corticomedular e alargamento dos corpúsculos de Hassal. Essas alterações tímicas podem ser dependentes de secreções inadequadas de interleucinas, alterações na expressão de moléculas de adesão e do metabolismo de micronutrientes essenciais para a maturação desse órgão.

As células "natural killer" (NK) apresentam-se em número adequado ou até elevado, porém com atividade funcional reduzida.

Em relação à imunidade humoral, alterações dos níveis de imunoglobulinas têm sido encontradas, com diminuição dos níveis de IgG em pacientes com idade inferior de 5 anos, e elevação desses níveis após essa idade. Quanto à resposta anticórpica, os relatos de literatura ainda são controversos. As alterações da imunidade humoral encontradas na SD podem ser decorrentes de função inadequada de célula T no processo de cooperação na resposta imune.

Alterações da função fagocítica têm sido encontradas em indivíduos portadores de SD, com inadequadas quimiotaxia, fagocitose, resposta oxidativa e morte bacteriana intracelular.

Asplenia congênita

A ausência congênita de baço pode ocorrer isolada ou em associação com anormalidades cardíacas congênitas ou, menos freqüentemente, com anormalidades dos tratos gastrintestinal e urinário. O prognóstico dessa doença é determinado pela gravidade dos defeitos cardíacos. O diagnóstico deve ser suspeitado em toda criança portadora de cardiopatia grave, que desenvolve sepse recorrente. O sangue periférico pode mostrar corpúsculo de Howell-Jolly, que estão presentes tanto na asplenia funcional como na anatômica. O diagnóstico pode ser confirmado pela ausência de baço nos exames de imagem.

Pacientes com asplenia congênita apresentam alta mortalidade. Os portadores de defeitos cardíacos têm mortalidade de até 85% em conseqüência da cardiopatia. Outra causa importante de óbito são os processos infecciosos graves. Nos pacientes com idade inferior a 6 meses, as bactérias gram-negativas são causas importantes de sepse e acima dessa idade predominam *Haemophilus influenzae* e *Streptococcus pneumoniae*.

Vários fatores têm sido apontados como causa da imunodeficiência detectada nesses pacientes, entre eles: ausência da atividade fagocítica do baço, diminuição da resposta proliferativa de linfócitos e da relação CD4/CD8 e resposta anticórpica deficiente à vacina antipneumocócica.

Uremia

Pacientes com insuficiência renal crônica apresentam maior suscetibilidade a processos infecciosos em decorrência de vários fatores, tais como alterações metabólicas que afetam a resposta imune, desnutrição associada, deficiência de oligoelementos, uso de drogas e efeitos deletérios à função imune, decorrentes da hemodiálise.

A uremia pode comprometer a integridade das barreiras mucocutâneas, com vários problemas dermatológicos e lesões ulcerativas da mucosa intestinal.

Alterações na imunidade celular são freqüentemente associadas à uremia, com modificações histológicas de vários tecidos linfóides, como infiltração gordurosa e degeneração cística do timo e diminuição dos folículos linfóides dos linfonodos. Resposta anormal aos testes de hipersensibilidade tardia é freqüentemente encontrada em pacientes urêmicos e, *in vitro*, a proliferação de linfócitos pode estar diminuída. Os efeitos da uremia sobre a imunidade humoral são menos evidentes que aqueles da imunidade celular, encontrando-se produção deficiente de anticorpos específicos a antígenos estafilocócicos, pneumocócicos, do vírus *influenza* e em resposta à vacina da hepatite B. Todas essas alterações sugerem um defeito na ativação do linfócito B.

Disfunções de fagócitos também são relacionadas à uremia, com defeitos na quimiotaxia, na fagocitose e no metabolismo oxidativo.

Diabetes melito

A maior freqüência de episódios infecciosos em pacientes diabéticos é conhecida de longa data, e os adultos são particularmente suscetíveis à infecção de pele e do trato urinário. As alterações vasculares que esses indivíduos apresentam podem contribuir para esses achados.

Entre os diversos locais da resposta imune, a região fagocítica parece ser especialmente afetada em pacientes diabéticos. Diminuição da atividade quimiotática e anormalidades da fagocitose têm sido detectadas nesses pacientes, com prejuízo da morte intracelular de bactérias.

DOENÇAS COM PERDAS PROTÉICAS

Síndrome nefrótica

Portadores de síndrome nefrótica (SN) apresentam maior suscetibilidade a processos infecciosos, principalmente aqueles causados por *Streptococcus pneumoniae*, *Haemophilus influenzae* e *E. coli*. Vários fatores podem contribuir para esse achado, como perda de proteínas imunologicamente ativas, edema tecidual, desnutrição da doença crônica, maior exposição a ambiente hospitalar e uso de drogas imunossupressoras.

Níveis de imunoglobulina G (IgG) são bastante baixos em pacientes com SN e os de imunoglobulina M podem estar elevados. Perda do fator B, um importante componente da via alternativa do complemento, pode também contribuir para o distúrbio da função imune desses pacientes. Deficiência de IgG e incapacidade para gerar C3b, ambas importantes opsoninas, podem explicar a diminuição da capacidade de opsonização que tem sido detectada nos portadores de SN.

Enteropatia perdedora de proteína

Várias doenças podem cursar com perda protéica intestinal, levando ao edema e à hipoproteinemia. Entre as mais comumente relatadas são: colite ulcerativa, linfangiectasia intestinal, neoplasias, alergia alimentar e pericardite constritiva. Níveis de imunoglobulinas são bastante reduzidos e perda de linfócitos, com graus variáveis de linfopenia, pode ocorrer em conseqüência da obstrução linfática. Em conseqüência da redução do número de linfócitos, os parâmetros de avaliação da resposta imune celular podem estar alterados, com normalização nos casos com boa resposta terapêutica.

DOENÇAS INFECCIOSAS

Os processos infecciosos são decorrentes de complexos mecanismos biológicos de interação parasita–hospedeiro que envolvem tanto a replicação eficaz dos microrganismos, como os esforços do hospedeiro para limitá-los e destruí-los. Muitos patógenos têm a capacidade de afetar os mecanismos imunológicos do hospedeiro, de maneira transitória na maioria das infecções, mas em alguns casos esse estado de imunodeficiência pode ser mais persistente e acarretar novas infecções por outros agentes infecciosos.

Muitos vírus, bactérias, fungos e parasitas podem desenvolver mecanismos de evasão do sistema imunológico humano e provocar alterações da resposta imune, como veremos a seguir.

Infecções virais

As primeiras evidências da indução de algum tipo de imunodepressão que se seguia às infecções virais ocorreram no início do século XX, quando se verificou uma anergia temporária ao teste de Mantoux ou até mesmo a reativação de tuberculose durante ou logo após a infecção pelo vírus do sarampo.

Esse vírus pode destruir o epitélio respiratório, deprimir a migração de células fagocitárias, além de infectar diretamente os tecidos linfóides, inclusive os monócitos, linfócitos T e B, podendo acarretar baixa produção de imunoglobulinas e da função das células "natural killer". Com a menor ativação dos linfócitos T, todo o sistema imunológico que depende de sua função pode estar deprimido, favorecendo a infecção por outros microrganismos. Na prática clínica, são freqüentes as complicações bacterianas que ocorrem após o surto de sarampo, especialmente nos pacientes desnutridos. Essas alterações podem durar poucas semanas, mas em alguns indivíduos persistem por mais tempo.

A infecção pelo citomegalovírus (DNA vírus da família herpes) também pode causar alterações imunológicas mais relacionadas aos linfócitos T. Na fase aguda da doença, ocorre aumento de linfócitos atípicos, que são predominantemente do tipo CD8 e com grande atividade supressora. O citomegalovírus (CMV) infecta inicialmente os monócitos, provocando redução da apresentação de antígenos por essas células, depressão da ativação e proliferação de linfócitos, além do aumento no número e na ativação das células NK. Ocasionalmente, o CMV pomove um estado de imunodeficiência, com persistência do vírus, resultando em linfopenia, graves disfunções dos linfócitos T e redução dos níveis séricos de imunoglobulinas, com aparecimento de infecções oportunistas, especialmente pelo *Pneumocystis carinii*.

Outro membro da família herpesvírus, o vírus Eptein-Barr (EBV), pode ser considerado modelo de resposta linfoproliferativa, autolimitada na maioria das infecções, mas que em alguns indivíduos acarreta desregulação do sistema imunológico com espectro clínico variado.

A infecção pelo EBV inicia-se pela orofaringe, atingindo os linfócitos B das amígdalas. Logo após, atinge os linfócitos T que proliferam intensamente. Ocorre ativação dos linfócitos CD8, tanto os que apresentam atividade citotóxica como supressora. Nas infecções usuais e benignas, essa atividade citotóxica é responsável pela eliminação dos linfócitos B infectados, enquanto a atividade supressora inibe a proliferação do EBV, mantendo-o em estado latente. São também descritas disfunções dos linfócitos T que acarretam depressão da imunidade celular, anergia aos testes cutâneos de hipersensibilidade tardia, depressão na função das células NK e maior liberação de interleucina-10, que promove a proliferação de linfócitos B e o aumento da produção de imunoglobulinas.

Alguns casos persistem com infecção crônica pelo EBV e depressão da resposta NK. Os casos mais graves compreendem a síndrome linfoproliferativa ligada ao cromossomo X e a síndrome hemofagocítica, na qual o óbito ocorre em até 75% dos casos, com persistência das alterações da imunidade celular e humoral.

Outros vírus, como o da influenza, rinovírus e adenovírus, responsáveis pela maioria dos quadros de resfriado comum, também podem acarretar alterações temporárias da imunidade, especialmente as relacionadas às células T. Da mesma forma, as vacinas de vírus vivos (sarampo e poliovírus) também estão relacionadas à supressão da resposta aos testes de hipersensibilidade tardia, como o PPD.

Infeccções bacterianas e fúngicas

Várias alterações imunológicas são descritas em associação com infecções bacterianas em humanos, especialmente nas infecções graves, como linfopenia, redução no número de linfócitos CD3, CD4 e CD8, redução da quimiotaxia de polimorfonucleares e do clareamento de partículas pelo sistema reticuloendotelial, decréscimo da fagocitose e da capacidade bactericida.

Algumas bactérias mostram capacidade em induzir anormalidades específicas na função imune, como, por exemplo, componentes da parede celular de micobactérias, que promovem maior ação de linfócitos CD8 supressores, menor ativação, processamento e morte bacteriana intramacrófagos.

Microrganismos que produzem superantígenos também podem induzir imunodepressão de linfócitos T, entre eles os estreptococos dos grupos A, B, C, F e G e também o estafilococo que produz a toxina 1 responsável pela síndrome do choque tóxico, enterotoxinas e toxinas esfoliativas.

Os fungos, como certas bactérias, podem estar implicados em imunossupressão em modelos animais e em humanos. Um dos melhores exemplos é a histoplasmose disseminada, que é associada à imunodepressão de células T no homem.

Infecções parasitárias

As parasitoses são importantes causas de anormalidades imunológicas nos países em desenvolvimento, e a gravidade dessas alterações pode ser correlacionada ao grau de parasitismo. Além disso, essas infestações estão freqüentemente associadas à desnutrição, que também contribuem para o estado de imunodeficiência.

Na esquistossomose mansônica, são descritas a supressão da ativação de linfócitos T CD8 diante de mitógenos e ao próprio esquistossomo.

Outro exemplo são as infecções secundárias nos portadores de leishmaniose visceral, nos quais a imunidade celular é mais intensamente comprometida e a resposta humoral, apesar da hipergamaglobulinemia, pode mostrar falta de resposta anticórpica. Com o tratamento adequado da leishmaniose visceral, ocorre reativação dos testes cutâneos tardios e redução da produção inespecífica de anticorpos.

DOENÇAS NEOPLÁSICAS E INFILTRATIVAS

Pacientes com câncer possuem uma variedade de defeitos imunológicos, incluindo a perda do reconhecimento das células tumorais como estranhas ao próprio hospedeiro. Essas alterações imunológicas podem incluir: diminuição do número de linfócitos, redução da resposta de hipersensibilidade tardia e da resposta diante dos mitógenos, menor produção de imunoglobulinas, menor resposta oxidativa dos monócitos, menor resposta às citocinas e aumento na atividade supressora de monócitos.

Portadores de linfoma de Hodgkin têm sido reconhecidos como portadores de imunossupressão por apresentar anergia aos testes cutâneos, incapacidade em rejeitar aloenxertos de pele, decréscimo na proliferação dos linfócitos T diante dos mitógenos, entre outros. Cerca de 50% desses pacientes são linfopênicos ao diagnóstico e, quando se trata do tipo histológico com depleção linfocitária, esse percentual atinge 80%, com redução tanto dos linfócitos T como B.

Os defeitos na imunidade celular encontrados no linfoma de Hodgkin também podem ser decorrentes da presença de fatores solúveis que inibem as células T, como, por exemplo, a presença de altos níveis de TGF-beta e de prostaglandinas.

Não devemos esquecer que, nos pacientes com doenças neoplásicas ou infiltrativas, outros fatores, como desnutrição e quimioterapia, também podem contribuir para a imunodepressão que ocorre nesses pacientes.

AGENTES IMUNOSSUPRESSORES

Os agentes imunossupressores podem ser classificados em várias categorias (Quadro 8.14). Embora o mecanismo de ação das drogas antiproliferativas, como o **metotrexato**, a **ciclofosfamida** e a **azatioprina**, seja diferente, eles resultam da interferência com a síntese celular de DNA. Podem inibir a função dos linfócitos B com me-

Quadro 8.14 – Classificação dos agentes imunossupressores.

Agentes químicos
Metotrexato, ciclofosfamida, azatioprina
Ciclosporina, tacrolimus
Corticosteróides
Antiinflamatórios não-hormonais
Outros: anticonvulsivantes, talidomida, dapsona
Agentes biológicos
Globulina antitimócito
Gamaglobulina intravenosa
Anticorpos monoclonais
Citocinas e receptores solúveis de citocinas
Agentes físicos
Radiações

nor produção de imunoglobulinas e anticorpos. No caso do metotrexato, também ocorre supressão da função de macrófagos, na quimiotaxia de neutrófilos, na produção de leucotrieno B4 e na produção de diferentes interleucinas (IL), especialmente IL-1. A ciclofosfamida é um agente alquilante que, em altas doses, tem efeito linfolítico direto, com maior ação sobre o linfócito B.

Antagonistas imunofilínicos, como a **ciclosporina** e o **tacrolimus**, revolucionaram a medicina de transplante por apresentar atividade seletiva sobre o linfócito T (CD4+), sem afetar a atividade supressora, linfócito B, granulócitos ou macrófagos. Inibem a síntese de diferentes interleucinas, como IL-2, receptor de IL-2, IL-3, IL-4, GM-CSF e TNF-alfa.

Os **corticosteróides** são utilizados como agentes antiinflamatórios e imunossupressores há muitos anos, mas seu verdadeiro mecanismo de ação é desconhecido. Após penetrarem no citoplasma celular, ligam-se a receptores específicos, reduzindo a produção de muitas citocinas pró-inflamatórias, como a IL-1, IL-6 e TNF, fator ativador de plaquetas, prostaglandinas e leucotrienos. Seu uso diário e prolongado pode promover linfopenia, redistribuição dos linfócitos circulantes, com maior decréscimo dos linfócitos CD4+ em relação aos linfócitos CD8+, supressão da resposta celular e também da imunidade humoral. Redução do nível sérico de imunoglobulinas ocorre cerca de duas a quatro semanas após o uso de altas doses de corticóide.

Outros antiinflamatórios não-hormonais podem influenciar a imunidade, como, por exemplo, os **salicilatos**, que bloqueiam o metabolismo dos ácidos araquidônicos e a formação de prostaglandinas, tromboxanos e portaciclinas, potentes mediadores inflamatórios. Somente em altas doses os salicilatos estão implicados em atividade imunossupressora, com decréscimo da secreção de IgG, mas sem ação na proliferação de linfócitos.

Vários **anticonvulsivantes**, especialmente a fenitoína e seus derivados e a carbamazepina, têm sido associados com efeitos no sistema imune: doença do soro, deficiência transitória ou até definitiva de IgA, hipogamaglobulinemia transitória, redução na produção de anticorpos, agranulocitose, deficiência de subclasses de IgG e alteração na atividade celular supressora.

Agentes biológicos, como a **globulina antilinfócito (GAL)** e a **globulina antitimócito (GAT)**, são produzidos por imunização em cavalos ou coelhos e posterior purificação de frações de globulina específica sérica. Os efeitos supressivos da GAT são relacionados ao decréscimo dos linfócitos T circulantes e teciduais, com conseqüente inibição da proliferação de linfócitos, dos testes cutâneos de hipersensibilidade tardia e da resposta anticórpica dependente de antígenos.

A **imunoglobulina intravenosa** tem sido utilizada na terapêutica de reposição em pacientes com deficiência de anticorpos e seus efeitos imunossupressivos vêm sendo descritos quando de seu uso em altas doses em pacientes com doenças auto-imunes.

A terapêutica por **radiação** localizada ou total dos tecidos linfóides tem sido utilizada em doenças malignas, e os efeitos imunossupressivos mais evidentes ocorrem nos linfócitos T, mas também ocorre diminuição no número de linfócitos B, na produção de anticorpos e no aumento do número e função das células NK.

FATORES TRAUMÁTICOS

Esplenectomia

O baço tem sido reconhecido desde o início do século XX como um importante componente dos mecanismos de defesa contra agentes infecciosos. Em 1919, constatou-se que animais esplenectomizados apresentavam maior risco de processos infecciosos. Posteriormente, a sepse pós-esplenectomia foi descrita em crianças esplenectomizadas por esferocitose hereditária. O papel do baço nos mecanismos de defesa contra a infecção é bastante complexo, e

esse órgão exerce importante função de filtração mecânica. Essa filtração impede que bactérias e complexos imunes retornem à circulação sistêmica. O fluxo sangüíneo pelo baço é bastante lento, permitindo a fagocitose do material filtrado por macrófagos residentes nesse órgão. Essas características também permitem que microrganismos pobremente opsonizados, como bactérias capsuladas, sejam clareados nessa região.

Outras funções atribuídas ao baço compreendem: apresentação do antígeno, ativação de linfócitos e produção de anticorpos. A resposta anticórpica precoce, caracterizada pelo aparecimento de IgM, ocorre predominantemente no baço, e pacientes asplênicos apresentam níveis diminuídos dessa classe de imunoglobulinas.

Mais recentemente, foi detectado que a produção de opsoninas ocorre no baço e os níveis de tuftisina, uma proteína que promove fagocitose e properdina, um componente da via alternativa do complemento, são diminuídos após esplenectomia. Todos esses fatores contribuem para a ocorrência da sepse pós-esplenectomia (SPE), condição de extrema gravidade em pacientes esplenectomizados.

A incidência da SPE varia de 3,8 a 4,3%, com mortalidade de 1,7 a 2,5%, de acordo com os dados de literatura. Sua ocorrência depende de vários fatores, como doença de base, idade do paciente e tempo decorrido após a esplenectomia. Pacientes que foram submetidos à esplenectomia, tendo câncer como doença de base, apresentam maior incidência de SPE que pacientes cuja indicação foi o traumatismo. Em relação à idade, crianças apresentam SPE mais freqüentemente que adultos, com maior mortalidade em decorrência dessa condição clínica. O maior risco de SPE ocorre nos primeiros anos após esplenectomia, e 32% das infecções ocorrem no primeiro ano, e 52%, até o quinto ano pós-esplenectomia.

Entre os agentes mais relacionados à SPE, o *Streptococcus pneumoniae* tem sido freqüentemente associado a essa síndrome. Vários autores relatam sua ocorrência em até 56,7% das SPE e em 59% de todas as fatalidades. Além desse agente, o *Haemophilus influenzae* e a *Neisseria meningitides* também têm sido apontados como agentes bastante freqüentes nos processos infecciosos de pacientes esplenectomizados.

Medidas preventivas devem ser adotadas em pacientes submetidos à esplenectomia e incluem: profilaxia com antibióticos, vacinas e educação do paciente quanto ao risco de aquisição de processos infecciosos. Existem controvérsias quanto ao uso de antibióticos profiláticos, porém essa indicação é indiscutível em pacientes no período logo após esplenectomia e em crianças com idade inferior a 5 anos. Vacinação para pneumococo deve ser indicada a todos os pacientes esplenectomizados, com ou sem câncer. Se possível, a vacina deve ser realizada duas semanas antes da esplenectomia, pois a resposta anticórpica pode ser reduzida após esse procedimento. Deve ser ressaltado que crianças com idade inferior a 2 anos apresentam comprometimento da resposta à vacina antipneumocócica. O intervalo para a revacinação permanece controverso, porém, em crianças asplênicas, o Center for Disease Control recomenda revacinação após 3 a 5 anos.

Vacinas para *Haemophilus influenzae* tipo b e *Neisseria meningitidis* devem ser indicadas para todos os pacientes asplênicos.

Queimaduras

Durante queimaduras, vários fatores contribuem para a imunodeficiência presente nesses casos. Praticamente todas as regiões da resposta imune são afetadas concomitantemente, além da quebra da barreira física causada por lesão térmica. Níveis de imunoglobulinas apresentam-se reduzidos logo após o estabelecimento da lesão, retornando ao normal após várias semanas. Deficiências de componentes do sistema complemento também têm sido detectadas, principalmente de C3 e C4. Quanto à imunidade celular, inicialmente se encontra linfopenia e depleção de órgãos linfóides, com posterior normalização da contagem de linfócitos. Alterações da função de célula T também têm sido descritas com depressão da resposta aos testes de hipersensibilidade tardia.

Depressão das funções fagocíticas são também associadas à lesão térmica no período que antecede o estabelecimento da sepse.

BIBLIOGRAFIA

1. CHANDRA, R.K. – Nutrition and the immune system: an introduction. *Am. J. Clin. Nutr.* **66**:460S, 1997. 2. CORTI, G. & PARADISI, F. – Meccanismi patogenetici responsabili della prodizione di uno statodi immunodeficienza secondaria. *J. Chemother.* **6**(Suppl.3):6, 1994. 3. LANE, P.A. – The spleen in children. *Curr. Opin. Pediatr.* **7**:36, 1995. 4. RIPA, S. & RIPA, R. – Zinc and immune function. *Minerva Med.* **86**:315, 1995. 5. SANDBERG, E.T.; KLINE, M.W. & SHEARER, W.T. – The secondary immunodeficiencies. In Stiehm, E.R. *Immunologic Disorders in Infants & Children.* 4th ed., Philadelphia, Saunders, 1996. 6. SEMBA, R.D. – Vitamin A, immunity and infection. *Clin. Infect. Dis.* **19**:489, 1994. 7. TENNENBERG, A.M. & SEPKOWITZ, A. – Postsplenectomy infections in oncology patients. *Infect. Med.* **13**:15, 1996. 8. WELLINGHAUSEN, N.; KIRCHNER, H. & RINK, L. – The immunobiology of zinc. *Immunol. Today* **18**:519, 1997. 9. WONG, W.Y.; POWARS, D.R. & OVERTURF, G.D. – Infections in children with sickle cell anemia. *Infect. Med.* **12**:331, 1995.

SEÇÃO III   Doenças Alérgicas

coordenadora   ANETE SEVCIOVIC GRUMACH

1   Rinossinusopatia Alérgica

ANTONIO CARLOS PASTORINO
ANGELA BUENO FERRAZ FOMIN

As infecções do trato respiratório superior representam um dos problemas mais comuns na clínica pediátrica diária, sendo estimado que cerca de 5 a 10% delas podem complicar com sinusite aguda. Se considerarmos que a criança com idade inferior a 2 anos apresenta em média seis a oito resfriados comuns por ano, o diagnóstico de sinusite pode ser freqüente, devendo ser tratado adequadamente.

ANATOMIA E FISIOLOGIA DO NARIZ E DOS SEIOS DA FACE

O estudo das estruturas dos seios da face é dificultado pelas características do seu desenvolvimento na criança e pela existência de um grande número de variações anatômicas dessas estruturas.

Os seios paranasais são constituídos por quatro pares de estruturas que circundam a cavidade nasal que são denominadas de: seios maxilares, etmoidais, esfenoidais e seios frontais. Cada um desses seios possui uma abertura ou óstio de drenagem por onde se faz a drenagem da secreção neles produzida.

A figura 8.3 mostra cortes das estruturas do nariz e dos seios da face. O nariz é dividido medialmente pelo septo nasal, e de suas paredes laterais projetam-se três estruturas semelhantes a uma concha, designadas de acordo com sua posição anatômica de cornetos inferior, médio e superior (este último visualizado na figura 8.3B). Abaixo dos cornetos médio e superior, localizam-se os óstios ou meatos de drenagem de dois ou mais seios paranasais. O seio maxilar, o etmoidal anterior e o frontal drenam junto ao meato médio, enquanto o seio etmoidal posterior e o esfenoidal, para o meato superior. Somente o ducto lacrimal drena o meato inferior.

O seio maxilar e o etmoidal são formados no terceiro e quarto meses de gestação e, embora pequenos, eles estão presentes ao nascimento. Seu óstio de drenagem se localiza acima de sua parede medial, o que dificulta a drenagem gravitacional e predispõe esse seio a freqüentes infecções.

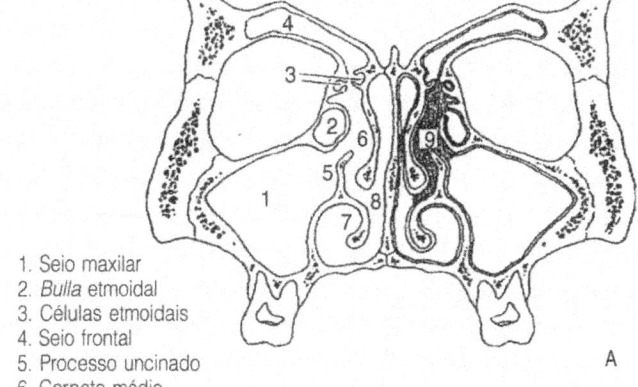

1. Seio maxilar
2. *Bulla* etmoidal
3. Células etmoidais
4. Seio frontal
5. Processo uncinado
6. Corneto médio
7. Corneto inferior
8. Septo nasal
9. Complexo ostiomeatal

Figura 8.3 – Esquema representativo dos seios da face e nariz. A) Corte frontal. B) Corte sagital.

O seio esfenoidal é constituído de um labirinto de células aeradas (3 a 15 de cada lado) separadas por tênue lâmina óssea. Cada uma dessas células drena através de óstios independentes, que medem 1 a 2mm de diâmetro. As células etmoidais anteriores e médias drenam para o meato médio, enquanto as posteriores, para o meato superior. As infecções respiratórias virais e as alergias podem acarretar obstrução desses pequenos óstios.

O seio frontal desenvolve-se a partir das células etmoidais anteriores por volta do sexto mês de gestação, mas só serão radiologicamente visíveis entre o terceiro e sexto anos de vida e completarão seu desenvolvimento na adolescência. Seu óstio também drena para o meato médio.

O seio esfenoidal localiza-se anteriormente à fossa pituitária e à frente do seio etmoidal posterior. Atinge seu pleno desenvolvimento até os 3 anos de idade e drena para um único óstio localizado cerca de 10 a 15mm acima de sua parede inferior. Uma infecção isolada nesse seio é muito rara, ocorrendo apenas nos casos de pan-sinusite.

A compreensão da fisiologia do nariz e seios paranasais é muito importante para o manejo correto das afecções que envolvem essas estruturas.

As funções principais do nariz são: olfação, defesa das vias aéreas e respiração (Quadro 8.15). As funções precisas dos seios paranasais não são bem conhecidas, mas podem estar associadas a olfato, produção de muco, controle das bruscas mudanças de pressão no nariz durante a respiração e ainda na redução do peso do crânio.

Quadro 8.15 – Funções do nariz.

Respiração
Olfato
Umidificação do ar inspirado
Proteção das vias aéreas inferiores pela:
Filtração de particulados
Transporte mucociliar
Atividades microbicida e antiviral
Ações imunológicas
Ressonância da voz

O nariz tem um papel crítico para ajustar o fluxo aéreo, a resistência nasal, bem como a umidificação do ar inspirado, e suas disfunções são as causas mais implicadas em consultas médicas.

Com o aumento da obstrução nasal, a corrente de ar faz-se através da boca sem as modificações aéreas necessárias, como a umidificação e o aquecimento. A respiração bucal também tem seu papel fisiológico durante o exercício extremo, quando a demanda de oxigênio é maior, auxiliando a função nasal.

A troca gasosa alveolar ocorre com a umidade relativa em torno de 85%, o que não só facilita essas trocas, mas também previne a desidratação do trato respiratório inferior e protege a mucosa das partículas do meio externo.

A mucosa do trato respiratório superior possui alta capilarização e vasta rede de sinusóides venosas, fazendo com que o nariz também aqueça o ar inspirado para mantê-lo na temperatura corpórea.

Uma série de locais de alta resistência é encontrada ao longo da passagem nasal e denominada de válvulas, que modificam não só a umidade e a temperatura, mas também a quantidade e a direção ao fluxo aéreo. A válvula nasal é a mais anterior e importante, sendo constituída pelo septo nasal, pela cartilagem lateral superior, pela cabeça do corneto inferior e pelo assoalho nasal, sendo responsável pela metade de toda a resistência nasal.

Outro fenômeno importante na fisiologia nasal é o ciclo alternativo da congestão e descongestão que ocorre em cada lado do nariz. A terminologia "ciclo nasal" representa esse ciclo dos sinusóides venosos e espaços vasculares presentes na mucosa nasal. O ciclo nasal varia de 1 a 4 horas, chegando até 6 horas em 80% dos indivíduos.

As relações entre o trato respiratório superior e inferior são bem documentados e a presença dos reflexos nasopulmonares e naso-cardíacos é conhecida há muitos anos. O propósito desses reflexos é permitir a coordenação entre nariz, coração e pulmão, na regulação do fluxo e resistência nasal, fluxo venoso pulmonar e a máxima eficiência pulmonar.

As extensas superfícies mucosas dos aparelhos digestivo e respiratório representam os locais de maior estimulação antigênica de todo o organismo. Dessa forma, as vias aéreas superiores, incluindo o nariz e os seios da face, desenvolveram um complexo e eficiente mecanismo de proteção de todo o trato respiratório diante de microrganismos e corpos estranhos.

A cavidade nasal e os seios paranasais possuem uma complexa e eficiente cobertura mucociliar com papel protetor, não somente por meio da ação mecânica de seus cílios, mas também pela presença de mecanismos imunológicos, incluindo a ação de imunoglobulinas IgA e IgG.

O muco é a primeira linha de defesa contra as partículas estranhas e a contaminação microbiana. Possui duas camadas: a externa (camada gel), que se localiza no topo dos cílios e é constituída de um material pegajoso que funciona muito bem como uma barreira contra partículas maiores, e outra interna, mais fina e aquosa (camada sol), logo abaixo da primeira.

A mucosa nasal possui também um importante mecanismo de defesa imunológico. A IgA secretora é encontrada em quantidade abundante no nariz e nas secreções sinusais e tem um papel proeminente na linha inicial de defesa contra agentes infecciosos, inibindo a aderência de microrganismos na superfície celular, prevenindo sua entrada no organismo. A IgG também é encontrada nas secreções nasais e do trato respiratório e funciona, como a IgA, na defesa do hospedeiro contra infecções.

Outras substâncias importantes na defesa do organismo são encontradas no muco, como a lisozima, a lactoferrina e as substâncias inespecíficas produzidas por eosinófilos, macrófagos e neutrófilos.

Resumindo, os principais mecanismos fisiológicos de funcionamento normal do nariz e dos seios paranasais só podem exercer seu papel protetor desde que ocorram: a patência dos óstios, o funcionamento do aparato ciliar e as secreções estejam presentes em quantidade e qualidade adequadas. Qualquer mecanismo ou situação que altere esses três elementos pode desencadear um processo de sinusite.

Na patogênese das infecções dos seios paranasais, devem ser considerados vários fatores predisponentes (Quadro 8.16), destacando-se, entre os fatores locais, o aparato mucociliar e a permeabilidade do complexo ostiomeatal. Doenças sistêmicas, como fibrose cística, anormalidades ciliares ou imunodeficiências, estão associadas em menos de 10% dos casos de sinusites crônicas. Os microrganismos e as partículas estranhas aderidas ao muco são removi-

Quadro 8.16 – Fatores predisponentes para sinusites.

Fatores locais	Fatores sistêmicos
IVAS	Imunodeficiências
Rinite alérgica	Fibrose cística
Uso abusivo de	Bronquiectasias
descongestionantes tópicos	Síndrome dos cílios imóveis
Hipertrofia de adenóides	
Desvio de septo	
Pólipos nasais	
Tumores	
Corpos estranhos	
Natação e mergulho	
Fumo	
Barotrauma	
Extrações/injeções dentárias	

dos pelo óstio, pelo movimento ritmado dos cílios e muco. A retenção das secreções nos seios paranasais pode ocorrer pelo edema das mucosas que circundam o óstio, redução do número de cílios, diminuição e/ou incoordenação de sua movimentação ou pela superprodução das secreções. A permeabilidade do óstio não está apenas implicada no escoamento de secreções, mas também determina as trocas de gases nos seios paranasais.

Quando ocorre obstrução do óstio, a pressão nos seios paranasais aumenta e a tensão de oxigênio reduz-se, em consequência de seu consumo pela mucosa bem vascularizada dessas regiões. Com a hipóxia e a redução do pH resultantes, os batimentos ciliares são reduzidos progressivamente, o muco permanece estagnado e torna-se mais espesso, ocorre vasodilatação e transudação e um círculo vicioso se estabelece.

Nessas circunstâncias, as bactérias anaeróbias têm maior probabilidade de proliferação, ocorrendo um processo inflamatório em que predominam os neutrófilos. As enzimas proteolíticas liberadas por essas células e a própria ação bacteriana promovem rotura epitelial, com maior invasão de microrganismos, dessa vez aeróbios.

Os fatores de risco mais implicados nas sinusites crônicas das crianças são as infecções virais das vias aéreas e as alergias.

FISIOPATOLOGIA DAS SINUSITES EM PACIENTES ALÉRGICOS

Muitos trabalhos reconhecem a alergia como um importante fator de risco para o desenvolvimento de sinusite crônica, além de relacionar a sinusite como desencadeante da asma e a melhora dos sintomas respiratórios com a recuperação das sinusites.

Rachelefsky e cols. (1978), estudando 70 crianças alérgicas entre 3 e 16 anos de idade, encontraram variadas alterações nos seios maxilares em 52% dos casos, e o velamento bilateral estava presente em 15 crianças (21%). Mais recentemente, Katz e cols. (1993) descreveram inflamação dos seios da face em cerca de 5% de todas as IVAS e 50% das rinites alérgicas.

A íntima relação da mucosa dos seios da face e do nariz, sua proximidade anatômica, comunicações e a maior suscetibilidade dos vasos sangüíneos dessas regiões à ação da histamina e outros mediadores liberados pelas células inflamatórias fazem com que diversas causas possam participar dos mecanismos fisiopatogênicos da sinusite.

A exposição das vias aéreas superiores a substâncias e microrganismos, inalados de maneira continuada, cresce a cada ano tanto no ambiente domiciliar como fora dele. A higiene adequada do ambiente físico com exclusão ou redução de alérgenos, como ácaros (*Dermatophagoides pteronyssinus* e *farinae* e a *Blomia tropicalis*), baratas, fungos (*Aspergillus, Cladosporium, Alternaria*), escamas de animais (cão e gato), além dos produtos químicos utilizados na limpeza dos ambientes e a fumaça de cigarro, diminui sensivelmente a inflamação das vias aéreas superiores. Assim, a alergia é mais um fator envolvido na fisiopatologia complexa da rinossinusite, podendo ou não estar associada à infecção.

QUADRO CLÍNICO

A rinite alérgica é definida como um processo inflamatório das cavidades nasais, sendo caracterizada por espirros, prurido nasal e rinorréia hialina, podendo evoluir para uma obstrução nasal. Algumas vezes, o prurido estende-se para os olhos, garganta e ouvidos. Para aliviar o prurido nasal, algumas crianças podem pressionar a palma da mão ou antebraço contra o nariz, caracterizando a saudação do alérgico. Essa manobra, realizada continuamente, provoca a formação de uma prega transversal no dorso do nariz.

Devido à obstrução nasal, a criança torna-se um respirador bucal, com sintomas noturnos, como o ronco, e os sintomas gerais, como irritabilidade, fadiga e mal-estar geral devido à interrupção constante do sono. A respiração bucal pode contribuir para a formação de anormalidades orofaciais e dentárias, que algumas vezes precisam da intervenção de ortodontistas para sua correção.

A complicação mais freqüente da obstrução nasal é a sinusite, causando desconforto facial e cefaléia. A disfunção da trompa de Eustáquio também é comum, e o paciente pode queixar-se de sensação de ouvido cheio e estalidos no ouvido. A perda auditiva em criança com rinite alérgica perene pode ser devida à otite média secretora crônica associada à perda auditiva de condução.

O padrão dos sintomas ajuda a distinguir a rinite alérgica perene da sazonal. Nos países tropicais como o nosso, onde não existe uma época de polinização definida, o padrão de exposição sazonal não é evidente, e a rinite perene é a mais comum. Na rinite perene, o diagnóstico correto do alérgeno desencadeante torna-se difícil; além disso, irritantes como fumaça de cigarro, poluentes, fumaças e outros inalantes podem piorar o quadro existente. Outros agravantes conhecidos são: mudanças bruscas de temperatura, de pressão ou de umidade.

As sinusites podem ser classificadas, conforme a duração dos sintomas, em agudas (até três semanas), subagudas (entre três semanas a três meses) e crônicas (mais de três meses).

As sinusites infecciosas dos pacientes alérgicos e não-alérgicos são indistinguíveis clínica e microbiologicamente, apesar de apresentarem diferenças na patogenia e sintomatologia associadas.

Em geral, a sinusite aguda surge após um resfriado comum, e os sintomas, especialmente a tosse, persistem por mais de 10 dias. A secreção nasal torna-se amarelada e/ou esverdeada, com persistência ou recorrência da febre.

A criança pode apresentar tosse tanto à noite como durante o dia, dor ocular, obstrução nasal, edema facial, sendo a celulite periorbitária uma das complicações das sinusites.

Nas sinusites subagudas e crônicas, já não se observa secreção purulenta, pois a obstrução dos óstios impede a drenagem das secreções. Em geral, não existem sintomas sistêmicos, mas podem ocorrer hiposmia, halitose, dor à pressão dos seios da face, tosse noturna e algumas vezes dor ou sensação de obstrução em ouvido. Podem ocorrer episódios de agudização, com sintomas semelhantes à sinusite aguda.

DIAGNÓSTICO

O exame da cavidade nasal pode ser feito com um otoscópio, aproveitando-se sua luz e utilizando-se um espéculo nasal. Porém esse tipo de exame apresenta suas limitações, e a nasofibroscopia vem ganhando espaço por ser um exame no qual a cavidade nasal é observada com uma fonte de luz de melhor qualidade, ampliando-se a visão da cavidade nasal e permitindo a gravação do exame. Na rinite alérgica, a mucosa vai-se encontrar pálida ou com tonalidade azul-acinzentada e com aspecto edemaciado. Os cornetos estarão inchados, podendo obstruir a cavidade nasal. Podem-se observar ainda alterações concomitantes à rinite alérgica, como desvio septal, polipose nasal e sinusites agudas. Nas sinusites da faixa etária pediátrica, a nasofibroscopia permite a visualização direta das secreções e sua coleta por meio do óstio obstruído, sendo um procedimento menos agressivo que a punctura antral de seio maxilar.

Embora a alergia seja a causa mais freqüente de rinite na faixa etária pediátrica, outros fatores não-alérgicos podem causar inflamação nas mucosas nasais (Quadro 8.17). Da mesma forma, o diagnóstico diferencial da obstrução nasal na faixa etária pediátrica deve incluir: hipertrofia adenoideana (causa mais comum), atresia coanal uni ou bilateral nos recém-nascidos, meningomielocele, tumores e hemangiomas, traumatismos, desvios de septo, corpos estranhos e pólipos nasais.

O diagnóstico de doenças alérgicas é basicamente feito pela história e pelo exame físico. Alguns exames complementares podem confirmar o diagnóstico e auxiliar no tratamento e, de modo geral,

Quadro 8.17 – Etiologia das rinites.

Rinites infecciosas
Virais
Bacterianas
Específicas
Rinites alérgicas
Rinites eosinofílica não-alérgicas
Rinites medicamentosas
Rinites hormonais
Rinites vasomotoras

tentam comprovar a presença da imunoglobulina responsável pelas reações alérgicas (IgE) e identificar o alérgeno desencadeante. Esses exames podem ser realizados *in vivo* ou *in vitro*. Entre os testes realizados *in vivo*, destacam-se os testes cutâneos: o epicutâneo ("prick test") e o intradérmico. Por meio dessas duas técnicas, podemos reproduzir uma reação alérgica imediata na pele e, quando positivas, determinar o alérgeno responsável pelos sintomas. Outro exame *in vivo* analisa o citológico do muco nasal, que nas rinites alérgicas apresenta pelo menos 10 a 20% de eosinófilos. Nos testes *in vitro* podemos dosar diretamente no sangue a quantidade de IgE total, e seus níveis elevados colaboram para a suspeita de doença alérgica. A dosagem de IgE específica (por meio da técnica do RAST) pode ser realizada para vários tipos de alérgenos, mas, por sua baixa sensibilidade, níveis normais não excluem a suspeita. Outros exames podem ser feitos, como teste de provocação nasal, rinomanometria, avaliação da função mucociliar e biopsia nasal.

TRATAMENTO DE RINITE ALÉRGICA

A rinite alérgica é considerada a rinopatia crônica mais freqüente, atingindo cerca de 10% das crianças e até 20 a 30% dos adolescentes e adultos jovens. Apesar de benigna, a rinite alérgica (RA) é responsável por grande número de ausências escolares, redução na qualidade de vida, sem contar os custos diretos e indiretos dessa afecção.

A abordagem da RA na criança deve levar em conta que até 80% das causas de rinopatia crônica nessa faixa etária são de origem alérgica, ao contrário dos adultos, em que apenas 30% têm a causa alérgica como etiologia de sua rinopatia. Estudos recentes sobre a evolução natural das RA demonstraram que apenas 8 a 10% dos casos têm remissão completa dos sintomas após 10 anos de observação e cerca de 3 a 24% dos pacientes desenvolvem sintomas sugestivos de asma, ficando evidente que o tratamento das RA deve priorizar o aspecto profilático da educação ao paciente atópico, minimizando a exposição a alérgenos de qualquer natureza nesse grupo de pacientes.

A rinite alérgica é o resultado da ação combinada de vários mediadores, células e fatores inflamatórios que causam seus achados característicos: congestão nasal, espirros, prurido, rinorréia, sintomas sistêmicos e, em alguns casos, mudanças funcionais das vias aéreas inferiores. O conhecimento da fisiopatologia da RA é de fundamental importância para o tratamento adequado da RA, e muitos grupos de medicamentos têm a função de reduzir a liberação desses mediadores inflamatórios ou suas conseqüências.

As vias aéreas das crianças sofrem maior exposição a agentes infecciosos virais e bacterianos, tanto pelo maior contato em ambientes confinados (creches e escolas), como pela maior suscetibilidade dessa faixa etária decorrente da imaturidade do seu sistema imunológico. Outros aspectos que devem ser lembrados no tratamento da RA da criança estão relacionados à difícil colaboração no uso prolongado de medicamentos tópicos, além do maior potencial de efeitos colaterais e intoxicações devido ao uso indiscriminado de várias medicações nessa faixa etária.

O tratamento da RA tem como objetivo fundamental a restauração da função nasal e pode ser subdividido, didaticamente, em: higiene nasal, higiene do ambiente físico, tratamento medicamentoso e imunoterapia.

A higiene nasal tem como objetivo principal a fluidificação e a drenagem das secreções, facilitando o transporte mucociliar, e deve ser realizada com soluções não irritantes, como a solução salina de preparação domiciliar ou mesmo o uso de soro fisiológico, instilados várias vezes em cada narina.

Em estudo recente em nosso Ambulatório de Alergia e Imunologia, foram analisados os aspectos clínicos e doenças associadas em 237 asmáticos, sendo notada a associação de asma com outras doenças atópicas, especialmente a rinoconjuntivite alérgica, em 90,2% dos casos (214/237), sendo a poeira doméstica referida como desencadeante em 64% dos casos.

Geller-Bernstein e cols. (1995) realizaram estudo duplo-cego placebo controlado para demonstrar a importância do uso por seis meses de um acaricida piretróide no ambiente domiciliar de 32 crianças com rinite e asma. Ao final do período de estudo, houve redução significativa na secreção nasal, no lacrimejamento, nos espirros e no uso diário de medicações no grupo que utilizou o acaricida, sem o aparecimento de efeitos colaterais.

Esses achados reforçam a importância da abordagem ao ambiente físico como parte do tratamento de RA e asma, e a prática clínica mostra que muitos pacientes podem melhorar dos sintomas apenas com essa abordagem, sem necessidade de outras terapêuticas.

O quadro 8.18 mostra os principais agentes terapêuticos utilizados no tratamento da RA e o quadro 8.19 resume os principais efeitos desses medicamentos no tratamento da RA.

Quadro 8.18 – Principais medicamentos utilizados na RA.

Cromonas – cromoglicato e nedocromil
Brometo de ipratrópio
Corticóides tópicos
Corticóides sistêmicos
Anti-histamínicos orais e tópicos
Vasoconstritores orais e tópicos

Quadro 8.19 – Efeitos do tratamento medicamentoso na RA.

Droga	Prurido e espirros	Secreção	Obstrução
Cromonas	+	+	±
Brometo de ipratrópio	–	+++	–
Anti-histamínico por via oral	+++	++	±
Corticóide tópico	+++	+++	++
Corticóide por via oral	+++	+++	+++
Descongestionante tópico	–	–	+++

No esquema inicial do tratamento medicamentoso da RA da criança, devemos incluir o uso profilático das cromonas e o uso de anti-histamínicos orais nas primeiras semanas do tratamento.

Os mecanismos de ação das cromonas incluem a estabilização dos grânulos dos mastócitos, impedindo sua desgranulação induzida por antígenos, redução da quimiotaxia e ativação de granulócitos e menor influxo de eosinófilos. Tanto o cromoglicato dissódico como o nedocromil têm efeitos comparáveis e são menos efetivos que os corticóides na rinite perene. Sua maior vantagem encontra-se no percentual pequeno de reações colaterais e de leve intensidade, descritas em até 10% dos casos. O cromoglicato deve ser administrado 3 a 4 vezes ao dia, sendo encontrado em duas apresentações (2% ou 4%).

Os anti-histamínicos, inibidores dos receptores H1, são muito efetivos para o controle do prurido nasal e ocular, espirros e rinorréia, especialmente se utilizados profilaticamente, mas, por seus inúmeros efeitos colaterais, fazem com que seu uso seja restrito apenas às fases de intensificação desses sintomas. Entre os anti-histamínicos (anti-H1), os mais seguros na faixa etária pediátrica são os de primeira geração, destacando-se a clemastina, a hidroxizina e o maleato de dextroclorofeniramina. Além desses, o cetotifeno tem sido utilizado de maneira profilática, especialmente em pacientes com outras manifestações alérgicas leves. Os efeitos colaterais desses anti-histamínicos de primeira geração são sedação e alterações gastrintestinais leves. O desenvolvimento de anti-histamínicos de segunda geração, com menor efeito sedativo e com maior meia-vida, tem facilitado o uso desses medicamentos em uma ou duas tomadas diárias, sendo nossa maior experiência com o uso da loratadina em crianças com idade superior a 2 anos.

Quando os sintomas da RA não forem controlados com essa abordagem inicial, poderemos utilizar os corticóides tópicos nasais, e *somente nos casos* resistentes a esses agentes haverá necessidade do uso de corticóides orais.

Várias são as preparações tópicas contendo corticóides, com maior ou menor potência antiinflamatória local, mas destacamos o uso da beclometasona por ser de uso difundido e com melhores avaliações na faixa etária pediátrica. Mesmo com o uso criterioso dos corticóides tópicos, são descritos efeitos colaterais sistêmicos e o aparecimento de moniliíase nasal, devendo seu uso ser prescrito por profissional especializado. Os demais agentes terapêuticos, como anti-histamínicos tópicos, brometo de ipratrópio, descongestionantes orais e sistêmicos, são meramente agentes sintomáticos e com grande potencial de efeitos colaterais sistêmicos, devendo ser utilizados apenas em casos muito selecionados. Da mesma forma, a utilização de imunoterapia para ácaros deve ter critérios bem definidos e avaliados por especialista.

BIBLIOGRAFIA

1. ARRUDA, L.K. & PLATTS-MILLS, T.A.E. – Sinusitis. *Curr. Opin. Infect. Dis.* **7**:368, 1994. 2. BENNINGER, M.S. – Nasal endoscopy: its role in office diagnosis. *Am. J. Rhinol.* **11**:177, 1997. 3. GELLER-BERNSTEIN, C. et al. – Efficacy of the acaricide: acardust for the prevention of asthma and rhinitis due to dust mite allergy in children. *Allerg. Immunol. Paris* **27**:147, 1995. 4. GIEBINK, G.S. – Childhood sinusitis: pathophysiology, diagnosis and treatment. *Pediatr. Infect. Dis. J.* **13**:S55, 1994. 5. KATZ, R.; RACHELEFSKY, G.S. & SIEGEL, S.C. – Sinusitis and reactive airway disease. In *Childhood Asthma, Pathophysiology and Treatment.* 2nd ed. N. York, Marcel Dekker, 1993, p. 447. 6. LINNA, O.; KOKKONEN, J. & LUKIN, M. – A 10-year prognosis for childhood allergic rhinitis. *Acta Paediatr.* **81**:100, 1992. 7. PASTORINO, A.C. et al. – ASMA – Aspectos clínico-epidemiológicos de 237 pacientes de um ambulatório pediátrico especializado. *J. Pediatr. (Rio Janeiro)* **74**:49, 1998. 8. RACHELEFSKY, G.S. et al. – Sinus disease in children with respiratory allergy. *J. Allergy Clin. Immunol.* **61**:310, 1978. 9. ROHR, A.; HASSNER, A. & SAXON, A. – Rhinolaryngoscopy for the evaluation of allergic-immunologic disorders. *Ann. Allergy.* **50**:380, 1983. 10. STEVENS, H.E. – Allergic and inflammatory aspects of chronic rhinosinusitis. *J. Otolaryngol.* **20**:395, 1991.

2	Asma

ANTONIO CARLOS PASTORINO
ANETE SEVCIOVIC GRUMACH

EPIDEMIOLOGIA

A prevalência da asma vem aumentando em várias regiões do mundo, sendo hoje considerada problema de saúde pública. Nos países de baixa renda, é estimado que afete 100 a 200 milhões de pessoas, ocasionado 40 a 50 mil mortes anuais e custos de 10 a 20 bilhões de dólares. O paciente é causa importante de preocupações entre seus responsáveis, limitação de atividade, faltas escolares, atendimentos repetidos em unidades de emergência, hospitalizações e gastos com medicamentos. No adulto, é causa de benefícios e aposentadorias antecipadas, podendo acarretar até a morte. Os prejuízos são tanto pessoais como para a comunidade e para o governo. Paradoxalmente, a maior compreensão dos mecanismos envolvidos na fisiopatologia da asma e todo o progresso científico direcionado à sua terapêutica não têm sido acompanhados pela redução na morbimortalidade dessa doença. As diferentes razões para explicar esse paradoxo incluem o maior número de casos diagnosticados de asma, maior exposição ambiental a poluentes diversos, supervalorização da terapia de alívio dos sintomas, sem controle adequado da asma na intercrise, desconhecimento dos profissionais da saúde e pacientes sobre os conceitos de asma como doença crônica inflamatória e a falta de acesso ao sistema de saúde para o tratamento adequado.

Estudos longitudinais em populações são raros, dificultando a comparação de tendências de aumento na prevalência da asma. Dessa forma, a pesquisa epidemiológica em asma tem-se baseado em questionários, escritos ou em vídeo, que comparam grupos populacionais selecionados. Para que esses questionários sejam considerados sensíveis e específicos para a asma, muitos foram validados por meio de medidas de função pulmonar, provas de provocação pulmonar, radiologia de tórax, visitas domiciliares, entre outras. No início da década de 1990, foi elaborado um questionário padronizado, ISAAC (International Study of Asthma and Allergies in Childhood) para facilitar a comparação da prevalência de asma, rinite e eczema em crianças de diferentes países e que também vem sendo aplicado em diferentes cidades e Estados do Brasil.

Conforme a maioria dos relatos, a asma é mais prevalente na infância, atingindo variações entre 1,6 a 20,5% das crianças do Reino Unido, Canadá, Estados Unidos, Austrália, Nova Zelândia e Escandinávia. A prevalência da asma parece ser menor nas áreas rurais e não-industrializadas, o que pode demonstrar a importância do meio ambiente em sua definição.

A prevalência da asma em nosso meio, utilizando o estudo ISAAC em várias cidades brasileiras, mostrou valores médios de 13,3% entre os 6 e 14 anos de idade.

A asma é uma doença com baixos coeficientes de letalidade e taxas de mortalidade, mas diversos estudos também vêm demonstrando aumento gradual na mortalidade por asma, especialmente entre os mais jovens, ao contrário do que se esperaria diante dos avanços terapêuticos. Nos Estados Unidos, houve um decréscimo das taxas de mortalidade na década de 1970, com aumento de 1,3 para 1,7 óbito/100.000 habitantes entre 1980 e 1987, causando cerca de 5.000 óbitos por ano, especialmente entre pacientes menos favorecidos. Em nosso meio, diferentemente das tendências mundiais, os coeficientes de mortalidade variaram entre 1980 e 1993 de 1,9 para 1,5 óbito/100.000 habitantes, com maiores taxas nas Regiões Sudeste e Sul, mas que podem refletir as falhas gerais ou regionais no sistema de notificação de óbitos.

Diversos estudos indicam aumento das taxas de hospitalização por asma em diversos países nos últimos 30 anos. No Reino Unido, essa tendência foi agravada após 1994, em menores de 15 anos e particularmente no grupo de 0 a 4 anos. Achados muito semelhantes foram descritos na Austrália, onde a hospitalização por asma em crianças passou de 5,5% em 1979 para 9% em 1989. No Brasil, a asma respondeu por 4% do total de internações pagas no País em 1996 e a 18% de todas as internações por doenças respiratórias, sendo a faixa etária de 1 a 4 anos a que apresentou a maior proporção de internações. Nesse mesmo ano, foram registrados 1.033 óbitos por asma nos hospitais conveniados ao SUS, representando 2% dos óbitos por doenças respiratórias e 0,3% de todos os óbitos do País. Apesar da gravidade dessas internações, apenas 20% desses óbitos por asma foram encaminhados a unidades de terapia intensiva, o que pode demonstrar as falhas no reconhecimento da gravidade da asma e de seu tratamento adequado.

FISIOPATOLOGIA

A asma é definida atualmente como uma doença crônica inflamatória das vias aéreas, caracterizada por quatro aspectos:

1. Obstrução – as vias aéreas podem apresentar broncoconstrição reversível espontaneamente ou após o uso de broncodilatadores.
2. Inflamação – em que várias células e elementos celulares estão implicados, em especial os mastócitos, eosinófilos, linfócitos T, neutrófilos e células epiteliais.
3. Hiper-responsividade – das vias aéreas diante de vários estímulos e em geral causada pela inflamação.
4. Predispodição genética – em indivíduos suscetíveis para o desenvolvimento de atopia.

Os sintomas da asma parecem ser o resultado tanto da inflamação como da hiper-responsividade e obstrução das vias aéreas.

A genética da asma tem sido muito estudada, sendo considerada doença complexa, pois vários cromossomos estão relacionados aos seus diferentes mecanismos fisiopatológicos, como, por exemplo, o cromossomo 11q13 relacionado aos receptores de alta afinidade da IgE, cromossomo 5q com diversas citocinas e a própria hiper-responsividade e o cromossomo 14q com os receptores de linfócitos T. A importância dos fatores ambientais na expressão completa do fenótipo desses pacientes deve ser sempre lembrada.

A obstrução na asma é o resultado da combinação de diversas anormalidades patogênicas, entre elas broncoespasmo das vias aéreas decorrente da hipertrofia do músculo liso, presença de maior número de células inflamatórias capazes de gerar mediadores que promovem broncoespasmo e aumento da permeabilidade vascular com conseqüente edema da mucosa e hipersecreção de muco. O remodelamento epitelial também participa do processo de obstrução, pois acarreta a maior exposição de fibras sensoriais (sistema nervoso não-adrenérgico e não-colinérgico) que acabam sendo ativadas e por via anterógrada liberam potentes neuromediadores como a substância P.

O papel da inflamação na asma foi inicialmente reconhecido nas necropsias de pacientes que morriam em mal asmático, diferindo das outras doenças pulmonares crônicas, especialmente pela presença de maior número de eosinófilos. Esse processo inflamatório alérgico vem sendo reconhecido em asma leve, moderada e nos casos assintomáticos e tem levado a uma mudança radical na abordagem profilática e terapêutica da asma, a fim de prevenir ou redu-

zir esse componente fisiopatogênico. Estudos recentes demonstraram a presença de diferentes citocinas (TNF, interleucinas-4, 5 e 6, GM-CSF) que apontam para um padrão de resposta imune conhecido como T helper 2, responsável pela inflamação alérgica presente nas diferentes doenças atópicas. A presença dessas citocinas promove maior recrutamento celular para as vias aéreas, em especial de eosinófilos, e interações complexas entre as diferentes células inflamatórias, epiteliais e outras residentes nas vias aéreas. Entre os mediadores inflamatórios liberados pelos mastócitos encontramos a histamina, os leucotrienos (LTC4, LTD4 e LTE4) e as prostaglandinas.

A hiper-responsividade brônquica (HRB) representa uma resposta exagerada dos brônquios dos pacientes asmáticos, quando comparados a indivíduos normais, diante de diferentes estímulos alérgicos (poeira, ácaros, fungos, polens e alérgenos animais) e não-alérgenos (ar frio e seco, exercício físico, soluções hipo ou hipertônicas, infecções virais, poluentes, entre outros). A HRB manifesta-se clinicamente também por dispnéia e sibilância, e sua fisiopatologia está relacionada tanto a fatores genéticos como ao processo inflamatório presente nas vias aéreas.

QUADRO CLÍNICO

Os sintomas da asma podem ser muito variados, incluindo:

- sibilos que tendem a piorar na expiração, podendo ser intermitentes ou contínuos na asma perene e que caracteristicamente melhoram após o uso de broncodilatadores ou podem ter resolução espontânea;
- tosse em geral não-produtiva, que pode ser o único sintoma presente e acentuar-se à noite;
- falta de ar (dispnéia) nem sempre associada a sibilos;
- sensação de aperto no peito;
- produção de pequena quantidade de muco.

O exame físico pode ser totalmente normal se o paciente se encontra no período intercrítico assintomático ou apresentar os sinais de desconforto respiratório, como aumento do diâmetro ântero-posterior do tórax provocado pela hiperinsuflação, uso da musculatura acessória do pescoço, intercostais, diafragma e parede abdominal, sibilos e roncos expiratórios de intensidade variável, sinais de agitação, torpor e cianose nos casos mais graves. Nos pacientes com história de longa evolução, podemos notar alterações torácicas, como a cifose dorsal e o "peito de pombo", e nos casos mais graves e com complicações pulmonares podem ser notados os dedos em "baqueta de tambor" e unhas em "vidro de relógio".

No exame físico do paciente asmático ainda poderemos notar outros achados de doenças alérgicas associadas, como rinite e dermatite atópica, e alguns pacientes apresentam pólipos nasais.

A exposição precoce e repetida a estímulos alérgicos constitui um risco aos pacientes pediátricos com potencial genético para atopia, podendo ocorrer o desenvolvimento de alergia em até 50 a 70% dos pacientes com antecedentes atópicos em ambos os pais.

Os antecedentes familiares de atopia foram relatados em 146 pacientes dos 237 asmáticos do ambulatório da Alergia e Imunologia do Instituto da Criança (61,6%), sendo um dos genitores atópico em 41% dos casos (97/146) e ambos acometidos em 33,5% (49/146).

A idade de início da asma ocorre em 50% dos casos antes do terceiro ano de vida e, nesse mesmo ambulatório, a idade do início da sibilância foi referida pelos familiares em 228 pacientes, com média de 19,3 meses (mediana = 12 meses; DP = 18,58 meses; mínimo = 7 dias; máximo = 110 meses), e 56% dos pacientes relatavam esse episódio durante o primeiro ano de vida e 76% até o segundo ano de vida.

Entre os desencadeantes das crises de asma, destacam-se os aeroalérgenos domiciliares, como poeira doméstica, ácaros e fungos, além dos poluentes, odores fortes, fumaça de cigarro, exercícios e mudanças climáticas. No ambulatório já citado anteriormente, os fatores desencadeantes foram relatados em 221 pacientes (93,2%), sendo os mais freqüentes as alterações climáticas (78,3%), a poeira (64,7%) e as infecções das vias aéreas superiores – IVAS (41,8%).

DIAGNÓSTICO

A maioria dos casos de asma tem seu diagnóstico firmado pela história, pelos antecedentes e pelo exame clínico, que demonstram a presença de sibilância que regride após o uso de broncodilatadores.

A radiografia simples de tórax traz poucas informações, podendo mostrar hiperinsuflação e aumento da trama brônquica mais evidentes durante as crises de sibilância, mas pode ser totalmente normal nos períodos assintomáticos.

A obstrução brônquica pode ser medida por meio das provas de avaliação da função pulmonar que inclui a pletismografia em crianças com idade inferior a 4 a 6 anos e após essa idade a espirometria simples, são avaliados os volumes pulmonares totais após diferentes manobras respiratórias e representados em curvas volume-tempo e fluxo-volume. Essas provas podem ser realizadas antes e depois do uso de broncodilatadores e sempre comparados com os valores esperados para uma população normal com mesma altura, idade e sexo. Além de poderem demonstrar a obstrução, as provas de função pulmonar são úteis para a classificação da gravidade e para o controle do tratamento ao longo do tempo.

Somente nos casos nos quais as provas de função pulmonar são repetidamente normais e a história clínica é sugestiva de asma, pode ser realizada a broncoprovocação, podendo demonstrar a hiper-responsividade brônquica que esses pacientes apresentam diante de variados estímulos.

Os testes alérgicos, conhecidos como de hipersensibilidade imediata (entre eles os testes epicutâneos ou "prick test"), são utilizados para se diagnosticar os possíveis alérgenos envolvidos, sempre levando em consideração a história de desencadeantes e o ambiente em que está envolvido o paciente.

A dosagem de IgE total e a contagem de eosinófilos do sangue periférico nos pacientes asmáticos devem ser avaliadas com cuidado, em nosso meio, pela maior incidência de parasitoses que poderiam elevar falsamente esses exames e indicar erroneamente atopia nesses pacientes. Além disso, o uso de drogas adrenérgicas e corticosteróides podem acarretar desmarginação de leucócitos, e o corticóide, maior liberação de polimorfonucleares da medula óssea, alterando o diferencial dos leucócitos no hemograma desses pacientes.

A medida dos gases arteriais por meio da gasometria só deve ser realizada em crises agudas de asma e de grave intensidade ou na monitorização de pacientes com asma em UTI.

Em relação ao atendimento de pacientes asmáticos em nosso ambulatório, temos um predomínio de casos de asma classificados como moderados ou graves, associados ou não a outras doenças, o que fez a Unidade de Alergia e Imunologia incluir no atendimento a esses pacientes a pesquisa rotineira de refluxo gastroesofágico, toxocaríase, tuberculoses, bronquiectasias, aspergilose broncopulmonar, deficiência de alfa-1-antitripsina, síndrome dos cílios imóveis, outras doenças atópicas (rinite, conjuntivite, dermatite atópica), alergia alimentar, mucoviscidose, imunodeficiências, especialmente nos casos classificados como asma grave e naqueles em que os dados epidemiológicos e clínicos justificassem a pesquisa de outros diagnósticos associados à asma.

DIAGNÓSTICO DIFERENCIAL

A tosse e a sibilância representam os dois sintomas mais comuns da asma na criança, e a abordagem inicial para o diagnóstico diferencial pode ser facilitado pela melhor localização desses sintomas.

Quando os sintomas são referidos nas vias aéreas superiores, a rinite alérgica ou infecciosa, a hipertrofia adenoideana ou tonsilar, a atresia coanal ou outras alterações estruturais devem fazer parte do diagnóstico diferencial. As doenças do trato respiratório médio que podem ser confundidas com asma incluem: epiglotite, laringotraqueítes, coqueluche, disfunção das cordas vocais ou da faringe desencadeadas por fatores neurológicos e/ou psicológicos, laringo ou traqueomalacia, fístulas traqueoesofágicas, estenoses traqueais ou brônquicas, anéis vasculares envolvendo a árvore brônquica, compressões extrínsecas por tumores ou linfonodos. No trato respiratório baixo estão incluídas as displasias broncopulmonares comuns aos prematuros com ventilação mecânica, enfisema lobar congênito, fibrose cística, bronquiolites virais agudas, bronquiolopatias (bronquiolite obliterante ou bronquiolopatia pós-viral), aspiração de corpo estranho, refluxo gastroesofágico, deficiência de alfa-1-antitripsina, bronquiectasias, pneumonite eosinofílica, hemossiderose pulmonar, síndrome de Loeffler, discinesia ciliar primária, cardiopatias, edema pulmonar, entre outros.

TRATAMENTO DA ASMA

O tratamento da asma pode ser abordado no período intercrítico e durante as crises asmáticas. A abordagem terapêutica da asma tem como objetivos: prevenir a ocorrência de sintomas crônicos e crises recorrentes, reduzir a necessidade de atendimento na emergência ou hospitalizações, manter a função pulmonar normal ou próxima do normal, permitir a atividade física normal e oferecer o tratamento medicamentoso adequado com o mínimo de efeitos adversos. Deve-se sempre estabelecer um vínculo com o paciente e a família, possibilitando atender, assim, às suas expectativas.

O tratamento da asma consiste em:

a) Tratamento não-farmacológico
   1. Orientação de higiene do ambiente físico.
   2. Orientação dietética.
   3. Atividade e fisioterapia respiratória.
   4. Abordagem psicológica.
b) Tratamento farmacológico
   1. Tratamento para controle das crises e mal asmático.
   2. Tratamento da intercrise e profiláticos.
c) Imunoterapia ou hipossensibilização

TRATAMENTO NÃO-FARMACOLÓGICO

Orientação de higiene do ambiente físico – durante a anamnese, são levantadas as condições de moradia, os hábitos na limpeza da casa, a presença de fumantes ou, ainda, a rotina de vida do paciente, que pode interferir com a asma. O objetivo das orientações de controle e higiene ambiental é reduzir a exposição da criança aos fatores alergênicos e irritativos. É importante que antes do início de medicamentos profiláticos das crises seja recomendada a higiene ambiental adequada, utilizando-se pano úmido, poucos produtos de limpeza, ventilação do ambiente com freqüência e exclusão da fumaça de cigarro da moradia. A orientação deve ser individualizada, adaptando-a para cada paciente.

Como as recomendações incluem mudanças de comportamento e hábitos, o responsável pela criança deverá ser esclarecido quanto a doença, mecanismo das crises e importância dos desencadeantes, pois a melhor compreensão desses fatores resultará em colaboração e maior aderência às orientações.

Orientação dietética – o paciente asmático não deve ter restrições alimentares, exceto nos casos em que o alimento estiver comprovadamente associado às crises. A ingestão de alimentos com corantes pode precipitar quadros de sibilância em crianças maiores e adolescentes e, portanto, ser necessária sua exclusão.

Atividade física e fisioterapia respiratória – a prática de esportes é recomendada aos asmáticos sem restrição ou preferência a qualquer tipo de atividade. O trabalho de orientação das crianças asmáticas para a ginástica respiratória tem como objetivo permitir uma boa mecânica respiratória, resultando em ventilação mais eficaz. Deve-se respeitar a vontade da criança para que essa atividade seja agradável e auxilie no controle clínico. Quando houver desencadeamento da asma por exercício físico, pode-se utilizar o cromoglicato dissódico ou drogas beta-adrenérgicas, antes do esforço físico, para controlar os sintomas.

Abordagem psicológica – o estado emocional é um dos fatores que afeta as doenças alérgicas e interfere no comportamento da criança. Por meio da anamnese, deve-se avaliar a estrutura familiar, a rotina de vida do paciente, a dinâmica familiar e a inserção da criança no ambiente. A proteção exagerada, a rigidez em condutas, o envolvimento das crianças em problemas dos pais ou, até, a falta de orientação quanto à doença podem resultar em distúrbios de conduta e sugerir a necessidade de tratamento psicológico.

TRATAMENTO FARMACOLÓGICO

O tratamento farmacológico da asma utiliza vários medicamentos que podem ser divididos, conforme a fase da doença em:

1. Tratamento da crise asmática e mal asmático – beta-2-agonistas de curta duração, anticolinérgicos, corticosteróides e metilxantinas.
2. Tratamento da intercrise ou profiláticos – corticosteróides, cromoglicato e nedocromil, beta-2-agonistas de ação prolongada, metilxantinas e modificadores de leucotrienos.

TRATAMENTO DA CRISE ASMÁTICA E MAL ASMÁTICO

Para o tratamento adequado da crise asmática devemos classificar a exacerbação, independentemente de sua classificação em ambulatório, em leve, moderada e grave. Deve ser realizado um histórico rápido sobre as crises anteriores, uso crônico de medicações e necessidade de internações em unidades de terapia intensiva para a melhor abordagem terapêutica. A tabela 8.1 mostra os sinais e os sintomas utilizados no Pronto-Socorro do Instituto da Criança para a classificação das crises de asma.

A melhor medida inicial na terapêutica da criança asmática admitida no pronto-socorro é a administração de uma droga beta-2-adrenérgica por via inalatória, pois seu efeito é imediato. Se não houver melhora, a inalação pode ser repetida até duas vezes, com intervalo de 20 a 30 minutos. Se o broncoespasmo for importante, a penetração da droga nas vias aéreas é prejudicada e, nesse caso, pode-se optar pela administração prévia de terbutalina por via subcutânea (ou na falta utilizar adrenalina subcutânea), repetindo-se a inalação posteriormente.

Os planos terapêuticos para o tratamento da asma leve, moderada e grave foram elaborados pelas diferentes áreas do Departamento de Pediatria que atendem pacientes asmáticos, incluindo as Unidades de Ambulatório Geral, UTI, Pronto-Socorro, Alergia e Imunologia, Pneumologia, Adolescentes e Hospital Universitário, e estão representados nas figuras 8.4, 8.5 e 8.6. Após a alta, a terapêutica com broncodilatadores deve ser mantida por cinco a sete dias. Pode ser necessária a manutenção de corticosteróides por via oral em associação aos beta-adrenérgicos para o controle adequado (Figs. 8.4, 8.5 e 8.6). Vários são os medicamentos utilizados no tratamento da crise asmática, entre eles destacaremos os mais importantes.

Tabela 8.1 – Classificação das crises de asma.

Sinais e sintomas	Leve	Moderada	Grave
Falta de ar	Ao andar Pode deitar sem problemas	Ao falar Choro curto e interrompido Dificuldade para alimentação Prefere ficar na posição sentada	Em repouso Lactentes não aceitam a alimentação
Fala	Sentenças	Frases	Palavras/monossílabos
Consciência	Normal Pode estar agitada	Usualmente agitada	Usualmente agitada, sonolenta ou confusa (falência respiratória iminente)
Freqüência respiratória (FR)**	Aumentada	Aumentada	Aumentada (em geral > 30/min)
Cor	Normal	Palidez	Cianose
Ausculta pulmonar	Sibilos no final da inspiração	Sibilos ins e expiratórios	Ausência de sons
Uso de musculatura acessória	Sem uso Leve retração intercostal	Retrações moderadas intercostais, de fúrcula e subdiafragmática	Retrações intensas intercostais, de fúrcula e subdiafragmática com batimento de asa de nariz
Saturação de O_2 (ar ambiente)	> 95%	91-95%	$\leq 90\%$
PaO_2 (ar ambiente)	Normal	Ao redor de 60%	< 60% Cianose possível
$PaCO_2$	< 40mmHg	< 40mmHg	> 45mmHg
Pulso paradoxal	< 10mmHg	10-20mmHg	20-40mmHg

Nota: para a classificação, utilizar o critério de maior gravidade e sempre que possível a saturação de O_2.

** Valores normais da FR em crianças despertas

Idade	FR
< 2 meses	< 60/min
2-12 meses	< 50/min
1-5 anos	< 40/min
6-8 anos	< 30/min

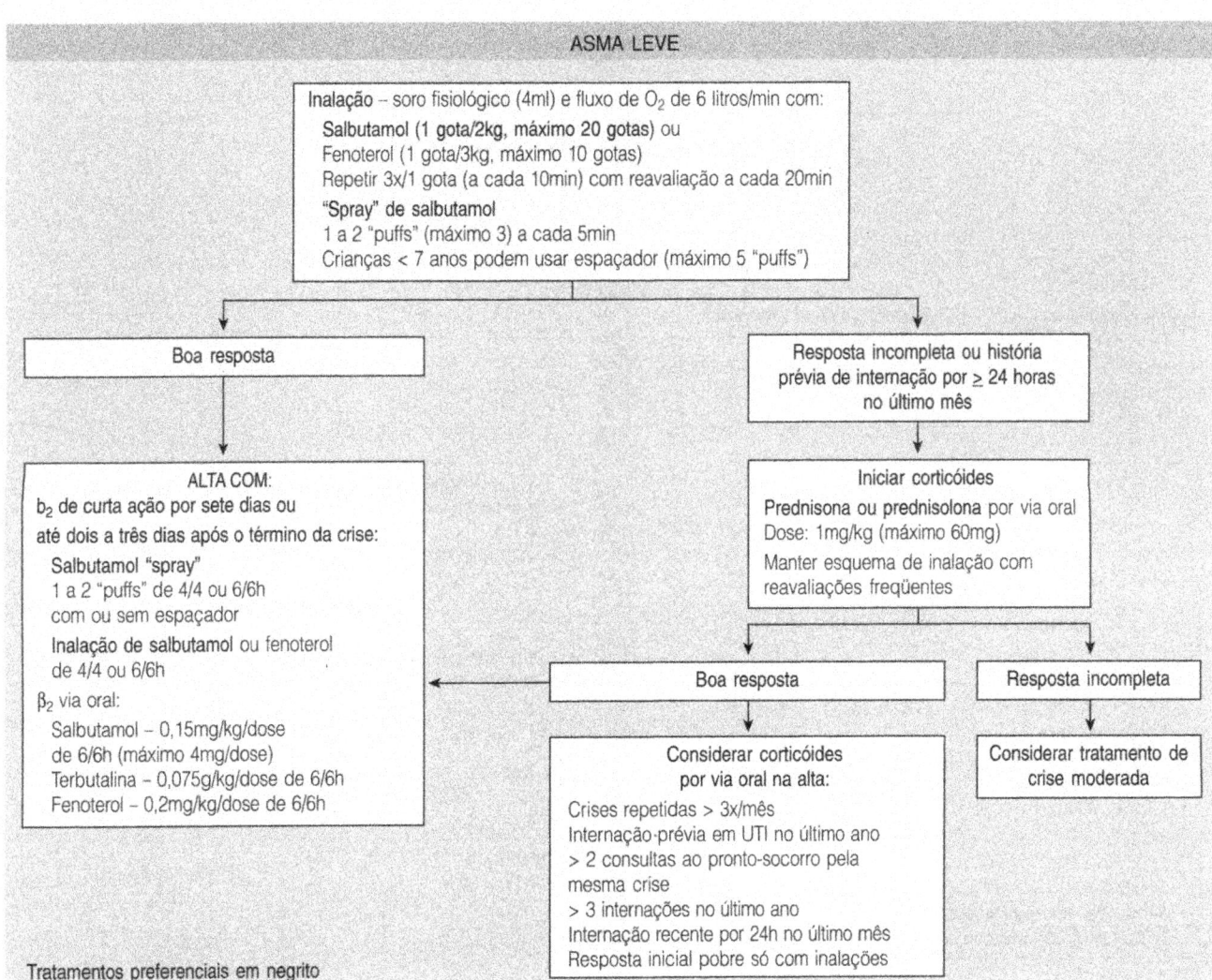

Inalação – soro fisiológico (4ml) e fluxo de O_2 de 6 litros/min com:

Salbutamol (1 gota/2kg, máximo 20 gotas) ou
Fenoterol (1 gota/3kg, máximo 10 gotas)
Repetir 3x/1 gota (a cada 10min) com reavaliação a cada 20min

"Spray" de salbutamol
1 a 2 "puffs" (máximo 3) a cada 5min
Crianças < 7 anos podem usar espaçador (máximo 5 "puffs")

Boa resposta

Resposta incompleta ou história prévia de internação por ≥ 24 horas no último mês

---

ALTA COM:
b_2 de curta ação por sete dias ou
até dois a três dias após o término da crise:

Salbutamol "spray"
1 a 2 "puffs" de 4/4 ou 6/6h
com ou sem espaçador

Inalação de salbutamol ou fenoterol
de 4/4 ou 6/6h

β_2 via oral:
Salbutamol – 0,15mg/kg/dose
de 6/6h (máximo 4mg/dose)
Terbutalina – 0,075g/kg/dose de 6/6h
Fenoterol – 0,2mg/kg/dose de 6/6h

Iniciar corticóides
Prednisona ou **prednisolona** por via oral
Dose: 1mg/kg (máximo 60mg)
Manter esquema de inalação com reavaliações freqüentes

Boa resposta

Resposta incompleta

Considerar corticóides por via oral na alta:
Crises repetidas > 3x/mês
Internação-prévia em UTI no último ano
> 2 consultas ao pronto-socorro pela mesma crise
> 3 internações no último ano
Internação recente por 24h no último mês
Resposta inicial pobre só com inalações

Considerar tratamento de crise moderada

Tratamentos preferenciais em negrito

Figura 8.4 – Plano terapêutico para crises leves.

Beta-2-agonistas de curta duração

Essas drogas agem rapidamente nos quadros de crise asmática e devem ser administradas preferencialmente por meio de nebulização ou por inaladores. Atuam pela estimulação dos receptores beta-adrenérgicos da musculatura lisa dos brônquios, com ativação da adenilciclase, que converte o ATP em AMP cíclico. Essa elevação do AMP cíclico determina o relaxamento da musculatura lisa dos brônquios. Foram descritos outros efeitos, como o aumento do "clearance" mucociliar e inibição da desgranulação dos mastócitos. Não se verificou efeito sobre a inflamação crônica.

A administração dessas drogas está associada a tremores musculares, taquicardia, agitação, hipocalcemia e hipoxemia.

Uso oral – as drogas com atividade beta-2-seletiva (salbutamol, terbutalina e fenoterol) têm maior potência e tempo de ação que a efedrina. Em geral, a eficácia terapêutica por via oral é limitada por seus efeitos colaterais sistêmicos (principalmente tremores) que aparecem mesmo em doses usuais.

Uso parenteral – a epinefrina e a terbutalina são as drogas mais comumente utilizadas por via subcutânea na crise asmática. A epinefrina é administrada em solução aquosa a 1% na dose de 0,01ml/kg, por via subcutânea, até três vezes, com intervalo de 30 minutos. Os estudos duplo-cegos, comparando a eficácia da epinefrina e da terbutalina por essa via, não demonstraram superioridade broncodilatadora da terbutalina; no entanto, seus efeitos colaterais parecem

ser menos proeminentes, o que torna a terbutalina a droga de escolha nessa via de administração.

Nas crianças com mal asmático e insuficiência respiratória grave, foi utilizado o isoproterenol, por via intravenosa, que se mostrava efetivo para reduzir a necessidade de intubação e ventilação mecânica, em cerca de até dois terços dos pacientes. No entanto, a infusão dessa droga por via intravenosa induzia arritmias graves e necrose miocárdica, o que fez com que seu uso fosse abandonado e introduzido o uso de medicações beta-2 específicas (terbutalina por via intravenosa), sempre monitorizando-se o paciente em unidade de terapia intensiva (Quadro 8.20).

Uso inalatório ou aerossol – a inalação dos beta-2-adrenérgicos parece induzir seletividade e efetividade broncodilatadora comparáveis ao uso oral e parenteral. A via inalatória é mais vantajosa em situações de urgência, pois o efeito broncodilatador é imediato, igualmente duradouro e sem o inconveniente dos efeitos colaterais.

O emprego por essa via fica prejudicado em crianças menores, pois apresenta menor resposta broncodilatadora quando comparado com crianças de faixa etária maior. No entanto, a inalação dos beta-adrenérgicos pode ser indicada nesses pacientes, pois alguns respondem adequadamente, inclusive com aumento do "clearance" mucociliar. A utilização dos beta-adrenérgicos na forma de aerossóis substitui o uso da inalação. O aproveitamento da droga é mais adequado em crianças maiores ou torna-se mais eficaz com a utili-

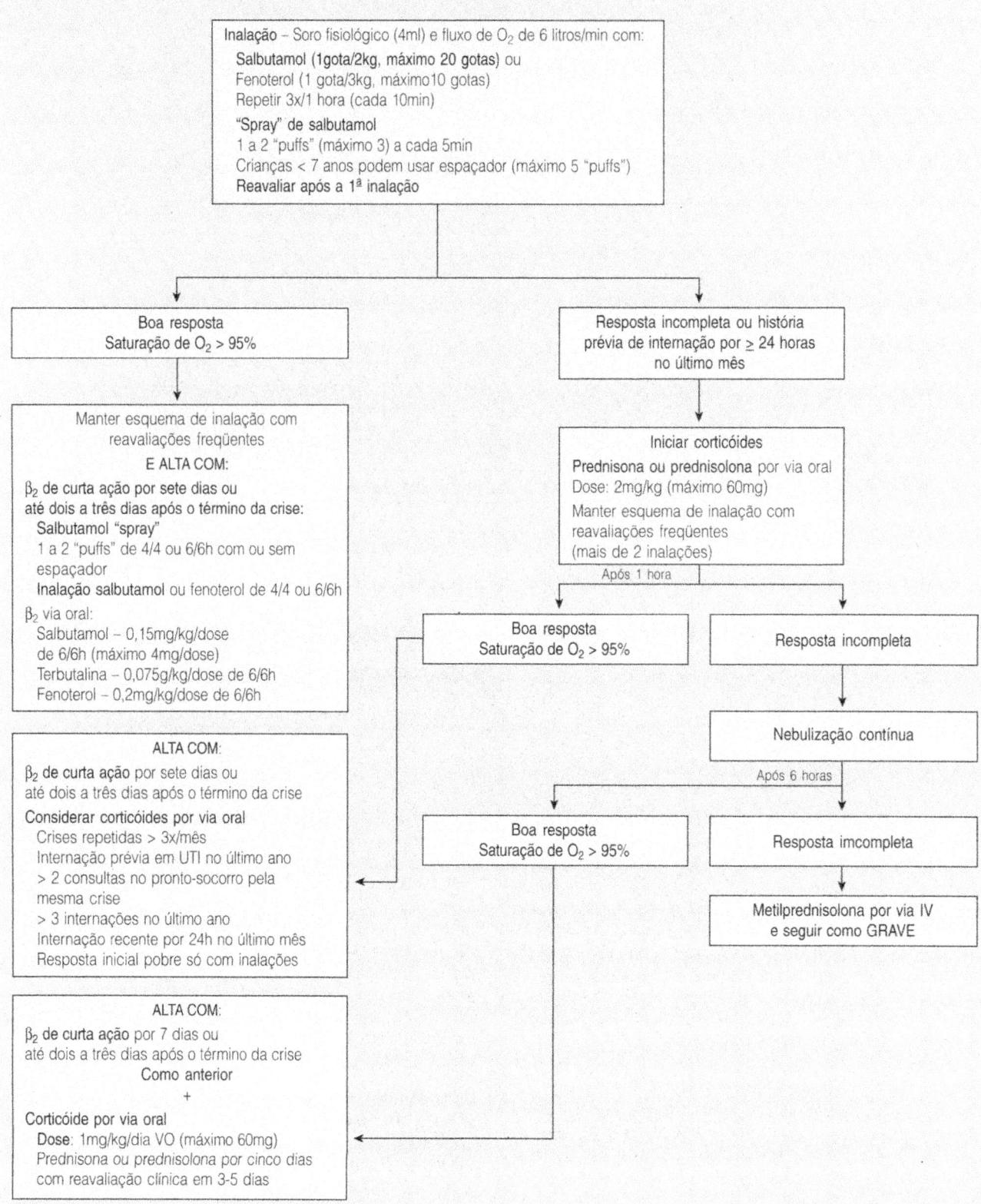

Inalação – Soro fisiológico (4ml) e fluxo de O₂ de 6 litros/min com:
Salbutamol (1gota/2kg, máximo 20 gotas) ou
Fenoterol (1 gota/3kg, máximo10 gotas)
Repetir 3x/1 hora (cada 10min)
"Spray" de salbutamol
1 a 2 "puffs" (máximo 3) a cada 5min
Crianças < 7 anos podem usar espaçador (máximo 5 "puffs")
Reavaliar após a 1ª inalação

Boa resposta
Saturação de O₂ > 95%

**Resposta incompleta ou história
prévia de internação por ≥ 24 horas
no último mês**

Manter esquema de inalação com
reavaliações freqüentes
E ALTA COM:
β₂ **de curta ação por sete dias** ou
até dois a três dias após o término da crise:
Salbutamol "spray"
1 a 2 "puffs" de 4/4 ou 6/6h com ou sem
espaçador
Inalação salbutamol ou fenoterol de 4/4 ou 6/6h
β₂ via oral:
Salbutamol – 0,15mg/kg/dose
de 6/6h (máximo 4mg/dose)
Terbutalina – 0,075g/kg/dose de 6/6h
Fenoterol – 0,2mg/kg/dose de 6/6h

Iniciar corticóides
Prednisona ou prednisolona por via oral
Dose: 2mg/kg (máximo 60mg)
Manter esquema de inalação com
reavaliações freqüentes
(mais de 2 inalações)
Após 1 hora

Boa resposta
Saturação de O₂ > 95%

Resposta incompleta

ALTA COM:
β₂ **de curta ação** por sete dias ou
até dois a três dias após o término da crise
Considerar corticóides por via oral
Crises repetidas > 3x/mês
Internação prévia em UTI no último ano
> 2 consultas no pronto-socorro pela
mesma crise
> 3 internações no último ano
Internação recente por 24h no último mês
Resposta inicial pobre só com inalações

Nebulização contínua
Após 6 horas

Boa resposta
Saturação de O₂ > 95%

Resposta imcompleta

Metilprednisolona por via IV
e seguir como GRAVE

ALTA COM:
β₂ **de curta ação** por 7 dias ou
até dois a três dias após o término da crise
Como anterior
+
Corticóide por via oral
Dose: 1mg/kg/dia VO (máximo 60mg)
Prednisona ou prednisolona por cinco dias
com reavaliação clínica em 3-5 dias

Tratamentos preferenciais em negrito

Figura 8.5 – Plano terapêutico para crises moderadas.

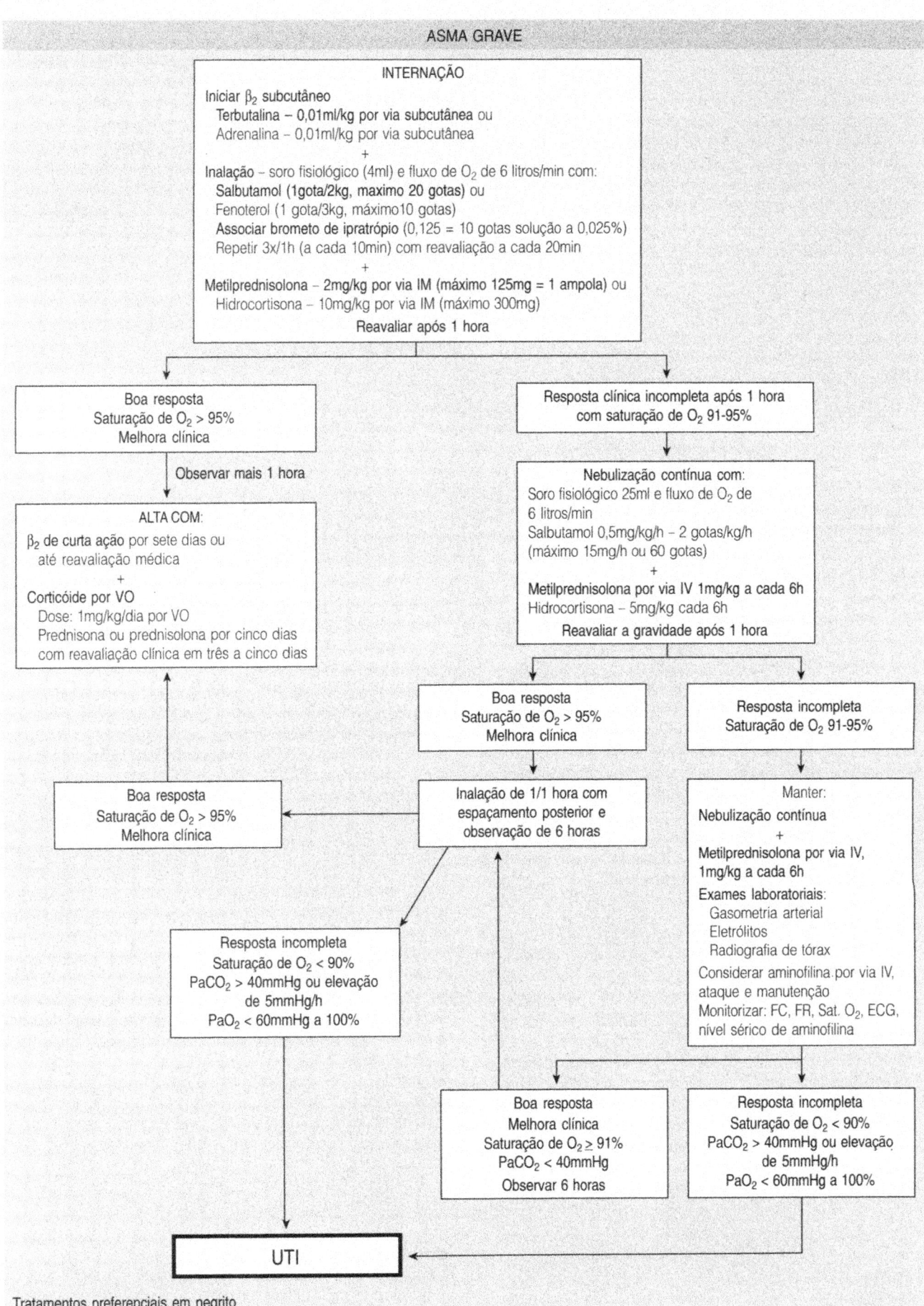

Tratamentos preferenciais em negrito

Figura 8.6 – Plano terapêutico para crises graves.

Quadro 8.20 – Drogas beta-adrenérgicas utilizadas nas crises asmáticas.

Droga	Receptores de maior atividade	Via	Dose	Duração do efeito	Efeitos colaterais
Salbutamol	β_2	Inalatória	0,1ml/kg/dose	4-6h	Tremores (β_2)
		Intravenosa	3-5mcg/kg/dose	4-6h	
		Aerossol	2 inalações (200mcg)/dose	4-6h	
		Subcutânea/intramuscular	10mcg/kg/dose	4-6h	
		Oral	0,1-0,15mg/kg/dose	4-6h	
Fenoterol	β_2	Inalatória	0,1ml/kg/dose ou 1gota/3-4kg	4-6h	Tremores (β_2)
		Aerossol	2 inalações (200mcg)/dose	4-6h	
		Oral	0,2mg/kg/dose	4-6h	
Terbutalina	β_2	Inalatória	0,3ml/kg/dose	4-6h	
		Subcutânea	0,01mg/kg/dose, máximo 0,25ml 2x/20min	4h	
		Oral	0,075mg/kg/dose	4 a 6 h	Tremores (β_2)
		Intravenosa	Ataque de 10mcg/kg em 30 minutos. Manutenção: 0,2mcg/kg/min, aumentando 0,1mcg/kg a cada 30 minutos, até melhora clínica ou queda da $PaCO_2$ (dose máxima 4mcg/kg/min)	Enquanto houver infusão contínua	
Adrenalina	α, β_1, β_2	Subcutânea	0,01ml/kg/dose da solução1:1.000 (máximo 0,5ml) até 3x a cada 20-30min	A cada 20-30min, até máximo de 3x Efeito: 1 hora	Hipertensão (α_1) Taquicardia (β_1) Tremores (β_2) Ansiedade (SNC)

zação de aerocâmaras. As drogas beta-adrenérgicas de longa duração (salmeterol e formoterol) não são indicadas para o tratamento da crise aguda.

Os beta-2-adrenérgicos por inalação contínua têm sido cada vez mais utilizados nas crises de intensidade moderada ou grave, na tentativa de se evitar o uso dessas medicações por via intravenosa ou mesmo a intubação nesse tipo de asmáticos (ver Figs. 8.4 e 8.5).

Anticolinérgicos

O agente anticolinérgico inalatório, o brometo de ipratrópio, está disponível e pode produzir broncodilatação reduzindo o tono colinérgico intrínseco das vias aéreas. Em ensaios clínicos de asma, há poucas evidências que indiquem seu uso prolongado. Em pacientes com doença pulmonar obstrutiva crônica, no entanto, esse agente se mostrou eficaz. Em geral, os anticolinérgicos são menos potentes que os beta-2-agonistas e alcançam o efeito máximo lentamente, isto é, em 30 a 60 minutos. Em pacientes com crises agudas, o brometo de ipratrópio mostrou efeito sinérgico quando administrado com beta-2-agonistas de curta duração. Os anticolinérgicos foram utilizados também no tratamento das crises asmáticas relacionadas ao uso de antagonistas beta-adrenérgicos (Quadro 8.21).

Quadro 8.21 – Anticolinérgico (brometo de ipratrópio) para o tratamento da crise asmática.

Apresentação	Dose	Comentários
Solução para nebulização	0,05-0,1mg (4-8 gotas) a cada 20min ou a cada 2-4h	Deve ser utilizada em associação com beta-2-agonistas
Aerossol	1 a 2 "puffs" a cada 6-8h	Disponível também em associação com beta-agonistas

Corticosteróides

Os mecanismos de ação dos corticosteróides na crise da asma são ainda bastante controversos. Agem fundamentalmente como antiinflamatórios potentes, mas também parecem estimular a adenilciclase e aumentar os níveis intracelulares de AMP cíclico. Admite-se, ainda, que inibem a COMT (catecol-O aminotransferase), potencializam os efeitos beta-adrenérgicos e impedem a liberação de enzimas proteolíticas e histamina por meio da estabilização das membranas dos lisossomos dos mastócitos.

Os corticosteróides não substituem as drogas broncodilatadoras, e sua indicação deve ser reservada para os casos rebeldes à terapêutica broncodilatadora habitual, a fim de prevenir a hospitalização. Se utilizados por um período curto (três a sete dias), não ocorre a supressão do eixo hipotálamo-hipofisário.

Alguns autores não observaram efeitos benéficos dos corticosteróides no mal asmático; entretanto, seu uso pode melhorar a hipoxemia, especialmente em crianças nas quais essa alteração acarreta maior risco de parada respiratória súbita, arritmias cardíacas, acidose metabólica e depressão do sistema nervoso central (Tabela 8.2 e Quadro 8.22).

O uso de corticosteróides por via oral poderia ser considerado nas crises agudas de leve intensidade após resposta inadequada na primeira hora com beta-2, naqueles com história prévia de internações no último mês ou nas crises de moderada intensidade (ver Fig. 8.4).

O uso prolongado dessas drogas determina efeitos adversos como fácies cushingóide, atraso de crescimento, catarata, osteoporose, necrose asséptica, hipertensão intracraniana benigna, entre outros.

Metilxantinas

A teofilina é uma dimetilxantina, cuja atividade relaxante sobre a musculatura lisa brônquica foi explicada, inicialmente, pela inibição da fosfodiesterase *in vitro* com conseqüente atraso na degradação do AMP cíclico intracelular. *Posteriormente, verificou-se que, para*

Tabela 8.2 – Corticosteróides utilizados na crise asmática.

Corticosteróide/ duração da ação	Dose equivalente	Potência	Atividade mineralocorticóide (*in vitro*)	Meia-vida plasmática (minutos)	Meia-vida biológica (horas)
Ação curta					
Hidrocortisona	20	1	++	90	8-12
Cortisona	25	0,8	++	30	24-36
Prednisona	5	4	+	60	24-36
Prednisolona	5	4	+	200	12-36
Metilprednisolona	4	5	0	180	12-36
Ação intermediária					
Triancinolona	4	5	0	300	12-36
Ação longa					
Betametasona	0,60	20-30	0	200	36-54
Dexametasona	0,75	20-30	0	200	36-54

Quadro 8.22 – Classificação da asma.

Classificação	Sintomas*	Intercrise**	Sintomas noturnos	Função pulmonar
Leve intermitente	$\leq$ 2x/semana Crises rápidas (horas a poucos dias) de intensidade variável	Assintomática e com PFE normal	$\leq$ 2x/mês	PFE e FEV1 $\geq$ 80% (normal) "Peak-flow" matinal com variabilidade < 20%
Leve persistente	> 2x/semana, mas < 1x/dia	Crises podem afetar a atividade normal	> 2x/mês	PFE e FEV1 $\geq$ 80% (normal) "Peak-flow" matinal com variabilidade de 20 a 30%
Moderada persistente	Sintomas diários Uso diário de β_2 de curta ação Crises $\geq$ 2x/semana (alguns dias)	Crises afetam a atividade normal	> 1x/semana	PFE ou FEV1 entre 60-80% do previsto "Peak-flow" matinal com variabilidade > 30%
Grave persistente	Sintomas contínuos Crises freqüentes	Atividade física limitada	Freqüentes	PFE ou FEV1 $\leq$ 60% do previsto "Peak-flow" matinal com variabilidade > 30%

* Achados clínicos antes de qualquer tratamento.

Nota: a presença de um achado de gravidade é suficiente para classificar o paciente nessa categoria. As características mostradas neste quadro são gerais e podem-se mesclar, pois a asma é muito variável. A classificação individual pode mudar ao longo do tempo.

** Pacientes em qualquer classificação podem ter crises de exacerbação leve, moderada ou grave. Alguns pacientes com asma intermitente podem apresentar crises graves e com risco de vida, separadas por longos períodos intercríticos assintomáticos e com função pulmonar normal.

se obter o mesmo efeito *in vivo* seriam necessárias doses muito mais altas que as habituais. Estudos mais recentes sugerem que ela atue como inibidora das prostaglandinas e, também, interfira no transporte do cálcio intracelular.

Outras ações farmacológicas da teofilina são: diurética, estimulante do sistema nervoso central, aumento da força de contração da musculatura esquelética, redução do fluxo vascular cerebral, diminuição do tempo de ejeção ventricular esquerdo em indivíduos normais e redução da fração de ejeção ventricular direita em pacientes com doença pulmonar obstrutiva crônica.

A *aminofilina* é uma combinação da teofilina com a etilenodiamina, sendo esta última um composto inerte que aumenta sua hidrossolubilidade. Portanto, a aminofilina é a única forma disponível para uso intravenoso e contém cerca de 80 a 85% da teofilina ativa. As doses de aminofilina intravenosa de ataque são de 3 ou 6mg/kg, dependendo do uso prévio (< 12 horas), e as doses de manutenção contínua são de 1mg/kg/h (1 a 9 anos de idade) ou 0,8mg/kg/hora (10 a 16 anos de idade).

Há uma grande variabilidade individual no metabolismo dessa droga. A meia-vida sérica é de 4 horas em média, oscilando entre 1,5 e 8 horas. Foi descrito que o nível sérico de teofilina se relacionava ao efeito broncodilatador; entretanto, observações mais recentes demonstram que a resposta clínica pode ser obtida mesmo com níveis séricos abaixo dos anteriormente propostos (10 a 20mcg/ml). A absorção pela via retal e intramuscular é irregular, retardada e completamente imprevisível, sendo, portanto, contra-indicada. As preparações por via oral de liberação lenta permitem menor freqüência de administração e níveis séricos mais estáveis, com absorção total em 8 horas.

TRATAMENTO DO MAL ASMÁTICO

A definição do estado de mal asmático é controversa. Conceitualmente, é caracterizada por uma crise asmática que não responde adequadamente à terapêutica habitual de crise. O diagnóstico requer julgamento clínico que pode levar em conta o estado geral do paciente, a duração da crise, os fatores desencadeantes, a resposta terapêutica prévia e a evolução das crises anteriores.

O principal evento na criança em mal asmático é a obstrução aérea resultante do broncoespasmo, edema de mucosa e hipersecreção brônquica. Outras anormalidades associadas incluem: alterações nos volumes pulmonares, no padrão respiratório, na complacência pulmonar e no desempenho dos músculos respiratórios. Os critérios clínicos e laboratoriais utilizados para a internação de asmáticos na UTI do Instituto da Criança incluem:

Critérios clínicos:

1. Cianose generalizada.
2. Alteração do nível de consciência e/ou fadiga respiratória.
3. Uso intenso da musculatura respiratória.
4. História prévia de internação em UTI.
5. Uso diário e excessivo de broncodilatadores e corticóides.
6. Má resposta terapêutica prévia.
7. Quadro clínico e/ou radiológico sugestivo de pneumotórax, pneumomediastino ou atelectasia extensa.
8. Pulso paradoxal >10mmHg (crianças) e >18mmHg (adolescentes).

Critérios laboratoriais:

1. $PaCO_2 > 40mmHg$.
2. $PaO_2 < 60mmHg$ em $FiO_2 = 100\%$.
3. Presença de acidose metabólica.
4. Alteração do ECG (FC > 180 ou arritmias).

Nesses pacientes, administra-se oxigênio inicialmente por máscara, adequando-se a FiO_2 conforme a gasometria arterial, e indica-se o beta-2-adrenérgico intravenoso sempre que a $PaCO_2$ se apresentar maior que 50mmHg e ocorrer deterioração clínica do paciente.

Os critérios para a indicação da intubação estão descritos a seguir:

Critérios clínicos:

1. Cianose com $FiO_2 \geq 60\%$.
2. Alteração do nível de consciência e/ou fadiga respiratória.
3. Ausência de entrada de ar/murmúrio inaudível.
4. Diminuição do esforço respiratório por estafa progressiva.
5. Evidência clínica e/ou radiológica de pneumotórax/pneumomediastino.

Critérios laboratoriais:

1. $PaCO_2 > 65mmHg$ ou aumento de 5mmHg/hora.
2. $PaO_2 < 60mmHg$ em $FiO_2 = 100\%$ (máscara com 6 litros/min).

Durante a permanência na UTI os pacientes devem ser monitorizados quanto a balanço hídrico, eletrólitos (especialmente o K^+), gasometria arterial, radiografia de tórax para possíveis complicações, eletrocardiograma e PIP/PEEP quando o paciente permanecer intubado.

TRATAMENTO DA INTERCRISE E PROFILÁTICO

O tratamento da fase intercrítica deve priorizar o uso de medicamentos profiláticos que têm a finalidade de controle a longo prazo dos pacientes asmáticos e, além disso, são utilizados medicamentos de longa duração com efeito broncodilatador.

O esquema de tratamento da fase intercrítica vem sendo baseado na classificação da gravidade da asma, apesar das críticas a esquemas muito rígidos e o fato de que o mesmo paciente possa apresentar gravidades variáveis ao longo do tempo. O grande mérito dos consensos para o tratamento da asma é a divulgação dos conhecimentos mais recentes na fisiopatologia e no tratamento da asma, mas devem ser utilizados apenas como guias e sempre que possível é preferível a individualização do tratamento. Além disso, a classificação da asma evita a demora no tratamento adequado e pode ser fundamental para se evitar crises graves com risco de vida. A classificação utilizada no manual de orientações ao paciente asmático do Instituto da Criança levou em conta o segundo Painel Americano no Manejo da Asma de 1997 e está reproduzido no quadro 8.22. O II Consenso Brasileiro de Asma de 1998 simplificou a classificação de asma, baseando-se apenas em aspectos clínicos e nos achados do pico de fluxo expiratório.

Qualquer que seja a classificação utilizada, os princípios gerais do tratamento da intercrise da asma levam em conta o controle do processo inflamatório crônico para a redução dos sintomas, prevenção das crises e na tentativa de reduzir a hiper-responsividade e obstrução irreversível. O melhor tratamento antiinflamatório deve ser iniciado em doses máximas e, depois do controle dos sintomas, inicia-se a redução das doses até as mais seguras e capazes de manter o paciente estabilizado. Para que isso seja possível, os retornos regulares e a adesão ao tratamento são de vital importância e sempre que ocorrerem exacerbações devem ser investigados fatores agravantes e desencadeantes, além de rever todo o esquema utilizado. O quadro 8.23 resume o tratamento medicamentoso da intercrise da asma baseando-se em sua classificação. Também estão descritas as etapas do papel educativo em todas as fases do tratamento da asma. Entre os diferentes grupos farmacológicos utilizados para o tratamento intercrítico e profilático, incluem-se:

Cromonas – cromoglicato e nedocromil são compostos relacionados que atuariam na liberação de mediadores dos mastócitos. Administrados profilaticamente, inibem as fases precoce e a tardia de resposta alérgica. Também são eficazes na inibição da asma induzida por exercício e ambas são indicadas na asma leve e moderada. Não são potentes nos efeitos antiinflamatórios como os glicocorticóides, mas têm poucos efeitos adversos.

Corticosteróides – podem ser administrados por via oral ou inalatória no período intercrítico, e as indicações para seu uso e as complicações potenciais são diferentes, dependendo da via de administração. A terapia com glicocorticóides inalados tem resultado em redução dos sintomas de asma, melhora da prova de função pulmonar e da hiper-reatividade brônquica. Por via inalatória, os corticosteróides são pouco absorvidos e estão disponíveis na forma de soluções para nebulização, aerossol e pó seco. São indicados quando a terapia profilática de primeira linha foi ineficaz (asma moderada e grave). Em doses altas, há evidência de supressão adrenal. A candidíase oral é incomum, mas pode ser prevenida com o uso de espaçadores ou por meio da higiene bucal após seu uso. A disfonia é infreqüente na criança (Tabela 8.3). Os corticosteróides administrados por via oral devem ser prescritos inicialmente com dose plena (1mg/kg/dia) e sempre que possível reduzir rapidamente para diminuir os efeitos colaterais, como supressão do eixo hipotálamo-hipófise-adrenal, úlcera péptica e hipertensão. O desenvolvimento de catarata e o crescimento devem ser monitorizados.

Tabela 8.3 – Corticosteróides disponíveis para uso inalatório*.

Corticóide	Doses baixas (mcg)	Doses moderadas (mcg)	Doses altas (mcg)
Beclometasona (Clenil®, Beclosol®)	100-400	400-800	> 800
Fluticason (Flixotide®)	100-200	200-500	> 500
Flunisolida (Flunitec®)	250-750	1.000-1.250	> 1.250
Budesonida (Pulmicort®)	100-200	200-400	> 400
Triancinolona (Azmacort®)	400-800	800-1.200	> 1.200

* Esses medicamentos são utilizados para o controle da asma no período intercrítico.

Beta-agonistas de longa duração – são utilizados em pacientes com asma noturna, para aqueles que necessitam de inalações com beta-agonistas freqüentemente para prevenir a asma por exercício, ou, ainda, associado a corticosteróides inalados poupando o aumento de suas doses.

Quadro 8.23 – Plano terapêutico para asma ambulatorial*.

Classificação*	Manutenção**	Agudizações	Educação

Leve intermitente	Nenhum	β₂ de curta ação:
		  Salbutamol
		  Terbutalina
		> 2x/semana pensar em terapêutica de manutenção
			O que é asma
			Medicações utilizadas
			Uso de inaladores, espaçadores e aerocâmaras
			Percepção das crises
			Automedicação orientada
			Identificar recursos de emergência em crises graves
			Controle ambiental

Leve persistente	Antiinflamatórios:
	  Cromoglicato
	  Nedocromil em > 12 anos
	  Corticóide inalado em baixa dose
	Teofilina de ação prolongada (nível sérico de 5-15mcg/ml)
		β₂ de curta ação:
		  Salbutamol
		  Terbutalina
		Uso diário de β₂ ou uso crescente, pensar em mudanças na manutenção
			Etapa anterior e
			Automonitorização com "Peak-flow"
			Grupos de asmáticos
			Revisão do plano terapêutico

Moderada persistente	Antiinflamatórios:
	  Corticóide inalado em doses moderadas ou corticóide inalado em baixas doses associado a β₂ inalado de longa duração (salmeterol em > 12 anos) ou teofilina de ação prolongada (nível sérico de 5-15mcg/ml) ou
	  Corticóide inalado em doses moderadas associado a β₂ inalado de longa duração (salmeterol em > 12 anos) ou teofilina de ação prolongada (nível sérico de 5-15mcg/ml)
		β₂ de curta ação:
		  Salbutamol
		  Terbutalina
		Uso diário de β₂ ou uso crescente, pensar em mudança na manutenção
			Etapas anteriores e
			Automonitorização
			Grupos de asmáticos
			Revisão do plano terapêutico

Grave persistente	Antiinflamatórios:
	  Corticóide inalado em altas doses associado a β₂ inalado de longa duração (salmeterol em > 12 anos) ou teofilina de ação prolongada (nível sérico de 5-15mcg/ml) ou
	  Corticóide por via oral na dose de 1-2mg/kg/dia (máximo, 60mg)
		β₂ de curta ação:
		  Salbutamol
		  Terbutalina
		Uso diário de β₂ ou uso crescente, pensar em mudança na profilaxia
			Etapas anteriores e
			Automonitorização
			Atendimento individualizado a asmáticos
			Revisão do plano terapêutico

* Tratamentos preferenciais em negrito.

** Rever o tratamento a cada 1-6 meses, com redução gradual nas medicações, se possível. Se não ocorrer o controle clínico antes de aumentar a medicação, rever técnicas, aderência e controle ambiental (alérgenos e irritantes). Em qualquer momento, pode ser necessário o uso de corticóide por via oral, especialmente no paciente com graves crises desencadeadas por infecção. Recomenda-se iniciar o tratamento pelo esquema mais agressivo e assim que possível reduzir para o mínimo o tratamento capaz de controle clínico.

Metilxantinas – no tratamento intercrítico, as preparações de teofilina de liberação lenta dadas duas vezes ao dia são capazes de produzir níveis séricos de teofilina entre 10-20g/l. Em pacientes com faixa etária entre 12 meses e 12 anos, a dose máxima de teofilina deveria ser de cerca de 25mg/kg/dia. Não há dúvidas sobre a eficácia da teofilina, dependendo da gravidade da asma do paciente. No entanto, a teofilina tem uma margem terapêutica muito pequena e não é possível aumentar a dose sem risco de efeitos tóxicos, comuns mesmo com doses terapêuticas. A outra grande desvantagem da teofilina sobre os outros broncodilatadores e cromoglicato dissódico é seu efeito pobre sobre a asma induzida por exercício.

Devido aos efeitos adversos e ao sabor, a aderência do paciente é restrita e recomenda-se a monitorização dos níveis séricos para o ajuste da dose. Na puberdade, o "clearance" da teofilina reduz-se consideravelmente e, para evitar a toxicidade, a dose deve ser reduzida nessa época. O "clearance" da teofilina é também reduzido durante infecções respiratórias agudas e pode ser afetado pelo uso de antibióticos simultaneamente (Quadro 8.24).

Modificadores de leucotrienos – os leucotrienos são mediadores pró-inflamatórios potentes que induzem broncoespasmo, secreção de muco e edema de vias aéreas. Podem estar envolvidos

Quadro 8.24 – Fatores que afetam a concentração sérica de teofilina.

Redução da concentração sérica	Aumento da concentração sérica
Alimentos em geral Proteínas (aumento do metabolismo) Fumo Idade entre 1 e 9 anos Fenobarbital, fenitoína, carbamazepina Rifampicina	Gorduras (aumento da absorção) Carboidratos (diminuição do metabolismo) Doenças sistêmicas febris Idade < 6 meses e idosos Cimetidina Quinolonas, macrolídeos Hipóxia, *cor pulmonale*, insuficiência cardíaca congestiva descompensada, cirrose

no recrutamento de eosinófilos para as vias aéreas. Há duas classes de modificadores de leucotrienos: inibidores da síntese e antagonistas dos receptores. O zileuton (inibidor da síntese) atua na asma induzida por aspirina, por ar frio e por exercício. Esse medicamento pode resultar em alteração da função hepática e é administrado em quatro doses diárias em asmáticos com idade superior a

12 anos. Os antagonistas dos receptores (Zafirlukast e Montelukast) são eficazes na asma por exercício, aspirina e na broncoconstrição desencadeada por alérgeno. Tem sido indicada nos quadros de asma leve e moderada e, apenas, o Montelukast foi liberado para uso pediátrico.

IMUNOTERAPIA OU HIPOSSENSIBILIZAÇÃO

A imunoterapia constitui uma tentativa de proteger o indivíduo contra certos alérgenos aos quais é sensível e que não podem ser excluídos do ambiente físico. Em nosso meio, os grupos de extratos alergênicos mais utilizados são os ácaros e a poeira doméstica.

BIBLIOGRAFIA

1. GRUMACH, A.S.; MACHADO, L. & CORREA, G.M. – Asma brônquica. In Carneiro-Sampaio, M.M.S. & Grumach, A.S. Alergia e Imunologia em Pediatria. São Paulo, Sarvier, 1992, p. 74. 2. Guidelines for the diagnosis and management of asthma: Second Expert Panel on the management of asthma, 1997 Meeting of the American Academy of Asthma, Allergy and immunology, February 1997, p. 50. 3. LEMANSKE JR., R.F. & BUSSE, W.W. – Asthma. JAMA 278:1855, 1997. 4. PASTORINO, A.C. et al. – Asma – aspectos clínico-epidemiológicos de 237 pacientes de um ambulatório pediátrico especializado. J. Pediatr. (Rio) 74:49, 1998. 5. SPAHN, J.D. & SZEFLER, S.J. – Pharmacologic management of pediatric asthma. Immunol. Allergy Clin. North Am., 18:165, 1998. 6. LIPWORTH, B.J. – Treatment of acute asthma. Lancet 350(Suppl. II):18, 1997. 7. II Consenso Brasileiro no Manejo da Asma. Rev. Bras. Alergia Imunopatologia 21(Supl. 1):170, 1998.

| 3 | Alergia Alimentar |

CRISTINA MIUKI ABE JACOB

Reações adversas a alimentos (RAA) têm sido o termo empregado para qualquer reação anormal à ingestão de alimentos ou aditivos alimentares, de natureza imune ou não. Intolerância alimentar é a denominação utilizada para designar uma reação fisiológica anormal à ingestão de alimentos ou aditivos alimentares, de natureza não-imune. Essas reações podem incluir: anormalidades metabólicas, reações a substâncias farmacológicas contidas em alimentos, reações tóxicas, entre outras.

Alergia alimentar (AA) é a denominação utilizada para as RAA que envolvem mecanismos imunológicos, resultando em grande variabilidade de manifestações clínicas. As alergias alimentares podem, didaticamente, ser divididas em reações mediadas por imunoglobulina E (IgE), as quais se caracterizam por rápida instalação, e aquelas em que são envolvidos outros mecanismos imunológicos. Nessas, não-mediadas por IgE, as manifestações clínicas estabelecem-se mais tardiamente (horas ou dias), dificultando o diagnóstico da AA.

A prevalência da AA é maior na criança com idade até 3 anos, sendo reportada prevalência de até 6% nessa faixa etária. Em adultos, a prevalência é de 1%, mostrando um declínio da incidência dessa doença após a primeira década de vida. Pacientes com doenças atópicas apresentam maior incidência da AA, que é encontrada em até 30% dos pacientes com dermatite atópica e em 5% dos portadores de asma.

FISIOPATOLOGIA

Vários fatores contribuem para o desenvolvimento da AA, sendo os principais: a predisposição do indivíduo, as características do alérgeno alimentar, refletindo seu potencial alergênico, e as características do indivíduo, representadas pela predisposição ao desenvolvimento de hipersensibilidade e quebra dos mecanismos de defesa do trato gastrintestinal. As glicoproteínas com peso molecular entre 10.000 e 60.000 dáltons representam bons alérgenos alimentares, principalmente se forem termoestáveis e resistentes à proteólise. Um grande número de alérgenos alimentares tem sido caracterizado, sendo os mais relacionados à AA na faixa etária pediátrica: leite de vaca, ovo, soja, amendoim, peixe, frutos do mar e trigo. Aditivos alimentares também podem estar associados à AA, principalmente corantes e conservantes. Embora as características dos alérgenos sejam essenciais ao desenvolvimento da AA, a quebra dos mecanismos de defesa do trato gastrintestinal representa papel fundamental à sensibilização do indivíduo pelos alérgenos alimentares. O trato gas-

trintestinal utiliza mecanismos imunológicos e não-imunológicos para evitar que alérgenos alimentares sejam absorvidos de forma intacta. Embora mais de 98% dessas substâncias sejam bloqueadas na mucosa intestinal, pequenas quantidades podem ultrapassar essa barreira quando há falhas dos mecanismos reguladores. Esses mecanismos são representados pela acidez gástrica, proteólise, peristaltismo, presença de flora intestinal e outros mais específicos, como as células imunocompetentes da mucosa intestinal e a secreção de imunoglobulinas.

A maioria dos alérgenos absorvidos não causam sintomas, pois se desenvolve o fenômeno de tolerância a essas proteínas estranhas. Os mecanismos pelos quais essa tolerância se desenvolve não estão bem elucidados, parecendo depender de vários fatores, entre eles: deleção clonal, anergia clonal ou supressão ativa.

Em indivíduos suscetíveis, uma quebra dos processos de tolerância pode resultar em hipersensibilidade aos alimentos ingeridos, sendo encontrados todos os tipos de reações de hipersensibilidade descritos por Gell e Coombs.

Nas **reações tipo I**, mediadas por IgE, quando o alérgeno alcança o anticorpo IgE ligado a mastócitos e basófilos, há liberação de mediadores que induzem manifestações clínicas de reações de hipersensibilidade imediata. Exemplos clínicos dessas reações em pacientes com AA são: anafilaxia, urticária, asma e algumas formas de manifestações gastrintestinais. Essas reações são as mais comumente encontradas em pacientes com AA, embora outros tipos de hipersensibilidade também possam ser caracterizados.

A **reação tipo II**, citotoxicidade mediada por anticorpos, raramente ocorre na AA, sendo descrita plaquetopenia dependente de anticorpos secundária à alergia a leite de vaca.

A **reação tipo III**, mediada por imunocomplexos, tem sido incriminada em várias manifestações decorrentes da AA, como artralgias e lesões cutâneas purpúricas. Vários pesquisadores têm encontrado imunocomplexos com antígenos alimentares tanto em indivíduos normais como em pacientes com AA, o que torna bastante difícil incriminá-los na patogênese de algumas manifestações de AA.

Em relação às **reações do tipo IV**, mediadas por células, as manifestações clínicas ocorrem várias horas após o contato com o alimento, especialmente nas reações do trato gastrintestinal. As manifestações clínicas associadas com esse mecanismo são doença celíaca, hemossiderose pulmonar secundária à alergia a leite de vaca e várias manifestações gastrintestinais, sendo descritas com vários alimentos, incluindo leite de vaca, soja e trigo.

A predisposição do indivíduo ao desenvolvimento de reações de hipersensibilidade também representa fator essencial na patogênese da AA. Vários estudos têm mostrado que 50 a 70% dos pacientes com AA possuem história familiar positiva para atopia. Outra evidência importante da influência da hereditariedade é o risco significativamente maior de um recém-nascido desenvolver doença alérgica, quando ambos os pais são atópicos. Essa predisposição genética em relação a uma resposta mediada por IgE parece depender de um defeito na capacidade supressora, o que resultaria em falta da regulação da produção de IgE.

MANIFESTAÇÕES CLÍNICAS

As manifestações clínicas da AA podem ser decorrentes do acometimento de vários órgãos, sendo o trato gastrintestinal, a pele e o sistema respiratório os mais freqüentemente acometidos.

Anafilaxia – reações anafiláticas representam aquelas de maior gravidade em pacientes com AA, sendo os alimentos considerados causa importante de reações anafiláticas ao lado das drogas e picadas de insetos. Em atendimentos de emergência de grandes centros médicos americanos, a AA tem sido considerada importante desencadeante de reações anafiláticas.

Sintomas iniciais podem ocorrer imediatamente após a ingestão do alimento, com sensação de prurido, ardor e edema da mucosa oral e lábios, ou urticária e dor abdominal, acompanhada de vômitos. Na maioria dos casos, ocorre o envolvimento do sistema cardiovascular, levando a choque. Reações graves têm sido associadas com ingestão de amendoim, peixe e frutos do mar, e na faixa etária pediátrica devem também ser lembrados o leite de vaca e o ovo. Anafilaxia sistêmica tem sido relatada ocorrer após a ingestão de um alimento, seguida da prática de exercícios físicos. Esse quadro se desenvolve mais freqüentemente quando o paciente realiza exercícios dentro das 2 horas que se seguem à ingestão de determinado alimento, podendo também ocorrer após a ingestão de qualquer alimento.

Óbitos por AA têm sido relatados na literatura e os pacientes geralmente apresentam características comuns, como o fato de serem asmáticos, apresentarem níveis elevados de IgE e não terem recebido adrenalina nos primeiros 30 minutos de sintomatologia clínica.

Síndrome da alergia oral – a síndrome da alergia oral (SAO) é uma forma comum de alergia de contato, restrita à orofaringe. Os alimentos mais relacionados à SAO são legumes e vegetais frescos, porém na faixa etária pediátrica o leite de vaca e o ovo constituem *alimentos desencadeantes comuns*. As manifestações clínicas incluem rápido estabelecimento de prurido e angioedema dos lábios, língua, palato e faringe, ocorrendo edema de glote em alguns casos.

Manifestações gastrintestinais – as manifestações gastrintestinais da AA são bastante variadas, desde quadros de vômitos recorrentes e dor abdominal até quadros dramáticos, que resultam em hospitalização por grave enterocolite. As manifestações intestinais da AA podem ter um comportamento diferente daquelas reações de hipersensibilidade imediatas a alimentos. Crianças podem ter atraso de crescimento e/ou diarréia crônica, sendo necessária a biopsia intestinal para o diagnóstico definitivo. Os alimentos mais relacionados a esse quadro clínico são leite de vaca e soja. A eliminação desses alérgenos geralmente se associa à boa resposta clínica e, ao exame histopatológico da mucosa jejunal, podemos encontrar achatamento das vilosidades, edema e infiltração de eosinófilos, mastócitos e linfócitos. Nas colites induzidas por leite de vaca, a primeira manifestação clínica pode ser anemia, conseqüente ao sangramento da mucosa intestinal.

A doença celíaca representa uma forma de AA causada pela gliadina, porção do glúten. Essa síndrome clínica, diferente da maioria das outras manifestações de AA, persiste por toda a vida e caracteriza-se pela predominância de certos tipos de HLA: B8, DR4, DRw17 e DQw2. Essas particularidades da doença fazem com que alguns pesquisadores não a considerem uma AA, mas sim entidade separada. As principais manifestações clínicas são: irritabilidade, anorexia, vômitos, distensão abdominal e deficiência de ganho pondo-estatural. O mecanismo de lesão nessa doença parece ser mediado por células e também citotoxicidade mediada por complemento.

A gastroenterite eosinofílica representa uma forma rara de enteropatia, que se caracteriza por dor abdominal, vômitos e diarréia, acompanhados por eosinofilia periférica e infiltração eosinofílica de mucosas.

Manifestações respiratórias – sintomas respiratórios como única manifestação de AA são incomuns, especialmente na criança. As manifestações respiratórias geralmente são acompanhadas por sintomas cutâneos ou gastrintestinais e compreendem: tosse, obstrução nasal e broncoespasmo. Alergia alimentar como fator desencadeante em crianças com asma ocorre em 5 a 7% dos pacientes. Apesar de pouco expressivo, esse dado se reveste de importância quando se analisam os casos de AA com evolução fatal ou quase fatal.

Estes são caracterizados como pacientes asmáticos, com elevados níveis de IgE e, nos casos fatais, por não terem recebido adrenalina nos primeiros 30 minutos do início do quadro clínico.

Otite média recorrente tem sido atribuída à AA, porém o real papel da AA como fator causal desse quadro permanece em discussão, não se justificando, até o momento, dieta de exclusão para esses pacientes.

Hemossiderose pulmonar secundária à alergia a leite de vaca tem sido descrita em pacientes que apresentam manifestações pulmonares recorrentes, anemia, dor abdominal e infiltrado pulmonar detectado ao exame radiológico de tórax. Os mecanismos imunes envolvidos parecem ser reações tipos III e IV, porém ainda necessitam de confirmação. A suspensão do leite resulta em melhora do quadro clínico e sua reintrodução na recorrência dos sintomas.

Manifestações cutâneas – sintomas cutâneos são bastante comuns em pacientes com AA e podem apresentar-se como urticária, angioedema e dermatite atópica. Vários autores têm identificado AA em até 30% dos pacientes com dermatite atópica, sendo essencial uma história alimentar cuidadosa.

Dermatite herpetiforme é uma manifestação cutânea freqüentemente associada à doença celíaca, envolvendo mecanismos não-IgE mediados. Biopsia de pele geralmente revela depósitos lineares e granulares de IgA, assim como neutrófilos e C3.

Outras manifestações clínicas têm sido relacionadas à AA, porém ainda carecem de comprovação científica, entre elas: cefaléia, manifestações renais e acometimento articular. Hiperatividade foi associada à AA por aditivos alimentares, porém até o momento não se justifica a indicação de exclusão de aditivos para esse fim.

Exercícios induzindo anafilaxia desencadeada por alimentos – anafilaxia tem sido reportada após a ingestão de alguns alimentos em associação com exercícios físicos. Possíveis mecanismos apontados para explicar esse fato são: modificações do fluxo sangüíneo do intestino, aumento da absorção de alérgenos alimentares, aumento da liberação espontânea de histamina por mastócitos, entre outros.

DIAGNÓSTICO

O diagnóstico da AA depende da anamnese, do exame físico detalhado e dos exames laboratoriais.

História clínica – deve incluir a descrição dos sintomas, a relação temporal com a ingestão de alimentos, o tipo e a quantidade de alimento que desencadeou os sintomas, o processamento do alimento, o tempo de aparecimento dos sintomas e também a descrição de fatores associados, como exercícios físicos, ingestão de bebidas alcoólicas, entre outros. O uso de medicações, no período da ocorrência dos sintomas, também deve ser pesquisado.

Antecedentes familiares de atopia devem sempre ser pesquisados, já que a ocorrência de AA parece fazer parte da predisposição genética que torna os indivíduos mais suscetíveis ao desenvolvimento de manifestações alérgicas.

Antecedentes individuais também são bastante importantes, pois podem representar fator de risco para a aquisição de AA, como imaturidade do trato gastrintestinal, falha dos mecanismos imunológicos de defesa ou presença de situações que podem alterar a permeabilidade intestinal.

A história alimentar deve ser detalhada, com avaliação quanto a tempo de amamentação, introdução de novos alimentos e ocorrência de sintomas.

Exame físico – deve ser o mais minucioso possível, embora as manifestações clínicas da AA não sejam patognomônicas da doença. Ênfase especial deve ser dada à avaliação do estado nutricional, presença de lesões dermatológicas e broncoespasmo. Durante episódio agudo, a presença de angioedema, urticária e especialmente se localizados na orofaringe pode apontar para o diagnóstico de síndrome da alergia oral.

A instituição de dietas de eliminação com o objetivo de diagnóstico de AA pode ser empregada, porém só pode ser realizada quando a suspeita recai apenas em um número reduzido de alimentos. Deve ser salientado, que devem ser excluídos todos os produtos que contenham o alimento suspeito, para que se possa avaliar adequadamente a resposta à dieta instituída. Essa estratégia deve ser realizada em conjunto com um profissional de nutrição, estabelecendo planos que atendam às necessidades nutricionais da criança e apresentem boa palatabilidade e aceitação. Várias dietas de eliminação, até bastante restritas, já foram utilizadas e sofreram modificações com o passar do tempo. É importante empregar alimentos de baixa alergenicidade e manter a dieta de eliminação por duas a três semanas. Os pacientes que não apresentarem melhora da sintomatologia devem retornar à dieta normal. Aqueles que permanecerem sem sintomatologia clínica devem reintroduzir os alimentos suspeitos a cada três a cinco dias, para a identificação do alimento ofensor. Essa fase deve ser excluída em pacientes com reações anafiláticas. A grande vantagem das dietas de eliminação para fins diagnósticos é sua utilização em pacientes ambulatoriais e mesmo naqueles com história de anafilaxia, nos quais estariam contra-indicados os testes de provocação. O diagnóstico nem sempre é fácil, pois estabelecer relação de causa e efeito na prática clínica representa uma exceção.

Exames laboratoriais – vários exames laboratoriais têm sido utilizados para o diagnóstico de AA e a interpretação correta dos resultados é de fundamental importância para se diagnosticar essa doença. Dosagem de imunoglobulina E total e eosinofilia periférica são dados inespecíficos e não sustentam um diagnóstico de AA, encontrando-se ampla variabilidade de valores em pacientes com AA. Queda dos níveis de hemoglobina também pode ser encontrada em pacientes com AA, porém em nosso meio existem várias causas para esse achado, sendo freqüentemente atribuído à etiologia multifatorial.

Testes cutâneos – são freqüentemente utilizados para o diagnóstico de AA mediada por IgE e usualmente utilizam extratos comerciais em glicerina. A técnica empregada mais freqüentemente é a de puntura ("prick test"), realizada na região do antebraço, com leitura após 20 minutos. Esses testes somente terão validade se utilizados bons extratos comerciais, escolhidos de acordo com a história clínica e realizados por profissional treinado. Controles positivo e negativo devem estar presentes em todos os testes, e a leitura realizada em relação ao tamanho da pápula e não ao do eritema. São considera-

dos testes positivos aqueles cuja pápula for $\geq$ 3mm superior ao controle negativo. Positividade do teste indica presença de anticorpos aos alimentos e não necessariamente AA, apresentando um valor preditor positivo de apenas 50%. Assim, alterações de dieta baseadas somente no resultado positivo desses testes não constitui conduta adequada para o diagnóstico de AA. O valor preditor negativo desse teste é de 95%, sendo adequado para a exclusão de AA mediada por IgE. Contra-indicações para a realização do "prick test" são: história de anafilaxia anterior, dermatites extensas e crianças com idade inferior a 2 anos. Pacientes nessa faixa etária podem apresentar baixa reatividade cutânea, devendo os resultados negativos ser avaliados de maneira bastante cuidadosa. O uso de anti-histamínicos pode influenciar na resposta ao "prick test". Testes cutâneos realizados com extratos comerciais podem apresentar resultados falsamente negativos em indivíduos com AA causadas por frutas e vegetais in natura. Nesses casos, recomenda-se a realização do "prick test" com os alimentos crus, pela técnica do "prick to prick".

Outras formas de testes cutâneos compreendem o intradérmico e o "patch test".

O teste intradérmico tem sido abandonado na prática clínica, pois apresenta maior incidência de reações sistêmicas, embora se utilizem menores concentrações dos extratos alimentares. Pesquisas comparando positividade do teste intradérmico e do "prick test" com o teste de provocação duplo-cego placebo controlado (DCPC) mostraram que, nos casos em que havia positividade apenas do teste intradérmico, os testes DCPC eram negativos. Esses dados mostram que o "prick test" apresentou maior concordância com o DCPC que o intradérmico, além de este último apresentar maior incidência de resultados falso-positivos.

Tanto o "prick test" como o intradérmico são utilizados para pesquisa de AA mediada por IgE, não sendo adequados para outras formas de AA.

Recentemente, pesquisadores filandeses têm mostrado que o "patch test" com extratos comerciais de alimentos ou com o alimento in natura podem ser de auxílio para o diagnóstico de AA com reações tardias (não mediadas por IgE). Esse teste permanece ainda em avaliação, devendo ser padronizado para uso na prática clínica.

RAST ("radioallergosorbent test") – tem sido bastante utilizado em Pediatria e avalia a presença de IgE específica para determinado alérgeno. Seus resultados são classificados em classes (1, 2, 3 e 4), sendo considerados positivos os resultados de classes 3 e 4. É importante ressaltar que nenhum dos testes anteriormente comentados, incluindo o RAST, fazem o diagnóstico de AA. Resultados positivos indicam apenas a sensibilização do indivíduo a determinado alimento e não necessariamente a presença de doença clínica. O diagnóstico de AA deve ser sempre confirmado por meio da história clínica e do teste DCPC quando possível. Tanto o RAST como o "prick test" servem para a escolha do alimento a ser testado no DCPC. Indicações precisas para a realização do RAST são: história de anafilaxia anterior, dermografismo, lesões cutâneas extensas e crianças de tenra idade. Deve ser sempre considerado que esse teste é bastante dispendioso, mesmo quando realizado para "pools" de alérgeno. O RAST não apresenta vantagens em relação ao "prick test" para o diagnóstico de AA, devendo ser reservado para testar os alimentos indicados pela história clínica, na impossibilidade do "prick test".

Teste de provocação oral – o teste de provocação oral DCPC permanece como padrão-ouro para o diagnóstico de AA, devendo ser realizado sempre que possível. A técnica consiste em administrar o alimento suspeito em doses crescentes e observar o aparecimento de reações consideradas decorrentes de AA. Os alimentos a ser testados devem ser escolhidos por meio da história clínica, "prick test" ou positividade do RAST. O paciente deve estar em dieta de exclusão do alimento suspeito por duas semanas e sem receber anti-histamínicos por uma semana. Em manifestações clínicas tardias, como nas enteropatias, o tempo de exclusão do alimento pode ser de até 12 semanas antes do teste de provocação. Utiliza-se o alimento liofilizado, que deve ser iniciado com 0,5g e aumentado progressivamente, até 10g.

Caso o paciente tolere essa dose, o alimento é liberado em pequenas quantidades, sob observação contínua, para descartar a possibilidade de resultado falso-negativo do teste de provocação. Deve ser ressaltado que esse procedimento exige ambiente hospitalar para atendimento de anafilaxia, que pode ocorrer durante sua realização. O teste de provocação DCPC pode ser associado a outros procedimentos mais específicos, como endoscopia digestiva, dosagens de histamina e triptase, entre outros. Os resultados falso-negativos desse teste incluem alimentos que perdem sua alergenicidade com a liofilização (peixe), não associação de fatores amplificadores da resposta de hipersensibilidade (exercícios desencadeando *alergia alimentar*) ou reações tardias de difícil detecção.

Outros testes preconizados carecem de comprovação científica e não devem ser utilizados na prática clínica para o diagnóstico de AA, entre eles: detecção de IgG$_4$ específica para alimentos, dosagens de metais em cabelos, dosagens de imunocomplexos circulantes e testes citotóxicos.

TRATAMENTO

O tratamento da AA consiste, primordialmente, na exclusão do alimento desencadeante das manifestações clínicas. Especial atenção deve ser dada às dietas de substituição, pois estas devem ser adequadas à manutenção do estado nutricional da criança e proporcionar variações que permitam manutenção do interesse do paciente pela dieta oferecida. O trabalho em equipe multiprofissional, incluindo um profissional de nutrição, permite abordagem adequada do paciente e troca de experiência entre profissionais que atendem pacientes com AA. Tanto o paciente como a família devem ser orientados quanto à leitura de rótulos de preparações comerciais e informados quanto aos constituintes dos alimentos desencadeantes da AA. Assim, não é suficiente que os pais saibam que a preparação comercial não deve conter leite, mas sim que caseína, betalactoglobulina e proteínas do soro são também denominações correspondentes ao leite de vaca. Fontes potenciais de alérgenos alimentares não identificados também devem ser informadas, com especial atenção aos pacientes com anafilaxia.

Quanto ao tratamento medicamentoso, este pode ser utilizado na fase aguda das manifestações clínicas e consiste basicamente no tratamento sintomático. Pacientes com história de anafilaxia podem ser orientados à administração de epinefrina se apresentarem reações graves.

O uso de drogas como cetotifeno e cromoglicato dissódico permanece controverso e a corticoterapia é raramente utilizada na AA, exceto em pacientes com gastroenterite eosinofílica e enteropatia perdedora de proteína.

Imunoterapia para AA tem sido recentemente avaliada, porém ainda não é considerada alternativa de tratamento em pacientes com AA.

Medidas preventivas são condutas preconizadas em pacientes de risco para o desenvolvimento de AA, entre elas: a) aleitamento materno exclusivo até 6 meses de idade; b) atraso na introdução de alimentos sólidos; c) dieta materna durante a lactação, com exclusão de alimentos alergênicos; e d) utilização de hidrolisados de leite de vaca em caso de impossibilidade de aleitamento materno.

HISTÓRIA NATURAL DA ALERGIA ALIMENTAR

Vários autores têm mostrado que aproximadamente 30 a 40% das crianças com AA se tornam tolerantes após dois anos de exclusão do alimento desencadeante, porém essas taxas variam de acordo com o alimento avaliado. Alergia a peixe ou amendoim pode persistir por tempo bastante prolongado, o que nos orienta a individualizar as orientações dadas aos pacientes, dependendo da idade de início do quadro clínico e do alimento envolvido.

Progressos importantes têm sido feitos na compreensão dos mecanismos responsáveis pela AA, principalmente quanto à imunopatogênese e à estrutura química dos alérgenos alimentares. Esses novos conhecimentos provavelmente contribuirão para novas medidas de controle desse processo e prevenção da AA em pacientes de risco.

BIBLIOGRAFIA

1. BOCK, A.S. & SAMPSON, H.A. – Food allergy in infancy. *Pediatr. Clin. North Am.* **41**:1047, 1994. 2. BURKS, A.W. & SAMPSON, H.A. – Anaphylaxis and food allergy. In *Food Allergy.* 2nd ed., Massachusetts, Blackwell Science, 1997, p. 245. 3. LEUNG, A.K.C. – Food allergy: a clinical approach. *Adv. Pediatr.* **45**:145, 1998. 4. SAMPSON, H.A. & METCALFE, D.D. – Food allergies. *JAMA* **268**:2840, 1992.

| 4 | Dermatite Atópica |

ANA PAULA B. MOSCHIONE CASTRO

A dermatite atópica (DA) ou eczema atópico é uma patologia de caráter crônico e recidivante, clinicamente caracterizada por lesão pruriginosa, descamativa, de distribuição clínica peculiar e variável de acordo com a idade do paciente, sendo considerado o componente cutâneo do complexo atópico.

A incidência da dermatite atópica vem crescendo, assim como a dos demais processos alérgicos, atingindo 10% da população pediátrica americana. Propõe-se que inúmeros fatores possam estar contribuindo para esse aumento, como a exposição precoce a alérgenos e irritantes ambientais e a maior ingestão de alimentos industrializados.

O eczema atópico é uma doença característica da infância, mais de 85% dos pacientes apresentam as manifestações clínicas iniciais nos primeiros cinco anos de vida e apenas 2% dos casos novos ocorrem naqueles com idade superior a 45 anos. A DA é considerada fator predisponente ao desenvolvimento de asma na população pediátrica.

O caráter hereditário da doença fica claro quando se observa maior incidência de DA em famílias nas quais um dos pais já apresentou a doença e se ambos já tiveram o quadro, e os riscos de os filhos desenvolverem-na aumentam para 50%. Entretanto, o modo de transmissão genética dessa doença ainda não foi determinado.

FISIOPATOLOGIA

A DA é uma doença inflamatória crônica comandada por mediadores e moduladores da resposta alérgica. É um processo de inflamação contínua, resultado de um desbalanço do sistema imune, como veremos a seguir. Além das alterações imunológicas, o metabolismo dos ácidos graxos e a ação da fosfodiesterase também estão alterados.

Alterações imunológicas

O envolvimento do sistema imune, na gênese da DA, é evidenciado pelas alterações laboratoriais e achados histopatológicos em biopsia desses pacientes.

O estudo anatomopatológico mostra um infiltrado celular composto de macrófagos e linfócitos, principalmente do tipo auxiliar, tanto nos estágios crônicos quanto na fase aguda de doença. Há aumento das células de Langerhans que funcionam como apresentadoras de antígenos, bem como crescimento do número de mastócitos. Embora não haja infiltrado eosinofílico importante, técnicas de imunofluorescência mostram grande quantidade de proteína básica do eosinófilo. Nos pacientes em remissão da doença, o infiltrado inflamatório diminui.

À avaliação da imunidade humoral observamos níveis normais de IgA, IgM e IgG, porém cerca de 80% dos pacientes apresentam altos níveis de IgE, sugerindo a participação de hipersensibilidade do tipo I. Estudos *in vitro* revelam alterações celulares que acabam por resultar em desbalanço da síntese de IgE. Reinhold e cols. demonstraram que, no sobrenadante das culturas de linfócitos dos pacientes com DA, há menor produção de interferon-gama, um inibidor da síntese de IgE.

Ainda com relação às alterações imunológicas, Sampson e McCaskill observaram que cerca de 90% dos pacientes com DA apresentam testes cutâneos positivos para pelo menos um tipo de alimento. Esses autores atribuem esse grande número de resultados positivos a uma liberação inespecífica e exacerbada de histamina pelos basófilos desses pacientes.

Finalmente, alguns estudos sugerem o comprometimento da imunidade celular na DA. Ao avaliar a resposta de hipersensibilidade tardia mediada por linfócitos T, por meio de testes cutâneos intradérmicos, encontra-se diminuição dessa resposta nos pacientes com eczema atópico. Também têm sido realizados testes de hipersensibilidade tardia, com *D. pteronyssinus*, que mostram correlação com testes cutâneos de leitura imediata para esse mesmo ácaro. Esses achados demonstram a participação da resposta celular na gênese do processo inflamatório.

Quanto aos linfócitos T supressores, encontram-se diminuídos na pele. Os pacientes também apresentam maior suscetibilidade a infecções virais, como o herpes simples, cuja resposta imunológica também é mediada por linfócitos. Recentes estudos mostram que essas alterações são reversíveis com a melhora dos pacientes.

Alterações funcionais e metabólicas

O sistema nervoso autônomo, a fosfodiesterase e os ácidos graxos também apresentam alterações.

Bloqueio beta-adrenérgico – o dermografismo branco e as diferenças de temperatura em extremidades corpóreas são achados clínicos freqüentes dos pacientes com DA; podem estar relacionados ao bloqueio beta-adrenérgico, descrito por Szentivanyi em pacientes alérgicos. Segundo essa teoria, existe hiporresponsividade ao sistema beta-adrenérgico com predomínio alfa-adrenérgico com conseqüente resposta vascular anômala.

Aumento da ação da fosfodiesterase – Hanifin e Rajka demonstraram que há diminuição dos níveis de AMP cíclico nas células dos pacientes com eczema atópico. Isso se deve a uma ação aumentada da fosfodiesterase monofosfato-específica nesses pacientes.

Confirmando esses achados, Strannegard e cols. estudaram os efeitos do AMP cíclico na síntese de IgE, concluindo que os inibidores da fosfodiesterase levam a uma supressão de sua síntese *in vitro*.

Distúrbios dos ácidos graxos essenciais (AGE) – a pele excessivamente seca, a extensa perda de água e as alterações na composição de gordura da barreira transepitelial são achados comuns na dermatite atópica e em doenças que envolvem alterações nos ácidos graxos. Esses achados clínicos semelhantes levaram vários autores a discutir o papel dos ácidos na fisiopatologia da DA.

O metabolismo dos ácidos graxos está alterado na pele por defeito da enzima delta-seis dessaturase, resultando em acúmulo de ácidos antes da ação enzimática (principalmente ácido linoléico) e diminuição dos ácidos diomogamalinolênico e araquidônico. A diminuição do ácido araquidônico leva a redução na síntese de determinadas prostaglandinas, principalmente a prostaglandina E_2, que pode inibir a síntese de IgE. Portanto, as evidências atuais apontam para um defeito enzimático da 6-desnaturase, levando à alteração na composição dos ácidos graxos que integram a barreira transepitelial, facilitando a perda hídrica e o maior contato com alérgenos ambientais, além da interferência na produção de tromboxanos e prostaglandinas que têm papel fundamental na resposta inflamatória e na imunomodulação.

FATORES DESENCADEANTES

O carater multifatorial da DA nos leva a avaliar, de forma criteriosa, cada paciente para que possamos perceber qual ou quais dos possíveis desencadeantes serão mais relevantes. Entre os prováveis fatores de piora dos pacientes é interessante ressaltarmos:

Alérgenos ambientais

Nos últimos 20 anos, tem-se documentado de maneira mais adequada o papel dos alérgenos ambientais na piora da DA. Muitos portadores de DA têm associado a seu quadro cutâneo alergias respiratórias que pioram com o contato direto com a poeira domiciliar, ou em períodos do ano, como o outono, em que há maior concentração de ácaros. Na avaliação dos pacientes com DA do Instituto da Criança, encontramos pesquisa de IgE específica para ácaros em 65% dos nossos pacientes, nos quais as medidas de controle ambiental pode contribuir para a melhora do quadro alérgico cutâneo.

Pêlos e salivas de animais têm sido pouco pesquisados como alérgenos desencadeantes do quadro cutâneo, mas podem funcionar como irritantes.

Irritantes

Inúmeros agentes irritantes podem agir diretamente sobre a pele levando a sua piora. Podemos destacar: peças do vestuário como a lã ou produtos que interfiram com a transpiração como roupas de náilon. Em estudo recente, observou-se que pacientes com DA apresentam maior intolerância à lã que pessoas normais. O uso de amaciantes de roupas ou sabões muito perfumados também podem irritar a pele. Os produtos de higiene pessoal também podem irritar a pele: sabonetes que ressecam a pele ou soluções anti-sépticas que podem levar à piora do quadro.

Mudanças climáticas, extremos de temperatura e sudorese excessiva podem levar à piora do quadro.

Alérgenos alimentares

Ainda hoje há grande dificuldade em se quantificar o papel dos alérgenos alimentares na gênese da DA. Para alguns autores, essa relação não existe, enquanto em outros estudos a alergia alimentar pode estar presente em até 30% dos quadros. Essa discrepância é em parte atribuída à dificuldade em se provar de maneira eficaz que o paciente realmente piora com a ingestão de determinados alimentos. Mais uma vez, o caráter multifatorial dessa doença confunde o médico e o paciente na análise dos dados. Portanto, a história alimentar deve ser obtida de maneira bastante cuidadosa, computando-se criteriosamente a introdução de novos alimentos e possíveis reações apresentadas. A partir daí, o médico deve elaborar uma lista dos alimentos suspeitos, para que possa prosseguir sua investigação, a qual pode ser feita por meio de testes cutâneos de leitura imediata. Nesses testes se utilizam extratos contendo o alimento a ser testado. As principais vantagens são: praticidade, baixo custo, rapidez na obtenção do resultado e possibilidade de testar vários alimentos simultaneamente. Entretanto, esses testes não podem ser realizados se o paciente estiver utilizando anti-histamínicos e se apresentar grande extensão de pele acometida que impossibilite sua realização. É importante ressaltar que os pacientes apresentam importante hiper-reatividade cutânea, o que pode dificultar muito a interpretação e a valorização dos testes alérgicos. Acrescente-se a isso padronização inadequada dos alérgenos alimentares e os baixos índices de especificidade dos testes.

A pesquisa do alimento suspeito também pode ser feita por meio da detecção de anticorpos IgE específicos no sangue (RAST®). As principais vantagens desse método residem na possibilidade de realização do exame independentemente da medicação que o paciente está recebendo e da gravidade do quadro. Entretanto, é método mais caro, mais invasivo, cujos resultados são mais demorados. A sensibilidade do método é menor que a do teste cutâneo. Portanto, os testes alérgicos somente deverão ser valorizados à luz do quadro clínico do paciente, para não o privar desnecessariamente de um alimento nutricionalmente importante.

O teste tido como padrão-ouro para o diagnóstico de alergia alimentar é o estudo duplo-cego placebo controlado que pode ser realizado, em centros especializados, nos pacientes com DA. Caso não haja disponibilidade do teste, pode-se proceder à dieta de exclusão de determinado alimento, por no mínimo três semanas, e posteriormente introduzir o alimento e observar a evolução do quadro clínico.

É interessante lembrar que a incidência de alergia a determinado alimento sofre variações, que são dependentes do hábito alimentar da região. Por exemplo, a alergia a amendoim é muito prevalente nos Estados Unidos, enquanto a alergia a peixe é importante no Japão. No ambulatório do Instituto da Criança do HC-FMUSP, os alimentos mais alergênicos são o leite e o ovo, à semelhança dos relatos italianos e espanhóis.

Ambiente emocional

Situações de estresse emocional, como problemas familiares ou dificuldades escolares, podem piorar o quadro clínico em algumas crianças. Em nossa experiência, fatores emocionais como desencadeantes da doença são referidos por poucos pacientes (10%), concordando com a literatura.

QUADRO CLÍNICO

O diagnóstico da DA é essencialmente clínico, sendo ainda aceitos atualmente os critérios de Hanifin e Rajka (Quadro 8.25). São necessários três critérios maiores e três menores para a confirmação diagnóstica. Essa classificação, entretanto, não se adapta a lactentes jovens, com pouco tempo de história da doença.

A DA comporta-se de maneira diferente, de acordo com a faixa etária dos pacientes. Lactentes portadores de DA têm suas lesões distribuídas ao longo do couro cabeludo, face e porção extensora dos membros. Em escolares, adolescentes e adultos, as lesões distribuem-se ao longo da porção flexora dos membros inferiores e superiores, nuca e pescoço. Dermatite em mãos e pés podem ser observadas em pacientes de mais idade.

A DA pode apresentar variações clínicas, de acordo com o estágio da doença. Na fase aguda, o paciente apresenta um prurido intenso que por vezes pode atrapalhar suas atividades diárias e o sono. A pele apresenta exulcerações com exsudato seroso, sangui-

Quadro 8.25 – Critérios para diagnóstico de dermatite atópica (segundo Hanifin e Rajka).

CRITÉRIOS CLÍNICOS MAIORES OU ABSOLUTOS (3 ou mais)
Prurido
Morfologia e distribuição típica das lesões (envolvimento extensor e facial nas crianças e liquenificação e linearidade flexural nos adultos)
Dermatite crônica e recidivante
História pessoal ou familiar de atopia
CRITÉRIOS CLÍNICOS MENORES OU RELATIVOS (3 ou mais)
Exame dermatógico
Asteatose
Hiperlinearidade palmar
Queratose pilar
Ictiose vulgar
Pregas infra-orbitais de Dennie-Morgan
Pitiríase alba
Dermografismo branco
Palidez ou eritema facial
Queilite
Eczema de mamilo
Pregas anteriores no pescoço
Acentuação perifolicular
Escurecimento periorbital
Alopecia areata
Sinal de Hertogue (rarefação de sobrancelhas)
História clínica
Início precoce de doença
Tendência a infecções cutâneas
Conjuntivites recorrentes
Tendência a dermatites inespecíficas de mãos e pés
Curso influenciado por fatores ambientais
Curso influenciado por fatores emocionais
Intolerância alimentar
Prurido com sudorese
Urticária colinérgica
Enxaqueca (?)
Hipersensibilidade ao níquel (?)
Dados complementares
Elevação da IgE sérica
Hipersensibilidade cutânea do tipo 1
Catarata
Queratocono

nolento, com pequenas vesículas ou bolhas em um fundo eczematoso (Fig. 8.7). Na fase subaguda, são observadas placas eczematizadas com placas e pápulas, sem exsudato. Na fase crônica, há espessamento importante do extrato córneo com acentuação das pregas cutâneas secundário ao atrito e à escarificação. Podem-se observar, ainda, áreas de hipo ou hiperpigmentação após resolução do processo inflamatório, principalmente em indivíduos de pele mais escura (Fig. 8.8). É interessante ressaltar que em um mesmo paciente pode haver concomitância dessas três fases.

Na realização do diagnóstico diferencial de DA com outras doenças, deve-se lembrar da dermatite seborréica, da psoríase, da escabiose, de foliculites por estafilococos como causas mais comuns. Mais raramente: imunodeficiências, como a síndrome de hiper-IgE e de Wiskott-Aldrich, e neoplasias, como micose fungóide e histiocitose. Defeitos metabólicos como fenilcetonúria e tirosinemia também podem apresentar quadro cutâneo semelhante.

Os fatores de pior prognóstico da doença incluem: história familiar de atopia, sexo feminino, gravidade das lesões e associação com outras manifestações atópicas. Segundo Rajka, os pacientes com tempo de evolução superior a 6 anos são os que têm prognóstico pior. Roth e Kierland observaram 40% de melhora nos pacientes com DA leve, enquanto apenas 29% dos pacientes graves melhoraram.

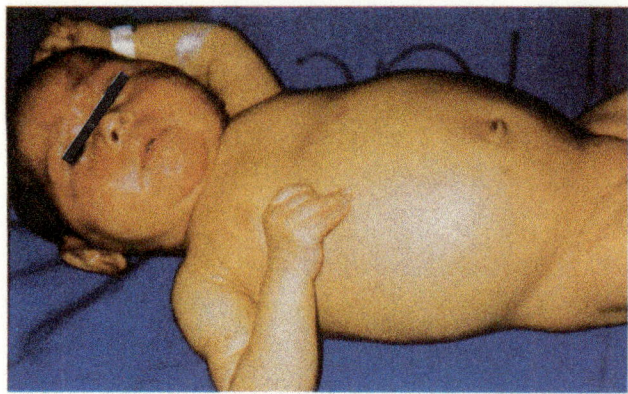

Figura 8.7 – Dermatite atópica em lactente: quadro agudo com eritema intenso e exsudato seroso.

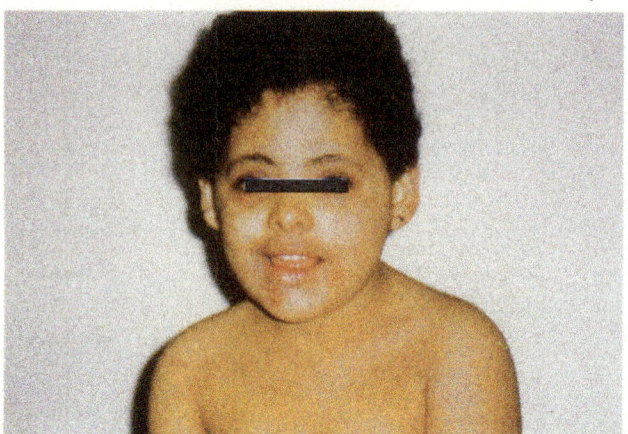

Figura 8.8 – Dermatite atópica em fase crônica, com placas eczematizadas, crostas hemáticas decorrentes de prurido intenso.

TERAPÊUTICA

A DA é uma doença cuja mortalidade está próxima de zero, entretanto a morbidade que a envolve traz problemas seríssimos ao paciente. Portanto, a primeira parte do tratamento consiste em informar paciente e pais sobre o curso natural da doença e de que maneira o médico pode intervir. O pediatra também deve abordar as repercussões que a DA leva na formação da personalidade da criança. A cronicidade da doença e a dificuldade em lidar com a própria imagem já são motivos suficientes para que o paciente adote uma postura introspectiva com relação ao mundo que o cerca. Muitas vezes, amparado em seus sintomas, o paciente acaba manipulando seus familiares, que também estão completamente envolvidos e, sem ajuda especializada, podem encontrar dificuldade em lidar com a situação.

O tratamento básico abrange: medidas gerais, afastamento dos fatores desencadeantes, hidratação, anti-histamínicos e corticoterapia tópica. As complicações como infecções fúngicas e bacterianas devem ser prontamente tratadas. Nos casos em que há maior dificuldade no controle da doença, podem ser utilizadas drogas imunossupressoras. Em crianças, a terapêutica com ácidos graxos essenciais pode ser um recurso útil no tratamento.

Medidas gerais

As medidas gerais são importantes tanto para o controle da doença, como para que pais e pacientes se apercebam de determinadas posturas que doravante deverão ser consideradas. Devem ser tomados cuidados com banho, que nunca deve ser demorado ou

quente, para que a pele não resseque ainda mais e o prurido piore. O uso de sabonetes deve ser restringido ao mínimo, uma vez que a maioria dos sabonetes leva ao ressecamento da pele, mesmo os glicerinados. O vestuário deve ser leve, evitando-se materiais como a lã, que pode irritar a pele. A roupa de cama deve ser trocada a cada dois dias para que não se acumulem partículas de pele descamada, o que pode facilitar a proliferação de ácaros (dermatofagóides).

CONTROLE DOS FATORES DESENCADEANTES

Conforme apontado previamente, uma porcentagem dos pacientes com DA apresenta piora do quadro com a ingestão de determinados alimentos. Após a confirmação do diagnóstico, a retirada do alimento suspeito é a alternativa terapêutica. Os seguintes aspectos devem ser levados em consideração: cuidado com dietas restritas demais, sempre devem ser considerados o risco e o benefício da exclusão de alimentos importantes em lactentes e pré-escolares. Pode haver necessidade de suplementação de nutrientes, como, por exemplo, o cálcio, em dietas de exclusão de leite, para que não haja risco de desnutrição desses pacientes.

Alérgenos ambientais

Assim como nas medidas respiratórias, as de controle ambiental também devem ser bastante valorizadas para o controle da DA. Noris e cols. mostraram melhora significativa do quadro de eczema apenas com controle adequado de alérgenos domiciliares. Outro estudo mostrou que a utilização de capas protetoras em travesseiros e colchões, que comprovadamente diminuem a quantidade de ácaros nesses objetos, colaboram para a melhora clínica do paciente. Portanto, nos pacientes com DA, devem-se tomar as mesmas precauções do ambiente que o paciente asmático. O contato direto com irritantes também deve ser evitado.

Hidratação

A hidratação da pele é medida essencial para o sucesso terapêutico. Sua função principal é impedir que haja perda da umidade natural da pele, sendo mais reduzida nos pacientes atópicos. Os benefícios com a hidratação serão alcançados se forem respeitadas algumas medidas: a hidratação deve ser feita imediatamente após o banho e repetida inúmeras vezes ao dia, sem restrições; os hidratantes mais oleosos, como óleo de amêndoas ou vaselina, devem ser utilizados nos estágios mais crônicos com liquenificação. Já os hidratantes cremosos, cuja base é aquosa, devem ser aplicados nas fases agudas em que há hiperemia e exsudação. Devem ser evitados hidratantes que contenham corantes, perfumes ou soluções alcoólicas que podem irritar a pele. Hidratantes sem conservantes também podem ser manipulados, apenas devendo-se considerar que sua validade fica bastante reduzida. O recurso da manipulação pode ser útil quando se quer associar ao hidratante soluções antipruriginosas, como a cafeína e o alcatrão, ou mesmo corticóides tópicos em baixas concentrações. Por seu uso contínuo, o sucesso da boa hidratação também dependerá do custo do medicamento.

Anti-histamínicos

A utilização de anti-histamínicos é uma tentativa para o controle do prurido na DA, mas os resultados em literatura ainda são controversos. Essa baixa resposta pode ser justificada pela participação de outros mediadores, que também provocam coçadura. Entretanto, em 1992, Moore publica um estudo que demonstrou melhora significativa dos pacientes que utilizaram hidroxizina e loratadina no tratamento da DA.

É importante recordar que os anti-histamínicos dividem-se em duas classes assim determinadas:

Clássicos – mais antigos, que atravessam a barreira hematoencefálica e, portanto, provocam maiores efeitos colaterais em SNC (sistema nervoso central), como tonturas, sedação e secura na boca.

Não-clássicos – não atravessam a barreira hematoencefálica, apresentando menores efeitos colaterais. Estudos recentes também apontam para um certo papel na fase tardia da DA, ou seja, uma ação antiinflamatória que diminui o influxo de eosinófilos, por meio da inibição de moléculas de adesão. Businco e cols. publicaram os resultados iniciais de um estudo em que pacientes com DA usam cronicamente cetirizina e apresentam diminuição da incidência de asma.

O quadro 8.26 mostra os principais anti-histamínicos clássicos e não-clássicos que podem ser usados na faixa etária pediátrica, assim como as doses recomendadas. Em crianças, a introdução de anti-histamínicos pode ser feita já no primeiro ano de vida, sendo utilizados mais freqüentemente a hidroxizina e o fumarato de clemastina, que são clássicos, cujo efeito de sedação pode ser desejado, para que esse paciente tenha sono mais tranqüilo. Nos escolares, o sono já não é mais desejado, dando-se preferência a medicamentos mais modernos. É importante ressaltar que o efeito dessas drogas é muito particular em cada paciente e o médico deve estar atento a efeitos adversos, como hiperexcitação, descritos em alguns casos.

CORTICOTERAPIA TÓPICA

O uso de corticosteróides (CE) tópicos em DA é muito importante tanto por seus benefícios como pelos efeitos colaterais que podem acarretar. Por ser uma excelente droga antiinflamatória, o CE é precocemente indicado nos pacientes nos quais medidas gerais e hidratação foram insuficientes para o controle do quadro. Mas, para o melhor aproveitamento da droga, alguns pontos devem ser considerados:

• Os corticóides tópicos apresentam potências variadas, que resultam em efeitos colaterais diferentes. O quadro 8.27 apresenta os principais corticóides e suas potências variadas.

• Em lactentes e pré-escolares, a preferência recai sobre CE de baixa potência, principalmente a hidrocortisona, que mesmo assim devem ser evitados no rosto e têm seu tempo de uso limitado à melhora do quadro.

• CE de maior potência podem ser usados em áreas delimitadas, em pacientes de mais idade (a partir de pré-escolares), sempre por tempo bem definido.

• Inúmeros efeitos colaterais têm sido descritos com o uso crônico de CE, desde locais, como estrias e atrofia cutânea, até efeitos sistêmicos, como inibição do eixo adreno-hipofisário e baixa estatura relatados nos casos em que houve uso excessivo em áreas extensas, ou lactentes jovens, principalmente utilizando corticóides potentes.

Quadro 8.27 – Principais corticosteróides tópicos e suas diversas potências.

Potência	Droga (nome comercial®)
Potência muito elevada	Dipropionato de betametasona (Psorex®)
Potência elevada	Halcinonida a 0,025% (Halog®)
	Halcinonida a 0,1% (Halog®)
	Valerato de betametasona
	Acetonida de triancinolona (Elocon®)
Potência moderada	Valerato de hidrocortisona a 0,2% (Westcort®)
	Desonida a 0,1% (Desonol®)
	Furuoato de mometasona a 0,1% (Elocon®)
Baixa potência	Hidrocortisona a 1% (Berlison®, Stiefcortil®)
	Desonida a 0,05% (Desonol®)
	Dexametasona

A corticoterapia sistêmica é um recurso que deve ser utilizado com ressalvas. Embora a melhora clínica seja brilhante e imediata, o efeito rebote está quase sempre presente. Outro aspecto a ser pontuado é a impossibilidade em se manter CE sistêmicos por tempo prolongado, pela gravidade de seus efeitos colaterais.

OUTRAS DROGAS

Cafeína e coaltar – em lactentes, o pediatra pode utilizar-se de outras alternativas terapêuticas, para controle do prurido. Cafeína e coaltar são substâncias antipruriginosas que podem ser utilizadas em preparados manipulados. O coaltar pode ser preparado em concentrações de 1 a 5%, e a cafeína pode ser formulada em concentrações de até 20%. É importante ressaltar que essas substâncias podem ser irritantes a alguns pacientes; portanto, não devemos manipular quantidades muito elevadas desses medicamentos em fase inicial.

Ácidos graxos essenciais – a utilização de ácido gamalinolênico por via oral é uma alternativa terapêutica aos pacientes pediátricos, por ser isenta de efeitos colaterais. Embora não haja um consenso em literatura que comprove sua eficácia, alguns estudos têm sido publicados, os quais demonstram o benefício dessa terapêutica principalmente em lactentes jovens. O leite materno possui pequena quantidade desse ácido, sendo as principais fontes os óleos de peixes e as plantas, como a prímula e a borage, que contêm 11% e 25% de ácido gamalinolênico, respectivamente. Cápsulas de 500mg de óleo de borage podem ser administradas a pacientes a partir dos 3 anos de idade (o que facilita sua deglutição) e que confere aproximadamente 125mg de ácido gamalinolênico. São necessárias duas cápsulas diárias para o controle do quadro.

Quadro 8.26 – Principais anti-histamínicos utilizados em pediatria.

Grupo	Droga	Dose	Nome comercial
Clássicos	Dextroclorofeniramina	0,15mg/kg/dia (4 vezes/dia)	Polaramine®
	Fumarato de clemastina	0,1mg/kg/dia (2 vezes/dia)	Agasten®
	Prometazina	0,5mg/kg/dia (3 vezes/dia)	Fenergan®
	Hidroxizina	0,5-2 mg/kg/dia (3 vezes/dia)	Hidroxizina (deve ser manipulado)
Não-clássicos	Loratadina	Inferior a 30kg: (maior 2 anos) 5ml,1 vez ao dia / Superior a 30kg: 10ml, 1 vez ao dia	Claritin®, Loralerg®, Loremix®
	Terfenadina	1mg/kg/dose (2 vezes ao dia)	Teldane®
	Cetirizina	Inferior a 30kg: (maior 2 anos) 5mg, 1 vez ao dia / Superior a 30kg (6 a 12 anos): 10mg, 1 vez ao dia	Zyrtec®, Zetir®
	Astemizol	1mg/5kg/dia	Hismanal®, Hisnot®

TRATAMENTO DAS COMPLICAÇÕES

As complicações infecciosas também devem ser abordadas com bastante atenção pelo pediatra. A pele do paciente com DA é maciçamente colonizada pelo *Staphylococcus aureus*, mesmo nas áreas de pele sã. Além da infecção causada por essa bactéria, há evidências clínicas de que o paciente com DA produz IgE específica contra o estafilococo. Portanto, mesmo que não haja sinais evidentes de infecção, a antibioticoterapia tópica e sistêmica pode ser necessária caso haja reagudização das lesões com sangramento e escoriações. Como antibiótico tópico, a mupirocina é a droga de escolha e para o tratamento sistêmico podem-se utilizar a eritromicina ou a cefalexina. A antibioticoterapia profilática deve ser evitada, para que não se estimule o desenvolvimento de cepas resistentes.

O fungo *Pityosporum ovale* também está associado à piora clínica da DA e também já foi detectada a presença de IgE contra esse fungo. Para seu tratamento, antifúngicos tópicos são suficientes.

TRATAMENTO AVANÇADO

Nos pacientes refratários ao tratamento clássico, pode-se lançar mão de recursos mais avançados para o controle da doença. Há relatos na literatura que mostram bons resultados com a utilização de gama-interferon, ciclosporina ou gamaglobulina intravenosa no tratamento da DA. São todas drogas que atuam modulando o sistema imunológico, reduzindo o processo inflamatório. Estão indicadas em quadros graves, no entanto estudos adicionais definirão a perspectiva terapêutica de seu uso.

A DA é uma doença crônica, prevalente na população pediátrica, que deve receber especial atenção do médico para a detecção dos principais fatores desencadeantes e para a condução da terapêutica mais adequada para cada paciente.

BIBLIOGRAFIA

1. ADACHI. K. & AOKI, T. – IgE antibody to sweat in atopic dermatitis. *Acta Dermatol. Venereol. (Stockh)* **144**(Suppl.):83,1989. 2. ADINOFF, A.D. & CLARK, R.A.F. – Atopic dermatitis. **In** Bierman, C.W. et al. – *Allergy Asthma and Immunology from Infancy to Adulthood.* Philadelphia, Saunders, 1996, p. 613. 3. DAVID, T.J. – Short stature in children with atopic eczema. *Acta Dermatol. Venereol. (Stockh)* **144**(Suppl.):41, 1989. 4. HANIFIN, J.M. & RAJKA, G. – Diagnostic features of atopic dermatites. *Acta Dermatol. Venereal.* **92**(Suppl.):44, 1980. 5. HANIFIN, J.M. et al. – Recombinant interferon gamma therapy for atopic dermatitis. *J. Am. Acad. Dermatol.* **28**:189, 1993. 6. HORAN, R.F.; SCHNEIDER, L. & SHEFFER, A.L. – Skin disorders and mastocytosis. *JAMA* **268**:2858, 1992. 7. HORROBIN, D.F. – Essential fatty acids in clinical dermatology. *J. Am. Acad. Dermatol.* **20**:1045, 1989. 8. LEUNG, D. et al. – Alergic and immunologic skin disorders. *JAMA* **278**:1914, 1997. 9. KAPPLAN, A.P.; BUCKLEY, R. & MATHEWS, K.P. – Allergic skin disorders. *JAMA* **258**:2900, 1987. 10. KIMATA, H. – High dose gamaglubulin treatment for atopic dermatitis. *Arch. Dis. Child.* **70**:335, 1994. 11. LEIFERMAN, K. – Eosinophils in atopic dermatitis. *J. Allergy Clin. Immunol.* **94** (6 part 2):1310, 1994. 12. MANKU, M.S. et al. – Reduced levels of prostaglandin precursor in the blood of atopic patients: defective delta-6-desaturase function as a biochemical basis for atopy. *Protaglandins Leukotrienes and Medicine* **9**:615, 1982. 13. MELNIK, B.C. & PLEWIG, G. – Atopic dermatitis and disturbances of essential fatty acids and prostaglandin E metabolism. *J. Am. Acad. Dermatol.*, **25**:859, 1991. 14. MELNIK, B.C.; PLEWIG, G. & TSHUNG, T. – Disturbances of essential fatty acids and prostaglandin E mediated immunoregulation in atopy. *Prostaglandins Leukotrienes and Essential Fatty Acids* **42**:125, 1991. 15. MORSE, P.S. et al. – Meta-analysis of placebo-controlled studies of the efficacy of EPOGAM in the treatment of atopic eczema. Relationship between plasma essential fatty acids changes and clinical response. *Br. J. Dermatol.* **121**:75, 1989. 16. NAKAZAWA, M. et al. – Predominance of type 2 citicyne-producing CD4 and CD8 cells in patients with atopic dermatitis. *J. Allergy. Clin. Immunol.* **99**:673, 1997. 17. NIGGEMANN, B.; BEYER, K. & WHAN, U. – The role of eosinophils and eosinophil cationic protein in monitoring oral challenge tests in children with food sensitive atopic dermatitis. *J. Allergy Clin. Immunol.* **94**:963, 1994. 18. NORIS, P.G.; SCHOFIELD, O. & CAMP, R.O.R. – A study of the role of house dust mite in atopic dermatitis. *Br. J. Dermatol.* **118**:435, 1988. 19. OLIVEIRA, Z.N.P. & RIVITI, E. – Alergia cutânea. **In** Carneiro-Sampaio, M.M.S. & Grumach, A.S. – *Alergia e Imunologia em Pediatria.* São Paulo, Sarvier, 1992, p. 98. 20. RASMUSSEN, J.C. – Management of atopic dermatitis. *Allergy* **44**(Suppl. 9):**108**, 1989. 21. RAJKA, G. – Contribution and discussion presented at the 5th International Symposium on atopic dermatitis. *Acta Dermatol. Venerol.* **196**(Suppl.):11. 22. ROTH, H.L. & KIERLAND, R.R. – Natural history of atopic dermatitis. *Arch. Dermatol.* **89**:209, 1964. 23. SAMPSON, H.A. & McCASKILL, C.C. – Food hypersensivity and atopic dermatitis evaluation of 113 patients. *J. Pediatr.* **107**:669, 1985. 24. SCHAFER, L. & KRAGBALLE, K. – Supplementation with evening primrose oil in atopic dermatitis effect on fatty acids in neutrophils and epidermis. *Lipids* **26**:557, 1991. 25. SZENTIVANYI, A. – The beta adrenergic theory of the atopic abnormality in bronchial asthma. *J. Allergy* **42**:203, 1968. 26. VENTURA, A. et al. – Diet and atopic eczema in children. *Allergy* **44**(Suppl 9):159, 1989. 27. WELBOURN, E.; CHAMPION, R.H. & PARISH, W.E. – Hypersensivity to bacteria in eczema I. *Br. J. Dermatol.* **94**:619, 1975. 28. WELBOURN, E.; CHAMPION, R.H. & PARISH, W.E. – Hypersensivity to bacteria in eczema III. *Br. J. Dermatol.* **95**:379, 1975. 29. WRIGHT, S. & BURTON, J.L. – Oral evening primrose seed oil improves atopic eczema. *Lancet* **2**:1120, 1982. 30. WRIGHT, S. & SANDERS, T.A.B. – Adipose tissue essencial acids composition in pacients with atopic eczema. *Eur. J. Clin. Nutr.* **45**:501, 1991.

---

5   Urticária

ZILDA NAJJAR PRADO DE OLIVEIRA

DEFINIÇÃO

A urticária é uma dermatose caracterizada por lesões denominadas urticas, isto é, pápulas e placas eritematoedematosas fugazes, que persistem por minutos ou horas, e aparecem e desaparecem em diferentes locais do tegumento. Há geralmente prurido associado, de intensidade variável, porém, na maioria dos casos, intenso. É denominada aguda quando a duração não ultrapassa quatro a seis semanas, e crônica, após esse período. A urticária crônica pode ser intermitente ou contínua. A urticária aguda é mais comum na infância que na idade adulta. O angioedema ocorre devido à edema da derme profunda e do subcutâneo e envolve mãos, pés, pálpebras, lábios e até laringe. A urticária ocorre por liberação de mediadores pelos mastócitos, por desgranulação direta, por mecanismos imunológicos, por alterações do sistema complemento e metabolismo do ácido araquidônico. Acomete a pele com maior freqüência, mas também o trato gastrintestinal e cardiovascular.

INCIDÊNCIA

A urticária é doença comum, representando 1 a 2% das consultas em dermatologia. Incide em todas as idades, sendo mais freqüente em adultos jovens. As crianças são acometidas em 5-6% dos casos, principalmente após os 8 anos de idade. Estima-se que 15 a 20% das crianças têm ao menos um episódio de urticária até a adolescência.

A freqüência é igual em ambos os sexos na infância, distintamente do adulto, em que incide mais no sexo feminino.

As estatísticas são variáveis e mostram que a maioria dos doentes tem urticária isoladamente (40 a 78%); 6 a 11%, angioedema isolado; e 15 a 49%, associados.

FISIOPATOLOGIA

A urticária e o angioedema podem ocorrer por mecanismos patogênicos imunológicos e não-imunológicos.

Mecanismos imunológicos

São mais freqüentes nas urticárias agudas. Podem estar envolvidas mais freqüentemente as reações imunológicas do tipo I, e menos, as do tipo III de Combs.

As reações do tipo I resultam da liberação de mediadores pelos mastócitos sensibilizados com anticorpos IgE específicos. Os antígenos que elicitam IgE específicos são proteínas, polissacarídeos e haptenos. Estes últimos necessitam ligar-se a proteínas para se tornar imunogênicos. Quando as IgE ligadas aos mastócitos reagem com determinado antígeno, desencadeiam reações, com diminuição dos níveis de AMP cíclico intracelular e liberação de mediadores, produzindo urticária.

Outro tipo de mecanismo imunológico é o tipo III, em que há ativação do sistema complemento e liberação de anfilatoxinas C3a e C5a, com participação de imunoglobulinas M e G, que promovem desgranulação de mastócitos e liberação de mediadores.

A reação do tipo I é o mecanismo mais freqüente das urticárias associadas à anafilaxia, enquanto a do tipo III é responsável pelo angioedema hereditário, pela urticária da doença do soro, transfusão de sangue, crioglobulinemia e urticária-vasculite. Também é descrita a liberação de mediadores por linfocinas liberadas por linfócitos ativados.

Os grânulos dos mastócitos contêm histamina, fatores quimiotáticos para eosinófilos e neutrófilos, hidrolases ácidas, proteases neutras. Produzem prostaglandinas PGD$_2$, leucotrienos LTC4 e fator ativador das plaquetas. Produzem mediadores pré-formados, que são os armazenados nos grânulos, e os neoformados, que são formados no momento em que ocorrem as reações. Os mediadores pré-formados são histamina, heparina, fatores quimiotáticos de eosinófilos e neutrófilos e fator de necrose tumoral. Os neoformados são derivados do ácido araquidônico, fator ativador de plaquetas (PAF). As enzimas liberadas pelos mastócitos da pele são triptase, quimase e outras proteases.

Além da histamina, que é o principal mediador na urticária, outros mediadores também contribuem para a reação, como bradicinina, serotonina, leucotrienos, acetilcolina, prostaglandinas e anafilatoxinas.

Os mediadores alteram a permeabilidade vascular, contraem músculos lisos em vários órgãos, alteram a motilidade da população de leucócitos e modulam a liberação de substâncias biologicamente ativas de outras células.

Mecanismos não-imunológicos

Decorrem de efeitos farmacológicos que provocam desgranulação dos mastócitos ou que alteram o metabolismo das prostaglandinas que levam à urticária.

Os agentes que promovem desgranulação direta dos mastócitos sem a participação de anticorpos são: contrastes radiológicos, opiáceos, alguns antibióticos, como polimixina B e vancomicina, d-tubocurarina, morfina, codeína, tiamina, quinina, aspirina, antiinflamatórios não-hormonais, papaverina.

Outro mecanismo não-imunológico decorreria de anormalidades no metabolismo do ácido araquidônico, causadas por aspirina e antiinflamatórios não-hormonais. Ocorre em 1% da população em geral e em 20 a 50% dos pacientes com urticária crônica, que podem ter exacerbação do quadro por uso dessas medicações. Quinze a 20% dos casos de surtos de urticária são provocados por reação cruzada com a aspirina, que ocorre por ingestão de azocorantes, principalmente a tartrazina, e preservativos como os benzoatos e os salicilatos dos alimentos. A aspirina inibe a síntese de prostaglandinas, com redução do AMP cíclico intracelular, o que leva à liberação de histamina dos mastócitos.

Também podem liberar histamina certos polímeros biológicos, como produtos de celenterados, crustáceos, áscaris, venenos de aranha, cobra e outros e a acetilcolina.

Agentes físicos, como calor, frio, pressão, luz, podem desencadear urticária também por mecanismo não-imunológico, além do imunológico.

ETIOLOGIA

De maneira simplista, os fatores etiológicos mais comuns são designados "4 i" (causam urticária por ingestão, inalação, infecção e injeção).

As estatísticas variam, mas se consegue identificar o agente etiológico em 50 a 65% das urticárias agudas e em 10 a 25% das crônicas.

Drogas

São a causa mais freqüente, embora existam autores que acreditem que, na infância, as infecções sobrepujem as drogas como fator etiológico. Os medicamentos podem desencadear urticária por mecanismos imunológicos, não-imunológicos ou por ação direta no mastócito e por qualquer via de administração. Os mais comuns são penicilinas, sulfas, analgésicos e antipiréticos, antiinflamatórios, hormônios, aspirina, produtos do sangue.

Infecções e infestações

Teoricamente, todos os agentes infecciosos podem produzir urticária, como vírus, bactérias, fungos e parasitas, sendo os primeiros os mais freqüentes na urticária aguda. Já, na crônica, os fungos e os parasitas são os mais relatados. As infecções mais freqüentemente imputadas são as do trato respiratório superior, urinárias, focos dentários, mas, geralmente, com o tratamento, não há melhora dos surtos de urticária. Esses fatores raramente são causadores de urticária, somente podendo ser considerados se todos os outros forem excluídos.

Alimentos

Sempre devem ser analisados conjuntamente com os aditivos, como corantes, preservativos, aromatizantes e outros, sendo considerados fatores etiológicos da urticária em até 10% dos casos. Acredita-se que os alimentos propriamente ditos sejam responsáveis por no máximo 3,5% das urticárias. Os mais considerados são leite, ovos, nozes, morango, peixes, crustáceos, chocolate. A maioria provoca urticária aguda, tanto por mecanismo imunológico como não-imunológico. Alguns acreditam que o leite de vaca seja a causa mais comum de urticária antes dos 6 meses de vida.

Inalantes

São fatores etiológicos ocasionais, e geralmente atuam por mecanismo imunológico, com IgE e, mais freqüentemente, em atópicos. Os mais imputados são os desodorizantes de ambiente, inseticidas, desinfetantes, desodorantes, perfumes e outros.

Doenças associadas

A urticária, principalmente a forma crônica, pode ser comemorativo de doenças auto-imunes, como lúpus eritematoso, febre reumática, artrite reumatóide, tireoidites e doenças inflamatórias intestinais.

Outros fatores

Agentes físicos – podem ocasionar urticária por mecanismos imunológicos ou não-imunológicos. Os mais citados são pressão, calor, frio, luz ultravioleta, água, exercícios. A urticária de contato pode ser induzida por alguns contatantes. É, geralmente, restrita à área de contato, principalmente com pêlos e saliva de animais, plantas, medicamentos e cosméticos.

Fatores psicológicos – são muito mais agravantes do que causadores de urticária. A urticária adrenérgica, em que há um halo branco em volta das urticas, aparece após estresse emocional.

Fatores genéticos – são responsáveis pelo edema angioneurótico familiar, duas formas de urticária ao frio familiar, urticária ao calor familiar e angioedema vibratório.

QUADRO CLÍNICO

É caracterizado pela presença de urticas que são pápulas e placas de diferentes tamanhos, de milímetros a centímetros, formas variadas, em pequeno ou grande número. As lesões inicialmente são rosadas a eritematosas, e, com o crescimento centrífugo, tendem a ter clareamento central, com bordas mais elevadas e serpiginosas ou policíclicas. Após um período variável de minutos a no máximo 24 a 48 horas, algumas lesões desaparecem e surgem outras sucessivamente por período variável que pode ser de dias, semanas ou meses. Há sempre prurido, de intensidade variável, geralmente intenso.

Embora o quadro clínico seja bastante característico, é difícil diferenciar-se, pela apresentação das lesões, os diferentes agentes causais. Porém algumas apresentações clínicas especiais da urticária podem nos levar ao diagnóstico etiológico, como na urticária colinérgica, em que as pápulas são pequenas, algumas puntiformes, com pouco edema, havendo principalmente eritema. Na urticária solar ou pela luz, as lesões distribuem-se nas áreas expostas. Na urticária de pressão, há predomínio nas áreas de pressão de roupas, bolsas e sapatos, e as lesões podem aparecer de 30 minutos a 6 horas após o estímulo. Na urticária ao frio, as lesões podem localizar-se na área de contato ou a distância, principalmente por água ou banhos frios. Na urticária-vasculite, as lesões não são fugazes, têm duração maior que 48 horas, pouco prurido e principalmente ardor e queimação e, ao desaparecerem, deixam máculas pigmentadas residuais.

O dermografismo pode ser um achado de exame ou a queixa do doente. Decorre de fricção linear sobre a pele seguida do aparecimento de lesão linear, eritematoedematosa, devido à tríplice reação de Lewis. Assim, primeiramente aparece o eritema, depois o eritema reflexo em 1 a 2 minutos, seguido de edema em até 3 minutos, que desaparece em até 30 minutos. É encontrado na população em geral em 20 a 30%, como achado de exame. Pode ser sintomático, acompanhado de prurido leve a intenso e aparecendo à mínima pressão e com maiores dimensões. Acompanha quadros de urticária, aparecendo isolado ou associado a doenças, como infecções, diabetes, hipertireoidismo e outras. Também se associa a situações de estresse emocional.

Quando há acometimento somente da porção superior da derme, desenvolve-se a urticária. Porém, quando há comprometimento mais profundo, da derme e do subcutâneo, ocorre angioedema, também denominado edema angioneurótico ou de Quincke. Consiste em edema agudo, cor da pele ou eritematoso, mais freqüente em pálpebras, lábios e língua, podendo acometer mãos e pés, e que, quando atinge a laringe, pode levar à asfixia, representando casos de urgência. Pode-se acompanhar de algumas manifestações sistêmicas, como febre, náuseas, vômitos, sinais de hipotensão, dor abdominal e artralgias. Acompanha os quadros de urticária em 5 a 10% dos casos. As mucosas orais, da faringe, laringe e gastrintestinal são raramente envolvidas.

O edema angioneurótico também pode ser familiar ou hereditário, com herança autossômica dominante, por deficiência funcional do inibidor da primeira fração ativada do complemento. É caracterizado por quadros agudos, graves, de freqüência variável durante a vida de vários membros da mesma família. Também pode haver anormalidades do complemento nesses indivíduos, com diminuição do C2 e C4, sendo o nível da primeira fração do complemento normal.

DIAGNÓSTICO

É feito por meio do quadro clínico, que é extremamente característico.

A anamnese deve ser detalhada para se tentar estabelecer a etiologia do processo, o que nem sempre é possível. Pesquisa minuciosa sobre qualquer evento, mudança de hábitos ou ingestão de medicamentos horas ou dias antes do início do quadro, faz-se obrigatória. O exame físico deve ser acurado e não apenas compreender a pele.

Além de se observar as pequenas variações clínicas que têm os diferentes tipos de urticária ao exame clínico, deve-se proceder aos testes que sugiram urticária física, como o dermografismo, o teste do calor, do frio ou do gelo. Pode-se submeter também o paciente a exercícios físicos para depreender a urticária colinérgica.

Exames laboratoriais são mais úteis no diagnóstico etiológico, já que a clínica é muito característica. Hemograma, protoparasitológico de fezes, urina tipo I, dosagem de complemento, fator antinúcleo, crioglobulinas, reações sorológicas para sífilis e hepatite e exames de função tireoidiana, quando a anamnese for suspeita. Os exames radiológicos de seios da face, dentes e tórax podem ser solicitados, quando indicado, em casos especiais. Os exames de RAST não têm utilidade comprovada.

O exame histopatológico deve ser solicitado nos casos de urticária crônica, principalmente nos que há lesões maculosas residuais, para se proceder ao diagnóstico diferencial com urticária-vasculite ou outras doenças associadas. Pode ser útil também a imunofluorescência direta.

DIAGNÓSTICO DIFERENCIAL

Geralmente, o quadro clínico é altamente sugestivo. Pode ser feito o diferencial com estrófulo, que, além das lesões urticadas, apresenta a seropápula, isto é, uma pápula encimada por uma vesícula, o que não ocorre na urticária. A escabiose também pode cursar com lesões urticadas, porém tem microcrostas em distribuição típica dessa afecção, além da epidemiologia positiva. Algumas formas de eritema polimorfo e a doença do soro podem cursar com lesões urticadas. Porém a existência de outras manifestações clínicas concomitantes auxilia no diagnóstico diferencial. A urticária gigante, que apresenta lesões de grande extensão, também pode confundir-se com o eritema polimorfo. Raramente o lúpus eritematoso e a dermatomiosite podem cursar com lesões urticadas.

TRATAMENTO

Qualquer tratamento que se vá instituir deve ser precedido de identificação da causa da urticária e tentativa de eliminá-la. É mister observar-se os fatores que pioram ou precipitam a urticária física, quais sejam, frio, calor, radiação ultravioleta, pressão, exercícios físicos, tensões e outros. Também como medidas gerais, evita-se o uso de aspirina e derivados, inclusive antiinflamatórios não-hormonais, álcool, corantes e conservantes de alimentos ou medicamentos. Dar sempre preferência à utilização de paracetamol. Não utilizar inalantes e medicamentos que se teve contato antes do início do quadro.

Dietas aleatórias e rigorosas de eliminação não devem ser prescritas em crianças, para não afetar o desenvolvimento e o crescimento, além de poderem produzir alterações psicológicas advindas de restrições na rotina da criança. O mais indicado é, na detecção de alergia alimentar, retirar exclusivamente o alimento em questão, levando-se sempre em conta que o alimento suspeito provoca urticária geralmente após 2 horas da ingestão.

Loções antipruriginosas como pasta d'água ou talco mentolado têm muito pouco efeito, e as compressas frias ou geladas, alívio fugaz.

Na urticária aguda, a escolha terapêutica varia de acordo com a gravidade do quadro. Se for leve, usa-se somente anti-histamínicos por via oral. Dá-se preferência para aqueles sem corantes, como a clemastina. Quando o quadro for intenso, associado a edema angioneurótico, com risco de broncoespasmo e edema de laringe, indica-se adrenalina, solução milesimal (1mg/ml), dose de 0,01mg/kg por via subcutânea a cada 10-15 minutos, com no máximo três aplicações (a dose média é de 0,2-0,4ml). Pode-se administrar por via intravenosa. Estão disponíveis também seringas com adrenalina para a auto-aplicação, quando já se registraram quadros graves anteriormente. Conforme a intensidade, pode haver necessidade de intubação e oxigenação.

Depois de passada a emergência, trata-se com o mesmo esquema das urticárias agudas disseminadas, qual seja, corticóide por via intravenosa ou intramuscular, conforme a gravidade, seguido da administração de corticóide por via oral de prednisona, usualmente 0,5mg/kg, raramente chegando a 1mg/kg, que deve ser reduzido lentamente. Utilizar sempre por períodos curtos para minimizar os efeitos colaterais. Podem-se associar ou usar posteriormente anti-histamínicos por tempo mais prolongado, mesmo depois que desaparecerem os sintomas.

Na urticária crônica, os anti-histamínicos são as medicações de escolha. São rapidamente absorvidos e têm pico de concentração sérica em 2 horas. Todos os anti-histamínicos bloqueadores H_1 têm também efeitos alfa-adrenérgicos e anticolinérgicos. Dispõe-se dos sedantes e dos não-sedantes, os últimos com menos efeito anticolinérgico. Inicia-se com uma classe de anti-histamínico e aumenta-se a dose até a máxima permitida, até a melhora dos sintomas. Se isso não ocorrer, muda-se a classe do anti-histamínico e, se mesmo assim não se conseguir alívio, associam-se duas classes de anti-histamínicos, que podem ser um não-sedante durante o dia e um sedante à noite. Raramente não há boa resposta ao tratamento com anti-histamínico. Em crianças, observa-se irritabilidade paradoxal bem mais freqüentemente que em adultos, porém os efeitos anticolinérgicos são bem tolerados nessa faixa etária. A associação de anti-histamínicos H_1 e H_2 (cimetidina ou ranetidina) é benéfica em alguns casos. Com o controle dos sintomas, não se deve interromper abruptamente a medicação, mas lentamente, para não ocorrer nova exacerbação.

Os anti-histamínicos bloqueadores H_1 sedantes mais utilizados na infância são a dexclorfeniramina, na dose de 0,15mg/kg/dia, dividida em três ou quatro doses, clemastina, 0,1mg/kg/dia, em duas ou três doses, a cipro-heptadina, 0,25mg/kg/dia, em três a quatro doses, principalmente na urticária ao frio. Uma das drogas de maior eficácia é a hidroxizina, usada geralmente em dose de 1mg/kg/dia, podendo-se aumentar até 2mg, conforme o caso, levando-se em conta sempre a sedação, que pode ser muito intensa. A hidroxizina é a droga de eleição na urticária colinérgica e no dermografismo.

Quanto aos anti-histamínicos bloqueadores H_1 não-sedantes, a loratadina e o astemizol são os mais utilizados sempre após os 2 anos de idade, nas respectivas doses de 5-10mg/dia e 1mg/kg/dia. A cetirizina, derivado da hidroxizina, tem baixo poder sedante, porém tem eficácia menor. É usada nas doses de 5 a 10mg/dia, somente após os 6 anos de idade.

Outras drogas que podem ser utilizadas são: antidepressivos tricíclicos, como a doxepina, com poucos relatos em crianças. Beta-estimulantes, como a terbutalina, têm efeitos colaterais mais expressivos do que os efeitos terapêuticos. O cromoglicato não tem indicação definida na urticária e, por ser muito pouco absorvido, talvez seja de alguma utilidade na urticária alimentar. Os bloqueadores do canal de cálcio, como a nifedipina, na literatura são relatados como eficazes, principalmente em adultos. Porém, sua eficácia é menor que a dos anti-histamínicos, podendo ser usados como medicação associada, em casos selecionados. Devem-se sempre evitar os corticóides sistêmicos na urticária crônica, devido aos efeitos colaterais indesejáveis inerentes ao seu uso prolongado.

Alguns tipos de urticária respondem a medicações específicas, além das habituais, quais sejam:

Urticária de pressão – antiinflamatórios não-hormonais.

Urticária ao frio – cipro-heptadina.

Urticária solar – cloroquina e radiação ultravioleta.

Urticária colinérgica e dermografismo – hidroxizina associada ou não à cipro-heptadina.

Os testes de provocação de alimentos ou drogas devem ser evitados pelo risco de anafilaxia.

O edema angioneurótico hereditário não responde aos esquemas habituais propostos, mas aos derivados androgênicos, como o danazol. Seu uso em crianças sempre deve ser analisado com cuidado.

PROGNÓSTICO E CURSO

Geralmente, é muito bom na infância, já que a maioria das urticárias nessa faixa etária é aguda, tendo remissão espontânea em 15 dias. Já as urticárias crônicas têm duração imprevisível de meses ou anos.

Em 50% dos casos, há remissão espontânea após um ano de doença, porém 20% têm curso de mais de 20 anos.

BIBLIOGRAFIA

1. ARNDT, K.A. et al. – Cutaneous Medicine and Surgery. Philadelphia, Saunders, vol. 1, 1996. 2. CHAMPION, R.H. – Dermatology. 6th ed., Massachusetts, vol. 3, Blackwell Scence, 1998. 3. FREEDBERG, I.M. et al. – Dermatology in General Medicine. 5th ed., New York, McGraw-Hill, vol.1, 1999. 4. HURWITZ, S. – Clinical Pediatric Dermatology. 2nd ed., Philadelphia, Saunders, 1993. 5. MALDONADO, R.R.; PARISH, L.C. & BEARE, J.M. – Textbook of Pediatric Dermatology. New York, Grune & Stratton, 1989. 6. MOSCHELLA, S.L. & HURLEY, H.J. – Dermatology. 3rd ed., Philadelphia, Saunders, vol. 1, 1992. 7. RIVITTI, E.A. & SAMPAIO, S.A.P. – Dermatologia. São Paulo, Artes Médicas, 1998. 8. SCHACHNER, L.A. & HANSEN, R.C. – Pediatric Dermatology. 2nd ed., New York, Churchill Livingstone, vol. 2, 1996. 9. SOTER, N.A. – Treatment of urticaria and angioedema: low sedating H1 type antihistamines. Am. Acad. Dermatol. 24:1085, 1981.

| 6 | Reações Alérgicas a Drogas |

ANETE SEVCIOVIC GRUMACH

A maioria das reações adversas a drogas não envolve sensibilização específica imunológica. Tais reações não-imunológicas incluem efeitos colaterais, toxicidade e outros efeitos farmacológicos. Com a finalidade de orientar a abordagem do médico diante das reações a drogas, podemos classificá-las em preveníveis e não-preveníveis (Quadro 8.28). As reações imunológicas a drogas foram descritas de acordo com as reações de hipersensibilidade de Gell e Coombs (Quadro 8.29). Essa classificação é útil clinicamente no contexto da alergia à penicilina IgE específica, no entanto seu uso é restrito a outras drogas. Por exemplo, as reações pseudo-alérgicas conhecidas a drogas antiinflamatórias não-esteróides, meios de contraste e opiáceos podem apresentar-se clinicamente com urticária imediata, angioedema, broncoespasmo, distúrbio gastrintestinal e colapso cardiovascular indistinguível da anafilaxia mediada por IgE; não necessita de sensibilização e não parecem ser alergênicas por haptenos ou antígenos completos.

Quadro 8.28 – Classificação das reações adversas a drogas.

Preveníveis	Exemplo	Não-preveníveis	Exemplo
Toxicidade ou dose excessiva	Gentamicina	Intolerância em indivíduos suscetíveis	Tremores com salicilatos
Efeitos colaterais em doses farmacológicas	Tremores com salbutamol	Idiossincrasia	Hepatite com fenitoína
Interação medicamentosa	Terfenadina com uso de macrolídeos	Hipersensibilidade (alergia)	Penicilina
Efeitos secundários indiretos, mas não inevitáveis, da ação farmacológica da droga	Colite pseudomembranosa com o uso de clindamicina	Psicogênica	Lipotimias com aplicações injetáveis

Quadro 8.29 – Classificação das reações de hipersensibilidade a drogas segundo Gell e Coombs.

Tipo de reações	Descrição	Mecanismos efetores primários	Reações clínicas
I	Hipersensibilidade imediata	IgE, basófilos, mastócitos	Urticária, anafilaxia
II	Citotóxico	IgG, IgM, complemento, SRE	Anemia hemolítica, nefrite induzida por drogas
III	Doença por imunocomplexo	Ag-Ac e complemento	Doença do soro, febre por drogas
IV	Hipersensibilidade tardia	Linfócitos T sensibilizados	Dermatite de contato
	Idiopática	?	Erupções maculopapulares, dermatite esfoliativa, síndrome de Stevens-Johnson

Por definição, uma resposta de hipersensibilidade verdadeira a uma droga requer o desenvolvimento de resposta imune ao agente. Os fatores que potencialmente influenciam o desenvolvimento da alergia a drogas são: reatividade dos haptenos, padrões de exposição e infecção concomitante. A alergia a drogas ocorre com uma freqüência semelhante em indivíduos atópicos e não-atópicos, embora possa haver predisposição familiar.

MECANISMO DAS ALERGIAS A DROGAS

As reações alérgicas correspondem a menos de 10% das reações adversas a drogas e cerca de 10% dos adultos relatam reação alérgica a medicamentos, portanto a elucidação do verdadeiro mecanismo envolvido necessita ser estabelecida.

Ao contrário de outros alérgenos, as drogas, com algumas exceções (insulina, L-asparaginase, fatores de coagulação e soros heterólogos), apresentam um tamanho pequeno e não são proteináceas. Dessa forma, não podem reagir diretamente com as imunoglobulinas ou receptores de células T e devem ligar-se co-valentemente a substâncias carreadoras, comumente peptídeos, para se tornar imunogênicas; não são antígenos por si só, mas são denominadas haptenos. Algumas drogas, como os antibióticos betalactâmicos, são altamente reativas e rapidamente se ligam a proteínas autólogas (penicilina). Outras drogas não são reativas intrinsecamente com proteínas autólogas, mas devem ser metabolizadas para se ligar ao carreador (sulfonamidas, fenitoínas, carbamazepina, dapsona e rifampicina). Variações individuais nas vias de metabolização podem contribuir para suscetibilidade individual de alergia a drogas.

O componente familiar pode envolver vias metabólicas e de processamento antigênico geneticamente determinadas. Isso explicaria o fenômeno de hipersensibilidade a drogas em familiares, mas um padrão individual não seria herdado.

Há o potencial de que múltiplos antígenos derivados de drogas haptenizadas se desenvolvam nos vários tecidos. Uma resposta imune humoral, celular ou citotóxica específica a uma droga que está co-valentemente ligada a um tecido tem o potencial de desenvolver danos. Por exemplo, a resposta imune a drogas ligadas a tecido cutâneo ou eritrócitos pode levar a erupções cutâneas ou anemia hemolítica, respectivamente. A resposta, também, pode ocorrer contra a proteína carreadora, com quebra da tolerância e desencadeamento de uma doença auto-imune (lúpus eritematoso sistêmico induzido por drogas). No entanto, as respostas de hipersensibilidade de maior risco de vida e mais importantes à terapêutica são representadas pelas reações alérgicas mediadas por IgE.

Apesar de se reconhecer a ocorrência de vários mecanismos de hipersensibilidade, com poucas exceções, as formas antigênicas, as vias de processamento e a apresentação antigênicas ainda não são bem compreendidas.

FATORES DE RISCO PARA O DESENVOLVIMENTO DE REAÇÕES A DROGAS

Fatores genéticos têm sido associados ao desenvolvimento de reações:

• Genes da resposta imune para IgE – pouca evidência clínica.
• Associações com HLA – evidência limitada para nefrotoxicidade por ouro/penicilamina, necrólise epidérmica tóxica por sulfonamidas, agranulocitose induzida por levamisol e lúpus induzido por hidralazina.
• Determinantes do metabolismo da droga – polimorfismo do acetilador ou nível de enzimas microssômicas, como citocromo P450.
• Ocorrência mais freqüente no sexo feminino.

Outros fatores são ainda relatados como de risco:

• Doenças associadas – fibrose cística, infecção pelo HIV, infecção pelo vírus Epstein-Barr e leucemia linfocítica aguda.
• Terapêutica com drogas betabloqueadoras.
• Via de exposição prévia da droga (via parenteral de maior risco que a via oral).

MANIFESTAÇÕES CLÍNICAS DA ALERGIA A DROGAS

Reações generalizadas imediatas – comumente ocorrem até 1 hora após a administração da droga e sua forma mais grave pode ser fatal. Reações *imediatas* a *antiinflamatórios não-esteróides* podem ocorrer nas primeiras 3 horas após sua ingestão. Em geral, quanto mais precoce a instalação dos sintomas, maior a gravidade da reação. A anafilaxia implica risco de vida. Após a infusão intravenosa, o choque pode ser a manifestação inicial de uma reação generalizada imediata por um mecanismo IgE mediado (penicilina) ou desconhecido (meio de contraste radiológico, protamina). Após a recuperação da hipotensão, a urticária generalizada pode tornar-se evidente, associada com maior perfusão do tecido cutâneo periférico. Em reações menos graves, os pacientes relatam prurido nas regiões plantares e genitália, seguidos de urticária generalizada, rubor e angioedema. A dor abdominal devido à liberação de mediadores pode ser acompanhada de flatulência e da diarréia. O broncoespasmo agudo ou edema de faringe ocorre durante reações imediatas e pode acompanhar pacientes asmáticos.

Reações imediatas não-imunológicas incluem instalação aguda de febre, dor no dorso, náuseas, calafrios ou mialgia, como ocorre durante a administração de gamaglobulina intravenosa ou plasma. Tais reações podem ser evitadas por meio de infusão lenta, pré-tratamento com aspirina, ou uso de diferentes preparações da imunoglobulina. É importante distinguir entre as reações por liberação de histamina e as não-imunológicas, pois as últimas não podem ser consideradas contra-indicações à terapia.

Doença do soro – ocorre de 7 a 21 dias após a administração do agente terapêutico e é caracterizada por febre, artralgia e urticária generalizada. A febre não é explicada por outras causas, e as artralgias não levam à artrite deformante.

Vasculite – é uma das várias formas de a pele manifestar-se como órgão-alvo das reações de hipersensibilidade a drogas. As lesões vasculíticas podem aparecer como urticária, púrpura palpável, nódulos endurecidos, pápulas eritematosas, lesões descamativas, necróticas ou ulceradas. Essas reações são causadas principalmente por antibióticos betalactâmicos, sulfonamidas, antiinflamatórios não-esteróides e anticonvulsivantes.

Broncoespasmo – o broncoespasmo agudo pode ser uma manifestação de hipersensibilidade a drogas. No indivíduo sensível a aspirina ou antiinflamatórios não-esteróides, os inibidores da cicloxigenase comumente provocam broncoespasmo agudo nas 3 horas que se seguem à provocação.

Infiltrado pulmonar – a bronquiolite obliterante com pneumonia organizada ou alveolite pulmonar foi identificada após a administração de quimioterápicos (bleomicina, metotrexato, ciclofosfamida), injeções de ouro e penicilamina. A administração de nitrofurantoína pode causar diferentes síndromes que lembram as reações imunológicas. A análise do lavado broncoalveolar na doença pulmonar induzida por drogas consiste em linfocitose e neutrofilia.

Febre por drogas – é definida por uma elevação da temperatura que surge entre o 7º e 10º dias de uso do medicamento, sem outra explicação. Desaparece em 48-72 horas após a suspensão do tratamento e está associada ao tratamento com betalactâmicos, sulfonamidas, quinina, isoniazida, estreptomicina, vancomicina, anfotericina B, GM-CSF e IL-2. Seu mecanismo é desconhecido, porém é associada à ação de interleucinas ou por produtos antimicrobianos.

Nefrite intersticial – caracteriza-se por insuficiência renal oligúrica (creatinina sérica de pelo menos 2mg/dl), febre e freqüentemente diarréia logo após o início da droga envolvida. Associa-se a meticilina, cimetidina, sulfonamidas, antibióticos betalactâmicos.

Manifestações cutâneas – descreve-se prurido, "rash", urticária/angioedema, reações fotoalérgicas/fototóxicas, erupção eczematosa, eritema multiforme, reações vesiculares e dermatite esfoliativa. As seguintes drogas são mais relacionadas a erupções cutâneas: antibióticos (penicilina e sulfas), aspirina e antiinflamatórios não-hormonais, anticonvulsivantes, betabloqueadores, bloqueadores de ca-

nal de cálcio, inibidores das enzimas conversoras de angiotensina, antilipídeos, contraceptivos orais, alopurinol, diuréticos, especialmente mercuriais.

A síndrome de Stevens-Johnson está presente quando há envolvimento cutâneo grave tal como o eritema multiforme ou bolhas em associação com dois outros órgãos envolvidos, como a superfície mucosa ou conjuntival com hepatite ou nefrite. A febre nesses pacientes pode ser confundida com sepse. Essa complicação não é previsível por testes cutâneos para anticorpos IgE antipenicilina. Além de ser desencadeada por betalactâmicos, pode resultar do uso de sulfonamidas, fenitoína, carbamazepina e alopurinol, entre outros agentes menos freqüentes.

A administração de citocinas tem sido associada a erupções cutâneas, como após o uso de GM-CSF.

Eosinofilia – sugere uma causa imunológica ou alérgica para uma reação a drogas. Por exemplo, a vasculite leucocitoclástica manifestada por púrpura palpável ou endurecida, placas de urticária nas extremidades inferiores podem estar associadas à eosinofilia. O desenvolvimento inesperado de eosinofilia sangüínea em pacientes recebendo múltiplas drogas sugere possível reação alérgica.

REAÇÕES PSEUDO-ALÉRGICAS OU ANAFILACTÓIDES A DROGAS

As reações anafilactóides podem ser desencadeadas pelos seguintes mecanismos: ativação direta de mastócitos, anafilatoxinas derivadas do sistema complemento e alterações no metabolismo do ácido araquidônico. Uma série de bases orgânicas pode induzir a liberação de histamina nos mastócitos; o composto mais ativo que se conhece é o 48/80, produto da condensação do p-metoxifeniletilmetilamina com o formaldeído. As principais substâncias histaminoliberadoras são:

a) drogas diagnósticas: radiocontrastes, fluoresceína;
b) opiáceos: morfina, codeína, meperidina;
c) antiinfecciosas: clortetraciclina, polimixina B e quinina;
d) relaxantes musculares: curares;
e) drogas vasoativas: atropina, anfetamina, papaverina, hidralazina;
f) miscelânea: sais biliares, tiamina, dextrano, transfusão de sangue, plasma;
g) alimentos: clara de ovo, morango, tomate, lagosta, frutas cítricas;
h) outras: aspirina, antiinflamatórios não-hormonais, exercícios, benzoatos.

DIAGNÓSTICO PARA HIPERSENSIBILIDADE A DROGAS

A provocação oral foi utilizada no diagnóstico da alergia alimentar, para validar outros testes, como os cutâneos. No entanto, deve-se considerar que a contribuição de vários alérgenos, às vezes, dificulta sua avaliação.

Recentemente, com o advento da AIDS, os protocolos de dessensibilização a drogas foram reintroduzidos na prática, principalmente se considerarmos que cerca de 40 a 70% dos pacientes desenvolvem reação às sulfonamidas. Esse procedimento não é isento de risco e deve ser feito sob supervisão médica. A dessensibilização também foi utilizada para outros medicamentos, como penicilina, aminoglicosídeos e alopurinol.

Testes cutâneos

A forma mais comum do teste diagnóstico para a confirmação de reação a drogas tem sido e permanece o teste cutâneo. Somente deve ser aplicado no diagnóstico das reações imunológicas, mais especificamente aquelas com hipersensibilidade imediata (tipo I) ou mediadas por células (tipo IV). A base dos testes cutâneos é a introdução na pele de um alérgeno em baixas concentrações contra a substância à qual o paciente produz IgE específica. A resposta a concentrações crescentes do alérgeno é comparada a um controle negativo e um positivo (histamina) testados simultaneamente.

O teste cutâneo tem sido utilizado em reações a penicilina, insulina, quimopapaína, anestésicos locais, vacinas cultivadas em meio derivado de ovo e anti-soro não-humano.

O teste para alergia à penicilina é o mais comumente aplicado, primariamente, pela alta freqüência do uso dessa droga, e relativamente pela alta incidência relatada de reações adversas (1-10% dos pacientes tratados com penicilina). Foi demonstrado que a história clínica não tem valor preditor para futuras reações alérgicas à penicilina.

Quando administrada a pacientes, a penicilina é primariamente excretada na urina. Uma fração de qualquer dose administrada de penicilina é metabolizada primariamente em benzilpeniciloil, como um hapteno, liga-se a uma proteína, e é conhecido como determinante maior. Esse metabólito constitui 95% do metabolismo normal da penicilina e 5% é composto de uma mistura de metabólitos, como o peniciloato, a peniciloilamina e o peniloato, referidos como determinantes menores. As reações anafiláticas (tipo I) são causadas em 95% dos casos pelos determinantes menores, portanto os testes cutâneos com esses antígenos têm maior valor preditor para reações anafiláticas graves.

Considerando-se as reações às penicilinas semi-sintéticas, também podem ocorrer reações a alérgenos em cadeias laterais.

Os testes cutâneos falso-positivos e falso-negativos são incomuns, mas ocorrem. A incidência de testes cutâneos positivos em pacientes com história negativa (falso-positivo) é baixa, 7% ou menos. A incidência de reações aceleradas (1-72 horas) ou imediatas (< 1 hora) em pacientes com história positiva e testes cutâneos negativos (falso-negativo) é provavelmente menor que 1%.

Segundo Sarti, não houve positividade dos testes cutâneos em crianças com idade inferior a 5 anos em 6.764 provas realizadas. Esse achado foi confirmado por outros autores, sugerindo certa segurança de reações anafiláticas graves nessa faixa etária. O teste cutâneo para penicilina deve ser aplicado imediatamente antes da administração do medicamento, para que haja sensibilização por sua realização.

Considerando-se o aumento no uso de cefalosporinas para o tratamento de crianças, o risco de reação cruzada com as penicilinas tem sido avaliado. Para as cefalosporinas de primeira geração, esse risco parece maior que para aquelas de terceira geração (cerca de 7%).

A outra classe de drogas cujo teste cutâneo tem sido realizado é o anestésico local. As reações adversas aos anestésicos locais é relativamente comum, no entanto as reações verdadeiras são raras. A função principal do teste cutâneo é estabelecer a segurança para a terapêutica futura.

Os anestésicos locais são classificados em dois grupos químicos: ésteres e amidos. Parece não haver reação cruzada entre esses grupos; assim, quando uma reação ocorre para um anestésico local amido, o teste cutâneo pode ser aplicado com um éster para demonstrar ausência de reatividade antes de utilizá-lo.

"Patch" teste

O "patch" teste é uma forma de provocação utilizável apenas para o diagnóstico de dermatite de contato. Apesar de a história clínica e o exame físico sugerirem o diagnóstico, é necessário, algumas vezes, determinar qual dos vários agentes pode causar a reação. Essa prova cutânea é realizada pela aplicação de uma concentração não-irritante dos agentes em questão em contato com a pele por meio de uma gaze. Em 48-72 horas, os locais são inspecionados e reação positiva é caracterizada por prurido, vesiculação e eritema.

RAST

A primeira droga para a qual o RAST foi desenvolvido foi a penicilina e, posteriormente, também, para látex, insulina, tiopental e relaxantes musculares. O RAST para alergia à penicilina foi desenvolvido apenas para o determinante maior, assim uma falsa sensação de segurança pode ser criada.

O RAST e os testes de anticorpos contra alérgenos específicos têm um potencial na avaliação das reações a drogas, no entanto, da forma que estão disponíveis, têm valor limitado e devem ser reservados em circunstâncias especiais, isto é, quando o paciente não pode ser submetido a testes cutâneos.

Testes in vitro

Esses ensaios não são utilizados na rotina clínica, fazendo parte de protocolos de pesquisa e não são disponíveis ou validados para o diagnóstico. Deve-se enfatizar que oferecem auxílio para a compreensão dos mecanismos envolvidos na reação adversa a drogas.

TRATAMENTO

Reações imediatas
• Suspender a droga.
• Epinefrina e anti-histamínicos.
• Dessensibilização.

Reações aceleradas e tardias (> 1 hora)
• Anti-histamínicos somente.
• Esteróides para dermatite esfoliativa e eritema multiforme.

Erupções maculopapulares
• Anti-histamínicos se necessário.
• Aguardar até três semanas.

Dermatite de contato
• Esteróides tópicos.

Dessensibilização

A dessensibilização a drogas deve ser estabelecida quando não há alternativa terapêutica com a mesma eficácia ou quando as drogas alternativas falharam ou não puderam ser utilizadas. No entanto, é extremamente importante que uma droga não seja excluída do arsenal terapêutico antes que o diagnóstico adequado de alergia tenha sido comprovado.

A avaliação das reações alérgicas a drogas, como qualquer outro problema clínico, deve seguir uma abordagem seqüencial:

1. Diagnóstico clínico – história detalhada e exame físico dirigido.
2. Análise da exposição a drogas – revisão de todas as exposições e história prévia de reações.
3. Diagnóstico diferencial – fatores predisponentes e todos os outros diagnósticos possíveis.
4. Confirmação – testes in vivo e in vitro.
5. Notificação do paciente, familiares e outros profissionais envolvidos no tratamento do paciente sobre a hipersensibilidade.

Os possíveis testes diagnósticos utilizados para a avaliação das reações alérgicas dependem dos mecanismos imunológicos envolvidos (Quadro 8.30).

Quadro 8.30 – Testes in vivo e in vitro.

In vivo	Provocação oral
	Teste cutâneo
	"Patch" teste
In vitro	Teste radioalergosorbente (RAST)
	Provocação in vitro
	Transformação linfocitária
	Desgranulação do basófilo
	Determinação de anticorpos específicos
	Determinação de mediadores imunes
	Estudo de vias enzimáticas

Provocação oral

Apesar de esse método comprovar a associação de uma droga a um evento, há também algumas desvantagens. No caso de o indivíduo ter apresentado reação grave, a ética de expô-lo ao agente desencadeante pode ser problemática, além da própria relutância do paciente em fazê-lo. O período de avaliação do teste de provocação deve ser considerado, pois uma hepatite induzida por drogas, por exemplo, pode desenvolver-se após vários dias e não seria demonstrada após uma ou duas doses.

PROFILAXIA DAS REAÇÕES ANAFILÁTICAS

Em situações clínicas, com possibilidade de reações alérgicas nas quais o diagnóstico preciso não pode ser estabelecido, procede-se à profilaxia conforme quadro 8.31.

Quadro 8.31 – Profilaxia das reações anafiláticas.

Droga	Dose	Período
Prednisona	1mg/kg até 50mg	13, 7 e 1 hora antes do procedimento
Difenidramina	1,5mg/kg até 50mg, VO ou IM	1 hora antes do procedimento
Efedrina	25mg, VO	1 hora antes do procedimento (exceto em cardíacos)

BIBLIOGRAFIA

1. ANDERSON, J.A. – Allergic reactions to drugs and biological agents. *JAMA*, **268**:2845, 1992. 2. EVANS III, R.; KIM, K. & MAHR, T.A. – Current concepts in allergy: drug reactions. *Curr. Probl. Pediatr.* p. 185, May-June, 1991. 3. GOREVIC, P.D. – Drug allergy. In Kaplan, A.P. ed. *Allergy*. New York, Churchill Livingstone, 1985, p. 473. 4. GRUMACH, A.S. et al. – Documento Informativo: Penicilina x Sífilis, Programa Estadual de DST/AIDS de São Paulo, set 1996, p. 1. 5. RIEDER, M.J. – *In vivo* and *In vitro* testing for adverse drug reactions. *Pediatric. Clin. North Am.* **44**:93, 1997. 6. SARTI, W. & DONADI, E.A. – Reações alérgicas à Penicilina. *Medicina, Ribeirão Preto* **28**:514, 1995. 7. SEBA, J.B. – Reações anafiláticas e anafilactóides. *Cadernos de Alergia, Asma e Imunologia*, IX:1, 1997. 8. TILLES, A.S. – Drug hypersensitivity immunol. *Allergy Clin. North Am.* **18**:717, 1998. 9. WENDEL Jr., G.D. et al. – Penicillin allergy and desensitization in serious infections during pregnancy. *N. Engl. J. Med.* **312**:1229, 1985.

Nona Parte

Patologia do Sistema Nervoso

coordenadora

Maria Joaquina Marques-Dias

colaboradores

Erasmo Barbante Casella
José Albino da Paz
José Luiz Dias Gherpelli
Umbertina Conti Reed

José Albino da Paz

Em 1860, William Little descreveu pela primeira vez um distúrbio com espasticidade nos membros inferiores e em menor grau nos superiores, que afetava algumas crianças nos primeiros anos de vida. As crianças apresentavam dificuldade em segurar objetos, engatinhar e andar, e ao longo do tempo não sofriam melhora nem piora do quadro clínico. Essa condição, que ficou conhecida como doença de Little, é atualmente reconhecida como diplegia espástica, uma das *formas clínicas* de paralisia cerebral (PC).

Little sugeria que o quadro clínico dessa doença deveria ser decorrente de falta de oxigenação durante o nascimento, lesando os tecidos cerebrais responsáveis pelos movimentos, uma vez que muitas das crianças que estudou eram nascidas de partos complicados. Em 1897, Sigmund Freud discordou das afirmações de Little ao observar que as crianças com PC geralmente apresentavam outros problemas tais como retardo mental, distúrbios visuais, convulsões, sugerindo que o distúrbio pudesse, algumas vezes, ter origem mais precoce durante o desenvolvimento cerebral. Ele acentuava que "parto dificultoso em certos casos é meramente um sintoma de efeitos mais profundos que influenciam o desenvolvimento do feto".

Na década de 80, uma extensa análise realizada pelo NINDS (National Institute of Neurological Disorders and Stroke), referente a 35.000 nascimentos, demonstrou que em apenas pequena fração de casos de PC (10%) eram detectadas complicações do parto. Ainda hoje, na grande maioria de casos de PC não se consegue chegar a um diagnóstico etiológico preciso.

Nos últimos anos, grandes avanços laboratoriais e no estudo por imagem têm permitido não apenas uma melhor compreensão do processo lesional do SNC, como um diagnóstico mais precoce da PC. Alguns agentes etiológicos, tais como a rubéola e a hiperbilirrubinemia, podem ser prevenidos e tratados. A identificação mais cedo do quadro clínico tem permitido uma intervenção mais precoce com terapias de reabilitação, o que tem permitido que crianças com PC tenham melhores oportunidades para desenvolvimento pleno de suas capacidades e melhor inserção na sociedade. A associação de fisioterapia, terapia ocupacional, fonoaudiologia, o aparecimento de medicamentos dirigidos ao controle da espasticidade e o aprimoramento de técnicas cirúrgicas para a correção de desvios posturais e os aparatos fisioterápicos têm sido responsáveis pela melhoria na abordagem terapêutica de crianças com PC, permitindo que tenham melhores oportunidades para o desenvolvimento máximo de suas capacidades com melhora na qualidade de vida, independência motora e visando melhor à inserção social.

DEFINIÇÃO

O termo *encefalopatia crônica não-progressiva* ou encefalopatia fixa permite que uma numerosa gama de afecções, com etiologias e quadros clínicos extremamente variados, possa ser incluída. Esse grupo de afecções tem em comum o fato de acometer o sistema nervoso em uma fase em que ele é ainda imaturo, de apresentar um substrato lesional, anatomopatológico, que não sofre mais modificações após sua instalação, ainda que possa apresentar variações do quadro clínico. Essa denominação inclui quadros de PC, nos quais predominam as alterações motoras, e os quadros de deficiência mental, em que predominam as alterações cognitivas. Na maioria das situações, entretanto, ocorre acometimento das funções motoras e funções nervosas superiores.

As encefalopatias crônicas não-evolutivas são diferenciadas daquelas denominadas de *encefalopatias progressivas* e tratadas em outro capítulo deste livro, nas quais ocorre progressão dos sinais clínicos e do substrato lesional patológico. Os três critérios clínicos para essa diferenciação são a presença de história familiar de outros acometidos ou de consangüinidade, o declínio das funções nervosas e a progressão de sinais neurológicos. Quando todos estão presentes, há probabilidade quase certa de tratar-se de encefalopatia progressiva. Cada critério é sujeito a falhas e pode ser de difícil aplicação. Muitas vezes não é evidente, ou é mesmo desconhecida, a presença de outros afetados, eles podem ainda ter sido erroneamente diagnosticados ou mesmo apresentar a mesma encefalopatia com quadro clínico diverso tanto na sintomatologia neurológica quanto na idade de seu início, dificultando a identificação de uma mesma doença. Nesse grupo de encefalopatias, podem ser encontradas doenças que têm formas de início no período neonatal, formas precoces, ou de evolução mais lenta e de início mais tardio. Algumas vezes, por se apresentarem já no período neonatal com formas graves que nem sequer permitem caracterizar uma involução neurológica, podem, de início, ser erroneamente considerados como de caráter não-progressivo.

O oposto pode também ocorrer, e uma encefalopatia crônica não-evolutiva, algumas vezes, é tratada como evolutiva. Sabe-se que o aparecimento de sinais neurológicos anormais depende da maturação neurológica e, assim, quadros de diplegia espástica ou de hemiplegia, estabelecidos desde o nascimento, por só se tornarem mais evidentes após o quinto ou sexto mês de vida, quando o trato corticoespinhal completa sua mielinização, são considerados como encefalopatias evolutivas. Algumas manifestações dos quadros de PC, forma coreoatetósica secundária à lesão perinatal, só ficam mais evidentes no segundo ou terceiro ano de vida e, dessa maneira, podem ser inicialmente encarados como uma primeira manifestação de encefalopatia progressiva.

O termo *paralisia cerebral* define uma ampla gama de afecções, é conceitualmente pouco preciso, porém tem sido amplamente utilizado na prática e na literatura, e assim ficou consagrado. Ele define um grupo de distúrbios neurológicos crônicos, não-progressivos, que acometem particularmente o controle do movimento e/ou postura, em decorrência de processo lesional em uma ou mais áreas cerebrais específicas durante o período de desenvolvimento cerebral, isto é, durante a vida intra-uterina e até os primeiros anos de vida. Embora o substrato lesional seja persistente e não-progressivo, as características da deficiência dele resultante geralmente mudam com o tempo. Por atingir o cérebro em maturação, discute-se ainda qual seria o limite etário superior para que sua instalação caracterizasse um quadro denominado PC.

Para alguns, esse limite seria a idade de 2 anos, e, para outros, antes dos 3 a 4 anos; a falta de um consenso sobre esse assunto vem dificultar a determinação de sua real freqüência.

O termo cerebral refere-se ao encéfalo, e paralisia descreve qualquer desordem que acometa o controle do movimento e postura, não se restringindo apenas à paralisia. Os sintomas têm uma grande amplitude no seu aspecto clínico, assim como na gravidade. Enquanto algumas crianças não atingem grau mínimo de independência motora (sentar, engatinhar, andar), necessitando de atenção contínua e prolongada, outras podem ter como manifestação clínica apenas uma falta de agilidade ou mesmo hemiparesia quase sem repercussão funcional e com poucas exigências de reabilitação ou *de atenção* especial. Alguns quadros de PC se associam a quadros de epilepsia e/ou deficiência mental, o que os transforma em situações de abordagem, muitas vezes mais complexas.

A neuropatologia das lesões responsáveis pela PC difere de acordo com o grau de maturação cerebral à época da lesão e, desta maneira, determina assim diferentes formas de apresentação clínica. As lesões que ocorrem antes da 20ª semana de idade gestacional costumam determinar o aparecimento de anomalias do tipo ulegíria, esquizencefalia e polimicrogiria; as que ocorrem entre a 26ª e 30ª semanas resultam em lesões principalmente na substância branca periventricular, o que denominamos de leucomalacia periventricular. Lesões que ocorrem no terceiro trimestre de gestação ou no recém-nascido de termo levam a lesões em córtex e gânglios da base. Essas diferenças decorrem de diferenças na demanda energética para áreas cerebrais específicas, de acordo com a idade gestacional, além de mudanças na circulação cerebral do feto.

Além de os sintomas diferirem de uma pessoa para outra, eles podem apresentar pequenas variações com o tempo em um mesmo indivíduo, podendo apresentar melhora, em decorrência da maturação de sistemas neurais que persistiram intactos, além da plasticidade cerebral da criança, associados ao trabalho terapêutico, mas podem também apresentar piora, em decorrência do surgimento de convulsões, por vezes incontroláveis, das drogas utilizadas para o seu controle, assim como degeneração osteoarticular decorrente de posturas anômalas.

INCIDÊNCIA

A real freqüência de PC não é bem definida, pois depende dos critérios de inclusão que não são uniformes, além de ser variável de região para região, na dependência dos cuidados pré e perinatais. Em países subdesenvolvidos, a incidência deve ser maior que nos países do Primeiro Mundo, em decorrência de causas passíveis de prevenção de PC, especialmente as perinatais. Estima-se que por ano surjam 4.500 novos casos de PC nos EUA e que a incidência seria de aproximadamente 0,3% da população. A prevalência geralmente aceita nos países desenvolvidos é de 1,5 a 2,5/1.000 crianças em idade escolar. Apesar dos avanços na prevenção e no tratamento de certas causas de PC, o número de crianças afetadas nesses países mantém-se inalterado ou talvez tenha se elevado discretamente nos últimos 30 anos. Isso acontece em parte porque, em decorrência dos avanços da terapia intensiva neonatal, mais prematuros extremos estejam sobrevivendo. Infelizmente, muitas dessas crianças acabam desenvolvendo lesão cerebral.

FORMAS CLÍNICAS

Atualmente, a PC é classificada de acordo com o distúrbio do movimento em quatro grandes categorias: forma espástica, forma atetóide, forma atáxica e formas mistas.

Forma espástica

A forma espástica, caracterizada pela hipertonia espástica, é a mais freqüente, correspondendo a 70 até 80% dos pacientes, e pode ser classificada, de acordo com sua intensidade, como paresia ou plegia. De acordo com os membros afetados, classificamos como hemiparesia/plegia ou tetraparesia/plegia, se acometer os membros de um mesmo lado ou os quatro membros. A forma diplegia/paresia crural ou doença de Little caracteriza-se pelo acometimento mais intenso nos membros inferiores.

A forma *tetraplégica*, dupla hemiparesia ou ainda denominada forma quadriplégica da PC espástica, é a mais grave, correspondendo a 5% dos casos de PC. Nela, a espasticidade geralmente não se encontra presente no período neonatal mas, pelo contrário, observa-se hipotonia de tronco e cervical, predominantemente na musculatura flexora. Porém, com o tempo e melhor observação, o quadro de hipertonia torna-se evidente, havendo predomínio da musculatura flexora, da abdutora e da pronadora nos membros superiores, enquanto nos membros inferiores encontramos predomínio da musculatura extensora e da adutora, com pé eqüinovaro, a chamada atitude de Wernicke-Mann. Pode haver associação entre a forma tetraplégica e a discinética, sendo por vezes de difícil diferenciação. Essas crianças conseguem no máximo ficar sentadas com apoio e não conseguem manipular objetos. Além disso, essa forma está associada a distúrbios da deglutição e fonação, o que denominamos quadro pseudobulbar, além de comprometimento mental com desenvolvimento psicomotor mínimo e microcefalia. Exames de imagem revelam quadros de processos destrutivos, como encefalomalacia multicística difusa e até hidranencefalia. Alguns casos podem estar associados a infecções congênitas, como pelo herpes simples.

A forma hemiplégica também não costuma ser diagnosticada no período neonatal, mas sim entre 4 e 9 meses de idade, quando a criança começa a manipular objetos e os pais acabam por notar o uso preferencial de um dos membros, sendo erroneamente considerados como "destros" ou "canhotos" precocemente. Em geral, há predomínio de déficit no membro superior, negligência dos membros acometidos e presença de sincinesias, isto é, movimentos involuntários dos membros afetados que acompanham a movimentação voluntária. Com a evolução, observa-se também a atitude de Wernicke-Mann e a diminuição do volume dos membros acometidos. Anormalidades sensoriais corticais e defeitos no campo visual são encontrados em 68% e 25%, respectivamente. Estrabismo é freqüente, enquanto atrofia óptica somente ocasionalmente é observada. Deficiência mental não é freqüente, ocorrendo entre 18 e 50% dos pacientes, e quando presente é leve. Esta está fortemente correlacionada com a presença de epilepsia, que ocorre entre 27 e 44% dos casos. A epilepsia pode ser focal ou secundariamente generalizada, sendo controlada com medicamentos em 80% dos casos. Exames neurorradiológicos revelam encefalomalacia periventricular ou cistos porencefálicos unilaterais e até polimicrogiria bilateral mas assimétrica.

A forma diplegia/paresia crural ou doença de Little é a forma mais freqüente de PC, corresponde a 41% dos casos em grandes séries. Essa forma se caracteriza pelo acometimento evidente dos membros inferiores, havendo também constante acometimento dos membros superiores, porém menos intenso e detectável apenas em exame cuidadoso. Clinicamente, observa-se hipertonia dos músculos extensores e os adutores mais evidentes quando em posição supina ou na marcha, à qual se denomina marcha em tesoura. Além da espasticidade, observa-se diminuição da movimentação voluntária e sinais de liberação piramidal com exaltação dos reflexos profundos, clônus, sinal de Rossolimo e Babinski. Com a evolução, é observada atrofia da musculatura acometida, além de retrações tendíneas. Como nas formas anteriores, o quadro de espasticidade instala-se no primeiro ano de vida, tendo período latente de seis a um ano, precedido por hipotonia. A marcha geralmente é adquirida apenas após o terceiro ano de vida. Nas formas menos graves, pode-se observar apenas eqüinismo. As funções intelectuais na forma diplégica são relativamente preservadas. Ao redor de 70% dessas crianças apresentam desenvolvimento neuropsicomotor normal ou apenas deficiência mental leve. O acometimento motor dos membros superiores parece estar associado com níveis intelectuais menores. Epilepsia é incomum, ocorrendo entre 16 e 27%, sendo geralmente de fácil controle. Estrabismo e problemas visuoperceptivos podem ser freqüentes, se associados à atrofia da substância branca peritrigonal.

A forma diplégica está geralmente associada à prematuridade e à hipóxia e corresponde a 81% dos casos de PC no pré-termo. Mais da metade das crianças que apresentam essa forma de PC tem história de distúrbios no parto, porém seu significado permanece duvidoso.

A patologia da diplegia é relacionada a lesões periventriculares, como se encontra na leucomalacia periventricular, o tipo de lesão predominante no prematuro. Hemorragias intraventriculares, especialmente quando seguidas de dilatação ventricular, também estão freqüentemente associadas. Essas lesões, acometendo a substância branca periventricular, lesam as fibras motoras mais mediais, que estão relacionadas com os membros inferiores. O acometimento de fibras na região posterior dos ventrículos laterais, por sua vez, lesa a radiação óptica, sendo assim responsável por distúrbios visuais e estrabismo. Os estudos tomográficos revelam redução do volume da substância branca simetricamente em ambas as áreas parietoccipitais com conseqüente dilatação do corno posterior. O ventrículo *dilatado tem contornos* irregulares. A ressonância magnética (RM) mostra lesões de hipossinal em T1 e hipersinal em T2, principalmente nos ângulos laterais dos ventrículos laterais. Porém aproximadamente um quarto desses pacientes com alteração na RM não desenvolve nenhuma manifestação clínica.

Forma atetóide

A forma atetóide ou discinética da PC é caracterizada por movimentos involuntários, coréicos ou atetóides, acometendo a musculatura apendicular, tronco, assim como face e língua, podendo ser assimétricos, geralmente se intensificam em períodos de estresse emocional e tendem a desaparecer no sono. Esses movimentos se iniciam entre o 5° e o 10° mês de vida, mas o quadro completo não aparece antes do segundo ou terceiro ano, sendo precedidos por hipotonia intensa, quando por vezes se observam episódios de hipertonia principalmente à manipulação, não havendo um limite exato do início das distonias. A persistência de reflexos primitivos e a intensidade da hipotonia são considerados fatores preditivos da gravidade da distonia. Os pacientes podem também ter problemas na deglutição e na coordenação da fala, condição essa conhecida como disartria, decorrentes do envolvimento dos músculos bucolaringeofaríngeos. Alguns pacientes podem inclusive apresentar problemas nutricionais em decorrência das dificuldades em deglutir. Também, a mímica desses pacientes é acometida, levando a careteamentos bizarros que podem dar a falsa impressão de retardo mental. A movimentação fina das mãos, como na escrita e alimentação, é muito comprometida, assim como a marcha, sendo que a maioria desses pacientes não a adquire. A inteligência é normal ou na faixa limítrofe (QI entre 70 e 80) em 86% dos pacientes, e epilepsia é incomum, ocorrendo em 25% dos pacientes, sendo geralmente de fácil controle. A PC forma atetóide corresponde a aproximadamente 10 a 20% dos casos de PC e está geralmente associada à asfixia perinatal grave e hiperbilirrubinemia ou associação destas. Nos casos mais graves de hiperbilirrubinemia, levando a kernicterus, observa-se a clássica tríade de Perlstein, isto é, a associação de surdez neurossensorial, hipoplasia dos dentes incisivos e o sinal de Parinaud, isto é, paralisia supranuclear do olhar vertical para cima. Pode-se encontrar também associada paralisia supranuclear horizontal, levando a quadro de apraxia motora ocular. O aspecto patológico da forma discinética da PC é seletivo, indicando acometimento dos núcleos da base. A lesão clássica associada ao kernicterus acomete principalmente o pálido, enquanto nos prematuros se observa também lesão pontossubicular e em outras áreas. O termo *status marmoratus* refere-se à lesão pós-hipóxia, acometendo o *striatum* e o tálamo, com necrose difusa e depósito anormal de mielina, que leva ao aspecto marmóreo. Os exames de imagem nesses casos podem ser normais, porém a presença de lesões císticas pela RM correlaciona-se bem com o quadro clínico. A presença de lesões corticais correlaciona-se com lesões mais difusas e de pior prognóstico.

Forma atáxica

A forma atáxica é rara, existindo controvérsia quanto à sua existência, assim como seus aspectos patológicos. Essa forma altera o equilíbrio e a sensibilidade profunda, levando à incoordenaçao, marcha instável com aumento de base e com dificuldade em movimentos finos. Tremor de intenção pode estar presente. O quadro geralmente só se torna evidente após o primeiro ou segundo ano de vida, quando a criança começa a deambular. Essa forma corresponde a 5 a 10% dos pacientes com PC.

Formas mistas

As formas mistas são comuns, com sintomas de mais de uma das formas anteriormente descritas em qualquer combinação, sendo a mais comum a associação de espasticidade e movimentos atetóides.

ETIOLOGIA

A PC é um grupo de desordens relacionadas mas que apresentam diferentes causas. Assim, para obtermos o diagnóstico etiológico, é necessário que o médico analise diversos fatores envolvidos, como a apresentação clínica, os antecedentes maternos e da criança e o início do quadro. Conforme estudo recente de Krägeloch-Mann e cols., 1995, em 44% de 487 pacientes não foi possível estabelecer-se um fator etiológico.

Aproximadamente 10 a 20% das crianças com PC adquirem a desordem após o nascimento, resultante de lesão cerebral nos primeiros meses ou anos de vida, geralmente secundária a seqüelas de infecções do sistema nervoso central (SNC), como meningites bacterianas ou encefalites virais, ou como resultado de traumatismo craniano, acidental ou por abuso.

Paralisia cerebral congênita, por outro lado, está presente ao nascimento, embora possa não ser detectada por vários meses. Na maioria desses casos, a causa da PC é desconhecida. Dentre as causas de PC congênita, destacam-se encefalopatia hipóxico-isquêmica, infecções congênitas como rubéola, citomegalovírus e toxoplasmose, causando lesão ao sistema nervoso em desenvolvimento e doenças genéticas ou cromossomopatias. Dentre as causas peri ou pós-natais, destacam-se a encefalopatia bilirrubínica, os traumatismos cranianos no parto e os acidentes vasculares cerebrais. Embora sejam bem menos freqüentes que entre os adultos, também podem ocorrer no feto ou no recém-nascido, podendo ser hemorrágicos ou isquêmicos, e estão associados a distúrbios de coagulação, processos trombóticos, malformações arteriovenosas ou lesão vascular traumática.

FATORES DE RISCO

Diversos estudos determinaram os fatores de risco para o desenvolvimento da PC. Um fator de risco não é necessariamente uma causa, mas uma variável que quando presente aumenta os riscos da ocorrência da PC. A presença de um fator de risco serve para alertar os pais e os médicos a observar melhor o desenvolvimento da criança com o objetivo de um diagnóstico e terapia precoces, além de ser possível prevenir alguns desses fatores.

Em certo momento, tanto um fator único ou uma combinação de fatores podem contribuir ou causar dano no cérebro em desenvolvimento.

Geralmente, é aceito que a presença de anormalidades peri e prénatais sejam fatores de risco importante a favor do diagnóstico de PC. Porém, a relação entre esses fatores e a ocorrência de PC não é tão presente e deve ser considerado apenas nos casos de anomalias maiores, como prematuridade e especialmente encefalopatia hipóxico-isquêmica.

No passado, atribuía-se a maioria dos casos de PC à encefalopatia hipóxico-isquêmica ou à outra complicação durante o trabalho de parto se não fosse encontrada outra etiologia. Porém estudos epidemiológicos recentes mostram que a maioria das crianças que sofre asfixia perinatal ou não desenvolve o quadro ou morre no período neonatal. Assim, estima-se que a encefalopatia hipóxico-isquêmica seja responsável por apenas 3 a 13% dos casos de PC congênita, ficando por conta dos fatores genéticos ou lesões de origem pré-natal a maioria dos casos de PC.

Fatores previamente considerados como preditivos de PC, como desaceleração da freqüência cardíaca fetal no trabalho de parto, pH intraparto e neonatal e boletim de Apgar, atualmente não são considerados como preditivos confiáveis. Nelson e Ellenberg, em 1987, observaram que 68% dos casos de PC tinham Apgar normal e apenas 13% das crianças com valores menores ou igual a 5 evoluíram para quadro de PC.

O quadro 9.1 destaca os fatores de risco de acordo com o período de agressão.

Quadro 9.1 – Fatores de risco para paralisia cerebral.

Fatores preconcepcionais
Idade materna superior a 40 anos ou inferior a 20 anos
Tóxicos ambientais e radiação
Desordens genéticas
Desnutrição materna
Baixo nível socioeconômico
Multiparidade (cinco ou mais) ou primigesta
Intervalo intergestacional curto
Convulsões ou retardo mental materno

Fatores no primeiro trimestre
Hipertireoidismo materno
Insuficiência de progesterona
Tóxicos: álcool, drogas, fumo, intoxicações

Fatores no segundo trimestre
Infecções: CMV, rubéola, toxoplasmose, HIV, sífilis, varicela
Patologia placentária

Fatores no terceiro trimestre
Prematuridade e baixo peso para a idade gestacional. O risco de PC é maior entre crianças com peso inferior a 1.500g ao nascimento e entre prematuros com menos de 37 semanas de gestação
Corioamnionite. Infecções maternas, principalmente do trato urinário. Observa-se aumento de três vezes na incidência de PC em crianças de termo
Hemorragia uterina materna ou proteinúria no trimestre final da gestação

Fatores perinatais e infantis (primeiros dois anos)
Trabalho de parto prolongado ou período expulsivo complicado
Apresentação pélvica
Gemelaridade, principalmente com óbito fetal de um dos fetos
Hipotireoidismo
Hipoglicemia
Convulsões no RN
Incompatibilidade Rh, icterícia
Malformações congênitas extra-sistema nervoso associadas
Traumatismos acidentais ou provocados

DIAGNÓSTICO

O diagnóstico de PC baseia-se na presença de atraso no desenvolvimento motor associado a dados da história médica. Além disso, achados no exame neurológico, como alterações no tono muscular, nos reflexos e na postura, fazem parte do diagnóstico clínico. Achados interessantes são a persistência de reflexos primitivos, como o reflexo de Moro e o desenvolvimento precoce da preferência pelo uso de uma das mãos.

O próximo passo é a exclusão de outras doenças que podem levar a alterações motoras, e o mais importante é determinar se o quadro apresenta piora progressiva, devendo-se afastar aqui desor-

dens do metabolismo, miopatias, distúrbios vasculares progressivos e neoplasias do SNC. A história detalhada e os testes diagnósticos específicos podem confirmar essas outras entidades.

Deve-se procurar o diagnóstico etiológico para cada criança, sendo por vezes necessária a realização de exames complementares, como aqueles por imagem. A ultra-sonografia de encéfalo transfontanela pode nos dar dados importantes, sendo esse um método fácil e sem a necessidade de transporte da criança para fora da enfermaria. A tomografia computadorizada (TC) assim como a RM, por sua vez, são métodos mais sofisticados e necessitam do afastamento da criança de sua unidade, além de requererem longos períodos de imobilidade. A ultra-sonografia de crânio apresenta-se superior à TC de crânio na predição de lesões como leucomalacia periventricular, hemorragias e cistos. RM de crânio também é superior à TC, ao demonstrar atraso de mielinização da substância branca e heterotopias corticais.

Finalmente, os médicos devem estar atentos para o diagnóstico de outras condições associadas à PC, incluindo epilepsia, deficiência mental, distúrbios visuais e auditivos.

PREVENÇÃO

Vários fatores associados à PC podem ser prevenidos ou tratados. O pré-natal regular com nutrição materna adequada, evitando o uso de álcool, fumo e outras drogas, é medida aconselhada. A hipótese de que infecções maternas, principalmente urinárias, possam contribuir para a maior incidência de PC leva à pesquisa e ao tratamento de infecções mesmo que assintomáticas.

A hipóxia que poderia ocorrer durante as contrações uterinas no trabalho de parto sempre foi considerada como um dos problemas que poderiam levar a PC. A hipóxia poderia levar também a uma desaceleração da freqüência cardíaca fetal, sendo este um indicativo de sofrimento fetal, o que pode ser detectado pela cardiotocografia fetal, indicando intervenção no parto. A validade desse método, porém, atualmente, vem sendo questionada.

O uso de drogas pela gestante e pelo recém-nascido desde seu nascimento, como fenobarbital, sulfato de magnésio, antioxidantes e bloqueadores do canal de cálcio, entre outros, no sentido de prevenir a hipóxia ou minimizar a área lesada agindo na chamada área de penumbra, isto é, área ao redor da lesão, ainda é um assunto controverso.

A icterícia neonatal pode ser tratada com fototerapia ou, quando não suficiente, por exsangüineotransfusão, para a redução dos níveis de bilirrubina. Além disso, a incompatibilidade Rh é facilmente identificada no pré-natal, e o uso de imunoglobulina anti-D após o parto pode prevenir a imunização materna.

Algumas infecções congênitas, como a rubéola, podem ser prevenidas por meio de vacinas nas mulheres antes da gravidez.

Além disso, o traumatismo craniano pode ser prevenido com o uso regular de assentos de segurança para crianças em carros e uso de capacetes ao andar de bicicleta, e controle do abuso de crianças.

Além disso, medidas de bom senso, como supervisão no banho e manter substâncias tóxicas fora do alcance das crianças, podem reduzir os riscos e os acidentes. Apesar desses esforços, o número de crianças com PC continua alto. Como na maioria dos casos de PC a etiologia é indeterminada, pouco pode ser feito para preveni-la. Quando as investigações em pesquisa básica e clínica sobre as causas da PC avançarem, poderemos estar mais aptos para ajudar a prevenir essa entidade.

TRATAMENTO

O tratamento da PC visa melhorar as capacidades da criança na tentativa de ajudar esses pacientes a crescer até sua maturidade e ter o máximo de independência na sociedade. Pesquisas médicas atuais objetivam uma vida próxima ao normal à maioria dos pacientes.

Não existe terapia-padrão que aja igualmente em todos os pacientes. Ao contrário, o médico deve trabalhar em grupo com os outros profissionais de saúde para identificar as necessidades de cada criança e criar um plano de tratamento individual que se adapte a ela.

Algumas medidas que podem ser inclusas nesse plano terapêutico incluem medicações para o controle de convulsões e da espasticidade muscular, aparelhos ortopédicos para compensar o desbalanço muscular, cirurgias, controle fisioterápico, fonoaudiológico e ocupacional, além de aconselhamento psicológico. Em geral, o início do tratamento precoce melhora as possibilidades da criança.

O grupo de profissionais de acompanhamento da PC deve incluir o pediatra, o neurologista infantil ou um fisiatra treinado para o atendimento dessa doença e que possa organizar as orientações profissionais do grupo em um plano de tratamento, implementar medidas terapêuticas e observar o progresso do paciente no decorrer dos anos. Deveriam estar inclusos ortopedista especializado no tratamento dos problemas osteomusculares associados à PC, fisioterapeuta, terapeuta ocupacional, fonoaudiólogo, psicólogo, pedagogo, além de assistente social.

Os familiares das crianças com PC, assim como os pacientes, quando possível, são peças-chave no tratamento, e devem ser solicitados a um envolvimento em todos os níveis do planejamento de reabilitação, bem como na tomada de decisões que envolvam controvérsia.

A fisioterapia deve ser iniciada precocemente e apresenta dois objetivos importantes: prevenção da atrofia muscular por desuso e das contraturas. Um terceiro objetivo seria a melhora no desenvolvimento motor da criança. Um programa amplamente difundido de fisioterapia que trabalha visando a esse objetivo é o método Bobath. Esse programa é baseado na idéia de que os reflexos primitivos, mantidos por muitas crianças com PC, representem o maior obstáculo para o controle do movimento voluntário. Assim, essa técnica é indicada para a neutralização desses reflexos por meio do trabalho com os grupos de movimento que se opõe a eles.

A terapia ocupacional dedica-se ao trabalho com o desenvolvimento e o aperfeiçoamento dos movimentos precisos funcionais, tais como alimentar-se, vestir-se, brincar com objetos, hábitos de higiene, uso de lápis etc., através do que a criança vê diminuída a necessidade de ajuda melhorando sua autoconfiança.

Para aquelas crianças com dificuldades na mastigação, deglutição ou na fala, a fonoaudiologia ajudaria, inicialmente, a identificar dificuldades específicas e sua superação por meio de um programa de exercícios. Posteriormente, preocupa-se com os distúrbios da fala e articulatórios, e seu trabalho como um todo deve iniciar-se sempre o mais cedo possível. Muitos pacientes podem não ser capazes de desenvolver a linguagem e isso pode ser notado entre a idade de 4 e 5 anos; em outros, o distúrbio articular é muito intenso, mas a compreensão pode ser adequada e poderão desenvolver outras formas de linguagem, como a gestual, por sinais simbólicos e até pelo uso de computadores.

TERAPIA MEDICAMENTOSA

Além de medicações usadas para o controle de crises epilépticas quando necessárias, outras drogas podem ser necessárias, por exemplo, para o controle da espasticidade.

Dentre elas, a mais utilizada para esse fim é o diazepam, que age no SNC, mas cuja dose efetiva pode levar a grandes efeitos colaterais. O baclofeno, cujo mecanismo de ação, embora não completamente esclarecido, parece bloquear a transmissão neuromuscular, é utilizado por via intratecal em bomba de infusão ou em bolos; o dantrolene, também utilizado nesse sentido, atua interferindo no processo de contração muscular. Essas medicações podem, em alguns casos, reduzir a espasticidade por períodos curtos, mas seu valor para controle a longo prazo ainda não tem resultados completamente demonstráveis e podem desencadear efeitos colaterais significantes, como sonolência, ataxia, e seus efeitos a longo prazo sobre o sistema nervoso em desenvolvimento são desconhecidos.

Ocasionalmente, podem-se utilizar injeções de álcool-fenol por via intramuscular, o que reduz a espasticidade por um período curto, por bloquear a liberação de acetilcolina na fenda. Essa técnica é mais freqüentemente utilizada quando se deseja corrigir uma contratura em desenvolvimento. A redução da contração muscular por várias semanas daria tempo à equipe de trabalhar com esses músculos por fisioterapia ou em alguns casos poderia evitar a necessidade de cirurgia. Mais recentemente, o mesmo princípio se aplica à utilização da toxina botulínica, que age bloqueando a placa mioneural e vem se mostrando promissora para a redução da espasticidade em grupos musculares específicos. O efeito máximo é atingido em uma a duas semanas e a duração da ação da toxina botulínica é de 3 a 10 meses.

Pacientes com paralisia cerebral atetóide podem, às vezes, beneficiar-se, em parte, com o uso de drogas anticolinérgicas que reduzem a atividade da acetilcolina e, dessa maneira, inibem os movimentos involuntários; entre essas se destacam o tri-hexafenidil, a benzotropina e a prociclidina hidroclorida.

TERAPIA CIRÚRGICA

Cirurgias ortopédicas são geralmente recomendadas quando as contraturas são intensas o suficiente para causar alterações no movimento. Primeiramente, porém, deve-se determinar o exato músculo alterado e, para isso, uma nova ferramenta, a análise da marcha, permite identificar as anomalias da marcha, apontando os músculos acometidos e separando problemas reais de mecanismos de compensação. A análise da marcha combina filmagem da marcha, computadores que analisam cada aspecto da marcha, placas de força que detectam quando o pé toca o solo, além de estudo eletromiográfico. Usando-se esses dados, ficamos mais bem equipados para intervir e corrigir os problemas significativos, além de se poder verificar os resultados cirúrgicos.

As cirurgias para contraturas, tanto as ósseas, como as artrodeses, quanto as musculares, como o alongamento ou a mudança de inserção muscular, são usualmente seguidas por meses de recuperação. Por essa razão, recomenda-se, quando possível, tentar corrigir todos os músculos afetados em um mesmo momento.

Uma segunda técnica cirúrgica é a rizotomia dorsal seletiva, que diminui a espasticidade por reduzir os estímulos nervosos. Embora seja ainda controversa, estudos recentes sugerem que essa técnica é eficaz, principalmente nos casos de diplegia espástica.

PROBLEMAS ASSOCIADOS E PROGNÓSTICO

Muitos pacientes com PC apresentam outras alterações associadas, como epilepsia, deficiência cognitiva, distúrbios visuais e deficiência auditiva. Aproximadamente 30% das crianças com PC apresentam deficiência intelectual leve, 30% deficiência moderada a grave e o restante apresenta desenvolvimento cognitivo normal. A presença de deficiência cognitiva é mais freqüente nas crianças com quadro de quadriplegia espástica, enquanto na forma discinética a grande maioria das crianças apresenta desenvolvimento cognitivo normal.

Distúrbios da fala podem ocorrer em decorrência de comprometimento articulatório, de distúrbio auditivo associado e em decorrência de deficiência cognitiva. As formas mais acometidas são a forma quadriplégica e a discinética, nas quais costumam associar-se o distúrbio articulatório decorrente da hipercinesia ao distúrbio auditivo. A freqüência de deficiência auditiva é de 3 a 5%; porém, naqueles casos decorrentes da encefalopatia hiperbilirrubínica, a freqüência é muito maior. Por estarem associados à deficiência cognitiva grave ou por serem apenas deficiências parciais, os distúrbios auditivos são de difícil detecção em fases precoces. Assim, é recomendado o uso de métodos diagnósticos auxiliares, como a eletrococleografia e o potencial evocado auditivo, principalmente quando houver um fator de risco associado, como a hiperbilirrubinemia ou as meningites bacterianas.

Deficiência pondo-estatural é comum em crianças com PC moderada a grave, especialmente naquelas com quadriplegia espástica. Observa-se também atraso no desenvolvimento sexual durante a adolescência. Esse quadro pode decorrer de várias causas, incluindo, em particular, desnutrição e lesão de centros cerebrais responsáveis pelo controle do crescimento e desenvolvimento sexual.

Grande número de crianças com PC apresenta estrabismo, em geral convergente. Em alguns casos, pode ser necessária a correção cirúrgica do estrabismo. Nos pacientes com hemiparesia, pode estar presente perda visual do mesmo lado da hemiparesia, condição conhecida como hemianopsia homônima, que surge em decorrência de lesão do córtex occipital e suas vias.

Uma complicação comum nos pacientes com PC é a incontinência vesical, que pode estar associada a infecções do trato urinário. Seu tratamento é recomendado por meio de exercícios de "biofeedback", de medicações e até de cirurgias.

Lesões no SNC podem resultar em disfunções significantes no trato gastrintestinal e são refletidas em deficiência da função motora oral, ruminação, refluxo gastroesofágico com ou sem aspiração, esvaziamento gástrico lentificado e constipação. Em casos mais graves, é recomendada a alimentação por meio de sondas ou por gastrostomia.

O prognóstico dos pacientes com PC é extremamente variável, dependendo da gravidade do acometimento motor e do acesso aos cuidados de saúde. No total, a idade de óbito é menor que a população em geral; segundo dados norte-americanos, ao redor de 35% desses pacientes morrem antes dos 10 anos e mais de 60% antes dos 30 anos de idade. Entre os pacientes com acometimento motor discreto, observa-se boa prospectiva de sobrevida, sendo que 90% ou mais deles atingem a idade adulta. Dentre as causas, no mesmo estudo, infecções respiratórias foram responsáveis diretamente por mais de 40% dos óbitos.

BIBLIOGRAFIA

1. AICARDI, J. – Epilepsy in brain-injuried children. A review. *Develop. Med. Child Neurol.* **32**:191, 1990. 2. CORRY, I.S. et al. – Botulinum toxin A in the hemiplegic upper limb: a double-blind trial. *Develop. Med. Child Neurol.* **39**:185, 1997. 3. FEEMAN, J.M. & NELSON, K.B. – Intrapartum asphyxia and cerebral palsy. *Pediatrics.* **82**:240, 1988. 4. HAGBERG, B. et al. – The changing panorama of cerebral palsy in Sweden. V. The birth year period 1979-1982. *Acta Paediatr. Scand.* **78**:283, 1989. 5. KRÄGELOCH-MANN, I. et al. – Bilateral spastic cerebral palsy – a collaborative study between Southwest Germany and West Sweden. III. Etiology. *Develop. Med. Child Neurol.* **37**:191, 1995. 6. NELSON, K.B. – Children who "out grew" cerebral palsy. *Pediatrics.* **69**:529, 1982. 7. NELSON, K.B. & ELLENBERG, J. – The asymtomatic newborn at risk of cerebral palsy. *Am. J. Dis. Children* **141**:1333, 1987. 8. O´SHEA, T.M. et al. – Prenatal events and the risk of cerebral palsy in very low birth weight infants. *Am. J. Epidemiol.* **147**:362, 1998. 9. PIPER, M.C. et al. – Resolution of neurological symptoms in high-risk infants during the first two years of life. *Develop. Med. Child Neurol.* **30**:26, 1988. 10. STRAUSS, D.J. et al. – Life expectancy of children with cerebral palsy. *Pediatr. Neurol.* **18**:143, 1998.

2	Epilepsias

ERASMO BARBANTE CASELLA

A ocorrência de crises epilépticas é freqüente na prática médica, podendo refletir a existência de anormalidades no sistema nervoso central (SNC) ou apenas uma resposta natural do parênquima cerebral a eventos externos como febre, distúrbios hidroeletrolíticos ou intoxicação exógena. Sua maior incidência na infância relaciona-se à maior predisposição do cérebro imaturo ao desencadeamento de uma atividade epiléptica. Estudos epidemiológicos demonstram a presença de crises desencadeadas por febre em 3 a 5% das crianças e que cerca de 6% da população apresenta pelo menos um episódio convulsivo até os 16 anos de idade. A incidência de epilepsia propriamente dita até os 20 anos de idade é estimada em 1%.

A compreensão e o estudo dos distúrbios paroxísticos de origem cerebral exigem a definição de alguns termos específicos, para que se evite sua abordagem erroneamente. A presença de uma ou mais crises epilépticas não implica necessariamente que a criança apresente *epilepsia*, que tem sido definida como uma condição crônica, caracterizada pela presença de crises epilépticas recorrentes, na ausência de eventos externos desencadeantes. As *crises epilépticas*, por sua vez, representam uma descarga elétrica anormal, excessiva e síncrona, de um agrupamento neuronal, ocorrendo de modo espontâneo ou relacionada a eventos exógenos, como febre e distúrbios hidroeletrolíticos. Os sintomas de uma crise dependem *das regiões* do SNC envolvidas pela descarga anômala. As crises epilépticas com manifestação motora são denominadas *convulsões*, enquanto as de ausência ou as sensitivas, em que não se visualizam movimentos, são ditas *crises não-convulsivas*.

FISIOPATOLOGIA

Para a compreensão do fenômeno epiléptico, é necessária a revisão de alguns conceitos básicos do funcionamento cerebral.

Uma propriedade essencial do neurônio é sua capacidade de gerar e transmitir impulsos nervosos que ocorrem por meio de alterações do potencial da membrana neuronal. A membrana neuronal apresenta polaridade com uma diferença de potencial de 8mV do interior da célula, negativo em relação ao extracelular; essa situação é mantida por uma concentração iônica específica, com predomínio de sódio no espaço extracelular e de potássio e cloro no intracelular. Quando um neurônio recebe um estímulo, ocorre alteração na permeabilidade da membrana neuronal, com passagem de íons sódio para o interior celular, ocorrendo o fenômeno denominado *despolarização*. Posteriormente, ocorre um processo de recuperação, denominado *repolarização*, com retorno ao estado de repouso. Essa seqüência de eventos origina o potencial de ação, que é a expressão elétrica do impulso nervoso. O neurônio, além de receber e emitir impulsos excitatórios, como o que acabamos de descrever, necessita, para o seu funcionamento normal, de estímulos inibitórios que regulam sua atividade e evitam descargas excessivas. Nesses casos, ocorre o processo de *hiperpolarização*, pela passagem de ânions, como o cloro, para o interior celular.

O fenômeno epiléptico corresponde a uma alteração no funcionamento cerebral caracterizado por descarga excessiva e síncrona de um agrupamento neuronal. A gênese do fenômeno epiléptico pode estar associada a três situações, *apontadas de modo didático no* quadro 9.2. Uma primeira possibilidade seria o desequilíbrio entre os impulsos excitatórios aferentes, alteração que pode ocorrer por excesso de estímulos excitatórios (mediados principalmente pelo glutamato) ou ainda mais comumente por deficiência nos mecanismos inibitórios (mediados principalmente pelo ácido gama-aminobutírico – GABA).

Quadro 9.2 – Causas teóricas de crises epilépticas.

Alteração no equilíbrio dos neurotransmissores
Aumento do glutamato (excitatório)
Diminuição do GABA (inibitório)
Alteração na atividade de neuromoduladores
(noradrenalina, acetilcolina)
Alteração no equilíbrio iônico
K^+
Ca^+
Cl^+
Modificação dos circuitos neuronais
Perda de sinapses inibitórias
Aumento de sinapses excitatórias
Simplificação de circuitos que facilitem a sincronização neuronal

A diminuição na habilidade regulatória do meio iônico extracelular também tem sido proposta como um mecanismo, teoricamente plausível, na geração de crises epilépticas. O K^+ e o Ca^+ são os íons mais comumente discutidos, mas o Cl^+, o Mg^+ e até o Z^+ devem também participar desse processo. Esses íons estão envolvidos no processo de estabelecimento do potencial transmembrana dos neurônios, regulando a liberação de neurotransmissores e modulando a resposta dos receptores. Qualquer alteração na concentração extracelular de íons específicos pode aumentar ou diminuir a excitabilidade neuronal.

Um terceiro mecanismo possivelmente associado à gênese dos fenômenos epilépticos baseia-se na observação da associação de muitas crises epilépticas a alterações estruturais do SNC, tais como displasias, neoplasias e infartos do SNC. Alguns estudos sugerem que as lesões do parênquima cerebral podem determinar interrupções de conexões neuronais originando uma reorganização sináptica posterior que facilitaria o aparecimento de descargas elétricas, por meio de um aumento relativo de sinapses excitatórias. É válido lembrar que o aparecimento de descargas epilépticas em um único neurônio não costuma originar descargas suficientes para o desencadeamento de uma crise; por outro lado, o agrupamento neuronal pode comportar-se como um marca-passo, gerando impulsos com *freqüência anormalmente elevada* e recrutando, na seqüência, neurônios vizinhos, provocando assim uma reação em cadeia que, não sendo bloqueada, resulta em crise epiléptica. Desse modo, fica claro que, no desencadeamento do fenômeno epiléptico, a propagação da descarga excessiva é tão importante como a gênese da descarga neuronal autônoma.

Nos últimos anos, o reconhecimento do papel dos neurotransmissores no fenômeno epiléptico tem sido determinante nos importantes avanços ocorridos na estratégia terapêutica das epilepsias. De modo global, aceita-se que o glutamato, o aspartato e a acetilcolina têm papéis facilitatórios no início e na propagação dos estímulos excitatórios, enquanto a norepinefrina e o GABA atuam de maneira antagônica.

O glutamato é o principal aminoácido excitatório endógeno, atuando por meio da despolarização da membrana pós-sináptica.

Os principais receptores envolvidos no mecanismo da excitotoxicidade neuronal são o AMPA (ácido-α-amino-3-hidroxi-5-metil-5-isoxazolepropiônico) e o NMDA (N-metil-D-aspartato). A ativação do primeiro determina a entrada no neurônio pós-sináptico de Na^+, facilitando a despolarização neuronal, o que, por sua vez, leva à entrada de Ca^+ no neurônio pós-sináptico, através de canais específicos voltagem-dependentes (VSCC) e facilitando a atuação do glutamato no receptor NMDA (Fig. 9.1).

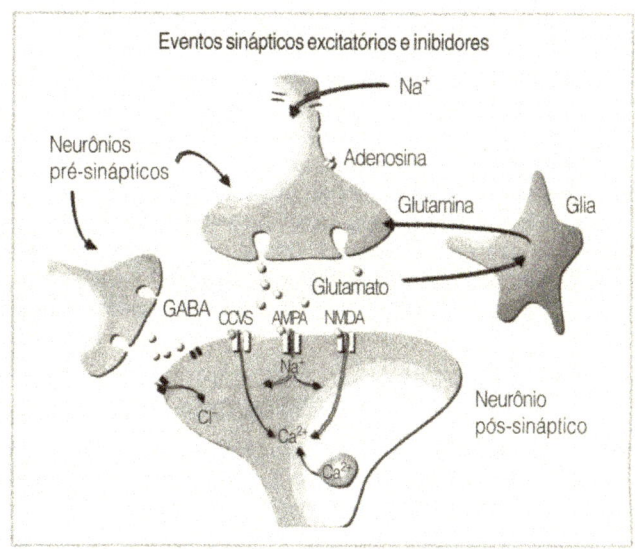

Eventos sinápticos excitatórios e inibidores

Figura 9.1 – Papel dos neurotransmissores no fenômeno epiléptico. A despolarização do neurônio pré-sináptico determina a liberação na sinapse do glutamato, que atua principalmente em receptores pós-sinápticos. A estimulação do AMPA determina o influxo de sódio para o interior do neurônio pós-sináptico, enquanto a ação do glutamato sobre o receptor NMDA determina a penetração do cálcio. O neurônio pré-sináptico libera ainda o GABA, que atua sobre receptores específicos, no pós-sináptico, abrindo canais de cloro, com ação hiperpolarizante (antagonizando o glutamato).

Desse modo, pela facilitação da penetração de cátions no neurônio pós-sináptico, facilita-se a propagação do fenômeno de despolarização para as células adjacentes.

O GABA é sintetizado nos terminais pré-sinápticos por meio do metabolismo oxidativo da glicose, por descarboxilação do ácido glutâmico por meio da enzima ácido glutâmico descarboxilase. Após sua liberação, o GABA sofre inativação pela enzima GABA-transaminase. Os receptores do GABA estão presentes em 30% das sinapses do SNC, e sua ativação, por meio da ligação desse neurotransmissor, produz uma hiperpolarização do neurônio pós-sináptico, mediada por alteração na permeabilidade da membrana ao Cl^+. Esse aumento da atividade GABAérgica é importante para o controle do fenômeno da despolarização neuronal.

Nos casos de crises epilépticas excessivamente prolongadas, como no estado de mal epiléptico, ocorre aumento na entrada de Ca^+ para o interior celular, podendo suplantar os mecanismos normais de retirada. O aumento de Ca^+ em excesso no interior do neurônio leva à ativação de uma série de enzimas intracelulares, como as fosfolipases, endonucleases, proteases e óxido-nítrico sintetase, que podem determinar, em última análise, lesão do neurônio: a) por ação direta sobre o esqueleto celular; b) pelo desacoplamento da fosforilação oxidativa; ou ainda c) pela formação de radicais livres que aceleram esse processo. O neurônio lesado libera mais glutamato para o espaço extracelular, facilitando a lesão de neurônios adjacentes (Fig. 9.2).

Drogas antiepilépticas (DAE), como os benzodiazepínicos, facilitariam a transmissão GABAérgica, aumentando a freqüência de abertura dos canais de cloro, enquanto os barbitúricos aumentariam o tempo de abertura desses canais. O ácido valpróico parece atuar aumentando a liberação do GABA, possivelmente nos terminais nervosos. A vigabatrina, substância GABA-análoga, liga-se à GABA-transaminase, formando um complexo estável, impedindo que essa enzima exerça seu papel habitual na degradação daquele neuro-

O quadro clínico dos recém-nascidos com doença neuromuscular é bastante uniforme. Nos casos mais graves, a suspensão ventral evidencia a ausência de sustento da cabeça e os membros pendentes em deflexão (Fig. 9.3); a tração pelas mãos na posição supina denota a impossibilidade de fletir a cabeça e de mantê-la no prolongamento do tronco (Fig. 9.4). Nos membros inferiores, ocorre atitude em batráquio, com hiperabdução das coxas (Fig. 9.5), e nos membros superiores a manobra do cachecol denota a acentuada falta de resistência à movimentação passiva, sem formação de ângulos articulares (Fig. 9.6). Nos casos graves, são freqüentes dificuldades alimentar e respiratória e há importante atraso do desenvolvimento neuropsicomotor (DNPM). Nos casos mais leves ou moderados, há atraso variável do DNPM, e o aspecto semiológico predominante é a falta de resistência à movimentação passiva e ao balanço passivo, além de hipotonia à palpação muscular. Outros dados semiológicos importantes para o diagnóstico diferencial entre as causas periféricas e centrais de hipotonia são comprometimento da musculatura facial e ocular (Figs. 9.7 e 9.8), sobretudo ptose palpebral, e ocorrência rara de artrogripose "multiplex" congênita (Fig. 9.9). Esta, embora ocorra também em doenças cerebrais e extraneurológicas, é muito mais comum nas doenças neuromusculares e traduz imobilidade intra-útero que ocasionalmente é relatada retrospectivamente pela mãe sob forma de diminuição dos movimentos fetais. Outro dado que traduz diminuição da motilidade intra-uterina, observada principalmente nas MC, é a luxação da articulação coxofemoral, já que a formação da cavidade do acetábulo depende das forças decorrentes da contração muscular intra-útero. Nos casos mais graves, pode ocorrer poliidrâmnio, pela dificuldade do feto em deglutir o líquido amniótico.

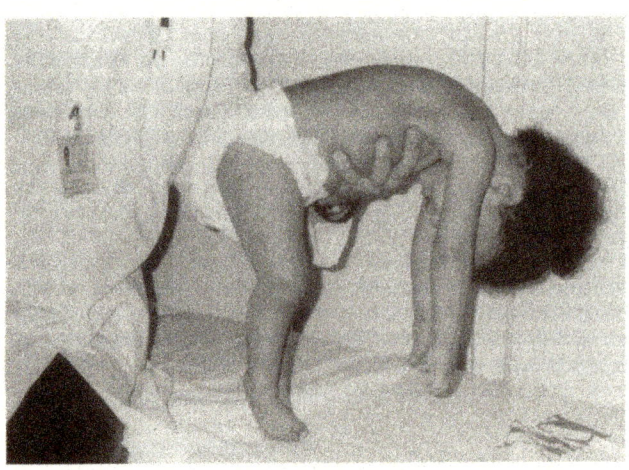

Figura 9.3 – Hipotonia de causa neuromuscular. Suspensão ventral denotando ausência de sustento da cabeça e membros pendentes em deflexão.

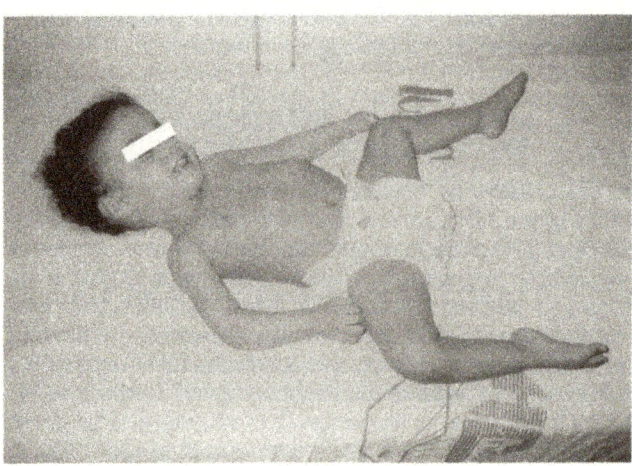

Figura 9.5 – Hipotonia de causa neuromuscular. Atitude em batráquio com hiperabdução das coxas.

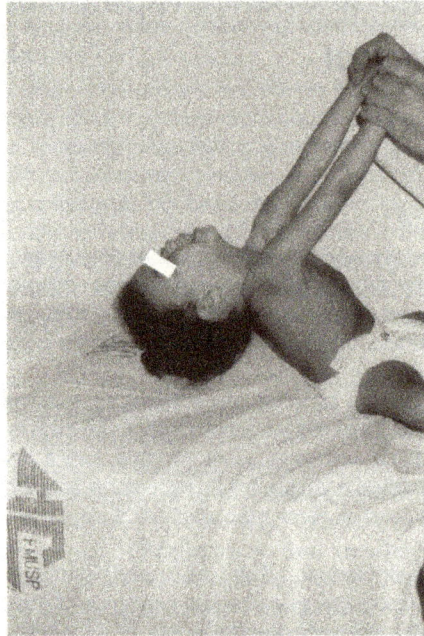

Figura 9.4 – Hipotonia de causa neuromuscular. Tração pelas mãos denotando falta de flexão ativa da cabeça e falta de resistência à movimentação passiva com os membros em deflexão.

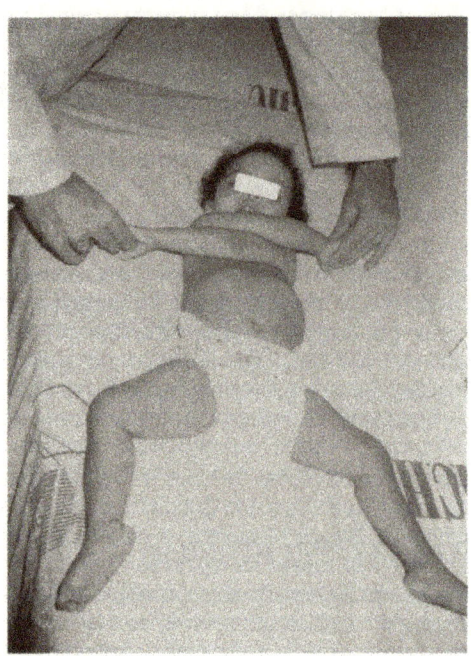

Figura 9.6 – Hipotonia de causa neuromuscular. Manobra do cachecol denotando falta de resistência à movimentação passiva dos membros, sem que se formem ângulos articulares.

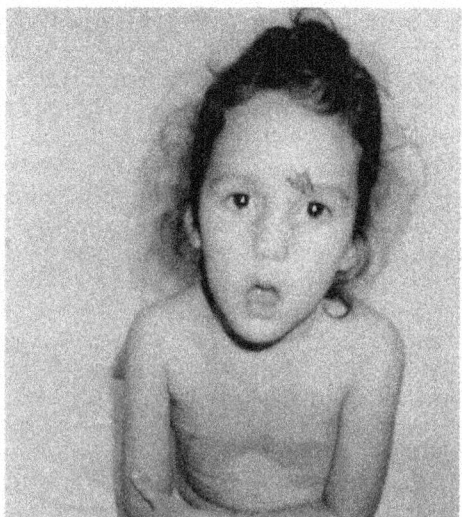

Figura 9.7 – Hipotonia de causa neuromuscular. Comprometimento e dismorfismo facial em um caso de miopatia congênita.

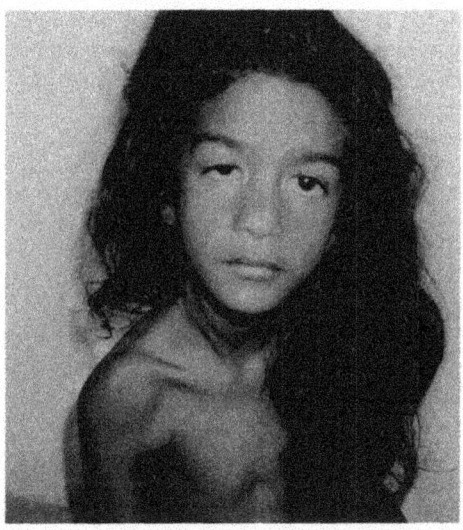

Figura 9.8 – Hipotonia de causa neuromuscular. Comprometimento da musculatura ocular: semiptose palpebral assimétrica em um caso de miopatia congênita.

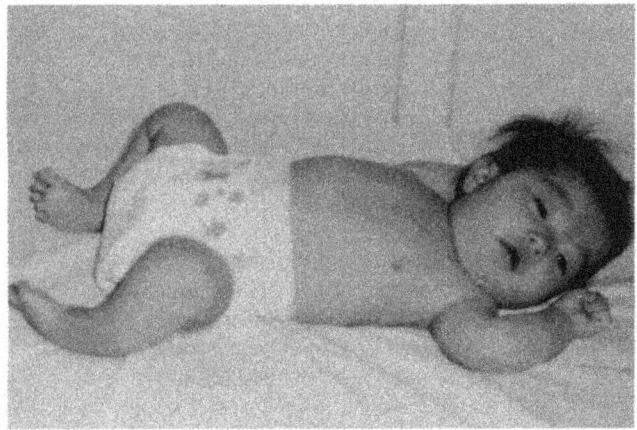

Figura 9.9 – Hipotonia de causa neuromuscular. Artogripose "multiplex" congênita em um caso de distrofia muscular congênita.

DIAGNÓSTICO DIFERENCIAL

Dentro desse quadro clínico geral, o diagnóstico diferencial das causas neuromusculares de hipotonia na infância aborda um grande número de doenças. Para maior clareza, enumeraremos rapidamente as principais (Quadro 9.7), lembrando que a cronologia do acometimento; isto é, o início do quadro no RN, no lactente ou na criança maior é um dado importante para o diagnóstico.

Quadro 9.7 – Causas neuromusculares da síndrome da criança hipotônica.

> Afecções do neurônio motor periférico: amiotrofia espinhal infantil (tipos I, II, III)
>
> Neuropatias periféricas: amielínica, formas congênita grave e infantil da polineuropatia hereditária tipo III, forma infantil grave da polineuropatia hereditária tipo II
>
> Afecções da junção mioneural: *miastenia gravis*, botulismo
>
> Miopatias: distrofia muscular congênita, distrofia miotônica congênita, miopatias congênitas ("central core", nemalínica, miotubular, desproporção congênita, alterações mínimas, outras), metabólicas (mitocondriopatias, miopatias por acúmulo de lipídeos, glicogenoses), miosite congênita?

Quando o quadro clínico é evidente e grave desde o nascimento, com comprometimento respiratório, dificuldade alimentar e, eventualmente, relato de diminuição dos movimentos fetais, as hipóteses diagnósticas são, por ordem de acometimento topográfico (Quadro 9.8): afetando o neurônio motor periférico do corno anterior da medula espinhal, a doença de Werdnig-Hoffmann ou AEI tipo I; entre as afecções dos nervos periféricos, a neuropatia amielínica congênita, doença grave e rara na qual não se forma a mielina dos nervos e também a rara forma congênita hipomielinizante da polineuropatia hereditária sensitivomotora (PHSM) tipo III ou doença de Déjérine-Sottas; a junção mioneural encontra-se comprometida nas diferentes formas de *miastenia gravis*, que são a neonatal transitória (somente a mãe tem a doença) e a síndrome miastênica congênita não auto-imune, principalmente a forma infantil familiar, ou ainda, em determinadas regiões fora do Brasil, no botulismo; finalmente, entre as doenças musculares, as possibilidades são múltiplas. Assim, dentre as distrofias, temos a DMC, com suas variantes musculares pura ou clássica (tipo I, merosina-positiva ou negativa) e músculo-óculo-cerebral (tipos II, III e IV); dentre as síndromes miotônicas, a forma congênita da distrofia miotônica ou doença de Steinert, facilmente identificável pela história materna; das miopatias metabólicas, algumas glicogenoses, sobretudo tipo II, Pompe, e excepcionalmente os tipos III e IV, diferentes tipos de miopatias mitocondriais, na maioria rapidamente fatais, principalmente por defeitos do transporte e da utilização do substrato (que incluem os distúrbios da beta-oxidação dos ácidos graxos) ou por defeitos da cadeia respiratória; entre as MC em sentido estrito, ou seja, com anormalidades estruturais definidas, as mais graves e precoces são a nemalínica e a miotubular,

Quadro 9.8 – Causas neuromusculares graves da síndrome da criança hipotônica de início precoce (no RN).

> Amiotrofia espinhal infantil tipo I (Werdnig-Hoffmann)
>
> Neuropatia amielínica congênita e forma congênita grave da polineuropatia tipo III
>
> *Miastenia gravis* (formas neonatal transitória e infantil familiar)
>
> Distrofia muscular congênita (formas músculo-óculo-cerebrais e clássica merosina-negativa)
>
> Distrofia miotônica congênita
>
> Miopatias congênitas: miotubular ligada ao cromossomo X, nemalínica neonatal
>
> Metabólicas: mitocondriais, por acúmulo de lipídeos, Pompe

particularmente a forma ligada ao sexo; finalmente, discute-se se haveria casos precoces de miopatias adquiridas de caráter inflamatório, de natureza infecciosa, miosite, ou auto-imune, polimiosite, parecendo mais provável que esses casos sejam variantes de DMC.

Nos lactentes com quadro clínico moderado, ou seja, manifestado principalmente por atraso do desenvolvimento motor com grau variável de fraqueza muscular, atrofia e retrações fibrotendíneas, geralmente não muito limitantes, citam-se a forma infantil da polineuropatia hereditária sensitivomotora (PHSM) tipo III ou Dejerine-Sottas, a forma pura ou clássica de DMC merosina-positiva, as formas congênitas das miopatias nemalínica e miotubular, a desproporção congênita controvertida de fibras e formas dificilmente classificáveis de mitocondriopatias, provavelmente musculares puras (Quadro 9.9). Nesse grupo, com início no lactente, particularmente no segundo semestre de vida, situa-se a AEI tipo II ou intermediária que, apesar de não ser grave como as doenças do primeiro grupo e só provocar comprometimento respiratório mais tardiamente, com piora da cifoescoliose na adolescência, não se encaixa em uma definição de gravidade moderada, já que é limitante, impedindo sistematicamente a deambulação.

Quadro 9.9 – Causas neuromusculares da síndrome da criança hipotônica de início no lactente e gravidade em geral moderada.

Amiotrofia espinhal infantil tipo II (forma intermediária)
Polineuropatia hereditária tipo III (infantil)
DMC (clássica, merosina-positiva)
Miopatias congênitas: miotubular, nemalínica, desproporção congênita
Miopatias mitocondriais

Finalmente, quando ocorre pouca limitação na vida diária, com leve debilidade não-progressiva e atrofia muscular com predomínio proximal, retrações inexistentes ou discretas e localizadas, as possibilidades diagnósticas incluem: AEI tipo III, que em geral é evidenciada no segundo ano, diferentes subtipos de síndrome miastênica congênita não auto-imune, dentre as MC estruturais, a "central core", a desproporção congênita, mais raramente a miotubular e as assim chamadas miopatias com alterações mínimas, bastante comuns em nosso ambulatório; a possibilidade de miopatias mitocondriais deve ser aventada, principalmente algumas das ligadas aos defeitos de transporte do substrato (distúrbios da beta-oxidação dos ácidos graxos, também chamadas miopatias por acúmulo de lipídeos) e raros casos de defeitos dos complexos da cadeia respiratória (Quadro 9.10). Algumas miopatias, particularmente a forma clássica merosina-positiva de DMC, as MC nemalínica,

Quadro 9.10 – Causas neuromusculares da síndrome da criança hipotônica de início no lactente e comprometimento leve, variável ou flutuante.

Leve
Amiotrofia espinhal infantil tipo III
"Central core"
Miopatias congênitas com alterações mínimas
Variável
Distrofia muscular congênita (forma clássica, merosina-positiva)
Nemalínica
Miotubular
Desproporção congênita
Miopatias metabólicas (mitocondriais, por acúmulo de lipídeos)
Flutuante
Miastenia gravis
(diferentes formas da síndrome miastênica congênita)
Miopatias metabólicas
(mitocondriais, por acúmulo de lipídeos, glicogenoses)

miotubular e desproporção congênita, bem como algumas miopatias mitocondriais musculares puras, apresentam variabilidade clínica acentuada, acarretando quadro leve, moderado ou grave.

Para o diagnóstico diferencial, deve ainda ser enfatizada a possibilidade de quadro de gravidade flutuante ou evolução em surtos desencadeados por infecções, exercícios físicos, tipo de alimentação, estresse ou medicamentos. Isso ocorre classicamente nas síndromes miastênicas e nos diferentes tipos de miopatias metabólicas, incluindo as raríssimas paralisias periódicas familiares, que na atualidade se sabe serem canalopatias (ver Quadro 9.10).

Outros dados de valor para o diagnóstico diferencial entre causas neuromusculares de hipotonia são: ocorrência de comprometimento facial na DMC, distrofia miotônica congênita, miopatia nemalínica, miotubular e mais raramente desproporção congênita e síndromes miastênicas; possível encontro de ptose palpebral e/ou oftalmoparesia, caracteristicamente nas síndromes miastênicas, miopatias mitocondriais, miotubular e mais raramente distrofia miotônica congênita e desproporção congênita; o achado de artrogripose múltipla ou de retrações precoces na DMC, na distrofia miotônica congênita, nas polineuropatias hereditárias congênitas, na AEI tipo I e, entre as MC estruturais, mais caracteristicamente na desproporção; finalmente, a associação com comprometimento do sistema nervoso central (SNC), geralmente representado por deficiência mental (DM) e crises epilépticas, lembra diferentes tipos de DMC, a distrofia miotônica congênita, o largo espectro das encefalopatias mitocondriais, a doença de Pompe e, entre as MC, a miopatia miotubular (Quadro 9.11).

Não vamos entrar em detalhes quanto aos exames complementares, mas as dosagens enzimológicas, sobretudo da creatina fosfocinase (CPK), são importantes para diferenciar o comprometimento muscular primário do secundário por acometimento do neurônio motor periférico. Um aumento importante do nível sérico de CPK no RN é muito sugestivo de DMC, cujas diferentes formas, puramente musculares ou associadas a comprometimento do SNC e ocular, mencionaremos adiante. Mais raramente, pode ser observado na distrofia miotônica congênita, nos lactentes e em crianças de mais idade, além da DMC e obviamente das miopatias inflamatórias e dos estágios préclínicos das distrofias musculares progressivas, os aumentos enzimáticos podem estar associados à MC com desproporção das fibras musculares e à forma infantil da distrofia miotônica (Quadro 9.11).

A biopsia muscular é particularmente importante para o diagnóstico das diferentes formas de MC com anormalidades estruturais (Figs. 9.10 e 9.11) e das glicogenoses, bem como para identificar, já na microscopia óptica (coloração Gomori modificado), as "ragged red fibers" (Fig. 9.12) ou, na microscopia eletrônica, proliferação anormal e alteração morfológica das mitocôndrias nos pacientes com suspeita de mitocondriopatias. Ainda, em algumas miopatias mitocondriais que constituem os distúrbios da beta-oxidação, é possível evidenciar, utlizando colorações específicas, acúmulo de lipídeos. A microscopia eletrônica complementa o estudo da biopsia muscular também nos pacientes com MC, pois permite melhor avaliação das anormalidades estruturais, particularmente quando há suspeita de desminopatia. Nos pacientes com mitocondriopatias, por técnicas histoquímicas, pode-se analisar o defeito bioquímico em diferentes deficiências dos complexos da cadeia respiratória. Nas crianças com DMC ou distrofia miotônica congênita, a biopsia muscular mostra aspectos distróficos que, apesar de inespecíficos, pois denotam apenas afecção muscular primária, sugerem o diagnóstico; por imuno-histoquímica aplicada à biopsia muscular avalia-se a proteína merosina nos diferentes tipos de DMC.

A eletromiografia (EMG) é indispensável para o diagnóstico imediato da AEI, já que a identificação das eventuais deleções do DNA em 5q é demorada, e também dos raros casos de polineuropatia e síndromes miastênicas. Na AEI tipo I, já no primeiro mês de vida, o exame pode mostrar as alterações próprias das afecções do neurô-

Acometimento facial
  Distrofia muscular congênita
  Nemalínica
  Miotubular
  Distrofia miotônica congênita
  Desproporção congênita
  Miastenia gravis

Ptose palpebral
  Miastenia gravis
  Miotubular
  Mitocondriais
  Desproporção congênita
  Distrofia miotônica congênita

Dificuldades alimentar e respiratória
  Miastenia gravis
  Nemalínica
  Miotubular ligada ao cromossomo X
  Distrofia miotônica congênita
  Distrofia muscular congênita (forma clássica merosina-negativa
    e formas músculo-óculo-cerebrais)
  Amiotrofia espinhal infantil tipo I
  Mitocondriais
  Miopatias por acúmulo de lipídeos
  Pompe
  Neuropatia amielínica congênita, forma congênita grave da
    polineuropatia hereditária tipo III

Artrogripose ou retrações
  Distrofia muscular congênita
  Distrofia miotônica congênita
  Amiotrofia espinhal infantil tipo I
  Neuropatia amielínica congênita, formas congênita grave e
    infantil da polineuropatia hereditária tipo III
  Desproporção congênita

Acometimento do SNC
  Distrofia muscular congênita
  Distrofia miotônica congênita
  Mitocondriais
  Miopatias por acúmulo de lipídeos
  Pompe
  Miotubular

Quadro sistêmico/metabólico
  Miopatias metabólicas
    (mitocondriais, por acúmulo de lipídeos glicogenoses)

Aumento de CPK
  Distrofia muscular congênita
  Distrofia miotônica congênita
  Desproporção congênita

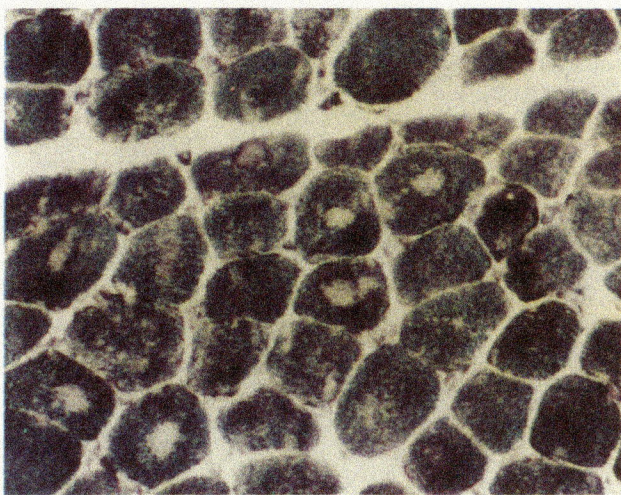

Figura 9.10 – Biopsia muscular mostrando aspecto específico da miopatia congênita tipo "central core": fibras musculares com focos únicos centralizados de miofibrilas anômalas sem atividade enzimática oxidativa.

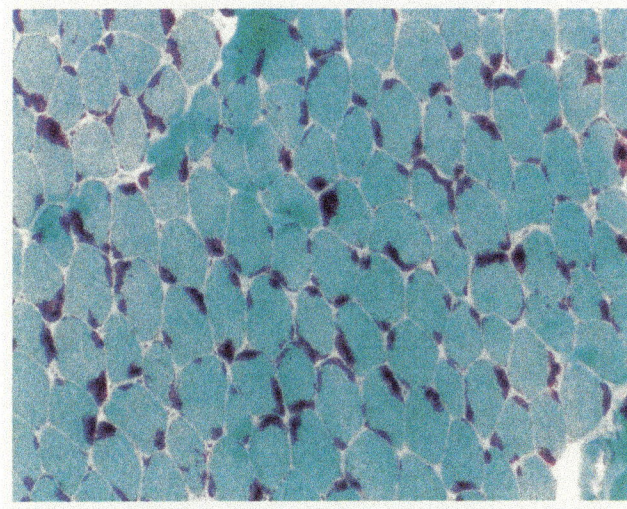

Figura 9.11 – Biopsia muscular (Gomori tricrômico modificado) mostrando aspecto específico da miopatia congênita tipo nemalínica: bastonetes ("rods") em posição subsarcolemal nas fibras musculares.

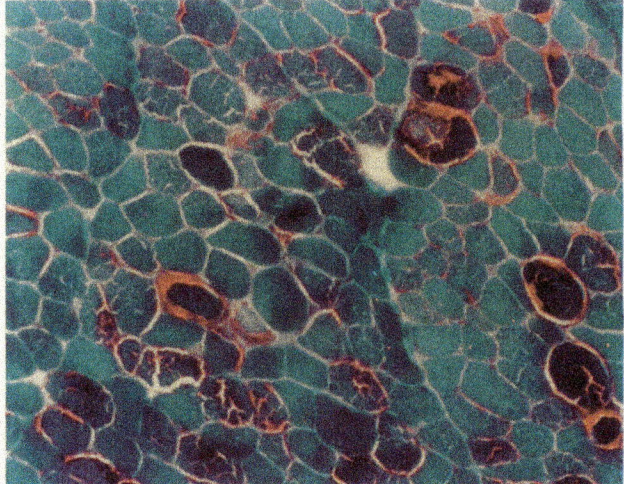

Figura 9.12 – Biopsia muscular (Gomori tricrômico modificado) mostrando aspecto específico das miopatias mitocondriais: "ragged red fibers".

nio motor periférico e nas formas graves é possível evidenciar também diminuição da velocidade de condução motora. Quando há dados indicativos de mitocondriopatia, são solicitados os níveis sérico e liquórico de lactato, e nos casos em que cursa com comprometimento associado do SNC, um estudo metabólico mais amplo, com gasometria, eletrólitos, níveis séricos de piruvato, amônia e aminoácidos, dosagem de organoácidos urinários, função hepática e da tireóide, bem como eletrorretinograma e ressonância magnética (RM) do crânio, auxilia no diagnóstico diferencial. A RM também pode mostrar alterações sugestivas de alguns dos subtipos de DMC, como salientaremos a seguir.

Estudos de genética molecular aplicáveis nos centros especializados são essenciais para a confirmação diagnóstica da distrofia miotônica de Steinert e da maior parte dos casos de AEI e auxiliam na classificação das diferentes formas de DMC, miopatia nemalínica, miopatias mitocondriais e PHSM.

Os estudos de genética molecular que vêm sendo efetuados, inclusive em nosso meio, demonstram que as deleções específicas do gene SMN (éxons 7 e 8) ocorrem com freqüências aproximadas de 96% no tipo I, 94% no tipo II e 82% no tipo III. Por meio de estudos de "linkage" e de análise do gene SMN, foi determinado que as raras formas de AEI de herança autossômica dominante, bem como formas atípicas de AEI com artrogripose grave, com atrofia olivoponto-cerebelar, com comprometimento diafragmático e com cardiopatia congênita não se encontram associadas ao *locus* genético 5q.

Polineuropatias hereditárias sensitivomotoras (PHSM)

Apesar de raramente, algumas PHSM que obedecem a diferentes tipos de herança podem cursar com hipotonia muscular acentuada e precoce.

A hipotonia é proeminente e evidenciada já ao nascimento, acompanhada de dificuldade alimentar, respiratória e, freqüentemente, de artrogripose nos raríssimos casos de neuropatia amielínica congênita de herança autossômica recessiva em que, por algum distúrbio metabólico, ainda não identificado, não se forma a mielina dos nervos periféricos. Quadro clínico igualmente alarmante, porém com menor incidência de artrogripose, é observado nos RN com a rara forma congênita grave da PHSM tipo III, doença de Déjérine-Sottas. Nesses pacientes existe hipomielinização e não falta de mielina e quando a criança sobrevive a invalidez é acentuada. Não deve ser confundida com a forma infantil clássica, que se inicia sempre antes dos 2 anos de idade, de modo que, ocasionalmente, é possível encontrar hipotonia já no RN ou atraso do DNPM precoce, porém leves ou moderados, nunca configurando o padrão de comprometimento da forma congênita grave. Excepcionalmente, as diferentes formas de PHSM I e II, doença de Charcot-Marie-Tooth, podem ser evidenciadas já ao nascimento, por meio de manifestações discretas. Os avanços contínuos no estudo da genética molecular dessas polineuropatias evidenciaram que existem fundamentalmente alterações na função de duas proteínas implicadas no metabolismo da mielina, que são a proteína 22 da mielina periférica (PMP22), ligada ao *locus* 17p11.2-12, e a proteína zero da mielina (P0), ligada ao *locus* 1q22-23. Diferentes tipos de mutações nesses dois *locus* associam-se, por mecanismo de dosagem gênica, a diferentes efeitos quanto à gravidade fenotípica, de modo que a variabilidade fenotípica da forma Déjérine-Sottas pode ser dependente de mutações em ambos os genes, o que a torna, em algumas famílias em que é ligada ao gene PMP22, um subtipo mais grave da doença de Charcot-Marie-Tooth; por outro lado, quando a forma de Déjérine-Sottas é ligada a mutações do gene P0, a forma hipomielinizante e congênita representa seu subtipo mais grave.

Miastenia gravis

A *miastenia gravis* no RN pode manifestar-se sob a forma neonatal transitória ou sob a síndrome miastênica congênita não auto-imune com diferentes subtipos.

A forma neonatal transitória acomete 10 a 15% dos RN filhos de mãe miastênica, esta obrigatoriamente com a forma generalizada, não havendo relação com a duração e a gravidade da doença da gestante, bem como com o tipo de tratamento materno empregado. O início é sempre nas primeiras horas de vida, excepcionalmente até o terceiro dia, e o RN pode apresentar choro fraco e comprometimento facial ou debilidade generalizada com dificuldade respiratória. Ptose palpebral é rara. Essa forma, que decorre da passagem dos anticorpos anti-receptor colinérgico da gestante para o feto, pode ser suspeitada quando já houve irmão mais velho com problema semelhante ou quando a mãe tem taxa elevada de anticorpos circulantes. O reconhecimento imediato dessa situação é obrigatório porque, se não for instituído imediatamente o tratamento com drogas anticolinesterásicas, pode ocorrer óbito por insuficiência respiratória. O diagnóstico é geralmente estabelecido com o uso de 0,1ml de Tensilon (brometo de edrofônio), por via IM ou subcutânea e, se não houver resposta convincente, pode ser empregada prostigmina por via IM (0,05mg) ou piridostigmina (0,3mg); o tratamento consiste na administração de Mestinon (brometo de piridostigmina) na dose total por dia que varia de 5 a 25mg por via oral, dependendo da resposta individual, dividida em 4 a 5 tomadas, 1 hora e meia antes da alimentação. Também pode ser usada a prostigmina (brometo de neostigmina), na dose total de 5 a 10mg diários por via oral. O tratamento deve ser mantido por precaução até a oitava semana, a não ser que surjam efeitos colaterais indesejáveis, próprios dos anticolinesterásicos.

A síndrome miastênica congênita não auto-imune, revista por Engel, Shillito e cols. e Beeson e cols., compreende diferentes subtipos, que podem manifestar-se desde o nascimento ou ser identificados no decorrer da infância. Variados defeitos, pré-sináptico, sináptico ou pós-sináptico, resultam em diferentes tipos de deficiências, dos receptores colinérgicos, da acetilcolinesterase, ou dos níveis de resposta e afinidade à acetilcolina, encontrando-se esporadicamente recorrência familiar, herança autossômica dominante ou herança autossômica recessiva. Recentemente, esse campo está tornando-se cada vez mais complexo, com a identificação em todos os subtipos de mutações em diversos genes que codificam tanto alterações estruturais como funcionais da junção neuromuscular. A maioria dos subtipos da síndrome miastênica congênita geralmente não responde aos anticolinesterásicos habituais e caracteriza-se por combinação variável de hipotonia muscular, bem como sinais focais, tais como ptose palpebral ou choro fraco por comprometimento da musculatura cervical, facial e bulbar. A enfermidade pode permanecer localizada ou generalizar-se no decorrer da infância, sendo que na síndrome do canal lento, que é associada a um aumento da resposta à acetilcolina com episódios de abertura prolongada do canal do receptor de acetilcolina, o curso é mais nitidamente flutuante, com exacerbações e remissões como na forma juvenil. O tratamento da síndrome do canal lento com sulfato de quinidina promove melhora tanto clínica como eletrofisiológica em número considerável de pacientes.

Entre as doenças musculares da infância, as que cursam com hipotonia muscular evidente e precoce são a DMC, as MC, algumas das miopatias metabólicas e a forma congênita da distrofia miotônica (doença de Steinert). As formas clássicas de distrofia muscular progressiva, das quais a mais encontrada na infância é a forma de Duchenne ligada ao sexo, não costumam manifestar hipotonia precoce e acentuada, a não ser em condições excepcionais. As miosites de natureza auto-imune, particularmente a dermatomiosite, que pode causar hipotonia muscular de início agudo ou subagudo, serão abordadas em outro capítulo.

Distrofia muscular congênita

A DMC é uma miopatia de caráter distrófico, isto é, com variabilidade desordenada de tamanho das fibras, aumento do tecido conectivo peri/endomisial, figuras degenerativas, substituição por colágeno e gordura, sendo que a hipotonia e a fraqueza muscular resultantes são evidentes desde o nascimento.

Com prevalência de 1:60.000 ao nascimento e de 1:100.000 na população em geral, a DMC é conhecida desde o começo do século XX; até os anos 80 constituiu uma miscelânea, e a partir de 1990, pelos avanços em genética molecular, essa entidade, de herança autossômica recessiva, foi mais bem caracterizada, definindo-se suas diferentes formas clínicas. Apesar de raras, há famílias com DMC de herança autossômica dominante.

A classificação clínica e genética das diferentes formas de DMC é periodicamente avaliada por simpósios do Centro Neuromuscular Europeu, que definiram a DMC clássica ou pura como um quadro congênito de fraqueza muscular com hipotonia e eventual artrogripose, histologia distrófica, CPK normal ou moderadamente elevada, inteligência geralmente normal e exames de neuroimagem ora normais, ora mostrando alterações da *substância branca cerebral*. Em

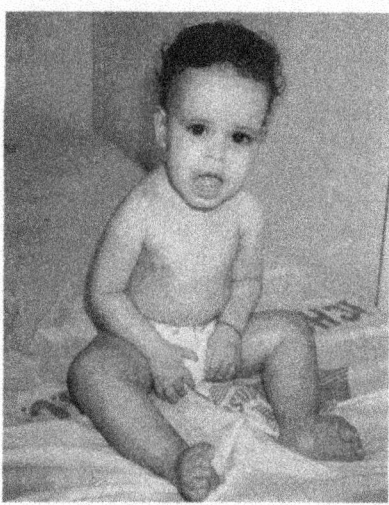

Figura 9.22 – Distrofia muscular congênita tipo I, forma clássica merosina-negativa. Notar a fraqueza e o dismorfismo faciais característicos. Habilidade máxima em sentar sem apoio.

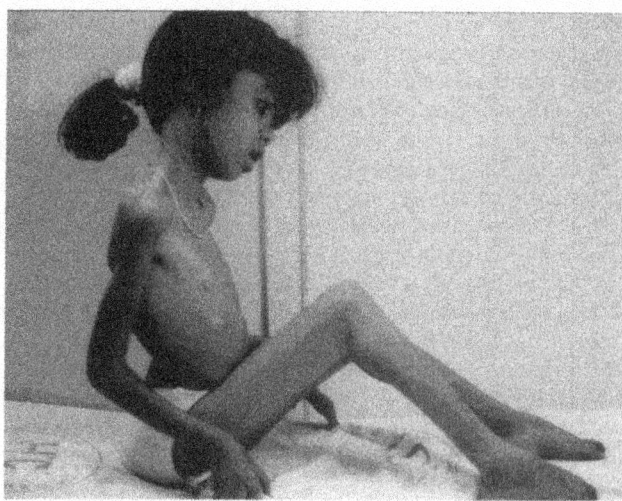

Figura 9.24 – Distrofia muscular congênita tipo I, forma clássica merosina-negativa. Curso lentamente progressivo. Notar o dismorfismo facial característico, habilidade máxima em sentar sem apoio, retrações difusas, atrofia acentuada e deformidade de coluna no final da infância.

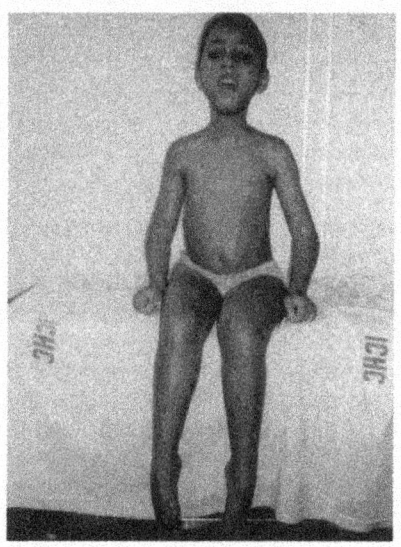

Figura 9.23 – Distrofia muscular congênita tipo I, forma clássica merosina-negativa. Notar o dismorfismo facial característico, habilidade máxima em sentar sem apoio e retrações difusas precocemente instaladas.

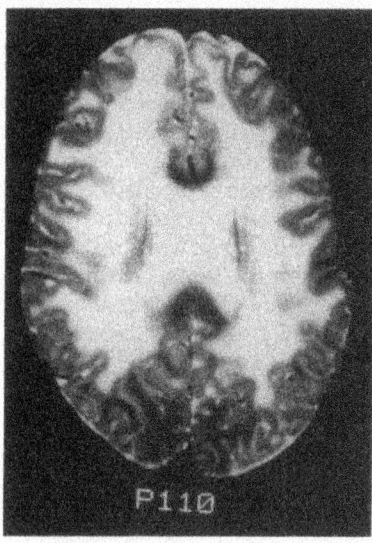

Figura 9.25 – Distrofia muscular congênita tipo I, forma clássica merosina-negativa. Ressonância magnética do crânio mostrando alteração difusa da substância branca cerebral.

dos imunocitoquímicos, foi o principal impulso, após o conhecimento da distrofina para novos progressos na área de miologia infantil. A merosina ou α-2-laminina-2 é uma subunidade protéica do grupo laminina, principal componente da matriz extracelular. A laminina-2 possui também as subunidades β-1 e γ-1 e é expressa principalmente no músculo, na célula de Schwann, na pele e no trofoblasto placentário. O papel da merosina não está completamente claro. No músculo, liga-se à α-distroglicana, glicoproteína receptora de merosina, situada externamente na membrana celular, que faz parte do complexo distrofina-glicoproteínas associadas. A ligação merosina/α-distroglicana, unindo o citoesqueleto com a matriz extracelular, estabiliza o sarcolema, porque a α-distroglicana, por sua vez, liga-se à β-distroglicana, que é uma glicoproteína transmembrana. Visto que a β-distroglicana também está ligada à distrofina, cuja alteração caracteriza a distrofia muscular ligada ao sexo (Duchenne e Becker), e a α-distroglicana liga-se também às sarcoglicanas, cuja alteração identifica uma parte das síndromes de cinturas da distrofia muscular progressiva, pode-se compreender a importância do estudo dessas proteínas e suas interligações para pesquisas em miologia, acresci-

da pelo fato de que há ainda outras proteínas possivelmente envolvidas: de membrana, porém não pertencentes ao complexo distrofina-glicoproteínas associadas, intracitoplasmáticas ou da matriz extracelular, as quais estão implicadas na patogênese de outros tipos de distrofias musculares ou de miopatias, devendo ser mais bem estudadas.

Por enquanto, as principais pesquisas relacionadas com a merosina estudam as mutações possíveis do gene laminina-2 em 6q 2.2-2.3, gene muito grande, de difícil análise, preferencialmente as mutações ligadas à expressão da α-2-laminina (em linguagem genética não se utiliza o termo merosina), como também as ligadas à expressão das outras subunidades β e γ, tanto da laminina-2 como de outras lamininas. Já foram identificados diferentes mutações responsáveis pela ausência de merosina, assim como mutações responsáveis pela sua perda parcial. Além dessas linhas de pesquisa, como a merosina é expressa também nos nervos periféricos, na pele, nos vasos cerebrais, nos glomérulos renais e na retina, esses receptores estão sendo cuidadosamente investigados. Do ponto de vista prático, a biopsia de pele, menos traumática, poderia ser uma alter-

909

nativa útil para aqueles pacientes que necessitassem repetir a biopsia muscular para estudos mais atualizados das proteínas, ou para avaliar casos familiares.

Nos pacientes merosina-negativa, a alteração difusa ou focal da substância branca cerebral ainda é uma incógnita. Acredita-se que seja de natureza dismielinizante por anormalidade não identificada do metabolismo da mielina; parece persistente, não se modificando com o amadurecimento cerebral, e não há indícios, pela própria neuroimagem, de que seja agravada por eventuais fenômenos isquêmicos relacionados com a deficiência de merosina na membrana basal dos vasos cerebrais.

Existem aspectos inconstantes no fenótipo dos pacientes merosina-negativa, que ocorrem ocasionalmente: epilepsia, em até 25%, talvez associada à displasia cortical, já relatada; anormalidades perceptivomotoras menores, que poderiam ser dependentes da desmielinização subcortical. A associação eventual com polineuropatia desmielinizante poderia justificar a maior limitação motora desses pacientes; de fato, analogamente ao que acontece no músculo, nos nervos periféricos a laminina é expressa no endoneuro, enquanto os receptores α-distroglicana estão na parte externa da membrana da bainha de mielina da célula de Schwann. Tanto o depósito da laminina-2 como sua interação com o α-distroglicana são essenciais para a mielinogênese. Portanto, mesmo parecendo supérflua, a EMG é útil nessas crianças, para obter dados adicionais que permitam avanços nas pesquisas. Assim, é curioso salientar que, no sistema nervoso periférico, a falta de merosina está diretamente implicada com alterações do complexo mielina/célula de Schwann, ao passo que no SNC a causa da desmielinização não se encontra ligada a alterações da função do oligodendrócito.

Finalmente, a deficiência parcial de merosina, que pode associar-se a quadro mais brando e mais tardio, deve ser lembrada em alguns casos. Na maioria das vezes, o quadro é mais brando e a criança deambula, como também, embora não obrigatoriamente, pode ser mais tardio. É possível que pacientes com síndrome de cinturas, sem deficiência imuno-histoquímica de sarcoglicanas, ou outro, comprovado, sejam reclassificados como DMC. Entretanto, o quadro pode ser tão grave quanto o dos pacientes merosina totalmente negativa. A desmielinização do SNC é observada em praticamente todos esses pacientes e uma parte deles também apresenta neuropatia periférica, sugerindo que a deficiência parcial de merosina não evita a mielina anormal no SNC e nos nervos. Para diagnosticar a deficiência parcial de merosina por análise imuno-histoquímica, além do "kit" comercial, o ideal é utilizar também outros anticorpos para analisar diferentes fragmentos da merosina.

Sem dúvida, o maior resultado dessas pesquisas foi a possibilidade de diagnóstico pré-natal, já efetuado em diversas famílias, utilizando a análise imuno-histoquímica da merosina nas vilosidades coriais ou identificando a deleção em famílias com tipo de mutação já conhecida. Em famílias com deficiência parcial da merosina, o único diagnóstico pré-natal seguro é a detecção da mutação se esta já tiver sido identificada em outro parente, pois a deficiência parcial é heterogênea, podendo ocorrer também em outras miopatias, como, por exemplo, a DMCF do Japão que tem *locus* genético diferente.

Concluindo, apesar dos avanços em genética molecular, ainda não se conhece perfeitamente a correlação clínico-genética das diferentes formas de DMC, existindo formas não-classificáveis; é fundamental o relato dos achados clínicos, de neuroimagem, eletrofisiológicos e oftalmológicos para melhor caracterização dessa entidade. Recomenda-se também uma documentação adequada das formas merosina-positivas atípicas, principalmente associadas a DM ou, mais raramente, catarata, esta última na ausência de displasias corticais. Na rara eventualidade de herança dominante, a análise das proteínas de membrana é de grande valor: na última família registrada, a merosina resultou positiva.

Miopatias congênitas (MC)

As MC propriamente ditas são definidas como subgrupo de afecções musculares primárias, geralmente hereditárias, caracterizadas clinicamente pelo início precoce, bem como pelo curso benigno, não-progressivo ou lentamente progressivo, e, histopatologicamente, pelo encontro de anormalidades estruturais definidas à biopsia muscular.

Apesar desse conceito clássico, sua classificação é difícil e controvertida. Clinicamente, o quadro é multiforme e não tão freqüentemente benigno: alguns pacientes com miopatia nemalínica, miotubular e, bem mais raramente, "central core" podem manifestar formas graves, até fatais, além de existirem formas de início tardio ou em adultos. Os aspectos genéticos também dificultam a classificação porque se reconhecem heranças variadas, inclusive para a mesma forma clínica. Finalmente, os próprios dados histopatológicos, à medida que progridem os métodos diagnósticos, têm evidenciado que muitas das anormalidades estruturais inicialmente consideradas específicas de uma determinada MC podem ocorrer em outras formas, miopatias metabólicas ou miopatias adquiridas, e até em atrofias musculares de origem neurogênica.

É importante salientar:

– Clinicamente: grande variabilidade de gravidade e de evolução.
– Histopatologicamente: além dos achados realmente considerados específicos para o diagnóstico de determinada MC com anormalidade estrutural, lembrar que alguns pacientes podem apresentar anormalidades inespecíficas da fibra muscular, de caráter não-distrófico, conhecidas como alterações mínimas, sendo que, clinicamente, esses pacientes não se diferenciam dos que têm anormalidades específicas.

Não existe classificação nosológica precisa das MC: são provavelmente dependentes de anormalidades no desenvolvimento e amadurecimento da fibra muscular, e os avanços contínuos nos campos da genética molecular, para detectar alterações do DNA, e da análise imunocitoquímica, para identificar deficiências específicas de mioproteínas para cada doença, permitirão, em um futuro próximo, melhor caracterização desses quadros. A distribuição anormal de proteínas próprias do músculo fetal, principalmente desmina e vimentina, e um tipo embrionário de miosina, inclusive na biopsia muscular de pacientes com início mais tardio, tem sido objeto de estudo imuno-histoquímico para eventual esclarecimento da etiopatogenia das MC. Também vem sendo analisada a α-tropomiosina, a nebulina e a α-actinina, particularmente depois que defeitos dessas proteínas e dos respectivos genes que as codificam foram identificados em irmandades apresentando diferentes formas autossômicas dominantes ou recessivas de miopatia nemalínica.

Na falta de etiopatogenia precisa, a classificação das principais MC obedece a critérios puramente morfológicos. Reconhecem-se, fundamentalmente, as MC estruturais e não-estruturais, dependendo de as anormalidades serem ou não derivadas dos componentes normais das fibras musculares, e as MC mistas. Goebel considera que as miopatias congênitas também podem ser caracterizadas como clássicas, aceitas ou questionáveis, com base na observação repetida de determinados achados ou no encontro de uma anormalidade estrutural única. No quadro 9.13 estão resumidas as principais miopatias congênitas.

Vale salientar que na maioria das MC há atrofia preferencial das fibras tipo I, sendo exceção a centronuclear-miotubular, e, além da atrofia, é comum o predomínio das fibras tipo I. Outro dado interessante é que nas formas mais graves, como miotubular e nemalínica neonatal, pode-se observar boa proporção de fibras tipo IIC que correspondem ao padrão imaturo fetal indiferenciado.

Na miopatia tipo "central core", o aspecto específico consiste de focos geralmente únicos e centralizados dentro da fibra muscular, constituídos por miofibrilas anômalas sem mitocôndrias e sem atividade enzimática oxidativa. *A arquitetura das miofibrilas pode ou não*

Quadro 9.13 – Principais miopatias congênitas.

Estruturais
Anormalidades do sarcômero – "central core", "multicore/minicore"
Anormalidade da banda Z – nemalínica e formas desmina-relacionadas (corpos esferóides e citoplasmáticos)
Anormalidade nuclear – centronuclear e miotubular
Mistas
Inclusões anormais – corpos redutores, impressões digitiformes, corpos zebróides e outras
Anormalidade das organelas – sarcotubular e outras
Miscelânea – miopatia com alterações mínimas
Não-estruturais
Desproporção congênita das fibras musculares, predomínio de fibras tipo I, atrofia de fibras tipo I, uniformidade das fibras tipo I, hipoplasia das fibras tipo II, uniformidade e atrofia das fibras tipo IIA e outras

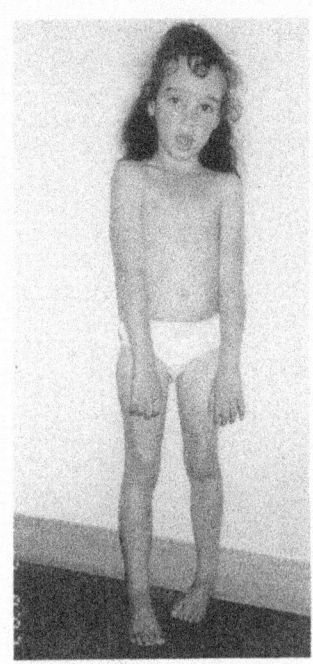

Figura 9.26 – Miopatia congênita tipo nemalínica. Notar a fraqueza leve a moderada e o dismorfismo facial característico.

estar preservada dentro do foco, não havendo correlação clínica com tal preservação. Apesar de fundamentalmente benigna, com pequeno comprometimento da cintura escapular e eventualmente da musculatura facial, associa-se comumente à luxação congênita do quadril. Nesses pacientes, que podem necessitar precocemente de correção cirúrgica, e em qualquer evento cirúrgico em pacientes com "central core", deve-se considerar o elevado risco de hipertermia maligna durante indução anestésica que utilize halotano e succinilcolina. Esse grave distúrbio, freqüentemente fatal, cuja prevenção é intensivamente estudada de forma multicêntrica, pode ocorrer, porém não universalmente, em pacientes com "central core", por estarem ambos associados, a miopatia e a predisposição ao distúrbio, ao *locus* 19q13.1, sendo a forma de herança autossômica dominante. Raramente, é possível observar começo mais tardio e curso lentamente progressivo ou curso não-progressivo associado a comprometimento já inicialmente grave.

A MC tipo minicore/multicore, histoquimicamente semelhante, porém com "cores" múltiplos e pequenos, é geralmente igualmente benigna e não-progressiva, embora, ocasionalmente, a associação com comprometimento cardíaco e cifoescoliose configure um prognóstico pior.

Na miopatia nemalínica, o aspecto específico é a presença de bastonetes, que são estruturas alongadas, de natureza protéica, derivadas da banda Z, que, embora possam ocorrer em outras doenças neuromusculares, têm nessa miopatia sua expressão máxima. Por meio de imuno-histoquímica, detectou-se que os bastonetes são compostos principalmente de α-actinina e desmina, aumentando em número com o tempo e assumindo distribuição mais difusa, com migração periferia/centro, podendo também ocorrer dentro do núcleo. Nessa miopatia, de herança autossômica dominante ou recessiva, consideram-se clinicamente a forma infantil clássica de gravidade variável com diferentes gradações, a forma neonatal, geralmente fatal, comprometendo a respiração e a deglutição, e a forma do adulto, mais benigna. São comuns dismorfismo ósseo e comprometimento facial (Fig. 9.26). Nos últimos anos, houve importantes avanços no estudo dessa miopatia, sendo que técnicas de imuno-histoquímica e de genética molecular têm detectado defeitos de diversas proteínas, conforme já mencionado, e sua respectiva correspondência gênica. Entretanto, ainda não foi possível estabelecer para as diferentes formas de miopatia nemalínica uma correlação clínico-genética precisa.

Ainda dentro das MC estruturais com anormalidade da banda Z, recentemente, passou-se a reconhecer as desminopatias ou miopatias desmina-relacionadas. Trata-se de entidades esporádicas ou familiares que podem acometer adultos e crianças e exibem curso de gravidade variável, freqüentemente com acometimento distal e cardíaco; a imuno-histoquímica é caracterizada por acúmulo anormal de desmina, distribuída multifocalmente sob forma de inclusões (corpos esferóides ou citoplásmaticos) ou de forma disseminada, conhecida como material granulofilamentoso. Embora o gene da desmina tenha sido codificado no cromossomo 2q35, em casos familiares de desminopatia não foram ainda demonstradas mutações no referido *locus*.

Na miopatia centronuclear, o aspecto específico é a ocorrência de miotúbulos fetais, estruturas sugestivas de atraso do amadurecimento do sistema sarcotubular, sem diferenciação histoquímica e com atividade enzimática oxidativa distribuída perto dos núcleos, dispostos centralmente. Distinguem-se diferentes formas clínicas. A forma de herança recessiva ligada ao sexo é extremamente grave, com dificuldade alimentar e respiratória desde o nascimento, bem como óbito precoce. Foi determinado o *locus* genético em Xq28, que codifica a proteína miotubularina, sendo possível a identificação das portadoras e o diagnóstico pré-natal. Nas formas menos graves, ainda não identificadas geneticamente, admite-se herança autossômica dominante ou recessiva, e ocorre variabilidade do quadro clínico, que ora é grave, de início precoce com importante atraso do DNPM, ora é insidioso e apresenta início mais tardio e pouca limitação. O achado freqüente de comprometimento da musculatura ocular, principalmente semiptose palpebral, e a eventual associação com comprometimento do SNC, denotado por meio de convulsões e DM, são dados importantes para o diagnóstico.

Outra MC freqüente, porém de caracterização controvertida, é a desproporção congênita das fibras musculares. Como nas MC em geral se observa importante atrofia das fibras tipo I e predominância destas últimas em relação aos demais tipos de fibras, a especificidade dessa MC é universalmente discutida, tanto que Dubowitz considera tratar-se de "padrão patológico à procura de doença". Entretanto, existem relatos suficientes de um tipo de MC com atrofia e predomínio das fibras tipo I (diferença de 15 a 45% no diâmetro da fibra e 70% ou mais de fibras tipo I), de herança variável, dominante ou recessiva, cujo quadro clínico, inicialmente alarmante com importante hipotonia e retrações fibrotendíneas, melhora com o crescimento. Observa-se dismorfismo ósseo e comprometimento facial (Fig. 9.27), sendo comuns níveis moderadamente elevados de CPK.

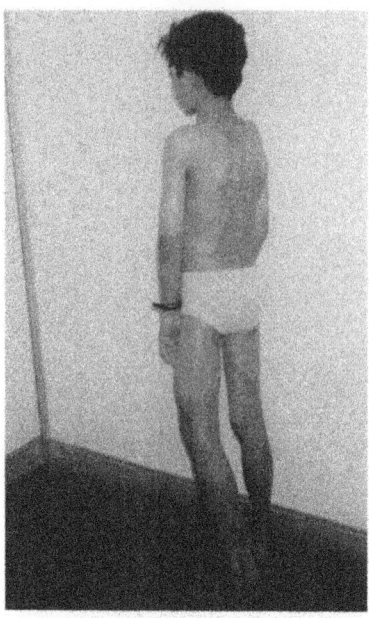

Figura 9.27 – Miopatia congênita tipo desproporção congênita das fibras musculares. Notar o dismorfismo ósseo e as retrações fibrotendíneas, porém pouco comprometimento da força muscular.

Finalmente, MC congênita com alterações mínimas à biopsia muscular, do tipo atrofia das fibras tipo I, com ou sem predomínio, variação do calibre ou da forma da fibra muscular, degeneração hialina e outras, é uma entidade mal caracterizada, que poderia representar um estágio de transição para quadros histopatológicos mais específicos, sobretudo de caráter distrófico. Nossos 25 pacientes com tal achado mostram evidente variabilidade clínica, podendo ocorrer aspectos dismórficos, como nas crianças que apresentam anormalidades estruturais; no conjunto, porém, o curso é benigno, não-progressivo e pouco limitante (Fig. 9.28). Essa casuística se encontra sob análise imuno-histoquímica das proteínas dismaturativas na tentativa de uma melhor caracterização.

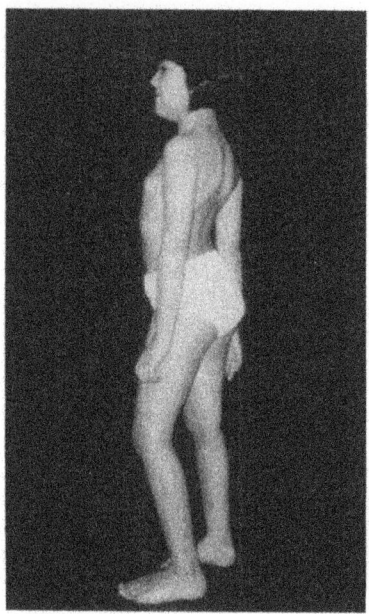

Figura 9.28 – Miopatia congênita tipo alterações mínimas. Notar o fenótipo miopático com acentuação da lordose lombar, retrações fibrotendíneas em membros inferiores, porém pouco comprometimento da força muscular.

Concluindo, salientamos que:

1. Os avanços contínuos da microscopia eletrônica, genética molecular e imuno-histoquímica permitirão concluir se os achados expostos caracterizam entidades específicas.
2. A biopsia muscular é exame obrigatório mesmo em pacientes pouco comprometidos, para excluir "central core" e risco de hipertermia maligna, bem como para aconselhamento genético nas MC com variabilidade clínica. De fato, o conceito de benignidade e não-progressão associado às MC não pode ser generalizado, existindo, inclusive na mesma família, indivíduos quase normais e outros inválidos.
3. O prognóstico das MC é influenciado, além do quadro motor em si, pelo desenvolvimento de cifoescoliose e pela eventual limitação da capacidade respiratória.

Miopatias metabólicas

As miopatias metabólicas por alteração do metabolismo do glicogênio ou mitocondrial manifestam em geral formas graves, neonatais ou infantis precoces, com dificuldade alimentar, respiratória e distúrbios metabólicos, freqüentemente fatais. As formas moderadas ou leves podem evoluir como um quadro miopático crônico de maior ou menor gravidade ou sob forma de surtos agudos, recorrentes e reversíveis de fraqueza muscular, intolerância aos exercícios, câimbras e mioglobinúria.

As **glicogenoses** são abordadas mais detalhadamente em outro capítulo deste livro: a forma II, por deficiência da maltase ácida (doença de Pompe), apresenta um subtipo que pode estar evidente já ao nascimento ou precocemente, embora na maioria dos casos leve alguns meses para se manifestar, e a forma IV, por deficiência da enzima ramificadora (doença de Andersen), extremamente rara, também pode causar hipotonia acentuada nas primeiras semanas ou no lactente. Em ambas essas gravíssimas doenças, a herança é autossômica recessiva, e o comprometimento, multissistêmico (muscular, cardíaco e visceral), sendo que, na doença de Pompe, existe também acometimento associado do SNC e do sistema nervoso periférico. Em uma terceira glicogenose, a forma III, por deficiência da enzima desramificadora (doença de Forbes/Cori), também pode ser evidenciada hipotonia já no lactente, porém predominam as manifestações viscerais, sobretudo hepáticas, e o quadro apresenta boa evolução.

As **doenças mitocondriais** representam um vastíssimo e complexo campo de afecções clinicamente heterogêneas, dependentes de defeitos no metabolismo das mitocôndrias que podem ser de diferentes tipos: do transporte do substrato, da utilização do substrato, do ciclo de Krebs, do mecanismo de oxidação/fosforilação e da cadeia respiratória.

Entre os dois primeiros tipos de defeitos, as **miopatias por acúmulo de lipídeos** representam um vasto campo de pesquisa com avanços praticamente contínuos. Ocorrem por variados distúrbios no transporte dos ácidos graxos para o interior das mitocôndrias e de sua subseqüente oxidação, sendo no conjunto, denominados distúrbios da β-oxidação. O defeito primário de carnitina associa-se geralmente a quadro de miopatia com miocardiopatia que responde bem à administração oral de carnitina, e o de carnitina-palmitiltransferase II, geralmente em crianças maiores e adolescentes, costuma ser um quadro clínico benigno sem hipotonia proeminente, semelhante ao de algumas das glicogenoses, com surtos de dor muscular após exercícios físicos ou jejum prolongado. Nos demais defeitos, afetando o metabolismo de diversos ácidos graxos de cadeia curta, média, longa ou muito longa, o início pode ocorrer em qualquer idade, instala-se gradativamente debilidade muscular de predomínio proximal e eventualmente comprometimento da musculatura inervada pelos nervos cranianos, às vezes com polineuropatia e retinopatia associadas. Em alguns pacientes, o quadro é grave, ou até fatal, com surtos precoces de hipoglicemia hipocetótica e comprometimento hepático, cardíaco e encefalopático. O tratamento baseia-se em dieta pobre em gordura, utilizando triglicerídeos de cadeia média, que independem da carnitina para entrar nas mitocôndrias. A biopsia muscular mostra o acúmulo de lipídeos nas fibras tipo I e, em alguns casos, há melhora evidente com administração de carnitina, na dose de 100mg/kg/dia. Parte dos defeitos da beta-oxidação podem ser diagnosticados laboratorialmente nos grandes centros por meio do perfil bioquímico da beta-oxidação. Métodos sofisticados de diagnóstico, por meio da identificação direta da enzima envolvida ou medindo o transporte da carnitina em culturas de fibroblastos e linfócitos, são empregados nos centros de pesquisa avançados.

As demais mitocondriopatias, particularmente, outros defeitos da utilização do substrato e distúrbios do mecanismo de oxidação/fosforilação, exibem enorme heterogeneidade clínica e, embora possam cursar com acometimento muscular puro, quando então a hipotonia é proeminente, são freqüentemente multissistêmicas, podendo afetar, além do músculo, o SNC, a retina, o coração, o rim, o fígado, o pâncreas e o sistema endócrino. Em alguns tipos, por meio da biopsia muscular (coloração Gomori modificado), consegue-se identificar facilmente a proliferação anormal das mitocôndrias, representada por fibras musculares tipo "ragged red", que são histoquimicamente succinatodeidrogenase (SDH) positivas. A microscopia eletrônica é fundamental para orientar a hipótese diagnóstica.

A heterogeneidade clínica é acompanhada de heterogeneidade genética evidente, existindo casos esporádicos, herança materna associada a mutações do DNA mitocondrial, herança autossômica dominante, recessiva e recessiva ligada ao sexo. Relativamente às mutações do DNA mitocondrial, há múltiplas possibilidades, já que ele é composto de 16.569 pares de bases, existindo ainda dois tipos de RNA ribossômico e 22 tipos de RNA mensageiro, que em conjunto codificam 13 proteínas implicadas no mecanismo de fosforilação oxidativa. Atualmente, diversos pesquisadores (bioquímicos e geneticistas) dedicam-se à identificação dos possíveis pontos e tipos de mutações do DNA, tentando correlacioná-los com defeitos enzimáticos específicos, não tendo sido possível, ainda, estabelecer correlação precisa entre as diversas deficiências enzimáticas e o fenótipo.

As mitocondriopatias, que são predominantemente miopáticas, pertencem ao subgrupo dos defeitos da cadeia respiratória, sendo quase sempre de herança mendeliana e não-materna tipo mitocondrial, como boa parte das encefalomiopatias. Entretanto, recentemente estão sendo relatadas mutações do DNA mitocondrial em algumas mitocondriopatias infantis aparentemente musculares puras. Entre as alterações da cadeia respiratória, os quadros musculares puros encontram-se associados principalmente aos defeitos do complexo I, do complexo III e do complexo IV. A deficiência do complexo I, quando apresenta apenas repercussão muscular, associa-se a um quadro benigno de mialgia e intolerância aos exercícios, que é mais raro do que o acometimento multissistêmico. Geralmente é muito grave, sendo descrito, ocasionalmente, que o tratamento com riboflavina induz melhora clínica da fraqueza muscular e normalização dos níveis de lactato/piruvato. A deficiência do complexo III também pode provocar tanto quadros multissistêmicos como miopáticos puros. No segundo caso, instala-se na infância ou adolescência quadro miopático permanente, isto é, não recorrente, que é precedido por anos de intolerância aos exercícios e que se associa comumente à oftalmoplegia. A deficiência do complexo IV/citocromoxidase é a mais facilmente identificável das anormalidades enzimáticas ligadas ao metabolismo mitocondrial e a que mais habitualmente origina quadros musculares puros em crianças. Pode-se manifestar por meio de uma forma neonatal fatal, de herança autossômica recessiva que, além da intensa hipotonia com acidose láctica, cursa com tubulopatia renal (síndrome de Fanconi) e/ou cardiopatia, ou

por meio de uma forma mais benigna que, apesar de igualmente alarmante ao nascimento, evolui com melhora gradativa que chega à normalidade por volta dos 3 anos de idade. Nessa forma benigna, a reversibilidade do quadro com o crescimento pode ser explicada aventando que ocorra uma mutação que afeta uma subunidade da enzima citocromoxidase, a qual, além de ser musculoespecífica, é também regulada pelo crescimento/desenvolvimento. Assim, a mutação da isoenzima fetal ou neonatal seria espontaneamente corrigida, por volta dos 3 anos de idade, quando a isoenzima madura começasse a se expressar.

Resumindo, o comprometimento muscular da maioria das mitocondriopatias é absolutamente heterogêneo: generalizado, podendo ser grave e precocemente fatal; de predomínio em cinturas, fascioescapuloumeral, ou musculatura ocular; estático, progressivo ou em surtos de intolerância aos exercícios, com ou sem mioglobinúria; possivelmente associado a comprometimento cardíaco e distúrbios metabólicos. Infelizmente, na prática diária, é comum nos depararmos com casos clinicamente compatíveis com mitocondriopatia que apresentam elevação do lactato sérico e biopsia muscular com fibras "ragged red", nos quais não se consegue identificação histoquímica ou pelo encontro de mutações do DNA mitocondrial. Diante desses casos indefinidos, e principalmente nos casos cuja anormalidade é bioquímica ou geneticamente identificada, podem-se adotar tentativas de tratamento, que oferecem resultados absolutamente inconstantes. Sobretudo nos distúrbios da cadeia respiratória, preconiza-se a administração combinada de vitaminas em altas doses e co-fatores em proporções variáveis: succinato (2 a 6mg/dia), vitamina K_3 (20 a 80mg/dia), vitamina C (4 a 5g/dia), coenzima Q10 (100 a 150mg/dia), riboflavina (100 a 300mg/dia), nicotinamida (0,5 a 1mg/dia), vitamina E (400 a 1.000UI/dia) e tiamina (200mg/dia).

Recentemente, as **paralisias periódicas por anormalidade dos canais de íons** nos músculos (canalopatias) foram incluídas entre as miopatias metabólicas, correspondendo a quadros clinicamente muito sugestivos, embora bastante raros, particularmente na infância. A forma hipercaliêmica, de herança autossômica dominante, ligada ao cromossomo 17, com diferentes tipos de mutações já identificadas levando à anormalidade do canal de sódio, é a mais observada em crianças; benigna, caracteriza-se por surtos de fraqueza muscular de duração até 4 horas, em geral limitada aos membros, sem intercorrências respiratórias. Os níveis de potássio elevam-se durante a crise, porém, freqüentemente, não ultrapassam o limite superior do normal. Repouso logo após exercício prolongado é fator desencadeante habitual, de modo que se aconselha a prática de exercícios de forma regular, não extenuante. O tratamento preventivo consiste na administração de diuréticos tipo clorotiazida e, mais raramente, acetazolamida, que provoca maior número de efeitos colaterais. Em quadros mais graves, pode ser administrada glicose por via intravenosa, associada ou não a insulina subcutânea.

Distrofia miotônica congênita

A forma congênita da distrofia miotônica ou doença de Steinert começou a ser objeto de revisões a partir dos avanços de genética molecular que permitiram reconhecer no *locus* genético 19q uma seqüência instável anormal de DNA. Em gerações sucessivas, à medida que o início da sintomatologia se torna mais precoce e o quadro clínico mais grave (o assim chamado fenômeno da antecipação), vai ocorrendo uma expansão progressiva do fragmento afetado do gene, como se este estivesse aumentando ou "crescendo". Fundamentalmente, o fragmento alterado de DNA em expansão exibe aumento do comprimento, provocado por excesso de repetições da seqüência citosina-timina-guanina (C-T-G). Nos indivíduos normais, a seqüência repete-se até 27 vezes, ao passo que, nos indivíduos afetados, o número de repetições pode chegar a 2.000 ou mais. A quantidade de DNA adicional, dependente da repetição *anormal* da seqüência, é identificável por "southern blot" pelo aumento da banda de DNA e encontra-se relacionada com a idade de início da sintomatologia e com o grau de gravidade clínica. Assim, pacientes com a forma grave congênita exibem bandas de DNA anormal mais largas, ao passo que indivíduos adultos com comprometimento discreto possuem bandas pouco maiores que a dos indivíduos normais.

Esses avanços de genética molecular se revestem de excepcional importância clínica porque, além de permitirem o reconhecimento e, portanto, o aconselhamento genético de uma série de indivíduos assintomáticos ou apenas minimamente afetados, propiciam maior eficácia aos métodos de diagnóstico pré-natal.

Como na forma congênita na grande maioria das vezes é a mãe que está acometida, a detecção de pacientes assintomáticas ou minimamente afetadas do sexo feminino, em idade fértil, é essencial para a prevenção desse grave quadro, embora o risco total de uma gestante nessas condições dar à luz uma criança com a forma congênita seja relativamente baixo, da ordem de 10%, aumentando para 40% se já existir uma criança anterior afetada. O risco de um concepto com a forma congênita é muito alto, próximo a 80%, quando a gestante apresenta quadro multissistêmico grave. Por outro lado, o risco total de criança de mãe comprometida, com ou sem gravidade, vir tardiamente a apresentar a forma clássica, não-congênita, é de 30%. Nas mulheres assintomáticas, que apresentam poucas repetições da seqüência de bases, a análise por "southern blot" pode falhar, sendo necessária a técnica de PCR. Também para o diagnóstico fetal, que utiliza DNA extraído das vilosidades coriônicas e do sangue venoso entre 9 e 12 semanas de gestação, devem ser empregadas as duas técnicas. O diagnóstico fetal é extremamente eficaz para comprovar a forma congênita e conseqüentemente indicar o término da gravidez nos países onde a legislação o permite.

O quadro clínico da distrofia miotônica congênita é grave, com início neonatal ou pré-natal, já que muitas das crianças acometidas apresentam artrogripose múltipla congênita. Também são freqüentes natimortos e poliidrâmnio. Nessa forma, na quase absoluta maioria das vezes, é a mãe que está acometida, mas recentemente ocorreram relatos de transmissão também por via paterna, sendo os pais assintomáticos ou pouco acometidos com início tardio dos sintomas. O quadro clínico, além da artrogripose, caracteriza-se por hipotonia muscular acentuada com comprometimento predominantemente proximal e da musculatura da face, língua, faringe e diafragma. Conseqüentemente, são comuns as dificuldades alimentares, seja por sucção fraca, seja por disfagia, e as complicações respiratórias com elevada porcentagem de óbitos no primeiro mês. No período neonatal, o fenômeno miotônico não é aparente, nem mesmo na EMG. Quando a criança sobrevive, evidencia-se atraso do DNPM e DM, mas a doença tende a não progredir durante um período de tempo longo, ocorrendo, eventualmente, deterioração evidente motora e intelectual somente a partir da segunda ou terceira década. Estudos radiológicos têm demonstrado dilatação ventricular não-progressiva, áreas periventriculares de alteração da substância branca e, muito raramente, heterotopias. Aparentemente, não existe correlação entre esses achados e o grau de DM, podendo-se inclusive atribuí-los, em parte, à maior propensão à hipóxia perinatal que essas crianças apresentam. Na criança maior, é evidente diplegia facial com importante protrusão dos lábios e conseqüente dificuldade de fala (Fig. 9.29). As alterações sistêmicas da doença não são observadas na forma congênita, a não ser o comprometimento cardíaco, ocasionalmente.

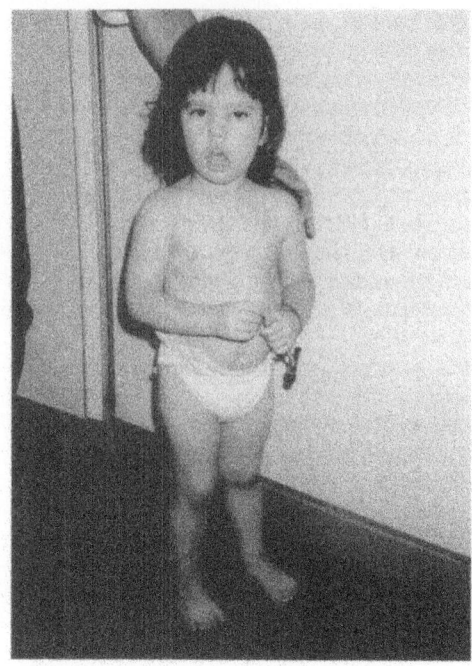

Figura 9.29 – Distrofia miotônica congênita. Notar a fraqueza leve a moderada e o comprometimento facial característico, com boca em carpa.

BIBLIOGRAFIA

1. BEESON, D.; PALACE, J. & VINCENT, A. – Congenital myasthenic syndromes. *Curr. Opin. Neurol.* **10**:402, 1997. 2. BROOK, J.D.; Mc CURRACH, M.E. & HARLEY, H.G. – Molecular basis of myotonic dystrophy. *Cell* **68**:799-808, 1992. 3. CHANCE, P.H. – Molecular genetics of hereditary neuropathies. *J. Child. Neurol.* **14**:43, 1999. 4. CWIK, V.A. – Disorders of lipid metabolism in skeletal muscle. *Neurol. Clin.* **18**:185, 2000. 5. DUBOWITZ, V. – Muscle disorders in childhood. 2nd ed., London, Saunders, 1995. 6. ENGEL, A.G. – Congenital myasthenic syndromes. *J. Child. Neurol.* **14**:38, 1999. 7. GOEBEL, H.H. & FIDZIANSKA, A. – Classification of congenital myopathies. In Lane, R.J.M. *Handbook of Muscle Disease*. New York, Marcel Dekker, 1996, p. 165. 8. GOEBEL, H.H. – Congenital myopathies: the current status. *J. Child. Neurol.* **14**:30, 1999. 9. HALLER, R.G. – Mitochondrial myopathies: update 1998. 1998 Annual Educational Program of the American Academy of Neurology. Volume IV: Neuromuscular Disease. Saint Louis, 1998. 10. KIM, C.A. – Estudo genético e clínico das amiotrofias espinhais progressivas. Tese. Faculdade de Medicina da Universidade de São Paulo, São Paulo, 1996. 11. LEFEBVRE, S. et al. – Identification and characterization of a spinal muscular atrophy-determining gene. *Cell* **80**:155, 1995. 12. LEHMANN, H.F. & RÜDEL, R. – Channelopathies: the nondystrophic myotonias and periodic paralyses. *Semin. Pediatr. Neurol.* **3**:122, 1996. 13. Pollitt, R.J. – Disorders of mitochondrial long chain fatty acid oxidation. *J. Inherit. Metab. Dis.* **18**:474, 1995. 14. POULTON, J. – Mitochondrial myopathies and related disorders. In Emery, A.E.H. *Neuromuscular Disorders: Clinical and Molecular Genetics.* London, John Wiley, 1998, p. 203. 15. REED, U.C. et al. – Congenital muscular dystrophy with cerebral white matter hypodensity. Correlation of clinical features and merosin deficiency. *Brain Develop.* **18**:53, 1996. 16. REED, U.C. – Distrofia muscular congênita. Estudo da variabilidade fenotípica e análise da correlação clínico-imuno-histoquímica. Tese. Faculdade de Medicina da Universidade de São Paulo, São Paulo, 2000. 17. REED, U.C. – Síndrome da criança hipotônica. In Diament, A.J. & Cypel, S. *Neurologia Infantil.* 3ª ed., São Paulo, Atheneu, 1996, p. 1130. 18. TEIN, I. – Metabolic myopathies. *Semin. Pediatr. Neurol.* **3**:59, 1996. 19. VINCENT, A. et al. – Genes at the junction-candidates for congenital myasthenic syndromes. *Trends Neurosci.* **20**:15, 1997. 20. ZERRES, K.; WIRTH, B. & RUDNIK-SCHÖNEBORN, S. – Spinal muscular atrophy – clinical and genetic correlations. *Neuromusc. Disord.* **7**: 202, 1997.

4 Cefaléias na Infância e na Adolescência

JOSÉ LUIS DIAS GHERPELLI

A cefaléia é um sintoma freqüente na infância e na adolescência. Ela pode ocorrer na vigência de processos infecciosos, acompanhando doenças sistêmicas, ou como parte da sintomatologia de doenças agudas ou crônicas do sistema nervoso central (SNC). Quando ocorre de forma recorrente ou intensa, a cefaléia desencadeia preocupação, tanto para a família quanto para o médico. Freqüentemente, os pais procuram auxílio médico para a criança com cefaléia não apenas para obter o alívio da dor, mas a fim de excluir doença intracraniana.

Tanto as estruturas intracranianas quanto as extracranianas são sensíveis à dor. As estruturas extracranianas sensíveis à dor são: pele, tecido subcutâneo, músculos, membranas mucosas, dentes e alguns vasos sangüíneos maiores. As estruturas intracranianas sensíveis à dor são: seios venosos, veias de maior calibre e a dura-máter que as circunda, artérias durais e artérias do polígono de Willis. A sensibilidade dolorosa das estruturas intra e extracranianas, da face e da cabeça até a região do vértex, é mediada pelo nervo trigêmeo. Pequenas áreas são inervadas pelos pares cranianos VII, IX e X. A dor na região occipital do crânio é mediada pelos nervos occipitais superiores, com raízes originadas nos primeiros segmentos cervicais. O cérebro, o crânio, a maior parte da dura-máter, o epêndima e os plexos coróides são insensíveis à dor. Inflamação, irritação, deslocamento, tração, dilatação ou destruição de qualquer dessas estruturas sensíveis à dor determinará um fenômeno doloroso.

CLASSIFICAÇÃO

Clinicamente, é útil distinguir as cefaléias quanto ao seu aspecto temporal em formas agudas ou crônicas, recorrentes ou não, progressivas e não-progressivas. Uma cefaléia aguda é definida como um evento isolado sem história prévia de um evento semelhante. Se esse evento agudo ocorre associado com manifestações neurológicas, o diagnóstico deverá ser feito rapidamente. Dentre os diagnósticos diferenciais temos uma variedade de doenças que incluem infecções do SNC, hemorragias subaracnóideas, doenças sistêmicas e hipertensão arterial sistêmica. As formas agudas e recorrentes são aquelas cefaléias que ocorrem periodicamente, de forma semelhante, e que, na maioria dos casos, enquadram-se dentro dos critérios diagnósticos da enxaqueca. Cefaléias crônicas e progressivas caracterizam-se pela piora na freqüência e na intensidade com o passar do tempo. Geralmente, indicam quadro de hipertensão intracraniana, decorrente de processos expansivos intracranianos (tumores, abscessos), pseudotumor cerebral ou hidrocefalia. As formas crônicas, não-progressivas, são de ocorrência freqüente, intensidade moderada ou leve e não interferem com as atividades diárias da criança. Não são acompanhadas por manifestações neurológicas, podendo apresentar relação com distúrbios de natureza emocional (por exemplo, fobia escolar) ou estar associadas a fenômenos depressivos, ou ainda enquadrar-se dentro dos critérios diagnósticos da cefaléia tensional.

AVALIAÇÃO DO PACIENTE

A história é a chave para o diagnóstico correto da cefaléia na infância. A obtenção dos dados sobre as características e as qualidades do fenômeno álgico nem sempre é tarefa fácil, principalmente em crianças na idade pré-escolar. As informações obtidas por meio dos pais são essenciais; entretanto, a criança deverá poder expressar suas queixas livremente e, no caso de adolescentes sem a presença dos pais, a fim de que eventuais problemas emocionais possam ser colocados de forma mais aberta.

Respostas a questões específicas, como as mostradas no quadro 9.14, poderão contribuir para o diagnóstico. Questões adicionais, referentes a sintomas neurológicos específicos tais como ataxia, letargia, crises convulsivas, distúrbios visuais, alterações no comportamento, devem fazer parte integrante da história, além daquelas perguntas normalmente realizadas durante uma história pediátrica geral. Deve-se estar particularmente atento àquelas cefaléias que ocorrem sem história pregressa de cefaléia, mudança nas características de apresentação de cefaléia crônica, dor localizada em um único local, dores que despertam a criança durante a noite, ou associação com sintomas neurológicos específicos, pois freqüentemente essas características ocorrem nas cefaléias cuja etiologia é causa orgânica específica.

Quadro 9.14 – Questões que fazem parte da história clínica em crianças com cefaléia.

1. Existe um único tipo ou mais de um tipo de cefaléia?
2. Como se iniciaram as dores de cabeça?
3. Há quanto tempo elas estão presentes?
4. As dores estão piorando ou não?
5. Qual é sua freqüência?
6. Qual é sua duração?
7. As dores ocorrem sob uma circunstância ou época específica?
8. As dores são precedidas por algum sintoma específico?
9. Qual é a localização da dor?
10. Qual é a qualidade da dor?
11. Existe algum outro sintoma acompanhando a cefaléia?
12. Há necessidade de interromper as atividades durante a cefaléia?
13. Existem problemas médicos crônicos concomitantes?
14. Existe alguma medicação que alivie ou melhore a dor?
15. Existe alguma atividade que piore a dor?
16. Que condutas levam à melhora da dor?
17. Faz uso crônico de alguma medicação?
18. Alguém mais da família tem cefaléia?

O exame físico deverá excluir a possibilidade de doença sistêmica. Medidas da pressão arterial e da temperatura corpórea são uma rotina que deve ser respeitada em todos os casos. O exame da cabeça deve ser realizado a seguir, a fim de excluir a possibilidade de sinusopatia, traumatismo, doenças do couro cabeludo, odontológicas, osteoarticulares (articulação temporomandibular e da região cervical) e oftalmológicas.

O exame neurológico deve ser completo, a fim de excluir sinais neurológicos de localização, sinais de imitação meníngea e sinais de hipertensão intracraniana. A medida do perímetro cefálico e a realização do exame de fundo de olho são partes integrantes do exame.

Nessa fase, o diagnóstico diferencial das causas de cefaléia deverá ser considerado (Quadro 9.15). Exames complementares podem ser necessários naqueles casos nos quais a história, o exame físico e o neurológico apontem para uma etiologia específica que dependa de uma investigação complementar. Dos exames do âmbito neurológico, os mais importantes são o líquido cefalorraquidiano e os exames de neuroimagem. O exame do líquido cefalorraquidiano tem como principal objetivo excluir uma doença infecciosa, quer de natureza aguda, como no caso das meningites bacterianas, quer de natureza crônica, como no da neurocisticercose e das me-

Cefaléia aguda generalizada
 Infecção sistêmica
 Infecção do SNC
 Fatores tóxicos (chumbo, CO)
 Pós-crise convulsiva
 Distúrbio eletrolítico
 Hipertensão arterial
 Hipoglicemia
 Hipotensão liquórica (pós-punção lombar)
 Traumatismo cranioencefálico
 Embolia
 Trombose vascular
 Hemorragia subaracnóidea
 Doença do colágeno
Cefaléia aguda localizada
 Sinusopatia
 Otite
 Doença ocular (glaucoma)
 Distúrbio odontológico
 Traumatismo
 Neuralgia occipital
Cefaléia aguda recorrente
 Enxaqueca
 Cefaléia "agrupada"
 Cefaléia primária não-enxaquecosa
 Hemicrania paroxística crônica
Cefaléia crônica progressiva
 Tumor do SNC
 Pseudotumor cerebral
 Abscesso cerebral
 Hematoma subdural
 Hidrocefalia
Cefaléia crônica não-progressiva
 Cefaléia tensional
 Depressão
 Cefaléia pós-traumatismo cranioencefálico
 Psicogênica

ningites crônicas. Lembrar que ele está formalmente contra-indicado nos casos em que existam sinais e sintomas de hipertensão intracraniana crônica ou quando há edema de papila ao exame fundoscópico. A tomografia axial computadorizada e, mais modernamente, a ressonância magnética de crânio são exames indicados naqueles casos em que existam sintomas neurológicos específicos. O eletroencefalograma raramente é indicado nos casos de cefaléia, podendo apenas ser de valia naqueles casos em que existia uma história pregressa de crises epilépticas e, mesmo assim, para orientar quanto ao tratamento da epilepsia e não quanto ao da cefaléia propriamente dita. Em casos selecionados, há necessidade de uma avaliação mais detalhada dos aspectos psicoemocionais relacionados à sintomatologia álgica.

É difícil determinar a real incidência de cada um dos tipos de cefaléia, pois ela varia de acordo com a casuística. Casuísticas provenientes de consultório pediátrico apresentam perfil diagnóstico diferente daquelas originárias de ambiente hospitalar, ou de serviço especializado. Casuísticas provenientes de clínicas especializadas no tratamento de cefaléias mostram que a maioria das cefaléias crônicas recorrentes são devidas à enxaqueca, seguidas pela cefaléia de tensão episódica.

ENXAQUECA

A enxaqueca é a cefaléia recorrente mais freqüente na infância. Sua incidência varia de 2,5 a 4,5% em crianças pré-adolescentes em idade escolar, com distribuição praticamente igual entre os sexos,

com ligeiro predomínio no sexo masculino. Há aumento na incidência durante a adolescência e a idade de adulto jovem, com índices que variam de 10 a 25%, com nítido predomínio no sexo feminino.

Existem vários critérios diagnósticos para a enxaqueca na infância. Vahlquist definiu a enxaqueca como cefaléias recorrentes não-progressivas, com intervalo livre entre os episódios, e que apresentam pelo menos dois dos seguintes critérios:

1. Aura visual.
2. Náuseas
3. Dor unilateral.
4. História de enxaqueca nos pais ou nos irmãos.

Outro critério freqüentemente utilizado é o de Prensky e Sommer. Para o diagnóstico da enxaqueca, a criança deve apresentar uma cefaléia recorrente, acompanhada de pelo menos três dos seis critérios a seguir:

1. Dor abdominal recorrente (com ou sem cefaléia), náuseas ou vômitos (durante a cefaléia).
2. Hemicrania.
3. Qualidade pulsátil da dor.
4. Alívio completo ou substancial após breve período de repouso.
5. Aura que pode ser visual, sensorial ou motora.
6. História familiar de enxaqueca (pais, irmãos).

Os três sintomas mais comumente encontrados em crianças de tenra idade são os gastrintestinal, o alívio completo ou substancial após um período de repouso e a história familiar de enxaqueca.

A International Headache Society, em 1988, estabeleceu novos critérios para o diagnóstico da enxaqueca (Quadro 9.16), que são atualmente utilizados na maioria dos estudos clínicos sobre o assunto.

Quadro 9.16 – Critérios diagnósticos para a enxaqueca segundo a IHS (1988).

Enxaqueca sem aura
A) Pelo menos cinco episódios preenchendo de B a D
B) Cefaléia com duração de 4 a 72 horas (idade > 15 anos), ou de 2 a 48 horas (idade < 15 anos), não tratada ou tratada sem sucesso

C) Cefaléia com pelo menos duas das características abaixo:
  1. Localização unilateral
  2. Qualidade pulsátil
  3. Intensidade moderada ou intensa
  4. Agravada por atividade física rotineira (por exemplo, subir escadas)

D) Durante a cefaléia, pelo menos um dos seguintes:
  1. Náuseas e/ou vômitos
  2. Fotofobia e fonofobia

Enxaqueca com aura
A) Pelo menos dois episódios que preencham B

B) Pelo menos três das seguintes características:
  1. Um ou mais sintomas reversíveis de aura, indicando disfunção focal encefálica cortical e/ou de tronco cerebral
  2. Pelo menos um sintoma da aura se desenvolve gradualmente em um período superior a 4 minutos, ou dois ou mais sintomas que ocorrem em sucessão
  3. Nenhum sintoma da aura dura mais de 60 minutos. Se ocorre a presença de mais de um sintoma, a duração aceitável é proporcionalmente aumentada
  4. A cefaléia segue-se à aura com intervalo livre inferior a 60 minutos (pode também se iniciar antes ou simultaneamente com a aura)

Seshia e cols. estudaram a validade dos critérios da IHS em crianças enxaquecosas, de acordo com os critérios utilizados anteriormente, observando concordância completa no diagnóstico em aproximadamente dois terços dos casos. Quatro fatores, isolados ou combinados, foram responsáveis pelas discordâncias: a) impossibilidade de a criança ou de seu acompanhante definir o caráter da cefaléia; b) duração da cefaléia menor que o mínimo exigido pelos critérios da IHS (4 horas); c) baixa incidência de determinadas características da cefaléia; d) falta da inclusão de uma categoria ("enxaqueca e cefaléia de tensão") não reconhecida pela IHS. Winner e cols., em 1995, com base em observações clínicas em crianças enxaquecosas, propuseram uma modificação no tempo de duração dos episódios: em vez de 2 a 48 horas, para 30 minutos a 48 horas, tanto nas enxaquecas com quanto nas sem aura. Outros propuseram que o item duração fosse retirado, pois sua manutenção só aumenta o número de pacientes que não são classificados em nenhuma das formas apresentadas no quadro 9.17 (item 7 da classificação), mas que na prática são tratados como enxaqueca.

A moderna classificação das cefaléias primárias, idealizada em 1988, classifica as enxaquecas conforme o quadro 9.17.

Quadro 9.17 – Classificação das enxaquecas.

1. Enxaqueca sem aura
2. Enxaqueca com aura
2.1. com aura típica
2.2. com aura prolongada
2.3. forma hemiplégica familiar
2.4. basilar
2.5. aura sem cefaléia
2.6. com aura de início agudo
3. Enxaqueca oftalmoplégica
4. Enxaqueca retiniana
5. Síndromes periódicas da infância
5.1. vertigem paroxística benigna da infância
5.2. hemiplegia alternante da infância
6. Complicações da enxaqueca
6.1. *status migranosus*
6.2. infarto enxaquecoso
7. Distúrbio enxaquecoso que não preenche os critérios acima

A forma mais comum, na infância e na adolescência, é a da *enxaqueca sem aura*. Elas não apresentam uma aura definida precedendo a cefaléia. A dor tem localização preferencial nas regiões frontal e temporal, com caráter pulsátil. Uma porcentagem alta de crianças (70%) citam sintomas abdominais. A dor inicia-se gradualmente, em um período de 30 minutos a 2 horas, até atingir seu pico de intensidade. O repouso e, principalmente, um período de sono melhoram ou aliviam a dor. Nas crianças que apresentam vômitos, estes estão relacionados com a melhora da sintomatologia álgica. Analgésicos comuns também são eficazes na maioria dos casos. A freqüência é bastante variável de caso para caso, com variações ao longo do tempo em um mesmo caso; entretanto, a maioria deles não excede uma ou duas vezes por mês, intercalados por períodos de piora em que podem ocorrer uma ou mais crises por semana. A cefaléia pode ocorrer em qualquer período do dia e da noite, porém raramente durante a madrugada, a ponto de despertar a criança durante a noite.

A *enxaqueca com aura* é aquela em que a cefaléia é acompanhada por uma aura que, na maioria dos casos, é de natureza visual. Distúrbios dos campos visuais, na sua maioria de caráter hemianóptico, precedem a instalação da cefaléia e desaparecem após sua instalação. A dor que se segue é em geral hemicrania e freqüentemente acompanhada de vômitos, os quais ocorrem logo no início da sintomatologia álgica e que, muitas vezes, dificultam a medicação por via oral.

A *enxaqueca hemiplégica familiar* caracteriza-se por uma aura motora, acompanhada ou não por distúrbios sensitivos ou afasia, de caráter transitório, mas que pode persistir por horas ou dias mesmo após a melhora da cefaléia. O diagnóstico é feito pela história familiar.

A herança é autossômica dominante. Quando não há uma história familiar definida, a criança deve ser submetida a uma investigação neurológica específica.

A *forma basilar* é uma forma peculiar de enxaqueca caracterizada por sintomatologia rica e variada decorrente do comprometimento da região da artéria basilar. Os sintomas são secundários ao comprometimento das estruturas do tronco cerebral, cerebelo e córtex occipital. O quadro clínico caracteriza-se pela perda visual, disartria, ataxia, vertigem, confusão mental, sonolência e quadros sincopais, seguidos por cefaléia na região do vértex ou occipital. Não é incomum que essas crianças sejam atendidas em serviços de urgência com hipótese diagnóstica de intoxicação exógena, devido ao quadro clínico de confusão mental, o qual pode demorar desde vários minutos até algumas horas. Incide particularmente em crianças do sexo feminino por volta da adolescência. A grande maioria dos casos já apresentou ou desenvolverá no seguimento as formas mais comuns de enxaqueca. As alterações eletroencefalográficas são freqüentes durante ou logo após o episódio, entretanto não apresentam valor diagnóstico. Algumas crianças desenvolvem uma série de sintomas observados na aura enxaquecosa sem apresentarem a queixa álgica de cefaléia (item 2.5 da classificação, Quadro 9.17). O diagnóstico é difícil quando o médico não está familiarizado com os sintomas da aura enxaquecosa e, muitas vezes, só pode ser realizado retrospectivamente, depois de excluídas outras causas orgânicas.

A *forma oftalmoplégica* caracteriza-se pelo comprometimento do nervo oculomotor precedendo a instalação da cefaléia. O diagnóstico pode ser difícil se os sintomas ocorrem em crianças de tenra idade, já que há casos descritos no primeiro ano de vida. A paralisia pode ser completa, com ptose palpebral, midríase e estrabismo divergente, ou parcial, sendo a midríase por vezes o único sintoma. Às vezes, a resolução da paralisia pode demorar dias. Devem-se excluir outras causas antes de firmar-se o diagnóstico.

A *enxaqueca retiniana* caracteriza-se pelo comprometimento visual monocular transitório, acompanhado de cefaléia. O sintoma pode variar desde uma turvação da visão até uma amaurose que dura minutos, na sua maioria.

A *vertigem paroxística benigna da infância* é uma entidade clínica caracterizada por episódios de vertigem, palidez cutânea e vômitos, com duração de minutos, sem cefaléia. A maioria das crianças apresenta cefaléia entre os episódios ou desenvolverá enxaqueca no futuro. A presença de "cinetose" é comum em crianças enxaquecosas e é apontada por alguns autores como fator relacional entre a enxaqueca e os distúrbios labirínticos.

A *síndrome da hemiplegia alternante da infância* é, atualmente, classificada como uma forma de enxaqueca apesar de ser uma doença que apresenta um quadro clínico e uma gravidade bastante distintos das outras formas de enxaqueca. O início geralmente ocorre no primeiro ou segundo ano de vida, caracterizado pela instalação de hemiparesia, ora de um lado ora de outro, acompanhada de afasia, quadros distônicos, coreoatetóides e nistagmo, com duração de horas ou dias. A criança apresenta, na evolução a longo prazo, crises epilépticas e deficiência mental leve ou moderada. A investigação diagnóstica, por meio de exames complementares, não revela nenhuma etiologia específica. Recentemente, têm sido descritos casos de formas familiares da síndrome da hemiplegia alternante.

O *status migranosus* é uma condição caracterizada por cefaléia do tipo enxaquecosa que tem duração superior a 72 horas, sem remissão. É uma situação incomum na infância.

O *infarto enxaquecoso* caracteriza-se pela instalação de acidente vascular cerebral do tipo isquêmico durante uma crise de enxaqueca com aura. É uma entidade bastante rara e não há nenhum método diagnóstico ou dados de história que permitam prever quais são os pacientes que estão mais sujeitos a essa eventualidade. Ocorre em pacientes que apresentam encefalomitocondriopatias (MELAS).

TRATAMENTO

O tratamento das cefaléias, de forma geral, deve ser direcionado para a terapia etiológica, portanto nos ateremos ao tratamento da enxaqueca.

O tratamento da enxaqueca pode ser dividido em: 1. sintomático, ou seja, o tratamento da fase aguda ou álgica; e 2. profilático, no qual as drogas utilizadas têm como objetivo reduzir o número de crises.

Sintomático – os analgésicos comuns (ácido acetilsalicílico, dipirona, paracetamol) são os medicamentos mais utilizados no tratamento da fase aguda da enxaqueca na infância. A associação com drogas antieméticas é freqüentemente utilizada na prática clínica. Dentre as medicações chamadas específicas, os derivados da ergotamina são as drogas de escolha. Os triptanos, agonistas de receptores serotoninérgicos, são drogas novas cuja eficácia foi provada em adultos, porém ainda não existem estudos suficientes na faixa etária pediátrica.

Profilático – empregado naqueles casos em que o número de crises é maior do que uma vez por semana. Os betabloqueadores, como o propranolol, são medicamentos de primeira escolha, juntamente com as drogas bloqueadoras de canais de cálcio e as antiserotoninérgicas. Derivados anti-histamínicos, antiinflamatórios não-esteróides e drogas antidepressivas poderão ser utilizados a critério clínico.

É importante lembrar que, no tratamento medicamentoso da enxaqueca, o efeito placebo pode chegar a 50%. Portanto, a introdução de uma medicação antienxaquecosa deve ser precedida por um julgamento criterioso da sua real necessidade. Muitas vezes, a simples tranqüilização da família e do paciente de que a cefaléia não é devida a nenhuma doença intracraniana faz com que haja melhora espontânea dos sintomas.

BIBLIOGRAFIA

1. GALLAI, V. et al. – Applicability of the 1988 IHS criteria to headache patients under the age of 18 years attending 21 Italian headache clinics. *Headache* **35**:146, 1995. 2. GHERPELLI, J.L.D. et al. – Migraine in childhood and adolescense. A critical study of diagnostic criteria and influence of age on clinical findings. *Cephalalgia* **18**:333, 1998. 3. HÄMÄLÄINEN, M.L.; HOPPU, K. & SANTAVUORI, P.R. – Effect of age on the fulfillment of the IHS criteria for migraine at a headache clinic. *Cephalalgia* **15**:404, 1995. 4. Headache Classification Committee of the International Headache Society. Classification and diagnostic criteria for headache disorders, cranial neuralgias, and facial pain. *Cephalalgia* (Suppl. 7):1, 1988. 5. HOCKADAY, J.M. – Headaches in children. **In** Vinken, P.J.; Bruyn, G.W. & Klawans, H.L. eds. *Handbook of Clinical Neurology.* Amsterdam, Elsevier, 1986, p. 31. 6. LANCE, J.W. – The perception of headache. **In** Lance, J.W., ed. *Mechanism and Management of Headache.* 5th ed., Oxford, Butterwoth & Heinemann, 1993, p. 1. 7. OLESEN, J. – The classification and diagnosis of headache disorders. *Neurol. Clin.* **8**:793, 1990. 8. PRENSKY, A.L. & SOMMER, D. – Diagnosis and treatment of headache in children. *Neurology* **29**:506, 1979. 9. PRENSKY, A.L. – Migraine in children. **In** Blau, J.N., ed. *Migraine. Clinical, Therapeutic, Conceptual and Research Aspects.* London, Chapman & Hall, 1987, p. 31. 10. ROTHNER, A.D. – Headache. **In** Swaiman, K.F., ed. *Pediatric Neurology. Principles and practice.* 2nd ed., Saint Louis, Mosby, 1994, p. 219. 11. SESHIA, S.S. et al. – International Headache Society criteria and childhood headache. *Dev. Med. Child. Neurol.* **36**:419, 1994. 12. VAHLQUIST, B. – Migraine in children. *Int. Arch. Allergy.* **7**:348, 1955. 13. Winner, P. et al. – Classification of pediatric migraine: proposed revisions to the IHS criteria. *Headache* **35**:407, 1995.

Décima Parte

Oncologia

coordenadores

Vicente Odone Filho
Paulo T. Maluf Júnior

colaboradores

Alois Bianchi
Israel Bendit
José Moura Magalhães Gomes Filho
Lílian Maria Cristofani
Luiz Fernando Lopes
Márcia Datz Abadi
Marcos Tobias Machado
Maria Aparecida Zanichelli
Maria Tereza Assis de Almeida
Mário Flores Barba
Paulo T. Maluf Júnior
Telma Murias Santos Machado
Vicente Odone Filho

Diagnóstico do Câncer

ALOIS BIANCHI
JOSÉ MOURA MAGALHÃES GOMES FILHO
MÁRIO FLORES BARBA
VICENTE ODONE FILHO

As neoplasias malignas não são moléstias de incidência preferencial na infância, mas é fato inconteste que sua importância como causa de mortalidade pediátrica está em ascensão (Tabela 10.1), principalmente pela diminuição da incidência de outras causas (em especial doenças infecciosas) e, talvez, por um aumento de incidência absoluta de câncer em alguns países. Nos Estados Unidos, por exemplo, as neoplasias ocupam lugar de destaque entre as causas de mortalidade no período etário do 1º ao 14º ano de vida (Tabela 10.2), logo abaixo de mortes de origem acidental.

Tabela 10.1 – Proporção de óbitos (%) determinada por neoplasias nos Estados Unidos.

Idade em anos	1940	1950	1960	1965	1970
1-4	–	8,4	9,9	9,3	8,9
5-14	2,9	11,2	14,6	15,4	14,5

Tabela 10.2 – Causas de morte em crianças de 1 a 14 anos de idade nos Estados Unidos (1970).

Causas	Óbitos/100.000
Acidentes	22,9
Neoplasias malignas	6,4
Total	52,2

No Brasil, a mesma tendência se verifica, muito embora dados de registro de câncer, especialmente de base populacional, não sejam disponíveis nacionalmente (apenas em algumas regiões).

A mesma limitação de informações em nosso país é constatada quando da análise dos tipos de câncer incidentes e de suas apresentações. Todavia, mesmo sendo reconhecidas peculiaridades como as relativas aos linfomas não-Hodgkin (de histologia e estágio), a distribuição genérica parece acompanhar aquela dos países mais desenvolvidos (Fig. 10.1).

Discussões relativas à etiologia das doenças neoplásicas pediátricas envolvem, em especial, determinantes físicos e biológicos. A visão associada a uma doença crônica degenerativa, que predomina na análise dos cânceres de idade adulta, é, pediatricamente, substituída pela de doença de natureza genética. Um imenso impulso nesse estudo é propiciado pelos avanços recentes nas técnicas de biologia molecular que permitem, por exemplo, o reconhecimento de dois grandes grupos de determinantes gênicos: os *protoncogenes*, genes de função normal e que, em determinadas situações, por meio de diversos mecanismos de ativação, transformar-se-iam em *oncogenes*, com papel potencial do surgimento das neoplasias ou associados a algumas de suas características. A eles, somam-se os *genes supressores*, cujo processo de perda funcional, no qual os determinantes acima mencionados atuariam, associar-se-ia àquela ativação. São idéias e associações tentadoras, muito embora, cartesianamente, a demonstração de causa e efeito entre essas alterações e o surgimento das neoplasias dificilmente seja caracterizada. Um exemplo muito típico nesse sentido é fornecido pelos neuroblastomas, no qual verificamos o protoncogene *MYCN* ativado, por meio do mecanismo da amplificação, em associação à deleção 1p. É uma asso-

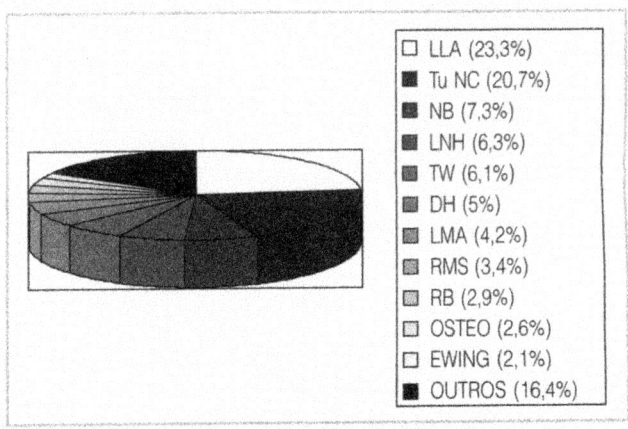

Figura 10.1 – Tipos de câncer incidentes em idade pediátrica. LLA = leucemia linfocítica aguda; Tu SNC = tumores primários de sistema nervoso central; NB = neuroblastoma; LNH = linfomas não-Hodgkin; TW = tumor de Wilms; DH = doença de Hodgkin; LMA = leucemia mielocítica aguda; RMS = rabdomiossarcoma; RB = retinoblastoma; OSTEO = osteossarcoma; EWING = sarcoma de Ewing (Gurney e cols.).

- LLA (23,3%)
- Tu NC (20,7%)
- NB (7,3%)
- LNH (6,3%)
- TW (6,1%)
- DH (5%)
- LMA (4,2%)
- RMS (3,4%)
- RB (2,9%)
- OSTEO (2,6%)
- EWING (2,1%)
- OUTROS (16,4%)

ciação reconhecida, de efeitos todavia somente inferidos. A importância das técnicas de biologia molecular faz-se sentir também na caracterização da assim chamada doença residual mínima. Por sua importância, ambas serão destacadas em capítulo específico e, em cada neoplasia, discutir-se-ão aspectos próprios de relevância.

DIAGNÓSTICO CLÍNICO

Em termos genéricos, as neoplasias malignas pediátricas são oligossintomáticas, os exames preventivos são de pouco valor e as provas laboratoriais, por vezes sensíveis e de extrema inespecificidade (é o caso da dosagem sérica de desidrogenase láctica), quase sempre são complementares à suposição clínica de diagnóstico, muitas sendo também úteis para o controle evolutivo. Assim, um exame físico negativo poderá ser positivo no dia seguinte, e quase sempre o será pelo aparecimento de uma massa tumoral (inclusive como achado radiológico ocasional). Disso pode resultar um atraso no diagnóstico, sendo importante haver, nos diagnósticos diferenciais de doenças oligossintomáticas, uma memorização dessa doença. Todavia, não se pode negar a agressividade neoplásica que, em algumas situações, mesmo com um diagnóstico precoce, não permite condutas terapêuticas satisfatórias.

Disso resulta que a anamnese (embora absolutamente necessária no que diz respeito ao início da doença, tempo de evolução, intercorrências, sintomatologia associada, exames e terapêutica realizados), na verdade, contrariamente aos conceitos fundamentais para o diagnóstico clínico, não revela grandes particularidades, visto não haver uma sintomatologia que possa ser considerada como absolutamente específica da enfermidade cancerosa na infância. Inúmeras vezes tumores avançados permanecem assintomáticos, sendo descobertos de modo acidental pelos familiares ou em visitas pediátricas rotineiras.

Com base na apresentação didática de Koop e Kaufman, podemos dividir os pacientes em três grandes grupos para orientação de diagnóstico:

Pacientes que se queixam diretamente do tumor – observação quase sempre feita pelos pais, sendo que o pediatra nunca deverá aguardar o desaparecimento de tumores visíveis ou palpáveis. Assim, qualquer massa tumoral não passível de suposição de diagnóstico deverá ser investigada e considerada como maligna até a realização da biopsia, exame fundamental para a sua caracterização. Devemos excluir dessa situação os gânglios linfáticos de crescimento rápido, sintomáticos e em localizações habitualmente associadas a infecções regionais (Fig. 10.2).

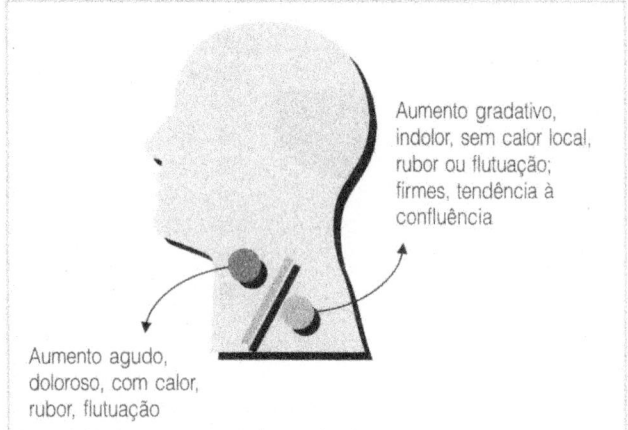

Aumento gradativo, indolor, sem calor local, rubor ou flutuação; firmes, tendência à confluência

Aumento agudo, doloroso, com calor, rubor, flutuação

Figura 10.2 – Diagnóstico diferencial das adenomegalias cervicais.

Pacientes cujos sinais e sintomas se devem diretamente ao tumor – a criança poderá apresentar dores secundárias a compressões de órgãos ou estruturas nervosas, paralisias por comprometimento neurológico (tumores cerebrais e neuroblastoma), dificuldades visuais ou amaurose (retinoblastoma), hematomas (comprometimento e infiltrações medulares como nas leucemias e tumores com disseminação medular), hematúria (tumor de Wilms), síndrome de Cushing e virilização (carcinoma de adrenal) etc. Nessas condições, o pediatra deverá iniciar a investigação de diagnóstico o mais rapidamente possível.

Pacientes cujos sintomas produzidos pelo tumor são inespecíficos especialmente em função da idade do paciente – constituem-se no maior grupo, devendo-se destacar que os sintomas, além de inespecíficos, são muitas vezes pouco expressivos. É nessa situação que o pediatra deverá considerar as neoplasias no seu diagnóstico diferencial, embora seja uma possibilidade desagradável. Por exemplo, "dores nas pernas" é queixa relativamente freqüente nos neuroblastomas e nas leucemias, e que muitas vezes são confundidas com febre reumática ou artrite reumatóide, ou mesmo "dores de crescimento". Nas duas primeiras hipóteses, não é infreqüente o uso de esteróides, que têm ação satisfatória mesmo quando usados isoladamente, mas que atrasa o diagnóstico verdadeiro: a informação correta somente será obtida em uma recidiva da moléstia, ou em sua progressão, tornando o prognóstico sombrio. Em revisão de crianças admitidas no Instituto da Criança do HC-FMUSP com diagnóstico de leucemia, na primeira metade dos anos 80, 7% delas haviam recebido algum tratamento para doenças de natureza reumatológica, incluindo esteróides. Esse grupo não apresentava características clínicas e laboratoriais que permitissem vislumbrar, de maneira quase automática, a possibilidade de leucemia. Pelas implicações graves em seu tratamento, recomenda-se que o uso de esteróides, em artrites ou artralgias de natureza não inquestionavel-

mente reconhecida, seja sempre precedido da realização de uma punção aspirativa de medula óssea, para a exclusão do diagnóstico de leucemia.

A febre, a anemia, o emagrecimento, a anorexia são também importantes nos neuroblastomas, nas leucemias, nos linfomas de tipo Hodgkin e não-Hodgkin.

Suspeitando-se de tumor, haverá muitos problemas emocionais desde o início, quer para os familiares, quer para o paciente e para o próprio pediatra, cabendo a este utilizar todos os seus sentidos para equilibrar a situação. Antes de qualquer conduta, deverá realizar exame clínico o mais completo possível, dentro de princípios clássicos pediátricos, captando todos os sinais e dados existentes. Entretanto, limitará ao máximo medidas traumatizantes, fazendo com que poucas pessoas sejam envolvidas na manipulação da criança e evitando exposições exageradas. É vital que as questões colocadas devam sempre ser respondidas com respeito e propriedade, atentando-se à idade do interlocutor.

Em resumo, na maioria das apresentações o câncer pediátrico simula situações pediátricas corriqueiras, e o desconhecimento dessa possibilidade implicará principalmente atrasos desnecessários e deletérios ao tratamento. No quadro 10.1 apresentamos alguns sinais e sintomas comuns a doenças pediátricas benignas e malignas, e na figura 10.3 mostramos, na comparação entre duas séries de crianças portadoras de retinoblastoma, nos Estados Unidos e no Brasil (Instituto da Criança do HC-FMUSP), como a demora no diagnóstico pode acarretar profunda alteração no modo de apresentação de uma moléstia que, se em situação limitada oferece chances de cura substanciais, tem resultados desapontadores quando ocorre de maneira disseminada.

Quadro 10.1 – Diagnóstico diferencial entre doenças benignas e malignas.

Sinais e sintomas	Doenças benignas	Câncer
Cefaléia e vômitos matutinos	Enxaqueca, sinusite	Tumores de sistema nervoso central
Linfadenopatia	Infecções	Linfomas
Dores ósseas	Infecções, traumatismos, "dores do crescimento"	Leucemias, neuroblastoma, tumores ósseos
Massa abdominal	Obstipação, cistos renais	Tumor de Wilms, neuroblastoma
Massa mediastinal	Infecções, cistos	Linfomas
Citopenias	Infecções	Leucemias
Sangramentos	Coagulopatias	Leucemias

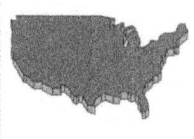

- 80 unilaterais (60%), 54 bilaterais (40%)
- 109/126 (86%) sem envolvimento de nervo óptico
- 17/126 (14%) com envolvimento de nervo óptico
- 7/125 (6%) com doença disseminada inicial
- 3/115 (3%) com invasão inicial de SNC
  (Pratt, C.B et al: J. Clin. Oncol., 7:140, 89)

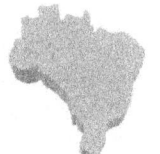

- 37 unilaterais (57%), 28 bilaterais (43%)
- 28/57 (49%) sem envolvimento de nervo óptico
- 29/57 (51%) com envolvimento de nervo óptico
- 8/65 (12%) com doença disseminada inicial
- 6/65 (9%) com invasão inicial de SNC

Figura 10.3 – Retinoblastoma, apresentações diferenciadas conforme a precocidade do diagnóstico.

Cabe lembrar que, com o desenvolvimento dos Programas Cooperativos em Oncologia Pediátrica, implantados a partir do início da década de 80, e que congregam a maioria dos que se dedicam a essa área em nosso país, houve um considerável aprimoramento no diagnóstico precoce do câncer pediátrico mercê, principalmente, da difusão ampla de conhecimentos e da progressiva reversão da idéia fatalista com relação ao câncer infantil que dominava os profissionais de saúde brasileiros. Além dos resultados científicos expressivos, foi essa, sem dúvida, a maior contribuição prestada pelo trabalho cooperativo em câncer infantil a toda nossa sociedade.

Nos capítulos específicos de cada moléstia continuaremos a discutir aspectos relacionados a sua apresentação e diagnóstico. Embora o mesmo se aplique ao diagnóstico por imagens, seus fundamentos, de importância básica no manuseio oncológico, serão, a seguir, discutidos.

DIAGNÓSTICO POR MEIO DAS IMAGENS

O estudo das neoplasias por meio das imagens tem, em Pediatria, um importante papel no diagnóstico, avaliação e tratamento de muitas doenças; todavia, deve-se considerar que os efeitos das radiações ionizantes, embora de pequenos riscos, são reais e têm poder acumulativo. Os principais efeitos colaterais dos exames radiológicos incluem: 1. aqueles decorrentes da irradiação por si própria, que podem determinar alterações genéticas, hematológicas, carcinogênicas, formação de catarata e alterações cutâneas, entre outras; 2. aqueles provocados especificamente pelo uso de contrastes, como reações alérgicas.

Sendo assim, deve sempre ser respeitada a dose de irradiação permissível e realizá-la em função de indicações precisas, jamais de modo aleatório.

Dentro do objetivo tão insistentemente almejado de utilizarmos métodos de diagnóstico mais precisos e menos invasivos, foram desenvolvidos e aperfeiçoados, em especial na última década, recursos de ultra-sonografia, tomografia computadorizada e, mais recentemente, a ressonância magnética (RM).

A ultra-sonografia, especialmente útil na avaliação da arquitetura interna de uma massa tumoral abdominal ou pélvica, é de ampla aceitação, tanto pelos pacientes quanto pelos médicos, por ser um método não-invasivo, indolor e independente de radiações ionizantes. É, dessa forma, particularmente útil em crianças.

A tomografia computadorizada utiliza os raios X em doses menores: as imagens são formadas através de um computador, oferecendo aproximadamente 98% de exatidão na detecção das lesões, permitindo sua avaliação precisa, quer quanto à localização, quer quanto a muitas de suas características intrínsecas. Por ser mais sensível a diferenças de contraste (densidade tecidual), permite, por exemplo, reconhecer calcificações em concentração inferior às evidenciadas por radiografias simples.

A RM permite diferenciar formas moleculares diversas do mesmo elemento (fundamentalmente o hidrogênio), na presença de campos magnéticos de alta intensidade. Suas imagens, de altíssima resolução, são particularmente úteis para o estudo do sistema nervoso central, sendo, com relação à medula espinhal, o paradigma de avaliação imagenológica.

Na tabela 10.3 apresentamos o valor comparativo dos recursos de imagem, discriminados conforme a região de análise.

Tabela 10.3 – Valor comparativo dos recursos de imagem (modificado de Parker, 1997).

Região	Radiografia simples	Isótopos	US	TC	RM
Tumores intracranianos					
S	1	3	0	5	5
C	1	2	2	4	4
Tumores intra-espinhais					
S	1	0	0	4	5
C	1	2	2	4	4
Tórax					
S	3	0	0	4	3-4
C	1	2	2	4	5
Abdome					
S	2	4*	4	5	4
C	1	2	2	4	5
Esqueleto					
S	4	5	0	5	4
C	1	2	2	3	5

S = sensibilidade; C = custo.

* Fígado e baço.

BIBLIOGRAFIA

1. BRITTO, J.L.B.C. et al. – Clinical utility of serum lactic dehydrogenase levels in childhood malignancies. Proceedings: XXVIII Annual Meeting of the American Society of Clinical Oncology, San Diego, USA, 373, 1992. 2. EVANS, A.E.; D'ANGIO, G. & KOOP, C.E. – Childhood cancer: basic considerations in diagnosis and treatment. Pediatr. Clin. North Am. 23:3, 1976. 3. GURNEY, J.G. et al. – Incidence of cancer in children in the United States. Sex-, race-, and 1-year age-specific rates by histologic type. Cancer, 75:2186, 1995. 4. LAND, H.; PARADA, L.F. & WEINBERG, R.A. – Cellular oncogenes and multistep carcinogenesis. Science, 222:771, 1983. 5. MILLER, R.W. – Childhood cancer epidemiology: two international activities. Natl. Cancer Inst. Monogr., 40:71, 1974. 6. PARKER, B.R. – Imaging studies in the diagnosis of pediatric malignancies. In Pizzo, P. & Poplack, D. Principles and Practice of Pediatric Oncology. 3rd ed., Philadelphia, Lippincott, 1997, p. 187. 7. PEIXOTO, V. et al. – Crianças com LLA inapropriadamente tratadas por artrite ao diagnóstico. Tema-livre apresentado no II Congresso Brasileiro de Reumatologia, São Paulo, SDP, 1987.

| 2 | **Biologia Molecular** |

ISRAEL BENDIT

Nos últimos anos tem havido um aumento na percepção de que o aparecimento de uma neoplasia envolve mudanças no material genético durante a formação tumoral. Existem evidências indicando que determinadas neoplasias apresentam anormalidades cromossômicas numéricas e estruturais, assim como os mecanismos envolvidos na carcinogênese estariam vinculados à ativação de certos oncogenes ou à perda funcional de antioncogenes.

O avanço dramático na biologia celular e na tecnologia do DNA recombinante nos últimos anos foi de importância notória para o entendimento das alterações biológicas que ocorrem no desenvolvimento de organismos multicelulares. A regulação do crescimento, diferenciação, invasão tecidual e migração celular estão atualmente sob intensa investigação, assim como os fatores ambientais que possam contribuir com o desenvolvimento de processos malignos.

Assim, hoje em dia é possível identificar os agentes químicos e biológicos que influem na transformação das células normais em malignas e catalogar todas as alterações moleculares que ocorrem durante esse processo, desvendando inclusive as bases bioquímicas da transformação maligna.

ASPECTOS GENÉTICOS

A compreensão da aplicabilidade das técnicas de biologia molecular na oncologia clínica requer certa familiaridade com essa disciplina e seus procedimentos experimentais. A bioquímica dos ácidos nucléicos baseia-se no conhecimento da estrutura primária da molécula de DNA. O DNA é uma molécula que apresenta duas fitas cujo pareamento ocorre entre as bases pirimidínicas (citosina e timina) e as bases purínicas (adenina e guanina). Esse pareamento de bases se faz por meio das pontes de hidrogênio onde as bases nitrogenadas adenina e timina formam um par através de duas pontes de hidrogênio, assim como a guanina e a citosina formam um par através de três pontes de hidrogênio. O fenômeno químico descrito constitui um dos conceitos fundamentais da estrutura do DNA, na qual o conteúdo de guanina de um dado fragmento de DNA sempre será igual ao conteúdo de citosina do mesmo fragmento; da mesma forma sempre os conteúdos de adenina e timina serão também iguais.

O pareamento das bases nitrogenadas e as interações hidrofóbicas mantêm as duas fitas de DNA sempre atadas. Essas interações podem ser reduzidas pela ação de agentes físicos (elevação da temperatura) e/ou químicos (NaOH ou soluções hipotônicas). O emprego desses agentes ao DNA resultará na separação das fitas, também denominada de desnaturação, em que ocorre a quebra das pontes de hidrogênio. As leis do pareamento das bases predizem que duas fitas complementares de DNA se unem exatamente base a base quando os agentes são retirados lentamente até que seja atingida a condição normal. Essa associação fiel entre os nucleotídeos das fitas opostas confere ao DNA a capacidade de replicar e, assim, representa a base bioquímica das técnicas do DNA recombinante.

Várias são as técnicas que utilizam o conceito descrito acima, mas para o intuito deste capítulo iremos nos ater à técnica denominada de *reação da polimerase em cadeia* (*PCR*). Tal técnica trouxe grande avanço na bioquímica dos ácidos nucléicos, permitindo que pequenas quantidades de DNA pudessem ser detectadas na ordem de uma célula cancerosa em cada 10^6 células normais e, portanto, sendo de importância capital na detecção de doença residual mínima.

A técnica de PCR apresenta três fases. O DNA é aquecido a uma temperatura elevada, ao redor de 94°C, resultando na quebra das pontes de hidrogênio e, assim, levando à separação de suas fitas simples. Dois oligonucleotídeos sintéticos ("primers" ou *iniciadores*) que flanqueiam a região a ser amplificada são adicionados à reação e a temperatura é reduzida para que ocorra a associação, através das pontes de hidrogênio, desses iniciadores com a seqüência correspondente localizada na fita oposta do DNA-padrão; esse processo é denominado anelação ou "annelling". Nessa mesma reação, é adicionada uma enzima denominada DNA polimerase, que tem a *capacidade de sintetizar* a fita complementar de DNA a partir de cada oligonucleotídeo iniciador. Ao término de cada ciclo de amplificação ocorre a dobra do número de moléculas de DNA produzindo acúmulo exponencial da seqüência-alvo do DNA. Recentemente, essa técnica vem sendo empregada também na *amplificação* de seqüências de RNA após a geração de cópias de DNA complementar (*DNAc*) com a utilização da enzima transcriptase reversa.

CÂNCER:
Fenômeno clonal e sua importância na detecção da doença residual mínima

O aparecimento do câncer pode ser tanto de um evento em uma única célula precursora quanto derivado de inúmeros eventos em uma população de células suscetíveis. A primeira hipótese condiz com a origem unicelular ou também conhecida como monoclonal ou clonal. Na segunda, várias células seriam responsáveis simultaneamente pelo aparecimento multicelular do tumor, hipótese conhecida como policlonal. Estudos demonstraram que os tumores na sua grande maioria apresentam origem monoclonal.

Por meio do conhecimento da clonalidade tumoral, da identificação de anomalias genéticas, como as translocações cromossômicas, dos rearranjos tanto de imunoglobulinas como os de receptores de células T, e do desenvolvimento de novas técnicas laboratoriais, permitiu-se ao médico ter hoje uma nova visão da biologia tumoral e, assim sendo, melhorar a perspectiva de cura pela detecção precoce da doença e/ou emprego de novas drogas antineoplásicas.

O presente capítulo tem como objetivo abordar a importância prática da biologia molecular, na clínica médica, pela detecção de doença residual mínima em neoplasias freqüentes que acometem o paciente pediátrico.

Técnicas modernas de imagem permitem ao médico a detecção de lesões malignas na ordem de 10^9 células, o que equivale a 1g de massa tumoral. Por outro lado, métodos moleculares têm, como mencionado, a capacidade de detectar uma célula tumoral entre 10^5 e 10^7 células normais na medula óssea, sangue periférico ou nódulos linfáticos. Portanto, essa habilidade de detecção faz com que a prevalência de células tumorais disseminadas seja maior do que antes imaginado e, conseqüentemente, leva-nos à questão se realmente a doença é localizada ao diagnóstico como sugerido pelas técnicas convencionais.

A presença de células tumorais na medula óssea não implica necessariamente que venha ocorrer invasão tumoral nesse local. Esse fenômeno ocorre em 40% dos tumores sólidos e, provavelmente, possa ser devido ao microambiente medular não ser propício à célula neoplásica. Por outro lado, a presença de doença residual mínima na medula óssea pode ser considerada como um indicador da carga tumoral sistêmica ou um marcador da capacidade de disseminação tumoral. Quando já existe a invasão medular, a célula neoplásica já passou por todos os processos biológicos da metástase, isto é, perda do contato entre as células, degradação da matriz celular, invasão dos vasos sangüíneos, transporte pelo sangue, extravasamento e finalmente crescimento tumoral a distância. Além do mais, a presença de metástase na medula óssea tem sido observada somente em pacientes com células tumorais disseminadas, indicando assim que essas células possam anteceder o aparecimento da metástase. Portanto, a detecção de células tumorais disseminadas na medula óssea ao diagnóstico ou durante o acompanhamento clínico-laboratorial do paciente oncológico tem sido associada ao aumento do risco de recaída sistêmica e à diminuição da taxa de sobrevida total desses pacientes. Estudos demonstraram que esse fenômeno pode ser considerado como fator prognóstico independente.

O estudo da doença residual mínima na oncologia não tem como objetivo único a sua relevância no prognóstico da doença, mas sim na caracterização biológica das células tumorais disseminadas, com a melhor compreensão da patogênese do câncer, dos mecanismos envolvidos no processo metastático e da imunologia do tumor. Ademais, a monitorização da doença residual mínima poderá constituir-se em um forte aliado no emprego de novas modalidades terapêuticas. Finalmente, a detecção da doença residual mínima poderá ser considerada como mais um critério na estratificação de certos pacientes pertencentes ao mesmo grupo por meio da análise de fatores prognósticos convencionais, permitindo, assim, a distribuição aleatória em grupos mais homogêneos, *em futuros ensaios clínicos.*

MÉTODOS DE DETECÇÃO DA DOENÇA RESIDUAL MÍNIMA

A detecção da doença residual mínima (DRM) pode ser feita com o emprego de técnicas como a citogenética convencional, que tem a capacidade de detecção em níveis de uma célula anormal em 100 células normais. Essa técnica, entretanto, pode ser aplicada somente nas doenças que já apresentam uma determinada anormalidade cromossômica ao diagnóstico, podendo assim servir como marcador para o acompanhamento futuro desses pacientes. Alguns exemplos desses marcadores são: o cromossomo Ph (Filadélfia) na leucemia mielóide crônica, a translocação t(8;21), inv 16 e t(15;17), na leucemia mielóide aguda, mielomonocítica e promielocítica, respectivamente, e outros menos freqüentes. Apesar de sua baixa sensibilidade, a citogenética apresenta outras limitações, como a necessidade de um número razoável de células em divisão, para que possamos analisar ao redor de 25 metáfases.

Recentemente, a citogenética ganhou um forte aliado para a detecção de anomalias cromossômicas, a hibridização *in situ* com fluorescência (FISH). O emprego dessa técnica possibilita a análise de maior número de metáfases e/ou a detecção de anormalidades em células que não estão em divisão celular (interfase) por meio do emprego de sondas de DNA que reconhecem seqüências específicas no cromossomo. Quando comparado à citogenética convencional, o FISH apresenta sensibilidade 10 vezes superior. Atualmente, em nosso serviço, o emprego da técnica do FISH utiliza sondas para os cromossomos X e Y em pacientes que foram submetidos ao transplante de medula alogênico com o objetivo de identificar a presença de quimera quando o doador e o receptor forem de sexo oposto. Outras sondas, como para a t(15;17) e t(9;22), são utilizadas em pacientes com leucemia promielocítica e mielóide crônica, respectivamente, com o escopo de detectarmos a presença de doença residual mínima durante ou após o término do tratamento.

Outras técnicas utilizadas na detecção de DRM empregam o estudo do DNA e RNA extraído de células originárias de diversos tecidos (sangue periférico, aspirado de medula e biopsia de tecido). No estudo do DNA, são empregadas duas técnicas para a detecção de DRM. A primeira, mais antiga, denominada "southern blotting", utiliza sondas de DNA que têm a capacidade de identificar alterações no comprimento dos fragmentos de DNA após digestão com endonucleases (enzimas que reconhecem seqüências específicas no DNA). A utilização dessa técnica tem a capacidade de detectar uma alteração, isto é, rearranjo das regiões V (variável), D (diversa), C (constante) e J (ligação) dos genes das imunoglobulinas e dos receptores de células T que estão associados às neoplasias hematopoéticas. No entanto, a técnica de "southern blotting" apresenta um inconveniente, que é a necessidade da utilização de material radioativo para a detecção do fragmento de DNA alterado. Por outro lado, os testes que utilizam a técnica de PCR podem identificar no DNA os mesmos rearranjos de imunoglobulinas ou de células T, como descrito anteriormente, com a sensibilidade de detecção de uma célula anormal em 10^5 a 10^6 células normais. A essa técnica damos o nome de DNA-PCR.

Quando o objetivo do estudo é identificar a presença de genes fusionais decorrentes da troca de material genético entre cromossomos, como ocorre na t(9;22) nas leucemias linfoblástica aguda e mielóide crônica, t(8;21), t(15;17) e inv16 nas leucemias mielóides agudas do tipo M2, M3 e M4, respectivamente, ou as translocações t(11;22) e t(21;22) no sarcoma de Ewing, a t(2;13) no rabdomiossarcoma alveolar e a t(X;18) no sarcoma sinovial, a técnica empregada é o RT-PCR, na qual é utilizada a enzima transcriptase reversa, que possibilita a síntese da molécula de DNA a partir do molde de RNA. A sensibilidade desse teste apresenta uma variabilidade de detecção de uma célula anormal em 10^3 a 10^6 células normais.

SIGNIFICADO CLÍNICO DA DOENÇA RESIDUAL MÍNIMA

A detecção de DRM em pacientes com doenças onco-hematológicas submetidos a diferentes tipos de tratamentos tem sugerido que eles poderiam apresentar prognóstico mais reservado quando comparado àqueles sem DRM. A utilização de metodologias menos sensíveis, como a citogenética convencional ou até mesmo a técnica de "southern blot", apresenta valor preditivo mais alto quando positivo, isto é, o risco de desenvolver a doença é maior quando o teste for positivo, sendo baixo com resultados negativos. Por outro lado, técnicas que utilizam a PCR apresentam alta sensibilidade de detectar a presença de células anormais, mas esse achado nem sempre condiz com a possibilidade de recaída da doença, até por não permitir discernir a própria viabilidade celular. Um exemplo é a detecção da t(8;21) ou inv16 em portadores de leucemia mielocítica aguda que estão em remissão clínica e citogenética há mais de 60 meses pós-término do tratamento. Outro exemplo é a presença do transcrito bcr-abl em pacientes com diagnóstico inicial de leucemia mielóide crônica com mais de 10 anos do transplante de medula óssea alogênico. Portanto, para esses casos, nos quais a detecção qualitativa da anormalidade genética não apresenta informação adequada, o emprego de metodologias mais sofisticadas e de alto custo como a PCR de tempo real teria a capacidade de medir a quantidade de transcrito existente em cada amostra em diferentes tempos ao longo do acompanhamento clínico desses pacientes. Em outras palavras, o aumento do número de cópias do transcrito em estudo por essa técnica tem a capacidade de predizer que está havendo maior número de células neoplásicas presentes entre uma amostra e outra. Entretanto, a presença da t(15;17) por meio de técnicas moleculares durante o acompanhamento de rotina dos pacientes com leucemia promielocítica após um período superior a seis meses pós-término do tratamento tem o augúrio da recaída molecular e clínica da doença.

Nos tumores sólidos, as alterações genéticas detectáveis pela técnica de RT-PCR são valorizadas, visto que elas são características do tumor e mesmo com a utilização de técnicas com alta sensibilidade não as encontraremos em tecido normal. Um exemplo é a presença virtualmente patognomônica da t(11;22) no sarcoma de Ewing. Estudos independentes demonstraram que a presença dessa translocação apresenta 100% de especificidade e 100% de sensibilidade para o sarcoma de Ewing, apesar de que somente 85% dos pacientes com sarcoma de Ewing possam apresentar tal translocação. Por outro lado, tumores como o neuroblastoma que apresentam alguns marcadores específicos, dentre eles a tirosina hidroxilase sendo a mais comum, apresentam sensibilidade ao redor de 80% e especificidade que pode variar entre 40 e 80%, constituindo-se assim em um marcador pouco específico para a detecção da DRM em pacientes portadores de neuroblastoma. A presença da amplificação do oncogene MYCN em um subgrupo de crianças com neuroblastoma não permite que possamos utilizar esse achado como marcador de DRM. Isso se deve à baixa especificidade do teste, visto que células normais apresentam pelo menos uma cópia desse oncogene, presente no cromossomo 2.

Em conclusão, a habilidade de identificar alterações genéticas, como os rearranjos gênicos presentes nas leucemias ou as translocações cromossômicas tanto nas leucemias como em alguns tumores sólidos, permite a detecção da DRM de forma requintada e com primorosa sensibilidade. Entretanto, se o fato de que o encontro dessa recaída molecular permitirá predizer em um futuro próximo ou distante que haverá recaída clínica ainda é algo dependente de fatores, como o tipo de neoplasia, da anomalia genética envolvida e, finalmente, de quando, em relação ao tratamento, essa alteração foi encontrada. Assim sendo, serão necessários inúmeros estudos prospectivos com a utilização de diferentes protocolos de tratamento e maior tempo de observação para tais conclusões.

BIBLIOGRAFIA

1. ADAMS, V. et al. – Detection of t(11;22)(q34;q12) translocation breakpoint in paraffin-embedded tissue of the Ewing´s sarcoma family by nested reverse transcription-polymerase chain reaction. *Diagn. Mol. Pathol.* **5**:107, 1996. 2. BENTZ, M. et al. – Detection of chimeric *BCR-ABL* genes on bone marrow samples and blood smears in chronic myeloid and acute lymphoblastic leukemia by *in situ* hybridization. *Blood* **83**:1922, 1994. 3. DOWNING, J.R. et al. – Multiplex RT-PCR assay for the differential diagnosis of alveolar rhabdomyosarcoma and Ewing´s sarcoma. *Am. J. Pathol.* **146**:626, 1995. 4. FUKUTANI, H. et al. – Prognostic significance of the RT-PCR assay of PML-RARA transcripts in acute promyelocytic leukemia. *Leukemia* **9**:588, 1995. 5. HIRSCH-GINSBERG, C. – Detection of minimal residual disease: relevance for diagnosis and treatment of human malignancies. *Ann. Rev. Med.* **49**:111, 1998. 6. HUDDART, S.N. et al. – MYCN amplification by differential PCR. *Pediatr. Hematol. Oncol.* **10**:31, 1993. 7. KUSHNER, B.H. et al. – Clinically critical impact of molecular genetic studies in pediatric solid tumors. *Med. Pediatr. Oncol.* **33**:530, 1999. 8. LION, T. – Minimal residual disease. *Curr. Opin. Hematol.* **6**:406, 1999. 9. MENSINK,

E. et al. – Quantitation of minimal residual disease in Philadelphia chromosome positive chronic myeloid lukaemia patients using real-time quantitative RT-PCR. *Br. J. Haematol.* **102**:768. 10. MIYAMOTO, T. et al. – Persistence of multipotent progenitors expressing AML1/ETO transcripts in long term remission patients with t(8;21) acute myelogenous leukemia. *Blood* **87**:4789, 1996. 11. MULLIS, K.B. & FALOONA, F.A. – Specific synthesis of DNA *in vitro* via polymerase catalysed chain reaction. *Methods Enzymol.* **1155**:335, 1987. 12. POTTER, M.N. – The detection of minimal residual disease in acute lymphoblastic leukemia. *Blood Ver.* **6**:68, 1992. 13. Roberts, R. – Restriction and modification enzymes and their recognition site. *Nucl. Acids Res.* **10**:117, 1982. 14. SOUTHERN, E.M. – Detection of specific sequences among DNA fragments separated by gel electrophoresis. *J. Mol. Biol.* **98**:503, 1975. 15. VAN DONGEN, J.J.M. et al. – Detection of minimal residual disease in acute leukemia by immunological marker analysis and polymerase chain reaction. *Leukemia* **6**:47059, 1992. 16. ZHAO, L. et al. Detection of residual leukemia cells in patients with acute promyelocitic leukemia by the fluorescence *in situ* hybridization methods: potential for predicting relapse. *Blood* **85**:495, 1995.

3	Bases do Tratamento Oncológico

VICENTE ODONE FILHO

Poucas áreas da medicina ou, sem exagero, poucas áreas do conhecimento humano evoluíram tanto, em tão curto espaço de tempo, como a Pediatria Oncológica. Ilustremos esse conceito com dados do próprio Instituto da Criança do HC-FMUSP, relativos às leucemias linfocíticas agudas (LLA), forma mais comum de câncer pediátrico, por meio de seus resultados históricos e atuais (Fig. 10.4).

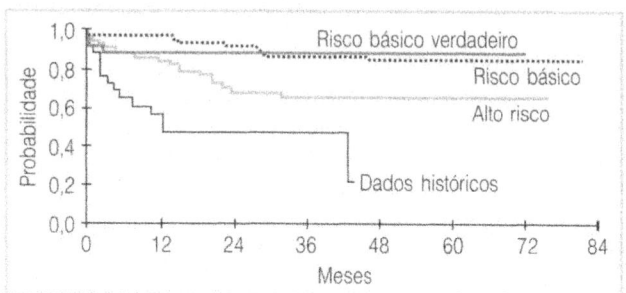

Figura 10.4 – Comparação dos resultados de sobrevida livre de eventos em crianças portadoras de LLA tratadas no Instituto da Criança do HC-FMUSP: grupo histórico e de 1999, neste discriminados por estados de risco (protocolo LLA-PROOP-90). (Fonte: Tese de Livre-Docência – Prof. Gabriel Wolf Oselka – apresentada ao Departamento de Pediatria da FMUSP, 1978).

Considerando-se as três grandes armas clássicas para o tratamento oncológico, aqui apresentadas conforme sua introdução no armamento terapêutico contra o câncer, a **cirurgia**, a **radioterapia** e a **quimioterapia**, verificaremos que essa progressão acentuada ocorreu em especial a partir do início da moderna era de tratamento quimioterápico. As intervenções cirúrgicas e radioterápicas posicionam-se, atualmente, muito mais no sentido de diagnóstico preciso e controle local de moléstia, e muito menos para o tratamento verdadeiramente curativo de doenças, as quais, em geral, apresentam natureza disseminada. Nos capítulos destinados a cada moléstia oncológica especificaremos os comentários relativos à participação efetiva desses recursos.

Com relação aos agentes quimioterápicos, base de todo esse sucesso, é importante que sejam analisados no contexto de seu efeito potencialmente curativo e de sua expressiva toxicidade. Do equilíbrio entre essas ações resultará o sucesso de toda a intervenção realizada. No quadro 10.2 destacamos os principais agentes quimioterápicos, discriminados conforme seus grupos farmacológicos, destacando sua colateralidade.

Os transplantes de medula óssea, cujo emprego apresentou notável incremento a partir da segunda metade da década de 70 e, especialmente, do início dos anos 80, representavam, inicialmente, uma tentativa exclusiva de maximizar o tratamento quimioterápico oferecido pela exposição a doses elevadíssimas de drogas antineoplásicas, as quais seriam incompatíveis com a vida caso não houvesse a possibilidade de resgate da produção hematológica do indivíduo, com as infusões de células-tronco, obtidas de doadores HLA-relacionados (transplantes alogênicos) ou do próprio paciente (transplantes autólogos). A indicação de um ou de outro tipo encontra-se intimamente ligada à doença de base. Assim sendo, é fácil entender o porquê de os tumores sólidos, que, em geral, comprometem o território medular secundariamente, terem sido, ao longo do tempo, objeto preferencial do emprego de transplantes autólogos, enquanto as leucemias, de tipo agudo e mielocítico crônico, foram particularmente beneficiadas com os transplantes alogênicos. As principais diferenças entre os transplantes autólogos e alogênicos estão descritas no quadro 10.3.

A compreensão da existência de mecanismos de destruição neoplásica imunomediados nos transplantes alogênicos de medula óssea e que podem ser, em doenças como a leucemia mielocítica crônica, mais importantes que os efeitos da megaquimioterapia em si explica o desenvolvimento de técnicas que visam a explorar de modo virtualmente exclusivo esse fenômeno, sem o emprego de combinações mieloablativas, diminuindo a toxicidade do procedimento e permitindo seu emprego até em situações clínicas tão graves que, de outra forma, não seriam passíveis do uso de nenhum recurso convencional de transplante ("minitransplantes").

Quadro 10.2 – Principais agentes quimioterápicos de uso pediátrico*.

Drogas	Uso**	Algumas informações sobre preparo e estabilidade pós-preparo; principais efeitos colaterais
Actinomicina-D (ANTIB)	IV	M; N/V; A; mucosite; hepatotoxicidade; vesicante
Adriamicina (ANTIB)	IV	M; N/V; A; mucosite; diarréia; toxicidade cardíaca – aguda e crônica (minimização: administração em períodos prolongados e uso de CARDIO); vesicante; evitar uso concomitante de radioterapia; alteração transitória da cor da urina (avermelhada)
Arabinosil-citosina (ANTIMET)	IV SC IT	M; N/V; A; mucosite (manifestação particularmente grave: tiflite); diarréia; "flu-like"; em altas doses: N/V acentuados; febre; neurotoxicidade (omitir ARACIT concomitante); alterações oculares (uso de colírio de dexametasona sugerido) e cutâneas
Asparaginase (MISC)	IM	Hepatotoxicidade; encefalopatia; pancreatite; hiperglicemia; coagulopatia/trombose; hipersensibilidade (evitar uso IV)
Bleomicina (ANTIB)	IV IM SC	Mucosite; pneumonite intersticial; alterações cutâneas (hiperpigmentação linear mais freqüentemente); hipersensibilidade; fenômeno de Raynaud
Carboplatina (CBDCA) (ALQUI)	IV	M (particularmente plaquetária); N/V; A; hepatotoxicidade (leve); hipersensibilidade
Carmustina (BCNU) (ALQUI)	IV	M; N/V; grave encefalopatia com o uso de doses elevadas (transplante); fibrose pulmonar; nefrotoxicidade
2-Clorodeoxiadenosina (ANTIMET)	IV	M (acentuada linfopenia); hipertransaminasemia discreta; paresias e parestesias; necrose tubular aguda (dois últimos grupos de alterações dose-dependentes)
Ciclofosfamida (ALQUI)	VO IV	M (aparentemente acentuada por Allopurinol); N/V; A; pneumonite intersticial (grave e incomum); miocardiotoxicidade (uso associado, concomitante ou seqüencial, de antraciclinas); nefrotoxicidade; cistite hemorrágica
Cis-platina (CDDP) (ALQUI)	IV	M (discreta); N/V; A; nefrotoxicidade (lesão tubular, com hipomagnesemia crônica); ototoxicidade; hipersensibilidade
Daunomicina (ANTIB)	IV	M; N/V; A; mucosite; diarréia; toxicidade cardíaca – aguda e crônica (minimização: administração em períodos prolongados e uso de CARDIO); vesicante; evitar uso concomitante de radioterapia; alteração transitória da cor da urina (avermelhada)
Dexametasona (MISC)	VO IV IM IT	Úlceras pépticas; pancreatite; hipertensão; alterações psiquiátricas; hiperglicemia; catarata; aumento exagerado de apetite; obesidade; miopatia; osteoporose; necrose asséptica; atrofia de subcutâneo; cicatrização prejudicada (efeitos dose e tempo dependentes)
Docetaxel (ALCAL)	IV	Utilizar frascos de vidro e vias de infusão com polietileno; M; A; mucosite; arritmia cardíaca; neurotoxicidade (neuropatia periférica e convulsões); hipersensibilidade (na qual está implicada seu veículo de diluição; recomenda-se pré-medicação)
Etoposida (VP16) (ALCAL)	VO IV	M; N/V; A; mucosite; neurotoxicidade discreta; hipotensão; reações de hipersensibilidade (não cruzadas com VM26); leucemogênese
5-Fluorouracil (ANTIMET)	IV	M (menor quando da administração de doses elevadas em infusão contínua); N/V; A; mucosite; diarréia; disfunção cerebelar; convulsões; fotossenssibilidade; dermatite; toxicidade particularmente acentuada nos deficientes (1-3% da população) da enzima catabólica diidropirimidina desidrogenase)
Hidrocortisona (MISC)	IV IT	Úlceras pépticas; pancreatite; hipertensão; alterações psiquiátricas; hiperglicemia; catarata; aumento exagerado de apetite; obesidade; miopatia; osteoporose; necrose asséptica; atrofia de subcutâneo; cicatrização prejudicada (efeitos dose e tempo dependentes)
Hidroxiuréia (ANTIMET)	VO	M; N/V; mucosite; acúmulo com o uso concomitante de Allopurinol
Ifosfamida (ALQUIL)	IV	M; N/V; A; hipertransaminasemia transitória; pneumonite intersticial (grave e incomum); miocardiotoxicidade (uso associado, concomitante ou seqüencial, de antraciclinas); neurotoxicidade (particularmente com o uso prévio de CDDP → necessidade de hidantalização profilática); nefrotoxicidade; cistite hemorrágica; alterações oculares
Imidazol-carboxamida (DTIC) (ANTIB)	IV	M; N/V; alterações hepáticas; "flu-like"
Lomustina (CCNU) (ALQUIL)	VO	M; N/V; fibrose pulmonar; nefrotoxicidade
Mecloretamina (ALQUIL)	IV VO	No preparo, rigor ao evitar inalação e contato com superfícies; administrar diretamente via equipo; M; N/V; A; prejuízo à capacidade reprodutiva; ocasionalmente, erupção maculopapular; vesicante
Melfalano (ALQUIL)	VO IV	M; N/V; mucosite e diarréia acentuadas no uso de doses elevadas (fenômeno limitante no uso em transplantes de medula óssea)

* Referência fundamental: AMA Council on Scientific Affairs. Guidelines for handling parenteral antineoplastics. *JAMA*, 253:1590, 1985.
** Habitual e conforme previsto nos programas em uso na unidade de Oncologia do Instituto da Criança do HC-FMUSP.

Quadro 10.2 – Principais agentes quimioterápicos de uso pediátrico* (*continuação*).

Drogas	Uso**	Algumas informações sobre preparo e estabilidade pós-preparo; principais efeitos colaterais
6-Mercaptopurina (ANTIMET)	VO IV	M; mucosite; toxicidade hepática; dermatite pós-suspensão (exposição acentuada ao sol); biodisponibilidade aumentada pelo Allopurinol
Metotrexato (ANTIMET)	VO IV IM	M; A; estomatite; mucosite; hepatotoxicidade; neuro (associação com RDT Cr) e nefrotoxicidade (doses elevadas)
Mitotano (MISC)	VO	N/V; diarréia; cefaléia; sonolência; vertigem; hipertensão; insuficiência adrenal; distúrbios visuais; febre; dores generalizadas; eritema maculopapular; alterações de sedimento urinário
Mitoxantrona (ANTIB)	IV	M; A; miocardiotoxicidade (desaconselhada quando a dose cumulativa recebida de ADRIA/DAUNO é $\geq$ 360mg/m^2); hipersensibilidade; coloração verde-azulada na urina, ocasionalmente em esclerótica; precipita com heparina
Paclitaxel (ALCAL)	IV	M; N/V; A; neuropatia periférica; mucosite; diarréia; alterações cardíacas; reações de hipersensibilidade; mialgia; medicação prévia com esteróides, anti-histamínicos e antagonista H2; 1 hora de infusão
Pegaspargase (MISC)	IV	Armazenar entre 2 e 8°C; não congelar/sacudir os frascos; pancreatite clínica (1%); hiperglicemia requerendo insulina (3%); trombose (4%); reações de hipersensibilidade (não cruzadas com ASP)
Prednisona (MISC)	VO	Úlceras pépticas; pancreatite; hipertensão; alterações psiquiátricas; hiperglicemia; catarata; aumento exagerado do apetite; obesidade; miopatia; osteoporose; necrose asséptica; atrofia de subcutâneo; cicatrização prejudicada (efeitos dose e tempo dependentes)
Teniposida (VM26) (ALCAL)	IV	M; N/V; A; mucosite; neurotoxicidade discreta; hipotensão; reações de hipersensibilidade (não cruzadas com VP16); leucemogênese
6-Tioguanina (ANTIMET)	VO IV	M; N/V; mucosite; toxicidade hepática
Tiotepa (ALQUIL)	IV IM IT	N/V; cefaléia (grave encefalopatia pode ocorrer com o uso de doses elevadas, em transplantes); febre; dor no local da infusão; erupção cutânea
Topotecano (INIB TI)	IV	Após diluição, estáveis por 24h em T < 30°C, em iluminação ambiente; M; ajustes de dose são recomendados com CrCl < 40ml/min (30% da dose é eliminada pela urina)
Vinblastina (ALCAL)	IV	M; A; mucosite; neurotoxicidade pouco acentuada; vesicante
Vincristina (ALCAL)	IV	A; neurotoxicidade; secreção inadequada de hormônio antidiurético; vesicante; dose máxima: 2mg

* Referência fundamental: AMA Council on Scientific Affairs. Guidelines for handling parenteral antineoplastics. *JAMA*, 253:1590, 1985.
** Habitual e conforme previsto nos programas em uso na unidade de Oncologia do Instituto da Criança do HC-FMUSP.

M = depressão medular; N/V = náuseas e vômitos; A = alopecia.

ALCAL → alcalóides: inibidores mitóticos, atuando através de ligação à tubulina, proteína dimérica que se polimeriza para formar microtúbulos.

ALQUI → alquilantes: atuação através da ligação co-valente de um grupo alquil a importantes macromoléculas celulares (particularmente provocando dano ao DNA e prejuízo em sua replicação e transcrição).

ANTIB → antibióticos: atuação através de ligação ao DNA, com inserção entre seus pares de bases na dupla hélice; a maioria desses agentes foi originalmente isolada a partir de microrganismos do solo, do gênero *Streptomyces*.

ANTIMET → antimetabólitos: atuam como substratos falsos, em virtude de serem análogos estruturais próximos de intermediários vitais (por exemplo, metotrexato, análogo de folatos; 6-mercaptopurina e 6-tioguanina, análogos purínicos; arabinosil-citosina e 5-fluorouracil, análogos pirimidínicos) nas vias biossintéticas de ácidos nucléicos e proteínas.

MISC → miscelânea.

INIB TI → inibidor de topoisomerase I.

Quadro 10.3 – Comparação entre os tipos de transplantes (baseado em Armitage, 1994).

Idade limite	Alogênico 40-55 anos	Autólogo 60-70 anos
Principal problema	Encontrar doador HLA-compatível, relacionado ou não-relacionado	Inóculo livre de comprometimento neoplásico
Complicação mais grave	Reação enxerto x hospedeiro	Recidiva da doença básica
Efeito antineoplásico	Comprovado ou provável em várias neoplasias (LMC)	Não demonstrado; eventualmente passível de indução
Uso em moléstias diferentes de câncer	Potencialmente curativo em doenças genéticas e imunológicas (por exemplo, hemoglobinopatias e aplasias)	Inútil até que terapias de inserção gênica sejam viabilizadas ou que alterações imunológicas específicas possam ser induzidas

Houve também um enorme desenvolvimento quanto às técnicas de obtenção de células-tronco, hoje principalmente derivadas de medula óssea, de coleta periférica por aférese após estimulação por hemopoetinas ou pós-quimioterapia, ou através do cordão umbilical. Nessa técnica, as vantagens imunológicas da obtenção desse material, limitadas obviamente por sua pequena quantidade, permitindo que disparidades entre o HLA de doadores e receptores sejam mais bem toleradas, são o grande atrativo.

A partir do início da década de 90, e representando grande parte do interesse atual nas pesquisas relativas ao tratamento antineoplásico, temos as técnicas imunoterápicas específicas, associadas a procedimentos de exposição antigênica tumoral e evocação da resposta imunológica própria dos pacientes, e a terapia de inserção gênica, particularmente associada a transplantes medulares, de viabilidade técnica já demonstrada e de utilidade que possivelmente se expressará nos vários ensaios em desenvolvimento.

Finalmente, resta dizer que o grande desafio, em especial em um país com as características do Brasil, é garantir a todos que requerem modalidades inovatórias de tratamento, e de elevada sofisticação, o acesso a esses recursos, transformando em realidade social o êxito ainda muitas vezes restrito a experiências universitárias circunscritas e de pequeno alcance populacional. Em câncer, como em qualquer outra área médica, a democratização do tratamento é absolutamente fundamental.

BIBLIOGRAFIA

1. ARMITAGE, J.O. – Bone Marrow Transplantation. *N. Engl. J. Med.* **330**:827, 1994. 2. ANDRASSY, R.J. & HAYS, D.M. – General principles of surgery. In Pizzo, P. & Poplack, D. *Principles and Practice of Pediatric Oncology.* 3rd ed., Philadelphia, Lippincott, 1997, p. 273. 3. BALIS, F.M.; HOLCENBERG, J.S. & POPLACK, D.G. – General principles of chemotherapy. In Pizzo, P. & Poplack, D. *Principles and Practice of Pediatric Oncology.* 3rd., Philadelphia, Lippincott, 1997, p. 215. 4. BRENNER, M.K. – The applications of gene transfer to pediatric malignant disease. In Pizzo, P. & Poplack, D. *Principles and Practice of Pediatric Oncology.* 3rd ed., Philadelphia, Lippincott, 1997, p. 375. 5. CHEUNG, N.K.V. – Principles of imunotherapy. In Pizzo, P. & Poplack, D. *Principles and Practice of Pediatric Oncology.* Philadelphia, Lippincott, 1997, p. 323. 6. DONNALL, T.E. – The evolution of the scientific foundation of marrow transplantation based on human studies. In Forman, S.J.; Blume, K.G.; Donnall, T.E. *Bone Marrow Transplantation.* Cambridge, Massachusetts, Blackwell Scientific Publications, 1994, p.12. 7. FARBER, S. et al. – Temporary remissions in acute leukemia in children produced by folic acid antagonist 4-aminopteroylglutamic acid (aminopterin). *N. Engl. J. Med.* **28**:787, 1948. 8. KUN, L.E. – General principles of radiation therapy. In Pizzo, P. & Poplack, D. *Principles and Practice of Pediatric Oncology.* 3rd ed., Philadelphia, Lippincott, 1997, p. 289. 9. ODONE FILHO, V. (ed.). – Administração de drogas antineoplásicas. In Programas em uso nas Unidades de Onco-Hematologia do Instituto da Criança do Hospital das Clínicas da Faculdade de Medicina da Universidade de São Paulo e do Hospital Sírio-Libanês. 1999, versão IV. 10. ODONE FILHO, V. – Transplantes autólogos de medula óssea em Oncologia Pediátrica – experiência preliminar do Instituto da Criança "Prof. Pedro de Alcantara" do Hospital das Clínicas da Faculdade de Medicina da Universidade de São Paulo. *J. Pediatr.* **72**:209, 1996.

| 4 | **Leucemias** |

LÍLIAN MARIA CRISTOFANI
MARIA APARECIDA ZANICHELLI

Sob o diagnóstico genérico de leucemias encontramos, fundamentalmente, três entidades em idade pediátrica: sua forma mais comum, a leucemia linfocítica (ou linfoblástica) aguda (LLA), a leucemia mielocítica (ou mielobástica) aguda (LMA) (15 a 20% dos casos) e a leucemia mielocítica crônica (LMC). Esta, correspondendo aproximadamente a 5% dos casos, é a forma mais comum das chamadas leucemias crônicas, doenças mieloproliferativas caracterizadas pela predominância de células de maior grau de diferenciação. Diferentemente das leucemias agudas, sua história natural é usualmente muito mais protraída, embora algumas variedades possam apresentar-se de forma rapidamente progressiva. Muitíssimo mais dependente de técnicas de mieloablação e substituição medular (transplante alogênico de medula óssea) que as precedentes, a LMC tem na translocação t(9;22) (q34;q11) (cromossomo Philadelphia, Ph[1]) sua mais importante característica citogenética. Dessa translocação resultam dois genes híbridos, o *bcr/abl* em 22q– e o *abl/bcr* em 9q+, parecendo o primeiro ser muito mais importante na patogênese da LMC. O desaparecimento desse atributo genético é objetivado durante todo o manuseio da LMC, embora sua persistência ou reaparecimento não indique, de maneira obrigatória, uma perspectiva completamente desfavorável. Pela muitíssimo maior representatividade em idade pediátrica, concentraremos nossa discussão fundamentalmente nas formas agudas das leucemias.

LEUCEMIA LINFOCÍTICA AGUDA

Sob o nome LLA engloba-se um conjunto heterogêneo de leucemias que têm em comum a presença de marcadores linfóides e o aspecto morfológico. É a neoplasia mais comum da infância, sendo diagnosti-

cados aproximadamente 2.000 casos novos/ano nos Estados Unidos. A doença ocorre em adultos e crianças, com um pico inicial de incidência entre os 3 e 5 anos de idade nos países desenvolvidos. Observa-se ligeira predominância no sexo masculino (1,2 M:1 F).

Embora numerosos fatores de risco para o desenvolvimento de LLA sejam referidos, sua causa exata permanece desconhecida. Desordens genéticas hereditárias ou constitucionais contribuem para a doença, assim como síndromes associadas a defeitos na reparação do DNA (Quadro 10.4). Alguns retrovírus são também reconhecidos como indutores de leucemia, como o HTLV-1.

QUADRO CLÍNICO

A LLA é considerada uma doença clonal aguda, decorrente da proliferação desordenada de uma única célula progenitora com habilidade de se expandir indefinidamente.

O quadro clínico decorre dessa infiltração neoplásica da medula óssea e de demais órgãos. Os sinais mais freqüentes decorrem da anemia, da trombocitopenia e da neutropenia resultantes da falha na hematopoese. Geralmente, a história clínica tem duração de dias ou semanas, com referências a palidez, astenia, manifestações hemorrágicas e febre. A perda de peso é rara. Manifestações dolorosas em membros são freqüentes, principalmente na forma de dores ósseas ou artralgia. Artrites são raras. A radiografia de ossos longos pode revelar alterações sugestivas de LLA ("linhas de Parker") (Fig. 10.5).

Linfadenopatia e hepatoesplenomegalia ocorrem freqüentemente. A radiografia simples de tórax pode revelar alargamento mediastinal (Fig. 10.6). Sintomas neurológicos decorrentes da invasão de sistema nervoso central são raros.

Quadro 10.4 – Fatores de risco para LLA.

Demográficos
  Sexo masculino
  Idade materna avançada
  História materna prévia de abortamento
  Peso ao nascimento > 4.000g
  Primogênito
  Exposição pré-natal
  Radiação
  Contraceptivo oral
  Infecções virais
Ambientais
  Radioterapia
  Explosões nucleares
  Campos eletromagnéticos
  Hidrocarbonetos
  Pesticidas e herbicidas
Genéticos/familiares
  Gêmeo de paciente com LLA
  Síndrome de Down
  Irmão de paciente com LLA
  Anemia de Fanconi
  Ataxia-telangiectasia
  Neurofibromatose
  Síndrome de Klinefelter
  Síndrome de Bloom
  Síndrome de Schwachman

Tabela 10.4 – Sinais e sintomas de LLA.

Sinais e sintomas	%
Febre	40
Hepatomegalia	50
Adenomegalia	22
Esplenomegalia	50
Palidez	44
Astenia	8
Sangramentos	13
Dores ósseas	34

O diagnóstico da LLA é firmado pela presença de células leucêmicas na punção aspirativa de medula óssea (mielograma). Aceita-se a presença ≥ 5% de blastos como indicativa de leucemia, sendo porém necessários 25% ou mais de substituição do parênquima medular normal para a confirmação do diagnóstico. Na verdade, esse conceito reflete muito mais a dificuldade na quantificação mínima de células leucêmicas do que o valor de seu encontro real. O número de células leucêmicas, por menor que fosse, desde que reconhecido de maneira incontestável pelas técnicas morfológicas usuais, permitiria a caracterização de leucemia ativa. Uma maximização dessa dificuldade é representada pela identificação de doença residual por meio de técnicas de biologia molecular cuja relevância clínica, na maioria das condições, é ainda desconhecida.

Por meio do aspirado de medula óssea também são realizados testes para a caracterização celular imunofenotípica, análise do conteúdo de DNA, análises citogenética e molecular. Na maioria das vezes, a pura análise morfológica permite determinar o tipo de leucemia, mas, em alguns casos, somente a imunofenotipagem permite diferenciar LLA de LMA.

Outros dados laboratoriais devem ser obtidos para a avaliação das condições gerais do paciente e alterações causadas pela doença, como análises bioquímicas (distúrbios eletrolíticos), culturas, radiografia de tórax e coleta de líquido cefalorraquidiano. Alterações metabólicas graves como hiperuricemia, hiperfosfatemia, hipocalcemia e hiperpotassemia podem ocorrer em pacientes com grandes visceromegalias, leucometria acima de 50.000/mm^3 ou infiltração renal ao diagnóstico.

CLASSIFICAÇÃO

A classificação morfológica baseada no sistema FAB (French-American-British) não reflete a grande diversidade biológica das LLA. Hoje, são necessárias combinações de técnicas de imunofenotipagem, citogenética e genética molecular para tal propósito, em especial para que tal classificação possa ter conotação de prognóstico.

Essa classificação de grupos de maior ou menor risco permite o uso de terapêutica elaborada para cada grupo de pacientes: aqueles com alta probabilidade de recidiva recebendo terapia de grande intensidade para o aumento das chances reais de cura, enquanto aqueles com baixo risco de recidiva recebem terapia efetiva mais branda, limitando-se à toxicidade, com preservação das altas chances de cura.

IMUNOFENOTIPAGEM

As LLA da infância são de linhagem B-derivada em 85% dos casos. As LLA B-derivadas, por sua vez, podem ser classificadas de acordo com o estágio de maturação da célula B nos seguintes subtipos: pró-B (ou pré-pré-B), pré-B, pré-B de transição e B. Os pacientes com pró-B LLA apresentam as melhores respostas ao tratamento atual.

Cerca de 15% das LLA pediátricas são de origem T-derivada, necessitando de terapia mais agressiva para a obtenção da cura. A tabela 10.5 mostra a classificação imunológica das LLA.

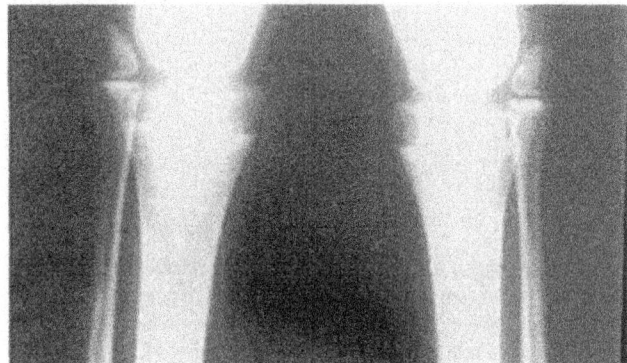

Figura 10.5 – Linhas de Parker em portador de LLA.

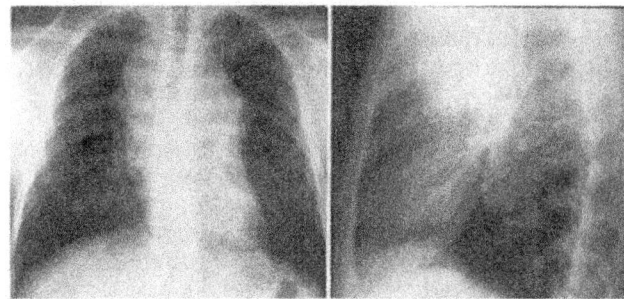

Figura 10.6 – Alargamento mediastinal em portador de LLA.

O hemograma revela anemia e trombocitopenia em mais de 75% dos casos. Metade dos doentes tem leucometria acima de 10.000/mm^3, e 20%, leucócitos acima de 50.000/mm^3. As células leucêmicas periféricas muitas vezes são confundidas com simples atipias linfocitárias.

Na tabela 10.4 mostramos as características clínicas de apresentação em 207 crianças com LLA sucessivamente admitidas no Instituto da Criança, de 1990 a 1997.

Tabela 10.5 – Classificação imunológica das LLA.

Subtipo	Expressão antigênica	%
Pró-B	CD19+, CD22+, CD79a+, CD10+–, CD7–, CD3–, cIgμ–, sIgκ–, sIgλ–	57-65
Pré-B	CD19+, CD22+, CD79a+, CD10+–, CD7–, CD3–, cIgμ+, sIgμ–, sIgκ–, sIgλ–	20-25
Pré-B transição	CD19+, CD22+, CD79a+, CD10+–, CD7–, CD3–, cIgμ+, sIgμ+, sIgκ–, sIgλ–	2-3
B	CD19+, CD22+, CD79a+, CD10+–, CD7–, CD3–, cIgμ+, sIgμ+, sIgκ+ ou sIgλ+	2-3
T	CD19+–, CD22–, CD79a–, CD10+–, CD7+, CD3+, cIgμ–, sIgμ–, sIgκ–, sIgλ–	13-15

CITOGENÉTICA E GENÉTICA MOLECULAR

A transformação maligna dos linfoblastos geralmente resulta de mutações em produtos de genes que controlam a proliferação celular, perda de genes reguladores do ciclo celular ou inibição de vias que controlam a morte celular (apoptose).

A análise do cariótipo das LLA revela inúmeras alterações no número de cromossomos (ploidia) e/ou alterações estruturais como inversões, translocações e deleções. Cerca de um terço das crianças com LLA pré-B têm hiperdiploidia (> 50 cromossomos/célula), associada a bom prognóstico. Alterações clonais estruturais são identificadas em 80% das LLA da infância. As principais translocações estão relacionadas na tabela 10.6.

Tabela 10.6 – Alterações citogenéticas de LLA.

Translocação	Genes	%
t(9;22)(q34;q11)	BCR/ABL	3-5
t(1;19)(q23;p13)	E2A/PBX1	5
t(4;11)(q21;q23)	MLL	5
t(12;21)(p13;q22)	TEL/AML1	25
t(8;14)(q24;q32)	MYC/IgH	2-5

TRATAMENTO

O tratamento da LLA da infância mostrou um progresso impressionante nos últimos 30 anos, transformando-a de doença inexoravelmente fatal em curável em pelo menos 70% dos casos. Essa melhora ocorreu não só pelo surgimento de drogas quimioterápicas, mas também pelo seu uso combinado, pela melhora no suporte antiinfeccioso, nutricional e hemoterápico, e pela identificação dos vários subtipos da doença.

Diante de tantos subtipos de LLA, cada qual com características de prognóstico diferentes, seria inadequado tratá-los da mesma maneira. Assim, a terapêutica hoje se baseia em critérios de risco, evitando-se o uso de drogas em excesso ou de modo insuficiente.

Por exemplo, para as crianças com LLA pré-B, a classificação de risco baseia-se em idade e leucometria. Os lactentes, principalmente aqueles com idade inferior a 6 meses, constituem um grupo de péssimo prognóstico devido à presença de rearranjos do gene MLL.

O tratamento das LLA da infância divide-se em fases:

1. Indução de remissão

Essa fase tem o objetivo de induzir uma remissão completa da doença, isto é, restaurar a hematopoese normal, com desaparecimento de toda sintomatologia clínica associada. Essa fase geralmente inclui o uso de glicocorticóides (prednisona ou dexametasona), vincristina, asparaginase e daunomicina. Com bom suporte antiinfeccioso, hemoterápico e metabólico, a taxa de remissão completa esperada é de 97-99% das crianças. Para alguns autores, a intensificação dessa fase com mais drogas permitiria uma sobrevida livre de doença mais longa. A resposta clínica incompleta após essa fase de indução indica mau prognóstico, com altos riscos de falha no tratamento.

2. Consolidação

Trata-se de uma fase de tratamento intensivo, incluindo vários agentes quimioterápicos, aplicada logo após obter-se a remissão da doença. Seu objetivo é evitar o surgimento de clones resistentes às drogas e seu uso parece promover remissões mais prolongadas. Geralmente, utilizam-se nessa fase altas doses de metotrexato e de citarabina, epipodofilotoxinas ou asparaginase.

3. Manutenção

A LLA da infância requer tratamento prolongado, habitualmente por três anos lunares. Tratamentos mais curtos geralmente implicam recidiva da doença. A espinha dorsal dessa fase se baseia, na maioria dos programas, no uso combinado de metotrexato, administrado semanalmente, e 6-mercaptopurina oral diária. A adição de pulsos de corticóides e vincristina periodicamente parece melhorar os resultados. Estudos mais recentes preconizam o uso de reinduções na primeira fase da manutenção, com resultados promissores.

4. Tratamento e profilaxia de envolvimento do sistema nervoso central

Essa é uma fase essencial do tratamento, composta de aplicações intratecais periódicas de metotrexato/citarabina e dexametasona, durante todo o tratamento. A radioterapia craniana profilática, com doses clássicas de 24Gy, ou inferiores (18Gy), pode causar dano intelectual e neoplasias cerebrais, sendo hoje em dia reservada aos pacientes com alto risco de recaída.

PROGNÓSTICO

A perspectiva de cura para as crianças com LLA é extremamente favorável em nossos dias. Pelo menos 70% das crianças são curadas. O prognóstico permanece desfavorável para os lactentes jovens, crianças com mais de 100.000 leucócitos/mm^3 ao diagnóstico e portadoras de alterações citogenéticas desfavoráveis. Na figura 10.7, apresentamos os resultados terapêuticos do recém-encerrado protocolo LLA-PROP-90, desenvolvido colaborativamente, a partir do Instituto da Criança do HC-FMUSP, entre 1990 e 1997. Seus resultados alentadores são absolutamente comparáveis aos melhores encontrados na literatura médica.

LEUCEMIA MIELOCÍTICA AGUDA

As LMA são neoplasias derivadas de uma célula progenitora mielóide ou de células comprometidas em variados graus com as linhagens eritróide, granulocítica, monocítica ou megacariocítica. Representam cerca de 17% das leucemias em pacientes com idade inferior a 15 anos, exceto no período neonatal, no qual constituem a maioria dos casos. Sua incidência é praticamente constante ao longo da vida, com discreto pico na adolescência e após os 50 anos. Nos Estados Unidos, ocorrem cerca de 350 casos novos ao ano.

A causa das LMA é desconhecida, mas numerosos fatores de risco pré e pós-natais podem contribuir para seu desenvolvimento: exposição a derivados de petróleo, pesticidas e uso de maconha durante a gestação, por exemplo. Algumas doenças genéticas também favorecem seu surgimento, como síndrome de Down, síndrome de Bloom, anemia de Fanconi, doença de Kostman e neurofibromatose.

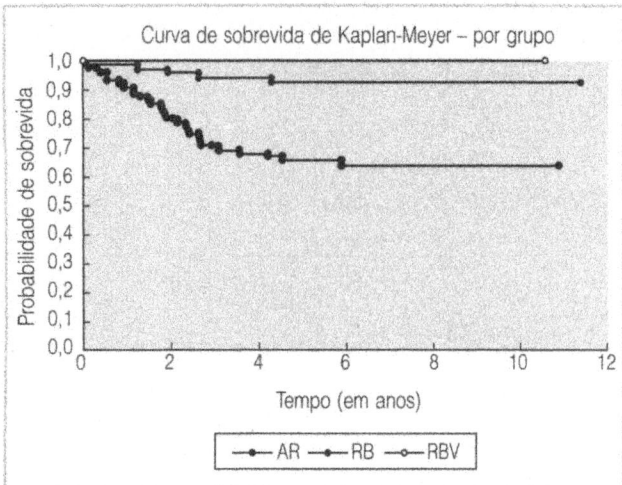

Curva de sobrevida de Kaplan-Meyer – por grupo

Probabilidade de sobrevida (eixo y: 0,0 a 1,0)
Tempo (em anos) (eixo x: 0 a 12)

—●— AR —◆— RB —○— RBV

Figura 10.7 – Resultados terapêuticos em LLA – sobrevida total (protocolo LLA PROP-90), discriminados conforme estado de risco. AR = alto risco; RB = risco básico ou risco intermediário; RBV = risco básico verdadeiro ou baixo risco.

O diagnóstico da LMA é feito pelo achado de 25% ou mais de blastos na medula óssea. Pode ocorrer envolvimento extramedular associado, principalmente nas formas monocíticas. Na maioria das vezes, o diagnóstico diferencial com a LLA é feito apenas com esfregaço corado pelo método de Leishman; todavia, a realização de estudos citoquímicos, de imunofenotipagem e citogenética é obrigatória.

A classificação morfológica FAB (French-American-British) divide as LMA em oito subtipos, havendo ainda subvariedades (Quadro 10.5).

Quadro 10.5 – Classificação FAB das LMA.

FAB	Característica
M0	Mínima diferenciação mielóide
M1	Indiferenciada e sem maturação
M2	Com diferenciação
M3	Promielocítica
M4	Mielomonocítica
M5	Monocítica
M6	Eritroleucemia
M7	Megacarioblástica

IMUNOFENOTIPAGEM

A imunofenotipagem define a linhagem celular, especialmente nos casos em que a morfologia e a citoquímica são inconclusivas. Por meio de anticorpos monoclonais dirigidos contra antígenos específicos das células mielóides, sua identificação torna-se mais precisa. Os mais utilizados nas LMA são CD11, CD13, CD14, CD33 e antiglicoforina A.

Embora a apresentação mista de antígenos seja comumente encontrada, leucemias verdadeiramente bifenotípicas, decorrentes da expressão real das duas linhagens, são incomuns.

CITOGENÉTICA

Alterações genéticas nas leucemias agudas são detectadas pela análise do cariótipo das células blásticas e por técnicas de biologia molecular. Essas últimas são mais sensíveis e permitem a identificação de rearranjos gênicos não visíveis pelo cariótipo (Tabela 10.7).

Tabela 10.7 – Alterações citogenéticas mais freqüentes em LMA.

Translocação	Alteração molecular	Freqüência (%)
T(3;21)(q26;q22)	AML1-EAP/EVI1	1
T(8;21)(q22;q22)	AML1-ETO	12
T(6;9)(p23;q34)	DEK-CAN	2
T(15;17)(q21;q21)	PML-RARα	7
T(11;17)(q23;q21)	PLZF-RAR-α	< 1
T(5;17)(q32;q21)	NPM-RAR-α	< 1
T(3;5)(q35;q35)	NPM-MLF1	< 1
Inv(16)(p13;q22)	CBFβ-MYH11	12
T(9;11)(p21;q23)	MLL-AF9	7

QUADRO CLÍNICO

Febre, manifestações hemorrágicas e palidez são sintomas freqüentes.

Cerca de $1/4$ dos pacientes tem acima de 100.000 leucócitos/mm^3 ao diagnóstico. Essa hiperleucocitose pode causar distúrbios visuais, cefaléia e desconforto respiratório devido a estase vascular, infiltração de sistema nervoso central e obstrução de capilares pulmonares. Acidente vascular cerebral e priapismo podem ocorrer. Alterações metabólicas como hiperpotassemia, hiperfosfatemia e hipocalcemia são raras.

A hiperleucocitose é considerada uma situação de emergência, sendo a leucoaferese o tratamento de escolha para a redução rápida do número de leucócitos, evitando-se suas complicações.

Fenômenos hemorrágicos importantes podem acontecer nas leucemias promielocíticas agudas (M3), com coagulação intravascular disseminada, hipofibrinogenemia e diminuição do fator V, sendo necessário o uso aparentemente paradoxal de heparina em doses baixas nesses pacientes.

Os tumores extramedulares compostos de blastos mielóides são denominados cloromas. São mais freqüentes na face, órbitas e crânio (Fig. 10.8). Seu tamanho pode causar compressão de raízes nervosas e conseqüente dor e paralisia. Infiltração cutânea, testicular e de gengivas são mais freqüentes nas formas monocíticas (M5). Já as leucemias megacariocíticas (M7) caracterizam-se por intensa fibrose medular e são comuns em portadores de síndrome de Down.

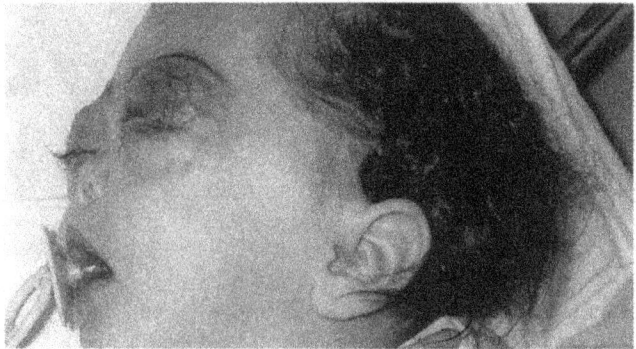

Figura 10.8 – Cloroma.

TRATAMENTO

O tratamento das LMA deve ser necessariamente intensivo, pois é necessário produzir intensa hipoplasia medular para obter-se a remissão da doença. Como exceção temos a leucemia promielocítica, a qual pode receber tratamento menos mielossupressor. A remissão completa consiste na recuperação da hematopoese normal na medula óssea, normalização do hemograma e ausência de manifestações extramedulares da doença (cloromas e infiltração de sistema nervoso central).

A terapia de indução geralmente inclui a citarabina associada a uma antraciclina (daunomicina). A taxa de remissão completa obtida com essas drogas é ao redor de 75%. A maioria dos pacientes, entretanto, apresenta recaída da doença com o uso exclusivo de quimioterapia, sendo a perspectiva de cura de 30 a 40%. Alguns grupos de pacientes têm perspectivas melhores de sobrevida, apenas com o uso de quimioterapia, destacando-se os portadores de síndrome de Down e de inversão do cromossomo 16.

A realização de um transplante alogênico de medula óssea para os pacientes que possuem um doador compatível eleva essa taxa de cura para 50 a 60%. Os pacientes com leucemia promielocítica (M3) beneficiam-se do uso de ácido *trans*-retinóico, droga indutora de diferenciação celular, e que pode levar à remissão completa em 70 a 80% das formas M3. Terapias baseadas em anticorpos, imunotoxinas, interleucinas e agentes diferenciadores são objetos de estudo de vários programas.

O suporte geral, incluindo transfusões de hemoderivados, antibióticos e cuidados intensivos, é de vital importância nesses pacientes, principalmente na fase indutória, quando o risco de morte é de 25%.

No Instituto da Criança, de 1986 a 1996 foram tratadas 43 crianças com leucemia mielóide aguda, de acordo com o protocolo LNLA-II-86. A sobrevida livre de doença em 36 meses foi estimada em 24% nesse estudo (Fig. 10.9) e representa, em essência, o que um tratamento de natureza eminentemente convencional pode oferecer nessa moléstia. Atualmente, emprega-se o protocolo colaborativo LMAIO-97, envolvendo o Instituto da Criança, a UNIFESP, a Universidade Federal de Santa Maria e o Hospital do Servidor Público Estadual, que interroga o papel da 2-clorodeoxiadenosina (2-CDA) no tratamento de crianças com LMA.

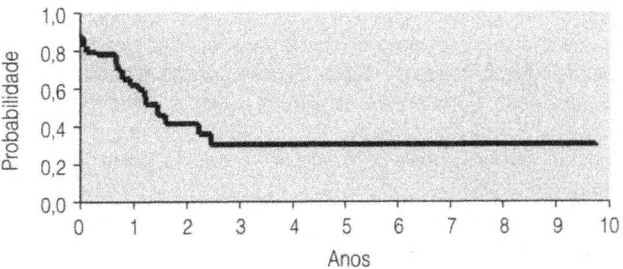

Figura 10.9 – Curva de sobrevida do protocolo LNLA-II-86.

BIBLIOGRAFIA

1. BRANDALISE, S. et al. – Treatment results of three consecutive Brazilian cooperative childhood ALL protoclos: GBTLI 80, 82 and 85. *Leukemia* **7**(Suppl.2):S142, 1993. 2. CATOVSKY, D. – *The Leukemic Cell*. 2nd ed., Edinburgh, Churchill Livingstone, 1991. 3. CHESSELS, J.M.; BAILEY, C. & RICHARDS, S.M. – Intensification of treatment and survival in all children with acute lymphoblastic leukemia: results of UK Medical Research Council trial UKALL X. *Lancet* **345**:143, 1995. 4. GAYNON, P.S. – Prognostic factors in acute lymphoblastic leukemia. *J. Pediatr. Hematol. Oncol.* **22**:403, 2000. 5. PUI, C-H. & CRIST, W.M. – Biology and treatment of acute lymphoblastic leukemia. *J. Pediatr.* **124**:491, 1994. 6. PUI, C-H. – Childhood Leukemias. *N. Engl. J. Med.* **332**:1618, 1995. 7. PUI, C-H.; KANE, J.R. & CRIST, W.M. – Biology and treatment of infant leukemias. *Leukemia* **9**:762, 1995. 8. RUBNITZ, J.E. et al. – Genetic studies of childhood acute lymphoblastic leukemia with emphasis on p16, *MLL* and *ETV6* gene abnormalities: results of St. Jude Total Therapy Study XII. *Leukemia* **11**:1201,1997. 9. RUBNITZ, J.E. & LOOK, T.A. – Molecular genetics of childhood leukemias. *J. Pediatr. Hematol. Oncol.* **20**:1, 1998. 10. WELLS, R.J. et al. – Treatment of newly diagnosed children and adolescents with acute myeloid leukemia: a Children Cancer Group Study. *J. Clin. Oncol.*, **12**:2367, 1994.

5	**Linfomas**

PAULO T. MALUF JÚNIOR

LINFOMAS NÃO-HODGKIN

O termo linfoma não-Hodgkin (LNH) engloba uma grande variedade de doenças malignas proliferativas dos tecidos linfóides, diferindo de maneira bastante acentuada de suas formas correspondentes na idade adulta. Para alguns autores, pode-se mesmo designar os LNH da infância como uma entidade patológica à parte, diversa dos *LNH dos adultos*, tendo em vista as seguintes diferenças básicas:

a) nas crianças os LNH são quase exclusivamente difusos, com histologia dita de alto grau, sendo virtualmente inexistentes as variedades nodulares e de baixo grau com evolução indolente, freqüentes nos indivíduos mais velhos;

b) enquanto nos adultos os LNH ocorrem com freqüência em áreas ganglionares, nas crianças a apresentação clínica mais predominante é a extraganglionar, abdominal, mediastinal, eventualmente em áreas de cabeça e pescoço, mas quase sempre de crescimento rápido e disseminação sistêmica com envolvimento freqüente de medula óssea e sistema nervoso central (SNC);

c) quase que invariavelmente, os LNH da infância originam-se de células imaturas linfóides de linhagem T ou B, cada qual produzindo doenças com características próprias tanto do ponto de vista patológico como com respeito a aspectos clínicos e de resposta ao tratamento, obrigando a abordagens necessariamente individualizadas.

É possível que o grande desenvolvimento dos tecidos de natureza linfóide no segundo e, especialmente, no terceiro ano de vida, acrescido do incremento determinado pelas freqüentes infecções dessa faixa etária, seja favorecedor dos aspectos particulares dos LNH pediátricos.

Os progressos notáveis experimentados pela Oncologia Pediátrica, em especial nas últimas três décadas, alcançaram também os LNH pediátricos. Inicialmente, sua abordagem incluía intervenções cirúrgicas agressivas, com vastas ressecções tumorais, consolidadas por altas doses de radioterapia e, algumas vezes, com monoquimioterapia. As recidivas eram virtualmente inexoráveis, acarretando nítida noção de que se tratava de neoplasias com caráter sistêmico. A partir da compreensão desse conceito, puderam-se arquitetar os primeiros programas de quimioterapia múltipla e combinada, fazendo dos LNH hoje uma doença também pertencente ao rol das altamente curáveis, mercê da abordagem sistêmica que passaram a receber.

Biologia e aspectos imunológicos

A compreensão da natureza dos LNH implica conhecer de forma acurada os elementos básicos de citologia do sistema imunológico. Nos seres humanos, as células linfóides mais primitivas ("stem cells") dão origem a duas grandes classes de células, os linfócitos T e B, quer derivem do timo quer advenham de um órgão equivalente à "bursa de Fabrício". Qualquer dessas variedades de linfócitos evolui por meio de uma série de etapas de diferenciação até atingir a fase de maturação. Durante essa seqüência, exprimem-se diversos antígenos, relacionados com a membrana celular ou com o citoplasma, com função nem sempre bem definida nessas diferentes etapas. O progresso tecnológico tem permitido o acesso laboratorial a procedimentos que permitem, além do diagnóstico histopatológico, a caracterização do estágio de maturação celular. A inclusão de anticorpos monoclonais na prática tem ensejado o desenvolvimento de reagentes bastante específicos que, ao permitir o reconhecimento dos antígenos de superfície e de citoplasma celular, esclarecem a origem imunológica da neoplasia, e se de derivação T ou B. Dessa forma, os LNH morfologicamente designados como linfoblásticos, que clinicamente têm apresentação mediastinal, caracterizam-se fenotipicamente como de linhagem T imatura em diferentes estágios de maturação intratímica; os antígenos que estão relacionados com essas etapas são o CD3 e o CD7. Os LNH ditos de origem em células B maduras expressam imunoglobulinas de superfície (LNH tipo Burkitt) e morfologicamente correspondem aos linfomas de pequenas células não-clivadas, variante mais freqüente no grupo etário pediátrico e que, além de imunoglobulinas, exprimem antígenos CD19, CD20 e CD22. Todos os aspectos imunológicos e laboratoriais mencionados servem para determinar que atualmente é impossível a análise isolada dos LNH com base exclusiva na morfologia, devendo-se obrigatoriamente submeter o material de biopsia ao estudo imunofenotípico ensejado pelo painel de anticorpos disponíveis, necessitando estar o cirurgião, ao executar a biopsia, atento para o encaminhamento correto do material para as análises específicas.

Estudos relativamente recentes têm demonstrado que nas neoplasias linforreticulares, e mais propriamente nos LNH, podem ser encontradas anomalias cromossômicas de aspecto clonal, sendo essas aberrações citogenéticas íntima e às vezes exclusivamente ligadas a grupos morfológicos próprios de LNH. A detecção desses distúrbios tem utilidade definida na elaboração do diagnóstico e na formulação do prognóstico.

A alteração cromossômica induz à mutação com modificação da função dos genes, que são então convertidos em oncogenes, a partir de protoncogenes situados nos pontos de translocação. Nos linfomas de Burkitt, encontram-se pelo menos uma de três translocações, a saber t(8;14), t(2;8) ou t(8;22). Essas envolvem o oncogene MYC localizado no cromossomo 8 e os sítios de genes reguladores de imunoglobulinas de cadeia pesada, de cadeia leve kappa e de cadeia leve lambda, respectivamente, nos cromossomos 14, 2, 22.

Os diversos sistemas de estadiamento existentes refletem as diversidades de parâmetros utilizados na caracterização dos LNH, e sua relevância quanto ao prognóstico. Evidentemente, sua utilização diversificada impõe grandes dificuldades quando se objetiva a comparação de resultados terapêuticos. Destaquemos o atual sistema do National Cancer Institute (Working Formulation for Clinical Usage, que aqui denominaremos de Classificação Unificadora dos Linfomas – CUL), de base predominantemente morfológica, o sistema REAL (Revised European American Lymphoma), que classifica cada entidade por meio de uma combinação de aspectos imunológicos, morfológicos e genéticos, e a clássica classificação de Rappaport que, assim como a CUL, divide basicamente os linfomas em dois subgrupos, de acordo com a arquitetura do tecido linfático acometido, os linfomas nodulares (foliculares pela CUL) e difusos. Dentro de cada uma dessas categorias, os LNH são classificados de acordo com a célula neoplásica predominante.

Os LNH da infância, conforme já comentado, têm várias particularidades com relação às formas presentes nos adultos. Os linfomas foliculares são praticamente inexistentes em Pediatria, havendo apenas formas difusas. Os três grupos que preponderam na infância são os de linfomas linfoblásticos indiferenciados, os de pequenas

células não-clivadas e os de grandes células difusos, também chamados histiocíticos difusos. Quase todos são agressivos e de alto grau de malignidade. O quadro 10.6 mostra a relação entre a CUL e a classificação de Rappaport.

Quadro 10.6 – Correspondência entre CUL e classificação de Rappaport.

CUL	Rappaport
Baixo grau	
Linfoma maligno de pequenas células	Linfocítico bem diferenciado
Linfoma maligno folicular	Linfocítico nodular pobremente diferenciado
Linfoma maligno folicular de pequenas e grandes células	Nodular misto
Grau intermediário	
Linfoma maligno difuso de pequenas células clivadas	Linfócito difuso pobremente diferenciado
Linfoma maligno difuso de pequenas e grandes células	Misto difuso
Linfoma maligno difuso de grandes células clivadas e não-clivadas	Histiocítico difuso
Alto grau	
Linfoma maligno imunoblástico de grandes células	Histiocítico difuso
Linfoma maligno linfoblástico de células convolutas e não-convolutas	Linfoblástico
Linfoma maligno de pequenas células não-clivadas	Indiferenciado difuso
Miscelânea	
Síndrome de Sézary, plasmocitomas, formas inclassificáveis	Mesmos termos

Incidência, aspectos clínicos e estadiamento

Os LNH perfazem cerca de 10% de todas as neoplasias da infância. Há maior índice de acometimento em portadores de deficiências imunológicas congênitas ou adquiridas, com destaque para a agamaglobulinemia ligada ao sexo e à síndrome de Wiskott-Aldrich. Em cerca de 75% dos casos a doença apresenta-se avançada ao diagnóstico e com localização anatômica quase sempre extraganglionar. O sexo masculino predomina em proporção variável de 2:1 para 3:1. Embora com distribuição universal, os LNH predominam em certas regiões geográficas, como, por exemplo, a África equatorial, onde cerca de 50% das neoplasias infantis são compostas pelos linfomas de Burkitt. Na Europa e nos Estados Unidos, cerca de 30% dos LNH são linfoblásticos, 50% são linfomas de pequenas células não-clivadas e 15% são de grandes células. Nos tumores africanos em especial há associação bem demonstrada entre sua ocorrência e a infecção pelo vírus Epstein-Barr (EBV), evidenciada pela presença do genoma viral em suas células.

A apresentação anatômica mais prevalente é a abdominal, com presença de grandes massas intraperitoneais compostas por gânglios coalescentes e ocupando todo o compartimento abdominal; normalmente, não há dor importante referida, mas alguns sintomas e sinais gastrintestinais são relatados, como vômitos, obstipação ou diarréia, enterorragia, ascite, hepatoesplenomegalia. O crescimento do tumor dá-se de forma bastante rápida, algumas vezes com manifestações de comprometimento do estado geral, como febre prolongada e inexplicável, desnutrição, anemia e edema, na maioria das vezes associadas a insuficiência renal concomitante ou infiltração renal pelo tumor, com graves distúrbios metabólicos (hiperuricemia, hiperfosfatemia e obstrução tubular). Os LNH de abdome são quase sempre B-derivados. Muito menos comuns são as apresentações abdominais com volume reduzido, geralmente em transição ileocecal com manifestação clínica de invaginação intestinal ou até de apendicite aguda.

Os tumores primários do mediastino, classicamente T-derivados, têm quadro clássico de apresentação anatômica na porção mediastinal ântero-superior. São as neoplasias mediastinais anteriores mais comuns da infância, cabendo o diagnóstico diferencial com tumores de células germinativas, sarcomas, cistos broncogênicos e duplicações esofágicas. Associam-se, usualmente, a manifestações obstrutivas de estruturas respiratórias, distúrbios vasculares por compressão de grandes vasos, derrame pleural e, em quase 80% dos casos, infiltração de medula óssea, o que permite o diagnóstico conclusivo sem a necessidade de biopsia.

Outras localizações menos encontradas são as de cabeça e pescoço, em cerca de 10% dos casos ocupando especialmente o anel de Waldeyer e ossos da face e menos marcadamente os gânglios cervicais. Seguem-se localizações incomuns como ossos, pele, tireóide, órbitas, rins e espaço epidural.

Uma vez estabelecida a suspeita da existência de um LNH, torna-se importante proceder-se a medidas para o diagnóstico histopatológico preciso, imunofenotipagem e estudos citogenéticos e moleculares. Em muitas das situações, principalmente para as doenças mediastinais, mas também nos casos de massas de abdome, a medula óssea é ocupada por células neoplásicas; sua aspiração para análise microscópica do esfregaço deve sempre preceder as medidas cirúrgicas de biopsia; quando a medula óssea é negativa para a presença de neoplasia, deve-se procurar o eventual estudo citológico dos líquidos de derrame pleural ou ascítico; na inexistência destes ou caso persista a negatividade, tenta-se a biopsia de gânglios periféricos. A laparotomia, em casos de massa abdominal, tem por objetivo único a obtenção de tecido para patologia, reservando-se esse mesmo papel à mediastinoscopia ou microtoracotomia no caso das lesões torácicas. Havendo instrumental e equipamento de imagens condizentes, a retirada de material por agulha pode ser uma opção interessante desde que se permita a obtenção de amostra suficiente para as avaliações já mencionadas. Em suma, a abordagem cirúrgica dos LNH restringe-se exclusivamente à biopsia, sem haver mais lugar para grandes laparotomias ou toracotomias com amplas ressecções levando a mutilações inúteis, já que a quimioterapia, como hoje empregada, induz a doença à regressão definitiva, com controle local e sistêmico que as remoções avançadas não conseguem impor; nos casos menos habituais de operações para retirada de invaginações em que fortuitamente se depara com um LNH, deve-se realizar toda a ressecção, inclusive de gânglios regionais, encaminhados para análise. Nas situações em que haja perfuração ou bloqueio intestinal pela neoplasia, ainda assim a atuação cirúrgica deve ser econômica, deixando para a quimioterapia a medida de alívio para esses acidentes; nas compressões respiratórias ou circulatórias pelos tumores mediastinais, a irradiação consegue a regressão quase imediata e de forma mais eficaz que qualquer medida cirúrgica. Após o diagnóstico, é imperioso conhecer-se o grau de extensão da doença e, para tanto, deve-se estabelecer, por meio de exames subsidiários, o estadiamento do tumor, sendo o sistema mais aceito o do St. Jude Children's Research Hospital (Quadro 10.7).

Para a condução do estadiamento, há exames e procedimentos essenciais e facultativos (Quadro 10.8). Por exemplo, a tomografia computadorizada não é indispensável para a caracterização de massas mediastinais, perfeitamente delineadas na maioria das vezes pelos métodos radiológicos convencionais. Já pelo menos duas punções aspirativas de medula óssea, em regiões diferentes, são impres-

Quadro 10.7 – Estadiamento dos LNH conforme o SJCRH.

Estágio I	– Tumor único extraganglionar ou área anatômica única (ganglionar), exceto mediastino ou abdome
Estágio II	– Tumor único extraganglionar com extensão regional
	Duas ou mais áreas ganglionares do mesmo lado do diafragma
	Tumor gastrintestinal primário, geralmente de transição ileocecal, com ou sem envolvimento exclusivo de gânglios mesentéricos, totalmente ressecado
Estágio III	– Duas ou mais áreas tumorais, ganglionares ou extraganglionares, em lados diferentes do diafragma
	Tumor mediastinal primário
	Tumor abdominal amplo e irressecável
	Tumor paraespinhal ou epidural
Estágio IV	– Todas as situações acima com envolvimento de medula óssea e/ou meninges

Quadro 10.8 – Avaliação inicial dos LNH.

Exames obrigatórios	Exames opcionais
Exame físico	Mapeamento ósseo
Radiografias de tórax e seios da face	Radiografia óssea
Ultra-sonografia de abdome	Tomografias
Mielograma coletado de duas áreas	Ressonância (em doença meníngea)
Exame do líquido cefalorraquidiano	
Hemograma	
DHL, função renal, eletrólitos, ácido úrico, função hepática	

cindíveis tanto para o estadiamento quanto para o eventual diagnóstico. A documentação de alterações metabólicas pertinentes ao tumor em crescimento rápido é importante para o manuseio correto do paciente, especialmente no início da quimioterapia, sendo às vezes necessário lançar-se mão de hemodiálise em casos de insuficiência renal aguda por nefropatia obstrutiva, ou radioterapia quando há tumor em território renal levando à obstrução. Em especial, a dosagem de desidrogenase láctica (DHL) sérica tem seus níveis mais altos associados às principais complicações bioquímicas e ao prognóstico.

Tratamento

Sendo a abordagem com quimioterapia quase a forma primordial e única de manuseio curativo para os LNH, a cirurgia passa nos dias de hoje a ter um papel circunscrito muito mais ao diagnóstico do que propriamente na intervenção terapêutica. A exceção é feita nos casos pouco freqüentes de doença abdominal localizada mimetizando apendicites agudas ou apresentando-se como invaginações ao nível da válvula ileocecal; nesses casos, espera-se do cirurgião a remoção total da massa e a exploração e retirada dos gânglios abdominais suspeitos e, se possível, a retirada de outras massas duvidosas a distância. Não são justificáveis atos cirúrgicos que impliquem mutilações, isto é, na presença de massa de dimensões a não viabilizar a ressecção integral, somente a biopsia deve ser realizada. O mesmo se aplica a doenças mediastinais e de cabeça e pescoço.

O uso de biopsia por agulhas tem sido proposto particularmente nas doenças de mediastino e de cabeça e pescoço, com a ressalva de que o material deva ser suficiente para a realização de todos os estudos patológicos, imunofenotípico, citogenéticos e moleculares.

Com respeito à quimioterapia, à qual se atribui a forma de tratamento de eleição dos LNH, já que mesmo as formas aparentemente localizadas são constituídas de doença que requer controle sistêmico, algumas considerações podem ser feitas:

1. cerca de 90% dos pacientes têm resposta completa após uso inicial de múltiplas drogas, mesmo com tumores de grande porte;

2. é necessário o tratamento de manutenção visando especialmente à eliminação de doença microscópica residual e sistêmica, particularmente em medula óssea e SNC;

3. os tratamentos de linfomas linfoblásticos e de linfomas de pequenas células não-clivadas (linfomas de Burkitt e não-Burkitt) devem ser conduzidos de maneira distinta, conceito firmado a partir dos resultados de 1983 obtidos pelo Children's Cancer Study Group, revelando que linfomas T-derivados se beneficiam de regimes terapêuticos antileucêmicos e que linfomas de linhagem B são mais sensíveis a esquemas de quimioterapia com cursos de drogas dados de forma rápida e intensiva;

4. *particularmente* os linfomas de pequenas células não-clivadas têm seu período de risco maior para recidivas nas primeiras semanas e, portanto, os programas de manutenção podem ter curta duração;

5. mesmo os casos mais avançados podem ter alguns fatores de prognóstico identificados, como, por exemplo, os índices elevados de DHL sérico que se associam a pior evolução.

O uso de radioterapia nos LNH circunscreve-se às formas de doença que necessitam de alívio rápido, de efeito compressivo, como, por exemplo, em tumores mediastinais com dificuldade respiratória, ou formas paraespinais com distúrbios neurológicos. Nas manifestações meníngeas a irradiação pode ser incluída como forma de tratamento.

Os protocolos de tratamento dos LNH levados a efeito na maior parte dos serviços em todo o mundo oferecem resultados, para os linfomas de pequenas células não-clivadas avançados, de pelo menos 70% de sobrevivência longa livre de doença. Os casos localizados são de excelente perpectiva, tendo quase 100% de taxas de cura.

Experiência do Instituto da Criança – HC-FMUSP no tratamento do LNH não-linfoblásticos

Entre dezembro de 1984 e junho de 1990, 39 pacientes com estágio avançado de LNH não-linfoblástico, e idade máxima de 12 anos, tiveram ingresso em um protocolo terapêutico desenvolvido em nossa instituição (Tabela 10.8).

Tabela 10.8 – Esquema de quimioterapia para crianças com LNH – pequenas células não-clivadas – Instituto da Criança do HC-FMUSP.

Drogas	Dose (mg/m³)	Dias de administração
Fase de indução		
Ciclosfosfamida	1.200	1
Vincristina	1,5	3, 10, 17, 24
Daunomicina	60	12 e 13
Prednisona	60	1 a 31
Fase de intensificação		
Teniposida	125	1, 4, 8, 12, 16, 20, 24, 28
Citarabina	300	1, 4, 8, 12, 16, 20, 24, 28
Fase de manutenção (cinco ciclos com intervalos de 10 dias seqüencialmente por 48 semanas)		
1. Tioguanina	300	1 a 4
Ciclofosfamida	1.200	5
2. Hidroxiuréia	2.500	1 a 4
Daunomicina	45	5
3. Vincritina	1,5	1
Metotrexato	120	2
4. Mercaptopurina	500	1 a 4
Metotrexato	40	5
5. Teniposida	125	1, 4, 7
Citarabina	300	1, 4, 7

Os resultados com a aplicação desse protocolo mostraram que, de 39 crianças, 38 entraram em remissão completa e uma faleceu após duas semanas de terapia por alterações metabólicas. Dessas 38, duas portadoras de linfoma de Burkitt tiveram neoplasias secundárias, leucemia mielomonocítica em uma delas, e leucemia linfoblástica sem sinais de derivação B em outra; ambas faleceram em decorrência do distúrbio neoplásico secundário. À época da análise final desses resultados, todos os portadores de linfomas não-Burkitt eram sobreviventes livres de doença por um período variando entre 52 e 266 semanas, e dentre os pacientes com linfomas de Burkitt, exceto os dois já mencionados, o período de remissão completa mantida variava de 52 a 336 semanas.

A conclusão mais importante desse estudo é a comprovação de que um regime de quimioterapia intensivo nas fases iniciais, especialmente na fase de intensificação, melhorou de forma significativa o prognóstico de crianças com tumores B-derivados se comparados à experiência anterior da mesma instituição com casos similares. Deve-se também salientar que, em oposição ao que se fazia em protocolos anteriores, a remissão de doença abdominal não foi em nenhum caso documentada por laparotomia, e que o abandono desse procedimento não teve nenhum impacto negativo sobre o prognóstico.

DOENÇA DE HODGKIN

Incidência a apresentação inicial

Ao contrário dos LNH, a doença de Hodgkin (DH) ocorre esporadicamente em pacientes com idade inferior a 5 anos e, muito raramente, abaixo dos 3 anos. Cerca de 30% dos casos surgem na idade de 5 a 10 anos e 60% dos pacientes situam-se entre 10 e 15 anos. Em todas as idades, mas mais propriamente na primeira década, há predomínio do sexo masculino. Em algumas regiões específicas, a DH parece ter prevalência especialmente alta, como notoriamente ocorre no Líbano, onde ela é a neoplasia infantil mais freqüente, sobrepujando mesmo as leucemias agudas; também na África e na América do Sul parece haver incidência maior dela entre os tumores sólidos da faixa pediátrica, com distribuição peculiar dos subtipos histopatológicos, de maneira que as formas de celularidade mista e depleção linfocitária incidem mais nessas áreas do que na Europa e na América do Norte, onde predominam as demais subdivisões patológicas de esclerose nodular e predominância linfocitária.

De modo similar ao descrito para linfomas tipo Burkitt, a DH é também associada à infecção pelo vírus Epstein-Barr (EBV), considerada em inúmeros estudos epidemiológicos. Sugere-se que sua ativação possa preceder o desenvolvimento da DH, hipótese reforçada pela evidência genômica da presença de EBV em células de Reed-Sternberg, geralmente consideradas as células malignas da DH. Os sintomas e os sinais clínicos presentes na DH da infância assemelham-se aos encontrados nos adultos, ou seja, a queixa mais freqüente é a linfadenomegalia cervical indolor, desacompanhada de alterações infecciosas das vias respiratórias altas, com duração excedendo três a seis semanas, características estas que induzem à indicação de biopsia ganglionar. Em cerca de 30% das crianças observam-se sintomas ditos constitucionais, incluindo febre de origem indeterminada de mais de 15 dias de duração, suor noturno intenso ou perda de peso superior a 10% da massa inicial.

O diagnóstico da DH é basicamente patológico, não havendo nenhum exame laboratorial que se correlacione de forma específica e exclusiva com a doença; mesmo assim, há algumas anormalidades que são presentes na maioria dos pacientes, como anemia, elevação na taxa de leucócitos, aceleração de hemossedimentação e elevação nos níveis de cobre sérico.

Uma vez estabelecido o diagnóstico, cabe proceder ao estadiamento do processo, a partir do que será definida a conduta de tratamento a ser adotada e o prognóstico é estabelecido. A forma clássica de classificação ou estadiamento da DH foi delineada em Ann

Arbor em 1971 e é exposta no quadro 10.9. Tal sistema leva em consideração a provável disseminação da moléstia por contigüidade de linfonodos, a partir de uma origem unicêntrica, característica na qual diferiria radicalmente dos LNH.

Quadro 10.9 – Estadiamento da DH segundo Ann Arbor.

Estágios	Características
Estágio I	Envolvimento de uma única região ganglionar ou de uma única região extraganglionar (IE)
Estágio II	Envolvimento de duas ou mais áreas ganglionares do mesmo lado do diafragma ou envolvimento de um área extraganglionar e uma ou mais regiões ganglionares do mesmo lado do diafragma (IIE)
Estágio III	Envolvimento de áreas ganglionares de lados diferentes do diafragma, podendo haver acometimento extraganglionar localizado (IIIE) ou de baço (IIIS)
Estágio IV	Envolvimento disseminado de regiões extraganglionares, especialmente o fígado, pulmões, pleura, ossos, medula óssea e pele
Cada estágio subdivide-se em:	
A	Ausência de manifestações sistêmicas
B	Perda de peso > 10% nos últimos seis meses e/ou febre inexplicável > 38°C e/ou sudorese noturna

Métodos de estadiamento e controvérsias acerca da laparotomia exploradora

O estadiamento clínico consiste do exame físico detalhado do paciente e do seu inventário radiológico. A atenção e o julgamento do médico devem estar particularmente voltados para todas as áreas anatômicas servidas por gânglios linfáticos, sendo ressaltada a presença freqüente em áreas pouco comprometidas no elenco de problemas pediátricos corriqueiros.

Os estudos por imagem do tórax devem incluir tanto a radiografia simples como a tomografia computadorizada, acreditando-se que esta última possa modificar a visualização do mediastino em relação à radiografia em cerca de 30% dos casos. Já a abordagem abdominal requer tanto a tomografia como a linfangiografia; a tomografia pode ser capaz de identificar nódulos intra-abdominais de 1 a 2cm, quer no hilo esplênico quer no retroperitônio, atribuindo-se a esse método a eficácia de cerca de 80% no reconhecimento de doença oculta no abdome. À linfangiografia credita-se sucesso variável e muitas vezes dependente da habilidade do indivíduo que executa o procedimento e da experiência na interpretação das imagens obtidas, com resultados falsamente positivos alcançando até 25% dos exames, ao passo que somente 1% pode ser falso-negativo.

A laparotomia exploradora é um método tradicionalmente usado em adultos e transposto com freqüência para a prática pediátrica. Estudos de revisão revelam que o índice de encontro de envolvimento abdominal oculto em crianças submetidas à cirurgia é similar ao observado em pacientes adultos, com aumento do estágio clínico I para III pós-operatório em 25% dos casos e de II para III em até 30%. Esses achados se relacionam em eixos esplênico e celíaco somente dimensionados à exploração cirúrgica. Em contrapartida, casos classificados clinicamente como estágios avançados, mais especificamente estágio III, costumam ter seu estadiamento cirúrgico diminuído para estágio I ou II em cerca de 20 a 40% dos pacientes submetidos à laparotomia.

O papel do cirurgião pediátrico durante o estadiamento operatório da DH engloba extensa biopsia de gânglios independentemente de seu aspecto macroscópico e com amostras de múltiplas localidades, especialmente hílos hepático e esplênico, mesentério, aorta e retrope-

ritônio; além disso, executa-se a esplenectomia que permite revelar a presença de doença esplênica após execução de cortes exaustivos; por fim, deve-se realizar a biopsia hepática em cunha de lobos esquerdo e direito, além de biopsia de medula óssea em crista ilíaca.

As complicações do estadiamento cirúrgico incluem infecção ou obstrução intestinal no pós-operatório imediato em cerca de 2% dos casos, bridas intestinais tardias em 4% dos pacientes e 5% de mortalidade relacionada à sepse após esplenectomia, causada principalmente por germes encapsulados dos quais destaca-se o pneumococo. O advento da imunização antipneumocócica associada à profilaxia com penicilina tem reduzido drasticamente esse risco. A ocorrência de herpes zoster é mais elevada em pacientes esplenectomizados e recebendo tratamento mais intensivo. Por todos esses dados, a indicação da cirurgia para o estadiamento da DH pediátrica permanece controverso. A tendência atual da maioria dos programas de abordagem dessa doença é a de limitar as doses de radioterapia e ampliar os campos de irradiação, o que, com o acréscimo da quimioterapia combinada, torna prescindível um estadiamento patológico acurado e, portanto, a laparotomia.

TRATAMENTO

A radioterapia é o método-padrão de tratamento da DH em adultos e em crianças e durante muito tempo constituiu-se na base da sua abordagem. As doses necessárias para o tratamento radioterápico exclusivo são superiores a 35Gy e altamente dependentes do volume de doença definido pelo estadiamento pós-cirúrgico.

A quimioterapia usada na DH baseia-se no fato de que esta é responsiva a um grande número de agentes, notadamente quando usados em combinação. Os regimes de quimioterapia mais empregados pela maioria dos serviços são os designados pelas siglas MOPP e ABVD (Quadro 10.10).

Quadro 10.10 – Regimes de quimioterapia em DH.

Regime	Cronologia	Doses
MOPP	Dias 1 a 14 (repouso de 28 dias)	Mustarda nitrogenada: 6mg/m^2 dias 1 e 8
		Vincristina: 1,5mg/m^2, dias 1 e 8
		Prednisona: 40mg/m^2, dias 1 a 14
		Procarbazina: 100mg/m^2, dias 1 a 14
ABVD	Dias 1 e 15 (repouso de 15 dias)	Adriamicina: 25mg/m^2 Bleomicina: 10mg/m^2
		Vimblastina: 6mg/m^2
		DTIC: 275mg/m^2

A partir dos anos 70, os casos avançados têm sido abordados com ambas as modalidades, radioterapia e quimioterapia, com o intuito não apenas de aprimorar os resultados, mas, especialmente, de minimizar a toxicidade decorrente. Essa forma associativa de tratamento permitiu reduções substanciais nas doses de irradiação, com taxas de sobrevivência tão boas quanto as obtidas com o uso de altas doses. A taxa de sobrevivência livre de doença alcançada é de, pelo menos, 70%, considerados todos os estágios.

Todavia, a toxicidade tardia ainda é substancial. Nesse contexto, destacam-se: 1. seqüelas relacionadas à função endocrinológica gonadal nas crianças expostas ao esquema MOPP; e 2. o surgimento de neoplasias secundárias, principalmente leucemias mieloblásticas agudas, cuja incidência é de 4% após cinco anos de tratamento e 11% após 10 anos, certamente a mais grave conseqüência da terapia combinada envolvendo radioterapia e quimioterapia com MOPP.

Em conclusão, a DH pode ser considerada como das mais curáveis dentre as neoplasias humanas, e sua abordagem na infância, diante dos excelentes resultados conhecidos, visa cada vez mais à diminuição da ocorrência de alterações indesejáveis, por meio da redução das doses de irradiação, da eliminação da laparotomia e da busca de esquemas com o ABVD, tão eficazes como o MOPP mas sem suas conseqüências maléficas.

BIBLIOGRAFIA

1. ANDERSON, J.R. et al. – Childhood non-Hodgkin's lymphoma: the results of randomizer therapeutic trial comparing a 4-drug regimen (COMP) WITH A 10-DRUG REGIMEN 9lsa2 l2. *N. Engl. J. Med.* **308**:559, 1983. 2. BEHRENDT, H.; BART, N.F.M. & VAN-LEEUWEN, E.F. – Treatment of Hodgkin´s disease in children with or without radiotherapy. *Cancer* **59**:1870, 1987. 3. BJER-GARDD, J. et al. – Risk of therapy related leukemia and preleukemia after Hodgkin´s disease. *Lancet* **2**:83, 1987. 4. BRECHER, M.L. – Malignant lymphomas in children and adolescents. *Sem. Surg. Oncol.* **2**:147, 1986. 5. BYRNE, J. et al. – Effects of treatment on fertility in long-term survivors of childhood or adolescent cancer. *N. Engl. J. Med.* **371**:315, 1987. 6. CASTELLI-NO, R.A. – Imaging techniques for staging abdominal Hodgkin´s disease. *Cancer Treat. Rep.* **66**:697, 1982. 7. CHESON, B. – New chembotherapy agents for non-Hodgkin´s lymphomas. *Hematol. Oncol. Clin. North Am.* **5**:1027, 1991. 8. CHILCOTE, R.R. et al. – Septicemia and meningitis in children splenectomized for Hodgkin's disease. *N. Engl. J. Med.* **293**:798, 1976. 9. COHEN, P.J. & JAFFE, E.S. – Histopathology and immunophenotyping. In Magrath, I.T. *The Non-Hodgkin's Lymphomas.* Baltimore, Williams & Wilkins, 1990. 10. CRAMER, P. & ANDRIEU, J. – Hodgkin's disease in childhood and adolescence: results of chemotherapy-radiotherapy in clinical stages IA-IIB disease. *J. Clin. Oncol.* **5**:742, 1987. 11. DONALDSON, S.S. & KINK, M.P. – Combined modality treatment wiyh low-dose radiation and MOPP therapy for children with Hodgkin's disease. *J. Clin. Oncol.* **5**:742, 1987. 12. FIORI, C.M.C.M. & ODONE FILHO, V. – Associação do vírus EB com a doença de Hodgkin em crianças – características epidemiológicas. *Pediatr. (S. Paulo)* 21:322, 1999 13. FLEMING, I.D. et al. – Surgical implications of primary gastrintestinal lymphoma of childhood. *Arch. Surg.* **125**:252, 1990. 14. GREEN, D. et al. – Staging laparotomy and splnectomy in children and adolescents with Hodgkin´s disease. *Cancer Treat. Rep.* **10**:23, 1983. 15. HARDY, R. & HORNING, S.J. – Molecular biology studies in the clinical evaluation of non-Hodgkin's lymphomas. *Hematol. Oncol. Clin. North Am.* **5**:891, 1991. 16. JEN-KN, R.D.T. & BERRY, M.P. – Hodgkin´s disease in children. *Sem. Oncol.* **7**:202, 1980. 17. LE BEAU, M.M. – Chromossomal abnormalities in non-Hodgkin's lymphomas. *Sem. Oncol.* **17**:20, 1990. 18. MAGRATH, II – Historical perspective: the origins of modern concepts of biology and management in the non-Hodgkin´s lymphomas. Baltimore, Williams & Wikins, 1990. 19. MALUF, P.T. et al. – Leucemias agudas como neoplasias secundárias em crianças portadoras de linfomas avançados. *Rev. Hos. Clin. Fac. Med. S. Paulo* **49**:25, 1994. 20. MALUF, P.T. et al. – Linfomas não-Hodgkin na infância: resultados de tratamento de pacientes em estádio III. *Rev. Hos. Clin. Fac. Med. S. Paulo* **48**:278, 1993. 21. MALUF, P.T. et al. – Teniposide plus cytarabine as intensification and in continuation therapy for advanced nonlymphoblastic lymphomas of childhood. *J. Clin. Oncol.* **12**:1963, 1994. 22. MOORMEIER, J.A.; WILLIAMS, S.F. & GOLOMB, H.M. – The staging of non-Hodgkin's lymphomas. *Sem. Oncol.* **17**:43, 1990. 23. NASCHMAN, J. – Therapy for childhood non-Hodgkin's lymphomas nonlymphoblastic type: review of recent studies and current recommendation. *Am. J. Pediatr. Hematol. Oncol.* **12**:359, 1990. 24. PAUO, W.J. & KUN, L.E. – Hodgkin's disease in children. *Hematol. Oncol. Clin. North Am.* **3**:345, 1989. 25. PROSNITZ, L.R. et al. – Combined modality for advanced Hodgkin´s disease: 15 year followup data. *J. Clin. Oncol.* **6**:603, 1988. 26. SHNCEEBERGER, A.L. & GIRVAN, D.P. – Staging laparotomy for Hodgkin´s disease in children. *J. Pediatr. Surg.* **8**:714, 1988. 27. SMITH, S.D. et al. – Non-Hodgkin's lymphomas in children. *Sem. Oncol.* **17**:113. 1990. 28. SULLIVAN, M. – Hodgkin's disease in children. *Hematol. Oncol. Clin. North Am.* **1**:603, 1987. 29. WOLLNER, N.; BURCHENAL, J.H. & LIEBERMAN, P.H. – Non-Hodgkin's lymphomas in children: a comparative study of two modalities of therapy. *Cancer* **37**:125, 1976

| 6 | Neuroblastoma |

VICENTE ODONE FILHO

Os neuroblastomas são tumores biologicamente fascinantes. Representam ao mesmo tempo os melhores exemplos disponíveis de regressão espontânea de neoplasias malignas e, em sua forma mais comum de apresentação (crianças com doença disseminada, especialmente para esqueleto e medula óssea, e idade superior a 1 ano ao diagnóstico), estão entre os tipos de câncer com menor potencial de cura, com possibilidade clássica estimada em até 10%. Sua etiologia é desconhecida. Originam-se de simpatogônias, células nervosas indiferenciadas da crista neural, das quais derivam a medula da adrenal e todos os gânglios e plexos simpáticos, explicando não apenas seu local preferencial de surgimento, como sua ampla distribuição.

São os tumores abdominais mais freqüentes na infância, rivalizando em incidência com os nefroblastomas. Metade dos casos ocorre em crianças com idade inferior a 2 anos (25% inferior a 1 ano) e cerca de 3/4 nos primeiros 4 anos de vida, sendo a idade média ao diagnóstico ao redor de 2 anos, com discreto predomínio do sexo masculino. Todavia, os neuroblastomas *in situ* ocorrem com freqüência muito maior. Cortes seriados de adrenais em necropsias de crianças até 3 meses são positivos em até 1/39 dos casos. Se tais achados de fato representarem neoplasias e não apenas agrupamentos de células neuroblásticas primitivas, há que se admitir uma enorme taxa de regressão espontânea.

A existência de uma correlação direta entre idade e grau de disseminação da moléstia é evidência sugestiva de que doenças metastáticas podem desenvolver-se a partir de doença localizada e for-

nece o embasamento teórico para os programas populacionais de detecção precoce ("screening"), inicialmente desenvolvidos no Japão (Kyoto), em 1974, e depois na Europa e América do Norte (Quebec Neuroblastoma Screening Project). Todavia, embora a introdução dos programas de detecção precoce tenha alterado profundamente a história natural dos neuroblastomas, provocando uma duplicação em sua incidência, especialmente em crianças com idade inferior a 1 ano, a ocorrência de formas avançadas, em qualquer idade, não foi afetada. Isso leva a crer que, provavelmente, muitos casos que experimentariam regressão espontânea em tenra idade foram identificados e, talvez, desnecessariamente tratados.

Knudson e Strong propuseram que 20 a 25% dos neuroblastomas seriam hereditários, portadores de mutação pré-zigótica (germinativa), sendo necessário o evento pós-zigótico (somático) para o desenvolvimento da doença. Nos demais, os eventos seriam somente somáticos. Nos somáticos, haveria apenas um tumor primário, ao passo que nos hereditários poderiam ocorrer múltiplos primários e manifestações mais precoces. Em termos objetivos, a ocorrência familiar é infreqüente mas existente, incluindo irmãos idênticos.

Anatomopatologicamente, seu achado característico é representado por células neoplásicas agrupadas ao redor de um centro no qual processos neurais fibrilares se entrelaçam formando as "rosetas". Agrupamentos semelhantes são também encontrados na medula óssea, conhecidos como pseudo-rosetas, formados por células metásticas, sem material fibrilar central. A contrapartida benigna dos neuroblastomas, os ganglioneuromas, que também podem se desenvolver pela maturação de formas mais indiferenciadas, são constituídos exclusivamente por células ganglionares diferenciadas.

A classificação atualmente proposta pelo INPC (International Neuroblastoma Pathology Committee), uma revisão da proposta de caracterização anatomopatológica realizada por Shimada e cols., oferece, além da sistematização descritiva, que leva em consideração não apenas o aspecto histológico, mas também a idade na qual o tumor incide e seu índice de cariorrexia (MKI) (número de células tumorais em mitose e em processo de rotura nuclear), clara implicação no prognóstico (Tabela 10.9).

Tabela 10.9 – Grupos de prognóstico conforme a classificação de Shimada.

Prognóstico	Histopatologia e idade
Favorável	Estroma rico, não-nodular, todas as idades
	Estroma pobre, em diferenciação, MKI < 100, idades: $1^{1}/_{2}$ a 5 anos
	Estroma pobre, MKI < 200, idade < $1^{1}/_{2}$ ano
Desfavorável	Estroma rico, nodular, qualquer idade
	Estroma pobre, idade > 5 anos
	Estroma pobre, indiferenciado, idades: $1^{1}/_{2}$ a 5 anos
	Estroma pobre, em diferenciação, MKI > 100, idades: $1^{1}/_{2}$ a 5 anos
	Estroma pobre, MKI > 200, idade < $1^{1}/_{2}$ ano

Recursos imuno-histoquímicos, particularmente utilizando a expressão de antígenos como a sinaptofisina e a enolase neuroespecífica, são úteis na distinção entre as variedades mais indiferenciadas de neuroblastomas e outras neoplasias, os denominados "tumores de células redondas, pequenas e indiferenciadas" da infância que incluem, por exemplo, linfomas e rabdomiossarcomas primitivos.

Vários marcadores, inespecíficos (desidrogenase láctica sérica, ferritina sérica) e específicos, podem estar associados à presença dos neuroblastomas, com implicações práticas na detecção de doença ativa e na constatação de seu controle. Os mais importantes são as catecolaminas e metabólitos urinários, como os ácidos vanilmandélico (VMA) e homovanílico (HVA). Assim, níveis anormais dessas substâncias, quando mais de uma é dosada, são encontrados na urina de 85 a 90% dos portadores de neuroblastoma e, em sua quase totalidade, a excreção permanece aumentada, desde que persista doença ativa.

Os neuroblastomas são objeto de inúmeros estudos de natureza biológica, procurando desvendar, por meio de extensos estudos moleculares, as razões de seu comportamento tão intrigante.

Assim sendo, a análise do conteúdo de DNA das células neoplásicas revela uma relação significativa entre conteúdo elevado, estágios menos avançados e melhor resposta à quimioterapia.

Já estudos citogenéticos específicos de material de tumor têm revelado alterações em cerca de 80% dos casos, sendo uma das mais freqüentes, embora inespecífica, a deleção do braço curto do cromossomo 1 (a região distal 1p32 é a que com maior freqüência é perdida), observada em até 75% dos casos de neuroblastomas e interpretada como a possível perda de um gene supressor de neuroblastomas, os quais justamente surgiriam em função de sua perda. Ainda não ocorreu, todavia, demonstração cartesiana dessa hipótese.

Outras anormalidades são constatadas, como os "double minutes" (DM) e as "homogeneously staining regions" (HSR), representando material cromatínico extracromossômico, e que correspondem a manifestações citogenéticas há muito reconhecidas como de amplificação gênica.

Só mais recentemente foi identificada a natureza da seqüência amplificada como dependente do oncogene MYCN. O protoncogene correspondente foi localizado na porção distal do braço curto do cromossomo 2 (2p 23-24), parecendo contribuir de modo efetivo para o controle do crescimento e diferenciação celulares. Amplificação de MYCN, com o encontro de múltiplas cópias do DNA gênico, variando entre 3 e 300 por genoma haplóide, é encontrada em cerca de 30% dos tumores disseminados e só raramente em casos localizados.

Em resumo, anormalidades no braço curto do cromossomo 1 e amplificação do oncogene MYCN são dois elementos cuja influência sobre a biologia dos neuroblastomas não está completamente definida. Embora seja tentadora a hipótese de correlacionar o gene supressor no cromossomo 1 com o controle de atividade de MYCN, não há, presentemente, nenhuma evidência sólida que substancie essa correlação.

ASPECTOS CLÍNICOS

O quadro clínico dos neuroblastomas é extremamente variado, dependendo das características do tumor primário, de sua integridade, do comprometimento de estruturas vizinhas e da presença de metástases, cujos locais mais freqüentes são: medula óssea, ossos, linfonodos e fígado. A evidência inicial mais comum é a presença de uma massa dura, de superfície irregular, indolor, sem predomínio quanto à lateralidade. Nos casos avançados, são comuns as manifestações de baixa especificidade (Tabela 10.10). Imagens de protrusão ocular e hematomas periorbitários, principalmente em pálpebra superior, são extremamente sugestivas (Fig. 10.10).

Tabela 10.10 – Sinais e sintomas nos neuroblastomas avançados*.

Sintomas e sinais	18 crianças
Aumento de volume abdominal	113/18 (72%)
Febre	5/18 (28%)
Anorexia e perda de peso	4/18 (22%)
Diminuição de atividade	4/18 (22%)
Dor abdominal	3/18 (17%)
Protrusão ocular	3/18 (17%)
Equimoses orbitárias	3/18 (17%)
Abaulamento de outros locais	2/18 (11%)
Dores ósseas	2/18 (11%)
Impossibilidade de andar	2/18 (11%)
Palidez progressiva	1/18 (6%)
Vômitos	1/18 (6%)
Desnutrição leve	9/18 (50%)
Desnutrição grave	2/18 (11%)

* Conforme dados do ICR – HC/FMUSP: crianças admitidas entre 1980 e 1982.

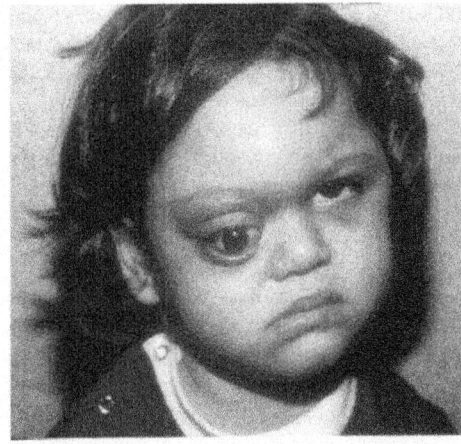

Figura 10.10 – Protrusão ocular e equimoses periorbitárias.

Em relação à apresentação primária e à disseminação metastática, há diferenças conforme a idade, especificadas (locais primários) na tabela 10.11. Por exemplo, nódulos subcutâneos, de coloração azulada, são particularmente freqüentes no período neonatal.

Tabela 10.11 – Tumores primários conforme idade (Hayes e Smith, 1988).

Tumor primário	< 1 ano (%)	> 1 ano (%)
Pescoço	5,2	3,0
Tórax	33,0	15,8
Abdome/total	55,0	74,5
Adrenal	36,7	55,0
Pélvico	5,2	4,8
Desconhecido	1,6	1,5

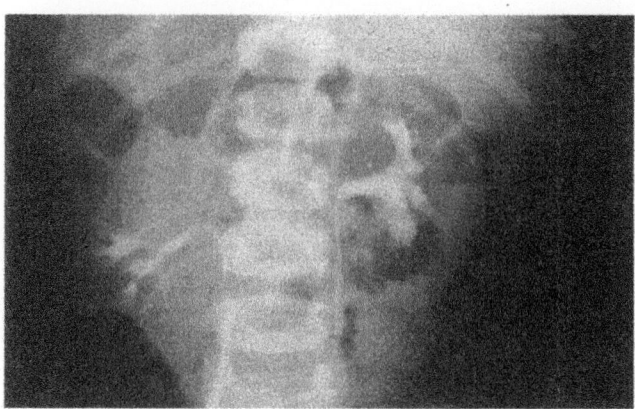

Figura 10.11 – Urografia excretora (aspecto de "lírio caído").

Medula óssea e esqueleto são os locais metastáticos mais freqüentes, em especial para a região craniana, podendo acarretar grandes deformidades.

Efeitos metabólicos secundários à produção de catecolaminas podem ser ocasionalmente observados, sendo que a clássica mas incomum síndrome da diarréia crônica, hipopotassemia e distensão abdominal é associada à produção de polipeptídeo intestinal vasoativo (VIP), em geral encontrada em neoplasias abdominais com sinais de maturação, desaparecendo os sintomas com a remoção do tumor.

Aos neuroblastomas localizados, também com sinais de maturação, pode associar-se uma encefalopatia cerebelar aguda, caracterizada por ataxia e opsomioclonia (movimentos conjugados caóticos dos olhos), de possível origem auto-imune, com alterações neurológicas que podem persistir mesmo após a remoção cirúrgica do tumor.

Os pulmões e o baço são órgãos extremamente incomuns de disseminação, mesmo em estágios muito avançados da doença. O sistema nervoso central é freqüentemente negligenciado como possível área de metastatização, mas pode ser comprometido, em especial nos casos avançados com evoluções prolongadas e extenso envolvimento de calota craniana.

DIAGNÓSTICO

Os exames gerais podem revelar anemia grave, em geral secundária à hemorragia do próprio tumor e, com menor freqüência, ao próprio envolvimento de medula óssea; leucocitose e desvio à esquerda, além de hipofibrinogenemia, também são encontrados. A enzima desidrogenase láctica pode estar inespecificamente elevada, em particular ao diagnóstico e naqueles com doença ativa durante o tratamento. Níveis superiores a 1,6 do limite superior de normalidade são sugestivos de doença ativa.

O encontro de células neoplásicas pode ser viabilizado pelas punções aspirativas de medula óssea, que devem ser realizadas em pelo menos dois locais, com biopsia concomitante. Na presença de células neoplásicas, o envolvimento ósseo deve ser procurado enfaticamente, pela sua habitual coexistência.

Estudos imagenológicos simples, com destaque para a ultra-sonografia abdominal e as radiografias simples de tórax e de esqueleto, podem permitir a caracterização da maioria dos tumores primários e de uma de suas principais áreas de metástase (lesões líticas irregulares, bilaterais e simétricas, em particular no crânio, e diáfises distais dos fêmures e úmeros). A própria urografia excretora, utilizada com menor freqüência pelo maior emprego da ultra-sonografia, pode oferecer imagens bastante sugestivas, com massas finamente calcificadas determinando deslocamento craniocaudal da árvore pielocalicinal, e ausência de distorção interna (Fig. 10.11).

A tomografia axial computadorizada é de extrema precisão para a caracterização de tumores primários e metástases regionais. Não tem valor inferior à ressonância magnética (RM) para a mesma finalidade. Esta, por sua vez, é o recurso de eleição na investigação de envolvimento intra-espinhal extradural a partir, por exemplo, de um neuroblastoma paravertebral, que invada a coluna através de um forame intervertebral.

Métodos cintilográficos, com o uso de fosfato de ^{99}Tc, são de maior sensibilidade para a detecção de metástases ósseas, comparativamente às radiografias simples. A cintilografia com ^{131}I-metaiodobenzilguanidina (MIBG), aproveitando a captação preferencial de MIBG por tecidos com terminações adrenérgicas, é usada com intuito de diagnóstico e, também, de terapêutica isotópica dirigida. Destaquemos que a utilização do isótopo ^{123}I permite avaliações imagenológicas mais precisas.

Finalmente, em resumo, apresentamos os critérios de diagnóstico necessários ao reconhecimento de um neuroblastoma, conforme preconizado pelo INSS (International Neuroblastoma Staging System), a saber:

1. um inequívoco diagnóstico patológico realizado por meio de tecido tumoral, por microscopia óptica (independentemente do emprego de recursos imuno-histológicos, ou de microscopia eletrônica, ou de catecolaminas – metabólitos séricos e/ou urinários – elevadas);

2. punções aspirativas de medula óssea ou biopsias contendo inequivocamente células neoplásicas, mais a demonstração de catecolaminas – metabólitos séricos e/ou urinários – elevadas.

Lembremos, todavia, que as amostras de células neoplásicas não devem ser obtidas apenas para o diagnóstico morfológico, servindo, igualmente, para estudos de natureza molecular.

ESTADIAMENTO

Os sistemas de estadiamento são necessários para a caracterização sistemática de neoplasias malignas, identificando maior ou menor gravidade e, a partir daí, permitindo a individualização do tratamento.

Por exemplo, a disseminação de células neoplásicas a linfonodos regionais, somente passível de identificação por amostragem cirúrgica como no sistema do POG, deixa de identificar crianças cujas necessidades de tratamento e chances de sobrevida são diferentes.

Recentemente, um novo sistema internacional de estadiamento foi proposto (juntamente com critérios bem definidos de diagnóstico e avaliação de resposta), conforme especificado no quadro 10.11.

É tendência atual da literatura a utilização ampla desse esquema, viabilizando, sobretudo, a comparação adequada entre os resultados terapêuticos apresentados. Ao compará-lo com outros sistemas anteriormente empregados, verificaremos que ele guarda analogia com o do POG, levando em consideração elementos de investigação cirúrgica, e com o de Evans, admitindo a existência de um estágio 4S ("4 especial"), análogo ao IV-S nesse proposto.

Quadro 10.11 – Sistema internacional de estadiamento (INSS).

Estágio 1	– Tumor localizado, restrito ao local de origem, ressecção completa, com ou sem resíduos microscópicos; linfonodos ipsi ou contralaterais negativos; fígado normal
Estágio 2A	– Tumor unilateral parcialmente ressecado; pode haver envolvimento de linfonodos aderidos ao tumor; linfonodos distantes negativos; fígado negativo
Estágio 2B	– Tumor unilateral total ou parcialmente ressecado; linfonodos ipsilaterais não aderidos positivos; linfonodos contralaterais e fígado negativos
Estágio 3	– Tumor ultrapassa a linha média, com ou sem envolvimento de linfonodos regionais; ou tumor unilateral com linfonodos contralaterais positivos; ou tumor mediano com envolvimento ganglionar bilateral; fígado normal
Estágio 4	– Metástases a linfonodos distantes, ossos, medula óssea, fígado e/ou outros órgãos
Estágio 4S	– Tumor primário localizado, como em 1, 2A ou 2B, com metástases hepáticas, de pele e/ou medula óssea

FATORES DE PROGNÓSTICO

Embora ofereça extrema dificuldade a caracterização de fatores de prognóstico em neoplasia na qual tão decisivamente interferem duas características particulares, quais sejam, idade e estágio, vários aspectos clínicos e biológicos de relevância podem ser listados (Tabela 10.12). Dentre eles, destaca-se a presença de amplificação do oncogene *MYCN*, a qual poderia conferir um prognóstico desfavorável e obrigar a um tratamento de maior agressividade pelo menos em crianças, que de outra forma seriam tratadas de maneira cirúrgica exclusiva ou com quimioterapia modesta.

Finalmente, empregando-se os fatores de maior relevância na caracterização do prognóstico dos neuroblastomas, descreveremos, na tabela 10.13, a classificação de estados de risco aceita pelos antigos Pediatric Oncology Group (POG) e Children's Cancer Group (CCG).

Tabela 10.12 – Fatores que interferem no prognóstico dos neuroblastomas (compilação de literatura).

Fatores de prognóstico	Favoráveis	Desfavoráveis
1. Extensão (estágio)	1,2a/b,3	4
2. Idade ao diagnóstico	< 1 ano	> 1 ano
3. Diagnóstico precoce	Sim	Não
4. Relação VMA/HVA	> 1	< 1
5. ENE sérica < 100ng/ml	>100ng/ml	–
6. Ferritina sérica	Normal	Elevada
7. Gangliosídeos (GD2*)	– ou**	
8. DHL	< 3,5 X***	> 3,5X***
9. Gradação anatomopatológica	> diferenciado	< diferenciado
10. Estroma rico****	Bem diferenciado	Nodular focal
11. Estroma pobre****	Bem diferenciado	Indiferenciado
12. MKI/ < 1,5 ano*****	Baixo	Elevado
13. Amplificação *MYCN*	Ausente	Presente
14. Conteúdo DNA	Hiperplóide	Diplóide
15. Deleção de 1p	Ausente	Presente
16. Resposta à quimioterapia	—	
17. Intensidade de QT utilizada	>	<

1 e 2 = variáveis independentes de outros fatores.
   * Em membrana celular e em nível sérico.
  ** Ou não encontrado ou em pequenas proporções.
 *** Limite superior da normalidade.
 **** Classificação de Shimada.
***** Índice mitótico, cujo valor é cotejado com a idade da criança.

TRATAMENTO E RESULTADOS

As possibilidades atuais de cura nos neuroblastomas são representadas pelos índices fornecidos pelo Quebec Screening Project, analisando a evolução de 295 crianças que desenvolveram a moléstia entre 1977 e 1986, em regiões dos Estados Unidos e Canadá, incluídas no estudo (Tabela 10.14).

Tabela 10.13 – Estados de risco – classificação conjunta POG/CCG.

Estágio (INSS)	Idade (anos)	MYCN*	Histologia (Shimada)	DNAi**	Grupos de risco
1	0-21	Qualquer	Qualquer	Qualquer	Baixo
2A, 2B	< 1	Qualquer	Qualquer	Qualquer	Baixo
	≥ 1 → 21	Sem amplificação	Qualquer	–	Baixo
	≥ 1 → 21	Amplificado	Favorável	–	Baixo
	≥ 1 → 21	Amplificado	Desfavorável	–	Alto
3	< 1	Sem amplificação	Qualquer	Qualquer	Intermediário
	< 1	Amplificado	Qualquer	Qualquer	Alto
	≥ 1 → 21	Sem amplificação	Favorável	–	Intermediário
	≥ 1 → 21	Sem amplificação	Desfavorável	–	Alto
	≥ 1 → 21	Amplificado	Qualquer	–	Alto
4	< 1	Sem amplificação	Qualquer	Qualquer	Intermediário
	< 1	Amplificado	Qualquer	Qualquer	Alto
	≥ 1 → 21	Qualquer	Qualquer		Alto
4S	< 1	Sem amplificação	Favorável	> 1	Baixo
	< 1	Sem amplificação	Qualquer	= 1	Intermediário
	< 1	Sem amplificação	Desfavorável	Qualquer	Intermediário
	< 1	Amplificado	Qualquer	Qualquer	Alto

 * MYCN amplificado → número de cópias > 1.
** DNAi < 1 (hipodiploidia) considerado como favorável.

Tabela 10.14 – Cura dos neuroblastomas conforme estágio (sistema de Evans).

Estágio	10 anos de sobrevida (cura?) %
I	88
II	90
III	63
IV	21
IV-S	81
Total	55

Sendo possível a remoção completa do tumor localizado, independentemente da idade da criança, e havendo ou não doença residual microscópica, a cirurgia exclusiva é por si só um procedimento curativo.

Todavia, a persistência de resíduos macroscópios, após cirurgia inicial, em crianças de qualquer idade, sem metástases a distância, obriga à adição de outra modalidade terapêutica, sendo o tratamento cirúrgico exclusivo insuficiente. O objetivo do tratamento a ser adicionado é viabilizar um futuro novo procedimento cirúrgico, com remoção da doença residual remanescente.

A radioterapia poderia exercer essa função. Porém, além da morbidade decorrente de efeitos da irradiação em órgãos vizinhos, estudos retrospectivos não sugerem benefícios concretos a longo prazo. Assim sendo, a quimioterapia tem indicação precisa, devendo-se reservar à radioterapia o papel de controle local de pequenas massas que porventura persistam após nova cirurgia.

Crianças com idade inferior a 1 ano e em estágios avançados, sem elementos moleculares desfavoráveis de prognóstico, podem ser curadas com modalidades de tratamento relativamente limitadas. Inclusive, esquemas quimioterápicos pouco agressivos que falhem quando empregados em primeira instância poderão ser substituídos por outros de maior agressividade sem que haja modificação de prognóstico.

Restam, finalmente, os pelo menos 3/4 de crianças portadoras de neuroblastoma, cujo prognóstico é extremamente desfavorável, sombrio até, bastando a idade superior a 1 ano e o estágio disseminado (4) da moléstia à apresentação para assim caracterizar a maioria delas. Alguns autores as consideram inclusive objeto de estudos fase I desde sua caracterização, tal a gravidade apresentada. Todavia, mesmo nesse contexto dramático, progressos reais puderam ser feitos.

Assim sendo, atualmente, com o uso de programas quimioterápicos (fundamentados no emprego de derivados de platina) de intensidade progressiva, maximizados com a associação de megaquimioterapia e transplantes de medula óssea (particularmente de tipo autólogo), e tratamentos posteriores de doença residual mínima, têm sido alcançados resultados de sobrevida livre de progressão estimados em 30% aos três anos de acompanhamento.

O paradigma desses alentadores progressos é representado pelos recentes resultados publicados pelo CCG em 1999 (Mattay e cols.), favorecendo, além do emprego de transplantes autólogos de medula óssea, o uso de ácido 13-*cis*-retinóico (isotretinoína), potente indutor de diferenciação de células neuroblastomatosas *in vitro*.

No Instituto da Criança do HC-FMUSP, o tratamento protocolado dos neuroblastomas avançados teve início em 1980. Sucessivos protocolos empregando múltiplos agentes quimioterápicos, todos contendo derivados de platina, em associações progressivamente mais agressivas, foram empregados. Em que pese essas diferenças, o resultado final mantinha-se estável (Fig. 10.12), a ponto de os vários protocolos poderem ter seus resultados unificados em um único, representando o que o tratamento convencional nessa doença seria capaz de oferecer (Fig. 10.13). Houve definitivamente progressos, particularmente quando se cotejavam esses dados

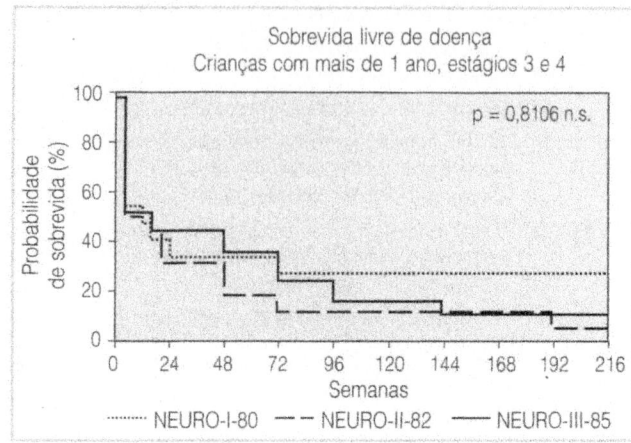

Figura 10.12 – Sobrevida livre de doença em crianças com neuroblastoma avançado, conforme os protocolos NEURO-I-80, II-82 e III-85.

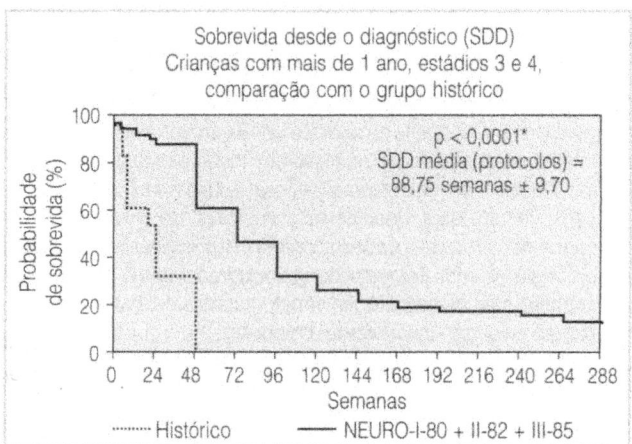

Figura 10.13 – Comparação com resultados históricos.

com resultados históricos, não-protocolados. Embora seja óbvio que a maior qualidade dos esquemas oferecidos tenha influenciado nessa evolução, é possível que a maior responsabilidade por esse sucesso resida na sistematização a que um estudo protocolado obriga, muito mais que o valor "terapêutico" de qualquer esquema.

Em nossa rotina institucional foi implantado, em 1985, junto com o Laboratório de Biologia Tumoral da Fundação Pró-Sangue Hemocentro de São Paulo, um "Banco de Tumores", no qual amostras de neoplasias são criopreservadas ao diagnóstico e em qualquer outro momento em que são obtidas. Dessa forma, foi possível reconhecer, mesmo nos neuroblastomas avançados, a relevância da expressão de genes de múltipla resistência a drogas na evolução desses pacientes e a utilidade terapêutica que poderia advir do emprego de agentes moduladores dessa expressão, como a droga verapamil. Estudo fase-I recém-concluído, relativo ao uso de verapamil, oferece as bases para seu emprego seguro de maneira prospectiva.

O Instituto da Criança do HC-FMUSP foi também pioneiro, a partir de 1989, na realização sistemática de transplantes autólogos de medula óssea em instituições públicas de nosso país, tendo sido a maioria dessas realizações destinada a portadores de neuroblastoma avançado. Atualmente, à realização desses transplantes, acopla-se a coleta de células-tronco periféricas pós-exposição a ^{131}I-MIBG terapêutico, com resultados promissores (Fig. 10.14).

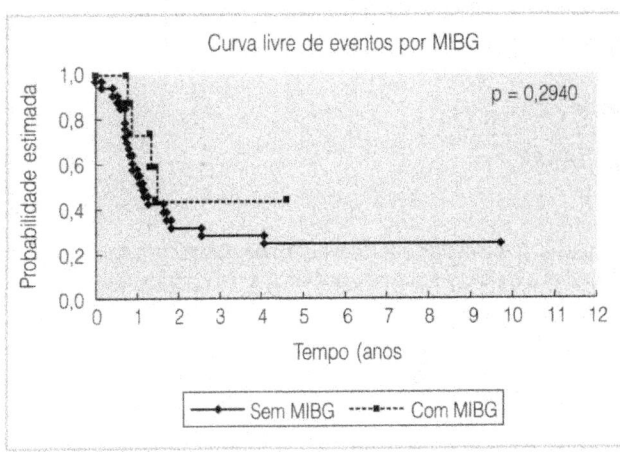

Curva livre de eventos por MIBG

p = 0,2940

— Sem MIBG   ---■--- Com MIBG

Figura 10.14 – Transplantes autólogos de medula óssea em neuroblastomas – sobrevida livre de eventos conforme exposição, pré-coleta de células-tronco, a ^{131}I-MIBG.

BIBLIOGRAFIA

1. AMBROS, P.F. et al. – Genetic heterogeneity in neuroblastomas. *Med. Pediatr. Oncol.* **31**:191, 1998. 2. BENDIT, I. – Caracterização molecular dos neuroblastomas: estudo do oncogene *MYCN*, do gene de resistência múltipla a drogas *MDR*1, do antígeno nuclear de proliferação celular e do gene supressor de tumor *TP 53*. Tese (Doutorado) – Faculdade de Medicina da Universidade de São Paulo, Departamento de Clínica Médica, São Paulo, SP, 1997. 3. BERNSTEIN, M.L. et al. – A population based stufy of neuroblastoma incidence, surval and mortality in North America. Proceedings: 2nd Internation Symposium – Neuroblastoma Screening. Mineapolis, Minnesota, USA, p. 4. 1991. 4. BERTHOLD, F. et al. – Biology of neuroblastoma. **In** Pochedly, C., ed. *Neuroblastoma: Tumor Biology and Therapy.* Boca Raton, Florida, EUA, CRC Press, 1990, p. 227. 5. BRESLOW, N. & McCANN, B. – Statistical estimation of prognosis of children with neuroblastoma. *Cancer Res.* **31**:2098, 1971. 6. BRITTO, J.L.B.C. – Análise dos níveis séricos de desidrogenase láctica como marcador de atividade de doenças neoplásicas. Dissertação (Mestrado) – Faculdade de Medicina da Universidade de São Paulo, SP, 1991. 7. BRODEUR, G.M.; AZAR, C. & BROTHER, M. – Neuroblastoma, effect of genetic factors on prognosis and treatment. *Cancer,* **70**:1685, 1992. 8. BRODEUR, G.M. et al. – Revisions of the international criteria for neuroblastoma diagnosis, staging and response to treatment. *J. Clin. Oncol.* **11**:1466, 1993. 9. BRODEUR, G.M. – Molecular biology and genetics of human neuroblastoma. **In** Pochedly, C., ed. *Neuroblastoma: Tumor Biology and Therapy.* Boca Raton, Flórida, EUA, CRC Press, 1990, p. 31-50. 10. CARLSEN, N.L.T. – Clinical staging. **In** Pochedly, C. ed. *Neuroblastoma: Tumor Biology and Therapy.* Boca Raton, Flórida, EUA, CRC, Press, 1990, p. 199. 11. CHAN, H. et al. – P-glycoprotein expression as a predictor of the outcome of therapy for neuroblastoma. *N. Engl. J. Med.* **325**:1608, 1991. 12. CRISTOFANI, L.M. – Estudo comparativo para o tratamento de crianças com neuroblastoma avançado. Tese (Doutorado) – Faculdade de Medicina da Universidade de São Paulo, Departamento de Pediatria, São Paulo, SP, 1994. 13. DAVIS, S.; ROGERS, M.A. & PENDERGRASS, T.W. – The incidence and epidemiologic characteristics of neuroblastoma in the Unites States. *Am. J. Epidemiol.* **126**:1063, 1987. 14. EVANS, A.E.; D'ANGIO, G.J. & RANDOLPH, J.A. – A proposed stating for children with neuroblastoma (Children's Cancer Study Group A). *Cancer,* **27**:374, 1971. 15. GARVIN, Jr. J.; BENDIT, I. & NISEN, P.D. – *N-myc* oncogene expression and amplication in metastatic lesions of stage IV-S neuroblastoma. *Cancer* **65**:2572, 1990. 16. GUIN, G.H.; GILBERT, E.F. & JONES, B. – Incidental neuroblastoma in infants. *Am. J. Clin. Pathol.* **51**:126, 1969. 17. HAYES, F.A.; GREEN, A.A. & MAUER, A.M. – Correlation of cell kinetic and clinical response to chemotherapy in disseminated neuroblastoma. *Cancer Res.* **37**:3766, 1977. 18. HAYES, F.A. & SMITH, E.I. – Neuroblastoma. **In** Pizzo, P.A., ed. *Pediatric Oncology.* Philadelphia, Pennsylvania, EUA, GD, Lippincott Co, 1988, p. 607. 19. KNUDSON, A.G. & STRONG, L.C. – Matution and cancer. Neuroblastoma and pheochromocytoma. *Am. J. Human. Genet.* **24**:514, 1972. 20. KOIFFMAN, C.P. et al. – Neuroblastoma in a boy with MCA/MR sindrome, deletion 11q and duplication 12q. *Am. J. Med. Genet.* **58**:46, 1995. 21. LADENSTEIN, R. et al. – Multivariate analysis of risk factors in stage 4 neuroblastoma patients over the age of one year treated with megatherapy and stem-cell transplantation: a report from the European Bone Marrow Transplantation Solid Tumor Registry. *J. Clin. Oncol.* **16**:953, 1998. 22. LEDERMAN, H.M. – Estudo comparativo entre tomografia computadorizada e ressonância nuclear magnética na avaliação do neuroblastoma abdominal. Tese Livre-Docência – Universidade Federal de São Paulo, SP, 1991. 23. LOOK, A.T. et al. – Clinical relevance of tumor cell ploidy and *N-myc* amplification in childhood neuroblastoma: a Pediatric Oncology Group Study. *J. Clin. Oncol.* **9**:581, 1991. 24. MANHANI, R. et al. – Concomitant p53 mutation and *MYCN* amplification in neuroblastoma. *Med. Pediatr. Oncol.* **29**:206, 1997. 25. MATTHAY, K.K. et al. – Treatment of high risk neuroblastoma with intensive chemotherapy, radiotherapy, autologous bone marrow transplantation, ans 13-cis-retinoic acid. *N. Engl. J. Med.* **341**:1165, 1999. 26. MATTHAY, K.K. – Neuroblastoma: biology and therapy. *Oncology* **11**:1857, 1997. 27. McWILLIAMS, N.B. – Neuroblastoma in infancy. **In** Pochedly, C., ed. *Neuroblastoma: Tumor Biology and Therapy.* Boca Raton, Flórida, EUA, CRC Press, 1990, p. 229. 28. ODONE FILHO, V. – (pelo Programa de Transplantes de Medula Óssea do Instituto da Criança "Prof. Pedro de Alcantara do Hospital das Clínicas da Faculdade de Medicina da Universidade de São Paulo – ICr) – Transplantes autólogos de médula óssea (TAMO) em Oncologia Pediátrica: experiência peliminar do ICr, 1995. 29. ODONE FILHO, V. – Tratamento combinado dos neuroblastomas: resultados do protocolo NEURO-I-80. Tese (Doutorado) – Faculdade de Medicina da Universidade de São Paulo, SP, 1986. 30. ODONE FILHO, V. – Tratamento convencional dos neuroblastomas. Tese de Livre-Docência) – Faculdade de Medicina da Universidade de São Paulo, SP, 1992. 31. ODONE FILHO, V. et al. – Autologous bone marrow transplantation (ABMT) for neuroblastomas (NBs) with cells collected after exposure to ^{131}I-MIBG. *Med. Pediatr. Oncol.* **35**:764, 2000. 32. PEARSON, A.D.J. & Philip, T. – Prognosis of low-risk and high-risk neuroblastoma. **In** Brodeur, G.M. et al. *Neuroblastoma.* Elsevier Science B. V., 2000, p. 551. 33. SANTOS-MACHADO, T.M. – Utilização do verapamil como modulador de resistência a drogas em pacientes portadores de neuroblastoma avançado. Tese (Doutorado) – Faculdade de Medicina da Universidade de São Paulo, Departamento de Pediatria, São Paulo, SP, 2000. 34. SHIMADA, H. et al. – Histopathologic prognostic factors in neuroblastic tumors; definition of subtypes of ganglioneuroblastoma and an age-linked classification of neuroblastomas. *J. Natl. Cancer Inst.* **73**:405, 1984.

TELMA MURIAS SANTOS MACHADO
MARCOS TOBIAS MACHADO

TUMOR DE WILMS (NEFROBLASTOMA)

O nefroblastoma, um dos tumores abdominais mais comuns da infância, foi inicialmente descrito por Max Wilms em 1899.

Representa aproximadamente 85% das neoplasias renais em crianças, com incidência anual nos EUA de 7,8 casos/milhão de pacientes com idade inferior a 15 anos (460 casos/ano). No Brasil, dados de 1998 da International Agency for Research on Cancer mostram incidência de 7,4-8,1 casos/milhão/ano. Predomina, ligeiramente na raça negra e no sexo feminino.

O tumor de Wilms (TW) pode ocorrer de forma esporádica ou hereditária. Na forma hereditária, é importante lembrar sua associação com malformações congênitas, sendo as mais comuns as geniturinárias, a hemipertrofia e a aniridia. Faz parte das síndromes WAGR (TW, aniridia, malformações urinárias e retardo mental) e Denys-Drash (TW, nefropatia, pseudo-hermafroditismo), podendo, também, ocorrer na síndrome de Beckwith-Wiedemann (supercrescimento congênito, com predisposição a neoplasias embrionárias). Em pacientes com tais malformações, é importante o acompanhamento, pelo menos trimestral, clínico e por imagens (US), com o intuito de detectar precocemente a ocorrência de TW.

Quadro clínico

Como ocorre em todos os tumores de origem embrionária, a idade média do diagnóstico é precoce, por volta dos 3 anos de idade, sendo muito raro em recém-nascidos.

Manifesta-se como massa assintomática, notada pelos pais ou em consultas de rotina. Situações de traumatismo abdominal podem permitir o diagnóstico de um tumor até então insuspeito, por exemplo, por meio da hematúria conseqüente.

A massa usualmente é hemiabdominal, tendo a criança desenvolvimento adequado e bom estado geral, sem sintomas sistêmicos como febre, dor, irritabilidade ou emagrecimento. Hipertensão é encontrada em 25 a 60% dos casos e hematúria macroscópica em 25%.

O TW pode ser bilateral em 6 a 8% dos pacientes e, nesses casos, costuma manifestar-se em idade ainda mais precoce.

Diagnóstico

Imagenológico – a ultra-sonografia (US) de abdome é o exame mais útil para verificar a topografia intra-renal das massas, substituindo a urografia excretora que oferece, classicamente, um aspecto distorcido da árvore pielocalicinal. A tomografia computadorizada (TC) pode confirmar o achado da US, auxiliando na visualização de calcificações, focos de hemorragia ou imagens císticas, pouco comuns no TW. Permite também a verificação do rim contralateral e o eventual envolvimento dos grandes vasos e dos outros órgãos abdominais.

Anatomopatológico – uma vez verificada a existência de uma massa intra-renal, idealmente se opta pela nefrectomia, obtendo-se o material para análise, exceto se o tumor for julgado irressecável, se houver metástases reconhecidas ao diagnóstico ou bilateralidade. Nessas circunstâncias, opta-se por biopsia e quimioterapia pré-operatória. O TW origina-se do blastema metanéfrico, tecido renal embrionário e, portanto, à histologia deve conter os três elementos de diferenciação: blastema, estroma e epitélio, conferindo-lhe um padrão trifásico. Havendo células hipercromáticas, com alta relação núcleo-citoplasma e figuras de mitose, considera-se a existência de anaplasia, a qual pode ser focal ou difusa. Considera-se como desfavorável a histologia que não obedece a um padrão trifásico, ou se houver anaplasia.

Biologia molecular – as principais alterações descritas são as deleções no braço curto do cromossomo 11 (30 a 40% dos casos) e no braço curto do cromossomo 1 (12%), relacionadas à hereditariedade e à ocorrência das síndromes anteriormente mencionadas. Deleções do braço longo do cromossomo 16 (17%) podem estar relacionadas a um pior prognóstico.

Estadiamento

As metástases ao diagnóstico são encontradas em 10 a 15% dos pacientes, sendo 85% para pulmões, 7% para fígado e 8% para ambos.

A radiografia simples de tórax e a TC de abdome são suficientes para fornecer uma avaliação precisa da extensão da doença. Metástases pulmonares reconhecidas tomograficamente, e não à radiologia simples de tórax, interferem de maneira dúbia no prognóstico.

O estadiamento atual para o TW, segundo o National Wilms Tumor Study Group (NWTSG), é apresentado no quadro 10.12.

Quadro 10.12 – Estadiamento do tumor de Wilms.

I – Tumor limitado ao rim, completamente ressecado. Superfície da cápsula renal intacta; sem rotura do tumor; sem tumor residual aparente além da margem de ressecção
II – Tumor com extensão extracapsular, completamente ressecado; infiltração vascular; biopsia do tumor ou rotura do tumor confinada ao flanco; sem tumor residual aparente na margem de ressecção
III – Disseminação não-hematogênica, confinada ao abdome; comprometimento de linfonodos do hilo ou cadeias periaórticas; contaminação peritoneal difusa por rotura do tumor; implantes peritoneais; margens positivas micro ou macroscopicamente, tumor não totalmente ressecado
IV – Disseminação hematogênica (pulmões, fígado, cérebro)
V – Tumor bilateral

Diagnóstico diferencial

As principais afecções, benignas e malignas, que fazem o diagnóstico diferencial com TW são descritas no quadro 10.13. Dentre elas, destaca-se a hidronefrose, especialmente para os menores de 1 ano.

Quadro 10.13 – Diagnóstico diferencial do TW.

Neoplasias malignas	Tumores benignos
Renais	
Tumor rabdóide*	Hidronefrose
Sarcoma de células claras*	Cisto renal
Carcinoma de células renais	Nefroma mesoblástico
	Nefroblastomatose (restos nefrogênicos)
Não-renais	
Neuroblastoma	Cisto mesentérico
Linfoma	Cisto de colédoco
Rabdomiossarcoma	Esplenomegalia

* Anteriormente considerados como TW de histologia desfavorável.

Tratamento

O TW é o paradigma da terapêutica multimodal, com ótimas respostas após cirurgia, quimioterapia e radioterapia. Os principais critérios que norteiam a terapêutica são o estadiamento por ocasião do diagnóstico, a ressecabilidade cirúrgica e a histologia do tumor.

A cirurgia tem papel fundamental no tratamento do TW. Os tumores unilaterais são inicialmente tratados por meio de nefrectomia radical. Durante o ato cirúrgico, deve-se inspecionar o rim contralateral (7% dos tumores bilaterais não aparecem à imagem), o fígado e os linfonodos retroperitoneais (estes devem sempre ser biopsiados, com finalidade de diagnóstico, mesmo na ausência de aparente comprometimento macroscópico).

A cirurgia com preservação renal (nefrectomia parcial) deve ser o objetivo nos casos de bilateralidade. Deve ser precedida pelo tratamento quimioterápico, cujo objetivo é reduzir as dimensões do tumor, permitindo que maior proporção de parênquima renal possa ser preservado.

A evolução do tratamento moderno do TW deu-se a partir da descoberta de sua sensibilidade à radioterapia, ainda na década de 50 e, posteriormente, com o emprego combinado dos seguintes agentes quimioterápicos: actinomicina D (ACT-D), vincristina (VCR) e doxorrubicina (ADRIA). Interessante mencionar que esse elenco reduzido de agentes confere ao TW uma das mais favoráveis perspectivas de cura dentro da moderna Pediatria Oncológica.

Nenhuma outra neoplasia se beneficiou tanto como o TW da existência de grupos cooperativos (NWTSG dos EUA e a Sociedade Internacional de Oncologia Pediátrica – SIOP, Grupo Cooperativo Brasileiro para o Tratamento do TW), os quais, permitindo um tratamento padronizado a grandes séries de pacientes, permitem mais rápidas e confiáveis observações, tornando-se um paradigma aplicável a outras doenças oncológicas pediátricas e de idade adulta. Na UOH do Instituto da Criança do HC-FMUSP, o tratamento realizado é apresentado no quadro 10.14.

Quadro 10.14 – Tratamento preconizado para TW na UOH do Instituto da Criança do HC-FMUSP.

Estágio I	– VCR e ACT-D por 24 semanas (após ressecção cirúrgica)
Estágio II	– VCR e ACT-D por 54 semanas (após ressecção cirúrgica)
Estágio III	– VCR, ACT-D e ADRIA pré-operatória por 2 meses → cirurgia → continuar mesmas drogas por 54 semanas (tempo integral de tratamento) + radioterapia abdominal
Estágio IV	– carboplatina e etoposida pré-operatória → cirurgia → VCR, ACT-D, ADRIA e ciclofosfamida por 54 semanas + radioterapia abdominal e pulmonar
Estágio V	– VCR, ACT-D e ADRIA pré-operatória → reavaliação cirúrgica individualizada, com tentativa de máxima preservação renal → mesmas drogas por 54 semanas (tempo integral de tratamento) + radioterapia abdominal + pulmonar individualizada

Prognóstico

As variáveis mais importantes para o prognóstico são o estágio e a histologia (presença de anaplasia).

Os pacientes considerados de baixo risco são aqueles com estágios I, independentemente da histologia, e II, com histologia favorável. Os demais são considerados de alto risco.

De qualquer forma, a sobrevida livre de doença em cinco anos é em torno de 70% para os pacientes de alto risco, chegando a mais de 90% para os de baixo risco.

Na UOH do Instituto da Criança do HC-FMUSP, os resultados são comparáveis aos melhores apresentados na literatura especializada.

OUTROS TUMORES RENAIS

Os demais tumores renais são pouco relevantes, representando apenas 15% dos tumores renais da infância. Suas características principais estão resumidas no quadro 10.15.

Quadro 10.15 – Tumores renais que não TW diagnosticados na infância.

	Nefroblastomatose	Nefroma mesoblástico	Nefroma cístico	Sarcoma de células claras	Tumor rabdóide	Carcinoma de células renais (hipernefroma)	Carcinoma de medula renal
Idade média ao diagnóstico	Lactentes jovens	3 meses	Dois picos: 2 anos/adultos	2 anos	11 meses (crianças muito pequenas)	Raro em crianças	20 anos (10-39 anos)
Histologia	Persistência de restos nefrogênicos (blastema metanéfrico) difusamente	Proliferação mesenquimal nefrogênica	Lesão cística que pode conter focos de células blastêmicas	Vacúolos com mucopolissa-carídeo, conferindo aspecto sarcomatoso	Componentes semelhantes a músculo esquelético	Adenocarcinoma com diferenciação tubular	Tumor de origem epitelial, que cresce dentro da pelve renal
Tratamento	Seguimento/ cirurgia se houver progressão	Cirurgia	Cirurgia	Cirurgia/ quimioterapia/ radioterapia	Cirurgia/ quimioterapia/ radioterapia	Nefrectomia radical	Cirurgia/ quimioterapia/ radioterapia
Prognóstico	Bom	Bom	Bom	Mau	Mau	Depende do estadiamento (favorável nos localizados, tratados somente com cirurgia)	Mau
Observações	Pode evoluir para TW	Pode recorrer se não houver ressecção completa	Pode recorrer se não houver ressecção completa		Associação com tumores de SNC de origem neuroepitelial	Associação com a síndrome de von Hippel-Lindau	Mais comum em negros, principalmente com doença falciforme

BIBLIOGRAFIA

1. CAPRA, M.L. et al. – Wilms' tumor: a 25-year review of the role of preoperative chemotherapy. *J. Pediatr. Surg.* **34**:579, 1999. 2. GREEN, D.M.; THOMAS, P.R. & SHOCHAT, S. – The treatment of Wilms tumor. Results of the National Wilms Tumor Studies. *Hematol. Oncol. Clin. North Am.* **9**:1267, 1995. 3. NEVILLE, H.L. & RICHTEY, M.L. – Wilms' tumor: Overview of National Wilms' Tumor Study Group results. *Urol. Clin. North Am.* **27**:435, 2000. 4. PETRUZZI, M.J. & GREEN, D.M. – Wilms' tumor. *Pediatr. Clin. North Am.* **44**:939, 1997. 5. WIENER, J.S.; COPPES, M.J. & RITCHEY, M.L. – Current concepts in the biology and management of Wilm's tumor. *J. Urol.* **159**:1316, 1998.

8	Rabdomiossarcomas

PAULO T. MALUF JÚNIOR

Os sarcomas de partes moles, neoplasias mesenquimais primitivas, em crianças e adolescentes, tendo nos rabdomiossarcomas (RMS) seu paradigma (correspondem a 55% do total de casos), representam um grupo de neoplasias cujos aspectos biológicos e ligados ao diagnóstico impõem sempre sua diferenciação com outras doenças neoplásicas, como as leucemias, os linfomas, os neuroblastomas, os nefroblastomas ou mesmo os tumores benignos. São dificuldades que, aliadas às inerentes à terapêutica, tanto no que diz respeito ao controle local como sistêmico, fazem desse grupo de doença um típico exemplo de abordagem multidisciplinar. Atestando essa condição, após os primeiros resultados terapêuticos positivos aliando a radioterapia à cirurgia (década de 50) e a identificação inicial de agentes quimioterápicos efetivos (como a vincristina, actinomicina D, ciclofosfamida e antraciclinas), usados isoladamente ou em combinação (década de 60), tornaram-se objeto, a partir de 1972, da atuação de um dos mais importantes grupos cooperativos em câncer, o Intergroup Rhabdomysarcoma Study (IRS), cujos protocolos têm permitido aprimorar sobremaneira o conhecimento concernente às formas de tratamento, com acentuada melhoria nos resultados conseguidos.

INCIDÊNCIA E EPIDEMIOLOGIA

Conforme dados epidemiológicos do National Cancer Institute (NCI), a incidência anual de sarcomas de partes moles em crianças com idade inferior a 15 anos é estimada em $8/10^6$ crianças brancas e $7,7/10^6$ em crianças afro-americanas. Os RMS, especificamente, são pouco menos freqüentes que os neuroblastomas e tumores de Wilms, sem diferenças geográficas em sua ocorrência. Há discreta preponderância do sexo masculino sobre o feminino e a incidência por idade é extremamente variável, sendo, por exemplo, os tumores de extremidades mais presentes em adolescentes e os geniturinários nas crianças com idade inferior a 5 anos.

Anomalias congênitas podem estar presentes em até 30% de crianças com RMS e, à semelhança do que ocorre com o tumor de Wilms, podem existir alterações geniturinárias. Algumas síndromes se associam aos RMS, como é o caso das síndromes de Rubinstein-Taybi, de Arnold-Chiari, de Down, além de hemi-hipertrofia e da neurofibromatose de von Recklinghausen, cuja predisposição em desenvolver neoplasias, entre as quais o RMS, é de cerca de 5%. Na síndrome de câncer familiar, descrita por Li e Fraumeni, o RMS é incluído entre os tumores incidentes.

Dentre os fatores ambientais envolvidos na gêneses do RMS, há especulações relativas ao hábito de fumar dos pais e à exposição fetal a álcool, hidantoinatos e irradiações.

PATOLOGIA

Os tumores de partes moles na infância representam uma situação de grande dificuldade para o diagnóstico patológico, uma vez que se constituem de elementos celulares primitivos aos quais freqüentemente falta uma melhor definição de histogênese e de morfologia quando visualizada apenas pela microscopia óptica. Sua classificação atual remonta a cerca de 35 anos e, com certas ressalvas e modificações, vem sendo adotada universalmente; a divisão dos RMS em subtipos engloba as categorias chamadas de RMS embrionários (subtipo mais comum na infância), botrióides (característica particular dos que ocorrem em áreas paratesticulares ou vaginais, com o prognóstico mais favorável em termos de sobrevivência), alveolares (altamente associados a mau prognóstico), indiferenciados e sarcomas de Ewing extra-ósseos (cerca de 5% dos casos admitidos aos diversos protocolos, com ocorrência predominante em tronco, extremidades, retroperitônio e áreas parameníngeas).

Imuno-histoquímica – sua utilidade é muitas vezes decisiva para a identificação correta de casos classificados ao exame morfológico como sarcomas indiferenciados, apresentando reação a anticorpos específicos como a actina, ou menos freqüentemente dermina, à vimentina, mioglobina ou proteína S-100. Embora não sejam isoladamente capazes de definir diagnósticos, recomenda-se que todas as análises morfológicas, mesmo as mais nítidas ao estudo microscópico, sejam submetidas ao painel de anticorpos, prevendo-se, portanto, coleta adequada de amostras pelo cirurgião e processamento apropriado.

Aspectos ultra-estruturais – assim como os métodos imuno-histoquímicos, em relação aos quais sua eventual superioridade é cotejada, representam recursos acessórios cuja utilização deve ser rotineira. A microscopia eletrônica tem sua principal função na resolução de dúvidas quanto à classificação dos RMS, sendo os seguintes seus aspectos clássicos, isolados ou em combinação: arranjos citoplasmáticos com filamentos finos de actina e espessos de miosina, contendo material de bandas Z, formando porções de sarcômeros; massas amorfas de material de bandas Z irradiando filamentos de diversas espessuras; e ribossomos alinhados em filamentos espessos.

Fatores biológicos – os RMS alveolares e embrionários, além dos vários aspectos morfológicos, ultra-estruturais e histoquímicos a diferenciá-los, guardam entre si propriedades biológicas específicas com respeito a características moleculares de expressão oncogenética, estrutura e número de cromossomos e conteúdo de DNA. No quadro 10.16 apresentam-se, de forma mais nítida, essas diferenças. A disponibilidade de material preservado para tais análises, nos assim chamados "banco de tumores", é, nos dias de hoje, fundamental.

QUADRO CLÍNICO, DIAGNÓSTICO E ESTADIAMENTO

Uma vez estabelecido o diagnóstico, em geral por meio de recursos de anatomia patológica (excepcionalmente pela análise citológica de líquidos cavitários, de líquido cefalorraquidiano ou de aspirado de medula óssea), deve-se proceder à avaliação de extensão da neoplasia, levando-se em conta que os RMS têm a tendência de

Quadro 10.16 – Diferenças biológicas em subtipos de RMS.

Biologia molecular	RMS alveolar	RMS embrionário
Oncogenes		
C-*MYC*	Aumentado	
N-*MYC*	5-20 x aumentado	Não-aumentado
	Não-aumentado	
N-*RAS* e K-*RAS*		Mutações em 35%
Citogenética		
	t(2, 13)(q37;q14)	Trissomia do 2, perda de heterozigose para 11p
	Conteúdo de DNA quase tetraplóide	Hiperdiplóide
Expressão de genes musculares	*MYO* D, presente	*MYO* D, presente

envolver estruturas vizinhas com muita rapidez e que as metástases a distância são localizadas mais freqüentemente nos pulmões, mas também em ossos, medula óssea, fígado e sistema nervoso central. Os recursos de imagem de eleição são a tomografia computadorizada e/ou a ressonância magnética. Os demais métodos de investigação incluem: punção aspirativa/biopsia de medula óssea, análise liquórica em tumores próximos às meninges, provas bioquímicas de função hepática e renal e cintilografia óssea.

As manifestações clínicas dos RMS dependem de sua localização anatômica primária (Tabela 10.15), que pode ser qualquer região do organismo provida de tecido mesenquimal.

Tabela 10.15 – Localização inicial de RMS em 83 casos do Instituto da Criança do HC-FMUSP.

Local primário	Número de casos (%)
Vias biliares	2,4
Paratesticulares	3,6
Útero/vagina	3,6
Extremidades	7,2
Paraespinhal	8,4
Retroperitônio	9,6
Bexiga/próstata	10,8
Tronco/tórax	10,8
Cabeça e pescoço não-parameníngeos	13,2
Cabeça e pescoço parameníngeos	14,4
Órbita	15,6

TUMORES ORBITÁRIOS
Com origem nos músculos motores dos olhos, dão origem ao aparecimento rápido de sinais e sintomas como estrabismo, exoftalmia e tumor na cavidade orbitária ou ocasionalmente ao lado desta. A tomografia da região pode também evidenciar compressão de nervo óptico e destruição óssea adjacente. A invasão de sistema nervoso central bem como a disseminação ganglionar regional são raras nesse tipo de tumor. O diagnóstico diferencial deve incluir linfomas, leucemias mielóides (cloromas), neuroblastomas, histiocitoses de células de Langerhans e, mais remotamente, tumores ósseos.

TUMORES DE CABEÇA E PESCOÇO
Além da região orbitária, diversas áreas de cabeça e pescoço são acometidas, com prognóstico diferente conforme a lesão seja ou não parameníngea. Estudos tomográficos e de ressonância são fundamentais para esclarecer a dimensão, a extensão e o envolvimento ganglionar desses tumores, e, até mesmo, para definir-se a exata localização inicial da lesão.

Os tumores nasofaríngeos variam na sua apresentação, desde início insidioso e com manifestações inespecíficas como epistaxes e rinorréia persistente, até paralisias de pares cranianos e protrusão tumoral através das narinas. O diagnóstico diferencial pode incluir outros tumores ainda mais raros, como o linfoepitelioma ou o estesioneuroblastoma.

Os RMS originários dos seios da face, por advirem de regiões profundas, podem ter seu diagnóstico retardado em virtude da pobreza de sintomas nas fases iniciais da doença; por outro lado, essas neoplasias causam destruição rápida do arcabouço ósseo, produzindo-se edema de face e paralisia de pares cranianos. A invasão craniana dá-se com relativa rapidez e ocorre através da solução de continuidade na parede posterior dos seios maxilares.

Os RMS de ouvido médio podem iniciar-se com otorréias inespecíficas, seguidas de manifestações neurológicas, auditivas e profusão do tumor através do canal. Em casos avançados, há destruição de mastóide com sinais dolorosos e inflamatórios evidentes. O diagnóstico diferencial inclui todas as formas de otites crônicas ou pólipos.

O envolvimento de parótida pode ser confundido com parotidites inflamatórias e com outras neoplasias da glândula, como linfomas, leucemias, carcinomas ou tumores benignos. A sialografia dificilmente é esclarecedora.

Quando ocorre na cavidade oral, o tumor atinge principalmente a parte móvel da língua, a região gengival, a face, o palato mole e as amígdalas palatinas, causando distúrbios da deglutição e da mastigação. O diagnóstico diferencial inclui tumores benignos da língua, como fibromas e schwannomas, e malignos, como fibro-histicitomas e fibrossarcomas. A localização laríngea é excepcionalmente rara.

TUMORES GENITURINÁRIOS
Esses tumores podem localizar-se em bexiga e próstata por um lado, em vulva, vagina e útero por outro, ou ainda apresentar-se como tumores paratesticulares. Essa divisão, além das peculiaridades anatômicas, oferece conotação de prognóstico em função de cada subtipo.

RMS de bexiga e próstata
Na maioria dos meninos, os tumores surgem na porção caudal da bexiga, a partir daí invadindo a próstata. Contudo, é difícil a caracterização da origem na maioria dos casos, ainda mais considerando-se que a maioria dos pacientes se submete à avaliação cirúrgica após quimioterapia. Os sinais e os sintomas clínicos principais são relacionados a manifestações urinárias como disúria, poliúria, hematúria e, principalmente, retenção urinária. Acompanham essas manifestações a presença de massas pélvicas suprapúbicas que, se não palpáveis ao exame físico, podem ser investigadas pelo toque retal ou pela ultra-sonografia, que é o exame que de há muito tem substituído a cistografia ou a urografia, permitindo a caracterização do envolvimento do trato urinário superior. A cistoscopia deve sempre suceder a ecografia, não só com o objetivo de inspecionar a massa, mas também de realizar sua biopsia; a biopsia por cistotomia deve ser evitada, exceto em casos nos quais a endoscopia seja inviável. Os tumores menos freqüentes de cúpula vesical são os que mais se manifestam por hematúria e devem, se o tamanho permitir, ser submetidos à cistectomia parcial. Por sua vez, tumores comprimindo ureteres levam à hidronefrose e à insuficiência renal. A disseminação pélvica é visualizada de forma igualmente eficaz com o uso de ultra-sonografia ou tomografia.

RMS paratesticulares
Apresentam-se como massas testiculares refratárias à transiluminação e, algumas vezes, associadas à hidrocele. A orquidectomia deve ser realizada sempre pela via inguinal, como ligadura alta do cordão

espermático. Deve haver diferenciação com outros tumores de testículo, especialmente os de células germinativas, nos quais há altas
taxas de alfafetoproteína sérica. Embora os exames de imagem se
prestam para detectar o envolvimento ganglionar retroperitoneal, o
melhor método para sua identificação é pela sua própria remoção, já
que a taxa de envolvimento é de cerca de 40%.

RMS de vagina, vulva e útero

Os tumores primários de vagina e vulva são mais comuns nos primeiros anos de vida e manifestam-se por inflamação da vulva, sangramento vaginal, exteriorização do tumor ou nódulos labiais. O exame vaginal colposcópico sob anestesia é imperativo sempre que factível, acompanhado de biopsia e visualização da extensão vulvar e
de amostragem de tecidos e gânglios suspeitos; a tomografia de
pelve é complementação obrigatória. Tumores uterinos são muito
raros e ocorrem mais na adolescência, mainfestando-se com sangramento e extrusão da massa.

TUMORES DE EXTREMIDADES

São tumores próprios da adolescência e iniciam-se mais em membros inferiores. A queixa inicial é muitas vezes a associada a traumatismo; o aumento de volume ou é confinado a grupos musculares ou
localiza-se no subcutâneo. A aparência do tumor pode assemelhar-
se a hematoma, e o melhor meio de investigação por imagem é a
ressonância do membro, permitindo a definição exata dos planos de
envolvimento e a relação da massa com ossos, nervos, vasculatura,
além da averiguação de envolvimento ganglionar, que deve ser de
preferência cirúrgica.

TUMORES DE OUTRAS LOCALIZAÇÕES

São tumores mais raros que, em função de sua localização, podem
demandar procedimentos de investigação especiais.

RMS de tórax

Podem ser primários tanto da parede do tórax como do pulmão ou
mediastino. Os sintomas iniciais incluem dor torácica ou dificuldade
respiratória, acompanhadas ou não de deformidade torácica. Sinais
neurológicos decorrentes de compressão espinhal podem ocorrer,
pela proximidade com a coluna espinhal, exigindo tratamento de urgência. Os primários de coração e de árvore brônquica são extremamente incomuns.

RMS de abdome e pelve

Conceitualmente, são tumores que se distinguem dos já descritos
como de origem geniturinária. Podem ter localização retroperitoneal,
identificáveis por ultra-sonografia ou tomografia, ou ainda ser para-
espinhais, com compressão cordal. Os raros casos de tumores de
vias biliares iniciam-se com quadro colestático. Seu diagnóstico diferencial inclui, principalmente, os neuroblastomas de retroperitônio,
os linfomas ou tumores de células germinativas. Os RMS, essencialmente, não ocorrem no intestino ou pâncreas, nem em ovários.

ESTADIAMENTO

A importância do estadiamento dos RMS deriva da necessidade de
se ter uma classificação que não apenas defina as opções de tratamento, quer o tumor seja mais ou menos avançado, mas permita a
comparação dos resultados dos programas desenvolvidos em diversos serviços. O mais usado desses sistemas classificatórios é o
proposto pelo IRS (Quadro 10.17), o qual utiliza critérios pós-cirúrgicos na definição da extensão da doença.

PRINCÍPIOS CIRÚRGICOS
NA ABORDAGEM DOS RMS

A abordagem cirúrgica clássica incluía a remoção radical de vários
desses tumores e era cercada de sucesso, embora com o ônus das
mutilações permanentes e das seqüelas definitivas para o bom cres-

Quadro 10.17 – Estadiamento segundo o IRS.

Estágio	Descrição
I	Doença localizada, completamente ressecada, confinada ao órgão ou músculo de origem; gânglios regionais não acometidos
II	Ressecção completa ou regional de três tipos, a saber:
IIA	Tumor ressecado, com margens microscópicas presentes, gânglios não comprometidos
IIB	Tumor ressecado, gânglios presentes totalmente removidos, margens livres
IIC	Mesma situação acima mas com margens comprometidas
III	Ressecção incompleta ou biopsia, tumor remanescente
IV	Metástases distantes ao diagnóstico

cimento e desenvolvimento dessas crianças. Os avanços propicia-
dos pela introdução de novas drogas e o reconhecimento de que os
RMS da infância respondem de forma efetiva à quimioterapia têm
propiciado reduzir a atuação do cirurgião, atualmente substituídas,
principalmente, pelos procedimentos de diagnóstico e pela execução de operações revisionais ("second look surgeries"), após uso de
quimioterapia ou radioterapia, havendo sempre o cuidado de limitar
ao máximo os efeitos mutilantes.

É vital para o manuseio dos RMS a necessidade de controle local
da doença. Nas cirurgias revisionais, esse é sempre um dos objetivos primordiais, o qual, em nome da melhor preservação funcional
da criança, deve ser sempre ponderado com recursos radioterápi-
cos, que visem ao mesmo objetivo.

Alguns locais anatômicos determinam procedimentos de biopsia
próprios como no caso das lesões de bexiga, que devem ter coleta
endoscópica, ou a lesões de próstata, em que o uso de agulhas tem
sido propalado; nos tumores paratesticulares a biopsia é excisional,
com remoção do testículo e do cordão espermático.

TRATAMENTO

Dentro da abordagem multidisciplinar dos RMS, a quimioterapia é o
componente essencial, complementada pela radioterapia e pela
cirurgia. Seus principais objetivos são: a) erradicação de depósitos
microscópicos de tumores ressecados cirurgicamente; b) redução
de massa, permitindo ressecção não-mutilante posterior e/ou diminuindo as doses subseqüentes de irradiação necessárias ao controle local, com preservação orgânica adequada.

As drogas devem ser administradas em regime de múltiplos agentes, os mais ativos, usados à tolerância máxima, especialmente nas
fases em que há maior volume de tumor a ser atingido.

Os estudos do Intergroup Rhabdomyosarcoma Study, iniciados
em 1972, foram decisivos para se conhecer uma entidade patológica relativamente rara cuja compreensão e esmero em sua abordagem foram viabilizados por programas multicêntricos, que têm
captado a quase totalidade de pacientes novos surgidos em terri-
tórios americano e canadense. Dentre os primeiros ensinamentos
incorporados, destaca-se a confirmação da hipótese de que a poli-
quimioterapia seria a forma primordial de abordagem, obviando
grandes cirurgias e altas doses de radioterapia. A seguir, o primeiro estudo IRS-1 demonstrou que a radioterapia em estágios I pode
ser abandonada sem prejuízo para os excelentes resultados alcançados; a estratégia de drogas testadas foi a clássica combinação de vincristina, dactinomicina e ciclofosfamida, conhecida universalmente pela sigla VAC; demonstrou-se que para o estágio II a
exclusão da ciclofosfamida não prejudicou os resultados em relação aos casos submetidos à VA, mas, em contrapartida, para os
estágios avançados, não houve benefício acarretado pela adição

de adriamicina ao VAC. No IRS-2, essas observações foram ratificadas e tentou-se estudar o uso de "second-look surery" de forma retardada em relação à radioterapia e à quimioterapia pré-operatórias, com maus resultados quanto à conservação de órgãos, concluindo-se pela necessidade de radioterapia mais precoce em casos avançados. Os novos protocolos do IRS têm visado a testar novos agentes, como os derivados de platina, as epipodofilotoxinas e a ifosfamida. Todavia, embora tais agentes tenham ação reconhecida na terapia dos RMS, a abordagem de casos avançados ainda reserva aos agentes clássicos do VAC o padrão de eficácia. Dados preliminares de protocolos para casos avançados com o emprego de megaquimioterapia seguida de reinfusão de medula óssea autóloga (transplantes autólogos de medula óssea) não revelam superioridade em relação aos regimes clássicos. Em conclusão, o tratamento dos RMS tem experimentado sucesso significativo em relação às taxas de sobrevivência mesmo em casos avançados; há, contudo, uma série de fatores de mau prognóstico associados a localização primária do tumor, subtipo histológico, volume inicial, aspectos genético/moleculares, que fazem com que mais se individualize e se aperfeiçoe a forma de tratar especialmente esses pacientes, provendo-lhes acesso a novos e promissores agentes farmacológicos a ter sua eficácia comprovada.

EXPERIÊNCIA DO INSTITUTO DA CRIANÇA DO HC-FMUSP

Entre 1978 e 1992, foram admitidos no Instituto da Criança 83 pacientes portadores de RMS confirmados histologicamente. O critério de diagnóstico patológico foi estabelecido em bases morfológicas de acordo com o já descrito. O estadiamento mais precoce foi conferido a pacientes com localização mais favorável, como a paratesticular, a orbitária e a vulvovaginal, enquanto outras localizações de pior prognóstico foram classificadas como mais avançadas. Todos os pacientes foram tratados de acordo com um protocolo que envolveu cirurgia, quimioterapia e radioterapia, na dependência do estadiamento encontrado. Houve três programas de quimioterapia adotados, sendo o esquema VAC (vincristina = 1,5mg/m^2 nos dias 1 e 8, dactinomicina = 1,5mg/m^2 no dia 1 e ciclofosfamida = 600mg/m^2 nos dias 1 e 8) adotado para os estágios I, IIA e IIB. Para os pacientes com estágios mais avançados, adotou-se um programa convencionalmente denominado esquema B. A partir de 1985, passou-se a utilizar nos pacientes em estágio IIIB e IV uma " janela terapêutica" com o emprego, em primeira instância, de cisplatina (90mg/m^2 no dia 1), combinada à etoposida (350mg/m^2 nos dias 3, 4, 5), sendo avaliada a resposta, a partir daí, com todos os métodos disponíveis de imagem e reavaliação cirúrgica sempre que viável.

Dentre os 83 pacientes, 60 atingiram a remissão completa, três a remissão parcial e 20 não tiveram resposta; dentre os 60 pacientes que chegaram à remissão, 42 sobreviveram em um período de até 60 meses de observação. Como seria de esperar, o estadiamento avançado exerceu um efeito significativo sobre o prognóstico desses pacientes.

Com respeito a outros fatores de prognóstico, as localizações primárias paratesticulares, orbitárias e vulvovaginais, embora tivessem evolução mais favorável, não foram estatisticamente determinantes de melhor prognóstico. O estudo envolvendo o uso em primeira instância de cisplatina e etoposida mostrou que, em comparação retrospectiva com o esquema B, não houve diferença significativa entre os dois programas, embora os pacientes que receberam a "jane-

la terapêutica" tivessem evoluído de forma marginalmente superior aos demais, concluindo-se que as duas drogas testadas têm atividade definida na terapia dos RMS avançados.

BIBLIOGRAFIA

1. ANDERSON, K. et al. – Rhabdomyosarcoma of head and neck in children. *Arch. Otolaryngol. Head Neck Surg.* **116**:428, 1990. 2. BEAND, E. et al. – Rhabdomyosarcoma of the uterine cervix: sarcoma botryoides. *Cancer* **60**:1552, 1987. 3. BERTRAN, U. – Weichteiltumoren im kindesalter. *Orthopade* **17**:164, 1988. 4. BROECKER, J.M. et al. – Pelvic rhabdomyosarcoma in children. *Br. J. Urol.* **61**:427, 1988. 5. CAILLAUD, J.M.; GÉRARD-MARCHAND, R. & MARSDEN, H.B. – Histopathological classification of childhood rhabdomyosarcoma; a report from the International Society of Paediatric Oncology pathology panel. *Med. Pediatr. Oncol.* **17**:391, 1989. 6. CHAMBERS, E.J. – Radiotherapy in paediatric practice. *Arch. Dis. Child.* **66**:1090, 1991. 7. CONNOLLY, B. et al. – Changing role of surgery in the management of rhabdomyosarcoma. *Eur. J. Paediatr.* **2**:90, 1992. 8. CRIST, W. et al. – The third intergroup rhabdomyosarcoma study. *J. Clin. Oncol.* **13**:61030, 1995. 9. CRIST, W.M. et al. – Prognosis in children with rhabdomyosarcoma: a report of the Intergroup Rhabdomyosarcoma Studies I and II. *J. Clin. Oncol.* **8**:443, 1990. 10. CRIST, W.N. & KUN, L.E. – Common solid tumores of childhood. *N. Engl. J. Med.* **324**:461, 1991. 11. DILLER, L. – Rhabdomyosarcoma and other soft tissue sarcomas of childhood. *Curr. Oppin. Oncol.* **4**:689, 1992. 12. DOUGLAS, E.C. et al. – Alveolar rhabdomyosarcoma with the t(2;13): cytogenetics findings and clinicopathologic correlations. *Med. Pediatr. Oncol.* **21**:83, 1993. 13. GOREN, M.P. – Rhabdomyosarcoma and other sof tissue sarcomas of childhood. *Curr. Oppin. Oncol.* **3**:677, 1991. 14. GRUNDMAN, R. – Multimodalitatentherapie von wichteilesarkomen, *Dtsch. Med. Wochenschr.* **113**:268, 1988. 15. HAYS, D.M. et al. – Partial cistectomy in the management of rhabdomyosarcoma of the blader: a report from the Intergroup Rhabdomyosarcoma Study. *J. Pediatr. Surg.* **25**:719, 1990. 16. HAYS, D.M. et al. – Secondary surgical procedures to evaluate primary status in patients with chemotherapy-responsives stage III and IV sarcomas: a report from the Intergroup Rhabdomyosarcoma Study. *J. Pediatr. Surg.* **25**:1100, 1990. 17. HAYS, D.M. – New approaches in the surgical management of rhabdomyosarcoma in childhood. *Chir. Pediatr.* **31**:197, 1990. 18. HEALY, G.B. et al. – The role of surgery in rhabdomyosarcoma of the head and neck in children. *Arch. Otolaryngol. Head Neck Surg.* **117**:1185, 1991. 19. KAMAT, M.R. et al. – Rhabdomyosarcoma of the bladder and prostate in children. *J. Surg. Oncol.* **4**:180, 1991. 20. KOSCIELNIAK, E. et al. – Die behandlung der weichteilsarkome im kindes und jugendalter: ergebnisse der multizentrischen therapiestudie CWS-81. *Klin. Pädiatr.* **203**:211, 1991. 21. LAQUAGLIA, M. et al. – Factors predictive of mortality in pediatric extremity rhabdomyosarcoma. *J. Pediatr. Surg.* **25**:236, 1990. 22. LAQUAGLIA, M. – Genitourinary rhabdomyosarcoma in children. *Urol. Clin. North Am.* **18**:575, 1991. 23. MALOGOLOWKIN, M.H. & ORTEGA, J. – Rhabdomyosarcoma of childhood. *Pediatr. Ann.*, **17**:251, 1988. 24. MAURER, H.M.; BELTANGADY, M. & GEHAN, E.A. – The intergroup rhabdomyosarcoma study I: a final report. *Cancer* **61**:1209, 1988. 25. PARHAN, D.M.; WEBBER, B. & HOLT, H. – Immunohistochemical study of childhood rhabdomyosarcoma and related neoplasms: results of an Intergroup Rhabdomyosarcoma Study project. *Cancer* **67**:3072, 1991. 26. PHILLIPS, M.B. & PINKERTON, C.R. – Pilot study of a rapid etoposide-cisplatin regimen in paediatric sof tissue sarcomas. *Eur. J. Cancer.* **28**:399, 1992. 27. PIZZO, P.A. & TRICHE, T.J. – Clinical staging in rhabdomyosarcoma: current limitations and future prospects. *J. Clin. Oncol.* **5**:8, 1987. 28. RODARY, C. et al. – Facteurs prognostiques des rhabdomyosarcomes de l'enfant: etude realisée sur 253 enfants enregistres par la Societé Internationale d'Oncologie Pediatrique (SIOP). *Bull. Cancer* **75**:213, 1988. 29. RUYMANN, F.B. – Rhabdomyosarcoma in children and adolescents: a review. *Hematol. Oncol. Clin. North Am.* **1**:621, 1987. 30. TREUNER, J. et al. – Ergebnisse der richt der Cooperativen Weichteilesarkomestudie der Gessellchaft für Pädiatrische Onkologie. *Klin. Pädiatr.* **198**:208, 1986. 31. VAN MANE, S.R.; DE KRAKER, J. & VOUTE, P.A. – The role of chemotherapy surgery, and radiotherapy in rhabdomyosarcoma of the orbit. *Pediatr. Hematol. Oncol.* **8**:273, 1991.

Os tumores ósseos primários constituem aproximadamente 8% de todas as neoplasias em crianças e adolescentes. Mais de 95% dos tumores malignos primários de osso pertencem a duas categorias: osteossarcoma e sarcoma de Ewing.

OSTEOSSARCOMA

Epidemiologia, histogênese e etiologia

O osteossarcoma é um tumor derivado de tecido mesenquimal primitivo e caracterizado pela produção de tecido osteóide ou ósseo imaturo pelas células malignas do estroma em proliferação. É o tumor maligno primário de osso mais comum e representa mais de 60% dos casos. A incidência maior é na segunda década de vida, durante o estirão da puberdade. A etiologia é desconhecida na grande maioria dos casos. Todavia, em cerca de 3% dos osteossarcomas há relação com radiação ionizante prévia. Há evidências de predisposição genética envolvendo o cromossomo 13, também associada a retinoblastoma bilateral. Além disso, investigações recentes têm identificado o papel do oncogene p53 na origem e na progressão do osteossarcoma.

Patologia

O diagnóstico é feito com base em critérios histopatológicos e depende da presença de estroma sarcomatoso maligno associado à formação de matriz osteóide e osso. Há uma grande variedade de padrões histopatológicos com implicações no prognóstico.

Quadro clínico e diagnóstico

Os principais sinais e sintomas são dor e aumento do volume do local acometido. Em geral, o osteossarcoma ocorre na porção metafisária dos ossos longos. O tumor primário é mais freqüente em fêmur distal e tíbia proximal e a seguir em úmero e fêmur proximais. Os ossos planos, sobretudo da pelve, são acometidos em cerca de 20% dos casos.

Metástases detectáveis ao diagnóstico estão presentes em aproximadamente 15 a 20% dos pacientes, sendo os pulmões o primeiro local de metástases em 90% das crianças com osteossarcoma. A radiografia simples revela destruição permeativa do padrão trabecular normal com formação óssea intensa e ossificação de partes moles, aspecto chamado de "raios de sol" (Fig. 10.15). Tomografia computadorizada e ressonância magnética são muito importantes para a determinação da extensão do tumor primário. O achado radiológico não é patognomônico e a biopsia do tumor primário deve ser realizada para a confirmação de diagnóstico.

Fatores de prognóstico

O fator de prognóstico mais importante é a presença de doença metastática ao diagnóstico, que confere ao portador de osteossarcoma a probabilidade de sobrevida inferior a 20%. A histologia também pode ter influência importante no prognóstico, sendo que as variantes pouco freqüentes de osteossarcoma paraosteal e periosteal têm melhor evolução.

Em relação à doença localizada, a dimensão e a extensão local do tumor primário conferem melhor sobrevida para os portadores de tumores menores.

Outro fator de prognóstico é a resposta histológica à quimioterapia avaliada por meio do grau de necrose obtido no tumor ressecado

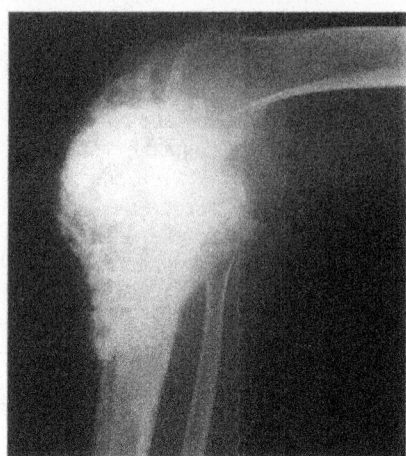

Figura 10.15 – Osteossarcoma primário de tíbia.

cirurgicamente após quimioterapia inicial. Tumores com mais do que 90% de necrose (resposta graus III e IV pelos critérios de Huvos) têm menor probabilidade de recidiva.

Tratamento

O controle local dos tumores primários é eminentemente cirúrgico, reservando-se à radioterapia o papel apenas de controle de sintomas ou de paliação. Historicamente, mais de 80% dos pacientes tratados só com cirurgia desenvolviam doença metastática. A partir da utilização sistemática de quimioterapia, o prognóstico melhorou substancialmente e a sobrevida atual em cinco anos é de 60 a 70%.

A administração de quimioterapia antes da cirurgia proporciona uma diminuição do tumor primário, facilitando a abordagem cirúrgica, além de ter impacto no controle de micrometástases não-identificáveis. Os agentes quimioterápicos mais efetivos para o tratamento do osteossarcoma são a cisplatina, a adriamicina, a ifosfamida e o metotrexato em altas doses. A amputação de membros classicamente realizada em pacientes com osteossarcoma tem sido cada vez menos utilizada. Procedimentos que permitem cirurgias conservadoras, como utilização de endopróteses, enxertos ósseos vascularizados ou não e ressecção sem reconstrução, tornaram-se freqüentes. A ressecção de metástases pulmonares é pré-requisito para a sobrevida de pacientes com doença a distância e deve ser realizada sempre que possível.

SARCOMA DE EWING

Epidemiologia e histogênese

O sarcoma de Ewing é um tumor ósseo maligno, descrito pela primeira vez em 1921 por James Ewing como um tumor radiossensível, constituído de pequenas células redondas que destruíam difusamente a estrutura óssea. É uma doença rara e representa aproximadamente 1,2% de todas as neoplasias em pacientes com idade até 18 anos. A grande maioria dos casos acontece na segunda década de vida e a ocorrência em menores de 5 anos e maiores de 30 anos de idade é excepcional. É bem documentada a raridade do acometimento de negros e chineses. Acredita-se atualmente que a histogênese do sarcoma de Ewing seja neural.

Patologia, citogenética e biologia molecular

O diagnóstico rápido e preciso é essencial para o melhor resultado terapêutico. Entretanto, a classificação histopatológica pode ser difícil porque o aspecto microscópico do tumor não é específico. O sarcoma de Ewing pertence ao grupo heterogêneo dos tumores de pequenas células redondas pouco diferenciadas (neuroblastoma, rabdomiossarcoma, linfoma). Junto com o tumor neuroectodérmico primitivo (PNET), constitui a família dos tumores de Ewing que expressam as mesmas características em análises de citogenética e biologia molecular. Aproximadamente 85% dos tumores diagnosticados como sarcoma de Ewing e PNET apresentam a translocação cromossômica t(11;22) e expressam, de forma consistente (98% dos casos), a mesma fusão gênica característica desse grupo de neoplasias.

Quadro clínico e diagnóstico

Os principais sinais e sintomas do portador de sarcoma de Ewing são dor e aumento do volume do local acometido. Nos casos de doença avançada, febre e achados inespecíficos como emagrecimento e anemia são freqüentes.

A localização do tumor primário é bastante variável porque o sarcoma de Ewing pode acometer tanto ossos longos quanto ossos chatos ou planos. Cerca de 50% dos casos são de tumores primários em extremidades e 50% em pelve e esqueleto axial.

Aproximadamente 25% dos pacientes apresentam metástases detectáveis ao diagnóstico. A disseminação faz-se por via hematogênica, com maior freqüência para pulmão (~30%), osso (~30%) e medula óssea (~10%). A radiografia simples em geral revela acometimento diafisário dos ossos longos com um padrão de destruição óssea, margens pouco definidas e descolamento periosteal em paralelo, também conhecido como "aspecto de casca de cebola" (Fig. 10.16). Como no osteossarcoma, tomografia computadorizada e ressonância magnética são muito importantes para a determinação da extensão do tumor primário. A biopsia do tumor primário, com manipulação delicada da lesão, para a confirmação diagnóstica, é imprescindível antes de qualquer terapêutica e deve ser realizada em centros especializados.

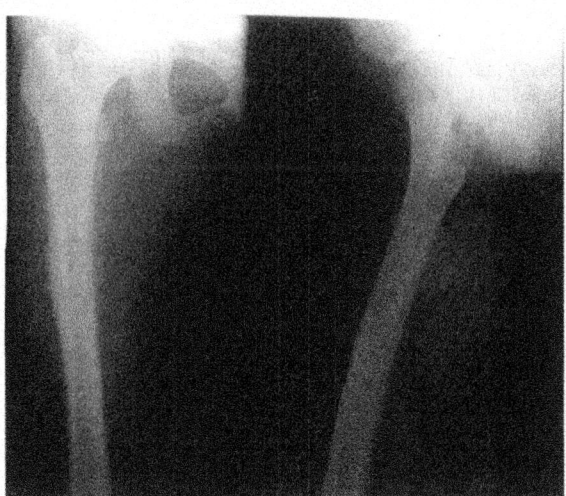

Figura 10.16 – Sarcoma de Ewing primário de tíbia.

Fatores de prognóstico

A presença de doença metastática ao diagnóstico em pacientes com sarcoma de Ewing é o fator de maior significância no que se refere à piora do prognóstico. A sobrevida total nesse grupo de doentes é cerca de 15 a 30%.

Em relação à doença localizada, os principais fatores de prognóstico são a dimensão do tumor primário, a resposta histológica à quimioterapia indutória e a localização do tumor primário. Tumores em pelve e esqueleto axial têm pior evolução. Tumores primários maiores do que 8cm têm prognóstico pior do que os tumores menores.

Tratamento

O sarcoma de Ewing é uma doença sistêmica e, antes do advento da quimioterapia, o tratamento era realizado apenas com cirurgia e/ou radioterapia, com sobrevida inferior a 10% em 5 anos, devido ao rápido aparecimento de metástases. A utilização de quimioterapia confere potencial controle sistêmico, erradicando metástases não-identificáveis, além de ter impacto no controle local.

Tem-se utilizado, em geral para o tratamento do sarcoma de Ewing, quimioterapia indutória seguida de algum tratamento para controle local com cirurgia e/ou radioterapia e posteriormente quimioterapia de manutenção. O esquema clássico de drogas utilizado inclui actinomicina D, vincristina, adriamicina e ciclofosfamida. Atualmente, outros agentes têm sido acrescentados a esse esquema, com maior freqüência a combinação de ifosfamida e etoposida. A maioria das cirurgias tem sido conservadora, com preservação de membros e qualidade funcional bastante satisfatória. Os resultados de sobrevida total para os portadores de sarcoma de Ewing é ao redor de 50 a 60%.

BIBLIOGRAFIA

1. ASSIS ALMEIDA, M.T. – Tratamento combinado do sarcoma de Ewing: análise do protocolo EWING-II-94. Tese de Doutorado apresentada ao Departamento de Pediatria da Faculdade de Medicina da Universidade de São Paulo, 2000. 2. BACCI, G.; PICCI, P.; FERRARI, S. et al. – Primary chemotherapy and delayed surgery for nonmetastatic osteossarcoma of the extremities: results in 164 patients preoperatively treated with high doses of methotrexate followed by cisplatin and doxorubicin. *Cancer* **72**:3227, 1993. 3. BACCI, G.; FERRARI, S.; BERTONI, F. et al. – Prognostic factors in nonmetastatic Ewing´s sarcoma of bone treated with adjuvant chemotherapy: analysis of 359 patients at the Instituto Ortopedici Rizzoli. *J. Clin. Oncol.* **18**:4, 2000. 4. HAYES, F.; THOMPSON, E.; MEYER, W. et al. – Therapy for localized Ewing´s sarcoma of bone. *J. Clin. Oncol.* **7**:298, 1989. 5. HOROWITZ, M.E.; MALAWER, M.M.; WOO, S.Y. et al. – Ewing's sarcoma family of tumors: Ewing's sarcoma of bone. In Pizzo, P.; Poplack, D. *Principles and Practice of Pediatric Oncology.* 3th ed., Philadelphia, J.B. Lippincott, 1997, p. 831. 6. HUDSON, M.; JAFFE, M.; JAFFE, N. et al. – Pediatric osteosarcoma: Therapeutics strategies, results and prognostic factors derived from a 10-year experience. *J. Clin. Oncol.* **8**:1988, 1990. 7. HUVOS, A. – Bone tumors: diagnosis, treatment and prognosis, 2nd ed., Philadelphia, W.B. Saunders, 1991. 8. JURGENS, H.; EXNER, U.; GARDNER, H. et al. – Multidisciplinary treatment of primary Ewing's sarcoma of bone: a 6-year experience of a European Cooperative trial. *Cancer* **61**:23, 1988. 9. LINK, M.P. & EILHER, F.L. – Osteosarcoma. In Pizzo, P.; Poplack, D. *Principles and Practice of Pediatric Oncology.* 3th ed., Philadelphia, J.B. Lippincott, 1997, p. 889. 10. PLOWMAN, P.; PINKERTON, C. – Paediatric oncology, 2nd ed. Cambridge, Chapman & Hall, 1992. 11. ROSEN, G. – Preoperative (neoadjuvant) chemotherapy for osteogenic sarcoma: a ten-year experience. *Orthopedics* **8**:659, 1985.

Tumores Primários do Sistema Nervoso Central

MÁRCIA DATZ ABADI

Os tumores primários (TU) de sistema nervoso central (SNC) representam o segundo grupo de neoplasias malignas mais incidente na infância. Manifestam-se habitualmente por meio de pressão intracraniana elevada e/ou disfunção neurológica localizada ou focal. Analisando-se os meduloblastomas, sua variedade mais comum, veremos que são mais freqüentes na primeira década de vida, com pico de incidência aos 5 anos de idade. Os sinais e os sintomas habituais são vômitos e cefaléia matutinos, marcha instável, nistagmo e paralisias de nervos cranianos. Em essência, são achados correspondentes a aumento de pressão intracraniana, disfunção e deslocamento cerebelares.

Interessante destacar as associações clínicas e epidemiológicas sugeridas entre essas neoplasias e, por exemplo, infecções virais por simian vírus 40 (SV40). A oportunidade propiciada pela contaminação de vacinas contra poliovírus por SV40 permitiu o acompanhamento prolongado de enorme população exposta a esse agente viral, não se verificando epidemiologicamente nenhum incremento em sua ocorrência.

Como grupo, os TU de SNC englobam uma grande variedade de neoplasias, com sobrevidas e taxas de cura diversas (Tabela 10.16), todas elas extremamente dependentes da possibilidade individual de abordagem cirúrgica.

Tabela 10.16 – Sobrevida média dos tipos mais comuns de TU do SNC em crianças (Bradford e Thomas, 1990).

Tipo de tumor	% entre os tumores	Sobrevida: 5 anos (%)	Sobrevida: 10 anos (%)
Meduloblastoma/tumor neuroectodérmico primitivo	21	40-50	20-30
Astrocitoma pilocítico	18,9	93	85
Astrocitoma de baixo grau	15,5	50	10
Glioma de alto grau	8,6	25	10
Ependimoma	9,2	40-70	35-50
Oligodendroglioma	1,2	44	25
Craniofaringioma	6,8	85	65
Germinoma	1,3	86	66
Meningioma	1,3	70-80	50-60

À cirurgia, juntamente com a radioterapia, correspondem as armas clássicas utilizadas contra esse grupo de neoplasias. A quimioterapia neo-adjuvante (na presença de tumor mensurável) é um recurso de introdução mais recente, com destaque para o uso atual de derivados de platina e epipodofilotoxinas. A quimioterapia adjuvante (na ausência de tumor mensurável) somente se justifica, na maioria dos casos, quando há prévia resposta documentada da neoplasia a determinado(s) agente(s) antineoplásico(s) ou, então, em situações de sensibilidade reconhecida (meduloblastoma e tumores neuroectodérmicos primitivos).

Estratégias atuais contemplam, particularmente em relação aos tumores de maior sensibilidade a agentes quimioterápicos, o emprego da megaquimioterapia ou da quimioterapia de elevada agressividade mas não-ablativa da capacidade hematopoética do paciente, ambas utilizando reposição com células-tronco hematopoéticas, nas primeiras de modo absolutamente obrigatório, e nas demais como recursos para minimizar, junto com o emprego de hemopoetinas como G ou GM-CSF, o tempo de neutropenia que determinam.

O emprego de técnicas de modulação de crescimento, com o emprego de drogas como o tamoxifeno, inibidor de proteína cinase C, e com reconhecido efeito citotóxico e citostático sobre tumores gliais, além de terapia de inserção gênica, são dois novos campos de investigação de amplo emprego nos TU de SNC.

BIBLIOGRAFIA

1. BRONISCER, A. et al. – Radiation therapy and high-dose tamoxifen in the treatment of patients with diffuse brainstem gliomas: results of a Brazilian cooperative study. Brainstem Glioma Cooperative Group. *J. Clin. Oncol.* **18**:1246, 2000. 2. KOVNAR, E.H. et al. – Pre-radiation cisplatin and etoposide in the treatment of high-risk medulloblastoma and other malignant embryonal tumors of the central nervous system. *J. Clin. Oncol.* **8**:330, 1990. 3. STRICKLER, H.P. et al. – Contamination of poliovirus vaccines with simian virus 40 (1955-1963) and subsequent cancer rates. *JAMA* **279**:292, 1998. 4. YAMAGUCHI, N.S.; FURRER, A.A. & ODONE FILHO, V. – Quimioterapia e imunoterapia nos tumores do sistema nervoso central na criança e no adulto. **In** Siqueira, MG. & Novaaes, V. *Tumores Intracranianos.* Revinter, Rio de Janeiro, 1999, p. 431.

Tumores de Células Germinativas

TELMA MURIAS SANTOS MACHADO
LUIZ FERNANDO LOPES

Os tumores de células germinativas (TCG) são raros na infância, representando 1 a 3% dos cânceres dessa faixa etária. Podem ser benignos ou malignos e ocorrer em locais gonadais (ovário ou testículos) ou extragonadais.

Originam-se de células germinativas primordiais do embrião, que são células pluripotentes e dão origem a tecidos embrionários e extra-embrionários. Sua via de migração desde que evidenciada, a partir da quarta semana de gestação, explica o porquê da localização em linha média da maioria dos TCG extragonadais, quais sejam, cerebrais, cervicais, mediastinais, retroperitoneais ou sacrococcígeos.

Como a transformação maligna pode ocorrer em vários níveis da histogênese, com a célula germinativa já diferenciada ou ainda pluripotente, os TCG também podem ser de vários tipos histológicos, de acordo com o grau de diferenciação celular, conforme mostra o quadro 10.18.

Quadro 10.18 – Classificação histológica dos TCG, de acordo com o sítio primário.

Ovários
Disgerminoma
Tumor de seio endodérmico
Teratoma
maduro
imaturo
maligno
Carcinoma embrionário
Outros: coriocarcinoma, gonadoblastoma

Testículos
Tumor de seio endodérmico
Seminoma
Carcinoma embrionário
Outros (coriocarcinoma, teratoma, gonadoblastoma)

Extragonadais
Teratoma (pineal, sacral, mediastinal, retroperitoneal)
maduro
imaturo
maligno
Geminomas
Tumor de seio endodérmico
Carcinoma embrionário

QUADRO CLÍNICO

O quadro clínico depende, fundamentalmente, da localização do tumor, assim distribuída: região sacrococcígea: 42% dos casos; ovários: 29%; testículos: 9%; mediastino: 7%; sistema nervoso central: 6%; cabeça e pescoço: 5%; e retroperitônio: 4%.

Tumores sacrococcígeos – são bastante comuns no período neonatal e, nesses casos, o sexo feminino é quatro vezes mais acometido que o masculino. O achado histológico mais comum é o teratoma. Em geral, são benignos ao nascimento, podendo sofrer malignização. São especificamente classificados de tipo I a IV, conforme a massa seja desde totalmente exofítica até totalmente interna. Os de tipo I são os mais obviamente detectáveis. Por outro lado, os de tipo IV têm o diagnóstico mais tardio, podendo a criança apresentar-se com sintomas de paraparesia/paraplegia crural, bexiga neurogênica e obstipação intestinal. Nesses casos, há maior risco de malignização. A histologia maligna predominante dessa região é o tumor de seio endodérmico.

Tumores do ovário – de acordo com o levantamento no Centro de Tratamento e Pesquisa Hospital A.C. Camargo (Hospital do Câncer), os TCG representam 92% de todos os tumores malignos de ovário em meninas com idade inferior a 14 anos. Ao contrário do sexo masculino, os TCG de ovário ocorrem geralmente após a primeira década, aumentando a incidência de tumores malignos na fase puberal. O tipo histológico mais comum é o disgerminoma. Na maioria dos casos, o sinal principal é o aumento de volume abdominal, usualmente indolor (exceto na presença de torção gonadal). Em casos avançados, pode haver ascite e caquexia.

Tumores dos testículos – dentre os tumores testiculares da infância, 71% são TCG. O achado mais comum é um aumento de volume indolor do testículo. A idade média dos pacientes ao diagnóstico está entre 12 e 24 meses, mas a paucidade de sintomas pode levar a uma demora no diagnóstico. O maior fator de risco para o desenvolvimento de tumores testiculares é a criptorquidia. Histologicamente, os tumores mais encontrados são os de seio endodérmico (dois ter-

ços dos casos). Os seminomas quase nunca ocorrem em lactentes e pré-escolares; em contrapartida, representam o tipo histológico mais comum em adultos jovens.

Outras localizações – apresentação descrita no quadro 10.19.

Quadro 10.19 – Características dos TCG extragonadais, que não-sacrococcígeos.

Local	Quadro clínico	Observações
Mediastino	Dispnéia, tosse, síndrome de veia cava superior	Geralmente mediastino anterior; 20% são malignos; predominantes em adolescentes de sexo masculino; habitualmente teratomas (maduros, imaturos, malignos); associados à síndrome de Klinefelter
SNC	Cefaléia, diabetes insípido, pan-hipopituitarismo, distúrbios visuais, hipertensão intracraniana	Dois terços dos casos em região pineal; um terço em região supra-selar; histologia predominante: germinomas
Abdominais	Dor abdominal	Crianças menores

MARCADORES TUMORAIS

Os principais marcadores biológicos dos TCG são a alfa-fetoproteína (AFP) e a fração beta da gonadotrofina coriônica (β-hCG). São extremamente úteis para auxiliar o diagnóstico, para indicar a presença de doença residual após cirurgia, para prever a resposta ao tratamento ou indicar doença progressiva.

Os TCG de SNC também secretam marcadores séricos e liquóricos, e a positividade em ambos é um bom indicador da natureza do tumor. Os teratomas maduros e os germinomas não secretam AFP ou β-hCG. O quadro 10.20 resume essas condições.

Quadro 10.20 – Marcadores biológicos conforme o tipo histológico do tumor.

Tumores	AFP	β-hCG
Tumor de seio endodérmico	+++	–
Carcinoma embrionário	+	+
Coriocarcinoma	–	+++
Teratoma maduro puro	–	–
Germinoma	–	–

AFP – é uma globulina produzida no saco vitelínico, e, posteriormente, no hepatócito do embrião e no trato gastrintestinal. Atinge seus maiores valores entre a 12ª e a 15ª semana de gestação, diminuindo logo após o nascimento; a partir do sexto mês de vida encontra-se em níveis semelhantes aos dos adultos. Os níveis elevados de AFP indicam a presença de componentes malignos, especialmente tumor de seio endodérmico e, com menor freqüência, carcinoma embrionário.

β-hCG – é uma glicoproteína produzida na placenta e pode estar elevada em tumores originados do tecido trofoblástico (sinciciotrofoblasto), principalmente o coriocarcinoma; não está associado ao tumor de seio endodérmico, mas pode estar positivo em tumores mistos.

Desidrogenase láctica (DHL) – existem alguns tumores que, mesmo com histologia maligna, não produzem quantidades mensuráveis de marcadores. A DHL é uma enzima que, inespecificamente, correlaciona-se com o crescimento de várias neoplasias sólidas. Pode estar elevada em 10% dos tumores metastáticos que se apresentam com níveis normais de AFP e β-hCG.

DIAGNÓSTICO

O diagnóstico de suspeição baseia-se no quadro clínico, na presença de marcadores e nos exames imagenológicos. O diagnóstico de certeza só pode ser feito pelo anatomopatológico.

ESTADIAMENTO

Devido à heterogeneidade dos TCG, é impossível desenvolver um estadiamento uniforme. O Grupo Cooperativo Brasileiro utiliza, exceto para os TCG de SNC, um estadiamento único, baseado na ressecabilidade do tumor primário e na disseminação da doença (linfática ou hematogênica), conforme apresentado no quadro 10.21.

Quadro 10.21 – Estadiamento dos TCG (exceto SNC).

I - Doença localizada, completamente ressecada, sem doença microscópica nas margens de ressecção ou em linfonodos regionais
II - Doença residual microscópica, invasão de cápsula, ou envolvimento microscópico de linfonodos Persistência de marcadores positivos naqueles pretensamente de estágio I após quatro semanas
III - Resíduos macroscópicos; implantes peritoneais; líquido ascítico positivo; rotura de cápsula; implante em cápsula hepática; gânglios abdominais positivos ou imagens nitidamente sugestivas de tumor (> 2cm)
IV - Metástases a distância: em parênquima hepático, pulmão, cérebro, ossos ou linfonodos distantes

PRINCÍPIOS GERAIS DO TRATAMENTO

O tratamento depende do tipo histológico, da ressecabilidade e da localização do TCG. A base do tratamento é a cirurgia, complementada ou não por quimioterapia, sendo os TCG altamente quimiossensíveis. Alguns tumores podem ser abordados apenas com cirurgia, como, por exemplo, os teratomas benignos e mesmo os malignos em estágios iniciais. Se o tumor for de maiores proporções, também pode ser ressecado, se possível. No entanto, graças à sua sensibilidade à quimioterapia, esta pode ser utilizada previamente, para não serem sacrificadas estruturas vitais, viabilizando posterior cirurgia de revisão.

O advento da quimioterapia otimizou os papéis da biopsia e da cirurgia, aprimorando quantitativa e qualitativamente a sobrevida. As drogas mais úteis para o tratamento do TCG são: cisplatina, etoposida, bleomicina, alquilantes (ifosfamida) e vimblastina.

A alta sensibilidade dos TCG à quimioterapia tem diminuído o emprego de radioterapia, cuja indicação é individualizada. No caso dos germinomas de SNC, altamente radiossensíveis, a maioria dos protocolos internacionais ainda a emprega rotineiramente.

PROGNÓSTICO

A combinação de quimioterapia e cirurgia tem resultado em excelente prognóstico, permitindo o resgate mesmo em tumores metastáticos.

O Grupo Cooperativo Brasileiro mostra uma sobrevida global em cinco anos de 82%, incluindo todos os pacientes, com mediana de tempo de seguimento de 60 meses.

Para os pacientes que foram submetidos à quimioterapia, a sobrevida foi de 93,3% em cinco anos para aqueles com estágios menos avançados e de 54,7% em cinco anos para aqueles com doença metastática.

BIBLIOGRAFIA

1. ABLIN, A.R. et al. – Results of treatment of malignant germ cell tumors in 93 children: a report from the Children Cancer Study Group. *J. Clin. Oncol.* **10**:1782, 1991. 2. BRADFORD, R. & THOMAS, D.G. – Advances in surgery for malignant brain tumors. In Thomas, D.G. ed. *Neuro-oncology: Primary Malignant Brain Tumors,* Johns Hopkins series in contemporary medicine and public health. Johns Hopkins University Press, 1990, p. 148. 3. CASTLEBERRY, R.P. et al. – Germ cell tumors. In Pizzo, A.; Poplack, D. eds. *Principles and Practice of Pediatric Oncology.* Philadelphia, Lippincott, 1997, p. 921. 4. DAVIDOFF, A.M. et al. – Endodermal sinus tumor in children. *J. Pediatr. Surg.* **31**:1075, 1996. 5. EINHORN, L.H. – Testicular cancer: a model for a curable neoplasm. *Cancer Res.* **41**:3275, 1981. 6. GOBEL, U. et al. – Teratomas in infancy and childhood. *Med. Pediatr. Oncol.* **31**:8-15, 1998. 7. GORNALL, P. – Malignant germ cell tumors. In Carachi, R.; Azmy, A. & Grosfeld, J.L., eds. *The Surgery of Childhood Tumors.* London, Arnold, 1999, p. 199. 8. LOPES, L.F. et al. – Reponse to high dose cisplatin and etoposide in advanced germ cell tumor in children: results of the Brazilian Germ cell tumor study. *Med. Ped. Oncol.* **25**:396, 1995.

12	**Outras Neoplasias da Infância**

LÍLIAN MARIA CRISTOFANI

As neoplasias mais freqüentes na infância foram apresentadas anteriormente. Neste capítulo trataremos de algumas das mais raras que poderão ser também, junto com outras desse grupo, em função de particularidades específicas, abordadas em outras seções deste livro.

TUMORES HEPÁTICOS

As neoplasias do fígado correspondem a 1-2% de todos os tumores da infância, sendo em sua maioria malignas. Os tumores mais freqüentes são o hepatoblastoma e o hepatocarcinoma.

HEPATOBLASTOMA

Trata-se do tumor hepático maligno mais freqüente na infância, ocorrendo, principalmente, nos dois primeiros anos de vida, sendo 80 a 90% dos casos diagnosticados antes dos 5 anos de idade.

O quadro clínico mostra aumento do volume abdominal à custa de hepatomegalia, perda de peso, anorexia e febre. Em 90% dos casos detecta-se elevação importante dos níveis séricos de alfa-fetoproteína, que é usada como marcador de atividade de doença ao longo de seu tratamento. Pode estar associado a doenças genéticas, como a síndrome de *Beckwith-Wiedemann* e a *hemi-hipertrofia*.

A ressecção cirúrgica completa é o principal fator de prognóstico desse tumor. Nos casos irressecáveis, a quimioterapia, especialmente com derivados da platina e adriamicina, pode levar a uma regressão do tumor, possibilitando sua exérese completa. Os níveis séricos de alfa-fetoproteína devem estar normais três semanas após a remoção total do tumor. Sua persistência indica doença residual ou recaída.

O emprego de técnicas cirúrgicas apropriadas, mais o uso neo-adjuvante (como tratamento indutório) ou adjuvante (na ausência de tumor mensurável) de drogas de eficiência reconhecida, determina elevadíssimos índices de sucesso terapêutico (Fig. 10.17). Os transplantes hepáticos, em situações nas quais haja doença restrita a fígado e impossibilidade de sua preservação funcional pós-cirúrgica, podem ser considerados.

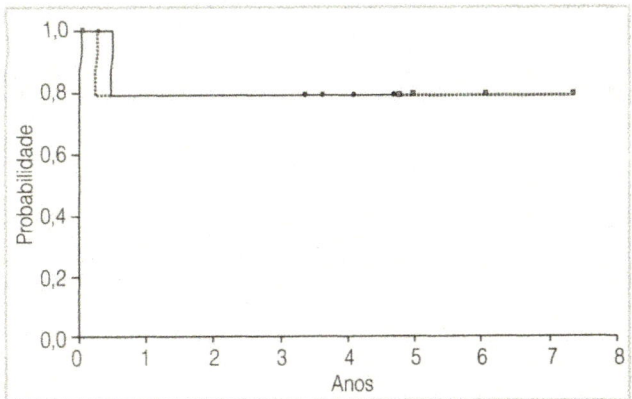

Figura 10.17 – Hepatoblastomas – sobrevida livre de eventos (Instituto da Criança do HC-FMUSP).

HEPATOCARCINOMAS

De ocorrência excepcional antes dos 20 anos de idade, manifestam-se, habitualmente, como massas abdominais dolorosas, associadas a anorexia e perda de peso. Cerca de 40% dos casos apresentam alfa-fetoproteína sérica elevada. A presença da hepatite B desde tenra idade favorece seu desenvolvimento.

O tratamento de escolha é a remoção cirúrgica completa, visto ser a resposta aos agentes quimioterápicos pouco expressiva. Quimioterapia com 5-fluoruracil e fator citrovorum pode ser utilizada nos casos irressecáveis, permitindo a posterior remoção cirúrgica. Embolização do tumor também pode ser considerada. Os transplantes hepáticos, assim como nos hepatoblastomas, são de indicação particularizada.

RETINOBLASTOMA

O retinoblastoma é o tumor ocular mais freqüente da infância, acometendo 1:14.000 nascidos vivos. Surge na retina, sendo freqüentemente multicêntrico. Em 20 a 30% dos casos é bilateral. Embora raramente diagnosticado ao nascimento, é considerado congênito, afetando crianças de tenra idade (1 a 4 anos).

O retinoblastoma ocorre esporadicamente em 94% dos casos, sendo de natureza familiar nos outros 6%. Os tumores bilaterais são, em essência, de natureza hereditária, contra apenas 20% nos unilaterais.

Na verdade, grande parte do conhecimento hoje existente a respeito de tipos de câncer de base autossômica dominante deriva dos estudos de retinoblastoma. Reconhece-se que o desenvolvimento dessa neoplasia requeira a perda de ambos os alelos do gene *RB1*, paradigma dos chamados *genes supressores,* cuja função normal é regular, negativamente, a divisão do ciclo celular. Nas formas familiares, a mutação em um gene *RB* é herdada fazendo com que todas as células corpóreas apresentem apenas um alelo normal.

O quadro clínico inclui leucocoria (Fig. 10.18) em mais de 70% dos casos, estrabismo, hiperemia conjuntival e mais raramente infiltração de órbitas. O exame de fundo de olho revela a presença de massa intra-ocular, também revelada pela ultra-sonografia ocular. A tomografia computadorizada de crânio avalia a extensão extra-ocular ou a presença de massa em topografia da pineal (retinoblastoma trilateral). A análise do líquido cefalorraquidiano pode revelar a presença de invasão de sistema nervoso central nos casos avançados.

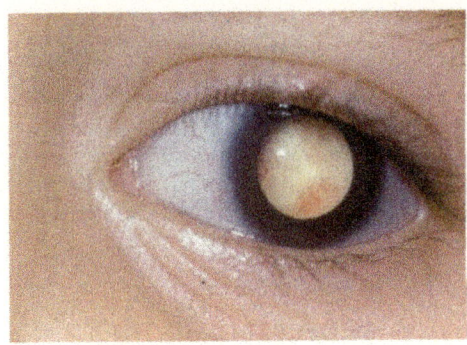

Figura 10.18 – Retinoblastoma e leucocoria.

O tratamento depende da extensão intra e extra-ocular do tumor. Nos casos com lesões intra-oculares pequenas, a resposta à crioterapia ou radioterapia local é muito boa, com preservação do globo ocular e da visão. Os casos com lesões grandes, que não permitem tratamento local, devem ser enucleados, promovendo-se a cura do paciente. Esquemas quimioterápicos, incluindo derivados da platina, podem promover diminuição das massas e posterior terapia local. Porém, se a visão já está irreversivelmente perdida, a enucleação assegura a remoção completa do tumor. Ao exame anatomopatológico, se houver invasão do nervo óptico além da lâmina cribosa, quimioterapia adicional e/ou radioterapia da órbita devem ser aplicadas.

O principal fator de prognóstico dessa neoplasia é sua extensão intra e extra-ocular, da qual dependem a preservação da visão e a cura da doença. A detecção precoce, por meio da avaliação periódica do fundo de olho nos primeiros anos de vida, melhora muito a perspectiva de preservação da visão desses doentes. Descendentes de pacientes com variedades hereditárias são objeto de particular acompanhamento, e a vigilância relativa ao surgimento de novas neoplasias deve ser, necessariamente, rigorosa.

CARCINOMAS DO TRATO DIGESTIVO

Os carcinomas são entidades raras na infância e adolescência, correspondendo a aproximadamente 2% das neoplasias dessa faixa etária. Podem ocorrer na orofaringe, glândulas salivares, esôfago, estômago, cólon e reto e pâncreas.

O *carcinoma epidermóide de orofaringe* pode ocorrer nos lábios, língua, assoalho da boca, palato e hipofaringe. Alterações crônicas da mucosa, tabagismo ativo e passivo, doenças virais, disqueratose congênita e xeroderma pigmentoso podem ser fatores predisponentes ao seu surgimento. O tratamento é cirúrgico e a radioterapia é indicada nos casos irressecáveis.

O *carcinoma epidermóide do esôfago* geralmente acomete o terço distal do órgão, causando dor retroesternal, disfagia, obstrução, tosse e engasgo. Pode estar relacionado à ingestão de cáusticos, álcool, fumo, radioterapia, acalasia e divertículos do órgão. O tratamento é cirúrgico e radioterápico.

O *adenocarcinoma gástrico* é raro, caracterizando-se por sangramento gastrintestinal, anemia, dor epigástrica, vômitos ou massa palpável. O diagnóstico é feito pela endoscopia gastroesofágica e biopsia da lesão. O tratamento é cirúrgico e a quimioterapia pode ser utilizada nos casos metastáticos, com resultados desapontadores.

O *carcinoma colorretal* tem incidência de aproximadamente 1 a 6,8/1.000.000 entre indivíduos com idade inferior a 20 anos, sendo mais freqüente no cólon transverso. Alguns fatores predisponentes são conhecidos: polipose familiar, síndrome de Gardner, síndrome de Peutz-Jeghers, polipose juvenil e retocolite ulcerativa. O quadro clínico é insidioso e inclui dor abdominal, anemia, perda de peso, obstipação, diarréia, sangramento retal, alteração no calibre das fezes e obstrução intestinal. O diagnóstico é feito pela colonoscopia. O tratamento é cirúrgico, sendo a rádio e a quimioterapia utilizadas nos casos avançados.

Os *carcinomas pancreáticos* geralmente acometem indivíduos com idade superior a 65 anos, sendo raríssimos na infância. Geralmente são exócrinos, derivados do epitélio dos ductos. Em geral causam dor abdominal, obstrução, icterícia, anemia e perda de peso. O diagnóstico é feito pela ultra-sonografia e pela tomografia computadorizada do abdome. O tratamento é cirúrgico, com dietoterapia paliativa nos casos irressecáveis.

NEOPLASIAS DO TIMO

O timo hiperplástico, entidade de natureza benigna, é a massa mediastinal mais comum em lactentes, sendo geralmente assintomático. Teratomas benignos ou malignos, linfoma de Hodgkin ou não-Hodgkin, tumor carcinóide, carcinomas e timomas também podem acometer o timo. O timoma é raro em crianças, podendo estar associado à *miastenia gravis*, aplasia de série vermelha e hipogamaglobulinemia. Crescem lentamente, mas podem causar dispnéia, disfagia, tosse e dor. A radiografia simples e a tomografia computadorizada do tórax fazem o diagnóstico. O tratamento é cirúrgico.

NEOPLASIAS DA TIREÓIDE

Os tumores da tireóide podem ser divididos em adenomas e carcinomas. Os carcinomas são neoplasias malignas, correspondendo a 1,5% dos tumores em pacientes com idade inferior a 15 anos. A variedade histológica mais freqüente é o carcinoma papilífero (75% dos casos), seguido do folicular (16%) e do misto (6%). A variedade medular é rara e pode estar associada à neoplasia endócrina múltipla tipos II-a e II-b ou ser de origem familiar. Mais de 50% dos casos têm envolvimento de linfonodos cervicais ou mediastinais ao diag-

nóstico. O pulmão também pode estar acometido por metástases em 20% dos casos, principalmente na variedade papilífera. O tipo folicular pode produzir hormônios T3 ou T4 ou ambos. O tipo medular pode produzir calcitonina.

O quadro clínico caracteriza-se por nódulo indolor da tireóide acompanhado de adenomegalia cervical em 50% dos casos. A cintilografia com I^{125} ou Tc^{99} mostra nódulos hipocaptantes ou frios. A radiografia simples e a tomografia computadorizada de tórax podem mostrar nódulos pulmonares metastáticos.

O diagnóstico é feito por punção aspirativa ou biopsia do nódulo. O tratamento de escolha é a ressecção cirúrgica do nódulo ou a tireoidectomia bilateral com esvaziamento ganglionar cervical quando a doença é bilateral. O uso de I^{131} terapêutico é indicado pela maioria dos autores, pois é grande a incidência de doença residual. O prognóstico é muito bom, com cerca de 90% de cura.

NEOPLASIAS PULMONARES

A maioria das neoplasias primárias pulmonares na faixa etária pediátrica é representada por tumores carcinóides, granulomas de células plasmáticas ou carcinomas mucoepidermóides. O carcinoma broncogênico é mais encontrado em adolescentes. O quadro clínico caracteriza-se por febre, tosse, processos infecciosos pulmonares repetitivos, dispnéia, dor torácica, perda de peso e hemoptise. A radiografia simples do tórax pode mostrar atelectasia persistente, infiltrado pneumônico ou tumor. O tratamento é essencialmente cirúrgico, quando o tumor é ressecável. A radioterapia pode ser usada nos tumores irressecáveis ou avançados, permitindo remoção cirúrgica posterior.

BIBLIOGRAFIA

1. BLANQUET, V. et al. – Spectrum of germ line mutations in the RB1 gene: a study of 232 patients with hereditary and non hereditary retinoblastoma. *Human Mol. Genet.*, **4**:383, 1995. 2. HANCOCK, B.J. et al. – Childhood primary pulmonary neoplasms. *J. Pediatr. Surg.* **28**:1133, 1993. 3. KISSANE, J.M. – Pancreatoblastoma and solid and cystic tumor. *Semin. Diagn. Pathol.* **11**:152, 1994. 4. KNUDSON, A.G. – Mutation and cancer: statistical study of retinoblastoma. *Proc. Natl. Acad. Sci. USA* **68**:820, 1971. 5. Massimino, M. et al. – Primary thyroid carcinoma in children. *Med. Pediatr. Oncol.* **24**:13, 1995. 6. ODONE, V. et al. – The natural history of colorectal carcinoma in adolescents. *Cancer* **49**:1716, 1982. 7. VOS, A. – Primary liver tumors in children. *Europ. J. Surg. Oncol.* **21**:101, 1995.

13	Histiocitoses

PAULO T. MALUF JÚNIOR

A histiocitose de células de Langerhans (HCL) é um distúrbio caracterizado por células que têm, como fenótipo, marcadores de células de Langerhans epidérmicas encontradas na pele e outros tecidos, havendo, em condições patológicas, produção de citocinas e prostaglandinas com subseqüente lesão tecidual.

PATOGÊNESE

A origem da HCL é desconhecida mas, como em muitas outras doenças, tem havido especulações acerca de uma grande variedade de agentes etiológicos possíveis. Em suas primeiras descrições, acreditou-se que poderia ser uma forma de tuberculose. Pensou-se, posteriormente, tratar-se de um distúrbio metabólico. Com a desco-

berta de grânulos de Birbeck, imaginou-se que estes pudessem ser corpúsculos de inclusão viral. Até recentemente, em suas formas mais fulminantes, a HCL tem sido associada a uma possível doença neoplásica. Os vários casos de remissão espontânea do processo têm provocado reconsiderações quanto à natureza maligna. Os progressos tecnológicos recentes, com a introdução de citometria de fluxo como método de investigação, têm revelado diploidia, em vez de aneuploidia, nas células de tecidos acometidos, afastando, em parte, a hipótese de neoplasia. Contudo, alguns estudos mais atuais acerca da clonalidade das células de Langerhans em HCL não afastam a possibilidade de haver um espectro neoplásico ligado a essa condição. A falta de marcadores celulares específicos nas células da HCL, ao contrário do que ocorre com linfócitos T e B, torna mais difícil a realização de estudos clonais. Mesmo assim, algumas tentativas têm sido realizadas usando receptores de andrógeno humano (HUMARA), com resultados controversos acerca da existência de um eventual clone de células em tecidos atingidos. As conclusões de estudos de clonalidade não permitem, mesmo os que demonstram população de clones de células, inferir que a HCL seja uma doença de caráter neoplásico.

Pesquisas realizadas há alguns anos tentaram relacionar a HCL a alterações imunológicas, com proposições, inclusive, de imunoterapia para o processo. Hoje, acredita-se que as anomalias imunológicas associadas à HCL sejam, na realidade, epifenômenos. Com respeito a implicações genéticas, tampouco tem havido achados que permitam esclarecer a origem da doença.

A célula de Langerhans é originária da medula óssea, proveniente da linhagem monocitária, e que migra em sua fase madura para a epiderme, na qual mantém a função de célula apresentadora de antígenos, com atividade modulada por fatores estimulantes de colônias (GM-CSF) e com produção de citocinas como interleucina-1, prostaglandinas e TNF, que interferem em outras células orgânicas, desencadeando-se o processo patológico. As razões que levam as células de HCL a alterarem outros tecidos e a produzirem seu acúmulo anormal podem estar baseadas em fenômenos primários infecciosos ou a desarranjos imunológicos de razões ainda não bem esclarecidas.

IMUNOLOGIA

Por seu importante papel imunológico, as células de Langerhans na HCL acarretam outros desarranjos afetando os linfócitos T e B e o sistema monocitário. No entanto, conforme já foi dito, nenhuma das anomalias imunológicas é característica ou causal da HCL, comportando-se mais como eventos associados.

HISTOPATOLOGIA

Os critérios para o diagnóstico de HCL têm sido revistos. Um diagnóstico presuntivo é estabelecido mediante o encontro, à microscopia óptica, de células histiocitárias róseas rodeadas de linfócitos, plasmócitos, eosinófilos e células gigantes. O diagnóstico torna-se mais confiável se o tecido reagir a colorações específicas e principalmente a painéis de anticorpos como ATPase de superfície, proteína S100, manosidase. O diagnóstico de certeza é formulado ao encontro de marcadores para antígeno CD1a e de grânulos de Birbeck à microscopia eletrônica.

EPIDEMIOLOGIA

Não há registros estatísticos consistentes que mostrem a real incidência da HCL, nem mesmo em países desenvolvidos, com vigilância epidemiológica acurada. Acredita-se que ocorram 3 a 4 casos/10^6 em população pediátrica. Há leve predomínio de sexo masculino e maior ocorrência entre 1 e 2 anos de idade. Não há incidência familiar relatada.

QUADRO CLÍNICO

A doença tem largo espectro anatômico e de gravidade, podendo acometer inúmeros órgãos. Em crianças menores, o quadro é mais freqüentemente abrupto, multissistêmico, com febre e alterações constitucionais, já que há grande acometimento de órgãos vitais como pulmões, fígado e medula óssea. Em crianças maiores, a doença costuma ser monossistêmica, usualmente óssea, com lesão às vezes única e por vezes múltipla. Várias crianças podem ter distúrbio de crescimento, quer pelo envolvimento ósseo de coluna, quer pela baixa produção de hormônios hipofisários (com lesão de

cela turca associada) ou ainda em conseqüência de síndromes de má absorção por doença intestinal.

Ossos – quase todo o esqueleto pode ser afetado, com a doença manifestando-se como uma massa óssea às vezes dolorosa. A calota craniana é o local mais usual, seguido de porção proximal de ossos longos e de esqueleto axial, nesse caso, às vezes, com comprometimento neurológico. A doença orbitária resulta em exoftalmia, mas sem comprometimento de visão.

O quadro radiológico é o de uma área osteolítica circunscrita mais bem identificada por métodos convencionais que por radioisótopos.

Pele – as lesões dermatológicas podem ser as únicas manifestações de HCL com apresentação de exantema nodular violáceo, acometendo todo o corpo, inclusive palmas das mãos e plantas do pés. O quadro é muitas vezes autolimitado. Na maioria dos casos o exantema é seborréico e atinge dobras cutâneas e couro cabeludo, podendo ter caráter petequial. O ouvido médio pode ser envolvido, ou por extensão das lesões cutâneas ou por crescimento de doença, assim como o canal auditivo, acarretando surdez ou mastoidite.

Gânglios – pode ocorrer volumosa adenopatia cervical, com alterações respiratórias por comprometimento do anel de Waldeyer. Os gânglios podem ser supurativos, mimetizando doenças infecciosas. O timo é atingido muitas vezes, mesmo com aparência radiológica normal.

Medula óssea – a infiltração de medula ocorre em formas graves e produz anemia, leucopenia e trombocitopenia. O mielograma e, especialmente, a biopsia de medula óssea mostram a presença de células anômalas e, muitas vezes, o quadro é acompanhado de grande esplenomegalia.

Pulmões – a doença pulmonar é acompanhada de alteração importante de provas de função respiratória. O aspecto radiológico mostra padrão intersticial, às vezes com pneumotórax concomitante. O diagnóstico é feito por meio de biopsia pulmonar.

Fígado – o envolvimento hepático é acompanhado de hepatomegalia, ascite e freqüentemente icterícia com padrão obstrutivo de vias biliares. Os testes de função hepática exibem elevação de enzimas, corroborando o padrão colestático, hipoalbuminemia e coagulopatia, cujo prognóstico é acentuadamente grave.

Sistema endócrino – o diabetes insípido pode ser a primeira manifestação clínica de HCL, atingindo até 40% dos pacientes em alguma época. A diminuição na produção de hormônio de crescimento é vista em 30 a 40% dos casos. Quando há destruição do pedúnculo hipofisário, pode haver pan-hipopituitarismo. Raramente a doença acomete tireóide ou pâncreas.

INVESTIGAÇÃO

O diagnóstico é feito por estudos patológicos em tecido obtido por biopsia. A avaliação laboratorial e imagenológica obrigatória inclui hemograma completo, provas de função hepática (enzimas, bilirrubinas, proteinograma), provas de coagulação, radiografia de tórax, radiografia de esqueleto e osmolaridade urinária com testes de deprivação hídrica noturna.

Depois de feita a avaliação, o paciente é classificado como tendo doença mono ou multissistêmica, e o tratamento a ser proposto é definido.

TRATAMENTO

O desconhecimento dos mecanismos etiopatogênicos que cercam a HCL impede que haja uma política de abordagem racional à doença. Mesmo assim, alguns princípios básicos têm sido estabelecidos a partir de observações clínicas.

As doenças restritas a um único órgão (comumente pele, ossos ou gânglios) têm bom prognóstico e boa chance de remissão espontânea. Pacientes com lesões ósseas isoladas não necessitam de nenhum tratamento além da curetagem. Já nos casos de destruições ósseas em áreas de risco de fratura, dor ou deformidade, o uso de corticóide intralesional oferece bons resultados. Em áreas onde esse tratamento tópico é inviável, as doses baixas de radioterapia podem ser utilizadas, como em tumores na vizinhança de nervo óptico ou medula espinhal. As doenças de pele costumam regredir com o uso de mostarda nitrogenada tópica.

O manuseio de doenças multissistêmicas envolve controvérsias maiores, mas o consenso aponta para o uso de quimioterapia citotóxica, quer com drogas isoladas, quer em combinação. Para qualquer regime, a taxa global de respostas gira em torno de 70%, sendo esses resultados extensivos tanto para uso isolado de corticóides, quanto para alcalóides da vinca ou derivados de epipodofilotoxinas.

Quanto às formas experimentais de tratamento, existem diversas experiências com o uso de interferon, supressina tímica, transplante de medula óssea, ciclosporina. Mais recentes são os trabalhos com anticorpos monoclonais anti-CD1a marcados com I[111]. Em termos de novas drogas, a mais promissora é a 2-clorodeoxiadenosina.

Os pacientes de pior prognóstico são os lactentes que, além de terem formas disseminadas para órgãos vitais, respondem mal às primeiras semanas de tratamento; essa má resposta parece ser, nos estudos multicêntricos, o fator de risco mais significativo para determinar o mau prognóstico.

BIBLIOGRAFIA

1. ARICO, M. et al. – Clinical aspects of Langerhans cells histiocytosis. *Hematol. Oncol. Clin. North Am.* **12**, 247, 1998. 2. BROADBENT, V. et al. – Histiocytosis X – current controversies. *Arch. Dis. Child.* **60**:605, 1985. 3. BROADBENT, V. et al. – VP16 in the treatment of multisystem Langerhans cells histiocytosis. *Med. Pediatr. Oncol.* **17**:97, 1989. 4. CHU, T. et al. – Histiocytosis syndromes in children. *Lancet* **2**(8549):41, 1987. 5. CRISTOFANI, L.M. et al. – 2-Chlorodeoxyadenosin (2-CDA) in children with Langerhan's cell histiocytosis (LCH): results of a clinical trial. *Proc. Annu. Meet. Soc. Clin. Oncol.* **17**:A2077, 1998. 6. EMILE, J.F. et al. – Langerhans cells histiocytosis: recent data on diagnosis and physiopathology. *Ann. Pathol.* **15**:252, 1995. 7. KANNOURAKIS, G. et al. – The role of cytokines in the pathogenesis of Langerhans cells histiocytosis. *Br. J. Cancer* **70**(suppl. xxiii):S37, 1994. 8. LADISCH, S. et al. – Treatment of Langerhans cells histiocytosis – evolution and current approaches. *Br. J. Cancer* **70**(suppl xxiii):S41, 1994. 9. SANTOS-MACHADO, T.M. et al. – Disseminated Langerhan's cells histiocytosis and massive piotein-losing enteropathy. *Braz. J. Med. Res.* **32**:1095, 1999. 10. WILLMAN, C.L. et al. – Langerhans cells histiocytosis: a clonal proliferative disease. *N. Engl. J. Med.* **331**:154, 1994.

| 14 | Complicações do Tratamento do Câncer |

LÍLIAN MARIA CRISTOFANI
MARIA TEREZA ASSIS DE ALMEIDA

As complicações inerentes ao tratamento do câncer e, em sentido mais amplo, às próprias características de suas manifestações, correspondem a um espectro extremamente amplo de problemas, dividindo-se em agudas e tardias.

Por complicações agudas entendemos as que oferecem risco imediato concomitante à apresentação ativa da moléstia ou durante seu tratamento, podendo depender desde condições mecânicas relacionadas ao próprio tumor (por exemplo, compressão ou obstrução de vias aéreas) até citopenias induzidas pelo tratamento oferecido.

Já os efeitos colaterais tardios, muito menos suscetíveis a atitudes de prevenção e intervenção que não sejam o puro e simples reconhecimento dos fatores predisponentes, e sua retirada dos programas terapêuticos oferecidos representam as situações cujo desenvolvimento ocorre em fases nas quais o controle da doença de base parece estar solidamente estabelecido, com possibilidades de recidiva, do ponto de vista técnico, virtualmente inexistentes.

Muitas das condições enquadráveis neste capítulo serão desenvolvidas em outras seções deste livro. Restringir-nos-emos àquelas de maior representatividade pediátrica e não especificamente abordadas nessas outras seções.

TRATAMENTO DAS COMPLICAÇÕES AGUDAS

As principais emergências oncológicas podem ser classificadas conforme descrito no quadro 10.22.

Síndrome de lise tumoral – fisiopatologia

A síndrome da lise tumoral (SLT) é um conjunto de anormalidades metabólicas resultantes da liberação do conteúdo celular de células neoplásicas mortas. A lise celular aguda de células tumorais acarreta rápida liberação de potássio, fosfatos e ácidos nucléicos na corrente sangüínea, com conseqüente hipercalemia, hiperfosfatemia e hiperuricemia.

A SLT pode ocorrer antes (por degradação espontânea) ou um a cinco dias após o início do tratamento de neoplasias que possuam alta fração de crescimento celular e que sejam extremamente sensíveis aos agentes quimioterápicos. É o caso dos linfomas não-Hodgkin (LNH) e das leucemias linfóides agudas (LLA), sobretudo os LNH tipo Burkitt e as LLA de alta celularidade. É pouco freqüente nas leucemias mielóides agudas e nos tumores sólidos não-linfomatosos. Fatores de risco para o desenvolvimento da SLT são a presença de massas tumorais muito grandes, níveis elevados de ácido úrico e DHL, e débito urinário inadequado. O risco de insuficiência renal é ainda maior nos casos de infiltração neoplásica do parênquima renal ou ureteral e obstrução de vias urinárias por tumor.

Considerando que todos os metabólitos envolvidos na SLT são excretados por via renal, podemos compreender causas e conseqüências de uma possível insuficiência renal associada ao processo.

Hiperuricemia – com a rápida degradação de células neoplásicas, há liberação de ácidos nucléicos intracelulares, elevando os níveis de ácido úrico, produto final de sua degradação (metabolismo purínico). No pH ácido do rim, o ácido úrico que, em geral, existe em forma monovalente e solúvel pode cristalizar-se e precipitar-se nos ductos coletores e ureteres, levando a uma nefropatia obstrutiva. Pacientes com níveis de ácido úrico de 10 a 15mg/dl podem apresentar sintomas inespecíficos como náuseas e vômitos. Insuficiência renal franca não costuma acontecer com níveis inferiores a 20mg/dl, a não ser que outros distúrbios metabólicos estejam presentes.

Emergências	Causas e conseqüências
Torácicas	
Síndrome da veia cava superior e/ou do mediastino superior	Compressão mecânica de veia cava superior e/ou traquéia, com reflexos circulatórios e respiratórios
Derrames pleurais e pericárdicos	Exsudatos ou transudatos; desde assintomáticos até graves quadros restritivos
Tamponamento cardíaco	Secundário a compressão extrínseca, neoplasias comprometendo musculatura cardíaca e obstruções vasculares
Hemoptise maciça	Principalmente dependente de aspergilose pulmonar; a asfixia induzida pela presença de sangue em vias aéreas é a principal causa de morte
Síndrome do ácido-*trans*-retinóico (ATRA)	Insuficiência respiratória secundária ao uso de ATRA, essencialmente em pacientes com leucemia promielocítica aguda
Abdominais	
Abdome agudo	A presença de sinais irritativos peritoneais e de pneumatose à radiografia simples de abdome é o principal sinal indicativo de um processo cirúrgico na criança em quimioterapia
Esofagite, úlceras gástricas e duodenais, intussuscepção e obstrução intestinal, tiflite (enterocolite pseudomembranosa)	Obrigam freqüentemente ao diagnóstico diferencial com condições de natureza cirúrgica imediata
Abscessos perirretais	Não necessariamente cirúrgicos; particularmente na criança neutropênica, evitar exames retais repetidos
Colecistite e obstrução de árvore biliar	Particularmente associada a sepse
Hepatomegalia acentuada em neuroblastoma	Com dificuldade respiratória de natureza mecânica associada, obrigando ao uso de químio/radioterapia ou, raramente, cirurgia de extensão da parede abdominal
Pancreatite hemorrágica	Especialmente em crianças recebendo L-asparaginase
Geniturinárias	
Cistite hemorrágica	As causas mais comuns são infecções virais e o uso de ciclofosfamida ou ifosfamida (prevenção como emprego de mesma); pode ser de monta a obrigar cistectomia
Obstrução de fluxo urinário	Manuseio inicial inclui cateterização ou nefrostomia
Neurológicas	
Alterações agudas de consciência Convulsões	Principal preocupação em trombocitopênicos e naqueles com distúrbios de coagulação (por exemplo, leucemia promielocítica aguda em indução quimioterápica): exclusão de hemorragia em sistema nervoso central
Acidentes cerebrovasculares Hiperleucocitose	Nas crianças com neoplasias não-primárias de sistema nervoso central, as leucêmicas com hiperleucocitose (> 100 e, especialmente, > 300.000/mm^3) apresentam maior risco
Compressão de medula espinhal	Ocorre em 4% das crianças com câncer, conseqüente ao próprio tumor; o risco de secção medular determina intervenções imediatas individualizadas conforme a natureza da neoplasia e a idade da criança
Emergências metabólicas	
Síndrome de lise tumoral	Ver a seguir
Hipercalcemia	Ver a seguir
Secreção inadequada de HAD e metabolismo anormal de Na	Queda no nível sérico de Na < 120mEq/l em 24 horas ou rápido incremento a níveis ≥ 165mEq/l podem ser fatais, dependentes da doença preexistente ou drogas (em especial vincristina ou ciclofosfamida)
Choque Complicações hematológicas Complicações infecciosas Complicações nutricionais Dor	Destacadas nos capítulos pertinentes

Hiperfosfatemia – os linfoblastos (LNH e LLA) contêm aproximadamente quatro vezes mais fósforo que um linfócito normal. Quando o fósforo é liberado em grande quantidade na corrente sangüínea, há alteração do produto cálcio-fósforo com precipitação de fosfato de cálcio na microvasculatura e nos túbulos. Essa precipitação, por sua vez, pode provocar lesão tecidual e hipocalcemia. Sinais e sintomas de hipocalcemia são: vômitos, tremores, câimbras, fasciculações e contraturas musculares, tetania, convulsões, alteração de consciência e distúrbios cardíacos.

Hipercalemia – é a conseqüência imediata mais perigosa na SLT. Além da liberação de potássio intracelular, a insuficiência renal pode elevar ainda mais os níveis séricos. A hipercalemia produz alterações na atividade elétrica das membranas celulares, resultando em manifestações cardíacas e neuromusculares. Níveis superiores a 6,5mg/l ou alterações do ECG exigem intervenção terapêutica para reduzir o potássio sérico e evitar conseqüências graves como arritmias ventriculares e óbito.

SLT: prevenção e tratamento

O seguinte esquema é preconizado no Instituto da Criança do HC-FMUSP para uso, especialmente, em crianças de alto risco para desenvolvimento de SLT:

- Hidratação inicial com 3.000ml/m^2 ao dia, constando de 500ml/m^2 de líquidos por via oral (se a aceitação for inferior, ou mesmo nula, aumentar correspondentemente a oferta por via intravenosa) e 2.500ml/m^2 de líquidos por via intravenosa, assim distribuídos: soro glicosado a 5%: soro fisiológico, proporção de 4:1; diminui-se do soro fisiológico o volume de NaHCO$_3$ oferecido (dose inicial: 4g/m^2/dia, sendo as doses individualizadas com o intuito de manter o pH urinário entre 6,0 e 6,5).
- Retenção hídrica máxima permitida: 600ml/m^2/dia.
- Diurese a ser mantida: 100ml/m^2/hora, medida em períodos de 4/4 horas (400ml/m^2 a cada 4 horas).
- Se essa diurese não for alcançada: furosemida (1 a 5mg/kg/dose) e, eventualmente, manitol (1g/kg/dose).
- Se ainda assim o volume urinário desejado não for alcançado, considerar o paciente em insuficiência renal aguda, iniciando-se restrição hídrica, preparação para diálise (preferivelmente hemodiálise) e eventual radioterapia aos leitos renais (150cGy/dia/3 dias) caso as sombras renais estejam aumentadas à radiografia simples ou ultra-sonografia.
- Controles obrigatórios durante o período de diurese forçada: Na, K, Ca, P, urina tipo I pelo menos uma vez ao dia.
- Elevação de fosfato, acompanhada da diminuição do cálcio ionizável sérico, especialmente nos pacientes em alcalinização, obriga à suplementação contínua de cálcio em via diferente da utilizada para infusão de NaHCO$_3$.
- Medicações destinadas à hiperuricemia: alopurinol, 400mg/m^2/dia, quatro doses divididas, por via oral, ou uratoxidase, 100U/kg/dia por cinco dias (ou até à normalização do ácido úrico sérico), por via IV (riscos: reações alérgicas e hemólise em crianças com deficiência de G-6-PD).
- Manter a diurese forçada nos três a cinco primeiros dias de indução.

TRATAMENTO DAS COMPLICAÇÕES TARDIAS

Os progressos obtidos no tratamento do câncer pediátrico nos últimos 30 anos proporcionam hoje uma perspectiva de mais de 70% de cura desses pacientes. No início deste novo século, estimava-se que um de cada 900 adultos jovens seria um sobrevivente de câncer da infância. Esses dados, ao mesmo tempo que nos entusiasmam, lançam uma enorme preocupação quanto às seqüelas médicas, psicossociais, intelectuais e financeiras da cura. Neste capítulo, serão abordados os efeitos colaterais tardios mais comumente observados nas crianças tratadas de câncer.

Crescimento

Durante o tratamento pode haver prejuízo no crescimento linear da criança, que pode ser compensado após sua suspensão ("catch-up"). Porém, muitas vezes, esse dano é permanente, comprometendo a altura final do paciente.

Os fatores que podem afetar de maneira adversa o crescimento linear da criança submetida a tratamento antineoplásico são: lesão direta pela radioterapia do eixo hipotálamo-hipofisário, da coluna vertebral e de ossos longos, drogas citotóxicas, desnutrição e corticoterapia.

A baixa estatura é observada em 30 a 35% das crianças sobreviventes de tumores cerebrais e em 10 a 15% das tratadas de leucemia aguda. Avaliando-se curvas de crescimento de crianças tratadas de leucemia linfóide aguda, identifica-se a irradiação craniana como o principal fator para a baixa estatura, principalmente quando aplicada antes dos 5 anos de idade. Na análise de crianças tratadas de leucemia linfocítica aguda no Instituto da Criança, cujo tratamento fora completado pelo menos cinco anos antes da avaliação, em especial as meninas irradiadas profilaticamente (crânio apenas) com 2.400cGy tiveram seu crescimento comprometido. A reposição de hormônio de crescimento (GH) só é recomendada após a confirmação de sua deficiência por testes específicos.

Coração

As antraciclinas são os agentes quimioterápicos que mais freqüentemente causam lesões cardíacas. As alterações podem ser detectadas pela ecocardiografia ou cintilografia, mas, muitas vezes, só são diagnosticadas pelas alterações clínicas em situações de estresse. No Instituto da Criança, 30% dos pacientes com hepatoblastoma tratados com esquemas que incluíam antraciclinas desenvolveram insuficiência cardíaca, todos eles com idade inferior a 2 anos, grupo esse mais suscetível a essa complicação. Essa droga atualmente é evitada nesse subgrupo de pacientes.

O dano cardíaco pode também ser conseqüência da radioterapia aplicada ao mediastino, potencializando o efeito de drogas como as antraciclinas, a mitoxantrona e a ciclofosfamida.

O uso de drogas cardiotônicas é agudamente necessário e, nos casos intratáveis, particularmente de surgimento tardio, pode até ser considerada a indicação de transplante cardíaco.

Rins e trato urinário

A disfunção renal pode ser causada por cirurgia, quimioterapia e radioterapia. Os derivados da platina (especialmente a cisplatina) e a ifosfamida causam glomérulo e tubulopatia. Podem levar à depleção crônica de magnésio, com manifestações clínicas em particular nas crianças com idade inferior a 2 anos, podendo ser necessária sua reposição durante e após a suspensão do tratamento, por tempo indeterminado. Hipertensão arterial pode surgir em decorrência de efeitos da radioterapia na vasculatura renal. Assim, a monitorização da função renal é obrigatória em todo paciente exposto a esses recursos terapêuticos.

O uso de ciclofosfamida pode levar a lesões do epitélio vesical, com posterior metaplasia e desenvolvimento de carcinoma de bexiga.

Músculo esquelético

A corticoterapia pode levar à necrose avascular dos ossos, principalmente da cabeça do fêmur (Leg-Perthes). A radioterapia prejudica o crescimento dos ossos a ela submetidos, mesmo quando aplicada em doses baixas, causando deformidades (escoliose, redução da cintura escapular e pélvica) e baixa estatura.

Nevos, telangiectasias, segundas neoplasias e atrofias cutâneas também podem ocorrer nos campos irradiados. A exposição solar, em especial durante e imediatamente após a utilização de radioterapia, deve ser evitada, recomendando-se sempre o uso de bloqueador solar.

Sistema nervoso

Entre as crianças com tumores de sistema nervoso central e as tratadas de leucemia linfóide aguda, as seqüelas neurológicas têm sido muito estudadas. Distúrbios de aprendizado são os mais freqüentes, principalmente entre os pacientes que receberam radioterapia craniana com doses iguais ou superiores a 2.400cGy. Encefalopatias graves e usualmente fatais são encontradas em crianças expostas à radioterapia craniana e imediatamente após a doses superiores a 50mg/m^2 de metotrexato intravenoso. Outra preocupação nesses doentes é a ocorrência de segundas neoplasias em sistema nervoso central. Hoje, preconiza-se dose menor de radioterapia ou uso de quimioprofilaxia da infiltração leucêmica de sistema nervoso central associando-se metotrexato em altas doses, reduzindo-se a incidência desses distúrbios. Outras alterações neurológicas incluem hipoacusia após o uso de cisplatina e distúrbios visuais por catarata após a radioterapia das órbitas. Uma bateria de testes adaptados à faixa etária do paciente deve ser usada para avaliar as habilidades intelectuais, distúrbios visuais, capacidade motora, linguagem, memória e aprendizado, progressos acadêmicos, comportamento e adequação social, periodicamente após o término do tratamento.

Fertilidade

O prejuízo potencial à fertilidade é inequívoco em crianças de ambos os sexos submetidas a tratamento antineoplásico, embora saibamos que, superada a barreira da esterilidade, os filhos que venham a surgir não apresentam incidência aumentada de malformações, em comparação à população em geral, ou de neoplasias malignas.

Meninos – a radioterapia e a quimioterapia podem ter efeitos deletérios, diretamente relacionados à idade de exposição a esses agentes. Tanto destruição de células germinativas quanto anormalidades da função gonadal são descritas em meninos sobreviventes de câncer na infância. A radioterapia é tóxica, principalmente para as células germinativas, de maior intensidade na idade pré-puberal, levando à azoospermia, às vezes irrecuperável. Embora em menor grau, as células de Leydig também podem sofrer dano, com conseqüente produção inadequada de testosterona. A quimioterapia com procarbazina e os agentes alquilantes diminuem a espermatogênese em sobreviventes de câncer.

Meninas – puberdade precoce pode ocorrer em meninas tratadas de leucemia linfocítica aguda. Se houver deficiência combinada de GH, poderá ocorrer sério prejuízo da estatura final. Lesão ovariana é rara após o tratamento para LLA, geralmente ocorrendo desenvolvimento puberal normal. O mesmo não ocorre nas neoplasias que exigem radioterapia pélvica, com conseqüente atraso do desenvolvimento puberal e/ou infertilidade. A radiação uterina também prejudica a elasticidade do órgão, levando a abortamentos, partos prematuros e recém-nascidos de baixo peso. Em situações nas quais a radioterapia pélvica esteja indicada, a colocação dos ovários em posição que minimize a exposição às radiações ionizantes é uma técnica que visa a minimizar distúrbios dessa natureza. A menopausa tende a ser mais precoce, recomendando-se que as mulheres tratadas de câncer na infância e que desejam ter filhos o façam até os 30 anos.

Segundas neoplasias

Com o prolongamento da sobrevida de crianças tratadas de câncer na infância, temos a oportunidade de observar o aparecimento de segundas neoplasias nesses pacientes. Estima-se um risco 10 a 20 vezes maior de haver um segundo tumor em pacientes que tiveram câncer pediátrico, com incidência variando de 3 a 30% em 17 anos (Fig. 10.19). O risco de segunda neoplasia varia consideravelmente de acordo com o primeiro diagnóstico e o tratamento empregado. Pacientes com doença de Hodgkin, retinoblastoma, que apresentem doença de von Recklinghausen, xeroderma pigmentoso ou imu-

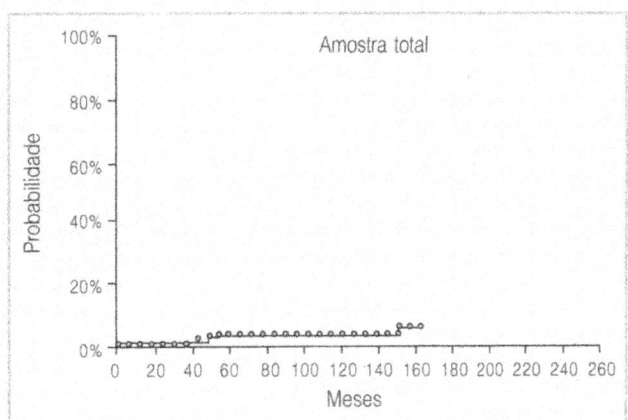

Figura 10.19 – Neoplasias malignas secundárias em crianças tratadas com quimioterapia no Instituto da Criança do HC-FMUSP.

nodeficiências, além daqueles submetidos à radioterapia, inibidores de topoisomerase II ou agentes alquilantes, têm alta probabilidade de desenvolvê-las.

As principais segundas neoplasias são as leucemias mielóides agudas e os tumores sólidos como carcinomas, tumores de linhagem neural e sarcomas. O tratamento é feito de acordo com a neoplasia diagnosticada, sendo o prognóstico, todavia, usualmente sombrio, com alta taxa de insucesso. No Instituto da Criança, de 1979 a 1990, 2,4% das crianças tratadas de câncer desenvolveram uma segunda neoplasia, sendo que 60% delas faleceram em virtude desse segundo tumor.

BIBLIOGRAFIA

1. ANDREOLI, S.P. et al. – Purine excretion during tumor lysis in children with acute lymphocytic leukemia receiving allopurinol: relationship to acute renal failure. *J. Pediatr.* **109**:292, 1986. 2. BERGSAGEL, J. – Growth retardation following treatment of childhood cancer. *PH/O Forum* 1:1, 1994 3. KEDAR, A.; GROW, W. & NEIBERGER, R.E. – Clinical versus laboratory tumor lysis syndrome in children with acute leukemia. *Pediatr. Hematol. Oncol.* **12**:29, 1995. 4. KELLY, K.M. & LANGE, B. – Oncologic emergencies. In Link, M. *The Pediatric Clinics of North America – Pediatric Oncology.* Philadelphia, Saundres, **44**:809, 1997. 5. LANGE, B. et al. – Oncologic emergencies. In Pizzo, P. & Poplack, D. *Principles and Practice of Pediatric Oncology.* 3rd ed., Philadelphia, Lippincott, 1997, p. 1025. 6. LIPSHULTZ, S.E. et al. – Late cardiac effects of doxorubicin therapy for acute lymphoblastic leukemia in childhood. *N. Engl. J. Med.* **324**:808, 1991. 7. MAHMOUD, H.H. et al. – Advances in the management of malignancy-associated hyperuricaemia. *Br. J. Cancer* **77**(Suppl. 4):18, 1998. 8. National Cancer Institute. Facing forward: a guide for cancer survivors. Washington, 1992 (NIH Publication, n. 93 – 2424, 1990). 9. NICHOLSON, H.S. & BYME, J. – Fertility and pregnancy after treatment for cancer during childhood and adolescence. *Cancer* **71**(10 Suppl.):3392, 1993. 10. O'CONNOR, N.T.J.; PRENTICE, H.G. & HOFFBRAND, A.V. – Prevention of urate nephropathy in the tumor lysis syndrome. *Clin. Lab. Haematol.* **11**:97, 1989. 11. ODONE FILHO, V. – Distúrbios metabólicos. In Odone Filho, V., Coord. Programas em uso nas Unidades de Onco-Hematologia do Instituto da Criança do Hospital das Clínicas da Faculdade de Medicina da Universidade de São Paulo e do Hospital Sírio-Libanês. 4ª ed., 1999. 12. ORIONE, M.A.M. – Distúrbios eletrolíticos. In Reis, A.G. & Grisi, S. *Manual de Pronto-Socorro em Pediatria Clínica.* São Paulo, Atheneu, 1998, p. 21. 13. PRATT, C.B. et al. – Solid malignant neoplasms following childhood acute lymphoblastic leukemia. *Med. Ped. Oncol.* **33**:174, 1999. 14. PUI, C.H. et al. – Acute myeloid leukemia in children treated with epipodophylotoxins for acute lymphoblastic leukemia. *N. Engl. J. Med.* **325**:1682, 1991. 15. SACCENTE, S.L.; KOHAUT, E.C. & BERKOW, A.L. – Prevention of tumor lysis syndrme with continuous veno-venous hemofiltration. *Pediatr. Nephrol.* **9**:569, 1995. 16 SANTOS, M.A.P. et al. – Problemas metabólicos no tratamento das leucemias – apresentação de um protocolo. *Rev. Paul. Ped.* **5**:7, 1983. 17. SILLIMAN, C.C. et al. – Indications for surgical intervention for gastrointestinal emergencies in children receiving chemotherapy. *Cancer* **74**:203, 1994.

Índice Remissivo